Benutzerhinweise

Anatomie ist komplex

Du lernst viel auswendig und eignest dir Wissen an, das dich dein ganzes Studium begleitet. Das **Lehrbuch Anatomie** vermittelt dir das Wissen zum Fach Anatomie, mit dem Blick auf das Wesentliche.
Hier findest du, was du für dein Studium und die Anatomieprüfungen brauchst, von der makroskopischen Anatomie über die Neuroanatomie bis hin zu den embryologischen Grundlagen.

Tauche ein in die Welt der Anatomie!

Die didaktischen Elemente des Lehrbuchs im Überblick

Hinweise für die Anwendung, wichtige Zusammenhänge und klinische Bezüge werden in hervorgehobenen Textpassagen zusammengefasst.

KLINISCHER FALL

Zur weiteren Illustration des engen Klinikbezugs werden am Anfang von Kapiteln oder Unterkapiteln kurze medizinische Fallbeispiele mit charakteristischer Symptomatik geschildert, die in die Thematik der jeweiligen Kapitel einführen und die Relevanz des anatomischen Wissens verdeutlichen.

Studenten-Steckbrief zum Fall

Kurze Notizen zum Fall verschaffen später beim Patientenkontakt in Praktikum, Famulatur oder PJ einen guten Überblick.

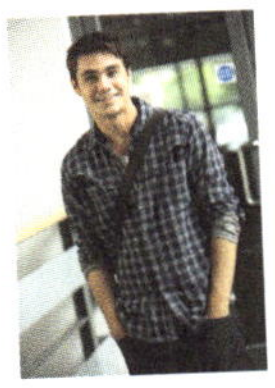

Du bist Student im achten Semester und erlebst während deines Praktikums in der Notaufnahme diesen Fall. Für den Bericht, den du über das Praktikum schreiben musst, machst du dir folgende Notizen:

V.a. ACS!
(Was tun bei Brustschmerzen?!)
A.: 73-jähriger Pat., seit dem Morgen akute thorakale Schmerzen, ausstrahlend in li. Arm u. Hals. Atemnot, Schweißausbruch, thorakales Engegefühl; keine vollständige Besserung in Ruhe
Raucher (Probleme mit Lunge!), arterielle Hypertonie (AHT)
KU.: kaltschweißig, Dyspnoe, HF 120/min, RR 100/60 mmHg
Systolikum mit
p.m. über Aortenklappe, Lungen frei
DX.: Trop positiv, Myoglobin, CK, CK-MB und CRP ↑
EKG: ST-Hebungen in I, aVL und V1 – V6 (→ V.a. STEMI!)
Th.: Herzkatheter mit PTCA und Stent (RIVA)
Proc.: Thrombozyten-Aggregationshemmung!

Kompetenzen

In den letzten Jahren wurde das Wissen, das im Humanmedizinstudium und im Zahnmedizinstudium vermittelt werden soll, in jeweils einem Gegenstandskatalog (NKLM: Nationaler Kompetenzbasierter Lernzielkatalog Medizin bzw. NKLZ: Nationaler Kompetenzbasierter Lernzielkatalog Zahnmedizin) zusammengefasst. Neu ist, dass man das Wissen und die medizinischen Fähigkeiten als Kompetenzen definiert, die eine Ärztin und ein Arzt im Studium erwerben sollen.
Das reine Faktenwissen wurde in diese Kompetenzen integriert. Die Kompetenz-Kästen fassen zusammen, welche Inhalte des jeweiligen Abschnitts im Präparierkurs mit seinen Testaten sowie im Staatsexamen/Physikum erworben werden sollen.

Klinik

Wichtige klinische Bezüge, die beispielhaft verdeutlichen, wofür das anatomische Wissen im klinischen Alltag notwendig ist, werden in Klinik-Kästen zusammengefasst. Die hier dargestellten Sachverhalte komplettieren die anatomischen Inhalte dahin gehend, dass man anhand der klinischen Bezüge die Bedeutung und die Anwendung des Erlernten im klinischen Abschnitt des Studiums und später in der ärztlichen Tätigkeit nachvollziehen und erläutern kann.

MERKE

Die Merke-Kästen zeigen für das Verständnis und für die Prüfungen besonders wichtige Zusammenhänge, die es sich lohnt einzuprägen.

J. Waschke, T. M. Böckers, F. Paulsen

Sobotta

Anatomie

Jens Waschke, Tobias M. Böckers, Friedrich Paulsen

Sobotta

Anatomie

Das Lehrbuch

3. Auflage

Unter Mitarbeit von:

Prof. Dr. Wolfgang H. Arnold, Witten
Prof. Dr. Ingo Bechmann, Leipzig
Prof. Dr. Anja Böckers, Ulm
Prof. Dr. Beate Brand-Saberi, Bochum
Prof. Dr. Lars Bräuer, Erlangen
Prof. Dr. Faramarz Dehghani, Halle (Saale)
Prof. Dr. Thomas Deller, Frankfurt
Prof. Dr. Martin Gericke, Leipzig
Prof. Dr. Bernhard Hirt, Tübingen
PD Dr. Martin Krüger, Leipzig
Dr. Daniela Kugelmann, München
Prof. Dr. Martin Scaal, Köln
Prof. Dr. Camilla Schinner, Hamburg
Prof. Dr. Dr. Michael J. Schmeißer, Mainz
Prof. Dr. Michael Scholz, Erlangen
PD Dr. Stephan Schwarzacher, Frankfurt
Prof. Dr. Volker Spindler, Hamburg
Prof. Dr. Björn Spittau, Bielefeld
Prof. Dr. Andreas Vlachos, Freiburg

ELSEVIER

Elsevier GmbH, Bernhard-Wicki-Str. 5, 80636 München, Deutschland
Wir freuen uns über Ihr Feedback und Ihre Anregungen an: kundendienst@elsevier.com

ISBN 978-3-437-41187-8
eISBN 978-3-437-05616-1

Elsevier nimmt eine neutrale Position in Bezug auf territoriale Meinungsverschiedenheiten oder Zuständigkeitsansprüche in seinen veröffentlichten Inhalten ein, einschließlich Landkarten und institutionellen Zugehörigkeiten.

3. Auflage 2025

Wichtiger Hinweis
Die medizinischen Wissenschaften unterliegen einem sehr schnellen Wissenszuwachs. Der stetige Wandel von Methoden, Wirkstoffen und Erkenntnissen ist allen an diesem Werk Beteiligten bewusst. Sowohl der Verlag als auch die Autorinnen und Autoren und alle, die an der Entstehung dieses Werkes beteiligt waren, haben große Sorgfalt darauf verwandt, dass die Angaben zu Methoden, Anweisungen, Produkten, Anwendungen oder Konzepten dem aktuellen Wissensstand zum Zeitpunkt der Fertigstellung des Werkes entsprechen.
Der Verlag kann jedoch keine Gewähr für Angaben zu Dosierung und Applikationsformen übernehmen. Es sollte stets eine unabhängige und sorgfältige Überprüfung von Diagnosen und Arzneimitteldosierungen sowie möglicher Kontraindikationen erfolgen. Jede Dosierung oder Applikation liegt in der Verantwortung der Anwenderin oder des Anwenders. Die Elsevier GmbH, die Autorinnen und Autoren und alle, die an der Entstehung des Werkes mitgewirkt haben, können keinerlei Haftung in Bezug auf jegliche Verletzung und/oder Schäden an Personen oder Eigentum, im Rahmen von Produkthaftung, Fahrlässigkeit oder anderweitig übernehmen.

Für die Vollständigkeit und Auswahl der aufgeführten Medikamente übernimmt der Verlag keine Gewähr.
Geschützte Warennamen (Warenzeichen) werden in der Regel besonders kenntlich gemacht (®). Aus dem Fehlen eines solchen Hinweises kann jedoch nicht automatisch geschlossen werden, dass es sich um einen freien Warennamen handelt.

Bibliografische Information der Deutschen Nationalbibliothek
Die Deutsche Nationalbibliothek verzeichnet diese Publikation in der Deutschen Nationalbibliografie; detaillierte bibliografische Daten sind im Internet über https://www.dnb.de abrufbar.

25 26 27 28 29 5 4 3 2 1

In ihren Veröffentlichungen verfolgt die Elsevier GmbH das Ziel, genderneutrale Formulierungen für Personengruppen zu verwenden. Um jedoch den Textfluss nicht zu stören sowie die gestalterische Freiheit nicht einzuschränken, wurden bisweilen Kompromisse eingegangen. Selbstverständlich sind **immer alle Geschlechter** gemeint.

Planung: Sonja Frankl
Projektmanagement: Dr. Andrea Beilmann, Sibylle Hartl
Redaktion: Martin Kortenhaus, MT-Medizintexte GbR, Senden
Rechteklärung: Andrea Loitfelder, Hohenbrunn
Bildvermaßung: Arthur Lenner, Windach
Herstellung: Hildegard Graf, Germering; Sibylle Hartl
Satz: abavo GmbH, Buchloe; TNQ, Chennai, Indien
Druck und Bindung: EGEDSA, Sabadell (Barcelona), Spanien
Umschlaggestaltung: SpieszDesign, Neu-Ulm
Titelbild: Sonja Klebe, Löhne

Aktuelle Informationen finden Sie im Internet unter **www.elsevier.de**

Vorwort

Anatomie ist die Lehre vom Aufbau des Körpers. Dabei bildet die anatomische Struktur die morphologische Grundlage für Funktionen. Durch die Kombination moderner morphologischer Methoden mit molekularbiologischen, biochemischen, biomechanischen, bioinformatischen und elektrophysiologischen Techniken und den sich immer rasanter entwickelnden Möglichkeiten der Bildgebung ist die heutige Anatomie zu einer funktionellen, klinisch orientierten Strukturforschung geworden. Ohne die Kenntnis der Anatomie können keine Funktionen abgeleitet werden und ohne die Kenntnis von Struktur und Funktion können keine pathologischen Veränderungen verstanden werden.
Man wird häufig gefragt, ob sich in der Anatomie eigentlich noch irgendetwas verändert, denn man kennt doch schon alles. Dies lässt sich insbesondere auf die makroskopische Anatomie und auch auf ein Anatomie-Lehrbuch übertragen. Bei der Erstellung des vorliegenden Lehrbuchs waren uns hierbei mehrere Punkte wichtig:

- Ein Lehrbuch, das möglichst gut mit einem **Anatomie-Atlas abgestimmt** ist, erleichtert das Lernen. Wir greifen hier eine Tradition auf, da auch bereits die ersten Ausgaben des Sobotta-Atlas der Anatomie des Menschen von einem Handbuch begleitet wurden. Dabei ist es von Vorteil, dass Lehrbuch und Atlas nicht nur aus demselben Verlag stammen, sondern die Herausgeber des Atlas auch an der Gestaltung des Lehrbuchs beteiligt waren. Für das Gebiet der Neuroanatomie sind wir glücklich, viele Autoren gewonnen zu haben, die als Neuroanatomen in der Forschung auf dem Gebiet des ZNS tätig sind und damit zu höchster Aktualität und Relevanz der entsprechenden Inhalte beigetragen haben.
- Das Buch beschränkt sich auf die **makroskopische Anatomie** und die damit zusammenhängende Entwicklung (**Embryologie**) und greift histologische Aspekte nur insoweit auf, wie sie für das Verständnis der makroskopischen Anatomie notwendig sind. Dieser Punkt war uns wichtig, da sich jede und jeder Studierende ohnehin ein Histologie-Buch zum Lernen kauft und die Histologie nicht aus einem Anatomie-Lehrbuch gelernt wird.
- Die meisten Studierenden kaufen sich ein eigenständiges Buch zur **Neuroanatomie**. Hauptgrund hierfür ist die Tatsache, dass die Neuroanatomie meist als eigenständiger Kurs abgehandelt wird, in herkömmlichen Anatomie-Lehrbüchern aber zwischen verschiedenen Kapiteln verteilt ist und man sich als Studierender weder genau über den Umfang der zu lernenden Inhalte im Klaren ist noch darüber, wo im Buch diese überall verteilt sind. Im vorliegenden Lehrbuch wird die Neuroanatomie umfassend und als eigenständiger Block abgebildet.
- Einen zusätzlichen Fokus haben wir im Kapitel „Kopf" auf für die Studierenden der **Zahnmedizin** relevante Inhalte gelegt, die sehr ausführlich und reichlich bebildert dargestellt werden.
- Praxisgerechte **Fallbeschreibungen** zeigen die Relevanz anatomischer Kenntnisse für die spätere klinische Tätigkeit.
- Moderne Bildgebung setzt die Kenntnis anatomischer Strukturen voraus. Umgekehrt bedarf es grundlegender Kenntnisse, wie Daten in der modernen Bildgebung generiert werden. Diesem Aspekt haben wir in einem Kapitel zur Bildgebung Rechnung getragen.
- Das Buch vernetzt die makroskopischen Inhalte intensiv **mit funktionellen und klinischen Aspekten.** Man lernt damit nicht mehr bloße unveränderliche Anatomie, sondern erfährt und überträgt das Gelernte in einen Kontext des späteren Berufsbildes der praktisch und klinisch tätigen Ärztin und des Arztes.
- Mit Hinweisen darauf, welche Kompetenzen man sich durch das Studium der einzelnen Kapitel erarbeiten sollte, greifen wir bewusst die aktuellen Ideen zum neuen **Nationalen Kompetenzbasierten Lernzielkatalog** der Medizin **(NKLM)** und der Zahnmedizin **(NKLZ)** auf.

Trotz eines, wie wir meinen, sehr guten Konzepts kann dieses Lehrbuch eines nicht: Es kann Ihnen als Studierenden nicht das Lernen abnehmen. Die Zeit zum Lernen muss jeder selbst investieren. Das vorliegende Lehrbuch soll dabei helfen, das Lernen durch anschauliche Darstellungen der anatomischen Strukturen zu erleichtern; wir möchten Sie neugierig auf den späteren Beruf machen und die Inhalte spannend und interessant vermitteln. Es soll ein immer wieder gern in die Hand genommener Begleiter während des gesamten Studiums der Humanmedizin, Zahnmedizin oder der Molekularen Medizin sein.

Dabei wünschen wir viel Freude.

Erlangen, Ulm, München, im Sommer 2025
Friedrich Paulsen, Tobias M. Böckers und Jens Waschke

Danksagung

Wir danken allen unseren Kolleginnen und Kollegen, die an dem Buch als Autoren mitgewirkt haben, für ihr intensives Engagement, ihre kritischen Ratschläge und die viele Zeit, die sie in das Projekt investiert haben.
Gemeinsam mit den Autorinnen und Autoren danken wir allen Damen und Herren des Elsevier-Verlags, die an der Planung und Herausgabe der 1. bis 3. Auflage mitgewirkt haben: besonders danken wir Frau Dr. Andrea Beilmann, Frau Sonja Frankl und Frau Dr. Katja Weimann, die das Buchprojekt als Mitglieder des Sobotta-Teams mit ihrer langjährigen fachlichen Kompetenz und mit viel persönlichem Herzblut betreut und zu einem erfolgreichen Abschluss geführt haben. Die monatlichen Online-Meetings werden den Herausgebern fehlen.
Ferner gilt unser besonderer Dank Herrn Martin Kortenhaus, der alle Kapitel intensiv redaktionell bearbeitet hat, sowie unseren Zeichnern, die mehrere Abbildungen überarbeitet und zahlreiche neue Abbildungen erstellt haben: Frau Dr. Katja Dalkowski, Frau Marie Davidis, Frau Anne-Katrin Hermanns, Herrn Martin Hoffmann, Frau Sonja Klebe und Herrn Jörg Mair.
Frau Sibylle Hartl und Frau Hildegard Graf danken wir für den herstellerischen Part, Frau Sonja Frankl und Frau Kathrin Nühse für die übergeordnete Koordination.
Für die Unterstützung bei der Erstellung oder Aktualisierung von Kapitelinhalten danken wir ganz herzlich Herrn Prof. Dr. Christopher Bohr (Abteilung für Phoniatrie und Pädaudiologie, Universitätsklinikum Erlangen), Herrn Prof. (em.) Dr. Dr. h.c. Bodo Christ (Institut für Anatomie der Universität Freiburg), Herrn Prof. Dr. Christoph-Thomas Germer (Klinik und Poliklinik für Allgemein-, Viszeral-, Gefäß- und Kinderchirurgie des Universitätsklinikums Würzburg), Herrn PD Dr. Johannes Gottanka (Institut für Funktionelle und Klinische Anatomie, Friedrich-Alexander-Universität Erlangen-Nürnberg), Herrn Prof. Dr. Norbert Kleinsasser (Universitätsklinik für Hals-Nasen-Ohrenkrankheiten, Julius-Maximilians-Universität Würzburg), Herrn Prof. Dr. Stephan Knipping (Städtisches Klinikum Dessau, Klinik für Hals-Nasen-Ohren-Heilkunde, Kopf- und Halschirurgie), Herrn Prof. Dr. Klaus Matzel (Universitätsklinikum Erlangen, Klinik für Chirurgie, Sektion Koloproktologie), Frau Prof. Dr. Felicitas Pröls (Institut für Anatomie II der Universität zu Köln), Herrn Prof. Dr. Nicolas Schlegel (Klinik und Poliklinik für Allgemein-, Viszeral-, Gefäß- und Kinderchirurgie des Universitätsklinikums Würzburg), Herrn Prof. Dr. Hubert J. Stein und Herrn Prof. Dr. Jens Werner (beide: Klinik für Allgemein-, Viszeral- und Transplantationschirurgie, LMU Klinikum München) sowie Herrn Prof. Dr. Thomas Tschernig (Anatomisches Institut, Universität des Saarlandes). Herrn Dr. Gunther von Hagens (von Hagens Plastination, Guben) sei für die Überlassung einer Fotodokumentation von Plastinaten der Mundbodenlogen gedankt, welche die Grundlage für eine Abbildung im Kapitel Kopf/Mundhöhle und Kauapparat von Herrn Prof. Dr. Wolfgang Arnold bildeten. Für die Bereitstellung neuroradiologischer Bilder und für hilfreiche Anmerkungen danken wir Frau Prof. Dr. Stephanie Tritt (Helios Dr. Horst Schmidt Kliniken Wiesbaden) und Herrn Prof. Dr. Joachim Berkefeldt (Neuroradiologie, Universitätsklinikum der Goethe-Universität, Frankfurt). Herrn PD Dr. Stephan Schwarzacher danken wir für seine kritischen Anmerkungen und kritische Durchsicht des Kapitels 13.9 Vegetatives Nervensystem. Herrn PhD Dr. med. Tamás Sebestény (Ecuvillens/Schweiz, früher: Goethe-Universität Frankfurt) danken wir für die Erstellung von hervorragenden neuroanatomischen Präparaten.

Erlangen, Ulm, München, im Sommer 2025
Friedrich Paulsen, Tobias M. Böckers und Jens Waschke

Herausgeber- und Autorenverzeichnis

Herausgeber

Prof. Dr. med. Jens Waschke
Ludwig-Maximilians-Universität München
Anatomische Anstalt – Lehrstuhl I
Pettenkoferstr. 11
80336 München

Prof. Dr. med. Tobias M. Böckers
Universität Ulm
Institut für Anatomie und Zellbiologie
Albert-Einstein-Allee 11
89081 Ulm

Prof. Dr. med. Dr. h.c. Friedrich Paulsen
Friedrich-Alexander-Universität Erlangen-Nürnberg
Institut für Funktionelle und Klinische Anatomie
Universitätsstr. 19
91054 Erlangen

Autoren

Prof. Dr. med. Wolfgang H. Arnold
Universität Witten/Herdecke
Fakultät für Zahn-, Mund- und Kieferheilkunde
Alfred-Herrhausen-Str. 44
58455 Witten

Prof. Dr. med. Anja Böckers, MME
Universität Ulm
Institut für Anatomie und Zellbiologie
Albert-Einstein-Allee 11
89081 Ulm

Prof. Dr. rer. nat. Dr. h.c. Beate Brand-Saberi
Ruhr-Universität Bochum
Institut für Anatomie
Abteilung für Anatomie und Molekulare Embryologie
Universitätsstr. 150
44801 Bochum

Prof. Dr. rer. nat. Dr. habil. med. Lars Bräuer
Friedrich-Alexander-Universität Erlangen-Nürnberg
Institut für Funktionelle und Klinische Anatomie
Universitätsstr. 19
91054 Erlangen

Prof. Dr. med. Faramarz Dehghani
Martin-Luther-Universität Halle-Wittenberg
Institut für Anatomie und Zellbiologie
Große Steinstr. 52
06108 Halle (Saale)

Prof. Dr. med. Thomas Deller
Goethe-Universität
Dr. Senckenbergische Anatomie, Anatomisches Institut I – Klinische Neuroanatomie
Theodor-Stern-Kai 7
60590 Frankfurt

Prof. Dr. med. Martin Gericke
Universität Leipzig
Institut für Anatomie
Liebigstr. 13
04103 Leipzig

Prof. Dr. med. Bernhard Hirt
Eberhard-Karls-Universität Tübingen
Department für Anatomie
Institut für Klinische Anatomie und Zellanalytik
Elfriede-Aulhorn-Str. 8
72076 Tübingen

PD Dr. med. Martin Krüger
Universität Leipzig
Institut für Anatomie
Liebigstr. 13
04103 Leipzig

Dr. med. Daniela Kugelmann
Ludwig-Maximilians-Universität München
Anatomische Anstalt – Lehrstuhl I
Pettenkoferstr. 11
80336 München

Prof. Dr. rer. nat. Martin Scaal
Universität zu Köln
Institut für Anatomie II
Makroskopische Anatomie und Entwicklungsbiologie
Joseph-Stelzmann-Str. 9
50931 Köln

Prof. Dr. med. Camilla Schinner
Universitätsklinikum Hamburg-Eppendorf
Zentrum für Experimentelle Medizin
Institut für Anatomie und Experimentelle Morphologie
Martinistr. 52
20246 Hamburg

Prof. Dr. med. Dr. rer. nat. Michael J. Schmeißer
Johannes-Gutenberg-Universität Mainz
Institut für Mikroskopische Anatomie und Neurobiologie
Langenbeckstr. 1
55131 Mainz

Prof. Dr. rer. nat. Dr. habil. med. Michael Scholz, MME
Friedrich-Alexander-Universität Erlangen-Nürnberg
Institut für Funktionelle und Klinische Anatomie
Universitätsstr. 19
91054 Erlangen

PD Dr. med. Stephan Schwarzacher
Goethe-Universität
Dr. Senckenbergische Anatomie, Anatomisches Institut I – Klinische Neuroanatomie
Theodor-Stern-Kai 7
60590 Frankfurt

Prof. Dr. med. Volker Spindler
Universitätsklinikum Hamburg-Eppendorf
Zentrum für Experimentelle Medizin
Institut für Anatomie und Experimentelle Morphologie
Martinistr. 52
20246 Hamburg

Prof. Dr. med. Björn Spittau
Universität Bielefeld
1. Medizinische Fakultät OWL
AG Anatomie und Zellbiologie
Universitätsstr. 25
33615 Bielefeld

Prof. Dr. med. Andreas Vlachos
Albert-Ludwigs-Universität Freiburg
Institut für Anatomie und Zellbiologie – Abteilung für Neuroanatomie
Albertstr. 17
79104 Freiburg

Mitarbeit

Prof. Dr. med. Ingo Bechmann
Universität Leipzig
Institut für Anatomie
Liebigstr. 13
04103 Leipzig

Abkürzungen

Singular:

A.	=	Arteria
Lig.	=	Ligamentum
Ln.	=	Nodus lymphoideus
M.	=	Musculus
N.	=	Nervus
Proc.	=	Processus
R.	=	Ramus
V.	=	Vena
Var.	=	Variation

Plural:

Aa.	=	Arteriae
Ligg.	=	Ligamenta
Lnn.	=	Nodi lymphoidei
Mm.	=	Musculi
Nn.	=	Nervi
Procc.	=	Processus
Rr.	=	Rami
Vv.	=	Venae

Farbtafel

- Concha nasalis inferior
- Mandibula
- Maxilla
- Os ethmoidale
- Os frontale
- Os lacrimale
- Os nasale
- Os occipitale
- Os palatinum
- Os parietale
- Os sphenoidale
- Os temporale
- Os zygomaticum
- Vomer

Bei Neugeborenen sind folgende Schädelknochen zu einer Farbe zusammengefasst:

- Os nasale, Os temporale, Mandibula
- Maxilla, Os incisivum
- Os occipitale, Os palatinum

Abbildungsnachweis

Der Verweis auf die jeweilige Abbildungsquelle befindet sich bei allen Abbildungen im Werk am Ende des Legendentextes in eckigen Klammern.
Die Sonderzeichen verstehen sich wie folgt:
[…]/[…] = nach Vorlage von
[…/…] = Kollaboration zwischen Autor und Zeichner
[…~…] = modifiziert von Autor bzw. Zeichner
[…-…] = Werk kombiniert mit Zeichner

B500 Benninghoff-Archiv: Benninghoff A, Drenckhahn D. Anatomie, div. Bd. und Aufl. Elsevier/Urban & Fischer
B501 Benninghoff. Drenckhahn D, Waschke J. Taschenbuch Anatomie, div. Aufl. Elsevier/Urban & Fischer
C155 Földi M, Kubik S. Lehrbuch der Lymphologie. 3. A. Gustav Fischer, 1993
E102-005 Silbernagl S. Taschenatlas der Physiologie. 3. A. Georg Thieme Verlag, 2009
E107 Blechschmidt E. Die vorgeburtlichen Entwicklungsstadien des Menschen. S. Karger AG, 1961
E347-11 Moore KL, Persaud TVN, Torchia MG. The Developing Human. 11th ed. Elsevier/Saunders, 2020
E402-004 Drake R, Vogl AW, Mitchell A. Gray's Anatomy for Students. 4th ed. Elsevier, 2020
E581 Moore KL et al. The Developing Human. 7th ed. Elsevier/Saunders, 2003
E633-002 Tillmann BN. Atlas der Anatomie. 2. A. Springer, 2010
E633-003 Tillmann BN. Atlas der Anatomie. 3. A. Springer, 2017
E821 Pauwels F. Gesammelte Abhandlungen zur funktionellen Anatomie des Bewegungsapparates. Springer, 1965
E838 Mitchell B, Sharma R. Embryology. An Illustrated Colour Text. 1st ed. Elsevier/Churchill Livingstone, 2005
E943 Kanski J. Clinical Ophthalmology. A Systemic Approach. 6th ed. Butterworth-Heinemann, 2007
E984 Klinke R, Silbernagl S. Lehrbuch Physiologie. 5. A. Thieme, 2005
E1043 Radlanski RJ, Wesker KH. Das Gesicht. Bildatlas klinische Anatomie. 2. A. KVM, 2012
E1269 Perkin DG et al. Mosby's color atlas and text of neurology. 2nd ed. Mosby, 2002
F201-035 Abdul-Khaliq H, Berger F. Angeborene Herzfehler: Die Diagnose wird häufig zu spät gestellt. Dtsch Arztebl 2011;108:31–2
F702-006 Stelzner F, Lierse W. Der angiomuskuläre Dehnverschluss der terminalen Speiseröhre. Langenbecks Arch. klin. Chir. 1968;321:35–64
F1067-001 Lee MW, McPhee RW, Stringer MD. An evidence-based approach to human dermatomes. Clin Anat 2008;21(5):363–73
F1082-001 Weed LH. Forces concerned in the absorption of cerebrospinal fluid. Am J Physiol1935;114/1:40–5
G210 Standring S. Gray's Anatomy. 42nd ed. Elsevier, 2020
G322 Larsen WJ. Human embryology. 1st ed. Elsevier/Churchill Livingstone, 1993
G343 Netter FH. Atlas of Human Anatomy. 5th ed. Elsevier/Saunders, 2010
G718 Soto J, Lucey B. Emergency Radiology – The Requisites. 1st ed. Elsevier/Mosby, 2009
G1060-001 Schünke M, Schulte E, Schumacher U. Prometheus. Allgemeine Anatomie und Bewegungsapparat. Band 1. 5. A. Thieme, 2018
G1060-002 Schünke M, Schulte E, Schumacher U. Prometheus. Innere Organe. Band 2. 5. A. Thieme, 2018
G1060-003 Schünke M, Schulte E, Schumacher U. Prometheus. Kopf, Hals, Neuroanatomie. Band 3. 5. A. Thieme, 2018
G1061 Debrunner HU. Orthopädisches Diagnostikum. 4. A. Thieme, 1982
G1062 Liniger H, Molineus G. Der Unfallmann. J.A. Barth, 1974
G1064 Schmidt H-M, Lanz U. Chirurgische Anatomie der Hand. Hippokrates, 1992
G1067 Baumgartl E. Das Kniegelenk. Springer, 1964
G1069 Loeweneck H, Feifel G. Bauch. In: Praktische Anatomie (begründet von von Lanz T, Wachsmuth W). Springer, 2004
G1070 Debrunner HU, Jacob AC. Biomechanik des Fußes. 2. A. Ferdinand Enke, 1998
G1072 Schultze O, Lubosch W. Atlas und kurzgefasstes Lehrbuch der topographischen und angewandten Anatomie. 4. A. Lehmanns, 1935
G1073 Kubik S. Visceral lymphatic system. In: Viamonte Jr M, Rüttmann A (eds.). Atlas of Lymphography. Thieme, 1980
G1076 Schiebler TH, Korf H-W. Anatomie. 10. A. Steinkopff bei Springer, 2007
G1077 Zilles K, Rehkämper G. Funktionelle Neuroanatomie. 3. A. Springer, 1998
G1078 Stelzner F. Die anorectalen Fisteln. 3. A. Springer, 1981
G1081 Purves D et al. NeuroScience. 3rd ed. Sinauer Associates Inc., 2004
G1082 von Hagens G, Whalley A, Maschke R, Kriz W. Schnittanatomie des menschlichen Gehirns. Steinkopff, 1990
G1084 Martini FH, Timmons MJ, Tallitsch RB. Anatomie. 1. A. Pearson, 2017
G1085 Brodmann K. Vergleichende Lokalisationslehre der Großhirnrinde in ihren Prinzipien, dargestellt aufgrund des Zellenbaues. J.A. Barth, 1909
G1086 Rohen JW. Anatomie für Zahnmediziner. Schattauer, 1994
G1087 Spoendlin H. Strukturelle Organisation des Innenohres. In: Oto-Rhino-Laryngologie in Klinik und Praxis. Band 1. (Hrsg. Helms J, Herberhold C, Kastenbauer E). Thieme, 1994:32–74
G1088 Nieuwenhuys R, Voogd J, van Huijzen C. Das Zentralnervensystem des Menschen. Ein Atlas mit Begleittext. 2. A. Springer, 1991
G1089 Berkovitz KB et al. Oral Anatomy, Histology and Embryology. 5th ed. Elsevier/Mosby, 2017
G1091 Kandel ER, Koester JD, Mack SH, Siegelbaum SA. Principles of Neuroscience. 6th ed. McGraw Hill, 2021
H230-001 Boyden EA. The anatomy of the choledochoduodenal junction in man. Surg Gynec Obstet 1957;104:641–52
H234-001 Braak H. Architectonics as seen by lipofuscin stains. In: Peters A, Jones EG (eds.): Cerebral Cortex. Cellular Components of the Cerebral Cortex. Cellular Components of the Cerebral Cortex, Vol I. Plenum Press, 1984:59–104
J787 Colourbox.de
J803 Biederbick & Rumpf
L106 Henriette Rintelen, Velbert
L107 Michael Budowick, München
L108 Rüdiger Himmelhan, Mannheim
L126 Dr. med. Katja Dalkowski, Buckenhof
L127 Jörg Mair, München
L131 Stefan Dangl, München
L132 Michael Christof, Würzburg
L141 Stefan Elsberger, Planegg
L157 Susanne Adler, Lübeck
L231 Stefan Dangl, München
L238 Sonja Klebe, Löhne
L240 Horst Ruß, München
L266 Stephan Winkler, München
L275 Martin Hoffmann, Neu-Ulm
L284 Marie Davidis, München
L285 Anne-Katrin Hermanns, „Ankats Art", Maastricht, NL
L301 Ulrike Brugger, München
L303 Dr. med. Andreas Dietz, Konstanz
L316 Roswitha Vogtmann, Würzburg
L317 H.-C. Thiele, Gießen

L318	Tamás Sebestény, Ecuvillens, CH
L319	Marita Peter, Hannover
M282	Prof. Dr.med. Detlev Drenckhahn, Würzburg
M492	Prof. Dr. med. Peter Kugler, Würzburg
M580	Prof. Dr. med. W. Kriz, Heidelberg
M1006	Prof. Dr. med. Björn Spittau, Bielefeld
M1091	Prof. Dr. Reinhard Pabst, Hannover
M1129	Prof. Dr. Peter Proff, Regensburg
O1107	Prof. Dr. Helmut Ferner, Wien
O1108	Prof. Dr. Hans-Rainer Duncker, Gießen
P310	Prof. Dr. med. Friedrich Paulsen, Erlangen
Q300	Pernkopf-Archiv: Pernkopf E. Atlas der topographischen und angewandten Anatomie des Menschen, div. Bd. und Aufl. Elsevier/Urban & Fischer
R170-6	Welsch U, Kummer W, Deller T. Histologie – Das Lehrbuch: Zytologie, Histologie und mikroskopische Anatomie. 6. A. Elsevier/Urban & Fischer, 2022
R234	Bruch H-P, Trentz O. Berchtold Chirurgie. 6. A. Elsevier/Urban & Fischer, 2008
R235	Böcker W, Denk H, Heitz P, Moch H. Pathologie. 4. A. Elsevier/Urban & Fischer, 2008
R236	Classen M, Diehl V, Kochsiek K. Innere Medizin. 6. A. Elsevier/Urban & Fischer, 2009
R247	Deller T, Sebestény T. Fotoatlas Neuroanatomie. 2. A. Elsevier/Urban & Fischer, 2024
R254	Garzorz N. Basics Neuroanatomie. 1. A. Elsevier/Urban & Fischer, 2009
R261	Sitzer M, Steinmetz H. Neurologie. 1. A. Elsevier/Urban & Fischer, 2011
R306	Illing St, Classen M. Klinikleitfaden Pädiatrie. 8. A. Elsevier/Urban & Fischer, 2009
R317	Trepel M. Neuroanatomie. 5. A. Elsevier/Urban& Fischer, 2011
R363	Trepel M. Neuroanatomie. 4. A. Elsevier/Urban & Fischer, 2008
R449	Hansen JT. Netter's Clinical Anatomy. 4th ed. Elsevier, 2018
S002-5	Lippert H. Lehrbuch Anatomie. 5. A. Elsevier/Urban & Fischer, 2000
S008-4	Kauffmann GW, Sauer R, Weber WA. Radiologie. 4. A. Elsevier/Urban & Fischer, 2008
S124	Breitner B. Chirurgische Operationslehre. Band III: Chirurgie des Abdomens. 2. A. Urban & Schwarzenberg, 1996
S130-6	Speckmann E-J, Hescheler J, Köhling R. Physiologie. 6. A. Elsevier/Urban & Fischer, 2013
S133	Wheater PR, Burkitt HG, Daniels VG. Funktionelle Histologie. 2. A. Urban & Schwarzenberg, 1987
S700	Sobotta-Archiv: Sobotta. Atlas der Anatomie des Menschen, div. Aufl. Elsevier/Urban & Fischer
S701	Sobotta-Archiv: Hombach-Klonisch S, Klonisch T, Peeler J. Sobotta. Clinical Atlas of Human Anatomy. 1st ed. Elsevier/Urban & Fischer
S702	Sobotta-Archiv: Böckers T, Paulsen F, Waschke J. Sobotta. Lehrbuch Anatomie, div. Aufl. Elsevier/Urban & Fischer
T663	Prof. Dr. Kurt Fleischhauer, Hamburg
T719	Prof. Dr. Norbert Kleinsasser, HNO-Klinik, Universitätsklinikum Würzburg
T785	Prof. Dr. med. Wolfgang Arnold, Universität Witten/Herdecke
T901	Dr. Meyer, Abteilung Gastroenterologie und Hepatologie, Med. Hochschule Hannover
T903	Prof. Possinger, Prof. Bick, Medizinische Klinik und Poliklinik II mit Schwerpunkt Onkologie und Hämatologie, Charité Campus Mitte, Berlin
T907	Dr. Scheibe, Chirurgische Abteilung, Rosman-Krankenhaus Breisach
T917	Prof. Witt, Klinik für Neurochirurgie, Universität München
T1020	PD Dr. med. habil. Sönke Langner, Rostock
T1021	Dr. med. Martin Heuschkel, Rostock
T1129	Prof. Dr. med. Dr. med. dent. Marco Kesting, Erlangen
T1189	Prof. Dr. med. Esther Asan, Julius-Maximilians-Universität Würzburg
T1190	Prof. Dr. Dr. Robert Nitsch, WWU, Münster
T1191	Prof. Dr. Dr. Dr. Günter Rager, Fribourg
X389	Kummer B. Funktionelle Anatomie des Vorfußes. Verhandl Deutsch Orthop Ges. 53. Kongr. Hamburg 1966, Enke, 1987:482–93

Fehler gefunden

An unsere Inhalte haben wir sehr hohe Ansprüche. Trotz aller Sorgfalt kann es jedoch passieren, dass sich ein Fehler einschleicht oder fachlich-inhaltliche Aktualisierungen notwendig geworden sind. Sobald ein relevanter Fehler entdeckt wird, stellen wir eine Korrektur zur Verfügung. Mit diesem QR-Code gelingt der schnelle Zugriff.

https://else4.de/9783437411878

Wir sind dankbar für jeden Hinweis, der uns hilft, dieses Werk zu verbessern.
Bitte richten Sie Ihre Anregungen, Lob und Kritik an folgende E-Mail-Adresse: kundendienst@elsevier.com

Inhaltsverzeichnis

I ALLGEMEINE ANATOMIE UND EMBRYOLOGIE

II BEWEGUNGSAPPARAT

III INNERE ORGANE

IV KOPF UND HALS

V NEUROANATOMIE

ALLGEMEINE ANATOMIE UND EMBRYOLOGIE

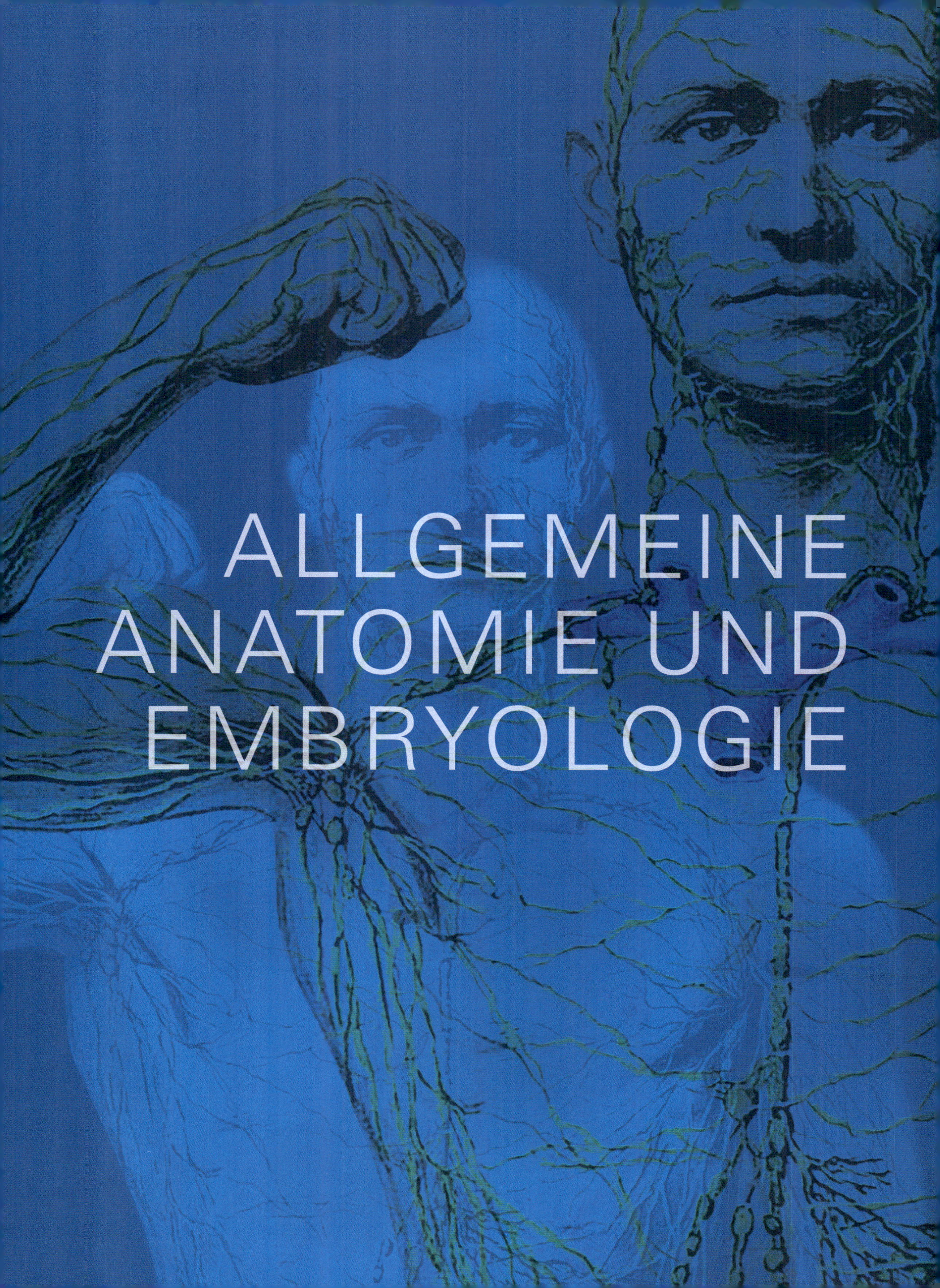

1 Allgemeine Anatomie

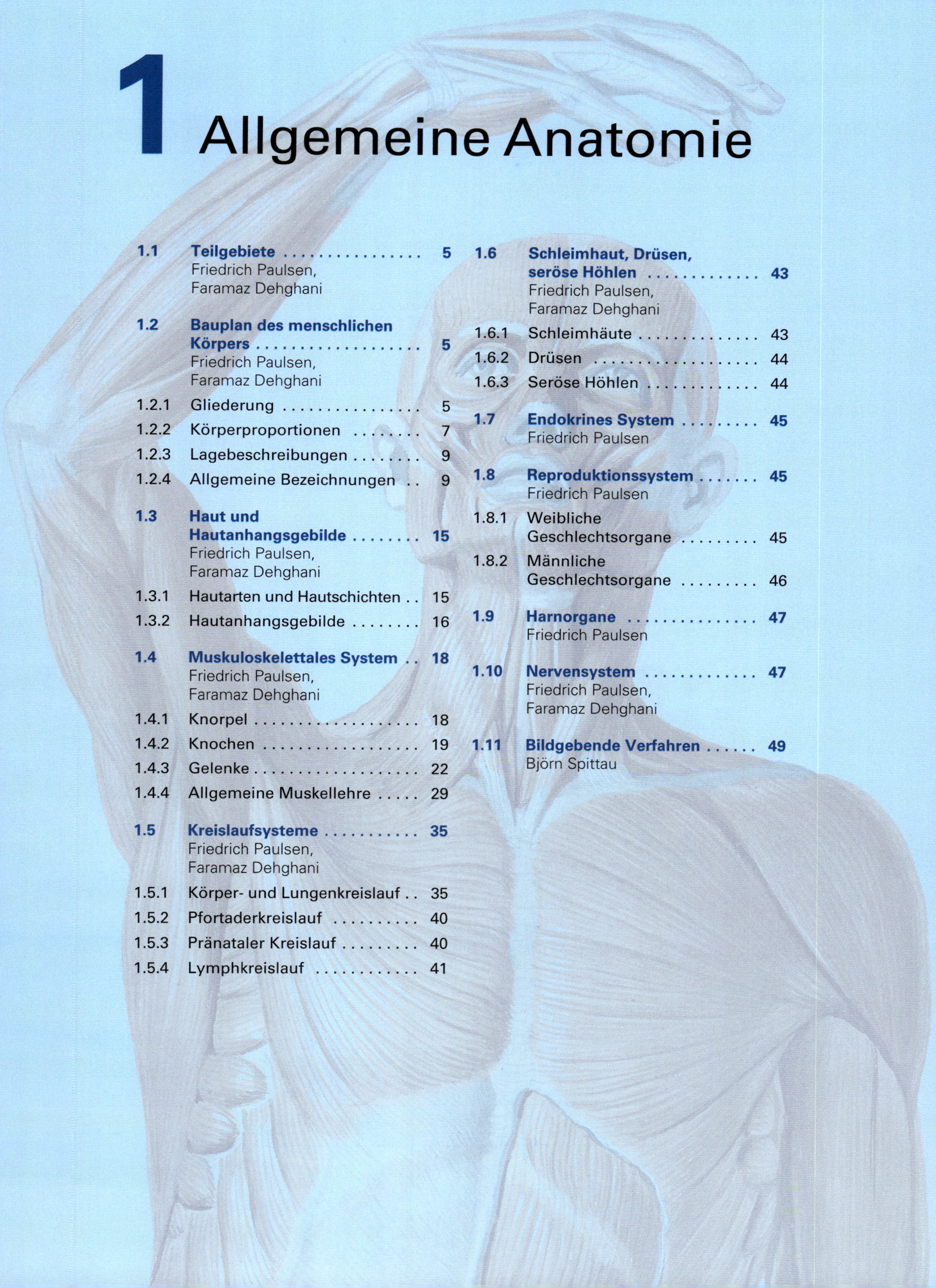

KLINISCHER FALL

Gonarthrose

Anamnese

Ein 63-jähriger Patient klagt seit mehreren Jahren über zunehmende Schmerzen und Bewegungseinschränkung im linken Kniegelenk. Er berichtet, früher viel Sport getrieben zu haben. Dabei habe er sich zweimal die Menisken verletzt. Schmerzmittel würden ihm nicht mehr helfen, aber zunehmend Magenprobleme bereiten.

Erstuntersuchung

Bei der klinischen Untersuchung fällt unter anderem auf, dass das linke Kniegelenk leicht geschwollen und bei Druck auf den medialen Gelenkspalt schmerzhaft ist. Bei Bewegungen sind Reibungsgeräusche (Krepitationen) spür- und hörbar. Die Beweglichkeit ist eingeschränkt. Das Knie kann nur noch bis ca. 80° gebeugt und auch nicht vollständig gestreckt werden.

Weitere Diagnostik

Die radiologische Untersuchung zeigt einen deutlich verschmälerten Gelenkspalt, der Knochen unmittelbar unterhalb des Knorpels ist verdichtet und es sind kleine Knochenzysten zu erkennen. Seitlich am Knochen haben sich Osteophyten (Knochenanbauten) gebildet. Der untersuchende Orthopäde stellt die Diagnose einer fortgeschrittenen Arthrose.

Therapie

Weil der Befund relativ weit fortgeschritten ist, das Knie stark schmerzt und die Beweglichkeit bereits eingeschränkt ist, rät der Orthopäde dem Patienten zum Gelenkoberflächenersatz. Bei der Operation wird das Gelenk in der Regio genus anterior durch einen vertikalen Haut- und Gelenkkapselschnitt eröffnet. Der direkte Blick in die Gelenkhöhle bestätigt die Diagnose. Die Menisken sind bereits zu einem großen Teil degeneriert, der Gelenkknorpel ist besonders auf der medialen Seite nahezu verschwunden und man erkennt bereits subchondralen Knochen. Auch auf der lateralen Seite sind 2 große Knorpeldefekte sichtbar. Die Rückseite der Kniescheibe wirkt makroskopisch intakt, sodass die Operateure auf den Ersatz des Patellaknorpels verzichten. Sie führen einen bikondylären Oberflächenersatz durch. Dabei werden im Gegensatz zur früher häufigen Totalendoprothese des Kniegelenks nur die zerstörten Gelenkgleitflächen ersetzt, um möglichst wenig Knochensubstanz zu opfern. Außerdem sind beim bikondylären Oberflächenersatz die Gelenkersatzteile nicht oder nur teilweise gekoppelt und ermöglichen so einen natürlicheren Bewegungsablauf.

Weiterer Verlauf

Nach der Operation wird der Patient bereits am 1. Tag mobilisiert. Er erhält spezielle Injektionen, die eine Thrombosebildung verhindern sollen. Wenige Tage nach der Operation stellen die Ärzte fest, dass der Unterschenkel geschwollen ist. In diesem Fall handelt es sich um ein Lymphödem, das sich mittels Lymphdrainage innerhalb weniger Tage zurückbildet. Zwölf Tage nach der Operation werden die Nahtklammern entfernt und der Patient zur Anschlussheilbehandlung aus der Klinik entlassen. In der Anschlussheilbehandlung steht eine intensive Physiotherapie zur Kräftigung der Muskulatur im Mittelpunkt. Die Beweglichkeit wird zunehmend gesteigert und die Koordination geübt. Acht Wochen später stellt sich der Patient in der Klinik zur Nachkontrolle vor. Er hat keine Schmerzen mehr und kann sein Knie inzwischen wieder bis 95° beugen. Die Narbe ist gut verheilt und er erzählt, dass er in Kürze einen Tanzkurs belegen will.

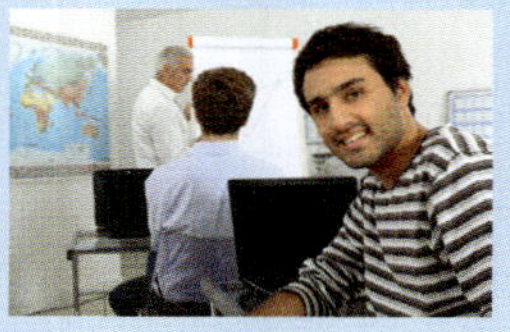

Du darfst als Famulant bei deiner ersten OP assistieren. Der Chefarzt der Orthopädie ist bekannt dafür, dass er Studenten zu den Patienten ausfragt, und du bereitest dich daher noch mal vor.

Fragestunde im OP!

A.: 63-jähr. Pat. (m), seit Jahren zunehmende Schmerzen u. Bew.-Einschränkung li. Knie; habe früher viel Sport getrieben → Z.n. Meniskusläsion. Unter Schmerzmedikation Ø Besserung

CAVE: Magenprobleme!

KU.: Schwellung li. Knie; Bew.umfang: Flexion 80°, Ø vollständige Extension mögl., Krepitationen, Schmerz bei Druck auf med. Gelenkspalt

Dx.: MRT/Röntgen: Gelenkspalt verschmälert, med. degenerierter Gelenkknorpel, subchondrale Knochenverdichtung, Knochenzysten, Osteophyten → **fortgeschrittene Gonarthrose**

Th.: bikondylärer Gelenkoberflächenersatz

Kompetenzen

Nach Bearbeitung dieses Lehrbuchkapitels sollten Sie in der Lage sein:

- den Körper des Menschen in verschiedene Abschnitte zu gliedern und allgemeine Begriffe der Anatomie zu kennen
- postnatale Änderungen der Gestalt wie Körperproportionen, Körpermaße und Geschlechtsdimorphismen einzuordnen
- den Aufbau der Haut und seiner Anhangsgebilde zu beschreiben
- die Grundzüge des muskuloskelettalen Systems zu verstehen
- die verschiedenen Kreislaufsysteme zu beschreiben
- Grundzüge des Aufbaus von Schleimhäuten, Drüsen und serösen Höhlen wiederzugeben
- das Nervensystem auf einfache Weise einzuteilen

Anatomie kommt vom griechischen Wort *anatemnein* (Aufschneiden, Zergliedern) und bedeutet so viel wie **Zergliederungskunst.** Sie ist ein Teilgebiet der Morphologie und behandelt den Aufbau des gesunden Körpers (oder im weiteren Sinne der Organismen) und wird häufig mit der Pathologie und der Rechtsmedizin in einem Atemzug genannt. Allerdings ergründet die Pathologie die Entstehung struktureller Veränderungen des Körpers im Rahmen von Krankheiten, und die Rechtsmedizin (Gerichtsmedizin) ist die Lehre von der Entstehung, Diagnostik und Beurteilung rechtlich relevanter Einwirkungen auf den menschlichen Körper und beschäftigt sich mit unklaren Todesfällen und Verletzungen von Opfern.

1.1 Teilgebiete

Friedrich Paulsen, Faramaz Dehghani

Anatomie wird in verschiedene Teilgebiete gegliedert:

- **makroskopische Anatomie:** beschreibt die mit bloßem Auge sichtbaren Strukturen
- **mikroskopische Anatomie:** beschreibt die Strukturen, die mittels Lichtmikroskop oder Elektronenmikroskop dargestellt werden können
- **molekulare Anatomie:** knüpft an die Molekularbiologie an, verfolgt dabei aber einen morphologischen Ansatz
- **systematische Anatomie:** gruppiert die Strukturen des Körpers zu funktionell zusammenhängenden Organsystemen (z. B. dem Kreislaufsystem)
- **topografische Anatomie:** beschreibt die Beziehung einzelner Strukturen nach ihrer räumlichen Lage zu den Nachbarstrukturen
- **funktionelle Anatomie:** beschreibt die Zusammenhänge zwischen Bau und Funktion
- **deskriptive Anatomie:** reine Beschreibung des Körperbaus
- **Embryologie:** beschreibt alle mit der Entwicklung des Menschen zusammenhängenden Vorgänge und setzt sich daher mit der Entwicklung von Einzelorganismen (Ontogenese) auseinander (neuere Erkenntnisse aus der frühen Embryonalentwicklung zeigen, dass Störungen in dieser sehr empfindlichen [vulnerablen] Phase nicht nur die Entstehung von bekannten Fehlbildungen begünstigen, sondern auch durch epigenetische Modifikationen für zahlreiche Stoffwechselstörungen im Erwachsenenalter verantwortlich sind)
- **vergleichende Anatomie:** untersucht den Körperbau verschiedener Tierarten und vergleicht diesen mit dem des Menschen; sie erlaubt damit Einblicke in die Stammesgeschichte (Phylogenese), die sich mit der Entwicklung von Organen und Organfunktionen im Lauf der Evolution beschäftigt
- **Anatomie am Lebenden:** wendet anatomisches Wissen am Lebenden an, z. B. Tasten von Knochenpunkten durch die Haut, Ertasten von Pulsen etc.; sie dient der intensiven Vorbereitung auf die Arbeit mit dem späteren Patienten
- **klinische Anatomie:** stellt die Verbindung zwischen der normalen Anatomie sowie den in der klinischen Praxis häufig anzutreffenden Erkrankungen her; die klinischen Zusammenhänge stammen dabei aus vielen verschiedenen Teilgebieten der Medizin

Die Anatomie des Menschen bildet die Grundlage eines jeden praktisch tätigen Arztes. Dabei nimmt die makroskopische Anatomie für die tägliche praktische Arbeit am Patienten eine zentrale Rolle ein. Außer der äußeren Inspektion des Körpers und der Palpation (Tastuntersuchung) kommt dabei der Kenntnis der Innenstrukturen des Körpers eine zentrale Rolle zu, z. B. um Röntgenbilder, Computer- (CT) und Magnetresonanztomografien (MRT), Sonografien und Endoskopien beurteilen zu können, im Rahmen von Operationen die relevanten Strukturen zu identifizieren oder auch „Krankes“ von „Gesundem“ unterscheiden zu können. Für die Beschreibung verwendet die Anatomie eine standardisierte Nomenklatur, die auf der lateinischen und der griechischen Sprache basiert. Sie besteht aus ca. 6 000 anatomischen Namen, die aus rund 600 Wortstämmen gebildet werden und in den **Terminologia Anatomica,** einer international gültigen Nomenklatur, zusammengefasst sind.

Zur Vermittlung der Anatomie hat das Zergliedern eines Toten seit der Antike eine zentrale Rolle. Im modernen Medizinstudium ist der Präparierkurs dafür unentbehrlich, weil das Anatomiestudium am realen Körper weder durch anatomische Modelle noch durch Atlasbilder ersetzt werden kann. Durch das Zergliedern (Präparieren) gewinnt man eine Vorstellung von der Form, Lage und den räumlichen Beziehungen der Strukturen zueinander. Die Spannweite der gewonnenen Erkenntnisse wird ergänzt durch die mikroskopische Ebene der Zell- (Zytologie), Gewebe- (Histologie) und Organlehre (mikroskopische Anatomie).

1.2 Bauplan des menschlichen Körpers

Friedrich Paulsen, Faramaz Dehghani

1.2.1 Gliederung

Topografische Gliederung

Der Körper des Menschen ist bilateral symmetrisch aufgebaut (➤ Abb. 1.1). Er gliedert sich topografisch in:

- Kopf (Caput); stellt den höchsten Punkt beim aufrechten Körper
- Hals (Collum)
- Stamm (Truncus)
- Brust (Thorax)
- Bauch (Abdomen)
- Becken (Pelvis)
- Extremitäten (Membra)
- obere Extremität (Membrum superius)
  - Schultergürtel (Cingulum pectorale)
  - Schlüsselbein (Clavicula)
  - Schulterblatt (Scapula)
  - freie obere Extremität (Pars libera membri superioris)
    - Oberarm (Brachium)
    - Unterarm (Antebrachium)
    - Hand (Manus)
- untere Extremität (Membrum inferius)
  - Beckengürtel (Cingulum pelvicum)
  - Hüftbein (Os coxae)

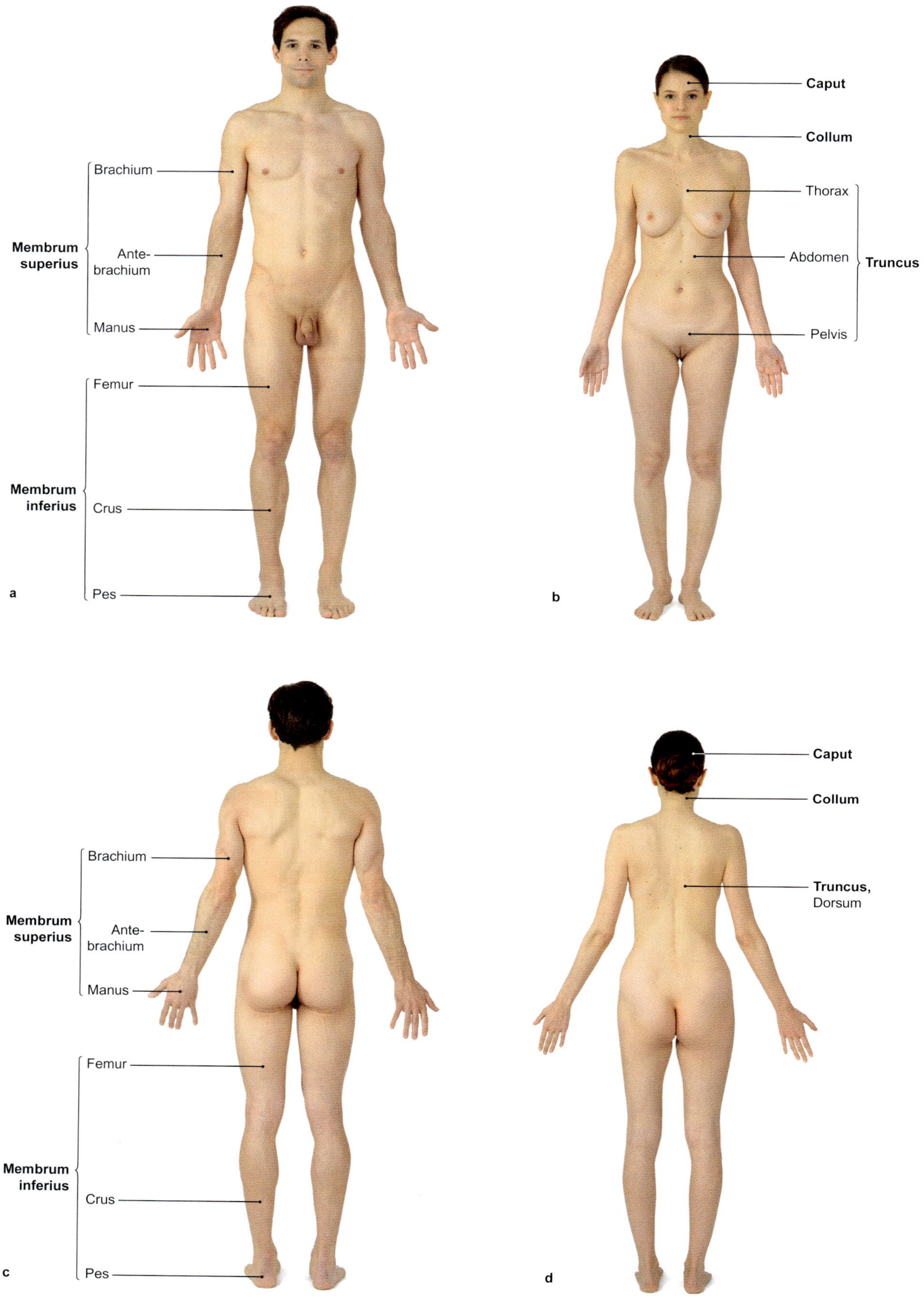

Abb. 1.1 Bauplan des menschlichen Körpers. [S702-J803] **a** Mann von vorne. **b** Frau von vorne. **c** Mann von hinten. **d** Frau von hinten.

- Kreuzbein (Os sacrum)
- freie untere Extremität (Pars libera membri inferioris)
  - Oberschenkel (Femur)
  - Unterschenkel (Crus)
  - Fuß (Pes)

Funktionelle Gliederung

Teilt man den Körper nach Funktionssystemen ein, lassen sich unterscheiden (➤ Abb. 1.2):

1. Verdauungssystem
2. Atem- und Kreislaufsystem
3. Nervensystem
4. Fortpflanzungssystem
5. Harnsystem
6. Bewegungssystem (muskuloskelettales System)
7. Haut
8. endokrines System
9. lymphatisches System

Bilaterale Symmetrie und Metamerie

Der Körper ist bilateral symmetrisch aufgebaut **(bilaterale Symmetrie).** Rechte und linke Körperhälfte sind spiegelbildlich konstruiert. Eine Ausnahme hiervon bilden die inneren Organe.
Unter **Metamerie** versteht man die Wiederholung gleicher Bauelemente (z. B. der Rippen), die entlang einer Achse (Wirbelsäule) angeordnet sind (segmentale oder **metamere Gliederung**). Ihr Ursprung liegt in der Entwicklung von Somiten (Ursegmenten), die segmentale Einheiten darstellen. Das zeitweise Auftreten von Kiemenbögen (Pharyngealbögen, Schlundbögen) wird auch als **Branchiomerie** bezeichnet.

1.2.2 Körperproportionen

Alter, Geschlecht, Gewicht, Körpergröße und Herkunft (ethnische Faktoren) beeinflussen die Gestalt und den Körperbau. So stehen die einzelnen Glieder, Organe und Regionen des Körpers in jedem Alter in einer gewissen Proportion zueinander und wachsen mit unterschiedlicher Geschwindigkeit. Diese proportionalen Verhältnisse sind im Säuglings- und Kleinkindalter am ausgeprägtesten und spielen hier auch die größte Rolle.

Entwicklungsphasen

In der Kinderheilkunde (Pädiatrie) wird die nachgeburtliche (postnatale) Phase in **Entwicklungsphasen** eingeteilt:

- Neugeborenenperiode (erste 2 Lebenswochen)
- Säuglingsalter (bis Ende 1. Lebensjahr)
- Kleinkindalter (bis Ende 5. Lebensjahr)
- Schulalter (bis Eintritt in die Pubertät)
- Pubertät (Reifungsalter, Dauer variabel)
- Adoleszenz (Abschluss der Entwicklung und des Längenwachstums des Skelettsystems)

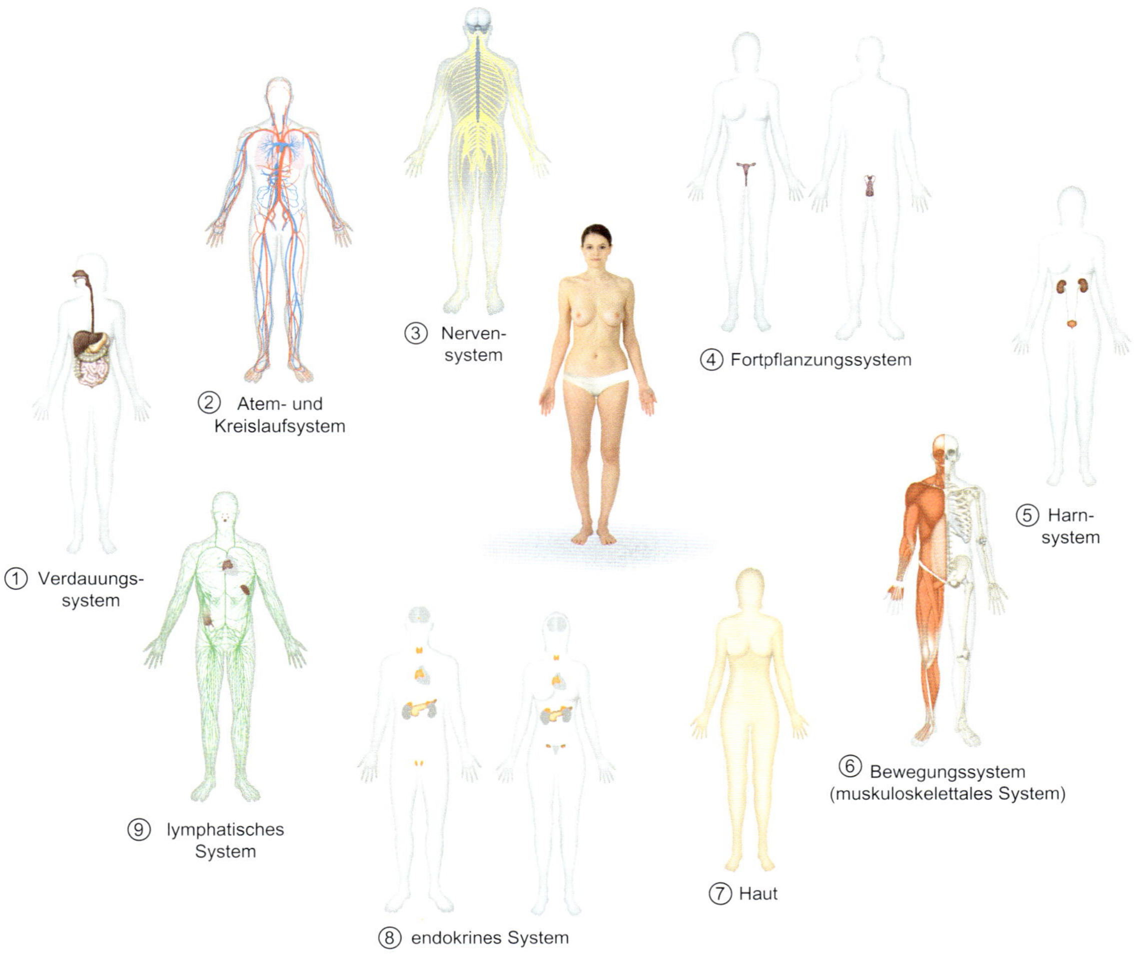

Abb. 1.2 Funktionelle Gliederung. [S701-L275]

Seit Mitte des 19. Jahrhunderts ist es zu einer allgemeinen Entwicklungsbeschleunigung **(Akzeleration)** im Vergleich zu früheren Generationen gekommen, z. B. in Bezug auf das Wachstum oder die körperlichen Reifungsprozesse. Hierfür werden die Verbesserung der Lebens-, Hygiene- und Ernährungsbedingungen sowie das veränderte soziale Umfeld verantwortlich gemacht.

Äußere Erscheinungsform

Für die einzelnen Lebensabschnitte sind körperliche Merkmale typisch, welche die äußere Erscheinungsform eines Menschen prägen. Gestaltliche Unterschiede treten am deutlichsten als Geschlechtsunterschiede (**Geschlechtsdimorphismus,** besonders nach der Geschlechtsreife) hervor. Dabei haben das Skelettsystem, die Skelettmuskeln, die Verteilung des Unterhautfettgewebes, die Behaarung und die Körperproportionen den größten Anteil.
Die Ausbildung der **primären Geschlechtsmerkmale** ist genetisch determiniert. Hierzu gehören Vulva, Vagina, Eierstöcke und Gebärmutter bzw. Penis, Hoden und Samenwege. Prägend für die äußere Erscheinungsform sind in erster Linie **sekundäre Geschlechtsmerkmale,** die sich während der Pubertät entwickeln. Ihre Entwicklung steht unter dem Einfluss von Gonadotropinen (Hormonen aus der Hirnanhangsdrüse), die für die Produktion geschlechtsspezifischer Hormone der Keimdrüsen verantwortlich sind.
Bei der *Frau* gehören zu den sekundären Geschlechtsmerkmalen:

- Brustdrüse (Mamma)
- Verteilung des subkutanen Fettgewebes (gleichmäßigere, sanftere Konturen)
- Schambehaarung bis in Höhe des Mons pubis (Schamhügel)
- gleichmäßiger Haaransatz
- geringere Körpergröße
- querovales Becken

Beim *Mann* gehören zu den sekundären Geschlechtsmerkmalen:

- Schambehaarung bis zum Bauchnabel
- Bartwuchs
- Behaarung von Brust- und Bauchwand (individuell sehr unterschiedlich) sowie auch von Rücken und Extremitäten
- reduzierter Haaransatz (Geheimratsecken, Teilglatze)
- höhere Körpergröße
- schmaleres Becken

Unter **Konstitution** versteht man die jedem Menschen eigenen körperlichen und geistigen Merkmale, die in ihren Wechselbeziehungen individuell sind. Nach Kretschmer werden 3 Konstitutionstypen unterschieden:

- **Leptosom:** schlank, schmalwüchsiger Körperbau, schmale, leichtknochige Gliedmaßen, dünne Muskulatur, ausdauernd, zäh
- **Pykniker:** mittelgroß, gedrungener Körperbau, Neigung zu Fettansatz, Brustkorb unten breiter als oben, kurzer Hals und breites Gesicht; Temperament behäbig, gemütlich, gutherzig, gesellig, heiter
- **Athlet:** kräftiger Körperbau, breite Schultern, oben breiter Brustkorb; Temperament im Allgemeinen heiter, forsch, aktiv

Diese Einteilung wird heute von der Psychologie abgelehnt.

Körpergewicht

Zur Bestimmung des Normalgewichts sowie von Über- und Untergewicht verwendet man bei Erwachsenen den Body Mass Index (BMI, Körpermassenindex, QUETELET-Index). Er ist der Quotient aus Körpergewicht in Kilogramm und dem Quadrat der Körpergröße in Metern. Bei der Bewertung müssen allerdings das Alter, das Geschlecht und die Konstitution berücksichtigt werden. Ein Wert unter 16 steht für starkes Untergewicht, 16–20 für Untergewicht,

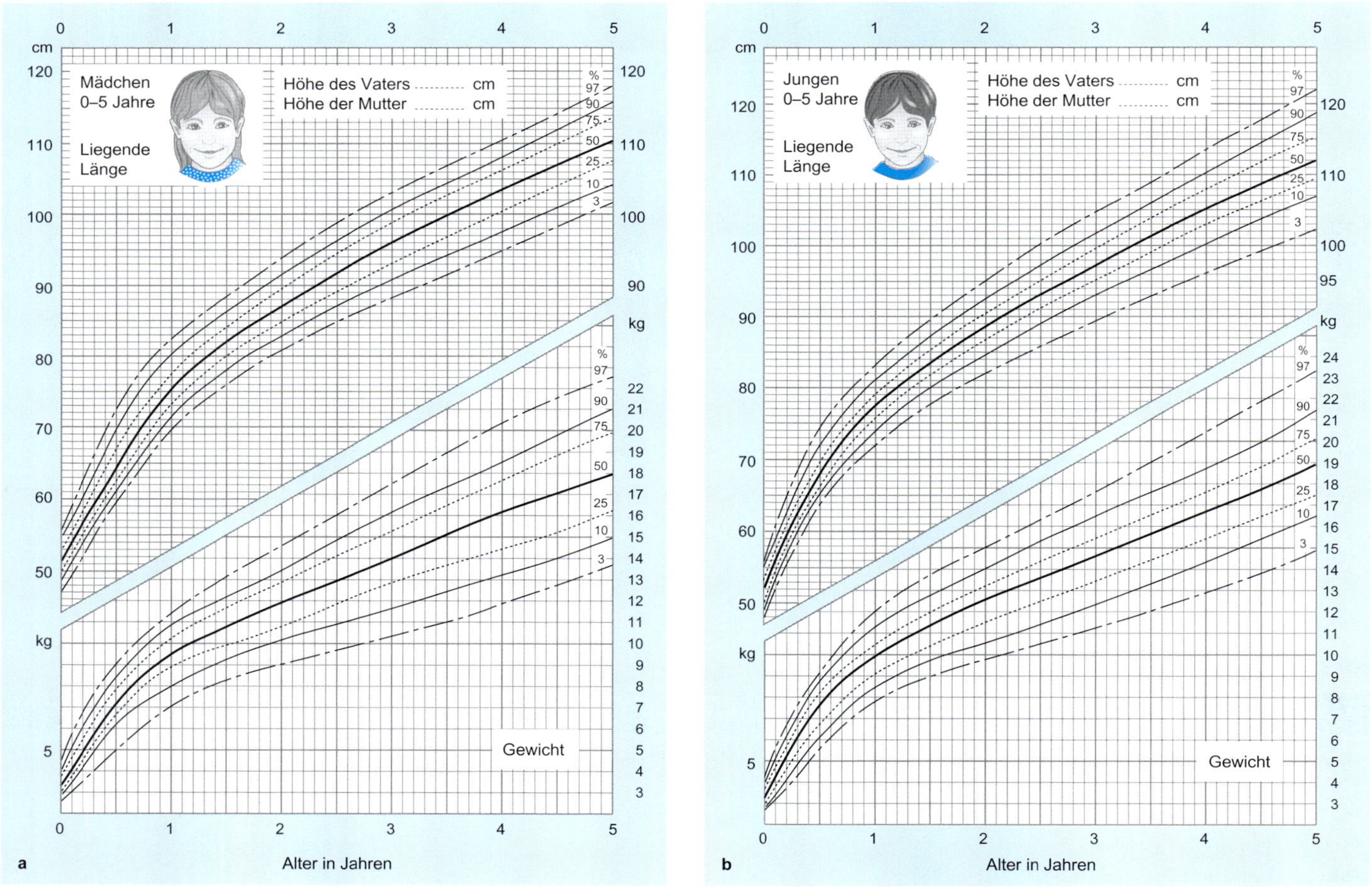

Abb. 1.3 Perzentilenkurven. [R306-L157] **a** Mädchen 0–5 Jahre. **b** Jungen 0–5 Jahre.

20–25 für Normalgewicht, 25–30 für Übergewicht, 30–40 für Adipositas (Fettsucht) und Werte über 40 für extreme Adipositas.

MERKE

In den Industrienationen ist die Adipositas (mit einem BMI über 30) die häufigste Ernährungsstörung bei Erwachsenen, Jugendlichen und Kindern.

Skelettalter

Um das Skelettalter beim *Säugling* und beim *Kleinkind* zu beurteilen, zieht man das Röntgenbild der linken Hand heran. Für das Skelettalter von *Schulkindern* werden Größe und Form der Knochenkerne im Bereich des Kniegelenks beurteilt. Nach *Abschluss der Pubertät* wird der Schluss der Wachstumsfugen beurteilt.

Klinik

Zur Beurteilung eines regelrechten (Norm) oder davon abweichenden Körperwachstums (Variabilität) bei Kindern werden Körpergröße, Gewicht und Kopfumfang ins Verhältnis zum Alter gesetzt und mittels **Perzentilentabellen** ausgewertet (➤ Abb. 1.3).

Körpergröße

Die Körpergröße ist die Länge der Strecke vom Scheitel bis zur Fußsohle. Sie wird auch als Körperlänge bezeichnet. Die Veränderungen der Körperlänge sind in ➤ Abb. 1.4 einander gegenübergestellt. So entspricht die Kopfhöhe beim Embryo Ende des 2. Schwangerschaftsmonats der Höhe des übrigen Körpers. Beim Neugeborenen macht sie nur noch ein Viertel aus, beim 6-Jährigen ein Sechstel und beim Erwachsenen ein Achtel. Der Bauchnabel verschiebt sich von der unteren Körperhälfte beim Embryo durch das Körperwachstum im Verhältnis nach oberhalb der Körpermitte.

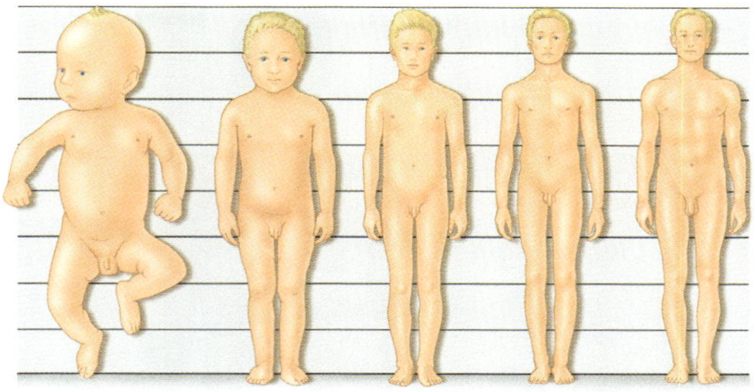

Abb. 1.4 Änderung der Körperproportionen während des Wachstums. [S702-L238]

1.2.3 Lagebeschreibungen

Topografisch wird der Körper in Regionen unterteilt (➤ Abb. 1.5). Sie sind außerordentlich hilfreich, um die exakte Lage der Organe zu bestimmen, an der Körperoberfläche sichtbare Veränderungen zu beschreiben oder den Ablauf chirurgischer Eingriffe zu dokumentieren (Regionen des Kopfes ➤ Abb. 9.13).

1.2.4 Allgemeine Bezeichnungen

In der Medizin werden Lage- und Richtungsbezeichnungen auf ein Koordinatensystem aus 3 senkrecht aufeinanderstehenden Achsen und Ebenen übertragen, das sich auf einen aufrecht stehenden Menschen mit nach vorne gerichtetem Gesicht, herabhängenden Armen, nach vorne gerichteten Handflächen und nebeneinander stehenden Füßen bezieht **(anatomische Nullstellung).**

Tab. 1.1 Hauptebenen.

Ebene	Entsprechende radiologische Schnittbildebene	Beschreibung
Frontalebene (Koronarebene) (➤ Abb. 1.5c)	koronare Schicht	• die bei der Vorderansicht des Menschen sichtbare Bewegungsebene • jede Ebene, die den Körper in vorn und hinten teilt und parallel zur Stirn verläuft • Bewegungen in dieser Ebene finden also von links nach rechts oder von oben nach unten statt
Transversalebene (Axialebene, Horizontalebene, Transaxialebene) (➤ Abb. 1.5b)	axiale Schicht	• jede Ebene senkrecht zur Längsachse • beim stehenden Menschen also jede horizontale Ebene
Sagittalebene (➤ Abb. 1.5a)	sagittale Schicht	• jede von vorne nach hinten durch den Körper laufende Ebene • verläuft parallel zur Mediansagittalebene
Median(sagittal)ebene (➤ Abb. 1.5a)	sagittale Schicht	• Sagittalebene, die genau durch die Mitte des Körpers von vorne nach hinten verläuft und den Körper in 2 gleiche Hälften teilt

Tab. 1.2 Hauptachsen.

Achse	Beschreibung
Longitudinalachse (Vertikalachse) (➤ Abb. 1.5a, c)	Längsachse durch den Körper; zieht von oben nach unten (oder umgekehrt)
Transversalachse (Horizontalachse) (➤ Abb. 1.5b, c)	zieht von der linken Körperhälfte zur rechten quer durch den Körper (oder umgekehrt)
Sagittalachse (Ventrodorsalachse) (➤ Abb. 1.5a, b)	durchbohrt den Körper pfeilwärts von vorne nach hinten (oder umgekehrt)

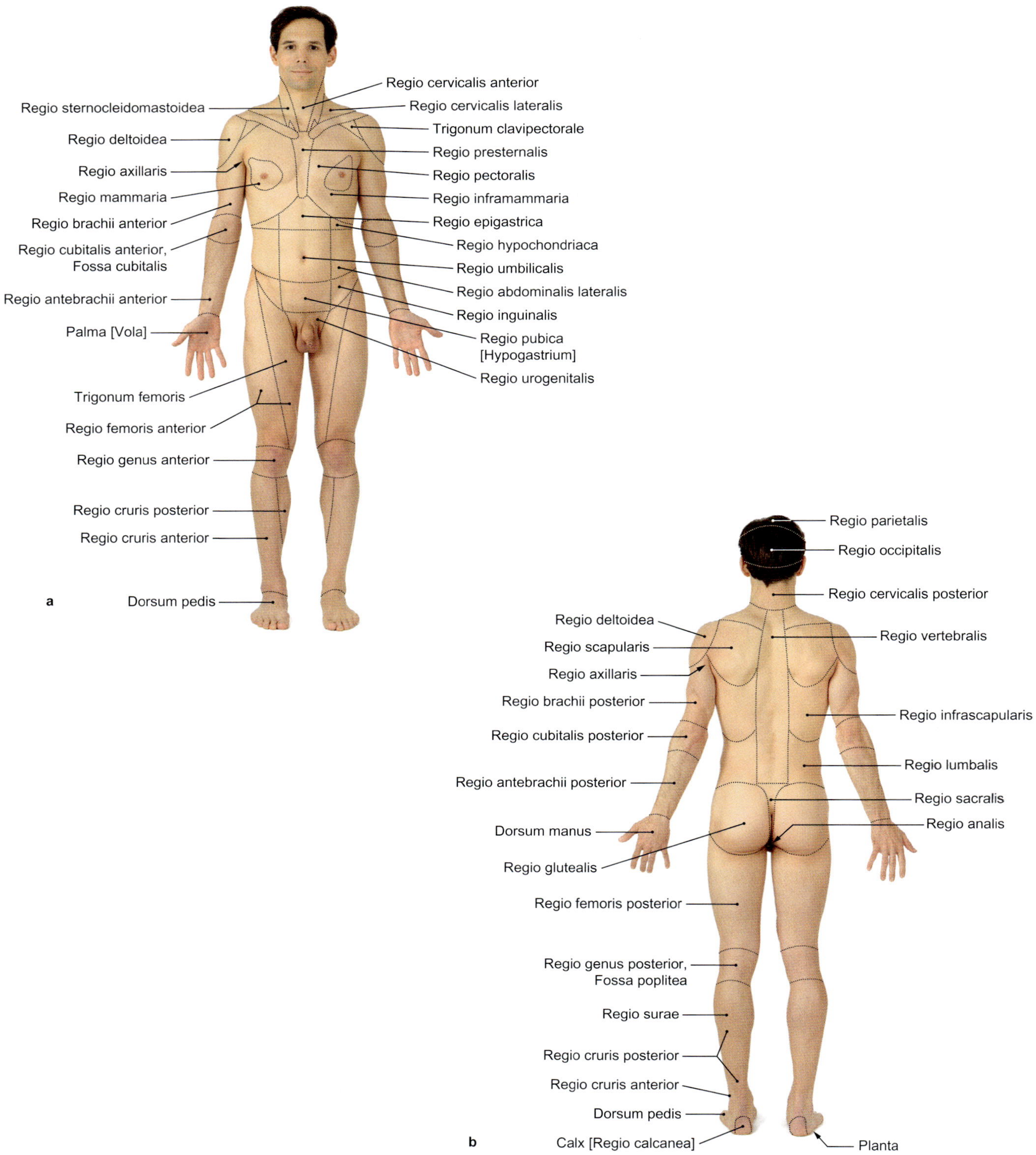

Abb. 1.5 Regionen des Körpers. [S702-J803] **a** Ansicht von vorne. **b** Ansicht von hinten.

Ebenen

Als Hauptebenen werden die Frontal-, die Transversal-, die Sagittal- und die Medianebene unterschieden (➤ Tab. 1.1, ➤ Abb. 1.6). Die Hauptebenen können mit Ausnahme der Medianebene beliebig parallel verschoben werden. In der Radiologie werden die 3 anatomischen Hauptebenen bei den bildgebenden Verfahren (CT und MRT) als Schichten mit einer eigenen Nomenklatur definiert.

Achsen

Longitudinal-, Transversal- und Sagittalachse sind die Hauptachsen des Körpers (➤ Tab. 1.2).

Richtungsbezeichnungen und Lage der Körperteile

Lage- und Richtungsbezeichnungen dienen der Beschreibung von Position, Lage und Verlauf einzelner Strukturen. Manchmal sind

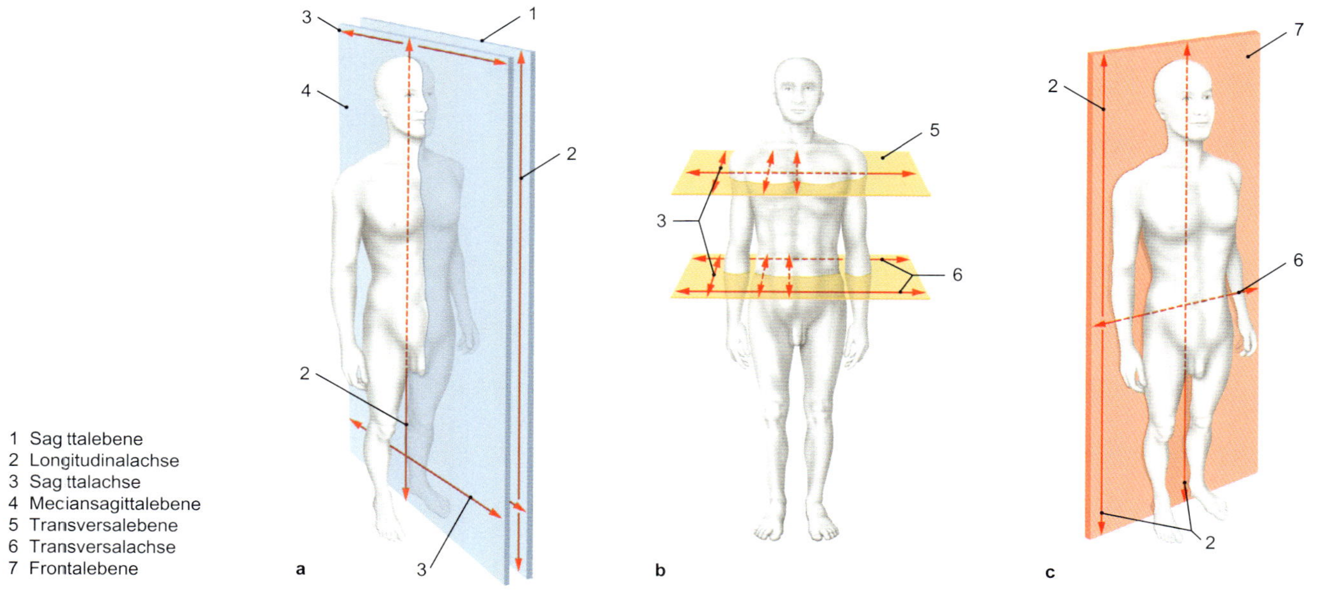

Abb. 1.6 Ebenen und Achsen. [S702-L127] **a** Sagittalebene (Planum sagittale), in ihr verlaufen sagittale und longitudinale Achsen. **b** Transversalebene = Horizontalebene (Planum transversale), in ihr verlaufen transversale und sagittale Achsen. **c** Frontalebene = Koronarebene (Planum frontale), in ihr verlaufen longitudinale und transversale Achsen.

Tab. 1.3 Richtungsbezeichnungen und Lage der Körperteile.

Begriff	Bedeutung
kranial oder superior	zum Kopfende hin
kaudal oder inferior	zum Steißende hin
anterior oder ventral	nach vorne oder bauchwärts
posterior oder dorsal	nach hinten oder rückenwärts
lateral	seitlich, von der Mitte weg
medial	mittig, auf die Mitte zu
median oder medianus	innerhalb der Medianebene
intermedius	dazwischen liegend
zentral	zum Inneren des Körpers hin
peripher	zur Oberfläche des Körpers hin
profundus	tief liegend
superficialis	oberflächlich liegend
externus	außen liegend
internus	innen liegend
apikal	zur Spitze gerichtet oder gehörend
basal	zur Basis gerichtet, basalwärts
dexter	rechts
sinister	links
proximal	zum Rumpf hin
distal	zum Ende der Gliedmaßen hin
ulnar	zur Ulna (Elle) hin
radial	zum Radius (Speiche) hin
tibial	zur Tibia (Schienbein) hin
fibular	zur Fibula (Wadenbein) hin
volar oder palmar	zur Hohlhand hin
plantar	zur Fußsohle hin
dorsal	(Extremitäten) zum Handrücken oder zum Fußrücken hin
frontal	stirnwärts
rostral	(wörtlich übersetzt „schnabelwärts") zum Mund oder zur Nasenspitze hin (nur für Bezeichnungen am Kopf)

Tab. 1.4 Orientierungslinien am Körper.

Linie	Legende
Linea mediana anterior	vordere Mittellinie, die den Körper in 2 symmetrische Hälften teilt
Linea sternalis	parallel zur Linea mediana anterior am lateralen Rand des Brustbeins
Linea parasternalis	parallel zur Linea mediana anterior, genau zwischen Linea sternalis und medioclavicularis
Linea medioclavicularis	parallel zur Linea mediana anterior, genau durch die Mitte des Schlüsselbeins
Linea axillaris anterior	parallel zur Linea mediana anterior, genau durch den Vorderrand der Achselhöhle
Linea axillaris posterior	parallel zur Linea mediana posterior, genau durch den Hinterrand der Achselhöhle
Linea scapularis	parallel zur Linea mediana posterior, genau durch den unteren Winkel (Angulus inferior) des Schulterblatts
Linea paravertebralis	parallel zur Linea mediana posterior am lateralen Rand der Wirbelsäule
Linea mediana posterior	hintere Mittellinie, die den Körper in 2 symmetrische Hälften teilt

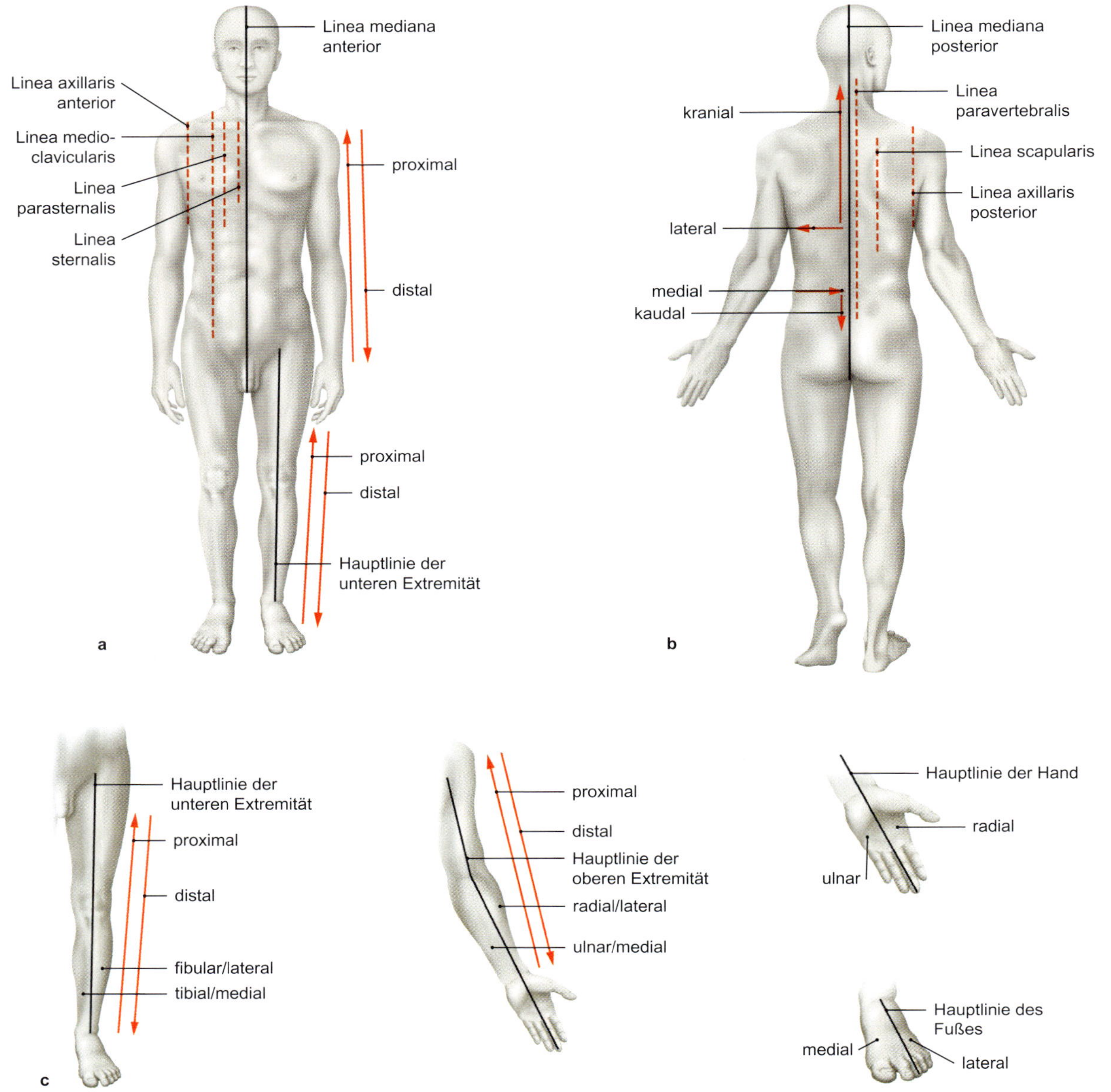

Abb. 1.7 Orientierungslinien sowie Richtungs- und Lagebezeichnungen. [S702-L127] **a** Ansicht von ventral. **b** Ansicht von dorsal. **c** Untere und obere Extremität.

die Bezeichnungen auch Bestandteil eines anatomischen Namens. Die Lagebezeichnungen sind unabhängig von der Position des Körpers. Die Lagebeschreibungen beziehen sich immer auf die anatomische Nullstellung. Die wichtigsten Begriffe sind in ➤ Tab. 1.3 zusammengefasst und z. T. in ➤ Abb. 1.6 dargestellt. ➤ Abb. 1.7 und ➤ Tab. 1.4 fassen darüber hinaus Orientierungslinien am Körper zusammen.

Bewegungsbezeichnungen

Um Positions- und Lageveränderungen einzelner Körperteile in Bezug auf die in ihren Gelenken stattfindenden biomechanischen Bewegungen zu beschreiben, werden definierte Begriffe verwendet (➤ Tab. 1.5, ➤ Abb. 1.8). Diese Bewegungsbezeichnungen sind nicht immer klar voneinander abgrenzbar, da die Bewegungen je nach Gelenkart und beteiligten Gelenken verschiedene Freiheitsgrade erlauben und dadurch Kombinationen möglich sind. Die Bewegungsbezeichnungen sind je nach Körperregion unterschiedlich.

Bewegungsausmaß

Die **Bewegungsfreiheit** in einem Gelenk ist die maximale Auslenkung aus der neutralen Position: Der Mensch steht aufrecht, die Arme sind nach unten hängend entspannt, die Daumen nach vorn gerichtet, Ellenbogen und Kniegelenke sind nicht komplett gestreckt, sondern minimal gebeugt (➤ Abb. 1.9). Diese **Neutral-Null-Stellung** entspricht der anatomischen Nullstellung mit der Ausnahme, dass die Daumen nach vorne zeigen. Die Bewegungsfreiheit kann durch Knochen, Bänder und Weichteile eingeschränkt sein (Gelenkhemmung):

- **Knochenhemmung:** Zwei Knochen stoßen in einer bestimmten Gelenkstellung so aneinander, dass die Bewegung nicht fortgeführt werden kann, z. B. die Streckung im Ellenbogengelenk, wenn das Olecranon in die Fossa olecrani einrastet.
- **Bandhemmung:** Ein Band ist so angespannt, dass die Gelenkbewegung zum Stillstand kommt, z. B. die Retroversion im Hüftgelenk bei Spannung des Lig. iliofemorale.

Tab. 1.5 Anatomische Bewegungsbezeichnungen.

Region	Begriff	Bewegung
Extremitäten	Extension	Streckung
	Flexion	Beugung
	Abduktion	Wegführen vom Körper/Abspreizen
	Adduktion	Heranführen an den Körper
	Elevation	Hebung des Arms/Schultergürtels über die Horizontale
	Depression	Absenken des Arms/Schultergürtels von oberhalb der Horizontalen
	Innenrotation	Einwärtsdrehung
	Außenrotation	Auswärtsdrehung
	Pronation	Umwendbewegung von Hand/Fuß mit nach oben gerichtetem Handrücken bzw. angehobenem lateralem Fußrücken
	Supination	Umwendbewegung von Hand/Fuß mit nach oben gerichteter Hohlhand bzw. angehobenem medialem Fußrand
	Radialabduktion (Radialduktion)	Abspreizen der Hand/Finger in Richtung Radius
	Ulnarabduktion (Ulnarduktion)	Abspreizen der Hand/Finger in Richtung Ulna
	Palmarflexion/Volarflexion	Beugung der Hand in Richtung Hohlhand
	Plantarflexion	Beugung des Fußes in Richtung Fußsohle
	Dorsalextension	Streckung von Hand/Fuß in Richtung Handrücken/Fußrücken
	Opposition	Gegenüberstellung Daumen – kleiner Finger
	Reposition	Zurückführung des Daumens neben den Zeigefinger
	Inversion	Hebung der Innenseite des Fußes (im unteren Sprunggelenk)
	Eversion	Hebung der Außenseite des Fußes (im unteren Sprunggelenk)
Wirbelsäule	Rotation	Drehbewegung der Wirbelsäule in der Longitudinalachse
	Lateralflexion	Seitneigung
	Inklination (Flexion)	Vorwärtsneigung
	Reklination (Extension)	Rückwärtsneigung
Becken	Flexion (anteriore/ventrale Rotation)	Beckenkippung nach vorne
	Extension (dorsale Rotation)	Beckenaufrichtung nach hinten
Kiefergelenk	Abduktion	Kieferöffnung
	Adduktion	Kieferschluss
	Protrusion/Protraktion	Vorschieben des Unterkiefers
	Retrusion/Retraktion	Zurückziehen des Unterkiefers
	Okklusion	Ineinandergreifen der Ober- und Unterkieferzähne
	Mediotrusion	Unterkiefer auf einer Seite nach vone medial
	Laterotrusion	Unterkiefer auf einer Seite nach hinten lateral

- **Weichteilhemmung (Massenhemmung):** Weichteile stoßen in einer bestimmten Gelenkstellung so aneinander, dass die Bewegung nicht fortgeführt werden kann, z. B. kann bei übermäßiger Muskulatur an Ober- und Unterarm im Ellenbogengelenk nur eingeschränkt gebeugt werden.
- **Muskelhemmung:** Die Anordnung der Muskulatur stellt den limitierenden Faktor dar, z. B. die Unmöglichkeit, die Faust bei maximaler Beugung im Handgelenk fest zu schließen (➤ Kap. 1.4.4, aktive und passive Insuffizienz).

MERKE

Um den Bewegungsumfang eines Gelenks zu beschreiben und für den Nachuntersucher nachvollziehbar zu machen, bedient man sich der **Neutral-Null-Methode** (➤ Abb. 1.9).

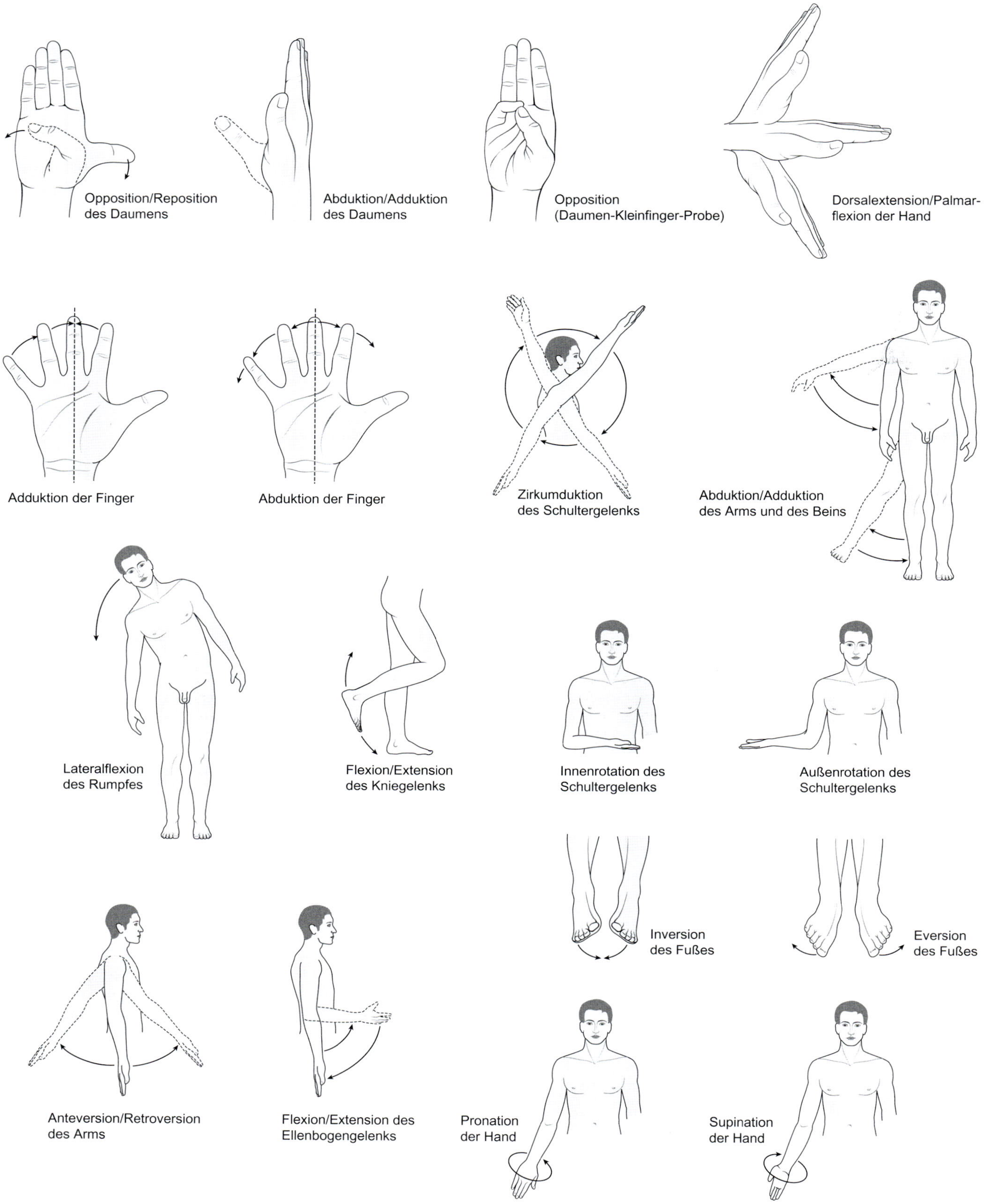

Abb. 1.8 Bewegungsbezeichnungen. [S700-L126]

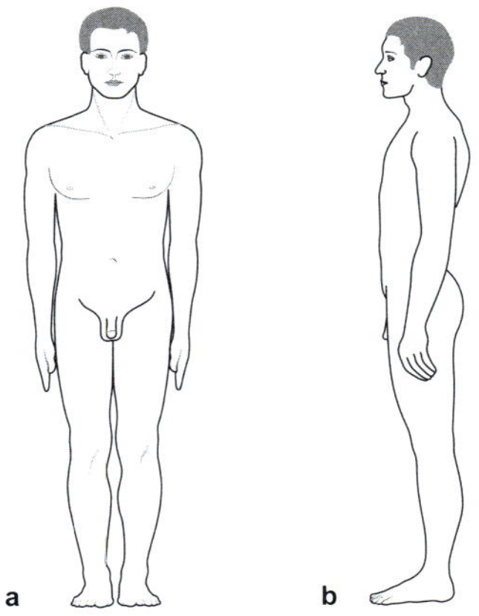

Abb. 1.9 Neutral-Null-Stellung. [S700-L126] **a** Ansicht von vorne. **b** Ansicht von der Seite.

Klinik

Die **Neutral-Null-Methode** ist ein standardisiertes orthopädisches Bewertungs- und Dokumentationssystem zur Beschreibung der Beweglichkeit von Gelenken. Man geht dabei von der Neutral-Null-Stellung (➤ Abb. 1.9) aus und misst das erreichbare, auf eine bestimmte Achse bezogene Bewegungsausmaß in Winkelgraden. Dabei wird zunächst das Ausmaß der Bewegung bestimmt, die vom Körper wegführt, und danach die Bewegung zum Körper hin (➤ Abb. 1.10). Somit ist die Beweglichkeit eindeutig nachvollziehbar und in Befunden und Arztbriefen dokumentierbar. Bewegungseinschränkungen ermittelt und bewertet man durch Vergleich mit Normwerten. Sie können als Grundlage für gutachterliche Stellungnahmen dienen. Beispielsweise beträgt das **normale Bewegungsausmaß** des Kniegelenks 5° Extension und 140° Flexion. Das gerade gestreckte bzw. minimal gebeugte Knie ist die Null-Stellung des Gelenks. Beim Fuß ist dagegen die Null-Stellung der rechte Winkel zum Unterschenkel. Hier sind 20° Extension und 40° Flexion möglich. Der Normalumfang der Kniegelenkbeweglichkeit wird dementsprechend mit 5°–0°–140° (Knie strecken, Durchlaufen der Null-Stellung, Knie beugen, ➤ Abb. 1.10a) angegeben; am Fuß sind es entsprechend 20°–0°–40° (Dorsalextension, Durchlaufen der Nullstellung, Plantarflexion). **Einschränkungen der Gelenkbeweglichkeit** können exakt mit der Neutral-Null-Methode wiedergegeben werden. Liegt beispielsweise eine **Flexionskontraktur im Kniegelenk** von 0°–20°–140° vor (➤ Abb. 1.10b), ist die Kniestreckung nicht möglich, die Null-Stellung wird nicht durchlaufen und das Knie befindet sich bei maximaler Streckung in 20° Beugestellung, kann aber bis 140° weiter gebeugt werden. Bei einer **vollständigen Knieversteifung** von 0°–20°–20° (➤ Abb. 1.10c) sind weder eine Kniestreckung noch eine Kniebeugung möglich, die Null-Stellung wird nicht durchlaufen.

1.3 Haut und Hautanhangsgebilde

Friedrich Paulsen, Faramaz Dehghani

Die Haut der Körperoberfläche hat mit 1,5–2 m² die größte Flächenausdehnung aller Organe des Körpers. Sie wiegt insgesamt zwischen 3 und 4 Kilogramm (gemeinsam mit dem Unterhautfettgewebe bis 16 kg). Ihre Dicke variiert je nach Körperregion zwischen 1 und 2 mm. Sie hat folgende **Funktionen:**

- Schutz (mechanische, thermische, chemische Barriere, Immunabwehr)
- Registrierung von Druck, Berührung, Erschütterung, Schmerz, Temperatur
- Energiespeicherung
- Wärmeisolation

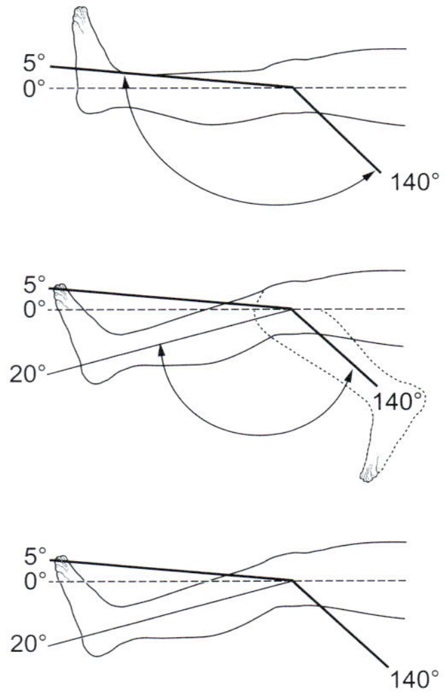

Abb. 1.10 Dokumentation des Bewegungsumfangs von Gelenken. [S700-L126] **a** Normales Bewegungsausmaß des Kniegelenks. **b** Kniestreckung nicht möglich. **c** Vollständige Knieversteifung.

MERKE

Zustand und Aussehen der Haut und seiner Hautanhangsbebilde beeinflussen maßgeblich die soziale Akzeptanz und den subjektiven Eindruck eines Menschen. Für den Mediziner liefern sie Informationen über Alter, Lebensweise, Gesundheits- und Allgemeinzustand sowie Stimmung eines Menschen.

Klinik

Um **Verbrennungen** der Körperoberfläche abschätzen zu können, macht man sich die **Neuner-Regel** zunutze, die der prognostischen Abschätzung der verbrannten Hautoberfläche dient:

- Erwachsener:
  - Arme und Kopf je 9 %
  - Brust/Bauch, Rücken und Beine je 18 %
  - Handinnenflächen einschließlich Finger und Genitalbereich je 1 %
- Kinder bis 5 Jahre:
  - Arme 9,5 %
  - Brust/Bauch, Rücken je 16 %
  - Beine 17 %
  - Kopf 12 % (abhängig vom Alter)

Sind mehr als 20 % der Hautoberfläche verbrannt, handelt es ich um eine schwere Verbrennung. Ab 40 % ist die Wahrscheinlichkeit sehr hoch, dass der Patient stirbt. Ab 5 % bei Kindern und 10 % bei Erwachsenen besteht Schockgefahr. Eine stationäre Krankenhausbehandlung ist möglichst immer indiziert und sollte speziellen dafür eingerichteten Verbrennungskliniken vorbehalten bleiben, um den Patienten bestmöglich zu therapieren.

1.3.1 Hautarten und Hautschichten

Felder- und Leistenhaut

Man unterscheidet aufgrund des morphologischen Aufbaus Felderhaut und Leistenhaut. **Felderhaut** hat Drüsen und Haare und macht den größten Teil der Körperoberfläche aus. Sie ist in verschiedenen Körperregionen unterschiedlich dick. **Leistenhaut** bildet das Oberflächenrelief der Hand- und Fußflächen und ist – genetisch determiniert – für jeden Menschen individuell charakteristisch (Fingerabdruck). Dadurch ist eine individuelle Identifizierung möglich.

Hautschichten

Die **Haut (Cutis)** setzt sich aus der oberflächlichen Epidermis und der darunter liegenden Dermis zusammen (➤ Abb. 1.11). Die Cutis und die noch einmal tiefer liegende Schicht aus Binde- und Fettgewebe (Tela subcutanea, Subcutis) bilden gemeinsam die Hautdecke (Integumentum commune). Im praktisch-medizinischen Sprachgebrauch werden die Begriffe allerdings meist nicht scharf getrennt. Abweichend von der „offiziellen" anatomischen Nomenklatur ist mit „Haut" meist die gesamte Hautdecke gemeint (Epidermis, Dermis und Subcutis).

Epidermis

Die **Epidermis (Oberhaut, Epithel)** bildet die Hautoberfläche und hat charakteristische Schichten:

- Stratum corneum
- Stratum lucidum (nur Leistenhaut)
- Stratum granulosum
- Stratum spinosum
- Stratum basale

Es handelt sich um ein mehrschichtiges verhorntes Plattenepithel ohne Blutgefäße, das zahlreiche Rezeptoren in Form von freien Nervenendigungen (mechanische, thermische und/oder Schmerzempfindung) und MERKEL-Zellen (Druckempfindung) enthält. Außerdem kommen Melanozyten und dendritische Zellen (Immunzellen, LANGERHANS-Zellen) vor.

Dermis

Die sich an die Epidermis anschließende **Dermis (Lederhaut, Corium)** ist eine Bindegewebsschicht mit einem oberflächlichen Kapillarplexus (Plexus superficialis) an der Grenze zwischen Epidermis und Dermis und einem tiefen Gefäßplexus (Plexus profundus) an der Grenze zwischen Dermis und darunter liegender Subcutis. Die Gefäßplexus dienen nicht nur der Durchblutung, sondern auch der Wärmeregulation. Die Dermis hat 2 Schichten:

- Stratum papillare (papilläre Dermis): Papillen aus kollagenem und elastischem Bindegewebe, die der Verzahnung mit der Epidermis dienen. Jede Papille hat eine Kapillare des Plexus superficialis, die bis zur Papillenspitze verläuft.
- Stratum reticulare (retikuläre Dermis): straffes kollagenes und elastisches Bindegewebe

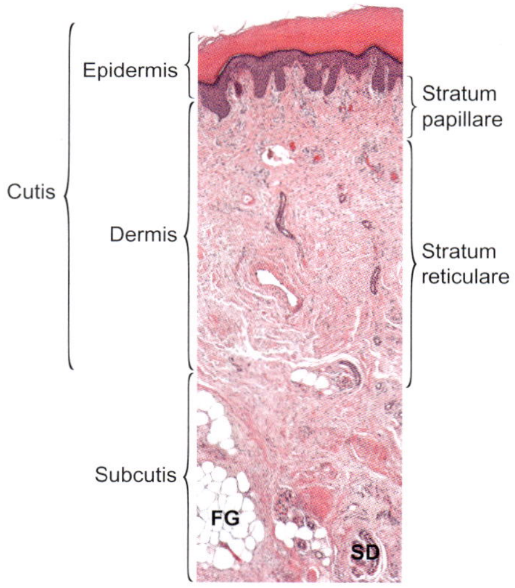

Abb. 1.11 Schichten der Hautdecke. FG = Fettgewebe, SD = ekkrine Schweißdrüsen; HE-Färbung, Vergr. 22-fach. [S700-P310]

Die Dermis ist gut vaskularisiert und innerviert. Sie beherbergt diverse spezialisierte Rezeptoren:

- MERKEL-Zellen für Druckempfindung
- MEISSNER-Tastkörperchen für Berührung (besonders Stratum papillare)
- RUFFINI-Körperchen für Dehnungsempfindung (besonders Stratum reticulare)
- VATER-PACINI-Körperchen für Vibrationsempfindung
- freie Nervenendigungen für mechanische, thermische und/oder Schmerzempfindung

Ferner kommen Nerven, Lymphgefäße, Immunzellen, melaninproduzierende Zellen (UV-Schutz), Schweißdrüsen, Haarfollikel, Talgdrüsen und glatte Muskelzellen vor. Epidermis und Dermis sind über das aus Bindegewebspapillen bestehende Stratum papillare der Dermis verzahnt. Darunter schließt sich das Stratum reticulare der Dermis an. Letzteres ist hauptsächlich für die Dehnbarkeit der Haut zuständig.

Klinik

Epidermis und Stratum papillare der Dermis (dermoepidermale Verbindungszone) werden durch verschiedene Proteine und Strukturen aneinander fixiert. Fehlt eines oder mehrere dieser Proteine und Haftstrukturen (z. B. genetisch bedingt) oder wird es zerstört (z. B. mechanisch), können **Blasen** (Bullae) entstehen und es kann in seltenen Fällen zur großflächigen Ablösung der Epidermis kommen. Es gibt auch Erkrankungen wie das **bullöse Pemphigoid,** bei denen Antikörper gegen Bestandteile der Haftstrukturen gebildet werden (Autoantikörper). Beim **Pemphigus** stören die Antikörper die Haftung der Zellen innerhalb der Epidermis.

Subcutis

Unterhalb der Dermis schließt sich die aus lockerem Bindegewebe und Fettgewebe bestehende Subcutis (subkutanes Fettgewebe) an. Die Subcutis wird von Bindegewebssträngen durchzogen, die als Retinacula cutis bezeichnet werden. Die Retinacula verankern die Haut an tiefer gelegenen Strukturen wie Faszien, Perichondrium oder Periost. Sie schränken die Hautverschieblichkeit ein.

Klinik

Die Hauptverlaufsrichtung der im Stratum reticulare der Dermis vorkommenden Kollagenfasern gibt sog. **Spaltlinien** vor, die für die korrekte Schnittführung in der Chirurgie eine große Rolle spielen. Schnittführungen entgegen den Spaltlinien führen zu verstärkter Narbenbildung und der späteren Ausbildung unphysiologischer Falten.

1.3.2 Hautanhangsgebilde

Zu den Hautanhangsgebilden (-organen) zählen außer Haaren und Nägeln auch die großen und kleinen Schweißdrüsen, Talgdrüsen sowie die Brustdrüsen (Milchdrüsen, Mammae).

Haare

Haare (Pili) sind als Relikt zum Zweck der Wärmeisolation zu sehen. Im Lauf der Evolution war diese Funktion aber nicht mehr nötig und hat sich zurückgebildet. Heute tragen sie im Wesentlichen zum äußeren Erscheinungsbild des Menschen bei und spielen

eine große Rolle in der sozialen Akzeptanz und dem ästhetischen Empfinden. Darüber hinaus dienen sie dem UV-Licht- und Wärmeschutz sowie der Tastempfindung.
Haare sind Verhornungsprodukte der Epidermis, die aus **Matrixzellen** am Boden von Einstülpungen der Epidermis hervorgehen (➤ Abb. 1.12). Die Abkömmlinge der Matrixzellen differenzieren sich zu Hornzellen, aus denen der Haarschaft entsteht.

Grundtypen

Postnatal unterscheidet man 2 Grundtypen von Haaren:

- **Vellushaare (Flaumhaare):** Sie sind weich und kurz, die Follikel (s. u.) stecken in der Epidermis. Vellushaare sind dünn und nahezu nicht pigmentiert, sie haben kein Mark (s. u.) und entsprechen der fetalen *Lanugobehaarung.* Bei Kindern und Frauen bedecken sie den größten Teil des Körpers.
- **Terminalhaare (Langhaare):** Sie sind fest und lang, die Follikel reichen bis in die Subcutis. Terminalhaare sind dick und pigmentiert, sie verfügen über ein Mark, kommen als Haupthaar, Wimpern, Brauen, Scham-, Achsel- und Barthaare vor und unterscheiden sich meist deutlich bei verschiedenen ethnischen Gruppen. Terminalhaare werden in Kurzhaare (Wimpern, Brauen) und Langhaare (alle übrigen) unterteilt. Ihre Ausprägung hängt von genetischen Faktoren und dem Geschlecht ab.

Haarfollikel

Haare entstehen in zylindrischen Epitheleinsenkungen, die in die Dermis oder bis in die Subcutis reichen. Diese **Haarfollikel** werden von Blutgefäßen ernährt und bestehen jeweils aus **Haarzwiebel** und **Haarpapille.** Von ihnen geht das Haarwachstum aus. Pro Haarfollikel kommen eine Talgdrüse **(Haar-Talgdrüsen-Einheit)** und ein glatter Muskel **(M. arrector pili)** vor. Letzterer kann das Haar aufrichten, indem er die Epidermis grübchenförmig einzieht *(Gänsehaut).* Am Haar unterscheidet man (➤ Abb. 1.12):

- **Haarschaft:** vollständig verhornt, mit einer epithelialen Haarwurzelscheide
- **Haarzwiebel** (Haarbulbus): der aufgetriebene epitheliale Anfangsteil des Haares, der zur Zellteilung befähigte Matrixzellen enthält
- **Haarpapille:** ein zellreicher Bindegewebsfortsatz der Dermis, der sich von unten in den Haarbulbus vorstülpt
- **Haartrichter:** stellt die Mündung des Follikels zur Hautoberfläche dar; in ihn mündet die haarassoziierte Talgdrüse ein
- **epitheliale Wurzelscheide:** wird in innere und äußere Wurzelscheide getrennt
  - innere Wurzelscheide: ihre Schichten sind von innen nach außen
    - Scheidencuticula
    - HUXLEY-Schicht
    - HENLE-Schicht
  - äußere Wurzelscheide: setzt sich aus mehreren Schichten heller, unverhornter Zellen zusammen, die erst im Bereich des Haartrichters verhornen und hier in die Epidermis der Haut übergehen

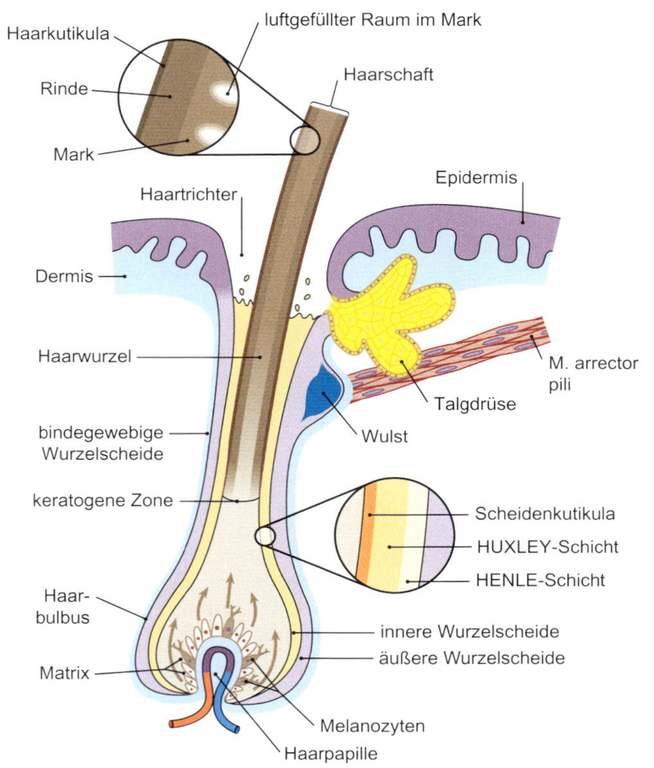

Abb. 1.12 Aufbau eines Haarfollikels. [R170-6]

Genetische Veranlagung und Pigmentgehalt (Melanin) der Haare sind für die charakteristische Haarfarbe eines Menschen verantwortlich. Nach Erlöschen der Melaninproduktion sieht das Haar grau bis weiß aus.

Nägel

Auf der Oberseite der Finger und Zehen befinden sich die ca. 0,5 mm dicken Nägel. Jeder **Nagel (Unguis)** ist eine konvex gewölbte, durchscheinende Keratinplatte (Nagelplatte), die dem Schutz der Fingerkuppen dient und die Greiffunktion unterstützt (➤ Abb. 1.13). Strukturen des Nagels sind:

- **Nagelplatte** (Corpus unguis)
- **Nageltasche** (Vallum unguis); hierin liegt seitlich die Nagelplatte
- **Nagelwall (Nagelfalz):** Hautfalte, welche die Nageltasche überragt
- **Nagelhaut** (Eponychium, Cuticula, Nagelhäutchen): das Epithel, das in der Nageltasche dorsal der Nagelplatte aufliegt

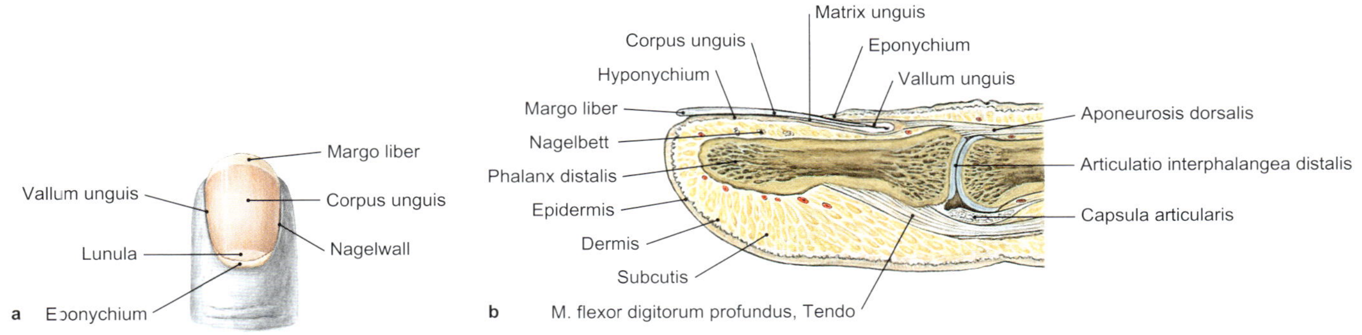

Abb. 1.13 Aufbau eines Nagels (Fingerendglied, Phalanx distalis). [S700] **a** Aufsicht. **b** Sagittalschnitt.

- **Hyponychium:** Epithel, dem die Nagelplatte aufliegt
- **Nagelmatrix** (Matrix unguis): Epithel proximal des Hyponychiums, aus dem die Nagelplatte hervorgeht
- **Nagelbett:** Bindegewebe unterhalb der Nagelmatrix, das fest mit der Knochenhaut des Endglieds verwachsen ist
- **Lunula:** halbmondförmiger durch die Nagelplatte sichtbarer Teil der Matrix unguis (weißlich), aus der die Nagelplatte hervorgeht

Klinik

Manche Menschen haben **weiße Flecken** unter den Nägeln. Dabei sind Nagelbett und Nagelplatte ungenügend aneinander fixiert. Die Nagelplatte erscheint aufgrund veränderter Lichtreflexion an diesen Stellen milchig-weiß (so wie die Lunula). Mögliche Ursachen dafür sind Stöße gegen die Nagelplatte, Medikamente oder verschiedene Krankheiten.
Ein Mangel an Biotin (Vitamin H) ist ein häufiger Grund für **brüchige Nägel,** weil Biotin zur Bildung von Keratin, der Hauptsubstanz der Nagelplatte, benötigt wird.
Diverse systemische Erkrankungen gehen mit Nagelveränderungen einher. Psoriasis (Schuppenflechte) führt so beispielsweise zur Bildung von **Tüpfeln** (kleinen Gruben), **Ölflecken, Krümelnägeln** oder **Nageldystrophie.**
Nagelmykosen (Pilzbesiedlung der Nägel) sind eine häufige Ursache, einen Dermatologen (Hautarzt) aufzusuchen. Die Therapie ist oft langwierig.

Hautdrüsen

Schweißdrüsen

Schweißdrüsen (Glandulae sudoriferae) kommen als kleine und große Schweißdrüsen vor.

- **Kleine Schweißdrüsen** sind über die gesamte Körperoberfläche verteilt. Dabei variiert ihre Dichte von 50/cm^2 (Rücken) bis 300/cm^2 (Handinnenflächen). Die Ausführungsgänge münden auf Hautleisten oder erhöhten Punkten der Epidermis. Funktionell stehen sie im Dienst der Thermoregulation: Wird der hypotone Schweiß vermehrt ausgeschüttet, verdunstet die Flüssigkeit und dem Körper wird Wärme entzogen (Verdunstungskälte). Normalerweise werden in 12 Stunden etwa 250 ml Schweiß abgegeben. Bei erhöhter Umgebungstemperatur kann diese Menge um ein Vielfaches steigen. Bakterien, welche die Haut physiologisch besiedeln, verändern die Zusammensetzung des Schweißes und verleihen ihm dadurch einen charakteristischen Geruch.
- **Große Schweißdrüsen** (Duftdrüsen) kommen nur regional vor, z. B. in der Achselhöhle, um die Brustwarzen, im Augenlid, im äußeren Gehörgang, in der Perigenital- und Perianalregion. Sie werden erst in der Pubertät voll funktionsfähig und beeinflussen – wiederum durch bakterielle Modifikation des Sekrets – den individuellen Körpergeruch eines Menschen.

Talgdrüsen

Talgdrüsen kommen meist gemeinsam mit Haaren vor (Haar-Talgdrüsen-Einheit, s. o.). In einigen Körperregionen gibt es aber auch Talgdrüsen ohne Assoziation zu Haaren, z. B. an den Augenlidern (MEIBOM-Drüsen), im äußeren Gehörgang, an den Brustwarzen, Lippen und in der Genitalregion. Talgdrüsen produzieren ein öliges Sekret, das der Einfettung von Haaren und der Haut dient oder beispielsweise den Tränenfilm überzieht und so vor Verdunstung schützt.

Brustdrüse

Die Brustdrüse ist in ➢ Kap. 3.1.2 bei der Brustwand dargestellt.

1.4 Muskuloskelettales System

Friedrich Paulsen, Faramaz Dehghani

Das muskuloskelettale System setzt sich aus passiven (Knochen, Knorpel, Bänder und Gelenke) und aktiven (Muskeln und Sehnen) Elementen zusammen.

1.4.1 Knorpel

Knorpel gehört wie Knochen zu den Stützgeweben des Körpers. Er wird hier nur kurz zum weiteren Verständnis erwähnt. Knorpel besteht aus Knorpelzellen (Chondrozyten) und Extrazellularmatrix (EZM), deren wichtigste Bestandteile Proteoglykane und Kollagenfibrillen sind. Knorpel hat eine hohe Druckelastizität. Diese basiert auf seiner festen Konsistenz, die ihn bei Druck nur begrenzt verformt und nach Entlastung wieder in seine alte Form zurückkehren lässt. Aufgrund der Zusammensetzung unterscheidet man 3 verschiedene Knorpeltypen (➢ Abb. 1.14):

- **Hyaliner Knorpel:** Diese häufigste Knorpelart (Gelenkknorpel, Atemwege, Nasenspitze, Nasenseptum, Kehlkopf, Luftröhre, Bronchien, Rippen, Wachstumsplatten, Primorialskelett vor Verknöcherung) besteht aus in Gruppen zusammengelagerten Knorpelzellen (Chondrone) und EZM. Die Kollagenfibrillen sind im histologischen Schnitt nicht sichtbar (sie sind „maskiert").
- **Elastischer Knorpel:** Er ist wie hyaliner Knorpel aufgebaut, enthält aber zusätzlich in großer Menge elastische Fasern in der EZM und hat kleinere Knorpelzellen. Er kommt in der Ohrmuschel, im äußeren Gehörgang, der Tuba auditiva, der Epiglottis, als kleine Kehlkopfknorpel und in den kleinsten Bronchien vor.
- **Faserknorpel:** Die Knorpelzellen liegen hier einzeln, die Kollagenfibrillen sind nicht maskiert, man kann sie im histologischen Schnitt sehen (daher der Name). Faserknorpel kommt in Bandscheiben, der Symphysis pubica, den Disci articulares, Menisken, in chondralen Sehnenansätzen, in Gleitsehnen und im Kiefergelenk vor.

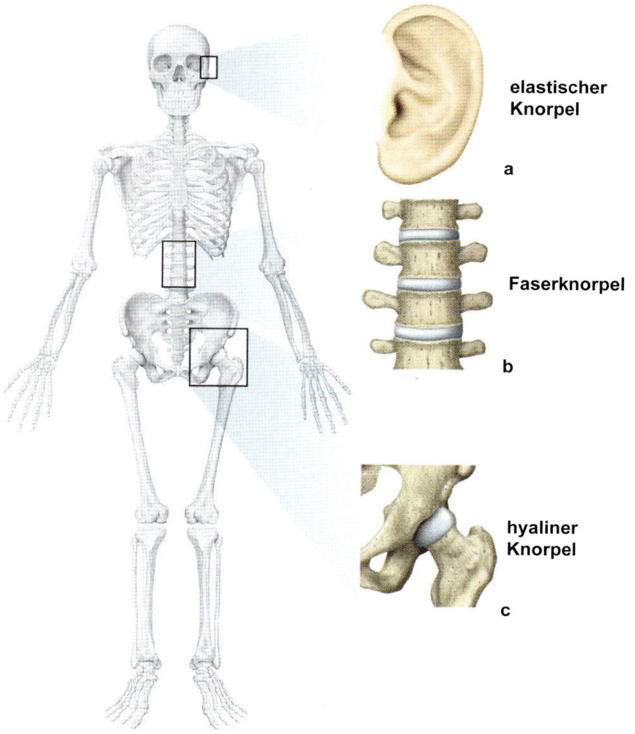

Abb. 1.14 Knorpeltypen. [S701-L127] **a** Elastischer Knorpel. **b** Faserknorpel. **c** Hyaliner Knorpel.

1.4.2 Knochen

Die Knochen (Ossa) bilden das knöcherne Skelett des Körpers. Das Skelett des Erwachsenen besteht aus nahezu 200 Einzelknochen, die über Gelenke miteinander in Verbindung stehen.
Beim Knochen handelt es sich nicht um totes, sondern um ein sehr gut durchblutetes, lebendes Gewebe. 10 % des Knochens befinden sich auch nach Abschluss des Wachstums in ständigem Umbau. Liegen die Orte für den Knochenauf- und -abbau an verschiedenen Stellen, ändert sich die Form des Knochens *(Modeling);* finden beide Prozesse am gleichen Ort statt, ändert sich die Form nicht *(Remodeling).* Bei konstanter Beanspruchung halten sich Knochenanbau und -abbau die Waage. Erst wenn ein Prozess überwiegt, verändert sich die Knochenstruktur: Überwiegt der Aufbau, kommt es zur Knochenverdichtung (Osteosklerose); wird mehr Knochen ab- als aufgebaut, spricht man von Osteolyse oder Osteoporose. Dabei können die Vorgänge lokalisiert oder generalisiert auftreten.
Knochen besteht aus organischen Substanzen (hauptsächlich Typ-I-Kollagen und Knochenzellen [Osteozyten, Osteoblasten, Osteoklasten]) und anorganischer Matrix (enthält Salze wie Kalziumphosphat, Magnesiumphosphat und Kalziumkarbonat sowie Kalzium-, Kalium- und Natriumverbindungen mit Chlor und Fluor). 99 % des körpereigenen Kalziumvorrats sind im Knochen gebunden. Das entspricht 1–1,5 kg Kalzium pro Mensch. Nur 1 % kommt außerhalb des Knochens vor, z. B. im Blut oder in der Muskulatur. Organische und anorganische Matrix bilden einen Verbund, dessen mechanische Eigenschaften vom Verhältnis der Einzelkomponenten abhängen. Knochenaufbau *(Knochenformation)* und Knochenabbau *(Knochenresorption)* werden durch diverse Faktoren wie mechanische Beanspruchung, Hormone, Wachstumsfaktoren, Matrixmoleküle und Zytokine beeinflusst.
Funktionen des Knochens sind:
- **Stütze** (gesamtes Knochensystem)
- **Schutz** (Schädelkapsel und Wirbelkanal)
- **Kalziumreservoir** (gesamtes Knochensystem)
- **Blutbildung** (gesamtes Knochensystem, altersabhängig)

Klinik

Bei Inaktivität, Immobilisierung (Ruhigstellung, z. B. durch Gips), fehlender Schwerkraft (Astronauten), Erkrankungen wie Osteoporose oder in Knochen ausgewanderten bösartigen Tumorabsiedlungen (Knochenmetastasen) wird **Knochensubstanz abgebaut,** wodurch die Stabilität des Knochens gefährdet ist. Ziel der Behandlung ist es, das verschobene Gleichgewicht durch frühes Training oder durch medikamentöse Therapie zugunsten des Knochenaufbaus oder Knochenerhalts zu verschieben. Einer funktionellen Frühmobilisierung nach Verletzungen und Operationen durch Physiotherapie kommt daher sehr große Bedeutung zu.

Einteilung der Knochen

Die Knochen werden in verschiedene Gruppen eingeteilt, die sich nach ihrem Aufbau und ihrem Aussehen richten (➤ Tab. 1.6, ➤ Abb. 1.15).

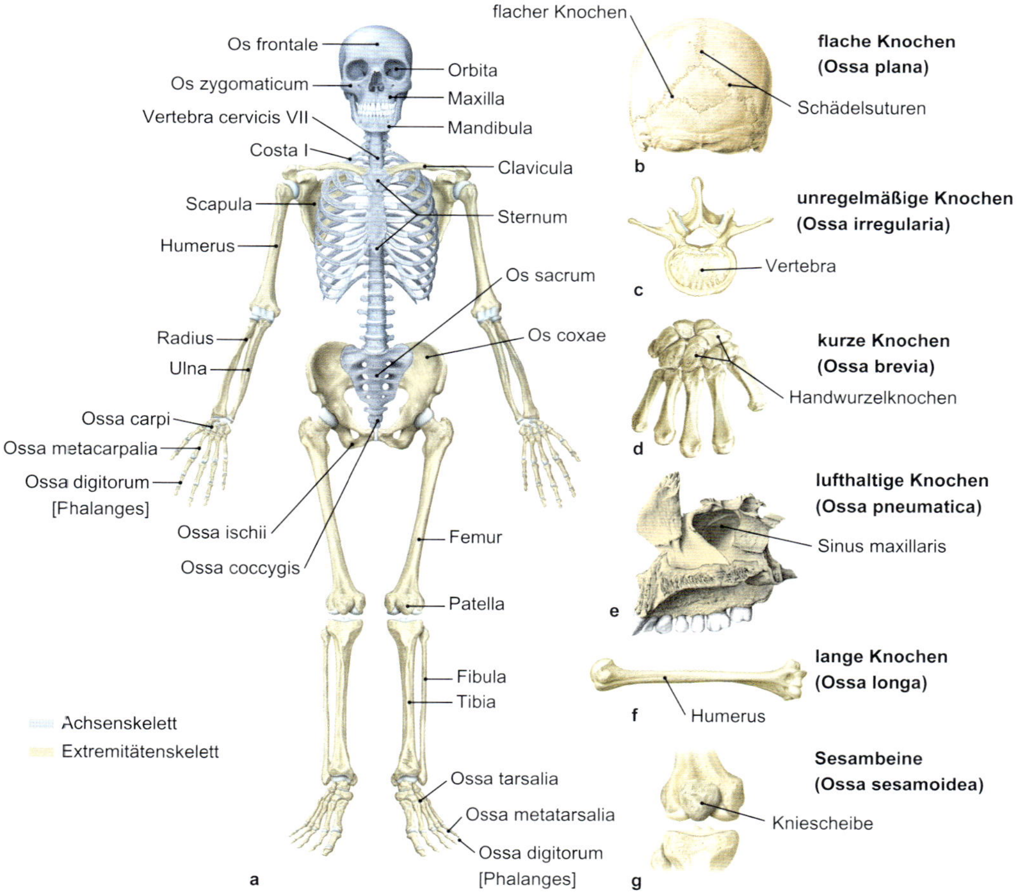

Abb. 1.15 Skelett und Knochentypen. [S700-L127] **a** Skelett von ventral. **b** Flache Knochen. **c** Unregelmäßige Knochen. **d** Kurze Knochen. **e** Lufthaltige Knochen. **f** Lange Knochen. **g** Sesambeine.

Tab. 1.6 Einteilung der Knochen.

Bezeichnung	Beispiel	Erläuterung
lange Knochen (Ossa longa), sog. Röhrenknochen	Femur (Os femoris), Humerus	• besitzen einen Schaft (Corpus) und Enden (Extremitates) • im Schaft liegt die Markhöhle (Cavitas medullaris)
flache Knochen (Ossa plana), sog. platte Knochen	Os parietale, Scapula	bestehen aus 2 kompakten Lamellen mit dazwischen integrierter Spongiosa
kurze Knochen (Ossa brevia)	Handwurzelknochen, Fußwurzelknochen	besitzen keine Markhöhle, sondern einen Kern aus Spongiosa
unregelmäßige Knochen (Ossa irregularia)	Wirbel	Knochen, die nicht in die vorgenannten Kategorien passen
lufthaltige Knochen (Ossa pneumatica)	Maxilla (Os maxillare), Os ethmoidale	Knochen, die einen oder mehrere mit Luft gefüllte und mit Schleimhaut ausgekleidete Räume enthalten
Sesambeine (Ossa sesamoidea)	Patella (Os patellare), Os pisiforme	in Sehnen eingelagerte Knochen
akzessorische Knochen (Ossa accessoria)	Os trigonum	zusätzliche Knochen, die nicht regelmäßig vorkommen

Funktionelle Anpassung

Bauprinzip

Die Knochengestalt ist genetisch festgelegt; ihre Struktur hängt aber im Gegensatz dazu maßgebilch von der Art und Größe der auf sie wirkenden mechanischen Beanspruchung ab. Dabei sind Knochen nach einem **ökonomischen Bauprinzip** geformt: Mit dem geringsten Materialaufwand wird ein höchstmögliches Maß an Festigkeit erreicht (Minimum-Maximum-Prinzip). Das Rohr (Röhrenknochen) ist dabei die optimale Konstruktion eines auf Biegung beanspruchten Körpers: innen hohl und in alle Richtungen biegsam (hohe Spannungen am Rand, im Inneren = 0 = neutrale Faser = keine Spannungen). Die **Leichtbauweise** wird besonders deutlich, wenn man sich die Gewichtsverhältnisse betrachtet: Auf die Knochen entfallen nur 10 % des Körpergewichts, auf die Muskulatur über 40 %.

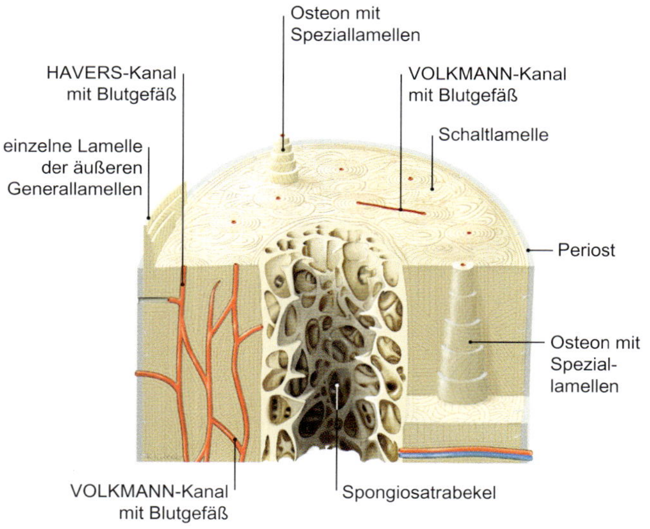

Abb. 1.16 Aufbau des Knochens aus Kompakta und Spongiosa. [S700-L127]

Knochen besitzen eine äußere kompakte Hülle **(Substantia compacta oder corticalis, Kompakta, Kortikalis)** aus Osteonen und Lamellen sowie einen nach innen gerichteten Leichtbau aus Knochenbälkchen **(Substantia spongiosa, Spongiosa, Spongiosatrabekel)** mit dazwischen liegenden Räumen, die dem Knochenmark Raum bieten (➤ Abb. 1.16). Der flächige Aufbau der platten Knochen erlaubt die Unterscheidung in eine äußere und eine innere Kortikalis mit dazwischen liegender Spongiosa. An den platten Schädelknochen wird die Substantia compacta auf der Außenseite als **Lamina externa** und auf der Innenseite als **Lamina interna** bezeichnet. Die Substantia spongiosa heißt hier **Diploë.** Die pneumatisierten Knochen besitzen Hohlräume, die mit Schleimhaut ausgekleidet sind. Diese Konstruktion, die ausschließlich im Kopf vorkommt, dient der Gewichtsreduktion.

Anpassung

Die Kompakta ist in Bereichen höherer Krafteinwirkung (Druckbeanspruchung) verstärkt **(quantitative Anpassung).** So ist die Kortikalis des Oberschenkelknochens (Femur) beispielsweise auf der medialen Seite verstärkt (dickere Kortikalis, Linea aspera), da er hier in der Frontalebene einer großen Biegebeanspruchung ausgesetzt ist (➤ Abb. 1.17a). Die Spongiosabälkchen sind entsprechend den auf den Knochen in diesem Bereich wirkenden Druck- und Zugspannungen (Drucktrabekel = Drucktrajektorien, Zugtrabekel = Zugtrajektorien; Trajektorien = unsichtbare Kraft- bzw. Spannungslinien im Knochen, an denen sich die Knochenbälkchen der Spongiosa ausrichten) ausgerichtet **(qualitative Anpassung)** (➤ Abb. 1.17b). Drucktrabekel laufen wie Kompressionstrajektorien; Zugtrabekel laufen wie Dehnungstrajektorien.
Zugkräfte kann der Knochen allein durch Zugtrabekel nur sehr eingeschränkt kompensieren und würde ohne weitere Anpassungen leicht brechen. Daher findet man im Körper an solchen Stellen ein **Zuggurtungssystem.** Beispiel hierfür ist der Tractus iliotibialis (➤ Abb. 5.17) mit seiner Wirkung auf den Oberschenkelknochen (Femur, Os femoris, ➤ Kap. 5.3.5). Die **Gelenkresultierende** im Zentrum des Hüftgelenkkopfes (Caput femoris, ➤ Abb. 1.17) setzt sich aus dem auf den Hüftkopf wirkenden Körpergewicht abzüglich der entgegengesetzt als gerichtete Vektoren wirkenden Kräfte (bindegewebiger Tractus iliotibialis und die am Tractus ansetzenden Mm. tensor fasciae latae, gluteus maximus, vastus lateralis) zusammen. Die tatsächliche Belastung ist damit die Vektorsumme aus Muskel-/Bandkraft und Last. Der Tractus iliotibialis reduziert somit die Biegebeanspruchung des Femurs, indem er den Biegekräften entgegenwirkt. Die an ihm ansetzenden Muskeln verstärken diesen Effekt.
In Bereichen des Knochens, die nicht belastet sind (sog. **neutrale Faser**), ist keine Spongiosa ausgebildet, z. B. im Röhrenknochen.

Klinik

Der Schenkelhalswinkel (Winkel zwischen Oberschenkelknochenhals und Oberschenkelknochenschaft; auch **CCD-Winkel = Centrum-Collum-Diaphysen-Winkel;** ➤ Kap. 5.3.1) ist in der Frontalebene normalerweise beim Erwachsenen ca. 126° groß. Unterschreitet der Winkel den Wert von 120°, spricht man von einer Coxa vara. Dabei bildet der Knochen vermehrt Zugtrabekel, um der hohen Beanspruchung (Zugspannungen) im Schenkelhals entgegenzuwirken. Diese Anpassungsvorgänge sind allerdings nur bis zu einem bestimmtem Maß möglich. Übersteigt die Beanspruchung im Schenkelhals bei einer Coxa vara die Anpassungsmöglichkeiten des Knochens, resultiert eine Schenkelhalsfraktur. Hierzu reichen bei einer Coxa vara schon wesentlich geringere Kräfte als bei einem normalen Schenkelhalswinkel (Coxa norma).

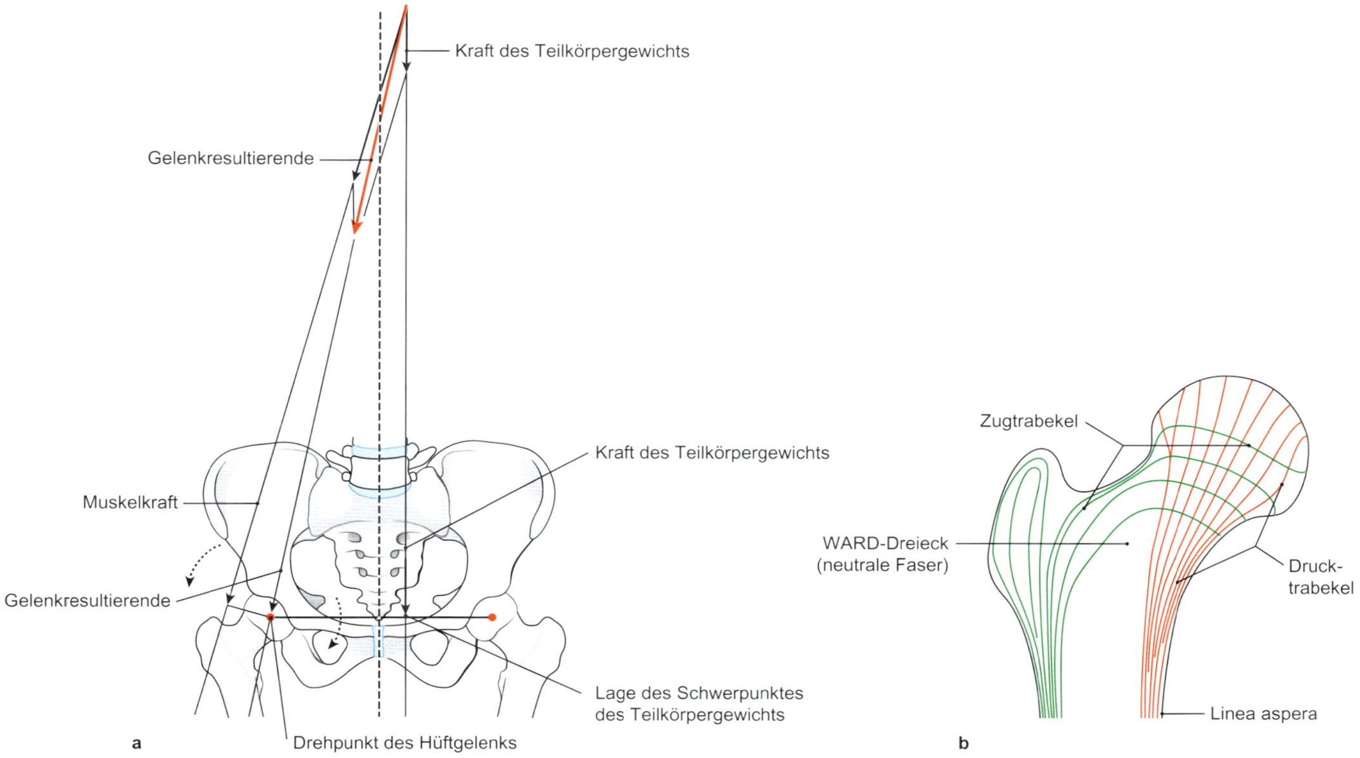

Abb. 1.17 Funktionelle Anpassung von Knochen am Beispiel des Femurs (Os femoris). [S702-L126]/[E821] **a** Kraftlinien für die mediale und laterale Kortikalis von Femurkopf und -hals. **b** Verlauf der entsprechenden Trajektorien.

Bau eines Röhrenknochens

An Röhrenknochen werden unabhängig von der absoluten Länge ein Schaft **(Diaphyse)** sowie üblicherweise 2 Enden (proximale und distale **Epiphyse**) unterschieden (➤ Abb. 1.18). Die Epiphysen tragen an ihren Enden Gelenkknorpel; zwischen Epiphyse und Diaphyse liegt für die Dauer des Längenwachstums die knorpelige Wachstumszone (Epiphysenfuge). Nach Abschluss des Knochenwachstums sieht man die ehemalige Wachstumszone im Knochenschnitt noch als Epiphysenlinie. Unmittelbar an die Wachstumszone bzw. Epiphysenlinie schließt sich die **Metaphyse** an. Sie stellt die im Lauf des Wachstums aufgebaute Knochenbildungszone dar. Weitere Knochenvorspünge werden als **Apophysen** bezeichnet. Sie entstehen durch den Ansatz von Sehnen und Bändern und besitzen im Rahmen der Entwicklung eigene Knochenkerne. Bereiche, an denen die Knochenoberfläche nicht glatt, sondern rau ist, werden als Rauigkeit *(Tuberositas)* bezeichnet. Ferner kommen Knochenkämme oder -leisten vor *(Cristae)*, Lippen *(Labiae)* oder linienförmige Rauigkeiten *(Lineae)*. Alle Rauigkeiten dienen der Verbindung mit Muskeln und Bändern. Je nach Beanspruchung des Knochens ist das Verhältnis von Dicke und Ausbildung der Kompakta und Spongiosa angepasst (s. o.). Die Markhöhle (Cavitas medullare) ist mit Knochenmark gefüllt, das sich auch zwischen den Spongiosatrabekeln erstreckt.

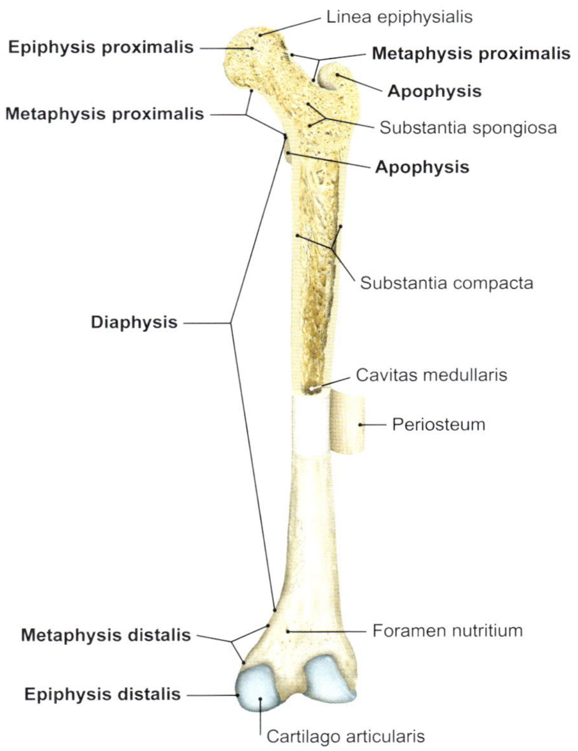

Abb. 1.18 Aufbau eines Röhrenknochens (Os longum) am Beispiel des Femurs (Os femoris). Ansicht von dorsal. [S700]

Klinik

Übersteigt die Belastung eines Knochens seine Festigkeit, kommt es zum Knochenbruch **(Fraktur).** Dabei entstehen 2 oder mehr Bruchstücke (Fragmente), die verschoben (disloziert) sein können. Außer abnormer Beweglichkeit gelten Reibegeräusche bei Bewegung (Krepitation), Achsenfehlstellungen und ein anfänglicher Muskelstupor (fehlende Muskelaktivität) als sichere Zeichen einer Fraktur. Beweisend ist eine Röntgenaufnahme. Die Frakturheilung sollte im Idealfall unter vollständiger Belastungs- und Bewegungsruhe erfolgen. Dazu verfestigt man die Bruchfragmente bis zur vollen Belastungsfähigkeit, bei Röhrenknochen unter Wiederherstellung der Markhöhle, z. B. durch Gips, Schrauben oder Platten. Bei schmalem, irritationsfreiem Frakturspalt (‹ 5 mm) ist eine **primäre Frakturheilung** ohne Ausbildung von Kallus (s. u.) möglich. Dies gelingt allerdings fast nur nach operativer Osteosynthese mit Schrauben und Platten, wenn die Frakturenden optimal adaptiert sind. Die **sekundäre Frakturheilung** erfolgt über die Ausbildung von Kallus (röntgenologisch darstellbares Narbengewebe des Knochens, das im Rahmen der sekundären Frakturheilung zur Überbrückung des Frakturspalts gebildet wird), der allmählich wieder funktionell umgebaut wird.
Im erwachsenen (adulten) Organismus befindet sich rotes Knochenmark (Medulla ossium rubra) vornehmlich in den Epiphysen und gelbes **Knochenmark** (Medulla ossium flava) in den Diaphysen. Rotes Knochenmark steht im Dienste der Blutbildung; gelbes Knochenmark besteht hauptsächlich aus Fett- und Bindegewebe. Unter krankhaften (pathologischen) Bedingungen(z. B. massiver Blutverlust) kann das gelbe Knochenmark in kurzer Zeit in den Diaphysen durch rotes Knochenmark ersetzt werden. Die Diagnose von z. B. Erkrankungen des blutbildenden Systems (Leukämien) kann dann mithilfe von Knochenmarkpunktionen der Spongiosa am Beckenkamm (Beckenkammpunktion) oder am Brustbein (Sternalpunktion – heute nur noch selten durchgeführt) gestellt werden.

Knochenentwicklung (Osteogenese)

Entwicklungsgeschichtlich bilden sich Knochen aus knorpeligen oder bindegewebigen Vorstufen (Mesenchymverdichtungen, Blastemen). Die dabei ablaufenden Vorgänge der **desmalen** (bindegewebigen, direkten) und **chondralen** (knorpeligen, indirekten) Knochenbildung **(Osteogenese),** der Aufbau von unreifem **(Geflechtknochen, Faserknochen, primärer Knochen)** und reifem **(Lamellenknochen, sekundärer)** Knochen sowie die Vorgänge in den Wachstumszonen des Knochens werden in den Lehrbüchern der Histologie eingehend abgehandelt. Knochenbildung findet jedoch nicht an allen Skelettabschnitten zeitgleich statt. So startet sie bereits im 2. Embryonalmonat am Schlüsselbein (Clavicula) und endet um das 20. Lebensjahr mit dem Schluss der Wachstumszonen mancher Röhrenknochen. Im Rahmen der Entwicklung bilden sich in den Epi- und Apophysen durch enchondrale Ossifikation sekundäre **Knochenkerne.** Sie werden üblicherweise in einem begrenzten Zeitraum in einer für jedes Skelettelement typischen Reihenfolge gebildet. Aus dem zeitlichen Auftreten der Knochenkerne und dem Verknöcherungsmuster der Knochen kann das Alter des Skeletts bestimmt werden (➤ Abb. 1.19). Dabei unterscheidet man Knochenkerne, die während der Fetalperiode im Bereich der Diaphysen entstehen **(diaphysäre Ossifikation)** und Knochenkerne, die sich z. T. in der 2. Hälfte der Fetalzeit und z. T. in den ersten Lebensjahren innerhalb der knorpelig angelegten Epi- und Apophysen bilden **(epi- und apophysäre Ossifikation).** Schließen sich die Epiphysenfugen (Synostosierung, s. u.) ist das Längenwachstum abgeschlossen. Im Röntgenbild sind dann keine isolierten Knochenkerne mehr sichtbar.

Klinik

In der Orthopädie spielen die **Bestimmung des Skelettalters** und der ggf. vorhandenen Wachstumsreserve für die Therapieplanung und Prognose von orthopädischen Erkrankungen und Fehlentwicklungen im Kindesalter eine große Rolle.

Periost und Endost

Knochen sind an allen Stellen, an denen sich keine Gelenkflächen befinden oder Sehnen direkt in sie einstrahlen, von einem **Periost** (Beinhaut) umgeben. Das Periost besteht aus einer umgebenden bindegewebigen Schicht *(Stratum fibrosum)* und einer inneren ernährenden Regenerationsschicht *(Stratum osteogenicum).* Die Kollagenfasern des Stratum fibrosum verlaufen vorzugsweise in Längsrichtung. Davon abzweigende Kollagenfasern ziehen als *SHARPEY-Fasern* durch das vaskularisierte und dicht innervierte Stratum osteogenicum in die Kompakta und verankern das Periost fest am Knochen. Das Periost ist sehr gut innerviert und durchblutet. Innen wird der Knochen (die Spongiosatrabekel) von einem einschichtigen Epithel bedeckt, dem **En(d)ost.** Die Blutversorgung des Knochens sowie des Knochenmarks erfolgt über größere Gefäße, die den Knochen in Form von Knochenkanälen penetrieren **(Vasa nutritia).** Sie sind am knöchernen Skelett als Löcher im Knochen sichtbar.

MERKE

Aufgrund der guten Innervation des Periosts sind Stöße gegen den Knochen immer außerordentlich schmerzhaft (Tritt gegen das Schienbein). Nach Knochenbrüchen geht die Knochenregeneration vom Peri- und Endost aus.

Blutversorgung

Die im Knochen ständig ablaufenden Remodeling-Vorgänge, die Blutbildung im Knochenmark und der Kalziumhaushalt machen eine gute Blutversorgung des Knochens notwendig. Aus diesem Grund hat der Knochen zu- und abführende Blutgefäße **(Vasa nutritia),** die über entsprechende Durchtrittsstellen im Knochen **(Foramina nutritia)** ein- und austreten. Die Kompakta der Röhrenknochen besitzt ein spezielles Gefäßsystem aus HAVERS- und VOLKMANN-Kanälen.

1.4.3 Gelenke

Gelenke (Junkturen) sind bewegliche Verbindungen zwischen knorpeligen und/oder knöchernen Skelettelementen. Sie ermöglichen Bewegungen und übertragen Kräfte, ohne dass in den Knochen kritische Beanspruchungswerte erreicht werden, die zu einer Fraktur führen würden.

Gelenkverbindungen

Die benachbarten Knochen des Skelettsystems können kontinuierlich oder diskontinuierlich und damit durch 2 Arten von Gelenken miteinander in Verbindung stehen:

- **unechte Gelenke (Synarthrosen,** kontinuierliche Verbindungen)
- **echte Gelenke (Diarthrosen,** diskontinuierliche Verbindungen)

Unechte Gelenke zeichnen sich durch Füllgewebe zwischen den Skelettelementen aus; es gibt keinen Gelenkspalt, man spricht von Fugen, Junkturen oder Haften. Echte Gelenke besitzen im Gegensatz dazu einen Gelenkspalt zwischen den Skelettelementen.

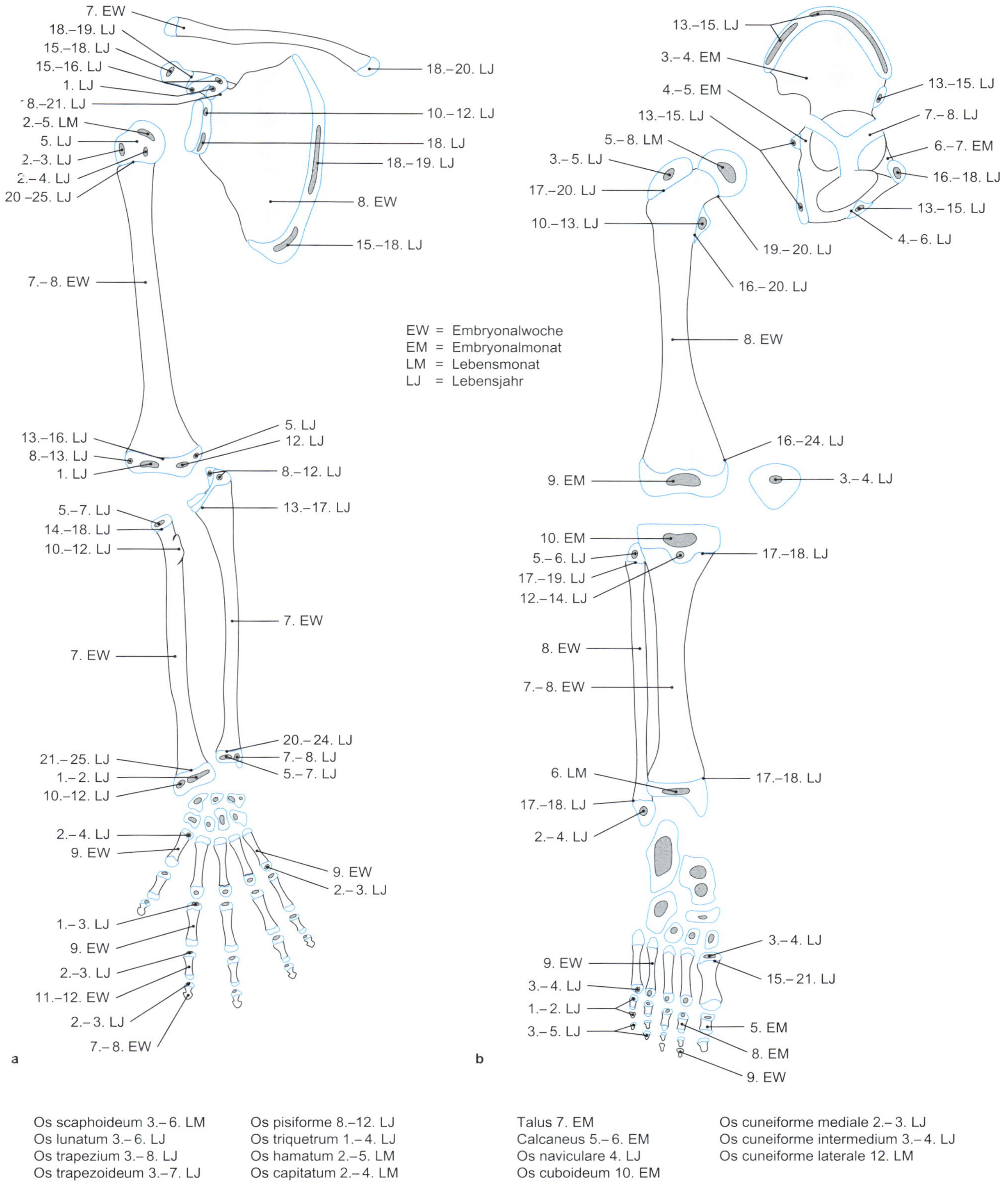

Abb. 1.19 Ossifikationszeitpunkte des Skeletts. [S702-L126] **a** Obere Extremität. **b** Untere Extremität.

Unechte Gelenke

Synarthrosen (➤ Tab. 1.7, ➤ Abb. 1.20) unterscheiden sich nach Art des Füllgewebes, das aus Bindegewebe, Knorpel oder Knochen bestehen kann. Normalerweise erlauben Synarthrosen nur geringe bis mittelgradige (Füllmaterial Bindegewebe oder Knorpel) oder gar keine Bewegungen (Füllmaterial Knochen) zwischen den Skelettelementen. Dabei hängt das Bewegungsausmaß von der Art und Menge des Füllgewebes ab, das sich seinerseits im Sinne einer funktionellen Anpassung je nach der mechanischen Belastung entwickelt, der die Synarthrose ausgesetzt ist. So werden Syndesmosen auf Zug beansprucht; in Synchondrosen kommt je nach Art der Belastung hyaliner Knorpel (Druckbeanspruchung) oder Faserknorpel (Schubbeanspruchung) vor. Ein Beispiel ist die Symphysis pubica (➤ Abb. 1.21). Sie wird oberhalb und unterhalb durch 2 Bänder verstärkt (Ligg. pubica superius und inferius), welche die Zugkräfte auffangen; im Symphysenspalt kommen hyaliner Knorpel zum Abfangen der Druckkräfte und Faserknorpel für die einwirkenden Schubbeanspruchungen vor.

Tab. 1.7 Synarthrosen.

Synarthrose	Synonym	Füllgewebe	Beschreibung	Beispiele
Bandhaft (➤ Abb. 1.20a)	Syndesmose, Junctura fibrosa	Bindegewebe (Kollagen, elastische Fasern)	2 Knochen sind durch Bindegewebe miteinander verbunden	• Membrana interossea cruris, Syndesmosis tibiofibularis, Schädelfontanellen • Sonderform: Gomphose (Aufhängung des Zahns in der Zahnalveole des Kiefers)
Knorpelhaft (➤ Abb. 1.20b)	Synchondrose, Junctura cartilaginea	Knorpel (hyaliner Knorpel, Faserknorpel)	2 Knochen sind durch Knorpel miteinander verbunden	Epiphysenfugen, Rippenknorpel, Symphysis pubica
Knochenhaft (➤ Abb. 1.20c)	Synostose, Junctura ossea	Knochen	2 Knochen sind sekundär durch Knochengewebe miteinander verschmolzen	Os sacrum, Os coxae, Epiphysenfugen nach Wachstumsabschluss, einzelne Schädelnähte

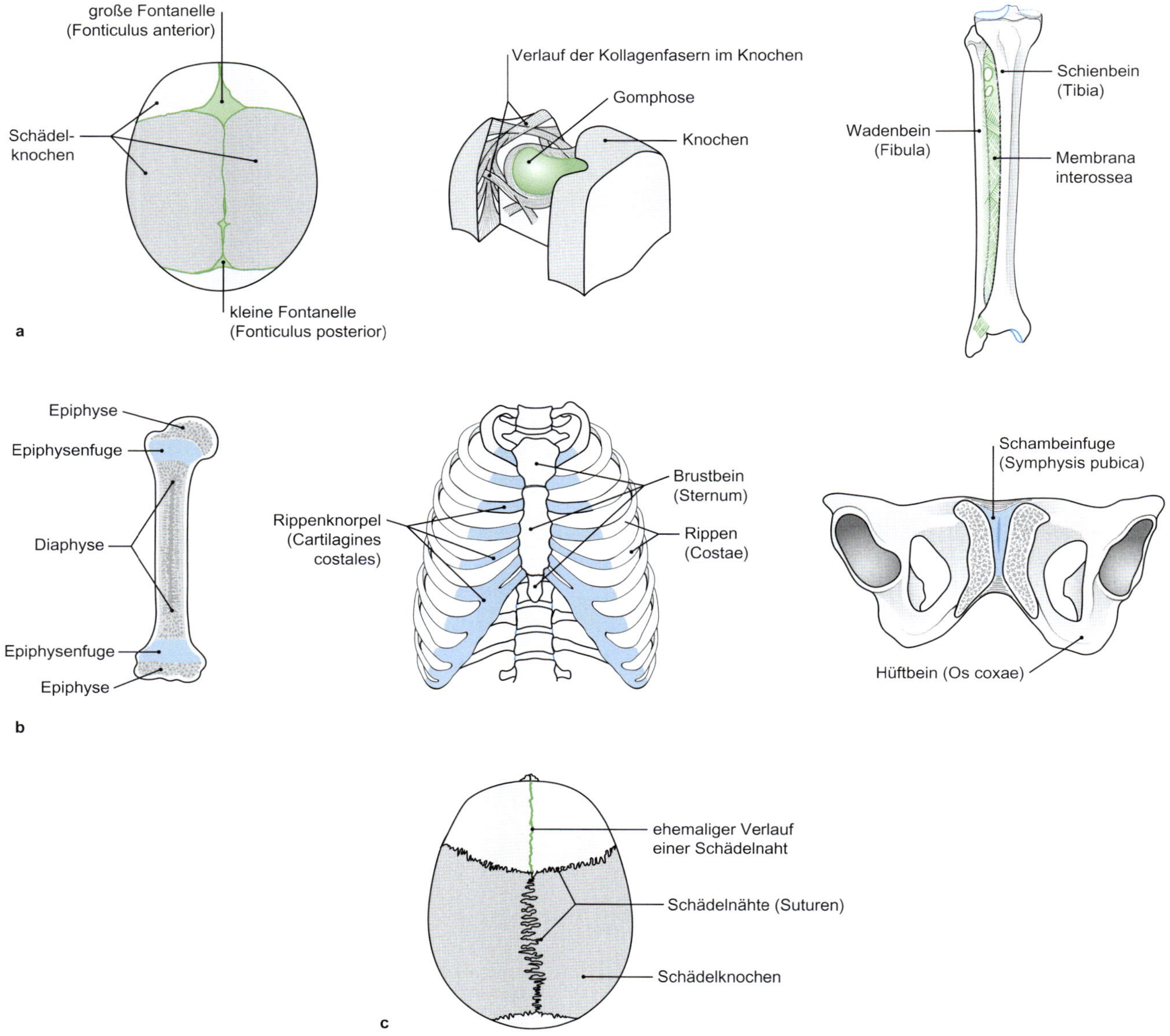

Abb. 1.20 Synarthrosen. [S702-L126] **a** Bandhaft [Syndesmose]. **b** Knorpelhaft [Synchondrose]. **c** Knochenhaft [Synostose].

Bandhaft [Syndesmose, Junctura fibrosa]
Die aneinandergrenzenden Knochen stehen in Verbindung durch:
- kollagene Bindegewebsfasern – z. B. Membrana interossea radioulnaris
- elastische Bindegewebsfasern – z. B. Ligg. flava zwischen benachbarten Wirbelbögen

Syndesmosen sind die Membrana interossea cruris, die Syndesmosis tibiofibularis und die Schädelfontanellen bzw. -suturen. Die **Schädelnähte (Suturen)** sind durch Bindegewebe überbrückt, das sich aus embryonalem Bindegewebe entwickelt hat und kurz nach der Geburt in Form der Fontanellen noch größere Bereiche zwischen den sich entwickelnden Schädelknochen überbrückt (➤ Kap. 9.1.3). Nach ihrer Gestalt unterscheidet man:
- **Sutura serrata** (Zackennaht): gezahnte Verbindung, sehr fest (z. B. Sutura lambdoidea)

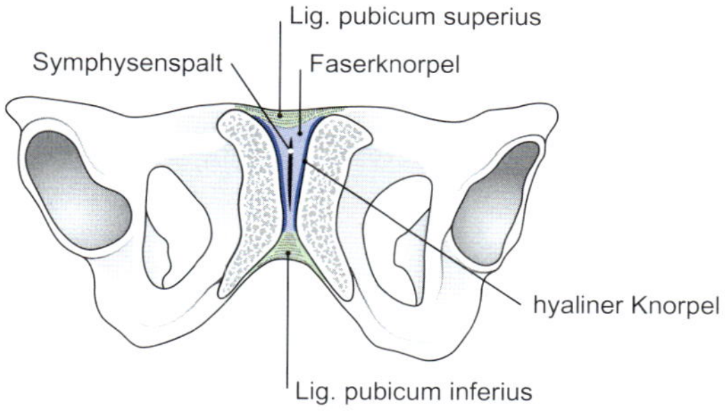

Abb. 1.21 Funktionelle Anpassung durch Binde- und Stützgewebe am Beispiel der Schambeinfuge (Symphysis pubica). [S702-L126]

- **Sutura squamosa** (Schuppennaht): schuppenartig abgeschrägte Knochenfläche (z. B. Squama ossis temporalis oder Os parietale)
- **Sutura plana** (Glattnaht): die Knochenränder sind nahezu glatt und parallel (z. B. Sutura palatina mediana)
- **Schindylesis** (Nutennaht): ein Knochenkamm ist in eine spaltförmige Vertiefung eingesenkt (z. B. Vomer in Os sphenoidale)
- **Gomphosis** (Einzapfung): Einsatz der Zahnwurzel im Alveolarknochen

Knorpelhaft [Synchondrose, Junctura cartilaginea]
Die aneinandergrenzenden Knochen stehen durch hyalinen Knorpel in Verbindung. Hierzu gehören die Rippenknorpel zwischen Rippen und Brustbein, die Wachstumszonen der Epiphysen oder auch die Synchondrosis sphenooccipitalis am Schädel. Eine **Symphyse** (Verwachsung) wie die Symphysis pubica stellt eine Sonderform dar. Wie in den Zwischenwirbelscheiben (Disci intervertebrales) kommt hier Faserknorpel vor.

Knochenhaft [Synostose, Junctura ossea]
Zwei Knochen sind sekundär durch Knochengewebe miteinander verschmolzen, z. B. das Os sacrum oder das Os coxae.

Klinik

Verschmelzen 2 Knochen innerhalb eines bestehenden Gelenks, z. B. nach einer Gelenkinfektion oder durch Immobilisierung, spricht man von einer **Ankylose.**

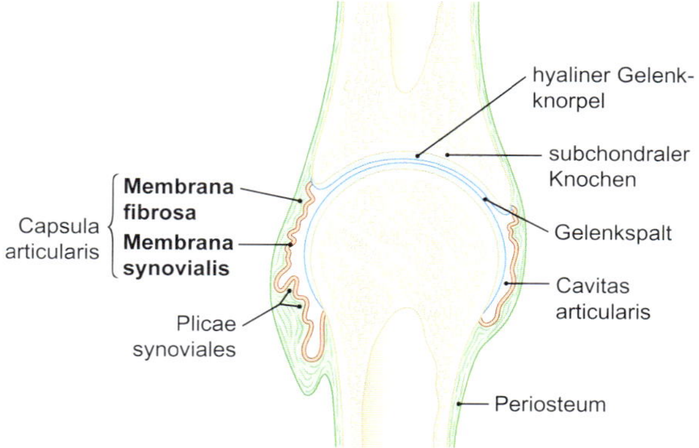

Abb. 1.22 Echtes Gelenk (Junctura synovialis, Articulatio, Diarthrose). Die das Gelenk bewegende Muskulatur und ein die Gelenkkapsel verstärkender Bandapparat sind nicht mit dargestellt. [S702-L126]/[X389~M282]

Echte Gelenke

Kennzeichen von Diarthrosen sind (➤ Abb. 1.22):
- artikulierende Skelettelemente
- ein Gelenkspalt
- von Knorpel bedeckte Gelenkflächen (Facies articulares)
- eine Gelenkhöhle (Cavitas articularis)
- eine umgebende Gelenkkapsel (Capsula articularis)
- die Gelenkkapsel verstärkende Bänder
- Muskulatur, die das Gelenk bewegt und stabilisiert

Die Strukturen bilden eine funktionelle Einheit. Echte Gelenke, die aufgrund einer besonders straffen Gelenkkapsel eine sehr eingeschränkte Beweglichkeit besitzen, nennt man **Amphiarthrosen** oder feste Gelenke (z. B. Articulatio sacroiliaca, viele Gelenke der Hand- und Fußwurzel).

Gelenkentwicklung

Die Extremitätenanlagen (➤ Kap. 4.2) bestehen aus einem mesenchymalen Blastem, das dem parietalen Mesoderm der Leibeswand (Somatopleura) entstammt. Innerhalb des Mesenchyms kommt es zu Zellverdichtungen (vorknorpeliges Blastem), aus denen sich knorpelig vorgeformte Skelettelemente entwickeln. An Stellen späterer Gelenke kommt es zu einer intensiven Zellverdichtung. Hierbei können Gelenke auf 2 Arten entstehen:
- **Abgliederung (Abgliederungsgelenke):** Bei dieser häufigsten Form kommt es zur Spaltbildung innerhalb eines vorgeformten Skelettelements, z. B. Hüftgelenk, Kniegelenk.
- **Anlagerung (Anlagerungsgelenke):** 2 vorgeformte Skelettelemente wachsen aufeinander zu. Im Bereich der Kontaktstelle entsteht im Verlauf zunächst ein Schleimbeutel, der sich weiter zur Gelenkhöhle umbildet. Zusätzlich kommen Gelenkzwischenscheiben (s. u.) vor, z. B. Kiefergelenk, Brustbein-Schlüsselbein-Gelenk (Sternoklavikulargelenk), hinteres Beckenringgelenk (Sakroiliakalgelenk).

Bei Abgliederungsgelenken kommt es im Rahmen der Entwicklung zu folgenden Vorgängen:
- Innerhalb des Blastems organisieren sich unter dem Einfluss von Hox-Genen Zellverdichtungen, aus denen sich **Vorknorpel** (späterer Gelenkknorpel) mit einer dazwischen liegenden zellärmeren homogenen Zwischenzone (**Interzone,** späterer Gelenkspalt) differenziert.
- Durch die synchronisierten Gelenkentwicklungsvorgänge kann man bereits in der *6. Embryonalwoche* die charakteristische Form der vorknorpelig präformierten Skelettelemente erkennen.
- In der *8. Embryonalwoche* kommt es in der Interzone zur Spaltbildung (Gelenkspalt) und der Ausbildung der **Gelenkhöhle.** Die peripheren Bereiche der Interzone differenzieren sich zur **Gelenkkapsel,** deren innere Anteile mit der Bildung von Gelenkschmiere (Synovia) beginnen. Der dem Gelenkspalt unmittelbar benachbarte Vorknorpel differenziert sich weiter zu hyalinem **Gelenkknorpel.**
- Die Vorgänge sind Mitte des *3. Embryonalmonats* abgeschlossen. Die weitere Größenzunahme erfolgt ab jetzt durch interstitielles und appositionelles Wachstum. Allerdings reicht die Ernährung der Knorpel durch Diffusion vom sich zwischenzeitlich differenzierten Perichondrium und über die Synovia aus der Gelenkhöhle schon nach kurzer Zeit nicht mehr aus, weshalb es bereits ab der *13. Embryonalwoche* zur **Gefäßbildung** im hyalinen Knorpel kommt. Nur Bereiche nahe dem Perichondrium und dem Gelenkspalt bleiben gefäßfrei. Ein ordnungsgemäßes Wachstum der Gelenkkörper hängt damit auch maßgeblich von der Blutversorgung ab. Diese Blutversorgung hat allerdings keinen Bezug zum genetisch determinierten Beginn der enchondralen Knochenbildung.

Intraartikuläre Strukturen wie Menisken, Bänder, Gelenklippen und Zwischenscheiben (s. u.) entstammen alle dem Blastem der Interzone. Bei **Synarthrosen** unterbleibt im Gegensatz zu den Diarthrosen die Spaltbildung in der Interzone. Aus den Zellen der Interzone differenziert sich hier das spätere Füllgewebe der entsprechenden Synarthrose (Bindegewebe oder Knorpel).

Klinik

Bei Störungen der Gelenkentwicklung können Verschmelzungen von Skelettelementen entstehen **(Synostosen, Coalitiones),** die besonders häufig am Hand- und Fußskelett anzutreffen sind.

Gelenktypen

Gelenke (Juncturae synoviales, Articulationes, Diarthrosen) haben normalerweise einen erheblichen Bewegungsumfang und können eingeteilt werden nach:

Anzahl der **Bewegungsachsen** (den Körperachsen entsprechend) oder Freiheitsgrade:

- einachsig
- zweiachsig
- mehrachsig

Anzahl der miteinander **artikulierenden Skelettelemente:**

- einfache Gelenke (Articulationes simplices): 2 Knochen artikulieren miteinander (z. B. Hüftgelenk)
- zusammengesetzte Gelenke (Articulationes compositates): mehrere Knochen artikulieren miteinander (z. B. Ellenbogengelenk, Kniegelenk)

Gestalt und Form der **Gelenkflächen** (➤ Abb. 1.23):

- **Zylinder- oder Walzengelenke** (Articulationes cylindricae):
  - **Scharniergelenk** (Ginglymus): einachsiges Gelenk, in dem Beugung und Streckung möglich sind (z. B. Articulatio talocruralis, ➤ Abb. 1.23b)
  - **Drehgelenke**
    - **Zapfengelenk** (Articulatio conoidea): einachsiges Gelenk, in dem Rotationsbewegungen möglich sind (z. B. Articulatio radioulnaris proximalis, ➤ Abb. 1.23f); der Zapfen dreht sich als Gelenkkopf in einer konkaven Gelenkpfanne
    - **Radgelenk** (Articulatio trochoidea): einachsiges Gelenk, in dem Rotationsbewegungen möglich sind (z. B. Articulatio atlantoaxialis mediana, ➤ Abb. 1.23a); die konkave Gelenkpfanne dreht sich um einen feststehenden Zapfen
- **Ei- oder Ellipsoidgelenk** (Articulatio ovoidea, Articulatio ellipsoidea): zweiachsiges Gelenk, in dem Beugung, Streckung, Ab- und Adduktion sowie leichte Kreiselbewegungen möglich sind (z. B. proximales Handgelenk, ➤ Abb. 1.23e)

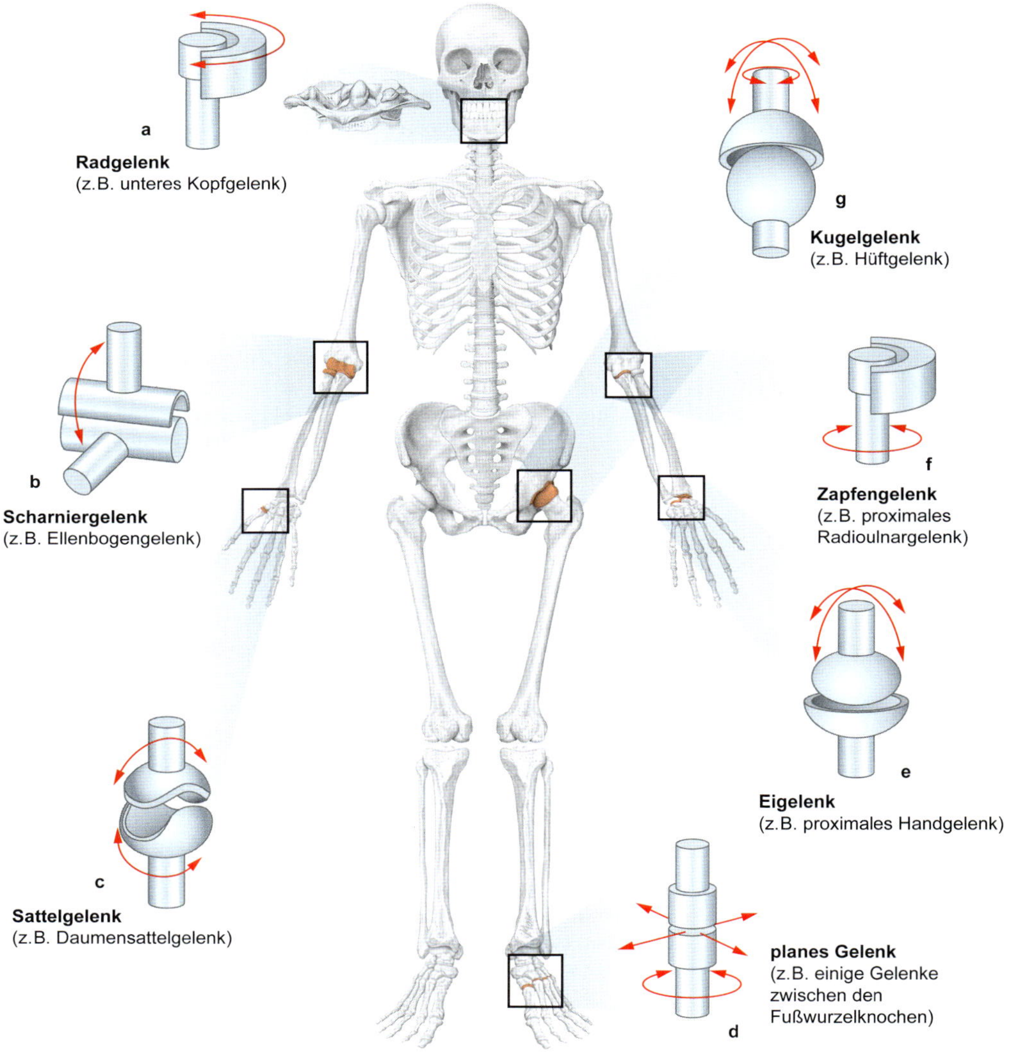

Abb. 1.23 Gelenktypen (Juncturae synoviales). [S702-L127]
a Radgelenk. **b** Scharniergelenk. **c** Sattelgelenk. **d** Planes Gelenk. **e** Eigelenk. **f** Zapfengelenk. **g** Kugelgelenk.

- **Sattelgelenk** (Articulatio sellaris): zweiachsiges Gelenk, in dem Beugung, Streckung, Ab- und Adduktion sowie leichte Kreiselbewegungen möglich sind (z. B. Daumensattelgelenk, ➢ Abb. 1.23c)
- **Kugelgelenk** (Articulatio spheroidea): dreiachsiges Gelenk, in dem Beugung, Streckung, Ab- und Adduktion, Innen- und Außenrotation sowie Kreiselbewegungen möglich sind (z. B. Schultergelenk, ➢ Abb. 1.23g)
- **planes oder ebenes Gelenk** (Articulatio plana): Gelenk, in dem einfache Gleitbewegungen in verschiedenen Richtungen möglich sind (z. B. Wirbelgelenke, ➢ Abb. 1.23d)

Eine Sonderform bilden **Kondylengelenke** (Articulationes bicondylares). Sie haben ähnliche Oberflächenkrümmungen wie Ei- und Zylindergelenke. Ihr Hauptcharakteristikum sind bikonvex gekrümmte Gelenkrollen (Kondylen), die mit konkav gewölbten Gelenkflächen artikulieren. Es handelt sich um zweiachsige Gelenke, in denen Drehbewegungen, Translations- und Abrollbewegungen möglich sind (z. B. Kiefergelenk, Articulatio femorotibialis).

MERKE

In einachsigen Gelenken erfolgt die Bewegung um eine Achse, deren Ausrichtung für die Art der Bewegung verantwortlich ist. Sie besitzen damit lediglich einen Freiheitsgrad. In zweiachsigen Gelenken erfolgt die Bewegung um 2 senkrecht aufeinanderstehende Achsen, die sich im Zentrum des Gelenks schneiden. Die Beweglichkeit der Gelenkkörper ist in zweiachsigen Gelenken dadurch größer als in einachsigen und niedriger als in dreiachsigen Gelenken.

Aufbau echter Gelenke

Kennzeichen von Diarthosen ist ein mit Gelenkschmiere gefüllter Spaltraum **(Gelenkspalt, Cavitas articulare)** (➢ Abb. 1.24a). Mit seiner Hilfe ist eine Bewegung der Gelenkkörper gegeneinander möglich.

Allgemeiner Aufbau

Trotz der unterschiedlichen Gelenkform einzelner Gelenke lassen sich grundsätzliche Strukturmerkmale unterscheiden:

- **Caput articulare** (Gelenkkopf)
- **Fossa articularis** (Gelenkpfanne)
- **Überzug aus hyalinem Gelenkknorpel** (Gelenkkopf und Gelenkpfanne)

MERKE

Ausnahmen von der Regel eines hyalinknorpeligen Gelenküberzugs finden sich am Kiefergelenk und am Gelenk zwischen Schlüsselbein und Brustbein (Articulatio sternoclavicularis). Sie sind von Faserknorpel überzogen.

Gelenkknorpel

Die artikulierenden Knochenenden (Gelenkflächen, Facies articulares) echter Gelenke sind von **hyalinem Gelenkknorpel** überzogen, der entsprechend der biomechanischen Belastung unterschiedlich dick ist. So hat die Patella mit bis zu 7 mm einen besonders dicken Gelenkknorpel, im Sakroiliakalgelenk ist der Knorpelüberzug auf der Gelenkfläche des Os sacrum mit 4 mm wesentlich dicker als an der Gelenkfläche des Os ilium (1 mm), im Hüftgelenk beträgt die Gelenkknorpeldicke 2–4 mm, in den Fingergelenken nur 1–2 mm.

Gesunder Gelenkknorpel sieht weißlich aus und besitzt weder ein Perichondrium noch Blutgefäße. Er wird über die Synovia aus dem Gelenkspalt mittels Diffusion und Konvektion sowie vom subchondralen Knochen aus ernährt. Gelenkknorpel ist entsprechend seiner biomechanischen Beanspruchung aufgebaut: Die Kollagenfibrillen (Gelenkknorpel-spezifisches Typ-II-Kollagen) verlaufen im Gelenkknorpel gerichtet; die Gelenkknorpelzellen (Chondrozyten), die die Kollagenfibrillen sowie Grundsubstanz (Glykosaminoglykane und Proteoglykane, besonders Aggrecan zur Wasserbindung) bilden, weisen in verschiedenen Bereichen des Gelenkknorpels eine unterschiedliche Morphologie auf. Aus diesem Grund kann Gelenkknorpel in verschiedene Zonen eingeteilt werden (➢ Abb. 1.24b):

- Die **Tangentialfaserzone** (Zone I) ist die oberflächliche Zone und dem Gelenkspalt unmittelbar benachbart. Die Chondrozyten sind spindelförmig, die Kollagenfasern parallel zur Oberfläche ausgerichtet. Bedingt durch die Zusammensetzung der Extrazellularmatrix, ist die Wasserbindung in dieser Zone besonders hoch.
- In der **Übergangszone** (Zone II) verlaufen die Kollagenfibrillen schräg zur Knorpeloberfläche und überkreuzen sich mit den gegenläufigen Kollagenfibrillen rechtwinklig. Die Chondrozyten sind in isogenen Gruppen (jeweils mehrere Zellen auf einem Haufen) angeordnet.
- Die **Radiärzone** (Zone III) ist die breiteste Schicht, die Kollagenfibrillen verlaufen radiär auf die darunter liegenden Schichten zu. Die Chondrozyten sind säulenförmig in kleinen Gruppen angeordnet. Die kaudale Grenze bildet eine Grenzlinie *(„tide mark")* als Grenze des nichtmineralisierten Knorpels zum darunter liegenden mineralisierten Knorpel.
- Die **Zone des mineralisierten Knorpels** (Zone IV) ist kalzifizierter Knorpel, der die Verbindung zum darunter liegenden subchondralen Knochen herstellt und biomechanisch die Druckkräfte auf den Knochen überträgt.

Funktionell bildet Gelenkknorpel eine glatte Oberfläche und dient der Herabsetzung der Reibung zwischen den Gelenkkörpern. Über ihn wird der Druck auf den subchondralen Knochen verteilt. Die verschiedenen Zonen des Gelenkknorpels gleichen die unterschiedlichen Elastizitätsmodule der Gewebe einander an und verhindern eine Überlastung der Strukturen. Bei Beanspruchung wird Wasser aus dem Knorpel in Richtung Gelenkspalt abgegeben und bei Entlastung wieder aufgenommen (Konvektion). Die Gelenkflächen können sich dadurch zu einem gewissen Grad reversibel verformen.

Klinik

Degenerative Veränderungen am Gelenk werden als **Arthrose** (Gelenkverschleiß, engl. „osteoarthritis") bezeichnet. Die Arthrose ist die häufigste Ursache, einen Allgemeinarzt aufzusuchen. Etwa 5–6 Millionen Menschen leiden allein in Deutschland an Arthrose. Weltweit ist sie die häufigste Gelenkerkrankung (Arthropathie). Grundsätzlich kann jedes Gelenk betroffen sein; besonders häufig sind die Arthrosen der Knie- und Hüftgelenke. Als Ursachen gelten eine Überbelastung (z. B. erhöhtes Körpergewicht) sowie angeborene und traumatische Veränderungen (z. B. Gelenkfehlstellungen, knöcherne Deformierungen). Allerdings können Arthrosen auch als Folge anderer Erkrankungen (z. B. Gelenkentzündungen) vorkommen (sekundäre Arthrosen).
Morphologisch verschmälert sich der Gelenkspalt und es kommt zur/zu

- Ausbildung von oberflächlichen Fibrillationen und Demaskierung (Sichtbarwerden) von Kollagenfibrillen (Stadium 1)
- Knorpelfissuren und Chondrozytenclustern (Stadium 2)
- subchondraler Sklerosierung (Stadium 3)
- freigelegtem Knochen und Resorptionshöhlen (Stadium 4)

Röntgenologische Zeichen einer Arthrose sind:

- Gelenkspaltverschmälerung (1. radiologisches Zeichen)
- subchondrale Sklerosierung
- Osteophyten (knöcherne Randanbauten)
- Pseudozysten (Geröllzysten)

Gelenkkapsel

Die Gelenkhöhle echter Gelenke ist vollständig von einer Gelenkkapsel (Capsula articularis) umgeben (➤ Abb. 1.24a), die die Gelenkhöhle luftdicht abschließt. Man unterscheidet an der Gelenkkapsel:

- **Membrana fibrosa:** Diese äußere bindegewebige Faserschicht besteht hauptsächlich aus Kollagen Typ I, enthält wenige elastische Fasern und wird bei vielen Gelenken zusätzlich durch Bänder verstärkt; sie setzt sich peripher in das Periost des Knochens fort.
- **Membrana synovialis:** Die innere, die Gelenkkapsel auskleidende und somit an den Gelenkspalt angrenzende zellreiche Gelenkinnenhaut wird weiter unterteilt in:
  - **synoviale Intima** (besteht aus 2 Zellpopulationen) (➤ Abb. 1.24c):
    - *Typ-A-Synovialozyten,* besitzen viele Vakuolen und sind in der Lage zur Phagozytose, nehmen Stoffwechselprodukte aus dem Knorpelzellstoffwechsel auf, liegen oberflächlich zur Gelenkhöhle
    - *Typ-B-Synovialozyten,* sehen fibroblastenartig aus, besitzen viel endoplasmatisches Reticulum und sind die Bildner der Gelenkschmiere (Synovia), liegen unterhalb der Typ-A-Synovialozyten
  - **subsynoviales Bindegewebe** (hier kommen Fibroblasten, Fettzellen, Makrophagen, Mastzellen, Schmerz- und Mechanorezeptoren sowie in großer Menge Blut- und Lymphgefäße vor)

Durch Synovialfalten und -zotten wird die Oberfläche der Synovia vergrößert und kann sich bei den Gelenkbewegungen problemlos mitbewegen.

Klinik

Immunologische Erkrankungen wie die **rheumatoide Arthritis** spielen sich vornehmlich in der Gelenkkapsel ab. Sie führen zur Produktion von gelenkschädigenden Substanzen, die in die Gelenkflüssigkeit abgegeben werden und den Gelenkknorpel zerstören können.

Synovia

Die hochvisköse **Gelenkschmiere (Synovia, Synovialflüssigkeit)** ist eine klare, leicht gelbliche Flüssigkeit aus Proteohyaluronat und einem Transsudat des Blutes, die dem Blutserum ähnelt. Normalerweise kommt nur wenig Synovia in einem Gelenk vor (im Kniegelenk z. B. nur 3–6 ml).

Die von den Typ-B-Synovialozyten der synovialen Intima gebildete Synovia hat einen pH-Wert von 7,3–7,7 und besteht aus Hyaluronsäure (2–3 mg/ml), Proteinen (10–30 mg/ml), Glukose (0,5 bis 0,7 mg/ml), Wasser und abgeschilferten Zellen.

Ihre **Funktionen** sind:

- **Ernährung** des Gelenkknorpels und von Teilen der intraartikulären Strukturen
- **Schmierung** (reibungsfreies Gleiten der Gelenkflächen)
- **Stoßdämpfer** (gleichmäßiges Verteilen der einwirkenden Druckkräfte)

Klinik

Verletzungen oder Entzündungen von Gelenken können zu einer Reizung der Membrana synovialis mit gesteigerter Produktion von Synovia führen. Es entsteht ein **Gelenkerguss,** der so ausgeprägt sein kann, dass das ganze Gelenk unter Spannung steht, schmerzt, geschwollen ist und die Gelenkkonturen verstrichen sind. Je nach Ursache kann es sich um einen Reizerguss mit normal gefärbter Synovia oder auch um verfärbte Ergüsse, z. B. nach Einblutungen (Hämarthros), handeln.

Gelenkbelastung

Gelenkknorpel wird unter physiologischen Bedingungen auf axialen Druck beansprucht, da die Kraftübertragung von einer Gelenkoberfläche auf die andere senkrecht auf die Knorpeloberfläche erfolgt. Kräfte, die dabei auf das Gelenk wirken, sind:

- **das Teilkörpergewicht** (z. B. beim einseitig belasteten Hüftgelenk der Rumpf, Hals und Kopf und die oberen Extremitäten)
- **Muskel- und Bandkräfte** (z. B. beim einseitig belasteten Hüftgelenk der Tractus iliotibialis und die an ihm angreifenden Muskeln wie M. tensor fasciae latae, M. gluteus maximus, M. vastus lateralis)

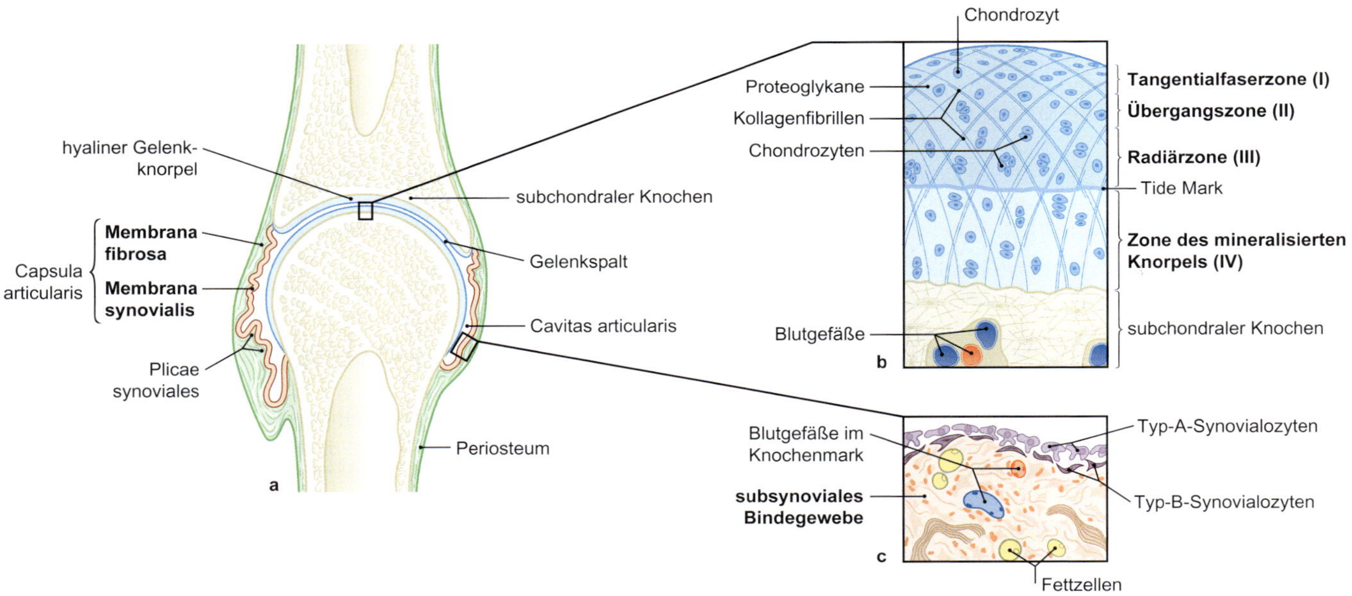

Abb. 1.24 Allgemeiner Aufbau des Gelenks. [S702-L126] **a** Allgemeiner Aufbau. **b** Gelenkknorpel. **c** Gelenkkapsel.

Das Teilkörpergewicht wird dabei durch die entgegengesetzt wirkenden Muskel- und Bandkräfte reduziert. Das Ergebnis ist die tatsächlich auf das entsprechende Gelenk wirkende **Gelenkbelastung** (➤ Abb. 1.17), die als **Gelenkresultierende (R)** bezeichnet wird und als Vektorsumme aus Schwerkraft (Teilkörpergewicht) sowie Muskel- und Bandkraft dargestellt werden kann. Sie verläuft entsprechend den Gesetzen des Gleichgewichts durch den jeweiligen momentanen Drehpunkt des Gelenks (➤ Abb. 1.17). Bei Bewegungen im Gelenk ändern sich Größe, Richtung und Lage der Gelenkresultierenden. Der tatsächliche Druck auf den Gelenkknorpel (Gelenkdruck, Flächenpressung) hängt außer von der Größe der Gelenkresultierenden (Gelenkbelastung) auch von der Größe der kraftaufnehmenden Fläche ab. Je kleiner die Fläche ist, desto größer wird der Druck: Ein Pfennigabsatz mit kleiner Fläche hinterlässt auf einem neuen Holzfußboden kleine Mulden im Fußboden, die flache Sohle mit größerer Fläche dagegen nicht.

Klinik

Bei einer **Coxa valga** (vergrößerter Schenkelhalswinkel) nimmt der Gelenkdruck zu und die kraftaufnehmende Fläche ab. Es kann zur Ausbildung einer Arthrose kommen.

Hilfsstrukturen

In mehreren Gelenken kommen intraartikuläre Strukturen vor, die für die biomechanische Funktion und das Bewegungsausmaß der Gelenke als Hilfseinrichtungen essenziell sind:

- **Zwischenscheiben**
  - Disci articulares
  - Menisci articulares
- **Gelenklippen** (Labra articularia)

Darüber hinaus kommen **Schleimbeutel** (Bursae synoviales) vor, die als druckelastische Polster das Gleiten von Sehnen und Muskeln gegen Knochen ermöglichen, sowie **Bänder** (Ligamenta), die der Verstärkung, Führung oder Hemmung dienen.

Gelenkzwischenscheiben

Sie dienen dem Ausgleich von Unebenheiten (Inkongruenzen) zwischen den artikulierenden Gelenkflächen und unterliegen einer Druckbeanspruchung. Sie können als vollständige Scheiben (Disci = Vollmond) oder Teile von Scheiben (Menisken = Mondsichel) vorkommen.

- **Disci articulares** sind aus straffem Bindegewebe und Faserknorpel aufgebaut. Sie füllen die Gelenkhöhle vollständig aus und sind oft mit der Gelenkkapsel verbunden (z. B. Discus articularis des Kiefergelenks).
- **Menisci articulares** bestehen ebenfalls aus straffem Bindegewebe und Faserknorpel. Sie haben von oben die Form einer Sichel, im Schnitt Keilfom und überlagern die Gelenkflächen im Randbereich (medialer und lateraler Meniskus des Kniegelenks).

MERKE

Disken überdecken die Gelenkfläche im Gegensatz zu Menisken vollständig.

Gelenklippen

Es handelt sich um Strukturen aus Bindegewebe und Faserknorpel, die der Vergrößerung von Gelenkpfannen dienen. Beim Menschen kommen **Gelenklippen (Labra)** im Schultergelenk (Labrum glenoidale) und im Hüftgelenk (Labrum acetabulare) vor, sind an einem knöchernen Ring (Limbus) der jeweiligen Gelenkpfanne befestigt.

Schleimbeutel

Ein **Schleimbeutel (Bursa synovialis)** ist prinzipiell wie die Gelenkkapsel aufgebaut. Man kann ihn sich wie ein flüssigkeitsgefülltes Sitzkissen vorstellen. Umgeben ist er von einer Bindegewebsschicht (Membrana fibrosa) und innen befindet sich eine Synovialmembran (Membrana synovialis), die die Flüssigkeit des Bursenlumens bildet. Die Zusammensetzung der Flüssigkeit ist mit der Synovia echter Gelenke nahezu identisch. Die druckelastischen Bursen ermöglichen das Gleiten von Sehnen und Muskeln über Knochen und Sehnen. Sie können mit der Gelenkhöhle kommunizieren (z. B. Bursa subscapularis im Schultergelenk) oder kommen als selbstständige Bursen vor (z. B. Bursa prepatellaris).

Klinik

Kommt es durch Überlastung, Entzündung oder Trauma zu einer **Bursitis** (Entzündung eines Schleimbeutels), kann der Schleimbeutel sehr viel größer werden, benachbarte Strukturen (z. B. Nerven) durch Druck beeinträchtigen oder Bewegungen einschränken. Ist der Schleimbeutel mit einer Gelenkhöhle verbunden, kann der Prozess auf das Gelenk übergreifen.

Bänder

Bänder (Ligamenta) bestehen aus straffem kollagenem Bindegewebe. Die Fasern sind meist parallel angeordnet. Bänder können platt oder strangförmig sein und dienen der Verbindung beweglicher Skelettelemente. Außer den festen Bändern des Bewegungsapparats (z. B. Lig. cruciatum anterius = vorderes Kreuzband im Kniegelenk) gibt es dünne, zarte Bänder, die Strukturen innerhalb von Körperhöhlen verbinden (z. B. Lig. hepatoduodenale = Band zwischen Leber und Zwölffingerdarm). Die Bänder des Bewegungsapparats kommen als **intraartikuläre Bänder** (z. B. Lig. capitis femoris) innerhalb von Gelenken und als **extraartikuläre Bänder** außerhalb von Gelenken (z. B. Lig. collaterale genus laterale = äußeres Kollateralband des Kniegelenks) vor. Sind extraartikuläre Bänder in die Gelenkkapsel integriert, spricht man von **kapsulären Bändern** und stellt sie Bändern gegenüber, die durch lockeres Bindegewebe von der Gelenkkapsel getrennt sind.

Extraartikuläre Bänder werden entsprechend ihrer Funktion eingeteilt in:

- **Verstärkungsbänder** zur Verstärkung der Gelenkkapsel, z. B. das Lig. pubofemorale am Hüftgelenk
- **Führungsbänder,** dienen der Sicherung der Gelenkführung, z. B. das Lig. anulare radii am Ellenbogengelenk
- **Hemmungsbänder,** schränken die Gelenkbewegung ein, z. B. das Lig. iliofemorale am Hüftgelenk

Bänder haben meist nicht nur eine, sondern mehrere der 3 genannten Funktionen.

1.4.4 Allgemeine Muskellehre

Es gibt 3 verschiedene Arten von Muskelgewebe:

- quergestreifte Skelettmuskulatur
- Herzmuskulatur
- glatte Muskulatur

Die **quergestreifte Skelettmuskulatur** bildet den aktiven Bewegungsapparat. Sie umfasst ca. 300 Muskeln mit ihren Sehnen und dem muskeleigenen Bindegewebe. Skelettmuskulatur kommt außer in Skelettmuskeln auch in Zunge, Rachen, Kehlkopf, Teilen der Speiseröhre und im Analbereich vor. Jeder Muskel besteht aus einer unterschiedlich großen Anzahl von *Skelettmuskelfasern,* den

kleinsten selbstständigen Baueinheiten der Skelettmuskulatur. Die Skelettmuskulatur ist willkürlich aktivierbar und weist mikroskopisch eine Querstreifung auf, die auf der regelmäßigen Anordnung von Aktin- und Myosinfilamenten zu Sarkomeren beruht und das kontraktile Element der quergestreiften Muskulatur darstellt. Eine Verkürzung der Sarkomere führt zu einer isotonischen Muskelkontraktion, eine Entspannung verlängert die verkürzten Sarkomere wieder. Muskelfasern können mehrere Zentimeter lang sein und einen Durchmesser zwischen 40 und 80 µm haben.
Skelettmuskeln bewegen Knochen in ihren Gelenken. Weitere *Muskelfunktionen* können sein:
- Stabilisierung der Gelenke (Sicherung der Haltung)
- Zuggurtung (Reduzierung der Biegebeanspruchung von Röhrenknochen)
- Energiespeicherung bei Dehnung (Dämpfung im Gelenk bei dynamischer Aktivität)

Die Skelettmuskulatur besteht hauptsächlich aus 2 Arten von *Muskelfasertypen:* langsamen Typ-I-Zuckungsfasern und schnellen Typ-II-Zuckungsfasern (➤ Tab. 1.8). Der Anteil jedes Fasertyps in einem Skelettmuskel hängt von genetischen und Umweltfaktoren ab. Einige Muskeln enthalten hauptsächlich langsame Zuckungsfasern, andere eine Mischung und wieder andere hauptsächlich schnelle Zuckungsfasern.
Auch die **Herzmuskulatur** besitzt eine Querstreifung, die grundsätzlich ähnlich aufgebaut ist wie die Skelettmuskulatur. Sie besteht aus Kardiomyozyten (Herzmuskelzellen), die jedoch meist einkernig, mit 100 µm deutlich kürzer und auch von geringerem Durchmesser (ca. 15 µm) sind. Kardiomyozyten stehen an ihren Enden seitlich über Gap Junctions (offene Zellkontakte) mit ihren Nachbarzellen in Verbindung und sind außerdem an ihren Enden über Adhäsionskontakte (lichtmikroskopisch: Glanzstreifen, Disci intercalares) an anderen Kardiomyozyten befestigt. Die Herzmuskulatur besitzt ein herzeigenes Erregungsbildungs- und Reizleitungssystem.
Die **glatte Muskulatur** ist aus dünnen Muskelzellen aufgebaut, die unwillkürlich arbeiten. Sie besteht ebenfalls aus Aktin- und Myosinfilamenten, die jedoch nicht in Sarkomeren angeordnet sind. Man findet sie z.B. im Verdauungstrakt, im Urogenitaltrakt, in den Atemwegen oder in der Wand der Blutgefäße. Der Kontraktionsvorgang ist im Vergleich zur Skelettmuskulatur langsam, die Verkürzung jedoch viel ausgeprägter. Der Energieaufwand ist deutlich geringer als bei der Skelettmuskulatur.

Klinik

Nach stärkeren, ungewohnten Belastungen (meist beim Sport) kann Muskelgewebe (ein)reißen. Man spricht von **Muskelfaserriss** oder bei stärkerer Zerstörung von einem **Muskelriss** (abhängig allein vom Ausmaß der Muskelschädigung). Meist sind die Muskeln des Ober- oder Unterschenkels betroffen. Man grenzt davon die **Muskelzerrung** ab, bei der sich keine makroskopischen Strukturveränderungen mit Zerstörung von Muskelzellen und Einblutungen erkennen lassen.
Der **Muskelkater** ist ein Schmerz, der nach körperlicher Anstrengung, besonders bei hohen Belastungen bestimmter Muskelpartien, auftritt. Er macht sich meist erst Stunden nach der jeweiligen Aktivität bemerkbar. Früher ging man von einer Übersäuerung des jeweiligen Muskels durch Milchsäure (Laktat) aus. Dies wurde aber widerlegt. Es handelt sich vielmehr um Mikrorisse in den Muskelfibrillen mit einer nachfolgenden Entzündungsreaktion.

Tab. 1.8 Muskelfasertypen (Zuckungsfasern)

Langsame Zuckungsfasern (Typ I)	Schnelle Zuckungsfasern (Typ II)
rote Fasern	weiße Fasern
mitochondrienreich	mitochondrienarm
oxidativ arbeitend	glykolytisch arbeitend
ermüdungsresistent	schnell ermüdend
kontinuierlich arbeitend	schnelle kurze Muskelaktivitäten

Aufbau eines Skelettmuskels

Die Skelettmuskulatur ist grundsätzlich gleich aufgebaut und besteht aus Muskelfasern. Die kleinste Einheit ist das Sarkomer, das aus Myosinfilamenten (bestehend aus den beiden kontraktilen Proteinen F-Aktin und Myosin) aufgebaut ist. Gruppen von Sarkomeren liegen in Reihen (Ende-an-Ende und parallel) nebeneinander und bilden die Myofibrille (➤ Abb. 1.25). Mehrere Gruppen von Myofibrillen sind in ein Endomysium (umgebendes Bindegewebe) eingebettet und bilden eine Muskelfaser. Mehrere Muskelfasern sind wiederum durch Bindegewebe (Perimysium) zu Muskelbündeln (Faszikeln) zusammengefasst. Mehrere Faszikel werden schließlich von einem umgebenden Bindegewebe (Epimysium) umschlossen, das den eigentlichen Skelettmuskel (im Beispiel M. gracilis) bildet.
Am Skelettmuskel unterscheidet man:
- **Muskelbauch** (Venter musculi): unterschiedlich geformt
- **Sehne** (Tendo musculi): überträgt den Muskelzug direkt oder indirekt auf die Skelett- oder Bindegewebselemente:
  - **Ursprung (Origo):** Ursprungssehne, rumpfnahe (proximale) Anheftungsstelle
  - **Ansatz (Insertio):** Ansatzsehne, rumpfferne (distale) Anheftungsstelle
  - **Punctum fixum:** Anheftungsstelle am unbewegten Skelettelement
  - **Punctum mobile:** Anheftungsstelle am bewegten Skelettelement

MERKE
Muskelursprung und Muskelansatz sind willkürlich festgelegt. Man darf sie nicht mit dem Punctum fixum und dem Punctum mobile verwechseln.

Es ist nicht zwangsläufig immer der Fall, dass das Punctum fixum und der Muskelursprung übereinstimmen, weil Punctum fixum und Punctum mobile je nach Bewegung auch wechseln können. Muskeln auf der Rückseite des Oberschenkels (ischiokrurale Muskeln) können beispielsweise bei Kontraktion entweder im Kniegelenk eine Beugung durchführen (Punctum fixum und Muskelursprung stimmen überein) oder bei distalem Punctum fixum eine Rückkippung des Beckens im Hüftgelenk unterstützen.

Muskeltypen

Es gibt verschiedene Möglichkeiten, Muskeln einzuteilen:
- **Anordnung der Muskelfasern:**
  - paralleler Verlauf der Muskelfasern (zur Zugrichtung der Sehne); es sind ausgiebige Bewegungen mit geringer Kraft möglich
  - gefiedert, d. h. schräger Verlauf der Muskelfasern in einem bestimmten spitzen Winkel (Fiederungswinkel) zur langen, breiten Sehne, hohe Muskelkraft
- **Anzahl der Köpfe:** 1, 2 oder mehrere Köpfe

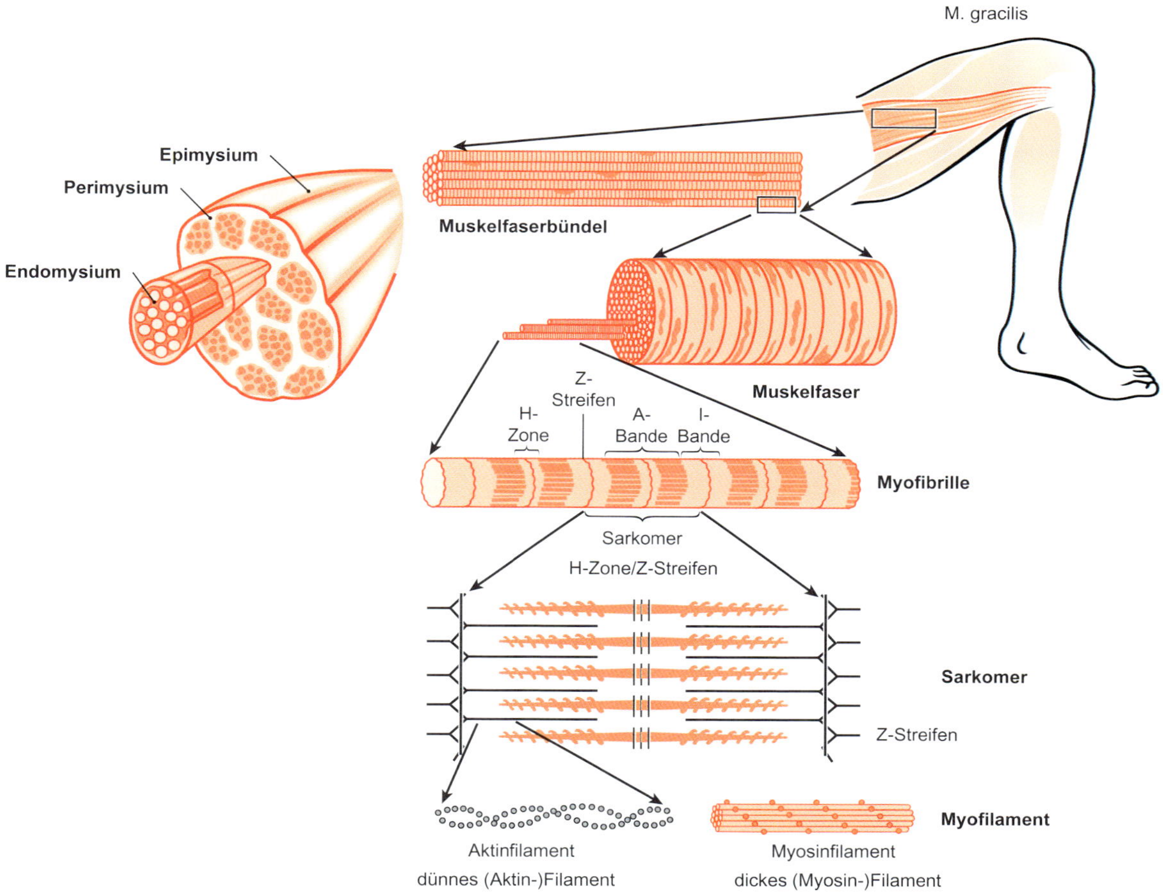

Abb. 1.25 Aufbau eines Skelettmuskels. [S701-L126]

- **Unterschiede nach Gelenkbeteiligung:** Je nachdem, ob ein Muskel an Bewegungen in 1 oder in 2 Gelenken beteiligt ist oder keine Beziehung zu einem Gelenk hat, unterscheidet man:
  - eingelenkige Muskeln
  - zweigelenkige Muskeln
  - mehrgelenkige Muskeln (z. B. am Unterarm)
  - mimische Muskeln (keine Gelenkbeteiligung)
- **Form:** Entsprechend ihrer Form werden Muskeln eingeteilt in (➤ Abb. 1.26):
  - einköpfig parallelfaserige Muskeln (M. fusiformis)
  - zweiköpfig parallelfaserige Musklen (M. biceps)
  - zweibäuchig parallelfaserige Muskeln (M. biventer)
  - flache Muskeln (M. planus)
  - durch Zwischensehnen unterteilte mehrbauchige Muskeln (M. intersectus)
  - gefiederte Muskeln (M. pennatus)
  - einfach gefiederte Muskeln (M. semipennatus)
  - zweifach gefiederte Muskeln (M. bipennatus)

Sehne

Sehnen sind aus straffem parallelfaserigem Bindegewebe aufgebaut und weisen Besonderheiten am Muskel-Sehnen-Übergang sowie im Bereich der Ansatzzonen am Skelett auf. Sie sind außerordentlich reißfest, elastisch und können sich plastisch verformen. Gleichzeitig sind sie aber nur wenig dehnbar (5–10 %). Sie haben die Funktion, den bei der Kontraktion entstehenden Zug eines Muskels auf die Skelettelemente zu übertragen. Die Übertragung des Zugs findet hauptsächlich am Muskel-Sehnen-Übergang statt. Die Form der Sehnen unterscheidet sich von Muskel zu Muskel. Manche Sehnen sind so kurz, dass man sie makroskopisch nicht sehen kann (fleischiger Ansatz), andere sind außerordentlich dünn und flächig, sodass man von Aponeurosen spricht.

Typen

Unter strukturellen und funktionellen Gesichtspunkten unterscheidet man Zugsehnen und Gleitsehnen:

- **Zugsehnen** verlaufen in Hauptrichtung des Muskels und werden ausschließlich auf Zug beansprucht. Sie weisen den typischen Sehnenaufbau auf.
- **Gleit- oder Drucksehnen** ändern ihre Verlaufsrichtung, indem sie um einen Knochen oder eine Bindegewebsstruktur herumziehen. Der Knochen/die Bindegewebsstruktur dient dabei als Drehpunkt (Hypomochlion). Auf der dem Knochen/der Bindegewebsstruktur zugewandten Seite wird die Sehne auf Druck beansprucht und gleitet an dieser Stelle. An der Umlenkstelle ist Faserknorpel in die Sehne eingelagert.

Muskel-Sehnen-Übergang

Die als **myotendinöse Zone** bezeichnete Verbindung zwischen der Muskelfaser und den Kollagenfasern der Ursprungs- und Ansatzbereiche ist durch eine ausgeprägte Oberflächenvergrößerung (Faktor 10) der Zytoplasmamembran am Muskelfaserende gekennzeichnet. Im Oberflächenvergrößerungsbereich ist die Basalmembran der Muskelfaser von einem Mikrofibrillennetz (dünne Kollagenfasern) umgeben. Die Fibrillen des Netzes durchflechten sich innig mit Mikrofibrillen der Sehne und führen zu einer festen Verankerung.

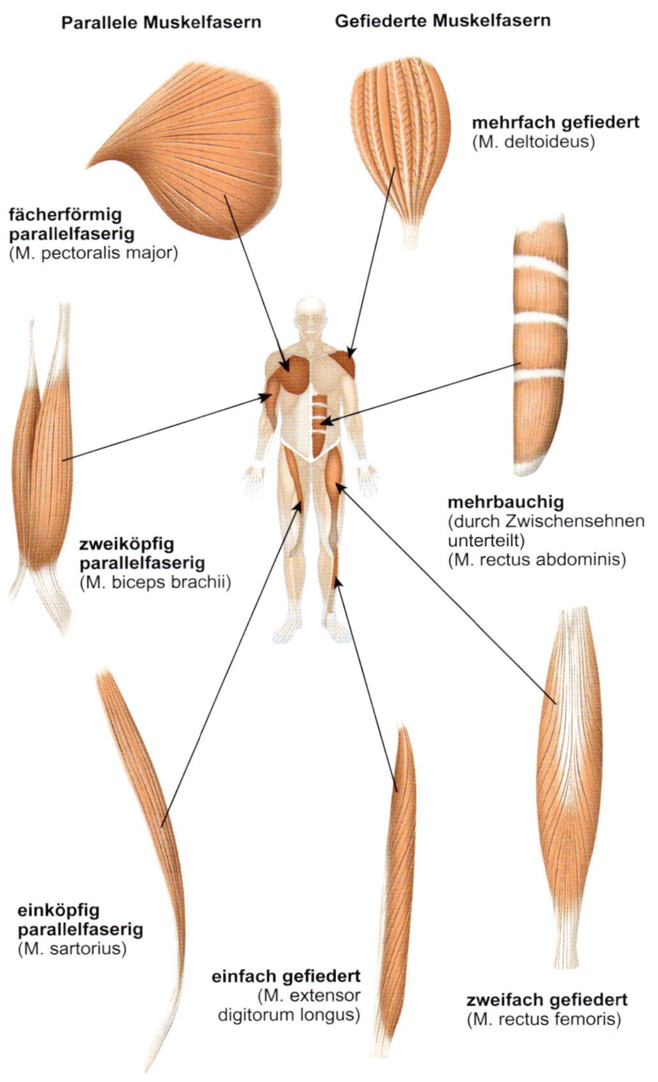

Abb. 1.26 Muskeltypen. [S701-L275]

Sehnenansatzzonen

Sehnenansatzzonen dienen dazu, die unterschiedlichen Elastizitätsmodule von Bindegewebe, Knorpel und Knochen einander anzupassen, sodass es nicht zu Aus- oder Abrissen der Sehne im Ansatzbereich kommt. Man kann sich dies wie eine in den Insertionsbereich eingelagerte Feder vorstellen. Entsprechend dem Aufbau und der Lage unterscheidet man 2 Arten von Sehnenansatzzonen (➤ Abb. 1.27):

- **Chondral-apophysäre Ansatzzonen:** Sie kommen bei allen Muskeln vor, die im Bereich ehemals knorpeliger Apophysen inserieren, aber auch bei einigen anderen Muskeln (z. B. die Sehnen der Kaumuskeln am Schädelskelett). Charakteristisch ist die Einlagerung von Faserknorpel im Insertionsbereich, dessen unmittelbar dem Knochen aufliegende Schicht mineralisiert ist. Im Insertionsbereich fehlt das Periost, die Kollagenfasern dringen in den Knochen ein.
- **Periostal-diaphysäre Ansatzzonen:** Sie sind typisch für die Diaphysen der langen Röhrenknochen. Die Kollagenfibrillen flächenhafter Sehnen strahlen in das Periost ein und verankern die Sehne in der Kortikalis des Knochens. Die Kraft wird damit über eine sehr große Fläche übertragen. In manchen Fällen ziehen die Kollagenfasern direkt in den Knochen. An dieser Stelle fehlt dann das Periost. Im Insertionsbereich sind zudem elastische Fasern eingelagert, damit es bei plötzlicher Be- oder Entlastung im Ansatzbereich nicht zu Zugspitzen kommt (Dehnungsdämpfung). Periostal-diaphysäre Ansätze sind am Knochen durch Rauigkeiten (Tuberositates) gekennzeichnet.

> **Klinik**
>
> Überbeanspruchung chondral-apophysärer Sehnenansatzzonen kann zu degenerativen Veränderungen mit Schmerzen im Bereich der Ansatzzone führen (z. B. **Tennisellenbogen**). In periostal-diaphysären Sehnenansatzzonen kommt es manchmal zu vermehrter Knochenbildung mit Schmerzen (z. B. im Insertionsbereich der ACHILLES-Sehne am Fersenbein als **Fersensporn** oder im Insertionsbereich des M. quadriceps femoris an der Kniescheibe als **Patellaspitzensyndrom**).

Hilfseinrichtungen von Muskeln und Sehnen

Alle Muskeln und Sehnen benötigen in unterschiedlichem Maße Zusatzstrukturen, um sie

- in die Umgebung einzupassen,
- vor mechanischer Schädigung zu schützen,
- Reibungsverluste zu verhindern und die
- Kraftminderung zu reduzieren.

Zusatzstrukturen sind:

- **Faszien** (bindegewebige Hüllen)

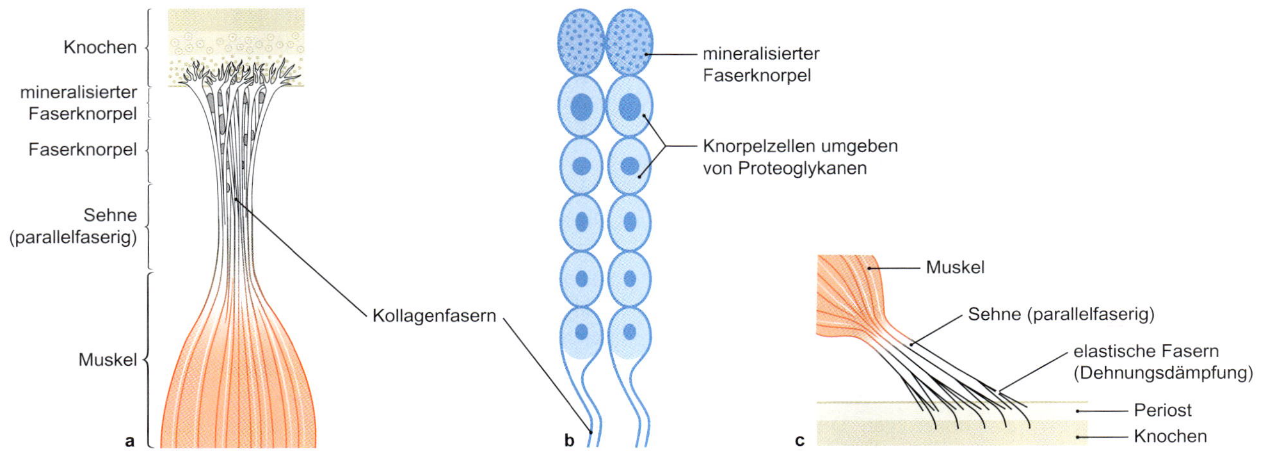

Abb. 1.27 Aufbau von Sehnenansatzzonen. [S702-L126] **a** Chondral-apophysäre Ansatzzone. **b** Schema einer chondral-apophysären Ansatzzone mit Knorpelzellen, Proteoglykanen und Kollagenfasern. **c** Periostal-diaphysäre Ansatzzone.

- **Retinacula** (bindegewebige Haltebänder)
- **Sehnenscheiden**
- **Schleimbeutel**
- **Sesambeine**

Faszien
Die auch als **Muskelbinden** bezeichneten Faszien sind aus kollagenem Bindegewebe bestehende Hüllen, die den einzelnen Muskel, mehrere Muskeln (Muskelgruppe) und Sehnen wie eine Hülle oder wie ein Strumpf ummanteln. Faszien können als äußere Schicht der Muskulatur betrachtet werden. Durch die Faszien wird die nahezu unsichtbare Kontraktion der Muskeln möglich, ohne dass sich das umgebende Gewebe gleichfalls zusammenzieht.
Man unterscheidet:

- **Einzelfaszien:** umhüllen einen Muskel
- **Gruppenfaszien:** umhüllen mehrere Muskeln einer Muskelgruppe (dabei hat aber jeder einzelne Muskel der Muskelgruppe eine eigene Einzelfaszie)
- **Körperfaszien:** gehen von der allgemeinen Körperfaszie (Fascia superficialis) aus und bedecken die darunter liegenden Muskeln (die bereits in Einzel- und Gruppenfaszien stecken)

Nach einer neueren Definition sind **Faszien** die Weichgewebeanteile des den Körper durchziehenden Binde- und Stützgewebeapparats und damit die kollagenhaltigen Fasergewebe, die am körperweiten Übertragungssystem für Zugspannungen mitwirken. Das Fasziensystem umfasst hiernach nicht nur die Faszie im engeren Sinn (also z. B. Muskelfaszien, Retinakula, Septen, Gelenkkapseln), sondern auch lokale Verdichtungen in Form von Sehnen und Bändern sowie weichere kollagene Bindegewebe wie die Fascia superficialis oder die innersten intramuskulären Schichten des muskulären Endomysiums. Knorpel, Knochen oder Cutis sind keine Faszien, wohl aber werden Dura mater (harte Hirnhaut), Periost, Perineurium, äußerer Anteil des Anulus fibrosus (Bandscheibe), Organkapseln oder das Bindegewebe des Bronchialbaums sowie das abdominale Mesenterium unter dem Begriff Faszie subsumiert. Durch die Begriffserweiterung kann die Faszie als großes, vernetztes **Spannungsübertragungssystem** gesehen werden, dessen Faserzusammensetzung, -ausrichtung und -dichte je nach den örtlichen Erfordernissen adaptiert ist.

MERKE

Gruppenfaszien bilden besonders im Bereich des Unterschenkels der unteren Extremitäten gemeinsam mit dem Periost der benachbarten Knochen, der Membrana interossea oder dem Septum intermusculare (ebenfalls eine Faszie) **osteofibröse Kanäle,** in denen einzelne Muskelgruppen liegen. Man spricht dabei von **Muskellogen.** Jede Muskelloge wird von eigenständigen Blut- und Lymphgefäßen versorgt.
Die Bedeutung von Faszien für den Körper ist größer, als dies allgemeinhin angenommen wird. So führten Faszien ein wissenschaftliches Schattendasein. Erst in den letzten Jahren sind sie vermehrt in den wissenschaftlichen Fokus gerückt. Da sie innerviert sind, können über sie auch Schmerzen übermittelt werden. Paramedizinisch gibt es mittlerweile Trends zur „Faszienfitness".

Klinik

Verletzungen der Blutgefäße einzelner Muskellogen im Rahmen größerer Traumen (z. B. Verkehrsunfall) können dazu führen, dass sich austretendes Blut in der jeweiligen Muskelloge (osteofibröser Kanal) sammelt und das (Muskel-)Gewebe komprimiert. Man spricht dabei von einem **Kompartmentsyndrom** (engl. „compartment" = Muskelloge). Wenn der osteofibröse Kanal nicht so schnell wie möglich entlastet (eröffnet) wird, kann das Muskelgewebe irreversibel geschädigt werden.

Retinacula
Retinacula sind bindegewebige Haltebänder für Gewebeschichten oder Organe. An den Extremitäten sorgen sie z. B. an den Hand- oder Fußgelenken dafür, dass sich die Sehnen bei Muskelkontraktion nicht von den Knochen abheben. Man kann sie wie einen Gurt betrachten, der sie in ihrer typischen Lage hält.

Sehnenscheiden
Eine Sehnenscheide **(Vagina tendinis)** ummantelt eine Sehne überall dort, wo sie unmittelbar am Knochen verläuft oder umgelenkt wird (Hypomochlion). Sie schützt die Sehne und ermöglicht ihre bessere Gleitfähigkeit. Sehnenscheiden sind in ihrem Aufbau mit Gelenkkapseln vergleichbar (➤ Abb. 1.28). Das **innere Sehnenscheidenblatt (Stratum synoviale, Pars tendinea)** ist mit der Sehne, das **äußere Sehnenscheidenblatt (Stratum synoviale, Pars parietale)** mit dem **Stratum fibrosum** der Sehnenscheide verwachsen. In den Gleitspalt **(Cavitas synovialis)** wird eine der Synovia vergleichbare Flüssigkeit abgegeben. Die Ernährung der Sehne wird durch kleine Gefäße gewährleistet, die über kleine Bänder des Mesotendineums (Vincula brevia und longa) in die Sehne eintreten.

Klinik

Überbeanspruchungen können zur schmerzhaften **Tendovaginitis (Sehnenscheidenentzündung)** führen, die besonders an Hand und Fuß häufig sind. Eine **Tendovaginitis stenosans** (stenosierende Sehnenscheidenentzündung) ist für Überbeanspruchungen der Handbeugemuskeln charakteristisch. Sie tritt besonders häufig bei Tätigkeiten mit stereotypem Bewegungsablauf auf, z. B. Handwerker, Sportler, Klavierspieler oder häufige längerfristige Arbeit an einer Computertastatur (ist teilweise als Berufskrankheit anerkannt). Die Überlastung führt zu kleinen Verletzungen in der Sehne, die der Körper mittels einer Entzündungsreaktion zu reparieren versucht. Die damit einhergehende Schwellung der Sehne engt die Sehnenscheide ein (Tendovaginitis stenosans) und führt zur Bildung von Sehnenknötchen, die bei jeder Fingerbeugung und -streckung durch kleine ringförmige Bänder (Ringbänder, Ligg. anularia, fixieren die Sehnenscheiden am Knochen) hindurch müssen und dort eingeklemmt werden können. Dies ruft sekundär das **Phänomen des „schnellenden Fingers"** hervor.

Schleimbeutel
Die druckelastischen Bursen ermöglichen das Gleiten von Sehnen und Muskeln über Knochen und Sehnen (➤ Kap. 1.4.3).

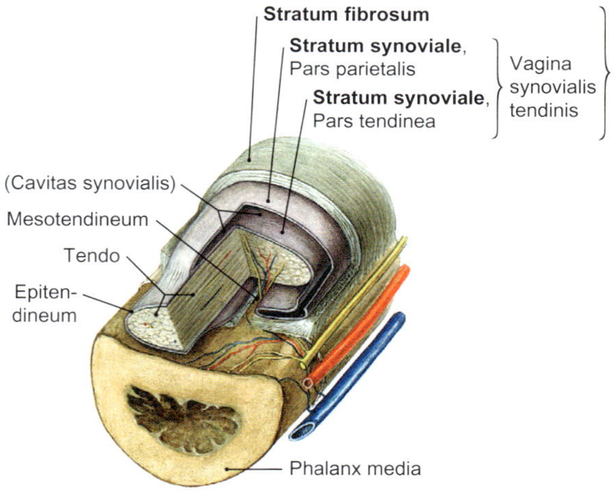

Abb. 1.28 Aufbau einer Sehnenscheide. [S700]

Sesambein

Sesambeine (Ossa sesamoidea) sind Knochen, die in Sehnen eingelagert sind und die Sehne funktionell

- vor zu großer Reibung schützen bzw.
- den Hebelarm verlängern und damit Muskelkraft sparen.

Sie entstehen im Sinne einer funktionellen Anpassung des Gewebes im Bereich von Drucksehnen. Beispiele sind die Kniescheibe (Patella) oder das Erbsenbein (Os pisiforme) am Handgelenk.

Allgemeine Muskelmechanik

Muskelaktivierung und -koordination

Das Zentralnervensystem koordiniert Bewegungen, indem es Impulse über die peripheren Nerven zu den Muskeln sendet. In der Regel werden gleichzeitig mehrere Muskeln angesprochen, die eine bestimmte Bewegung gleichgerichtet unterstützen **(Synergisten)** oder ihr entgegenwirken **(Antagonisten).** Eine Aktivierung der Synergisten wird so mit einer Hemmung der Antagonisten gekoppelt. Physiologisch erreichen die Nervenimpulse die Muskulatur ständig und sorgen dafür, dass sich ein Teil der Muskelfasern im Kontraktionszustand befindet. So wird eine Spannung aufgebaut, die als **Grundtonus (Ruhetonus)** bezeichnet wird.
Die sichtbare Kontraktion eines Muskels beginnt erst, wenn ein anfänglicher Widerstand gegen den Tonus des/der Antagonisten überwunden ist. Zunächst erhöht sich also nur der Spannungszustand im Muskel, ohne dass sich die Muskelfasern verkürzen **(isometrische Kontraktion).** Erst danach erfolgt bei gleichbleibender Spannung eine Verkürzung der Muskelfasern **(isotonische Kontraktion),** die zur sichtbaren Bewegung führt.

Muskelarbeit

Hubkraft und Hubhöhe

Die Arbeit eines Muskels hängt ab

- von seiner Kraftentfaltung (Hubkraft) und
- vom Ausmaß seiner Verkürzung (Hubhöhe)

und berechnet sich nach der einfachen Formel: Arbeit = Kraft (F) × Weg. Die Kraft wird als Hubkraft, der Weg als Hubhöhe bezeichnet.

- **Hubkraft:** Sie hängt vom physiologischen Querschnitt (Gesamtquerschnitt) und vom Fiederungswinkel (der Winkel, über den die Muskelfasern an der Sehne inserieren, s. o.) ab.
- **Hubhöhe:** Sie hängt von der Länge der Muskelfasern und vom Fiederungswinkel ab.

Die Muskelkraft und der physiologische Querschnitt eines Muskels (Hubkraft eines Muskels in Abhängigkeit vom Querschnitt aller Muskelfasern rechtwinklig zu ihrer Faserrichtung, s. u.) verhalten sich direkt proportional: Verläuft die Sehne des Muskels parallel zu seiner Zugrichtung (z. B. M. rectus abdominis, ➤ Abb. 1.29), wird die komplette erzeugte Kraft *(absolute Muskelkraft)* auf die Sehne übertragen. Dabei sind die Muskelkraft (F_M) und die Sehnenkraft (F_S) nahezu identisch. Verlaufen die Muskelfasern dagegen schräg zur Zugrichtung der Sehne (z. B. M. obliquus externus abdominis, ➤ Abb. 1.29), wird nur ein Teil ihrer Kontraktionskraft auf die Sehne übertragen. Dabei ist die vertikale Sehnenkraft (F_S [vertikal]) gegenüber der Muskelkraft (F_M) um den Faktor cos α und die horizontale Sehnenkraft (F_S [horizontal]) um den Faktor sin α reduziert.

Muskelquerschnitt

Man unterscheidet am Muskel einen

- **anatomischen Querschnitt** (liegt senkrecht zur Hauptlinie im dicksten Teil des Muskels) und einen
- **physiologischen Querschnitt** (ist mit der Querschnittsfläche aller Muskelfasern identisch und somit ein Maß für die absolute Kontraktionskraft aller Muskelfasern).

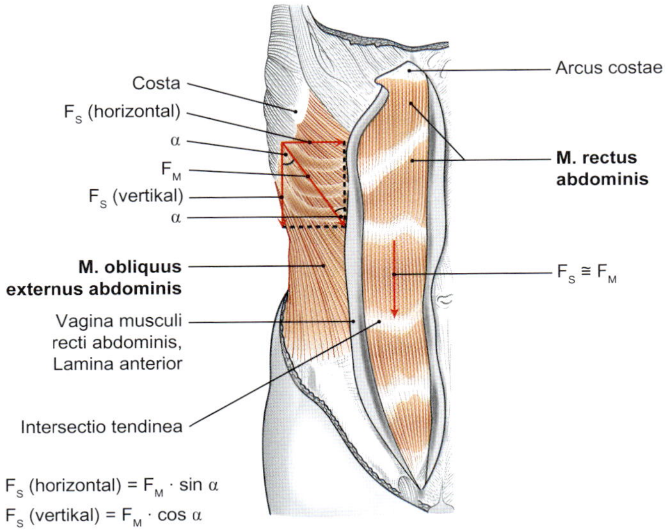

Abb. 1.29 Muskelarbeit, Übertragung der Muskel- auf die Sehnenkraft je nach Verlauf der Muskelfasern zu den Sehnen. [S702-L126]

Anatomischer und physiologischer Querschnitt stimmen nur selten überein (nur bei parallelfaserigen und spindelförmigen Muskeln).

Anatomischer Hebelarm und Muskelwirkung

Für das Verständnis der Muskelarbeit ist es notwendig, auch den Abstand der Insertionsstelle der Sehne vom Gelenkdrehpunkt in die Überlegungen einzubeziehen. Vereinfacht lässt sich mit Hebelgesetzen die notwendige Kraft abschätzen und das Ausmaß der Bewegung bestimmen. Wie bei einem Hebel können am Skelett

- **Lastarm** (zu bewegender Körperabschnitt),
- **Kraftarm** (auf das Gelenk wirkende Muskeln mit ihren Sehnen) und
- **Drehpunkt** (am Gelenk)

definiert werden. Wie viel Kraft ein Muskel auf ein Gelenk übertragen kann, hängt von der Länge des jeweiligen **anatomischen Hebelarms** ab (senkrechter Abstand der Wirkungslinie des Muskels zur Drehachse des Gelenks = Kraftarm) (➤ Abb. 1.30). Der anatomische Hebelarm ist, je nach Gelenkstellung, unterschiedlich lang und wird als **virtueller Hebelarm** bezeichnet. Das Drehmoment eines Muskels berechnet sich nach der einfachen Formel: Drehmoment = Kraft (F) × virtueller Hebelarm.
Damit Skelettelemente um die Drehachse eines Gelenks bewegt werden können, muss ein Muskel wie beschrieben über einen ana-

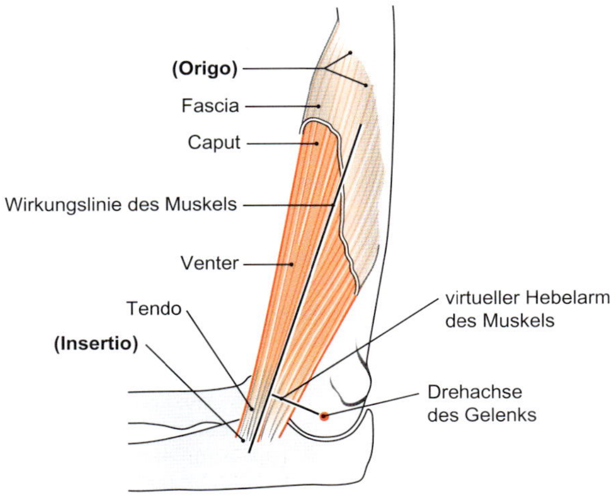

Abb. 1.30 Gliederungsprinzip eines Skelettmuskels. [S700-L126]

tomischen (= tatsächlichen) Hebelarm angreifen und dadurch ein Drehmoment erzeugen. Die Länge des Hebelarms entspricht dabei der Entfernung des Muskelansatzes von der Drehachse des Gelenks. So hat z. B. der **M. brachioradialis** einen langen, der **M. brachialis** einen kurzen anatomischen Hebelarm, wenn der Arm zum Körper bewegt wird (➤ Abb. 1.31). Gibt es nur einen Hebel, wird das Skelettelement in Zugrichtung des Muskels bewegt (z. B. M. brachioradialis, M. biceps brachii, M. brachialis, ➤ Abb. 1.31). Bei zweiarmigen Hebeln wird der muskuläre Ansatzpunkt in Richtung auf den Muskelzug bewegt, der Hauptteil des Skelettelements wird dabei in entgegengesetzter Richtung verlagert (z. B. M. triceps brachii, ➤ Abb. 1.31, vgl. ➤ Abb. 1.30).

Arbeit und Leistung
Das Produkt aus erreichter Hubhöhe und Hubkraft ist die **mechanische Arbeit** eines Muskels und wird in *Joule* gemessen. Die **geleistete Arbeit** eines Muskels pro Zeiteinheit wird in *Watt* gemessen.

Aktive und passive Insuffizienz
Wenn ein Muskel bereits voll verkürzt ist, die Gelenkfunktion aber noch nicht die Endstellung erreicht hat, die durch die weitere Kontraktion des Muskels möglich wäre, spricht man von **aktiver Insuffizienz.** So kann z. B. im Kniegelenk nicht über 125° gebeugt werden (bei Neutral-Null-Stellung im Hüftgelenk). Erst bei zusätzlicher Beugung im Hüftgelenk können 140° erreicht werden.
Von **passiver Insuffizienz** wird gespochen, wenn ein Muskel aufgrund seiner begrenzten Dehnbarkeit das Erreichen einer aktiven Gelenkstellung verhindert (der Muskel könnte sich weiter verkürzen, er wird aber durch seinen Antagonisten daran gehindert). So kann z. B. bei gebeugtem Handgelenk nicht die Faust geschlossen werden.

1.5 Kreislaufsysteme

Friedrich Paulsen, Faramaz Dehghani

Wärme, Gase, Nährstoffe, Stoffwechselendprodukte, Hormone u. a. sowie Abwehrzellen müssen im Körper verteilt werden. Um dies zu gewährleisten, besitzt der Körper verschiedene Kreislaufsysteme:
- Körperkreislauf
- Lungenkreislauf
- Pfortaderkreislauf
- vorgeburtlicher (pränataler oder fetaler) Kreislauf
- Lymphkreislauf

1.5.1 Körper- und Lungenkreislauf

Blut
Blut ist das wichtigste Transportmittel für Gase, Wirkstoffe, Nährstoffe, Abfallstoffe und Wärme. Es ist ein flüssiges Gewebe. Das Blutvolumen beträgt beim Erwachsenen zwischen 4 und 6 Litern. Etwa 44 % davon sind feste Bestandteile (Zellen). Häufigster Zelltyp ist der *Erythrozyt* (rote Blutzelle), der dem Gastransport (O_2 und CO_2) dient. An zweiter Stelle kommen die im Rahmen der Blutgerinnung agierenden *Thrombozyten* (Blutplättchen) vor. Als *Leukozyten* (weiße Blutzellen) fasst man eine heterogene Gruppe von 5 verschiedenen Zelltypen kernhaltiger Zellen im Blut zusammen, die alle Funktionen im Rahmen der Immunabwehr einnehmen (3 Gruppen von Granulozyten, Monozyten und Lymphozyten). Sie benutzen das Blut nur als Transportmittel und sind alle in der Lage, das Gefäßsystem und damit das Blut durch amöboide Fortbewegung aktiv zu verlassen, um an ihren Einsatzort im umgebenden Gewebe zu gelangen.

Blutgefäßsystem
Blut wird in einem Röhrensystem aus Blutgefäßen transportiert. Der Motor für den fortwährenden Blutfluss ist das in einen linken und in einen rechten Ventrikel geteilte Herz. Der linke Ventrikel bedient den Körperkreislauf, der die einzelnen Organe mit Blut versorgt; der rechte Ventrikel betreibt den Lungenkreislauf für die Abgabe von CO_2 und die Aufnahme von O_2 (➤ Abb. 1.32).

Kreislauf
Das **Herz** ist ein muskuläres Hohlorgan. Bei jeder Herzkontraktion werden ca. 70 ml Blut aus den Herzventrikeln in je eine Arterie gepumpt. Für den linken Ventrikel ist dies die Hauptschlagader (Aorta), für den rechten Ventrikel der Truncus pulmonalis, aus dem die linke und die rechte Lungenarterie hervorgehen. Durch dauernde Verzweigung der Hauptgefäße entstehen immer kleinere **Arterien** und schließlich **Arteriolen,** die den Übergang in ein Kapillarnetz schaffen, in dem der Stoff- und Gasaustausch stattfindet. Der Rücktransport des Blutes aus dem Kapillarnetz geschieht über **Venolen** und dann immer größer werdende **Venen,** die das Blut aus dem Körperkreislauf über die obere (V. cava superior) und untere Hohlvene (V. cava inferior) in den rechten Herzvorhof und aus dem Lungenkreislauf über die Vv. pulmonales in den linken Herzvorhof transportieren. Von den Herzvorhöfen gelangt das Blut schließlich wieder in den jeweiligen Herzventrikel (vom linken Vorhof in den linken Ventrikel; vom rechten Vorhof in den rechten

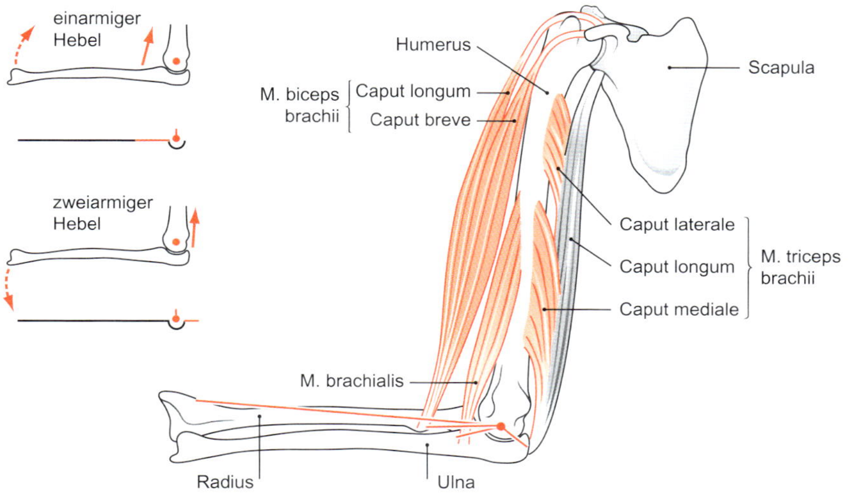

Abb. 1.31 Hebelarm und Muskelwirkung. [S700-L126]/[B500~M282/L132]

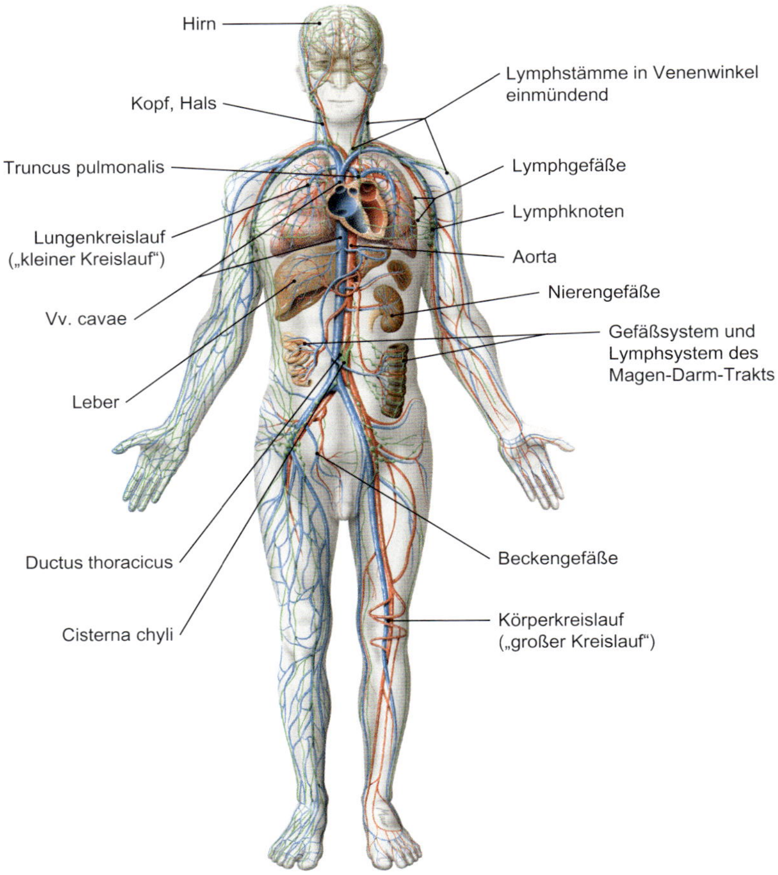

Abb. 1.32 Körper- und Lungenkreislauf. [S702-L127]

Ventrikel) und der Kreislauf beginnt von Neuem. Arteriolen, Kapillarsystem und Venolen werden gemeinsam als **Endstrombahn (terminale Strombahn)** bezeichnet. Sie bilden gemeinsam die Hauptquerschnittsfläche des Gefäßsystems. Im Bereich des Kapillarsystems in Form der Endstrombahn, in dem Stoffaustausch und Flüssigkeitsverschiebungen stattfinden, verlässt mehr Flüssigkeit das Gefäßbett als wieder aufgenommen wird.
Hier wirken 2 Druckkräfte (➤ Abb. 1.33):

- der **kolloidosmotische Druck** (intravasaler oder intrakapillärer kolloidosmotischer Druck, der hauptsächlich auf Proteinen im Blut wie Albumin und Globulinen basiert) und
- der **Perfusionsdruck** (Blutdruck in der Kapillare; hydrostatischer Druck).

Die resultierende Differenz ergibt den **effektiven Filtrationsdruck.** Im arteriellen Schenkel der Kapillare übersteigt der Perfusionsdruck den kolloidosmotischen Druck. Dadurch kommt es zu einer Nettofiltration von Flüssigkeit und Nährstoffen aus der Kapillare in das umgebende Gewebe. Dies führt zu einem hohen effektiven Filtrationsdruck von etwa 10 mmHg, sodass es zu einem Flüssigkeitstransport ins extravasale Interstitium kommt **(Filtration).**
Der Perfusionsdruck nimmt entlang der Kapillare kontinuierlich ab, während der kolloidosmotische Druck nahezu konstant bleibt. In der Mitte der Kapillare ist der effektive Filtrationsdruck bereits nahezu null und nimmt zum Ende der Kapillare (venöser Schenkel) hin immer weiter ab, sodass es hier zu einer Flüssigkeitsverschiebung mit darin gelösten Teilchen in das Kapillarlumen kommt **(Resorption).**
Allerdings werden von den etwa 20 Litern Flüssigkeit, die täglich durch das Kapillarbett fließen und dort gefiltert werden, im venösen Kapillarschenkel nur etwa 18 Liter (90%) Flüssigkeit wieder resorbiert. Etwa 10% (entsprechend 2 Litern) verbleiben im Interstitium und werden als **Lymphflüssigkeit** über das hier beginnende Lymphgefäßsystem abtransportiert. Die Lymphe durchfließt das Lymphgefäßsystem, wird beim Durchströmen zahlreicher Lymphknoten (➤ Abb. 1.39) gefiltert und immunologisch „kontrolliert" und gelangt schließlich durch die großen Lymphgefäße, den Ductus thoracicus auf der linken Seite und den Ductus lymphaticus dexter auf der rechten Seite, in den entsprechenden Venenwinkel und damit in die V. jugularis bzw. die V. subclavia, d.h. zurück in den Blutkreislauf (➤ Abb. 1.38).

Hoch- und Niederdrucksystem

Entsprechend dem Blutdruck im Kreislaufsystem wird zwischen Hochdrucksystem (linke Herzkammer und Arterien) und Niederdrucksystem (Kapillaren, Venen, rechtes Herz, Lungenkreislauf und linker Vorhof) unterschieden. Im Hochdrucksystem beträgt der Blutdruck (RR = nach RIVA-ROCCI) unter physiologischen

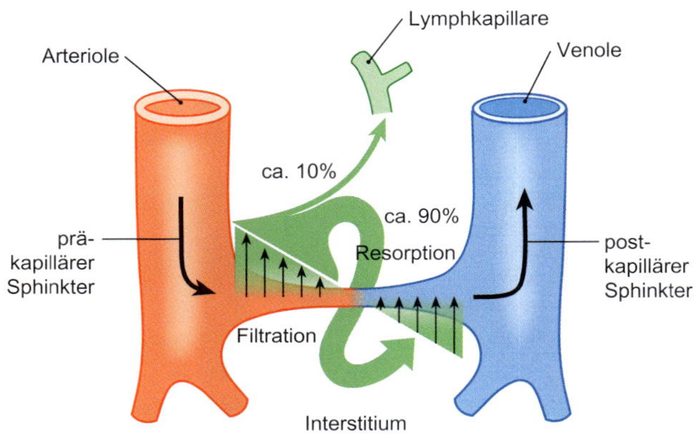

Abb. 1.33 Flüssigkeitsaustausch (Mikrozirkulation) in einer Kapillare. [S700-L126]/[E102-005]

Bedingungen zwischen 60 und 130 mmHg (Millimeter Quecksilbersäule); im Niederdrucksystem beträgt der Blutdruck auf Herzhöhe zwischen 9 und 12 mmHg.

Vasa publica und Vasa privata

Einige Organe – wie z. B. die Lunge oder die Leber – haben 2 funktionell voneinander unabhängige Gefäßsysteme:

- **Vasa publica:** Diese Gefäße haben eine Funktion für den gesamten Körperkreislauf (in der Lunge dienen sie dem Gasaustausch – Aa. und Vv. pulmonales).
- **Vasa privata:** Diese Gefäße dienen der speziellen Organdurchblutung (in der Lunge dienen sie der Blutversorgung des Lungengewebes – Rr. bronchiales).

Bei anderen Organen (z. B. Niere) haben die Arterien eine Doppelfunktion und fungieren gleichzeitig als Vasa publica und Vasa privata.

Herz

Das Herz ist die muskuläre Pumpe des Blutkreislaufs. Es führt rhythmisch koordinierte Muskelkontraktionen durch. Die Muskulatur besteht aus spezialisierten Herzmuskelzellen. Die Muskelkontraktionen bauen in den Herzkammern Druck auf, der durch das Öffnen und Schließen von Herzklappen zwischen den Herzvorhöfen und den Herzkammern und zwischen den Herzkammern und den angeschlossenen Arterien (Aorta, Truncus pulmonalis) in eine Richtung gelenkt wird (von den Vorhöfen in die Ventrikel und aus den Ventrikeln in die Arterien). Die Herzkontraktion heißt **Systole;** die Erschlaffungsphase ist die **Diastole.**

Herzwand

Die Herzwand besteht aus 3 Schichten:

- **Endokard:** Endothel (auskleidende innere Schicht) und Bindegewebe
- **Myokard:** Herzmuskulatur und Bindegewebe
- **Epikard:** Bindegewebe und Mesothel (spezialisierte äußere Schicht)

Das Herz liegt in einem Herzbeutel **(Perikard).** Zwischen Epi- und Perikard befindet sich ein kapillärer Spaltraum (seröse Höhle, ➤ Kap. 1.6.3).

Herzklappen

Jeder Herzventrikel hat 2 Öffnungen (Ostien), in denen die Herzklappen (➤ Tab. 1.9) sitzen – eine zum entsprechenden Vorhof, die andere zur entsprechenden Arterie. Die Klappen zwischen den Vorhöfen und den Ventrikeln werden als **Atrioventrikularklappen** bezeichnet. Sie sind entsprechend ihrem Aufbau *Segelklappen* (links die aus 2 Segeln bestehende **Mitralklappe,** rechts die aus 3 Segeln bestehende **Trikuspidalklappe**). Bei den Klappen zu den Arterien (Aorta, Truncus pulmonalis) handelt es ich um *Taschenklappen* (links die **Aortenklappe** mit 3 Taschen und rechts die **Pulmonalklappe** mit 3 Taschen). Alle 4 Ostien für die Klappen befinden sich in einer gemeinsamen Ebene **(Ventilebene),** in der auch das bindegewebige Herzskelett liegt, das der Herzmuskulatur als Fixpunkt dient.

Die Herzklappen öffnen und schließen sich je nach den gerade herrschenden Druckgradienten (➤ Tab. 1.10). Beim Klappenschluss legen sich die freien Ränder der Segel- und Taschenklappen aneinander. Im Gegensatz zu den Taschenklappen haben die Segelklappen einen Halteapparat aus **Papillarmuskeln (Mm. papillares),** die über **Sehnenfäden (Chordae tendineae)** an den freien Unterseiten der Segel ansetzen und ein Durchschlagen verhindern. Die Taschenklappen funktionieren im Gegensatz dazu wie Rückschlagventile.

Tab. 1.9 Herzklappen.

Klappentyp	Name	Anzahl Segel oder Taschen	Lage
Segelklappe	Mitralklappe (Valva atrioventricularis sinistra)	2	zwischen linkem Vorhof und linkem Ventrikel
	Trikuspidalklappe (Valva atrioventricularis dextra)	3	zwischen rechtem Vorhof und rechtem Ventrikel
Taschenklappe	Aortenklappe (Valva aortae)	3	zwischen linkem Ventrikel und Aorta
	Pulmonalklappe (Valva trunci pulmonalis)	3	zwischen rechtem Ventrikel und Truncus pulmonalis

Arterien und Venen

Das Blutgefäßsystem tritt makroskopisch als röhrenförmiges Netzwerk aus Arterien und Venen in Erscheinung, das im gesamten Körper verteilt ist (➤ Abb. 1.34). Die Benennung der Blutgefäße richtet sich nach der Flussrichtung des Blutes im Verhältnis zum Herz. Arterien transportieren Blut vom Herz in die Körperperipherie oder die Lunge (➤ Abb. 1.34a), Venen transportieren Blut aus der Körperperipherie oder der Lunge zum Herz (➤ Abb. 1.34b).

Aufbau

Dabei sind Arterien und Venen grundsätzlich gleich aufgebaut. Die Wand der größeren Gefäße besteht von innen nach außen aus 3 Schichten:

- **Tunica intima** (Intima, Innenschicht): Diese flache Endothelzellschicht ist durch eine Basalmembran von der Membrana elastica interna getrennt. Letztere ist bei Arterien wesentlich stärker ausgebildet als bei Venen.
- **Tunica media** (Media, mittlere Schicht): Sie ist eine Schicht aus Lagen glatter Muskelzellen, die bei den Arterien vom elastischen Typ (s. u.) kräftige Netze aus elastischen Fasern enthält. Die glatten Muskelzellen regulieren bei Kontraktion den Gefäßquerschnitt und damit den Strömungswiderstand. Außen schließt sich eine Membrana elastica externa an.
- **Tunica adventitia** (Adventitia, Tunica externa, äußere Schicht): Sie enthält kollagenes Bindegewebe, welches das Blutgefäß in die Umgebung einbaut und verankert. Hier verlaufen Nerven und bei Gefäßen mit großem Durchmesser Blutgefäße für die Bluteigenversorgung des Gefäßes (Vasa vasorum).

MERKE

Arterien haben normalerweise in etwa den gleichen Umfang wie Venen. Ihre Wand ist allerdings deutlich dicker und das Lumen dadurch geringer.

Tab. 1.10 Herzaktionen.

Herzaktion	Phase	Herzklappen AV-Klappen	Taschenklappen
Systole	Anspannungsphase des Ventrikelmyokards	geschlossen	geschlossen
	Austreibungsphase des Ventrikelmyokards	geschlossen	offen
Diastole	Entspannungsphase des Ventrikelmyokards	geschlossen	geschlossen
	Füllungsphase (Ventrikelmyokard entspannt)	offen	geschlossen

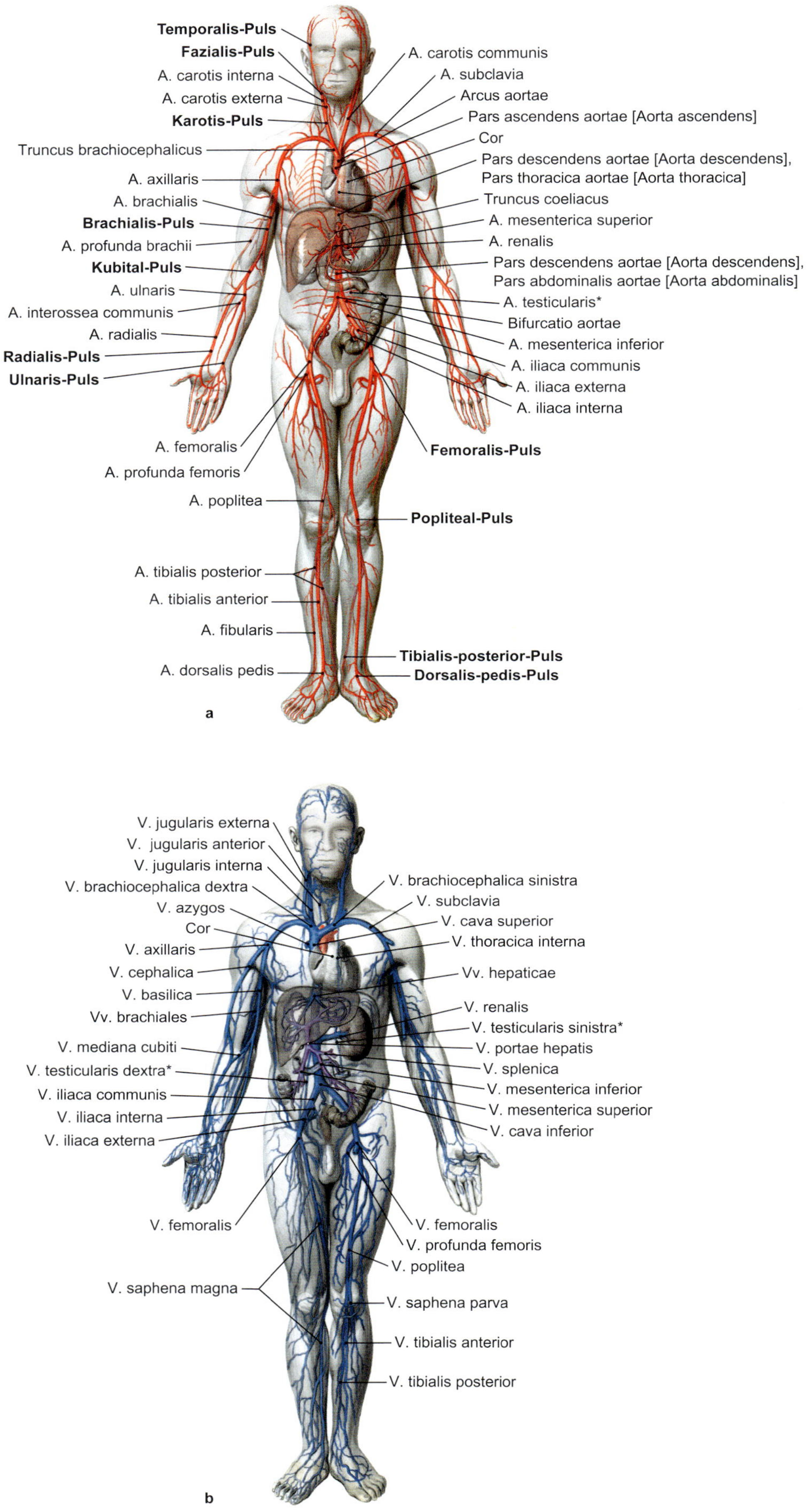

Abb. 1.34 Arterien und Venen des Körperkreislaufs. [S700-L127] **a** Arterien; * bei der Frau: A. ovarica. **b** Venen; am linken Arm und auf der linken Kopfseite sind die tiefen Venen dargestellt, am rechten Arm und auf der rechten Kopfseite die oberflächlichen Venen.

Die Wand von Arteriolen, Kapillaren und Venolen weist einen hiervon abweichenden Aufbau auf. Hier sei auf die Lehrbücher der Histologie und im Hinblick auf die Druckverhältnisse in den einzelnen Gefäßen, Gefäßanzahl, Gefäßdurchmesser, Gefäßmotorik (Vasomotorik), Gefäßwiderstand und Querschnittsfläche auf die Lehrbücher der Physiologie verwiesen.
Einige Gefäße besitzen Sondereinrichtungen des Gefäßsystems (z. B. die Lebersinusoide). Auch hier sei auf die Lehrbücher der Histologie verwiesen.
In manchen Körperregionen oder Organen wird das Kapillarbett umgangen. Hier stehen Arterien und Venen direkt miteinander in Verbindung **(arteriovenöse Anastomosen).** Diese spielen z. B. in der Haut für die Wärmeregulation eine große Rolle.

Arterien

Aufgrund ihres histologischen Aufbaus unterscheidet man:

- **Arterien vom elastischen Typ:** Bei diesen Arterien (z. B. Aorta, herznahe Arterien) dient der elastische Wandaufbau dazu, einen Teil der bei der Systole auftretenden Energie in Form passiver Wanddehnung für kurze Zeit zu speichern und anschließend bei der Rückkehr in die Ausgangslage wieder freizusetzen (Windkesselfunktion). Dadurch soll erreicht werden, dass der durch die Herzkontraktion zunächst entstehende diskontinuierliche Blutfluss in einen mehr kontinuierlichen Blutfluss umgewandelt wird.
- **Arterien vom muskulären Typ** (die meisten Arterien, z. B. A. brachialis, A. femoralis).
- **Sperrarterien:** Diese spezialisierten Arterien haben eine unregelmäßig angeordnete Längsmuskelschicht. Die Intima wölbt sich bei ihnen in das Gefäßlumen vor und ist bei Kontraktion in der Lage, den Blutzufluss zu den nachgeschalteten Bereichen zu reduzieren oder aufzuheben. Sie kommen z. B. in den Genitalorganen vor (z. B. Schwellkörper des Penis).

Zwischen den Arterien vom elastischen und denen vom muskulären Typ findet ein allmählicher Übergang statt. Die Arterien des muskulären Typs werden in der Körperperipherie immer kleiner, verzweigen sich dabei immer mehr und erreichen schließlich über Arteriolen (kleinste Arterien) das Kapillarbett. Der Wandaufbau der Arteriolen trägt maßgeblich zur Aufrechterhaltung des Blutdrucks bei. Sie machen in ihrer Gesamtheit etwa die Hälfte des peripheren Widerstandes aus.

MERKE

Große und mittlere Arterien verlaufen an mehreren Stellen der Körpers nahe der Körperoberfläche. Hier kann zeitversetzt die Herzkontraktion als **Puls** getastet werden (➤ Abb. 1.34a), indem die Arterie leicht gegen eine darunter liegende härtere Struktur (z. B. Knochen) gedrückt wird. Der am weitesten distal und damit am weitesten vom Herz entfernt tastbare Puls ist der Puls der **A. dorsalis pedis** auf dem Fußrücken. Das Ertasten des Pulses gibt zahlreiche Hinweise, z. B. über die Schlagfrequenz des Herzens, über eine mögliche Differenz der Durchblutung von oberer und unterer Extremität oder ganz allgemein über den Durchblutungszustand eines Körperabschnitts.

Venen

Venen transportieren Blut aus der Körperperipherie und aus der Lunge zurück zum Herz. Ihre Wand ist leicht erweiterbar und bietet eine Reservoirfunktion. Venen des Körperkreislaufs transportieren sauerstoffarmes Blut, die des Lungenkreislaufs sauerstoffreiches Blut. Die meisten Venen verlaufen parallel zu Arterien **(Begleitvenen).** Insgesamt ist der Verlauf von Venen wesentlich variabler als der von Arterien und kann sich individuell stark unterscheiden. Die großen Venenstämme kommen aber regelmäßig bei allen Menschen vor. Venen gehören mit Kapillaren und Venolen zum Niederdrucksystem des Blutkreislaufs (s. o.). Da die meisten Venen beim aufrechten Stand das Blut gegen die Schwerkraft transportieren müssen, besitzen die größeren Venen der Extremitäten und der unteren Halsregion **Venenklappen** (➤ Abb. 1.35), die den venösen Rückstrom unterstützen. Sie gewährleisten, dass der Blutfluss nur in Richtung Herz möglich ist. Venenklappen sind einander gegenüberliegende taschenförmige Ausziehungen der Intima (Intimaduplikaturen). Bei Blutfluss in Richtung Herz öffnen sie sich; kehrt sich der Blutfluss aufgrund der Druckverhältnisse um, strömt Blut in die Taschen und verschließt sie. Die meisten Körperabschnitte besitzen ein oberflächliches venöses System im Unterhautfettgewebe und ein tiefes, meist parallel zu den Arterien verlaufendes Venensystem. Beide **Venensysteme** stehen zwar über kurze Venen miteinander in Verbindung, das venöse Blut fließt aber nur von oberflächlich nach tief, da in den Verbindungsvenen Venenklappen die Flussrichtung vorgeben.

MERKE

Der **venöse Rückstrom zum Herz** wird gewährleistet durch:

- Venenklappen (sorgen für den gerichteten Rückstrom)
- den über die Arterien laufenden Arterienpuls, der die Wände der Begleitvenen komprimiert (arteriovenöse Kopplung)
- Kontraktion der umgebenden Muskulatur (Muskelpumpe), die ebenfalls zu einer Kompression der Venenwände führt
- Sogwirkung des Herzens (nur herznah)
- Druckunterschiede im Brustraum (während der Ein- und Ausatmung)

Klinik

Defekte der Venenklappen in den Verbindungsvenen zwischen dem oberflächlichen und dem tiefen Venensystem der unteren Extremität führen zur Ausbildung von **Krampfadern (Varizen),** die man am Bein als stark erweiterte und geschlängelt verlaufende Gefäße unter der Haut von außen erkennen kann.

Einige Venen besitzen einen spezialisierten Aufbau:

- **Kapazitätsvenen:** Es handelt sich um Venenabschnitte mit sehr dünner Media bei gleichzeitig großem Querschnitt. Sie können große Blutvolumen speichern, sind meist Sperrarterien nachgeschaltet und spielen für Schwellkörper eine Rolle (z. B. in der Nasenschleimhaut/Nasenmuscheln oder den ableitenden Tränenwegen).
- **Drosselvenen:** Sie besitzen wie Sperrarterien (s. o.) unregelmäßig angeordnete Längsmuskelbündel in der Media. Sie sind Kapazitätsvenen häufig nachgeschaltet, kommen aber auch unabhängig vor (z. B. im Nebennierenmark). Bei Muskelkontraktion wird der Blutabfluss reduziert oder aufgehoben, sodass sich das Blut in den vorgeschalteten Gefäßabschnitten staut.

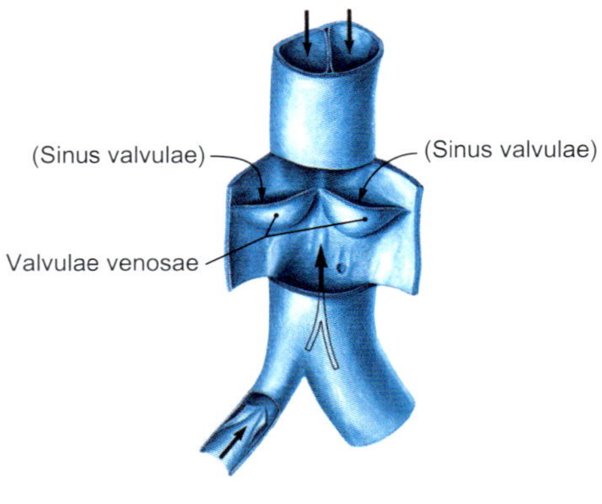

Abb. 1.35 Venenklappen. [S700-L301]

1.5.2 Pfortaderkreislauf

Der Pfortaderkreislauf (➤ Abb. 1.36) nimmt innerhalb des Körperkreislaufs eine Sonderstellung ein. Er dient dazu, die über den Magen-Darm-Trakt aufgenommenen Nährstoffe auf kürzestem Weg der Leber zur weiteren Verstoffwechslung zuzuführen. Hierzu wird das Blut der unpaaren Bauchorgane (Magen, Darm, Bauchspeicheldrüse, Milz) nicht über Venen direkt dem Körperkreislauf zugeführt, sondern gelangt aus dem Kapillarsystem zunächst in ein zwischengeschaltetes Venensystem, welches das Blut in die V. portae (Pfortader) drainiert, die direkt in die Leber führt. Nachdem dieses Blut die Leber durchflossen hat (und die Nährstoffe verstoffwechselt wurden), gelangt es in die untere Hohlvene und damit zurück in den Körperkreislauf.

Klinik

Im Rahmen verschiedener Erkrankungen (z. B. Alkoholabusus) kann sich eine Leberzirrhose entwickeln. Dabei ist der normale Blutzufluss aus der Pfortader in die Leber gestört und das Blut staut sich in die Pfortader und die der Pfortader vorgeschalteten Venen zurück. Der **Pfortaderdruck ist erhöht.** Der Körper versucht, den gesteigerten Druck durch Umgehungskreisläufe zu kompensieren. Dabei wird das Blut über **portokavale Anastomosen** (Verbindungswege zwischen V. portae und Vv. cavae superior und inferior) an der Leber vorbei drainiert. Die im Anastomosengebiet vorkommenden Venen sind dem gesteigerten Blutfluss allerdings nicht gewachsen und erweitern sich varikös. Diese **Varizen** (erweiterte, stark geschlängelt verlaufende Venen) können entstehen:

- am Übergang vom Magen zur Speiseröhre (submuköse Ösophagusvarizen können bei der Nahrungsaufnahme leicht verletzt werden und zu lebensbedrohlichen Blutungen führen)
- in den Venen um den Bauchnabel (paraumbilikale Venen), wobei das Bild eines sog. Caput medusae (Medusenhaupt aus der griechischen Mythologie) entsteht
- im Analkanal

1.5.3 Pränataler Kreislauf

Der vorgeburtliche Kreislauf unterscheidet sich vom Kreislauf nach der Geburt (➤ Abb. 1.37). Vor der Geburt werden Nährstoffe und Sauerstoff via Nabelschnur über die Placenta aufgenommen und Stoffwechselprodukte umgekehrt über sie abgegeben. Die Lungen des ungeborenen Kindes sind noch nicht belüftet, es findet hier noch kein Gasaustausch statt. Der Lungenkreislauf ist daher noch nahezu vollständig vom Körperkreislauf abgekoppelt; das Blut wird über Kurzschlüsse an den Lungen vorbeigeleitet (➤ Tab. 1.11). Ein Großteil des Blutes gelangt über eine Verbindungsöffnung in der Vorhofscheidewand (**Foramen ovale**) direkt vom rechten in den linken Vorhof und umgeht damit die Lunge. Ein weiterer Teil gelangt aus dem Truncus pulmonalis, der sich dem rechten Ventrikel anschließt, über einen Verbindungsshunt (**Ductus arteriosus**) in den Aortenbogen und umgeht ebenfalls die Lunge. Da die Leber noch nicht voll ausgereift ist, wird über einen weiteren Kurzschluss (**Ductus venosus**) das Blut größtenteils aus der Nabelvene direkt in die untere Hohlvene transportiert. Unmittelbar nach der Geburt verschließt sich das Foramen ovale; der Ductus arteriosus (BOTALLI) und der Ductus venosus (ARANTII) obliterieren. Nun fließt das Blut über den Lungenkreislauf und durch die Leber.

Tab. 1.11 Strukturen des pränatalen Kreislaufs.

Kurzschluss	Pränatal	Postnatal
zwischen rechtem und linkem Vorhof	Foramen ovale	Fossa ovalis im Vorhofseptum
zwischen Truncus pulmonalis und Aortenbogen	Ductus arteriosus (BOTALLI)	Lig. arteriosum
zwischen V. portae und V. cava inferior	Ductus venosus (ARANTII)	Lig. venosum

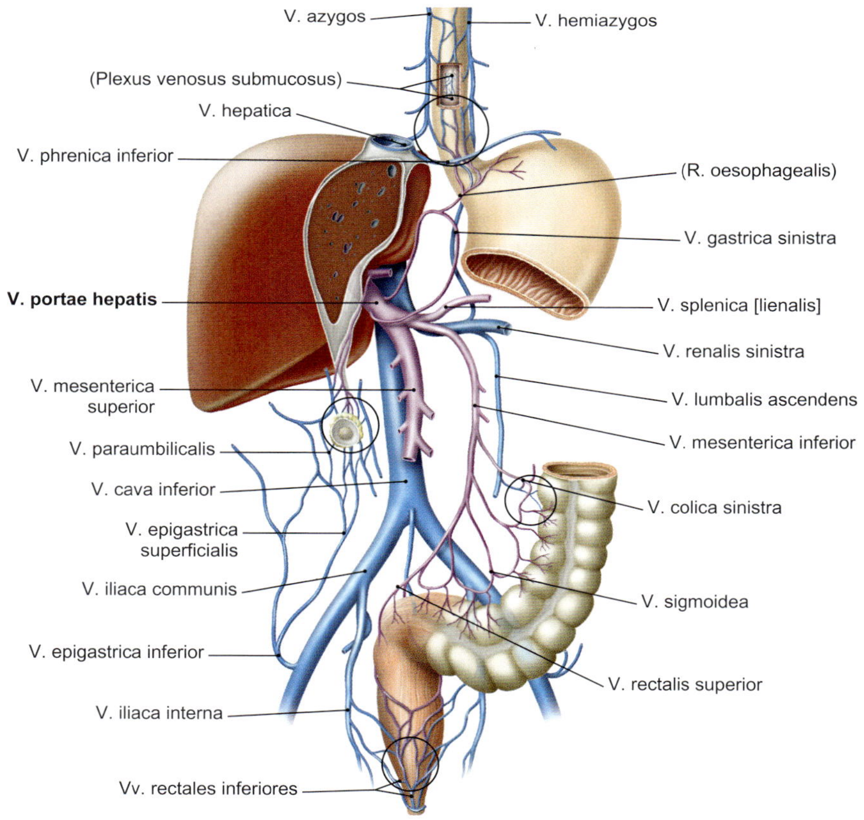

Abb. 1.36 Pfortaderkreislauf. Mögliche portokavale Anastomosen sind durch schwarze Kreise hervorgehoben. [S700-L275]

Klinik

Verschließt sich das Foramen ovale nur unvollständig oder gar nicht, entstehen nach der Geburt ein **Links-rechts-Shunt,** bei dem Blut in umgekehrter Richtung fließt. Solche Shunts gehören zu den häufigsten angeborenen Herzfehlern.

1.5.4 Lymphkreislauf

Der Lymphkreislauf ist ein neben dem Körperkreislauf existierendes System aus Röhren (Lymphgefäßen), die Lymphe transportieren. Er beginnt blind mit Lymphgefäßen im Interstitium, die ca. 2 % der aus dem Kapillarsystem des Blutkreislaufs ausgetretenen Flüssigkeit aufnehmen, durch das Lymphgefäßsystem leiten und dem venösen Schenkel des Blutkreislaufs wieder vor Einmündung in die obere Hohlvene zuführen (➤ Abb. 1.32, ➤ Abb. 1.38). In den Lymphkreislauf sind Lymphknoten integriert, die von der drainierten Lymphflüssigkeit (Lymphe) durchflossen werden müssen (➤ Abb. 1.39). Sie dienen der Immunabwehr.

Lymphgefäßsystem

Das Lymphgefäßsystem ist ein dem Blutgefäßsystem vergleichbares und zum größten Teil parallel geschaltetes System aus aneinandergekoppelten Gefäßen (s. u.). Es bildet gemeinsam mit den Lymphknoten das lymphatische System. Die Lymphgefäße im Interstitium nehmen wie oben beschrieben ca. 2% (pro Tag ca. 8 Liter Flüssigkeit mit einem Eiweißgehalt von 30 g/Liter) der aus dem Kapillarsystem des Blutkreislaufs in das Interstitium übergetretenen Flüssigkeit auf. Die täglich produzierte Lymphe entspricht damit in Zusammensetzung und Menge in etwa der gesamten interstitiellen Flüssigkeit und tauscht sie einmal täglich aus. In der Lymphe werden darüber hinaus Antigene (Substanzen, an die sich Antikörper oder bestimmte Rezeptoren von körpereigenen Abwehrzellen binden können) transportiert, die charakteristisch sind für das entsprechende Organ, von dem die Lymphe drainiert wird.

Funktionen

Funktionen des Lymphgefäßsystems sind:

- **Flüssigkeitstransport:** Transport eines Teils der aus den Kapillaren in das Interstitium übergetretenen Flüssigkeit (Gewebeflüssigkeit einschließlich darin gelöster Substanzen) als *Lymphe* zurück in den venösen Schenkel des Körperkreislaufs
- **Fetttransport:** Transport von im Darm resorbierten Fetten als *Chylus* in Form von Chylomikronen und Überführung in den venösen Schenkel des Körperkreislaufs
- **Immunabwehr** durch zwischengeschaltete Lymphknoten

Chylus (Milchsaft) ist die aus dem Darm kommende fettreiche, milchige Lymphe (die resorbierten Nahrungsfette werden in Form von Chylomikronen im Gegensatz zu den Kohlenhydraten und Aminosäuren nicht auf dem Blutweg, sondern auf dem Lymphweg transportiert).

Aufbau

Das Lymphgefäßsystem beginnt mit **Lymphkapillaren** (Vasa lymphocapillaria), die vergleichbar den Blutkapillaren im interstitiellen Gewebe der meisten Organe (Ausnahme: Zentralnervensystem, Knorpel, Knochenmark) Netzwerke bilden. Die Lymphkapillaren sind blind beginnende Röhren, die im umgebenden Gewebe so verankert sind, dass sie durch Zug aus dem Bindegewebe oder Druck der interstitiellen Flüssigkeit geöffnet werden. Aus dem Kapillarsystem vergrößern sich die Gefäße ständig weiter. Es schließen sich an:

- **Lymphkollektoren** (Sammelgefäße)
- **Lymphgefäße:** Vasa lymphatica, Transportgefäße, und zwischengeschaltete Lymphorgane, die für die Filtration einer Körperregion zuständig sind *(regionäre Lymphknoten)* oder die Lymphe von verschiedenen anderen Lymphknoten zugeleitet bekommen *(Sammellymphknoten)*
- **Lymphstämme** (Trunci lymphatici, ➤ Tab. 1.12)

Tab. 1.12 Große Lymphstämme.

Lymphstamm	Lokalisation	Drainagegebiet
Truncus jugularis	Hals kranial	Kopf
Truncus subclavius	Hals lateral	Arm, Brustwand, Rücken
Truncus bronchomediastinalis	Mediastinum	Brustorgane
Trunci intestinales	Darmgekrösewurzeln	Darm
Truncus lumbalis	Lumbalregion	Bauchwand, Gesäß, Becken, Bein

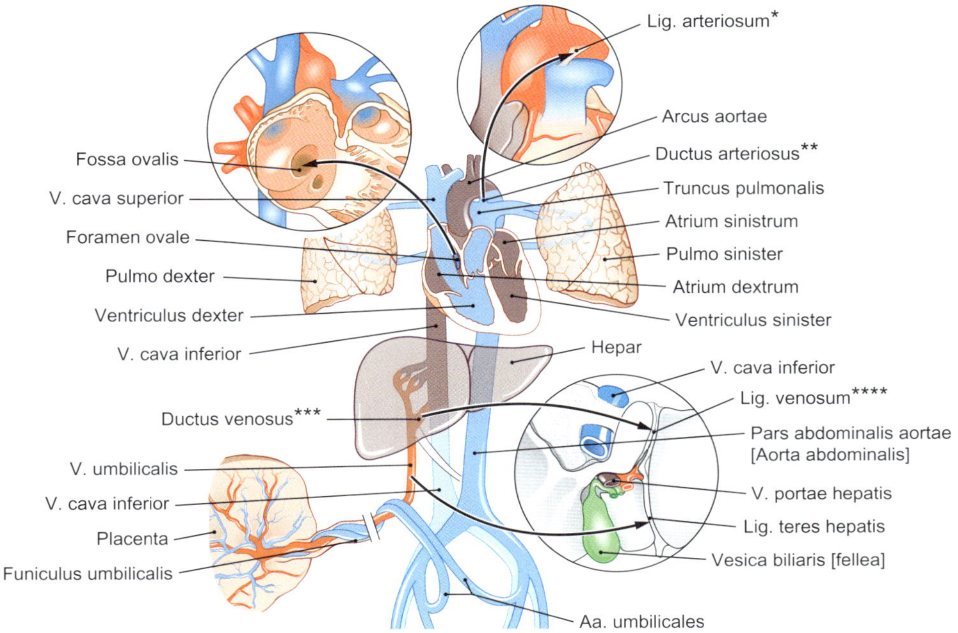

Abb. 1.37 Pränatales Herz-Kreislauf-System;
* Lig. BOTALLI,
** Ductus arteriosus BOTALLI,
*** Ductus venosus ARANTII,
**** Lig. ARANTII. [S700-L126]

- große Lymphstämme (sie führen die Lymphe in das venöse Blutgefäßsystem des Körperkreislaufs zurück; an der Einmündung der Lymphgefäßstämme aus der unteren Körperhälfte [Trunci lumbales] in den Ductus thoracicus [Milchbrustgang] ist dieser zur *Cisterna chyli* erweitert)

Der größte Teil der Lymphe wird über den **Ductus thoracicus** in den linken Venenwinkel drainiert (zwischen Vv. jugularis interna sinistra und subclavia sinistra, ➤ Abb. 1.38). Die Lymphe des rechten oberen Quadranten des Körpers wird im Gegensatz dazu über den **Ductus lymphaticus dexter** in den rechten Venenwinkel (zwischen Vv. jugularis interna dextra und subclavia dextra) geführt (➤ Abb. 1.38).

Um einen gerichteten Lmyphfluss zu den oberhalb des Herzens gelegenen Einspeisungszentren in das venöse Gefäßsystem zu ermöglichen, besitzen Lymphkollektoren und Lymphgefäße Taschenklappen **(Lymphgefäßklappen),** die prinzipiell wie die Venenklappen aufgebaut sind. Die **Wand der Lymphgefäße** besteht wie die Wand der Venen aus:

- einer Endothelzellschicht (Intima)
- einer Muskelschicht (Media)
- einer umgebenden Adventitia (Externa)

Allerdings ist die Media deutlich dünner als bei den Venen. Die Lymphe wird innerhalb des Gefäßsystems sowohl durch Kontraktion der Mediamuskulatur transportiert als auch – wie bei den Venen – durch die arterielle Pulswelle, die Muskelpumpe der Skelettmuskulatur und die Sogwirkung des Thorax bei der Atmung (➤ Kap. 1.5.1).

Lymphknoten

Im Körper des Menschen kommen bis zu 1 000 Lymphknoten vor, die in das Lymphgefäßsystem eingeschaltet sind. Innerhalb der Lymphknoten besteht eine Kompartimentierung in Rinde und Mark. Jeder Lymphknoten hat zahlreiche zuführende und wenige ableitende, dafür aber großlumigere Lymphgefäße (➤ Abb. 1.39a):

- Die zuführenden **Vasa lymphatica afferentia** führen die Lymphe über Randsinus und Intermediärsinus zu Marksinus, über welche die Lymphe den Vasa efferentia zugeleitet wird. Zwischen den Sinus befindet sich organisiertes lymphatisches Gewebe.
- Die **Vasa lymphatica efferentia** verlassen den Lymphknoten am Lymphknotenhilus. Hier treten auch versorgende Blutgefäße ein und aus.

Die Form der Lymphknoten ist sehr variabel (meist linsen- bis bohnenförmig mit einem Durchmesser von etwa 5–20 mm). In den Lymphknoten können mit der Lymphe drainierte Antigene aus einem großen Bereich auf kleinem Raum konzentriert werden. Dies geschieht u.a. dadurch, dass in den Lymphknoten 4 der 8 Liter Lymphflüssigkeit über sog. hochendotheliale Venolen in das venöse Blutgefäßsystem zurückgelangen (➤ Abb. 1.39b). Dadurch nimmt die Proteinkonzentration von 30 auf 60 g/Liter zu. Im Lymphknoten entscheidet sich, ob eine Immunantwort gegen ein Antigen aus dem Drainagegebiet des Lymphknotens in Gang gesetzt wird.

Bis zur Einmündung in das venöse Blutgefäßsystem durchfließt die Lymphe meist mehrere hintereinandergeschaltete Lymphknoten. Dabei wird, wie gerade beschrieben, bereits die Hälfte des Flüssigkeitsanteils der ehemals im Interstitium eingesammelten Lymphe über hochendotheliale Venolen an das venöse Blutsystem zurückgegeben. Die andere Hälfte gelangt schließlich über die großen Lymphgefäßstämme (Ductus thoracicus, Ductus lymphaticus dexter) in das venöse Blutgefäßsystem zurück. Lymphknoten gehören funktionell gemeinsam mit der Milz, den Tonsillen („Mandeln“) und dem lymphatischen Gewebe des Darms und der übrigen Schleimhäute zu den **sekundär lymphatischen Organen,** die den primär lymphatischen Organen (Knochenmark, Thymus) gegenübergestellt werden und die alle der Immunabwehr dienen.

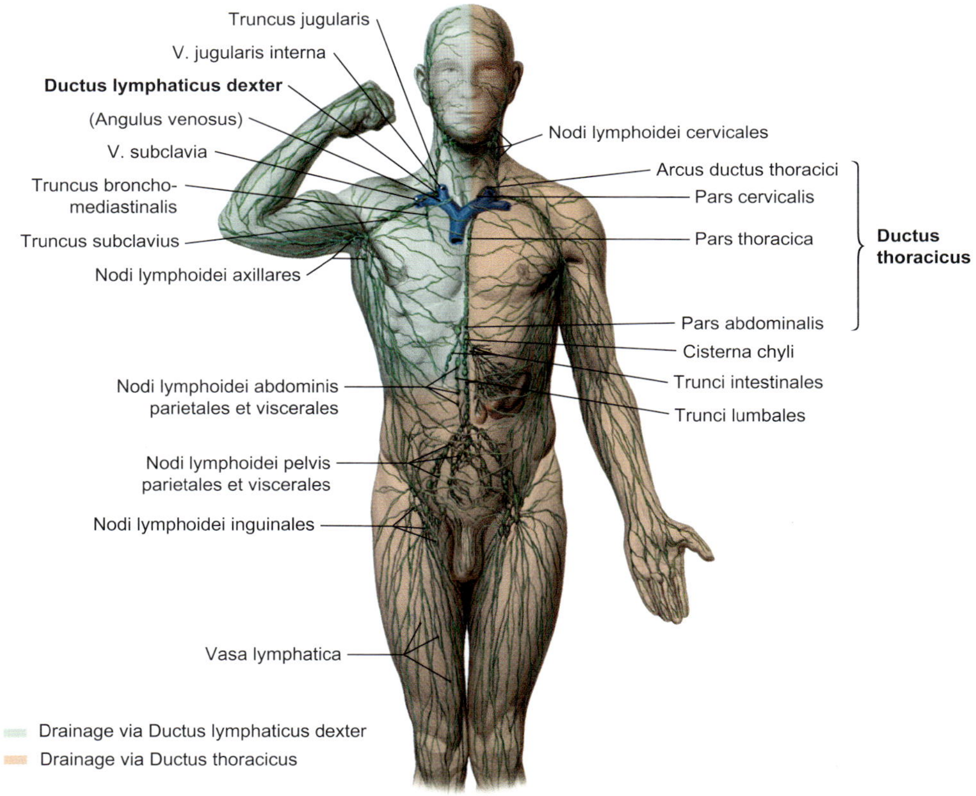

Abb. 1.38 Übersicht über das Lymphgefäßsystem. [S700-L127]

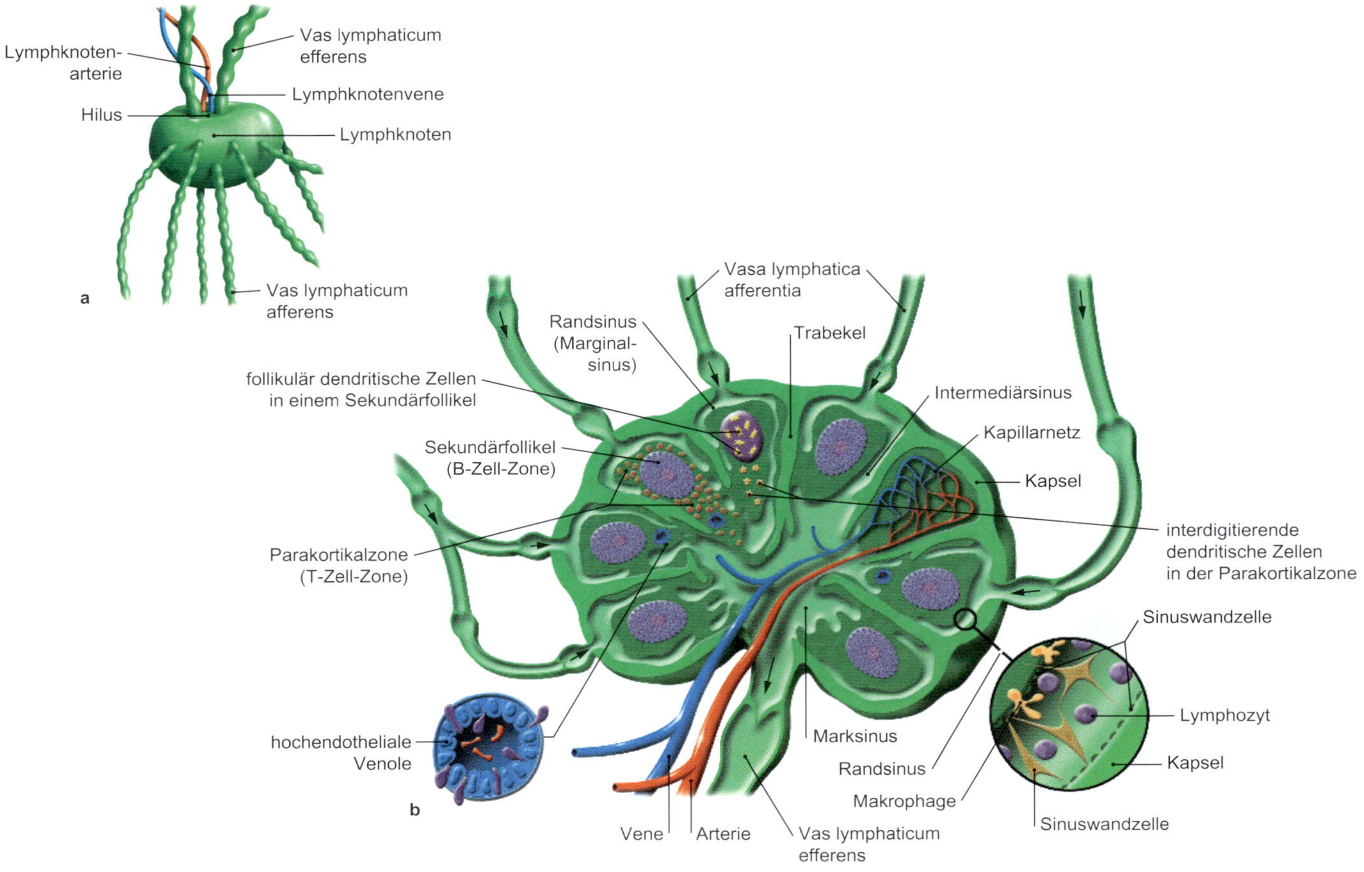

Abb. 1.39 Lymphknoten. [S700-L127]/[M1091/L319] **a** Zu- und abführende Lymphgefäße. **b** Schematischer Schnitt.

Klinik

Zu jeder ausführlichen körperlichen Untersuchung eines Patienten gehört die **Untersuchung der Lymphknoten** in den tastbaren (palpierbaren) Regionen von Hals, Axilla (Achselhöhle) und Leiste.
Lymphknotenvergrößerungen können ein erster Hinweis auf Entzündungsprozesse (Lymphadenitis) oder bösartige Erkrankungen (Metastase eines malignen Tumors [lymphogene Tumormetastasierung] oder einer generalisierten Erkrankung des lymphatischen Systems, z. B. Morbus HODGKIN) sein.
Stauungen innerhalb der Lymphgefäße, z. B. bei bestimmten Erkrankungen oder nach Durchtrennung von Lymphgefäßen im Rahmen von Operationen können zu einem **Lymphödem** führen. Das interstitielle Gewebe ist dabei verhärtet (induriert) und die Flüssigkeitsansammlung im Gewebe lässt sich nicht wie bei einem normalen Gewebeödem wegdrücken. Nach Operationen führt man daher oft eine manuelle Lymphdrainagetherapie durch.

1.6 Schleimhaut, Drüsen, seröse Höhlen

Friedrich Paulsen, Faramaz Dehghani

Die inneren Oberflächen des Körpers (z. B. Atemtrakt, Verdauungstrakt, Urogenitaltrakt, aber auch Augenoberfläche, ableitendes Tränensystem und Mittelohr mit angrenzenden Räumen) werden von **Schleimhaut** ausgekleidet, die außer einer Barrierefunktion gegen Mikroorganismen organspezifische Funktionen übernimmt wie Sekretion und/oder Resorption.

Daneben gibt es **Drüsen,** die funktionell an die Schleimhäute gekoppelt sind oder unabhängig von ihnen Funktionen im Körper einnehmen. Drüsen sind Zellverbände, die ein Sekret produzieren, das sie als exokrine Drüsen über ein Ausführungsgangsystem auf die Schleimhautoberfläche abgeben oder das sie als Hormone in das Blut sezernieren (endokrine Drüsen).
Seröse Höhlen sind Spalträume des Körpers, die der Verschieblichkeit stark beweglicher Organe (Lungen, Herz, Darm) dienen. Sie stehen nicht mit der Außenwelt in Verbindung (Ausnahme Peritonealhöhle der Frau) und sind von einer dünnen Tunica serosa (Serosa) ausgekleidet.

1.6.1 Schleimhäute

Je nach Funktion ist der Aufbau der Schleimhäute sehr unterschiedlich. Dennoch kann ein grundsätzlicher, einheitlicher, dreischichtiger Bauplan unterschieden werden. Dieser besteht aus
- **Lamina epithelialis mucosae:** spezialisiertes Epithel, das funktionell dem Schutz, der Sekretion und/oder Resorption dient
- **Lamina propria mucosae:** enthält Blut- und Lymphkapillaren und dient dem Stofftransport und der Immunabwehr
- **Lamina muscularis mucosae** (kommt nur im Rumpfdarm vor): glatte Muskulatur, die der Schleimhautmotilität dient

Unter der Schleimhaut schließt sich eine **Tela submucosa** (submuköses Bindegewebe) mit Blut- und Lymphgefäßen an.

1.6.2 Drüsen

Exokrine Drüsen

Exokrine Drüsen leiten ihr Sekret über ein Ausführungsgangssystem an die Oberfläche (Haut, Schleimhäute). Exokrine Drüsen sind z. B. Schweißdrüsen, Talgdrüsen, Duftdrüsen, Speicheldrüsen, Tränendrüsen, Bauchspeicheldrüse, Leber. Das Ausführungsgangsystem beginnt mit einem Endstück, in das die Drüsenzellen das produzierte Sekret abgeben. Oft weist das Ausführungsgangsystem Spezialisierungen auf, die das ausgeschüttete Sekret noch weiter modifizieren (z. B. Salzgehalt, Viskosität). Exokrine Drüsen sind Abkömmlinge des Epithels und münden an der Stelle auf das Epithel, von der ihre Entwicklung ihren Ausgang nahm (exoepitheliale Drüsen). Manche Drüsen bilden als Einzelzellen (z. B. Becherzelle) oder in Form mehrerer Zellen kleine intraepitheliale Aggregate, die als endoepitheliale Drüsen bezeichnet werden.

Endokrine Drüsen

Endokrine Drüsen haben kein eigenständiges Ausführungsgangsystem. Die sekretbildenden (hormonbildenden) Zellen sind von einem Blutgefäßnetz umsponnen, in das die Hormone direkt eingespeist werden. Hormone sind Botenstoffe, die über spezielle Rezeptoren auf Zielgewebe wirken (z. B. wirkt das in der Hirnanhangsdrüse produzierte Hormon TSH = Thyroidea stimulierendes Hormon nur auf die Schilddrüsenzellen).

1.6.3 Seröse Höhlen

Seröse Höhlen des Körpers sind (➤ Abb. 1.40):

- **Cavitas pleuralis** (Brustfellhöhle)
- **Cavitas pericardialis** (Herzbeutelhöhle)
- **Cavitas peritonealis** (Bauchfellhöhle)
- **Tunica vaginalis testis** (Hodenhülle; sie ist eine Abspaltung der Bauchfellhöhle)

Seröse Höhlen sind kapilläre Spalträume, die mit einer dünnen proteinreichen Flüssigkeitsschicht gefüllt sind. Das spezialisierte Epithel (Serosa, Tunica serosa, Mesothel) schafft eine feuchte, glatte Oberfläche, durch die einerseits die Reibung, die bei der Bewegung der Organe entsteht, auf ein Minimum reduziert wird und die andererseits die Organe aneinanderhält (Kapillaradhäsion – vergleichbar zweier durch Flüssigkeit aneinanderhaftender Glasscheiben).
Die Gelenkhöhle (➤ Kap. 1.4.3), die Hüllen der Sehnenscheiden und die Schleimbeutel (➤ Kap. 1.4.4) sind im Bau den serösen Höhlen ähnlich.

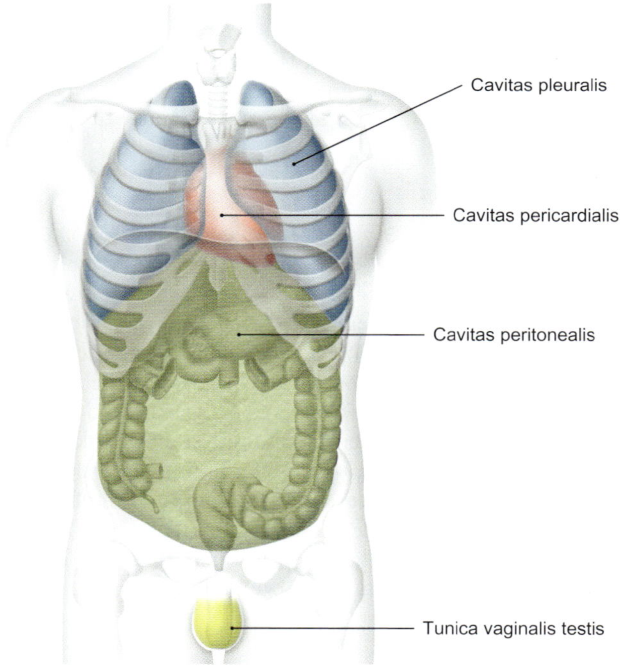

Abb. 1.40 Seröse Höhlen. [S700-L275]

Parietales und viszerales Blatt

Man kann sich eine seröse Höhle als einen geschlossenen Sack vorstellen. Die eine Seite bildet die Innenauskleidung des Sacks und wird als parietales Blatt (Serosa parietalis) bezeichnet. Die andere Seite bedeckt das jeweilige Organ und wird als viszerales Blatt (Serosa visceralis) bezeichnet (➤ Tab. 1.13).

> **Klinik**
>
> Seröse Höhlen können sich unter pathologischen Bedingungen zu luft- oder flüssigkeitsgefüllten Räumen erweitern. So kann es bei einer Verletzung der Lunge zu einem Einsaugen von Luft in den Spaltraum mit „Zusammenfallen" der Lunge kommen **(Pneumothorax)** oder unter bestimmten Bedingungen kann es zum Übertritt von Flüssigkeit aus dem Blut in die jeweilige Höhle kommen **(Pleuraerguss, Perikarderguss, Aszites),** die dann mit dieser Flüssigkeit nach und nach gefüllt wird.
> Verklebungen der beiden Blätter nach Entzündung können die normale Organfunktion stark einschränken, z. B. spricht man in der Peritonealhöhle von Briden.

Die Serosa besteht aus 3 Schichten:

- Serosaepithel (Mesothel)
- Lamina propria (Serosabindegewebe mit Blut- und Lymphgefäßen)
- Tela subserosa (Verschiebeschicht)

Funktionell dient sie der Bildung eines Transsudats (dünner Flüssigkeitsfilm) zur Reduktion von Reibung zwischen den parietalen und viszeralen Blättern sowie zur Resorption zu viel gebildeter Flüssigkeit, um einen gleichmäßig dünnen Flüssigkeitsfilm zu gewährleisten.

Mesenterien

Wie oben beschrieben bilden parietale und viszerale Serosa einen geschlossenen Sack. Die Umschlagstelle beider Blätter von der Wand der Körperhöhle auf das jeweilige Organ beinhaltet die Versorgungsstraße (Blut- und Lymphgefäße sowie Nervenfasern) und den Aufhängeapparat aus Bindegewebe. Sie ist eine Serosaduplikatur und wird im weiteren Sinne (Oberbegriff) als **Mesenterium (Gekröse oder Meso)** bezeichnet. Beispiele hierfür sind:

- Mesogastrium (Magengekröse)
- Mesenterium (Dünndarmgekröse, im engeren Sinn)
- Mesocolon (Dickdarmgekröse)
- Mesohepaticum (Lebergekröse)
- Mesovar (Eierstockgekröse)
- Mesosalpinx (Eileitergekröse)
- Mesometrium (Gebärmuttergekröse)

Tab. 1.13 Bezeichnungen der Serosaüberzüge.

Organ	Parietales Blatt	Viszerales Blatt
Lunge	Pleura parietalis	Pleura visceralis
Herz	Pericard	Epicard
Magen, Darm	Peritoneum parietale	Peritoneum viscerale
Hoden	Periorchium	Epiorchium

Die Befestigung des Mesos an der Körperhöhle wird häufig auch als **Radix** bezeichnet (z. B. Radix mesenterii). Funktionell dienen die Mesenterien daher der Blut- und Lymphgefäßversorgung, der Innervation, der Einlagerung von Ausführungsgängen (z. B. Gallenwege) sowie der Fixierung der beteiligten Organe in Form von Haltebändern (Ligamenten), z. B. als:

- **Lig. latum uteri** (Gebärmutter, Uterus)
- **Lig. gastrocolicum** (Band zwischen Magen und Dickdarm)
- **Lig. hepatoduodenale** (Band zwischen Leber und Zwölffingerdarm)

Die Festigkeit dieser „Bänder" ist deutlich geringer als die der Bänder des Bewegungsapparats. Kleinere Bauchfellduplikaturen werden als Falten **(Plicae)** bezeichnet (z. B. Plica caecalis, Plica rectouterina). Die Sonderform einer Bauchfellduplikatur ist das große Netz (Omentum majus), das keine Haltefunktion, sondern eine Abwehrfunktion durch die Einlagerung von Abwehrzellen hat.

Lage der Bauch- und Beckenorgane

Die Lage von Organen innerhalb der Bauch- und Beckenhöhle ist folgendermaßen definiert:

- **Intraperitoneal:** Das Organ ist über ein Meso mit der Peritonealwand und/oder Nachbarorganen verbunden (z. B. Magen, Milz).
- **Retroperitoneal:** Das Organ liegt „hinter" dem Peritoneum parietale, seine anderen Wandflächen sind von retroperitonealem Bindegewebe umgeben (z. B. Niere).
- **Sekundär retroperitoneal:** Das Organ ist im Rahmen der Entwicklung aus einer ehemals intraperitonealen Lage an die Wand der Peritonealhöhle verlagert worden, sodass wandseitiges Peritoneum viscerale und Peritoneum parietale miteinander verwachsen sind (z. B. Teile des Duodenums, Colon, Pancreas).
- **Extraperitoneal:** Das Organ hat keinen Bezug zur Peritonealhöhle und ist von Bindegewebe umgeben (z. B. Prostata).

1.7 Endokrines System

Friedrich Paulsen

Die Aktivität bestimmter Zielgewebe im Körper wird durch das endokrine System reguliert, das verschiedene Organe umfasst, die Hormone produzieren und in das Blut abgeben (➤ Abb. 1.41). Für die meisten endokrinen Organe ist der **Hypothalamus** im Zwischenhirn das übergeordnete Zentrum. Er versorgt die **Hypophyse** mit Hormonen oder steuert einen Teil der Hypophyse mit Hormonen. Die Hypophyse wiederum steuert über Hormone die **Schilddrüse,** die **Nebenschilddrüsen,** die **Nebennieren,** den **endokrinen Teil der Bauchspeicheldrüse** und die Fortpflanzungsorgane (**Eierstöcke** der Frau und **Hoden** beim Mann). Auch der **Thymus** (ein primär lymphatisches Organ) wird hormonell reguliert. Die wichtigsten Funktionen des endokrinen Systems sind:

- Regulation des Stoffwechsels
- Regulation des Säure-Basen-Haushalts
- Stressregulation
- Regulation von Wachstum, Entwicklung und Fortpflanzung
- Produktion von Hormonen

1.8 Reproduktionssystem

Friedrich Paulsen

1.8.1 Weibliche Geschlechtsorgane

Eierstock (Ovar, paarig), **Eileiter** (Tube, Tuba uterina, paarig), **Gebärmutter** (Uterus), **Scheide** (Vagina) und **äußeres Genitale** (Vulva) mit Klitoris (Clitoris), kleinen und großen Vulvalippen (Labia minora und majora) sowie Vorhofdrüsen (Glandulae vestibulares minores und majores [BARTHOLIN-Drüsen]) bilden die weiblichen Geschlechtsorgane (➤ Abb. 1.42). Unter dem Einfluss des Hypothalamus und der Hypophyse produziert das Ovar während der Geschlechtsreife Eizellen und weibliche Geschlechtshormone, die im Rahmen des endokrin regulierten Ovarialzyklus (in der Regel 28 Tage) der jeweiligen Vorbereitung der Eileiter- und Gebär-

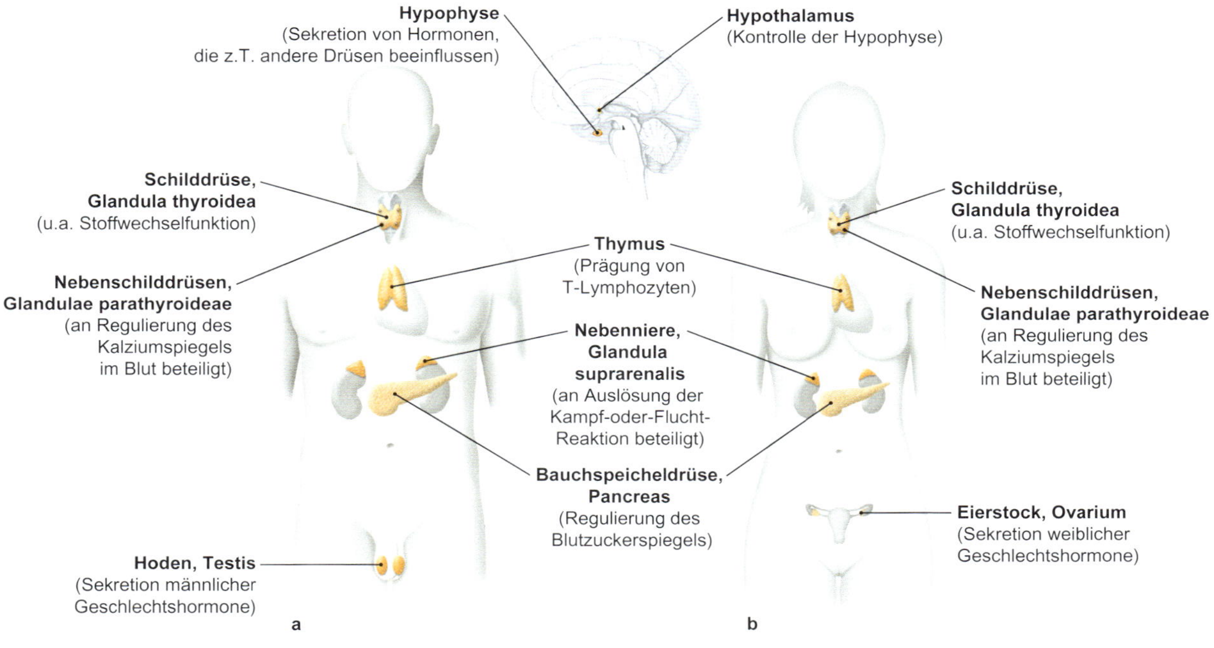

Abb. 1.41 Organe und Grundfunktionen des endokrinen Systems. [S701-L275] **a** Männliches endokrines System. **b** Weibliches endokrines System.

mutterschleimhaut auf die Einnistung einer befruchteten Eizelle dienen. Wird die Eizelle befruchtet, kommt es zur Einnistung des Keims in die Gebärmutterschleimhaut (Implantation) und zur Differenzierung des Embryos und des Mutterkuchens (Plazenta). Die Vagina dient der Aufnahme des Penis beim Geschlechtsakt.

1.8.2 Männliche Geschlechtsorgane

Hoden (Testis, paarig), **Samenwege** (Ductus deferens) mit Nebenhoden (Epididymis, paarig) und Samenleiter (Ductus deferens, paarig), **akzessorische Geschlechtsdrüsen** mit Prostata (Vorsteherdrüse), Bläschendrüse (Glandula vesiculosa, paarig), COWPER-Drüse (Glandula bulbourethralis, paarig), Urethraldrüsen (Glandulae urethrales, LITTRÉ-Drüsen) und das **äußere Genitale** mit dem Penis und der darin verlaufenden Harnröhre (Urethra) bilden die männlichen Geschlechtsorgane (➤ Abb. 1.43). Da die in den Hoden ablaufende Spermatogenese (Reifung der Spermien) eine Temperatur benötigt, die um 1–2 °C unter der Körpertemperatur liegt, befinden sich die Hoden außerhalb des Körpers im Hodensack (Skrotum). Sie produzieren ab der Geschlechtsreife kontinuierlich Samen (Spermien) und männliche Geschlechtshormone (Androgene, insbesondere Testosteron). Die hormonproduzierenden Zellen unterliegen auch beim Mann der Regulation des hypothalamisch-hypophysären Systems. Die Spermien reifen im Nebenhoden und werden bei Bedarf im Rahmen eines Samenergusses (Ejakulation) über den Samenleiter und die **Harn-Samen-Röhre** nach außen transportiert. Sekrete der Prostata und der Bläschendrüsen fügen den Spermien lebenswichtige Flüssigkeit hinzu, sodass eine Suspension (Sperma) entsteht. Die COWPER- und LITTRÉ-Drüsen bereiten die Harnröhre für den reibungslosen Transport des Ejakulats vor.

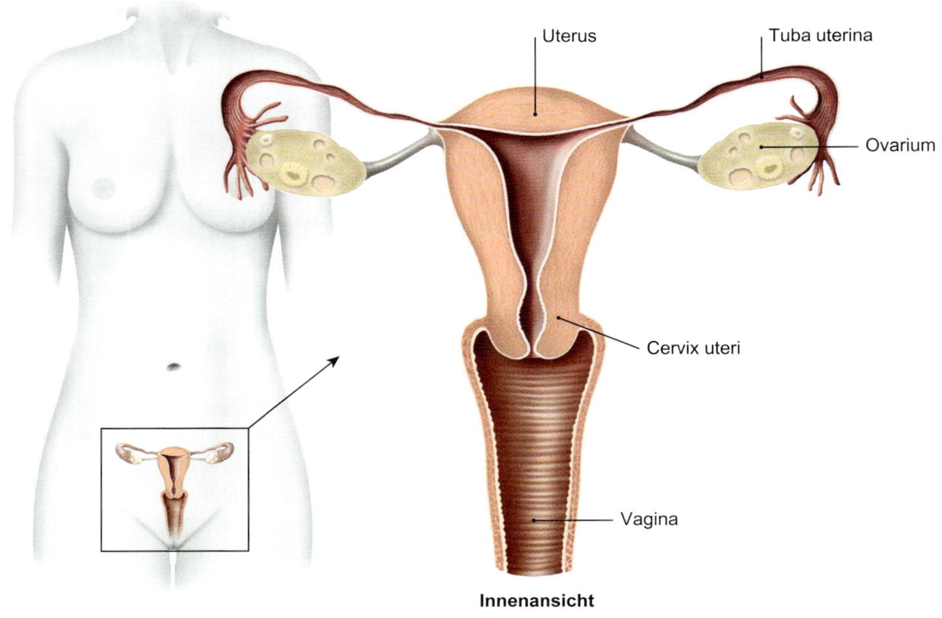

Abb. 1.42 Weibliche Geschlechtsorgane. [S701-L275]

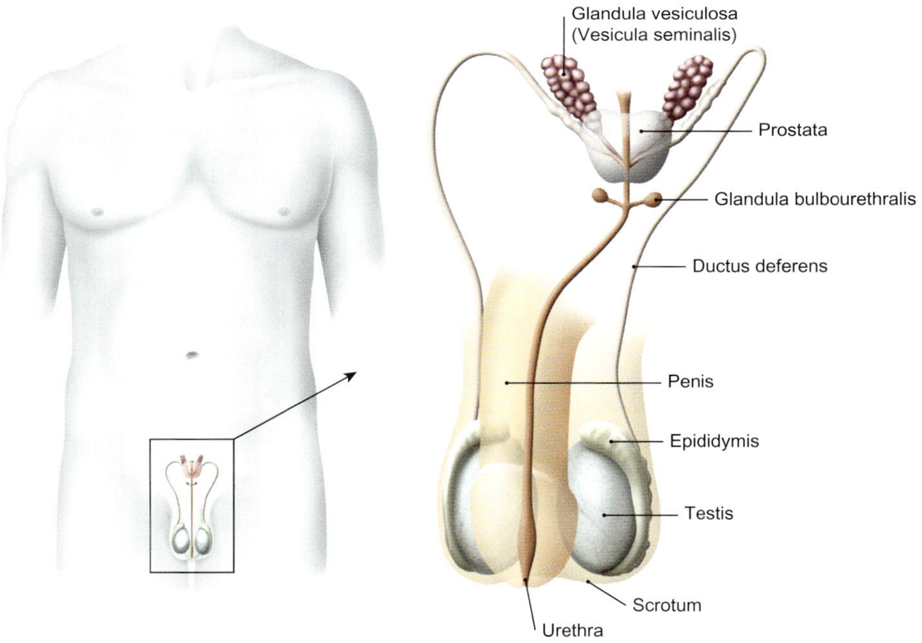

Abb. 1.43 Männliche Geschlechtsorgane. [S701-L275]

1.9 Harnorgane

Friedrich Paulsen

Zu den harnableitenden Organen gehören die **Nieren** (Ren, paarig), die **Harnleiter** (Ureter, paarig), die **Harnblase** (Vesica urinaria) und die **Harnröhre** (Urethra, Samenleiter) (➤ Abb. 1.44). Die **Niere** spielt eine wesentliche Rolle bei der Regulation des Salz-, des Wasser- und des Säure-Basen-Haushaltes und ist ein lebenswichtiges, intensiv durchblutetes Ausscheidungsorgan. Darüber hinaus hat die Niere endokrine Funktionen durch die Bildung verschiedener Hormone (Erythropoetin, Thrombopoetin, Renin, Kalzitriol). Der in der Niere gebildete Harn ist neben der in der Leber gebildeten Galle das wichtigste Ausscheidungsmedium für wasserlösliche Stoffwechselendprodukte. Er gelangt über die Nierenbecken und die Harnleiter in die Harnblase, wo er zwischengespeichert wird. Von dort wird der Harn über die Harnröhre ausgeschieden.

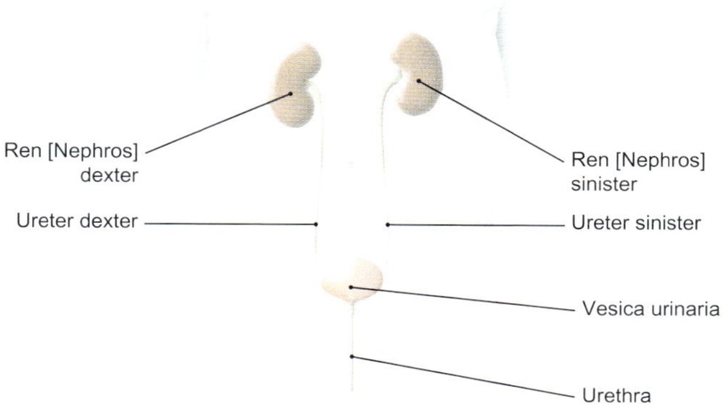

Abb. 1.44 Harnorgane. [S701-L275]

1.10 Nervensystem

Friedrich Paulsen, Faramaz Dehghani

Das Nervensystem (Systema nervosum) dient der
- Reizaufnahme,
- Reizweiterleitung,
- Reizverarbeitung und
- Reizbeantwortung

und bildet die Grundlage von
- Emotionen,
- Gedächtnis und
- Denkprozessen.

Das Nervensystem (➤ Abb. 1.45) gliedert sich in:
- **zentrales Nervensystem (ZNS):** bestehend aus Gehirn (Encephalon) und Rückenmark (Medulla spinalis)
- **peripheres Nervensystem (PNS):** bestehend aus Spinalnerven (dazu gehören die Plexus cervicalis, brachialis und lumbosacralis) und Hirnnerven (Nn. craniales)

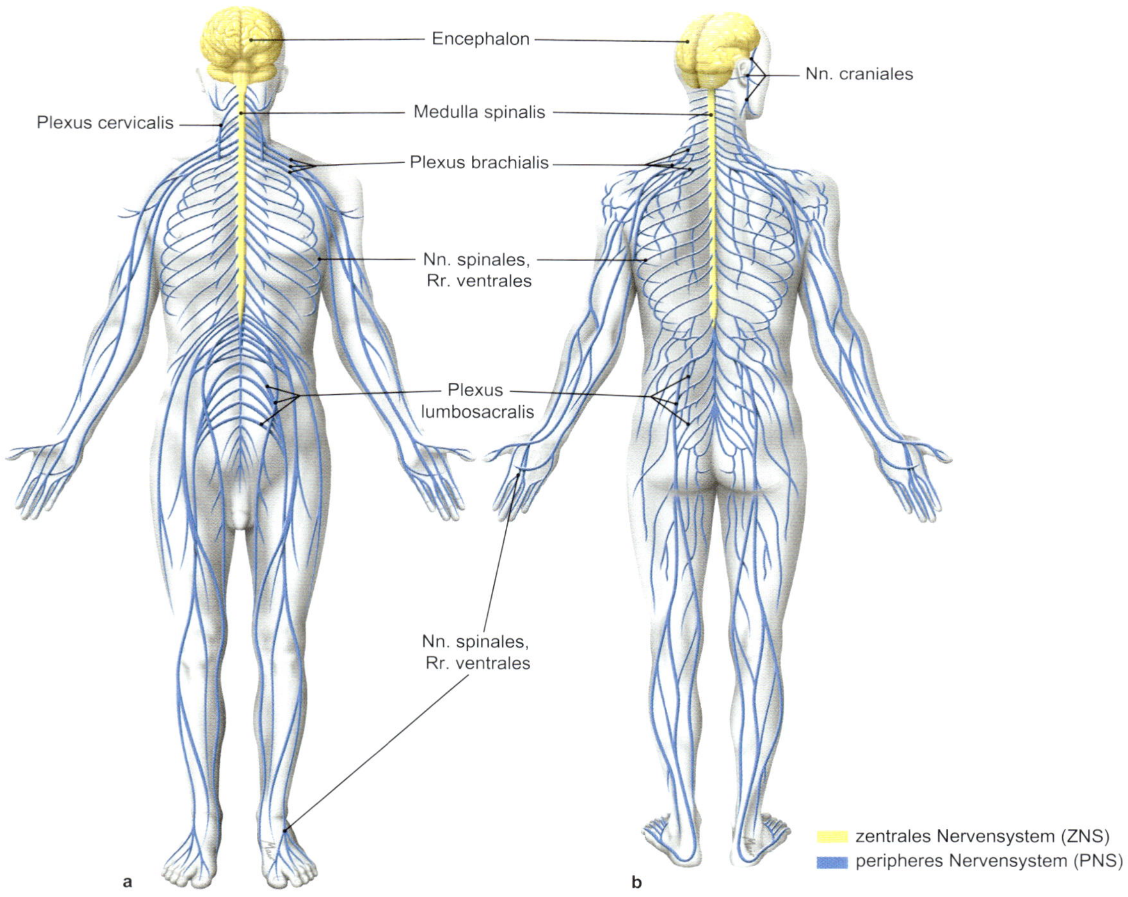

Abb. 1.45 Gliederung des Nervensystems. [S701-L127] **a** Ansicht von ventral. **b** Ansicht von dorsal.

Das Nervensystem steuert die Tätigkeit der Muskulatur und Eingeweide, dient der Kommunikation mit der Umwelt und dem Körperinneren (inneres Milieu) und erfüllt komplexe Funktionen wie Erfahrungsspeicherung (Gedächtnis), Entwicklung von Vorstellungen (Denken) sowie Emotionen und dient der schnellen Anpassung des Gesamtorganismus an Veränderungen der Außenwelt und des Körperinneren. Man unterscheidet:

- **Autonomes Nervensystem** (vegetatives, viszerales Nervensystem) zur Steuerung der Eingeweidetätigkeit, weitgehend unbewusst (➤ Abb. 1.46); bestehend aus:
  - **Sympathikus:** Mobilisierung des Körpers bei Aktivität und in Notfallsituationen, Gegenspieler des Parasympathikus. Die zentralen Nervenzellen sind im Seitenhorn des thorakolumbalen Rückenmarks lokalisiert. Außerdem zählt man das Nebennierenmark dazu.
  - **Parasympathikus:** Nahrungsaufnahme und -verarbeitung sowie sexuelle Erregung, Gegenspieler des Sympathikus. Die zentralen Neurone sind im Hirnstamm und im Sakralmark lokalisiert.
  - **Enterales Nervensystem (Darmnervensystem):** Regulierung der Darmaktivität, steht unter dem Einfluss von Sympathikus und Parasympathikus.
- **Somatisches Nervensystem** (animalische Innervation von Skelettmuskulatur, bewusste Wahrnehmung von Sinneseindrücken, Kommunikation mit der Umwelt)

Beide Systeme sind eng miteinander verflochten und beeinflussen sich gegenseitig. Außer dem Nervensystem ist auch das endokrine System an der Steuerung des Gesamtorganismus beteiligt.

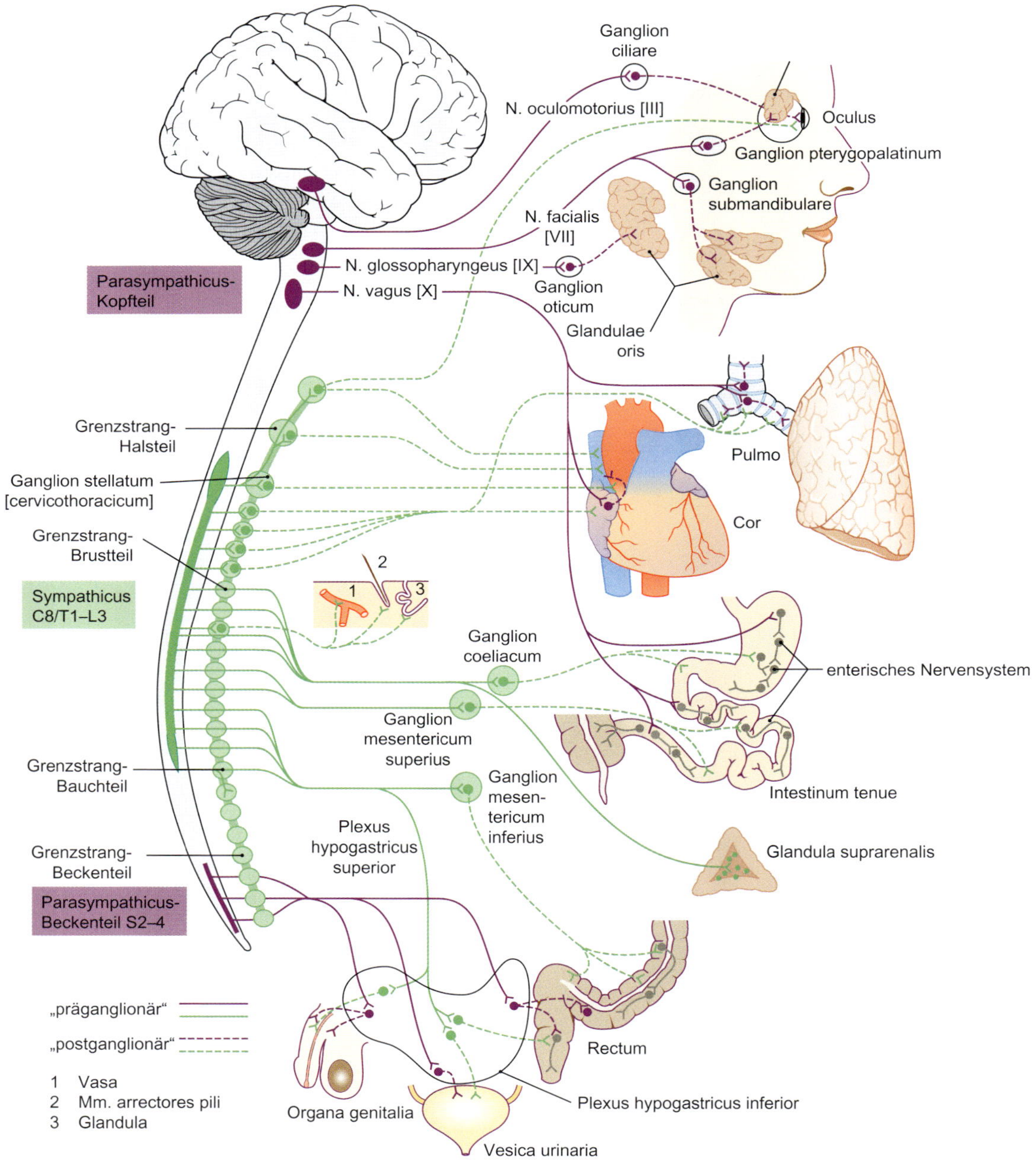

Abb. 1.46 Autonomes (vegetatives) Nervensystem. [S700-L126]~[S130-6-L106]

Klinik

Störungen peripherer Nerven

Verschiedene Erkrankungen (z. B. Diabetes mellitus, Vitamin-B-Mangel, Schwermetall- und Arzneimittelvergiftungen, Durchblutungsstörungen sowie übermäßiger Alkoholkonsum) können zu Störungen peripherer Nerven führen. Dabei sind Ausfallerscheinungen und/oder die Übererregbarkeit von Nervenzellen (Neuronen) möglich. Sind viele Nerven gleichzeitig betroffen, spricht man von einer **Polyneuropathie.**

Störungen des autonomen Nervensystems

In praktisch allen medizinischen Disziplinen spielen Störungen des autonomen Nervensystems eine Rolle. Sie können sich als eigenständige Erkrankungen (z. B. erbliche **autonome Neuropathie**), als Folge anderer Erkrankungen (z. B. autonome Neuropathie bei Diabetes mellitus oder Morbus PARKINSON) oder als Reaktion auf äußere Einflüsse oder andere Störungen (z. B. **vegetative Dysregulation** bei Stress, starken Schmerzen oder psychiatrischen Erkrankungen) bemerkbar machen. Je nachdem, welcher Anteil des autonomen Nervensystems betroffen ist, können Störungen der Kreislauforgane, der Verdauung, der Sexualfunktion oder anderer Funktionen im Vordergrund stehen.

1.11 Bildgebende Verfahren

Björn Spittau

Apparative Untersuchungsmethoden, die (zwei- oder dreidimensionale) Bilddaten von Organen und Strukturen des Menschen (oder auch von Tieren) liefern, werden in der medizinischen Diagnostik als bildgebende Verfahren (bildgebende Diagnostik, Bildgebung) bezeichnet. Sie werden vorrangig zur Diagnose krankheitsbedingter Veränderungen eingesetzt. Grundlage für das Verständnis bildgebender Verfahren ist die Kenntnis der Anatomie. Zu den häufigsten bildgebenden Verfahren zählen (➤ Tab. 1.14):

- Sonografie
- konventionelle Radiografie (Röntgenaufnahme)
- Computertomografie (CT)
- Magnetresonanztomografie (MRT)
- Szintigrafie
- Positronenemissionstomografie

Sonografie

Bei der Sonografie werden Ultraschallwellen in Gewebe ausgesendet und die vom Gewebe reflektierten Schallwellen (Echo) in Schnittbilder umgewandelt (➤ Abb. 1.47). In der medizinischen Diagnostik finden Ultraschallwellen mit Frequenzen zwischen 1 und 15 MHz Anwendung. Vorteile dieser Technik sind die gesundheitliche Unbedenklichkeit der Ultraschallwellen (vor allem in der Schwangerschaft), die relativ einfache Handhabung der i.d.R. mobilen Geräte sowie die Entstehung von Echtzeitbildern (sog. Real-Time-Bilder). Beim Durchdringen von biologischen Geweben verlieren die Ultraschallwellen durch Absorption, Reflexion und Brechung sowie durch Streuung Energie und werden somit abgeschwächt. Diese Phänomene sind die physikalische Grundlage dieser bildgebenden Technik.

- **Absorption:** Schallwellen versetzen Materieteilchen in Schwingung. Dies führt zu einer Umwandlung der kinetischen Energie in Wärme. Dadurch nimmt die Amplitude der Schallwellen longitudinal zur Ausbreitungsrichtung ab.
- **Reflexion**: Treffen Schallwellen senkrecht auf eine Grenzfläche zwischen Geweben mit sehr unterschiedlichen akustischen Eigenschaften (z.B. Übergang Weichteil zu Luft) werden sie reflektiert. Wie stark die Reflexion ist, hängt davon ab, wie stark sich die Schallleitungsfähigkeiten (akustische Impedanzen) der beiden Gewebe unterscheiden.

Tab. 1.14 Übersicht bildgebende Verfahren.

Verfahren	Wirkungsweise	Anwendung
Sonografie (➤ Abb. 1.47)	Ultraschallwellen (1–15 MHz)	• Oberbauchorgane (Leber, Gallenblase) • Herzbinnenstrukturen • pränatale Ultraschalldiagnostik • Schilddrüse und Halsorgane • Gefäße mittels Doppler-Sonografie
konventionelles Röntgen (➤ Abb. 1.50)	Röntgenstrahlung	• Frakturnachweis in der Traumatologie • Thorax-Aufnahme bei Herz-Kreislauf- und Atemwegserkrankungen • Abdomenübersichtsaufnahme
Computertomografie (CT) (➤ Abb. 1.52)	Röntgenstrahlung	• kraniale CT bei Schlaganfall und Schädel-Hirn-Trauma • Thorax/Abdomen-CT zur Darstellung Lunge/Mediastinum und Abdominalorgane (Onkologie) • Darstellung und Rekonstruktion knöcherner Strukturen in der Traumatologie (Wirbelkörper, Beckenfrakturen, komplizierte Frakturen zur OP-Planung)
Magnetresonanztomografie (MRT) (➤ Abb. 1.55)	Magnetfeld	• Weichteile, Bandapparat • entzündliche Prozesse • beste Methode zur Darstellung von ZNS-Strukturen
Szintigrafie (➤ Abb. 1.56)	γ-Strahler	• Schilddrüsendiagnostik • Tumordiagnostik
Positronenemissionstomografie (PET) (➤ Abb. 1.57)	β^+-Strahler	• Tumordiagnostik, Metastasensuche • Neurologie: Demenz, Epilepsie, Schlaganfall, Basalganglienerkrankungen (Morbus PARKINSON)

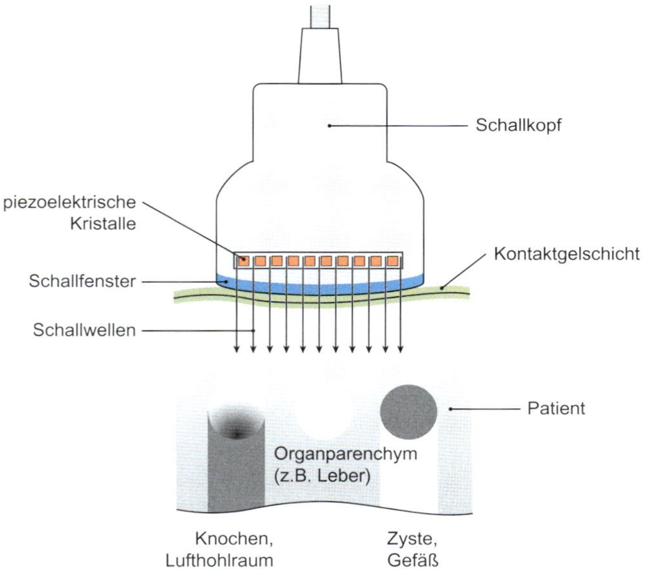

Abb. 1.47 Funktionsweise der Sonografie. Die von Piezokristallen des Schallkopfes erzeugten Ultraschallwellen können im Körper des Patienten absorbiert, gebrochen oder reflektiert werden. Knochen und Luft reflektieren den Schall vollständig, sodass dahinter ein sog. Schallschatten entsteht. Zysten und Gefäße erscheinen im Vergleich zu parenchymatösen Organen dunkel mit einer dorsalen Schallverstärkung. [S702-L126]

- **Brechung**: Bei schrägem Auftreffen von Schallwellen auf Grenzflächen mit unterschiedlichen akustischen Impedanzen kommt es zur Brechung der Wellen nach dem Gesetz „Einfallswinkel = Ausfallswinkel".
- **Streuung**: Treffen Schallwellen auf Partikel, die kleiner sind als ihre eigene Wellenlänge, werden sie in alle Richtungen des Raums abgelenkt. Die nun ungerichteten Echos stellen sich als heller Schleier dar und verringern sowohl den Kontrast als auch die Detailgenauigkeit der Darstellung.

MERKE

Beim Aufsetzen des Schallkopfes auf die Haut (Grenzfläche Weichteil/Luft) wird die vollständige Reflexion der Schallwellen durch ein Ultraschall-Kontaktgel verhindert.

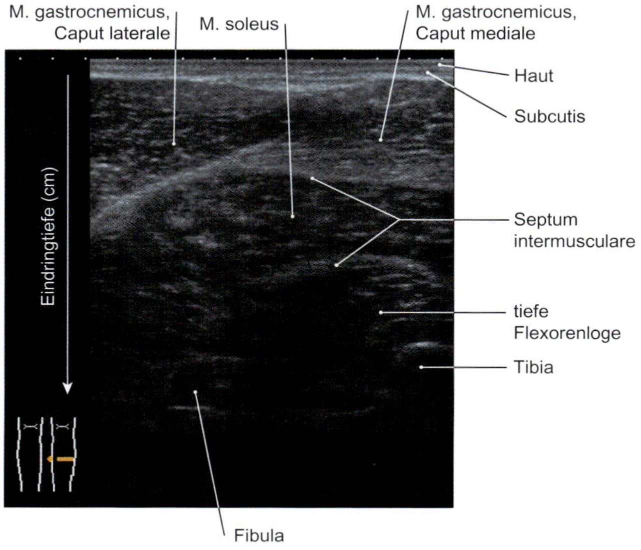

Abb. 1.48 Sonografie der Unterschenkelmuskulatur. Zur Darstellung von Muskulatur und Gefäßen ist die Sonografie aufgrund der hohen Zelldichte der quergestreiften Muskeln hervorragend geeignet. [S702-M1006]

Klinik

Die Streuung von Ultraschallwellen ist besonders bei der **Leberverfettung** (Steatosis hepatis) gut zu beobachten. Durch die vielen kleinen Fetttröpfchen in den Hepatozyten kommt es zu einer diffus erhöhten Echodichte des Organs.

Der **histologische Aufbau** von Organen und Geweben gibt den Ultraschallbefund anatomischer Strukturen vor: **Parenchymatöse Organe** wie Niere, Leber und Muskulatur (➤ Abb. 1.48) erscheinen aufgrund ihrer hohen Zelldichte und den damit zahlreich vorhandenen Grenzflächen hell (**echoreich**). An der Grenzfläche zum Knochen (Kalk) werden die Ultraschallwellen nahezu vollständig reflektiert und es entstehen dorsal dieser Grenzfläche somit keine Echos (**Schallauslöschung, Schallschatten**). Flüssigkeitsgefüllte Räume stellen sich echofrei dar. Da Flüssigkeiten die Schallwellen nicht absorbieren, kommt es dorsal der Flüssigkeit zu einer **Schallverstärkung**.

Klinik

Die Ultraschallbefunde pathologischer Veränderungen beruhen auf ihren histologischen und physikalischen Eigenschaften und sind diagnostisch oft wegweisend. **Konkremente oder Steine** der Gallenwege oder des Nierenbecken-Kelch-Systems zeichnen sich durch eine starke Reflexion mit **dorsaler Schallauslöschung (Schallschatten)** aus. Meist gutartige flüssigkeitsgefüllte Hohlräume (**Zysten**) stellen sich echofrei mit **dorsaler Schallverstärkung** dar. Kleinzellige, zellreiche Tumoren weisen eine **erhöhte Echodichte** auf.

Doppler-Sonografie

Die Doppler-Sonografie (auch farbcodierte Duplexsonografie) beruht auf dem nach Christian Doppler (österreichischer Mathematiker und Physiker) beschriebenen Doppler-Effekt. Hier werden Frequenzverschiebungen sich bewegender Ultraschallreflektoren (Erythrozyten) in den Gefäßen nachgewiesen, wobei sowohl die Flussrichtung als auch die Flussgeschwindigkeit farblich codiert dargestellt werden können. Üblicherweise wird dabei der auf den Schallkopf zulaufende Blutfluss rot und der vom Schallkopf wegführende Blutfluss blau dargestellt (➤ Abb. 1.49).

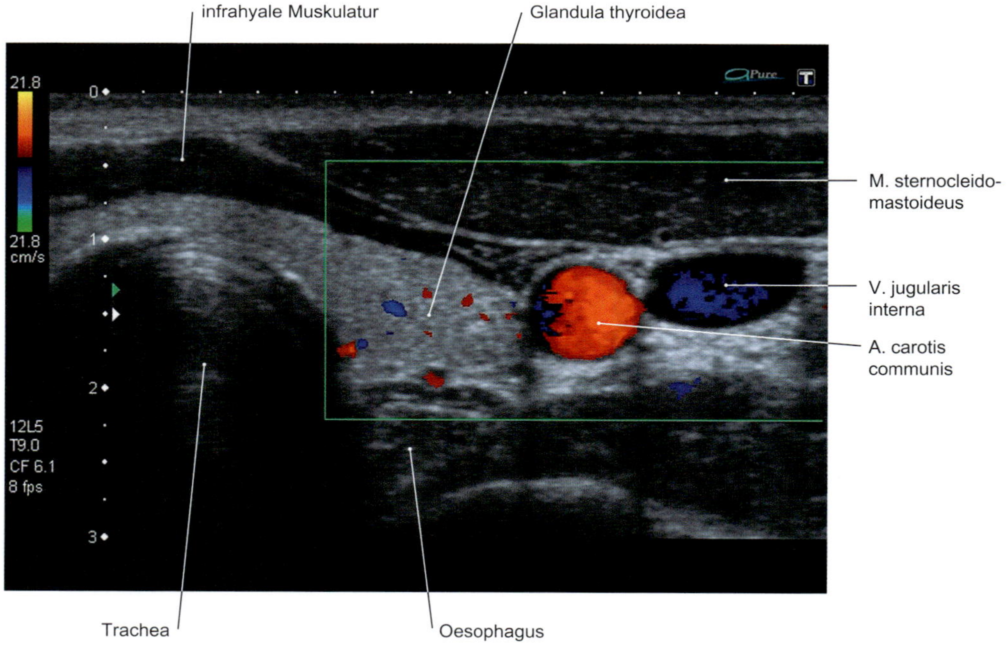

Abb. 1.49 Sonografie der Glandula thyroidea mit Halsgefäßen (Doppler). Normalbefund der Glandula thyroidea mit angrenzenden Gefäßen (A. carotis communis, V. jugularis interna). Der Blutfluss der Gefäße lässt sich mit dem Doppler-Effekt farblich codiert darstellen. [S702-M1006]

Die Ultraschalltechnik hat sich stark weiterentwickelt. Mit modernen Schallköpfen, die einen breiten Frequenzbereich abdecken, wird Ultraschall heute nahezu im gesamten Körper eingesetzt. So werden inzwischen auch die Augen, das muskuloskelettale System und durch die Kombination mit Endoskopen zahlreiche Hohlorgane wie Speiseröhre, Magen-Darm-Trakt, nahezu alle Körperhöhlen oder auch routinemäßig Vagina, Rectum und Prostata sonografiert.

Konventionelle Radiografie (Röntgenaufnahme)

Bei der konventionellen Radiografie (Röntgenaufnahme) werden Röntgenstrahlen durch den Körper oder Körperteile gesendet und treffen auf einen röntgensensitiven Film, der durch die Strahlung geschwärzt wird. Da verschiedene Gewebe in recht unterschiedlichem Maße die Strahlung absorbieren, kommt es je nach Gewebstyp zu einer charakteristischen Schwärzung des Films (➤ Abb. 1.50). Bei Röntgenstrahlen handelt es sich um elektromagnetische Wellen, die zu den ionisierenden Strahlungen zählen. In der Radiologie werden Röntgenstrahlen in der Röntgenröhre (Vakuum) durch das starke Beschleunigen und das Aufprallen und Abbremsen (Bremsstrahlung) von Elektronen erzeugt.

MERKE

Auf einer konventionellen Röntgenaufnahme entsteht aufgrund der Filmschwärzung durch die Röntgenstrahlung ein umgekehrter Kontrast. Ein dunkler Bereich wird als **Aufhellung**, ein heller Bereich wird als **Verschattung** bezeichnet.

Die konventionelle Röntgentechnik wird zunehmend durch die digitale Radiografie ersetzt, da hier, zeit- und kostensparend, anstelle eines Films ein digitales Detektorsystem eingesetzt wird, mit dem die Bilder digital gespeichert werden können.
Da besonders Knochen sehr kontrastreich erscheinen, wird die konventionelle Radiografie vor allem in der **Traumotologie** verwendet, um Frakturen und knöcherne Verletzungen zu diagnostizieren (➤ Abb. 1.51). Außerdem gehören die **Thorax-Aufnahme in 2 Ebenen** – als Basisdiagnostik bei Erkrankungen des Herz-Kreislauf-Systems und der Atemwege – sowie die **Abdomenübersichtsaufnahme** bei akutem Abdomen zu den Domänen der konventionellen Radiografie.

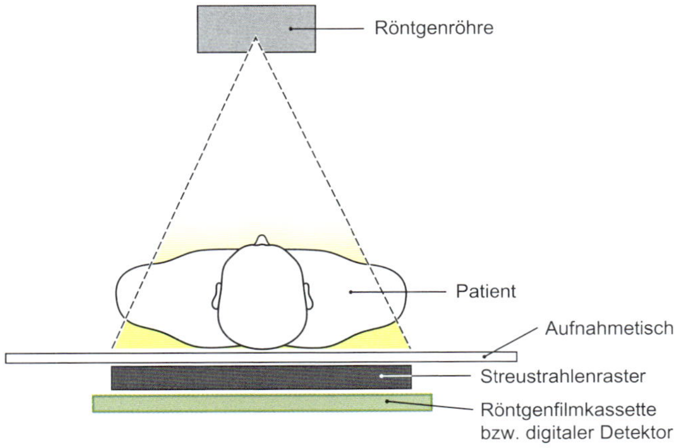

Abb. 1.50 Funktionsweise der konventionellen Radiografie. In der Röntgenröhre erzeugte Röntgenstrahlung durchdringt den Körper des Patienten. Das Streustrahlenraster vermindert die entstehende Streustrahlung und verstärkt so den Kontrast. Auf einem Röntgenfilm wird das Bild festgehalten. Bei neueren Gerätegenerationen wird ein digitaler Detektor verwendet, um ein digitales Bild zu erzeugen. [S702-L126]

Klinik

Aufgrund der ionisierenden Eigenschaften der Röntgenstrahlung und den damit verbundenen **DNS-Veränderungen,** die das Tumorrisiko erhöhen, muss der Einsatz stets medizinisch gerechtfertigt sein und unterliegt engmaschigen Kontrollen (Strahlenschutz, Röntgenverordnung).

MERKE

Knochen absorbieren aufgrund ihrer hohen Dichte die Strahlung nahezu vollständig und erscheinen daher im Röntgenbild **hell**. Luft (vor allem in den Lungen) absorbiert die Strahlen nicht und stellt sich **dunkel** dar. Fett, Wasser und Weichteile (Muskeln) sind in aufsteigender Reihenfolge im Vergleich zu Luft heller.

Durchleuchtung

Eine Sonderform der konventionellen Radiografie ist die Durchleuchtung. Hierbei werden Röntgenstrahlen nach Durchtritt durch den Patienten von einem Bildverstärker erfasst und in Videosignale umgewandelt. Es entstehen Live-Bilder, die Bewegungsabläufe sichtbar machen. Diese Anwendung wird vor allem intraoperativ sowie bei der Darstellung der Perfusion von Koronargefäßen und im Rahmen der Diagnostik von Gefäßstenosen (**Koronarangiografie**) genutzt.

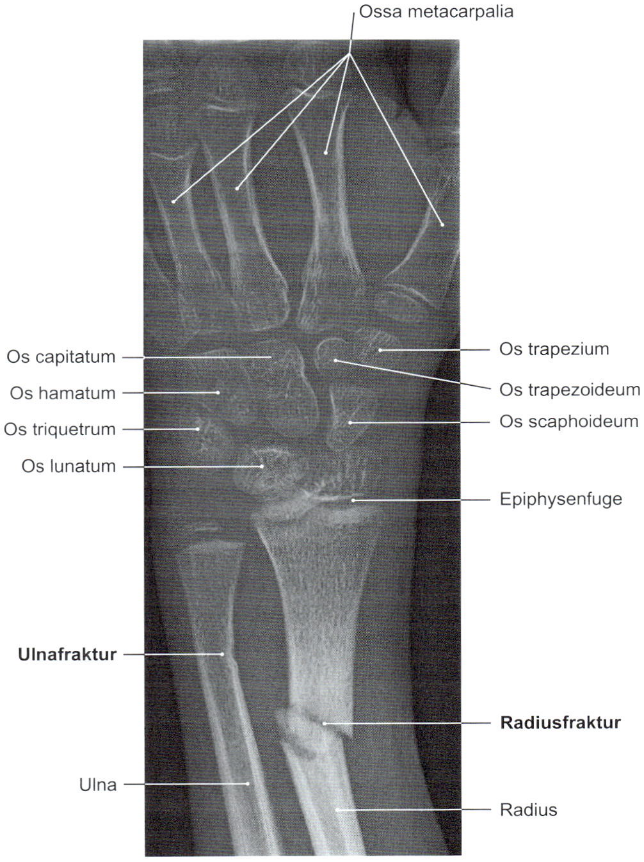

Abb. 1.51 Fraktur des linken Unterarms in der konventionellen Radiografie. Die knöchernen Strukturen sind sehr detailreich abgebildet; an Ulna, Radius und den Ossa metacarpalia sind die Wachstumsfugen (Epiphysenfugen) bei diesem 9-jährigen Jungen gut zu erkennen. Am distalen Radius ist die Fraktur durch ihre Verschiebung sehr gut, an der Ulna weniger deutlich zu erkennen. Der Bruch der Ulna ist in diesem Fall eine nur bei Kindern vorkommende sog. Grünholzfraktur, weil das kräftige Periost die Frakturenden zusammenhält. [S702-M1006]

Computertomografie (CT)

Die Computertomografie (CT) ist ein auf Röntgenstrahlung basierendes Schnittbildverfahren zur Erzeugung transversaler Schichten. Mit dieser Methode ist eine überlagerungsfreie, zweidimensionale Darstellung von Organen möglich und die Informationen aus den Einzelschichten erlauben zudem eine dreidimensionale Rekonstruktion (➤ Abb. 1.52).

MERKE

Bei der Betrachtung von **transversalen Schnittbildern** blickt man immer **von unten** (von den Füßen in Richtung auf den Kopf) auf den Schnitt. Daher ist die Leber als Organ des rechten Oberbauchs auf der linken Bildseite sichtbar (➤ Abb. 1.54).

Wie bei der konventionellen Radiografie durchdringen auch bei der CT Röntgenstrahlen den Körper und werden in Abhängigkeit von den Gewebeeigenschaften unterschiedlich stark abgeschwächt. Bei der heute meist verwendeten **Spiral-CT** wird der Tisch mit dem Patienten während der Untersuchung kontinuierlich entlang der Longitudinalachse weitergeschoben. Die Strahlung wird dabei von einem der Röntgenröhre gegenüberliegenden Strahlendetektor wahrgenommen. Die Einheit von Röntgenröhre und Strahlendetektor rotiert dabei mehrmals pro Sekunde um den Patienten. Die als virtuelle Spirale erzeugten Volumendaten werden von speziellen Programmen in Querschnittsbilder zurückgerechnet und dargestellt. Anhand der nachgewiesenen Strahlenmenge lassen sich in der CT über 2000 verschiedene Dichtewerte unterscheiden und entsprechend in Graustufen abbilden.

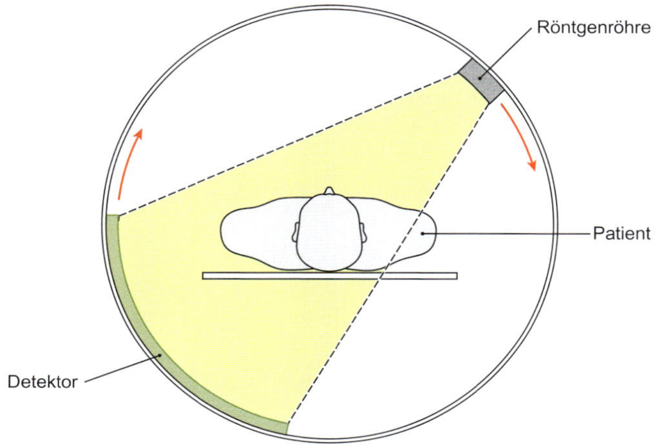

Abb. 1.52 Funktionsprinzip der Computertomografie. [S702-L126]

MERKE

- Das Ausmaß der Röntgenstrahlenabsorption und damit die Dichte von Geweben werden in der CT in **Hounsfield-Einheiten** (HE) angegeben. Die Hounsfield-Skala besitzt 3 Fixpunkte: Luft (−1000 HE), Wasser (0 HE) und Knochen (+1000 HE). Die meisten **parenchymatösen Organe** des Menschen liegen in einem Bereich zwischen -100 und +100 der Hounsfield-Skala.
- In der CT werden Gewebe und/oder pathologische Veränderungen, deren Dichte im Vergleich zu einer Bezugsdichte (z. B. Wasser, Organparenchym) ähnlich ist, als **isodens** bezeichnet. Strukturen mit Dichten höher als die Bezugsgröße werden als **hyperdens**, solche mit niedrigeren Dichten als **hypodens** bezeichnet.

Klinik

In der klinischen Diagnostik werden in der CT folgende **hypodense** Gewebe/Veränderungen beschrieben: Luft, Fett, Flüssigkeit (Wasser), Bindegewebe, alte Blutungen und Narbengewebe.

Da das Auge des Menschen nur 20 verschiedene Graustufen sicher voneinander unterscheiden kann, müssen die zu beurteilenden Organe mit ihren Dichtewerten (Hounsfield-Einheiten) in geeigneten **Graustufenfenstern** angezeigt werden. Dichtewerte ober- und unterhalb dieser Fenstereinstellungen werden einheitlich schwarz oder weiß dargestellt. Die am häufigsten verwendeten Fenster sind das **Weichteilfenster**, das **Lungenfenster** sowie das **Knochenfenster** (➤ Abb. 1.53). Die meisten parenchymatösen Organe des Körpers lassen sich im Weichteilfenster optimal abbilden und beurteilen (➤ Tab. 1.15).

Kontrastmittel

Sowohl in der konventionellen Radiografie als auch bei der CT werden sog. Kontrastmittel eingesetzt, um Dichteunterschiede zwischen Organen und dem umliegenden Gewebe zu verstärken. Auch Gefäße und Teile des Verdauungstrakts können mit Kontrastmitteln besser dargestellt und beurteilt werden. Ein Beispiel zur Beurteilung der Leber- und Nierengefäße nach Kontrastmittelgabe zeigt die ➤ Abb. 1.54.

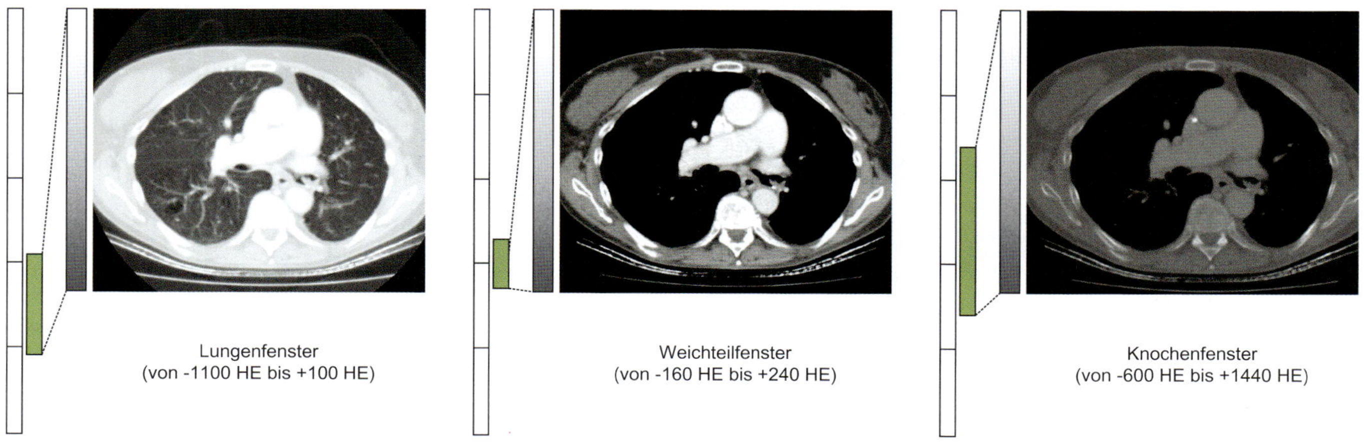

Abb. 1.53 Fenstertechniken zur optimalen Darstellung zu beurteilender Strukturen. Übersicht der klassischen Fenster der CT mit Graustufenabbildungsbereichen in der Hounsfield-Skala. [S702-T1020/L126]

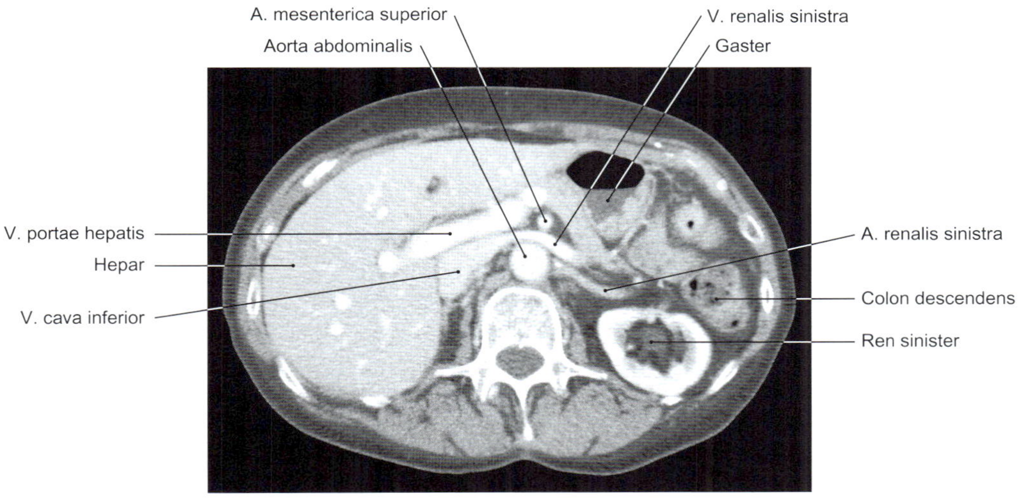

Abb. 1.54 Kontrastmittelanwendung CT-Abdomen. Kontrastmitteldarstellung der V. portae hepatis und der Nierengefäße. [S702-T1020]

Tab. 1.15 Typische Dichtewerte von Organen/Strukturen in der CT in Hounsfield-Einheiten.

Gewebe/Befund	Hounsfield-Einheit (HE)	Fenster
Luft	−1000 HE	Lungenfenster
Lunge	−500 HE	Lungenfenster
Fett	−100–0 HE	Weichteilfenster
Wasser	0 HE	Weichteilfenster
Zyste	5–10 HE	Weichteilfenster
weiße Substanz	20–35 HE	Weichteilfenster
graue Substanz	35–45 HE	Weichteilfenster
Muskulatur	40–50 HE	Weichteilfenster
Leber	40–60 HE	Weichteilfenster
geronnenes Blut	10–40 HE	Weichteilfenster
fließendes Blut	50–60 HE	Weichteilfenster
frische Blutung	70–90 HE	Weichteilfenster
Leber (Kontrastmittel)	ca. 150 HE	Weichteilfenster
Substantia spongiosa	300 HE	Knochenfenster
Substantia compacta	1000 HE	Knochenfenster

MERKE

Zu den röntgenpositiven Kontrastmitteln zählen **Bariumsulfat** und **jodhaltige** Verbindungen. **Bariumsulfat** wird vor allem zur Kontrastierung des **Magen-Darm-Trakts** verwendet; **jodhaltige Kontrastmittel** finden vor allem in der **Gefäßdarstellung** ihre Anwendung.

Klinik

Viele pathologische Veränderungen lassen sich erst mit Kontrastmitteln sicher darstellen. Die Intensität der Kontrastmittelanreicherung lässt Rückschlüsse auf die Art der krankhaften Veränderung zu.

Magnetresonanztomografie (MRT)

Das physikalische Grundprinzip der MRT liegt in der besonderen Eigenschaft von Atomkernen mit ungerader Nukleonenzahl, einen Eigendrehimpuls (**Kernspin**) zu besitzen. Da Wasser das häufigste Molekül im Körper des Menschen ist, soll das **Wasserstoffproton** (H^+) zur Erklärung der Funktionsweise der MRT dienen: Vereinfacht dargestellt taumeln Protonen um ihre eigene Achse und stellen Dipole dar, die sich chaotisch im Raum anordnen. Nach dem Anlegen eines starken äußeren Magnetfeldes richten sich die Protonen (magnetische Dipole) entlang der Feldlinien aus. Durch die synchrone Ausrichtung ist eine Energieübertragung auf die Protonen möglich (Anregung). Dies geschieht mit einem Hochfrequenzimpuls. Nach Beendigung des Impulses geben die Protonen die aufgenommene Energie in Form eines magnetischen Impulses wieder ab. Dieser Impuls wird nachgewiesen und für die Bilddarstellung herangezogen.

MERKE

Aufgrund des Wirkprinzips besitzt die MRT den höchsten Kontrast in **Weichteilen** (hoher Flüssigkeitsanteil) und wird daher besonders zur Darstellung von Gehirn und Rückenmark (➤ Abb. 1.55) sowie von **Muskulatur**, **Knorpelstrukturen** und **Bandapparat** eingesetzt.

Klinik

Pathologische Veränderungen, die mit einer vermehrten Flüssigkeitseinlagerung einhergehen, lassen sich mit der MRT besonders gut darstellen. Dazu gehören **Tumoren**, **Entzündungen** und **Ödeme** bei traumatischen Verletzungen von Muskeln und Bandstrukturen.

Szintigrafie

Die Szintigrafie ist ein Verfahren der **Nuklearmedizin,** bei dem sog. Radiopharmaka verwendet werden, um den Funktionszustand bestimmter Organe und Organsysteme sichtbar zu machen (**Funktionsdiagnostik**). Radiopharmaka wie z. B. ^{123}Jod oder ^{99m}Technetium werden dabei als **Tracer** in sehr geringen Mengen in den Körper eingeschleust und durch Stoffwechselprozesse anstelle von stabilen Atomen integriert. Sie wirken dort als **γ-Strahler**. Da die Strahlungsenergien und Halbwertszeiten der eingesetzten Isotope sehr niedrig sind und natürliche biochemische Prozesse nicht beeinflusst werden, ist das Risiko für den Patienten relativ gering. In der Szintigrafie werden diese γ-Strahlen mit einer Gamma-Kamera nachgewiesen und geben somit wichtige Informationen über die **Stoffwechselaktivität** des jeweiligen Organs. Die bildliche Darstellung der Aktivitätsverteilungen im Körper wird als **Szintigramm** bezeichnet.

MERKE

Im Gegensatz zu radiologischen bildgebenden Verfahren, bei denen die anatomische bzw. morphologische Detaildarstellung im Vordergrund steht, werden mit der **Szintigrafie** Stoffwechselprozesse und Funktionszustände von Organen sichtbar gemacht. Die Szintigrafie erlaubt somit eine **Differenzierung** zwischen funktionell **aktivem** und **inaktivem** Gewebe.

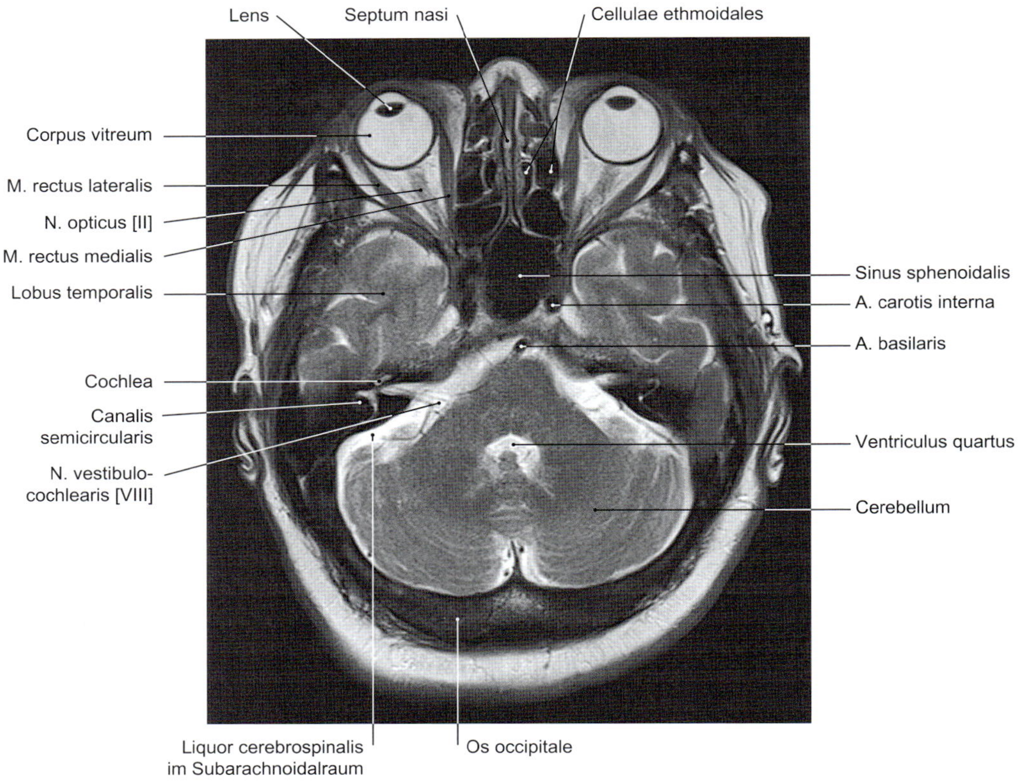

Abb. 1.55 MRT des Schädels. Transversale Schnittführung auf Höhe des Bulbus oculi. [S702-T1020]

Klinik

Einen hohen Stellwert besitzt die Szintigrafie in der **Schilddrüsendiagnostik** (➤ Abb. 1.56). Bei Verdacht auf funktionelle Veränderungen der Schilddrüse, insbesondere bei der Unterscheidung zwischen autonomen hormonaktiven Adenomen und Karzinomen, kommt die Szintigrafie zum Einsatz. Je nach Anreicherung des Tracers lassen sich **„heiße"** Knoten (starke Anreicherung = besonders stoffwechselaktiv), **„warme"** Knoten (normale Anreicherung = stoffwechselaktiv) von **„kalten"** Knoten (keine/kaum Anreicherung = stoffwechselinaktiv) unterscheiden und sind diagnostisch wegweisend. Kalte Knoten weisen häufig auf bösartige Karzinome der Schilddrüse hin.

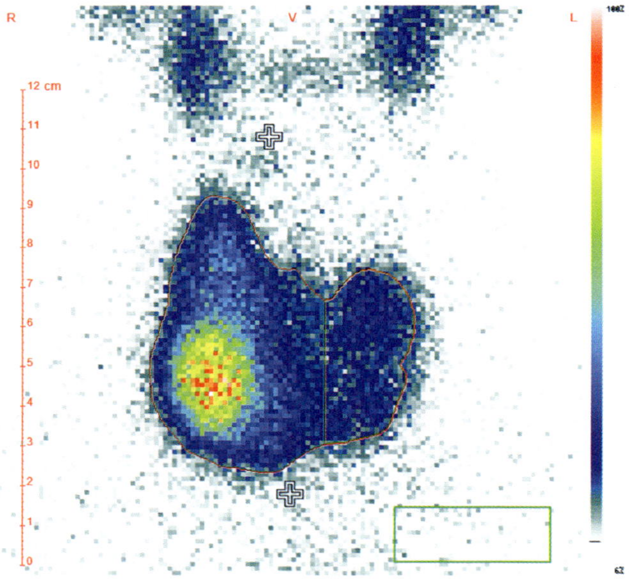

Abb. 1.56 Szintigrafie der Schilddrüse. Darstellung der Jodanreicherung im Schilddrüsengewebe. Im rechten Schilddrüsenlappen ist ein besonders stoffwechselaktiver „heißer" Knoten zu erkennen. [S702-T1021]

Werden die γ-Strahlen des Tracers in einer Kombination aus CT und mehreren Gamma-Kameras erfasst, lassen sich tomografische Szintigrafien erstellen und somit eine genaue Lokalisation von funktionell verändertem Gewebe im Körper darstellen. Dieses Verfahren wird als **SPECT** (Single Photon Emission Computed Tomography) bezeichnet.

Positronenemissionstomografie (PET)

Bei der PET werden **β^+-Strahler** (Positronen-Emitter) als Radiopharmaka eingesetzt. Beim **β^+-Zerfall** entstehen **2 Photonen** mit einer charakteristischen Energie von 511 keV, die sich mit Lichtgeschwindigkeit in entgegengesetzter Richtung voneinander wegbewegen. Durch die sich gegenüberliegenden Detektoren in einem geschlossenen Detektorring können die beiden Photonen nahezu zeitgleich registriert werden. Aus einer Vielzahl solcher Ereignisse lassen sich entsprechende Aktivitätsmuster in allen Ebenen des Raums rekonstruieren (➤ Abb. 1.57).

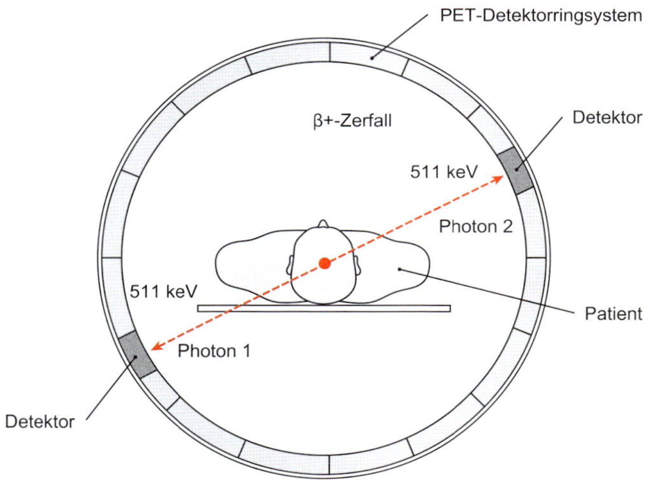

Abb. 1.57 Prinzip der PET. Nachweis von Photonen in der Positronenemissionstomografie (Schema). [S702-L126]

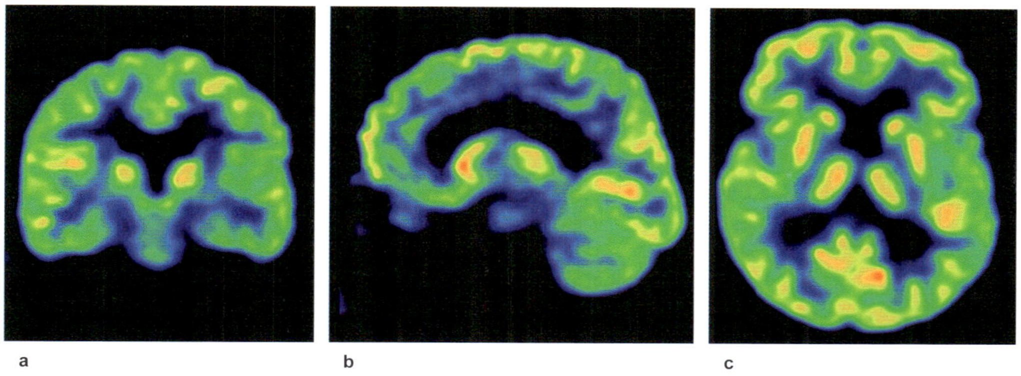

Abb. 1.58 PET (Beispiel). Normalbefund einer ^{18}F-Fluordesoxyglukose-(FDG-)PET des Gehirns. [S702-T1021]
a Koronare Schnittführung.
b Sagittale Schnittführung.
c Transversale Schnittführung.

Häufig eingesetzte Positronenemitter sind:

- ^{18}F-Fluordesoxyglukose (FDG) zur Darstellung des **Glukosestoffwechsels** und
- ^{18}F-Natriumfluorid zur Darstellung des **Knochenstoffwechsels.**

Mit der Kombination aus PET und CT (**PET-CT**) werden die Funktionsparameter der PET mit der hohen Detailauflösung anatomischer Strukturen der CT kombiniert (➤ Abb. 1.58).

MERKE

Mit der **PET-CT** können pathologische Veränderungen von Stoffwechselprozessen (PET) den dazugehörigen anatomischen Strukturen (CT) exakt zugeordnet werden. Die räumliche Auflösung der PET ist deutlich höher und exakter als bei der SPECT.

Klinik

Pathologisch veränderte (erhöhte) Stoffwechselprozesse lassen sich besonders bei einigen **Tumoren** und deren **Metastasen** aufgrund der hohen Zellteilungsaktivitäten beobachten. Die **PET** wird daher vor allem in der **Tumordiagnostik** und der Metastasensuche eingesetzt. PET-Untersuchungen des Glukosestoffwechsels werden aber auch in der Neurologie zur Differenzialdiagnostik von Demenzen, Epilepsien und Schlaganfällen eingesetzt.

2 Allgemeine Embryologie

Martin Scaal

KLINISCHER FALL

Eine 24-jährige Studentin stellt mittels Schnelltest ihre Schwangerschaft fest. Gemeinsam mit ihrem Freund geht sie zu Beginn der 9. Schwangerschaftswoche zum Gynäkologen. Der Ultraschallbefund ist unauffällig. Bei einem erneuten Besuch beim Gynäkologen zu Beginn des 5. Schwangerschaftsmonats wird im Ultraschallbefund zwar das normale Wachstum des Fetus, aber ein unregelmäßiges Konvolut an dessen Bauchdecke festgestellt.

Weitere Diagnostik und Diagnose

Im Feinultraschall wird sichtbar, dass durch eine Öffnung der Bauchdecke rechts des Nabels Darmschlingen austreten und frei in die Amnionhöhle ragen. Die Diagnose lautet Gastroschisis. Gastroschisis tritt mit einer Häufigkeit von ca. 4,5 : 10.000 Geburten auf, die embryologische Ursache für Gastroschisis ist allerdings unklar.

Weiteres Vorgehen

Durch engmaschige regelmäßige Überwachung mittels Feinultraschall werden die Entwicklung der Bauchdecke und der Zustand der ausgetretenen Darmabschnitte beobachtet. Wenn Anzeichen auf eine Verkleinerung der Austrittsöffnung oder auf eine Schädigung der Darmwand durch die Amnionflüssigkeit bestehen, wird die vorzeitige Geburt durch Kaiserschnitt eingeleitet. Direkt nach der Geburt werden eventuell geschädigte Darmabschnitte chirurgisch entfernt, die Darmschlingen in die Bauchhöhle verlagert und die Bauchdecke verschlossen. Postoperativ wird das Kind dann bis zur Regeneration des Darms temporär parenteral ernährt, bis sich der Darm regeneriert hat. Regelmäßige Kontrollen zum Ausschluss eines Ileus (Darmverschlusses) folgen. Die Langzeitprognose des Kindes ist sehr gut.

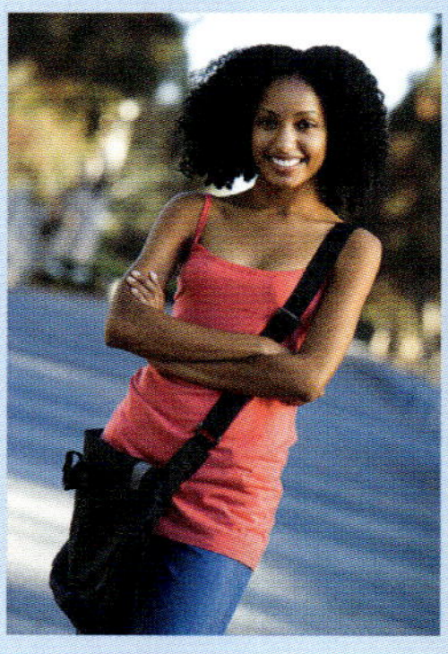

Die 24-jährige Studentin ist eine Freundin von dir. Unmittelbar nachdem der Gynäkologe ihr die Diagnose übermittelt hatte, war sie so aufgeregt, dass sie dem Arzt gar nicht mehr zugehört hat. Sie bittet dich daher, ihr noch mal zu erklären, wie die Therapie nun genau aussehen wird. Außerdem möchte sie wissen, wie gut die Prognose der Erkrankung ist. Du machst dir Notizen, damit du nichts vergisst:

Freundin in Not ...

Th.: Sectio caesarea in der 34.–36. SSW mit vorheriger Induktion der Lungenreifung angestrebt, postpartale Magenablaufsonde, parenterale Ernährung über Infusion, AB-Prophylaxe, Beseitigung von Torsionen im Darm, feuchte und sterile Verpackung der ausgetretenen Baucheingeweide in Plastikbeutel, keine Maskenbeatmung, Operation: prim. Bauchwandverschluss, bei großem Defekt a) Einnähen eines Patches oder b) provisorischer Verschluss mittels Silikonbeutel („Silo Bag"), aus dem die Eingeweide nach und nach reponiert werden, sodass der Beutel immer kleiner wird

Prognose: Überlebenschance > 90%, Volvulus mit Darmnekrose als Komplikation möglich → Resektion: Kurzdarmsyndrom

Kompetenzen

Nach Bearbeitung dieses Lehrbuchkapitels sollten Sie in der Lage sein:
- den Vorgang der Befruchtung zu erläutern
- die Präimplantationsentwicklung und die Einnistung des Keims in die Uteruswand sowie die Bildung der extraembryonalen Hüllen zu verstehen
- die Bildung der Keimblätter in der Keimscheibe und deren dreidimensionale Umgestaltung zur Körpergrundgestalt nachzuvollziehen
- Grundzüge der Frühentwicklung der Extremitäten und der Kopf-/Hals-Region zu beschreiben
- grundlegende molekulare und zelluläre Mechanismen der Embryonalentwicklung (z. B. Spezifizierung, Differenzierung, Induktion, Zellmigration) an Beispielen zu erklären

2.1 Einführung

Das Leben des Menschen beginnt mit der Verschmelzung zweier Keimzellen der Eltern, eines väterlichen Spermiums und einer mütterlichen Eizelle, zu einem genetisch neuen Zellindividuum, der **Zygote**. Die Zygote enthält in ihrem Genom die gesamte genetische Information, die ihre folgende Entwicklung zum adulten Menschen autonom steuert. Diese Entwicklung beinhaltet nicht nur die Zellvermehrung (**Proliferation**), sondern auch die Ausbildung unterschiedlicher Zelltypen und ihre Anordnung in anatomische Strukturen. Grundlage für die Differenzierung von Zellen zu spezifischen Zelltypen ist die **differenzielle Genexpression**. Obwohl jede Zelle eines Organismus alle Gene des individuellen Genoms enthält, werden in jeder Zelle nur bestimmte Gene selektiv exprimiert und so nur ein bestimmter Satz von Proteinen synthetisiert. Die Festlegung einer embryonalen Zelle auf ein bestimmtes Entwicklungsschicksal nennt man **Determination** (Syn.: **Spezifizierung**), ihr Umbau zu einem bestimmten Zelltyp ist die **Differenzierung.** Entscheidend für beide Schritte sind molekulare Signale, die entweder von der Zelle selbst (zellautonom) gebildet werden oder von Zellen der Umgebung stammen (**Induktion**).
Induktive Wechselwirkungen zwischen Zellen spielen auch bei den folgenden Entwicklungsschritten eine wichtige Rolle. Gleichartig differenzierte Zellen ordnen sich zu Zellverbänden und Geweben an (**Histogenese**), die Zellverbände und Gewebe zu bestimmten anatomischen Formen (**Morphogenese**) und die Formen wiederum gemeinsam mit anderen Gewebeverbänden und Formen zu übergeordneten anatomischen Strukturen mit einer bestimmten Ausrichtung im Raum, die dem der menschlichen Anatomie eigenen Bauplan entspricht (**Musterbildung**). Dies sei vereinfacht am Beispiel der Entwicklung des Oberarmknochens illustriert: Aus einer Zellpopulation im zentralen Mesenchym (embryonales Bindegewebe) der Extremitätenanlage *(Determination)* gehen Knorpelzellen hervor *(Differenzierung)*. Das entstehende hyaline Knorpelgewebe *(Histogenese)* ordnet sich in Form eines Röhrenknochens mit Epiphysen und Diaphyse an *(Morphogenese)*, der zwischen Schulterblattanlage und Anlage der Unterarmknochen liegt *(Musterbildung)*. So entstehen in der *Embryogenese* alle Organsysteme des Körpers in dem dem menschlichen Bauplan entsprechenden funktionellen Verbund. In der anschließenden **Fetalperiode** kommt es zum koordinierten Wachstum und zur funktionellen Reifung der Organsysteme bis zur Geburt. Auch die postnatale Entwicklung über Kindheit, Pubertät, Erwachsenenalter und Senium gehören zum Entwicklungsprozess des Menschen, der mit der Zygote seinen Anfang genommen hat und erst mit dem Tod sein Ende findet.

Im Kapitel Allgemeine Embryologie wird die frühe menschliche Entwicklung von der Befruchtung bis zur Ausbildung des Grundbauplans des Körpers (Körpergrundgestalt) beschrieben. Die spezielle Embryologie (Entwicklung der Organsysteme) wird in den jeweiligen Kapiteln abgehandelt.

MERKE
Die Embryonalentwicklung wird von Entwicklungsgenen gesteuert, die die Differenzierung der zunächst noch nicht auf ein bestimmtes Entwicklungsschicksal festgelegten embryonalen Zellen zu verschiedenen Zelltypen und die Anordnung der Zellen und Gewebe zu anatomischen Strukturen steuern.

2.2 Befruchtung

2.2.1 Translokation und Kapazitation

Die **Befruchtung,** also die Verschmelzung einer weiblichen und einer männlichen Keimzelle zur Bildung der Zygote, geschieht in der Regel in der Pars ampullaris des Eileiters (Tuba uterina, Ovidukt). Sowohl die Eizelle als auch die Spermien müssen von den Keimdrüsen aus dorthin gelangen (**Translokation**). Bei der Ovulation (➤ Abb. 2.1) verlässt die Eizelle (**Oozyte),** eingehüllt in die **Zona pellucida** und in die **Corona radiata,** das Ovar und gelangt in den **Fimbrientrichter** des Eileiters. Dies wird durch wischende Bewegungen der Fimbrien unterstützt, die sich bei der Ovulation dicht an das Ovar anlegen. Der so entstehende Strom der Tubenflüssigkeit, unterstützt durch peristaltische Kontraktionen des Eileiters, transportiert die Eizelle langsam in die Ampulle. Die **Spermien,** als zellulärer Bestandteil des Spermas, werden mit der Ejakulation im Bereich des Scheidengewölbes (Fornix vaginae) deponiert. Durch Zilienschlag ihres Schwanzstücks gelangen die Spermien aktiv durch die unter Östrogeneinfluss passierbare Schleimbarriere der Cervix uteri in das Uteruslumen und von dort, weitgehend passiv, durch Kontraktionen des Uterus in den Eileiter. Dort machen die Spermien unter Einfluss des Tubenepithels einen Reifungsprozess durch, die **Kapazitation**, durch die sie erst ihre Befruchtungsfähigkeit erlangen. Dabei werden die Proteinausstattung und die elektrophysiologischen Eigenschaften der Zellmembran am Spermienkopf verändert. In der Nähe der Eizelle verstärken die kapazitierten Spermien ihre Schlagaktivität stark und erreichen die Oozyte, indem sie einem Temperaturgradienten (**Thermotaxis**,

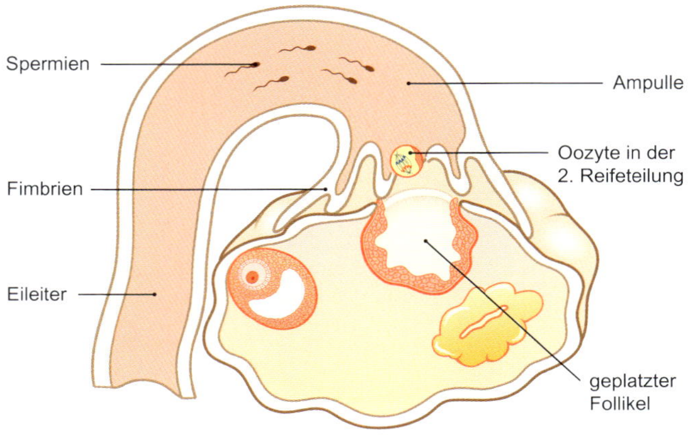

Abb. 2.1 Ovulation. Die Eizelle wird aus dem GRAAF-Follikel ausgestoßen und gelangt über den Fimbrientrichter in die Pars ampullaris des Eileiters, wo sie auf kapazitierte Spermien trifft. [S702-L126]

die Temperatur in der Ampulle ist gegenüber dem proximalen Ovidukt leicht erhöht) und dem Konzentrationsgradienten von der Oozyte sezernierter Moleküle (**Chemotaxis**, u.a. vermutlich Progesteron) folgen. Von den über 200 Millionen Spermien, die mit dem Ejakulat in die Vagina gelangen, erreichen nur etwa 200 die Eizelle. Die Translokation der Spermien kann zwischen 30 Minuten und mehreren Tagen dauern. Die Befruchtung erfolgt aber nicht notwendigerweise durch die schnellsten Spermien, weil für die Kapazitation ein ausreichend langer Kontakt der Spermien mit dem Tubenepithel erforderlich ist.

Klinik

Eine **Schwangerschaftsverhütung (Kontrazeption)** kann erreicht werden durch Behinderung der Translokation der Spermien (Kondom, Scheidendiaphragma, Intrauterinpessar), durch Verhinderung der Ovulation (hormonale Kontrazeptiva, „Pille") oder durch Verhinderung der Implantation (Interzeption, „Pille danach").

MERKE

Die Befruchtung der Eizelle durch die Spermien findet in der Regel in der Pars ampullaris der Tuba uterina statt.

2.2.2 Akrosomreaktion und Fusion der Keimzellen

Die Oozyte ist auf ihrem Weg in den Eileiter von einem lockeren Kranz aus Follikelzellen (**Corona radiata**) und einer dichten Hülle aus Glykoproteinen (**Zona pellucida**) umhüllt. Beide Schichten müssen von den an der Eizelle angelangten Spermien durchdrungen werden, um zur eigentlichen Oozyte zu gelangen (➤ Abb. 2.2). Rezeptorproteine in der durch die Kapazitation vorbereiteten Zellmembran des Spermienkopfes binden an die Glykoproteine der Zona pellucida (Zonaproteine). Dadurch wird die **Akrosomreaktion** eingeleitet, bei der die Vesikelmembran des Akrosoms, eines mit Proteasen gefüllten Bläschens an der Spitze des Spermienkopfes, mit der oberflächlichen Zellmembran des Spermiums fusioniert und so der Inhalt des Akrosoms freigesetzt wird. Durch Proteaseverdau entsteht in der Zona pellucida ein Kanal, durch den das Spermium zur Eizelle vordringen kann. Der Spermienkopf legt sich tangential an die Zellmembran der Oozyte an, und die Zellmembran des Spermienkopfes verschmilzt mit der der Oozyte. Ausgelöst durch die Fusion schützt sich die Eizelle vor Mehrfachbefruchtung (Polyspermie), indem sie Enzyme aus Vesikeln unter ihrer Zellmembran (**Kortikalgranula**) durch Exozytose in die Zona pellucida entlässt, die die Spermienrezeptoren der Zonaproteine so modifizieren, dass ein erneutes Andocken eines Spermiums verhindert wird (**Zonareaktion**). Die Verschmelzung des Spermiums mit der Oozyte führt außerdem zur **Aktivierung der Eizelle**, die mit einem oszillierenden Anstieg der Ca^{2+}-Konzentration im Zytoplasma einhergeht und Voraussetzung für die nachfolgenden Schritte bei der Befruchtung ist.

Klinik

Bei der **extrakorporalen Befruchtung (In-vitro-Fertilisation, IVF)** werden die Oozyten transvaginal durch Punktion des hormonell stimulierten Ovars entnommen und in einer Nährlösung mit Spermien vermischt, die durch Vorinkubation in speziellen Medien kapazitiert worden sind. Nach erfolgter Befruchtung werden bis zu 3 Embryonen im 4–8-Zell-Stadium in den Uterus eingebracht (Embryotransfer). Die Zona pellucida kann zur Erleichterung der Implantation vor dem Embryotransfer entfernt werden. Im Fall ungenügender Spermienbeweglichkeit kann ein einzelnes Spermium *in vitro* gezielt in eine Eizelle injiziert werden **(intrazytoplasmatische Spermieninjektion, ICSI).**
Bei der **Präimplantationsdiagnostik (PID)** werden vor dem Embryotransfer einzelne Blastomeren der Embryonen entfernt und molekulargenetisch auf vorliegende Gendefekte untersucht. Durch die Totipotenz der frühen Blastomeren beeinträchtigt diese Entnahme die Entwicklung des Keims in der Regel nicht. Nach Selektion gesunder Embryonen werden nur diese in den Uterus eingebracht und die anderen Embryonen verworfen. Deshalb ist die PID ethisch und juristisch umstritten.

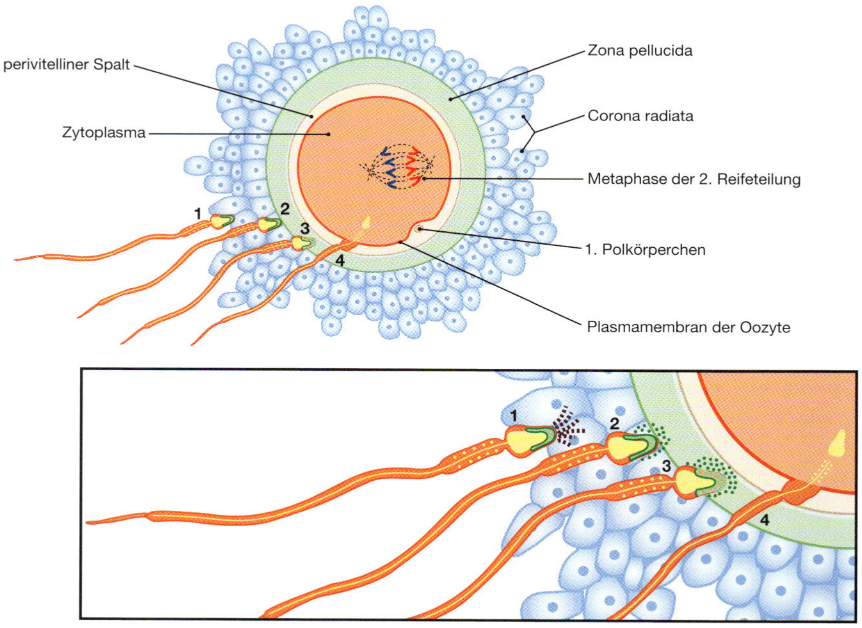

Abb. 2.2 Akrosomreaktion und Fusion der Keimzellen. Die Spermien drängen sich mithilfe von sezernierten Enzymen durch die Corona radiata (1) und legen sich mit ihrem Kopf an die Zona pellucida an (2). Durch die Akrosomreaktion werden die Proteasen des Akrosoms freigesetzt und durchbohren die Zona pellucida (3), sodass das Spermium zur Oozyte vordringen kann. Durch Fusion der Zellmembranen beider Keimzellen gelangen der Kern, aber auch Teile von Mittelstück und Schwanz des Spermiums, in das Zytoplasma der Oozyte (4). [S702-L126]

2.2.3 Fusion des genetischen Materials

Die ovulierte Oozyte befindet sich zum Zeitpunkt der Befruchtung in der **Metaphase der 2. Reifeteilung.** Erst durch die Fusion beider Keimzellen wird die 2. Reifeteilung fortgesetzt und kommt zum Abschluss. Dabei wird ein weiteres Polkörperchen abgegeben, und der Zellkern der Oozyte liegt im haploiden Zustand vor. Er wird nun als **weiblicher Vorkern** bezeichnet. Vom Spermium gelangen außer dem Kern auch Teile des Hals- und Schwanzstücks in die Oozyte, die aber schnell abgebaut werden. Der komprimierte Kern des Spermiums lockert sich nach der Fusion auf und wird zum **männlichen Vorkern**. Beide Vorkerne replizieren ihre DNA, bilden mit ihren eigenen Zentrosomen Astern (sternförmige Anordnungen aus Mikrotubuli) und nähern sich einander an (➤ Abb. 2.3). Bei der Fusion beider Vorkerne kollabieren beide Kernhüllen, die Chromosomen ordnen sich auf einem gemeinsamen Spindelapparat an und verteilen sich rasch auf beide Tochterkerne der **Zygote,** ohne dass sich ein eigentlicher Zygotenkern mit einer gemeinsamen Kernhülle ausbildet (➤ Abb. 2.3, ➤ Abb. 2.4). Die Zygote liegt also beim Menschen nur als transientes Teilungsstadium vor. Der Befruchtung der Eizelle folgt unmittelbar das 2-Zell-Stadium des genetisch neuen Embryos. Das Geschlecht des Keims wird durch das Spermium festgelegt: Trägt das fusionierte Spermium ein Y-Chromosom, sorgt das darauf gelegene Gen **SRY** (*sex determinating region of Y*) für die Ausbildung des männlichen Phänotyps.

MERKE

Bei der Befruchtung verschmelzen die Zellmembranen von Oozyte und Spermium, sodass der haploide Zellkern des Spermiums als männlicher Vorkern in die Oozyte gelangt und männlicher und weiblicher Vorkern gemeinsam den Zellkern der Zygote bilden.

2.3 Präimplantationsentwicklung

2.3.1 Furchung und Kompaktion

Nach der Befruchtung finden in der Zygote noch innerhalb der Zona pellucida mehrere mitotische Teilungen statt, die das Zytoplasma der Oozyte auf mehrere Tochterzellen (**Blastomeren**) verteilen (Furchungsteilungen). Die **Furchungsteilungen** erfolgen relativ langsam im Abstand von mehreren Stunden, asynchron und mit versetzten Teilungsebenen. Das bedeutet, dass die erste Furchungsteilung der Zygote meridional, die zweite Furchungsteilung aber äquatorial verläuft, und dass die Teilungsrhythmen in jeder Tochterzelle individuell sind und somit auch eine ungerade Anzahl von Blastomeren vorliegen kann (➤ Abb. 2.4). Während der ersten beiden Teilungsschritte werden die für Zellhaushalt und Mitose benötigten Proteine von mRNAs der Oozyte, also **maternalen Genen**, synthetisiert, die durch die Aktivierung der Eizelle zur Translation freigegeben werden. Zwischen dem 4- und 8-Zell-Stadium werden erstmals die **zygotischen Gene** aktiviert, und der Embryo übernimmt von nun an die Expression seiner eigenen Gene unabhängig von der Mutter. Nach dem 8-Zell-Stadium und der 3. Teilung findet ein weiteres entscheidendes Ereignis statt: Während die Blastomeren bis dahin annähernd runden Kugeln gleichen, die locker aneinandergefügt sind, schließen sich nun die außen gelegenen Zellen eng zu einem epithelartigen Verband zusammen, der die innen gelegenen Zellen von der Außenwelt abschließt, indem sie zwischeneinander Zell-Zell-Kontakte (z. B. über das Zelladhäsionsmolekül E-Cadherin) und Tight Junctions ausbilden (**Kompaktion**, ➤ Abb. 2.4). Vor der Kompaktion sind alle Zellen des jungen Embryos **totipotent**, sodass jede Zelle das Potenzial hat, alleine einen vollständigen Embryo zu bilden, was im Fall eineiiger Zwillinge auch immer wieder vorkommt. Mit der Kompaktion im 16-Zell-Stadium (➤ Abb. 2.4f, g, **Morula-Stadium**) findet nun die **erste Differenzierung** von Zellen statt, da sich die äußeren Zellen in Form, Proteinausstattung und Entwicklungsschicksal von den inneren Zellen unterscheiden. Während sich aus den äußeren Zellen, den **Trophoblastzellen**, das Chorion der Placenta entwickelt, entsteht der Embryo selbst ausschließlich aus den innen gelegenen

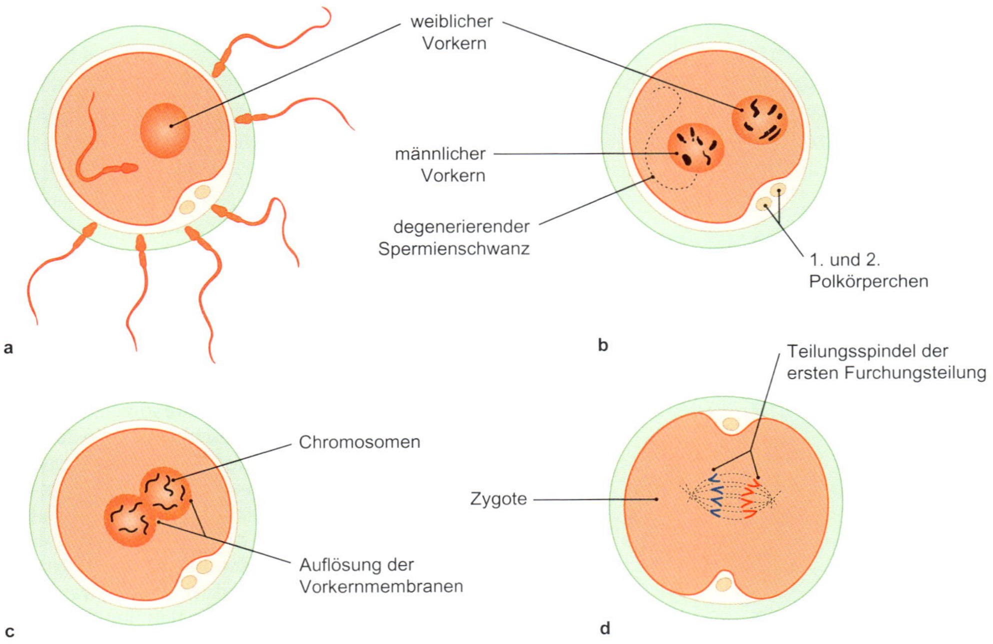

Abb. 2.3 Bildung der Zygote. [E347-11~L126] **a** Nachdem ein Spermium in die Eizelle eingedrungen ist, wird durch die Zonareaktion das Eindringen weiterer Spermien verhindert und die 2. Reifeteilung der Oozyte wird abgeschlossen. **b** Schwanz und Mitochondrien des Spermiums degenerieren, der Kern vergrößert sich zum männlichen Vorkern. **c** Männlicher und weiblicher Vorkern nähern sich an und fusionieren unter Auflösung ihrer Kernmembranen zur Zygote. **d** Die Chromosomen beider Vorkerne ordnen sich unmittelbar zur Teilungsspindel an und die Zygote leitet die erste Furchungsteilung ein.

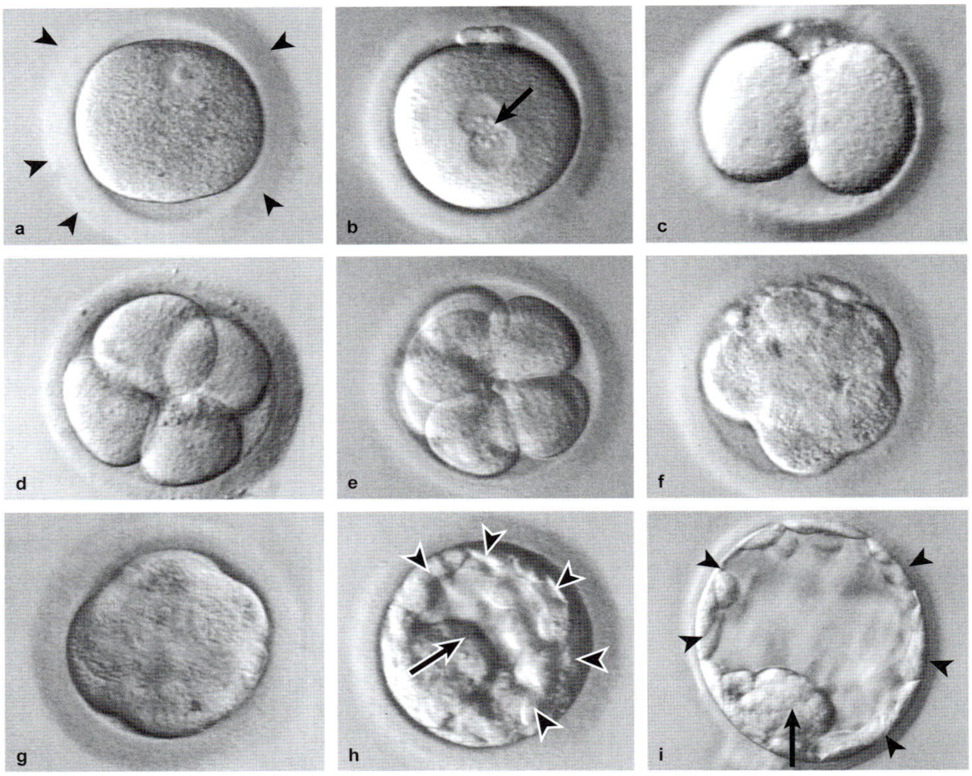

Abb. 2.4 Furchung, Kompaktion und Blastozyste. Abbildungen menschlicher Embryonen in vitro. [G394] **a** Oozyte kurz vor der Befruchtung. Pfeilspitzen = Zona pellucida. **b** Zygote mit fusioniertem männlichem und weiblichem Vorkern (= Pfeil). **c** Erste Furchungsteilung zum Zwei-Zell-Stadium. **d** Vier-Zell-Stadium. **e** Acht-Zell-Stadium. Die Blastomeren sind noch rundlich. **f** Morula-Stadium zu Beginn der Kompaktion. Die Zellen legen sich kompakt aneinander und bilden eine epithelartige äußere Zellschicht. **g** Morula nach der Kompaktion. **h** Junge Blastozyste noch innerhalb der Zona pellucida, mit Blastozöl zwischen äußerer Trophoblasthülle und innerem Embryoblast. **i** Blastozyste nach Verlassen der Zona pellucida. Pfeilspitzen = Trophoblast, Pfeil = Embryoblast.

Zellen (**Embryoblast** oder innere Zellmasse). Ab dem 64-Zell-Stadium gibt es zwischen beiden Zellpopulationen keinen Zellaustausch mehr. Bis zu diesem Zeitpunkt findet die gesamte Entwicklung innerhalb der Zona pellucida statt, die währenddessen durch den Eileiter in den Uterus wandert. Die Zona pellucida schützt den Keim dabei vor der vorzeitigen Einnistung in die Schleimhaut des Eileiters, was zu einer für Mutter und Embryo lebensgefährlichen Eileiterschwangerschaft (**Tubargravidität**) führen würde.

Klinik

Bei **ektopischen Schwangerschaften** kommt es außerhalb des Uterus zur Implantation. Dies findet zu über 90% im Eileiter statt (Tubargravidität), was zu Ruptur des Eileiters und lebensbedrohlichen Blutungen der Mutter führen kann. Ursache dafür sind häufig Verwachsungen der Tubenschleimhaut. Wenn die Zygote nach der Befruchtung über den Fimbrientrichter zurück in die Bauchhöhle gelangt, kann sich der Keim an verschiedenen Orten ins Peritoneum einnisten. Meist kommt es dabei zu intraabdominalen Blutungen und Abort, in seltenen Ausnahmefällen können aber Bauchhöhlenschwangerschaften bis zur Geburtsreife ausgetragen und per Kaiserschnitt entbunden werden.

2.3.2 Blastozyste und Implantation

Nach der Kompaktion geben die Trophoblastzellen durch Ionenpumpen Na^+-Ionen in den Innenraum der Morula ab, was einen osmotischen Wassernachstrom nach sich zieht und den Raum zwischen Trophoblast und Embryoblast zu einem flüssigkeitsgefüllten Hohlraum erweitert (**Kavitation**, ➤ Abb. 2.4). Der Keim ist am 5. Tag im Uteruslumen angekommen, sodass er die beengende Zona pellucida verlassen kann. Die Trophoblastzellen sezernieren Proteasen, die eine Öffnung in der Zona pellucida schaffen, durch die der Keim frei ins Uteruslumen gelangt, gleichsam wie aus der Eischale schlüpfend (engl. *hatching*, ➤ Abb. 2.5). Erst dann findet nicht nur Zellteilung, sondern auch Wachstum des Keims statt. Der Embryo hat nun durch fortschreitende Flüssigkeitseinlagerung die Form eines Bläschens (**Blastozyste**, ➤ Abb. 2.5, ➤ Abb. 2.6),

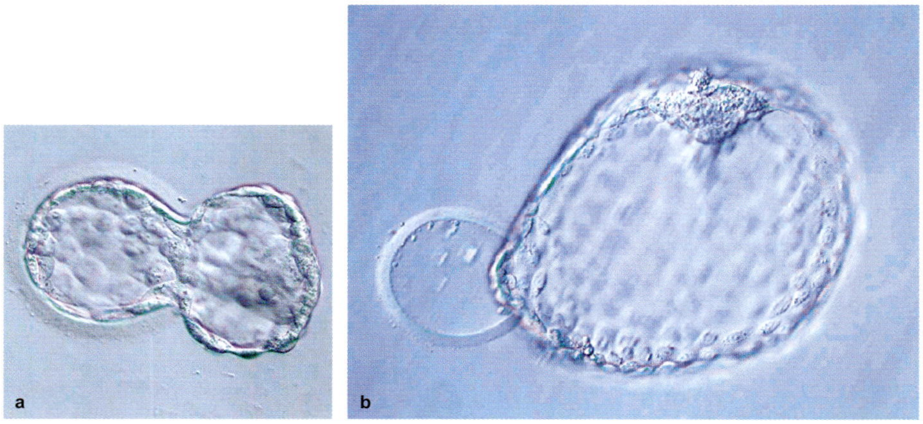

Abb. 2.5 Blastozyste beim Verlassen der Zona pellucida. Abbildungen menschlicher Embryonen in vitro. [G210] **a** „Hatching" der Blastozyste aus der Zona pellucida (links). **b** Blastozyste nach Verlassen der Zona pellucida, die leere Zona pellucida liegt links neben der Blastozyste.

an dessen Innenwand exzentrisch der Embryoblast sitzt. Sobald die Blastozyste in Kontakt mit der Uteruswand gerät, meist im Bereich des Fundus uteri, heftet sie sich mit dem embryonalen Pol an die oberflächlichen mütterlichen Endometriumzellen und an die diese reichlich bedeckende extrazelluläre Matrix an. Nach erfolgreicher Bindung der Blastozyste produziert der Trophoblast Proteasen, die die extrazelluläre Matrix des Endometriums lokal verdauen und das Einsenken der Blastozyste in die Uteruswand ermöglichen (**Implantation**, syn.: Nidation). Etwa 10 Tage nach der Befruchtung ist der Keim vollständig vom Endometrium umhüllt.

MERKE
Der Keim nistet sich als Blastozyste im Uterus ein. Die Trophoblasthülle der Blastozyste bildet Teile der Placenta, der Embryo selbst entwickelt sich nur aus dem Embryoblast.

2.4 Gastrulation

2.4.1 Zweiblättrige Keimscheibe

Während sich der Trophoblast der implantierten Blastozyste im Dienste der Ernährung des Keims zu Teilen der Placenta entwickelt, kommt es im **Embryoblast** zur weiteren Differenzierung von Zellen. Embryoblastzellen, die den Transkriptionsfaktor Nanog exprimieren, ordnen sich auf der dem Trophoblast zugewandten Seite an, jene, die kein Nanog, aber den Transkriptionsfaktor Gata6 exprimieren, bilden dagegen eine an die Blastozystenhöhle angrenzende Schicht. Beide Schichten erscheinen in der Aufsicht als rundliche Scheiben. So entsteht die **zweiblättrige Keimscheibe,** in der der Embryoblast in 2 epitheloide Blätter gegliedert ist, den **Epiblast** (Nanog-positiv) und den (**Hypoblast** (Gata6-positiv). Damit wird gleichzeitig die erste der 3 **Körperachsen** des Embryos festgelegt, denn der Epiblast liegt auf der künftigen Dorsalseite und der Hypoblast auf der Ventralseite. Die Hypoblastzellen proliferieren und umwachsen das Lumen der Blastozystenhöhle, wo sie nun als extraembryonales Endoderm bezeichnet werden und das Epithel des so aus der Blastozystenhöhle hervorgegangenen **primären Dottersacks** bilden (➤ Abb. 2.7). Ähnlich wie der Trophoblast sind also die Hypoblastzellen an der Bildung der embryonalen Hüllen beteiligt und tragen nicht zum Embryo selbst bei. Im Epiblast sondert sich entlang der Trophoblasthülle eine dünne Zellschicht ab, die sich durch konfluierende Spalten zunehmend von den darunter liegenden Epiblastzellen abhebt. Diese dünne Zellschicht, die auch als **Amnioblast** bezeichnet wird, ist der Vorläufer des späteren Amnionepithels und umschließt zusammen mit dem verbleibenden Epiblast einen flüssigkeitsgefüllten Hohlraum, die **Amnionhöhle** (➤ Abb. 2.7). Als Anlagematerial des Embryos bleibt ausschließlich der verbleibende Epiblast übrig, der deshalb auch als embryonaler Epiblast bezeichnet werden kann. Vor Beginn der Gastrulation besteht der vom Trophoblast umhüllte Keim also aus der zweiblättrigen Keimscheibe mit Epiblast und Hypoblast, der ventral und dorsal je ein flüssigkeitsgefüllter Hohlraum anliegt (**Zweibläschenstadium**): dorsal die vom Amnioblast ausgekleidete Amnionhöhle, ventral der vom extraembryonalen Endoderm ausgekleidete Dottersack, der aus den Zellen des Hypoblast hervorgeht.

MERKE
Der Embryo im engeren Sinne entwickelt sich ausschließlich aus dem Epiblast der zweiblättrigen Keimscheibe.

2.4.2 Bildung der Keimblätter

Vor der Gastrulation liegt der Embryo als eine flache Scheibe aus morphologisch einheitlichen, epitheloiden Zellen vor, dem embryonalen Epiblast. Ziel der **Gastrulation** ist nun, aus dem Epiblast den Grundbauplan des Körpers zu formen, der aus einer Außenhülle (Ektoderm), einer Auskleidung der inneren Oberfläche, also des Darmrohrs (Endoderm), und den dazwischen gelegenen Geweben (Mesoderm) besteht.
Am Rand der Epiblastscheibe entsteht durch apikobasale Erhöhung der hochprismatischen Zellen eine Erhebung, die sich zunehmend streifenartig zur Mitte der Keimscheibe hin verlängert (**Primitivstreifen**) und dort eine knotige Verdickung aufweist (**Primitivknoten**, HENSEN-Knoten, ➤ Abb. 2.8). Die Verlängerung des Primitivstreifens geschieht durch interkalierendes Zusammentreten der Zellen entlang der Längsachse des Primitivstreifens (engl. *convergence-extension*). Lage und Zellbewegungen des Primitivstreifens werden dabei durch induktive Signale aus dem darunter-

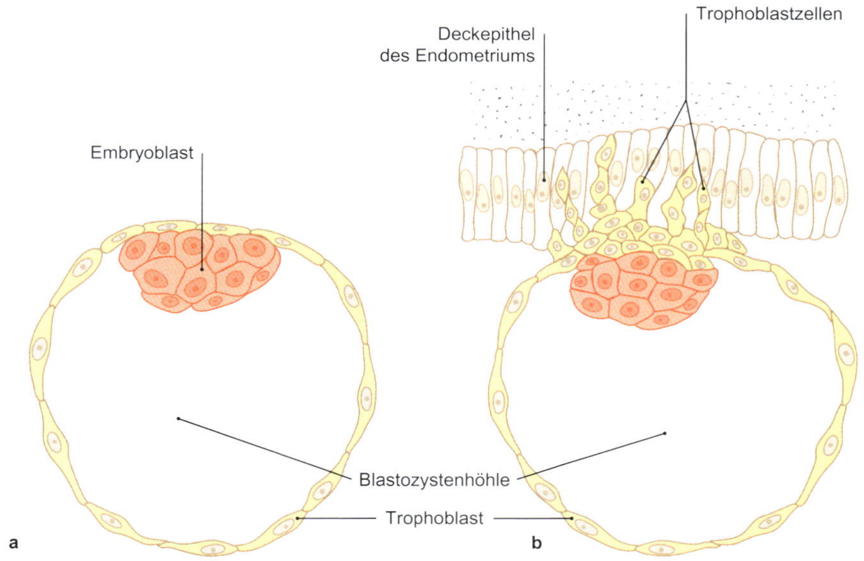

Abb. 2.6 Blastozyste und beginnende Implantation. [S702-L126] **a** Freie Blastozyste. **b** Die Blastozyste heftet sich mit ihrem embryonalen Pol an die Uterusschleimhaut an, der Trophoblast beginnt, in das mütterliche Gewebe einzudringen.

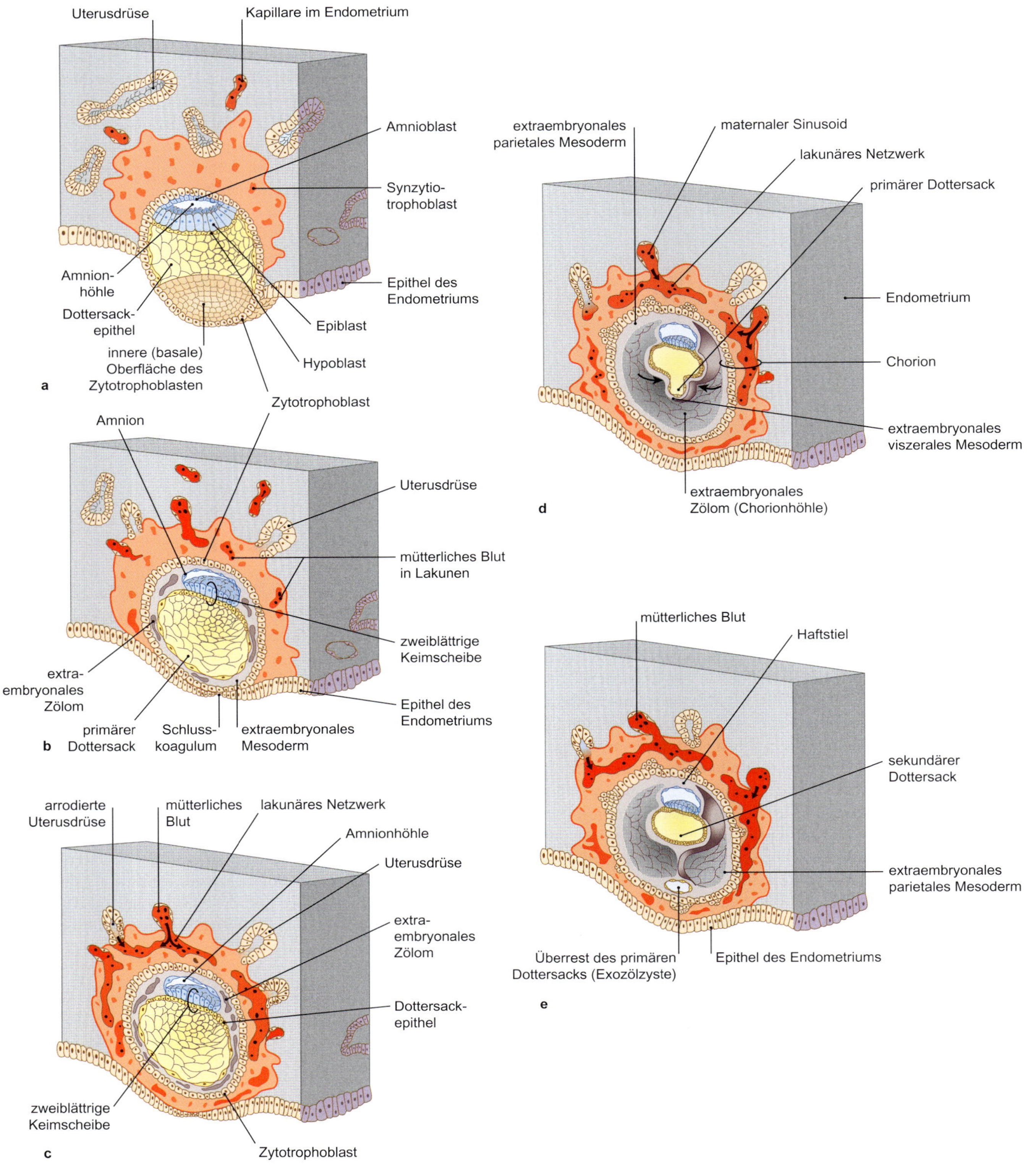

Abb. 2.7 Zweiblättrige Keimscheibe und vollständige Implantation. [E347-11~L126] **a** Im Embryoblast haben sich Epiblast, Hypoblast und Amnioblast getrennt. Zwischen Epiblast und Amnioblast entsteht die Amnionhöhle. Im Trophoblast fließen die an das Endometrium angrenzenden Zellen zu einer vielkernigen Riesenzelle, dem Synzytiotrophoblast, zusammen. **b** Das aus dem Hypoblast hervorgehene Dottersackepithel (syn.: extraembryonales Endoderm) hat die Blastozystenhöhle vollständig umwachsen, sie wird jetzt als primärer Dottersack bezeichnet. Zwischen Zytotrophoblast und primärem Dottersack wächst das extraembryonale Mesoderm ein. Der Synzytiotrophoblast arrodiert erste endometriale Gefäße, deren Blut sich in die Trophoblastlakunen ergießt. **c** Die Hohlräume im extraembryonalen Mesoderm fließen zunehmend zum extraembryonalen Zölom zusammen. Die Trophoblastlakunen konfluieren zu einem zusammenhängenden Netzwerk, durch das mütterliches Blut fließt. **d** Das extraembryonale Zölom fließt zu einem zusammenhängenden Hohlraum (Chorionhöhle) zusammen, der den Dottersack vom Trophoblast trennt. Das extraembryonale Mesoderm wird dadurch in ein viszerales und ein parietales Blatt gespalten. Der primäre Dottersack wird äquatorial eingeschnürt. **e** Die Chorionhöhle umschließt den ganzen Keim, der nur noch über den Haftstiel Kontakt zum Trophoblast hat. Der proximale Teil des abgeschnürten primären Dottersacks bildet den sekundären Dottersack, der distale Teil wird zur rudimentären Exozölzyste.

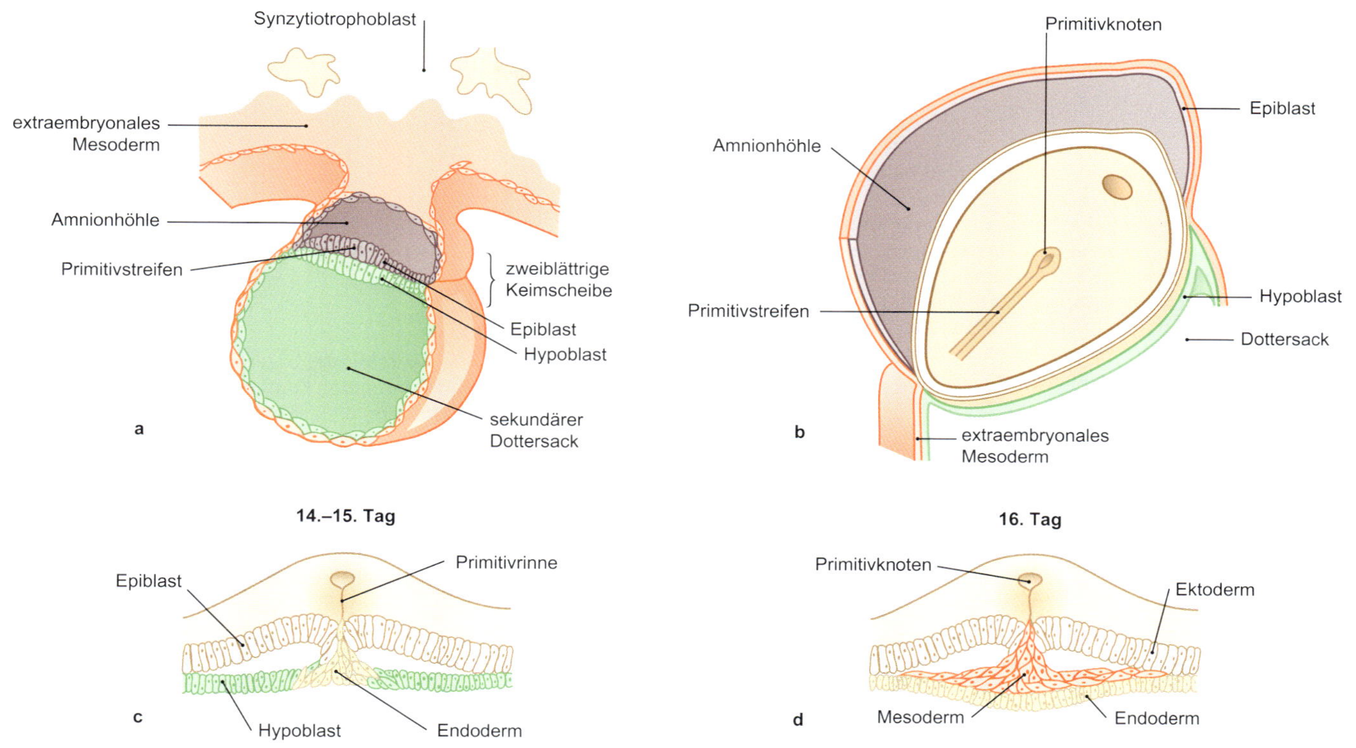

Abb. 2.8 Gastrulation. [S702-L126] **a** Zweiblättriger Keim im Zweibläschenstadium. Zu Beginn der Gastrulation bildet sich im Epiblast der Primitivstreifen. **b** Durch die Primitivrinne, die sich entlang des Primitivstreifens einsenkt, wandern Zellen des Epiblast in die Tiefe und breiten sich nach allen Seiten unterhalb des Epiblast aus. **c** Querschnitt durch einen Embryo zu Beginn der Gastrulation. Die ersten durch die Primitivrinne wandernden Zellen verdrängen den Hypoblast nach lateral und bilden das epitheliale Endoderm. **d** Querschnitt durch ein etwas späteres Stadium. Die nachfolgenden Zellen bleiben mesenchymal und bilden zwischen dem verbleibenden Epiblast, der jetzt als Ektoderm bezeichnet wird, und dem Endoderm das mittlere Keimblatt (Mesoderm).

liegenden Hypoblast gesteuert. Der Primitivknoten liegt am kranialen Pol des Primitivstreifens. Damit sind schon in diesem frühen Stadium nach der dorsoventralen Körperachse auch alle weiteren **Körperachsen,** nämlich die kraniokaudale Längsachse und damit auch die Links-rechts-Achse, endgültig festgelegt. Zu beiden Seiten des Primitivstreifens lösen nun die Epiblastzellen ihre E-Cadherin-vermittelten Zell-Zell-Kontakte, erweitern die zwischen den Zellen entstehenden Interzellularräume durch Synthese von Hyaluronan und bewegen sich in Richtung Primitivstreifen. Im Primitivstreifen wandern die Zellen durch eine Einsenkung entlang der Mittellinie des Streifens, der **Primitivrinne**, in die Tiefe, also nach ventral.

Die zuerst dort eintreffenden Zellen schieben sich von medial zwischen die Hypoblastzellen und verdrängen sie vollständig nach lateral in die Wand des Dottersacks. Die eingewanderten Zellen bilden nun den ventralen Boden des Embryos und sind die Vorläuferzellen des **Endoderms.** Die etwas später durch die Primitivrinne wandernden Epiblastzellen breiten sich, getrieben durch abstoßende Signale (z. B. sezernierter FGF, *fibroblast growth factor*) im Primitivstreifen, als lockerer mesenchymaler Zellverband zwischen Epiblast und neu gebildetem Endoderm nach lateral und kranial aus und bilden das **Mesoderm.** Dabei ist der Ort der Wanderung durch den Primitivstreifen entscheidend für die spätere Lage der Mesodermzellen: Die am weitesten kranial, also durch den Primitivknoten, wandernden Zellen dringen zwischen die Endodermzellen ein und wandern nach kranial, wo sie zunächst den **Kopffortsatz** und, mit fortschreitender Gastrulation, die **Chorda dorsalis** als embryonale Mittelachse bilden (**axiales Mesoderm**). Die kaudal des Primitivknotens durch den kranialen Abschnitt des Primitivstreifens wandernden Zellen bilden das lateral der Mittelachse gelegene **paraxiale Mesoderm**, die zunehmend weiter kaudal einwandernden Zellen entsprechend das **intermediäre Mesoderm** und schließlich das **laterale Mesoderm** (Seitenplattenmesoderm) (➤ Abb. 2.9).

Die Zellen des Epiblasten, die nicht durch den Primitivstreifen in die Tiefe wandern, sondern nach Abschluss der Gastrulation im ehemaligen Epiblast verbleiben, bilden nun als dorsales Oberflächenepithel ein weiteres Keimblatt, das **Ektoderm**. Als Ergebnis der Gastrulation ist aus dem Epiblast der zweiblättrigen Keimscheibe der **dreikeimblättrige Embryo** geworden, der zwar noch immer als flache Keimscheibe angelegt ist, aber der mit Ektoderm, Mesoderm und Endoderm schon den prinzipiellen Aufbau des

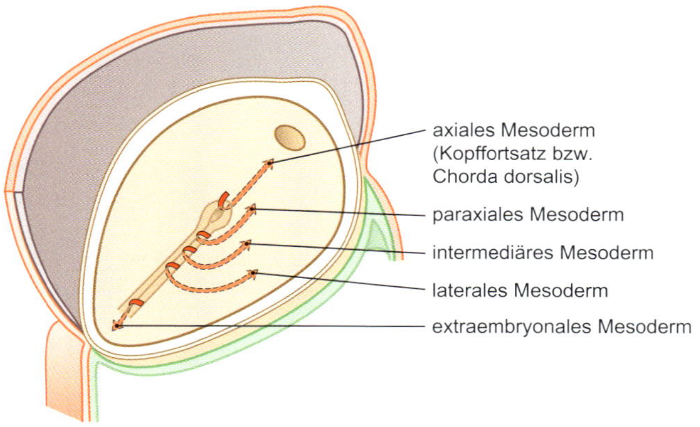

Abb. 2.9 Einwanderung der Mesodermabschnitte durch den Primitivstreifen. Je weiter kranial die Mesodermvorläuferzellen durch den Primitivstreifen bzw. den Primitivknoten wandern, desto weiter medial liegen die von ihnen gebildeten Mesodermabschnitte. [S702-L126]

Wirbeltierkörpers zeigt und dessen Körperachsen in allen 3 Raumebenen festgelegt sind.

Klinik

Eineiige (monozygotische) Zwillinge entstehen durch Trennung der Zellen eines einzigen Keims während verschiedener Phasen der Entwicklung. Am häufigsten ist die Trennung von Blastomeren während den Furchungsteilungen, seltener die Teilung des Embryoblasten in der Blastozyste. In sehr seltenen Fällen geschieht die Trennung erst während der Gastrulation, wobei 2 Primitivstreifen angelegt werden. Bei unvollständiger Trennung der beiden Primitivstreifen bleiben beide Zwillinge teilweise verwachsen (**„siamesische Zwillinge“**).

MERKE

Bei der Gastrulation entstehen aus dem Epiblast die 3 Keimblätter Ektoderm, Mesoderm und Endoderm, und die Körperlängsachse wird festgelegt.

2.5 Entwicklung des Ektoderms

2.5.1 Induktion des Neuroektoderms

Die Zellen des Epiblasten, die bei der Gastrulation nicht durch den Primitivstreifen in die Tiefe wandern, sondern in der Schicht des ehemaligen Epiblasten verbleiben, werden als **Ektoderm** bezeichnet. Das Ektoderm ist zunächst eine flache, leicht ovale epitheliale Scheibe. Mit fortschreitender Gastrulation kommt es im medialen Drittel des Ektoderms zu einer Erhöhung des mehrreihigen Epithels, die sich in kraniokaudaler Richtung von der Prächordalplatte bis zum Primitivknoten erstreckt und in der Sicht von dorsal einen annähernd birnenförmigen Umriss zeigt (➤ Abb. 2.10). Dieser verdickte Ektodermabschnitt (**Neuralplatte**) liefert das Anlagematerial des Nervensystems (**Neuroektoderm**), während das umgebende, niedrige ektodermale Epithel das zukünftige **Oberflächenektoderm** bildet.
Die Bildung der Neuralplatte beruht auf **Induktion** durch das darunter liegende axiale Mesoderm. Der Primitivknoten und die aus dem Primitivknoten hervorgehenden Mesodermabschnitte, der Kopffortsatz und die Chorda dorsalis, wirken dabei als sog. **Organisator**. Sie sezernieren Signalmoleküle, die einerseits im

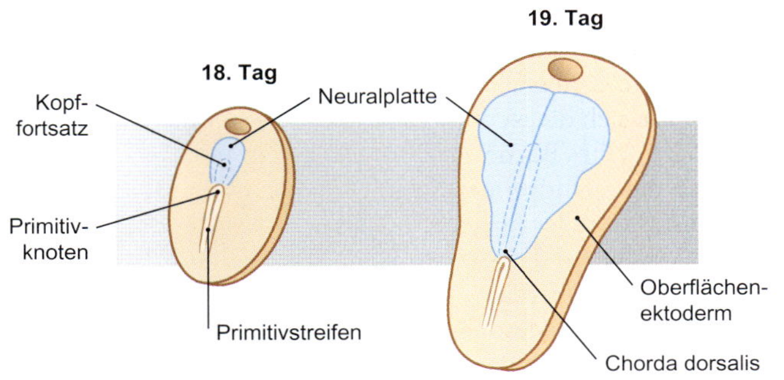

Abb. 2.10 Bildung der Neuralplatte. Unter dem Einfluss des durch den Primitivknoten einwandernden Kopffortsatzes bzw. Chordamesoderms bildet sich im Ektoderm die verdickte Neuralplatte aus Neuroektoderm. Im Bereich des Gehirns ist die Neuralplatte breit, im Bereich des Rückenmarks schmal. [S702-L126]

darüberliegenden Ektoderm die Bildung der Neuralplatte induzieren (z. B. *„fibroblast growth factor 8“*, FGF8) und andererseits die Entwicklung der Ektodermzellen zu Oberflächenektoderm hemmen (Antagonisten der *„bone morphogenetic proteins“*, BMPs, wie z. B. Chordin). BMP scheint dabei ein Schlüsselmolekül bei der ersten Differenzierung des Ektoderms zu sein: Ist der BMP-Signalweg aktiv, entwickelt sich Oberflächenektoderm; wird er gehemmt (durch das axiale Mesoderm), entsteht Neuroektoderm.
Am Ende der *3. Woche* hat die Neuralplatte annähernd den Umriss einer Violine mit einem breiten Abschnitt im Kopfbereich, in dem sich schon die Gliederung in Vorder- und Mittelhirn abzeichnet, und mit einem schmalen, lang gezogenen Abschnitt im Bereich des zukünftigen Rautenhirns und Rückenmarks (➤ Abb. 2.10).

MERKE

Das Neuroektoderm als Anlagematerial des Nervensystems wird im Anschluss an die Gastrulation vom darunter liegenden Chordamesoderm induziert.

2.5.2 Neurulation

Kurz nach der Bildung der Neuralplatte beginnen ihre lateralen Ränder sich gemeinsam mit dem lateral anschließenden Oberflächenektoderm nach dorsal aufzuwölben (**Neuralwülste**), während sich gleichzeitig entlang der Mittellinie der Neuralplatte eine Längsfurche einsenkt (**Neuralrinne**) (➤ Abb. 2.11).

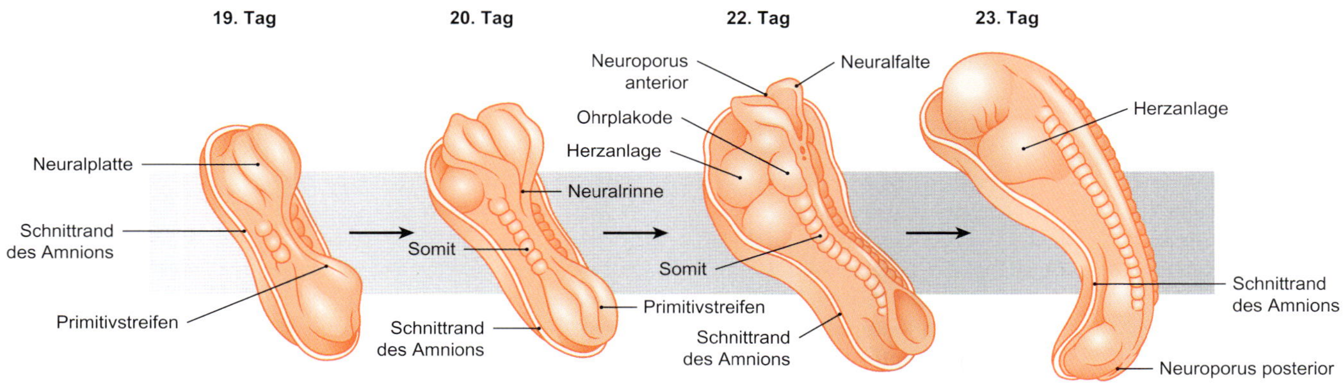

Abb. 2.11 Neurulation. Die Neuralplatte wölbt sich auf beiden Seiten der Mittellinie in Form von Neuralwülsten nach dorsal auf und bildet die Neuralrinne. Zu Beginn der 3. Woche verschmelzen die Neuralwülste reißverschlussartig und bilden das Neuralrohr. Über Neuroporus anterior und Neuroporus posterior bleibt das Neuralrohr noch einige Zeit mit der Amnionhöhle verbunden. [S702-L126]

Dabei kommt die Neuralplatte im Bereich der Neuralrinne vorübergehend mit der darunterliegenden Chorda dorsalis in Kontakt, wodurch gleichsam ein Scharnier entsteht, um dessen mediansagittale Achse sich die Neuralfalten, ähnlich den zusammengeschobenen Seiten eines Buches, nach dorsal aufrichten (➤ Abb. 2.12). Triebkraft dafür sind eine von der **Chorda dorsalis** induzierte apikale Konstriktion der Zellen in der Neuralrinne, die dadurch Keilform annehmen, und das starke Wachstum des lateral der Neuralplatte gelegenen Oberflächenektoderms, das zusammen mit dem darunter liegenden Mesoderm die Neuralwülste nach dorsal und medial schiebt. Am Ende dieses Vorgangs berühren sich die Neuralwülste beider Seiten dorsal in der Mittellinie, zuerst im Bereich des Kopf-Hals-Übergangs und dann reißverschlussartig nach kranial und kaudal fortschreitend. Dabei trennen sich die unterschiedlichen Anteile der Neuralwülste: Die jeweils lateralen Anteile beider Neuralwülste verschmelzen am weitesten dorsal und verbinden das Oberflächenektoderm beider Seiten zu einem durchgehenden Epithelmantel, aus dem die **Epidermis** der Haut hervorgeht. Die jeweils medialen Anteile beider Neuralwülste schließen sich unterhalb des Oberflächenektoderms zum **Neuralrohr** zusammen, aus dem Gehirn und Rückenmark entstehen (➤ Abb. 2.11, ➤ Abb. 2.12). Bei dem nach kranial und kaudal fortschreitenden Neuralrohrschluss bleibt zum Ende der Neurulation jeweils eine zur Amnionhöhle offene Verbindung (**Neuroporus anterior bzw. posterior**), die sich erst später schließt. Der Neuroporus posterior liegt auf Höhe des Sakralmarks, die kaudal davon anschließenden sakralen und kokzygealen Abschnitte des Rückenmarks werden durch einen grundsätzlich anderen Mechanismus gebildet (**sekundäre Neurulation**). Dabei geht aus dem Mesenchym der Schwanzknospe, die als Derivat des Primitivstreifens in der 4. Woche das Anlagematerial für die Steißregion liefert, ein zunächst solider Strang aus neuralem Gewebe hervor, der durch Lösen der Zellkontakte im Inneren ein Lumen erhält (**Kavitation**) und bald Anschluss an das kaudale Ende des durch (primäre) Neurulation gebildeten Neuralrohrs findet.

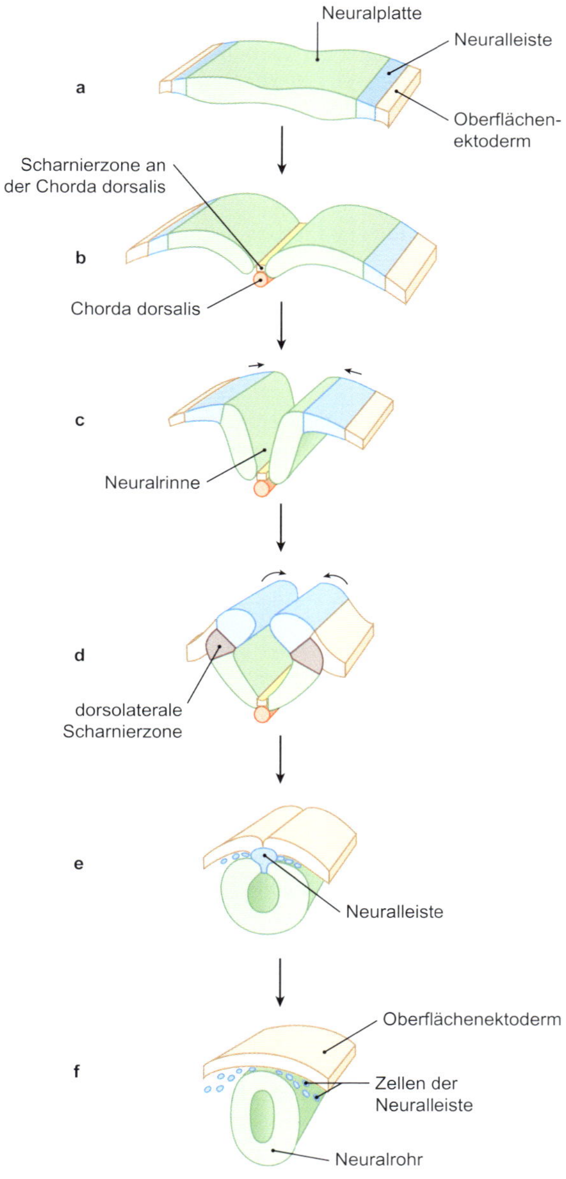

Abb. 2.12 Neurulation. [S702-L126] Die Neuralplatte ist zunächst eine flache Scheibe (**a**), die sich entlang einer Scharnierzone in Kontakt zur Chorda dorsalis zunehmend zu Neuralwülsten aufrichtet (**b**, **c**). Durch Wachstum des Oberflächenektoderms werden die Neuralwülste entlang einer dorsolateralen Scharnierzone nach medial gedrückt (**d**) und fusionieren schließlich in der Mittellinie zum geschlossenen Neuralrohr (**e**), wobei sie sich vom Oberflächenektoderm trennen und die Neuralleistenzellen aus dem neuroektodermalen Epithel auswandern (**f**).

Klinik

Wenn der dorsale Schluss des Neuralrohrs unterbleibt, schließt sich auch das Oberflächenektoderm nicht und die Bildung des Schädeldachs und der Wirbelbögen als Dach des Neuralkanals findet nicht statt. Bei der **Anenzephalie** liegt ein Defekt des Neuralrohrschlusses im Bereich des Gehirns vor, bei der **Rachischisis** im Bereich des Rückenmarks. Der Kontakt des offen liegenden Neuroektoderms mit der Amnionflüssigkeit führt in beiden Fällen zu nekrotischer Rückbildung des Gewebes. Neugeborene mit Anenzephalie sind nicht lebensfähig, Rachischisis führt zu schweren neurologischen Defekten im betroffenen Bereich und meist zum Tod des Fetus.

MERKE

Bei der Neurulation faltet sich die Neuralplatte zu 2 Neuralwülsten auf, die sich dorsal in der Mittellinie zum Neuralrohr schließen.

2.5.3 Neuralleiste

Zwischen Oberflächenektoderm und Neuralplatte, also im Bereich der fusionierenden Neuralwülste, gliedert sich eine 3. Zellpopulation ab, die **Neuralleistenzellen** (➤ Abb. 2.12). Die Neuralleistenzellen verlassen den ektodermalen Epithelverband (Epithel-Mesenchym-Transition, EMT) und wandern als **mesenchymale Vorläuferzellen** an verschiedene Stellen des embryonalen Körpers. Aus ihnen gehen so unterschiedliche Derivate wie Neuronen des peripheren Nervensystems, chromaffine Zellen des Nebennierenmarks und Melanozyten der Haut (**Rumpfneuralleiste**) sowie im Bereich des Kopfes auch Skelett und Bindegewebe hervor (**Kopfneuralleiste**). Die Neuralleistenzellen werden auf ihrer Wanderung zu den teilweise weit entfernten Zielgebieten von der Beschaffenheit der extrazellulären Matrix und von anziehenden (attraktiven) und abstoßenden (repulsiven) Molekülgradienten gesteuert (**Chemotaxis**). Bei der Rumpfneuralleiste können 3 Zellströme unterschieden werden: Unter dem Oberflächenektoderm nach lateral (Melanozytenvorläufer), in die jeweils kraniale Hälfte der Somiten

(Vorläufer der Spinalganglienzellen) und zwischen Neuralrohr und Somiten nach ventral (Vorläufer der sympathischen Ganglienzellen, der Ganglienzellen der intramuralen Plexus der Eingeweide und des Nebenierenmarks) (➤ Abb. 2.13). Erst nach ihrer Ankunft am Zielort differenzieren sich die Zellen ortsgemäß, ihre Determinierung erfolgt allerdings vermutlich schon während der Migration durch Umgebungssignale (Spezifizierung des Zellschicksals durch Induktion).

Klinik

Die angeborene Darmerkrankung **Megacolon congenitum (Morbus HIRSCHSPRUNG)** beruht auf einem Defekt des Migrationsverhaltens der Neuralleistenzellen, die die intramuralen Ganglien des enterischen Nervensystems des Dickdarms bilden. Diese Neuralleistenzellen folgen chemotaktisch dem molekularen Lockstoff GDNF *(„glial cell-derived neurotrophic factor“)*, den sie durch ihren Membranrezeptor RET erkennen. Bei Defekten entweder der Expression des GDNF-Liganden oder des RET-Rezeptors unterbleibt die Innervation der betroffenen Darmabschnitte. Durch die infolgedessen mangelnde Peristaltik kommt es zum Stau des Darminhalts oral des erkrankten Darmabschnitts, der deshalb chirurgisch entfernt werden muss.

MERKE

Neuralleistenzellen entstammen den ektodermalen Neuralwülsten und wandern beim Neuralrohrschluss als mesenchymale Vorläuferzellen in sehr verschiedene Zielgebiete des Körpers, wo sie sich zu unterschiedlichen Zelltypen differenzieren.

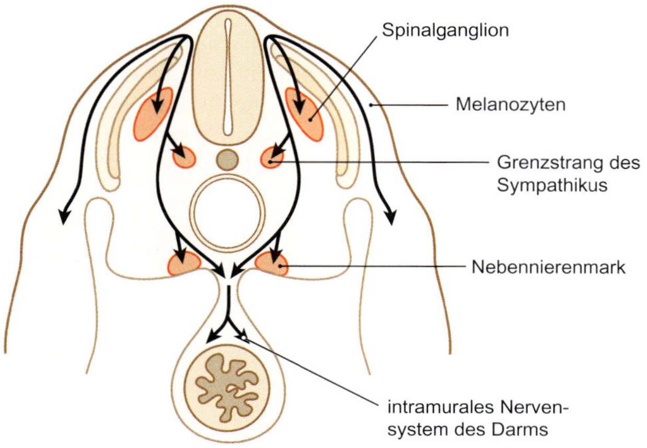

Abb. 2.13 Migrationsrouten der Neuralleistenzellen im Rumpf. Die Neuralleistenzellen verlassen zum Zeitpunkt des Neuralrohrschlusses die Neuralwülste und wandern zu ihren Zielgebieten. Hauptwege sind das subektodermale Mesenchym dorsal der Somiten (Melanozytenvorläufer), durch die kraniale Hälfte des Sklerotoms (Spinalganglienvorläufer) und zwischen Somiten und Neuralrohr nach ventral (Vorläufer der Sympathikusganglien, der chromaffinen Zellen des Nebennierenmarks und der Darmganglien). [S702-L126]

2.6 Entwicklung des Mesoderms

2.6.1 Axiales Mesoderm

Die Epiblastzellen, die während der Gastrulation durch den **Primitivknoten**, also den kranialsten Abschnitt des Primitivstreifens, in das mittlere Keimblatt eindringen, verbleiben in der Mittellinie des Keims und wandern als **axiales Mesoderm** über den Primitivknoten hinaus nach kranial. Dabei dringen sie vorübergehend in das neu gebildete Endoderm der Mittellinie ein und verdrängen es nach lateral. In diesem Stadium wird das axiale Mesoderm als **Chordafortsatz** (syn.: Chordaplatte, Kopffortsatz) bezeichnet. Der Chordafortsatz löst sich anschließend als solider Strang aus dem Endoderm nach dorsal ab, sodass sich die Endodermzellen wieder in der Mittellinie zusammenschließen und das pharyngeale Endoderm des zukünftigen (prospektiven) Vorderdarms bilden (➤ Abb. 2.14). Aus dem Chordafortsatz ist dadurch die stabförmige **Chorda dorsalis** aus epitheloiden Mesodermzellen geworden. Nur der kranialste Teil des axialen Mesoderms bleibt als Teil des **prächordalen Mesoderms** (Kopfmesoderm) mesenchymal und bildet in der weiteren Entwicklung die äußeren Augenmuskeln. Im weiteren Verlauf der Gastrulation verlagert sich der Primitivknoten zunehmend nach kaudal, während er nach kranial fortdauernd Mesodermzellen abgibt. Die Chorda dorsalis verlängert sich dabei gleichsam im „Fahrwasser“ des Primitivknotens nach kaudal (➤ Abb. 2.8, ➤ Abb. 2.9). Gleichzeitig verkürzt sich der Primitivstreifen allmählich, während die Keimscheibe insgesamt wächst, sich verlängert und im kranialen Abschnitt bereits die Strukturen des Kopfes entstehen. Schließlich bleibt am kaudalen Ende des Embryos nur noch die **Schwanzknospe** als Rudiment des Primitivstreifens erhalten, in der die Gastrulation in modifizierter Form weiter stattfindet, bis die Mesodermbildung des Keims gegen Ende der 4. Woche abgeschlossen ist.

MERKE

Die Chorda dorsalis ist das embryonale Achsenorgan. Sie entsteht aus Mesodermzellen des Primitivknotens und spielt als Signalzentrum bei der Entwicklung des Nervensystems und der Somiten eine wichtige Rolle. Im Zuge der Bildung der Wirbelsäule gehen die Zellen der Chorda vermutlich in die Nuclei pulposi der Disci intervertebrales ein.

2.6.2 Paraxiales Mesoderm

Somitogenese

Die Mesodermzellen, die bei den Gastrulationsbewegungen beidseits unmittelbar lateral der Mittellinie zu liegen kommen, bilden das **paraxiale Mesoderm.** Sie entstehen aus Zellen, die kaudal des Primitivknotens durch den kranialen Primitivstreifen einwandern. Vermutlich gelangen aber auch Zellen des kaudalen Anteils des Primitivknotens in das paraxiale Mesoderm. Das paraxiale Mesoderm wird zunächst als bilateral entlang der Chorda dorsalis verlaufender, solider Mesenchymstreifen angelegt, der als präsomitisches Mesoderm (syn.: **Segmentplatte**) bezeichnet wird. Die Zellen am kranialen Ende der Segmentplatte machen eine Mesenchym-Epithel-Transition (MET) durch und ordnen sich zu Epithelkugeln (**Somiten**) an, die ein zentrales, mit einigen mesenchymalen Zellen gefülltes Lumen (**Somitozöl**) umschließen. Dieser Vorgang setzt sich im Zuge der nach kaudal fortschreitenden Gastrulation rhythmisch alle 4–5 Stunden fort, sodass die Segmentplatte in dem Maße, wie sie sich nach kaudal verlängert, in kraniokaudaler Richtung durch die Somitenbildung (**Somitogenese**) fortlaufend segmentiert wird (➤ Abb. 2.15).
Die Somitogenese beider Körperhälften verläuft dabei streng synchron und wird durch die oszillierende Expression von Genen, z. B. des Notch-Signalwegs, zeitlich reguliert (engl.: *„segmentation clock“*). Die Somitogenese beginnt am 20. Entwicklungstag auf Höhe der Ohrplakode und kommt nach Anlage der Steißbeinseg-

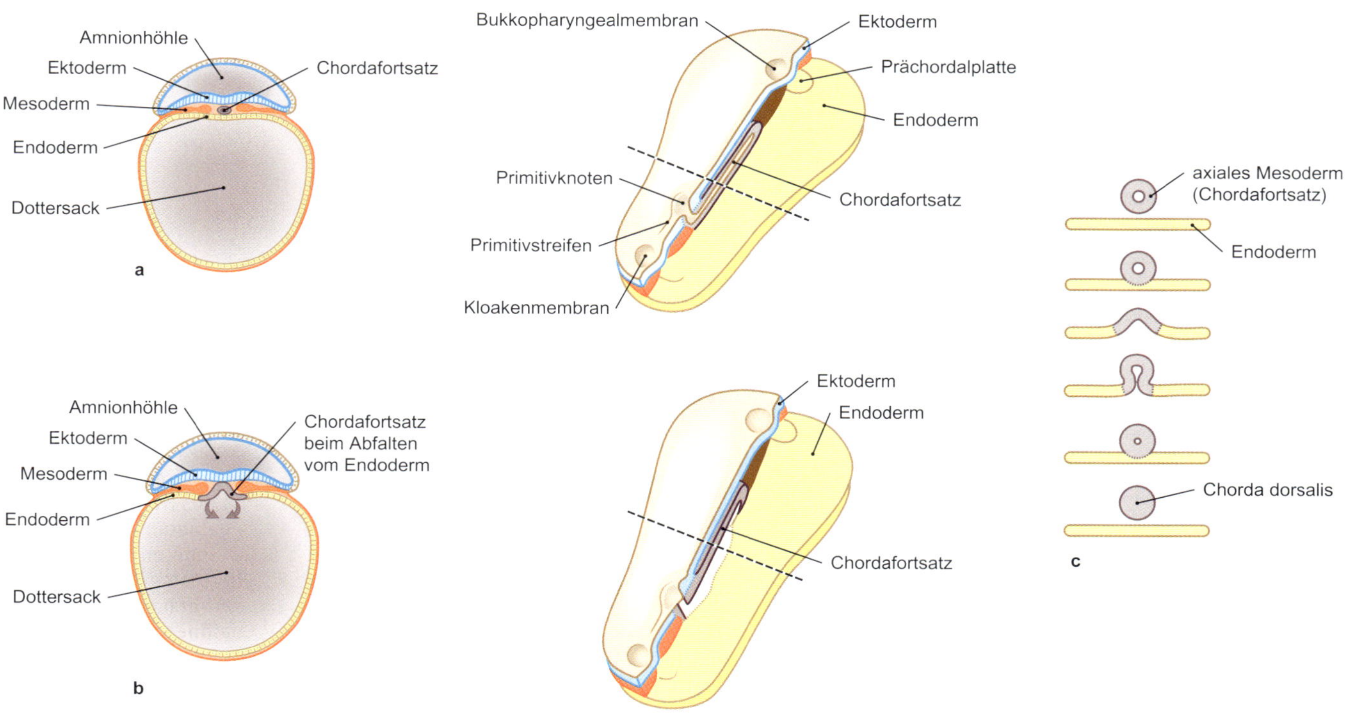

Abb. 2.14 Entwicklung des axialen Mesoderms. [S702-L126] **a** Querschnitt (links) und Längsschnitt (rechts) durch einen Embryo Mitte der 3. Woche. Die durch den Primitivknoten einwandernden Mesodermzellen wandern in der Mittellinie nach kranial und bilden den Chordafortsatz, aus dem später das prächordale Mesoderm und die Chorda dorsalis hervorgehen. **b** Querschnitt (links) und Längsschnitt (rechts) durch einen Embryo Ende der 3. Woche. Der Chordafortsatz verdrängt vorübergehend in der Mittellinie das Endoderm. Später löst sich der Chordafortsatz wieder aus dem Endoderm, kommt zwischen Endoderm und Neuralrohr zu liegen und bildet die Chorda dorsalis. **c** Schematische Abfolge der Entwicklung des Chordafortsatzes zur Chorda dorsalis.

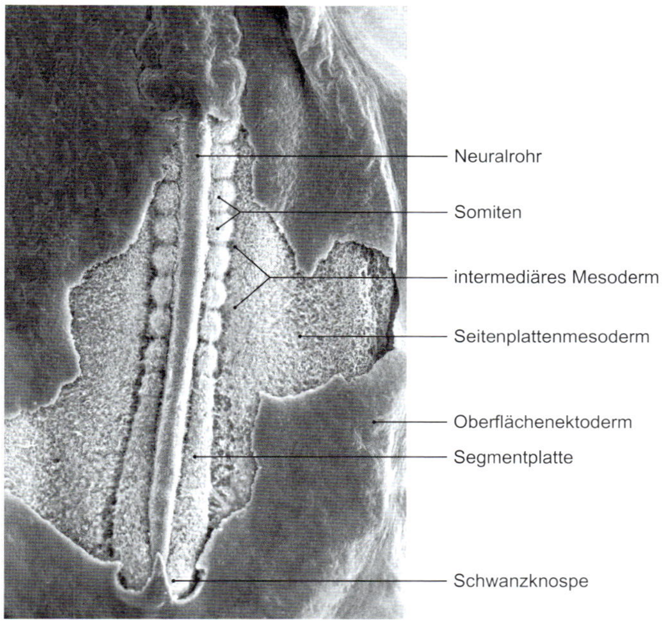

Abb. 2.15 Somitogenese. Rasterelektronenmikroskopische Aufnahme zur Darstellung der Somitogenese am Beispiel eines Vogelembryos. Ektoderm teilweise entfernt. Das bei der Gastrulation durch den kranialen Primitivstreifen einwandernde paraxiale Mesoderm bildet auf beiden Seiten des Neuralrohrs einen Mesenchymstreifen (Segmentplatte), der am kranialen Ende fortlaufend durch die Einziehung von Segmentgrenzen Somiten produziert. Im Lauf der Entwicklung verlängert sich gleichzeitig die Segmentplatte durch Fortsetzung der Gastrulation in der Schwanzknospe, sodass der Embryo während der Somitogenese ständig in kaudaler Richtung weiterwächst. [G394]

mente in der 5. Woche zum Erliegen. Damit wird die Grundlage für den segmentalen Bauplan des Rumpfes gelegt: Es entwickeln sich 5 okzipitale, 7 zervikale, 12 thorakale, 5 lumbale, 5 sakrale und 8–10 kokzygeale Somitenpaare, wobei die zuletzt gebildeten kokzygealen Somiten z. T. wieder degenerieren. Die **Segmentidentität** der Somiten, also ihre regionalspezifischen Eigenschaften z. B. als zervikale Segmente, wird ihnen durch eine in jedem Segment unterschiedliche Expression verschiedener **Hox-Gene** verliehen, die für Transkriptionsfaktoren mit Homeobox-DNA-Bindungsdomäne codieren (segmentspezifischer „Hox-Code“).
Das kranial der Ohrplakode gelegene paraxiale Mesoderm (**paraxiales Kopfmesoderm**) erfährt keine Segmentierung und liefert zusammen mit dem prächordalen Mesoderm das Anlagematerial für Teile der Muskulatur und des Bindegewebes des Kopfes.

Somitenreifung: Sklerotom

Bereits wenige Stunden nach ihrer Bildung löst sich die ventrale Hälfte der epithelialen Somiten zu einem lockeren mesenchymalen Zellverband auf (**Epithel-Mesenchym-Transition**, EMT) (➤ Abb. 2.16). Ursache dafür ist das in der Chorda dorsalis und der Bodenplatte des Neuralrohrs gebildete Signalprotein *„sonic hedgehog“* (Shh), das durch Diffusion zu den ventralen Somiten gelangt und dort die EMT induziert. Diese Mesenchymzellen bilden das Anlagematerial des Rumpfskeletts und werden daher als **Sklerotom** (gr.: *„skleros“*, hart) bezeichnet. Entsprechend wandern die amöboid beweglichen Sklerotomzellen nach ventromedial um die Chorda dorsalis zur Bildung der Wirbelkörper, nach dorsomedial um das Neuralrohr zur Bildung der Wirbelbögen und in die ventrolaterale Leibeswand zur Bildung der Rippen (➤ Abb. 2.17). Die mesenchymalen Zellen des Somitozöls bilden ein Subkompartiment innerhalb des Sklerotoms, das **Arthrotom**, aus dem die Wirbelgelenke und der Anulus fibrosus der Bandscheiben hervorgehen. Der Nucleus pulposus entstammt der Chorda dorsalis, die sich ansonsten im Bereich der Wirbelkörper zurückbildet. Auch die Dura mater des Wirbelkanals entstammt dem Sklerotom. Innerhalb eines Segments weisen die kraniale und die kaudale Hälfte des Sklerotoms unterschiedliche Eigenschaften auf. Aufgrund der Expression des abstoßend wirkenden Signalmoleküls Ephrin in der kaudalen Sklerotomhälfte wandern Neuralleistenzellen und Motoneurone aus dem Rückenmark nur in die kraniale Hälfte des jeweiligen Sklerotoms, um die **Spinalnerven** zu bilden. Die segmentale Organisation des peripheren Nervensystems entsteht daher sekundär infolge der Segmentierung des paraxialen Mesoderms.

Somitenreifung: Dermomyotom und Myotom

Die Epithelzellen der dorsalen Somitenhälfte, die außerhalb der Wirkung von Shh stehen, bilden unter dem Einfluss von Signalen aus dem Oberflächenektoderm (vor allem sezernierte Glykoproteine der **Wnt**-Familie, sprich: „*Wint*") und der Deckplatte des Neuralrohrs ein annähernd rechteckiges Blatt aus hochprismatischen Epithelzellen, das **Dermomyotom**. In dieser Bezeichnung kommt zum Ausdruck, dass die Zellen des Dermomyotoms das Anlagematerial von dermalem Bindegewebe und Skelettmuskulatur bilden. In mehreren Schritten wandern dermomyotomale Zellen nach erfolgter EMT nach ventral zwischen Dermomyotom und Sklerotom und bilden dort ein drittes Somitenkompartiment, das **Myotom**. Das Myotom besteht aus embryonalen, einkernigen Muskelfasern, die sich in kraniokaudaler Richtung von Segmentgrenze zu Segmentgrenze erstrecken und die Anlage der segmental organisierten **Rumpfmuskulatur** bilden (➤ Abb. 2.17, ➤ Abb. 2.18). Die Spezifizierung der dermomyotomalen Vorläuferzellen zu Skelettmuskulatur wird wiederum durch Wnt-Signale induziert, die von der Deckplatte des Neuralrohrs und vom Oberflächenektoderm gebildet werden. Sie induzieren in den Dermomyotomzellen die Expression von muskelspezifischen Regulatorgenen wie dem Transkriptionsfaktor **MyoD**, die ihr Entwicklungsschicksal als Muskelzellen determinieren und die muskelspezifische Differenzierung der Zellen einleiten. Aus dem medialen **(epaxialen)** Abschnitt des Myotoms entwickelt sich die autochthone Rückenmuskulatur, aus dem lateralen **(hypaxialen)** Abschnitt entwickeln sich die Interkos-

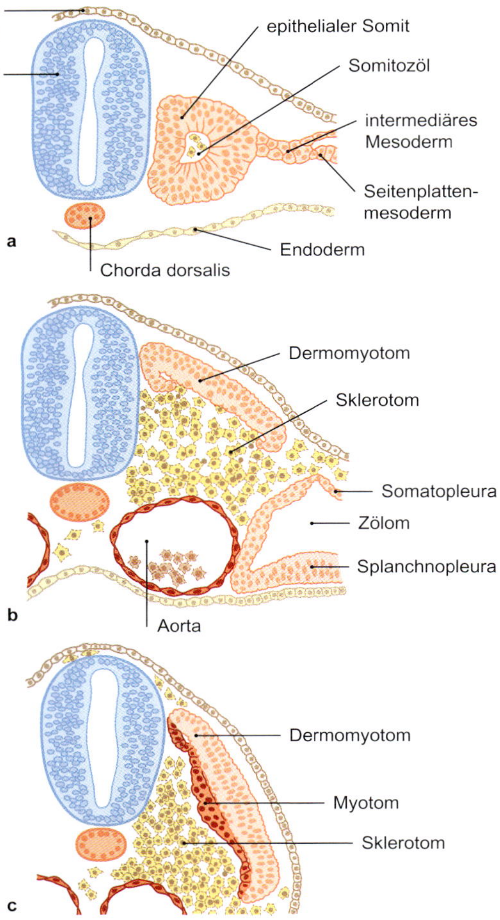

Abb. 2.16 Somitenreifung. [S702-L126] **a** Transversalschnitt durch einen Embryo auf Höhe eines neugebildeten Somiten. Der Somit ist eine epitheliale Hohlkugel, dessen Somitozöl Mesenchym enthält. **b** Nach einigen Stunden wird die ventrale Hälfte des Somiten mesenchymal und bildet das Sklerotom. Die dorsale Hälfte bildet ein epitheliales Blatt, das Dermomyotom. **c** Aus dem Dermomyotom wandern Zellen nach ventral und bilden ein drittes Kompartiment, das Myotom, das embryonale Muskelzellen enthält.

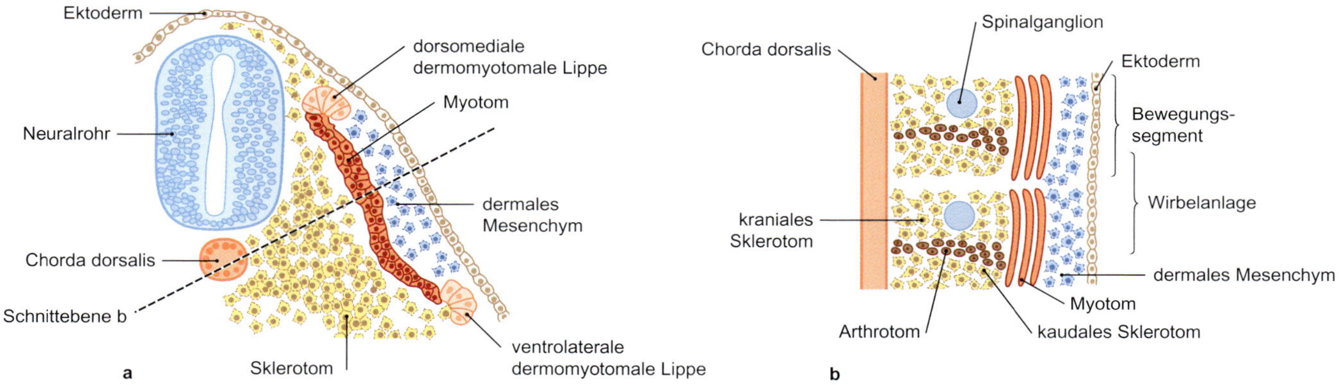

Abb. 2.17 Somitendifferenzierung. [S702-L126] **a** Transversalschnitt durch einen reifen Somiten. Das sklerotomale Mesenchym (gelb) umwächst die Chorda dorsalis und das Neuralrohr als Anlage von Wirbelkörper und Wirbelbogen und bildet einen Ausläufer nach lateral als Anlage der Rippen. Nach dorsolateral wird das Sklerotom durch die myotomale Anlage der Rückenmuskulatur begrenzt. Das epitheliale Dermomyotom hat sich einerseits zu Myotomzellen, andererseits zu dermalen Bindegewebesvorläuferzellen entwickelt. Nur an den dorsomedialen und ventrolateralen Kanten („dermomyotomale Lippen") bleibt das dermomyotomale Epithel erhalten und liefert weiter Anlagematerial beider Zelllinien. Gestrichelte Linie: Schnittebene von b. **b** Schräg horizontaler Schnitt durch a. Im kranialen Abschnitt des Sklerotoms bilden Neuralleistenzellen Spinalganglien. Zwischen kranialer und kaudaler Somitenhälfte liegen die Zellen des Arthrotoms, aus denen die Wirbelgelenke hervorgehen. Sie markieren die zukünftige Grenze zwischen 2 Wirbeln. Ein Bewegungssegment besteht in diesem Stadium aus 2 aneinandergrenzenden Wirbelanlagen, der dazwischen liegenden Gelenkanlage und den myotomalen Muskelfasern eines Somiten.

talmuskulatur und die Muskulatur der Bauchwand. Die segmentale Anordnung der Myotomfasern bleibt in den tiefen Schichten der Rückenmuskulatur und in der Interkostalmuskulatur erhalten, bei den segmentübergreifenden Systemen der Rumpfmuskulatur zeigt sie sich nur noch in der Innervation. Im Bereich der **Extremitätenanlagen** wird kein hypaxiales Myotom gebildet, sondern die Zellen des lateralen (hypaxialen) Dermomyotoms wandern als Vorläufer der Extremitätenmuskulatur in die Extremitätenknospen ein (➤ Abb. 2.21).

Dermomyotomale Zellen, die keine Muskulatur bilden, wandern nach dorsal unter das Oberflächenektoderm und bilden **Dermis** und Subcutis des Rückens (➤ Abb. 2.17, ➤ Abb. 2.18). Diese Zellen werden nach ihrem Entwicklungsschicksal häufig als **Dermatom** bezeichnet, lassen sich aber innerhalb des Dermomyotoms morphologisch nicht abgrenzen. Nur die Dermis des Rückens entstammt den Somiten, die Dermis der ventralen Rumpfwand und der Extremitäten entstammt dem Seitenplattenmesoderm und die des Kopfes geht aus der Kopfneuralleiste hervor.

Entwicklung des Bewegungssegments

Die Derivate eines einzelnen Somiten bilden ein sog. **Bewegungssegment**, d.h. die angrenzenden Hälften zweier benachbarter Wirbel und die dazwischenliegenden Gelenke, Muskeln und Bänder (➤ Abb. 2.17b). Die Wirbelgelenke und Zwischenwirbelscheiben entstehen dabei aus den in der Mitte des Somiten gelegenen Somitozölzellen (**Arthrotom**), sodass die Grenze zwischen 2 Wirbeln mitten durch den Somiten verläuft. Ein einzelner Wirbelkörper besteht daher umgekehrt aus der kranialen und kaudalen Sklerotomhälfte zweier benachbarter Somiten. Die makroskopisch sichtbare Segmentierung der Wirbelsäule ist also gegenüber der **primären Segmentierung** des Embryos durch die Somiten um ein halbes Segment versetzt (**Resegmentierung**).

Klinik

Fehler bei der Regulation der Hox-Gen-Expression im paraxialen Mesoderm können zu Verschiebungen der Segmentidentität einzelner Wirbel führen (**homöotische Transformationen**). Beispiele dafür sind **Halsrippen**, bei denen topografisch zervikale Wirbel thorakale Identität besitzen, oder die **Atlasassimilation**, bei der der topografisch oberste Halswirbel okzipitale Identität besitzt und Teil des Hinterhaupts wird. Von besonderer klinischer Bedeutung ist die Sakralisation des V. Lendenwirbels. Sie führt zur Verlängerung des Geburtskanals (Assimilationskanalbecken, „langes Becken") und kann die Geburt durch Kaiserschnitt indizieren.

MERKE

Somiten sind segmentale Abschnitte des paraxialen Mesoderms, aus denen die gesamte Skelettmuskulatur des Körpers und das Achsenskelett hervorgeht.

MERKE

Ursprung der Skelettmuskulatur: Die autochthone Rückenmuskulatur entsteht aus den epaxialen Myotomen, die Brust- und Bauchwandmuskulatur aus den hypaxialen Myotomen und die Extremitätenmuskulatur aus Muskelvorläuferzellen, die aus den lateralen Dermomyotomen in die Extremitätenanlagen einwandern. Die Skelettmuskulatur im Bereich der Kiemenbögen entstammt den lateralen Dermomyotomen der okzipitalen Somiten und dem unsegmentierten paraxialen Kopfmesoderm.

MERKE

Ein Wirbel entsteht aus den Sklerotomen jeweils zweier benachbarter Somitenhälften.

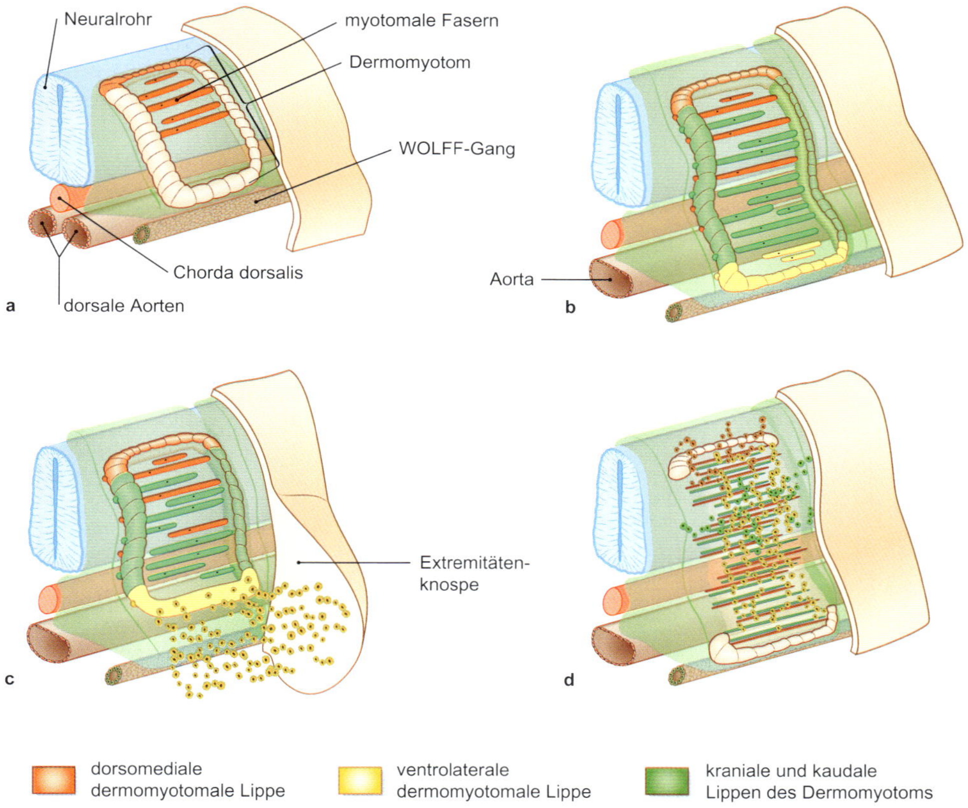

Abb. 2.18 Myotombildung. [G210~L126] **a** Die als erste gebildeten Myotomzellen entstammen der dorsomedialen Lippe des Dermomyotoms und bilden die epaxialen Myotomfasern, aus denen später die autochthone Rückenmuskulatur hervorgeht. **b** Anschließend bildet die ventrolaterale Lippe des Dermomyotoms hypaxiale Myotomfasern, aus denen die ventrolaterale Rumpfwandmuskulatur hervorgeht. Zusätzlich steuern die kraniale und kaudale Kante des Dermomyotoms sowie später auch das zentrale Dermomyotom Myotomfasern bei. **c** Auf Höhe der Extremitätenanlage wird kein hypaxiales Myotom gebildet. Die hypaxialen Dermomyotomzellen wandern als Muskelvorläuferzellen in die Extremitätenanlage aus. **d** Nach Auflösung des zentralen Dermomyotoms wandern die Zellen sowohl als Muskelvorläuferzellen in die Myotome als auch in das subektodermale Mesenchym ein, wo sie Dermis und Subcutis des Rückens bilden.

2.6.3 Intermediäres Mesoderm

Das paraxiale Mesoderm wird mit dem lateralen Mesoderm durch einen schmalen Streifen mesenchymaler Zellen verbunden, der als **intermediäres Mesoderm** bezeichnet wird und das Anlagematerial der embryonalen Nieren enthält (➤ Abb. 2.16, ➤ Abb. 2.19). Auf Höhe der okzipitalen Somiten scheint das intermediäre Mesoderm zu fehlen. Im Bereich der zervikalen Segmente gliedert sich zu Beginn der 4. Woche aus dem Mesenchym ein zunächst solider Strang nach dorsolateral ab, der bald zu einem epithelialen Rohr kanalisiert wird **(Vornierengang).** Er verlängert sich im Zuge des nach kaudal fortschreitenden Wachstums des Embryos etwa gleichauf mit der Segmentierungsfront des paraxialen Mesoderms nach kaudal. Dieses Wachstum erfolgt durch die Proliferation eines Blastems an der kaudalen Spitze des Gangs. Das intermediäre Mesoderm gliedert sich dadurch in den epithelialen Vor- und **Urnierengang** (Ductus mesonephricus, (WOLFF-Gang), der nach kaudal bis zur Kloake reicht, und das ventromedial angrenzende Mesenchym, das entsprechend der Entwicklungsstadien der Niere (Vor- und Urniere bzw. Pro- und Mesonephros) als pronephrogenes bzw. mesonephrogenes Mesenchym bezeichnet wird. Während der Pronephros funktionslos bleibt und degeneriert, bilden WOLFF-Gang und mesonephrogenes Mesenchym durch wechselseitige Induktion die funktionierende **Urniere** des Embryos. Im weiteren Verlauf der Entwicklung zweigt aus dem kaudalen Anteil des WOLFF-Gangs die Ureterknospe ab, der kraniale Teil des WOLFF-Gangs wird beim Mann zum Samenleiter (Ductus deferens) (➤ Abb. 2.19).

MERKE
Aus dem intermediären Mesoderm entstehen die embryonale Niere (Urniere) sowie Harn- und Samenleiter.

2.6.4 Laterales Mesoderm

Zölom

Lateral des intermediären Mesoderms erstreckt sich über die ganze Länge des Rumpfes ein breiter, unsegmentierter Gewebestreifen (**laterales Mesoderm**), der im frühen Embryo nach lateral in das extraembryonale Mesoderm übergeht und daher den lateralen Rand der Keimscheibe darstellt. Das laterale Mesoderm (syn.: **Seitenplattenmesoderm**) ist in 2 übereinanderliegende epitheliale Platten gegliedert, die durch einen spaltförmigen Hohlraum (**Zölom**) getrennt werden. Die dorsale Platte wird als somatisches (syn.: parietales) Seitenplattenmesoderm bezeichnet (➤ Abb. 2.16). Gemeinsam mit dem darüber liegenden Oberflächenektoderm bildet sie die äußere Wand des Zöloms (**Somatopleura).** Die ventral des Zöloms gelegene Platte wird viszerales Seitenplattenmesoderm genannt und bildet gemeinsam mit dem darunter liegenden Endoderm die innere Wand der Zölomhöhle **(Splanchnopleura)** (➤ Abb. 2.20). Die Zölomhöhle öffnet sich im Keimscheibenstadium nach lateral in das **extraembryonale Zölom** (syn.: Chorionhöhle). Erst nach dem ventralen Verschluss des Embryos als Ergebnis der lateralen Abfaltung (➤ Kap. 2.8) fusioniert das laterale Mesoderm beider Seiten ventromedial mit Ausnahme der Nabelschnur zur ventralen Rumpfwand. Dabei verbindet sich das Zölom beider Seiten zur embryonalen **Leibeshöhle.** Die direkt an die Zölomhöhle angrenzende mesodermale Zellschicht von Somatopleura und Splanchnopleura bleibt epithelial und kleidet als parietale und viszerale **Serosa** die Leibeshöhle aus. Die tiefer gelegenen Zellen beider Mesodermblätter mesenchymalisieren (EMT) und bilden das zwischen Serosa und Ektoderm gelegene **somatische Mesenchym** und das zwischen Serosa und Endoderm gelegene **viszerale Mesenchym** (➤ Abb. 2.21).

Somatopleura

Aus dem Mesenchym der Somatopleura geht in der weiteren Entwicklung das Bindegewebe der ventrolateralen Rumpfwand und der Extremitäten hervor, einschließlich Dermis und Subcutis der Haut. Brust- und Bauchwandmuskulatur sowie die Rippen entstammen allerdings den Somiten: In die mesenchymale Matrix der **thorakalen Somatopleura** dringen in segmentaler Anordnung Ströme wandernder Zellen des lateralen Sklerotoms ein und bilden die Rippen. Die Rippen sind daher entwicklungsgeschichtlich als Fortsätze der Wirbelsäule anzusehen. Am Rumpf geht als einziges Skelettelement das **Sternum** aus dem Mesenchym der Somatopleura hervor. Es entsteht durch chondrale Ossifikation aus 2 bilateralen Anlagen **(Sternalleisten),** die beim ventralen Verschluss des Embryos fusionieren. Zwischen den segmentalen Rippenanlagen schieben sich die thorakalen hypaxialen Myotome durch fortlaufende Rekrutierung von

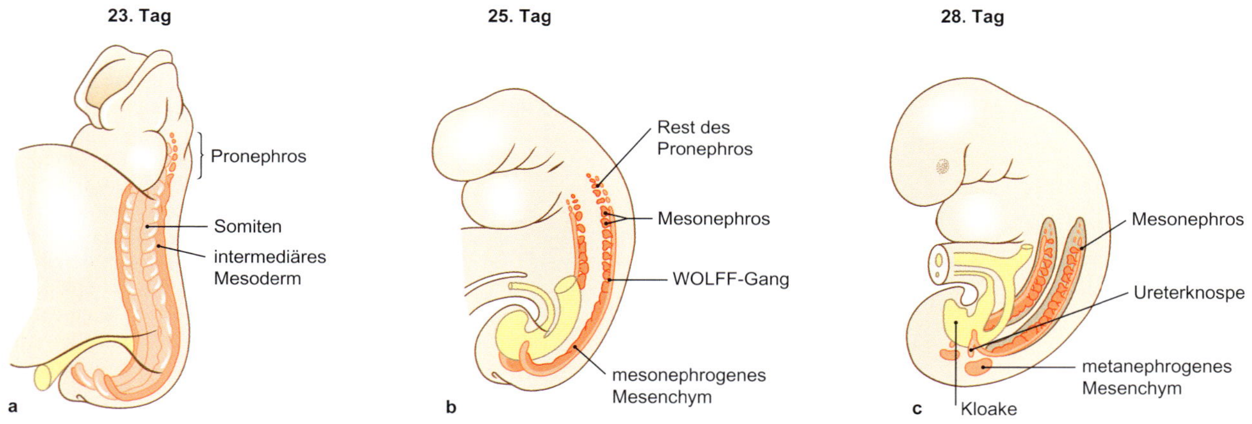

Abb. 2.19 Entwicklung des intermediären Mesoderms. Embryo zur Darstellung des intermediären Mesoderm durchsichtig gezeichnet. [S702-L126] **a** Das intermediäre Mesoderm liegt lateral der Somiten und besteht am Tag 23 aus pro- und mesonephrogenem Mesenchym. **b** Der weit kranial gelegene Pronephros degeneriert, nachdem er die Bildung des WOLFF-Gangs induziert hat. Der Mesonephros beginnt, Urnierenkörperchen zu bilden. **c** Vor der Einmündung des WOLFF-Gangs in die Kloake wächst die Ureterknospe in das metanephrogene Mesenchym und bildet mit ihm zusammen die endgültige Niere (Metanephros).

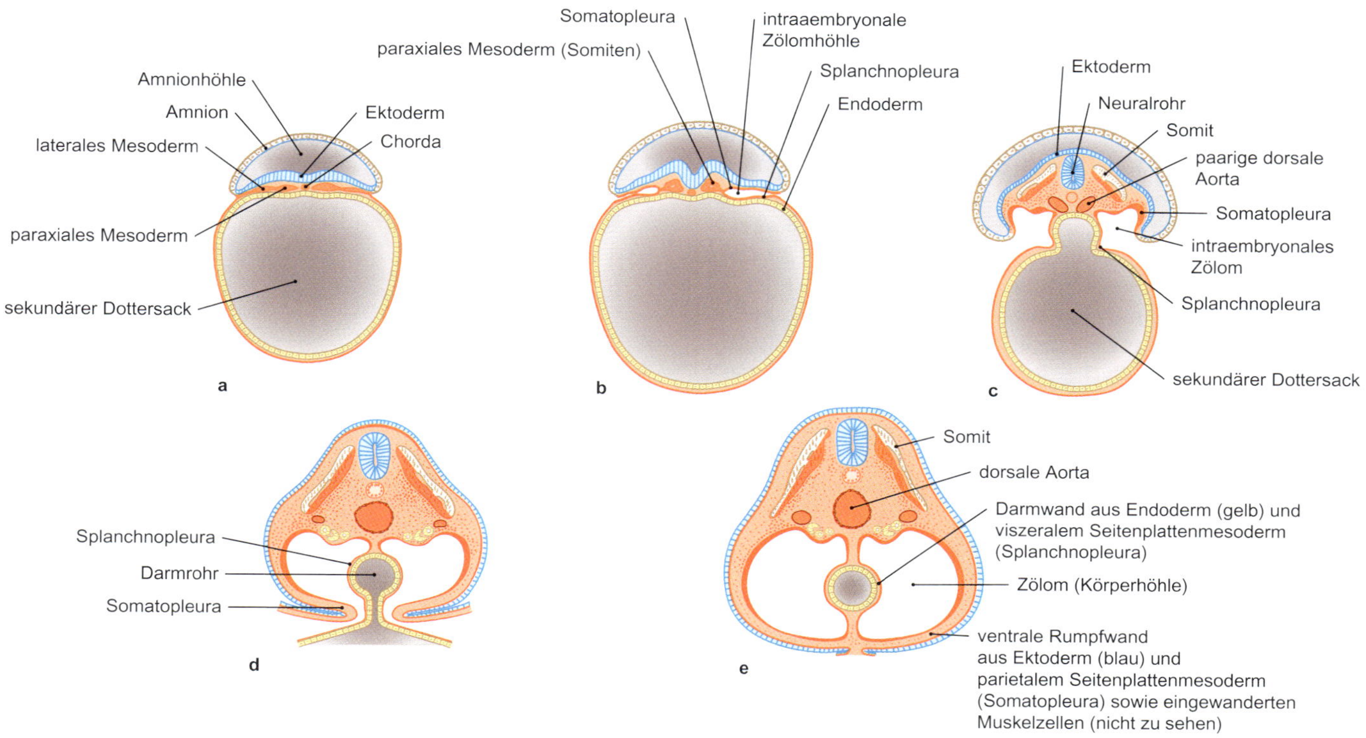

Abb. 2.20 Entwicklung des lateralen Mesoderms. [S702-L126] **a** Das laterale Mesoderm oder Seitenplattenmesoderm liegt am Rand der Keimscheibe lateral vom paraxialen und intermediären Mesoderm. **b** Durch Spaltbildung im lateralen Mesoderm bildet sich die Zölomhöhle. **c** Der dorsale Anteil des Seitenplattenmesoderms und das darüber liegende Ektoderm (Somatopleura) geht in die Wand der Amnionhöhle über. Der ventrale Anteil des Seitenplattenmesoderms und das darunter liegende Endoderm (Splanchnopleura) geht in die Wand des Dottersacks über. Zwischen Somatopleura und Splanchnopleura liegt das intraembryonale Zölom. **d** Mit der lateralen Abfaltung nähern sich linke und rechte Somatopleura ventromedial an. Das von der Splanchnopleura umgebene Darmrohr wird dabei vom Dottersack abgeschnürt. **e** Nach der ventromedialen Fusion beider Seiten der Somatopleura schließen sich beide Zölomhöhlen zur Leibeshöhle zusammen. Die Splanchnopleura bildet die mesenteriale Aufhängung des Darmrohrs in der Leibeshöhle. Das hier eingezeichnete ventrale Mesoderm kommt nur im Vorderdarm vor, in Mittel- und Hinterdarm ist das Darmrohr nur über ein dorsales Mesoderm mit der Rumpfwand verbunden.

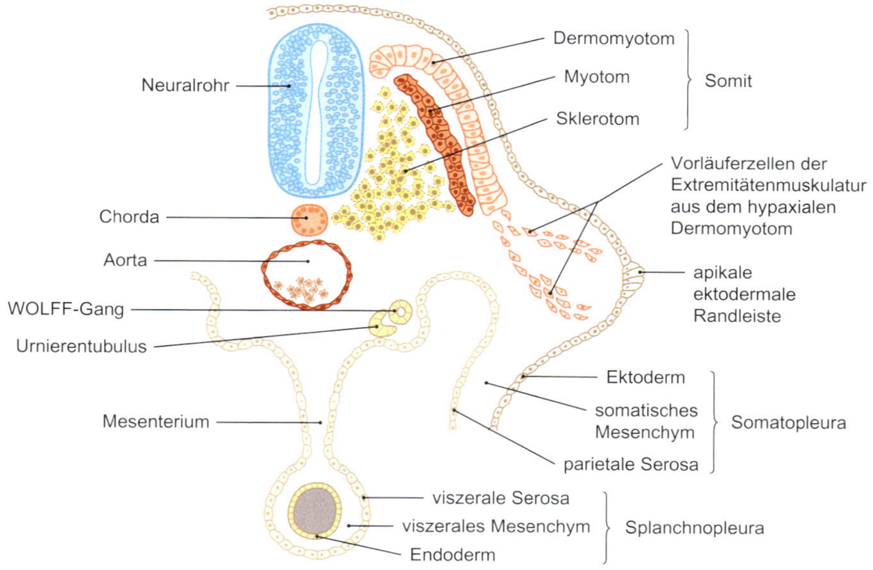

Abb. 2.21 Mesodermentwicklung. Halbschematischer Querschnitt durch einen Embryo gegen Ende der 4. Woche. Die Somatopleura bildet die ventrolaterale Leibeswand, die Splanchnopleura die Wand des Darmrohrs und des Mesenteriums. Die Extremitätenanlage entsteht als Verdickung der Somatopleura und wird von myogenen Vorläuferzellen aus den Somiten besiedelt, die sich als ventrale und dorsale Vormuskelmasse anordnen. [S702-L126]

Muskelvoräuferzellen aus den hypaxialen Dermomyotomen nach ventrolateral vor und bilden die Interkostalmuskulatur. Im Bereich des Abdomens, wo keine Rippen gebildet werden, wachsen die hypaxialen Myotome unter Verlust ihrer morphologisch erkennbaren Segmentierung in die Somatopleura ein und bilden die Bauchwandmuskulatur. Aponeurosen und Bindegewebe der Brust- und Bauchwandmuskeln entstammen wiederum dem Seitenplattenmesoderm.

Die **Extremitätenanlagen** entstehen als lokale Aufwölbung der Somatopleura infolge starker Proliferation des somatischen Mesenchyms. Dabei entstehen das Bindegewebe und das **Skelett der Extremitäten** aus dem somatischen Seitenplattenmesenchym. Die Skelettmuskulatur der Extremitäten geht wiederum aus den Somiten hervor. Im Gegensatz zur Rumpfmuskulatur entsteht sie aber nicht aus den Myotomen, sondern geht aus sehr beweglichen **myogenen Vorläuferzellen** hervor, die sich aus den hypaxialen Dermomyotomen der Somiten auf Höhe der Extremitätenanlagen lösen und in die mesenchymale Matrix der Extremitätenknospen einwandern, wo sie sich zu Muskelfasern differenzieren (➤ Abb. 2.21).

Splanchnopleura

Die **Splanchnopleura** umhüllt nach dem ventralen Verschluss der Rumpfwand das endodermale Darmrohr und seine Anhangsgebilde (➤ Abb. 2.21). Sie bildet die **viszerale Serosa** und das darunter liegende subperitoneale, subpleurale und subperikardiale Bindegewebe sowie das Bindegewebe und die **glatte Muskulatur** des Gastrointestinaltrakts und der Lungen. Im kranialsten Abschnitt des lateralen Mesoderms entsteht in der Splanchnopleura das Anlagematerial des Myokards **(kardiogene Platte),** das nach Fusion der paarigen Herzanlage vom kranialsten Abschnitt des Zöloms als Perikardhöhle umschlossen wird.

MERKE

Das intraembryonale Zölom ist die primäre Leibeshöhle und trennt das Seitenplattenmesoderm in ein parietales und ein viszerales Blatt. Aus dem Zölom gehen die Körperhöhlen (Peritonealhöhle, Pleurahöhle, Perikardhöhle) hervor.
Aus der Somatopleura gehen die ventrolaterale Körperwand und die Extremitäten hervor, mit Ausnahme der Muskulatur und der Rippen, die aus den Somiten stammen. Aus der Splanchnopleura geht die mesodermale Wand des Gastrointestinaltrakts hervor.

2.7 Entwicklung des Endoderms

Das **Endoderm** liegt zunächst als flache, epitheliale Schicht der ventralen Oberfläche der dreikeimblättrigen Keimscheibe auf. Der Embryo bildet dabei gleichsam mit „offenem Bauch" das Dach des **Dottersacks.** Im Rahmen der Ausbildung der definitiven Körperform durch die Abfaltungsbewegungen des Embryos wird das Endoderm nach ventromedial eingedreht und schließt sich zum ventral geschlossenen **Darmrohr** (➤ Abb. 2.20). Die Verbindung zum Dottersack bleibt nur am Nabel in Form des **Dottergangs** (Ductus omphaloentericus) erhalten. Der Darmabschnitt im Bereich des Dottergangs wird als **Mitteldarm** bezeichnet, die oral davon gelegenen Abschnitte als **Vorderdarm** und die aboral davon gelegenen Abschnitte als **Hinterdarm** (➤ Abb. 2.22). Das embryonale Darmrohr bleibt an seinem kranialen und kaudalen Ende zunächst verschlossen. Die **Bukkopharyngealmembran** geht aus der mesodermfreien Prächordalplatte hervor und verschließt den endodermalen Vorderdarm gegenüber der ektodermal ausgekleideten Mundbucht (Stomatodeum). Die **Kloakenmembran** verschließt den Hinterdarm gegenüber der ektodermal ausgekleideten Analbucht (Proktodeum).
Nach der Reposition des entwicklungsbedingten physiologischen Nabelbruchs gegen Ende des *3. Monats* obliteriert der Dottergang, kann aber in ca. 3 % der Fälle als **MECKEL-Divertikel** im adulten Ileum persistieren.
Aus dem endodermalen Epithel des Darmrohrs entwickeln sich durch induktive Wechselwirkung mit dem umgebenden Mesenchym der **Splanchnopleura** (und der Neuralleiste im Schlunddarm) die Wand des Gastrointestinaltrakts und die Darmanhangsorgane einschließlich der Lungen.

MERKE

Aus dem embryonalen Endoderm entwickelt sich die epitheliale Auskleidung des Darmrohrs und seiner Anhangsorgane. Glatte Muskulatur und Bindegewebe des Gastrointestinaltrakts entstammen hingegen der Splanchnopleura.

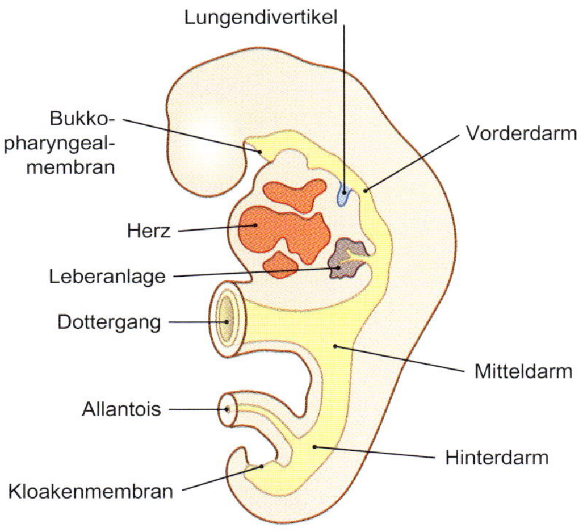

Abb. 2.22 Entwicklung des Endoderms. Embryo gegen Ende der 4. Woche. Der Dottergang teilt den Darm in Vorderdarm, Mitteldarm und Hinterdarm. Orale und anale Öffnungen des Darmrohrs sind zunächst verschlossen (Bukkopharyngealmembran bzw. Kloakenmembran). [S702-L126]

2.8 Abfaltungsbewegungen des Embryos

Bis zum Beginn der 4. Woche stellt der Embryo eine flache **Keimscheibe** dar, die sich von einer anfangs rundlichen zu einer längsovalen Platte gestreckt hat. Entlang des Primitivstreifens haben sich im Rahmen der Gastrulation die Keimblätter Ektoderm, Mesoderm und Endoderm gebildet. Dorsal über dem Embryo liegt die **Amnionhöhle**, deren Boden vom Oberflächenektoderm gebildet wird. Ventral unter dem Embryo liegt der **sekundäre Dottersack,** dessen Dach vom Endoderm gebildet wird. Die Keimblätter und das Zölom gehen nach lateral nahtlos in die **extraembryonalen Gewebe** über: das embryonale Ektoderm in das Amnionepithel, das somatische laterale Mesoderm in das extraembryonale Mesoderm der Chorionhöhle, das viszerale laterale Mesoderm in das extraembryonale Mesoderm des Dottersacks, und das Endoderm in das Dottersackepithel. Das embryonale Zölom steht lateral in offener Verbindung mit der **Chorionhöhle**. Die dreidimensionale Form des Embryos, bei der die Körperwand die Leibeshöhle und das Darmrohr umschließt, entsteht erst im Verlauf der 4. Woche durch **Abfaltungsbewegungen** der Keimscheibe in der sagittalen und der transversalen Ebene. Der Embryo erhält so seinen wirbeltiertypischen Bauplan **(Körpergrundgestalt).** Die extraembryonalen Anteile des Keims bilden anschließend die fetalen Anteile der Placenta, und der Embryo steht nur noch über die Nabelschnur mit diesen in Verbindung.

MERKE

Die dreidimensionale Form des Embryos entsteht im Lauf der 4. Woche durch kraniokaudale und laterale Abfaltungsbewegungen.

2.8.1 Kraniokaudale Krümmung

In der sagittalen Ebene bildet sich am kranialen Ende des Embryos die **Kopffalte** und am kaudalen Ende die **Schwanzfalte**. Die Kopffalte entsteht durch das starke Wachstum der Gehirnanlage im kranialen Neuralrohr, die sich nach kranial und ventral vorwölbt. Die zunächst noch vor dem Kopfende des Embryos gelegene Herzanlage wird dabei von den nach kranial drängenden Kopfstrukturen überwachsen und damit relativ zu Kopf und Hals nach ventral und kaudal verlagert **(Deszensus des Herzens).** Der Dottersack verengt sich dabei von kranial her so, dass der **Dottergang** (Ductus omphaloentericus) kaudal vom Herzen zu liegen kommt (➤ Abb. 2.23). Am kaudalen Ende des Embryos hebt sich die **Schwanzknospe** vom Amnion ab und krümmt sich gemeinsam mit dem Hinterdarm nach ventral. Die **Allantois** kommt dabei im Bereich der späteren Nabelschnur kaudal des Dottergangs zu liegen. Der durch die Schwanzfalte entstehende, kaudal der Kloake blind endende Darmabschnitt **(Schwanzdarm)** obliteriert anschließend.

2.8.2 Laterale Abfaltung

Infolge des starken Wachstums im Verlauf der 4. Woche wölbt sich die Keimscheibe kappenförmig über den sich gleichzeitig zum Dottergang verengenden Dottersack (➤ Abb. 2.23). Dadurch kommt es neben der kraniokaudalen Krümmung zur **lateralen Abfaltung**, bei der sich **Somatopleura** und **Splanchnopleura** nach ventromedial krümmen, während das paraxiale Mesoderm und die Achsensorgane (Chorda dorsalis und Neuralrohr) ihre dorsale Lage beibehalten. Somatopleura und Splanchnopleura **fusionieren** schließlich reißverschlussartig in der ventralen Mittellinie, nur im Bereich des **Nabels** bleibt der Embryo zunächst ventral offen zum Dottersack (Ductus omphaloentericus). Auf der Außenseite umwölbt das am **Ektoderm** befestigte **Amnion** gemeinsam mit der Somatopleura den Embryo und legt sich als epithelialer Überzug auf die so gebildete Nabelschnur. Der Embryo wird damit auf allen Seiten von der Amnionhöhle umhüllt und das Ektoderm von der Amnionflüssigkeit umspült.
Auf der Ventralseite krümmt sich das **Endoderm** zusammen mit der Splanchnopleura nach ventromedial ein und schließt sich in der ventralen Mittellinie zum **Darmrohr.** Infolgedessen verbinden sich auch die linke und rechte embryonale Zölomhöhle zur gemeinsamen **Leibeshöhle**, und die bis dahin existierende Verbindung des embryonalen Zöloms mit der Chorionhöhle wird geschlossen.

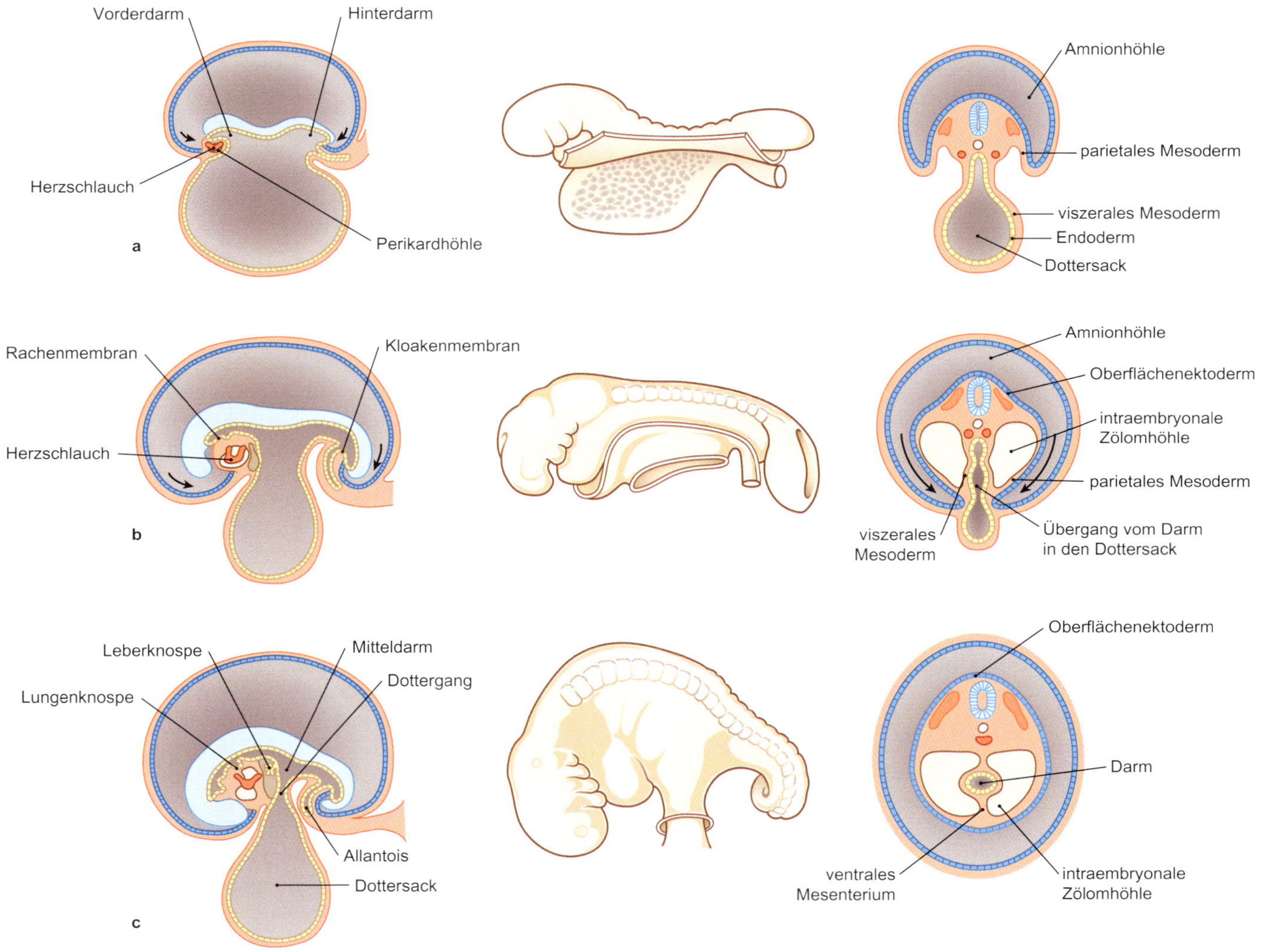

Abb. 2.23 Abfaltungsbewegungen des Embryos. Linke Reihe Längsschnitte, mittlere Reihe Seitenansichten, rechte Reihe Transversalschnitte. [S702-L126] **a** 24 Tage alter Embryo. Herzanlage und Schwanzknospe drehen sich nach ventral ein, die laterale Abfaltung beginnt. **b** 26 Tage alter Embryo. Durch den Deszensus des Herzens und die Bildung des Hinterdarms sowie durch das Vorwachsen des Seitenplattenmesoderms nach ventromedial wird der Dottersack zunehmend eingeengt. **c** 28 Tage alter Embryo. Die Splanchnopleura mit dem Endoderm hat sich zum Darmrohr geschlossen. Nur im Mitteldarm persistiert mit dem Ductus omphaloentericus noch eine Verbindung zum Dottersack. Die Somatopleura mit dem Ektoderm hat sich zur ventralen Rumpfwand geschlossen und das Amnion umhüllt den Embryo vollständig. Zwischen Somatopleura und Splanchnopleura liegt die nunmehr geschlossene Zölomhöhle als embryonale Leibeshöhle.

Klinik

Wenn im Rahmen der lateralen Abfaltung der ventromediale Verschluss der Leibeswand unvollständig bleibt, bleibt das Zölom zur Amnionhöhle hin offen und es können im Abdomen Darmschlingen **(Gastroschisis)** oder im Thorax das Herz **(Ectopia cordis)** frei in die Amnionhöhle vortreten.

2.9 Extraembryonale Gewebe

Nur ein Teil der Zellen des frühen Keims wird Bestandteil des eigentlichen Embryos. Andere Zellen entwickeln sich zu **extraembryonalen Strukturen**, die im Dienste der Versorgung des Embryos mit Nährstoffen und Sauerstoff und der Schaffung einer förderlichen intrauterinen Umgebung stehen. Die extraembryonalen Gewebe gehen schließlich größtenteils in die **Placenta** ein und werden bei der Geburt in Form der Nachgeburt abgestoßen.

2.9.1 Trophoblast

Schon in der ersten Woche trennen sich in der Blastozyste Embryoblast und Trophoblast. Der **Trophoblast** dringt bei der Implantation vollständig in das **Endometrium** des Uterus ein und stellt den Kontakt zum mütterlichen Gewebe her. An der Grenze zum Endometrium verschmelzen die Trophoblastzellen zu einer einzigen vielkernigen Riesenzelle **(Synzytium)**, die den Keim wie ein Mantel umgibt **(Synzytiotrophoblast)**. Beim weiteren Wachstum verschmelzen ständig Zellen des stark proliferierenden zellulären Trophoblastanteils **(Zytotrophoblast)** mit dem außen liegenden Synzytiotrophoblast, der dadurch wächst und weiter in die Uteruswand vordringt. Innerhalb des Synzytiotrophoblasten bilden sich membranumhüllte, extrazytoplasmatische Vakuolen **(Trophoblastlakunen)**, die zunehmend fusionieren und ein intrazelluläres, flüssigkeitsgefülltes Kanalsystem bilden. Bei Kontakt des Synzytiotrophoblasten mit mütterlichen Blutgefäßen löst sich deren Gefäßwand auf, und mütterliches Blut fließt in die Trophoblastlakunen. Der Synzytiotrophoblast wird so gegen Ende der 2. Woche zwischen arteriellen und venösen Schenkel der endometrialen Gefäße geschaltet, und der beginnende **uteroplazentare Kreislauf** ermöglicht die Versorgung des wachsenden Keims durch das mütterliche Blut.

2.9.2 Chorionhöhle und Dottersack

Mitte der 2. Woche zeigt der Keim trotz der Differenzierungsvorgänge in Embryoblast und Trophoblast noch die grundsätzliche Form der Blastozyste. Die **Blastozystenhöhle** wird aber fortan als **primärer Dottersack** bezeichnet. Dieser wird innen von den bei der Gastrulation nach lateral verdrängten Hypoblastzellen (**primäres Dottersackepithel**, syn.: HEUSER-Membran) ausgekleidet. Zwischen Zytotrophoblast und primäres Dottersackepithel wandern in lockerem Verbund Zellen des **extraembryonalen Mesoderms** ein. Während Trophoblast und extraembryonales Mesoderm stark wachsen, bleibt der primäre Dottersack im Wachstum zurück und löst sich vom Zytotrophoblast ab. Dabei entstehen im wachsenden extraembryonalen Mesoderm **Lakunen**, die zunehmend konfluieren und schließlich einen großen, zusammenhängenden Hohlraum zwischen dem primären Dottersack und dem Trophoblast bilden (**Chorionhöhle**, syn.: extraembryonales Zölom; ➤ Abb. 2.7c und d). Das extraembryonale Mesoderm kleidet die Chorionhöhle sowohl außen an der Grenze zum Zytotrophoblast **(parietales extraembryonales Mesoderm)** als auch innen an der Grenze zum Dottersack **(viszerales extraembryonales Mesoderm)** aus. Im primären Dottersack kommt es indessen zu einer meridionalen Einschnürung und zur Abtrennung des distalen Teils des Dottersacks, der seine Verbindung zum Embryo verliert **(Exozölzyste)** und schließlich zugrunde geht (➤ Abb. 2.7d und e). Der proximale Teil des Dottersacks wird von einer nachrückenden Population von Hypoblastzellen ausgekleidet und bildet nun den **sekundären** (syn.: definitiven) **Dottersack**. Die Wand des sekundären Dottersacks besteht also aus einer inneren, vom Hypoblast gebildeten epithelialen Schicht (extraembryonales Endoderm), und einer äußeren Schicht aus viszeralem extraembryonalem Mesoderm, die den Dottersack von der Chorionhöhle abgrenzt. Aus dem viszeralen extraembryonalen Mesoderm des Dottersacks entstehen später Blutzellen (Hämatopoiese) und er beherbergt die aus dem Epiblast dorthin eingewanderten Urkeimzellen. Die äußere Wand des Keims, die aus parietalem extraembryonalem Mesoderm und dem Trophoblast besteht, wird als **Chorion** bezeichnet. Aus dem Chorion geht später der Großteil der **fetalen Placenta** hervor. Ein Teil des Chorions (Chorion frondosum) beteiligt sich an der Bildung der Placentazotten, ein anderer Teil (Chorion laeve) wölbt sich zottenfrei ins Uteruslumen vor.

MERKE

Obwohl der Embryo der Säugetiere und des Menschen keinen Dotter besitzt, wird wie bei den Embryonen eierlegender Wirbeltiere ein Dottersack gebildet. Der Dottersack ist stammesgeschichtlich konserviert, weil aus der Wand des Dottersacks die Urkeimzellen und Blutzellen hervorgehen und er daher auch für Säugerembryonen unverzichtbar ist.

2.9.3 Amnion

Das **Amnionepithel** entsteht Anfang der *2. Woche* als Abspaltung des dorsalen Epiblasten und umschließt die zunächst dorsal der Keimscheibe liegende **Amnionhöhle**. Es geht am Rande in das Oberflächenektoderm der Keimscheibe über und wird daher auch als **extraembryonales Ektoderm** bezeichnet. Im Zug der embryonalen Abfaltungsbewegungen in der *3. Woche* (➤ Kap. 2.8) umhüllt die Amnionhöhle bläschenartig den gesamten Embryo bis auf den Haftstiel. Gemeinsam mit dem Dottersack wird das Amnionepithel zur Chorionhöhle hin von **viszeralem extraembryonalem Mesoderm** überzogen. Im Zuge der embryonalen Abfaltungsbewegungen in der 3. Woche umhüllt die Amnionhöhle bläschenartig den gesamten Embryo bis auf den Haftstiel. Im Verlauf des *2. Monats* wachsen der Embryo und das umhüllende Amnion stärker als die beide umschließende Chorionhöhle, sodass am Ende des *3. Monats* das Lumen der Chorionhöhle vollständig vom Amnion verdrängt wird, und das Amnion zusammen mit dem Chorion die Wand der **Fruchtblase** bildet (➤ Abb. 2.24).
Stammesgeschichtlich ist das Amnion als eine Anpassung an das **Leben an Land** zu verstehen: Es ermöglicht die Embryonalentwicklung auch in trockener Umgebung, so in den Eiern der Reptilien und Vögel, indem es in Form der flüssigkeitsgefüllten Amnionhöhle gleichsam ein „Aquarium" um den Embryo hüllt und ihn so vor Austrocknung schützt. Bei der sekundär in das feuchte Milieu des Uterus verlagerten Entwicklung der Säugetiere und des Menschen tritt diese Funktion wieder in den Hintergrund. Aufgrund ihrer Entwicklung in der Amnionhöhle werden Reptilien, Vögel und Säugetiere als **Amnioten** zusammengefasst.

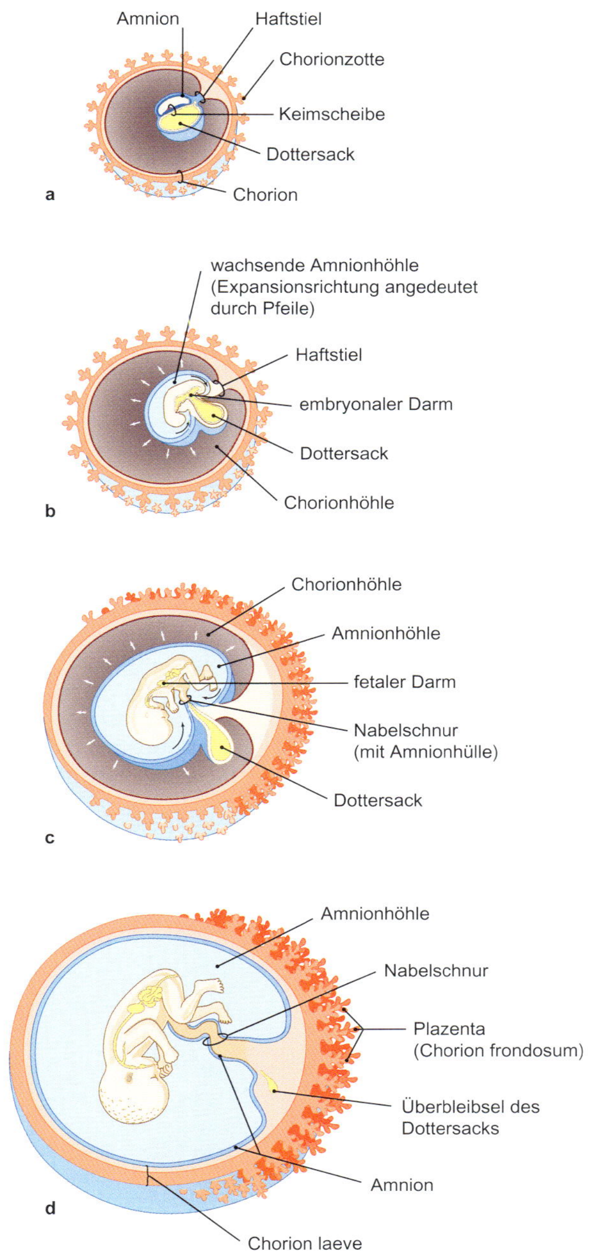

Abb. 2.24 Spätere Entwicklung der extraembryonalen Gewebe. [E347-11] **a** 3. Woche: Das Amnion bedeckt die dorsale Fläche des Embryos, die Chorionhöhle zwischen Embryo und Trophoblast ist relativ groß. **b** 4. Woche: Das Amnion umhüllt im Zuge der Abfaltungsbewegungen den gesamten Embryo bis auf die Nabelschnur. **c** Das Amnion wächst stark, während das Lumen von Chorionhöhle und Dottersack relativ kleiner werden. **d** Das Amnion hat die Chorionhöhle vollständig verdrängt und bildet jetzt die Fruchtblase. Der Dottersack ist bis auf Rudimente zurückgebildet.

Klinik

Die Amnionflüssigkeit (Fruchtwasser) wird vom Amnionepithel gebildet, vom Fetus getrunken, teils vom fetalen Darm resorbiert und über die Placenta ins mütterliche Blut abgegeben, teils über die fetale Niere und den Harn wieder in die Fruchtblase ausgeschieden. Ist diese Balance gestört, kann zu wenig (**Oligohydramnion**, Gefahr von Kompressionsfehlbildungen) oder zu viel (**Polyhydramnion**, Gefahr eines Blasensprungs) Fruchtwasser vorliegen. Zur Therapie kann eine Amnioninfusion oder Amnionpunktion dienen.

Bei Verdacht auf eine **genetische Anomalie** des Fetus kann im Rahmen der Pränataldiagnostik die Amnionhöhle durch Bauchdecke, Uteruswand, Chorion und Amnion punktiert werden. In der Amnionflüssigkeit (Fruchtwasser) flottierende kindliche Zellen können so unter geringer Gefahr für den Fetus entnommen und genetisch untersucht werden **(Amniozentese).**

MERKE

Das Amnion umhüllt den Fetus vollständig und bildet in der Fetalzeit zusammen mit dem Chorion die Fruchtblase und den fetalen Anteil der Placenta.

2.9.4 Allantois

Aus der ventralen Wand des **Hinterdarms** stülpt sich ein endodermales Divertikel, die **Allantois**, in das extraembryonale Mesoderm des Haftstiels aus. Dort scheint sie eine Rolle bei der Entwicklung der Nabelgefäße zu spielen. Die bei Eier legenden Amnioten wichtige Funktion der Allantois zur Speicherung von Stickstoffmetaboliten (embryonale Harnblase) ist beim Säugetier und Menschen aufgrund der exkretorischen Placentafunktion irrelevant. Die Allantois verengt sich im weiteren Verlauf der Entwicklung zu einem Gang (**Urachus**), der postnatal zum **Lig. umbilicale medianum** obliteriert. Am Übergang der Allantois in die endodermale Kloake entsteht die Harnblase.

2.10 Frühentwicklung der Extremitäten

2.10.1 Bildung der Extremitätenknospen

In der *4. Woche* treten in der **Somatopleura** beidseitig auf Höhe der unteren Halswirbelsäule und der unteren Lendenwirbelsäule nach lateral buckelförmige Verdickungen auf (**Extremitätenknospen).** Die Extremitätenknospen bestehen aus einem stark proliferierenden **mesenchymalen Kern** aus somatischem Seitenplattenmesoderm und einer **epithelialen Hülle** aus Ektoderm (➤ Abb. 2.25). Das starke Wachstum der Extremitätenknospen beruht auf der Aktivität von Wachstumsfaktoren der **FGF-Familie** (engl.: „*fibroblast growth factor*“). Die Expression von FGF10 im Mesenchym der Extremitätenknospen induziert im distalen Ektoderm die Expression von FGF8, was wiederum die Expression von FGF10 im Mesenchym aufrechterhält und so durch reziproke **Induktion** (engl.: „*positive feedback loop*“) die anhaltende Proliferation des Extremitätenmesenchyms bewirkt.

2.10.2 Musterbildung in den Extremitätenanlagen

Die Anlage des Grundbauplans der Extremitäten (Musterbildung) entlang der 3 Raumachsen wird von 3 Signalzentren festgelegt. Entscheidend für die Anlage der Längsachse **(proximodistale Musterbildung)** der Extremität sind Signale aus dem distalen Ektoderm der Extremitätenknospe. Diese Zellen werden zunehmend hochprismatisch und bilden eine halbmondförmige Leiste **(apikale ektodermale Randleiste, AER),** die sichelförmig vom posterioren zum anterioren Rand über die Spitze der Extremitätenknospe zieht (➤ Abb. 2.21, ➤ Abb. 2.25, ➤ Abb. 2.26). Die Zellen der AER sezernieren anhaltend **FGF8** und steuern dadurch nicht nur das Längenwachstum der Extremität, sondern auch die sukzessive Anlage

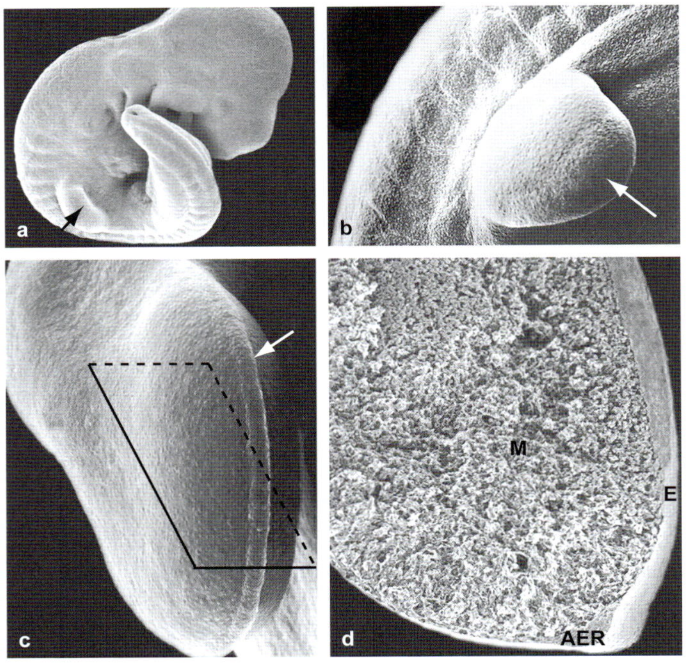

Abb. 2.25 Extremitätenknospen. Rasterelektronenmikroskopische Aufnahmen. [G394] **a** 26 Tage alter Embryo. Die Armanlage ist schon gut erkennbar, die Beinanlage erscheint erst etwas später am 28. Tag. **b** 29 Tage alter Embryo mit gut ausgeprägter Armknospe. Sie liegt im Seitenplattenmesoderm lateral der segmentalen Somiten. **c** 32 Tage alter Embryo, Blick auf eine Extremitätenknospe von lateral. Die AER zieht als ektodermale Verdickung sichelförmig in anteroposteriorer Richtung über die Spitze der Extremitätenknospe. Das Rechteck kennzeichnet die Schnittebene in d. **d** Längsschnitt durch eine Extremitätenknospe. E = Ektoderm, M = Mesenchym. Im Bereich der apikalen ektodermalen Randleiste (AER) ist das Ektoderm verdickt.

von Schulter, Oberarm, Unterarm und Hand, wobei die proximalen Strukturen früher und die distalen Strukturen später angelegt werden. Offenbar bilden die Mesenchymzellen umso distalere Strukturen, je länger und stärker sie den FGF-Signalen aus der AER ausgesetzt sind.

Die **anteroposteriore Musterbildung**, also die Anordnung anatomischer Strukturen in der radioulnaren bzw. tibiofibularen Achse, beruht auf der Aktivität des Signalmoleküls „**Sonic hedgehog**“ **(Shh)**. Shh wird in einem Mesenchymareal am posterioren Rand des Extremitätenmesenchyms exprimiert **(Zone polarisierender Aktivität, ZPA)** (➤ Abb. 2.26). Ausgehend von der ZPA bildet Shh, dessen Expression wiederum durch FGF aus der AER aktiviert wird, durch Diffusion im Extrazellulärraum des Extremitätenmesenchyms einen Konzentrationsgradienten entlang der anteroposterioren Achse. Shh wirkt dabei als **Morphogen**: Hohe Konzentration von Shh und lang anhaltende Exposition der Zellen im posterioren Mesenchym vermitteln posteriore (ulnare) Positionsinformation, niedrige Konzentration von Shh im anterioren Mesenchym vermitteln anteriore (radiale) Positionsinformation.

Wie auch bei der Regionalisierung des paraxialen Mesoderms (➤ Kap. 2.6.2) spielen bei der Spezifizierung der Zellen entlang sowohl der proximodistalen als auch der anteroposterioren Achse **Hox-Gene** eine wichtige Rolle (➤ Abb. 2.27). So wird z. B. das Skelett des Unterarms (Zeugopodium) durch eine kombinierte Expression von Hox 9, 10 und 11, aber fehlende Expression von Hox 12 und 13 spezifiziert (Hox-Code).

Die **dorsoventrale Musterbildung** der Extremität wird durch die Interaktion mehrerer Gene in Ektoderm und Mesenchym gesteuert, eine Schlüsselrolle spielt dabei ein sezerniertes Signalmolekül (**Wnt7a**), das ausschließlich im dorsalen Ektoderm exprimiert wird und am Anfang einer Signalkaskade zu stehen scheint, die die unterschiedliche Entwicklung von Beuger- und Streckerseite der Extremitäten steuert.

2.10.3 Ursprung des Skeletts und der Muskulatur der Extremitäten

Das aus der **Somatopleura** des lateralen Mesoderms hervorgehende Extremitätenmesenchym liefert das Anlagematerial von Binde- und Stützgeweben der Extremität. Das Mesenchym verdichtet sich dabei abhängig von den o.g. Musterbildungsprozessen zu **chondrogenen Zonen**, aus denen die späteren Skelettelemente hervorgehen.

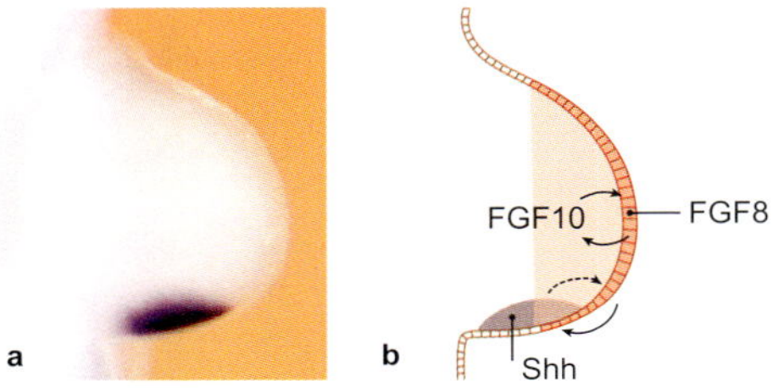

Abb. 2.26 Induktionsprozesse bei der Extremitätenentwicklung. **a** Nachweis der Expression von Shh in der ZPA (Zone polarisierender Aktivität) durch In-situ-Hybridisierung. [G394] **b** Vereinfachte Darstellung von Induktionsprozessen in der Extremitätenknospe. FGF8 aus der AER (apikalen ektodermalen Randleiste) induziert die Expression von FGF10 im Extremitätenmesenchym, dieses wiederum hält die Expression von FGF8 aufrecht *(„positive feedback-loop“)*. Außerdem erhält Shh in der ZPA indirekt die Expression von FGF8 in der AER aufrecht, und umgekehrt. Dadurch sind die proximodistale Musterbildung über FGF und die anteroposteriore Musterbildung über Shh aneinander gekoppelt. [S702-L126]

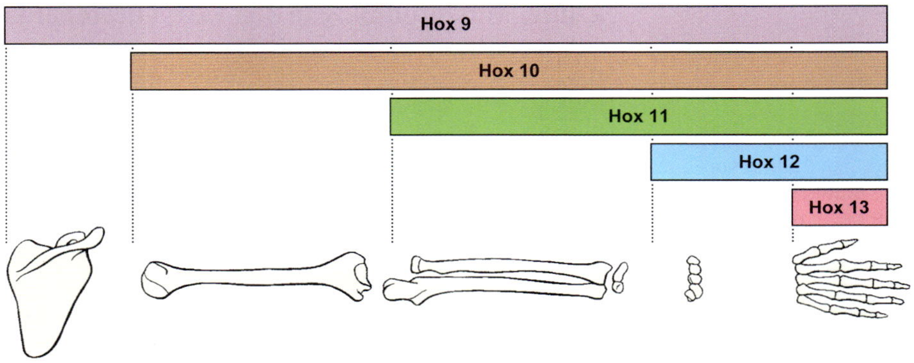

Abb. 2.27 Hox-Gene legen die Identität des Armskeletts fest. Die Musterbildung des Extremitätenskeletts als Hand, Handwurzel, Unterarm, Oberarm und Schulterblatt wird durch unterschiedliche Kombinationen der Expression von Hox-Genen (hier Hox 9–13) festgelegt. [G394]

Die Muskulatur der Extremitäten ist dagegen kein Derivat der Somatopleura, sondern wird von Vorläuferzellen (**Myoblasten**) aus den **hypaxialen Dermomyotomen** der Somiten gebildet, die in die bindegewebige Matrix der Extremitätenanlagen einwandern und sich als ventrale und dorsale **Vormuskelmassen** auf der zukünftigen Beuger- und Streckerseite der Extremitäten anordnen (➤ Abb. 2.21). Die Aufspaltung und Positionierung der aus den Vormuskelmassen hervorgehenden **anatomischen Muskeln** wird wahrscheinlich durch Signale aus dem ortsständigen Bindegewebe gesteuert.

Klinik

Störungen der komplexen Regulation der Musterbildung der Extremitäten können zu einer Vielzahl von angeborenen Fehlbildungen führen, z. B. **Polydaktylie** infolge einer Mutation von Shh-Regulatorsequenzen und **Brachydaktylie** infolge einer Mutation im Gen für einen FGF-Rezeptor.

MERKE

Die proximodistale Musterbildung der Extremitäten wird durch Signale aus der apikalen ektodermalen Randleiste (AER), die anteroposteriore Musterbildung der Extremitäten durch Signale aus der Zone polarisierender Aktivität (ZPA) gesteuert.
Das Skelett der Extremitäten entwickelt sich ortsständig in den Extremitätenknospen und entstammt dem Mesenchym der Somatopleura, die Muskulatur wandert in die Extremitätenknospen ein und entstammt den Somiten.

2.11 Frühentwicklung von Kopf und Hals

2.11.1 Kiemenbögen

In der Körperwand des Kopf-Hals-Bereichs bilden sich in der *4. Woche* in kraniokaudaler Folge die **Kiemenbögen** (syn.: Pharyngealbögen, Branchial- oder Schlundbögen). Sie gehen phylogenetisch auf die Kiemenbögen der Fische zurück und erinnern in ihrer grundsätzlichen Anordnung an den Kiemenapparat der Haie. Zwischen in das Oberflächenektoderm eingesenkten **Schlundfurchen** und in die endodermale Darmwand ausgestülpten **Schlundtaschen** wölben sich die Kiemenbögen als mesenchymale Wülste vor (➤ Abb. 2.28). Im Gegensatz zu den Kiemen der Fische sind aber die den Kiemenschlitzen homologen Schlundfurchen und -taschen nicht durchgängig, sondern enden blind. Beim Menschen werden von den ursprünglich 6 Kiemenbögen nur 5 gebildet. Sie werden von kranial nach kaudal als 1. **(Mandibularbogen),** 2. **(Hyoidbogen),** 3., 4. und 6. Bogen bezeichnet (➤ Tab. 2.1). Aus der vergleichenden Anatomie weiß man, dass der 5. Bogen beim Menschen fehlt. Jeder Bogen enthält, wieder in Homologie zu den Kiemen der Fische, ein **Skelettelement**, eine **Arterie** als Ast der ventralen Aorta und einen charakteristischen **Hirnnerv** (➤ Abb. 2.28). Das Mesenchym, aus dem Skelett und Bindegewebe der Kiemenbögen hervorgehen, entstammt der **Kopfneuralleiste.** In das Mesenchym der Kiemenbögen wandert auch **Skelettmuskulatur** ein. Sie stammt sowohl aus den Dermomyotomen der **okzipitalen Somiten** (bilden die Muskulatur von Kehlkopf und Zunge) als auch aus dem kranial davon gelegenen unsegmentierten **paraxialen Kopfmesoderm** (bildet die Kopfmuskulatur). Jeder Kiemenbogen wird also lateral von Ektoderm und medial von Endoderm bedeckt und enthält als Derivat der Neuralleiste Mesenchym und ein daraus hervorgehendes Skelettelement. Außerdem ziehen durch jeden Kiemenbogen ein Hirnnervenast und ein Aortenbogen, und er enthält eingewanderte Skelettmuskulatur aus dem paraxialen Mesoderm (➤ Abb. 2.28, ➤ Abb. 2.32).

MERKE

Beim menschlichen Embryo werden 5 Kiemenbögen angelegt, die jeweils ein Skelettelement, eine Arterie und einen Hirnnerv enthalten. Sie sind außen von Ektoderm und innen von Endoderm überzogen.

Mandibularbogen

Der **1. Kiemenbogen (Mandibularbogen)** (➤ Tab. 2.1) entsteht zu Beginn der *4. Woche* als erster der Kiemenbögen. Er ist spangenartig gebogen und besteht aus 2 Ästen, einem kranialen **Maxillarwulst** und dem kaudal anschließenden **Mandibularwulst.** Dazwischen liegt die Mundbucht **(Stomatodeum)** (➤ Abb. 2.35). Einige Autoren betrachten den Maxillarwulst allerdings als separate Bil-

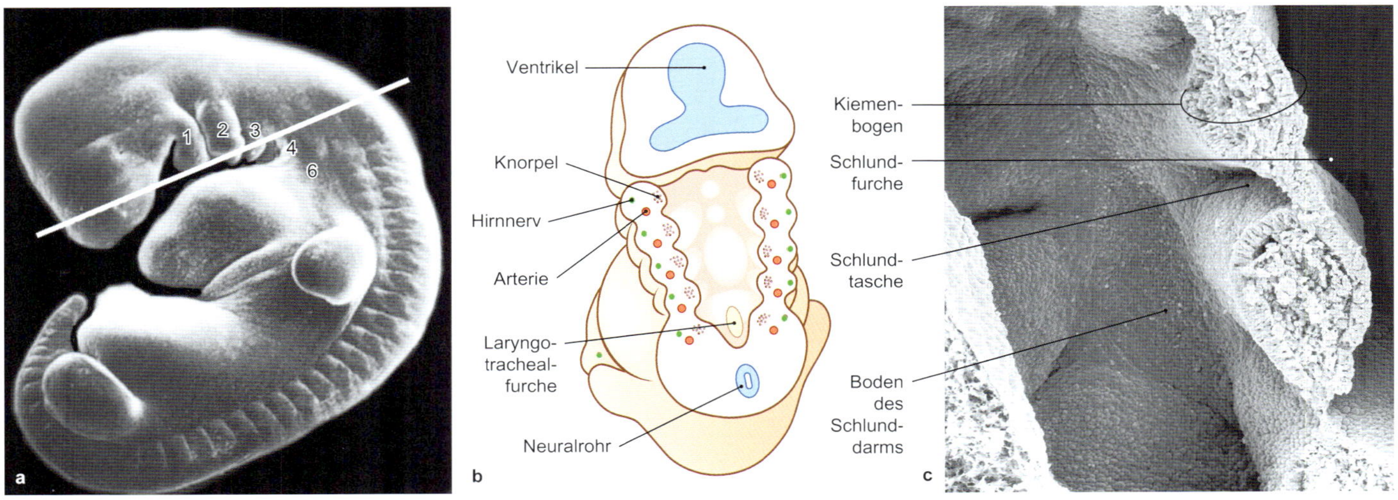

Abb. 2.28 Kiemenbögen. a Rasterelektronenmikroskopische Aufnahme eines Embryos zu Beginn der 5. Woche. 1–6 kennzeichnen die einzelnen Kiemenbögen, die Linie zeigt die Schnittrichtung in b. [G394] **b** Frontalschnitt durch die Kiemenbogenregion, Blick von dorsal. Jeder Kiemenbogen besitzt ein Skelettelement, eine Arterie und einen Hirnnervenast. [S702-L126] **c** Rasterelektronenmikroskopische Aufnahme eines Kiemenbogens nach Frontalschnitt wie in b. Jeder Kiemenbogen wird innen von endodermalem, außen von ektodermalem Epithel überkleidet, und ist innen von Mesenchym gefüllt. [G394]

dung des Kopfmesenchyms kranial des 1. Kiemenbogens. Das Mesenchym des Mandibularbogens entstammt der Neuralleiste des Mittelhirns und der Segmente **(Rhombomeren) 1 und 2** des Rautenhirns. Es bildet im Maxillarwulst ein Knorpelelement **(Palatoquadratum),** das später durch chondrale Ossifikation zum **Amboss** (Incus) des Mittelohrs wird, und im Mandibularwulst den **MECKEL-Knorpel**, der zum Hammer **(Malleus)** des Mittelohrs wird. Die Knochen des definitiven Ober- und Unterkiefers entstehen durch **desmale Ossifikation** aus dem Neuralleistenmesenchym. Leitnerv ist der N. trigeminus mit dem **N. maxillaris** und dem **N. mandibularis**, der die in den Mandibularbogen eingewanderte Muskulatur (z. B. Kau- und Gaumenmuskulatur) versorgt. Der durch den Mandibularbogen ziehende **1. Aortenbogen** bleibt vermutlich als A. maxillaris teilweise erhalten (➤ Abb. 2.29).

Hyoidbogen

Etwa 2 Tage nach dem Mandibularbogen wird als **2. Kiemenbogen** der **Hyoidbogen** (➤ Tab. 2.1) gebildet. Sein Mesenchym entstammt hauptsächlich **Rhombomer 4** und bildet den **REICHERT-Knorpel**, aus dem der Steigbügel **(Stapes)** des Mittelohrs, der **Proc. styloideus** und Teile des **Zungenbeins** hervorgehen. Leitnerv ist der **N. facialis** (➤ Abb. 2.30), der die aus Muskelzellen des 2. Kiemenbogens gebildeten Muskeln des Mittelohrs und des Halses (M. stapedius, M. stylohyoideus, M. digastricus venter posterior) sowie die **mimische Muskulatur** innerviert, die vermutlich vom 2. Kiemenbogen aus in die Subcutis des Kopfes und des Halses wandert. Ob von dem durch den Hyoidbogen ziehenen **2. Aortenbogen** Reste in den Arterien des Mittelohrs (z. B. A. stapedia) erhalten bleiben, ist umstritten.

3. Kiemenbogen

Die Kiemenbögen 3–6 werden nicht mit Eigennamen bezeichnet. Der **3. Kiemenbogen** (➤ Tab. 2.1) wird hauptsächlich von Neuralleistenzellen des **Rhombomers 7** gebildet, die gemeinsam mit dem Hyoidbogen das **Os hyoideum** bilden (➤ Abb. 2.31). Er wird vom **N. glossopharyngeus [IX]** innerviert und enthält die Myoblasten (Muskelvorläuferzellen) des M. stylopharyngeus und wahrscheinlich auch von Teilen des M. constrictor pharyngis superior. Der **3. Aortenbogen** geht in die A. carotis communis und den proximalen Abschnitt der A. carotis interna ein.

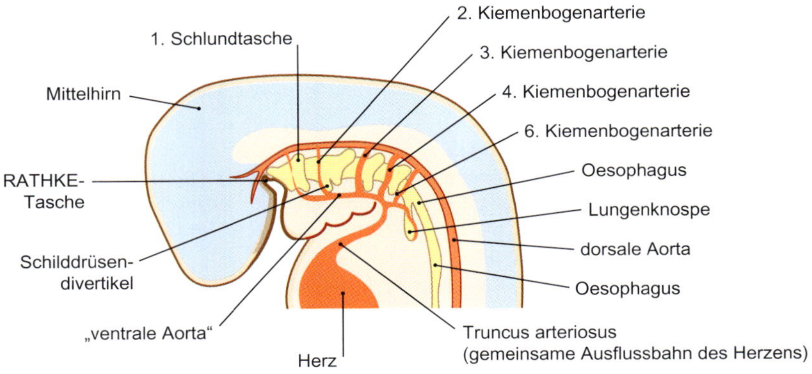

Abb. 2.29 Kiemenbogenarterien. Die Kiemenbogenarterien verlaufen entsprechend der Kiemenarterien der Fische von den paarigen ventralen Aorten durch die Kiemenbögen zu den paarigen dorsalen Aorten. [E347-11]

Tab. 2.1 Kiemenbögen.

Kiemenbogen	Skelettelement	Nerv	Muskeln	Arterie
1. (Mandibularbogen)	aus Maxillarknorpel (Palatoquadratum): Incus, Ala major ossis sphenoidalis aus MECKEL-Knorpel: Malleus, Lig. sphenomandibulare durch desmale Ossifikation: Os maxillare, Os zygomaticum, Os temporale (Pars squamosa), Mandibula	N. trigeminus [V]: N. maxillaris [V/2], N. mandibularis [V/3]	aus paraxialem Kopfmesoderm: • Kaumuskulatur • M. mylohyoideus • Venter anterior musculi digastrici • M. tensor veli palatini • M. tensor tympani	(A. maxillaris)
2. (Hyoidbogen)	aus REICHERT-Knorpel: Stapes, Proc. styloideus, Lig. stylohyoideum, Cornu minus und oberer Teil des Zungenbeins	N. facialis [VII]	aus paraxialem Kopfmesoderm: • mimische Gesichtsmuskulatur einschließlich M. buccinator und Mm. auriculares • Venter posterior musculi digastrici • M. stylohyoideus • M. stapedius	(A. stapedia)
3.	Cornu majus und unterer Teil des Zungenbeins	N. glossopharyngeus [IX]	aus paraxialem Kopfmesoderm: • M. stylopharyngeus • M. constrictor pharyngis superior	Teile der A. carotis communis und A. carotis interna
4. und 6.	Kehlkopfskelett (Cartilagines thyroidea, cricoidea, arytenoidea, corniculata, cuneiforme)	N. vagus [X], N. laryngeus superior (4. Kiemenbogen), N. laryngeus inferior (6. Kiemenbogen)	aus okzipitalen Somiten: • M. cricothyroideus • M. levator veli palatini • M. constrictor pharyngis medius und inferior • innere Kehlkopfmuskeln	4. Aortenbogen links: Arcus aortae 4. Aortenbogen rechts: Truncus brachiocephalicus 6. Aortenbogen: A. pulmonalis

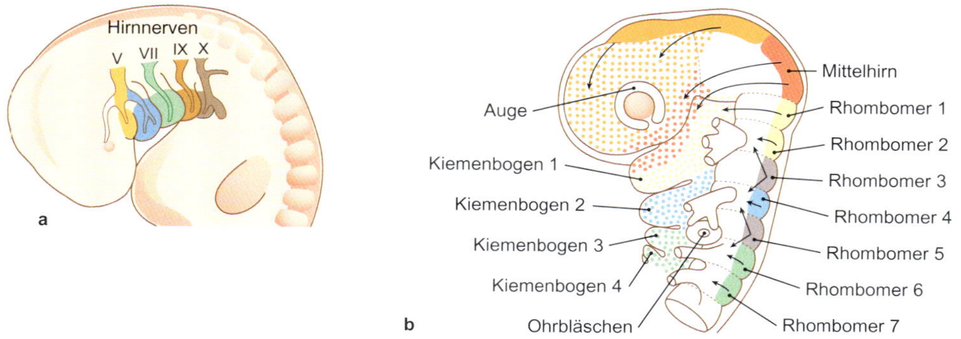

Abb. 2.30 Innervation der Kiemenbögen und Herkunft der Neuralleistenzellen. [E347-11] **a** Die Kiemenbögen werden von den Hirnnerven N. trigeminus [V], N. facialis [VII], N. glossopharyngeus [IX] und N. vagus [X] versorgt. **b** Das Kiemenbogenmesenchym der jeweiligen Bögen entstammt der Kopfneuralleiste unterschiedlicher Abschnitte des embryonalen Gehirns (Rhombomeren). Die Neuralleistenzellen wandern segmentabhängig in die Kiemenbögen ein.

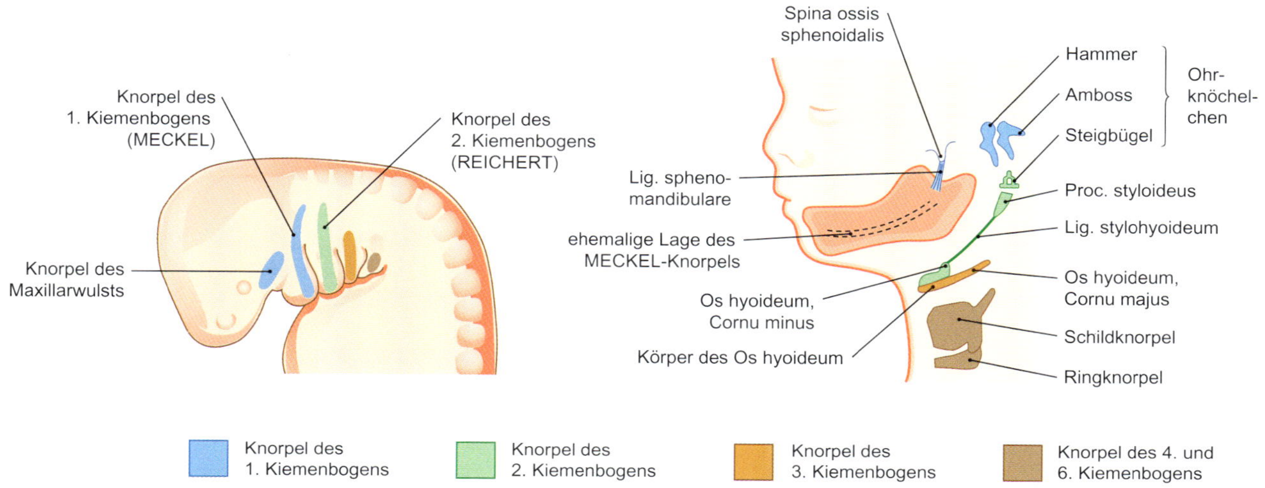

Abb. 2.31 Skelett der Kiemenbögen. Die Zellen der Kopfneuralleiste bilden in den Kiemenbögen charakteristische Skelettelemente, aus denen in der weiteren Entwicklung jeweils unterschiedliche Knochen und Bänder hervorgehen. [E347-11]

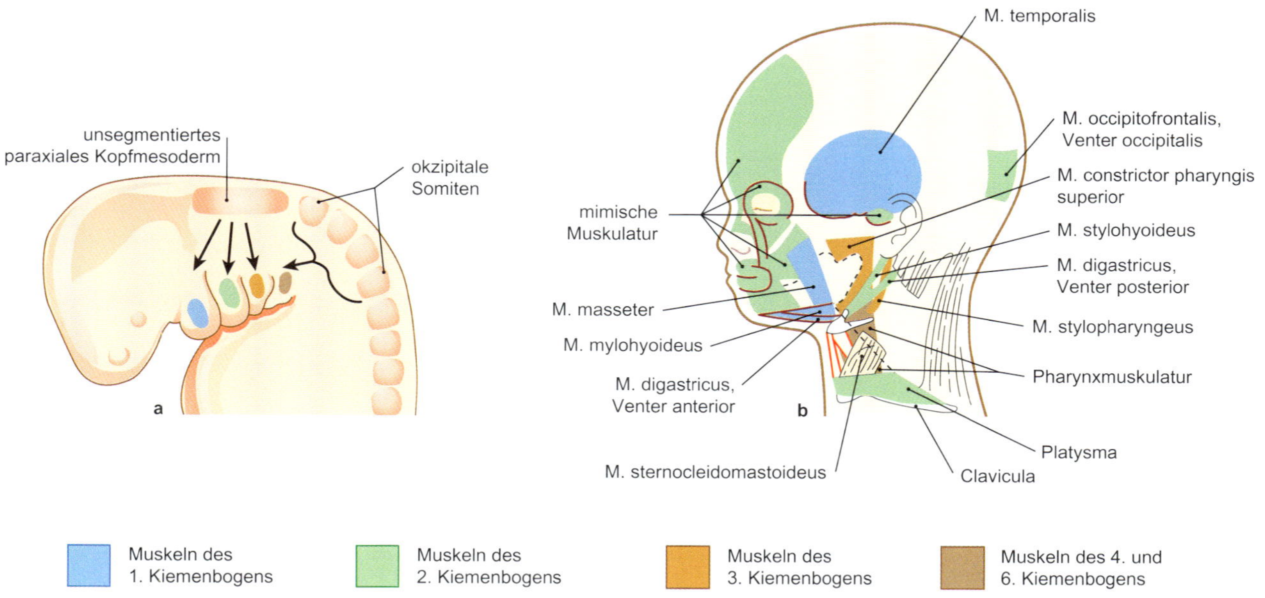

Abb. 2.32 Muskulatur der Kiemenbögen. [E347-11] **a** Die Skelettmuskulatur der Kiemenbögen geht aus dem paraxialen Mesoderm des Kopfes hervor, und zwar sowohl aus dem unsegmentierten Kopfmesoderm als auch aus den okzipitalen Somiten. **b** Von dort wandern die myogenen Zellen in das Kiemenbogenmesenchym ein und differenzieren sich zu individuellen Muskelgruppen, die ihrer Herkunft gemäß durch Hirnnerven innerviert werden.

4. und 6. Kiemenbogen

Die kaudalen Kiemenbögen (➤ Tab. 2.1) entstehen erst zu Beginn der *5. Woche*, sie sind morphologisch weniger klar abgegrenzt als die ersten 3 Bögen und zeigen nur undeutliche Furchen. Sie enthalten Neuralleistenzellen aus den kaudalsten Abschnitten des Rautenhirns und bilden das Knorpelskelett des Kehlkopfs. Gemeinsam werden sie vom **N. vagus** [X] innerviert, entsprechend sind dem 4. und 6. Kiemenbogen die Muskeln des Kehlkopfs und des Rachens zugeordnet (➤ Abb. 2.32). Der **4. Aortenbogen** übernimmt die definitive Aortenfunktion, wenn auch asymmetrisch, und bildet links den Aortenbogen und rechts den Truncus brachiocephalicus. Der **6. Aortenbogen** wird auf beiden Seiten zur A. pulmonalis.

2.11.2 Schlundfurchen und Schlundtaschen

Schlundfurchen und **Schlundtaschen** grenzen jeweils oberflächlich bzw. zum Schlunddarm hin die Kiemenbögen gegeneinander ab. Nur die **1. Schlundfurche** bleibt erhalten, aus ihr entwickelt sich der **äußere Gehörgang**, der lediglich durch das Trommelfell von der **1. Schlundtasche** getrennt bleibt, aus der vom Pharynx her die Paukenhöhle des **Mittelohrs** und die Tuba auditiva hervorgehen. Das Trommelfell ist daher zum Gehörgang hin von ektodermalem Epithel, zur Paukenhöhle hin von endodermalem Epithel bedeckt. Alle anderen Schlundfurchen verschwinden, weil der 2. Kiemenbogen nach kaudal hin die Schlundfurchen 2–4 geschlossen überwächst. Die Schlundtaschen 2–4 entwickeln in induktiver Wechselwirkung des endodermalen Epithels mit dem Kiemenbogenmesenchym lymphatische und endokrine Anhangsorgane des Schlunddarms. So gehen aus der **2. Schlundtasche** die

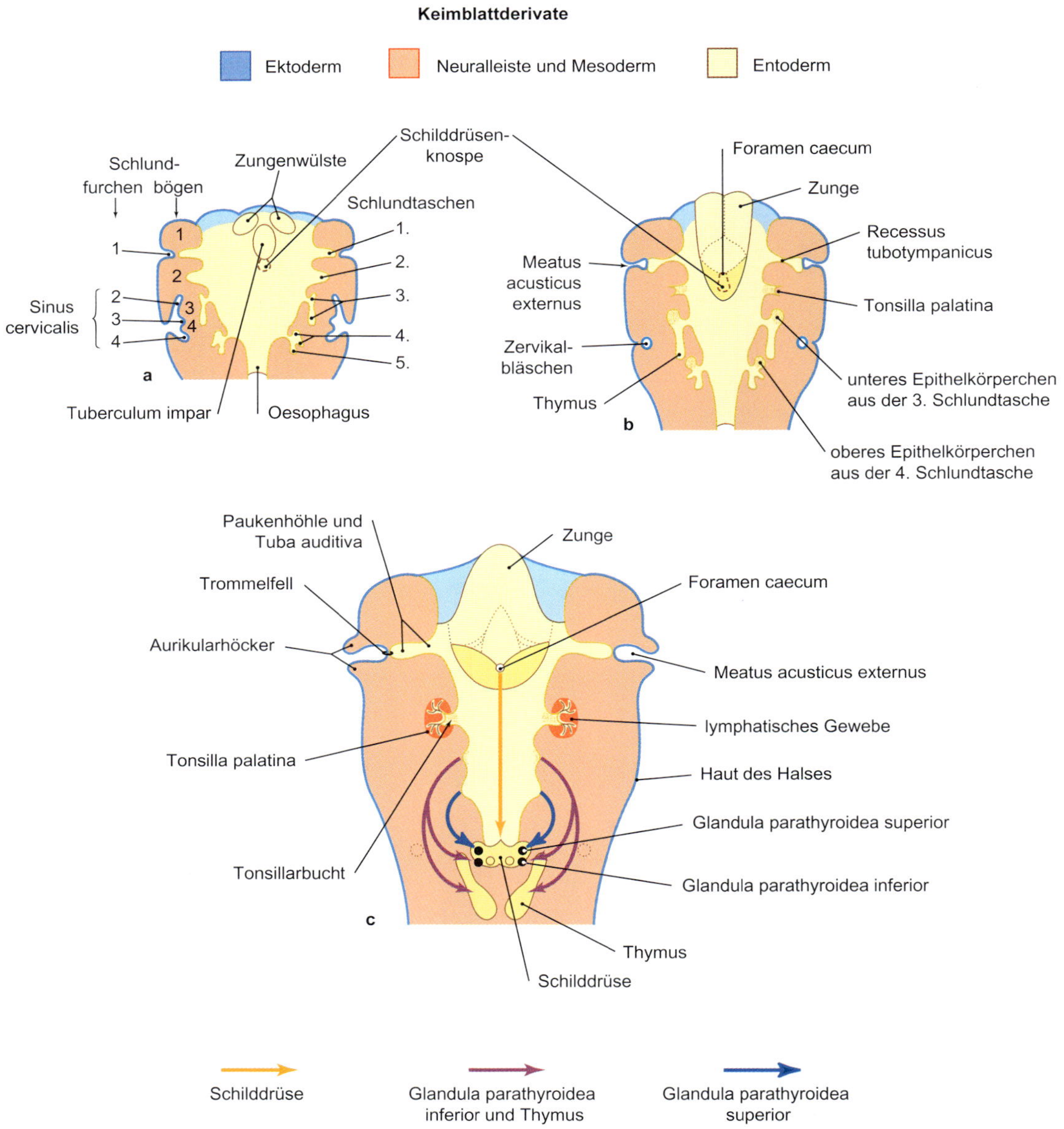

Abb. 2.33 Entwicklung der Schlundfurchen und Schlundtaschen. [E347-11] **a** Frontalschnitt durch die Kiemenbogenregion eines 5 Wochen alten Embryos. Der 2. Kiemenbogen wächst nach kaudal aus und überdeckt die Schlundfurchen 3 und 4, sodass aus diesen vorübergehend der Sinus cervicalis entsteht. **b** Nur die erste Schlundfurche bleibt als Meatus acusticus externus erhalten. Aus der ersten Schlundtasche entsteht der Recessus tubotympanicus als Vorläufer der Paukenhöhle, aus der 2.–4. Schlundtasche entwickeln sich endodermale Halsorgane. **c** Derivate der Schlundtaschen und ihre Verlagerung nach kaudal.

Tonsilla palatina, aus der **3. Schlundtasche** die **Glandula parathyroidea inferior** und Teile des **Thymus** und aus der **4. Schlundtasche** die **Glandula parathyroidea superior** hervor.
Die Existenz einer **5. Schlundtasche** als Ausbuchtung der 4. Schlundtasche, aus der der **Ultimobranchialkörper** (C-Zellen der Schilddrüse) hervorgeht, ist umstritten (➤ Abb. 2.33).

Klinik

Wenn die Überwachsung der Schlundfurchen durch den 2. Kiemenbogen unvollständig bleibt, kann eine Schlundfurche als branchiogene Fistel mit darunterliegender lateraler Halszyste persistieren.

2.11.3 Entwicklung von Zunge und Schilddrüse

Am ventralen Boden des Schlunddarms, wo sich die Kiemenbögen beider Seiten in der Medianlinie vereinigen, wölben sich am Ende der *4. Woche* unpaare, von Endoderm (am Übergang zur Mundbucht auch von Ektoderm) bedeckte Mesenchymwülste vor (➤ Abb. 2.34). Im Bereich des Mandibularbogens ist dies das **Tuberculum impar**, das auf beiden Seiten von den paarigen **lateralen Zungenwülsten** flankiert wird. Kaudal davon folgt im Bereich des Hyoidbogens die **Copula**, im Bereich der Bögen 3 und 4 der **Hypobranchialwulst** und unmittelbar vor dem Aditus laryngis der Epiglottiswulst. Die lateralen Zungenwülste des Mandibularbogens proliferieren stark und überwachsen das Tuberculum impar, dabei fusionieren sie in der Mittellinie und bilden die vorderen zwei Drittel des Zungenrückens. Die Copula des 2. Kiemenbogens wird vom Hypobranchialwulst überwachsen, der das hintere Drittel des Zungenrückens bildet. Der hinterste Teil der Zunge am Übergang zum Oropharynx geht aus Teilen des Epiglottiswulstes hervor. Die Muskulatur der Zunge entsteht aus eingewanderten Myoblasten der okzipitalen **Somiten**. Die heterogene Herkunft der Zunge aus verschiedenen Kiemenbögen sowie dem paraxialen Mesoderm ist die Ursache ihrer komplexen Innervation.
Zwischen Tuberculum impar und Copula senkt sich das **Foramen caecum** in den Boden des Schlunddarms ein. An dessen Grund wächst eine solide endodermale Epithelknospe nach ventral und kaudal in das Mesenchym des Halses vor (**Ductus thyroglossalis**), die bald ihre Verbindung zur Zungenanlage verliert und sich am Ende der *7. Woche* als isolierte, zweilappige Endoderminsel dem endodermalen Trachealschlauch annähert, wo sie sich bereits in der *12. Woche* zur funktionellen **Schilddrüse** entwickelt.

MERKE
Die Zunge entsteht im Boden des Schlunddarms aus Anteilen der Kiemenbögen 1–4 und aus Myoblasten der okzipitalen Somiten.

2.11.4 Gesichtsentwicklung

Das Gesicht entwickelt sich beginnend am Ende der *4. Woche* aus **5 Gesichtswülsten**, den paarigen **Maxillar- und Mandibularwülsten** des 1. Kiemenbogens, und dem unpaaren **Stirnfortsatz**, der das Vorderhirn bedeckt (➤ Abb. 2.35). Der Stirnfortsatz besteht aus Mesenchym, das aus der Kopfneuralleiste des Mittel- und Vorderhirns hervorgeht, und ist ebenso wie die Gesichtswülste des Mandibularbogens von **Ektoderm** bedeckt. Die Gesichtswülste umgrenzen die ektodermale **Mundbucht,** die zunächst durch die **Bukkopharyngealmembran** zum Vorderdarm hin verschlossen bleibt. An der Grenze zu den beiden Maxillarwülsten verdickt sich das Ektoderm des Stirnfortsatzes zu paarigen **Riechplakoden**. In diesen senkt sich jeweils in der Mitte das Ektoderm zur **Riechgrube** ein, aus der die Regio olfactoria der Nase hervorgeht. Hufeisenförmig um die Riechgrube herum wölbt sich das Ektoderm mit dem darunter liegenden Mesenchym zum **medialen und lateralen Nasenwulst** auf. Beide Nasenwülste vergrößern sich stark und überwachsen die Riechgrube zunehmend. Zwischen dem lateralen Nasenwulst und dem Maxillarwulst senkt sich die **Tränennasenfurche** ein, aus der später der Ductus nasolacrimalis hervorgeht. Gemeinsam mit den Maxillarwülsten und den seitlich am Stirnfortsatz sitzenden Augen verlagern sich die Nasenwülste beider Seiten zunehmend nach medial. Am Ende der *7. Woche* fusionieren die medialen Nasenwülste beider Seiten in der Mittellinie zu **Nasenrücken**, Nasenscheidewand und Philtrum (➤ Abb. 2.35).

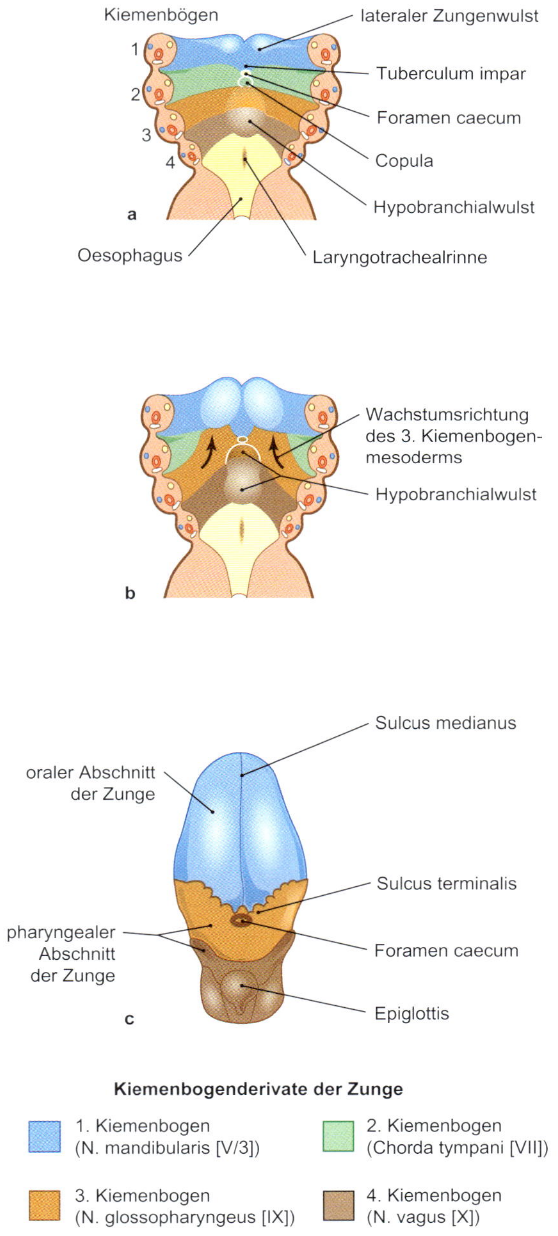

Abb. 2.34 Entwicklung der Zunge. Blick auf den Boden des Schlundes im Frontalschnitt. [E347-11] **a, b** Entwicklung der Zungenanlagen während der 4.–6. Woche. **c** Adulte Zunge.

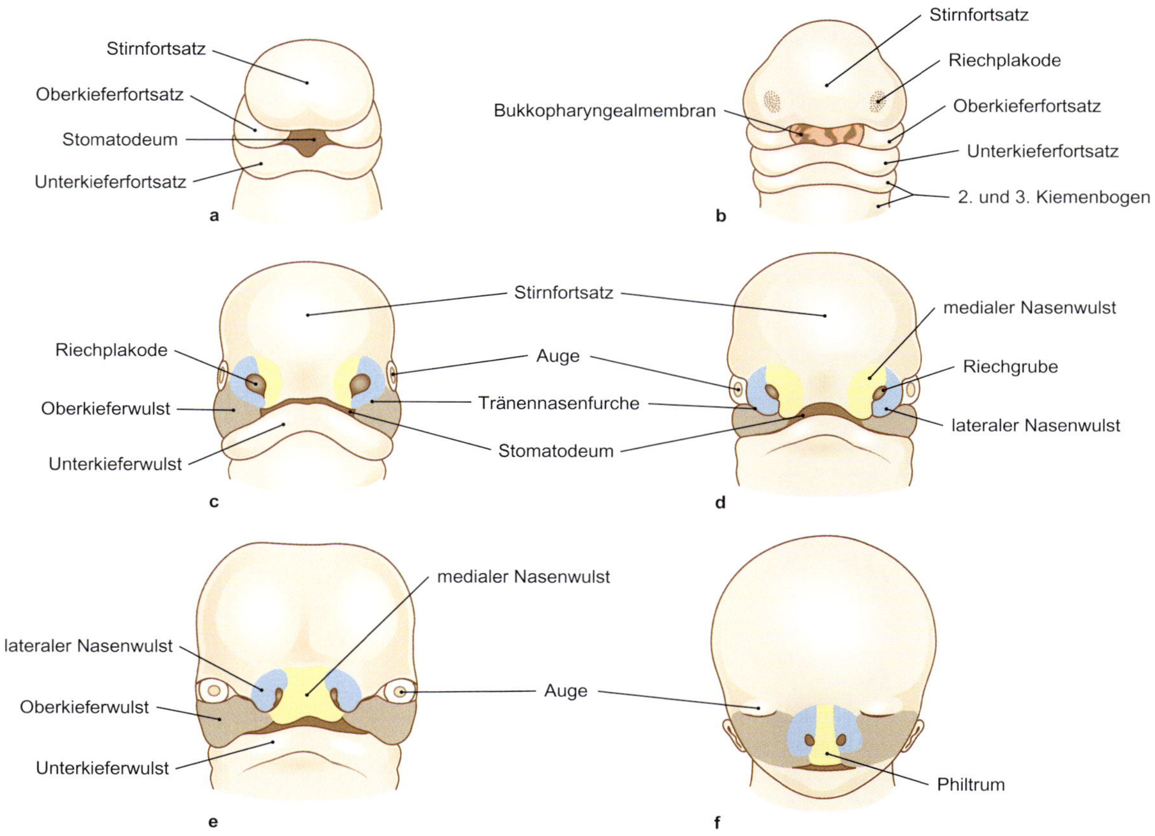

Abb. 2.35 Gesichtsentwicklung. Das Gesicht entsteht aus dem unpaaren Stirnfortsatz und den paarigen Maxillar- und Nasenwülsten durch Verlagerung der Anlagen nach medial, wo sie schließlich fusionieren. [S702-L126] **a** 3,5 Wochen. **b** 4 Wochen. **c** 5 Wochen. **d** 6 Wochen. **e** 7 Wochen. **f** 10 Wochen.

Der laterale Nasenwulst bildet die laterale Nasenwand und die **Nasenflügel**. Die Tränennasenfurche wird vom lateralen Nasenwulst und vom Maxillarwulst überwachsen, sodass beide fusionieren. Die **Augen** sind indessen von ihrer ursprünglich lateralen Lage nach frontal gewandert und nehmen ihre endgültige Lage auf beiden Seiten der Nase ein. Die kaudal der Mundbucht liegenden Mandibularwülste beider Seiten vereinigen sich schon früh und bilden die bogenförmige **Unterkieferanlage.**

MERKE

Das Gesicht wird grundsätzlich paarig angelegt und entwickelt sich aus linkem und rechtem Maxillar- und Nasenwulst, die von lateral nach medial wandern und gemeinsam mit dem unpaaren Stirnwulst in der Mittellinie fusionieren. Die Mandibularwülste bilden den Unterkiefer.

2.11.5 Entwicklung von Mund- und Nasenhöhle

Nasen- und Maxillarwülste fusionieren nicht nur an der Oberfläche, sondern auch in der Tiefe der Mundbucht (➤ Abb. 2.36). Dort reißt die Bukkopharyngealmembran Ende der *3. Woche* ein und verbindet die ektodermale **Mundbucht** mit dem endodermalen Vorderdarm zur primären Mundhöhle. Im Dach der primären Mundhöhle wachsen von beiden Seiten aus den **Maxillarfortsätzen** hervorgehende **Gaumenplatten** zunächst nach unten in Richtung Mundboden vor, richten sich dann balkonartig nach medial auf und vereinigen sich schließlich am Ende der *7. Woche* in der Mittellinie. Sie bilden so gemeinsam mit dem aus den medialen Nasenwülsten hervorgehenden **Zwischenkiefersegment (primärer Gaumen)** den **sekundären Gaumen**, der die definitive Mundhöhle von der Nasenhöhle trennt. Die paarigen **primären Nasenhöhlen** gehen aus den schlauchförmig weit in das Mesenchym des Stirnfortsatzes einwachsenden beiden **Riechgruben** hervor. Ihr Boden wird vom **Zwischenkiefersegment** und weiter hinten von der dünnen **Bukkonasalmembran** (syn.: Oronasalmembran) gebildet. Nach deren Einreißen am Ende der *6. Woche* öffnen sich die beiden primären Nasenhöhlen über die **primitiven Choanen** in die Mundhöhle. Durch die Fusion der Gaumenplatten und die Ausbildung des sekundären Gaumens wird die innere Nasenöffnung über die **definitiven Choanen** in den Nasopharynx verlagert. Innerhalb der dadurch entstandenen **definitiven Nasenhöhle**, die also im hinteren Abschnitt aus der primären Mundhöhle hervorgeht, verwächst das aus den medialen Nasenwülsten hervorgehende **Nasenseptum** mit dem Gaumen und trennt beide Nasenhälften vollständig voneinander. Die **Nasennebenhöhlen** entstehen als Aussackungen der Nasenhöhle erst postnatal.

Klinik

Lippen-, Kiefer- und Gaumenspalten entstehen durch die unvollständige mediale Fusion der Gesichtswülste und der Gaumenplatten. Die Fehlbildungen können sehr variabel ein- oder beidseitig auftreten und Nase, Oberlippe und Gaumen betreffen.

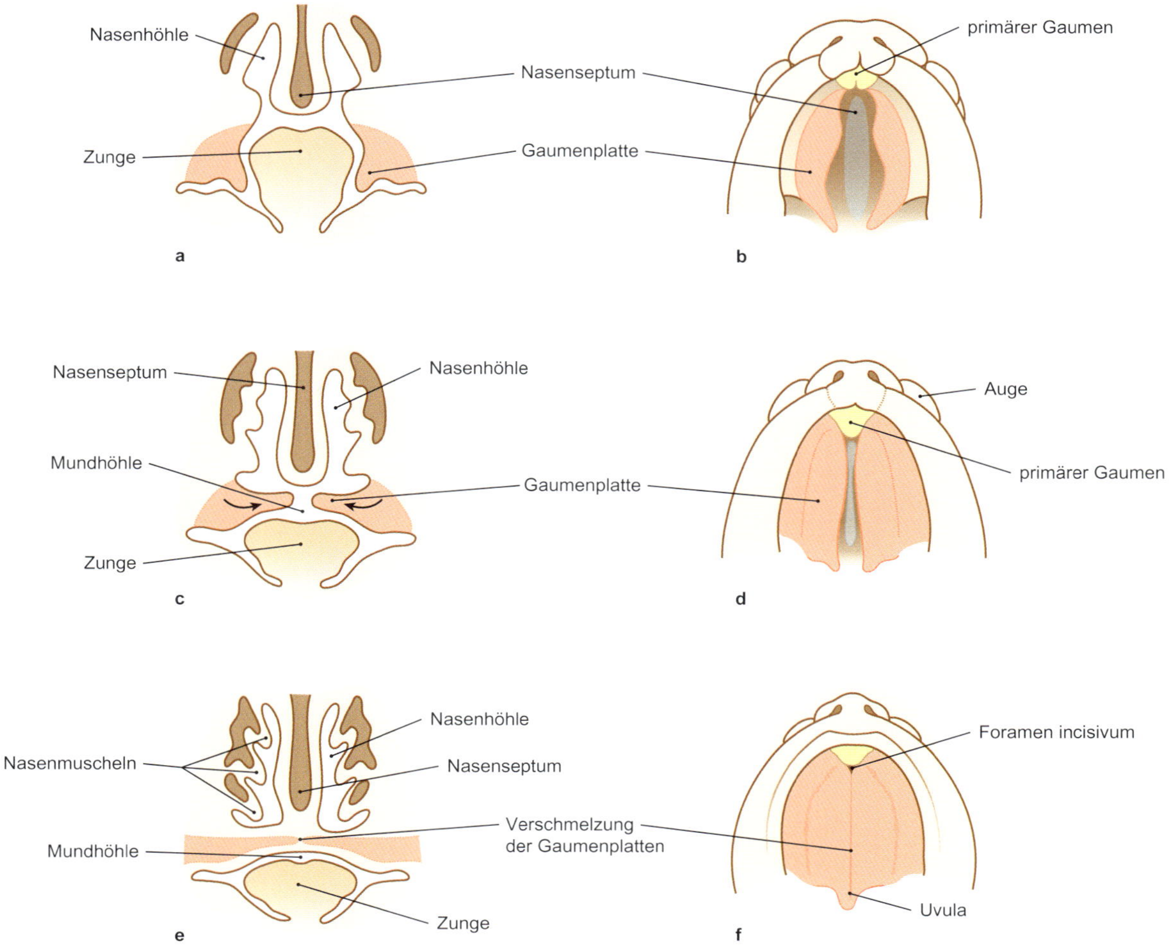

Abb. 2.36 Entwicklung von Mund- und Nasenhöhle. Die primäre Mundhöhle wird durch die mediale Fusion der Gaumenplatten des Maxillarwulstes sowie des primären Gaumens aus den medialen Nasenwülsten (Zwischenkiefersegment) in Mund- und Nasenhöhle geteilt. [S702-L126] **a, b** 6,5 Wochen. **c, d** 7,5 Wochen. **e, f** 10 Wochen.

BEWEGUNGS-APPARAT

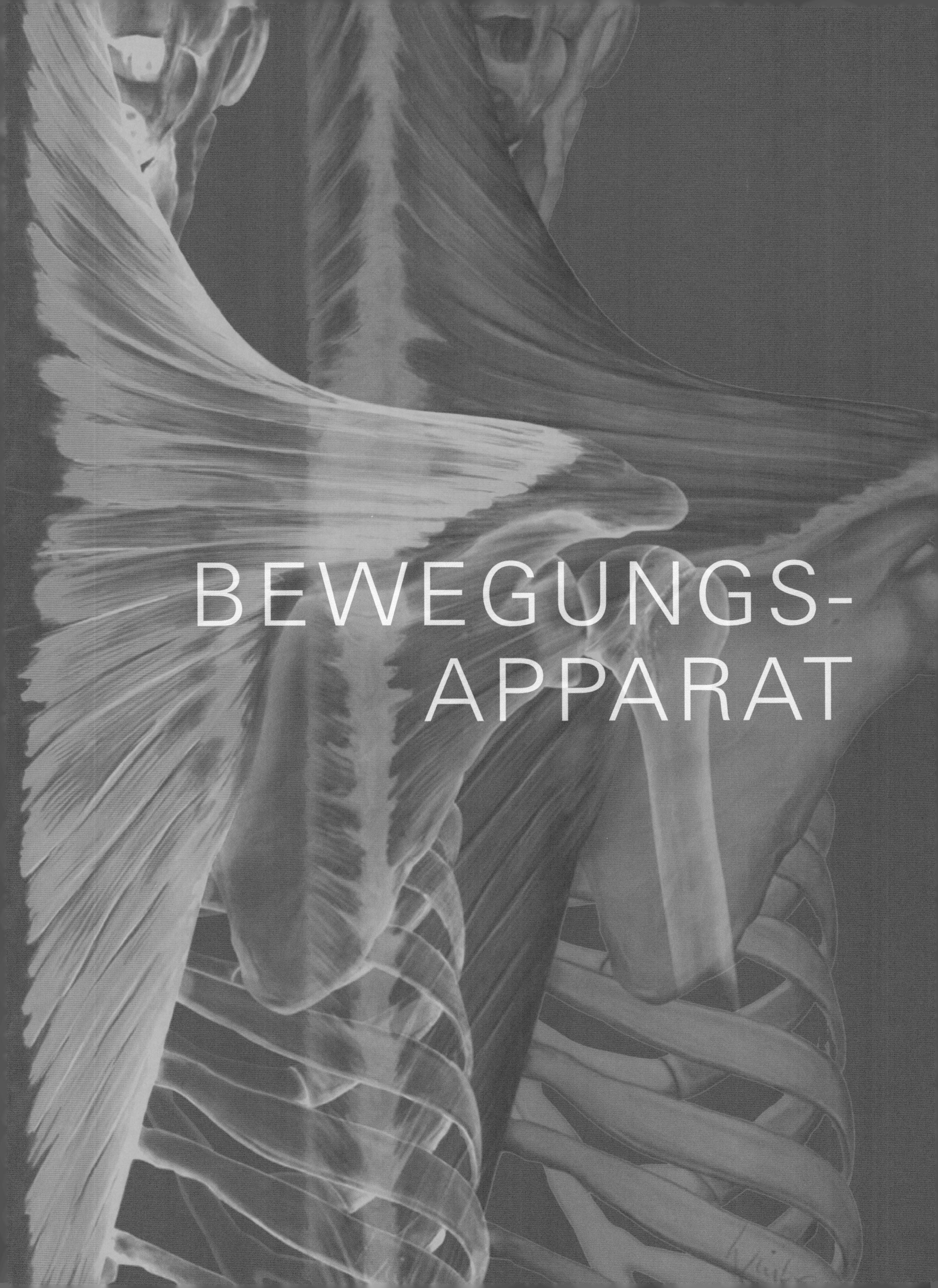

3 Rumpf

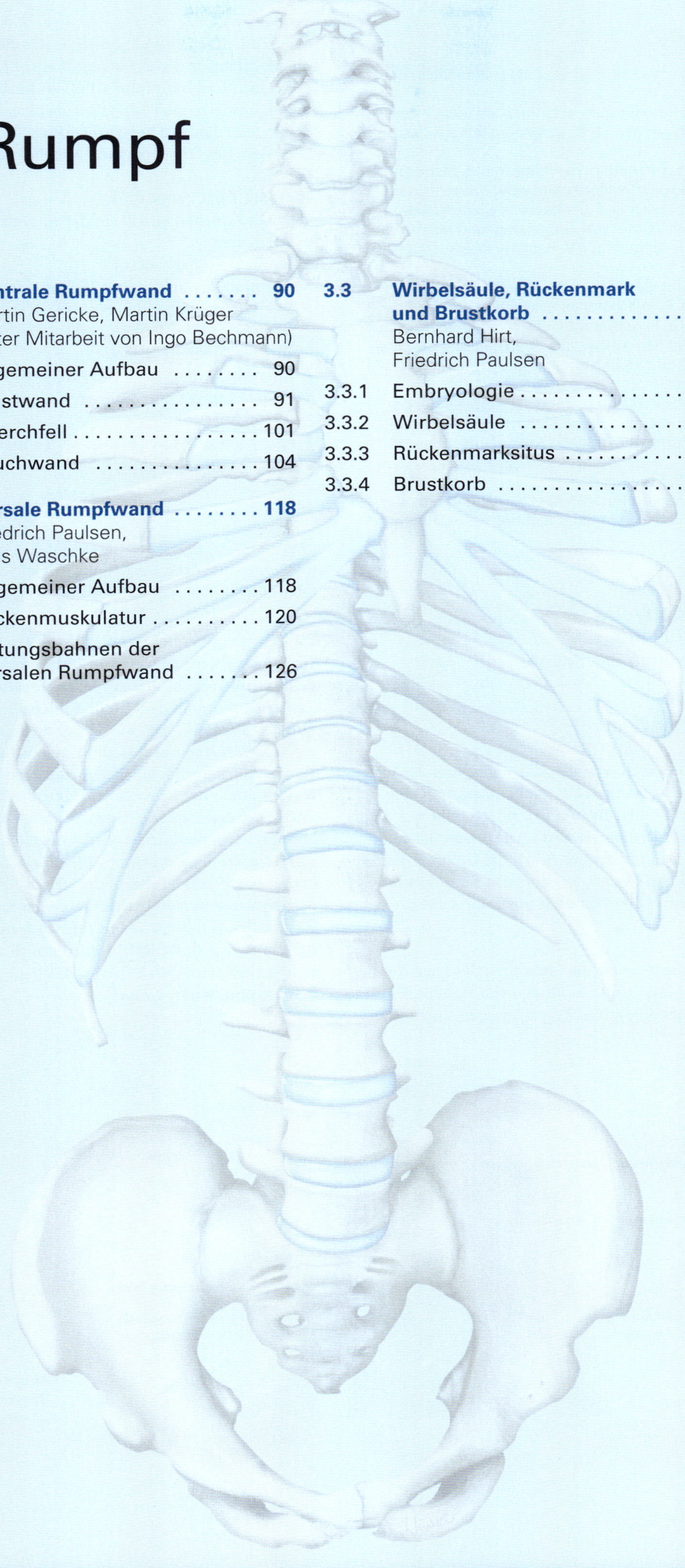

Kompetenzen

Nach Bearbeitung dieses Lehrbuchkapitels sollten Sie in der Lage sein:
- sich anhand von anatomischen Hilfslinien am Rumpf topografisch zu orientieren und die Regionen systematisch zuzuordnen
- den schichtenförmigen Aufbau der Rumpfwand, insbesondere die Lage und Funktion der Rumpfwandmuskulatur im Brust- und Bauchbereich und des Nackens wiederzugeben
- den topografischen Verlauf von Blutgefäßen und Nerven zu beschreiben, insbesondere den Verlauf der Interkostalgefäße und -nerven
- Ansatz und Ursprung der flachen Bauchmuskeln zu beschreiben und die Schwachstellen der Bauchwand als Prädilektionsstellen für Bauchwandbrüche zu erklären
- die Innervation und den Aufbau des Zwerchfells zu beschreiben und die Durchtrittsstellen und hindurchtretenden Strukturen zu bezeichnen
- die autochthone Rückenmuskulatur einschließlich der Nackenmuskulatur sowie die zugehörigen Faszien und die Bewegungs- und Haltungsfunktionen von Kopf und Rumpf zu beschreiben
- Umgehungskreisläufe zu benennen
- die morphologischen Grundlagen der Lumbalpunktion, der Epiduralanästhesie und der Pleurapunktion wiederzugeben

3.1 Ventrale Rumpfwand

Martin Gericke, Martin Krüger
(unter Mitarbeit von Ingo Bechmann)

3.1.1 Allgemeiner Aufbau

Die ventrale Rumpfwand reicht von den Claviculae und der Incisura jugularis des Brustbeins bis zu den Darmbeinkämmen, den Leistenbändern und dem Oberrand der Symphysis pubica. Sie umfasst die seitliche und vordere Brustwand sowie die seitliche und vordere Bauchwand. Der Rippenbogen bildet die Grenze zwischen Brust- und Bauchwand. Die Grenze zur dorsalen Rumpfwand bildet die hintere Axillarlinie (Linea axillaris posterior, s. u.).

Orientierungslinien

Für den klinischen Alltag ist es zur Beschreibung der Lage von Befunden an der Haut, für das exakte Auffinden von Punktions- und Auskultationsstellen oder operativen Zugangswegen sinnvoll, sich einer einheitlichen und unmissverständlichen Nomenklatur zu bedienen. Dabei orientiert man sich nicht nur am Verlauf der Rippen oder der Interkostalräume (ICR) als horizontale Orientierungslinien, sondern nutzt zusätzlich vertikale Orientierungslinien, mit denen man die Lage bestimmter Punkte ähnlich einem Koordinatensystem beschreiben kann (➤ Tab. 1.4, ➤ Abb. 1.6).

Tastbare Knochenpunkte

Tastbare Knochenpunkte auf der ventralen Rumpfwand sind:
- Claviculae
- Incisura jugularis sterni
- Akromioklavikulargelenk (Schultereckgelenk)
- Sternum mit Angulus sterni (LUDOVICI, Übergang zwischen Manubrium sterni und Corpus sterni, dient als Orientierung zum Abzählen der Rippen)
- Proc. xiphoideus
- Rippen (Ausnahme: I. Rippe)
- Rippenbogen
- Crista iliaca, Spina iliaca anterior superior, Tuberculum pubicum, Symphysis pubica

MERKE

Um die Höhe der Rippen und der Interkostalräume (ICR) sicher zu bestimmen, beginnt man am **Angulus sterni,** der dem Ansatz der II. Rippe entspricht. Die I. Rippe ist nicht unter der Clavicula tastbar, sodass man sich vom Angulus sterni abwärts vorantastet.

Im Übergangsbereich zum Hals sind kranial die Claviculae und die Incisura jugularis des Manubrium sterni gut tastbar. Unterhalb der Schlüsselbeine lässt sich der **M. pectoralis major** gut abgrenzen. Zwischen ihm und dem **M. deltoideus** liegt die **Fossa infraclavicularis** (MOHRENHEIM-Grube, ➤ Kap. 4.10.1), in deren Tiefe das Gefäß-Nerven-Bündel zum Arm verläuft. An ihrem lateralen Rand lässt sich bei schlanken Personen unter dem Rand des M. deltoideus der **Proc. coracoideus** des Schulterblattes tasten. Dies kann dadurch erleichtert werden, dass gleichzeitig der Arm ab- und wieder adduziert wird. Oft gelingt das Ertasten des Proc. coracoideus konstitutionsbedingt jedoch nicht. Lateral erkennt man besonders bei abduziertem Arm die Muskelzacken des **M. serratus anterior,** der mit seinen unteren Zacken in die oberen Zacken des **M. obliquus externus abdominis** greift. Diese Zickzacklinie wird als **GERDY-Linie** bezeichnet. Der Übergang zum Epigastrium wird durch den gut tastbaren Rippenbogen und den **Proc. xiphoideus** markiert.

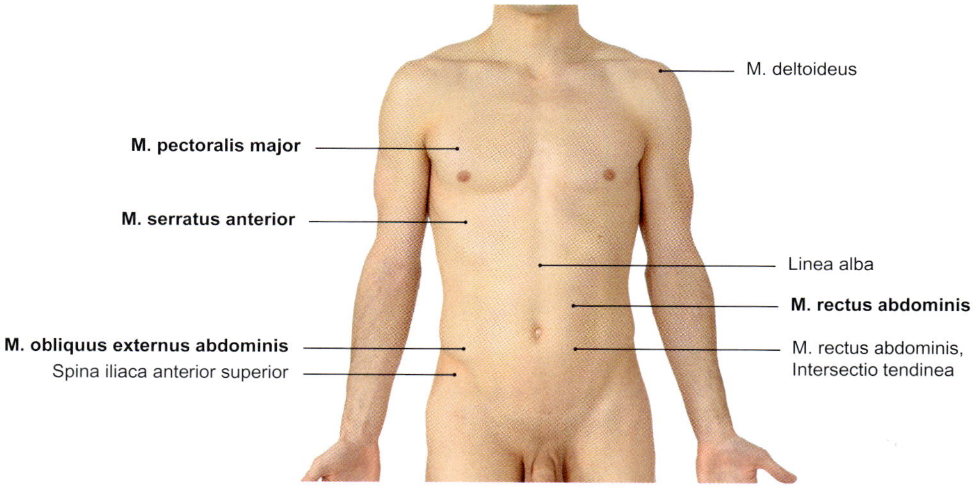

Abb. 3.1 Oberflächenrelief der Brust- und Bauchwand eines jungen Mannes. [S701-J803]

Oberflächenrelief

Die Gestalt der vorderen Rumpfwand (➤ Abb. 3.1) ist individuell sehr unterschiedlich. Sie hängt außer von der geschlechts- und altersspezifischen Form des Thorax und des Beckens sowie der Größe und Form der Brustdrüse wesentlich von der Ausprägung des subkutanen und intraabdominellen Fettgewebes und der Muskulatur ab.
Bei muskelkräftigen, normalgewichtigen Personen kann man gut den **M. pectoralis major** (bei der Frau meist durch die Mamma verdeckt) erkennen. Außerdem zeichnet sich bei Trainierten das „Sixpack" auf der Bauchdecke ab (**M. rectus abdominis** mit Intersectiones tendineae und Linea alba). Seitlich sieht man den **M. obliquus externus abdominis,** dessen Muskel-Aponeurosen-Übergang sich besonders etwas oberhalb der Spina iliaca anterior superior als Muskeldecke abhebt. Seine Muskelzacken interferieren mit den Muskelzacken des **M. serratus anterior** im Bereich des seitlichen Rippenbogens. Oft schimmern die oberflächlichen Venen durch die Bauchhaut durch.

3.1.2 Brustwand

Klinischer Fall

Pneumothorax

Anamnese
Ein 23-jähriger Mann stellt sich in der Notaufnahme der Universitätsklinik vor. Beim Gespräch mit der diensthabenden Ärztin berichtet er von plötzlich auftretenden Brustschmerzen, die mit erheblicher Atemnot bei Belastung einhergehen. Die Schmerzen seien erstmals vor 2 h in Ruhe aufgetreten, als er unter der Dusche gestanden habe. Andere Beschwerden, wie beispielsweise Durchfall, Übelkeit oder Schwindel verneint der Patient. Auch sind keine Vorerkrankungen bekannt. Längere Auto- oder Flugreisen in letzter Zeit, die als Risikofaktoren für eine Lungenembolie gelten, verneint der Patient ebenfalls. Die Anamnese ergibt ferner eine „Blinddarmentfernung" im Alter von 9 Jahren. Der Patient ist Nichtraucher und nimmt keine Medikamente.

Erstuntersuchung
Der Patient ist 188 cm groß und schlank. Er wiegt 72 kg. Die Vitalparameter (Blutdruck, Herzfrequenz, Sauerstoffsättigung, Körpertemperatur) sind zunächst im Normbereich. Auskultatorisch fällt ein abgeschwächtes Atemgeräusch über der rechten Lunge auf.

Weitere Diagnostik
In der anschließenden Röntgenaufnahme des Thorax bestätigt sich die Verdachtsdiagnose eines spontan aufgetretenen Pneumothorax.

Therapie und Verlauf
Aufgrund der zunehmenden Atemnot und der sich verschlechternden Vitalparameter entschließt sich die Ärztin in der Notfallaufnahme, eine Thoraxdrainage (BÜLAU-Drainage) anzulegen. Während des stationären Aufenthalts erholt sich der Patient rasch und kann 7 Tage später nach Hause entlassen werden.

Krankheitsbild
Ein Pneumothorax ist ein Zustand, bei dem sich Luft im Pleuraspalt findet, die dort normalerweise nicht vorkommt. Beim Pneumothorax gelangt die Luft von außen durch einen Defekt der Brustwand und der Pleura parietalis oder von innen durch einen Defekt der Pleura visceralis in den Pleuraspalt und führt zur Aufhebung des negativen Drucks im Pleuraspalt. Dadurch wird die normalerweise zwischen den Pleurablättern bestehende Adhäsion aufgehoben und die Lunge retrahiert sich hiluswärts entsprechend ihrer elastischen Eigenschaften.
Kommt dies ohne erkennbare Ursache oder Verletzung von außen vor, spricht man von einem idiopathischen Spontanpneumothorax. Typischerweise tritt er bei groß gewachsenen, schlanken, männlichen und ansonsten lungengesunden Patienten auf (Geschlechterverhältnis Männer zu Frauen ca. 3 : 1). Als Ursache findet man häufig fehlgebildetes Lungengewebe in Form sog. Bullae in der Lungenspitze, die spontan rupturiert sind. Die Inzidenz des idiopathischen Spontanpneumothorax wird mit 4 pro 100 000 angegeben. Kleine Pneumothoraces (Spitzen- oder Mantelpneumothoraces) können konservativ behandelt werden. Bei abgeschwächtem Atemgeräusch, starker Atemnot oder Veränderung der Vitalparameter (Blutdruckabfall, Abfall der Sauerstoffsättigung) ist die Anlage einer Thoraxdrainage indiziert. Dies sollte bei einem lebensbedrohlichen Spannungspneumothorax bereits am Unfallort erfolgen und darf nicht bis zum Eintreffen im Krankenhaus oder gar bis nach der Röntgendiagnostik verschoben werden.

An der Brustwand werden 4 Schichten unterschieden:
- oberflächlich: Haut, Unterhautfettgewebe und Brustdrüse
- ventrale Muskeln des Schultergürtels und der oberen Gliedmaßen
- Sternum, Rippen und Interkostalmuskeln
- Binnenschichten: Fascia endothoracica und Pleura parietalis

Oberflächliche Schicht

Haut
Am Sternum ist die Haut relativ straff mit der Membrana sterni verbunden; sonst ist sie aber gut verschieblich. Bei Frauen und Kindern weist die Brusthaut eine Lanugobehaarung auf, bei Männern kommt oft eine stärkere Terminalbehaarung vor. Ist sie schwächer ausgebildet, findet man allerdings oft um den Warzenvorhof stärkere und längere Terminalhaare.

Unterhautfettgewebe, Tela subcutanea
Im Bereich der Brustdrüse ist das Unterhautfettgewebe gut, sonst weniger stark ausgeprägt. Ausgehend vom Hals strahlt das **Platysma** als mimischer Hautmuskel über das Schlüsselbein hinweg in die Subcutis ein. Im Bereich des Sternums können manchmal phylogenetische Reste eines solchen Hautmuskels erhalten bleiben, die dann als **M. sternalis** bezeichnet werden.

Leitungsbahnen

Arterien
Die arterielle Versorgung der Haut (➤ Abb. 3.12, ➤ Abb. 3.13, ➤ Abb. 3.2) wird sichergestellt über
- Rr. perforantes der **A. thoracica interna**
- Rr. cutanei laterales der **Aa. intercostales posteriores**
- **A. thoracica lateralis** (Ast der A. axillaris)
- **A. thoracodorsalis**

Venen
Der venöse Abfluss (➤ Abb. 3.14, ➤ Abb. 3.2, ➤ Abb. 3.15) findet statt über:
- Begleitvenen der genannten Arterien
- die **V. thoracoepigastrica,** die ihrerseits in die V. axillaris mündet

Hautnerven
Der Brustbereich wird sensibel innerviert (➤ Abb. 3.2) von
- kranial: **Nn. supraclaviculares (C3–4)** aus dem Plexus cervicalis

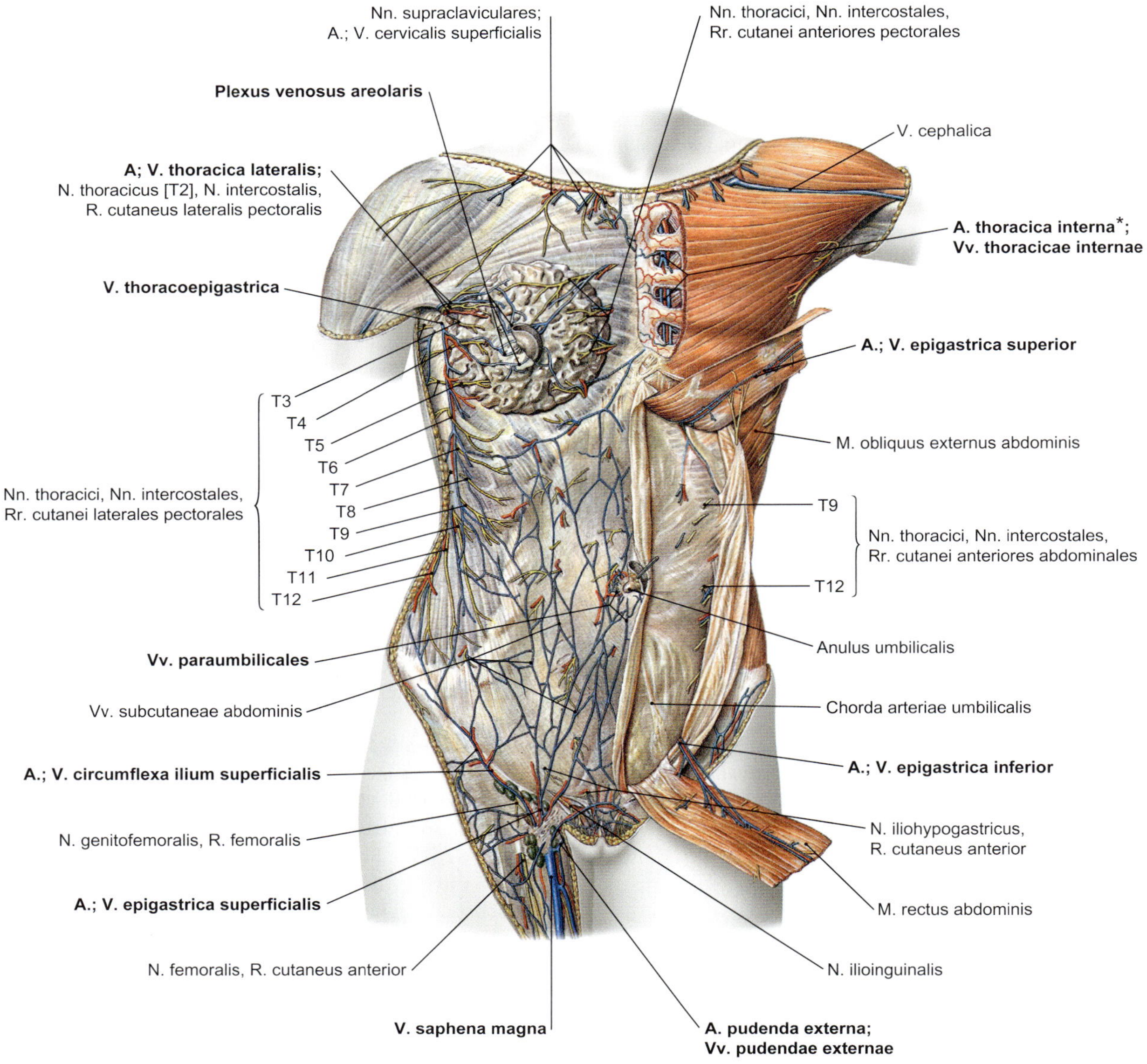

Abb. 3.2 Epifasziale und tiefe Gefäße sowie Nerven der Rumpfwand der Frau. Ansicht von ventral; * klinisch auch A. mammaria interna. [S700]

- kaudal: segmental aus den **Interkostalnerven,** deren **Rr. cutanei laterales** im Bereich der mittleren Axillarlinie die Faszie durchbrechen
- medial: **Rr. cutanei anteriores,** die von parasternal nach lateral in das Gebiet über dem M. pectoralis major ziehen

Brustdrüse

Entwicklung

Bereits in der *4. Entwicklungswoche* zeichnet sich an der lateralen Rumpfwand eine Verdickung des Ektoderms ab, der **Milchstreifen.** Er entwickelt sich während der *5. Woche* zur **Milchleiste,** wobei es zur Aussprossung von 6 Strängen in das darunter liegende Mesenchym kommt. Bei Tieren erstreckt sich die Milchleiste in regelmäßigen Abständen von der Achselregion bis zur Leiste und differenziert sich weiter aus; beim Menschen bildet sie sich bis auf das **4. Drüsenpaar** auf Höhe der III.–V. Rippe zurück. Ausgehend von der Milchleiste bildet sich beim Menschen eine linsenförmige Erhebung aus, die sich zapfenartig in das darunter liegende Mesenchym einsenkt. Aus diesem Epithelkolben sprossen mehrere Epithelzapfen, aus denen später die **Sinus und Ductus lactiferi** hervorgehen. Die stumpfen Enden der Epithelzapfen verzweigen sich im weiteren Verlauf und bilden die spätere Läppchenstruktur. Unter dem Einfluss von Sexualhormonen werden die epithelialen Strukturen im *7.–8. Monat* kanalisiert und bilden ein Lumen aus. Die Milchgänge münden in der Haut auf einem Drüsenfeld, das sich zum Zeitpunkt der Geburt noch auf dem Niveau der Körperoberfläche befindet und sich erst später, z. T. erst ab der Pubertät, zur Brustwarze erhebt. Die apokrinen **Glandulae areolares** des Warzenvorhofs entstehen im *5.–6. Fetalmonat.*

Lage, Aufbau und Funktion

Die Brustdrüse (Mamma, ➤ Abb. 3.3) ist bei beiden Geschlechtern ausgebildet und gilt als **sekundäres Geschlechtsmerkmal.** Ihr Funktionszustand und ihr makroskopischer und mikroskopischer Aufbau unterliegen hormonell bedingten, charakteristischen Geschlechts- und Altersunterschieden. Die voll ausgebildete Brustdrüse der Frau im gebärfähigen Alter reicht kraniokaudal in etwa von der II. oder III. bis zur VI. Rippe sowie in horizontaler Ausdehnung von der Parasternallinie bis zur vorderen Axillarlinie und ragt oft über einen kraniolateralen Ausläufer (Proc. axillaris) bis in

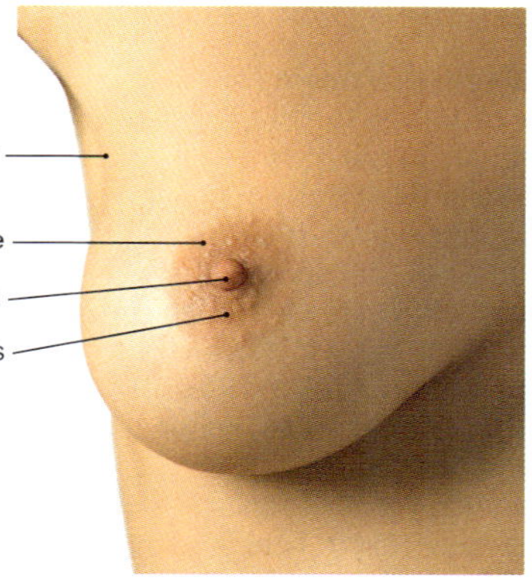

Abb. 3.3 Brust (Mamma). Ansicht von ventral. [S700]

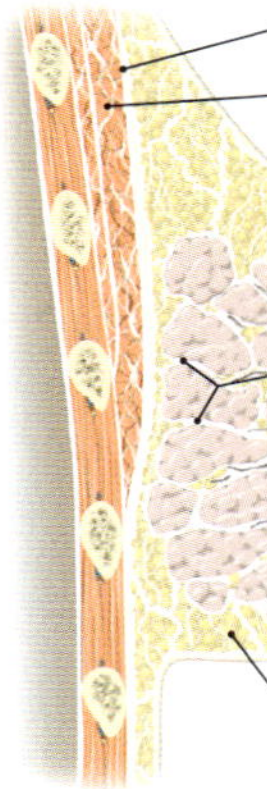

Abb. 3.4 Brust (Mamma). Sagittalschnitt; * klinisch auch COOPER-Bänder. [S700-L127]

die Achselhöhle hinein. Als **Lobus axillaris** kann sie den Unterrand des M. pectoralis major überragen. Der Hauptteil des Drüsenkörpers ist mit der Fascia pectoralis superficialis und der Lobus axillaris mit der Faszie des M. serratus anterior verschieblich verbunden. Beide Mammae werden im Bereich des Sternums durch den **Busen (Sinus mammarum)** voneinander getrennt.
Auf dem in der Regel deutlich dunkler pigmentierten **Warzenvorhof (Areola mammae)** erhebt sich die konische **Brustwarze (Papilla mammae),** auf der 12–15 Milchgänge münden (➤ Abb. 3.3). Beim Mann projiziert sich die Lage üblicherweise auf den **4. Interkostalraum (ICR).** Bei Frauen ist die Lage deutlich variabler. Bei beiden Geschlechtern hängt sie zudem vom Ernährungszustand und vom Zustand des Bindegewebes ab, das sich besonders altersbedingt verändert. Die Projektion auf die Brustwand kann sich dadurch erheblich verschieben.
Die **Areola mammae** ist von einem Ring aus 10–15 kleinen Erhebungen umgeben, die von größeren Paketen apokriner Duftdrüsen (Glandulae areolares) gebildet werden. Gemeinsam mit Talg- und ekkrinen Schweißdrüsen schafft ihr Sekret beim Stillen einen luftdichten Abschluss zwischen Mundhöhle des Säuglings und Brustwarze der Mutter, was für den Saugakt wichtig ist, damit der Säugling nicht ununterbrochen zusätzlich Luft einzieht. Aufgrund der komplexen Anordnung glatter Muskelfasern im Bereich der Brustwarze und des Warzenvorhofs kann die Brustwarze u. a. aufgrund taktiler Reize erigieren und wird dadurch für den Säugling „greifbar".
Der Drüsenkörper jeder Mamma wird über kräftige Bindegewebssepten in **15–24 Drüsenlappen (Lobi glandulae mammariae)** gegliedert, die jeweils einen eigenen Ausführungsgang **(Ductus lactifer)** besitzen (➤ Abb. 3.4). Jeder Ductus lactifer erweitert sich vor der Mündung im Bereich der Papilla mammae zum **Sinus lactifer**. Durch Zusammenschluss einiger Gänge entspricht die Zahl der Mündungen nicht immer der Zahl der Drüsenlappen. Die einzelnen Drüsenlappen sind wiederum in kleinere Läppchen gegliedert, deren Ausführungsgänge in den jeweiligen Ductus lactifer münden. Der Halt des Drüsenkörpers wird durch Bindegewebsstränge **(Ligg. suspensoria mammaria, COOPER-Bänder)** gewährleistet, die von der Haut zur **Fascia pectoralis** superficialis ziehen (➤ Abb. 3.4). Die Zwischenräume dieses bindegewebigen Grundgerüsts werden von Fettgewebe aufgefüllt.
Bei einer Schwangerschaft wird der Drüsenkörper viel stärker durchblutet. Er vergrößert sich unter hormonellem Einfluss und verdrängt somit das interlobuläre Bindegewebe. Die Milchsekretion erfolgt nach der Geburt maßgeblich durch den Einfluss von **Prolaktin,** das im Hypophysenvorderlappen gebildet wird. Die Milchabgabe wird durch Oxytozin aus dem Hypophysenhinterlappen sichergestellt, das zur Kontraktion von Myoepithelzellen führt.

Muttermilch ist eine Emulsion von Fetttröpfchen in einer wässrigen zucker- und elektrolythaltigen Eiweißlösung. In den ersten Tagen nach der Entbindung sezerniert die Brustdrüse die **Vormilch (Colostrum).** Sie zeichnet sich durch einen besonders hohen Gehalt an Immunglobulinen aus, die dem Säugling den „Nestschutz" gewähren und vor Infektionen schützen.

Klinik

Selten können die Brustwarzen **(Athelie)** oder die Brüste **(Amastie, Mammaaplasie)** auf einer oder auf beiden Seiten fehlen. Auch überzählige Brustwarzen **(Polythelie)** oder Brüste **(Polymastie)** entlang der gesamten Milchleiste sind möglich. Dies ist meist erblich bedingt und kann auch Männer betreffen. Bei Männern entwickelt sich das rudimentäre Brustdrüsengewebe üblicherweise nach der Geburt nicht mehr weiter. Besonders im Rahmen hormoneller Störungen kann es dennoch beim Mann zum Brustwachstum kommen **(Gynäkomastie).** In der Pubertät kommt dies häufiger vor und ist zu diesem Zeitpunkt nicht als pathologisch anzusehen.
Zu große Brüste **(Mammahypertrophie)** stören die betroffenen Frauen meist nicht nur kosmetisch, sondern gehen oft auch mit Schulter- und Rückenschmerzen einher.
Durch den Übertritt mütterlicher Hormone stillender Mütter können auch die Brustdrüsen von Säuglingen beider Geschlechter Vormilch (Colostrum) absondern (im Volksmund früher als „Hexenmilch" bezeichnet).

Leitungsbahnen

Arterien

Die **arterielle Versorgung** (➤ Abb. 3.5, ➤ Abb. 3.2) erfolgt aus
- **Rr. mammarii mediales** (via Rr. perforantes aus Aa. intercostales anteriores) der A. thoracica interna
- **Rr. mammarii laterales** (via Rr. cutanei laterales) aus Aa. intercostales posteriores
- **Rr. mammarii laterales** der A. thoracica lateralis

Venen

Der venöse Abfluss erfolgt über 2 Venennetze (➤ Abb. 3.5, ➤ Abb. 3.2):
- Ein oberflächliches Venennetz mit dem **Plexus venosus areolaris** drainiert in die V. thoracica lateralis und weiter in die V. axillaris.
- Ein tiefes Venennetz drainiert über die vorderen Interkostalvenen in die V. thoracica interna zur V. brachiocephalica.

MERKE
In der Schwangerschaft und Stillzeit können sich die oberflächlichen Venen aufgrund vermehrter Durchblutung durch die Hautoberfläche abzeichnen.

Lymphgefäße

Die Lymphbahnen haben aufgrund der hohen Prävalenz des Mammakarzinoms große praktisch-klinische Bedeutung. Analog zu den Venen unterteilt man den Lymphabfluss in ein oberflächliches und ein tiefes Netz. Letzteres liegt im Drüsenkörper und hat Verbindung zum oberflächlichen Netz. Man unterscheidet 3 Hauptabflusswege der Lymphe (➤ Abb. 3.5):

- **Axillärer Abfluss:** Dieser Weg hat die größte Bedeutung (etwa drei Viertel der Lymphe der Mamma). Die Lymphe der lateralen Anteile wird über die **Nodi lymphoidei paramammarii** und **Nodi lymphoidei axillares pectorales** zu paraklavikulären und zervikalen Lymphknoten drainiert.
- **Interpektoraler Abfluss:** Die Lymphe der hinteren Anteile des Drüsenkörpers wird zwischen den Mm. pectoralis major und minor über die **Nodi lymphoidei interpectorales** zu den Nodi lymphoidei axillares apicales abgeleitet.
- **Parasternaler Abfluss:** Die Lymphe der medialen Anteile der Mamma wird über die **Nodi lymphoidei parasternales** nach kranial zu den tiefen Halslymphknoten und/oder in den Truncus jugularis abgeleitet.

Nerven

Die sensible Innervation erfolgt über **Rr. cutanei anteriores** und **laterales** der Interkostalnerven, die hauptsächlich den Segmenten **T2–6** entstammen.

Klinik

Das **Mammakarzinom** (➤ Abb. 3.6) ist in Deutschland die häufigste bösartige Tumorerkrankung bei Frauen zwischen 35 und 55 Jahren. Selten können auch Männer betroffen sein. Insgesamt steht Brustkrebs damit als krebsbedingte Todesursache nach Lungenkrebs und vor Darmkrebs bei der Frau mit an vorderster Front. Der äußere obere Quadrant der Mamma ist mit 60 % am häufigsten betroffen (➤ Abb. 3.7). Ihren Ausgangspunkt nehmen die meisten Mammakarzinome vom Epithel der Ductus lactiferi (duktale Karzinome) und metastasieren in die axillären Lymphknoten, seltener in parasternale (retrosternale) Lymphknoten.
Im Rahmen von Vorsorgeuntersuchungen soll das Mammakarzinom möglichst frühzeitig erfasst werden. Bei der Inspektion ist auf Seitenunterschiede zwischen beiden Brüsten, Einziehungen der Haut und andere Oberflächenveränderungen zu achten. Palpatorisch wird der Drüsenkörper auf Verhärtungen oder Knoten untersucht und die Verschieblichkeit im Drüsenkörper sowie über der Brustwand beurteilt. Hierfür teilt man die Brust in 4 Quadranten ein, die sich in der Mamille treffen und im Rahmen der Vorsorge sorgfältig abgetastet werden müssen. Dabei ist darauf zu achten, die submamilläre Region nicht zu vernachlässigen, die daher klinisch oft auch als „5. Quadrant“ bezeichnet wird. Ferner werden die regionären Lymphknoten abgetastet. Sie werden unter klinisch-topografischen und onkochirurgischen Gesichtspunkten in **3 Level** unterteilt. Der M. pectoralis minor fungiert dabei als Grenze (➤ Abb. 3.5):

- **Level I:** lateral des M. pectoralis minor (Nodi lymphoidei axillares humerales [laterales], Nodi lymphoidei axillares subscapulares, Nodi lymphoidei axillares pectorales, Nodi lymphoidei paramammarii)
- **Level II:** unter- bzw. oberhalb des M. pectoralis minor (Nodi lymphoidei axillares centrales, Nodi lymphoidei interpectorales)
- **Level III:** medial des M. pectoralis minor (Nodi lymphoidei axillares apicales)

Der Lymphabfluss erfolgt von Level I in Level II und von dort in die Nodi lymphoidei axillares apicales in Level III. Von hier gelangt die Lymphe in den Truncus subclavius. Die parasternalen

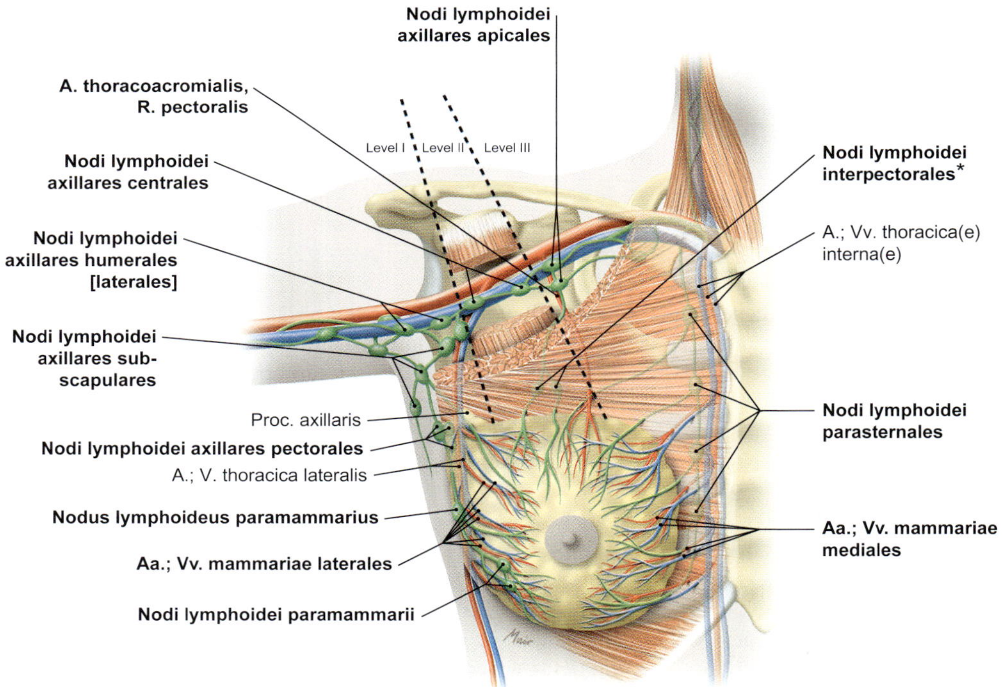

Abb. 3.5 Blutversorgung und Lymphabfluss der Brustdrüse;
* klinisch auch ROTTER-Knoten.
[S700-L127]

Abflussbahnen beider Seiten stehen untereinander in Verbindung. Sie drainieren zu mediastinalen und interkostalen Abflusswegen, die klinisch für Metastasierungen in Lunge, Pleura und Mediastinum relevant sind.
Unter dem **Sentinel-Lymphknoten** (Wächterlymphknoten) wird der erste im Lymphabflussgebiet eines bösartigen Tumors befindliche Lymphknoten verstanden. Er ist damit zumeist die erste metastatische Lymphknotenabsiedlung. Die Überlebensrate beim Mammakarzinom steht in direktem Zusammenhang mit der Anzahl befallener Lymphknoten in den 3 Leveln. Metastasierungen auf die Gegenseite sind über die miteinander in Verbindung stehenden parasternalen Lymphknoten möglich.
Lymphknotenmetastasen innerhalb der Nodi lymphoidei axillares pectorales **(SORGIUS-Gruppe)** können zu einer Reizung des **N. intercostobrachialis** mit resultierender Schmerzausstrahlung in den betreffenden Arm führen. Dies kann sogar der erste Hinweis auf ein Mammakarzinom sein.

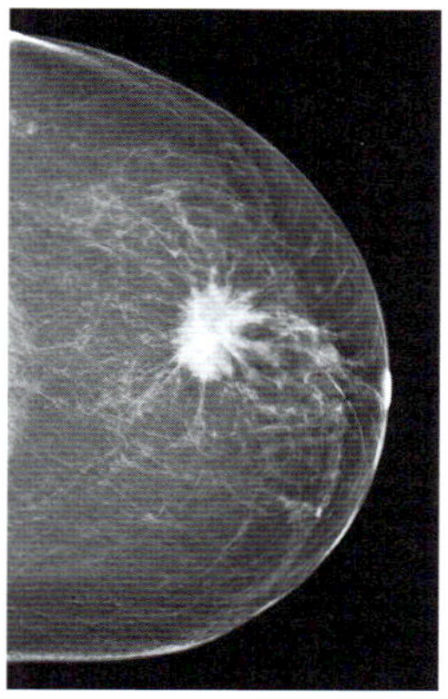

Abb. 3.6 Mammografie eines malignen Brusttumors. [S700-T903]

Ventrale Muskeln des Schultergürtels und der oberen Extremität

Zu ihnen gehören die Mm. subclavius, pectoralis major, pectoralis minor und serratus anterior. Diese sog. eingewanderten Muskeln werden im ➤ Kap. 4.3.4 besprochen.

Brustwandmuskeln

Anmerkung: Um die Lage und Funktion der Brustwandmuskeln verstehen zu können, ist es sinnvoll, sich zunächst den Abschnitt „knöcherner Brustkorb" durchzulesen. Dieser wird im ➤ Kap. 3.3.4 besprochen.
Die **autochthone Muskulatur** des Brustkorbs umfasst im eigentlichen Sinne die **Interkostalmuskeln,** den **M. subcostalis** und den **M. transversus thoracis.** Entwicklungsgeschichtlich haben die **Mm. serrati posteriores** denselben Ursprung. Sie haben sich jedoch im Lauf der Ontogenese nach dorsal über die autochthone Rückenmuskulatur verlagert. Auch die von den Rr. ventrales der Spinalnerven innervierten Anteile der **Mm. levatores costarum** entstammen diesen ventralen Anlagen.

Zwischenrippenmuskeln

Die Zwischenrippenmuskeln (Mm. intercostales, ➤ Tab. 3.1) entstammen den ventralen Fortsätzen der Myotome und behalten ihre metamere (segmentale) Anordnung in der Ontogenese bei. Nach Lage und Verlauf der Zwischenrippenmuskeln unterscheidet man (➤ Abb. 3.8, ➤ Abb. 3.9, ➤ Abb. 3.10):

- **Mm. intercostales externi**
- **Mm. intercostales interni**
- **Mm. intercostales intimi**

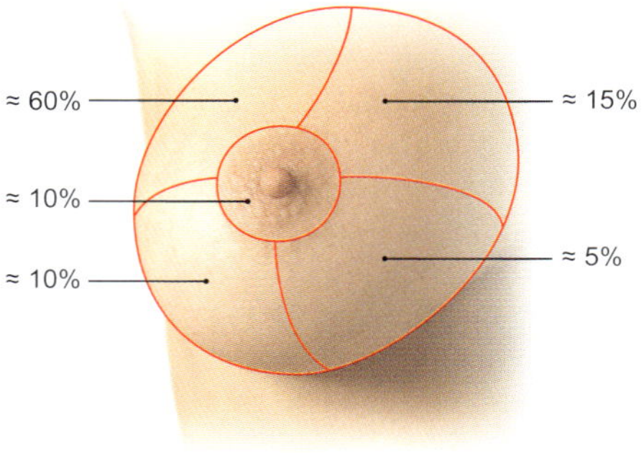

Abb. 3.7 Häufigkeit von Mammakarzinomen in Bezug auf die Lokalisation in Prozent. [S700-L127]

Die Mm. intercostales externi (außen) sind Inspirationsmuskeln (Einatmung); die Mm. intercostales interni (Mitte) und intimi (innen) Exspirationsmuskeln (Ausatmung).

Mm. intercostales externi

Die Mm. intercostales externi (➤ Abb. 3.8, ➤ Abb. 3.10, ➤ Tab. 3.1) entsprechen im Verlauf dem M. obliquus externus abdominis. Sie verlaufen somit von hinten oben nach vorne unten. Dabei erstrecken sie sich von den **Tubercula costarum** bis zum Übergang der **Knorpel-Knochen-Grenze der Rippen.** Ihr Ursprung liegt jeweils an der Crista costae. Von hier verläuft jeder Muskel jeweils zur nächsttieferen Rippe. Zwischen den Rippenknorpeln gehen die Mm. intercostales externi in eine bindegewebige Sehnenplatte **(Membrana intercostalis externa)** über. Zwischen den Rippen sind die Mm. intercostales externi von der **Fascia thoracica externa** überzogen.

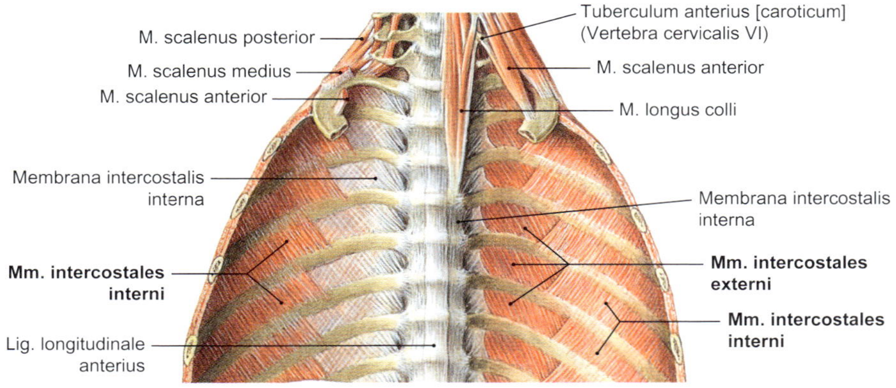

Abb. 3.8 Hinterwand des Brustkorbs (Cavea thoracis). Ansicht von ventral. [S700]

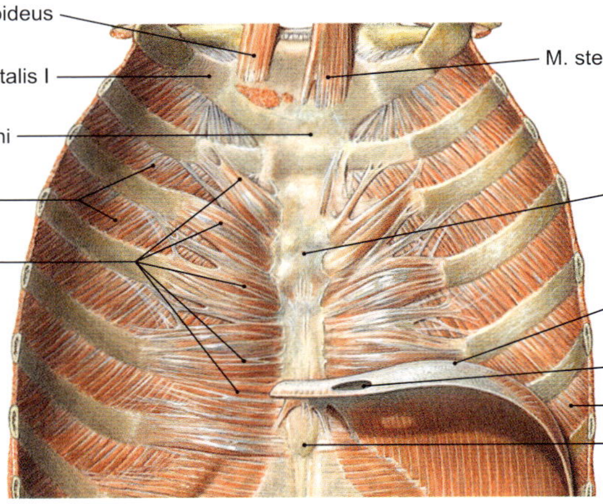

Abb. 3.9 Vorderwand des Brustkorbs (Cavea thoracis). Ansicht von dorsal. [S700]

Mm. intercostales interni

Die Mm. intercostales interni (➤ Abb. 3.8, ➤ Abb. 3.10, ➤ Tab. 3.1) verlaufen analog zum M. obliquus internus abdominis und kreuzen die Mm. intercostales externi senkrecht. Sie erstrecken sich dorsal vom **Angulus costae** bis ventral zum Sternum. Von den Oberrändern der Innenfläche jeder Rippe ziehen sie schräg in kranioventraler Richtung, um an der jeweils nächsthöheren Rippe zu inserieren. Die Mm. intercostales interni gehen vom Angulus costae nach medial in die **Membrana intercostalis interna** über. Zwischen den Rippenknorpeln werden sie als **Mm. intercartilaginei** bezeichnet und wirken in diesem umschriebenen Bereich funktionell inspiratorisch. Zwischen den Rippen werden die Mm. intercostales auf der Brustkorbinnenseite außer von einer eigenen Muskelfaszie (Fascia thoracica interna) von der **Fascia endothoracica** bedeckt.

Mm. intercostales intimi

Die Mm. intercostales intimi (➤ Tab. 3.1) sind eine inkonstante Abspaltung der Mm. intercostales interni, haben somit den gleichen Verlauf wie diese und schließen zusammen mit ihnen die Interkostalgefäße und -nerven ein. In vielen Lehrbüchern werden die Mm. intercostales intimi nicht als eigenständige Muskeln angesehen, sondern zu den Mm. intercostales interni gerechnet. Als Teil der Mm. intercostales interni werden die Mm. intercostales intimi auf der Brustkorbinnenseite von der Fascia endothoracica (s. u.) bedeckt.

Mm. subcostales

Die als Unterrippenmuskeln bezeichneten Mm. subcostales (➤ Tab. 3.1) haben den gleichen Faserverlauf wie die Mm. intercostales interni. Allerdings überspringen sie mindestens ein Segment, sodass muskuläre Verbindungen benachbarter ICR entstehen. Sie variieren in ihrer Anzahl und Häufigkeit.

M. transversus thoracis

Der M. transversus thoracis (➤ Abb. 3.9, ➤ Tab. 3.1) liegt auf der Innenseite des Brustkorbs. Er entspringt von den Seiten des Sternums sowie vom Proc. xiphoideus und setzt an den Rippenknorpeln der II.–VI. Rippe an. Die Muskelfasern verlaufen dabei horizontal oder in leicht aufsteigendem Verlauf.

M. serratus posterior superior

Der sehr dünne Muskel ist vom M. rhomboideus überdeckt und verläuft auf beiden Seiten der Procc. spinosi des VI. und VII. Halswirbels sowie des I. und II. Brustwirbels schräg nach kaudal lateral zur II.–V. Rippe (➤ Abb. 3.33, ➤ Tab. 3.1).

Tab. 3.1 Brustwandmuskeln.

Innervation	Ursprung	Ansatz	Funktion
Mm. intercostales externi			
Nn. intercostales	Crista costae	nächsttiefere Rippe	Rippenheber, Inspiration
Mm. intercostales interni			
Nn. intercostales	Innenfläche des Rippenoberrandes	Sulcus costae	Rippensenker, Exspiration
Mm. intercostales intimi			
Nn. intercostales	Innenfläche des Rippenoberrandes	Sulcus costae (innen)	Rippensenker, Exspiration
Mm. subcostales			
Nn. intercostales	Innenfläche des Rippenoberrandes	Sulcus costae (innen)	Rippensenker, Exspiration
M. transversus thoracis			
Nn. intercostales (T2–6)	Sternum	Cartilagines costarum (II–VI)	Rippensenker, Exspiration
M. serratus posterior superior			
kraniale Nn. intercostales	Procc. spinosi des VI. und VII. Halswirbels sowie des I. und II. Brustwirbels	II.–V. Rippe jeweils lateral des Angulus costae	Rippenheber, Inspiration
M. serratus posterior inferior			
kaudale Nn. intercostales	Procc. spinosi des XI. und XII. Brustwirbels sowie des I. und II. Lendenwirbels	kaudaler Rand der IX.–XII. Rippe	senkt die IX. bis XII. Rippe, als Antagonist des Zwerchfells auch bei der forcierten Inspiration aktiv

M. serratus posterior inferior
Der dünne Muskel ist vom M. latissimus überdeckt und verläuft auf beiden Seiten der Procc. spinosi des XI. und XII. Brustwirbels sowie des I. und II. Lendenwirbels schräg nach kaudal lateral zur IX.–XII. Rippe (➤ Abb. 3.33, ➤ Tab. 3.1).

Funktion der ventralen Thoraxmuskulatur
Die Kontraktion der Mm. intercostales externi und intercartilaginei führt zur **Hebung der Rippen.** Dadurch vergrößert sich das Thoraxvolumen. Man spricht auch von Inspirationsmuskeln oder Inspiratoren, da sie die **Inspiration** ermöglichen. Die Mm. intercostales interni und der M. transversus thoracis wirken als **Rippensenker;** sie werden durch die Mm. intercostales intimi und die Mm. subcostales unterstützt. Dadurch bewirken diese Muskeln die **Exspiration.**

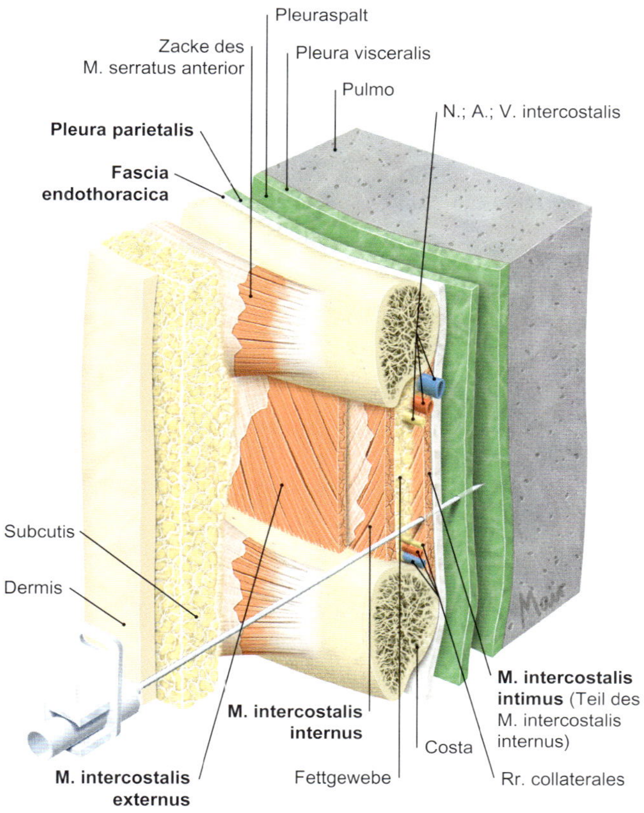

Abb. 3.10 Aufbau der Brustwand; * Nadellage bei der Pleurapunktion; die Nadel durchsticht alle Brustwandschichten und dringt in den Pleuraspalt ein. [S702-L127]

Innenschichten der Brustwand

Fascia endothoracica
Die **Fascia endothoracica** ist eine Bindegewebsschicht, die die Innenseite des Thorax auskleidet (➤ Abb. 3.10). Sie stellt somit den bindegewebigen Kontakt zwischen Thoraxinnenwand in Form des Rippenperiosts und der die Mm. intercostales interni/intimi bedeckenden Fascia thoracica interna auf der einen Seite und der Pleura parietalis auf der anderen Seite her. Besonders im Bereich der Pleurakuppel ist die Fascia endothoracica kräftig ausgebildet und wird hier als **SIBSON-Faszie (Membrana suprapleuralis, zervikothorakales Diaphragma)** bezeichnet. Die Stabilität der Pleurakuppel wird außerdem durch Bindegewebszüge von der I. Rippe **(Lig. costopleurale)** und Fasern der Fascia prevertebralis **(Lig. pleurovertebrale)** verbessert.

Pleura parietalis
Die Pleura parietalis (Rippenfell) überzieht die Innenseite des Thorax im Bereich der Pleurakuppeln (Cupulae pleurae), der Rippen **(Pars costalis),** der Wirbelkörper, des Sternums und der oberen Zwerchfellfläche **(Pars diaphragmatica)** sowie den Bereich des Mediastinums als **Pars mediastinalis** (➤ Abb. 3.10). Sie besteht aus einem einschichtigen Plattenepithel.

Leitungsbahnen der Brustwand

Die Gefäße und Nerven der Brustwand sind analog den Interkostalmuskeln und dem Skelett segmental angeordnet. Sie verlaufen als Aa. und Vv. intercostales posteriores und Rr. ventrales der Spinalnerven (Interkostalnerven) bis zur vorderen Axillarlinie im Sulcus costae. Dabei liegt die Vene oberhalb und der begleitende Nerv jeweils unterhalb der Arterie (➤ Abb. 3.11).

Arterien
Die **Aa. intercostales posteriores** (1 und 2) der oberen beiden ICR sind Äste der **A. intercostalis suprema,** die dem Truncus costocervicalis aus der A. subclavia entspringt. Die Aa. intercostales posteriores der ICR 3–11 sowie die **Aa. subcostales** sind direkte Äste aus der **Aorta thoracica** (➤ Abb. 3.12). Da diese etwas links vor der Wirbelsäule liegt, sind die jeweils rechten Interkostalarterien länger. Sie ziehen vor der Wirbelsäule, aber hinter der Speiseröhre und hinter der V. azygos sowie dem rechten Grenzstrang zum jeweiligen Sulcus costae. Die linksseitigen Aa. intercostales posteriores verlaufen hinter der V. hemiazygos accessoria bzw. der V. hemiazygos zum ICR.
Etwa auf Höhe der Rippenköpfe geben die Arterien jeweils einen **R. dorsalis** ab, aus dem der **R. spinalis** zur Versorgung des Rückenmarks, der Rückenmarkshäute und des Spinalnervs hervor-

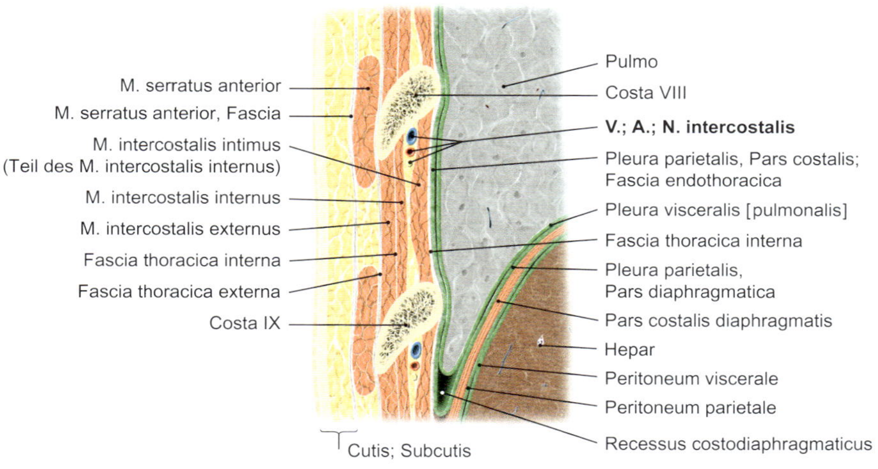

Abb. 3.11 Interkostalraum im Frontalschnitt. [S701-L127]

geht. Nach Abgabe von Ästen zur Versorgung der autochthonen Rückenmuskulatur teilt sich der R. dorsalis in einen **R. cutaneus medialis** und einen **R. cutaneus lateralis** auf (➤ Abb. 3.13, ➤ Abb. 3.65a). Der Hauptstamm verläuft weiter am Unterrand der jeweiligen Rippe nach ventral und gibt in seinem Verlauf einen **R. collateralis (R. supracostalis)** zum Oberrand der jeweils unteren Rippe und einen **R. cutaneus lateralis** zur Haut ab (➤ Abb. 3.13).

Ventral werden die oberen 6 ICR aus der **A. thoracica interna** (➤ Abb. 3.13) und die unteren ICR aus der **A. musculophrenica** versorgt. Diese geben meist 2 **Aa. (Rr.) intercostales anteriores** pro ICR ab, die mit den jeweiligen Aa. intercostales posteriores und den Rr. collaterales anastomosieren.

Die A. thoracica interna verläuft als Ast der A. subclavia auf beiden Seiten des Sternums nach kaudal. Im Bereich des **Trigonum sternocostale** des Zwerchfells gibt sie die A. musculophrenica ab (➤ Abb. 3.12).

Venen

Der venöse Abfluss erfolgt über Venen, die gemeinsam mit den jeweiligen Arterien verlaufen. Nach ventral fließen die **Vv. intercostales anteriores** in die **V. thoracica interna** (➤ Abb. 3.14, ➤ Abb. 3.15) und nach dorsal in die **Vv. azygos und hemiazygos**

Klinik

Eine **Aortenisthmusstenose** (Coarctatio aortae) ist eine Verengung der Aorta im Bereich des Aortenbogens, die als Gefäß fehlbildung angesehen wird. Aufgrund der Engstelle bilden sich Umgehungskreisläufe, um die Blutversorgung von Teilen der Rumpfwand und der unteren Extremitäten aufrechtzuerhalten (➤ Abb. 6.11):

- **Horizontaler Umgehungskreislauf:** Er bildet sich zur Versorgung der Brust- und Bauchorgane zwischen Aa. thoracicae internae und der Aorta thoracica über die Rr. intercostales anteriores und Aa. intercostales posteriores aus (➤ Abb. 3.13). Die Interkostalarterien erweitern sich dabei und führen zu Rippenusuren.
- **Vertikaler Umgehungskreislauf:** Er bildet sich zur Versorgung der Rumpfwand und der unteren Extremitäten zwischen Aa. subclaviae und Aa. iliacae externae über die Aa. thoracicae internae, epigastricae superiores und epigastricae inferiores (innerhalb der Rektusscheide, s. u.) sowie im Bereich der Bauchwand über die Aa. musculophrenicae, epigastricae inferiores und circumflexae ilium profundae aus (➤ Abb. 3.12).

Zur operativen Revaskularisation des Herzens (Bypass-Operation) bei hochgradiger **Koronarstenose** (Herzkranzarterienverengung) wird außer der oberflächlichen V. saphena magna (des Beins) in erster Linie die A. thoracica interna verwendet.

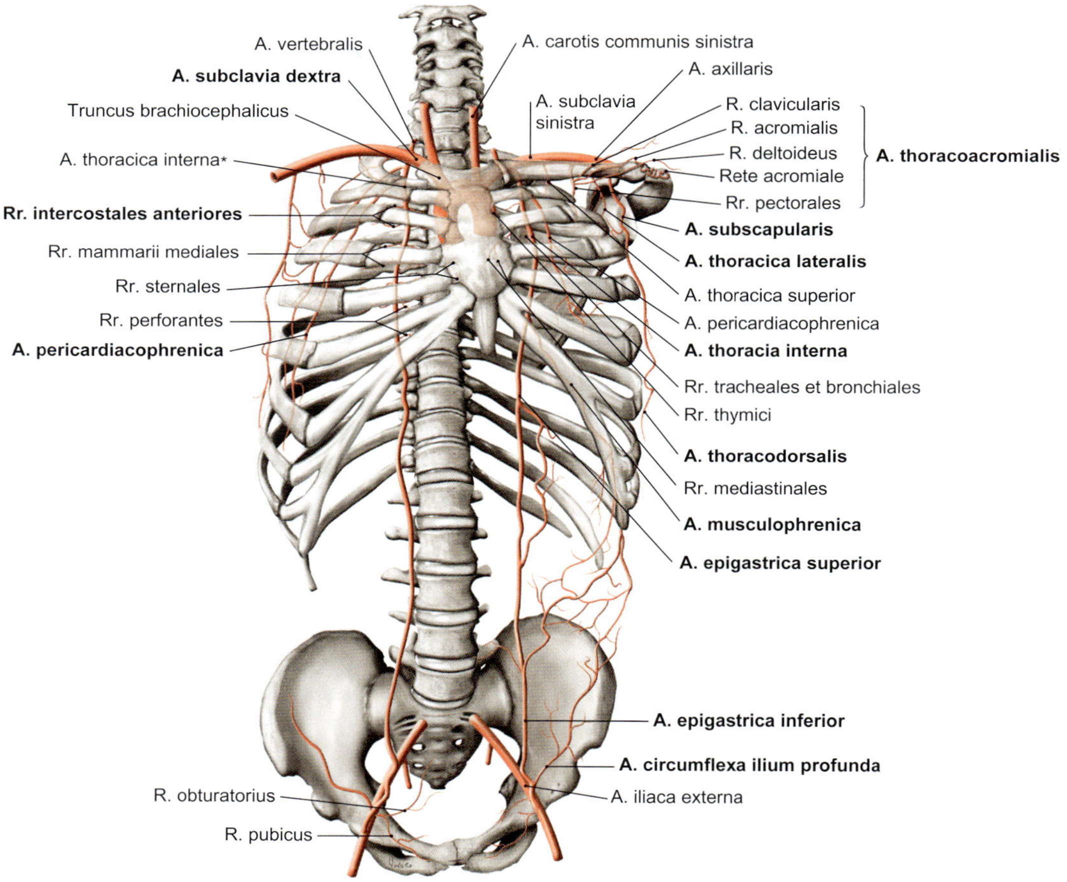

Abb. 3.12 Arterien der vorderen Rumpfwand; * klinisch auch A. mammaria interna. [S700-L266]

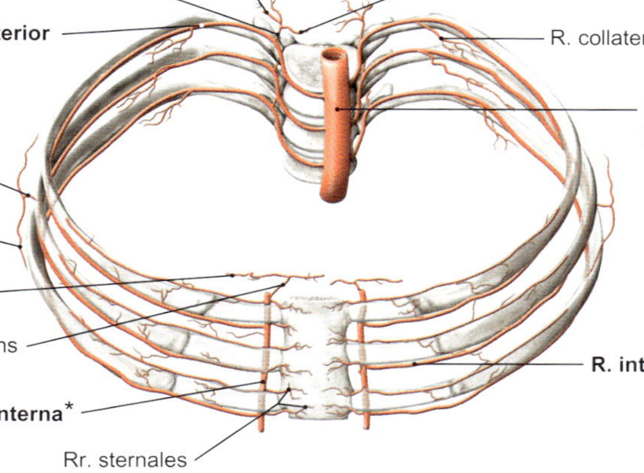

Abb. 3.13 Verlauf und Abgänge der Interkostalarterien im Zwischenrippenraum; * klinisch auch A. mammaria interna. [S700-L266]

und hemiazygos accessoria ab (➤ Abb. 3.16). Dabei bilden sie venöse Anastomosen zwischen beiden Abflüssen aus. Die **V. intercostalis suprema** aus dem ersten Interkostralraum mündet in die V. vertebralis oder V. brachiocephalica. Die **Vv. intercostales posteriores** des 2. und 3. ICR vereinigen sich auf beiden Seiten zur **V. intercostalis superior,** die rechts in die V. azygos (➤ Abb. 3.16) und links in die V. brachiocephalica mündet.

Klinik

Thrombosen, Raumforderungen oder das Einwachsen von Tumoren können zu Einflussstauungen der V. cava superior, V. cava inferior oder der Vv. iliacae communes führen. In der Folge können sich folgende Umgehungskreisläufe zwischen V. cava superior und V. cava inferior ausbilden **(kavokavale Anastomosen,** ➤ Abb. 3.14):

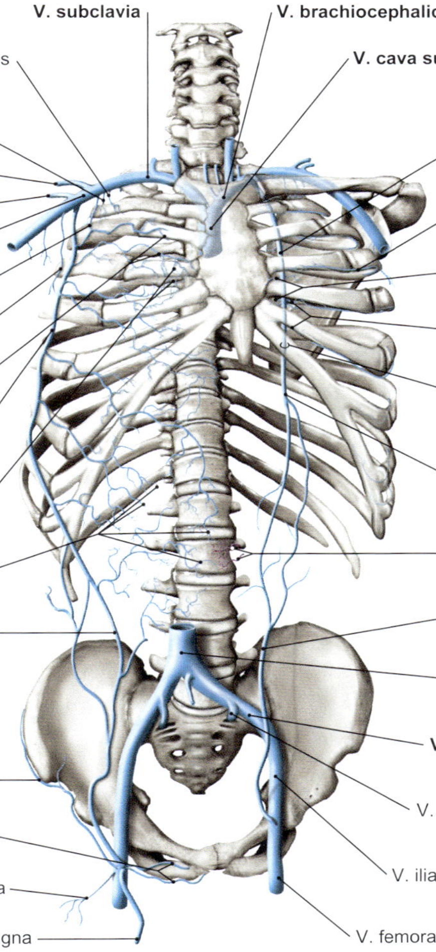

Abb. 3.14 Venen der vorderen Rumpfwand; * klinisch auch V. mammaria interna. [S700-L266]

- V. iliaca externa und V. cava superior über V. epigastrica inferior, V. epigastrica superior, V. thoracica interna und V. brachiocephalica
- V. femoralis und V. cava superior über V. circumflexa ilium superficialis/epigastrica superficialis, V. thoracoepigastrica, V. axillaris und V. brachiocephalica
- V. iliaca interna und V. cava superior über Plexus venosus sacralis, Plexus venosi vertebrales externi und interni, Vv. azygos und hemiazygos
- Vv. lumbales und V. cava superior über Vv. lumbales ascendentes, Vv. azygos und hemiazygos

Kavokavale Anastomosen werden von portokavalen Anastomosen abgegrenzt. Letztere sind Umgehungen der Leber zwischen Pfortader und oberer/unterer Hohlvene (➤ Kap. 7.3.11).

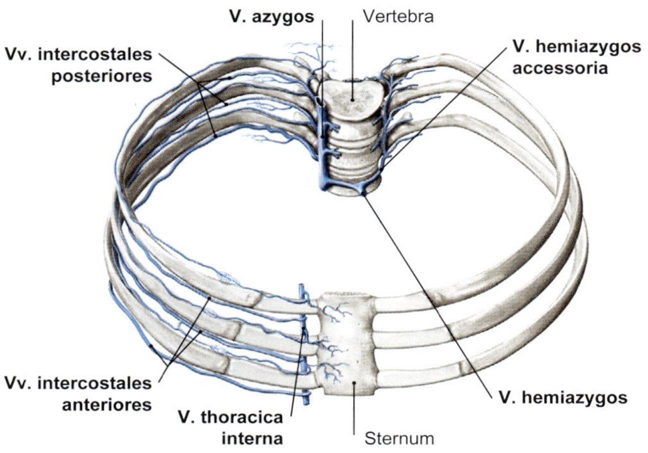

Abb. 3.15 Verlauf und Abgänge der Interkostalvenen im Zwischenrippenraum. [S700-L266]

Lymphgefäße

Die Lymphgefäße der Pleura parietalis und der Zwischenrippenmuskeln verlaufen nach dorsal zu den **Nodi lymphoidei intercostales** im Bereich des Angulus costae und drainieren von hier in den **Ductus thoracicus.** Die ventralen Anteile der tiefen Brustwandschichten drainieren zu den **Nodi lymphoidei parasternales,** die sich entlang der A. und V. thoracica interna befinden. Von dort gelangt die Lymphe nach kranial über **Nodi lymphoidei cervicales profundi** in den **Truncus jugularis** und links in den Ductus thoracicus.

Innervation

Die ventrale Rumpfwand wird segmental von den **Rr. ventrales** der thorakalen Spinalnerven und damit von den **Interkostalnerven** innerviert. Kranial beteiligen sich im Bereich der Clavicula die **Nn. supraclaviculares** aus dem Plexus cervicalis an der sensiblen Innervation. Im Verlauf der Interkostalnerven gehen etwa in Höhe der mittleren Axillarlinie die sensiblen **Rr. cutanei laterales** ab. Sie geben in den Segmenten T1–3 die **Nn. intercostobrachiales** ab, die sensibel die Haut des medialen Oberarms mit innervieren. Die Segmente T4–6 geben **Rr. mammarii laterales** zur Brustdrüse ab. Im Bereich der ersten 6 ICR treten parasternal die **Rr. cutanei anteriores** der Interkostalnerven durch die Faszie und innervieren

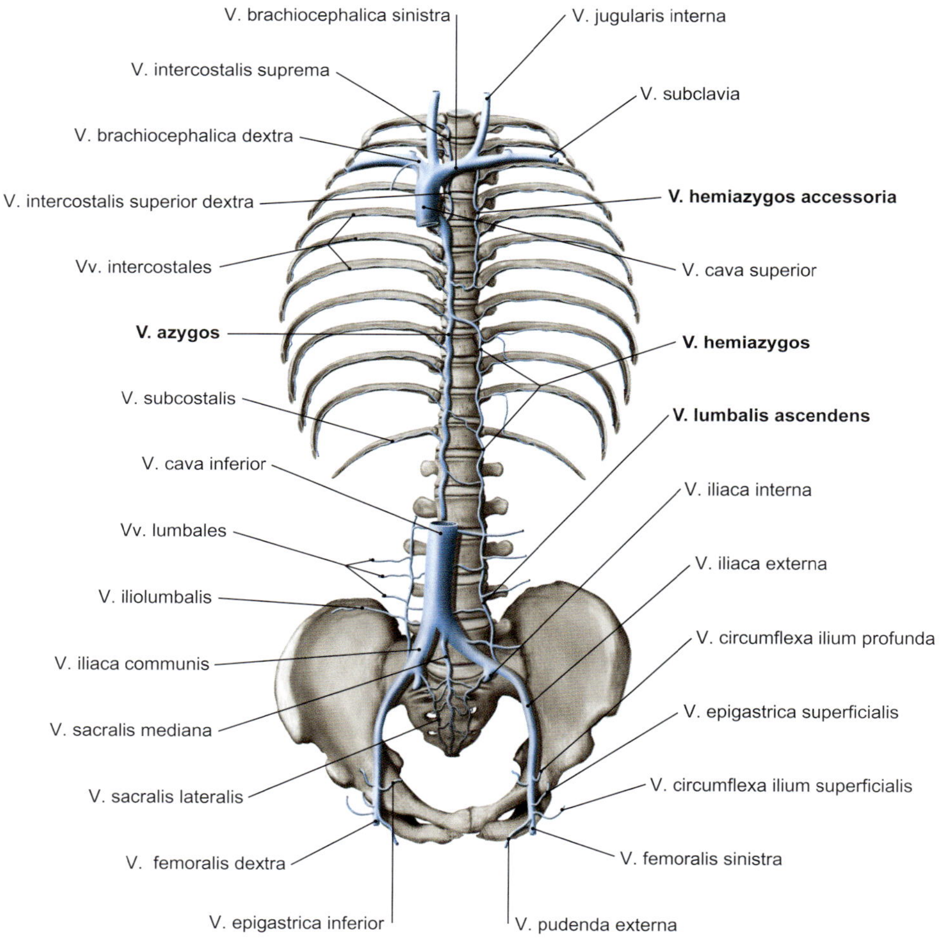

Abb. 3.16 Azygos-System. [S700-L266]

die Haut im ventralen Bereich. Von ihnen gelangen **Rr. mammarii mediales** aus den Segmenten T2–6 zur Brustdrüse.

Klinik

Die Zwischenrippenräume sind von praktisch-klinischer Bedeutung. Aus unterschiedlichen Gründen kann es im Pleuraspalt zwischen Brustwand und Lungenoberfläche zur Ansammlung von Flüssigkeit kommen. Wenn zur Entfernung der Flüssigkeit eine **Pleurapunktion** durchgeführt werden muss, sind die Lageverhältnisse der Leitungsbahnen am Unterrand der Rippen wichtig. Die Punktionen werden so durchgeführt, dass die Punktionsnadel direkt über den Oberrand der Rippe in den Thorax eingeführt wird, um die Gefahr von Gefäßverletzungen zu minimieren (➤ Abb. 3.11). Dabei werden die folgenden Strukturen der Reihe nach von außen nach innen mit der Punktionsnadel durchstochen (➤ Abb. 3.10):

- Cutis/Subcutis
- Fascia musculi serrati
- M. serratus anterior
- Fascia thoracica externa
- M. intercostalis externus
- M. intercostalis internus/intimus
- Fascia thoracica interna
- Fascia endothoracica
- Pleura parietalis

Eine längerfristige Ansammlung von Flüssigkeit oder Luft im Pleuraspalt erfordert häufig eine **Pleuradrainage,** die in der Regel im 4.–5. ICR in der vorderen oder mittleren Axillarlinie angelegt wird (➤ Abb. 6.49). Sie wird bei Serothorax (seröser Erguss), Hämatothorax (Bluterguss), Pyothorax (bakteriell eitriger Erguss) oder Hämatopneumothorax (Blut und Luft nach Trauma) meist als BÜLAU-Drainage durchgeführt. Dies entspricht der Punktion im „triangle of safety" im englischen Sprachraum, also zwischen dem lateralen Rand des M. pectoralis major und dem Vorderrand des M. latissimus dorsi in Höhe der Mamillen. Pleurapunktionen oder -drainagen unterhalb des 6. ICR werden aufgrund der Gefahr von Leber- oder Milzverletzungen vermieden.

3.1.3 Zwerchfell

Das kuppelförmige **Zwerchfell (Diaphragma)** trennt die Brusthöhle von der Bauchhöhle (➤ Abb. 3.17). Es weist charakteristische Durchtrittsstellen für die Speiseröhre, Blut- und Lymphgefäße sowie Nerven auf. Das Zwerchfell ist darüber hinaus der wichtigste Inspirationsmuskel.

Entwicklung

Die Entstehung (s. a. ➤ Kap. 6.5.5) geht auf 4 Strukturen zurück:

- Septum transversum
- Plicae pleuroperitoneales
- periösophageales Bindegewebe
- seitlich einwachsende Mesodermleisten aus der Körperwand

Das **Septum transversum** bildet sich als Mesenchymplatte zwischen der Herz- und der Leberanlage. Aus dem Septum entsteht der größte Teil des Centrum tendineum. Die **Plicae pleuroperitoneales** verschließen die Zölomkanäle (Pleuroperitonealkanäle). Dabei wachsen sie von lateral und dorsal auf das Septum transversum zu und vereinigen sich mit dem Septum und mit dem die

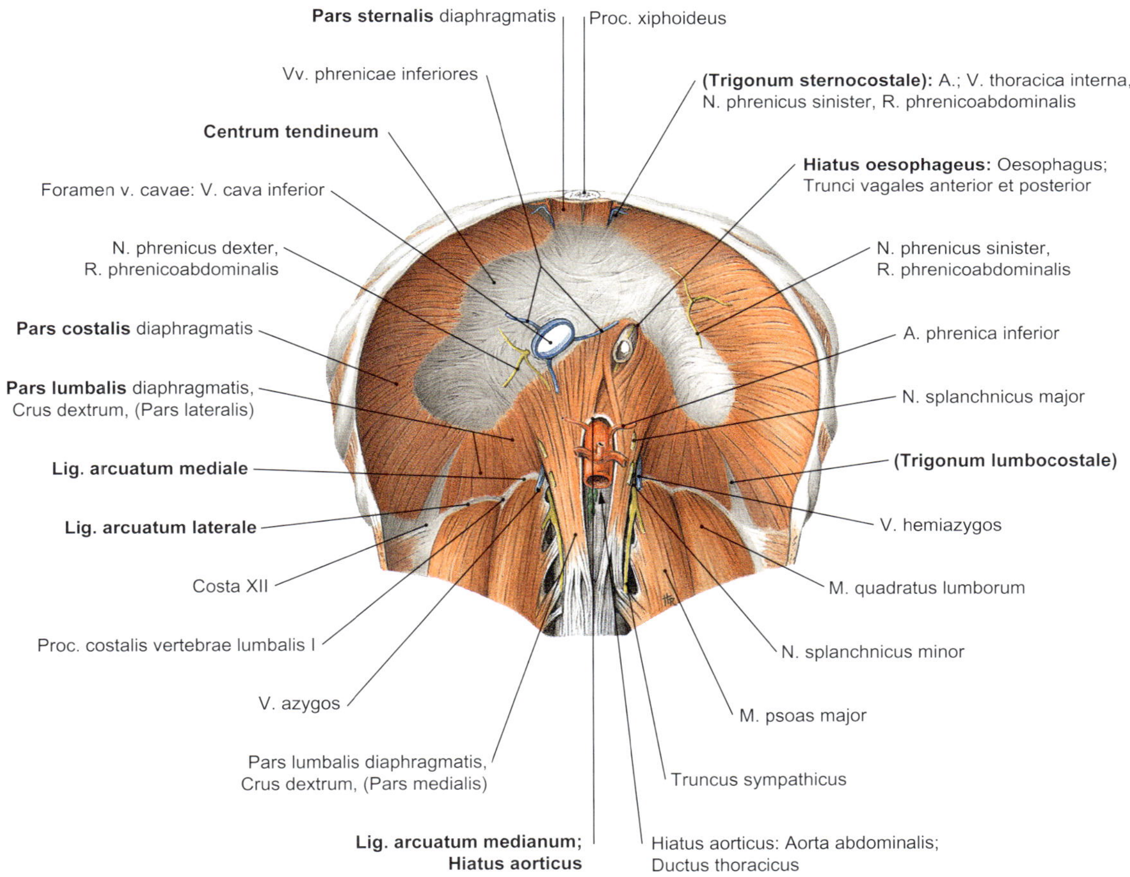

Abb. 3.17 Zwerchfell (Diaphragma) und hintere Bauchwand. [S700-L240]

Speiseröhre umgebenden Mesenchym **(periösophageales Bindegewebe).** Gewebevorsprünge des parietalen **Mesoderms** dichten die Zwerchfellränder ab und fixieren es an der Körperwand. Der Entwicklungsprozess läuft nicht im Brustkorb, sondern im Halsbereich ab. Innerviert wird das Zwerchfell daher vornehmlich aus den Zervikalsegmenten C3–5. Die Nervenfasern der 3 Segmente bilden gemeinsam den **N. phrenicus.** Mit dem Herzdeszensus und dem Längenwachstum verlagert sich das Zwerchfell bis zur unteren Thoraxapertur, dabei wird der N. phrenicus auf beiden Seiten in die Länge gezogen (30 cm beim Erwachsenen). Allerdings sind auch Interkostalnerven an der Innervation beteiligt.

Aufbau

Das Zwerchfell (➤ Abb. 3.17) setzt sich aus einem muskulären **(Pars muscularis)** und einem bindegewebigen Anteil **(Centrum tendineum)** zusammen, der der Zwerchfellmuskulatur durch seine zentrale Anlage als Ansatz dient. Die sehnigen Muskelursprünge umfassen die gesamte untere Thoraxapertur von der Lendenwirbelsäule über die Rippen bis zum Brustbein. Entsprechend unterteilt man die Muskelursprünge in **Pars lumbalis, Pars costalis** und **Pars sternalis.**

Pars lumbalis

Die muskelkräftige **Pars lumbalis** entspringt auf beiden Seiten der Ventralseite der Wirbelsäule, sodass man einen rechten **(Crus dextrum)** und einen linken Zwerchfellschenkel **(Crus sinistrum)** unterscheidet. Beide Zwerchfellschenkel sind Muskelstränge:

- **Crus dextrum:** Es ist länger und breiter als das Crus sinistrum und entspringt an den Lendenwirbelkörpern I–IV sowie den dazwischen liegenden Disci intervertebrales.
- **Crus sinistrum:** Es ist kürzer und schmaler als das Crus dextrum und an den Lendenwirbelkörpern I und II sowie den zugehörigen Zwischenwirbelscheiben fixiert.

Je nach Lehrmeinung können beide Schenkel in 2 (Crus mediale und Crus laterale) oder 3 Abschnitte (Pars lateralis, Pars intermedia und Pars medialis) unterteilt werden. Hier wird der Unterteilung in 3 Abschnitte gefolgt.

Die Pars medialis des Crus dextrum bildet eine Schlaufe um die Speiseröhre **(Hiatus oesophageus)** und ist mit der Pars medialis des Crus sinistrum an der Mittellinie über einen bindegewebigen Bogen **(Lig. arcuatum medianum, Aortenarkade)** verbunden. Hinter dem Bogen, aber vor der Wirbelsäule verlaufen die Aorta **(Hiatus aorticus)** und der Ductus thoracicus.

Weiter lateral bildet die Pars intermedia des Crus dextrum einen 2. Sehnenbogen, der über den M. psoas major zieht **(Psoasarkade)** und als **Lig. arcuatum mediale** bezeichnet wird. Auf der linken Seite wird das Lig. arcuatum mediale von der Pars medialis und der Pars intermedia gebildet. Die Sehnenbögen sind an den Seiten des I. und II. Lendenwirbels sowie lateral am Proc. transversus des I. Lendenwirbels befestigt.

Noch weiter lateral überbrücken jeweils die Partes laterales des Crus dextrum und des Crus sinistrum als **Lig. arcuatum laterale** den M. quadratus lumborum **(Quadratusarkade).** Der Bogen ist medial jeweils am Proc. transversus des I. Lendenwirbels und lateral an der XII. Rippe fixiert.

Die Ligg. arcuata mediale und laterale werden auch als HALLER-Bögen bezeichnet.

MERKE

Die Pars lumbalis diaphragmatis gliedert sich in:
- Crus dextrum (Pars lateralis, Pars intermedia, Pars medialis)
- Crus sinistrum (Pars lateralis, Pars intermedia, Pars medialis)

Pars costalis

Die große Pars costalis entspringt rechts und links vom Rippenbogen und von knorpeligen Anteilen der VII.–XII. Rippe und erstreckt sich zum Centrum tendineum.

Pars sternalis

Die Pars sternalis entspringt an der Hinterfläche des Proc. xiphoideus des Brustbeins und mit kleineren Anteilen vom hinteren Blatt der Rektusscheide und erstreckt sich zum Centrum tendineum.

Centrum tendineum

Das Centrum tendineum (➤ Abb. 3.17) bildet die gemeinsame Ansatzsehne der muskulären Anteile des Zwerchfells. Rechts der Mittellinie begrenzt es das **Foramen venae cavae,** durch das die V. cava inferior tritt. In der Atemmittellage projiziert sich das Centrum tendineum etwa auf die Höhe der Grenze zwischen Corpus und Proc. xiphoideus des Sternums. Auf der thorakalen Seite ist das Centrum tendineum mit dem Herzbeutel verwachsen; auf der abdominalen Seite ist es mit der Area nuda der Leber verschmolzen.

Lagebeziehungen des Zwerchfells

Über der Leber steht die rechte Zwerchfellkuppel etwa 1–2 cm höher als links, wobei sich bei Meteorismus (übermäßige Gasansammlungen im Darm, Blähungen) die linke Zwerchfellkuppel der rechten in ihrer Höhe annähern kann. Bei maximaler Exspiration projiziert sich die rechte Zwerchfellkuppel etwa auf den Oberrand der IV. Rippe und auf die Höhe des VIII. Brustwirbels. In Inspirationsstellung befindet sich die rechte Zwerchfellkuppel im Gegensatz dazu in Höhe der VI. Rippe und des XI. Brustwirbels. Auf der linken Seite steht die Zwerchfellkuppel sowohl in Inspirations- als auch in Exspirationsstellung um einen halben oder einen ICR und einen halben Wirbelkörper tiefer als auf der rechten Seite. Im Liegen steht das Zwerchfell höher als im Stehen.

Zwerchfellöffnungen und durchtretende Strukturen

Zahlreiche Strukturen treten durch oder ziehen um das Zwerchfell (➤ Abb. 3.17):

- Das **Trigonum sternocostale** liegt am Übergang zwischen Pars sternalis und Pars costalis. Ventral vor dem bindegewebigen Dreieck verläuft die **A. epigastrica superior** als Endast der A. thoracica interna mit ihren Begleitvenen und mit Lymphgefäßen. *Anmerkung:* Das Trigonum sternocostale wird klinisch und auch in vielen Anatomie-Lehrbüchern als „LARREY-Spalte" bezeichnet. Dieser Begriff sollte allerdings nicht mehr verwendet werden, da LARREY bei der Perikardpunktion, die er in seiner Arbeit beschrieb, nicht von kaudal (also aus der Peritonealhöhle) durch das Trigonum sternocostale stach, sondern sich mit seinem Skalpell nach Einstich zwischen Rippenbogen und Proc. xiphoideus links kranial des Zwerchfells befand. Die übliche Lehransicht, dass die A. thoracica interna durch dieses Dreieck tritt und hier in die A. epigastrica superior übergeht, ist auch nicht ganz korrekt, da die Gefäße wie oben beschrieben ventral des Trigonum sternocostale verlaufen.
- Am Übergang von Pars costalis und Pars lumbalis befindet sich meist ein muskelfreies Dreieck **(Trigonum lumbocostale, BOCHDALEK-Dreieck).** Es ist von Bindegewebe und den serösen Häuten verschlossen.
- Die **Nn. splanchnici major und minor** verlaufen auf jeder Seite durch die Zwerchfellschenkel (meist zwischen Pars medialis und Pars intermedia des jeweiligen Crus dextrum oder sinistrum).
- Die **V. azygos** (nicht immer, s. u.) und die **V. hemiazygos** ziehen durch den rechten bzw. linken Zwerchfellschenkel (zwischen Pars medialis und Pars intermedia).

- Die **Speiseröhre** tritt im Hiatus oesophageus leicht links oberhalb des Hiatus aorticus in Höhe des X. Brustwirbels durch die Pars medialis des Crus dextrum. Mit ihr verlaufen die **Trunci vagales anterior und posterior,** die **Rr. oesophageales** der A. und V. gastrica sinistra sowie Lymphgefäße.
- Die **Aorta** verläuft hinter dem Sehnenbogen (Lig. arcuatum medianum, Aortenarkade) der Partes mediales des Crus dextrum und Crus sinistrum und vor dem XII. Brustwirbel etwas links der Mittellinie (Hiatus aorticus). Durch den Hiatus aorticus treten auch der **Ductus thoracicus** und manchmal die **V. azygos.**
- Das **Foramen venae cavae** liegt im Centrum tendineum ungefähr in Höhe des Übergangs vom VIII. zum IX. Brustwirbel etwas rechts von der Wirbelsäule. Durch das Foramen tritt die V. cava inferior aus der Bauchhöhle in den Brustkorb über. Das Foramen venae cavae wird auch vom **N. phrenicus dexter** zum Durchtritt genutzt.
- Der **N. phrenicus sinister** penetriert auf der linken Seite die Pars costalis diaphragmatis.
- Die **Grenzstränge** verlaufen auf beiden Seiten hinter dem Lig. arcuatum mediale.

Weitere kleine Gefäße und Nerven, z. B. für die Zwerchfellmuskulatur oder Äste einiger Interkostalnerven treten an bestimmten Stellen ebenfalls durch das Zwerchfell.

MERKE

Das **Zwerchfell** (Diaphragma) ist der Hauptatemmuskel, ohne den eine suffiziente Atmung nicht möglich ist. Es trennt die Brusthöhle von der Bauchhöhle und wird von zahlreichen Strukturen wie Oesophagus oder V. cava inferior penetriert.

Klinik

Zwerchfellhernien (Hernia diaphragmatica) können angeboren oder erworben sein. In beiden Fällen treten Baucheingeweide in die Brusthöhle über. Sind die durchgetretenen Organe von Peritoneum überzogen (Bruchsack), spricht man von echten Hernien:

- Angeborene Zwerchfellhernien (BOCHDALEK-Hernien) sind meist Lücken im Zwerchfell, durch die Bauchorgane (Magen, Darm, Leber, Milz) in den Brustkorb übertreten und das Lungenwachstum und nach der Geburt die Atmung beeinträchtigen können. Zu einer lebensgefährlichen Luftnot des Neugeborenen können noch kardiale Symptome aufgrund der Herzverdrängung hinzukommen. Angeborene Zwerchfellhernien kommen eher auf der linken als auf der rechten Seite vor, haben meist keinen Bruchsack und liegen häufig im Trigonum sternocostale (MORGAGNI-Hernie) oder lumbocostale (BOCHDALEK-Hernie).
- Erworbene Zwerchfellhernien sind meist Gleithernien oder paraösophageale Hiatushernien. Bei einer Hiatushernie tritt ein Teil des Magens mit durch den schlitzförmigen Hiatus oesophageus (➤ Abb. 3.18b). Ist die Cardia des Magens durch das Zwerchfell in den Brustkorb hochgezogen, handelt es sich um eine axiale Gleithernie (➤ Abb. 3.18a). Daneben gibt es Mischformen. In schweren Fällen kann der größte Teil des Magens in den Brustkorb rutschen (Thoraxmagen, „Upside-down-stomach“).

Eine **Abflachung der Zwerchfellkuppeln** im Röntgenbild kann auf eine verminderte Retraktionskraft der Lungen, z. B. bei einem Emphysem oder Pneumothorax, hindeuten. Im Rahmen einer Schwangerschaft oder bei einer Flüssigkeitsansammlung in der Bauchhöhle (Aszites) kommt es zur **Verschiebung der Zwerchfellgrenzen** nach kranial.

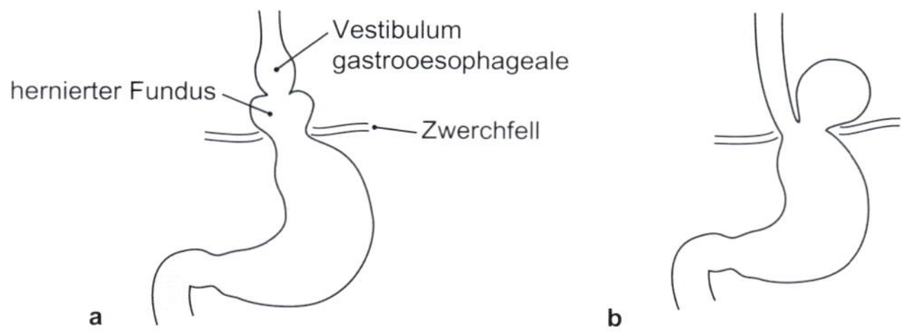

Abb. 3.18 Erworbene Zwerchfellhernien (Schema). [S008-4] **a** Axiale Gleithernie. **b** Paraösophageale Hiatushernie.

Leitungsbahnen

Arterien

Das Zwerchfell wird an seiner Ober- und Unterseite mit Blut versorgt:

- brusthöhlenseitig aus:
  - **Aa. musculophrenicae** (Äste der A. thoracica interna)
  - **Aa. pericardiacophrenicae** (Äste der A. thoracica interna)
  - **Aa. phrenicae superiores** (Äste der Aorta thoracica)
- bauchhöhlenseitig aus:
  - **Aa. phrenicae inferiores** (Äste der Aorta abdominalis)

Venen

Der venöse Abfluss erfolgt über:

- **Vv. phrenicae superiores** in die V. azygos und die V. hemiazygos
- **Vv. phrenicae inferiores** in die V. cava inferior

Lymphgefäße

Der Lymphabfluss erfolgt innerhalb der Muskulatur über eigene Lymphbahnen zu den Lymphbahnen der Pleura und des Peritoneums.

Innervation

Die motorische und sensible Innervation erfolgt zum größten Teil über die **Nn. phrenici** aus den Segmenten **C3–5** des Plexus cervicalis. Die Nn. phrenici verlaufen links und rechts über die Vorderseite des M. scalenus anterior und treten über die obere Thoraxapertur in den Brustkorb ein. Hier ziehen sie zwischen Pleura mediastinalis und Perikard durch die Thoraxhöhle bis zur Zwerchfelloberfläche. In ihrem Verlauf innervieren sie die Pleura mediastinalis, die Pleura diaphragmatica und das Perikard sensibel. Rechts tritt der N. phrenicus durch das Foramen venae cavae im Centrum tendineum; links tritt er meist allein nahe dem Centrum tendineum durch die Pars costalis diaphragmatis. Beide Nn. phrenici verzweigen sich unterhalb des Zwerchfells und innervieren motorisch die Muskulatur und sensibel das Peritoneum parietale auf dem Zwerchfell.

Ferner sind die benachbarten Interkostalnerven beteiligt und es kann außerdem der **N. subclavius** als sog. *Nebenphrenikus* an der Innervation beteiligt sein.

MERKE

Die Zwerchfellinnervation erfolgt über den N. phrenicus. Er innerviert

- motorisch
  - Zwerchfellmuskulatur
- sensibel
  - Pleura mediastinalis
  - Pleura diaphragmatica
  - Perikard
  - Peritoneum parietale auf dem Zwerchfell

Klinik

Eine **Schädigung des N. phrenicus** führt zur Lähmung der Muskulatur auf der betroffenen Seite mit Zwerchfellhochstand (Relaxatio diaphragmatica).

Zwerchfellfunktion, Atemmechanik und Atemhilfsmuskeln

Die Atmung und die Atemmuskulatur werden auch im ➤ Kap. 6.5.4 beschrieben.

Ausgehend von der Atemruhelage bewirkt die Kontraktion der **Mm. intercostales externi,** der **Mm. intercartilaginei, Mm. scaleni** und des **Zwerchfells** die **Inspiration:** Die Rippen heben sich, das Zwerchfell flacht ab und das Thoraxvolumen nimmt zu. Die Kräfte, die von außen auf den Thorax wirken, aber auch die elastischen Rückstellkräfte des Brustkorbs und der Lunge werden damit überwunden. Je weiter die Rippen gehoben werden, desto größer wird der Widerstand und desto mehr Kraft ist erforderlich. Dabei wird der Thorax im oberen Abschnitt mehr im Längsdurchmesser erweitert **(sternokostaler Atmungstyp)** und im unteren Abschnitt mehr im Querdurchmesser gedehnt (Flankenatmung). Die Vergrößerung im kaudalen Abschnitt führt zur Dehnung des Zwerchfells, wodurch eine mechanisch günstige Ausgangsposition für die Zwerchfellkontraktion erreicht wird **(kostodiaphragmaler Atmungstyp).** Das Zusammenspiel von Erweiterung der unteren Thoraxapertur und kontraktionsbedingter Abflachung des Zwerchfells erweitert auf beiden Seiten den **Recessus costodiaphragmaticus.** Unter physiologischen Bedingungen werden normalerweise beide Atmungstypen kombiniert. Unter Ruhebedingungen erfolgt die Inspiration maßgeblich durch die Kontraktion der Mm. scaleni, welche die I. und II. Rippe leicht anheben. Durch den Tonus der Interkostalmuskeln werden auch die übrigen Rippen leicht angehoben, sodass der Brustkorb bei Zwerchfellkontraktion hauptsächlich von unten vergrößert wird. Nur bei verstärkter Inspiration werden die Mm. intercostales externi und intercartilaginei aktiviert. Zusätzlich zu den genannten inspiratorisch wirkenden Muskeln können bei forcierter Inspiration infolge körperlicher Belastungen oder im Rahmen von Erkrankungen (z. B. Asthma bronchiale) weitere Muskeln **(Atemhilfsmuskeln)** beansprucht werden. Dabei kann das auf dem Thorax lastende Gewicht des Schultergürtels durch die **Mm. rhomboidei, levatores scapulae** und **trapezii** verringert werden. Da die Gewichtskraft des Schultergürtels auf den Brustkorb exspiratorisch wirkt, muss durch das Anheben des Schultergürtels weniger Kraft bei der Inspiration aufgewendet werden. Durch das Aufstützen der Arme auf den Oberschenkeln, wie man es bei Sportlern nach einem Wettkampf häufig beobachten kann, sind die **Mm. pectorales majores, minores** und **serrati anteriores** ebenfalls in der Lage, die Rippen zu heben und den Brustkorb zu erweitern. Auch sie wirken damit (durch Umkehren von Punctum fixum und Punctum mobile durch Aufstützen der Arme) inspiratorisch.

Bei der **Exspiration** bewirken die **elastischen Rückstellkräfte** der Lunge und des Thorax sowie die Schwerkraft, dass der Brustkorb in seine Ausgangslage zurückfedert, sobald die inspiratorischen Muskeln erschlaffen. Erst wenn über die Atemruhelage hinweg weiter ausgeatmet werden soll, bewirken die Kontraktion der **Mm. intercostales interni** und des **M. transversus thoracis** eine weitere Senkung der Rippen. Eine entscheidende Rolle für die forcierte Exspiration spielen außerdem die **Bauchmuskeln** (➤ Kap. 3.1.4). Ihre Kontraktion senkt den Thorax weiter, verengt die untere Thoraxapertur und erhöht den intraabdominellen Druck, wodurch die Bauchorgane und das Zwerchfell auf Kosten des intrathorakalen Volumens nach oben geschoben werden. Damit sind die Bauchmuskeln die wichtigsten Hilfsmuskeln für die Exspiration. Bei aufgestützten Armen unterstützt darüber hinaus der **M. latissimus dorsi** durch Senkung der Rippen die Exspiration.

3.1.4 Bauchwand

Klinischer Fall

Indirekte Leistenhernie

Anamnese

Ein 84-jähriger Rentner in schlechtem Allgemeinzustand stellt sich bei einem niedergelassenen Allgemeinmediziner vor, um eine zweite Meinung einzuholen. Der Patient gibt einen ausgeprägten Gewichtsverlust (ca. 8 kg) und deutlichen Leistungsabfall innerhalb eines Jahres an. Außerdem berichtet er von krampfartigen Bauchschmerzen nach jeder Nahrungsaufnahme, die dafür verantwortlich seien, dass er kaum noch etwas esse. Gerade heute fühle er sich besonders unwohl und habe noch gar nichts gegessen. Er leide auch an teilweise heftigen Durchfällen. Sein Hausarzt behandle ihn seit Beginn der Beschwerden mit der Verdachtsdiagnose „Sodbrennen". Die verordneten Tabletten zur Senkung der Säureproduktion des Magens hätten ihm aber nicht geholfen. Eine Magenspiegelung vor 3 Monaten habe keinen pathologischen Befund gezeigt. An Vorerkrankungen gibt der Patient 2 Operationen (1945 Granatsplitterverletzung; 1991 Leistenbruch links) und einen gut eingestellten Bluthochdruck (aktuelle Messung RR 125/80) an. Bis vor wenigen Monaten habe er selbstständig ein großes Grundstück bewirtschaftet und kümmere sich um seine Ehefrau, die kürzlich eine „neue Hüfte" bekommen habe.

Erstuntersuchung

Bei der körperlichen Untersuchung fallen eine trockene Zunge und stehende Hautfalten als Zeichen einer starken Exsikkose auf. Blutdruck, Herzfrequenz und Auskultationsbefund sind unauffällig. Die Pulse sind allseits gut tastbar und die orientierende neurologische Untersuchung ist ohne pathologischen Befund. Als der Arzt den Patient bittet, sich für eine rektale Untersuchung frei zu machen, fragt der alte Herr, ob dies wirklich sein müsse. Sein alter Hausarzt habe ihm das auch immer erspart. Der Arzt erklärt ihm, dass viele Geschwüre bei Darmkrebs durchaus im Frühstadium mit dem Finger tastbar seien oder durch Blut am Handschuh auffielen. Außerdem sollte man in seinem Alter die Prostata regelmäßig kontrollieren. Widerwillig stimmt der Patient daraufhin der palpatorischen Untersuchung zu. Die Untersuchung bleibt jedoch bis auf eine altersentsprechend vergrößerte Prostata ohne pathologischen Befund. Bei der Inspektion der Leistenregion des Patienten fällt dem Arzt dann aber eine deutlich sichtbare Vorwölbung auf der rechten Seite auf. Die genauere Untersuchung erhärtet den Verdacht, dass es sich hierbei um einen Leistenbruch handelt. Der Bruchsack lässt sich manuell nicht in die Bauchhöhle zurückverlagern. Auskultatorisch lassen sich Darmgeräusche im Scrotum des Patienten wahrnehmen, was darauf schließen lässt, dass es sich hierbei um Darmanteile handelt. Der Arzt erklärt dem Patienten, dass sich Darmanteile in seiner Bauchwand eingeklemmt hätten. Dies behindere an dieser Stelle den Transport des Nahrungsbreis und könne seine Symptome erklären. Im schlimmsten Fall könne dies durch Abklemmung der Blutzufuhr des Darms zu einem Darminfarkt an dieser Stelle führen. Aufgrund des alarmierenden Befundes weist der Arzt den Patienten sofort in das örtliche Kreiskrankenhaus ein.

Weitere Diagnostik

Bei der anschließenden Röntgenaufnahme des Abdomens fallen Flüssigkeitsspiegel im Dünndarm auf, was für einen partiellen oder vollständigen Verschluss der Darmpassage (Subileus oder Ileus) aufgrund des Leistenbruchs spricht.

Therapie und Verlauf

Drei Stunden später führt der leitende Oberarzt der Chirurgie eine Notoperation durch, bei der er eine indirekte Leistenhernie bestätigen kann. Er kann den betroffenen Dünndarmabschnitt zurückverlagern, ohne ihn dabei resezieren zu müssen.

Bei der Morgenvisite am Folgetag bedankt sich der Patient für die schnelle Hilfe und fragt, wann er endlich wieder nach Hause könne, um seine Frau zu unterstützen.

Krankheitsbild
Der Leistenkanal ist die häufigste Lokalisation (ca. 80 %) von Bauchwandbrüchen (Hernien). Je nach Bruchpforte unterscheidet man direkte und indirekte Leistenhernien. Indirekte Leistenhernien sind die häufigsten Bauchwandbrüche im Erwachsenenalter (ca. zwei Drittel aller Leistenbrüche) und kommen besonders bei Männern vor. Dabei setzt sich der Bruchsack über den Leistenkanal durch den äußeren Leistenring in den Hodensack oder zu den großen Schamlippen fort. Direkte Leistenhernien (ca. ein Drittel aller Leistenbrüche) nehmen einen direkten Verlauf durch die Bauchwand, indem sie in der Fossa inguinalis medialis die Bauchwand durchbrechen.

Die Bauchwand umschließt die Bauchhöhle **(Peritonealhöhle, Cavitas peritonealis)** und die im **Extraperitonealraum (Spatium extraperitoneale)** liegenden Organe des Bauchraums (Cavitas abdominalis). Sie grenzt kranial an den Brustkorb, dorsal an die Wirbelsäule und kaudal an das Becken. Sie wird vorwiegend durch 4 flache Bauchmuskeln und deren Sehnenplatten (Aponeurosen) gebildet, die sich zwischen Brustkorb und Becken ausspannen. Gemeinsam bilden sie die Bauchdecke, deren seitliche Anteile auch als Flanken bezeichnet werden. Die Bauchdecke geht kontinuierlich in die Beckenwand über. Sie kann in 3 Schichten unterteilt werden:

- oberflächliche Schicht
  - Haut und Unterhaut
  - allgemeine Körperfaszie (Fascia abdominis superficialis)
- mittlere Schicht
  - vordere, seitliche und hintere Bauchmuskeln mit Aponeurosen
- tiefe Schicht
  - innere Bauchwandfaszie (Fascia abdominis interna)
  - subseröses Bindegewebe (Tela subserosa)
  - parietales Peritoneum (Peritoneum parietale)

Oberflächliche Schicht

Cutis

Die Cutis ist elastisch dehnbar und ca. 2 mm dick. Die geschlechtsspezifische Schambehaarung (Pubes) reicht beim Mann normalerweise bis zum Bauchnabel; bei der Frau endet sie oberhalb des Mons pubis. Die Kollagenfibrillen der Haut haben eine bestimmte Ausrichtung (LANGER-Spaltlinien), die bei Operationen zur Vermeidung von ausgedehnten Narben berücksichtigt werden müssen.

Klinik

Hautüberdehnungen der Bauchwand oder des Oberschenkels, z. B. bei Fettleibigkeit oder während der Schwangerschaft, können zu streifenförmigen Einrissen innerhalb der Dermis führen und sichtbare Striae distensae hervorrufen.

Subcutis

In der **Tela subcutanea** kommt es je nach Ernährungszustand zur geschlechtsspezifischen Einlagerung von Fett. Im Nabelbereich fehlt das subkutane Fettgewebe.
Die **Subcutis** ist besonders unterhalb des Bauchnabels eine Schicht aus Bindegewebe, die aus Bindegewebsmembranen besteht und in die Fettgewebe eingelagert ist. Sie wird als **Stratum membranosum** (CAMPER-Faszie) bezeichnet. Das Bindegewebe enthält in großer Menge elastische Fasern und ist mit dem äußeren Blatt der Rektusscheide (s. u.) verwachsen. Faserbündel der CAMPER-Faszie ziehen als Lig. fundiforme zur Peniswurzel **(Lig. fundiforme penis)** oder zur Clitoris **(Lig. fundiforme clitoridis).**

Oberflächliche Faszie

Die oberflächliche Faszie **(Fascia abdominis superficialis, SCARPA-Faszie)** ist fest mit dem M. obliquus externus abdominis und seiner Aponeurose verwachsen. Faserzüge der Faszie vereinigen sich mit Fasern der Aponeurose des M. obliquus externus abdominis und bilden an der Oberseite des Penis das **Lig. suspensorium penis** und an der Oberseite der Clitoris das **Lig. suspensorium clitoridis.** Sie verbinden diese mit dem Unterrand der Symphysis pubica.
Die Fascia abdominis superficialis geht kranial kontinuierlich in die oberflächliche Brustwandfaszie (Fascia pectoralis) und in die Fascia axillaris über; kaudal setzt sie sich unter dem Lig. inguinale in die Faszie des Oberschenkels (Fascia lata) und dorsal in die Rückenfaszie (Fascia thoracolumbalis) fort.

Leitungsbahnen der oberflächlichen Schicht

Arterien
Die arterielle Blutversorgung erfolgt teilweise segmental, teilweise weicht die Versorgung davon ab (➤ Abb. 3.12, ➤ Abb. 3.2):

- segmental
  - **Rr. cutanei laterales** der Aa. intercostales posteriores (VII bis XI) erreichen am Rand des M. obliquus externus abdominis die Haut
- nicht segmental
  - Äste der Aa. epigastricae superior und inferior zur Haut
  - **A. epigastrica superficialis**
  - **A. circumflexa ilium superficialis**
  - **Aa. pudendae externae superficialis und profunda**

Venen
Die Venen bilden in der Subcutis der Bauchwand ein Geflecht, das in die

- **V. thoracoepigastrica** (im oberen Abschnitt) und in die
- **V. epigastrica superficialis** (im unteren Abschnitt) drainiert.

Die V. thoracoepigastrica führt das Blut in die V. axillaris. Die V. epigastrica superficialis drainiert das Blut zum Venenstern (Hiatus saphenus). Hier münden auch die V. circumflexa ilium superficialis sowie Vv. pudendae externae ein. Die **Vv. paraumbilicales** stehen mit den Vv. thoracoepigastrica und epigastrica superficialis in Verbindung und drainieren zusätzlich durch die Bauchwand zur V. portae hepatis (➤ Kap. 7.8.3). Segmental angeordnete, die Arterien begleitende Hautvenen führen Blut zu den Vv. intercostales posteriores und Vv. epigastricae superior und inferior.

Lymphgefäße
Regionäre Lymphknoten der Cutis und Subcutis (➤ Abb. 3.19, ➤ Abb. 3.5) sind:

- oberhalb des Nabels:
  - **Nodi lymphoidei pectorales**
  - **Nodi lymphoidei intercostales**
  - **Nodi lymphoidei parasternales**
- unterhalb des Nabels:
  - **Nodi lymphoidei inguinales superficiales** (Tractus horizontalis: Nodi lymphoidei superomediales und Nodi lymphoidei superolaterales)

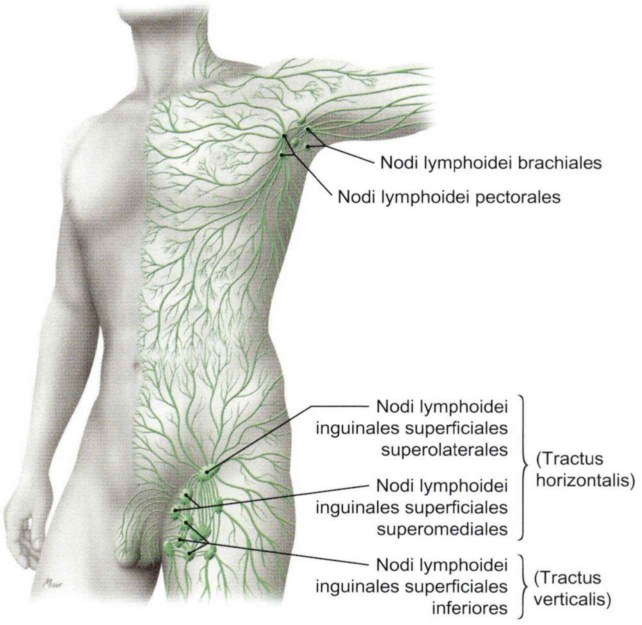

Abb. 3.19 Oberflächliche Lymphgefäße und regionäre Lymphknoten der vorderen Rumpfwand. [S700-L127]

Innervation

Die Innervation der Bauchwand erfolgt segmental (➤ Abb. 3.2). Die dazu beitragenden Hautnerven sind Äste der

- Nn. intercostales VI–XI
- N. subcostalis
- N. iliohypogastricus
- N. ilioinguinalis

Rr. cutanei anteriores mediales der Interkostalnerven erreichen neben der Linea alba die Haut; die entsprechenden **Rr. cutanei anteriores laterales** gelangen im Ursprungsgebiet des M. obliquus externus abdominis in die Subcutis.

Der **R. medialis** des **N. iliohypogastricus** gelangt etwas oberhalb des Anulus inguinalis superficialis an die Oberfläche und innerviert die Haut um den Anulus sowie den Mons pubis. Der Endast des **N. ilioinguinalis** verlässt den Canalis inguinalis, um die Haut oberhalb und medial des Anulus inguinalis superficialis und des Mons pubis zu innervieren. Seine Äste innervieren darüber hinaus als **Rr. labiales anteriores** Teile der Labia majora und als **Rr. scrotales anteriores** die Vorderseite des Scrotums.

Mittlere Schicht

Die mittlere Schicht der Bauchwand umfasst die vorderen und seitlichen Bauchmuskeln und deren Aponeurosen sowie eine Gruppe tiefer Bauchmuskeln. Entsprechend ihrer Lage werden die Muskeln unterteilt in:

- vordere (gerade) Bauchmuskeln
- seitliche (schräge) Bauchmuskeln
- hintere (tiefe) Bauchmuskeln

Die Bauchwandmuskeln **(Mm. abdominis)** bilden zusammen mit ihren Aponeurosen und den bedeckenden Faszien die eigentliche Bauchwand, die den Bereich zwischen Brustwand und Beckenring überdeckt. Innervation, Ansatz, Ursprung und Funktion der Muskeln sind in ➤ Tab. 3.2 zusammengefasst. Die Faszien, die die Muskeln außen (Fascia abdominis superficialis) und innen (Fascia transversalis) bedecken, gehören zur oberflächlichen bzw. tiefen Schicht der Bauchwand.

Entwicklung

Die Bauchmuskulatur entstammt dem ventralen Dermatomyotom, das sich in der 5. Woche in eine größere ventrale Gruppe aus Mesenchymzellen (Hypomer) und eine kleinere dorsale Gruppe (Epimer) gliedert. Das Epimer wird zur autochthonen Rückenmuskulatur. Aus dem Hypomer differenzieren sich die Mm. scaleni, die prävertebrale Halsmuskulatur, die infrahyalen Muskeln, die Mm. intercostales, die Mm. subcostales, der M. transversus thoracis sowie die 3 Muskelschichten im Adominalbereich:

- M. obliquus externus abdominis
- M. obliquus internus abdominis
- M. transversus abdominis

Außerdem gehen aus dem Hypomer hervor:

- M. rectus abdominis
- M. quadratus lumborum
- Beckenbodenmuskulatur und Schließmuskeln von Urethra und Anus

Vordere (gerade) Bauchmuskeln

M. rectus abdominis

Der paarige M. rectus abdominis hat einen geraden Faserverlauf, der um 90° mit den Fasern des M. transversus abdominis versetzt ist (➤ Abb. 3.20, ➤ Abb. 3.22). Er verläuft paramedian vom Schambein bis zum Thorax und ist in einen fibrösen Kanal (Rektusscheide, s. u.) eingebettet, der von den Aponeurosen der schrägen Bauchmuskeln gebildet wird. Der M. rectus abdominis hat 4–5 Muskelbäuche, die bei wenig subkutanem Fettgewebe und gut trainiertem Muskel als Waschbrettbauch („Sixpack") imponieren. Die Muskelbäuche entsprechen nicht den segmentalen Myotomen und werden von 3–4, selten von 5 **Intersectiones tendineae** voneinander getrennt. Die Intersektionen sind individuell auf unterschiedlichen Höhen angeordnet und variieren auch häufig zwischen beiden Seiten. Sie sind mit dem vorderen Blatt (Lamina anterior) der Rektusscheide verwachsen. Auf der Rückseite erreichen die Äste der Interkostalnerven (T7–12) und die versorgenden Blutgefäße (Aa./Vv. epigastricae superior und inferior) den Muskel. Der Muskel ist für die Rumpfbeugung von großer Bedeutung und wirkt gemeinsam mit den schrägen Bauchmuskeln bei der Bauchpresse und der forcierten Exspiration mit.

M. pyramidalis

Der M. pyramidalis ist ein kleiner dreieckiger Muskel zwischen den Aponeurosen der schrägen Bauchmuskeln oder hinter dem vorderen Blatt der Rektusscheide (➤ Abb. 3.20). Er spannt die Linea alba. Bei 10–25 % der Menschen fehlt er.

Seitliche (schräge) Bauchmuskeln

Die seitlichen Bauchmuskeln (M. obliquus externus abdominis, M. obliquus internus abdominis, M. transversus abdominis) überlagern sich gegenseitig in 3 Schichten. Die Fasern dieser Muskeln verlaufen dabei unterschiedlich. Sie überdecken zwar eine große Fläche, sind aber verhältnismäßig dünn. Im Bereich der Medioklavikularlinie gehen die Muskeln in ihre Aponeurosen über, aus denen die Rektusscheiden gebildet werden und die sich in der Mittellinie zur Linea alba verflechten (s. u.).

M. obliquus externus abdominis

Der M. obliquus externus abdominis ist der oberflächlichste und größte der seitlichen Bauchmuskeln (➤ Abb. 3.20, ➤ Tab. 3.2). Der Muskel hat eine zackenförmige, mit den Ansätzen des M. serratus anterior alternierende Ursprungslinie, die bis zur V. Rippe reicht (GERDY-Linie). Der Verlauf der Muskelfasern des M. obliquus externus abdominis setzt sich kranial auf den M. serratus anterior und kaudal auf den M. obliquus internus abdominis der Gegenseite fort und bildet so eine schräge Muskelschlinge, die beispielsweise für die Rumpfbeugung, Rumpfdrehung oder beim Werfen (M. serratus anterior in Fortsetzung auf den Schultergürtel) von Bedeutung ist. Die kaudale Grenze der Aponeurose des M. obliquus externus abdominis wird vom Leistenband (Lig. inguinale) gebildet. Die Aponeurose besitzt eine Lücke für den Ausgang des Leistenkanals (äußerer Leistenring, Anulus inguinalis superficialis) und ist am Aufbau des vorderen Blatts der Rektusscheide beteiligt.

M. obliquus internus abdominis

Der M. obliquus internus abdominis liegt zwischen M. transverus abdominis und M. obliquus externus abdominis (➤ Abb. 3.20, ➤ Abb. 3.21, ➤ Tab. 3.2). Seine Muskelfasern strahlen von der Spina iliaca anterior superior fächerförmig aus und inserieren in der Linea alba und der Unterkante des Rippenbogens. Der Faserverlauf setzt sich hier in die Mm. intercostales interni fort. Die Muskelfasern verlaufen somit oberhalb des Beckenkamms aufsteigend und senkrecht zum M. obliquus externus abdominis. Auf Höhe der Spina iliaca anterior superior ist der Muskelfaserverlauf dann horizontal und unterhalb davon absteigend. Die absteigenden Fasern überlagern den Samenstrang und bilden gleichzeitig das Dach des Leistenkanals. Kaudale Muskelfasern begleiten den Samenstrang als M. cremaster (Funiculus spermaticus, s. u.). Die Internusaponeurose spaltet sich oberhalb der Linea arcuata (➤ Abb. 3.25) in 2 Anteile: Der vordere Anteil vereinigt sich mit der Aponeurose des M. obliquus externus abdominis zum vorderen Blatt der Rektusscheide; der hintere Anteil vereinigt sich mit der Aponeurose des M. transversus abdominis zum hinteren Blatt der Rektusscheide (s. u.). Unterhalb der Linea arcuata ziehen beide Anteile zum vorderen Blatt der Rektusscheide.

M. transversus abdominis

Der M. transversus abdominis ist der tiefste der seitlichen Bauchmuskeln (➤ Abb. 3.22, ➤ Tab. 3.2). Seine Fasern verlaufen annähernd horizontal und gehen lateral vom M. rectus abdominis in einer halbmondförmigen Linie (**Linea semilunaris, SPIEGHEL-Linie**) in seine Aponeurose über. Untere, vom Leistenband entspringende Muskelfasern ziehen über den Leistenkanal (➤ Abb. 3.26). Die Aponeurose vereinigt sich oberhalb der Linea arcuata (➤ Abb. 3.30) mit dem hinteren Anteil der Aponeurose des M. obliquus internus abdominis zum hinteren Blatt der Rektusscheide. Unterhalb der Linea arcuata verstärkt die Aponeurose des M. transversus abdominis gemeinsam mit den Aponeurosen der beiden schrägen Bauchmuskeln das vordere Blatt der Rektusscheide. Einige Fasern beteiligen sich meist an der Bildung des M. cremaster. Als **Falx inguinalis** wird der zum Tuberculum pubicum strahlende Anteil der Ansatzsehne des M. transversus abdominis bezeichnet. Die Fasern verlaufen zuvor bogenförmig an der Grenze zur Rektusscheide abwärts (Transversussehnenbogen, Transversussehnenarkade, Tendo conjunctivus) und begrenzen nach lateral das Trigonum inguinale (HESSELBACH-Dreieck, s. u.).

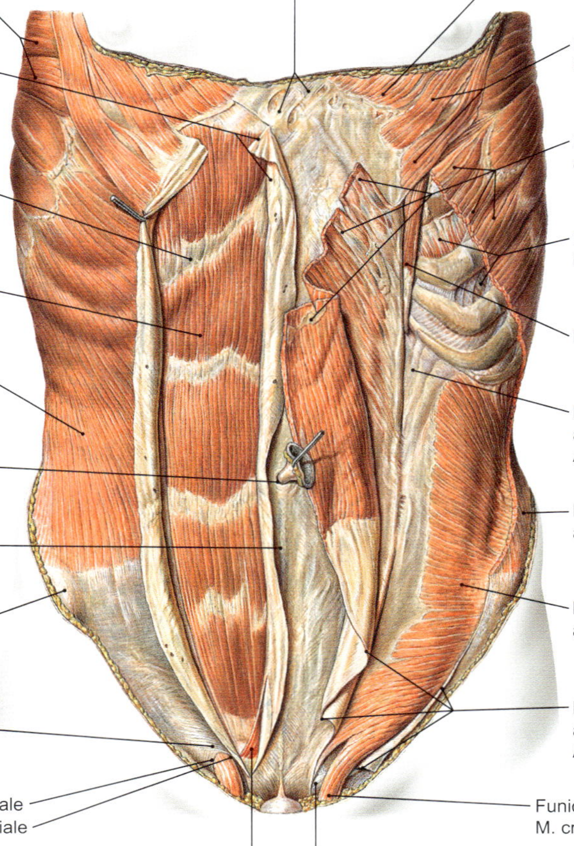

Abb. 3.20 Oberflächliche und mittlere Schicht der Bauchmuskeln, Mm. abdominis. Ansicht von ventral. [S700]

Tab. 3.2 Bauchmuskeln.

Innervation	Ursprung	Ansatz	Funktion
Vordere Muskeln der Bauchwand			
M. rectus abdominis			
Nn. intercostales, N. subcostalis, N. iliohypogastricus	• Außenfläche der V.–VII. Rippe • Proc. xiphoideus • Ligg. costoxiphoidea	• Os pubis • Symphysis pubica	Ziehen des Thorax gegen das Becken, Bauchpresse, Bauchatmung (Exspiration)
M. pyramidalis			
N. subcostalis, N. iliohypogastricus	Os pubis (ventral des M. rectus abdominis)	Linea alba	Spannen der Linea alba
Seitliche Muskeln der Bauchwand			
M. obliquus externus abdominis			
Nn. intercostales, N. subcostalis	V.–XII. Rippe (Außenfläche)	• Crista iliaca • Lig. inguinale (vollständig) • Os pubis • Linea alba	• einseitige Kontraktion: Thoraxrotation (synergistisch mit M. obliquus internus der Gegenseite), Seitwärtsneigung (synergistisch mit M. obliquus internus abdominis der gleichen Seite) • beidseitige Kontraktion: Ziehen des Thorax gegen das Becken, Bauchpresse, Bauchatmung (Exspiration)
M. obliquus internus abdominis			
Nn. intercostales, N. subcostalis, N. iliohypogastricus, N. ilioinguinalis	• Fascia thoracolumbalis • Crista iliaca • Spina iliaca anterior superior • Lig. inguinale (nur lateral)	• IX.–XII. Rippe (Unterrand) • Linea alba	• einseitige Kontraktion: Thoraxrotation (synergistisch mit M. obliquus externus der Gegenseite), Seitwärtsneigung (synergistisch mit M. obliquus externus der gleichen Seite) • beidseitige Kontraktion: Ziehen des Thorax gegen das Becken, Bauchpresse, Bauchatmung (Exspiration) • M. cremaster: Anheben der Hoden
M. transversus abdominis			
Nn. intercostales, N. subcostalis, N. iliohypogastricus, N. ilioinguinalis, N. genitofemoralis	• VII.–XII. Rippe (Innenfläche) • Fascia thoracolumbalis • Crista iliaca • Lig. inguinale (nur lateral)	• Linea alba • Os pubis	• einseitige Kontraktion: Rumpfdrehung • beidseitige Kontraktion: Bauchpresse, Bauchatmung (Exspiration) • M. cremaster: Anheben der Hoden
Hintere (tiefe) Muskeln der Bauchwand			
M. quadratus lumborum			
N. subcostalis, Rr. musculares des Plexus lumbalis	• Crista iliaca • Lig. iliolumbale	• XII. Rippe • Procc. costales der LWK	Seitwärtsneigung des Rumpfes, Senken der Rippen (Exspiration)
M. psoas major			
Rr. musculares des Plexus lumbalis	I.–IV. Lendenwirbel (Corpus und Proc. costalis)	Trochanter minor (gemeinsam mit M. iliacus)	• einseitige Kontraktion: Seitwärtsneigung des Rumpfes, Beugung der Hüfte • beidseitige Kontraktion: Aufrichten des Rumpfes
M. psoas minor (inkonstant)			
Rr. musculares des Plexus lumbalis	• XII. Brustwirbelkörper • I. Lendenwirbelkörper	• Faszie des M. iliopsoas • Arcus iliopectineus	• einseitige Kontraktion: Seitwärtsneigung des Rumpfes • beidseitige Kontraktion: Aufrichten des Rumpfes

Hintere (tiefe) Bauchmuskeln
Dorsal wird die Bauchwand von 2 Muskelpaaren gebildet, die ventral des tiefen Blattes der Fascia thoracodorsalis und des Ursprungsbereichs des M. transversus abdominis liegen:

- **M. psoas major**
- **M. quadratus lumborum**

Beide Muskeln bilden den Boden der Fossa lumbalis, einer muskulären Nische, die sich zwischen Lendenwirbelsäule, XII. Rippe und Crista iliaca erstreckt.

M. psoas major
Der M. psoas major gehört funktionell zur Hüftmuskulatur und wird dort besprochen (➤ Kap. 5.3.4). Seine Faszie bildet gemeinsam mit der Faszie des M. iliacus (Fascia iliopsoas) eine geschlossene trichterförmige Loge, die vom Zwerchfell und vom Os ilium bis zum Trochanter minor reicht. Die Psoasfaszie ist Teil der Fascia lumbalis und hat kranial Verbindung zur Faszie auf dem Zwerchfell, wo sie an der Bildung des Lig. arcuatum mediale (Psoasarkade, innerer HALLER-Bogen) beteiligt ist.

M. quadratus lumborum
Der M. quadratus lumborum liegt direkt neben der Wirbelsäule auf dem tiefen Blatt (Lamina profunda) der Fascia thoracolumbalis (➤ Abb. 3.23, ➤ Tab. 3.2). Er besteht aus einem vorderen und einem hinteren Anteil. Der vordere Anteil wird von der Fascia musculi quadrati lumborum bedeckt, die eine Fortsetzung der Fascia transversalis (s. u.) darstellt. Medial geht sie in die Faszie des M. psoas major über. Kranial ist die Quadratusfaszie zu einem Sehnenbogen verstärkt, der sich vom Proc. costalis des I. Lendenwirbels zur Spitze der XII. Rippe erstreckt und das Lig. arcuatum laterale (Quadratusarkade, äußerer HALLER-Bogen) bildet. Eine Kontraktion des Muskels senkt die XII. Rippe. Außerdem stabilisiert der Muskel die XII. Rippe bei der Kontraktion des Zwerchfells und hat damit auch für die Inspiration Bedeutung. Der Muskel weist eine große Anzahl an Muskelspindeln auf. Dies deutet auf eine fein regulierte Muskelspannung durch spinale Eigenreflexe hin, wie man es oft in der Stützmotorik findet.

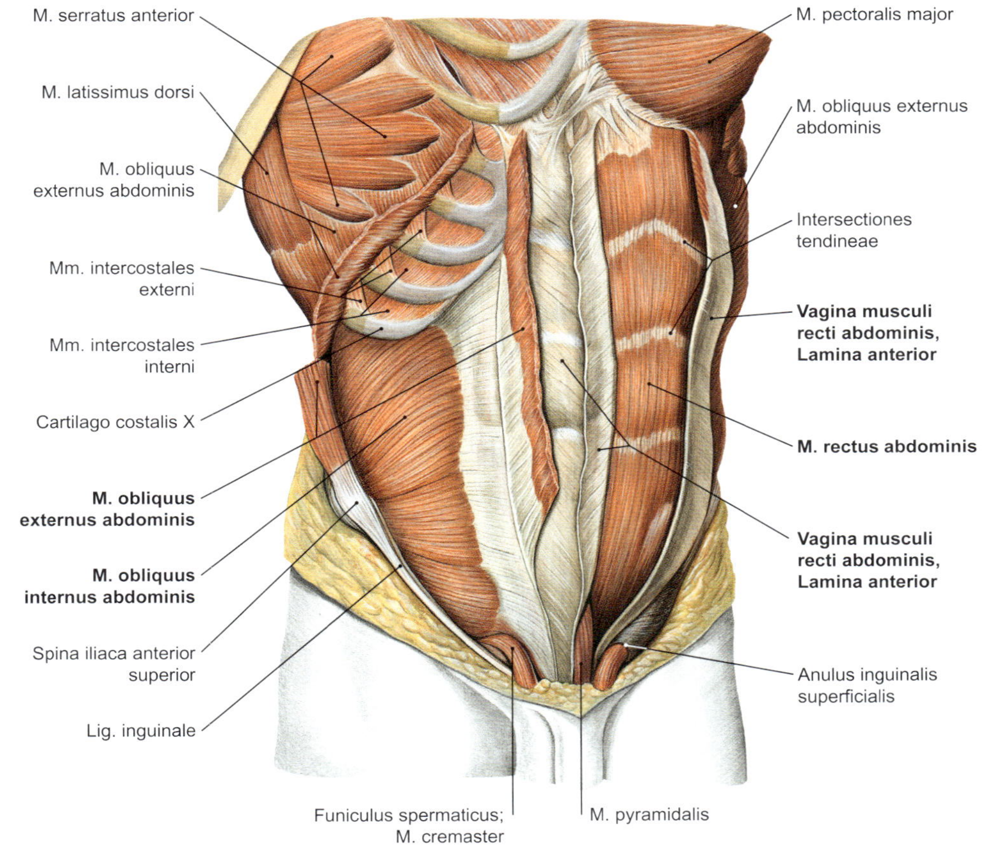

Abb. 3.21 Mittlere Schicht der Bauchmuskeln, Mm. abdominis. Ansicht von ventral. [S700]

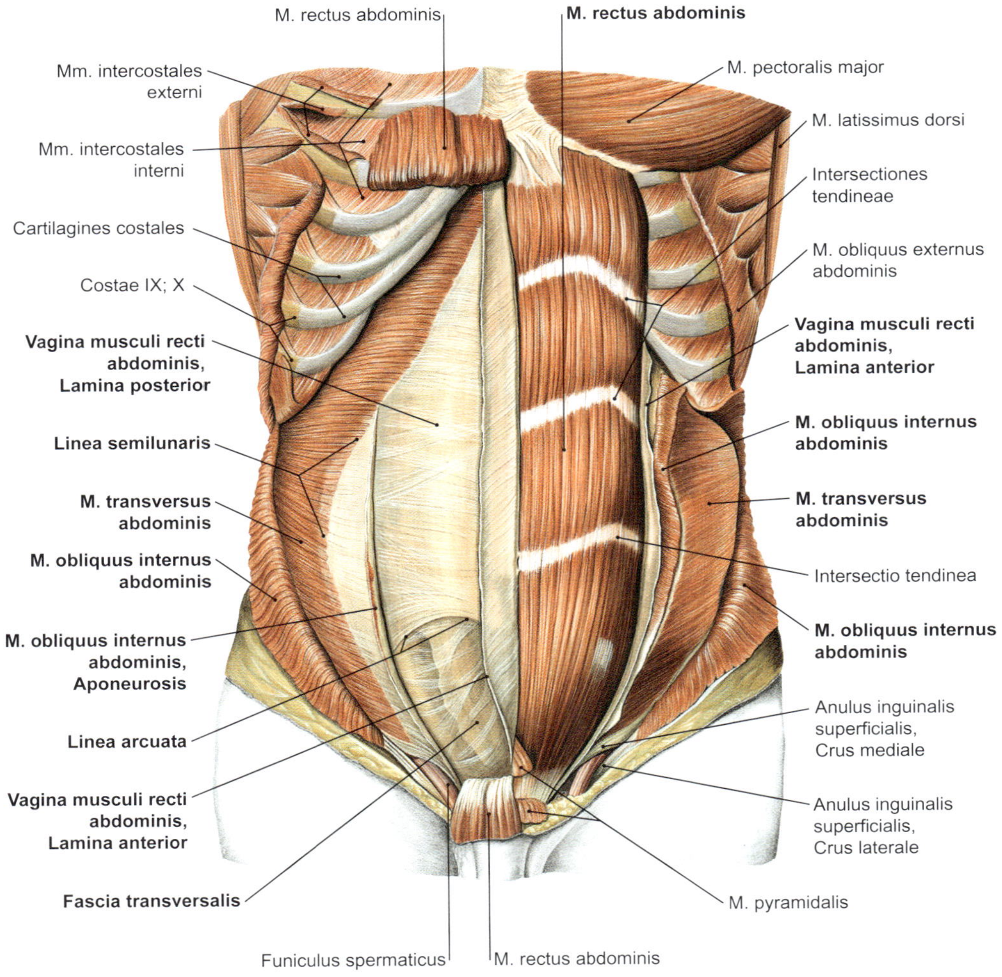

Abb. 3.22 Tiefe Schicht der Bauchmuskeln, Mm. abdominis. Ansicht von ventral. [S700]

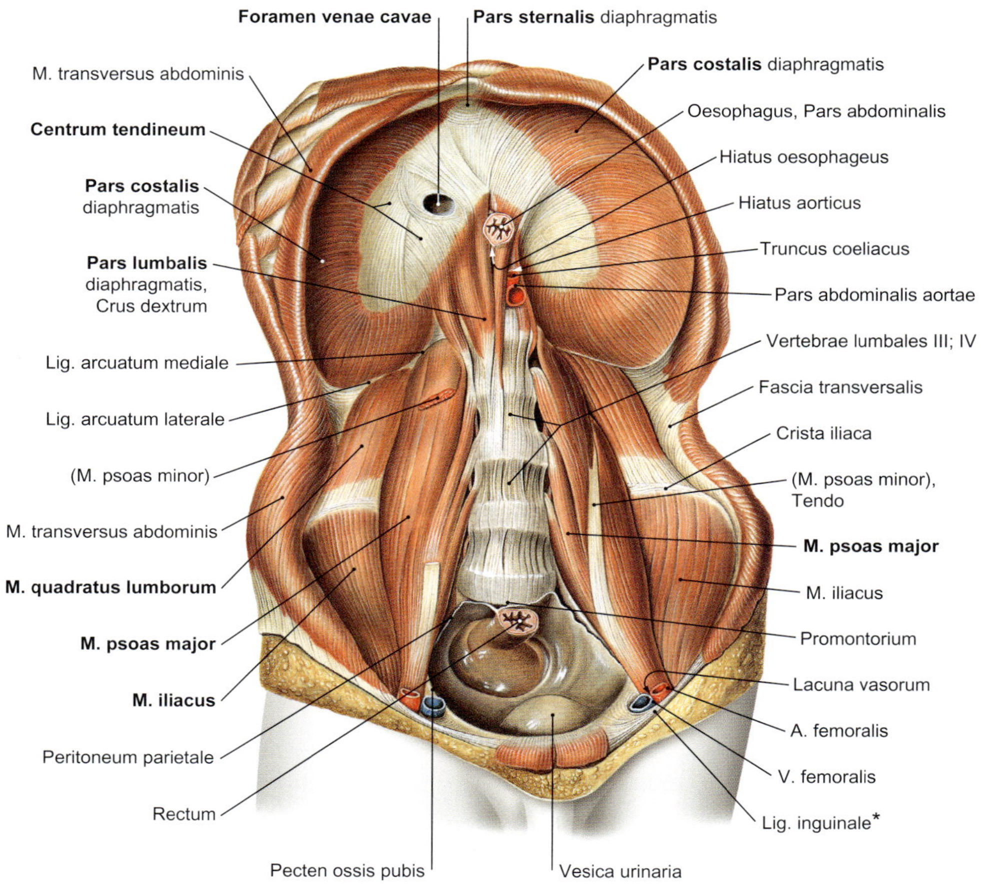

Abb. 3.23 Zwerchfell (Diaphragma) und Bauchmuskeln (Mm. abdominis). Ansicht von ventral; * FALLOPIO-Band oder POUPART-Band. [S700]

Funktionen der Bauchmuskulatur

Funktionell bilden die seitlichen Bauchmuskeln durch ihren entgegengesetzten Faserverlauf über die Mittellinie hinweg gürtelförmige Muskelschlingen in 4 Ebenen um die Bauchhöhle und verspannen sie damit. Die Muskelschlingen sind bei selektiver Kontraktion verschiedener Muskelanteile bei der *Seitwärtsneigung* oder dem *Vorbeugen des Rumpfes* (Ventralflexion) von funktioneller Bedeutung. Außerdem spielen sie bei der *Rumpfdrehung* (Torsion) und somit beim Werfen eine wichtige Rolle. Gleichzeitige Kontraktion aller Bauchmuskeln führt zur intraabdominellen Drucksteigerung *(Bauchpresse)*, die je nachdem, ob die Stimmritze geöffnet oder geschlossen ist, unterschiedliche Funktionen hat:

- Bei **geschlossener Stimmritze** unterstützt die Bauchpresse die Miktion und/oder Defäkation (Patienten nach operativer Entfernung des Kehlkopfes können die Luft in den Lungen nicht mehr durch willkürlichen Schluss der Stimmritze halten und müssen bei der Bauchpresse den künstlich hergestellten Ausgang ihrer Luftröhre am Hals [Tracheostoma] manuell verschließen). Auch bei der Entbindung und zur Unterstützung der Wehentätigkeit während der Austreibungsphase ist die Bauchpresse essenziell.
- Bei **offener Stimmritze** kann die Bauchpresse helfen, inspirierte Luft auszutreiben und dadurch die Lautstärke eines Tons zu erhöhen. Außerdem führt die gleichzeitige Kontraktion aller Bauchmuskeln bei geöffneter Stimmritze dazu, dass sich das Zwerchfell in den Thorax vorwölbt, die Lungen komprimiert und damit die Ausatmung beschleunigt (forcierte Exspiration).

Leitungsbahnen der mittleren Schicht

Arterien

- Die Arterien weisen eine segmentale Anordnung auf und verlaufen entlang der seitlichen Rumpfwand nach ventral. Die **Aa. intercostales VI–XI** verlassen den entsprechenden ICR am Rippenbogen und gelangen zwischen den Mm. obliquus internus abdominis und transversus abdominis nach vorne unten zur Rektusscheide (➤ Abb. 3.2). Sie geben auf ihrem Weg Äste zum M. obliquus externus abdominis ab. Die Endäste gelangen durch die Aponeurosen der Bauchmuskeln seitlich in die Rektusscheide und versorgen den M. rectus abdominis. Hier anastomosieren sie mit den Aa. epigastricae superiores und inferiores.
- Die **A. epigastrica superior** ist die Fortsetzung der A. thoracica interna. Sie anastomosiert meistens innerhalb der Rektusscheide auf der Rückseite oder seitlich vom M. rectus abdominis mit der A. epigastrica inferior.
- Die **A. epigastrica inferior** geht kurz vor Eintritt in die Lacuna vasorum aus der A. iliaca externa ab und verläuft auf dem Lig. interfoveolare (s. u.) in kranialer Richtung zur Rektusscheide. Auf der Hinterfläche der Bauchwand wirft sie gemeinsam mit ihrer Begleitvene die Plica umbilicalis lateralis (epigastrica) auf. Nach Eintritt in die Rektusscheide verläuft sie auf der Rückseite des M. rectus abdominis weiter nach kranial und anastomosiert etwa in Höhe der Mitte der Rektusscheide mit der A. epigastrica superior. In ihrem Verlauf entspringen aus der A. epigastrica inferior:
  - **A. cremasterica** (beim Mann): Sie versorgt den M. cremaster.
  - **A. ligamenti teretis uteri** (bei der Frau): Sie versorgt das Lig. teres uteri.
  - **R. pubicus:** Er zieht zum Schambein.
  - **R. obturatorius:** Er bildet normalerweise mit dem R. pubicus der A. obturatoria eine Anastomose.

- Ein weiterer Ast zur Blutversorgung der Bauchwandmuskulatur im unteren Abschnitt (➤ Abb. 3.41) ist die **A. circumflexa ilium profunda.** Sie zieht mit einem **R. ascendens** zwischen den M. obliquus internus und den M. transversus abdominis und anastomosiert hier mit den Aa. lumbales, der A. iliolumbalis und der A. epigastrica inferior.

Klinik

Als **Corona mortis** (lat. Kranz des Todes) bezeichnet man einen ektopen Ursprung der A. obturatoria aus der A. epigastrica inferior. In diesem Fall ersetzt ein kräftiger R. obturatorius der A. epigastrica inferior die nicht ausgebildete A. obturatoria. Diese häufige Gefäßvariation (bis zu 30 %) führte früher bei operativen Eingriffen im Leistenbereich (vorwiegend bei Schenkelhernien) oft zu lebensgefährlichen Blutungen.

Venen

Die erwähnten Arterien werden von entsprechend verlaufenden segmental angeordneten Venen **(Vv. intercostales VI–XI, Vv. epigastrica superior, Vv. epigastrica inferior)** begleitet (➤ Abb. 3.2, ➤ Abb. 3.14). Die Vv. epigastricae superiores drainieren in die Vv. thoracicae internae; die Vv. epigastricae inferiores gehen in die V. iliaca externa über.

Lymphgefäße

Die Lymphe der mittleren und tiefen Schicht der seitlichen Bauchwand wird drainiert zu
- **Nodi lymphoidei iliaci communes**
- **Nodi lymphoidei lumbales**

Die Lymphe der Bauchwand fließt in Lymphgefäßen, die die Vasa epigastrica begleiten und die drainiert werden zu
- **Nodi lymphoidei epigastrici inferiores**
- **Nodi lymphoidei parasternales**

Innervation

Die Innervation der mittleren Schicht der Bauchwand erfolgt über (➤ Abb. 3.24):
- **Nn. intercostales V–XI:** Sie verlaufen gemeinsam mit den Interkostalgefäßen zwischen M. obliquus internus abdominis und M. transversus abdominis. Ihre Äste innervieren die seitlichen Bauchmuskeln sowie nach Penetration der Rektusscheide den M. rectus abdominis.
- **N. subcostalis:** Er verläuft wie die Nn. intercostales V–XI und innerviert die seitlichen Bauchmuskeln und den M. rectus abdominis. Außerdem ist er an der Innervation des M. quadratus lumborum und des M. pyramidalis beteiligt.
- **N. iliohypogastricus:** Der Muskelast des N. iliohypogastricus verläuft zwischen M. obliquus internus abdominis und M. transversus abdominis, die er innerviert, nach medial und innerviert außerdem den M. rectus abdominis und den M. pyramidalis.
- **N. ilioinguinalis:** Er zieht an der oberen Innenkante des Os ilium zwischen M. obliquus internus abdominis und M. transversus abdominis unter Abgabe von Muskelästen nach medial. In Höhe der Spina iliaca anterior superior penetriert er den M. obliquus internus abdominis und verläuft, bedeckt von der Externusaponeurose, parallel zum Lig. inguinale kaudalwärts. Beim Mann schließt sich der Nerv dem Funiculus spermaticus an, bei der Frau verläuft er mit dem Lig. teres uteri. Im Bereich des Anulus inguinalis superficialis verlässt er den Leistenkanal und verzweigt sich in seine Endäste (Nn. scrotales anteriores oder Nn. labiales anteriores).

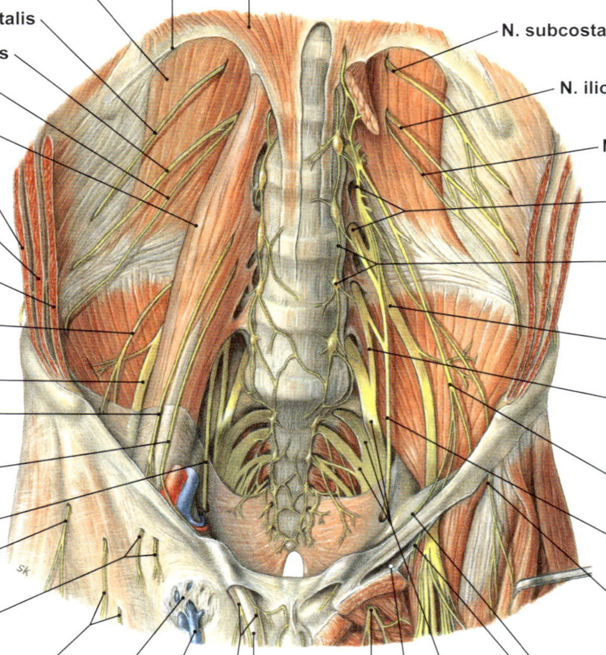

Abb. 3.24 Nervenäste zur Innervation der Bauchwandmuskeln. Ansicht von ventral. [S700-L238]

- **N. genitofemoralis:** Sein R. genitalis erreicht über die Fossa inguinalis lateralis den Leistenkanal. Kurz vor seinem Eintritt gibt er Muskeläste zum M. transversus abdominis ab und innerviert im Leistenkanal den M. cremaster (s. u.).

MERKE

Zügiges Bestreichen der Bauchhaut des entspannt auf dem Rücken liegenden Patienten mit einem spitzen Gegenstand (Spitze des Reflexhammers, Stäbchen oder Fingernagelrückseite) von lateral nach medial löst den **Bauchhautreflex** der gleichseitigen Bauchmuskeln aus. Er gehört zu den physiologischen Fremdreflexen. Man prüft auf beiden Seiten jeweils unterhalb des Rippenbogens, in Höhe des Nabels und oberhalb der Leiste. Ein Fehlen kann wichtige klinische Hinweise liefern (z. B. auf eine Pyramidenbahnläsion).

Klinik

Die Nn. ilioinguinalis und iliohypogastricus aus dem Plexus lumbalis durchbrechen den M. transversus abdominis dorsal der Niere und verlaufen dann zwischen M. transversus abdominis und M. obliquus internus abdominis nach ventral. **Schädigung der Nerven** bei dorsalen Operationszugängen zum Retroperitonealraum (z. B. Niere, Nebenniere) können zu postoperativen Schmerzen in der Leistengegend oder zu einer Bauchwandschwäche auf der betroffenen Seite führen.
Zur Schmerzbehandlung oder im Rahmen von Leistenhernienoperationen kann der N. ilioinguinalis medial von der Spina iliaca anterior superior mittels Infiltrationsanästhesie blockiert werden. Aufgrund seiner engen Nachbarschaft wird der N. iliohypogastricus dabei häufig mit blockiert.

Tab. 3.3 Aufbau der Rektusscheide.

Oberhalb Linea/Zona arcuata	Unterhalb Linea/Zona arcuata
Lamina anterior	
Aponeurose des M. obliquus externus abdominis	Aponeurose des M. obliquus externus abdominis
vorderes Blatt der Aponeurose des M. obliquus internus abdominis	vorderes Blatt der Aponeurose des M. obliquus internus abdominis
	hinteres Blatt der Aponeurose des M. obliquus internus abdominis
	Aponeurose des M. transversus abdominis
Lamina posterior	
hinteres Blatt der Aponeurose des M. obliquus internus abdominis	
Aponeurose des M. transversus abdominis	
Fascia transversalis	Fascia transversalis
Peritoneum parietale	Peritoneum parietale

Rektusscheide

Die paarige **Rektusscheide (Vagina musculi recti abdominis)** ist ein bindegewebiger Führungsschlauch, in dem der M. rectus abdominis und der M. pyramidalis liegen. Sie wird von den seitlichen Bauchmuskeln und von den Bauchwandfaszien gebildet (➤ Abb. 3.20, ➤ Abb. 3.21, ➤ Abb. 3.22). Der Schlauch besteht aus einem **vorderen (Lamina anterior)** und einem **hinteren Blatt (Lamina posterior).** Etwas unterhalb des Nabels (**Linea arcuata,** Linea semicircularis, DOUGLAS-Linie, manchmal ist es auch keine klare Linie, sondern eine Übergangszone, Zona arcuata) ändert sich der Aufbau (➤ Abb. 3.22). Oberhalb der Linea arcuata wird die Lamina anterior der Rektusscheide von der Aponeurose des M. obliquus externus abdominis sowie dem vorderen Blatt der Aponeurose des M. obliquus internus abdominis gebildet; unterhalb der Linea/Zona arcuata beteiligen sich auch das hintere Blatt der Internusaponeurose und die Transversusaponeurose am Aufbau der Lamina anterior der Rektusscheide (➤ Tab. 3.3, ➤ Abb. 3.25). Die Lamina posterior besteht oberhalb der Linea/Zona arcuata aus dem hinteren Blatt der Aponeu-

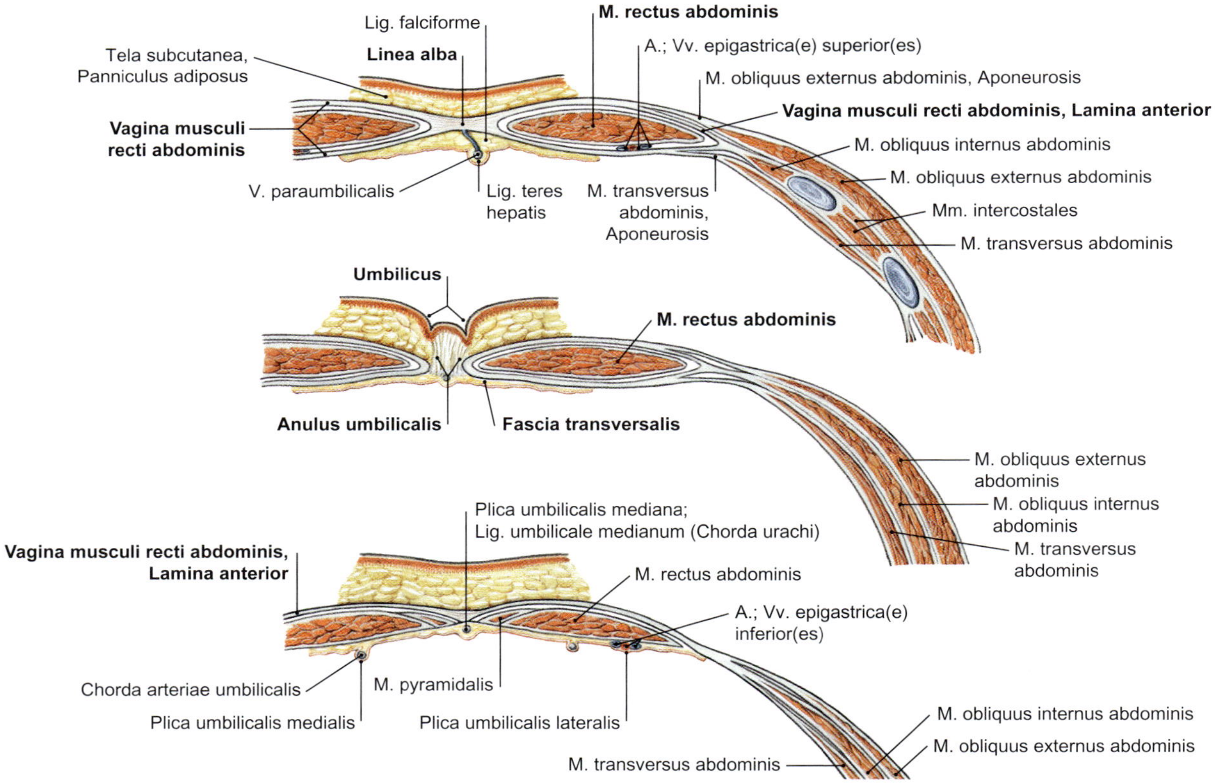

Abb. 3.25 Aufbau der Rektusscheide, Vagina musculi recti abdominis. Horizontalschnitt; Ansicht von kaudal. [S700-L301]

rose des M. obliquus internus abdominis, M. transversus abdominis, Fascia transversalis und Peritoneum parietale; unterhalb der Linea/ Zona arcuata beteiligen sich nur noch Fascia transversalis und Peritoneum parietale (➤ Tab. 3.3, ➤ Abb. 3.25). Der mediale Rand der Rektusscheide wird von der **Linea alba** gebildet (s. u.); der laterale Rand, der die Übergangszone der seitlichen Bauchmuskeln in ihre Aponeurosen darstellt, ist die **Linea semilunaris** (➤ Abb. 3.22). Die Transversusfaszie wird zwischen Linea arcuata und lateralem Rand der Rektusscheide klinisch als SPIEGHEL-Faszie bezeichnet.

Klinik

Im Bereich der Rumpfwand kommt es häufig zur Ausbildung von **Hernien.** Sie sind charakterisiert durch:

- einen **Bruchsack** (Ausstülpung des Peritoneum parietale)
- eine **Bruchpforte** oder Bruchkanal (präformierte oder erworbene Lücke in der Bauchwand)
- einen **Bruchinhalt** (z. B. Darmanteile, innere Organe)

Der Bruchsack stülpt sich dabei durch die Bruchpforte oder den Bruchkanal nach außen vor und kann Bruchinhalt enthalten. Etwa 10 % aller Hernien sind Narbenbrüche nach operativen Eingriffen an oder über die Bauchwand. Die Operationsschnitte sind oft recht groß, um einen guten Zugang und eine optimale Sicht in die Bauchhöhle zu haben und um ihren Inhalt darstellen zu können. Der häufigste Schnitt ist der zentrale kraniokaudale Schnitt vom Proc. xiphoideus bis zur Symphysis pubica im Bereich der Linea alba. Er ermöglicht den großflächigen Zugang zum gesamten Bauchhöhleninhalt mit explorativer Laparotomie. Allerdings ist die Laparotomie zugunsten der wesentlich weniger invasiven Laparoskopie in den Hintergrund getreten. Bei der **Laparoskopie** wird die Bauchwand nur an wenigen Stellen eingeschnitten, um mittels Optiken, die durch die kleinen Bauchwandschnitte eingeführt werden, den Bauchinhalt zu inspizieren. Über die eingeführten Instrumente ist es mittlerweile möglich, z. B. die Gallenblase (Cholezystektomie) oder die Appendix zu entfernen. Der Patient kann so auch viel früher wieder entlassen werden, und die Komplikationsrate (z. B. eine postoperative Narbenhernie zu entwickeln) ist wesentlich niedriger.
An der Grenze zwischen lateralem Rand der Linea arcuata und Linea semilunaris kann es zur seltenen **SPIEGHEL-Hernie** kommen.

Linea alba

Die Verflechtung des straffen Bindegewebes aller Aponeurosen der flachen Bauchmuskeln beider Seiten in der Medianebene bildet die **Linea alba.** Sie ist 1–3 cm breit und verläuft vom Proc. xiphoideus bis zur Symphysis pubica, wo sie über das dreieckige Adminiculum lineae albae (Lig. triangulare) am Lig. pubicum superius inseriert. Nur um den Nabel herum, wo sie von der Nabelöffnung unterbrochen ist, ist sie etwas breiter. Unterhalb des Nabels ist sie deutlich schmaler.

Klinik

Unter einer **Rektusdiastase** versteht man das Auseinanderweichen der beiden Mm. recti abdominis um mehr als 2 Zentimeter im Bereich der Linea alba. Sie kann angeboren oder erworben sein und tritt häufiger bei Frauen und oberhalb der Linea arcuata als darunter auf:

- Ursachen für erworbene Rektusdiastasen sind Schwangerschaft und Geburt (insbesondere mehrere Geburten, starkes Pressen), Übergewicht sowie chronische Obstipation. Mit zunehmender Vergrößerung der Rektusdiastase wird die Bauchmuskulatur zunehmend insuffizient, zudem prädisponiert sie zu Bauchwandbrüchen (Bauchwandhernien, s. u.).
- Von einer solchen pathologischen Rektusdiastase, die sich nicht zurückbildet, ist die physiologische Rektusdiastase bei einer normalen Schwangerschaft (ab dem 5. Schwangerschaftsmonat) abzugrenzen, die bei nahezu jeder Schwangeren auftritt und sich nach der Geburt wieder zurückbildet. Ein Training der schrägen Bauchmuskeln im Rahmen der Rückbildungsgymnastik kann hierbei unterstützend wirken.

Entlang der Linea alba kann die Bauchwand bei Bauchhöhlenoperationen, ohne große Blutungen zu verursachen, eröffnet werden **(mediane Laparotomie).**

Nabel

Aufbau der Bauchwand

Um den **Nabel (Umbilicus)** herum weist die Bauchwand beim Erwachsenen einen besonderen Aufbau auf: Die äußere Haut ist über die **Nabelpapille (Papilla umbilicalis,** eine Öffnung in der Linea alba) mit der Fascia umbilicalis (einer Verdichtung der Fascia transversalis) direkt mit dem Peritoneum parietale verwachsen. Da das subkutane Fettgewebe an dieser Stelle fehlt, entsteht die **Nabelgrube.** Die Nabelgrube ist von ringförmig verlaufenden Bindegewebsfasern der Linea alba umgeben, die den gut tastbaren **Nabelring (Anulus umbilicalis)** bilden.

Entwicklung

Zwischen der *3. und 4. Woche* wird das endodermale Keimblatt nach innen eingestülpt und bildet den Mitteldarm (Vorstufe des Dünndarms). Zunächst ist die Verbindung zwischen Mitteldarm und Dottersack noch groß, wird aber zunehmend zu einem schmalen Schlauch (Dottersackstiel, **Ductus VITELLINUS, Ductus omphaloentericus,** Haftstiel) verschmälert. Die Ansatzstelle des Amnions wird um den Ductus VITELLINUS herum an der ventralen Embryooberfläche auf einen schmalen ovalen Bereich reduziert (Nabelring) – und auch die Verbindung zwischen intra- und extraembryonalem Zölom ist bald nur noch eine schmale Verbindung, die den Dottersackstiel zirkulär umgibt. Der Nabel und die Nabelschnur (enthält extraembryonales Zölom = Nabelzölom, Dottergang, Anlage für Nabelgefäße und Allantois) sind entstanden. Das Amnion liefert dabei zunächst die epitheliale Deckschicht der Nabelschnur. Aufgrund seiner guten Blutversorgung über die A. mesenterica superior wächst der Mitteldarm verhältnismäßig schnell in der Bauchhöhle. Hierin befinden sich schon die heranreifende Leber und die Urnieren. Der Platz reicht nicht aus und der Mitteldarm weicht – entsprechend dem geringsten Widerstand – in das Nabelzölom (der sich entwickelnden Nabelschnur) aus. Es kommt zum **entwicklungsbedingten Nabelbruch** (der Begriff physiologischer Nabelbruch ist ungenau und sollte hierfür nicht verwendet werden). Dieser Prozess findet in der *6.–10. Woche* statt. Dabei wird der Darm nicht nur in die Nabelschnur verlagert, sondern er dreht sich auch um 90° entgegen dem Uhrzeigersinn um die A. mesenterica superior. Am Ende der 10. Woche kann der Darm wieder zurückgeholt werden, weil sich die Bauchhöhle zwischenzeitlich ausreichend vergrößert hat. Das extraembryonale Zölom und der Dottersack obliterieren vollständig. Während der Fetalperiode verlaufen die beiden kräftigen **Aa. umbilicales** und die **V. umbilicalis** durch den Nabel. Beide Arterien sind hier fest mit dem Nabelring verwachsen; die V. umbilicalis ist hingegen nur lose mit dem Nabelring verbunden. Nach der Geburt und der Durchtrennung der Nabelschnur kommt es rasch zur Obliteration und Verwachsung; die Reste der durchtrennten Umbilikalgefäße bilden gemeinsam mit dem Nabelring und der Haut einen festen Verschluss des Nabels.

> **Klinik**
>
> Wird der Darm am Ende der 10. Woche nicht komplett in die Bauchhöhle zurückverlagert, resultiert eine **Omphalozele** (angeborener Nabelschnurbruch). Dabei handelt es sich um eine Hemmungsfehlbildung mit einer Inzidenz von 1 : 5 000. Der Bauchdecke liegt außen eine von Amnion umgebene Blase auf, die Darmschlingen, Mesenterium und Äste der A. mesenterica superior enthält (selten können auch innere Organe wie Leber oder Milz enthalten sein).
> Im Gegensatz zur Omphalozele ist eine **angeborene Nabelhernie** von Haut überzogen. Die Bruchpforte ist die noch nicht ausgebildete Nabelpapille. **Erworbene Nabelhernien** entstehen beim Erwachsenen durch das Auseinanderweichen des Bindegewebes der Nabelpapille bei ausgeprägter Überdehnung der Bauchwand (Schwangerschaft, Adipositas). Bruchpforte ist hier der Nabelring.

Tiefe Schicht

Die tiefe Schicht umfasst die innere Auskleidung der Bauchwand. Hieran sind beteiligt:

- Fascia transversalis
- Peritoneum parietale

Fascia transversalis

Die Fascia transversalis ist nicht nur eine derbe Muskelfaszie auf der Innenfläche des Muskelanteils des M. transversus abdominis, sondern überdeckt alle Muskeln und Strukturen, die die Bauchwand begrenzen. Man spricht daher auch von der **Fascia abdominis interna.** Dorsal werden die Mm. quadratus lumborum und psoas major von der Fascia transversalis überdeckt. Darüber hinaus zieht sie über die Lendenwirbelsäule hinweg und beteiligt sich ventral am Aufbau der Rektusscheide. Hier ist sie oberhalb der Linea arcuata mit der Aponeurose des M. transversus abdominis verwachsen; unterhalb davon sind Transversusaponeurose und Fascia transversalis getrennt. Die Transversusaponeurose verbindet sich unterhalb der Linea arcuata mit den Aponeurosen von M. obliquus internus abdominis und M. obliquus externus abdominis und verläuft vor dem M. rectus abdominis. Die Fascia transversalis verläuft weiter nach kaudal und bildet zusammen mit dem Peritoneum parietale das hintere Blatt der Rektusscheide in diesem Bereich. Um den Nabel herum ist die Fascia transversalis zur Fascia umbilicalis verstärkt. Kranial setzt sich die Fascia transversalis in die Fascia diaphragmatica fort; kaudal ist sie am Lig. inguinale befestigt und geht hier in die Fascia iliaca über. Am inneren Leistenring (s. u.) stülpt sich die Fascia transversalis in den Leistenkanal ein und verläuft als Fascia spermatica interna den Samenstrang umhüllend zum Hoden.

Peritoneum parietale

Das Bauchfell ist eine seröse Haut, welche die reibungslose Verschiebbarkeit der Organe in der Bauchhöhle gewährleistet. Es gliedert sich in ein viszerales Blatt **(Peritoneum viscerale),** das die Bauchorgane überzieht, und ein parietales Blatt **(Peritoneum parietale),** das die vordere und seitliche Bauchhöhlenwand überzieht. Es ist von der Fascia transversalis durch eine **Tela subserosa** getrennt, die regional unterschiedlich stark ausgeprägt ist. Oberhalb des Nabels (besonders Linea alba) und um den Nabel ist die Tela subserosa so dünn, dass Peritoneum parietale und Fascia transversalis nahezu unverschieblich verbunden sind.

Leitungsbahnen der tiefen Schicht

Gefäßversorgung, Lymphabfluss und Innervation entsprechen der mittleren Schicht der Bauchwand.

Leistenregion

Die Leiste (Leistenregion, Regio inguinalis) umfasst das Übergangsgebiet zwischen Bauchwand und Oberschenkel. Dazu gehört nicht nur das Leistenband (Lig. inguinale), sondern auch der unterhalb des Leistenbandes liegende osteofibröse Kanal, der durch eine bindegewebige Abspaltung des Leistenbandes **(Arcus iliopectineus)** in eine mediale Durchtrittsstelle für Gefäße **(Lacuna vasorum)** und eine laterale Durchtrittsstelle für Muskeln **(Lacuna musculorum)** getrennt wird.

Leistenband

Das **Leistenband (Lig. inguinale)** ist aus straffem kollagenem Bindegewebe aufgebaut und spannt sich zwischen Spina iliaca anterior superior und Tuberculum pubicum auf (➤ Abb. 3.26, auch ➤ Kap. 5.10.1, ➤ Abb. 5.71). Es bildet den Boden des Leistenkanals (s. u.). Bedeckende Haut und Leistenband sind über straffe Re-

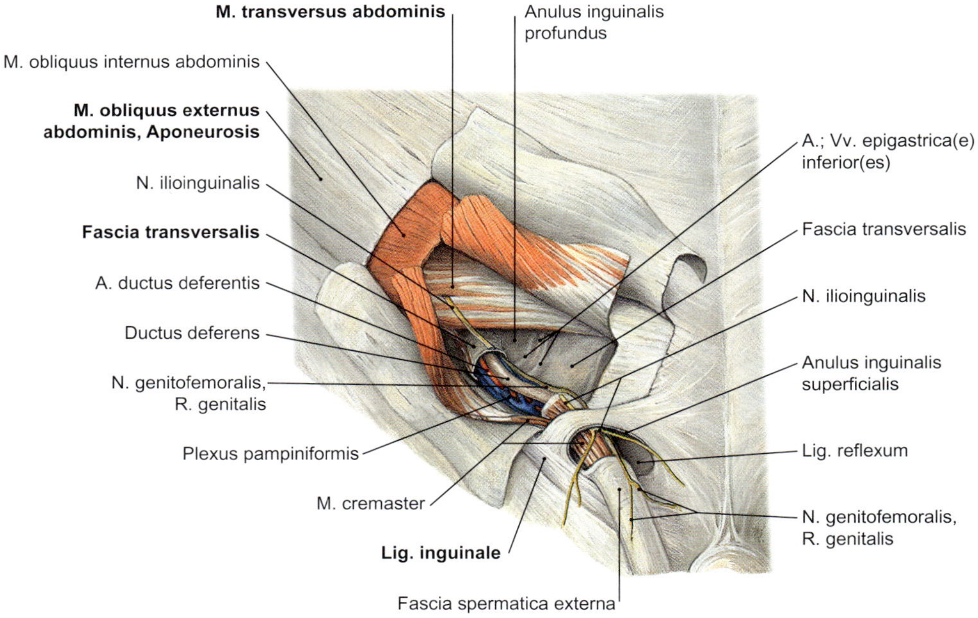

Abb. 3.26 Wände und Inhalt des Leistenkanals (Canalis inguinalis), rechts. Ansicht von ventral. [B500-L240~M282]

tinacula cutis miteinander verwachsen, subkutanes Fettgewebe fehlt weitgehend, sodass das Lig. inguinale gut tastbar ist. Das Lig. inguinale ist kein Band im eigentlichen Sinn, sondern ein Konglomerat aus verschiedenen bindegewebigen Strukturen:

- unterer Abschnitt der Aponeurose des M. obliquus externus abdominis
- unterer Abschnitt der verwachsenen Aponeurosen von M. obliquus internus abdominis und M. transversus abdominis
- Fascia transversalis (medial)
- Fascia iliopsoas (lateral)
- Fascia lata (kaudal)

Am medialen Rand des Leistenbandes zieht ein kleiner Teil der Fasern vom Unterrand des Leistenbandes bogenförmig nach unten zum Os pubis. Dieser Faseranteil, das **Lig. lacunare** (➤ Abb. 5.71), begrenzt damit medial die Lacuna vasorum. Die Fixierung des Lig. lacunare am Pecten ossis publis wird als Lig. pectineum bezeichnet. Der oben bereits erwähnte **Arcus iliopectineus** ist eine bogenförmige Bindegewebsstruktur und Teil der Fascia iliaca. Er spannt sich zwischen Lig. inguinale und Eminentia iliopubica aus und grenzt die Lacuna musculorum von der Lacuna vasorum (➤ Kap. 5.10.1, ➤ Abb. 5.71 für die durchtretenden Strukturen) ab.

Leistenkanal

Der **Leistenkanal (Canalis inguinalis)** ist ca. 4–5 cm lang und tritt in schrägem Verlauf von oben innen nach unten außen durch die Bauchwand. Beim Mann verläuft der Samenstrang durch den Leistenkanal; bei der Frau gelangt das Lig. teres uteri gemeinsam mit Lymphgefäßen vom Tubenwinkel auf beiden Seiten über den Leistenkanal zu den großen Schamlippen. Die durch den Kanal tretenden Strukturen füllen den Kanal normalerweise vollständig aus und sind mit ihm über lockeres Bindegewebe verbunden. **Ein- und Austrittsstellen** für den Leistenkanal sind:

- **Innerer Leistenring (Anulus inguinalis profundus):** Er ist als Vertiefung auf der Innenseite der Bauchwand in der Fossa inguinalis lateralis (s. u.) sichtbar. Sein medialer Rand wird vom Lig. interfoveolare (sichelförmiger Verstärkungszug der Fascia transversalis) und von einigen Muskelfasern des M. transversus abdominis (M. interfoveolaris) verstärkt. Außerdem winden sich weitere Muskelfasern des M. transversus abdominis um den inneren Leistenring, die als Transversusschlinge bezeichnet werden.
- **Äußerer Leistenring (Anulus inguinalis superficialis):** Er tritt durch die Aponeurose des M. obliquus externus abdominis. Die Aponeurose bildet an dieser Stelle 2 bindegewebige Schenkel (Crus mediale und Crus laterale), die oben über weitere Bindegewebsfasern des M. obliquus externus abdominis (Fibrae intercrurales) zusammengehalten werden. Den medialen Boden bildet das Lig. reflexum, das sich vom Lig. lacunare und dem Tuber pubicum schräg nach medial und kranial zum vorderen Blatt der Rektusscheide erstreckt.

Die **Wände des Leistenkanals** werden gebildet (➤ Abb. 3.26):

- **oben:** Unterrand des M. obliquus internus abdominis und M. transversus abdominis sowie deren verwachsene Aponeurosen; dadurch ist das Dach lateral aus Muskelfasern aufgebaut, medial aus Bindegewebe
- **unten:** Lig. inguinale und medial vom Lig. reflexum (rinnenartige Struktur durch umschlagende Fasern des Crus laterale)
- **vorne:** Aponeurose des M. obliquus externus abdominis mit Fibrae intercrurales
- **hinten:** Fascia transversalis, subseröses Bindegewebe und Peritoneum parietale, verstärkt durch das Lig. interfoveolare mit dem M. interfoveolaris; dadurch entsteht bei Betrachtung von innen ein muskelfreies Dreieck (Trigonum inguinale, HESSELBACH-Dreieck)

Entwicklung

Die Spermatogenese benötigt eine niedrigere Temperatur als die durchschnittliche Körpertemperatur von etwa 37 °C. Daher verlagert sich der Hoden im Lauf der Fetalzeit aus der Bauchhöhle heraus. Hierzu wandern die Hoden entlang dem unteren Keimdrüsenband (Gubernaculum testis) unter dem Peritoneum parietale an der seitlichen Leibeswand in das Scrotum abwärts und nehmen dabei die Bauchwandschichten zu einem Teil mit (➤ Abb. 3.27). Das Peritoneum parietale bildet im Leistenkanal eine Aussackung (Proc. vaginalis peritonei), die bis in das Scrotum hinabreicht und über dem Hoden zu liegen kommt. Bis auf einen Rest im Hodenbereich (Tunica vaginalis testis) obliteriert der Proc. vaginalis peritonei kurz nach der Geburt.

Klinik

Störungen des Hodendeszensus sind häufig (ca. 3 % aller Neugeborenen). Der Hoden kann dabei in der Bauchhöhle oder im Leistenkanal liegen geblieben sein (Hodenretention, Kryptorchismus, Hodenektopie). Folge können Fertilitätsstörungen und ein erhöhtes Risiko einer malignen Entartung sein. Der Descensus testis in den Hodensack ist ein Reifezeichen bei der Geburt.

Hüllen des Samenstrangs und des Hodensacks

Samenstrang (Funiculus spermaticus) und Hoden (Testis) liegen aufgrund des Descensus testis in einer Aussackung der Bauchwand, die sich als Tasche in den Hodensack (Scrotum) erstreckt. Samenstrang und Hodensack sind daher so aufgebaut wie die Bauchwand. Die folgenden Strukturen gehen dabei auseinander hervor (➤ Abb. 3.28):

- **Fascia spermatica externa:** Sie setzt den unteren Abschnitt der Aponeurose des M. obliquus externus abdominis auf den Funiculus spermaticus fort.

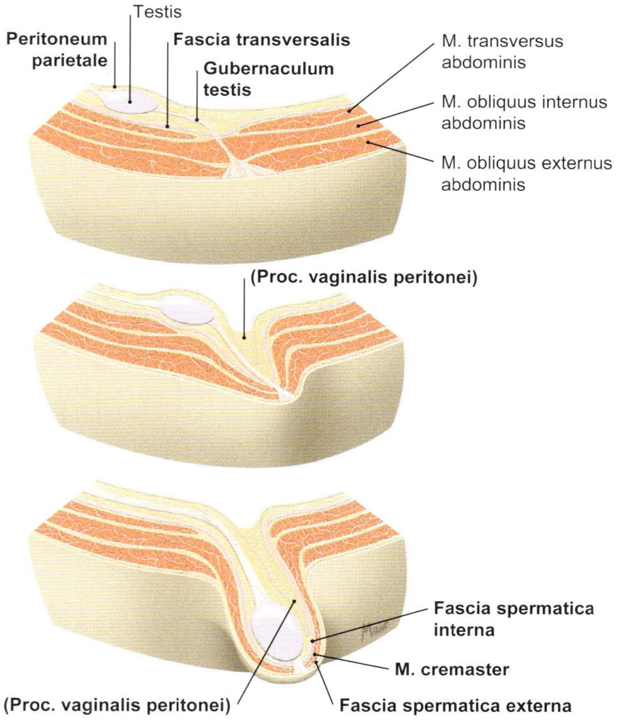

Abb. 3.27 Descensus testis von der 7. Woche (post conceptionem) bis zur Geburt. [S700-L127]

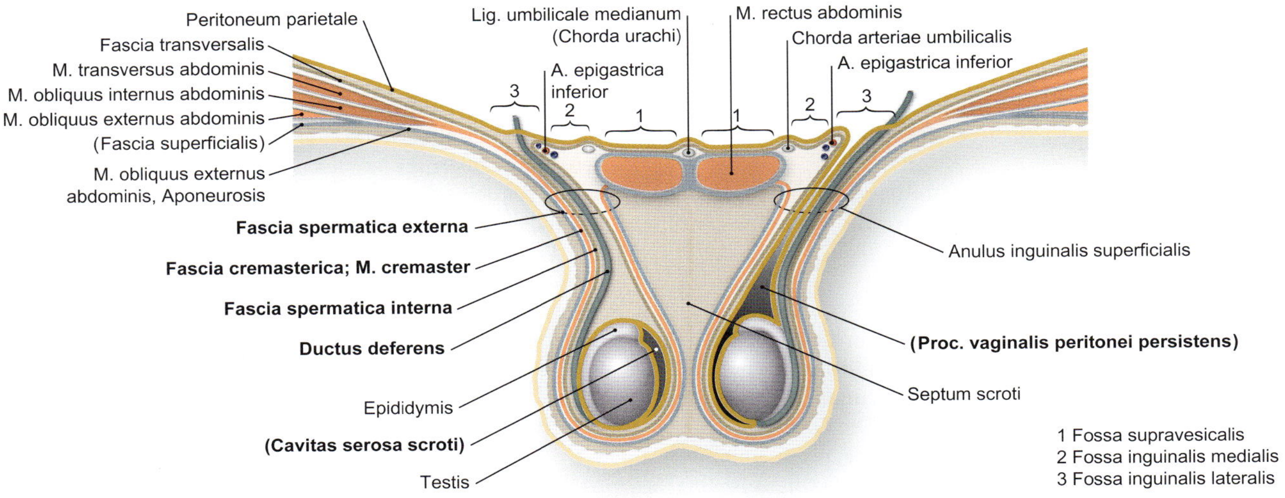

Abb. 3.28 Wandaufbau der Bauchwand und der Hüllen von Samenstrang (Funiculus spermaticus) und Hoden (Testis), schematische Darstellung. Linke Bildseite: Normalfall, rechte Bildseite: Für eine indirekte Leistenhernie prädisponierender nicht zurückgebildeter Proc. vaginalis persistens. [S700-L275]/[B500-L240]

- **Fascia cremasterica mit M. cremaster:** Der M. cremaster bildet mit seiner Faszie eine Abspaltung des unteren Abschnitts des M. obliquus internus abdominis. Häufig beteiligen sich daran auch untere Muskelfasern des M. transversus abdominis.
- **Fascia spermatica interna:** Sie setzt die Fascia transversalis fort und umhüllt den Funiculus spermaticus.
- **Vestigium processus vaginalis:** Dabei handelt es sich um den Proc. vaginalis peritonei, der bis auf einen Rest im Hodenbereich (Tunica vaginalis testis mit Lamina parietalis = Periorchium und Lamina visceralis = Epiorchium) obliteriert ist.

Der Inhalt des Funiculus spermaticus, der Aufbau der Tunica dartos, die Blutversorgung, der Lymphabfluss und die Innervation des Hodens und des Hodensacks sind in ➤ Kap. 8.5 dargestellt.

M. cremaster

Der vom R. genitalis des N. genitofemoralis innervierte M. cremaster geht aus den unteren Fasern des M. obliquus internus abdominis und meistens auch aus Fasern des M. transversus abdominis hervor (➤ Abb. 3.21, ➤ Abb. 3.26). Einige Muskelfasern entspringen auch am vorderen Blatt der Rektusscheide. Die Fasern verlaufen beim Mann als einzelne Muskelfasern, die den Funiculus spermaticus umgeben, zwischen Fascia spermatica externa und Fascia spermatica interna zum Scrotum. Bei der Frau begleiten sie das Lig. teres uteri.

MERKE

Bestreichen der Innenseite des Oberschenkels löst eine Kontraktion des M. cremaster aus **(Kremasterreflex).** Dadurch kommt es zur Hebung des Hodens auf der gleichen Seite. Der Kremasterreflex gehört zu den physiologischen Fremdreflexen. Die afferenten Fasern verlaufen im R. femoralis des N. genitofemoralis, die efferenten Fasern im R. genitalis des N. genitofemoralis.

Klinik

Der Leistenkanal ist eine Prädilektionsstelle für Hernien **(Leistenhernien, Leistenbrüche).** Je nach Bruchpforte unterscheidet man direkte und indirekte Leistenhernien:

- **Indirekte Leistenhernien (Kanalhernien)** sind die häufigsten Bauchwandbrüche im Erwachsenenalter (ca. zwei Drittel aller Leistenbrüche) und kommen vorwiegend bei Männern vor. Dabei tritt der Bruchsack in der Fossa inguinalis lateralis über den Anulus inguinalis profundus in den Leistenkanal oder ganz durch den Leistenkanal bis in den Hodensack oder zu den großen Schamlippen (➤ Abb. 3.29). Die Bruchpforte ist also identisch mit dem inneren Leistenring und liegt lateral der Vasa epigastrica inferiora. Da diese Gefäße im Operationssitus leicht zu identifizieren sind, bezieht man sich auf sie und spricht auch von lateralen Leistenhernien (Herniae inguinales laterales). Indirekte Leistenhernien können auch angeboren vorkommen. In diesem Fall hat sich der Proc. vaginalis testis nicht verschlossen, sondern persistiert (Proc. vaginalis peritonei persistens, ➤ Abb. 3.28). Dabei besteht eine offene Verbindung zwischen Bauchhöhle und Cavitas serosa scroti, über die sich Bruchinhalt bis in den Hodensack vorschieben kann. In der Regel sind indirekte Leistenbrüche aber erworben.
- **Direkte Leistenhernien** (ca. ein Drittel aller Leistenbrüche) treten durch das muskelfreie Trigonum inguinale (HESSELBACH-Dreieck, ➤ Abb. 3.31) in der Fossa inguinalis medialis, das eine Schwachstelle ist, weil die Bauchwand hier nur aus Fascia transversalis und Peritoneum parietale besteht. Da die Bruchpforte medial der Vasa epigastrica inferiora liegt, spricht man auch von medialen Leistenhernien (Herniae inguinales mediales, ➤ Abb. 3.29).

Schenkelhernien (ca. 10 % aller Hernien) sind bei Frauen häufiger. Die Bruchpforte liegt im Gegensatz zu Leistenhernien unterhalb des Lig. inguinale entweder in der Lacuna vasorum (häufiger) oder der Lacuna musculorum (seltener).

MERKE

Bevorzugte Stellen für **Bauchwandbrüche** sind der Leistenkanal (80 %), der Schenkelkanal (10 %), der Nabel (5 %), die Linea alba (5 %), die Linea semilunaris, der Canalis obturatorius und das Trigonum lumbale (letztere 3 gemeinsam unter 1 %). Bei Leistenbrüchen unterscheidet man direkte und indirekte Leistenhernien. Indirekte Leistenhernien sind die häufigsten Bauchwandbrüche im Erwachsenenalter (ca. zwei Drittel aller Leistenbrüche) und kommen häufiger bei Männern vor. Bei ihnen folgt der Bruchsack dem Verlauf des Leistenkanals. Direkte Leistenhernien (ca. ein Drittel aller Leistenbrüche) durchbrechen die Bauchwand direkt in der Fossa inguinalis medialis, treten also nicht durch den inneren Leistenring.

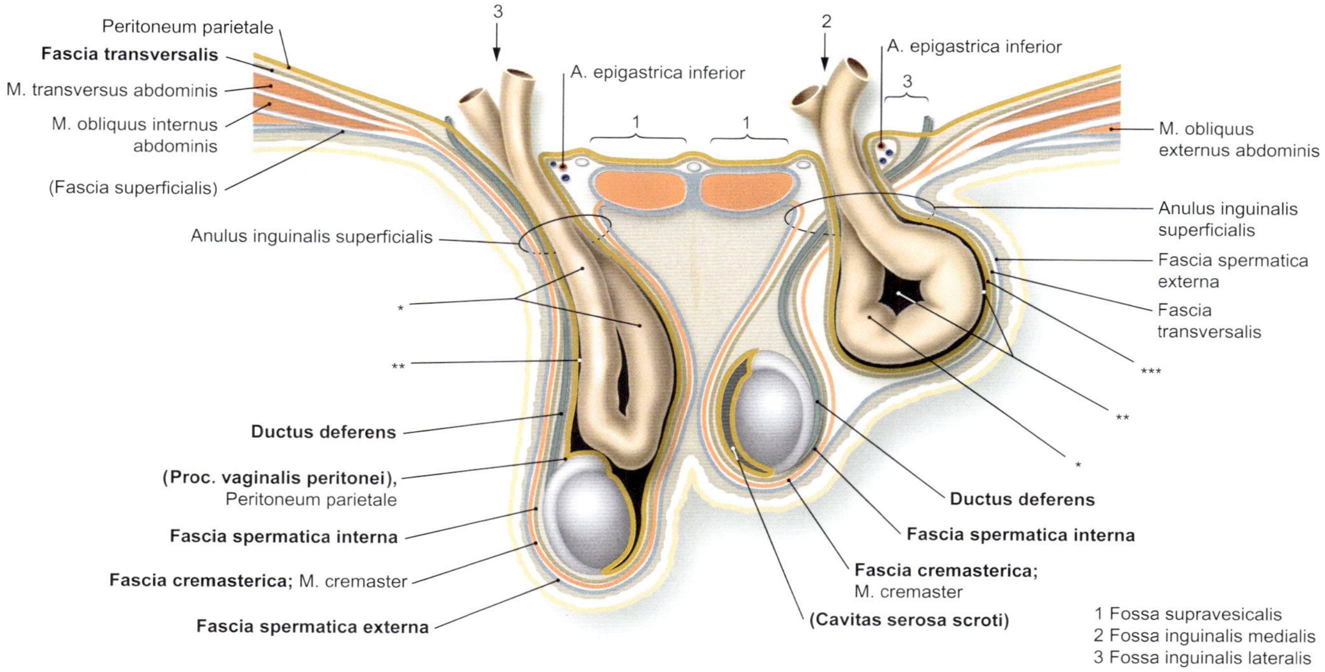

Abb. 3.29 Leistenbrüche, schematische Darstellung. Linke Bildseite: laterale, indirekte Hernie; rechte Bildseite: mediale, direkte Hernie; * Darmschlinge im Bruchsack, ** Peritonealraum, *** neu gebildeter peritonealer Bruchsack. [S700-L275]/[B500-L240]

Innenrelief der Bauchwand

Die Bauchwand besitzt auf ihrer Innenseite ein charakteristisches Innenrelief aus Falten und Gruben, die alle vom Peritoneum parietale bedeckt sind (➢ Abb. 3.30, ➢ Abb. 3.31). Hinter der Symphyse wölbt sich der Blasenkörper (Corpus vesicae) vor. Er besitzt bei mäßiger Füllung eine Querfurche (Plica vesicalis transversa). Darüber hinaus sind die folgenden Falten an der inneren Bauchwand abgrenzbar:

- **Plica umbilicalis mediana** (unpaar): Sie verläuft vom Blasenscheitel zum Nabel und enthält das Lig. umbilicale medianum, das durch die Obliteration des ehemals von der Blase zum Nabel verlaufenden Urachus (Urharngang) entstanden ist.
- **Plica umbilicalis medialis** (paarig): Sie verläuft von der lateralen Blasenwand zum Nabel und enthält das Lig. umbilicale mediale, das durch die Obliteration der ehemaligen A. umbilicalis entstanden ist. Teilweise kann die A. umbilicalis noch erhalten sein.
- **Plica umbilicalis lateralis** (paarig): Sie wird durch den Verlauf der Vasa epigastrica inferiora, von den Vasa iliaca externa kommend und zur Hinterwand der Rektusscheide ziehend, aufgeworfen und hat damit keinen Bezug zum Nabel. Im unteren Abschnitt der Plica umbilicalis lateralis wird die Fascia transversalis durch das **Lig. interfoveolare (HESSELBACH-Band)** (➢ Abb. 3.30, ➢ Abb. 3.31) und durch den M. interfoveolaris verstärkt. Beide Strukturen sind Abspaltungen des M. transversus abdominis und begrenzen das muskelfreie Dreieck (Trigonum inguinale, HESSELBACH-Dreieck) (➢ Abb. 3.30, ➢ Abb. 3.31).

Zwischen den Falten und lateral der Plica umbilicalis lateralis sind die folgenden Gruben abgrenzbar (➢ Abb. 3.30):

- **Fossa supravesicalis** (paarig): Sie befindet sich zwischen Plica umbilicalis mediana und Plica umbilicalis medialis.
- **Fossa inguinalis medialis** (paarig, mediale Leistengrube): Sie befindet sich zwischen Plica umbilicalis medialis und Plica umbilicalis lateralis im Bereich des muskelfreien Dreiecks (HESSELBACH-Dreieck) (➢ Abb. 3.30, ➢ Abb. 3.31).
- **Fossa inguinalis lateralis** (paarig, laterale Leistengrube): Sie befindet sich lateral der Plica umbilicalis lateralis. In ihr liegt der innere Leistenring (Anulus inguinalis profundus). Außerdem laufen unterhalb des Peritoneum parietale die am Aufbau des Samenstrangs beteiligten Strukturen zusammen. Am Anulus inguinalis profundus senkt sich die Fascia transversalis in den Leistenkanal und wird zur Fascia spermatica interna.

Außer den 5 unteren Bauchwandfalten zieht eine obere Falte auf der inneren Bauchwand vom Nabel zur Leber. Sie enthält das **Lig. teres hepatis,** das die obliterierte V. umbilicalis repräsentiert (➢ Abb. 3.30).

Klinik

Die früher häufig im Rahmen einer **Leistenhernienoperation** (SHOULDICE-Technik) durchgeführte Doppelung der Fascia transversalis im HESSELBACH-Dreieck zur Verstärkung der Hinterwand des Leistenkanals ist heute nahezu verlassen worden. Sie ist durch mimimalinvasive Techniken wie die TEPP (totale extraperitoneale Patch-Plastik) oder die TAPP (transabdominelle präperitoneale Hernioplastik) ersetzt worden. Bei der TEPP wird über 2–3 kleine Schnitte eine Bauchdeckenspiegelung (im Gegensatz zur TAPP) durchgeführt. Im Rahmen der Operationen wird ein dünnes Kunststoffnetz zwischen den Bauchdeckenschichten (hinter den M. transversus und unter das Peritoneum parietale) eingelegt. Vorteil der Netzbehandlung ist die sofortige Belastbarkeit, die selbst intensive sportliche Aktivitäten normalerweise innerhalb einer Woche wieder zulässt. Wird offen operiert, kommt heute meist die LICHTENSTEIN-Operation zur Anwendung, bei der ebenfalls ein Netz eingebracht wird. Aufgrund der guten Ergebnisse und der ausgezeichneten Verträglichkeit der Netze werden diese heute maßgeblich in der operativen Leistenhernienchirurgie verwendet.

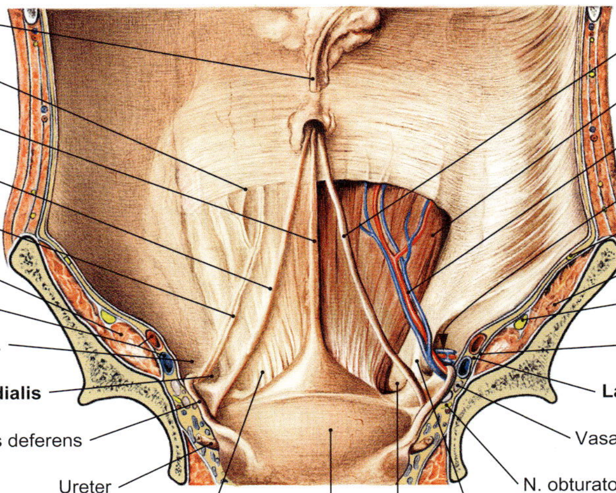

Abb. 3.30 Vordere Bauchwand. Ansicht von innen; auf der rechten Körperseite sind das Peritoneum parietale und die Fascia transversalis entfernt; * HESSELBACH-Band, ** HESSELBACH-Dreieck. [S700-L301]

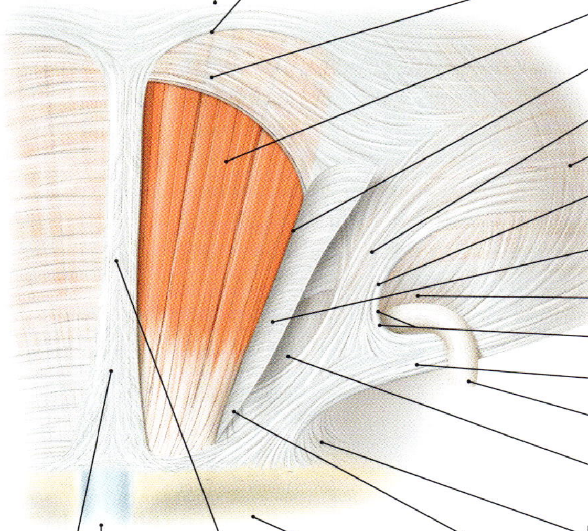

Abb. 3.31 Vordere Bauchwand. Ansicht von innen; rechte Seite; Peritoneum parietale und Fascia transversalis sind teilweise entfernt; Darstellung des HESSELBACH-Bandes und des HESSELBACH-Dreiecks. [S702-L127]/[E633-002]

3.2 Dorsale Rumpfwand

Friedrich Paulsen, Jens Waschke

3.2.1 Allgemeiner Aufbau

Je nach Trainingszustand wird das Rückenrelief wesentlich von den oberflächlich liegenden Rückenmuskeln, M. trapezius, Mm. rhomboidei, M. latissimus dorsi und M. teres major, geformt. Die Ausdehnung der Rückenregion reicht von der Linea nuchalis superior am Os occipitale bis zum Os coccygis entlang der Wirbelsäule und seitlich bis zum von dorsal sichtbaren Teil der Brust- und Bauchwand.

Oberflächenanatomie

Zur Orientierung und zur Höhenlokalisation dienen Linien und tastbare Knochenpunkte.

Orientierungslinien

Senkrecht verlaufende Orientierungslinien auf der dorsalen Rumpfwand sind (➤ Abb. 1.6):

- Linea mediana posterior (über den Dornfortsätzen)
- Linea paravertebralis (über den Wirbelquerfortsätzen)
- Linea scapularis (durch den Angulus inferior der Scapula bei entspannt herabhängendem Arm)

Tastbare Knochenpunkte

Tastbare Knochenpunkte auf der dorsalen Rumpfwand sind:

- Spina scapulae (liegt auf beiden Seiten direkt unter der Haut und kann bis zum Acromion nach lateral verfolgt werden); eine horizontale Linie zwischen beiden Spinae scapulae liegt in Höhe des Dornfortsatzs des III. Brustwirbels
- Angulus superior scapulae (bewegt sich bei den Bewegungen des Arms)
- Margo medialis scapulae (bewegt sich bei den Bewegungen des Arms)
- Angulus inferior scapulae (bewegt sich bei den Bewegungen des Arms)
- Vertebra prominens (Dornfortsatz des VII. Halswirbels)
- Rippen
- Crista iliaca
- Spina iliaca posterior superior
- Tuber ischiadicum
- Os sacrum
- Procc. spinosi

Oberflächenrelief

Die Rückenhaut ist mit einem derben Corium versehen und dadurch verhältnismäßig dick. In der Regio vertebralis wird das Oberflächenrelief von der Rückenfurche und der seitlich davon liegenden autochthonen Rückenmuskulatur (➤ Kap. 3.2.2) geprägt. Lumbal liegt über der autochthonen Rückenmuskulatur die Fascia thoracolumbalis (➤ Kap. 3.2.2). Seitlich bis in die Nackenregion prägt, wie oben bereits erwähnt, die oberflächliche Rückenmuskulatur das Relief. Dort, wo die Regio vertebralis in die Regio sacralis übergeht, ist beim Mann das Sakraldreieck und bei der Frau die MICHAELIS-Raute (Venus-Raute) ausgebildet. Sakraldreieck und MICHAELIS-Raute kommen dadurch zustande, dass tastbare Knochenpunkte direkt unter der Haut ohne darunter liegende Muskulatur oder subkutanes Fettgewebe liegen. Die Punkte wirken wie grübchenfömige Einziehungen.

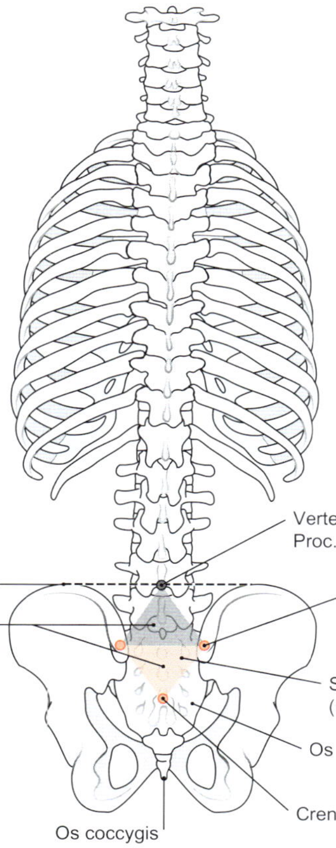

Abb. 3.32 Tast- und sichtbare Knochenpunkte der MICHAELIS-Raute und des Sakraldreiecks. Ansicht von dorsal. [S702-L126]

Sakraldreieck

Das Sakraldreieck (➤ Abb. 3.32) wird gebildet von:

- den beiden Spinae iliacae posteriores superiores
- dem Beginn der Crena ani (vertikal verlaufender Spaltraum zwischen den Gesäßhälften, Analfurche)

MICHAELIS-Raute

Die MICHAELIS-Raute (➤ Abb. 3.32) wird gebildet von:

- der grübchenförmigen Einziehung der Haut über dem Dornfortsatz des IV. oder V. Lendenwirbels
- den beiden Spinae iliacae posteriores superiores
- dem Beginn der Crena ani

Klinik

In der Geburtshilfe kann die Form der **MICHAELIS-Raute** Hinweise auf mögliche Verformungen des knöchernen Beckens geben.

Wirbelsäulenregionen

Der Halsbereich der Wirbelsäulenregion wird als Nackengegend (Regio cervicalis posterior, Regio colli posterior, Regio nuchae) bezeichnet (➤ Abb. 1.4b). Die Muskulatur dieses Bereichs wird im ➤ Kap. 3.2.2 besprochen, Blutversorgung und topografische Aspekte im ➤ Kap. 10. Weitere Regionen auf der dorsalen Rumpfwand sind die Regiones vertebralis, scapularis, infrascapularis, lumbalis, sacralis und glutealis (➤ Abb. 1.4b). In der Regio lumbalis gibt es 2 Schwachstellen (➤ Abb. 3.33):

- Das **obere Lumbaldreieck** (Trigonum lumbale superius, GRYNFELT-Dreieck, Trigonum lumbale fibrosum, Spatium tendineum lumbale) hat folgende Grenzen:
  - kranial: die XII. Rippe und der M. serratus posterior inferior
  - lateral: M. obliquus internus abdominis
  - medial: autochthone Rückenmuskulatur
  - Boden: Ursprungsaponeurose des M. transversus abdominis
  - Bedeckung: M. latissimus dorsi
- Das **untere Lumbaldreieck** (Trigonum lumbale inferius, PETIT-Dreieck) hat folgende Grenzen:
  - medial: Rand des M. latissimus dorsi
  - lateral: Hinterrand des M. obliquus externus abdominis
  - kaudal: Crista iliaca
  - Boden: Ursprungsaponeurose des M. transversus abdominis und Fascia transversalis mit Peritoneum parietale

Klinik

Die **Regio lumbalis** ist operativer Zugangsweg zur Niere. In den Lumbaldreiecken (GRYNFELT- bzw. PETIT-Dreieck) können GRYNFELT-Hernien (selten) bzw. PETIT-Lumbalhernien entstehen.
Da der Knochen in der **Regio sacralis** an mehreren Stellen direkt unter der Haut liegt (ohne Subcutis), kann es bei bettlägerigen Patienten an diesen Stellen leicht zu Druckulzera **(Dekubitus)** kommen.

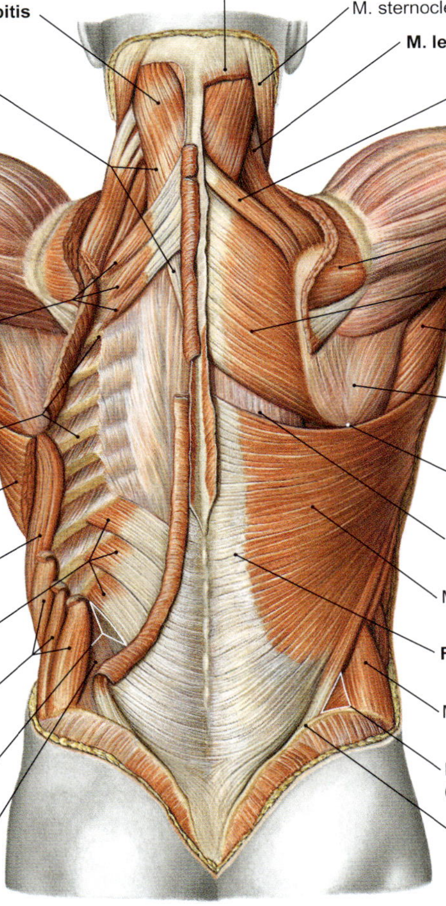

Abb. 3.33 Tiefe Schicht der Rumpf-Arm- und der Rumpf-Schultergürtel-Muskeln. Ansicht von dorsal. Auf der rechten Körperseite ist der M. trapezius entfernt, auf der linken Seite die Mm. rhomboidei und der M. latissimus dorsi. [S700]

3.2.2 Rückenmuskulatur

Überblick

Alle Muskeln auf der Dorsalseite des Rumpfes werden als **Rückenmuskeln** (Mm. dorsi) bezeichnet. Zu diesen zählen auch die Muskeln des Nackens, die zwar topografisch in der Regio cervicalis posterior und damit am Hals liegen, aufgrund ihres Verlaufs aber systematisch den Rückenmuskeln entsprechen.
Die Rückenmuskeln bilden 2 Schichten, die sich entwicklungsgeschichtlich und funktionell unterscheiden:

- Die **tiefen Rückenmuskeln** werden bereits auf der Dorsalseite des Rumpfes angelegt. Man bezeichnet sie daher als primäre oder autochthone (= ortsständige) Rückenmuskulatur (Mm. dorsi proprii). Sie werden vom R. posterior der Spinalnerven innerviert, dienen der Aufrichtung und Streckung des Rumpfes und werden funktionell als „M. erector spinae" zusammengefasst.
- Die **oberflächlichen Rückenmuskeln** entwickeln sich im Gegensatz dazu nicht am Rücken, sondern an der ventralen Rumpfwand, der Armanlage oder gehen aus dem Material für die Bildung der Kopfweichteile hervor und werden erst während der Entwicklung als sekundäre Rückenmuskulatur auf den Rücken verlagert. Sie werden entsprechend ihrem Ursprungsgebiet vom R. anterior der Spinalnerven, vom Plexus brachialis oder vom N. accessorius [XI] innerviert. Die meisten oberflächlichen Rückenmuskeln dienen überwiegend zur Bewegung der oberen Extremität und sind daher funktionell Teile der Schulter- und Schultergürtelmuskulatur.

MERKE

Die Rückenmuskeln gliedern sich in 2 Schichten:
- Die **primären (= autochthonen Rückenmuskeln)** liegen in der Tiefe und werden vom R. posterior der Spinalnerven innerviert. Sie dienen der Aufrichtung und Streckung des Rumpfes (M. erector spinae).
- Die **sekundären (= eingewanderten) Rückenmuskeln** liegen oberflächlich und werden vom R. anterior der Spinalnerven, aus dem Plexus brachialis oder den Hirnnerven innerviert. Sie dienen der Bewegung der oberen Extremität und der Rippen.

Sowohl die tiefen als auch die oberflächlichen Rückenmuskeln lassen sich in Systeme gliedern, die für das Verständnis der Funktion einzelner Muskelgruppen sinnvoll sind.

Autochthone (tiefe) Rückenmuskeln

Die tiefen Rückenmuskeln werden in ihrer Gesamtheit als **M. erector spinae** (M. erector trunci) bezeichnet. Der M. erector spinae erstreckt sich vom Becken bis zum Hinterhaupt (➤ Abb. 3.34, ➤ Abb. 3.35) und füllt die vom Skelett gebildete Rinne zwischen den Dornfortsätzen und den Rippen bzw. den Rippenäquivalenten aus. Er lässt sich strukturell und funktionell in einen **medialen und einen lateralen Trakt** gliedern (➤ Tab. 3.4, ➤ Tab. 3.6), die in eigenen Faszienschläuchen liegen. Die Trakte sind durch ein Hüllsystem aus straffem Bindegewebe, die **Fascia thoracolumbalis,** von den oberflächlichen Rückenmuskeln getrennt. Eine weitere Unterteilung erfolgt in Systeme. Die Bezeichnung der Systeme gibt im Wesentlichen den Verlauf der Muskeln wieder, aus denen sich die Funktion (s. u.) der einzelnen Muskelgruppen ableiten lässt (➤ Abb. 3.34). Der M. erector spinae bildet mit der Bauchmuskulatur eine funktionelle Einheit.

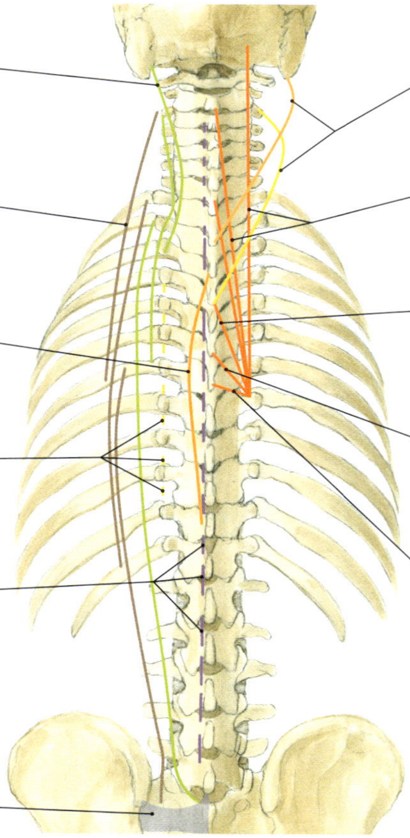

Abb. 3.34 Autochthone (tiefe) Rückenmuskeln; Orientierungsschema der Muskelgruppen; * spinotransversal, ** transversospinal. [S700-L301]

Tab. 3.4 Autochthone Muskeln des Rückens, medialer Trakt.

Innervation	Ursprung	Ansatz	Funktion
Spinales System			
Mm. interspinales (lumborum, thoracis [inkonstant], cervicis)			
Rr. posteriores der Nn. spinales	Procc. spinosi in der Medianebene	Procc. spinosi in der Medianebene	Unterstützung der Extension, Stabilisierung und Feineinstellung der Bewegungssegmente
M. spinalis (thoracis, cervicis, capitis [inkonstant])			
Rr. posteriores der Nn. spinales	Procc. spinosi seitlich der Medianebene	Procc. spinosi seitlich der Medianebene, Linea nuchalis superior	• einseitig aktiv: Unterstützung der Seitneigung der Wirbelsäule • beidseitig aktiv: Extension der Wirbelsäule
Transversospinales System			
Mm. rotatores breves und longi (lumborum [inkonstant], thoracis, cervicis [inkonstant]), ziehen zum nächsten oder überspringen ein Segment			
Rr. posteriores der Nn. spinales	Procc. mamillares der Lendenwirbel, Procc. transversi der Brustwirbel und der Halswirbel	Procc. spinosi des nächsthöheren (breves) oder übernächsten (longi) Wirbels	• einseitig aktiv: geringe Seitneigung und Rotation zur Gegenseite • beidseitig aktiv: geringe Extension, Stabilisierung der Bewegungssegmente
Mm. multifidi (lumborum [besonders kräftig], thoracis, cervicis), überspringen 2–3 Segmente			
Rr. posteriores der Nn. spinales	Facies dorsalis des Os sacrum, Crista iliaca, Procc. mamillares der Lendenwirbel, Procc. transversi der Brustwirbel, Procc. articulares der Halswirbel	Procc. spinosi	• einseitig aktiv: Rotation der Wirbelsäule zur Gegenseite und Unterstützung der Seitneigung • beidseitig aktiv: Extension sowie Verspannung und Stabilisierung der Wirbelsäule
M. semispinalis (thoracis, cervicis, capitis), überspringen 4–7 Segmente			
Rr. posteriores der Nn. spinales	• Procc. transversi der BWS und HWS • der M. semispinalis capitis überlagert die übrigen Abschnitte	Procc. spinosi, Linea nuchalis superior	• einseitig aktiv: Drehen des Kopfes, der HWS und der BWS zur Gegenseite, Seitneigung von Kopf, HWS und BWS zur gleichen Seite • beidseitig aktiv: Extension von Kopf und Wirbelsäule, Verspannung und Stabilisierung der HWS und BWS

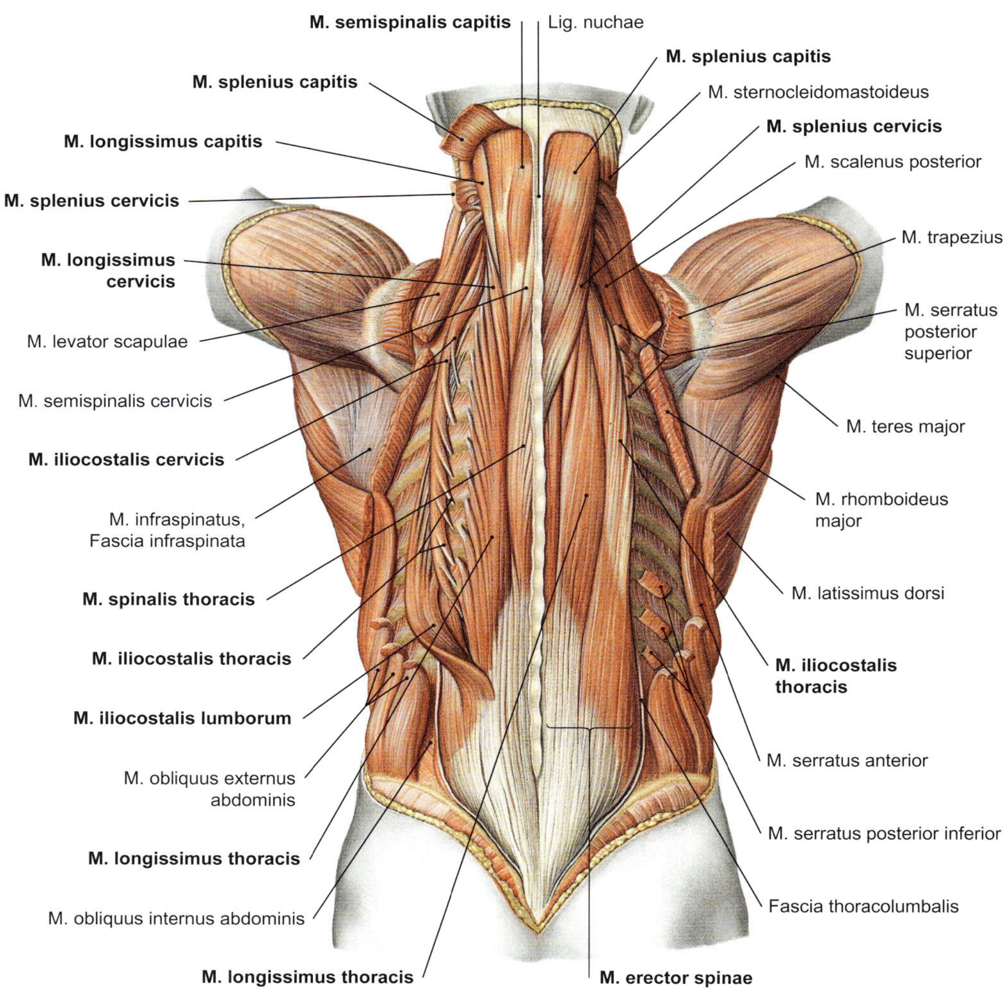

Abb. 3.35 Autochthone Rückenmuskeln; oberflächliche Schicht. Ansicht von dorsal. [S700]

Medialer Trakt

Der mediale Trakt (➤ Tab. 3.4) liegt achsennah, tief und seine Muskeln wirken über kurze Hebelarme. Er besteht aus 2 Systemen (➤ Abb. 3.34):

- **spinales System** (M. spinalis und Mm. interspinales, ➤ Abb. 3.35, ➤ Abb. 3.36, ➤ Abb. 3.37a, ➤ Abb. 3.39)
- **transversospinales System** (M. semispinalis, Mm. multifidi, Mm. rotatores, ➤ Abb. 3.35, ➤ Abb. 3.36, ➤ Abb. 3.39)

Eine Sonderstellung nehmen die tiefen Nackenmuskeln (Mm. suboccipitales) ein (s.u).

Im Bereich der Kopfgelenke ist der mediale Trakt des M. erector spinae im Lauf der Evolution umgestaltet worden, um eine möglichst freie und sehr genau dosierbare Beweglichkeit des Kopfes zu gewährleisten. Hier haben sich 4 Muskelpaare ausdifferenziert, die gemeinsam als **tiefe Nackenmuskeln** oder dorsale Gruppe der kurzen Kopfgelenkmuskeln (Mm. suboccipitales) bezeichnet werden (➤ Abb. 3.37b, ➤ Abb. 3.38, ➤ Tab. 3.5):

- **M. rectus capitis posterior major**
- **M. rectus capitis posterior minor**
- **M. obliquus capitis superior**
- **M. obliquus capitis inferior**

M. rectus capitis posterior major, M. obliquus capitis superior und M. obliquus capitis inferior begrenzen das sog. **tiefe Nackendreieck** (Trigonum arteriae vertebralis, Vertebralisdreieck).

Außer den tiefen Nackenmuskeln, die die dorsale Gruppe der Mm. suboccipitales bilden, gehören 2 weitere Muskelpaare zu den kurzen Kopfgelenkmuskeln (Mm. suboccipitales, ➤ Kap. 10.2.2, ➤ Tab. 10.9, ➤ Abb. 10.8):

- **M. rectus capitis anterior**
- **M. rectus capitis lateralis** (➤ Abb. 3.37a)

Sie bilden die ventrale Gruppe. Allen 6 Muskelpaaren gemeinsam ist ihre Insertion an Axis, Atlas und Os occipitale. Im Gegensatz zur dorsalen Gruppe wird die ventrale Gruppe von Rr. anteriores der Spinalnerven innerviert. Gemeinsam mit der dorsalen Gruppe beeinflussen sie die Feineinstellung des Kopfes in den Atlantookzipitalgelenken. Außer den tiefen Nackenmuskeln sind allerdings auch weitere Muskeln des M. erector spinae und Teile der Schultergürtelmuskulatur an den Bewegungen des Kopfes beteiligt.

Lateraler Trakt

Der laterale Trakt liegt nicht nur lateral vom medialen Trakt, sondern überlagert ihn auch teilweise. Die Muskulatur ist nach laterokranial ausgerichtet und die einzelnen Muskeln sind im Verhältnis zu den Muskeln des medialen Trakts viel länger (längere Hebelarme). Man kann den lateralen Trakt in 4 Muskelsysteme gliedern (➤ Tab. 3.6, ➤ Abb. 3.34, ➤ Abb. 3.35, ➤ Abb. 3.36, ➤ Abb. 3.37, ➤ Abb. 3.38):

- **sakrospinales System** (M. longissimus, M. iliocostalis)
- **spinotransversales System** (M. splenius)
- **intertransversales System** (Mm. intertransversarii)
- **Mm. levatores costarum**

Funktionen

Die autochthonen Rückenmuskeln sind außer dem passiven Bewegungsapparat (Knochen, Bandscheiben, Gelenke, Bänder) für die **Bewegungen und die Haltung der Wirbelsäule, des Rumpfes und**

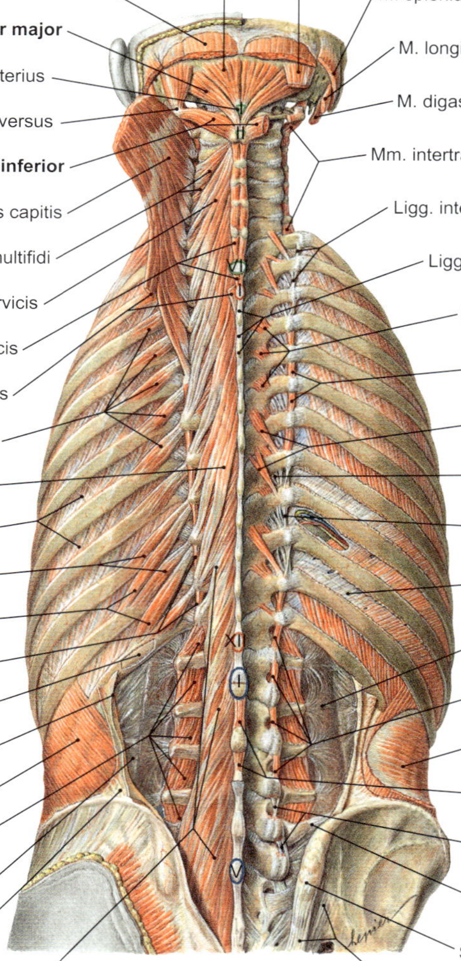

Abb. 3.36 Autochthone Rückenmuskeln, tiefe Schicht, und Nackenmuskeln (Mm. suboccipitales). Ansicht von dorsal. [S700]

Tab. 3.5 Tiefe Nackenmuskeln, dorsale Gruppe der kurzen Kopfgelenkmuskeln (M. suboccipitales).

Innervation	Ursprung	Ansatz	Funktion
M. rectus capitis posterior major			
R. posterior des 1. Spinalnervs (N. suboccipitalis)	Proc. spinosus des Axis	mittleres Drittel der Linea nuchalis inferior	• einseitig aktiv: neigt den Kopf leicht zur ipsilateralen Seite, Feineinstellung des Kopfes im Atlantookzipitalgelenk • beidseitig aktiv: leichte Extension der Kopfgelenke
M. rectus capitis posterior minor			
R. posterior des 1. Spinalnervs (N. suboccipitalis)	Tuberculum posterius des Arcus posterior des Atlas	medial unterhalb der Linea nuchalis inferior	• einseitig aktiv: dreht und neigt den Kopf zur ipsilateralen Seite, Feineinstellung des Kopfes im Atlantookzipitalgelenk • beidseitig aktiv: Extension der Kopfgelenke
M. obliquus capitis superior			
R. posterior des 1. Spinalnervs (N. suboccipitalis)	Proc. transversus des Atlas	laterales Drittel der Linea nuchalis inferior	• einseitig aktiv: neigt den Kopf zur ipsilateralen Seite, Feineinstellung des Kopfes in den Kopfgelenken • beidseitig aktiv: Extension der Kopfgelenke
M. obliquus capitis inferior			
R. posterior des 1. Spinalnervs (N. suboccipitalis)	Proc. spinosus des Axis	Proc. transversus des Atlas	• einseitig aktiv: dreht den Kopf zur ipsilateralen Seite, Feineinstellung des Kopfes in den Kopfgelenken • beidseitig aktiv: Extension der Kopfgelenke

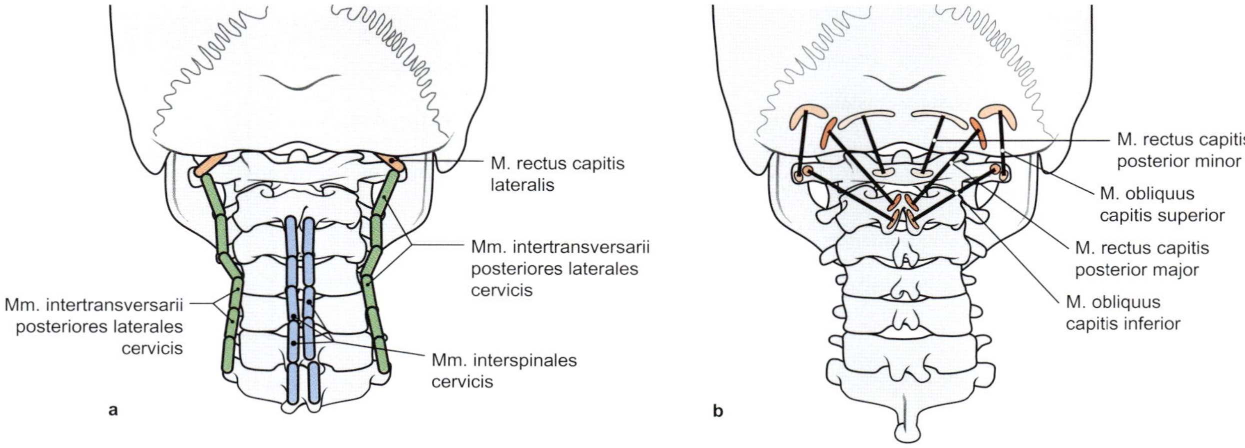

Abb. 3.37 Kurze Nacken- und Kopfgelenkmuskeln. [S702-L126] **a** Kurze Nackenmuskeln. **b** Kurze Kopfgelenkmuskeln (Mm. suboccipitales).

des Kopfes als aktive Komponente des aufrecht stehenden und gehenden Menschen von entscheidender Bedeutung (➤ Abb. 3.46):

- Aufrichtung des Rumpfes (M. erector spinae)
- Streckung (beidseitig) und Seitwärtsneigung (einseitig) des Rumpfes
- Drehung des Rumpfes
- Propriozeption: Ortung der Körperposition im Raum (besonders Mm. suboccipitales)

Die Beteiligung der einzelnen Muskelsysteme kann man aus ihrem Verlauf erschließen:

- Beidseitige Kontraktion führt immer zur Streckung.
- Gerade mediane Muskeln (spinales System) können nur strecken.
- Gerade laterale Muskeln (intertransversales System) können nur zur Seite neigen.
- Schräge Muskeln dienen der Rotation:
  - Muskeln, die nach lateral verlaufen, drehen in die gleiche Richtung (spinotransversales System).
  - Muskeln, die nach medial verlaufen, drehen in die Gegenrichtung (transversospinales System).

Aufgrund ihres Querschnitts sind besonders der **M. longissimus,** der **M. iliocostalis** und der **M. spinalis** für die Aufrichtung des Rumpfes verantwortlich und werden daher auch von der Terminologia Anatomica als M. erector spinae im engeren Sinn geführt. Die kurzen Muskeln **(Mm. interspinales und intertransversarii,**

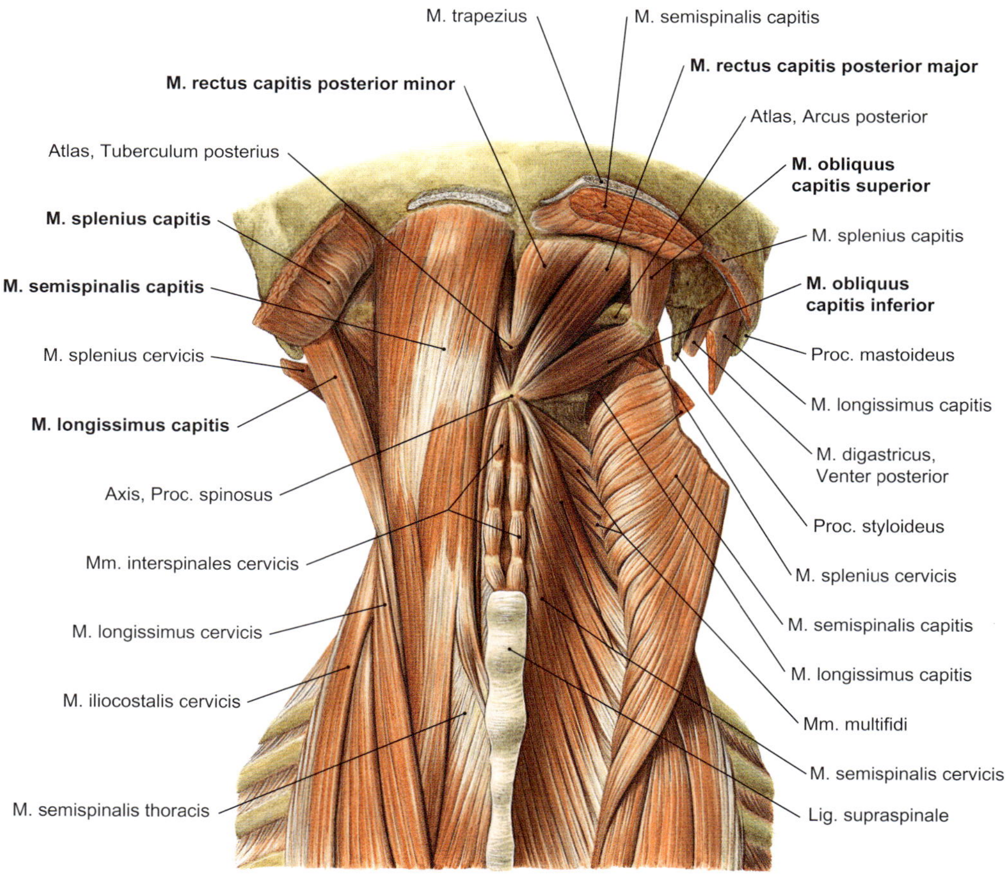

Abb. 3.38 Nackenmuskeln (Mm. suboccipitales) und Rückenmuskeln (Mm. dorsi). Ansicht von dorsal. [S700]

Tab. 3.6 Autochthone Muskeln des Rückens, lateraler Trakt.

Innervation	Ursprung	Ansatz	Funktion
Sakrospinales System			
M. iliocostalis (lumborum, thoracis, cervicis)			
Rr. posteriores der Nn. spinales	Facies dorsalis des Os sacrum, Crista iliaca, Crista sacralis lateralis, Procc. spinosi der Lendenwirbel, Lamina superficialis der Fascia thoracolumbalis, medial vom Angulus costae der Rippen	Procc. costales der oberen Lendenwirbel, Angulus costae der Rippen, Tubercula posteriora der Halswirbel	• einseitig aktiv: Seitwärtsneigung und Rotation der Wirbelsäule zur ipsilateralen Seite • beidseitig aktiv: Extension und Verspannen der Wirbelsäule, Exspiration (durch Senkung der Rippen)
M. longissimus (thoracis, cervicis, capitis)			
Rr. posteriores der Nn. spinales	Facies dorsalis des Os sacrum, Crista sacralis lateralis, Crista iliaca, Lamina superficialis der Fascia thoracolumbalis, Procc. spinosi der Lendenwirbel, Procc. transversi und Procc. articulares der Brust- und Halswirbel	Procc. transversi der Brust- und Halswirbel, Angulus costae, Tubercula posteriora der Halswirbel, Proc. mastoideus	• einseitig aktiv: Seitwärtsneigung und Drehen des Kopfes und der Wirbelsäule zur ipsilateralen Seite • beidseitig aktiv: Extension von Halswirbelsäule und Kopf, Wirbelsäulenverspannung
Intertransversales System, Mm. intertransversarii (lumborum, thoracis, cervicis)			
Rr. laterales (C1–6) der Rr. posteriores der Nn. spinales	Procc. transversi der Hals- und Brustwirbel, Procc. accessorii der Lendenwirbel	Procc. transversi der Hals- und Brustwirbel, Procc. accessorii und Procc. mamillares der Lendenwirbel	• einseitig aktiv: Unterstützung der Seitwärtsneigung • beidseitig aktiv: geringe Extension • Stabilisierung der entsprechenden Bewegungssegmente
Spinotransversales System, M. splenius (cervicis, capitis)			
Rr. posteriores (und anteriores) der Nn. spinales	Procc. spinosi der III.–VII. Halswirbel und der I. bis IV. Brustwirbel	Proc. mastoideus und lateraler Anteil der Linea nuchalis superior, Procc. transversi der I.–III. Halswirbel	• einseitig aktiv: Seitwärtsneigung und Rotation von Halswirbelsäule und Kopf zur ipsilateralen Seite, Verspannung der Halswirbelsäule • beidseitig aktiv: Extension von Halswirbelsäule und Kopf
Mm. levatores costarum breves und longi			
Rr. laterales (C7–Th10, variabel Th11) der Rr. posteriores und variabel der Rr. anteriores der Nn. spinales	Procc. transversi der Brustwirbel	nächsttiefere (breves) und übernächste (longi) Rippe (lateral vom Angulus costae)	• einseitig aktiv: Rotation der Wirbelsäule zur kontralateralen Seite und Seitwärtsneigung zur ipsilateralen Seite • beidseitig aktiv: Extension der Wirbelsäule und Hebung der Rippen (Inspiration)

Mm. rotatores, Mm. levatores costarum) dienen vor allem der Stabilisierung der einzelnen Bewegungssegmente der Wirbelsäule. Die genauen Verläufe sind nur für die Muskeln wichtig, die zum Kopf ziehen:
- **Mm. suboccipitales**
- **M. spinalis** und **M. semispinalis capitis**
- **M. longissimus capitis**
- **M. splenius capitis**

Diese Muskeln haben außer der Streckung bei einseitiger Kontraktion teilweise gegensätzliche Funktion! Die Mm. suboccipitales sind für die Feinsteuerung der Kopfbewegungen verantwortlich, da sie aufgrund der großen Zahl an Muskelspindeln propriozeptive Funktionen wahrnehmen und außerdem überwiegend nur ein Wirbelsegment überspringen (Ausnahme: M. rectus capitis posterior major).

Fascia thoracolumbalis

Die Fascia thoracolumbalis besteht aus 2 Blättern (➤ Abb. 3.39, ➤ Abb. 3.40):
- **oberflächliches Blatt (Lamina superficialis):** entspringt an der Rückseite des Kreuzbeins und den Dornfortsätzen der Wirbelsäule
- **tiefes Blatt (Lamina profunda):** verbindet die Crista iliaca über die Procc. costales der Lendenwirbel mit der XII. Rippe; der derbe Abschnitt zwischen dem Rippenfortsatz des I. Lendenwirbels und der XII. Rippe wird als Lig. lumbocostale bezeichnet

Die Fascia thoracolumbalis bildet zusammen mit der Wirbelsäule einen **osteofibrösen Kanal,** in den die autochthone Rückenmuskulatur eingebettet ist (➤ Abb. 3.39, ➤ Abb. 3.40). Gleichzeitig ist die Fascia thoracolumbalis aber auch Ursprung für folgende Bauchmuskeln, sekundäre Rückenmuskeln und Hüftmuskeln:
- oberflächliches Blatt:
  - M. latissimus dorsi
  - M. serratus posterior inferior
  - M. gluteus maximus
- tiefes Blatt:
  - M. obliquus internus abdominis
  - M. transversus abdominis

Damit ermöglicht die Fascia thoracolumbalis das Zusammenwirken dieser Muskelgruppen bei der Bewegung von Rumpf und Extremitäten.

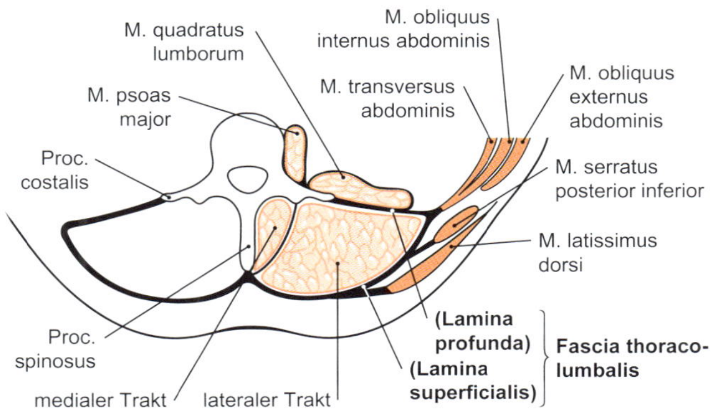

Abb. 3.39 Fascia thoracolumbalis und autochthone Rückenmuskulatur; Schema. [S702-L126]

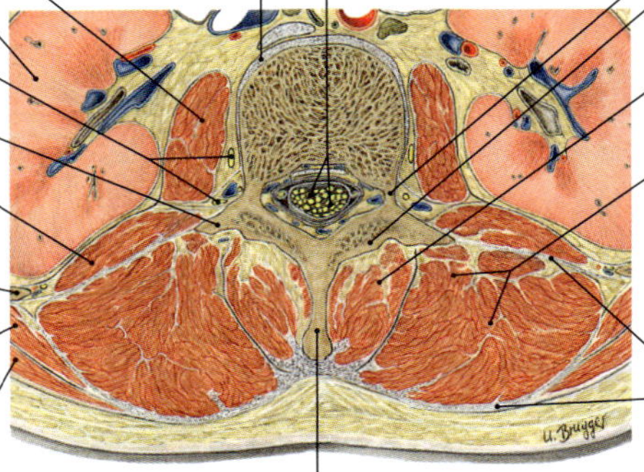

Abb. 3.40 Autochthone Rückenmuskeln und Fascia thoracolumbalis. Transversalschnitt auf Höhe des II. Lendenwirbels; Ansicht von kaudal; * lateraler Trakt, ** medialer Trakt. [S700-L301]

Klinik

Bei krankhaft gesteigertem Tonus (Spastik) in den Muskeln, die zum Kopf führen, kann es zu einem **muskulären Schiefhals** (Torticollis spasmodicus) mit Drehung des Kopfes kommen. Dieser wird u. a. therapiert, indem durch Injektion von Botulinumtoxin die synaptische Übertragung an der muskulären Endplatte unterbrochen wird. Hier kommen vor allem die beiden kräftigsten und oberflächlichsten Muskeln (M. splenius capitis und M. semispinalis capitis) in Betracht. Da diese den Kopf aber zu entgegengesetzten Seiten drehen und der M. splenius zudem sehr dünn ist, muss entsprechend der Symptomatik sichergestellt werden, dass nur einer der beiden Muskeln getroffen wird.
Der muskuläre Schiefhals gehört zur Gruppe der **Myogelosen** (Muskelverhärtungen). Dabei handelt es sich um umschrieben tastbare, meist druckschmerzhafte Verdickungen eines Muskels mit kontraktilen Muskelbündeln sowie Knoten- oder Wulstbildung, die bei chronischen Schmerzzuständen des Rückens häufig sind.

Oberflächliche Rückenmuskeln

Die oberflächlichen Rückenmuskeln dienen der Bewegung des Arms und der Rippen. Nach ihrem Verlauf lassen sie sich in 3 Systeme einteilen:

- spinohumerales System: M. latissimus dorsi
- spinoskapuläres System: M. trapezius, Mm. rhomboidei, M. levator scapulae
- spinokostales System: Mm. serrati posteriores superior und inferior

Verlauf und Funktion der Muskeln werden bei der oberen Extremität näher erläutert (➤ Kap. 4.3.4) oder wurden bereits bei der ventralen Rumpfwand (spinokostales System) besprochen (➤ Kap. 3.1.2, ➤ Tab. 3.1, ➤ Abb. 3.33).

3.2.3 Leitungsbahnen der dorsalen Rumpfwand

Arterien

Die dorsale Rumpfwand wird zu einem großen Teil direkt aus der Aorta mit Blut versorgt, aber auch aus Ästen der Aa. subclavia und axillaris (Hals) sowie der Aa. iliacae externa und femoralis über Anastomosen mit den ventralen Rumpfwandarterien. Die Blutversorgung der Halsmuskulatur wird im ➤ Kap. 10.4 besprochen.

Äste der Aorta thoracica

Die Äste der Aorta thoracica (Pars thoracica aortae, ➤ Tab. 3.7) zeigen die typische segmentale Gliederung (daher auch als Brustsegmentarterien bezeichnet) und versorgen die Interkostalmuskulatur, den oberen Anteil der Bauchmuskulatur, die Haut der seitlichen und hinteren Brustwand sowie den oberen Teil des Zwerchfells. Außerdem beteiligen sie sich an der Blutversorgung der Brustdrüse (➤ Abb. 3.13). Darüber hinaus versorgt die Aorta thoracica mit unpaaren viszeralen Ästen die Speiseröhre, die benachbarten Bronchien, das Mediastinum und das Perikard. Aus der Aorta thoracica gehen die paarigen **Aa. intercostales posteriores** hervor. Dabei entspringen die 3.–11. Arterie direkt aus der Brustaorta, die 1. und 2. Arterie aus der **A. intercostalis suprema** des Truncus costocervicalis der A. subclavia. Die Interkostalarterien verlaufen im jeweiligen ICR am Unterrand der Rippe im Sulcus costalis. Die 12. Brustsegmentarterie verläuft zwar noch unter der XII. Rippe, aber nicht mehr in einem ICR. Sie wird daher **A. subcostalis** genannt. Äste der Interkostalarterien sind jeweils (➤ Abb. 3.13):

- **R. dorsalis:** Er versorgt die Rückenmuskulatur, aber auch die Haut, die Wirbel und den Rückenmarkskanal mit Rückenmark und Rückenmarkshäuten; aus ihm gehen hierzu Rr. spinales ab und er teilt sich in die Hautäste R. cutaneus medialis und R. cutaneus lateralis auf.
- **R. collateralis:** Er versorgt die Interkostalmuskulatur; gemeinsam mit den Aa. intercostales anastomosiert er mit den Aa. intercostales anteriores (➤ Kap. 3.1.2).

Tab. 3.7 Äste der Aorta thoracica.

Paarige segmentale Äste (Brustsegmentarterien)
Aa. intercostales posteriores (3.–11.) mit jeweils einem: • R. dorsalis • R. collateralis • R. cutaneus lateralis
Aa. subcostales
Aa. phrenicae superiores
Unpaare viszerale Äste
Rr. oesophageales aortae
Rr. bronchiales aortae
Rr. mediastenales aortae
Rr. pericardiaci aortae

- **R. cutaneus lateralis:** Er versorgt die Haut im Bereich der Axillarlinie und teilt sich hierzu in einen vorderen und hinteren Ast auf. Die vorderen Äste der Rr. cutanei laterales der Aa. intercostales posteriores II–IV versorgen als Rr. mammarii laterales die Brustdrüse.

Die **Aa. phrenicae superiores** tragen zur Blutversorgung des Zwerchfells bei.

Äste der Aorta abdominalis

Die Äste der Aorta abdominalis (Pars abdominalis aortae) versorgen die Rückenmuskeln und die Haut des Rückens mit Blut, teilweise den unteren Anteil der Bauchmuskulatur und beteiligen sich an der Blutversorgung des Wirbelkanals im Lumbalbereich und des Zwerchfells (➤ Abb. 3.41). Zentrale Äste sind 4 paarige **Aa. lumbales,** die die Bauchaorta an ihrer Hinterwand verlassen und jeweils auf Höhe des I.–IV. Lendenwirbelkörpers hinter M. psoas und M. quadratus lumborum zur Bauchwand ziehen. Hier treten sie zwischen den M. obliquus internus abdominis und den M. transversus abdominis und anastomosieren mit den Aa. intercostales posteriores, A. epigastrica inferior, A. iliolumbalis und A. circumflexa ilium profunda. Aus jeder A. lumbalis entspringt ein

- **R. dorsalis:** Er versorgt analog zum R. dorsalis der Aa. intercostales aus der Aorta thoracica (s. o.) die Rückenmuskulatur, aber auch die Haut, die Wirbel und den Rückenmarkskanal mit Cauda equina und Rückenmarkshäuten. Aus ihm gehen hierzu Rr. spinales ab und er teilt sich in die Hautäste R. cutaneus medialis und R. cutaneus lateralis auf.

Auf Höhe des Zwerchfells entspringt auf der Vorderseite der Aorta in Höhe des Hiatus aorticus die paarige **A. phrenica inferior.** Sie zweigt sich an der Unterseite des Zwerchfells auf und anastomosiert mit den unteren Interkostalarterien und den Eingeweidearterien.

Venen

Die venösen Abflüsse der dorsalen Rumpfwand werden wie an der ventralen Rumpfwand in 3 Systeme eingeteilt:

- epifasziales Venensystem
- subfasziales Venensystem
- Venensystem der Wirbelsäule

Besonders im epifaszialen und subfaszialen Venensystem ist der Verlauf der Venen außerordentlich variabel.

Epifasziales Venensystem

Die epifaszialen Venen liegen in der Subcutis und bilden ein dicht verzeigtes Netz an der dorsalen Rumpfwand. Der Lumendurchmesser variiert von Mensch zu Mensch erheblich und im Gegensatz zur ventralen Rumpfwand, wo größere Venenstämme mit eigener Terminologie versehen werden, gibt es für diese Venen an der dorsalen Rumpfwand keine Terminologie.

Subfasziales Venensystem

Das subfasziale Venensystem ist vergleichbar mit den Arterien, die von diesen Venen begleitet werden. Allerdings gibt es an der dorsalen Rumpfwand Ausnahmen. Hier befindet sich das Azygos-System (➤ Abb. 3.16), das aus V. azygos, V. hemiazygos und V. hemiazygos accessoria besteht. Zum subfaszialen Venensystem der dorsalen Rumpfwand gehören:

- **Vv. intercostales posteriores:** Sie erhalten Blut aus der Interkostalmuskulatur und der darüber liegenden Haut der dorsalen Rumpfwand sowie aus den Rückenmuskeln (R. dorsalis) und dem Wirbelkanal (R. intervertebralis, R. spinalis). Die oberen Interkostalvenen (II–III) drainieren rechts über die V. intercostalis superior dextra in die V. azygos und links über die V. intercostalis

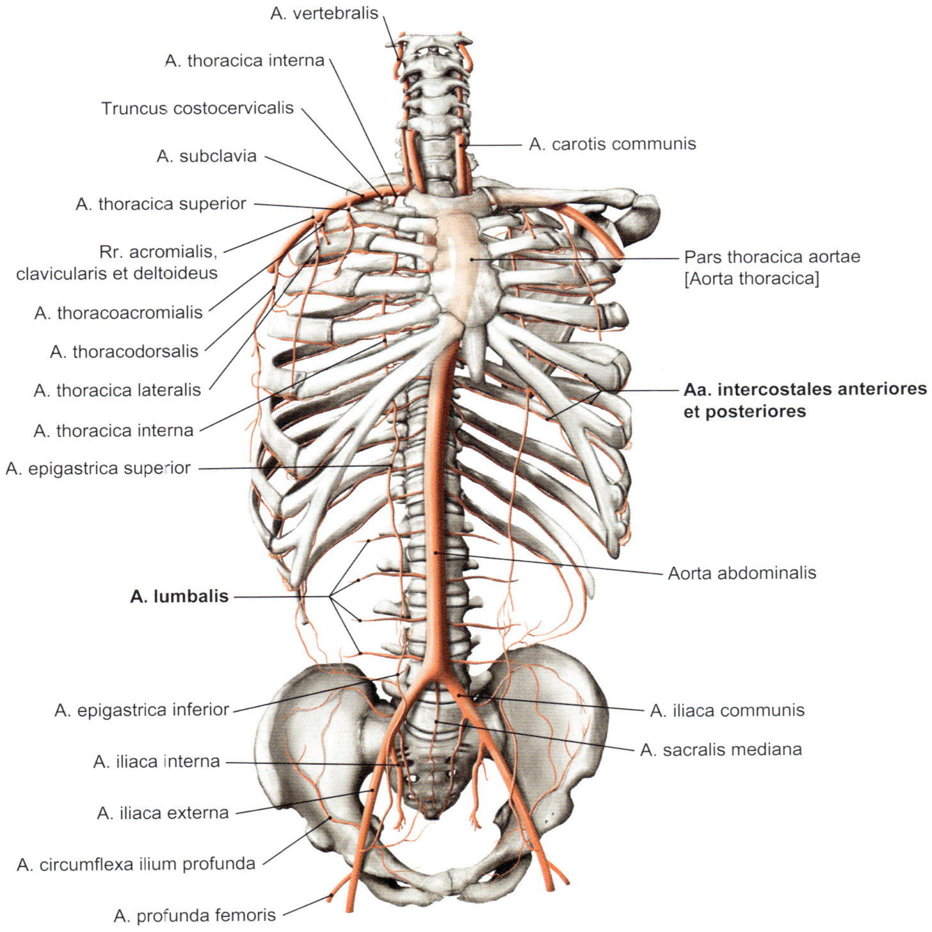

Abb. 3.41 Arterien der Rumpfwand. Ansicht von vorne. [S700-L266]

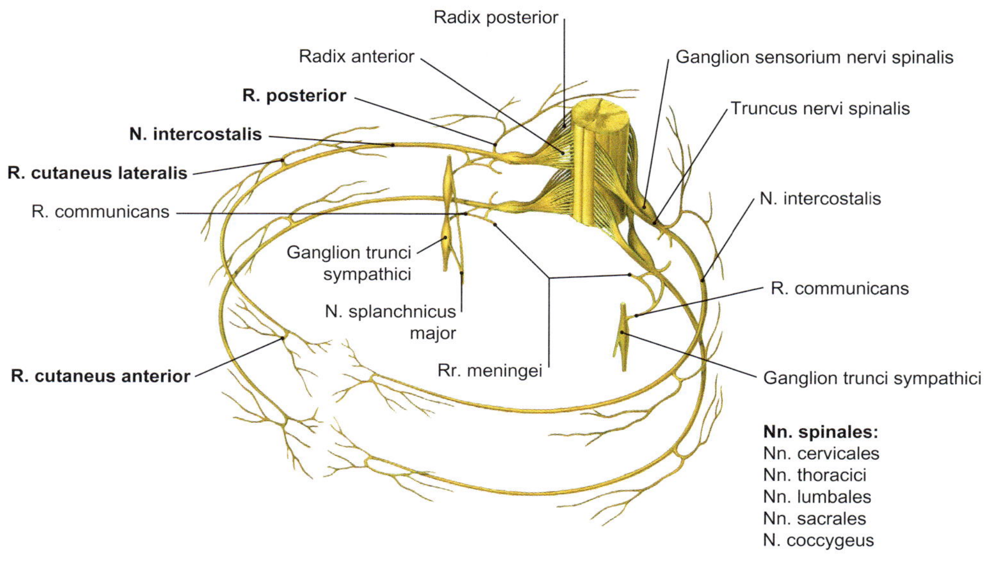

Abb. 3.42 Bauprinzip von Spinalnerv (N. spinalis) und Rückenmarksegment, am Beispiel zweier Thorakalnerven (Nn. thoracici). Ansicht von schräg vorne. [S700]

superior sinistra in die V. brachiocephalica sinistra. Die unteren Interkostalvenen (IV–XI) drainieren rechts in die V. azygos, links in die V. hemiazygos und V. hemiazygos accessoria.

- **Vv. lumbales** (I–IV): Sie drainieren das Blut der hinteren Bauchwand in die V. lumbalis ascendens und von dort in die V. iliaca communis. Die 3. und die 4. Lumbalvene münden meist direkt in die V. cava inferior ein.
- **V. azygos:** Sie führt das Blut nach oben in die V. cava superior und nach unten in die V. cava inferior.
- **V. hemiazygos:** Sie drainiert in die V. azygos, V. cava inferior, V. iliaca communis und V. iliaca externa.
- **V. hemiazygos accessoria:** Sie leitet ihr Blut der V. azygos und der A. subclavia zu.

Venensystem der Wirbelsäule

Die Venen der Wirbelsäule werden in ihrer Gesamtheit als **Vv. columnae vertebralis** bezeichnet. Man kann sie in ein äußeres und ein inneres Venengeflecht unterteilen (➤ Abb. 3.65). Sie werden in ➤ Kap. 3.3.2 behandelt.

Lymphgefäße

Epifasziale Lymphgefäße oberhalb des Bauchnabels drainieren in die axillären Lymphknoten **(Nodi lymphoidei axillares),** epifasziale Lymphgefäße unterhalb davon in die oberflächlichen Leistenlymphknoten **(Nodi lymphoidei inguinales superficiales),** insbesondere in die Nodi lymphoidei superomediales und superolaterales der oberflächlichen Leistenlymphknoten.

Subfasziale Lymphgefäße auf der Innenseite der dorsalen Rumpfwand drainieren in die paravertebral liegenden **Nodi lymphoidei intercostales,** die auch die Lymphe der Pleura parietalis in diesem Bereich aufnehmen. Mit der Aorta abdominalis erfolgt ferner ein Lymphabfluss zu den **Nodi lymphoidei lumbales** und entlang der A. iliaca externa zu den **Nodi lymphoidei iliaci externi.**

Innervation

Die dorsale Rumpfwand wird segmental von den Ästen der **thorakalen und lumbalen Spinalnerven** innerviert (➤ Abb. 3.42).

Die **Rr. posteriores der Nn. spinales thoracici und lumbales** teilen sich jeweils in einen **R. medialis** und einen **R. lateralis** auf (➤ Abb. 3.43). Sie innervieren die autochthone Rückenmuskulatur und die darüber liegende Haut. Die lateralen Hautäste sind im unteren Rückenbereich gut entwickelt und werden je nach Lage als Rr. cutanei posteriores oder Nn. clunium superiores bezeichnet.

Die **Rr. anteriores (ventrales) der Nn. spinales thoracici (Nn. intercostales)** sind die Interkostalnerven (sie werden aufgrund ihres Ursprungs im Bereich der dorsalen Rumpfwand hier vollständig dargestellt, obwohl sie der Innervation der ventralen Rumpfwand dienen). Sie innervieren die Interkostal- und Bauchmuskulatur sowie die Mm. serrati posteriores superior und inferior. Ihre sensiblen Äste dienen der Innervation von Pleura parietalis und Peritoneum parietale:

- N. intercostalis I ist Teil des Plexus brachialis.
- Nn. intercostales II–VI verlaufen in den ICR bis zum Sternum
- Nn. intercostales VII–XI verlaufen teilweise in den ICR, verlassen diese dann und laufen bis nahezu zur Mittellinie. Dabei durchqueren sie den Ansatzbereich des Zwerchfells und verlaufen zwischen M. obliquus internus abdominis und M. transversus abdominis bis zur Rektusscheide, treten in diese ein und innervieren den M. rectus abdominis.
- Der 12. Interkostalnerv verläuft unter der XII. Rippe und heißt **N. subcostalis.** Er hat den gleichen Verlauf wie die Nn. intercostales VII–XI und ist an der Innervation des M. rectus abdominis beteiligt.

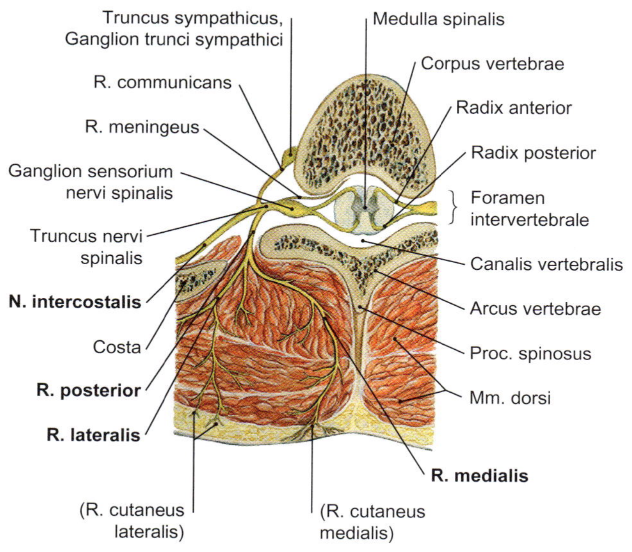

Abb. 3.43 Spinalnerv (N. spinalis) im Thorakalbereich. Ansicht von kaudal. [S700-L301]

In der Axillarlinie gibt jeder Interkostalnerv einen **R. cutaneus lateralis** und in der vorderen Sternallinie einen **R. cutaneus anterior** zur Haut ab (➤ Abb. 3.42). Entsprechend der zu innervierenden Hautregion benennt man die Äste weiter:

- Rr. cutanei laterales pectorales
- Rr. cutanei anteriores pectorales
- Rr. mammarii laterales
- Rr. mammarii mediales
- Rr. cutanei laterales abdominis
- Rr. cutanei anteriores abdominis

Die Rr. cutanei laterales des (1., 2. und 3.) Interkostalnervs ziehen als N. oder **Nn. intercostobrachiales** auf die mediale Seite des Arms und vereinigen sich hier mit dem N. cutaneus brachii medialis (➤ Kap. 4.6.1).
Die Rr. cutanei anteriores des 1. (und 2.) Interkostalnervs fehlen. Die Haut wird hier von den Nn. supraclaviculares aus dem Plexus cervicalis innerviert.

Klinik

Aufgrund der segmentalen sensiblen Innervation der Haut an der Rumpfwand dienen Brustwarzen (T5), Bauchnabel (T10) und die Leistenregion (L1) als Orientierungspunkte zur **Höhenlokalisation.**
Schmerzen in der Brustwand können über die **Nn. intercostobrachiales** (z. B. bei Mammakarzinommetastasen in den axillären Lymphknoten, die in die Nerven einwachsen) in den Arm projiziert werden.

3.3 Wirbelsäule, Rückenmark und Brustkorb

Bernhard Hirt, Friedrich Paulsen

Im hinteren Teil des Rumpfes und damit exzentrisch befindet sich mit der Wirbelsäule (Columna vertebralis) das Achsenskelett, welches das Gewicht des Kopfes, der oberen Extremitäten, des Rumpfes sowie der Brust- und Baucheingeweide aufnimmt und auf den Beckengürtel überträgt. Das Brustwandskelett ist gelenkig mit dem Achsenskelett verbunden.
Der spezielle Aufbau der freien (präsakralen) Wirbelsäule mit normalerweise 24 beweglichen Einzelwirbeln (Vertebrae) und 23 Zwischenwirbelscheiben (Disci intervertebrales) sowie den Bändern der Wirbelsäule ermöglicht eine sehr gute Kraftübertragung bei freier Beweglichkeit. Das Gewicht wird kaudal über das in den Beckengürtel integrierte Kreuzbein (Os sacrum) übertragen, an das sich das Steißbein (Os coccygis) anschließt.
Im Wirbelkanal (Canalis vertebralis) befindet sich das Rückenmark; über die Zwischenwirbellöcher (Foramina intervertebralia) treten die Spinalnervenwurzeln ein und aus. Hier liegen auch die Spinalganglien.

3.3.1 Embryologie

Anlage der Achsenorgane und der Somiten

Am *16. Entwicklungstag* bildet sich in der Medianebene des mittleren Keimblatts (Mesoderm) die Chorda dorsalis als stabförmige Struktur. Sie liegt in der Axialebene als Stützstab und gibt induktive Botenstoffe ab, die das paraxiale Mesoderm (➤ Kap. 2.6.2) zur Differenzierung veranlassen (s. u.). Parallel bildet sich das Neuralrohr aus. Chorda dorsalis und Neuralrohr werden als Achsenorgane bezeichnet. Die enge Beziehung zwischen der Wirbelsäule und dem Rückenmark ist somit bereits angelegt. Durch Verdichtung des paraxialen Mesoderms entstehen in der Folge (bis zur *5. Woche*) 42–44 Paare von Somiten (syn.: Ursegmente), die perlschnurartig neben dem Achsenorgan aufgereiht sind. Diese Gliederung des Mesoderms in Somiten ist die Grundlage des segmentalen Aufbaus des Körpers (Metamerie).

Differenzierung der Somiten

Die Zellen der Somiten differenzieren sich in der Folge in Sklerotome, Myotome und Dermatome. Aus den **Sklerotomen** entwickeln sich die Wirbel, Teile der Zwischenwirbelscheiben und der Bandapparat. Hierfür wandern Zellen der Somiten nach medial zur Chorda dorsalis und zum Neuralrohr. Aus den kranialen und kaudalen Hälften zweier benachbarter Somiten differenzieren sich die Wirbelkörper. Die Wirbelkörperanlagen befinden sich somit zwischen den Somiten, die Anlagen der Zwischenwirbelscheiben liegen jeweils in der Mitte der Somiten. Die Wirbelbogenanlagen entstehen aus 2 benachbarten paraxialen, neben der Chorda dorsalis liegenden Somitenanteilen.
Die zunächst zentral in der Wirbelanlage lokalisierte **Chorda dorsalis** bildet sich zurück. Als Relikt der Chorda dorsalis bleibt einzig der gallertige Kern der Zwischenwirbelscheibe (Nucleus pulposus) erhalten.
Die zunächst 42–44 angelegten Somitenpaare verteilen sich im Lauf der Entwicklung um.

- Die kranialen 4½ Somiten entwickeln sich zu Anteilen des Os occipitale.
- Das Steißbein entwickelt sich aus 3–5 Wirbelanlagen.
- Die kaudalen 5–7 Somiten werden zurückgebildet.

Ab der *6. Embryonalwoche* kommt es, ausgehend von Knorpelzentren im Bereich der Wirbelkörper und der Bogenwurzeln, zum knorpeligen Umbau des mesenchymalen Vorläufergewebes. Die Verknöcherung **(enchondrale Ossifikation)** setzt im *4. Fetalmonat* mit der Ausbildung von Knochenkernen in den Wirbelkörpern und den Wirbelbögen ein. Beim Neugeborenen sind die Wirbelkörper in der Regel bereits verknöchert.

Klinik

Wirbelfehlbildungen können mit pathologischen Wirbelkörperformen einhergehen:

- Die Fusion von 2 oder mehr Wirbelkörpern führt im Rahmen der Entwicklung zu einem dysontogenetischen **Blockwirbel.** An der Halswirbelsäule kommen solche Wirbelverschmelzungen z. B. beim Klippel-Feil-Syndrom (kongenitale Halswirbelsynostose) mit charakteristischem Schulterblatthochstand und tiefem Haaransatz vor.
- Beim **Keilwirbel** (Hemivertebra) ist die Vorderfläche des Wirbelkörpers niedriger als seine Hinterfläche. Er entsteht, wenn statt zweier Verknöcherungszentren nur eines auftritt. Durch Keilwirbel sind die Wirbelsäulenform (Kyphosierung) und die Wirbelsäulenstatik verändert.
- Kommt es beim Erwachsenen zur Verschmelzung von 2 Wirbeln unter Degeneration der Zwischenwirbelscheibe, entstehen **Blockwirbel.**

Verwachsen einzelne oder mehrere **Wirbelbögen** nicht miteinander, resultiert eine gespaltene, dorsal offene Wirbelsäule **(Spina bifida):**

- In der einfachsten Form liegt die Spaltbildung unter der Haut und ist von außen nicht sichtbar (Spina bifida occulta).
- Sind zusätzlich auch die Neuralfalten nach außen offen, spricht man von Rachischisis (Spina bifida aperta).
- Ist auch das Rückenmark betroffen, kann dies mit Lähmungen im betroffenen Bezirk und darunter einhergehen.

Die **Scheuermann-Krankheit** (Morbus Scheuermann, Adoleszentenkyphose, juvenile Kyphose, Osteochondritis deformans juvenilis dorsi) ist eine ätiologisch unklare (wahrscheinlich erbliche) Wirbelsäulenerkrankung (wahrscheinlich kommt es zu Störungen in den Ringapophysen/Wachstumszonen), die sich bei Kindern und Jugendlichen im Alter zwischen 11 und 17 Jahren ausbildet. Jungen sind wesentlich häufiger betroffen. Dabei ist der vordere Teil der Wirbelkörper (besonders an der unteren Brustwirbelsäule) erniedrigt, die Deck- und Grundplatten sind unregelmäßig konturiert, SCHMORL-Knorpelknötchen finden sich an den Deck- und Grundplatten und die Wirbelkörper sind ventralseitig verlängert. Betroffene leiden an Rückenschmerzen, einem Haltungsverfall, Bewegungseinschränkungen und Überlastungen benachbarter Wirbelsäulenabschnitte. Therapeutisch wendet man Physiotherapie, Sport und eine Wirbelsäulenunterstützung (durch Orthesen) an.

3.3.2 Wirbelsäule

Die Wirbelsäule macht zwei Fünftel der Größe des Menschen aus. Ein Viertel der Wirbelsäulenlänge entfällt dabei auf die Zwischenwirbelscheiben (Disci intervertebrales).

Aufbau und Form

Abschnitte

Die Wirbelsäule (Columna vertebralis, ➤ Abb. 3.44) wird in 5 Abschnitte eingeteilt. Die Abschnitte unterscheiden sich in der Anzahl der Wirbel und in der Dreh- und Kippbarkeit der Wirbel zueinander. Die 24 präsakralen Wirbel gliedern sich in

- 7 Halswirbel **(Vertebrae cervicales)**,
- 12 Brustwirbel **(Vertebrae thoracicae)** und
- 5 Lendenwirbel **(Vertebrae lumbales)**.

Nicht beweglich sind das

- aus 5 synostotisch miteinander verschmolzenen Wirbeln bestehende Kreuzbein **(Os sacrum)** und das
- aus 3–5 Wirbeln fusionierte Steißbein **(Os coccygis)**.

Die Grenze zwischen der Lendenwirbelsäule und dem Os sacrum ist das **Promontorium.**

MERKE

Bei 5–6 % der Bevölkerung besteht ein Übergangswirbel in Form einer **Sakralisation.** Dabei ist der V. Lendenwirbel mit dem Os sacrum verschmolzen und es gibt nur 23 präsakrale Wirbel. Eine Sakralisation ist sehr häufig mit Halsrippen vergesellschaftet. Außerdem besteht eine Prädisposition für einen Bandscheibenvorfall im darüber liegenden Segment.
Eine andere Form eines Übergangswirbels ist die **Lumbalisation,** die etwas seltener ist als die Sakralisation. Dabei ist der I. Sakralwirbel nicht mit dem übrigen Os sacrum zu einem Knochen verschmolzen, sondern verbleibt als freier Wirbel. In diesem Fall gibt es 25 präsakrale Wirbel.

Krümmungen

Die Wirbelsäule besitzt in der Sagittalebene physiologische Krümmungen (➤ Abb. 3.44c), die ihr Doppel-S-Form verleihen. Diese

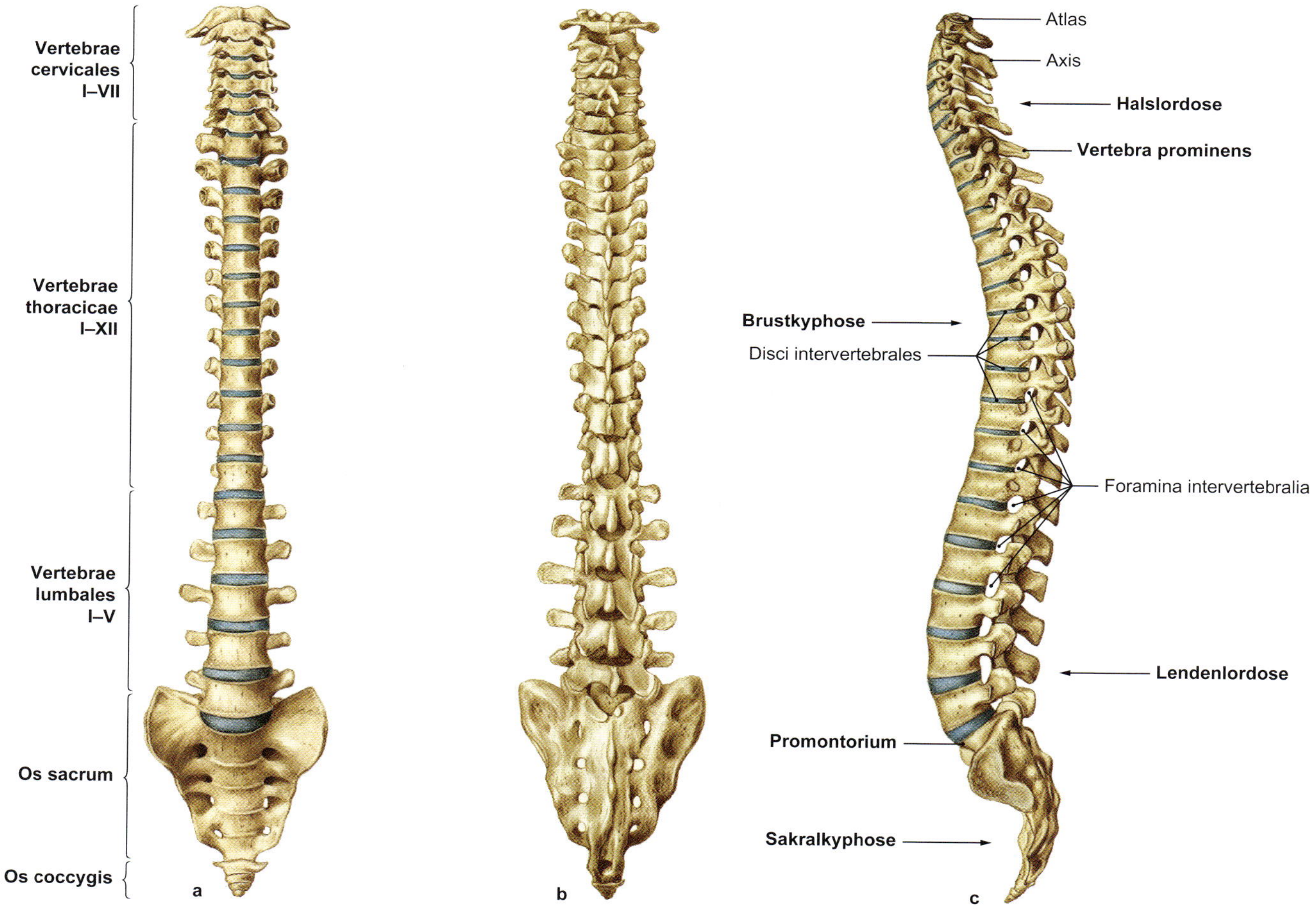

Abb. 3.44 Wirbelsäule (Columna vertebralis). [S700] **a** Ansicht von ventral. **b** Ansicht von dorsal. **c** Ansicht von lateral links.

sind beim Neugeborenen noch nicht vorhanden. Es dominieren lediglich eine flache kyphotische Krümmung in der Brustwirbelsäule sowie im Kreuz- und Steißbein. Die Krümmungen im Hals- und Lendenbereich bilden sich mit der Belastung der Wirbelsäule durch das Heben des Kopfes, das Sitzen und den aufrechten Stand im 1. Lebensjahr und darüber hinaus aus. Dabei sind die Hals- und die Lendenwirbelsäule nach ventral konvex gekrümmt, was als **Lordose** bezeichnet wird (Halslordose, Lendenlordose), Brustwirbelsäule und Os sacrum/Os coccygis sind nach ventral konkav gekrümmt, was als **Kyphose** bezeichnet wird (Brustkyphose, Sakralkyphose). Die Krümmungen der Wirbelsäule des Erwachsenen sind nicht genau auf die verschiedenen Wirbelsäulenabschnitte übertragbar. So bezieht sich die Halslordose auf den I.–VI. Halswirbel, die Brustkyphose auf den VI. Hals- bis IX. Brustwirbel und die Lendenlordose auf den IX. Brust- bis V. Lendenwirbel.

Klinik

Eine übermäßige Krümmung der Wirbelsäule in der Frontalebene wird als **Skoliose** bezeichnet und ist immer pathologisch. Es handelt sich dabei um eine Wachstumsdeformität der Wirbelsäule mit fixierter Seitausbiegung. An der Brustwirbelsäule führt eine Skoliose in Verbindung mit einer fixierten Verdrehung (Torsion) von Einzelwirbeln und Rippen-Wirbel-Gelenken (Rotation des Achsenorgans) auch zu einer Deformität des Brustkorbs mit Buckelbildung (Gibbus), die muskulär nicht mehr ausgeglichen werden kann. Dies hat häufig Auswirkungen auf die Lungen- und Kreislauffunktion. Die Skoliose kennt man als orthopädisches Leiden bereits seit der Antike. Dennoch ist ihre Therapie bis heute schwierig. Eine geringgradige Skoliose hat allerdings fast jeder Mensch, da die Beine bei den meisten Menschen einen dezenten Längenunterschied aufweisen. Degenerative oder entzündliche Veränderungen, Entwicklungsstörungen oder Kompressionsfrakturen der Wirbelsäule können zu einer Hyperkyphose der oberen Brustwirbelsäule und zum Bild eines Rundrückens führen.

Wirbel und ihre Verbindungen

Grundform eines Wirbels

Jeder freie, präsakrale Wirbel (Vertebra, ➤ Abb. 3.45) besteht aus:

- Wirbelkörper (Corpus vertebrae)
- Wirbelbogen (Arcus vertebrae)
- Wirbelbogenfortsätze (Procc. arcus vertebrae)

Eine Ausnahme bilden die ersten beiden Halswirbel (Atlas und Axis). Alle übrigen Wirbel der frei beweglichen Wirbelsäule sind so aufgebaut, wobei sie jedoch in den verschiedenen Wirbelsäulenabschnitten charakteristische Form- und Lagevariationen in ihrer Struktur aufweisen.

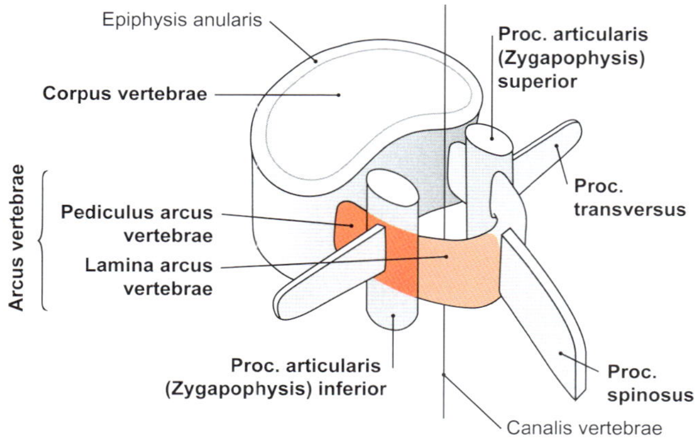

Abb. 3.45 Bauelemente eines Wirbels, schematisch. Ansicht von schräg hinten. [S700-L126]

Wirbelkörper

Der Wirbelkörper (➤ Abb. 3.45) hat kranial und kaudal eine transversal ausgerichtete Fläche **(Facies intervertebralis),** die von einer Randleiste **(Epiphysis anularis)** kreisförmig umgeben ist. Die Randleiste besteht genauso wie die Seitenwand des Wirbelkörpers aus kompaktem Knochen. Die zentrale Fläche besteht ebenfalls aus kompaktem Knochen, aber nur aus einer dünnen Schicht, sodass sich darunter unmittelbar die Spongiosa des Wirbelkörpers anschließt. Die Wirbelkörperfläche ist von hyalinem Knorpel bedeckt; kranial wird sie als Deckplatte, kaudal als Grund- oder Bodenplatte bezeichnet. Deck- und Bodenplatte stehen in festem Kontakt mit der angrenzenden Zwischenwirbelscheibe (Bandscheibe, Discus intervertebralis, s. u.).

Klinik

In Deutschland leiden ca. 6 Millionen Erwachsene an **Osteoporose** (Knochenschwund). 80 % davon sind Frauen. Die Osteoporose ist eine systemische Alterserkrankung des Skeletts, die die Spongiosaarchitektur verändert und den Knochen anfällig macht für Frakturen. Sie ist durch eine Abnahme der Knochenmasse gekennzeichnet, wobei weniger Knochen auf- als abgebaut wird. Insbesondere sind stark spongiös aufgebaute Skelettelemente wie die Wirbelkörper betroffen, da die Umbaurate in der Spongiosa (ca. 28 %) deutlich höher ist als in der Kompakta (ca. 4 %). Risikofaktoren einer Osteoporose sind familiäre Vorbelastung, weiße Hautfarbe, Alter, Östrogenmangel, Vitamin-D-Mangel, niedrige Kalziumzufuhr, Rauchen, exzessive Alkoholzufuhr und eine inaktive Lebensweise. Häufigste Ursache ist der Östrogenmangel nach der Menopause (beim Mann im Alter). Dabei ist der Knochenabbau erhöht, da Östrogen die Osteoklastenaktivität hemmt. Ein Mangel an Östrogen führt dazu, dass zu viele Osteoklasten entstehen und zu lange leben. In den Wirbelkörpern kommt es zur Ausdünnung besonders der Spongiosatrabekel und in der Folge zu Mikrofrakturen. Vertikale Spongiosatrabekel heilen dabei über sekundäre Frakturheilung (über Kallus) wieder zusammen, da die Frakturenden aneinanderliegen. Horizontale Frakturenden werden durch die auf die Wirbelkörper wirkenden Kräfte auseinandergedrückt und können nicht mehr zusammenwachsen. Sie werden abgebaut. Irgendwann kann der Wirbelkörper der auf ihn einwirkenden Belastung nicht mehr standhalten und sackt zusammen (Zusammensintern). Dies kann vollständig geschehen oder nur den vorderen oder hinteren Anteil betreffen, sodass Verformungen des Achsenskeletts (mit Abnahme der Körpergröße) und Ausfallerscheinungen die Folge sein können. Neue Arzneistoffe gegen Osteoporose greifen in den Knochenstoffwechsel ein, z. B. Antikörper gegen das membranständige Protein RANKL auf Osteoblasten oder gegen das Osteozytenprotein Sclerostin. Die früher durchgeführte postmenopausale Östrogenbehandlung ist aufgrund unerwünschter Nebenwirkungen (z. B. ein deutlich erhöhtes Mammakarzinomrisiko) wieder verlassen worden.

Wirbelbogen

Die Wirbelbögen **(Arcus vertebrae,** ➤ Abb. 3.45) befinden sich dorsal am Wirbelkörper und bestehen auf beiden Seiten aus 2 Anteilen:

- Bogenwurzel **(Pediculus arcus vertebrae)**
- Bogenplatte **(Lamina arcus vertebrae)**

Die Wirbelbogenplatten beider Seiten treffen sich im Dornfortsatz **(Proc. spinosus)** und bilden so das Wirbelloch **(Foramen vertebrale).** Die Wirbellöcher aller Wirbel bilden in ihrer Gesamtheit den Wirbelkanal **(Canalis vertebralis),** der randständige Bänder, das Rückenmark und die Rückenmarkshäute (Meningen) enthält.

Wirbelbogenfortsätze
Zwischen der Bogenwurzel (Pediculus) und der Bogenplatte (Lamina) befindet sich auf beiden Seiten jeweils ein nach lateral gerichteter Wirbelbogenfortsatz **(Querfortsatz, Proc. transversus).** Nach oben und unten ragt auf jeder Seite jeweils ein Gelenkfortsatz heraus **(Procc. articulares superior und inferior)** zur gelenkigen Verbindung mit dem darüber und darunter liegenden Wirbel oder Knochen. Der Pediculus ist – in der Ansicht von lateral – oben und unten eingeschnürt (Incisurae vertebrales superiores und inferiores ➤ Abb. 3.62c). Durch die korrespondierenden oberen und unteren Einschnürungen der Pediculi benachbarter Wirbel entstehen die Wirbelbogenlöcher **(Zwischenwirbellöcher, Foramina intervertebralia),** durch die Spinalnervenwurzeln ein- und austreten und die Anteile der Spinalganglien enthalten.

Klinik

Kliniker verwenden oft die Kurzformen Lamina und Pedikel. Nicht korrekt ist die oft für alle Wirbel verwendete Bezeichnung Massa lateralis für die Region der Gelenk- und Querfortsätze zwischen der Bogenwurzel und der Bogenplatte. Die Massae laterales sind exklusive Strukturen des ersten Halswirbels (Atlas, s. u.).
In der Wirbelsäulenchirurgie spielt die Entfernung der Bogenplatte (**Laminektomie,** z. B. bei der operativen Behandlung eines Diskusprolaps, s. u.) eine große Rolle. Schrauben, die in die Bogenwurzel zur Stabilisierung der Wirbelsäule eingebracht werden, tragen die Bezeichnung Pedikelschrauben.
Unter einer **Spondylolyse** versteht man seitliche Wirbelbogenspalten, die zur Trennung der Procc. articulares inferiores mit dem hinteren Teil des Arcus und dem Proc. spinosus vom übrigen Wirbelteil führen. Sie können als angeborener Defekt oder als erworbene Stressfraktur der Lamina in Erscheinung treten. Die knöcherne Trennung des Isthmus kann vor allem ein echtes Wirbelgleiten **(Spondylolisthesis)** verursachen. Letzteres ist eine Instabilität der Wirbelsäule, bei der das obere Teilstück der Wirbelsäule mit dem Gleitwirbel über den darunter liegenden Wirbelkörper nach vorne gleitet. Meist ist die Spondylolisthese ein Zufallsbefund, sie kann aber auch mit Nerven- und Rückenmarkaffektionen bis hin zu Ausfallerscheinungen einhergehen.

Bewegungssegmente der Wirbelsäule
Unter dem Begriff **Bewegungssegment** werden 2 benachbarte Wirbel mit ihren Verbindungen und den ligamentären und muskulären Strukturen bezeichnet. Die gesamte Wirbelsäule ist somit aus diversen Bewegungssegmenten aufgebaut. Innerhalb eines Bewegungssegments ist der Bewegungsumfang nicht besonders groß. Die Summe aller Bewegungssegmente führt aber zu einem außerordentlich großen Bewegungsumfang der Wirbelsäule (➤ Abb. 3.46) bei den verschiedenen Bewegungen.

MERKE
Als Verbindungen zwischen den Wirbeln dienen die Zwischenwirbelscheiben (Disci intervertebrales) und die Wirbelbogengelenke (Articulationes zygapophysiales).

Zwischenwirbelscheiben
Die Wirbelsäule besitzt 23 **Zwischenwirbelscheiben (Disci intervertebrales),** die sich zwischen den Wirbelkörpern befinden (➤ Abb. 3.47) und beim gesunden Erwachsenen etwa ein Viertel der Gesamtlänge der Wirbelsäule ausmachen. Schädel und Atlas sowie Atlas und Axis (die beiden ersten Halswirbel) sind durch echte Gelenke (Diarthrosen) verbunden. Hier kommen keine Zwischenwirbelscheiben vor. Die Zwischenwirbelscheiben verbinden die Deck- und die Grundplatten benachbarter Wirbelkörper und sind mit diesen über Kollagenfasern fest verbunden. Die Dicke der Zwischenwirbelscheiben nimmt von kranial nach kaudal entsprechend der mechanischen Belastung zu. Die Höhe der einzelnen Zwischenwirbelscheiben unterliegt einer tageszeitlichen Schwankung aufgrund druckabhängiger Flüssigkeitsverschiebungen im Extrazellularraum (dadurch ist man morgens nach dem Schlafen bis zu 2,5 cm größer als abends).

Aufbau
Ein Discus intervertebralis (➤ Abb. 3.47) besteht aus einem äußeren Faserring (Anulus fibrosus) und einem inneren Gallertkern (Nucleus pulposus). Der **Anulus fibrosus** wird weiter in eine Außenzone, eine Innenzone und eine Übergangszone unterteilt:

- **Außenzone:** Sie besteht aus straffem Bindegewebe, dabei sind Lamellen aus Kollagenfibrillen gegenläufig in Form eines Fischgrätenmusters (rhombisches Gitter, Scherengitter, venezianische Schere) angeordnet (insbesondere Typ-I-Kollagen), die an den

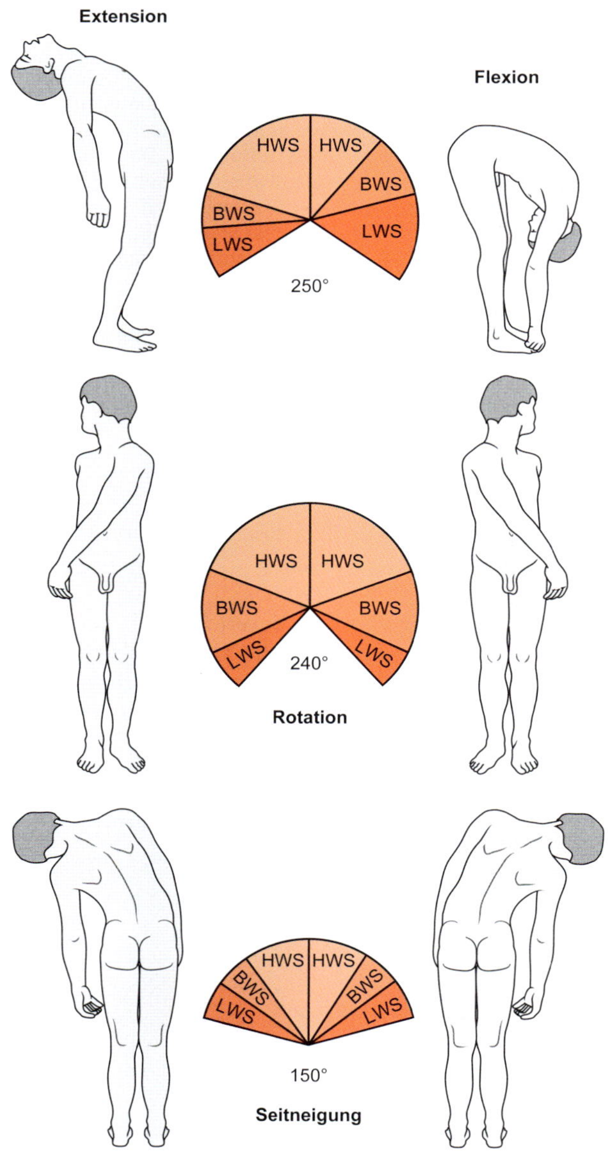

Abb. 3.46 Bewegungsumfang der Wirbelsäulenabschnitte (entsprechend Neutral-Null-Methode). [S702-L126]

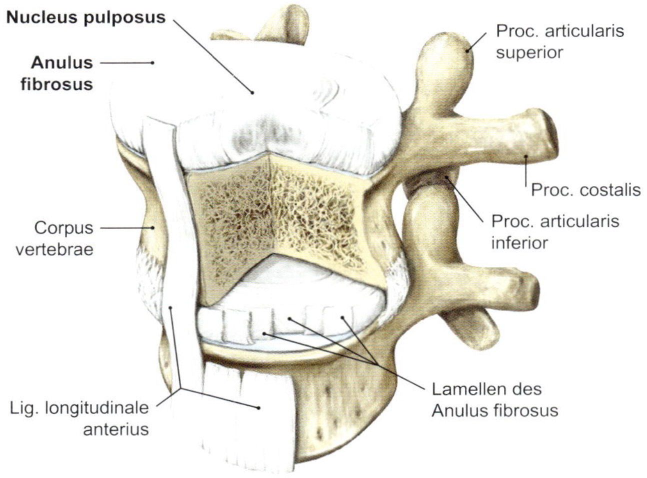

Abb. 3.47 Aufbau der Disci intervertebrales. Ansicht von schräg vorne. [S702-L266]/[R449]

knöchernen Randleisten der Wirbelkörper verankert sind. Zwischen den Kollagenfibrillen kommen in großer Menge Proteoglykane vor (ca. 66 %), die mit den Kollagenfibrillen eine Funktionseinheit bilden. Es kommen auch zahlreiche elastische Fasern vor.

- **Innenzone:** Sie besteht aus breiteren Lamellen aus Faserknorpel (Typ-I- und Typ-II-Kollagen), die ebenfalls in Form eines Fischgrätenmusters angeordnet sind.
- **Übergangszone:** Die Innenzone geht ohne klare Demarkation in den Nucleus pulposus über und besteht als Übergangszone aus lockerem Bindegewebe.

Der **Nucleus pulposus** grenzt kranial und kaudal an die Knorpelplatten des Wirbelkörpers und seitlich an den Anulus fibrosus. Er besteht vornehmlich aus Extrazellularmatrix mit einem hohen Anteil an Proteoglykanen und einem entsprechend hohen Wasserbindungsvermögen.

Funktion

Das Wasserbindungsvermögen des Nucleus pulposus führt zu einem gleichmäßigen Quelldruck, der gegen die Grund- und Deckplatte zweier benachbarter Wirbelkörper gerichtet ist und der auch nach lateral abgegeben wird (axiale Druckbeanspruchung). Die Fasern des Anulus fibrosus werden so stets unter Spannung gehalten. Der Nucleus pulposus agiert wie ein zentral gelagertes Wasserkissen, das den einwirkenden Druck gleichmäßig auf die Deck- und Grundplatte der Wirbelkörper verteilt. Die scherengitterartig überkreuzenden Fasern des Anulus fibrosus halten den Nucleus pulposus in Position und machen bei intakter Zwischenwirbelscheibe eine Verschiebung der Wirbel gegeneinander unmöglich. Die Fasern des Anulus fibrosus setzen auch exzentrisch wirkende Druck- und Schubkräfte auf den Nucleus pulposus in Zugkräfte auf die Randleiste des Wirbelkörpers um.

Ernährung

Die Außenzone des Anulus fibrosus wird bei gesunden und jungen Zwischenwirbelscheiben noch mit Gefäßen versorgt, im Alter jedoch nicht mehr. Die übrigen Zonen sind avaskulär. Das Gewebe der Zwischenwirbelscheiben ist bradytroph, hat eine geringe Stoffwechselaktivität und kann sich kaum regenerieren. Die Ernährung erfolgt über Konvektion von Nährstoffen aus den Blutgefäßen der Wirbelkörper und der Außenzone des Anulus fibrosus. Die Konvektion wird durch die über den Tag stattfindenden Flüssigkeitsverschiebungen begünstigt.

MERKE

Im Alter geht ein Großteil der Proteoglykane der Zwischenwirbelscheiben verloren. Die Ursachen hierfür sind nicht abschließend geklärt. Dadurch nimmt die Wasserbindungskapazität im Anulus fibrosus um 20 % ab. Dies kann durch Muskeltraining ausgeglichen werden. Fehlt dieser Ausgleich, kommt es zu degenerativen Veränderungen, die zu Beschwerden führen können.

Klinik

Mit dem Alter nimmt das Wasserbindungsvermögen von Anulus fibrosus und Nucleus pulposus immer weiter ab. Im Anulus fibrosus entstehen kleine Risse **(Chondrose).** Dies ist radiologisch durch eine Höhenminderung und funktionell durch eine Instabilität mit vermehrter Beweglichkeit im Bewegungssegment erkennbar. Die Höhe der Bandscheibe ist reduziert und ihre mechanische Pufferfunktion vermindert. Dadurch werden die Deck- und Grundplatten der Wirbelkörper vermehrt belastet, was sich radiologisch als Sklerosierung (vermehrte Strahlendichte, Osteochondrose) äußern kann. Außerdem können sich Spondylophyten (knöcherne Randzacken) an den Wirbelkörpern bilden.

Wird eine so vorgeschädigte Zwischenwirbelscheibe überlastet, kann der Anulus fibrosus einreißen und der Gallertkern an verschiedenen Stellen durch den dann diskontinuierlichen Anulus fibrosus hindurchtreten (sog. Bandscheibenvorfall):

- Am häufigsten ist ein **laterodorsaler Prolaps** (➤ Abb. 3.48), der das Foramen intervertebrale einengt und die Spinalnervenwurzel des entsprechenden Segments komprimiert. Folge ist ein sog. spinales radikuläres Syndrom mit Rückenschmerzen (Lumbalgien), evtl. Schmerzausstrahlung in die Arme (Brachialgie) oder Beine (Ischialgie) und Sensibilitätsstörungen oder Muskelparesen im Versorgungsgebiet des betroffenen Spinalnervs. Ein Prolaps kann allerdings auch symptomlos verlaufen. Aufgrund der hohen Komplikationsrate gilt eine strenge Indikationsstellung zur Operation.
- Ein **mediodorsaler Diskusprolaps** kann in entsprechender Höhe auch das Rückenmark komprimieren (➤ Abb. 3.48). Diese Situation ist ein Notfall, weil das Rückenmark schnell entlastet werden muss.

Degenerativ bedingte Bandscheibenvorfälle sind in der Lenden- und in der Halswirbelsäule am häufigsten. Besonders sind die Segmente S1, L5 und L4 betroffen. In der Halswirbelsäule entstehen die Bandscheibenvorfälle nach Zerreißungen der Zwischenwirbelscheiben, die in den Unkovertebralgelenken (s. u.) liegen.

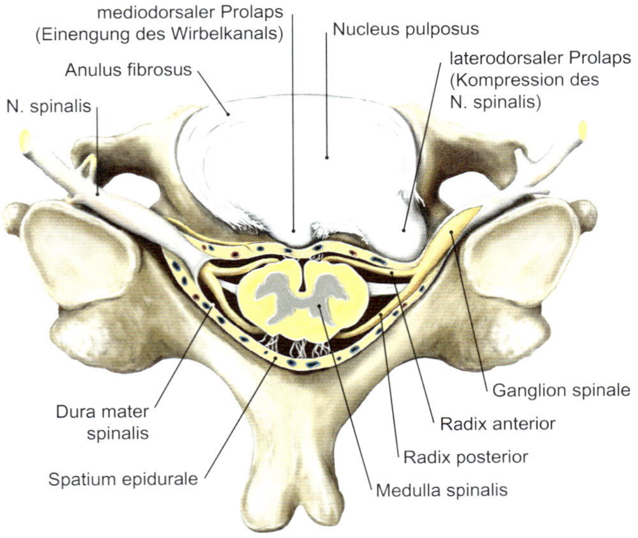

Abb. 3.48 Diskusprolaps. [S702-L266]/[R449]

Wirbelbogengelenke
Die Wirbel stehen auf beiden Seiten untereinander über Wirbelbogengelenke (Articulationes zygapophysiales) in Verbindung. Dorsal der Wirbelkörper und der Zwischenwirbelscheiben bildet der obere Gelenkfortsatz **(Proc. articularis superior)** eines Wirbels mit dem entsprechenden unteren Gelenkfortsatz **(Proc. articularis inferior)** des darüber liegenden Wirbels ein echtes Gelenk (Diarthrose). Form, Größe und Stellung der Gelenkfacetten **(Facies articulares superior und inferior)** unterscheiden sich regional und sind charakteristisches strukturelles Merkmal der einzelnen Wirbelsäulenabschnitte (➤ Abb. 3.49).
Innerhalb eines Bewegungssegments nehmen die beiden Wirbelbogengelenke so Druckkräfte auf und üben eine wichtige kinematische Funktion bei der Bewegungssteuerung in den einzelnen Regionen der Wirbelsäule aus. Die Funktion ist dabei eng an die räumliche Stellung der Gelenkflächen gekoppelt.

MERKE
Die Articulationes zygapophysiales werden aufgrund der Form und Stellung der Gelenkfacetten in den verschiedenen Wirbelsäulenabschnitten auch häufig als **Facettengelenke** bezeichnet.

Klinik

Eine Reizung (meist chronisch) der Facettengelenke (Articulationes zygapophysiales) führt zu Schmerzen, die als Facettensyndrom oder **Facettengelenksyndrom** bezeichnet wird. Sie ist die häufigste Ursache für Rückenschmerzen, die ihrerseits in Deutschland der häufigste Grund sind, einen Arzt aufzusuchen. Ursache für die Schmerzen sind degenerative Veränderungen (Osteoarthrose, Spondylarthrose) in einem oder in den meisten Fällen gleich mehrerer benachbarter Facettengelenke. Am häufigsten ist die Lendenwirbelsäule betroffen, da hier die Belastungen durch das Körpergewicht bei gleichzeitig starker Beweglichkeit hoch sind. Übergewicht kommt hier zusätzliche Bedeutung zu. Charakteristischerweise kommt es zu Schmerzen in Höhe der betroffenen Gelenke oder etwas darunter mit Ausstrahlung in die Beine. Im Rahmen der Gelenkveränderungen werden auch die die Gelenke innervierenden Nerven gereizt (Facettengelenknerven), die Äste der entsprechenden Spinalnervenwurzeln sind. Die Symptomatik entspricht dabei einer Wurzelreizsymptomatik (Radikulopathie), allerdings ohne die für ein radikuläres Syndrom typischen Empfindungsstörungen. Man spricht auch von pseudoradikulären Schmerzen.

Bänder der Wirbelsäule
Die Wirbelsäule hat einen kräftigen Bandapparat. Die Bänder erstrecken sich dabei von Wirbel zu Wirbel oder über größere Abschnitte. Man unterscheidet Wirbelkörperbänder und Wirbelbogenbänder.

Wirbelkörperbänder
Die Wirbelkörper sind ventral und dorsal über je ein Längsband miteinander verbunden:

- Lig. longitudinale anterius
- Lig. longitudinale posterius

Das **Lig. longitudinale anterius** (➤ Abb. 3.50a, ➤ Abb. 3.51, ➤ Abb. 3.57) zieht von der Pars basilaris des Os occipitale zum Os sacrum und endet dort als Lig. sacrococcygeum anterius. Die ventralen, oberflächlichen Faseranteile des Bandes ziehen über mehrere Wirbelkörper hinweg, die dorsalen, tiefen Faseranteile verbinden die knöchernen Randleisten zweier benachbarter Wirbelkörper. Eine Verbindung zu den Zwischenwirbelscheiben besteht nicht. Das Band wird von kranial nach kaudal breiter.
Das **Lig. longitudinale posterius** (➤ Abb. 3.50b, ➤ Abb. 3.51) zieht vom Os occipitale bis zum Os sacrum, begrenzt den Wirbelkanal vorne und liegt auf der Rückseite der Wirbelkörper. Es ist insgesamt schmaler als das Lig. longitudinale anterius und endet als Lig. sacrococcygeum posterius profundum im Sakralkanal. Die vorne verlaufenden Faserzüge verbreitern sich jeweils über den Zwischenwirbelscheiben und sind mit diesen verwachsen.

Klinik

Beim **Morbus BECHTEREW (Spondylitis ankylosans),** einer genetisch bedingten schmerzhaften, entzündlich-rheumatischen Erkrankung kommt es zur zunehmenden Verknöcherung sämtlicher Bandstrukturen besonders der Wirbelsäule. Im Frühstadium sind häufig nur die Sakroiliakalgelenke betroffen. Später ist die Wirbelsäule wie ein fester Stab, der Rücken erscheint „wie glatt gebügelt", die Brustwandexkursionen sind deutlich eingeschränkt mit verminderter Atembreite. Der Hinterhaupt-Wand-Abstand bei aufrechtem Stand ist deutlich vergrößert.

Wirbelbogenbänder
Auch die Wirbelbögen sind durch Bänder sehr gut gesichert (➤ Abb. 3.51). Hier kommen vor:

- **Ligg. flava:** Sie verbinden die Laminae arcus vertebrae und bilden die posteriore Begrenzung der Foramina intervertebralia und die laterale und posteriore Begrenzung des Wirbelkanals. Die Ligg. flava besitzen einen sehr hohen Anteil an elastischen Fasern (daher die gelbliche Farbe) und helfen der autochthonen Rückenmuskulatur (➤ Kap. 3.2.2) beim Aufrechthalten der Wirbelsäule. Dabei wirken sie einer nach vorn gerichteten Kraft entgegen.
- **Ligg. interspinalia:** Sie verbinden benachbarte Dornfortsätze (Procc. spinosi) und stehen in enger Verbindung mit den Sehnen der autochthonen Rückenmuskulatur. An der Spitze der Dornfortsätze gehen sie in das Lig. supraspinale über. Sie be-

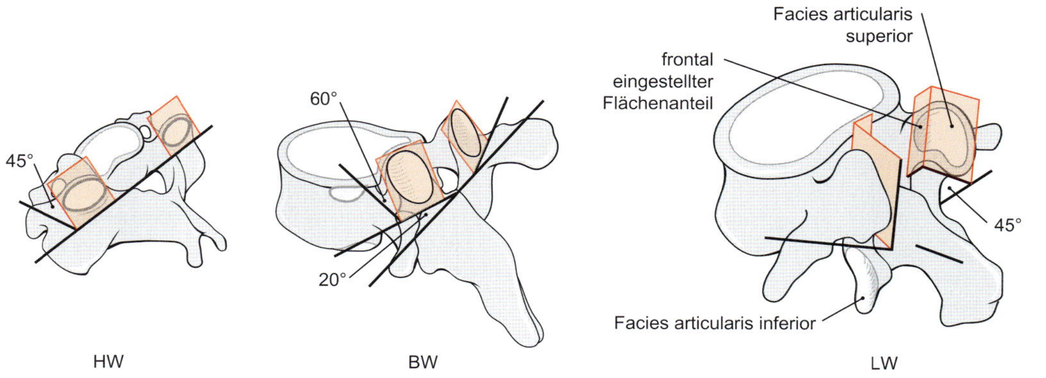

Abb. 3.49 Stellung der Wirbelbogengelenke am Hals- (HW), Brust- (BW) und Lendenwirbel (LW). [S702-L126]

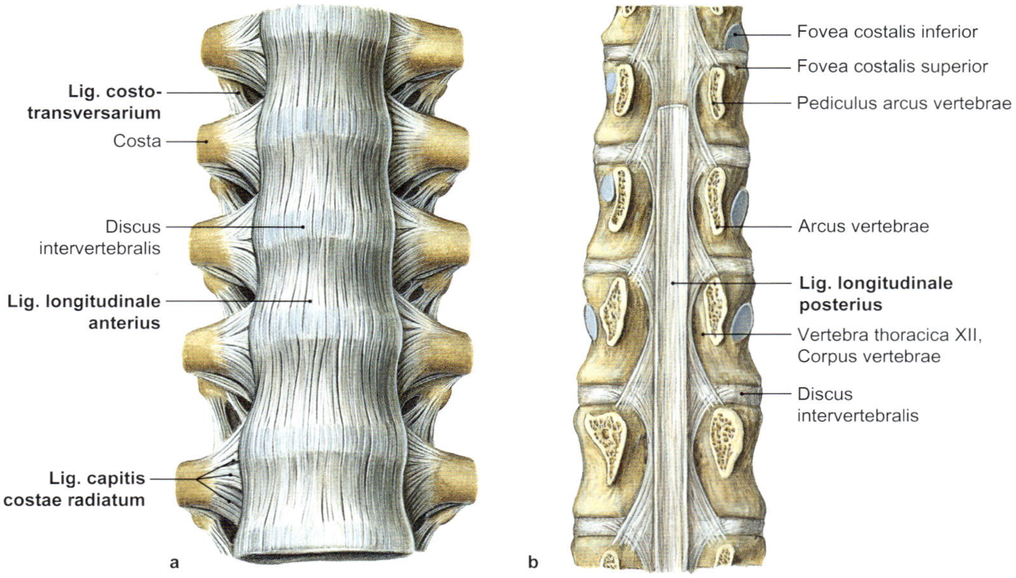

Abb. 3.50 Bänder der Wirbelsäule. [S700] **a** Lig. longitudinale anterius (am Beispiel der unteren Brustwirbelsäule). **b** Lig. longitudinale posterius (am Beispiel der unteren Brust- und der oberen Lendenwirbelsäule).

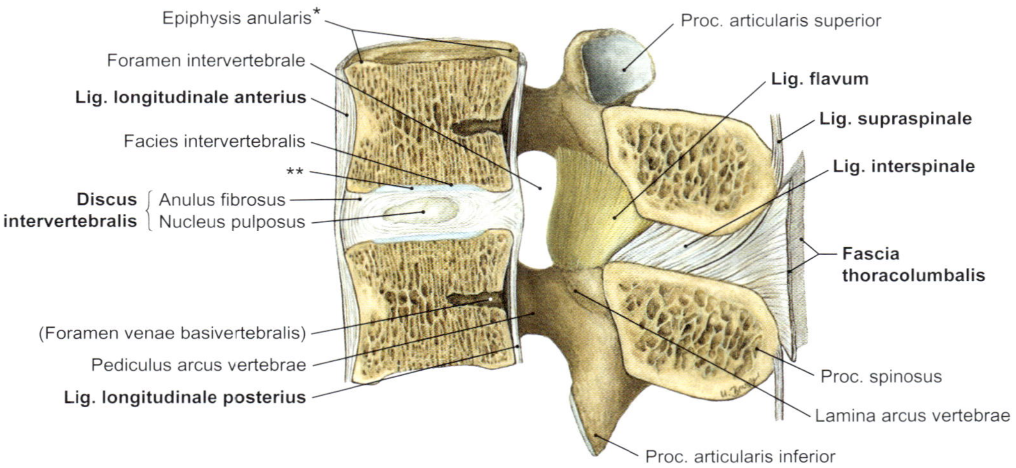

Abb. 3.51 Lumbales Bewegungssegment mit Bändern der Wirbelsäule. Medianschnitt; Ansicht von links. * auch: Randleiste, ** hyalinknorpelige Bedeckung der Grundplatte. [S700-L301]

grenzen die Ventralflexion und auch die Gleitbewegung der Wirbel gegeneinander.

- **Lig. supraspinale:** Das Band besteht aus langen Zügen und verbindet die Spitzen mehrerer Procc. spinosi. Kranial geht es in das Lig. nuchae über. Es begrenzt die Ventralflexion der Wirbelsäule.
- **Lig. nuchae:** Das Lig. nuchae ist eine sagittal gestellte, dünne, derbe Bindegewebsplatte zwischen der Protuberantia occipitalis externa und dem Proc. spinosus des VII. Halswirbels (Vertebra prominens, s. u.). Es ist im Bereich der Nackenfurche mit der allgemeinen Körperfaszie verwachsen.
- **Ligg. intertransversaria:** Die Bänder verbinden benachbarte Procc. transversi der Brustwirbelsäule und Procc. accessorii der Lendenwirbelsäule und begrenzen die Lateralflexion und Rotation.

Charakteristika der einzelnen Wirbelsäulenregionen

Entsprechend der regionalen Unterschiede in der Beweglichkeit der Wirbelsäulenabschnitte unterscheiden sich die Wirbel jeweils in der Form der Wirbelkörper, der Dornfortsätze, der Querfortsätze und der Gelenkfortsätze.
Anhand dieser Charakteristika können Einzelwirbel dem jeweiligen Wirbelsäulenabschnitt zugeordnet werden. Der spezifische Aufbau der einzelnen Bewegungssegmente führt zu Unterschieden der Beweglichkeit in den einzelnen Wirbelsäulenregionen. Diese werden nach der Neutral-Null-Methode gemessen.

MERKE

Die Objektivierung von Bewegungseinschränkungen kann durch den Finger-Boden-Abstand sowie die Funktionstests nach OTT (Brustwirbelsäule) und SCHOBER (Lendenwirbelsäule) erfolgen.

- Der **Finger-Boden-Abstand** misst den Abstand der Fingerspitzen vom Boden beim Vornüberbeugen mit gestreckten Knien. Der junge Mensch sollte den Boden stets erreichen (Finger-Boden-Abstand = 0).
- Beim **Test nach SCHOBER** (➤ Abb. 3.52) wird eine Markierung auf der Haut über dem Proc. spinosus von S1 und 10 cm kranial davon aufgetragen. Bei maximaler Flexion (Vorwärtsbeugung) weichen die Markierungen normalerweise 5 cm auseinander, bei der Retroflexion verringert sich der Abstand um 1–2 cm.
- Beim **Test nach OTT** (➤ Abb. 3.52) werden eine Markierung der Haut über dem Proc. spinosus des VII. Halswirbels (Vertebra prominens) und eine weitere 30 cm kaudal davon aufgetragen. Bei der maximalen Flexion weichen die Markierungen normalerweise 3–4 cm auseinander.

Die Beweglichkeit der Wirbelsäule ist z. B. bei der Spondylitis ankylosans (Morbus BECHTEREW) eingeschränkt.

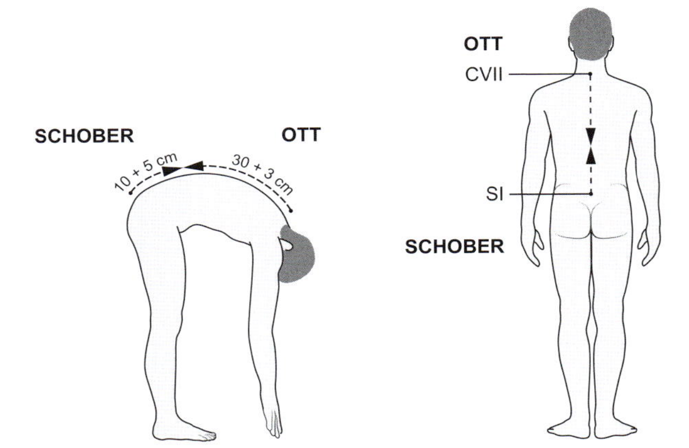

Abb. 3.52 Objektivierung von Bewegungseinschränkungen der Lendenwirbelsäule (Methode nach SCHOBER) und der Brustwirbelsäule (OTT-Zeichen). [S700-L126]

Kraniozervikaler Übergang

Os occipitale und die ersten beiden Halswirbel (Atlas und Axis) sind über insgesamt 5 Gelenke miteinander verbunden und ermöglichen die freie Beweglichkeit des Kopfes in 3 Achsen. Die Bewegungssegmente unterscheiden sich in ihrem morphologischen Aufbau grundsätzlich von denen der darunter liegenden Abschnitte.

Os occipitale

Das unpaare Hinterhauptbein (Os occipitale) besteht aus 3 Anteilen (Pars basilaris, Partes laterales und Squama occipitalis, ➤ Abb. 9.12). Die konvexen und rostral leicht konvergierenden Gelenkflächen zur Artikulation mit dem ersten Halswirbel (Condyli occipitales, Schädelkondylen) befinden sich seitlich vom Foramen magnum in den beiden Partes laterales ossis occipitalis (➤ Abb. 3.53). Rostromedial der Condyli occipitales setzen die beiden Flügelbänder (Ligg. alaria) an. In der Mediane inserieren am Vorderrand des Foramen magnum das Lig. apicis dentis, der Fasciculus longitudinalis superior und breitflächlich die Membrana tectoria (➤ Abb. 3.56).

Atlas

Der Atlas (I. Halswirbel, ➤ Abb. 3.54) hat keinen Wirbelkörper, stattdessen verbindet ein vorderer Atlasbogen **(Arcus anterior atlantis)** 2 Seitenkörper **(Massae laterales),** an denen sich jeweils die oberen und unteren Gelenkflächen (Facies articulares superior und inferior) zur Artikulation mit den Schädelkondylen und dem Axis (II. Halswirbel) befinden, sowie die Querfortsätze mit dem **Foramen transversarium** für den Durchtritt der A. vertebralis. Vorne besitzt der vordere Atlasbogen ein **Tuberculum anterius.** Der hintere Atlasbogen **(Arcus posterior atlantis)** hat eine Rinne für die

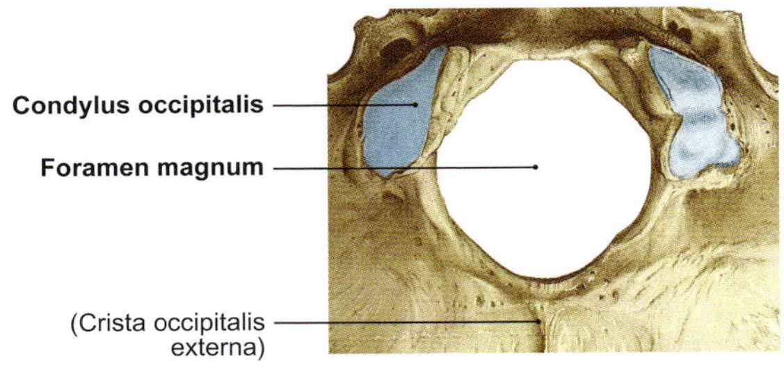

Abb. 3.53 Ausschnitt mit dem Os occipitale und den Kondylen für das obere Kopfgelenk. Die Kondylen liegen vorne lateral des Foramen magnum. [S700]

A. vertebralis (Sulcus arteriae vertebralis) und einen posterioren Höcker **(Tuberculum posterius).** Ein Dornfortsatz fehlt.

> **Klinik**
>
> Besonders bei Autounfällen kann es zu isolierten **Frakturen der Atlasbögen** kommen – was allerdings aufgrund der verbesserten Schutzvorrichtungen in den Autos (Airbag) immer seltener geschieht. Man muss sie von Atlasvarianten (z. B. Canalis arteriae vertebralis) oder Fehlbildungen (z. B. Verschmelzung von Atlas und Os occipitale = Atlasassimilation) sowie häufig vorkommenden Spaltbildungen im Bereich des Wirbelbogens abgrenzen.

Axis

Der Axis (II. Halswirbel, ➤ Abb. 3.55) besitzt einen Wirbelkörper, der mit dem **Dens axis** apikal einen massiven zahnförmigen Ausläufer hat. Entwicklungsgeschichtlich ist der Dens axis der ehemalige Wirbelkörper des Atlas. Von der Spitze des Dens axis **(Apex dentis)** entspringt das **Lig. apicis dentis** (➤ Abb. 3.56) und von den Seitenflächen entspringen die **Ligg. alaria** flügelförmig nach lateral. Ventralseitig befindet sich am Dens axis eine Gelenkfläche (Facies articularis anterior) zur Artikulation mit dem vorderen Wirbelbogen des Atlas, dorsalseitig eine Fläche (Facies articularis posterior), über die das **Lig. transversum atlantis** den Dens axis in Position hält. Der Axis besitzt einen Wirbelbogen, der lateral vom Wirbelkörper am Unterrand des Dens axis 2 obere Gelenkfortsätze **(Procc. articulares superiores)** zur gelenkigen Verbindung mit dem Atlas und unten 2 Gelenkfortsätze **(Procc. articulares inferiores)** zur Artikulation mit dem III. Halswirbel trägt. Außerdem hat der Axis je einen **Proc. transversus.** In diesem liegt das von unten innen nach oben außen leicht schräg gestellte **Foramen transversarium** für die A. vertebralis.

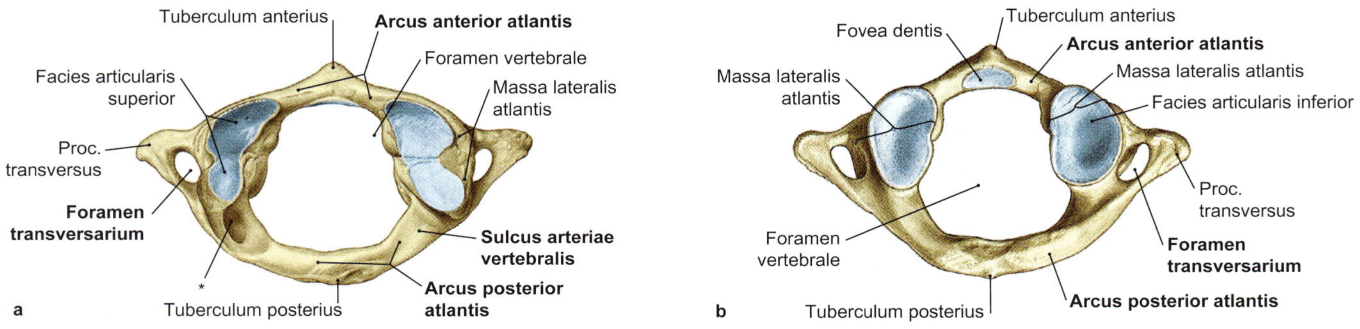

Abb. 3.54 I. Halswirbel, Atlas. [S700] **a** Ansicht von kranial. * Variante: Canalis arteriae vertebralis. **b** Ansicht von kaudal.

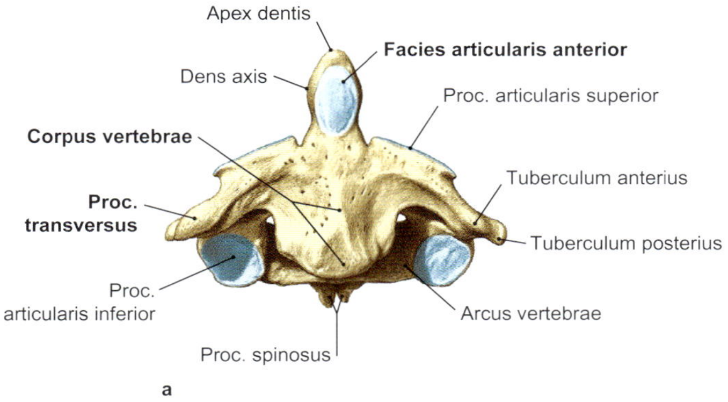

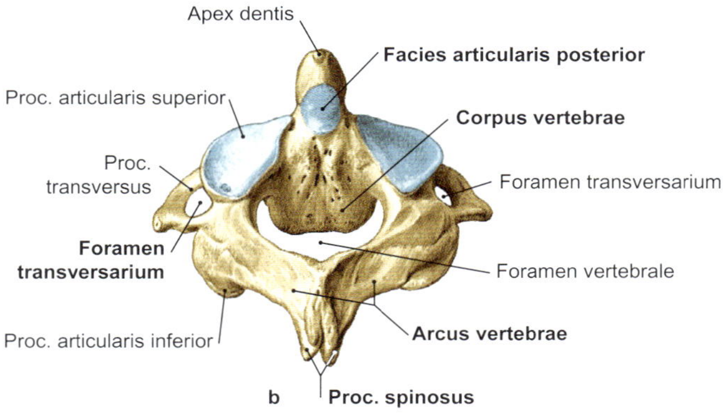

Abb. 3.55 II. Halswirbel, Axis. [S700] **a** Ansicht von ventral. **b** Ansicht von dorsal.

Klinik

Bei Autounfällen kann es zur **Densfraktur** oder zur **Fraktur der Bogenwurzel (Hanged-Man-Fraktur)** mit der Gefahr der Halsmarkkompression kommen. Solche Frakturen sind sehr schwer zu diagnostizieren und können bereits bei Kleinkindern auftreten.

Kopfgelenke

Es werden 2 Kopfgelenke unterschieden (➤ Abb. 3.56, ➤ Abb. 3.57, ➤ Abb. 3.58):

- oberes Kopfgelenk (Articulatio atlantooccipitalis): verbindet den Schädel mit dem Atlas
- unteres Kopfgelenk (Articulatio atlantoaxialis): verbindet Atlas und Axis und gliedert sich in:
  - Articulatio antlantoaxialis mediana (unpaar)
  - Articulatio antlantoaxialis lateralis (paarig)

Es handelt sich bei allen Gelenken um echte Gelenke (Diarthrosen) ohne Zwischenwirbelscheiben.

In der **Articulatio atlantooccipitalis** artikulieren die Condyli occipitales mit den Facies articulares superiores atlantis (➤ Abb. 3.57). Die oberen Gelenkflächen des Atlas können interindividuell variabel gestaltet sein und auch bikonvexe Gelenkflächen besitzen. Die Gelenkkapsel ist weit (➤ Abb. 3.56b) und beidseits durch ein Seitenband **(Lig. atlantooccipitale laterale)** verstärkt.

In der **Articulatio atlantoaxialis** sind Atlas und Axis über 3 Einzelgelenke verbunden:

- Die **Articulatio atlantoaxialis mediana** besitzt 2 Gelenkflächen für den Dens axis. In der vorderen Gelenkkammer artikuliert die Facies articularis anterior des Dens axis mit der Fovea dentis des vorderen Atlasbogens (➤ Abb. 3.58). In der hinteren Gelenkkammer artikuliert die Facies articularis posterior des Dens axis mit dem **Lig. transversum atlantis** (➤ Abb. 3.58), das auf beiden Seiten an den Massae laterales atlantis entspringt und quer über die Wurzel und den Hauptkörper des Dens axis verläuft.
- Die **Articulationes atlantoaxiales laterales** bestehen auf beiden Seiten aus den Gelenkverbindungen zwischen der Facies articularis inferior atlantis kaudal der Massa lateralis atlantis und der Facies articularis superior axis (➤ Abb. 3.56, ➤ Abb. 3.57). Beide Gelenkflächen sind jeweils konvex und somit inkongruent.

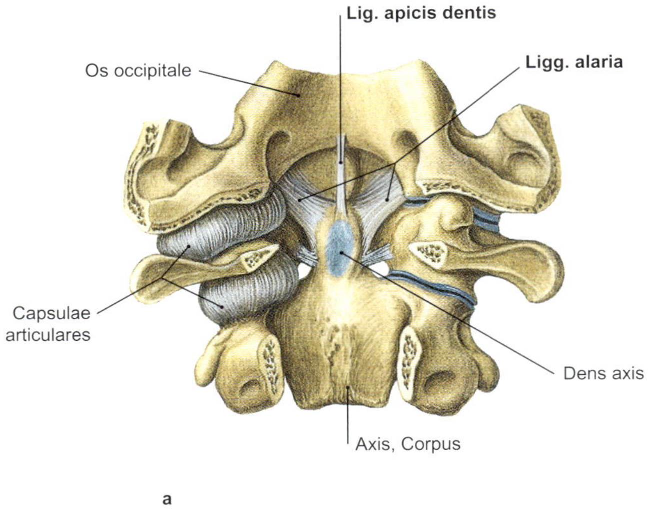

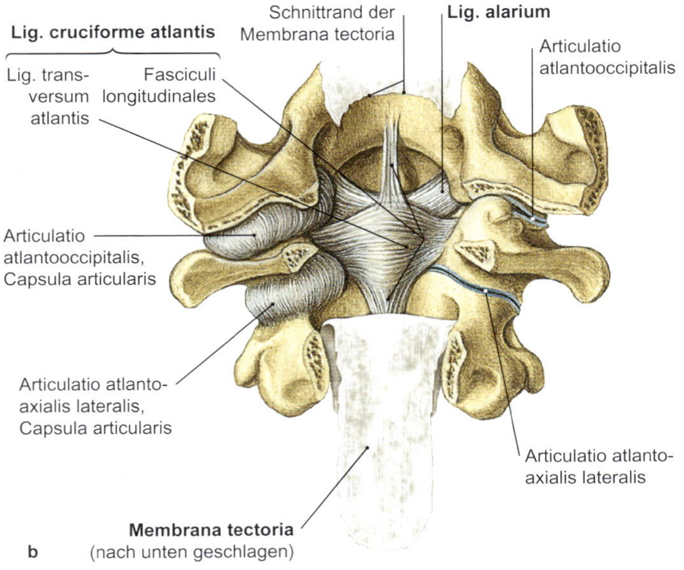

Abb. 3.56 Kopfgelenke mit tiefen Bändern. Ansicht von dorsal. [S700] **a** Oberes und unteres Kopfgelenk, Gelenkkapseln, Lig. apicis dentis. **b** Ligg. alaria und Lig. cruciforme atlantis.

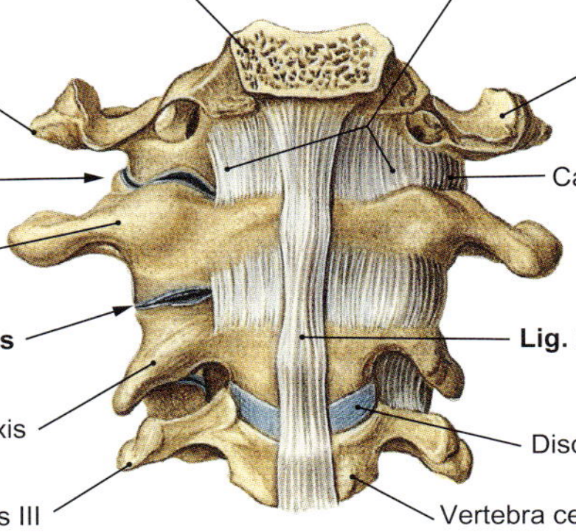

Abb. 3.57 Kopfgelenke mit Bändern und oberer Halswirbelsäule. [S700]

Bandapparat

Die Stabilität des kraniozervikalen Übergangs wird durch eine aufwendige Bandsicherung gewährleistet, die dennoch größtmögliche Beweglichkeit erlaubt. Ein mehrschichtiger Aufbau der Bandstrukturen verhindert eine Dislokation der Wirbelkörper und sichert so die Integrität des Wirbelkanals mit den für vitale Funktionen bedeutsamen Strukturen der Medulla oblongata und des Halsmarks:

- **Membrana atlantooccipitalis anterior** (➤ Abb. 3.57, ➤ Abb. 3.58): Sie verläuft als Fortsetzung des Lig. longitudinale anterius vom vorderen Atlasbogen zur Unterseite des Os occipitale vor dem Foramen magnum und hemmt die Extension des Kopfes.
- **Membrana atlantooccipitalis posterior** (➤ Abb. 3.58): Sie zieht vom hinteren Atlasbogen an den dorsalen Rand des Foramen magnum und hemmt die Flexion des Kopfes.
- **Membrana tectoria** (➤ Abb. 3.56b, ➤ Abb. 3.58): Sie setzt das Lig. longitudinale posterius fort und verläuft vom Hinterrand des Axiskörpers zum vorderen Rand des Foramen magnum und zum Clivus. Sie schränkt das Nach-vorne-Neigen des Kopfes ein.
- **Lig. cruciforme atlantis** (➤ Abb. 3.56b, ➤ Abb. 3.58): Das Band besteht aus mehreren Anteilen, die sich in ihrer Faserrichtung überkreuzen. Das **Lig. transversum atlantis** erstreckt sich zwischen den beiden Massae laterales des Atlas, verläuft hinter der Facies articularis posterior des Dens axis und hält den Dens axis somit am vorderen Atlasbogen in Position. Im Bereich der Gelenkfläche besteht das Band aus Faserknorpel. Ein **Fasciculus longitudinalis superior** verläuft in vertikaler Richtung vom Vorderrand des Foramen magnum zum Lig. transversum atlantis, ein **Fasciculus longitudinalis inferior** kommt von der Hinterfläche des Axiskörpers und strahlt von kaudal in das Lig. transversum atlantis ein. Das Lig. cruciforme atlantis hemmt mit beiden Anteilen die Vorwärtsneigung des Kopfes.
- **Ligg. alaria** (➤ Abb. 3.56a): Die Flügelbänder ziehen seitlich vom Dens axis zum medialen Rand des Foramen magnum und schränken die Rotation in der Articulatio atlantoaxialis mediana sowie die Vorwärtsneigung des Kopfes ein.
- **Lig. apicis dentis** (➤ Abb. 3.56a, ➤ Abb. 3.58): Es zieht vom Apex dentis zum Vorderrand des Foramen magnum und hemmt die Vorwärtsneigung des Kopfes.

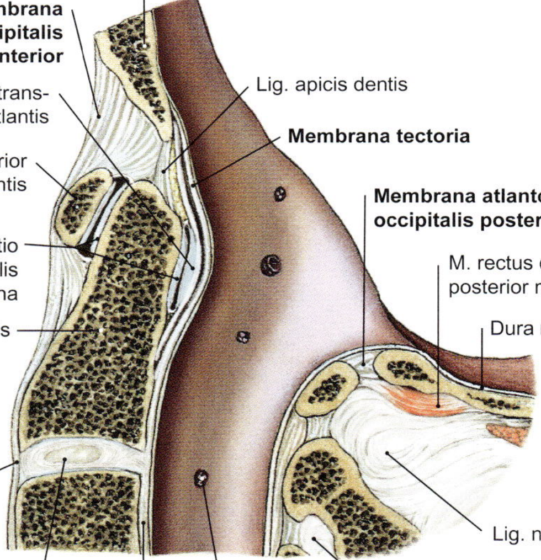

Abb. 3.58 Zervikookzipitale Übergangsregion mit mittlerem Atlantoaxialgelenk und Bandapparat. Mediansagittalschnitt, Ansicht von links. [S700]

Klinik

Beim **Genickbruch** reißen das Lig. transversum atlantis bzw. das Lig. cruciforme atlantis. Der Dens axis kippt nach dorsal in den Wirbelkanal und drückt auf die Medulla oblongata, in der sich das Atem- und Kreislaufzentrum befinden, und auf das Rückenmark. Dies hat den Tod zur Folge.
Die fehlende oder unvollständige Ausbildung des Dens axis kann gelegentlich Ursache einer **atlantoaxialen Subluxation** sein.
Verletzungen des Bandapparats der Kopfgelenke können zu einer **atlantoaxialen Instabilität** führen. Solche Verletzungen werden im klinischen Alltag meist übersehen, da der Patient reaktiv eine erhöhte Muskelspannung (Schutzspasmus) aufweist. Symptome solcher atlantoaxialen Instabilitäten sind häufig intermittierende Durchblutungsstörungen der Wirbelarterien, der A. carotis interna und der V. jugularis mit Benommenheit, Schwindel, Sehstörungen (Mouches volantes = Sterne-Sehen), Kopfschmerzen und Übelkeit.

MERKE

Die Kopfgelenke liegen in Höhe des Oropharynx. Bei geöffnetem Mund und bis auf die Rachenwand eingeführtem Finger liegt dieser in Höhe des Atlantoaxialgelenks.

Mechanik

Gemeinsam wirken die beiden Kopfgelenke wie ein Kugelgelenk, das allseitige Bewegungen des Kopfes gestattet. Das Gesamtbewegungsausmaß resultiert allerdings durch das Zusammenspiel mit den übrigen Bewegungssegmenten in der Halswirbelsäule.

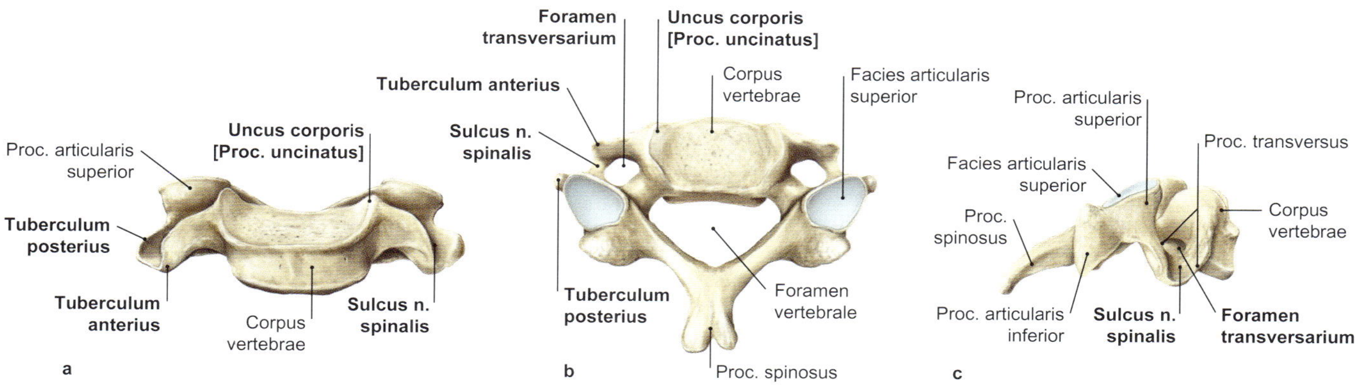

Abb. 3.59 Halswirbel. [S702-L266] **a** Ansicht von ventral. **b** Ansicht von kranial. **c** Ansicht von lateral rechts.

Das **obere Kopfgelenk** ist ein Ellipsoidgelenk, das Nickbewegungen des Kopfes um eine Transversalachse von insgesamt 20–35° ermöglicht. Um eine Sagittalachse sind geringfügige Seitbewegungen von 10–15° möglich.
Das **mediane untere Kopfgelenk** ist ein Drehgelenk, dessen vertikale Achse durch den Dens axis verläuft. Es ermöglicht Rotationsbewegungen von insgesamt 35–55° und eine geringfügige Nickbewegung.

III.–VII. Halswirbel

Charakteristika

Von charakteristischen Halswirbeln **(Vertebrae cervicales)** kann man nur beim III.–VII. Halswirbel sprechen, weil nur diese 5 vergleichbar aufgebaut sind (➤ Abb. 3.59). Die insgesamt eher kleinen Wirbelkörper haben einen annähernd rechteckigen Grundriss. Besonderheiten dieser Halswirbel sind:

- Die Seitenränder der Halswirbelkörper haben jeweils einen nach oben gerichteten Fortsatz mit sagittaler Ausrichtung (**Proc. uncinatus;** syn.: Uncus corporis). Von vorne betrachtet sieht es aus, als seien die Seitenränder der Wirbelkörperdeckplatten nach oben gebogen (➤ Abb. 3.59a).
- Die Querfortsätze bestehen aus einem hinteren Anteil **(Tuberculum posterius),** dem eigentlichen Querfortsatz und einem vorderen Anteil **(Tuberculum anterius),** der dem Rippenrudiment entspricht (➤ Abb. 3.59b). Der Querfortsatz besitzt eine nach lateral gerichtete Vertiefung für den Verlauf der Spinalnervenäste **(Sulcus nervi spinalis)** sowie beim III.–VII. Halswirbel normalerweise ein **Foramen transversarium** für den Durchtritt der A. vertebralis.
- Die Gelenkfortsätze sind plan und um ca. 45° nach hinten geneigt (➤ Abb. 3.59b).
- Die Dornfortsätze der Wirbelkörper III–VI sind kurz und gegabelt (zweigeteilt, ➤ Abb. 3.59b).
- Das Tuberculum anterius des VI. Halswirbels ist von ventral tastbar (Tuberculum caroticum).
- Der Dornfortsatz des VII. Halswirbels ist lang und von außen gut tastbar (Vertebra prominens).

Unkovertebralgelenke

Etwa um das *10. Lebensjahr* kommt es an der oberen Wirbelsäule (III.–VI. Halswirbel) in den seitlichen Anteilen der Disci intervertebrales zu einer physiologischen Spaltbildung. Dadurch entstehen neue gelenkartige Bindegewebsstrukturen, die als Unkovertebralgelenke **(Hemiarthroses uncovertebrales, VON-LUSCHKA-Gelenke)** bezeichnet werden (➤ Abb. 3.60). Die Spaltbildung schreitet häufig bis zum Nucleus pulposus voran, sodass die Zwischenwirbelscheibe praktisch horizontal halbiert ist. Es resultiert daraus eine Gefügelockerung, die durch den kräftigen Bandapparat aber kompensiert wird. An der unteren Halswirbelsäule sind die Unkovertebralgelenke meist nur schwach ausgebildet.
Es wird diskutiert, dass diese Gelenke Ventral- und Dorsalbewegungen ermöglichen, während Seitbewegungen eingeschränkt werden. Allerdings ist die Funktion nicht abschließend geklärt.

Mechanik

In der Halswirbelsäule unterhalb der Kopfgelenke sind Ante- und Dorsalflexion sowie Lateroflexion und in einem gewissen Ausmaß Rotationsbewegungen möglich. Insgesamt ist die Halswirbelsäule sehr beweglich (➤ Abb. 3.46).

Klinik

Im fortgeschrittenen Alter kommt es häufig zu degenerativen Veränderungen der Halswirbel, die sich als **Osteochondrosis vertebralis** mit Ausbildung dorsaler Osteophyten äußern und zur Einengung des Wirbelkanals mit Rückenmarkkompression führen können.
Arthrosen der Wirbelgelenke und degenerative Veränderungen in den Unkovertebralgelenken gehen ebenfalls häufig mit Osteophytenbildung einher und können die Foramina intervertebralia und Foramina transversalia einengen. Mögliche Folgen sind eine Spinalnervensymptomatik oder Druck auf die A. vertebralis und den Sympathikus.

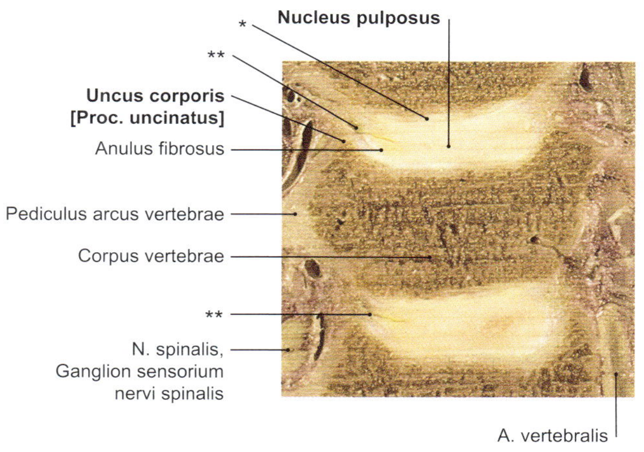

Abb. 3.60 Unkovertebralgelenke; * hyalinknorpelige Bedeckungen der Endplatten; ** sog. unkovertebrale Spalte. [S700]

Brustwirbel
Charakteristika
Die Wirbelkörper der Brustwirbel **(Vertebrae thoracicae,** ➤ Abb. 3.61) sind dorsal eingebuchtet, sodass die Grund- und Deckplatten Herzform besitzen. Sie sind ventral niedriger als dorsal und erlauben so die Brustkyphose. Als Besonderheit besitzen der I.–IX. Brustwirbelkörper dorsolateral jeweils kraniale und kaudale Gelenkflächen **(Foveae costales superior und inferior).** Eine Fovea costalis inferior bildet dabei immer mit einer Fovea costalis superior des darunter liegenden Wirbels eine gemeinsame Gelenkpfanne für ein Rippenköpfchen **(Articulatio capitis costae,** Rippenkopfgelenk, ➤ Kap. 3.3.4). Der X. und XI. Brustwirbelkörper besitzt nur eine kraniale Fovea costalis. Beim XII. Brustwirbelkörper liegt die Fovea costalis posterior mittig am Wirbelkörper. Die Querfortsätze sind schräg nach dorsolateral gerichtet und besitzen beim I.–X. Brustwirbelkörper Gelenkflächen (Foveae costales processus transversi) zur Verbindung mit den Rippenhöckern **(Articulationes costotransversariae,** ➤ Kap. 3.3.4). Die oberen Gelenkfortsätze **(Procc. articulares superiores)** sind nach dorsal, die unteren **(Procc. articulares inferiores)** nach ventral ausgerichtet. Die Gelenkflächen befinden sich annähernd in der Frontalebene (➤ Abb. 3.49). Die Dornfortsätze sind lang und nach kaudal gerichtet. Sie überlagern sich dachziegelartig und schützen so den Canalis vertebralis (➤ Abb. 3.44c).

Mechanik
Die Wirbel stehen mit der Brustwand in Verbindung. Trotz der größeren Anzahl der Wirbel ist die Brustwirbelsäule im Vergleich zu den anderen Wirbelsäulenabschnitten weniger gut beweglich. Es sind leichte Ventralflexions- und Dorsalextensionsbewegungen sowie Lateralflexions- und Rotationsbewegungen möglich (➤ Abb. 3.46).

Lendenwirbel
Charakteristika
Die Wirbelkörper der Lendenwirbel **(Vertebrae lumbales,** ➤ Abb. 3.62) sind groß, der transversale Durchmesser ist größer als der sagittale, die Grund- und Deckplatten sind hinten nierenförmig eingezogen. Sie sind ventral höher als dorsal und erlauben so die Lumballordose. Die langen und nach lateral weisenden Fortsätze werden jeweils als **Proc. costalis** (Rippenfortsatz) bezeichnet. Die eigentlichen Querfortsätze liegen als Rudimente an der Basis der Procc. costales und heißen **Procc. accessorii.** Die Gelenkfortsätze sind nach dorsal ausgerichtet. Der **Proc. articularis superior** trägt dorsal einen Höcker **(Proc. mamillaris).** Mit Ausnahme des V. Lendenwirbels sind die Gelenkflächen in der Sagittalebene ausgerichtet (➤ Abb. 3.49). Die Dornfortsätze sind nahezu gerade und nach dorsal gerichtet.

MERKE
In der Klinik werden sowohl die Procc. costales als auch die Procc. accessorii der Lendenwirbel oft als **Procc. transversi** in Analogie zu den anderen Wirbelsäulenabschnitten zusammengefasst.

Mechanik
Die Sagittalstellung der Gelenkflächen der Articulationes zygapophysiales in den oberen 4 Bewegungssegmenten der Lendenwirbelsäule erlaubt die Extension und Flexion und bremst Rotationsbewegungen. Die Rotationsbewegungen finden aufgrund der Gelenkfortsatzstellung zwischen dem V. Lumbalwirbel und dem Kreuzbein statt. Eine Lateralflexion ist in der Lendenwirbelsäule sehr ausgedehnt möglich (➤ Abb. 3.46).

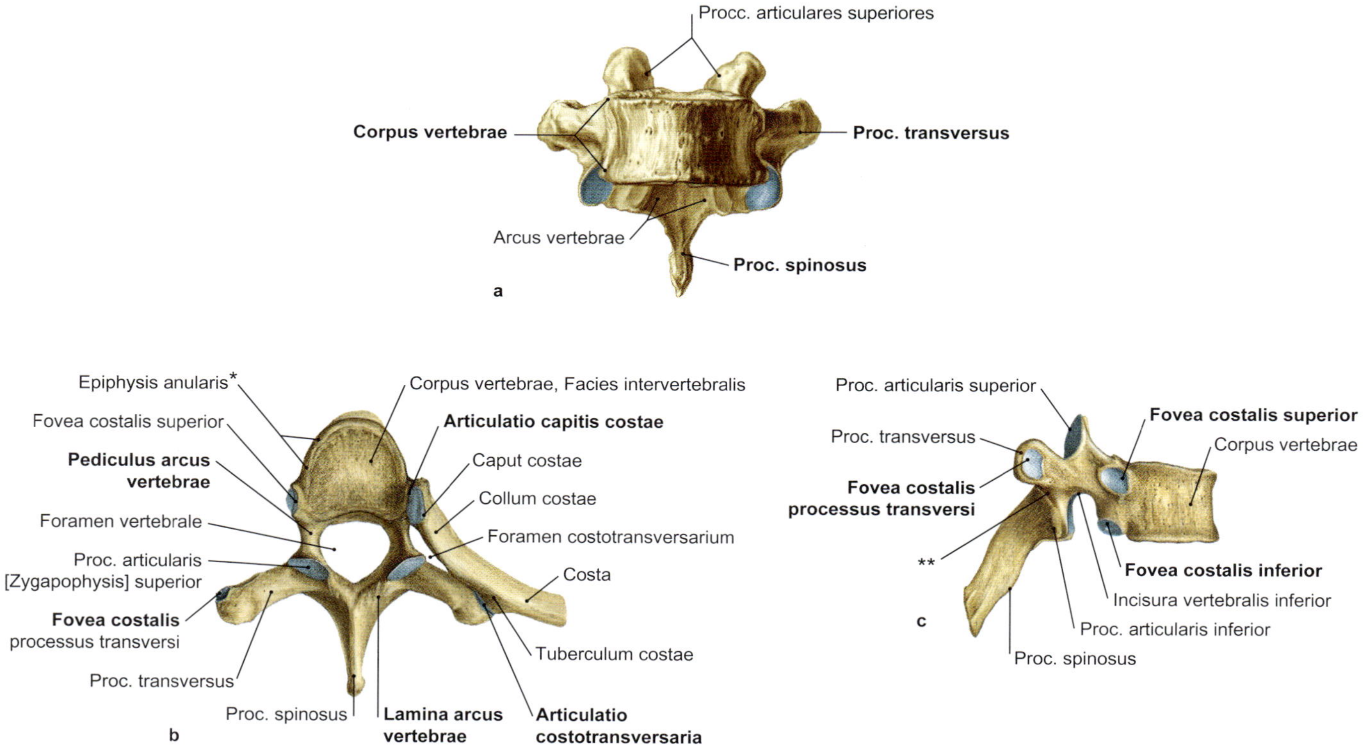

Abb. 3.61 Brustwirbel. [S700] **a** Ansicht von ventral. **b** Ansicht von kranial; * Randleiste. **c** Ansicht von lateral rechts; ** Bereich des Wirbelbogens zwischen oberem und unterem Gelenkfortsatz (sog. Isthmus = Interartikularportion).

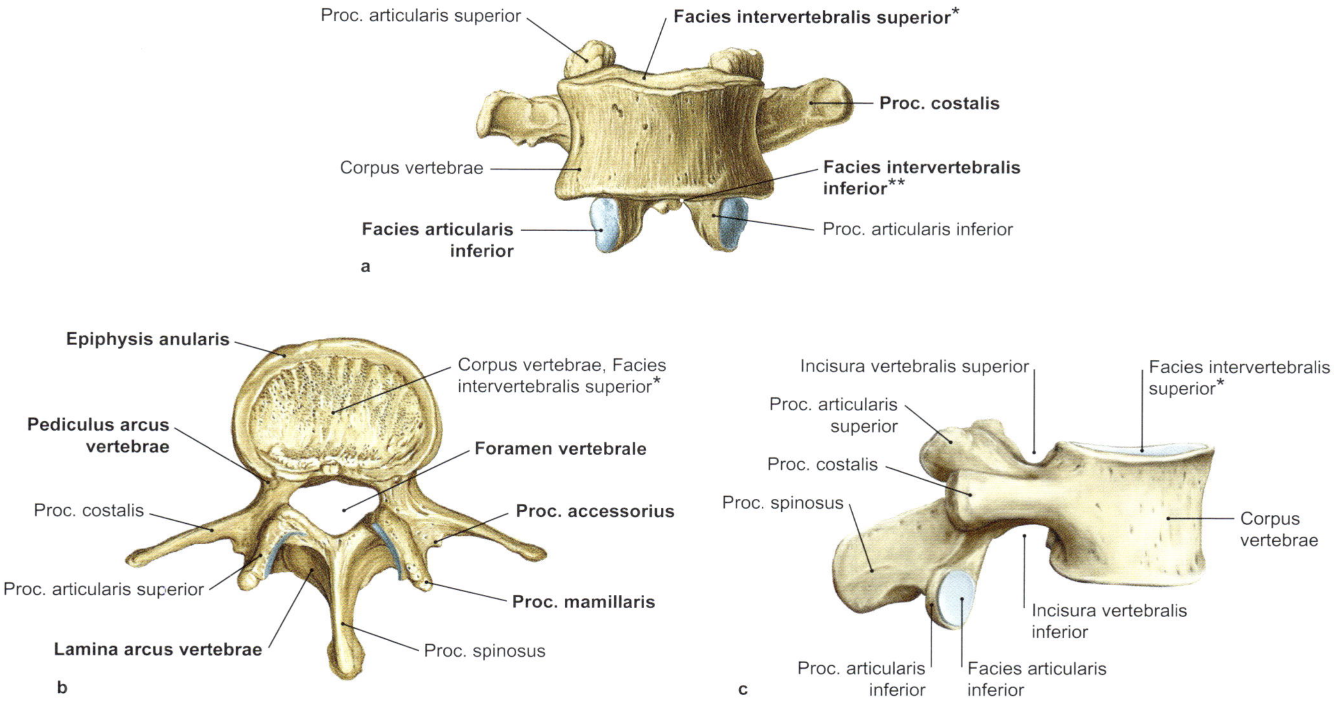

Abb. 3.62 Lendenwirbel. a Ansicht von ventral; * Deckplatte, ** Grundplatte. [S700] **b** Ansicht von kranial. [S700] **c** Ansicht von lateral rechts. [S700-L266]

Kreuzbein

Das **Kreuzbein (Os sacrum;** ➤ Abb. 3.63) setzt sich aus 5 Sakralwirbeln zusammen, die in der Adoleszenz noch knorpelig verbunden sind und später synostotisch verschmelzen – allerdings findet man selbst im hohen Lebensalter oft noch Bandscheibengewebe zwischen den synostotisch verbundenen ehemaligen Wirbelkörpern. Das Kreuzbein steht mit den beiden Hüftknochen (Ossa coxae) über die Articulationes sacroiliacae in Verbindung und weist deutliche Geschlechtsunterschiede auf (➤ Tab. 3.8). Die Basis **(Basis ossis sacri)** steht über eine große Zwischenwirbelscheibe mit dem V. Lendenwirbelkörper in Verbindung. Die Vorderkante der Kreuzbeinbasis wölbt sich ventral in den lumbosakralen Übergang und in das Becken vor **(Promontorium).** An der Vorderfläche **(Facies pelvina)** sind die ursprünglichen Grenzen der Sakralwirbel als **Lineae transversae** zu erkennen (➤ Abb. 3.63a). Die **Foramina intervertebralia** sind zu knöchernen Kanälen verschmolzen, die nach vorne 4 Öffnungen **(Foramina sacralia anteriora)** für die ventralen Spinalnervenäste besitzen. Dorsal **(Facies dorsalis)** kommen mehrere längs verlaufende Leisten vor (➤ Abb. 3.63b):

- **Crista sacralis mediana** (unpaar): Sie befindet sich im Bereich der ehemaligen Dornfortsätze.
- **Crista sacralis medialis** (paarig): Sie liegt im Bereich der ehemaligen Gelenkfortsätze.
- **Crista sacralis lateralis** (paarig): Sie ist im Bereich der ehemaligen Querfortsätze lokalisiert.

Kaudal der Crista sacralis mediana befindet sich mit dem **Hiatus sacralis** der Zugang zum Kreuzbeinkanal **(Canalis sacralis).** Die **Foramina sacralia posteriora** sind die Austrittsstellen der dorsalen Spinalnervenäste. Die Region seitlich der hinteren Öffnungen wird als **Pars lateralis** bezeichnet. An deren Seitenfläche befinden sich mit der **Facies auricularis** die Gelenkfläche zur Artikulation sowie die **Tuberositas ossis sacri** zur bindegewebigen Verbindung mit dem Os ilium des Hüftknochens (Sakroiliakalgelenk, Articulatio iliosacralis, ➤ Kap. 5.2.3).

Tab. 3.8 Geschlechtsunterschiede des Kreuzbeins (Os sacrum).

Form	Frau	Mann
Länge	kürzer	länger
Ausprägung	breiter	schmaler
Krümmung	schwächer	stärker

Steißbein

Das **Steißbein (Os coccygis;** ➤ Abb. 3.64) besteht üblicherweise aus 3–5 Wirbelrudimenten. Lediglich die beiden Steißbeinhörner **(Cornua coccygea)** des I. Steißbeinwirbels lassen als Rudimente der oberen Gelenkfortsätze die Herkunft als Wirbel erkennen. Die Cornua coccygea können mit Rudimenten des linken und rechten unteren Gelenkfortsatzes des V. Kreuzbeinwirbels artikulieren **(Articulatio sacrococcygea).** Das Steißbein ist sonst knorpelig mit dem Kreuzbein verbunden. Beim jüngeren Menschen kann hier auch noch eine Zwischenwirbelscheibe vorkommen.

Leitungsbahnen

Arterien

Halswirbelsäule

Die Bewegungssegmente der Halswirbelsäule werden über die Äste der **A. carotis externa** (A. occipitalis) und der **A. subclavia** (A. vertebralis, A. cervicalis profunda aus dem Truncus costocervicalis, A. transversa colli aus dem Truncus thyrocervicalis) mit Blut versorgt.

Die **A. vertebralis** entspringt an der Hinterwand der A. subclavia. Sie wird in 4 Abschnitte unterteilt:

- **Pars prevertebralis:** Verlauf auf dem M. longus colli zum Foramen transversarium des VI. Halswirbels (ca. 90 % der Fälle). Auch eine kürzere Verlaufsstrecke zum VII. Halswirbel (ca. 2 % der Fälle) oder längere Verlaufsstrecken mit Eintritt in den V., IV. oder III. Halswirbel sind möglich (➤ Abb. 10.14).
- **Pars transversaria:** Verlauf durch die Foramina transversaria, begleitet vom Plexus venosus der V. vertebralis und vom Plexus ver-

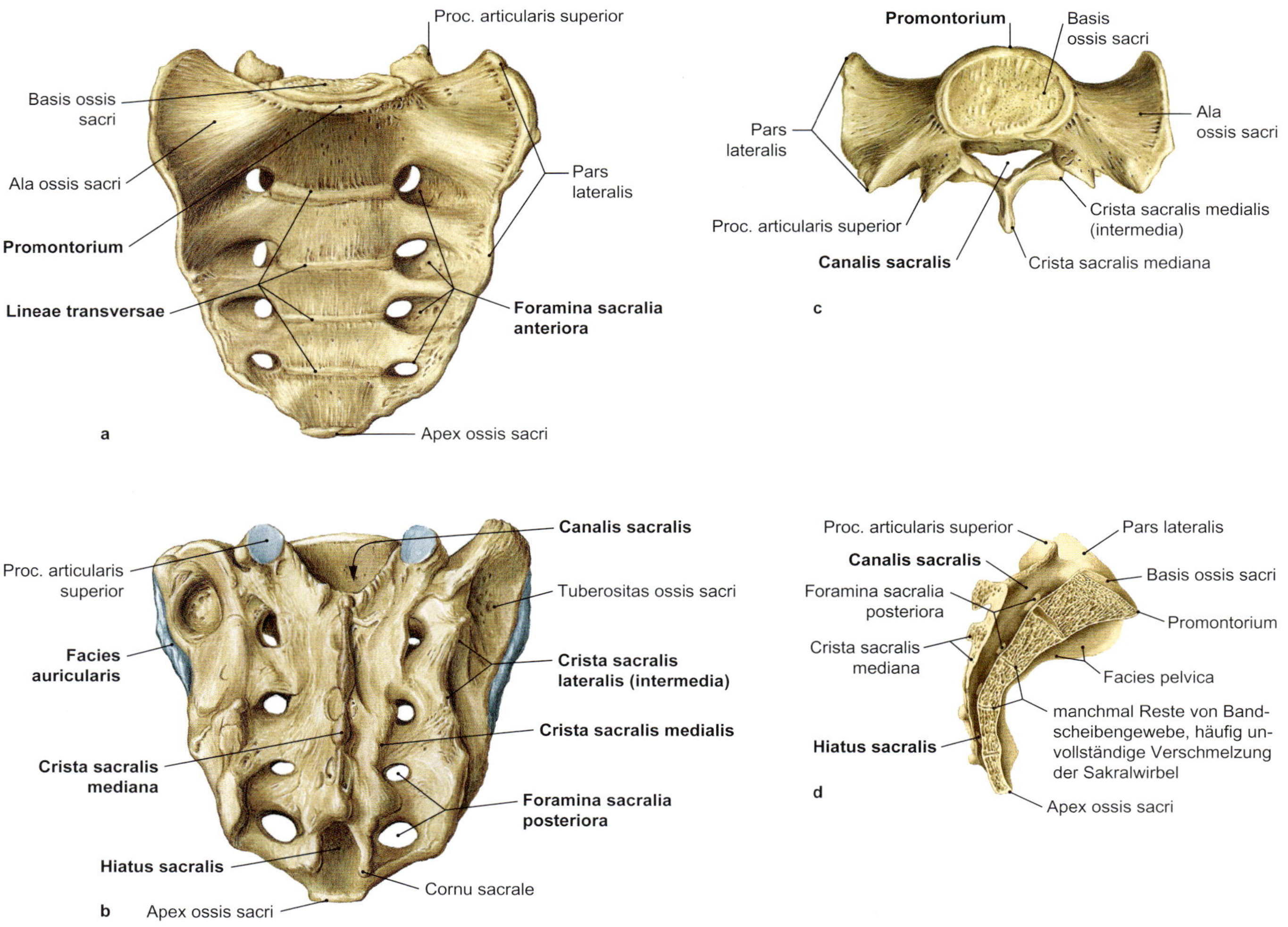

Abb. 3.63 Kreuzbein, Os sacrum. [S700] **a** Ansicht von ventral. **b** Ansicht von dorsal. **c** Ansicht von oben. **d** Mediosagittalschnitt.

tebralis (sympathisches Nervengeflecht um die A. vertebralis). Aus der Pars transversaria gehen segmentale Äste ab, die durch die Foramina intervertebralia in den Wirbelkanal ziehen und hier die Hirnhäute **(Rr. spinales)** und das Rückenmark **(Rr. radiculares)** versorgen. **Rr. musculares** ziehen zu den tiefen Halsmuskeln.

- **Pars atlantica, Pars intracranialis:** ➤ Abb. 10.13, ➤ Kap. 10.4.1, Kap. 11.5.3

In der hinteren Schädelgrube verbinden sich die rechte und linke A. vertebralis zur A. basilaris auf dem Clivus. Weitere Details der A. vertebralis sind in ➤ Abb. 11.39 und ➤ Kap. 11.5.3 dargestellt.

MERKE

Bei Operationen am Hals muss man immer damit rechnen, dass die **A. vertebralis** einen „hohen Eintritt" in die Halswirbel aufweist und damit als kräftiges arterielles Gefäß außerhalb der Halswirbel verlaufen kann.

Brust- und Lendenwirbelsäule

Eine streng segmentale Arterienversorgung liegt auf Höhe der Brust- und Lendenwirbelsäule vor. Elf paarige **Aa. intercostales posteriores,** die paarige **A. subcostalis** und 4 paarige **Aa. lumbales** gehen als segmentale Äste aus Aorta thoracica bzw. Aorta abdominalis ab, um die benachbarten Wirbelkörper mit Blut zu versorgen (➤ Abb. 3.13). Die Gefäße geben jeweils einen **R. dorsalis** ab, von dem ein **R. spinalis** durch das Foramen intervertebrale des entsprechenden Bewegungssegments in den Wirbelkanal zieht (➤ Abb. 3.65a). Im Wirbelkanal anastomosieren die segmentalen Spinalarterien verschiedener Höhen über auf- und absteigende Äste. Posteriore Arterienäste erreichen jeweils von innen die Bogenplatten (Laminae) und Dornfortsätze. Die Endäste der Rr. posteriores sind die **Rr. cutanei mediales** und **Rr. cutanei laterales,** die parallel mit den gleichnamigen dorsalen Spinalnervenästen verlaufen, die posterioren knöchernen Strukturen von außen mit Blut versorgen und mit ihren Endästen die dorsale Rückenmuskulatur durchdringen und die Haut versorgen.

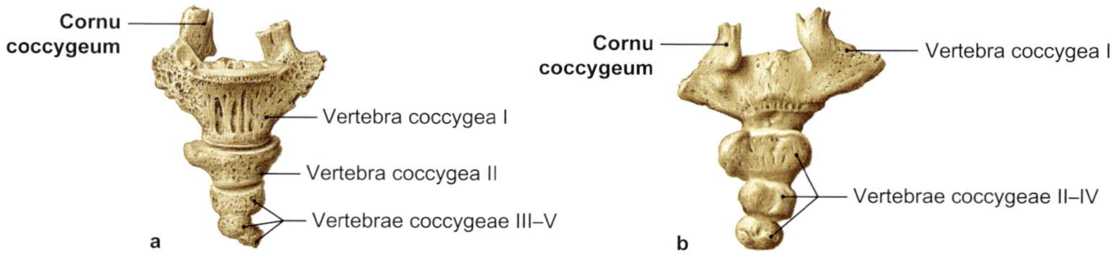

Abb. 3.64 Steißbein, Os coccygis. [S700] **a** Ansicht von ventral. **b** Ansicht von dorsal.

Kreuz- und Steißbein
Die Versorgung des Kreuzbeins erfolgt über die ventralseitig verlaufende **A. sacralis mediana** aus der Aorta abdominalis (➤ Abb. 3.41) sowie über die seitlichen Sakralarterien **(Aa. sacrales laterales)** aus der A. iliaca interna. Die seitlichen Sakralarterien geben **Rr. spinales** in die Foramina sacralia pelvina ab und erreichen als Endäste das Steißbein.

Venen
Der venöse Abfluss aus der Wirbelsäule und dem Rückenmark erfolgt über Venengeflechte (➤ Abb. 3.65b). Die Venen sind klappenlos und haben Verbindungen zu den Venen im Schädel und zum Azygossystem. Man kann sie in ein äußeres und ein inneres Venengeflecht unterteilen:

- **äußeres Venensystem:**
  - Der **Plexus venosus vertebralis externus anterior** befindet sich seitlich und vor dem Wirbelkörper und nimmt Venen auf, die aus der Seitenfläche des Wirbelkörpers und den benachbarten Bändern kommen.

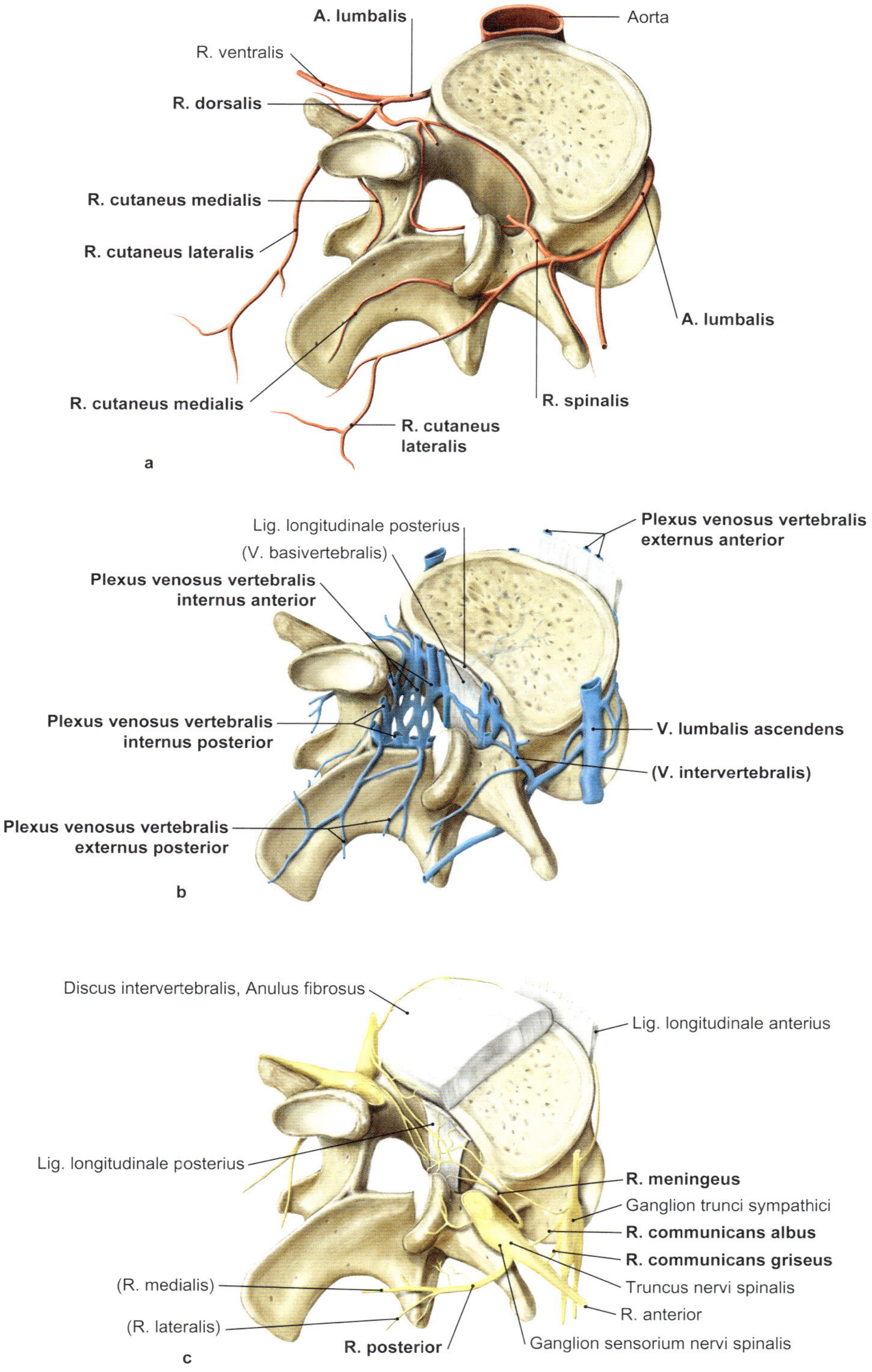

Abb. 3.65 Leitungsbahnen des Wirbelkanals. Ansicht von schräg rechts. [S700-L266]
a Arterien. **b** Venen. **c** Nerven.

– Der **Plexus venosus vertebralis externus posterior** befindet sich seitlich und hinter den Bogenwurzeln und den Dornfortsätzen. Er nimmt das Blut aus diesen, den benachbarten Bändern, der autochthonen Rückenmuskulatur und der Haut des Rückens auf.
- **inneres Venensystem:**
  – Der **Plexus venosus vertebralis internus anterior** befindet sich auf der Rückseite der Wirbelkörper im Wirbelkanal lateral vom Lig. longitudinale posterius und nimmt Blut aus den Wirbelkörpern auf, das ihm über Vv. basivertebrales (ein horizontal verlaufendes Venengeflecht in der Spongiosa der Wirbelkörper) zugeleitet wird. Außerdem drainiert er Blut aus dem Rückenmark (Vv. spinales anteriores).
  – Der **Plexus venosus vertebralis internus posterior** befindet sich auf der Innenseite der Wirbelbögen und drainiert das Blut aus den Wirbelbögen und den benachbarten Bändern sowie aus dem Rückenmark (Vv. spinales posteriores).

Äußeres und inneres Venensystem stehen untereinander über reichliche Anastomosen in Verbindung. Im kraniozervikalen Übergang besteht eine Verbindung zwischen extra- und intrakraniellen Venen. Am Hals drainieren die venösen Geflechte in die V. vertebralis und die V. cervicalis profunda. An der Brust- und Lendenwirbelsäule drainieren die Venengeflechte über die Vv. intercostales posteriores bzw. Vv. lumbales in das Azygos-System (Vv. azygos, hemiazygos und hemiazygos accessoria, ➤ Abb. 3.16) sowie über die Venengeflechte des Beckens in die V. iliaca interna.

Innervation der Wirbelbogengelenke
Die Innervation der Gelenkkapsel der Wirbelbogengelenke erfolgt aus den Rr. mediales der Rr. posteriores der Spinalnerven (➤ Abb. 3.65c).

3.3.3 Rückenmarksitus

Wirbelkanal

Der Wirbelkanal (auch Spinalkanal; **Canalis vertebralis**) erstreckt sich vom Foramen magnum des Os occipitale bis zum Hiatus sacralis des Kreuzbeins. Er folgt im präsakralen Bereich den Krümmungen der Wirbelsäule und wird in Höhe des Kreuzbeins Sakralkanal genannt.
Im **präsakralen, freien Teil** der Wirbelsäule wird der Wirbelkanal ventral von den Wirbelkörpern, den Zwischenwirbelscheiben und dem posterior befestigten Lig. longitudinale posterius begrenzt (➤ Abb. 3.51). Lateral und dorsal wird er von den Wirbelbögen und den sie verbindenden Ligg. flava und dem Lig. interspinale begrenzt. Zwischen den einzelnen Wirbeln befinden sich lateral die Zwischenwirbellöcher (Foramina intervertebralia).
Der **kaudale Abschnitt** des Wirbelkanals ist der Kreuzbeinkanal (**Canalis sacralis,** ➤ Abb. 3.63b), der rundum knöchern begrenzt und mit Ausläufern des Lig. longitudinale posterius bedeckt ist. Er endet in variabler Höhe im Hiatus sacralis. Die Foramina sacralia anteriora verbinden den Sakralkanal mit dem Beckenraum, die Foramina sacralia dorsalia mit der Sakralregion.

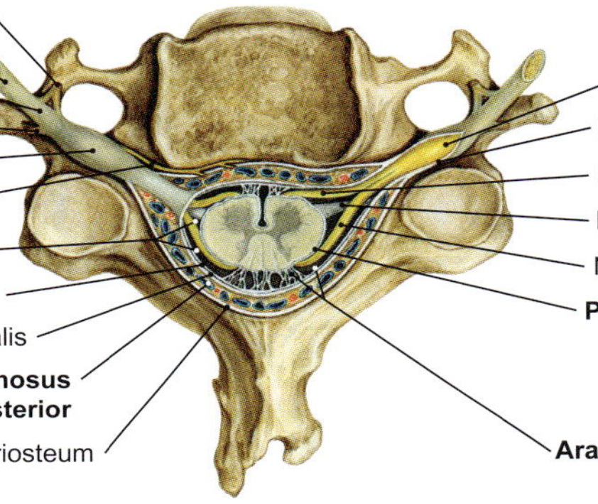

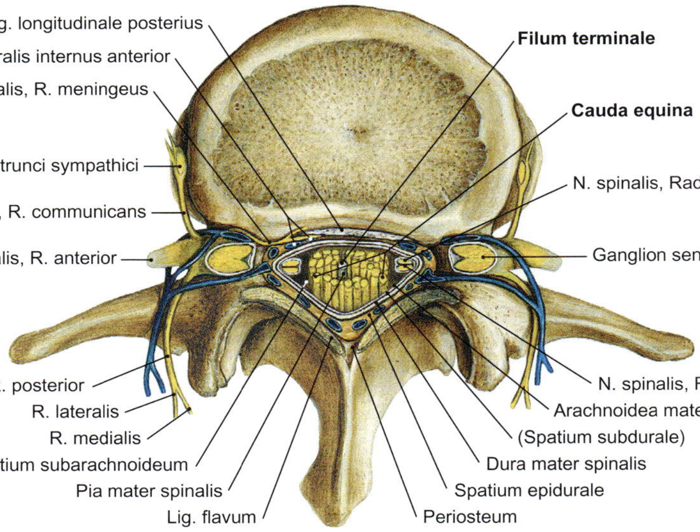

Abb. 3.66 Inhalt des Wirbelkanals (Canalis vertebralis); Ansicht jeweils von kranial. [S700] **a** Querschnitt in Höhe des V. Halswirbels. **b** Querschnitt in Höhe des III. Lendenwirbels.

Klinik

Eine Verengung des Wirbelkanals wird als **Spinalkanalstenose** bezeichnet. Ursache sind oft knöcherne Ausziehungen (Spondylophyten) der Wirbelkörper oder der Zwischenwirbelgelenke, die bei degenerativen Veränderungen der Wirbelsäule entstehen. Die Patienten klagen über radikulär ausstrahlende Schmerzen der betroffenen Segmente. Oft nehmen die Schmerzen beim Gehen zu. Man spricht in diesem Fall von einer **Claudicatio spinalis.**

Rückenmarkshäute

Harte Rückenmarkshaut

Die harte Hirnhaut **(Dura mater encephali)** geht am Foramen magnum in die harte Rückenmarkshaut **(Dura mater spinalis)** über. Am kraniozervikalen Übergang ist die Dura mater spinalis fest über das Periost mit den knöchernen Wänden des Foramen magnum und des Wirbelkanals verbunden. Unterhalb des Axis gibt es nur wenige Verbindungen zwischen der Dura mater spinalis und den Wirbelbögen (➤ Abb. 3.66a). Seitliche Ausstülpungen der Dura mater spinalis ziehen in die Foramina intervertebralia. Der Durasack endet kaudal in der Regel in Höhe des II. Sakralwirbels und geht dort in den dünnen Ausläufer des Filum terminale über (auch ➤ Kap. 12.6.2).

Weiche Rückenmarkshäute

Die beiden weichen Hirnhäute **(Leptomeninx encephali,** bestehend aus der Arachnoidea mater encephali und der Pia mater encephali) gehen kontinuierlich in die weichen Rückenmarkshäute, **(Leptomeninx spinalis)** über. Das äußere Blatt der **Arachnoidea mater spinalis** lagert sich der Innenfläche der Dura mater spinalis an (➤ Abb. 3.66b). Zwischen der Arachnoidea mater spinalis und der Pia mater spinalis befindet sich der Subarachnoidalraum **(Spatium subarachnoideum),** der in Kontinuität mit dem intrakraniellen Subarachnoidalraum steht und den Liquor cerebrospinalis enthält.

Die **Pia mater spinalis** liegt dem Rückenmark und den Spinalnervenwurzeln fest an (➤ Abb. 3.66). Das Rückenmark und die Spinalnervenwurzeln, das Spinalganglion und der Truncus nervi spinalis sind von Liquor cerebrospinalis umgeben. Der Subarachnoi-

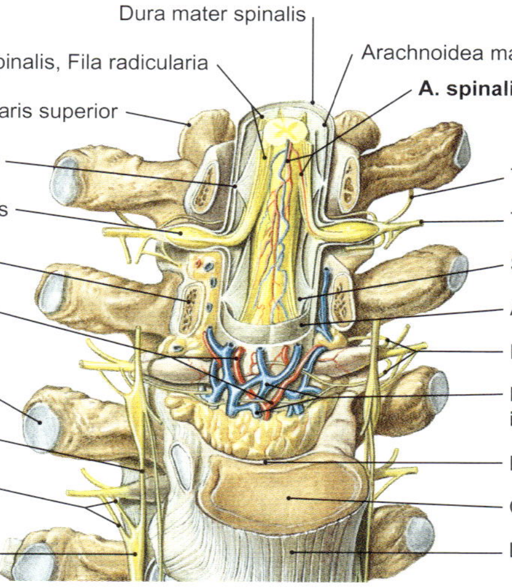

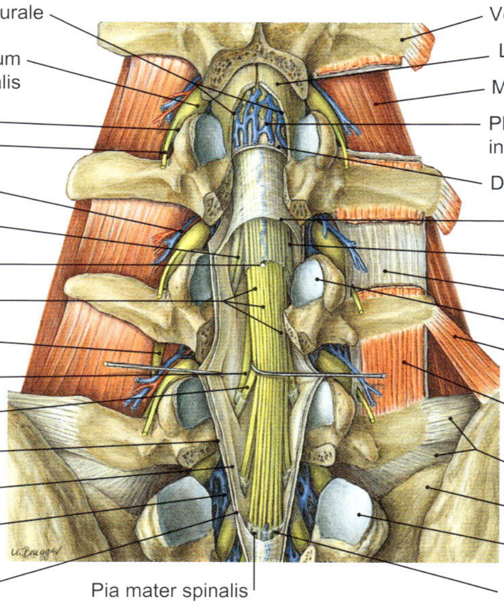

Abb. 3.67 Eröffneter Wirbelkanal. a Brustwirbelsäule mit Rückenmark (Medulla spinalis) und Grenzstrang des Sympathikus (Truncus sympathicus); Ansicht von ventral. [S700] **b** Lendenwirbelsäule mit Cauda equina; Ansicht von dorsal. [S700-L301]

dalraum wird von dünnen Trabekeln der Arachnoidea spinalis durchzogen. Als bindegewebige Platte erstreckt sich lateral das **Lig. denticulatum** durch den Subarachnoidalraum bis in die Foramina intervertebralia (➤ Abb. 3.67a). Es trennt und stabilisiert dort die beiden Spinalnervenwurzeln.
Erweiterungen des Subarachnoidalraums werden als **Zisternen** bezeichnet:

- Am kraniozervikalen Übergang ergibt sich aufgrund der Anheftung der Dura mater spinalis an die Wand des Wirbelkanals eine posteriore Erweiterung des Subarachnoidalraums (**Cisterna cerebellomedullaris,** ➤ Kap. 11.4.4).
- Kaudal des Rückenmarks befinden sich die Spinalnervenwurzeln (**Cauda equina**) im liquorgefüllten Subarachnoidalraum (➤ Abb. 3.67b). Dieser Bereich wird auch **Cisterna lumbalis** genannt.

Klinik

Durch eine **Punktion des Subarachnoidalraums** kann man Liquor cerebrospinalis für Untersuchungszwecke entnehmen oder Medikamente in den Liquorraum applizieren. Meist wird dafür die Cisterna lumbalis (im Bereich der Cauda equina) punktiert (Lumbalpunktion). Sie liegt kaudal des Rückenmarks unterhalb des II. Lumbalwirbels meist zwischen den Dornfortsätzen L3/L4 oder L4/L5 und hat den Vorteil, dass die Spinalnervenwurzeln im Subarachnoidalraum der Punktionsnadel ausweichen können und eine Verletzung des Rückenmarks ausgeschlossen werden kann. Bei der Punktion werden die Ligg. supraspinale und interspinale, der Epiduralraum, die Dura mater und die Arachnoidea durchstochen, bis die Nadel in den Subarachnoidalraum gelangt. Alternativ kommt auch eine Subokzipitalpunktion infrage, bei der die Cisterna cerebellomedullaris am kraniozervikalen Übergang punktiert wird (häufiger bei Kindern).

Rückenmark

Das **Rückenmark (Medulla spinalis)** liegt, umgeben von den Rückenmarkshäuten, geschützt innerhalb des Wirbelkanals (➤ Abb. 3.66a). Es füllt den Wirbelkanal nicht komplett aus, sodass der Durasack im lockeren Bindegewebe des Epiduralraums liegt. Das kaudale Ende des Rückenmarks wird als **Conus medullaris** bezeichnet (auch ➤ Kap. 12.6.2). Das Längenwachstum des Rückenmarks liegt im Vergleich zum Längenwachstum des Achsenskeletts zurück. Beim Neugeborenen endet das Rückenmark noch in Höhe des III. Lendenwirbels, beim Erwachsenen dagegen meist zwischen dem I. und II. Lendenwirbel.
Im Bereich der Ein- und Austrittsstellen der Spinalnervenwurzeln für die Extremitäten ist das Rückenmark verdickt:

- **Intumescentia cervicalis:** zwischen III. Halswirbel und III. Brustwirbel mit den Spinalnervenwurzeln für den Plexus cervicalis und den Plexus brachialis
- **Intumescentia lumbosacralis:** zwischen dem X. Brustwirbel und dem I. Lendenwirbel mit den Spinalnervenwurzeln für den Plexus lumbosacralis

Spinalnervenwurzeln

Seitlich des Rückenmarks befinden sich die Ein- und Austrittsstellen der Spinalnervenwurzeln (**Radices anteriores und posteriores,** ➤ Abb. 3.66, ➤ Abb. 3.67). Weil das Rückenmark langsamer wächst als das Achsenskelett, verlaufen die Spinalnervenwurzeln im Subarachnoidalraum in Höhe der Halswirbelsäule noch fast horizontal auf die Zwischenwirbellöcher zu, während sie auf Höhe der Lendenwirbelsäule steil nach kaudal ziehen. Die Spinalnervenwurzeln des lumbalen und sakralen Rückenmarks, die z. T. über eine lange Strecke kaudal des Conus medullaris im Subarachnoidalraum verlaufen, werden als **Cauda equina** (Pferdeschweif) zusammengefasst. Der nahezu vertikale Verlauf der kaudalen Spinalnervenwurzeln erfährt mit Eintritt in die horizontal verlaufenden Zwischenwirbellöcher eine Richtungsänderung (➤ Abb. 3.67).

Zwischenwirbelloch

Knöcherne und ligamentäre Begrenzung

Die **Zwischenwirbellöcher (Foramina intervertebralia)** werden im präsakralen Abschnitt der Wirbelsäule durch Einziehungen **(Incisurae vertebrales inferior und superior)** gebildet, die sich zwischen benachbarten Wirbeln dorsal der Wirbelkörper und der Zwischenwirbelscheibe und ventral der Wirbelbogengelenke im Bereich der Pediculi arcus vertebrae ergeben (➤ Abb. 3.51). Da die Foramina intervertebralia durch 2 gelenkig miteinander verbundene Wirbel gebildet werden, verändert sich ihr Öffnungsdurchmesser bei Bewegungen im jeweiligen Bewegungssegment. An der Lendenwirbelsäule werden die Foramina intervertebralia dorsal von den Ligg. flava begrenzt (➤ Abb. 3.51, ➤ Abb. 3.68).

Inhalt

Die Zwischenwirbellöcher sind jeweils 7–10 mm tief und können somit als Verbindungskanäle zwischen dem Wirbelkanal und der paravertebralen Region verstanden werden. In jedem Foramen intervertebrale befindet sich jeweils:

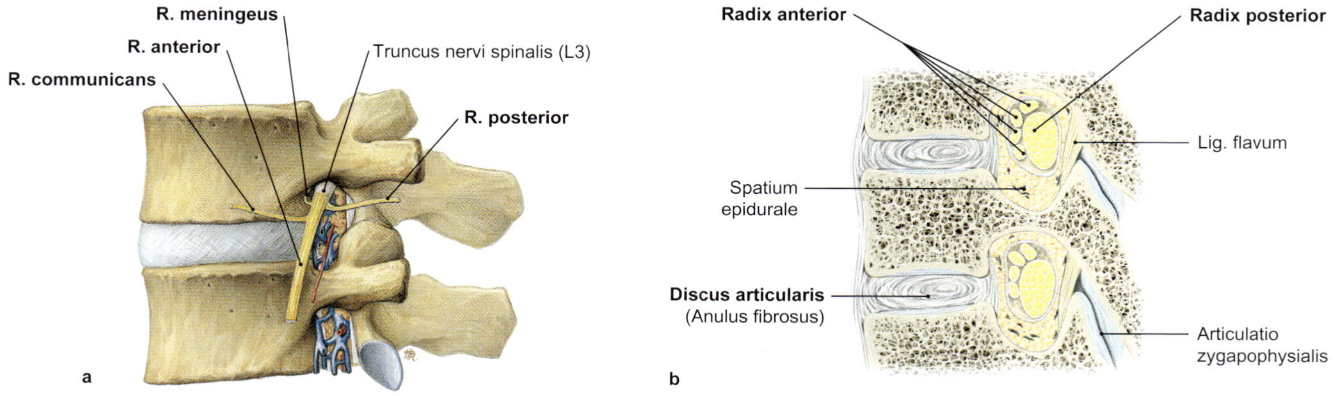

Abb. 3.68 Foramen intervertebrale am Beispiel der Lendenwirbelsäule; Ansicht jeweils von links. **a** Inhalt des Foramen intervertebrale. [S700-L127] **b** Sagittalschnitt in Höhe des Foramen intervertebrale. [S702-L127]

- die hintere Spinalnervenwurzel **(Radix posterior)** mit dem Spinalganglion (Ganglion spinale)
- die vordere Spinalnervenwurzel **(Radix anterior)**, die meist aus mehreren Bündeln besteht
- der rückläufige **R. meningeus** zur Innervation der Hirnhäute
- der **R. spinalis** der Segmentarterie
- **Verbindungsvenen** zur Verbindung zwischen Plexus venosus vertebralis internus und Plexus venosus vertebralis externus

Radix posterior, Radix anterior und R. meningeus befinden sich als Teile des spinalen Segments im Subarachnoidalraum und sind von harter Hirnhaut ummantelt. Der R. spinalis der Segmentarterie und die Verbindungsvenen liegen im Epiduralraum des Foramen intervertebrale, eingebettet in lockeres Bindegewebe. Außerhalb des Foramen intervertebrale liegt die Vereinigungsstelle der Spinalwurzeln zum Spinalnervenstamm **(Truncus nervi spinalis).**

Klinik

Eine Osteophytenbildung bei einer Arthrose der Wirbelbogengelenke **(Osteochondrosis vertebralis)** oder der Unkovertebralgelenke (an der Halswirbelsäule) kann die Foramina intervertebralia einengen und damit die Spinalnervenwurzeln oder den Spinalnervenstamm schädigen. Die Patienten klagen dabei meist über radikulär ausstrahlende Schmerzen oder auch Muskelparesen entsprechend dem betroffenen Rückenmarksegment.

3.3.4 Brustkorb

Knöcherner Brustkorb und Gelenke

Der Brustkorb **(Cavea thoracis, Thorax,** ➤ Abb. 3.69) wird gebildet von:

- 12 Brustwirbeln (Vertebrae thoracicae I–XII)
- 12 Rippenpaaren (Costae I–XII)
- Brustbein (Sternum)

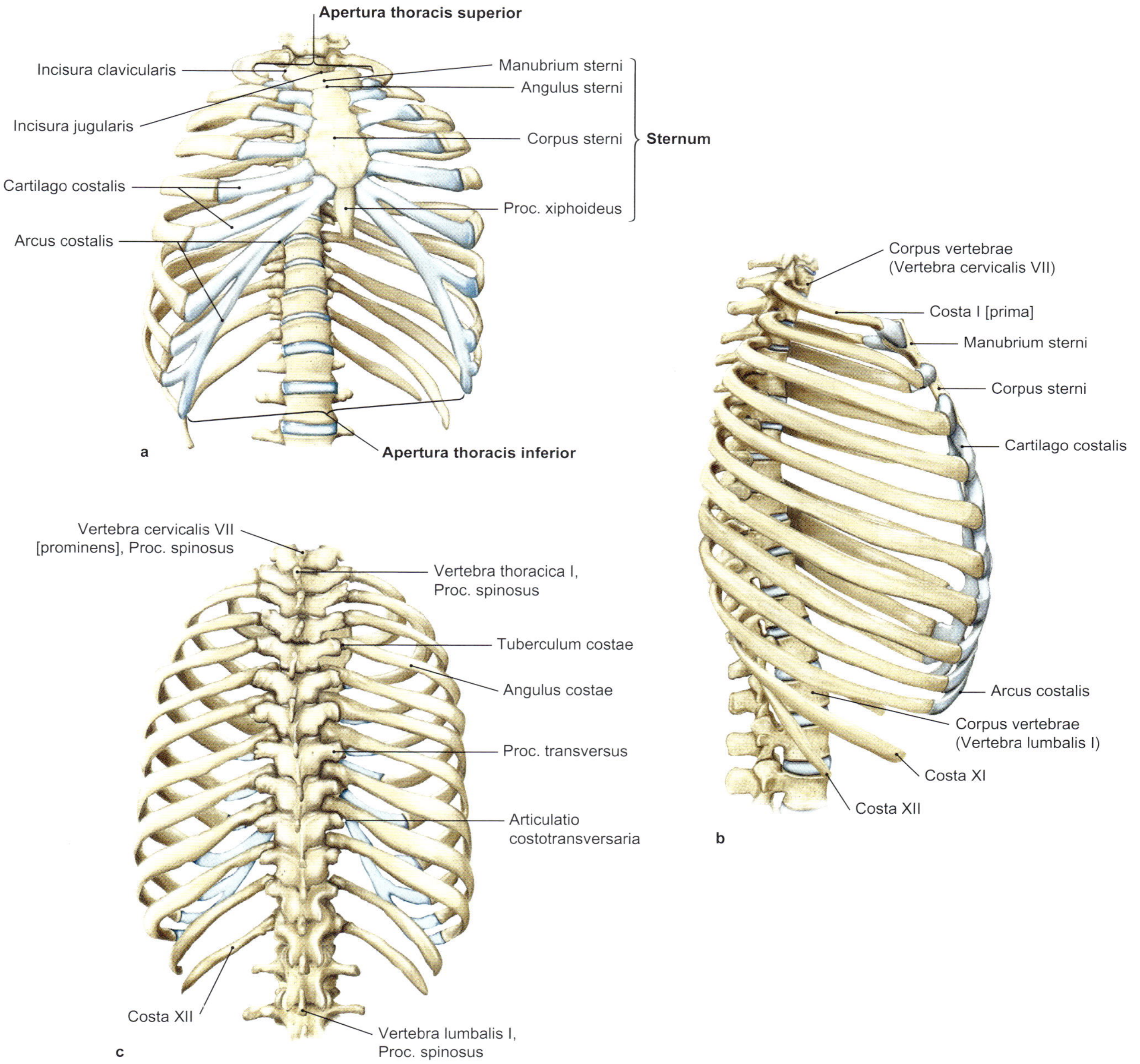

Abb. 3.69 Knöcherner Thorax. a Ansicht von ventral. [S700-L127] **b** Ansicht von lateral rechts. [S700-L127] **c** Ansicht von dorsal. [S702-L266]

Die **Rippenpaare I–X** stehen über Rippenknorpel und die Rippen-Brustbein-Gelenke mit dem Brustbein in Verbindung. Dorsal artikulieren die Rippen mit der Brustwirbelsäule über Rippen-Wirbel-Gelenke. Jeweils 2 Rippen begrenzen einen Zwischenrippenraum **(Spatium intercostale)** mit Zwischenrippenmuskulatur und Leitungsbahnen. Der 10. und 11. ICR sind bereits Teil der Bauchwand. Der Brustkorb umschließt die Brusthöhle **(Cavitas thoracis).** Funktionell bildet der Brustkorb einen stabilen Schutzmantel für lebenswichtige Organe wie das Herz und die Lungen, er ist Ansatz bzw. Ursprung vieler Muskeln (einschließlich des Zwerchfells) und ermöglicht durch die beweglichen Rippen die Atmung.

Die obere Brustkorböffnung **(Apertura thoracis superior)** wird vom ersten Brustwirbel, den beiden ersten Rippen und dem Manubrium sterni begrenzt. Die untere Brustkorböffnung **(Apertura thoracis inferior)** ist wesentlich größer als die obere. Sie wird vom XII. Brustwirbel, jeweils von den XII. Rippen, den knorpeligen Enden der X. und XI. Rippe und dem knorpeligen Rippenbogen (Angulus infrasternalis) sowie dem Proc. xiphoideus des Sternums begrenzt.

Die Form des Thorax macht alters- und geschlechtsspezifische Änderungen durch und zeigt darüber hinaus individuelle Unterschiede. Beim Neugeborenen ist der Thorax noch glockenförmig und die Rippen sind nahezu horizontal ausgerichtet. Der Säugling atmet dadurch noch wesentlich stärker abdominell. Mit dem Längenwachstum wird der Verlauf der Rippen immer bogenförmiger. Dies ist die mechanische Voraussetzung für die wesentlich effizientere thorakale Atmung.

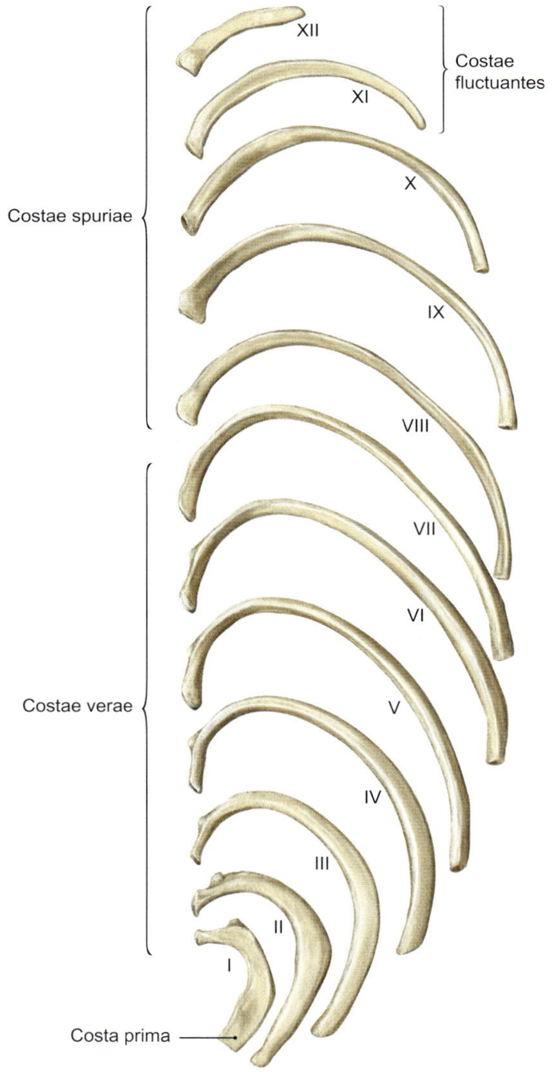

Abb. 3.70 Knöcherner Teil der Rippen I–XII der linken Seite. Ansicht von oben. [S702-L266]

Rippen

Normalerweise kommen 12 Rippenpaare **(Costae)** vor. Die meisten Rippen bestehen beim jungen Erwachsenen aus einem größeren knöchernen und einem kleineren knorpeligen Anteil. Je nachdem, ob die Rippen Kontakt zum Brustbein oder zum knorpeligen Rippenbogen haben oder ohne Kontakt zu Sternum oder Rippenbogen bleiben (➢ Abb. 3.70), unterscheidet man:

- **echte Rippen (Costae verae,** Rippen I–VII), ihr Rippenknorpel steht direkt und gelenkig mit dem Brustbein in Verbindung
- **falsche Rippen (Costae spuriae,** Rippen VIII–XII), sie stehen nicht direkt mit dem Brustbein in Verbindung
- **freie Rippen (Costae fluctuantes,** Rippen XI und XII, variabel auch die X. Rippe – bis zu ein Drittel der Fälle), sie enden frei zwischen den Brustmuskeln

Die VIII. und IX. Rippe sowie in ca. ein Drittel der Fälle auch die X. Rippe sind am Aufbau des Rippenbogens (Arcus costae) beteiligt. Dabei lagern sich die knorpeligen Anteile von unten an die nächsthöhere Rippe an.

Grundaufbau der Rippe

Der knöcherne Teil der Rippe **(Os costae)** steht gelenkig mit den Wirbeln in Kontakt und setzt sich nach vorne knorpelig fort **(Cartilago costalis).** Am Os costae unterscheidet man (➢ Abb. 3.71):

- Rippenkopf **(Caput costae):** artikuliert mit den Brustwirbelkörpern
- Rippenhals **(Collum costae):** schließt sich an den Rippenkopf an
- Rippenhöcker **(Tuberculum costae):** artikuliert mit dem Proc. transversus der Wirbelkörper
- Rippenwinkel **(Angulus costae):** schließt sich an das Tuberculum costae an
- Rippenkörper **(Corpus costae):** setzt sich nach vorne in den Rippenknorpel fort

Ab der IV. Rippe werden die knorpeligen Anteile der Rippen länger, bilden einen Bogen und ziehen kranialwärts aufsteigend auf das Brustbein zu. Die knöchernen Anteile, besonders die Rippenkörper, weisen 3 unterschiedliche Krümmungen auf:

- **Flächenkrümmung:** Außenfläche ist nach unten außen gekrümmt
- **Kantenkrümmung:** der Rippenkopf steht gegenüber dem ventralen Rippenende um 2 Wirbel höher
- **Rippentorsion:** die Rippen sind um ihre Längsachse verdreht

Alle Krümmungen sind besonders bei den oberen Rippen stark ausgebildet (Ausnahme I. Rippe) und damit regional unterschiedlich. Dies hat Einfluss auf die Atemmechanik (s. u.).

Individuelle Unterschiede

Die III.–X. Rippe sind die typischen Rippen. I., II., XI. und XII. Rippe weichen vom typischen Rippenaufbau ab (➢ Abb. 3.70, ➢ Abb. 3.71).

- **Costae III–X:** Sie besitzen die typische Rippenform mit keilförmigem **Caput costae,** das jeweils 2 Gelenkfacetten (Facies articulares capitis costae) trägt. Das **Tuberculum costae** weist eine Gelenkfläche (Facies articularis tuberculi costae) auf. An den **Sulcus costae** sind die Interkostalgefäße und -nerven (V., A. und N. intercostalis) angelagert. Am ventralen Ende weist das Corpus costae eine Höhlung für den Kontakt mit dem Rippenknorpel auf.
- **Costa I:** Sie ist abgeplattet, kürzer, breiter und stärker gekrümmt als die übrigen Rippen. An ihrer Oberfläche verlaufen der **Sulcus arteriae subclaviae** und der **Sulcus venae subclaviae** für die

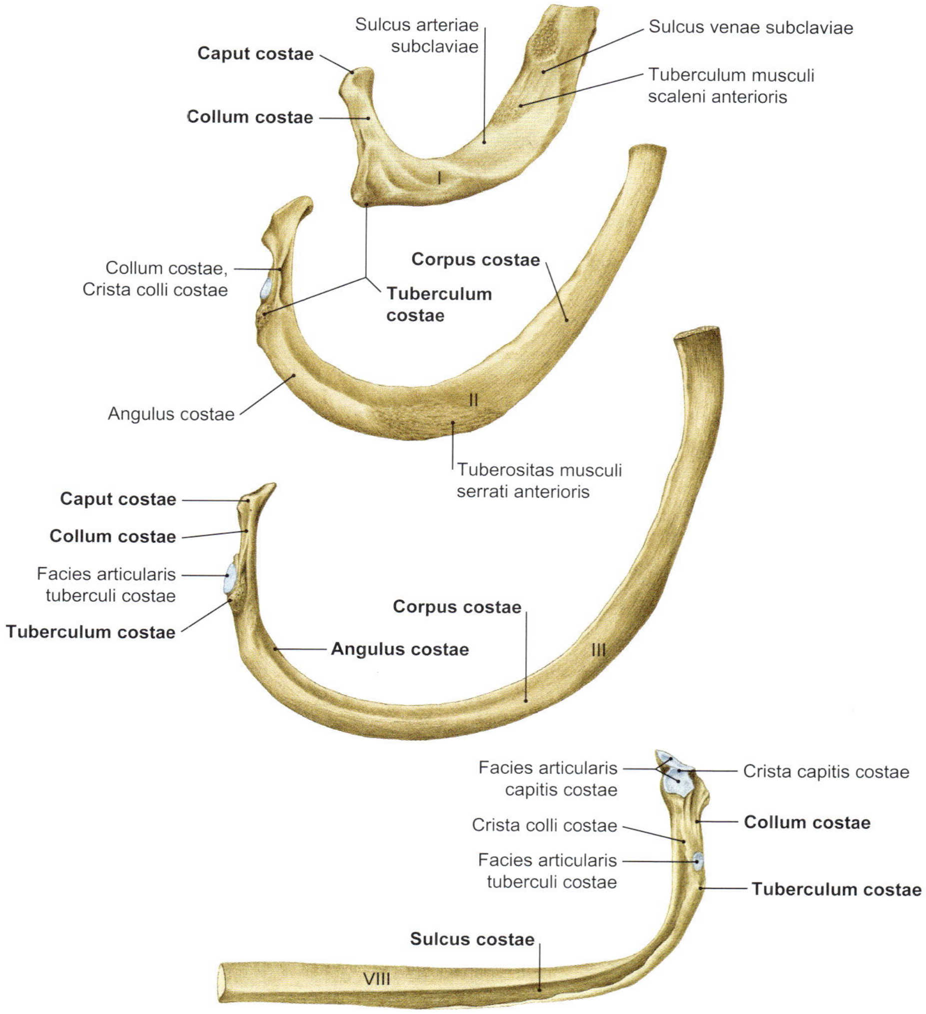

Abb. 3.71 Rippen, Costae; I.–III. Rippe (Ansicht von kranial) und VIII. Rippe (Ansicht von kaudal). [S700]

gleichnamigen Gefäße. Außerdem erkennt man die Ansatzzonen für die Mm. scaleni anterior (Tuberculum musculi scaleni anterioris) und medius. Ihr Köpfchen besitzt nur eine Gelenkfacette und sie ist stärker gekrümmt (Flächenkrümmung). Kantenkrümmung und Rippentorsion fehlen.

- **Costa II:** Ihr Sulcus costae ist nur angedeutet. Außerdem kommt eine **Tuberositas musculi serrati anterioris** für den Ursprung des M. serratus anterior vor. Die II. Rippe besitzt wie die III.–X. Rippe 2 Gelenkfacetten.
- **Costae XI und XII:** Sie besitzen kein Tuberculum costae und keinen Sulcus costae. Sie haben keinen Kontakt zum Rippenbogen und ihr vorderes Ende ist zugespitzt. An ihrem Kopf tragen sie nur eine Gelenkfläche.

Klinik

Rippenanomalien kommen in der Bevölkerung häufig vor (ca. 6 %):

- **Halsrippen** (ca. 1 % der Bevölkerung): Die Rippenanlage am VII. Halswirbel ist vergrößert. Die zusätzlichen Rippen können ein- oder beidseitig vorkommen. Es kann aber auch nur der Proc. transversus isoliert vergrößert sein. Stehen die zusätzlichen Rippen mit dem Sternum in Kontakt (entweder über Bindegewebe oder sogar knöchern), können die unteren Wurzeln des Plexus brachialis komprimiert werden, was zu Sensibilitätsstörungen bis hin zu motorischen Ausfallerscheinungen im Innervationsgebiet der Spinalnerven C8 und T1 führt.
- **Zweiköpfige Rippen:** 2 Rippen sind partiell miteinander verschmolzen.
- **Gabelrippen:** Die Rippe gabelt sich im vorderen Anteil in 2 Enden auf.
- **Rippenusuren:** Usuren sind Erweiterungen der im Sulcus costae verlaufenden Interkostalarterien bei Aortenisthmusstenose und die daraus resultierende Druckatrophie des Knochens. Die Gefäße verlaufen dann meist stark geschlängelt.
- **Lendenrippen** (ca. 7–8 % der Bevölkerung): Dies sind zusätzliche Rippen, die der XI. und XII. Rippe ähneln und am I. oder II. Lendenwirbelkörper ansetzen. Sie können enge topografische Beziehung zur Niere haben und hier Schmerzen hervorrufen.

Rippen-Wirbel-Gelenke

Caput und Tuberculum costae artikulieren mit den Brustwirbeln in den **Articulationes costovertebrales** (echte Gelenke). Dabei artikulieren die Rippenköpfe in den Articulationes capitis costae; die Rippenhöcker in den Articulationes costotransversariae:

- **Articulatio capitis costae:** I., XI. und XII. Rippe artikulieren mit den entsprechenden Brustwirbelkörpern über eine Gelenkfacette. II.–X. Rippe artikulieren im Gegensatz dazu mit dem höheren sowie dem entsprechenden Brustwirbelkörper (➤ Abb. 3.72). Die resultierenden 2 Gelenke sind durch ein Band (**Lig. capitis costae intraarticulare,** ➤ Abb. 3.72b), das von der Zwischenwirbelscheibe auf das Zentrum des Rippen-

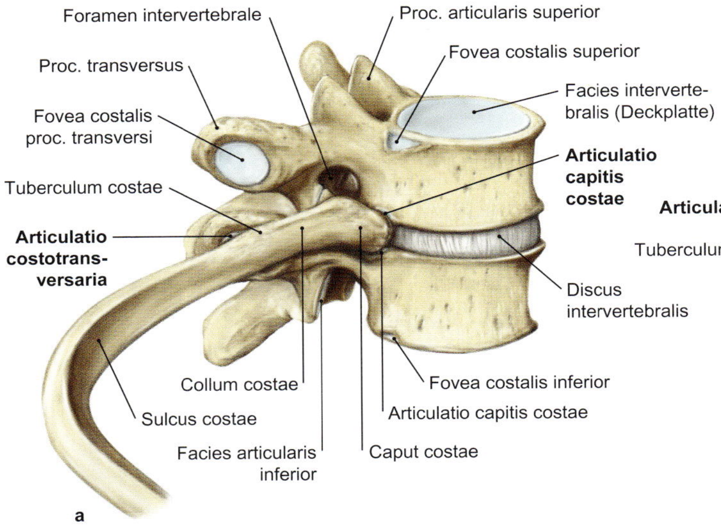

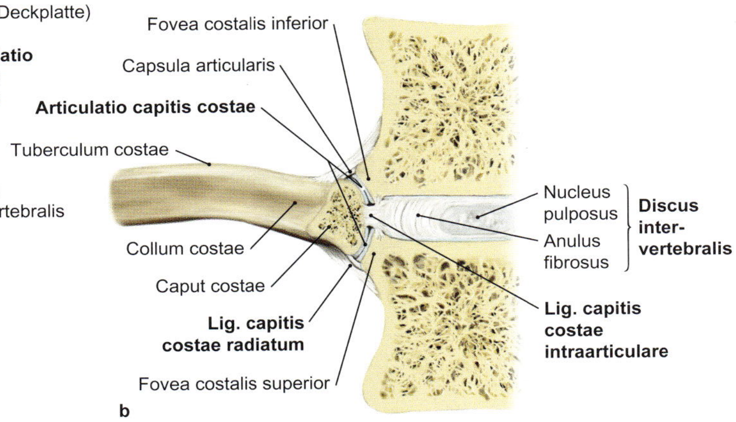

Abb. 3.72 Rippen-Wirbel-Gelenke (Articulationes costovertebrales). [S702-L266] **a** Rippen-Wirbel-Gelenke in Höhe des VII. und VIII. Brustwirbels; Ansicht von rechts lateral. **b** Rippenkopfgelenk (Articulatio capitis costae), Ansicht von rechts lateral. [L266]

köpfchens zu verläuft, getrennt. Die Gelenkkapsel wird durch das zirkulär verlaufende **Lig. capitis costae radiatum** verstärkt.

- **Articulatio costotransversaria:** Die Rippenhöcker der I. bis X. Rippe artikulieren mit den Procc. transversi der entsprechenden Wirbel (➤ Abb. 3.72, ➤ Abb. 3.73). Die Gelenkkapseln sind über kräftige Bänder verstärkt. Dorsal verbindet das **Lig. costotransversarium laterale** Proc. transversus und Angulus costae; ventral spannt es sich zwischen Proc. transversus und Collum bzw. Caput costae aus (➤ Abb. 3.73). Zum Proc. transversus des nächsthöheren Wirbels gelangt das **Lig. costotransversarium superius** vom Rippenhals und hängt die Rippe auf (➤ Abb. 3.73). Das Lig. costotransversarium ist ein Oberbegriff für das Lig. costotransversarium laterale und das Lig. costotransversarium superius.

Brustbein

Das **Brustbein (Sternum)** ist beim Erwachsenen ein aus 3 Teilen zusammengesetzter flacher Knochen (➤ Abb. 3.74). Es besteht aus:

- **Handgriff (Manubrium sterni):** Er artikuliert mit den Claviculae sowie dem I. und II. Rippenpaar und weist kranial eine Einbuchtung **(Incisura jugularis)** auf.
- **Brustbeinkörper (Corpus sterni):** Er artikuliert mit den Rippenpaaren II–VII.
- **Schwertfortsatz (Proc. xiphoideus):** Er kann knorpelig oder knöchern angelegt sein.

Die 3 Knochen stehen über Synchondrosen miteinander in Verbindung. Das Manubrium ist in der Sagittalebene leicht gegenüber dem Corpus nach kraniodorsal gekippt und bildet damit den **Angulus sterni (LUDOVICI).** In mehr als 30 % der Fälle kommt zwischen Manubrium und Corpus sterni ein mit Synovia gefüllter Spalt vor. In diesem Fall spricht man von einer **Symphysis manubriosternalis.** Die Knorpelhaft zwischen Corpus sterni und Proc. xiphoideus besteht aus Faserknorpel **(Symphysis xiphosternalis).** Mit zunehmendem Alter (ab *40. Lebensjahr*) verschmelzen die 3 Abschnitte meistens knöchern miteinander.
Das Brustbein artikuliert mit den Schlüsselbeinen **(Articulationes sternoclaviculares)** und den Rippenpaaren I–VII **(Articulationes sternocostales,** s. u.).

Klinik

Zur Beurteilung von Knochenmarkzellen (Knochenmarkausstrich) punktiert man den Knochen – typischerweise am Beckenkamm. Auch eine **Sternalpunktion** ist möglich, wird heute allerdings nur noch selten durchgeführt. Hierzu verwendet man eine kräftige Biopsienadel mit Arretierplatte und punktiert unter Lokalanästhesie in der Medianlinie des Corpus sterni zwischen den Ansätzen der II. und III. Rippe. In der Nähe der

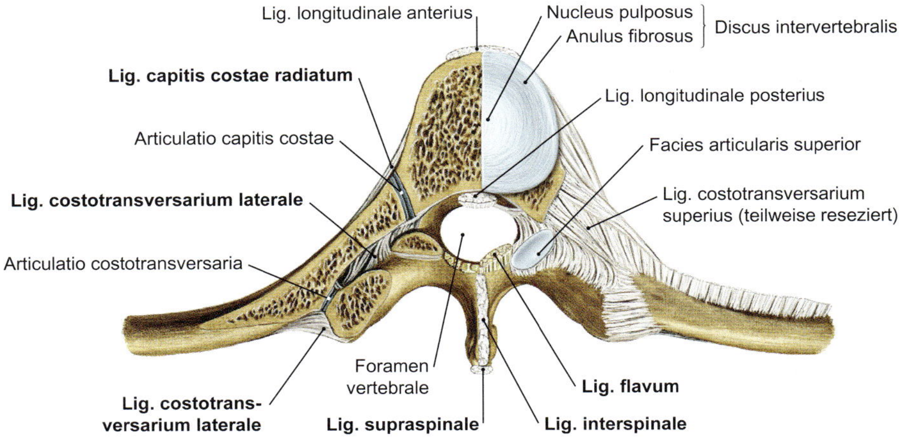

Abb. 3.73 Bänder der Rippen-Wirbel-Gelenke (Articulationes costovertebrales). [S702-L127]

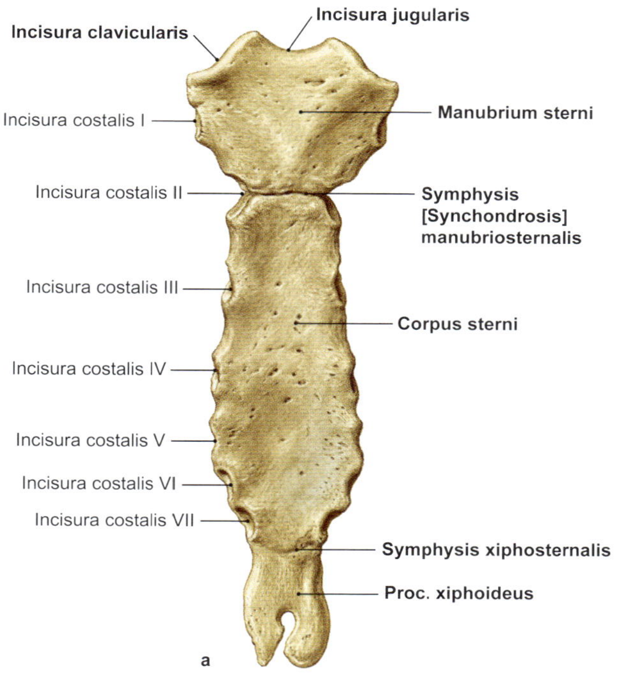

Abb. 3.74 Brustbein (Sternum). [S700] **a** Ansicht von ventral. **b** Ansicht von links lateral. * LUDOVICI.

Rippen-Sternum-Verbindungen (Vorkommen der Synchondrosen) sollte man nicht punktieren und die unteren zwei Drittel des Corpus sterni (bedingt durch die paarige Knochenanlage des Sternums kann eine Fissura sterni congenita vorhanden sein) sind ebenfalls obsolet, da man mit der Punktionsnadel leicht in das Herz oder die Lunge (Pleura) gelangen könnte.

Brustbein-Schlüsselbein-Gelenk

Das Brustbein-Schlüsselbein-Gelenk (**Articulatio sternoclavicularis**) ist ein funktionelles Kugelgelenk mit 3 Freiheitsgraden. Es artikulieren die Facies articularis sternalis mit der Incisura clavicularis sterni. Aufgrund der Inkongruenz der Gelenkfläche hat das Gelenk einen faserknorpeligen Discus articularis, der das Gelenk in 2 Kammern unterteilt (dithalamisches Gelenk). Die Form des Gelenks lässt vielachsige Bewegungen und äußerst unterschiedliche Belastungen in verschiedenen Gelenkstellungen zu, die für den Schultergürtel von Bedeutung sind (➤ Kap. 4.3). Verstärkt wird die Gelenkkapsel durch:

- Lig. sternoclaviculare anterius
- Lig. sternoclaviculare posterius
- Lig. interclaviculare
- Lig. costoclaviculare

Das Gelenk wird im Zusammenhang mit der oberen Extremität ebenfalls besprochen (➤ Kap. 4.3.2).

Rippen-Brustbein-Gelenke

Die Verbindungen zwischen knöchernen und knorpeligen Anteilen der Rippen sind die Articulationes costochondrales. Die knorpeligen Anteile stehen bei der I. und häufig auch bei der VI. und VII. Rippe direkt mit dem Brustbein in Form von Synchondrosen in Verbindung. In seltenen Fällen können aber auch hier wie zwischen der II. und V. Rippe echte Gelenke (Diarthrosen, **Articulationes sternocostales**) vorkommen (➤ Abb. 3.75). Dabei artikuliert jeweils die Incisura costalis sterni mit dem ventralen Ende des Rippenknorpels.

Das 2. Sternokostalgelenk hat regelmäßig ein **Lig. sternocostale intraarticulare.** Die Gelenkkapseln der Rippen-Brustbein-Gelenke werden durch **Ligg. sternocostalia radiata** verstärkt. Vorne verbinden sich die Bänder zur Membrana sterni externa, auf der Rückseite zur Membrana sterni interna. Kaudal strahlen Bandzüge als **Ligg. costoxiphoidea** zum Schwertfortsatz. Die Knorpelverbindungen am Rippenbogen werden als **Articulationes interchondrales** bezeichnet. Hier können manchmal Gelenkspalten vorkommen. Im Lauf des Lebens verknöchern die Rippenknorpel bis ins hohe Alter vollständig.

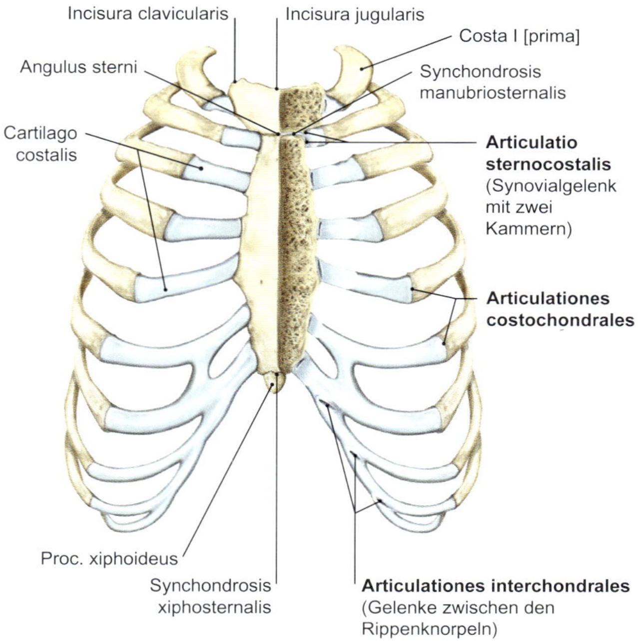

Abb. 3.75 Rippen-Brustbein-Gelenke. Ansicht von ventral. [S702-L266]

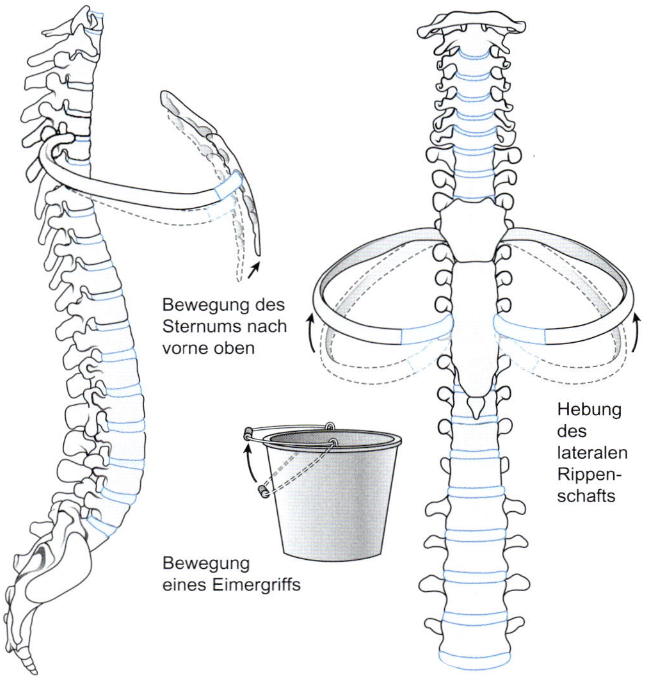

Abb. 3.76 Bewegungen der Brustwand. [S702-L126]

MERKE

Bei einem Kreislaufstillstand wird als lebensrettende Maßnahme eine **Herzdruckmassage** durchgeführt. Hierbei kommt es häufig, auch bei korrekter Durchführung, zu Rippenfrakturen in den verknöcherten Rippenknorpeln. Diese sind normal und bergen für den Patienten keinerlei weiter reichende Gefahren. Daher sollte die Herzdruckmassage auch nach einem oder mehreren Rippenbrüchen weitergeführt werden.

Thoraxmechanik

Eine Hauptfunktion der knöchernen und knorpeligen Brustwand sind Bewegungen, die dazu dienen, das Brustkorbvolumen zu verändern und es dadurch zu ermöglichen, Luft in und wieder aus den Lungen zu transportieren. Zentrales Element sind dabei die **Articulationes costovertebrales** (Articulationes capitis costae und Articulationes costotransversariae bilden eine Funktionseinheit) und die **Articulationes sternocostales.** Sie stehen somit im Dienst der Atemmechanik. Im Rahmen der Atmung kommt es am Thoraxskelett (➤ Abb. 3.76):

- zu Bewegungen des Sternums nach vorne oben. Die Bewegung kommt dadurch zustande, dass die vorderen Enden der Rippen tiefer liegen als die hinteren. Dabei kann sich der Winkel zwischen Manubrium und Corpus sterni etwas abflachen. Die Bewegung ändert die Ausdehnung des Thorax in antero-posteriorer Richtung.
- zur Hebung des lateralen Rippenschafts (Hebung bei Inspiration, Senkung bei Exspiration). Daraus resultieren Änderungen in seitlicher und antero-posteriorer Richtung. Die Rippen bewegen sich dabei einem Eimergriff vergleichbar nach lateral. Die mittleren Anteile der Rippenschäfte liegen noch tiefer als die auf unterschiedlicher Höhe liegenden beiden Rippenenden.

An den Stellungsänderungen der Rippen sind maßgeblich auch die elastischen Rippenknorpel beteiligt. Mit der Verknöcherung der Rippenknorpel im Alter wird die Thoraxbeweglichkeit eingeschränkt und die Atembreite nimmt ab.

Die für die Bewegungen des Thorax zuständige Muskulatur wird in ➤ Kap. 3.1.2 besprochen.

4 Obere Extremität

Volker Spindler, Jens Waschke

Humerusschaftfraktur

Anamnese

Ein 33-jähriger Mann wird mit dem Notarztwagen in die Klinik gebracht. Er wurde auf dem Fahrrad von einem überholenden PKW gestreift und stürzte auf den rechten Arm und Oberkörper. Der Patient wird routinemäßig in den „Schockraum" der Notaufnahme verbracht und nach Abnahme der vom Notarzt angebrachten Vakuumschiene eingehend untersucht.

Untersuchungsbefund

Der Patient ist bei Bewusstsein, wach und voll orientiert. Er hat starke Schmerzen – vor allem im rechten Oberarm. Herz- (90/min) und Atemfrequenz (30/min) sind ebenso wie der Blutdruck (150/100 mmHg) leicht erhöht. Der Notarzt berichtet von einer etwa 6 × 8 cm großen Wunde am rechten Oberarm mit sichtbaren Knochenfragmenten am Wundgrund. Aufgrund einer möglichen operativen Versorgung werden die angebrachten Kompressen initial nicht entfernt. Bei der Tastuntersuchung des übrigen knöchernen Skeletts sind keine abnormen Beweglichkeiten oder Knirschgeräusche (Krepitationen) auslösbar. Die neurologische Untersuchung zeigt eine schlaff herabhängende rechte Hand, die der Patient nur minimal gegen die Schwerkraft anheben kann. Außerdem ist eine Gefühllosigkeit an der radialen Seite von rechtem Unterarm und Handrücken auffällig, vor allem zwischen Daumen und Zeigefinger. Die Durchblutung der rechten Hand ist nicht eingeschränkt. Die restliche körperliche Untersuchung ist bis auf multiple Abschürfungen und Hämatome im Gesicht, am rechten Oberkörper und an beiden Händen unauffällig.

Diagnostik

Die routinemäßig im Schockraum durchgeführte Computertomografie (CT) des ganzen Körpers zeigt eine Trümmerfraktur des rechten Oberarmknochens (Humerus) im Bereich seines Schafts. Sonst sind keine weiteren Frakturen oder Organverletzungen auffällig.

Diagnose

Trümmerfraktur des rechten Humerusschafts mit Schädigung des N. radialis.

Therapie

Aufgrund der komplizierten Fraktur mit offensichtlicher Nervenläsion wird die Indikation zur operativen Versorgung gestellt. Nach Freilegung des Frakturgebietes wird der N. radialis aufgesucht. Es werden einige kleine, in den Nerv eingedrungene Knochensplitter entfernt. Ebenso wird ein größeres Knochenfragment reponiert, das den Nerv komprimierte. Die Fraktur wird weitgehend reponiert und mit einer Platte unter Schonung des N. radialis stabilisiert.

Weiterer Verlauf

Am Tag nach dem Eingriff wird mit der Physiotherapie begonnen. Die volle Beweglichkeit von Schulter und Ellenbogen ist nach wenigen Wochen wieder erreicht. Bis der Patient jedoch das Handgelenk wieder strecken kann und keine Gefühlsstörungen mehr nachweisbar sind, vergehen viele weitere Wochen.

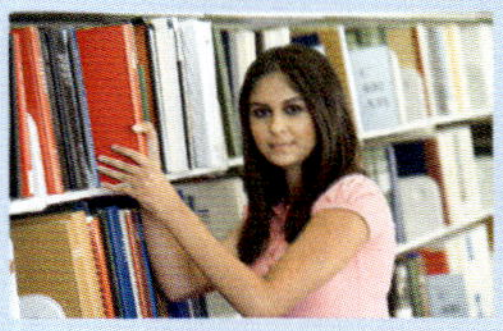

Du warst als PJ-lerin dabei, als der Patient in die Notaufnahme kam. Alles ging ziemlich schnell und der Oberarzt wirft dir beim Hinausgehen 2 Stichpunkte zu, zu denen du dir Gedanken machen sollst ...

Wdh. sichere und unsichere Frakturzeichen

sichere Frakturzeichen: Knochenreiben (Crepitatio), offene Fraktur (sichtbare Knochenfragmente), abnorme Beweglichkeit, Achsenfehlstellung des Knochens

unsichere Frakturzeichen: Schmerz, Schwellung, Hämatome, Erwärmung, Bewegungseinschränkung

Wdh. periphere Lähmung

(traumat.) Nervenlähmung → die vom N versorgten Mm werden nicht mehr innerviert → Funktionsausfall

Fallhand: Lähmung N. radialis: Handrücken kann nicht mehr gehoben werden → fällt nach unten = Fallhand.

Merkspruch: Ich schwör beim ~~Ulnaris, beim St. Medianus,~~ ???

dass ich vom Rad fall?? NACHLESEN!

4.1 Überblick

Die Anatomie des passiven (Knochen, Gelenke mit Bändern) und aktiven (Muskeln) Bewegungsapparats der Extremitäten für die Fachgebiete der Orthopädie, Unfallchirurgie und Radiologie von großer Bedeutung, da an Armen und Beinen Verletzungen und degenerative Veränderungen häufig sind. Darüber hinaus ist besonders die periphere Neuroanatomie (Äste der Spinalnerven) für die Diagnostik in der Neurologie und der Allgemeinmedizin wichtig. Da in der Neurologie z. B. bei spastischer Tonussteigerung einzelne Muskeln durch Injektion z. B. von Botulinumtoxin behandelt werden können, ist neben der Funktion auch die genaue Topografie einzelner Muskeln relevant. Auch in der Anästhesie werden gezielt Nervengeflechte und einzelne Nerven örtlich betäubt. Die Kenntnisse der Blutgefäße sind besonders bei Durchblutungsstörungen und Thrombosen (Innere Medizin, Gefäßchirurgie) relevant, die Lymphgefäße mit den einzelnen Lymphknotenstationen für die Tumordiagnostik in verschiedenen Gebieten wie der Dermatologie und der Gynäkologie (Mammakarzinom mit Fragestellung von Metastasen in axillären Lymphknoten).

Die **obere Extremität** des Menschen ist durch ihre ausgeprägten Bewegungsmöglichkeiten an ihre Funktionen als Greiforgan und wichtiges Interaktionsinstrument mit der Umwelt angepasst. Hier unterscheidet sie sich von der unteren Extremität, die zwar grundsätzlich ähnlich aufgebaut, jedoch mehr auf Stabilität ausgelegt ist. Die obere Extremität untergliedert sich in den Schultergürtel (Cingulum pectorale) sowie den Arm als frei schwingenden Anteil. Der Arm wird in Oberarm (Brachium), Unterarm (Antebrachium) und Hand (Manus) untergliedert (➤ Abb. 4.1). Die Längsachsen von Ober- und Unterarmknochen bilden nach lateral den Armaußenwinkel von 170°. Die Rotationsachse des Oberarms im Schultergelenk entspricht der Verbindungslinie von Humeruskopf und Ellenbogengelenk. Sie verlängert sich als Diagonalachse des Unterarms vom proximalen zum distalen Gelenk zwischen den Unterarmknochen (Radioulnargelenke). Um diese Achse findet die Umwendbewegung (Pronation/Supination) des Unterarms statt.

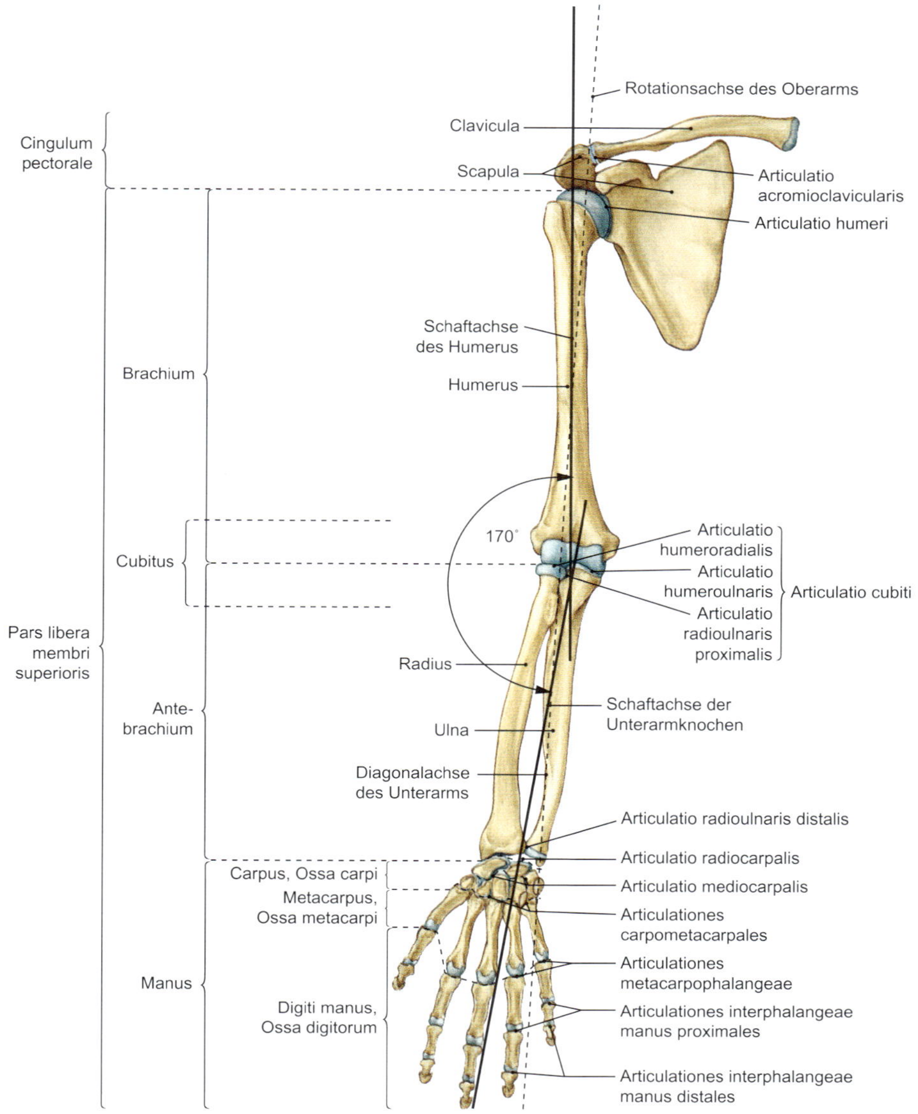

Abb. 4.1 Skelett der oberen Extremität, Membrum superius, rechts. Ansicht von ventral. [S700-L301]

4.2 Entwicklung von oberer und unterer Extremität

Kompetenzen

Nach Bearbeitung dieses Lehrbuchkapitels sollten Sie in der Lage sein:
- die Grundzüge der Extremitätenentwicklung mit den wichtigsten Entwicklungszeiträumen zu beschreiben
- zu erläutern, aus welchen Keimblattanteilen die verschiedenen Gewebe entstehen
- die klinisch relevanten Variationen und Fehlbildungen zu kennen

4.2.1 Verlauf

Die Extremitäten entwickeln sich ab der *4. Woche.* Die flossenartige Armknospe bildet sich am 26.–27. Tag und damit 2 Tage früher als die Beinknospe. Die Extremitätenanlagen bestehen zu diesem Zeitpunkt aus einem bindegewebigen (mesenchymalen) Kern, der von der Somatopleura des Seitenplattenmesoderms ausgeht, und einer Hülle aus Oberflächenektoderm, das die spätere Epidermis der Haut bildet (➤ Abb. 4.2). An der Spitze jeder Extremitätenknospe verdickt sich das Ektoderm zur Randleiste, die das weitere Auswachsen der Knospe steuert (➤ Abb. 4.3).
Die Extremitätenknospen lassen in der *5.–6. Woche* eine Untergliederung der Arm- und Beinanlage in verschiedene Abschnitte er-

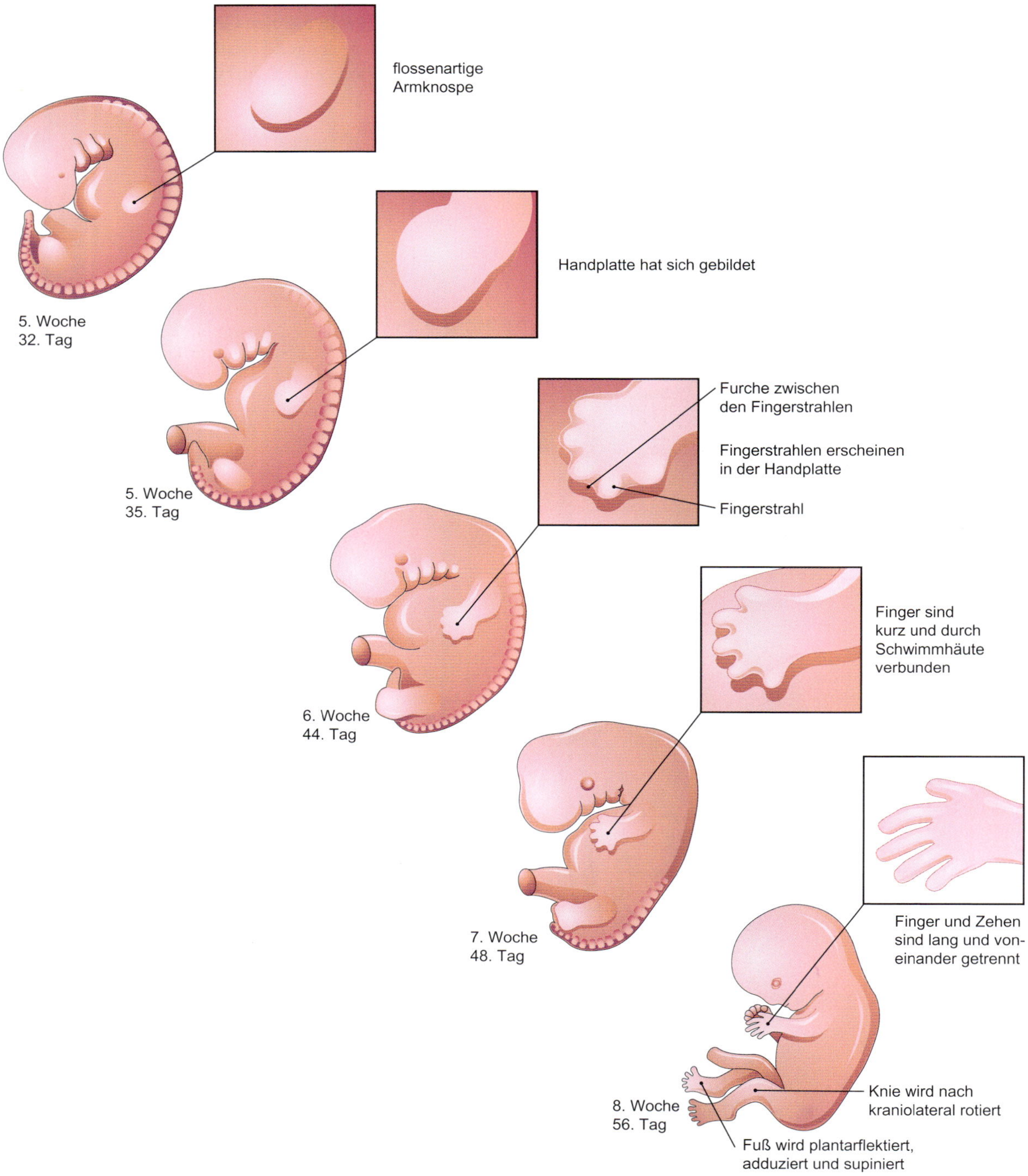

Abb. 4.2 Entwicklung der Extremitäten des Embryos (5.–8. Woche). [E347-11]

kennen. Ab der 6. Woche separieren sich die Fingerstrahlen voneinander, indem das dazwischen liegende Gewebe durch programmierten Zelltod (Apoptose) untergeht. Bis zum *Ende der 8. Woche* sind die Finger und Zehen vollständig getrennt.
In der *8. Woche* kommt es zu einer Rotation der Extremitätenanlagen (➤ Abb. 4.2): Das Wachstum der beiden Extremitätenanlagen fand zuvor in einer Mittelstellung statt, d.h. sowohl die spätere Knie- als auch die Ellenbeuge zeigten zum Körper hin. Die Armanlage dreht sich nun um 90° nach außen, sodass die Ellenbeuge nach ventral ausgerichtet wird. Die Beugemuskeln kommen somit in eine ventrale, die Streckmuskeln in eine dorsale Lage. Die Beinanlage rotiert ebenfalls um knapp 90°, allerdings in die entgegengesetzte Richtung, sodass die Kniebeuge nach dorsal weist. Das hat zur Folge, dass am Bein die Streckmuskeln des Ober- und Unterschenkels ventral liegen, die Beugemuskeln dagegen dorsal. Außerdem wird der Fuß in der 8. Woche zunächst plantarflektiert, adduziert und supiniert. Diese Fußstellung bildet sich aber bis zur 11. Woche normalerweise wieder zurück.

4.2.2 Knochen

Das Mesenchym der Armknospe verdichtet sich und bildet in der *4.–6. Woche am Arm* und in der *6.–8. Woche am Bein* ein knorpeliges Skelett als Vorstufen der späteren Knochen aus (➤ Abb. 4.3). Dieser Prozess schreitet von proximal nach distal fort. In diesem Knorpelskelett bilden sich ab der *7. Woche* Knochenkerne, die die Ossifikation und damit die Umwandlung des Knorpelskeletts in Knochengewebe einleiten **(chondrale Ossifikation).** Die Verknöcherung schreitet nach einem bestimmten Muster fort:

- Bis zur *12. Woche* sind in allen Knochen der *oberen Extremität,* abgesehen von der Handwurzel, Knochenkerne vorhanden (➤ Abb. 4.4a). Die Knochenkerne der Handwurzel bilden sich erst postnatal zwischen *1. und 8. Lebensjahr.* Eine Ausnahme ist das Schlüsselbein, das als erster Knochen *(7. Woche)* ohne Knorpelskelett und damit direkt aus dem Mesenchym gebildet wird **(desmale Ossifikation).**
- An der *unteren Extremität* läuft die Ossifikation etwas verzögert ab (➤ Abb. 4.4b). In Ober- und Unterschenkelknochen treten die ersten Knochenkerne etwa in der *8. Embryonalwoche* auf, in den Zehenstrahlen jedoch erst zwischen der *9. Woche* und dem *9. Monat.* Die Fußwurzelknochen *(1.–4. Lebensjahr)* und der Beckengürtel (teilweise bis zum *20. Lebensjahr*) verknöchern postnatal.

Die **Wachstumsfugen** schließen sich zwischen dem 14. und 25., in den meisten Knochen jedoch bis zum *21. Lebensjahr.* Damit ist das Längenwachstum der Extremitäten abgeschlossen.
Gelenke (Diarthrosen) zwischen den einzelnen Knochen sind ab dem Beginn der Fetalperiode (ab der 9. Woche) vorhanden.

Klinik

Knochenalter

Aus dem Fortschreiten der Verknöcherungen (Knochenalter) kann bei Kindern durch Röntgenuntersuchungen das weitere Wachstum und die Erwachsenengröße vorhergesagt werden. Bei der Röntgenuntersuchung von Kindern muss bedacht werden, dass die Knochen z. T. noch aus einzelnen Knochenkernen bestehen, die noch nicht miteinander knöchern verbunden sind. Dabei handelt es sich also nicht um Knochenbrüche.

Fehlbildungen

Der **angeborene Klumpfuß** ist die häufigste Fehlbildung der Extremitäten (1 : 1 000 Geburten). Hier ist der Fuß in Plantarflexion und Supination fixiert. Es wird daher angenommen, dass diese Fehlstellung auf der mangelnden Rückbildung dieser Fußstellung beruht, die zwischen der 8. und 11. Woche physiologisch ist. Auch die **kongenitale Hüftdysplasie/Hüftluxation** ist häufig (1 : 1 000 Geburten) und bei Mädchen 5 × häufiger als bei Jungen. Durch die unvollständige Ausbildung von Hüftkopf und/oder Acetabulum als Gelenkpfanne luxiert das Gelenk und führt unbehandelt zu Gangstörungen und schwerer Arthrose.
Finger oder Zehen können überzählig **(Polydaktylie)** oder verwachsen **(Syndaktylie)** sein. Ebenso können Hände und Füße gespalten sein, wenn sich die Fingerstrahlen nicht richtig ausbilden **(Spalthand** und **Spaltfuß).** Im schlimmsten Fall können Teile der Extremitäten fehlen **(Meromelie)** oder die gesamte Extremität nicht angelegt sein **(Amelie).** Dies kann vorkommen, wenn in der Frühphase der Extremitätenentwicklung zwischen dem 26. und 36. Tag schädigende Umweltfaktoren (Teratogene) einwirken. Dies wurde erkannt, als es 1957–1962 gehäuft zu diesen schweren Fehlbildungen kam, wenn die Schwangeren Thalidomid als Schlafmittel eingenommen hatten.

4.2.3 Muskulatur

Die Muskelzellen der Extremitäten differenzieren sich in den Extremitätenknospen (➤ Abb. 4.5a und b). Das Ektoderm am distalen Rand der Extremitätenknospe (ektodermale Randleiste) bildet Wachstumsfaktoren, die Vorläufer von Muskelzellen aus den Somiten des Mesoderms im Rumpfbereich anlocken. Die Vorläuferzellen bilden in den Extremitätenanlagen bis zur *6. Woche* die ventralen und dorsalen **Muskelmassen,** aus denen später die Beuge- und Streckmuskeln hervorgehen. Da die Extremitätenmuskeln aus Vorläuferzellen aus der ventralen (hypaxialen) Muskelanlage der Somiten hervorgehen, werden die Muskeln der Extremitäten später alle von den vorderen Ästen (Rr. anteriores) der Spinalnerven innerviert. Die **motorischen Nervenfasern** wachsen in der *5. Woche*

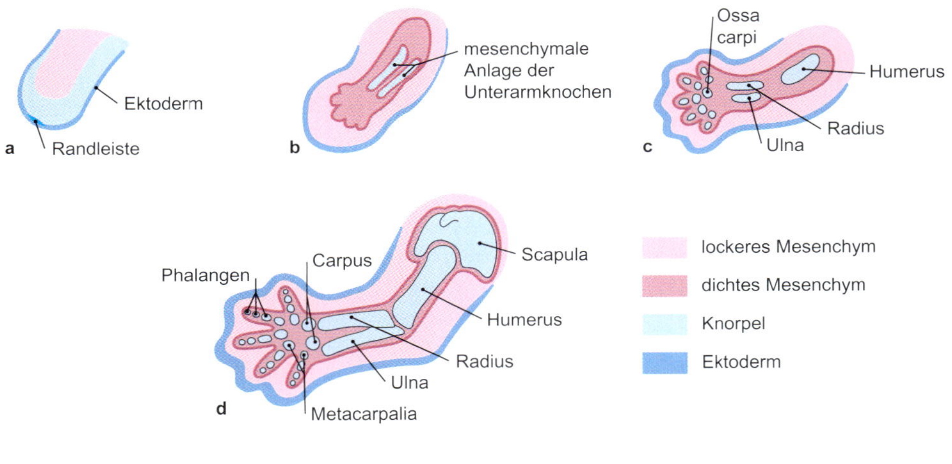

Abb. 4.3 Entwicklung der knorpeligen Vorstufen des Armskeletts. [E347-11] **a** 28. Tag. **b** 44. Tag. **c** 48. Tag. **d** 56. Tag der Entwicklung.

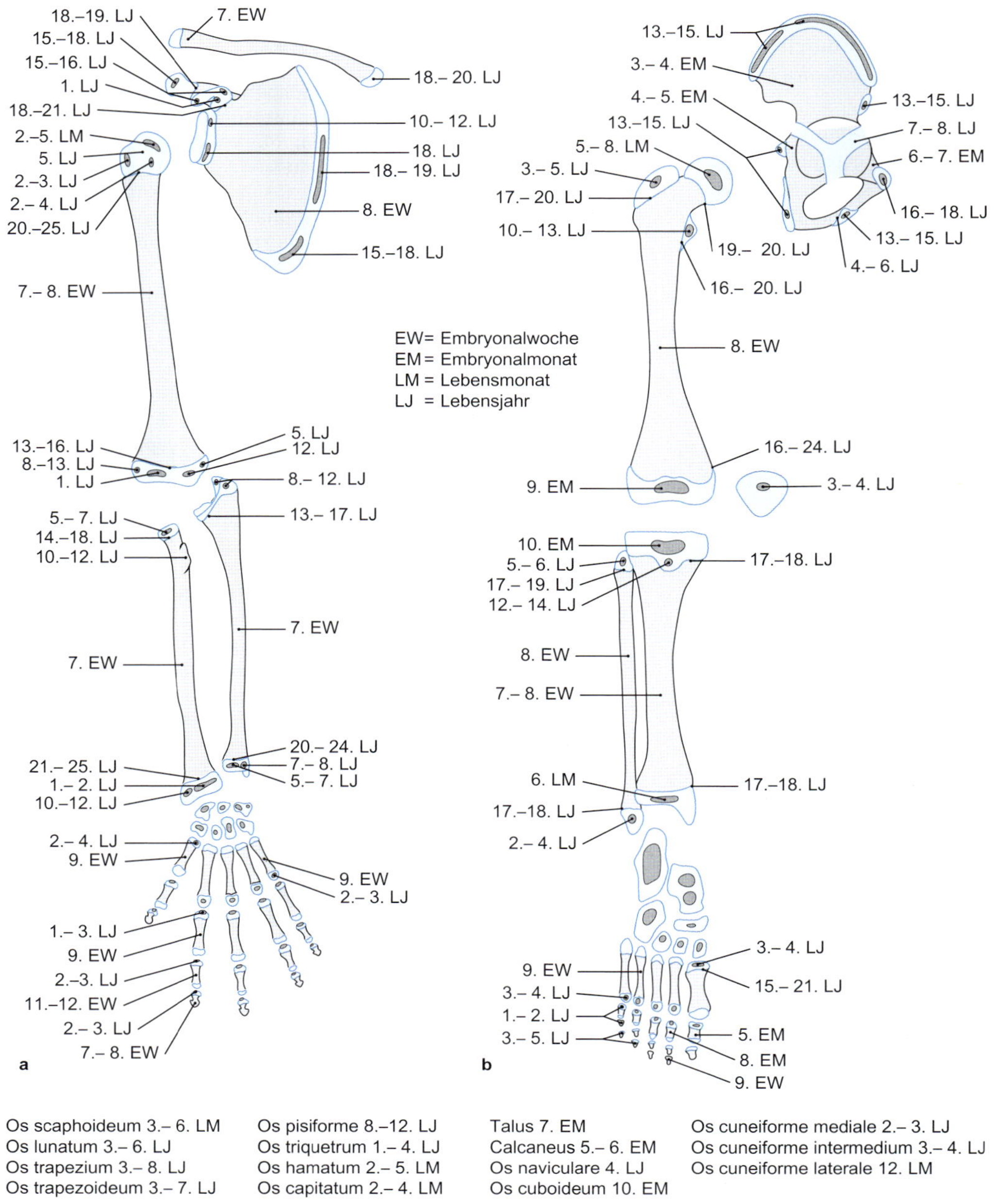

Abb. 4.4 Ossifikation des Skeletts, Lage der Knochenkerne und zeitliche Abfolge der Knochenkernbildung. [S702-L126] **a** Obere Extremität. **b** Untere Extremität.

aus der Grundplatte des Neuralrohrs in die Extremitätenanlagen ein. Die Muskelfasern für die Arme gehen dabei aus den Muskelanlagen der Segmente C5–T1 hervor, aus deren Rückenmarkssegmenten die vorderen Äste der Spinalnerven den Plexus brachialis bilden (➤ Abb. 4.5c). Die Muskelvorläuferzellen für die Beine stammen aus den Segmenten L2–S3, deren Motoneurone entsprechend im Plexus lumbosacralis vereinigt sind.

4.2.4 Nerven

Die **sensorischen Nervenfasern** wachsen entlang der motorischen Fasern aus und erreichen zunächst segmental angeordnete Hautareale (➤ Abb. 4.6a und d). Durch das Auswachsen der Extremitäten ändert sich auch die Anordnung der von einem Rückenmarkssegment innervierten Hautgebiete **(Dermatome = Hautwurzelfelder).** Im Unterschied zum Rumpf, an dem die Dermatome gürtelförmig angeordnet sind, verlaufen sie an den Extremitäten zunächst nahezu in Längsrichtung und später in der Entwicklung zunehmend schräg (➤ Abb. 4.6).

Arme und Beine weisen eine ventroaxiale Grenze auf, an der sich die einzelnen sensibel innervierten Felder kaum überlappen.

4.2.5 Blutgefäße

Die Blutgefäße der Extremitätenanlagen gehen aus den dorsalen Intersegmentalarterien hervor (➤ Kap. 6.1.3). Dabei bildet sich zunächst in der Medianebene eine **axiale Arterie,** aus der im weiteren Verlauf am distalen Ende Äste auswachsen. Am Arm bildet die axiale Arterie die **A. brachialis,** bleibt aber am Unterarm hinter dem Wachstum der Extremitätenanlage zurück und bildet hier später die **A. interossea communis** mit ihren Verzweigungen. Distal wächst aus der axialen Arterie die **A. mediana** hervor, die aber nur vorübergehend ausgebildet ist und später zur A. comitans nervi mediani reduziert wird. Danach wachsen die **A. ulnaris** und **A. radialis** als Hauptgefäße des Unterarms aus und erhalten Anschluss an die Fingerarterien.

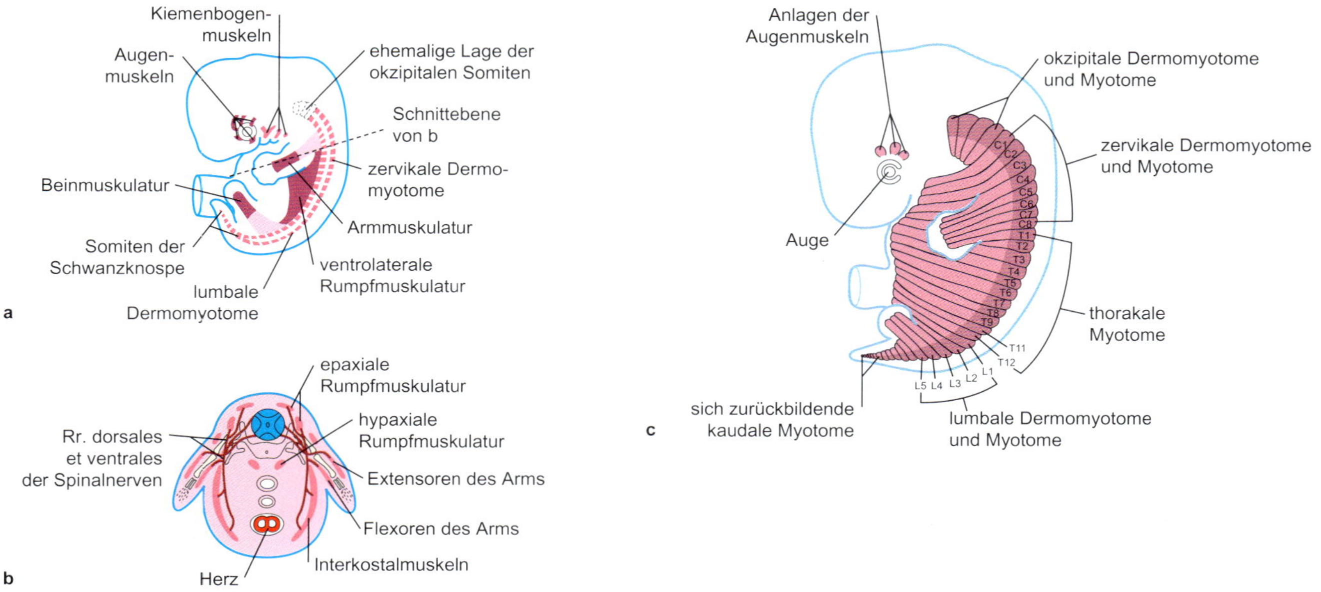

Abb. 4.5 Entwicklung der Muskulatur in der 6. Woche. [E347-11] **a, c** Schematische Darstellung. **b** Querschnitt.

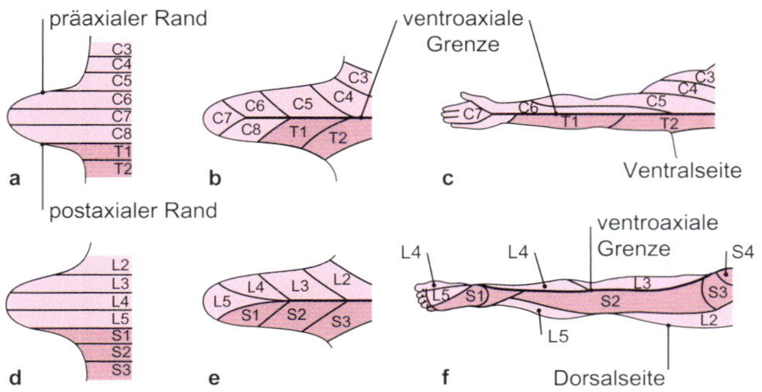

Abb. 4.6 Entwicklung der Dermatome. [E347-11] **a–c** Obere Extremität. **d–f** Untere Extremität. Anordnung der Dermatome zu Beginn (a und d) und Ende der 5. Woche (b und e) sowie beim Erwachsenen (c und f). Die ventroaxiale Grenze markiert den Bereich, in dem es kaum zu Überlappungen der Innervationsgebiete kommt.

Die axiale Arterie am Bein wird als **A. ischiadica** bezeichnet, da sie den N. ischiadicus begleitet. Sie wird am Oberschenkel zurückgebildet und später durch die neu auswachsende **A. femoralis** ersetzt. Am Unterschenkel gehen aus ihr die **A. tibialis anterior** und die **A. tibialis posterior** hervor.

Klinik

Reste der axialen Arterien können als Variationen erhalten bleiben. Die **A. mediana** kann z. B. als Variation als starkes Gefäß am Unterarm noch an die Hohlhandbögen angeschlossen sein. Besonders relevant kann eine **oberflächliche A. brachialis** (in 8 % der Fälle vorhanden) sein, die erhalten bleiben kann, wenn der distale Anteil der A. brachialis nicht durch ein tiefer verlaufendes Segment ersetzt wird. Diese oberflächliche A. brachialis verläuft dann subkutan durch die Ellenbeuge und kann bei versehentlicher Punktion bei Blutentnahmen oder Applikation von Medikamenten zu spritzenden Blutungen oder arteriellen Fehlinjektionen führen. Daher sollte vor Punktion immer getastet werden, ob das jeweilige Gefäß in der Ellenbeuge nicht doch einen Puls aufweist und dadurch als Arterie erkennbar ist.

4.3 Schultergürtel

Kompetenzen

Nach Bearbeitung dieses Lehrbuchkapitels sollten Sie in der Lage sein:
- die knöchernen Strukturen des Schultergürtels und dessen Gelenke samt Bewegungsumfang am Skelett zu erläutern
- den Verlauf der Bänder des Schultergürtels sowie alle Muskeln mit Ursprung, Ansatz und Funktion zu erklären und am Skelett oder Präparat zu zeigen

4.3.1 Knochen des Schultergürtels

Die Knochen des Schultergürtels sind:
- Schlüsselbein (Clavicula)
- Schulterblatt (Scapula)

Schlüsselbein (Clavicula)

Das Schlüsselbein verbindet das Brustbein (Sternum) mit dem Schulterblatt und liegt gut tastbar annähernd horizontal. Die Clavicula hat ein verdicktes mediales Ende, **Extremitas sternalis,** und ein abgeflachtes laterales Ende, **Extremitas acromialis** (➤ Abb. 4.7). Medial beteiligt sich die Facies articularis sternalis am Aufbau des medialen Schlüsselbeingelenks, lateral bildet die Facies articularis acromialis zusammen mit dem Acromion das laterale Schlüsselbeingelenk. Die Clavicula ist durch 2 Biegungen leicht S-förmig gekrümmt, wobei nach ventral hin die laterale Hälfte konkav und die mediale Hälfte konvex gekrümmt ist. An der lateralen Biegung befindet sich dorsal auf der Unterseite das **Tuberculum conoideum** als kleine Apophyse. Von hier zieht die **Linea trapezoidea** nach lateral. An diesen Strukturen sind die beiden Anteile des Lig. coracoclaviculare befestigt. Ebenfalls an der Unterseite des lateralen Drittels befindet sich eine Vertiefung, Sulcus musculi subclavii, in der der M. subclavius dem Knochen anliegt. Die Clavicula entsteht überwiegend durch membranäre Ossifikation und ist in der *7. Woche* das erste verknöchernde Skelettelement des Embryos.

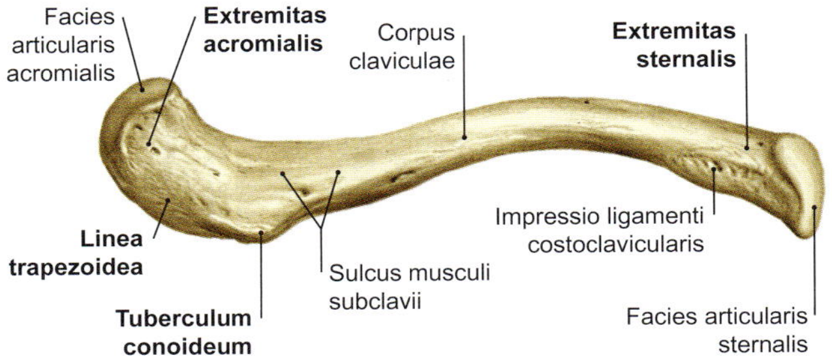

Abb. 4.7 Schlüsselbein, Clavicula, rechts. Ansicht von kaudal. [S700]

> **Klinik**
>
> Durch die exponierte Lage der Clavicula und ihre S-Form, die z. B. bei Stürzen auf den ausgestreckten Arm den auftretenden axialen Belastungen nicht standhalten kann, sind **Frakturen** häufig. Bei der typischen Fraktur im mittleren Drittel der Clavicula wird durch das Gewicht des Arms der laterale Anteil nach unten gezogen, der mediale Anteil durch Zug des M. sternocleidomastoideus dagegen nach oben.

Schulterblatt (Scapula)

Die Scapula ist ein dreieckiger, überwiegend flacher Knochen mit einer dem Thorax zugewandten Vorderfläche **(Facies costalis)** und einer Hinterfläche **(Facies posterior)** (➤ Abb. 4.8a). Entsprechend der Dreiecksform unterscheidet man 3 Seiten **(Margo lateralis, medialis und superior)** und 3 Winkel **(Angulus lateralis, inferior und superior).**
Durch ein kurzes Halsstück, **Collum scapulae,** steht am lateralen Winkel ein Fortsatz hervor, an dem die **Cavitas glenoidalis** eingesenkt ist. Sie bildet die Gelenkpfanne für den Kopf des Oberarmknochens und ist somit am Aufbau des Schultergelenks beteiligt. An ihrem Ober- und Unterrand befinden sich 2 kleine Höcker, **Tuberculum supraglenoidale und infraglenoidale,** als Ursprünge für den langen Kopf des M. biceps brachii bzw. des M. triceps brachii (➤ Abb. 4.8b). An der Margo superior der Scapula biegt sich der Rabenschnabelfortsatz **(Proc. coracoideus)** nach vorne. Medial des Proc. coracoideus ist die Margo superior durch die **Incisura scapulae** eingekerbt, die von einem Band (Lig. transversum scapulae superius) überbrückt wird. Von der Facies posterior erhebt sich die Schultergräte **(Spina scapulae),** die mit ihrem Endabschnitt, dem Acromion, mit der Clavicula artikuliert. Von der Basis der Spina scapulae zieht eine Bandverbindung (Lig. transversum scapulae inferius) zum Hals des Schulterblatts.

An der Scapula befinden sich 3 Vertiefungen:

- **Fossa subscapularis,** ventral; Ursprung des M. subscapularis
- **Fossa supraspinata,** dorsal oberhalb der Spina scapulae; Ursprung des M. supraspinatus
- **Fossa infraspinata,** dorsal unterhalb der Spina scapulae; Ursprung des M. infraspinatus

4.3.2 Gelenke und Bandverbindungen des Schultergürtels

Man unterscheidet 2 Gelenke am Schultergürtel:

- mediales Schlüsselbeingelenk **(Articulatio sternoclavicularis)**
- laterales Schlüsselbeingelenk **(Articulatio acromioclavicularis)**

Mediales Schlüsselbeingelenk

Die Articulatio sternoclavicularis ist die einzige echte gelenkige Verbindung zwischen oberer Extremität und Rumpf (➤ Abb. 4.9). Die **Gelenkflächen** der Extremitas sternalis der Clavicula sowie der Incisura clavicularis des Manubrium sterni sind beide leicht sattelförmig, funktionell handelt es sich aber um ein Kugelgelenk. Ein **Discus articularis** unterteilt das Gelenk meist vollständig. Durch den sehr starken Bandapparat sowie die zusätzliche Stabilisierung durch den M. subclavius ist eine Luxation des Gelenks äußerst selten.
Folgende **Bänder** sichern das mediale Schlüsselbeingelenk:

- **Lig. sternoclaviculare anterius und posterius** auf der Vorder- und Rückseite des Gelenks
- **Lig. interclaviculare,** das beide Schlüsselbeine entlang der Oberseite des Brustbeins miteinander verbindet
- **Lig. costoclaviculare,** das vom Knorpel der ersten Rippe zum medialen Ende der Clavicula zieht

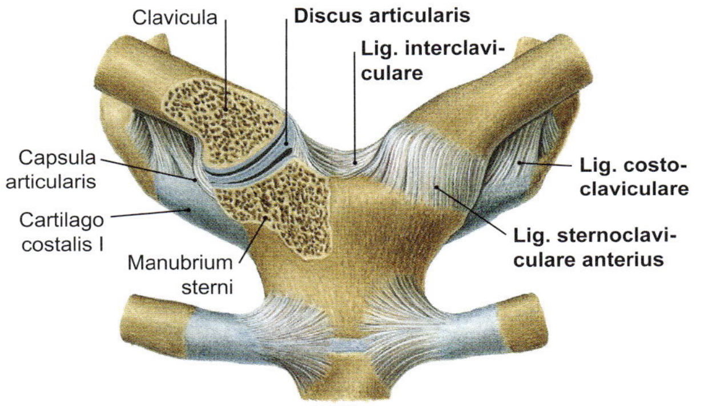

Abb. 4.9 Mediales Schlüsselbeingelenk, Articulatio sternoclavicularis. Ansicht von ventral. [S700]

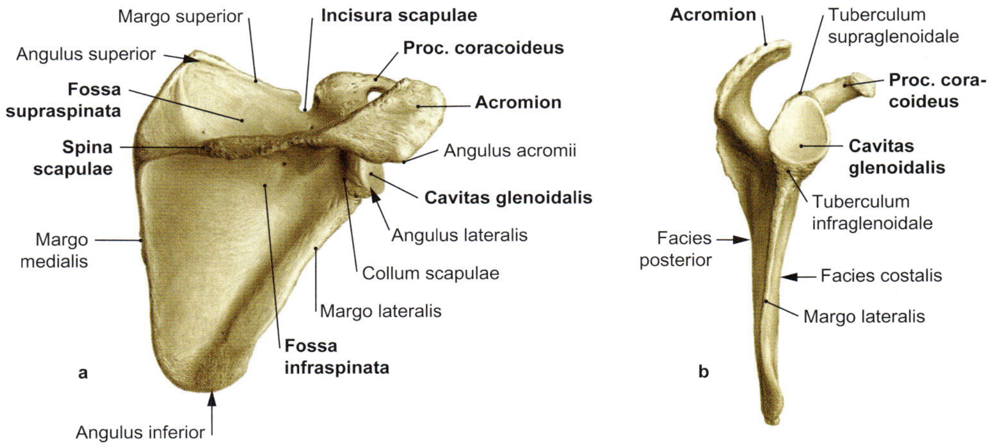

Abb. 4.8 Schulterblatt, Scapula, rechts. [S700] **a** Ansicht von dorsal. **b** Ansicht von lateral.

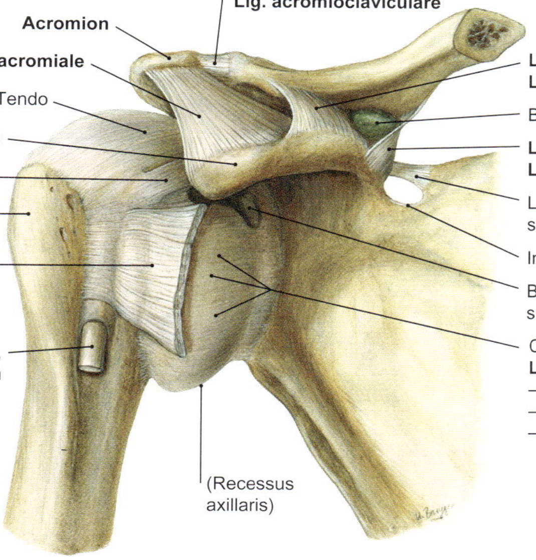

Abb. 4.10 Laterales Schlüsselbeingelenk und Schultergelenk, rechts. Ansicht von ventral. [S700-L301]

Auch der **M. subclavius,** der von der Knorpel-Knochen-Grenze der ersten Rippe zur lateralen Hälfte der Clavicula zieht, unterstützt die Fixierung der Clavicula am Brustkorb und wirkt damit wie ein „aktives" Band.

Leitungsbahnen des medialen Schlüsselbeingelenks:

- arterielle Versorgung: A. thoracica interna und A. suprascapularis
- Innervation: oberflächlich vom N. supraclavicularis medialis und tief vom N. subclavius

Laterales Schlüsselbeingelenk

Das laterale Schlüsselbeingelenk (Articulatio acromioclavicularis) ist ein planes Gelenk und verbindet die Extremitas lateralis der Clavicula mit dem Acromion der Scapula (➤ Abb. 4.10). Es wird durch 3 **Bänder** stabilisiert:

- **Lig. acromioclaviculare,** das eine Verstärkung der Gelenkkapsel darstellt
- **Lig. trapezoideum** von der Linea trapezoidea der Clavicula zum Proc. coracoideus
- **Lig. conoideum** vom Tuberculum conoideum der Clavicula zum Proc. coracoideus

Die Ligg. trapezoideum (lateral) und conoideum (medial) werden zum **Lig. coracoclaviculare** zusammengefasst.

Drei weitere Bandverbindungen haben keinen direkten Bezug zu den Schlüsselbeingelenken:

- Das **Lig. coracoacromiale** verbindet Proc. coracoideus und Acromion und bildet mit diesen zusammen das sog. Schulterdach.
- Das **Lig. transversum scapulae superius** überbrückt die Incisura scapulae. Das Band kann verknöchern und die Incisura scapulae zu einem Loch einengen.
- Ein **Lig. transversum scapulae inferius** ist nur inkonstant ausgebildet und befindet sich direkt unterhalb des lateralen Endes der Spina scapulae.

Leitungsbahnen des lateralen Schlüsselbeingelenks:

- arterielle Versorgung: A. suprascapularis und A. thoracoacromialis
- Innervation: N. suprascapularis und N. pectoralis lateralis

Klinik

Verletzungen des **medialen Schlüsselbeingelenks** sind aufgrund des stabilen Bandapparats sehr selten. Bei massiver Gewalteinwirkung von vorne kann eine Dislokation nach dorsal Lunge, Trachea, Ösophagus und Leitungsbahnen (z. B. A./V. subclavia, Plexus brachialis) schädigen. Im Gegensatz zu Verletzungen des medialen Schlüsselbeingelenks sind Traumata an der Articulatio acromioclavicularis (klinisch: **Schultereckgelenkssprengung**) häufig. Typischerweise entstehen sie durch Sturz auf die Schulter bei angelegtem Arm, häufig durch Sportunfälle. Man unterscheidet nach TOSSY 3 Schweregrade:

- TOSSY I: Zerrung oder Teilruptur des Lig. acromioclaviculare (1 Band betroffen)
- TOSSY II: zusätzliche Teilruptur des Lig. coracoclaviculare (2 Bänder betroffen)
- TOSSY III: vollständige Zerreißung des Lig. acromioclaviculare und des Lig. coracoclaviculare (alle 3 Bänder zerissen)

Vor allem bei TOSSY III steht das laterale Ende des Schlüsselbeins höher als das Acromion (➤ Abb. 4.11). Die deutliche Stufenbildung kann wieder in die Normalposition gedrückt werden **(„Klaviertastenphänomen").**

In der Klinik wird inzwischen häufig die an TOSSY angelehnte Einteilung nach ROCKWOOD verwendet, da diese besser geeignet ist, um die Indikation zur Operation zu stellen.

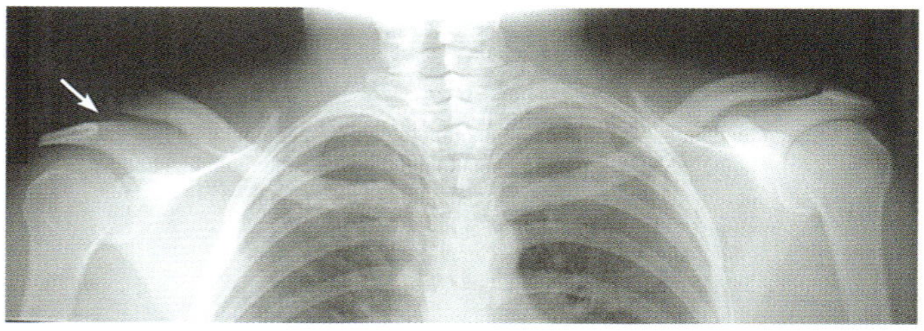

Abb. 4.11 Klaviertastenphänomen durch Hochstand des lateralen Schlüsselbeins. Im Röntgenbild ist die Stufenbildung (weißer Pfeil) im Seitenvergleich gut zu erkennen. [G718]

4.3.3 Mechanik des Schultergürtels

Die **Clavicula** kann im Sternoklavikulargelenk um eine sagittale Achse (Elevation/Depression) sowie eine longitudinale Achse (Protraktion/Retraktion) ausgelenkt werden (➤ Abb. 4.12, ➤ Tab. 4.1). Hierdurch bewegt sich die Clavicula in Form eines Kegels mit der Spitze im Sternoklavikulargelenk und in der Basis im Akromioklavikulargelenk („Kreisen der Schulter"). Daneben sind durch die relativ schwach ausgeprägte Sattelform der Gelenkflächen des Sternoklavikulargelenks leichte Rotationsbewegungen der Clavicula um ihre Längsachse möglich. Funktionell verhalten sich die Schlüsselbeingelenke also wie *Kugelgelenke*.
Bei Bewegungen in den Schlüsselbeingelenken wird zwangsläufig immer die **Scapula** mitbewegt. Hierdurch gleitet sie ausgiebig mit ihrer Vorderseite auf dem Thorax. Zusätzlich rotiert die Scapula auch um eine sagittale Achse. So kann der Angulus inferior um etwa 30° nach medial und um etwa 60° nach lateral gedreht werden. Diese Rotationsmöglichkeit ist essenziell für die Abduktion des Arms im Schultergelenk über 90° hinaus, die man als **Elevation** bezeichnet.

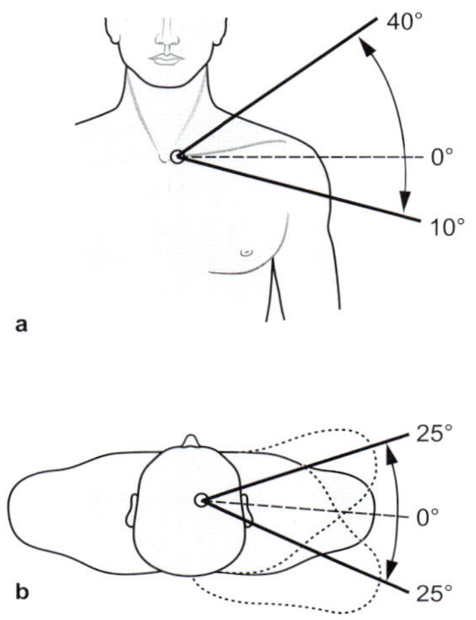

Abb. 4.12 Bewegungsumfang im Schultergürtel. [S700-L126]/[G1061] **a** Elevation/Depression. **b** Protraktion/Retraktion.

Tab. 4.1 Bewegungsumfang im Schultergürtel.

Bewegung	Bewegungsumfang
Elevation/Depression	40°–0°–10°
Protraktion/Retraktion	25°–0°–25°

MERKE

Die Scapula kann gegenüber dem Rumpf ausgiebig bewegt werden:
- Verschiebebewegungen nach **ventral** (z. B. Umfassen des kontralateralen Oberarms mit der Hand) und nach **dorsal** (z. B. Schürze binden)
- Verschiebebewegung nach **kranial** (z. B. Achselzucken) und nach **kaudal**
- Rotation um eine **sagittale** Achse (z. B. bei Elevation des Arms)

4.3.4 Schultergürtelmuskeln

Als Schultergürtelmuskeln bezeichnet man Muskeln, die ihren Ursprung am Rumpfskelett und am Schädel haben und ihren Ansatz an Scapula oder Clavicula (➤ Abb. 4.13, ➤ Abb. 4.14). Dementsprechend bewegen sie nur diese beiden Knochen. Eine besondere Situation hierbei ist die Möglichkeit, einige dieser Muskeln als Atemhilfsmuskeln zur **Atemunterstützung** einzusetzen. Hierbei wird durch die Fixierung des Schultergürtels (z. B. Abstützen am Geländer) bei Muskelkontraktion eine Hebung des Brustkorbs und damit die Inspiration ermöglicht.
Zu den **ventralen Muskeln** des Schultergürtels (➤ Abb. 4.13, ➤ Tab. 4.2) zählen
- M. serratus anterior
- M. pectoralis minor
- M. subclavius

Die ventrale Gruppe entspringt an der Vorderseite des Brustkorbs von den Rippen.
Die **dorsalen Muskeln** dieser Gruppe (➤ Abb. 4.14, ➤ Tab. 4.3) sind
- M. trapezius
- M. levator scapulae
- M. rhomboideus major
- M. rhomboideus minor

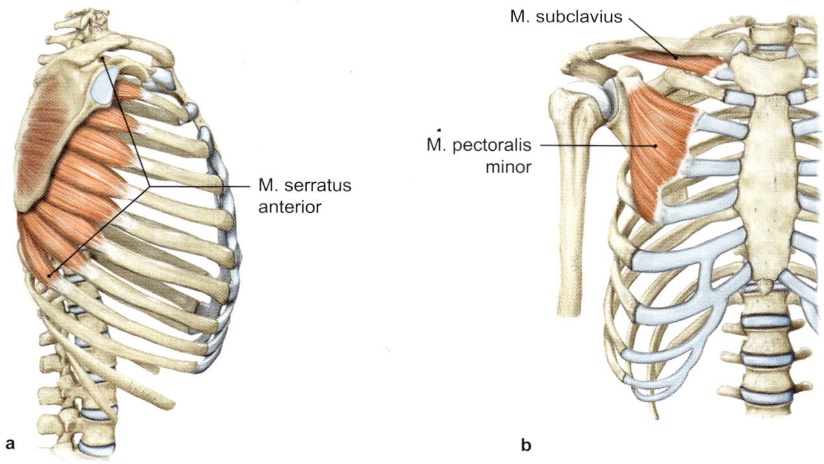

Abb. 4.13 Ventrale Schultergürtelmuskeln. [S700-L266] **a** M. serratus anterior. **b** M. pectoralis minor und M. subclavius.

Tab. 4.2 Ventrale Schultergürtelmuskeln.

Innervation	Ursprung	Ansatz	Funktion
M. pectoralis minor			
Nn. pectorales medialis und lateralis	(II.) III. bis V. Rippe nahe der Knochen-Knorpel-Grenze	Spitze des Proc. coracoideus	*Schultergürtel:* Senken *Thorax:* hebt die oberen Rippen (Inspiration: Atemhilfsmuskel)
M. subclavius			
N. subclavius	Knorpel-Knochen-Grenze der I. Rippe	laterales Drittel der Clavicula	*Schultergürtel:* stabilisiert Sternoklavikulargelenk, schützt Vasa subclavia; die Faszie des M. subclavius ist mit der Adventitia der V. subclavia fest verwachsen und hält diese damit offen
M. serratus anterior			
N. thoracicus longus	I.–IX. Rippe • Pars superior: 1. und 2. Rippe • Pars divergens: 2. und 3. Rippe • Pars convergens: 4.–9. Rippe	medial an Scapula • Pars superior: Angulus superior • Pars divergens: Margo medialis • Pars convergens: Angulus inferior	*Schultergürtel:* zieht die Scapula nach lateral, presst zusammen mit den Mm. rhomboidei die Scapula an den Thorax • Pars superior: hebt die Scapula • Pars divergens: senkt die Scapula • Pars convergens: senkt die Scapula und dreht ihren unteren Winkel nach außen zur Elevation des Arms über die Horizontale zusammen mit dem M. trapezius *Thorax:* hebt bei festgestellter Scapula die Rippen (Inspiration)

Die dorsale Gruppe liegt oberflächlich am Rücken. Die Muskeln haben sich jedoch nicht im Bereich des Rumpfes entwickelt, sondern an der Armanlage. Sie werden auch nicht, wie die autochthonen Rückenmuskeln, von den Rr. posteriores der Spinalnerven innerviert. Man bezeichnet diese Muskeln daher auch als **eingewanderte (sekundäre) Rückenmuskeln.**
Durch die Schultergürtelmuskeln werden Clavicula und Scapula als Einheit gegenüber der Rumpfwand bewegt. Funktionell werden **4 Muskelschlingen** unterschieden, die die Verschiebe- und Rotationsbewegungen der Scapula auf der Throraxwand vermitteln (➤ Abb. 4.15).

- **longitudinale Schlinge:** M. levator scapulae und Pars ascendens des M. trapezius
- **transversale Schlinge:** Pars transversa des M. trapezius, Pars superior und Pars divergens des M. serratus anterior
- **obere schräge Schlinge:** Pars descendens des M. trapezius, M. pectoralis minor
- **untere schräge Schlinge:** Mm. rhomboidei und Pars convergens des M. serratus anterior

Die 2 Muskeln einer Schlinge wirken als Antagonisten und bewegen so die Scapula entgegengesetzt. Kontrahieren sich beide Muskeln einer Schlinge, wird die Scapula an den Thorax gepresst. Hier ist die transversale Schlinge am bedeutendsten. Bei der Rotation der Scapula nach lateral (Drehung der Cavitas glenoidalis nach kranial) arbeiten der M. serratus anterior und die Pars descendens und ascendens des M. trapezius zusammen.

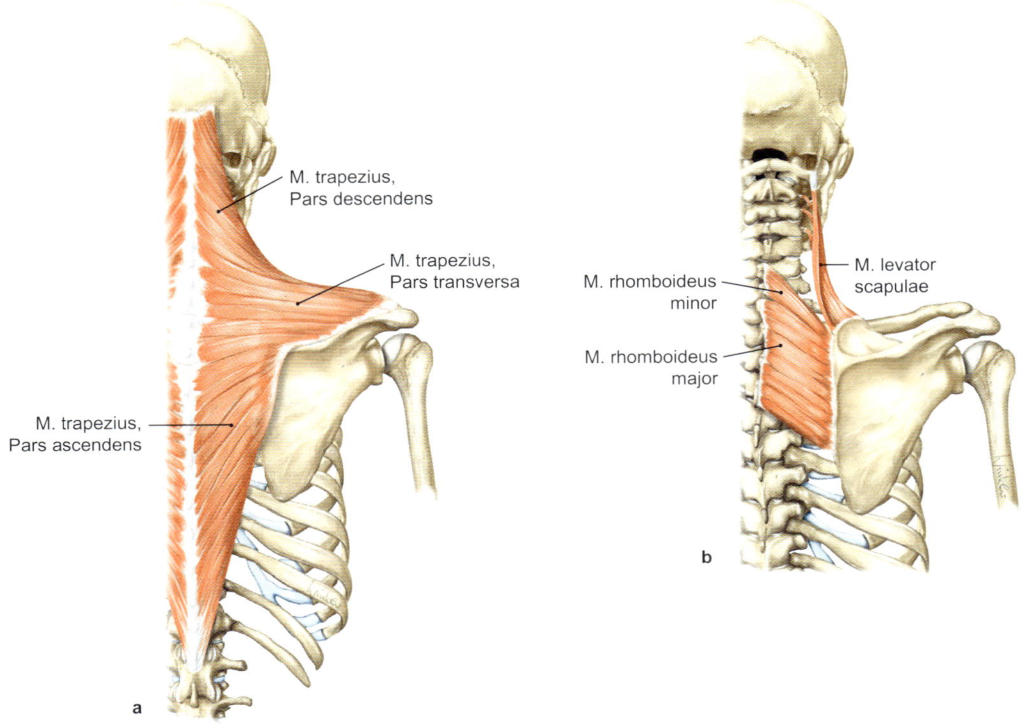

Abb. 4.14 Dorsale Schultergürtelmuskeln. [S700-L266]
a M. trapezius. **b** M. levator scapulae und Mm. rhomboidei.

Tab. 4.3 Dorsale Schultergürtelmuskeln.

Innervation	Ursprung	Ansatz	Funktion
M. trapezius			
N. accessorius [XI] und Äste des Plexus cervicalis	• am Os occipitale zwischen Linea nuchalis suprema und Linea nuchalis superior • Procc. spinosi der Hals- und Brustwirbel	• Pars descendens: akromiales Drittel der Clavicula • Pars transversa: Acromion • Pars ascendens: Spina scapulae	• Pars descendens: verhindert das Absinken des Schultergürtels und des Arms (z. B. Koffer tragen), hebt die Scapula und dreht ihren unteren Winkel nach außen bei der Elevation des Arms, dreht bei festgestellten Schultern den Kopf zur kontralateralen Seite, streckt die Halswirbelsäule bei beidseitiger Innervation • Pars transversa: zieht die Scapula nach medial • Pars ascendens: senkt die Scapula und dreht sie nach unten
M. levator scapulae			
N. dorsalis scapulae, (direkte Äste des Plexus cervicalis)	Tubercula posteriora der Procc. transversi des I.–IV. Halswirbels	Angulus superior der Scapula	hebt die Scapula
M. rhomboideus minor und major			
N. dorsalis scapulae	Proc. spinosus des VI. und VII. Halswirbels (minor) und der 4 oberen Brustwirbel (major)	Margo medialis der Scapula kranial (minor) und kaudal (major) der Spina scapulae	zieht die Scapula nach medial und kranial, fixiert gemeinsam mit dem M. serratus anterior die Scapula am Rumpf

Klinik

Bei **Ausfall des M. serratus anterior** sind die Patienten besonders beeinträchtigt, da die Elevation des Arms nicht möglich ist. Erkennbar ist außerdem, dass der mediale Rand der Scapula flügelförmig absteht **(Scapula alata).** Dies wird besonders beim Abstützen von der Wand oder bei Liegestützen sichtbar. Die Ausfälle von M. subclavius und M. pectoralis minor sind funktionell unbedeutend.
Bei **Ausfall des M. trapezius** und auch der **Mm. rhomboidei** steht der mediale Rand der Scapula ab, bei **Läsion des M. levator scapulae** ist die Schulter leicht abgesenkt. Da der M. trapezius auch an der Rotation der Scapula bei der Elevation beteiligt ist, ist diese eingeschränkt und die Cavitas glenoidalis ist nach unten gerichtet.

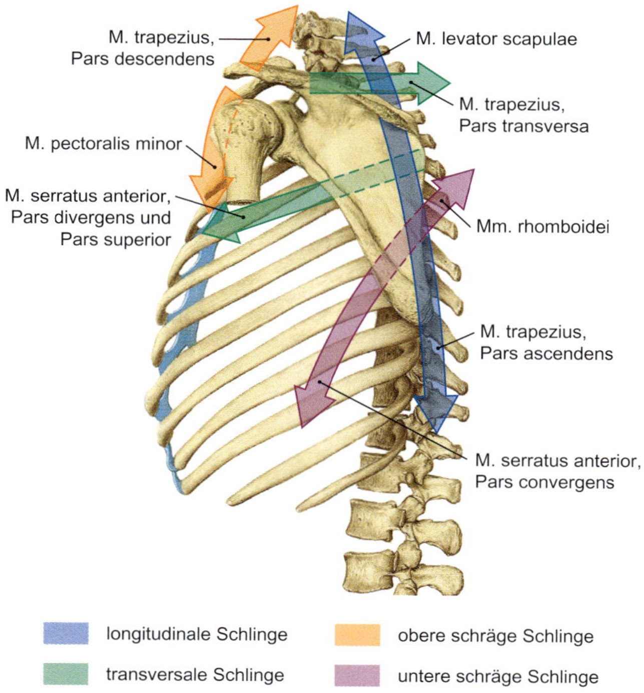

Abb. 4.15 Muskelschlingen zur Bewegung der Scapula. [S702-L127]

4.4 Oberarm

Kompetenzen

Nach Bearbeitung dieses Lehrbuchkapitels sollten Sie in der Lage sein:
- die knöchernen Strukturen des Humerus sowie den Aufbau und Bewegungsumfang des Schultergelenks zu erläutern
- die Bänder des Schultergelenks zu demonstrieren und deren Bedeutung für die Beweglichkeit des Schultergelenks zu erklären
- alle Schultermuskeln mit Ursprung, Ansatz und Funktion zu kennen und am Präparat zu zeigen
- das Zusammenspiel von Schultergürtel und Schultergelenk für die Beweglichkeit der oberen Extremität darzulegen

4.4.1 Oberarmknochen

Am proximalen Ende des Oberarmknochens (Humerus) unterscheidet man einen anatomischen und einen klinischen Halsabschnitt: Das **Collum anatomicum** trennt das Caput humeri vom lateral gelegenen **Tuberculum majus** und dem nach ventral gerichteten **Tuberculum minus** ab (➤ Abb. 4.16a). Beide Tubercula sind durch den **Sulcus intertubercularis** getrennt und laufen distal als Crista tuberculi majoris und minoris aus. Am **Collum chirurgicum** distal der beiden Tubercula kommt es häufig zu Frakturen des Humerus.
Am Schaft **(Corpus humeri)** findet sich die **Tuberositas deltoidea** für den Ansatz des M. deltoideus. Der **Sulcus nervi radialis** dient dem N. radialis auf der Rückseite als Führungsrinne (➤ Abb. 4.16b), in der er bei Humerusschaftfrakturen geschädigt werden kann.
Das distale Ende des Humerus wird durch den **Condylus humeri** gebildet (➤ Abb. 4.16a). Dieser trägt die beiden Gelenkflächen des Ellenbogengelenks, **Trochlea humeri** medial/ulnar und **Capitulum humeri** lateral/radial. Oberhalb der beiden Gelenkflächen liegen 2 Einbuchtungen, die bei der Beugung mit den beiden Unterarmknochen in Kontakt kommen – medial die Fossa coronoidea für den entsprechenden Fortsatz der Ulna und lateral die Fossa radialis. Dorsal hemmt die Fossa olecrani die Streckbewegung durch Kontakt mit dem Olecranon der Ulna.
Proximal des Condylus sind als Apophysen der **Epicondylus medialis sowie der Epicondylus lateralis** aufgeworfen, die beidseits

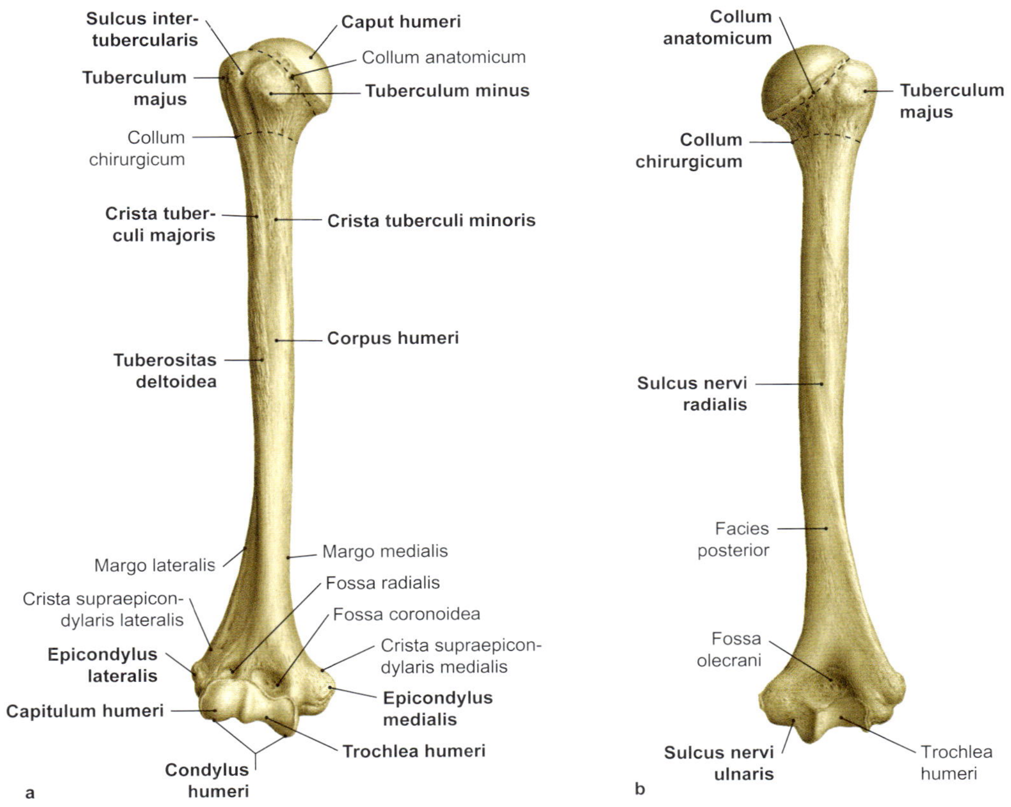

Abb. 4.16 Humerus, rechts. [S700] **a** Ansicht von ventral. **b** Ansicht von dorsal.

als Crista supraepicondylaris medialis und lateralis nach oben hin auslaufen. Auf der Dorsalseite des Epicondylus medialis liegt der Sulcus nervi ulnaris (➤ Abb. 4.16b), in dem der N. ulnaris tastbar unter der Haut gelegen ist. Wenn er hier gegen den Knochen komprimiert wird, kommt es zu schmerzhaften Missempfindungen *(„Musikantenknochen“).*

4.4.2 Schultergelenk

Im Schultergelenk **(Articulatio humeri)** artikuliert der nahezu kugelförmige Humeruskopf mit der Cavitas glenoidalis der Scapula. Die Fläche der Cavitas glenoidalis ist allerdings deutlich kleiner als die des Humeruskopfes, sodass die knöcherne Führung des Schultergelenks nur sehr gering ausgeprägt ist. Zur Stabilisierung vergrößert eine bindegewebige Gelenklippe (Labrum glenoidale) die Gelenkpfanne. Das Schultergelenk ist das *Kugelgelenk* mit dem größten Bewegungsumfang des menschlichen Körpers.

Die weite **Gelenkkapsel** entspringt am Labrum glenoidale und reicht bis zum Collum anatomicum des Humerus. Sie besitzt bei herabhängendem Arm kaudal eine Reservefalte, („Recessus axillaris“, ➤ Abb. 4.10). Folgende **Bänder** verstärken die Gelenkkapsel (➤ Abb. 4.10, ➤ Abb. 4.17):

- **Lig. coracohumerale** (kranial), von der Basis des Proc. coracoideus zur Gelenkkapsel
- **Ligg. glenohumeralia superius, medius und inferius** (ventral), vom Collum scapulae zur Gelenkkapsel

Zusätzlich strahlen die Endsehnen der 4 Muskeln der **Rotatorenmanschette** in die Gelenkkapsel ein und verstärken und spannen diese (➤ Abb. 4.17):

- **M. supraspinatus** (kranial)
- **M. infraspinatus** (dorsal oben)
- **M. teres minor** (dorsal unten)
- **M. subscapularis** (ventral)

Die Fläche zwischen der Sehne des M. supraspinatus und des M. subscapularis wird klinisch als Rotorenintervall bezeichnet. Dieses wird von der Ursprungssehne des langen Kopfs des **M. biceps brachii** unterfüttert, die frei durch die Gelenkhöhle verläuft und sich dem Humerus im Sulcus intertubercularis anlagert (➤ Abb. 4.10). Die Sehne wird zusätzlich durch das hier inserierende Lig. coracohumerale stabilisiert.

Das Schultergelenk wird nach kranial durch das „**Schulterdach**“ begrenzt. Dieses wird durch Acromion und Proc. coracoideus der Scapula gebildet, die durch das Lig. coracoacromiale verbunden sind. Unter dem Schulterdach befinden sich größere **Schleimbeutel (Bursae):**

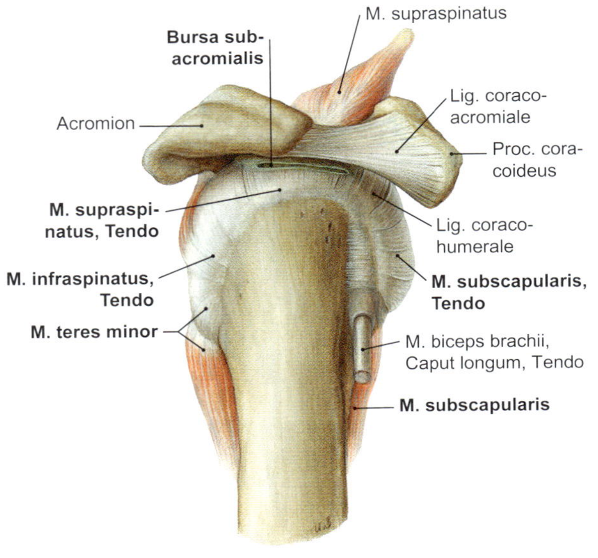

Abb. 4.17 Schultergelenk, rechts. Ansicht von lateral. [S700-L301]

- Die **Bursa subacromialis** auf der Ansatzsehne des M. supraspinatus (➤ Abb. 4.17) kommuniziert meist nach lateral mit der **Bursa subdeltoidea.** Die beiden Schleimbeutel werden auch als „subakromiales Nebengelenk" bezeichnet, da sie ein reibungsarmes Gleiten des Humeruskopfes unter dem Schulterdach gewährleisten.
- Die **Bursa subcoracoidea** unter dem Proc. coracoideus steht häufig mit der **Bursa subtendinea musculi subscapularis** unter der Ansatzsehne des M. subscapularis in Verbindung und kommuniziert mit der Gelenkhöhle.

Leitungsbahnen des Schultergelenks:
- arterielle Versorgung: von der Scapula aus durch A. suprascapularis und A. circumflexa scapulae, vom Humerus aus über A. circumflexa humeri anterior und posterior
- Innervation: vor allem Nn. subscapulares, die Kapsel auch von N. suprascapularis, N. axillaris und N. pectoralis lateralis

Klinik

Die weite Gelenkkapsel kann, vor allem im Bereich des sog. Recessus axillaris, bei längeren **Ruhigstellungen des Schultergelenks** „verkleben". Daher wird versucht, bei Operation im Bereich des Schultergelenks postoperativ möglichst frühzeitig Bewegungen des Schultergelenks zu ermöglichen.

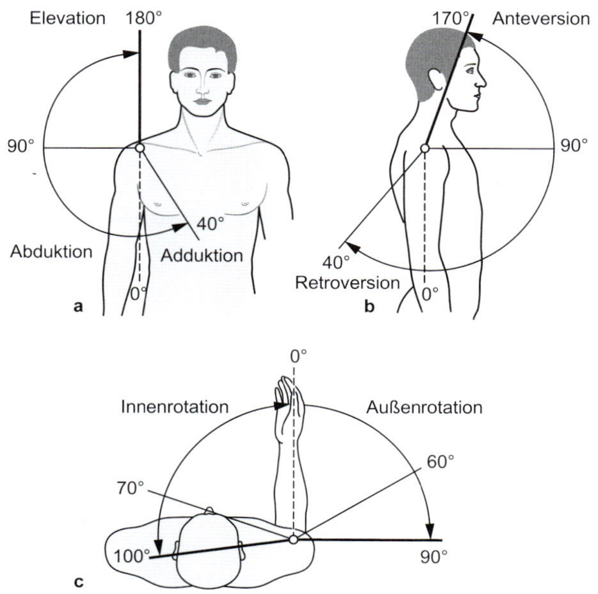

Abb. 4.18 Bewegungsumfang im Schultergelenk mit Beteiligung des Schultergürtels (dicke Linien) sowie im Schultergelenk allein (dünne Linien). [S700-L126]/[G1061] **a** Elevation, Abduktion und Adduktion. **b** Anteversion und Retroversion. **c** Innenrotation und Außenrotation.

4.4.3 Mechanik des Schultergelenks

Das Schultergelenk ist das Gelenk mit dem größten Bewegungsausmaß des menschlichen Körpers. Es handelt sich um ein Kugelgelenk mit **Bewegungsmöglichkeit** um 3 Achsen:
- *Anteversion* und *Retroversion* um eine transversale Achse: Führung des Arms nach vorne bzw. nach hinten
- *Abduktion* und *Adduktion* um eine sagittale Achse: Wegführung bzw. Hinführung des Arms zum Rumpf
- *Außenrotation* und *Innenrotation* um eine Achse entlang des Humerusschafts: Drehung des Arms nach außen bzw. nach innen

Die Stabilität des Gelenks wird weniger durch Knochenhemmung und Bänderführung gewährleistet, sondern überwiegend durch die Muskulatur. Die Muskeln der Rotatorenmanschette sind hier entscheidend. Zusätzlich stabilisiert die Sehne des Caput longum m. bicipitis brachii den Humeruskopf in der Gelenkpfanne. Durch die muskelgeführte Stabilisierung des Schultergelenks wird nicht nur die Beweglichkeit vergrößert, sondern gleichzeitig auch der Humeruskopf bei unterschiedlichen Stellungen des Gelenks in der Fossa glenoidalis korrekt zentriert.

Die Bewegung des Schultergelenks muss als Einheit zusammen mit Bewegungen des Schultergürtels betrachtet werden. Durch die Mitbewegung von Scapula und Clavicula vergrößert sich der Bewegungsumfang der oberen Extremität deutlich gegenüber alleiniger Bewegung im Schultergelenk (➤ Tab. 4.4, ➤ Abb. 4.18).

Tab. 4.4 Bewegungsumfang im Schultergelenk mit und ohne Beteiligung des Schultergürtels.

Bewegung	Schultergelenk	Schultergelenk und Schultergürtel
Abduktion/Adduktion	90° – 0° – 40°	180° – 0° – 40°
Anteversion/Retroversion	90° – 0° – 40°	170° – 0° – 40°
Außenrotation/Innenrotation	60° – 0° – 70°	90° – 0° – 100°

Die Abduktion über 90° hinaus (**Elevation**) kann beispielsweise nur in Kombination mit einer Rotation der Scapula um eine sagittale Achse durchgeführt werden, da das Schulterdach eine weitere Abduktion im Schultergelenk verhindert. Die Mitbewegung des Schultergürtels setzt allerdings nicht erst bei Erreichen der Endstellung des Schultergelenks ein, sondern bereits früher. Zum Beispiel werden bei einer Abduktionsbewegung des Arms um 45° etwa 30° durch Rotation im Schultergelenk und 15° durch Drehung der Scapula erzielt. Dieses Verhältnis von 2:1 wird als skapulohumoraler Rhythmus bezeichnet und kann bei Verletzungen der Schulter verändert sein. Zusammengefasst müssen bei Auslenkungen des Oberarms alle artikulierenden Skelettelemente der beiden Schlüsselbeingelenke und des Schultergelenks, der Humerus gegenüber dem „Schulterdach" im „subakromialen Nebengelenk" und auch die Scapula auf dem Thorax koordiniert bewegt werden.

Klinik

Das reibungslose Zusammenspiel der Bewegung von Schultergelenk und Schultergürtel ist essenziell für die normale Beweglichkeit des Arms. Störungen, z. B. aufgrund degenerativer Veränderungen, führen häufig zu Schmerzen und Bewegungseinschränkungen.
Bedingt durch die schwache Bandsicherung und Knochenführung, sind **Luxationen des Schultergelenks** sehr häufig. Die häufigste Luxation ist die nach ventral und kaudal unter den Proc. coracoideus (Luxatio subcoracoidea). Ein Patient mit einer solchen Erstluxation hat meist starke Schmerzen. Die Schulterwölbung ist reduziert und der betroffene Arm wirkt im Seitenvergleich länger (➤ Abb. 4.19a). Zur Reposition wird häufig das Verfahren nach ARLT angewendet (➤ Abb. 4.19b). Hierbei sitzt der Patient und legt seinen Arm über die gepolsterte Stuhllehne, die als Widerlager dient. Bei gebeugtem Ellenbogengelenk zieht der Arzt entlang der Achse des Oberarms nach lateral unten, bis der Humeruskopf unter leichter Innenrotation wieder in die Pfanne zurück „springt".

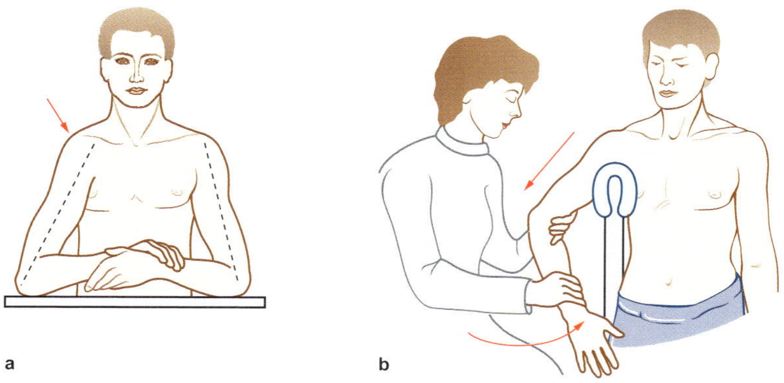

Abb. 4.19 Luxation des Schultergelenks. a Verminderung der Schulterwölbung rechts bei Luxatio subcoracoidea. [S700-L126]/[B500] **b** Repositionsmanöver nach ARLT. [S700-L126]/[R234]

4.4.4 Schultermuskeln

Als Schultermuskeln werden die Muskeln bezeichnet, die das Schultergelenk bewegen und ihren Ansatz am Oberarm haben. Man unterteilt die Muskeln gemäß ihrer Lage in **3 Gruppen:**

- **ventrale Gruppe** (➢ Tab. 4.5, ➢ Abb. 4.20):
  - M. pectoralis major
  - M. coracobrachialis
- **laterale Gruppe** (➢ Tab. 4.6, ➢ Abb. 4.21)
  - M. deltoideus
  - M. supraspinatus
- **dorsale Gruppe** (➢ Tab. 4.7, ➢ Abb. 4.22)
  - M. infraspinatus
  - M. teres minor
  - M. teres major
  - M. subscapularis
  - M. latissimus dorsi

Ventrale Gruppe

Der große, fächerförmige **M. pectoralis major** (➢ Abb. 4.20, ➢ Tab. 4.5) ist ganz oberflächlich gelegen und somit für die Ausprägung des Brustwandreliefs verantwortlich. Seine Fasern überkreuzen sich lateral, sodass diejenigen der Pars clavicularis distal an der Crista tuberculi majoris des Humerus ansetzen, die der Pars sternocostalis dagegen proximal und dadurch die vordere Achselfalte bilden. Bei der Elevationsbewegung entwinden sich die Muskelfasern. Der M. pectoralis major ist der wichtigste Muskel für die Adduktion und die Anteversion. Bei aufgestützten Armen ist er ein wichtiger Atemhilfsmuskel.

Der **M. coracobrachialis** übt die gleichen Funktionen wie der M. pectoralis major aus. Gemäß seiner Lage und Innervation wird er jedoch meist zu den Oberarmmuskeln gezählt (➢ Kap. 4.5.5). Aus der Gruppe der Oberarmmuskeln wirken auch der **M. biceps brachii** und der **M. triceps brachii** (nur Caput longum) auf das Schultergelenk. Gemäß ihren Hebelarmen sind sie allerdings nur gering an den entsprechenden Gelenkexkursionen beteiligt, sondern dienen gemeinsam mit dem M. deltoideus und dem M. coracobrachialis vor allem der Stabilisierung des Humeruskopfes in der Pfanne.

Klinik

Bei **Ausfall des M. pectoralis major** sind Anteversion und Adduktion stark beeinträchtigt, die Arme können daher nicht vor dem Körper überkreuzt werden! Die vordere Achselfalte kann durch Atrophie des Muskels verstreichen.

Laterale Gruppe

Der **M. deltoideus** ist ein massiver, komplex gebauter Muskel in Form einer auf der Spitze stehenden Pyramide (➢ Abb. 4.21a, ➢ Tab. 4.6). Hierdurch verleiht er der Schulter ihre Kontur. Er kann je nach Stellung des Schultergelenks an allen Bewegungen beteiligt

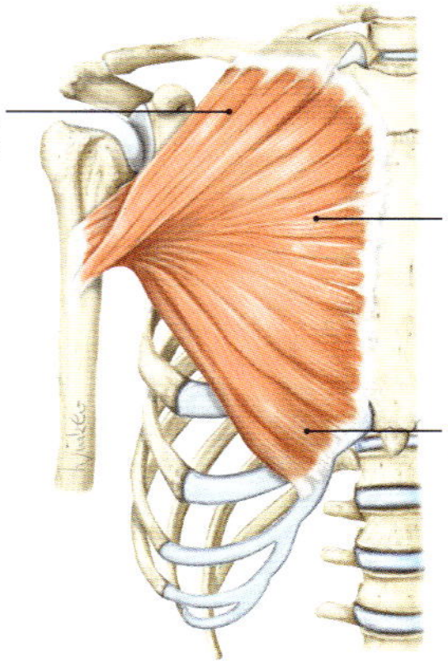

Abb. 4.20 Ventrale Schultermuskulatur – M. pectoralis major, rechts. Ansicht von ventral. [S700-L266]

Tab. 4.5 Ventrale Schultermuskeln.

Innervation	Ursprung	Ansatz	Funktion
M. pectoralis major			
Nn. pectorales medialis und lateralis	• Pars clavicularis: sternale Hälfte der Clavicula • Pars sternocostalis: Manubrium und Corpus sterni, Knorpel der II.–VII. Rippe • Pars abdominalis: vorderes Blatt der Rektusscheide	Crista tuberculi majoris des Humerus	*Schultergelenk:* Adduktion *(wichtigster Muskel)*, Innenrotation, Anteversion *(wichtigster Muskel)*, Retroversion aus Anteversionsstellung *Thorax:* hebt bei festgestelltem Schultergürtel Sternum und Rippen (Inspiration: Atemhilfsmuskel)
M. coracobrachialis			
➢ Kap. 4.5.5			

Tab. 4.6 Laterale Schultermuskeln.

Innervation	Ursprung	Ansatz	Funktion
M. deltoideus			
N. axillaris	• Pars clavicularis: akromiales Drittel der Clavicula • Pars acromialis: Acromion • Pars spinalis: Spina scapulae	Tuberositas deltoidea	*Schultergelenk:* Abduktion *(wichtigster Muskel)* • Pars clavicularis: Adduktion (ab ca. 60° zunehmend Abduktion), Innenrotation, Anteversion • Pars acromialis: Abduktion bis zur Horizontalebene • Pars spinalis: Adduktion (ab ca. 60° zunehmend Abduktion), Außenrotation, Retroversion
M. supraspinatus			
N. suprascapularis	Fossa supraspinata, Fascia supraspinata	obere Facette des Tuberculum majus, Gelenkkapsel	*Schultergelenk:* Abduktion bis zur Horizontalebene, geringe Außenrotation; Verstärkung der Gelenkkapsel *(Rotatorenmanschette)*

sein. Für die Abduktion ist er mit seiner **Pars acromialis** der wichtigste Muskel. Die **Pars clavicularis** befindet sich vor der Transversal- und der Rotationsachse, somit kann dieser Teil antevertieren und nach innen rotieren. Für die **Pars spinalis** gilt das Gegenteil, sie befindet sich dorsal der beiden Achsen und bewirkt daher eine Retroversion und Außenrotation. Beide Teile adduzieren in Neutral-Null-Stellung, da sie hierbei unterhalb der Sagittalachse des Schultergelenks gelegen sind. Bei größerer Abduktion (> 60°) des Arms geraten sie jedoch oberhalb dieser Achse und unterstützen deshalb die Pars acromialis bei der weiteren Abduktion.
Hierbei wirkt auch der **M. supraspinatus** synergistisch (➤ Abb. 4.21b, ➤ Tab. 4.6), dessen Ansatzsehne durch die Bursa subdeltoidea vom M. deltoideus getrennt ist. Er ist am wichtigsten beim Beginn der Abduktionsbewegung („Starterfunktion" des M. supraspinatus).

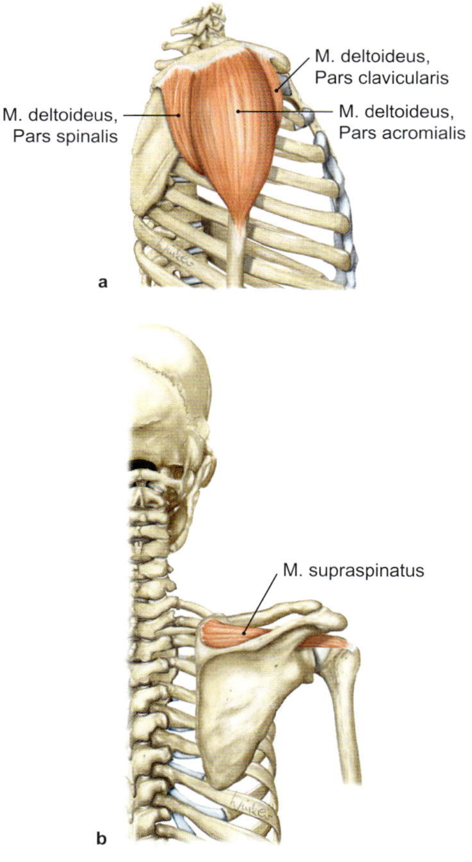

Abb. 4.21 Laterale Schultermuskeln. [S700-L266] **a** M. deltoideus, Ansicht von lateral. **b** M. supraspinatus, Ansicht von dorsal.

Klinik

Bei **Ausfall des M. deltoideus** kann der Arm praktisch nicht mehr abduziert werden, da der M. supraspinatus zu schwach ist, um den Arm zu halten. Bei länger bestehender Läsion ist die Atrophie der Schulter sichtbar. Auch bei **Läsion des M. supraspinatus** ist die Abduktion eingeschränkt, da die „Starterfunktion" fehlt.
Die Ansatzsehne des **M. supraspinatus** verläuft unter dem Schulterdach im „subakromialen Raum". Aufgrund der dortigen räumlichen Enge ist die Sehne, z. B. bei chronischen Entzündungen der Schleimbeutel, sehr gefährdet und es kommt zu den sehr häufigen Rupturen **(Supraspinatussehnen-** oder **Impingementsyndrom).**

Dorsale Gruppe

Der **M. infraspinatus** ist der wichtigste Außenrotator im Schultergelenk und wird dabei vom **M. teres minor** unterstützt (➤ Abb. 4.22a, ➤ Tab. 4.7). Beide Muskeln entspringen von der Scapula und verlaufen dorsal des Humerus zum Tuberculum majus.
Der wichtigste Innenrotator ist der **M. subscapularis** (➤ Abb. 4.22b, ➤ Tab. 4.7), der als einziger Muskel von der Ventralseite der Scapula entspringt. Er zieht ventral des Humerus zum Tuberculum minus.
Der flächenmäßig größte Muskel des Menschen ist der **M. latissimus dorsi,** der die Rückseite des Körperstamms im unteren Thorax- und Lendenwirbelbereich bedeckt und unter Bildung der hinteren Achselfalte zum Humerus zieht (➤ Abb. 4.22c, ➤ Tab. 4.7). Der Muskel ist wichtig für die Retroversion aus Anteversionsstellung (Hiebbewegung). Hierbei wirkt er synergistisch mit dem M. pectoralis major, weshalb beide Muskeln bei Schwimmern oder Reckturnern sehr ausgeprägt sind. Da der M. latissimus dorsi großflächig dem Brustkorb aufliegt, kann er als exspiratorischer Atemhilfsmuskel die Ausatmung unterstützen, z. B. beim Husten.
Der **M. teres major** (➤ Abb. 4.22a, ➤ Tab. 4.7) hat dieselben Funktionen wie der M. latissimus dorsi und unterstützt ihn vor allem bei Bewegungen gegen Widerstand.

Klinik

Bei **Ausfall des M. infraspinatus** ist die Außenrotation stark beeinträchtigt. Wenn dagegen der **M. subscapularis** nicht innerviert wird, ist die Innenrotation erheblich eingeschränkt, sodass die Arme nicht hinter den Rücken gebracht werden können. Trotz seiner Größe ist der **Ausfall des M. latissimus dorsi** funktionell dagegen relativ unbedeutend. Bei der Untersuchung fällt allerdings auf, dass die Arme nicht hinter dem Rücken überkreuzt werden können („Schürzengriff") und die hintere Achselfalte verstrichen ist. Dieser Muskel kann gut zur Rekonstruktion der weiblichen Brust, z. B. nach Resektion bei Brustkrebs, eingesetzt werden. Hierzu wird ein Teil des Muskels im Ursprungsbereich abgelöst und nach ventral verlagert. Der Ausfall der Mm. teres major und minor ist funktionell unbedeutend.

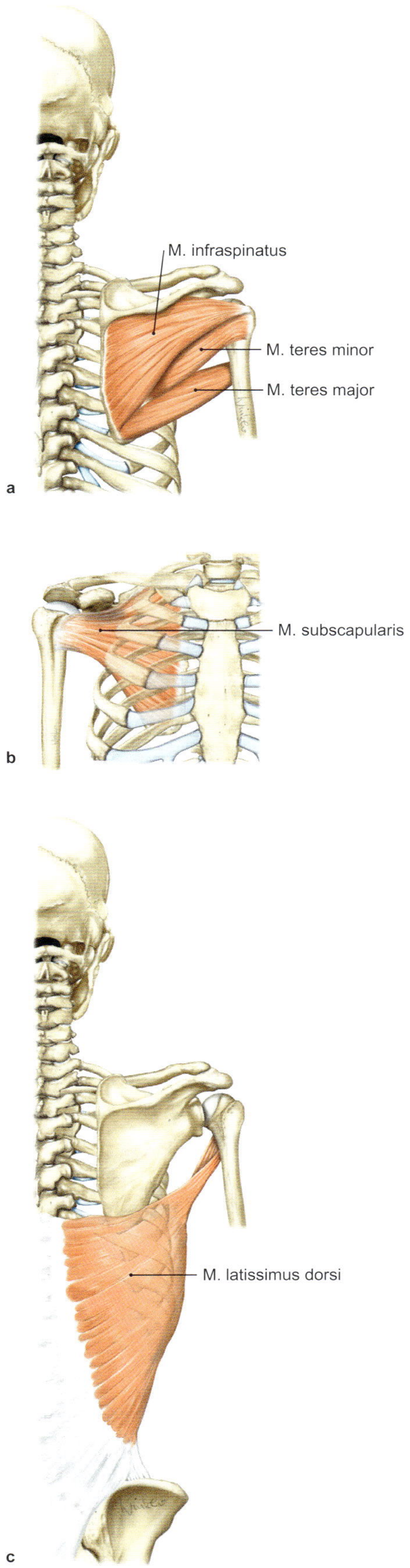

Abb. 4.22 Dorsale Schultermuskeln. [S700-L266] **a** M. infraspinatus, M. teres major und M. teres minor, Ansicht von dorsal. **b** M. subscapularis, Ansicht von ventral. **c** M. latissimus dorsi, Ansicht von dorsal.

Zusätzlich beteiligen sich mit dem **M. biceps brachii,** dem **M. coracobrachialis** und dem **M. triceps brachii** auch Oberarmmuskeln an den Bewegungen im Schultergelenk.
Folgende Muskeln sind an den jeweiligen Bewegungen beteiligt (wichtigster Muskel fett gedruckt):

- **Abduktion**
  - **M. deltoideus**
  - M. supraspinatus
  - M. infraspinatus (kranialer Teil)
  - M. biceps brachii (Caput longum)
- **Adduktion:**
  - **M. pectoralis major**
  - Mm. teres major und minor
  - M. latissimus dorsi
  - M. deltoideus (Pars spinalis und Pars clavicularis)
  - M. triceps brachii (Caput longum)
  - M. biceps brachii (Caput breve)
  - M. coracobrachialis
  - M. infraspinatus (kaudaler Teil)
- **Anteversion:**
  - **M. pectoralis major**
  - M. deltoideus (Pars clavicularis)
  - M. biceps brachii
  - M. coracobrachialis
- **Retroversion:**
  - **M. latissimus dorsi**
  - M. deltoideus (Pars spinalis)
  - M. teres major
  - M. triceps brachii (Caput longum)
- **Außenrotation:**
  - **M. infraspinatus**
  - M. teres minor
  - M. deltoideus (Pars spinalis)
- **Innenrotation:**
  - **M. subscapularis**
  - M. pectoralis major
  - M. latissimus dorsi
  - M. teres major
  - M. deltoideus (Pars clavicularis)
  - M. coracobrachialis

4.5 Unterarm und Hand

Kompetenzen

Nach Bearbeitung dieses Lehrbuchkapitels sollten Sie in der Lage sein:

- die knöchernen Strukturen von Unterarm und Hand sowie Aufbau und Funktion aller Gelenke am Präparat zu erläutern
- den Verlauf der Bänder des Ellenbogengelenks und in Grundzügen der Bänder der Handgelenke zu kennen
- Ursprung, Ansatz, Funktion und Innervation aller Muskeln zu kennen und diese am Präparat zu zeigen
- die Funktionen des M. biceps brachii abhängig von der Stellung des Ellenbogengelenks sowie sein Zusammenspiel mit dem M. brachialis zu erläutern
- die Bedeutung der Sehnenscheiden und Retinacula für die Funktion der Muskeln zu kennen sowie den funktionellen Zusammenhang der kurzen Fingermuskeln und der Dorsalaponeurose zu erläutern

Tab. 4.7 Dorsale Schultermuskeln.

Innervation	Ursprung	Ansatz	Funktion
M. infraspinatus			
N. suprascapularis	Fossa infraspinata, Fascia infraspinata	mittlere Facette des Tuberculum majus, Gelenkkapsel	*Schultergelenk:* Außenrotation *(wichtigster Muskel);* Verstärkung der Gelenkkapsel *(Rotatorenmanschette)*
M. teres minor			
N. axillaris	mittleres Drittel der Margo lateralis	untere Facette des Tuberculum majus, Gelenkkapsel	*Schultergelenk:* Außenrotation, Adduktion; Verstärkung der Gelenkkapsel *(Rotatorenmanschette)*
M. teres major			
N. thoracodorsalis	Angulus inferior	Crista tuberculi minoris	*Schultergelenk:* Innenrotation, Adduktion, Retroversion
M. subscapularis			
Nn. subscapulares	Fossa subscapularis	Tuberculum minus, Gelenkkapsel	*Schultergelenk:* Innenrotation *(wichtigster Muskel);* Verstärkung der Gelenkkapsel *(Rotatorenmanschette)*
M. latissimus dorsi			
N. thoracodorsalis	• Procc. spinosi der 6 unteren Brustwirbel und der Lendenwirbel • Fascia thoracolumbalis • Facies dorsalis des Os sacrum • Labium externum der Crista iliaca • IX.–XII. Rippe • häufig Angulus inferior der Scapula	Crista tuberculi minoris	*Schultergelenk:* Adduktion, Innenrotation, Retroversion *(wichtigster Muskel)*

4.5.1 Knochen des Unterarms

Der Unterarm wird durch 2 Knochen aufgebaut:
- Speiche **(Radius)**
- Elle **(Ulna)**

Radius und Ulna sind durch 2 **Gelenke** (Articulatio radioulnaris proximalis und Articulatio radioulnaris distalis) sowie durch eine straffe Syndesmose, Membrana interossea antebrachii, beweglich verbunden (➤ Abb. 4.23).
Der **Radiuskopf (Caput radii)** befindet sich proximal und trägt 2 Gelenkflächen, Fovea articularis (kranial) und Circumferentia articularis (lateral), die am Aufbau des Ellenbogengelenks beteiligt sind.
Die **Diaphyse** des Radius ist mit dem Caput radii über den Radiushals **(Collum radii)** verbunden und im Querschnitt dreieckig, sodass 3 Kanten entstehen **(Margo anterior, interosseus und posterior).** Ventral befindet sich die **Tuberositas radii,** die dem M. biceps brachii als Ansatz dient.
Die **distale Radiusepiphyse** trägt den Griffelfortsatz **(Proc. styloideus radii)** und eine Gelenkfläche für das distale Radioulnargelenk, die Incisura ulnaris.
Die Ulna besitzt proximal auf der Dorsalseite eine prominente Apophyse, das **Olecranon** (Ellenbogen). Ihr gegenüber liegt ventral der **Proc. coronoideus.** Hier befinden sich ebenfalls 2 Gelenkflächen, die Incisura trochlearis und die Incisura radialis.
Wie am Radius werden bei der **Diaphyse** 3 Kanten **(Margo anterior, interosseus und posterior)** unterschieden. Ventral befindet sich die **Tuberositas ulnae** für den Ansatz des M. brachialis.
Das **Caput ulnae** liegt distal und trägt mit der Circumferentia articularis den ulnaren Teil der Gelenkfläche für das distale Radioulnargelenk sowie ebenfalls einen Griffelfortsatz **(Proc. styloideus ulnae).**

MERKE
Radius und Ulna haben jeweils einen schlanken Kopf und ein verdicktes Ende. Der Kopf befindet sich beim Radius proximal (am Ellenbogengelenk), bei der Ulna dagegen distal (in Richtung der Handgelenke).

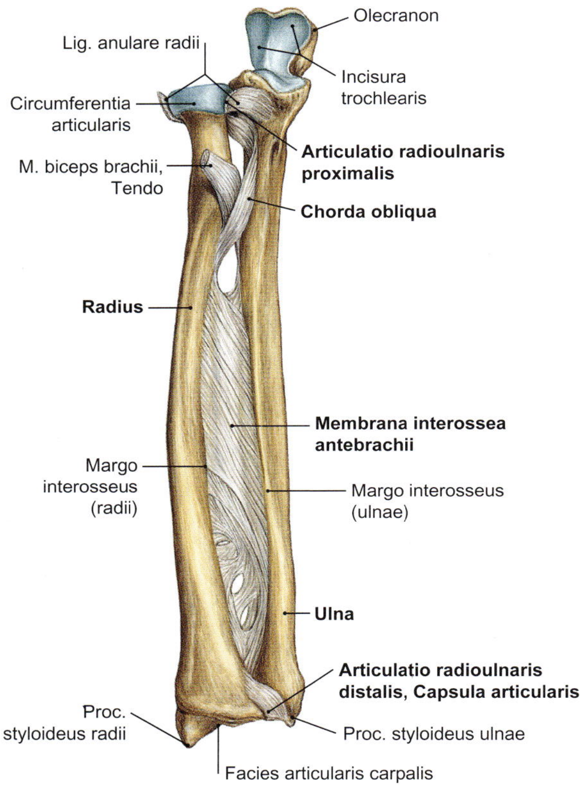

Abb. 4.23 Knochen und Knochenverbindungen des Unterarms, rechts. Ansicht von ventral. [S700]

4.5.2 Ellenbogengelenk

Das Ellenbogengelenk **(Articulatio cubiti)** ist ein zusammengesetztes Gelenk, das von Humerus, Radius und Ulna gebildet wird (➤ Abb. 4.24a). Es wird weiter in 3 Gelenke unterteilt:
- **Articulatio humeroulnaris**
- **Articulatio humeroradialis**
- **Articulatio radioulnaris proximalis**

Alle 3 Teilgelenke werden von einer gemeinsamen Gelenkkapsel umgeben. In ihrer Gesamtheit verhalten sich die Teilgelenke wie ein *Drehscharniergelenk*.
Die **Articulatio humeroulnaris** ist ein reines *Scharniergelenk*, in dem die Trochlea humeri mit der Incisura trochlearis der Ulna artikuliert. Die Knochenführung ist hier durch die wie eine auf der Seite liegende Sanduhr geformte Trochlea sehr ausgeprägt.
In der **Articulatio humeroradialis** bewegen sich das Capitulum humeri und die Fovea articularis des Radiuskopfes gegeneinander. Von der Form der Gelenkflächen ist dieses Gelenk ein *Kugelgelenk*. Allerdings verhindert die Kopplung des Radius an die Ulna durch das Ringband **(Lig. anulare radii)** sowie durch die Membrana interossea antebrachii eine Bewegung um die sagittale Achse (Entfernen und Annähern des distalen Radiusendes von der bzw. an die Ulna).
Die **Articulatio radioulnaris proximalis** ist ein *Zapfengelenk*. Der Gelenkkopf wird hierbei durch die reifenförmig das Caput radii umfassende Circumferentia articularis gebildet. Diese bewegt sich gegenüber der Incisura radialis ulnae und dem Lig. anulare radii. Das Ringband ist an der Vorderkante der Incisura radialis ulnae befestigt und umschlingt die Circumferentia articularis, um an der Hinterkante der Incisura radialis wieder zu inserieren.
Die **Gelenkkapsel** umgibt alle 3 Gelenkflächen und reicht vom Humerus etwas distal der Epicondyli bis etwa 1 cm distal des Lig. anulare radii. Das Ellenbogengelenk wird weiter durch 2 starke Bänder stabilisiert, die die Gelenkkapsel lateral bzw. medial verstärken (➤ Abb. 4.24b):

- **Lig. collaterale ulnare:** zieht vom Epicondylus medialis des Humerus und erstreckt sich dreiecksförmig ventral zum Proc. coronoideus und dorsal zum Olecranon
- **Lig. collaterale radiale:** zieht vom Epicondylus lateralis des Humerus mit 2 Anteilen in das Lig. anulare radii und inseriert so an Vorder- und Hinterkante der Incisura radialis ulnae. Durch die Befestigung dieses Bandes an der Ulna wird das Ellenbogengelenk stabilisiert, ohne dabei die Drehung des Radius einzuschränken.

Leitungsbahnen des Ellenbogengelenks:

- arterielle Versorgung: Kollateral- und Rekurrens-Arterien des Rete articulare cubiti
- Innervation: Rr. articulares aller Nerven, die das Ellenbogengelenk passieren. Auf der ulnaren Seite von ventral durch den N. medianus und den N. musculocutaneus und von dorsal durch den N. ulnaris und den N. cutaneus antebrachii medialis. Auf der radialen Seite erreichen dorsal der N. radialis und ventral zusätzlich der N. musculocutaneus das Gelenk.

4.5.3 Gelenkverbindungen zwischen den Unterarmknochen

In den beiden Gelenken gemeinsam werden die Wende-/Rotationsbewegungen des Unterarms (Pronation und Supination) durchgeführt. Hierbei ist auch die Articulatio humeroradialis beteiligt. Die Achse ist dabei die Diagonalachse des Unterarms, die die beiden Radioulnargelenke miteinander verbindet:

- **Articulatio radioulnaris proximalis** (Teil des Ellenbogengelenks, ➤ Kap. 4.5.2)
- **Articulatio radioulnaris distalis**

Das **distale Radioulnargelenk** wird durch die Incisura ulnaris radii und die Circumferentia articularis ulnae aufgebaut. Es handelt sich hier um ein Radgelenk mit einer Bewegungsachse.
Zwischen den beiden Margines interosseae von Radius und Ulna spannt sich die **Membrana interossea antebrachii** auf und bildet eine *Syndesmose* (➤ Abb. 4.23). Sie ist für die Stabilisierung der Rotationsbewegungen des Unterarms wichtig. Außerdem dient sie als Muskelursprung und trennt dabei die Beugemuskeln des Unterarms von den Streckmuskeln. Proximal besitzt die Membrana interossea antebrachii eine Durchtrittsstelle für die A./V. interossea posterior sowie eine Aussparung, um Raum für die Tuberositas radii bei Pronations- und Supinationsbewegungen zu schaffen. Dort befindet sich mit der **Chorda obliqua** ein dem Faserverlauf der Membrana interossea entgegengerichteter Bandzug.

4.5.4 Mechanik des Ellenbogengelenks und des distalen Radioulnargelenks

Im Ellenbogengelenk werden in der Articulatio humeroulnaris und der Articulatio humeroradialis **Flexions-** und **Extensionsbewegungen** um die Transversalachse durchgeführt. Zusätzlich finden im Zusammenspiel zwischen dem proximalen Radioulnargelenk, dem Humeroradialgelenk und dem distalen Radioulnargelenk **Rotationsbewegungen** um eine Achse statt, die diagonal durch den Unterarm vom Radius- zum Ulnakopf reicht, und als **Pronation** und **Supination** bezeichnet werden (➤ Abb. 4.25, ➤ Tab. 4.8; auch ➤ Abb. 4.39).

Tab. 4.8 Bewegungsumfang des Ellenbogengelenks.

Bewegung	Bewegungsumfang
Extension/Flexion	10°–0°–150°
Supination/Pronation	90°–0°–90°

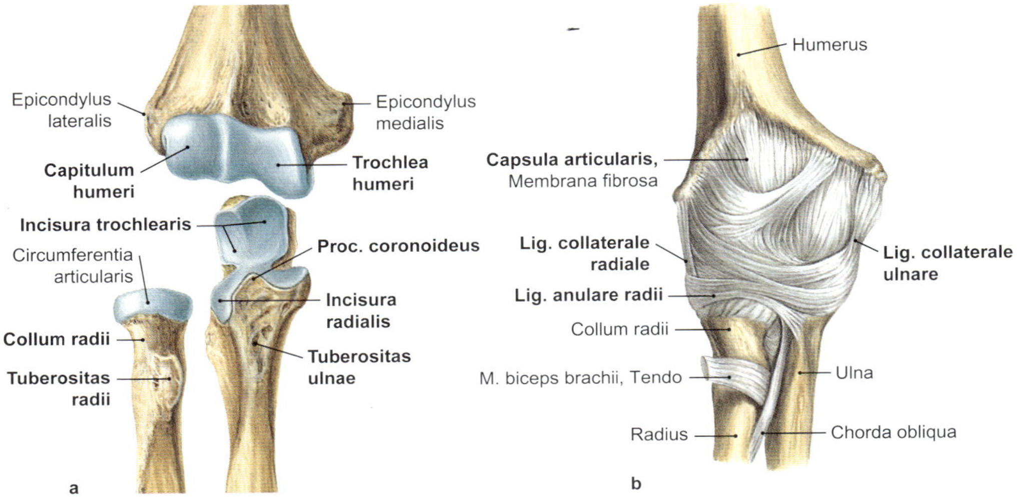

Abb. 4.24 Ellenbogengelenk (Articulatio cubiti), rechts. Ansicht von ventral. [S700]
a Gelenkflächen des Ellenbogengelenks. **b** Bandapparat des Ellenbogengelenks.

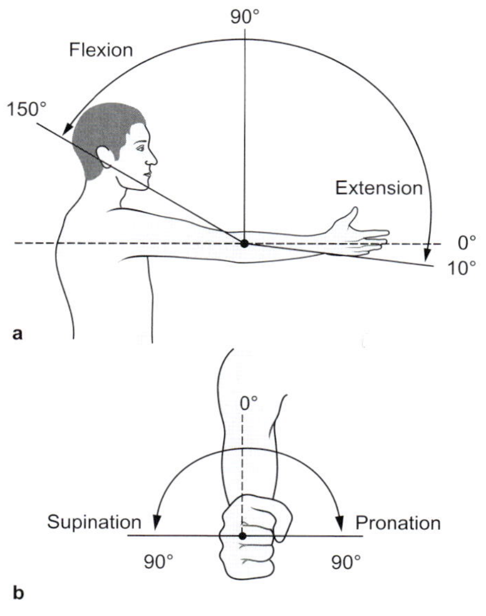

Abb. 4.25 Bewegungsumfang des Ellenbogengelenks. [S700-L126]/[G1061] **a** Ansicht von lateral. **b** Ansicht von ventral.

Eine deutliche Extension ist nicht möglich, weil die Knochenhemmung des Olecranons in der Fossa olecrani des Humerus dies verhindert. Die Beugung wird dagegen nicht durch knöcherne Strukturen, sondern durch die Weichteilhemmung der Oberarmmuskeln begrenzt. Die Umwendbewegungen des Unterarms lassen sich isoliert nur bei gebeugtem Ellenbogengelenk und angelegtem Oberarm durchführen, da sonst ebenfalls Bewegungen im Schultergelenk stattfinden. Bei **Supination** (Daumen zeigen nach lateral, die Handfläche weist nach oben) stehen Radius und Ulna parallel (➤ Abb. 4.39b). Bei **Pronation** (Daumen zeigt nach medial, die Handfläche weist nach unten) überkreuzen sich die beiden Knochen (➤ Abb. 4.39a). Somit zirkelt der Radius bei den Umwendbewegungen um die Ulna herum, wobei er durch das Lig. anulare radii und die Membrana interossea geführt wird. Die Ulna bewegt sich dabei nicht und Muskeln, die an der Ulna ansetzen, sind bei dieser Bewegung daher nicht beteiligt.

4.5.5 Muskeln

Die wichtigsten Muskeln für die Flexion und Extension im Ellenbogengelenk befinden sich am Oberarm. Neben der Flexion ist der M. biceps brachii auch entscheidend an der Supinationsbewegung beteiligt. Man unterscheidet 3 ventrale (M. biceps brachii, M. brachialis, M. coracobrachialis, ➤ Tab. 4.9) und 2 dorsale (M. triceps brachii, M. anconeus, ➤ Tab. 4.10) Muskeln (➤ Abb. 4.26).

Tab. 4.9 Ventrale Oberarmmuskeln.

Innervation	Ursprung	Ansatz	Funktion
M. biceps brachii[1]			
N. musculocutaneus	• Caput longum: Tuberculum supraglenoidale • Caput breve: Spitze des Proc. coracoideus	Tuberositas radii, Fascia antebrachii	*Schultergelenk:* Anteversion, Innenrotation, Abduktion (Caput longum), Adduktion (Caput breve) *Ellenbogengelenk:* Flexion *(wichtigster Muskel)*, Supination *(wichtigster Muskel bei gebeugtem Ellenbogen)*
M. brachialis			
N. musculocutaneus	Facies anterior des Humerus (untere Hälfte)	Tuberositas ulnae	*Ellenbogengelenk:* Flexion, spannt Gelenkkapsel
M. coracobrachialis[2]			
N. musculocutaneus	Proc. coracoideus	medial an der Mitte des Humerus	*Schultergelenk:* Innenrotation, Adduktion, Anteversion

[1] Die Sehne des Caput longum zieht frei durch das Schultergelenk.
[2] Der Muskel wird normalerweise vom N. musculocutaneus durchbohrt.

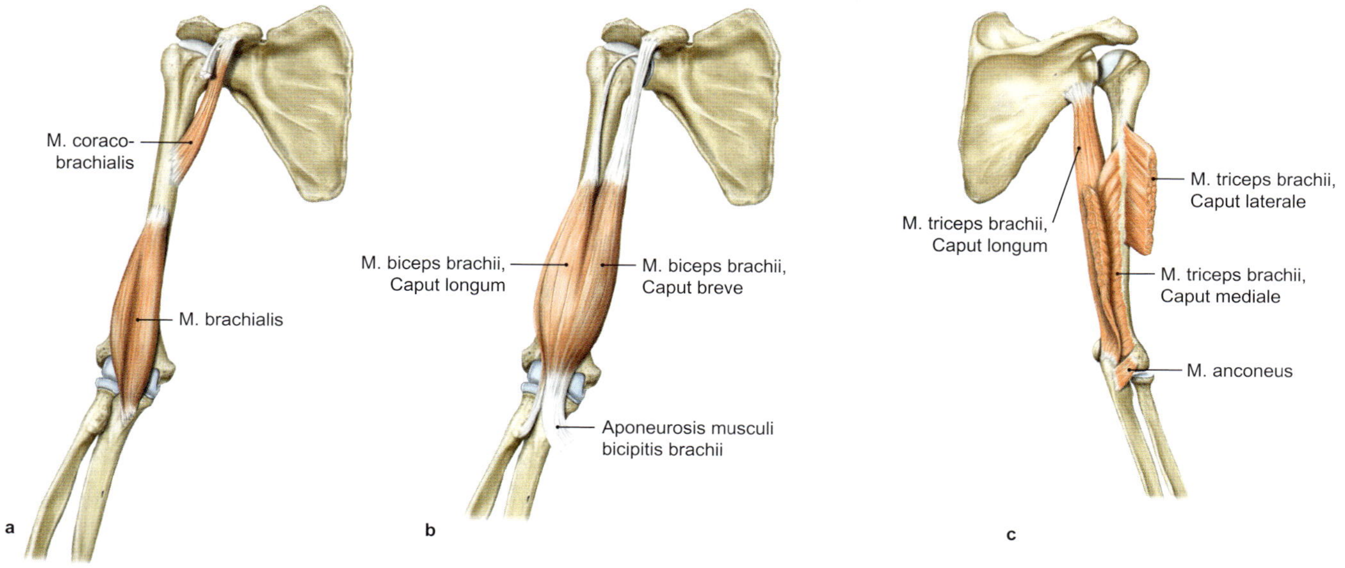

Abb. 4.26 Oberarmmuskeln, rechts. [S700-L266] **a** M. brachialis und M. coracobrachialis, Ansicht von ventral. **b** M. biceps brachii, Ansicht von ventral. **c** M. triceps brachii und M. anconeus, Ansicht von dorsal.

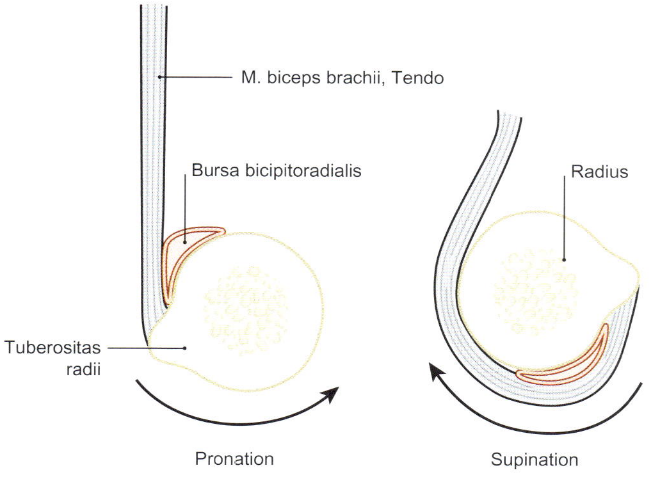

Abb. 4.27 Verlauf der Ansatzsehne des M. biceps brachii in Bezug zum Radius bei Pronation (links) und Supination (rechts). [S702-L126]

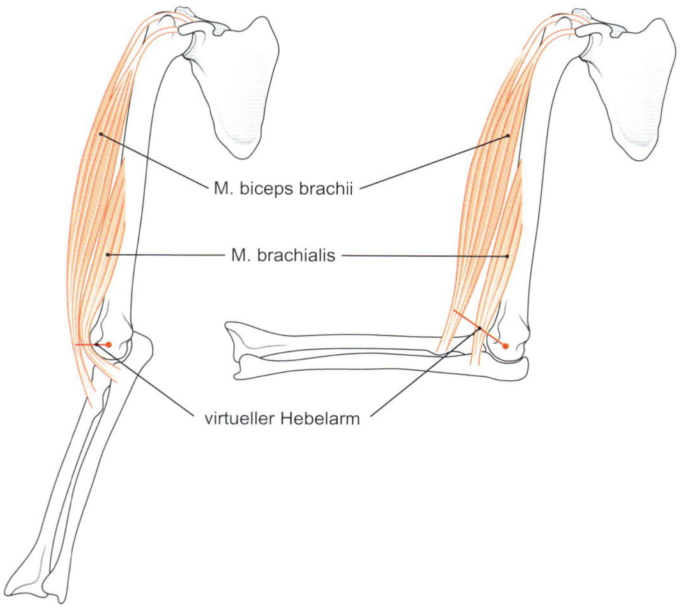

Abb. 4.28 Synergismus der Beugemuskeln am Oberarm. Die Kontraktion des M. brachialis führt mit zunehmender Beugung zur Verlängerung des virtuellen Hebelarms des M. biceps brachii. [S702-L126]

Ventrale Gruppe

Der **M. biceps brachii** liegt oberflächlich und bestimmt somit das Relief des ventralen Oberarms (➤ Abb. 4.26b). Die Ursprungssehne des **Caput longum** entspringt am Tuberculum supraglenoidale der Scapula innerhalb der Gelenkkapsel des Schultergelenks. Sie zieht durch die Gelenkhöhle und verlässt den Kapselraum im Sulcus intertubercularis. Hierdurch beteiligt sich die Sehne an der Stabilisierung des Schultergelenks. Das **Caput breve** entspringt am Proc. coracoideus. Neben dem Ansatz an der Tuberositas radii läuft der M. biceps brachii in die Aponeurosis musculi bicipitis brachii aus, die sich in die oberflächliche Muskelfaszie des Unterarms, Fascia antebrachii, integriert. Der M. biceps brachii ist der *stärkste Beuger im Ellenbogengelenk* und ist ebenfalls an den Bewegungen des Schultergelenks beteiligt. Außerdem ist er der *wichtigste Supinator bei gebeugtem Ellenbogengelenk.* Besonders effektiv ist der Muskel aus der Pronationsstellung heraus, da sich seine Ansatzsehne hierbei, gepolstert von der Bursa bicipitoradialis, um den Radius windet. Bei Kontraktion rollt sich die Sehne ähnlich einem Jo-Jo ab (➤ Abb. 4.27). Bei gestrecktem Arm verläuft die Zugachse des M. biceps brachii dagegen weitgehend parallel zur Pronations-Supinations-Achse, sodass er für diese Bewegung keine Funktion ausüben kann.

Der **M. brachialis** befindet sich unter dem M. biceps brachii (➤ Abb. 4.26a). Dieser Muskel hat zwar nur einen kurzen Hebelarm, kann aber mit seinem großen Muskelquerschnitt und wenig Kontraktionsweg einen großen Bewegungsumfang ausführen. Mit zunehmender Flexion im Ellenbogengelenk bringt er den M. biceps brachii in eine Position, in der dieser einen größeren Hebelarm besitzt, was die Beugung weiter begünstigt (➤ Abb. 4.28). Beide Muskeln wirken somit synergistisch.

Von seiner Lage und Innervation her wird auch der **M. coracobrachialis** zu den Oberarmmuskeln gezählt (➤ Abb. 4.26a). Er bewegt aber nicht das Ellenbogengelenk, sondern nur das Schultergelenk. Da sein Muskelbauch im Normalfall (ca. 90 % der Fälle) vom N. musculocutaneus durchbohrt wird, ist er eine wichtige Orientierungsmarke für den Plexus brachialis.

Klinik

Bei einem **Ausfall des M. biceps brachii** und **M. brachialis,** meist bedingt durch eine Läsion des N. musculocutaneus, ist die Beugung im Ellenbogengelenk stark beeinträchtigt. Eine geringe Beugung ist aber noch möglich, da auch die oberflächlichen Beuger des Unterarms (Innervation durch N. medianus) und auch die radiale Muskelgruppe des Unterarms (Innervation durch N. radialis) beugen können. Wenn der M. biceps brachii betroffen ist, ist auch die Supination bei gebeugtem Ellenbogen eingeschränkt und der Bizepssehnenreflex (ausgelöst durch einen Schlag auf die Ansatzsehne oberhalb der Tuberositas radii) erloschen. Ein Ausfall des M. coracobrachialis ist dagegen relativ unbedeutend. Bei **Läsion des M. triceps brachii** ist die Streckung im Ellenbogen unmöglich und der Trizepssehnenreflex (ausgelöst durch einen Schlag auf die Ansatzsehne oberhalb des Olecranons) nicht auslösbar.

Tab. 4.10 Dorsale Oberarmmuskeln.

Innervation	Ursprung	Ansatz	Funktion
M. triceps brachii			
N. radialis	• Caput longum: Tuberculum infraglenoidale • Caput mediale: Facies posterior des Humerus medial und distal des Sulcus nervi radialis • Caput laterale: Facies posterior des Humerus lateral proximal des Sulcus nervi radialis	Olecranon	*Schultergelenk:* Adduktion, Retroversion (Caput longum) *Ellenbogengelenk:* Extension *(wichtigster Muskel)*
M. anconeus[1]			
N. radialis	Epicondylus lateralis humeri	Facies posterior der Ulna, Olecranon	*Ellenbogengelenk:* Extension

[1] Der Muskel liegt dem lateralen Anteil des Caput mediale des M. triceps brachii an.

Der **M. biceps brachii** ist der **Kennmuskel** für das Rückenmarkssegment **C6,** der **M. triceps brachii** für das **Segment C7,** weil beide Muskeln überwiegend aus dem jeweiligen Segment versorgt werden. Dies spielt bei der Diagnostik von Bandscheibenvorfällen im Bereich der Halswirbelsäule eine große Rolle, da in diesen Fällen nur einer der beiden Muskeln ausfällt und nicht auch die übrigen vom gleichen Nerv versorgten Muskeln.

Dorsale Gruppe

Der **M. triceps brachii** ist der wichtigste Extensor im Ellenbogengelenk (➤ Abb. 4.26c, ➤ Tab. 4.10). Caput mediale und Caput laterale wirken nur auf das Ellenbogengelenk, das Caput longum ist zusätzlich an der Retroversion und Adduktion im Schultergelenk beteiligt und trennt die laterale und mediale Achsellücke voneinander.
Der **M. anconeus** ist funktionell unbedeutend und eher als distale Abspaltung des M. triceps brachii anzusehen (➤ Abb. 4.26c).

4.5.6 Gliederung und Knochen der Hand

Die Hand **(Manus)** wird in 3 Abschnitte unterteilt (➤ Abb. 4.29):
- Handwurzel **(Carpus)**
- Mittelhand **(Metacarpus)**
- Finger **(Digiti manus)**

Die Finger sowie die Knochen der Mittelhand werden von radial nach ulnar von I bis V durchnummeriert. Der erste Finger ist der Daumen (Pollex), der zweite Finger der Zeigefinger (Index), der dritte Finger der Mittelfinger (Digitus medius), der vierte Finger der Ringfinger (Digitus anularis) und der fünfte Finger der Kleinfinger (Digitus minimus).
Die 8 Handwurzelknochen sind in 2 Reihen aus je 4 Knochen angeordnet (➤ Abb. 4.29):
- **proximale Reihe** (von radial nach ulnar):
  - Kahnbein **(Os scaphoideum)**
  - Mondbein **(Os lunatum)**
  - Dreiecksbein **(Os triquetrum)**
  - Erbsenbein **(Os pisiforme)**
- **distale Reihe** (von radial nach ulnar):
  - großes Vieleckbein **(Os trapezium)**
  - kleines Vieleckbein **(Os trapezoideum)**
  - Kopfbein **(Os capitatum)**
  - Hakenbein **(Os hamatum)**

MERKE
Erstaunlicherweise ist der sinnfreie Merkspruch „Ein *Kahn,* der fuhr im *Mond*enschein, im *Dreieck* um das *Erbsenbein, Vieleck groß* und *Vieleck klein,* der *Kopf,* der muss am *Haken* sein" doch ziemlich hilfreich beim Lernen der Abfolge der einzelnen Handwurzelknochen und deshalb wohl jedem Medizinstudenten und jeder Medizinstudentin bekannt.

Die Handwurzelknochen bilden den Boden des **Karpaltunnels (Canalis carpi).** Am Os scaphoideum und Os trapezium ist jeweils ein Höckerchen nach palmar ausgebildet (Tubercula ossis scaphoidei und trapezii). Diese bilden die radiale Wand des Karpaltunnels („Eminentia carpi radialis"). Die ulnare Wand wird durch das Os pisiforme zusammen mit einem Vorsprung des Hakenbeins (Hamulus ossis hamati) geformt („Eminentia carpi ulnaris"). Somit entsteht eine Rinne, die als Sulcus carpi bezeichnet wird. Das Retinaculum musculorum flexorum als Dach schließt die Rinne zum Karpaltunnel, durch den die Sehnen der langen Fingerbeuger und auch der N. medianus durchtreten. Das **Os pisiforme** ist zudem in die Sehne des M. flexor carpi ulnaris eingebettet und somit funktionell ein Sesambein.
Die 5 Ossa metacarpi bilden die Knochen der **Mittelhand.** Man unterscheidet jeweils Basis, Corpus und Caput. Als Besonderheit trägt das Os metacarpale III einen Proc. styloideus.
Auch bei den **Fingern** gibt es Unterschiede. Während der Daumen aus 2 Knochen besteht **(Phalanges proximalis und distalis),** sind in den anderen 4 Fingern 3 Knochen vorhanden **(Phalanges proximalis, media und distalis).** Genau wie an den Metakarpalknochen werden auch hier jeweils Basis, Corpus und Caput unterschieden.

MERKE
Alle Knochen der Mittelhand und der Finger werden in Basis, Corpus und Caput unterteilt. Das Daumenskelett besteht nur aus 2 Knochen.

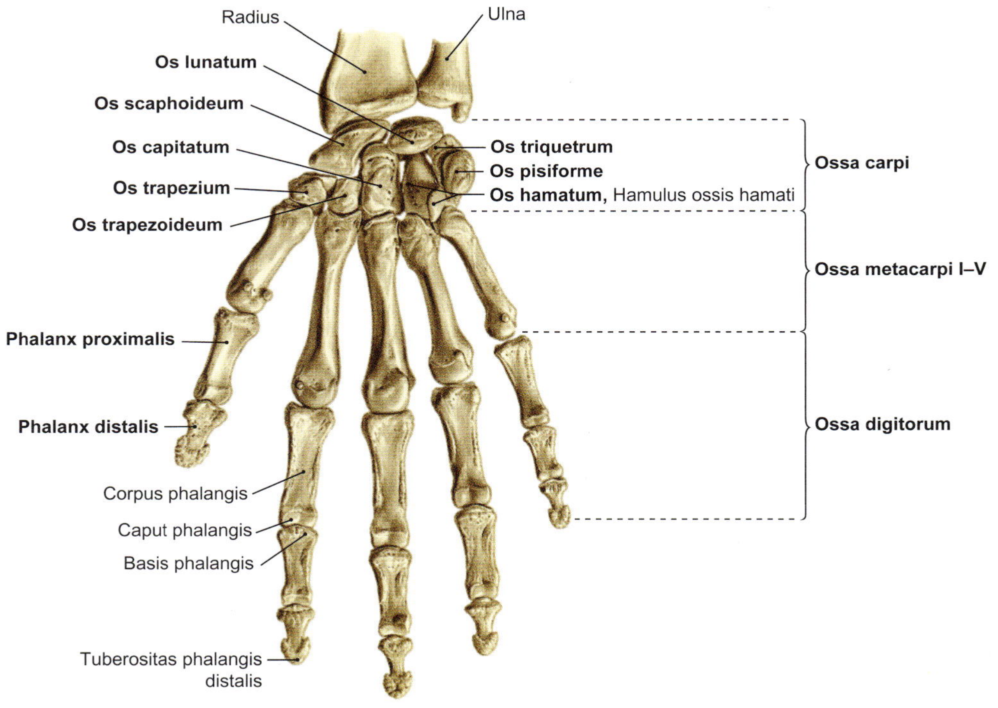

Abb. 4.29 Handskelett, rechts. Ansicht von palmar. [S700]

4.5.7 Gelenke der Hand

Man unterscheidet folgende Gelenke bzw. **Gelenkgruppen** an der Hand:

- proximales Handgelenk (**Articulatio radiocarpalis**) zwischen Radius und proximaler Handwurzelknochenreihe
- distales Handgelenk (**Articulatio mediocarpalis**) zwischen proximaler und distaler Handwurzelknochenreihe
- **Articulationes intercarpales** zwischen einzelnen Handwurzelknochen
- **Articulationes carpometacarpales** zwischen der distalen Handwurzelknochenreihe und den Ossa metacarpi
- **Articulationes intermetacarpales** zwischen den Ossa metacarpi
- Fingergrundgelenke (**Articulationes metacarpophalangeae**) zwischen den Ossa metacarpi und den Phalanges proximales
- **Articulationes interphalangeae manus** zwischen den Knochen der Finger

Entsprechend lassen sich auch die **Bänder der Gelenke** der Hand in verschiedene Gruppen einteilen:

- Bänder zwischen Unterarmknochen und Handwurzel
- Bänder zwischen den Handwurzelknochen
- Bänder zwischen Handwurzelknochen und Mittelhand
- Bänder zwischen den Mittelhandknochen
- Bänder zwischen Mittelhandknochen und proximalen Phalangen der Finger
- Bänder zwischen den Phalangen untereinander

MERKE

Als **Handgelenke** im eigentlichen Sinn bezeichnet man die Articulatio radiocarpalis und die Articulatio mediocarpalis, da sie die Bewegung der Hand gegenüber dem Unterarm gewährleisten.
In der Klinik werden Abkürzungen für die **Fingergelenke** verwendet:
MCP = Metacarpophalangealgelenk (Fingergrundgelenk)
PIP = proximales Interphalangealgelenk (Fingermittelgelenk)
DIP = distales Interphalangealgelenk (Fingerendgelenk)

Proximales und distales Handgelenk

Das proximale Handgelenk (**Articulatio radiocarpalis**) ist ein *Ellipsoidgelenk* (➤ Abb. 4.30). Die proximale Gelenkfläche wird durch die Facies articularis carpalis des Radius sowie durch einen Discus articularis distal des Caput ulnae gebildet. Die distale Gelenkfläche entsteht durch 3 der 4 Knochen der proximalen Handwurzelknochenreihe, die durch die Bandverbindungen untereinander einen eiförmigen Gelenkkopf bilden. Dabei artikulieren das Os scaphoideum und das Os lunatum direkt mit dem Radius, das Os triquetrum dagegen mit dem Discus articularis.

Diese 3 Knochen wiederum bilden die proximalen Gelenkflächen des distalen Handgelenks (**Articulatio mediocarpalis**) und artikulieren hier mit allen 4 Knochen der distalen Handwurzelknochenreihe. Aufgrund der im Transversalschnitt wellenförmigen Gelenkflächen ist das distale Handgelenk ein *verzahntes Scharniergelenk,* wirkt funktionell allerdings mit dem proximalen Handgelenk im Sinne eines Eigelenks zusammen. Das Os pisiforme ist als Sesambein nicht an der Bildung der Handgelenke beteiligt.

Leitungsbahnen der Handgelenke:

- arterielle Versorgung: A. interossea antebrachii anterior und karpale Äste der A. radialis und A. ulnaris sowie über den tiefen Hohlhandbogen
- Innervation: N. interosseus antebrachii anterior und posterior sowie Äste von N. medianus, N. ulnaris und R. superficialis des N. radialis

MERKE

Bei nach palmar gebeugter Hand lassen sich in der Regel am Übergang vom Unterarm zur Hand 2 Furchen der Haut ausmachen. Die proximale Beugefurche **(„Restricta")** projiziert sich ungefähr auf das proximale Handgelenk, die distale Beugefurche **(„Rascetta")** etwa auf das distale Handgelenk.

Bänder zwischen Unterarm und Handwurzelknochen (➤ Abb. 4.31):

Die folgenden 2 Bänder hemmen die **Ulnarabduktion** der Hand:

- **Lig. collaterale carpi radiale:** kräftiges Band zwischen Proc. styloideus radii und Os scaphoideum.
- **Ligg. radiocarpale palmare:** palmarseitig schräg vom Radius zu den mittig gelegenen und ulnaren Handwurzelknochen. Die distalen Züge hemmen die Ulnar-, die proximal gelegenen Anteile die Radialabduktion

Die folgenden 3 Bänder hemmen die **Radialabduktion** der Hand:

- **Lig. collaterale carpi ulnare:** vom Proc. styloideus ulnae zum Os triquetrum
- **Lig. radiocarpale dorsale:** zieht von der Dorsalseite des Radius schräg zu den ulnar gelegenen Handwurzelknochen, v. a. zum Os triquetrum
- **Lig. ulnocarpale palmare:** flächig vom Proc. styloideus ulnae zu Os lunatum und Os triquetrum

Besonders palmar, aber auch dorsal bilden die radialen und ulnaren Bandzüge zusammen die sog. **V-Bänder**, indem sie zu den Handwurzelknochen konvergieren.

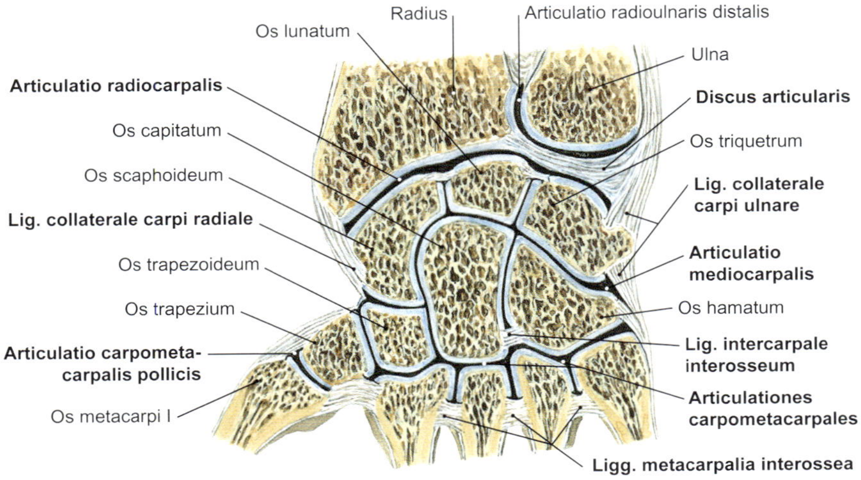

Abb. 4.30 Gelenke der Handwurzel und Mittelhand, rechts. [S700]

Weitere Gelenke der Handwurzel und Mittelhand
Die Articulationes intercarpales in jeder Reihe sind funktionell *Amphiarthrosen,* da sie durch Bänder auf der Palmar- und Dorsalseite sowie durch interossäre Bänder straff verspannt werden. In gleicher Weise sind die Articulationes carpometacarpales II–IV sowie die Articulationes intermetacarpales II–V zu Amphiarthrosen verklammert. Die Articulatio carpometacarpalis pollicis *(Daumensattelgelenk)* nimmt mit ihrer guten Beweglichkeit eine Sonderstellung ein.
Als **Bänder zwischen den Handwurzelknochen** (➤ Abb. 4.31) lassen sich Bandkomplexe in 3 Ebenen unterscheiden (Ligg. intercarpalia dorsalia, palmaria und interossea). Prinzipiell werden die Bänder nach den durch sie verbundenen Knochen genannt. Es sollen hier nur 3 größere Bandstrukturen hervorgehoben werden:

- Das **Lig. carpi radiatum** strahlt auf der Palmarseite sternförmig vom Os capitatum in alle Richtungen aus.
- Das sog. **Lig. carpi arcuatum** auf der Dorsalseite verbindet bogenförmig Os scaphoideum über das Os lunatum mit dem Os triquetrum.
- Das **Lig. pisohamatum** stellt die Fortsetzung der Ansatzsehne des M. flexor carpi ulnaris zum Hakenbein dar, in die das Os pisiforme eingelagert ist.

Daumensattelgelenk (Articulatio carpometacarpalis pollicis)
Wie es der deutsche Name anklingen lässt, handelt es sich bei diesem Gelenk um einen klassischen Vertreter der *Sattelgelenke.* Es artikulieren hierbei die konkaven Gelenkflächen des Os trapezium und der Basis ossis metacarpi I.
Die weite Gelenkkapsel wird durch palmare und dorsale Bänder verstärkt **(Ligg. carpometacarpalia palmaria und dorsalia).** Als wichtigstes Band zur Stabilisierung des Gelenks dienen Faserverbindungen, die klinisch auch als „**Lig. trapeziometacarpale palmare**“ bezeichnet werden, das von palmar aus das Abspreizen des Daumens *(Abduktion)* begrenzt.

Klinik

Aufgrund der lockeren Bandsicherung des Daumensattelgelenks kommt es recht häufig zu **Luxationen** (klassische „Skistockverletzung“ durch Hängenbleiben in der Schlaufe des Skistocks).

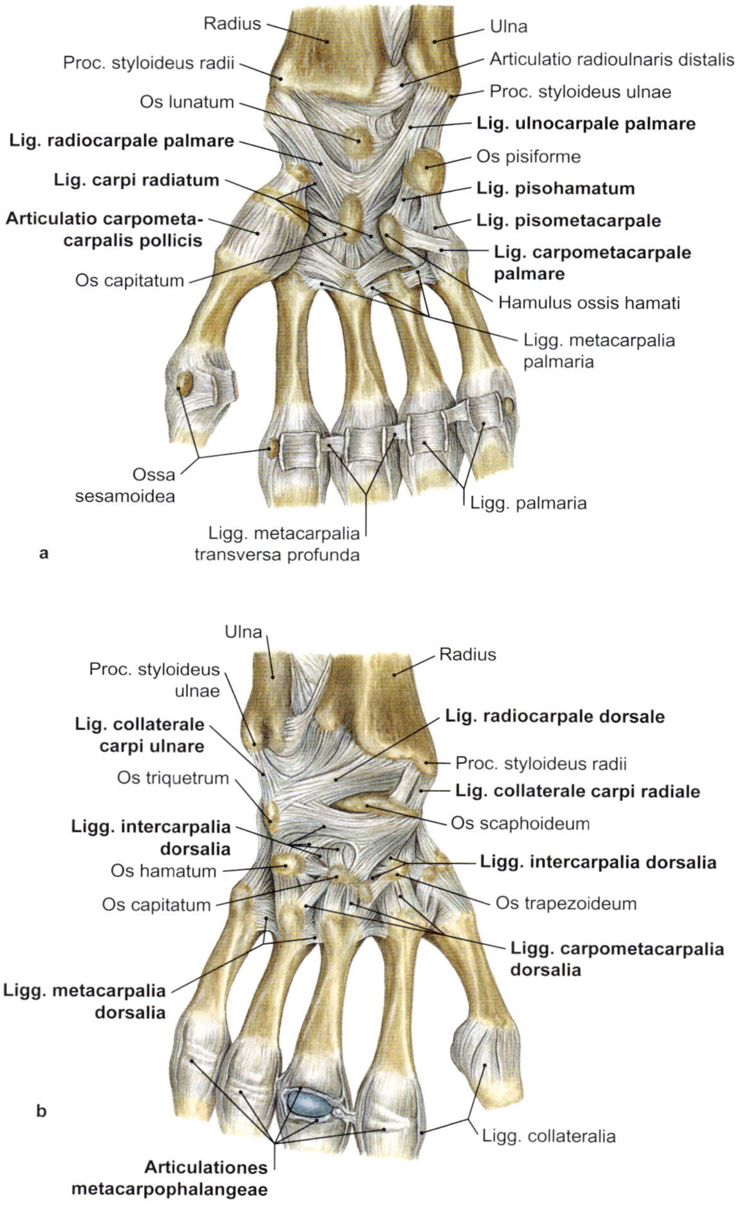

Abb. 4.31 Bandsysteme der Hand, rechts. [S700] **a** Ansicht von palmar. **b** Ansicht von dorsal.

Karpometakarpalgelenke (Articulationes carpometacarpales) II–V und Intermetakarpalgelenke (Articulationes intermetacarpales)

In diesen **Gelenken** artikulieren die distale Reihe der Handwurzelknochen mit den Ossa metacarpi bzw. die Basen der Metakarpalknochen untereinander. Die straffen **Bänder** lassen die Articulationes carpometacarpales II–IV und die Articulationes intermetacarpales zu *Amphiarthrosen* werden. Nur das Karpometakarpalgelenk des kleinen Fingers ist etwas stärker beweglich, was man daran erkennen kann, dass der Kleinfingerballen am Übergang zum kleinen Finger etwas aus dem Niveau der Handfläche nach palmar ausgelenkt werden kann. Dies verstärkt bei Bedarf die Konkavität der Handfläche, was wichtig beim Greifen eines kugelförmigen Gegenstandes, z. B. eines Handballs, ist.
Die Karpometakarpalgelenke werden durch **Ligg. carpometacarpalia palmaria und dorsalia** stabilisiert (➤ Abb. 4.31). Das **Lig. pisometacarpale** ist die Fortsetzung der Sehne des M. flexor carpi ulnaris zu den Ossa metacarpi IV und V. **Ligg. metacarpalia palmaria, interossea und dorsalia** verklammern die Metakarpalknochen miteinander.

Fingergelenke (Articulationes metacarpophalangeae und Articulationes interphalangeae manus)

Die **Fingergrundgelenke** (Articulationes metacarpophalangeae) II–V sind Kugelgelenke (➤ Abb. 4.32). Es artikulieren hierbei die konvexen Gelenkflächen der Köpfe der Metakarpalknochen mit den Gelenkflächen der Basis der proximalen Fingerknochen, die die Gelenkpfanne bilden. Als Besonderheit bildet das Grundgelenk des Daumens ein Scharniergelenk, wodurch hier nur Bewegungen um eine Achse möglich sind.
Mittel- und Endgelenke der Finger (Articulationes interphalangeae manus) sind Scharniergelenke und somit in ihrer Beweglichkeit auf Flexion und Extension eingeschränkt.
Die weiten Gelenkkapseln aller Fingergelenke werden jeweils durch 2 **Bandsysteme** stabilisiert (➤ Abb. 4.33):

- **Ligg. collateralia** (jeweils ulnar und radial)
- **Ligg. palmaria** (ventral)

Die Lig. collateralia verlaufen schräg von proximal/dorsal nach distal/palmar. Das Lig. palmare bildet den Boden der Sehnenscheiden der langen Fingerbeuger.
Die Gelenkkapseln der Grundgelenke werden zusätzlich durch ein quer verlaufendes Band, **Lig. metacarpale transversum profundum,** miteinander verbunden (➤ Abb. 4.31a).

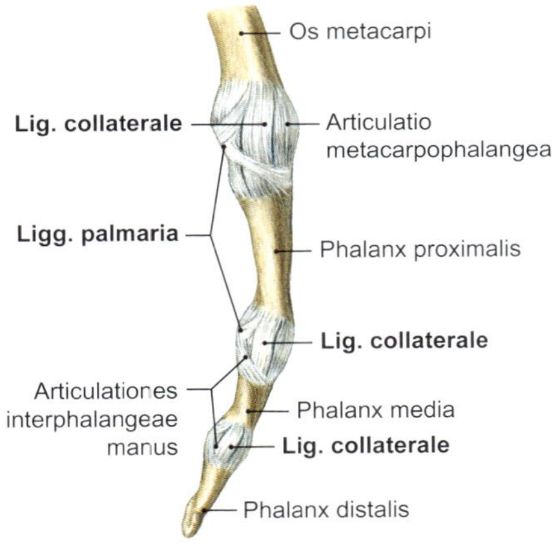

Abb. 4.33 Bänder der Fingergelenke, rechts. Ansicht von lateral. [S700]

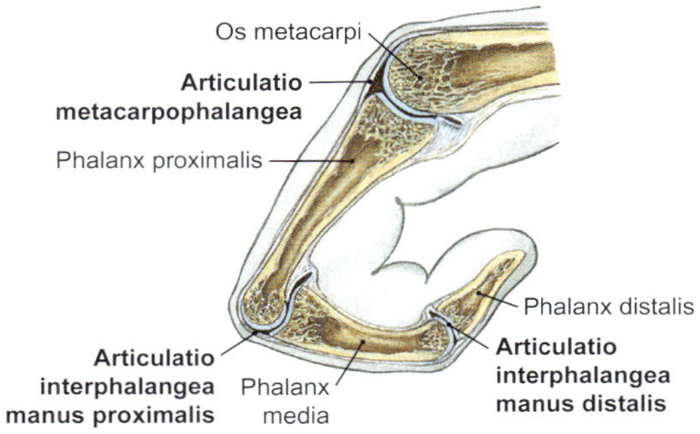

Abb. 4.32 Fingergelenke (Articulationes digiti), rechts. Ansicht von lateral. [S700]

4.5.8 Mechanik der Gelenke der Hand

Proximales und distales Handgelenk

Proximales und distales Handgelenk bewegen sich nicht isoliert voneinander, sondern bilden funktionell eine Einheit. Der Bewegungsumfang ist in ➤ Abb. 4.34 und in ➤ Tab. 4.11 wiedergegeben. Allgemein lässt sich festhalten, dass **Ulnar- und Radialabduktion** sowie der größere Teil der **Palmarflexion** im *proximalen Handgelenk* stattfinden, während der größere Teil der **Dorsalextension** im *distalen Handgelenk* durchgeführt wird. Die Bewegungen der einzelnen Handwurzelknochen sind dagegen komplexer. Bei **Palmarflexion** rotiert die proximale Handwurzelreihe gegenüber der Gelenkfläche des Radius und des Discus articularis ebenso wie die distale Reihe gegenüber der proximalen. Durch die stärkere Rotation im proximalen Gelenk entsteht die größere Beteiligung dieses Gelenks an der Palmarflexion. Umgekehrt ist es bei der **Dorsalextension.** Hier rotiert zu größerem Umfang die distale Handwurzelreihe gegenüber der proximalen, sodass das Mediokarpalgelenk den größeren Teil der Dorsalextension durchführt.

Tab. 4.11 Bewegungsumfang von proximalem und distalem Handwurzelgelenk.

Bewegung	Bewegungsumfang
Dorsalextension/Palmarflexion	60°–0°–60°
Ulnarabduktion/Radialabduktion	30°–0°–30°

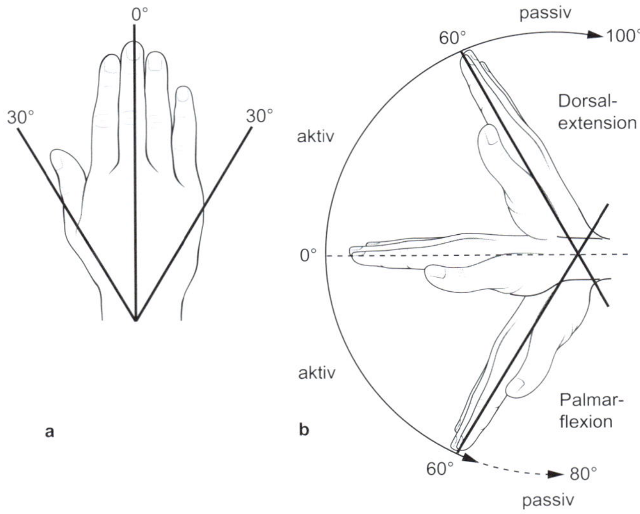

Abb. 4.34 Bewegungsumfang der Handgelenke. [S700-L126]/[G1061]
a Ulnarabduktion/Radialabduktion. **b** Dorsalextension/Palmarflexion.

Die **Radial- und Ulnarabduktion** findet dagegen um eine Achse statt, die von dorsal nach palmar durch das Os capitatum zieht. In Neutral-Null-Stellung ist das Os lunatum sowohl mit dem Radius wie auch mit dem Discus articularis in Kontakt. Bei Ulnarabduktion gleiten die proximalen Handwurzelknochen etwas nach radial und das Os triquetrum wird der Ulna genähert und auf den Diskus articularis gepresst. Bei der Radialabduktion verbleibt das Os lunatum dagegen weitgehend in der Nullstellung. Durch die bei der Radialabduktion stattfindende Bewegung der distalen gegenüber der proximalen Handwurzelknochenreihe werden das Os trapezium und das Os trapezoideum zum Os scaphoideum hin bewegt. Um Platz für die Bewegung zu schaffen, kippt das Kahnbein deshalb nach ventral. Dieses Abkippen ist bei Radialabduktion von palmar aus am Beginn des Daumenballens tastbar, man spürt hierbei die Bewegung des Os scaphoideum.

MERKE

Palmarflexion sowie Radial- und Ulnarabduktion: überwiegend im **p**roximalen Handgelenk.
Dorsalextension: überwiegend im **d**istalen Handgelenk.

Daumensattelgelenk

Im Daumensattelgelenk lassen sich folgende Bewegungen um 2 Achsen durchführen:

- **Abduktion** (Abspreizen des Daumens) und **Adduktion** (Anlegen des Daumens an den Ringfinger) um eine leicht schräge dorsopalmare Achse
- **Flexion** (Daumen nach palmar kippen) und **Extension** (Daumen nach dorsal) um eine Achse, die vom Daumensattelgelenk etwa zur Spitze des kleinen Fingers zieht

Eine Besonderheit in diesem Gelenk ist die **Oppositionsbewegung,** bei der die Daumenspitze den Fingerspitzen der anderen Finger genähert wird. Hierbei werden Adduktions- und Flexionsbewegungen kombiniert durchgeführt. Zusätzlich kommt es zu einer leichten Rotation um die Längsachse des Os metacarpale I. Dabei wird die Kongruenz der Gelenkflächen des Daumensattelgelenks teilweise aufgehoben und die Kontaktfläche verkleinert sich.

Klinik

Das Daumensattelgelenk ist von der Form seiner Gelenkflächen für Bewegungen um 2 Achsen ausgelegt. Bei der Oppositionsbewegung kommt es aber zusätzlich zur Rotation, wodurch die Gelenkflächen stärker belastet werden. Diese unphysiologische Beanspruchung wird als ein Grund dafür gesehen, dass bei diesem Gelenk eine Arthrose häufig ist **(Rhizarthrose).**

Fingergelenke

In den **Fingergrundgelenken** sind durch die Kugelform sowohl Flexions-/Extensionsbewegungen wie auch Abduktion (Abspreizen der Finger) und Adduktion (Heranführen der Finger II, IV und V an den Mittelfinger) möglich (➤ Abb. 4.35, ➤ Tab. 4.12). Das Lig. metacarpale transversum profundum limitiert hier größere Abduktionsbewegungen. Auch eine leichte Rotation ist bei gestrecktem Finger zumindest passiv durchführbar. Die Kollateralbänder verhindern eine größere Abduktion der Finger in Beugestellung des Grundgelenks.
Im **Daumengrundgelenk** kann nur marginal abduziert bzw. adduziert sowie rotiert werden. Hier beschränkt sich die Bewegung auf Flexion und Extension.
In den **Mittel- und Endgelenken** ist ebenfalls nur eine Flexion und Extension möglich. Die Extension wird durch die Ligg. palmaria gehemmt, auch die Ligg. collateralia sind hieran beteiligt.

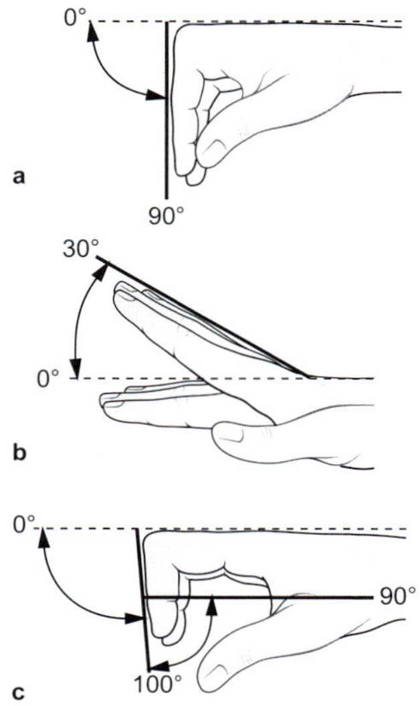

Abb. 4.35 Bewegungsumfang der Fingergelenke, rechts. [S700-L126]/[G1061] **a** Palmarflexion der Grundgelenke. **b** Dorsalextension der Grundgelenke. **c** Palmarflexion der Mittel- und Endgelenke.

Tab. 4.12 Bewegungsumfang in den Fingergelenken.

Bewegung	Grundgelenke	Mittelgelenke	Endgelenke
Dorsalextension/ Palmarflexion	30°–0°–90°	0°–0°–100°	0°–0°–90
Ulnarabduktion/ Radialabduktion	(20–40)°–0°–(20–40)°	–	–

MERKE

In jedem der Fingergelenke kann man etwa um 90° nach palmar beugen. Die Extension dagegen ist signifikant nur im Fingergrundgelenk möglich. Dabei können die Extensionsbewegungen in allen Grundgelenken, vor allem die passiv herbeigeführten, in ihrem Ausmaß individuell sehr unterschiedlich ausfallen.

4.5.9 Muskulatur von Unterarm und Hand

Man unterscheidet topografisch Unterarmmuskeln von Handmuskeln. Die **Unterarmmuskeln** liegen mit ihren Muskelbäuchen am Unterarm. Viele von ihnen inserieren jedoch im Bereich des Karpus oder der Fingerknochen. Daher gibt es Muskeln, die neben ihrer Funktion auf die Handgelenke auch die Finger bewegen. Da die oberflächlichen Muskeln zudem am Humerus entspringen, sind sie auch an der Beugung des Ellenbogengelenks beteiligt.
Die Verlagerung der Bäuche einiger kräftiger Muskeln für die Fingerbewegung an den Unterarm ermöglicht die grazile Form der Hand und schafft so die Voraussetzung für feinmotorische Bewegungen.
Die **Handmuskeln** dagegen haben ihren Ursprung an den Handknochen und deswegen keine Funktion auf die Bewegung der Hand gegenüber dem Unterarm. Sie bewegen daher nur die Finger.

Unterarmmuskeln

Am Unterarm sind insgesamt 19 Muskeln zu finden, wodurch fein abgestimmte Bewegungen der Hand und der einzelnen Finger möglich werden. Diese werden in 3 Gruppen unterteilt:

- ventrale Gruppe
- laterale (radiale) Gruppe
- dorsale Gruppe

Die ventrale und die dorsale Gruppe werden jeweils noch in eine oberflächliche und eine tiefe Schicht unterteilt. Die radiale Muskel-

gruppe wird aufgrund ihrer Innervation oft mit der dorsalen Gruppe am Unterarm zu den Extensoren des Handgelenks zusammengefasst:
- **ventrale oberflächliche Gruppe** (➤ Tab. 4.13, von radial nach ulnar)
  - M. pronator teres (proximal)
  - M. flexor carpi radialis
  - M. palmaris longus
  - M. flexor digitorum superficialis
  - M. flexor carpi ulnaris
- **ventrale tiefe Gruppe** (➤ Tab. 4.14, von radial nach ulnar)
  - M. flexor pollicis longus
  - M. flexor digitorum profundus
  - M. pronator quadratus (distal)
- **laterale (radiale) Gruppe** (➤ Tab. 4.15, von proximal nach distal)
  - M. brachioradialis
  - M. extensor carpi radialis longus
  - M. extensor carpi radialis brevis
- **dorsale oberflächliche Gruppe** (➤ Tab. 4.16, von radial nach ulnar)
  - M. extensor digitorum
  - M. extensor digiti minimi
  - M. extensor carpi ulnaris
- **dorsale tiefe Gruppe** (➤ Tab. 4.17, von radial nach ulnar)
  - M. supinator (proximal)
  - M. abductor pollicis longus
  - M. extensor pollicis brevis
  - M. extensor pollicis longus
  - M. extensor indicis

Bei den **Beugemuskeln** stellt die Einteilung in oberflächliche und tiefe Muskeln eine Vereinfachung dar, die aufgrund der gemeinsamen Ursprünge und der Innervation vorgenommen wird. Dabei liegt der M. flexor digitorum superficialis unter den übrigen oberflächlichen Muskeln und bildet eine mittlere Schicht, während der M. pronator quadratus unter den Ansatzsehnen der übrigen tiefen Beuger gelegen ist. Somit sind insgesamt 4 Schichten vorhanden.

Oberflächliche Flexoren

Alle oberflächlichen Flexoren haben zumindest einen Teil ihres Ursprungs am Epicondylus medialis humeri und liegen ventral der Transversalachse des Ellenbogengelenks (➤ Abb. 4.36, ➤ Tab. 4.13). Ihre Hauptfunktion ist die Bewegung der Hand und der Finger, sie beugen aber auch das Ellenbogengelenk. Alle Muskeln außer dem M. flexor carpi ulnaris werden vom N. medianus innerviert.

Tab. 4.13 Ventrale oberflächliche Unterarmmuskeln.

Innervation	Ursprung	Ansatz	Funktion
M. pronator teres			
N. medianus	*Caput humerale:* Epicondylus medialis des Humerus *Caput ulnare:* Proc. coronoideus	lateral in der Mitte des Radius	*Ellenbogengelenk:* Pronation *(wichtigster Muskel),* Flexion
M. flexor carpi radialis			
N. medianus	Epicondylus medialis des Humerus, Fascia antebrachii	palmar am Os metacarpi II	*Ellenbogengelenk:* Flexion, Pronation *Handgelenk:* Palmarflexion, Abduktion nach radial
M. palmaris longus (inkonstanter Muskel)			
N. medianus	Epicondylus medialis des Humerus	Aponeurosis palmaris	*Ellenbogengelenk:* Flexion *Handgelenk:* Palmarflexion, Spannung der Palmaraponeurose
M. flexor digitorum superficialis[1]			
N. medianus	• Caput humeroulnare: Epicondylus medialis des Humerus, Proc. coronoideus • Caput radiale: Facies anterior des Radius	mit 4 langen Sehnen an der Mittelphalanx des 2.–5. Fingers	*Ellenbogengelenk:* Flexion *Handgelenk:* Palmarflexion *Fingergelenke (II–V):* Flexion *(wichtigster Beuger der Mittelgelenke)*
M. flexor carpi ulnaris			
N. ulnaris	Caput humerale: Epicondylus medialis des Humerus Caput ulnare: Olecranon, proximal an der Margo posterior der Ulna	über das Os pisiforme und die Ligg. pisometacarpale und pisohamatum an der Basis des Os metacarpi V und des Os hamatum	*Ellenbogengelenk:* Flexion *Handgelenk:* Palmarflexion, Abduktion nach ulnar

[1] Die Sehnen dieses Muskels werden kurz vor ihrem Ansatz von den Sehnen des M. flexor digitorum profundus durchbohrt.

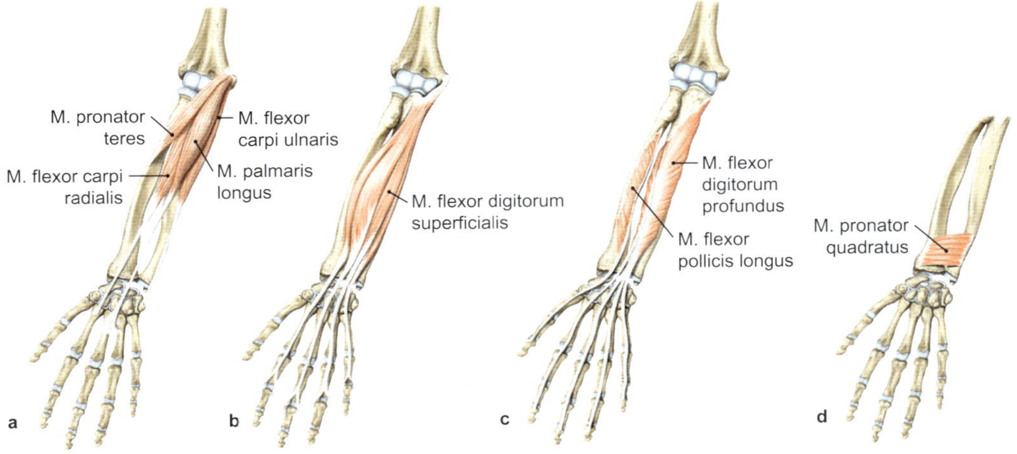

Abb. 4.36 Ventrale Muskeln des Unterarms, rechts. Ansicht von ventral. [S700-L266]
a 1. Schicht (oberflächliche Flexoren). **b** 2. Schicht (oberflächlich, M. flexor digitorum superficialis). **c** 3. Schicht (tiefe Flexoren). **d** 4. Schicht (tief, M. pronator quadratus).

Tab. 4.14 Ventrale tiefe Unterarmmuskeln.

Innervation	Ursprung	Ansatz	Funktion
M. flexor digitorum profundus			
N. ulnaris für den ulnaren Teil, N. medianus für den radialen Teil	Facies anterior der Ulna, Membrana interossea	Endphalanx des 2.–5. Fingers	*Handgelenk:* Palmarflexion *Fingergelenke (II–V):* Flexion *(wichtigster Beuger der Fingerendgelenke)*
M. flexor pollicis longus			
N. medianus	Facies anterior des Radius	Endphalanx des Daumens	*Handgelenk:* Palmarflexion *Daumensattelgelenk:* Flexion, Opposition *Daumengelenke:* Flexion
M. pronator quadratus			
N. medianus	distal an der Facies anterior der Ulna	Facies anterior des Radius	*radioulnare Gelenke:* Pronation

Tab. 4.15 Laterale (radiale) Unterarmmuskeln.

Innervation	Ursprung	Ansatz	Funktion
M. brachioradialis			
N. radialis	Margo lateralis des Humerus	proximal des Proc. styloideus des Radius	*Ellenbogengelenk:* Flexion, Pronation oder Supination (aus den gegensätzlichen Endstellungen heraus)
M. extensor carpi radialis longus			
N. radialis	Crista supraepicondylaris lateralis bis Epicondylus lateralis	dorsal am Os metacarpi II	*Ellenbogengelenk:* Flexion, geringe Pronation (aus der gegensätzlichen Endstellung heraus) *Handgelenk:* Dorsalextension, Abduktion nach radial
M. extensor carpi radialis brevis			
N. radialis	Epicondylus lateralis des Humerus	dorsal am Os metacarpi III	*Ellenbogengelenk:* Flexion, geringe Pronation (aus der gegensätzlichen Endstellung heraus) *Handgelenk:* Dorsalextension, Abduktion nach radial

Tab. 4.16 Dorsale oberflächliche Unterarmmuskeln.

Innervation	Ursprung	Ansatz	Funktion
M. extensor digitorum			
N. radialis (R. profundus)	Epicondylus lateralis des Humerus, Fascia antebrachii	Dorsalaponeurosen des 2.–5. Fingers	*Ellenbogengelenk:* Extension *Handgelenk:* Dorsalextension *Fingergelenke (II–V):* Extension *(wichtigste Strecker der Grund- und Mittelgelenke)*
M. extensor digiti minimi			
N. radialis (R. profundus)	Epicondylus lateralis des Humerus, Fascia antebrachii	Dorsalaponeurose des 5. Fingers	*Ellenbogengelenk:* Extension *Handgelenk:* Dorsalextension *Fingergelenke (V):* Extension *(wichtigster Strecker des Grund- und Mittelgelenks)*
M. extensor carpi ulnaris			
N. radialis (R. profundus)	• Caput humerale: Epicondylus lateralis des Humerus • Caput ulnare: Olecranon, Facies posterior der Ulna, Fascia antebrachii	dorsal am Os metacarpi V	*Ellenbogengelenk:* Extension *Handgelenk:* Dorsalextension, Abduktion nach ulnar

Der **M. flexor carpi ulnaris** dient dem N. ulnaris als Leitschiene und wird von diesem auch innerviert. Seine Endsehne läuft nicht durch den Karpaltunnel, sondern ulnar davon zum Os pisiforme. Dort setzt sie sich in das Lig. pisohamatum zum Hamulus ossis hamati und das Lig. pisometarcapale zur Basis ossis metacarpi V fort.
Der **M. pronator teres** ist der wichtigste Pronator (➤ Abb. 4.36). Seine beiden Köpfe werden vom N. medianus durchbohrt, wodurch es selten zu Reizungen dieses Nervs kommen kann.
Der **M. flexor digitorum superficialis** zieht zu den Fingern II–V und ist der wichtigste Beuger in den Fingermittelgelenken. Seine 4 Endsehnen spalten sich jeweils in einen radialen und einen ulnaren Zügel auf, die seitlich an den Basen der Phalanx media der Finger II–V ansetzen. Zwischen den beiden Zügeln verbleibt ein Spaltraum, der jeweils von einer Endsehne des M. flexor digitorum profundus durchbohrt wird. Die 4 Muskelbäuche liegen dabei nicht in einer Ebene, sondern die beiden mittleren Bäuche für den Mittel- und Ringfinger bedecken die Bäuche für den Zeige- und den Kleinfinger.
Der **M. palmaris longus** ist inkonstant und fehlt in etwa 20 % der Fälle auf einer Seite (in Beugestellung der Hand sichtbar, wenn am distalen Unterarm statt 2 Sehnen nur die Sehne des M. flexor carpi radialis vorspringt). Der M. palmaris longus ist neben dem M. flexor carpi ulnaris der einzige der langen Beuger, dessen Endsehne nicht durch den Karpaltunnel zieht.

Tab. 4.17 Dorsale tiefe Unterarmmuskeln.

Innervation	Ursprung	Ansatz	Funktion
M. supinator			
N. radialis (R. profundus)	Epicondylus lateralis humeri, Crista musculi supinatoris der Ulna, Ligg. collaterale radiale und anulare radii	Facies anterior des Radius (proximales Drittel)	radioulnare Gelenke: Supination *(wichtigster Muskel bei gestrecktem Ellenbogen)*
M. abductor pollicis longus			
N. radialis (R. profundus)	Facies posterior von Ulna und Radius, Membrana interossea	Os metacarpi I	*Handgelenk:* Dorsalextension *Daumensattelgelenk:* Abduktion
M. extensor pollicis brevis			
N. radialis (R. profundus)	Facies posterior des Ulna und Radius, Membrana interossea	Grundphalanx des Daumens	*Handgelenk:* Dorsalextension *Daumensattelgelenk:* Abduktion, Reposition *Daumengrundgelenk:* Extension
M. extensor pollicis longus			
N. radialis (R. profundus)	distale Hälfte der Facies posterior der Ulna, Membrana interossea	Endphalanx distalis des Daumens	*Handgelenk:* Dorsalextension *Daumensattelgelenk:* Extension, Reposition *Daumengelenk:* Extension
M. extensor indicis			
N. radialis (R. profundus)	distales Viertel der Facies posterior der Ulna, Membrana interossea	Dorsalaponeurose des Zeigefingers	*Handgelenk:* Dorsalextension *Fingergelenke (II):* Extension, Adduktion

Tiefe Flexoren

Die tiefen Flexoren entspringen an Radius, Ulna und der Membrana interossea antebrachii (➤ Abb. 4.36, ➤ Tab. 4.14). Sie besitzen somit keine Beugefunktion im Ellenbogengelenk. Sie werden wie die oberflächlichen Muskeln vom N. medianus (allerdings von dessen tiefen R. interosseus antebrachii anterior) innerviert. Ausnahme ist der **M. flexor digitorum profundus,** der eine Doppelinnervation erhält, wobei seine beiden radialen Bäuche (für Zeigefinger und Mittelfinger) vom N. medianus innerviert werden, die beiden ulnaren Bäuche (für Ring- und Kleinfinger) dagegen vom N. ulnaris. Der M. flexor digitorum profundus verläuft ähnlich dem M. digitorum superficialis mit 4 Endsehnen zu den Fingern II–V. Er inseriert jedoch, nachdem er die aufgespaltenen Endsehnen des M. digitorum superficialis durchquert hat, zur Basis der Endphalangen. Er ist der wichtigste (weil einzige) Beuger in den Fingerendgelenken.
Als einziger der ventralen Unterarmmuskeln zieht der **M. flexor pollicis longus** zum Daumen und ist zudem mit einem Ansatz an der Phalanx distalis des Daumens der einzige Beuger im Daumenendgelenk. Der **M. pronator quadratus** liegt unter allen anderen Muskeln des Unterarms. Er hat als einziger einen nahezu transversalen Faserverlauf und unterstützt den M. pronator teres bei der Pronation.

Klinik

Bei **Ausfall** oder Sehnenruptur des **M. flexor digitorum superficialis** ist die Beugung in den Fingermittelgelenken eingeschränkt, aber durch den **M. flexor digitorum profundus** noch möglich. Wenn dieser auch betroffen ist, z. B. weil eine tiefe Schnittverletzung vorliegt, ist die Beugung im Mittelgelenk und auch im Endgelenk unmöglich. Wenn die Ursache eine **proximale (!) Läsion des N. medianus** ist, dann ergibt sich aufgrund der Doppelinnervation des M. flexor digitorum profundus das Bild der **Schwurhand.**
Beim M. flexor digitorum superficialis kommt gelegentlich auch eine Dauerkontraktion vor (Dystonie), die häufig nur einen einzelnen Finger betrifft („Schreibkrampf"). In diesenFällen muss gezielt der betroffene Muskelbauch durch Injektion von Botulinumtoxin, das die synaptische Übertragung an der muskulären Endplatte hemmt, behandelt werden.
Bei **Läsion des M. pronator teres** ist die Pronation des Unterarms stark beeinträchtigt.
Bei **Ausfall des M. flexor pollicis longus** ist die Beugung im Daumenendgelenk nicht mehr möglich.

Laterale/radiale Gruppe

Die Muskeln der lateralen oder radialen Gruppe entspringen im Bereich des Epicondylus lateralis und gehören entwicklungsgeschichtlich zu den Extensoren (➤ Abb. 4.37, ➤ Tab. 4.15). Wie alle anderen Extensoren der oberen Extremität werden auch sie vom N. radialis innerviert. Der Begriff „Extensor" bezieht sich auch hier wieder auf ihre Funktion an den Handgelenken, im Ellenbogengelenk wirken dagegen alle 3 Muskeln der lateralen Gruppe als Flexoren.
Der **M. brachioradialis** ist der am weitesten proximal entspringende Muskel, der als einziger am Proc. styloideus radii ansetzt und somit keine Funktion auf die Handgelenke ausübt. Somit ist seine Hauptfunktion die Flexion im Ellenbogengelenk, wo er aus mittlerer Beugestellung heraus am effektivsten ist. Er beteiligt sich außerdem sowohl an Supination (aus Pronationsstellung) als auch an Pronation (aus Supinationsstellung).
Die **Mm. extensores carpi radialis longus und brevis** verlaufen parallel, teilen sich mit ihren Endsehnen das 2. Sehnenfach und inserieren nebeneinander an der Dorsalseite des Os metacarpale II und III. Da der M. extensor carpi radialis brevis mit seinem Ansatz am Os metacarpale III sehr nahe an der Abduktionsachse der Handgelenke verläuft, ist seine Beteiligung an der Radialabduktion nur gering.

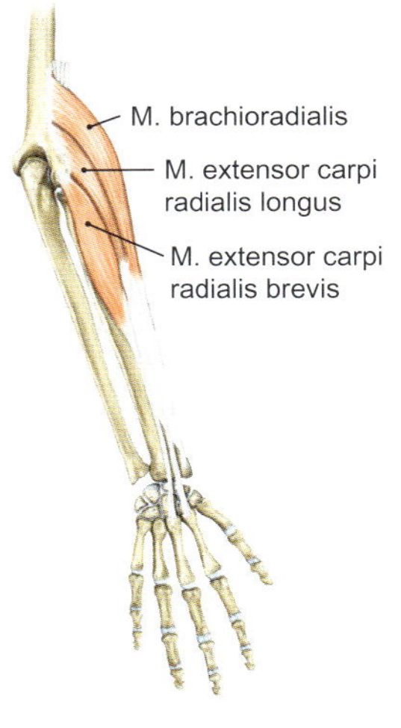

Abb. 4.37 Laterale (radiale) Unterarmmuskeln, rechts. Ansicht von dorsal. [S700-L266]

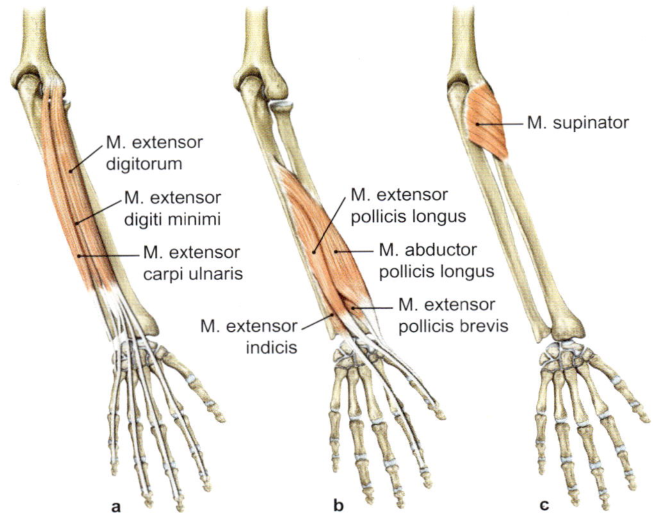

Abb. 4.38 Dorsale Unterarmmuskeln, rechts. Ansicht von dorsal. [S702-L266] **a** Oberflächliche Muskeln. **b, c** Tiefe Muskeln.

Oberflächliche Strecker

Der größte oberflächliche Strecker, **M. extensor digitorum,** inseriert an den Dorsalaponeurosen der Finger II–V und wird in seiner Streckwirkung am kleinen Finger von der sich anlagernden Endsehne des **M. extensor digiti minimi** unterstützt (➤ Abb. 4.38a, ➤ Tab. 4.16). Der **M. extensor carpi ulnaris** hat mit seinem Ansatz am Os metacarpale V keine Funktion auf die Fingergelenke, sondern dient nur der Ulnarabduktion und der Streckung der Handgelenke.

Tiefe Strecker

Alle tiefen Extensoren werden vom R. profundus des N. radialis innerviert. Der **M. abductor pollicis longus** und der **M. extensor pollicis brevis** (➤ Abb. 4.38b, ➤ Tab. 4.17) sind durch ihren Verlauf sehr leicht zu erkennen. Sie ziehen schräg nach radial und überkreuzen dabei im distalen Drittel des Unterarms die Muskeln der Radialisgruppe.
Für den **M. extensor pollicis longus** gilt das Gleiche wie für den M. flexor pollicis longus. Er ist der einzige Muskel, der an der Phalanx distalis des Daumens ansetzt, und deshalb der einzige Strecker im Daumenendgelenk.
Der **M. supinator** zieht von dorsal kommend lateral um den Radius herum und inseriert an seiner Ventralseite (➤ Abb. 4.38c und ➤ Abb. 4.39). Er ist der *wichtigste Supinator bei gestrecktem Ellenbogengelenk* (bei Beugung: M. biceps brachii). Der Muskel wird vom R. profundus des N. radialis durchbohrt **(Supinator-Kanal),** der aus der Ellenbeuge kommend danach auf die Dorsalseite des Unterarms wechselt. Die Durchtrittsstelle durch den Muskel wird von einer sichelartigen Verstärkung der Muskelfaszie **(FROHSE-FRÄNKEL-Arkade)** bedeckt, an der der R. profundus lädiert werden kann.

Klinik

Bei **Ausfall der Mm. extensores carpi radialis longus und brevis** zusätzlich zu den oberflächlichen und tiefen Streckern ist die Extension in den Handgelenken beeinträchtigt und es kommt zum klinischen Bild der **Fallhand.** Dies ist der Fall, wenn der N. radialis vor der Aufspaltung in seine Endäste geschädigt wird. Wenn dagegen nur die oberflächlichen und tiefen Streckmuskeln ausfallen, die vom R. profundus innerviert werden, tritt keine Fallhand auf. Wenn dagegen die oberflächlichen und tiefen **Extensoren** von Finger und Daumen ausfallen, ist eine Streckung der Fingergelenke stark beeinträchtigt, aber aufgrund der Funktion der Mm. lumbricales und Mm. interossei an den Mittel- und Endgelenken an den Fingern noch möglich. Am Daumen dagegen ist keine Streckung mehr möglich und auch die Abduktion ist herabgesetzt. Da die Streckung der Handgelenke auch zur Vordehnung der Fingerbeuger notwendig ist, um deren aktive Insuffizienz aufzuheben, ist bei Ausfall der Fingerstrecker auch der Faustschluss geschwächt. Bei Ausfall des **M. supinator** ist die Supination bei gestrecktem Arm nicht mehr möglich, bei gebeugtem Ellenbogen dagegen schon, da hier der M. biceps brachii der wichtigste Muskel ist.

Pronatoren und Supinatoren des Unterarms

Die Wende/Rotationsbewegung des Unterarms ist für die Funktion der oberen Extremität von großer Bedeutung, weil sie den Bewegungsumfang (im Zusammenspiel mit Schultergelenk und Bewegungen des Schultergürtels) so weit erhöht, dass die Handfläche insgesamt um 360° gedreht werden kann. Dabei sind in den beiden Radioulnargelenken eine **Pronation** (Daumen zeigt nach medial) und eine **Supination** (Daumen zeigt nach lateral) um jeweils 90° aus Normalstellung möglich.
Die **wichtigsten Pronatoren** sind (➤ Abb. 4.39a):

- M. pronator teres (stärkster Pronator!)
- M. pronator quadratus
- M. brachioradialis (nur aus Supinationsstellung)

Die **wichtigsten Supinatoren** sind (➤ Abb. 4.39b)

- M. biceps brachii (bei gebeugtem Ellenbogen)
- M. supinator (bei gestrecktem Ellenbogen)
- M. brachioradialis (nur aus Pronationsstellung)

Auch die beiden anderen Muskeln der radialen Gruppe (Mm. extensores carpi radialis longus und brevis) als Pro- und Supinatoren wirken, wenn sich der Unterarm in der jeweils entgegengesetzten Stellung befindet und die Muskeln dadurch in eine Position gebracht werden, in der sie die Diagonalachse des Unterarms überkreuzen. In ähnlicher Weise können auch der M. flexor carpi radialis und der M. palmaris longus die Pronation unterstützen (➤ Abb. 4.39a).

MERKE

Die Muskeln, die für die Wendebewegung nötig sind, haben 2 Gemeinsamkeiten:

- alle Muskeln überqueren die Diagonalachse des Unterarms (➤ Kap. 4.1, Überblick)
- alle wichtigen Pro- und Supinatoren haben ihren Ansatz am Radius

Handmuskeln

Gemäß ihrer Lokalisation teilt man die 11 Handmuskeln in 3 Gruppen ein:

- Muskeln des Daumenballens (Thenar)
- Mittelhandmuskeln
- Muskeln des Kleinfingerballens (Hypothenar)

Alle Handmuskeln (außer dem Mm. lumbricales) entspringen an Karpal- oder Metakarpalknochen. Die Innervation erfolgt entweder über den N. ulnaris oder den N. medianus; der N. radialis versorgt keine Handmuskeln.
Die Muskeln der Mittelhand liegen überwiegend in der Tiefe der Handfläche oder zwischen den Fingerstrahlen (➤ Abb. 4.41 und ➤ Abb. 4.42), während die Thenar- und Hypothenarmuskeln großteils palmar des Handskeletts verlaufen (➤ Abb. 4.40 und ➤ Abb. 4.41). Sie werfen daher den Daumenballen bzw. Kleinfingerballen auf.

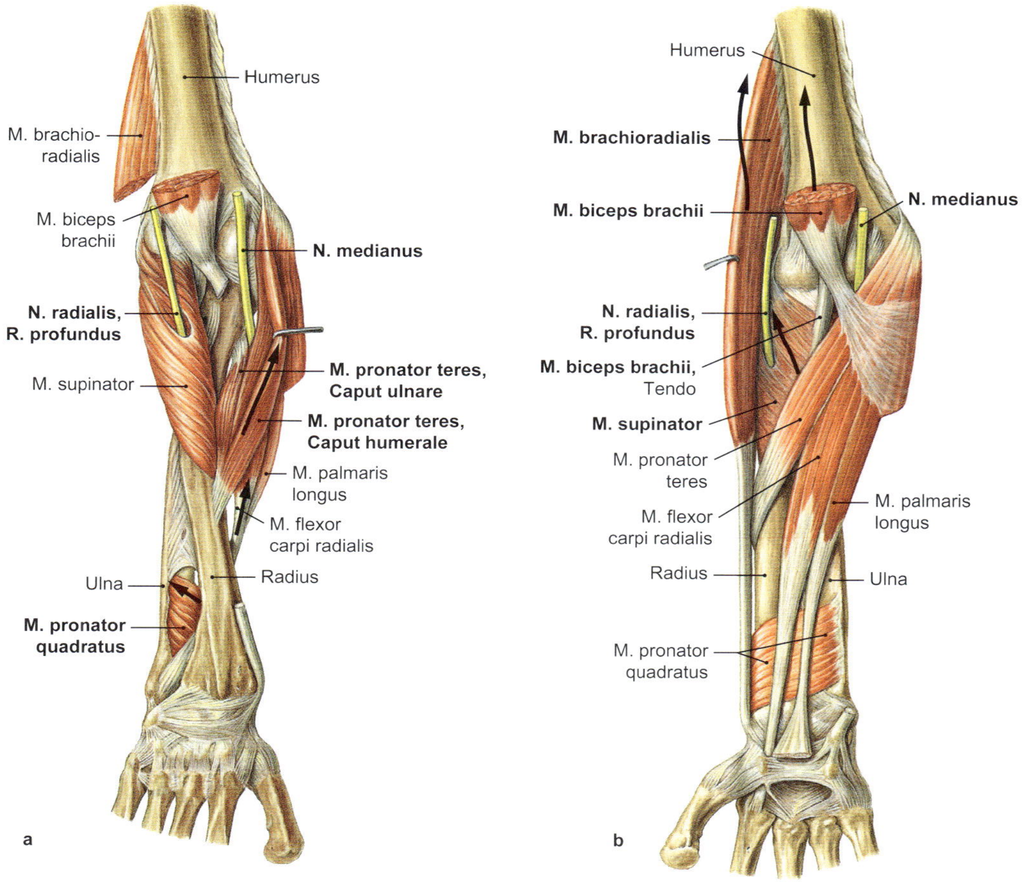

Abb. 4.39 Stellung der Unterarmknochen und beteiligte Muskulatur, rechts. Ansicht jeweils von ventral. [S700]
a Pronationsstellung. **b** Supinationsstellung.

- **Thenarmuskeln** (➤ Tab. 4.18):
  - M. abductor pollicis brevis
  - M. flexor pollicis brevis
  - M. opponens pollicis
  - M. adductor pollicis
- **Mittelhandmuskeln** (➤ Tab. 4.20):
  - Mm. lumbricales I–IV
  - Mm. interossei palmares I–III
  - Mm. interossei dorsales I–IV
- **Hypothenarmuskeln** (➤ Tab. 4.19):
  - M. abductor digiti minimi
  - M. flexor digiti minimi brevis
  - M. opponens digiti minimi
  - M. palmaris brevis

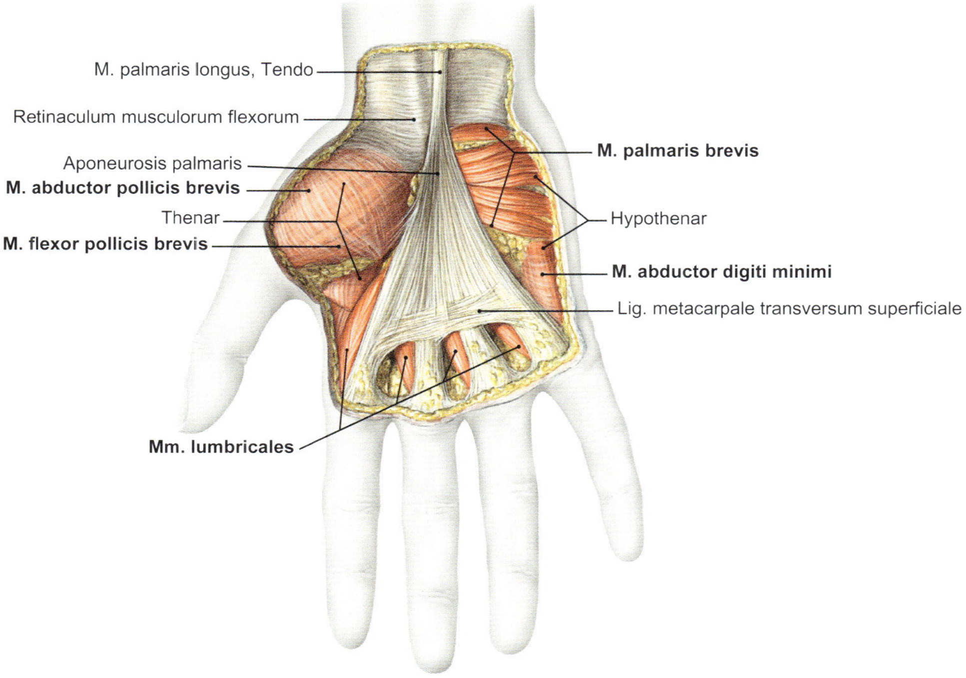

Abb. 4.40 Muskeln der Hohlhand, Palma manus, rechts. Ansicht von palmar. [S700]

Tab. 4.18 Muskeln des Daumenballens (Thenarmuskeln).

Innervation	Ursprung	Ansatz	Funktion
M. abductor pollicis brevis			
N. medianus	Retinaculum musculorum flexorum, Eminentia carpi radialis	radiales Sesambein des Daumengrundgelenks, Grundphalanx des Daumens	*Daumensattelgelenk:* Abduktion, Opposition *Daumengrundgelenk:* Flexion
M. flexor pollicis brevis			
• Caput superficiale: N. medianus • Caput profundum: N. ulnaris (R. profundus)	• Caput superficiale: Retinaculum musculorum flexorum • Caput profundum: Ossa capitatum und trapezium	radiales Sesambein des Daumengrundgelenks, Grundphalanx des Daumens	*Daumensattelgelenk:* Opposition, Adduktion *Daumengrundgelenk:* Flexion
M. opponens pollicis			
N. medianus	Retinaculum musculorum flexorum, Eminentia carpi radialis	Os metacarpi I	*Daumensattelgelenk:* Opposition
M. adductor pollicis			
N. ulnaris (R. profundus)	• Caput obliquum: Os hamatum, Ossa metacarpi II–IV • Caput transversum: Os metacarpi III	ulnares Sesambein des Daumengrundgelenks, Grundphalanx des Daumens	*Daumensattelgelenk:* Adduktion, Opposition *Daumengrundgelenk:* Flexion

Von radial nach ulnar sind am **Daumenballen** der M. abductor pollicis brevis, der M. flexor pollicis brevis und der M. adductor pollicis angeordnet (➤ Abb. 4.41, ➤ Tab. 4.18). Der M. opponens pollicis befindet sich unter dem M. abductor pollicis brevis. Die Muskeln werden großteils vom N. medianus innerviert. Ausnahmen sind der M. adductor pollicis sowie das Caput profundum des M. flexor pollicis brevis, die vom R. profundus des N. ulnaris versorgt werden.
Am **Hypothenar** befinden sich von ulnar nach radial der M. abductor digiti minimi, darunter der M. flexor digiti minimi brevis und der M. opponens digiti minimi (➤ Tab. 4.19). Alle Muskeln des Hypothenars werden vom N. ulnaris (R. profundus) innerviert. Der M. palmaris brevis dagegen ist ein Hautmuskel, der keine Funktion auf die Gelenke des kleinen Fingers ausübt und als einziger Muskel vom R. superficialis des N. ulnaris innerviert wird.

Die **Muskeln der Mittelhand** (➤ Tab. 4.20) werden überwiegend durch den N. ulnaris versorgt (Ausnahme: Mm. lumbricales I und II – N. medianus). Die Mm. interossei palmares und dorsales sind zusammen die wichtigsten Beuger in den Fingergrundgelenken II–V (➤ Abb. 4.42a, b). Die Mm. interossei palmares verlaufen entlang der dem Mittelfinger zugewandten Seiten der Fingerstrahlen II, IV und V. Sie bewegen daher diese Finger in den Grundgelenken auf den Mittelfinger hin (Adduktion) (➤ Abb. 4.42c). Die Mm. interossei dorsales dagegen abduzieren in diesen Gelenken.
Die Mm. lumbricales beugen ebenfalls in den Fingergrundgelenken (➤ Abb. 4.42d). Aufgrund ihres distalen Einstrahlens in die Dorsalaponeurose sind sie aber die effektivsten Strecker in den Fingerendgelenken.

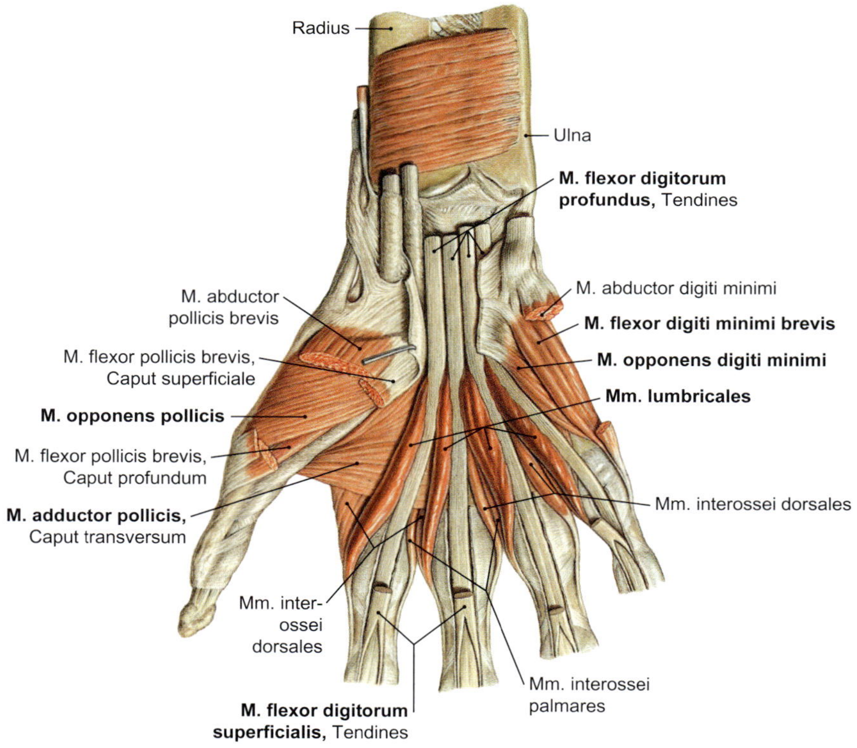

Abb. 4.41 Mittlere Schicht der Handmuskeln, rechts. Ansicht von palmar. [S700-L108]

Tab. 4.19 Muskeln des Kleinfingerballens (Hypothenarmuskeln).

Innervation	Ursprung	Ansatz	Funktion
M. palmaris brevis			
N. ulnaris (R. superficialis)	Aponeurosis palmaris	Haut des Hypothenars	spannt die Haut im Bereich des Hypothenars
M. abductor digiti minimi			
N. ulnaris (R. profundus)	Os pisiforme, Retinaculum musculorum flexorum	Grundphalanx	*Karpometakarpalgelenk (V):* Opposition *Fingergrundgelenk (V):* Abduktion
M. flexor digiti minimi			
N. ulnaris (R. profundus)	Retinaculum musculorum flexorum, Hamulus ossis hamati	Grundphalanx des 5. Fingers	*Karpometakarpalgelenk (V):* Opposition *Fingergrundgelenk (V):* Flexion
M. opponens digiti minimi			
N. ulnaris (R. profundus)	Retinaculum musculorum flexorum, Hamulus ossis hamati	Os metacarpi V	*Karpometakarpalgelenk (V):* Opposition

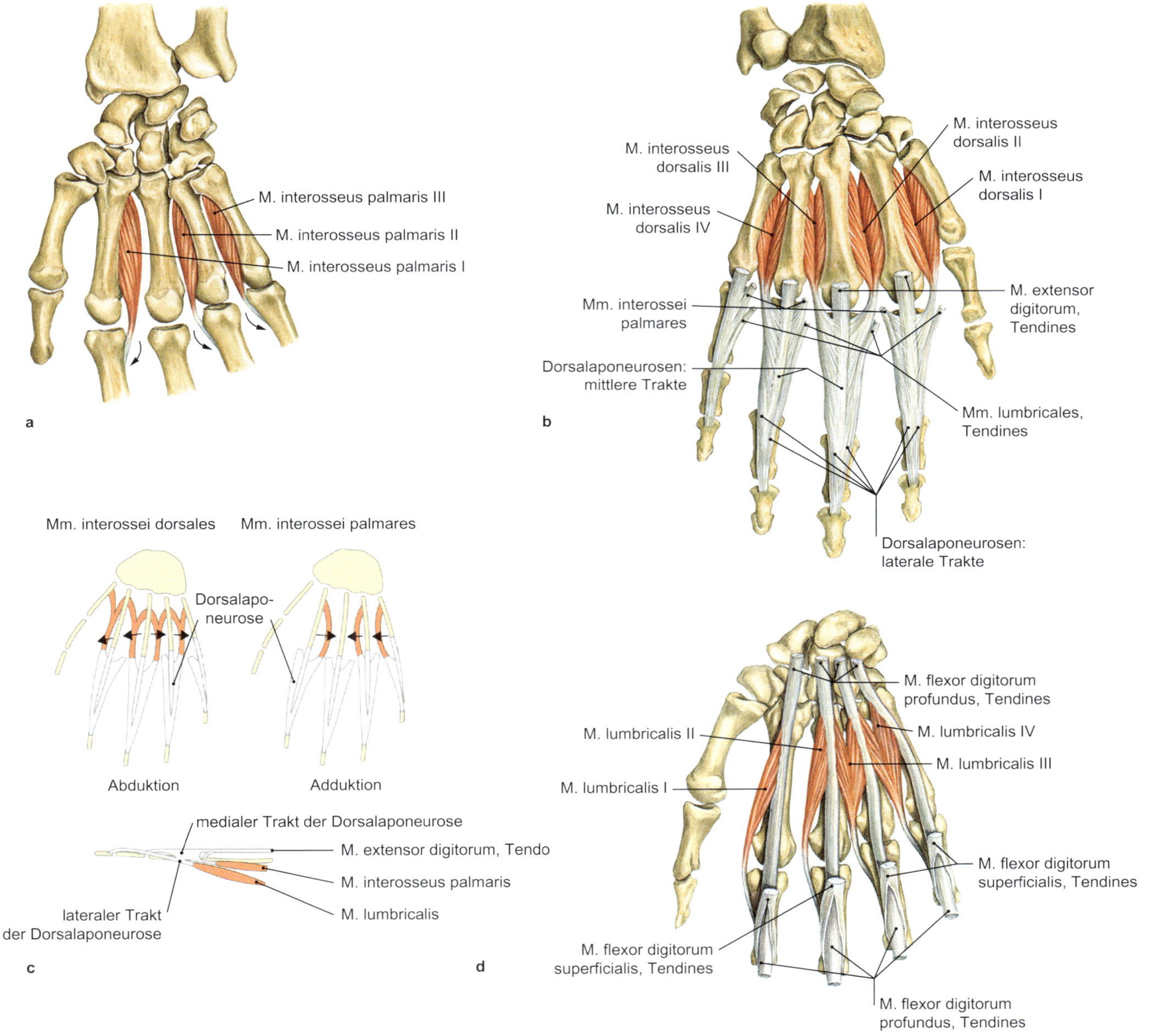

Abb. 4.42 Muskeln der Mittelhand. a Mm. interossei palmares, rechts. Ansicht von palmar. [S700-L301] **b** Mm. interossei dorsales, rechts, Ansicht von dorsal. [S700] **c** Mm. interossei, Schema des Verlaufs und ihrer Funktion. [S702-L127] **d** Mm. lumbricales, rechts, Ansicht von palmar. [S700]

Tab. 4.20 Muskeln der Mittelhand.

Innervation	Ursprung	Ansatz	Funktion
Mm. lumbricales I–IV			
N. medianus (I, II); N. ulnaris R. profundus) (III, IV)	Sehnen II–V des M. flexor digitorum profundus (I + II von radial; III + IV von einander zugewandten Seiten, zweiköpfig)	von radial her in die Dorsalaponeurose (lateraler Trakt) der Finger II–V	*Fingergrundgelenke (II–V):* Flexion *Fingergelenke (II–V):* Extension *(wichtigste Strecker der Fingerendgelenke)*
Mm. interossei palmares I–III			
N. ulnaris (R. profundus)	ulnare Seite des Os metacarpi II, radiale Seite der Ossa metacarpi IV und V	Grundphalanx und Dorsalaponeurose (lateraler Trakt) der Finger II, IV und V	*Fingergrundgelenke (II, IV, V):* Flexion *(wichtigste Beuger!)*, Adduktion (zum Mittelfinger) *Fingergelenke (II, IV, V):* Extension
Mm. interossei dorsales I–IV (zweiköpfig)			
N. ulnaris (R. profundus)	einander zugewandte Seiten der Ossa metacarpi I–V	Grundphalanx und Dorsalaponeurose der Finger II–IV	*Fingergrundgelenke (II–IV):* Flexion *(wichtigste Beuger!)*, Abduktion (vom Mittelfinger) *Fingergelenke (II–IV):* Extension

4.5.10 Hilfseinrichtungen der Muskulatur im Bereich der Hand

Im Bereich der Hand sind aufgrund der großen Belastungen und des langen Verlaufs der Sehnen spezielle Hüllstrukturen (**Sehnenscheiden**) nötig. Ebenso finden sich Rückhaltestrukturen, die ein Verschieben der Sehnen gegeneinander bzw. ein stärkeres Heraustreten der Sehnen aus dem Niveau der Palmar- oder Dorsalseite der Hand verhindern. Das **Retinaculum musculorum extensorum** auf der Dorsalseite ist nochmals in einzelne Kammern unterteilt, die Sehnenfächer genannt werden. Das **Retinaculum musculorum flexorum** bildet das Dach des Karpaltunnels (auch ➤ Kap. 4.10.5).

Sehnenscheiden und Bandstrukturen der langen Flexoren

Die Sehne des M. palmaris longus setzt an der **Palmaraponeurose** an. Diese bindegewebige Platte liegt oberflächlich direkt unter der Hautdecke der Mittelhandfläche, ist proximal am Retinaculum musculorum flexorum befestigt und läuft in einzelne Fingerstrahlen aus, die am Lig. metacarpale transversum profundum fixiert sind (➤ Abb. 4.40). Quer verlaufende Faserzüge proximal der Fingergrundgelenke werden als Lig. metacarpale transversum superficiale bezeichnet.

Klinik

Gutartige Verhärtungen und Knotenbildung innerhalb der Palmaraponeurose können zu Bewegungseinschränkung und Beugekontrakturen der Fingergelenke, vor allem von Klein- und Ringfinger führen. Die Ursache für die als **Morbus DUPUYTREN** bezeichnete Erkrankung ist weitgehend unklar.

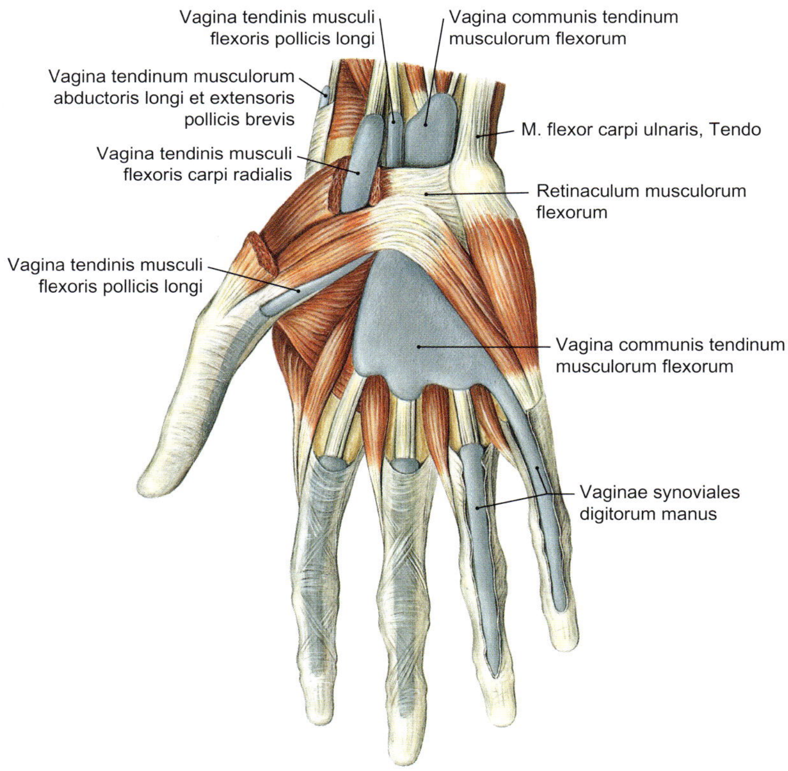

Abb. 4.43 Sehnenscheiden der Palmarseite der Hand, rechts. Ansicht von palmar. [S700]

Um Reibung zu reduzieren, verlaufen die Sehnen der/des
- Mm. flexores digitorum superficialis und profundus,
- M. flexor pollicis longus und
- M. flexor carpi radialis

in **Sehnenscheiden (Vaginae tendinum)** durch den Karpaltunnel (➤ Abb. 4.43). Die Sehnenscheide des M. pollicis longus setzt sich bis zum Ansatz fort (radiale Sehnenscheide). Die gemeinsame Sehnenscheide von M. flexor digitorum superficialis und profundus endet etwa in Höhe der Basen der Metakarpalknochen und umhüllt in der Regel nur die Sehnen zum kleinen Finger bis zu deren Ansatz (ulnare Sehnenscheide). Auf Höhe der Phalangen II–IV gibt es eigene Sehnenscheiden. Wichtig ist, dass individuell unterschiedlich einzelne Sehnenscheiden miteinander kommunizieren können.

Klinik

Innerhalb der Sehnenscheiden können sich bakterielle Infektionen ungehindert ausbreiten. Sehr häufig kommuniziert die Sehnenscheide des kleinen Fingers über die Handwurzel mit der im Bereich des Daumens. So können sich ausgehend vom kleinen Finger Entzündungen bis zum Daumenendglied ausbreiten, aber je nach Verbindung auch alle anderen Beugesehnen befallen werden. Dieses Bild der **V-Phlegmone** kann bei ungenügender Behandlung zur Versteifung der ganzen Hand führen.

Die fibröse äußere Schicht (Vagina fibrosa) der Sehnenscheiden ist mit ring- und kreuzförmigen Faserzügen (Pars anularis und Pars cruciformis), die *klinisch* als **Ring- und Kreuzbänder** bezeichnet werden, an den Phalangen bzw. den Gelenkkapseln der Fingergelenke fixiert. Dies sichert die Kopplung der Endsehnen an die Fingerknochen und vermeidet ein Abheben bei der Beugung.

Klinik

Rupturen der Ring- und Kreuzbänder der Sehnenscheiden sind im Klettersport besonders häufig, weil diese Strukturen dabei stark beansprucht werden.

Sehnenscheiden und Bandstrukturen der Extensoren

Das **Retinaculum musculorum extensorum** sichert den Verlauf der Streckmuskeln der Hand. Es ist hierzu in 6 Fächer unterteilt, die von radial beginnend von 1 bis 6 durchnummeriert werden (➤ Abb. 4.44). (**Tipp:** die Präparation der Sehnenfächer ist sinnvoll, da sie die Zuordnung der einzelnen Muskeln erheblich erleichtert!) Die Sehnen der folgenden Muskeln treten durch:

1. **Sehnenfach:** M. abductor pollicis longus, M. extensor pollicis brevis
2. **Sehnenfach:** Mm. extensores carpi radialis longus und brevis
3. **Sehnenfach:** M. extensor pollicis longus
4. **Sehnenfach:** M. extensor digitorum, M. extensor indicis
5. **Sehnenfach:** M. extensor digiti minimi
6. **Sehnenfach:** M. extensor carpi ulnaris

Ähnlich den Beugemuskeln verlaufen die Extensoren in kurzen Sehnenscheiden durch die Fächer des Retinaculums.

Die **Dorsalaponeurose** ist eine bindegewebige Bandstruktur, die sich auf der Dorsalseite jedes Fingers von der Grundphalanx zur Endphalanx erstreckt. Sie wird überwiegend durch die Endsehnen der langen Fingerstrecker, der Mm. interossei und der Mm. lumbricales gebildet (➤ Abb. 4.45) und besteht aus einem medialen und einem lateralen Trakt:
- Der **mediale Trakt** wird vor allem durch die langen Fingerstrecker gebildet und inseriert an Grund- und Mittelphalanx.
- Der **laterale Trakt** besteht vor allem aus den Endsehnen der Mm. lumbricales und inseriert an der Endphalanx.

In den lateralen Trakt strahlen zusätzlich einzelne Fasern der Mm. interossei ein, die aber überwiegend zum mittleren Trakt ziehen. Der schräge Faserverlauf der Mm. interossei und lumbricales ist Ursache ihrer unterschiedlichen Funktion in den Fingergelen-

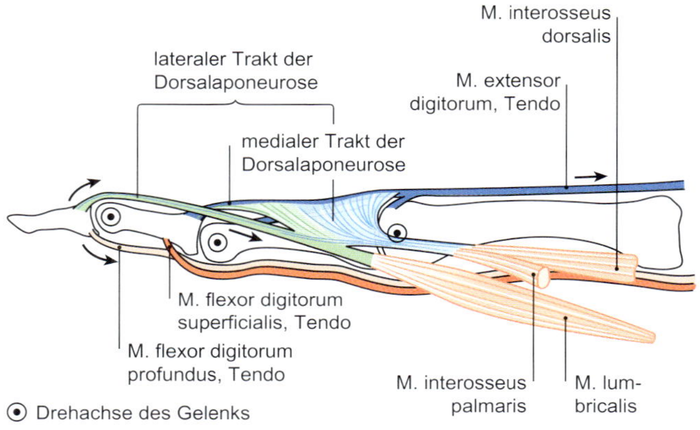

Abb. 4.45 Dorsalaponeurose der Finger und Wirkung der Fingerbeuger und -strecker. [S702-L126]/[G1064]

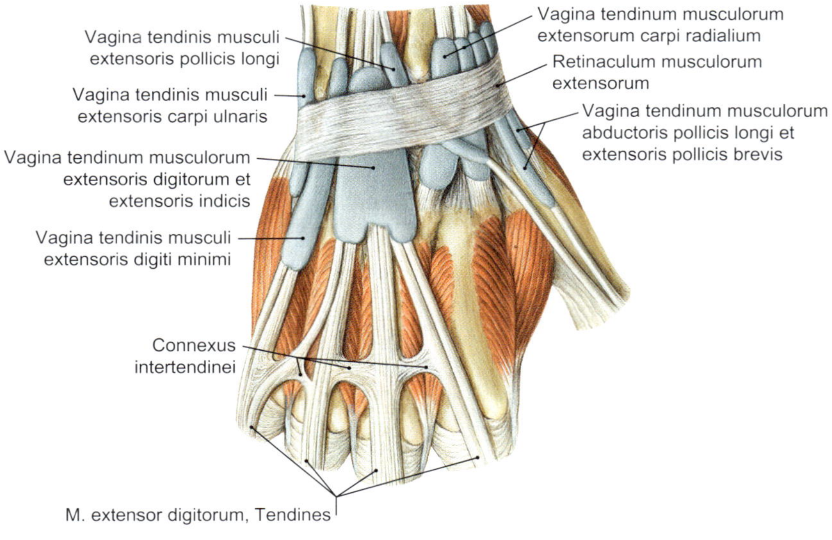

Abb. 4.44 Dorsale Sehnenscheiden der Hand, rechts. [S700-L301]

ken: Sie verlaufen palmar der Drehachse des Grundgelenks, aber dorsal der Drehachse von Mittel- und Endgelenken. Deshalb wirken die Muskeln beugend auf die Grundgelenke, aber streckend in den Mittel- und Endgelenken. Die Mm. lumbricales sind die wirksamsten Strecker in den Fingerendgelenken.

MERKE

Wichtigste Muskeln für Beugung und Streckung der Finger- und Daumengelenke

- Beugung der Fingergelenke:
  - Grundgelenke: Mm. interossei palmares und dorsales
  - Mittelgelenke: M. flexor digitorum superficialis
  - Endgelenke: M. flexor digitorum profundus
- Streckung der Fingergelenke:
  - Grund- und Mittelgelenke: M. extensor digitorum, M. extensor indicis
  - Endgelenke: Mm. lumbricales
- Daumen (mit jeweils eigenen langen und kurzen Beugern und Streckern)
  - Beugung des Grundgelenks: M. flexor pollicis brevis
  - Beugung des Endgelenks: M. flexor pollicis longus
  - Streckung des Grundgelenks: M. extensor pollicis brevis
  - Streckung des Endgelenks: M. extensor pollicis longus

Klinik

Verletzungen der Dorsalaponeurose sind durch die exponierte Lage häufig: Bei einer Durchtrennung über dem Grundgelenk kann der Finger im Grundgelenk nicht mehr effektiv gestreckt werden, die Extension in Mittel- und Endgelenk (Mm. lumbricales und interossei, von lateral einstrahlend) dagegen bleibt intakt. Bei der Durchtrennung des medialen Trakts über dem Mittelgelenk rutscht der laterale Trakt nach palmar ab, es entstehen eine Beugung im Mittelgelenk und eine Streckung im Endgelenk **(„Knopflochdeformität“).** Bei der Durchtrennung des lateralen Trakts im Bereich des Endgelenks gerät das Endglied in Beugestellung (da die Mm. lumbricales unwirksam werden). Die anderen Gelenke bleiben unberührt **(„Hammerfinger“).**

4.6 Nerven der oberen Extremität

Kompetenzen

Nach Bearbeitung dieses Lehrbuchkapitels sollten Sie in der Lage sein:

- den Aufbau des Plexus brachialis zu erläutern, seine Strukturen am Präparat zu zeigen und die Symptomatik bei Plexusläsionen zu erklären
- die Funktionen und Ausfälle der Schulternerven zu kennen
- den Verlauf, die Funktion und die genaue Symptomatik bei Ausfall der großen Nerven des Arms zu kennen und diese am Präparat zu zeigen

An der sensorischen Innervation von Schulter und Arm beteiligen sich die Spinalnerven **C4–T3.** Die Rr. anteriores der Spinalnerven **C5–T1** schließen sich zum Armgeflecht **(Plexus brachialis)** zusammen, aus dem schließlich die eigentlichen Nerven des Arms und der Schulterregion hervorgehen.

4.6.1 Sensorische Innervation

Die sensorische Innervation des Arms wird durch das Zusammenwirken aller langen Armnerven des Plexus brachialis und auch des N. axillaris gewährleistet (➤ Abb. 4.46a, b).
Zusätzlich beteiligen sich einzelne Fasern der Rumpfnerven (**Nn. intercostobrachiales** aus T2 und T3) an der Versorgung des medialen Oberarms, indem sie sich dem N. cutaneus brachii medialis anlagern (➤ Abb. 4.49).
Wichtig ist, dass ein Hautareal meist überlappend von Hautästen mehrerer Nerven versorgt wird. Der Anteil, der nur durch einen einzigen Nerv innerviert ist, ist meist eher klein und wird als **Autonomiegebiet** bezeichnet.
Das Areal, das spezifisch vom Spinalnerv eines Rückenmarksegments versorgt wird, nennt man **Hautwurzelfeld** oder **Dermatom** (➤ Abb. 4.46c, d). Während die Dermatome am Rumpf überwiegend horizontal angeordnet sind, verlaufen sie am Arm entlang seiner Längsachse. Wie beim Vergleich der ➤ Abb. 4.6 mit ➤ Abb. 4.43c deutlich wird, wurden beim Auswachsen der Extremitätenknospen die an dieser Stelle befindlichen Rumpfdermatome auf den Arm „verlängert“.
Die Rr. anteriores der Spinalnerven aus den Rückenmarkssegmenten C5–T1 verflechten sich im Plexus brachialis zu den Nerven des Arms. Jeder dieser Nerven des Arms erhält Nervenfasern aus mehreren Rückenmarkssegmenten. Ebenso erhalten unterschiedliche Nerven des Arms Nervenfasern aus demselben Spinalnerv. Durch diese Vermischung erklärt sich, dass das Versorgungsgebiet eines Nervs nicht einzelnen Dermatomen entspricht.

MERKE

Die Lokalisation der Dermatome am Arm kann man sich am besten einprägen, indem man sich den Arm mit nach oben gerichtetem Daumen vorstellt (➤ Abb. 4.46). Hierbei sind dorsal die Dermatome im Wesentlichen von kranial nach kaudal entsprechend den versorgenden Spinalnervensegmenten angeordnet:
Von kranial nach kaudal:

- Schulterhöhe über dem Acromion: C4
- Haut über dem M. deltoideus: C5
- Ventralseite des Arms und radiale Finger (Daumen!): C6
- Radialseite des Arms und Mittelfinger: C7
- Ulnarseite des Arms und ulnare Finger (Kleinfinger!): C8
- Medialseite des Unterarms: T1

Klinik

Kenntnisse der **Dermatome** sind unverzichtbar zur Diagnostik von Radikulopathien (Schädigung der Spinalnervenwurzel bzw. des entsprechenden Wirbelsäulenabschnitts). Bei Bandscheibenvorfällen, die zur Kompression der Spinalnervenwurzel führen, lässt sich durch sensorische Ausfälle bzw. durch Schmerzen in den entsprechenden Dermatomen die Lokalisation des Vorfalls meist sehr gut eingrenzen. Die Dermatome C6–8 sind für die Diagnostik von Bandscheibenvorfällen im Bereich der Halswirbelsäule von besonderer Bedeutung.
Verletzungen eines peripheren Nervs sind neben meist auffälligen Funktionverlusten der versorgten Muskulatur durch sensorische Defizite vor allem in den Autonomiegebieten gekennzeichnet.

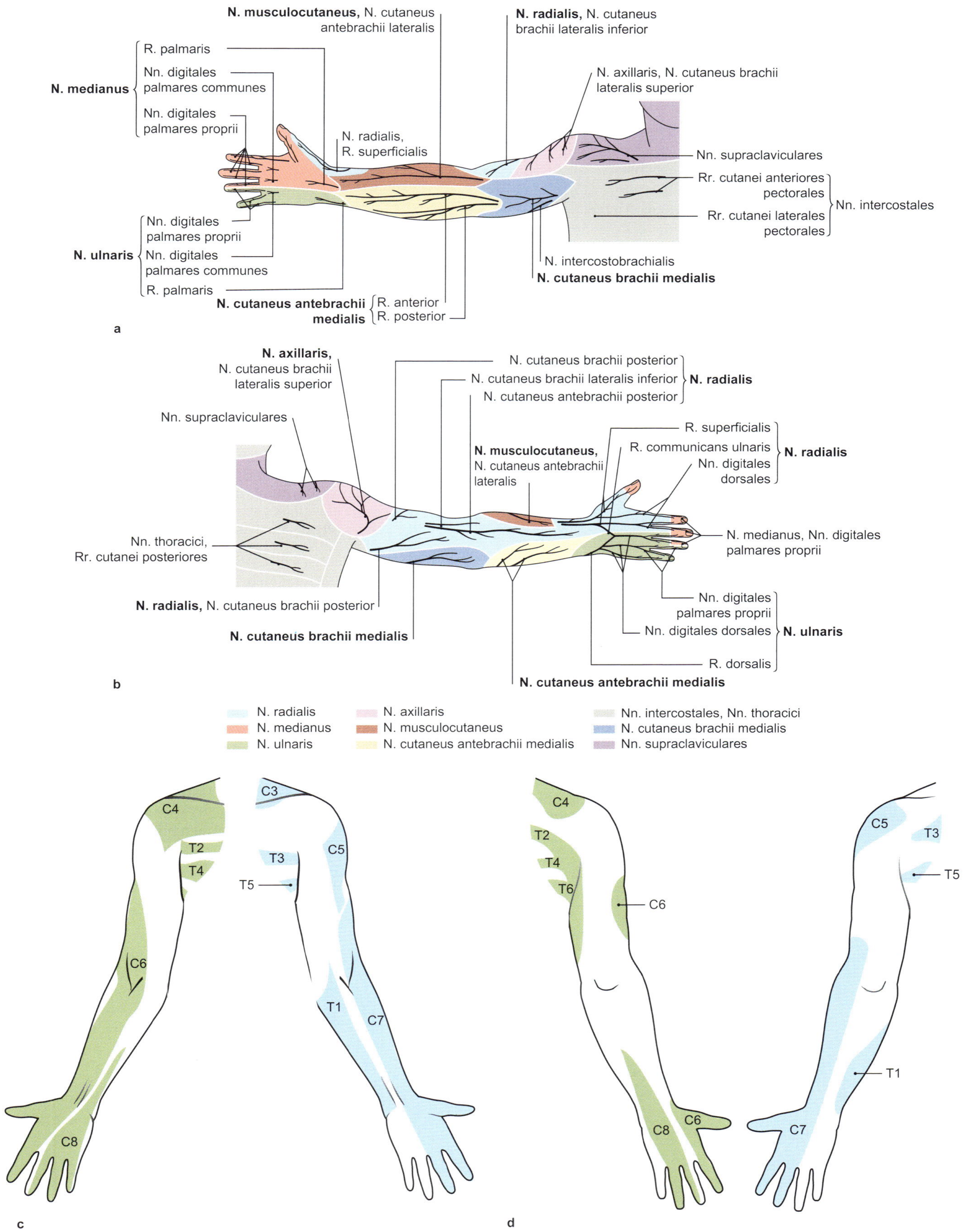

Abb. 4.46 Hautnerven und segmentale Innervation der oberen Extremität. a, b Hautnerven rechts in der Ansicht von ventral (a) bzw. dorsal (b). [S700-L126] **c, d** Dermatome in der Ansicht von ventral (c) bzw. dorsal (d). Aus Gründen der Übersichtlichkeit sind die Dermatome im Wechsel für die rechte (grün) und linke (blau) Körperseite dargestellt. [S700-L126]/[F1067-001]

4.6.2 Gliederung des Plexus brachialis

Die Rr. anteriores der Spinalnerven von **C5–T1** bilden den Plexus brachialis (➤ Abb. 4.47). Dieser dient als „Verteilstation" für die Nervenversorgung der größten Anteile des Arms, da in ihm die Spinalnerven zu den Nerven des Arms umgelagert werden. Man kann ihn topografisch unterteilen in:

- **Pars supraclavicularis:** oberhalb der Clavicula
- **Pars infraclavicularis:** unterhalb der Clavicula

Einzelne Nerven des supraklavikulären Anteils erhalten auch Nervenfasern aus den Segmenten C3 und C4.

Pars supraclavicularis

In der Pars supraclavicularis schließen sich die Rr. anteriores der 5 Spinalnerven zu **3 Stämmen (Trunci)** zusammen:

- **Truncus superior:** erhält die Fasern aus **C5 und C6**
- **Truncus medius:** wird nur von **C7** gebildet
- **Truncus inferior:** bildet sich aus **C8 und T1**

Die Spinalnerven verlaufen zusammen mit der A. subclavia durch die **„Skalenuslücke"** zwischen M. scalenus anterior und M. scalenus medius nach lateral, vereinigen sich zu den Trunci und treten kaudal der Clavicula in die Achselhöhle ein. Ventral dieses Gefäß-Nerven-Bündels und vor dem M. scalenus anterior befindet sich die V. subclavia.

Klinik

Läsionen des Plexus brachialis sind gekennzeichnet durch Verletzung (z. B. Zerrung, Quetschung oder Ausriss) einer oder mehrerer Spinalnervenwurzeln, was schwere Funktionsausfälle zur Folge hat (➤ Abb. 4.48a). Ursache sind meist Unfälle (typischerweise Motorradunfälle oder Aufprall auf die Schulter mit Überdehnung des Nervs), Geburtskomplikationen oder falsche Lagerung auf dem OP-Tisch. Man unterscheidet 2 Haupttypen der Plexusläsionen:

- **Obere Plexusläsion** (Typ **ERB**, betrifft C5/C6 für Truncus superior). Es kommt zu Ausfällen im proximalen Armbereich (➤ Abb. 4.48b): Abduktions- und Außenrotationsschwäche im Schultergelenk, Ausfall der Beugung im Ellenbogengelenk und der Supination. Somit hängt der Arm bei innenrotierter Schulter (Handflächen nach hinten) schlaff herab. Zusätzlich können sensorische Defizite, vor allem an der Schulter, entstehen.
- **Untere Plexusläsion** (Typ **KLUMPKE,** betrifft C8/T1 für Truncus inferior). Es kommt zu Ausfällen im Bereich des distalen Arms, vor allem der langen Fingerbeuger und der Handmuskeln sowie zu sensorischen Defiziten überwiegend im Bereich der ulnaren Hand (➤ Abb. 4.46c). Durch Beteiligung von C8 und T1 kann es aufgrund der Schädigung der präganglionären sympathischen Nervenfasern zum **HORNER-Syndrom** (Engstellung der Pupille, herabhängendes Oberlid, Einsinken des Augapfels) auf der entsprechenden Seite kommen.

Gelegentlich wird die **Läsion des Segments C7** als mittlere Plexusläsion bezeichnet, was nicht sehr sinnvoll ist, weil die Läsion einzeln nicht vorkommt. Vielmehr kann das Segment C7 bei einer oberen oder unteren Läsion beteiligt sein. Da der Leitmuskel für C7 der M. triceps brachii ist, fällt dieser weitgehend aus. Entsprechend der Ausdehnung des Dermatoms C7 ist die Empfindung am dorsalen Unterarm und an den mittleren Fingern beeinträchtigt. Bei einer **kompletten Läsion** sind alle Anteile des Plexus brachialis betroffen.
Therapeutisch wird versucht, die ausgerissenen Nervenwurzeln wieder miteinander zu verbinden, indem die Faszikel der Nerven mit ihrem umhüllenden Bindegewebe vernäht werden. Ein Verfahren in der Handchirurgie ist die **distale Nerventransposition,** bei der bei oberer Plexusläsion z. B. ein Faszikel aus dem N. ulnaris mit dem ausgefallenen N. musculocutaneus verbunden wird.
In der Anästhesie ist es üblich, verschiedene Operationen in regionaler Betäubung durchzuführen, indem z. B. die 3 Faszikel des Plexus brachialis gezielt mit Lokalanästhetika umspritzt werden **(Plexusblockade).**

Aus der **Pars supraclavicularis** des Plexus brachialis entspringen auf Höhe der Trunci folgende 4 Nerven sowie einzelne Äste zu Halsmuskeln (➤ Abb. 4.49):

- **N. dorsalis scapulae** (C3–5): Er durchbohrt und innerviert den M. scalenus medius, zieht dann am Unterrand des M. levator scapulae (Leitmuskel!) entlang zur Margo medialis der Scapula. Er innerviert den M. levator scapulae und die Mm. rhomboidei.
- **N. thoracicus longus** (C5–7): Der Nerv durchbohrt weiter kaudal den M. scalenus medius und zieht hinter der Clavicula und den Trunci zur vorderen Rumpfwand und verläuft auf dem M. serratus anterior, den er innerviert.
- **N. suprascapularis** (C4–6): Nach dem Ursprung aus dem Truncus superior zieht der Nerv zusammen mit der A. suprascapularis

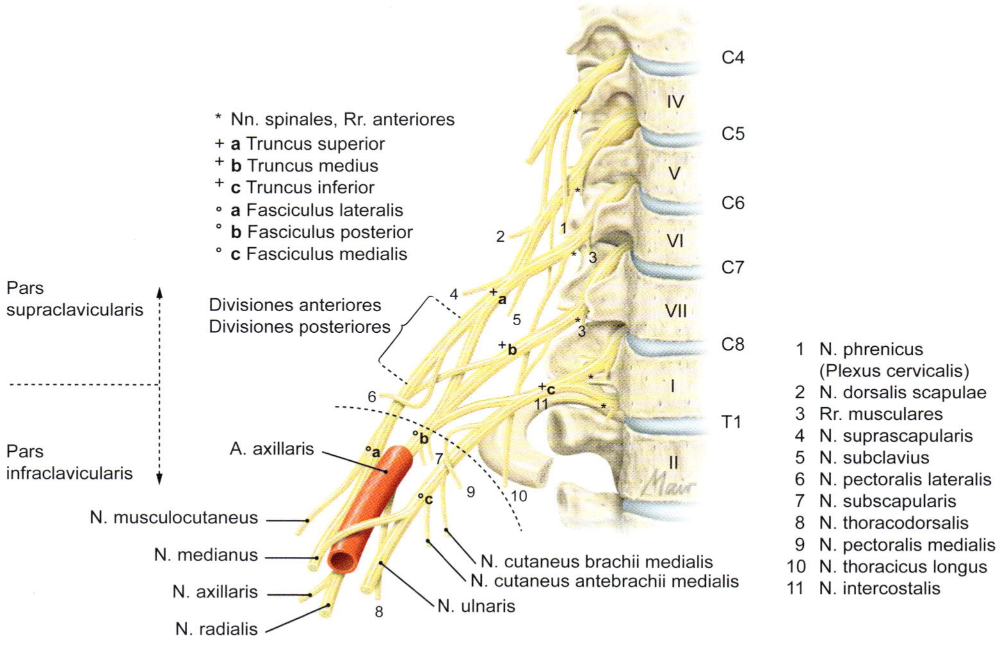

Abb. 4.47 Armgeflecht, Plexus brachialis, rechts. Übersicht, Ansicht von ventral. [S700-L127]

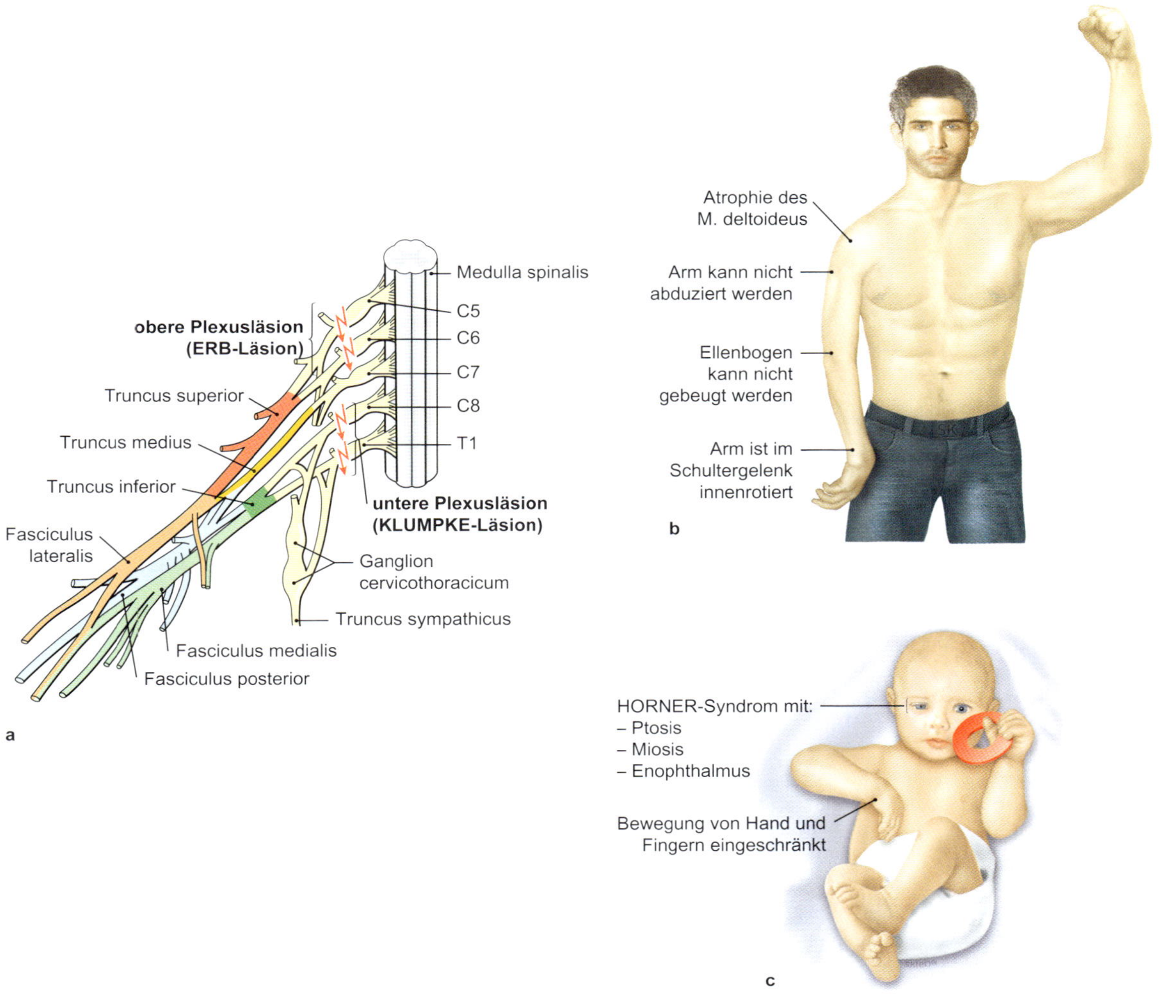

Abb. 4.48 Läsionen des Plexus brachialis. a Läsionsformen, rechts. Ansicht von vorne. [S702-L126] **b** Klinik bei oberer Plexusläsion (Typ ERB). [S702-L238] **c** Klinik bei unterer Plexusläsion (Typ KLUMPKE). [S702-L238]

zur Incisura scapulae und gelangt unter dem Lig. transversum scapulae superius in die Fossa supraspinata und um die Spina scapulae herum unter dem Lig. transversum scapulae inferius in die Fossa infraspinata (➤ Abb. 4.73). Dort innerviert er motorisch den M. supraspinatus und den M. infraspinatus und sensorisch das laterale Schlüsselbeingelenk und das Schultergelenk.

- **N. subclavius** (C5–6): Kurzer Ast zum M. subclavius, der gelegentlich einen Ast zum N. phrenicus abgibt (sog. Nebenphrenicus, ➤ Abb. 4.49). Sensorisch innerviert er das mediale Schlüsselbeingelenk.
- **Muskeläste für die Mm. scaleni und M. longus colli** (C5–8).

Die Trunci des Plexus brachialis spalten sich nach Abgabe der supraklavikulären Äste jeweils in einen vorderen und hinteren Anteil auf **(Divisiones anteriores und posteriores).** Diese lagern sich dann zu den Faszikeln der Pars infraclavicularis des Plexus brachialis zusammen (➤ Abb. 4.47).

Pars infraclavicularis

Die Pars infraclavicularis umfasst die Faszikel, aus denen dann die Hauptnerven des Plexus brachialis hervorgehen. Aus den Divisiones anteriores und posteriores der 3 Trunci bilden sich **3 Faszikel:**

- **Fasciculus posterior:** aus den Divisiones posteriores aller 3 Trunci (C5–T1)
- **Fasciculus lateralis:** aus den Divisiones anteriores der Trunci superior und medius (C5–7)
- **Fasciculus medialis:** aus der Divisio anterior des Truncus inferior (C8–T1)

Die Faszikel lagern sich in ihrem Verlauf an die A. axillaris an, sodass gemäß ihrer Bennenung der Fasciculus posterior hinter, der Fasciculus medialis medial und der Fasciculus lateralis lateral der Arterie liegt.

Klinik

Läsionen der Schulternerven der Pars supraclavicularis führen zu folgenden Ausfällen:

- **N. dorsalis scapulae:** Durch Funktionsausfall der Mm. rhomboidei ist die Scapula etwas nach lateral verschoben und leicht vom Thorax abgehoben. Aufgrund der geschützten Lage ist eine isolierte Läsion selten.
- **N. thoracicus longus:** Wird z. B. beim Tragen schwerer Lasten („Rucksackläsion") der N. thoracicus longus unter der Clavicula komprimiert oder bei Schnittverletzungen an der seitlichen Brustwand verletzt, entsteht durch Ausfall des M. serratus anterior das klinische Bild der **Scapula alata** (➤ Abb. 4.50): Die Scapula ist nach medial verschoben und ihr medialer Rand steht vom Brustkorb ab. Für die Patienten ist besonders beeinträchtigend, dass die Elevation des Arms nicht mehr möglich ist.

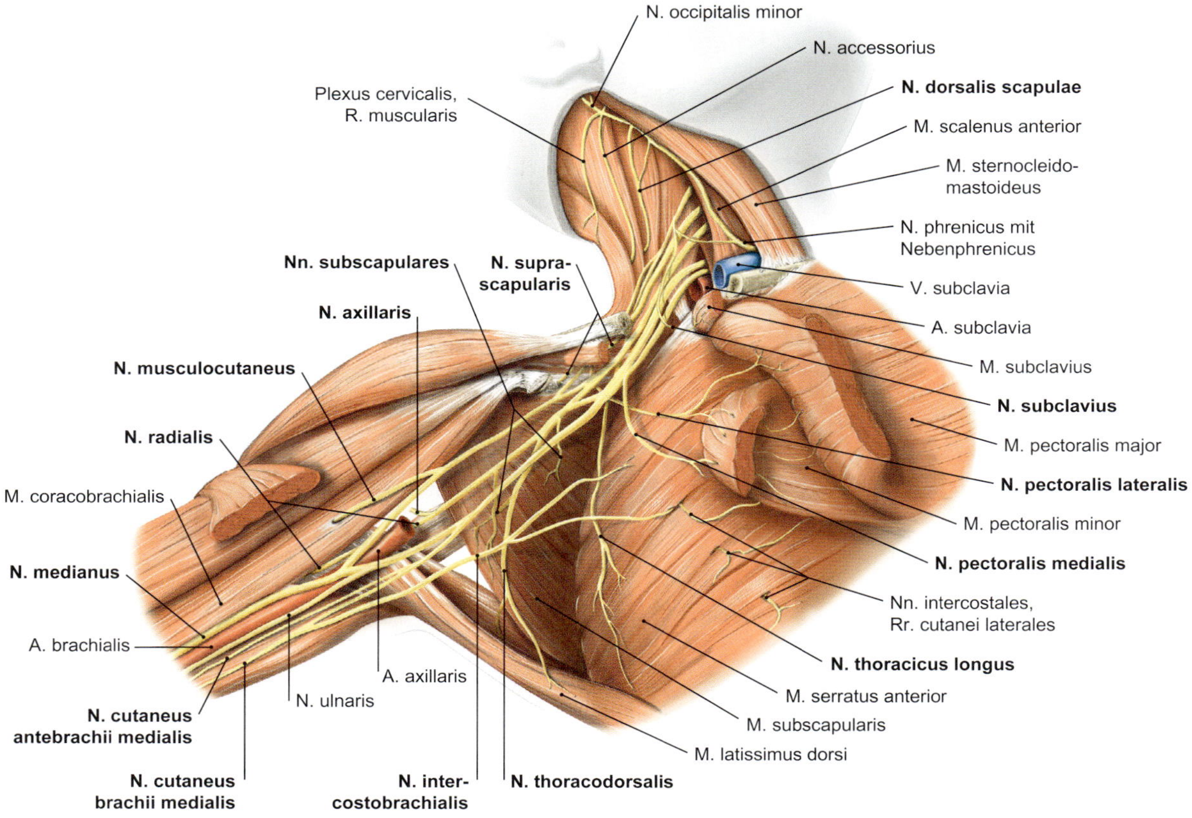

Abb. 4.49 Plexus brachialis, rechts. Ansicht von ventral. [S702-L266]

- **N. suprascapularis:** Ein Ausfall kann durch Kompression in der Incisura scapulae oder Verletzungen in der seitlichen Halsregion vorkommen und führt aufgrund der nun fehlenden Hauptfunktionen von M. supraspinatus und M. infraspinatus zu Abduktions- und Außenrotationsschwäche.
- Eine isolierte Läsion des **N. subclavius** kommt nahezu nicht vor und hat keine eindeutigen klinischen Symptome.

Die Faszikel besitzen folgende **Seitenäste,** die jeweils der Muskelinnervation der Schulter dienen (➤ Abb. 4.49):

- **N. pectoralis lateralis** (C5–7): entspringt aus dem lateralen Faszikel und zieht durch das Trigonum clavipectorale zum M. pectoralis major, den er überwiegend versorgt. Sensorisch innerviert er das laterale Schlüsselbeingelenk und das Schultergelenk.
- **N. pectoralis medialis** (C8–T1): zieht vom medialen Faszikel durch den M. pectoralis minor zum M. pectoralis major, versorgt beide Muskeln
- **Nn. subscapulares** (C5–7): meist 2 kurze Äste aus dem posterioren Faszikel zum M. subscapularis, seltener auch zum M. teres major. Sensorisch innervieren sie das Schultergelenk.
- **N. thoracodorsalis** (C6–8): zieht, aus dem posterioren Faszikel kommend, mit der A. thoracodorsalis zum M. latissimus dorsi, den er zusammen mit dem M. teres major innerviert

Klinik

Läsionen der Schulternerven der Pars infraclavicularis führen zu folgenden Ausfällen:

- **Nn. subscapulares:** Beispielsweise bei proximaler Humerusfraktur kommt es durch Funktionsausfall des gleichnamigen Muskels zu einer erheblichen Schwächung der Innenrotation im Schultergelenk.
- **N. thoracodorsalis:** Die Adduktion des retrovertierten Arms ist gestört. Die Arme können nicht mehr hinter dem Rücken überkreuzt werden. Die hintere Achselfalte ist eingefallen. Die Beeinträchtigung ist trotz der Größe des M. latissimus dorsi gering, da er und der M. teres major für keine Bewegung im Schultergelenk von essenzieller Bedeutung sind.
- **Nn. pectorales:** Hier kommt es besonders zu einer Adduktions- und Anteversionsschwäche. Die Arme können nicht mehr vor dem Rumpf überkreuzt werden. Verletzungen einzelner Nerven sind aufgrund ihrer geschützten Lage relativ selten.

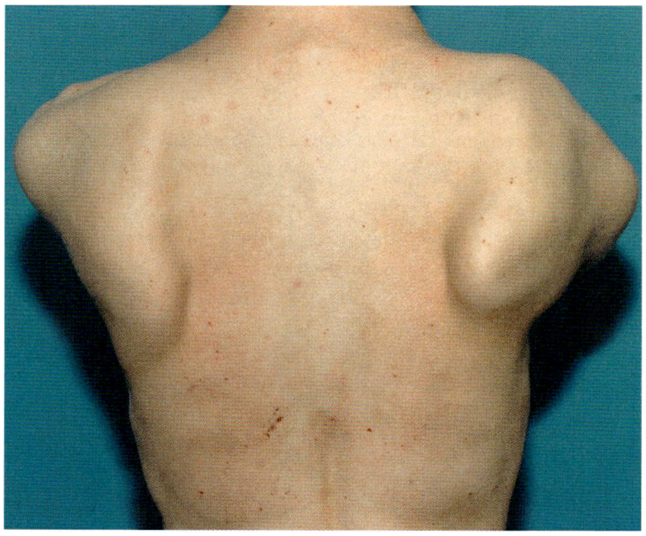

Abb. 4.50 Scapula alata. [R261]

Distal gehen aus den Faszikeln die Hauptnerven des Arms hervor:
- **Fasciculus posterior:**
  - N. axillaris (C5–6)
  - N. radialis (C5–T1)
- **Fasciculus lateralis:**
  - N. musculocutaneus (C5–7)
  - N. medianus, Radix lateralis (C6–7)
- **Fasciculus medialis**
  - N. medianus, Radix medialis (C8–T1)
  - N. ulnaris (C8–T1)
  - N. cutaneus brachii medialis (C8–T1)
  - N. cutaneus antebrachii medialis (C8–T1)

4.6.3 N. axillaris

Der N. axillaris (C5–6) entstammt dem posterioren Faszikel und zieht zusammen mit der A. circumflexa humeri posterior durch die **laterale Achsellücke** (➤ Abb. 4.73). Dort verzweigt er sich unter dem M. deltoideus, den er zusammen mit dem M. teres minor versorgt (➤ Abb. 4.51). Ein sensorischer Ast, der N. cutaneus brachii lateralis superior, versorgt die Haut der Schulter über dem M. deltoideus und das Schultergelenk. Der Hautnerv tritt am Hinterrand des M. deltoideus durch die Faszie.

MERKE

Autonomiegebiet des N. axillaris: Haut über dem M. deltoideus

Klinik

Eine **Läsion des N. axillaris,** z. B. durch Schulterluxation oder proximale Humerusfraktur, äußert sich durch Abduktionsschwäche im Schultergelenk, eingesunkene Schulterregion durch Atrophie des M. deltoideus (➤ Abb. 4.52) und ein sensorisches Defizit über dem M. deltoideus.

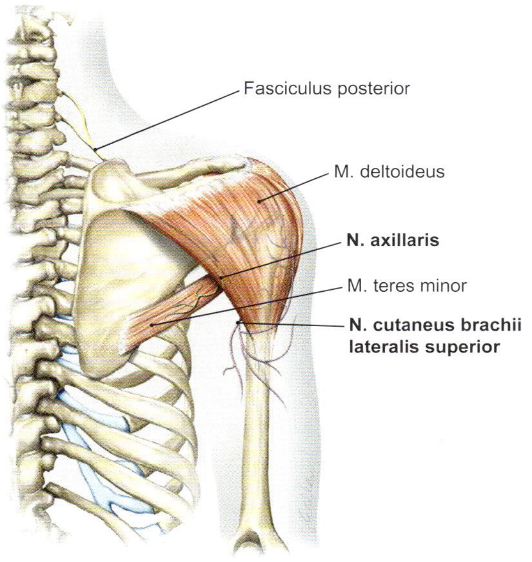

Abb. 4.51 N. axillaris, rechts. Ansicht von dorsal. [S700-L266]

4.6.4 N. radialis

Der N. radialis (C5–T1) setzt den Verlauf des Fasciculus posterior fort (➤ Abb. 4.53). Er verläuft ventral der Ansatzsehne des M. latissimus dorsi und tritt mit der A. profunda brachii durch den **Trizepsschlitz** (zwischen Caput longum und Caput laterale des M. triceps brachii). Er lagert sich dann im Sulcus nervi radialis dem Humerus an und gelangt im Radialistunnel zwischen M. brachialis und M. brachioradialis von lateral in die Ellenbeuge. Der N. radialis innerviert alle Streckmuskeln des Ober- und Unterarms sowie die radiale Muskelgruppe motorisch. Sensorisch versorgt er neben der Haut auf der Dorsalseite des Arms und dorsal die radialen 2½ Finger auch das Ellenbogengelenk und die Handgelenke.
Auf seinem Weg am Oberarm gibt er von proximal nach distal folgende Äste ab:
- **N. cutaneus brachii posterior:** Abgang im Bereich des Trizepsschlitzes zur Versorgung der Haut des hinteren Oberarms
- **N. cutaneus brachii lateralis inferior:** Abgang *vor* Anlagerung an den Humerus im Sulcus nervi radialis
- **Muskeläste zum M. triceps brachii:** Abgang *vor* dem Sulcus nervi radialis
- **N. cutaneus antebrachii posterior:** Abgang *im* Sulcus nervi radialis; zieht zwischen Ansatz des M. deltoideus und M. triceps brachii durch die Faszie und versorgt die Streckseite des Unterarms
- **Muskeläste für die Radialisgruppe** des Unterarms (M. brachioradialis, Mm. extensores carpi radialis longus und brevis)

Der N. radialis tritt von lateral durch den **Radialis-Tunnel** (zwischen M. brachioradialis und M. brachialis) in die Ellenbeuge ein und spaltet sich in seine 2 Endäste auf:
- R. superficialis
- R. profundus

R. superficialis

Der rein sensorische Ast setzt den Verlauf des N. radialis weiter fort. Zusammen mit der A. radialis zieht er entlang des M. brachioradialis (Leitmuskel!). Dann gelangt er durch die Tabatière („Fovea radialis", zwischen den Sehnen der Mm. extensores pollicis longus und brevis) auf die Dorsalseite der Handgelenke, deren radiale Seite er versorgt. Hier entsendet er den R. communicans ulnaris zum N. ulnaris. Der R. superficialis spaltet sich in 5 Nn. **digitales dorsales** auf, von denen je 2 die radiale und ulnare Dorsalseite des Daumens und die des Zeigefingers sowie einer die radiale Dorsalseite des Mittelfingers sensorisch versorgen **(radiale 2½ Finger auf der Dorsalseite).** Dieses Versorgungsgebiet umfasst allerdings nur jeweils die Haut über der Grund- und Mittelphalanx, die Dorsalseite der Endphalangen wird durch die Endäste des N. medianus von ventral aus innerviert.

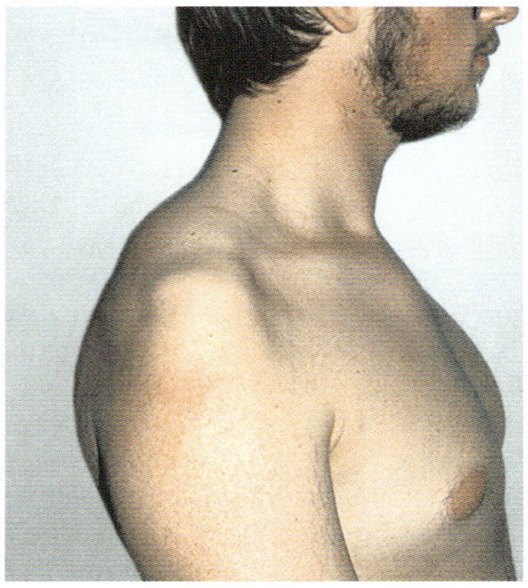

Abb. 4.52 Läsion des N. axillaris, rechts. Ansicht von lateral. [S700-T917]

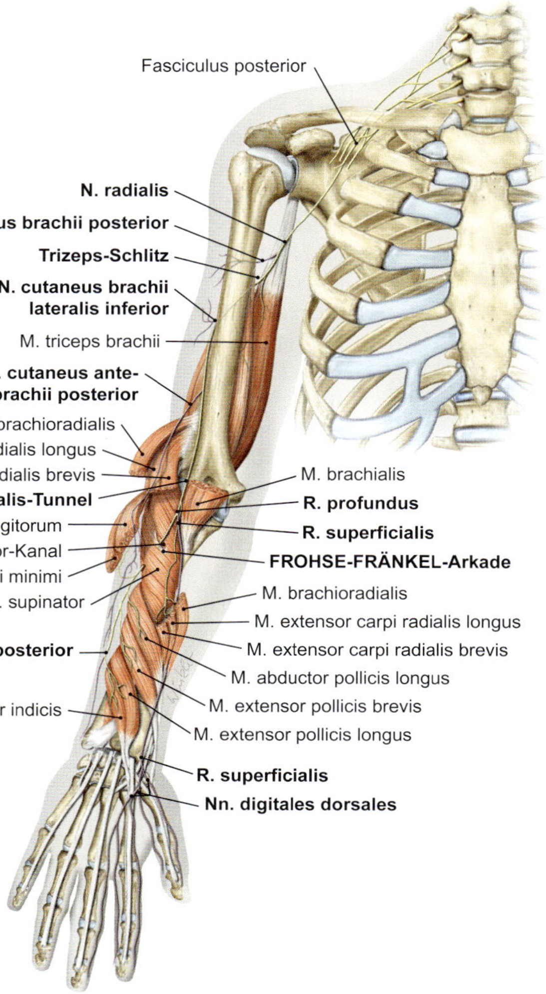

Abb. 4.53 Verlauf und Versorgungsgebiet des N. radialis, rechts. Ansicht von vorne. [S700-L266]

MERKE

Autonomiegebiet des N. radialis: Haut auf der Dorsalseite zwischen Daumen und Zeigefinger (erster Zwischenfingerraum)

R. profundus

Der R. profundus durchbohrt etwas distal der Ellenbeuge den M. supinator **(Supinatorkanal).** An seinem Eintritt ist der Kanal durch eine sichelförmige Verstärkung der Muskelfaszie bedeckt **(FROHSE-FRÄNKEL-Arkade).** Dann schlingt sich der R. profundus um den Radius herum auf die Dorsalseite des Unterarms und zieht zwischen der tiefen und oberflächlichen Schicht der Strecker nach distal. Auf seinem Weg versorgt er alle Streckmuskeln des Unterarms und läuft in den sensorischen **N. interosseus antebrachii posterior** aus, der sich an der Innervation der Handgelenke beteiligt.

Klinik

Der N. radialis gibt auf der gesamten Länge des Arms Äste ab. Bei Verletzungen des Nervs hängt daher die Symptomatik entscheidend vom Ort der Verletzung ab (➤ Abb. 4.54).
Man kann 3 Läsionsorte unterscheiden, deren Klinik jeweils charakteristisch ist:

- **Proximale Läsion** (1 in ➤ Abb. 4.54): Die Schädigung im Bereich der Axilla kann durch Gehstützen hervorgerufen werden, auf die das Körpergewicht in der Achselhöhle aufgestützt wird. Eine häufigere Ursache hierfür ist eine unsachgemäße Lagerung während einer Operation. Es kommt zur Parese aller vom N. radialis versorgten Muskeln. Nicht oder nur schwach möglich sind folgende Bewegungen:
  - Streckung im Ellenbogengelenk (Ausfall M. triceps brachii)
  - Supination bei gestrecktem Arm (Ausfall des M. supinator und des M. brachioradialis)
  - Extension in den Hand- und Fingergrund-/-mittelgelenken (Ausfall aller dorsalen Unterarmmuskeln und der Radialisgruppe). Es kommt zum Bild der **Fallhand** (➤ Abb. 4.55): Die Hand kann nicht gegen die Schwerkraft angehoben werden.
  - Ein kräftiger Faustschluss ist nicht möglich, weil hierzu, bedingt durch die aktive Insuffizienz der Fingerbeuger, in den Handgelenken dorsal extendiert werden muss.
  - Außerdem sind sensorische Ausfälle möglich an der Rückseite des Ober- und Unterarms, im ersten Zwischenfingerraum und an den dorsalen 2½ Fingern.
- **Mittlere Läsion** (2a und b in ➤ Abb. 4.54): Ursache für die Schädigung zwischen Axilla und Unterarm kann eine Druckschädigung durch Liegen auf der Seite sein („Parkbankläsion"), aber auch Frakturen des Oberarms oder eine Kompression beim Durchtritt durch den M. supinator.
  - Wird der Nerv im Sulcus nervi radialis geschädigt (am häufigsten, 2a in ➤ Abb. 4.54), kommt es weder zum Streckdefizit im Ellenbogengelenk noch zu sensorischen Ausfällen auf der Dorsalseite des Oberarms, da die entsprechenden Äste bereits vorher abgehen. Das übrige klinische Bild entspricht dem der proximalen Läsion.
  - Bei Schädigung im Bereich der FROHSE-FRÄNKEL-Arkade (2b in ➤ Abb. 4.54) ist nur der R. profundus betroffen. Der sensorische Ausfall an der Hand bleibt aus (R. superficialis intakt, die Versorgung des Handgelenks durch den R. profundus ist wenig relevant), und eine Fallhand ist auch nicht nachzuweisen, da die Äste zu den Mm. extensores carpi radiales vor dem M. supinator abgehen und

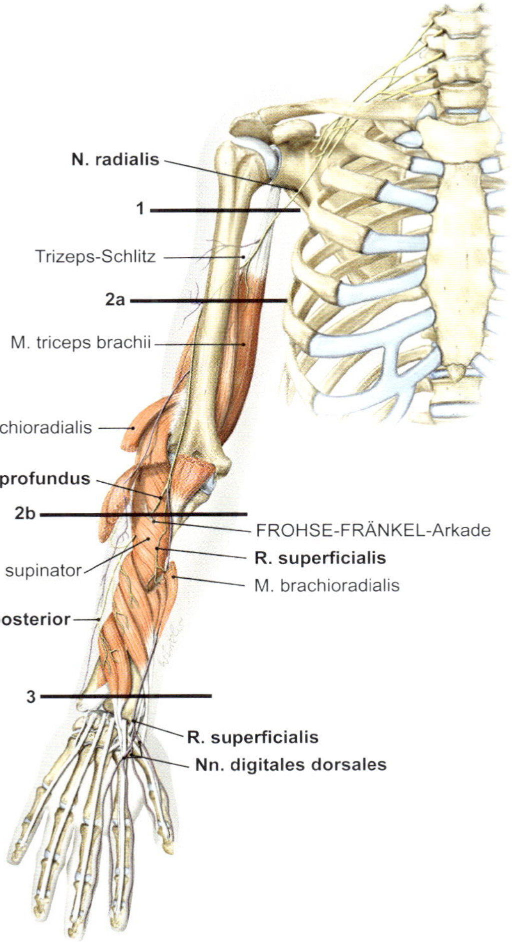

Abb. 4.54 Läsionen des N. radialis, rechts. Ansicht von ventral; 1 = proximale Läsion, 2a = mittlere Läsion im Sulcus nervi radialis, 2b = mittlere Läsion im Bereich der FROHSE-FRÄNKEL-Arkade, 3 = tiefe Läsion. [S700-L266]

diese Muskeln genügen, um ein Absinken der Hand gegen die Schwerkraft zu verhindern. Ein Streckdefizit in den Fingern ist aber weiterhin vorhanden, die Kraft beim Faustschluss ist ebenfalls noch vermindert. Durch das Überwiegen der Beugemuskulatur kommt es zum Absinken der Finger, die man auch als **Fallfinger** bezeichnet.

- **Tiefe Läsion** (3 in ➤ Abb. 4.54): Bei einer Läsion an Unterarm oder Handgelenk, z. B. durch eine Schnittverletzung oder eine distale Radiusfraktur, ist nur der R. superficialis betroffen. Es finden sich keine motorischen Ausfälle und somit auch keine Fallhand. Das sensorische Defizit erstreckt sich auf die Haut im ersten Zwischenfingerraum und über den dorsalen 2½ Fingern.

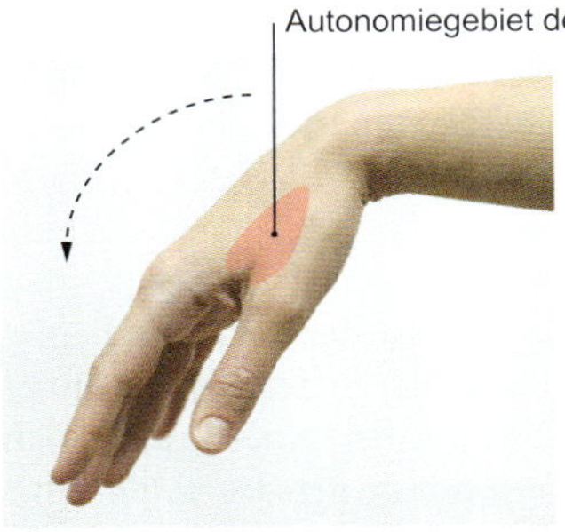

Abb. 4.55 Klinik bei proximaler Läsion des N. radialis („Fallhand"). [S700]

4.6.5 N. musculocutaneus

Der N. musculocutaneus (C5–7) zweigt vom lateralen Faszikel ab. Er durchbohrt meist den M. coracobrachialis und zieht zwischen M. brachialis und M. biceps brachii nach distal (➤ Abb. 4.56). Dort durchbricht er lateral etwas oberhalb des Ellenbogens mit seinem sensorischen Endast **N. cutaneus antebrachii lateralis** die Faszie und versorgt die Haut am lateralen Unterarm bis zu den Handgelenken sowie sensorisch das Ellenbogengelenk. Der N. musculocutaneus gibt (in dieser Reihenfolge) motorische Äste ab zur Versorgung von **M. coracobrachialis, M. biceps brachii** und **M. brachialis.** Er versorgt also alle ventralen Oberarmmuskeln.

Klinik

Der N. musculocutaneus ist bei Schulterluxationen gefährdet. Bei seiner Schädigung sind besonders die Supination bei gebeugtem Ellenbogen und die Beugung im Ellenbogengelenk stark eingeschränkt. Eine schwache Beugung ist allerdings noch möglich, da auch die oberflächlichen Beuger des Unterarms (innerviert vom N. medianus) und die radiale Muskelgruppe (innerviert von N. radialis) diese Funktion ausüben. Das sensorische Defizit am Unterarm kann gering ausfallen, da sich hier die Innervationsgebiete der 3 Hautnerven überschneiden.

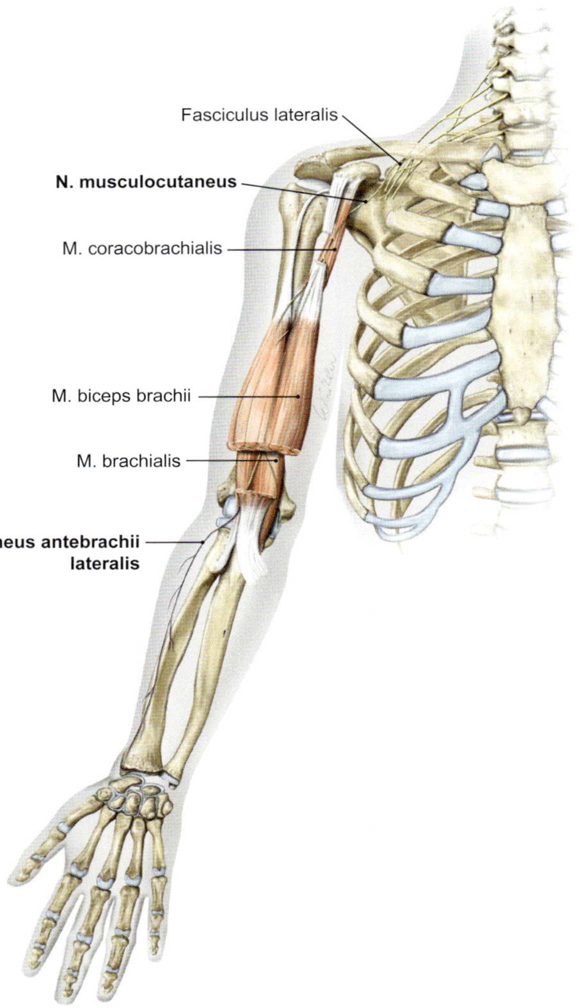

Abb. 4.56 Verlauf und Versorgungsgebiet des N. musculocutaneus, rechts. Ansicht von ventral. [S700-L266]

4.6.6 N. medianus

Der N. medianus (C6–T1) bildet sich aus der Vereinigung von Radix lateralis des lateralen Faszikels sowie Radix medialis des medialen Faszikels auf der Ventralseite der A. axillaris (➤ Abb. 4.57). Diese Anordnung wird als Medianusgabel bezeichnet. Der vereinigte Nervenstamm verläuft im Sulcus bicipitalis medialis auf dem Septum intermusculare brachii mediale nach distal und gelangt medial der A. brachialis auf dem M. brachialis in die Ellenbeuge. Dort zieht er zwischen den beiden **Köpfen des M. pronator teres** hindurch und weiter zwischen den Mm. flexores digitorum superficialis und profundus bis zu den Handgelenken, wo er durch den **Karpaltunnel** (Canalis carpi, Boden: Ossa carpi, Dach: Retinaculum musculorum flexorum) und weiter unter der Palmaraponeurose zu den Fingern gelangt (➤ Abb. 4.74).

Klinik

Die sehr häufige Kompression des N. medianus in seinem Verlauf durch den Canalis carpi (➤ Abb. 4.74) wird als **Karpaltunnelsyndrom** bezeichnet. Nach Versagen von konventioneller Therapie (Schonung, Ruhigstellung) besteht die Therapie in einer Spaltung des Retinaculum musculorum flexorum.

MERKE

Autonomiegebiet des N. medianus: Endglieder von Zeige- und Mittelfinger.

Der N. medianus gibt erst am Unterarm Äste ab, übt also am Oberarm keine Funktionen aus. Er innerviert die meisten Beugemuskeln des Unterarms und des Daumenballens und sensorisch neben der Haut der radialen 3½ Finger auf der Palmarseite auch das Ellenbogengelenk und die Handgelenke. Die Äste sind:

- **Rr. musculares** ziehen zu fast allen ventralen Unterarmmuskeln (außer M. flexor carpi ulnaris und den ulnaren Bäuchen des M. flexor digitorum profundus).
- **N. interosseus antebrachii anterior:** Er verläuft mit der A. interossea anterior auf der Membrana interossea bis zum M. pronator quadratus. Er innerviert motorisch alle tiefen Beugemuskeln des Unterarms (außer den beiden ulnaren Bäuchen des M. flexor digitorum profundus) und sensorisch die Handgelenke von palmar.
- **R. palmaris:** Dieser Hautast versorgt den Daumenballen und die Radialseite der Hohlhand.
- **Nn. digitales palmares communes:** Sie entstehen nach dem Durchtritt des N. medianus durch den Karpaltunnel und teilen sich nochmals in die sensorischen **Nn. digitales palmares proprii** auf. Jeweils 2 dieser Endäste versorgen die Palmarfläche von Daumen, Zeige- und Mittelfinger, ein 7. Ast zieht zur Radialseite des Ringfingers. Die Äste innervieren zusätzlich die distalen Abschnitte der dorsalen Handflächen. Die Äste des N. medianus

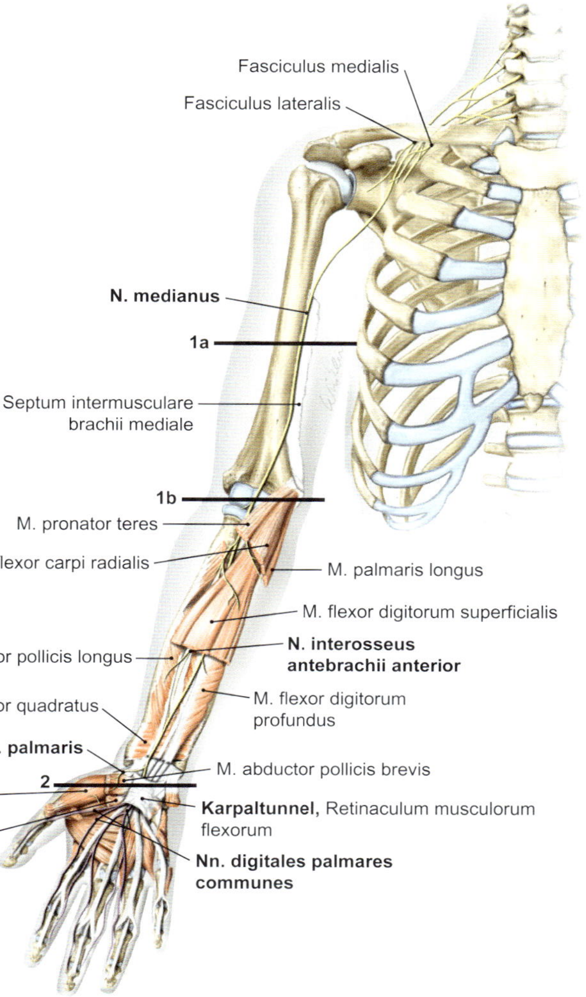

Abb. 4.57 Verlauf und Versorgungsgebiete des N. medianus, rechts. Ansicht von ventral; 1a = proximale Läsion im Bereich des Sulcus bicipitalis medialis, 1b = proximale Läsion im Bereich der Ellenbeuge, 2 = distale Läsion. [S700-L266]

versorgen sensorisch also die **palmaren Anteile der 3½ radialen Finger** sowie deren Endabschnitte auf der Dorsalseite. Ihr motorisches Versorgungsgebiet sind:

- die meisten Thenarmuskeln (außer M. adductor pollicis und Caput profundum des M. flexor pollicis brevis)
- die Mm. lumbricales I und II

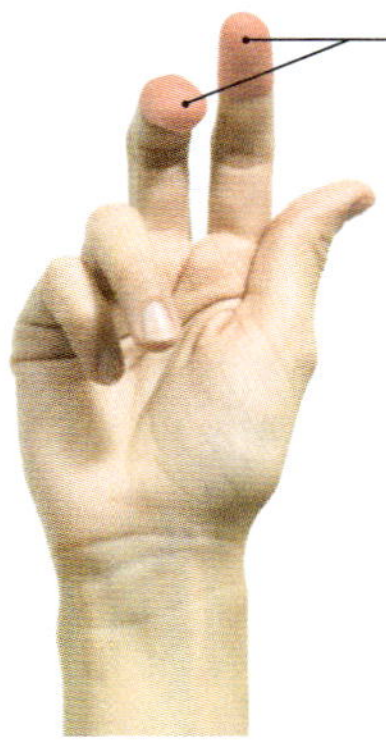

Abb. 4.58 Klinik bei proximaler Läsion des N. medianus („Schwurhand"). [S700]

Klinik

Beim N. medianus unterscheidet man klinisch eine proximale und eine distale Läsion:

- **Proximale Läsion:** Schädigung im Bereich des Sulcus bicipitalis medialis (1a in ➤ Abb. 4.57, häufig bei Schnittverletzungen) oder der Ellenbeuge (1b in ➤ Abb. 4.57, bei distalen Humerusfrakturen, bei unsachgemäßer Blutentnahme, bei Kompression zwischen den beiden Köpfen des M. pronator teres):
  - Beim Versuch des Faustschlusses kommt es zur **Schwurhand** (➤ Abb. 4.58, Ausfall des M. flexor digitorum superficialis und des radialen Teils des M. flexor digitorum profundus). Die Finger IV und V können noch partiell gebeugt werden, da die entsprechenden Abschnitte des M. flexor digitorum profundus vom N. ulnaris innerviert werden.
  - Die Daumen-Kleinfinger-Probe ist negativ (Ausfall M. opponens pollicis), die Kuppe des Daumens kann die Kuppe des kleinen Fingers nicht mehr berühren.
  - Hypotrophie der Thenarmuskulatur
  - Adduktionsstellung des Daumens durch Überwiegen der Adduktion (der M. adductor pollicis wird vom N. ulnaris innerviert); früher als Affenhand bezeichnet.
  - **Flaschenzeichen:** Durch Ausfall des M. abductor pollicis brevis kann der Daumen nicht abgespreizt und daher der Hals einer Flasche nicht vollständig umschlossen werden.
  - Sensorisches Defizit auf der Palmarseite der radialen 3½ Finger und besonders an den Endgliedern von Zeige- und Mittelfinger.

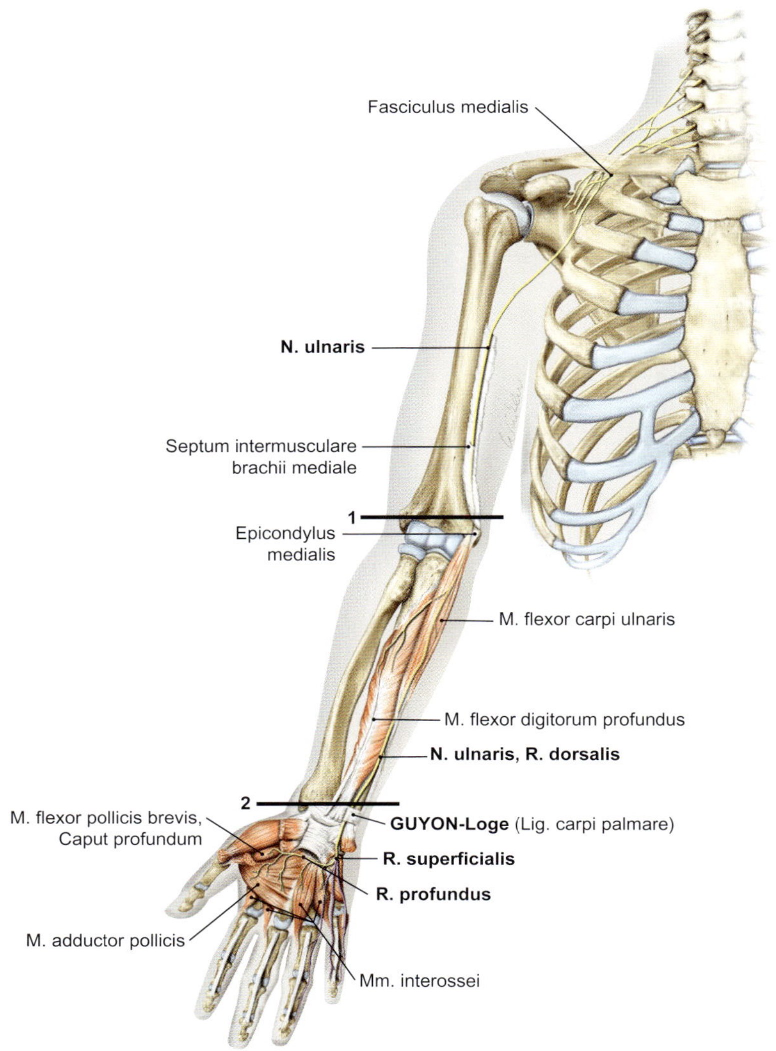

Abb. 4.59 Verlauf und Versorgungsgebiete des N. ulnaris, rechts. Ansicht von ventral; 1 = proximale Läsion am distalen Humerus, 2 = distale Läsion durch Kompression in der GUYON-Loge. [S700-L127]

- **Distale Läsion:** Diese Schädigung im Bereich der Handgelenke (2 in ➤ Abb. 4.57) ist meist Folge eines **Karpaltunnelsyndroms,** z. B. durch Schwellung der Sehnenscheiden bei Überbelastung, rheumatischen Erkrankungen, in der Schwangerschaft oder durch Schnittverletzungen (Aufschneiden der „Pulsadern"). Die Symptome sind denen der proximalen Läsion ähnlich. Es tritt aber *keine* Schwurhand auf, da die Muskeläste zur Innervation der langen Beuger vor dem Karpaltunnel abgehen!

4.6.7 N. ulnaris

Der N. ulnaris (C8–T1) ist der kräftigste Ast des medialen Faszikels. Er verläuft im Sulcus bicipitalis medialis zum Unterarm (➤ Abb. 4.59). Im Gegensatz zum N. medianus durchbricht er das Septum intermusculare mediale in der Mitte des Oberarms und zieht nach dorsal auf die Streckseite, wo er sich im **Sulcus nervi ulnaris (Kubitaltunnel)** dem Epicondylus medialis des Humerus anlegt. Am Unterarm verläuft er wieder auf die Beugeseite, um dann mit der A. ulnaris entlang des M. flexor carpi ulnaris (Leitmuskel!) zu den Handgelenken und weiter durch die **GUYON-Loge** (Boden: Retinaculum musculorum flexorum, Dach: Abspaltung aus dem Retinaculum, manchmal als „Lig. carpi palmare" bezeichnet) zur Handfläche zu ziehen.

MERKE

Beim Anstoßen des Ellenbogens kann der N. ulnaris im Sulcus nervi ulnaris komprimiert werden. Dies resultiert in Schmerzen und Kribbelparästhesien im sensorischen Versorgungsgebiet des Nervs **(Musikantenknochen).**

Die **GUYON-Loge** wird beidseits von Anteilen des Retinaculum flexorum begrenzt und liegt damit oberflächlich des Karpaltunnels auf der ulnaren Seite der Handgelenke (➤ Abb. 4.74). Die GUYON-Loge wird von A., V. und N. ulnaris durchquert. Vor allem der Nerv kann hier durch Kompression geschädigt werden.

Wie der N. medianus gibt der N. ulnaris am Oberarm keine Äste ab. Er innerviert motorisch einzelne Beugemuskeln des Unterarms und am Daumenballen, die meisten Muskeln der Mittelhand und alle Kleinfingermuskeln. Sensorisch innerviert er die Haut der ulnaren 1½ Finger von palmar, der ulnaren 2½ Finger von dorsal sowie Ellenbogengelenk und Handgelenke.
Am Unterarm zweigen 4 Äste ab:

- **R. articularis cubiti:** zum Ellenbogengelenk
- **Rr. musculares** für den M. flexor carpi ulnaris und die beiden ulnaren Bäuche des M. flexor digitorum profundus
- **R. dorsalis:** Er entspringt auf halber Höhe am Unterarm, zieht zur Dorsalseite und teilt sich in die **Nn. digitales dorsales,** die ulnar den Handrücken sowie die **Dorsalseite der 2½ ulnaren Finger** versorgt.
- **R. palmaris:** Dieser kleine Ast versorgt die Haut über dem Handgelenk und dem Hypothenar.

In der GUYON-Loge (➤ Abb. 4.74) teilt sich der N. ulnaris in seine beiden Endäste auf:

- **R. profundus**
- **R. superficialis**

R. profundus

Er zieht unter dem M. flexor digiti minimi brevis entlang des tiefen Hohlhandbogens zum **M. adductor pollicis** und zum **M. flexor pollicis brevis.** Auf seinem Weg versorgt er die kurzen Handmuskeln, die nicht vom N. medianus innerviert werden:

- alle Hypothenarmuskeln
- alle Mm. interossei palmares und dorsales
- Mm. lumbricales III und IV
- M. adductor pollicis
- Caput profundum des M. flexor pollicis brevis

R. superficialis

Der überwiegend sensorische Ast (Versorgung nur des M. palmaris brevis) zieht über den M. flexor digiti minimi brevis nach distal. Hier verzweigt er sich in 2 **Nn. digitales palmares communes,** die sich jeweils zu **Nn. digitales palmares proprii** weiter aufteilen. Hierüber werden **palmar die ulnaren 1½ Finger** sowie dorsal deren Endglieder versorgt.

MERKE

Autonomiegebiet des N. ulnaris: Endglied des Kleinfingers

Klinik

Beim N. ulnaris unterscheidet man nach dem Läsionsort eine proximale und eine distale Läsion, wobei sich die Symptome klinisch so ähnlich sind, dass eine Unterscheidung nicht sinnvoll ist. Die proximale Läsion tritt am distalen Humerus (1 in ➤ Abb. 4.59), z. B. bei Frakturen, oder durch chronische Kompression im Sulcus nervi ulnaris auf **(Kubitaltunnelsyndrom).** Die distale Läsion entsteht meist durch Kompression in der GUYON-Loge **(GUYON-Logen-Syndrom),** z. B. durch Überstreckung der Handgelenke beim Schreiben am Computer oder beim (Motor-)Radfahren (2 in ➤ Abb. 4.59). Beide Läsionsorte sind durch folgende Symptome gekennzeichnet:

- **Krallenhand:** Die Finger können durch Ausfall der Mm. interossei und der ulnaren Mm. lumbricales in den Grundgelenken nicht gebeugt sowie in den Endgelenken nicht gestreckt werden, sodass die Gelenke durch die Spannung der langen Flexoren und Extensoren in die jeweils entgegengesetzte Stellung gebracht werden (➤ Abb. 4.60).
- Atrophie der Hypothenarmuskulatur und der Mm. interossei (eingesunkene Bereiche zwischen den Metakarpalknochen)
- Daumen-Kleinfinger-Probe negativ (Ausfall des M. opponens digiti minimi und des M. adductor pollicis)
- **FROMENT-Zeichen:** Der Patient kann zwischen adduziertem Daumen und Zeigefinger kein Blatt Papier mehr halten (Ausfall des M. adductor pollicis) und kompensiert das durch eine Flexion des Daumenendglieds.
- Sensorische Ausfälle auf der Palmarseite in den ulnaren 1½ Fingern und besonders am Endglied des Kleinfingers.

Bei proximaler Läsion des N. ulnaris kann ebenso wie bei proximaler Läsion des N. medianus der N. interosseus antebrachii anterior vor seinem Eintritt in den M. pronator quadratus auf den jeweiligen Nerv verlagert werden, um den Funktionsverlust zu beheben (distale Nerventransposition).

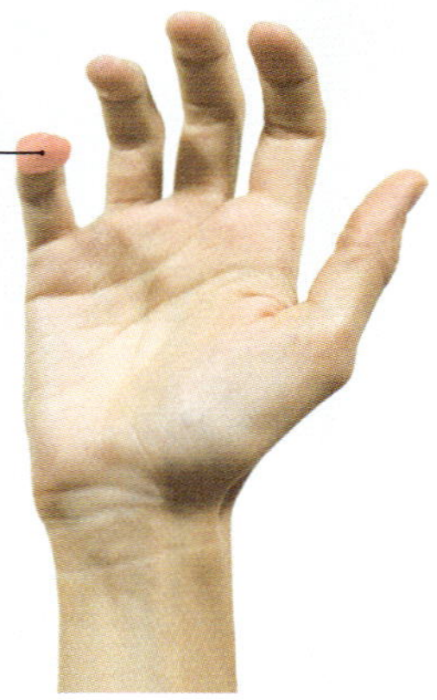

Abb. 4.60 Klinik bei Läsion des N. ulnaris („Krallenhand"). [S700]

4.6.8 N. cutaneus brachii medialis und N. cutaneus antebrachii medialis

Beide Nerven sind rein sensorisch und entstammen dem medialen Faszikel (C8–T1). Sie verlaufen im Sulcus bicipitalis medialis. Dem sehr dünnen und recht kurzen **N. cutaneus brachii medialis** lagern sich Fasern von der Brustwand aus T2 und T3 über Nn. intercostobrachiales an und versorgen die Haut der Achselhöhle und des medialen Oberarms. Der **N. cutaneus antebrachii medialis** durchbricht mit der V. basilica die Oberarmfaszie und teilt sich in einen R. anterior und einen R. posterior auf. Er versorgt die Haut des ulnaren Unterarms bis zum Handgelenk und innerviert auch das Ellenbogengelenk.

4.7 Arterien der oberen Extremität

Kompetenzen

Nach Bearbeitung dieses Lehrbuchkapitels sollten Sie in der Lage sein:

- alle Arterien der oberen Extremität am Präparat zu identifizieren
- die Gefäßanastomosen der Schulter, des Oberams und der Hand zu erläutern

Die **A. subclavia** ist das Hauptgefäß, das den Arm versorgt (➤ Abb. 4.61). Die A. axillaris setzt ab der I. Rippe den Verlauf der A. subclavia fort und geht am Unterrand des M. pectoralis major in die Arterie des Oberarms, A. brachialis, über. Diese verläuft im Sulcus bicipitalis medialis und teilt sich in der Ellenbeuge in die A. radialis und die A. ulnaris auf. Diese beiden Arterien ziehen dann an der Radial- sowie der Ulnarseite des ventralen Unterarms zur Hand und vereinigen sich in der palmaren Handfläche über den tiefen und oberflächlichen Hohlhandbogen (➤ Abb. 4.61).

4.7.1 A. subclavia

Auf der rechten Seite entspringt die A. subclavia aus dem Truncus brachiocephalicus (1. Ast des Aortenbogens), auf der linken Seite ist sie ein direkter Abgang (3. Ast) der Aorta (➤ Abb. 4.62). Auf ihrem Weg durch die Skalenuslücke zwischen Mm. scaleni anterior und medius überquert sie die Pleurakuppel und geht dann an der

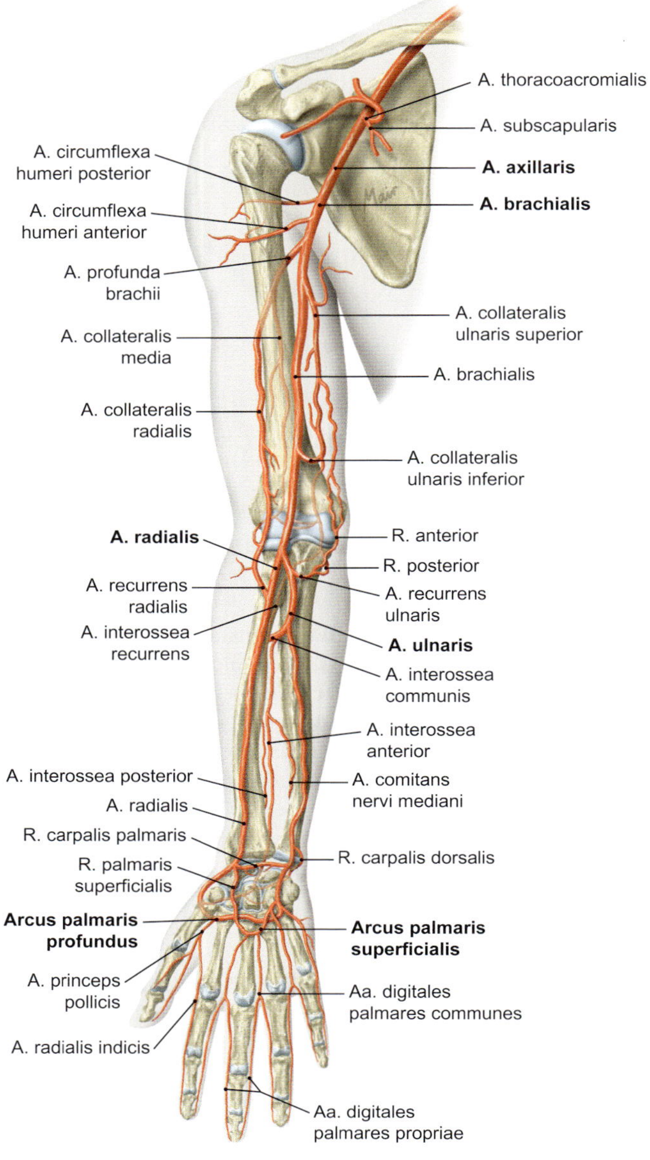

Abb. 4.61 Arterien des Arms. [S700-L127]

I. Rippe in die A. axillaris über. Die A. subclavia versorgt mit ihren Ästen neben dem Arm die Halsregion mit den dort befindlichen Organen, Teile der vorderen Brustwand und Teile des Gehirns. Das Gefäß lagert sich in der Skalenuslücke von kaudal kommend dem Plexus brachialis an, verläuft aber dorsal der V. subclavia.
Die A. subclavia hat in der Regel 4 Äste:

- **A. vertebralis:** Sie geht medial des M. scalenus anterior nach kranial ab (Pars prevertebralis), zieht in das Foramen transversarium meist des VI. Halswirbels, verläuft durch die weiteren Foramina intertransveraria nach oben (Pars transversaria) und legt sich dann dem hinteren Bogen des Atlas auf (Pars atlantica). Dann durchbohrt sie die Membrana atlantooccipitalis und die Dura mater und gelangt durch das Foramen magnum in die Schädelhöhle (Pars intracranialis), wo sie sich nach Vereinigung mit der gegenseitigen Arterie zur A. basilaris an der Versorgung von Hirnstamm, Kleinhirn und hinteren Anteilen (Lobus occipitalis und temporalis) des Großhirns beteiligt.
- **A. thoracica interna:** Sie geht nach kaudal ab, versorgt das mediale Schlüsselbeingelenk und zieht etwa 1 cm lateral vom Rand des Sternums zwischen Fascia endothoracica und Rippen nach kaudal. Auf Höhe der VI. Rippe teilt sie sich in ihre beiden Endäste (A. musculophrenica und A. epigastrica superior). Ihre Äste sind:
  - **Rr. tracheales und bronchiales,** Rr. thymici und Rr. mediastinales: feine Äste zu den jeweiligen Organen und zum Mediastinum
  - **A. pericardiacophrenica:** verläuft mit dem N. phrenicus zwischen Perikard und Pleura mediastinalis zum Zwerchfell, das sie wie auch den Herzbeutel versorgt
  - **Rr. sternales** zum Brustbein
  - **Rr. perforantes** zur Brustmuskulatur, bilden die **Rr. mammarii mediales** zur Brust
  - **Rr. intercostales anteriores** (1–6), die mit den Aa. intercostales posteriores anastomosieren und die ICR 1–6 versorgen
  - **A. musculophrenica:** zieht am Rippenbogen entlang zum Zwerchfell und gibt die Rr. intercostales anteriores 7–10 ab.
  - **A. epigastrica superior:** sie setzt den Verlauf fort, tritt ventral des Trigonum sternocostale durch das Zwerchfell und anastomosiert mit der A. epigastrica inferior
  - **Tipp:** Vorsicht bei der Lösung der A. thoracica interna von den Rippen, da sie auf dem Weg bis zum Zwerchfell leicht abreißt!

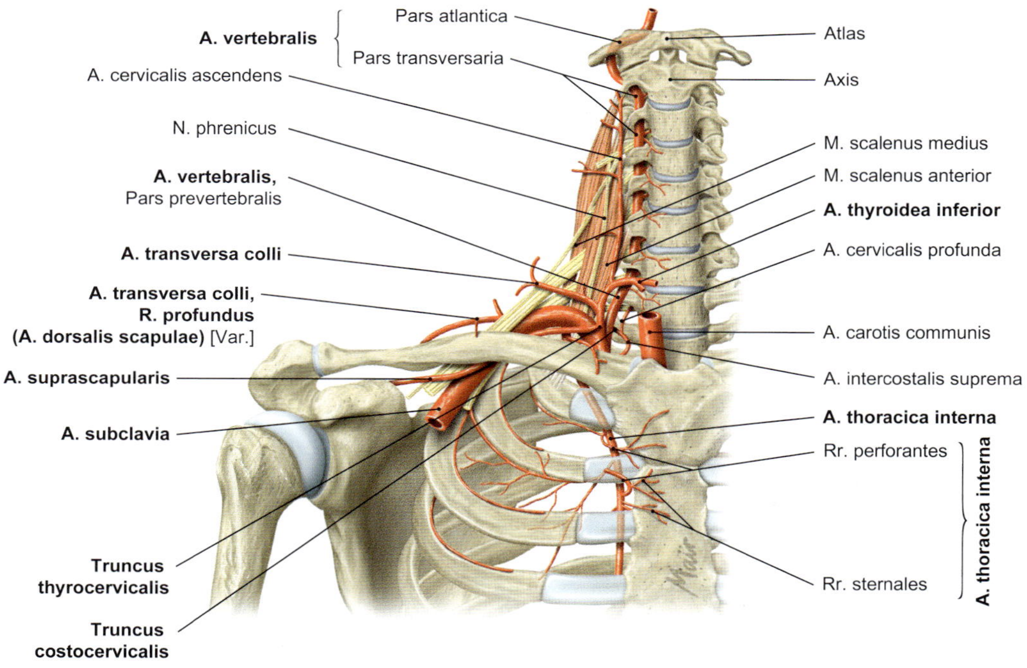

Abb. 4.62 Äste der A. subclavia. [S702-L127]

- **Truncus thyrocervicalis:** Dieser meist starke Gefäßstamm zweigt nach kranial ab, verläuft von medial her vor dem M. scalenus anterior und verzweigt sich dort in 4 Äste:
  - **A. thyroidea inferior:** Dies ist der stärkste Ast des Truncus thyrocervicalis, der gewunden nach medial verläuft und mit Rr. glandulares die kaudalen Abschnitte der Schilddrüse und die Nebenschilddrüsen versorgt. Auf seinem Weg gibt er Rr. pharyngeales zum Hypopharynx, Rr. oesophageales zur Pars cervicalis des Oesophagus und Rr. tracheales zur Trachea ab. Ein stärkerer Ast, die **A. laryngea inferior,** versorgt von kaudal kommend den Kehlkopf.
  - **A. cervicalis ascendens:** Sie zieht als dünnes Gefäß auf dem M. scalenus anterior zur Versorgung der Muskulatur des Halses und des Rückenmarks nach kranial. Die Arterie gibt Rr. spinales zum Rückenmark ab.
  - **A. transversa colli** (= A. transversa cervicis): Sie verläuft nach lateral und zweigt sich in 2 Äste auf:
    - R. profundus: durchquert die Faszikel des Plexus brachialis und lagert sich (jetzt **A. dorsalis scapulae** genannt) der Margo medialis der Scapula an, an der er nach unten zur Versorgung der oberflächlichen Rückenmuskeln zieht. Anastomosiert auf der Dorsalseite der Scapula mit der A. suprascapularis und der A. circumflexa scapulae.
    - R. superficialis: überquert den Plexus brachialis und zieht zur Unterseite des M. trapezius
  - **A. suprascapularis:** Dieses meist recht starke Gefäß versorgt das mediale Schlüsselbeingelenk, verläuft über dem Plexus brachialis und lagert sich dem N. suprascapularis an. Sie versorgt dann das Schultergelenk und zieht über das Lig. transversum scapulae superius in die Fossa supraspinata und unterhalb des Lig. transversum scapulae inferius in die Fossa infraspinata zur Versorung der dortigen Muskeln (➤ Abb. 4.64). Ein R. acromialis zieht zum Acromion und versorgt auch das laterale Schlüsselbeingelenk. Die A. suprascapularis anastomosiert meist mit der A. circumflexa scapulae und oft auch über feine Äste mit der A. dorsalis scapulae (wichtige Schulterblattanastomosen!).
- **Truncus costocervicalis:** Dieser kurze Stamm zieht nach kaudal und spaltet sich hinter dem M. scalenus anterior in 2 Endäste:
  - **A. intercostalis suprema:** zum 1.–2. Interkostalraum
  - **A. cervicalis profunda:** verläuft nach dorsal zur tiefen Nackenmuskulatur und zum Rückenmark
  - **Tipp:** Den Truncus costocervicalis kann man präparatorisch am besten von kaudal durch die Pleurakuppel darstellen, da man sonst den Ansatz des M. scalenus anterior entfernen muss.

MERKE

Die **A. subclavia,** v. a. der Truncus thyrocervicalis, ist mit ihren Abgängen **sehr variabel.** So kann die A. transversa cervicis fehlen und nur ihr R. superficialis direkt aus dem Truncus thyrocervicalis abgehen (dann A. cervicalis superficialis genannt). Der R. profundus ist als A. dorsalis scapulae dann meist ein direkter Ast der A. subclavia. Auch die A. thyroidea inferior entspringt häufig direkt aus der A. subclavia (➤ Abb. 4.62).

4.7.2 A. axillaris

Die A. axillaris (➤ Abb. 4.63) beginnt am lateralen Rand des Thorax auf Höhe der I. Rippe und durchquert die Achselhöhle zwischen dem M. pectoralis major und der Endsehne des M. latissimus dorsi. Am Unterrand des M. pectoralis major geht sie in die A. brachialis über. Die Abgänge der A. axillaris versorgen den Bereich der Schulter, deren Muskeln und Teile der vorderen Rumpfwand. Es lassen sich folgende 6 Äste unterscheiden:

- **A. thoracica superior:** Dieses inkonstante dünne Gefäß zieht zu den Mm. pectorales major und minor und versorgt sie sowie Teile des M. serratus anterior (➤ Abb. 4.63).
- **A. thoracoacromialis:** Das kurze, starke Gefäß zieht nach ventral-kranial und zweigt sich im Trigonum clavipectorale in folgende Äste auf:
  - R. clavicularis zur Clavicula
  - R. acromialis nach lateral zum Acromion und zum lateralen Schlüsselbeingelenk
  - R. deltoideus zum M. deltoideus
  - Rr. pectorales zu den Mm. pectorales
- **A. thoracica lateralis:** Sie zieht auf dem M. serratus anterior und lateral des M. pectoralis minor nach kaudal und gibt **Rr. mammarii laterales** zur Versorgung der Brustdrüse ab.
- **A. subscapularis:** Das kurze, starke Gefäß verläuft die Margo lateralis der Scapula entlang und teilt sich in 2 Endäste auf:
  - Die **A. circumflexa scapulae** versorgt das Schultergelenk, zieht durch die **mediale Achsellücke** auf die Rückseite des Schulterblatts in die Fossa infraspinata und anastomosiert dort mit Ästen der A. suprascapularis und oft über dünne Äste mit der A. dorsalis scapulae (➤ Abb. 4.64).
  - Die **A. thoracodorsalis** setzt den Verlauf der A. subscapularis fort, begleitet den N. thoracodorsalis und zieht auf dem M. serratus anterior zum M. latissimus dorsi. Beide Muskeln werden von dieser Arterie versorgt.

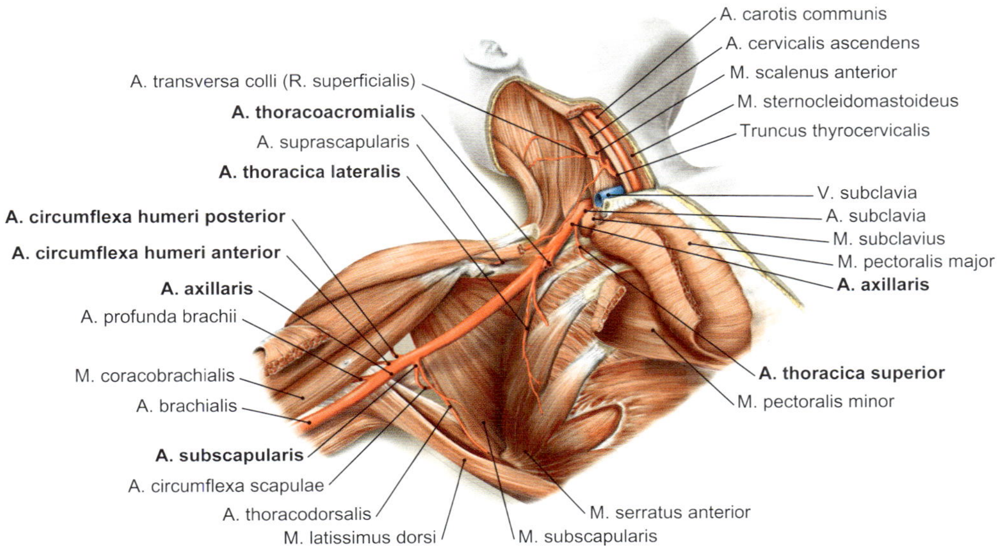

Abb. 4.63 Äste der A. axillaris. [S700-L266]

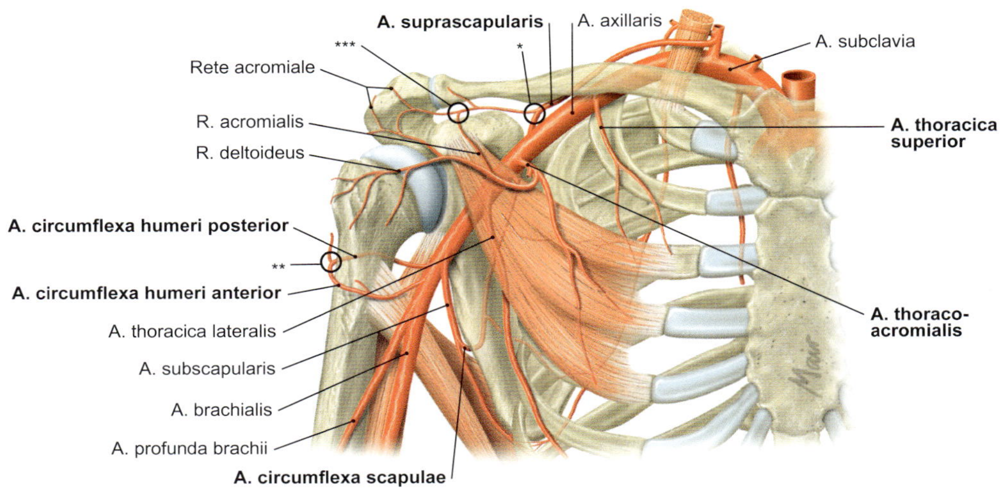

Abb. 4.64 Anastomosen zwischen A. subclavia und A. axillaris, rechts. Ansicht von ventral; Anastomose zwischen A. suprascapularis und * A. circumflexa scapulae sowie *** R. acromialis der A. thoracoacromialis. Die Verbindung zur A. dorsalis scapulae ist häufig schwach oder gar nicht ausgebildet und hier nicht dargestellt. ** Anastomose zwischen A. circumflexa humeri anterior und posterior. [S700-L127]

- **A. circumflexa humeri anterior:** Sie zieht als dünnes Gefäß vorne um den proximalen Humerusschaft zum Humeruskopf, den sie versorgt.
- **A. circumflexa humeri posterior:** Diese Arterie ist wieder stärker, verläuft durch die **laterale Achsellücke** (➤ Abb. 4.73) hinter den Humerusschaft und verzweigt sich unterhalb des M. deltoideus, den sie auch versorgt. Sie anastomosiert mit der A. circumflexa humeri anterior und versorgt mit ihr zusammen das Schultergelenk.

Auch die Äste der A. axillaris sind relativ variabel. Die Varietäten betreffen hier meist die A. thoracoacromialis und die A. subscapularis, von der z. B. auch die Aa. circumflexae humeri anterior und posterior abgehen können.

Auf der Dorsalseite der Scapula anastomosieren 2 Äste der A. subclavia mit 1 Ast der A. axillaris (➤ Abb. 4.64). Die **A. suprascapularis** (Ast des Truncus thyrocervicalis) verläuft über dem Lig. scapulare transversum superius in die Fossa suprascapularis und erhält Zuflüsse von der an der Margo medialis der Scapula entlang laufenden **A. dorsalis scapulae** (Ast der A. transversa cervicis aus dem Truncus thyrocervicalis), die allerdings häufig nur sehr schwach ausgebildet sind. Beide Gefäße anastomosieren dann mit der **A. circumflexa scapulae** (Ast der A. subscapularis, * in ➤ Abb. 4.64), die durch die mediale Achsellücke ziehend auf die Dorsalseite der Scapula gelangt. Auch der R. acromialis der A. thoracoacromialis kann sich an der Bildung dieser Umgehungskreisläufe beteiligen (*** in ➤ Abb. 4.64).

Klinik

Die **Schulterblattanastomosen** zwischen A. suprascapularis und A. dorsalis scapulae aus dem Stromgebiet der A. subclavia mit der A. circumflexa scapulae aus der A. axillaris stellen wichtige Kollateralkreisläufe zur Versorgung des Arms dar, wenn z. B. zwischen Abgang des Truncus thyrocervicalis und der A. subscapularis das Gefäß verschlossen ist oder bei einer Gefäßverletzung abgebunden werden muss (➤ Abb. 4.64).

4.7.3 A. brachialis

Die A. brachialis setzt den Verlauf der A. axillaris fort (➤ Abb. 4.65). Sie zieht auf der Arminnenseite (Sulcus bicipitalis medialis) in der Gefäß-Nerven-Straße des Oberarms zwischen den Beugern und Streckern nach distal. Hierbei wird sie vom N. medianus und zwei Vv. brachiales begleitet. Die A. brachialis wendet sich dann auf den M. brachialis nach ventral und zieht radial des N. medianus unter der Aponeurose des M. biceps brachii in die Tiefe der Ellenbeuge, wo sie sich in die A. radialis und die A. ulnaris aufzweigt. Die A. brachialis versorgt den Humerusschaft und die distale Epiphyse, die Muskulatur des Oberarms sowie das Ellenbogengelenk. Sie gibt 3 große Äste ab:

- **A. profunda brachii:** Sie geht in der Regel wenige Zentimeter nach der A. circumflexa humeri posterior ab (➤ Abb. 4.64) und wendet sich nach dorsal. Sie legt sich zwischen lateralem und medialem Kopf des M. triceps brachii dem N. radialis an (➤ Abb. 4.65) und begleitet ihn im Sulcus nervi radialis des Humerus. Ihre Äste sind:
  - **A. collateralis media:** Sie durchbohrt den M. triceps brachii und verzweigt sich in einem Gefäßnetz dorsal auf dem Ellenbogengelenk (Rete articulare cubiti).
  - **A. collateralis radialis:** Sie setzt den Verlauf der A. profunda brachii an der Lateralseite des Oberarms fort und beteiligt sich am Rete articulare cubiti (➤ Abb. 4.66).

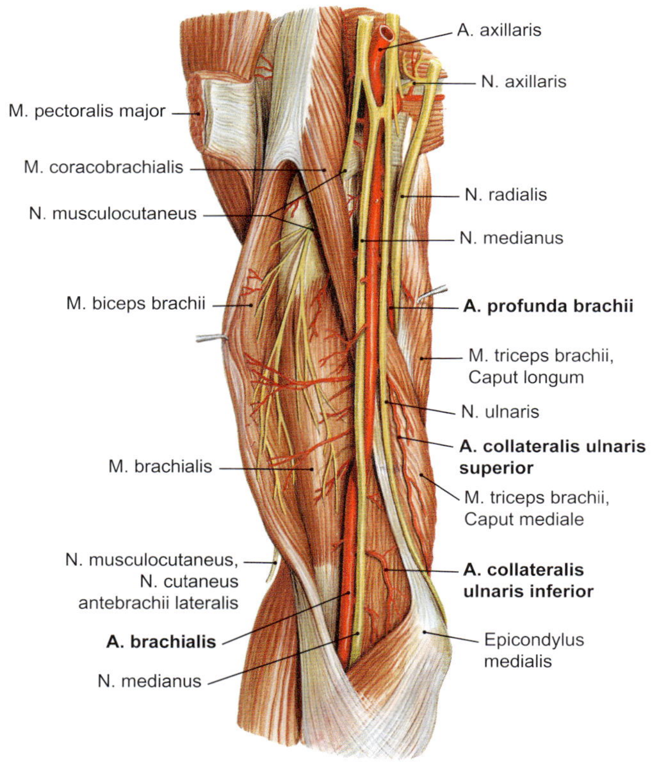

Abb. 4.65 Äste der A. brachialis. [S700]

- **A. collateralis ulnaris superior:** Dabei handelt es sich um eine oder mehrere Arterien entlang dem N. ulnaris zum Rete articulare cubiti (➤ Abb. 4.65, ➤ Abb. 4.66).
- **A. collateralis ulnaris inferior:** Sie entspringt weit distal am Oberarm und zieht zum Rete articulare cubiti (➤ Abb. 4.65).

Klinik

Durch die meist gut ausgeprägten Anastomosen über die 4 Kollateralarterien des Oberarms (A. collateralis media, A. collateralis radialis aus der A. profunda brachii sowie A. collateralis ulnaris superior und A. collateralis ulnaris inferior aus der A. brachialis) mit den 3 Recurrens-Arterien vom Unterarm (A. recurrens radialis, A. recurrens ulnaris und A. interossea recurrens aus den gleichnamigen Gefäßen) im Bereich des **Rete articulare cubiti** kann die A. brachialis distal des Abgangs der A. profunda brachii gefahrlos, z. B. bei starken Blutungen, unterbunden werden. Zwischen Abgang der A. subscapularis der A. axillaris und der A. profunda brachii darf die A. brachialis allerdings niemals unterbunden werden, da hier keine Kollateralen bestehen! Dieser Abschnitt der Arterie ist essenziell für die Versorgung des Arms.

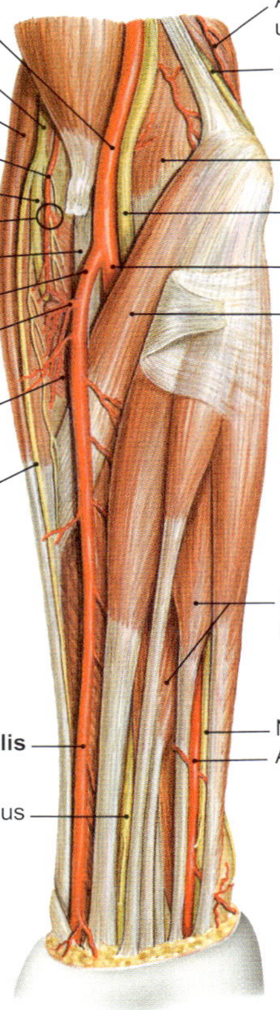

Abb. 4.66 Äste der A. radialis; * Anastomose zwischen A. recurrens radialis und A. collateralis radialis. [S700]

4.7.4 A. radialis

In der Ellenbeuge gabelt sich die A. brachialis in die A. ulnaris und die A. radialis (➤ Abb. 4.66, ➤ Abb. 4.67, ➤ Abb. 4.68, ➤ Abb. 4.69). Die A. radialis liegt in der Ellenbeuge radial des M. pronator teres und verläuft dann zusammen mit dem R. superficialis des N. radialis am M. brachioradialis entlang nach distal. Am distalen Radiusende tastet

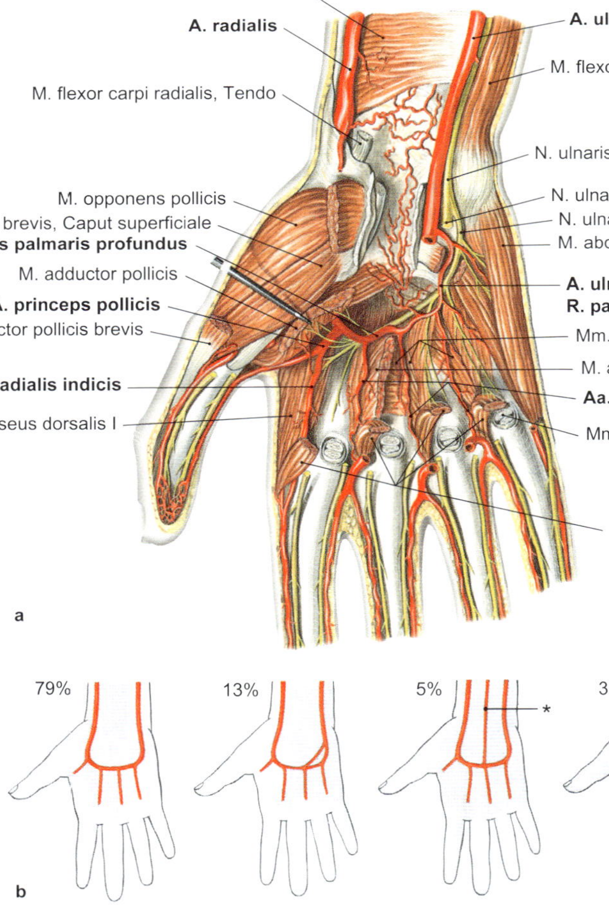

Abb. 4.67 Tiefer Hohlhandbogen. [S700] **a** A. ulnaris und A. radialis mit tiefem Hohlhandbogen. **b** Varietäten des tiefen Hohlhandbogens; * A. interossea anterior.

man den Pulsschlag der Arterie, indem man den Knochen als Widerlager nutzt. Hier wendet sich die A. radialis nach dorsal und zieht in die **„Tabatière“** auf der Radialseite des Carpus, um dann durch den M. interosseus dorsalis I in die Hohlhand durchzutreten und dort den tiefen Hohlhandbogen (Arcus palmaris profundus) zu bilden.

MERKE

Die **Tabatière** (frz. Schnupftabaksdose, auch als „Fovea radialis“ bezeichnet) ist ein Grübchen im Bereich der Mittelhandknochen, das, vor allem bei abduzierten Daumen sichtbar, durch die hervorstehenden Endsehnen von M. extensor pollicis brevis einerseits und M. extensor pollicis longus anderseits gebildet wird. Den Boden bildet das Os scaphoideum. Neben der A. und V. radialis durchquert proximal noch der R. superficialis des N. radialis diesen Bereich.

Die A. radialis teilt sich mit der A. ulnaris die Blutversorgung des gesamten Unterarms und der Hand. Sie gibt in der Regel 7 Äste ab:

- **A. recurrens radialis:** Sie ist der einzige Ast am proximalen Unterarm, zieht radialseitig unter dem M. brachioradialis zum Rete articulare cubiti und versorgt die umliegenden Muskeln.
- **R. carpalis palmaris:** Er läuft in den Karpalkanal und versorgt diesen sowie die Handgelenke.
- **R. palmaris superficialis:** Er bildet zusammen mit der A. ulnaris unter der Palmaraponeurose den oberflächlichen Hohlhandbogen (Arcus palmaris superficialis).
- **R. carpalis dorsalis:** Dieser Ast versorgt die Handgelenke von dorsal und speist maßgeblich das Rete carpale dorsale im Bereich des Retinaculum musculorum extensorum. Vom Rete carpale dorsale entspringen **Aa. metacarpales dorsales,** die sich jeweils in 2 **Aa. digitales dorsales** zur Versorgung der Fingerrückseite aufteilen.
- **A. princeps pollicis:** Sie entspringt beim Durchtritt der A. radialis durch den M. interosseus dorsalis I und versorgt die palmare Fläche des Daumens.
- **A. radialis indicis:** Sie verläuft entlang der Radialseite des Zeigefingers.
- **Arcus palmaris profundus** (➤ Abb. 4.67): Er liegt unter dem M. adductor pollicis den Basen der 2.–4. Metakarpalknochen auf und verbindet sich mit dem R. palmaris profundus der A. ulnaris. Der Arcus palmaris profundus gibt 3 **Aa. metacarpales palmares** zur Versorgung der Mm. interossei und der Handgelenke ab, die sich distal mit den Fingerarterien verbinden.

Klinik

Durch ihre oberflächennahe Lage und den vielen knöchernen Widerlagern sind die distalen Abschnitte der **A. radialis recht verletzungsanfällig.** Allerdings ist hier auch eine **arterielle Punktion** (z. B. zur Blutgasanalyse) einfach möglich. Durch ihre gute Erreichbarkeit ist die A. radialis zunehmend auch der Zugangsweg der ersten Wahl für eine angiografische Untersuchung der Koronararterien („Herzkatheter“).

4.7.5 A. ulnaris

Nach Abgang aus der A. brachialis verläuft die A. ulnaris unter dem N. medianus und dem M. pronator teres zur Ulnarseite des Unterarms (➤ Abb. 4.68). Hier schließt sie sich dem N. ulnaris an und verläuft entlang des M. flexor carpi ulnaris zur Hand. Dort

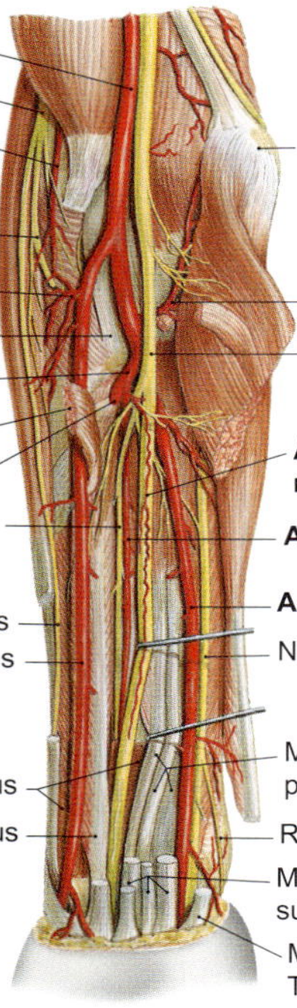

Abb. 4.68 Äste der A. ulnaris. [S700]

zieht sie zwischen Os pisiforme und Hamulus ossis hamati in die GUYON-Loge und biegt dann in die Hohlhand ab, um den oberflächlichen Hohlhandbogen (Arcus palmaris superficialis) zu bilden. Sie hat 5 Äste:

- **A. recurrens ulnaris:** Sie zieht unter dem M. pronator teres nach proximal zum N. ulnaris und dem Rete articulare cubiti.
- **A. interossea communis:** Als stärkster Ast der A. ulnaris zieht sie median auf dem M. flexor digitorum profundus ein kurzes Stück nach distal, bis sie sich in die folgenden Äste verzweigt:
  - **A. interossea anterior:** Sie verläuft auf der Membrana interossea antebrachi und durchbohrt diese weit distal, um in das Rete carpale dorsale einzumünden. Sie versorgt auch die Handgelenke.
  - **A. comitans nervi mediani:** Dieses meist dünne Gefäß begleitet den N. medianus (kann als embryologisches Relikt auch stark ausgebildet sein und sich den Hohlhandbögen anschließen).
  - **A. interossea posterior:** Sie zieht durch eine proximale Lücke in der Membrana interossea antebrachii und verläuft auf deren Dorsalseite zusammen mit dem R. profundus nervi radialis zum Rete carpale dorsale. Unter dem M. anconeus erreicht die **A. interossea recurrens** das Rete articulare cubiti.
- **R. carpalis dorsalis:** Dieser Ast zieht zur Dorsalseite des Handgelenks und mündet in das Rete carpale dorsale ein. Er ist allerdings viel schwächer als das entsprechende radiale Gefäß.
- **R. palmaris profundus:** Er zweigt in der GUYON-Loge ab und durchbricht die Hypothenarmuskeln, um zum Arcus palmaris profundus zu verlaufen.
- **Arcus palmaris superficialis:** (➤ Abb. 4.69) Er liegt unter der Palmaraponeurose auf den Sehnen der langen Fingerbeuger, wird überwiegend aus der A. ulnaris gespeist und anastomosiert mit dem R. palmaris superficialis der A. radialis. Vom oberflächlichen Hohlhandbogen entspringen die **Aa. digitales palmares communes,** die sich in jeweils 2 **Aa. digitales palmares propriae** entlang der Fingerränder aufzweigen.

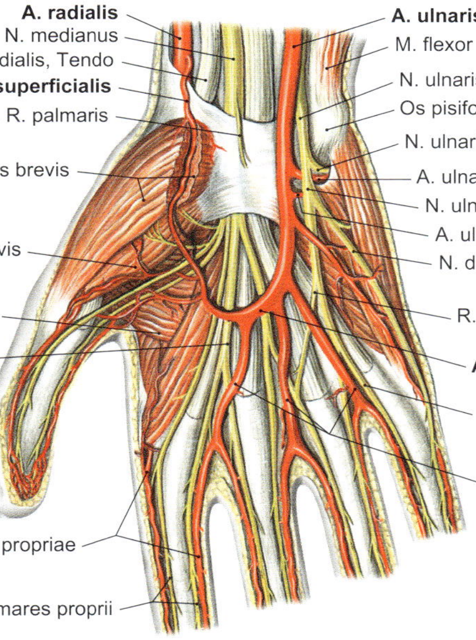

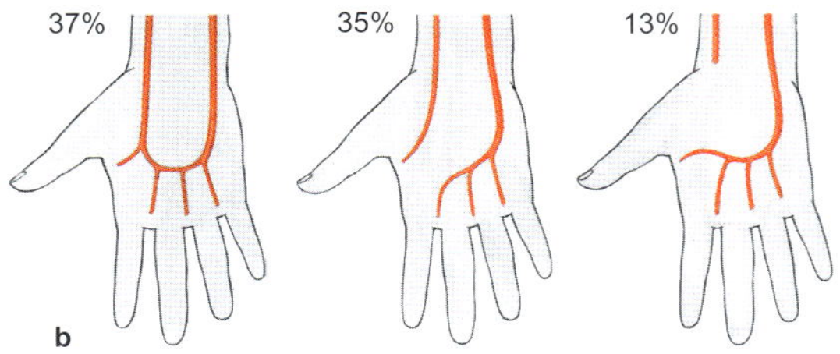

Abb. 4.69 Unterarmarterien und oberflächlicher Hohlhandbogen. [S700] **a** A. radialis und A. ulnaris mit oberflächlichem Hohlhandbogen. **b** Varietäten des oberflächlichen Hohlhandbogens.

Klinik

Bei der klinischen Untersuchung können am Arm folgende **Pulse** getastet werden: Der Puls der A. radialis auf der Radialseite des Handgelenks (ulnar der Sehne des M. brachioradialis), der Puls der A. ulnaris auf der Ulnarseite der Handgelenke (radial der Sehne des M. flexor carpi ulnaris). Daneben kann auch der Puls der A. axillaris in der distalen Achselhöhle und die A. brachialis im Sulcus bicipitalis medialis getastet werden, was allerdings weniger gebräuchlich ist.

MERKE

Die A. ulnaris bildet den Arcus palmaris superficialis, die A. radialis den Arcus palmaris profundus.

4.8 Venen der oberen Extremität

Kompetenzen

Nach Bearbeitung dieses Lehrbuchkapitels sollten Sie in der Lage sein:
- das grundlegende Prinzip des venösen Abflusses der oberen Extremität zu verstehen
- die großen epifaszialen Venen zu kennen und am Präparat zu zeigen

Am Arm wird ein System tief gelegener Venen, welche die Arterien begleiten, von einem oberflächlichen, im subkutanen Fettgewebe verlaufenden System unterschieden (➤ Abb. 4.70).

4.8.1 Oberflächliche Venen

Die als Hautvenen bezeichneten oberflächlichen Venen liegen immer über den Faszien des Ober- und Unterarms, Fascia brachii und Fascia antebrachii. Man unterscheidet 2 große, epifasziale Hautvenenstämme (➤ Abb. 4.70a):
- **V. basilica:** Sie verläuft als starkes Gefäß im Sulcus bicipitalis medialis nach proximal, durchbricht auf variabler Höhe am Oberarm die Fascia brachii und mündet in die Vv. brachiales.
- **V. cephalica:** Diese meist relativ dünne Vene zieht lateral am Oberarm nach proximal, durchquert die Oberarmfaszie und verläuft im Spalt zwischen M. deltoideus und M. pectoralis major. Sie mündet im Trigonum clavipectorale (Fossa infraclavicularis, MOHRENHEIM-Grube) in die V. axillaris.

Der oberflächliche venöse Abfluss der Hand konzentriert sich auf der Dorsalseite im Rete venosum dorsale manus. Palmar befindet sich meist ein Arcus venosus palmaris superficialis. Die V. cephalica antebrachii sammelt das Blut auf der Radialseite der Hand, zieht radial auf der Beugeseite des Unterarms nach proximal und führt das Blut der V. cephalica zu. Die V. basilica antebrachii verläuft am ulnaren Rand des Arms und geht in die V. basilica über. Die **V. mediana cubiti** verbindet die V. cephalica mit der V. basilica in der Ellenbeuge miteinander. Häufig gibt es zusätzlich zu den oberflächlichen Gefäßnetzen noch größere Venenstämme (z. B. die **V. mediana antebrachii** mittig auf der Beugeseite des Unterarms). Die oberflächlichen Venen sind über Verbindungsgefäße (Vv. perforantes) mit den tiefen Venen verbunden.

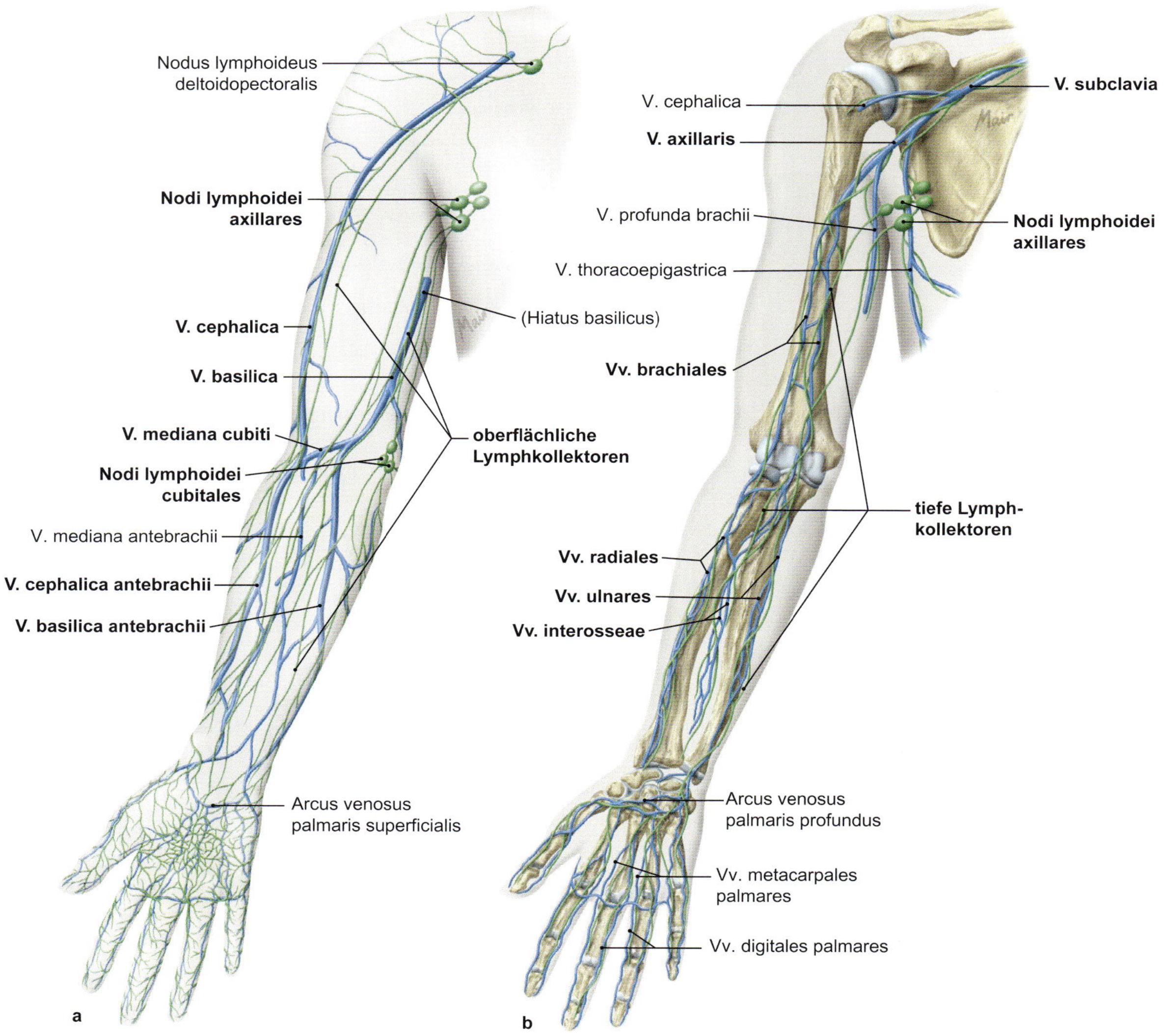

Abb. 4.70 Venen und Lymphbahnen des Arms, rechts. Ansicht von ventral. [S700-L127] **a** Oberflächliches System. **b** Tiefes System.

MERKE

Die oberflächlichen Venen des Arms sind sehr variabel. So kann z. B. die V. cephalica oder die V. mediana cubiti fehlen bzw. können auch zusätzliche Hautvenen vorhanden sein. Aufgrund der exponierten Lage im Unterhautfettgewebe eignen sich die Gefäße sehr gut zur **Blutentnahme** bzw. zur **intravenösen Gabe von Medikamenten.** Hierzu wird besonders gerne die großkalibrige V. mediana cubiti in der Ellenbeuge genutzt. Durch Tasten in der Ellenbeuge nach einem Pulsschlag muss hierbei aber unbedingt eine oberflächlich verlaufende A. brachialis ausgeschlossen werden (Varietät bei etwa 8 % der Menschen).

4.8.2 Tiefe Venen

Bei den tiefen Venen begleiten typischerweise 2 Venen 1 Arterie (➤ Abb. 4.70b). Diese Venen sind häufig strickleiterartig über Querbrücken miteinander verbunden. Da es im tiefen System nur arterienbegleitende Venen gibt, werden sie wie die jeweilige Arterie benannt. Die V. axillaris und die V. subclavia kommen in der Regel auf jeder Körperseite nur einmal vor. Beide Venen liegen vor ihrem arteriellen Pendant. Während die A. subclavia durch die Skalenuslücke tritt, verläuft die V. subclavia ventral des M. scalenus anterior.

Klinik

Da die V. subclavia oberflächlich und vor der A. subclavia liegt, wird sie gerne zur Anlage eines **zentralen Venenkatheters (ZVK)** genutzt. Als Leitstruktur für den Weg der Punktionskanüle wird hierbei der Unterrand der Clavicula verwendet. Die Gefahr einer Fehlpunktion der A. subclavia ist sehr gering, es muss nach der Punktion jedoch eine Verletzung der Pleurahöhle durch ein Röntgenbild des Brustkorbs ausgeschlossen werden.

Die tiefen Venen des Arms sind mit vielen **Venenklappen** ausgestattet. Diese ermöglichen in jeder Stellung des Arms einen gerichteten Blutfluss zum Herzen.

4.9 Lymphgefäße der oberen Extremität

Kompetenzen

Nach Bearbeitung dieses Lehrbuchkapitels sollten Sie in der Lage sein:
- die Prinzipien des Lymphabflusses der oberen Extremität zu kennen
- die Lymphknotenstation der Achselhöhle und deren klinische Relevanz zu erklären

4.9.1 Epi- und subfasziale Lymphgefäße

Ähnlich wie bei den Venen verlaufen die Lymphgefäße entweder epifaszial oder subfaszial (➤ Abb. 4.70).
Die **oberflächlichen Kollektoren** bilden 3 Bündel am Unterarm (radiales, ulnares, mediales Bündel), die in der Ellenbeuge überwiegend zum medialen Kollektorenbündel des Oberarms um die V. basilica konvergieren. Dieses mündet schließlich in die axillären Lymphknoten ein. Einen zweiten Abflussweg am Oberarm gewährleistet das dorsolaterale Bündel um die V. cephalica, deren Lymphgefäße schließlich in die supraklavikulären und z. T. in die axillären Lymphknoten münden. In diese Bündel können einzelne Lymphknoten als erste Filterstation eingebaut sein, wie z. B. die Lnn. cubitales in der Ellenbeuge.
Die **subfaszialen Kollektoren** begleiten die großen Venenstämme und münden ebenfalls in die axillären Lymphknoten. Auch hier können einzelne regionale Lymphknoten, wie z. B. die Lnn. brachiales, in die tiefen Kollektoren eingeschaltet sein.

4.9.2 Lymphknoten der Axilla

Die Lymphknoten der Axilla drainieren nahezu die komplette Lymphe der oberen Extremität sowie die oberen Quadranten der ventralen und dorsalen Rumpfwand. Klinisch besonders relevant ist, dass die bis zu 50 Lymphknoten die Lymphe aus großen Anteilen der Brustdrüse erhalten (➤ Abb. 4.71). Man teilt die Lymphknoten, relativ zu ihrer Lage zum M. pectoralis minor, in 3 Stockwerke (Level) und in verschiedene Gruppen ein.
- **Level I:** *lateral* des M. pectoralis minor
  - Lnn. paramammarii (am lateralen Rand der Brustdrüse)
  - Lnn. axillares pectorales (entlang der A. thoracica lateralis)
  - Lnn. axillares subscapulares (um die A. subscapularis)
  - Lnn. axillares laterales (lateral an der A. axillaris)
- **Level II:** *ventral bzw. dorsal* des M. pectoralis minor
  - Lnn. interpectorales (zwischen den beiden Mm. pectorales)
  - Lnn. axillares centrales (unter dem M. pectoralis minor an der A. axillaris)
- **Level III:** *medial* des M. pectoralis minor
  - Lnn. axillares apicales (im Bereich des Trigonum clavipectorale = Fossa infraclavicularis = MOHRENHEIM-Grube)

Die Lymphe fließt dabei überwiegend zuerst in die Lymphknoten der Level I und II, um dann weiter zu denen des Levels III geleitet zu werden. Danach mündet die Lymphe in den Truncus subclavius. Somit finden sich **entartete Zellen,** z. B. bei Tumoren der Brustdrüse, in zeitlichem Ablauf oft zuerst in den Leveln I und II und erst später im Level III. Vom Level III gelangt sie über den Truncus subclavius in den Ductus thoracicus oder direkt in den linken Venenwinkel bzw. auf der rechten Seite über den Ductus lymphaticus dexter in den rechten Venenwinkel.

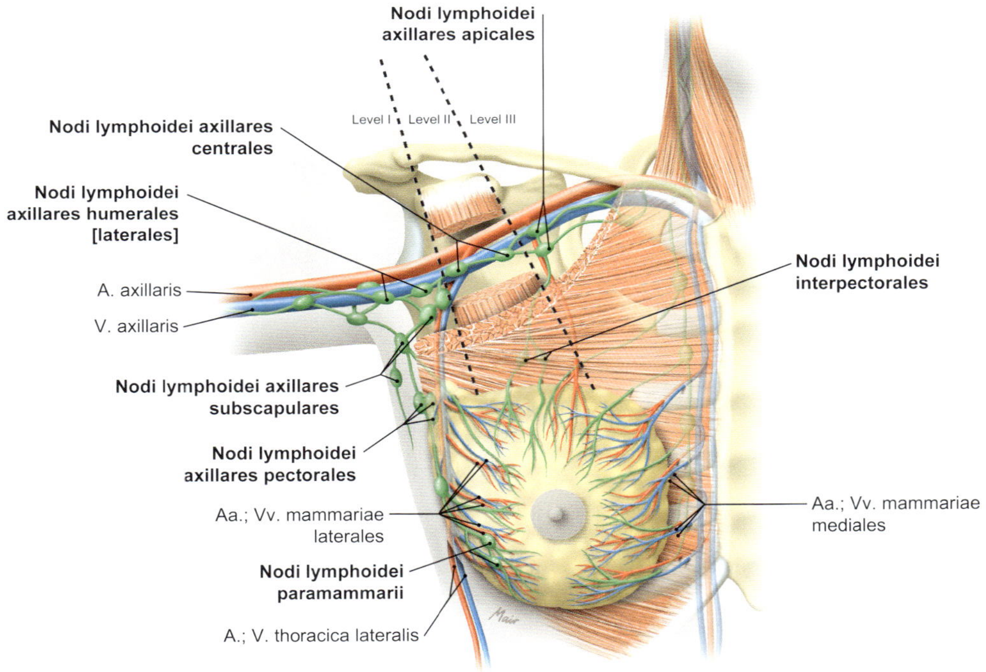

Abb. 4.71 Lymphknoten der Axilla. [S700-L127]

Klinik

Genaue Kenntnisse der verschiedenen Lymphknotenstationen sind z. B. bei Tumoren der Brustdrüse **(Mammakarzinom)** entscheidend. Aufgrund der Häufigkeit (häufigster maligner Tumor der Frau, jede 10. Frau erkrankt an einem Mammakarzinom, aber auch Männer können betroffen sein) muss daher bei Frauen bei jeder Vergrößerung axillärer Lymphknoten ein Mammakarzinom ausgeschlossen werden. Die Anzahl und Lokalisation befallener Lymphknoten ist dabei wichtig für die Einteilung des Schweregrades der Tumorerkrankung (Staging) und entscheidet somit auch über die Therapie. Früher wurden alle 3 Level, z. T. inkl. der Brustmuskeln, reseziert, was extrem entstellend war. Lange hat man standardmäßig das Level I mit der Brust entfernt, um die Lymphknoten zu untersuchen. Heute ist die Therapie differenzierter. Oft kann brusterhaltend therapiert und eine Beteiligung der Lymphknoten durch szintigrafische Darstellung eines Wächerlymphknotens („sentinel node") ausgeschlossen werden. Bei kompletter Entnahme der Lymphknoten (axilläre Lymphadenektomie) kann es zu Ödembildung im Arm durch mangelhaften Abtransport der Gewebeflüssigkeit über die Lymphe kommen.

4.10 Topografisch wichtige Aspekte des Arms

Kompetenzen

Nach Bearbeitung dieses Lehrbuchkapitels sollten Sie in der Lage sein:
- die Leitungsbahnen zu kennen, die die MOHRENHEIM-Grube durchqueren
- die Begrenzungen der Achsellücken zu benennen und die durchtretenden Strukturen zu erläutern und am Präprarat aufzusuchen
- den Verlauf der Leitungsbahnen in der Ellenbeuge zu erläutern
- Aufbau und durchtretende Strukturen von Karpaltunnel und GUYON-Loge zu erklären

4.10.1 Trigonum clavipectorale

Das Trigonum clavipectorale (Fossa infraclavicularis, MOHRENHEIM-Grube) ist eine dreieckige Einsenkung der vorderen Rumpfwand (➤ Abb. 4.72). Sie wird lateral vom M. deltoideus, medial vom M. pectoralis major und kranial von der Clavicula begrenzt. Die MOHRENHEIM-Grube wird von verschiedenen Leitungsbahnen als Durchtrittsort durch die Fascia clavipectoralis genutzt:
- Nn. pectorales medialis und lateralis: zu M. pectoralis major und M. pectoralis minor
- A. thoracoacromialis: teilt sich hier in ihre Endäste auf
- V. cephalica: tritt hier in die Tiefe in die V. axillaris ein
- Lnn. axillares apicales

Die Fascia clavipectoralis ist auf ihrer Dorsalseite mit der V. subclavia verwachsen und trägt dazu bei, das Lumen der Vene offen zu halten.

4.10.2 Achselhöhle

Die Achselhöhle (Fossa axillaris) ist bei locker herabhängendem Arm ein etwa pyramidenförmiger, mit Fett und Bindegewebe ausgefüllter Hohlraum. Dieser wird von allen Leitungsbahnen durchquert, die den Arm versorgen (Ausnahme: V. cephalica mit umgebenden Lymphbahnen). Den Boden der Pyramide bildet die Haut der Achselhöhle, die Spitze reicht bis zum Schultergelenk. Die vordere Achselfalte wird vom M. pectoralis major gebildet, die hintere Achselfalte vom M. latissimus dorsi.
In der Fossa axillaris verlaufen die 3 Faszikel des Plexus brachialis dorsal, medial und lateral der A. axillaris. Die V. axillaris liegt ventral dieses Gefäß-Nerven-Bündels. Neben einer großen Anzahl axillärer Lymphknoten finden sich die entsprechenden zu- und abführenden Lymphgefäße.
Aus der Axilla treten Leitungsbahnen durch die Achsellücken nach dorsal aus.

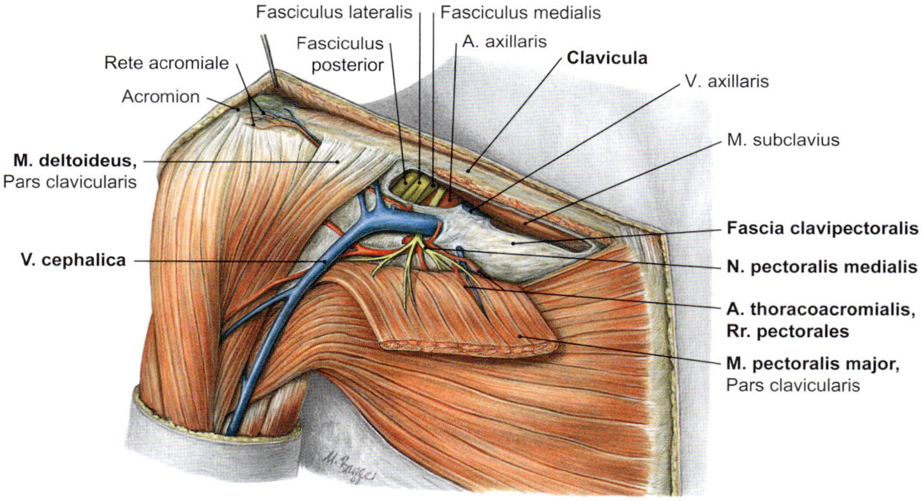

Abb. 4.72 Trigonum clavipectorale, rechts. Ansicht von ventral. [S700]

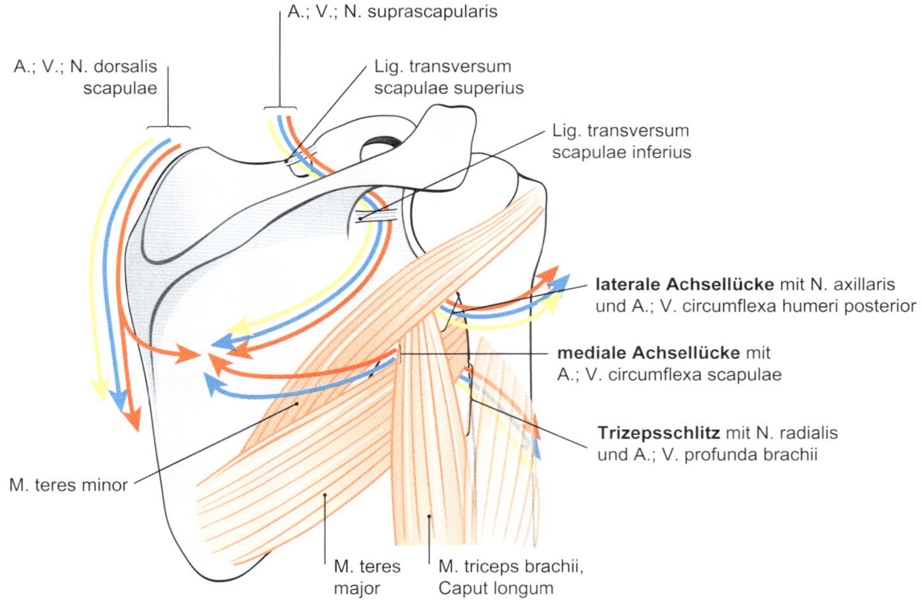

Abb. 4.73 Schema der Achsellücken und des Trizepsschlitzes, rechts. Ansicht von dorsal. [S702-L126]

4.10.3 Achsellücken und Trizepsschlitz

Man unterscheidet 2 Achsellücken (➤ Abb. 4.73):

- **mediale Achsellücke** (dreieckig)
- **laterale Achsellücke** (viereckig)

Kaudal der lateralen Achsellücke befindet sich der **Trizepsschlitz,** durch den der N. radialis zieht, um sich im Sulcus nervi radialis dem Humerus anzulagern (➤ Tab. 4.21).

4.10.4 Ellenbeuge

Die Ellenbeuge (Fossa cubitalis) liegt ventral zwischen Ober- und Unterarm und wird radial vom M. brachioradialis und ulnar vom M. pronator teres begrenzt. Der Boden wird von den Ansatzsehnen des M. biceps brachii und vom M. brachialis gebildet.
In der Ellenbeuge verzweigen sich viele Leitungsbahnen in ihrem Verlauf zum Unterarm. In der Tiefe der Ellenbeuge finden sich von radial nach ulnar:

- **N. radialis** mit A. collateralis radialis. Aufteilung in R. profundus und R. superficialis
- **A. brachialis**Aufteilung in A. radialis und A. ulnaris. Letztere gibt die A. interossea communis ab.

Tab. 4.21 Begrenzungen und durchtretende Strukturen von Achsellücken und Trizepsschlitz.

Mediale Achsellücke	Laterale Achsellücke	Trizepsschlitz
Begrenzungen		
• M. teres minor • M. teres major • Caput longum des M. triceps brachii	• M. teres minor • M. teres major • Caput longum des M. triceps brachii • Humerus	• Caput longum des M. triceps brachii • Caput laterale des M. triceps brachii
Durchtretende Leitungsbahnen		
• A. circumflexa scapulae • V. circumflexa scapulae	• A. circumflexa humeri posterior • V. circumflexa humeri posterior • N. axillaris	• A. profunda brachii • N. radialis

- **N. medianus,** zieht zwischen den Köpfen des M. pronator teres durch und überkreuzt die A. ulnaris.

Das tiefe Kompartiment wird zur Oberfläche hin von der Aponeurosis m. bicipitis abgeschlossen. Über der Aponeurose verlaufen in ihrer Lage sehr variabel die V. cephalica antebrachii und die V. basilica antebrachii sowie die V. mediana cubiti als deren Verbindung.

Klinik

Durch unsachgemäße venöse Blutentnahme (zu tiefe Punktion) kann unterhalb der Aponeurosis m. bicipitis neben arteriellen Gefäßen auch der N. medianus verletzt werden (verläuft über der A. ulnaris). Nicht gefährdet ist dabei der N. ulnaris, da er im Sulcus nervi ulnaris auf der Dorsalseite des Epicondylus medialis geschützt ist.

4.10.5 Karpaltunnel und GUYON-Loge

An den Handgelenken unterscheidet man 2 Räume, die als Durchtrittsstellen von Leitungsbahnen zur Handfläche genutzt werden (➤ Abb. 4.74):

- Karpaltunnel (Canalis carpi), tief
- GUYON-Loge, oberflächlich

Klinik

In beiden Räumen können die Nerven z. B. durch Kompression oder Schnittverletzungen geschädigt werden (distale Läsion des N. medianus bzw. des N. ulnaris). Da durch den Karpaltunnel auch verschiedene Muskelsehnen in ihren Sehnenscheiden ziehen, kann ein **Karpaltunnelsyndrom** auch durch eine Sehnenscheidenentzündung nach Überlastung der Muskeln, bei rheumatischen Erkrankungen oder durch Ödembildung in der Schwangerschaft hervorgerufen werden. Wenn eine konservative Therapie keine Besserung bringt, besteht die Therapie in der Spaltung der bedeckenden Bandzüge.

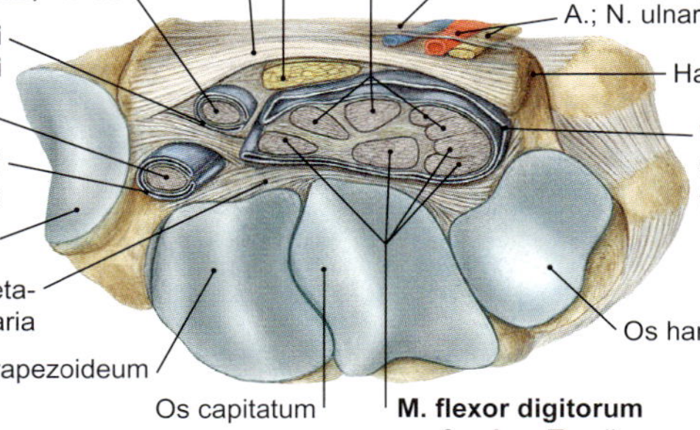

Abb. 4.74 Karpaltunnel und GUYON-Loge, rechts. Ansicht von distal. Der Karpaltunnel (Canalis carpi, Boden: Ossa carpi, Dach: Retinaculum musculorum flexorum) liegt in der Tiefe, die GUYON-Loge (beidseits von Anteilen des Retinaculum musculorum flexorum begrenzt) oberflächlich. [S700-L301]

Den Boden des **Karpaltunnels** bilden die Handwurzelknochen. Os scaphoideum und Os trapezium bilden dabei auch die radiale Wand des Karpaltunnels. Die ulnare Wand wird durch das Os pisiforme und einen Vorsprung des Hakenbeins (Hamulus ossis hamati) geformt. Somit entsteht eine Rinne, die als Sulcus carpi bezeichnet wird. Das Retinaculum musculorum flexorum als Dach schließt die Rinne zum Karpaltunnel, durch den die **Sehnen der langen Fingerbeuger** und der **N. medianus** durchtreten.

Die **GUYON-Loge** liegt auf der ulnaren Seite der Handgelenke ventral und damit oberflächlich des Karpaltunnels. Ihr Boden ist das Retinaculum musculorum flexorum, das durch eine Abspaltung („Lig. carpi palmare") auch das Dach bildet. Durch die GUYON-Loge zieht der **N. ulnaris** zusammen mit **A./V. ulnaris.**

5 Untere Extremität

Volker Spindler, Jens Waschke

KLINISCHER FALL

ACHILLES-Sehnenruptur

Anamnese

Ein 56-jähriger Mann wird abends von Freunden in die Notaufnahme der Klinik gebracht. Er gibt an, wie jeden Mittwochabend mit seiner Mannschaft Volleyball gespielt zu haben. Beim kraftvollen Absprung aus der Hocke habe er plötzlich einen Schlag hinten am rechten Unterschenkel verspürt. Gleichzeitig sei ein laut schnalzendes Geräusch zu hören gewesen. Seitdem habe er starke Schmerzen und könne nur noch humpeln. Er sei sonst als passionierter Läufer regelmäßig sportlich aktiv. Er gibt an, dass er nach langen Läufen ab und zu für einige Tage Schmerzen im hinteren Bereich der Unterschenkel hatte.

Untersuchungsbefund

Der Patient ist bei vollem Bewusstsein, die Vitalparameter sind im Normbereich. Am rechten Unterschenkel ist eine Schwellung des distalen Drittels auffällig. Bei der Untersuchung lässt sich eine etwa 1 cm lange Einsenkung eine Handbreit oberhalb des Fersenbeins tasten. Der Patient kann mit dem rechten Bein nicht auf Zehenspitzen stehen. Die Untersuchung der Sprunggelenke ist unauffällig.

Diagnostik

Die Ultraschalluntersuchung zeigt eine Ruptur der ACHILLES-Sehne. Die Lücke zwischen den beiden gerissenen Enden der Sehne ist 8 mm breit. Ein Röntgenbild im lateralen Strahlengang ergibt keine Hinweise auf einen Ausriss eines Knochenfragments am Ansatz der Sehne am Tuber calcanei oder auf sonstige Frakturen.

Diagnose

ACHILLES-Sehnenruptur rechts.

Therapie

Nach sorgfältiger Aufklärung wird ein konservatives Vorgehen beschlossen. Der Patient bekommt einen Therapieschuh mit 3 cm Fersenerhöhung angepasst, sodass der Fuß in 20°-Plantarflexionsstellung fixiert wird. Eine Vollbelastung des Beins ist sofort möglich. Der Patient wird mit der Instruktion entlassen, den Schuh für 12 Wochen Tag und Nacht zu tragen. Außerdem muss der Fuß plantarflektiert gehalten werden, wenn der Schuh z. B. zum Duschen abgenommen wird.

Weiterer Verlauf

Nach 3 Wochen wird mit Physiotherapie begonnen. Die Fersenkeile werden schrittweise auf 2 cm und 1 cm Erhöhung reduziert. Nach 12 Wochen ist der Patient ohne Therapieschuh beschwerdefrei.

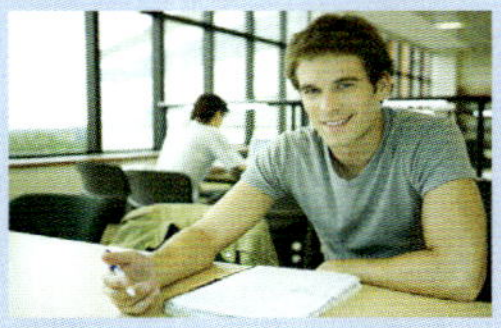

Du hast gerade deine Famulatur angetreten und schon steht die erste Patientenvorstellung in der Chefarztvisite an. Zum Glück darfst du dir hierfür einen Patienten aussuchen, und da du selbst passionierter Volleyballspieler bist, fällt dir die Entscheidung für einen Patienten leicht. Du machst dir einige Notizen zu Anamnese, Aufnahmebefund, bisherigen Untersuchungen und, damit gar nichts schiefgehen kann, zur Therapie.

Chefarztvisite – Klappe, die Erste

A.: 56-jähriger Patient, Z.n. Achillessehnenruptur re
Auslöser: Sprung aus Hocke beim Volleyballspielen, dabei Schlag US hinten re und schnalzendes Geräusch bemerkt.
Anamnestisch nach längerer Belastung (Joggen)
Schmerzen im hinteren US-Bereich für einige Tage
Aufnahmebefund: Schwellung distales Drittel re US, Einsenkung von ca. 1cm 1 Handbreit oberhalb Fersenbein, Zehenspitzenstand re nicht möglich, Sprunggelenk unauffällig
Weitere Dx.: Sono: **Ruptur der Achillessehne**, Lücke von 8 mm
Rx.: keine Hinweise auf Ausriss Knochenfragment oder Frakturen
Th.: lokal abschwellende Maßnahmen, im Verlauf konservatives Vorgehen mit Fixierung des Fußes in 20° Plantarflexionsstellung

5.1 Überblick

Die obere und die untere Extremität sind grundsätzlich ähnlich aufgebaut, weisen jedoch als Anpassung an ihre unterschiedliche Funktion verschiedene Eigenheiten in ihrem Bau auf. Der Arm ist als Greifwerkzeug auf größtmögliche Bewegungsfreiheit zur Interaktion mit der Umgebung ausgelegt (z. B. durch Ermöglichung von Umwendbewegungen des Unterarms oder durch hohe Beweglichkeit des Daumens). Die untere Extremität dagegen hat sich evolutionär beim Übergang zum aufrechten Gang an die Aufgabe als **Lauf- und Stützorgan** angepasst. Die zum Tragen des Körpers nötige Stabilität wird durch eine feste Kopplung der Hüftknochen an die Wirbelsäule und durch massivere Knochen gewährleistet. Feste Bänder stabilisieren die Gelenke und schränken die Bewegungen derart ein, dass ein ermüdungsarmes Stehen bei gleichzeitig gut erhaltener Bewegungsmöglichkeit für das Laufen ermöglicht wird. Im Gegensatz zur oberen Extremität ist die Muskulatur des Beins und besonders des Fußes mehr auf Stabilität (z. B. durch Verspannung des Fußgewölbes) als auf Feinmotorik ausgelegt. Trotz dieser stabilen Konstruktion sind degenerative Gelenkerkrankungen wie Arthrose und traumatische Verletzungen (z. B. Oberschenkelhalsfraktur) extrem häufig und daher für jeden Arzt relevant.

Die untere Extremität (Membrum inferius) gliedert sich in den Beckengürtel (Cingulum pelvicum) und das Bein (➢ Abb. 5.1). Das Bein wird weiterhin in Oberschenkel (Femur), Unterschenkel (Crus) und Fuß (Pes) unterteilt. Die Längsachsen des Schaftes von Ober- und Unterschenkelknochen bilden nach lateral den Knieaußenwinkel von 174°.

Das Gewicht des Körpers lastet nicht genau auf den Längsachsen der langen Beinknochen, sondern auf der Verbindungslinie zwischen Hüftgelenk und der Mitte des oberen Sprunggelenks (MIKULICZ-Linie) (➢ Abb. 5.2). Diese als Traglinie des Beins bezeichnete Achse verläuft im Idealfall weitgehend zentriert durch das Kniegelenk. Abweichungen des Kniegelenks von dieser Linie in der Frontalebene werden als **X-Bein (Genu valgum)** oder **O-Bein (Genu varum**, Merkwort: O-Var) bezeichnet:

- Beim **X-Bein** befindet sich das Kniegelenk medial der Traglinie, der Knieaußenwinkel verringert sich. Der Abstand zwischen rechtem und linkem Knie ist verkleinert. Beim Genu valgum ist das laterale Kompartiment des Kniegelenks stärker belastet als das mediale.
- Beim **O-Bein** ist es umgekehrt, das Kniegelenk befindet sich lateral der Traglinie, der Knieaußenwinkel wird größer und der Abstand zwischen beiden Kniegelenken ist erhöht. Beim Genu varum ist das mediale Kompartiment durch größeren Druck betroffen.

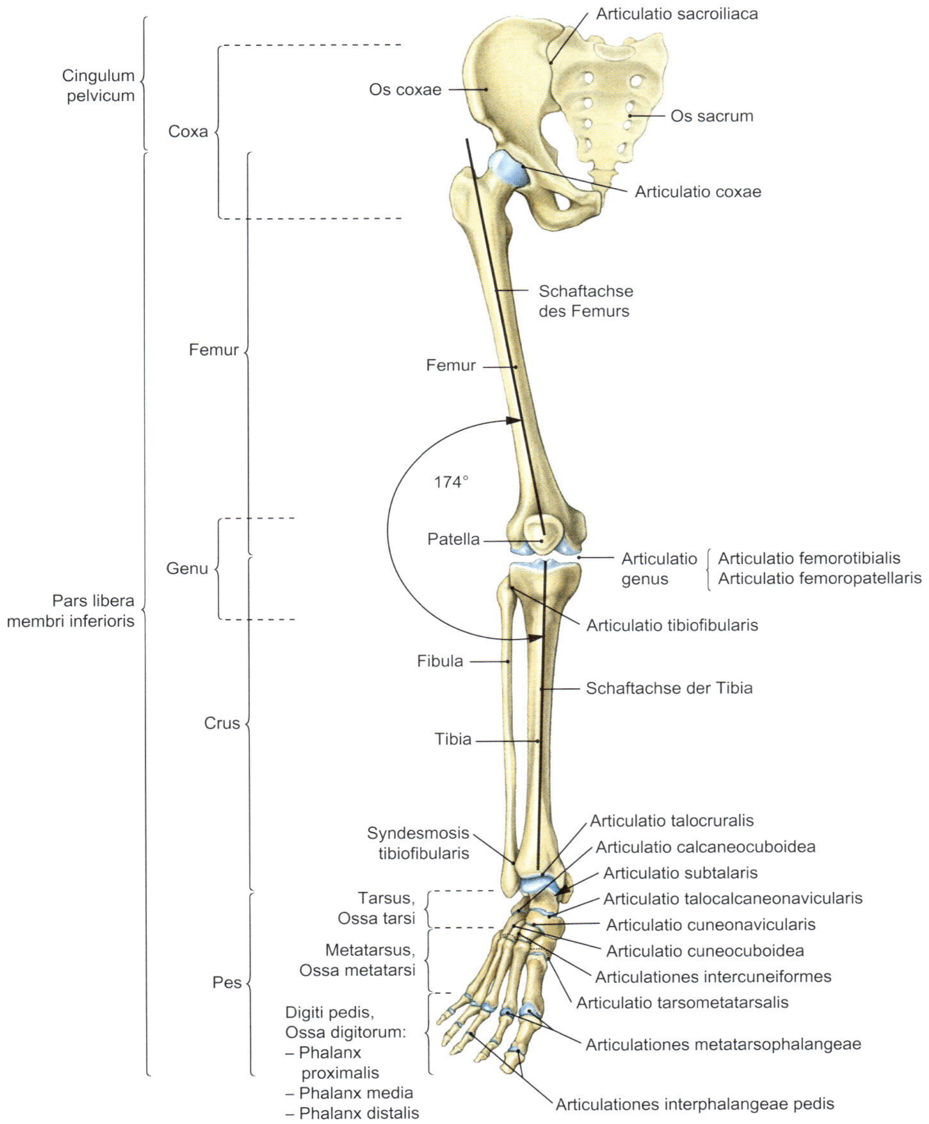

Abb. 5.1 Knochen und Gelenke der unteren Extremität, Membrium inferius, rechts. Ansicht von ventral. [S700-L301]

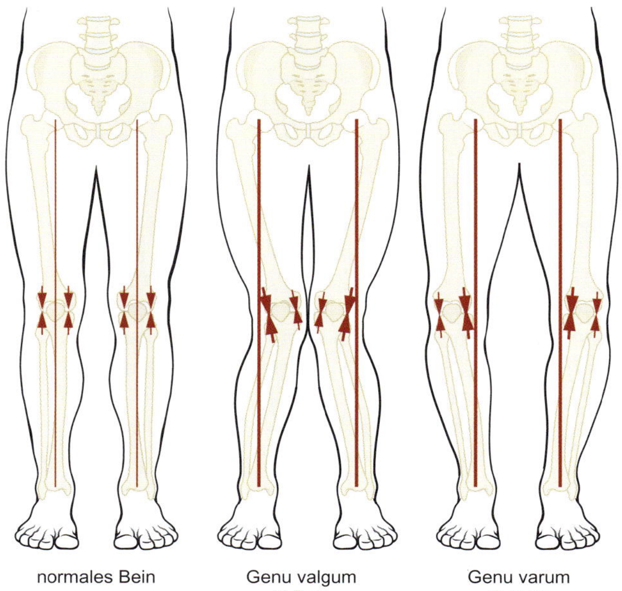

Abb. 5.2 Traglinie des Beins (MIKULICZ-Linie). Ansicht von ventral. Normales Kniegelenk (links), Genu valgum (Mitte) und Genu varum (rechts). [S700-L126]/[G1067]

Wenn die Traglinie mittig durch das Kniegelenk verläuft, werden die rechte und linke Seite des Kniegelenks gleichmäßig belastet (durch Pfeile in ➤ Abb. 5.2 dargestellt).

Klinik

Abweichungen des Kniegelenks von der Traglinie sind sehr häufig und gerade während des Wachstums nicht unnormal. Bei Säuglingen ist z. B. ein Genu varum physiologisch, das häufig nach einigen Jahren in ein Genu valgum übergeht. In der Regel „verwachsen" sich diese Fehlstellungen innerhalb der ersten Dekade. Starke Fehlstellungen im Erwachsenenalter können jedoch aufgrund der andauernden Fehlbelastungen der Kniegelenksflächen und der Menisken zur Arthrose z. B. des Kniegelenks (Gonarthrose) führen. Bei schweren Fehlstellungen kann zur Korrektur während des Wachstums ein Teil der Wachstumsfuge, z. B. des Femurs, verklammert werden (temporäre Epiphyseodese, verhindert das Wachstum des lateralen oder medialen Knochenendes). Beim Erwachsenen kann unter Umständen eine bessere Zentrierung der Traglinie durch Entfernung eines Knochenkeils erreicht werden (Umstellungsosteotomie).

5.2 Becken

Kompetenzen

Nach Bearbeitung dieses Lehrbuchkapitels sollten Sie in der Lage sein:
- den Aufbau und die wesentlichen Strukturen des knöchernen Beckens zu zeigen sowie die Unterschiede zwischen männlichem und weiblichem Becken zu erläutern
- die Verbindungen der Beckenknochen untereinander sowie zur Wirbelsäule darzulegen und hierbei den Verlauf und die Funktion der beteiligten Bänder zu erläutern
- die Funktion des Beckenrings für die Stabilität des aufrechten Gangs zu erklären

5.2.1 Aufbau und Form

Das Becken (syn.: Beckengürtel, Cingulum pelvicum) bildet die Verbindung von Bein und Rumpf. Es ist aus rechtem und linkem Hüftbein **(Os coxae)** sowie aus dem Kreuzbein **(Os sacrum)** aufgebaut (➤ Abb. 5.3). Ventral sind die beiden Ossa coxae über eine Synarthrose, die Schambeinfuge **(Symphysis pubica),** verbunden. Dorsal vereinigen sich rechtes und linkes Hüftbein mit dem Kreuzbein über je eine Amphiarthrose, das Sakroiliakalgelenk **(Articulatio sacroiliaca).** Somit entsteht ein stabiler knöcherner Ring, der aber noch eine gewisse Flexibilität besitzt.

Man unterscheidet kranial das große Becken (Pelvis major) vom kleinen Becken (Pelvis minor) kaudal. Der Übergang von großem zu kleinem Becken ist die Linea terminalis. Diese verläuft auf jeder Seite bogenförmig von der Symphysis pubica über den Pecten ossis pubis und die Linea arcuata zum Promontorium des Kreuzbeins. Das kleine Becken bildet einen knöchernen „Kanal" mit einer oberen Öffnung, Apertura pelvis superior oder Beckeneingangsebene, die durch eine rechte und eine linke Linea terminalis begrenzt wird. Die Öffnung des Kanals nach unten wird Apertura pelvis inferior genannt.

Männliches und weibliches Becken unterscheiden sich in ihrer Form. Bei der Frau ist der größte Durchmesser der Beckeneingangsebene horizontal gestellt (➤ Abb. 5.4a), beim Mann dagegen sagittal (➤ Abb. 5.4b). Beim Mann ist die Öffnung daher leicht herzförmig, bei der Frau queroval. Beim Mann treffen sich die unteren Schambeinäste an der Symphyse in einem relativ spitzen Winkel (Angulus subpubicus). Bei der Frau ist dieser Winkel dagegen flacher und wird daher als Arcus pubicus bezeichnet. Auch sind bei der Frau die Beckenschaufeln größer und weiter ausladend.

Die **inneren Beckenmaße** geben Aufschluss über die Weite des kleinen Beckens (➤ Abb. 5.4a). Dies ist bei der Frau wichtig zur

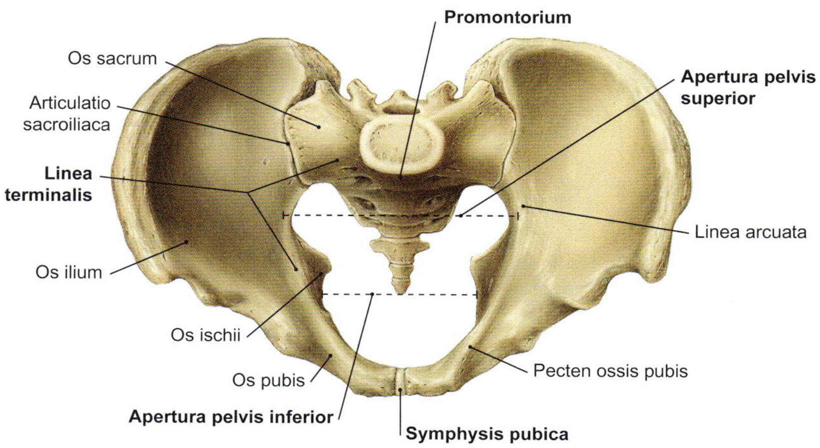

Abb. 5.3 Becken (Pelvis). Ansicht von ventral kranial. [S700]

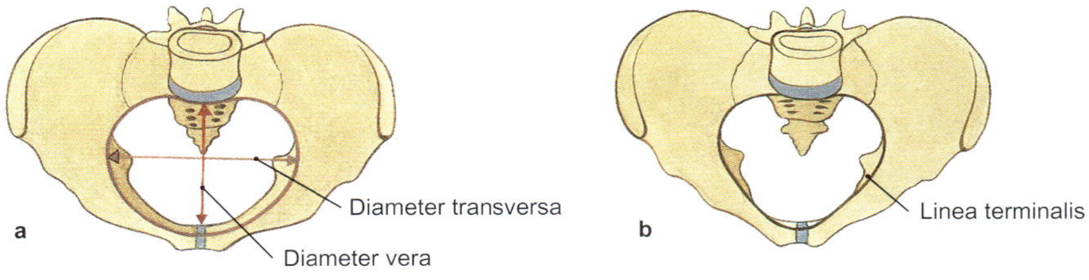

Abb. 5.4 Becken, Pelvis. [S700-L301] **a** Becken einer Frau. **b** Becken eines Mannes.

Beurteilung, ob eine normale Geburt möglich ist. Dabei können die in ➤ Tab. 5.1 genannten Maße angegeben werden.

Klinik

Bei der **normalen vaginalen Geburt** durchquert das Kind das kleine Becken, das die engste Stelle des Geburtskanals darstellt. Ein Missverhältnis zwischen Größe des Kindes (relevant ist hierbei der Kopfdurchmesser) und den Beckenmaßen kann eine normale Geburt unmöglich machen. Entscheidend ist hierbei primär die **Diameter vera** (klinisch Conjugata vera genannt), da diese den engsten Abstand der Wände des kleinen Beckens darstellt. Während der Schwangerschaft werden Sakroiliakalgelenk und Symphysis pubica durch Hormone gelockert (z. B. Relaxin). Dies führt zur Verlängerung der Diameter vera um etwa 1 cm.
Bei Verdacht auf ein Missverhältnis zwischen Becken und Kopf des Kindes können vor der Geburt die Beckenmaße mittels MRT bestimmt werden. Ist wegen mangelnden Geburtsfortschritts ein **Kaiserschnitt** (Sectio caesarea) nötig, kann während der OP das Becken direkt ausgemessen werden. Somit kann bei einer erneuten Schwangerschaft rechtzeitig entschieden werden, ob eine vaginale Geburt möglich oder ein geplanter Kaiserschnitt sinnvoller ist.

Tab. 5.1 Innere weibliche Beckenmaße (➤ Abb. 5.4a).

Name	Verlauf	Größe
Diameter vera	Rückseite der Symphyse bis Promontorium	11 cm
Diameter anatomica	Oberrand der Symphyse bis Promontorium	11,5 cm
Diameter diagonalis	Unterrand der Symphyse bis Promontorium	12,5 cm
Diameter transversa	Größter querer Durchmesser zwischen den beiden Lineae terminales	13,5 cm

5.2.2 Knochen des Beckens

Das Becken setzt sich aus dem Kreuzbein (**Os sacrum,** ➤ Kap. 3.3.2) und 2 Hüftbeinen **(Ossae coxae)** zusammen. Das Hüftbein (Os coxae) ist aus 3 Knochenanteilen aufgebaut (➤ Abb. 5.5, ➤ Abb. 5.6):

- Darmbein **(Os ilium):** bildet den kranialen Teil des Os coxae
- Sitzbein **(Os ischii):** liegt kaudal dorsal
- Schambein **(Os pubis):** befindet sich kaudal ventral

Die anfangs vorhandenen Knorpelfugen zwischen den einzelnen Knochen verknöchern zwischen dem *13. und 18. Lebensjahr.*

Os ilium

Das Os ilium bildet die Darmbeinschaufel **(Ala ossis ilii).** Diese ist nach medial hin konkav geformt (➤ Abb. 5.5). Der vordere Abschnitt der Medialseite wird durch die **Fossa iliaca** eingesenkt, die den Ursprung des M. iliacus bildet. Dorsal der Fossa iliaca befindet sich die **Facies sacropelvica,** an der sich mit der **Facies auricularis** die Gelenkfläche zum Kreuzbein befindet. Die **Tuberositas iliaca** ist ein wichtiger Befestigungspunkt für den Bandapparat des Sakroiliakalgelenks (Articulatio sacroiliaca). Das kraniale Ende des Darmbeins ist die **Crista iliaca.** An ihrem Labium internum, der Linea intermedia und dem Labium externum befestigen sich jeweils Bauchmuskeln. Vorne bzw. hinten läuft die Crista iliaca in die **Spina iliaca anterior superior** und **Spina iliaca posterior superior** aus. Entsprechend befindet sich kaudal dieser beiden Strukturen jeweils ein weiterer Vorsprung, die **Spina iliaca anterior inferior** und **Spina iliaca posterior inferior.** Unter der Spina iliaca posterior inferior kerbt sich die Incisura ischiadica major ein. Auf der Lateralseite **(Facies glutea)** der Darmbeinschaufel sind mit der Linea glutea anterior, Linea glutea inferior und Linea glutea posterior wichtige Ursprünge für die dorsolateralen Hüftmuskeln ausgeprägt (➤ Abb. 5.6).

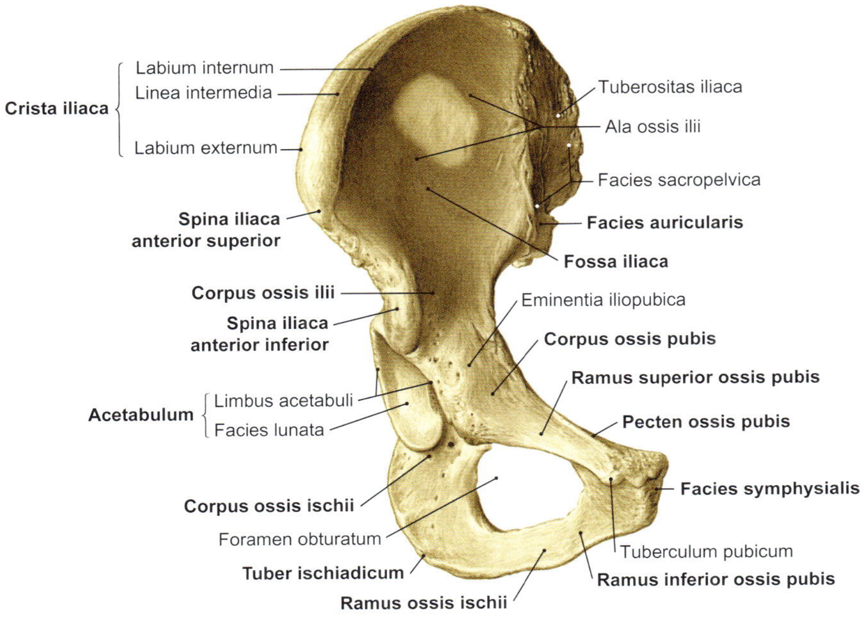

Abb. 5.5 Hüftbein, Os coxae, rechts. Ansicht von ventral. [S700]

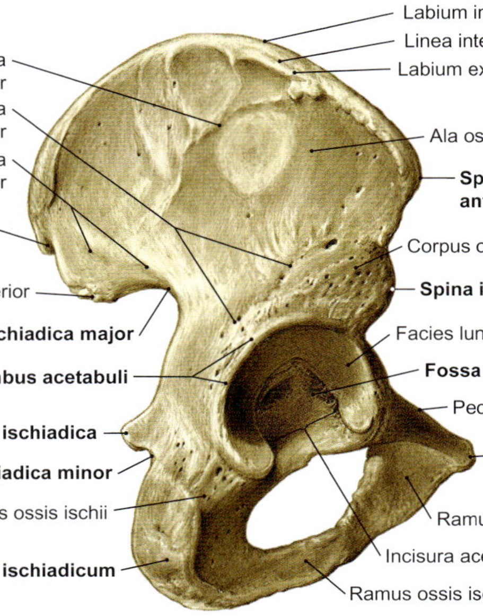

Abb. 5.6 Hüftbein, Os coxae, rechts. Ansicht von lateral. [S700]

Os ischii

Das Os ischii trägt den Sitzbeinhöcker **(Tuber ischiadicum).** Nach kranial läuft der Körper des Sitzbeins **(Corpus ossis ischii)** in der **Spina ischiadica** aus, kaudal verbindet sich der **Ramus ossis ischii** mit dem Os pubis. Unter der Spina ischiadica befindet sich die Incisura ischiadica minor (➤ Abb. 5.6).

Os pubis

Das Os pubis gliedert sich in **Corpus, Ramus inferior** und **Ramus superior** und bildet mit der Facies symphysialis die Verbindung zur Gegenseite. Nahe dieser Gelenkfläche dient das Tuberculum pubicum als Ansatz für das **Leistenband (Lig. inguinale),** das als Bindegewebsstrang mit Ursprung von der Spina iliaca anterior superior präparatorisch darstellbar ist (➤ Abb. 5.7). Das Leistenband ist daher kein Band im eigentlichen Sinne, sondern entsteht durch Vereinigung der Ansatzaponeurose des M. obliquus externus abdominis mit der Faszie des M. iliopsoas. Es ist eine wichtige Begrenzung für 2 Durchtrittsstellen von Leitungsbahnen:

- Boden des Leistenkanals (Canalis inguinalis): Durchtritt von der Bauchhöhle zum äußeren Genitale (➤ Kap. 3.1.4)
- Dach der Lacuna musculorum und Lacuna vasorum (➤ Kap. 5.10.1)

Auf dem **R. superior** ist ein Knochenkamm, der **Pecten ossis pubis,** ausgeprägt, der sich als Linea arcuata in Richtung Sakroiliakalgelenk fortsetzt.

Das **Acetabulum** ist die Gelenkpfanne des Hüftgelenks und nimmt den Kopf des Oberschenkelknochens auf. Sie wird aus Anteilen aller 3 Knochen des Hüftbeins gebildet. Die Einsenkung **(Fossa acetabuli)** wird durch eine sichelförmige Fläche, die Facies lunata, fast vollständig umschlossen. Diese ist nur an der **Incisura acetabuli** nach kaudal unterbrochen. Im **Limbus acetabuli** ist das Acetabulum nach außen ringförmig aufgeworfen.

Kaudal der Fossa acetabuli bilden Ramus und Corpus des Os ischii sowie Ramus superior und Ramus inferior des Os pubis einen knöchernen Ring um die größte Öffnung im Beckenknochen, das **Foramen obturatum.** Dieses ist von einer Bindegewebsplatte (Membrana obturatoria) ausgefüllt, die auf der Innen- und Außenseite den gleichnamigen Muskeln (Mm. obturatorii internus und externus) als Ursprung dient. Eine Öffnung (Canalis obturatorius) dient als Austritt von Leitungsbahnen (A./V. obturatoria, N. obturatorius) aus dem kleinen Becken zum Bein (➤ Kap. 5.10.2).

Klinik

Die Crista iliaca ist auch bei adipösen Menschen meist gut zu tasten, da sie nahe unter der Hautoberfläche gelegen ist. Da dort auch beim älteren Menschen noch blutbildendes, rotes Knochenmark vorhanden ist, wird bei Störung der Blutbildung oder Verdacht auf Erkrankungen der Blutzellreihen des Knochenmarks (z. B. Leukämien) eine Stanzbiopsie aus dem Beckenkamm gewonnen **(Knochenmarkpunktion).** Das so gewonnene Knochenmark wird histologisch aufgearbeitet und dann von einem Pathologen begutachtet.

5.2.3 Gelenke und Bandverbindungen des Beckens

Drei Gelenke lassen aus den Knochen des Beckens einen stabilen Ring werden (➤ Abb. 5.7):

- **Articulatio sacroiliaca** dorsal jeweils rechts und links
- **Symphysis pubica** ventral

Bei den Articulationes sacroiliacae handelt es sich um Diarthrosen, die Symphysis pubica dagegen ist eine Synarthrose.

Bei der **Articulatio sacroiliaca** verbinden sich die Facies auriculares des Hüftbeins mit der Facies auricularis des Kreuzbeins. Die bogenförmigen Gelenkflächen sind durch Bänder straff verspannt und das Gelenk ist als Amphiarthrose nur sehr gering beweglich.

Die **Symphysis pubica** wird durch die beiden Facies symphysiales der beiden Hüftbeine (genauer: der Schambeine) gebildet. Beide Knochen sind durch den Discus interpubicus verbunden, der aus Faserknorpel besteht.

Folgende **Bänder sichern die Articulatio sacroiliaca:**

- **Lig. sacroiliacum anterius,** ventral
- **Lig. sacroiliacum interosseum**
- **Lig. sacroiliacum posterius,** verläuft wie das Lig. sacroiliacum interosseum dorsal des Gelenkspalts zwischen Tuberositas iliaca und dem Kreuzbein

Während die vorderen Bänder den Gelenkspalt ventral überbrücken, bilden die interossären und hinteren Bänder einen mächtigen Bandapparat dorsal des Gelenks (➤ Abb. 5.8).

Zusätzlich verbindet das **Lig. iliolumbale** die Procc. costales der beiden unteren Lendenwirbel mit der Crista iliaca und lagert sich in Teilen dem Lig. sacroiliacum anterius an.

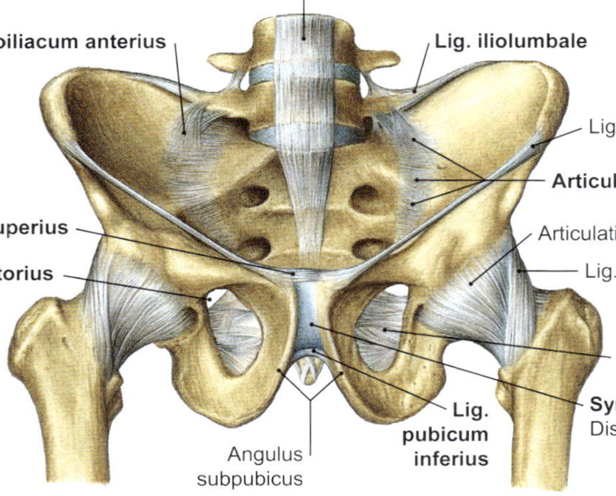

Abb. 5.7 Gelenke und Bänder des Beckens. Ansicht von ventral. [S700]

Kaudal des Sakroiliakalgelenks befinden sich 2 weitere starke Bänder:

- **Lig. sacrotuberale:** Das sakrotuberale Band zieht von der Dorsalseite des Kreuzbeins absteigend zum Tuber ischiadicum und zum Ramus inferior des Schambeins.
- **Lig. sacrospinale:** Dieses Band verläuft von der Dorsalseite des Kreuzbeins sagittal zur Spina ischiadica und unterteilt die dreieckige Öffnung zwischen Hüftknochen, Kreuzbein und Lig. sacrotuberale in ein kraniales Foramen ischiadicum majus und ein kaudales Foramen ischiadicum minus (➤ Abb. 5.9).

Die **Symphysis pubica** wird durch 2 Bänder verklammert:

- Das **Lig. pubicum superius** verbindet auf der Oberseite des Gelenks die beiden Schambeinknochen.
- Das **Lig. pubicum inferius** befindet sich auf der Unterseite (➤ Abb. 5.7).

Leitungsbahnen der Beckengelenke:

- Articulatio sacroiliaca:
  - arterielle Versorgung: parietale Äste der A. iliaca interna, die nach dorsolateral abgehen (A. iliolumbalis, A. sacralis lateralis und A. glutea superior)
  - Innervation: das feine Netzwerk von Nervenästen in der Gelenkkapsel wird aus verschiedenen Quellen gespeist (Rr. anteriores und Rr. posteriores aus S1–2, N. obturatorius und Truncus lumbosacralis des Plexus lumbalis, N. gluteus superior des Plexus sacralis)
- Symphysis pubica:
  - arterielle Versorgung: R. pubicus der A. obturatoria und der A. epigastrica inferior, die miteinander anastomosieren (Corona mortis, ➤ Kap. 5.7.1) sowie Aa. pudendae externae
  - Innervation: N. iliohypogastricus und N. ilioinguinalis (Plexus lumbalis) und tiefe Endäste des N. pudendus (Plexus sacralis)

5.2.4 Mechanik der Beckengelenke

Das Becken mit seinen 3 Knochen bildet einen Ring, der durch die Gelenke und Bänder so verbunden ist, dass einerseits *Stabilität* für die Übertragung des Körpergewichts auf die Beine sichergestellt wird, andererseits aber auch eine gewisse federnde *Beweglichkeit* gewährleistet ist. Dies ist vor allem bei dynamischen Bewegungen wie beim Laufen oder beim Sprung wichtig, um die auftretenden Kraftspitzen zu dämpfen.

Das **Sakroiliakalgelenk** muss die komplette Last der oberen Körperhälfte auf die Hüftknochen übertragen. Hierzu wird es durch den starken Bandapparat zu einer Amphiarthrose, sodass nur geringe Bewegungen möglich sind. Diese leichten Bewegungen (max. 10°) dienen der Abschwächung starker auf das Gelenk einwirkender Lastspitzen. Wie an der V-förmigen Stellung vor allem der Anteile des mächtigen Bandapparats des Lig. sacroiliacum posterius ersichtlich wird (➤ Abb. 5.8), ist das Kreuzbein zwischen rechter und linker Facies sacropelvica eingehängt. Das Kreuzbein drückt also nicht durch das Körpergewicht auf die Hüftknochen, sondern ist mittels des Bandapparats „aufgehängt". Dies führt zu einer Verteilung der Kräfte über die gesamte Tuberositas sacroiliaca, die hier überwiegend auf Zug belastet wird. Durch diese Zugbelastung werden gleichzeitig die Hüftknochen an das Kreuzbein gepresst, was zusammen mit den Bändern ein Abrutschen des Kreuzbeins nach kaudal verhindert.

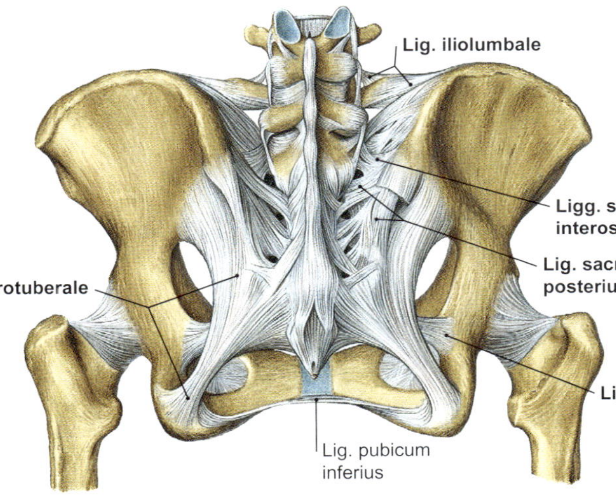

Abb. 5.8 Bänder des Beckens. Ansicht von dorsal. [S700]

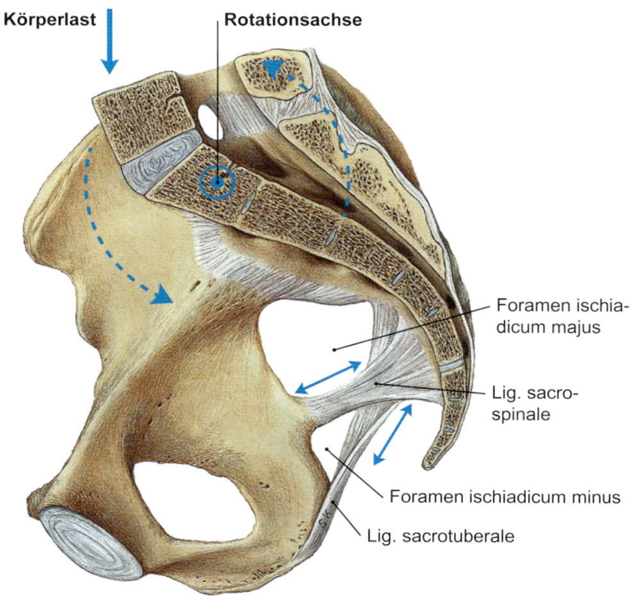

Abb. 5.9 Becken im Mediansagittalschnitt. Ansicht von medial. [S700]

Eine Belastung des Os sacrum und des Sakroiliakalgelenks im Stand führt zu Zugkräften an der **Symphysis pubica.** Ein Auseinanderweichen im Bereich des Faserknorpels wird durch die transversal verlaufenden Ligg. pubica verhindert. Die gleiche Funktion übt das Lig. iliolumbale für das Sakroiliakalgelenk aus.
Im Stand befindet sich der **Schwerpunkt** des Körpers ventral des Sakroiliakalgelenks. Dies würde zur Rotation des Kreuzbeins um eine transversale Achse führen, sodass die Kreuzbeinspitze nach dorsal oben ausgelenkt und der Rumpf nach ventral kippen würde (➤ Abb. 5.9, gestrichelte Pfeile). Diese Rotation wird durch das Lig. sacrospinale und das Lig. sacrotuberale verhindert. Die Ligg. sacroiliaca sind wegen ihres geringen Hebelarms hierfür alleine nicht ausreichend.

MERKE

Die **Ligg. sacroiliaca** verhindern das Abrutschen des Kreuzbeins nach kaudal, während die **Ligg. sacrospinalia und sacrotuberalia** eine Rotation um die Transversalachse unterbinden.

5.3 Oberschenkel

Kompetenzen

Nach Bearbeitung dieses Lehrbuchkapitels sollten Sie in der Lage sein:

- den Aufbau des Femurs und seine Blutversorgung, insbesondere von Femurhals und -kopf, zu erläutern
- den Aufbau und die Funktion des Hüftgelenks sowie den Verlauf und die Funktion der Hüftgelenksbänder zu erklären und am Skelett zu zeigen
- alle Hüftmuskeln mit Ursprung, Ansatz und Funktion zu kennen und ihren Verlauf am Skelett bzw. Präparat zu demonstrieren

5.3.1 Oberschenkelknochen

Der Oberschenkelknochen **(Femur)** ist der größte Knochen des menschlichen Körpers (➤ Abb. 5.10). Er gliedert sich in einen Kopf **(Caput),** einen Hals **(Collum)** und einen Schaft **(Corpus).** Eine kleine Einsenkung am **Kopf,** die Fovea capitis femoris, dient der Befestigung des Lig. capitis femoris. Der Kopf verjüngt sich

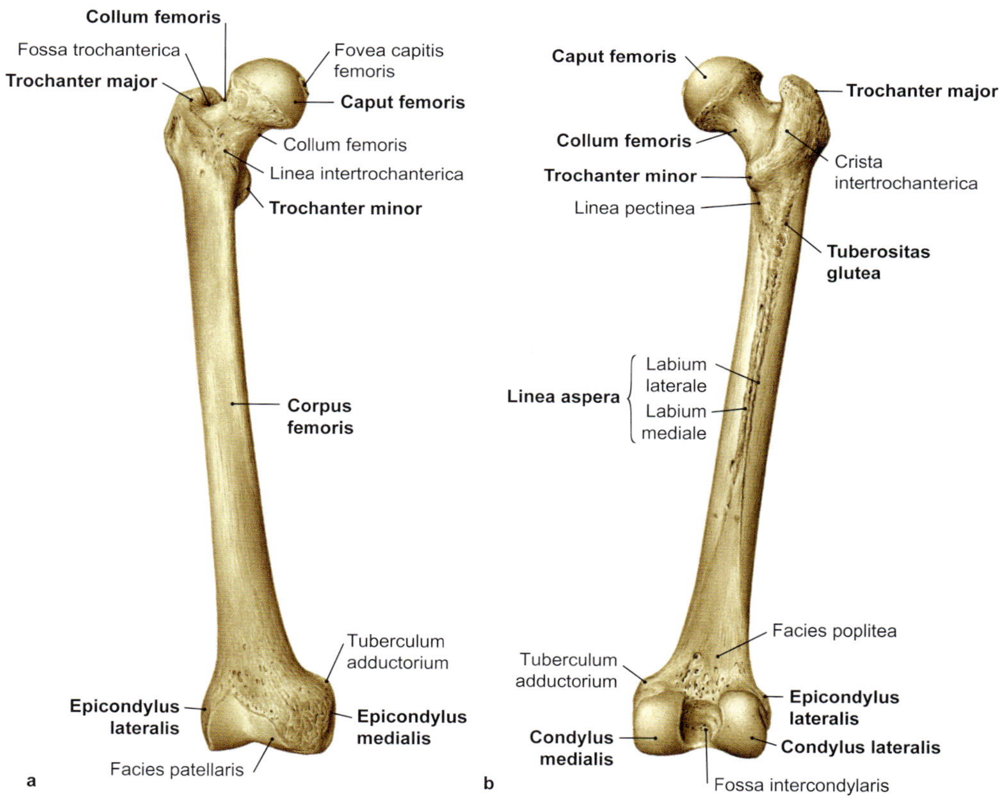

Abb. 5.10 Oberschenkelknochen, Femur, rechts. [S700]
a Ansicht von ventral, **b** Ansicht von dorsal.

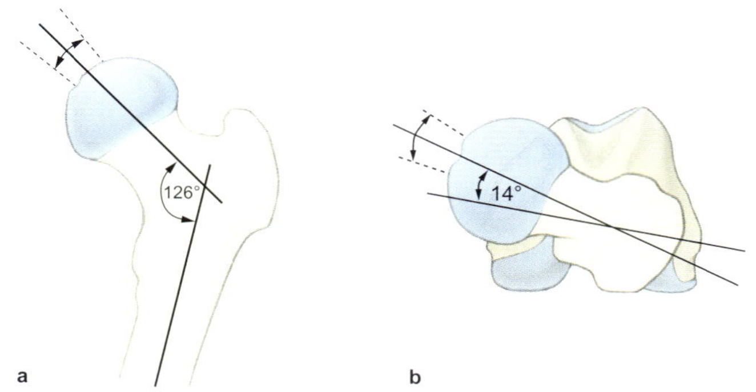

Abb. 5.11 Proximales Ende des Oberschenkelknochens, Femur, rechts. [S700] **a** Darstellung des CCD-Winkels, Ansicht von dorsal. **b** Darstellung des Antetorsionswinkels, Ansicht von proximal.

zum Femurhals, der im Bereich der beiden Rollhügel in den Schaft übergeht. Der große Rollhügel (**Trochanter major**) zeigt nach dorsolateral, der kleine Rollhügel (**Trochanter minor**) nach dorsomedial. Die Rollhügel dienen als Ansatz für Muskeln, die das Hüftgelenk bewegen. Zwischen Trochanter major und Trochanter minor verläuft auf der Ventralseite die **Linea intertrochanterica,** auf der Dorsalseite ist die **Crista intertrochanterica** stärker aufgeworfen. Unterhalb des Trochanter minor dient die **Linea pectinea** als Ansatz des M. pectineus. Lateral von dieser liegt die **Tuberositas glutea,** der Ansatz für den M. gluteus maximus.

Der **Femurschaft** ist im Durchmesser weitgehend kreisförmig, nur dorsal befindet sich eine knöcherne Leiste, die **Linea aspera** mit einem Labium mediale und einem Labium laterale. Nach distal verbreitert sich der Schaft zum Epicondylus medialis und lateralis und läuft dann in den beiden walzenförmigen Gelenkfortsätzen für das Kniegelenk aus (**Condylus medialis und lateralis**). Zwischen den beiden Kondylen befindet sich eine Vertiefung für die Kreuzbänder des Kniegelenks, die **Fossa intercondylaris.** Die Vorderfläche der Femurkondylen wird als **Facies patellaris** bezeichnet, an der Hinterfläche liegt die **Facies poplitea** (➤ Abb. 5.10).

Am Femur werden 2 **Winkelmaße** unterschieden:

- **Centrum-Collum-Diaphysen-Winkel** (CCD-Winkel): zwischen Femurhals und Femurschaft (➤ Abb. 5.11a).
- **Antetorsionswinkel:** zwischen der Verbindungslinie der beiden Kondylen (entspricht etwa der Transversalachse des Kniegelenks) und der Längsachse des Femurhalses (➤ Abb. 5.11b).

Der **CCD-Winkel** ist altersabhängig und beträgt beim Erwachsenen etwa 126°. Beim Neugeborenen sind es 150°, die sich im Lauf des Lebens auf 120° beim alten Menschen verringern. Beträgt der Winkel *mehr als 130°,* spricht man von einer **Coxa valga** (➤ Abb. 5.12a), bei einem Winkel von *weniger als 120°* von einer **Coxa vara** (➤ Abb. 5.12b).

Wie in ➤ Abb. 5.2 zu sehen ist, verläuft die Traglinie des Beins nicht entlang der Längsachse des Femurschafts. Durch den Femurhals werden die proximalen Anteile des Schafts nach lateral der Traglinie verschoben, erst das distale Ende des Femurs liegt wieder in der Traglinie. Diese Lateralisierung hat den Vorteil, den kleinen Glutealmuskeln (verlaufen vom Beckenring zum Trochanter major) einen größeren Hebelarm zu verschaffen. Dieser wird benötigt, um z. B. beim Einbeinstand ein Herabsinken des Beckens zur kontralateralen Seite zu verhindern. Das „Ausstellen“ des Trochanter major hat jedoch den Nachteil, dass der Femurschaft und vor allem der Hals nicht axial, sondern schräg belastet werden. Im Hals finden sich somit Zonen, die vorwiegend auf Druck belastet werden (** in ➤ Abb. 5.12), und Areale, die vor allem auf Zug belastet werden (* in ➤ Abb. 5.12). Um diese Belastung auszugleichen, ordnen sich die Spongiosabälkchen den auftretenden Kräften entlang an (den Trajektorien). Man spricht somit von einer trajektoriellen Ausrichtung der Bälkchen, die entweder auf Zug oder auf Druck belastet werden.

Bei einer **Coxa vara** ist der Hals gegenüber dem Schaft stärker abgeknickt, was zu einer höheren Zugbelastung der Spongiosatrabekel in den kranialen Abschnitten des Femurhalses führt (* in ➤ Abb. 5.12b). Entsprechend werden die Trabekel in den unteren Anteilen des Femurhalses bei einer **Coxa valga** vermehrt auf Druck belastet (** in ➤ Abb. 5.12a).

Der **Antetorsionswinkel** bezeichnet die Verdrehung des Schafts gegenüber der Kniegelenkachse. Der Femurhals ist gegenüber dieser Achse um etwa 14° nach vorne gedreht, steht also in Antetorsionsstellung. Auch dieser Winkel ist altersabhängig unterschiedlich. Beim Kleinkind ist er mit 30° noch deutlicher ausgeprägt. Die Antetorsion führt dazu, dass die Kniescheibe etwas nach medial zeigt. Bei einer vermehrten Antetorsion zeigen die Fußspitzen beim Laufen weiter nach innen, bei zu geringer Antetorsion nach außen.

Klinik

CCD- und Antetorsionswinkel haben große pathophysiologische Bedeutung. Deutliche Abweichungen dieser Winkel führen zu veränderter Kraftübertragung im Hüftgelenk. Hierdurch kommt es durch die Fehlbelastung des Gelenkknorpels zu verstärkter Abnutzung und häufig zur Entstehung einer **Hüftgelenksarthrose (Koxarthrose).**

Durch die schräge Belastung des Femurhalses ist er prädisponiert für Frakturen (**„Schenkelhalsfrakturen“).** Diese sind vor allem bei älteren Menschen in Kombination mit Osteoporose sehr häufig. Typischerweise sind Stürze der Auslöser. Um eine längere Immobilisierung des Patienten zu vermeiden, werden Oberschenkelhalsfrakturen häufig mit einem **künstlichen Hüftgelenk** (z. B. Totalendoprothese = TEP) versorgt. Eine TEP besteht aus Gelenkpfanne und Gelenkkopf mit einem künstlichen Femurhals. Kopf und Hals werden unter Erhalt der beiden Rollhügel im Femurschaft fixiert.

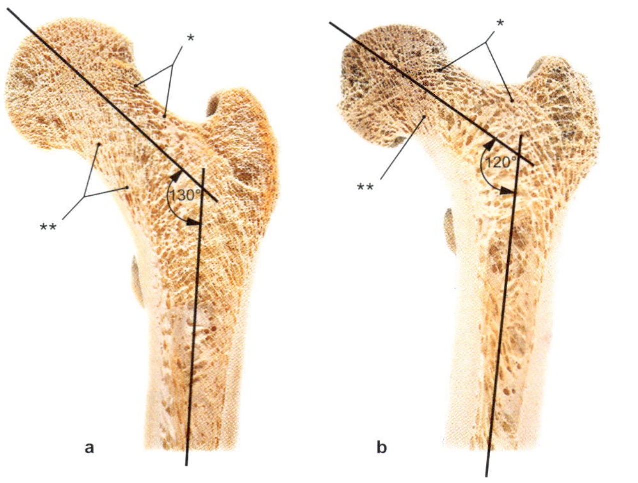

Abb. 5.12 Schnitt durch das proximale Ende des Oberschenkelknochens, Femur, links. Darstellung der Spongiosastruktur und des CCD-Winkels. [S700] **a** Coxa valga. **b** Coxa vara. * „Zugbündel“, ** „Druckbündel“.

5.3.2 Hüftgelenk

Das Hüftgelenk (**Articulatio coxae**) ist ein *Kugelgelenk* mit 3 Freiheitsgraden. Die Pfanne wird vom Os coxae gebildet, der Kopf des Femurs bildet das Gegenstück.
Die Facies lunata ist mit Gelenkknorpel ausgekleidet. Eine bindegewebige Lippe, das Labrum acetabuli, vergrößert die Gelenkfläche und überspannt mit dem Lig. transversum acetabuli die Incisura acetabuli. Diese Gelenklippe reicht über den Äquator des Femurkopfs, sodass dessen Kugelfläche etwa zu zwei Dritteln von der Gelenkpfanne bedeckt wird. Diese Sonderform eines Kugelgelenks wird als *Nussgelenk* (Articulatio cotylica, Enarthrosis) bezeichnet. Entsprechend der Bedeckung durch die Pfanne ist auch der größere Teil des Gelenkkopfs mit Knorpel ausgekleidet.

Klinik

Die Gelenkpfanne erreicht ihre endgültige Tiefe erst nach der Geburt. Es ist wichtig, dass der Hüftkopf schon im Säuglingsalter zentriert in der noch flachen Pfanne gelegen ist. Daher wird beim Säugling die Stellung des Hüftkopfs mittels Sonografie untersucht. Liegt eine Fehlstellung vor, kann nur in dieser Phase, z. B. durch eine Spreizhose, eine einfache Korrektur erreicht werden. Bleiben solche **Hüftdysplasien** (fehlende „Überdachung" des Hüftkopfs durch das Os coxae) unkorrigiert, ist häufig eine Arthrose im Hüftgelenk die Folge. Der Hüftkopf kann sogar außerhalb der Pfanne zu liegen kommen (Hüftluxation) und oberhalb des Acetabulums zur Ausbildung einer neuen, jedoch funktionsuntüchtigen Gelenkfläche führen.

Die **Gelenkkapsel** entspringt am Limbus acetabuli und überbrückt den Hüftkopf und den größten Teil des Halses. Sie inseriert vorne an der Linea intertrochanterica, hinten ist sie etwas weiter proximal befestigt. Drei Bänder verstärken von außen die Gelenkkapsel und stabilisieren das Hüftgelenk (➤ Abb. 5.13):

- **Lig. iliofemorale:** entspringt distal der Spina iliaca anterior inferior und zieht zur Linea intertrochanterica (Pars descendens) und zum Trochanter major (Pars transversa). Das Lig. iliofemorale ist das stärkste Band des menschlichen Körpers.
- **Lig. pubofemorale:** verläuft vom Ramus superior des Os pubis zum Trochanter minor
- **Lig. ischiofemorale:** zieht vom Corpus des Os ischii zum Trochanter major (Pars superior) und zum Trochanter minor (Pars inferior)

Verflechtungen der Bänder auf der Innenseite der Gelenkkapsel bilden im Bereich des Femurhalses eine Schlinge, die als **Zona orbicularis** bezeichnet wird und als Luxationsschutz dient.
Das **Lig. capitis femoris** hat dagegen keine Haltefunktion. Es zieht innerhalb der Gelenkhöhle von der Incisura acetabuli zur Fovea capitis femoris. In diesem Band verläuft der R. acetabularis der A. obturatoria zum Hüftkopf und beteiligt sich an dessen Blutversorgung.

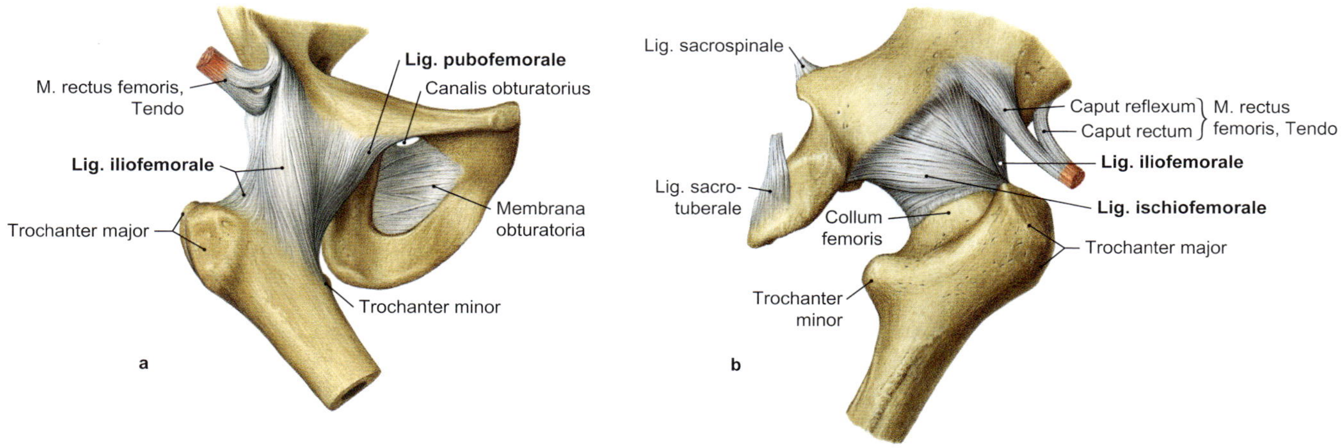

Abb. 5.13 Hüftgelenk, Articulatio coxae, mit Bändern, rechts. [S700] **a** Ansicht von ventral. **b** Ansicht von dorsal.

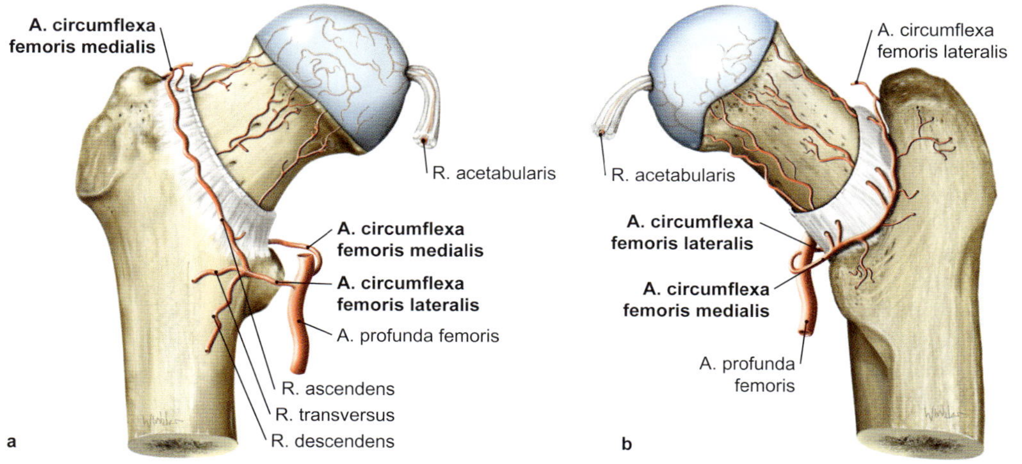

Abb. 5.14 Blutversorgung des Hüftgelenks, Articulatio coxae, rechts. [S700-L266] **a** Ansicht von ventral. **b** Ansicht von dorsal.

Leitungsbahnen des Hüftgelenks:

- Arterielle Versorgung: Beim Kleinkind übernimmt der **R. acetabularis der A. obturatoria** noch den Großteil der Blutversorgung des Hüftkopfs, beim Erwachsenen nur noch etwa 20–30 %. Die hauptsächliche Blutversorgung teilen sich die A. circumflexa femoris medialis und die A. circumflexa femoris lateralis (➤ Abb. 5.14), die aus der A. profunda femoris hervorgehen:
  - Die **A. circumflexa femoris medialis** zieht dorsal des Femurhalses und gibt mehrere Äste ab, die zwischen Gelenkkapsel und Periost zum Femurkopf verlaufen. Sie versorgt die Rückseite des Halses und den größeren Teil des Kopfes.
  - Die **A. circumflexa femoris lateralis** verläuft auf der Ventralseite des Halses, die sie überwiegend versorgt, und gibt ebenfalls kleine Äste zum Kopf ab.
- Die Hüftpfanne wird von Arterien versorgt, die aus dem kleinen Becken kommen (u. a. Äste der A. obturatoria und der A. glutea superior, beide aus der A. iliaca interna).
- **Innervation:** von ventral durch Äste des N. femoralis und N. obtoratorius (Plexus lumbalis) sowie dorsal durch N. ischiadicus, N. gluteaus superior und den Muskelast zum M. quadratus femoris (alle aus dem Plexus sacralis).

Klinik

Die Tatsache, dass der Femurkopf überwiegend durch Blutgefäße vom Femurhals aus versorgt wird, ist klinisch höchst relevant. Bei Frakturen insbesondere des Femurhalses oder bei Luxationen des Gelenks werden diese Gefäße häufig verletzt. Hierdurch kann es durch die Unterversorgung des Kopfs zum Untergang von Knochengewebe, zur **Femurkopfnekrose,** kommen. Diese Komplikation ist ebenfalls ein Grund dafür, wieso bei Femurhalsfrakturen häufig eine Totalendoprothese eingesetzt wird.

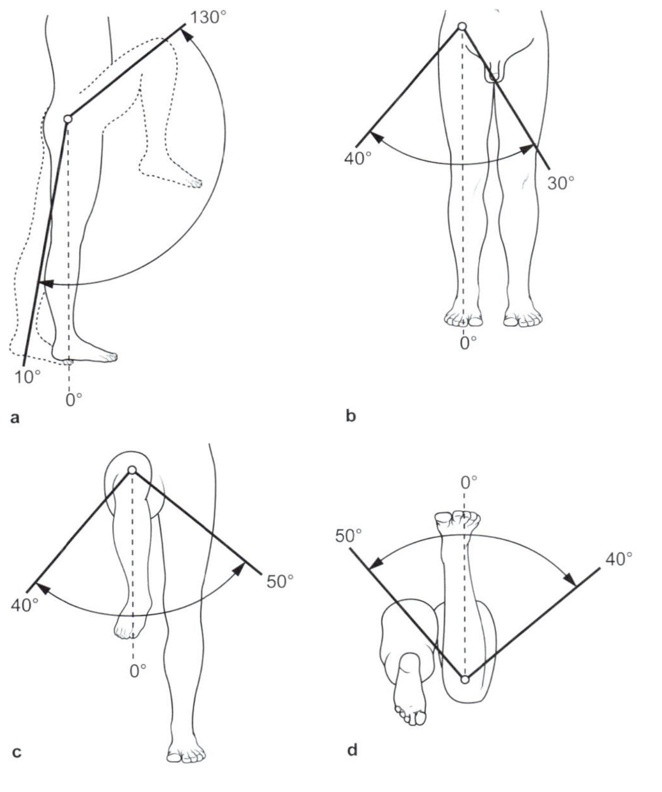

Abb. 5.15 Bewegungsumfang im Hüftgelenk. [S700-L126]/[S002-5]
a Extension/Flexion. **b** Abduktion/Adduktion. **c, d** Außenrotation/Innenrotation.

5.3.3 Mechanik des Hüftgelenks

Das Hüftgelenk kann um 3 Achsen bewegt werden (➤ Abb. 5.15, ➤ Tab. 5.2):

- **Flexion** und **Extension** um die Transversalachse, Beugung und Streckung des Oberschenkels
- **Abduktion** und **Adduktion** um die Sagittalachse, Abspreizen bzw. Heranführen des Beins
- **Innenrotation** und **Außenrotation** um die Longitudinalachse, Einwärtsdrehen (Kniescheibe zeigt mehr nach medial) und Auswärtsdrehen (Kniescheibe zeigt nach lateral) des Oberschenkels

Tab. 5.2 Bewegungsumfang im Hüftgelenk.

Bewegung	Bewegungsumfang
Extension/Flexion	10°–0°–130°
Abduktion/Adduktion	40°–0°–30°
Außenrotation/Innenrotation	50°–0°–40°

Vor allem die Extension lässt sich nur bei fixiertem kontralateralem Hüftgelenk exakt bestimmen. Wenn man im Stand versucht, ein Bein möglichst weit nach dorsal zu bewegen, kommt es immer auch zu einer Beugung im kontralateralen Hüftgelenk. Daher lässt sich die Extension am besten in Bauchlage bestimmen. Innen- und Außenrotation müssen in Beugestellung im Kniegelenk untersucht werden. Hierdurch schaltet man zusätzliche Rotationsmöglichkeiten in den anderen Gelenken des Beins aus.
Im Hüftgelenk kann nur sehr wenig extendiert (wichtig für die Standstabilität), dafür aber sehr gut gebeugt werden (wichtig beim Gang). Dies wird durch die **Bänder des Hüftgelenks** erreicht, die alle bei einer **Extension gespannt,** aber bei der Beugung entspannt werden (➤ Tab. 5.3). Diese Funktion erklärt sich durch den spiraligen Verlauf der Bänder um den Hüftkopf herum (➤ Abb. 5.13). Zusätzlich hemmen die Bänder noch übermäßige Adduktion und Abduktion sowie extreme Innen- und Außenrotation.

Tab. 5.3 Funktionen der Hüftgelenksbänder.

Bewegung	Hemmung durch
Extension	• Lig. iliofemorale, Pars descendens • Lig. pubofemorale • Lig. ischiofemorale
Abduktion	Lig. pubofemorale
Adduktion	Lig. ischiofemorale
Außenrotation	• Lig. iliofemorale, Pars transversa • Lig. pubofemorale
Innenrotation	Lig. ischiofemorale

Die Extensionssicherung ist auch beim längeren Stehen wichtig. Hierbei schiebt man die Hüfte etwas nach vorne, wodurch die Bänder durch die dabei stattfindende leichte Extension im Hüftgelenk angespannt werden. Man stützt sich somit beim längeren Stehen „auf seinen Bändern ab“, was sehr energiesparend ist.

5.3.4 Muskeln des Hüftgelenks

Man unterscheidet 4 Muskelgruppen, die auf die Bewegung des Hüftgelenks einwirken:

- **ventrale Muskeln** (➤ Tab. 5.4, ➤ Abb. 5.16):
  - M. iliacus (Teil des M. iliopsoas)
  - M. psoas major (Teil des M. iliopsoas)
  - M. psoas minor (Teil des M. iliopsoas, inkonstant)
- **dorsolaterale Muskeln** (➤ Tab. 5.5, ➤ Abb. 5.17):
  - M. gluteus maximus
  - M. gluteus medius
  - M. gluteus minimus
  - M. tensor fasciae latae
- **pelvitrochantäre (mediale) Muskeln** (➤ Tab. 5.6, ➤ Abb. 5.18):
  - M. piriformis
  - M. obturatorius internus
  - M. gemellus superior
  - M. gemellus inferior
  - M. quadratus femoris
  - M. obturatorius externus
- **Adduktorengruppe** (➤ Tab. 5.7, ➤ Abb. 5.19):
  - M. pectineus
  - M. gracilis
  - M. adductor brevis
  - M. adductor longus
  - M. adductor magnus

Die Adduktorengruppe wird auch zu den Muskeln des Oberschenkels gezählt, da sie medial des Femurs gelegen ist. Einige andere Muskeln des Oberschenkels bewegen ebenfalls das Hüftgelenk. Da ihre Hauptfunktion im Gegensatz zur Adduktorengruppe aber in der Bewegung des Kniegelenks liegt, werden sie dort abgehandelt.

Ventrale Muskeln

Alle ventralen Muskeln zusammen bilden den **M. iliopsoas** (➤ Abb. 5.16, ➤ Tab. 5.4). Ihre gemeinsame Endsehne inseriert am Trochanter minor des Femurs. Die Muskeln verlaufen ventral des Hüftgelenks, sodass ihre Hauptfunktion in der Beugung des Gelenks zu sehen ist. Hierfür ist der M. iliopsoas auch der wichtigste Muskel. Der Muskel beteiligt sich aber auch an der Außenrotation, vor allem bei gebeugtem Oberschenkel. Zusätzlich beugt der Muskel beim festen Stand die Wirbelsäule nach ipsilateral.

> **Klinik**
>
> Der **Ausfall des M. iliopsoas** führt zu Beschwerden beim Gehen, da die Flexion im Hüftgelenk beeinträchtigt ist. Außerdem ist bei einer beidseitigen Lähmung des Muskels das Aufrichten des Oberkörpers im Hüftgelenk aus der Liegeposition nicht mehr möglich.

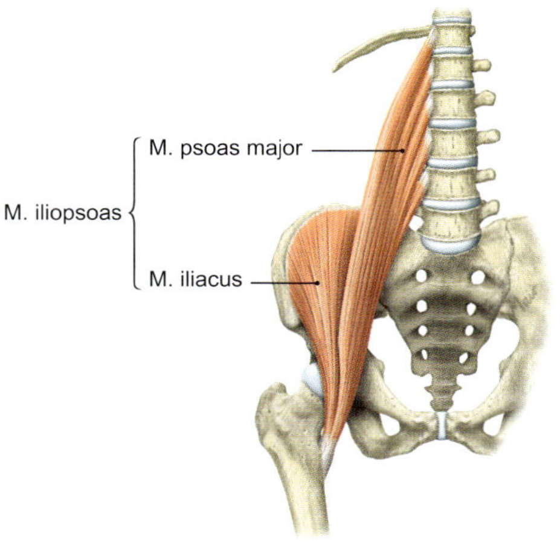

Abb. 5.16 Ventrale Muskeln des Hüftgelenks. Ansicht von ventral. [S701-L231]

Dorsolaterale Muskeln

Die dorsolateralen Muskeln bilden die oberflächliche Muskelgruppe der Regio glutealis. Der massige **M. gluteus maximus** (➤ Abb. 5.17, ➤ Tab. 5.5) ist verantwortlich für die Ausprägung des Reliefs der Gesäßregion. Alle seine Fasern verlaufen dorsal der Transversalachse des Hüftgelenks, daher ist er der *wichtigste Extensor* und essenziell für die Streckung aus der Beugestellung heraus. Die kranialen Teile überqueren das Hüftgelenk oberhalb der Sagittalachse, die kaudalen Teile dagegen unterhalb. Daher kann die obere Hälfte des Muskels Abduktionsbewegungen ausführen, die untere Hälfte beteiligt sich dagegen an der Adduktion. Durch seine Lage dorsal der Longitudinalachse ist der M. gluteus maximus der *wichtigste Außenrotator.* Neben seinem Ansatz am Femur strahlt der M. gluteus maximus dorsal in den Tractus iliotibialis (➤ Kap. 5.3.5) und spannt diesen zusammen mit dem ventral gelegenen M. tensor fasciae latae.

> **Klinik**
>
> Bei einer **Lähmung des M. gluteus maximus** ist die Extension im Hüftgelenk stark eingeschränkt. Besonders deutlich wird dies beim Treppensteigen, da hier aus der Beugestellung heraus das Bein gestreckt werden muss. Dies ist bei einem Ausfall des Muskels nicht mehr möglich, da er für das Anheben des gesamten Körpergewichts essenziell ist.

Der **M. gluteus medius** und der **M. gluteus minimus** bilden funktionell eine Einheit und werden auch als „kleine Gluteen" bezeichnet (➤ Abb. 5.17, ➤ Abb. 5.18, ➤ Tab. 5.5) Sie entspringen vorne und kranial an der Facies glutea des Hüftbeins und ziehen schräg nach lateral unten zum Trochanter major. Sie sind daher die wich-

Tab. 5.4 Ventrale Muskeln des Hüftgelenks.

Innervation	Ursprung	Ansatz	Funktion
M. iliopsoas (besteht aus M. iliacus und M. psoas major)			
Plexus lumbalis: • Rr. musculares • N. femoralis	• M. iliacus: Fossa iliaca • M. psoas major: – *oberflächliche Schicht:* Seitenfläche des Körpers des XII. Brust- bis IV. Lendenwirbels, Disci intervertebrales – *tiefe Schicht:* Proc. costalis des I.–IV. Lendenwirbels	Trochanter minor	*Lendenwirbelsäule:* • Lateralflexion *Hüftgelenk:* • Flexion *(wichtigster Muskel)* • Außenrotation aus Innenrotationsstellung
M. psoas minor (inkonstanter Muskel)			
Plexus lumbalis (Rr. musculares)	Körper des XII. Brust- und I. Lendenwirbels	Faszie des M. iliopsoas, Arcus iliopectineus	*Lendenwirbelsäule:* • Lateralflexion

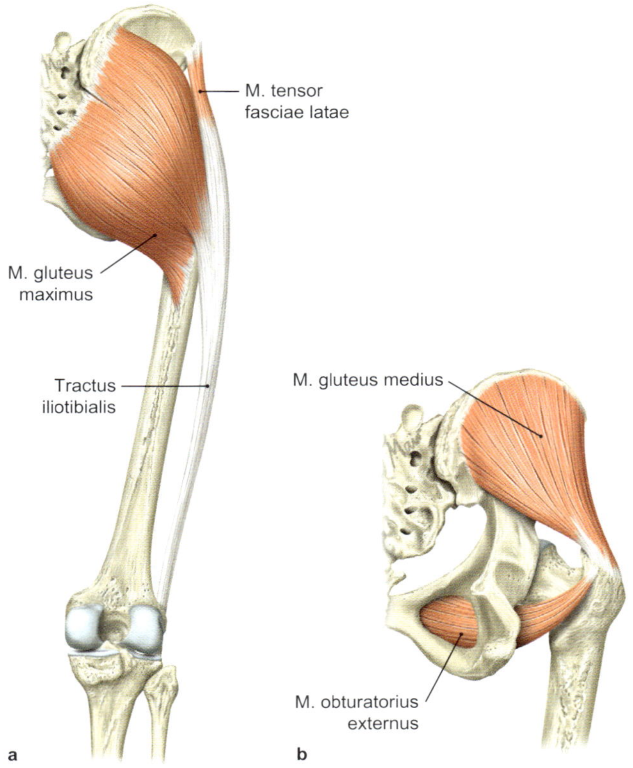

Abb. 5.17 Dorsolaterale Muskeln des Hüftgelenks. Ansicht von dorsal. [S700-L127] **a** Oberflächliche Schicht. **b** Tiefe Schicht.

tigsten Abduktoren. Da ein Großteil der Fasern ventral der Longitudinalachse gelegen sind, sind diese Muskeln ebenfalls die wichtigsten Innenrotatoren.
Die Muskeln sind essenziell für den aufrechten Gang. Beim Gehen steht ein Bein stabil (Standbein), während das andere Bein nach vorne schwingt und kurzzeitig den Kontakt zum boden verliert (Spielbein). M. gluteus medius und M. gluteus minimus verhindern hierbei das Absinken der Hüfte zur Seite des Spielbeins, wodurch der Beckenring waagrecht ausgerichtet bleibt.

Klinik

Eine **Läsion des N. gluteus superior** kann bei fehlerhafter intramuskulärer Injektion in die Glutealregion zum Ausfall von M. gluteus medius und M. gluteus minimus führen. Eine Schwächung der Muskeln resultiert als Spätfolge aus einer Hüftdysplasie mit Luxation (s. o.) Die Muskeln sind meist aktiv insuffizient, da sie sich aufgrund des zu hoch stehenden Hüftkopfes nicht ausreichend verkürzen können. Dies verhindert eine kräftige Abduktion. Die Patienten können in diesen Fällen nicht auf dem Bein der geschädigten Seite stehen (Einbeinstand unmöglich) und leiden dann vor allem unter dem gestörten Bewegungsablauf beim Gehen. Die Hüfte sinkt in Richtung der kontralateralen (!) Spielbeinseite ab, da durch Ausfall der Muskeln der Beckenring nicht mehr in der Waagrechten gehalten werden kann (TRENDELENBURG-Zeichen). Um beim Gehen das Absinken auszugleichen, wird der Rumpf zur Seite der Läsion nach lateral flektiert, um den Schwerpunkt zu verlagern und ein Absinken der Hüfte zu verhindern. Dieses charakteristische Gangbild wird als „DUCHENNE-Hinken“ bezeichnet.

Der **M. tensor fasciae latae** hat einen kurzen Muskelbauch, der im Tractus iliotibialis ausläuft (➤ Abb. 5.17, ➤ Tab. 5.5). Der M. tensor fasciae latae wirkt somit nicht nur auf das Hüftgelenk (Flexion, Abduktion, Innenrotation), sondern stabilisiert auch das Kniegelenk in der Streckstellung und unterstützt die Zuggurtung.

Pelvitrochantäre (mediale) Muskeln

Die pelvitrochantären Muskeln liegen kaudal der Mm. glutei medius und minimus (➤ Abb. 5.18, ➤ Tab. 5.6). Sie sind alle Außenrotatoren im Hüftgelenk, da sie die Longitudinalachse dorsal überqueren. Ihr Verlauf ist teilweise recht kompliziert. So entspringt der **M. obturatorius internus** auf der Medialseite des Hüftbeins an der Membrana obturatoria. Er tritt durch das Foramen ischiadicum minus, wird dann am Corpus ossis ischii im Bereich der Inci-

Tab. 5.5 Dorsolaterale Muskeln des Hüftgelenks.

Innervation	Ursprung	Ansatz	Funktion
M. gluteus maximus			
N. gluteus inferior	• Facies glutea des Os ilium dorsal der Linea glutea posterior • Facies posterior des Os sacrum • Fascia thoracolumbalis • Lig. sacrotuberale	• kranialer Anteil: Tractus iliotibialis • kaudaler Anteil: Tuberositas glutea	*Hüftgelenk:* • Extension *(wichtigster Muskel)*, Außenrotation *(wichtigster Muskel)* • kranialer Teil: Abduktion • kaudaler Teil: Adduktion *Kniegelenk:* • Stabilisierung in der Streckstellung • Zuggurtung des Femurs
M. gluteus medius und minimus			
N. gluteus superior	Facies glutea des Os ilium: • M. gluteus medius: zwischen Lineae gluteae anterior und posterior • M. gluteus minimus: zwischen Lineae gluteae anterior und inferior	Spitze des Trochanter major	*Hüftgelenk:* • Abduktion *(wichtigste Muskeln)* • ventraler Anteil: Flexion, Innenrotation *(wichtigste Muskeln)* • dorsaler Anteil: Extension, Außenrotation
M. tensor fasciae latae			
N. gluteus superior	Spina iliaca anterior superior	über Tractus iliotibialis, Tibia unterhalb des Condylus lateralis	*Hüftgelenk:* • Flexion • Abduktion • Innenrotation *Kniegelenk:* • Stabilisierung in der Streckstellung • Zuggurtung des Femurs

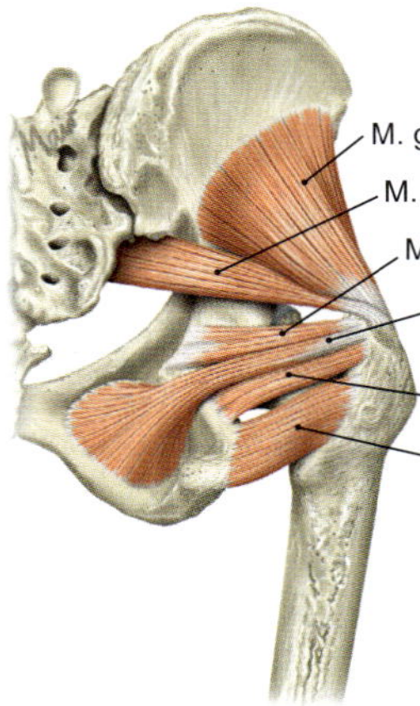

Abb. 5.18 Pelvitrochantäre Muskeln. Ansicht von dorsal. [S700-L127]

sura ischiadica minor umgelenkt und inseriert am Trochanter major. Ihm lagern sich kranial und kaudal die **Mm. gemelli** an.
Eine wichtige Orientierungsmarke ist der **M. piriformis.** Er ist nach Durchtrennung des M. gluteus maximus durch seine Kegelform immer gut zu erkennen. Er unterteilt das Foramen ischiadicum majus in das oberhalb des Muskels gelegene Foramen suprapiriforme und das unterhalb befindliche Foramen infrapiriforme. Diese werden von verschiedenen Leitungsbahnen als Austrittsort aus dem kleinen Becken genutzt (➤ Kap. 5.10.3). Der kranial der Sagittalachse gelegene M. piriformis abduziert im Hüftgelenk, während die kaudal verlaufenden **M. quadratus femoris** und **M. obturatorius externus** an der Adduktion beteiligt sind. Der M. obturatorius externus ist entwicklungsgeschichtlich der Adduktorengruppe (s. u.) zuzuordnen und wird daher als einziger Muskel aus dem Plexus lumbalis innerviert.

MERKE
Alle pelvitrochantären Muskeln dienen der Außenrotation. **Ausfälle dieser Muskeln** haben daher eine Schwächung dieser Bewegung zur Folge. Der wichtigste Außenrotator ist jedoch der M. gluteus maximus.

Adduktorengruppe

Die **Adduktoren** nehmen mit ihrem Ursprung die gesamten unteren Anteile der Hüftknochen rings um das Foramen obturatum ein (➤ Abb. 5.19, ➤ Tab. 5.7). Neben der Hauptfunktion der Adduktion im Hüftgelenk beteiligen sich alle Muskeln an der Flexion und der Außenrotation, da sie ventral über das Hüftgelenk verlaufen und dann von medial kommend zur Rückseite des Femurs ziehen. Nur die dorsalen Anteile des M. adductor magnus befinden sich hinter der Transversalachse, sodass diese im Hüftgelenk strecken. Der **M. gracilis** ist der einzige zweigelenkige Muskel dieser Grup-

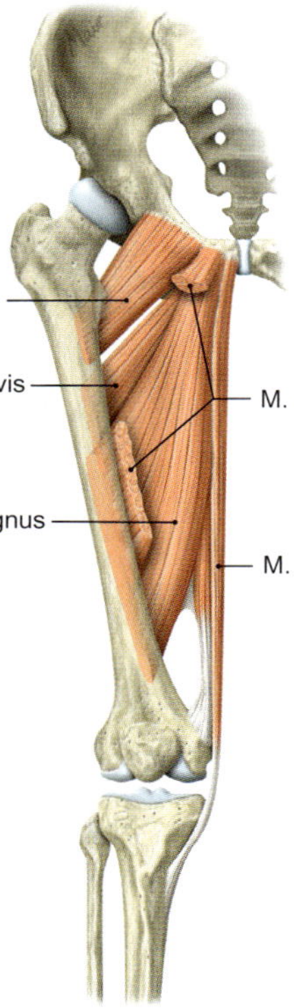

Abb. 5.19 Adduktoren des Hüftgelenks. Ansicht von ventral. [S700-L127]

Tab. 5.6 Pelvitrochantäre Muskeln des Hüftgelenks.

Innervation	Ursprung	Ansatz	Funktion
M. piriformis			
Plexus sacralis (Rr. musculares)	Facies pelvica des Os sacrum	Spitze des Trochanter major	*Hüftgelenk:* • Außenrotation • Abduktion
M. obturatorius internus			
Plexus sacralis (Rr. musculares)	knöcherner Rand des Foramen obturatum, mediale Fläche der Membrana obturatoria	Spitze des Trochanter major	*Hüftgelenk:* • Außenrotation
M. gemelli superior und inferior			
Plexus sacralis (Rr. musculares)	• M. gemellus superior: Spina ischiadica • M. gemellus inferior: Tuber ischiadicum	Sehne des M. obturatorius internus	*Hüftgelenk:* • Außenrotation
M. quadratus femoris			
Plexus sacralis (Rr. musculares)	Tuber ischiadicum	Crista intertrochanterica	*Hüftgelenk:* • Außenrotation • Adduktion
M. obturatorius externus			
N. obturatorius	knöcherner Rand des Foramen obturatum, laterale Fläche der Membrana obturatoria	Fossa trochanterica	*Hüftgelenk:* • Außenrotation • Adduktion

pe, sodass er auch auf das Kniegelenk wirkt (Beugung, Innenrotation). Die Adduktorengruppe hat eine wichtige Funktion zur Balance beim Einbeinstand. Hier gleichen sie die Kräfte aus, die durch die Abduktoren ausgeübt werden, und sind somit auch essenziell beim Gang.
Die **verschiedenen Muskeln** der Adduktorengruppe sind nicht einfach zu unterscheiden. Am weitesten lateral und kranial befindet sich der kleine M. pectineus. Medial und kaudal von ihm liegt der M. adductor longus, gefolgt vom M. gracilis. Hinter dem M. adductor longus befinden sich der M. adductor brevis (kranial) und der M. adductor magnus (kaudal). Zwischen den beiden Ansätzen des M. adductor magnus am Femur (Labium mediale der Linea aspera und Epicondylus medialis) befindet sich eine Öffnung. Dieser wird als **Hiatus adductorius** bezeichnet und dient der A. und V. femoralis als Durchtrittsort zur Kniekehle.

Klinik

Die Adduktoren können bei plötzlichen heftigen Abduktionsbewegungen gereizt und verletzt werden (z. B. Grätschen beim Fußball), was oft als **„Leistenzerrung"** bezeichnet wird. Eine dauerhafte Kontraktion (spastische Lähmung) der Adduktoren beobachtet man z. B. nach frühkindlichen Hirnschädigungen (z. B. Morbus LITTLE). Hierdurch sind Stehen und Gehen nicht mehr möglich.

5.3.5 Fascia lata und Tractus iliotibialis

Die **Fascia lata** umhüllt die Muskeln der Glutealregion und des Oberschenkels. Diese sehr stabile Bindegewebshülle befestigt sich proximal am Schambein, am Leistenband, am Darmbeinkamm und am Kreuzbein. Distal überspannt sie das Kniegelenk und geht in die Muskelfaszie des Unterschenkels, Fascia cruris, über. An der Außenseite wird sie durch das Einstrahlen der Endsehnen von M. gluteus maximus und M. tensor fasciae latae verstärkt und gespannt. Dieser als **Tractus iliotibialis** bezeichnete Strang inseriert lateral an der Tibia am sog. "GERDY-Höckerchen" (tastbar!). Der Tractus iliotibialis hat die Aufgabe, die durch das Gewicht des Oberkörpers im Femur auftretenden Biegespannungen zu verringern, was als Zuggurtung bezeichnet wird.
Zwei derbe Bindegewebszüge trennen als Teil der Fascia lata die Beugerseite von der Streckerseite am Oberschenkel ab: Das Septum intermusculare femoris mediale liegt medial, das Septum intermusculare femoris laterale bildet die Scheidewand auf der Außenseite. In das Septum intermusculare vastoadductorium, das an der Begrenzung des Adduktorenkanals (➤ Kap. 5.10.2) beteiligt ist, strahlt die Endsehne des M. adductor magnus ein.

Tab. 5.7 Adduktoren des Hüftgelenks.

Innervation	Ursprung	Ansatz	Funktion
M. pectineus			
N. femoralis und N. obturatorius	Pecten ossis pubis	Trochanter minor und Linea pectinea des Femurs	*Hüftgelenk:* • Adduktion • Flexion • Außenrotation
M. gracilis			
N. obturatorius	Corpus ossis pubis, Ramus inferior ossis pubis	Condylus medialis der Tibia („Pes anserinus superficialis")	*Hüftgelenk:* • Adduktion • Flexion • Außenrotation *Kniegelenk:* • Flexion • Innenrotation
M. adductor brevis			
N. obturatorius	Ramus inferior ossis pubis	proximales Drittel des Labium mediale der Linea aspera	*Hüftgelenk:* • Adduktion • Flexion • Außenrotation
M. adductor longus			
N. obturatorius	Os pubis bis zur Symphyse	mittleres Drittel des Labium mediale der Linea aspera	*Hüftgelenk:* • Adduktion • Flexion • Außenrotation
M. adductor magnus[1]			
• Hauptteil: N. obturatorius • dorsaler Teil: tibialer Anteil des N. ischiadicus	• Hauptteil: Ramus inferior ossis pubis, Ramus ossis ischii • dorsaler Teil: Tuber ischiadicum	• proximale zwei Drittel des Labium mediale der Linea aspera • Epicondylus medialis des Femurs • Septum intermusculare vastoadductorium	*Hüftgelenk:* • Adduktion • Außenrotation • Hauptteil: Flexion • dorsaler Anteil: Extension

[1] Eine unvollständige proximale Abspaltung des M. adductor magnus wird als M. adductor minimus bezeichnet.

5.4 Unterschenkel

Kompetenzen

Nach Bearbeitung dieses Lehrbuchkapitels sollten Sie in der Lage sein:
- die knöchernen Strukturen des Unterschenkels sowie Aufbau und Funktion des Kniegelenks am Präparat zu zeigen
- den Verlauf der Binnen- und Außenbänder des Kniegelenks und ihre Lage zur Gelenkkapsel zu erklären sowie die Symptomatik und Grundzüge der klinischen Tests bei Verletzungen dieser Bänder zu erläutern
- den Verlauf der Binnen- und Außenbänder des Kniegelenks und ihre Lage zur Gelenkkapsel zu erklären sowie die Symptomatik und Grundzüge der klinischen Tests bei Verletzungen dieser Bänder zu erläutern
- die Funktionen der Bänder in Abhängigkeit von der Stellung des Kniegelenks zu erklären
- Aufbau, Funktion und Blutversorgung der Menisken sowie ihre Beziehung zu den Kollateralbändern zu kennen
- alle Muskeln des Kniegelenks mit Ursprung, Ansatz und Funktion zu kennen und am Skelett oder Präparat zu zeigen

5.4.1 Knochen des Unterschenkels

Wie auch am Unterarm wird das Skelett am Unterschenkel (Crus) durch 2 Knochen gebildet (➤ Abb. 5.20):
- Schienbein **(Tibia),** medial
- Wadenbein **(Fibula),** lateral

Proximal sind beide Knochen durch die Articulatio tibiofibularis verbunden, distal über die Syndesmosis tibiofibularis. Beide Knochen zusammen beteiligen sich am Aufbau des oberen Sprunggelenks (Articulatio talocruralis).

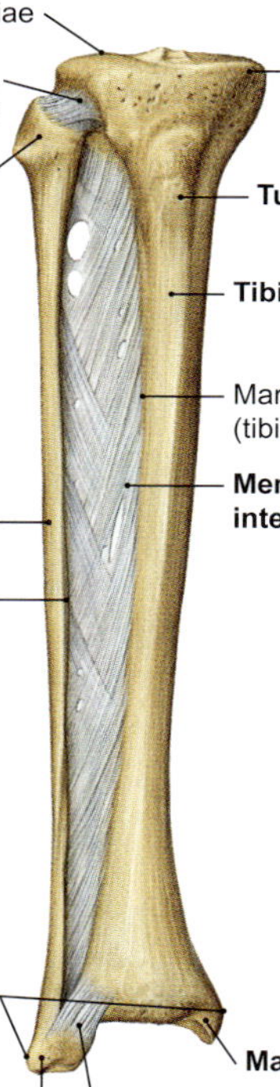

Abb. 5.20 Knochen des Unterschenkels und Gelenkverbindungen. Ansicht von ventral. [S700]

Tibia

Die Tibia ist ein im Querschnitt dreieckiger Knochen, der proximal plateauförmig ausläuft. Am Schaft **(Corpus)** unterscheidet man 3 Flächen **(Facies lateralis, medialis und posterior)** und 3 Kanten **(Margo anterior, interosseus und medialis).** Die Facies medialis und die Margo anterior liegen direkt unter der Haut und sind daher gut zu tasten. Die Tuberositas tibiae dient als Ansatz des M. quadriceps femoris über das Lig. patellae. Auf der Facies posterior befindet sich mit der **Linea musculi solei** eine Leiste als Ursprung für den M. soleus. Das **„Tibiaplateau"** wird durch die beiden Tibiakondylen **(Condylus medialis und lateralis)** gebildet. Auf der Oberseite befindet sich eine Erhebung, die **Eminentia intercondylaris** mit Tuberculum intercondylare mediale und laterale. Vorne mittig am Plateau liegt die **Area intercondylaris anterior,** hinten die **Area intercondylaris posterior.** Beide Kondylen zusammen tragen oben die Facies articularis superior als Gelenkfläche für das Kniegelenk. Am **distalen Ende der Tibia** befindet sich die Gelenkfläche für das obere Sprunggelenk (Facies articularis inferior). Medial lässt sich der Innenknöchel **(Malleolus medialis)** gut tasten, der mit seiner Facies articularis malleoli medialis ebenfalls am Aufbau des oberen Sprunggelenks beteiligt ist.

Fibula

Die Fibula besitzt wie die Tibia 3 Seiten und 3 Kanten **(Facies lateralis, medialis und posterior; Margines anterior, posterior und interosseus).** Proximal des Corpus befinden sich ein Halsabschnitt **(Collum fibulae)** und das Fibulaköpfchen **(Caput fibulae).** Dieses artikuliert mit dem Condylus lateralis der Tibia. Das distale Ende der Fibula wird durch den Außenknöchel gebildet **(Malleolus lateralis),** der die Facies articularis malleoli lateralis für das obere Sprunggelenk trägt.

Klinik

Die oberflächliche Lage der Tibia wird in der Notfallmedizin dazu genutzt, um über einen **intraossären Zugang** Infusionen zu verabreichen. Sollte ein großkalibriger venöser Zugang nicht möglich sein, kann die Tibia distal der Tuberositas tibiae notfallmäßig angebohrt und eine Kanüle appliziert werden. Die gute Blutversorgung des Knochens führt zum schnellen Abtransport der Flüssigkeit.
Die Fibula wird als **Knochenersatzmaterial** in der Mund-, Kiefer- und Gesichtschirurgie verwendet. Da die Fibula kein Teil des Kniegelenks ist und die Traglinie des Beins im Regelfall nur durch die Tibia verläuft, sind die proximalen und mittleren Abschnitte entbehrlich. Diese können z. B. als Ersatz für Teile des Unterkiefers eingesetzt werden, die bei einem Karzinom der Mundhöhle entfernt werden mussten.

5.4.2 Verbindungen zwischen Tibia und Fibula

Proximal sind Tibia und Fibula über ein echtes Gelenk, **Articulatio tibiofibularis,** verbunden (➤ Abb. 5.20). Durch 2 Bänder **(Lig. capitis fibulae anterius und posterius)** ist dieses Gelenk eine *Amphiarthrose* ohne größere Bewegungsmöglichkeiten.
Tibia und Fibula sind über die flächige **Membrana interossea cruris** aneinandergekoppelt. Diese spannt sich zwischen den beiden Margines interosseae beider Knochen aus. Das distale Ende der Membran verschließt den Spalt an der Kontaktfläche zwischen Tibia und Fibula, dem **distalen Tibiofibulargelenk.** Hier handelt es sich somit um eine Syndesmose **(Syndesmosis tibiofibularis).** Diese wird außerdem durch 2 Bänder **(Ligg. tibiofibularia anterius und posterius)** verstärkt, wodurch die Knöchel zur „Malleolengabel" verbunden werden.

5.4.3 Kniegelenk

Im Kniegelenk (Articulatio genus) artikulieren die Femurkondylen zum einen mit den Tibiakondylen und zum anderen mit der Rückfläche der Kniescheibe (Patella). Hierdurch kann man das Kniegelenk in 2 Teilgelenke gliedern, die auch als **Articulatio femorotibialis** und **Articulatio femoropatellaris** bezeichnet werden (➤ Abb. 5.21). Die Gelenkkapsel umgibt beide Teilgelenke.

Die walzenförmigen **Femurkondylen** sind in der Seitenansicht nicht rund, sondern queroval (➤ Abb. 5.22). Die Krümmung der Gelenkfläche nimmt nach dorsal hin zu. Dies bedeutet, dass in der Streckstellung die Kontaktfläche zur Tibia hin größer ist als in Beugestellung.

Die Gelenkflächen der beiden **Tibiakondylen** sind unterschiedlich geformt. Während die des Condylus medialis leicht eingesenkt ist (konkav), ist sie am Condylus lateralis plan oder sogar leicht konvex geformt.

Diese schlechte Passgenauigkeit (Kongruenz) zwischen den gebogenen Gelenkflächen des Femurs und seiner Gegenstücke des „Tibiaplateaus“ wird durch die aus Faserknorpel bestehenden Menisken ausgeglichen (➤ Abb. 5.22).

Kniescheibe (Patella)

Die Patella ist etwa tropfenförmig, mit einer nach distal weisenden Spitze (Apex patellae) und einer proximal gelegenen gebogenen Basis patellae (➤ Abb. 5.21). Die Rückseite trägt die **Facies articularis** zur Verbindung mit den beiden Femurkondylen. Mit ihrer **Facies anterior** ist sie in die Endsehne des M. quadriceps femoris eingelagert. Distal der Patella wird die Sehne als Lig. patellae bezeichnet, welches an der Tuberositas tibiae befestigt ist. Die Kniescheibe ist somit ein *Sesambein* und dient als Hypomochlion für die Sehne des M. quadriceps femoris. Diese bekommt hierdurch einen größeren Abstand zur Transversalachse des Kniegelenks, sodass sich das Drehmoment des Muskels durch den verlängerten virtuellen Hebelarm deutlich erhöht. Allerdings wird hierdurch vor allem bei der Beugung die Hinterfläche der Patella mit enormen Druckkräften gegen die entsprechende Gelenkfläche des Femurs gepresst, was den sehr stark ausgebildeten Gelenkknorpel im Femoropatellargelenk erklärt. Im Stand befindet sich die Patella auf der Facies patellaris der Femurkondylen und somit größtenteils oberhalb des Gelenkspalts zwischen Femur und Tibia.

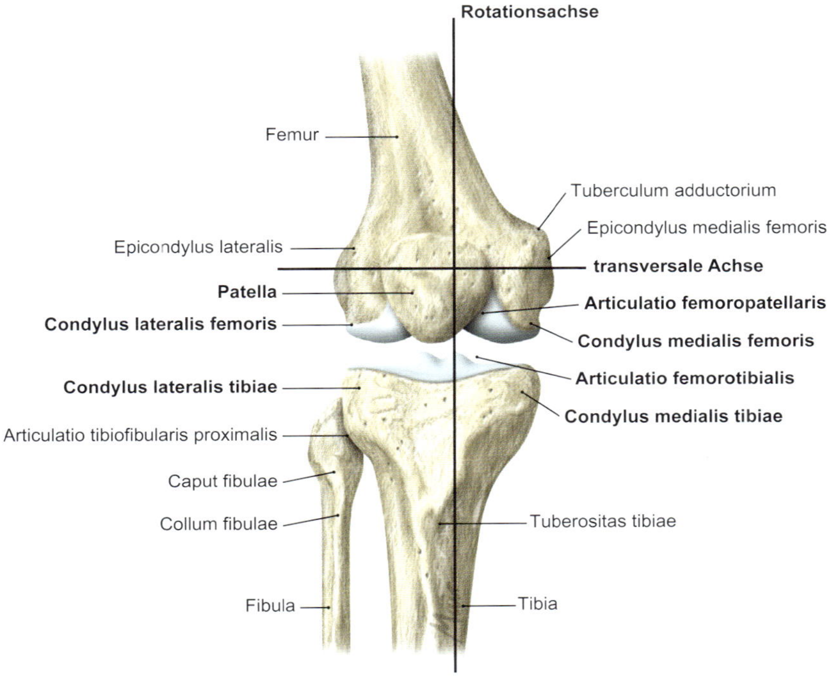

Abb. 5.21 Kniegelenk, Articulatio genus, rechts. Ansicht von ventral. [S700-L127]

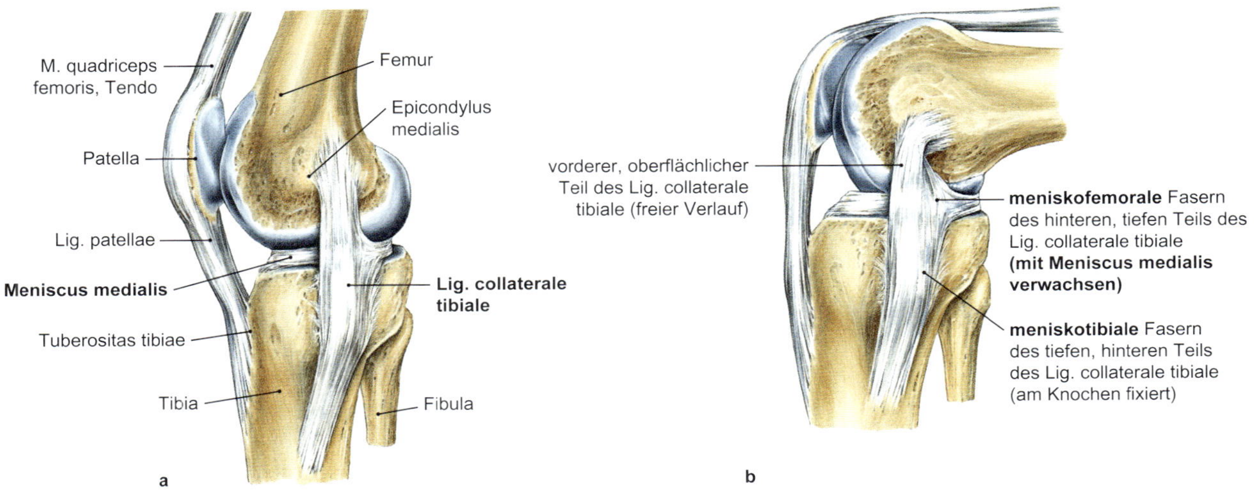

Abb. 5.22 Kniegelenk, Articulatio genus, rechts. Ansicht von medial. [S700] **a** Streckstellung **b** Beugestellung.

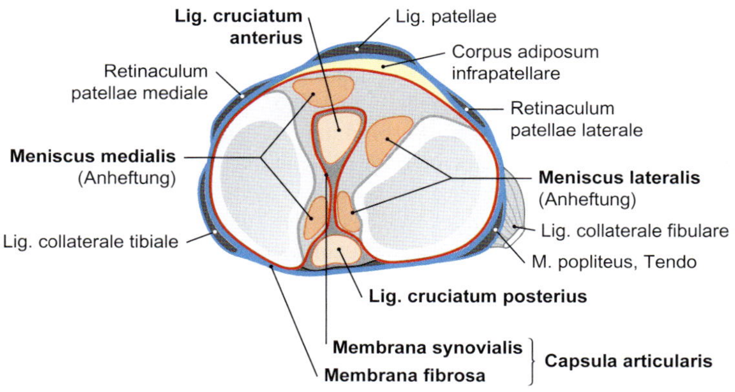

Abb. 5.23 Gelenkkapsel des Kniegelenks (Schema). Ansicht von proximal. [S702-L126]

Gelenkkapsel

Die Gelenkkapsel umgibt mit einigen Millimetern Abstand die mit Knorpel überzogenen Anteile der Gelenkflächen von Femur und Tibia. Die Kniescheibe mit dem Lig. patellae ist in die vordere Wand der Kapsel eingelagert. Ventral dehnt sich die Kapsel nach oben hin unter die Sehne des M. quadriceps femoris aus **(Recessus suprapatellaris).** Streng genommen handelt es sich hierbei um einen Schleimbeutel (Bursa suprapatellaris), der aber in der Regel in offener Verbindung mit der Gelenkkapsel vorliegt. Die **Membrana fibrosa und Membrana synovialis** liegen meist nicht eng aneinander, sondern sind über große Abschnitte getrennt (➤ Abb. 5.23). Vorne unter der Patella ist der Raum zwischen den beiden Schichten mit einem Fettkörper (Corpus adiposum infrapatellare, HOFFA-Fettkörper) ausgefüllt. Dieser besitzt nach außen hin Falten (Plicae alares) und ist über die bandförmige Plica synovialis infrapatellaris mit dem vorderen Kreuzband verbunden. Dorsal weichen ebenfalls die beiden Blätter der Gelenkkapsel voneinander ab. Die **Membrana synovialis** zieht in die Tiefe des Gelenks bis vor das vordere Kreuzband. Somit liegen die **Kreuzbänder** *extrasynovial* zwischen den beiden Blättern der Gelenkkapsel.

Leitungsbahnen des Kniegelenks:

- arterielle Versorgung: Rete articulare genus, gespeist durch Äste der A. poplitea und der A. tibialis anterior und posterior
- Innervation: Äste von N. obturatorius (R. posterior), N. femoralis (N. saphenus), die beide aus dem Plexus lumbalis stammen, sowie des N. ischiadicus (N. tibialis und N. fibularis communis) aus dem Plexus sacralis

Klinik

Ein **Kniegelenkerguss,** d. h. vermehrte Flüssigkeitsansammlung in der Gelenkkapsel, ist relativ häufig. Er kann z. B. bei akuten Verletzungen (Brüche, Meniskusläsionen), Entzündungen (z. B. rheumatoide Arthritis) oder degenerative Veränderungen (Arthrose) entstehen. Um einen Erguss durch klinische Untersuchung festzustellen, wird zuerst der Recessus suprapatellaris von proximal nach distal ausgestrichen. Bei größeren Flüssigkeitsansammlungen kommt es dadurch zum Phänomen der „tanzenden Patella" (➤ Abb. 5.24). Bei Druck auf die Kniescheibe fühlt man einen federnden Widerstand, da die Patella auf dem Gelenkerguss „schwimmt". Kleinere Ergüsse können zuverlässig durch Ultraschall nachgewiesen werden.

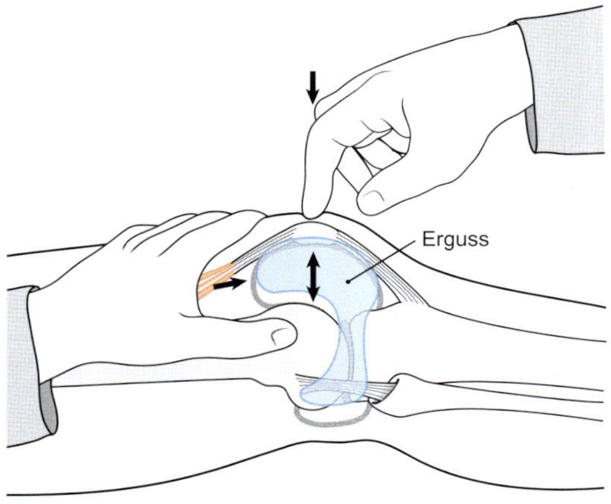

Abb. 5.24 Klinische Untersuchung eines Kniegelenkergusses. Ansicht von lateral. [S702-L126]

Menisken (Menisci)

Die zum Großteil aus Faserknorpel bestehenden Menisken dienen dazu, die Inkongruenzen zwischen den Gelenkflächen des Kniegelenks zu reduzieren. Der **Meniscus medialis** ist in der *Aufsicht* eher oval und etwa wie ein großes „C" geformt, der etwas kleinere **Meniscus lateralis** dagegen eher rund (➤ Abb. 5.25). Im *Querschnitt* sind die Menisken keilförmig, die dickere Randzone außen läuft in der flachen Innenzone aus. Die Dicke des lateralen Meniskus ist weitgehend konstant. Der mediale Meniskus dagegen ist an seinen hinteren Abschnitten (Hinterhorn) deutlich dicker als im vorderen Bereich (Vorderhorn). Die Enden des medialen Meniskus sind an den Tubercula intercondylaria der Eminentia intercondylaris und an den Areae intercondylaria befestigt. Die entsprechenden Faserzüge werden auch als „Ligg. meniscotibialia anterius und posterius" bezeichnet. Der **mediale Meniskus** ist zudem mit dem **medialen Kollateralband** des Kniegelenks verwachsen. Der **laterale Meniskus** ist mit seinen Hörnern ebenfalls an den Areae intercondylaria sowie über die Ligg. meniscofemoralia anterius und posterius mit den Kreuzbändern verbunden. Er ist *nicht* mit dem lateralen Kollateralband des Kniegelenks verwachsen. Auf der Ventralseite sind beide Menisken noch über das Lig. transversum genus verbunden.

Durch die über Bänder verbundenen Menisken wird das „Tibiaplateau" somit zu einer Gelenkfläche erweitert, die 2 pfannenartige Vertiefungen besitzt.

Die Menisken werden als Teil des Kniegelenks von Ästen der **A. poplitea** versorgt (➤ Abb. 5.26a). Besonders wichtig sind hier die Aa. inferiores lateralis und medialis genus sowie die A. media genus. Die Gefäße bilden mit ihren Ästen ein perimeniskeales Gefäßnetz, das von der Außenseite her in den Meniskus eintritt. Die Gefäße versorgen vor allem die dickere Randzone der Menisken, die inneren Anteile werden dagegen über die Synovialflüssigkeit durch Diffusion ernährt (Pfeile in ➤ Abb. 5.26b).

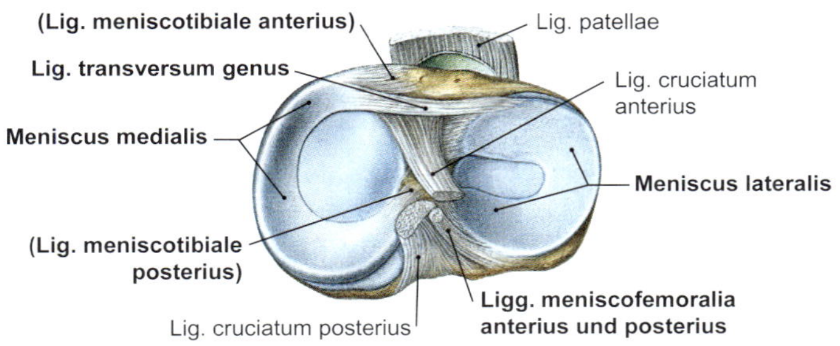

Abb. 5.25 Menisken, Menisci. Ansicht von proximal. [S700]

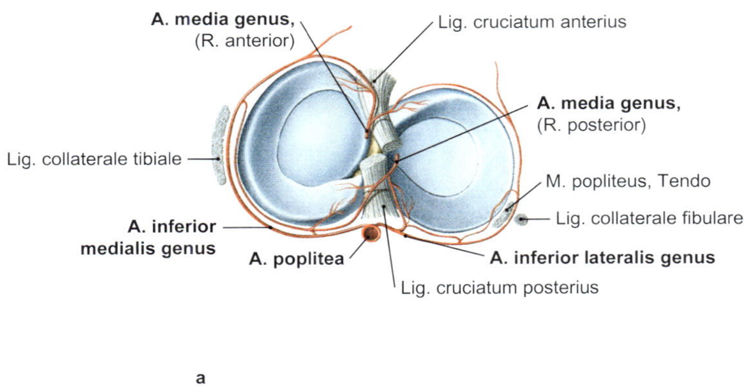

Abb. 5.26 Blutversorgung der Menisken. a Ansicht von proximal. [S700] **b** Querschnitt. [S700-L126]/[G1060-001]

Klinik

Aufgrund seiner stärkeren Fixierung und seiner inhomogeneren Form ist der Innenmeniskus verletzungsanfälliger. Typischerweise kommt es zu **Verletzungen** durch eine plötzliche Rotation in Beugestellung (z. B. Verdrehung des Skis in der Hocke bei der Abfahrt), bei der der stärker fixierte Innenmeniskus die bei der Rotation nötige Gleitbewegung nicht mitmachen kann. So entstehen neue Risse oder es werden bereits bestehende degenerative Veränderungen zu Rissen vergrößert (➤ Abb. 5.27). Seltener können auch ganze Fragmente abscheren und z. B. die Streckung des Gelenks behindern, indem sie zwischen den Gelenkkörpern eingeklemmt werden. Eine Kniegelenkspiegelung (Arthroskopie) ist zur Entfernung der Fragmente nötig. Aufgrund seiner stärkeren Fixierung ist die Läsion des Innenmeniskus häufig mit Verletzungen des Innenbands und des vorderen Kreuzbands verbunden, was als „unhappy triad" bezeichnet wird. Neben Verletzungen als Ursache können Quer- oder Längsrisse können auch aufgrund **degenerativer Veränderungen** auftreten. Kleinere Risse können sich mit der Zeit vergrößern. Tritt ein Riss in der gut durchbluteten Randzone auf, ist eine Spontanheilung oft noch möglich. In den schlechter versorgten inneren Bereichen ist dies unwahrscheinlicher. Meniskusläsionen können zur Arthrose des Kniegelenks führen (Gonarthrose). Ob allerdings auch bei degenerativen Veränderungen eine operative (Teil-)Entfernung der Menisken den klinischen Verlauf verbessert, ist aktuell in der Diskussion.

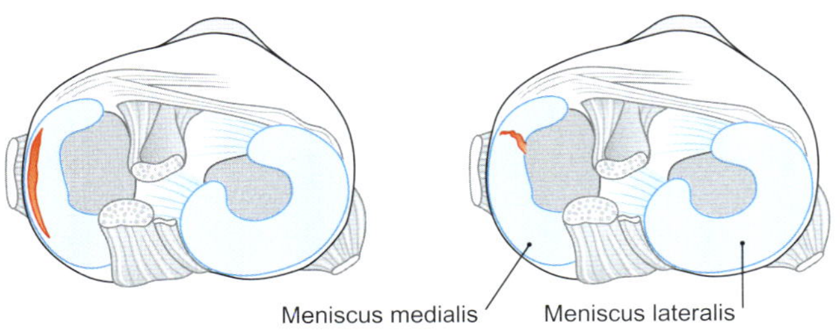

Abb. 5.27 Läsionen des Innenmeniskus (links: Längsriss in der Randzone; rechts: Querriss im vorderen Drittel). Ansicht von proximal. [S702-L126]

Bänder des Kniegelenks

Man unterscheidet 3 Bandgruppen:

- Kreuzbänder (Binnenbänder)
- Kollateralbänder (Außenbänder)
- zusätzliche Bänder zur Verstärkung der Kapsel

Kreuzbänder

Die Kreuzbänder (Ligg. cruciata) befinden sich innerhalb des Gelenkspalts zwischen Femur und Tibia (➤ Abb. 5.28). Sie liegen jedoch nicht frei innerhalb der Gelenkhöhle, sondern sind von der Membrana synovialis der Gelenkkapsel umgeben. Sie befinden sich also zwischen den beiden Blättern der Gelenkkapsel. Man bezeichnet die Lage daher als intrakapsulär, aber extrasynovial (➤ Abb. 5.23). Das **vordere Kreuzband (Lig. cruciatum anterius)** zieht von der Innenfläche des lateralen Femurkondylus zur Area intercondylaris anterior der Tibia. Es verläuft also von hinten lateral oben nach vorne medial unten (wie die Hand in der Jackentasche).

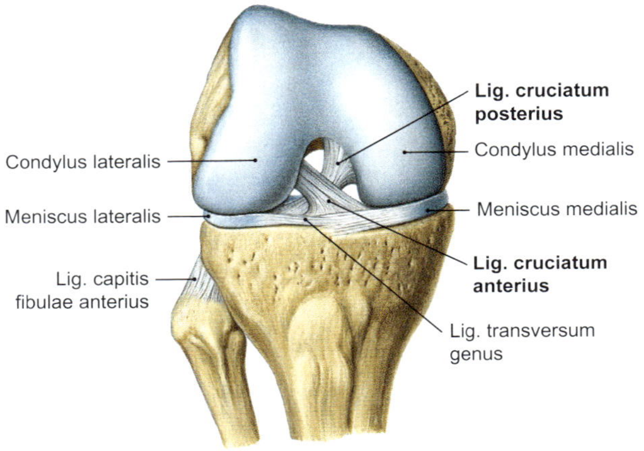

Abb. 5.28 Kreuzbänder, Ligg. cruciata, rechts. Ansicht von ventral in Kniebeugestellung. [S700]

Das **hintere Kreuzband (Lig. cruciatum posterius)** zieht von der Innenfläche des medialen Femurkondylus zur Area intercondylaris posterior der Tibia, also von vorne medial oben nach hinten lateral unten.

MERKE

Verlauf der Kreuzbänder:
- Lig. cruciatum anterius: „wie die Hand in der Jackentasche“ (hinten lateral oben nach vorne medial unten)
- Lig. cruciatum posterius: entgegengesetzt (vorne medial oben nach hinten lateral unten)

Kollateralbänder

Die Kollateralbänder (Ligg. collateralia) befinden sich an den Außenseiten des Knies (➤ Abb. 5.29).

Das **Lig. collaterale tibiale** (Innenband, mediales Band) ist relativ breit und verläuft vom Epicondylus medialis des Femurs zur Medialfläche des Schienbeinkopfs (auch ➤ Abb. 5.22). Es ist sowohl mit der Gelenkkapsel als auch mit dem Innenmeniskus verwachsen. Das schmale **Lig. collaterale fibulare** (Außenband, laterales Band) verbindet den lateralen Epicondylus des Femurs mit dem Kopf der Fibula. Im Gegensatz zum medialen Seitenband ist es weder mit der Gelenkkapsel noch mit dem Meniskus verwachsen. Der Spaltraum zwischen Kapsel und Band wird durch den M. popliteus sowie das Lig. popliteum arcuatum ausgefüllt (➤ Abb. 5.23). Ein zusätzlicher Bandzug vom lateralen Epicondylus des Femurs zum Condylus lateralis der Tibia wird als anterolaterales Ligament (klinisch „**a**ntero**l**ateral **l**igament“, ALL) bezeichnet.

Zusätzliche Bänder zur Verstärkung der Kapsel

Mehrere Bänder verstärken die Membrana fibrosa der Gelenkkapsel:
- Das **Lig. patellae** verlängert die Sehne des M. quadriceps femoris von der Patella zur Tuberositas tibiae.
- Die **Retinacula patellae** (mediale und laterale) sind Abspaltungen der Sehne des M. quadriceps femoris jeweils seitlich der Patella (➤ Abb. 5.29) und besitzen oberflächliche longitudinale und tiefe transversale Anteile.
- Das **Lig. popliteum obliquum** ist eine Abspaltung der Endsehne des M. semimembranosus und verläuft auf der Dorsalseite der Kapsel von medial unten nach lateral oben.
- Das **Lig. popliteum arcuatum** zieht bogenförmig ebenfalls auf der Hinterwand der Kapsel zum Caput fibulae.

Bursen des Kniegelenks

Im Bereich des Knies gibt es eine Vielzahl von Schleimbeuteln (Bursae synoviales) (➤ Abb. 5.30). Diese Bursen dienen als Gleitlager und unterfüttern in der Regel die Ansatzsehnen der Muskeln. Einige stehen mit der Gelenkkapsel in Verbindung wie die **Bursa suprapatellaris** unter der Ansatzsehne des M. quadriceps femoris oder die **Bursa subpoplitea** unter dem M. popliteus. Andere Bursen wirken zusätzlich als Dämpfer bei Belastung, z. B. beim Knien (Bursa subfascialis prepatellaris vor der Patella oder Bursa infrapatellaris profunda unter dem Lig. patellae) oder als Gleitlager für Ursprungs- und Ansatzsehnen (Bursa m. semimembranosi, Bursae subtendineae musculi gastrocnemii medialis und lateralis).

Klinik

Starke Belastungen der Knie, z. B. bei häufigen knienden Tätigkeiten (Fliesenleger, Straßenbau!) können zur Entzündung von Schleimbeuteln **(Bursitis)** führen. Eine chronische Bursitis ist eine anerkannte Berufserkrankung. Auch chronische Gelenkentzündungen z. B. bei rheumatischen Erkrankungen können zur Aussackung oder Fusion von Bursen führen, die dann als Raumforderungen in der Kniekehle in Erscheinung treten **(BAKER-Zyste).**

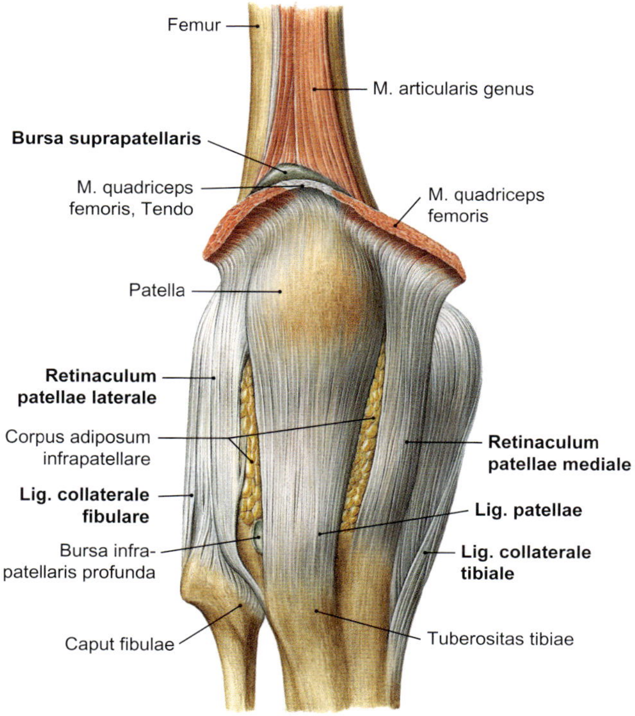

Abb. 5.29 Seitenbänder, Ligg. collateralia, rechts. Ansicht von ventral. [S700]

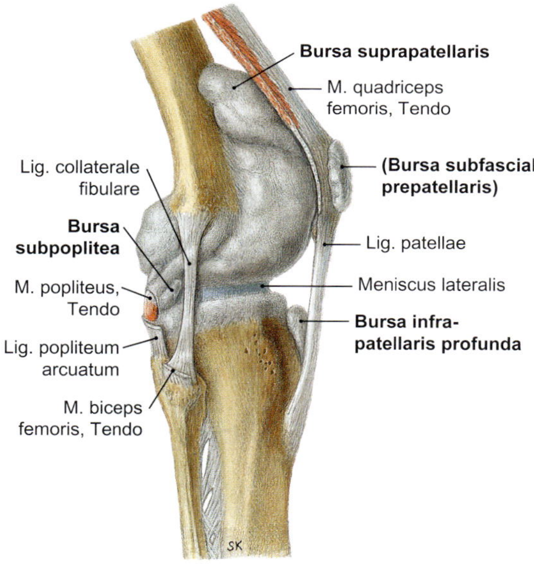

Abb. 5.30 Bursen des Kniegelenks, rechts. Ansicht von lateral. [S700-L238]

5.4.4 Mechanik des Kniegelenks

Das Kniegelenk ist ein bikondyläres Gelenk. In ihm sind Bewegungen um 2 Achsen möglich (➤ Abb. 5.31a und b, ➤ Tab. 5.8):

- **Transversalachse:** Flexion/Extension
- **Longitudinalachse:** Außen-/Innenrotation

Funktionell handelt es sich also um ein *Drehscharniergelenk*. Im Gegensatz zum Hüftgelenk bedeutet Flexion hier nicht Beugung nach ventral, sondern nach dorsal. Bei der Außenrotation zeigen die Zehenspitzen nach lateral, bei der Innenrotation nach medial.
Die **Beugung** ist eine kombinierte Bewegung aus Rollen und Drehen. Zu Beginn der Beugung (etwa während der ersten 25°) rollen die Femurkondylen auf der Tibia (wie ein Autoreifen auf dem Asphalt). Dadurch kommen die Femurkondylen weiter dorsal auf dem Tibiaplateau zu liegen. Eine weitere Dorsalverschiebung des Femurs wird durch die Kreuzbänder verhindert (➤ Tab. 5.9). Deshalb muss der Femurkondylus bei stärkerer Beugung auf der Stelle rotieren (wie ein „durchdrehender" Autoreifen). Da der Krümmungsradius der Femurkondylen dorsal kleiner als ventral ist, ist der Abstand der Rotationsachse von der Gelenkfläche in Streckstellung größer als in Beugestellung. Deshalb sowie aufgrund ihrer Lage sind die Kollateralbänder dorsal der Rotationsachse in Beugestellung überwiegend entspannt. Somit stabilisieren in dieser Stellung primär nur die angespannten lateralen Anteile der Kreuzbänder das Gelenk (➤ Abb. 5.31c, ➤ Abb. 5.32b). Bedingt durch die unterschiedlichen Radien des Femurkondylus verschiebt sich die Position der Rotationsachse während der Beugung des Kniegelenks bogenförmig im Bereich der Kondylen (➤ Abb. 5.31c).
Bei der Beugung gleiten die beiden Menisken zusammen mit den Femurkondylen auf dem Tibiaplateau nach dorsal. Hier legt der laterale Meniskus den größeren Weg zurück.
Die Bewegungen des Femurs gegenüber der Tibia laufen nicht in beiden Kompartimenten gleich ab. Beim lateralen Kondylus überwiegt das Rollen, während der mediale Kondylus vor allem eine Drehbewegung vollzieht. Dies ist auch eine Folge davon, dass der stärker fixierte mediale Meniskus (am medialen Kollateralband verwachsen!) die Verschiebebewegung nach dorsal erschwert.
Eine **Extension** wäre von der Form der Gelenkflächen her problemlos möglich. Grund für die geringe Extensionsmöglichkeit (5°) sind vor allem die beiden Außenbänder (➤ Tab. 5.9). Da diese mit ihren größten Anteilen hinter der Transversalachse verlaufen, sind sie aufgrund des ventral größeren Krümmungsradius der Femurkondylen in Streckstellung maximal angespannt und verhindern eine Überstreckung sowie zusätzlich die Ab- und Adduktionsbewegungen und die Rotation (s. u.) (➤ Abb. 5.31, ➤ Abb. 5.32a). Gleichzeitig sind dann auch die medialen Anteile der Kreuzbänder gespannt. Eine Extension über 5° hinaus wird als „Genu recurvatum" bezeichnet und kann seine Ursache z. B. in einem schwachen Bandapparat haben.

Tab. 5.8 Bewegungsumfang im Kniegelenk.

Bewegung	Bewegungsumfang
Extension/Flexion	5°–0°–140°
Außenrotation/Innenrotation	30°–0°–10°

Tab. 5.9 Funktionen der Bänder des Kniegelenks.

Bewegung	Hemmung durch
Extension	• Kollateralbänder • Kreuzbänder (mediale Anteile)
Flexion	• Kreuzbänder (laterale Anteile)
Innenrotation	• Kreuzbänder • Kollateralbänder (bei gestrecktem Knie)
Außenrotation	• Kollateralbänder (bei gestrecktem und gebeugtem Knie)

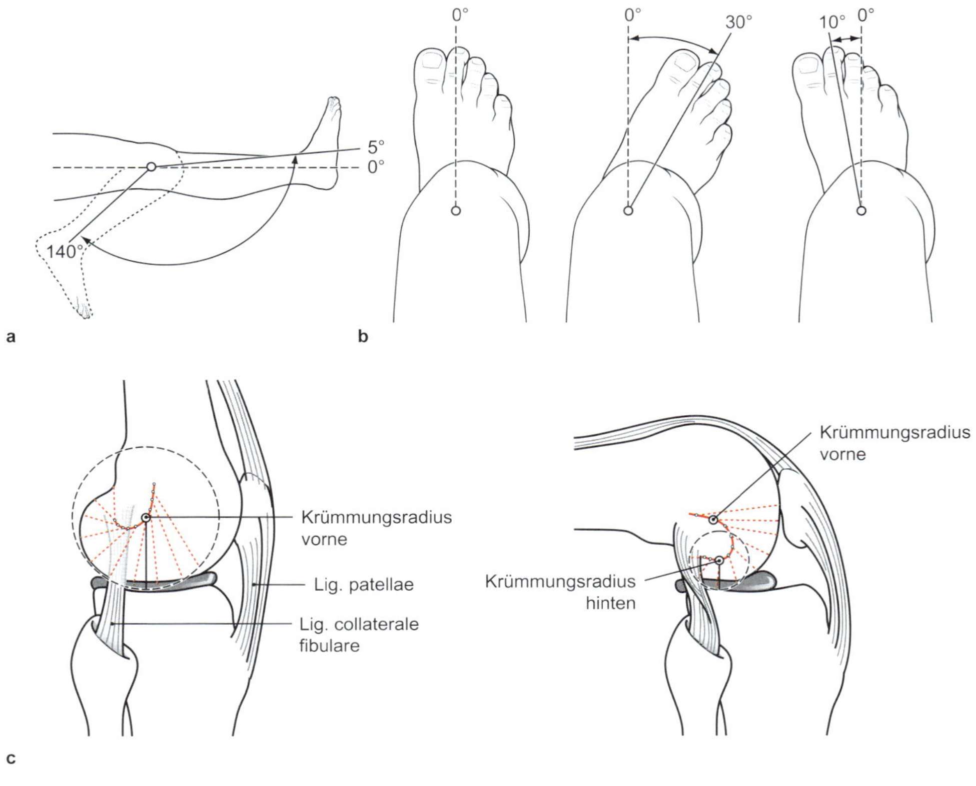

Abb. 5.31 Bewegungsumfang im Kniegelenk. [S702-L126]
a Extension/Flexion. **b** Außenrotation/Innenrotation. **c** Radien der Femurkondylen und hierdurch ausgelöste bogenförmige Verlagerung der Rotationsachse bei Kniegelenkbeugung (rote durchgezogene Linie). Die gestrichelten Linien zeigen die Abstände der Rotationsachse zur Gelenkfläche an, die bei Beugung geringer ist und zur Entspannung der Kollateralbänder führt.

Die longitudinale Rotationsachse des Kniegelenks verläuft exzentrisch etwa durch das Tuberculum intercondylare mediale (➤ Abb. 5.21). Eine Rotation ist in Streckstellung nicht durchführbar, da dies durch die angespannten Kollateralbänder verhindert wird. In Beugestellung sind die Kollateralbänder dagegen aufgrund des dorsal kleineren Krümmungsradius der Femurkondylen erschlafft, sodass eine Rotation möglich ist.
Bei der **Innenrotation** wickeln sich die Kreuzbänder verstärkt umeinander, bei **Außenrotation** dagegen voneinander ab. Deshalb ist die Außenrotation in größerem Umfang möglich als die Innenrotation. Erst bei größerer Außenrotation werden die Kollateralbänder angespannt und verhindern die weitere Drehung (➤ Tab. 5.9).
Beim vollständigen Strecken im Kniegelenk kommt es zur sogenannten **Schlussrotation.** Da hierbei Teile des vorderen Kreuzbands angespannt werden, rotiert die Tibia um etwa 5–10° nach außen.

Klinik

Kreuzbandverletzungen gehören zu den häufigsten Verletzungen des Kniegelenks und treten auf, wenn das Knie in X-Bein-Stellung gerät oder innenrotiert wird und sich dabei die Bewegungsrichtung plötzlich ändert. Da das vordere Kreuzband ein geringeres Selbstheilungspotenzial hat als das hintere, muss bei Instabilität oft operiert werden. Meist verwendet man dabei körpereigenes Material aus der Quadrizeps- oder Semitendinosus-Sehne und versucht, Anteile des rupturierten Kreuzbands mit seinen Proprio- und Nozizeptoren zu erhalten.
Eine einfache Methode zur **Funktionsprüfung der Kreuzbänder** ist das Schubladenzeichen. Bei gebeugtem Knie (zur Relaxierung der Kollateralbänder!) und fixiertem Fuß bewegt der Untersucher den proximalen Unterschenkel gegenüber dem Femur nach vorne oder nach hinten (➤ Abb. 5.33a).
Eine abnorme Verschiebbarkeit nach vorne („vordere Schublade") deutet auf eine Verletzung des vorderen Kreuzbandes hin, eine vergrößerte Beweglichkeit nach dorsal („hintere Schublade") auf eine Ruptur des hinteren Kreuzbandes. Ein sensitiverer Test für akute Kreuzbandläsionen ist der in ähnlicher Weise in 30°-Beugestellung durchgeführte LACHMAN-Test. Die **Untersuchung der Kollateralbänder** muss in Streckstellung durchgeführt werden, weil die Kollateralbänder dabei angespannt sein müssen. Eine Adduktion (Vergrößerung des Knieaußenwinkels, „laterale Aufklappbarkeit") deutet auf eine Läsion des Lig. collaterale fibulare hin. Umgekehrt lässt eine verstärkte Abduktion (Verkleinerung des Knieaußenwinkels, „mediale Aufklappbarkeit") auf eine Läsion des Lig. collaterale tibiale schließen (➤ Abb. 5.33b).

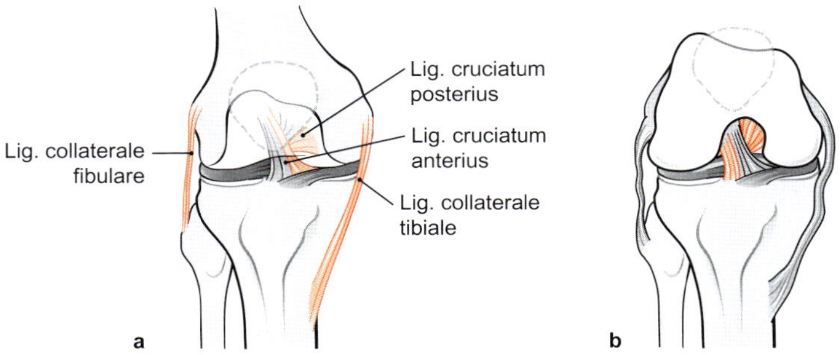

Abb. 5.32 Stabilisierung des Kniegelenks durch Kreuz- und Kollateralbänder, rechts. Ansicht von ventral. Angespannte Bandanteile sind rot dargestellt. [S700-L126] **a** Streckstellung. **b** Beugestellung.

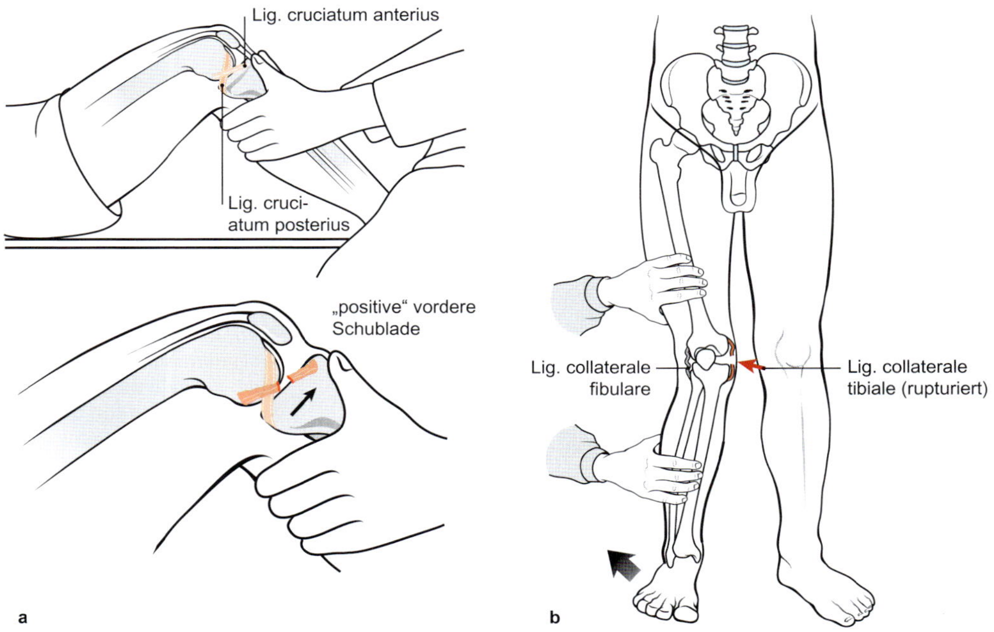

Abb. 5.33 Klinische Tests zur Untersuchung der Bandfunktionen am Kniegelenk. [S702-L126]/[R234] **a** Untersuchung des vorderen Kreuzbandes (Schubladenzeichen). **b** Untersuchung des Innenbands.

5.4.5 Muskeln des Kniegelenks

Die Muskeln für die Bewegungen im Kniegelenk liegen überwiegend ventral bzw. dorsal am Oberschenkel. Einzig der M. popliteus und der M. triceps surae sind am Unterschenkel gelegen. Da bei Letzterem aber die Hauptfunktion in der Bewegung des Fußes zu sehen ist, wird der M. triceps surae dort besprochen.

Ventrale Muskeln

Die ventrale Gruppe wird nur aus 2 Muskeln gebildet (➤ Abb. 5.34, ➤ Tab. 5.10):

- M. quadriceps femoris
- M. sartorius

Die wichtigste Bewegung, die der **M. quadriceps femoris** bewirkt, besteht in der Streckung des Kniegelenks. Er ist der einzige Muskel, der diese Funktion ausüben kann. Mit seinen 4 Anteilen macht er den größten Teil der Muskelmasse des ventralen Oberschenkels aus. Er inseriert überwiegend über die in seine Endsehne eingelagerte Patella und dem Lig. patellae an der Tuberositas tibiae. Zusätzlich setzen Anteile über die Retinacula patellae seitlich der Tuberositas tibiae an. Nur ein Anteil des M. quadriceps femoris, der **M. rectus femoris,** ist ein zweigelenkiger Muskel und wirkt zusätzlich beugend im Hüftgelenk.

MERKE

Da der **M. quadriceps femoris** überwiegend aus dem Rückenmarkssegment **L3** versorgt wird, ist er ein **Kennmuskel** für Schädigungen dieses Segments. Zusätzlich ist der Patellarsehnenreflex reduziert, bei dem durch Schlag auf das Lig. patellae eine Streckbewegung im Knie ausgelöst wird.

Tab. 5.10 Ventrale Muskeln des Kniegelenks.

Innervation	Ursprung	Ansatz	Funktion
M. quadriceps femoris			
N. femoralis	*M. rectus femoris:* • Spina iliaca anterior inferior • kranialer Rand des Acetabulums *M. vastus medialis:* • Labium mediale der Linea aspera *M. vastus lateralis:* • Trochanter major • Labium laterale der Linea aspera *M. vastus intermedius:* • Facies anterior des Femurs	• Patella • Tuberositas tibiae über Lig. patellae • Bereiche seitlich der Tuberositas tibiae über Retinacula patellae	*Hüftgelenk* (nur M. rectus femoris): Flexion *Kniegelenk:* Extension *(einziger Strecker!)*
M. sartorius			
N. femoralis	Spina iliaca anterior superior	Condylus medialis der Tibia („Pes anserinus superficialis“)	*Hüftgelenk:* • Flexion • Außenrotation • Abduktion *Kniegelenk:* • Flexion • Innenrotation

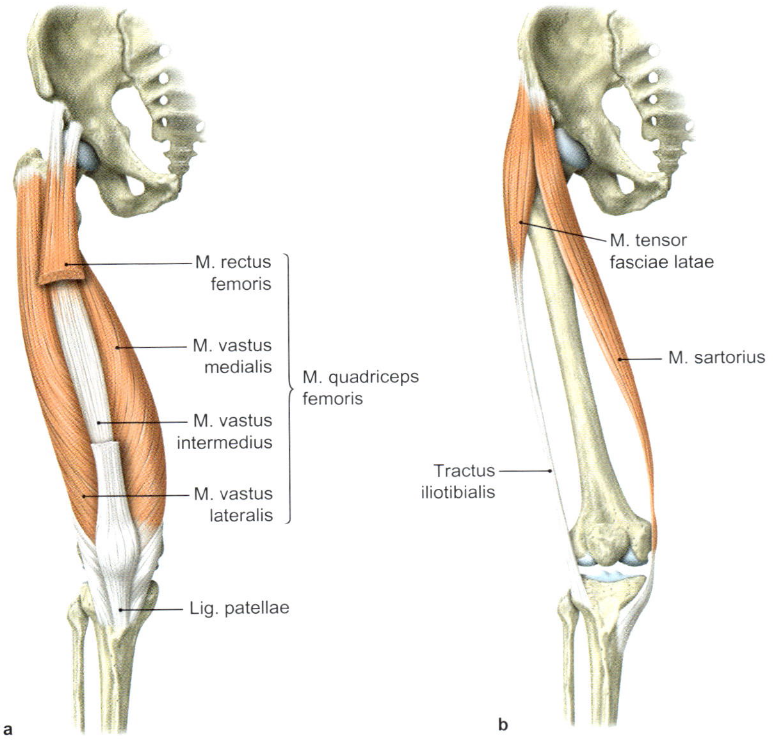

Abb. 5.34 Ventrale Muskeln des Kniegelenks, rechts. Ansicht von ventral. [S700-L127]
a M. quadriceps femoris.
b M. sartorius.

Der **M. sartorius** ist ein langer schlanker Muskel, der von lateral oben schräg nach medial unten zum Condylus medialis der Tiba zieht (➤ Abb. 5.34, ➤ Tab. 5.10). Seine Endsehne bildet medial an der Tibia mit einem von dorsal kommenden Muskel, M. semitendinosus, und dem M. gracilis (aus der Adduktorengruppe) einen Sehnenfächer, der auch als *Pes anserinus superficialis* bezeichnet wird. Durch seinen schrägen Verlauf überkreuzt er alle Bewegungsachsen des Hüftgelenks und des Kniegelenks. Er flektiert und abduziert im Hüftgelenk und rotiert nach außen. Im Kniegelenk beteiligt er sich an der Flexion und der Innenrotation.

Klinik

Bei **Ausfall des M. quadriceps femoris** ist die Streckung im Kniegelenk nicht mehr möglich. Dies wird beim Treppensteigen besonders deutlich, das nicht mehr durchgeführt werden kann. Aber auch leichtes Einsinken in die Knie kann nicht mehr gebremst werden, der Patient knickt unkontrolliert nach hinten ein. Eine gestörte Funktion des M. sartorius ist funktionell unbedeutend, da es für alle Bewegungen kräftigere Muskeln gibt.

Dorsale Muskeln

Auf der Dorsalseite befinden sich 4 Muskeln (➤ Abb. 5.35, ➤ Tab. 5.11):

- M. biceps femoris
- M. semitendinosus
- M. semimembranosus
- M. popliteus

M. biceps femoris (Caput longum), M. semitendinosus und M. semimembranosus sind zweigelenkige Muskeln, die vom Tuber ischiadicum zum Unterschenkel ziehen. Daher werden sie auch unter dem Begriff **ischiokrurale Muskeln** zusammengefasst. Alle 3 Muskeln strecken im Hüftgelenk und beugen im Kniegelenk. Der M. biceps femoris zieht nach lateral zum Caput fibulae, er ist der effektivste Außenrotator. M. semitendinosus und M. semimembranosus verlaufen nach medial zum Condylus medialis der Tibia. Beide Muskeln sind auch Innenrotatoren, wobei der M. semimembranosus der kräftigste ist. Der breitflächige Ansatz dieses Muskels wird auch als *Pes anserinus profundus* bezeichnet.

Der **M. popliteus** wird aufgrund seiner Innervation durch den N. tibialis auch zu den tiefen Muskeln des Unterschenkels gezählt (➤ Abb. 5.51b). Er wirkt allerdings nur auf das Knie und ist hier ein Innenrotator. Er kann zudem die Gelenkkapsel spannen, da seine Sehne in die Membrana fibrosa eingebettet ist.

Klinik

Beim **Funktionsausfall der ischiokruralen Muskeln** sind die Beugung und die Außenrotation im Knie gestört. Gehen, Stehen und Treppensteigen sind aber möglich, solange der M. gluteus maximus nicht betroffen ist (wichtigster Strecker im Hüftgelenk!).
Durch das Überwiegen des M. quadriceps femoris auf der Ventralseite kommt es jedoch zu einer Überstreckung im Kniegelenk, Genu recurvatum.

Zusammenfassend sind folgende Muskeln an den jeweiligen Bewegungen des Kniegelenks beteiligt (wichtigster Muskel fett gedruckt):

- Extension:
  - **M. quadriceps femoris**
- Flexion:
  - **M. semimembranosus**
  - M. semitendinosus
  - M. biceps femoris
  - M. gracilis
  - M. sartorius
- Außenrotation:
  - **M. biceps femoris**
  - M. tensor fasciae latae
- Innenrotation:
  - **M. semimembranosus**
  - M. semitendinosus
  - M. popliteus
  - M. sartorius
  - M. gracilis

MERKE

Der **M. quadriceps femoris** ist der einzige Strecker im Kniegelenk! Alle **ischiokruralen Muskeln** beugen im Kniegelenk und strecken im Hüftgelenk. Alle Muskeln, die ihren Ansatz medial am Unterschenkel haben, rotieren im Kniegelenk nach innen! Alle Muskeln, die ihren Ansatz lateral haben, rotieren nach außen.

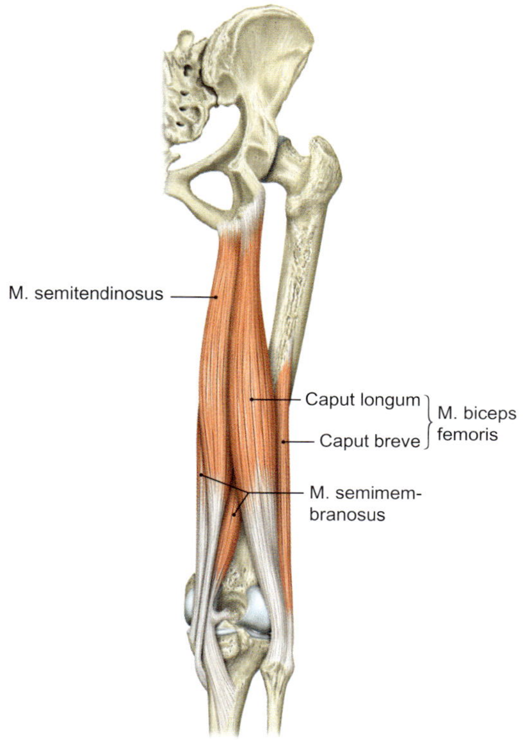

Abb. 5.35 Dorsale Muskeln des Kniegelenks, rechts. Ansicht von dorsal. [S700-L127]

Tab. 5.11 Dorsale Muskeln des Kniegelenks.

Innervation	Ursprung	Ansatz	Funktion
M. biceps femoris			
• Caput longum (zweigelenkig): Tibialis-Anteil des N. ischiadicus • Caput breve (eingelenkig): Fibularis-Anteil des N. ischiadicus	• Caput longum: Tuber ischiadicum • Caput breve: Labium laterale der Linea aspera	Caput fibulae	*Hüftgelenk:* • Extension • Außenrotation • Adduktion *Kniegelenk:* • Flexion • Außenrotation *(wichtigster Muskel)*
M. semitendinosus			
Tibialis-Anteil des N. ischiadicus	Tuber ischiadicum	Condylus medialis der Tibia („Pes anserinus superficialis“)	*Hüftgelenk:* • Extension • Innenrotation *Kniegelenk:* • Flexion • Innenrotation
M. semimembranosus			
Tibialis-Anteil des N. ischiadicus	Tuber ischiadicum	Condylus medialis der Tibia („Pes anserinus profundus“)	*Hüftgelenk:* • Extension • Innenrotation *Kniegelenk:* • Flexion *(wichtigster Muskel)* • Innenrotation *(wichtigster Muskel)*
M. popliteus			
N. tibialis	Condylus lateralis des Femurs, Hinterhorn des Außenmeniskus	Facies posterior der Tibia oberhalb der Linea musculi solei	*Kniegelenk:* • Innenrotation • verhindert Einklemmung des Meniskus

5.5 Fuß

Kompetenzen

Nach Bearbeitung dieses Lehrbuchkapitels sollten Sie in der Lage sein:
- die Knochen des Fußskeletts mit den wesentlichen Strukturen zu zeigen
- Aufbau, Bewegungsumfang und Mechanik der Sprunggelenke und in Grundzügen der übrigen Gelenke des Fußes zu erklären
- den Verlauf und die Funktion der Bänder zur Sicherung der Sprunggelenke und in Grundzügen der Bänder der übrigen Gelenke des Fußes zu erläutern
- den Aufbau und die Bedeutung der Fußgewölbe samt der dazu nötigen Bänder und Muskeln zu kennen
- die Muskeln des Unterschenkels mit Ursprung, Ansatz und Funktion zu kennen und am Skelett oder Präparat zu zeigen sowie die kurzen Fußmuskeln und deren Innervation zu benennen

Am Fuß unterscheidet man die Fußwurzel **(Tarsus),** den Mittelfuß **(Metatarsus)** und die Fußzehen **(Digiti pedis).**
Der große Zeh wird als Hallux (Digitus primus [I]) bezeichnet. Entsprechend werden die weiteren Zehen durchnummeriert. Der zweite Zeh wird als Digitus secundus (II), der dritte als Digitus tertius (III), der vierte als Digitus quartus (IV) und der kleine Zeh als Digitus minimus (V) bezeichnet.
Die Fußsohle (Planta pedis) ist zum Boden hin konkav geformt. Man unterscheidet ein Längsgewölbe von einem Quergewölbe. An der Ausprägung der Gewölbe sind sowohl die Form der Knochen, verspannende Bandsysteme sowie Zug durch Muskulatur beteiligt.

5.5.1 Knochen des Fußes

Das Skelett des Fußes teilt man in die Fußwurzelknochen **(Ossa tarsi),** die Mittelfußknochen **(Ossa metatarsi)** und die Zehenknochen **(Ossa digitorum, Phalanges)** ein (➤ Abb. 5.36). Ähnlich wie am Handgelenk werden bei den Fußwurzelknochen eine proximale und eine distale Reihe unterschieden:
- proximale Reihe (2 Knochen):
  - Sprungbein **(Talus)**
  - Fersenbein **(Calcaneus)**
- distale Reihe (5 Knochen):
  - Kahnbein **(Os naviculare)**
  - 3 Keilbeine:
    - **Os cuneiforme mediale**
    - **Os cuneiforme intermedium**
    - **Os cuneiforme laterale**
  - Würfelbein **(Os cuboideum)**

Der **Talus** ist sowohl Teil des oberen Sprunggelenks als auch Gelenkkörper für das untere Sprunggelenk. Er trägt oben die Talusrolle **(Trochlea tali)** als Gelenkfläche für das obere Sprunggelenk. Man unterscheidet außerdem einen Kopf **(Caput),** einen Hals **(Collum)** und einen Körper **(Corpus).** Unten befindet sich der Sulcus tali, der die Trennlinie zwischen der vorderen und hinteren Kammer des unteren Sprunggelenks darstellt. Vorne am Kopf befindet sich die Facies articularis navicularis, unten die Facies articularis anterior und Facies articularis media sowie dorsal die Facies articularis posterior als Gelenkflächen für das untere Sprunggelenk.
Der hintere Abschnitt des länglichen **Calcaneus** wird als **Tuber calcanei** bezeichnet. Er besitzt 2 Aufwerfungen, Proc. lateralis tuberis calcanei und Proc. medialis tuberis calcanei. Der Sulcus cal-

canei bildet zusammen mit dem direkt oberhalb gelegenen Sulcus tali einen Tunnel, den Sinus tarsi. Medial stülpt sich ein Vorsprung vor, **Sustentaculum tali.** Der Calcaneus trägt insgesamt 4 Gelenkflächen: vorne die Facies articularis cuboidea, oben ventral die Facies articularis talaris anterior und Facies articularis talaris media und oben dorsal die Facies articularis talaris posterior.

Klinik

Am Proc. medialis des Tuber calcanei kann sich an der Befestigung der Plantaraponeurose nach ventral hin ein Knochenfortsatz ausbilden, was als **Fersensporn** bezeichnet wird. Belastungsabhängige entzündliche Veränderungen am Fersensporn können zu starken Schmerzen führen.

Das **Os naviculare** liegt medial und artikuliert nach distal hin mit den 3 Keilbeinen und nach lateral mit dem Würfelbein, das wiederum mit dem Fersenbein artikuliert. Das schmale Ende der Keilbeine zeigt nach plantar, wodurch eine wichtige Voraussetzung zur Ausbildung des Fußquergewölbes geschaffen wird (➤ Abb. 5.47). Die 5 **Mittelfußknochen** (Ossa metatarsi) werden wie die Zehen von medial nach lateral mit I–V durchnummeriert. Wie an der Hand unterscheidet man Basis, Corpus und Caput. Als Besonderheit befinden sich unter dem Os metatarsi I in der Regel 2 Sesambeine. Die Tuberositas ossis metatarsi I dient als Ansatz für den M. fibularis longus, die Tuberositas ossis metatarsi V bildet den Ansatz für den M. fibularis brevis.

Klinik

Mittelfußfrakturen gehören zu den häufigsten Verletzungen der Fußknochen, wobei in 30 % der Fälle die Basis des Os metatarsi V betroffen ist. Meist ist eine frühe funktionelle Therapie angebracht, bei Verletzung distal des Gelenks zum benachbarten Os metatarsi IV sollte operiert werden.
Eine bei Mädchen in der Pubertät gehäuft auftretende Erkrankung ist der **Morbus KÖHLER** II, bei der es zu einer aseptischen Nekrose meist des Caput ossis metatarsi II oder III kommt. Eine Nekrose des Os naviculare wird als Morbus KÖHLER I bezeichnet.

Der **Hallux** besteht aus Grund- und Endphalanx (Phalanx proximalis und Phalanx distalis) während die Zehen II–V wie die Finger an der Hand aus 3 Knochen bestehen (Phalanx proximalis, Phalanx media und Phalanx distalis). Auch hier unterscheidet man an jeder Phalanx Basis, Corpus und Caput.

5.5.2 Gelenke des Fußes

Die beiden großen Gelenke des Fußes sind
- oberes Sprunggelenk **(Articulatio talocruralis)**
- unteres Sprunggelenk (bestehend aus **Articulatio subtalaris** und **Articulatio talocalcaneonavicularis**)

In der Klinik werden diese beiden Gelenke mit OSG und USG abgekürzt. Die weiteren Gelenke der Fußwurzel und des Mittelfußes werden nach den miteinander in Verbindung stehenden Knochen bezeichnet (Articulatio talonavicularis, Articulatio calcaneocubo-

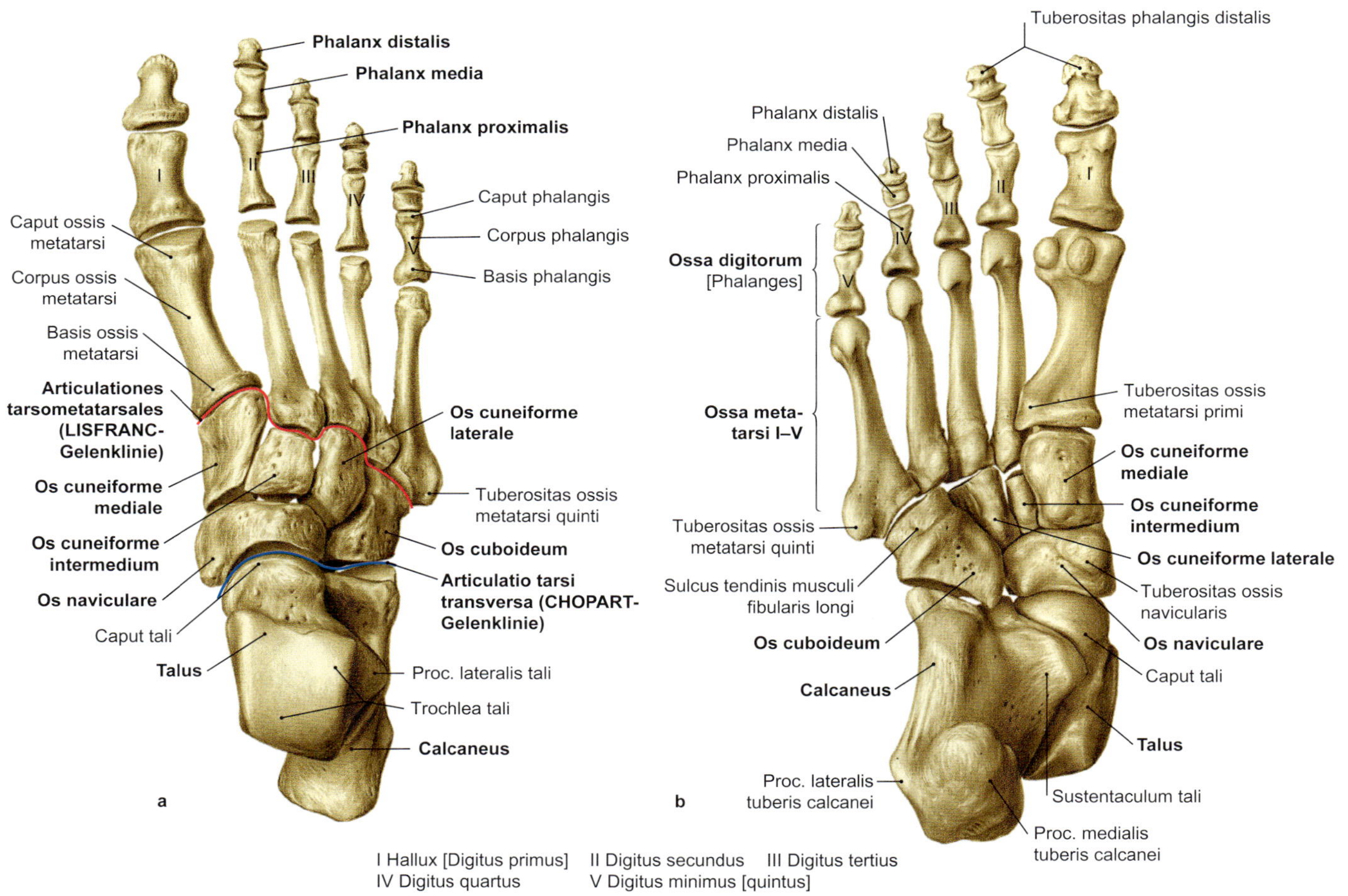

Abb. 5.36 Skelett des Fußes, rechts. [S700] **a** Ansicht von dorsal. **b** Ansicht von plantar.

idea, Articulatio cuneonavicularis, Articulationes intercuneiformes, Articulatio cuneocuboidea, Articulationes tarsometatarsales, Articulationes intermetatarsales).
Die **Articulatio tarsi transversa** (zwischen der proximalen und distalen Reihe der Fußwurzelknochen) wird auch als **„CHOPART-Gelenklinie"** bezeichnet. Die **Articulationes tarsometatarsales** zwischen Fußwurzel und Mittelfuß bilden die **„LISFRANC-Gelenklinie"** (➤ Abb. 5.36a). Die beiden Gelenklinien ermöglichen die Bewegung des Vorfußes und sind auch bei Amputationen relevant, da hier eine Trennung der Knochen möglich ist.
Die Zehengelenke werden als

- **Articulationes metatarsophalangeae** und
- **Articulationes interphalangeae pedis**

bezeichnet.

Oberes Sprunggelenk

Das obere Sprunggelenk **(Articulatio talocruralis)** ist die Verbindung zwischen Unterschenkel und Fuß. Hier artikulieren der Malleolus medialis der Tibia und der Malleolus lateralis der Fibula sowie das distale Tibiaende mit der Talusrolle. Letztere ist ventral etwas breiter als dorsal, was bedeutsam für die Stabilität des oberen Sprunggelenks ist.

Man unterscheidet **mediale und laterale Bänder,** die das obere Sprunggelenk stabilisieren. *Medial* befindet sich das breitflächige **Lig. collaterale mediale,** es wird häufig auch als „Delta-Band" **(Lig. deltoideum)** bezeichnet (➤ Abb. 5.37). Es hat 4 Anteile:

- Pars tibionavicularis
- Pars tibiocalcanea
- Pars tibiotalaris anterior
- Pars tibiotalaris posterior

Auf der *Lateralseite* liegen 3 schwächere Einzelbänder (➤ Abb. 5.38):

- **Lig. talofibulare anterius**
- **Lig. talofibulare posterius**
- **Lig. calcaneofibulare**

Sie werden zwar zum Begriff Lig. collaterale laterale zusammengefasst, stellen im Gegensatz zum Delta-Band aber keine Einheit dar. Streng genommen sichern die Bandanteile zwischen Tibia bzw. Fibula und Talus ausschließlich das obere Sprunggelenk. Die anderen Bandzüge überspannen dagegen zusätzlich das untere Sprunggelenk und wirken somit dort ebenfalls stabilisierend.
Für die Stabilität im oberen Sprunggelenk ist zusätzlich die Verklammerung von Tibia und Fibula über die Membrana interossea cruris und die Ligg. tibiofibularia entscheidend.

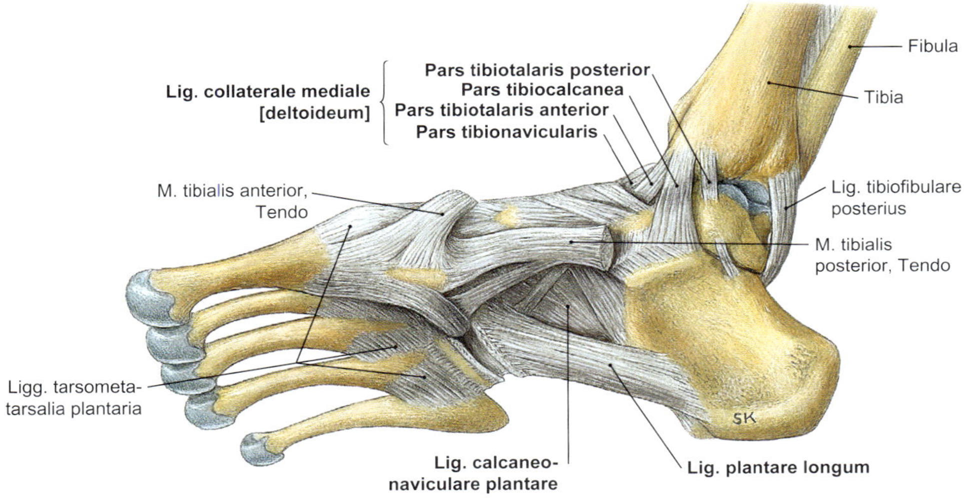

Abb. 5.37 Oberes Sprunggelenk mit Bändern, rechts. Ansicht von medial. [S700-L238]

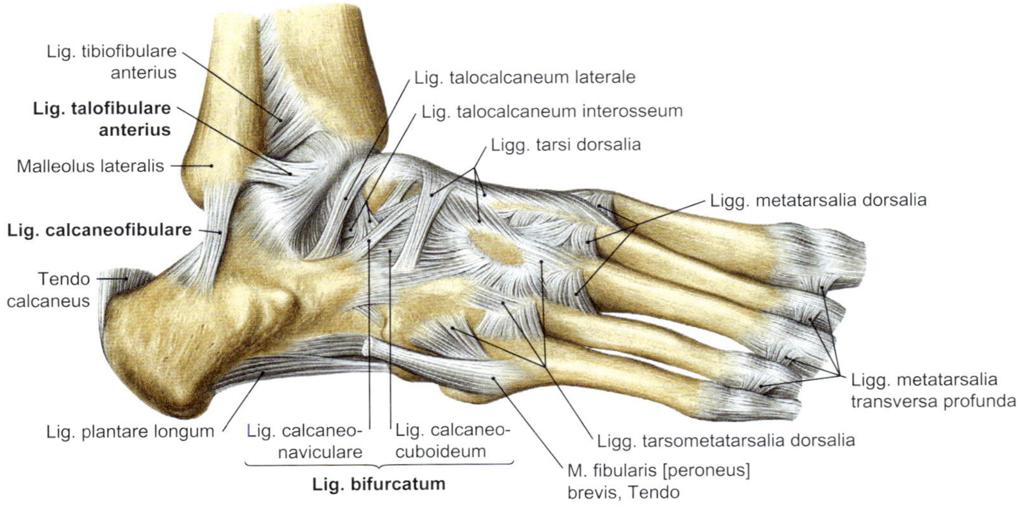

Abb. 5.38 Oberes Sprunggelenk mit Bändern, rechts. Ansicht von lateral. [S700]

Klinik

Frakturen im Bereich der Gelenkflächen des OSG gehören zu den 5 häufigsten Frakturen. Häufig betreffen sie das distale Ende der Fibula. Die gebräuchliche **Einteilung nach WEBER** (➤ Abb. 5.39) kategorisiert die Brüche nach der Lage der Wadenbeinfraktur in Relation zum distalen Tibiofibulargelenk (Syndesmosis tibiofibularis):

- WEBER A: Fraktur im Außenknöchel distal der Syndesmose; Syndesmose intakt
- WEBER B: Fraktur auf Höhe der Syndesmose mit Verletzung der tibiofibulären Bänder, auch die Syndesmose selbst kann verletzt sein
- WEBER C: Fraktur proximal der Syndesmose, Riss der Membrana interossea, meist mit Dislokation der Syndesmose

Zusätzliche Frakturen, z. B. des Talus oder der distalen Tibia, können ebenfalls auftreten.

Der Schweregrad der Verletzung nimmt von A bis C zu. WEBER-A-Frakturen können häufig konservativ mit einer Sprunggelenksorthese behandelt werden. Essenziell ist hierbei ein stabiles oberes Sprunggelenk (Gelenkspalt im Röntgenbild überall gleich breit, Zehenstand möglich). WEBER-C-Frakturen dagegen sind hochgradig instabil und müssen immer operativ versorgt werden.

Unteres Sprunggelenk

Im unteren Sprunggelenk artikulieren Talus, Calcaneus und Os naviculare. Das Gelenk ist kompliziert aufgebaut und besteht aus 2 Einzelgelenken, die durch den Sinus tarsi getrennt werden (➤ Abb. 5.40):

- Articulatio subtalaris (dorsal)
- Articulatio talocalcaneonavicularis (ventral)

In der **Articulatio subtalaris** trifft die Facies articularis calcanea posterior des Talus auf die Facies articularis talaris posterior des Calcaneus. Dieses Gelenk ist durch das Lig. talocalcaneum interosseum, das den Sinus tarsi ausfüllt, vom vorderen Gelenk getrennt.

Die **Articulatio talocalcaneonavicularis** besitzt 3 artikulierende knöcherne Gelenkflächen:

- Facies articularis navicularis des Talus mit dem Os naviculare
- Facies articulares calcanea anterior und media des Talus mit Facies articularis talaris anterior und media des Calcaneus

Bei Betrachtung des Fußskeletts von plantar (➤ Abb. 5.36b) wird deutlich, dass eine knöcherne Lücke zwischen Calcaneus und Os naviculare besteht. Die beiden Knochen sind hier durch das **Pfannenband (Lig. calcaneonaviculare plantare)** verbunden. Dieses vervollständigt die Gelenkpfanne des unteren Sprunggelenks (➤ Abb. 5.40). Da dieses Band einen Teil der Gelenkfläche bildet, ist es wie die anderen knöchernen Gelenkflächen auf seiner Oberseite mit Knorpel bedeckt. Das untere Sprunggelenk wird teilweise durch die Bänder des oberen Sprunggelenks sowie durch Bänder stabilisiert, die Talus und Calcaneus miteinander verbinden (➤ Abb. 5.37, ➤ Abb. 5.38).

Leitungsbahnen der Sprunggelenke und übrigen Fußgelenke:

- arterielle Versorgung:
  - malleoläre Äste der A. tibialis anterior, A. tibialis posterior und A. fibularis für das obere Sprunggelenk
  - A. dorsalis pedis und Aa. plantares medialis und lateralis für das untere Sprunggelenk und die übrigen Fußgelenke
- Innervation Sprunggelenke:
  - Äste von N. fibularis profundus und N. tibialis einschließlich dessen N. suralis (alle Äste des N. ischiadicus aus dem Plexus sacralis) sowie vom N. saphenus (Endast des N. femoralis aus dem Plexus lumbalis) innervieren das obere Sprunggelenk.
  - Der N. fibularis profundus und die Endäste des N. tibialis (N. plantaris medialis und lateralis) erreichen das untere Sprunggelenk und die übrigen Fußgelenke.

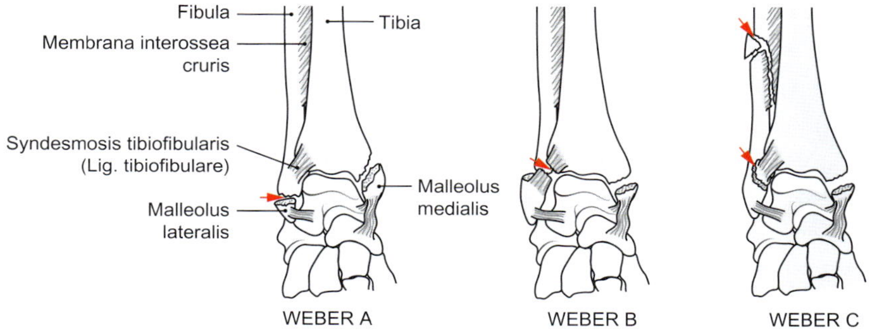

Abb. 5.39 WEBER-Klassifikation der Fibulafrakturen mit Beteiligung des oberen Sprunggelenks. Von links nach rechts WEBER-A-, WEBER-B- und WEBER-C-Fraktur. [S700-L126]

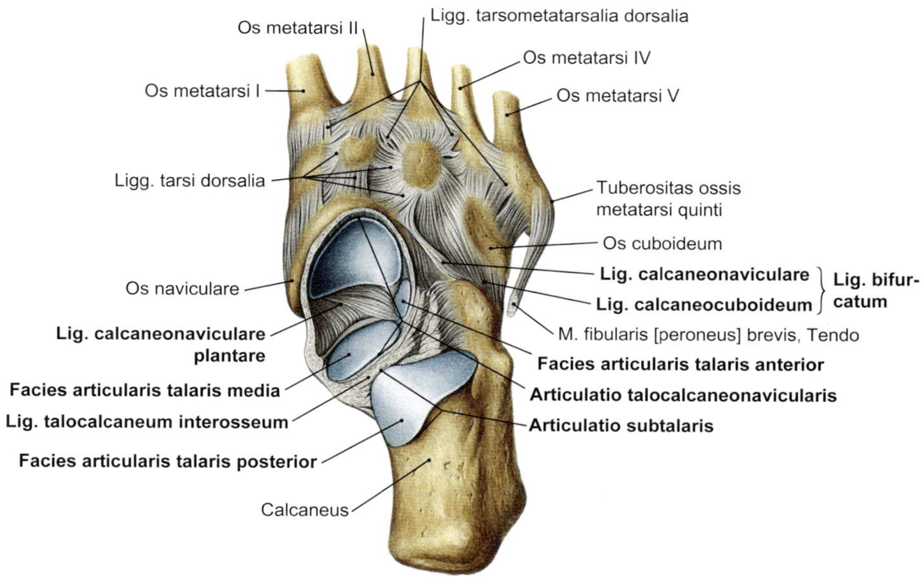

Abb. 5.40 Unteres Sprunggelenk, distale Gelenkfläche, rechts. Ansicht von proximal. [S700]

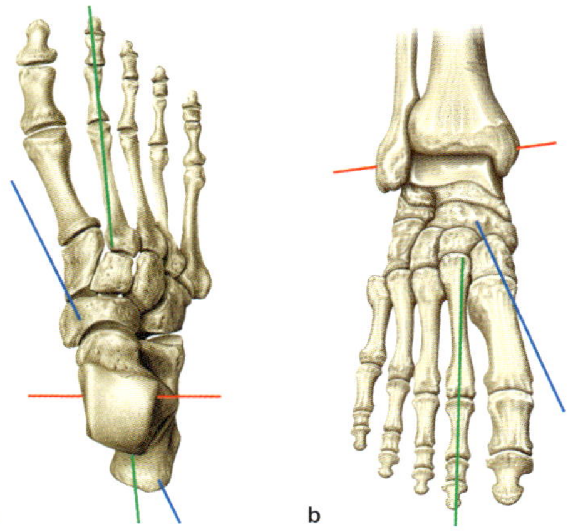

Abb. 5.41 Achsen der Fußbewegungen in den Sprunggelenken zusammen mit CHOPART- und LISFRANC-Gelenk. Rot: Achse oberes Sprunggelenk, blau: Achse unteres Sprunggelenk, grün: Pronations-/Supinationsachse. [S700] **a** Ansicht von oben. **b** Ansicht von ventral. [S701-L127]

Übrige Gelenke des Fußes

Die übrigen Gelenke der Fußwurzel sind überwiegend *Amphiarthrosen* und straff verspannt. Die entsprechenden Bänder verlaufen meist zwischen 2 benachbarten Knochen und werden entsprechend nach diesen Knochen benannt. Vereinfacht unterscheidet man zwischen Bändern auf der Dorsalseite **(Ligg. tarsi dorsalia)**, auf der Plantarseite **(Ligg. tarsi plantaria)** und Bändern zwischen den Knochen **(Ligg. tarsi interossea)**. Das **Lig. bifurcatum** ist gegabelt (➤ Abb. 5.38) und überbrückt die CHOPART-Gelenklinie (Lig. calcaneonaviculare und Lig. calcaneocubideum). Es wird aufgrund seiner Bedeutung für die Stabilisierung als das „Schlüsselband" des CHOPART-Gelenks aufgefasst.
Auch bei den Amphiarthrosen zwischen Fußwurzel und Mittelfuß sowie zwischen den Mittelfußknochen werden dorsale, plantare und interossäre Bänder unterschieden.
Die Zehengelenke werden durch plantare Bänder und seitlich verlaufende Kollateralbänder stabilisiert.

5.5.3 Mechanik der Fußgelenke

Beim **oberen Sprunggelenk** handelt es sich um ein *Scharniergelenk* (➤ Abb. 5.41). Es sind nur Bewegungen um *eine Achse* möglich, die leicht schräg durch die Spitzen der beiden Knöchel geht (➤ Abb. 5.42). Die entsprechenden Bewegungen werden als Dorsalextension und als Plantarflexion bezeichnet. Statt „Dorsalextension" findet man auch in einigen Büchern den Begriff „Dorsalflexion". Das obere Sprunggelenk ist nicht in jeder Stellung gleich stabil. Dies resultiert vor allem aus der unterschiedlichen Breite der Trochlea tali als unterer Gelenkfläche. Diese ist ventral bis zu 5 mm breiter als dorsal. In *Dorsalextensionsstellung* befindet sich die Malleolengabel über dem breiteren vorderen Ende der Talusrolle. Die Gelenkflächen von Malleolus lateralis und Malleolus medialis liegen dem Talus beidseits fest an. Hierfür müssen auch die Ligg. tibiofibularia etwas nachgeben, die „Zinken" der Gabel werden also etwas gespreizt. In *Plantarflexionsstellung* befindet sich die Malleolengabel über dem schmaleren dorsalen Ende der Trochlea tali. Die Gelenkflächen liegen dadurch nicht mehr straff dem Talus an, wodurch dieser etwas mehr Spiel bekommt. Durch den schlechteren Gelenkschluss verringert sich in dieser Stellung die Stabilität.

Klinik

Verletzungen des oberen Sprunggelenks sind sehr häufig. Meist handelt es sich hierbei um das klassische **„Supinationstrauma"**, bei dem es zu einem „Umknicken" nach lateral kommt. Bedingt durch die geringere Stabilität findet dieses „Umknicken" häufig in Plantarflexionsstellung statt, z. B. beim Bergabgehen oder beim Tragen von Schuhen mit hohen Absätzen. Oft werden hierbei auch „Außenbänder" verletzt (besonders das **Lig. talofibulare anterius**). In der Regel werden Außenbandrupturen bei erhaltener Stabilität konservativ behandelt.

Die Bewegungen im **unteren Sprunggelenk** finden immer in beiden Kompartimenten gleichzeitig statt, wodurch sie funktionell eine Einheit bilden (➤ Abb. 5.41, ➤ Tab. 5.12). Das Gelenk hat einen Freiheitsgrad. Die *Achse* verläuft von vorne medial oben durch Os naviculare und Talus nach hinten lateral unten durch den Tuber calcanei (➤ Abb. 5.41a). Funktionell kann das Gelenk daher am besten als *atypisches Radgelenk* bezeichnet werden. Die Bewegungen um diese schräge Achse werden als **Inversion** und **Eversion** bezeichnet. Bei Blick von hinten auf die Achse bedeutet Inversion eine Drehung, bei der der Rückfuß nach medial rotiert wird. Eversion ist dagegen die Drehung gegen den Uhrzeigersinn mit Rotation des Rückfußes nach lateral.

Tab. 5.12 Bewegungsumfang der Fußgelenke.

Gelenk	Bewegung	Bewegungsumfang
oberes Sprunggelenk	Dorsalextension/Plantarflexion	30°–0°–50°
unteres Sprunggelenk	Eversion/Inversion	20°–0°–35°
unteres Sprunggelenk und übrige Gelenke der Fußwurzel und des Mittelfußes	Pronation/Supination	30°–0°–60°

Bewegungen nur um diese Achse werden eigentlich nur bei unbelastetem Fuß (z. B. bei einer Bewegungsprüfung durch den Arzt) durchgeführt. Bei belastetem (d. h. auf dem Boden aufgestelltem) Fuß führt man eine Pronations- und Supinationsbewegung um eine Achse etwa entlang des 2. Zehenstrahls durch (➤ Abb. 5.42). Die Kippbewegung des Fußes ist nötig, um Unebenheiten des Bodens auszugleichen oder, wie bei Bewegungen mit einem seitlichen Ausfallschritt („side lunges"), den Unterschenkel gegenüber dem Fuß nach lateral oder medial abzuknicken. Während die Inversion/Eversion nur um die Achse des unteren Sprunggelenks stattfindet, sind für Pronation/Supination zusätzliche Bewegungen in den überwiegend straff verspannten anderen Gelenken der Fußwurzel und des Mittelfußes nötig. Die Articulatio tarsi transversa („CHOPART-Gelenk") ist hierbei keine Amphiarthrose, sondern stärker beweglich. Somit können die vorderen und hinteren Abschnitte des Fußes nochmals leicht gegeneinander verdreht werden („Vorfußverwringung"). Durch die straffe Bandsicherung der übrigen Gelenke entsteht vor allem im Bereich des Metatarsus eine federnde Knochenplatte, die auch in der Lage ist, Bodenunebenheiten auszugleichen.
Bei den **Zehengrundgelenken** handelt es sich um *Kugelgelenke*. Jedoch sind durch die straffe Bandsicherung nur Bewegungen um 2 Achsen möglich (➤ Abb. 5.43, ➤ Tab. 5.13), eine Rotation findet nicht statt:

- Dorsalextension/Plantarflexion
- Abduktion/Adduktion

Abduktion bedeutet hierbei das Abspreizen der Zehen, mit Adduktion ist die Bewegung der Zehen zur Mittellinie des Fußes gemeint. Vor allem im Grundgelenk des Hallux ist eine Dorsalextension zumindest passiv sehr weit (oft über 90°) möglich. Dies ist wichtig für die Abrollbewegung beim Gehen.
Die **Mittel- und Endgelenke der Zehen** sind Scharniergelenke. Die Bewegung beschränkt sich auf eine relativ geringe Dorsalextension sowie eine Plantarflexion.

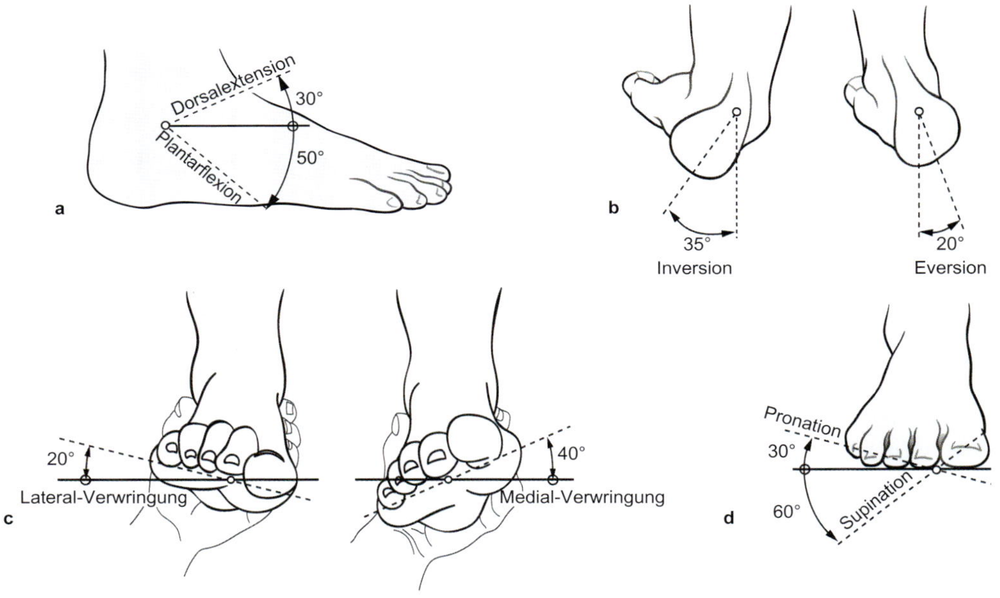

Abb. 5.42 Bewegungsumfänge der Fußbewegungen in den Sprunggelenken zusammen mit CHOPART- und LISFRANC-Gelenk. a Dorsalextension/Plantarflexion (OSG). [S700-L126]/[G1070] **b** Eversion/Inversion (USG). [S700-L126]/[B500~M282/L132] **c** Vorfußverwringung nach medial und lateral. [S700-L303] **d** Supination und Pronation. [S700-L126]/[G1070]

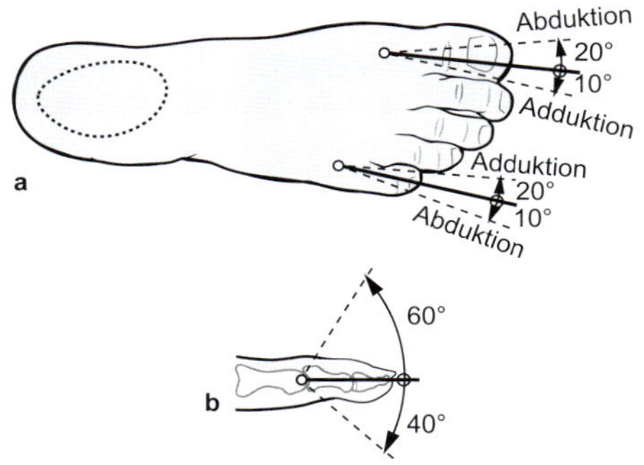

Abb. 5.43 Bewegungsumfänge der Zehengrundgelenke. a Abduktion/Adduktion. [S700-L126]/[G1070] **b** Dorsalextension/Plantarflexion. [S700-L126]/[B500-M282]

Tab. 5.13 Bewegungsumfänge der Zehengrundgelenke.

Bewegung	Bewegungsumfang
Dorsalextension/Plantarflexion	60°–0°–40°
Abduktion/Adduktion	10°–0°–20°

Klinik

Der **Hallux valgus** ist eine häufige Fehlstellung der großen Zehe (➤ Abb. 5.44). Es kommt zu einer Valgusstellung im Großzehengrundgelenk, d. h., der Winkel zwischen den Längsachsen von Os metatarsi I und Phalanx proximalis der Großzehe vergrößert sich. Dies geht einher mit einer Vergrößerung des Winkels zwischen den Längsachsen von Os metatarsi I und II. Somit ragt der Kopf des Os metatarsi schmerzhaft nach medial vor und die Spitze der Großzehe über- oder unterlagert die zweite Zehe. Ausgelöst wird diese Fehlstellung häufig durch Veranlagung und dauerhaftes Tragen von zu engem Schuhwerk bei einem verbreiterten Vorfuß (meist wegen eines Spreizfußes). Das veränderte Muskelgefüge unterstützt die Symptomatik dann noch, indem der Zug der langen Muskelsehnen der Großzehe die Valgusstellung verstärkt. Durch die Lateralisierung des medialen Sesambeins kann aus dem M. abductor hallucis sogar ein Adduktor im Grundgelenk werden. Größere Fehlstellungen mit entsprechenden Schmerzen müssen operativ versorgt werden.

5.5.4 Fußgewölbe

Beim Stand wird das Gewicht des Körpers über die Sprunggelenke auf das restliche Fußskelett übertragen. Vereinfacht lassen sich ein **medialer und ein lateraler Strang** unterscheiden, die die Last weiterleiten (➤ Abb. 5.45). Hierbei dient der Talus als Verteiler, da über das obere Sprunggelenk und die Trochlea tali das komplette Gewicht auf ihm lastet. Der mediale Strang besteht aus den ersten 3 Fußstrahlen und zieht sich über das Os naviculare, die Ossa cuneiformia und die Ossa metatarsi I–III zu den ersten 3 Zehen. Der 4. und der 5. Fußstrahl bilden den lateralen Strang, der über den Calcaneus, das Os cuboideum und die Ossa metatarsi IV und V zu den beiden äußeren Zehen verläuft.
Mittelfuß und Fußwurzel sind nach plantar hin konkav gewölbt. Während die Köpfchen der Ossa metatarsi weitgehend plan aufliegen, steigen Corpus und Basis zu den Fußwurzelknochen hin an. Scheitel des **Längsgewölbes** ist der Talus. Der Calcaneus, dessen vordere Anteile ebenfalls aufgerichtet sind, steigt nach dorsal hin ab und bildet das hintere Ende der Wölbung. Auch im **Querschnitt** zeigt sich eine Wölbung, die am stärksten im Bereich der Keilbeine und des Würfelbeins ausgebildet ist (Scheitelpunkt des **Quergewölbes:** Os cuneiforme intermedium). Diese Wölbungen führen

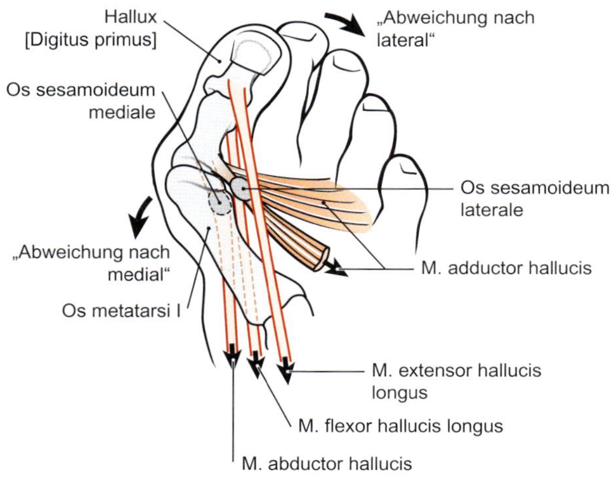

Abb. 5.44 Distaler Fuß mit Hallux valgus, rechts. Ansicht von dorsal. [S702-L126]

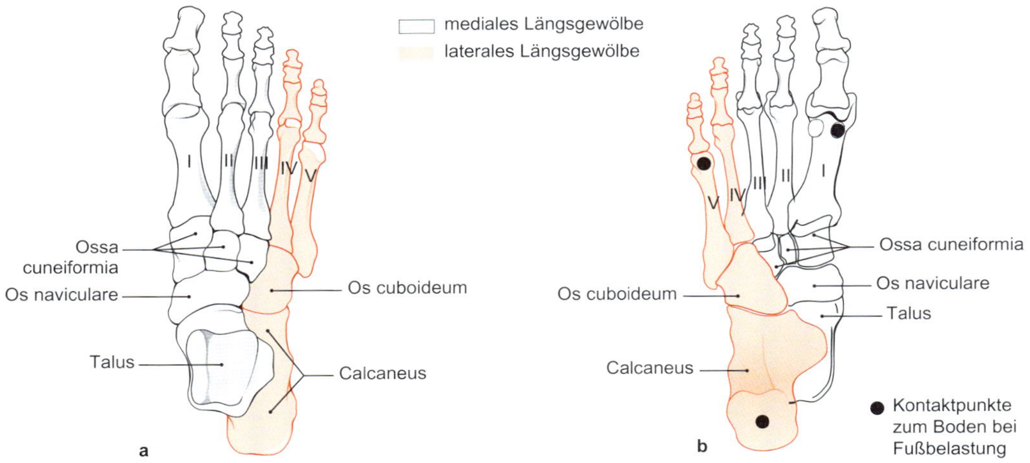

Abb. 5.45 Knochen des Fußgewölbes, rechts. [S700-L126]
a Ansicht von dorsal. **b** Ansicht von plantar.

dazu, dass bei normaler Fußstellung nur 3 Knochenpunkte in Kontakt mit dem Boden sind (➤ Abb. 5.45b):

- Tuber calcanei
- Kopf des Os metatarsi I
- Kopf des Os metatarsi V

Die Wölbungen des Fußes werden erst im Lauf des Wachstums mit den steigenden Anforderungen durch Stand und Gang ausgebildet. Beim Säugling ist die Wölbung nur sehr gering ausgeprägt. Erst im Lauf der ersten Lebensjahre richtet sich das Fußskelett auf und bildet Quer- und Längswölbung vollständig aus.
Die Fußwölbungen werden sowohl passiv durch Bänder als auch aktiv durch Muskeln aufrechterhalten (➤ Abb. 5.46, ➤ Abb. 5.47).
Das **Längsgewölbe** wird durch 3 Bandsysteme passiv stabilisiert, die in Etagen angeordnet sind:

- **obere Etage: Pfannenband** (Lig. calcaneonaviculare plantare); vom Sustentaculum tali zum Os naviculare
- **mittlere Etage: Lig. plantare longum;** von der Unterseite des Calcaneus zum Os cuboideum und zu den Basen der Ossa metatarsi II–V
- **untere Etage: Plantaraponeurose** (Aponeurosis plantaris); spannt sich zwischen Tuber calcanei und den Köpfen der Ossa metatarsi aus

Die kurzen Fußmuskeln auf der Plantarseite sind wichtig für die aktive Verspannung des Längsgewölbes (➤ Abb. 5.46). Auch die Sehnen aller tiefen Wadenmuskeln (M. flexor hallucis longus, M. flexor digitorum longus und M. tibialis posterior) wirken der Abflachung im Längsgewölbe entgegen (➤ Tab. 5.14). Als Gegenspieler wirkt hier der M. triceps surae, der durch Zug über die ACHILLES-Sehnen am

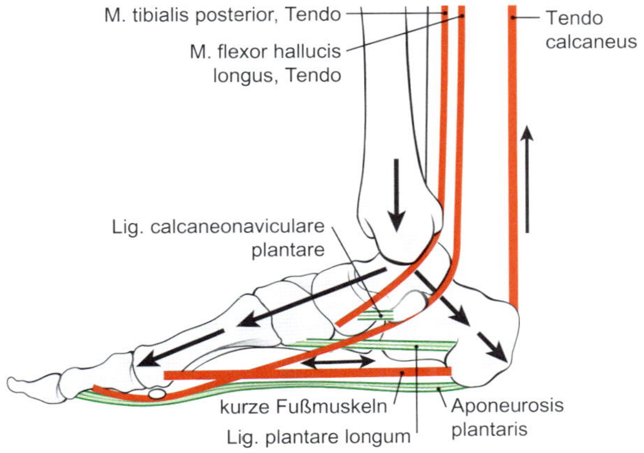

Abb. 5.46 Längsgewölbe des Fußes, rechts. Ansicht von medial. [S702-L126]/[B500-M282]

Tab. 5.14 Stabilisierung der Fußgewölbe.

Passive Stabilisierung	Aktive Stabilisierung
Längsgewölbe	
• Pfannenband • Lig. plantare longum • Plantaraponeurose	• M. flexor hallucis longus • M. flexor digitorum longus • M. tibialis posterior • kurze Fußmuskeln
Quergewölbe	
kurze plantare Bänder zwischen den Knochen der Fußwurzel und des Mittelfußes	• M. fibularis longus • M. tibialis posterior • M. adductor hallucis

Tuber calcanei einer übermäßigen Steilstellung des Calcaneus (und damit einer Verstärkung des Längsgewölbes) entgegenwirkt. Somit sind über die aktive Verspannung durch Muskeln eine Feinregulierung des Gewölbes und eine Anpassung an Belastungen möglich.
Das **Quergewölbe** wird passiv durch die kurzen Bänder zwischen den Knochen der Fußwurzel und des Mittelfußes auf der Plantarseite verklammert. An der aktiven Unterstützung beteiligen sich der M. fibularis longus und der M. tibialis posterior (➤ Abb. 5.46) sowie als einziger kurzer Fußmuskel der M. adductor hallucis (➤ Tab. 5.14). Der M. fibularis longus wird an der Lateralseite des Würfelbeins zur Fußsohle hin umgelenkt. Er unterquert schräg die Fußsohle und setzt am medialen Fußstrahl an, sodass sein Zug den Krümmungsradius des Quergewölbes verstärkt.
Durch die Ausbildung der Fußgewölbe wird die auf den Talus übertragene **Last aufgeteilt** und zu den Auflagepunkten geleitet. Dies wird am Beispiel des Längsgewölbes besonders deutlich, bei dem die Kräfte in den Tuber calcanei und in die Metatarsalknochen abgeleitet werden (➤ Abb. 5.46). Hierdurch werden die ver-

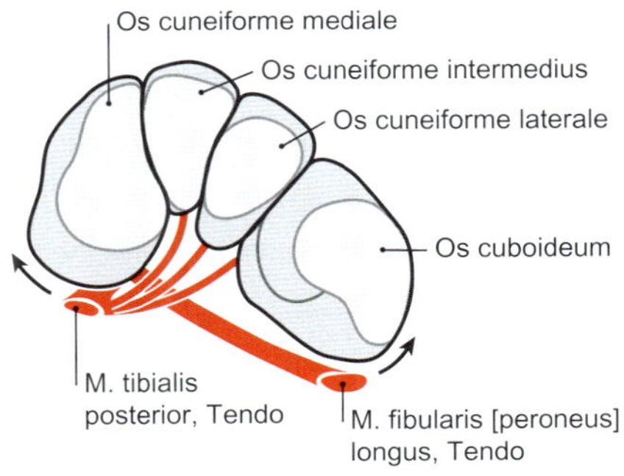

Abb. 5.47 Quergewölbe des Fußes, rechts, Ansicht von dorsal. [S702-L126]/[G1069]

spannenden Strukturen des Längsgewölbes auf Zug belastet (horizontale Pfeile). Dies garantiert eine gewisse Stoßdämpferfunktion des Fußgewölbes, das so Kraftspitzen abfedern kann. Ein Nachteil dieser Konstruktion besteht darin, dass die recht kleinen Köpfe der Metatarsalknochen großen Belastungen ausgesetzt sind. Dies wird dadurch gemildert, dass die Gelenkkapsel der Artt. metatarsophalangeales plantar durch Faserknorpel verstärkt wird. Durch diese Unterlage wird die auf die Metatarsalköpfe einwirkende Last gedämpft und auf eine größere Auflagefläche abgeleitet.

Klinik

Abflachungen des Fußgewölbes durch Versagen der passiven und aktiven Verspannungsmechanismen sind häufige Erkrankungen, die aufgrund der Fehlbelastungen und der damit häufig reduzierten Stoßdämpferfunktion zu starken Schmerzen und degenerativen Veränderungen führen können. Bei einer **Abflachung des Längsgewölbes** kommt es zum Absinken von Calcaneus und Talus, was als **Platt- oder Senkfuß** (Pes planus) bezeichnet wird. Oft knickt dabei auch der Talus nach medial, **Knickfuß** (Pes valgus).
Eine **Abflachung des Quergewölbes** kommt durch ein Absinken der Ossa metatarsalia II–IV zustande. Dies führt zu einer Verbreiterung des Vorfußes (**Spreizfuß,** Pes transversoplanus). Neben der oft schmerzhaften zusätzlichen Belastung der mittleren Metatarsalknochen kommt es auch gehäuft zu einem Hallux valgus (s. o.). Eine verstärkte Fußwölbung wird als **Hohlfuß** (Pes excavatus) bezeichnet.
Die häufigste angeborene **Fußdeformität** ist der Klumpfuß (Pes equinovarus). Hierbei steht der unbelastete Fuß in Plantarflexionsstellung und ist supiniert. Intrauterin ist diese Stellung physiologisch, im Normalfall nimmt der Fuß bis zur Geburt jedoch die Normalstellung an.

5.5.5 Muskulatur von Unterschenkel und Fuß

Muskeln der Sprunggelenke

Die Muskeln, die den Fuß in den Sprunggelenken bewegen, befinden sich am Unterschenkel. Man unterscheidet hier **3 Gruppen:**

- ventrale Gruppe (Dorsalextensoren)
- laterale Gruppe (Fibularis- oder Peroneusgruppe, Pronatoren)
- dorsale Gruppe (Plantarflexoren)

Bei den Plantarflexoren wird nochmals eine oberflächliche von einer tiefen Gruppe unterschieden:

- **ventrale Gruppe** (➤ Tab. 5.15, ➤ Abb. 5.49, von medial nach lateral)
  - M. tibialis anterior
  - M. extensor hallucis longus
  - M. extensor digitorum longus
- **laterale Gruppe** (➤ Tab. 5.16, ➤ Abb. 5.50, von proximal nach distal)
  - M. fibularis longus
  - M. fibularis brevis
- **dorsale oberflächliche Gruppe** (➤ Tab. 5.17, ➤ Abb. 5.51a)
  - M. triceps surae
  - M. plantaris
- **dorsale tiefe Gruppe** (➤ Tab. 5.18, ➤ Abb. 5.51b, von medial nach lateral)
  - M. flexor digitorum longus
  - M. tibialis posterior
  - M. flexor hallucis longus

Jede Gruppe verläuft in einem eigenen osteofibrösen Kanal, in ihrer Gesamtheit als Compartimenta cruris bezeichnet. Diese Muskellogen werden durch die Unterschenkelfaszie (Fascia cruris), deren Abspaltungen sowie den Knochen des Unterschenkels gebildet. Besonders die Extensorenloge (Compartimentum anterius) ist sehr straff und erlaubt wenig zusätzliche Ausdehnung.

Klinik

Eine Druckerhöhung in einer der Logen wird als **Kompartmentsyndrom** bezeichnet. Häufig ist hierbei die Extensorenloge betroffen (Tibialis-anterior-Syndrom). Dies kann z. B. aufgrund übermäßiger Belastung (langes Laufen), einer Einblutung nach einer Fraktur oder einer Operation geschehen. Der gesteigerte Druck führt zur Kompression der in der Loge verlaufenden Arterien und Nerven, was letztlich in eine Nekrose der Muskeln münden kann. Daher kann notfallmäßig eine Spaltung der Faszie nötig sein.

Alle langen Muskeln ziehen sowohl über das obere wie auch über das untere Sprunggelenk hinweg, die meisten von ihnen inserieren im Bereich der vorderen Abschnitte der Fußwurzel. Somit beteiligen sich alle Muskeln sowohl an der Flexion/Extension (oberes Sprunggelenk) als auch an der Pronations- und Supinationsbewegung (unteres Sprunggelenk und weitere Gelenke des Fußes). Die Funktion des jeweiligen Muskels ist dabei abhängig vom Verlauf seiner Endsehne (➤ Abb. 5.48).

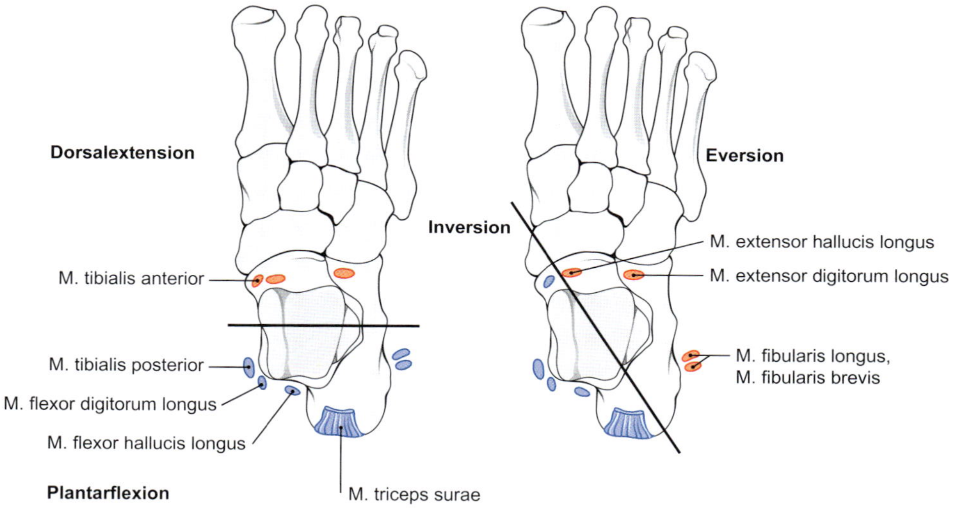

Abb. 5.48 Wirkung der Muskeln des Unterschenkels auf die Sprunggelenke. Ansicht von dorsal. Verlauf der Endsehnen zur Achse des oberen Sprunggelenks (links) und des unteren Sprunggelenks (rechts). [S702-L126]/[B500]

MERKE

Alle Muskeln, deren Endsehne ventral der Flexions-/Extensions-Achse des oberen Sprunggelenks verlaufen, sind **Dorsalextensoren** (linke Abbildung in ➤ Abb. 5.48, rot). Muskeln, deren Sehne dorsal dieser Achse verläuft, sind **Plantarflexoren** (linke Abbildung in ➤ Abb. 5.48, blau). Muskeln, die medial der Achse des unteren Sprunggelenks verlaufen, sind **Supinatoren** (heben den medialen Fußrand, rechte Abbildung in ➤ Abb. 5.48, blau). Alle Muskeln, deren Endsehne lateral der Achse verläuft, fungieren als **Pronatoren** (heben den lateralen Fußrand) (rechte Abbildung in ➤ Abb. 5.48, rot).

Ventrale Gruppe

Von allen **Dorsalextensoren** ist der **M. tibialis anterior** der wichtigste (➤ Abb. 5.49, ➤ Tab. 5.15). Er entspringt an der Lateralseite der Tibia und muss daher in seinem distalen Verlauf die Tibia überkreuzen. Aufgrund seines Ansatzes medial am Fußskelett ist er zusätzlich ein Supinator. Die Endsehnen der anderen Muskeln verlaufen dagegen weiter lateral, daher sind sie Pronatoren (➤ Abb. 5.48, ➤ Tab. 5.15).

M. extensor hallucis longus und M. extensor digitorum longus sind vor allem für die Dorsalextension in den Zehengelenken verantwortlich. Eine vorhandene Abspaltung des M. extensor digitorum longus mit Ansatz am Os metatarsi V wird als M. fibularis tertius bezeichnet.

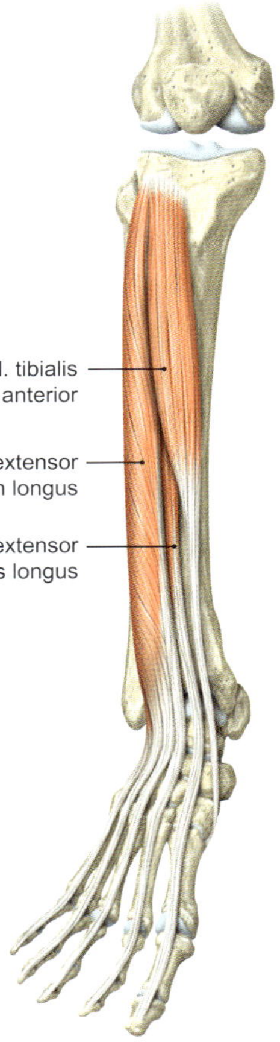

Abb. 5.49 Ventrale Gruppe der Muskeln des Unterschenkels, rechts. Ansicht von ventral. [S700-L127]

MERKE

Der **M. tibialis anterior** ist ein **Kennmuskel** für das Segment **L4,** der **M. extensor hallucis longus** für das Rückenmarkssegment **L5.** Bei Schädigung von L5 (z. B. durch einen Bandscheibenvorfall) kommt es daher zur Abschwächung der Extension des Hallux.

Klinik

Bei Ausfall der Muskeln der ventralen Gruppe ist eine Dorsalextension nicht mehr möglich und der Fuß hängt schlaff herab **(Spitzfußstellung).** Die Patienten müssen beim Gehen kompensatorisch den Oberschenkel stärker anheben, um ein Schleifen des herabhängenden Fußes auf dem Boden zu vermeiden **(Steppergang).**

Laterale Gruppe

Der **M. fibularis longus** entspringt proximal an der Fibula und liegt dorsal des **M. fibularis brevis** (➤ Abb. 5.50, ➤ Tab. 5.16). Im klinischen Gebrauch wird statt „fibularis" auch häufig die Bezeichnung „peroneus" verwendet. Beide Muskeln ziehen dorsal des Außenknöchels zum Fuß. Der M. fibularis longus wechselt im Bereich des Os cuboideum vom lateralen Fußrand zur Fußsohle, unterkreuzt (von plantar gesehen) alle dort verlaufenden Muskeln und inseriert am medialen Rand des Fußskeletts. Er ist der *kräftigste Pronator* und beteiligt sich aufgrund seines queren Verlaufs im Bereich der Fußsohle an der Verspannung des Quergewölbes. Zusätzlich zur Pronation wirken beide Muskeln bei der Plantarflexion mit.

Klinik

Ein Ausfall der Fibularisgruppe führt zur **Supinationsstellung** des Fußes durch Überwiegen der antagonistischen Muskeln.

Tab. 5.15 Ventrale Gruppe der Muskeln des Unterschenkels.

Innervation	Ursprung	Ansatz	Funktion
M. tibialis anterior			
N. fibularis profundus (N. ischiadicus)	Facies lateralis der Tibia, Fascia cruris, Membrana interossea	Os metatarsi I, Os cuneiforme mediale	• oberes Sprunggelenk: Dorsalextension *(wichtigster Muskel)* • unteres Sprunggelenk: Supination (schwach)
M. extensor hallucis longus			
N. fibularis profundus (N. ischiadicus)	Facies medialis der Fibula, Membrana interossea, Fascia cruris	Endphalanx des Hallux	• oberes Sprunggelenk: Dorsalextension • unteres Sprunggelenk: Pronation (schwach) • Gelenke der Großzehe: Extension
M. extensor digitorum longus			
N. fibularis profundus (N. ischiadicus)	Condylus lateralis der Tibia, Margo anterior der Fibula, Membrana interossea cruris, Fascia cruris	Dorsalaponeurosen der 2.–5. Zehe	• oberes Sprunggelenk: Dorsalextension • unteres Sprunggelenk: Pronation • Zehengelenke: Extension

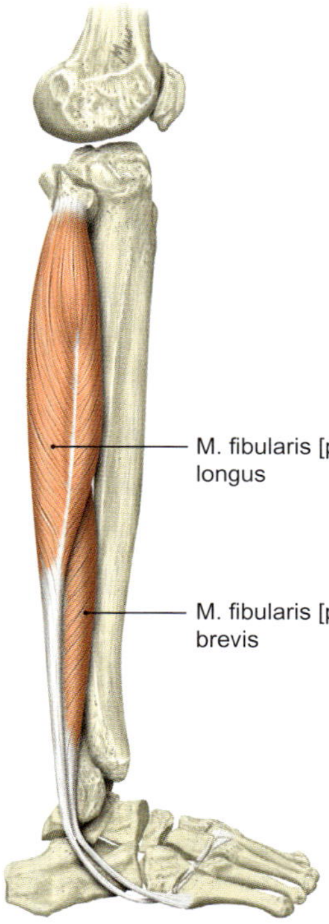

Abb. 5.50 Laterale Gruppe der Muskeln des Unterschenkels, rechts. Ansicht von lateral. [S700-L127]

Dorsale Gruppe

Dorsal liegen die Wadenmuskeln. Das dorsale oberflächliche Kompartiment wird überwiegend von den Muskelbäuchen des **M. triceps surae** eingenommen, der sich aus den beiden Köpfen des M. gastrocnemius und dem M. soleus zusammensetzt (➤ Abb. 5.51a, ➤ Tab. 5.17). Alle Endsehnen konvergieren zur **ACHILLES-Sehne (Tendo calcaneus).** Dies ist die stärkste und dickste Sehne des menschlichen Körpers. Sie ist in sich nochmals spiralig verdreht und inseriert flächig am Unterrand des Tuber calcanei. Ein Schleimbeutel **(Bursa tendinis calcanei)** unterfüttert die Sehne in ihrem Verlauf entlang des Hinterrands des Calcaneus. Der M. triceps surae ist der *stärkste Plantarflexor* und zusätzlich auch der *stärkste Supinator* (die ACHILLES-Sehne inseriert medial der Achse des unteren Sprunggelenks [➤ Abb. 5.48]!).

MERKE

Der **M. triceps surae** ist der **Kennmuskel** für das Segment **S1.** Bei Verletzungen in diesem Segment fällt schon früh ein Ausfall des ACHILLES-Sehnenreflexes auf. Im Normalfall kommt es durch Beklopfen der ACHILLES-Sehne mit dem Reflexhammer zur Kontraktion des M. triceps surae und damit zur Plantarflexion.

Klinik

Bei mindestens 10 % der Menschen ist ein als **Fabella** bezeichnetes Sesambein in die Ursprungssehne des M. gastrocnemius (meist Caput laterale)eingelagert und kann bei der Röntgendiagnostik fälschlich für ein Knochenfragment gehalten werden, das operativ entfernt werden müsste.

Sein größter Anteil, der **M. gastrocnemius,** entspringt am Oberschenkelknochen und kann daher zusätzlich im Kniegelenk beugen. Der **M. soleus** entspringt mit seinem lateralen Anteil an der Fibula und seinem medialen Teil an der Tibia. Beide Ursprünge werden durch einen Sehnenbogen verbunden (Arcus tendineus m. solei), unter dem die Leitungsbahnen des Unterschenkels (A./V. tibialis posterior und N. tibialis) durchziehen.
Der manchmal fehlende **M. plantaris** hat nur einen sehr kurzen Muskelbauch und eine lange Endsehne, die ebenfalls in die ACHILLES-Sehne einstrahlt. Auch er entspringt am Femur, weshalb er in der Lage ist, im Kniegelenk schwach zu beugen (➤ Tab. 5.17). Aufgrund seines außergewöhnlichen Reichtums an Muskelspindeln (Rezeptoren für die Messung der Länge eines Muskels) wird ihm eine Rolle bei der Orientierung des Körpers im Raum (Propriozeption) zugeschrieben.

Tab. 5.16 Laterale Gruppe der Muskeln des Unterschenkels.

Innervation	Ursprung	Ansatz	Funktion
M. fibularis (peroneus) longus			
N. fibularis superficialis (N. ischiadicus)	Caput fibulae, proximale zwei Drittel der Fibula, Fascia cruris	Tuberositas ossis metatarsi I, Os cuneiforme mediale	• oberes Sprunggelenk: Plantarflexion • unteres Sprunggelenk: Pronation *(wichtigster Muskel)*
M. fibularis (peroneus) brevis			
N. fibularis superficialis (N. ischiadicus)	distale Hälfte der Fibula	Tuberositas ossis metatarsi V	• oberes Sprunggelenk: Plantarflexion • unteres Sprunggelenk: Pronation

Tab. 5.17 Dorsale oberflächliche Gruppe der Muskeln des Unterschenkels.

Innervation	Ursprung	Ansatz	Funktion
M. triceps surae[1]			
N. tibialis (N. ischiadicus)	• M. gastrocnemius, Caput mediale: Condylus medialis des Femurs • M. gastrocnemius, Caput laterale: Condylus lateralis des Femurs • M. soleus: proximales Drittel der Fibula, Facies posterior der Tibia (Linea musculi solei), Arcus tendineus musculi solei	Tuber calcanei	• Kniegelenk (nur M. gastrocnemius): Flexion • oberes Sprunggelenk: Plantarflexion *(wichtigster Muskel)* • unteres Sprunggelenk: Supination *(wichtigster Muskel)*
M. plantaris			
N. tibialis (N. ischiadicus)	Condylus lateralis des Femurs	Tuber calcanei	• Kniegelenk: Flexion • oberes Sprunggelenk: Plantarflexion • unteres Sprunggelenk: Supination

[1] Die breite Sehne des M. triceps surae wird als ACHILLES-Sehne (Tendo calcaneus) bezeichnet.

Klinik

Ein alleiniger Ausfall des M. triceps surae entsteht bei **Ruptur der ACHILLES-Sehne.** Eine oft durch viele kleine Verletzungen chronisch geschädigte ACHILLES-Sehne kann bei akuter Belastung (z. B. Hochspringen beim Badminton) reißen, was als Knallgeräusch deutlich vernehmbar sein kann. Bei einem Ausfall des M. triceps surae ist der Gang erschwert. Insbesondere der **Zehenstand** ist nicht mehr möglich, da dies nicht durch die tiefen Flexoren kompensiert werden kann. Zusätzlich verstärkt sich die Fußwölbung durch Überwiegen der an der Fußsohle gelegenen Muskeln **(Hohlfuß)**.

Nach Entfernung der oberflächlichen Gruppe wird die im Vergleich zum M. triceps surae relativ schmächtige **tiefe Flexorengruppe** zwischen Tibia und Fibula sichtbar (➤ Abb. 5.51b, ➤ Tab. 5.18). Am weitesten medial entspringt der M. flexor digitorum longus, mittig der M. tibialis posterior und lateral der M. flexor hallucis longus. M. flexor hallucis longus und M. flexor digitorum longus beugen in allen Zehengelenken. Der M. tibialis posterior ist ein starker Supinator und verspannt Längs- und Quergewölbe des Fußes.

Klinik

Ein **Ausfall des M. tibialis posterior** (z. B. durch eine Sehnenruptur) resultiert in einer Pronationsstellung des Fußes, da das supinatorische Gegengewicht zu den Pronatoren reduziert ist. Ein **Ausfall aller Flexoren** (tiefe und oberflächliche) führt zu einer Anhebung der Fußspitze durch Überwiegen der Dorsalextensoren **(Hackenfuß)**. Gang und Stand sind erschwert, ein Abrollen ist nicht mehr möglich. Die Patienten müssen sich nur auf dem Calcaneus fortbewegen. Im Stand ist selbst eine leichte Hockstellung nicht möglich, da durch den Ausfall der Flexoren kein Abbremsen der Absinkbewegung möglich ist.

Alle tiefen Flexoren ziehen zur Medialseite des Unterschenkels und hinter dem Innenknöchel entlang zur Fußsohle. Auf ihrem Weg überkreuzen sie sich (➤ Abb. 5.51b): Am distalen Unterschenkel überkreuzt (von dorsal aus betrachtet) der M. flexor digitorum longus den M. tibialis posterior **(Chiasma cruris).** An der Fußsohle überkreuzt er dann den M. hallucis longus **(Chiasma plantare)** und durchbohrt dann – vor seinem Ansatz an den Endphalangen – die gespaltenen Ansatzsehnen des M. flexor digitorum brevis.

MERKE

Chiasma cruris: M. flexor **dig**itorum longus überkreuzt M. **tib**ialis posterior
Chiasma plantare: M. flexor **dig**itorum longus überkreuzt M. flexor **hal**lucis longus.

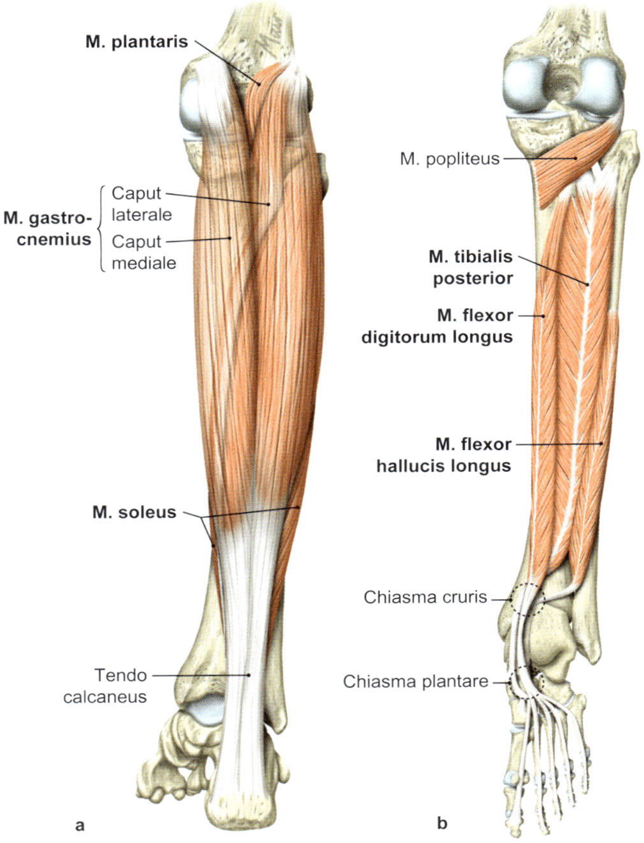

Abb. 5.51 Dorsale Gruppe der Muskeln des Unterschenkels, rechts. Ansicht von dorsal. [S700-L127] **a** Oberflächliche Plantarflexoren. **b** Tiefe Plantarflexoren.

Zusammenfassend sind folgende Muskeln an den jeweiligen Bewegungen in den Sprunggelenken beteiligt (wichtigster Muskel fett hervorgehoben):

- **Dorsalextension:**
  - **M. tibialis anterior**
  - M. extensor digitorum longus
  - M. fibularis tertius
  - M. extensor hallucis longus
- **Plantarflexion:**
  - **M. triceps surae**
  - M. flexor hallucis longus
  - M. tibialis posterior
  - M. flexor digitorum longus
  - M. fibularis longus
  - M. fibularis brevis

Tab. 5.18 Dorsale tiefe Gruppe der Muskeln des Unterschenkels.

Innervation	Ursprung	Ansatz	Funktion
M. tibialis posterior			
N. tibialis (N. ischiadicus)	Membrana interossea, Tibia und Fibula	Tuberositas ossis navicularis, Plantarfläche der Ossa cuneiformia I–III, Ossa metatarsi II–IV	• oberes Sprunggelenk: Plantarflexion • unteres Sprunggelenk: Supination
M. flexor digitorum longus			
N. tibialis (N. ischiadicus)	Facies posterior der Tibia	Endphalanx der 2.–5. Zehe	• oberes Sprunggelenk: Plantarflexion • unteres Sprunggelenk: Supination • Zehengelenke: Flexion
M. flexor hallucis longus			
N. tibialis (N. ischiadicus)	distale Facies posterior der Fibula, Membrana interossea	Endphalanx der großen Zehe	• oberes Sprunggelenk: Plantarflexion • unteres Sprunggelenk: Supination • Gelenke der Großzehe: Flexion

- **Supination:**
  - **M. triceps surae**
  - M. tibialis posterior
  - M. tibialis anterior
  - M. flexor digitorum longus
  - M. flexor hallucis longus
- **Pronation:**
  - **M. fibularis longus**
  - M. fibularis brevis
  - M. extensor digitorum longus
  - M. fibularis tertius
  - M. extensor hallucis longus

Kurze Muskeln des Fußes

Die kurzen Fußmuskeln haben ihren Ursprung am Fußskelett und besitzen keine Funktion in den Sprunggelenken. Ihre Hauptfunktion ist weniger in der Bewegung der Zehen zu sehen als in der Verspannung des Fußgewölbes. Dies ist an der Hand deutlich unterschiedlich, bei der die kurzen Handmuskeln essenziell für die Feinmotorik der Finger sind. Man unterscheidet **4 Gruppen** an kurzen Fußmuskeln:

- Muskeln des Fußrückens (➤ Tab. 5.19, ➤ Abb. 5.52)
- Muskeln der Großzehe (➤ Tab. 5.20, ➤ Abb. 5.53)
- Muskeln der Fußsohlenmitte (➤ Tab. 5.21, ➤ Abb. 5.53)
- Muskeln der Kleinzehe (➤ Tab. 5.22, ➤ Abb. 5.53)

Klinik

Mit Ausnahme der Fußrückenmuskeln liegen die Gruppen in eigenen Logen (z. B. Groß- und Kleinzehenloge, verschiedene Logen für die Muskeln der Fußsohlenmitte), die durch die straffen bindegewebigen Strukturen im Bereich der Fußsohle gebildet werden. Ähnlich wie am Unterschenkel kann es hier durch Verletzungen oder Einblutungen zum **Kompartmentsyndrom** mit Druckerhöhung bis hin zu Muskelnekrosen kommen.

Die einzelnen Muskeln jeder Gruppe können den Muskeltabellen entnommen werden. Die Funktionen auf die Zehengelenke entsprechen weitgehend dem Namen des jeweiligen Muskels.
Die **Muskeln des Fußrückens** unterstützen die Dorsalextension in den Zehengelenken (➤ Abb. 5.52), ziehen aber nicht zur Kleinzehe. Alle **Muskeln der Fußsohle** unterstützen die Plantarflexion in den Zehengelenken und verhindern ein Vorwärtskippen in den Zehengelenken bei nach vorne gebeugtem Oberkörper (➤ Abb. 5.53). Zusätzlich können sie adduzieren bzw. abduzieren. Die Muskeln der Fußsohle entsprechen dabei in Verlauf, Funktion und Innervation weitgehend denen an der Hand. Die Mm. interossei plantares verlaufen allerdings an den Zehenstrahlen 3–5 (und nicht 2, 4 und 5 wie an der Hand) und die Mm. interossei dorsales inserieren beidseits an der 2. Zehe (statt am 3. Finger).
Zwei Muskeln dagegen haben keine Entsprechung an der Hand:

- **M. flexor digitorum brevis:** Er verläuft vom Tuber calcanei zu den Mittelphalangen 2–5 und entspricht damit dem M. flexor digitorum superficialis am Unterarm.
- **M. quadratus plantae:** Er zieht vom Calcaneus in der hinteren Hälfte der Fußsohle zur Sehne des M. flexor digitorum longus und unterstützt diesen.

5.5.6 Hilfseinrichtungen der Muskulatur im Bereich des Unterschenkels und des Fußes

Wie an der Hand werden auch die langen Muskeln des Fußes durch Verstärkungszüge **(Retinacula)** der Muskelfaszie, in diesem Fall der Fascia cruris, geführt. Die Retinacula verhindern das Abheben der Muskelsehnen von ihrer Unterlage. Zusätzlich verlaufen die langen Fußmuskeln mit ihren Endsehnen in **Sehnenscheiden.** Diese sind besonders im Bereiche der Retinacula ausgebildet.

Tab. 5.19 Muskeln des Fußrückens.

Innervation	Ursprung	Ansatz	Funktion
M. extensor digitorum brevis			
N. fibularis profundus (N. ischiadicus)	dorsale Fläche des Calcaneus	Dorsalaponeurose der 2.–4. Zehe	Zehengelenke II–IV: Extension
M. extensor hallucis brevis			
N. fibularis profundus (N. ischiadicus)	dorsale Fläche des Calcaneus	Grundphalanx der Großzehe	Großzehengrundgelenk: Extension

Tab. 5.20 Mediale Muskeln der Fußsohle.

Innervation	Ursprung	Ansatz	Funktion
M. abductor hallucis			
N. plantaris medialis (N. tibialis)	Proc. medialis des Tuber calcanei, Aponeurosis plantaris, Retinaculum musculorum flexorum	mediales Sesambein des Großzehengrundgelenks, Grundphalanx der Großzehe	Großzehengrundgelenk: Abduktion, Flexion, Verspannung der medialen Fußlängswölbung
M. flexor hallucis brevis			
• Caput mediale: N. plantaris medialis (N. tibialis) • Caput laterale: N. plantaris lateralis (N. tibialis)	Plantarfläche der Ossa cuneiformia, plantare Bänder	• Caput mediale: mediales Sesambein des Großzehengrundgelenks, Grundphalanx der Großzehe • Caput laterale: laterales Sesambein des Großzehengrundgelenks, Grundphalanx der Großzehe	Großzehengrundgelenk: Flexion, Verspannung der Fußlängswölbung
M. adductor hallucis			
N. plantaris lateralis (N. tibialis)	• Caput obliquum: Os cuboideum, Os cuneiforme laterale, plantare Bänder • Caput transversum: Kapseln der Grundgelenke der 3.–5. Zehe, Lig. metatarsale transversum profundum	laterales Sesambein der Kapsel des Großzehengrundgelenks, Grundphalanx der Großzehe	Großzehengrundgelenk: Adduktion zur 2. Zehe, Flexion, Verspannung der Fußlängs- und -querwölbung

Tab. 5.21 Muskeln der Fußsohlenmitte.

Innervation	Ursprung	Ansatz	Funktion
M. flexor digitorum brevis[1]			
N. plantaris medialis (N. tibialis)	Plantarfläche des Tuber calcanei, Aponeurosis plantaris	Mittelphalanx der 2.–5. Zehe	Grund- und Mittelgelenke der Zehen: Flexion, Verspannung der Fußlängswölbung
M. quadratus plantae			
N. plantaris lateralis (N. tibialis)	Plantarfläche des Calcaneus, Lig. plantare longum	lateraler Rand der Sehne des M. flexor digitorum longus	unterstützt M. flexor digitorum longus
Mm. lumbricales pedis I–IV			
Nn. plantares medialis (I) und lateralis (II–IV) (N. tibialis)	M. lumbricalis pedis: Sehnen des M. flexor digitorum longus • I: einköpfig • II–IV: zweiköpfig	mediale Seite der Grundphalanx der 2.–5. Zehe	Grundgelenke der Zehen: Flexion, Adduktion
Mm. interossei plantares pedis I–III			
N. plantaris lateralis (N. tibialis)	Plantarfläche der Ossa metatarsi III–V, Lig. plantare longum	mediale Seite der Grundphalanx der 3.–5. Zehe	Grundgelenke der Zehen: Flexion, Adduktion zur 2. Zehe
Mm. interossei dorsales pedis I–IV (zweiköpfige Muskeln)			
N. plantaris lateralis (N. tibialis)	einander zugewandte Seiten der Ossa metatarsi I–V, Lig. plantare longum	Grundphalanx der 2.–4. Zehe (2. beidseits, 3. und 4. Zehe von lateral)	Grundgelenke der Zehen: Flexion, Abduktion der 2. Zehe nach medial, der 3. und 4. Zehe nach lateral

[1] Die Sehnen dieses Muskels werden kurz vor ihrem Ansatz von den Sehnen des M. flexor digitorum longus durchbohrt.

Tab. 5.22 Laterale Muskeln der Fußsohle.

Innervation	Ursprung	Ansatz	Funktion
M. abductor digiti minimi			
N. plantaris lateralis (N. tibialis)	Proc. lateralis des Tuber calcanei, Aponeurosis plantaris	Tuberositas ossis metatarsi V, Grundphalanx der 5. Zehe	Grundgelenk der 5. Zehe: Abduktion, Flexion, Verspannung der Fußlängswölbung
M. flexor digiti minimi brevis			
N. plantaris lateralis (N. tibialis)	Basis des Os metatarsi V, Lig. plantare longum	Grundphalanx der 5. Zehe	Grundgelenk der 5. Zehe: Flexion, Verspannung der Fußlängswölbung
M. opponens digiti minimi (inkonstanter Muskel)			
N. plantaris lateralis (N. tibialis)	Basis des Os metatarsi V, Lig. plantare longum	Os metatarsi V	Grundgelenk der 5. Zehe: Opposition, Flexion, Verspannung der Fußlängswölbung

Ventral überspannt das **Retinaculum musculorum extensorum** in Höhe der Sprunggelenke die Muskeln der Extensorenloge, die jeweils von einer eigenen Sehnenscheide umgeben werden (➤ Abb. 5.52). Lateral überspannt das **Retinaculum musculorum fibularium** die Strecke zwischen Außenknöchel und Calcaneus und fixiert die beiden Fibularis-Muskeln meist in einer gemeinsamen Sehnenscheide. Auf der Medialseite befindet sich mit dem **Malleolenkanal** ein Tunnel (Tarsaltunnel), der durch die Überbrückung der Lücke zwischen Innenknöchel und Calcaneus durch das **Retinaculum musculorum flexorum** entsteht. Ihn durchziehen, ebenfalls in eigenen Sehnenscheiden, die 3 tiefen Plantarflexoren sowie die Leitungsbahnen der Fußsohle (A./V. tibialis posterior, N. tibialis).

5.6 Nerven der unteren Extremität

Kompetenzen

Nach Bearbeitung dieses Lehrbuchkapitels sollten Sie in der Lage sein:

- den Aufbau des Plexus lumbosacralis zu erläutern und die Symptomatik bei Plexusläsionen zu erklären
- den Verlauf, die Funktion und die genaue Symptomatik bei Ausfall der Nerven der unteren Extremität zu kennen und diese am Präparat zu zeigen

Die Rr. anteriores der Spinalnerven **T12–L4** bilden den **Plexus lumbalis,** der mit dem **Plexus sacralis (L4–S5, Co1)** zum **Plexus lumbosacralis** zusammengefasst wird.
Aus diesem Plexus gehen schließlich die eigentlichen Nerven des Beins, des Beckenbodens und der kaudalen Abschnitte der Bauchwand hervor. An der Innervation der unteren Extremität beteiligen sich die Spinalnerven T12–S4.
Folgende Nerven gewährleisten die **sensorische Innervation** der Haut der unteren Extremität und der Dammregion (➤ Abb. 5.54a und b):

- Plexus lumbalis (alle Nerven)
- Plexus sacralis:
  - N. cutaneus femoris posterior
  - N. ischiadicus
  - N. pudendus

Zusätzlich innervieren die lateralen Äste der Rr. posteriores der Segmente L1–3 als **Nn. clunium superiores** und der Segmente S1–3 als **Nn. clunium medii** die Gesäßregion sensorisch. Wie am Arm sind die Hautareale am Bein meist überlappend von den Hautästen verschiedener Nerven innerviert.
Auch die **Dermatome des Beins** (➤ Abb. 5.54c und d) verlaufen ähnlich wie beim Arm etwa entlang der Längsachse. Die Dermatome der lumbalen Spinalnerven verlaufen auf der ventralen Beinseite von lateral schräg absteigend nach medial. Die dorsale Beinseite mit lateralem Fußrand wird von den sakralen Spinalnerven innerviert. Die Dermatome verlaufen hier annähernd longitudinal.

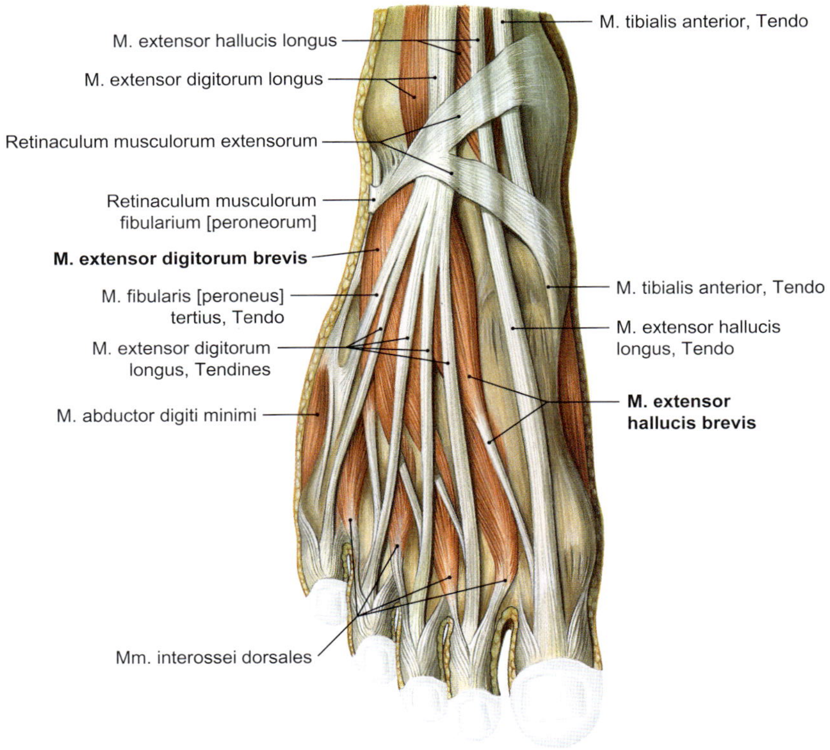

Abb. 5.52 Muskeln des Fußrückens. Ansicht von dorsal. [S700]

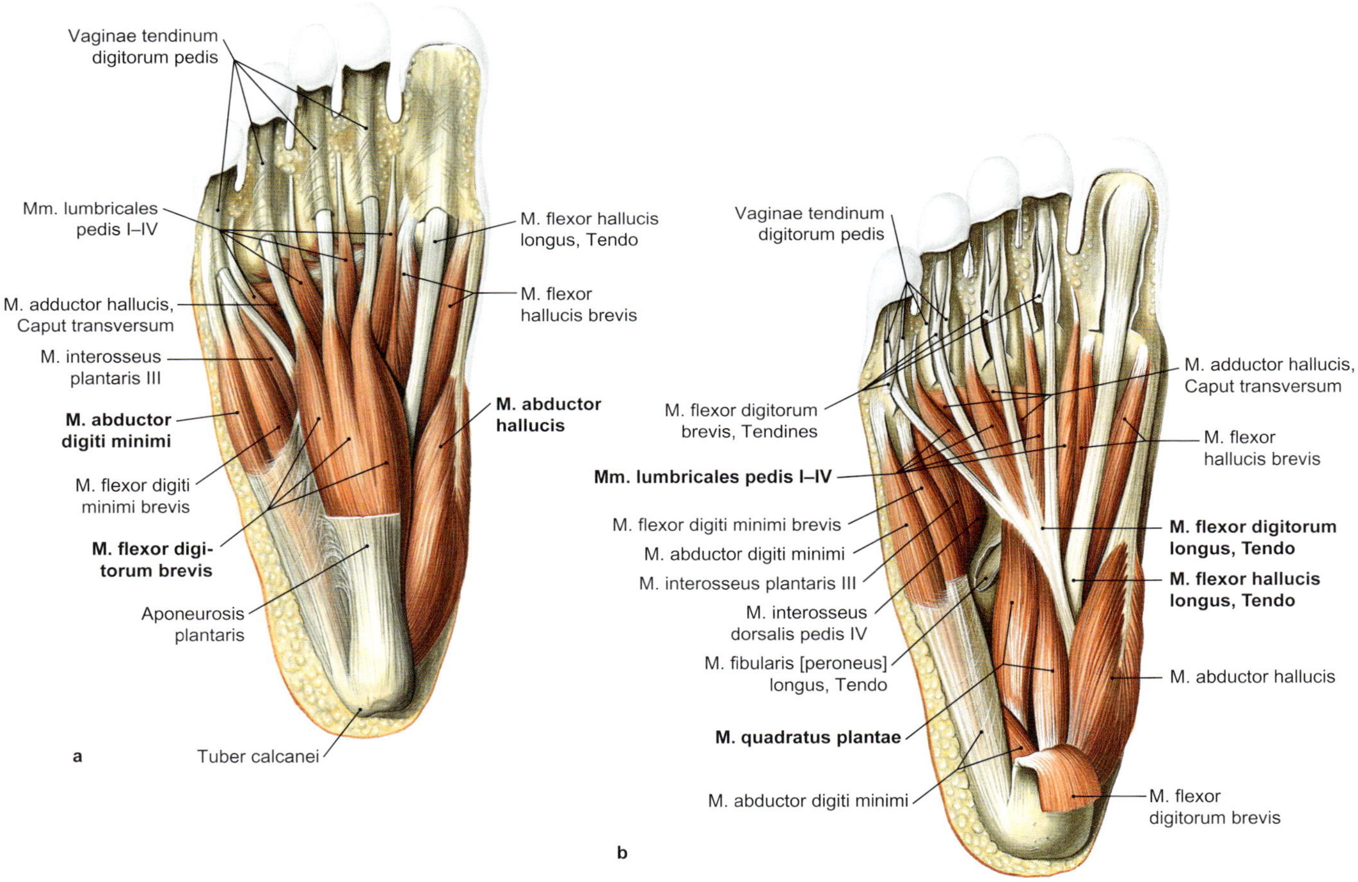

Abb. 5.53 Muskeln der Fußsohle, rechts. Ansicht von plantar. [S700] **a** Nach Entfernung der Plantaraponeurose. **b** Nach Entfernung des M. flexor digitorum brevis.

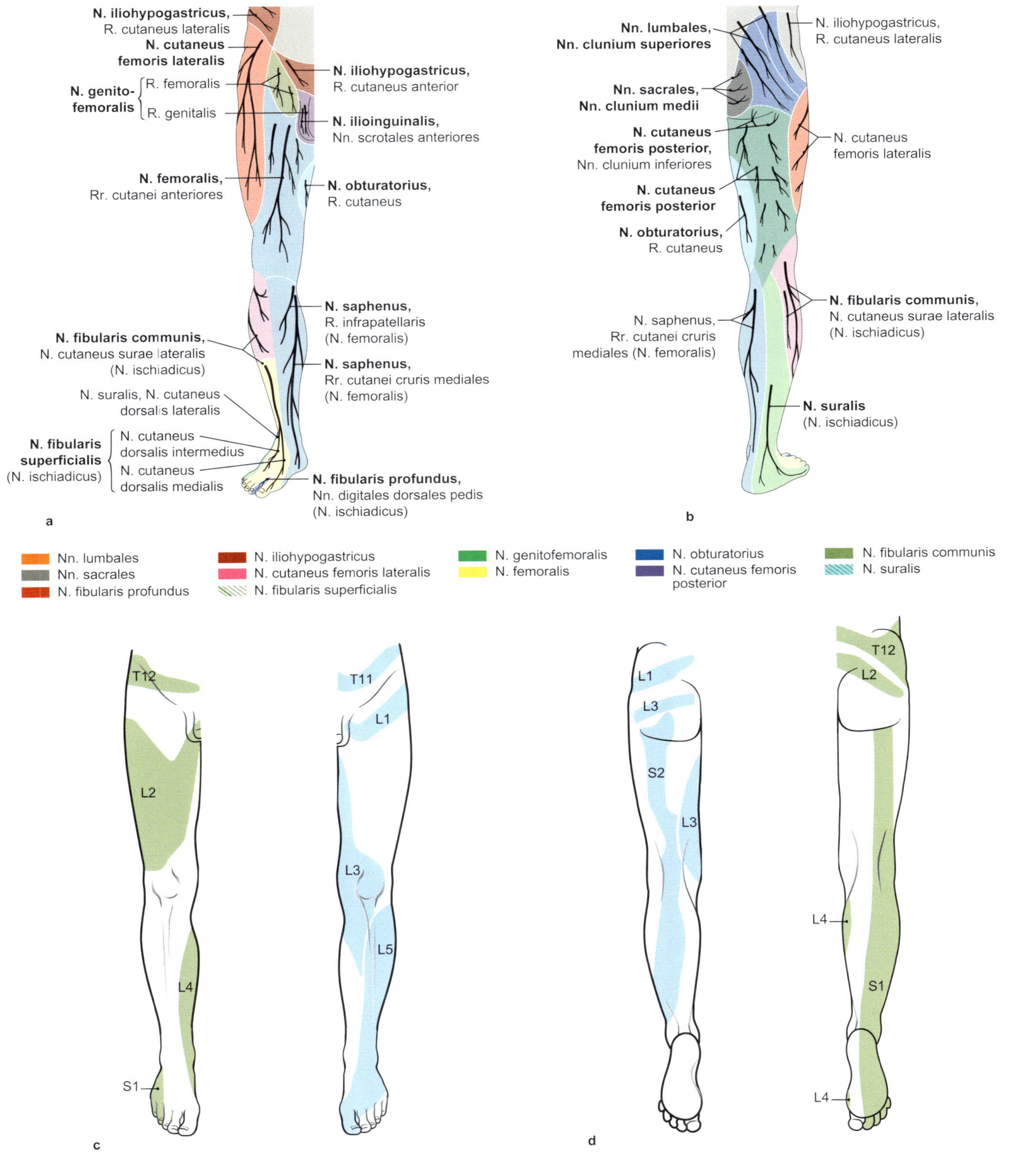

Abb. 5.54 Hautnerven und segmentale Innervation der unteren Extremität. a, b Hautnerven rechts in der Ansicht von ventral (a) bzw. dorsal (b). [S700-L127] **c, d** Dermatome in der Ansicht von ventral (c) bzw. dorsal (d). Aus Gründen der Übersichtlichkeit sind die Dermatome im Wechsel für die rechte (grün) und linke (blau) Körperseite dargestellt. Die Dermatome S3–5 sind nicht eingezeichnet. [S700-L126]/[F1067-001]

MERKE

- Vorderseite des Oberschenkels: L2–3 (L2 lateral, L3 medial)
- medialer Unterschenkel und medialer Fußrand: L4
- lateraler Unterschenkel und Großzehe: L5
- Kleinzehe und lateraler Fußrand: S1
- Dorsalseite des Beins: S1–5 (von lateralem Fußrand longitudinal aufsteigend bis zum Gesäß)

Klinik

Bandscheibenvorfälle betreffen vor allem die Disci intervertebrales zwischen 4. und 5. LWK sowie zwischen 5. LWK und Kreuzbein. Nach Ruptur des Anulus fibrosus wölbt sich der Nucleus pulposus in den Spinalkanal vor und komprimiert dort eine oder mehrere Nervenwurzeln. Zusätzlich zu Schmerzen im Bereich der Läsion kommt es zu Beschwerden im jeweiligen Dermatom und zu Ausfällen des Kennmuskels der entsprechenden Nervenwurzel. Bei einer Kompression von L5 ist also eine Symptomatik typisch, bei der es zu Schmerzen mit Ausstrahlung in das Bein bis zum Fuß kommt. Dies geht einher mit einem Sensibilitätsverlust der Haut und einer Schwäche bei der Extension der Großzehe **(Kennmuskel L5: M. extensor hallucis longus).**

5.6.1 Gliederung des Plexus lumbosacralis

Plexus lumbalis (T12–L4) und **Plexus sacralis (L4–S5, Co1)** werden zum **Plexus lumbosacralis** zusammengefasst. Die Spinalnerven von L4 und L5 bilden den Truncus lumbosacralis, der die Verbindung zwischen den beiden Nervengeflechten darstellt und an der Innervation des Sakroiliakalgelenks beteiligt ist. Die Äste des Plexus lumbalis verlaufen *ventral* des Hüftgelenks und ziehen zur Vorderseite des Beins. Die Äste des Plexus sacralis dagegen liegen *dorsal* des Hüftgelenks und ziehen zur Beinrückseite.

Klinik

Der Plexus lumbosacralis kann durch Tumoren (z. B. der Gebärmutter), durch Blutergüsse (Hämatome in der Faszie des M. iliopsoas) oder durch Frakturen des Beckens geschädigt werden. An eine **Plexusläsion** muss gedacht werden, wenn das klinische Bild nicht auf den Ausfall eines einzelnen Nervs beschränkt ist:

- Bei einer Läsion des **Plexus lumbalis** (T12–L4) zeigen sich Schmerzen und Störungen der Sensorik an der Vorderseite des Oberschenkels (➤ Abb. 5.55a). Motorisch sind die Beugung und Adduktion im Hüftgelenk sowie Kniestreckung betroffen. Stand und Gang sind erschwert.

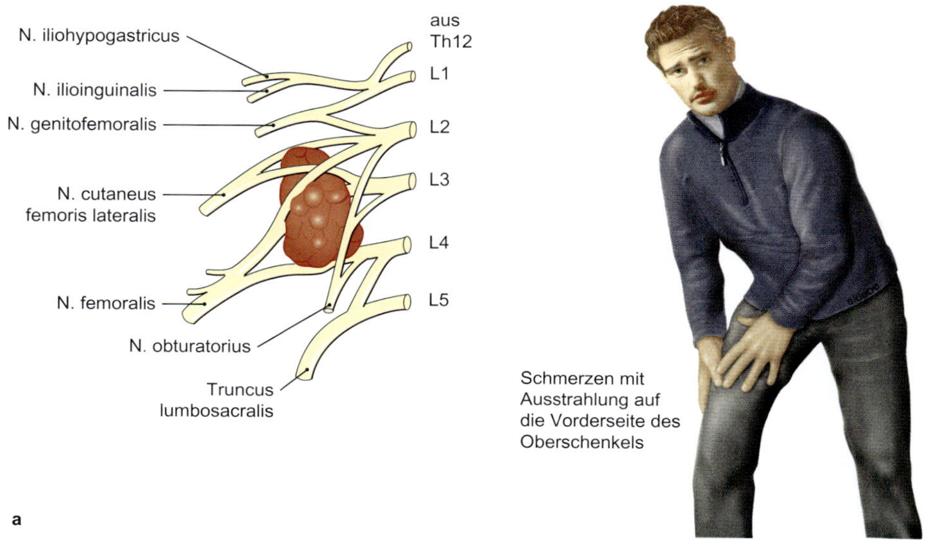

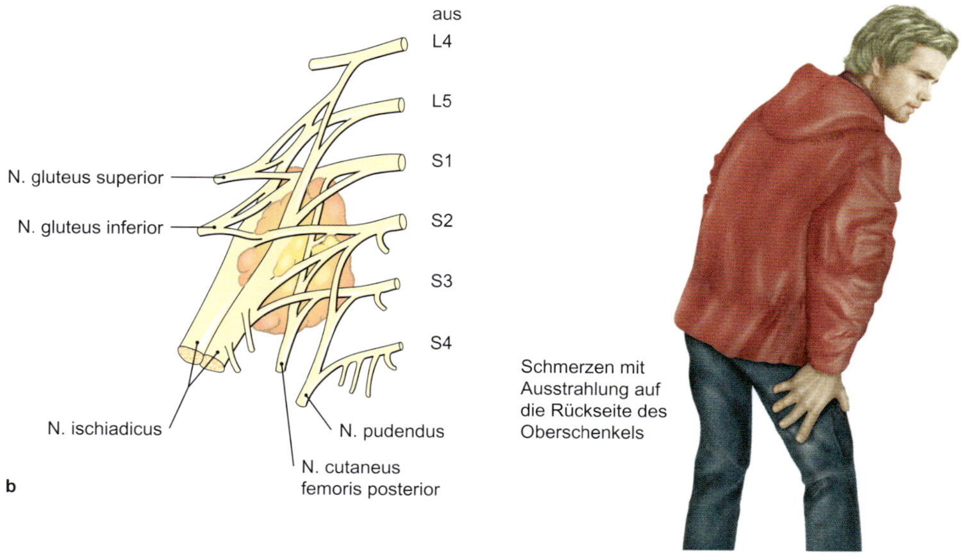

Abb. 5.55 Aufbau des Plexus lumbosacralis und Symptomatik bei Läsionen. links [S702-L126], rechts [S702-L238] **a** Hämatom im Plexus lumbalis rechts. **b** Tumor im Plexus sacralis rechts.

- Die Läsion des **Plexus sacralis** (L4–S5, Co1) ist durch Schmerzen und sensorische Defizite am dorsalen Oberschenkel (➤ Abb. 5.55b) sowie am Unterschenkel gekennzeichnet. Es können die Streckung und die Abduktion (TRENDELENBURG-Zeichen positiv, s. u.) in der Hüfte sowie die Kniebeugung und die gesamte Muskulatur des Unterschenkels und des Fußes ausfallen. Vegetative Störungen können entstehen, weil die Äste des Plexus sacralis parasympathisch die Beckeneingeweide und die äußeren Geschlechtsorgane versorgen. Dies kann zu Verlust der Erektionsfähigkeit des Penis bzw. zu beeinträchtigter Schwellkörperfüllung der Klitoris führen. Ein Ausfall der Innervation des Beckenbodens kann sich in Harn- und Stuhlinkontinenz äußern.

Oft sind sowohl der Plexus lumbalis als auch der Plexus sacralis betroffen.

Plexus lumbalis

Die Rr. anteriores der Spinalnerven von **T12–L4** bilden den Plexus lumbalis (➤ Abb. 5.56). Sie treten durch die Foramina intervertebralia zwischen den Ursprüngen des M. psoas major aus und formieren sich zu folgenden Nerven:

Die **Rr. musculares** (T12–L4) sind kurze, rein motorische Äste zu den M. iliopsoas, M. quadratus lumborum und Mm. intertransversarii.

Der **N. iliohypogastricus** (L1, ➤ Abb. 5.54a, b, ➤ Abb. 5.56) verläuft hinter der Niere, durchbohrt den M. transversus abdominis und zieht zwischen diesem und dem M. obliquus internus abdominis das Leistenband entlang nach vorne. Er innerviert mit Rr. musculares den M. obliquus internus abdominis und M. transversus abdominis. Mit dem R. cutaneus lateralis versorgt er die Haut über dem Beckenkamm und mit dem R. cutaneus anterior ein Hautareal medial über dem Leistenband.

Der **N. ilioinguinalis** (L1, ➤ Abb. 5.54a, ➤ Abb. 5.56) verläuft etwas weiter kaudal als der N. iliohypogastricus und innerviert die gleichen Bauchmuskeln. Sein Endast lagert sich dem Samenstrang an (verläuft außerhalb) und zieht mit diesem durch den Leistenkanal. Er versorgt die Haut des äußeren Genitales über die Rr. scrotales bzw. Rr. labiales anteriores.

Der N. iliohypogastricus und der N. ilioinguinalis innervieren auch die Schambeinfuge (Symphysis pubica).

Klinik

Durch die räumliche Nähe von **N. iliohypogastricus** und **N. ilioinguinalis** zur Niere können entzündliche Prozesse in der Niere oder der Nierenkapsel zu Schmerzen im Versorgungsgebiet dieser beiden Nerven führen (z. B. in der Leistenregion).

Der **N. genitofemoralis** (L1–2, ➤ Abb. 5.54a, b, ➤ Abb. 5.56) durchbohrt den M. psoas major und läuft auf seiner Vorderseite (wichtiges Erkennungszeichen!) abwärts. Er unterkreuzt den Ureter und teilt sich auf in:

- **R. genitalis:** Er zieht medial durch den Leistenkanal und verläuft im Samenstrang zum Scrotum. Beim Mann innerviert er den M. cremaster und zusammen mit dem N. ilioinguinalis die vorderen Anteile des äußeren Genitales sensorisch.
- **R. femoralis:** Er verläuft unter dem Leistenband in der Lacuna vasorum lateral der Gefäße und versorgt die Haut unter dem Leistenband sensorisch.

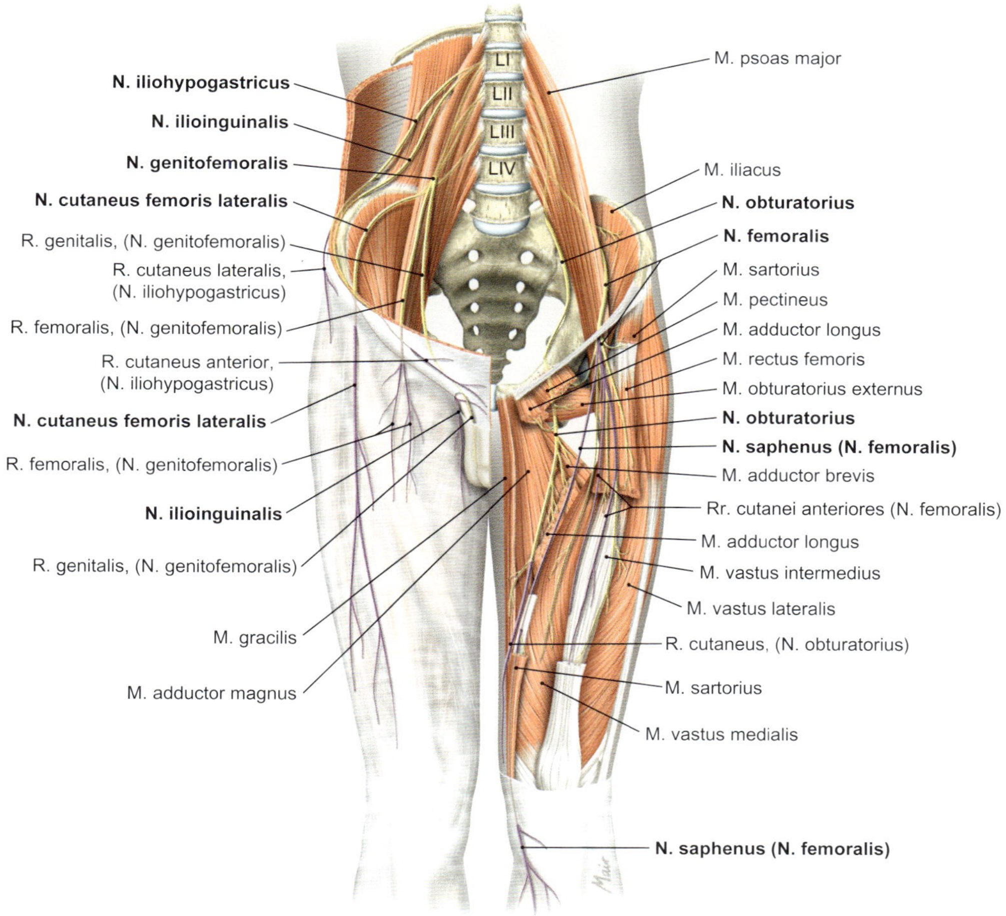

Abb. 5.56 Verlauf und Versorgungsgebiete der Nerven des Plexus lumbalis. [S700-L127]

Der **N. cutaneus femoris lateralis** (L2–3, ➤ Abb. 5.54a, b, ➤ Abb. 5.56) ist der einzige rein sensorische Nerv des Plexus lumbalis und zieht lateral durch die Lacuna musculorum, tritt medial der Spina iliaca anterior superior aus und versorgt die Haut des lateralen Oberschenkels.

Klinik

Bei Läsion des N. genitofemoralis kommt es zum Ausfall des Cremaster-Reflex beim Bestreichen des medialen Oberschenkels. Magersucht, Kachexie oder das Tragen von zu engen Hosen oder zu straff gespannten Gürteln können zur **Meralgia paraesthetica** (**Inguinaltunnelsyndrom**) führen. Durch Kompression des N. cutaneus femoris lateralis unter dem Leistenband kommt es zu Schmerzen und Missempfindungen am lateralen Oberschenkel (➤ Abb. 5.57). Risikofaktoren sind das Tragen enger Hosen („Jeans-Krankheit"), Adipositas und Schwangerschaft. Wenn eine Infiltration mit Lokalanästhetika nicht ausreicht, kann eine operative Dekompression am Leistenband oder sogar eine Durchtrennung des Nervs (Neurektomie) erforderlich sein.

Der **N. femoralis** (L2–4, ➤ Abb. 5.54a, b, ➤ Abb. 5.56) innerviert die ventral am Oberschenkel gelegenen Muskeln und sensorisch die Vorderseite des gesamten Beins. Er innerviert sensorisch das Hüftgelenk und über den N. saphenus auch das Kniegelenk und das obere Sprunggelenk. Der N. femoralis verläuft unter dem Leistenband medial durch die Lacuna musculorum ins Trigonum femorale, wo er sich nach ca. 5 cm in seine Endäste auffächert:

- **Rr. musculares:** innervieren den M. sartorius, M. pectineus und M. quadriceps femoris und beteiligen sich an der Innervation des M. iliopsoas
- **Rr. cutanei anteriores:** versorgen die Vorderseite des Oberschenkels sensorisch
- **N. saphenus:** Als Endast des N. femoralis begleitet er die A. femoralis in den Adduktorenkanal und durchbricht dort das Septum intermusculare vastoadductorium, um epifaszial mit der V. saphena magna in Richtung Fuß zu ziehen. Er versorgt mit einem R. infrapatellaris die Haut unterhalb der Kniescheibe und mit Rr. cutanei cruris mediales die mediale Unterschenkelseite.

Klinik

Da der **N. femoralis** sich bereits kurz nach dem Leistenband aufzweigt, sind komplette Ausfälle (z. B. durch Schnittverletzungen am Oberschenkel) selten. Er kann aber auch noch vor der Aufteilung, z. B. bei Leistenhernien-OPs, verletzt werden. Es zeigen sich sensorische Ausfälle auf der Oberschenkelvorderseite und der Medialseite des Unterschenkels. Defizite entstehen auch bei der Beugung im Hüftgelenk (Ausfall des M. rectus femoris und teilweise des M. iliopsoas) sowie der Streckung im Kniegelenk (Ausfall des M. quadriceps femoris).

Der **N. obturatorius** (L2–4, ➤ Abb. 5.54a, b, ➤ Abb. 5.56) innerviert die mediale Adduktorengruppe am Oberschenkel und sensorisch ein kleines Hautgebiet medial oberhalb des Knies sowie das Sakroiliakalgelenk, das Hüftgelenk und das Kniegelenk. Er verläuft von allen Nerven des Plexus lumbalis am weitesten medial und zieht medial des M. psoas major und etwas unterhalb des Ovars nach kaudal. Er tritt dann durch den Obturator-Kanal (Canalis obturatorius) zur Oberschenkelinnenseite und innerviert den M. obturatorius externus. Danach teilt er sich in:

- **R. anterior:** verläuft vor dem M. adductor brevis und innerviert motorisch die M. pectineus, M. gracilis sowie Mm. adductores brevis und longus und sensorisch die mediale Oberschenkelhaut (**R. cutaneus**) bis zum Knie
- **R. posterior:** liegt hinter dem M. adductor brevis und innerviert den M. adductor magnus; er steigt ab und innerviert die Kniegelenkkapsel

Klinik

Tumoren oder entzündliche Prozesse der Eierstöcke können, bedingt durch die räumliche Nähe, zu Ausfallerscheinungen des **N. obturatorius** und zu Schmerzen auf der Oberschenkelinnenseite und des Knies (ROMBERG-Kniephänomen) führen. Eine Verletzung des Nervs ist ebenfalls bei Beckenbrüchen oder Schenkelhernien möglich. Bei einem kompletten Ausfall ist die Adduktion im Hüftgelenk nicht mehr möglich, die Beine können nicht übereinandergeschlagen werden.

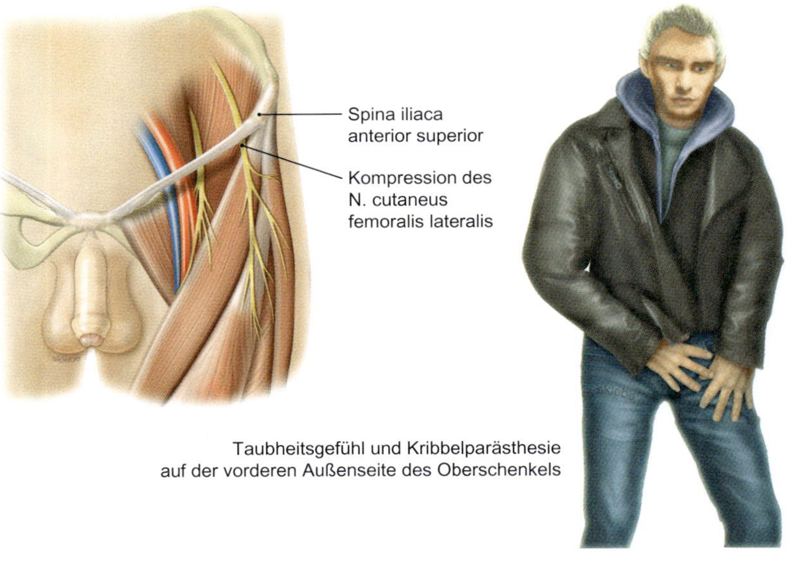

Abb. 5.57 Meralgia paraesthetica. [S702-L238]

Plexus sacralis

Die Rr. anteriores der Spinalnerven von **L4–S5** und **Co1** bilden den Plexus sacralis (➤ Abb. 5.58). Sie treten durch die Foramina intervertebralia (L4–5) über den Truncus lumbosacralis bzw. durch die Foramina sacralia anterioria des Kreuzbeins ins kleine Becken ein und formieren sich dort zum Plexus. Die Äste des Nervengeflechts verlassen größtenteils das kleine Becken durch das Foramen ischiadicum majus zur Regio glutealis. Folgende Äste bilden sich:
Muskeläste zu pelvitrochantären Muskeln (M. piriformis, M. obturatorius internus und Mm. gemelli superior und inferior, M. quadratus femoris) erreichen die Muskeln durch das Foramen infrapiriforme. Der Ast zum M. quadratus femoris innerviert auch sensorisch das Hüftgelenk.
Der **N. gluteus superior** (L4–S1, ➤ Abb. 5.58) verläuft durch das Foramen suprapiriforme zwischen den Mm. glutei medius und minimus und innerviert diese. Er zieht weit nach ventral und versorgt den M. tensor fasciae latae. Zusätzlich innerviert er sensorisch das Sakroiliakalgelenk und das Hüftgelenk.
Der **N. gluteus inferior** (L5–S2, ➤ Abb. 5.58) zieht durch das Foramen infrapiriforme und innerviert den M. gluteus maximus.

Klinik

Beide Nn. glutei können durch fehlerhafte intramuskuläre Injektion geschädigt werden:
- Ein **Ausfall des N. gluteus superior** führt zum TRENDELENBURG-Zeichen. Beim Einbeinstand auf dem Bein der verletzten Seite sinkt das Becken zur gesunden Gegenseite ab, da es durch Ausfall der Mm. glutei medius und minimus nicht mehr in der Waagrechten gehalten werden kann. Beim Gang führt dies zum DUCHENNE-Hinken, bei dem die Patienten den Rumpf zur kranken Seite hin neigen, um das Absinken zu kompensieren.
- Beim **Ausfall des N. gluteus inferior** kommt es zu schweren Störungen der Streckung und der Außenrotation im Hüftgelenk. Treppensteigen und Aufrichten aus der Hocke sind unmöglich, da der M. gluteus maximus der wichtigste Strecker im Hüftgelenk ist.

Der **N. cutaneus femoris posterior** (S1–3, ➤ Abb. 5.54b, ➤ Abb. 5.58) tritt durch das Foramen infrapiriforme aus und gibt die Nn. clunium inferiores zur sensorischen Innervation der unteren Gesäßregion und Rr. perineales zur Dammregion ab. Er verläuft subfaszial bis zur Mitte des hinteren Oberschenkels, tritt dort durch die Faszie und versorgt die Haut der Oberschenkelrückseite.
Der **N. ischiadicus** (L4–S3) ist der Nerv mit dem größten Durchmesser im menschlichen Körper (➤ Kap. 5.6.2).
Der **N. pudendus** (S2–4, ➤ Abb. 5.58) tritt durch das Foramen infrapiriforme aus, biegt dann nach ventral um und zieht unter dem Lig. sacrotuberale durch das Foramen ischiadicum minus in die Fossa ischioanalis. Dort verläuft er auf dem M. obturatorius internus, bedeckt durch dessen Faszie (= ALCOCK-Kanal), nach ventral und erreicht mit einem sensorischen Ast auch die Scheimbeinfuge. Er hat 3 Äste:
- Nn. rectales inferiores: versorgen den M. sphincter ani externus und die Perianalhaut
- Nn. perineales:
  - Nn. scrotales/labiales posteriores zur Haut des äußeren Genitales
  - Rr. musculares zur Versorgung der Dammmuskulatur (Mm. transerversus perinei profundus und superficialis, M. bulbospongiosus, M. ischiocavernosus) (und M. puborectalis)
- N. dorsalis penis/clitoridis zur sensorischen Versorgung von Penis bzw. Klitoris

Klinik

Der **Ausfall des N. pudendus** ist durch Harn- und Stuhlinkontinenz (Ausfall der willkürlichen Schließmuskeln) sowie durch Störungen der Geschlechtsfunktionen gekennzeichnet.

Die **Nn. splanchnici pelvici** (S2–4) sind präganglionäre parasympathische Nervenfasern zur Versorgung der Beckeneingeweide (sakraler Teil des parasympathischen Nervensystems).
Die **Rr. musculares** (S3–4) versorgen die Beckenbodenmuskulatur (M. levator ani und M. ischiococcygeus).

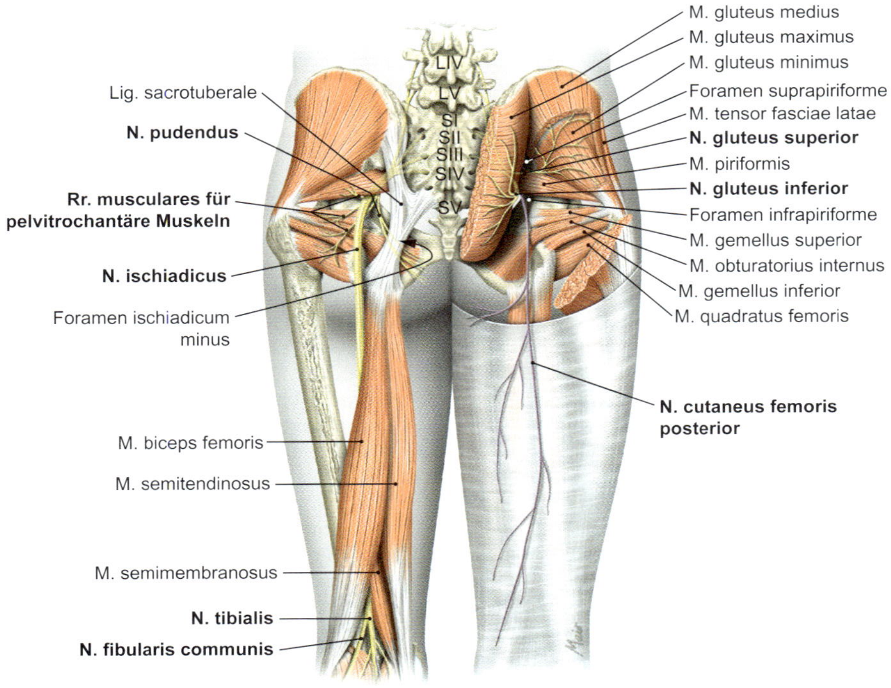

Abb. 5.58 Verlauf und Versorgungsgebiete der Nerven des Plexus sacralis. [S700-L127]

Kleine **sensorische Äste** (S2–5, Co1) versorgen die Haut über dem Tuber ischiadicum (N. cutaneus perforans) und die Haut zwischen Anus und Steißbeinspitze (N. anococcygeus).

5.6.2 N. ischiadicus

Der dickste Nerv des menschlichen Körpers versorgt alle dorsalen Muskeln des Ober- und Unterschenkels und alle Fußmuskeln; sensorisch innerviert er das Hüftgelenk, die Wade und den gesamten Fuß. Er verläuft durch das Foramen infrapiriforme und zieht, zunächst bedeckt vom M. gluteus maximus, über die pelvitrochantären Muskeln hinweg und dann weiter unter dem M. biceps femoris nach distal. **Er teilt sich** meist am Übergang zum distalen Oberschenkel auf in:

- **N. fibularis communis** (L4–S2)
- **N. tibialis** (L4–S3)

Schon vor der Gabelung liegen die beiden Anteile getrennt vor und sind nur durch eine Bindegewebshülle zusammengefasst. Daher können auch entsprechende **Innervationsgebiete** schon oberhalb der Teilung unterschieden werden:

- **Fibularis-Anteil:** innerviert das Caput breve des M. biceps femoris
- **Tibialis-Anteil:** versorgt die übrigen ischiokruralen Muskeln (M. semitendinosus, M. semimembranosus, Caput longum des M. biceps femoris) und den dorsalen Teil des M. adductor magnus

Beide Anteile innervieren sensorisch das Kniegelenk. Die Teilung des N. ischiadicus kann auch schon sehr weit proximal (vor dem Austritt aus dem Foramen infrapiriforme) erfolgen (**hohe Teilung,** etwa 12 % der Fälle). Hierbei durchbohrt der N. fibularis communis meist den M. piriformis, der N. tibialis nimmt den regulären Weg.

Klinik

Der **N. ischiadicus** kann wie der N. gluteus superior durch fehlerhafte Injektionen geschädigt werden. Eine **Läsion** führt zum Ausfall der ischiokruralen Muskulatur (Streckdefizit im Hüftgelenk, Ausfälle der Beugung und der Rotation im Kniegelenk) und zusätzlich zur Symptomatik des Ausfalls der Endäste N. tibialis und N. fibularis communis (s. u.)
Bei der **hohen Teilung** des N. ischiadicus kann eine Reizung beim Durchtritt durch den M. pirifomis eine Schmerzsymptomatik mit Ausstrahlung in das Bein verursachen, die einem Bandscheibenvorfall ähnlich ist.
Eine starker Schmerz im Versorgungsgebiet des N. ischiadicus tritt beim **LASÈGUE-Zeichen** auf. Der Untersucher hebt beim liegenden Patienten das gestreckte Bein an, wodurch es zu einem Zug am N. ischiadicus kommt. Die entstehende Schmerzsensation kann auf einen Bandscheibenvorfall mit Kompression von L5 oder S1 hinweisen, aber auch auf eine Hirnhautentzündung (Meningitis).

N. fibularis communis

Nach der Teilung verläuft der N. fibularis communis entlang dem M. biceps femoris am Rand der Kniekehle und schlingt sich um das Fibulaköpfchen (➤ Abb. 5.59). Er gibt den **N. cutaneus surae lateralis** zur sensorischen Innervation der lateralen Wade ab und hat über den **R. communicans fibularis** Verbindung zum N. cutaneus surae medialis (N. tibialis). Dann zieht er unter den M. fibularis longus und teilt sich erneut auf:

- **N. fibularis superficialis:** Er verläuft in der Fibularis-Loge nach distal und versorgt mit Rr. musculares die Mm. fibulares longus und brevis. Er durchbohrt am distalen Unterschenkel die Faszie und versorgt als N. cutaneus dorsalis medialis und intermedius die *Haut des Fußrückens.*

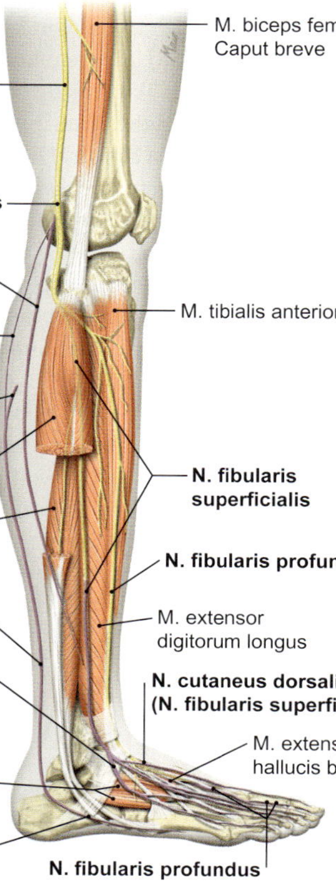

Abb. 5.59 Verlauf des N. fibularis communis, rechts. Ansicht von lateral. [S700-L127]

- **N. fibularis profundus:** Tritt in die Extensorenloge über und versorgt mit Rr. musculares die ventralen Muskeln der Sprunggelenke. Sein sensorischer Endast durchbohrt weit distal am Fußrücken die Faszie und versorgt die *Haut nur zwischen Großzeh und der zweiten Zehe.* Daneben innerviert er sensorisch die Sprunggelenke und die übrigen Fußgelenke.

Klinik

Am häufigsten kommt es zur **Läsion des N. fibularis communis** im Bereich des Fibulaköpfchens. Dieses befindet sich gut tastbar direkt unter der Haut. Somit kann der hier sehr exponiert liegende Nerv leicht geschädigt werden. Typischerweise geschieht dies durch Frakturen der Fibula oder durch chronische Druckschädigung bei ständigem Übereinanderschlagen der Beine („crossed legs palsy“).
Ein Ausfall des N. fibularis communis führt zur Spitzfußstellung durch Ausfall der Extensoren mit kompensatorischem Steppergang (stärkere Hüftbeugung beim Gehen, um ein Schleifen des Fußes am Boden zu vermeiden). Der Ausfall der Fibularis-Gruppe führt zur Supinationsstellung. Die Sensorik der Haut des Fußrückens und der lateralen Wade ist aufgehoben.
Eine alleinige **Läsion des N. fibularis profundus** entsteht beim Kompartmentsyndrom der Extensorenloge (s. o.) mit Spitzfußstellung und Steppergang. Ein Ausfall der Sensorik im ersten Zehenzwischenraum ist häufig der erste Hinweis auf ein beginnendes Kompartmentsyndrom, kann aber auch durch Kompression unter dem Retinaculum musculorum extensorum entstehen **(„vorderes Tarsaltunnelsyndrom“),** bei dem keine Fehlstellung des Fußes auftritt. Daher muss die Berührungsempfindlichkeit in diesem Bereich nach einer Operation am Unterschenkel oder nach Anlage eines Unterschenkelgipses regelmäßig geprüft werden! Die Sensibilität am restlichen Fußrücken bleibt dabei normal.

Eine isolierte **Läsion des N. fibularis superficialis** ist sehr selten, da der Nerv geschützt zwischen den beiden Fibularis-Muskeln verläuft. Hier sind die Supinationsstellung des Fußes sowie die aufgehobene Sensorik des Fußrückens (abgesehen vom 1. Zehenzwischenraum!) auffällig.
Die **Fußheber-Parese,** bei der es zur Spitzfußstellung kommt, ist ein Krankheitsbild mit anatomisch sehr unterschiedlichen Ursachen. Am häufigsten sind eine Schädigung der L5-Wurzel und des Spinalnervs z. B. bei einem Bandscheibenvorfall oder eine Läsion des N. fibularis communis (klin.: N. peroneus). Aber auch zentrale Läsionen der Pyramidenbahn können die Ursache sein. Bei Kompression des Nervs kann eine Dekompressions-OP am Fibulaköpfchen helfen. Bei dauerhaftem Ausfall kommt eine Elektrostimulation infrage – oder eine Sehnenverpflanzung des M. tibialis posterior durch die Membrana interossea, was bereits zu einer passiven Hebung führt.

N. tibialis

Der N. tibialis setzt den Verlauf des N. ischiadicus durch die Kniekehle fort (➤ Abb. 5.60). Er verläuft hier oberflächlich von A. und V. poplitea, zieht *zwischen* den Köpfen des M. gastrocnemius und *unter* dem Sehnenbogen des M. soleus nach distal und verläuft am Unterschenkel zwischen den oberflächlichen und tiefen Wadenmuskeln zusammen mit A./V. tibilialis posterior. Distal des Innenknöchels teilt er sich in seine beiden Äste für die Fußsohle.
In seinem Verlauf gibt der N. tibialis insgesamt 5 Äste ab:

- **Rr. musculares** zur Innervation aller Wadenmuskeln
- **N. interosseus cruris:** zieht auf der Membrana interossea nach distal und versorgt mit Rr. calcanei mediales die Haut über dem Innenknöchel und der Ferse

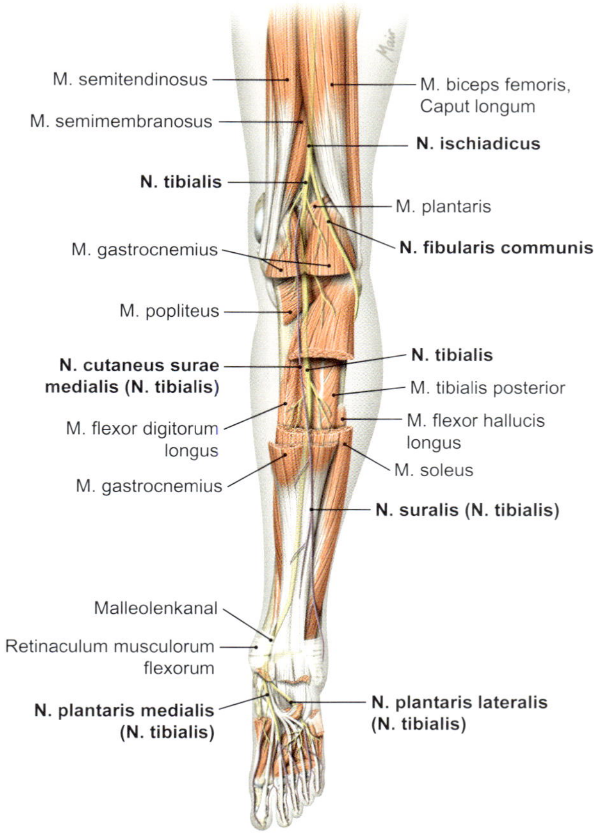

Abb. 5.60 Verlauf des N. tibialis, rechts. Ansicht von dorsal. [S700-L127]

- **N. cutaneus surae medialis:** Hautast, verläuft zusammen mit der V. saphena parva und bildet mit dem R. communicans fibularis (aus dem N. fibularis communis) den **N. suralis.** Dieser versorgt die Haut des dorsalen Unterschenkels, mit Rr. calcanei laterales die Haut der Ferse, das obere Sprunggelenk und mit dem R. cutaneus dorsalis lateralis die *Haut des lateralen Fußrands.*

Bereits im **Malleolenkanal** teilt sich der N. tibialis in seine 2 Endäste:

- **N. plantaris medialis:** verläuft mittig auf der Fußsohle entlang des M. quadratus plantae und teilt sich in 3 Nn. digitales plantares communes mit je 2 Nn. digitales plantares propriae auf. Er innerviert sensorisch die Plantarseite der **medialen 3½ Zehen** und die Haut über den entsprechenden Endgliedern. Der Nerv entspricht somit dem N. medianus an der Hand. Er versorgt motorisch folgende Muskeln:
  - die meisten medialen Muskeln der Fußsohle (Muskeln der Großzehe außer M. adductor hallucis und das Caput laterale des M. flexor hallucis brevis)
  - den M. lumbricalis I
  - den M. flexor digitorum brevis
- **N. plantaris lateralis:** zieht zur Lateralseite der Fußsohle und teilt sich erneut in einen R. superficialis und R. profundus. Der oberflächliche Ast bildet Nn. digitales plantares communes und Nn. digitales plantares propriae zur Versorgung der Plantarseite der **lateralen 1½ Zehen** und deren Endglieder dorsal. Er entspricht dem N. ulnaris an der Hand. Motorisch innerviert er:
  - alle lateralen Muskeln der Fußsohle (Muskeln der Kleinzehe)
  - an der Großzehe den M. adductor hallucis und das Caput laterale des M. flexor hallucis brevis
  - die Mm. lumbricales II–IV
  - Mm. interossei plantares und dorsales
  - den M. quadratus plantae

N. plantaris medialis und lateralis innervieren motorisch zusammen die gesamten kurzen Fußmuskeln auf der Plantarseite. Sensorisch innervieren sie das untere Sprunggelenk und die übrigen Fußgelenke.

Klinik

Eine **hohe Läsion des N. tibialis** (z. B. in der Kniekehle) führt zum Ausfall der gesamten Beuger des Unterschenkels. Der Fuß steht dorsal extendiert (Hackenfuß) und in Pronationsstellung, das Stehen auf den Zehenspitzen (Zehenstand) ist unmöglich. Durch Ausfall der plantaren Fußmuskeln entsteht ein Krallenfuß. Die Sensibilität an der medialen Wade, der Ferse, der Fußsohle und des lateralen Fußrandes ist aufgehoben. Häufig wird der Nerv auch am distalen Unterschenkel beim Durchtritt durch den Malleolenkanal unter dem Retinaculum flexorum (**„hinteres Tarsaltunnelsyndrom“**) oder bei Verletzungen des Sprunggelenks geschädigt. Hierbei beschränkt sich die Symptomatik auf Ausfälle der Sensorik an der Fußsohle und Paresen der kurzen Fußmuskeln.

5.7 Arterien der unteren Extremität

Kompetenzen

Nach Bearbeitung dieses Lehrbuchkapitels sollten Sie in der Lage sein:

- alle Arterien der unteren Extremität zu kennen und am Präparat zu identifizieren
- Orte zur Pulsmessung zu kennen
- Gefäßanastomosen im Bereich der Hüfte zu erklären

Die untere Extremität wird mit Blut aus der **A. iliaca communis** versorgt. Die für den größten Teil des Beins zuständige Arterie ist die **A. iliaca externa** (➤ Kap. 5.7.1). Sie setzt sich nach Durchtritt unter dem Leistenband in die **A. femoralis** fort (➤ Abb. 5.61, ➤ Kap. 5.7.2). Diese wechselt auf die Dorsalseite des Beins zur Kniekehle und wird dort zur **A. poplitea** (➤ Kap. 5.7.3). Im weiteren Verlauf teilt sie sich in eine Arterie für die Vorderseite des Unterschenkels und den Fußrücken (**A. tibialis anterior,** ➤ Kap. 5.7.4) und eine Arterie für die Rückseite und die Fußsohle (**A. tibialis posterior,** ➤ Kap. 5.7.5) auf.

Die Gesäßregion und der Damm erhalten das Blut überwiegend über die **parietalen Äste der A. iliaca interna**. An der Versorgung des Beckengürtels und des Oberschenkels sind dabei alle parietalen Äste der A. iliaca interna beteiligt. Da Letztere darüber hinaus auch für die Versorgung der Beckenorgane verantwortlich ist, wird sie dort besprochen (➤ Kap. 8.8.2).

Klinik

An folgenden Stellen lassen sich die **Pulse** am Bein tasten:

- A. femoralis: in der Leistenbeuge
- A. poplitea: in der Kniekehle
- A. dorsalis pedis: am Fußrücken lateral der Sehnen des M. extensor hallucis longus
- A. tibialis posterior: hinter dem Innenknöchel

Die Tastbarkeit der Fußpulse gibt wichtige Hinweise darauf, in welchem Abschnitt der Beinarterien es zu einem Verschluss einer Arterie, z. B. durch Arteriosklerose oder ein Blutgerinnsel, gekommen ist.

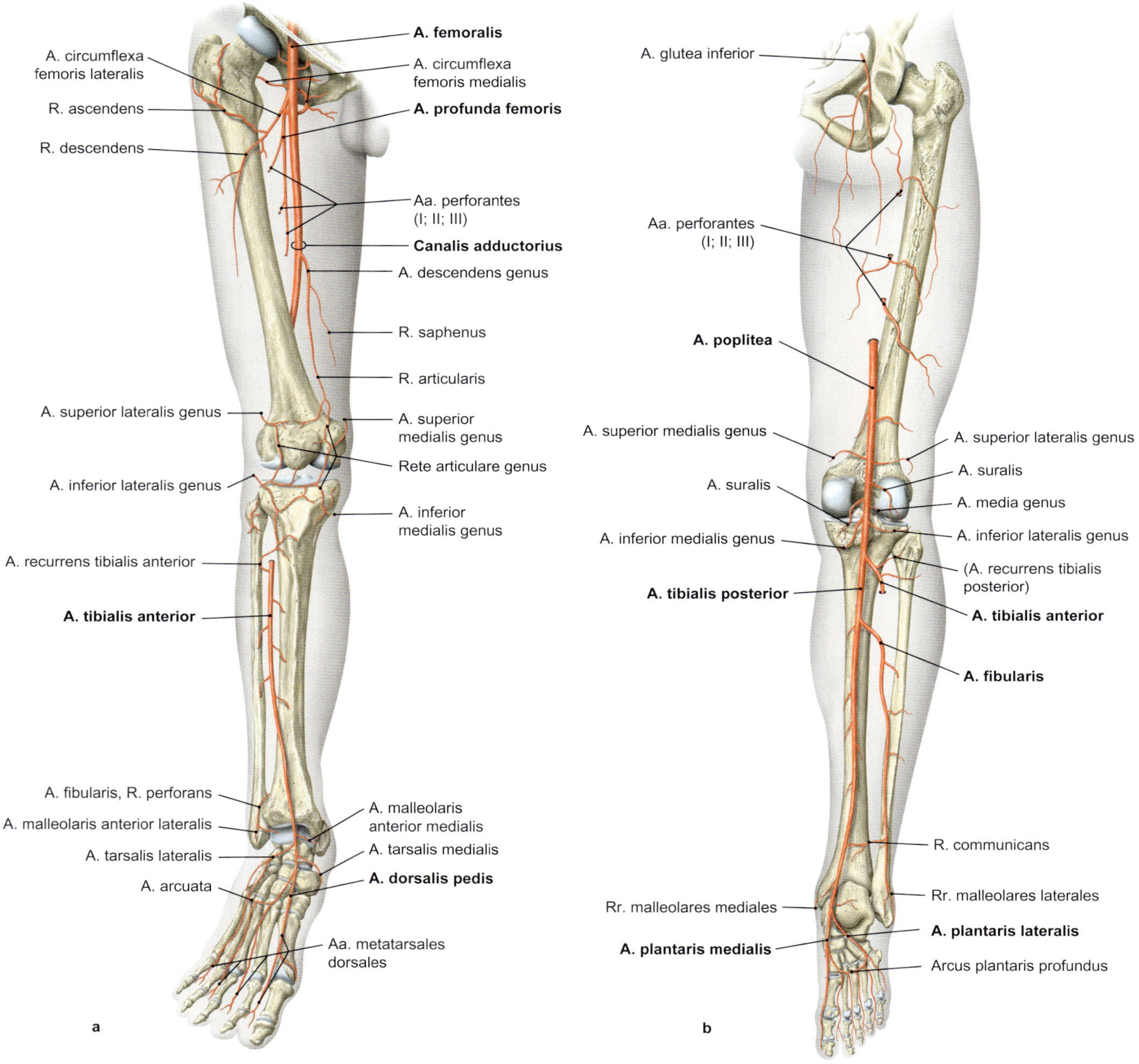

Abb. 5.61 Übersicht über die Arterien des Beins, rechts. [S700-L127] **a** Ansicht von ventral. **b** Ansicht von dorsal.

5.7.1 A. iliaca externa

Das Gefäß bildet sich aus der A. iliaca communis nach Abgabe der A. iliaca interna (➤ Abb. 5.62). Die A. iliaca externa zieht medial des M. psoas major zum Leistenband, das sie in der Lacuna vasorum unterquert. Vorher gibt sie 2 Äste ab:

- **A. epigastrica inferior:** Sie verläuft auf der Rückseite des M. rectus abdominis nach kranial und wirft im parietalen Peritoneum eine Falte auf, die von der Bauchhöhle aus sichtbar ist **(Plica umbilicalis lateralis)**. Sie anastomosiert mit der A. epigastrica superior (A. thoracica interna).
  - R. pubicus: Ast nach medial, der mit dem R. obturatorius eine Anastomose mit der A. obturatoria eingeht
  - A. cremasterica: dünne Arterie beim Mann für die Hodenhüllen, verläuft durch den Leistenkanal
  - A. ligamenti teretis uteri: entsprechende Arterie bei der Frau, die mit dem Lig. teres uteri durch den Leistenkanal zieht
- **A. circumflexa ilium profunda:** Sie zieht innen am Leistenband und am Darmbeinkamm nach lateral und anastomosiert mit der A. iliolumbalis (aus der A. iliaca interna).

Klinik

Wenn die Anastomose zwischen A. epigastrica inferior und A. obturatoria stark ausgebildet ist, kann sie bei Leisten- bzw. Schenkelhernienoperationen verletzt werden. Da dies früher aufgrund der starken Blutung häufig tödlich verlief, wurde diese Variation als **Corona mortis** bezeichnet. In bis zu 30 % der Fälle entspringt die A. obturatoria nicht aus der A. iliaca interna, sondern aus der A. epigastrica inferior.

5.7.2 A. femoralis

Die **A. femoralis** beginnt nach Austritt aus der Lacuna vasorum unter dem Leistenband (➤ Abb. 5.62). Sie verläuft hier zwischen N. femoralis (lateral) und V. femoralis (medial). Das Gefäß zieht durch den Adduktorenkanal und wechselt so auf die Dorsalseite des Beins. Die A. femoralis gibt 5 Äste ab (➤ Abb. 5.63):

- Die **A. epigastrica superficialis** zieht als dünnes Gefäß epifaszial über das Leistenband nach kranial.
- Die **A. circumflexa ilium superficialis** verläuft ebenfalls epifaszial kaudal des Leistenbands nach lateral zur Spina iliaca anterior superior.
- Die **Aa. pudendae externae** verlaufen nach medial und versorgen die äußeren Geschlechtsorgane (Rr. labiales/scrotales anteriores).
- Die **A. profunda femoris** ist der stärkste Ast (s. u.).
- Die **A. descendens genus** wird im Adduktorenkanal abgegeben und bildet Rr. articulares zum Kniegelenk und einen R. saphenus, der den N. saphenus bis etwa zum Knie begleitet.

Klinik

Durch ihre oberflächliche Lage unter dem Leistenband (tastbarer Puls!) ist die A. femoralis leicht zugänglich. Sie wird deshalb ebenso wie die A. radialis am Arm häufig dazu benutzt, Blut für eine arterielle **Blutgasanalyse** zu gewinnen. Außerdem ist sie ein Standardzugangsweg für eine **Herzkatheteruntersuchung.**

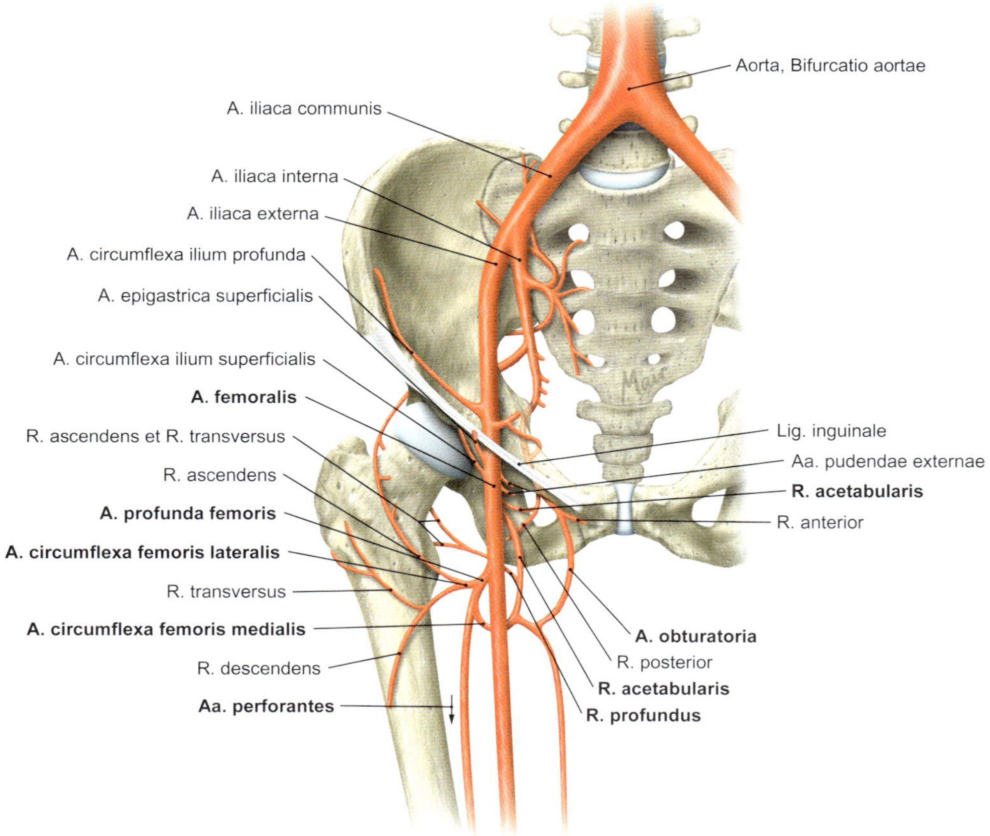

Abb. 5.62 Arterien des Beckens und des proximalen Oberschenkels, rechts. Ansicht von ventral. [S700-L127]

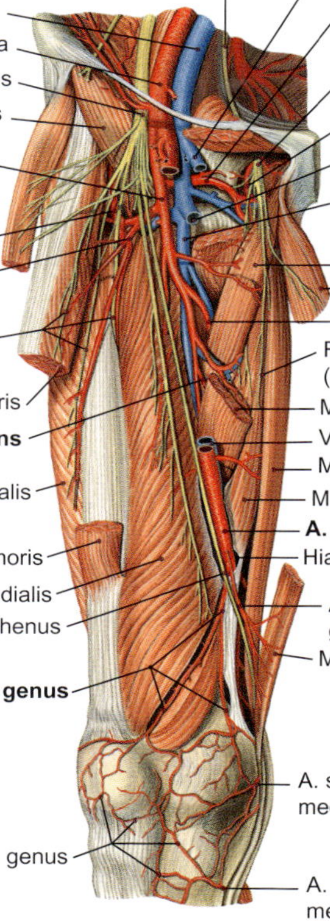

Abb. 5.63 A. femoralis. Ansicht von ventral nach Entfernung von M. sartorius und Teilen des M. rectus femoris. [S700]

A. profunda femoris

Die **A. profunda femoris** ist das wichtigste Gefäß zur Versorgung des Oberschenkels inkl. des Femurkopfs. Sie tritt ca. 5 cm unterhalb des Leistenbands in die Tiefe und zieht parallel zur A. femoralis weiter nach distal. Auf ihrem Weg gibt sie 3 Äste ab (➤ Abb. 5.62):

- **A. circumflexa femoris medialis:** Sie zieht nach medial und hinten und teilt sich weiter auf:
  - R. ascendens für die vorderen Anteile der Adduktoren
  - R. profundus für die hinteren Anteile der Adduktoren, die ischiokruralen Muskeln und den Femurkopf
  - R. acetabularis zum Hüftgelenk; verbindet sich mit dem R. acetabularis der A. obturatoria und zieht im Lig. capitis femoris zum Hüftkopf
- **A. circumflexa femoris lateralis:** Sie verläuft nach lateral unter den M. rectus femoris und hat folgende Äste:
  - R. ascendens nach proximal zu den Glutealmuskeln und zum Schenkelhals; anastomosiert mit der A. circumflexa femoris medialis und der Aa. gluteae superior und inferior
  - R. transversus nach lateral zum M. vastus lateralis
  - R. descendens zum M. quadriceps femoris
- **Aa. perforantes** (typischerweise 3): Sie durchbohren rechtwinklig zum Verlauf der A. profunda femoris die Adduktoren und die ischiokruralen Muskeln und versorgen diese sowie den Femurschaft.

Die Aa. circumflexae femoris medialis und lateralis entspringen zu je etwa 20 % direkt aus der A. femoralis. Sie bilden einen Arterienring um den Femurhals (auch ➤ Abb. 5.14) und versorgen diesen und große Teile des Hüftkopfs. Hierdurch entsteht ein Anastomosengeflecht aus Ästen der A. iliaca interna (Aa. glutea superior und inferior, A. obturatoria) und Ästen der A. profunda femoris (A. circumflexa femoris medialis) (➤ Abb. 5.64).

Klinik

Die in ihrer Ausprägung sehr variablen Gefäßanastomosen können bei akuten Verschlüssen oder Abbinden der A. femoralis proximal des Abgangs der A. profunda femoris die Versorgung des Beins sicherstellen.

MERKE

Die **A. profunda femoris** versorgt den Oberschenkel sowohl auf der Vorderseite als auch auf der Rückseite!

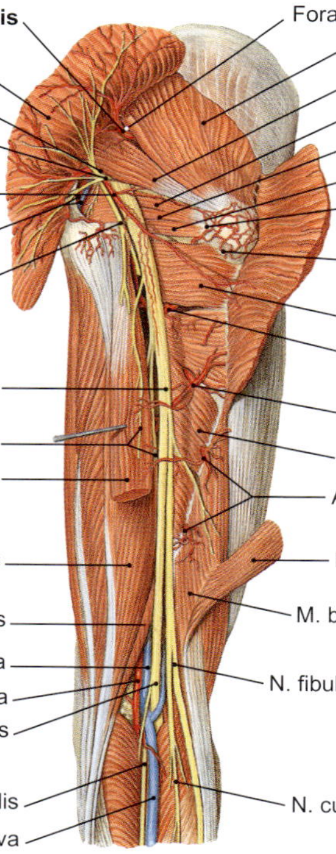

Abb. 5.64 Parietale Äste der A. iliaca interna rechts, Anastomosenregion mit Ästen der A. femoralis. Ansicht von lateral nach Entfernung von Teilen der Mm. glutei maximus und medius. [S700]

5.7.3 A. poplitea

Mit dem Austritt aus dem Adduktorenkanal im Hiatus adductorius geht die A. femoralis in die **A. poplitea** über (➤ Abb. 5.65a). Diese liegt als tiefste der Leitungsbahnen ventral der V. poplitea und durchquertdie Kniekehle (Fossa poplitea), bis sie sich auf Höhe der Tibiakondylen in die **Aa. tibiales anterior und posterior** aufteilt. Sie gibt 6 weitere Äste ab und bildet mit diesen ein Gefäßnetz zur Versorgung des Kniegelenks (Rete articulare genus):

- **A. superior medialis und lateralis genus** um den medialen/lateralen Femurkondylus
- **A. media genus** zum Kniegelenk
- **A. inferior medialis und A. lateralis genus** um die proximale Tibia/das Fibulaköpfchen
- **Aa. surales** zu den Wadenmuskeln

Klinik

Trotz der vielen Zuflüsse sind die Anastomosen des Rete articulare genus meist nicht ausreichend, um eine Versorgung des Beins bei Unterbindung der A. poplitea gewährleisten zu können.

5.7.4 A. tibialis anterior

Das Gefäß durchbohrt die Membrana interossea cruris und zieht auf dieser in der Extensorenloge nach distal (➤ Abb. 5.65b). Hierbei wird sie vom N. fibularis profundus begleitet. Auf Höhe der Sprunggelenke bildet sie die A. dorsalis pedis. Am Unterschenkel gibt die A. tibialis anterior 4 Äste ab:

- **Aa. recurrentes tibialis anterior und posterior:** verlaufen vor und nach dem Durchtritt durch die Membrana interossea zum Kniegelenk zurück
- **Aa. malleolares anteriores medialis und lateralis** zum Gefäßnetz auf dem Innen- und Außenknöchel und zum oberen Sprunggelenk.

A. dorsalis pedis

Sie setzt die Verlaufsrichtung der A. tibialis anterior zur Medialseite des Fußrückens fort und gibt insgesamt 4 Äste ab (➤ Abb. 5.65b):

- **Aa. tarsales medialis und lateralis** zum medialen und lateralen Fußrand
- **A. arcuata:** Sie verläuft bogenförmig über die Basen der Mittelfußknochen und gibt Aa. metatarsales dorsales ab, die sich über Aa. digitales dorsales an der Versorgung der Zehen beteiligen.
- **A. plantaris profunda:** Sie durchbohrt den ersten Zehenzwischenraum und anastomosiert mit dem Arcus plantaris profundus der Fußsohle.

Klinik

Ein nicht tastbarer Puls der **A. dorsalis pedis** bei gleichzeitig vorhandener Tastbarkeit der Pulse der A. poplitea und der A. tibialis posterior deutet auf einen Verschluss der A. tibialis anterior hin. Dies kann durch Arteriosklerose bedingt sein, aber auch ein Kompartmentsyndrom der Extensorenloge anzeigen (s. o.).

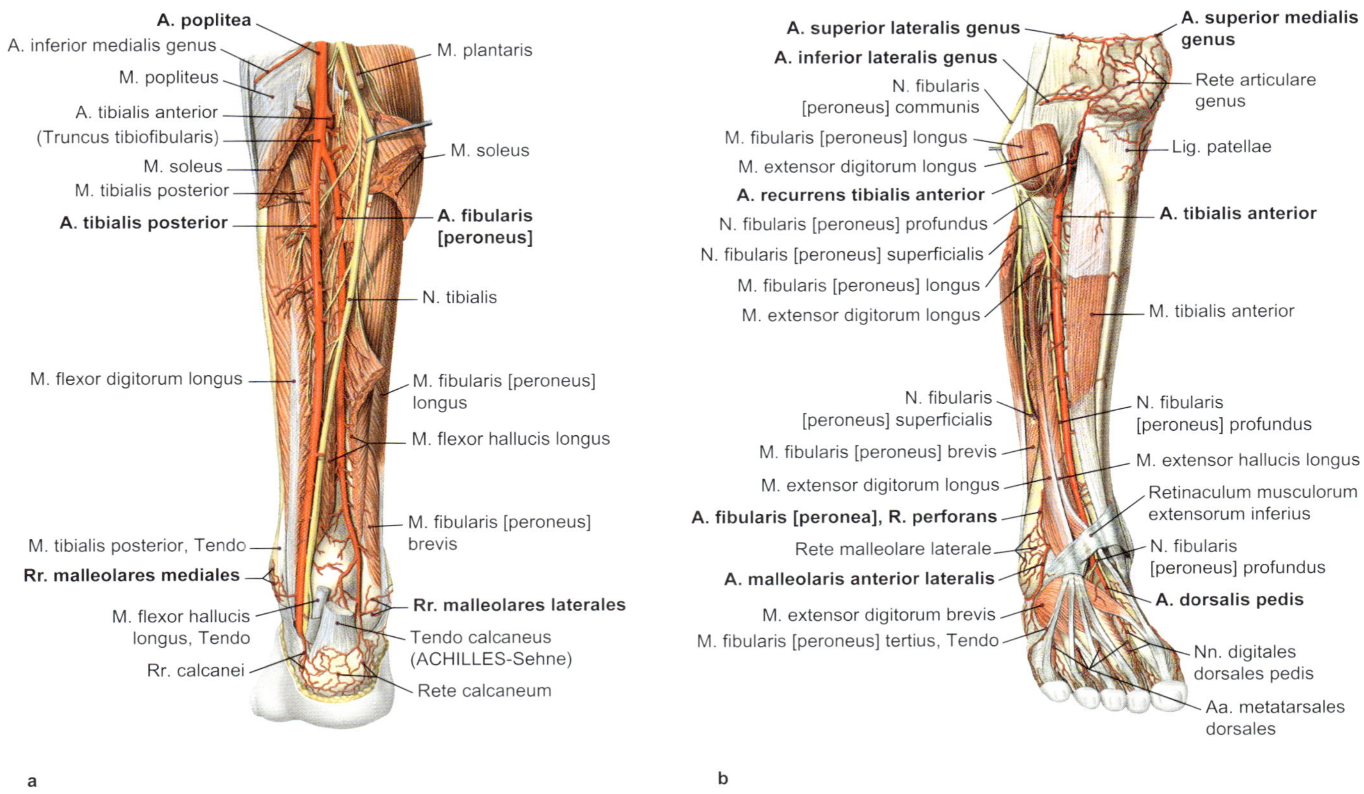

Abb. 5.65 Arterien des Unterschenkels, rechts. a Ansicht von dorsal. **b** Ansicht von ventral. [S700]

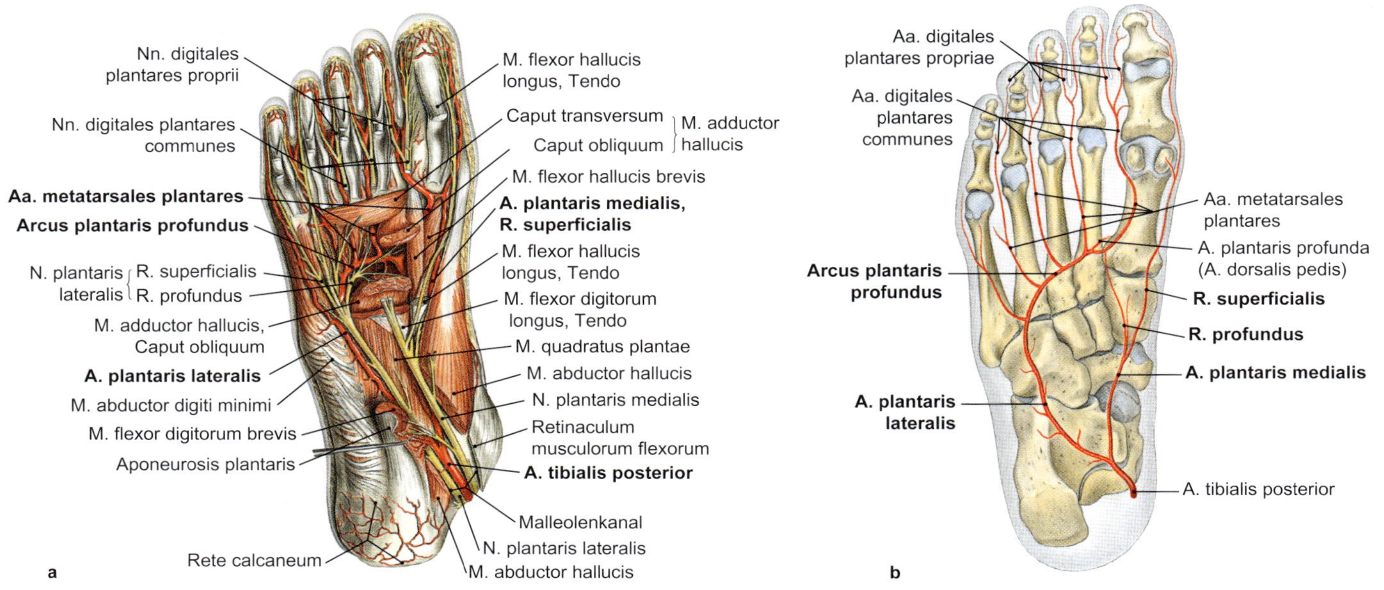

Abb. 5.66 Arterien der Fußsohle, rechts. Ansicht von plantar. [S700] **a** Tiefe Schicht der Gefäße. **b** Schema.

5.7.5 A. tibialis posterior

Die **A. tibialis posterior** setzt den Verlauf der A. poplitea fort (➤ Abb. 5.65a). Sie begleitet den N. tibialis zwischen tiefen und oberflächlichen Wadenmuskeln nach distal hinter den Innenknöchel, den sie wie auch das obere Sprunggelenk mit **Rr. malleolares mediales** versorgt, und gibt **Rr. calcanei** zur Medialseite der Ferse ab. Sie zieht durch die Gefäß-Nerven-Straße im **Malleolenkanal** zur Fußsohle und versorgt dort das untere Sprunggelenk und die übrigen Fußgelenke. Hauptast ist die:

- **A. fibularis:** Sie zieht hinter der Fibula entlang parallel zur A. tibialis posterior nach distal und gibt Rr. malleolares laterales zum Außenknöchel und Rr. calcanei zur Lateralseite der Ferse ab.

An der Fußsohle teilt sich die A. tibialis posterior in ihre beiden Endäste:

- **A. plantaris medialis** (➤ Abb. 5.66a): Sie verläuft medial des M. flexor digitorum brevis und verbindet sich mit dem Arcus plantaris profundus.
- **A. plantaris lateralis:** Sie zieht unter den M. flexor digitorum brevis und bildet den Arcus plantaris profundus (➤ Abb. 5.66b). Dieser „tiefe" Bogen (ein oberflächlicher Bogen ist meist nicht ausgebildet) liegt unter den Basen der Ossa metatarsi und gibt die Aa. metatarsales plantares ab. Diese versorgen mit Aa. digitales plantares communes und Aa. digitales plantares propriae die Unterseite der Zehen.

5.8 Venen der unteren Extremität

Kompetenzen

Nach Bearbeitung dieses Lehrbuchkapitels sollten Sie in der Lage sein:
- das grundlegende Prinzip des venösen Abflusses der unteren Extremität zu verstehen
- die großen epifaszialen Venen zu kennen und am Präparat zu zeigen

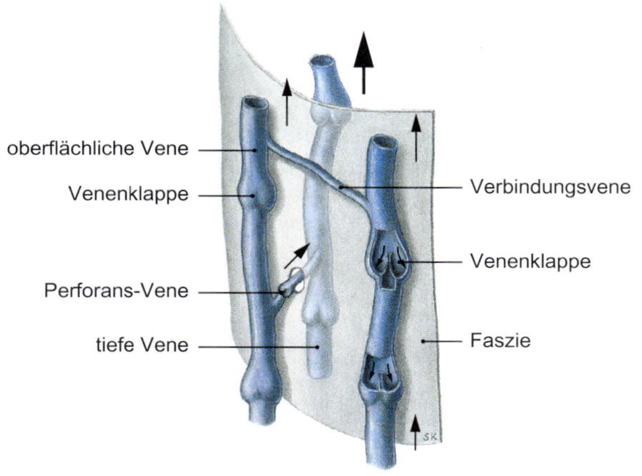

Abb. 5.67 Gliederungsprinzip des venösen Abflusses am Bein, oberflächliche und tiefe Beinvenen mit Klappen. [S700]

Das venöse Blut der unteren Extremität wird über die V. iliaca communis in die untere Hohlvene drainiert. Das **Blut der Hüftregion** gelangt hierbei über Äste der V. iliaca interna (➤ Kap. 8.8.3) und über Äste der V. iliaca externa in die V. iliaca communis. Die Äste der V. iliaca externa (V. epigastrica inferior und V. circumflexa ilium profunda) entsprechen mit Namen und Verlauf den Arterien. Das **Blut des gesamten Beins** wird über die **V. femoralis** gesammelt. Hier unterscheidet man ein oberflächliches (epifasziales) und ein tiefes (arterienbegleitendes) System. Beide Systeme sind über Perforansvenen (Vv. perforantes) verbunden (➤ Abb. 5.67). Diese mit Klappen versehenen Venen erlauben nur den Blutfluss vom oberflächlichen zum tiefen System. Letztlich wird daher der größte Teil des Blutes vom Bein (85 %) über das tiefe System geleitet.
Von den sehr zahlreichen **Perforansvenen** sind 3 Gruppen klinisch wichtig:

- DODD-Venen: auf der Innenseite des Oberschenkels
- BOYD-Venen: auf der Innenseite des proximalen Unterschenkels
- COCKETT-Venen: auf der Innenseite des distalen Unterschenkels

Die **Venen des tiefen Systems** begleiten die Arterien. Wie auch am Arm tragen Arterien und Venen daher den gleichen Namen

(➤ Abb. 5.67). Am Unterschenkel und Fuß begleiten in der Regel 2 Venen die entsprechende Arterie. Die V. poplitea sowie die Venen am Oberschenkel kommen meist nur einfach vor.

Klinik

Bei einer **tiefen Beinvenenthrombose** verschließt ein Blutgerinnsel eine Vene des tiefen Systems (➤ Abb. 5.69). Häufig sind die V. poplitea, die V. femoralis an der Einmündung der V. saphena magna oder die Iliakalvenen betroffen. Mögliche Ursachen sind Gerinnungsstörungen (verstärkte Gerinnbarkeit des Blutes), Immobilisierung (lange Flugreise, Bettlägerigkeit, OP) und orale Kontrazeptiva („Pille", vor allem in Kombination mit Rauchen). In 30 % der Fälle kommt es zur lebensbedrohlichen **Lungenembolie.** Dabei lösen sich Teile des Thrombus in der Beinvene ab, werden über die rechte Herzkammer in den Lungenkreislauf transportiert und verschließen dort einen Ast der A. pulmonalis. Bei Verschluss größerer Arterien kommt es zur Rechtsherzbelastung (akutes Cor pulmonale), die zur Herzinsuffizienz und zum Tod führen kann. Fast immer tritt durch die Minderperfusion der Lunge akute Atemnot auf.

Das **oberflächliche System** besteht aus 2 großen epifaszial gelegenen Venenstämmen und vielen variablen Seitenästen (➤ Abb. 5.68)

- **V. saphena magna**
- **V. saphena parva**

Beide Venen beginnen am Fuß und werden dort vor allem von Gefäßen des Fußrückens (Rete venosum dorsale pedis und Arcus venosus dorsalis pedis) gespeist. Im weiteren Verlauf ziehen die Gefäße im subkutanen Fett, bis sie schließlich die Faszie durchbrechen und in Venen des tiefen Systems münden.

Die **V. saphena magna** formiert sich am medialen Fußrand, zieht *vor* dem Innenknöchel zum Unterschenkel und an der Medialseite

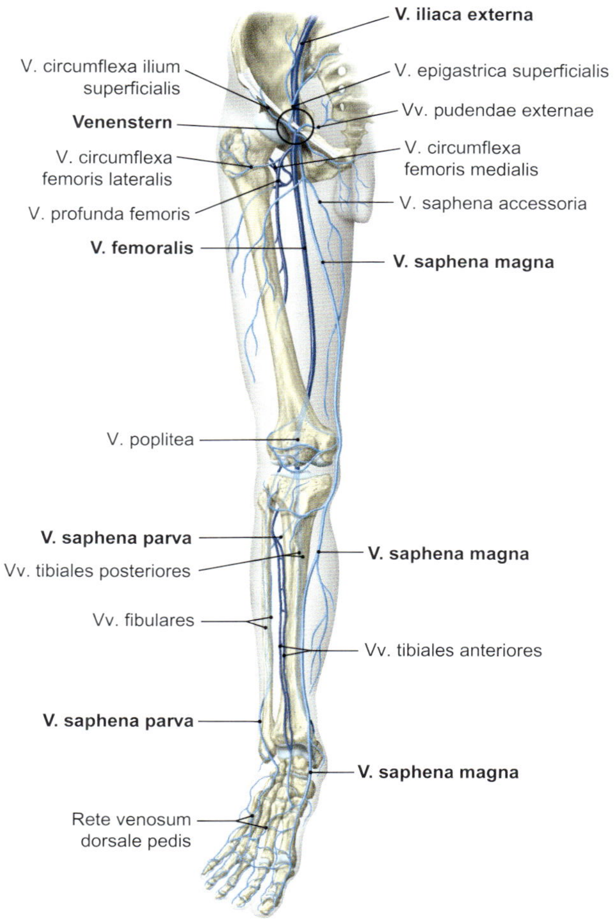

Abb. 5.68 Venen des Beins, rechts. Ansicht von ventral. [S700-L127]

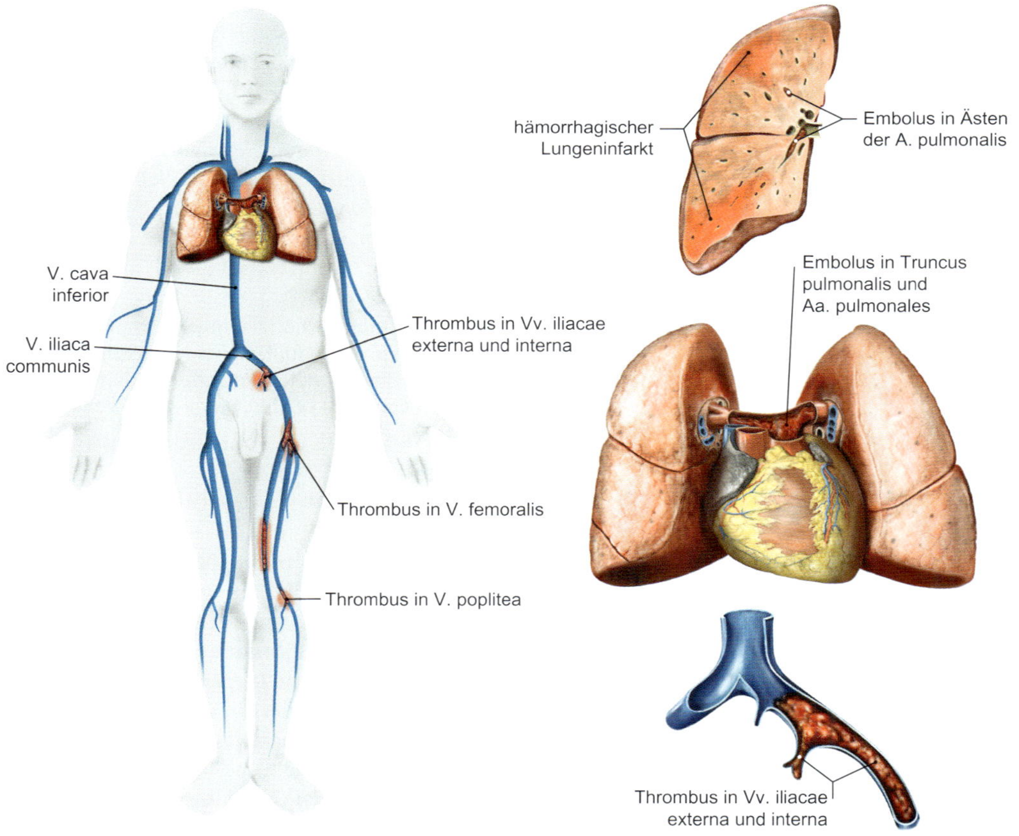

Abb. 5.69 Tiefe Beinvenenthrombose mit der möglichen Folge einer Embolie. [S702-L266]

des Beins weiter nach proximal. Sie gelangt in einer Öffnung der Fascia lata (Hiatus saphenus) knapp unter dem Leistenband unter die Fascia lata und mündet in die V. femoralis. Diese bogenförmige Einmündung wird klinisch auch als „Krosse" bezeichnet. Am Hiatus saphenus nimmt die V. saphena magna noch die epifaszialen Venen der vorderen Hüftregion auf, was als **„Venenstern"** bezeichnet wird:

- V. epigastrica superficialis
- V. cirumflexa ilium superficialis
- V. saphena accessoria
- Vv. pudendae externae

Die **V. saphena parva** entspringt am lateralen Fußrand und zieht *hinter* dem Außenknöchel zur Rückseite des Unterschenkels. Hier zieht sie epifaszial weiter nach proximal und durchbohrt die Fascia cruris, um in der Kniekehle in die V. poplitea zu münden.

Klinik

Bei Funktionsverlust der **Venenklappen** ist der Rückfluss des Blutes zum Rumpf bei aufrechter Körperhaltung vermindert. Die dadurch entstehenden knotig erweiterten Venen des oberflächlichen Systems werden als **Krampfadern** bezeichnet (Varikosis). Bei Insuffizienz der Perforansvenenklappen oder Verlegung der tiefen Beinvenen nach einer tiefen Beinvenenthrombose kann es zur Strömungsumkehr in diesen Gefäßen kommen (das Blut fließt dann vom tiefen zum oberflächlichen System), was zu einer Varikosis der Oberflächenvenen beitragen kann.

5.9 Lymphgefäße der unteren Extremität

Kompetenzen

Nach Bearbeitung dieses Lehrbuchkapitels sollten Sie in der Lage sein:

- die Prinzipien des Lymphabflusses der unteren Extremität zu kennen
- die Lymphknotenstation des Beins und des Beckens mit ihren Drainagegebieten zu erklären

5.9.1 Lymphbahnen

Die großen Lymphbahnen (Kollektoren) der unteren Extremität verlaufen im Wesentlichen entlang der großen Venen. Daher kann man auch hier ein oberflächliches (epifasziales) von einem tiefen (subfaszialen) System unterscheiden. Entsprechend finden sich am Bein oberflächliche und tiefe Lymphknotengruppen.

Über das **oberflächliche System** wird der größere Teil der Lymphe des Beins abtransportiert. Es besteht aus 2 großen Kollektorenbündeln (➤ Abb. 5.70):

- Das **ventromediale Bündel** verläuft entlang der V. saphena magna und zu den oberflächlichen Lymphknoten im Bereich des Leistenbands **(Nodi lymphoidei inguinales superficiales).** Diese geben die Lymphe dann in die tiefen Leistenlymphknoten weiter **(Nodi lymphoidei inguinales profundi).** Das ventromediale Kollektorenbündel drainiert den größten Teil der Lymphe des Beins, abgesehen vom dorsalen Unterschenkel und von der Lateralseite des Fußes.
- Das **dorsolaterale Bündel** zieht mit der V. saphena parva nach proximal und mündet in die oberflächlichen Lymphknoten im Bereich der Kniekehle **(Nodi lymphoidei poplitei superficiales)** und weiter über die **Nodi lymphoidei poplitei profundi** zum tiefen System und zu den tiefen Leistenlymphknoten. Das dorsolaterale Bündel drainiert den dorsalen Unterschenkel und den Fußaußenrand.

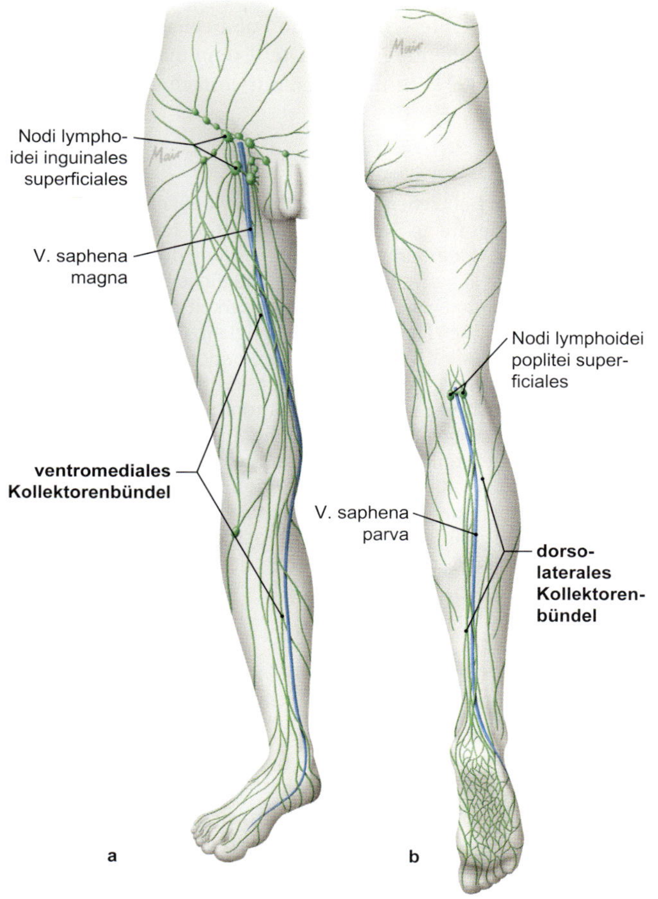

Abb. 5.70 Oberflächliche Lymphbahnen des Beins, rechts. [S700-L127] **a** Ansicht von ventral. **b** Ansicht von dorsal.

Das **tiefe System** drainiert die Lymphe der tiefen Beinregionen direkt in die tiefen poplitealen und inguinalen Lymphknoten. Die Kollektoren verlaufen mit den großen Gefäßen. Weil es nur wenige Lymphgefäße sind, wird über das tiefe System weniger Lymphe als über das oberflächliche System geleitet.

MERKE

Epifasziales System (via oberflächliche Leistenlymphknoten) und subfasziales System laufen in den Nodi lymphoidei inguinales profundi zusammen. Somit wird nahezu die komplette Lymphe der freien unteren Extremität durch die tiefen Leistenlymphknoten geleitet!

5.9.2 Leistenlymphknoten

Die Lymphknoten teilen sich in die epifaszialen Nodi lymphoidei inguinales superficiales und die subfaszialen Nodi lymphoidei inguinales profundi auf.

Die bis zu 25 **oberflächlichen Lymphknoten** liegen auf der Fascia lata lateral und medial am Leistenband (superolaterale und superomediale Gruppe) sowie im Bereich des Hiatus saphenus (inferiore Gruppe) (➤ Abb. 5.71). In die oberflächlichen Lymphknoten wird neben der Lymphe des Beins auch die Lymphe der unteren Anteile von Bauch und Rücken, des äußeren Genitales, des Damms sowie der unteren Abschnitte von Vagina und Analkanal geleitet

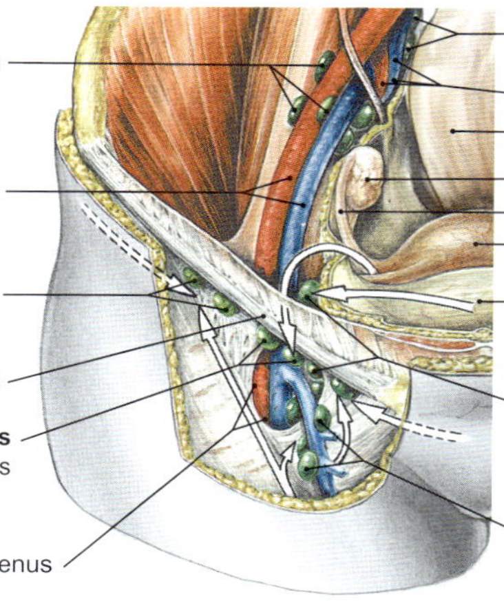

Abb. 5.71 Oberflächliche Leistenlymphknoten und Einzugsgebiete, rechts. [S700]

(➤ Abb. 5.71). Zusätzlich erhalten Lymphgefäße bei der Frau über das Lig. teres uteri von den kranialen Abschnitten des Uterus (Fundus uteri und „Tubenwinkel") Anschluss an die oberflächlichen Leistenlymphknoten. Efferente Lymphbahnen leiten die Lymphe vor allem zu den tiefen Leistenlymphknoten weiter.

Klinik

Eine **Vergrößerung der oberflächlichen Lymphknoten** kann viele Ursachen haben. Hierzu gehören Verletzungen oder Entzündungen am Bein, aber auch tiefsitzende Rektum- und Analkarzinome oder auch Tumoren des äußeren Genitales oder des Uterus (Endometriumkarzinome). Ein sorgfältiges Abtasten der Leistenregion nach vergrößerten Lymphknoten gehört deswegen zu jeder klinischen Untersuchung.

Die 1–3 **tiefen Leistenlymphknoten** liegen unter der Fascia lata im Bereich des Hiatus saphenus und leiten die Lymphe weiter zu den Beckenlymphknoten im Bereich der V. iliaca externa (Nodi lymphoidei iliaci externi).

5.9.3 Beckenlymphknoten

Entlang der großen Gefäße im Becken befinden sich 3 Lymphknotenstationen (➤ Tab. 5.23), in die neben der Lymphe vom Bein auch die Lymphe der Beckenregion geleitet wird (➤ Kap. 8.8.4):

- **Nodi lymphoidei iliaci externi** entlang der V. iliaca externa erhalten die Lymphe von den tiefen Leistenlymphknoten sowie aus Eingeweiden des kleinen Beckens.
- **Nodi lymphoidei iliaci interni** entlang der V. iliaca interna drainieren ebenfalls die Beckeneingeweide.
- **Nodi lymphoidei iliaci communes** um die V. iliaca communis erhalten die Lymphe der Nodi lymphoidei iliaci interni und externi und geben sie an die lumbalen Lymphknoten (Nodi lymphoidei lumbales) weiter. Von dort wird die Lymphe über die Trunci lumbales in den Ductus thoracicus als Hauptlymphstamm des Körpers geleitet (➤ Kap. 8.8.4).

Tab. 5.23 Einzugsgebiete und Abflusswege der Lymphknoten des Beins, von distal nach proximal.

Nodi lymphoidei	Einzugsgebiet	Hauptabfluss zu
Nodi lymphoidei poplitei superficiales	oberflächliche Abschnitte des • dorsalen Unterschenkels • lateralen Fußrands	Nodi lymphoidei poplitei profundi
Nodi lymphoidei poplitei profundi	tiefe Abschnitte von • Unterschenkel • Fuß	Nodi lymphoidei inguinales profundi
Nodi lymphoidei inguinales superficiales	• oberflächliche Anteile des Beins, abgesehen von dorsaler Wade und Fußaußenseite • untere Bauchwand • unterer Rücken • Dammregion, Gesäßregion • unterer Analkanal • äußeres Genitale • Frau: untere Abschnitte der Vagina und Fundus uteri	Nodi lymphoidei inguinales profundi
Nodi lymphoidei inguinales profundi	• tiefe Regionen des Beins • oberflächliche Anteile des Beins via Nodi lymphoidei inguinales superficialis und Nodi lymphoidei poplitei	Nodi lymphoidei iliaci externi
Nodi lymphoidei iliaci externi	• Beckeneingeweide • Nodi lymphoidei inguinales profundi	Nodi lymphoidei iliaci communes
Nodi lymphoidei iliaci interni	• Beckeneingeweide • Beckenwand inkl. Glutealmuskeln • tiefe Dammregion	Nodi lymphoidei iliaci communes
Nodi lymphoidei iliaci communes	• Nodi lymphoidei iliaci externi • Nodi lymphoidei iliaci interni	Nodi lymphoidei lumbales

5.10 Topografisch wichtige Aspekte des Beins

Kompetenzen

Nach Bearbeitung dieses Lehrbuchkapitels sollten Sie in der Lage sein:
- Begrenzungen und Inhalte von Lacuna musculorum und Lacuna vasorum zu zeigen
- Inhalt und Aufbau von Schenkeldreieck, Obturator-Kanal und Adduktorenkanal zu erläutern
- den Aufbau der Gesäßregion zu erklären sowie die durch Foramina supra- und infrapiriforme durchtretenden Leitungsbahnen zu identifizieren
- den Aufbau der Kniekehle sowie die Anordnung der dort verlaufenden Leitungsbahnen darzulegen

5.10.1 Lacuna musculorum und Lacuna vasorum

Das **Leistenband (Lig. inguinale)** zieht von der Spina iliaca anterior superior zum Tuberculum pubicum direkt neben der Symphyse (➤ Abb. 5.72). Die derbe Bindegewebsstruktur wird durch die Aponeurose des M. obliquus externus abdominis und des M. iliopsoas unter Einstrahlen verschiedener Faszien der Rumpfwand (Fascia transversalis) und der Bein- und Beckenregion gebildet (Fascia lata, Fascia pelvis parietalis).
In der Lücke zwischen Leistenband und Hüftknochen treten die Leitungsbahnen aus dem Becken auf ihrem Weg zur Vorderseite des Oberschenkels durch. Der Arcus iliopectineus (eine Verstärkung der Faszie des M. iliopsoas) trennt hier die *lateral* unter dem Leistenband gelegene **Lacuna musculorum** von der *medial* befindlichen **Lacuna vasorum** ab (➤ Abb. 5.72, ➤ Tab. 5.24).

MERKE

Mit der Abkürzung **iVAN** lässt sich die Abfolge der Leitungsbahnen gut einprägen
- **i**nnen
- **V**ene → V. femoralis in Lacuna vasorum
- **A**rterie → A. femoralis in Lacuna vasorum
- **N**erven → R. femoralis des N. genitofemoralis in Lacuna vasorum, N. femoralis in Lacuna musculorum, N. cutaneus femoris lateralis in Lacuna musculorum

Zwischen der V. femoralis und der medialen Begrenzung der Lacuna vasorum (Lig. lacunare, Abspaltung des Leistenbands) befindet sich eine Lücke, die durch eine Bindegewebsschicht (Septum femorale) verschlossen ist. Dieses wird von den Lymphbahnen des Beins durchbrochen, auch einige der tiefen Leistenlymphknoten befinden sich dort.

Klinik

Die Lacuna vasorum ist die Bruchpforte für **Schenkelhernien.** Dabei wird das Septum femorale durchbrochen und es bildet sich eine Öffnung aus, die in Analogie zum Leistenkanal als Schenkelring („Anulus femoralis") bezeichnet wird. Im Gegensatz zu den Leistenhernien treten Schenkelhernien also nicht über dem Leistenband, sondern darunter aus. Schenkelhernien sind die häufigsten Hernien bei Frauen. Sie sind schwierig zu diagnostizieren, da nur sehr große Hernien unter dem Leistenband tastbar sind.

5.10.2 Schenkeldreieck und Adduktorenkanal

Schenkeldreieck

Das Schenkeldreieck (**Trigonum femoris**) ist ein dreieckiges Gebiet auf der Vorderseite des Oberschenkels, in dem die unter dem Leistenband (in der Lacuna vasorum und Lacuna musculorum, s. o.) durchtretenden Leitungsbahnen weiter verlaufen bzw. sich aufteilen (➤ Abb. 5.73a). Es wird *oben* vom Leistenband, *lateral* vom M. sartorius und *medial* von M. gracilis begrenzt (➤ Tab. 5.25). Den *„Boden", d.h. die dorsale Begrenzung*, bilden medial der M. pectineus und lateral der M. iliopsoas.
Entfernt man den M. pectineus, werden darunter (und damit dorsal des Schenkeldreiecks) der N. obturatorius und die A./V. obturatoria sichtbar, die das Becken durch den **Canalis obturatorius,** eine Lücke in der Membrana obturatoria, verlassen haben.

Tab. 5.24 Inhalt von Lacuna vasorum und Lacuna musculorum.

Lacuna vasorum (von medial nach lateral)	Lacuna musculorum (von medial nach lateral)
• tiefe Leistenlymphknoten und Lymphbahnen • V. femoralis • A. femoralis • R. femoralis des N. genitofemoralis	• N. femoralis • M. iliopsoas • N. cutaneus femoris lateralis

Tab. 5.25 Begrenzung und Inhalt des Schenkeldreiecks.

Begrenzung	Inhalt
• kranial: Leistenband • kaudal: M. sartorius • medial: M. gracilis • dorsal: M. iliopsoas und M. pectineus	• Lacuna vasorum und musculorum • Aufzweigung des N. femoralis • Aufzweigung der A./V. femoralis mit Venenstern • Leistenlymphknoten

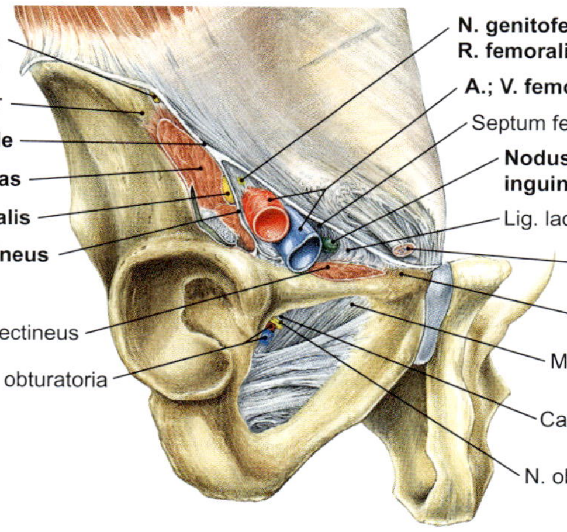

Abb. 5.72 Lacuna vasorum und Lacuna musculorum, rechts. Ansicht von ventral. [S700-L301]

Im Schenkeldreieck teilt sich der N. femoralis in seine Endäste auf und die A. femoralis gibt hier die A. profunda femoris zur Versorgung des Oberschenkels ab. Knapp unter dem Leistenband bilden die epifaszialen Venen den „Venenstern", von dem die V. saphena magna durch den Hiatus saphenus in die Tiefe tritt und in die V. femoralis mündet.

Adduktorenkanal

Distal am Oberschenkel verlaufen die A. und V. femoralis zusammen mit dem N. saphenus (sensorischer Endast des N. femoralis) durch den **Adduktorenkanal** (Canalis adductorius) zur Kniekehle (➤ Abb. 5.73a). Der Kanal wird *ventral* durch das Septum intermusculare vastoadductorium und den M. sartorius, *dorsal* durch den M. adductor longus, *lateral* durch den M. vastus medialis und *medial* durch den M. adductor magnus begrenzt (➤ Tab. 5.26). Das Septum intermusculuare vastoadductorium ist eine Ansatzaponeurose des M. adductor magnus, zieht zum M. vastus medialis und vervollständigt dadurch den Adduktorenkanal zum Tunnel. Der N. saphenus durchbricht das Septum und verläuft epifaszial weiter zum Unterschenkel. Die Vasa femoralia dagegen ziehen medial am Oberschenkelknochen vorbei nach dorsal und unter dem **Hiatus adductorius** durch in die Kniekehle. Der Hiatus adductorius ist ein Sehnenbogen des M. adductor magnus zwischen seinen Ansätzen am Labium mediale der Linea aspera und am Epicondylus medialis.

Tab. 5.26 Begrenzung und Inhalt des Adduktorenkanals.

Begrenzung	Inhalt
• ventral: Septum intermusculare vastoadductorium (bedeckt vom M. sartorius) • dorsal: M. adductor longus • lateral: M. vastus medialis • medial: M. adductor magnus	• A./V. femoralis • N. saphenus • A. descendens genus

5.10.3 Gesäßregion

Die Gesäßregion (Regio glutealis) befindet sich hinter dem Hüftgelenk zwischen Beckenkamm und dem Sulcus glutealis, einer im Stehen sicht- und tastbaren, horizontal verlaufenden Einsenkung der Haut. Diese wird durch straffes Bindegewebe hervorgerufen und entspricht daher nicht dem Unterrand des M. gluteus maximus. Nach Entfernung dieses Muskels werden der M. gluteus medius und die pelvitrochantären Muskeln, das Lig. sacrotuberale und die Leitungsbahnen erkennbar (➤ Abb. 5.73b). Der M. gluteus minimus liegt unter dem M. gluteus medius und wird erst sichtbar, wenn dieser entfernt wird. Der kaudal des M. gluteus medius gelegene M. piriformis ist immer gut erkennbar, kaudal von ihm finden sich das Triplett aus M. obturatorius internus und den beiden Mm. gemelli („M. triceps coxae"). Noch weiter unten liegt der viereckige M. quadratus femoris, der entfernt werden muss, um den M. obturatorius externus darzustellen.
Der **M. piriformis** unterteilt das **Foramen ischiadicum majus** in 2 Lücken: **Foramen suprapiriforme** und **Foramen infrapiriforme.** Kaudal davon begrenzen das Lig. sacrospinale und das Lig. sacrotuberale das Foramen ischiadicum minus. Diese Lücken dienen als Durchtrittsorte für Leitungsbahnen der Glutealregion, der Dammregion, des äußeren Genitales sowie des Beins (➤ Tab. 5.27).

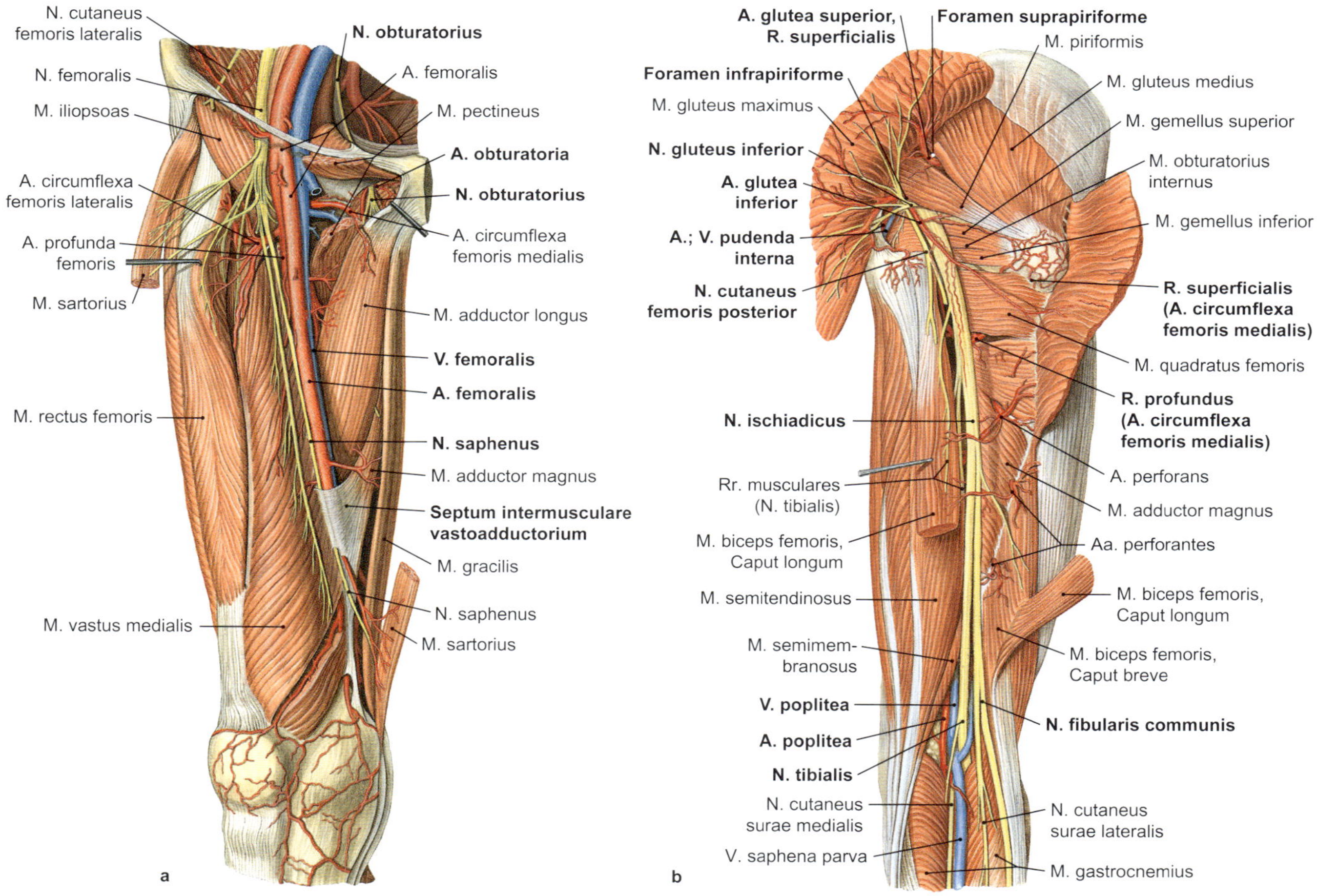

Abb. 5.73 Topografie von Hüfte, Oberschenkel und Kniegelenk, rechts. [S700] **a** Ansicht von ventral. **b** Ansicht von dorsal.

Tab. 5.27 Foramina der Gesäßregion und durchtretende Leitungsbahnen.

Foramen		Lage	Leitungsbahnen
Foramen ischiadicum majus	Foramen suprapiriforme	zwischen M. gluteus medius/minimus und M. piriformis	• N. gluteus superior • A./V. glutea superior
	Foramen infrapiriforme	zwischen M. piriformis und M. gemellus superior	• N. ischiadicus • N. gluteus inferior • N. pudendus • N. cutaneus femoris posterior • Muskeläste für pelvitrochantäre Muskeln • A./V. glutea inferior • A./V. pudenda interna
Foramen ischiadicum minus		zwischen Lig. sacrospinale und Lig. sacrotuberale	• N. pudendus • A./V. pudenda interna

Klinik

Die Regio glutealis wird immer noch häufig für **intramuskuläre Injektionen** verwendet, obwohl sich für die meisten Injektion der M. deltoideus besser eignet. Die Injektion darf dabei zum Schutz der Leitungsbahnen nicht in den M. gluteus maximus vorgenommen werden, sondern muss weiter ventral in den M. gluteus medius erfolgen. Bei der Technik nach VON-HOCHSTETTER wird der Zeigefinger der linken Hand auf die rechte Spina iliaca anterior superior gelegt und der Mittelfinger abgespreizt. Die Injektion wird dann zwischen Zeige- und Mittelfinger vorgenommen.

5.10.4 Kniekehle

Die Kniekehle (Fossa poplitea) ist ein rautenförmiger Bereich hinter dem Kniegelenk (➤ Abb. 5.73b). *Oben* wird sie *lateral* vom M. biceps femoris und *medial* von M. semimembranosus und M. semitendinosus begrenzt. Den *unteren Rand* bilden außen das Caput laterale sowie innen das Caput mediale des M. gastrocnemius (➤ Tab. 5.28). Die großen Leitungsbahnen vom Oberschenkel durchziehen die Kniekehle auf ihrem Weg zum Unterschenkel (➤ Tab. 5.28):

Tab. 5.28 Begrenzung und Inhalt der Kniekehle.

Begrenzung	Inhalt (von oberflächlich nach tief)
• kranial lateral: M. biceps femoris • kranial medial: M. semitendinosus und M. semimembranosus • kaudal: M. gastrocnemius	• N. fibularis communis (lateral) • N. tibialis (mittig) • V. poplitea • A. poplitea

- Am weitesten oberflächlich liegen der N. tibialis (mittig) und der N. fibularis communis (lateral).
- Darunter befindet sich die V. poplitea.
- Am tiefsten liegt die A. poplitea. Hier gibt sie auch ihre Äste zur Versorgung des Kniegelenks ab. Der Puls der A. poplitea ist aufgrund ihrer tiefen Lage häufig nur schwer zu tasten.

MERKE

Von oberflächlich nach tief ordnen sich die Leitungsbahnen in der Kniekehle wie folgt an:
- **N.** tibialis und N. fibularis communis
- **V.** poplitea
- **A.** poplitea

Merkwort: **„NiVeA"**

INNERE ORGANE

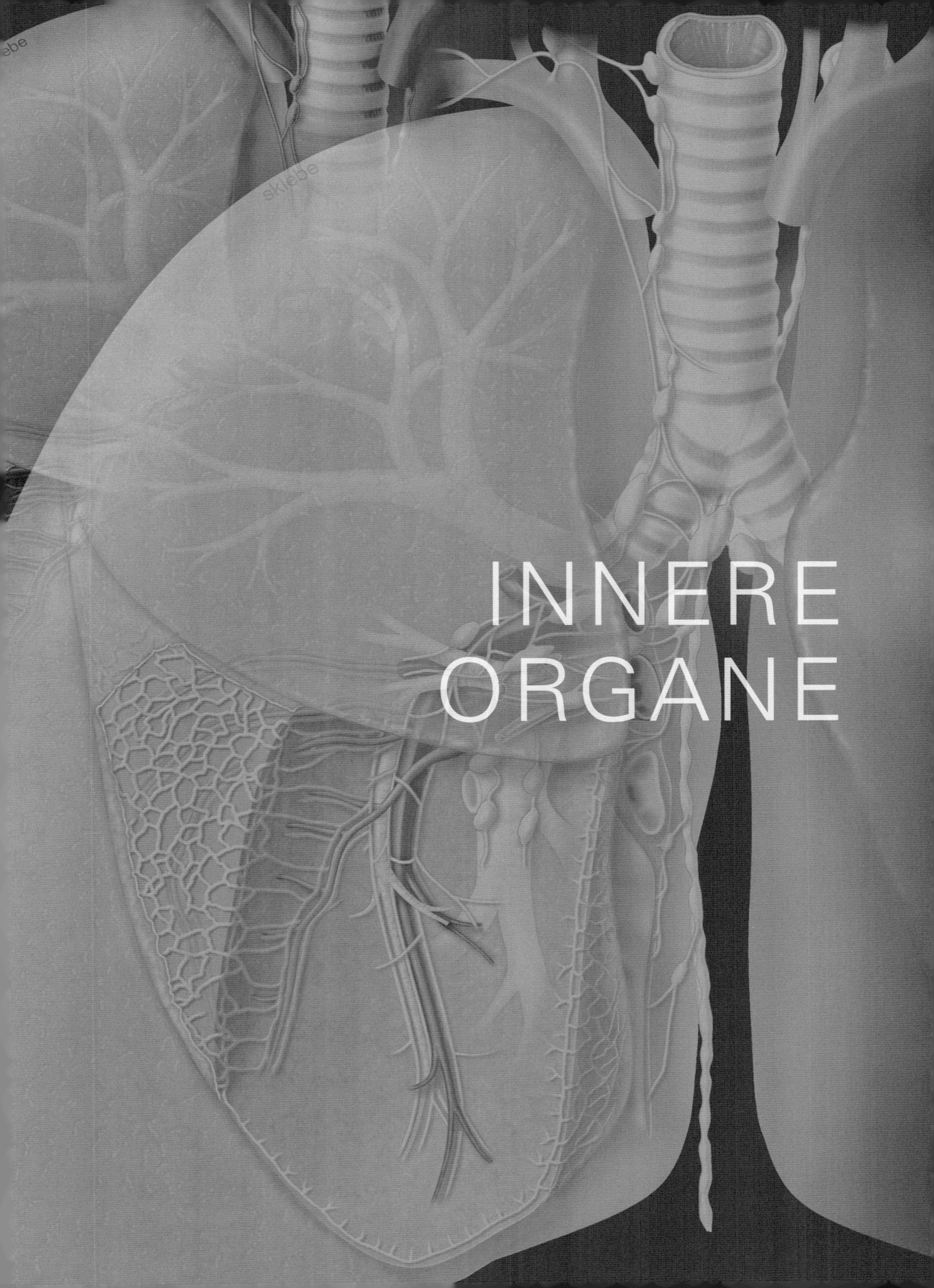

6 Brusteingeweide

Daniela Kugelmann, Jens Waschke

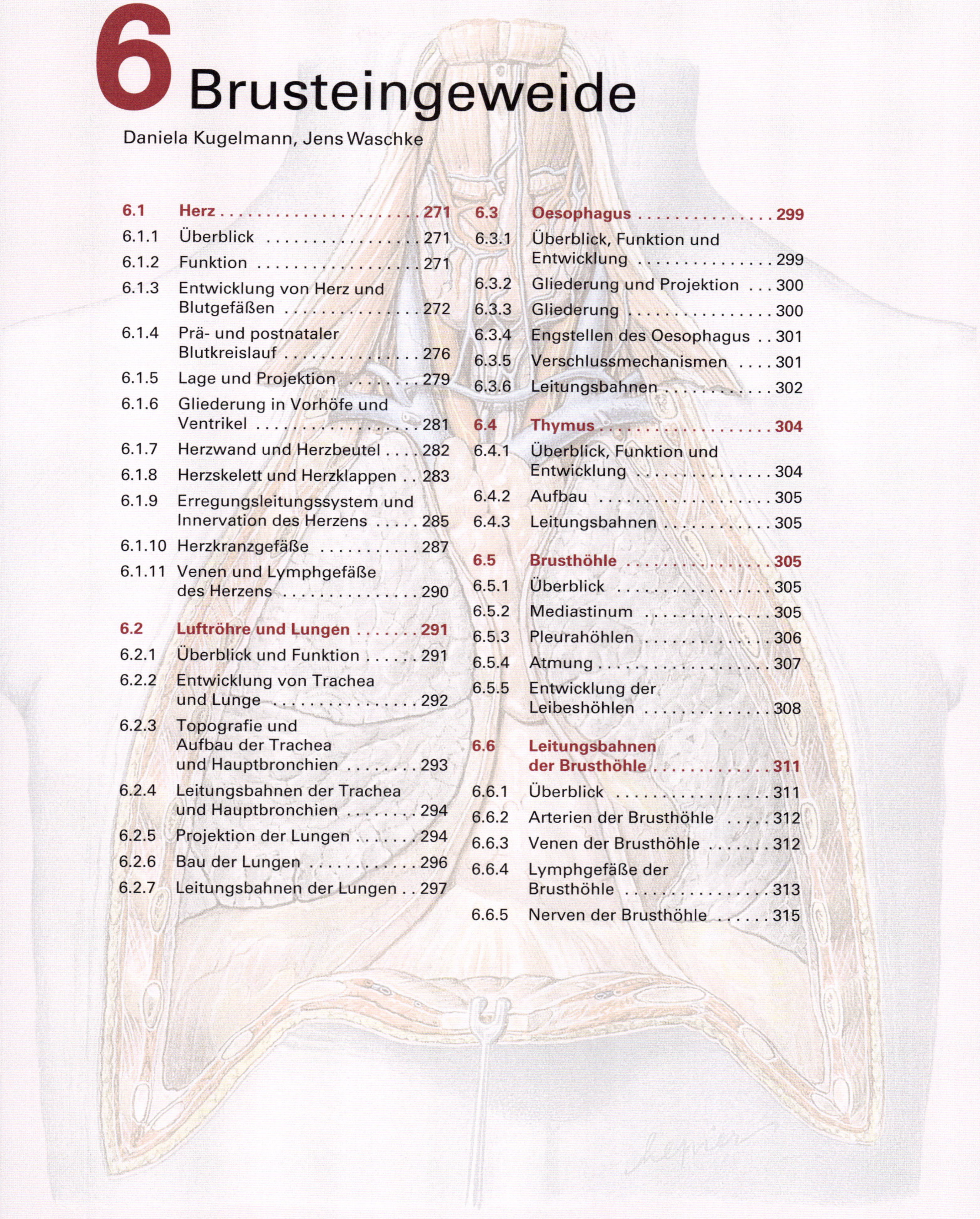

KLINISCHER FALL

Myokardinfarkt (akutes Koronarsyndrom)

Anamnese

Der Notarzt wird zum 73-jährigen Rentner Klaus M. gerufen. Herr M. berichtet, dass er morgens nach dem Frühstück akut auftretende Brustschmerzen verspürt habe, die in den Nacken und linken Arm ausstrahlten. Hinzu kamen Atemnot (Dyspnoe), Schweißausbruch und ein Engegefühl in der Brust. Die Schmerzen seien so stark gewesen und hätten sich auch in vollständiger Ruhe nicht gebessert, sodass er den Notarzt gerufen habe. Anamnestisch lässt sich eine bekannte arterielle Hypertonie (Bluthochdruck) erfragen; sonst sind keine kardialen Vorerkrankungen bekannt. Herr M. gibt an, starker Raucher zu sein und deswegen auch häufiger Probleme mit der Lunge zu haben. Der Notarzt bringt den Patienten umgehend ins Krankenhaus.

Untersuchungsbefund

Kaltschweißiger, dyspnoischer Patient (Atemfrequenz 15/min) mit retrosternal betontem Brustschmerz, ausstrahlend nach links in Hals und Arm. Die Herzfrequenz ist mit 120/min erhöht, der Blutdruck mit 100/60 mmHg erniedrigt. Auskultatorisch ist ein Systolikum (Herzgeräusch in der Austreibungsphase des Herzens) mit Punctum maximum oberhalb der Aortenklappe feststellbar. Die Lungen sind frei.

Diagnostik

Troponin T, Myoglobin, Kreatinkinase (CK und CK-MB) und C-reaktives Peptid (CRP) sind erhöht.
Im EKG zeigen sich ausgeprägte Ischämiezeichen über der Vorderwand (ST-Strecken-Hebung in I, aVL und V_1–V_6).

Vorläufige Diagnose

Diagnostisch weist alles auf ein akutes Koronarsyndrom hin. Zum akuten Koronarsyndrom gehören der Myokardinfarkt (Herzinfarkt) mit oder ohne ST-Strecken-Hebung im EKG (STEMI) und die instabile Angina pectoris. Weil die Marker für Zellnekrose Myoglobin und Kreatinkinase und das herzmuskelspezifische Enzym Troponin erhöht sind, scheidet die instabile Angina pectoris aus. Die ST-Strecken-Hebung im EKG weist auf einen ST-Hebungs-Infarkt hin. Der klinische Befund ist am ehesten vereinbar mit einem Verschluss des R. interventricularis anterior (RIVA) der A. coronaria sinistra (LCA). Differenzialdiagnostisch müssen eine Angina pectoris, eine Aortendissektion, eine Lungenembolie oder Herzfehler ausgeschlossen werden.

Therapie

In der Herzkatheteruntersuchung mit perkutaner transluminaler Koronarangioplastie (PTCA) wird die Gefäßstenose zunächst angiografisch als Ursache bestätigt. Dann wird der R. interventricularis anterior noch während der gleichen Untersuchung mit einem Ballonkatheter erweitert und eine Gefäßstütze (Stent) implantiert.

Weiterer Verlauf

Das Herzkranzgefäß kann mit dem Stent rekanalisiert werden. Im weiteren Verlauf sind die Ischämiemarker rückläufig und es treten keine Komplikationen auf. Der Patient kann nach 2 Wochen mit einer medikamentösen blutverdünnenden (antithrombogenen) Therapie in die Anschlussheilbehandlung verlegt werden. Insgesamt handelt es sich dabei um einen sehr günstigen Verlauf nach Herzinfarkt.

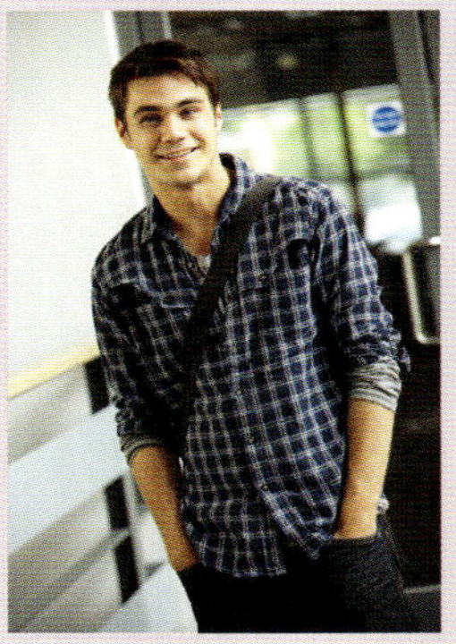

Du bist Student im achten Semester und erlebst während deines Praktikums in der Notaufnahme diesen Fall. Für den Bericht, den du über das Praktikum schreiben musst, machst du dir folgende Notizen:

V.a. ACS!
(Was tun bei Brustschmerzen?!)

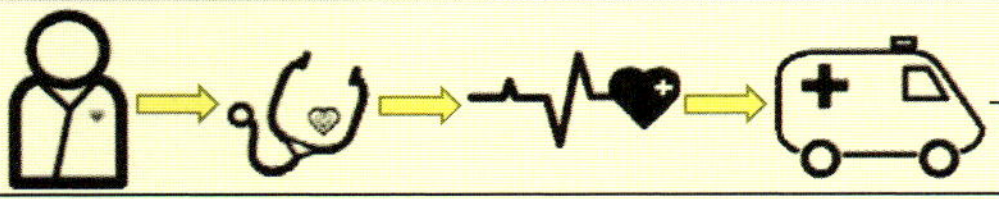

A.: 73-jähriger Pat., seit dem Morgen akute thorakale Schmerzen, ausstrahlend in li. Arm u. Hals. Atemnot, Schweißausbruch, thorakales Engegefühl; keine vollständige Besserung in Ruhe
Raucher (Probleme mit Lunge!), arterielle Hypertonie (AHT)
KU.: kaltschweißig, Dyspnoe, HF 120/min, RR 100/60 mmHg
Systolikum mit
p.m. über Aortenklappe, Lungen frei
Dx.: Trop positiv, Myoglobin, CK, CK-MB und CRP ↑
EKG: ST-Hebungen in I, aVL und V1 – V6 (→ V.a. STEMI!)
Th.: Herzkatheter mit PTCA und Stent (RIVA)
Proc.: Thrombozyten-Aggregationshemmung!

6.1 Herz

Kompetenzen

Nach Bearbeitung dieses Lehrbuchkapitels sollten Sie in der Lage sein:

- die Herzentwicklung mit möglichen Fehlbildungen in Grundzügen zu erklären
- die Umstellung vom fetalen auf den postnatalen Kreislauf darzulegen
- Lage, Ausrichtung und Projektion des Herzens mit randbildenden Strukturen am Präparat und im Röntgenbild zu erläutern
- die innere und äußere Struktur der Herzhöhlen am Präparat zu beschreiben
- Wandschichten des Herzens und des Herzbeutels zu erklären
- Lage, Struktur und Funktion des Herzskeletts zu beschreiben
- Bau, Funktion und Projektion der verschiedenen Herzklappen kennen und am Präparat zu erklären
- Herztöne und Herzgeräusche herzuleiten und ihre Auskultationsorte anzugeben
- das Reizleitungssystem mit genauer Lokalisation von Sinus- und AV-Knoten kennen und am Präparat zu zeigen und die anatomischen Grundlagen des EKG zu verstehen
- die vegetative Innervation des Herzens zu erklären
- die Herzkranzgefäße mit allen wichtigen Ästen am Präparat zu zeigen und deren Bedeutung bei Entstehung, Diagnostik und Therapie der koronaren Herzerkrankung zu beschreiben
- die Venen und Lymphbahnen des Herzens in Grundzügen anzugeben

6.1.1 Überblick

Das Herz (Cor) ist ein kegelförmiges, vierkammeriges, muskuläres Hohlorgan. Die Größe entspricht in etwa der Faust der jeweiligen Person und das Gewicht beträgt durchschnittlich 250–300 g (0,45 % des Körpergewichts; Männer: 280–340 g; Frauen: 230–280 g). Durch die Herzscheidewand wird es in eine linke und eine rechte Hälfte geteilt. Die beiden Herzhälften sind jeweils durch Klappen in einen rechten und linken Vorhof (Atrium dextrum und sinistrum) sowie eine rechte bzw. linke Kammer (Ventriculus dexter und sinister) unterteilt. Die Vorhöfe weisen blind endende Aussackungen auf, die als Herzohren (Auricula dextra und sinistra) bezeichnet werden.
Das Herz ist als übergeordnetes Organ des Herz-Kreislauf-Systems absolut lebensnotwendig. Seine Bedeutung für die Medizin ist u. a. daran zu erkennen, dass sich neben dem Allgemeinmediziner und Hausarzt mehrere Fachdisziplinen wie der Kardiologe und der Herzchirurg auf Erkrankungen des Herzens spezialisiert haben.

Klinik

Ab einem **Herzgewicht von 500 g** reicht die Durchblutung des Herzmuskels durch die versorgenden Eigengefäße (Koronargefäße) nicht mehr aus. Daher steigt das Risiko, dass es zum Durchblutungsmangel (Ischämie) und daher zum Absterben von Herzgewebe kommt (Herzinfarkt). Dieses Gewicht wird als **kritisches Herzgewicht** bezeichnet. Unter pathologischen Bedingungen kann das Herzgewicht bis 1 100 g erreichen, was als **Cor bovinum** (Rinderherz) bezeichnet wird.

6.1.2 Funktion

Das Herz treibt als muskuläre Saug- und Druckpumpe den Blutkreislauf an, der in einen kleinen Kreislauf (Lungenkreislauf) und einen großen Kreislauf (Körperkreislauf) eingeteilt werden kann (➤ Abb. 6.1). Der Kreislauf dient dem Transport des Bluts und seiner Verteilung im Körper. Daher sind seine Funktionen mit denen des Bluts vergleichbar.
Die **wichtigsten Funktionen** des Herz-Kreislauf-Systems sind:

- Sauerstoff- und Nährstoffversorgung des Organismus (Transport von Atemgasen und Nährstoffen bzw. Stoffwechselendprodukten)
- Thermoregulation (Wärmetransport im Blut)
- Abwehrfunktion (Transport von Abwehrzellen und Antikörpern)
- hormonelle Steuerung (Transport von Hormonen)
- Blutstillung (Transport von Blutplättchen und Gerinnungsfaktoren)

Das Herz ist für die kontinuierliche Blutzirkulation zuständig und schlägt im Durchschnitt 70 Mal pro Minute. Hierbei gelangt sauer-

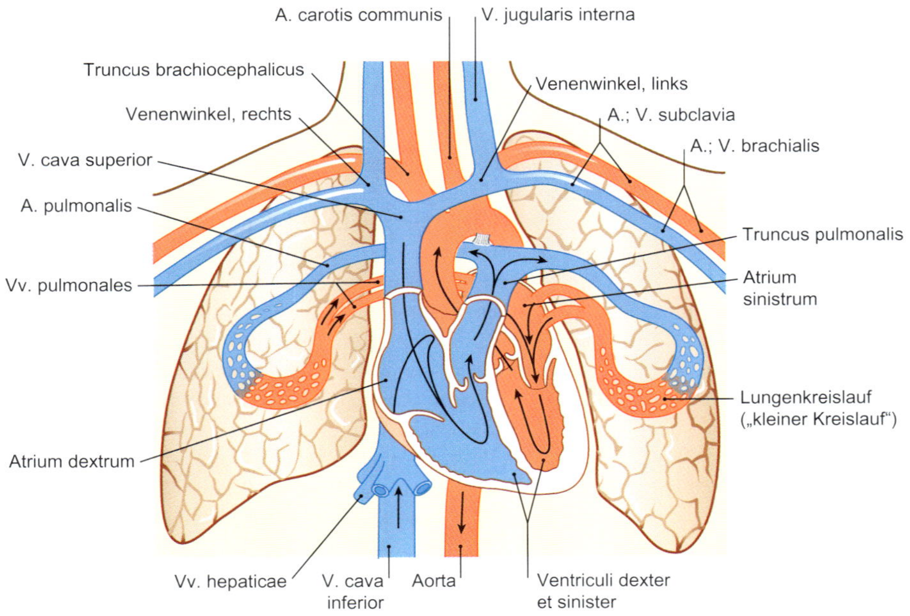

Abb. 6.1 Blutfluss durch Herz und Lungen als Teil des Herz-Kreislauf-Systems; blau = sauerstoffarmes, rot = sauerstoffreiches Blut. [S702-L126]/[B500~M282]

stoffarmes Blut aus dem **Körperkreislauf** über die V. cava inferior und V. cava superior erst in den rechten Vorhof und dann in den rechten Ventrikel. Von dort wird das Blut über den Truncus pulmonalis in den **Lungenkreislauf** gepumpt und mit Sauerstoff angereichert. Mit Sauerstoff gesättigt, fließt es über die Vv. pulmonales zurück in den linken Vorhof, von dort über die linke Kammer und Aorta zurück in den Körperkreislauf (➤ Abb. 6.1).

MERKE

Das rechte Herz pumpt das Blut des Körperkreislaufs in die Lungen (Lungenkreislauf): Vv. cavae → rechter Vorhof → rechter Ventrikel → Truncus pulmonalis → Aa. pulmonales → Lungen
Das linke Herz pumpt das sauerstoffangereicherte Blut in den Körper (Körperkreislauf): Lungen → Vv. pulmonales → linker Vorhof → linker Ventrikel → Aorta

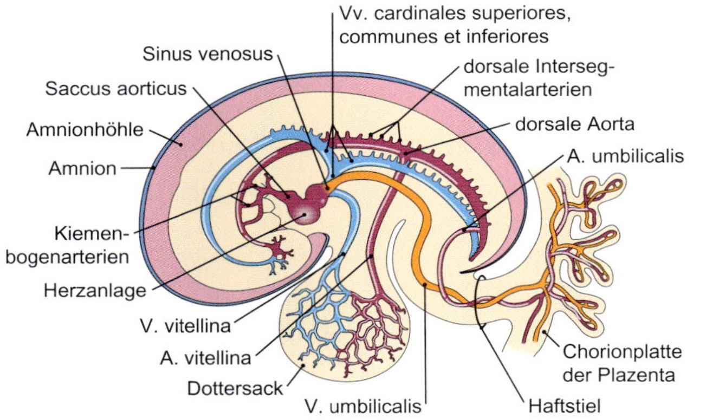

Abb. 6.2 Früher embryonaler Blutkreislauf in der 4. Woche (Tag 26). [E347-11]

6.1.3 Entwicklung von Herz und Blutgefäßen

Das Herz-Kreislauf-System ist das erste funktionierende Organsystem des Embryos (ab 3. Entwicklungswoche!).

Entwicklung der Blutgefäße

Das Herz-Kreislauf-System entwickelt sich aus dem **Mesoderm.** Die ersten Blutgefäße bilden sich in der *3. Woche* zunächst im Dottersack und im Haftstiel, 2 Tage später auch im Embryo (Splanchno- und Somatopleura). Aus den Mesodermzellen gehen dabei zunächst Hämangioblasten als Vorläuferzellen von Blutgefäßendothel und roten Blutkörperchen hervor **(Vaskulogenese)** und bilden Blutinseln. Aus den ersten einfachen Blutgefäßen sprossen weitere neue Gefäße aus **(Angiogenese).** Arterien und Venen weisen zunächst keine strukturellen Unterschiede auf, sondern werden nur nach der Richtung des Blutflusses in Bezug zum Herz unterschieden:

- Arterien: führen das Blut vom Herz weg
- Venen: leiten das Blut zum Herz zurück

Zunächst bilden sich **3 paarige Venenstämme,** die sich im Sinus venosus des Herzens vereinigen (➤ Abb. 6.2):

- **Nabelvene** (V. umbilicalis): bringt sauerstoffreiches Blut aus der Placenta zum Embryo zurück (auch ➤ Kap. 8.6.6)
- **Dottersackvenen** (Vv. vitellinae): führen sauerstoffarmes Blut aus dem Dottersack
- **Kardinalvenen** (Vv. cardinales communes, superiores und inferiores, Vv. sub- und supracardinales): sammeln das sauerstoffarme Blut aus der oberen und unteren Körperhälfte; aus ihnen entstehen die Hohlvenen (Vv. cavae superior und inferior) mit ihren Zuflüssen sowie V. azygos und V. hemiazygos

Aus dem **Saccus aorticus** entspringen die Kiemenbogenarterien, die das Blut in die zunächst paarige Aorta leiten, die sich dann zur Aorta dorsalis vereinigen (➤ Abb. 6.2). Aus der Aorta gehen **3 Arten von Arterien** hervor:

- **Nabelarterien** (Aa. umbilicales): leiten sauerstoffarmes Blut zur Placenta
- **Dottersackarterien** (Aa. vitellinae): bilden nach der Einbeziehung des Dottersacks in das Darmrohr die Gefäße für die 3 Darmabschnitte (Truncus coeliacus für den Vorderdarm, A. mesenterica superior für den Mitteldarm, A. mesenterica inferior für den Hinterdarm)
- **Intersegmentalarterien** (Aa. intersegmentales): aus ihnen werden die Aa. vertebrales, die Interkostal- und Lumbalarterien sowie die Arterien für die Extremitätenanlagen

Die **Kiemenbogenarterien** versorgen die Kiemenbögen, die sich in der 4.–5. Woche bilden. Von den 6 paarigen Kiemenbogenarterien bilden sich die ersten beiden und die fünfte zurück. Derivate der 3., 4. und 6. Kiemenbogenarterien sind:

- A. carotis communis (3. Kiemenbogenarterie)
- A. subclavia (rechts) und Aortenbogen (links) (4. Kiemenbogenarterie)
- Pulmonalarterien (beidseits) und Ductus arteriosus (links) (6. Kiemenbogenarterie)

Klinik

Weil die Umbildungsprozesse bei der Bildung der Hohlvenen sehr kompliziert sind, können Anomalien vorkommen wie eine **doppelte oder linksseitige Ausbildung** der V. cava superior oder inferior.
Anomalien der Kiemenbogenarterien sind z. B. ein **doppelter oder rechter Aortenbogen** und ein abnormer Ursprung der A. subclavia auf der rechten Seite **(A. lusoria).** Diese Fehlbildungen verlaufen meist dorsal von Trachea und Oesophagus, können diese einengen und werden dann durch Atemnot und Schluckstörung auffällig.

Entwicklung des Herzens

Bildung von Herzschlauch und Herzschleife

In der *3. Woche (18. Tag)* bildet sich im Mesoderm des kranialen Pols der Keimscheibe aus der hufeisenförmigen kardiogenen Platte ein Gefäßplexus, dessen Schenkel sich zu einem unpaaren **Endokard**rohr vereinigen. Spalträume um das Endokardrohr führen dorsal der Herzanlage zur Bildung der Perikardhöhle (➤ Kap. 6.5.5). Die innere Schicht (Zölomepithel) des Perikards verdichtet sich zum **Myokard,** welches das Endokard umgibt und einen Herzschlauch bildet, der sich ab dem Ende der 3. Woche rhythmisch kontrahiert. Der Herzschlauch gliedert sich in (➤ Abb. 6.3a, b; ➤ Abb. 6.4):

- ein primitives Atrium mit Sinus venosus als Einströmungssegment
- einen Ventrikel mit Truncus arteriosus als Ausströmungssegment

Teile des rechten Ventrikels sowie der Anschluss des Truncus arteriosus an den Saccus aorticus werden durch Zellen an den Abgängen der Kiemenbogenarterien gesteuert (sekundäres kardiogenes Feld). Zwischen Ventrikel und Truncus arteriosus wölbt sich der Bulbus cordis vor, dessen distaler Anteil als Conus cordis bezeichnet wird. Das **Epikard** entsteht aus einem kleinen Zellareal auf der Außenseite des Sinus venosus (Proepikard), die dann den gesamten Herzschlauch umhüllen. Durch die kraniale Abfaltung verlagert sich das Herz in der Perikardhöhle zusammen mit dem Septum transversum nach kaudal und ventral des Vorderdarms (➤ Abb. 6.3b).

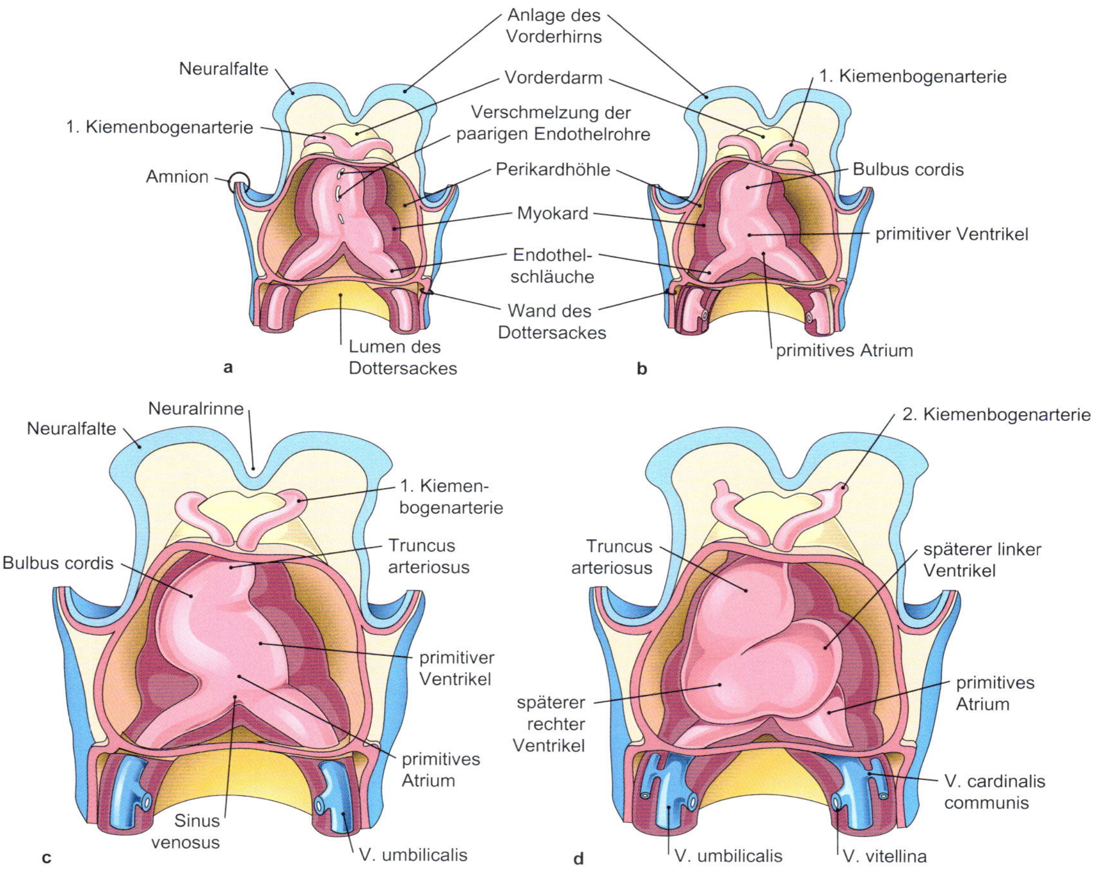

Abb. 6.3 Entwicklung von Herz und Perikardhöhle in der 4. und 5. Woche. [E347-11]

Klinik

Ab dem Ende der 3. Woche beginnt das Herz zu schlagen. Mittels Ultraschall kann ab der 5. Schwangerschaftswoche, d. h. ab der 7. Woche nach der letzten Periode, eine **Schwangerschaft** anhand des Herzschlags nachgewiesen werden.

In der *4.–5. Woche* wächst der spätere rechte Ventrikel schneller als die übrigen Abschnitte, sodass eine S-förmige **Herzschleife** entsteht (➤ Abb. 6.3c, d; ➤ Abb. 6.4). Dabei werden Vorhof und Sinus venosus nach kranial und dorsal verlagert, sodass nun Ein- und Ausstrombahn nach oben gerichtet sind. Der Sinus venosus wird zum rechten und linken Sinushorn verlängert und besitzt Sinusklappen, die den Rückfluss von Blut verhindern sollen. Die Einmündung des Sinus venosus verschiebt sich im Folgenden zunehmend nach rechts. Dabei wird das **rechte Sinushorn** größer und in den rechten Vorhof inkorporiert, wo es den **Sinus venarum cavarum** bildet. Dieser glattwandige Teil des rechten Atriums wird durch die Crista terminalis (kranialer Teil der rechten Sinusklappe) vom übrigen Teil des Vorhofs abgetrennt, der einschließlich des rechten Herzohrs aus dem primitiven Atrium hervorgeht und Muskelbalken (Mm. pectinati) aufweist. Das **linke Sinushorn** wird zum **Sinus coronarius,** der ebenso wie die Mündung der unteren Hohlvene eine eigene Klappe besitzt (kaudaler Teil der rechten Sinusklappe). Ähnlich wie auf der rechten Seite wird die primitive Pulmonalvene bis zu ihrer Verzweigung in den linken Vorhof einverleibt, sodass nun 4 Pulmonalvenen getrennt in den glattwandigen Vorhof einmünden. Nur das linke Herzohr entstammt dem primitiven Vorhof und besitzt Muskelbalken.
Die Zellen des Sinus venosus haben bei der Kontraktion des Herzens Schrittmacherfunktion und bilden nach Integration in den rechten Vorhof dort den **Sinus-** und **AV-Knoten.**

Die Verbindung zwischen Atrium und Ventrikel wird zum Atrioventrikularkanal (Canalis atrioventricularis) eingeengt, der in die Mittellinie verlagert und durch Endokardkissen in eine rechte und linke Atrioventrikularöffnung unterteilt wird (➤ Abb. 6.4). Die Endokardkissen entstammen der Herzgallerte, die sich zwischen Endokard und Myokard ausbildet, und werden später zu den **Segelklappen.** Bei seiner Entwicklung verliert das Herz zunehmend seine Verbindung zur dorsalen Wand der Perikardhöhle (Mesocardium dorsale), bis diese auf die Umschlagfalten des Epikards in das Perikard reduziert sind. Zwischen diesen bildet sich der **Sinus transversus pericardii.**

Septierung des Herzens

In der *5.–7. Woche* entwickelt sich die **Kammerscheidewand** (Septum interventriculare). Hier bildet sich kaudal nahe der Herzspitze zunächst der muskuläre Teil des Septums (Pars muscularis), das die beiden Ventrikel unvollständig separiert. Diese kommunizieren aber bis zum Ende der 7. Woche durch ein **Foramen interventriculare** miteinander, bis die Pars membranacea des Septums die beiden Ventrikel endgültig trennt (➤ Abb. 6.5).
In der *5. Woche* werden auch der Conus cordis und der Truncus arteriosus durch Wülste getrennt, die durch Proliferation von Neuralleistenzellen gebildet werden (➤ Abb. 6.6). Diese Wülste vereinigen sich unter Ausbildung eines **Septum aorticopulmonale,** das die Ausstrombahn spiralig untergliedert, und bildet mit dem sich anschließenden Saccus aorticus den **Truncus pulmonalis** und die **Aorta.** Im Truncus arteriosus bilden je 3 Endokardkissen die Taschenklappen der Pulmonal- und Aortenklappe.
Die Vorhofseptierung erfolgt ebenfalls in der *5.–7. Woche* und beginnt mit der Bildung des **Septum primum,** das von dorsal oben ein-

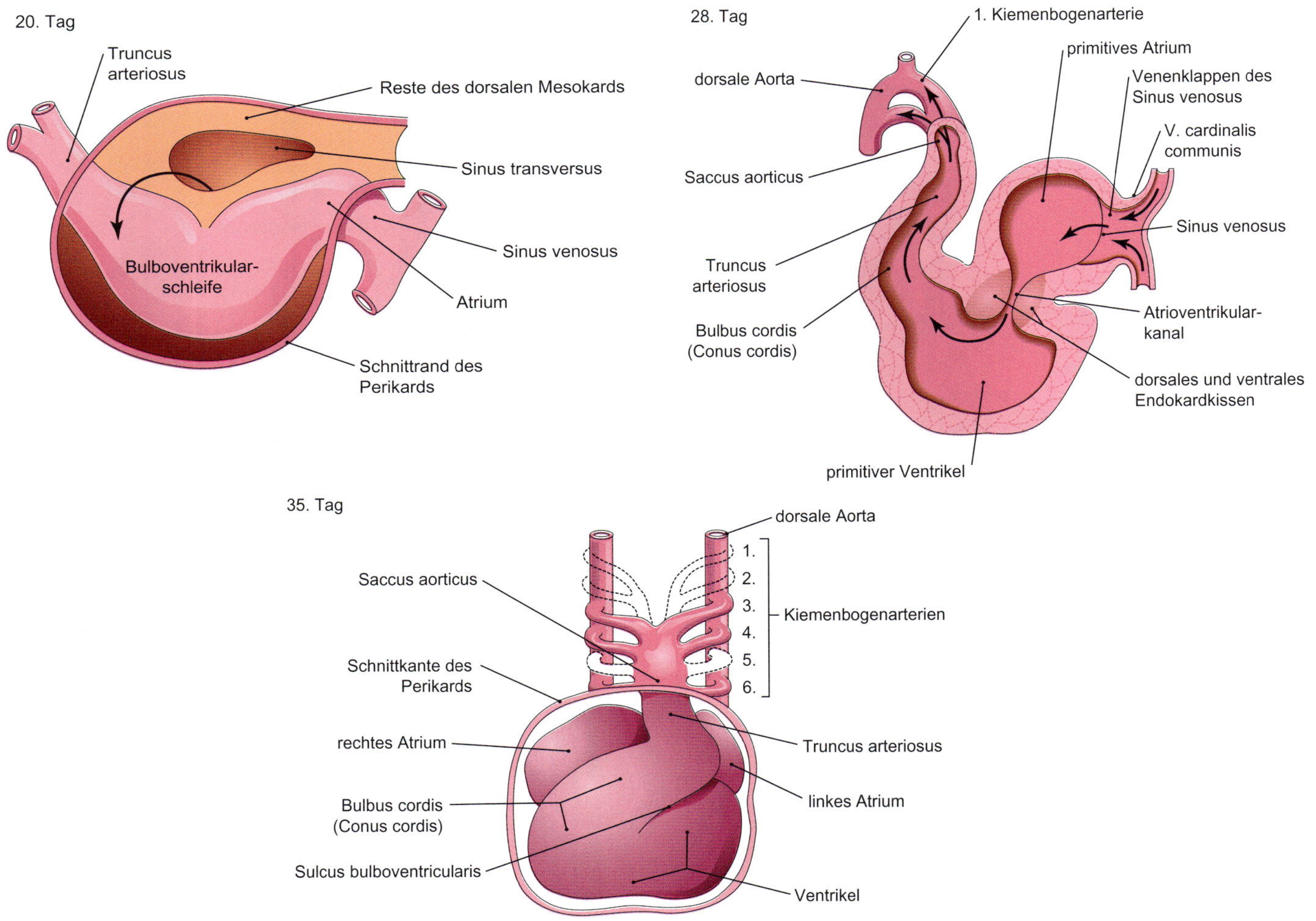

Abb. 6.4 Stadien der Herzentwicklung in der 3.–5. Woche. [E347-11]

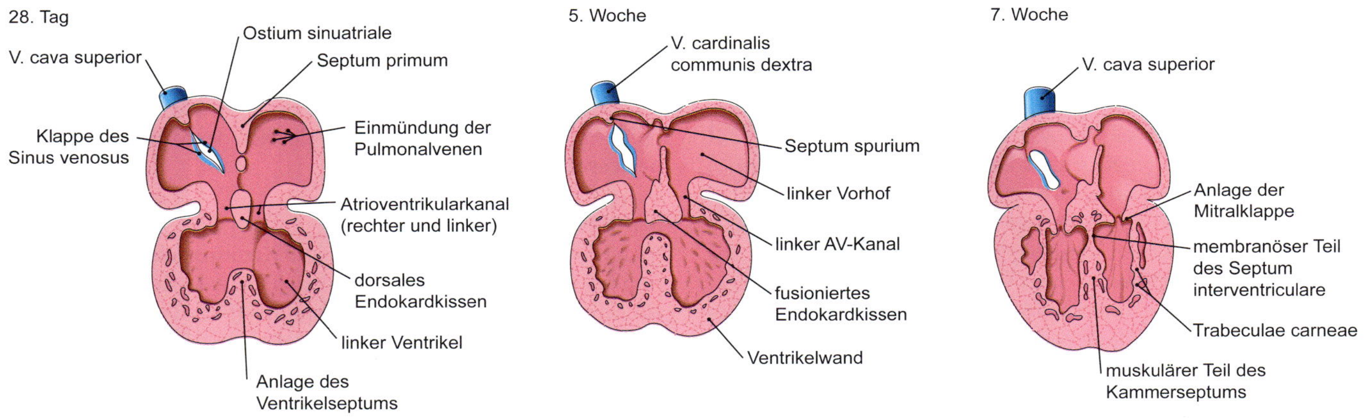

Abb. 6.5 Septierung der Ventrikel in der 4.–7. Woche. [E347-11]

wächst und unten zunächst das Ostium/Foramen primum freilässt (➤ Abb. 6.7a). Im oberen Abschnitt des Septum primum entsteht durch programmierten Zelltod (Apoptose) das Ostium/Foramen secundum (➤ Abb. 6.7b). Dann entwickelt sich rechts vom Septum primum das **Septum secundum,** mit dem die linke Sinusklappe verschmilzt (➤ Abb. 6.7c, e). Beide Septen legen sich aneinander und begrenzen zusammen das **Foramen ovale** (➤ Abb. 6.7d, f).

Das Septum primum bildet die Valvula foraminis ovalis, die eine gerichtete Strömung des Blutes vom rechten in den linken Vorhof ermöglicht. Nach der Geburt verschließt die Valvula foraminis ovalis das Foramen ovale durch den Druckanstieg im linken Vorhof. Vom Septum secundum bleibt der Limbus fossae ovalis.

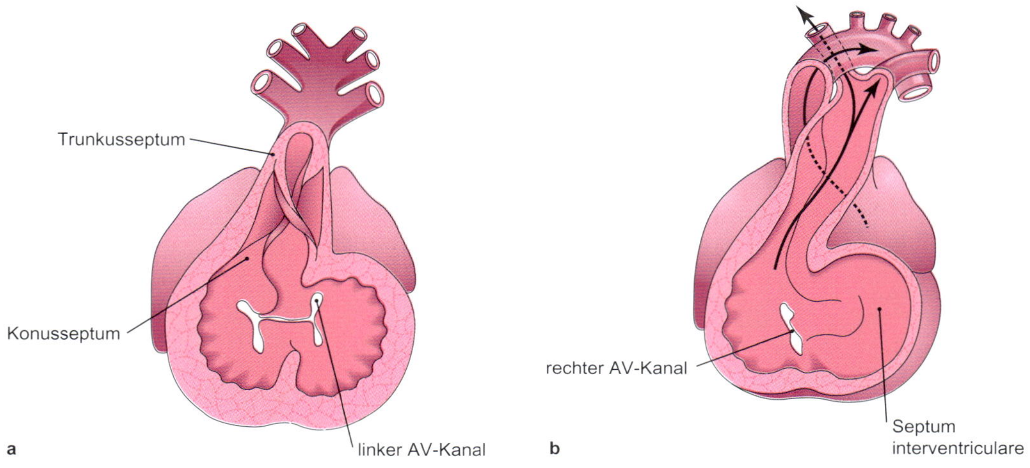

Abb. 6.6 Septierung der Ausstrombahn; Ansicht von ventral nach Entfernung der ventralen Wand des Herzens. [E347-11] **a** Darstellung von Truncus- und Konusseptum etwa in der 5. Woche. **b** Darstellung des Septum interventriculare etwa in der 6. Woche.

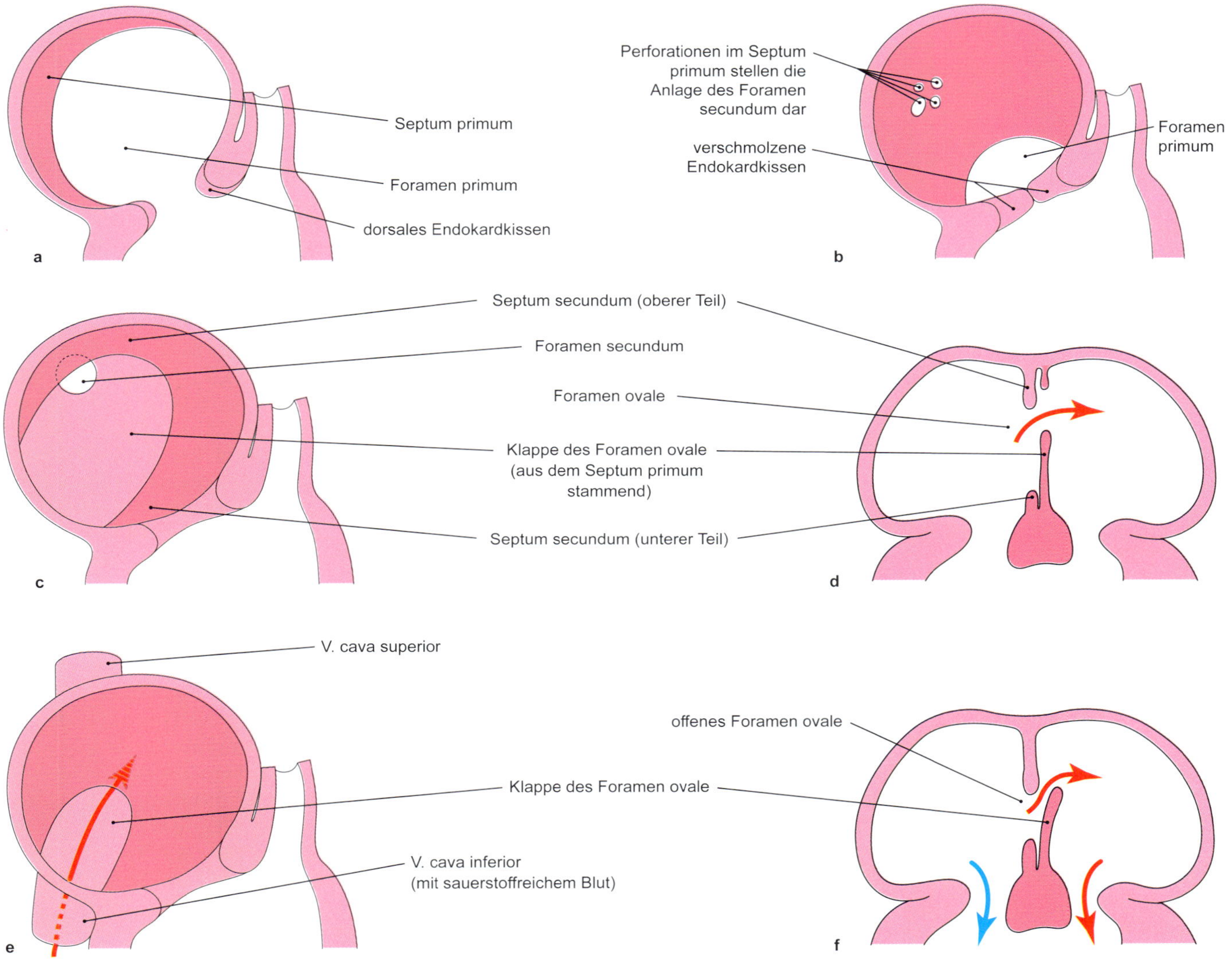

Abb. 6.7 Septierung der Vorhöfe. [E347-11] Das Vorhofseptum ist entweder von der rechten Seite aus (a–c, e) oder als Frontalschnitt (d, f) dargestellt. Ein blauer Pfeil symbolisiert sauerstoffarmes, ein roter sauerstoffreiches Blut.

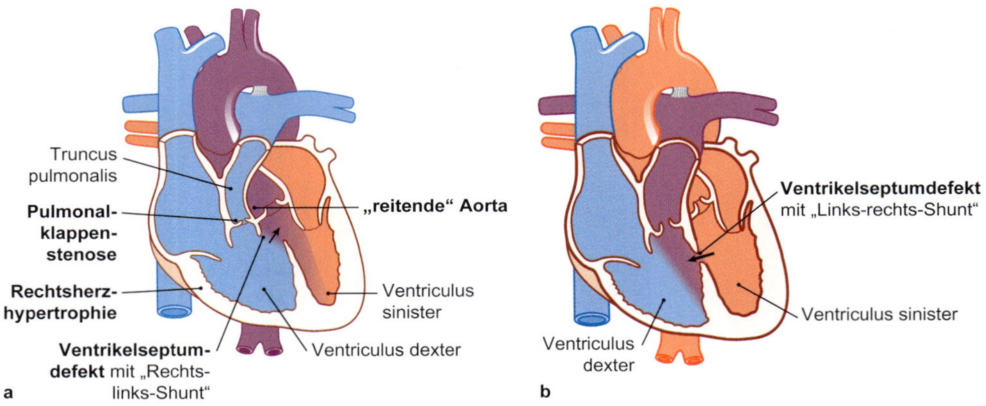

Abb. 6.8 Angeborene Herzfehler. [S702-L126]/[F201-035]
a FALLOT-Tetralogie. **b** Ventrikelseptumdefekt.

Klinik

Angeborene Herzfehler treten bei 0,75 % aller Neugeborenen auf und sind damit die häufigsten Entwicklungsstörungen. Nicht alle Herzfehler (Vitien) sind behandlungsbedürftig, weil sie funktionell oft nicht relevant sind und sich z. T. spontan schließen. Pathophysiologisch lassen sich die häufigsten Herzfehler in 3 Gruppen einteilen:

- **Vitien mit Links-rechts-Shunt** zählen zu den häufigsten angeborenen Herzfehlern: Ventrikelseptumdefekt 25 % (häufigster angeborener Herzfehler! [➤ Abb. 6.8b]), Vorhofseptumdefekt 12 %, offener (persistierender) Ductus arteriosus 12 % (➤ Kap. 6.1.4). Das Blut fließt aufgrund des höheren Drucks im Körperkreislauf von links nach rechts in den Lungenkreislauf. Erfolgt keine operative Sanierung, kommt es durch die pulmonale Hypertonie zur Rechtsherzinsuffizienz.
- **Vitien mit Rechts-links-Shunt:** FALLOT-Tetralogie 9 % (➤ Abb. 6.8a), Transposition der großen Gefäße 5 %. Diese Vitien sind durch Blaufärbung der Haut (Zyanose) gekennzeichnet, weil sauerstoffarmes Blut aus dem Lungenkreislauf in den großen Körperkreislauf gelangt.
- **Vitien mit Obstruktion:** Pulmonalklappenstenose 6 %, Aortenklappenstenose 6 %, Aortenisthmusstenose 6 % (➤ Kap. 6.1.4, ➤ Abb. 6.11). Es kommt zur Hypertrophie des jeweiligen Ventrikels.

Die **FALLOT-Tetralogie** ist der häufigste zyanotische Herzfehler und macht 65 % aller angeborenen zyanotischen Herzfehler aus (➤ Abb. 6.8a). Es handelt sich um eine Kombination aus:

- Pulmonalklappenstenose
- „reitender“ Aorta
- rechtsventrikulärer Hypertrophie
- Ventrikelseptumdefekt

Durch die asymmetrische Septierung des Conus arteriosus ist die Pulmonalklappe zu eng, die Aorta dagegen zu weit und über das Septum verlagert („reitend“). Durch die enge Pulmonalklappe kommt es zur Rechtsherzhypertrophie, die für den Rechts-links-Shunt durch den Ventrikelseptumdefekt und damit die Zyanose verantwortlich ist.

6.1.4 Prä- und postnataler Blutkreislauf

Pränataler Kreislauf

Die Entwicklung von Herz und Blutgefäßen ist in ➤ Kap. 6.1.3 dargestellt.
Der pränatale Kreislauf (➤ Kap. 1.5.3) weist verschiedene Besonderheiten auf, die dadurch begründet sind, dass verschiedene Organe noch nicht vollständig entwickelt sind und nicht ihre endgültige Funktion aufnehmen können. Die Lunge ist noch nicht vollständig entfaltet, da sie noch mit Fruchtwasser gefüllt ist und die Sauerstoffversorgung des Kindes von der Placenta übernommen wird (➤ Kap. 8.6.6). Daher sind die Pulmonalgefäße vor der Geburt eng gestellt und es findet kein Gasaustausch in der Lunge statt. Auch das Kapillarbett der noch unreifen Leber besitzt einen hohen Strömungswiderstand. Diese Organe müssen in der pränatalen Zirkulation durch Umgehungskreisläufe ausgespart werden, sodass nicht das gesamte Blut die Organe passiert. So gibt es im Vorhof und an den großen Gefäßen des Herzens einen **physiologischen Rechts-links-Shunt** und eine Umgehung an der Leber, die das Blut direkt in die V. cava inferior drainiert (➤ Abb. 6.9).
Die 3 wichtigsten Strukturen des **pränatalen Umgehungskreislaufs** sind:

- das Foramen ovale: Shunt auf Vorhofebene
- der Ductus arteriosus (klinisch: BOTALLI): Shunt an den großen Herzgefäßen
- der Ductus venosus (klinisch: ARANTII): Umgehungsgefäß um die Leber

Das sauerstoff- und nährstoffreiche Blut fließt aus der Placenta in der V. umbilicalis der Nabelschnur durch den Bauchnabel (Umbilicus) zur Leber. Ein Teil des Blutes gelangt direkt in die Kapillaren der Leber, der überwiegende Anteil umgeht wegen des hohen Strömungswiderstandes die Leber und gelangt über den **Ductus venosus** direkt in die untere Hohlvene (V. cava inferior) und weiter in den rechten Vorhof (Kurzschluss der Leber). In der V. cava inferior findet bereits eine Durchmischung des sauerstoffreichen Blutes der Placenta mit dem Blut aus der unteren Körperhälfte statt. Die sichelförmige Klappe an der Einmündung der V. cava inferior in den rechten Vorhof (Valvula venae cavae inferioris) leitet das Blut direkt auf das Foramen ovale zu. Das **Foramen ovale** ist eine direkte Kurzschlussverbindung in der Scheidewand zwischen rechtem und linkem Vorhof (Septum interatriale), sodass das Blut auf direktem Weg unter Umgehung der Lunge über die Aorta in den großen Kreislauf geleitet werden kann. Ein Teil des Blutes, vor allem das Blut aus der oberen Körperhälfte, das über die obere Hohlvene (V. cava superior) in den rechten Vorhof fließt, gelangt in den rechten Ventrikel. Dieses Blut fließt zum großen Teil über den **Ductus arteriosus,** einer direkten Verbindung zwischen Truncus pulmonalis und Aorta, in den Körperkreislauf. 65 % des Blutes fließen über die Aa. umbilicales zurück zur Placenta. Die restlichen 35 % strömen durch die Organe der unteren Körperhälfte.

Postnataler Kreislauf

Nach der Geburt wird der plazentare Kreislauf durch das Abklemmen der Nabelschnur unterbrochen. Der CO_2-Partialdruck im Blut des Neugeborenen steigt an. Das Atemzentrum wird angeregt und die Lunge nimmt ihre Funktion auf. Die Kurzschlussverbindungen müssen nun unterbrochen werden (➤ Abb. 6.10):

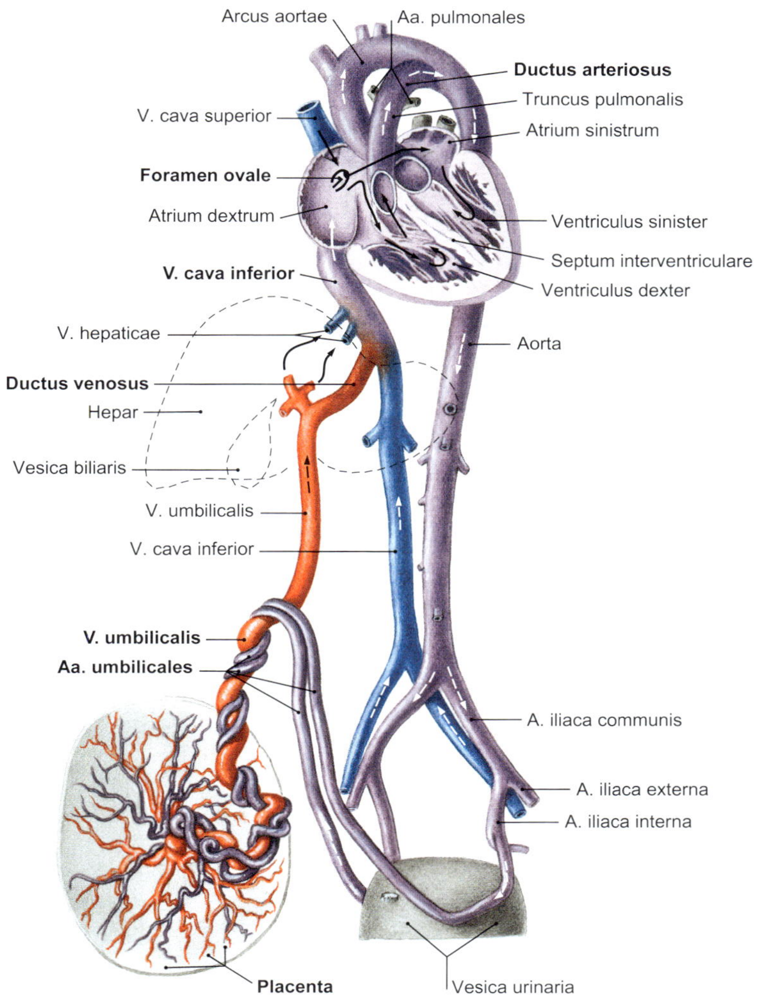

Abb. 6.9 Pränataler Kreislauf. [S700]

- Durch die Druckerhöhung im linken Vorhof kommt es zum funktionellen Verschluss des **Foramen ovale.** Die Valvula foraminis ovalis verwächst später mit dem Septum secundum. Als Relikt verbleibt die Fossa ovalis.
- Der **Ductus arteriosus** verschließt sich aktiv durch Kontraktion der glatten Muskulatur, die durch den hohen Sauerstoffgehalt ausgelöst wird. Vier Tage nach Geburt ist er im Regelfall ganz verschlossen. Als Relikt findet man beim Erwachsenen das Lig. arteriosum.
- Der **Ductus venosus** obliteriert nach der Geburt zum Lig. venosum.
- Die **V. umbilicalis** obliteriert zum Lig. teres hepatis zwischen Leber und Bauchwand.
- Die beiden **Aa. umbilicales** kontrahieren sich ebenfalls und verhindern so einen Blutverlust. Der distale Teil der A. umbilicalis wird beidseits zum Lig. umbilicale mediale, das jeweils die Grundlage der Plica umbilicalis medialis am Innenrelief der Bauchwand bildet.

MERKE

Nach der Umstellung des pränatalen Kreislaufs wird
- das Foramen ovale zur Fossa ovalis
- der Ductus arteriosus zum Lig. arteriosum
- der Ductus venosus zum Lig. venosum
- die V. umbilicalis zum Lig. teres hepatis
- die A. umbilicalis (distaler Anteil) zum Lig. umbilicale mediale

Klinik

Persistierender Ductus arteriosus: Verschließt sich der Ductus arteriosus nicht, entsteht ein persistierender Ductus arteriosus. Er tritt häufiger beim weiblichen Geschlecht auf. Bleibt er durchgängig, gelangt Blut aus der Aorta in den Truncus pulmonalis. Es entsteht ein Links-rechts-Shunt. Prostaglandin E_2 wirkt dilatierend auf den Ductus arteriosus. Daher kann ein Hemmstoff der Prostaglandinsynthese einen Verschluss bewirken und evtl. eine Operation vermeiden. Da diese Wirkstoffe allerdings z. T. als Entzündungshemmer und Schmerzmittel eingesetzt werden, können sie auch bei einer Schwangeren einen vorzeitigen Verschluss des kindlichen Ductus arteriosus bewirken. Umgekehrt kann man durch Gabe von Prostaglandin E_2 den Ductus offen halten, wenn dies z.B. aufgrund einer Fehlbildung wie z.B. einer Transposition der großen Gefäße überlebensnotwendig ist.
Aortenisthmusstenose: Wenn der Verschluss des Ductus arteriosus auf die umliegenden Abschnitte des Aortenbogens übergreift, führt dies zu einer Aortenisthmusstenose (➤ Abb. 6.11). In der Folge hypertrophiert das linke Herz mit einem Bluthochdruck (Hypertonie) in der oberen Körperhälfte. In der unteren Körperhälfte ist der Druck dagegen zu niedrig. Diagnostisch fallen ein systolisches Herzgeräusch zwischen den Schulterblättern und röntgenologisch erkennbare Rippendefekte (Usuren) durch Umgehungskreisläufe der Interkostalarterien zur A. thoracica interna auf. Die Stenose muss durch Dilatation oder **operativ behoben** werden, weil es sonst bereits in jungem Alter zu Herzinsuffizienz und Schlaganfällen kommt.

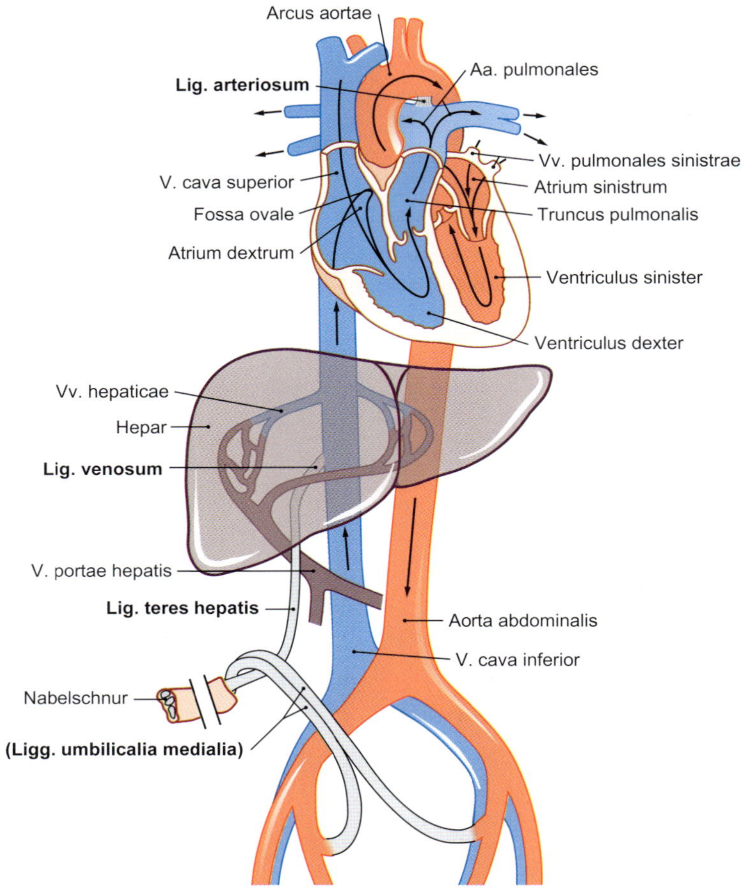

Abb. 6.10 Postnataler Kreislauf. [S700-L126]/[G1060-002]

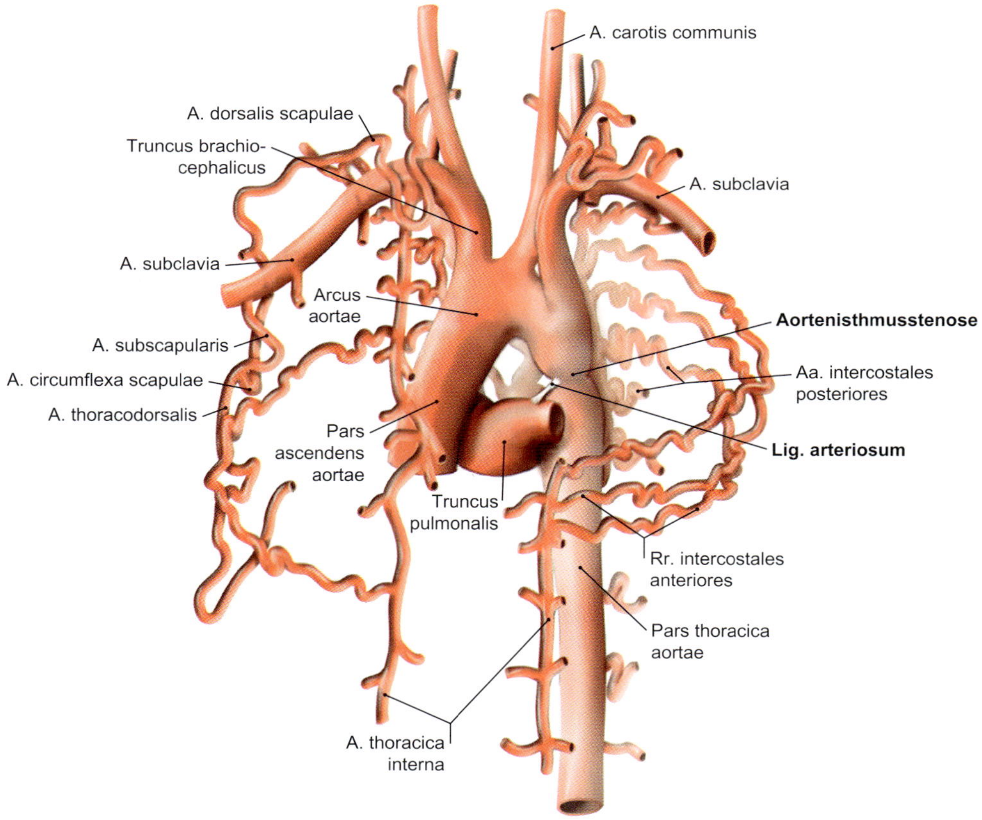

Abb. 6.11 Aortenisthmusstenose. Durch die Stenose bilden sich Umgehungskreisläufe zwischen den Ästen der A. subclavia und der Aorta descendens. Charakteristisch ist der gewundene Verlauf der dilatierten Interkostalgefäße (Rippenusuren im Röntgenbild). [S702-L266]

Öffnung im Foramen ovale: Bei ca. 20 % der Erwachsenen ist eine sondierbare Öffnung im Foramen ovale vorhanden. Diese ist meist funktionell irrelevant und daher nicht mit einem Vorhofseptumdefekt zu verwechseln. Die Öffnung kann aber dazu führen, dass Thromben aus den Beinvenen als Emboli in den Körperkreislauf gelangen (paradoxe Embolie) und dort Organinfarkte und Schlaganfälle im Gehirn verursachen.

6.1.5 Lage und Projektion

Das Herz liegt im Herzbeutel (Pericardium) zwischen den Pleurahöhlen im unteren mittleren Mediastinum (➤ Kap. 6.5.2) in der Perikardhöhle (Cavitas pericardiaca) (➤ Abb. 6.12). Es ist um seine Längsachse gedreht, sodass das rechte Herz mehr der vorderen Brustwand zugewandt ist und die linke Herzhälfte eher zur linken Seite und nach hinten zeigt. Zwei Drittel des Herzens projizieren sich links der Medianebene, das dritte Drittel liegt rechts von ihr. Im pleurafreien Dreieck (Trigonum pericardiacum) liegt ein Teil des Herzbeutels direkt der vorderen Brustwand an (Bereich der absoluten Herzdämpfung) (➤ Kap. 6.5.3).

Klinik

Die **Herzdämpfung** beschreibt einen bei der Perkussion (Abklopfen) des Brustkorbes abgeschwächten Klopfschall über dem Herz. Man unterscheidet die **absolute Herzdämpfung,** die dem Klopfschall direkt über dem pleurafreien Dreieck entspricht, von der relativen Herzdämpfung. Bei der **relativen Herzdämpfung** wird der Klopfschall aufgrund der Überlagerung des Herzens von der Lunge (Recessus costomediastinalis) weniger gedämpft. Die relative Herzdämpfung kann zur Bestimmung der Herzgröße herangezogen werden.
Die direkte Lage des Herzens am Brustkorb kann für intrakardiale Injektionen im 4.–5. Interkostalraum (ICR) und operative Zugänge zum Herzen genutzt werden. Die Lage des Herzens direkt am Brustkorb ist von Vorteil für die Herzdruckmassage (➤ Abb. 6.13). Hier kann das Herz durch Druck auf den Brustkorb komprimiert werden.

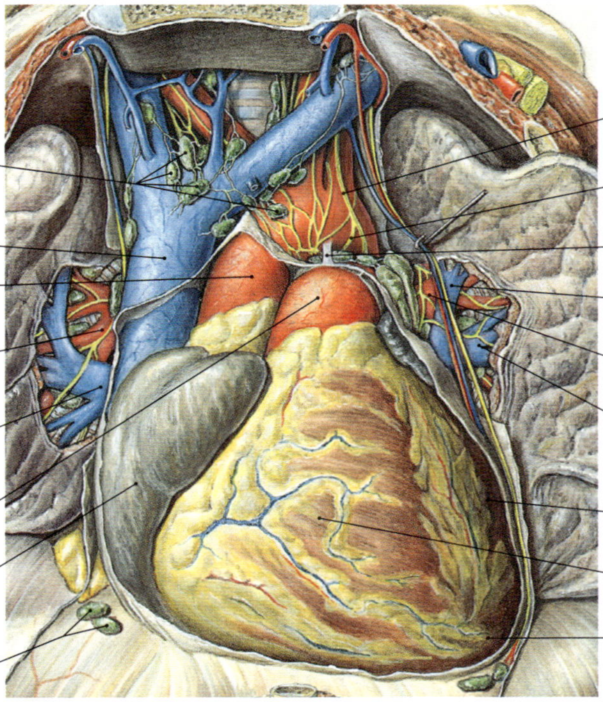

Abb. 6.12 Situs cordis; Lage des Herzens im Thorax. Ansicht von ventral, nach Eröffnung des Herzbeutels. [S700]

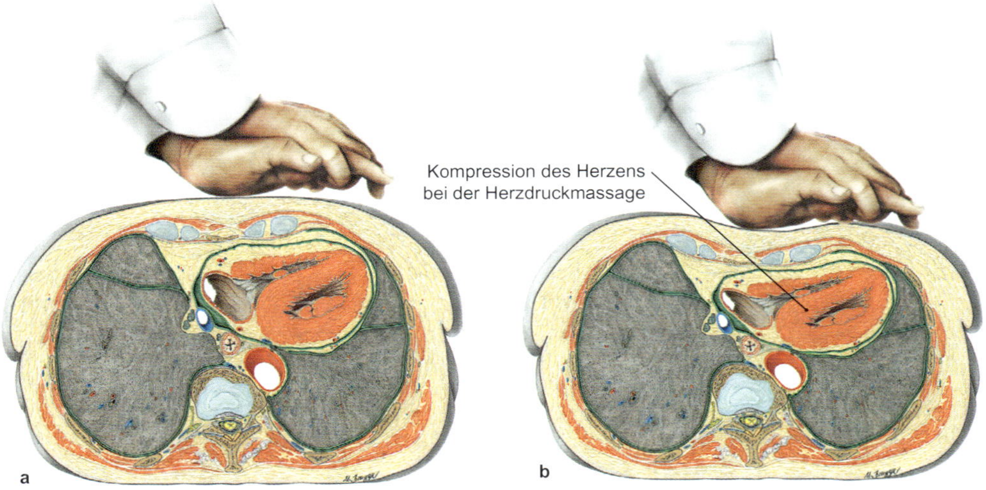

Abb. 6.13 Herzdruckmassage. Durch den Druck auf den Brustkorb werden auch die Ventrikel komprimiert, sodass Blut in die großen Gefäße ausgeworfen wird und die Blutzirkulation aufrechterhalten werden kann. Bei der Herzdruckmassage werden beide Hände zunächst locker auf den Brustkorb aufgesetzt **(a)**. Dann wird das Herz abwechselnd durch Druck auf den Brustkorb komprimiert **(b)** und danach wieder entlastet (a), um die Zirkulation des Blutes aufrechtzuerhalten. [S702-L266]

Der **rechte Herzrand** befindet sich ca. 2 cm neben dem rechten Sternalrand, ausgehend vom 3. bis zum 6. Rippenknorpel. Der **linke Herzrand** projiziert sich auf eine Verbindungslinie zwischen dem Unterrand der III. Rippe (2–3 cm parasternal, links) bis zum 5. ICR in der linken Medioklavikularlinie (MCL). Der Herzspitzenstoß kann im 5. ICR medioklavikular getastet werden. Von der Mitte der Herzbasis zur Herzspitze lässt sich eine 12 cm lange **Längsachse (anatomische Herzachse)** beschreiben. Sie verläuft im Thorax schräg von rechts dorsal oben nach links ventral unten und bildet im Normalfall einen Winkel von ca. 45° zu allen 3 Hauptebenen des Raums. Die anatomische Herzachse kann je nach Konstitutionstyp verändert sein. Die Herzränder werden in der Frontalebene von folgenden Strukturen gebildet:

- rechter Herzrand (von oben nach unten):
  - obere Hohlvene (V. cava superior)
  - rechter Vorhof (Atrium dextrum)
  - untere Hohlvene (V. cava inferior, inkonstant sichtbar)
- linker Herzrand (von oben nach unten):
  - Aortenbogen (Arcus aortae)
  - Truncus pulmonalis
  - linkes Herzohr (Auricula sinistra)
  - linker Ventrikel (Ventriculus sinister)

Die Kenntnis der **randbildenden Strukturen** vor allem im sagittalen (posterior-anterioren) Strahlengang (➤ Abb. 6.14) ist für die Interpretation von Röntgenbildern von großer klinischer Bedeutung.

MERKE

In einem Röntgenbild mit sagittalem Strahlengang (posterior-anterior) sind der rechte Ventrikel und die Aorta ascendens nicht randbildend. In einem seitlichen Röntgenbild ist der rechte Vorhof nicht randbildend.

Klinik

Eine Röntgen-Übersichtsaufnahme des Thorax gibt Auskunft über die **Größe des Herzens.** Der quere Herzdurchmesser ist interindividuell verschieden. Wenn er allerdings mehr als den halben Durchmesser des Thorax einnimmt, liegt eine Vergrößerung vor, die durch Hypertrophie der Muskulatur oder durch Dilatation der Wand bedingt sein kann. Meist tritt eine **Vergrößerung zur linken Seite** auf, die auf eine Schädigung des linken Ventrikels hinweist. Mögliche Ursachen sind ein Bluthochdruck (Hypertonie) im Körperkreislauf oder eine Stenose bzw. Insuffizienz der Aorten- oder der Mitralklappe. **Vergrößerungen des rechten Ventrikels,** z. B. bei pulmonaler Hypertonie durch chronisch obstruktive Lungenerkrankungen (Asthma) oder durch Verschluss der Lungenarterien (Lungenembolie), sind dagegen auf einer Röntgenaufnahme im sagittalen Strahlengang nicht sichtbar, da der rechte Ventrikel nicht randbildend ist. Hier müssen Seitaufnahmen oder Schichtaufnahmen mit Computertomografie (CT) oder Magnetresonanztomografie (MRT) angefertigt werden.

Nach den Lagebeziehungen lassen sich verschiedene **Flächen am Herzen** unterscheiden:

- **Facies sternocostalis** (Facies anterior): ventral gelegen und größtenteils vom rechten Ventrikel gebildet
- **Facies diaphragmatica** (Facies inferior): dem Zwerchfell aufliegende (Unter-)Seite, bestehend aus Anteilen des rechten und linken Ventrikels; die Facies diaphragmatica entspricht der klinischen „Hinterwand“
- **Facies pulmonales dextra und sinistra** (Facies dextra und sinistra): jeweils seitlich an die Pleurahöhlen angrenzend; rechts wird sie vom rechten Vorhof gebildet, links vom linken Vorhof und Ventrikel

Das Herz hat die **Form** eines umgekehrten Kegels:

- **Basis cordis** (Herzbasis): kranial gelegen, entspricht der Klappenebene. Hier treten die großen Gefäße (Aorta, Truncus pulmonalis) aus. Der aus dem rechten Ventrikel kommende Truncus pulmonalis ist direkt am Austritt zum Conus arteriosus erweitert. Die Aorta tritt aus dem linken Ventrikel aus und zeigt einen spiraligen Verlauf, sodass ihr hinter dem Truncus pulmonalis liegender Ursprung von außen nicht sichtbar ist. Durch die Gefäßstiele und die Membrana bronchopericardiaca wird die Herzbasis elastisch fixiert.
- **Apex cordis** (Herzspitze): wird hauptsächlich vom linken Ventrikel gebildet und ist nach links unten gerichtet. Die Herzspitze ist im Herzbeutel frei beweglich.

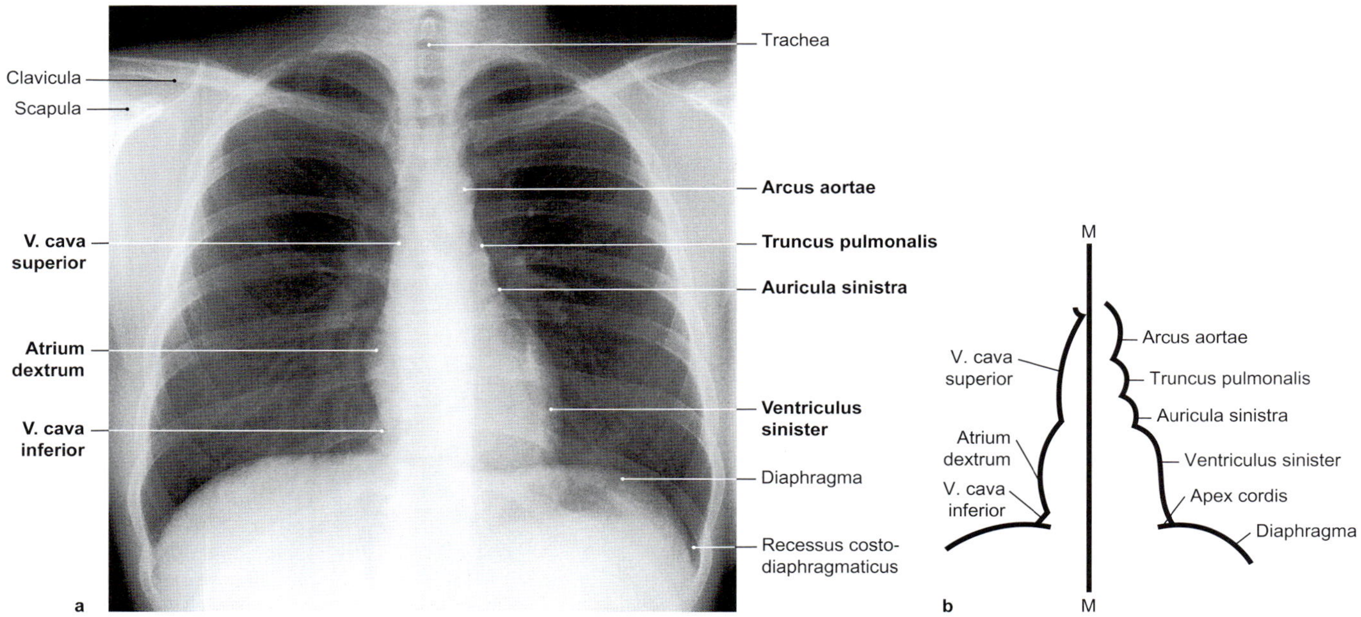

Abb. 6.14 Herzkonturen. a Röntgenthorax. [S700-T893] **b** Schema; M = Medianebene des Körpers. [S700]

Das Herz teilt sich durch die Herzscheidewand in ein rechtes und ein linkes Herz. Dementsprechend werden auch 2 Anteile der Herzscheidewand unterschieden:

- **Septum interatriale**: zwischen rechten und linkem Vorhof (Atrium)
- **Septum interventriculare**: zwischen rechter und linker Kammer (Ventrikel)

Das Septum interventriculare besteht aus einem kranial liegenden membranären Abschnitt (Pars membranacea) und einem größeren, kaudal liegenden muskulären Anteil (Pars muscularis).
Die Lage der Kammerscheidewand (Septum interventriculare) ist an der ventralen Facies sternocostalis am **Sulcus interventricularis anterior** zu erkennen, in dem der R. interventricularis anterior der A. coronaria sinistra verläuft. Auf der Unterseite (Facies diaphragmatica, Facies inferior) entspricht dieser Grenze der **Sulcus interventricularis posterior** mit dem R. interventricularis posterior. Aufgrund der Topografie spricht man inzwischen auch vom **Sulcus interventricularis inferior** und entsprechend von der A. interventricularis inferior. Die Abgrenzung zwischen Vorhöfen und Kammern bildet der **Sulcus coronarius,** in dem unter anderem die A. coronaria dextra und der Sinus coronarius verlaufen.

6.1.6 Gliederung in Vorhöfe und Ventrikel

Das Herz ist ein Hohlmuskel mit 4 separaten Räumen, die sich in ein rechtes Herz mit rechtem Vorhof und rechtem Ventrikel sowie ein linkes Herz mit linkem Vorhof und linkem Ventrikel aufteilen.

Rechter Vorhof (Atrium dextrum)

In den rechten Vorhof (➤ Abb. 6.15) münden aus dem großen Kreislauf die V. cava inferior und die V. cava superior (Vasa publica) sowie über den Sinus coronarius das venöse Blut der Eigenversorgung des Herzens (Vasa privata). Kleine Venen der Vasa privata münden auch direkt in den Vorhof (Foramina venarum minimarum). Der rechte Vorhof wird seitlich durch das **Septum interatriale** vom linken Vorhof getrennt, hier befindet sich das verschlossene Foramen ovale in Form der **Fossa ovalis,** deren Rand zum Limbus fossae ovalis aufgeworfen ist. Im rechten Vorhof liegt der **Vorhofsinus (Sinus venarum cavarum),** der entwicklungsgeschichtlich dem Sinushorn entstammt und eine glatte Oberfläche besitzt. Er befindet sich zwischen V. cava inferior und V. cava superior. Im Gegensatz dazu ist im restlichen Vorhof, vor allem im **Herzohr (Auricula dextra),** die Innenfläche muskulär, mit Mm. pectinati ausgekleidet. Äußerlich kann man diesen Übergang am **Sulcus terminalis cordis** festmachen, auf der Innenseite entspricht dies der **Crista terminalis.** Subepikardial am Sulcus terminalis liegt der Schrittmacher des Reizleitungssystems, der Sinusknoten. An der Einmündung der V. cava inferior ragt die rudimentär ausgebildete sichelförmige **Valvula venae cavae inferioris** (klinisch: Valvula EUSTACHII) hervor. Eine zweite „Klappe" befindet sich an der Einmündung des Sinus coronarius, die **Valvula sinus coronarii** (klinisch: Valvula THEBESII). In der Verlängerung der Valvula venae cavae inferioris findet man die **TODARO-Sehne.** Sie bildet zusammen mit dem Ostium des Sinus coronarius und dem Rand des septalen Segels der Trikuspidalklappe die Begrenzung des **KOCH-Dreiecks (Trigonum nodi atrioventricularis),** in dem der Atrioventrikularknoten (AV Knoten, Nodus atrioventricularis) des Reizleitungssystems zu finden ist (➤ Kap. 6.1.9). Das Ostium atrioventriculare dextrum, in dem die dreisegelige **rechte Atrioventrikularklappe (Valva tricuspidalis)** liegt, grenzt den rechten Vorhof vom rechten Ventrikel ab.

Rechter Ventrikel (Ventriculus dexter)

Die Muskulatur des rechten Ventrikels ist zweischichtig aufgebaut und durch Muskelbälkchen (Trabeculae carneae) aufgeworfen. Die Wandstärke beträgt 3–5 mm (➤ Abb. 6.15). Im Ventrikel finden sich **3 Papillarmuskeln** (M. papillaris anterior, M. papillaris posterior/inferior, M. papillaris septalis), an denen die Sehnenfäden **(Chordae tendineae)** der Trikuspidalklappe befestigt sind. Sie zählen zum aktiven Klappenhalteapparat und verhindern ein Zurückschlagen der Segelklappen in der Systole. Der Ventrikel lässt sich in Ein- und Ausstrombahn unterteilen, die von einem Myokardbalken, der **Crista supraventricularis,** getrennt werden. Zur Ein-

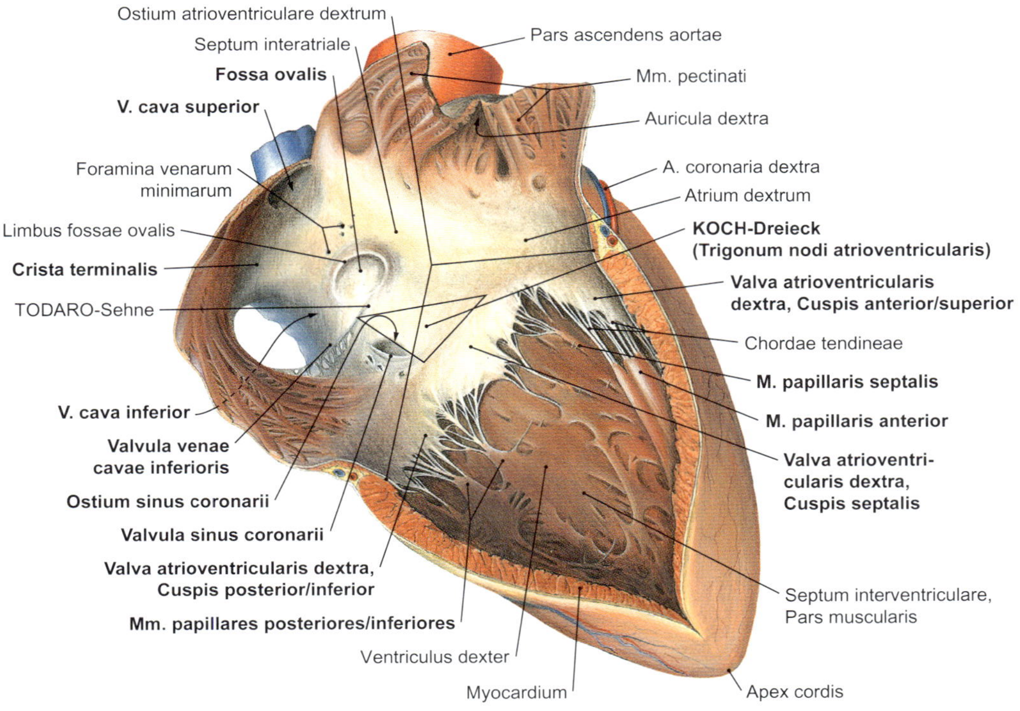

Abb. 6.15 Rechter Vorhof und rechte Kammer. [S700]

strombahn gehört auch die von der Herzscheidewand (Septum intermusculare) zum anterioren Papillarmuskel ziehende **Trabecula septomarginalis** (Moderatorband von LEONARDO DA VINCI). In diesem regelhaft vorkommenden Muskeltrabekel laufen Fasern des Reizleitungssystems. Die Ausstrombahn geht über den Conus arteriosus in den Truncus pulmonalis über.

Linker Vorhof (Atrium sinistrum)

In den linken Vorhof münden die 4 Lungenvenen, 2 rechte und 2 linke Vv. pulmonales. Sie führen sauerstoffreiches Blut aus der Lunge zum Herz. Die Mündungsstelle der Lungenvenen ist glattwandig, sonst finden sich vor allem im **linken Herzohr (Auricula sinistra)** Mm. pectinati. Im **Septum interatriale** erkennt man die Valvula foraminis ovalis, den Rand des ursprünglichen Septum primum, der mit dem Septum secundum verwachsen ist.

Linker Ventrikel (Ventriculus sinister)

Das Ostium atrioventriculare sinistrum enthält die **linke Atrioventrikularklappe (Mitralklappe/Valva mitralis)** mit 2 Segeln und stellt die Verbindung vom Vorhof zum linken Ventrikel dar. Die Segelklappe ist mit **2 Papillarmuskeln** (M. papillaris anterior/posterior, M. papillaris posterior/inferior) über Sehnenfäden **(Chordae tendineae)** verbunden. Die Wand des Ventrikels ist wegen der höheren Druckentwicklung dreimal so stark wie im rechten Ventrikel und beträgt somit 8–12 mm (➤ Abb. 6.16). Die Muskulatur des linken Ventrikels ist dreischichtig (➤ Abb. 6.16a) und durch Muskelbälkchen (Trabeculae carneae) aufgeworfen. Das **Septum interventriculare** gehört funktionell zum linken Ventrikel. Der vorwiegend glatte Ausströmungsteil leitet das Blut in das Vestibulum aortae.

MERKE

Die Muskulatur des linken Ventrikels ist dreimal so stark wie rechts (➤ Abb. 6.16b).

Klinik

Die Wandstärke des rechten Ventrikels sollte nicht mehr als 5 mm betragen, die des linken Ventrikels nicht mehr als 15 mm. Liegt eine Vergrößerung des Myokards vor, spricht man von einer **Herzhypertrophie.** Eine Rechtsherzhypertrophie kann z. B. durch eine Stenose der Pulmonalklappe oder chronisch obstruktive Lungenerkrankungen (pulmonale Hypertonie) hervorgerufen werden. Einer Linksherzhypertrophie kann eine arterielle Hypertonie oder eine Aortenklappenstenose zugrunde liegen. Hier muss das linke Herz in der Austreibungsphase höhere Drücke aufbauen und hypertrophiert.

6.1.7 Herzwand und Herzbeutel

Herzwand

Die Herzwand besteht von innen nach außen aus 3 Schichten (➤ Abb. 6.16):

- **Endokard (Endocardium):**
  - innere Oberfläche, die aus Endothelzellen und Bindegewebe besteht
  - Segel- und Taschenklappen sind Duplikaturen des Endokards
- **Myokard (Myocardium):**
  - Herzmuskulatur, die aus einzelnen Kardiomyozyten besteht; die Faserbündel verlaufen in schrägen, zirkulären und longitudinalen Zügen, was eine konzentrische Kontraktion und eine longitudinale Verkürzung der Längsachse ermöglicht
  - In den Vorhöfen und der rechten Kammer findet sich ein zweischichtiger Aufbau, in der linken Kammer besteht das Myokard aus 3 Schichten.
  - Im Bereich der Herzspitze bildet die Muskulatur einen „Wirbel“ (Vortex cordis).
- **Epikard (Epicardium, Lamina visceralis pericardii):**
  - Das Epicardium besteht aus einem einschichtigen Epithel (Mesothel) sowie Binde- und Fettgewebe. Im Fettgewebe verlaufen die Blutgefäße und Nerven des Herzens.
  - Das Epicardium entspricht der Lamina visceralis des Pericardium serosum (s. u.) und ist damit ein Teil des Herzbeutels.

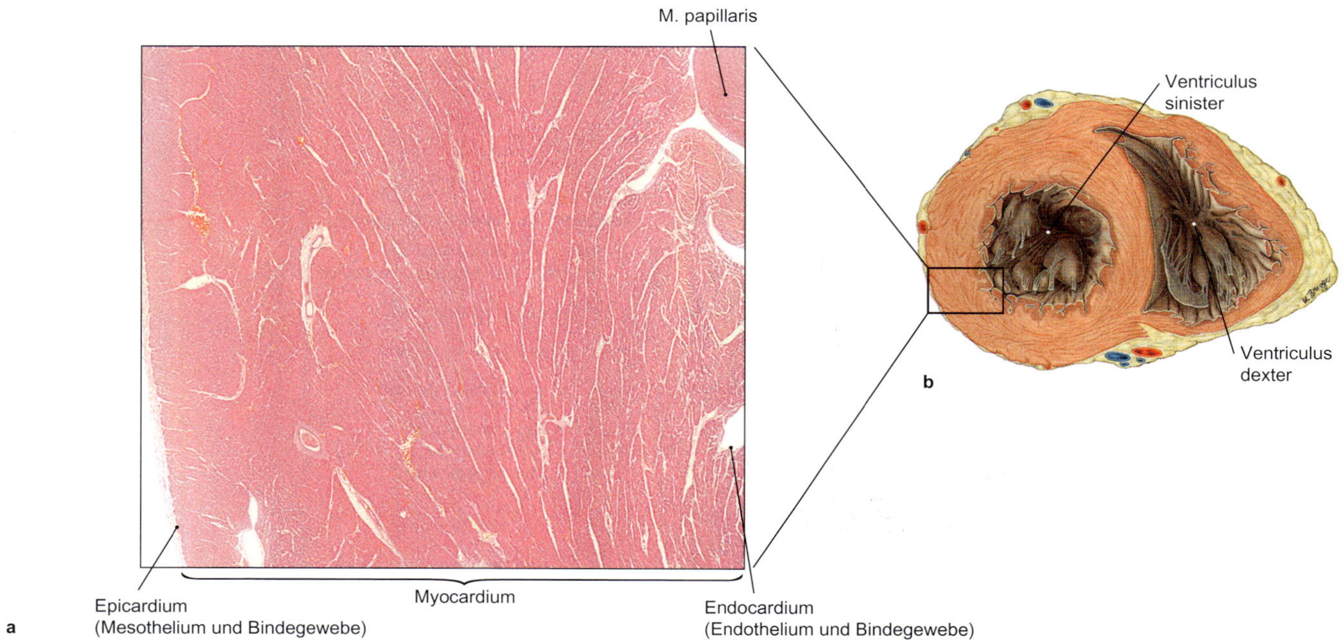

Abb. 6.16 Muskulatur der Herzwand. a Histologischer Aufbau. [G1192] **b** Querschnitt durch die Ventrikel. [S700]

Perikard (Pericardium, Herzbeutel)

Zur Entwicklung der Perikardhöhle ➤ Kap. 6.5.5

Der Herzbeutel, mit einem Fassungsvolumen inkl. Herz von 700 bis 1 100 ml, dient der reibungsarmen Kontraktion des Herzens und verleiht ihm Stabilität. In der **Perikardhöhle (Cavitas pericardiaca)** befinden sich 10–20 ml seröse Flüssigkeit. Der Herzbeutel besteht aus:

- **Pericardium fibrosum** (außen), straffes Bindegewebe
- **Pericardium serosum** (innen), eine seröse Haut (Tunica serosa)
  - Der Abschnitt des Pericardium serosum, der direkt innen dem Pericardium fibrosum anliegt, wird als parietales Blatt (Lamina parietalis) bezeichnet. Dieses schlägt auf der Vorderseite auf den großen Blutgefäßen (Aorta, Truncus pulmonalis, V. cava superior) auf das viszerale Blatt (Lamina visceralis) über.
  - Das viszerale Blatt entspricht dem Epikard der Herzwand (s. o.). An den muskelschwachen Stellen des Herzens, besonders den Vorhöfen, ist die Lamina parietalis sehr kräftig ausgebildet.

Die Umschlagfalten von Epi- auf Perikard bilden auf der Rückseite des Vorhofs zwischen der V. cava inferior und der V. cava superior einen vertikalen Schenkel und zwischen den 4 Lungenvenen einen transversalen. Durch diese T-förmige Anordnung ergeben sich dorsal 2 Erweiterungen der Perikardhöhle:

- **Sinus transversus pericardii:** oberhalb des horizontalen Schenkels zwischen V. cava superior bzw. Aorta und Truncus pulmonalis. Der Sinus transversus pericardii unterteilt somit auch Einstrom- von Ausstrombahn.
- **Sinus obliquus pericardii:** unterhalb des horizontalen und links des vertikalen Schenkels und damit zwischen den 4 Einmündungen der Lungenvenen

MERKE

Das Epikard bildet das viszerale Blatt (Pericardium serosum) der Perikardhöhle, sein parietales Blatt liegt dem Pericardium fibrosum des Herzbeutels (Perikard) an.

Das Perikard ist an 3 Stellen fixiert:

- Centrum tendineum des Zwerchfells, hier ist es breitflächig verwachsen
- Rückseite des Sternums über die Ligg. sternopericardiaca
- Bifurcatio tracheae über die Membrana bronchopericardiaca

Klinik

Bei Herzinsuffizienz oder bei einer Entzündung der Herzbeutels (Perikarditis) kann sich Flüssigkeit im Sinus obliquus pericardii des Herzbeutels ansammeln **(Perikarderguss)** und die Herzaktion beeinträchtigen.
Bei Ruptur der Herzwand, z. B. nach einem Herzinfarkt oder durch eine Verletzung (Messerstich), kann sich der Herzbeutel mit Blut füllen **(Herzbeuteltamponade).** Die Herzaktion wird durch das Blut gehemmt. Der Verlauf ist meist tödlich.

6.1.8 Herzskelett und Herzklappen

Herzskelett

Die Vorhöfe und Kammern sind durch straffes, kollagenes Bindegewebe getrennt, das als **Herzskelett (Skeleton fibrosum cordis)** bezeichnet wird (➤ Abb. 6.17). Dieses bildet **bindegewebige Faserringe** um die 4 Herzklappen. Weil diese alle in einer Ebene liegen, der auf der Außenseite der Sulcus coronarius entspricht, wird diese Ebene auch als Ventilebene bezeichnet (➤ Abb. 6.18):

- Die Trikuspidalklappe liegt im Anulus fibrosus dexter,
- die Mitralklappe im Anulus fibrosus sinister,
- Aorten- und Pulmonalklappe sind entsprechend vom Aorten- bzw. Pulmonalring umgeben (Anulus fibrosus sinister bzw. dexter). Der Aortenring ist über die Konussehne (Tendo infundibuli) mit dem Faserring des Truncus pulmonalis verbunden.

An 2 dreieckigen Stellen ist das Herzskelett etwas verbreitert (Trigonum fibrosum dextrum und sinistrum).

Neben der Stabilisierung der Klappen dient das Herzskelett wohl der **elektrischen Isolierung** von Vorhof- von Kammermuskulatur. Die Erregungsüberleitung von den Vorhöfen auf die Kammern geschieht somit nur über einen Anteil des Reizleitungssystems, das HIS-Bündel, das das Herzskelett im Trigonum fibrosum dextrum durchquert. Damit ist eine isolierte Kontraktion von Vorhöfen und Kammern sichergestellt, um eine regelmäßige Ventrikelfüllung gewährleisten zu können.

MERKE

Das Herzskelett dient der Isolierung von Vorhof- und Kammermuskulatur sowie der Stabilisierung der Herzklappen.

Herzklappen

Die Herzklappen sind für den gerichteten Blutfluss unerlässlich.
Im Herz unterscheidet man 2 Arten von Klappen (➤ Abb. 6.18):

- **Segelklappen** zwischen Vorhöfen und Kammern:
  - dreisegelige **Trikuspidalklappe** (Valva tricuspidalis, Valva atrioventricularis dextra) zwischen rechtem Vorhof und rechter Kammer
  - zweisegelige **Mitralklappe** (Valva mitralis, Valva atrioventricularis sinistra) zwischen linkem Vorhof und linker Kammer
- **Taschenklappen** zwischen Kammern und großen Gefäßen:
  - **Pulmonalklappe** (Valva trunci pulmonalis) am Übergang von rechtem Ventrikel in den Truncus pulmonalis
  - **Aortenklappe** (Valva aortae) am Übergang von linkem Ventrikel in die Aorta

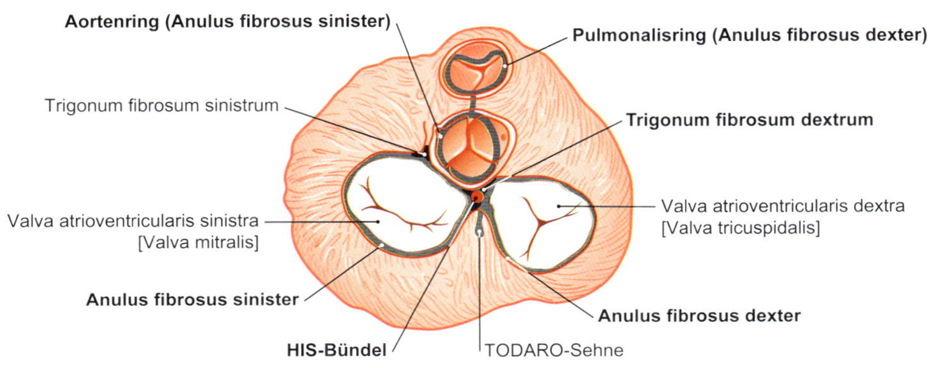

Abb. 6.17 Herzskelett. [S700-L126]/[B500~M282/L132]

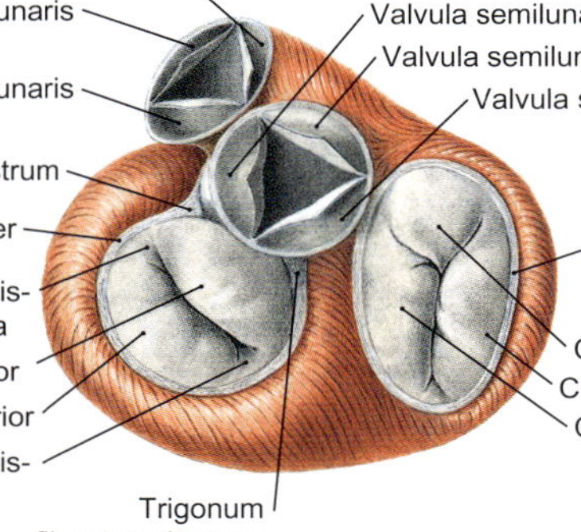

Abb. 6.18 Herzklappen. [S700]

Die **Segelklappen** (➤ Tab. 6.1) sind während der Systole, in der sich das Ventrikelmyokard kontrahiert, geschlossen und verhindern so einen Rückfluss des Blutes in den Vorhof **(passiver Klappenhalteapparat).** Die Segel (Cuspes) sind an ihrer Basis mit dem Anulus fibrosus des Herzskeletts verwachsen und – durch Sehnenfäden (Chordae tendineae) – mit den Papillarmuskeln verbunden. Steigt der Druck während der Anspannungs- und Austreibungsphase (Systole) weiter an, wird durch die Kontraktion der Mm. papillares ein Zurückschlagen der Segel in den Vorhof aktiv verhindert **(aktiver Klappenhalteapparat).** In der Diastole (Entspannungs- und Füllungsphase) öffnen sich die Segelklappen.
Die Chordae tendineae eines Papillarmuskels stehen in der Regel nicht nur mit dem dem Papillarmuskel entsprechenden Segel, sondern auch mit den angrenzenden Segeln in Verbindung.
Die **Taschenklappen** (➤ Tab. 6.1) befinden sich am Übergang von den Ventrikeln zu den großen Gefäßen (Truncus pulmonalis, Aorta). Die Pulmonal- und die Aortenklappe bestehen aus jeweils 3 Valvulae semilunares. An ihren freien Rändern (Lunulae) dichten kleine, mittige Verdickungen (Noduli) die Klappe bei ihrem Verschluss vollständig ab. Die Klappen öffnen sich durch die Pumpleistung der Ventrikel und schließen sich wieder durch den Rückstrom des Blutes, wenn der Druck im Kreislauf den Druck im Ventrikel übersteigt.

Tab. 6.1 Herzklappen.

Typ	Klappe	Bestandteile
Segelklappen	Valva atrioventricularis dextra, Valva tricuspidalis	• Cuspis anterior/superior, Cuspis posterior/inferior, Cuspis septalis • M. papillaris anterior, M. papillaris posterior/inferior, M. papillaris septalis mit Chordae tendineae
	Valva atrioventricularis sinistra, Valva mitralis	• Cuspis anterior, Cuspis posterior • M. papillaris anterior/superior, M. papillaris posterior/inferior mit Chordae tendineae
Taschenklappen	Valva trunci pulmonalis	• Valvula semilunaris dextra • Valvula semilunaris sinistra • Valvula semilunaris anterior
	Valva aortae	• Valvula semilunaris dextra/ Valvula coronaria dextra • Valvula semilunaris sinistra/ Valvula coronaria sinistra • Valvula semilunaris posterior/ Valvula non-coronaria

Klinik

Nach einem **Herzinfarkt,** der auch die Papillarmuskeln einschließt, können die Chordae tendineae abreißen. Die Segel schlagen dann während der Systole in den Vorhof **(aktive Klappeninsuffizienz)** und es kommt zum Rückfluss des Blutes in den Vorhof.

MERKE

In der Systole öffnen sich die Taschenklappen, in der Diastole die Segelklappen.

Bei der **Auskultation des Herzens** ist zwischen Herztönen (physiologisch) und Herzgeräuschen (pathologisch) zu unterscheiden:

- Der **erste Herzton** entsteht zu Beginn der Systole durch Ventrikelkontraktion und Zurückschlagen der Segelklappen,
- der **zweite Herzton** wird zu Beginn der Diastole durch den Schluss der Taschenklappen hervorgerufen.
- **Herzgeräusche** sind i.d.R. pathologisch und können durch Schädigung der Klappen entstehen.

Die Herztöne und Herzgeräusche werden mit dem Blutstrom mitgetragen. Daher entsprechen die Auskultationsstellen der Herzklappen nicht den anatomischen Lageverhältnissen (➤ Tab. 6.2, ➤ Abb. 6.19). Herzgeräusche können durch unvollständigen Verschluss der Klappe (Insuffizienz) oder Verlegung der Klappe (Stenose) entstehen.

Klinik

Angeborene oder erworbene Erkrankungen (wie bakterielle Besiedelungen der Herzklappen bei Endokarditis oder rheumatischen Erkrankungen) können die Klappen schädigen. Mögliche Folge sind **Klappenstenosen oder Klappeninsuffizienzen** (➤ Abb. 6.20). Insuffizienzen sind meist erworben und können auch durch einen Herzinfarkt bedingt sein, wenn die Papillarmuskeln geschädigt werden, die die Segelklappen verankern. Bei der Auskultation sind diese Schädigungen als **Herzgeräusche** hörbar. Diese sind an den jeweiligen Auskultationsstellen der Klappen am lautesten (➤ Abb. 6.19).
Wenn über einer **Segelklappe**

- während der **Systole** (zwischen dem 1. und 2. Herzton) ein Geräusch auftritt (= Systolikum), spricht dies für eine Insuffizienz, da die Klappe in dieser Phase geschlossen sein sollte
- während der **Diastole** ein Geräusch auftritt (= Diastolikum), deutet dies eine Stenose an, da die Klappe in der Füllungsphase offen sein sollte.

Bei den **Taschenklappen** verhält es sich genau umgekehrt.
Erworbene Klappenfehler betreffen meist das linke Herz (Hochdrucksystem). Die Aortenklappenstenose (Systolikum) ist der häufigste erworbene Klappenfehler.

Tab. 6.2 Anatomische Projektion und Auskultation der Herzklappen.

Herzklappe	Anatomische Projektion	Auskultationsstelle
Pulmonalklappe	3. ICR linker Sternalrand	2. ICR links parasternal
Aortenklappe	3. ICR linker Sternalrand	2. ICR rechts parasternal
Trikuspidalklappe	5. Rippenknorpel dorsal des Sternums	5. ICR rechts parasternal
Mitralklappe	4.–5. Rippenknorpel links	5. ICR links medioklavikular

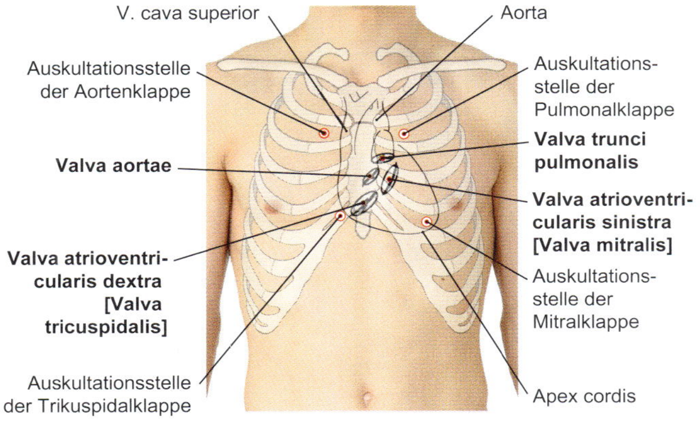

Abb. 6.19 Projektion der Herzkontur und der Herzklappen mit Auskultationsstellen auf die vordere Brustwand. [S701-J803/L126]

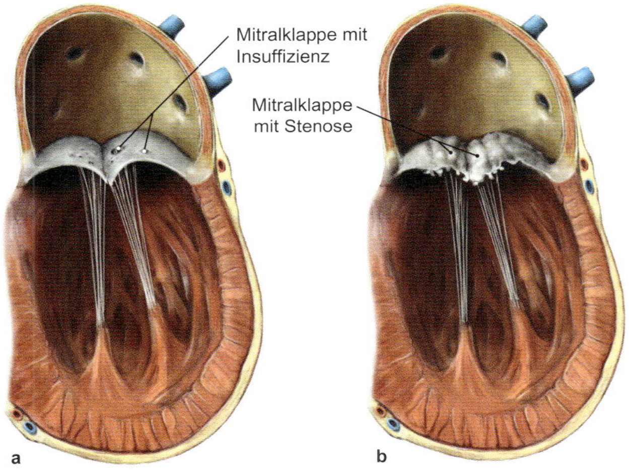

Abb. 6.20 Klappeninsuffizienz und Stenose am Beispiel der Mitralklappe, z. B. durch entzündliche Veränderungen bei einer bakteriellen oder rheumatischen Endokarditis. [S702-L266] **a** Mitralinsuffizienz. **b** Mitralstenose.

6.1.9 Erregungsleitungssystem und Innervation des Herzens

Erregungsbildungs- und Erregungsleitungssystem

Das Herz besitzt ein autonomes, vom Nervensystem unabhängiges Erregungsbildungs- und -leitungssystem (➤ Abb. 6.21, ➤ Abb. 6.22). Gebildet wird es von **spezialisierten Herzmuskelzellen** (keine Nervenzellen!). Nach neuen Erkenntnissen stehen besonders im AV-Knoten auch Makrophagen mit den spezialisierten Herzmuskelzellen funktionell in Verbindung, wobei die Bedeutung dieser Verbindung noch unklar ist. Hierbei nimmt die Erregung folgenden Weg:

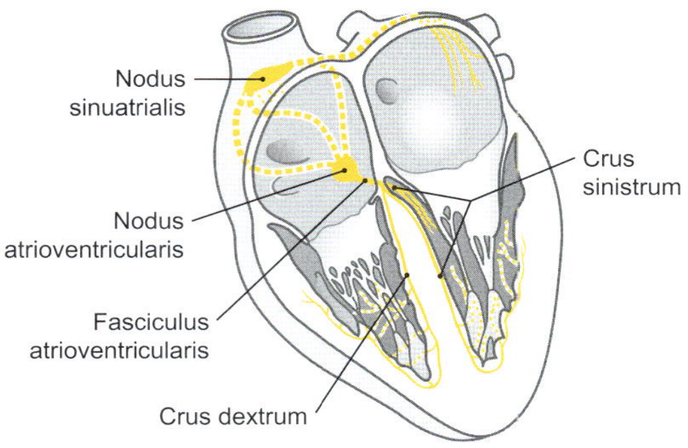

Abb. 6.21 Erregungsbildungs- und -leitungssystem (Schema). [S700-L126]

- **Sinusknoten** als Herzschrittmacher (Nodus sinuatrialis, KEITH-FLACK-Knoten)
- **AV-Knoten** (Nodus atrioventricularis, ASCHOFF-TAWARA-Knoten)
- **Atrioventrikularbündel** (Fasciculus atrioventricularis, HIS-Bündel)
- **Kammerschenkel** (Crus dextrum und sinistrum, TAWARA-Schenkel)

Die Erregung entsteht im Herzschrittmacher, dem **Sinusknoten** (3 × 10 mm), durch spontane Depolarisation. Er liegt subepikardial im Zwickel zwischen Einmündung der V. cava superior, Sulcus terminalis und Ursprung des rechten Herzohrs **(Trigonum nodi sinuatrialis).** Ausgehend vom Sinusknoten, wird die Erregung über das **Vorhofmyokard zum AV-Knoten** geleitet. Hier wird die Erregungsweiterleitung in die Kammer um 60–120 ms verzögert. Diese Verzögerung sichert die getrennte Kontraktion von Vorhöfen und Kammern. Fällt der Sinusknoten aus, besteht die Möglichkeit, dass der AV-Knoten die Schrittmacherfunktion als sekundärer Schrittmacher mit geringerer Frequenz übernehmen kann. Der AV-Knoten (3 × 5 × 1 mm) liegt im subepikardialen Fettgewebe im KOCH-Dreieck **(Trigonum nodi atrioventricularis)** des rechten Vorhofs (➤ Abb. 6.15), das folgendermaßen begrenzt wird:

- TODARO-Sehne
- Rand des septalen Segels der Trikuspidalklappe
- Ostium des Sinus coronarius

Ausgehend vom AV-Knoten kann die Erregung nur an einem Punkt auf das Kammermyokard übergeleitet werden: Durch das Trigonum fibrosum dextrum des Herzskeletts zieht das **Atrioventrikularbündel** (HIS-Bündel; 4 × 20 mm) zur Kammermuskulatur. In der Pars membranacea des Septum interventriculare teilt sich das HIS-Bündel in die **Kammerschenkel (TAWARA)** auf. Der rechte Kammerschenkel (Crus dextrum) erregt den rechten Ventrikel und zieht mit einzelnen Fasern in der Trabecula septomarginalis zum rechten M. papillaris anterior. Der linke Kammerschenkel (Crus sinistrum) zieht durch den membranösen Teil des Septum interventriculare in den linken Ventrikel, wo er sich in **3 Faszikel** aufteilt:

- Der vordere Faszikel (R. anterior) zieht zum M. papillaris anterior und zum apikalen Ventrikelseptum.
- Der mittlere Faszikel (R. intermedius) zieht in Richtung Herzspitze.
- Der hintere Faszikel (R. posterior) zieht zum M. papillaris posterior und zum Kammermyokard.

Die spezialisierten Herzmuskelzellen der einzelnen Faszikel verlaufen unter dem Endokard (Rr. subendocardiales), ziehen aber gelegentlich auch zwischen den Muskelbalken der Herzwand durch das Ventrikellumen.

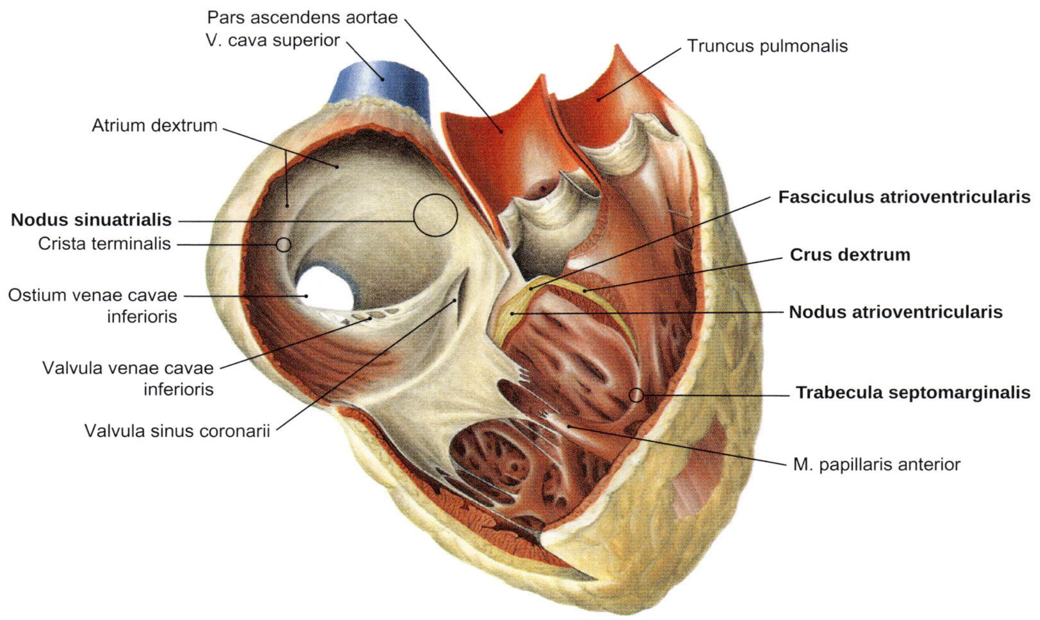

Abb. 6.22 Erregungsbildungs- und -leitungssystem. [S700]

MERKE

Lage der wichtigsten Strukturen der Errregungsleitung:

- Sinusknoten: subepikardial im Schnittpunkt (Trigonum nodi sinuatrialis) zwischen
  - Sulcus terminalis
  - Einmündung der V. cava superior
  - Ursprung des rechten Herzohrs
- AV-Knoten: subepikardial im KOCH-Dreieck (Trigonum nodi atrioventricularis) zwischen
  - TODARO-Sehne
  - Einmündung des Sinus coronarius
  - septalem Segel der Trikuspidalklappe
- HIS-Bündel: Durchtritt durch das Trigonum fibrosum dextrum

Die Erregungsausbreitung im Herz kann über das **EKG (Elektrokardiogramm)** abgeleitet werden:

- **P-Welle:** Erregungsausbreitung in den Vorhöfen
- **PQ-Strecke:** Erregungsausbreitung von AV-Knoten in die Kammer; währenddessen keine Änderung des Erregungszustandes (isoelektrisch), weil der Vorhof bereits vollständig erregt ist und in den Kammern noch keine Erregung stattfindet
- **QRS-Komplex:** Erregungsausbreitung in den Kammern, gleichzeitige, nicht sichtbare Repolarisation der Vorhöfe
- **ST-Strecke:** vollständige Erregung der Ventrikel
- **T-Welle:** Erregungsrückbildung in den Ventrikeln (Verlauf von Herzspitze in Richtung Herzbasis)

Klinik

Mit dem EKG lassen sich **Herzrhythmusstörungen** verschiedenster Ursachen nachweisen, bei denen das Herz zu schnell (Tachykardie, > 100/min), zu langsam (Bradykardie, < 60/min) oder einfach unregelmäßig (Arrhythmie) schlägt. Eine mögliche Ursache von Herzrhythmusstörungen sind Vorhoffasern, die den AV-Knoten umgehen und direkt an das HIS-Bündel- oder die Kammermuskulatur Anschluss erhalten. Wenn die so entstehenden Rhythmusstörungen (WOLFF-PARKINSON-WHITE-Syndrom, WPW-Syndrom) unangenehm symptomatisch werden und sich nicht medikamentös behandeln lassen, ist eine Herzkatheteruntersuchung erforderlich, bei der die akzessorischen Leitungsbündel unterbrochen werden.

Daneben beeinflussen aber auch Durchblutungsstörungen bei koronarer Herzerkrankung (z. B. **Herzinfarkt**) und andere Erkrankungen wie Entzündungen des Myokards die Erregungsausbreitung. Das EKG ist u.a. für den Nachweis von Herzinfarkten von besonderer Bedeutung.

Innervation

Die Herzleistung kann sich der aktuellen und individuellen Leistungsfähigkeit des Körpers anpassen. Die vegetativen Nerven des Herzens **(Plexus cardiacus,** ➤ Abb. 6.23, ➤ Tab. 6.3) können Schlagfrequenz (Chronotropie), Kraftentfaltung (Inotropie), Erregungsleitung (Dromotropie), Erregbarkeit (Bathmotropie), Erschlaffung (Lusitropie) und Zusammenhalt (Adhäsiotropie) von Arbeitsmyokard bzw. Reizleitungssystem beeinflussen. Der Plexus cardiacus enthält parasympathische (N. vagus) und sympathische Fasern (postganglionäre Nervenfasern der Hals- und oberen Brustganglien des Grenzsstrangs). In Nähe der Herzbasis liegen die bis zu 550 meist nur mikroskopisch sichtbaren Ganglien (Ganglia cardiaca) mit den Zellkörpern der postganglionären parasympathischen Neurone. Während für lange Zeit beschrieben wurde, dass nur die Vorhöfe parasympathisch innerviert wären, ist inzwischen klar, dass das Myokard aller 4 Herzhöhlen von sympathischen und parasympathischen Nervenfasern erreicht werden. Der **Parasympathikus** führt zu einer Reduktion der Herzleistung und wirkt auf das Herz negativ chrono-, dromo-, ino-, lusi- und adhäsiotrop und auf die Vorhöfe negativ inotrop. Der **Sympathi-**

Tab. 6.3 Innervation des Herzens.

Vegetative Innervation (Plexus cardiacus)	Sensible Innervation
• N. vagus (parasympathisch) – Rr. cardiaci cervicales superiores und inferiores – Rr. cardiaci thoracici • Sympathikus (aus den Ganglia cervicalia superius, media und cervicothoracicum; T1–4) – Nn. cardiaci cervicales superior, medius und inferior – Nn. cardiaci thoracici	N. phrenicus • R. pericardiacus

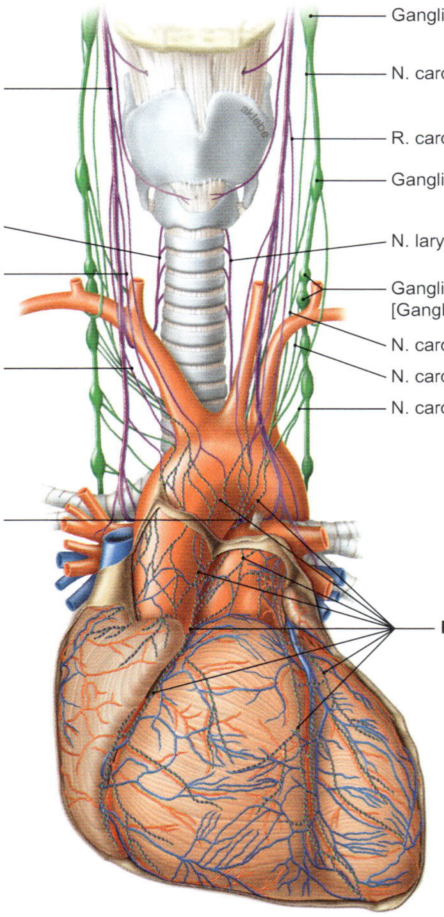

Abb. 6.23 Vegetative Innervation. [S700-L238]

kus führt zu einer Erhöhung der Herzleistung und wirkt somit positiv chrono-, dromo-, ino-, lusi- und adhäsiotrop. Der Sympathikus enthält auch viszeroafferente Fasern. Die Zone des übertragenen Schmerzes **(HEAD-Zone)** entspricht den Dermatomen **T3** und **T4** und projiziert links oberhalb der Brustwarze. Der **N. phrenicus** innerviert dagegen nur sensibel den Herzbeutel und wird daher nicht zum Plexus cardiacus gezählt.

Klinik

Ein erhöhter Sympathikotonus, z. B. durch Stress bedingt, geht mit einer erhöhten Herzfrequenz **(Tachykardie)** und einer Steigerung des Blutdrucks **(Hypertonie)** einher. Auch eine Schädigung der parasympathischen Nervenfasern kann zu einer Tachykardie führen. Die Steigerung der Herzleistung erhöht den Sauerstoffbedarf der Herzmuskelzellen und kann bei Verengung der Herzkranzgefäße (koronare Herzkrankheit) zu Angina pectoris und Herzinfarkten führen.

6.1.10 Herzkranzgefäße

Die Herzkranzgefäße (➤ Abb. 6.24) sind die Vasa privata des Herzens und stellen die Eigenversorgung des Herzens sicher. Es gibt 2 Koronararterien:

- A. coronaria sinistra
- A. coronaria dextra

Die Koronararterien sind funktionelle Endarterien, d.h., sie haben in der Regel keine Verbindung zu anderen Gefäßsystemen, über die Umgehungskreisläufe möglich wären. Beide Koronararterien entspringen oberhalb der Aortenklappe aus der Aorta ascendens.
Die **rechte Herzkranzarterie** (A. coronaria dextra, ➤ Tab. 6.4) entspringt aus dem rechten Sinus aortae, verläuft im Sulcus coronarius entlang des rechten Vorhofs zum Unterrand des Herzens (Margo dexter) und zieht auf die Unterseite (Facies diaphragmatica), wo sie meist im **R. interventricularis posterior/A. interventricularis inferior** als Endast ausläuft.
Die **linke Herzkranzarterie** (A. coronaria sinistra, ➤ Tab. 6.4) geht aus dem linken Klappensinus der Aorta hervor. Sie verzweigt sich bereits nach 1 cm in den **R./A. interventricularis anterior** und den **R. circumflexus/A. circumflexa cordis.** Der R. interventricularis anterior zieht im Sulcus interventricularis anterior direkt oberhalb des Septum interventriculare auf der Facies sternocostalis nach vorne und gibt in seinem Verlauf einen weiteren größeren Ast, den R. lateralis, ab. Der R. circumflexus verläuft im Sulcus coronarius um den linken Herzrand auf die Rückseite und gibt im Regelfall den R. posterior ventriculi sinistri ab. Die wichtigsten Äste der Herzkranzarterien sind in der Reihenfolge ihrer Abgänge in ➤ Tab. 6.4 aufgeführt.

MERKE

Im Normalfall versorgt die **A. coronaria sinistra** den linken Vorhof, den linken Ventrikel, die vorderen zwei Drittel des Kammerseptums und Anteile der rechten vorderen Ventrikelwand. Die **A. coronaria dextra** versorgt Teile der Unterseite des linken Ventrikels, den rechten Vorhof und rechten Ventrikel sowie ganz überwiegend das Reizleitungssystem.

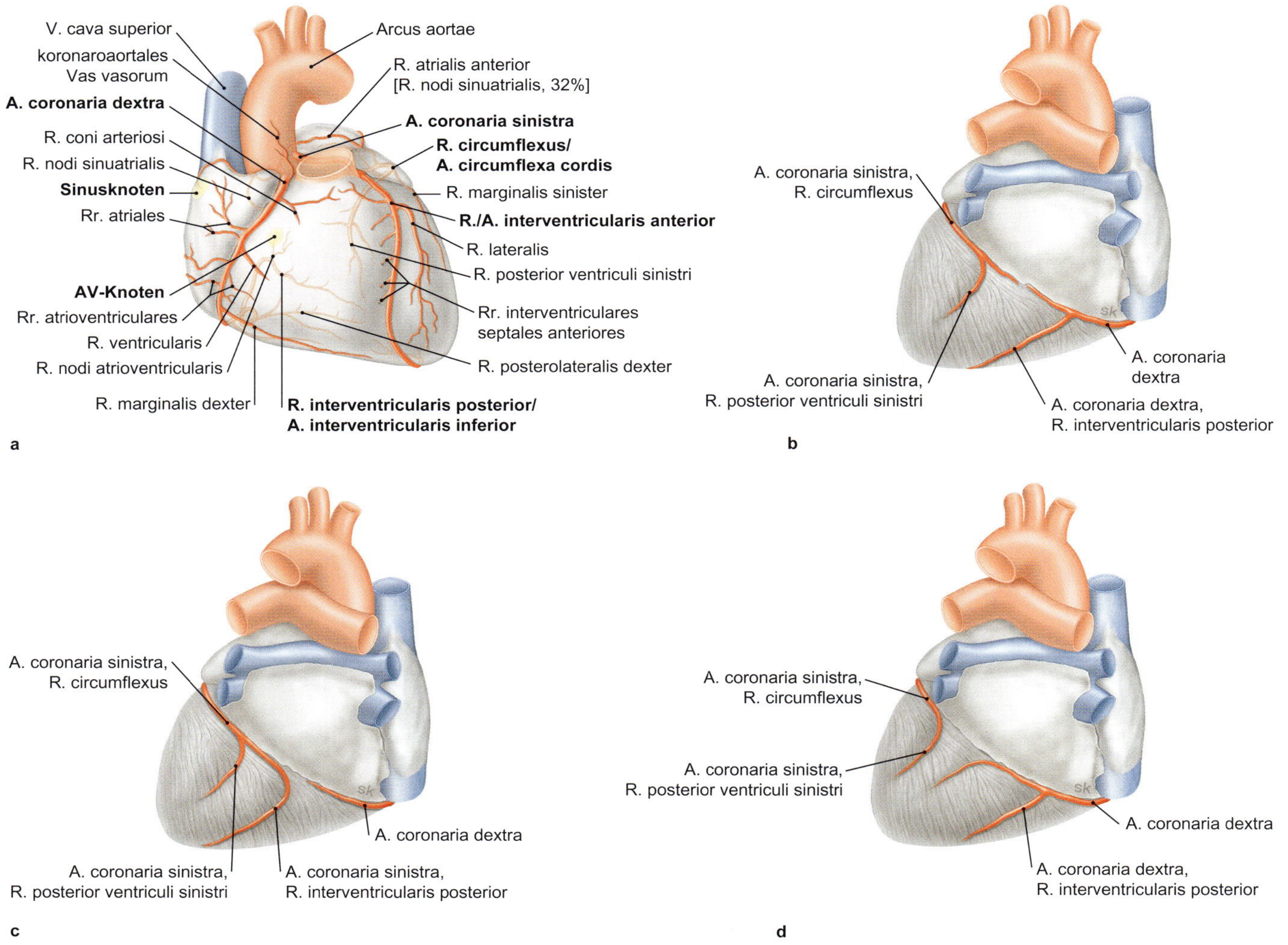

Abb. 6.24 Herzkranzarterien, Aa. coronariae. a Äste der Herzkranzarterien. [S700-L238]/[(B500~M282/L132)/O1107] **b** Normalversorgungstyp. [S700-L238] **c** Linksversorgungstyp. [S700-L238] **d** Rechtsversorgungstyp. [S700-L238]

Tab. 6.4 Äste der Herzkranzarterien.

Äste der rechten Herzkranzarterie (A. coronaria dextra)	Äste der linken Herzkranzarterie (A. coronaria sinistra)
• R. coni arteriosi: zieht zum Conus arteriosus • R. nodi sinuatrialis (in zwei Drittel der Fälle): ca. 1 mm starke Arterie, die zum **Sinusknoten** zieht (in einigen Fällen auch 2 Arterien) • Rr. atriales und Rr. atrioventriculares: kleine Äste für Vorhof und Kammer • R. marginalis dexter: zieht entlang der Margo dexter des rechten Ventrikels • R. posterolateralis dexter: inkonstant • R. nodi atrioventricularis: zum **AV-Knoten** (im Regelfall) • R. interventricularis posterior/A. interventricularis inferior (im Regelfall) mit Rr. interventriculares septales (versorgen das **HIS-Bündel**)	• R./A. interventricularis anterior: – R. coni arteriosi zum Conus arteriosus – R. lateralis zur Vorder- und Seitenwand des linken Ventrikels – Rr. interventriculares septales für die vorderen zwei Drittel des Septum interventriculare (in einigen Fällen auch an der Versorgung des AV-Knotens beteiligt) • R. circumflexus – R. nodi sinuatrialis (ein Drittel der Fälle): zum Sinusknoten – R. marginalis sinister – R. posterior ventriculi sinistri zur Facies diaphragmatica des linken Ventrikels

Klinik

Die Bezeichnung der Herzkranzgefäße weicht in der Klinik von den anatomischen Bezeichnungen ab. Folgende Bezeichnungen sind üblich:

- A. coronaria sinistra entspricht der LCA („**l**eft **c**oronary **a**rtery")
  - **R. i**nter**v**entricularis **a**nterior entspricht dem RIVA oder LAD („**l**eft **a**nterior **d**escendent coronary artery")
  - **R. c**ircumfl**ex**us entspricht dem RCX
- A. coronaria dextra entspricht der RCA („**r**ight **c**oronary **a**rtery")
  - R. interventricularis posterior entspricht dem RPD („**r**ight **p**osterior **d**escending coronary artery")

Der bisher beschriebene Normalfall kommt nur bei etwa zwei Drittel bis drei Viertel der Bevölkerung vor. Daher werden außer dem Normalversorgungstyp noch weitere **Versorgungstypen** unterschieden (➤ Abb. 6.24):

- **Normalversorgungstyp:** (ca. 55–75 %) Der R. interventricularis posterior aus der A. coronaria dextra versorgt den rechten Ventrikel, wobei die Rückseite des linken Ventrikels durch den R. posterior ventriculi sinistri der linken Koronararterie versorgt wird.
- **Linksversorgungstyp:** (ca. 11–20 %). Der R. interventricularis posterior (und auch der R. nodi atrioventricularis) wird von der A. coronaria sinistra abgegeben. Beide gehen aus dem R. cir-

cumflexus hervor. In diesem Fall wird das gesamte Septum von der linken Kranzarterie versorgt.

- **Rechtsversorgungstyp:** (ca. 14–25 %). Die A. coronaria dextra gibt den R. interventricularis posterior (und auch den R. nodi atrioventricularis) ab und versorgt mit einem weiteren Ast entsprechend dem R. posterior ventriculi sinistri Teile der Rückseite des linken Ventrikels sowie den größten Teil des Septum interventriculare.

Besonders in der Klinik wird neben den Versorgungstypen noch der Begriff der **„Dominanz"** verwendet. Die dominante Arterie ist dabei das Gefäß, das den R. interventricularis posterior/A. interventricularis inferior abgibt, d. h., beim Normalversorgungstyp und beim Rechtsversorgungstyp ist dies die A. coronaria dextra.

Klinik

Die **koronare Herzerkrankung** (KHK) ist eine der häufigsten Todesursachen in der westlichen Welt. Bei der KHK kommt es durch Arteriosklerose (➤ Abb. 6.25) zu einer Verengung der Herzkranzgefäße. Dies kann aufgrund des Durchblutungsmangels zu Schmerzen in der Brust **(Angina pectoris)** mit Ausstrahlung in den Arm (meist links) oder in die Halsregion führen. Bei einem vollständigen Verschluss geht Muskelgewebe zugrunde **(Herzinfarkt).** Da die Herzkranzarterien funktionelle Endarterien sind, führt ein Verschluss einzelner Äste zu bestimmten Infarktmustern (➤ Abb. 6.26). Diese können häufig bereits im EKG in den verschiedenen Ableitungen festgestellt werden. Der sicherste Nachweis gelingt durch eine Herzkatheteruntersuchung mittels Röntgenkontrastmittel. Ein **Vorderwandinfarkt** wird meist durch Verschluss des R. interventricularis anterior hervorgerufen. Ein **Hinterwandinfarkt** kann dagegen nicht nur auftreten, wenn der R. circumflexus verschlossen ist, sondern auch bei Verlegung der A. coronaria dextra. In diesem Fall ist typischerweise auch die Versorgung des AV-Knotens beeinträchtigt, da die versorgende Arterie meist am Abgang des R. interventricularis posterior entspringt. Dies kann zusätzlich zu bradykarden Rhythmusstörungen führen. Meist (beim ausgeglichenen und Rechtsversorgungstyp) ist der R. interventricularis posterior der Endast der A. coronaria dextra. Da die Muskelwand des rechten Ventrikels aufgrund der Druckverhältnisse einen geringeren Sauerstoffbedarf aufweist als die des linken Ventrikels, kommt es auch bei einem proximalen Verschluss der A. coronaria dextra oft zu einem isolierten Hinterwandinfarkt. In diesem Fall kann die Bradykardie aufgrund zusätzlicher Minderversorgung des Sinusknotens sehr ausgeprägt sein.
Lässt sich die Verengung der Herzkranzarterie nicht durch Ballondilatation bzw. durch Implantation einer Gefäßstütze (Stent) beheben, muss ein Umgehungskreislauf geschaffen werden (Bypass). Hierfür werden oft die A. thoracica interna oder epifasziale Beinvenen verwendet (➤ Abb. 6.27). Da die Versorgungsgebiete der Kranzarterien je nach Versorgungstyp unterschiedlich groß sein können, können auch das Ausmaß der Schädigung und das klinische Bild zwischen verschiedenen Patienten enorm variieren.

MERKE

Infarktmuster und deren meist betroffene Arterien sind (➤ Abb. 6.26):
- Vorderwandinfarkt: R. interventricularis anterior
- Seitenwandinfarkt: R. lateralis oder R. marginalis sinister
- Vorderseitenwandinfarkt: A. coronaria sinistra
- Hinterwandinfarkt (Facies diaphragmatica): A. coronaria dextra (Reizleitungsstörungen)

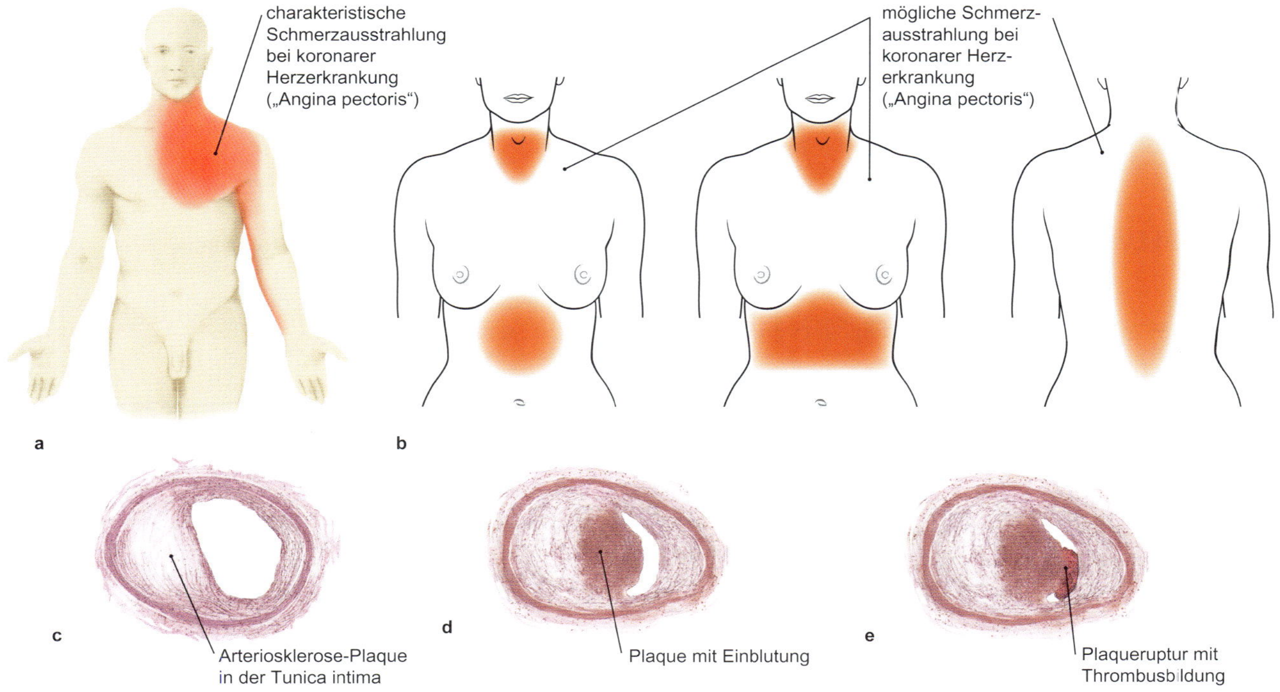

Abb. 6.25 Koronare Herzerkrankung (KHK). a Engegefühl in der Brust mit charakteristischer Schmerzausstrahlung beim Mann. **b** Mögliche Schmerzausstrahlungen bei der Frau. **c–e** Die Ursache ist meist eine Arteriosklerose der Koronararterien, bei der zunächst durch Lipideinlagerungen Plaques entstehen (c), die sich durch Einblutungen vergrößern (d) und bei Ruptur durch Bildung eines Gerinnsels (Thrombus, e) das Lumen komplett verlegen können. a, c-e [S702-L266]; b [S702-L126]

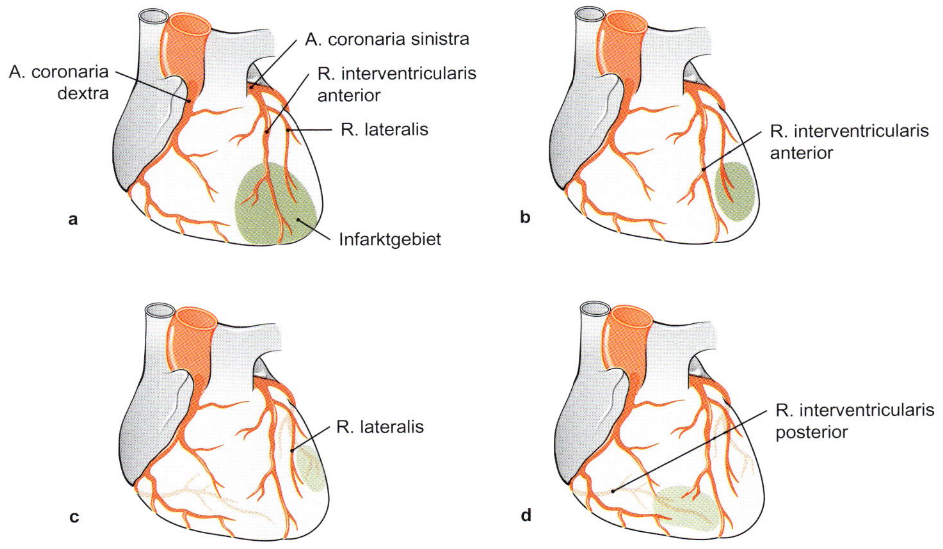

Abb. 6.26 Infarktgebiete. [S700-L126]/[G1060-002] **a** Vorderwandinfarkt bei Verschluss des R. interventricularis anterior. **b** Seitenwandinfarkt bei Verschluss des R. lateralis. **c** Hinterwandinfarkt bei Verschluss des R. posterior ventriculi sinistri der linken Kranzarterie. **d** Hinterwandinfarkt, in diesem Fall bei Verschluss des R. interventricularis posterior der rechten Kranzarterie.

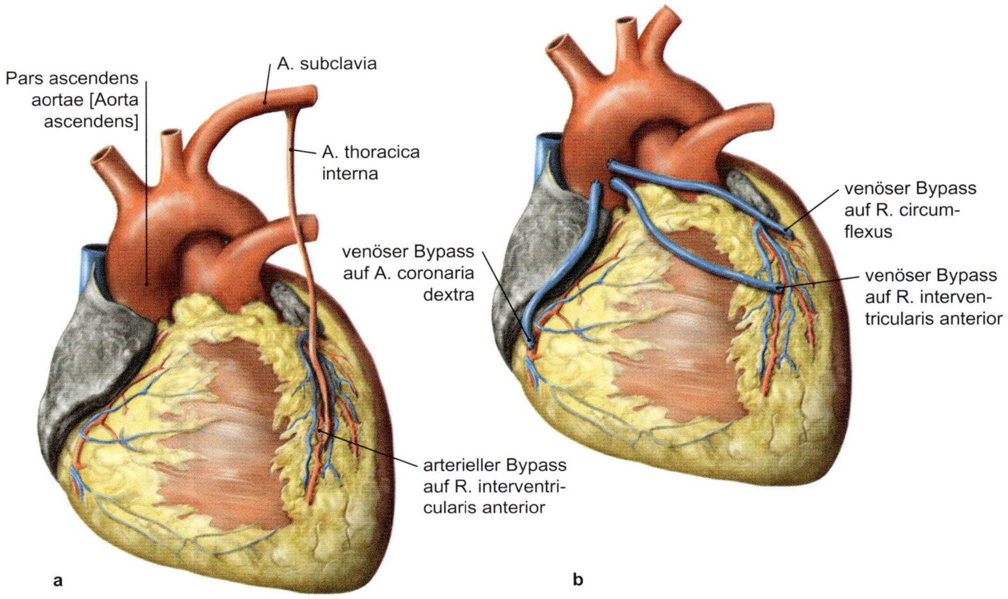

Abb. 6.27 Bypässe. [S702-L266] **a** Beim arteriellen Bypass wird die A. thoracica interna distal der Stenose aufgenäht. **b** Bei venösen Bypässen werden epifasziale Beinvenen (V. saphena magna oder parva) von der Aorta ascendens auf die jeweiligen verengten Äste der Kranzarterien aufgebracht. Hier können mehrere Bypässe eingebracht werden.

6.1.11 Venen und Lymphgefäße des Herzens

Venen des Herzens

Der venöse Abluss (➤ Abb. 6.28) des Herzens erfolgt über 3 Venensysteme (➤ Tab. 6.5):

- Sinus-coronarius-System
- transmurales System
- endomurales System

Zwei Drittel des venösen Blutes werden vom **Sinus coronarius** aufgenommen und über das Ostium sinus coronarii in den rechten Vorhof drainiert. Zum Sinus coronarius führen 3 Hauptvenen:

- Die **V. cardiaca magna** entspricht dem Versorgungsgebiet der A. coronaria sinistra.
- Die **V. cardiaca media** verläuft entlang des R. interventricularis posterior.
- Die **V. cardiaca parva** drainiert als kleines Gefäß das restliche Versorgungsgebiet der A. coronaria dextra, ist aber nur in 50 % der Fälle vorhanden.

Das übrige Drittel des venösen Blutes gelangt über das **transmurale** und das **endomurale System** direkt in die Vorhöfe und Kammern. Hierbei münden die Venen des transmuralen Systems hauptsächlich direkt in den rechten Vorhof. Die Venen des endomuralen Systems beginnen in der Herzwand und drainieren in Vorhöfe und Kammern.

Tab. 6.5 Herzvenen (Vv. cordis).

Venensystem	Venen
Sinus-coronarius-System	• V. cardiaca magna: entspricht dem Versorgungsgebiet der A. coronaria sinistra – V. interventricularis anterior – V. marginalis sinistra – Vv. ventriculi sinistri posteriores • V. cardiaca media: im Sulcus interventricularis posterior • V. cardiaca parva: im rechten Sulcus coronarius, in 50 % der Fälle existent • V. obliqua atrii sinistri (MARSHALL-Vene)
transmurales System	• Vv. ventriculi dextri anteriores • Vv. atriales
endomurales System	Vv. cardiacae minimae (Vasa THEBESII)

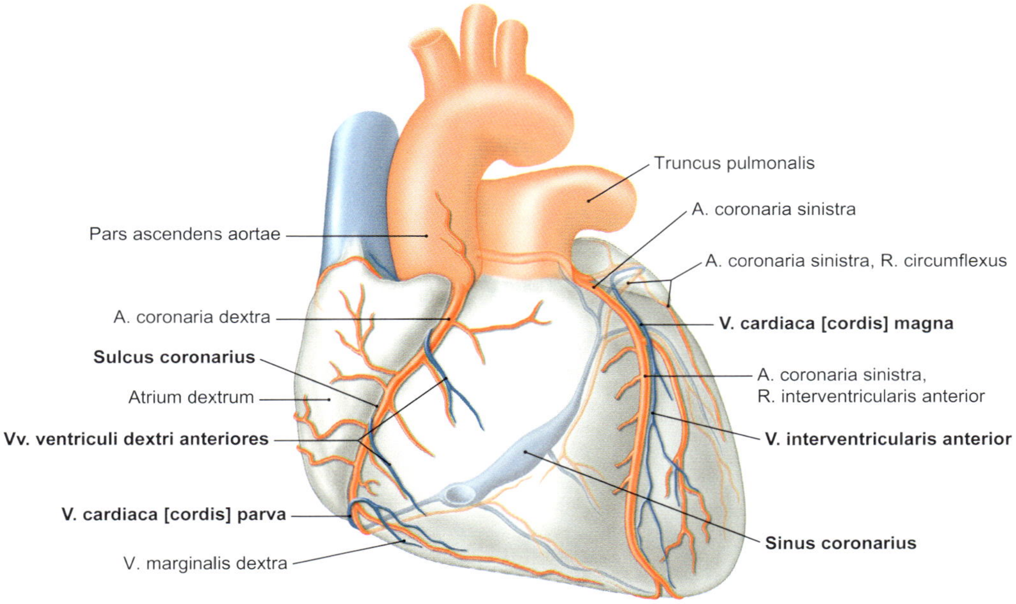

Abb. 6.28 Herzvenen, Vv. cordis. Ansicht von ventral. [S700-L238]

Lymphgefäße

Die Lymphe des Herzens fließt von endo-, myo- nach sub-, epikardial und dann über größere Kollektoren entlang den Koronararterien in kleine, meist nur mikroskopisch sichtbare Lymphknoten, die ventral an Aorta und Truncus pulmonalis gelegen sind. Von dort wird sie in **Nodi lymphoidei tracheobronchiales** und andere mediastinale Lymphknoten weitergeleitet.
Beim Herzbeutel drainieren die **Nodi lymphoidei prepericardiaci** und **Nodi lymphoidei pericardiaci laterales** in Nodi lymphoidei parasternales und andere mediastinale Lymphknoten. Eine sichere Trennung der Lymphdrainagewege von der rechten und linken Herzhälfte gibt es nicht.

6.2 Luftröhre und Lungen

Kompetenzen

Nach Bearbeitung dieses Lehrbuchkapitels sollten Sie in der Lage sein:
- die Gliederung der unteren Atemwege mit Entwicklung aus dem Vorderdarm darzulegen
- die Abschnitte der Trachea bis zur Trachelbifukation mit Wandbau am Präparat zu erläutern
- die Projektion der Lungen und Gliederung in Lappen und Segmente am Präparat zu zeigen
- die Systematik des Bronchialbaums zu erklären und Strukturen des Lungenhilums am Präparat zuzuordnen
- Vasa publica und privata der Lunge mit Herkunft, Verlauf und Funktion zu beschreiben
- die Lymphgefäßsysteme und die vegetative Innervation der Lungen zu erläutern

6.2.1 Überblick und Funktion

Die Luftröhre (Trachea) und die beiden Lungen (Pulmones) gehören wie auch der Kehlkopf (Larynx) zu den unteren Atemwegen (➤ Abb. 6.29, ➤ Tab. 6.6). Die **Trachea** verbindet den Kehlkopf mit den Hauptbronchien (Bronchus principalis dexter und sinister). Sie zählt zu den luftleitenden Anteilen des Atmungssystems und dient so dem Transport der Atemluft, ihrer Anfeuchtung und Erwärmung. Die Trachea ist wie die oberen Atemwege, die Bronchien und die größten Anteile der Bronchiolen der Lunge Teil des **anatomischen Totraums** (150–170 ml). Dies bedeutet, dass diese Anteile des Atemsystems *nicht* am Gasaustausch beteiligt sind. Der eigentliche **Gasaustausch** (Aufnahme von Sauerstoff aus der Atemluft, Abatmung von Kohlendioxid) bei der Atmung findet in der Lunge statt. Daher zählt die **Lunge** zu den absolut lebensnotwendigen Organen. Die Anatomie der Atemwege ist auch deshalb von medizinischer Bedeutung, weil Atemwegserkrankungen in Deutschland zu den häufigsten Erkrankungen gehören. Akute Infektionen der oberen Atemwege mit Bakterien oder Viren sind die häufigste Behandlungsursache in Kinderarztpraxen (Pädiatrie). Handelt es sich nicht mehr um banale Infekte, die in der hausärztlichen Praxis behandelt werden können, müssen Pneumologen hinzugezogen werden. Operationsbedürftige Erkrankungen werden von Thoraxchirurgen behandelt.

Klinik

Das Volumen des **anatomischen Totraums** hat bei der Reanimation praktische Relevanz. Bei der Beatmung muss mehr Volumen ausgetauscht werden als 170 ml, weil sonst keine sauerstoffreiche Luft die Alveolen erreicht, sondern nur die verbrauchte Luft in den Atemwegen bewegt wird. Daher sollte man lieber langsam mit mehr Volumen beatmen als schnell mit zu geringem Volumen.

Tab. 6.6 Atemsystem.

Obere Atemwege	Untere Atemwege
• Nasenhöhle (Cavitas nasi) • Rachen (Pharynx)	• Kehlkopf (Larynx) • Luftröhre (Trachea) • Lungen (Pulmones): die rechte Lunge (Pulmo dexter) besitzt 3 Lappen, die linke Lunge (Pulmo sinister) 2

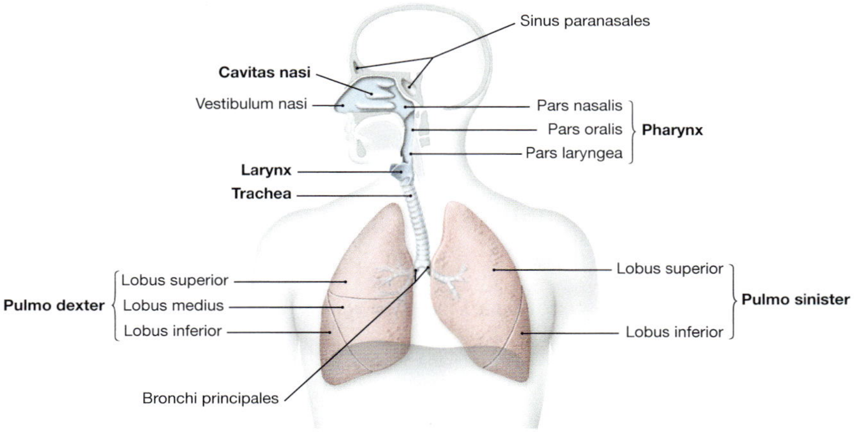

Abb. 6.29 Obere und untere Atemwege. Ansicht von ventral. [S700-L275]

6.2.2 Entwicklung von Trachea und Lunge

Die Epithelien von Kehlkopf, Luftröhre und Lungen entwickeln sich ab der *4. Woche* aus dem **Endoderm** des Vorderdarms. Bindegewebe, Knorpel, glatte Muskulatur und Blutgefäße gehen aus dem umliegenden **Mesoderm** hervor. Zunächst bildet sich auf der Innenseite des Vorderdarms eine **Laryngotrachealrinne,** die sich nach außen zur **Lungenknospe** ausstülpt (➤ Abb. 6.30). Durch Verlängerung entsteht ein **Laryngotrachealschlauch,** dessen unterste Abschnitte als **Bronchialknospen** die Vorläufer der späteren Hauptbronchien darstellen. Die Bronchialknospen stülpen sich von medial in die **Zölomgänge** (Ductus pericardiacoperitoneales) vor, die sich später zu den Pleurahöhlen erweitern (➤ Abb. 6.53). Die mediale Serosa der Zölomgänge bildet dabei das Lungenfell (Pleura visceralis), die laterale Serosa das Rippenfell (Pleura parietalis). Während der *4.–5. Woche* bilden sich beidseits Mesenchymfalten, die sich zum **Septum oesophagotracheale** vereinen und dadurch die Anlage der unteren Atemwege vom Oesophagus abtrennen (➤ Abb. 6.31).
Im weiteren Verlauf verzweigen sich die Bronchialknospen und bilden den Bronchialbaum der Lunge aus. Bei der **Lungenentwicklung** unterscheidet man **4 Phasen,** die sich teilweise überschneiden (➤ Abb. 6.32):

- **Pseudoglanduläre Phase** (6.–16. Woche): Entstehung des luftleitenden Bronchialbaums
- **Kanalikuläre Phase** (16.–26. Woche): Frühentwicklung des gasaustauschenden Bronchialbaums mit Ausbildung erster primitiver Alveolen
- **Sakkuläre Phase** (26. Woche bis zur Geburt): Proliferation des Kapillarnetzes mit Ausbildung der Blut-Luft-Schranke. Zunahme der Surfactant-Produktion
- **Alveoläre Phase** (32. Woche–8. Lebensjahr): Entstehung der Alveolen

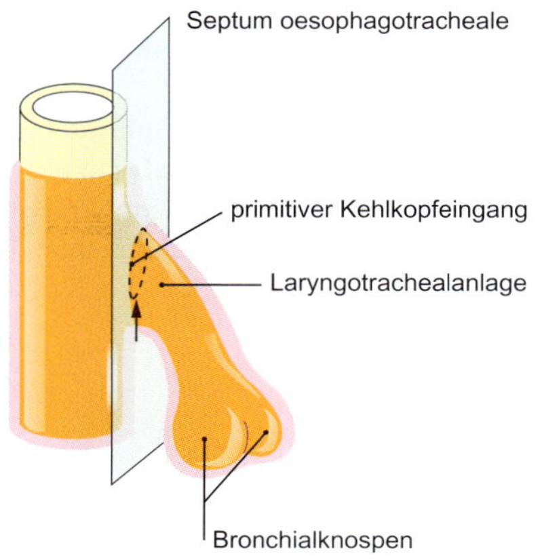

Abb. 6.31 Entwicklung des Septum oesophagotracheale. [E347-11]

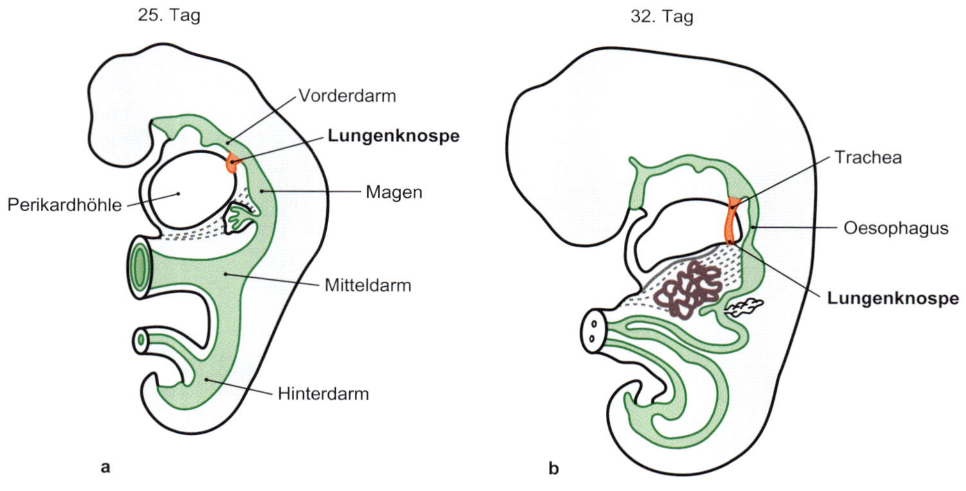

Abb. 6.30 Entwicklung der unteren Atemwege. [S700-L126]/[B501-O1108/L317] **a** 4. Entwicklungswoche (25. Tag). **b** 5. Entwicklungswoche (32. Tag).

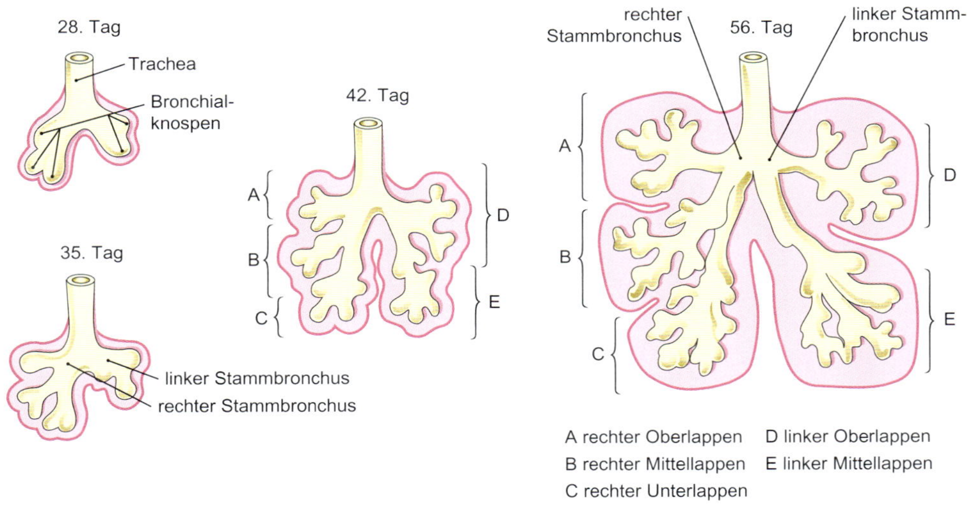

Abb. 6.32 Stadien der Lungenentwicklung. [E347-11]

Klinik

Eine Störung der Abgliederung von Oesophagus und Trachea kann zur Bildung von Kurzschlussverbindungen **(Ösophagotrachealfisteln)** führen, die oft mit einem blind endenden Oesophagus **(Ösophagusatresie)** einhergehen.
Ab der 20. Woche wird in den Alveolen **Surfactant** produziert, das die Oberflächenspannung der Alveolen herabsetzt. Ab der 35. Woche ist die Produktion meist ausreichend, um eine Spontanatmung zu ermöglichen. Bei ungenügender Produktion von Surfactant bildet sich ein **Atemnotsyndrom** (Respiratory Distress Syndrome, RDS), das die häufigste Todesursache der Neugeborenen darstellt. Bei Geburt vor der 30. Woche entwickeln bis zu 60 % der Frühgeborenen ein RDS.
Da die Lunge erst bei Geburt mit Luft gefüllt wird, kann der Rechtsmediziner mit der **Schwimmprobe** feststellen, ob das Kind tot geboren wurde (Lunge geht unter) oder nach der Geburt gestorben ist (Lunge schwimmt).

6.2.3 Topografie und Aufbau der Trachea und Hauptbronchien

Die **Trachea** ist 10–13 cm lang, kann sich jedoch bei tiefer Inspiration aufgrund ihrer Elastizität bis zu 5 cm verlängern. Sie schließt sich an den Ringknorpel des Kehlkopfs an, der sich auf den VII. Halswirbel projiziert, wobei sie im Liegen etwas höher steht. Sie endet an der **Bifurcatio tracheae** auf Höhe des IV.–V. Brustwirbels in den beiden **Hauptbronchien (Bronchi principales).** Man unterscheidet 2 Anteile:

- Halsabschnitt (Pars cervicalis)
- Brustabschnitt (Pars thoracica)

Der **Pars cervicalis** liegt die Schilddrüse von ventral und beidseits lateral an. In der Brusthöhle liegt der Thymus ventral der **Pars thoracica.** Die Trachea verläuft hier im oberen Mediastinum. Direkt ventral vor der Bifurkation liegt der Aortenbogen mit seinen aufsteigenden Gefäßen. Die linke V. brachiocephalica kreuzt die Trachea und nimmt die vor ihr liegende V. thyroidea inferior auf. In der Rinne zwischen Trachea und Oesophagus steigt beidseits der N. laryngeus recurrens Richtung Larynx auf. In ihrem gesamten Verlauf wird die Trachea dorsal vom Oesophagus begleitet.
Das Lumen der Trachea wird durch die 16–20 hufeisenförmigen **Knorpelspangen (Cartilagines tracheales)** stets offen gehalten (➤ Abb. 6.33). Die Knorpelspangen bestehen aus hyalinem Knorpel, sind aber elastisch verformbar. Sie sind durch die **Ligg. anularia** aus Kollagenfasern und elastischen Fasern verbunden, was ihnen Elastizität verleiht und Längenänderungen zulässt. An der Hinterwand der Trachea sind die Enden der Knorpelspangen durch eine bindegewebige Platte mit elastischen Fasern (**Paries membranaceus**) verbunden, in die glatte Muskulatur (**M. trachealis**) eingelagert ist. Dieser membranäre Anteil der Trachea ermöglicht eine Vergrößerung des trachealen Durchmessers. Der M. trachealis ist dabei in Ruhe immer minimal kontrahiert und sorgt für eine Straffung des Paries membranaceus, wodurch der Durchmesser der Trachea bei ca. 16–18 mm liegt. Bei Inspiration nimmt der Tonus ab und das Lumen vergrößert sich etwas. An der **Aufgabelung der Trachea** in die beiden Hauptbronchien – auf Höhe des IV. Brustwirbels, was dem sternalen Ansatz der III. Rippe entspricht – befindet sich vom letzten Trachealknorpel ausgehend ein ins Lumen ragender Sporn **(Carina tracheae).** Hier findet die Aufteilung der Atemluft in den linken (Bronchus principalis sinister) und rechten Hauptbronchus (Bronchus principalis dexter) statt. An dieser Stelle können Turbulenzen entstehen, die sich als Atemgeräusche bei der Auskultation (Abhören der Lungen) äußern.
Der **Winkel zwischen den Hauptbronchien** liegt zwischen 55 und 65°. Die Aufteilung der Trachea ist dabei allerdings asymmetrisch: Der rechte Hauptbronchus ist stärker, 1–2,5 cm lang und steht nahezu senkrecht, während der linke Hauptbronchus nahezu doppelt so lang und im Durchmesser enger ist und schräg steht (➤ Abb. 6.33). Die weitere Aufteilung des Bronchialbaums (Arbor bronchialis) erfolgt dichotom (➤ Kap. 6.2.6).

Klinik

Eine vergrößerte Schilddrüse (**Struma** oder **Kropf**), die sich durch die obere Thoraxapertur in die Brusthöhle erstreckt (retrosternale Struma), kann zur Druckerweichung der Trachealknorpel (Tracheomalazie) bis hin zur vollständigen Kompression der Trachea mit resultierender Atemnot führen.
Aufgrund der asymmetrischen Teilung der Trachea gelangt bei Einatmung **(Aspiration)** von Fremdkörpern das aspirierte Material meist in die **rechte Lunge.** Bei drohendem Ersticken kann dieses Wissen einen entscheidenden Zeitvorteil bringen!

Bronchus principalis dexter

Bronchus lobaris superior dexter
1 = Bronchus segmentalis apicalis [B I]
2 = Bronchus segmentalis posterior [B II]
3 = Bronchus segmentalis anterior [B III]

Bronchus lobaris medius dexter
4 = Bronchus segmentalis lateralis [B IV]
5 = Bronchus segmentalis medialis [B V]

Bronchus lobaris inferior dexter
6 = Bronchus segmentalis superior [B VI]
7 = Bronchus segmentalis basalis medialis [B VII]
8 = Bronchus segmentalis basalis anterior [B VIII]
9 = Bronchus segmentalis basalis lateralis [B IX]
10 = Bronchus segmentalis basalis posterior [B X]

Bronchus principalis sinister

Bronchus lobaris superior sinister
1, 2 = Bronchus segmentalis apicoposterior [B I+II]
3 = Bronchus segmentalis anterior [B III]
4 = Bronchus lingularis superior [B IV]
5 = Bronchus lingularis inferior [B V]

Bronchus lobaris inferior sinister
6 = Bronchus segmentalis superior [B VI]
8 = Bronchus segmentalis basalis anterior [B VIII]
9 = Bronchus segmentalis basalis lateralis [B IX]
10 = Bronchus segmentalis basalis posterior [B X]

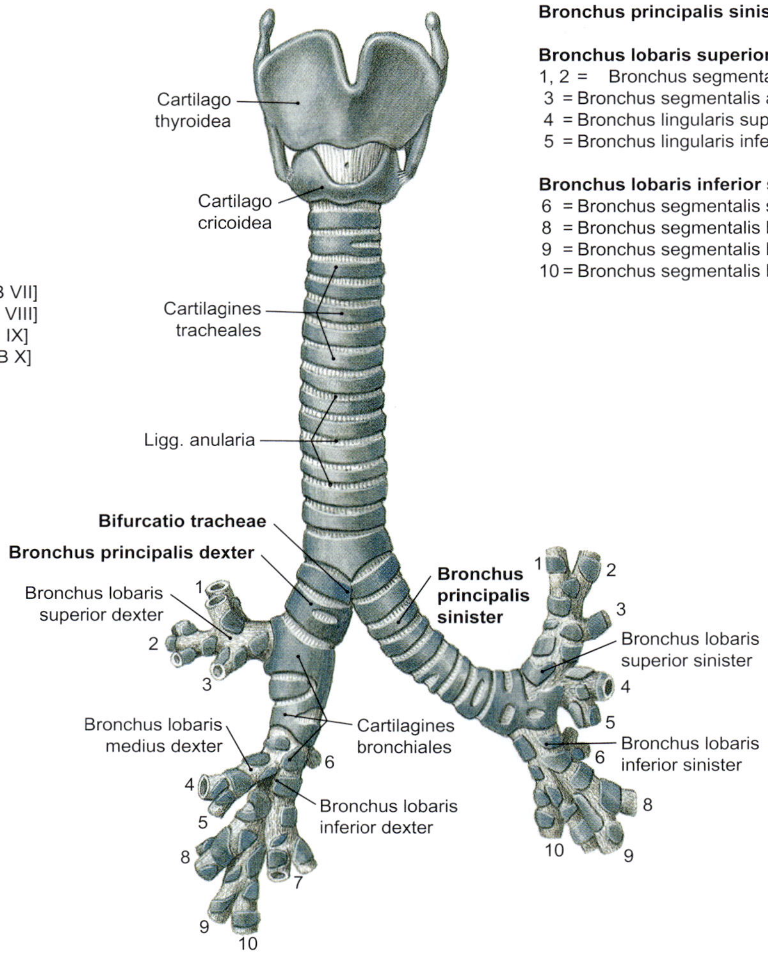

Abb. 6.33 Untere Atemwege. Ansicht von ventral. [S700]

6.2.4 Leitungsbahnen der Trachea und Hauptbronchien

Leitungsbahnen der Trachea und Hauptbronchien sind:

- **arterielle Versorgung**
  - **Pars cervicalis** der Trachea: Rr. tracheales der A. thyroidea inferior
  - **Pars thoracica der Trachea und Bronchi principales:** Rr. tracheales und Rr. bronchiales der A. thoracica interna und der Aorta thoracica, 3.–4. A. intercostalis
- **venöser Abfluss**
  - **Pars cervicalis** der Trachea: Das venöse Blut der Trachea sammelt sich im Plexus thyroideus impar und fließt von dort in die V. thyroidea inferior.
  - **Pars thoracica der Trachea und Bronchi principales:** Der Abfluss erfolgt gemeinsam mit den Venen des Oesophagus oder über die Vv. bronchiales in die V. azygos/hemiazygos.
- **Lymphabfluss**
  - **Pars cervicalis** der Trachea: Die Nodi lymphoidei paratracheales drainieren über die Nodi lymphoidei cervicales profundi in den Truncus jugularis.
  - **Pars thoracica der Trachea und Bronchi principales:** Die Nodi lymphoidei tracheobronchiales und paratracheales drainieren in den Truncus bronchomediastinalis.
- **Innervation**
  - parasympathische Innervation: Rr. tracheales aus dem N. laryngeus recurrens (N. vagus)
  - sympathische Innervation: Grenzstrang

6.2.5 Projektion der Lungen

Die rechte und die linke Lunge (Pulmo dexter und sinister) liegen im Brustkorb getrennt durch das Mediastinum in den beiden Pleurahöhlen (Cavitates pleurales, ➤ Kap. 6.5.3). Die Lungen haben die Form eines abgerundeten Kegels (➤ Abb. 6.34). Der obere, konvexe Anteil der Lunge **(Apex pulmonis)** überragt die obere Thoraxapertur um ca. 5 cm, während die konkave Basis der Lungen breitflächig der Zwerchfellkuppel aufsitzt **(Facies diaphragmatica).** Die lateral an den Rippen anliegende **Facies costalis** bildet die größte Fläche der Lungen. In der medial gelegenen **Facies mediastinalis,** die die Lunge zum Mediastinum hin abgrenzt, liegt die Lungenpforte **(Hilum pulmonis)** (➤ Abb. 6.35).

Zwischen den 3 Flächen der Lunge liegen die **Lungenränder** (➤ Abb. 6.34), die allerdings ebenso wie die durch die verschiedenen umliegenden Strukturen hervorgerufenen Einsenkungen nur an in situ fixierten Lungen sichtbar und daher als Artefakte aufzufassen sind:

- **Margo anterior:** ventral zwischen Facies costalis und Facies mediastinalis gelegen. Oft wird der stumpfe dorsale Übergang zwischen diesen beiden Flächen als „Margo posterior" bezeichnet.
- **Margo inferior:** kaudal zwischen Facies costalis und Facies diaphragmatica

In das **Hilum pulmonis** treten die Hauptbronchien und die Leitungsbahnen der Lungen (Aa. pulmonales, Vv. pulmonales, Rr. bronchiales, Vv. bronchiales, Lymphgefäße und Lymphknoten, vegetative Nervenfasern) ein und aus und bilden die „Lungenwurzel". An der fixierten Lunge lassen sich die topografischen Bezie-

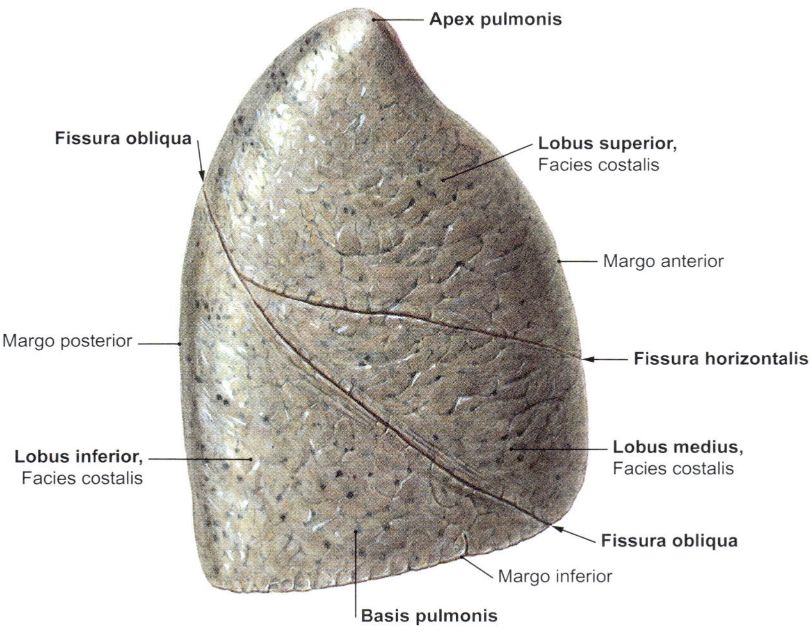

Abb. 6.34 Rechte Lunge von lateral. [S700]

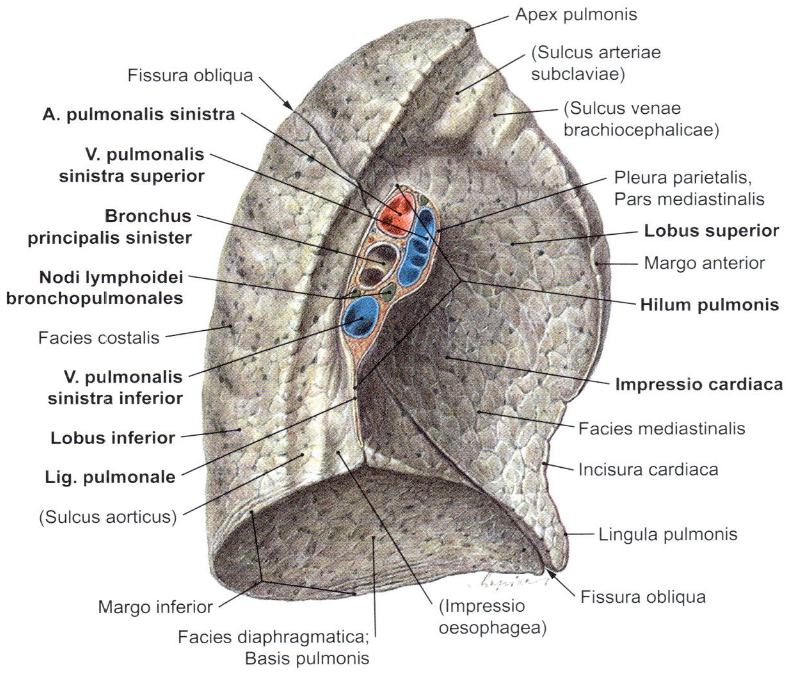

Abb. 6.35 Linke Lunge von medial. [S700]

hungen an durch benachbarte Organe hervorgerufenen Impressionen nachvollziehen. So findet man an der rechten Lunge Abdrücke von V. azygos, Oesophagus und dem Herz (Impressio cardiaca), die links aufgrund der Ausprägung des Herzens größer als an der rechten Lunge ist. An der linken Lunge findet man außerdem die Impressionen von Aortenbogen und Aorta thoracica.

MERKE

Direkt am Lungenhilum unterscheidet man folgende Lage der ein-/austretenden Strukturen:

- An der **rechten Lunge** liegt der rechte Hauptbronchus (oder Oberlappenbronchus) kranial der A. pulmonalis.
- Im Hilum der **linken Lunge** tritt der linke Hauptbronchus kaudal der A. pulmonalis ein.

Die Vv. pulmonales liegen stets nach vorn gerichtet, unterhalb der genannten Strukturen (➤ Abb. 6.35).

Bei der klinischen Untersuchung wird die **Projektion der Lungengrenzen** beurteilt (➤ Tab. 6.7), um einen ersten Eindruck des Lungenvolumens und der Volumenänderungen bei der Atmung zu erhalten. Dabei ist zu beachten, dass die Projektion der Lungengrenzen von der Atemexkursion abhängig ist. So stehen die Lungen bei Inspiration tiefer, bei Exspiration dagegen höher.

Klinik

Die Atemverschieblichkeit der Lungengrenzen wird bei der klinischen Untersuchung durch **Perkussion (Abklopfen)** festgestellt. Normalerweise sollte zwischen tiefer Inspirationsstellung und Exspiration eine zweifingerbreite Distanz bestehen.

Tab. 6.7 Projektion der Lungengrenzen in Atemruhelage, die Pleuragrenzen liegen jeweils eine Rippe tiefer.

Körperlinie	Lungengrenzen rechts	Lungengrenzen links
Sternallinie	VI. Rippe	IV. Rippe
Medioklavikularlinie (MCL)	VI. Rippe parallel	VI. Rippe
mittlere Axillarlinie	VIII. Rippe	VIII. Rippe
Skapularlinie	X. Rippe	X. Rippe
Paravertebrallinie	XI. Rippe	XI. Rippe

6.2.6 Bau der Lungen

Die Lungen wiegen ca. 800 g (ohne Blut 550 g). Das Gesamtvolumen der Lungen beträgt 2–3 l, bei Inspiration 5–8 l. Durch die Linksverlagerung des Mediastinums hat die linke Lunge etwa ein um 10 bis 20 % geringeres Volumen. Die Lunge ist vom Lungenfell (Pleura visceralis) überzogen (➤ Kap. 6.5.3). Das Gewebe der Lunge wird von dem sich dichotom verzweigenden **Bronchialbaum** und seinen begleitenden Blutgefäßen gebildet. Die **Hauptbronchien** teilen sich jeweils zu den **Lappenbronchien (Bronchi lobares),** von denen die rechte Lunge 3 und die linke Lunge 2 besitzt (➤ Abb. 6.34, ➤ Abb. 6.35). Entsprechend gehören zur **rechten Lunge** 3 Lungenlappen **(Lobi),** ein Oberlappen **(Lobus superior),** ein Mittellappen **(Lobus medius)** und ein Unterlappen **(Lobus inferior).**
Im Gegensatz dazu besitzt die **linke Lunge** aufgrund der vorwiegenden Ausdehnung des Mediastinums nach links nur 2 Lappen, einen Lungenoberlappen **(Lobus superior)** und einen Unterlappen **(Lobus inferior).** Die Lingula des linken Lungenoberlappens (Lingula pulmonis sinistri), die unterhalb der Incisura cardiaca ausläuft, entspricht dem Mittellappen der rechten Lunge.
Die Lappen der Lunge werden durch **Fissuren** voneinander abgegrenzt, durch die sich die Lappen gegeneinander ausdehnen können. Beide Lungen werden von der schräg verlaufenden **Fissura obliqua** durchzogen. Sie beginnt oben dorsal auf Höhe der IV. Rippe und folgt dieser bis zur mittleren Axillarlinie. Danach steigt sie steil bis zur VI. Rippe ab, die sie in der Medioklavikularlinie erreicht. An der rechten Lunge trennt die Fissura obliqua dorsal den Ober- vom Unterlappen und ventral den Unterlappen vom Mittellappen. An der linken Lunge verläuft sie zwischen Ober- und Unterlappen.
An der rechten Lunge kommt zusätzlich die **Fissura horizontalis** vor, die den Verlauf entlang der IV. Rippe fortsetzt und den Lungenoberlappen vom Mittellappen trennt.
Die Lappenbronchien teilen sich in die **Segmentbronchien** (Bronchi segmentales), die jeweils einem **Lungensegment** zugeordnet sind (➤ Abb. 6.36, ➤ Tab. 6.8). Die rechte Lunge hat 10 Segmente. In der linken Lunge wird das 7. Segment (mediobasales Segment) aufgrund der überwiegenden Ausdehnung des Herzens auf die linke Seite meist nicht oder nur rudimentär ausgebildet, sodass sie nur 9 Segmente besitzt. Die Segmente bilden eine funktionelle Einheit und sind nur durch Bindegewebe voneinander abgegrenzt. Makroskopisch ist diese Abgrenzung nicht sichtbar.

Klinik

Die Einteilung der Lungen in einzelne Segmente ist klinisch wichtig, da so z. B. bei einer **Lungenspiegelung (Bronchoskopie)** gewonnene Gewebeproben einzelnen Segmenten zugeordnet werden können.

Da ein Lungensegment durch jeweils einen dazugehörigen Segmentbronchus mit entsprechender Segmentarterie und Segmentvene versorgt wird, wird das Segment zu einer funktionellen Einheit. Operativ ergibt sich hierdurch die Möglichkeit einer **Segmentresektion.** So können z. B. bei Lungenmetastasen mehrere Segmente aus allen Lappen reseziert werden, ohne die Funktion der Lunge zu gefährden. Bei Lungentumoren (Bronchialkarzinomen) dagegen wird mindestens der gesamte betroffene Lappen einer Lunge reseziert.

Die Segmentbronchien verzweigen sich 6–12-mal in **Bronchi,** die sich wiederum in die schon knorpelfreien **Bronchioli** aufteilen, deren erste Aufteilung die **Lungenläppchen (Lobuli pulmonales)** bilden (➤ Tab. 6.9). Die Läppchen sind nur unvollständig mit Bindegewebe abgegrenzt. Makroskopisch werden diese polygonalen Felder durch Einlagerungen von Kohlestaubpartikeln aus der Atemluft in das subpleurale Bindegewebe entlang der Lymphbahnen sichtbar. In den Lungenläppchen teilen sich die Bronchioli noch 3–4-mal zu den **Bronchioli terminales.** Hier endet der luftleitende Anteil des Bronchialbaums. Aus den Bronchioli terminales gehen die **Bronchioli respiratorii** hervor, die wie ihre weitere Aufzweigung in die Ductus und Sacculi alveolares, dem Gasaustausch dienen.

Tab. 6.8 Segmente der Lungen.

Pulmo dexter	Pulmo sinister
Lobus superior (3 Segmente) • Segmentum apicale [S I] • Segmentum posterius [S II] • Segmentum anterius [S III] **Lobus medius (2 Segmente)** • Segmentum laterale [S IV] • Segmentum mediale [S V] **Lobus inferior (5 Segmente)** • Segmentum superius [S VI] • Segmentum basale mediale (cardiacum) [S VII] • Segmentum basale anterius [S VIII] • Segmentum basale laterale [S IX] • Segmentum basale posterius [S X]	**Lobus superior (5 Segmente)** • Segmentum apicoposterius [S I + II] • Segmentum anterius [S III] • Segmentum lingulare superius [S IV] • Segmentum lingulare inferius [S V] **Lobus inferior (4 Segmente)** • Segmentum superius [S VI] • Segmentum basale anterius [S VIII] • Segmentum basale laterale [S IX] • Segmentum basale posterius [S X]

Tab. 6.9 Aufteilung der Bronchien.

Bronchialbaum	Lungeneinheit	Funktion	Bemerkung
Bronchi principales (Hauptbronchien)	Lunge	konduktiv (luftleitend)	
Bronchi lobares	Lungenlappen	konduktiv (luftleitend)	
Bronchi segmentales	Lungensegmente	konduktiv (luftleitend)	
Bronchi		konduktiv (luftleitend)	
Bronchioli	Lungenläppchen	konduktiv (luftleitend)	ab hier kein Knorpel und keine Drüsen in der Wand
Bronchioli terminales	Azinus	konduktiv (luftleitend)	nur mikroskopisch sichtbar
Bronchioli respiratorii	Alveolen	respiratorisch (gasaustauschend)	nur mikroskopisch sichtbar
Ductus alveolares Sacculi alveolares	Alveolen	respiratorisch (gasaustauschend)	nur mikroskopisch sichtbar

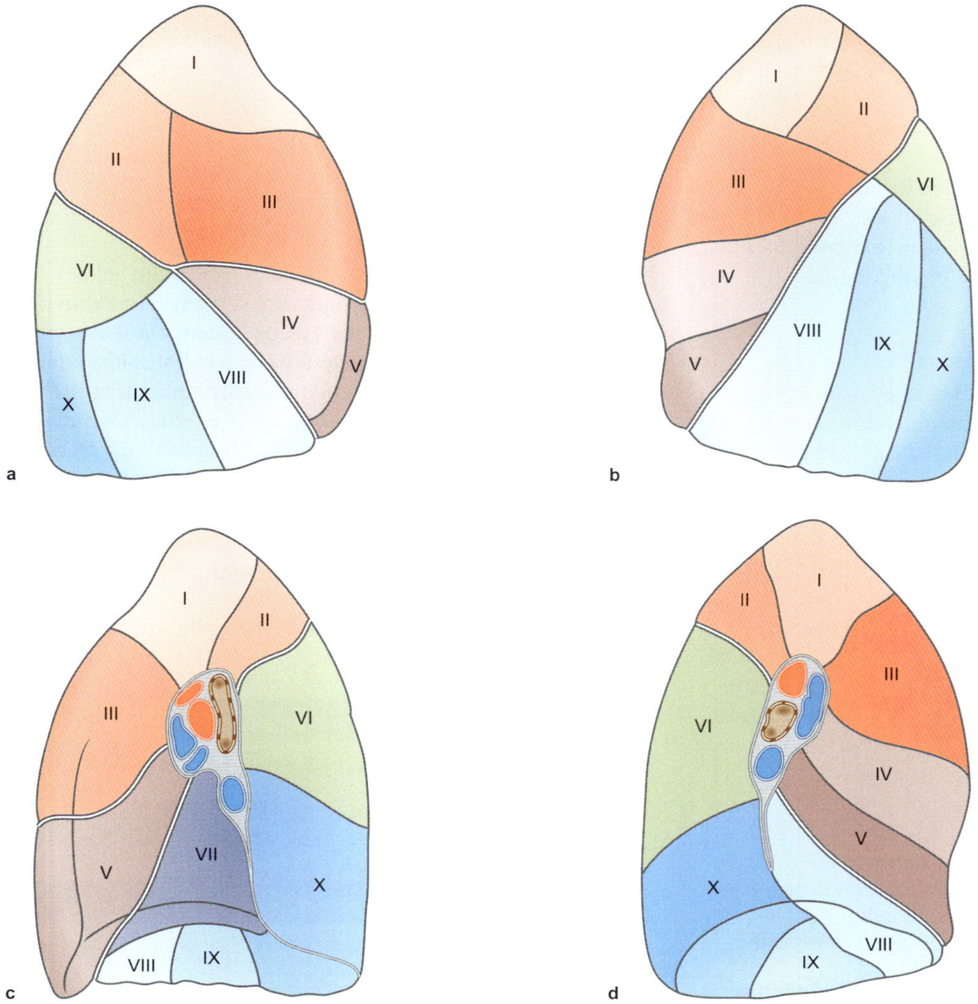

Pulmo dexter

Lobus superior
- Segmentum apicale [S I]
- Segmentum posterius [S II]
- Segmentum anterius [S III]

Lobus medius
- Segmentum laterale [S IV]
- Segmentum mediale [S V]

Lobus inferior
- Segmentum superius [S VI]
- Segmentum basale mediale [cardiacum] [S VII]
- Segmentum basale anterius [S VIII]
- Segmentum basale laterale [S IX]
- Segmentum basale posterius [S X]

Pulmo sinister

Lobus superior
- } Segmentum apicoposterius [S I + II]
- Segmentum anterius [S III]
- Segmentum lingulare superius [S IV]
- Segmentum lingulare inferius [S V]

Lobus inferior
- Segmentum superius [S VI]
- Segmentum basale anterius [S VIII]
- Segmentum basale laterale [S IX]
- Segmentum basale posterius [S X]

Abb. 6.36 Lungensegmente. [S700-L126] **a** Pulmo dexter. Ansicht von lateral. **b** Pulmo sinister. Ansicht von lateral. **c** Pulmo dexter. Ansicht von medial. **d** Pulmo sinister. Ansicht von medial.

Der gasleitende Abschnitt fasst ein Volumen von 150–170 ml. Dieses Volumen **(anatomischer Totraum)** nimmt nicht am Gasaustausch teil und muss somit erst aufgebracht werden, um die Alveolen belüften zu können.

> **Klinik**
>
> Eine pathologische Überblähung der Lunge **(Lungenemphysem)** nimmt ihren Ursprung in den Lungenläppchen.

6.2.7 Leitungsbahnen der Lungen

Gefäße

Die Lunge steht im Dienste des Gesamtorganismus. So unterscheidet man bei der Gefäßversorgung zwischen den **Vasa publica,** die dem kleinen Kreislauf (Lungenkreislauf) entsprechen und der Oxygenierung des Blutes und damit der Sauerstoffversorgung des gesamten Körpers dienen und den **Vasa privata,** die für die Eigenversorgung der Lunge verantwortlich sind. Beide Gefäßbahnen stehen über Shunts in Verbindung.

Vasa publica

Die **Aa. pulmonales** führen sauerstoffarmes (desoxygeniertes) Blut aus dem Herz zur Lunge. Sie verlaufen zusammen mit den Bronchien im Lungengewebe und folgen der Aufgliederung der Bronchien bis zu den kleinen Blutgefäßen der Endstrombahn (Mikrozirkulation) (➤ Abb. 6.37).

Die **Vv. pulmonales** verlaufen nicht mit den Bronchien, sondern intersegmental im Bindegewebe, also zwischen den einzelnen Lungensegmenten. Sie führen das sauerstoffreiche (oxygenierte) Blut aus der Lunge wieder zurück zum Herz (➤ Abb. 6.37).

Vasa privata

Die Vasa privata verlaufen mit den Bronchien:

- **arterielle Versorgung: Rr. bronchiales** entspringen links direkt aus der Aorta, rechts dagegen meist aus der 3. Interkostalarterie
- **venöser Abfluss: Vv. bronchiales** führen das Blut in die V. azygos, V. hemiazygos. Weiter peripher gelegene Vv. bronchiales münden auch direkt in die Vv. pulmonales.

Die Bronchialgefäße versorgen auch die Pleura visceralis um das Hilum pulmonale.

Anastomosen zwischen Vasa publica und Vasa privata

Direkte Kurzschlussverbindungen bestehen zwischen der A. pulmonalis und den Rr. bronchiales. Im Normalfall sind diese Arterien verschlossen (Sperrarterien), können sich jedoch bei vermindertem Blutdruck der A. pulmonalis öffnen.

Klinik

Bei einer **Lungenembolie** (Verlegung des Gefäßes durch ein Blutgerinnsel [Thrombus]) können die Vasa privata in begrenztem Umfang durch eine minimale Aufrechterhaltung der Versorgung den Gewebeuntergang bis zur Rekanalisierung aufhalten. Wenn die Versorgung nicht ausreicht, kommt es durch die doppelte Blutversorgung zur Ausbildung eines **hämorrhagischen Infarkts,** der makroskopisch als Einblutung zu erkennen ist (➤ Abb. 5.68).

Lymphabfluss

Der Lymphabfluss wird durch **2 Lymphabflusssysteme** gewährleistet: das subpleurale und septale sowie das periarterielle bzw. peribronchiale Lymphsystem. Beide Lymphgefäßsysteme laufen am Hilum zusammen (➤ Abb. 6.38).

Im **peribronchialen Lymphsystem** sind im Lungengewebe 3 Lymphknotenstationen hintereinandergeschaltet:

- Nodi lymphoidei intrapulmonales (an der Aufzweigung von Lappen- und Segmentbronchien)
- Nodi lymphoidei bronchopulmonales (im Hilum gelegen)
- Nodi lymphoidei tracheobronchiales superiores und inferiores (Sammellymphknoten an der Trachealbifurkation)

Das **subpleurale Lymphgefäßsystem** vereinigt sich erst am Hilum mit dem peribronchialen System und besitzt daher als erste Lymphknotenstation die Nodi lymphoidei tracheobronchiales. Der weitere Abfluss der Lymphe der Lunge erfolgt über die Nodi lymphoidei paratracheales oder direkt in die Trunci bronchomediastinales oder unterhalb der Hauptbronchien auch direkt in den Ductus thoracicus. Der Anschluss an die paratrachealen Lymphknoten und die Trunci bronchiomediastinales erfolgt gekreuzt, sodass auch Lymphe der einen Lunge in den Truncus bronchiomediastinalis der Gegenseite gelangt (➤ Tab. 6.10).

Tab. 6.10 Lymphabflusssysteme der Lungen.

Lymphknotenstationen des peribronchialen Lymphsystems
• Nodi lymphoidei intrapulmonales (an der Aufzweigung von Lappen- und Segmentbronchien) • Nodi lymphoidei bronchopulmonales (im Hilum gelegen) • Nodi lymphoidei tracheobronchiales superiores und inferiores (Sammellymphknoten an der Trachealbifurkation)
Lymphknotenstationen des subpleuralen Lymphsystems
Nodi lymphoidei tracheobronchiales superiores und inferiores (Sammellymphknoten an der Trachealbifurkation)
Weiterer Lymphabfluss aus beiden Systemen
• Nodi lymphoidei paratracheales oder auch direkt in den Ductus thoracicus • Trunci bronchiomediastinales, links Einmündung in Ductus thoracicus, rechts in Ductus lymphaticus dexter

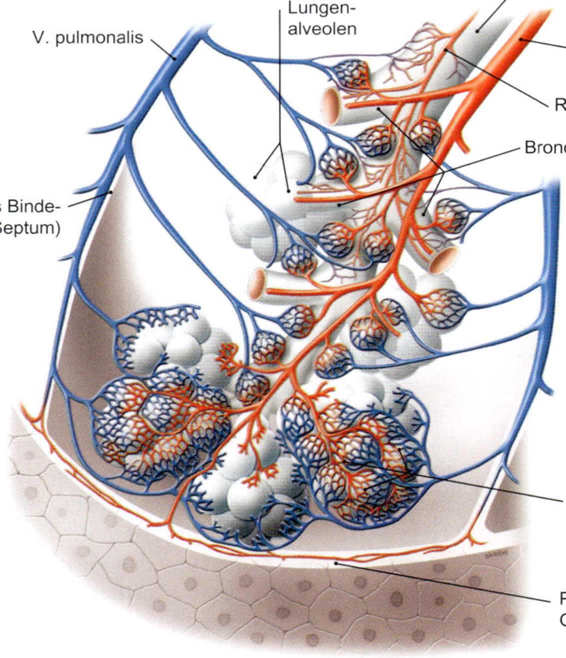

Abb. 6.37 Gefäßversorgung der Lunge. [S700-L238]

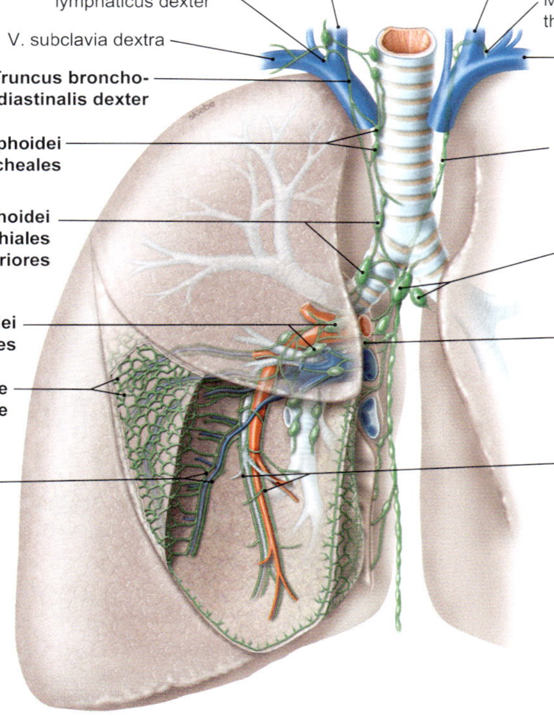

Abb. 6.38 Lymphabfluss der Lunge. [S700-L238]/[B501-O1108/L317]

Klinik

Die Kliniker bezeichnen meist alle Lymphknoten der Lunge zusammenfassend als **Hilumlymphknoten.** Das täuscht darüber hinweg, dass die Nodi lymphoidei (intra)pulmonales relativ weit in das Lungenparenchym hineinreichen. Diese sprachliche Unschärfe kann dazu führen, dass Raumforderungen im Parenchym vorschnell für eigenständige Krankheitsprozesse und nicht für Vergrößerungen der Lymphknoten gehalten und überflüssige diagnostische Schritte zu deren Abklärung eingeleitet werden.
Der gekreuzte Lymphabfluss ab den Nodi lymphoidei paratracheales hat zur Folge, dass Lymphknotenmetastasen von **Bronchialkarzinomen** bei der Diagnosestellung nicht auf die jeweilige Pleurahöhle beschränkt sind, sondern sich beidseits im Mediastinum ausgebreitet haben. Dann ist eine Heilung durch operative Entfernung einer Lunge meist nicht mehr möglich.

Innervation

Die **vegetative Innervation** der Lunge erfolgt afferent und efferent über den **Plexus pulmonalis,** der ventral und vor allem dorsal an den Hauptbronchien liegt.
Der **Sympathikus** führt Fasern (Rr. pulmonales) aus dem Ganglion cervicale inferius und aus dem 1.–4. thorakalen Ganglion zum Plexus pulmonalis. Eine Aktivierung des Sympathikus führt zur Erweiterung der Bronchien (Bronchodilatation).
Der **Parasympathikus** speist den Plexus pulmonalis über Äste des N. laryngeus recurrens und des N. vagus (Rr. bronchiales). Der Parasympathikus führt zur Engstellung der Bronchien (Bronchokonstriktion).
Afferente, sensorische Fasern verlaufen im N. vagus. Die Perikarya entstammen den sensiblen Ganglien des Nervs (Ganglion superius [jugulare] und Ganglion inferius [nodosum]) und dienen der Übermittlung von Schmerz- und Dehnungsreizen.

6.3 Oesophagus

Kompetenzen

Nach Bearbeitung dieses Lehrbuchkapitels sollten Sie in der Lage sein:
- Abschnitte des Oesophagus mit ihren Lagebeziehungen am Präparat zu zeigen
- die Engstellen der Speiseröhre zu lokalisieren
- die Verschlussmechanismen des proximalen und distalen Oesophagus mit ihrer klinischen Bedeutung zu beschreiben
- die Leitungsbahnen der verschiedenen Abschnitte des Oesophagus einschließlich der Beziehung der Venen zum Pfortadersystem zu erklären

6.3.1 Überblick, Funktion und Entwicklung

Der Oesophagus ist ein 25–30 cm langer, elastisch verformbarer Muskelschlauch. Er dient dem Transport der Nahrung vom Rachen (Pharynx) in den Magen (Gaster) (➤ Abb. 6.39).
Erkrankungen des Oesophagus fallen in den Bereich der Gastroenterologie. Bei nötigen operativen Eingriffen wird der Viszeralchirurg hinzugezogen.
Epithel und Drüsen des Oesophagus bilden sich ab der *4. Woche* aus dem **Endoderm** des Vorderdarms, Bindegewebe und Muskulatur aus dem umgebenden **Mesoderm** (➤ Abb. 6.30). Da nur der distale Teil des Vorderdarms mit dem Truncus coeliacus eine eigene Arterie besitzt, wird der Oesophagus in seinen verschiedenen Abschnitten durch mehrere Blutgefäße versorgt.
Ab der *4.–5. Woche* wird der Oesophagus durch ein **Septum oesophagotracheale** von den unteren Atemwegen abgetrennt, die ebenfalls aus dem Vorderdarm hervorgehen (➤ Abb. 6.31). Nur der distale Abschnitt des Oesophagus (Pars abdominalis) wird von

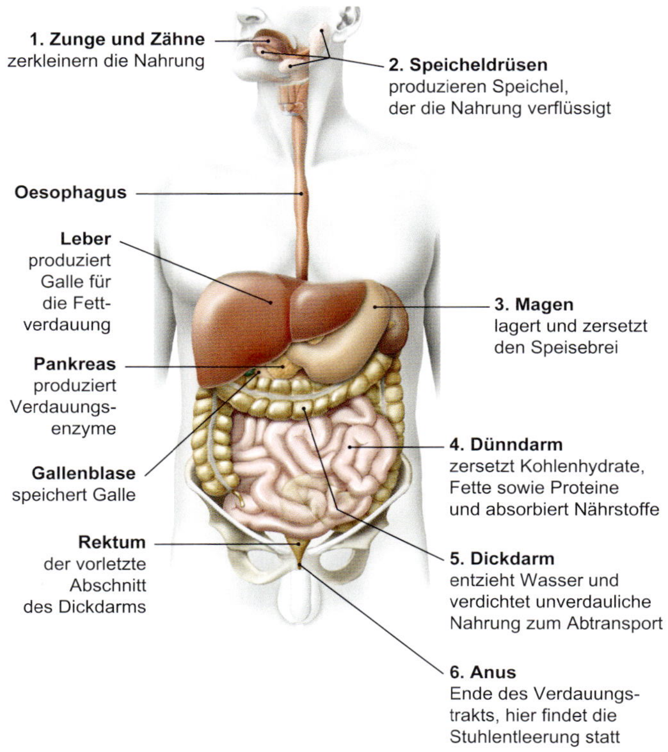

Abb. 6.39 Übersicht über den Verdauungstrakt. [S701-L275]

der sich erweiternden Peritonealhöhle umgeben und erhält so wie der Magen und die folgenden Darmabschnitte auf seiner Oberfläche einen Überzug aus Peritoneum viscerale. Die proximalen Anteile im Bereich des Halses (Pars cervicalis) und im Mediastinum der Brusthöhle (Pars thoracica) erhalten keinen Kontakt zu den Abschnitten der Leibeshöhle und haben daher nur eine Bindegewebshülle (Tuncia adventitia) (➤ Abb. 6.52).

Klinik

Eine Störung der Abgliederung von Oesophagus und Trachea kann zur Bildung von Kurzschlussverbindungen **(Ösophagotrachealfisteln)** führen, die oft mit einem blind endenden Oesophagus **(Ösophagusatresie)** einhergehen. Aufgenommene Muttermilch wird dann wieder ausgespuckt und kann durch Aspiration in die Lunge zu Atemnot führen.

6.3.2 Gliederung und Projektion

15 cm von der vorderen Zahnreihe entfernt beginnt die Speiseröhre am unteren Rand des Ringknorpels (Cartilago cricoidea) auf Höhe des **VI. Halswirbels.** Er zieht hinter der Trachea, zwischen den Blättern der mittleren und tiefen Halsfaszie vom oberen Mediastinum in das hintere Mediastinum und tritt im Hiatus oesophageus durch das Zwerchfell. Er endet am Mageneingang (Cardia) auf Höhe des **X. Brustwirbels.**

Klinik

Die Projektion des Oesophagus macht verständlich, warum eine durch Magensaft hervorgerufene Entzündung **(Refluxösophagitis)** Schmerzen und retrosternales Brennen in einer ähnlichen Lokalisation verursacht wie ein Herzinfarkt. Von beiden Organen gelangen die afferenten Nervenfasern in die gleichen Rückenmarkssegmente wie Neurone von der vorderen Rumpfwand, sodass das Gehirn nicht sicher differenzieren kann, ob die Schmerzen von der Körperoberfläche oder von einem der inneren Organe stammen. Diese HEAD-Zone des Oesophagus projiziert retrosternal auf die Dermatome T4 und T5.
Der Abstand von der vorderen Zahnreihe bis zum Mageneingang beträgt ungefähr 40 cm. Dies ist für das Legen einer Magensonde oder für die Durchführung einer **Magenspiegelung (Ösophagogastroduodenoskopie)** von entscheidender Bedeutung, weil man anhand der Länge des eingeführten Schlauchs die Lokalisation von krankhaften Veränderungen abschätzen kann.

6.3.3 Gliederung

Makroskopisch gliedert sich der Oesophagus in 3 Anteile:

- Pars cervicalis
- Pars thoracica
- Pars abdominalis

Die **Pars cervicalis** ist 5–8 cm lang, schließt sich an den Phyarynx an und reicht bis zur oberen Thoraxapertur. Hier liegt der Oesophagus hinter der Trachea und direkt vor der Halswirbelsäule.
Die **Pars thoracica** ist mit 16 cm der längste Abschnitt des Oesophagus. In seinem Verlauf bis zum Zwerchfell verläuft er rechts der Aorta, wobei der Aortenbogen über den Oesophagus kreuzt und diesen einengt. Im Brustteil liegt der Oesophagus, nur durch das Perikard getrennt, dem linken Vorhof des Herzens an. Das Lumen des Oesophagus ist im thorakalen Teil aufgrund des dort herrschenden Unterdrucks meist offen.
Die **Pars abdominalis** ist 1–4 cm lang und erstreckt sich vom Durchtritt durch den Hiatus oesophageus bis zum Mageneingang (Cardia). Die Pars abdominalis ist von viszeralem Peritoneum (Tunica serosa) überzogen und liegt daher intraperitoneal. In Ruhe ist die Pars abdominalis verschlossen und öffnet sich nur beim Schluckakt. Der Schleimhautübergang vom Oesophagus auf den Magen ist makroskopisch, z. B. bei der Magenspiegelung, als gezackte Linie (Z-Linie) sichtbar (➤ Abb. 6.41). Diese liegt in einem Bereich 0,75 cm proximal bis 1,3 cm distal der äußerlich angenommenen Grenze zwischen Oesophagus und Magen. In 70 % der Fälle liegt sie dabei nur im Bereich des Oesophagus, in 20 % erstreckt sie sich bis in die Cardia.

MERKE

Der Oesophagus wird nur durch das Perikard vom linken Herzvorhof getrennt.

Klinik

Aufgrund der räumlichen Nähe des Oesophagus zum Herz können Vergrößerungen des linken Vorhofs (Atrium) oder Perikardergüsse zu Schluckbeschwerden führen oder die Lage des Oesophagus verändern. Diese topografische Beziehung macht man sich diagnostisch zunutze, indem man das Herz mit einer in den Oesophagus vorgeschobenen Ultraschallsonde untersucht **(transösophageale Echokardiografie).**
Die Lage der Z-Linie hat klinische Bedeutung. Bei der Refluxerkrankung (s. u.) kommt es häufig zu einer Umwandlung der Ösophagusschleimhaut in eine Drüsen enthaltende Schleimhaut **(BARRETT-Ösophagus),** die zur Ausbildung von Adenokarzinomen im Oesophagus führen kann **(Ösophaguskarzinom).** In diesem Fall ist bei der Endoskopie keine reguläre Z-Linie mehr vorhanden.
Ösophaguskarzinome, die oberhalb der Trachealbifurkation gelegen sind, infiltrieren aufgrund der Nähe häufig in die Trachea, was die Operabilität und damit die Prognose massiv verschlechtert.

6.3.4 Engstellen des Oesophagus

Der Oesophagus wird durch benachbarte Strukturen an 3 Stellen eingeengt (➤ Abb. 6.40):

- Ringknorpelenge
- Aortenenge
- Zwerchfellenge

Die erste, oberste Enge auf Höhe des Ringknorpels (**Ringknorpelenge)** projiziert sich auf den VI. Halswirbelkörper. Sie befindet sich am Eingang des Oesophagus im Bereich des oberen Ösophagussphinkters. Es ist die engste Stelle mit einem Durchmesser von 1,5 cm. In Ruhestellung ist die obere Enge geschlossen. Der Verschluss wird durch einen echten Sphincter gewährleistet (➤ Kap. 6.3.5).

Die **Aortenenge** befindet sich ca. 10 cm kaudal der oberen Enge auf der Höhe des IV. Brustwirbels. Hier wird der Oesophagus durch den linken Hauptbronchus und den Aortenbogen, die sich von dorsal bzw. links anlagern, eingeengt. Die Pleura parietalis und der Hauptbronchus sind hier über glatte Muskelzügel mit dem Oesophagus verbunden, tragen aber nichts zu dessen Einengung bei.

Die **Zwerchfellenge** liegt am Durchtritt durch den Hiatus oesophageus des Zwerchfells auf Höhe des X. Brustwirbels. Hier wird der Oesophagus durch elastische Fasern (Lig. phrenicooesophageale) und die Zwerchfellmuskulatur fixiert (➤ Abb. 6.41). Hier findet sich kein echter Sphincter, der Verschluss erfolgt funktionell durch einen angiomuskulären Dehnverschluss (➤ Kap. 6.3.5).

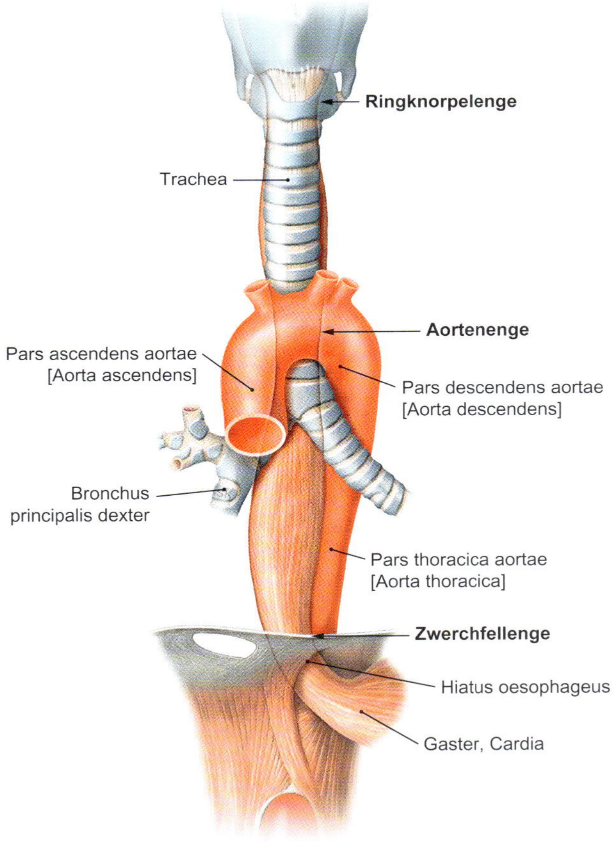

Abb. 6.40 Engstellen des Oesophagus. Ansicht von ventral. [S700-L238]

Klinik

An den Engstellen können **verschluckte Fremdkörper** (z. B. Fischgräten) stecken bleiben. Auch Verätzungen führen bevorzugt zu größeren Schäden an den Engstellen.

6.3.5 Verschlussmechanismen

Oberer Ösophagussphinkter

An der **Ringknorpelenge** bilden zirkuläre Muskelfasern des unteren Schlundschnürers (M. constrictor pharyngis inferior) und zirkuläre Muskelfasern des Oesophagus zusammen mit dem submukösen Venenplexus einen *echten Sphincter* (oberer Ösophagussphinkter). Der Venenplexus sorgt hierbei für die gasdichte Abdichtung des Oesophagus, die beispielsweise beim Aufstoßen hörbar geöffnet wird.

Unterer Sphincter

Kaudal, am Übergang der Speiseröhre in den Magen, befindet sich *kein echter Sphincter.* Der Verschluss erfolgt hier funktionell über mehrere Mechanismen:

- **angiomuskulärer Dehnverschluss** (➤ Abb. 6.42):
  - Unter physiologischen Bedingungen steht der Oesophagus unter einer starken **elastischen Längsspannung.** Dies bedeutet, dass er im Ruhezustand im Hals- und Bauchteil verschlossen und nur im Brustanteil etwas geweitet ist. Die unter Kontraktion bzw. Längsspannung stehenden (und aufgrund der Magendrehung bei der Entwicklung) spiralig angeordneten Muskelfasern der Muskelschicht (Tunica muscularis) sorgen für einen „Schraubverschluss" in physiologischer Stellung. Die Nahrung wird über peristaltische Wellen weitergegeben: Die Längsspannung wird durch eine ankommende Peristaltikwelle lokal reduziert, was bedeutet, dass sich die Längsmuskulatur kontrahiert und so das Lumen geöffnet wird, sodass die Speise passieren kann.
  - Der ösophageale **Venenplexus** unter der Schleimhaut wirkt als Schwellkörper und sorgt unter anderem für den gasdichten Verschluss.

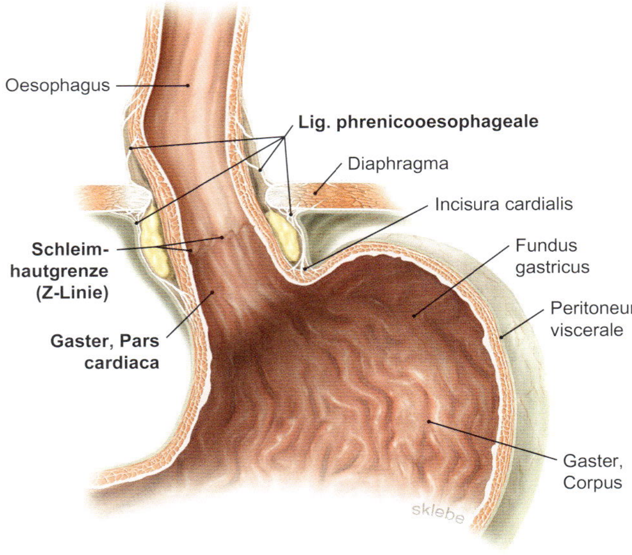

Abb. 6.41 Verankerung des Oesophagus im Hiatus oesophageus. [S702-L238]/[G343]

- **Schleimhautfalte im HIS-Winkel** (➤ Abb. 6.41, ➤ Abb. 6.42): An der Mageneinmündung bildet sich zwischen Mageneingang (Cardia) und Magenfundus in der Incisura cardialis ein steiler Winkel (65°) aus (HIS-Winkel). Anscheinend verhindert eine Schleimhautfalte, die durch die Inzisur hervorgerufen wird, dabei den Reflux von Mageninhalt.
- **Lig. phrenicooesophageale** (➤ Abb. 6.41): Die Verankerung des Oesophagus im Zwerchfell (Lig. phrenicooesophageale) und der Tonus der Zwerchfellmuskulatur sorgen ebenfalls für eine Sicherung des Oesophagus im Zwerchfellschlitz und einer Einengung des Lumens.
- **unterschiedliche Druckgradienten** im Abdomen und Thorax: Im Bauchraum herrscht ein höherer Druck als in der Brusthöhle. Dieser Druckgradient ist bei der Inspiration besonders hoch und führt somit zur Verschlussverstärkung.

Klinik

Wenn die Verschlussmechanismen am unteren Oesophagus versagen, kommt es zum Reflux von Magensäure in die Speiseröhre, der eine Entzündung der Schleimhaut hervorruft **(Refluxösophagitis).** Die Folgen können ein BARRETT-Ösophagus und eine maligne Entartung (Ösophaguskarzinom) sein.
Eine mögliche Ursache ist die fehlende Stabilisierung im Zwerchfellschlitz mit Lockerung der Speiseröhre. Dies bedeutet, dass die Pars abdominalis und auch Teile des Magens durch den Hiatus oesophageus in den Brustraum gelangen können **(Hiatushernie).** Dies begünstigt die Entstehung eines Refluxes, bei dem Magensäure die Schleimhaut des Oesophagus angreifen kann. Operativ kann man dies korrigieren, indem der HIS-Winkel wiederhergestellt wird. Dazu wird der Magenfundus um den Oesophagus gelegt und mit der Magenvorderwand vernäht (Fundoplicatio).

Auch Aussackungen (Divertikel) der gesamten Ösophaguswand können an verschiedenen Stellen vorkommen:
- Die häufigsten sind die **ZENKER-Divertikel** (70 %). Diese Divertikel treten durch das KILLIAN-Dreieck des Hypopharynx und werden fälschlicherweise zu den Ösophagusdivertikeln gezählt. Ursache ist ein fehlerhaftes Erschlaffen des unteren Schlundschnürers und damit des oberen Ösophagussphinkters.
- **Traktionsdivertikel** (22 %) sind entwicklungsgeschichtlich durch eine fehlerhafte Trennung von Oesophagus und Trachea bedingt.
- **Epiphrenische Divertikel** (8 %) werden anscheinend durch eine Störung des unteren angiomuskulären Dehnverschlusses hervorgerufen.

6.3.6 Leitungsbahnen

Arterien

Der Oesophagus besitzt keine eigenständigen Arterien, sondern wird aus den umgebenden Gefäßen versorgt (➤ Abb. 6.43, ➤ Tab. 6.11):
- **Pars cervicalis:** Rr. oesophageales der A. thyroidea inferior
- **Pars thoracica:** Rr. oesophageales der Aorta thoracica und aus rechten Interkostalarterien
- **Pars abdominalis:** Rr. oesophageales der A. gastrica sinistra und A. phrenica inferior

Klinik

Weil der Oesophagus im Unterschied zu den anderen Organen des Gastrointestinaltrakts keine eigenen Arterien hat, sondern durch Blutgefäße in ihrer Umgebung versorgt wird, ist er nicht leicht zu operieren, weshalb die **Ösophaguschirurgie** als anspruchsvoll angesehen wird.

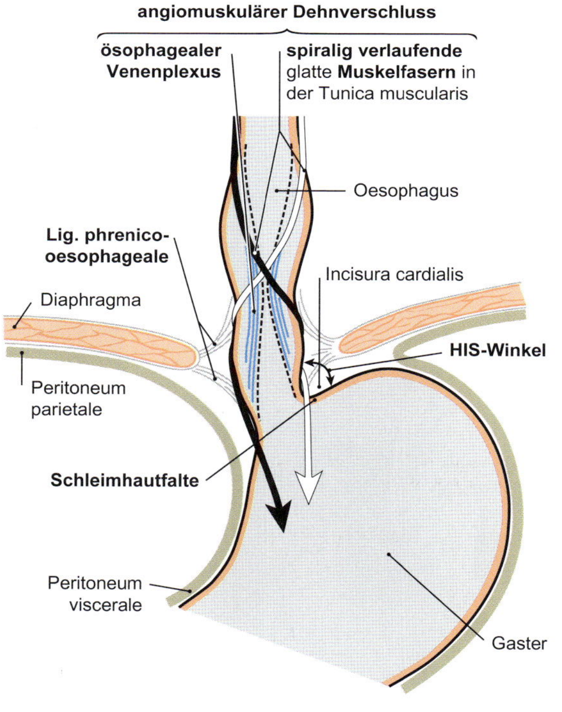

Abb. 6.42 Angiomuskulärer Dehnverschluss und HIS-Winkel am terminalen Oesophagus. [S700-L126]/[B500~M282/T663]/[F702-006]

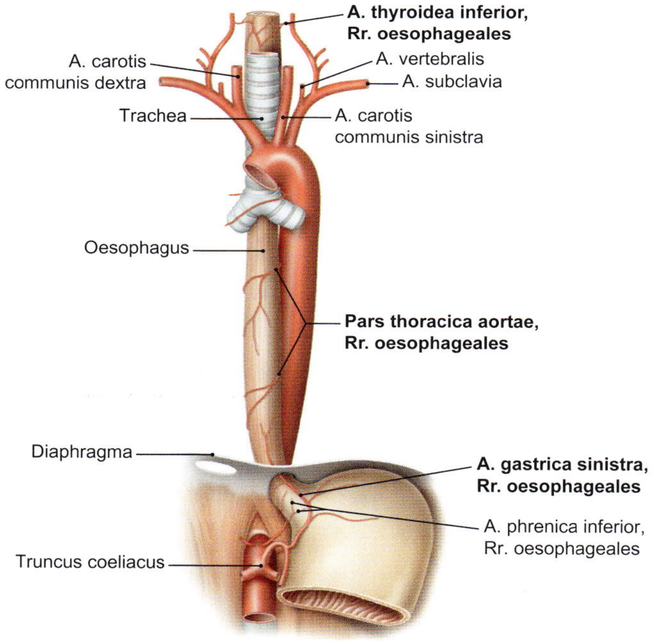

Abb. 6.43 Arterielle Versorgung des Oesophagus. [S700-L275]

Venen

Das venöse Blut fließt über ein sehr starkes Venengeflecht unter der Schleimhaut und in der Tunica adventitia ab. Diese Venengeflechte sind am unteren Oesophagus auch Teil des angiomuskulären Dehnverschlusses (➤ Abb. 6.44). Die Drainage erfolgt über die **Vv. oesophageales** (➤ Tab. 6.11):

- **Pars cervicalis:** zur V. thyroidea inferior
- **Pars thoracica:** in die V. azygos/V. hemiazygos
- **Pars abdominalis:** über die Vv. gastrica dextra und sinistra, die Anschluss an das Pfortadersystem (V. portae hepatis) haben und so als **portokavale Anastomosen** fungieren können (➤ Kap. 7.3.11).

Ähnlich wie bei der Lymphdrainage scheint die Trachealbifurkation beim venösen Abfluss eine Landmarke zu sein: oberhalb wird das Blut nach kranial, unterhalb der Bifurkation nach kaudal abgeleitet (➤ Abb. 6.45).

Klinik

Wenn der Druck im Pfortadersystem steigt **(portale Hypertonie),** z. B. weil der Strömungswiderstand in der Leber durch narbige Umorganisation (Leberzirrhose) erhöht ist, wird das Blut durch Kurzschlussverbindungen der oberen und der unteren Hohlvene zugeleitet **(portokavale Anastomosen).** Die klinisch wichtigsten portokavalen Anastomosen sind die Verbindungen über die Magenvenen zum Oesophagus, da diese zu Erweiterungen der submukösen Venen führen können **(Ösophagusvarizen).** Die Ruptur solcher Varizen geht mit einer Letalität von ca. 50 % einher und ist damit die häufigste Todesursache bei Leberzirrhose. Bei Ruptur nach innen ist der Magen mit meist schwarzem Blut angefüllt, bei der selteneren Ruptur nach außen fließt das Blut in die Bauchhöhle. Daher werden Ösophagusvarizen prophylaktisch abgebunden (Gummibandligatur) oder mit gefäßverödenden Substanzen unterspritzt.

Lymphe

Die Lymphe wird in die örtlichen Lymphknoten des Oesophagus **(Nodi lymphoidei juxtaoesophageales)** drainiert, die die Lymphe entsprechend weiterleiten (➤ Tab. 6.11):

- Pars cervicalis: über **Nodi lymphoidei cervicales profundi** zum Truncus jugularis

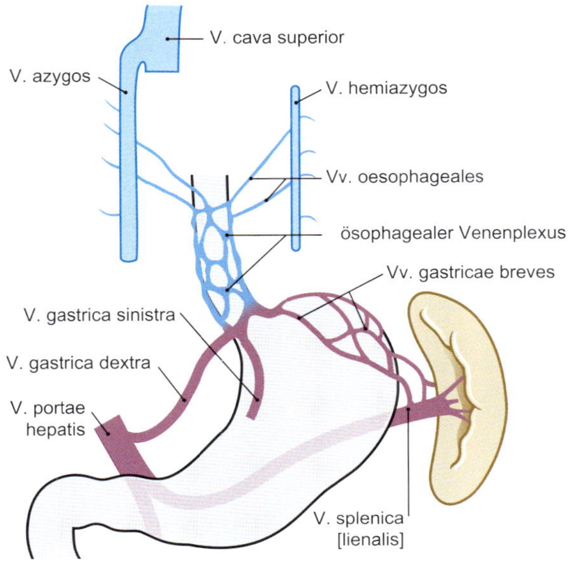

Abb. 6.44 Venen des Oesophagus mit portokavalen Anastomosen. [S700-L126]/[B500]

Tab. 6.11 Leitungsbahnen des Oesophagus.

Oesophagusanteil	Leitungsbahnen
Pars cervicalis	• A. thyroidea inferior • V. thyroidea inferior • Nodi lymphoidei cervicales profundi • N. laryngeus reccurens (parasympathisch) • zervikale Grenzstrangganglien (sympathisch)
Pars thoracica	• Rr. oesophageales der Aorta thoracica und rechte Interkostalarterien • V. azygos/hemiazygos • Nodi lymphoidei paratracheales, Nodi lymphoidei tracheobronchiales, Nodi lymphoidei mediastinales posteriores • N. vagus [X] (parasympathisch) • obere thorakale Grenzstrangganglien (sympathisch)
Pars abdominalis	• A. gastrica sinistra, A. phrenica inferior • V. gastrica dextra und sinistra in V. portae • Nodi lymphoidei gastrici und Nodi lymphoidei phrenici inferiores • N. vagus [X] (parasympathisch) • obere thorakale Grenzstrangganglien (sympathisch)

- Pars thoracica: **Nodi lymphoidei paratracheales, Nodi lymphoidei tracheobronchiales und Nodi lymphoidei mediastinales posteriores** in den Truncus bronchomediastinalis
- Pars abdominalis: über **Nodi lymphoidei gastrici** und **Nodi lymphoidei phrenici inferiores** in die Trunci intestinales und lumbales

Die Drainage erfolgt oberhalb der Trachealbifurkation überwiegend nach kranial, darunter nach kaudal (➤ Abb. 6.45).

Klinik

Das venöse Blut und die Lymphe werden oberhalb der Bifurcatio tracheae nach kranial und unterhalb nach kaudal abgeleitet. Dies bedeutet, dass **Ösophaguskarzinome** oberhalb der Bifurkation über den Blutweg vor allem über das Azygossystem in die Lunge metastasieren und Lymphknotenmetastasen vor allem im Mediastinum und am Hals zu finden sind. **Karzinome unterhalb der Bifurkation** streuen über die Magenvenen vor allem in die Leber und können Lymphknotenmetastasen in der Bauchhöhle bilden.

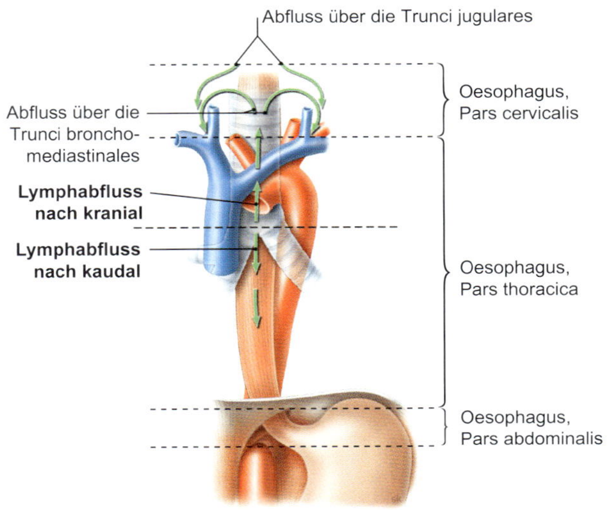

Abb. 6.45 Lymphdrainage des Oesophagus. [S700-L238]

Innervation

Die Speiseröhre besitzt ein autonom funktionierendes **enterales Nervensystem,** das durch Parasympathikus und Sympathikus moduliert wird: Der Parasympathikus fördert die Peristaltik und die Drüsensekretion, der Sympathikus hemmt beide Vorgänge.

- Die **parasympathische Innervation** erfolgt kranial über den N. laryngeus recurrens, im thorakalen und abdominalen Abschnitt über den N. vagus. Unterhalb der Bifurcatio tracheae legen sich beide Stämme des N. vagus dem Oesophagus an und bilden in der Adventitia den Plexus oesophageus, der im distalen Bereich die Trunci vagales anterior und posterior hervorbringt. Beide Trunci ziehen zusammen mit dem Oesophagus durch den Hiatus oesophageus des Zwerchfells. Aufgrund der Magendrehung liegt der linke N. vagus auf der Vorderseite und der rechte N. vagus auf der Hinterseite des Magens.
- Die **sympathische Innervation** erfolgt aus postganglionären sympathischen Fasern aus den zervikalen und oberen thorakalen Grenzstrangganglien (II–V).

Sensible afferente Informationen: Dehnungsreize werden über den N. vagus nach zentral geleitet (Nucleus tractus solitarii), während Schmerzreize über sympathische Viszeroafferenzen übermittelt und in die HEAD-Zone retrosternal auf die Dermatome T4 und T5 projiziert werden.

6.4 Thymus

6.4.1 Überblick, Funktion und Entwicklung

Der Thymus (Bries) liegt im Trigonum thymicum im oberen Mediastinum (➤ Abb. 6.46). Er liegt hinter dem Sternum und reicht vom oberen Sternalrand bis zum Perikard (Höhe des 4. Rippenknorpels). Seitlich wird er von der Pars mediastinalis der Pleura parietalis bedeckt. Hinter dem Thymus verlaufen die großen Leitungsbahnen: Aortenbogen und Vv. brachiocephalicae mit ihrer Vereinigung zur V. cava superior.

Der Thymus zählt, wie auch das Knochenmark, zu den **primären lymphatischen Organen,** da der Thymus der Reifung der **T**-Lymphozyten dient. Vom Knochenmark wandern die Lymphozyten über die Blutgefäße in den Thymus ein. Hier finden die Reifung (Prägung) und Proliferation sowie die Selektion der T-Lymphozyten statt. Anschließend gelangen die T-Lymphozyten über das Blut zu den sekundären lymphatischen Organen (Milz, Lymphknoten, Tonsillen und schleimhautassoziiertes lymphatisches Gewebe), in denen die eigentliche spezifische Immunabwehr stattfindet.

Das **Endoderm der 3. Schlundtasche** (➤ Kap. 2.11.2) bildet beidseits eine ventrale Knospe, die sich beide ab der 6. *Woche* nach medial verlagern und zusammen die beiden Lappen des Thymus bilden.

Klinik

Ein **vergrößerter Thymus,** der über die obere Thoraxapertur hinausragt, kann beim Neugeborenen zur Kompression der Trachea und so zu Atemnot führen.
Das **DiGEORGE-Syndrom** beschreibt eine Thymusaplasie. Der Thymus ist zwar angelegt, konnte sich aber nicht entwickeln. Ursache hierfür ist eine Fehlbildung der 3. Schlundtasche. Dies führt zum Ausfall der zellulären Immunität. Die Patienten leiden unter wiederkehrenden Infektionen und benötigen eine möglichst sterile Umgebung.

MERKE

Thymus und Knochenmark gehören zu den **primären lymphatischen Organen.** Sie dienen der Produktion und Reifung (Prägung) der Abwehrzellen. Die reifen Zellen erlangen hier die Fähigkeit, zwischen körpereigen und körperfremd zu unterscheiden. Die direkte Abwehrreaktion findet in den sekundären lymphatischen Organen statt.

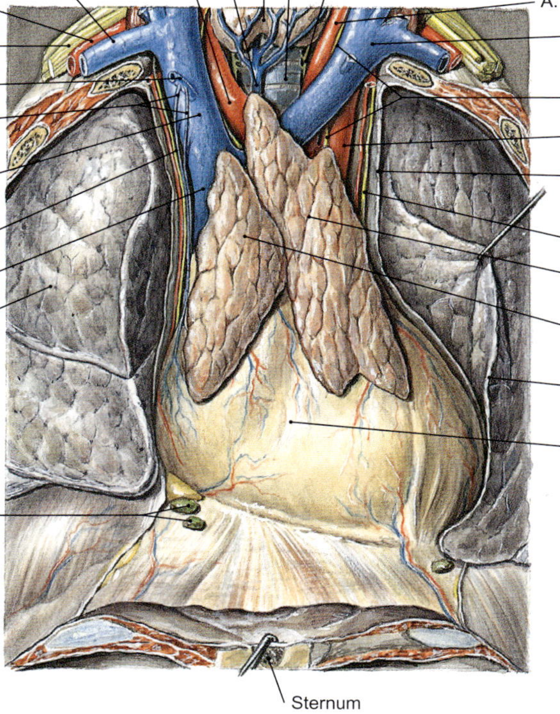

Abb. 6.46 Übersicht Thymus. [S700]

6.4.2 Aufbau

Der Thymus besteht aus **2 asymmetrischen Lappen (Lobi)**, die jeweils von einer eigenen Bindegewebskapsel umgeben sind. Bindegewebige Septen unterteilen die Lappen in mikroskopisch sichtbare **Läppchen (Lobuli thymici),** die sich wiederum in **Rinde (Cortex)** und **Mark (Medulla)** gliedern lassen. Nach der Pubertät erfährt der Thymus eine Involution. Die Rinde wird deutlich reduziert und durch Fettgewebe ersetzt **(retrosternaler Fettkörper).** Bei älteren Menschen sind nur noch mikroskopisch nachweisbare Reste des Thymusgewebes erhalten, die aber bei Bedarf zur Immunantwort herangezogen werden können. Charakteristisch ist hier ein fettgewebsreicher Thymus mit erhöhter Blutgefäßdichte. Makroskopisch können diese Restkörper nur durch kleine arterielle Äste der A. thoracica interna bzw. venöse Verbindungen zu den Vv. brachiocephalicae identifiziert werden.
Am Hals können Lobuli thymici accessorii (Nebenthymi) auftreten.

6.4.3 Leitungsbahnen

- **arterielle Versorgung:** Rr. thymici der A. thoracica interna
- **venöse Drainage:** Vv. thymicae zur V. brachiocephalica dextra und sinistra
- **Lymphbahnen:** ausschließlich efferente Lymphgefäße zu den mediastinalen Lymphknoten
- **Innervation:** überwiegend sympathisch über die Halsganglien des Truncus sympathicus; parasympathisch: N. vagus

6.5 Brusthöhle

Kompetenzen

Nach Bearbeitung dieses Lehrbuchkapitels sollten Sie in der Lage sein:
- die Gliederung der Brusthöhle und den Inhalt des Mediastinums am Präparat zu beschreiben
- die Abschnitte der Pleurahöhle mit ihren Recessus zu zeigen und die Leitungsbahnen der Pleura zu erläutern
- die Abläufe bei der Atmung zu erklären und die Funktion der Atemmuskulatur darzulegen
- die Entwicklung der Leibeshöhlen und des Zwerchfells im Grundsatz zu verstehen

6.5.1 Überblick

Die Brusthöhle (Cavitas thoracis) wird vom knöchernen Brustkorb (Cavea thoracis) umgeben. Sie gliedert sich in **2 Pleurahöhlen** (Cavitates pleurales), die jeweils eine Lunge enthalten. Zwischen ihnen liegt das **Mediastinum,** das einen Bindegewebsraum zwischen Brustbein und Brustwirbelsäule darstellt (➤ Abb. 6.48).

6.5.2 Mediastinum

Das Mediastinum (lat.: das in der Mitte stehende) ist ein Bindegewebsraum zwischen Brustbein und Wirbelsäule, der individuell sehr unterschiedlich stark mit Fett angefüllt ist. Das Mediastinum wird in verschiedene Abschnitte gegliedert, die sich auf die Lage des Herzens beziehen (➤ Abb. 6.47):

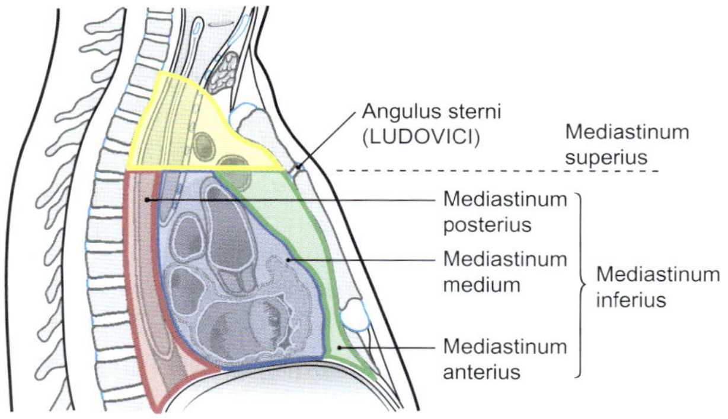

Abb. 6.47 Gliederung des Mediastinums (Schema). [S700-L126]

Mediastinum superius, oberhalb des Herzens
Mediastinum inferius, in dem das Herz liegt. Das untere Mediastinum wird unterteilt in:
- **Mediastinum anterius** (vor dem Herz)
- **Mediastinum medium** (mit dem Herzbeutel)
- **Mediastinum posterius** (zwischen Herzbeutel und Wirbelsäule)

Das **obere Mediastinum** beherbergt den Thymus, die Trachea bis zu ihrer Bifurkation, den Oesophagus sowie die großen arteriellen und venösen Gefäße des Herzens (Aortenbogen, Truncus pulmonalis, V. cava superior mit Zuflüssen), die mediastinalen Lymphknoten und Lymphstämme sowie verschiedene Nerven, die vom Hals durch die Brusthöhle ziehen (N. phrenicus, N. vagus, Truncus sympathicus mit Ästen) (➤ Tab. 6.12).
Das **vordere untere Mediastinum** enthält nur die retrosternalen Lymphabflüsse der Brustdrüse (die A./V. thoracica interna werden dagegen zur Rumpfwand gezählt). Das **mittlere untere Mediastinum** ist vom Herzbeutel (Pericardium) komplett ausgefüllt, auf dem N. phrenicus und A./V. pericardiacophrenica verlaufen. Im Herzbeutel liegen Herz, Aorta ascendens und die herznahen Gefäße (Truncus pulmonalis, V. cava superior, V. cava inferior). Das **hintere untere Mediastinum** ist dagegen komplex aufgebaut und wird vom Oesophagus, von der Aorta descendens, dem Azygos-Venensystem, dem N. vagus und dem Grenzstrang mit Ästen, dem Ductus thoracicus sowie den interkostalen Leitungsbahnen durchquert (➤ Tab. 6.12).

Tab. 6.12 Inhalt des Mediastinums.

Inhalt des Mediastinum superius	Inhalt des Mediastinum inferius
• Thymus • Trachea • Oesophagus • Aortenbogen und Truncus pulmonalis • Vv. brachiocephalicae und V. cava superior • Lymphbahnen: Lymphstämme (Ductus thoracicus, Trunci bronchiomediastinales) und mediastinale Lymphknoten • vegetatives Nervensystem (Truncus sympathicus, N. vagus [X] mit N. laryngeus recurrens) • N. phrenicus	• **Mediastinum anterius:** retrosternale Lymphabflüsse der Brustdrüse • **Mediastinum medium:** Herzbeutel mit Herz und herznahen Gefäßen, N. phrenicus mit Vasa pericardiacophrenica • **Mediastinum posterius:** Aorta descendens, Oesophagus mit Plexus oesophageus des N. vagus, Ductus thoracicus, Truncus sympathicus mit Nn. splanchnici, V. azygos und V. hemiazygos sowie interkostale Leitungsbahnen

6.5.3 Pleurahöhlen

Die **Pleurahöhle (Cavitas pleuralis)** wird vom Rippenfell **(Pleura parietalis)** ausgekleidet, das sich entsprechend seinen 3 Flächen gliedert:

- Pars costalis (innen auf den Rippen)
- Pars mediastinalis (auf dem Mediastinum)
- Pars diaphragmatica (auf dem Zwerchfell)

Medial schieben sich die Umschlagsfalten zwischen Pleura costalis und Pleura mediastinalis beider Seiten so weit zwischen Mediastinum und Brustbein hinein, dass sie sich berühren. Nur in 2 kleinen Bereichen weichen sie auseinander, sodass das Mediastinum direkt mit dem Brustbein in Kontakt kommt (➤ Abb. 6.48):

- **Trigonum thymicum** (kranial), enthält den Thymus
- **Trigonum pericardiacum** (kaudal), in dem in sehr variabler Ausdehnung der Herzbeutel dem Brustbein anliegt und dort dem Feld der „absoluten Herzdämpfung“ entspricht

Oben überragen die Pleurahöhlen auf beiden Seiten mit der Pleurakuppel **(Cupula pleurae)** die obere Thoraxapertur um bis zu 5 cm (!).
Am **Hilum** der Lunge setzt sich die Pleura parietalis in das Lungenfell **(Pleura visceralis)** fort, die die äußere Oberfläche der Lungen bedeckt. Die Umschlagsfalte kann als **Lig. pulmonale** unterschiedlich weit nach kaudal reichen.
Beide Pleurablätter bilden einen kapillären Spaltraum, der insgesamt 5 ml seröse Flüssigkeit enthält, die die Haftung der Lunge an der Rumpfwand vermittelt, sodass die Lunge bei der Atmung den Volumenänderungen des Brustkorbs folgen kann.

Klinik

Die Ausdehnung der Pleurakuppel muss beim Legen eines **zentralen Venenkatheters** (ZVK) in die **V. subclavia** bedacht werden. Dabei sticht man am Unterrand an der vorderen Konvexität der Clavicula in Richtung auf das Sternoklavikulargelenk ein. Wenn die Kanüle zu steil gestellt wird, besteht die Gefahr, die Pleurahöhle zu verletzen, was durch Eindringen von Luft zum Kollaps der Lunge **(Pneumothorax)** führen kann.

Die Pleurahöhlen weisen 4 paarige Reserveräume **(Recessus pleurales)** auf, in die sich die Lunge bei tiefer Inspiration ausdehnt:

- **Recessus costodiaphragmaticus:** lateral, in der mittleren Axillarlinie bis 5 cm tief; dehnt sich kaudal rechts hinter den rechten Leberlappen und links hinter Magen und Milz aus und kann sich beidseits auch bis hinter den oberen Nierenpol erstrecken (➤ Abb. 6.48)
- **Recessus costomediastinalis:** beidseits ventral zwischen Mediastinum und Brustwand; entspricht dem Gebiet der „relativen Herzdämpfung“, da hier luftgefüllte Lunge zwischen Herzbeutel und Brustwand gelegen ist und damit den Klopfschall nicht so stark reduziert wie das Feld der „absoluten Herzdämpfung“ (➤ Abb. 6.48)
- **Recessus phrenicomediastinalis:** kaudal zwischen Zwerchfell und Mediastinum
- **Recessus vertebromediastinalis:** dorsal neben der Wirbelsäule

Während die **Pleura visceralis** von den Leitungsbahnen der Lunge mitversorgt wird und nicht schmerzempfindlich ist, wird die **Pleura parietalis** in ihren 3 Abschnitten von den Leitungsbahnen der Umgebung mit versorgt. Sie besitzt daher auch eine somatische Innervation und ist schmerzempfindlich:

- **Pars costalis:**
  - Aa./Vv. intercostales posteriores (dorsal)/Rr. intercostales anteriores (ventral)
  - Nodi lymphoidei intercostales (hinten) und parasternales (vorne)
  - Nn. intercostales
- **Pars mediastinalis und diaphragmatica:**
  - A./V. pericardiacophrenica, A./V. musculophrenica, A./V. phrenica superior
  - Nodi lymphoidei mediastinales und Nodi lymphoidei phrenici superiores
  - N. phrenicus

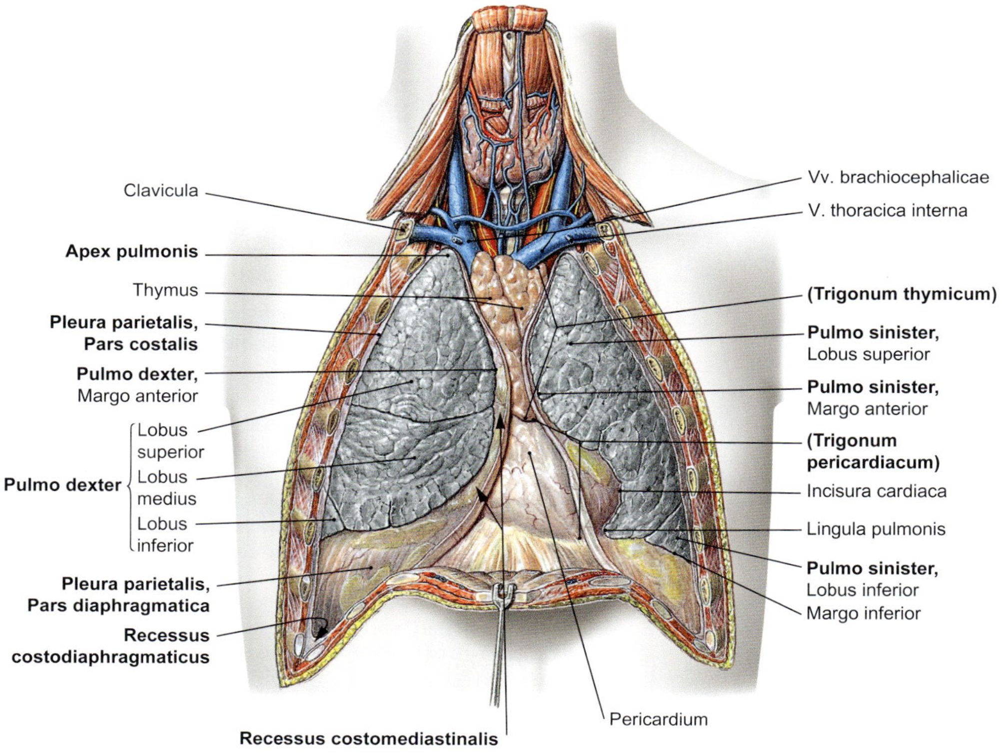

Abb. 6.48 Pleurahöhlen und Mediastinum eines Jugendlichen. Ansicht von ventral nach Entfernung der Brustwand und des Fettgewebes des Mediastinums. [S700]

Klinik

Eine Vermehrung der Flüssigkeit im Pleuralspalt **(Pleuraerguss)** kann bei einer Rippenfellentzündung (Pleuritis) im Rahmen einer Lungenentzündung (Pneumonie), durch Rückstau bei Herzinsuffizienz oder bei Tumoren der Lunge und der Pleura auftreten. Daneben gibt es chylöse Pleuraergüsse, bei denen sich Lymphe aus dem Ductus thoracicus in die Pleurahöhle ergießt. Pleuraergüsse verursachen einen dumpfen Klopfschall. Sie werden im Recessus costodiaphragmaticus punktiert, um die Ursache abzuklären und die Atmung zu verbessern.
Bei der **Thoraxdrainage** wird die Pleurahöhle punktiert, um entweder bei einem Pneumothorax die Lunge durch Entfernung der eingedrungenen Luft wieder zu entfalten oder bei einem Hämatothorax Blut abzusaugen (➤ Abb. 6.49). Die hierbei in der Notfallmedizin gewählten Zugänge sind:

- bei der MONALDI-Drainage der 2. ICR in der Medioklavikularlinie oder
- bei der BÜLAU-Drainage der 5. ICR in der mittleren Axillarlinie.

Bei der BÜLAU-Drainage muss auf der rechten Seite eine Punktion der Leber vermieden werden, die sich unter der rechten Zwerchfellkuppel bis in den 4. ICR ausdehnen kann.
Da nur die Pleura parietalis schmerzempfindlich ist, werden Erkrankungen der Lunge erst als schmerzhaft empfunden, wenn die **Pleura parietalis** betroffen ist. Bei Irritation der Pleura costalis wird der Schmerz im jeweiligen ICR der Rumpfwand wahrgenommen, bei Beteiligung der Pleura diaphragmatica dagegen über den N. phrenicus im Bereich der Schulter (übertragener Schmerz). **Bronchialkarzinome** fallen daher erst bei einem fortgeschrittenen Tumorleiden mit Invasion des Rippenfells durch Schmerzen auf und rufen vorher nur unspezifische Symptome hervor.

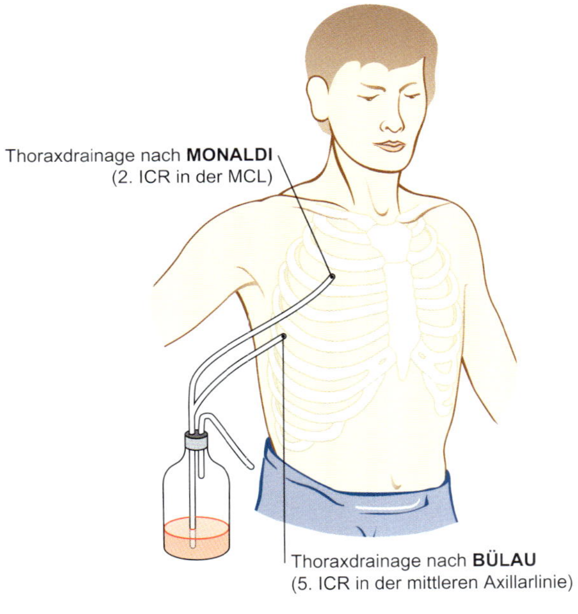

Abb. 6.49 Thoraxdrainage nach MONALDI im 2. ICR in der Medioklavikularlinie (MCL) bzw. nach BÜLAU im 5. ICR in der mittleren Axillarlinie. Die eingedrungene Luft oder Flüssigkeit wird mit einem Drainagesystem aus der Pleurahöhle entfernt. [S702-L126]

6.5.4 Atmung

Der menschliche Körper deckt seinen Energiebedarf überwiegend durch den oxidativen Abbau von Nährstoffen. Daher benötigen alle Zellen ausreichend Sauerstoff und geben als Endprodukt Kohlendioxid ab. Diese Gase gelangen über das Blut im Lungenkreislauf zur Lunge, wo sie an die Außenluft abgeatmet werden. Die Lunge selbst folgt dabei passiv den Volumenveränderungen der Pleurahöhlen in der Brusthöhle.
Bei der **Einatmung (Inspiration)** kann das Volumen der Pleurahöhlen durch 2 Mechanismen vergrößert werden (➤ Abb. 6.50):

- Bei der **Zwerchfellatmung** („Bauchatmung") wird die Pleurahöhle durch Kontraktion des Zwerchfells (Diaphragma, wichtigster Atemmuskel), dem die Pars diaphragmatica der Pleura aufliegt, nach kaudal vergrößert.
- Bei der **Rippenatmung** („Brustatmung") wird die Pleurahöhle durch die Anhebung der Rippen durch die Mm. intercostales externi und Mm. scaleni nach ventral, dorsal und lateral vergrößert.

Die Einatmung benötigt den Einsatz der Muskeln des Thorax und geschieht damit aktiv. Atemhilfsmuskeln (➤ Kap. 3.1.3) unterstützen die Inspiration bei forcierter Atmung (➤ Tab. 6.13).
Die **Ausatmung (Exspiration)** dagegen geschieht überwiegend passiv, indem das Zwerchfell erschlafft und sich die bei der Inspiration verformten Knorpelanteile der Rippen, die Bänder des Brustkorbs und das elastische Gewebe des Lungengewebes wieder in ihre Ausgangsposition begeben. Zusätzlich wird die Ausatmung durch verschiedene Muskeln unterstützt, die alle zu einer Senkung der Rippen führen (➤ Abb. 6.50, ➤ Tab. 6.13).
Die **antagonistische Funktion** der Mm. intercostales externi und der lateralen Anteile der Mm. intercostales interni lässt sich aus den Drehmomenten der Muskeln auf die Rippen erklären. Da die Mm. intercostales externi von lateral oben nach medial unten verlaufen, vergrößert sich bei kaudalen Muskeln der virtuelle Hebelarm zur Drehachse durch den Rippenhals und damit das Drehmoment, sodass die Muskeln besonders die kaudalen Rippen anheben können. Die Mm. intercostales interni (und intimi) dagegen haben einen entgegengesetzten Verlauf und senken daher stärker die kranialen Rippen.

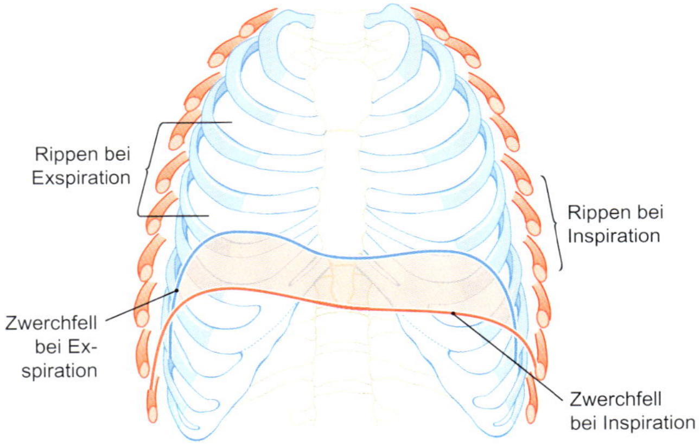

Abb. 6.50 Rippen und Zwerchfell bei Inspiration (rot) und Exspiration (blau). [S701-L126]

Tab. 6.13 Muskulatur für die Atmung und Atemhilfsmuskeln.

Inspiration	Exspiration
inspiratorisch wirksam sind: • das Zwerchfell (wichtigster Atemmuskel!) • Mm. intercostales externi • parasternale Anteile der Mm. intercostales interni („Mm. intercartilaginei") • Mm. scaleni **inspiratorische Atemhilfsmuskeln** sind: • M. sternocleidomastoideus (bei durch Nackenmuskulatur fixiertem Kopf) • Mm. serrati posteriores superior und inferior (durch Fixierung der Rippen) • M. pectoralis major (bei aufgestütztem Arm) • M. pectoralis minor (bei aufgestütztem Arm) • M. serratus anterior (bei aufgestütztem Arm)	**exspiratorisch wirksam** sind: • Mm. intercostales interni und intimi • Mm. subcostales • M. transversus thoracis **exspiratorische Atemhilfsmuskeln** sind: • M. transversus abdominis • Mm. obliqui externus und internus abdominis • Mm. latissimus dorsi („Hustenmuskel") • M. iliocostalis (lateraler Trakt der autochthonen Rückenmuskeln)

Klinik

Da das Zwerchfell (➤ Kap. 3.1.3) der wichtigste Atemmuskel ist, ist ein Leben bei beidseitiger **Zwerchfellinsuffizienz,** z. B. durch traumatische oder operative Verletzung der Nn. phrenici, nicht möglich. Da die Nn. phrenici aus dem Plexus cervicalis entspringen und überwiegend vom Rückenmarkssegment C4 gespeist werden, können Verletzungen dieses Segments bei **Querschnittslähmungen** zum Ersticken führen. Läsionen kaudal von C4, die immer noch zu einer kompletten Lähmung der Extremitäten führen können, gefährden dagegen die Atmung nicht.

6.5.5 Entwicklung der Leibeshöhlen

Die **Brusthöhle (Cavitas thoracis)** bildet zusammen mit der **Bauchhöhle (Cavitas abdominalis,** ➤ Kap. 7.7.1) und der **Beckenhöhle (Cavitas pelvis,** ➤ Kap. 8.7.1) die 3 großen Körperhöhlen des Rumpfes. In diesen Körperhöhlen entwickeln sich 3 Leibeshöhlen, die mit einer **serösen Haut (Tunica serosa)** ausgekleidet sind:

- In der Brusthöhle entstehen **Perikardhöhle (Cavitas pericardiaca)** und **Pleurahöhlen (Cavitates pleurales),**
- in der Bauch- und Beckenhöhle entsteht die **Peritonealhöhle (Cavitas peritonealis).**

Die seröse Haut entstammt dabei auch dem Mesoderm, wobei das **parietale Blatt** (parietales Blatt des Pericardium serosum, Pleura parietalis, Peritoneum parietale) aus der Leibeswand hervorgeht (sog. Somatopleura) und diese bedeckt. Das **viszerale Blatt** (Epikard, Pleura visceralis, Peritoneum viscerale) entsteht dagegen aus dem Mesoderm der Darmwand (sog. Splanchnopleura) und bedeckt die Organe auf ihrer Oberfläche.
Die **Leibeshöhle (Zölom)** bildet sich durch Verschmelzung von Spalträumen im Mesoderm. Das Zölom setzt sich aus einem extra-

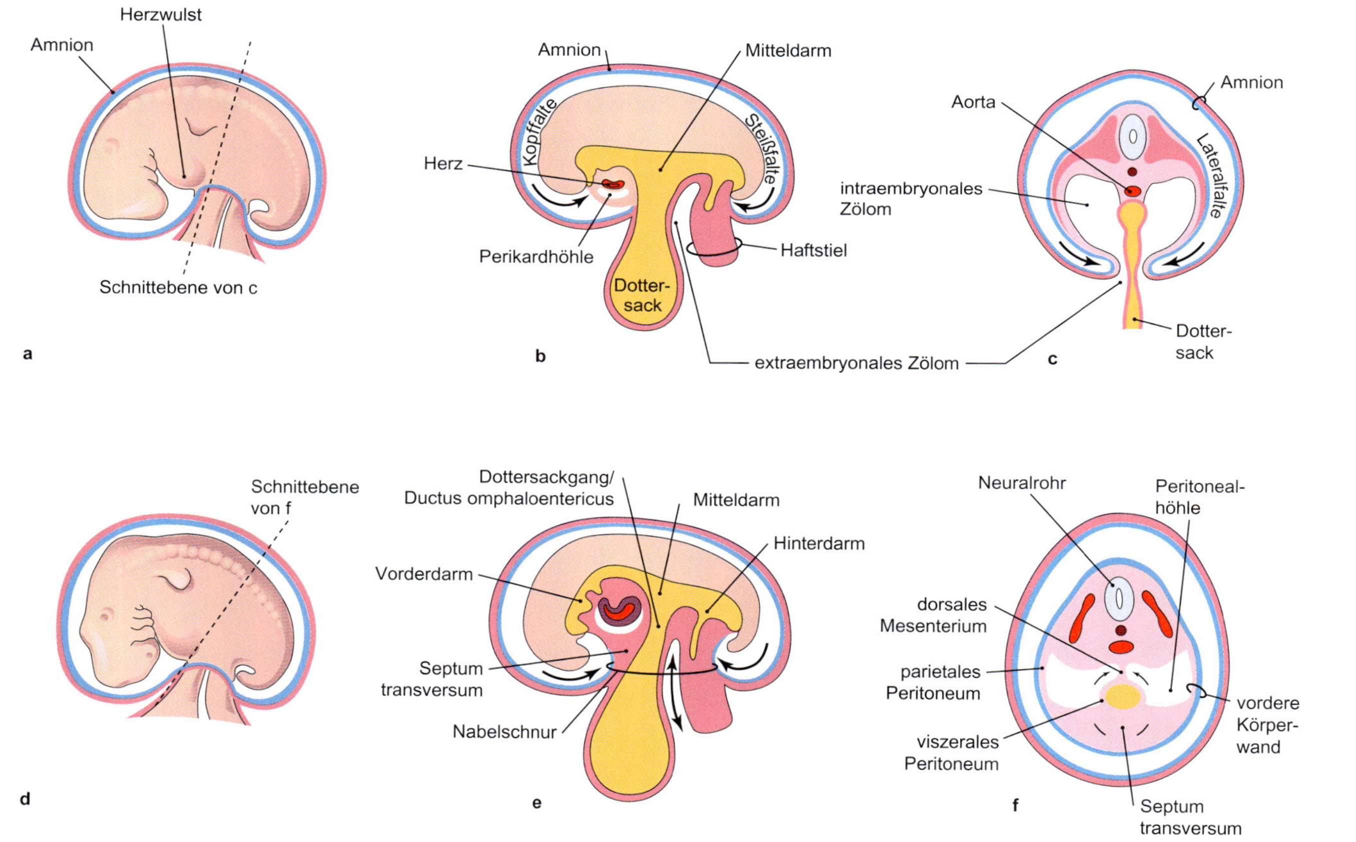

Abb. 6.51 Abfaltung des Embryos in der 4. Entwicklungswoche. [E347-11] **a** Seitenansicht eines Embryos in der 4. Woche (26. Tag). **b** Sagittalschnitt des Embryos zum gleichen Zeitpunkt. **c** Transversalschnitt durch die in a angegebene Schnittebene. **d** Seitenansicht eines Embryos am Ende der 4. Woche (28. Tag). **e** Sagittalschnitt des Embryos zum gleichen Zeitpunkt. **f** Transversalschnitt durch die in d angegebene Schnittebene.

embryonalen Anteil **(extraembryonales Zölom, Chorionhöhle),** der zwischen Trophoblast und Dottersack entsteht, und einem **intraembryonalen Zölom** im Mesoderm zwischen dem Endo- und Ektoderm der Keimscheibe zusammen. Während diese beiden Abschnitte zunächst miteinander in Verbindung stehen, bildet sich das extraembryonale Zölom später zurück, während das intraembryonale Zölom sich in Perikard-, Pleura- und Peritonealhöhle untergliedert.
Zuerst bildet sich am Ende der *3. Entwicklungswoche* die hufeisenförmige **Pleuroperikardhöhle,** deren kranialer Anteil später in der Umgebung der Herzanlage zur Perikardhöhle wird, während die beiden kaudalen Schenkel die Anlagen der Pleurahöhlen darstellen (➤ Abb. 6.51). Kaudal bildet sich der **Zölomspalt,** der lateral mit dem extraembryonalen Zölom kommuniziert, als Anlage der Peritonealhöhle. Die Pleuroperikardhöhle erhält nun Anschluss an den Zölomspalt, sodass durch diese **Zölomgänge (Ductus pericardioperitoneales)** zunächst eine kontinuierliche intraembryonale Leibeshöhle entsteht (➤ Abb. 6.52), die später in ihre Anteile separiert wird.

In der *4. Entwicklungswoche* kommt es zur Abfaltung des Embryos sowohl in kraniokaudaler als auch in lateraler Richtung (➤ Abb. 6.51c, e), sodass sich der Nabel bildet und die breitflächige Verbindung zwischen der intraembyronalen Darmanlage und dem extraembryonal gelegenen Dottersack zum **Dottersackgang** (Ductus omphaloentericus/Ductus VITELLINUS) eingeengt wird (➤ Abb. 6.51e). Dadurch wird die Darmanlage in 3 Abschnitte kranial, kaudal und auf Höhe des Ductus omphaloentericus untergliedert, die den Vorder-, Hinter- und Mitteldarm darstellen.
Durch die laterale Abfaltung vergrößert sich die Peritonealhöhle beidseits des Darmrohrs, sodass dieses letztlich nur über eine schmale Gewebebrücke mit der dorsalen Rumpfwand in Verbindung steht **(dorsales Mesenterium)** (➤ Abb. 6.51f., ➤ Abb. 6.52d). Das Mesenterium ist damit auf beiden Seiten von Peritoneum bedeckt (Peritonealduplikatur), das als **Peritoneum viscerale** die Oberfläche der Darmanlage bedeckt und als **Peritoneum parietale** die Peritonealhöhle auskleidet (➤ Abb. 6.52e).
Ein **ventrales Mesenterium** bildet sich nur im Bereich oberhalb des Nabels, d. h. am Vorderdarm, weil hier die entstehende Leber durch ihre Einbettung in das Septum transversum eine Verbin-

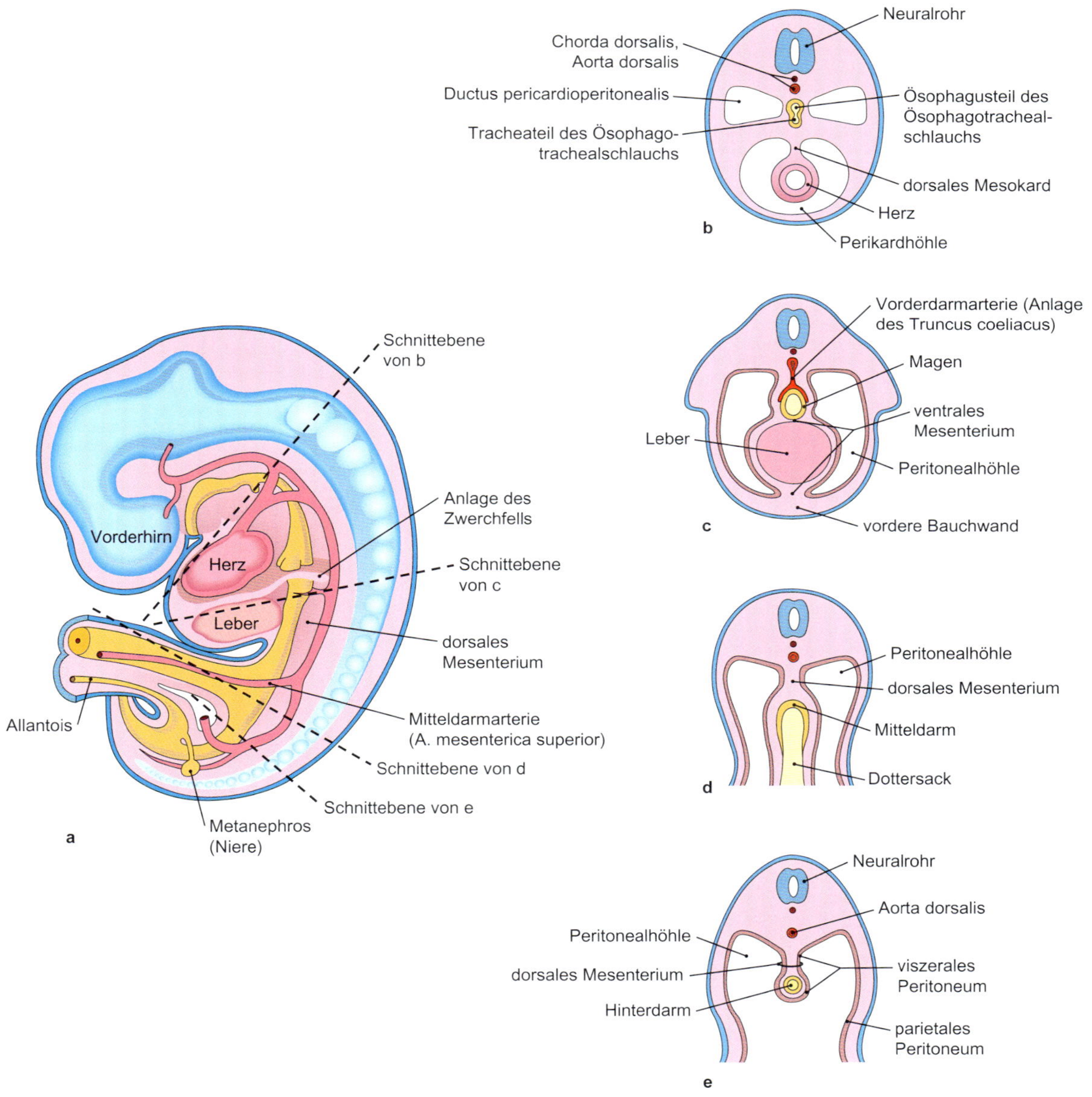

Abb. 6.52 Leibeshöhlen und Mesenterien in der 5. Entwicklungswoche. [E347-11] **a** Überblick. **b–e** Schnittebenen wie in a angegeben.

dung zur ventralen Rumpfwand hat (➤ Abb. 6.52c). Das **Septum transversum** ist eine Mesenchymplatte zwischen Perikardhöhle und Ductus omphaloentericus und damit eine erste Trennung zwischen Perikard- und Peritonealhöhle (➤ Abb. 6.51e, f). Die Peritonealhöhle kommuniziert dabei im Nabel noch bis zur *10. Woche* mit dem extraembryonalen Zölom, bis sich dieses während der Rückverlagerung des Darms zurückbildet.
Die kranialen Anteile der Zölomgänge erweitern sich zu den Pleurahöhlen und gelangen beidseits der Perikardhöhle nach ventral, von der sie in der *7. Woche* durch die **Pleuroperikardmembranen** abgetrennt werden (➤ Abb. 6.53b). Die Perikardhöhle wird dabei in das Mesenchym in der Umgebung des Vorderdarms inkorporiert, das später das **Mediastinum** bildet (➤ Abb. 6.53c, d). Die Serosafalten am kaudalen Ende der Pleurahöhlen trennen diese am *Ende des 2. Monats* als **Pleuroperitonealmembranen** von der Peritonealhöhle ab, indem sie nach ventral mit dem Septum transversum und dem dorsalen Mesenterium des Oesophagus verschmelzen. Dies geschieht rechts früher als links, möglicherweise, weil sich hier bereits die Leber ausbildet.

MERKE
Die Leibeshöhle (Zölom) entsteht aus Spalträumen im Mesoderm und untergliedert sich später in die Perikard-, Pleura- und Peritonealhöhle. Diese sind von serösen Häuten ausgekleidet, die ebenfalls aus dem Mesoderm hervorgehen.

Durch die Untergliederung von Pleura- und Peritonealhöhle entsteht auch das **Zwerchfell,** dessen Centrum tendineum aus dem Septum transversum hervorgeht (➤ Abb. 6.51e). Da sich dieses zunächst auf Höhe der zervikalen Somiten befindet und erst später durch das schnelle Wachstum des Rückens des Embryos in die Höhe der thorakalen Somiten verlagert (Deszensus), wird verständlich, warum die zunächst in das Septum transversum einwandernden Muskelvorläuferzellen aus den kranialen Rückenmarkssegmenten innerviert werden, deren Nervenfasern später den N. phrenicus (Plexus cervicalis, C3–5) bilden. Die größten Teile des Zwerchfells, die das Centrum tendineum umgeben **(Partes sternalis, costalis und lumbalis)** gehen weitgehend aus den angrenzenden Anteilen der Körperwand hervor. Nur die **Zwerchfellschenkel der Pars lumbalis** sind ein Relikt des dorsalen Mesenteriums des Oesophagus. Die **Pleuroperitonealmembranen** bilden sich dagegen weitgehend zurück und bilden nur einen kleinen Zwerchfellabschnitt nahe dem Trigonum lumbocostale (BOCHDALEK-Dreieck).

MERKE
Das Zwerchfell entsteht aus 4 Anteilen:
- Centrum tendineum: aus Septum transversum
- Partes sternalis, costalis und lumbalis (größter Teil): aus der angrenzenden Leibeswand
- Zwerchfellschenkel: aus dem dorsalen Mesenterium des Oesophagus
- kleiner Abschnitt am Trigonum lumbocostale: aus den Pleuroperitonealmembranen

Die Muskelzellen und deren Innervation (N. phrenicus) entstammen dabei den zervikalen Somiten.

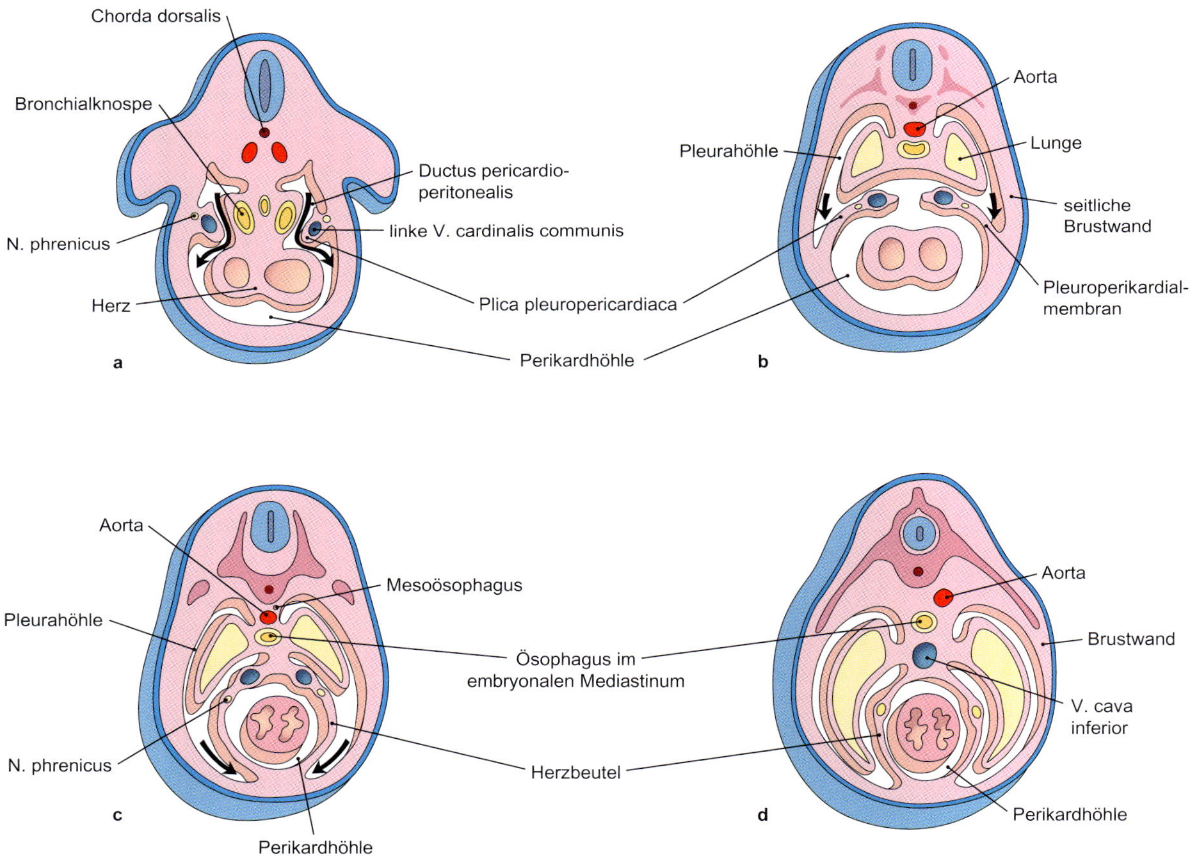

Abb. 6.53 Aufteilung der Leibeshöhle zwischen der 5. und 8. Entwicklungswoche. [E347-11] **a** Ende der 5. Woche, die Pfeile zeigen die Verbindungen zwischen Pleura- und Perikardhöhle. **b** 6. Woche: Bildung der Pleuroperikardmembran. **c** 7. Woche: Ausdehnung der Pleurahöhlen nach ventral. **d** 8. Woche.

Klinik

Die komplizierte Entwicklung des Zwerchfells erklärt, warum es zu angeborenen Fehlbildungen kommen kann. Die häufigste ist der **posterolaterale Zwerchfelldefekt,** bei dem meist links der Verschluss durch die Pleuroperitonealmembran ausbleibt. Dieser Defekt wird auch als angeborene BOCHDALEK-Hernie bezeichnet, obwohl kein Bruchsack vorhanden ist. Durch die Verlagerung von Magen, Milz und Dünndarmanteilen in die Brusthöhle kommt es meist zu einer Unterentwicklung der Lunge (Lungenhypoplasie) und nach der Geburt zu Atemnot, Blauverfärbung der Haut (Zyanose) und Erhöhung der Herzfrequenz (Tachykardie).

6.6 Leitungsbahnen der Brusthöhle

Kompetenzen

Nach Bearbeitung dieses Lehrbuchkapitels sollten Sie in der Lage sein:

- die grundsätzliche Gliederung der Leitungsbahnen der Brusthöhle zu verstehen, damit Sie bei den einzelnen Organen die Herkunft ihrer Leitungsbahnen nachvollziehen können
- die Abschnitte der Aorta im Brustkorb mit ihren Ästen am Präparat zu zeigen
- die V. cava superior mit Zuflüssen, das Azygos-Venensystem und die kavokavalen Anastomosen zu benennen und deren klinische Bedeutung zu erfassen
- Lymphknotengruppen und Systematik der Lymphstämme in der Brusthöhle zu erläutern und den Verlauf des Ductus thoracicus im Detail am Präparat wiederzugeben
- Verlauf und Versorgungsgebiet des N. phrenicus zu zeigen
- die Organisation des vegetativen Nervensystems in der Brusthöhle zu erklären sowie den Bau des Grenzstrangs und Verlauf und Äste der Nn. vagi am Präparat zu demonstrieren

6.6.1 Überblick

Die großen arteriellen, venösen und lymphatischen Gefäßstämme des Körpers verlaufen im **oberen** und **hinteren unteren Mediastinum der Brusthöhle.** Kranial treten die Leitungsbahnen durch die obere Thoraxapertur in den Bindegewebsraum des Halses. Nach kaudal treten sie durch das Zwerchfell hindurch und setzen sich im **Retroperitonealraum** der Bauchhöhle fort (➤ Kap. 8.7).
Die **Aorta** gliedert sich in Aorta ascendens, Aortenbogen (Arcus aortae) und den Brustabschnitt der Aorta descendens (Pars thoracica aortae), die jeweils verschiedene Äste abgeben.
Die **obere Hohlvene (V. cava superior)** führt das Blut der oberen Körperhälfte zum Herz. Sie nimmt die Venen des **Azygos-Venensystems** auf, das in seinen Zuflüssen dem Versorgungsgebiet der Aorta entspricht.
Der Hauptlymphstamm des Körpers, der **Milchbrustgang (Ductus thoracicus),** steigt vor der Wirbelsäule auf, überquert die linke Pleurakuppel und mündet in den linken Venenwinkel hinein. Darüber hinaus enthält das Mediastinum eine Vielzahl von Lymphknoten.

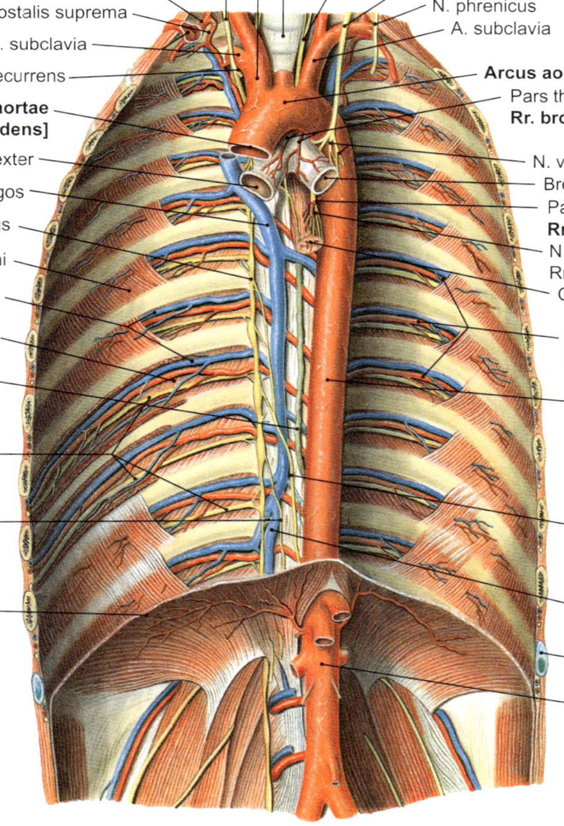

Abb. 6.54 Abschnitte der Aorta mit Abgängen der großen Arterien vom Aortenbogen. [S700]

Als Anteile des somatischen **Nervensystems** befinden sich die Interkostalnerven, die die Rumpfwand innervieren (➤ Kap. 3.2.3), und der N. phrenicus im Mediastinum. Das vegetative Nervensystem besteht aus dem Brustabschnitt des Grenzstrangs (Truncus sympathicus) und dem N. vagus.

6.6.2 Arterien der Brusthöhle

Im oberen Mediastinum geht die aufsteigende Aorta (Aorta ascendens) in den Aortenbogen (Arcus aortae) über und setzt sich dann in den absteigenden Schenkel (Aorta descendens) der Brustaorta (Aorta thoracica) fort (➤ Abb. 6.54).
Aus der **Aorta ascendens** gehen noch im Herzbeutel die **Herzkranzgefäße (A. coronaria dextra und sinistra)** hervor.
Der **Aortenbogen** überquert auf Höhe des 4. (3.–5.) Brustwirbelkörpers die Bifurcatio tracheae und gelangt auf die linke Seite von Trachea, Oesophagus und Wirbelsäule. Er gibt folgende Äste ab (➤ Abb. 6.55, ➤ Abb. 6.56):

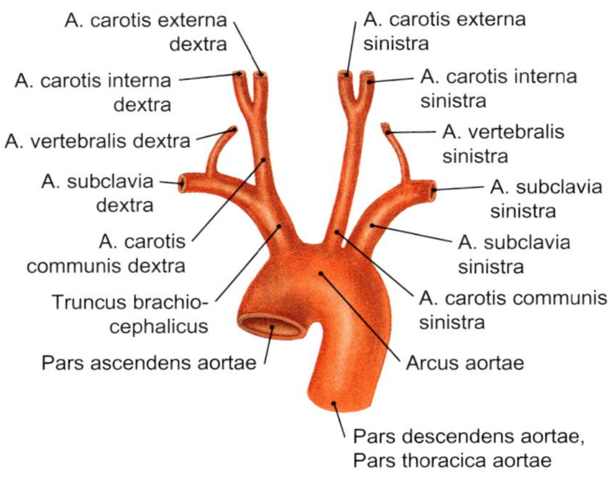

Abb. 6.55 Aortenbogen mit Ästen. [S700-L301]

- **Truncus brachiocephalicus,** der sich in die A. subclavia dextra und A. carotis communis dextra aufzweigt
- **A. carotis communis sinistra**
- **A. subclavia sinistra**
- **(A. thyroidea ima):** eine unpaare unterste Schilddrüsenarterie kommt zwar in bis zu 10 % aller Fälle vor, zweigt aber meist aus dem Truncus brachiocephalicus oder einer A. carotis communis und damit nicht direkt aus der Aorta ab.

Klinik

In seltenen Fällen (< 1 %) kann die A. subclavia dextra als letzter eigenständiger Ast aus dem Aortenbogen entspringen und dann hinter dem Oesophagus zum rechten Arm ziehen (➤ Abb. 6.56). Da der Oesophagus in diesem Fall zwischen der A. subclavia dextra (auch A. lusoria genannt) und dem Aortenbogen eingeengt wird, können Schluckbeschwerden auftreten **(Dysphagia lusoria).**

Die **Aorta descendens** steigt links ventral der Wirbelsäule im hinteren Mediastinum ab **(Aorta thoracica)** und gibt verschiedene parietale Äste zur Rumpfwand und zum Zwerchfell sowie viszerale Äste für Lunge, Oesophagus und Mediastinum ab (➤ Tab. 6.14, ➤ Abb. 6.54).

6.6.3 Venen der Brusthöhle

Die **obere Hohlvene (V. cava superior)** ist 5–6 cm lang und bildet sich rechts der Wirbelsäule hinter dem 1. Sternokostalgelenk durch Vereinigung der V. brachiocephalica dextra und sinistra (➤ Abb. 6.57). An ihrem Eintritt in den Herzbeutel mündet auf der rechten Seite auf Höhe des IV.–V. Brustwirbels die V. azygos ein. Die V. cava superior und die Vv. brachiocephalicae haben keine Klappen. Die **Vv. brachiocephalicae** nehmen nach ihrem Ursprung aus der V. jugularis interna und der V. subclavia im **Venenwinkel,** der direkt hinter dem Sternoklavikulargelenk gelegen ist, auf beiden Seiten einen sehr unterschiedlichen Verlauf (➤ Abb. 6.57). *Rechts* ist

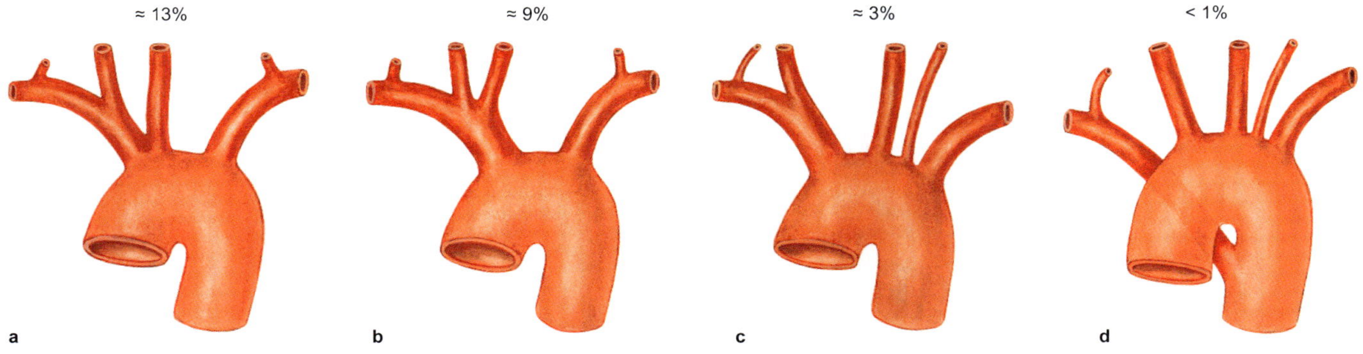

Abb. 6.56 Varietäten der Abgänge der großen Arterien vom Aortenbogen. [S700] **a** Gemeinsamer Ursprung von Truncus brachiocephalicus und A. carotis communis sinistra. **b** Gemeinsamer Stamm für Truncus brachiocephalicus und A. carotis communis sinistra. **c** Selbstständiger Abgang der A. vertebralis sinistra aus dem Arcus aortae. **d** Abgang der A. subclavia dextra als letzter Ast aus dem Arcus aortae (A. lusoria).

Tab. 6.14 Äste der Pars thoracica aortae.

Parietale Äste zur Rumpfwand	Viszerale Äste zu den Brusteingeweiden
• Aa. intercostales posteriores: 9 Paare (die ersten beiden sind Äste des Truncus costocervicalis der A. subclavia) • A. subcostalis: das letzte Paar unter der XII. Rippe • A. phrenica superior: zur Oberseite des Zwerchfells	• Rr. bronchiales: Vasa privata der Lunge (rechts meist aus der A. intercostalis-posterior dextra III) • Rr. oesophageales: 3–6 Äste zur Speiseröhre • Rr. mediastinales: kleine Äste zu Mediastinum und Perikard

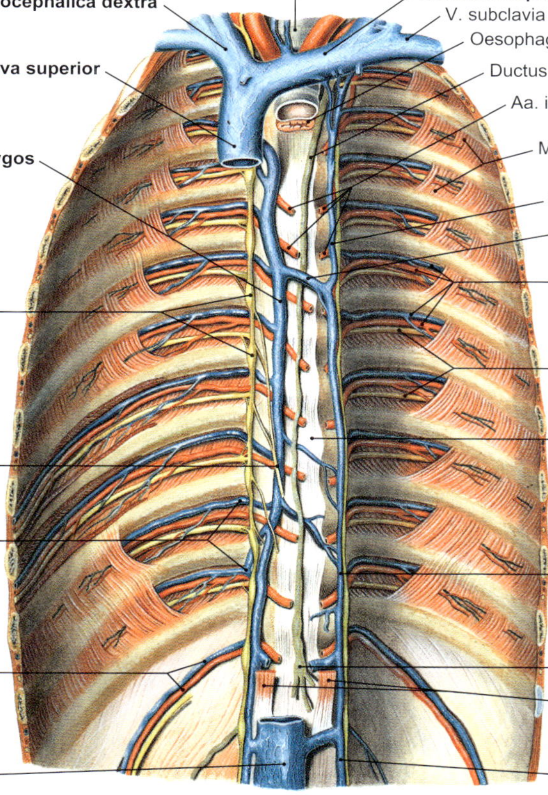

Abb. 6.57 Vv. cavae superior und inferior mit Zuflüssen und Azygos-System. [S700]

die Vene kurz und geht fast senkrecht in die V. cava superior über. Die Kliniker bezeichnen sie auch als „V. anonyma" und nutzen sie für das Einbringen eines zentralen Venenkatheters (ZVK). *Links* dagegen überquert die Vene nahezu horizontal die Äste des Aortenbogens und die Trachea und nimmt dabei 2 unpaare Gefäße auf:

- V. thyroidea inferior
- V. hemiazygos accessoria

Beidseits münden:

- V. vertebralis
- V. thoracica interna
- V. intercostalis suprema
- Vv. thymicae

Das **Azygos-Venensystem** liegt beidseits der Wirbelsäule und entspricht in seinen Zuflüssen den Ästen der Brustaorta. Auf der *rechten Seite* der Wirbelsäule steigt die **V. azygos** auf, überquert Hauptbronchien und Pulmonalgefäße und mündet auf Höhe des IV./V. Brustwirbels von dorsal in die V. cava superior. *Links* entspricht ihr die **V. hemiazygos,** die ihrerseits zwischen dem X. und VII. Brustwirbel in die V. azygos mündet. Aus den oberen linken Interkostalvenen nimmt eine **V. hemiazygos accessoria** das Blut auf und hat neben der V. hemiazygos auch nach kranial Anschluss an die V. brachiocephalica sinistra. Da die V. azygos das weitaus stärkste Gefäß ist und in der unteren Hälfte des hinteren Mediastinums oft ventral oder sogar links auf der Wirbelsäule verläuft, ist das Venensystem meist nicht symmetrisch ausgebildet. Die Azygos-Venen haben folgende Zuflüsse:

- **viszerale Zuflüsse:** Vv. mediastinales: von den Organen des Mediastinums (Vv. oesophageales, Vv. bronchiales, Vv. pericardiacae)
- **parietale Zuflüsse:**
  - Vv. intercostales posteriores und V. subcostalis: von der hinteren Rumpfwand
  - Vv. phrenicae superiores: vom Zwerchfell

Unterhalb des Zwerchfells setzen rechts und links eine V. lumbalis ascendens den Verlauf der Azygos-Venen fort und haben Anschluss an die V. cava inferior. Damit bildet das Azygos-System einen Teil der Umgehungskreisläufe, die die obere und untere Hohlvene indirekt miteinander verbinden **(kavokavale Anastomosen)** und bei Verschluss oder Kompression eines der beiden Gefäße das Blut umleiten können. Die 4 wichtigsten **kavokavalen Anastomosen** sind:

- **V. epigastrica superior** mit **V. epigastrica inferior** (an der vorderen Rumpfwand dorsal des M. rectus abdominis)
- **V. epigastrica superficialis** mit **V. thoracoepigastrica** (an der vorderen Rumpfwand im subkutanen Fett)
- **Vv. lumbales** mit **V. azygos/hemiazygos** (an der Innenseite der hinteren Rumpfwand in Retroperitoneum und hinterem Mediastinum)
- **Plexus venosus vertebralis** mit **Azygos-Venen** und **V. iliaca interna** (außen auf den Wirbeln und im Wirbelkanal mit einer Ausdehnung vom Becken bis zum Schädel)

6.6.4 Lymphgefäße der Brusthöhle

Die verschiedenen Gruppen von Lymphknoten im Mediastinum kann man in **parietale** Lymphknoten (Drainage der Rumpfwände) und **viszerale** Lymphknoten (Drainage der Brusteingeweide) einteilen (➤ Abb. 6.58). Von diesen Lymphknotengruppen fließt die Lymphe in die großen Lymphstämme.

Parietale Lymphknoten sind:

- **Nodi lymphoidei parasternales:** Sie liegen beidseits des Brustbeins und nehmen Lymphe aus der vorderen Rumpfwand, der Brustdrüse und vom Zwerchfell auf. Von ihnen gelangt die Lymphe in den Truncus subclavius.

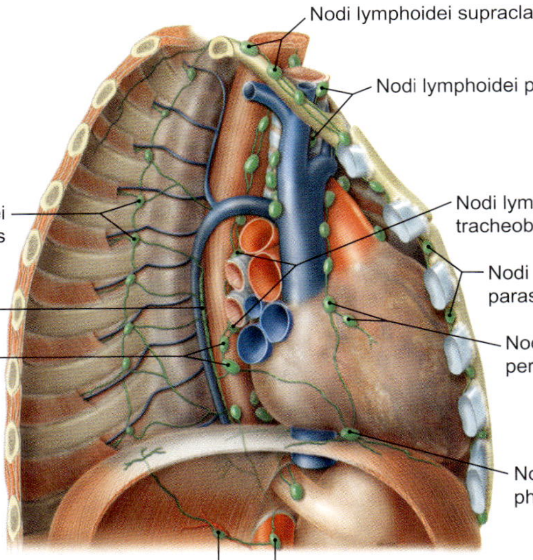

Abb. 6.58 Lymphgefäße und Lymphknoten des Mediastinums. Ansicht von rechts ventrolateral nach Entfernung der seitlichen Brustwand. [S700-L238]/[C155]

- **Nodi lymphoidei intercostales:** Sie liegen zwischen den Rippenköpfchen und filtern Lymphe der hinteren Brustwand. Die efferenten Lymphbahnen münden direkt in den Ductus thoracicus.

Viszerale Lymphknoten mit Anschluss an die Trunci bronchomediastinales sind:

- **Nodi lymphoidei mediastinales anteriores:** Sie liegen beidseits der großen Gefäße, erhalten Zuflüsse aus Lunge und Pleura, Zwerchfell (Nodi lymphoidei phrenici superiores), Herz und Perikard (Nodi lymphoidei pericardiaci) sowie Thymus.
- **Nodi lymphoidei mediastinales posteriores:** Sie liegen an Bronchien und Trachea (Nodi lymphoidei tracheobronchiales und paratracheales) und Oesophagus (Nodi lymphoidei juxtaoesophageales).

Die Trunci bronchiomediastinales erhalten auch Zufluss von Lymphgefäßen der jeweils anderen Körperhälfte. Die Lymphbahnen der einzelnen Organe und deren regionäre Lymphknoten werden bei den einzelnen Organen der Brusthöhle abgehandelt.

Der **Ductus thoracicus** (Milchbrustgang) ist der **Hauptlymphstamm** des Körpers. Er ist insgesamt 38–45 cm lang und bis zu seinem meist erweiterten Mündungsbereich ca. 5 mm stark. Er bildet sich unterhalb des Zwerchfells durch Vereinigung der beiden Trunci lumbales mit den Trunci intestinales und führt daher ab dort die Lymphe der gesamten unteren Körperhälfte (➤ Kap. 8.8.4). Auf Höhe des XII. Brustwirbels tritt der Ductus thoracicus **rechts dorsal der Aorta** durch den Hiatus aorticus des Zwerchfells und steigt im hinteren Mediastinum zwischen Aorta (links), V. azygos (rechts) und Oesophagus (vorne) auf der Wirbelsäule bis zum VII. Halswirbel auf (➤ Abb. 6.59). Dabei nimmt er sehr variabel über Trunci intercostales Lymphe aus der Rumpfwand auf. Er überquert hinter der linken A. subclavia die linke Pleurakuppel und mündet von dorsal in den **linken Venenwinkel** (zwischen V. subclavia und V. jugularis interna). Dabei zieht er über die ersten Abgänge der A. subclavia sowie den Grenzstrang und den N. phrenicus hinweg, bleibt aber dorsal von N. vagus und V. jugularis interna. Kurz vor seiner Einmündung nimmt er den Truncus bronchiomediastinalis sinister auf, der eigenständig im Mediastinum verläuft, sowie den Truncus subclavius sinister (vom Arm) und den Truncus jugularis sinister (vom Hals).

Die zuführenden Lymphstämme des Ductus thoracicus sind:

- Vereinigung unterhalb des Zwerchfells aus:
  - Trunci intestinales (meist 2)
  - Truncus lumbalis dexter und sinister
- Aufnahme im Brustbereich:
  - Trunci intercostales (Zahl sehr variabel)
- Aufnahme am linken Venenwinkel:
  - Truncus bronchiomediastinalis sinister
  - Truncus subclavius sinister
  - Truncus jugularis sinister

Auf der rechten Körperseite vereinigt meist ein kurzer (1 cm) **Ductus lymphaticus dexter** die entsprechenden Lymphstämme und mündet in **den rechten Venenwinkel.** Oft treten die Lymphstämme aber auf beiden Seiten auch separat in den Venenwinkel ein und zusätzliche Lymphstämme vom Hals („Truncus supraclavicularis"), von der Brustwand („Truncus parasternalis") und aus dem Mediastinum („Truncus mediastinalis anterior") kommen vor. An der Mündung der Lymphstämme befinden sich Klappen, die den Reflux von Blut reduzieren. Nach dem Tod allerdings kann das eingedrungene Blut zu einer Verwechslung mit Venen führen.

Klinik

Verletzungen des Ductus thoracicus können durch bösartige Tumoren im Mediastinum wie z. B. maligne Lymphome (Lymphdrüsenkrebs) oder bei Operationen am Oesophagus hervorgerufen werden. Dies kann zu einer Erweiterung des Mediastinums oder zur Bildung von fettreichen Pleuraergüssen **(Chylothorax)** sowie einem Nährstoffdefizit führen, weil die meisten Lipide aus der Nahrung über die Lymphe transportiert werden. Die konservative Therapie zielt daher darauf ab, durch fettarme Diät den Lymphstrom zu reduzieren und einen Spontanverschluss zu ermöglichen. Bleibt diese Therapie ohne Erfolg, kann der Ductus thoracicus operativ unterbunden oder neuerdings auch interventionell-radiologisch nach Punktion embolisiert werden.

Die Systematik der großen Lymphstämme erklärt auch, warum bösartige Tumoren von Bauchorganen (z. B. Magenkarzinom) oder Beckeneingeweiden (z. B. Ovarialkarzinom) auch zu Lymphknotenmetastasen in der Umgebung des linken Venenwinkels führen können. Diese Lymphknotenschwellungen in der *linken* Supraklavikulargrube werden nach ihrem Erstbeschreiber als **VIRCHOW-Drüse** bezeichnet und müssen den Arzt immer zu einer Tumorabklärung in Bauch- und Beckenhöhle veranlassen.

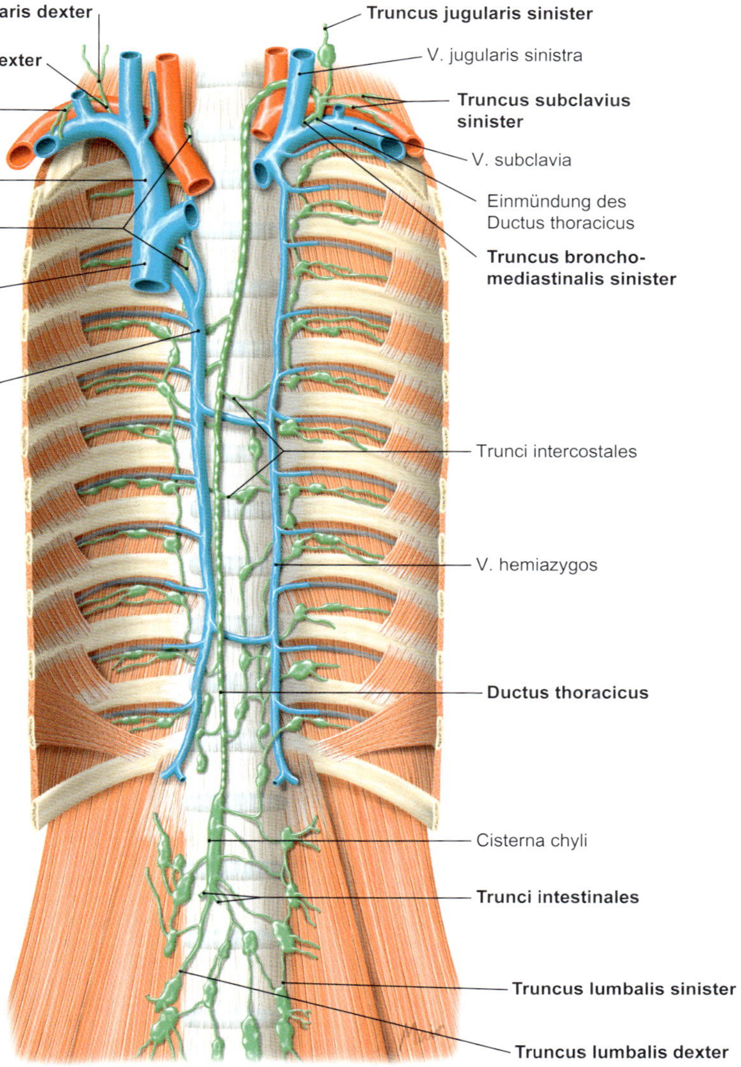

Abb. 6.59 Lymphstämme der Brusthöhle. Ansicht von ventral. [S700-L127]/[G210]

6.6.5 Nerven der Brusthöhle

Die Brusthöhle wird von Teilen des somatischen und des vegetativen Nervensystems innerviert.

N. phrenicus

Der N. phrenicus (C3–5) ist ein Nerv des Plexus cervicalis, der aufgrund der entwicklungsgeschichtlichen Anlage des Zwerchfells im Halsbereich mit dem Zwerchfell in die Brusthöhle verlagert wurde. Er innerviert das **Zwerchfell** motorisch und in seinem Verlauf sensorisch **Perikard, Pleura** (mediastinalis und diaphragmatica) und mit seinen Endästen (Rr. phrenicoabdominales) auf der Zwerchfellunterseite sowie auf Leber und Gallenblase das **Peritoneum.**
Der N. phrenicus steigt am Hals zunächst auf dem M. scalenus anterior ab und zieht dann hinter dem Venenwinkel über die Pleurakuppel hinweg in das obere Mediastinum. Er gelangt rechts auf der V. brachiocephalica dextra bzw. links über den Aortenbogen hinweg auf den Herzbeutel im unteren mittleren Mediastinum, wo er, begleitet von der A./V. pericardiacophrenica, zum Zwerchfell verläuft. Seine Endäste treten rechts durch das Foramen v. cavae, links meist eigenständig durch eine Öffnung nahe der Herzspitze.

Vegetatives Nervensystem

Das vegetative Nervensystem der Brusthöhle wird neben dem **Grenzstrang** (des sympathischen Nervensystems [Truncus sympathicus]) vom **N. vagus** (des parasympathischen Nervensystems) gebildet (zur Organisation der vegetativen Nervengeflechte der Bauchorgane ➤ Kap. 7.8.5).
Der **Grenzstrang** besteht im hinteren Mediastinum aus **12 thorakalen Ganglien,** die auf beiden Seiten der Wirbelsäule (paravertebral) in den jeweiligen ICR gelegen sind und durch Rr. interganglionares miteinander verbunden werden (➤ Abb. 7.53). Er setzt sich direkt hinter der Pleurakuppel durch die obere Thoraxapertur in den Bindegewebsraum des Halses und durch das Zwerchfell in den Retroperitonealraum fort. Das erste Ganglion ist meist mit dem unteren Halsganglion zum **Ganglion cervicothoracicum (stellatum)** verschmolzen, durch das die Nervenfasern der Segmente C8–T3 über den Halsgrenzstrang zum Kopf und zu den Plexus brachialis zum Arm gelangen. Die präganglionären Neurone des Sympathikus sitzen in den **Seitenhörnern (C8–L3)** des Rückenmarks, treten mit den Spinalnerven aus dem Wirbelkanal aus und erreichen über deren Rr. communicantes albi die **Ganglien des Truncus sympathicus.** Dort befinden sich die Perikarya der postganglionären Neurone, mit denen sie durch Synapsen verschaltet werden. Deren Axone gelangen über Rr. communicantes grisei zu den Spinalnerven und ihren Ästen zurück und erreichen

so im Brustbereich die Rumpfwände oder ziehen vom 2.–5. thorakalen Ganglion zu Herz und Lungen (Rr. cardiaci thoracici/Rr. pulmonales thoracici), um diese sympathisch zu innervieren. An der Rumpfwand und am Arm (über das Ganglion stellatum) bewirkt der Sympathikus eine Engstellung der Blutgefäße (Vasokonstriktion/Vasomotorik), aktiviert die Schweißdrüsen (Sudomotorik) und induziert durch Aufstellung der Haare eine „Gänsehaut" (Pilomotorik).

Im Grenzstrang können Neurone auch mehrere Segmente auf- und absteigen. Die Nervenfasern von T2–7 steigen z. B. bis zum Ganglion stellatum auf und führen sudomotorische Neurone zu den Schweißdrüsen von Kopf, Hals und Arm.

Einige präganglionäre Neurone werden nicht im Grenzstrang umgeschaltet, sondern ziehen mit den **Nn. splanchnici** durch das Zwerchfell zu den Ganglien in den Nervengeflechten auf der Aorta abdominalis (prävertebral), wo die Umschaltung erfolgt. Diese Neurone dienen der Innervation der Bauchorgane. Der **N. splanchnicus major** bildet sich aus den präganglionären Neuronen der Rückenmarkssegmente T5–9, der **N. splanchnicus minor** aus T10–11. Gelegentlich ist ein **N. splanchnicus imus** (T12) vorhanden.

Der **N. vagus** zieht rechts über die A. subclavia und links zwischen A. subclavia und A. carotis communis jeweils hinter der V. brachiocephalica in das obere Mediastinum. Links überquert er den Aortenbogen. Er gibt jeweils einen N. laryngeus recurrens ab, der sich rechts um die A. subclavia und links um den Aortenbogen nach dorsal schlingt und dann zwischen Oesophagus und Trachea aufsteigt.

Die präganglionären parasympathischen Neurone treten zu Herz und Lunge (Rr. cardiaci thoracici und Rr. bronchiales) sowie mit den **Nn. vagi** hinter der Lungenwurzel an die Speiseröhre heran und bilden hier den **Plexus oesophageus.** Aus diesem formieren sich 2 Stämme **(Trunci vagales anterior und posterior),** die mit der Speiseröhre durch das Zwerchfell zu den vegetativen Nervengeflechten der Bauchaorta verlaufen. Hier erfolgt allerdings keine Verschaltung, da die postganglionären Neurone meist in der Umgebung der jeweiligen Organe liegen.

Klinik

Der Verlauf der sympathischen Neurone kann klinisch relevant sein:

- Sympathische Nervenfasern für den Kopf ziehen aus den Rückenmarkssegmenten C8–T3 über das Ganglion stellatum, das direkt hinter der Pleurakuppel gelegen ist, zum Hals. Bronchialkarzinome aus den oberen Abschnitten der Lunge (sog. PANCOAST-Tumoren) können diese Nervenfasern schädigen und zum **HORNER-Syndrom** führen, das mit Symptomen am Auge wie Pupillenverengung (Miosis), hängendem Augenlid (Ptosis) und Zurücksinken des Augapfels (Enophthalmus) immer an eine Schädigung des Halssympathikus denken lassen muss.
- Bei einer Neigung zu gesteigertem **Schwitzen** an Gesicht und Händen besteht die Möglichkeit, den Grenzstrang unterhalb des 1. ICR zu durchtrennen **(endoskopische thorakale Sympathektomie).**

7 Baucheingeweide

Jens Waschke

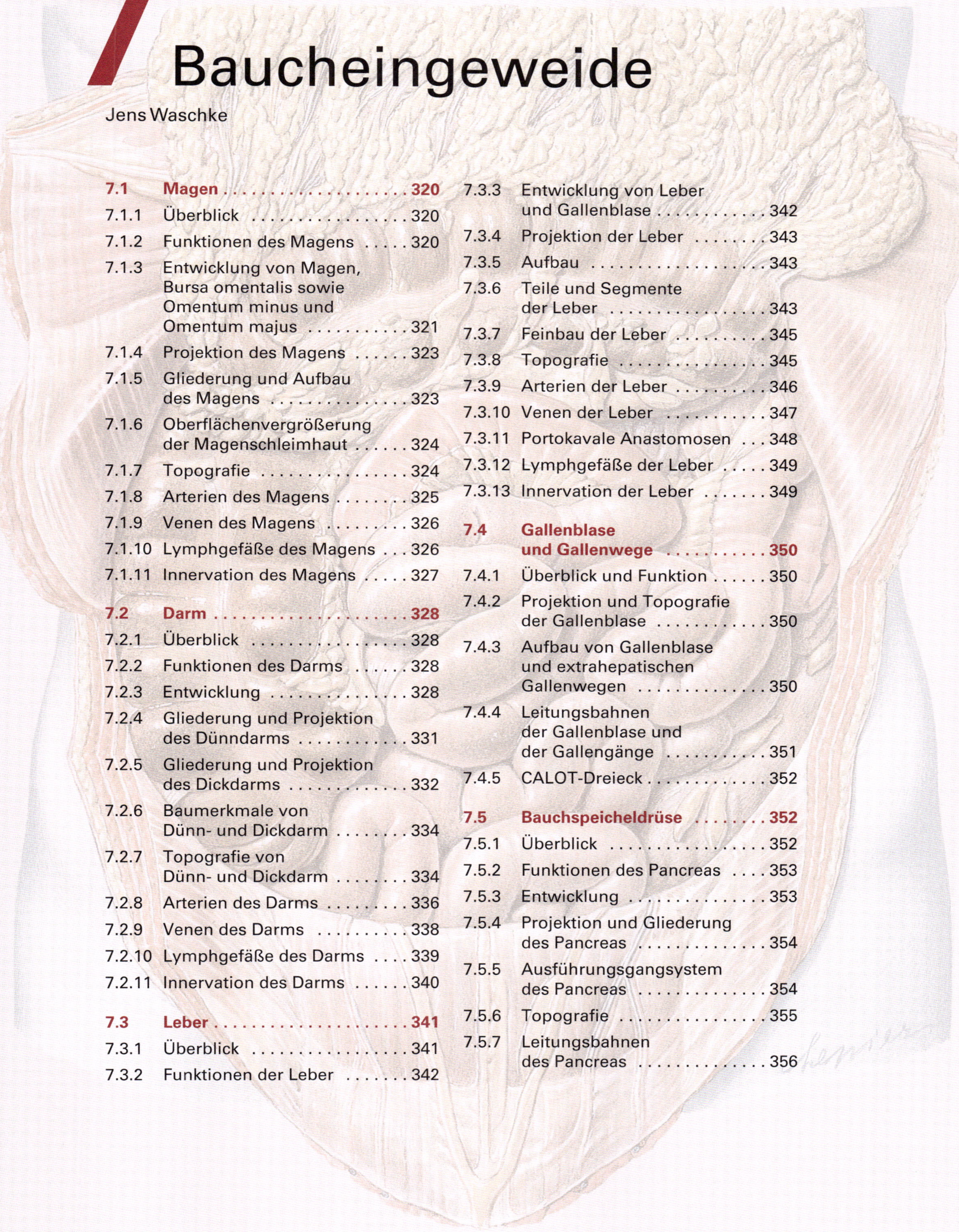

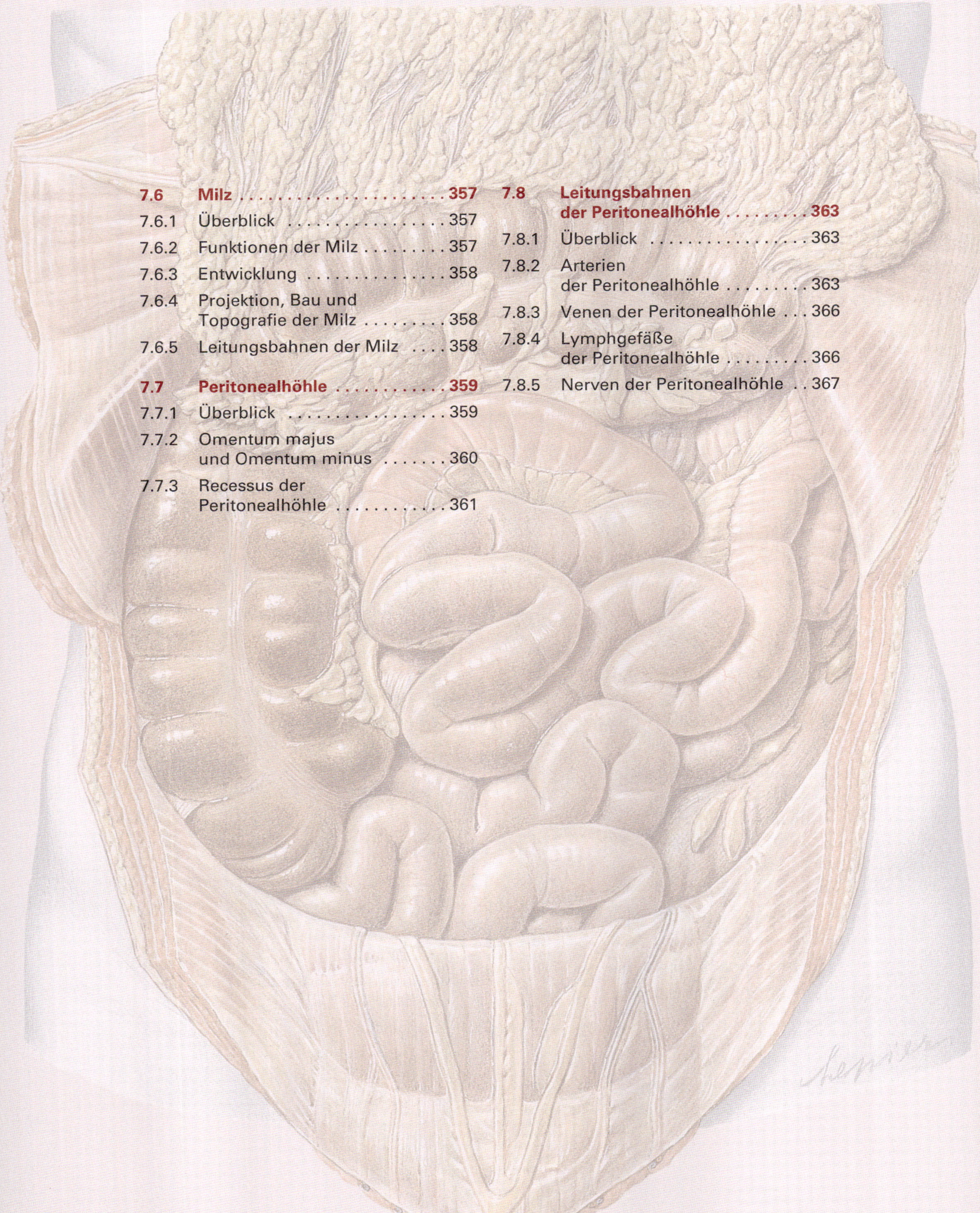

KLINISCHER FALL

Akute Appendizitis

Anamnese

Eine 24-jährige Studentin kommt in die Ambulanz der chirurgischen Klinik. Sie berichtet, sie habe seit 2 Tagen starke Bauchschmerzen – zuerst diffus im Oberbauch und seit gestern verstärkt im rechten Unterbauch. Seit gestern habe sie sich wegen Übelkeit zweimal erbrechen müssen und wegen der Bauchschmerzen das Bett nicht mehr verlassen, Durchfall sei dagegen nicht aufgetreten. Ihr sei aufgefallen, dass die Schmerzen nachlassen, wenn sie im Liegen das rechte Bein leicht anwinkelt. Beim Fiebermessen habe sie eine Temperatur von 38 °C festgestellt.
Die Menstruation ist regelmäßig und war zuletzt vor einer Woche zu Ende. Die Vorgeschichte ergibt keine Vorerkrankungen, Voroperationen im Bauchraum hätten nicht stattgefunden.

Untersuchungsbefund

Die Patientin hat starke Schmerzen. Herz- (70/min) und Atemfrequenz (20/min) sowie Blutdruck (120/80 mmHg) sind regelgerecht; Temperatur 38 °C rektal, 37 °C axillär; Gewicht ca. 56 kg bei 165 cm Körpergröße, Darmgeräusche in allen 4 Quadranten spärlich. Die Schmerzen im rechten Unterbauch sind am stärksten bei Druck, treten aber auch auf, wenn der Druck auf den linken Unterbauch wieder vermindert wird (gekreuzter Loslassschmerz). Das Anheben des rechten Beins gegen Widerstand verstärkt die Schmerzen ebenfalls. Die rektale Untersuchung ist unauffällig.

Diagnostik

Außer einer Leukozytose (> 11 000 Leukozyten/µl) sind alle Laborwerte unauffällig. Die Sonografie des Bauchraums ergibt wegen Überblähung keine eindeutigen Hinweise.
Der Schwangerschaftstest ist negativ.

Wie lautet die vorläufige Diagnose?

Der klinische Befund lässt am ehesten an eine akute Entzündung des Wurmfortsatzes (Appendizitis) denken. Typisch sind neben der Schmerzausbreitung der Druckschmerz besonders über dem McBURNEY-Punkt und etwas weniger über dem LANZ-Punkt sowie der gekreuzte BLUMBERG-Loslassschmerz. Die von der Bewegung und Position des rechten Beins abhängigen Schmerzen deuten ein positives Psoaszeichen an, bei dem die Dehnung und Anspannung des M. iliopsoas aufgrund der Reizung der Muskelfaszie schmerzhaft ist. Differenzialdiagnosen sind ein akuter gastrointestinaler Infekt und bei Frauen eine Entzündung der Eierstöcke oder eine Schwangerschaft mit fehlerhafter Einnistung des Embryos (Extrauteringravidität). Auch eine Entzündung eines MECKEL-Divertikels und ein im Harnleiter eingeklemmter Nierenstein kommen infrage.

Therapie

Entfernung des Wurmfortsatzes (Appendix vermiformis) durch eine Bauchspiegelung (laparoskopische Appendektomie). Hier fällt eine stark gerötete und geschwollene Appendix in retrozäkaler Lage auf, die zur Sicherung der Diagnose in die Pathologie geschickt wird.

Weiterer Verlauf

Der Patientin geht es noch am Abend nach dem Eingriff schlagartig besser. Sie wird am Folgetag nach Hause entlassen.

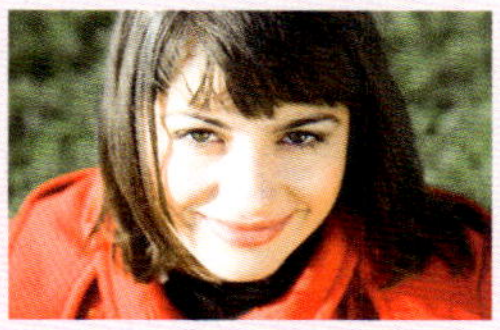

Du machst gerade Blockpraktikum in der Notaufnahme. Es ist Freitagnachmittag und sehr viel los. Dein Oberarzt schickt dich schon ins Untersuchungszimmer vor, weil er selbst noch andere Patienten ansehen muss. Du führst schon mal Anamnese und körperliche Untersuchung durch und überlegst dir, was du dem Oberarzt später berichten solltest.

Der stressigste Tag in der Ambulanz ever ... ! McBurney, Lanz, Blumberg

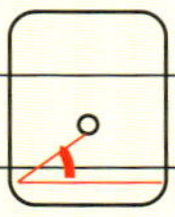

A.: 24-jährige Pat., Studentin, seit 2 d starke Bauchschmerzen, zuerst diffus, jetzt rechter UB
außerdem Übelkeit und 2x Erbrechen, kein Durchfall, Temp. 38 °C
Schmerzen besser im Liegen u. bei angewinkeltem re. Bein
Menstr. regelm., zuletzt vor 1 Wo., Ø Vorerkrankungen u. -OPs
KU.: starker Druckschmerz im rechten UB, gekreuzter Loslass-Schmerz, Schmerzen beim Anheben des re Beins gg. Widerstand, DG über allen 4 Quadranten spärlich, DRU unauffällig
Proc.: Blut abgenommen, Schwangerschaftstest neg.
→ Sono Abdomen
V.a. akute Appendizitis!!

7.1 Magen

Kompetenzen

Nach Bearbeitung dieses Lehrbuchkapitels sollten Sie in der Lage sein:
- die Lageverhältnisse des Magens zu den übrigen Oberbauchorganen am Präparat zu zeigen und aus seiner Entwicklung heraus zu beschreiben
- die Abschnitte des Magens und ihre Verschlussmechanismen zu Oesophagus und Dünndarm zu erläutern
- die Arterien des Magens mit ihrer Herkunft am Präparat zu zeigen und ihren Verlauf in den verschiedenen Bauchfellduplikaturen zu verstehen
- die Verbindungen der Magenvenen zum Pfortadersystem und den Venen des Oesophagus in ihrer Bedeutung zu erkennen
- die klinische Bedeutung der Lymphabflusswege des Magens zu erklären
- die vegetative Innervation des Magens am Präparat darzulegen

Tab. 7.1 Gliederung des Verdauungssystems.

Abschnitt	Bestandteile
Verdauungskanal	
Kopfdarm	• Mundhöhle (Cavitas oris) (➤ Kap. 9.7.1) • Rachen (Pharynx) (➤ Kap. 10.7)
Rumpfdarm	• Speiseröhre (Oesophagus) (➤ Kap. 6.3) • Magen (Gaster) • Dünndarm (Intestinum tenue) (➤ Kap. 7.2) • Dickdarm (Intestinum crassum) (➤ Kap. 7.2)
Verdauungsdrüsen	
Speicheldrüsen	• Mundspeicheldrüsen (Glandulae salivariae majores) (➤ Kap. 9.7.9) • Bauchspeicheldrüse (Pancreas) (➤ Kap. 7.5)
Leber (Hepar)	➤ Kap. 7.3
Gallenwege	• Gallenblase (Vesica biliaris) (➤ Kap. 7.4) • Gallengänge (Ductus hepaticus communis, Ductus cysticus, Ductus choledochus) (➤ Kap. 7.4)

7.1.1 Überblick

Der Magen, Gaster, bildet mit dem Darm (häufig als **Gastrointestinaltrakt** bezeichnet) und zusammen mit den vorgeschalteten Abschnitten Mundhöhle, Rachen und Speiseröhre sowie den Verdauungsdrüsen (Kopfspeicheldrüsen, Bauchspeicheldrüse, Leber und Gallenwege) das **Verdauungssystem** (➤ Abb. 7.1, ➤ Tab. 7.1). Beim Verdauungskanal unterscheidet man **Kopf- und Rumpfdarm**, die sich in ihrem histologischen Wandbau unterscheiden. Als Hohlorgan dient der Magen der Zwischenspeicherung der Nahrung und der Einleitung der Verdauung. Er liegt **intraperitoneal** im linken Oberbauch und nimmt hier zwischen linkem Leberlappen und Milz je nach Füllungszustand unterschiedlich viel Raum ein („zwischen Leber und Milz passt noch ein Pils"). Nach dorsal ist er durch eine Aussackung der Peritonealhöhle, die als Bursa omentalis bezeichnet wird (➤ Kap. 7.7.3), von der retroperitoneal gelegenen Bauchspeicheldrüse getrennt. Wie auch die übrigen Verdauungsorgane ist der Magen außer für den Allgemeinmediziner und Hausarzt für verschiedene medizinische Teilgebiete wie den Gastroenterologen und den Viszeralchirurgen von großer Bedeutung. Während für den Internisten und Radiologen Bau und Lage besonders für die Diagnostik verschiedener Erkrankungen wichtig sind, benötigen Viszeralchirurgen zusätzlich detaillierte Kenntnisse über die Leitungsbahnen und die genauen topografischen Verhältnisse.

7.1.2 Funktionen des Magens

Der Magen hat verschiedene Funktionen, die zu einem großen Teil von den Zellen seiner Magendrüsen erfüllt werden. Wie die meisten Hohlorgane ist der Magen jedoch nicht absolut lebensnotwendig und kann daher ganz oder teilweise entfernt werden.

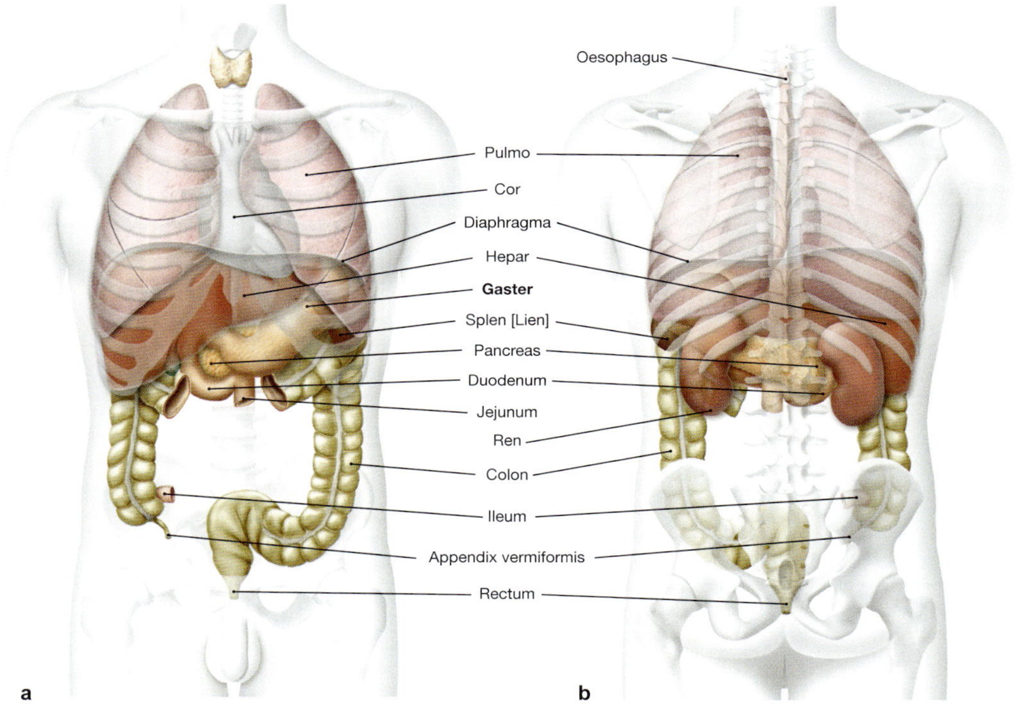

Abb. 7.1 Projektion des Magens und der übrigen inneren Organe auf die Körperoberfläche. [S700-L275] **a** Ansicht von ventral. **b** Ansicht von dorsal.

Zu den Funktionen des Magens gehören:
- Zwischenspeicherung und Zerkleinerung der Nahrung
- Denaturierung und Verdauung von Proteinen
- Abtötung von Mikroorganismen
- Bildung von Intrinsic Factor zur Resorption von Vitamin B_{12}
- Ausschüttung von Botenstoffen (z. B. Histamin) und Hormonen (z. B. Gastrin) zur Regulation der Magensäurebildung

Nachdem die Nahrung die Speiseröhre passiert hat, wird sie im Magen zwischengespeichert und durch dessen peristaltische Bewegungen zerkleinert. Durch die in den Drüsen des Magenkörpers gebildete **Salzsäure** werden Proteine denaturiert und der Speisebrei angesäuert, sodass die ebenfalls von Drüsen produzierten Enzymvorstufen zu Pepsin aktiviert werden. **Pepsin** leitet durch Spaltung der Proteine die Eiweißverdauung ein. Die Magensäure dient zudem der Abtötung der meisten mit der Nahrung aufgenommenen Mikroorganismen. Die Drüsen des Magenkörpers bilden außerdem **Intrinsic Factor,** ein Protein, das im Magen Vitamin B_{12} bindet und das später im Dünndarm (terminales Ileum) für dessen Resorption notwendig ist.

7.1.3 Entwicklung von Magen, Bursa omentalis sowie Omentum minus und Omentum majus

Bei der Abfaltung des Embryos in der *4. Woche* wird ein Teil des Dottersacks in den Körper einbezogen und bildet zusammen mit dem Endoderm die Darmanlage. Die Verbindung zum Dottersack im Bereich des Nabels wird dabei als **Dottersackgang (Ductus omphaloentericus/Ductus VITELLINUS)** eingeengt. Dadurch wird die Darmanlage in 3 Abschnitte (Vorder-, Mittel- und Hinterdarm) untergliedert, die jeweils von einer eigenen unpaaren Arterie versorgt werden, die aus dem Bauchabschnitt der Aorta abgehen. Da der Magen aus dem unteren Abschnitt des **Vorderdarms** hervorgeht, wird er von den Ästen des Truncus coeliacus mit Blut versorgt (➤ Abb. 7.2).

Bei der Entwicklung leitet sich nur das Epithel des Magens vom **Endoderm** des Vorderdarms ab, während Bindegewebe und glatte Muskulatur vom umliegenden **Mesoderm** gebildet werden. Im Unterschied zu den unteren Darmabschnitten sind Magen und Duodenum als Derivate des Vorderdarms nicht nur über ein **dorsales Mesenterium (Mesogastrium dorsale)** breitflächig mit der Hinterwand der Peritonealhöhle verbunden, sondern auch über ein **ventrales Mesenterium (Mesogastrium ventrale)** mit der vorderen Bauchwand. Die ventrale Verbindung kommt dadurch zustande, dass hier das Septum transversum als Anlage des Zwerchfells liegt, in das die Anlagen von Leber und Gallenblase eingebettet sind. Durch die Leber wird das Mesogastrium ventrale in ein Mesohepaticum ventrale (zwischen vorderer Rumpfwand und Leber) und ein Mesohepaticum dorsale (zwischen Leber und Magen) untergliedert. Durch diese Aufhängung über Mesenterien an der Vorder- und Rückseite der Peritonealhöhle liegt der Magen vollständig intraperitoneal und ist an allen Seiten mit Peritoneum viscerale bedeckt.

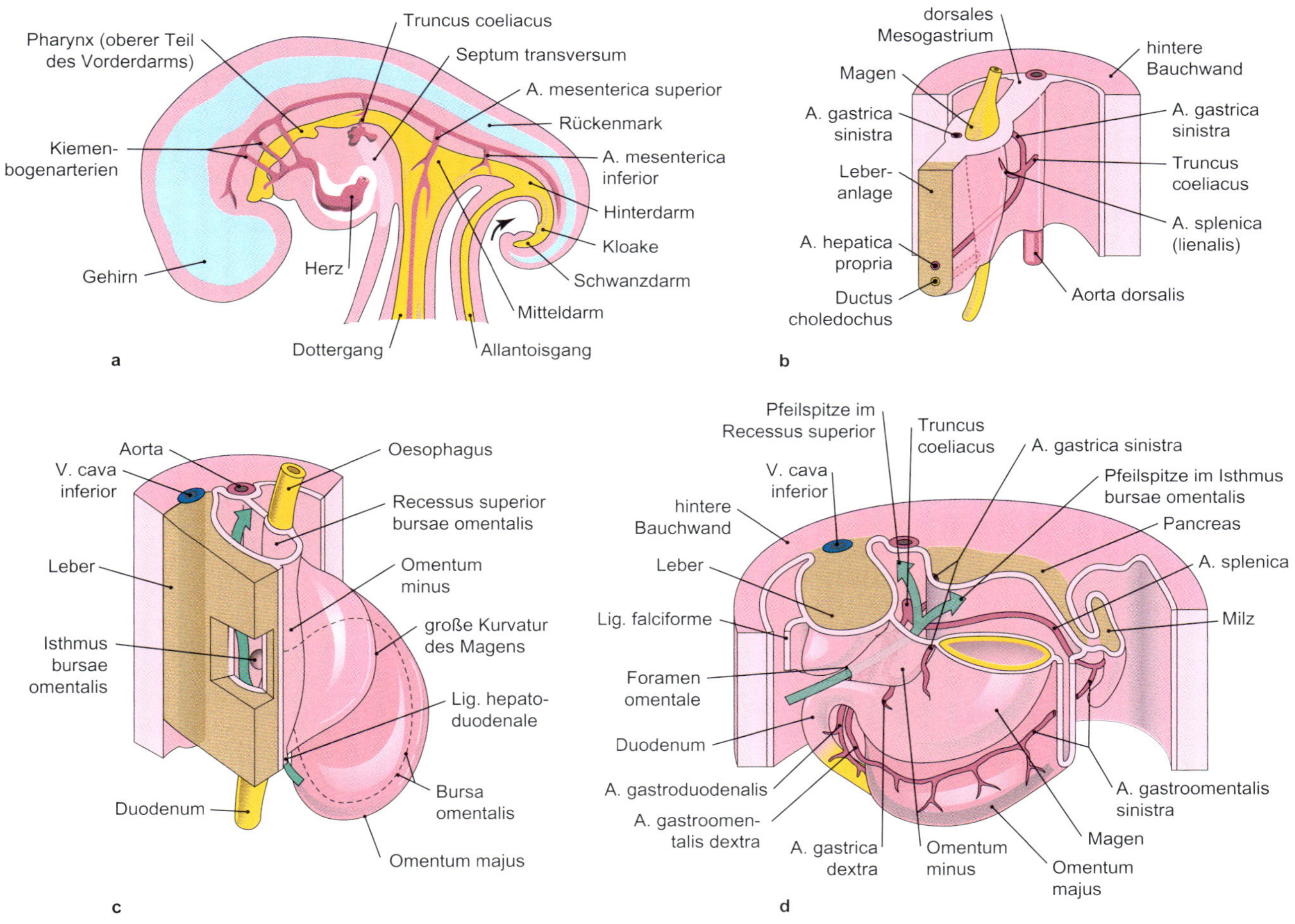

Abb. 7.2 Entwicklung des Oberbauchsitus mit Magen, Bursa omentalis sowie Omentum minus und Omentum majus in der 4. und 5. Entwicklungswoche. [E347-11] **a** Sagittalschnitt durch einen Embryo am Ende der 4. Woche (28. Tag). **b–d** Darstellung der Magenrotation am 26. Tag (b), 32. Tag (c) und 52. Tag (d).

Die weitere Entwicklung des Magens und des gesamten Oberbauchsitus wird in der 5. Woche durch die **Magendrehung** bestimmt. Zunächst wächst die Rückseite der Magenanlage schneller als die Vorderseite und erscheint zunehmend ausgesackt. Dadurch entstehen die große und die kleine Magenkurvatur. Danach dreht sich der Magen um eine longitudinale Achse um **90° im Uhrzeigersinn** (bei Blick von kranial), da die linke Magenwand schneller wächst als die rechte, sodass die große Magenkurvatur nun nach links gerichtet ist und die kleine Kurvatur nach rechts (➤ Abb. 7.3). Dadurch werden auch die Trunci vagales verdrillt, die als Endäste des N. vagus den Oesophagus durch das Zwerchfell begleiten. Daher innerviert der rechte N. vagus über den Truncus vagalis posterior überwiegend die Rückseite und der linke N. vagus als Truncus vagalis anterior die Vorderfläche des Magens. Zusätzlich rotiert der Magen auch um eine sagittale Achse, sodass der Mageneingang (Cardia) nach links und der Magenausgang (Pylorus) nach rechts verlagert werden.

Parallel zur Magendrehung entwickelt sich in der *4. und 5. Woche* im dorsalen Mesogastrium auch die **Bursa omentalis** als Aussackung (Recessus) der Peritonealhöhle (➤ Kap. 7.7.3). Zunächst bildet sich eine Invagination von der rechten Oberfläche des Mesogastrium dorsale aus und erstreckt sich als schmaler Schlauch nach kranial bis in den Bereich der Lungenanlage. Daher wird diese Aussackung zunächst als Recessus pneumatoentericus bezeichnet. Während der Magendrehung breitet sich der Spaltraum entlang der Rückseite des Magens aus und bildet so die Bursa omentalis als einen mit Serosa ausgekleideten Nebenraum der Peritonealhöhle zwischen Magen und dem sich entwickelnden Pancreas (➤ Abb. 7.3c, d).

Durch die Magendrehung und die Bildung der Bursa omentalis werden das Mesogastrium ventrale und das Mesogastrium dorsale als dünne Blätter ausgezogen und bilden das kleine und das große Netz.

Aus dem Mesogastrium ventrale dorsal der Leber (Mesohepaticum dorsale) wird das **kleine Netz (Omentum minus)** mit seinen beiden Teilen:

- Lig. hepatogastricum (zwischen Leber und Magen)
- Lig. hepatoduodenale (zwischen Leber und Zwölffingerdarm)

Durch die Magendrehung breitet sich das kleine Netz als frontal gestellte Peritonealduplikatur aus. Das Lig. hepatoduodenale ist der freie untere Rand des ehemaligen ventralen Mesenteriums, das nur im Bereich des Vorderdarms ausgebildet wurde. Unter diesem Band bleibt als einziger Zugang zur Bursa omentalis das **Foramen omentale**.

Durch die Bursa omentalis wird auch das Mesogastrium dorsale ausgesackt und bildet das **große Netz (Omentum majus)** (➤ Abb. 7.3d) mit seinem großen schürzenförmigen Abschnitt. Da sich im dorsa-

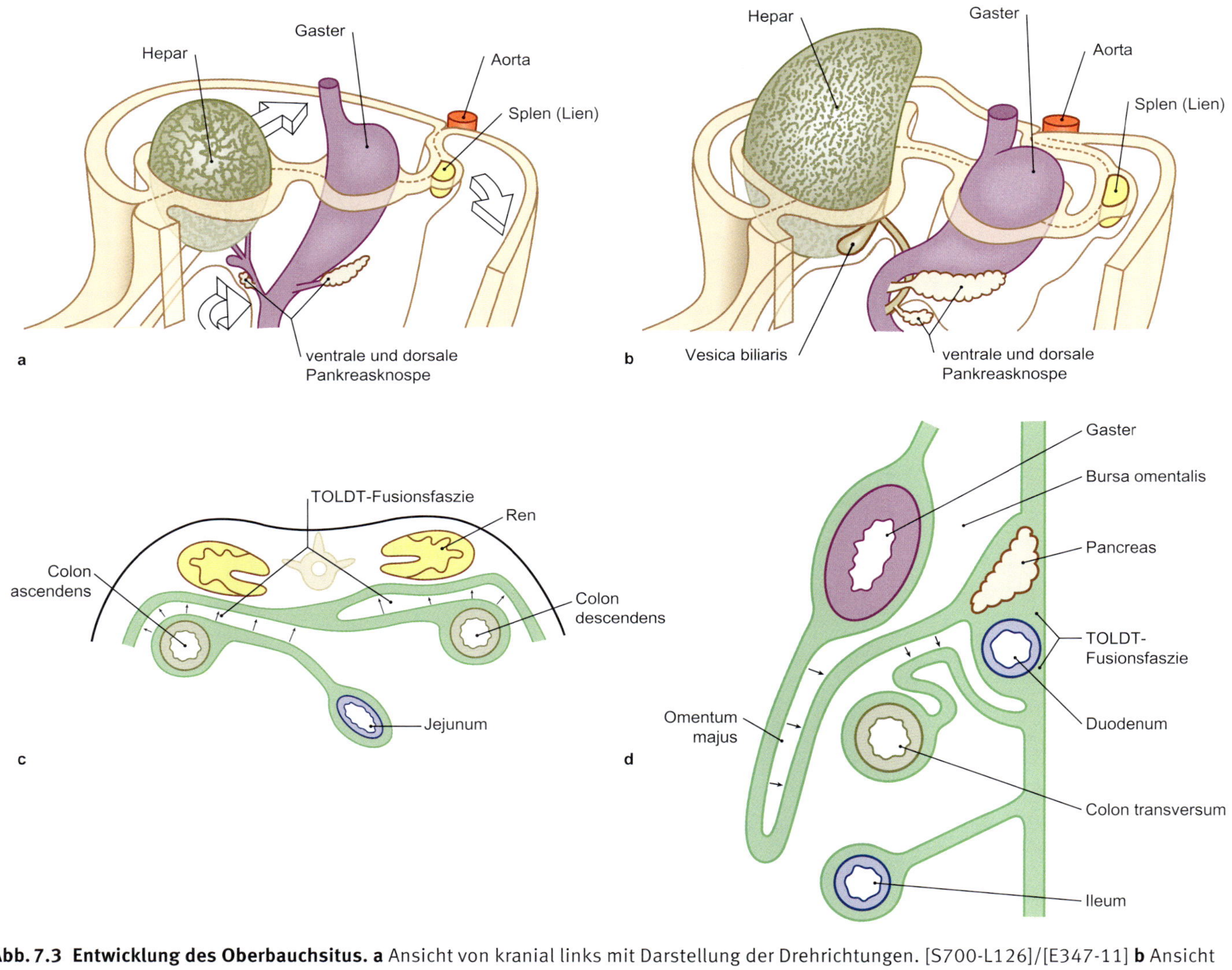

Abb. 7.3 Entwicklung des Oberbauchsitus. a Ansicht von kranial links mit Darstellung der Drehrichtungen. [S700-L126]/[E347-11] **b** Ansicht von kranial links. [S700-L126] **c** Anfang der 7. Woche, Transversalschnitt. [S700-L126]/[E347-11] **d** Paramedianschnitt. [S700-L126]

len Mesogastrium auch die Milz bildet, wird dieser Teil des Omentum majus als **Lig. gastrosplenicum** bezeichnet (➤ Abb. 7.3c), während weiter zur dorsalen Rumpfwand ziehende Anteile das **Lig. gastrophrenicum** darstellen. Da das große Netz damit von der großen Magenkurvatur entspringt, wird es auch von den Leitungsbahnen der großen Magenkurvatur versorgt (➤ Kap. 7.7.2).

MERKE

Die Entwicklung des Magens mit der Magendrehung ist für die gesamte Ausbildung des Oberbauchsitus bestimmend:

- Das Omentum minus entwickelt sich aus dem Mesogastrium ventrale.
- Das Omentum majus entsteht aus dem Mesogastrium dorsale.
- Im Mesogastrium ventrale liegen die Anlagen von Leber und Gallenblase.
- Im Mesogastrium dorsale entstehen Bursa omentalis, Pancreas und Milz.

7.1.4 Projektion des Magens

Die Projektion des Magens ist bei der klinischen Untersuchung relevant, um Beschwerden oder Untersuchungsbefunde zumindest orientierend dem Magen zuzuordnen. Während der **Körper** des Magens (Corpus) sich in Abhängigkeit von Größe und Füllungszustand sehr variabel nach kaudal bis auf Höhe des II.–III. Lendenwirbels ausdehnt, sind Mageneingang (Cardia) und Magenausgang (Pylorus) durch die Fixierung von Oesophagus und Duodenum in ihrer Projektion relativ konstant. Der **Mageneingang** (Cardia) projiziert sich kaudal der unteren Engstelle des Oesophagus bei dessen Durchtritt durch das Zwerchfell ungefähr auf die Höhe des XI. Brustwirbels und liegt damit unmittelbar unterhalb des Proc. xiphoideus des Brustbeins. Am einfachsten ist beim Patienten die Lage des Pylorus nachzuvollziehen. Der **Magenausgang** liegt recht konstant 1–2 cm rechts des Mittelpunkts einer Linie zwischen Schambeinfuge (Symphysis pubica) und Drosselgrube (Fossa jugularis) und projiziert sich damit ungefähr auf den I. Lendenwirbel.

MERKE

Projektion der Abschnitte des Magens auf das Skelett und die vordere Rumpfwand:

- Mageneingang: XI. Brustwirbel, unterhalb des Proc. xiphoideus
- Magenkörper: II.–III. Lendenwirbel
- Magenausgang: I. Lendenwirbel, rechts des Mittelpunkts der Linie zwischen Schambeinfuge und Drosselgrube

7.1.5 Gliederung und Aufbau des Magens

Der Magen hat ein Fassungsvermögen von 1 000–1 500 ml (ein bis eineinhalb Maß Bier!) und gliedert sich in **3 Abschnitte** (➤ Abb. 7.4):

- Mageneingang: Pars cardiaca (Cardia)
- Hauptteil: Corpus gastricum mit Fundus gastricus
- Magenausgang: Pars pylorica

Der Magen ist aufgrund der Magendrehung bei der Entwicklung nahezu frontal eingestellt. Daher bilden seine großen Flächen eine **Vorder- (Paries anterior)** und eine **Rückwand (Paries posterior)**. Die beiden Ränder zwischen diesen Flächen sind gekrümmt und werden als **Kurvaturen** bezeichnet. Die **kleine Kurvatur (Curvatura minor)** ist nach rechts, die **große Kurvatur (Curvatura major)** nach links gerichtet.

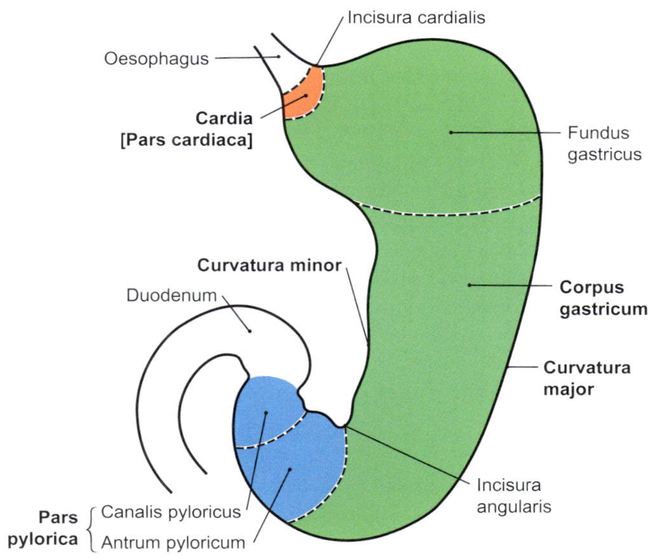

Abb. 7.4 Gliederung des Magens. Schematische Darstellung. [S700-L126]/[B500]

Die **Cardia** beginnt am unteren Ende des Oesophagus. Die Grenze ist an der großen Kurvatur an einem Einschnitt (**Incisura cardialis**) zu erkennen. Dadurch entsteht ein Winkel zwischen Magen und Speiseröhre (**HIS-Winkel**), der normalerweise weniger als 80° beträgt. Durch diesen Winkel bildet sich innen eine Schleimhautfalte, die den Reflux von Magensäure in die Speiseröhre verhindert und damit funktionell zu den Verschlussmechanismen des Oesophagus beiträgt (➤ Kap. 6.3.5). Auf der Innenseite liegt der Schleimhautübergang zwischen Speiseröhre und Magen in einem Bereich 0,75 cm proximal und 1,5 cm distal der durch die Incisura cardialis erkennbaren Grenze und bildet eine gezackte Linie **(Z-Linie)**. Dabei liegt der Schleimhautübergang meist (ca. 70 %) ausschließlich in der Pars abdominalis des Oesophagus, dagegen selten (10 %) komplett innerhalb des Magens. Die Cardia selbst bildet einen schmalen Schleimhautstreifen, der nur 1–3 cm breit ist und vom Hauptteil des Magens nur histologisch abgegrenzt werden kann.

Klinik

Wenn der HIS-Winkel z. B. durch eine fehlerhafte Fixierung im Zwerchfell (axiale Gleithernie) verloren geht, kann es zum Reflux von Magensaft mit Entzündung der Speiseröhre kommen **(Refluxösophagitis).** Versagt eine medikamentöse Therapie zur Reduktion der Säureproduktion mit Protonenpumpenblockern, wird der Verschluss operativ verbessert, indem der Fundus des Magens um die Speiseröhre geschlungen wird (Fundoplicatio nach NISSEN).

Ein **Tumor im Übergang vom Oesophagus zum Magen** muss entweder als Ösophagus- oder als Magenkarzinom eingeordnet werden, um dann entweder die Speiseröhre oder den Magen zu entfernen. Daher wurden für Tumoren in diesem Übergangsbereich verschiedene Einteilungen entwickelt, wobei aktuell die erste Schleimhautfalte des Magens als Grenze angesehen wird. Diese Einteilung ist notwendig, da es beim Reflux von Magensäure zu einer Ausdehnung von Magenschleimhaut in die Speiseröhre kommen kann, in der sich gehäuft Adenokarzinome bilden, die klinisch als Ösophaguskarzinome behandelt werden. In diesem Fall ist die sichtbare Schleimhautgrenze (Z-Linie) nach oral verschoben.

Der **Hauptteil** des Magens (**Corpus gastricum**) enthält die typischen Magendrüsen, die z. B. für die Bildung von Magensäure verantwortlich sind. Er beginnt mit einem **Fundus gastricus**, dessen oberster Pol als Fornix gastricus bezeichnet wird.
Der Übergang in die **Pars pylorica** ist an der kleinen Kurvatur an einem Knick (**Incisura angularis**) erkennbar und wiederum histologisch vom Hauptteil verschieden. Der zunächst folgende Bereich wird Antrum pyloricum genannt und setzt sich in den vom Schließmuskel des Magens (**M. sphincter pyloricus**) umgebenen Canalis pyloricus fort. Dieser endet am Magenausgang, **Pylorus**, an dessen Ostium pyloricum sich der Dünndarm anschließt.

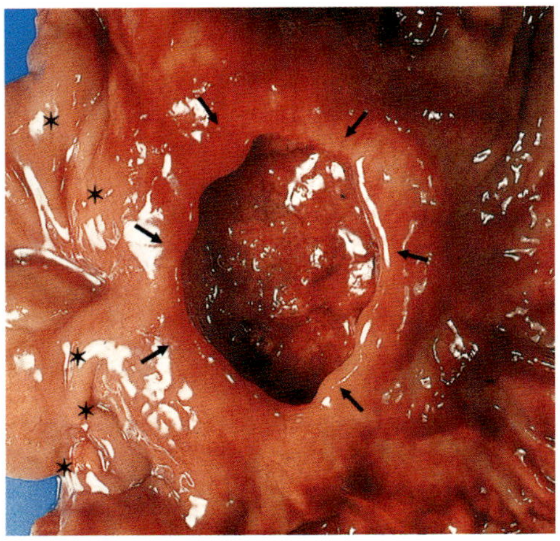

Abb. 7.6 Magengeschwür (Ulcus ventriculi); Sternchen kennzeichnen den Pylorusring, Pfeile die Ränder des Ulkus. [R235]

7.1.6 Oberflächenvergrößerung der Magenschleimhaut

Die Magenschleimhaut besitzt ein charakteristisches Relief zur Vergrößerung der Oberfläche. Makroskopisch sind davon jedoch nur die **Magenfalten (Plicae gastricae)** zu sehen, die längs orientiert sind (Magenstraße) (➤ Abb. 7.5). Mit der Lupe sind auf diesen Falten beetartige Felderungen (Areae gastricae) sichtbar. Von der Oberfläche gehen Einsenkungen aus, an deren Grund die Magendrüsen münden.

Klinik

Magengeschwüre sind Substanzdefekte, die die gesamte Magenschleimhaut betreffen (➤ Abb. 7.6). Daher ist verständlich, warum es hier zur Perforation in die Bauchhöhle kommen kann. Über 80 % aller **Geschwüre in Magen und Duodenum** verursacht das Bakterium *Helicobacter pylori*. Zusätzlich kann eine gesteigerte Magensäureproduktion oder eine verminderte Bildung von Oberflächenschleim, z. B. nach Einnahme von Schmerzmitteln mit dem Wirkstoff Azetylsalizylsäure, die Bildung von Magengeschwüren fördern. Dementsprechend besteht die Therapie aus einer antibiotischen Entfernung der Bakterien zusammen mit einer Hemmung der Magensäureproduktion. Neben einer Perforation in Nachbarorgane oder in die Bauchhöhle mit der Gefahr einer lebensbedrohlichen Bauchfellentzündung (Peritonitis) besteht auch die Möglichkeit der Arrosion einer Magenarterie, was zu starken Blutungen führen kann. Bei diesen Komplikationen ist eine chirurgische Therapie indiziert.

7.1.7 Topografie

Der Magen liegt **intraperitoneal** im linken Oberbauch zwischen linkem Leberlappen und Milz. Er wird dabei weitgehend vom linken Rippenbogen bedeckt, liegt aber mit einem kleinen Areal auch direkt der Bauchwand an (**Magenfeld**).
Kontaktflächen des Magens mit Nachbarorganen sind:

- ventral: Leber, Zwerchfell, Bauchwand
- dorsal: Milz, Niere, Nebenniere, Bauchspeicheldrüse, Mesocolon transversum

Die Kontaktflächen sind sehr variabel, da der Magen gegenüber den Nachbarorganen gut verschieblich ist. Bereits eine veränderte Magenfüllung kann auch die Kontaktflächen verändern.

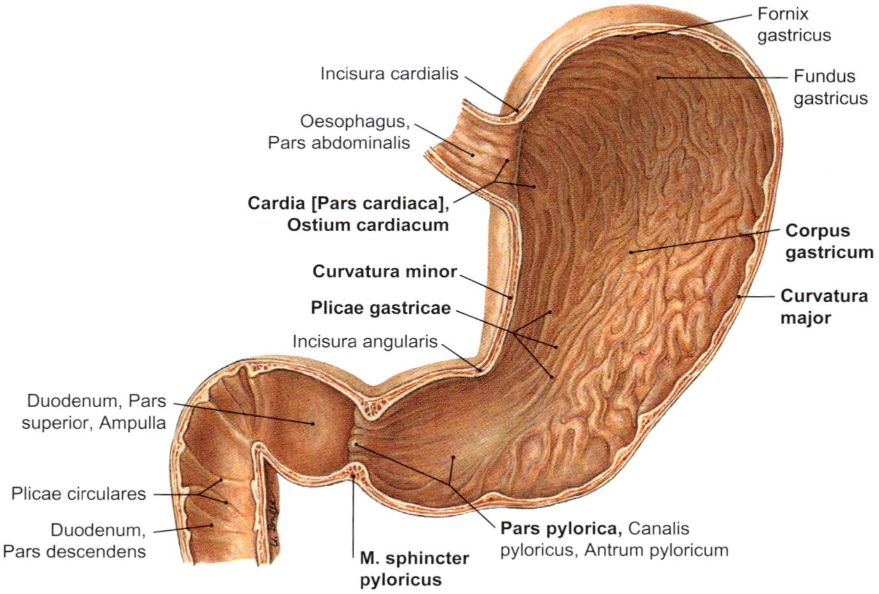

Abb. 7.5 Magen (Gaster) und Zwölffingerdarm (Duodenum). Ansicht von ventral. [S700-L301]

Klinik

Das Magenfeld wird in der Klinik genutzt, um zur Ernährung eine **PEG-Sonde** (perkutane endoskopische Gastrostomie) anzulegen. Dabei wird bei einer Magenspiegelung das durch die Bauchdecke durchscheinende Licht auf der Körperoberfläche zur Orientierung genutzt, um die Sonde durch die Haut einzubringen.
Die Kontaktflächen des Magens haben klinische Relevanz, da bei Magengeschwüren oder Magentumoren eine **Perforation in Nachbarorgane** vorkommen kann, die zur Schädigung der Organe mit entsprechender Symptomatik führen bzw. die Entfernung der Tumoren erschweren kann.

Der Magen ist durch verschiedene **Peritonealduplikaturen** mit den Nachbarorganen verbunden, die als Bänder (Ligamenta) bezeichnet werden und z. T. die verschiedenen Leitungsbahnen des Magens umhüllen. Der Verlauf dieser Bänder wird aus der Entwicklung verständlich (➤ Kap. 7.1.3):

- **kleine Kurvatur** (Teil des Omentum minus):
  - Lig. hepatogastricum
- **große Kurvatur** (Teile des Omentum majus):
  - Lig. gastrocolicum
  - Lig. gastrosplenicum
  - Lig. gastrophrenicum

An der kleinen Kurvatur verbindet das **Lig. hepatogastricum** den Magen mit der Facies visceralis der Leber. Das Band setzt sich kaudal in das **Lig. hepatoduodenale** fort, mit dem es zusammen das **kleine Netz (Omentum minus)** bildet. Unter dem Lig. hepatoduodenale befindet sich der Eingang in die **Bursa omentalis** (Foramen omentale), einen mit Peritoneum ausgekleideten Recessus der Bauchhöhle (➤ Kap. 7.7.3). Der größte Teil der Bursa omentalis liegt dorsal vom Omentum minus und reicht hinter den Magen. Die Bänder an der großen Kurvatur bilden mit einem freien, schürzenförmigen Abschnitt das **große Netz (Omentum majus)** (➤ Kap. 7.7.2). Das **Lig. gastrocolicum** ist dabei nur eine kurze Brücke zum Colon transversum und setzt sich links in das **Lig. gastrosplenicum** fort, das an der Milz ansetzt. Die kraniale Fortsetzung des Omentum majus zum Zwerchfell wird als **Lig. gastrophrenicum** bezeichnet.

7.1.8 Arterien des Magens

Alle 3 Hauptäste des Truncus coeliacus (A. gastrica sinistra, A. hepatica communis, A. splenica) geben insgesamt **6 Magenarterien** ab (➤ Tab. 7.2, ➤ Abb. 7.7).

Die Magenarterien bilden an den beiden Kurvaturen im Omentum majus und Omentum minus **Gefäßarkaden,** in denen die Arterien beider Seiten anastomosieren. Aus den Arkaden gehen die Äste zur Vorder- und Rückseite des Magens hervor (Rr. gastrici).
An der kleinen Kurvatur ist die **A. gastrica sinistra** deutlich stärker ausgebildet als die **A. gastrica dextra** und bildet meist einen vorderen und hinteren Hauptstamm. Umgekehrt verhält es sich an der großen Kurvatur, an der die **A. gastroomentalis dextra** das dominierende Gefäß ist und daher auf ihrem Verlauf im Lig. gastrocolicum auch den größten Teil des Omentum majus versorgt (Rr. omentales), während die **A. gastroomentalis sinistra** etwas dünner ist. Die A. gastrica sinistra wirft nach ihrem Ursprung aus dem Truncus coeliacus zunächst die Plica gastropancreatica auf, die den Vorhof vom Hauptraum der Bursa omentalis abgrenzt. Nach Abgabe von Ästen für die Pars abdominalis des Oesophagus (Rr. oesophageales) und gelegentlich (20 %) für den linken Leberlappen erreicht sie dann im Lig. hepatogastricum den Magen. Der Fundus erhält 5–7 eigene **Aa. gastricae breves,** die wie auch die **A. gastrica posterior,** ein inkonstantes Gefäß in der Mitte der Hinterwand, aus der A. splenica abgehen. Die A. gastroomentalis sinistra und die Aa. gastricae breves verlaufen im Lig. gastrosplenicum.

Klinik

Da die Magenarterien direkt an und teilweise auch in der Magenwand verlaufen, können **Magengeschwüre** (Ulcera ventriculi) tödliche **Magenblutungen** verursachen.
Bei einer operativen Entfernung des Oesophagus aufgrund eines Ösophaguskarzinoms wird meist der Magen als Ersatz gewählt **(Magenhochzug).** Dabei wird ein Magenschlauch gebildet, für dessen Versorgung allein die A. gastroomentalis dextra ausreicht.

Tab. 7.2 Arterien des Magens.

Anatomische Struktur	Arterielle Versorgung
kleine Kurvatur	• A. gastrica sinistra (direkt aus dem Truncus coeliacus) • A. gastrica dextra (meist aus der A. hepatica propria)
große Kurvatur	• A. gastroomentalis sinistra (aus der A. splenica) • A. gastroomentalis dextra (aus der A. gastroduodenalis der A. hepatica communis) Diese Gefäße versorgen auch das Omentum majus!
Fundus	Aa. gastricae breves (im Bereich des Milzhilums aus der A. splenica)
Rückseite	A. gastrica posterior (in 30–60 % der Fälle vorhanden, entspringt hinter dem Magen aus der A. splenica)

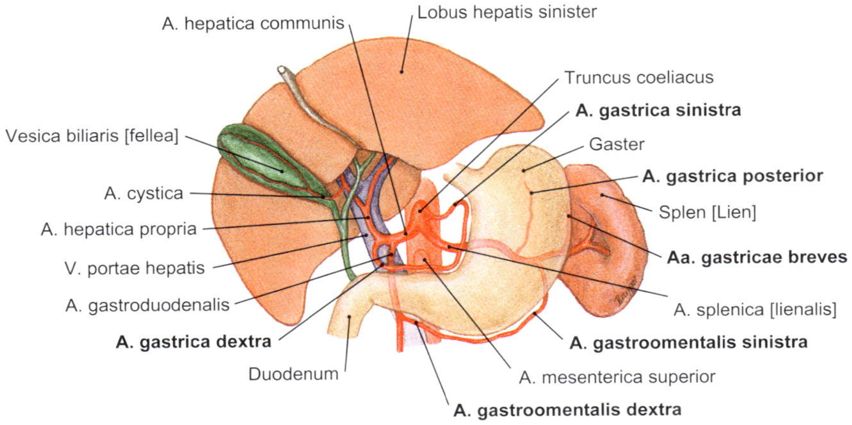

Abb. 7.7 Arterien des Magens. Ansicht von ventral. [S700]

7.1.9 Venen des Magens

Die Venen entsprechen den Arterien und begleiten diese entlang der Magenkurvaturen. Sie unterscheiden sich jedoch in ihrem Anschluss an die Pfortader: Nur die Vv. gastricae dextra und sinistra münden direkt in die Pfortader, während alle anderen Venen das Blut zu den Hauptstämmen der Pfortader leiten (➤ Tab. 7.3).

7.1.10 Lymphgefäße des Magens

Der Magen hat 3 Lymphabflussgebiete sowie 3 hintereinandergeschaltete Lymphabflussstationen (➤ Abb. 7.8):
Lymphabflussgebiete sind:
- Cardiabereich und kleine Kurvatur: **Nodi lymphoidei gastrici** direkt an der kleinen Kurvatur
- oberer linker Quadrant: **Nodi lymphoidei splenici** am Hilum der Milz
- untere zwei Drittel der großen Kurvatur und Pylorus: **Nodi lymphoidei gastroomentales** und **Nodi lymphoidei pylorici**

Von diesen regionären Lymphknoten entlang der Kurvaturen fließt die Lymphe durch 2 weitere Stationen, bevor sie durch die Trunci intestinales dem Ductus thoracicus zugeleitet wird.

Tab. 7.3 Venen des Magens.

Aufnehmendes Gefäß	Zuflüsse
Einmündung direkt in die Pfortader	• V. gastrica sinistra • V. gastrica dextra und über diese V. prepylorica (inkonstant), die ventral den Pylorus überquert
Einmündung in V. splenica	• V. gastroomentalis sinistra (aus der V. splenica) • Vv. gastricae breves • V. gastrica posterior (inkonstant, meist vorhanden, wenn Arterie ausgebildet ist)
Einmündung in V. mesenterica superior	V. gastroomentalis dextra

Damit bestehen in den 3 großen Lymphabflussgebieten 3 hintereinandergeschaltete **Lymphabflussstationen:**
- erste Station (➤ Abb. 7.8, grün): regionäre Lymphknoten der 3 Abflussgebiete
- zweite Station (➤ Abb. 7.8, gelb): Lymphknoten entlang der Äste des Truncus coeliacus
- dritte Station (➤ Abb. 7.8, blau): Lymphknoten am Abgang des Truncus coeliacus (Nodi lymphoidei coeliaci); von hier fließt die Lymphe über die Trunci intestinales in den Ductus thoracicus

Klinik

Die Abflussstationen der Lymphe (➤ Abb. 7.8) spielen für die **operative Therapie des Magenkarzinoms** eine Rolle (D-Level der Chirurgen). Die Lymphknoten der ersten und zweiten Station werden in der Regel zusammen mit dem Magen entfernt, was als D2-Gastrektomie bezeichnet wird. Wenn dagegen während der Operation festgestellt wird, dass auch Lymphknoten der dritten Station mit den umliegenden retroperitonealen Lymphknoten entlang der Aorta und der V. cava inferior (D3-Level) betroffen sind, ist keine Heilung möglich. In diesem Fall erspart man dem Patienten die Entfernung des Magens. Diese Entscheidung, von der das Leben des Patienten abhängt, muss der Chirurg am OP-Tisch treffen. Dieses Beispiel belegt sehr eindrucksvoll, wie wichtig bei manchen Organen die Kenntnis der Lymphdrainagewege ist.

MERKE

Der Magen hat 6 eigene Arterien und 3 Lymphabflussgebiete mit 3 Lymphabflussstationen.
Das Omentum majus wird entsprechend seiner Entwicklung aus dem Mesogastrium dorsale von den Leitungsbahnen an der großen Magenkurvatur versorgt und gehört daher zum Magen, nicht zum Kolon.

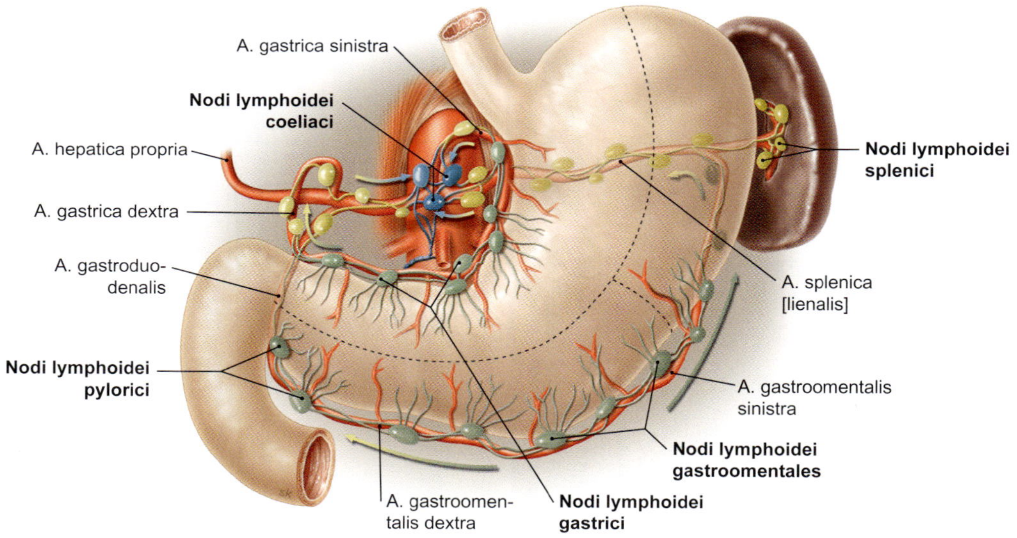

Abb. 7.8 Lymphabflussstationen des Magens. Ansicht von ventral. [S700-L238].

7.1.11 Innervation des Magens

Der Magen ist sympathisch und parasympathisch innerviert (➤ Abb. 7.9):

- Der **Parasympathikus** fördert die Magensäureproduktion sowie die Peristaltik und Entleerung des Magens.
- Der **Sympathikus** wirkt antagonistisch zum Parasympathikus, indem er Magensäuresekretion, Peristaltik und Durchblutung drosselt und die Magenentleerung durch Aktivierung des M. sphincter pyloricus verhindert.

Die vegetativen Nervenfasern bilden auf der Vorder- und Rückseite des Magens Nervengeflechte (Plexus gastrici).

Sympathische Nervenfasern aus den Nn. splanchnici zu den Ganglia coeliaca verlaufen nach Umschaltung entlang der Arterien. Die präganglionären sympathischen Fasern treten als Nn. splanchnici major und minor auf beiden Seiten durch die lumbalen Schenkel des Zwerchfells und erreichen die Ganglia coeliaca am Abgang des Truncus coeliacus, wo sie auf postganglionäre Neurone umgeschaltet werden. Diese erreichen zusammen mit den präganglionären parasympathischen Nervenfasern als periarterielle Nervengeflechte entlang der Magenarterien die verschiedenen Abschnitte des Magens. Der Sympathikus besitzt auch afferente Schmerzfasern. Die Zone des übertragenen Schmerzes auf der Rumpfwand (**HEAD-Zone**) entspricht den Dermatomen **T5–8** in der linken Regio epigastrica, in der der Magen im Magenfeld der vorderen Rumpfwand anliegt.

Parasympathische Fasern gelangen als Trunci vagales an die kleine Kurvatur sowie die Vorder- und Rückseite des Magens, zur großen Kurvatur dagegen indirekt über den Plexus coeliacus als periarterielle Geflechte. Die präganglionären parasympathischen Fasern erreichen den Magen als Trunci vagales anterior und posterior in Begleitung der Speiseröhre und verlaufen entlang der kleinen Kurvatur. Von dort strahlen die Rr. gastrici auf die Vorder- und Hinterwand des Magens aus und versorgen den Großteil von Corpus und Fundus. Aufgrund der Magendrehung bei der Entwicklung geht der vordere Truncus vagalis überwiegend aus dem linken, der hintere Truncus vagalis dagegen aus dem rechten **N. vagus [X]** hervor. Die Pars pylorica wird von eigenen Ästen innerviert (Rr. pylorici), die zunächst mit den Rr. hepatici aus dem Truncus vagalis anterior zur Leber abgehen und dann im Omentum minus zur Pylorusregion ziehen. Zur großen Magenkurvatur gelangen einzelne Nervenfasern aus dem Truncus vagalis posterior und nehmen einen Umweg über den Plexus coeliacus, werden allerdings hier nicht umgeschaltet und schließen sich dann den Magenarterien aus dem Truncus coeliacus an.

Die postganglionären Neurone liegen meist in der Magenwand und sind daher bei der Präparation nicht darstellbar.

Zur allgemeinen Organisation des vegetativen Nervensystems im Bauchraum ➤ Kap. 7.8.5.

Klinik

Früher war die Durchtrennung des N. vagus **(Vagotomie)** die einzig effektive Möglichkeit, um bei Magengeschwüren die Säuresekretion zu reduzieren. Dabei wurden entweder der gesamte N. vagus [X] unterhalb des Zwerchfells **(totale Vagotomie)** oder die Äste zum Magen **(selektiv proximale Vagotomie)** durchtrennt, um bei Magengeschwüren die Säuresekretion zu reduzieren. Der Verlauf der Nervenfasern erklärt, warum es dadurch häufig zur Störung der Magenentleerung (Rr. pylorici) und zur Bildung von Gallensteinen (Rr. hepatici) gekommen ist. Seit es jedoch die Möglichkeit der medikamentösen Säureblockade und der Entfernung der auslösenden *Helicobacter-pylori*-Bakterien durch Antibiotika gibt, hat der Stellenwert dieses Eingriffs drastisch an Bedeutung verloren.

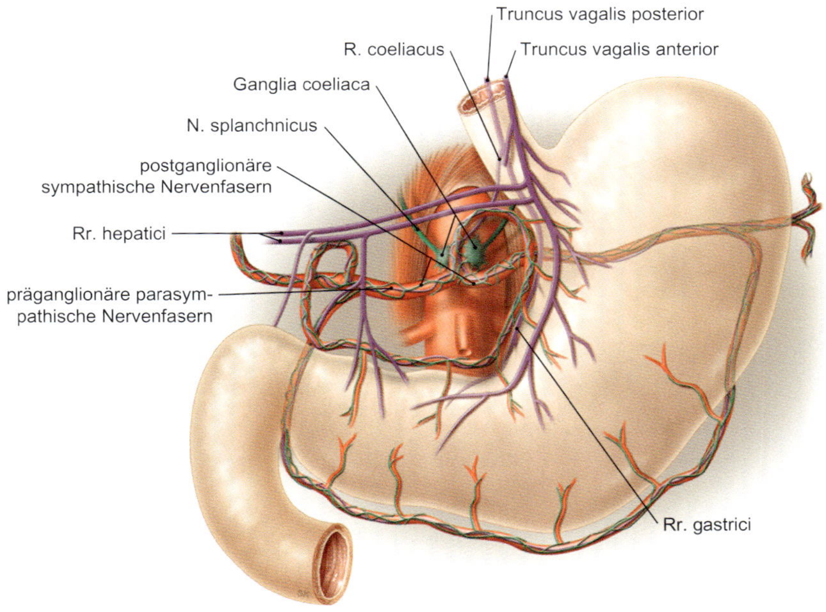

Abb. 7.9 Vegetative Nervenversorgung des Magens; sympathische Innervation (grün), parasympathische Innervation (violett). [S700-L238]~[B500]

7.2 Darm

Kompetenzen

Nach Bearbeitung dieses Lehrbuchkapitels sollten Sie in der Lage sein:
- die Abschnitte des Dünn- und Dickdarms am Präparat zu zeigen und ihre Baumerkmale zu erläutern
- die Herkunft der einzelnen Darmabschnitte mit den Grenzen ihrer Versorgungsgebiete durch Leitungsbahnen und die Lageveränderungen in der Entwicklung erklären zu können
- die Lageverhältnisse der einzelnen Darmabschnitte zu den übrigen Bauchorganen am Präparat nachzuvollziehen und bei der Appendix besonders auch die Projektion auf die Körperoberfläche in ihrer klinischen Bedeutung darzulegen
- die arterielle Blutversorgung der einzelnen Darmabschnitte im Detail am Präparat aufzuzeigen und die klinisch wichtigen Anastomosen der Arterien zu kennen
- die Drainagegebiete von Venen und Lymphknoten sowie die Innervationsgebiete der einzelnen Darmabschnitte am Präparat zu erklären

7.2.1 Überblick

Der Darm schließt sich an den Magen an und gliedert sich in **Dünndarm (Intestinum tenue)** und **Dickdarm (Intestinum crassum),** die jeweils verschiedene Abschnitte mit unterschiedlichen Lageverhältnissen aufweisen (➤ Abb. 7.10).

7.2.2 Funktionen des Darms

Während der Dünndarm im Wesentlichen der Verdauung und Resorption von Nährstoffen dient, finden im Dickdarm besonders die Eindickung des Speisebreis und die kontrollierte Stuhlausscheidung statt. Daher ist verständlich, warum zumindest ein Teil des Dünndarms (ca. 1 m) lebensnotwendig ist, während der Dickdarm nicht essenziell ist. Im klinischen Sprachgebrauch werden für die beiden Teile des Darms die deutschen Namen benutzt, während für deren einzelne Abschnitte meist die lateinischen Begriffe verwendet werden.
Funktionen des Darms sind:
- Transport und Zerkleinerung der Nahrung
- Verdauung der Nahrung und Resorption der Nährstoffe
- Immunabwehr
- Ausschüttung von Botenstoffen und Hormonen zur Regulation der Verdauung
- Eindickung des Speisebreis
- Zwischenspeicherung und kontrollierte Ausscheidung des Stuhls

Nach Entleerung des Magens wird der Speisebrei durch die **Peristaltik** des Darms weitertransportiert und zerkleinert. Im ersten Abschnitt des Dünndarms, dem Zwölffingerdarm (Duodenum), werden die **Enzyme** der Bauchspeicheldrüse und die Gallensäuren aus der Gallenblase hinzugefügt und bewirken die Verdauung der Nährstoffe, die dann von den Zellen der Schleimhaut aufgenommen werden. Nach dieser **Resorption** gelangen die Nährstoffe über das Blut der Pfortader und Lymphgefäße zur Leber, dem zentralen Stoffwechselorgan des Körpers. Im Dickdarm wird dem Speisebrei **Flüssigkeit entzogen** und dieser zum Stuhl eingedickt. In den letzten Abschnitten des Dickdarms (Mastdarm und Analkanal) wird der Stuhl dann gespeichert und kontrolliert abgegeben.
Neben der Resorption übernehmen die Zellen der Darmschleimhaut noch weitere Funktionen. Besonders im Dünndarm werden viele **Botenstoffe** und **Hormone** gebildet, die das koordinierte Zusammenspiel von Magen, Leber, Gallenblase und Bauchspeicheldrüse ermöglichen, das für die Verdauung notwendig ist. Über die Nahrung wird der Körper ständig mit Fremdstoffen und Krankheitserregern konfrontiert, die im Magen z. T. unschädlich gemacht werden, aber dennoch erfordern, dass Zellen des Immunsystems in der Darmschleimhaut bei Bedarf eine **Immunabwehr** einleiten.

7.2.3 Entwicklung

Die Darmanlage entsteht in der *4. Woche* aus dem **Endoderm** und einem Teil des **Dottersacks,** der bei der Abfaltung des Embryos in den Körper einbezogen wird. Dabei bildet das Endoderm das Epithel des Darms, während Bindegewebe und glatte Muskulatur vom umliegenden **Mesoderm** gebildet werden. Die Verbindung zum Dottersack im Bereich des Nabels wird zum **Dottersackgang (Ductus omphaloentericus/Ductus VITELLINUS)** eingeengt (➤ Kap. 6.5.5). Dadurch wird die Darmanlage in 3 Abschnitte untergliedert, die je von einer eigenen Arterie versorgt werden und später verschiedene Anteile von Dünn- und Dickdarm bilden:
- **Vorderdarm** (kranial des Dottersackgangs, versorgt vom **Truncus coeliacus**): bildet die proximale Hälfte des Duodenums
- **Mitteldarm** (auf Höhe des Dottersackgangs, versorgt von der **A. mesenterica superior**): bildet die übrigen Anteile des Dünndarms sowie den proximalen Dickdarm einschließlich des Colon transversum

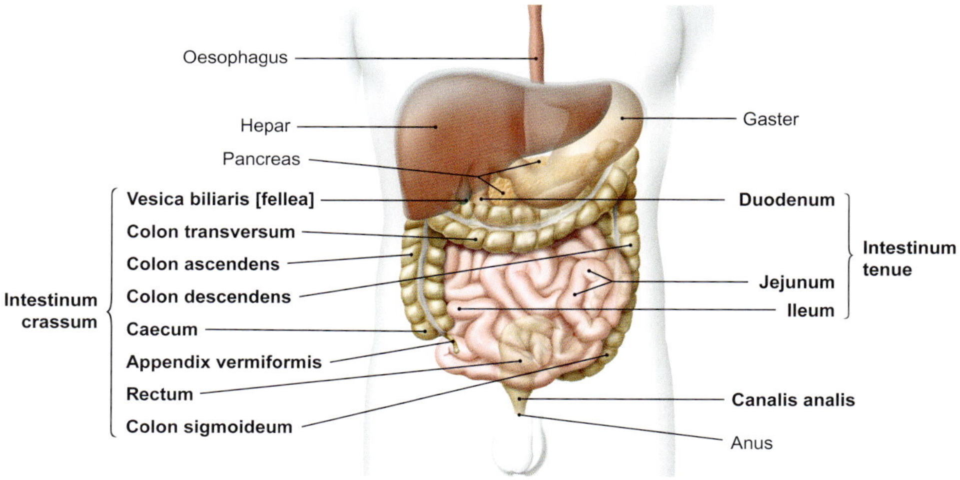

Abb. 7.10 Projektion der Darmabschnitte auf die Körperoberfläche. Ansicht von ventral. [S700-L275]

- **Hinterdarm** (kaudal des Dottersackgangs, versorgt von der **A. mesenterica inferior**): bildet den Dickdarm ab dem Colon descendens bis zur proximalen Hälfte des Analkanals. Die distale Hälfte des Analkanals stülpt sich aus dem Ektoderm der Analbucht (Proktodeum) ein.

Daraus ergibt sich, dass die 3 Teile und damit auch die Versorgungsgebiete der 3 Arterien und der übrigen Leitungsbahnen nicht den endgültigen Darmabschnitten entsprechen. Es gibt daher am Dünn- und Dickdarm 3 klinisch wichtige Bereiche, in denen die Versorgungsgebiete der Leitungsbahnen wechseln:

- Übergang zwischen **proximalem und distalem Duodenum** (Grenze zwischen Vorder- und Mitteldarm, nicht am Darm erkennbar): Hier verbindet die **BÜHLER-Anastomose** die Versorgungsgebiete von Truncus coeliacus und A. mesenterica superior.
- **Linke Kolonflexur** (Grenze zwischen Mittel- und Hinterdarm): Die **RIOLAN-Anastomose** verbindet die Versorgungsgebiete der Aa. mesentericae superior und inferior.
- **Linea pectinata** (klinisch: Linea dentata) am Übergang zwischen proximalem und distalem Analkanal (Grenze zwischen Hinterdarm und Analbucht): Hier kommuniziert die A. mesenterica inferior mit dem Stromgebiet der A. iliaca interna aus dem Becken.

Klinik

Die Anastomosen zwischen den 3 unpaaren Eingeweidearterien ermöglichen **Umgehungskreisläufe,** falls ein Gefäß z. B. durch ein verschlepptes Blutgerinnsel (Embolie) oder durch Arteriosklerose verschlossen ist, und können so Darminfarkte verhindern. Bei der **operativen Entfernung** von Dickdarmanteilen wird häufig die linke Kolonflexur als Grenze gewählt (rechts- oder linksseitige Hemikolektomie).
Auch bei der **Ausbreitung von Tumoren** durch Bildung von Metastasen spielen die verschiedenen Versorgungsgebiete der Leitungsbahnen eine Rolle.

Das proximale Duodenum entsteht aus dem letzten Abschnitt des **Vorderdarms** und besitzt daher neben einem dorsalen auch ein ventrales Mesenterium, das sich später zum **Lig. hepatoduodenale** als Teil des kleinen Netzes (Omentum minus) entwickelt. Die distalen Darmabschnitte sind nur über ein dorsales Mesenterium an der dorsalen Wand der Peritonealhöhle verankert. Alle Darmabschnitte liegen daher zunächst intraperitoneal und sind – abgesehen vom Ansatz des Mesenteriums – von einer serösen Haut (Tunica serosa) bedeckt, die auf ihrer Oberfläche das **Peritoneum viscerale** bildet. Das Mesenterium ist eine Peritonealduplikatur, an der die Serosa von der Darmoberfläche auf das **Peritoneum parietale** der Bauchhöhlenwand übergeht. Während der Umlagerungsvorgänge der Darmanteile werden später einzelne Abschnitte an die dorsale Rumpfwand angelagert und erhalten eine sekundär retroperitoneale Lage. Beim Duodenum geschieht dies bereits in der 5. Woche im Rahmen der Magendrehung. Besonders ist hier, dass in der *5. und 6. Woche* die Lichtung (Lumen) des Duodenums durch eine überschießende Epithelproliferation verschlossen und erst am Ende der Embryonalperiode wieder rekanalisiert wird.

Klinik

Bleibt die Rekanalisierung aus oder ist sie unvollständig, kann bei Geburt ein vollständiger Verschluss **(Duodenalatresie)** oder eine Engstelle **(Duodenalstenose)** des Zwölffingerdarms erhalten bleiben, die sich bereits wenige Stunden nach der Geburt durch starkes Erbrechen äußert.

Die Entwicklung des **Mitteldarms** wird durch die Darmdrehung bestimmt (➤ Abb. 7.11). Zunächst wächst der Mitteldarm sehr stark und bildet in der *5. Woche* eine nach ventral gerichtete Nabelschleife, deren sagittale Achse die A. mesenterica superior bildet und an deren Scheitel der Ductus omphaloentericus abgeht (➤ Abb. 7.11a). Um diese Achse dreht sich der Mitteldarm um insgesamt **270° gegen**

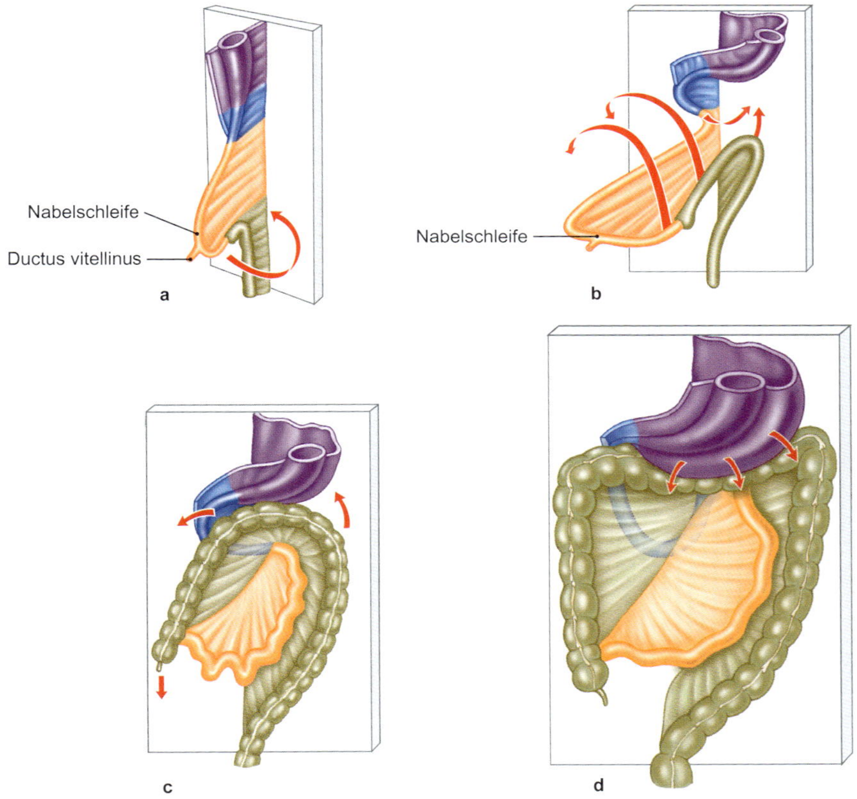

Abb. 7.11 Darmdrehung. Schematische Darstellung, Ansicht von links. Darmabschnitte und ihre Mesenterien sind in verschiedenen Farben dargestellt: Magen und Mesogastrien (violett), Duodenum und Mesoduodenum (blau), Jejunum und Ileum mit zugehörigem Mesenterium (orange), Colon und Mesocolon (ocker). Drehung und Verlagerung des Mitteldarms zwischen der 6. (**a**) und 11. (**c**) Entwicklungswoche sowie in der späten Fetalperiode (**d**). [S700-L126]/[B500-T663/L238]

den Uhrzeigersinn (insgesamt im Rahmen der Entwicklung dreimal um 90°). In der späten Fetalzeit steigt der Blinddarm (Caecum), der sich in der *6. Woche* als Blinddarmknospe am distalen Schenkel der Nabelschleife gebildet hat, bis in den rechten Unterbauch ab. Aufgrund des Platzmangels wird die Nabelschleife in der 6. Woche durch den Nabel in den Haftstiel verlagert (entwicklungsbedingter Nabelbruch) und zieht sich erst in der *10. Woche* wieder in die Bauchhöhle zurück (Reposition; ➤ Abb. 7.12).
Da im Bereich des späteren Colon ascendens und Colon descendens das Mesenterium frühzeitig zurückgebildet wird, gelangen diese Abschnitte in eine sekundär retroperitoneale Lage (➤ Abb. 7.12d). Dabei verschmilzt das viszerale Peritoneum dieser Darmabschnitte mit dem parietalen Peritoneum, das die Rückwand der Peritonealhöhle innen auskleidet. Dadurch entsteht die **TOLDT-Fusionsfaszie**, die auch bei der Präparation erkennbar wird, wenn man Colon ascendens und descendens stumpf von der dorsalen Rumpfwand und den primär retroperitoneal gelegenen Nieren ablöst (➤ Abb. 8.8). Die Fusionsfaszie bildet sich auch dorsal der sekundär retroperitonealen Abschnitte des Duodenums und dorsal des Pancreas.

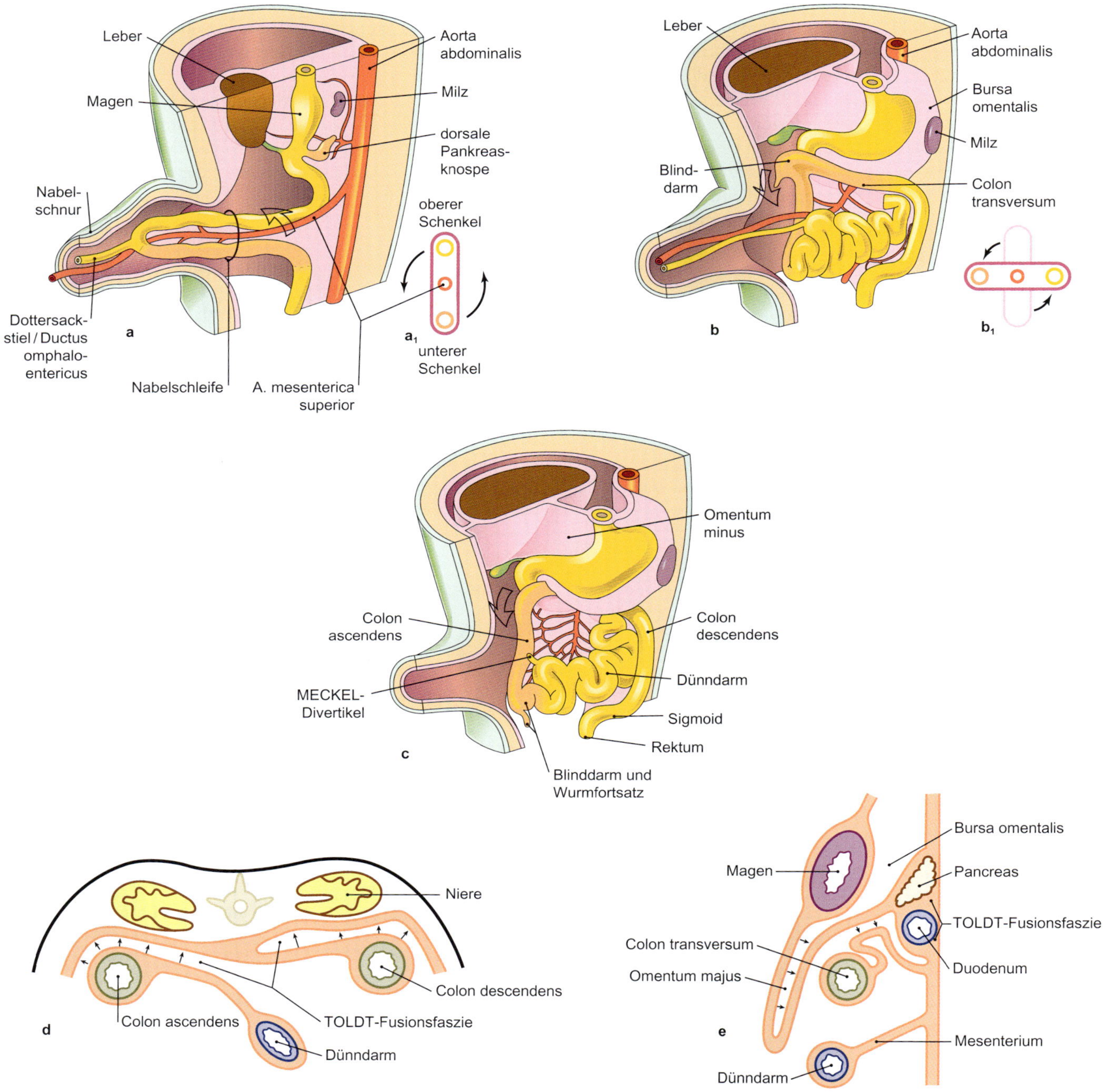

Abb. 7.12 Drehung des Mitteldarms; Ansicht von links. **a** Sagittalschnitt (Beginn der 6. Woche): Die Nabelschleife hat sich noch nicht gedreht und ist bereits in den Haftstiel ausgetreten. [E347-11] **a_1** Schematischer Querschnitt durch die Nabelschleife vor Beginn der Darmdrehung. [E347-11] **b** 11. Woche: Die Darmdrehung ist abgeschlossen und der Darm bereits wieder in den Körper zurückverlagert. [E347-11] **b_1** Schematischer Querschnitt durch die Nabelschleife nach Abschluss der Darmdrehung. [E347-11] **c** Späte Fetalperiode: Der Blinddarm ist in seine endgültige Position abgestiegen. [E347-11] **d** und **e** Verlagerung von Colon ascendens und descendens in ihre sekundär retroperitoneale Lage unter Bildung der TOLDT-Fusionsfaszie (Schematischer Horizontalschnitt in d und Sagittalschnitt in e). [S702-L126]

Der **Hinterdarm** bildet das linksseitige Colon und endet in der Kloake, in der auch der Urogenitalkanal mündet. Die Kloake reicht bis zur Kloakenbucht (Proctodeum), die eine Einstülpung des Ektoderms darstellt und zunächst durch die Kloakenmembran verschlossen ist (➤ Abb. 8.14). In der *7. Woche* werden die Kloake und die Kloakenmembran durch ein Septum urorectale in den ventralen Sinus urogenitalis (Vorläufer von Harnblase und Harnröhre) sowie den dorsal gelegenen Mastdarm (Rectum) und oberen Analkanal geteilt. Der hintere Teil der Kloakenmembran ist dadurch zur Analmembran geworden, die in der *8. Woche* einreißt, sodass nun die Kloakenbucht mit dem Hinterdarm kommuniziert und den distalen Analkanal bildet.

Klinik

Bei gestörter Darmdrehung kann es zu einer **Malrotation** (Hypo- und Hyperrotation) kommen. Eine Hyperrotation kann durch eine **Darmverschlingung (Volvulus)** zu einem **Darmverschluss (Ileus)** führen, während eine Hyporotation eine abnorme Lage der verschiedenen Darmabschnitte verursachen und damit z. B. die Diagnose einer „Appendizitis" erschweren kann. Beim **Situs inversus** liegen alle Organe spiegelverkehrt. Wenn die Reposition des Darms unvollständig ist, kommt das Neugeborene mit einem **Nabelschnurbruch (Omphalozele)** zur Welt. Der Bruchsack kann neben Darmanteilen auch andere Bauchorgane wie Leber und Milz enthalten, die sekundär verlagert wurden. Der Bruchsack ist nicht von Haut, sondern nur vom Amnion der Nabelschnur bedeckt.
Im Unterschied dazu entsteht ein **Nabelbruch** im ersten Monat nach der Geburt, wenn sich der Nabel nicht richtig schließt. Er enthält Omentum majus und Darmanteile, die außen von Haut bedeckt sind. Nabelbrüche bilden sich meist spontan zurück.
Reste des Ductus omphaloentericus können als **MECKEL-Divertikel** zurückbleiben. Diese sind häufig (3 % der Bevölkerung) und liegen meist in dem 100 cm oral der Ileozäkalklappe gelegenen Abschnitt des Dünndarms. Da sie oft versprengte Magenschleimhaut oder Pankreasgewebe enthalten, können sie durch Entzündung und Blutung das klinische Bild einer Appendizitis („Blinddarmentzündung") vortäuschen.
Wenn das Septum urorectale nach dorsal abweicht, kommt es zur **Analstenose.** Eine **Analatresie** liegt vor, wenn die Analmembran nicht einreißt.

7.2.4 Gliederung und Projektion des Dünndarms

Der Dünndarm ist meist ca. 5 m (4–6 m) lang und gliedert sich in **3 Abschnitte** (➤ Abb. 7.10):

- Zwölffingerdarm, Duodenum (25–30 cm) mit Pars superior (5 cm), descendens (10 cm), horizontalis (10 cm), ascendens (2,5 cm)
- Leerdarm, Jejunum (zwei Fünftel der Gesamtlänge)
- Krummdarm, Ileum (drei Fünftel der Gesamtlänge)

Die Abschnitte des Dünndarms weisen in der Bauchhöhle unterschiedliche Lageverhältnisse auf und sind daher zu verschiedenen Anteilen von Bauchfell (Peritoneum) bedeckt (➤ Kap. 7.7.1). **Intraperitoneal** (also in der Peritonealhöhle der Bauchhöhle) liegen Pars superior des Duodenums, Jejunum und Ileum. **Sekundär retroperitoneal** (in der dorsalen Wand der Peritonealhöhle, dem Retroperitoneum) liegen Pars descendens, Pars horizontalis und Pars ascendens des Duodenums.
Das **Duodenum** ist mit 25–30 cm der kürzeste Abschnitt (➤ Abb. 7.13). Es ist in seiner Lage relativ fixiert, denn nur der erste Teil (Pars superior) liegt intraperitoneal und ist hier durch eine Bauchfellduplikatur (Lig. hepatoduodenale) mit der Leber verbunden, während die folgenden Teile (Pars descendens, horizontalis und ascendens) sekundär retroperitoneal liegen und damit von Bindegewebe umgeben sind. Damit bildet das Duodenum eine C-förmige Schleife, die den Kopf der Bauchspeicheldrüse umgreift. Die **Pars superior** ist häufig erweitert (Ampulla oder Bulbus) und projiziert sich daher wie der Pylorus des Magens auf den I. Lendenwirbel. Sie geht in der Flexura duodeni superior in die **Pars descendens** über. Im Anschluss an die Flexura duodeni inferior verläuft die **Pars horizontalis** auf Höhe des III. Lendenwirbels, bevor die **Pars ascendens** wieder bis zum II. Lendenwirbel aufsteigt. Der wichtigste Abschnitt ist die Pars descendens. Hier mündet der **Gallengang (Ductus choledochus)** zusammen mit dem Ausführungsgang der Bauchspeicheldrüse, **Ductus pancreaticus** (Ductus WIRSUNGIANUS), auf einer Schleimhauterhebung (**Papilla duodeni major**, Papilla VATERI), die 8–10 cm vom Pylorus entfernt ist. Kurz vor der Papille ist die Schleimhaut oft zu einer längs verlaufenden Falte (Plica longitudinalis duodeni) aufgeworfen. Meist liegt 2 cm proximal der Papilla VATERI eine kleinere **Papilla duodeni minor,** auf der der **Ductus pancreaticus accessorius** (Ductus SANTORINI) sein Sekret abgibt.

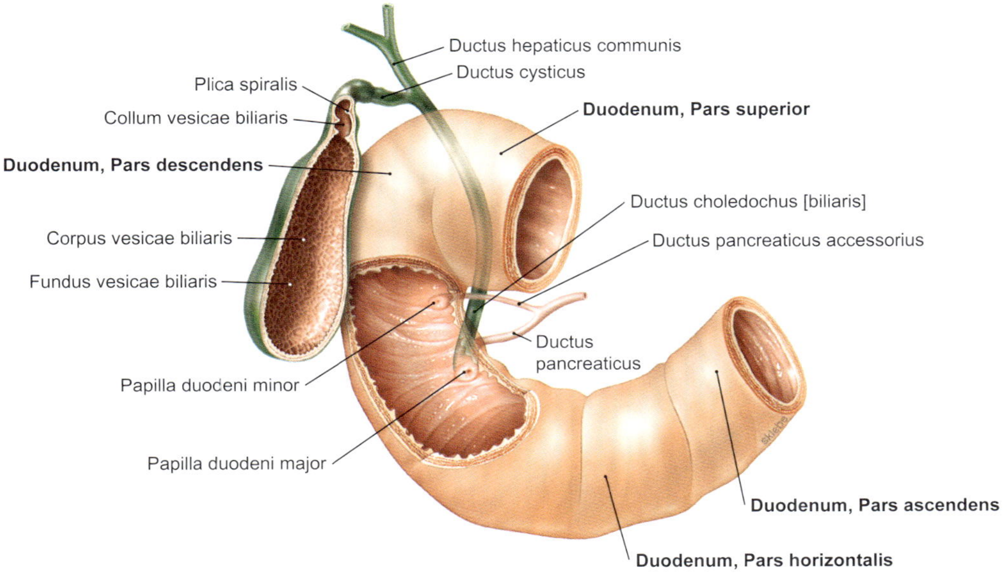

Abb. 7.13 Abschnitte des Duodenums; extrahepatische Gallengänge und Ausführungsgänge des Pancreas. Ansicht von ventral. [S700-L238]/[G1060-002]

Klinik

Eine Verlegung der Gallenwege durch einen **Gallenstein,** der an der Papilla VATERI stecken geblieben ist, oder durch **Tumoren** der Bauchspeicheldrüse und der Gallenwege kann eine **Gelbsucht (Ikterus)** verursachen, indem die Galleflüssigkeit sich bis in die Leber zurückstaut und dort der Gallefarbstoff (Bilirubin) ins Blutgefäßsystem gelangt. Zur diagnostischen Abklärung und Entfernung von Gallensteinen wird dann eine endoskopische retrograde Cholezystopankreatikografie (ERCP) durchgeführt, bei der man die Papille aufsucht und die Ausführungsgänge mit Röntgenkontrastmittel darstellt. Hierbei kann man die Plica longitudinalis duodeni als Orientierungsstruktur zum Auffinden der Papille nutzen.

An der **Flexura duodenojejunalis** befindet sich der Übergang in das folgende Dünndarmkonvolut aus **Jejunum** (ca. zwei Fünftel der Gesamtlänge) und **Ileum** (ca. drei Fünftel der Gesamtlänge). Diese beiden Abschnitte liegen intraperitoneal und weisen keine scharfe Grenze zueinander auf. Die intraperitoneal gelegenen Teile des Dünndarms sind über eine Peritonealduplikatur, das **Mesenterium** (Gekröse), an der dorsalen Rumpfwand befestigt und erhalten über dieses ihre versorgenden Leitungsbahnen. Da der Ursprung des Mesenteriums, die Mesenterialwurzel **(Radix mesenterii),** viel kürzer ist als der am Darm befestigte Ansatz, rafft das Mesenterium den Darm in 14–16 Darmschlingen zum Dünndarmkonvolut zusammen.
Der letzte, nicht scharf definierte, ca. 30 cm lange Abschnitt des Dünndarms wird als terminales Ileum (Pars terminalis) bezeichnet. Hier kommen Lymphfollikel als Anteile des darmeigenen Immunsystems gehäuft vor (PEYER-Plaques) und nur hier finden spezifische Resorptionsleistungen statt wie die Aufnahme von Vitamin B_{12} und Gallensäuren. Das Ileum endet an der **Ileozäkalklappe, „Valva ileocaecalis" (BAUHIN-Klappe)**, die das Ostium ileale als Übergang in den Blinddarm (Caecum) umfasst, das den ersten Abschnitt des Dickdarms darstellt.
Damit weist der Dünndarm insgesamt **3 Engstellen** auf:
- Abgang aus dem Pylorus des Magens
- Flexura duodenojejunalis
- Übergang zum Dickdarm am Ostium ileale

Klinik

Das terminale Ileum ist häufig vom **Morbus CROHN** betroffen, einer chronischen Darmerkrankung mit autoimmunologischer Komponente und gestörter Darmbarrierefunktion, die durch einen Vitamin-B_{12}-Mangel auch zu einer Blutarmut (Anämie) führen kann.
Verschluckte Fremdkörper, die nicht in der paarigen Vallecula epiglottica vor der Schlundenge oder an den Engen des Oesophagus stecken geblieben sind, können die Engstellen des Dünndarms verlegen und so einen **Darmverschluss (mechanischer Ileus)** verursachen, der operativ behoben werden muss.

7.2.5 Gliederung und Projektion des Dickdarms

Der Dickdarm ist 1–1,5 m lang und gliedert sich in **4 Abschnitte** (➤ Abb. 7.14):
- Caecum (Blinddarm), 7 cm mit Appendix vermiformis (Wurmfortsatz), 8–9 cm
- Colon (Grimmdarm) mit Colon ascendens (15–25 cm), Colon transversum (30–50 cm), Colon descendens (15–25 cm) und Colon sigmoideum (35–45 cm)
- Rectum (Mastdarm), 12 cm
- Canalis analis (Analkanal), 3–4 cm

Die Abschnitte des Dickdarms wechseln sich in Bezug auf ihre Lageverhältnisse in der Bauchhöhle nahezu streng alternierend ab.
- **intraperitoneal** (in der Peritonealhöhle der Bauchhöhle) liegen:
  - Caecum mit Appendix vermiformis (meist)
  - Colon transversum
  - Colon sigmoideum
- **sekundär retroperitoneal** (in der dorsalen Wand der Peritonealhöhle, dem Retroperitoneum) liegen:
  - Colon ascendens
  - Colon descendens
  - Rectum (proximal)
- **subperitoneal** (im Bindegewebe unterhalb der Peritonealhöhle) liegen:
  - Rectum (distal)
  - Analkanal

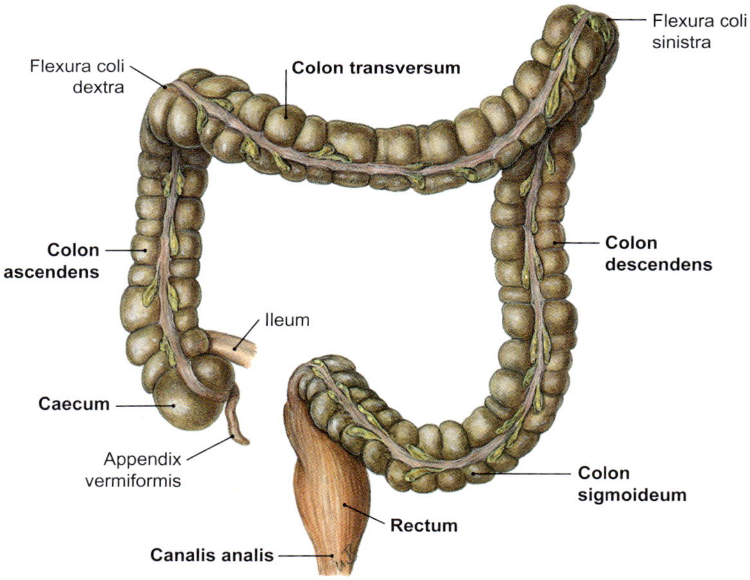

Abb. 7.14 Gliederung des Dickdarms (Intestinum crassum). Ansicht von ventral. [S700-L301]

Der **Blinddarm (Caecum)** ist meist ca. 7 cm lang und schließt sich an der **Ileozäkalklappe,** „Valva ileocaecalis" (BAUHIN-Klappe) an das Ileum an (➤ Abb. 7.15, ➤ Abb. 7.16): Die Öffnung (Ostium ileale) wird von 2 Lippen begrenzt, die sich nach ihrer Vereinigung lateral als Frenulum ostii ilealis fortsetzen. Die Klappe besitzt sympathisch aktivierte zirkuläre Muskulatur und kann den Reflux von Speisebrei verhindern, ein echter Sphincter ist aber nicht ausgebildet. Das Caecum projiziert sich auf den V. Lendenwirbel oder das Os sacrum.

Am blinden Ende des Caecums (daher der Name) hängt ungefähr 2–3 cm unterhalb der Einmündung des Ileums der meist 8–9 cm lange **Wurmfortsatz (Appendix vermiformis),** der häufig (selbst von Ärzten) fälschlicherweise als „Blinddarm" bezeichnet wird. Da am Abgang der Appendix die 3 Tänien des Caecums zusammenlaufen, ist dieser bei einer Operation meist gut aufzufinden. Die Appendix besitzt meist (bei intraperitonealer Lage des Caecums) ein eigenes Mesenterium (Mesoappendix), in der die A. appendicularis mit begleitenden Leitungsbahnen verläuft. Die Appendix enthält unter ihrer Schleimhaut viele Lymphfollikel, die zum schleimhautassoziierten Immunabwehrsystem gehören.

Klinik

Die **Appendizitis** ist eine häufige Erkrankung im 2. und 3. Lebensjahrzehnt. Sie ist eine endogene Infektion, bei der es meist durch Verlegung des Lumens durch Kot oder (selten) andere Fremdkörper zu einer Durchwanderung der Wand durch Bakterien aus der Darmflora kommt. Eine Perforation mit einer lebensbedrohlichen Bauchfellentzündung (Peritonitis) kann die Folge sein.

Von besonderer Bedeutung sind daher die **Lage und Projektion der Appendix** (➤ Abb. 7.16):

- Meist (65 %) ist die Appendix um das Caecum nach hinten umgeschlagen (**retrozäkal**).
- Bei der zweithäufigsten Variante (30 %) reicht die Appendix gestreckt bis ins kleine Becken hinab und liegt so bei Frauen in unmittelbarer Nähe von Eierstock und Eileiter (**herabhängend**).

Diese Lagevarianten haben Auswirkung auf die Projektion der Appendix auf die Bauchwand. Auf den **McBURNEY-Punkt** (rechter Drittelpunkt der Verbindungslinie zwischen Spina iliaca anterior superior und Nabel) projiziert sich die Basis des Wurmfortsatzes. Auf den **LANZ-Punkt** (rechter Drittelpunkt der Verbindungslinie zwischen den Spinae iliacae anteriores superiores beider Seiten) projiziert sich die Spitze eines herabhängenden Wurmfortsatzes.

Klinik

Die **Diagnose der Appendizitis** (oft fälschlich als „Blinddarmentzündung" bezeichnet) ist eine klinische Diagnose, die der Chirurg hauptsächlich von seinem Untersuchungsbefund abhängig machen muss, da andere Zeichen wie eine erhöhte Anzahl weißer Blutzellen oder Ultraschallbefunde oft nicht eindeutig sind. Die Diagnose ist häufig schwierig, da Schmerzen im rechten Unterbauch auch durch eine infektiöse Entzündung des Darms (Enteritis) oder bei Frauen durch eine Entzündung

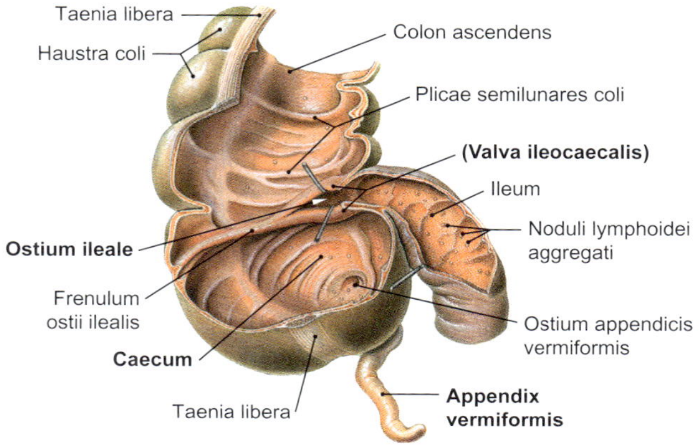

Abb. 7.15 Blinddarm, Caecum mit Wurmfortsatz (Appendix vermiformis) und terminales Ileum. Ansicht von ventral nach Entfernung der vorderen Wandanteile. [S700-L301]

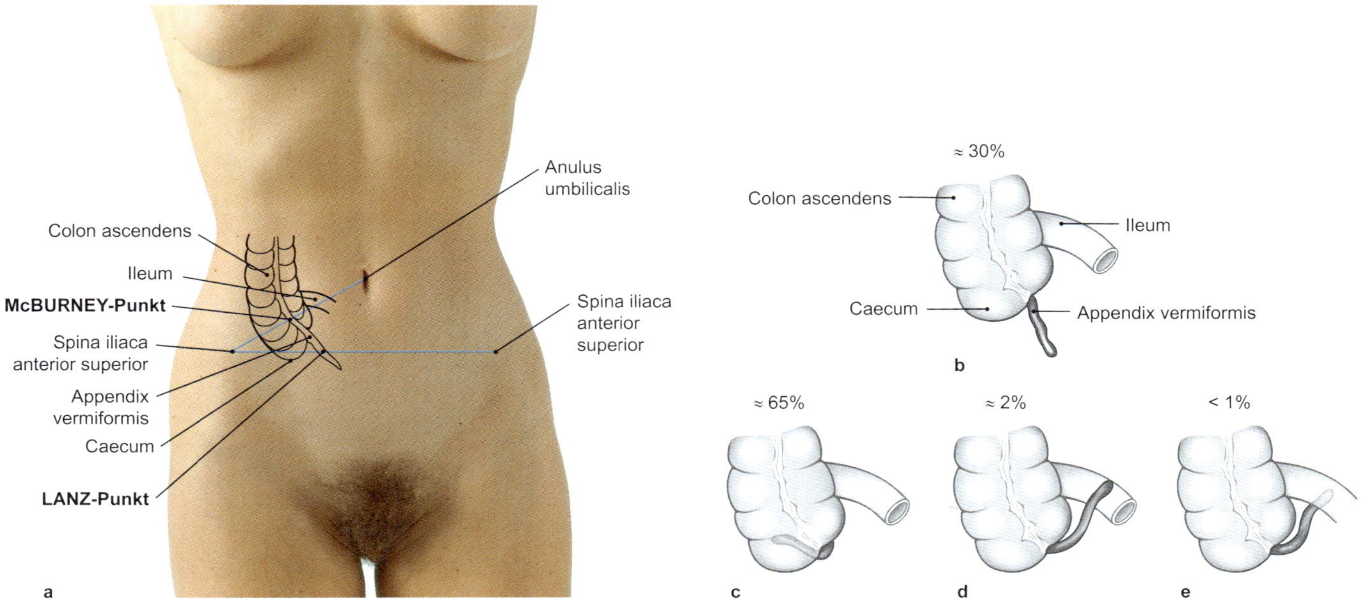

Abb. 7.16 Projektion und Lagevarianten des Wurmfortsatzes (Appendix vermiformis). a Projektion von Blinddarm, Caecum, und Wurmfortsatz, Appendix vermiformis, auf die vordere Rumpfwand. [S700] **b–e** Lagevarianten des Wurmfortsatzes. [S700-L126] **b** Appendix in das kleine Becken absteigend (herabhängend). **c** Retrozäkale Appendix (häufigster Fall). **d** Präileale Appendix. **e** Retroileale Appendix.

von Eierstock und Eileiter ausgelöst werden können. Andererseits ist die richtige Diagnose wichtig, da man einerseits bei einer übersehenen Appendizitis keine Perforation mit einer potenziell tödlichen Entzündung des Bauchfells (Peritonitis) in Kauf nehmen darf, andererseits eine unnötige Operation mit möglichen Komplikationen oder anschließenden Verwachsungen aber vermeiden möchte. Daher ist ein **Druckschmerz** am McBURNEY- oder am LANZ-Punkt ein sehr wichtiger diagnostischer Hinweis.

MERKE

McBURNEY- oder **LANZ-Punkt** sind wichtige Projektionspunkte der Appendix vermiformis auf der Bauchwand. Ihre Untersuchung ist für die Diagnose einer Appendizitis wichtig und gehört zu jeder vollständigen körperlichen Untersuchung der Bauchregion.

Das Caecum setzt sich ohne Grenze in das **Colon ascendens** fort, das sekundär retroperitoneal gelegen aufsteigt und unterhalb der Leber in der rechten Kolonflexur (**Flexura coli dextra**) in das **Colon transversum** übergeht, das intraperitoneal verläuft und über sein Mesocolon transversum verankert ist, um dann im Anschluss an die linke Kolonflexur (**Flexura coli sinistra**) als **Colon descendens** abzusteigen, das wieder sekundär retroperitoneal liegt. Die rechte Kolonflexur projiziert sich meist auf den I.–II. Lendenwirbel, die linke Kolonflexur steht höher (XI.–XII. Brustwirbel).
Die Grenze zum **Colon sigmoideum** ist dagegen gut zu erkennen, weil dieser Darmabschnitt einen S-förmigen Verlauf aufweist (daher der Name) und ein eigenes Mesocolon sigmoideum besitzt. Der Übergang zum Mastdarm auf Höhe des II.–III. Sakralwirbels ist erkennbar, da sich dieser in verschiedenen Punkten von den Baumerkmalen des Colons unterscheidet (s. u.).
Die verschiedenen Abschnitte des Dickdarms umgeben den Dünndarm wie ein Bilderrahmen das Bild. Allerdings sind die Länge der Abschnitte sowie die Lage der Kolonflexuren und damit auch die Form des Dickdarms insgesamt sehr variabel. Meist reicht die linke Flexur weiter nach kranial und kann aufgrund der Änderung der Verlaufsrichtung des Darms um nahezu 180° bei Darmspiegelungen nur schwer zu überwinden sein. Außerdem können auch Colon ascendens und Colon descendens intraperitoneal liegen und dann ein eigenes Mesocolon ascendens und Mesocolon descendens haben.
Mastdarm und Analkanal liegen im Becken und werden aufgrund verschiedener Eigenheiten bei Topografie, Bau und Leitungsbahnen bei den Beckenorganen abgehandelt (➤ Kap. 8.4).

7.2.6 Baumerkmale von Dünn- und Dickdarm

Die Darmschleimhaut besitzt ein Innenrelief, das sich in den einzelnen Teilen unterscheidet. Das Innenrelief des **Dünndarms** weist zirkuläre Falten auf (**Plicae circulares, KERCKRING-Falten**; ➤ Abb. 7.17). Dagegen umfassen die Falten des Dickdarms nicht das gesamte Lumen des Darms, sondern sind eher halbmondförmig (**Plicae semilunares**).
Der überwiegende Teil des **Dickdarms** (Caecum und Colon) ist damit insgesamt durch 4 Baumerkmale eindeutig vom Dünndarm zu unterscheiden (➤ Abb. 7.18):

- **größerer Durchmesser** (er ist „dick", während der Dünndarm eher „dünn" ist)
- **Tänien:** Die Längsmuskulatur ist auf 3 Streifen reduziert. Von diesen ist die Taenia libera sichtbar, während an der Taenia mesocolica das Mesocolon transversum und an der Taenia omentalis das große Netz (Omentum majus) befestigt ist.
- **Haustren und Plicae semilunares:** Die Haustren (Haustra coli) sind Ausstülpungen, die von den Einziehungen der Plicae semilunares hervorgerufen werden.
- **Appendices epiploicae:** Anhängsel durch in der Tela subserosa liegendes Fettgewebe

Wurmfortsatz, Mastdarm und Analkanal unterscheiden sich dagegen von den übrigen Abschnitten des Dickdarms:

- keine Tänien, sondern eine geschlossene Längsmuskelschicht
- keine Haustren
- Falten: in der Appendix nicht vorhanden, im Rectum als 3 unregelmäßige Querfalten (Plicae transversae recti), im Analkanal Längsfalten (Columnae anales)
- keine Appendices epiploicae

7.2.7 Topografie von Dünn- und Dickdarm

Topografie des Dünndarms

Die **Pars superior** des Duodenums liegt hinter dem Gallenblasenhals und hat direkten Kontakt zur Facies visceralis der Leber, mit der sie auch über das **Lig. hepatoduodenale** verbunden ist. Das Lig. hepatoduodenale enthält die Leitungsbahnen der Leber sowie die extrahepatischen Gallengänge und begrenzt den Eingang in die Bursa omentalis (Foramen omentale/epiploicum). Der Ductus choledochus verläuft dorsal der Pars superior duodeni.
Hinter der **Pars descendens** des Duodenums liegen – allerdings getrennt durch ihre verschiedenen Hüllsysteme – die rechte Niere und Nebenniere. An seine nach links gewandte mediale Fläche schmiegt sich der Pankreaskopf an. Lateral der Pars descendens steigt das Colon ascendens auf.

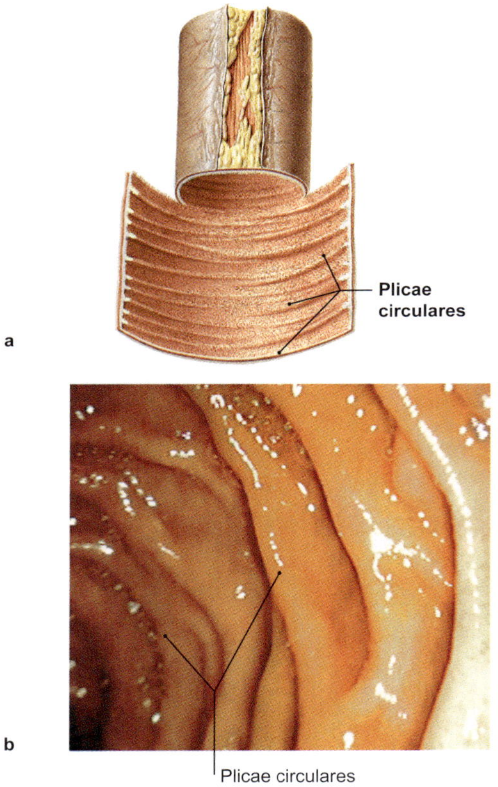

Abb. 7.17 Dünndarmschleimhaut. a Ausschnitt aus dem Jejunum. [S700-L301] **b** Plicae circulares in einer endoskopischen Aufnahme des Dünndarms. [S700-T901]

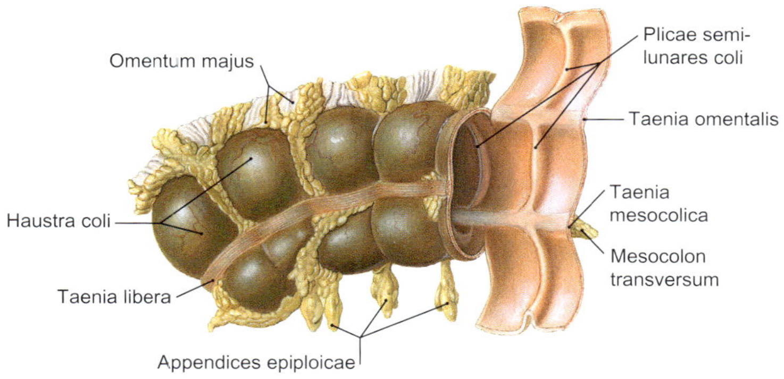

Abb. 7.18 Baumerkmale des Dickdarms (Intestinum crassum) am Beispiel des Querkolons. Ansicht von ventral kaudal. [S700-L301]

Die **Pars horizontalis** des Duodenums überquert unterhalb des Pankreaskopfs die Wirbelsäule, die Aorta sowie die V. cava inferior mit den rechten Vasa testicularia/ovarica und den rechten Ureter. Ventral ist die Pars horizontalis dabei bedeckt von Jejunum und Ileum, Colon transversum und der Mesenterialwurzel (mit A. und V. mesenterica superior).

Die **Pars ascendens** steigt bis zur Flexura duodenojejunalis auf und wird hier über eine Peritonealduplikatur **(Lig. suspensorium duodeni, TREITZ-Band**) am Abgang der A. mesenterica superior fixiert. Das TREITZ-Band kann auch quergestreifte und glatte Muskulatur enthalten (M. suspensorius duodeni, TREITZ-Muskel). Hier bilden sich oft Aussackungen der Peritonealhöhle (Recessus duodenales superior und inferior). Hinter der Pars ascendens liegen die linke Niere mit ihrem Ureter sowie die linken Vasa testicularia/ovarica.

Das **Jejunum** und das **Ileum** haben Lagebeziehung zu beiden Nieren sowie zu verschiedenen Abschnitten des Dickdarms und liegen im Becken der Harnblase auf, bei der Frau den intraperitoneal gelegenen Anteilen der inneren Geschlechtsorgane (Gebärmutter, Eierstock und Eileiter). Die **Radix mesenterii** ist ca. 12–16 cm lang und erstreckt sich von der Flexura duodenojejunalis bis zur rechten Darmbeinschaufel (Fossa iliaca). Sie überkreuzt dabei das Duodenum und den rechten Harnleiter.

Klinik

Da es durch die Aufhängung der Pars ascendens des Duodenums in der Regel distal davon nicht mehr zu einem Reflux von Speisebrei kommt, markiert der TREITZ-Muskel auch die Grenze zwischen **oberer und unterer intestinaler Blutung.** Diese Einteilung ist wichtig, da es für beide Formen Erfahrungswerte über die häufigsten Ursachen und die sinnvollsten diagnostischen Schritte zur Abklärung gibt. Eine häufige Blutungsquelle (Arrosion der A. gastroduodenalis) sind Geschwüre des Duodenums (Ulcera duodeni), die sich klinisch nicht eindeutig von Magengeschwüren unterscheiden (➤ Kap. 7.1.6). Bösartige Tumoren sind dagegen im Duodenum selten.
Zur Abklärung dieser Krankheiten gibt es verschiedene diagnostische Möglichkeiten. Die **Röntgenkontrastdarstellung** hat in den letzten Jahren an Bedeutung verloren, da sie der **Darmspiegelung** (Duodenoskopie) unterlegen ist, die neben der Inspektion der Schleimhaut auch eine Probenentnahme (Biopsie) ermöglicht.

Topografie des Dickdarms

Das **Caecum** liegt in der rechten Fossa iliaca (➤ Abb. 7.19a). Im Übergangsbereich zwischen Caecum und terminalen Ileum gibt es oft Aussackungen der Peritonealhöhle (Recessus ileocaecales superior und inferior). Im Recesseus retrocaecalis liegt meist die **Appendix vermiformis.** Caecum und Appendix liegen dem rechten M. iliopsoas auf und haben damit eine Lagebeziehung zu verschiedenen Nerven des Plexus lumbalis (N. cutaneus femoris lateralis, N. femoralis und N. genitofemoralis) sowie zur A. testicularis/ovarica. In diesem Bereich kann die Appendix vermiformis beim herabhängenden Typ in enge Nachbarschaft zu Eierstock und Eileiter kommen.

Das **Colon ascendens** steigt dann, bedeckt vom Dünndarmkonvolut und vor den Nn. cutaneus femoris lateralis, iliohypogastricus und ilioinguinalis gelegen, bis zur Unterfläche des rechten Leberlappens auf und berührt dort an der rechten Kolonflexur (im Englischen daher auch „hepatische Flexur" genannt) den Fundus der Gallenblase. Hinter der rechten Kolonflexur (Flexura colica dextra) liegt die rechte Niere, medial davon die Pars descendens des Duodenums (➤ Abb. 7.19a).

Das **Colon transversum** ist über das Mesocolon transversum mit der hinteren Rumpfwand und über das Lig. gastrocolicum nach oben mit dem Magen verbunden. Das Mesocolon transversum liegt der Rückwand des Magens an und begrenzt dabei den Hauptraum der Bursa omentalis hinten und unten (➤ Abb. 7.3d). Von der Taenia omentalis des Colon transversum hängt der schürzenförmige Abschnitt des Omentum majus herab und bedeckt Dünn- und Dickdarm. Hinter dem Colon transversum liegen rechts die Pars descendens des Duodenums und der Pankreaskopf, mittig das Dünndarmkonvolut aus Jejunum und Ileum und links die Flexura duodenojejunalis.

Die **linke Kolonflexur** (Flexura colica sinistra; ➤ Abb. 7.19b) liegt meist weiter kranial und dorsal als die rechte Kolonflexur und bildet meist einen spitzeren Winkel. Sie ist über das Lig. phrenicocolicum mit der Rumpfwand verbunden und hat in der so gebildeten Milznische direkten Kontakt zur Facies visceralis der Milz (im Englischen daher auch „splenische Flexur" genannt). Hinter der linken Kolonflexur liegen der Pankreasschwanz und – getrennt durch ihre Hüllen – die linke Niere. Das **Colon descendens** steigt dann ventral der Niere in die linke Fossa iliaca ab und überquert dabei die Nerven des Plexus lumbalis (➤ Abb. 7.19b).

Im linken Unterbauch wölbt sich das **Colon sigmoideum** mit seinem Mesocolon sigmoideum sehr unterschiedlich weit in die Peritonealhöhle des Beckens vor und hat hier Kontakt zu Dünndarm und Harnblase (➤ Abb. 7.19b) sowie bei der Frau zu den intraperitoneal gelegenen inneren Geschlechtsorganen (Gebärmutter, Eierstock und Eileiter). Dabei bildet sich ein in der Größe sehr variabler Recessus intersigmoideus aus. Das Colon sigmoideum überquert dabei die linken Vasa testicularia/ovarica, den linken N. obturatorius, Ureter sowie die Vasa iliaca externa und interna.

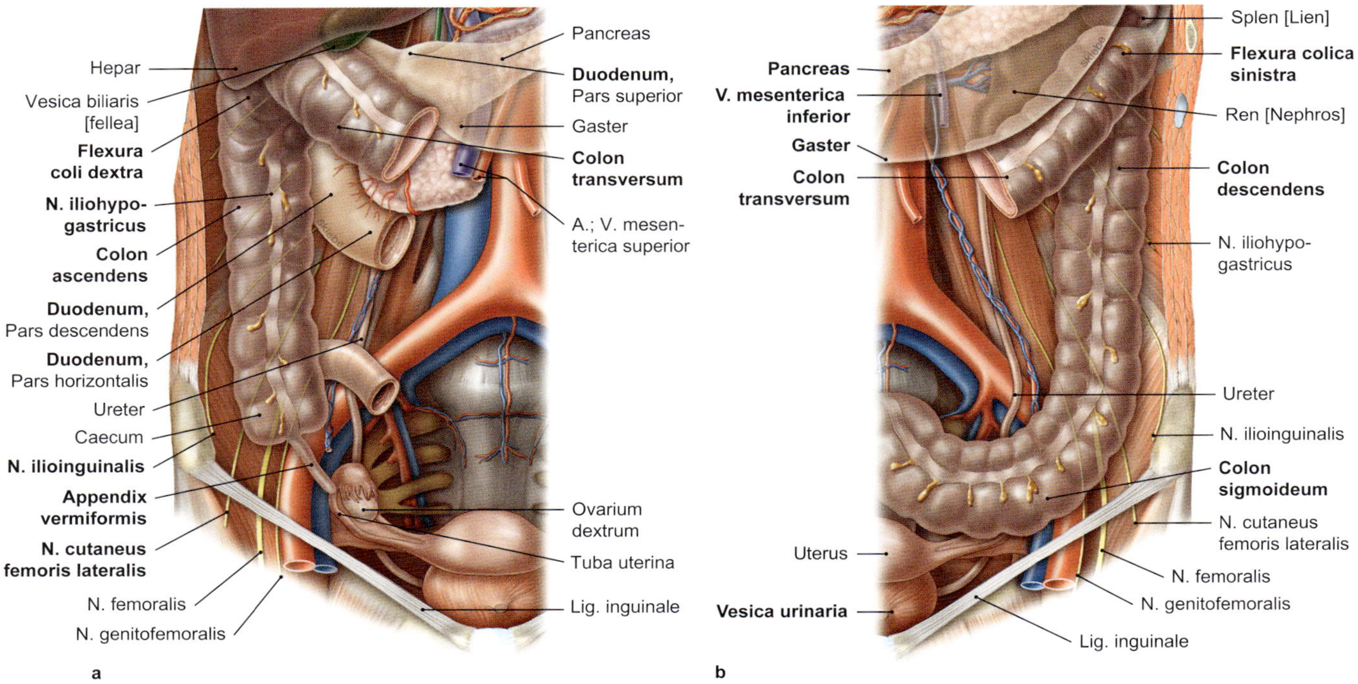

Abb. 7.19 Lagebeziehungen der verschiedenen Abschnitte des Dickdarms. [S700-L238] **a** Caecum, Colon ascendens und rechte Kolonflexur. **b** Colon transversum und linke Kolonflexur sowie Colon descendens und Colon sigmoideum.

7.2.8 Arterien des Darms

Dünn- und Dickdarm werden von den **3 großen unpaaren Eingeweidearterien** versorgt, die ventral aus der Bauchaorta hervorgehen (Truncus coeliacus, A. mesenterica superior, A. mesenterica inferior). Da die Arterien durch gut ausgebildete Anastomosen (**BÜHLER- und RIOLAN-Anastomose**) an den Grenzen ihrer Versorgungsgebiete miteinander kommunizieren, werden **Umgehungskreisläufe** ermöglicht, die den Verschluss jeweils einer Arterie vollständig kompensieren können. Die Versorgungsgebiete entsprechen den entwicklungsgeschichtlichen Unterteilungen des Darms in Vorder-, Mittel- und Hinterdarm und nicht der makroskopischen Einteilung in Dünn- und Dickdarm. Daher wird verständlich, warum die Anastomosen zwischen den Gefäßen im Bereich des Duodenums und der linken Kolonflexur liegen.

Arterien des Duodenums

Die Blutversorgung des Duodenums übernimmt ventral und dorsal ein **doppelter Gefäßbogen,** der jeweils von kranial und kaudal gespeist wird (BÜHLER-Anastomose; ➤ Abb. 7.20):

- **Aa. pancreaticoduodenales superiores anterior und posterior** aus der A. gastroduodenalis aus dem Stromgebiet des Truncus coeliacus von kranial. Die A. gastroduodenalis verläuft dabei direkt hinter der Pars superior duodeni (verschiedene kleine Äste der A. gastroduodenalis oben und hinter der Pars superior duodeni werden als A. supraduodenalis und Aa. retroduodenales bezeichnet).
- **A. pancreaticoduodenalis inferior** (mit R. anterior und R. posterior) aus der A. mesenterica superior von kaudal.

Der ursprünglich von BÜHLER beschriebene Gefäßbogen bezeichnet eine proximale Verbindung zwischen Truncus coeliacus

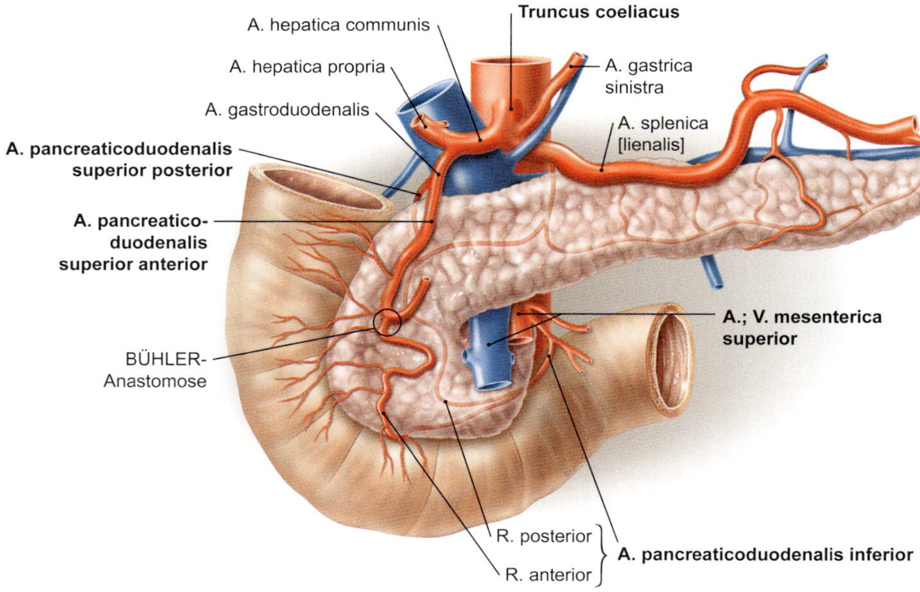

Abb. 7.20 Arterien des Duodenums. Ansicht von ventral. [S700-L238]

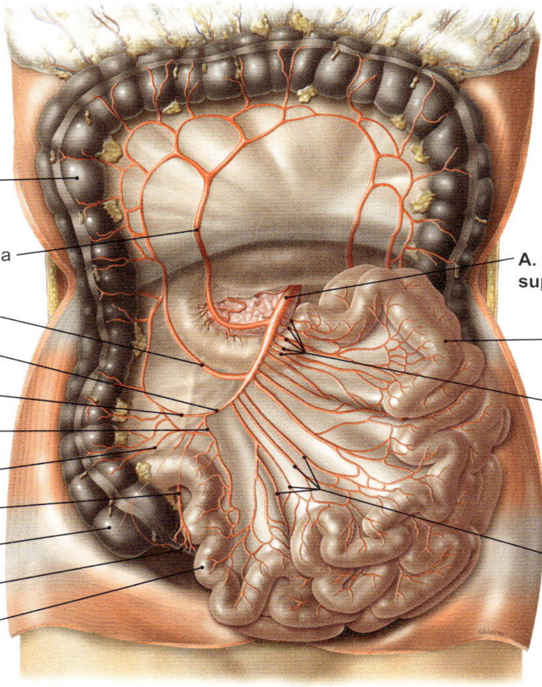

Abb. 7.21 Arterien von Jejunum und Ileum. Ansicht von ventral. Colon transversum hochgeklappt. [S700-L238]

und A. mesenterica superior und ist nur selten vorhanden. Die Bezeichnung bezieht aber auch Verbindungen zwischen den Ästen dieser Gefäße mit ein.

Arterien von Jejunum und Ileum

Das Dünndarmkonvolut aus Jejunum und Ileum wird von der **A. mesenterica superior** versorgt, die mit ihren Ästen (meist 4–5 **Aa. jejunales** und 12 **Aa. ileales**) im Mesenterium des Dünndarms verläuft (➤ Abb. 7.21). Die Gefäße bilden entlang des Darms eine Folge aus 3 (Jejunum) bis 5 Arkaden (Ileum) absteigender Größe, aus denen sich dann gerade Gefäßäste bis zur Darmwand erstrecken.

Arterien des Dickdarms

- Caecum und Appendix vermiformis: **A. ileocolica** als Endabschnitt der A. mesenterica superior. Sie gibt folgende Äste ab:
  - **R. ilealis** zum terminalen Ileum (anastomosiert mit der letzten A. ilealis)
  - **R. colicus** (anastomosiert mit der A. colica dextra)
  - **A. caecalis anterior** und eine **A. caecalis posterior** ventral und dorsal am Caecum
  - **A. appendicularis,** die fast immer (99 %) dorsal des terminalen Ileums verläuft, bevor sie in die Mesoappendix eintritt, über die sie die Appendix vermiformis versorgt
- Colon ascendens und Colon transversum:
  - **A. colica dextra** mit einem auf- und einem absteigenden Ast (für Colon ascendens)
  - **A. colica media** mit einem rechten und linken Ast (für Colon transversum)

  Beide Arterien entspringen (oft auch mit einem gemeinsamen Stamm) aus der A. mesenterica superior und anastomosieren miteinander.
- Colon descendens und Colon sigmoideum: **A. mesenterica inferior** mit folgenden Ästen:
  - **A. colica sinistra** mit einem auf- und einem absteigenden Ast für das Colon descendens
  - **Aa. sigmoideae** (2–5) für das Colon sigmoideum
  - **A. rectalis superior,** versorgt den Mastdarm und den oberen Analkanal

Zwischen dem linken Drittel des Colon transversum und der linken Kolonflexur enden die Versorgungsgebiete der Aa. mesentericae superior und inferior nicht abrupt, sondern nahezu immer hat die A. colica media eine Verbindung zur A. colica sinistra (**RIOLAN-Anastomose;** ➤ Abb. 7.22). Gelegentlich wird die Verbindung als DRUMMOND-Anastomose bezeichnet, wenn sie in einer darmnahen Arkade gelegen ist. Diese Bezeichnung ist allerdings im deutschsprachigen Raum in der Klinik wenig gebräuchlich und auch im angloamerikanischen Sprachgebrauch wird der Begriff der „DRUMMOND's artery" nicht speziell für Gefäßverbindungen an der linken Kolonflexur verwendet, sondern bezeichnet die Gefäße als Marginalarterie (A. marginalis coli), die direkt den verschiedenen Abschnitten des Dickdarms anliegen (also auch z. B. dem Colon ascendens). Dennoch führt die Verwendung des Begriffs DRUMMOND-Anastomose z.T. zur Verwirrung und verleitet zu der falschen Annahme, die **RIOLAN-Anastomose** wäre nur ausnahmsweise vorhanden, wenn der aufsteigende Ast der A. colica sinistra sich bereits in einer darmfernen Arkade mit der A. colica media verbindet.

MERKE

Die **Versorgungsgebiete** zwischen den Darmarterien entsprechen den entwicklungsgeschichtlichen Darmabschnitten. An den Grenzen im Bereich von Duodenum und linker Kolonflexur ermöglichen Anastomosen suffiziente **Umgehungskreisläufe.** Die wichtigste Gefäßverbindung in der Chirurgie ist die regelmäßig vorhandene **RIOLAN-Anastomose.** Dagegen werden die Bezeichnungen BÜHLER- und DRUMMOND-Anastomose nicht überall in der Klinik verwendet.

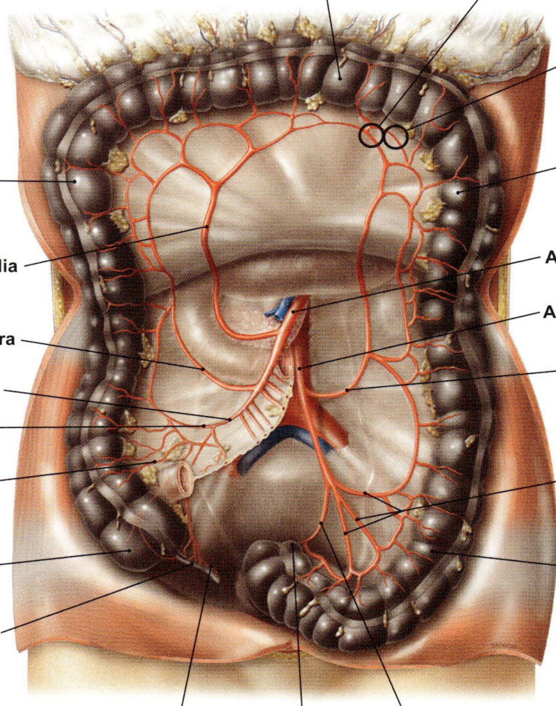

Abb. 7.22 Arterien des Dickdarms. Ansicht von ventral. Colon transversum hochgeklappt. [S700-L238]/[G1069]

Klinik

Die **Kurzschlussverbindungen** zwischen A. colica media und A. colica sinistra, die klinisch meist zusammenfassend als RIOLAN-Anastomose bezeichnet werden, spielen bei Durchblutungsstörungen, z. B. bei Arteriosklerose oder durch ein verschlepptes Blutgerinnsel (Embolie), eine Rolle. Ähnliche Verbindungen gibt es im Bereich des Duodenums und des Rectums. Sogar der komplette Verschluss einer der 3 unpaaren Baucharterien (Truncus coeliacus, A. mesenterica superior, A. mesenterica inferior) kann dadurch meist kompensiert werden, ohne dass es zu einem Darminfarkt kommt. Durchblutungsstörungen des Darms sind meist durch nach dem Essen auftretende (postprandiale) Bauchschmerzen gekennzeichnet. Die Kollateralkreisläufe über das Rectum können nicht nur der Versorgung des Dickdarms dienen, sondern beim Verschluss der distalen Aorta oder der A. iliaca communis auch über die A. rectalis media und über die A. iliaca interna eine gewisse Blutversorgung der Beine aufrechterhalten.
Bei **Kolonkarzinomen** wird in der Regel eine **Hemikolektomie** durchgeführt. Bei einem Tumor im Colon descendens wird im Rahmen einer linksseitigen Hemikolektomie das Colon descendens zusammen mit der gesamten A. mesenterica inferior entfernt. Dagegen kann bei einer rechtsseitigen Hemikolektomie zur Behandlung eines Tumors im Colon ascendens nicht der Darm mit der ganzen A. mesenterica superior abgesetzt werden, da diese auch den größten Teil des Dünndarms versorgt. Dementsprechend werden neben dem Colon ascendens nur die A. colica dextra und bei einer erweiterten rechtsseitigen Hemikolektomie auch noch das Colon transversum mit der A. colica media reseziert.

7.2.9 Venen des Darms

Die Venen entsprechen den Arterien und münden in die Hauptstämme der Pfortader (V. portae hepatis) (➤ Abb. 7.23, ➤ Abb. 7.32). Die **V. mesenterica superior** vereinigt sich hinter dem Pankreashals mit der V. splenica zur V. portae hepatis. Sie hat folgende Äste:

- V. gastroomentalis dextra
- Vv. pancreaticoduodenales (die V. pancreaticoduodenalis superior posterior mündet direkt in die Pfortader)
- Vv. pancreaticae
- Vv. jejunales und ileales
- V. ileocolica
- V. colica dextra
- V. colica media

Die zuführenden Venen münden dabei nicht alle einzeln in die V. mesenterica superior. Meist nimmt die V. gastroomentalis dextra die Vv. pancreaticoduodenales und auch die V. colica dextra und einen meist recht kräftigen Ast von der rechten Colon-Flexur auf, sodass in der Klinik teilweise der Begriff „Truncus gastropancreaticocolicus HENLE“ verwendet wird (➤ Abb. 7.23).
Die **V. mesenterica inferior** mündet meist (in 70 % der Fälle) in die V. splenica, in den übrigen Fällen (30 %) in die V. mesenterica superior oder den Ursprung der Pfortader. Äste der V. mesenterica inferior sind:

- V. colica sinistra
- Vv. sigmoideae
- V. rectalis superior: drainiert das meiste Blut des Rectums und des oberen Analkanals – die Vene hat Verbindung zur V. rectalis media und zur V. rectalis inferior, die das Blut zur V. cava inferior führen

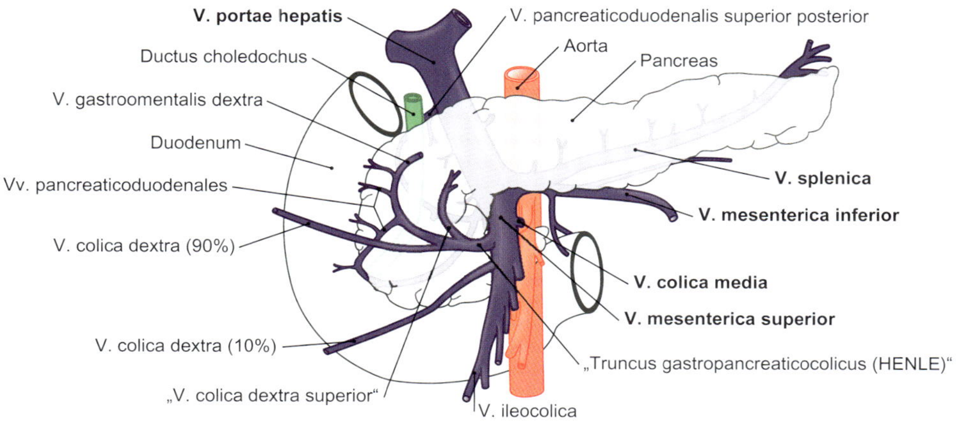

Abb. 7.23 Venen des Darms (Intestinum) mit Einmündung in die Pfortader. Ansicht von ventral. [S700-L303]~[G1072]

Klinik

Bei Hochdruck im Pfortaderkreislauf (portale Hypertonie), z. B. bei Leberzirrhose, können sich Verbindungen zum Stromgebiet der V. cava superior und V. cava inferior **(portokavale Anastomosen)** öffnen oder ausbilden (➤ Abb. 7.33). Zu diesen zählen auch Verbindungen der V. rectalis superior zur V. rectalis media und V. rectalis inferior, die das Blut zur V. cava inferior abführen. Diese führen jedoch nicht, wie manchmal angenommen, zur Ausbildung von Hämorrhoiden. Bei der Gabe von Suppositorien sollte man sich allerdings vor Augen führen, dass die Wirkstoffe hier gezielt über die unteren Venen des Rectums in den Körperkreislauf eingebracht werden, um die Pfortader und damit die Leber zu umgehen, die die Wirkstoffe sonst teilweise bereits abbaut und ausscheidet.
Die Einmündung der Venen von Colon ascendens und transversum in die V. mesenterica superior ist für die Viszeralchirurgie wieder interessant geworden, da man bei der Entfernung der rechten Colonhälfte (**Hemicolektomie** rechts), meist zur Behandlung eines **Colonkarzinoms,** Einblutungen durch Gefäßverletzungen vermeiden, umgekehrt aber alle drainierenden Lymphknoten ausräumen möchte. Daher wird der „Truncus gastropancreaticocolicus HENLE" als Orientierungsstruktur für wichtig gehalten.

7.2.10 Lymphgefäße des Darms

Der Darm hat **2 große Lymphabflussgebiete,** in denen 100 bis 200 Lymphknoten in mehreren Lymphabflussstationen hintereinandergeschaltet sind (➤ Tab. 7.4, ➤ Abb. 7.24).
Die Lymphe aus dem gesamten intraperitonealen Dünndarmkonvolut sowie vom „rechtsseitigen Dickdarm" (Caecum, Colon ascendens und transversum) wird schließlich zu den **Nodi lymphoidei mesenterici superiores** entlang der A. mesenterica superior geleitet, bevor sie über die Trunci intestinales dem Ductus thoracicus zugeführt wird.
Dagegen wird der „linksseitige Dickdarm" (Colon descendens und Colon sigmoideum, proximales Rektum) zu den **Nodi lymphoidei mesenterici inferiores** drainiert, von denen die Lymphe über die beiden Trunci lumbales in den Ductus thoracicus gelangt.
Die Lymphe aus dem Duodenum dagegen wird über die **Nodi lymphoidei pancreaticoduodenales** und die **Nodi lymphoidei hepatici** entlang der entsprechenden Arterien entweder den Nodi lymphoidei coeliaci oder ebenfalls den Nodi lymphoidei mesenterici superiores zugeleitet.

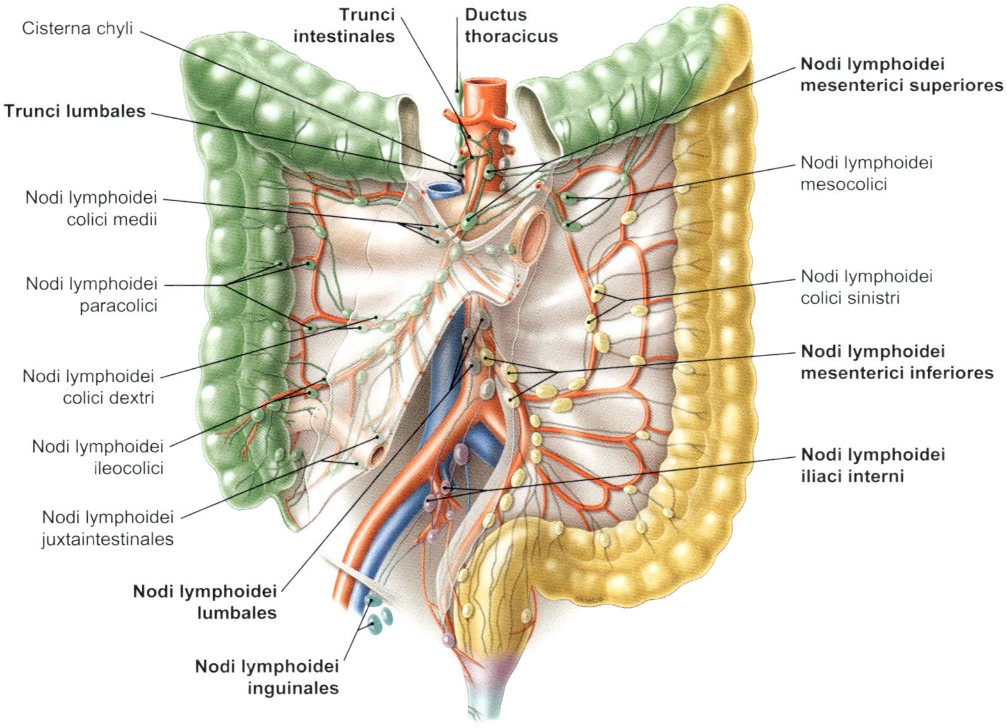

Abb. 7.24 Lymphgefäße und regionäre Lymphknoten von Dünndarm und Dickdarm. Die einzelnen Lymphknotengruppen sind entsprechend ihren Einzugsgebieten in unterschiedlichen Farben dargestellt. [S700-L238]~[G1073]

Tab. 7.4 Lymphabflussstationen des Darms.

Lymphabflussstation	Lage
Lymphabflussstationen des Duodenums	
Nodi lymphoidei pancreaticoduodenales	am Pankreaskopf
Nodi lymphoidei hepatici	entlang der A. hepatica
„Nodi lymphoidei gastroduodenales"	entlang der A. gastroduodenalis
Nodi lymphoidei coeliaci	retroperitoneal
Nodi lymphoidei mesenterici superiores	entlang der A. mesenterica superior bis zum Abgang (überwiegend intraperitoneal)
Lymphabflussstationen von Jejunum und Ileum	
Nodi lymphoidei juxtaintestinales	direkt am Ansatz des Mesenteriums am Darm
Nodi lymphoidei superiores centrales	entlang der A. mesenterica superior
Nodi lymphoidei mesenterici superiores	entlang der A. mesenterica superior bis zum Abgang (überwiegend intraperitoneal)
Lymphabflussstationen von Caecum, Appendix, Colon ascendens und Colon transversum	
Nodi lymphoidei paracolici	an der Gefäßarkade direkt am Darm
Nodi lymphoidei precaecales	an der Gefäßarkade direkt am Darm
Nodi lymphoidei retrocaecales	an der Gefäßarkade direkt am Darm
Nodi lymphoidei appendiculares	an der Gefäßarkade direkt am Darm
Nodi lymphoidei ileocolici	entlang der A. ileocolica
Nodi lymphoidei colici dextri	entlang der A. colica dextra
Nodi lymphoidei colici medii	entlang der A. colica media
Nodi lymphoidei mesocolici	am Mesocolon transversum
Nodi lymphoidei superiores centrales	entlang der A. mesenterica superior
Nodi lymphoidei mesenterici superiores	entlang der A. mesenterica superior bis zum Abgang (überwiegend intraperitoneal)
Lymphabflussstationen von Colon descendens und Colon sigmoideum sowie proximalem Rectum	
Nodi lymphoidei paracolici	an der Gefäßarkade direkt am Darm
Nodi lymphoidei rectales superiores	an der Gefäßarkade direkt am Darm
Nodi lymphoidei mesenterici inferiores	an Stamm und Abgang der A. mesenterica inferior (retroperitoneal)

Klinik

Die **Lymphdrainage** spielt bei der Diagnostik von **Kolonkarzinomen** eine Rolle, da die Therapie auch vom Krankheitsstadium (Staging) abhängt. Bei einem Tumor im Colon ascendens oder im Colon transversum sollte bei einer rechten Hemikolektomie nach Lymphknotenmetastasen im Drainagegebiet der Nodi lymphoidei mesenterici superiores gesucht werden. Da die A. mesenterica superior nicht komplett entfernt werden kann, wird hier neuerdings der venöse„Truncus gastropancreaticocolicus HENLE" aufgesucht, um die drainierenden Lymphknoten zusammen mit dem ehemaligen Mesocolon ascendens zu resezieren (komplette mesokolische Exzision), das in der TOLDT-Fusionsfaszie aufgegangen ist. Bei einem Tumor im Colon descendens sind dagegen die Lymphknoten im Einzugsgebiet der Nodi lymphoidei mesenterici inferiores relevant. Diese haben aufgrund des retroperitonealen Verlaufs der A. mesenterica inferior, an der sie liegen, häufig Anschluss an andere retroperitoneale Lymphknoten (Nodi lymphoidei lumbales).

7.2.11 Innervation des Darms

Der Darm wird wie die meisten Eingeweide sowohl vom Sympathikus als auch vom Parasympathikus innerviert. Der **Parasympathikus** fördert die Peristaltik und die Sekretion der Drüsen der Darmschleimhaut. Der **Sympathikus** dagegen hemmt diese Funktion sowie auch die Durchblutung der Schleimhaut und damit die Nährstoffresorption, aktiviert aber die Muskulatur der Ileozäkalklappe.

Den Darm innervieren der **Plexus coeliacus** sowie die **Plexus mesenterici superior und inferior** (Plexus aorticus abdominalis mit sympathischen Ganglien). Die Plexus enthalten sympathische und parasympathische Fasern, wobei die sympathischen Fasern in den gleichnamigen Ganglien (Ganglia coeliaca, Ganglia mesenterica superiora und inferiora) auf postganglionäre Fasern verschaltet werden, während die parasympathischen Nervenfasern präganglionär sind und erst in den Nervengeflechten innerhalb der Darmwand **(enterales Nervensystem)** auf postganglionäre Neurone treffen (➤ Abb. 7.54).
Während die sympathischen Neurone vom Plexus coeliacus zum Plexus mesentericus superior von kranial nach kaudal absteigen und für den Plexus mesentericus inferior zusätzlich Nervenfasern aus den Nn. splanchnici lumbales erhalten, endet das Versorgungsgebiet des N. vagus (kranialer Parasympathikus) an der linken Kolonflexur und damit mit dem Plexus mesentericus superior (traditionell als CANNON-BÖHM-Punkt bezeichnet).
Die „linksseitigen Dickdarmabschnitte" erhalten ihre Nervenfasern aus dem sakralen Parasympathikus (S2–4), wo sie als **Nn. splanchnici pelvici** austreten und dann im **Plexus hypogastricus inferior** in der Umgebung des Rectums auf postganglionäre Neurone verschaltet werden. Die postganglionären Nervenfasern steigen nur zu einem geringen Teil zum Plexus mesentericus inferior auf, der Großteil gelangt überwiegend als direkte Äste zu Colon descendens und Colon sigmoideum sowie zum proximalen Rectum (➤ Abb. 7.53). Die perivaskulären Nervengeflechte erreichen dann die jeweiligen Darmabschnitte (➤ Tab. 7.5).
Sympathikus und Parasympathikus besitzen auch **afferente Nervenfasern.** Die Zone des übertragenen Schmerzes auf der Rumpf-

wand (**HEAD-Zone**) für den **Dünndarm** entspricht dem **Dermatom T10** und für den **Dickdarm** dem **Dermatom T11–L1**. Allerdings ist die Schmerzlokalisation meist sehr unbestimmt in der periumbilikalen und epigastrischen Region, beim Colon ascendens und Colon descendens dagegen eher rechts bzw. links.
Zur allgemeinen Organisation des vegetativen Nervensystems im Bauchraum ➤ Kap. 7.8.5.

Klinik

Der Plexus coeliacus ist das stärkste Geflecht auf der Aorta abdominalis und wird umgangssprachlich in Anlehnung an einen alten anatomischen Begriff auch als „Sonnengeflecht" oder „Solarplexus" bezeichnet. Ein Schlag in den Bauchraum kann über viszerale Reflexe zu **Blutdruckabfall und Atemnot** führen.
Für die Diagnose der **Appendizitis** ist die typische Veränderung der Projektion der Schmerzen wichtig. Anfangs wird der Schmerz diffus periumbilikal oder im zentralen Oberbauch angegeben, da die Zuordnung der vegetativen Afferenzen zu bestimmten Abschnitten der Bauchwand sehr ungenau ist. Wenn später dann das parietale Peritoneum auf der Faszie des M. iliopsoas gereizt wird, verlagert sich der Schmerz in den rechten Unterbauch.
Die Lagebeziehung zum M. iliopsoas erklärt auch das **„Psoaszeichen"**, bei dem bewegungsabhängig – meist durch Anspannung des Muskels bei Beugung in der Hüfte – der Schmerz zunimmt. Entsprechend können Erkrankungen in Colon descendens und sigmoideum – z. B. Entzündungen von Aussackungen der Darmwand **(Divertikulitis bei Divertikulose)**, die bei älteren Menschen sehr häufig sind – zu Schmerzen im linken Unterbauch führen und über den Plexus lumbalis auch auf die Vorderseite des linken Oberschenkels ausstrahlen.

Tab. 7.5 Innervation des Darms.

Darmabschnitt	Innervation
Duodenum	sympathisch (T5–12) und parasympathisch (N. vagus) über Plexus coeliacus und Plexus mesentericus superior (Partes superior und descendens bis zur Papilla duodeni major direkt vom Truncus vagalis anterior über Rr. hepatici)
Jejunum bis Colon transversum	sympathisch (T5–12) und parasympathisch (N. vagus) über Plexus mesentericus superior
Colon descendens bis oberer Analkanal	sympathisch (L1–2) über Plexus mesentericus inferior, parasympathisch (S2–4) über Plexus hypogastricus inferior

MERKE
Entwicklungsgeschichtlich bedingt wechseln an der **linken Kolonflexur** die Versorgungsgebiete aller Leitungsbahnen:
- Blutgefäße: A. und V. mesenterica superior ↔ A. und V. mesenterica inferior
- Lymphknoten: Nodi lymphoidei mesenterici superiores ↔ Nodi lymphoidei mesenterici inferiores
- sympathische Innervation: Plexus mesentericus superior ↔ Plexus mesentericus inferior
- parasympathische Innervation: N. vagus ↔ N. splanchnici pelvici (CANNON-BÖHM-Punkt)

7.3 Leber

Kompetenzen

Nach Bearbeitung dieses Lehrbuchkapitels sollten Sie in der Lage sein:
- die vitale Bedeutung der Leber mit ihren verschiedenen Funktionen erkannt zu haben
- die Lage der Leber und ihrer Peritonealduplikaturen im Oberbauch zu zeigen und aus der Entwicklung heraus zu beschreiben
- die Unterschiede zwischen anatomischer und funktioneller Gliederung der Leber einschließlich der Lebersegmente am Präparat zu zeigen und die klinische Bedeutung zu erklären
- die arterielle, lymphatische und vegetative Versorgung der Leber zu kennen
- die sensorische Innervation der Leberkapsel zu erklären
- das Pfortadersystem mit portokavalen Anastomosen und deren klinische Bedeutung im Detail zu erfassen

7.3.1 Überblick

Die **Leber (Hepar)** ist das zentrale Stoffwechselorgan und das größte Verdauungsorgan sowie die größte Drüse (1 200–1 800 g) des Körpers.
Sie liegt **intraperitoneal** im rechten Oberbauch (➤ Abb. 7.25), gliedert sich in 2 große Lappen und hat eine rotbraune Farbe. Durch ihre Größe, ihren Bau und nicht zuletzt durch ihre Fixierung in der Umgebung bestimmt sie den gesamten Situs des Oberbauchs. Aufgrund der Verwachsung mit dem Zwerchfell folgt sie den Atemexkursionen.

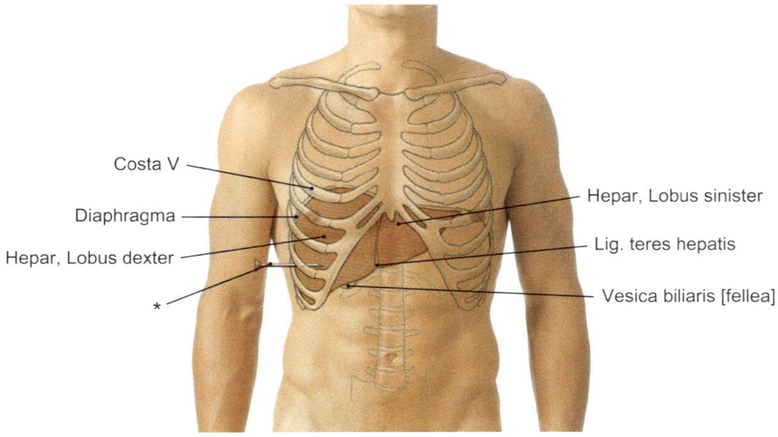

Abb. 7.25 Projektion der Leber auf die vordere Rumpfwand in Atemmittelstellung; * Nadellage bei der Leberpunktion. [S700]

7.3.2 Funktionen der Leber

Die Leber hat vielfältigste Funktionen und ist absolut lebensnotwendig.
Funktionen:
- zentrales Stoffwechselorgan und Nährstoffspeicher (Glykogen, Fette, Aminosäuren, Vitamine, Metalle)
- Entgiftungs- und Ausscheidungsfunktion
- Produktion von Galle (exokrine Drüse)
- Produktion von Plasmaproteinen (Gerinnung, onkotischer Druck, Hormone)
- Bildung von Hormonen (endokrine Drüse)
- Immunabwehr
- Abbau von Erythrozyten (bei Hämolyse) sowie Blutbildung (Fetalperiode)

Die Leber nimmt die im Darm resorbierten Nährstoffe auf, die ihr überwiegend über die Pfortader (Glukose, Aminosäuren, Fettsäuren, Vitamine) oder wie bei den Lipiden als Lipoproteine über den Umweg des systemischen Blutkreislaufs zugeführt werden. Die Bedeutung der Leber als zentrales Stoffwechselorgan wird auch daraus ersichtlich, dass manche Stoffwechselvorgänge (z. B. der Harnstoffzyklus) exklusiv nur in der Leber stattfinden.
Glukose wird je nach Bedarf in Glykogen umgewandelt, das wie verschiedene Vitamine (Vitamin A, Vitamin B_{12}, Folsäure) sowie Eisen und Kupfer **gespeichert** wird.
Aus den Aminosäuren werden unterschiedlichste Plasmaproteine wie Albumin, Faktoren der Blutgerinnung, Hormone und deren Vorstufen sowie Komplementproteine der unspezifischen Immunabwehr **synthetisiert.** Die Leber wandelt Lipoproteine aus dem Darm so um, dass sie von den Geweben des Körpers genutzt werden können, und ist zudem die zentrale Bildungsstätte für Cholesterin, das in Abhängigkeit vom Nahrungsangebot gebildet wird. Das Cholesterin wird auch zu Gallensäuren umgewandelt, die als Hauptbestandteile der **Galle** vielfältige Aufgaben übernehmen. Galle wird nach Abgabe in die Gallenwege in der Gallenblase gespeichert. Bei Nahrungsaufnahme wird sie in den Darm entleert. Dadurch wird für den Körper die Abgabe von Cholesterin möglich und gleichzeitig auch die Fettverdauung unterstützt.
Neben der Niere ist die Leber das zweite große **Ausscheidungsorgan.** Manche körpereigene (z. B. Bilirubin) oder körperfremde Stoffe (z. B. Medikamente) werden entgiftet und über die Galle in den Darm abgeführt oder in das Blut zur Ausscheidung über die Niere abgegeben.
Neben Plasmaproteinen sind auch spezifische Zelltypen in der Leber (z. B. KUPFFER-Zellen) an der Regulation der **Immunabwehr** beteiligt. Die Leber kann unter besonderen Umständen auch Bildung und Abbau von Blutzellen übernehmen. So kann sie bei gesteigertem Umsatz von roten Blutkörperchen (Erythrozyten) deren Abbau oder bei einem Mangel das Knochenmark bei der **Blutbildung** unterstützen. Im Normalfall ist die Leber wie die Milz aber nur in der Fetalzeit für die Blutbildung verantwortlich.

7.3.3 Entwicklung von Leber und Gallenblase

Die Epithelien von Leber (Hepatozyten) und Gallensystem entstammen dem **Endoderm** des Vorderdarms auf Höhe des späteren Duodenums. Das Endoderm bildet in der *4. Woche* eine nach ventral gerichtete Knospe (Leberdivertikel), die sich in eine obere Leberanlage und eine untere **Anlage für das Gallensystem** teilt (Gallenblase und Ductus cysticus; ➤ Abb. 7.26). Der Stiel des Leberdivertikels wird dabei zum **Ductus choledochus.** Das Epithel der Leberanlage wächst weiter in das Septum transversum ein, das das Bindegewebe der Leber und die Inseln der Blutbildung stellt. Die sich bildenden Blutgefäße erhalten Anschluss an die Nabelvene (V. umbilicalis), die das sauerstoffreiche Blut aus der Placenta führt. Die Leber verlagert sich dann zunehmend in das Mesogastrium ventrale hinein, das zunächst dem Septum transversum entspricht, und teilt es dadurch in ein Mesohepaticum ventrale und ein Meso-

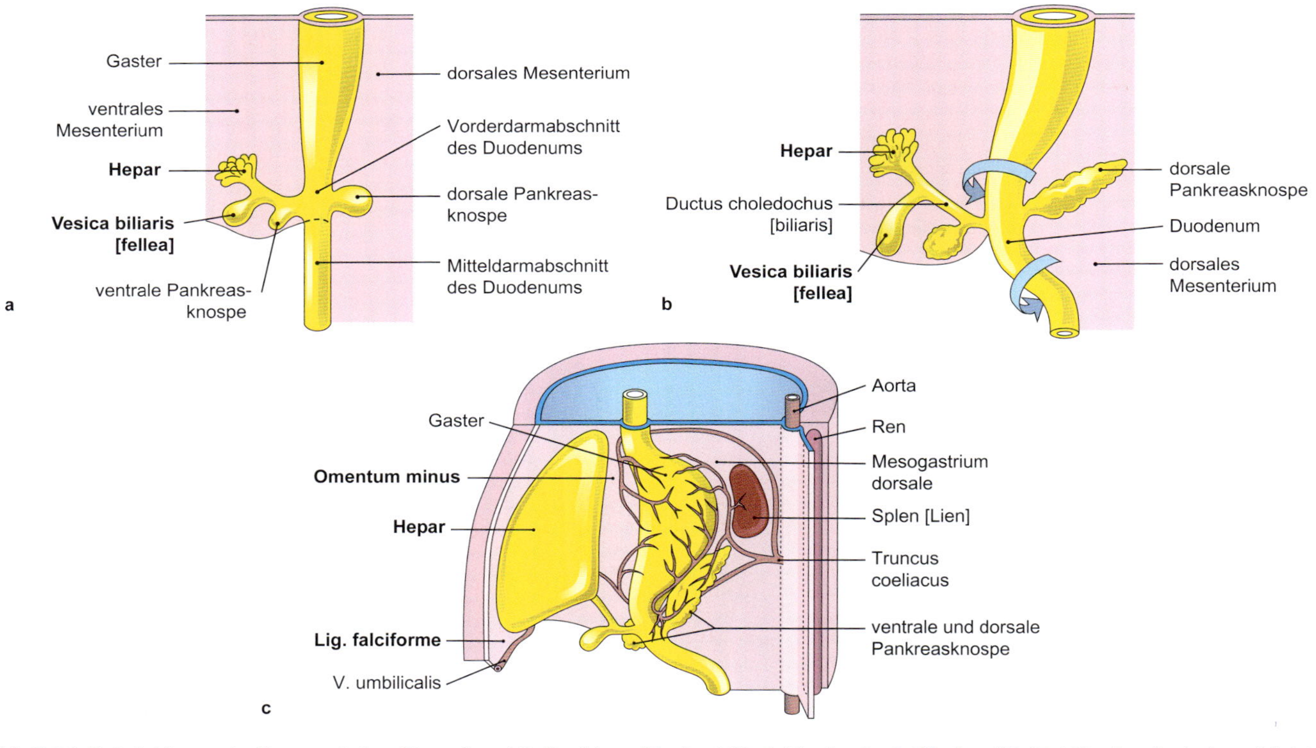

Abb. 7.26 Entwicklungsstadien von Leber (Hepar) und Gallenblase (Vesica biliaris) in der 4.–5. Woche. [E347-11] **a** Das Endoderm bildet in der 4. Woche eine nach ventral gerichtete Knospe. **b** Mit der Drehung des Darmrohrs drehen sich auch die Anlagen von Leber und Gallenblase. **c** Die Leber verlagert sich zunehmend in das Mesogastrium ventrale hinein.

hepaticum dorsale. Durch die Magendrehung wird das **Mesohepaticum dorsale** zum **Omentum minus** ausgezogen, das die Leber mit Magen und Duodenum verbindet. Da sich auch die Bauchhöhle vergrößert, trennt sich die Leber weitgehend von der vorderen Rumpfwand ab, sodass auch das **Mesohepaticum ventrale** zu einer dünnen Peritonealduplikatur verlängert wird. Die Leber wird dadurch weitgehend von Peritoneum viscerale bedeckt und bleibt nur kranial mit ihrer Area nuda am Zwerchfell verwachsen, das teils aus dem Septum transversum hervorgeht. Aus dem Mesohepaticum ventrale bildet sich das **Lig. falciforme hepatis** als Verbindung zur vorderen Rumpfwand, in dessen unteren freien Rand die V. umbilicalis eingebettet ist, die später zum Lig. teres hepatis obliteriert.

7.3.4 Projektion der Leber

Die Leber liegt **intraperitoneal** und nimmt den größten Teil des rechten Oberbauchs ein (➤ Abb. 7.25). Auf der linken Seite reicht die Leber mit ihrem linken Lappen bis in den linken Oberbauch hinüber (ungefähr bis zur linken Medioklavikularlinie, MCL), wo sie vor dem Magen liegt.
Der Oberrand des rechten Leberlappens projiziert bei normaler Stellung des Zwerchfells, dem die Leber direkt anliegt, auf den 4. Zwischenrippenraum (Interkostalraum, ICR), der linke etwas tiefer auf die V. Rippe. Aufgrund der Wölbung des Zwerchfells wird die Leber dabei vorne und hinten z. T. von der Pleurahöhle überlagert. Der untere Leberrand ist bei normaler Anatomie bis zur rechten MCL vom Rippenbogen bedeckt.
Insgesamt ist zu beachten, dass die Lage der Leber aufgrund ihrer Verwachsung mit dem Zwerchfell atemabhängig ist (senkt sich bei Ein-, hebt sich bei Ausatmung).

Klinik

Die Untersuchung der Leber mit **Bestimmung der Lebergröße** gehört zu jeder vollständigen körperlichen Untersuchung, da Konsistenz und Größe erste Hinweise auf krankhafte Veränderungen geben können, z. B. Leberverfettung (bei Adipositas, Diabetes mellitus, Alkoholabusus), Entzündung (Hepatitis) bei Infektion mit Hepatitisviren oder Alkoholmissbrauch oder Leberzirrhose als pathologische Endstrecke der meisten chronischen Lebererkrankungen. Die Bestimmung der Lage des unteren Leberrandes reicht zur Abschätzung der Lebergröße nicht aus, da diese auch von der Größe der Lunge und der Stellung des Zwerchfells abhängt. Bei vergrößerter Lunge, z. B. bei einem Lungenemphysem beim Raucher, kann die Leber tastbar sein, ohne vergrößert zu sein. Daher wird bei der Untersuchung am liegenden Patienten nicht nur der untere Leberrand durch Tasten (Palpation) unter Einatmung, sondern auch der obere Leberrand durch Klopfen (Perkussion) auf den Brustkorb bestimmt. Zur Abschätzung der Lebergröße gilt als grobes Richtmaß, dass die Leber in der rechten MCL nicht mehr als 12 cm im kraniokaudalen Durchmesser einnehmen sollte.
Die Projektion der Leber spielt auch bei diagnostischen Eingriffen wie der **Leberpunktion** eine Rolle, bei der gewährleistet sein muss, dass nicht versehentlich andere Organe wie Lungen oder Nieren verletzt werden.

MERKE
Die Leber liegt intraperitoneal im rechten Oberbauch und ist in Atemmittellage bei **normaler Anatomie nicht** unter dem rechten Rippenbogen **tastbar.** Ihre Position wird aber maßgeblich durch die Größe der Lunge und die Stellung des Zwerchfells mitbestimmt, sodass nicht immer eine Vergrößerung der Leber vorliegen muss, wenn sie tastbar ist.

7.3.5 Aufbau

Die Leber gliedert sich in einen großen rechten und einen kleinen linken Leberlappen (**Lobus hepatis dexter** und **Lobus hepatis sinister**), die vorne vom **Lig. falciforme hepatis** voneinander getrennt werden. Am Unterrand des Lig. falciforme, das nach vorne zur Bauchwand zieht, liegt das **Lig. teres hepatis** (Relikt der V. umbilicalis).
Man unterscheidet eine dem Zwerchfell anliegende Oberseite (Facies diaphragmatica) und eine den Eingeweiden zugewandte Unterseite (Facies visceralis), die vorne vom Unterrand (Margo inferior) begrenzt wird (➤ Abb. 7.27). Die **Facies diaphragmatica** ist teilweise mit dem Zwerchfell verwachsen und hier nicht mit Peritoneum viscerale bedeckt (Area nuda).
Auf der **Facies visceralis** setzt sich der durch das Lig. teres hepatis hervorgerufene Einschnitt (Fissura ligamenti teretis) bis zur Leberpforte (Porta hepatis) fort.
In der **Leberpforte** treten die rechten bzw. linken Hauptstämme der Leitungsbahnen der Leber meist in folgender Anordnung ein bzw. aus:

- Ductus hepaticus communis (rechts)
- A. hepatica propria (links)
- V. portae hepatis (hinten)

Nach kranial setzt das Lig. venosum (ARANTII; Relikt des Ductus venosus des Fetalkreislaufs) den Verlauf des Lig. teres hepatis fort.
Auf der rechten Seite der Leberpforte liegt oben in einer Einbuchtung die V. cava inferior und unten die **Gallenblase (Vesica biliaris)** im Gallenblasenbett (Fossa vesicae biliaris). Diese enge Beziehung der V. cava inferior und ihrer zuführenden Lebervenen ist für die Stabilität der Leber wichtig. Durch Lig. teres hepatis, Lig. venosum, V. cava inferior und Gallenblase entsteht eine H-förmige Struktur, deren Querbalken die Leberpforte darstellt. Ventral und dorsal der Leberpforte werden auf der Unterseite des rechten Leberlappens 2 annähernd viereckige Bereiche abgegrenzt, die ventral als **Lobus quadratus** und dorsal als **Lobus caudatus** bezeichnet werden. Diese Bezeichnungen sind irreführend, da es sich eher um Fortsätze handelt als um eigenständige Lappen.
Die Leber ist an 4 größeren Stellen nicht von Peritoneum bedeckt:

- Area nuda
- Leberpforte
- Gallenblasenbett
- Bucht der V. cava inferior

7.3.6 Teile und Segmente der Leber

Die Leber ist in **8 funktionelle Segmente** untergliedert. Dabei unterteilen die annähernd vertikal verlaufenden 3 Lebervenen (Vv. hepaticae; ➤ Abb. 7.28), die mit ihrem umgebenden Bindegewebe als Fissuren bezeichnet werden, die Leber in 4 nebeneinanderliegende Divisionen. Die **Divisio lateralis sinistra** entspricht dem linken anatomischen Leberlappen und reicht damit bis an das Lig. falciforme heran, hinter dem die linke Lebervene in der Fissura umbilicalis verläuft. Zwischen dem Lig. falciforme und der Gallenblase, auf deren Höhe die mittlere Lebervene in der Fissura portalis principalis liegt, erstreckt sich die **Divisio medialis sinistra.** Nach rechts folgen dann die **Divisiones medialis und lateralis dextra,** die durch die rechte Lebervene in der Fissura portalis dextra getrennt werden, was auf der äußeren Oberfläche allerdings an keiner Landmarke erkennbar ist.
Diese 4 vertikalen Divisionen werden durch die Äste der Leitungsbahnen der **Lebertrias** (V. portae hepatis, A. hepatica propria, Ductus hepaticus communis) in **8 Lebersegmente** untergliedert. Segment I entspricht dabei ungefähr dem Lobus caudatus, die Seg-

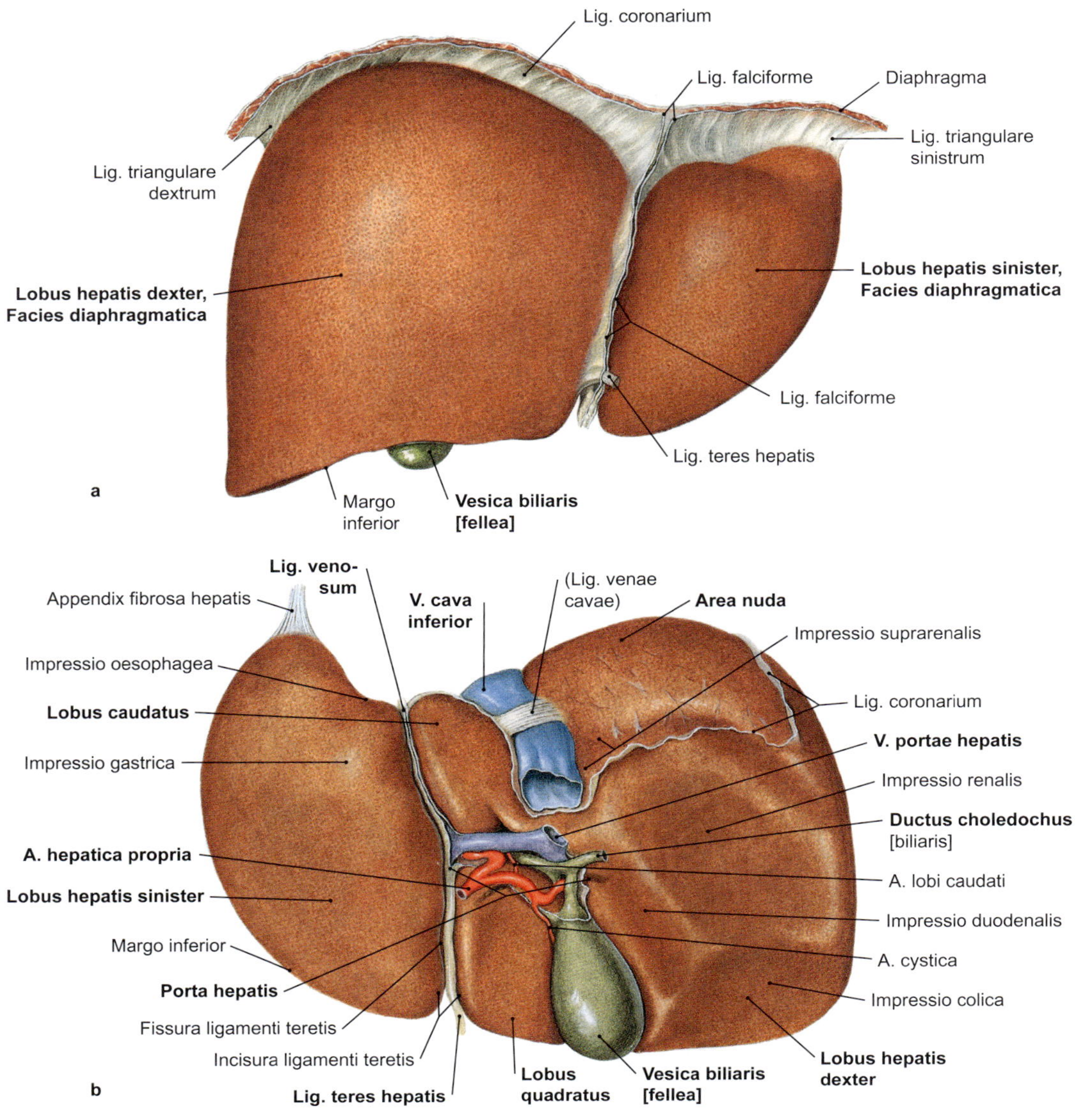

Abb. 7.27 Leber (Hepar). [S700] **a** Ansicht von ventral. **b** Ansicht von dorsokaudal.

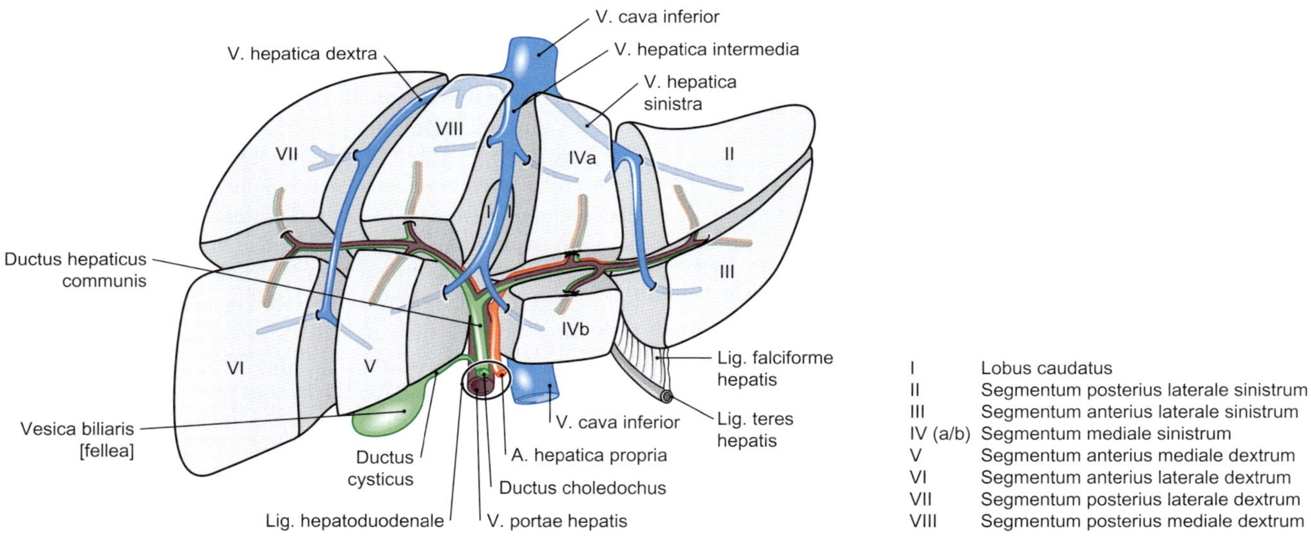

Abb. 7.28 Lebersegmente und ihre Beziehung zu den intrahepatischen Gefäßen und Gallengängen. Ansicht von ventral. [S700-L126]/[B500~M282/L132]

mente II und III dem anatomisch linken Leberlappen, das Segment IV der Divisio medialis sinistra und die Segmente V–VIII dem Rest des anatomisch rechten Leberlappens, wobei Letztere im Uhrzeigersinn nummeriert werden. Der Lobus quadratus ist Teil des Segments IVb. Nachträglich wurde ein neuntes Segment beschrieben, das zwischen Segment VIII und I liegt, bisher aber in der Chirurgie kaum berücksichtigt wird.
Funktionell ist wichtig, dass die **Segmente I–IV** von den linken Ästen der Lebertrias versorgt werden und damit in Gegenüberstellung zu den makroskopisch erkennbaren Leberlappen zum linken Teil der Leber (Pars hepatis sinistra) zusammengefasst sind, während die **Segmente V–VIII** von den rechten Ästen der Leitungsbahnen abhängig sind und den funktionell rechten Teil der Leber (Pars hepatis dextra) darstellen. Nur das Segment I wird regelmäßig von den Ästen beider Seiten versorgt und erhält gelegentlich einen eigenständigen Ast aus der A. hepatica propria.
Damit liegt die Grenze zwischen dem funktionell rechten und dem funktionell linken Teil der Leber in der sagittalen Ebene zwischen V. cava inferior und Gallenblase **(„Cava-Gallenblasen-Ebene“)** und nicht auf Höhe des Lig. falcifome hepatis.

Klinik

Die Lebersegmente haben große klinische Bedeutung für die **Viszeralchirurgie,** da sie, solange die Segmentgrenzen eingehalten werden, eine blutungsarme Resektion einzelner Leberanteile ermöglichen. So können bei krankhaften Prozessen, z. B. Lebermetastasen, mehrere einzelne Segmente in verschiedenen Teilen der Leber entfernt werden, ohne die Leber als Ganzes zu gefährden. Praktisch geht der Chirurg bei der Entfernung der Segmente so vor, dass er einzelne Äste der zuführenden Gefäße abbindet, um die abhängigen Lebersegmente sicher an ihrer mit der reduzierten Durchblutung einhergehenden Entfärbung identifizieren zu können. Das Lig. venosum (ARANTII) ist bei Leberteiltransplantationen eine wichtige Orientierungsmarke.

Klinik

Die Leber gliedert sich in **8 Segmente,** von denen die Segmente **I–IV** nach ihrer Blutversorgung zum funktionell **linken** Teil der Leber gehören und die Segmente **V–VIII** zum funktionell **rechten** Teil. Damit ist der funktionell linke Teil der Leber größer als der anatomisch linke Leberlappen.

7.3.7 Feinbau der Leber

Tipp: Die folgende kurze Erläuterung der Histologie dient dem Verständnis des Blutflusses durch die Leber und dem Verständnis, wie eine portale Hypertonie bei dessen Störung entsteht: Das Leberparenchym ist in Leberläppchen gegliedert (➤ Abb. 7.29). An deren Ecken liegen die **Periportalfelder,** in denen sich die Endäste der Lebertrias befinden. Im Zentrum des Leberläppchens liegt die **V. centralis,** die das Blut aus Blutgefäßen der Lebertrias, nachdem es an den Leberzellen (Hepatozyten) vorbeigeflossen ist, wieder sammelt und über die Vv. sublobulares den Vv. hepaticae zuführt. So können die Hepatozyten Nährstoffe und auszuscheidende Substanzen aus dem Blut aufnehmen und synthetisierte Stoffe wie Plasmaproteine abgeben. Dabei ist zu beachten, dass das Blut zum Zentrum des Läppchens fließt und damit in umgekehrter Richtung zur Galle, die zwischen den Hepatozyten zur Peripherie geleitet wird, wo sie in die intrahepatischen Gallengänge im Periportalfeld gelangt.

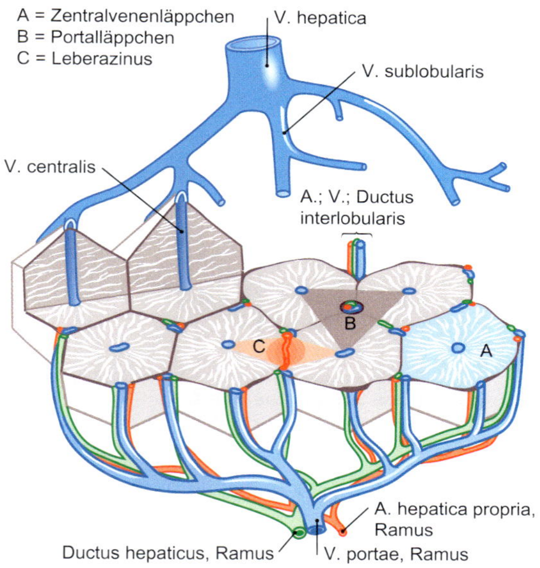

Abb. 7.29 Läppchengliederung des Leberparenchyms. [S700-L126]/[S133]

Klinik

Der Blutfluss in den Leberläppchen ist für die Aufrechterhaltung der Leberfunktion von großer Bedeutung. Wenn die Läppchenstruktur bei der **Leberzirrhose** durch knötchenförmige, bindegewebige Umorganisation (Pseudo-Läppchen) zerstört wird, ist der Blutfluss beeinträchtigt (➤ Abb. 7.30). Dadurch kommt es zum Rückstau des Bluts in die Pfortader und zu einem Anstieg des portalen Blutdrucks **(portale Hypertonie).** In der Folge können sich Umgehungskreisläufe (**portokavale Anastomosen,** ➤ Kap. 7.3.11) bilden.

7.3.8 Topografie

Beim Lebenden ist die Leber verformbar und passt sich der Form der umliegenden Organe an. Im fixierten Zustand hinterlassen die benachbarten Organe dagegen Abdrücke (Impressionen), die als Fixierungsartefakte anzusehen sind und keine Bedeutung haben. Sie geben allerdings über die Lagebeziehungen der Leber Auskunft. Die Leber hat direkte **Lagebeziehungen** zu folgenden benachbarten Organen (➤ Abb. 7.27):

- rechter Leberlappen: Niere, Nebenniere, Duodenum, Colon
- linker Leberlappen: Oesophagus, Magen

Die Leber ist durch eine Reihe von Peritonealduplikaturen, die als Bänder (Ligamenta) bezeichnet werden, oben im Bereich der Area nuda mit dem Zwerchfell, vorne mit der Bauchwand sowie kaudal mit den Nachbarorganen verbunden. Diese Bänder gehen aus dem ventralen „Meso“ des Darmrohrs (Mesogastrium ventrale) hervor. Auf der Facies diaphragmatica setzt sich das **Lig. falciforme hepatis** nach kranial in das **Lig. coronarium** fort. Dieses umgibt die Area nuda und läuft rechts und links in je ein **Lig. triangulare** als Verbindung zum Zwerchfell aus. Das Lig. triangulare sinistrum geht in die zipfelförmige Appendix fibrosa hepatis über. Unten schließt sich an das Lig. falciforme das **Lig. teres hepatis** an (Relikt der V. umbilicalis des Fetalkreislaufs). Beide Bänder ziehen zur vorderen Rumpfwand und enthalten feine Arterien, Venen (Vv. paraumbilicales) und Lymphbahnen, über die die Leber an die Leitungsbahnen der vorderen Rumpfwand Anschluss erhält.

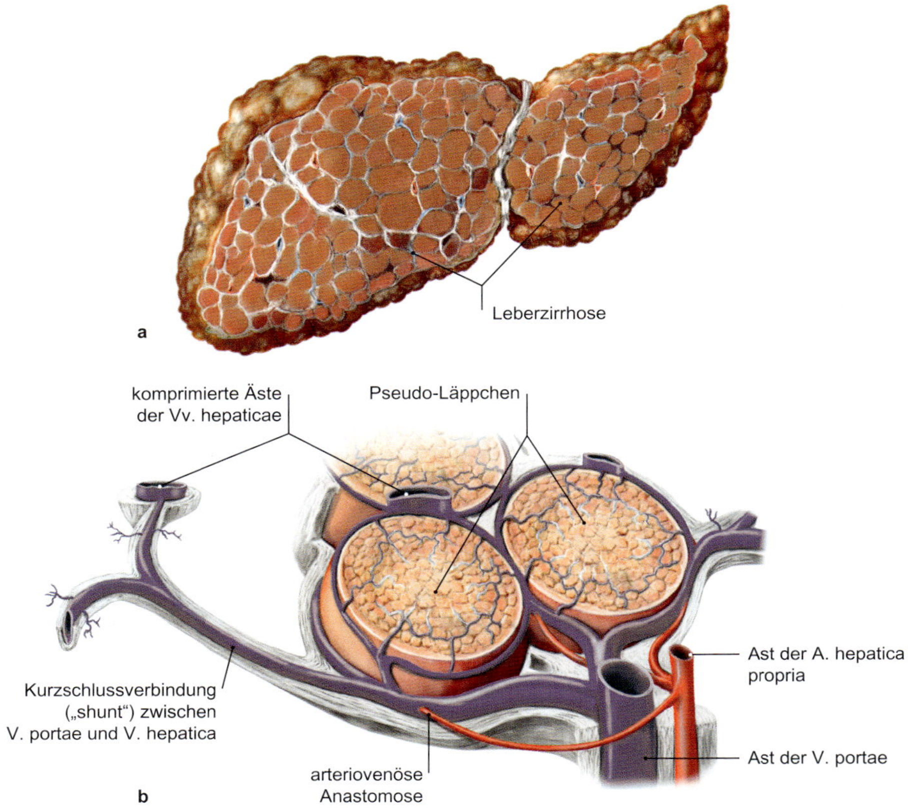

Abb. 7.30 Leberzirrhose. [S701-L266] **a** Schnitt durch die Leber. **b** Bildung von Pseudo-Läppchen.

Klinik

Die **Verbindungen der Leber** sind bei Operationen von großer Bedeutung. Das Lig. triangulare sinistrum stabilisiert den linken Leberlappen, wenn die (funktionell) rechte Leberhälfte entfernt werden muss, und verhindert dadurch eine Rotation des Lappens mit Störung des venösen Abflusses. Umgekehrt erlaubt die Spaltung des Lig. triangulare dextrum bzw. Lig. triangulare sinistrum die Mobilisierung des jeweiligen Leberlappens, wenn ein Zugang zu V. cava inferior, Oesophagus oder Zwerchfell notwendig ist. Aufgrund der arteriellen Verbindungen zwischen Segment IV und dem Stromgebiet der A. thoracica interna im Lig. teres hepatis muss dieses Band bei allen Operationen im rechten Oberbauch, die eine Mobilisierung der Leber erforderlich machen, in der Regel abgebunden oder koaguliert werden, um Blutungen zu vermeiden.

An der Facies visceralis entspringt das kleine Netz **(Omentum minus)**, das nach seinen Ansätzen in ein Lig. hepatogastricum und ein Lig. hepatoduodenale untergliedert wird. Im Lig. hepatogastricum verlaufen die parasympathischen Rr. hepatici von den Trunci vagales zur Leber und geben auf diesem Weg die Rr. pylorici zum Magen ab.
Im **Lig. hepatoduodenale** verlaufen die Leitungsbahnen in folgender Anordnung zur Leber:

- rechts: Ductus choledochus
- links: A. hepatica propria
- hinten: V. portae hepatis
- außerdem: Lymphbahnen, Lymphknoten und vegetative Nerven (Plexus hepaticus)

Unter dem Lig. hepatoduodenale befindet sich der Eingang in die Bursa omentalis (Foramen omentale/epiploicum), die eine Aussackung (Recessus) der Peritonealhöhle hinter dem Omentum minus bzw. dem Magen darstellt.

7.3.9 Arterien der Leber

Die Leber wird von der **A. hepatica propria** mit Blut versorgt (➤ Abb. 7.31). Diese ist die Fortsetzung der A. hepatica communis, eines Hauptasts des Truncus coeliacus. Nach Abgabe der A. gastrica dextra zieht die A. hepatica propria im Lig. hepatoduodenale zusammen mit der V. portae hepatis und dem Ductus choledochus zur Leberpforte. Dort teilt sie sich im Regelfall in einen **R. dexter** und einen **R. sinister** für die beiden **funktionellen Leberteile.**
In je 10–20 % der Fälle ist die A. mesenterica superior an der Versorgung des rechten Leberlappens oder die A. gastrica sinistra an der Versorgung des linken Leberlappens beteiligt **(akzessorische Leberarterien).** Seltener entspringt die gesamte A. hepatica communis oder propria aus der A. mesenterica superior (3 %).

Klinik

Die Variationen der arteriellen Leberversorgung haben klinische Bedeutung:

- Akzessorische Leberarterien können bei Operationen im rechten Oberbauch verletzt werden und **Blutungen** verursachen (z. B. die rechte akzessorische Arterie bei Operation am Pankreaskopf oder die linke akzessorische Arterie bei Spaltung des Omentum minus, in dem sie verläuft).
- Akzessorische Leberarterien können bei Patienten mit **Gallengangskarzinomen** für das Überleben entscheidend sein, da sie von den Hauptstämmen des Ductus hepaticus communis weiter entfernt liegen und daher nicht vom Tumor infiltriert sind.
- Bei **Lebertransplantationen** muss das Versorgungsmuster bekannt sein.

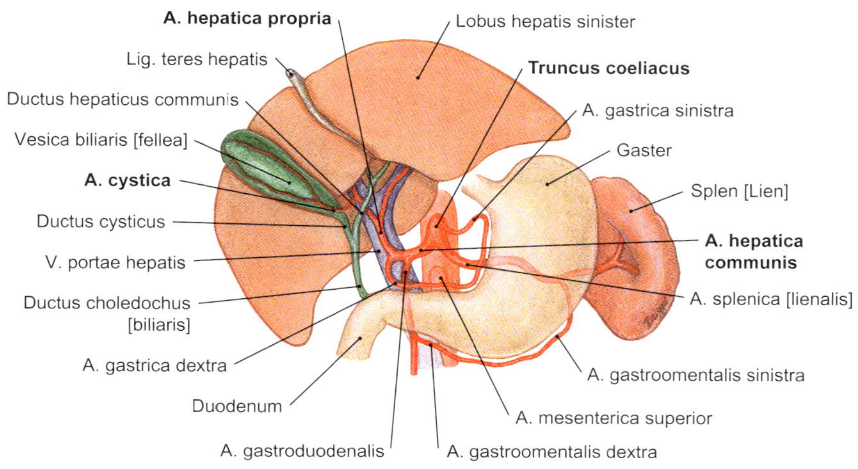

Abb. 7.31 Arterien der Leber (Hepar) und der Gallenblase (Vesica biliaris). [S700]

7.3.10 Venen der Leber

Die Leber besitzt ein zuführendes und ein abführendes Venensystem:

- Die **Pfortader** (V. portae hepatis) führt das nährstoffreiche Blut aus den unpaaren Bauchorganen (Magen, Darm, Bauchspeicheldrüse, Milz) *zur Leber* (➤ Abb. 7.32).
- Die 3 **Lebervenen** (Vv. hepaticae) leiten das Blut *aus der Leber* in die V. cava inferior.

Die **Pfortader** ist ca. 7 cm lang und hat 3 Hauptstämme (V. mesenterica superior, V. splenica, V. mesenterica inferior):

- Die **V. mesenterica superior** vereinigt sich hinter dem Pankreashals mit der **V. splenica** zur V. portae hepatis.
- Die **V. mesenterica inferior** steigt dorsal des Pancreas auf und mündet meist (in 70 %) in die V. splenica, in den übrigen Fällen (30 %) in die V. mesenterica superior oder in den Zusammenfluss der Hauptstämme.

Nach der Vereinigung ihrer Hauptstämme verläuft die Pfortader zunächst sekundär retroperitoneal hinter Pancreas und Duodenum und ab dem Eintritt in das Lig. hepatoduodenale intraperitoneal. Im Bereich der Leberpforte teilt sich die Pfortader in ihren rechten und linken Hauptstamm.

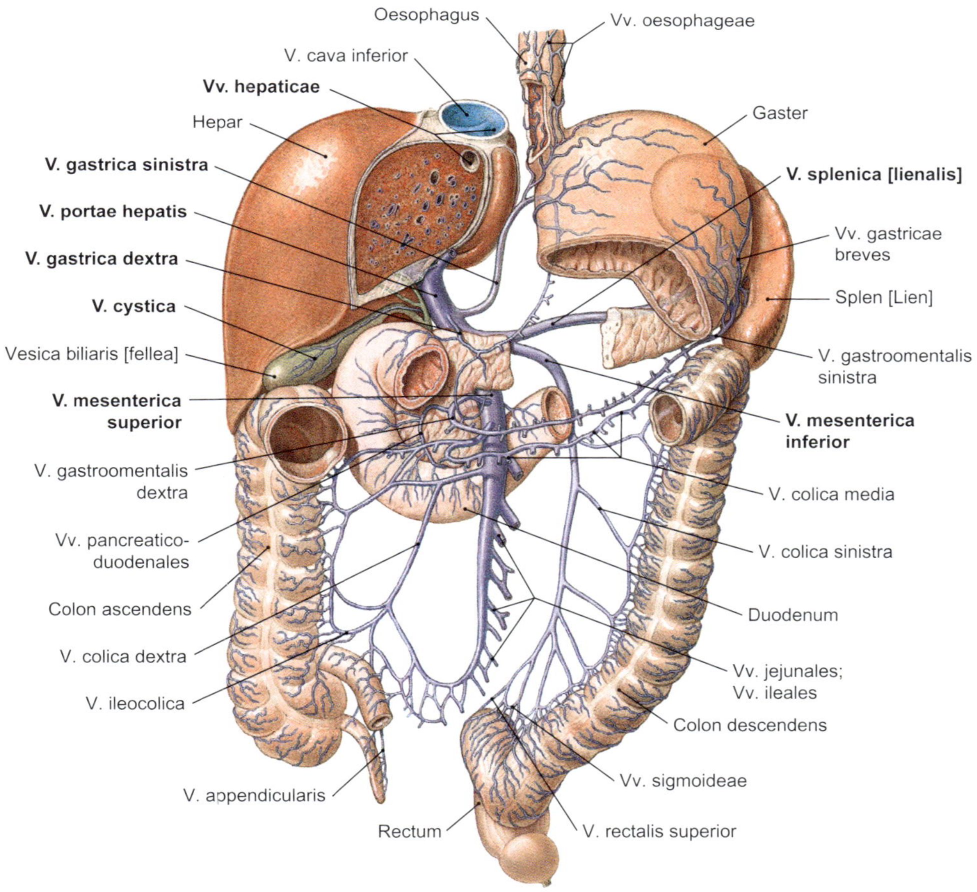

Abb. 7.32 Venen der Leber (Hepar) und der Gallenblase (Vesica biliaris). Ansicht von ventral. [S700]

Äste der V. splenica (sammeln Blut aus der Milz sowie aus Teilen von Magen und Pancreas):
- Vv. gastricae breves
- V. gastroomentalis sinistra
- V. gastrica posterior (inkonstant)
- Vv. pancreaticae (vom Schwanzteil und Körper des Pancreas)

Äste der V. mesenterica superior (sammeln Blut aus Teilen von Magen und Pancreas, vom gesamten Dünndarm und von Colon ascendens und Colon transversum):
- V. gastroomentalis dextra mit Vv. pancreaticoduodenales
- Vv. pancreaticae (vom Kopf und Körper des Pancreas)
- Vv. jejunales und ileales
- V. ileocolica
- V. colica dextra
- V. colica media

Äste der V. mesenterica inferior (sammeln Blut aus dem Colon descendens und dem oberen Rectum):
- V. colica sinistra
- Vv. sigmoideae
- V. rectalis superior: Die Vene hat Verbindung zur V. rectalis media und zur V. rectalis inferior, die zum Stromgebiet der V. cava inferior zählen.

Daneben gibt es noch **Venen,** die nach der Vereinigung der Hauptstämme **direkt in die Pfortader** münden:
- V. cystica (von der Gallenblase)
- Vv. paraumbilicales (über Venen im Lig. teres hepatis von der Bauchwand um den Nabel)
- Vv. gastricae dextra und sinistra (von der kleinen Magenkurvatur)
- V. pancreaticoduodenalis superior posterior (dorsal vom Pankreaskopf)

7.3.11 Portokavale Anastomosen

Verbindungen der V. portae hepatis zum Stromgebiet der Vv. cavae superior und inferior werden als portokavale Anastomosen bezeichnet. Diese Gefäßverbindungen sind klinisch wichtig (und äußerst prüfungsrelevant).
Es gibt 4 mögliche Umgehungskreisläufe durch portokavale Anastomosen:
- **V. gastrica dextra** und **V. gastrica sinistra** mit Anschluss über Ösophagusvenen und Azygos-Venen zur V. cava superior. Dabei kann es zur Erweiterung der submukösen Venen der Speiseröhre kommen **(Ösophagusvarizen).**
- **Vv. paraumbilicales** haben über Venen der vorderen Rumpfwand (tief: V. epigastrica superior und V. epigastrica inferior; oberflächlich: V. thoracoepigastrica und V. epigastrica superficialis) Verbindungen zur oberen und zur unteren Hohlvene. Die Erweiterung der oberflächlichen Venen kann zum **Caput medusae** führen.
- **V. rectalis superior** über Venen des unteren Rectums und die V. iliaca interna zur unteren Hohlvene. Selten kommt es zur Bildung von Varizen um den Anus, die nicht mit Hämorrhoiden verwechselt werden dürfen.
- **retroperitoneale Anastomosen** über die V. mesenterica inferior zur V. testicularis/ovarica mit Anschluss an die untere Hohlvene.

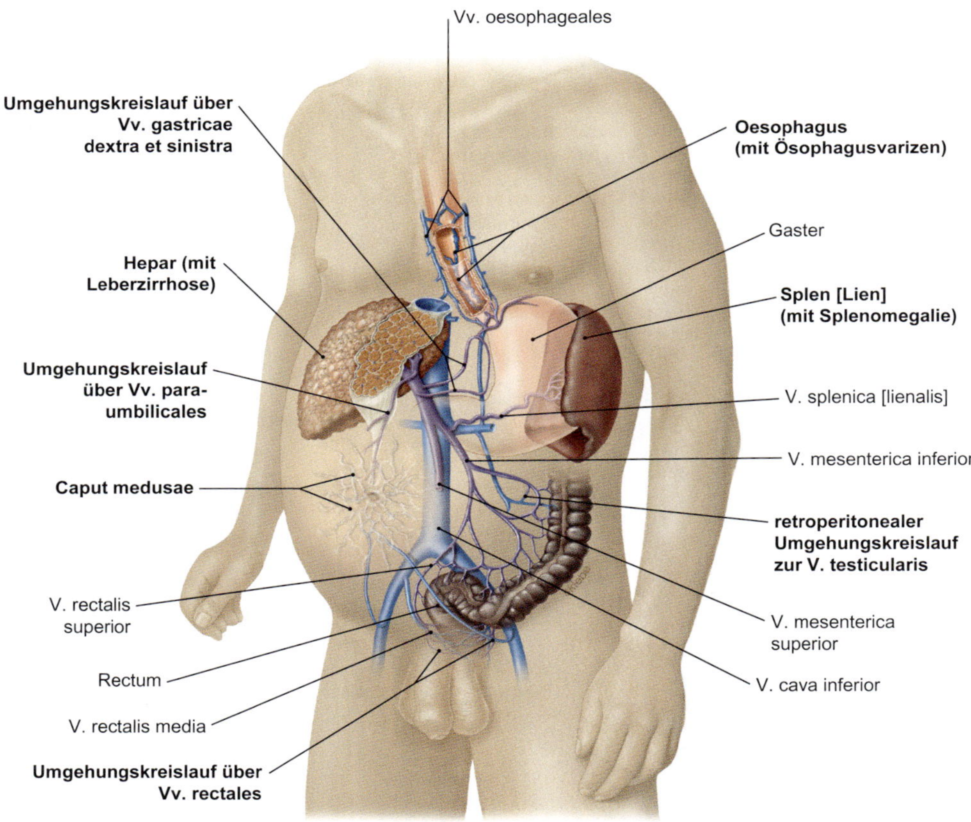

Abb. 7.33 Klinik bei Ausbildung portokavaler Anastomosen. Bedeutsam sind Ösophagusvarizen und das Caput medusae. Auch die Vergrößerung der Milz (Splenomegalie) entsteht durch den Blutrückstau aufgrund der portalen Hypertonie. [S701-L238]

> **Klinik**
>
> Bei einem Hochdruck im Pfortaderkreislauf (portale Hypertonie), z. B. bei Leberzirrhose, können sich die Verbindungen zum Stromgebiet der Vv. cavae superior und inferior **(portokavale Anastomosen)** öffnen oder ausbilden (➤ Abb. 7.33). Klinisch bedeutsam sind die Verbindungen zu den **Ösophagusvenen,** weil Blutungen aus rupturierten Ösophagusvarizen lebensbedrohlich und die häufigste Todesursache bei Leberzirrhose sind. Die Verbindungen zur vorderen Rumpfwand sind dagegen nur von diagnostischer Relevanz. Obwohl ein **Caput medusae** nur selten vorkommt, ist das Bild so charakteristisch, dass eine Leberzirrhose kaum zu übersehen ist. Dagegen sind die retroperitonealen Verbindungen und die Anastomosen zwischen den Venen des Rectums klinisch bedeutungslos. Therapeutisch ist eine Ligatur und Verödung von Ösophagusvarizen bei starker portaler Hypertonie möglich. Alternativ kann man mit einem Ballonkatheter von der V. cava inferior aus durch das Lebergewebe eine Verbindung zwischen Vv. hepaticae und den gestauten Ästen der Pfortader herstellen (transjugulärer intraparenchymaler portosystemischer Shunt, TIPS).

7.3.12 Lymphgefäße der Leber

Die Leber hat 2 Lymphgefäßsysteme (➤ Abb. 7.34):

- oberflächliches subperitoneales System an der Leberoberfläche
- tiefes intraparenchymatöses System, das den Leitungsbahnen der Lebertrias bis zur Leberpforte folgt

Entsprechend den regionären Lymphknoten gibt es 2 **Hauptabflusswege:**

- **nach kaudal zur Leberpforte** (wichtigster Abflussweg) über die Nodi lymphoidei hepatici an der Leberpforte und von dort über Lymphbahnen im Lig. hepatoduodenale zu den Nodi lymphoidei coeliaci am Abgang des Truncus coeliacus und von dort zu den Trunci intestinales
- **nach kranial durch das Zwerchfell** (durch das Foramen v. cavae und den Hiatus oesophageus) über die Nodi lymphoidei phrenici inferiores und superiores in die Nodi lymphoidei mediastinales, die an die Trunci bronchiomediastinales Anschluss haben. Über diesen Weg können Leberkarzinome auch thorakale Lymphknotenmetastasen setzen. Einzelne Lymphbahnen im Lig. coronarium und in den Ligg. triangularia können auch ohne Zwischenschaltung von Lymphbahnen in den Ductus thoracicus einmünden.

Daneben bestehen **2 Nebenabflusswege:**

- **nach ventral über das Lig. teres hepatis** zu Lymphbahnen der vorderen Rumpfwand und damit zu den axillären und inguinalen Lymphknoten
- **nach links** vom linken Leberlappen zu den Lymphknoten des Magens und des Pancreas

> **Klinik**
>
> **Lebertumoren** können auch zur Bildung von Lymphknotenmetatstasen in der Brusthöhle und selten in Achselhöhle und Leiste führen. Seltener breiten sich Metastasen fortgeschrittener Tumoren der Leber und Gallenblase zur vorderen Rumpfwand aus. Dabei kann es zur Ausbildung eines schmerzlosen Knotens im Bauchnabel kommen **(Sister-Mary-Joseph-Knoten).**

7.3.13 Innervation der Leber

Die **Leber** wird vom **Plexus hepaticus** innerviert, einem eigenen vegetativen Nervengeflecht um die A. hepatica propria, das eine Fortsetzung des Plexus coeliacus darstellt:

- **sympathisch:** postganglionäre Nerven, deren Nervenkörper in den Ganglia coeliaca sitzen (diese Nerven leiten bei Belastung den Abbau von Glykogen ein, um den Blutzuckerspiegel zu erhöhen; die Sekretion von Galle wird gedrosselt)
- **parasympathisch:** präganglionäre Nerven, die zusätzlich als Rr. hepatici im Omentum minus aus den Trunci vagales abzweigen und im Plexus hepaticus umgeschaltet werden (diese Nervenfasern vermitteln die Produktion von Galle bei der Nahrungsaufnahme)
- **sensorisch:** Das Peritoneum auf der Oberfläche der Leberkapsel wird vom rechten N. phrenicus (R. phrenicoabdominalis) und von unteren Interkostalnerven innerviert.

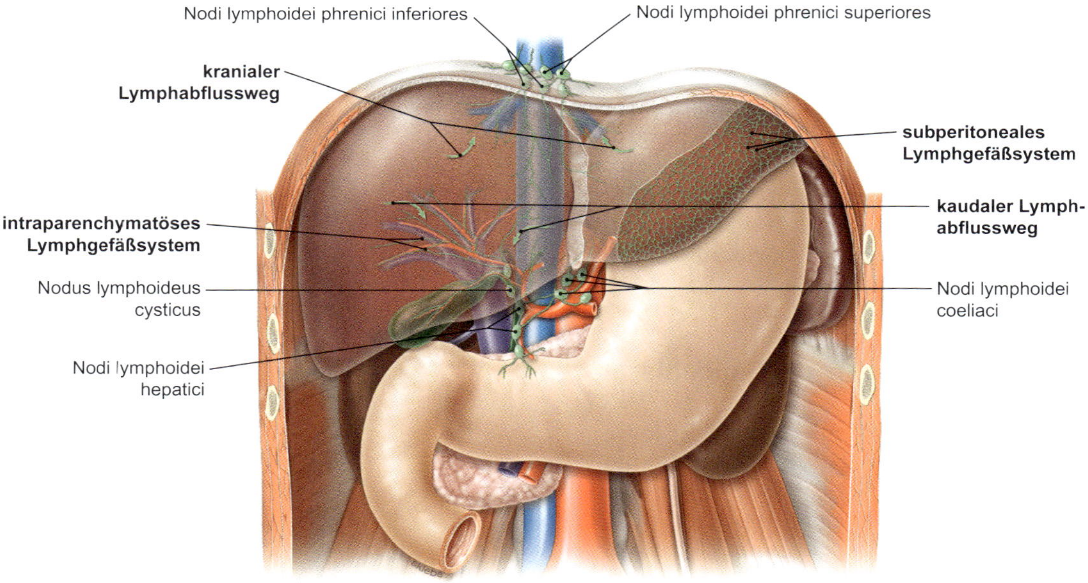

Abb. 7.34 Lymphgefäße und Lymphknoten von Leber und Gallenwegen. Die Pfeile bezeichnen die Richtung der Lymphabflusswege aus dem Parenchym nach kranial bzw. nach kaudal. [S701-L238]

Zur allgemeinen Organisation des vegetativen Nervensystems im Bauchraum ➤ Kap. 7.8.5.
Sympathikus und Parasympathikus besitzen auch **afferente Nervenfasern.** Die Zone des übertragenen Schmerzes auf der Rumpfwand (**HEAD-Zone**) für die **Leber** und die **Gallenblase** entspricht dem **T8–11** der rechten Körperseite. Eine Besonderheit ist, dass auch das Dermatom **C4** im Bereich der rechten Schulter eine HEAD-Zone von Leber und Gallenblase ist, weil der N. phrenicus aus dem Plexus cervicalis überwiegend aus dem Segment C4 gespeist wird.

Klinik

Aufgrund der sensorischen Innervation der Leberkapsel durch den N. phrenicus (Plexus cervicalis) kann es bei der **Leberpunktion** oder auch bei einer **Dehnung und Ruptur der Leberkapsel** zu Schmerzempfindungen rechts an der Bauchwand sowie in der rechten Schulter (Projektionsschmerz) kommen.

7.4 Gallenblase und Gallenwege

Kompetenzen

Nach Bearbeitung dieses Lehrbuchkapitels sollten Sie in der Lage sein:

- die Lage und die Projektion der Gallenblase am Präparat zu erläutern
- die Gliederung der Gallenblase und der Gallengänge mit ihrem genauen Verlauf zu zeigen
- die Einmündung und die Verschlussmechanismen des Ductus choledochus zu beschreiben
- die Leitungsbahnen der Gallenblase und der Gallengänge zu erfassen
- die Topografie des CALOT-Dreiecks am Präparat zu zeigen und dessen klinische Bedeutung zu erläutern

7.4.1 Überblick und Funktion

Die **Gallenblase (Vesica biliaris)** liegt **intraperitoneal** im rechten Oberbauch direkt der Unterseite der Leber an, der sie sich im Gallenblasenbett (Fossa vesicae biliaris) anschmiegt. Sie ist über die Gallenwege mit der Leber und mit dem Duodenum verbunden. Die Gallenblase dient der **Speicherung** und der **Konzentrierung** der von der Leber produzierten **Galle.** Bemerkenswert ist, dass die Gallenblase durch Rückstau gefüllt wird, wenn der Sphincter an der Einmündung in das Duodenum verschlossen ist. Daher ist die Gallenblase im Unterschied zur Leber nicht lebensnotwendig.
Zur Entwicklung der Gallenblase ➤ Kap. 7.3.3.

7.4.2 Projektion und Topografie der Gallenblase

Der Fundus der Gallenblase überragt den Unterrand der Leber und projiziert auf die IX. Rippe (➤ Abb. 7.25). Hier liegt sie unmittelbar der Bauchwand an. Tastbar wird die Gallenblase nur, wenn sie durch einen Gallestau stark vergrößert ist. Der Fundus der Gallenblase hat Kontakt zur rechten Flexur des Colons; Körper und Hals liegen ventral des Duodenums.

Klinik

Aufgrund der engen Lagebeziehungen zu Duodenum und Colon können bei einer Entzündung der Gallenblase **(Cholezystitis)** aufgrund von Gallensteinen **(Cholezystolithiasis)** diese Gallensteine durch Perforation der Wand in den Darm gelangen und über diesen ausgeschieden werden oder zu einem Darmverschluss **(Gallensteinileus)** führen.

7.4.3 Aufbau von Gallenblase und extrahepatischen Gallenwegen

Die Gallenblase ist 7–10 cm lang und gliedert sich in einen **Körper** (Corpus vesicae biliaris) mit einem **Fundus** (Fundus vesicae biliaris) und in einen **Halsabschnitt** (Collum vesicae biliaris). Sie fasst im ungestauten Zustand 40–70 ml. An den Hals schließt sich der 3–4 cm lange Ausführungsgang **(Ductus cysticus)** an, der durch eine Falte (Plica spiralis HEISTER) verschlossen ist, bevor er mit dem Hauptgallengang der Leber (Ductus hepaticus communis) zum Ductus choledochus fusioniert (➤ Abb. 7.35). Der Ductus hepaticus communis bildet sich an der Leberpforte aus seinem rechten und linken Hauptstamm (Ductus hepaticus dexter und sinister). Am Hals besteht eine Peritonealduplikatur zur Leber, in der die A. cystica verläuft.
Der **Ductus choledochus** ist durchschnittlich 6 cm lang und 0,4 bis 0,9 cm stark. Die Länge ist sehr variabel und hängt davon ab, auf welcher Höhe der Ductus cysticus sich mit dem Ductus hepaticus communis vereinigt. In seltenen Fällen kann der Ductus cysticus doppelt vorliegen oder auch fehlen.
Der Ductus choledochus verläuft zunächst im Lig. hepatoduodenale ventral und rechts der Pfortader, dann hinter der Pars superior des Duodenums und erreicht schließlich durch den Pankreaskopf die Pars descendens des Duodenums. Die Mündung befindet sich in der **Papilla duodeni major** (Papilla VATERI; ➤ Abb. 7.36), die 8–10 cm vom Pylorus des Magens entfernt an der dorsomedialen Wand im mittleren Drittel der Pars descendens des Duodenums liegt. Vor der Einmündung vereinigt sich der Ductus choledochus meist (in 60 % der Fälle) mit dem Ductus pancreaticus zur **Ampul-**

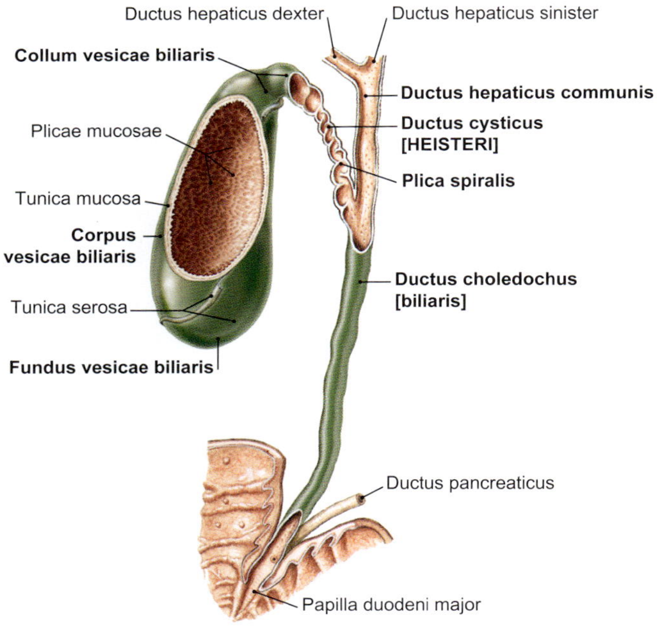

Abb. 7.35 Gallenblase (Vesica biliaris) und extrahepatische Gallengänge. Ansicht von ventral. [S700-L238]

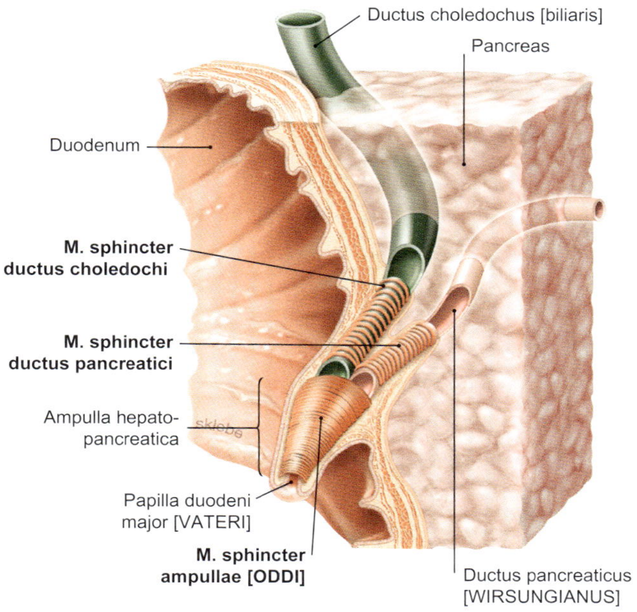

Abb. 7.36 Einmündung des Ductus choledochus und des Ductus pancreaticus in das Duodenum. Ansicht von ventral. [S700-L238]/[(B500~M282/L132)/H230-001]

la hepatopancreatica. Die glatte Muskulatur der Wand bildet einen M. sphincter ductus choledochi, dessen unterer Abschnitt als **M. sphincter ampullae** (ODDI) auch die Ampulle und deren Mündung umfasst. Zusammen mit dem M. sphincter ductus pancreatici entsteht ein Sphinkterkomplex von 3 cm Länge.

Klinik

Da der Ductus choledochus durch den Pankreaskopf zieht und an der Papilla duodeni major durch den M. sphincter ampullae ODDI eine Engstelle besteht, kann es bei Pankreaskarzinomen (meist schmerzlos) ebenso wie bei einem an der Papille eingeklemmten Gallenstein (meist schmerzhaft mit Gallenkolik) zu einem Gallerückstau **(Cholestase)** in das Blut kommen. Durch Ablagerung des Gallefarbstoffs Bilirubin im Bindegewebe kommt es dann typischerweise zu einer Gelbfärbung der Sclera des Auges und später der Haut **(Gelbsucht, Ikterus).** In diesen Fällen stellt man zur Abklärung die abführenden Gallenwege mit Ultraschall oder Röntgenkontrastmittel dar (endoskopische retrograde Cholezystopankreatikografie, ERCP). Eine Erweiterung des Ductus choledochus über 1 cm Durchmesser spricht für eine Cholestase. Aufgrund der Vereinigung des Ductus choledochus mit dem Ductus pancreaticus kann es gleichzeitig zu einem Rückstau des Pankreassekrets mit einer **Bauchspeicheldrüsenentzündung (Pankreatitis)** kommen, die durch eine teilweise Selbstverdauung des Organs bedingt ist.

7.4.4 Leitungsbahnen der Gallenblase und der Gallengänge

Arterielle Versorgung der Gallenblase

Die **A. cystica** entspringt im Regelfall (63–75 %) dem R. dexter der A. hepatica propria und teilt sich in einen oberflächlichen Ast zur Gallenblase selbst und einen tiefen Ast zum Gallenblasenbett, deren Äste miteinander anastomosieren. Zusätzlich treten feine Äste aus dem Lebergewebe (von den Ästen des R. dexter der A. hepatica propria zu Lebersegment V) an den Körper der Gallenblase heran. Die A. cystica kann auch aus anderen Ästen oder dem Stamm der A. hepatica propria oder der A. gastroduodenalis entspringen (je 4 %). In 80 % der Fälle liegt zwar nur eine A. cystica vor, in bis zu 20 % kann jedoch eine **akzessorische A. cystica** vorkommen. Diese gute Versorgung erklärt, warum Nekrosen der Gallenblase selten sind.

Arterielle Versorgung der Gallengänge

Während der **Ductus hepaticus communis** nur von Ästen der A. cystica und aus dem R. dexter der A. hepatica propria versorgt wird, besitzt der **Ductus choledochus** zusätzlich zu diesen beiden absteigenden auch aufsteigende Arterien, die aus der A. gastroduodenalis hervorgehen. Das distale Drittel sowie die **Papilla duodeni major** werden aus einem Gefäßplexus aus der A. pancreaticoduodenalis superior posterior ernährt (➤ Abb. 7.37).

Klinik

Aufgrund der Variationen des Ursprungs der A. cystica ist bei jeder Entfernung der Gallenblase **(Cholezystektomie)** große präparatorische Sorgfalt notwendig. Es sollte auch immer das Vorhandensein einer zweiten A. cystica ausgeschlossen werden, um Nachblutungen zu vermeiden. Die gute Durchblutung der Papilla duodeni major erklärt auch, warum es bei einer operativen Entfernung eines eingeklemmten Gallensteins **(Papillotomie)** zu starken Nachblutungen aus der A. pancreaticoduodenalis superior posterior kommen kann.

Venöse Drainage

Die **V. cystica** verläuft auf der peritonealen Seite der Gallenblase und mündet direkt in die Pfortader ein. Auf der der Leber zugewandten Seite befinden sich viele kleine Äste, die auch die proximalen Abschnitte der Gallengänge drainieren. Das Blut aus den distalen Abschnitten fließt über die **Venen am Pankreaskopf** zur Pfortader.

Lymphbahnen

An der Gallenblase liegt meist ein eigener **Nodus lymphoideus cysticus** am Halsabschnitt, von dem die Lymphe über die Lymphknoten der Leberpforte zu den **Nodi lymphoidei coeliaci** abfließt. Die Lymphbahnen von den der Leber anliegenden Abschnitten der Gallenblase treten dagegen in das Lebergewebe ein und verbinden sich hier mit den Lymphabflusswegen der Leber.
Die Lymphe aus dem **Ductus choledochus** gelangt vom proximalen Abschnitt ebenfalls zum Nodus lymphoideus cysticus, distal dagegen zu den Lymphknoten am Pankreaskopf.

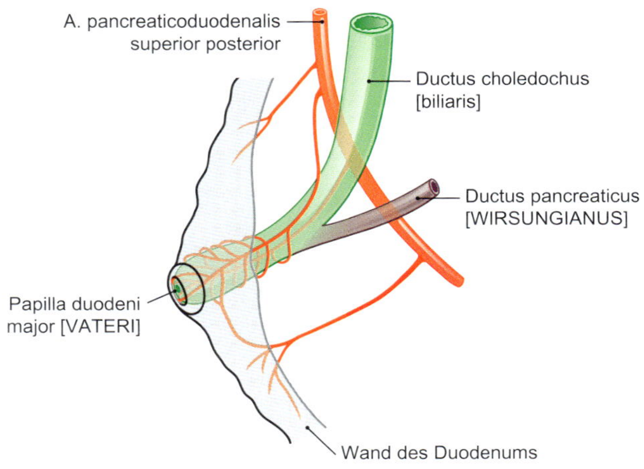

Abb. 7.37 Arterien des Ductus choledochus. [S700-L126]/[G1069]

Innervation
Die Innervation entspricht der Versorgung der Leber:
- **sympathisch und parasympathisch** über den Plexus hepaticus. Die parasympathisch vermittelte Kontraktion unterstützt die hormonell induzierte Kontraktion der Muskulatur der Gallenblasenwand, hemmen den M. sphincter ampullae und fördern damit die Entleerung von Galle. Der Sympathikus hat antagonistische Funktionen.
- **sensorisch:** Das Peritoneum auf der von der Leber abgewandten Oberfläche wird vom rechten N. phrenicus (R. phrenicoabdominalis) innerviert.

Die Zone des übertragenen Schmerzes auf der Rumpfwand (**HEAD-Zone**) für die **Gallenblase** entspricht dem **T8–11** der rechten Körperseite. Aufgrund der Innervation durch den N. phrenicus ist auch das Dermatom **C4** im Bereich der rechten Schulter eine HEAD-Zone der Gallenblase. Zur allgemeinen Organisation des vegetativen Nervensystems im Bauchraum ➤ Kap. 7.8.5.

Klinik

Wie bei der Leber können Schmerzen bei Entzündung der Gallenblase **(Cholezystitis)** aufgrund der sensorischen Innervation der Leberkapsel durch den N. phrenicus (Plexus cervicalis) in die rechte Schulter ausstrahlen.

7.4.5 CALOT-Dreieck

Der Ductus cysticus bildet mit dem Ductus hepaticus communis und der Unterfläche der Leber das cholezystohepatische Dreieck (Trigonum cystohepaticum), das auch als CALOT-Dreieck bezeichnet wird (➤ Abb. 7.38). Seine Begrenzungen sind:
- Ductus cysticus
- Ductus hepaticus communis
- Unterfläche der Leber

In 75 % der Fälle entspringt die A. cystica im CALOT-Dreieck aus dem R. dexter der A. hepatica propria und zieht von hinten durch das Dreieck zum Ductus cysticus und zum Gallenblasenhals. In den übrigen Fällen liegen abweichende Ursprungs- und Verlaufsmuster der A. cystica vor.

Klinik

Das CALOT-Dreieck ist eine wichtige Orientierungsstruktur, die bei jeder **Entfernung der Gallenblase** dargestellt werden muss. Vor der Entfernung der Gallenblase werden alle relevanten Strukturen identifiziert, bevor die A. cystica und der Ductus cysticus abgebunden werden. Dadurch lässt sich das Risiko reduzieren, fälschlicherweise den Ductus choledochus zu unterbinden, was einen Gallestau (Cholestase) verursachen würde.

7.5 Bauchspeicheldrüse

Kompetenzen

Nach Bearbeitung dieses Lehrbuchkapitels sollten Sie in der Lage sein:
- die vitale Bedeutung und die Funktion des exokrinen und endokrinen Pancreas zu kennen
- die Gliederung des Pancreas am Präparat zu zeigen und ihre Entwicklung einschließlich der Fehlbildungen darzulegen
- die Topografie der einzelnen Abschnitte des Pancreas und ihre Beziehung zu den Nachbarorganen zu erläutern
- das Gangsystem mit Einmündung in das Duodenum zu beschreiben
- die unterschiedliche Versorgung der Abschnitte des Pancreas durch Arterien, Venen, Lymphbahnen und vegetative Nerven zu erklären und, soweit möglich, am Präparat zu zeigen

7.5.1 Überblick

Die **Bauchspeicheldrüse (Pancreas)** ist eine kombinierte exokrine und endokrine Drüse des Verdauungssystems und hat beim Lebenden eine lachsartig rosa Färbung. Aufgrund der Umlagerungsvorgänge während der Entwicklung liegt das Pancreas **sekundär retroperitoneal** im zentralen Oberbauch. Diese Lage, das Mündungsverhalten der Ausführungsgänge des exokrinen Drüsenanteils und die Versorgungsmuster der entsprechenden Leitungsbahnen sind von großer klinischer Relevanz (➤ Abb. 7.39).

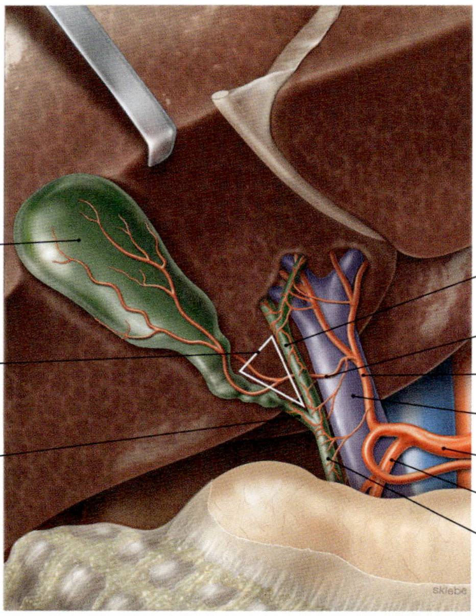

Abb. 7.38 CALOT-Dreieck (cholezystohepatisches Dreieck). Ansicht von kaudal. [S700-L238]/[S124]

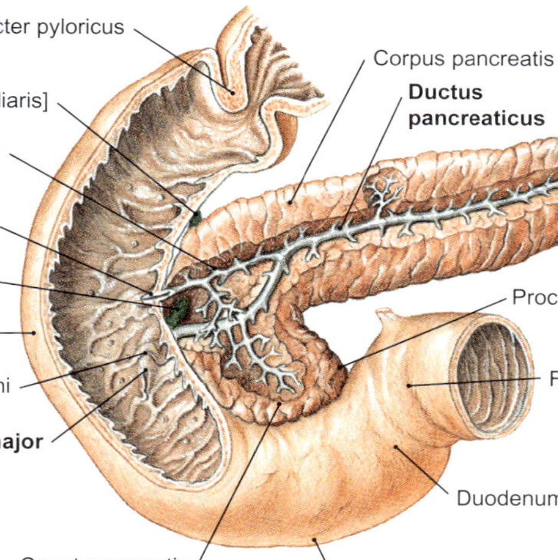

Abb. 7.39 Gliederung und Ausführungsgangsystem der Bauchspeicheldrüse (Pancreas). Ansicht von ventral; Ductus pancreaticus nach Eröffnung von Pancreas und Duodenum. [S700]

7.5.2 Funktionen des Pancreas

Das Pancreas ist eine Drüse, die sowohl **exokrine** (98 % des Organgewichts) als auch **endokrine** (2 %) Anteile hat. Die endokrinen Zellgruppen sind inselartig in das Organ eingestreut (LANGERHANS-Inseln) und im Schwanzabschnitt besonders häufig.
Die Produktion des Hormons Insulin, das für die Regulierung des Blutzuckerspiegels und des Stoffwechsels essenziell ist, macht das Pancreas zu einem absolut lebensnotwendigen Organ. Funktionen des Pancreas sind:

- Bildung von **Verdauungsenzymen,** die überwiegend als inaktive Vorstufen abgegeben werden (exokriner Anteil)
- Ausschüttung von **Hormonen** zur Regulierung von Blutzuckerspiegel, Stoffwechsel und Verdauung

Sobald der Speisebrei aus dem Magen in das Duodenum gelangt, wird von dort aus hormonell die Abgabe des **exokrinen** Pankreassekrets angeregt, das über die beiden Ausführungsgänge des Pancreas in das Duodenum abgegeben wird. Der alkalische Pankreassaft enthält überwiegend Enzymvorstufen, die erst im Darmlumen aktiviert werden. Dies ist ein Schutzmechanismus, um eine Schädigung des Pankreasgewebes („Selbstverdau") zu verhindern.
Das **endokrine** Pancreas bildet verschiedene Hormone und gibt sie über die Venen ins Blut ab. Die Abgabe der blutzuckerregulierenden Hormone Insulin und Glukagon wird direkt vom Blutzuckerspiegel gesteuert.

Klinik

Die Funktion des Pancreas macht verständlich, warum ein Gewebeuntergang (Nekrose) des Pancreas, z. B. bei Entzündung **(Pankreatitis),** zu Verdauungsstörungen bis hin zu Durchfällen und bei sehr ausgedehnter Schädigung (Verlust von 80–90 % des Gewebes) durch die verringerte Insulinproduktion auch zu einem Diabetes mellitus führen kann.

7.5.3 Entwicklung

Am Ende der *4. Woche* gehen auf Höhe des Duodenums eine ventrale und eine dorsale Pankreasknospe aus dem **Endoderm des Vorderdarms** hervor (➤ Abb. 7.40). Mit der Magendrehung klappt die ventrale Pankreasknospe hinter dem Duodenum nach links und verschmilzt dort in der *6.–7. Woche* mit der dorsalen Pankreasknospe. Die **dorsale Anlage** bildet dabei den oberen Teil des Kopfs sowie den gesamten Körper und Schwanz der Bauchspeicheldrüse, die **ventrale Anlage** dagegen nur den unteren Teil des Kopfs und den Proc. uncinatus.
Der **Ausführungsgang** des Pancreas (Ductus pancreaticus) entsteht aus der Vereinigung des distalen Ganganteils der dorsalen Pankreasanlage mit dem ventralen Pankreasgang und mündet auf der Papilla duodeni major. Der proximale Anteil des dorsalen Pankreasgangs wird meist (in 65 %) zum akzessorischen Pankreasgang (Ductus pancreaticus accessorius), der auf der Papilla duodeni minor in das Duodenum mündet.

Klinik

Die Pankreasentwicklung ist klinisch von großer Bedeutung, da es zu krankheitsrelevanten Fehlbildungen kommen kann:

- **Pancreas anulare:** Wenn das Pankreasgewebe ringförmig um das Duodenum herumwächst, kann es insbesondere bei Neugeborenen zum **Darmverschluss (Ileus)** mit Erbrechen kommen (➤ Abb. 7.41a). In diesem Fall muss das Duodenum durchtrennt und neben der Pankreasanlage wieder vernäht werden.
- **Pancreas divisum:** Im Regelfall (65 %) sind 2 Ausführungsgänge vorhanden, die sich verbinden, aber getrennt ins Duodenum münden. Der akzessorische Gang kann (35 %) aber auch sehr dünn sein und nur in den Ductus pancreaticus münden (➤ Abb. 7.41b und c). Wenn die Verschmelzung der beiden Anlagen unvollständig ist und die Verbindung der Ausführungsgänge unterbleibt (in 10 % der Fälle), kann der akzessorische Gang für die Sekretabgabe zu eng sein oder der Gang der dorsalen Anlage den Hauptausführungsgang bilden (➤ Abb. 7.41d, e), was in beiden Fällen durch Sekretrückstau eine Ursache für eine wiederkehrende Entzündung **(Pankreatitis)** sein kann.

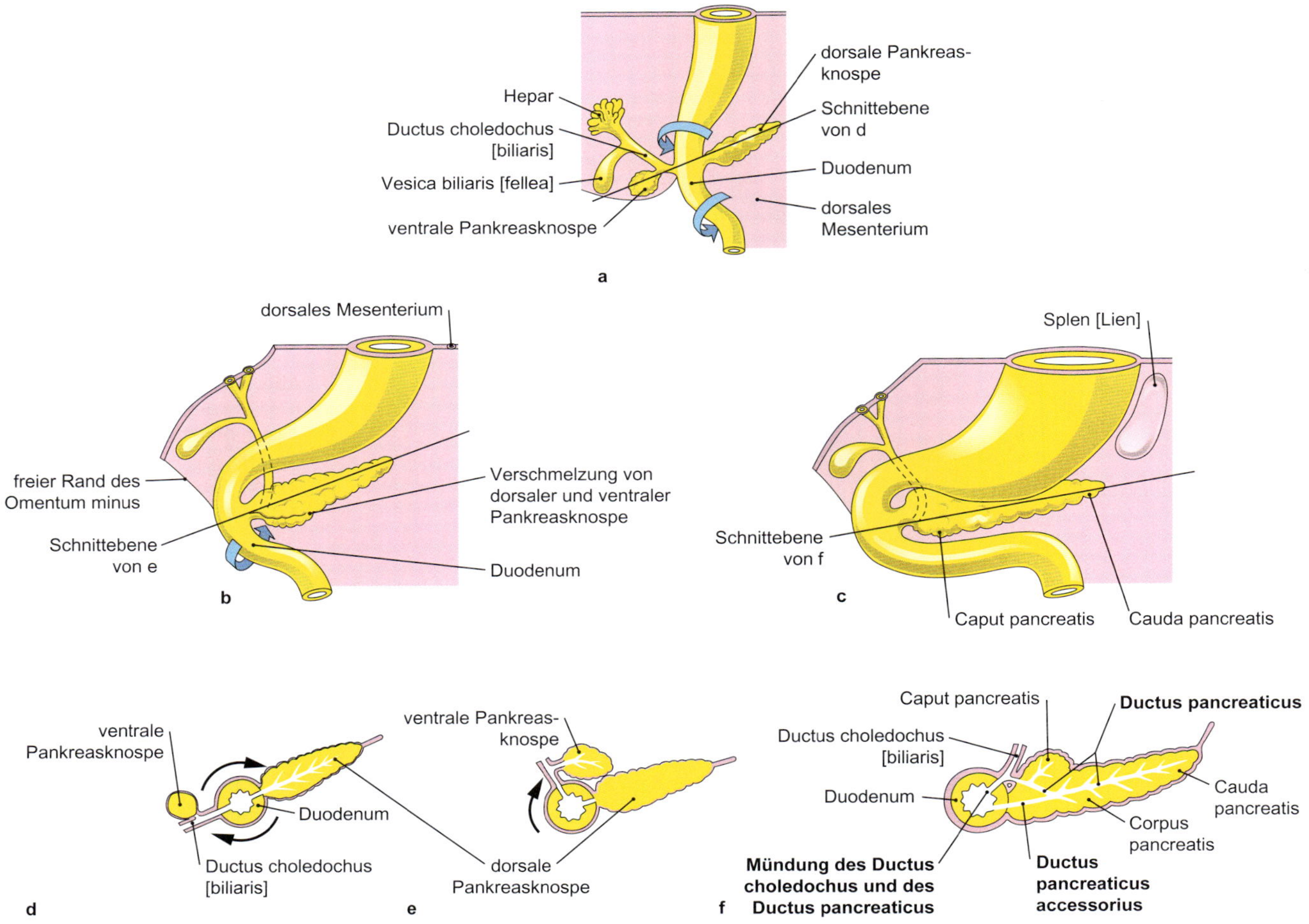

Abb. 7.40 Entwicklungsstadien des Pancreas in der 5.–8. Entwicklungswoche. [E347-11] **a–c** Verschmelzung der beiden Pankreasknospen; Ansicht von links. **d–f** Bildung der Ausführungsgänge aus den beiden Knospen und Darstellung ihrer Einmündung in das Duodenum; schematische Querschnitte durch Pankreasanlage und Duodenum.

7.5.4 Projektion und Gliederung des Pancreas

Das Pancreas ist ein 14–20 cm langes, parenchymatöses Organ mit Läppchenstruktur und einem durchschnittlichen Gewicht von ca. 70 (40–120) g. Aufgrund der im Retroperitoneum gut fixierten Lage projiziert sich das Pancreas im zentralen Oberbauch relativ konstant auf den **I.–II. Lendenwirbel** und ist dort vom Duodenum umgeben. Das Pancreas gliedert sich in **Kopf** (Caput pancreatis), **Hals** (Collum pancreatis), **Körper** (Corpus pancreatis) und **Schwanz** (Cauda pancreatis) (➤ Abb. 7.39). Der Kopf läuft nach unten in einen Fortsatz aus, der die A. und V. mesenterica superior umgibt. Aufgrund seiner Form bezeichnet man ihn als Hakenfortsatz (Proc. uncinatus). Er ist durch eine Einkerbung (Incisura pancreatis) vom Pankreaskörper getrennt. Nach links geht der Kopf in den Hals über, der einen schmalen Übergangsbereich (2 cm) zum Körper darstellt und ventral der A. und V. mesenterica superior liegt. Der Körper ist im Durchmesser annähernd dreieckig. Ober- und Unterrand (Margo superior und inferior) begrenzen Vorder- und Rückseite, wobei die Vorderseite durch einen oft nicht deutlich sichtbaren vorderen Rand (Margo anterior) zusätzlich in einen oberen und einen unteren Abschnitt geteilt ist (Facies anterosuperior, anteroinferior und posterior).

7.5.5 Ausführungsgangsystem des Pancreas

In der Regel (65 %) hat das Pancreas **2 Ausführungsgänge** (➤ Abb. 7.39):

- **Ductus pancreaticus** (Ductus WIRSUNGIANUS): Der Hauptausführungsgang leitet das Sekret des Pancreas von Körper und Schwanz ab und mündet zusammen mit dem Gallengang (Ductus choledochus) auf der Papilla duodeni major (Papilla VATERI) in die Pars descendens des Duodenums. Vor der Einmündung vereinigt sich der Ductus pancreaticus meist (in 60 % der Fälle) mit dem Ductus choledochus zur Ampulla hepatopancreatica und auch der Schließmuskel (M. sphincter ductus pancreatici) setzt sich als M. sphincter ampullae (ODDI) auf die Ampulle fort.
- **Ductus pancreaticus accessorius** (Ductus SANTORINI): Der akzessorische Gang führt das Sekret aus dem Pankreaskopf und mündet 2 cm weiter oral auf der Papilla duodeni minor.

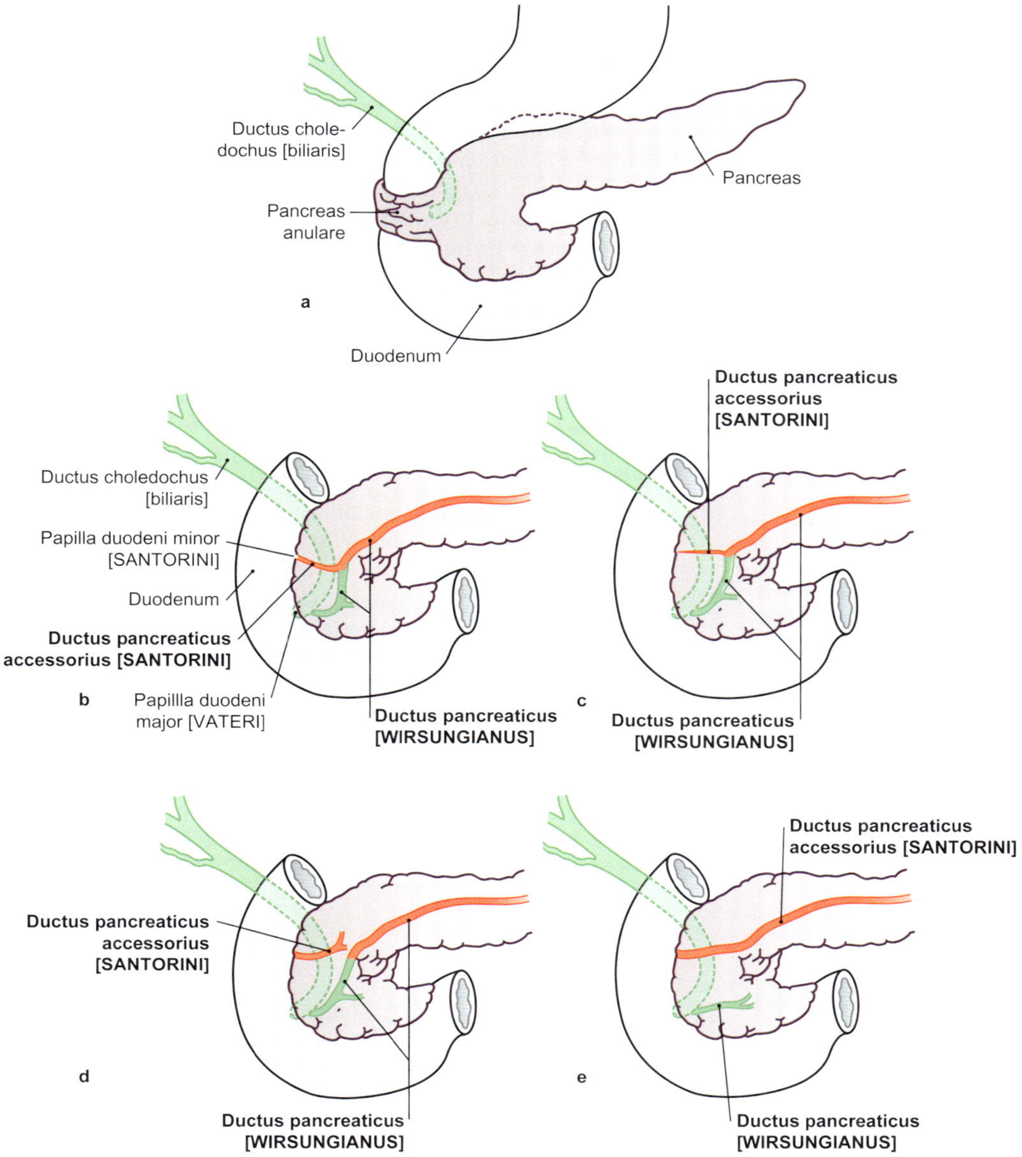

Abb. 7.41 Fehlbildungen der Pankreasentwicklung. [S700-L126]/[G1069] **a** Pancreas anulare: ringförmige Ausbildung, die durch Umlagerung des Duodenums zu Passagestörungen führen kann. **b–e** Normale (**b, c**) und unvollständige (**d, e**) Vereinigung der Ausführungsgänge (Pancreas divisum).

Klinik

Das Mündungsverhalten der Ausführungsgänge hat Einfluss auf den Verlauf von Erkrankungen des Pancreas. Neben Alkoholabusus ist ein die Papilla duodeni major verlegender Gallenstein die häufigste Ursache der Bauchspeicheldrüsenentzündung **(Pankreatitis),** die durch Sekretrückstau mit Selbstverdauung bedingt ist. Ein separat mündender Ductus pancreaticus accessorius, wie er im Regelfall (65 %) ausgebildet ist, kann sich dann als hilfreich erweisen, wenn er mit dem Hauptgang kommuniziert und einen Abfluss des Verdauungssekrets ermöglicht.

MERKE

Das Vorhandensein eines Haupt- und eines akzessorischen Gangs und auch die Vereinigung des Hauptausführungsgangs mit dem Ductus choledochus sind der Regelfall und keine Ausnahme. Das Vereinigungs- und Mündungsverhalten hat funktionelle und klinische Relevanz.

7.5.6 Topografie

Das Pancreas liegt **sekundär retroperitoneal** im zentralen Oberbauch. Der **Pankreaskopf** wird oben von der Pars superior des Duodenums bedeckt und schmiegt sich an die mediale Seite der Pars descendens des Duodenums an (➤ Abb. 7.39). Hier wird der Kopf vom Ductus choledochus vor dessen Vereinigung mit dem Ductus pancreaticus durchbohrt. Vor dem Kopf liegt das Colon transversum. Der nach unten angehängte **Proc. uncinatus** umfängt die A. und V. mesenterica superior, die von den lymphatischen Trunci intestinales begleitet werden, und gelangt dabei hinter die Gefäße (➤ Abb. 7.42). Der Kopf setzt sich nach links in den **Pankreashals** fort, der vor den Vasa mesenterica superiora liegt. Hinter dem Hals bildet sich die Pfortader durch Fusion ihrer Hauptstämme (V. mesenterica superior und V. splenica, die vorher meist die V. mesenterica inferior aufnimmt).

Der **Pankreaskörper** überquert dann die Aorta und die dahinter gelegene Wirbelsäule sowie die V. mesenterica inferior und buckelt sich damit in die Bursa omentalis vor, deren Rückwand das Pancreas bildet. Diese Vorwölbung wird auch Tuber omentale genannt. Die Vorderseite des Pancreas ist von Peritoneum bedeckt und hat damit

breitflächigen Kontakt zur Rückseite des Magens, der die Vorderwand der Bursa omentalis bildet (➤ Abb. 7.3). Die Rückseite des Pancreas liegt auf der rechten Seite direkt auf der V. cava inferior und hat Bezug zur rechten V. renalis und der rechten A. und V. testicularis/ovarica sowie links zur Nebenniere und zu den linken lymphatischen Trunci lumbales. Oft eingebettet in das Drüsenparenchym verläuft die V. splenica. Am Oberrand des Pankreaskörpers verläuft rechts die A. hepatica communis und links die A. splenica. Am Unterrand legt sich links die Pars horizontalis des Duodenums an.
Der Körper läuft nach links zum **Pankreasschwanz** aus und hat hier hinter der linken Kolonflexur Kontakt zum Milzhilum (➤ Abb. 7.43). Dorsal befinden sich die linken Nierengefäße sowie, durch ihre verschiedenen Hüllsysteme getrennt, die Vorderseite der linken Niere.

Klinik

Da der Ductus choledochus durch den Kopf des Pancreas zum Duodenum zieht, kann es bei **Pankreaskarzinomen,** die im Kopf der Drüse liegen, zu einem Gallerückstau mit Gelbsucht (Ikterus) kommen. Tumoren in den anderen Abschnitten verursachen dagegen meist für lange Zeit keine Symptome, sodass die Prognose bei Diagnosestellung oft entsprechend schlecht ist.
Die enge Lagebeziehung des Pankreaskopfs zur A. und V. mesenterica superior und zur Pfortader birgt die Gefahr, dass diese Gefäße bei **endoskopischer Untersuchung der Papilla duodeni major** zur Entfernung eines Gallensteins oder zur Kontrastmitteldarstellung der Gallen- und Pankreasgänge (endoskopische retrograde Cholezystopankreatikografie, ERCP) verletzt werden, was dann meist nur mit einer Notfalloperation behoben werden kann.

7.5.7 Leitungsbahnen des Pancreas

Arterielle und venöse Versorgung

Das Pancreas wird über **2 arterielle Systeme** versorgt, eines für den Kopf, das andere für Körper und Schwanz, die miteinander kommunizieren (➤ Abb. 7.42):

- **Kopf und Hals:** Der doppelte Gefäßkranz besteht aus **Aa. pancreaticoduodenales superiores anterior und posterior** (aus der A. gastroduodenalis und damit dem Stromgebiet des Truncus coeliacus) und aus der **A. pancreaticoduodenalis inferior** mit R. anterior und R. posterior (aus der A. mesenterica superior, BÜHLER-Anastomose)
- **Körper und Schwanz: Rr. pancreatici** aus der A. splenica, die die A. pancreatica dorsalis hinter dem Pancreas und die A. pancreatica inferior am Unterrand des Pancreas bilden.

Diese intensive Perfusion macht deutlich, warum Infarkte dieser lebenswichtigen Drüse selten sind.
Die **Venen** entsprechen den Arterien und bilden ventral und dorsal eine Gefäßarkade. Diese münden über die V. mesenterica superior und die V. splenica in die Pfortader. Die V. pancreaticoduodenalis superior posterior hat zusätzlich direkten Anschluss an die Pfortader.

Lymphbahnen

Die verschiedenen Abschnitte des Pancreas besitzen **3 Gruppen regionärer Lymphknoten** (➤ Abb. 7.43). Von dort fließt die Lymphe in die Nodi lymphoidei coeliaci und Nodi lymphoidei mesenterici superiores, bevor sie über die Trunci intestinales dem Ductus thoracicus zugeführt wird. Die retroperitoneale Lage mit der engen Nachbarschaft zu verschiedenen Gruppen lumbaler Lymphknoten (Nodi lymphoidei lumbales) und den linken Trunci lumbales bedingt, dass weitläufige Verbindungen zu anderen Lymphknotenstationen bestehen.

- **Kopf und Hals: Nodi lymphoidei pancreaticoduodenales** entlang der gleichnamigen Arterien (Aa. pancreaticoduodenales superiores anterior und posterior), von dort Anschluss über die Nodi lymphoidei hepatici zu den Nodi lymphoidei coeliaci oder direkt zu den Nodi lymphoidei mesenterici superiores.
- **Körper: Nodi lymphoidei pancreatici superiores und inferiores** am Ober- und Unterrand des Organs und damit entlang der A. und V. splenica, von dort ebenfalls zu den Nodi lymphoidei coeliaci und zu den Nodi lymphoidei mesenterici superiores.
- **Schwanz:** Drainage zu den **Nodi lymphoidei splenici** und von dort zu den Nodi lymphoidei coeliaci.

Klinik

Die unterschiedlichen Lymphdrainagewege machen verständlich, warum bei **Pankreaskarzinomen** zum Zeitpunkt der Diagnose meist bereits ausgedehnte **Lymphknotenmetastasen** vorliegen. Da diese meist nicht komplett entfernbar sind, ist eine operative Heilung kaum möglich.

Innervation

Das Pancreas wird sowohl sympathisch als auch parasympathisch innerviert. Der Parasympathikus fördert dabei die Bildung von Verdauungsenzymen, die Sekretabgabe und die Insulinbildung, der Sympathikus hemmt diese Funktionen.

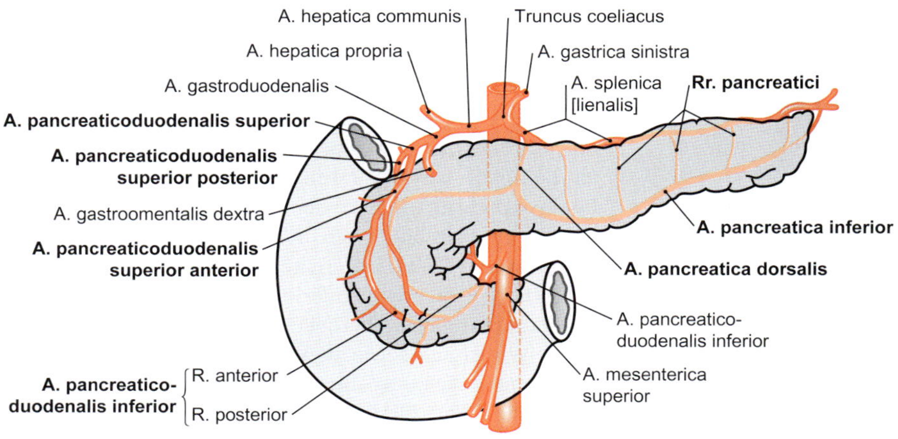

Abb. 7.42 Arterien des Pancreas. [S700-L126]/[G1069]

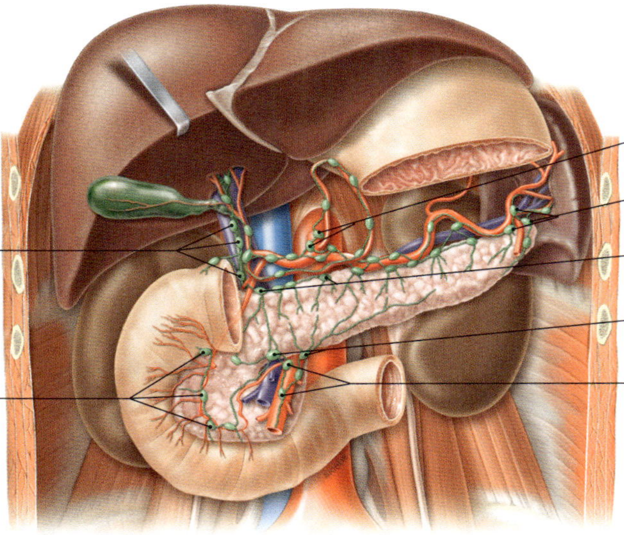

Abb. 7.43 Lymphabflusswege des Pancreas. Ansicht von ventral. [S700-L238]

Sympathikus: Die postganglionären Nervenfasern gelangen nach Umschaltung im Plexus coeliacus als perivaskuläre Geflechte mit den verschiedenen Arterien zum Pancreas.
Parasympathikus: Die präganglionären Nervenfasern erreichen das Pancreas teils über perivaskuläre Geflechte aus dem **Plexus coeliacus,** teils aber auch direkt aus dem **Truncus vagalis posterior** (und anterior) für den Kopf.
Sympathikus und Parasympathikus besitzen auch afferente Nervenfasern. Die Zone des übertragenen Schmerzes auf der Rumpfwand ist nicht genau lokalisiert. Schmerzen werden aber oft gürtelförmig im zentralen und linken Oberbauch angegeben, bei Beteiligung retroperitonealer Strukturen oft auch dorsal links der unteren Brustwirbelsäule. Das organbezogene Hautareal oder die **HEAD-Zone** des Pancreas projiziert damit ventral und dorsal in das Dermatom **T8**.
Zur allgemeinen Organisation des vegetativen Nervensystems im Bauchraum ➤ Kap. 7.8.5.

7.6 Milz

Kompetenzen

Nach Bearbeitung dieses Lehrbuchkapitels sollten Sie in der Lage sein:
- die verschiedenen Funktionen der Milz zu verstehen
- Lage und Projektion der Milz am Präparat zu zeigen und die Gliederung in Segmente zu kennen
- die Leitungsbahnen der Milz darzustellen und deren Versorgungsfunktion für die umliegenden Organe zu erläutern

7.6.1 Überblick

Die Milz (Splen oder Lien) liegt intraperitoneal im linken Oberbauch (➤ Abb. 7.44) und gehört mit der Gesamtheit aller Lymphknoten, den Rachenmandeln (Tonsillen) und dem schleimhautassoziierten lymphatischen Gewebe, z. B. im Darm, zu den sekundär **lymphatischen Organen.**

7.6.2 Funktionen der Milz

Von den verschiedenen Funktionen der Milz ist die Abwehrfunktion die wichtigste:
- Immunabwehr gegen Krankheitserreger im Blut
- Abbau defekter und alter Erythrozyten
- Speicherung von Blutzellen (Thrombozyten)
- Blutbildung (Fetalperiode)

Die **Abwehrfunktion** übernimmt die „weiße Pulpa", die auf der Schnittfläche als weiße Knötchen sichtbar ist. Die Einleitung einer spezifischen Immunabwehr gegen Krankheitserreger, die bereits die Blutbahn erreicht haben, macht die Milz zu einem sehr wichtigen Organ. Die Milz ist zwar nicht absolut lebensnotwendig, doch ihre Entfernung prädisponiert zu lebensgefährlichen Infektionen. Daneben hat die Milz verschiedene Funktionen beim **Umsatz von Blutzellen,** die von der „roten Pulpa", dem blutgefüllten Parenchym, übernommen werden. Hier werden wie auch in Knochen-

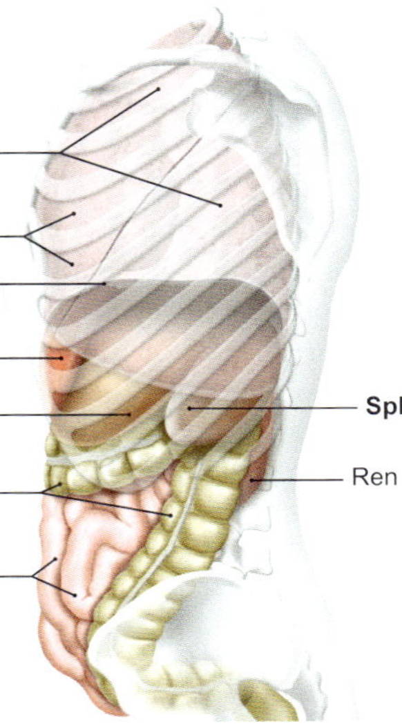

Abb. 7.44 Projektion der Milz auf die Körperoberfläche. Ansicht von links. [S700-L275]

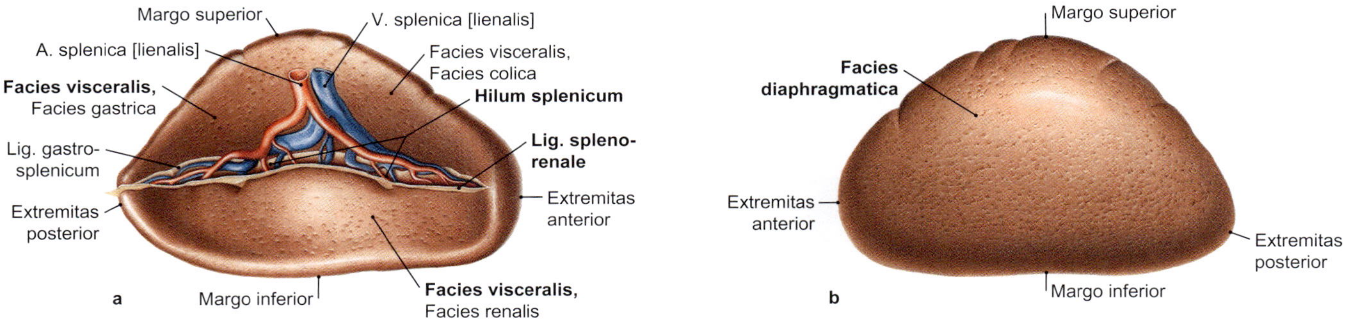

Abb. 7.45 Milz. [S700-L301] **a** Ansicht von medial ventral. **b** Ansicht von lateral kranial.

mark und Leber alte und insbesondere defekte rote Blutkörperchen (Erythrozyten) abgebaut. Obwohl die Milz sehr gut durchblutet ist, ist sie beim Mensch kein Speicher für größere Blutmengen, speichert aber bis zu 30 % aller Blutplättchen (Thrombozyten) des Körpers. Zusammen mit der Leber übernimmt sie in der Fetalzeit die **Blutbildung** und kann diese bei Insuffizienz des Knochenmarks auch zeitlebens unterstützen.

Klinik

Die Funktionen machen verständlich, warum Verletzungen der Milz **(Milzruptur),** z. B. bei stumpfem Bauchtrauma, zu lebensgefährlichen Blutungen führen können. Im Gegensatz zu früher versucht man heute, die Milz oder zumindest Teile von ihr zu erhalten, da das Risiko lebensgefährlicher Infektionen (Sepsis) nach ihrer Entfernung deutlich ansteigt. Manipulationen an der Milz, z. B. bei ihrer Entfernung, können große Mengen Thrombozyten in den Kreislauf freisetzen, sodass dem Risiko der Bildung von Blutgerinnseln **(Thromben)** vorgebeugt werden muss, die zu Schlaganfall oder Herzinfarkt führen können.

7.6.3 Entwicklung

Bindegewebe und Kapsel der Milz entstehen in der *5. Woche* aus dem **dorsalen Mesogastrium** und erhalten von diesem auch den Überzug aus Peritoneum viscerale (➤ Abb. 7.3). Die Verbindung zum Magen wird zum Lig. gastrosplenicum. Die Lymphozyten besiedeln die Milz im 4. Monat.

7.6.4 Projektion, Bau und Topografie der Milz

Die Milz ist beim Lebenden rötlich-gräulich bis blau-violett, ca. 11 cm lang, 7 cm breit und 4 cm dick und wiegt 150 (80–300) g. Sie liegt im linken Oberbauch gut geschützt vom Rippenbogen **intraperitoneal** in einer eigenen Loge, die als **Milznische** bezeichnet wird (➤ Abb. 7.44). Hier sitzt die Milz dem Lig. phrenicocolicum auf, das die linke Kolonflexur mit dem Zwerchfell verbindet. Die Position der Milz ist durch ihre Lage unter dem Zwerchfell stark atemabhängig und projiziert sich in Atemmittellage auf die IX. bis XI. Rippe, wobei sie mit ihrer Längsachse der X. Rippe folgt. Daher ist die Milz nur tastbar, wenn sie vergrößert ist.
Die Milz besitzt eine konvexe Facies diaphragmatica (➤ Abb. 7.45), die dem Zwerchfell anliegt, und eine konkave Facies visceralis mit **Kontakt zu verschiedenen Organen:**

- zur Rückwand des Magens (Facies gastrica, hinten oben), getrennt durch den Recessus splenicus der Bursa omentalis
- zur linken Kolonflexur (Facies colica, vorne oben)
- zum lateralen Rand der Niere (Facies renalis, unten)
- zum Pankreasschwanz (Facies pancreatica, am Hilum)

Der nach oben gerichtete Rand (Margo superior), der diese beiden Flächen trennt, ist meist eingekerbt, während der untere Rand (Margo inferior) glatt erscheint. Aus ihrer Lage im Oberbauch ergibt sich, dass ein Pol nach vorne (Extremitas anterior) und der andere nach hinten (Extremitas posterior) gerichtet ist. Die Facies visceralis ist durch das **Hilum splenicum,** an dem die Leitungsbahnen ein- und austreten und die Peritonealduplikaturen ansetzen, in 2 Hälften gegliedert. Das **Lig. gastrosplenicum** verbindet als Teil des Omentum majus die Milz nach vorne mit dem Magen, das **Lig. phrenicosplenicum** und das **Lig. splenorenale** nach hinten mit Zwerchfell und Niere, von der sie allerdings durch deren Hüllen getrennt ist (➤ Abb. 7.3).
Eine Besonderheit ist, dass in 5–30 % der Fälle eine vom Hauptorgan getrennte **Nebenmilz** auftritt, die meist hilumnah in einer der Peritonealduplikaturen liegt.

Klinik

Bei Entfernung der Milz **(Splenektomie)** sollte das Vorhandensein einer Nebenmilz untersucht werden. Eine Nebenmilz kann bei Entfernung des Hauptorgans dessen Funktionen übernehmen, was den Verlust der Abwehrfunktion verhindern kann. Wenn jedoch defekte Erythrozyten der Grund für die Splenektomie sind, weil sie in der Milz vermehrt abgebaut wurden und daher eine Blutarmut (Anämie) verursachten, müssen auch eventuelle Nebenmilzen entfernt werden.

7.6.5 Leitungsbahnen der Milz

Arterielle und venöse Versorgung

Die **A. splenica** ist das einzige versorgende Gefäß und entspringt als Ast des Truncus coeliacus. Sie zieht mit gewundenem Verlauf am Oberrand des Pancreas entlang zum Hilum der Milz, wo sie sich in 2–3 Haupt- und dann in mehrere Endäste verzweigt (➤ Abb. 7.43). Auf dem Weg versorgt die A. splenica das Pancreas (Rr. pancreatici) und den Magen (A. gastrica posterior, Aa. gastricae breves, A. gastroomentalis sinistra).
Die Endäste der A. splenica sind funktionelle Endarterien und untergliedern die Milz in 3–6 variable, keilförmig angeordnete Segmente (➤ Abb. 7.46).
Die **V. splenica** entspricht in ihren Zuflüssen der Arterie, zieht im Lig. splenorenale und dann auf der Rückseite des Pancreas zu dessen Hals, wo sie sich mit der V. mesenterica superior zur Pfortader vereinigt. Meist (70 %) nimmt sie vorher die V. mesenterica inferior auf.

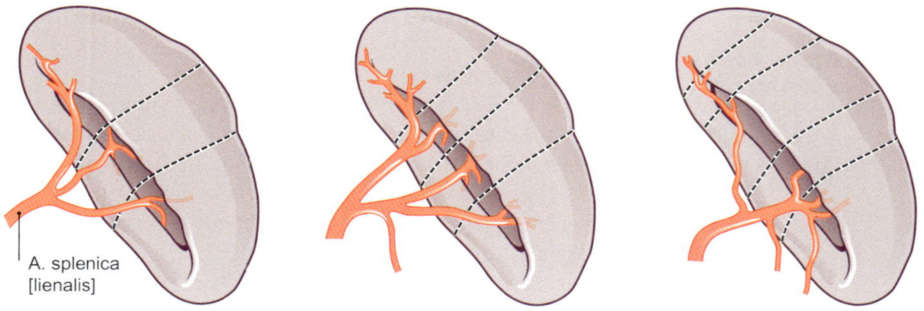

Abb. 7.46 Segmente der Milz. Schematisierte Darstellung von 3, 4 oder 5 Segmenten. [S700-L126]

Lymphbahnen

Die regionären Lymphknoten sind die **Nodi lymphoidei splenici** am Milzhilum, die auch die Lymphe vom Magenfundus und vom Pankreasschwanz erhalten. Von dort fließt die Lymphe über die **Nodi lymphoidei coeliaci** und die Trunci intestinales in den Ductus thoracicus.

Innervation

Die Milz wird überwiegend **sympathisch,** aber auch **parasympathisch** innerviert **(Plexus splenicus).** Die postganglionären sympathischen Nervenfasern folgen nach Umschaltung im Plexus coeliacus als perivaskuläres Geflecht zusammen mit den präganglionären parasympathischen Fasern der A. splenica. Der Sympathikus drosselt die Durchblutung, sonst ist über die vegetative Regulation wenig bekannt. Sympathikus und Parasympathikus besitzen auch **afferente Nervenfasern.** Die Zone des übertragenen Schmerzes auf der Rumpfwand (**HEAD-Zone** der Milz) ist unscharf und projiziert sich auf den zentralen oder linken Oberbauch, auf die Dermatome **T8–9**. Zur allgemeinen Organisation des vegetativen Nervensystems im Bauchraum ➤ Kap. 7.8.5.

7.7 Peritonealhöhle

Kompetenzen

Nach Bearbeitung dieses Lehrbuchkapitels sollten Sie in der Lage sein:
- die Gliederung der Bauchhöhle zu erklären und die Peritonealverhältnisse der einzelnen Bauchorgane am Präparat zu erläutern
- den Bau von Omentum majus und Omentum minus mit Funktionen und Leitungsbahnen zu beschreiben
- die Recessus der Peritonealhöhle zu zeigen und ihre klinische Bedeutung zu erklären
- Lage und Gliederung der Bursa omentalis detailliert zu kennen und am Präparat zu zeigen

7.7.1 Überblick

Die **Bauchhöhle** (Cavitas abdominalis) wird vom Colon transversum in den Oberbauch und den Unterbauch geteilt. Nach den Lageverhältnissen ist die Bauchhöhle gegliedert in eine **Peritonealhöhle** (Cavitas peritonealis), die mit Bauchfell (Peritoneum) ausgekleidet ist, und in einen **Extraperitonealraum** (Spatium extraperitoneale) zwischen dem Peritoneum parietale und der Rumpfwand. Dorsal ist der Extraperitonealraum zum **Retroperitoneum** erweitert (Spatium retroperitoneale), das sich kaudal in der Beckenhöhle in den **Subperitonealraum** (Spatium extraperitoneale pelvis) fortsetzt (➤ Kap. 8.7.1). Ventral der Bauchhöhle gibt es dagegen keinen Extraperitonealraum, da das parietale Peritoneum unmittelbar der Bauchwand aufliegt.

Daraus ergeben sich für die Organe verschiedene Lageverhältnisse: Intraperitoneal gelegene Organe sind auf ihrer gesamten Oberfläche von Bauchfell (Peritoneum viscerale) bedeckt, das die Tunica serosa der jeweiligen Organe darstellt. Die Organe besitzen Aufhängebänder (Mesenterien und Bänder), die als Peritonealduplikaturen die versorgenden Leitungsbahnen enthalten und an deren Wurzel das Peritoneum viscerale der Organe in das Peritoneum parietale der Bauchhöhlenwand umschlägt.

Die einzelnen Peritonealduplikaturen werden bei den jeweiligen Organen beschrieben. Zur Entwicklung der Peritonealhöhle ➤ Kap. 6.5.5.

Intraperitoneal liegen:
- Pars abdominalis des Oesophagus
- Magen
- Pars superior des Duodenums
- Jejunum
- Ileum
- Caecum
- Appendix vermiformis
- Colon transversum
- Colon sigmoideum
- Leber
- Gallenblase
- Milz

sowie von den Beckenorganen:
- Corpus des Uterus
- Adnexe (Ovar und Tuba uterina)

Retroperitoneale Organe sind meist nur auf ihrer Vorderseite von Peritoneum parietale bedeckt. Diese Organe können als primär retroperitoneale Organe bereits außerhalb der Bauchhöhle angelegt worden sein wie
- Nieren oder
- Nebennieren.

Die primär retroperitoneal und subperitoneal gelegenen Organe werden in ➤ Kap. 8 beschrieben. Im Unterschied dazu sind **sekundär retroperitoneale Organe** erst während der Entwicklung an die dorsale Rumpfwand verlagert worden. Dazu zählen:
- übrige Teile des Duodenums
- Colon ascendens
- Colon descendens
- proximales Rectum (bis Flexura sacralis)
- Pancreas

Die sekundär retroperitoneal gelegenen Organe können bei der Präparation von den primär retroperitoneal gelegenen Organen stumpf abgelöst werden, da sich das ursprüngliche viszerale Peritoneum auf der Rückseite der Organe mit dem parietalen Peritoneum zur **TOLDT-Fusionsfaszie** vereinigt hat (➤ Abb. 7.12d).

Klinik

Diese Lageunterschiede sind für die **Zugangswege bei Operationen** wichtig, da ein retroperitoneal gelegenes Organ auch von dorsal zugänglich ist, ohne dass die Peritonealhöhle eröffnet werden muss. Dadurch lässt sich das Risiko einer Infektion der Bauchhöhle (Peritonitis) oder postoperativer Verwachsungen reduzieren.

MERKE

Intraperitoneal:
- in der Peritonealhöhle (Cavitas peritonealis) der Bauchhöhle oder des Beckens gelegen
- von allen Seiten mit Peritoneum viscerale bedeckt
- mit Peritonealduplikaturen befestigt (Mesenterien und Bänder)

Extraperitoneal:
- außerhalb der Peritonealhöhle im Retroperitonealraum der Bauchhöhle (Spatium retroperitoneale) oder dem Subperitonealraum des Beckens (Spatium extraperitoneale pelvis) gelegen
- nicht oder nur teilweise von Peritoneum parietale bedeckt

Die Bauchhöhle wird vom Colon transversum mit seinem Mesocolon transversum in Ober- und Unterbauch untergliedert.
Der **Oberbauch** („Drüsenbauch") wird rechts von der Leber mit der Gallenblase eingenommen und links vom Magen, der sich in die Pars superior des Duodenums fortsetzt. Hinter dem Magen liegt die Milz und im Retroperitoneum das Pancreas. Zwischen Leber und Magen/Duodenum erstreckt sich das kleine Netz (Omentum minus) als frontale Peritonealduplikatur (➤ Abb. 7.47).
Der **Unterbauch** („Darmbauch") enthält die übrigen Abschnitte des Dünn- und Dickdarms und wird vorne vom großen Netz (Omentum majus) überlagert, das am Magen entspringt. Im Retroperitoneum liegen neben den verschiedenen Anteilen von Duodenum und Dickdarm auch die Nieren und Nebennieren.

7.7.2 Omentum majus und Omentum minus

Omentum majus

Das große Netz (Omentum majus) ist eine schürzenförmige Peritonealduplikatur mit einer Fläche von ca. 1 m^2, die die Organe des Unterbauchs überlagert. Je nach Konstitutionstyp ist unterschiedlich viel Fettgewebe in das Netz eingelagert, sodass es durchscheinend bis gelblich gefärbt ist. Das Omentum majus besteht aus 4 Teilen:
- Lig. gastrocolicum
- Lig. gastrosplenicum
- Lig. gastrophrenicum
- schürzenförmiger Abschnitt

Die wichtigste Peritonealduplikatur ist das Lig. gastrocolicum, das die große Kurvatur des Magens mit der Taenia omentalis des Colon transversum verbindet. Dieses Band ist der Ursprung des Omentum majus, das sich im Mesogastrium dorsale entwickelt, und enthält die versorgenden Leitungsbahnen. Nach links setzt es sich in das Lig. gastrosplenicum und nach oben in das Lig. gastrophrenicum fort. Der schürzenförmige Teil ist in seiner Ausdehnung sehr variabel und kann sehr verschiedene Positionen einnehmen.

Funktionen des Omentum majus:
- Sekretion und Resorption von Peritonealflüssigkeit
- Immunabwehr: arteriovenöse Anastomosen („Milchflecken") zum Austritt von Leukozyten
- mechanischer Schutz
- thermische Isolation

Leitungsbahnen des Omentum majus:
Das Omentum majus wird von den Leitungsbahnen entlang der großen Magenkurvatur versorgt:
- **Aa. und Vv. gastroomentales dextra** (überwiegend, mit 5–8 Rr. omentales) **und sinistra** (meist nur ein Ast)
- **Nodi lymphoidei gastroomentales dextri und sinistri,** von hier über Lymphknoten entlang der Äste des Truncus coeliacus zu den Nodi lymphoidei coeliaci
- **sympathisch** und **parasympathisch** aus dem **Plexus coeliacus** über periarterielle Geflechte

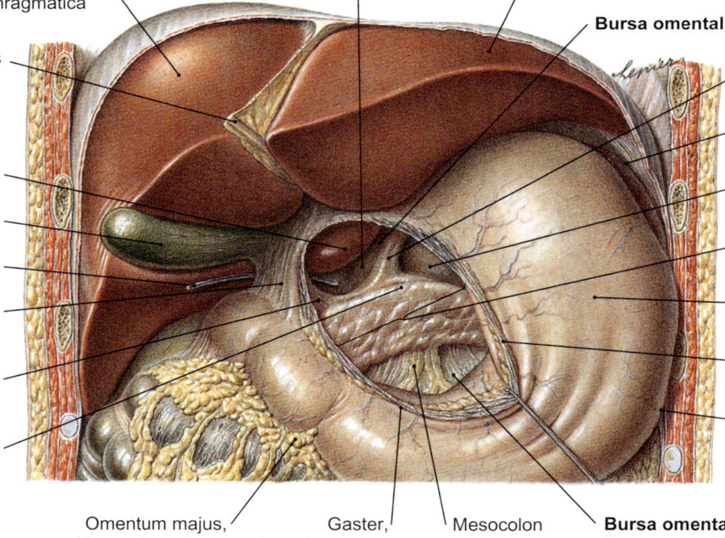

Abb. 7.47 Lage der Eingeweide im Oberbauch. Ansicht von ventral. [S700]

Klinik

Der schürzenförmige Abschnitt kann Entzündungsherde oder Perforation von Magen und Darm abdecken und damit eine **Bauchhöhlenentzündung (Peritonitis)** verhindern.
Aufgrund der großen Oberfläche und des dadurch sehr effektiven Umsatzes der Peritonealflüssigkeit können durch **Peritonealdialyse** bei Nierenversagen oder Vergiftungen durch das wiederholte Einbringen von Elektrolytlösungen dem Blut Schadstoffe entzogen werden.
Entwicklungsgeschichtlich bedingt gehört das Omentum majus zum Magen und wird von den Leitungsbahnen an der großen Magenkurvatur versorgt. Daher muss es z. B. bei einer Besiedlung mit Tumorzellen **(Peritonealkarzinose)** am Magen und nicht am Colon abgesetzt werden.

Omentum minus

Das kleine Netz (Omentum minus) ist eine frontale Peritonealduplikatur, die die Leber mit Magen und Duodenum verbindet und die Vorderwand der Bursa omentalis bildet (s. u.). Teile des Omentum minus sind:

- Lig. hepatogastricum, zur kleinen Magenkurvatur
- Lig. hepatoduodenale, zur Pars superior des Duodenums

Das **Lig. hepatogastricum** enthält die Leitungsbahnen und macht den größten Teil des kleinen Netzes aus. Unter dem Lig. hepatoduodenale befindet sich die Öffnung der Bursa omentalis (Foramen omentale/epiploicum).
Im **Lig. hepatoduodenale** verlaufen die Leitungsbahnen in folgender Anordnung zur Leber:

- Ductus choledochus (rechts)
- A. hepatica propria (links)
- V. portae hepatis (hinten)
- Lymphbahnen und Lymphknoten sowie vegetative Nerven (Plexus hepaticus)

Das Omentum minus wird von den **Leitungsbahnen** entlang der kleinen Magenkurvatur versorgt:

- **Aa. und Vv. gastricae dextra und sinistra**
- **Nodi lymphoidei gastrici dextri und sinistri,** von hier über Lymphknoten entlang der Äste des Truncus coeliacus zu den Nodi lymphoidei coeliaci
- **sympathisch** und **parasympathisch** aus dem **Plexus coeliacus** über periarterielle Geflechte. Der Truncus vagalis anterior gibt die Rr. hepatici zum Plexus hepaticus ab, von denen die Rr. pylorici den Pylorus des Magens erreichen.

In der anatomischen Terminologie werden noch beliebig viele weitere Peritonealduplikaturen mit Namen versehen und den beiden Netzen zugeordnet. Da dies medizinisch nicht sinnvoll ist, verzichten wir hier darauf.

7.7.3 Recessus der Peritonealhöhle

Die Peritonealduplikaturen, die als Falten (Plicae) und Bänder (Ligamenta) das Relief der hinteren Wand der Peritonealhöhle aufwerfen, bilden verschiedene **Spalträume (Recessus),** die Aussackungen der Peritonealhöhle darstellen. Aufgrund ihrer klinischen Bedeutung werden im Folgenden die wichtigsten Recessus kurz beschrieben (➤ Abb. 7.48).

Recessus des Oberbauchs (supramesokolisches Kompartiment)

Der größte und in seiner Ausdehnung komplexeste dieser Spalträume ist die **Bursa omentalis.** Die Bursa omentalis ist ein Verschiebespalt zwischen Magen und Pancreas, der nur durch das Foramen omentale (Foramen epiploicum) unter dem Lig. hepatoduodenale mit der Bauchhöhle kommuniziert. Aufgrund ihrer Ausdehnung wird die Bursa omentalis im angloamerikanischen Sprachgebrauch auch als „kleinere Bauchhöhle" bezeichnet („lesser sac of the peritoneal cavity").
Die Bursa omentalis gliedert sich in 4 Abschnitte (➤ Abb. 7.47):

- **Foramen omentale** (Foramen epiploicum): Der Eingang in die Bursa omentalis hat einen Durchmesser von ca. 3 cm und wird vorne vom Lig. hepatoduodenale, oben vom Lobus caudatus der Leber, unten von der Pars superior des Duodenums und hinten von der V. cava inferior umrandet.
- **Vestibulum:** Der Vorraum ist vorne durch das Omentum minus begrenzt und reicht mit einem **Recessus superior** hinter die Leber.
- **Isthmus:** Die Engstelle zwischen Vor- und Hauptraum wird durch 2 Peritonealfalten begrenzt, rechts durch die Plica hepatopancreatica, die durch die A. hepatica communis aufgeworfen wird, und links durch die Plica gastropancreatica, in der die A. gastrica sinistra verläuft.
- **Hauptraum:** Er liegt zwischen dem Magen (vorne) und dem Pancreas bzw. dem parietalen Peritoneum der Bauchwand (hinten). Der **Recessus splenicus** dehnt sich nach links bis zum Milzhilum aus, der **Recessus inferior** unter dem Lig. gastrocolicum bis zum Ansatz des Mesokolons am Colon transversum.

Unter dem Zwerchfell oberhalb der Facies diaphragmatica der Leber befindet sich der **Recessus subphrenicus,** der durch das Lig. falciforme hepatis in einen rechten und linken und durch das Lig. triangulare dextrum/sinistrum in einen oberen und unteren Abschnitt untergliedert wird. An den rechts unten gelegenen Anteil schließt sich der **Recessus subhepaticus** an, hinter dem im oberen Abschnitt die rechte Niere liegt. Dieser Teil wird auch als **Recessus hepatorenalis** bezeichnet (klinisch MORISON-Pouch). Der linke Recessus subphrenicus wird in der Klinik auch KOLLER-Pouch genannt.

Recessus des Unterbauchs (inframesokolisches Kompartiment)

Dieses Kompartiment unterhalb des Mesocolon transversum wird von der Mesenterialwurzel des Dünndarms in einen rechten und linken infrakolischen Raum untergliedert (➤ Abb. 7.48). Lateral von Colon ascendens und descendens senken sich die parakolischen Rinnen **(Sulci paracolici)** und unterhalb des Mesocolon sigmoideum der **Recessus intersigmoideus** ein. Die rechte parakolische Rinne steht in direkter Verbindung zum Recessus subhepaticus und zum rechten Recessus subphrenicus, während auf der linken Seite das Lig. phrenicocolicum eine Barriere darstellt.
An der Flexura duodenojejunalis bilden die Plicae duodenales superior und inferior 2 Spalträume **(Recessus duodenales superior und inferior)** (➤ Abb. 7.48). Weitere Recessus gibt es an der Einmündung des terminalen Ileums in das Caecum **(Recessus ileocaecales superior und inferior)** sowie **Recessus retrocaecalis,** in dem meist die Appendix vermiformis hinter dem Caecum hochgeschlagen ist.
Im Beckenabschnitt der Peritonealhöhle gibt es bei den beiden Geschlechtern vor dem Rectum unterschiedliche Spalträume. Bei der Frau wird der Raum nach vorne vom Uterus begrenzt. Diese **Excavatio rectouterina** (DOUGLAS-Raum) ist der tiefste Punkt der weiblichen Peritonealhöhle (➤ Abb. 7.48). Die davor gelegene **Excavatio vesicouterina** zwischen Harnblase und Uterus reicht nicht ganz so weit nach kaudal. Beim Mann gibt es nur einen Recessus, der vorne bis an die Harnblase heranreicht und entsprechend als **Excavatio rectovesicalis** (PROUST-Raum) bezeichnet wird.

Klinik

Die **Bursa omentalis** hat wie auch die übrigen Recessus der Peritonealhöhle klinische Bedeutung, da es hier zu pathologischen Vorgängen kommen kann:

- Absiedlung von Tumoren (Peritonealkarzinose)
- Entzündung des Bauchfells (Peritonitis)
- Einklemmung von Dünndarmschlingen (innere Hernien)
- Ansammlung von „freier Luft" bei Perforation von Hohlorganen (z. B. Magengeschwür)
- Ansammlung von Blut bei Traumata

Daher inspiziert der Chirurg bei Operationen im Bauchraum die Bursa omentalis, um keine Krankheitserscheinungen zu übersehen.

Bei Traumapatienten werden mit **FAST-Sonographie** (Focused Assesment with Sonography for Trauma) folgende Räume abgeklärt:

- Flankenschnitt rechts für **Recessus subphrenicus** und **Recessus subhepaticus (= Recesssus hepatorenalis/MORISON-POUCH)**
- Flankenschnitt links für **Recessus subphrenicus (KOLLER-Pouch)**
- Region oberhalb der Schambeinfuge für **Excavatio rectouterina (DOUGLAS-Raum)** bei Frauen bzw. **Excavatio rectovesicalis (PROUST-Raum)** bei Männern.
- Region unterhalb des Rippenbogens nach kranial für das Perikard zum Ausschluss einer Herzbeuteltamponade.

Der Chirurg kann bei Operationen im Oberbauch, z. B. bei Eingriffen am Pancreas, auf 3 **Zugangswegen** in die Bursa omentalis gelangen:

- durch das Omentum minus
- durch das Lig. gastrocolicum
- durch das Mesocolon transversum

Im **Recessus duodenalis inferior** (und superior) kommt es am häufigsten (über 50 %) von allen Spalträumen zur Einklemmung von Dünndarmanteilen (TREITZ-Hernien). Die Einklemmung kann zu Darmverschluss (Ileus) und Darminfarkten führen.

Bei aufrechter Haltung kann sich in den tiefsten Aussackungen der Bauchhöhle, der **Excavatio rectovesicalis** beim Mann und der **Excavatio rectouterina** (DOUGLAS-Raum) bei der Frau, bei Entzündungen im Unterbauch entzündliches Exsudat oder Eiter ansammeln, was in der Sonografie als freie Flüssigkeit nachgewiesen werden kann. Aufgrund des häufig in Operationsberichten oder Arztberichten aufzufindenden Fehlers wurde von klinischen Kollegen der Hinweis erbeten, dass es einen DOUGLAS-Raum nur im weiblichen Becken gibt!

Beim bettlägerigen Patienten sammeln sich entzündliche Sekrete aufgrund der nach kranial gerichteten Zirkulation der Peritonealflüssigkeit besonders im rechten **Recessus subphrenicus** und **Recessus subhepaticus.** Auf der linken Seite soll die Zirkulation durch das Lig. phrenicocolicum eingeschränkt sein. Bei Operationen im linken Oberbauch, z. B. an der Milz, sind hier jedoch Flüssigkeitsansammlungen sehr häufig. Entzündliche Exsudate müssen mit einer sonografisch oder CT-gesteuerten Drainage entfernt werden, da sie sonst einen therapieresistenten Entzündungsherd (**Peritonealempyem** oder **-abszess**) bilden können.

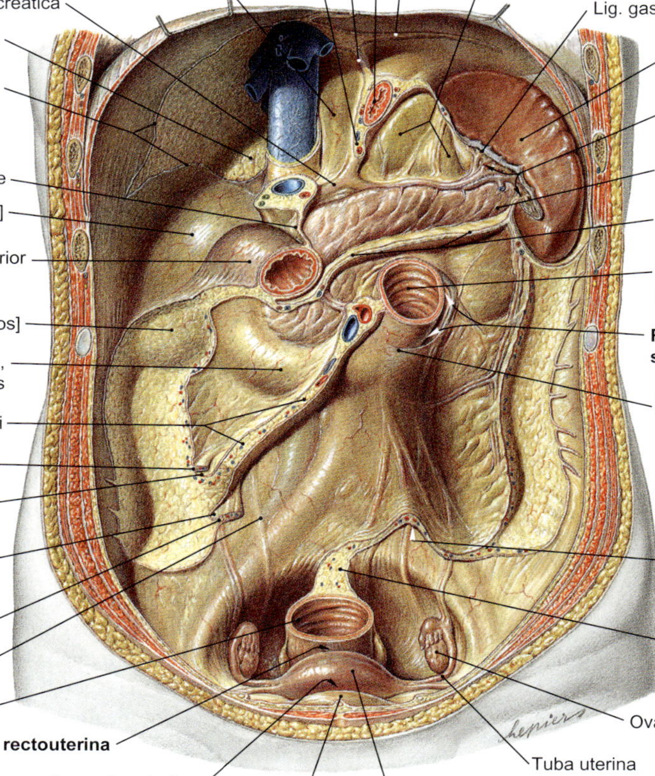

Abb. 7.48 Dorsale Wand der Peritonealhöhle mit Spalträumen (Recessus). Ansicht von ventral. [S700]

7.8 Leitungsbahnen der Peritonealhöhle

Kompetenzen

Nach Bearbeitung dieses Lehrbuchkapitels sollten Sie in der Lage sein:
- die grundsätzliche Systematik der Leitungsbahnen der Peritonealhöhle zu verstehen, damit Sie bei den einzelnen Organen die Herkunft ihrer Leitungsbahnen nachvollziehen können
- die viszeralen Äste der Bauchaorta mit ihren Versorgungsgebieten zu kennen und am Präparat zu zeigen
- die Organisation des vegetativen Nervensystems in der Peritonealhöhle zu erklären, um bei den einzelnen Organen die Herkunft der Nervenfasern zu verstehen

7.8.1 Überblick

Die Leitungsbahnen der **Bauchhöhle** dienen der Versorgung der Eingeweide und auch der dorsalen Rumpfwand. Die großen arteriellen, venösen und lymphatischen Gefäßstämme verlaufen im **Retroperitoneum** und setzen sich nach kaudal in der Beckenhöhle in den **Subperitonealraum** sowie nach kranial in das **hintere Mediastinum der Brusthöhle** fort. Die Geflechte des vegetativen Nervensystems, das die Organe des Bauch- und Beckenraums innerviert, sind der Aorta ventral aufgelagert und stehen nach kaudal mit den Geflechten in den Bindegeweberäumen des Beckens in Verbindung. Die Äste der Gefäßstämme und der vegetativen Nervengeflechte gelangen über die Bauchfellduplikaturen **(Mesenterien)** von dorsal in die **Peritonealhöhle** und versorgen die jeweiligen Organe.
In diesem Kapitel werden nur die Leitungsbahnen der Peritonealhöhle in der Übersicht beschrieben. Die einzelnen Gefäßäste und ihr Verlauf sind bei den Leitungsbahnen der jeweiligen Organe näher erläutert.
Die großen Gefäßstämme werden zusammen mit den Leitungsbahnen von Retroperitonealraum und Beckenhöhle (➤ Kap. 8.8) abgehandelt und in ihrer Fortsetzung nach kranial im Kapitel zu den Leitungsbahnen der Brusthöhle (➤ Kap. 6.6) dargestellt.

7.8.2 Arterien der Peritonealhöhle

Die Baucheingeweide werden von den **3 unpaaren Arterienästen** versorgt, die nach ventral aus dem Bauchabschnitt der Aorta (Pars abdominalis aortae) entspringen:
- Truncus coeliacus
- A. mesenterica superior
- A. mesenterica inferior

Die 3 Arterien gehen untereinander und mit Ästen der A. iliaca interna Gefäßverbindungen **(Anastomosen)** ein. 3 Anastomosen sind wichtig:
- Verbindungen zwischen **Truncus coeliacus** und **A. mesenterica superior** über die Aa. pancreaticoduodenales (BÜHLER-Anastomose)
- Verbindungen zwischen **Aa. mesentericae superior und inferior:** RIOLAN-Anastomose zwischen A. colica media und sinistra
- Plexus der Rektumarterien: Hier verbindet sich die A. rectalis superior aus der **A. mesenterica inferior** mit den Aa. rectales media und inferior aus dem Stromgebiet der **A. iliaca interna,** die zu den Arterien der Beckenhöhle zählt.

Klinik

Die **Anastomosen** können bei Verschluss eines Gefäßes einen **Infarkt des Darms und des Pancreas** verhindern. Außerdem können sie über die Blutgefäße um das Rectum auch eine gewisse Blutversorgung der Beine aufrechterhalten, wenn deren Blutversorgung durch Engstellen der distalen Bauchaorta oder der proximalen Iliakalarterien (A. iliaca communis) beeinträchtigt ist.

Truncus coeliacus

Der Truncus coeliacus entspringt auf Höhe des 12. Brustwirbels als erster unpaarer Ast der Aorta (➤ Abb. 7.49). Noch im Retroperitonealraum hinter der Bursa omentalis teilt sich der kurze (meist 1–2 cm lange) Stamm in seine **3 Hauptäste,** die die Oberbauchorgane (Magen, Zwölffingerdarm, Leber, Gallenblase, Bauchspeicheldrüse und Milz) versorgen:
- **A. gastrica sinistra:** geht nach links oben ab und wirft dabei in der Rückwand der Bursa omentalis die Plica gastropancreatica auf. Das Gefäß ist meist stärker als die A. gastrica dextra, mit der sie an der kleinen Magenkurvatur anastomosiert
- **A. hepatica communis:** wendet sich nach rechts, bildet die Plica hepatopancreatica der Bursa omentalis, und teilt sich in:
  - **A. hepatica propria:** gibt die **A. gastrica dextra** ab, versorgt danach Leber und Gallenblase (**A. cystica**)
  - **A. gastroduodenalis:** steigt hinter Pylorus oder Duodenum ab, teilt sich in die **A. gastroomentalis dextra** zur großen Magenkurvatur und in die **A. pancreaticoduodenalis superior anterior** und **posterior**, die mit der A. pancreaticoduodenalis inferior aus der A. mesenterica superior anastomosieren und Pankreaskopf sowie Duodenum versorgen. Verschiedene kleine Äste der A. gastroduodenalis auf und hinter der Pars superior duodeni werden als A. supraduodenalis und Aa. retroduodenales bezeichnet
- **A. splenica:** zieht nach links unten und verläuft am oberen Rand des Pancreas, gibt auf ihrem Weg zur Milz folgende Äste ab:
  - **Rr. pancreatici** zum Pancreas
  - **A. gastrica posterior** zum Magen (in 30–60 %)
  - **A. gastroomentalis sinistra:** zieht von links zur großen Magenkurvatur und anastomosiert mit der A. gastroomentalis dextra
  - **Aa. gastricae breves:** kurze Äste zum Magenfundus
  - **Rr. splenici:** Endäste zur Milz

A. mesenterica superior

Die A. mesenterica superior entspringt unpaar aus der Aorta direkt unterhalb (1–2 cm) des Truncus coeliacus und damit auf Höhe des 1. Lendenwirbelkörpers, verläuft zunächst retroperitoneal hinter dem Pancreas und tritt dann in das Mesenterium ein (➤ Abb. 7.50). Sie versorgt Teile von Pancreas und Duodenum, den gesamten Dünndarm sowie den Dickdarm bis zur linken Kolonflexur.
Äste der A. mesenterica superior:
- **A. pancreaticoduodenalis inferior:** geht meist nach rechts oben ab; R. anterior und R. posterior anastomosieren mit den Aa. pancreaticoduodenales superiores anterior und posterior aus dem Stromgebiet des Truncus coeliacus (A. gastroduodenalis)
- **Aa. jejunales** (4–5) und **Aa. ileales** (12): entspringen nach links aus dem Hauptgefäß
- **A. colica media:** entspringt rechts, anastomosiert mit der A. colica dextra sowie mit der A. colica sinistra (RIOLAN-Anastomose) aus der A. mesenterica inferior
- **A. colica dextra:** zieht zum Colon ascendens

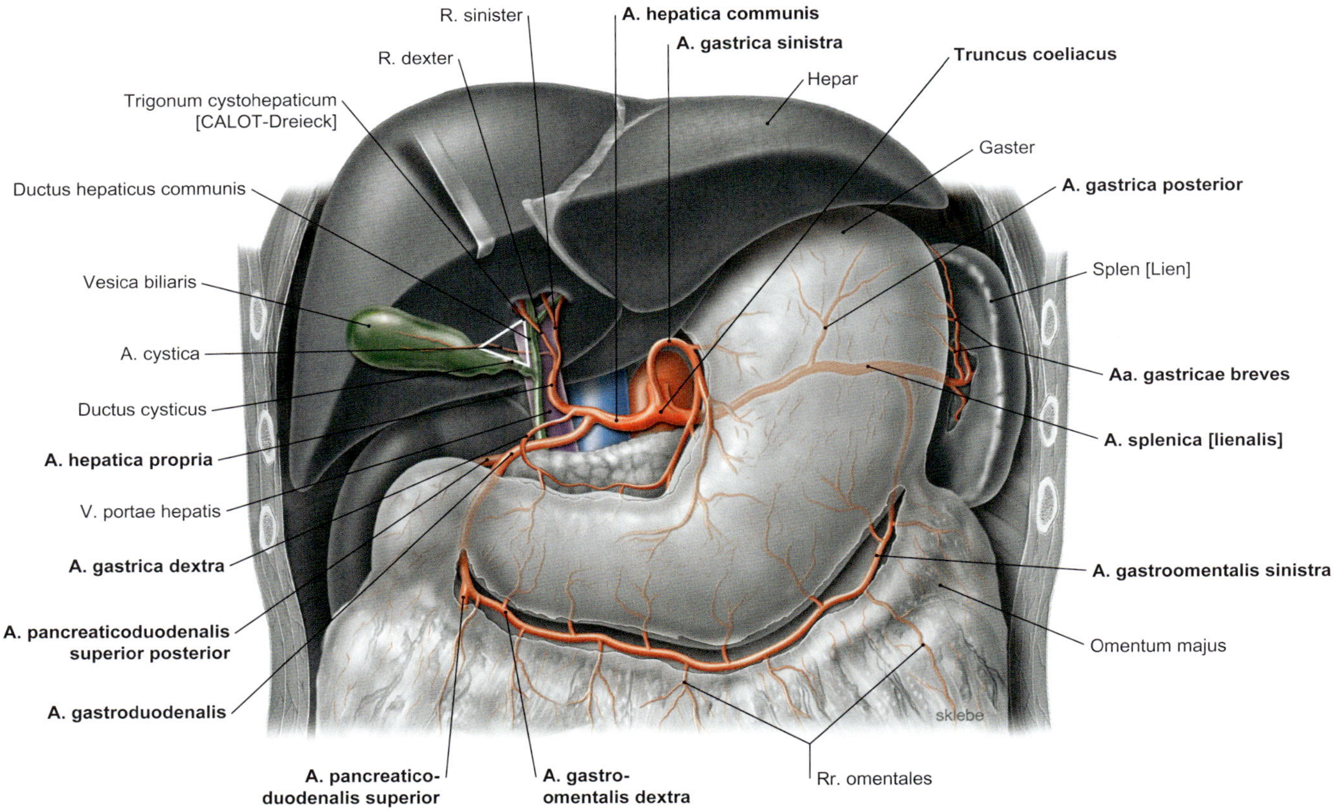

Abb. 7.49 Äste des Truncus coeliacus. [S700-L238]/[B500~M282/L132]

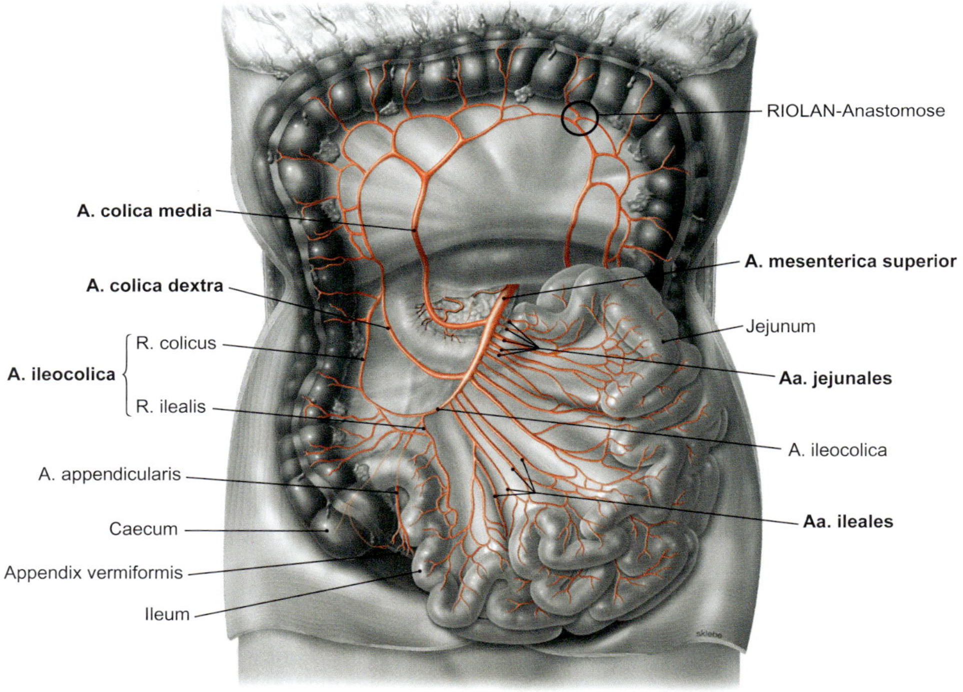

Abb. 7.50 A. mesenterica superior. Ansicht von ventral. Colon transversum hochgeklappt. [S700-L238]

- **A. ileocolica:** versorgt distales Ileum, Caecum und Appendix vermiformis. Äste:
  - **R. ilealis** zum terminalen Ileum (anastomosiert mit der letzten A. ilealis)
  - **R. colicus** (anastomosiert mit der A. colica dextra)
  - **A. caecalis anterior** und eine **A. caecalis posterior** auf beiden Seiten des Caecums
  - **A. appendicularis,** versorgt die Appendix vermiformis

Klinik

Für die operative Entfernung von Dickdarmabschnitten wie der **Hemikolektomie rechts,** bei der das Colon ascendens entfernt wird, ist wichtig, dass die A. mesenterica superior neben dem Dickdarm auch den Dünndarm versorgt und daher nicht vollständig entfernt werden darf.
In seltenen Fällen kann das Duodenum bei der Unterquerung der A. mesenterica superior komprimiert werden, was als **SMA-Syndrom (Superior Mesenteric Artery Syndrome)** oder **Mesenterialwurzelsyndrom** bezeichnet wird (➤ Abb. 7.51). Das Syndrom ist durch Übelkeit, Erbrechen und stechende Bauchschmerzen gekennzeichnet.

A. mesenterica inferior

Die A. mesenterica inferior entspringt unpaar auf Höhe des 3. Lendenwirbelkörpers und damit 6–7 cm unterhalb der A. mesenterica superior und 3–5 cm oberhalb der Aortenbifurkation aus der Aorta nach links, steigt dann ab, wobei sie bis auf einen kurzen Endabschnitt an der linken Kolonflexur retroperitoneal verläuft. Sie versorgt Colon descendens und Colon sigmoideum, das Rectum und den oberen Analkanal. Nach 3–4 cm teilt sich die Arterie in einen auf- und einen absteigenden Haupttast.

Äste der A. mesenterica inferior

- **A. colica sinistra:** steigt am Colon descendens auf, anastomosiert mit der A. colica media aus der A. mesenterica superior (RIOLAN-Anastomose; ➤ Abb. 7.52)
- **Aa. sigmoideae:** mehrere (2–5) Äste zum Colon sigmoideum
- **A. rectalis superior:** zieht von oben zum Rectum, das sie ganz überwiegend versorgt, und speist auch den Schwellkörper im oberen Abschnitt des Analkanals, der ein Teil des Kontinenzorgans ist

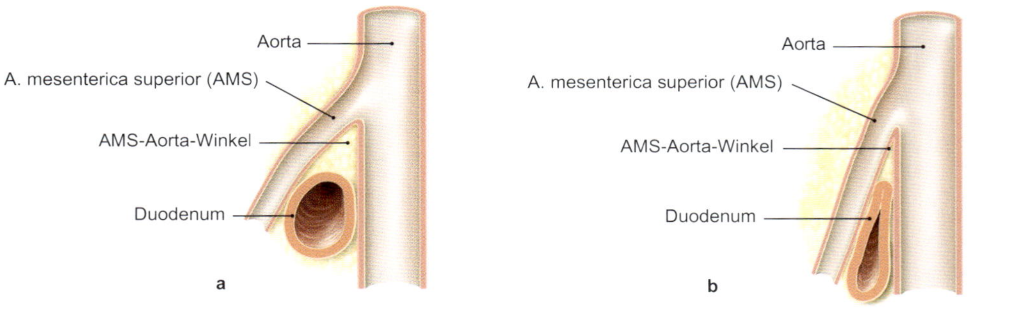

Abb. 7.51 Entstehung des SMA- oder Mesenterialwurzelsyndroms. [S702-L275] **a** Das Duodenum unterquert mit seiner Pars horizontalis die A. mesenterica superior kurz nach dem Abgang aus der Aorta. **b** In seltenen Fällen ist der Winkel zwischen der Aorta und der A. mesenterica superior verkleinert, sodass das Duodenum komprimiert wird.

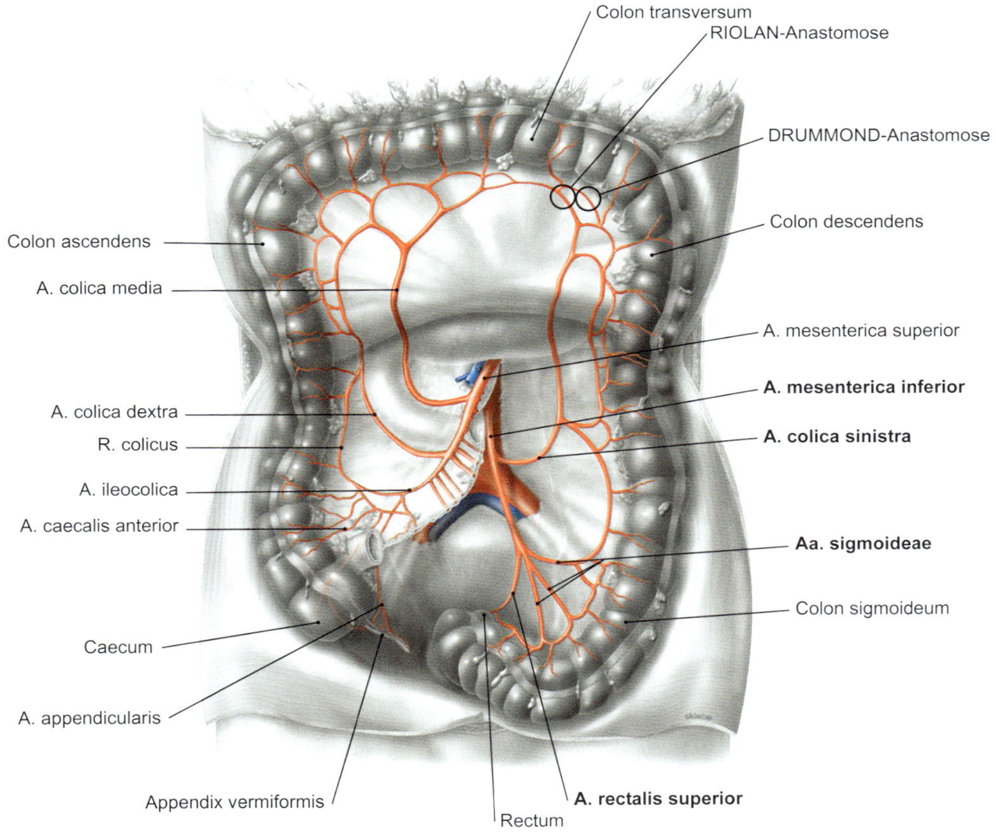

Abb. 7.52 A. mesenterica inferior. Ansicht von ventral. Colon transversum nach oben geklappt. [S700-L238]/[G1069]

7.8.3 Venen der Peritonealhöhle

Im Unterschied zu den Arterienästen, die aus dem Bauchabschnitt der Aorta entspringen, haben die Venen der einzelnen Bauchorgane keinen Anschluss an die untere Hohlvene (V. cava inferior) im Retroperitoneum, sondern vereinigen sich zur **Pfortader (V. portae hepatis),** die das nährstoffreiche Blut aus dem Darm der Leber zuführt (➤ Abb. 7.32). Dabei vereinigt sich hinter dem Hals des Pancreas die V. mesenterica superior mit der V. splenica, die meist (70 %) zuvor die V. mesenterica inferior aufgenommen hat.

7.8.4 Lymphgefäße der Peritonealhöhle

Man unterscheidet **regionäre Lymphknoten**, die aus den Organen der Bauchhöhle als erste Filterstation die Lymphe erhalten und direkt an den jeweiligen Organen liegen, von **Sammellymphknoten,** welche als nachgeschaltete Filterstationen mehrere regionäre Lymphknotengruppen zusammenfassen. Die 3 Stationen der **Sammellymphknoten,** die die gesamte Lymphe der intraperitoneal und sekundär retroperitoneal gelegenen Bauchorgane erhalten, liegen im Retroperitonealraum an den Abgängen der 3 großen unpaaren Baucharterien (➤ Abb. 7.49). Sie drainieren dabei folgende Organe:

- **Nodi lymphoidei coeliaci:** Magen, Duodenum und Pancreas, Leber, Gallenblase, Milz
- **Nodi lymphoidei mesenterici superiores:** Duodenum und Pancreas, „rechtsseitiger Dickdarm" (Caecum, Appendix, Colon ascendens und Colon transversum)
- **Nodi lymphoidei mesenterici inferiores:** „linksseitiger Dickdarm" (Colon descendens und Colon sigmoideum, proximales Rectum)

Aus den Sammellymphknoten fließt die Lymphe über die **Trunci intestinales** ab, die in der Radix mesenterii zusammen mit der A. und V. mesenterica superior sowie am Abgang des Truncus coeliacus verlaufen und sich im Retroperitoneum rechts dorsal der Aorta mit den Trunci lumbales zur **Cisterna chyli** vereinigen, aus der nach kranial der **Ductus thoracicus** als Hauptlymphstamm des Körpers hervorgeht (➤ Abb. 7.24).

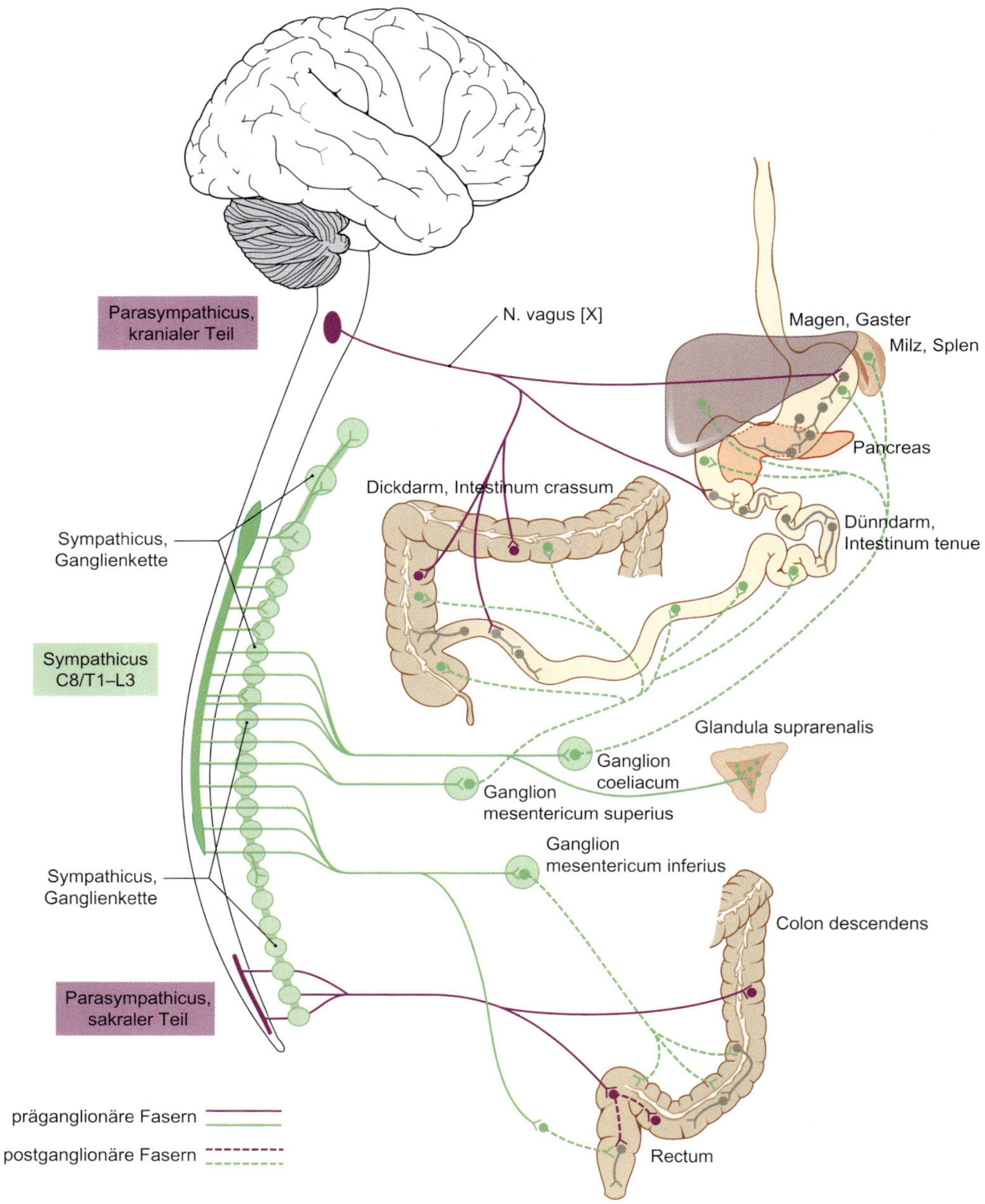

Abb. 7.53 Vegetative Innervation der Bauchorgane; schematische Darstellung. [S700-L126]~[S130-6-L106]

7.8.5 Nerven der Peritonealhöhle

Die Baucheingeweide werden von den Geflechten (Plexus) des vegetativen Nervensystems innerviert, die vorne dem Bauchabschnitt der Aorta aufgelagert sind und in ihrer Gesamtheit den **Plexus aorticus abdominalis** bilden. Die Geflechte, die damit im Retroperitoneum liegen, enthalten **sympathische** und **parasympathische** Nervenfasern. Ihre Nervenfasern erreichen die Zielorgane überwiegend als periarterielle Geflechte, die in den Bauchfellduplikaturen der Mesenterien und somit intraperitoneal verlaufen.
Um die Organisation der vegetativen Nervengeflechte der Bauchorgane zu verstehen, muss man sich mit dem grundlegenden Aufbau des vegetativen Nervensystems auseinandersetzen.
Der grundlegende Unterschied der vegetativen im Vergleich zur somatischen Efferenz ist, dass 2 Neurone hintereinandergeschaltet sind. Das erste, **präganglionäre** Neuron sitzt mit seinem Nervenzellkörper (Perikaryon) im Zentralnervensystem (ZNS) und schickt sein Axon als Nervenfaser ins periphere Nervensystem (PNS), wo die zweiten, **postganglionären** Neurone in knotenförmigen Strukturen sitzen **(Ganglien).** Die Umschaltung vom prä- auf das im Ganglion sitzende postganglionäre Neuron geschieht durch synaptische Verschaltung (➤ Abb. 7.53).
Die präganglionären Neurone des **Sympathikus** sitzen im Seitenhorn des Brust- und Lumbalabschnitts des Rückenmarks **(C8–L3),** die **parasympathischen Neurone** dagegen in den Kernen der **Hirnnerven III, VII, IX und X** sowie im sakralen Teil des Rückenmarks **(S2–4),** weshalb der Parasympathikus als **kraniosakraler** Teil des vegetativen Nervensystems dem **thorakolumbalen** Sympathikus gegenübergestellt wird.

Sympathikus

Die präganglionären Neurone des Sympathikus treten mit der **Vorderwurzel des Rückenmarks** aus und gelangen über die Rr. communicantes albi der Spinalnerven zum **Grenzstrang** (Truncus sympathicus), der beidseits der Wirbelsäule (paravertebral) eine Kette aus Ganglien bildet (➤ Abb. 7.53). Die Nervenfasern für den Bauchraum werden allerdings in diesen Ganglien **nicht** umgeschaltet, sondern durchlaufen sie und ziehen mit den beiden Eingeweidenerven (**N. splanchnicus major,** T5–9, und **N. splanchnicus minor,** T10–11) durch das Zwerchfell zu den Ganglien auf dem Bauchabschnitt der Aorta (prävertebral), wo sie schließlich auf die postganglionären Neurone umgeschaltet werden. Zusätzlich erhalten die prävertebralen Ganglien auch aus den lumbalen Rückenmarksegmenten Nervenfasern, die über den abdominalen Teil des Grenzstrangs mit seinen Eingeweidenerven (Nn. splanchnici lumbales) die Nervengeflechte auf der Aorta erreichen.

Parasympathikus

Die präganglionären Neurone des Parasympathikus verlaufen mit dem **N. vagus** [X] von der Schädelbasis durch die Brusthöhle und treten schließlich als Trunci vagales anterior und posterior mit dem Oesophagus durch das Zwerchfell. Der **Truncus vagalis anterior** geht aufgrund der Magendrehung überwiegend aus dem linken N. vagus hervor, der **Truncus vagalis posterior** entsprechend aus dem rechten N. vagus. Vor allem aus dem Truncus vagalis posterior gehen dann Äste (Rr. coeliaci) zum Plexus coeliacus und weiter zum Plexus mesentericus superior ab, die ventral die Bauchaorta umgeben.

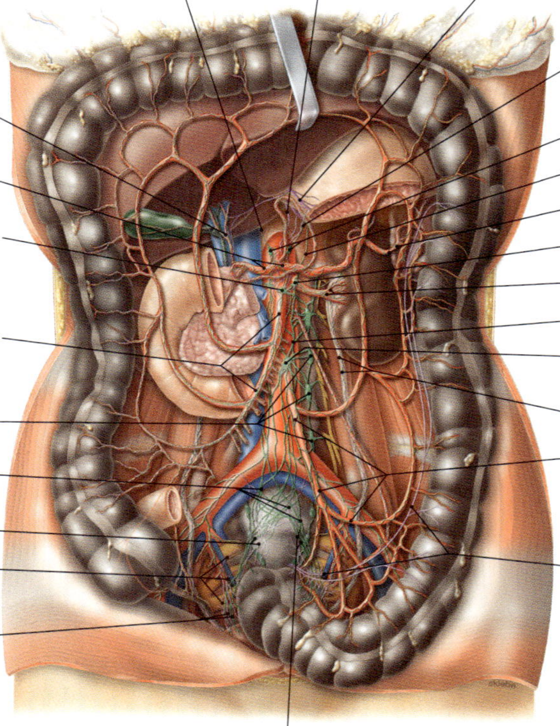

Abb. 7.54 Vegetative Innervation der Bauchorgane. Ansicht von ventral. [S700-L238]

Plexus aorticus abdominalis

Die Organisation der vegetativen Nervengeflechte auf der Bauchaorta (Plexus aorticus abdominalis) ist leicht zu verstehen, wenn man sich vor Augen führt, dass jedes Geflecht am Abgang des gleichnamigen Arterienasts liegt und mit den Blutgefäßen die arteriellen Zielorgane erreicht (➤ Abb. 7.54, ➤ Abb. 8.64). Damit gleichen sich die arteriellen und nervalen Versorgungsgebiete.
Die sympathischen Neurone steigen über den Plexus mesentericus superior und inferior zum Plexus hypogastricus superior unterhalb der Aortenbifurkation ab und erhalten dabei zusätzlich segmentale Nervenfasern vom Grenzstrang über die Nn. splanchnici lumbales. Die Nervenfasern bilden kaudal beidseits je ein Bündel an Neuronen, das als N. hypogastricus bezeichnet wird und innerhalb der parietalen Beckenfaszie zum Plexus hypogastricus inferior im Becken absteigt. Dagegen endet das Versorgungsgebiet des N. vagus (kranialer Parasympathikus) im Bereich der linken Kolonflexur und damit mit dem Plexus mesentericus superior (traditionell als CANNON-BÖHM-Punkt bezeichnet).
Die „linksseitigen Dickdarmabschnitte" erhalten wie auch alle Beckenorgane ihre Nervenfasern aus dem sakralen Parasympathikus (S2–4), wo sie als **Nn. splanchnici pelvici** austreten und dann im **Plexus hypogastricus inferior** in der Umgebung des Rectums auf postganglionäre Neurone verschaltet werden (➤ Abb. 7.54). Die postganglionären Nervenfasern steigen nur zu einem geringen Teil zum Plexus mesentericus inferior auf, überwiegend gelangen sie als direkte Äste zu Colon descendens und Colon sigmoideum sowie zum proximalen Rectum (➤ Abb. 7.54).
Hinweis: Aktuelle genetische Studien legen nahe, dass es bei der Maus keinen sakralen Parasympathikus-Anteil gibt, sondern die Neurone aus S2–4 sympathisch sind. Beim Menschen ist dies nicht der Fall.

MERKE

Die **Plexus** der Bauchaorta enthalten **sympathische und parasympathische** Neurone. Die **Ganglien** am Abgang der gleichnamigen Arterien dagegen sind rein **sympathisch.** Daraus ergibt sich, dass die perivaskulären Nervengeflechte um die Eingeweidearterien postganglionäre sympathische und präganglionäre parasympathische Nervenfasern enthalten.

Klinik

Der **Plexus hypogastricus superior** ist eine wichtige Orientierungsstruktur in der Viszeralchirurgie, da man von hier aus bei einer Rektumresektion gut die Nervenfasern verfolgen und somit schonen kann.

8 Beckeneingeweide

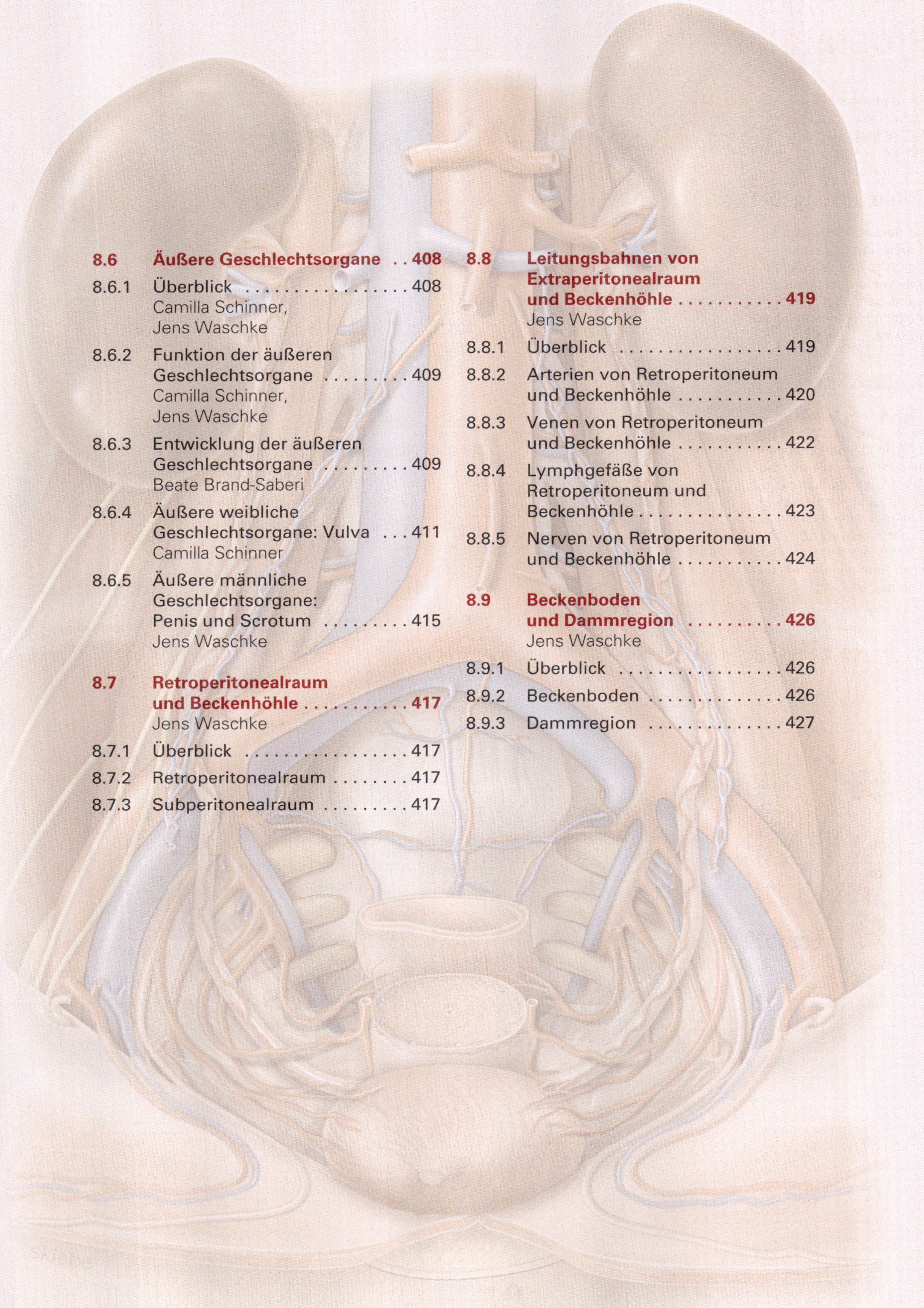

KLINISCHER FALL

Prostatakarzinom

Ein 72-jähriger Mann berichtet seinem Hausarzt, dass er seit einigen Monaten unter zunehmenden Schmerzen im Beckenbereich, im Rücken und neuerdings auch im Brustkorb leide. Er sei außerdem ständig müde und abgeschlagen, was er von sich nicht kenne.

Untersuchungsbefund

Das Becken, die lumbale und thorakale Wirbelsäule und auch die Rippen sind druckschmerzhaft. Alle anderen körperlichen Untersuchungsbefunde sind unauffällig. Im Rahmen einer routinemäßigen Krebsvorsorgeuntersuchung, die der Patient bisher nie in Anspruch genommen hat, führt der Hausarzt eine rektale Untersuchung durch, bei der der rechte Lappen der Prostata einen sehr derben Knoten aufweist.

Diagnostik

Aufgrund des Tastbefundes ordnet der Hausarzt im zuvor abgenommenen Blut auch die Untersuchung des PSA (prostataspezifischen Antigens) an und überweist den Patienten zum Urologen. Zum Ausschluss einer koronaren Herzerkrankung (KHK), die ebenfalls zu einem Engegefühl in der Brust mit Schmerzen (Angina pectoris) führen kann, wird ein EKG durchgeführt, das unauffällig ist. Zur Abklärung einer Refluxösophagitis, die mit retrosternalem Schmerz (Sodbrennen) einhergeht und zumindest die Beschwerden im Brustbereich erklären könnte, vereinbart der Hausarzt zusätzlich einen Termin bei einem niedergelassenen Gastroenterologen zur Magenspiegelung.

Der rektale Tastbefund ist hochverdächtig für ein Prostatakarzinom, das bei über 70-Jährigen den häufigsten bösartigen Tumor darstellt. Der Urologe sichert die Diagnose durch eine transrektale Biopsie, in der vom Pathologen Anteile eines Prostatakarzinoms festgestellt werden. Passend zur Diagnose ist das PSA weit über den altersentsprechenden Normalwert erhöht. Da die Knochenschmerzen bei dieser Diagnose als Hinweis auf eine ausgedehnte Knochenmetastasierung anzusehen sind, wird bei einem Nuklearmediziner eine Skelettszintigrafie durchgeführt, bei der Metastasen in Becken, Wirbelsäule, Rippen und Brustbein bestätigt werden.

Therapie

Aufgrund der ausgedehnten Metastasierung und der schlechten Prognose ist eine operative Entfernung der Prostata nicht sinnvoll. Da das Prostatakarzinom in seinem Wachstum hormonabhängig ist, wird eine medikamentöse Therapie gestartet, die die Ausschüttung und Wirkung von Testosteron hemmt. Zusätzlich erfolgt eine Schmerzmedikation.

Weiterer Verlauf

Der Patient verstirbt nach 3 Jahren an den Folgen des fortgeschrittenen Tumorleidens.

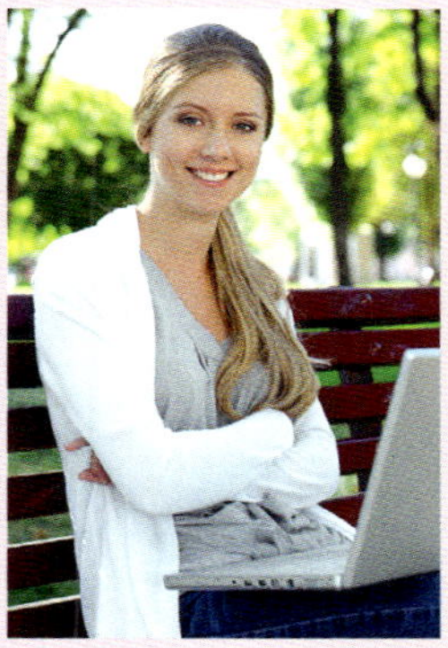

Dein erster Tag der Pflichtfamulatur in einer Hausarzt-Praxis. Du warst beim Termin mit dem Patienten dabei. Jetzt bittet dich der Hausarzt, einen Kurzarztbrief für den Urologen zu verfassen. Dafür machst du dir hier erste Stichpunkte:

Erster Tag – erster Arztbrief …

A.: 72-jähriger Pat., präsentiert sich mit Schmerzen in Becken, Rücken und Brustkorb, seit einigen Monaten zunehmend
Pat. sehr müde u. abgeschlagen, sonst Ø Vorerkrank. bekannt

KU.: Druckschmerz in Becken, BWS und LWS sowie Rippen

DRU.: derber Knoten in rechtem Prostata-Lappen palpabel

DX.: BE zur PSA-Kontrolle erfolgt, Ergebnis ausstehend, EKG (zum Ausschluss AP) unauffällig, Termin f. Gastroskopie (z.A. Refluxösophagitis) vereinbart

Tastbefund und KU sind **hochverdächtig für metast. Prostata-Ca.**

→ Bitte um Diagnose-Sicherung mittels Biopsie

PSA-Wert wird übermittelt, sobald vorliegend, bei Bestätigung d. Verdachtsdiagnose: Skelett-Szinti zur Metastasensuche

8.1 Niere

Kompetenzen

Nach Bearbeitung dieses Lehrbuchkapitels sollten Sie in der Lage sein:

- die vitale Bedeutung der Nieren und ihre Funktionen zu kennen
- die Entwicklung der Nieren mit möglichen Fehlbildungen zu erläutern
- Lage und Projektion der Nieren mit ihrem Hüllsystem am Präparat zu zeigen
- die Leitungsbahnen der Niere darzustellen

8.1.1 Überblick

Die Niere, Ren oder Nephros, ist ein parenchymatöses Organ mit einer rötlich braunen Farbe, das zusammen mit den ableitenden Harnwegen (➤ Kap. 8.3) das **Harnsystem** bildet (➤ Abb. 8.1). Sie liegt in enger Nachbarschaft mit der Nebenniere (➤ Kap. 8.2), einem endokrinen Organ, im **Retroperitonealraum** des Oberbauchs.

Niere und ableitende Harnwege sind für das Spezialgebiet der Urologie von besonderer Bedeutung. Da Harnsystem und Genitalorgane funktionell und topografisch verbunden sind, werden sie auch zum **Urogenitalsystem** zusammengefasst.

8.1.2 Funktionen der Niere

Die Niere hat vielfältige Funktion. Zusammen mit der Leber ist sie das wesentliche Ausscheidungsorgan des Körpers. Aufgrund der Regulation von Flüssigkeits- und Elektrolythaushalt ist sie ein absolut **lebensnotwendiges** Organ. Ihre Funktionen sind:

- Ausscheidung von Harn, körpereigenen und -fremden Stoffen
- Regulation des Flüssigkeits-, Elektrolyt- und Säure-Basen-Haushaltes
- endokrine Funktion (Erythropoetin, Renin, Kalzitriol)

Die Niere filtert das Blut und bildet dabei 170 l **Primärharn** am Tag, der die meisten auszuscheidenden körpereigenen (z. B. Harnstoff) und körperfremden (z. B. Medikamente) Stoffe enthält. Aus diesem Primärharn resorbiert sie über 90 % der Flüssigkeit sowie die meisten Elektrolyte und Nährstoffe wieder zurück, während andere Stoffe gezielt sezerniert werden, sodass am Tag ungefähr 1,7 l **Harn** in die ableitenden Harnwege abgegeben werden. Dieses Prinzip ermöglicht zum einen eine sehr effektive Ausscheidung und zum anderen eine feinregulierte Rückgewinnung wertvoller Substanzen, die durch Hormone kontrolliert wird und so an die jeweilige Stoffwechsellage angepasst werden kann. Durch diese Ausscheidungsfunktion steuert die Niere neben dem Flüssigkeits- und Elektrolythaushalt des Körpers auch den pH-Wert des Blutes (Säure-Basen-Haushalt). Die Niere hat aber auch **endokrine Funktionen:** Erythropoetin, das vom Knochenmark für die Bildung roter Blutkörperchen benötigt wird, wird ebenso wie Kalzitriol, das den Kalziumhaushalt reguliert, in der Niere gebildet. Renin, das selbst kein Hormon, sondern ein Enzym ist, bewirkt die Bildung von Hormonen, die für den Flüssigkeitshaushalt von zentraler Bedeutung sind.

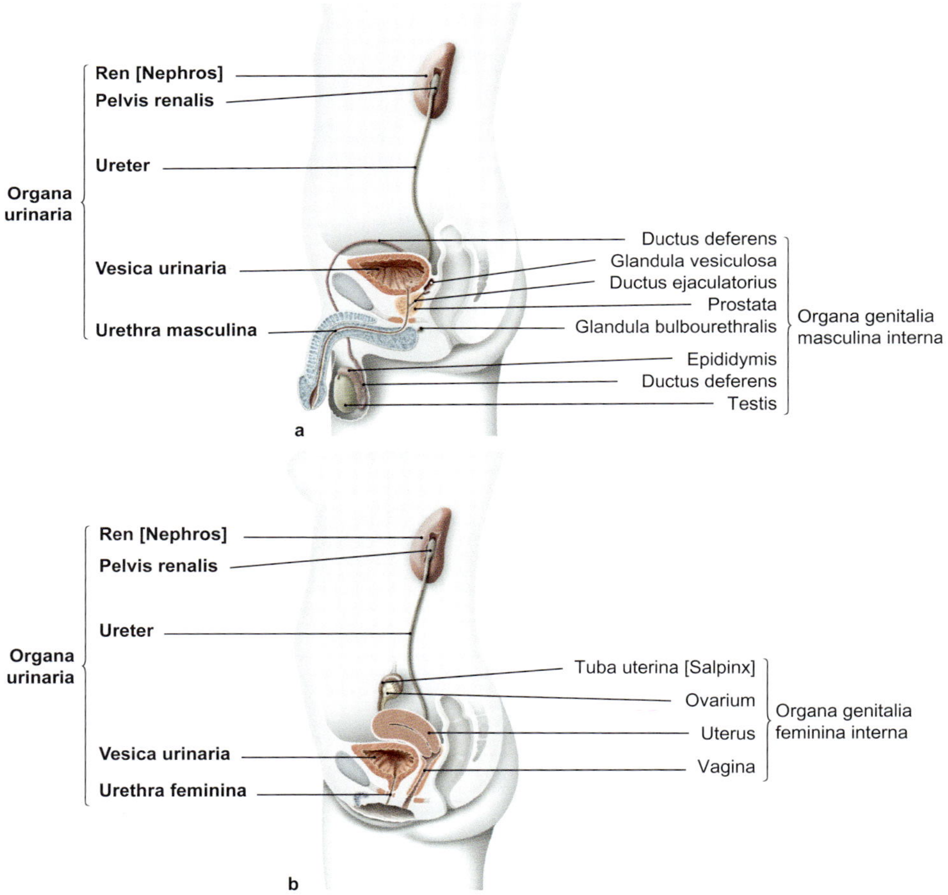

Abb. 8.1 Gliederung des Harnsystems. Ansicht von lateral links. [S702-L275] **a** Harnsystem bei Männern. **b** Harnsystem bei Frauen.

8.1.3 Entwicklung der Niere

Die Niere entwickelt sich wie auch die Genitalorgane aus dem **intermediären Mesoderm,** das in der *4. Woche* die **Urogenitalleiste** bildet, deren lateraler Anteil als **nephrogener Strang** bezeichnet wird. Zwischen der *4. und 9. Woche* entstehen nacheinander von kranial nach kaudal **3 Nierengenerationen** (➤ Abb. 8.2):

- **Vorniere** (Pronephros)
- **Urniere** (Mesonephros)
- **Nachniere** (Metanephros)

Während die Vorniere funktionslos bleibt und sich vollständig zurückbildet, differenziert sich die Urniere und funktioniert vorübergehend, bevor auch sie sich in großen Teilen zurückentwickelt. Von der Urniere bleibt ihr primitiver Harnleiter **(Ductus mesonephricus, WOLFF-Gang)** bestehen und mündet in den kaudalen Abschnitt des Hinterdarms **(Kloake)** (➤ Abb. 8.2). Beim Mann gehen auch Teile des Kanälchensystems zwischen Hoden und Nebenhoden (Ductuli efferentes) aus der Urniere hervor. Aus dem WOLFF-Gang entwickelt sich als Ausstülpung die **Ureterknospe,** die zum einen die ableitenden Harnwege bildet und zum anderen in der *5. Woche* die Differenzierung der Nachniere induziert. Die Ureterknospe wird zu (➤ Abb. 8.3):

- Harnleiter (Ureter)
- Nierenbecken (Pelvis renalis) mit Nierenkelchen (Calices renales)
- Sammelrohren des Nierenparenchyms

Die definitive Niere bildet sich damit aus 2 Teilen, die beide aus dem Mesoderm stammen:

- **Nachniere:** Sie bildet die Nephrone, in deren Nierenkörperchen die Kapillarschlingen (Glomeruli) eingebettet werden.
- **Ureterknospe:** Sie bildet die Sammelrohre, die an die Nephrone angeschlossen werden.

Die Nieren sind dabei zunächst in Lappen gegliedert, deren Grenzen an der Oberfläche als Furchen zu erkennen sind.

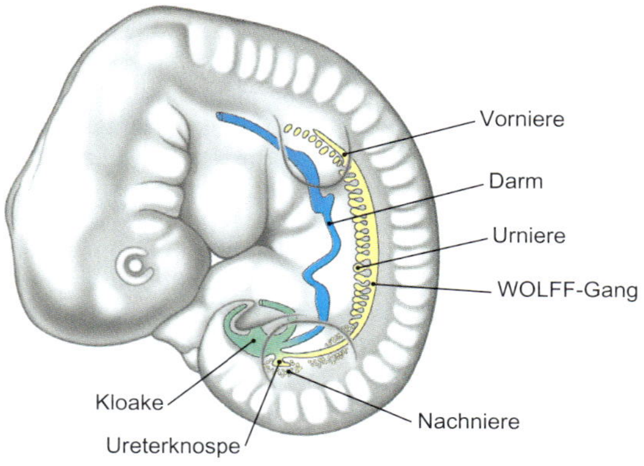

Abb. 8.2 Entwicklung der Nieren in der 5. Entwicklungswoche. [S700-L126]/[B500/E107]

Die Nachnieren differenzieren sich zunächst auf Höhe des späteren Beckens und steigen durch das starke Wachstum der unteren embryonalen Körperhälfte **bis zur** *9. Woche* auf **(Aszensus),** bis sie ihre endgültige Position erreichen (➤ Abb. 8.4). Sie bleiben dabei retroperitoneal gelegen, rotieren allerdings das Hilum, an dem die Blutgefäße und der Ureter ein- und austreten, um 90°, sodass es nicht mehr nach ventral, sondern nach medial ausgerichtet ist. Bei ihrem Aszensus entwickeln sich nacheinander mehrere Generationen von **Nierenarterien,** die zunächst aus der Beckenarterie (A. iliaca communis) und später aus der Bauchaorta hervorgehen. Diese Gefäße bilden sich normalerweise wieder zurück, können aber vereinzelt als akzessorische Nierenarterien persistieren.

MERKE

Die Niere steigt in der Entwicklung aus dem Becken auf **(Aszensus)** und nimmt dabei ihre Leitungsbahnen nicht mit, sondern bildet mehrere Generationen neuer Leitungsbahnen aus.

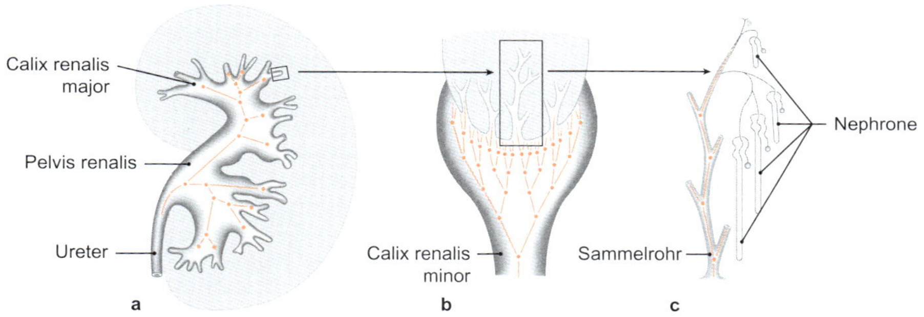

Abb. 8.3 Entwicklung der Niere aus der Ureterknospe. [S702-L126] **a** Nierenbecken. **b** Nierenkelch. **c** Sammelrohre.

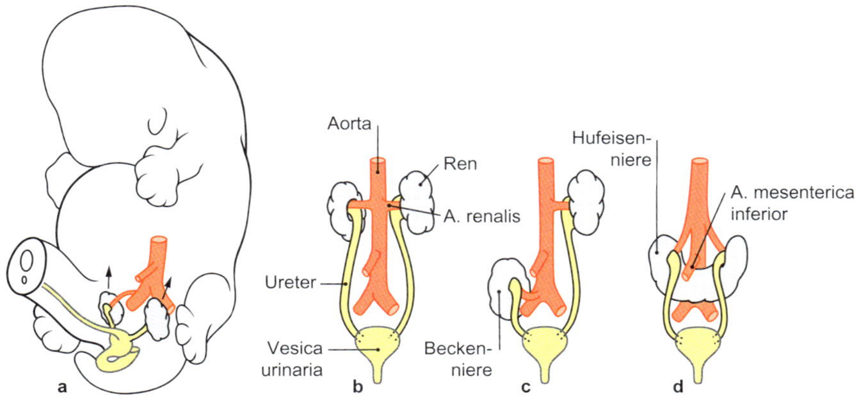

Abb. 8.4 Aszensus der Nieren mit Fehlbildungen. [S700-L126]/[(B500~M282/L132)/G322] **a** Ursprüngliche Position der Nieren. **b** Normale endgültige Lage der Nieren. **c** Beckenniere rechts. **d** Hufeisenniere.

Klinik

Wenn der Aszensus unterbleibt, entsteht eine **Beckenniere** (➤ Abb. 8.4c). Es kann auch vorkommen, dass die unteren Nierenpole verschmelzen und eine **Hufeisenniere** ausbilden (➤ Abb. 8.4d). Da diese durch die unpaare A. mesenterica inferior in ihrem Aufstieg gehindert wird, bleibt auch die Hufeisenniere nach kaudal verlagert. Beckennieren (1:2 500 Geburten) und auch Hufeisennieren (1:400 Geburten) sind meist Zufallsbefunde und haben keine klinische Bedeutung, solange der Verlauf des Harnleiters dabei nicht beeinträchtigt wird. Verlagerungen des Harnleiters können einen Harnstau bedingen, was durch Druckerhöhung und durch aufsteigende Infektionen zu Nierenschädigungen führen kann. Ebenso sind **Malrotationen,** bei denen das Hilum nach ventral oder dorsal weist, meist klinisch unbedeutend.

8.1.4 Projektion und Gliederung der Niere

Die Niere ist ein 10–12 cm langes, 5–6 cm breites und 4 cm dickes parenchymatöses Organ mit einem Gewicht von 120–200 g (durchschnittlich 150 g). Sie weist einen **oberen und unteren Pol** (Polus superior und Polus inferior) eine **Vorder- und Rückseite** (Facies anterior und Facies posterior) sowie einen **medialen und lateralen Rand** (Margo medialis und Margo lateralis) auf. Am medialen Rand befindet sich das **Hilum renale,** an dem die Leitungsbahnen und der Harnleiter ein- und austreten (➤ Abb. 8.6). Die Niere ist damit nierenförmig (!). Sie projiziert sich (➤ Abb. 8.5)

- mit dem oberen Pol auf den XII. Brustwirbel und die XI. Rippe,
- mit dem Hilum auf den II. Lendenwirbel und
- mit dem unteren Pol auf den III. Lendenwirbel.

Diese Angaben betreffen die linke Niere. Die rechte Niere sitzt wegen der Ausdehnung der Leber ca. einen halben Wirbel tiefer. Der obere Pol liegt damit rechts knapp unterhalb der XI. Rippe. Aufgrund der Nähe zum Zwerchfell ist die Lage der Nieren atemabhängig, sodass sich beide Nieren bei der Einatmung um bis zu 3 cm senken.

Klinik

Bei der **klinischen Untersuchung** werden die Nieren zuerst grob orientierend auf Schmerzempfindlichkeit untersucht, indem man die Lendenregion auf Höhe der Nieren, d. h. auf der Rückseite knapp unterhalb der Rippen, mit wohldosierten Faustschlägen abklopft. Man darf den Patienten dabei allerdings nicht vorwarnen, weil dieser sonst die Rückenmuskulatur anspannt und damit den Schlag zu sehr abdämpft. Bei **Entzündung des Nierenbeckens (Pyelonephritis)** würde der Patient beispielsweise nicht nur überrascht zusammenzucken, sondern angeben, einen deutlichen Schmerz zu spüren. Diese diagnostische Maßnahme ist auch bei korrekter Durchführung immer eine gewisse Belastungsprobe für die Arzt-Patient-Beziehung. Die Beurteilung des Nierenvolumens ist von prognostischer Relevanz. Das **normale Nierenvolumen** beträgt – bei einer Bestimmung mit Ultraschall – **120–200 ml.** Bei **polyzistischen Nierenerkrankungen** kann das Volumen 1500 ml überschreiten. Ab 1 000 ml ist mit einer Einschränkung der Nierenfunktion zu rechnen. Die autosomal dominante polyzystische Nierenerkrankung (ADPKD) gehört mit einer Häufigkeit von 1:500–1:1 000 Geburten zu den häufigsten angeborenen Erkrankungen.

Die Niere gliedert sich in **Rinde** (Cortex renalis) und **Mark** (Medulla renalis) (➤ Abb. 8.7). Das Mark ist in verschiedene Abschnitte unterteilt, die nach ihrer Form als **Markpyramiden** (Pyramides renales) bezeichnet werden. Zwischen den Pyramiden liegen Rindenanteile (Columnae renales). Eine Pyramide mit den angrenzenden Rindenanteilen wird **Nierenlappen** (Lobus renalis) genannt. Die Grenze zwischen den meist ca. 14 Lappen ist auf der äußeren Oberfläche in der Regel beim Erwachsenen nicht zu erkennen. Die Pyramiden münden mit ihren Spitzen (Papillae renales) in die **Nierenkelche** (Calices renales majores und minores), wo der Harn in das **Nierenbecken** (Pelvis renalis) abgegeben wird. Das Nierenbecken liegt zusammen mit Fettgewebe und den Leitungsbahnen in einer Einbuchtung des Nierenparenchyms **(Sinus renalis),** die mit dem **Hilum renale** in Verbindung steht.

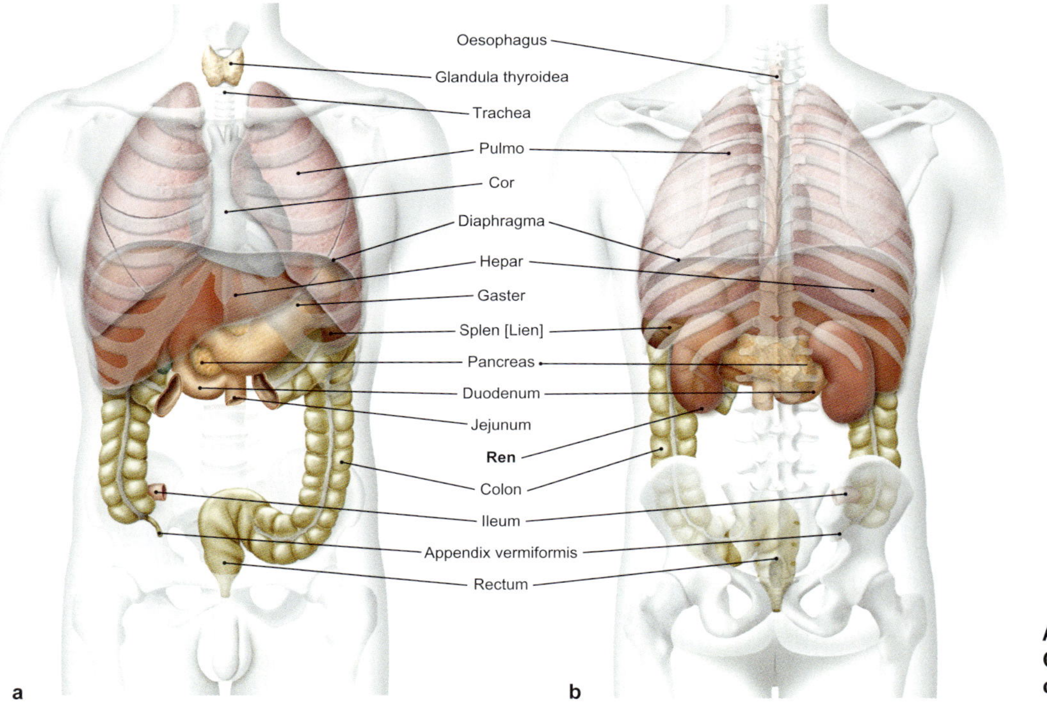

Abb. 8.5 Projektion der inneren Organe auf die Körperoberfläche. [S700-L275] **a** Ansicht von ventral. **b** Ansicht von dorsal.

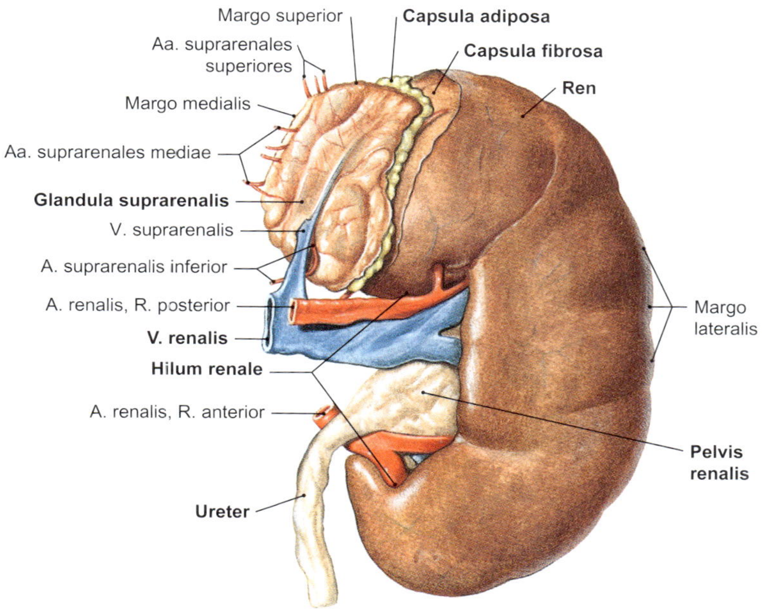

Abb. 8.6 Niere (Ren, Nephros) und Nebenniere (Glandula suprarenalis) links. Ansicht von ventral. [S700]

Im Hilum liegen:

- die V. renalis vorne
- die A. renalis in der Mitte
- das Nierenbecken hinten

Das Nierenparenchym besteht aus Nephronen und Sammelrohren (➤ Abb. 8.12), in denen der Harn durch Filtration aus dem Blut mit anschließender Resorption und Sekretion verändert wird. Die Sammelrohre geben den Harn schließlich an der Papillenspitze in das Nierenbecken ab.

8.1.5 Hüllsystem der Niere

Die Niere besitzt im Retroperitonealraum ein **dreifaches Hüllsystem** (➤ Abb. 8.8):

- **Capsula fibrosa:** Organkapsel aus straffem Bindegewebe direkt auf der Oberfläche des Parenchyms
- **Capsula adiposa:** Fettkapsel, die Niere und Nebenniere umgibt
- **Fascia renalis:** Fasziensack, der nach unten medial für den Durchtritt von Leitungsbahnen und Harnleiter offen ist. Das vordere Blatt der Nierenfaszie wird klinisch als **GEROTA-Faszie** bezeichnet. Das hintere Blatt geht medial in die Muskelfaszien von M. psoas major und M. quadratus lumborum über und wird lateral durch variabel ausgebildetes retroperitoneales Fettgewebe von der dorsalen Rumpfwand getrennt. Das vordere Blatt wird vom parietalen Peritoneum bedeckt und geht in die **TOLDT-Fusionsfaszie** über, die durch die Verlagerung der sekundär retroperitonealen Organe (Duodenum außer Pars superior, Colon ascendens und descendens, Pancreas) durch die Duplikatur des Peritoneums entsteht.

Klinik

Die Hüllsysteme und die Lagebeziehungen der Niere sind von klinischer Bedeutung. Die Fettkapsel fixiert die Niere atemverschieblich. Wenn diese z. B. bei Magersucht stark reduziert wird, kann es zu einer Absenkung der Niere **(Nephroptose)** oder einer Rotation kommen, bei der der Harnleiter abknicken und die Niere durch Harnrückstau geschädigt werden kann. Bei einer **Nephrektomie** wegen bösartiger Tumoren der Niere werden immer Niere und Nebenniere zusammen einschließlich der GEROTA-Faszie entfernt.

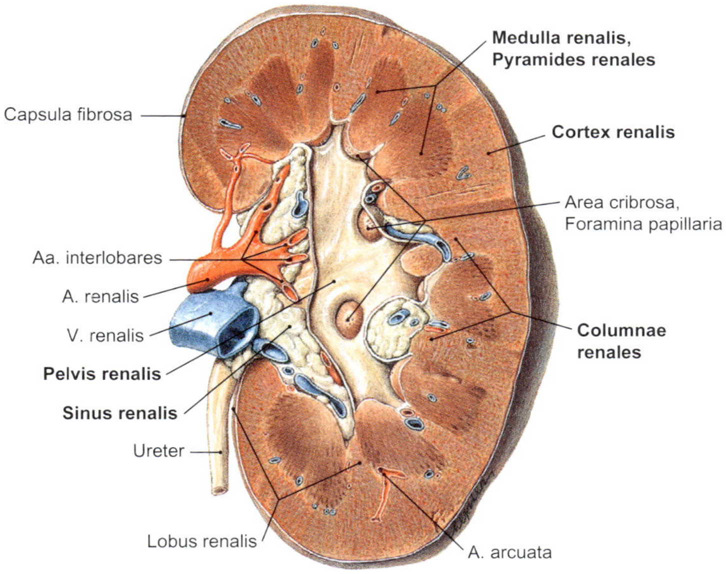

Abb. 8.7 Niere (Ren, Nephros) links. Ansicht von ventral; nach vertikaler Halbierung mit freigelegtem und eröffnetem Nierenbecken. [S700]

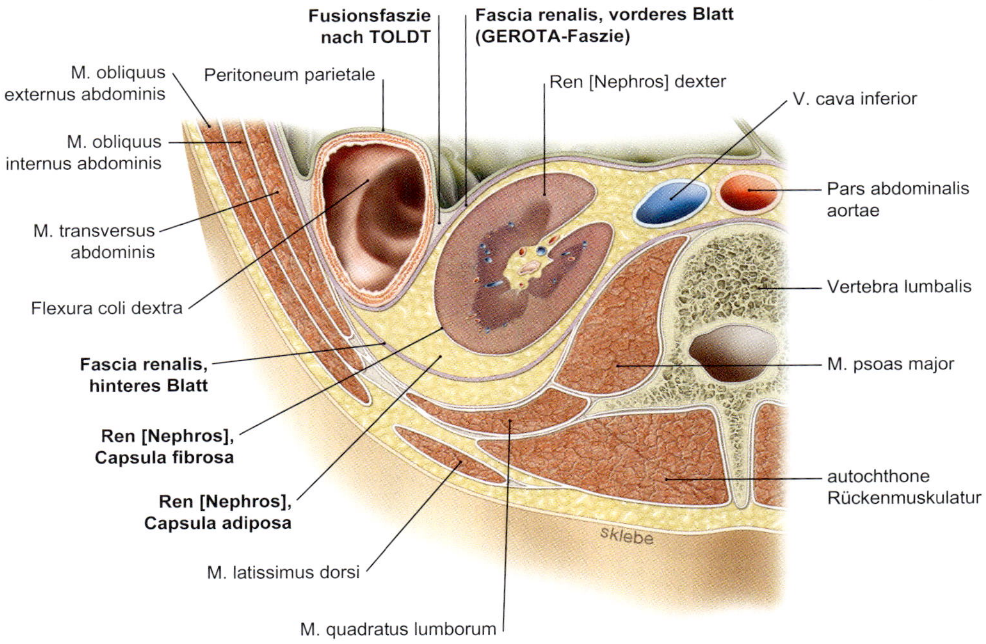

Abb. 8.8 Hüllsysteme der Niere; Horizontalschnitt in Höhe des III. Lendenwirbels. Ansicht von kaudal. [S700-L238]/[B500-M580]

8.1.6 Topografie

Die Nieren liegen **im Retroperitonealraum** des Oberbauchs, wobei ihnen oben die beiden **Nebennieren** aufsitzen (➤ Abb. 8.5). Nach **vorne** sind sie durch ihr dreifaches Hüllsystem von anderen Organen getrennt, haben aber dennoch auf den beiden Seiten zu verschiedenen Eingeweiden enge Lagebeziehungen.

- Die **rechte Niere** hat breitflächigen Kontakt zur Facies visceralis der Leber sowie medial zur Pars descendens des Duodenums und am unteren Pol zu Jejunum und rechter Kolonflexur (➤ Abb. 7.19a).
- Die **linke Niere** hat am oberen Pol Kontakt zur Rückseite des Magens sowie am lateralen Rand zur Facies visceralis der Milz. Auf Höhe des Hilums liegt vorne der Schwanzabschnitt des Pancreas an. Am unteren Pol besteht Kontakt zu Ileum und Colon descendens (➤ Abb. 7.19b).

Nach **dorsal** liegen Niere und Nebenniere im Retroperitonealraum direkt der hinteren Rumpfwand an und damit ventral des M. psoas major und des M. quadratus lumborum. Zwischen Niere und Rumpfwand liegen im Bereich des unteren Nierenpols direkt an den Nierenhüllen verschiedene **Nerven des Plexus lumbalis** (➤ Abb. 8.9):

- N. iliohypogastricus und N. ilioinguinalis, die u. a. die Leistenregion sensibel innervieren
- N. genitofemoralis, der weiter kaudal verläuft und daher keinen Kontakt zur Niere, sondern nur zum Harnleiter hat
- 11. und 12. Interkostalnerv (12. Interkostalnerv = N. subcostalis), die etwas weiter kranial und damit unterhalb der beiden untersten Rippen liegen.

Klinik

Der enge Kontakt der Niere zu N. iliohypogastricus und N. ilioinguinalis erklärt, warum Erkrankungen der Niere wie Nierenbeckenentzündung (Pyelonephritis) oder eingeklemmte Nierensteine im Becken (Nephrolithiasis) bis **in die Leistenregion ausstrahlende Schmerzen** verursachen können.

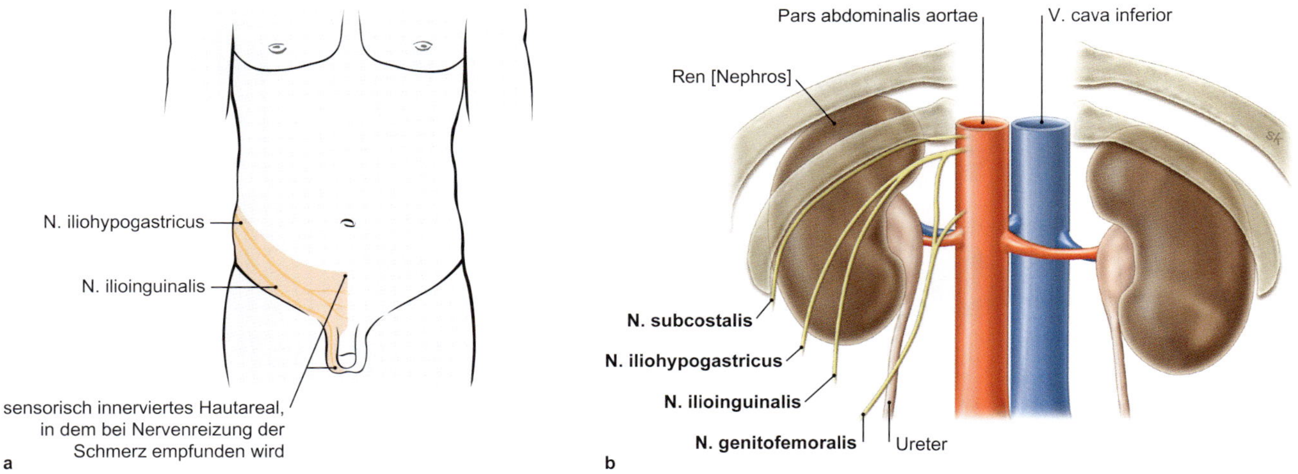

Abb. 8.9 Nähe der Nieren zu Nerven des Plexus lumbalis. a Schmerzausstrahlung in die Leistenregion. [S702-L126] **b** Verlauf der Nerven des Plexus lumbalis in Beziehung zur Niere (Ansicht von dorsal). [S702-L238]/[B500]

8.1.7 Leitungsbahnen der Niere

Arterielle und venöse Versorgung

Die **Aa. renales** (➤ Abb. 8.10a) entspringen paarig aus dem Bauchabschnitt der Aorta und verlaufen dorsal der Venen zum Hilum der Niere, wobei die rechte A. renalis hinter der V. cava inferior entlangzieht. Die rechte Nierenarterie ist mit 3–5 cm deutlich länger als die linke (2–3 cm). Vor dem Hilum gehen die A. suprarenalis inferior zur Nebenniere sowie dünne Äste zum Ureter ab. Die Äste der A. renalis untergliedern mit ihren Versorgungsgebieten die Niere in **5 Segmente,** wobei sich die A. renalis am Hilum zunächst in einen **R. anterior,** der mit verschiedenen Ästen das obere, die beiden vorderen und das untere Segment der Niere versorgt, und einen **R. posterior** für das hintere Segment verzweigt (➤ Abb. 8.11, auch ➤ Abb. 8.6). Alternativ kann das untere Segment auch einen eigenständigen Ast erhalten.

Die Nierenkapsel wird von kleinen Ästen aus der A. renalis oder A. testicularis/ovarica oder den Aa. lumbales erreicht.

Die **Vv. renales** entsprechen mit ihren Ästen den Arterien, verlaufen ventral von diesen und münden beidseits in die V. cava inferior (➤ Abb. 8.10b). Da die untere Hohlvene rechts der Aorta liegt, ist die linke V. renalis mit 7,5 cm dreimal so lang wie das Gefäß auf der rechten Seite (1–2,5 cm).

Auf der **linken Seite** nimmt die V. renalis 3 Venen auf, rechts münden die entsprechenden Venen eigenständig in die V. cava inferior:

- V. phrenica inferior sinistra, welche die
- V. suprarenalis sinistra aufnimmt
- V. testicularis/ovarica sinistra

Intrarenale Blutgefäße

Die Segmentäste der A. und V. renalis verzweigen sich im Hilum und steigen als **A. und V. interlobaris** am Rand der Pyramiden auf, ziehen an der Rinden-Mark-Grenze als **A. und V. arcuata** bogenförmig um die Pyramiden herum und verlassen diese an deren Basis als **A. und V. corticalis radiata,** die zur Kapsel hin aufsteigen. Von diesen gehen die feinen Gefäße zu den Kapillarschlingen in den Nephronen aus (➤ Abb. 8.12).

Klinik

Im Unterschied zu den Venen bilden die intrarenalen Arterien keine geschlossenen Gefäßbögen, d. h., es handelt sich um Endarterien. Daher entstehen bei Verschluss der Arterien, z. B. durch ein verschlepptes Blutgerinnsel (Embolie), **Niereninfarkte.** Ihre Ausdehnung entspricht den Segmentgrenzen, die Verzweigungsmuster sind jedoch sehr variabel.

Akzessorische Nierenarterien (30 %) sind entwicklungsgeschichtliche Relikte und müssen bei Operationen geschont werden, um Blutungen zu vermeiden. Es können bis zu 5 Arterien vorkommen. **Aberrierende Arterien** treten außerhalb des Hilums in das Parenchym ein. Auch die **Kapselgefäße** können bei Operationen zu Blutungen führen.

Da **Nierenkarzinome** oft in die Nierenvenen einwachsen, kann es beim Mann bei einem Tumor auf der linken Seite zu einem Rückstau in die V. testicularis mit einer knäuelartigen Erweiterung der Venen im Hodensack kommen **(Varikozele).** Daher muss bei einer linksseitigen Varikozele immer auch ein Nierentumor ausgeschlossen werden, obwohl 95% aller Varikozelen auf der linken Seite auftreten und ein Nierentumor meist nicht die Ursache ist (➤ Abb. 8.43)!

Lymphbahnen

Die regionären Lymphknoten der Niere sind die **Nodi lymphoidei lumbales** um Aorta und V. cava inferior (➤ Abb. 8.67). Von dort gelangt die Lymphe beidseits in die **Trunci lumbales.**

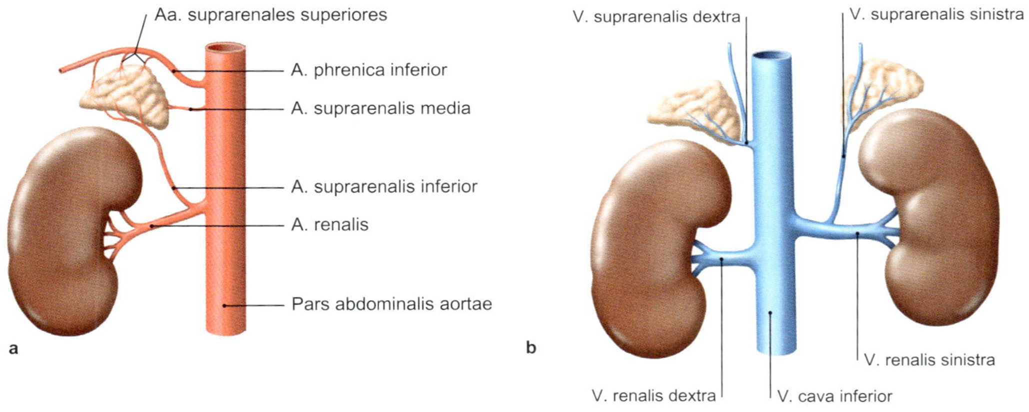

Abb. 8.10 Gefäßversorgung von Nieren und Nebennieren. Ansicht von ventral. [S700-L275] **a** Arterien. **b** Venen.

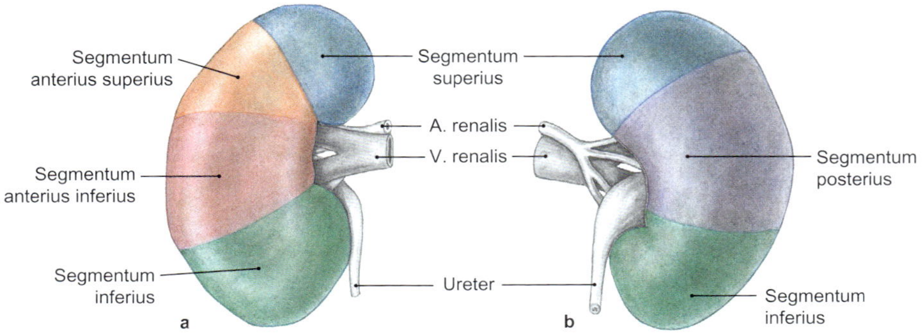

Abb. 8.11 Nierensegmente, Segmenta renalia, rechts. [S700-L301] **a** Ansicht von ventral. **b** Ansicht von dorsal.

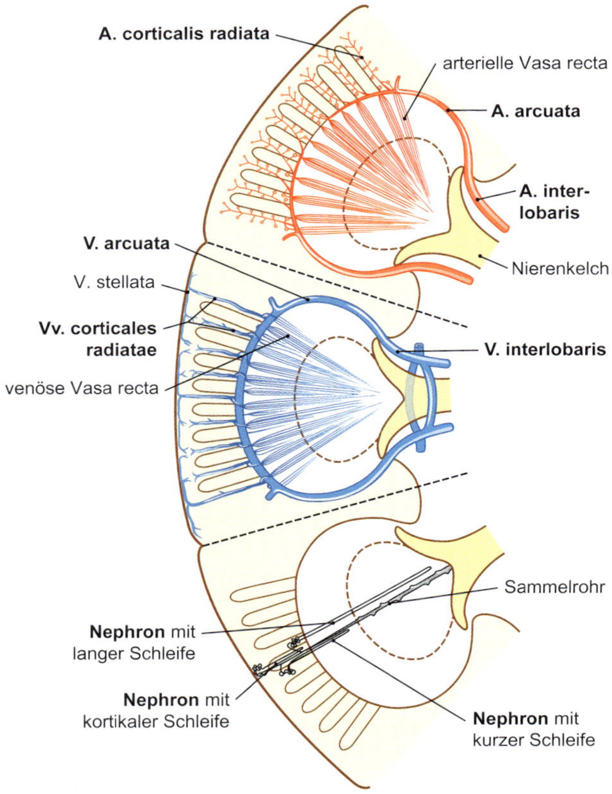

Abb. 8.12 Verlauf von Arterien, Venen und Nephronen im Parenchym der Niere; schematische Darstellung. [S700-L238]/[B500-M580]

Innervation

Die **vegetative Innervation** der Niere ist ganz überwiegend sympathisch (➤ Abb. 8.13) und bewirkt Vasokonstriktion und damit eine Reduktion der Durchblutung sowie die Ausschüttung von Renin. Die postganglionären sympathischen Nervenfasern aus dem Ganglion aorticorenale bilden um die A. renalis den **Plexus renalis.** Die sympathischen Neurone sind z.T. afferent, die **HEAD-Zone** der Niere projiziert wie die des Hodens auf die Dermatome **T10–L1.** Zur allgemeinen Organisation des vegetativen Nervensystems im Bauchraum ➤ Kap. 7.8.5 und zu den vegetativen Ganglien im Retroperitoneum ➤ Kap. 8.8.5.

8.2 Nebenniere

Kompetenzen

Nach Bearbeitung dieses Lehrbuchkapitels sollten Sie in der Lage sein:
- die vitale Funktion der Nebenniere und die unterschiedliche entwicklungsgeschichtliche Herkunft ihrer Anteile zu erklären
- die Lage der Nebennieren mit Anschluss an die verschiedenen Leitungsbahnen auf beiden Körperseiten am Präparat zu zeigen

8.2.1 Überblick

Die Nebenniere, Glandula suprarenalis, ist ein endokrines Organ mit gold-gelber Farbe, das im **Retroperitonealraum** dem oberen Pol der Niere aufsitzt. Sowohl in der Diagnostik als auch in der medikamentösen und operativen Therapie ist sie besonders für Spezialisten wie den endokrinologischen Internisten und den sehr erfahrenen Viszeralchirurgen wichtig.

8.2.2 Funktionen der Nebenniere und Entwicklung

Die Nebenniere ist eine absolut lebensnotwendige **endokrine Drüse. Rinde** (Cortex) und **Mark** (Medulla) sind dabei entwicklungsgeschichtlich unterschiedlicher Herkunft und bilden Hormone, die besonders zur Bewältigung von Stress und in Notfallsituationen notwendig sind und regulierend auf Stoffwechsel und Kreislauf wirken (➤ Tab. 8.1).

Tab. 8.1 Hormone der Nebennieren.

Hormone der Rinde (Steroidhormone)	Hormone des Marks
• Glukokortikoide (Kortisol) • Mineralokortikoide (Aldosteron) • Androgene (DHEA)	Katecholamine (Adrenalin, Noradrenalin)

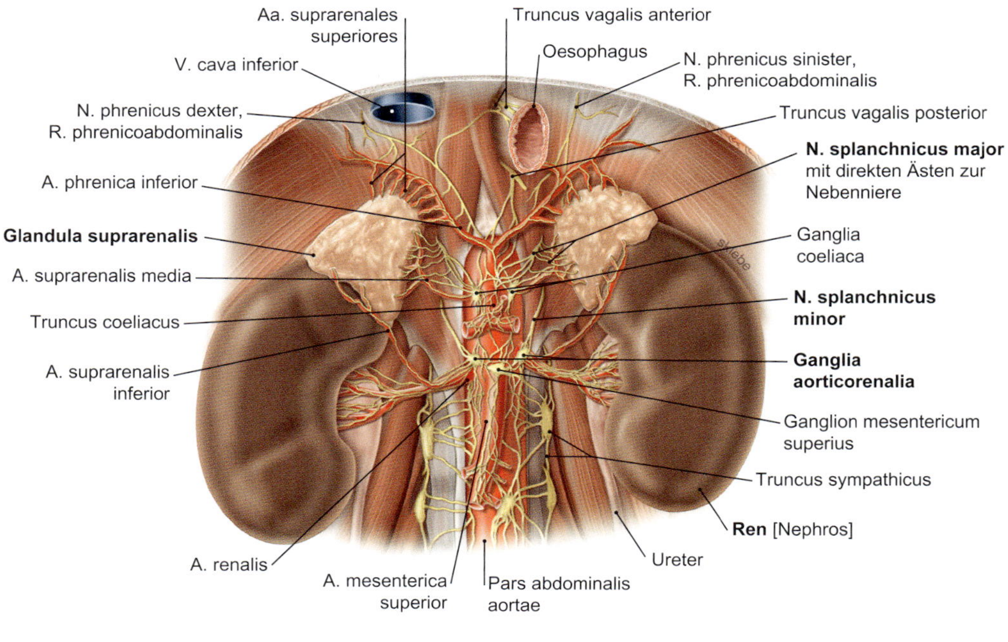

Abb. 8.13 Innervation von Niere und Nebenniere. [S702-L238]

Die Rinde entsteht in der *6. Woche* aus dem **Mesoderm** in der Wand der Leibeshöhle (Zölomepithel), das Mark dagegen aus der **Neuralleiste (Neuroektoderm)** und entspricht daher einem „modifizierten" sympathischen Ganglion. Bis zur Geburt ist die Nebenniere, bezogen auf das Körpergewicht, im Vergleich zum Erwachsenen 10 bis 20-mal größer und schrumpft dann in den ersten *2 Lebensjahren.*

Klinik

Wenn beide Nebennieren aufgrund von Erkrankungen entfernt werden, müssen Mineralo- und Glukokortikoide medikamentös ersetzt werden, da es sonst zu **lebensgefährlichen Schockzuständen** durch zu niedrigen Blutzucker (Hypoglykämie) und durch Blutdruckabfall (Hypotonie) kommen kann. Dies kann auch bei Insuffizienz der Nebennieren der Fall sein (Morbus ADDISON).

8.2.3 Bau, Projektion und Topografie der Nebenniere

Die Nebennieren sind 5 cm lang und 2–3 cm breit mit einem Gewicht von 4 g. Man unterscheidet **Vorder-, Rück- und Unterseite** (Facies anterior, posterior und renalis) sowie einen **medialen (Margo medialis)** und einen **oberen Rand (Margo superior)** auf (➤ Abb. 8.6). Am medialen Rand befindet sich das **Hilum,** an dem die Leitungsbahnen ein- und austreten. Die Nebennieren projizieren sich auf den Hals der XI. und XII. Rippe. Sie liegen **retroperitoneal** direkt unterhalb des Zwerchfells, sitzen dabei dem oberen Pol der Nieren auf (➤ Abb. 8.6) und sind mit diesen in eine gemeinsame Fettkapsel **(Capsula adiposa)** eingebettet, die von einem **Fasziensack** (Fascia renalis, GEROTA-Faszie) umhüllt wird. Dabei haben sie folgende Lagebeziehungen:

- **Facies anterior:** Facies visceralis der Leber und Pars descendens des Duodenums sowie V. cava inferior (rechts), Rückseite des Magens (links, getrennt durch die Bursa omentalis)
- **Facies posterior:** Zwerchfell
- **Facies renalis:** sitzt dem oberen Nierenpol auf

8.2.4 Leitungsbahnen der Nebenniere

Arterielle und venöse Versorgung

Im Regelfall gibt es **3 Nebennierenarterien** (➤ Abb. 8.10a):

- A. suprarenalis superior: meist mehrere kleine Gefäße, entspringen aus der A. phrenica inferior
- A. suprarenalis media: direkt aus der Aorta
- A. suprarenalis inferior: Ast der A. renalis

Diese „Luxusperfusion" verhindert, dass es zu Organinfarkten kommt, die das lebenswichtige Organ gefährden könnten. Allerdings sind nur in einem Drittel der Fälle alle 3 Nebennierenarterien ausgebildet, ansonsten fehlt meist die mittlere oder untere Arterie.

Dagegen gibt es pro Nebenniere nur **eine Nebennierenvene,** die das Blut sammelt und sich mit der V. phrenica inferior verbindet, bevor sie rechts in die V. cava inferior bzw. links in die V. renalis mündet (➤ Abb. 8.10b).

Lymphbahnen

Die regionären Lymphknoten der Nebenniere sind die **Nodi lymphoidei lumbales** um Aorta und V. cava inferior (➤ Abb. 8.67). Von dort gelangt die Lymphe beidseits in die **Trunci lumbales.**

Innervation

Die **vegetative Innervation** erfolgt durch präganglionäre (!) sympathische Nervenfasern aus den Nn. splanchnici, die medial der Drüse den **Plexus suprarenalis** bilden. Sie bewirken im Nebennierenmark die Freisetzung der Katecholamine (das Nebennierenmark entspricht einem modifizierten sympathischen Ganglion) (➤ Abb. 8.13).

Zur allgemeinen Organisation des vegetativen Nervensystems im Bauchraum ➤ Kap. 7.8.5.

8.3 Ableitende Harnwege

Kompetenzen

Nach Bearbeitung dieses Lehrbuchkapitels sollten Sie in der Lage sein:

- die Gliederung der ableitenden Harnwege mit ihrer Entwicklung zu erläutern
- Abschnitte und genauen Verlauf des Harnleiters am Präparat zu zeigen und seine Engstellen zu lokalisieren
- Lage und Verschlussmechanismen der Harnblase sowie die grundsätzlichen Vorgänge bei der Miktion zu kennen
- Abschnitte und Unterschiede der Harnröhre bei beiden Geschlechtern mit ihrer klinischen Bedeutung zu verstehen
- die Leitungsbahnen der ableitenden Harnwege darzulegen

8.3.1 Überblick und Funktion

Zu den **ableitenden Harnwegen** zählen:

- Nierenbecken (Pelvis renalis)
- Harnleiter (Ureter)
- Harnblase (Vesica urinaria)
- Harnröhre (Urethra)

Die ableitenden Harnwege bilden zusammen mit der Niere (➤ Kap. 8.1) das **Harnsystem** (➤ Abb. 8.1). Sie reichen vom Nierenbecken im **Retroperitonealraum** des Oberbauchs über den Harnleiter zur Harnblase im **Subperitonealraum** des Beckens und ermöglichen dort über die Harnröhre die Abgabe des Harns **(Miktion).** Das Harnsystem ist, abgesehen von der Harnröhre, bei beiden Geschlechtern gleich ausgebildet. Die Harnröhre im Penis des Mannes ist eine Harn-Samen-Röhre, da sie auch dem Transport des Ejakulats dient, und gehört damit auch zu den äußeren männlichen Geschlechtsorganen.

8.3.2 Entwicklung der ableitenden Harnwege

Die ableitenden Harnwege entstehen aus 2 Teilen (➤ Abb. 8.14):

- **Ureterknospe:** bildet Harnleiter, Nierenbecken und die Sammelrohre des Nierenparenchyms
- **Sinus urogenitalis:** wird zu Harnblase und Harnröhre

Ureterknospe

Die Ureterknospe entsteht in der *5. Woche* als Ausstülpung aus dem primitiven Harnleiter der Urniere **(Ductus mesonephricus, WOLFF-Gang)** und geht damit aus dem **Mesoderm** hervor. Der Ureter erhält später Anschluss an den kaudalen Abschnitt des Hinterdarms **(Kloake),** der sich aus dem **Endoderm** differenziert (➤ Kap. 8.1.3). Die Kloake wird dann in der *7. Woche* durch das **Septum urorectale** in den vorderen Sinus urogenitalis und den hinteren Mastdarm (Rectum) geteilt (➤ Kap. 7.2.3) (➤ Abb. 8.14a–c).

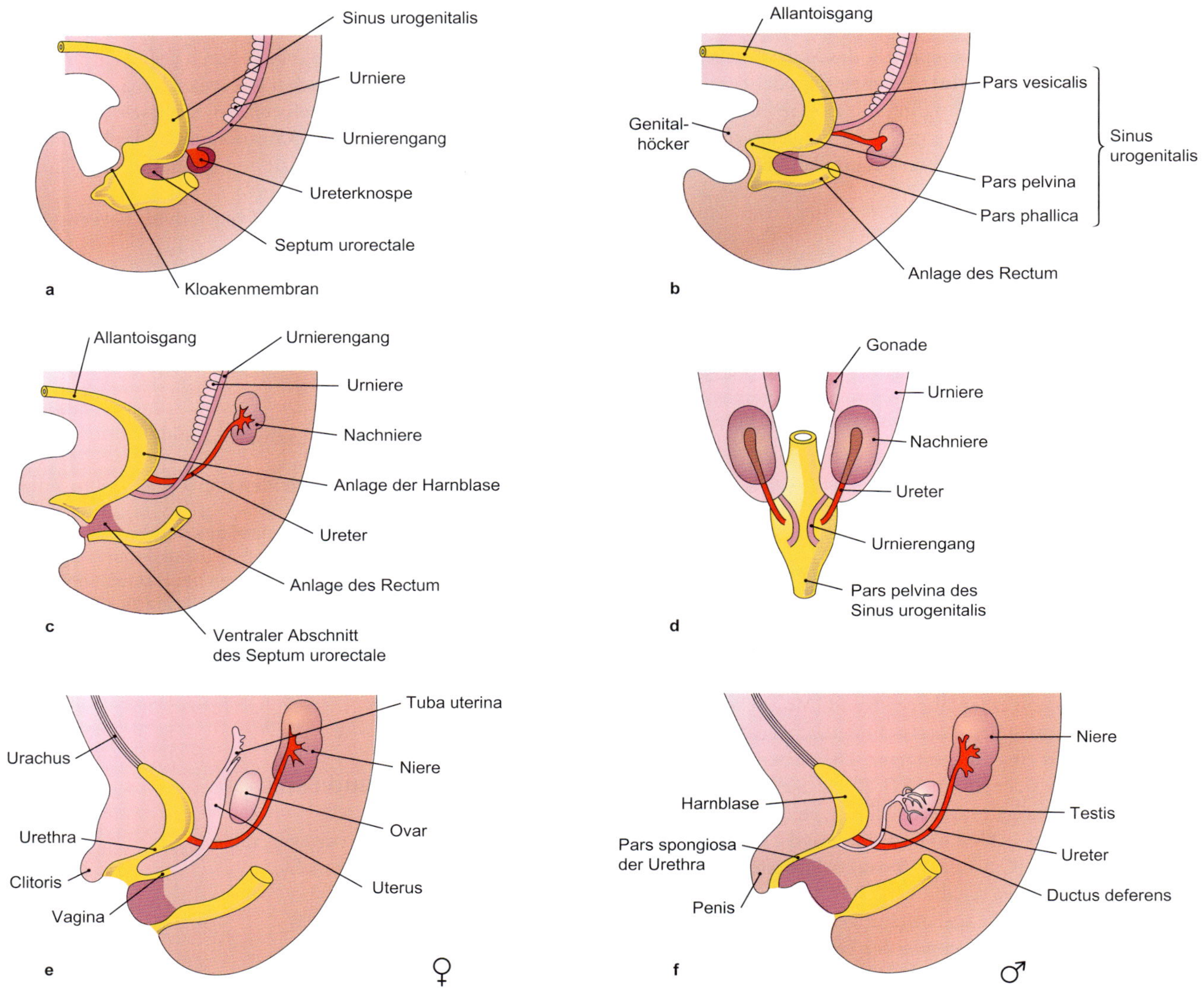

Abb. 8.14 Entwicklung der ableitenden Harnwege zwischen der 5. **(a)** und 12. **(e, f)** Entwicklungswoche; Ansicht von links. [E347-11]

Sinus urogenitalis

Der obere Teil des Sinus urogenitalis entwickelt sich zum **Epithel** der **Harnblase,** indem die unteren Abschnitte der Urnierengänge bis einschließlich der Ureterknospe inkorporiert werden, sodass die **Harnleiter** nun direkt an die Harnblase angeschlossen sind (➤ Abb. 8.14b, c). **Bindegewebe** und **glatte Muskulatur** gehen aus dem umliegenden **Mesoderm** hervor. Die Spitze der Harnblase setzt sich in den **Allantoisgang** fort, der als Blindsack im Haftstiel endet. Der Allantoisgang bildet sich zu einem Bindegewebsstrang **(Urachus)** zurück (➤ Abb. 8.14e, f), der nach der Geburt als **Lig. umbilicale medianum** an der Innenseite der Bauchwand bis zum Nabel zieht.

Die **Harnröhre** entsteht ebenfalls aus dem Sinus urogenitalis (➤ Abb. 8.14e, f), wobei dessen mittlerer Abschnitt beim weiblichen Embryo das Epithel der ganzen Harnröhre bildet, beim männlichen Embryo dagegen nur die Epithelien der Pars intramuralis und prostatica. Im unteren Abschnitt des Sinus urogenitalis stülpt sich dessen Begrenzung zur Amnionhöhle **(Urogenitalmembran)** zwischen 2 Falten **(Genitalfalten)** ein und reißt in der *7. Woche* (➤ Abb. 8.31, ➤ Abb. 8.49). In dieser Öffnung bildet das **Endoderm** des Sinus urogenitalis die **Urethralrinne.** Beim männlichen Embryo schließen sich die Genitalfalten über der Urethralrinne und bilden die Pars membranacea und Pars spongiosa der Harnröhre, die von einem Penisschwellkörper (Corpus spongiosum) umgeben werden (➤ Abb. 8.31). Nur der distale Teil im Bereich der Eichel des Penis entsteht aus einer Einsenkung des **Ektoderms.** Beim weiblichen Embryo schließt sich die Urethralrinne nicht, sondern wird zum Scheidenvorhof (Vestibulum vaginae) (➤ Abb. 8.49).

Klinik

Es können verschiedene **Doppelbildungen** des Ureters vorkommen. Der **Ureter fissus** ist meist ein Zufallsbefund und hat keine klinische Bedeutung. Dagegen kommt es beim **Ureter duplex** (einseitig: 0,8%, beidseitig: 0,125%) oft zu Fehleinmündungen in die Harnblase, die zu Harnreflux oder Inkontinenz führen können. Meist überkreuzen sich die beiden Harnleiter (MEYER-WEIGERT-Regel): Der aus dem höher gelegenen Nierenbecken entspringende Harnleiter mündet an einer tiefer gelegenen Stelle in die Harnblase oder sogar noch weiter distal in die Harnröhre, was eine Harninkontinenz zur Folge haben kann. Der höher einmündende, meist dem unteren Nierenbecken entspringende Harnleiter hat dagegen meist eine kürzere Pars intramuralis in der Harnblasenwand, sodass es hier zu Harnreflux kommen kann. Ein Reflux begünstigt aufsteigende Infektionen, die zu einer dauerhaften Schädigung der Niere führen können.

Wenn der Urachus nicht vollständig verödet, können **Urachuszysten** bleiben, die sich infizieren können. Bei **Urachusfisteln** bleibt ein Gang erhalten, der noch Anschluss an die Harnblase haben kann, sodass sich bei den Neugeborenen Urin aus dem Bauchnabel entleert.

8.3.3 Nierenbecken und Harnleiter

Das **Nierenbecken** (Pelvis renalis) liegt von Fettgewebe umgeben im Sinus renalis der Niere (➤ Abb. 8.7). An den Papillen der Markpyramiden ist das Nierenbecken zu den **Nierenkelchen (Calices renales)** ausgezogen, wobei die Ausstülpungen, die direkt aus dem Nierenbecken hervorgehen, als große Kelche (Calices majores) bezeichnet werden. Diese teilen sich dann in kleine Kelche (Calices minores), die die Papillen der Markpyramiden umgeben. Nach Weite und Länge der Kelche unterscheidet man ein Nierenbecken vom **dendritischen** und vom **ampullären Typ.**

Der **Harnleiter** (Ureter) ist 25–30 cm lang und hat einen Durchmesser von ca. 5 mm (➤ Abb. 8.15). Er transportiert den Harn durch regelmäßig ablaufende peristaltische Wellen und gliedert sich in **3 Abschnitte:**

- Pars abdominalis: im Retroperitonealraum
- Pars pelvica: im kleinen Becken
- Pars intramuralis: durchquert die Harnblasenwand

Der Harnleiter verlässt das Nierenbecken nach unten medial und überkreuzt zunächst den unteren Nierenpol.

- Die **Pars abdominalis** *über*quert zunächst den N. genitofemoralis und *unter*quert die A./V. testicularis/ovarica. Auf der **rechten** Seite wird er vom Duodenum, von der A. colica dextra und der Mesenterialwurzel, **links** von der A./V. mesenterica inferior oder der A. colica sinistra bedeckt. Beim Eintritt ins kleine Becken *über*quert der Ureter die A./V. iliaca communis.
- Die **Pars pelvica** tritt beim Mann *unter* dem Samenleiter (Ductus deferens), bei der Frau *hinter* dem Ovar und in der Nähe der Gebärmutter (Uterus) *unter* der A. uterina hindurch.
- Die **Pars intramuralis** verläuft 1,5–2 cm durch die Muskulatur der Harnblasenwand und mündet mit den beiden schlitzförmigen Öffnungen (Ostia ureteris) in das Trigonum vesicae der Harnblase. Die klappenartigen Mündungen sind geschlossen, wenn kein Harn den Ureter passiert, um einen Reflux von Harn zu vermeiden, der durch aufsteigende Infektionen die Niere schädigen kann.

MERKE

Über-unter-über-unter-Regel für den Verlauf des Ureters: Der Harnleiter zieht erst *über* den N. genitofemoralis, *unter*quert A. und V. testicularis/ovarica, *über*quert A. und V. iliaca und *unter*kreuzt dann beim Mann den Ductus deferens und bei der Frau die A. uterina.

Der Ureter hat **3 Engstellen** (➤ Abb. 8.15):

- am Abgang vom Nierenbecken
- an der Überkreuzung der A. iliaca communis oder externa
- am Durchtritt durch die Harnblasenwand (engste Stelle)

Klinik

Abgehende **Nierensteine** können an den Engstellen stecken bleiben und dann sehr starke, wellenförmig verlaufende Schmerzen (Nierenkoliken) verursachen. Die Nähe des Ureters zur A. uterina muss bei **Entfernung des Uterus** (Hysterektomie) berücksichtigt werden, damit nicht mit der Arterie auch der Ureter abgebunden wird. Ein Harnstau würde zu einer irreversiblen Schädigung der Niere führen.

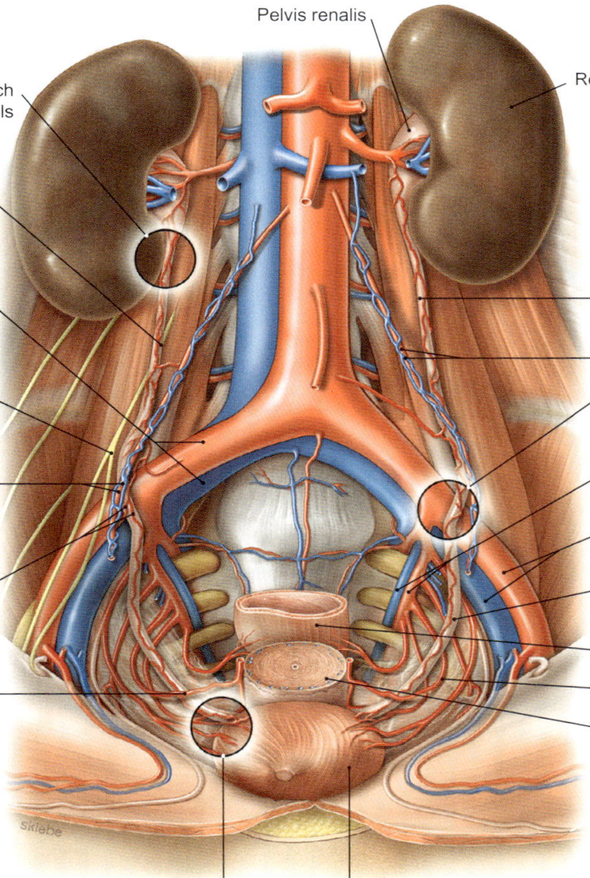

Abb. 8.15 Abschnitte des Ureters mit Engstellen. [S702-L238]

8.3.4 Harnblase

Die **Harnblase** (Vesica urinaria) liegt **subperitoneal** und wird auf ihrer Oberseite vom Peritoneum parietale der Beckenhöhle bedeckt. Sie gliedert sich in einen **Körper** (Corpus vesicae), der nach oben zur **Spitze** (Apex vesicae) ausläuft und hinten unten einen **Blasengrund** (Fundus vesicae) besitzt (➤ Abb. 8.16). Vorne unten verjüngt sich die Harnblase zum **Blasenhals** (Cervix vesicae), der in die Urethra übergeht.
Die Wand der Harnblase besitzt eine dicke Muskelschicht, die **parasympathisch** aktiviert und als **M. detrusor vesicae** bezeichnet wird. Am Fundus bildet der Abgang der Harnröhre (Ostium urethrae internum) mit der beidseits gelegenen Einmündung der Harnleiter (Ostium ureteris) das **Blasendreieck** (Trigonum vesicae). Die Harnblase hat ein Fassungsvermögen von 500–1 500 ml.
Beim **Mann** liegt die Vorsteherdrüse (Prostata), die von der Harnröhre durchquert wird, direkt unter dem Blasengrund und wirft dort die Uvula vesicae auf.
Auf der Rückseite liegen der Harnblase von **medial nach lateral** paarig an:

- erweiterter Abschnitt des Samenleiters (Ampulla ductus deferentis)
- Bläschendrüse (Glandula vesiculosa)
- Harnleiter (Ureter)

Die Harnblase ist von paravesikalem Fettgewebe umgeben und durch verschiedene **Bänder** fixiert:

- **Lig. umbilicale medianum** (enthält den Urachus = Relikt des Allantoisgangs): zieht von der Spitze der Harnblase zum Bauchnabel
- **Lig. pubovesicale** (➤ Abb. 8.62), durchquert das Spatium retropubicum und verankert bei der Frau beidseits den Blasenhals an der Rückseite des Schambeins
- **Lig. puboprostaticum** (➤ Abb. 8.61), entsprechendes Band beim Mann

Hinter der Harnblase ist die Peritonealhöhle bei beiden Geschlechtern zu einem Recessus nach kaudal ausgezogen: Die **Excavatio vesicouterina** und die **Excavatio rectovesicalis** trennen bei Frau und Mann die Harnblase von Uterus und Rectum.

Klinik

In gefülltem Zustand überragt die Harnblase die Schambeinfuge und kann bei einem Harnverhalt punktiert werden, ohne die Peritonealhöhle zu eröffnen **(suprapubischer Blasenkatheter).**

8.3.5 Harnröhre

Die **Harnröhre (Urethra)** ist bei beiden Geschlechtern sehr unterschiedlich ausgebildet.

- Die **weibliche** Harnröhre ist 6 mm weit und mit 3–5 cm sehr kurz und mündet direkt **ventral** der Scheide (Vagina) in den Scheidenvorhof (Vestibulum vaginae) (➤ Abb. 8.46).
- Die **männliche** Harnröhre dagegen ist mit 20 cm relativ lang und gliedert sich in verschiedene Abschnitte (➤ Abb. 8.16):
  - **Pars intramuralis** (1 cm): in der Harnblasenwand, beginnt am Ostium urethrae internum
  - **Pars prostatica** (3,5 cm): durchquert die Prostata; hier münden die Ductus ejaculatorii (gemeinsamer Ausführungsgang von Samenleiter und Bläschendrüse) auf dem Colliculus seminalis und beidseits davon die Prostatadrüsen
  - **Pars membranacea** (1–2 cm): am Durchtritt durch den Beckenboden
  - **Pars spongiosa** (15 cm): verläuft im Corpus spongiosum des Penis bis zur äußeren Öffnung (Ostium urethrae externum). Hier münden die COWPER-Drüsen (Glandulae bulbourethrales) und die LITTRÉ-Drüsen (Glandulae urethrales). Der Endabschnitt ist zur Fossa navicularis erweitert. Der proximale Abschnitt ist ebenfalls etwas weiter und wird daher gelegentlich als „Ampulla urethrae“ bezeichnet.

In diesem Verlauf besitzt die männliche Urethra 2 **Biegungen** (➤ Abb. 8.61) – am Übergang von Pars membranacea zur Pars

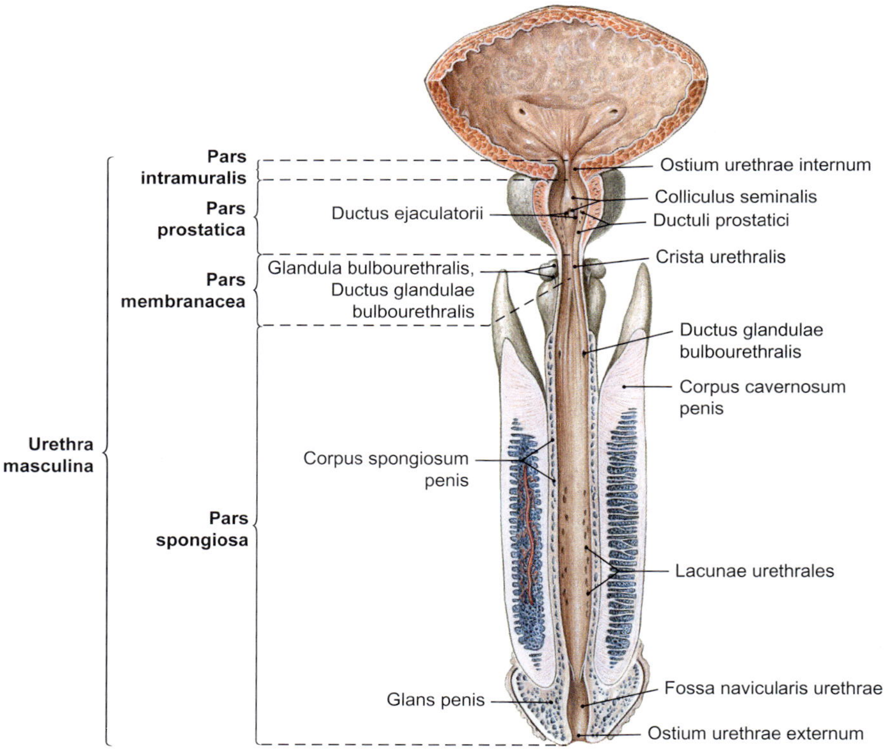

Abb. 8.16 Harnblase und Harnröhre. Ansicht von ventral; Harnblase und Harnröhre von vorne eröffnet. [S700]

spongiosa und im Mittelteil der Pars spongiosa – und folgende **Engstellen** (➤ Abb. 8.16):
- Ostium urethrae internum
- Pars membranacea
- Ostium urethrae externum (engste Stelle, Durchmesser: 6 mm)

Besonders **weit** sind dagegen die Pars spongiosa (besonders proximal = „Ampulla urethrae") und die Fossa navicularis.

Klinik

Weil die weibliche Harnröhre viel kürzer ist als die männliche, sind aufsteigende Infektionen der Harnblase **(Zystitis)** bei Frauen viel häufiger als beim Mann.
Wegen des gestreckten Verlaufs der weiblichen Harnröhre ist das Legen eines **Blasenkatheters** bei Frauen viel einfacher. Allerdings muss beachtet werden, dass die Öffnung der Harnröhre im Scheidenvorhof *vor* der Öffnung der Vagina liegt.
Beim Mann dagegen müssen die Biegungen der Harnröhre durch Ausrichtung des Penis ausgeglichen werden, um Perforationen besonders in das Gewebe der Prostata zu verhindern, die schmerzhaft sind und stark bluten können. Zunächst wird der Blasenkatheter nach Streckung des Penis eingeführt, um den Knick in der Pars spongiosa aufzuheben. Bei Widerstand ist die zweite Krümmung vor der Engstelle der Pars membranacea erreicht. Zum leichteren Ausgleich dieser zweiten Krümmung wird der Penis nach unten zwischen die Beine des Patienten gelegt.

8.3.6 Verschlussmechanismen von Harnblase und Harnröhre

An den Verschlussmechanismen sind sowohl Muskelzüge aus **glatter Muskulatur** in der Wand der Harnröhre als auch **quergestreifte Muskulatur** im Dammbereich beteiligt (➤ Abb. 8.17):

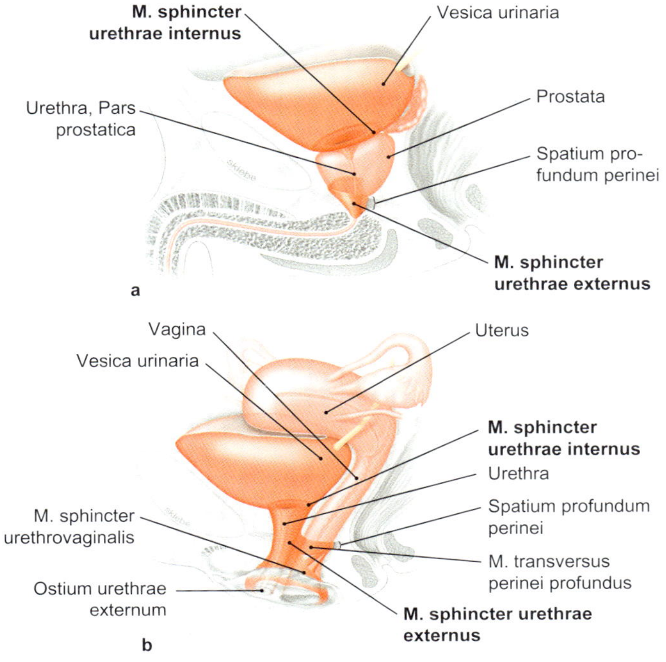

Abb. 8.17 Verschlussmechanismen von Harnblase und Harnröhre; Medianschnitt; Ansicht von links (Schema). [S700-L238] **a** Ansicht beim Mann. **b** Ansicht bei der Frau.

- **Glatte Muskulatur** der Ringmuskelschicht der **Urethra** („M. sphincter urethrae internus"). Daneben wird ein eigenständiger funktioneller „M. sphincter vesicae" am Blasenausgang beschrieben. Ein echter Sphincter ist morphologisch aber nicht abgrenzbar. Diese ringförmigen Muskelzüge werden **sympathisch** aktiviert und verhindern beim Mann eine retrograde Ejakulation in die Harnblase. Der Beitrag zur Harnkontinenz ist dagegen unklar.
- **M. sphincter urethrae externus:** Beim Mann ist dieser Muskel eine Abspaltung des M. transversus perinei profundus, der bei der Frau keinen eigenständigen Muskel bildet. Dieser quergestreifte Muskel, der U-förmig und hinten zum Mastdarm hin unvollständig ist, wird vom N. pudendus innerviert und ermöglicht einen willkürlichen Verschluss der Harnwege.

Zusätzlich sind auch die Form und **Funktion des Beckenbodens** (Diaphragma pelvis) für die Kontinenz entscheidend, da er die Harnblase stützt.
Obwohl die Harnblase ein Fassungsvermögen von 500–1500 ml hat, tritt ab 250 ml bereits Harndrang auf. Durch Dehnungsrezeptoren wird ein vegetativer **Reflexbogen im sakralen Anteil des Parasympathikus (S2–4)** im Rückenmark aktiviert, der den Tonus der glatten Muskulatur der Harnblasenwand (M. detrusor vesicae) steigert. Die Miktion wird über ein **Miktionszentrum im Pons** des Hirnstamms eingeleitet: Zunächst erschlafft der Beckenboden, sodass die Harnblase tiefer tritt, dann lässt der Tonus der glatten und quergestreiften Schließmuskeln nach:
- über parasympathischen Reflexbogen (S2–4):
  - reflektorische Kontraktion des M. detrusor vesicae (parasympathisch, S2–4)
- reguliert durch Miktionszentrum im Hirnstamm (Pons):
  - Erschlaffung des Beckenbodens → Tiefertreten der Blase
  - Erschlaffung der Ringmuskulatur der Urethra (Hemmung des Sympathikus)
  - Erschlaffung des M. sphincter urethrae externus

Klinik

Wenn die Verschlussmechanismen versagen, kommt es zur **Inkontinenz,** die in höherem Alter besonders bei Frauen häufig ist, wenn der Beckenboden nach Schwangerschaften geschwächt ist (Beckenbodeninsuffizienz). Die Therapie besteht in einem Training der Beckenbodenmuskulatur und ggf. aus einer operativen Raffung des Beckenbodens. Bei Männern führen operative Entfernungen der Prostata aufgrund der Schädigung der glatten Muskulatur der proximalen Harnröhre ebenfalls oft zur Inkontinenz.

8.3.7 Leitungsbahnen der ableitenden Harnwege

Arterielle Versorgung

Nur die Harnblase hat eigene Arterien, alle anderen Abschnitte der ableitenden Harnwege werden aus Gefäßen in der Umgebung versorgt.
- **Nierenbecken:** wird von der A. renalis mit versorgt
- **Ureter:** aufgrund des langen Verlaufs sind verschiedene Arterien beteiligt (➤ Abb. 8.15).
  - Pars abdominalis: A. renalis, A. testicularis/ovarica, Pars abdominalis der Aorta, A. iliaca communis
  - Pars pelvica und intramuralis: A. iliaca interna direkt und aus allen viszeralen Ästen (besonders Aa. vesicales superior und inferior sowie A. uterina)

- **Harnblase:**
  - oberer überwiegender Teil (etwa zwei Drittel): A. vesicalis superior (aus der A. umbilicalis der A. iliaca interna)
  - Blasengrund und -hals (etwa ein Drittel): A. vesicalis inferior; bei der Frau ersetzt die A. vaginalis häufig die A. vesicalis inferior
- **Harnröhre:** A. vesicalis inferior oder A. vaginalis, beim Mann wird die Pars spongiosa von einer eigenen A. urethralis versorgt, die der Endast der A. bulbi penis (aus der A. pudenda interna) ist

Venöse Drainage

Die Venen entsprechen den jeweiligen Arterien. Im Becken bilden die Venen ausgedehnte Geflechte um die einzelnen Organe, die untereinander ausgiebig kommunizieren. Der **Plexus venosus vesicalis** drainiert über die **Vv. vesicales** in die V. iliaca interna. Dabei nimmt er bei der Frau auch das Blut aus der V. dorsalis profunda clitoridis und der V. bulbi vestibuli auf, das aus den Schwellkörpern des äußeren Genitales stammt. Beim Mann erhält das Venengeflecht das Blut aus den akzessorischen Geschlechtsdrüsen. Um die Prostata bildet sich dabei der **Plexus venosus prostaticus (SANTORINI),** an den die V. dorsalis profunda penis angeschlossen ist.

Lymphbahnen

Die regionären Lymphknoten für den proximalen Ureter sind die **Nodi lymphoidei lumbales** um Aorta und V. cava inferior (➤ Abb. 8.67). Im Becken sind nach verschiedenen Lymphknoten in unmittelbarer Umgebung der Harnblase **(Nodi lymphoidei paravesicales)** die **Nodi lymphoidei iliaci interni und externi** die zentralen Lymphknotenstationen für distalen Ureter, Harnblase und Harnröhre. Von beiden Gruppen gelangt die Lymphe beidseits in die **Trunci lumbales.** Nur die Lymphbahnen aus der Pars spongiosa der männlichen Urethra erhalten wie die des Penis Anschluss an die Leistenlymphknoten **(Nodi lymphoidei inguinales).**

Innervation

Die ableitenden Harnwege sind sowohl **sympathisch** als auch **parasympathisch** innerviert:

- Der **Sympathikus** hemmt die Peristaltik der glatten Muskulatur des Ureters und den M. detrusor vesicae, aktiviert aber die glatte Muskulatur der Urethra am Blasenausgang.
- Der **Parasympathikus** fördert dagegen die Peristaltik und aktiviert den Miktionsreflex.

Die präganglionären **sympathischen** Nervenfasern aus dem Grenzstrang (T11–L2) erreichen den Plexus aorticus abdominalis über die Nn. splanchnici lumbales und sacrales. Die Neurone für den proximalen Ureter werden in den Ganglia aorticorenalia umgeschaltet und erreichen den Harnleiter über den **Plexus renalis und Plexus testicularis** entlang der jeweiligen Arterien. Die sympathischen Neurone für den distalen Ureter, Harnblase und Urethra steigen über den Plexus hypogastricus superior zum **Plexus hypogastricus inferior** im Becken ab, wo sie auf postganglionäre Neurone verschaltet werden und über den **Plexus vesicalis** die Zielorgane erreichen.
Die präganglionären **parasympathischen** Nervenfasern erreichen aus dem sakralen Rückenmark (S2–4) über die **Nn. splanchnici pelvici** den Plexus hypogastricus inferior, wo auch sie umgeschaltet werden und zum Plexus vesicalis gelangen.
Es kommen im Ureter und in der Harnblase auch **afferente Nervenfasern** vor, die zum einen den Miktionsreflex auslösen und auch als Schmerzfasern Überdehnung (z. B. bei abgehenden Nierensteinen) wahrnehmen. Die **HEAD-Zone** der Harnblase projiziert median auf die Dermatome **T11–L1**. Die Pars spongiosa der männlichen Harnröhre ist wie der Penis sensorisch über den N. pudendus innerviert und daher stark schmerzempfindlich.

Zur allgemeinen Organisation des vegetativen Nervensystems im Bauchraum ➤ Kap. 7.8.5 und zu den vegetativen Ganglien im Retroperitoneum ➤ Kap. 8.8.5.

8.4 Mastdarm und Analkanal

Jens Waschke, Friedrich Paulsen

Kompetenzen

Nach Bearbeitung dieses Lehrbuchkapitels sollten Sie in der Lage sein:

- die Abschnitte von Rectum und Analkanal am Präparat zu zeigen und ihre entwicklungsgeschichtliche Herkunft zu erläutern
- die Lageverhältnisse von Rectum und Analkanal zu beschreiben und das Mesorectum in seiner Ausdehnung und Begrenzung zu verstehen
- das Kontinenzorgan mit den Funktionen seiner verschiedenen Anteile zu erklären und die wesentlichen Abläufe bei der Defäkation zu beschreiben
- die Grenzen der Versorgungsgebiete der Leitungsbahnen an Rectum und Analkanal am Präparat zu zeigen und deren klinische Bedeutung zu kennen

8.4.1 Überblick und Funktion

Mastdarm (Rectum) und **Analkanal (Canalis analis)** sind die letzten Abschnitte des Dickdarms (➤ Kap. 7.2) und dienen der Zwischenspeicherung und der kontrollierten Ausscheidung des Stuhls. Sie bilden funktionell eine Einheit.
Aufgrund verschiedener Eigenheiten in Topografie, Bau und Leitungsbahnen werden diese beiden Abschnitte bei den Beckenorganen abgehandelt. Zur Entwicklung ➤ Kap. 7.2.3.

8.4.2 Gliederung, Projektion und Bau von Mastdarm und Analkanal

Das Rectum schließt sich an das Colon sigmoideum an und beginnt auf Höhe des II. oder III. Sakralwirbels (➤ Abb. 8.5). Es liegt in der Beckenhöhle und hat eine Länge von 12 cm. Beim Durchtritt durch den Beckenboden setzt sich der Mastdarm in den Analkanal fort, der auf seiner Länge von 3–4 cm von den beiden Schließmuskeln umgeben wird und am Anus endet. Der Analkanal ist bei der Frau kürzer. Der anorektale Übergang projiziert auf die Spitze des Steißbeins.
In der Sagittalebene weist das Rectum 2 Biegungen auf:

- die nach dorsal konvexe **Flexura sacralis** und
- die nach ventral konvexe **Flexura perinealis**

Unterhalb der Flexura perinealis, die durch den Zug einer Muskelschlinge (M. puborectalis) des M. levator ani hervorgerufen wird (➤ Abb. 8.22), beginnt der Analkanal. Der obere, proximale Teil des Rectums (⅔) bis zur Flexura sacralis liegt **sekundär retroperitoneal,** der untere, distale Teil (⅓) und der Analkanal befinden sich im **Subperitonealraum.**
Mastdarm und Analkanal unterscheiden sich ebenso wie der Wurmfortsatz von den übrigen Abschnitten des Dickdarms (➤ Abb. 8.18), sodass der Übergang des Colon sigmoideum in das Rectum z. B. bei Operationen mit bloßem Auge erkennbar ist:

- **keine Tänien,** sondern eine geschlossene Längsmuskelschicht. Die Tänien bilden zunächst auf der Vorder- und Rückseite 2 breitflächige Muskelstränge, die dann zu einer kontinuierlichen, das gesamte Rectum umgebenden Schicht fusionieren.

- **keine Haustren**
- **Falten:** Das Rectum weist 3 (nur von innen sichtbare) unregelmäßige Querfalten (Plicae transversae recti, ➤ Abb. 8.21) auf, im Analkanal dagegen bestehen Längsfalten (Columnae anales)
- **keine Appendices epiploicae.**

Die Querfalten des Rectums rufen zusätzlich zu den beiden Krümmungen in der Sagittalebene bis zu 3 Krümmungen **(Flexurae laterales)** in der Frontalebene hervor, die allerdings sehr unregelmäßig und meist schwer zu erkennen sind. Eine der Falten ist meist 6–7 cm oberhalb der Linea anocutanea tastbar **(Plica transversa recti = KOHLRAUSCH-Falte).** Unter dieser Falte ist das Rectum zur **Ampulla recti** erweitert (➤ Abb. 8.18). Die **Linea (Junctio) anorectalis** bildet den Übergangsbereich zum Analkanal, der anhand des Wechsels der Querfalten des Rectums zu den Längsfalten des Analkanals zu erkennen ist.

Klinik

Aus **klinischer Sicht** beginnt der Analkanal normalerweise im Bereich der Einstrahlung des M. puborectalis („rektal tastbarer anorektaler Ring") auf Höhe der Linea (Junctio) anorectalis und reicht bis zur Linea anocutanea, die als tastbare Grenze den Anus markiert (➤ Abb. 8.18). Daher stimmen die anatomischen und chirurgischen Begrenzungen nicht überein. Klinisch wird der Analkanal oft zum Rectum gezählt, für das dann eine Gesamtlänge von 15–16 cm angegeben wird. Aufgrund seiner Lage zwischen Linea anorectalis und Linea pectinata wird der Schwellkörper im Analkanal entweder dem Rectum („Corpus cavernosum recti") oder dem Analkanal („Corpus cavernosum ani") zugerechnet. Im Folgenden wird von Corpus cavernosum ani gesprochen.

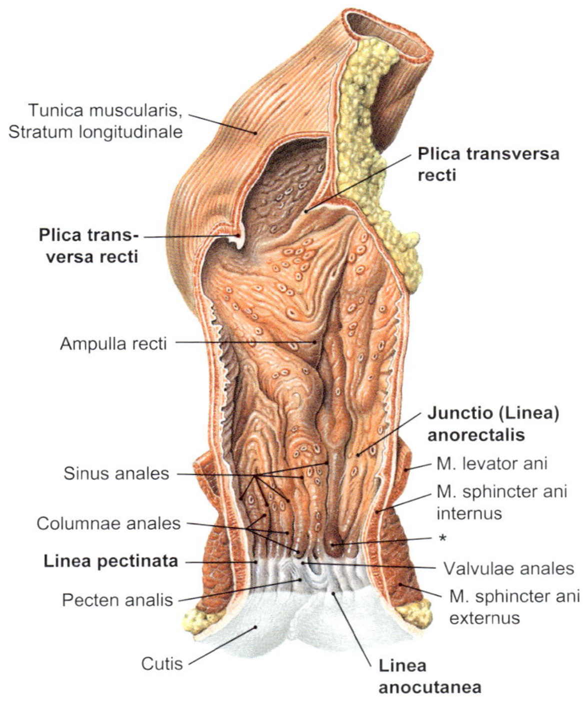

Abb. 8.18 Mastdarm (Rectum) und Analkanal (Canalis analis); Ansicht von ventral; * Hämorrhoidalknoten. [S700]

MERKE

Das Rectum besitzt 2 deutliche **Krümmungen** in der Sagittalebene (Flexurae sacralis und perinealis) und 3 weniger deutliche Krümmungen in der Frontalebene (Flexurae laterales). Die Flexura sacralis entsteht passiv, indem sich das Rectum dem Os sacrum anlegt; die Flexura perinealis aktiv durch Zug der Puborektalschlinge (M. puborectalis). Den seitlichen Krümmungen entsprechen auf der Innenseite die Plicae transversae recti.

Der **Analkanal** wird in **3 Abschnitte** gegliedert (➤ Abb. 8.18, ➤ Abb. 8.20):

- **„Zona columnaris":** Sie reicht von der Linea (Junctio) anorectalis bis zur Linea pectinata und enthält 6–10 Längsfalten **(Columnae anales = MORGAGNI-Säulen),** die durch einen Schwellkörper **(„Corpus cavernosum ani")** aufgeworfen werden. Zwischen den Längsfalten verlaufen Vertiefungen (Sinus anales), die sich kaudalwärts hinter kleinen Klappen **(Valvulae anales)** in kurze Vertiefungen fortsetzen. Hier münden die **Analdrüsen** **(Glandulae anales,** Proktodealdrüsen) ein.
- **„Zona alba" (Anoderm) oder Pecten analis:** Der ca. 1 cm lange Abschnitt reicht von der **Linea pectinata (klin.: Linea dentata,** verläuft gezackt, weil sie einerseits durch die Valvulae anales zwischen den Längsfalten und andererseits durch das auf den Längsfalten auslaufende weißliche Plattenepithel gebildet wird) bis zur Linea anocutanea. Durch das mehrschichtig unverhornte Plattenepithel besitzt die Schleimhaut eine weißliche Farbe und wird daher als **„Zona alba"** bezeichnet. Das Epithel ist fest mit dem unteren Drittel des M. sphincter ani internus verwachsen, eine Verschiebung nach oben oder unten ist nicht möglich, wohl aber eine starke Dehnbarkeit in der Horizontalebene, wie sie für den Durchtritt der Kotsäule wichtig ist.
- **„Zona cutanea" (Perianalhaut):** Sie beginnt an der unscharf abgrenzbaren Linea anocutanea und bildet die Übergangszone zur Außenhaut. Die Haut ist stark gefältelt, pigmentiert und haarlos. Etwas vom Anus entfernt befindet sich schließlich die Perianalregion mit Haaren, Talg- und Schweißdrüsen (➤ Abb. 8.21). An der Grenze zwischen Zona cutanea und Perianalregion befindet sich subepithelial der Plexus venosus subcutaneus.

Klinik

Da das Rectum Querfalten (Plicae transversae recti), der Analkanal dagegen Längsfalten (Columnae anales) aufweist, kann man bei einer Ausstülpung von Darmabschnitten aus dem Anus (Prolaps) mit bloßem Auge erkennen, ob es sich um einen **Rektum-** oder einen **Analprolaps** handelt. Beim Analprolaps findet man längs verlaufende, beim Rektumprolaps zirkulär verlaufende Schleimhautfalten. Beide können mit Inkontinenz einhergehen.
Weil die Versorgungsgebiete der Leitungsbahnen dort wechseln, ist die Linea pectinata eine wichtige Orientierungslinie bei der **Diagnostik und Therapie von Karzinomen des Analkanals (s. u.).** Die Proktodealdrüsen können die Schließmuskeln durchsetzen und bei Entzündung zur Bildung von **Fisteln und Abszessen** führen, die sich in die Fossa ischioanalis ausbreiten können.

8.4.3 Mesorectum

Die Topografie des Rectums ist klinisch von großer Bedeutung (➤ Abb. 8.19). Die Fascia transversalis, die die Bauchmuskulatur auf der Innenseite bedeckt, setzt sich als Fascia pelvis in das Becken fort:

- Das knöcherne Becken ist auf seiner Innenseite von einer **parietalen Faszie (Fascia pelvis parietalis)** ausgekleidet. Der Abschnitt auf der Vorderseite des Os sacrum wird als **Fascia presacralis** (klinisch: **WALDEYER-Faszie)** bezeichnet und kann in mehrere Blätter untergliedert werden.
- Zusätzlich ist jedes einzelne Organ von Bindegewebe umgeben, das in seiner Gesamtheit die **Eingeweidefaszie (Fascia pelvis visceralis)** darstellt und kaudal am Beckenboden in die parietale Faszie umschlägt.

Da diese Faszien an fixierten Präparaten nicht darstellbar sind, wurden sie in der Anatomie lange vernachlässigt. Der Abschnitt der Eingeweidefaszie um das Rectum (klinisch: **mesorektale Faszie**) ist von besonderer Bedeutung. Sie umgibt einen mit Fett und Bindegewebe ausgefüllten Raum, der die Leitungsbahnen des Rectums und die regionären Lymphknoten enthält. Dieser Raum innerhalb der „mesorektalen Faszie" wird daher klinisch als **„Mesorectum"** bezeichnet.

Im „Mesorectum" eingebettet, lagert sich beim Mann die Vorderwand des Rectums zunächst von hinten der Harnblase (Vesica urinaria) und den Bläschendrüsen (Glandulae vesiculosae) und weiter kaudal der Vorsteherdrüse (Prostata) an. Dabei wird das Rectum nur durch die dünne **Fascia rectoprostatica** (klinisch: **DENONVILLIER-Faszie)** von der Prostata getrennt (➤ Abb. 8.19), die sich nach kranial in das **Septum rectovesicale** fortsetzt. Bei der Frau hat das Rectum eine enge Lagebeziehung zur Rückseite der Scheide (Vagina) und ist von dieser nur durch die **Fascia rectovaginalis (= Septum rectovaginale)** getrennt (➤ Abb. 8.62).

Die mesorektale Faszie trennt damit das Rectum mit seinen Leitungsbahnen vom **Plexus hypogastricus inferior**, der als das große vegetative Nervengeflecht des Beckens in die Fascia pelvis parietalis eingebettet ist. Das Geflecht ist für die Innervation aller Beckeneingeweide zuständig. Es wird sympathisch von den beiden Nn. hypogastrici gespeist, die aus dem Plexus aorticus abdominalis in der parietalen Faszie absteigen, und nimmt aus dem Plexus sacralis die parasympathischen Nn. splanchnici pelvici auf (➤ Kap. 8.8.5).

Klinik

Die mesorektale Faszie ist eine wichtige Grenzstruktur in der koloproktologischen Chirurgie. Sie erlaubt bei einem **Rektumkarzinom** eine blutungsarme Entfernung des Rectums mit seinen regionären Lymphknoten **(totale mesorektale Exzision, TME).** Bei der TME kann der Plexus hypogastricus inferior geschont werden, der für Harn- und Stuhlkontinenz sowie beim Mann für Erektion und Ejakulation und bei der Frau u. a. für die Funktion der Schwellkörper und der BARTHOLIN-Drüsen wichtig ist, da er in die parietale Beckenfaszie eingebettet ist und so sauber vom Mesorectum getrennt werden kanm. Damit können Inkontinenz und Störungen der Sexualfunktionen meist vermieden werden.

Da das Rectum beim Mann nur durch die dünne Fascia rectoprostatica (DENONVILLIER-Faszie) von der Prostata getrennt ist, ist die **Prostata bei der rektalen Untersuchung** diagnostisch zugänglich. Aufgrund der Häufigkeit der gutartigen Prostataadenome (Prostatahyperplasie) und der bösartigen Prostatakarzinome gehört die rektale Untersuchung bei allen Männern über 50 Jahre zu einer vollständigen körperlichen Untersuchung.

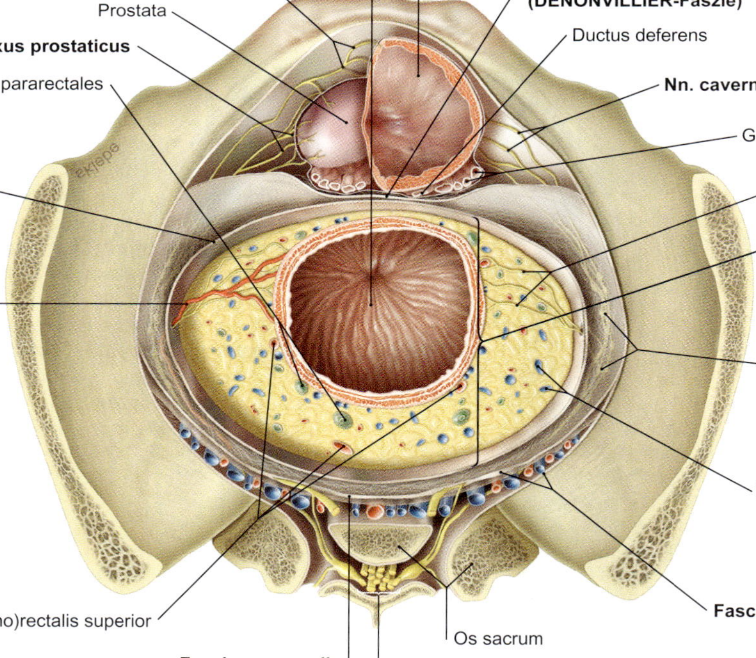

Abb. 8.19 Mesorectum; schematische Darstellung eines Transversalschnitts, Ansicht von kranial. [S700-L238]/[G1060-002]

8.4.4 Kontinenzorgan

Kontinenz ist die Fähigkeit, Darminhalt/Stuhl reflektorisch und willkürlich zurückzuhalten und seine Entleerung zum gewünschten Zeitpunkt reflektorisch und willkürlich einzuleiten. Der Analkanal besitzt hierfür ein lokal und zentralnervös gesteuertes **Kontinenzorgan** (➤ Abb. 8.20, ➤ Abb. 8.21).

Bestandteile

Das Kontinenzorgan setzt sich zusammen aus:

- **Ampulla recti:** Die Dehnung der Ampulle bei Füllung wird über autonome Afferenzen (Nn. splanchnici pelvici) registriert und über zentrale Bahnen als Stuhldrang wahrgenommen. Sie führt über spinale Reflexbögen zur kurzzeitigen Erschlaffung des M. sphincter ani internus (s. u., **anorektaler Relaxationsreflex**) mit resultierender Kontraktion sämtlicher Sphinctere.
- **M. levator ani** (quergestreifte Muskulatur, willkürlich vom N. pudendus und direkt vom Plexus sacralis innerviert): Der puborektale Anteil des M. levator ani (Levatorschlinge = M. puborectalis, ➤ Abb. 8.22) umgreift den distalen Abschnitt des Rectums am Übergang zum Analkanal (M. sphincter recti). Der Muskel befindet sich im Zustand der **Dauerkontraktion,** die nur bei der Defäkation kurzfristig aufgehoben wird. Auch der pubokokzygeale Anteil (M. pubococcygeus) des M. levator ani ist an der Kontinenzleistung beteiligt.
- **M. sphincter ani externus** (quergestreifte Muskulatur, willkürlich vom N. pudendus innerviert): Der Muskel besitzt 3 Anteile: Pars profunda, Pars superficialis und Pars subcutanea (➤ Abb. 8.20). Die Pars profunda ist funktionell eng mit M. puborectalis, M. pubococcygeus und dem retrorektalen Bindegewebe vernetzt. Eine Dehnung der Ampulle führt über eine kurzfristige Erschlaffung des M. sphincter ani internus (s. u.) dazu, dass der Rektuminhalt Kontakt mit der Zona alba (Pecten analis, Anoderm) bekommt. Daraus resultiert eine reflektorische Kontraktion des M. sphincter ani externus. Wird dieser jetzt willkürlich weiter kontrahiert, kontrahiert auch der M. sphincter ani internus wieder, die Ausscheidung wird unterdrückt. Wird der „Externus" nicht willkürlich kontrahiert, kommt es zur Ausscheidung (➤ Abb. 8.21). Dem M. sphincter ani externus kommt damit im Hinblick auf die Defäkation eine **Regulatorfunktion** zu.
- **M. sphincter ani internus** (70 % der Kontinenzleistung in Ruhe, Dauerkontraktion, glatte Muskulatur, unwillkürlich, sympathisch aktiviert): Der Muskel bildet das **Zentrum des Kontinenzorgans.** Er setzt die Ringmuskulatur der Darmwand fort und ist gewissermaßen in den M. sphincter ani externus „hineingesteckt" (dazwischen nur Bindegewebe, ➤ Abb. 8.21). Kranial hat er Verbindung zum M. puborectalis. Die Längsmuskulatur zieht außen an der Ringmuskulatur als sog. Longitudinalmuskel **(M. corrugator ani)** vorbei und endet mit elastischen Sehnen in der perianalen Haut. Eine Kontraktion des M. corrugator ani bewirkt ein Runzeln der Analhaut und ein „Hereinziehen" der Perianalhaut in den äußeren Analkanal mit Abdichtung des Analrandes. Bei der Defäkation kontrahiert sich der M. corrugator ani und führt zur Verkürzung des Analkanals. Die Ringmuskulatur nimmt kaudalwärts im Bereich des M. sphincter ani internus an Stärke zu (im Vergleich zum übrigen Darmtrakt) = eigentlicher Sphincter. Die glatte Muskulatur des „Internus" weicht in ihrem physiologischen Verhalten von der übrigen Darmmuskulatur ab, da sie keine Peristaltik besitzt und dauerkontrahiert ist. Nur bei der Defäkation kommt es zur kurzzeitigen, reflexinduzierten Erschlaffung des Muskels.
- **M. canalis analis** (glatte Muskulatur) und **Corpus cavernosum ani:** Alleine sind die Schließmuskeln nicht in der Lage, den Analkanal zu verschließen. Selbst bei maximaler Kontraktion verbliebe eine Öffnung von mehreren Millimetern. Diese wird durch den M. canalis analis und das darauf sitzende Corpus cavernosum ani verschlossen.
  - Der Muskel entspringt aus dem M. sphincter ani internus und der Längsmuskelschicht des Rectums und strahlt fächerförmig in das Epithel über dem Corpus cavernosum ein, das er dabei durchdringt. Er schafft so eine Verbindung zwischen dem muskulären, kontraktilen Anteil des Verschlussapparats mit den Gefäßen **(angiomuskulärer Verschlussapparat).** Durch den fächerförmigen Verlauf entstehen unterschiedlich

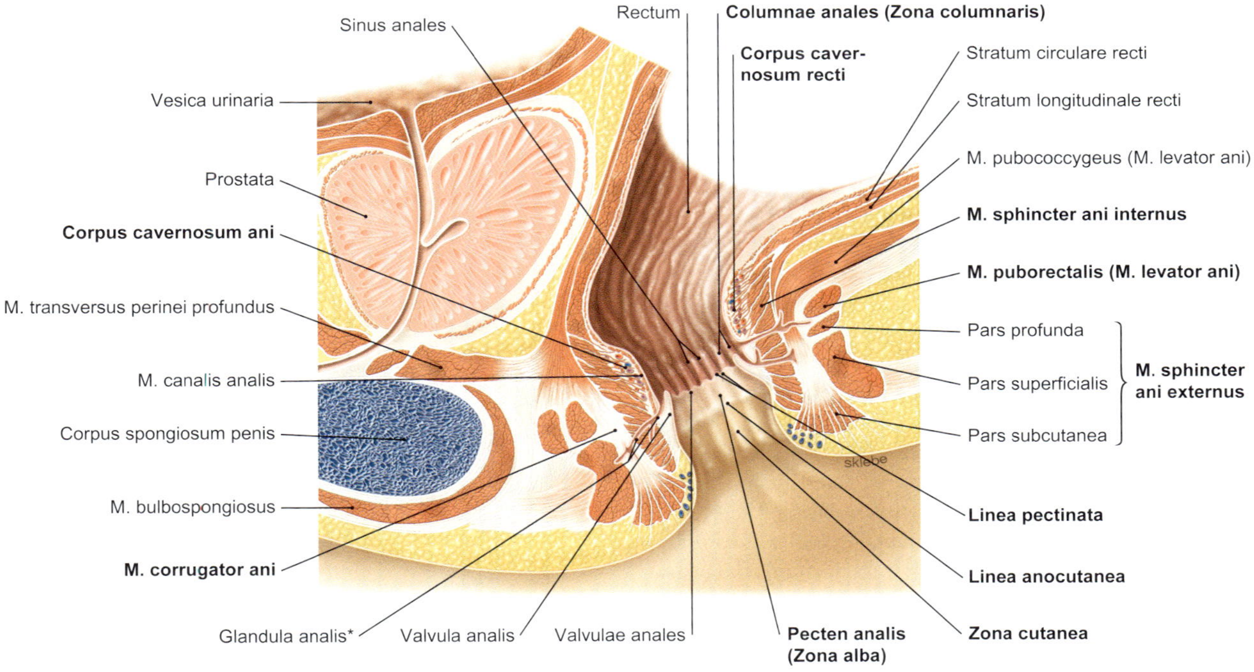

Abb. 8.20 Mastdarm und Analkanal beim Mann mit Darstellung des Kontinenzorgans; Medianschnitt; Ansicht von links; * Proktodealdrüse. [S700-L238]/[B500]/[G1078]

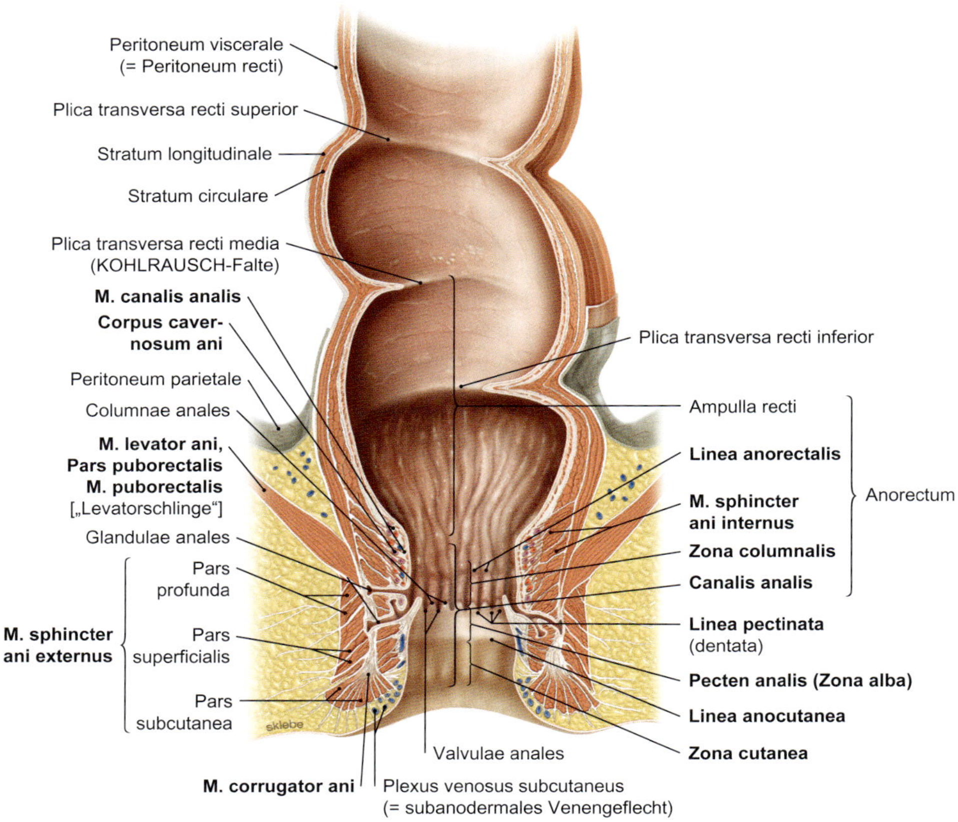

Abb. 8.21 Frontalschnitt durch das Becken mit Ampulle des Mastdarms und Analkanal. [S700-L238]

lange Muskelfasern; die kürzesten enden auf Höhe der Linea pectinata (klin.: dentata). Durch die Einstrahlung in die Schleimhaut wird die Linea pectinata (klin.: dentata) straff gehalten und das Corpus cavernosum in seiner Position oberhalb dieser Linie fixiert (➤ Abb. 8.21).

– Das Corpus cavernosum ani (ca. 10 % der Kontinenzleistung) wird arteriell gespeist und besteht aus arteriovenösen Anastomosen mit spezialisierten Gefäßen. Es ermöglicht den gas-, wasser- und stuhldichten Verschluss **(Feinkontinenz)** des Analkanals. Ist der M. sphincter ani internus kontrahiert (während der Aufrechterhaltung der Kontinenz in Ruhe), wird der venöse Abfluss gedrosselt, während der arterielle Zufluss erhalten bleibt. Das Schwellkörpergewebe füllt sich mit Blut, wird größer und dichtet das Lumen des Analkanals wirkungsvoll ab. Dabei greifen die Gefäßpolster sternförmig ineinander. Die A. rectalis superior teilt sich in Höhe des III. Sakralwirbels (entspricht der KOHLRAUSCH-Falte) in 2 Haupttäste; der rechte Ast teilt sich erneut (➤ Abb. 8.24). Dadurch erreichen 3 Hauptarterien häufig auf 3, 7 und 11 Uhr auf Höhe der Linea anorectalis die Darmwand und speisen u. a. das Corpus cavernosum ani (➤ Abb. 8.21).

- **Analhaut (Pecten analis, Zona alba, Anoderm):** Oberhalb der Linea anocutanea (HILTON-Linie) ist die Haut sehr gut sensibel innerviert und enthält Talgdrüsen. Auf ca. 1 cm Breite ist sie in Höhe des Unterrandes des M. sphincter ani internus unverschieblich mit dem Sphincter verwachsen: Pecten analis (HILTON-Zone, Zona alba, Anoderm). Die hochsensible Haut hat entscheidende Bedeutung für den anorektalen Reflex. Sie kontrolliert Volumen, Konsistenz (flüssig, fest, gasförmig) und Position. Diese Wahrnehmung ist auch der Reiz für das willkürliche Ende der Stuhlentleerung. Hierbei kontrahieren sich M. sphincter ani externus und M. puborectalis. Kurzzeitig verzögert kontrahiert auch der M. sphincter ani internus wieder.

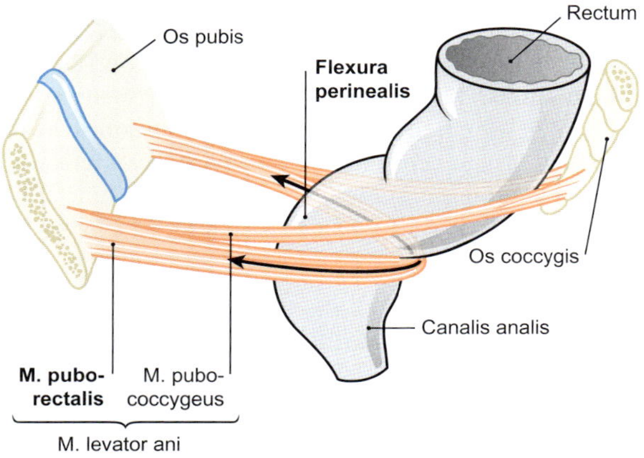

Abb. 8.22 Verlauf des M. puborectalis; schematische Darstellung. [S702-L126]

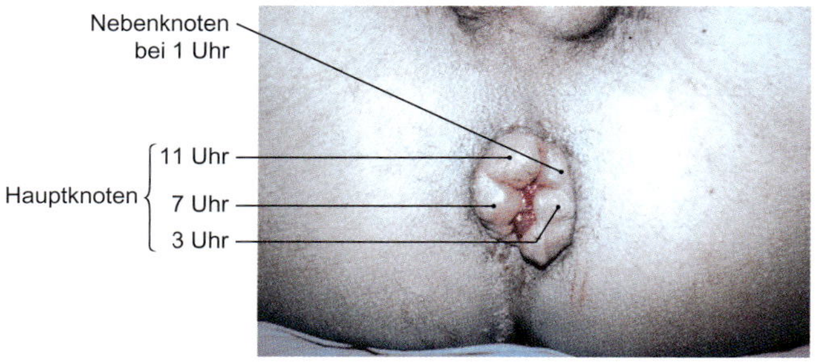

Abb. 8.23 Hämorrhoiden Stadium IV; Ansicht von kaudal in der „Steinschnittlage", bei der der Patient auf dem Rücken liegt und der Untersucher auf den Damm blickt. [R234]

Klinik

Hämorrhoiden sind krankhafte Erweiterungen des Corpus cavernosum ani und kommen häufig vor. Die Ursachen sind weitgehend unklar, scheinen aber mit den Ernährungsgewohnheiten in den Industrienationen (viel Fett, wenig Ballaststoffe) einherzugehen. Entsprechend dem Ziffernblatt der Uhr (in der „Steinschnittlage") wird die Lage der Hämorrhoidalknoten angegeben. Aufgrund des Verzweigungsmusters der Hauptäste der A. rectalis superior bei Eintritt in das Corpus cavernosum ani bilden sich häufig bei 3, 7 und 11 Uhr sog. Hauptknoten. Daneben können „Nebenknoten" vorkommen (entsprechend den Nebenästen, die aus den Hauptästen hervorgehen), z. B. bei 1 Uhr in ➤ Abb. 8.23.
Man kann die Hämorrhoiden in verschiedene **Stadien** einteilen:
- Stadium I: nur endoskopisch sichtbar
- Stadium II: treten beim Pressen durch den Analkanal nach außen, kehren aber spontan wieder in den Analkanal zurück
- Stadium III: treten spontan aus, können aber mit dem Finger reponiert werden
- Stadium IV: treten aus dem Analkanal hervor und können nicht reponiert werden

Ab Stadium II sollte stadienentsprechend und entsprechend der Ausprägung therapiert werden: entweder durch Sklerosierung oder Gummibandligatur (Stadium II) oder operativ: Fixierung (Pexie) oder Entfernung (Stadien III und IV).

Defäkation (Stuhlgang)

Durch Dehnungsrezeptoren in der Ampulla recti wird ein vegetativer **Reflexbogen im sakralen Anteil des Parasympathikus (S2–4)** im Rückenmark aktiviert (Defäkationsreflex) (➤ Abb. 8.26), der die peristaltische Aktivität der Muskulatur von Colon sigmoideum und Rectum steigert und den Tonus des M. sphincter ani internus senkt (➤ Tab. 8.2). Durch willkürlich eingeleitete Relaxation der Puborektalschlinge und des M. sphincter ani externus kommt es zur Aufhebung des anorektalen Winkels und zur Weitstellung des Analkanals. Das blutgefüllte Corpus cavernosum ani wird durch die hindurchtretende Stuhlsäule langsam „ausgepresst". Die flächig ausgerichteten Anteile des M. levator ani spannen sich und wirken dadurch dem steigenden intraabdominellen Druck entgegen. Die

Tab. 8.2 Abläufe beim Stuhlgang (Defäkation).

Über parasympathischen Reflexbogen (S2–4, Hirnstamm)	Willkürlich (Thalamus und Großhirn)
• reflektorische Kontraktion der Muskulatur von Colon sigmoideum und Rectum (parasympathisch, S2–4) • Erschlaffung des M. spincter ani internus (Hemmung des Sympathikus)	• Erschlaffung des M. puborectalis und des Beckenbodens → Verstreichen der Flexura perinealis und Aufrichtung des Rectums • Erschlaffung des M. sphincter ani externus

Drucksteigerung basiert auf der simultanen Kontraktion der Zwerchfell- und Bauchwandmuskulatur und dem Verschluss der Stimmritze. Eine Hockstellung erleichtert die Defäkation. Über somatische Afferenzen des N. pudendus wird die am Anoderm entlanggleitende Stuhlsäule registriert. Nach Beenden der Stuhlabgabe wird die Defäkation durch Kontraktion beider Analsphinkter und der Puborektalschlinge beendet.

Klinik

Für einen reibungslosen Verlauf der **Defäkation** müssen mehrere Faktoren zusammenspielen: Die Stuhlkonsistenz muss so beschaffen sein, dass
- der intrarektale Druck erhöht wird, damit der M. sphincter ani internus entspannt,
- das Corpus cavernosum ani während des Durchtritts komprimiert und entleert wird,
- der Stuhl im Bereich des Anoderms deutlich wahrgenommen werden kann, um die Defäkation gezielt zu beenden.

Ist der Stuhl zu weich **(Diarrhö)** oder zu hart **(Obstipation)**, ist das nicht der Fall.

8.4.5 Arterien von Mastdarm und Analkanal

Mastdarm und Analkanal werden von **3 Arterien (Aa. [ano]rectales superior, media und inferior)** versorgt. Die Versorgungsgebiete der Arterien entsprechen der entwicklungsgeschichtlichen Her-

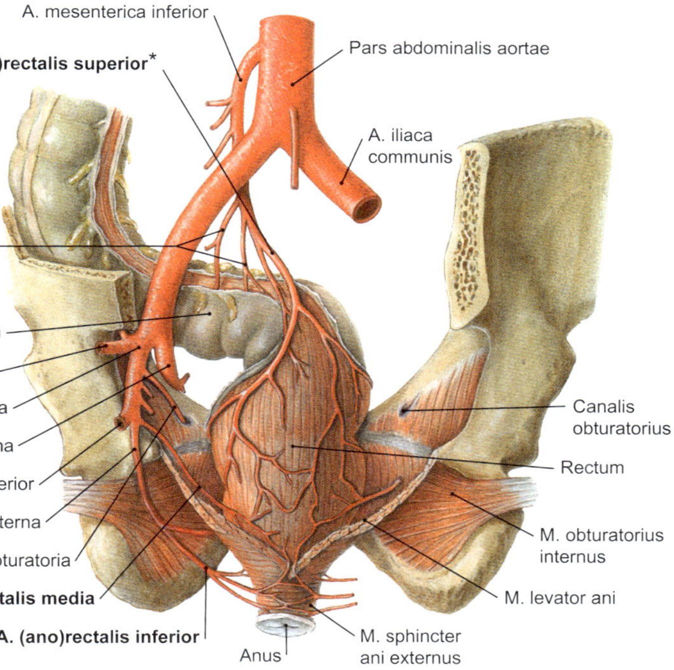

Abb. 8.24 Arterien des Mastdarms, Aa. rectales. Ansicht von dorsal. Die A. rectalis superior ist ab dem SUDECK-Punkt (*) eine Endarterie. [S700]

kunft. Da das gesamte Rectum und der obere Teil des Analkanals aus dem Hinterdarm hervorgehen, die unteren Abschnitte des Analkanals aber aus der Analbucht (Proktodeum), wird verständlich, warum die Anastomosen der Gefäße im Bereich der Linea pectinata (klinisch „Linea dentata") gelegen sind. Die Arterien von Rectum und Canalis analis sind (➤ Abb. 8.24):

- **A. (ano)rectalis superior** (unpaar): aus der A. mesenterica inferior, versorgt den größten Teil des Rectums, den M. sphincter ani internus sowie die Schleimhaut des Analkanals *ober*halb der Linea pectinata und damit auch den Schwellkörper („Corpus cavernosum ani"). Ihre Äste steigen im Mesorectum um den Darm herum ab und anastomosieren mit der A. (ano)rectalis inferior.
- **A. (ano)rectalis media** (paarig): Abgang aus der A. iliaca interna oberhalb des Beckenbodens (M. levator ani). Allerdings ist die Arterie selten auf beiden Seiten ausgebildet und kann sogar beidseits fehlen. Wenn vorhanden, unterstützt sie die Blutzufuhr im unteren Drittel des Rectums und tritt horizontal zusammen mit den vegetativen Nervenfasern aus dem Plexus hypogastricus inferior in das Mesorectum ein.
- **A. (ano)rectalis inferior** (paarig): Abgang aus der A. pudenda interna *unter*halb des Beckenbodens. Sie versorgt von außen den Analkanal mit seinen Schließmuskeln bis zum unteren Drittel des Rectums sowie die Schleimhaut des Analkanals *unter*halb der Linea pectinata.

Zwischen den verschiedenen Arterien sind zahlreiche Anastomosen ausgebildet. Die A. (ano)rectalis superior ist der letzte Ast der A. mesenterica inferior. Sie gibt einen Ast ab, der mit den Aa. sigmoideae anastomosiert. Ab dieser Stelle (klinisch: **SUDECK-Punkt,** ➤ Abb. 8.24) ist sie eine Endarterie.

Klinik

Der Schwellkörper des Analkanals („Corpus cavernosum ani") wird überwiegend von der A. rectalis superior gespeist. Deshalb sind **Blutungen aus Hämorrhoiden,** die erweiterte Kavernen des Schwellkörpers darstellen, arterielle Blutungen, die durch ihre hellrote Farbe auffallen.

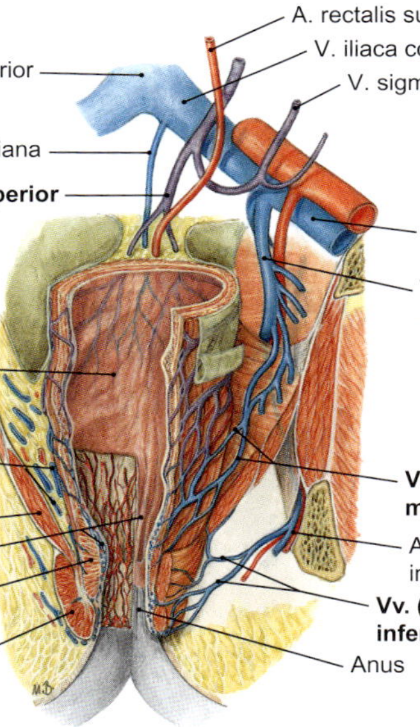

Abb. 8.25 Venöse Versorgung von Mastdarm und Analkanal; Ansicht von ventral. Zuflüsse zur V. portae hepatis (violett) und zur V. cava inferior (blau). [S700]

8.4.6 Venen von Mastdarm und Analkanal

Wie bei allen Beckenorganen bilden die Venen des Rectums im Mesorectum ein ausgedehntes Geflecht **(Plexus venosus rectalis).** Aus diesem fließt das Blut entsprechend den Arterien von Rectum und Analkanal über **3 Venen** ab (➤ Abb. 8.25):

- **V. (ano)rectalis superior** (unpaar): Anschluss über die V. mesenterica inferior an die Pfortader (V. portae hepatis)
- **V. (ano)rectalis media** (paarig, aber sehr variabel): Anschluss über die V. iliaca interna an die untere Hohlvene (V. cava inferior)
- **V. (ano)rectalis inferior** (paarig): Anschluss über die V. pudenda interna und die V. iliaca interna an die V. cava inferior

Die Grenze zwischen dem Abflussgebiet der V. portae hepatis und der V. cava inferior liegt im Bereich der **Linea pectinata** (klin.: dentata). Allerdings gibt es hier zahlreiche Verbindungen.

Klinik

Bei der Gabe von **Suppositorien („Zäpfchen")** macht man sich die venösen Drainageverhältnisse gezielt zunutze: Absicht ist es, dem Körper die Wirkstoffe nicht über den Portalkreislauf der Leber zuzuführen, die bereits einen erheblichen Teil abbauen würde. Daher dürfen Suppositorien nicht zu weit nach kranial in den Analkanal eingeschoben werden, da der Wirkstoff sonst über die V. rectalis superior via V. portae direkt zur Leber drainiert wird.
Die **Anal- und Perianalvenenthrombose** ist ein häufiger Grund für die akute Vorstellung bei Proktologen oder in chirurgischen Ambulanzen, weil sie extrem schmerzhaft ist. Innerhalb kurzer Zeit bilden sich ein oder mehrere bläulich-rote schmerzhafte Knoten am Afterrand, die durch ein Blutgerinnsel in den Venen des Plexus venosus subcutaneus zustande kommen. Ein Knoten kann dabei mehrere Thromben enthalten und Kirschgröße erreichen, in seltenen Fällen sogar Pflaumengröße. Ursächlich sind häufig ungewohnte Belastungen und starke körperliche Betätigung, verbunden mit intraabdominellen Drucksteigerungen, wie sie z. B. durch langes Sitzen auf Langstreckenflügen oder bei der Geburt vorkommen. Die Perianalvenenthrombose muss von Hämorrhoiden abgegrenzt werden.
Bei einer Druckerhöhung im Portalkreislauf **(portale Hypertonie),** z. B. bei Leberzirrhose, kann das Blut über die Verbindung zwischen V. (ano)rectalis superior – Plexus venosus rectalis – Vv. rectales mediae und inferiores **(portokavale Anastomosen)** zur unteren Hohlvene gelangen (➤ Abb. 7.32). Es kann zur Ausbildung von Varizen kommen; Hämorrhoiden entstehen dabei nicht.

8.4.7 Lymphgefäße von Mastdarm und Analkanal

Der Lymphabfluss orientiert sich am Verlauf der arteriellen Gefäße. Die regionären Lymphknoten sind die **Nodi lymphoidei pararectales/anorectales,** die direkt dem Darm anliegen, und anschließend die **Nodi lymphoidei rectales superiores,** die ebenfalls im Mesorectum gelegen sind (➤ Abb. 8.19).
Vom **proximalen Rectum** gelangt die Lymphe weiter in die **Nodi lymphoidei mesenterici inferiores** am Abgang der A. mesenterica inferior und von dort in die retroperitoneal gelegenen paraaortalen Lymphknoten **(Nodi lymphoidei lumbales)** und in die **Trunci lumbales** (➤ Abb. 7.23).
Das **distale Rectum** und der **Analkanal** einschließlich des M. sphincter ani internus haben ebenfalls Anschluss an das Drainagegebiet der Trunci lumbales. Die erste Lymphknotenstation außerhalb des Mesorectums sind die **Nodi lymphoidei iliaci interni** bzw. für den Endabschnitt des Analkanals unterhalb der **Linea**

pectinata und den M. sphincter ani externus die **Nodi lymphoidei inguinales superficiales** in der Leiste (➤ Abb. 7.23).

Klinik

Solange ein **bösartiger Tumor** auf die Darmwand beschränkt bleibt, kommen lokale Lymphknotenmetastasen meist nur im Mesorectum vor, sodass mit einer totalen mesorektalen Exzision (TME, s. o.) eine Heilung möglich ist. Wenn der Tumor aber bereits die Lymphbahnen infiltriert hat, sind die Lymphknoten des Beckens und des Retroperitoneums möglicherweise von Metastasen befallen. Wenn das Analkarzinom unterhalb der Linea pectinata seinen Ausgang nimmt, sind auch inguinale Lymphknotenmetastasen möglich, die eine geänderte therapeutische Strategie erfordern.

8.4.8 Innervation von Mastdarm und Analkanal

Der **Plexus rectalis** ist ein Teil des Plexus hypogastricus inferior und enthält entsprechend sympathische und parasympathische Nervenfasern (➤ Tab. 8.3, ➤ Abb. 8.26):

Tab. 8.3 Innervation von Mastdarm und Analkanal.

Innervation von Mastdarm und Analkanal oberhalb der Linea pectinata	Innervation des Analkanals unterhalb der Linea pectinata
• sympathisch (T10–L3) über den Plexus mesentericus inferior und den Plexus hypogastricus inferior • parasympathisch (S2–4) über den Plexus hypogastricus inferior	somatisch durch den N. pudendus

- Die **sympathischen** Fasern aktivieren den M. sphincter ani internus und sichern damit die Kontinenz.
- Die **parasympathischen** Nervenfasern fördern die Peristaltik und hemmen den Schließmuskel.

Die präganglionären **sympathischen Nervenfasern** (T10–L3) erreichen das Rectum über den **Plexus mesentericus inferior** oder steigen vom Plexus aorticus abdominalis über den Plexus hypogastricus superior und aus den sakralen Ganglien des Grenzstrangs (Truncus sympathicus) über die Nn. splanchnici sacrales ab. Sie werden überwiegend im **Plexus hypogastricus inferior** auf postganglionäre Neurone verschaltet (Ganglia pelvica). Diese erreichen das Rectum gemeinsam mit den Ästen der Aa. rectales superior und media (➤ Abb. 8.19).

Die präganglionären **parasympathischen Nervenfasern** gelangen aus dem sakralen Parasympathikus (S2–4) über die Nn. splanchnici pelvici in die Ganglien des **Plexus hypogastricus inferior.** Sie werden entweder hier oder in der Umgebung des Darms auf postganglionäre Fasern umgeschaltet (Ganglia pelvica), die in das Mesorectum eintreten und dort eigenständig oder entlang der A. rectalis superior aufsteigen.

Die vegetative Innervation endet ungefähr im Bereich der **Linea pectinata.** Der untere Abschnitt des Analkanals wird somatisch durch den **N. pudendus** mit sensorischen Fasern innerviert. Zusätzlich aktiviert der N. pudendus mit motorischen Fasern den M. sphincter ani externus und den M. puborectalis und ermöglicht so einen willkürlichen Verschluss des Anus.

Zur allgemeinen Organisation des vegetativen Nervensystems im Becken ➤ Kap. 8.8.5.

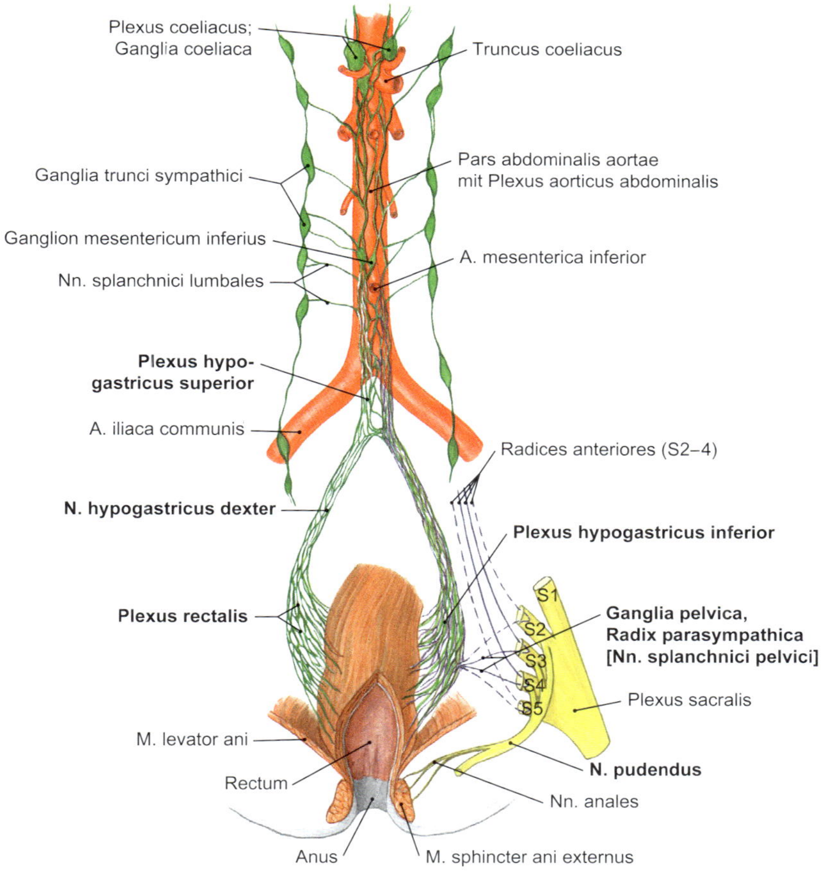

Abb. 8.26 Innervation von Mastdarm und Analkanal. Ansicht von ventral; schematische Darstellung. Der Plexus rectalis enthält sympathische (grün) und parasympathische (violett) Nervenfasern. [S700-L301]

Klinik

Da die Versorgungsgebiete der Leitungsbahnen dort wechseln, ist die Linea pectinata (klin.: dentata) eine wichtige Orientierungslinie im Rahmen der **Klinik und Operation von Karzinomen des Rectums und des Analkanals:**
- Proximal von der Linea pectinata (klin.: dentata) gelegene Tumoren metastasieren in die Beckenlymphknoten und über das venöse Blut in die Leber. Proximale Tumoren sind in der Regel schmerzlos.
- Distale Karzinome metastasieren zunächst in die Lymphknoten der Leiste und in die Lunge. Die distalen Tumoren können besonders aufgrund ihrer somatischen Innervation durch den N. pudendus extrem schmerzhaft sein.

Für die operative Resektion von Rektum- und Analkarzinomen ist besonders der Abstand der Tumoren von der Linea anocutanea von Bedeutung.

MERKE

Entwicklungsgeschichtlich kommt es (wie an der linken Kolonflexur) an der **Linea pectinata** (klin.: dentata) zu einem Wechsel der Versorgungsgebiete **aller Leitungsbahnen:**
- **Arterien:** A. mesenterica inferior ↔ A. iliaca interna
- **Venen:** V. portae hepatis ↔ V. iliaca interna
- **Lymphknoten:** Nodi lymphoidei iliaci interni ↔ Nodi lymphoidei inguinales
- **Innervation:** vegetative Innervation (Plexus mesentericus inferior und Plexus hypogastricus inferior) ↔ somatische Innervation (N. pudendus)

8.5 Innere Geschlechtsorgane

Kompetenzen

Nach Bearbeitung dieses Lehrbuchkapitels sollten Sie in der Lage sein:
- die Abschnitte der inneren weiblichen und männlichen Geschlechtsorgane und deren Funktion zu erklären
- die Entwicklung des inneren Genitales zu erklären und Unterschiede zwischen der Entwicklung der weiblichen und männlichen Geschlechtsorgane darzustellen
- Bau, Abschnitte und Lageverhältnisse der inneren weiblichen und männlichen Geschlechtsorgane zu kennen
- Veränderungen des Uterus mit Bau und Funktion der Placenta im Überblick zu verstehen
- alle Peritonealduplikaturen und Bänder der inneren Geschlechtsorgane mit Verlauf und Inhalt zu erläutern
- Lage, Bau und Hüllen von Hoden und Nebenhoden sowie die Abschnitte und den Verlauf des Samenleiters am Präparat zu zeigen
- Hüllen und Inhalt des Samenstrangs am Präparat nachzuvollziehen
- Funktion und Ausführungsgänge der akzessorischen Geschlechtsdrüsen zu erläutern
- Zonengliederung der Prostata und Lagebezug zum Rectum mit klinischer Bedeutung zu erklären
- Arterien der einzelnen Geschlechtsorgane zu zeigen und ihre unterschiedliche Herkunft aus der Entwicklung abzuleiten
- Drainagegebiete von Venen und Lymphbahnen mit ihren klinischen Bedeutungen zu charakterisieren und Unterschiede zwischen den Geschlechtern aufzuzeigen
- die vegetative und somatische Innervation der inneren Geschlechtsorgane mit Bedeutung für die Sexualfunktionen zu erklären

8.5.1 Überblick

Camilla Schinner, Jens Waschke

Bei den **weiblichen Geschlechtsorganen** lassen sich äußere Geschlechtsorgane außerhalb des Beckens in der Dammregion (➤ Kap. 8.6) und innere Geschlechtsorgane innerhalb der Beckenhöhle unterscheiden. Zu den inneren Geschlechtsorganen gehören (➤ Abb. 8.27):
- Scheide (Vagina)
- Gebärmutter (Uterus)
- Eileiter (Tuba uterina)
- Eierstock (Ovarium)

Eileiter und Ovar sind paarig angelegt und werden klinisch als **Adnexe** (Anhänge) zusammengefasst.
Das Spezialgebiet der Gynäkologie befasst sich neben der Diagnostik sowohl mit der konservativen als auch mit der operativen Behandlung des weiblichen Genitales. Im Unterschied zum männ-

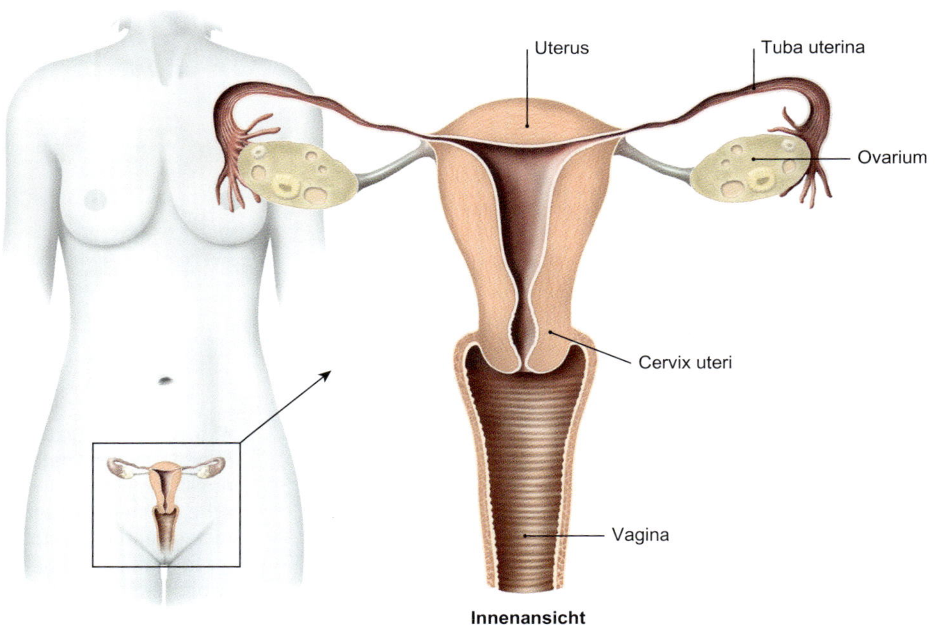

Abb. 8.27 Innere weibliche Geschlechtsorgane. Ansicht von ventral. [S701-L275]

lichen Genitale sind die weiblichen Geschlechtsorgane funktionell vom Harnsystem getrennt. Da die Harnröhre (Urethra) aber ventral der Scheide in den Scheidenvorhof mündet und auch Vagina und Uterus engen Kontakt zur Harnblase aufweisen, sind sie topografisch eng verbunden.

Die **männlichen Geschlechtsorgane** untergliedern sich ebenfalls in äußere Geschlechtsorgane außerhalb des Körpers in der Dammregion (➤ Kap. 8.6) und innere Geschlechtsorgane in der Beckenhöhle oder im Hodensack. Zu den inneren männlichen Geschlechtsorganen zählen (➤ Abb. 8.28):

- Hoden (Testis)
- Nebenhoden (Epididymis)
- Samenleiter (Ductus deferens)
- Samenstrang (Funiculus spermaticus)
- akzessorische Geschlechtsdrüsen:
  - Vorsteherdrüse (Prostata)
  - Bläschendrüse (Glandula vesiculosa), paarig
  - COWPER-Drüse (Glandula bulbourethralis), paarig

Die männlichen Geschlechtsorgane werden in der Medizin vom Spezialgebiet der Urologie behandelt. Sie sind mit dem Harnsystem direkt verbunden, da die Hoden die Spermien – über Nebenhoden und Samenleiter als ableitende Samenwege – ebenso in die Harnröhre (Urethra) abgeben wie die akzessorischen Geschlechtsdrüsen ihre Sekrete. Die Harnröhre tritt zunächst durch die Prostata und verläuft dann im Penis, sodass sie als Teil der Geschlechtsorgane aufzufassen ist.

8.5.2 Funktion der inneren Geschlechtsorgane

Camilla Schinner, Jens Waschke

Die inneren Geschlechtsorgane der Frau sind sowohl **Fortpflanzungs-** als auch **Sexualorgane:**

- **Eierstöcke:** Bildung von Eizellen und Geschlechtshormonen (Östrogen, Gestagene)
- **Eileiter:** Aufnahme und Transport der Eizelle und Ort der Befruchtung
- **Gebärmutter:** Entwicklung des Kindes
- **Scheide:** Kohabitationsorgan und Geburtsweg

Die inneren Geschlechtsorgane des Mannes sind Fortpflanzungsorgane mit unterschiedlichen Funktionen:

- **Hoden:** Bildung von Samenzellen und Geschlechtshormonen (Testosteron)
- **Nebenhoden** und **Samenleiter:** Speicherung und Transport der Samenzellen
- **Samenstrang:** Führung von Samenleiter und Leitungsbahnen des Hodens
- **akzessorische Geschlechtsdrüsen:** Sekrete des Ejakulats und Gleitmittel

Die Samenzellen (Spermien) werden im Hoden gebildet und an den Nebenhoden weitergeleitet, wo sie gespeichert werden. Beim Orgasmus werden die Spermien über den Samenleiter in die Harnröhre transportiert **(Emission),** wo sie sich mit den Sekreten von Prostata und Bläschendrüse zum **Ejakulat** (ca. 3 ml) vermischen, bevor sie über den Penis abgegeben werden **(Ejakulation).** Die Sekrete des Ejakulats sind für die Ernährung der Spermien wichtig und unterstützen die Befruchtung. Die COWPER-Drüse gibt bereits während der Erregungsphase ihr Sekret ab, das den vom Urin sauren pH-Wert in der Harnröhre neutralisiert. Der Hoden hat zusätzlich zur Bildung der Samenzellen noch die wichtige Aufgabe, das männliche Geschlechtshormon Testosteron zu bilden. Da Hoden und Nebenhoden zusammen mit ihren Hüllen in den Hodensack verlagert wurden, entspringen ihre Leitungsbahnen entsprechend ihrem Entstehungsort im Retroperitonealraum in Höhe der Nieren und verlaufen im Leistenkanal zusammen mit dem Samenleiter im Samenstrang.

8.5.3 Entwicklung der inneren Geschlechtsorgane

Beate Brand-Saberi

Die Entwicklung der Genitalorgane beginnt mit der Entstehung der **Gonaden** an der Innenseite der dorsalen Rumpfwand. Dort befinden sich beidseits ab der 4. Woche die **Urogenitalleisten,** die sich aus dem Mesenchym des **intermediären Mesoderms** entwickeln. Kurz danach grenzen sich die **Genitalleisten** medial von den lateral gelegenen **Urnierenanlagen (Mesonephroi)** ab (➤ Abb. 8.29, ➤ Abb. 8.30). Die Morphogenese der Gonaden vollzieht sich in Interaktion zwischen 3 embryonalen Bestandteilen:

- dem **Mesenchym** der Genitalleisten,
- dem **Zölomepithel** der Leibeshöhle, das diese bedeckt, und
- den in die Gonadenanlagen einwandernden **primordialen Keimzellen (Urkeimzellen).**

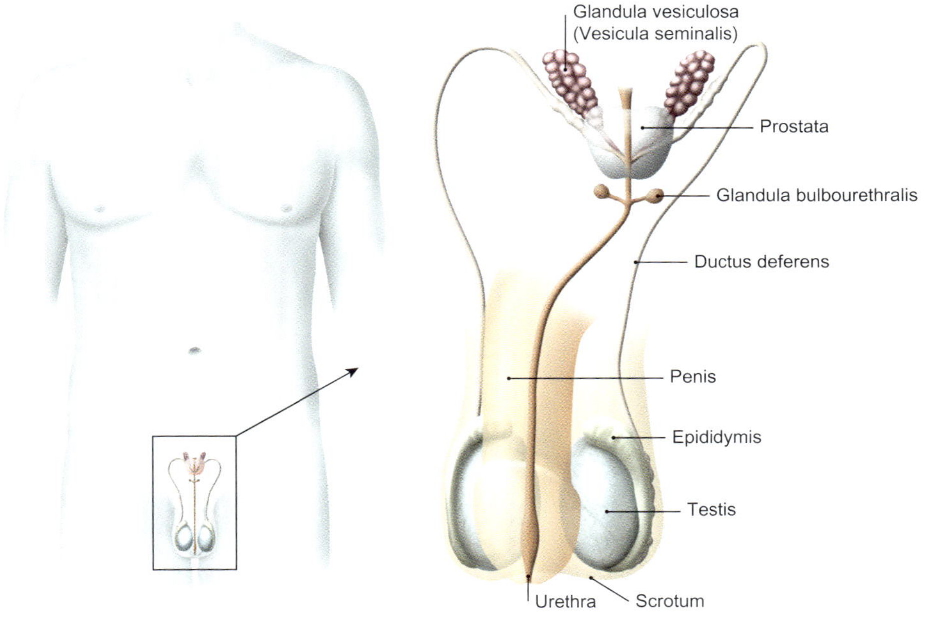

Abb. 8.28 Innere männliche Geschlechtsorgane. Ansicht von ventral. [S701-L275]

In der *6. Woche* bilden sich durch den Kontakt mit den Urkeimzellen aus dem **Zölomepithel primäre Keimstränge** aus, die in das Mesenchym vorwachsen und sich verzweigen (➤ Abb. 8.30). Die primordialen Keimzellen entstammen dem **Epiblast,** wo sie sich bereits in der *2. Woche* im Bereich des Primitivstreifens abgrenzen lassen, und gelangen in der *4. Woche* über den Dottersack in das Epithel des Hinterdarms. Von dort aus wandern sie über dessen Mesenterium in die Genitalleisten ein.

Die Genitalorgane entwickeln sich in enger Beziehung zum Mesonephros, der insbesondere im männlichen Geschlecht wichtige strukturelle Beiträge leistet. In beiden Geschlechtern entstehen lateral von den **sexuell indifferenten Gonaden** 2 parallel verlaufende Gangpaare:

- Als Fortsetzung des Vornierengangs (Ductus pronephricus) entsteht in der *5. Woche* beidseits der Urnierengang (Ductus mesonephricus) oder **WOLFF-Gang,** der der Urniere als primitiver Harnleiter dient. Der WOLFF-Gang mündet kaudal in den ventralen Anteil der Kloake, der später zum Sinus urogenitalis als Vorläufer der Harnblase ausgestaltet wird (➤ Abb. 8.29).
- Lateral der WOLFF-Gänge entstehen unter deren Einfluss in der *7. Woche* die ebenfalls paarigen **MÜLLER-Gänge** (Ductus paramesonephrici), indem sich das Zölomepithel der Leibeshöhle einstülpt und daher kranial mit der Bauchhöhle in offener Verbindung bleibt (➤ Abb. 8.29, ➤ Abb. 8.30). Die MÜLLER-Gänge bestehen anfangs aus soliden Epithelsträngen, die erst später ein Lumen erhalten. Sie überkreuzen die WOLFF-Gänge, fusionieren mit ihren distalen Enden vor ihrer Einmündung in den Sinus urogenitalis (➤ Abb. 8.29) und bilden im weiblichen Geschlecht den Uterovaginalkanal.

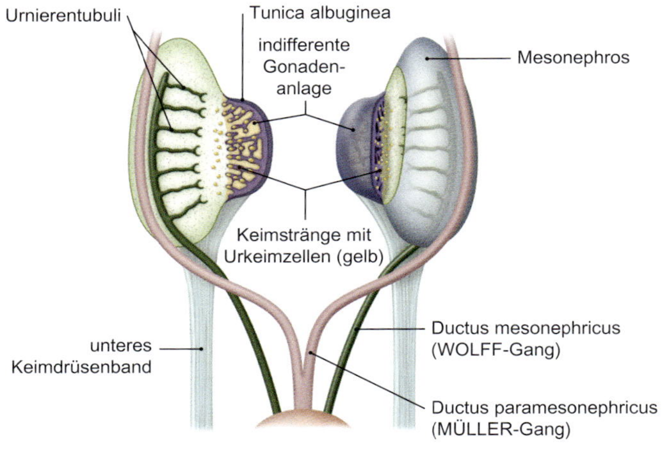

Abb. 8.29 Entwicklung der Harnorgane und frühe Entwicklung der inneren Geschlechtsorgane bei beiden Geschlechtern zu Beginn der 7. Entwicklungswoche. [S702-L275]

Die Geschlechtsdifferenzierung geht von den Gonaden aus. Diese befinden bis zur *7. Woche* im indifferenten Stadium (s. o.), d. h. sie können morphologisch nicht unterschieden werden (➤ Abb. 8.30). Über die Ausgestaltung zu Ovarien oder Testes entscheidet die Anwesenheit bzw. Abwesenheit des **T**estis-**d**eterminierenden **F**aktors (TDF) in den Urkeimzellen. Dieser wird durch das SRY-Gen auf dem Y-Chromosom codiert und ist deshalb regelhaft nur bei männlichen Embryonen vorhanden.

Innere weibliche Geschlechtsorgane

In Abwesenheit des TDF und unter Mitwirkung einer Reihe von Transkriptionsfaktoren und Botenstoffen entstehen ab der *10. Woche* aus der indifferenten Gonadenanlage paarige **Eierstöcke (Ovarien)** (➤ Abb. 8.30, ➤ Abb. 8.31). Die primären Keimstränge bilden sich zurück und in der **Rinde des Ovars** entstehen aus dem Zölomepithel sekundäre Rindenstränge. Diese beherbergen die Vorläufer der **Eizellen,** die aus den Urkeimzellen hervorgehen. Die Rindenstränge zerfallen und bilden die **Follikelepithelzellen,** welche die primären Eizellen umgeben. Bis zum *5. Monat* vermehren sich die Urkeimzellen (Oogonien) mitotisch und treten danach in die 1. Reduktionsteilung (Meiose I) ein. In den Ovarien werden nur bis zu dieser Zeit neue **Primordialfollikel** ausgebildet.

Als intraperitoneales Organ ist das Ovar mit der inneren dorsalen Rumpfwand über ein Mesovar (Peritonealduplikatur) befestigt, über das es mit Gefäßen und Nerven versorgt wird. Die obere und untere Umschlagsfalte der Peritonealduplikatur verdichtet sich zum **oberen bzw. unteren Keimdrüsenband** (➤ Abb. 8.31). Das Ovar wird auf der Oberfläche von Peritonealepithel überzogen.

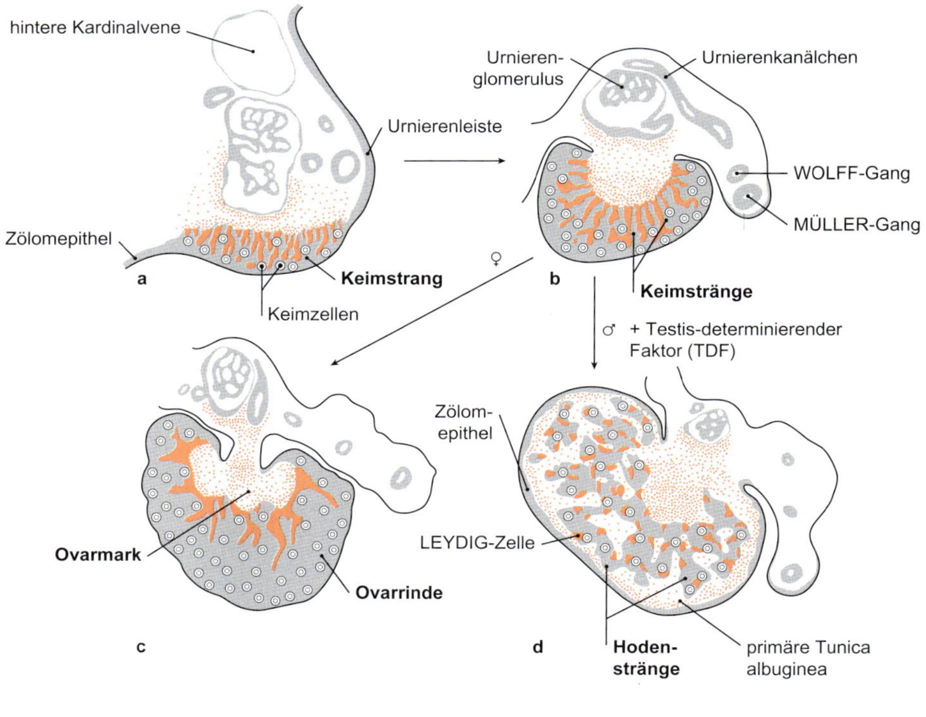

Abb. 8.30 Entwicklung der Gonaden von der sexuell indifferenten Gonade ab der 6. Woche (a, b) zu Ovar (c) und Hoden (d). [S702-L126]

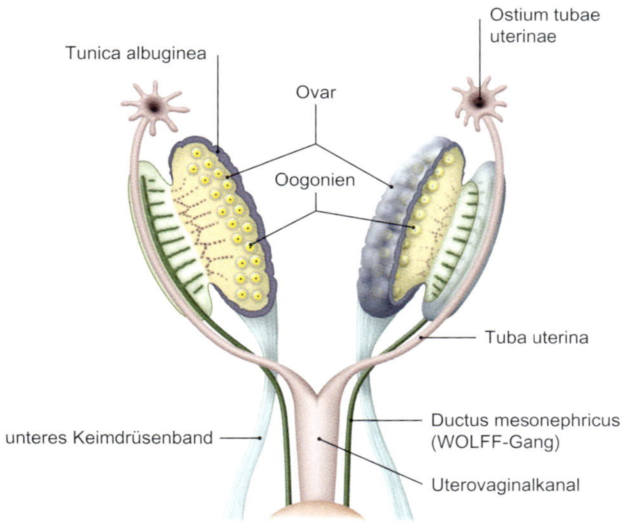

Abb. 8.31 Entwicklung der inneren weiblichen Geschlechtsorgane, Organa genitalia feminina interna. [S702-L275]

Die Gonaden entstehen im Lumbalbereich in Nachbarschaft der Urnieren (➤ Abb. 8.29, ➤ Abb. 8.30). Während ihrer weiteren Entwicklung werden die Ovarien aus dem Lumbalbereich bis in das kleine Becken verlagert **(Deszensus).** Dabei wird das obere Keimdrüsenband verlängert und bildet das **Lig. suspensorium ovarii,** in dem auch die Gefäße mitgeführt werden. Aus dem unteren Keimdrüsenband entstehen

- im kranialen Anteil das **Lig. ovarii proprium,** das später von den Eierstöcken zur Gebärmutter verläuft, und
- im kaudalen Anteil das **Lig. teres uteri,** das durch den Leistenkanal zieht und später den Uterus im Bindegewebe der großen Schamlippen verankert.

Ohne SRY werden keine SERTOLI-Zellen gebildet, sodass die MÜLLER-Gänge nicht degenerieren, wie dies im männlichen Geschlecht geschieht, sondern bestehen bleiben und sich zu den weiblichen Genitalwegen entwickeln: Eileiter (Tuba uterina), Gebärmutter (Uterus), Scheide (Vagina). Dabei entwickeln sich die kranialen Abschnitte der MÜLLER-Gänge ab der *12. Woche* zu den **Eileitern** mit den zur Zölomhöhle offenen Fimbrientrichtern, während aus den distalen, zum Uterovaginalkanal verschmolzenen Anteilen der **Uterus** und der **obere Teil der Vagina** hervorgehen (➤ Abb. 8.29, ➤ Abb. 8.31).

Die WOLFF-Gänge bilden sich dagegen zurück, da kein Testosteron vorhanden ist.

Der **untere Teil der Vagina,** der größte Anteil ihres Epithels und auch die **BARTHOLIN-Drüsen** entstehen aus dem **Sinus urogenitalis.** Dabei bilden MÜLLER-Gänge und Sinus urogenitalis nur das Epithel der verschiedenen Organe, während Bindegewebe und glatte Muskulatur aus dem umgebenden Mesenchym hervorgehen. Die MÜLLER-Gänge wölben sich im weiteren Entwicklungsverlauf in die Peritonealhöhle vor, bleiben jedoch über ihre Aufhängebänder mit der Rumpfwand verbunden. Diese Bänder bilden später die in der Frontalebene gelegenen Peritonealfalten der Eileiter (**Mesosalpinx**) und des Uterus (**Lig. latum uteri**), die den kaudalen Teil der Peritonealhöhle in die dorsal gelegene **Excavatio rectouterina (DOUGLAS-Raum)** und die ventrale **Excavatio vesicouterina** unterteilen.

An der Kontaktstelle zwischen dem mesodermalen Uterovaginalkanal und dem endodermalen Sinus urogenitalis entstehen dorsal 2 Verdickungen im Epithel, die **Sinuvaginalhöcker.** Diese vereinigen sich zum **Sinushügel,** aus dem sich die solide **Vaginalplatte** bildet. Erst danach entsteht darin ein Lumen, das sich mit dem Uterovaginalkanal verbindet. Zwischen der *11.* und der *15. Woche* wandern Zellen aus dem Sinus urogenitalis ein und bilden vorübergehend eine kaudal gelegene mediale Zellplatte und 2 längliche laterale Zellleisten. Diese Zellen ersetzen von kaudal nach kranial und von lateral nach medial das Epithel des Uterovaginalkanals, sodass anschließend das gesamte Epithel der Vagina endodermaler Herkunft ist.

Nur der äußerste kaudale Teil des Sinushügels bleibt als **Hymen** erhalten und grenzt die Vagina nach unten zum Scheidenvorhof (Vestibulum vaginae) ab. Das Hymen kann sehr unterschiedlich gestaltet sein; oft rupturiert es nach der Geburt und bleibt als Rest am dorsalen Rand der Vaginalöffnung erhalten.

MERKE

Die Entstehung von Ovarien ist der Grundzustand der Gonadenentwicklung (nur unter Testosteronwirkung entstehen Hoden). Unter Mitwirkung von Steroidogenic Factor 1 (SF-1) und DAX-1 (Dosage-sensitive sex reversal locus-adrenal hypoplasia congenital-critical region on the X-chromosome-1) werden Follikelepithelzellen und damit Östrogene gebildet, die die Entwicklung der Ovarien und der MÜLLER-Gänge unterstützen. Die MÜLLER-Gänge differenzieren sich zu Tuba uterina, Uterus und Teilen der Vagina. Insgesamt gehen die **inneren weiblichen Geschlechtsorgane** aus 3 Quellen hervor:

- Genitalleiste mit eingewanderten Keimzellen → Ovar
- MÜLLER-Gang → Tuba uterina, Uterus, Wand der Vagina (oberer Abschnitt)
- Sinus urogenitalis → Vaginalepithel, Wand der Vagina (unterer Abschnitt)

Klinik

Wenn die MÜLLER-Gänge nicht miteinander fusionieren, kann es zu **Septierungen** des Uteruslumens (Uterus septus oder subseptus) oder sogar zu **Doppelbildungen** (Uterus duplex) kommen. Beim Uterus bicornis ist nur der obere Anteil gespalten. Wenn der Uterovaginalkanal keine Vaginalplatte mit dem Sinus urogenitalis bildet, **fehlen Uterus und Vagina** (MAYER-ROKITANSKY-KÜSTER-HAUSER-Syndrom). Wenn die Vaginalplatte kein Lumen bildet, bleibt die Scheide im oberen Teil verschlossen **(Vaginalatresie).** Bei der **Hymenalatresie** wird der untere Teil der Vagina nicht eröffnet, sodass das Hymen nach der Geburt nicht einreißt und ab der Pubertät die Regelblutungen behindert. Fehlbildungen aufgrund von pharmakologischen Einflüssen können auch die Genitalorgane betreffen, sind aber nur selten systematisch untersucht. Beispiele hierfür sind die Thalidomid-Embryopathie, Missed Abortions nach Mifepriston-Einnahme oder hormonbasierte Schwangerschaftstests (Hormone Pregnancy Tests, HPTs).

Relikte der verschiedenen Anlagen können in seltenen Fällen klinisch auffällig werden, wenn sie Zysten bilden, die als Raumforderungen zutage treten oder sich entzünden:

- Reste der WOLFF-Gänge können als Appendix vesiculosa in der Umgebung des Ovars oder als GARTNER-Gang im Lig. latum uteri und in der Vaginalwand erhalten bleiben.
- Das kraniale Ende des MÜLLER-Gangs kann am Eileiter ein Bläschen (MORGAGNI-Hydatide) bilden.
- Relikte der Urnierentubuli können als Epoophoron im Mesovar oder Paroophoron im Lig. latum uteri zurückbleiben.
- Potenziell gefährlich sind **gestielte Hydatiden,** da sie sich verdrehen (torquieren) und infolge der daraus resultierenden Minderdurchblutung nekrotisch werden können.

Innere männliche Geschlechtsorgane

Am Ende der *7. Woche* entwickeln sich beim männlichen Geschlecht aus den Gonadenanlagen die Hoden. Verantwortlich für die Bildung des Hodens ist der **T**estis-**d**eterminierende **F**aktor

(TDF), ein Transkriptionsfaktor, der von einem Gen auf dem kurzen Arm des Y-Chromosoms (SRY, „sex-determining **r**egion of the **Y**-chromosome") der männlichen Embryonen codiert wird. Die Keimstränge bilden nun unter Mitwirkung von Genen auf verschiedenen Chromosomen, insbesondere **SOX9, Hodenstränge** aus (➤ Abb. 8.30), die zu den **Samenkanälchen** (Tubuli seminiferi) werden. In deren Wand sind in das Epithel aus **SERTOLI-Zellen** die **Spermatogonien** als Abkömmlinge der Urkeimzellen eingelagert. Zwischen den Samenkanälchen differenzieren sich Bindegewebszellen zu den **LEYDIG-Zellen.** LEYDIG-Zellen bilden Androgene, die für die Ausgestaltung der männlichen Geschlechtswege und der äußeren Genitalien ausschlaggebend sind. Damit haben sich die Hoden als männliche Gonaden gebildet.
Die Hoden entstehen wie die Ovarien medial von den Urnieren im Lumbalbereich. Während im weiblichen Geschlecht keine Verbindung zwischen Mesonephros und Gonadenanlage bestehen bleibt, nehmen die Urnierenkanälchen beim männlichen Geschlecht Kontakt zu den Nebenhodenkanälchen auf. Sie bilden die späteren Ductuli efferentes, die den Hoden mit dem Kopf des Nebenhodens verbinden.
Entsprechend ihrer retroperitonealen Entstehung sind die Hoden zunächst ventral vom Peritoneum parietale bedeckt, mit dem bei der wachstumsbedingten Vorwölbung der Hoden in die Abdominalhöhle nach oben und unten Verbindungen bestehen. Diese Verbindungen verdichten sich zu Bändern, dem oberen und dem unteren **Keimdrüsenband** (➤ Abb. 8.29, ➤ Abb. 8.32). Nach dorsal werden die Hoden durch ihr **Mesorchium** verankert. In der späten Fetalzeit steigen die Hoden entlang des unteren Keimdrüsenbandes **(Gubernaculum testis),** zusammen mit einem Teil der Peritonealhöhle, durch den Leistenkanal ins Scrotum ab. Die Peritonealausstülpung wird als **Processus vaginalis peritonei** bezeichnet, der einen Teil der späteren Hodenhüllen darstellt. Perinatal verschließt sich die Verbindung zur Bauchhöhle meistens, bestehen bleibt nur der distale Teil als **Tunica vaginalis testis.** Durch den Abstieg der Hoden **(Descensus testis)** werden die schrägen Bauchmuskeln auseinandergedrängt und beteiligen sich an den Schichten des Samenstrangs bzw. an den Wänden des Leistenkanals. Die Verlagerung der Hoden aus der Abdominalhöhle nach außen ist für den Ablauf der Spermatogenese essenziell, da für sie eine Umgebungstemperatur von 34 °C optimal ist. Der Descensus testis ist normalerweise bis zur Geburt abgeschlossen (Reifezeichen).
Die Ausbildung der Genitalgänge hängt von 2 Hormonen ab, die beide nur im Hoden gebildet werden:

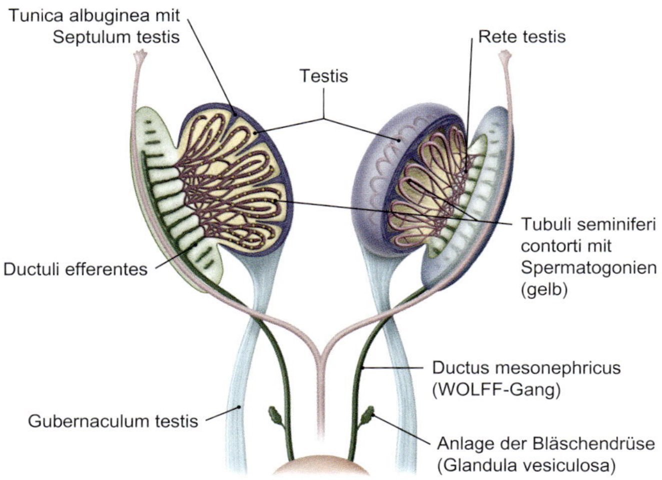

Abb. 8.32 Entwicklung der inneren männlichen Geschlechtsorgane, Organa genitalia masculina interna. [S702-L275]

- **Testosteron** (aus den LEYDIG-Zellen): fördert die Differenzierung der WOLFF-Gänge
- **AMH** (Anti-MÜLLER-Hormon, aus den SERTOLI-Zellen): hemmt die Entwicklung der MÜLLER-Gänge

Das Testosteron bewirkt die Ausdifferenzierung des **WOLFF-Gangs** zu:

- **Nebenhoden** (Epididymis)
- **Samenleiter** (Ductus deferens)
- **Bläschendrüsen** (Glandulae vesiculosae)

sowie die Bildung der übrigen akzessorischen Geschlechtsdrüsen **(Prostata, COWPER-Drüsen)** aus dem **Endoderm** des **Sinus urogenitalis,** der sich in diesem Abschnitt zur Harnröhre entwickelt hat. Dabei werden nur die epithelialen Anteile der Organe vom WOLFF-Gang bzw. vom Sinus urogenitalis gebildet. Bindegewebe und glatte Muskulatur gehen jeweils aus dem umgebenden Mesenchym hervor.

MERKE

Die **inneren männlichen Geschlechtsorgane** entstehen aus 3 Quellen:
- Genitalleisten mit eingewanderten Keimzellen → Hoden
- WOLFF-Gänge → Nebenhoden, Samenleiter, Bläschendrüsen
- Sinus urogenitalis → Prostata, COWPER-Drüsen

Die Entwicklung des Hodens wird durch das männliche genetische Geschlecht determiniert, die Differenzierung der übrigen inneren und äußeren Geschlechtsorgane unterliegt in der Folge dem Einfluss des von den Hoden gebildeten Geschlechtshormons Testosteron sowie weiterer Botenstoffe.

Klinik

Von **Intersexualität** spricht man, wenn die Geschlechtschromosomen, die Geschlechtsorgane oder die sekundären Geschlechtsmerkmale nicht eindeutig männlich oder weiblich sind. Im Embryonalstadium besteht demnach eine physiologische Intersexualität. Aufgrund der Plastizität insbesondere von komplexeren Entwicklungsvorgängen, wie sie bei den Genitalorganen vorliegen, weisen auch die äußeren Geschlechtsorgane ein Kontinuum morphologischer Ausprägungen auf. Die Ursachen hierfür können genetische und hormonelle Faktoren beinhalten. Im Unterschied zu noch vor wenigen Jahrzehnten ist heute klar, dass Intersexualität per se keine Störung ist und Betroffene selbst entscheiden sollten, wie sie sich am besten in ihr Umfeld und in die Gesellschaft integrieren. Die Prävalenz ist je nach Definition sehr verschieden: Wenn man nur Abweichungen des chromosomalen Geschlechts vom Phänotyp oder einen nicht eindeutig männlichen oder weiblichen Phänotyp annimmt, liegt die Prävalenz bei ca. 0,02 %.
Von **Hermaphroditismus verus** spricht man in dem sehr seltenen Fall, bei dem bei einer Person sowohl Hoden- als auch Ovargewebe vorhanden, meist aber nicht funktionstüchtig sind. Häufiger liegt dagegen ein männlicher oder weiblicher **Pseudohermaphroditismus** vor, bei dem entweder Hoden oder Ovar ausgebildet, die aus den WOLFF- und MÜLLER-Gängen entwickelten Geschlechtsorgane aber nicht eindeutig dem entsprechenden Geschlecht zuzuordnen sind. Mögliche Ursachen sind Enzymdefekte in der Bildung von Testosteron oder AMH oder Mutationen der entsprechenden Rezeptoren. Am häufigsten ist ein weiblicher Pseudohermaphroditismus durch ein **adrenogenitales Syndrom** bedingt, bei dem durch einen Enzymdefekt in der Nebennierenrinde zu wenig Cortisol und stattdessen zu viel Androgene (männliche Geschlechtshormone) gebildet werden.
Es ist verfassungsrechtlich festgelegt, dass jeder Mensch sein Geschlecht (männlich/weiblich/divers) selbst bestimmen kann, unabhängig davon, ob es sich um Intersexualität handelt. Es

handelt sich hierbei um eine Frage des Gefühls und der subjektiven **Geschlechtsidentifizierung,** die weder von der Anatomie noch vom genetischen Geschlecht abhängt. Das gleiche gilt für **Transsexualität.** Es kommt dabei vorrangig darauf an, welchem Geschlecht sich die einzelne Person zugehörig fühlt. Eine Trans-Frau fühlt sich weiblich, obwohl ihr Körper bei der Geburt anatomisch männlich angelegt ist. Die subjektive Identifikation eines Trans-Mannes ist männlich. So entsteht bei beiden Betroffenen das Gefühl, im „falschen Körper" zu sein. Der Drang, die Anatomie an ihre eigenen Gefühle anzupassen und dafür eine Geschlechtsumwandlung vorzunehmen, ist den Betroffenen oft schon früh bewusst.
Bei 97 % aller Neugeborenen, allerdings nur 70 % aller Frühgeborenen, sind die Hoden in das Scrotum abgestiegen. Bei den übrigen liegt ein **Hodenhochstand (Kryptorchismus)** vor, wobei ein oder beide Hoden meist im Leistenkanal liegen (Leistenhoden). Die meisten dieser Hoden steigen im ersten halben Lebensjahr spontan in das Scrotum ab – danach jedoch nicht mehr, sodass die Hoden dann wegen drohender Infertilität und aufgrund eines erhöhten Hodenkarzinomrisikos operativ im Hodensack fixiert werden müssen.
Als entwicklungsgeschichtliche Relikte kommen kleine Fortsätze an Hoden und Nebenhoden vor (➤ Abb. 8.13), die als „Hydatiden" bezeichnet werden und trotz ihrer geringen Größe krankheitsrelevant sind, weil ihre Torsion starke Schmerzen verursachen kann (s. u.). Die **Appendix testis** am oberen Hodenpol ist ein Rest des MÜLLER-Gangs, die **Appendix epididymidis** am Kopf des Nebenhodens stammt dagegen vom WOLFF-Gang ab.
Wenn sich der Processus vaginalis peritonei nicht vollständig verschließt, kann eine Flüssigkeitsansammlung aus der Peritonealhöhle eine Schwellung des Hodensacks hervorrufen **(kongenitale Hydrozele).** Bleibt die Öffnung so weit, dass sich Darmschlingen bis in den Leistenkanal vorschieben können, liegt eine angeborene Leistenhernie vor.

8.5.4 Innere weibliche Geschlechtsorgane

Camilla Schinner, Jens Waschke

Eierstock und Eileiter

Eierstock (Ovarium) und Eileiter (Tuba uterina) werden zusammen klinisch als **Adnexe** bezeichnet. Sie sind von Bauchfell (Peritoneum) bedeckt und liegen daher **intraperitoneal** in der Beckenhöhle (➤ Abb. 8.33).

Eierstock

Der Eierstock (Ovarium) ist im gebärfähigen Alter 4 × 2 × 3 cm groß, 7–14 g schwer und oval (➤ Abb. 8.33). In der Schwangerschaft verdoppelt sich die Größe, nach der Menopause schrumpft das Ovar deutlich.
Man unterscheidet einen oberen Pol (Extremitas tubaria) und einen unteren Pol (Extremitas uterina) sowie eine mediale und laterale Seite (Facies medialis und lateralis). Am vorderen Rand ist als Peritonealduplikatur das **Mesovarium** befestigt (Margo mesovaricus), welches von dorsal zum Lig. latum uteri zieht, während der hintere Rand frei bleibt (Margo liber). Am Hilum ovarii treten die Leitungsbahnen ein und aus.
Das Ovar liegt auf der Dorsalseite des Lig. latum uteri in der **Fossa ovarica,** die durch die Teilung der A./V. iliaca communis ausgebildet wird, und ist durch 2 Aufhängebänder fixiert (➤ Abb. 8.33):

- **Lig. ovarii proprium:** ist an der Extremitas uterina befestigt und verbindet Ovar und Uteruskörper unterhalb der Tubeneinmündung.
- **Lig. suspensorium ovarii** (klin.: Lig. infundibulopelvicum): verbindet das Ovar von der Extremitas tubaria aus mit der seitlichen Beckenwand. Es führt A. und V. ovarica.

Dorsal hat das Ovar Kontakt zum Ureter und zum N. obturatorius sowie auf der rechten Seite zur Spitze des Wurmfortsatzes (Appendix vermiformis) des Dickdarms, wenn dieser in das kleine Becken herabhängt (absteigender Typ). Links überquert das Colon sigmoideum den oberen Pol des Eierstocks. **Kaudal** verlaufen die A. umbilicalis und die A. obturatoria (beide Äste der A. iliaca interna [➤ Kap. 8.8.2]).

Eileiter

Der Eileiter (Tuba uterina [Salpinx]) ist ein mit Schleimhaut ausgekleideter Muskelschlauch und verbindet Eierstock und Gebärmutter (➤ Abb. 8.33). Er ist 10–14 cm lang und hat verschiedene Abschnitte:

- **Tubentrichter** (Infundibulum tubae uterinae): 1–2 cm lang, besitzt eine Öffnung zur Bauchhöhle (Ostium abdominale tubae uterinae) und fransenartige Fortsätze (Fimbriae tubae uterinae) zur Aufnahme der Eizelle bei der Ovulation. Der längste dieser Fortsätze (Fimbria ovarica) reicht bis zum Ovar und hat eine zentrale Bedeutung beim Aufnehmen der gesprungenen Eizelle.
- **Ampulle** (Ampulla tubae uterinae): 7–8 cm, zieht bogenförmig um das Ovar

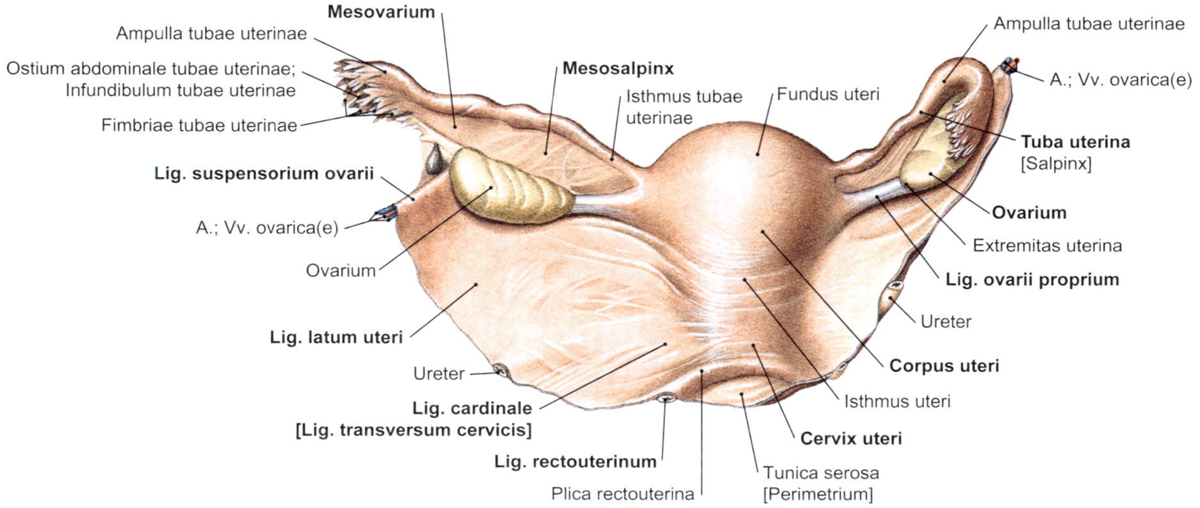

Abb. 8.33 Eierstock, Eileiter und Gebärmutter mit Peritonealduplikaturen. Ansicht von dorsal. [S700]

- **Isthmus** (Isthmus tubae uterinae): 3–6 cm, Engstelle am Übergang zum Uterus
- **Intramuraler Abschnitt** (Pars uterina), 1 cm lang, mündet in den Uterus (Ostium uterinum tubae uterinae)

Vergleichbar mit dem Mesovar besitzt auch der Eileiter mit der **Mesosalpinx** eine Peritonealduplikatur, die zum Lig. latum uteri zieht.

Klinik

Die intraperitoneale Lage der Adnexe (Ovar und Tuba uterina) ist klinisch bedeutsam:

- Ein Großteil der bösartigen Tumoren des Ovars **(Ovarialkarzinome)** geht nicht vom Organ selbst, sondern vom Peritonealepithel auf seiner Oberfläche aus.
- Mögliche Folge der offenen Verbindung des Eileiters zur Bauchhöhle ist eine **Extrauteringravidität,** bei der sich die befruchtete Eizelle nicht im Uterus, sondern im Peritoneum in der Umgebung des Ovars einnistet. Hier kann es durch Arrosion von Blutgefäßen zu lebensgefährlichen Blutungen kommen.

Nach aufsteigenden bakteriellen Entzündungen des Eileiters **(Salpingitis)** können seine Wände verkleben, sodass der Eileiter nicht mehr durchgängig ist und eine Befruchtung unmöglich wird. Bei der **Sterilisation** unterbindet oder durchtrennt man dazu die Tube gezielt.
Die enge Lagebeziehung der Adnexe zum Wurmfortsatz (Appendix vermiformis) des Dickdarms macht verständlich, warum sowohl eine Entzündung des Wurmfortsatzes **(Appendizitis)** als auch eine Entzündung der Eileiter **(Salpingitis)** mit ähnlichen Schmerzen im rechten Unterbauch einhergehen können.

MERKE

Ovar und **Tuba uterina,** die als Adnexe zusammengefasst werden, liegen ebenso wie der Körper des **Uterus intraperitoneal** und sind daher auf ihrer Oberfläche mit Bauchfell (Peritoneum) bedeckt. Im Unterschied dazu gibt es beim Mann keine intraperitoneal gelegenen Geschlechtsorgane.

Gebärmutter

Aufbau und Lage

Die Gebärmutter (Uterus [Metra]) ist birnenförmig und 8 cm lang, 5 cm breit und 2–3 cm dick. Sie wiegt sehr variabel 30–120 g (im Durchschnitt 50 g), wobei sie in der Schwangerschaft bis zu 1 kg erreicht und im Alter stark an Größe verliert. Der Uterus gliedert sich in einen intraperitoneal gelegenen **Körper (Corpus uteri)** mit einem nach oben gerichteten Boden (Fundus uteri) und einem subperitoneal verankerten **Hals (Cervix uteri)** von ca. 2,5 cm Länge, die durch eine Engstelle (Isthmus uteri) gegeneinander abgesetzt sind (➤ Abb. 8.33).
An das Corpus des Uterus schließen sich beidseits die Eileiter (Tuba uterina) als Verbindung zu den Eierstöcken (Ovaria) an.
Der Uterus besitzt eine Vorderseite (Facies anterior oder vesicalis), die zur Harnblase weist, und eine Rückseite (Facies posterior oder intestinalis) mit Kontakt zum Rectum. Zwischen diesen Organen senkt sich die Peritonealhöhle vorne als **Excavatio vesicouterina** und hinten als **Excavatio rectouterina (DOUGLAS-Raum)** ein, die der tiefste Punkt der weiblichen Peritonealhöhle ist.
In Normalstellung ist der Uterus gegenüber der Vagina nach vorne abgewinkelt **(Anteversio)** und der Corpus uteri gegenüber der Cervix uteri nach vorne abgeknickt **(Anteflexio)** (➤ Abb. 8.34). Diese Lage dient als Schutz und verhindert, dass der Uterus bei intraabdominalem Druckanstieg (Niesen, Husten) durch die Scheide nach außen gestülpt wird.
Der Hohlraum der **Gebärmutter** gliedert sich in die **Cavitas uteri** im Körper des Uterus und den **Zervixkanal (Canalis cervicis uteri)**

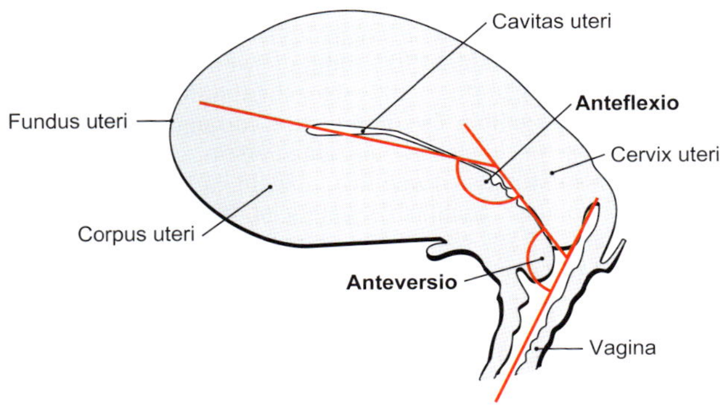

Abb. 8.34 Lage von Uterus und Vagina. Ansicht von links. [S700]

im Hals. Die Cervix mündet mit ihrem unteren Abschnitt über den **äußeren Muttermund** (Ostium uteri) in die Scheide, der daher als **Portio vaginalis cervicis** bezeichnet wird. Der obere Abschnitt, der am Isthmus mit dem **inneren Muttermund** (Ostium anatomicum uteri internum) beginnt, ist die **Portio supravaginalis cervicis.**

Klinik

Inspektion und Abstriche der Cervix gehören in der Gynäkologie zur Routinediagnostik und werden für Frauen ab dem 20. Lebensjahr als **Vorsorgeuntersuchung** von den Krankenkassen erstattet. Die Untersuchungen sollten mindestens einmal im Jahr stattfinden, um Entartungen als Vorstufen eines bösartigen Tumors **(Zervixkarzinom)** frühzeitig erkennen und entfernen zu können. Zervixkarzinome gehören bei Frauen unter 40 Jahren zu den häufigsten bösartigen Tumoren.

Die **Wand des Uterus** besteht innen aus Schleimhaut (Endometrium), der die starke Muskelschicht (Myometrium) aus glatter Muskulatur sowie nach außen der Peritonealüberzug (Perimetrium) folgen.

MERKE

Endometrium: Schleimhaut des Uterus
Myometrium: glatte Muskulatur des Uterus
Perimetrium: Bauchfellüberzug des Uterus
Parametrium (= Lig. cardinale): bindegewebige Verankerung der Cervix im Becken
Mesometrium (= Lig. latum uteri): frontal gestellte Bauchfellduplikatur

Aufhängebänder

Die beiden Abschnitte des Uterus besitzen verschiedene Aufhängebänder, die bei Operationen in der Gynäkologie klinische Relevanz haben:

- Corpus uteri:
  - **Lig. latum uteri** (= Mesometrium): bildet zusammen mit den Peritonealduplikaturen der Adnexe (Mesosalpinx, Mesovarium) eine frontal stehende Peritonealfalte im kleinen Becken, die den Körper des Uterus bedeckt (➤ Abb. 8.33) → Gebärmutter, Eileiter und Eierstock liegen damit intraperitoneal!
  - **Lig. teres uteri** (klin.: Lig. rotundum): Runder Bindegewebsstrang, der vom Tubenwinkel des Uterus nach vorne zur seitlichen Beckenwand und durch den Leistenkanal zu den großen Vulvalippen zieht, in deren Haut und Fettgewebe er inseriert; dient der Fixierung der Gebärmutter
- Cervix uteri (➤ Abb. 8.35):
  - **Lig. cardinale** (Lig. transversum cervicis): Bindegewebezüge von der Cervix nach lateral zur Beckenwand (werden auch als Parametrium bezeichnet)

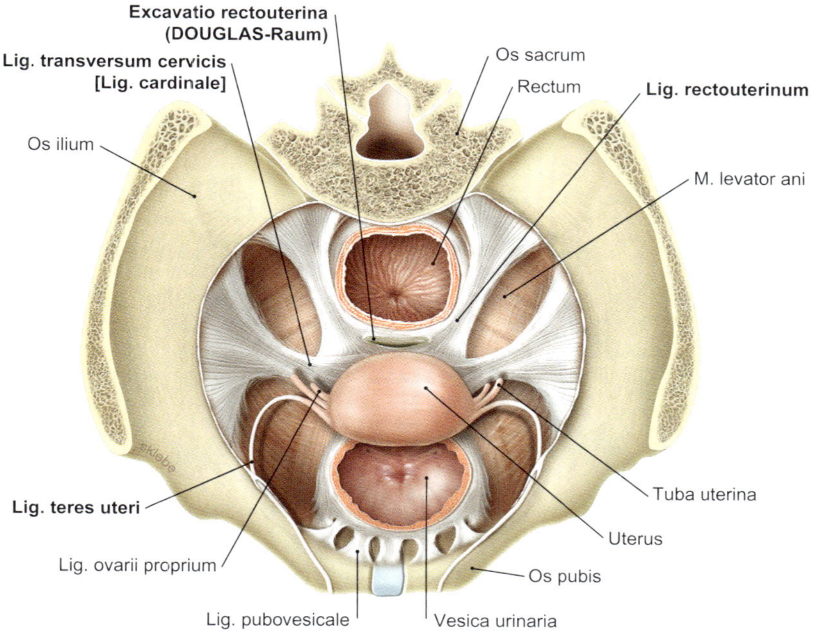

Abb. 8.35 Fixierungsbänder der Gebärmutter und Bindegewebsräume des Beckens. Transversalschnitt in Höhe der Cervix uteri; Ansicht von kranial; halbschematische Darstellung. [S702-L238]

- **Lig. rectouterinum** (klin.: Lig. sacrouterinum): Bindegewebezüge von der Cervix nach dorsal um das Rectum und bis zum Kreuzbein
- **Lig. pubocervicale:** fixiert die Cervix ventral am Schambein

Das **Lig. rectouterinum** wird auch bei gynäkologischen Operationen dargestellt, um die in diesem Bindegewebe verlaufenden Nervenfasern des Plexus hypogastricus inferior schonen zu können. Das Bindegewebe wirft kranial eine Peritonealfalte auf **(Plica rectouterina),** die beidseits die seitliche Begrenzung der Excavatio rectouterina (DOUGLAS-Raum) darstellt.

Veränderungen des Uterus während der Schwangerschaft
Im Uterus entwickelt sich das Kind. Nachdem die Eizelle im Eileiter durch die Spermien befruchtet wurde, wird sie in den Uterus transportiert, wo sie sich im Endometrium einnistet. Der Zervixkanal wird während der Schwangerschaft durch einen Schleimpfropf verschlossen. Im Endometrium entwickelt sich aus mütterlichem und kindlichem Gewebe zusammen der **Mutterkuchen (Placenta).** Die Placenta ist im *4. Monat* ausdifferenziert und hat bei der Geburt einen Durchmesser von 20 cm und ein Gewicht von 350–700 g. Vereinfacht kann man sich die scheibenförmige Struktur der Placenta wie einen flachen Topf mit Deckel vorstellen. Dem Boden des Topfes entspricht die **Basalplatte,** die in das Endometrium des Uterus eingebettet ist. Der Deckel ist die **Chorionplatte,** von der die Blutgefäße ausgehen, die in der **Nabelschnur** zum Kind ziehen. In der Nabelschnur sind die beiden Arterien (Aa. umbilicales) spiralig um eine Vene (V. umbilicalis) herumgewickelt. Die **V. umbilicalis** bringt das in der Placenta *mit Sauerstoff und Nährstoffen angereicherte* Blut zum Kind und verbindet sich unter Umgehung der Leber mit der unteren Hohlvene (➤ Kap. 6.1.4). Die beiden **Aa. umbilicales** zweigen von den inneren Beckenarterien (Aa. iliacae internae) ab und führen das sauerstoff*arme* Blut zur Placenta. Zwischen Basalplatte und Chorionplatte befindet sich ein mit mütterlichem Blut gefüllter Hohlraum, der als **intervillöser Raum** bezeichnet wird, da in ihn von der Chorionplatte zur Oberflächenvergrößerung die **Placentazotten** hineinhängen. In den Zotten befinden sich die kindlichen Blutgefäße, die die Atemgase und Nährstoffe aufnehmen und sich in der Chorionplatte zu den Nabelschnurgefäßen vereinigen.

Funktionen der Placenta sind:
- Austausch von Atemgasen und Nährstoffen zwischen mütterlichem und kindlichem Blut
- Hormonproduktion (u. a. zur Aufrechterhaltung der Placenta)
- Immuntoleranz (zur Verhinderung der Abstoßung des Kindes)

Scheide
Die Scheide (Vagina) ist ein muskulöses Hohlorgan mit einer Länge von 10 cm und liegt subperitoneal. Man unterscheidet Vorder- und Rückwand (Paries anterior und Paries posterior), die beide auf der Innenseite Querfalten (Rugae vaginales) aufweisen. Die ventral gelegene Urethra wirft die längsverlaufende Carina urethralis vaginae auf. An die Portio vaginalis cervicis grenzt das **Scheidengewölbe (Fornix vaginae),** das in einen vorderen, seitlichen und hinteren Abschnitt gegliedert ist (➤ Abb. 8.62).
Weil der Uterus nach vorne gegen die Vagina abgekippt ist (Anteversion), ist die Rückwand länger als die Vorderwand und das hintere Scheidengewölbe steht entsprechend höher als der vordere Abschnitt (➤ Abb. 8.34).
Kaudal tritt die Vagina durch den Hiatus urogenitalis des Beckenbodens und öffnet sich dorsal der Harnröhre in den **Scheidenvorhof (Vestibulum vaginae),** der zu den äußeren Geschlechtsorganen gezählt wird (➤ Kap. 8.6.4).
Die Vagina grenzt hinten an das Rectum und ist nur durch die **Fascia rectovaginalis (= Septum rectovaginale)** von diesem getrennt (➤ Abb. 8.62). Das Bindegewebe vorne zur Harnblase hin wird klinisch auch als **Septum vesicovaginale** bezeichnet.

> **Klinik**
>
> Vom hinteren Scheidengewölbe aus kann die **Excavatio rectouterina** (DOUGLAS-Raum) hinter dem Uterus punktiert werden, um „freie" Flüssigkeit, die sich im Bauchraum befindet, untersuchen zu können.

Leitungsbahnen der inneren weiblichen Geschlechtsorgane
Entwicklungsgeschichtlich bedingt weist die Versorgung der weiblichen und männlichen Geschlechtsorgane viele Übereinstimmungen (s. a. ➤ Kap. 8.5.5) auf.

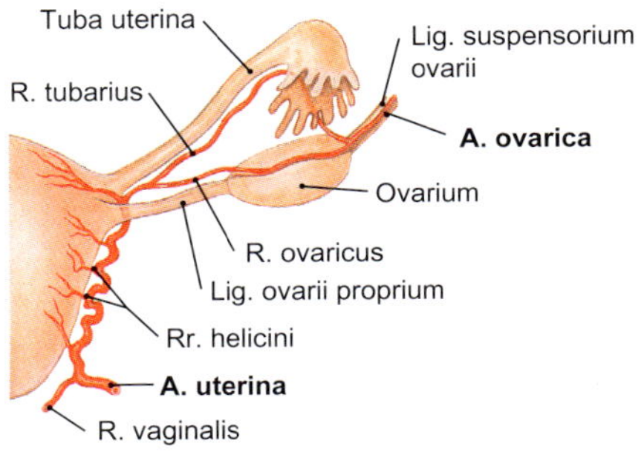

Abb. 8.36 Arterielle Versorgung der inneren weiblichen Geschlechtsorgane. Ansicht von dorsal. [S700]

Arterielle Versorgung und venöse Drainage
Die inneren weiblichen Geschlechtsorgane werden von 3 Arterien versorgt, die aus dem Bauchabschnitt der Aorta und der A. iliaca interna hervorgehen (➤ Abb. 8.36, ➤ Abb. 8.66).
Die **A. ovarica** versorgt das Ovar und angrenzende Abschnitte der Tuba uterina. Sie entspringt aus dem Bauchabschnitt der Aorta knapp unterhalb der Nierenarterien und steigt dann im Retroperitonealraum ab, wobei sie den N. genitofemoralis, den Ureter und die A. iliaca externa *über*quert, bevor sie im Lig. suspensorium ovarii an das Ovar herantritt.
Die **A. uterina** ist ein viszeraler Ast der A. iliaca interna. Im Lig. latum uteri *über*quert die Arterie den Ureter und verzweigt sich in ihre Endäste, mit denen sie an der Blutversorgung aller inneren Geschlechtsorgane beteiligt ist (➤ Abb. 8.36):

- Der **R. ovaricus** beteiligt sich zusätzlich zur A. ovarica an der Durchblutung des Ovars.
- Der **R. tubarius** versorgt die Ampulla der Tuba uterina.
- Die **Rr. helicini** schlängeln sich am Uterus entlang, den sie versorgen, und können sich in der Schwangerschaft dem gewaltigen Wachstum des Uterus anpassen.
- Die **Rr. vaginales** steigen am oberen Abschnitt der Scheide herab und versorgen diese zusätzlich zur A. vaginalis.

Die Vagina wird neben den Rr. vaginales aus der A. pudenda interna und der A. vesicalis inferior vorwiegend von der **A. vaginalis** aus der A. iliaca interna versorgt.
Das Blut von Ovar und Tuba uterina wird über die **V. ovarica** abgeleitet. Die Vene steigt im Lig. suspensorium ovarii zur Beckenwand auf und mündet rechts in die V. cava inferior (➤ Abb. 8.66), auf der linken Seite dagegen in die linke V. renalis. Von Uterus, Tube und Vagina sammelt sich das Blut im Becken in den venösen Geflechten in der Umgebung der Organe **(Plexus venosus uterinus und vaginalis)** und drainiert dann über die **Vv. uterinae** in die V. iliaca interna (➤ Abb. 8.66).

Klinik

Bei **Endometriumkarzinomen** oder oft auch bei gutartigen Tumoren **(Myomen)** des Myometriums, die stark bluten können, ist eine operative Entfernung der Gebärmutter **(Hysterektomie)** notwendig, die häufig transvaginal durchgeführt wird. Dabei besteht die Gefahr, dass mit der A. uterina auch versehentlich der Ureter unterbunden wird. Der resultierende Harnrückstau kann zum Verlust der Niere führen und erfordert daher eine operative Revision. Die resultierende Unfruchtbarkeit kann seit wenigen Jahren durch eine Gebärmuttertransplantation behoben werden.

Lymphbahnen
Im Unterschied zum Mann (➤ Kap. 8.5.5) haben äußere und innere Geschlechtsorgane bei der Frau *nicht* völlig getrennte Lymphabflusswege, da auch die inneren weiblichen Geschlechtsorgane an die Leistenlymphknoten Anschluss haben (➤ Abb. 8.37).
Die regionären Lymphknoten des **Ovars,** der Tuba uterina und des angrenzenden Uterus („Tubenwinkel") sind die **Nodi lymphoidei lumbales** auf Höhe der Nierengefäße. Die Lymphbahnen steigen im Lig. suspensorium ovarii auf. Die Lymphe von den lumbalen Lymphknoten drainiert in die Trunci lumbales.
Von **Uterus, Tuba uterina und Vagina** wird die Lymphe größtenteils in die Lymphknoten der Beckenhöhle **(Nodi lymphoidei iliaci interni/externi und Nodi lymphoidei sacrales)** drainiert.
Das Besondere an der Lymphdrainage des inneren weiblichen Genitales ist, dass sowohl der **Uterus** am Abgang des **Lig. teres uteri** („Tubenwinkel") über Lymphbahnen entlang dieses Bandes als auch die **unteren Abschnitte der Vagina** Anschluss an die Lymphknoten der Leiste **(Nodi lymphoidei inguinales superficiales und profundi)** haben (➤ Abb. 8.37).

Klinik

Aufgrund der Lymphabflusswege befinden sich die ersten **Lymphknotenmetastasen** bei Endometriumkarzinomen des Uterus und bei Zervixkarzinomen im kleinen Becken und bei Ovarialtumoren im Retroperitonealraum.

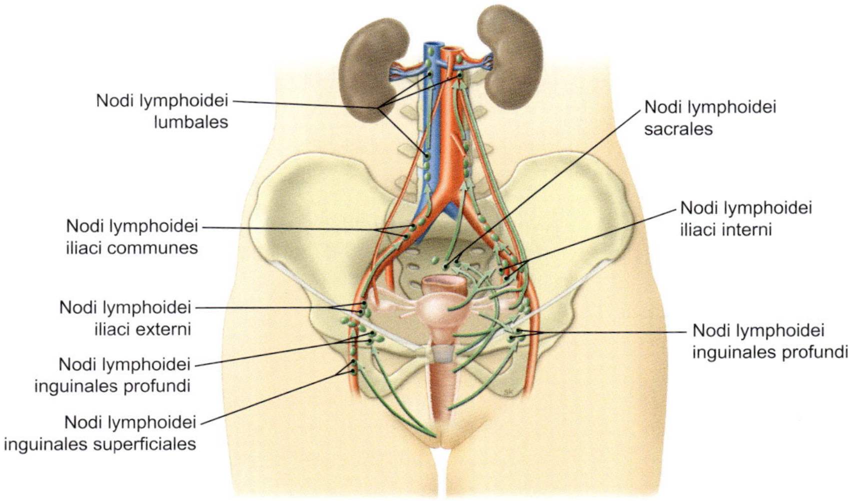

Abb. 8.37 Lymphabflusswege der äußeren und inneren weiblichen Geschlechtsorgane. Ansicht von ventral. [S700-L238]

Innervation

Die inneren und äußeren Geschlechtsorgane sind sowohl vegetativ als auch somatisch innerviert (➤ Abb. 8.38, ➤ Tab. 8.4).

Die vegetative Innervation der inneren Geschlechtsorgane moduliert in Abhängigkeit vom Hormonstatus den Tonus der Uterusmuskulatur, die Tubenmotilität und die Sekretion der Drüsen:

- Die **sympathische Innervation** reduziert die Durchblutung der Organe und bewirkt eine Kontraktion der Muskulatur des Uterus.
- Der **Parasympathikus** wirkt dagegen dilatierend auf die Gefäße des Uterus und reduziert den Tonus der Uterusmuskulatur. Er fördert die Sekretbildung der Vagina (Transsudat aus den Blutgefäßen, da keine Drüsen vorhanden sind).

Die unteren Abschnitte der Vagina sind somatisch innerviert, was unter anderem bei **sexueller Erregung** relevant ist.

Die präganglionären **sympathischen Nervenfasern** (T10–L2) steigen vom Plexus aorticus abdominalis über den Plexus hypogastricus superior und aus den sakralen Ganglien des Grenzstrangs (Truncus sympathicus) über die Nn. splanchnici sacrales ab und werden überwiegend im Plexus hypogastricus inferior synaptisch auf postganglionäre Neurone verschaltet (➤ Abb. 8.38). Deren

Tab. 8.4 Innervation des inneren weiblichen Genitales.

Vegetative Innervation	Somatische Innervation
sympathisch (T10–L2) und parasympathisch (S2–4): • Uterus, Tuba uterina, Vagina: Plexus uterovaginalis aus Plexus hypogastricus inferior • Ovar und Tuba uterina: Plexus ovaricus entlang der A. ovarica	sensorisch: N. pudendus zu unterem Abschnitt der Vagina

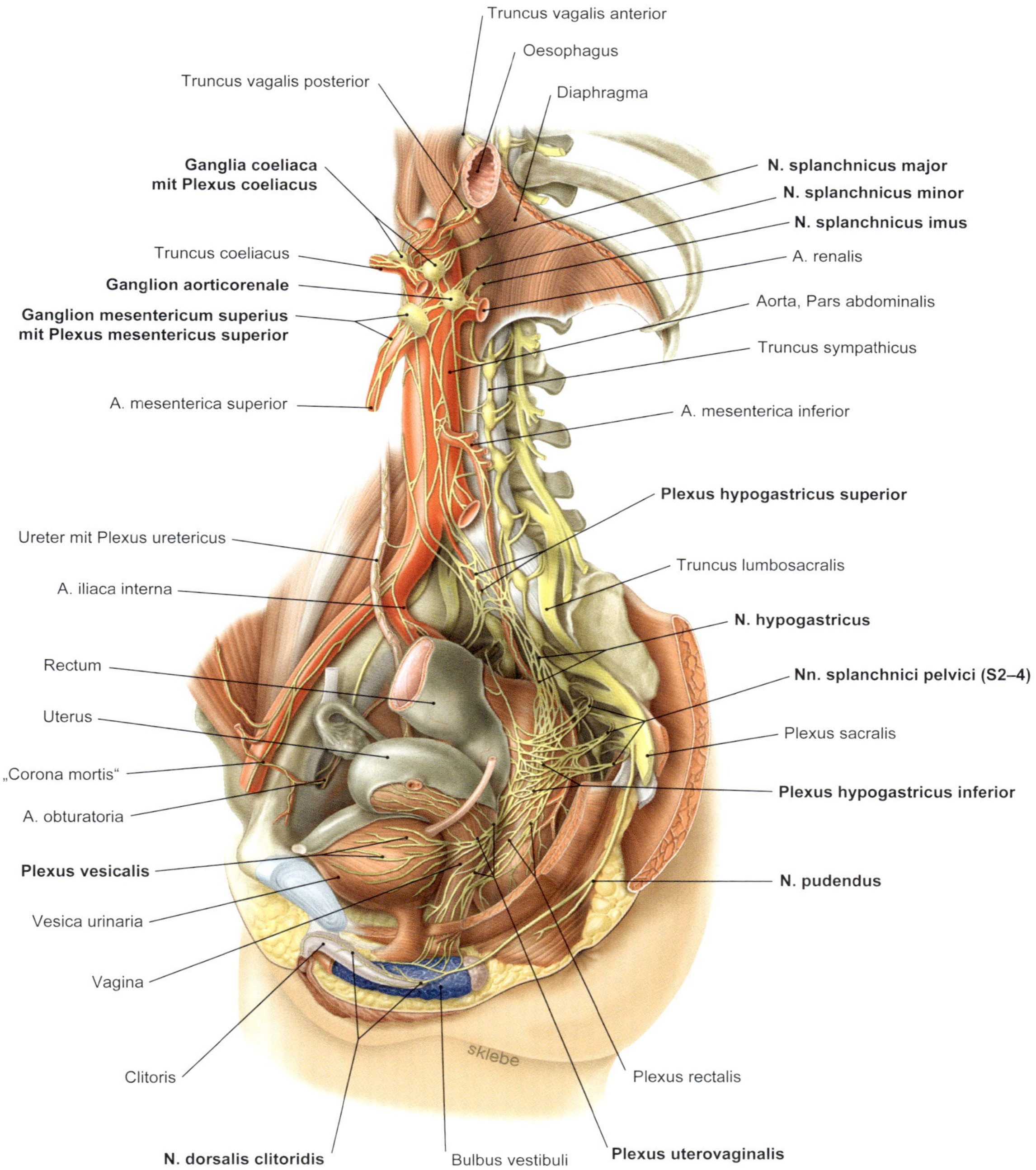

Abb. 8.38 Innervation der weiblichen Geschlechtsorgane. [S702-L238]

Axone erreichen die Beckenorgane und setzen sich in den **Plexus uterovaginalis** (FRANKENHÄUSER-Plexus) fort, der Uterus, Tuba uterina und Vagina innerviert. Die (vorwiegend) postganglionären sympathischen Nervenfasern für das Ovar verlaufen im Plexus ovaricus entlang der A. ovarica, nachdem sie bereits in den Ganglia aorticorenalia oder im Plexus hypogastricus superior umgeschaltet wurden.

Die präganglionären **parasympathischen Nervenfasern** gelangen aus dem sakralen Parasympathikus (S2–4) über die Nn. splanchnici pelvici in die Ganglien des Plexus hypogastricus inferior (➤ Abb. 8.38). Entweder hier oder in der Umgebung der Organe werden sie auf postganglionäre Fasern umgeschaltet, die Uterus, Tuba uterina und Vagina innervieren.

Zur allgemeinen Organisation des vegetativen Nervensystems im Bauchraum ➤ Kap. 7.8.5 und zu den vegetativen Ganglien im Retroperitoneum ➤ Kap. 8.8.5.

8.5.5 Innere männliche Geschlechtsorgane

Jens Waschke

Hoden und Nebenhoden

Der **Hoden (Testis; Orchis)** ist eiförmig (➤ Abb. 8.39) und 4 × 3 cm groß (10–15 g). Er hat einen **oberen** und einen **unteren Pol** (Extremitas superior und Extremitas inferior). Der vordere und der hintere Rand (Margines anterior und posterior) sind nicht deutlich abgesetzt und unterteilen daher unscharf eine **mediale und eine laterale Seite** (Facies medialis und lateralis). Das Hodenparenchym wird durch feine Septen in ca. 370 Hodenläppchen (Lobuli testis) gegliedert, die allerdings makroskopisch nicht deutlich abgrenzbar sind. Das Parenchym selbst besteht überwiegend aus feinsten Samenkanälchen, in deren Wand die Spermatogenese stattfindet. Die Septen und auch die Samenkanälchen gehen vom **Mediastinum testis** auf der Dorsalseite des Hodens aus, an dem die Leitungsbahnen ein- und austreten und der Hoden durch 8–12 Verbindungskanälchen (Ductuli efferentes) mit dem Nebenhoden verbunden ist.

Oben und dorsal sitzt dem Hoden der **Nebenhoden (Epididymis)** auf, der durch ein oberes und ein unteres Band (Ligg. epididymidis superius und inferius) befestigt ist (➤ Abb. 8.39). Der Nebenhoden gliedert sich in **Kopf** (Caput), **Körper** (Corpus) und **Schwanzabschnitt** (Cauda) und besteht aus einem einzelnen 6 m langen aufgeknäuelten Gang (Ductus epididymidis), der sich in den Samenleiter fortsetzt.

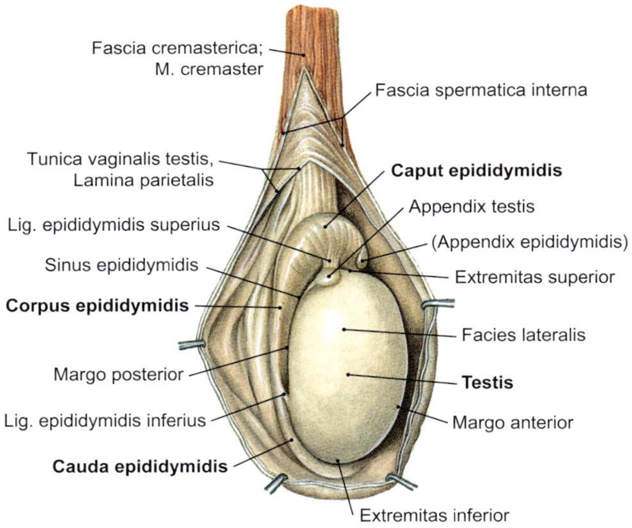

Abb. 8.39 Hoden, Testis (Orchis), und Nebenhoden, Epididymis. Ansicht von rechts. [S700]

Zwischen der Wand des Scrotums und dem Hoden befindet sich als weitere Hülle die **Tunica vaginalis testis** (➤ Abb. 8.58). Sie besteht aus einer äußeren Lamina parietalis (Periorchium) auf der Innenseite des Scrotums und einer inneren Lamina visceralis (Epiorchium) auf der Oberfläche des Hodens, die durch das Mesorchium miteinander verbunden sind. Zwischen diesen beiden Blättern befindet sich die **„Cavitas serosa scroti"**, die einer im Zuge des Deszensus des Hodens entstandenen Aussackung der Peritonealhöhle entspricht.

Klinik

Erkrankungen des Hodens, die häufig im Kindes- und Jugendalter auftreten, können teilweise sehr fulminant verlaufen und mit stärksten Schmerzen einhergehen **(akutes Scrotum).** Am häufigsten ist die **Hodentorsion,** bei der sich der Hoden um seine Längsachse dreht und durch Torsion des Samenstrangs und der darin enthaltenen A. testicularis die Durchblutung einschränkt, was bereits nach wenigen Stunden zu irreversiblen Schäden führen kann. Die Torsion tritt meist spontan oder beim Sport auf. Nach dopplersonografischem Nachweis der Durchblutungsstörung muss sofort operiert werden: Der betroffene Hoden wird dabei zurückgedreht und beide Hoden werden im Scrotum fixiert.

Differenzialdiagnostisch kommen Torsionen der Appendix testis und der Appendix epididymidis **(Hydatidentorsionen)** vor, die allerdings konservativ mit Schmerzmitteln behandelt werden, sowie bakterielle und virale (Mumps-)**Infektionen,** bei denen Hoden oder Nebenhoden entzündlich geschwollen sind. Beim Erwachsenen sind asymptomatische Hodenvergrößerungen immer als Hinweis auf einen möglichen **Hodentumor** zu werten, der ggf. durch eine Biopsie ausgeschlossen werden muss (s. u.). Häufiger ist jedoch eine harmlose Flüssigkeitsansammlung in der „Cavitas serosa scroti" **(Hydrozele)** für eine Schwellung des Scrotums verantwortlich. Bei Männern zwischen 20 und 40 Jahren sind Hodentumoren jedoch die häufigsten Tumore überhaupt.

Samenleiter und Samenstrang

Der **Samenleiter (Ductus deferens)** ist 35–40 cm lang und 3 mm dick und zieht mit einem skrotalen, funikulären, inguinalen und pelvinen Abschnitt (➤ Abb. 8.40) durch den Samenstrang und den Leistenkanal. Im Becken *über*quert er den Ureter, bevor er sich der Dorsalseite der Harnblase anlegt, wo er sich erweitert (Ampulla ductus deferentis) und sich mit dem Ausführungsgang der Bläschendrüse zum **Ductus ejaculatorius** verbindet, der schließlich in die Pars prostatica der Harnröhre mündet (➤ Abb. 8.16). Im Samenstrang kann der Ductus deferens anhand seiner kräftigen Muskelwand eindeutig getastet werden.

Der **Samenstrang (Funiculus spermaticus)** bildet im Scrotum und im Leistenkanal ein Hüllsystem um den Samenleiter und die Leitungsbahnen des Hodens. Die **Hüllen des Samenstrangs** stehen mit der Bauchwand in Verbindung und bilden daher ebenso wie diese mehrere Schichten (➤ Abb. 8.58, ➤ Abb. 8.41):

- Skrotalhaut (Cutis)
- Tunica dartos: Subcutis des Scrotums mit glatter Muskulatur
- Fascia spermatica externa: Fortsetzung der oberflächlichen Körperfaszie (Fascia abdominis superficialis)
- M. cremaster mit Fascia cremasterica
- Fascia spermatica interna: Fortsetzung der Fascia transversalis
- Tunica vaginalis testis

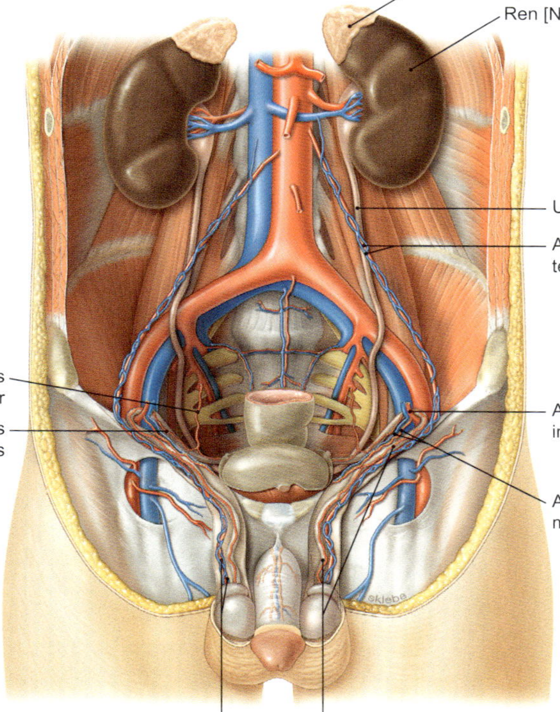

Abb. 8.40 Abschnitte und Verlauf des Samenleiters. Ansicht von ventral. [S702-L238]

Der **Inhalt des Samenstrangs** besteht aus dem Samenleiter und den verschiedenen Leitungsbahnen des Hodens sowie der Hüllen (➤ Abb. 8.41):

- Samenleiter (Ductus deferens) mit A. ductus deferentis (aus der A. umbilicalis)
- A. testicularis aus der Bauchaorta und als venöse Begleitgefäße der Plexus pampiniformis
- N. genitofemoralis, R. genitalis (Innervation des M. cremaster)
- Lymphgefäße (Vasa lymphatica) zu den lumbalen Lymphknoten
- vegetative Nervenfasern (Plexus testicularis) aus den Geflechten der Bauchaorta

Außen lagern sich dem Samenstrang an:

- N. ilioinguinalis
- A. und V. cremasterica (aus A./V. epigastrica inferior)

Klinik

Bei der **Operation einer Leistenhernie** muss beim Mann darauf geachtet werden, dass der Leistenkanal nicht zu sehr verengt wird, weil sonst die A. testicularis komprimiert wird und eine Unfruchtbarkeit entstehen kann.
Da der Samenleiter vor Eintritt in den Leistenkanal leicht zugänglich ist, kann er zur Sterilisation beidseits unterbunden werden **(Vasektomie).**

Akzessorische Geschlechtsdrüsen

Zu den akzessorischen Geschlechtsdrüsen zählen die unpaare Vorsteherdrüse (Prostata) sowie die beiden Bläschendrüsen (Glandulae vesiculosae) und die beiden COWPER-Drüsen (Glandulae bulbourethrales).

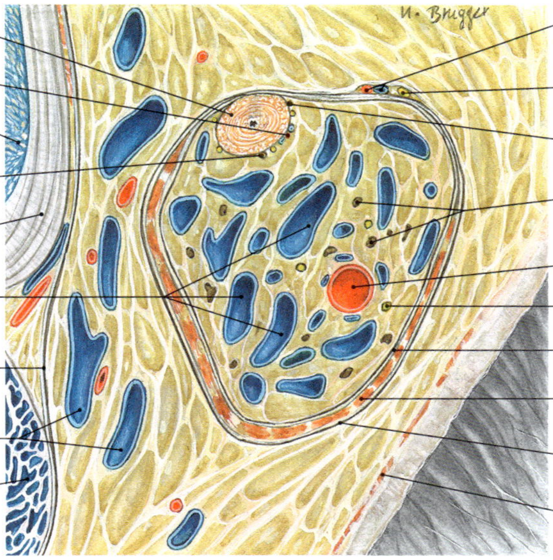

Abb. 8.41 Hüllen und Inhalt des Samenstrangs, links. Frontalschnitt; Ansicht von ventral. [S700-L301]

Vorsteherdrüse (Prostata)

Die unpaare Drüse ist 4 × 3 × 2 cm groß (20 g) und liegt unter dem Blasengrund. Die Prostata besitzt oben eine Basis und unten eine Spitze (Apex) sowie eine Vorder- und Rückseite (Facies anterior und Facies posterior). Sie gliedert sich in einen rechten und einen linken Lappen **(Lobus dexter und Lobus sinister),** die durch eine flache Rinne getrennt werden, sowie in einen **Lobus medius** (➤ Abb. 8.42). Innen wird die Prostata von der Harnröhre (Pars prostatica) durchquert, in die ihre 30–50 Einzeldrüsen jeweils über eigene Ausführungsgänge *beidseits* des Colliculus seminalis ihr Sekret abgeben. Sie bildet 15–30 % der Flüssigkeitsmenge des Ejakulats. In ihrem Inneren ist die Prostata in verschiedene **Zonen** gegliedert, die höchste klinische Relevanz haben (➤ Abb. 8.43):

- **zentrale Zone oder Innenzone** (25 % des Drüsengewebes): keilförmiges Segment zwischen Ductus ejaculatorii bis zu deren Einmündung und der Urethra
- **Transitions- oder Übergangszone** (5 % des Drüsengewebes): beidseits lateral der periurethralen Zone
- **periurethrale Zone:** schmaler Gewebestreifen unmittelbar um die proximale Urethra
- **periphere Zone oder Außenzone** (70 % des Drüsengewebes): umgibt mantelförmig die Innenzone auf der Dorsalseite
- **anteriore Zone:** drüsenfreies Gebiet ventral der Urethra

Klinik

Prostatakarzinome (➤ Abb. 8.44c) sind mit 25 % aller Krebserkrankungen die häufigsten bösartigen Tumoren des Mannes. Sie gehen meist (70 % der Fälle) von der Außenzone der Drüse aus und verursachen daher erst spät Symptome. Weil die Prostata nur durch die dünne Fascia rectoprostatica (DENONVILLIER-Faszie) vom Rectum getrennt ist (➤ Abb. 8.19, ➤ Abb. 8.61), sind die Tumoren bei der klinischen Untersuchung von rektal tastbar (➤ Abb. 8.45). Daher gehört die rektale Untersuchung bei einem über 50-jährigen Mann zu einer vollständigen Untersuchung. Da das mittlere Alter bei der Diagnosestellung 70 Jahre beträgt, sterben die meisten Männer nicht an diesem Tumor. Dennoch ist das Prostatakarzinom die 7.-häufigste Todesursache beim Mann und Spezialisten behaupten, dass jeder Mann ein Prostatakarzinom entwickelt, wenn er nur alt genug wird.
Die **benigne Prostatahyperplasie** (➤ Abb. 8.44b, d) ist eine gutartige Vergrößerung der Drüse (früher als Prostataadenom bezeichnet) bis zu einem Gewicht von über 100 g und kommt in unterschiedlicher Ausprägung bei nahezu jedem Mann über 70 Jahre vor. Da die Hyperplasie von der Transitionszone ausgeht, die seit einigen Jahren von der Innenzone unterschieden wird, kommt es hier frühzeitig zu Störungen beim Wasserlassen.

Bläschendrüse (Glandula vesiculosa)

Die paarigen Bläschendrüsen liegen der Dorsalseite der Harnblase auf (➤ Abb. 8.42). Die Bläschendrüsen sind länglich oval (5 × 1 × 1 cm) und bestehen jeweils aus einer einzelnen aufgewundenen Drüse von 15 cm Länge. Ihr Ausführungsgang vereinigt sich mit dem Ductus deferens zum Ductus ejaculatorius und endet in der Pars prostatica der Harnröhre *auf* dem Colliculus seminalis (➤ Abb. 8.16). Ihr Sekret bildet 50–80 % des Ejakulats. Die falsche, in der Klinik aber oft verwendete Bezeichnung „Samenblase“ sollte vermieden werden, da diese impliziert, dass die Spermien von dieser Drüse gebildet würden.

COWPER-Drüse (Glandula bulbourethralis)

In die Dammmuskulatur (M. transversus perinei profundus) sind beidseits die COWPER-Drüsen eingebettet (➤ Abb. 8.16). Die Einzeldrüsen haben einen Durchmesser von ca. 1 cm und münden beidseits mit ihren 3 cm langen Ausführungsgängen proximal in die Pars spongiosa der Urethra (2,5 cm *unterhalb* der Membrana perinei).

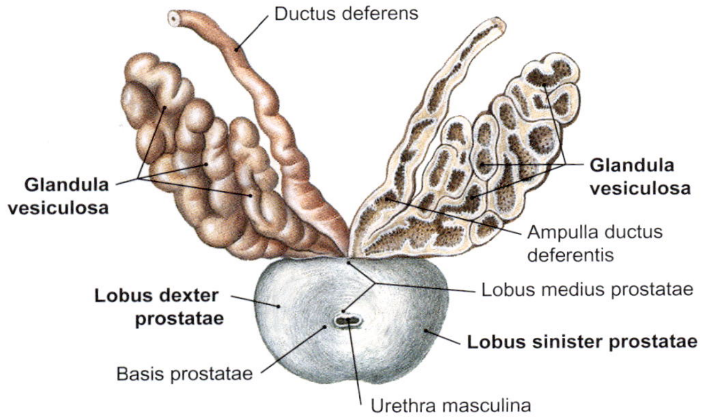

Abb. 8.42 Prostata und Bläschendrüsen. Ansicht von kranial. [S700]

Topografie

Die **Prostata** sitzt *subperitoneal* unmittelbar unter dem Fundus der Harnblase. Ihre Basis grenzt daher *oben* an die glatte Muskulatur am Abgang der Urethra („M. sphincter urethrae internus“). Die Spitze sitzt *unten* der Dammmuskulatur auf und hat Kontakt zum M. sphincter urethrae externus (➤ Abb. 8.61). Nach *vorne* ist die Prostata über die Ligg. puboprostatica mit der Rückseite des oberen Schambeinasts verbunden, nach *hinten* nur durch die Fascia rectoprostatica (DENONVILLIER-Faszie) vom Rectum getrennt. *Seitlich* wird sie von einem dichten vegetativen Fasergeflecht umgeben **(Plexus prostaticus),** das eine Abspaltung des Plexus hypogastricus inferior darstellt und auch die parasympathischen Fasern enthält, die als Nn. cavernosi penis durch die Dammmuskulatur die Schwellkörper des Penis erreichen und für die Erektion verantwortlich sind (➤ Abb. 8.19).
Die **Bläschendrüsen** liegen unmittelbar **subperitoneal** zwischen der Dorsalseite der Harnblase und der Vorderseite des Rectums. Die **COWPER-Drüsen** sind unterhalb des Beckenbodens **(extrapelvin)** in die Dammmuskulatur des tiefen Dammraums eingebettet.

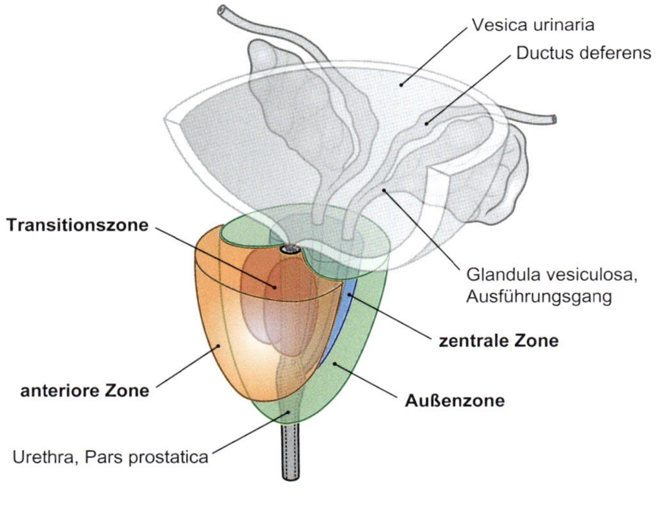

Abb. 8.43 Gliederung der Vorsteherdrüse, Prostata; schematische Darstellung der Zonen von links. [S700-L126]

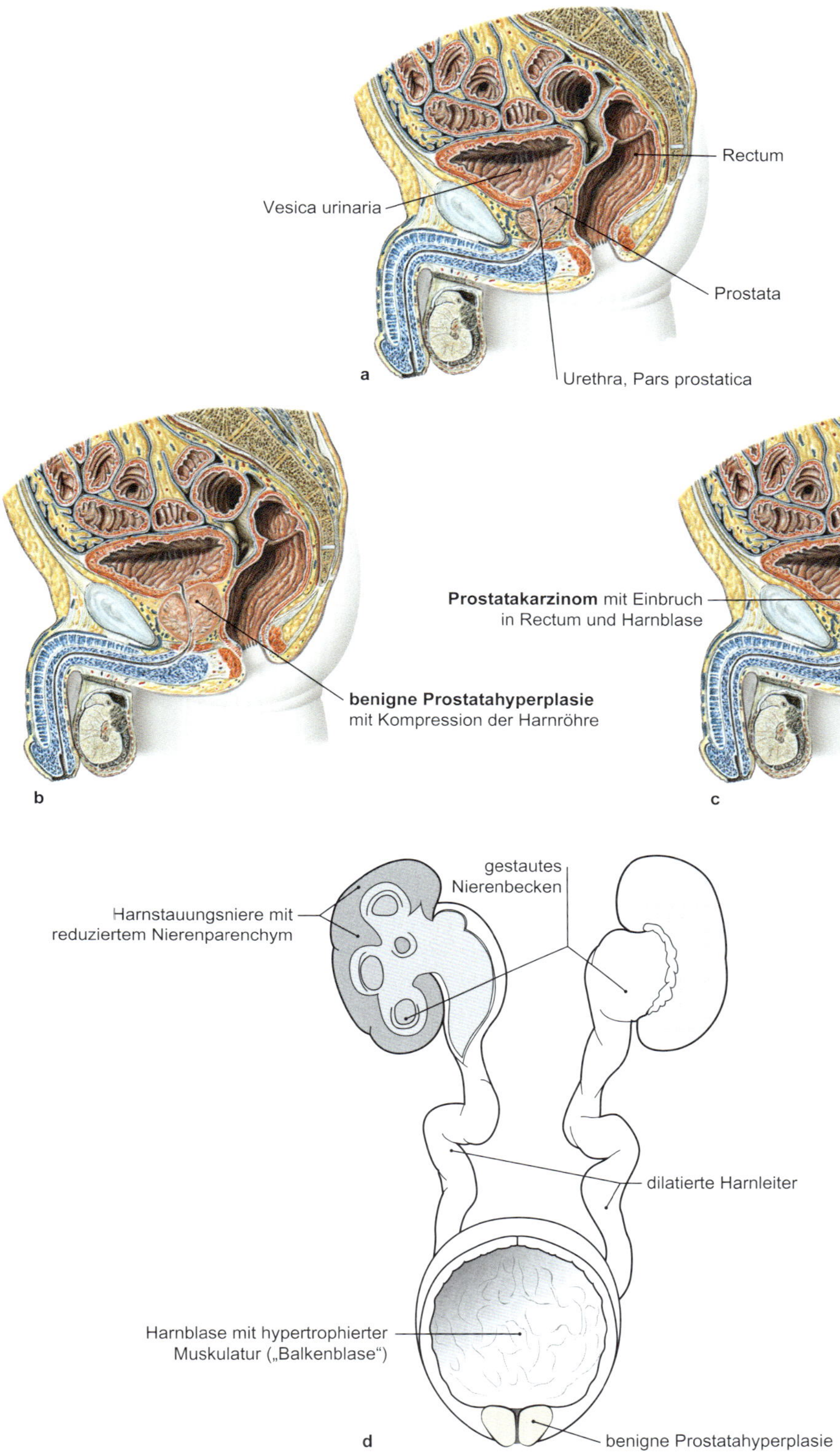

Abb. 8.44 Tumoren der Prostata mit klinischen Folgen. [S702-L266] **a–c** Sagittalschnitte durch ein männliches Becken. **a** Reguläre Prostata. **b** Die benigne Prostatahyperplasie geht von der Transitionszone im Inneren der Drüse aus und komprimiert die Harnröhre, sodass die Miktion frühzeitig beeinträchtigt wird. Die Vergrößerung der Prostata ist bei der rektalen Untersuchung tastbar (➤ Abb. 8.45). **c** Das Prostatakarzinom geht im Unterschied zur Hyperplasie von der Außenzone der Drüse aus, sodass Beschwerden beim Wasserlassen selten sind. Der rektale Tastbefund einer harten knotigen Raumforderung kann daher die erste klinische Auffälligkeit sein. **d** Durch den Rückstau des Harns bei einer längerfristigen Einengung der Harnröhre durch eine Hyperplasie hypertrophiert die Muskulatur der Harnblase („Balkenblase"), dilatieren Harnleiter und Nierenbecken und entsteht eine Harnstauungsniere.

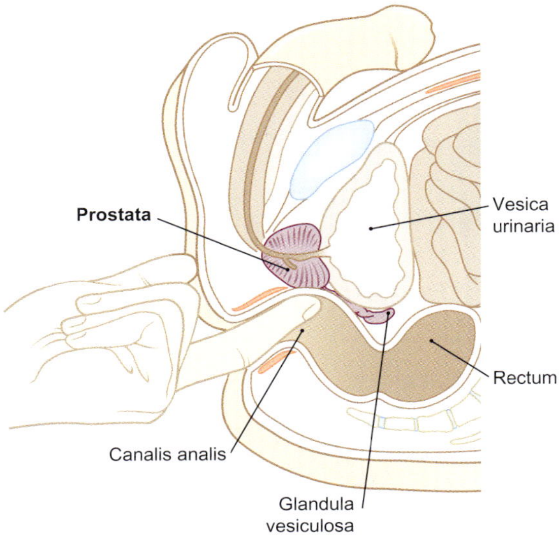

Abb. 8.45 Palpation der Prostata. [S702-L126]

MERKE
Alle akzessorischen Geschlechtsdrüsen sind wichtig für die Bildung der Sekrete des Ejakulats. Klinisch von Bedeutung dagegen ist ganz überwiegend die Prostata mit ihren verschiedenen Zonen. Das bösartige **Prostatakarzinom** entsteht meist in der Außenzone, die **benigne Prostatahyperplasie** geht dagegen von der Transitionszone seitlich der Innenzone aus.

Klinik

Die Lageverhältnisse der Prostata verdeutlichen, welche **Komplikationen bei operativer Entfernung der Prostata** häufig sind. Durch Verletzung der glatten Muskulatur der Urethra am Abgang aus der Blase kann es zu retrograden Ejakulationen kommen. Eine Schädigung des M. sphincter urethrae externus führt zu Harninkontinenz. Bei Durchtrennung der Nn. cavernosi penis kommt es zur erektilen Dysfunktion.

Leitungsbahnen der inneren männlichen Geschlechtsorgane

Arterielle Versorgung und venöse Drainage

Hoden und Nebenhoden, Samenleiter und Samenstrang besitzen jeweils eigene Arterien (➤ Abb. 8.40, ➤ Tab. 8.5). Die akzessorischen Drüsen werden dagegen von den viszeralen Ästen der A. iliaca interna mitversorgt (➤ Abb. 8.65, ➤ Tab. 8.5).
Die **A. testicularis** versorgt **Hoden** und **Nebenhoden.** Sie entspringt aus dem Bauchabschnitt der Aorta knapp unterhalb der Nierenarterien und steigt dann im Retroperitonealraum ab, wobei sie den N. genitofemoralis, den Ureter und die A. iliaca externa *über*quert, bevor sie in den Leistenkanal eintritt und dann im Samenstrang bis in das Scrotum verläuft.
Die **A. ductus deferentis** ist ein dünnes Gefäß, das meist aus der A. vesicalis superior oder der A. vesicalis inferior entspringt und sich dem pelvinen Abschnitt des Samenleiters anlegt und ihn bis zum Übergang in den Nebenhoden begleitet.
Die Hüllen des Samenstrangs werden von der **A. cremasterica** versorgt, die aus der A. epigastrica inferior kurz nach ihrem Abgang entspringt und sich außen dem Samenstrang anlegt.
Die akzessorischen Geschlechtsdrüsen werden von den viszeralen Ästen der A. iliaca interna in ihrer Umgebung versorgt. Die **Prostata** erhält das Blut vor allem aus der **A. vesicalis inferior,** daneben auch von der A. pudenda interna und, wenn vorhanden, auch aus der **A. rectalis media** (➤ Abb. 8.65). Dabei erreichen die Arterienäste aus der A. vesicalis inferior an der Unterseite der Harnblase die Basis der Prostata. Die interne/urethrale Gruppe von Arterienästen dringt hier in die Prostata ein und versorgt das kranial-medial gelegene Drittel. Die externe/kapsuläre Gruppe steigt zunächst zusammen mit den Nn. cavernosi an der posterolateralen Fläche der Drüse ab und versorgt die beiden lateral und kaudal gelegenen Drittel der Prostata.
Die **Bläschendrüsen** werden aus der **A. ductus deferentis** und der **A. vesicalis inferior** versorgt. Die **Glandulae bulbourethrales** werden von den Endästen der **A. pudenda interna** bei ihrem Verlauf im tiefen Dammraum erreicht.
Das Blut von Hoden, Nebenhoden und Samenleiter sammelt sich zunächst in einem venösen Geflecht, dem **Plexus pampiniformis,** dessen Äste sich proximal im Samenstrang zur V. testicularis vereinigen (➤ Abb. 8.40). Die Vene zieht durch den Leistenkanal, steigt unter dem Peritoneum der Beckenhöhle in den Retroperitonealraum auf und mündet rechts *schräg* in die V. cava inferior, auf der linken Seite dagegen nahezu *senkrecht* in die linke V. renalis.
Im Plexus pampiniformis anastomosieren die Venen von Hoden und Nebenhoden mit den benachbarten Gefäßen: Die **V. ductus deferentis** mündet in die V. iliaca interna, die **V. cremasterica** begleitet dagegen die gleichnamige Arterie und mündet in die V. epigastrica inferior. Die V. cremasterica hat über die V. epigastrica superficialis und die Vv. pudendae externae auch Verbindungen zum Stromgebiet der V. femoralis.
Von den akzessorischen Geschlechtsdrüsen gelangt Blut im Becken in die venösen Geflechte in der Umgebung von Prostata und Harnblase (**Plexus venosus prostaticus und vesicalis**) und drainiert dann über die **Vv. vesicales** in die V. iliaca interna (➤ Abb. 8.65).

Klinik

Die arterielle Versorgung der Prostata ist für die radikale Entfernung der Drüse **(Prostatektomie)** wichtig: Die mit den kapsulären Arterienästen verlaufenden Nn. cavernosi müssen geschont werden, um eine Erektionsstörung zu vermeiden.

Tab. 8.5 Blutgefäße der inneren männlichen Geschlechtsorgane.

	Organ	Blutgefäße
Arterien	Hoden und Nebenhoden	A. testicularis (aus der Pars abdominalis der Aorta)
	Samenleiter	A. ductus deferentis (meist aus A. umbilicalis)
	Samenstrang (M. cremaster)	A. cremasterica (aus A. epigastrica inferior)
	akzessorische Geschlechtsdrüsen	A. vesicalis inferior, A. ductus deferentis, A. pudenda interna, A. rectalis media (alle aus A. iliaca interna)
Venen	Hoden, Nebenhoden, Samenleiter und Samenstrang	Plexus pampiniformis: Venengeflecht, dessen Äste sich zur V. testicularis vereinigen, die rechts in die V. cava inferior, links in die V. renalis sinistra mündet
	akzessorische Geschlechtsdrüsen	Plexus venosi vesicalis und prostaticus mit Anschluss an die V. iliaca interna

Lymphbahnen

Äußere und innere Geschlechtsorgane haben beim Mann völlig **getrennte Lymphabflusswege** (➤ Abb. 8.46):

- Die regionären Lymphknoten von **Hoden** und **Nebenhoden** sind die **Nodi lymphoidei lumbales** beidseits der V. cava inferior und Aorta auf Höhe oder knapp unterhalb der Nierengefäße, von denen die Lymphe in die Trunci lumbales gelangt.
- Von **Samenleiter, Samenstrang und akzessorischen Geschlechtsdrüsen** wird die Lymphe dagegen zunächst in die Lymphknoten der Beckenhöhle **(Nodi lymphoidei iliaci interni und externi** sowie **Nodi lymphoidei sacrales)** drainiert. Vom Samenleiter (und auch vom Cauda-Abschnitt des Nebenhodens) gelangt die Lymphe dabei überwiegend in die Nodi lymphoidei iliaci externi, von der Prostata dagegen in die Nodi lymphoidei iliaci interni und sacrales.

MERKE

Äußere und innere Geschlechtsorgane haben beim Mann völlig getrennte Lymphabflusswege! Aufgrund des Deszensus des Hodens bei seiner Entwicklung steigen die Lymphbahnen von Hoden und Nebenhoden bis zu den Nodi lymphoidei lumbales auf Höhe der Nierengefäße auf. Die regionären Lymphknoten des äußeren Genitales sind dagegen die Leistenlymphknoten.

Klinik

Aufgrund der unterschiedlichen Lymphabflusswege befinden sich die ersten **Lymphknotenmetastasen** bei Peniskarzinomen in der Leiste, bei Hodentumoren dagegen im Retroperitonealraum. Da die Lymphabflusswege der inneren und der äußeren Geschlechtsorgane nicht miteinander kommunizieren, darf bei Verdacht auf einen **Hodentumor keine transskrotale Biopsie** vorgenommen werden, weil dadurch Tumorzellen in die Lymphbahnen zu den Leistenlymphknoten verschleppt werden können. Die Biopsie muss in diesem Fall immer vom Leistenkanal aus erfolgen.
Beim **Prostatakarzinom** ist Gegenstand der Diskussion, ob eine Entfernung der Prostata (Prostatektomie) sinnvoll ist, wenn sich bereits Lymphknotenmetastasen in den regionären Lymphknoten des Beckens angesiedelt haben. Da es aber Hinweise gibt, dass möglicherweise nur der Primärtumor in der Prostata Metastasen bilden kann, die letztlich zum Tod des Patienten führen, erscheint eine Prostatektomie einschließlich der regionären Lymphknoten sinnvoll.

Innervation

Die Innervation der inneren männlichen Geschlechtsorgane ist **rein vegetativ:**

- Die überwiegend **sympathische Innervation** reduziert die Durchblutung von Hoden und Nebenhoden und induziert durch Kontraktion der glatten Muskulatur des Ductus deferens die Emission der Spermien in die Harnröhre und die Sekretabgabe der akzessorischen Drüsen. Gleichzeitig wird durch die Ringmuskulatur der Urethra am Blasenausgang eine retrograde Ejakulation in die Harnblase verhindert.
- Mit den sympathischen Neuronen des Plexus testicularis verlaufen auch afferente Nervenfasern. Daher projiziert das organbezogene Hautareal **(HEAD-Zone)** von Hoden und Nebenhoden auf die Dermatome **T10–L1** und ist daher mit dem der Niere identisch.
- Einzelne **parasympathische Fasern** fördern die Sekretbildung während der Erregung.

Die präganglionären **sympathischen Nervenfasern** (T10–L2) steigen vom Plexus aorticus abdominalis über den Plexus hypogastricus superior und aus den sakralen Ganglien des Grenzstrangs (Truncus sympathicus) über die Nn. splanchnici sacrales ab und werden überwiegend im **Plexus prostaticus** (Teil des Plexus hypogastricus inferior) synaptisch auf postganglionäre Neurone verschaltet (➤ Abb. 8.47, auch ➤ Abb. 8.69). Diese erreichen die Beckenorgane und damit auch die akzessorischen Geschlechtsdrüsen und den Ductus deferens (Plexus deferentialis). Einige Fasern schließen sich auch den Nn. cavernosi penis an, die den Beckenboden durchdringen und die Schwellkörper des Penis versorgen. Die (vorwiegend) postganglionären sympathischen Nervenfasern für Hoden und Nebenhoden verlaufen im **Plexus testicularis** entlang der A. testicularis, nachdem sie bereits in den Ganglia aorticorenalia umgeschaltet wurden (➤ Tab. 8.6).

Tab. 8.6 Innervation des männlichen Genitales.

Innervation	Zielstrukturen
sympathische Innervation (T10–L2)	• Ductus deferens und akzessorische Geschlechtsdrüsen (Plexus prostaticus) • Hoden und Nebenhoden (Plexus testicularis)
parasympathische Innervation (S2–4)	akzessorische Geschlechtsdrüsen (Plexus prostaticus)

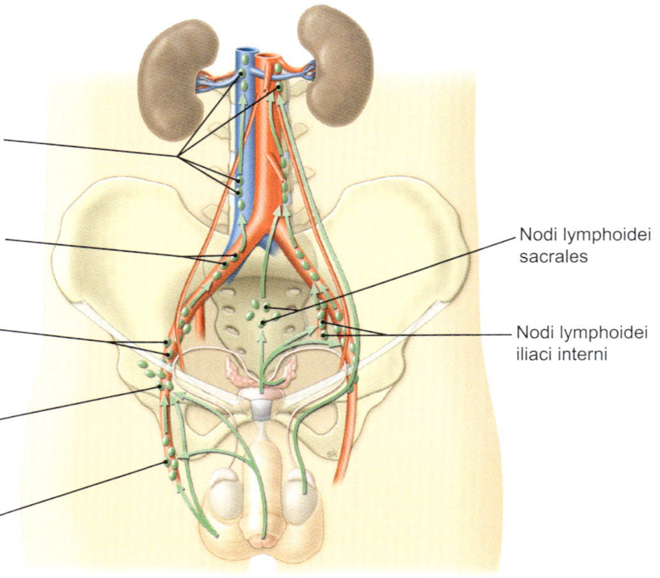

Abb. 8.46 Lymphabflusswege der äußeren und inneren männlichen Geschlechtsorgane. Ansicht von ventral. [S700-L238]

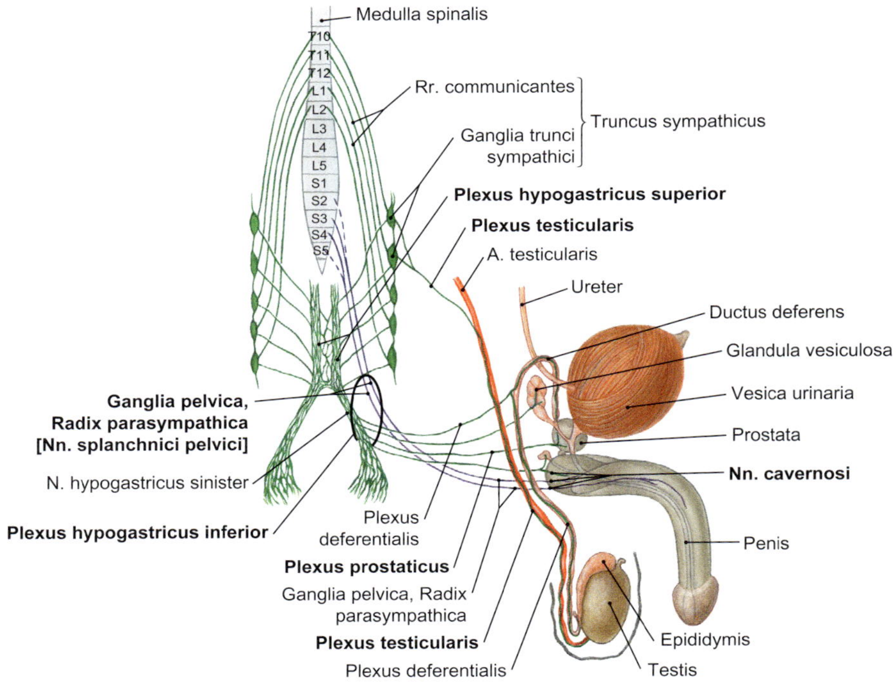

Abb. 8.47 Innervation der männlichen Geschlechtsorgane. Ansicht von ventral bzw. von lateral; schematische Darstellung. Der Plexus hypogastricus inferior enthält sympathische (grün) und parasympathische (violett) Nervenfasern. [S700]

Die präganglionären **parasympathischen Nervenfasern** gelangen aus dem sakralen Parasympathikus (S2–4) über die Nn. splanchnici pelvici in die Ganglien des Plexus hypogastricus inferior (➤ Abb. 8.47, auch ➤ Abb. 8.69). Entweder hier oder in der Umgebung der Organe werden die Neurone auf postganglionäre Fasern umgeschaltet, die die akzessorischen Drüsen erreichen.

Klinik

Bei einer operativen Entfernung der paraaortalen Lymphknoten, z. B. bei Hodenkarzinomen oder Karzinomen des Colon descendens oder bei Operationen an der Bauchaorta und den großen Beckenarterien, kann der **Sympathikus** geschädigt werden. Durch Störung der Emission und damit der Ejakulation der Spermien kann es zur Unfruchtbarkeit **(Infertilität)** kommen.
Bei operativer Entfernung von Rectum oder Prostata, z. B. bei Rektumkarzinomen bzw. Prostatakarzinomen oder ausgeprägter Hyperplasie der Prostata, können die **parasympathischen** Fasern des Plexus prostaticus zum Penis durchtrennt werden, sodass eine Erektion nicht mehr möglich ist **(Impotenz).**

Zur allgemeinen Organisation des vegetativen Nervensystems im Bauchraum ➤ Kap. 7.8.5 und zu den vegetativen Ganglien im Retroperitoneum ➤ Kap. 8.5.5.

8.6 Äußere Geschlechtsorgane

Kompetenzen

Nach Bearbeitung dieses Lehrbuchkapitels sollten Sie in der Lage sein:
- die Abschnitte der äußeren weiblichen und männlichen Geschlechtsorgane und deren Funktion zu erklären
- die Entwicklung des äußeren Genitales zu erklären und Unterschiede zwischen der Entwicklung der weiblichen und männlichen Geschlechtsorgane darzustellen
- die Abschnitte der Vulva am Präparat zu identifizieren
- Bau und Gliederung von Penis und Scrotum am Präparat darzulegen
- Arterien der einzelnen Geschlechtsorgane zu zeigen und ihre unterschiedliche Herkunft aus der Entwicklung abzuleiten
- Drainagegebiete von Venen und Lymphbahnen mit ihren klinischen Bedeutungen zu charakterisieren und Unterschiede zwischen den Geschlechtern aufzuzeigen
- die vegetative und somatische Innervation der äußeren Geschlechtsorgane mit Bedeutung für die Sexualfunktionen zu erklären

8.6.1 Überblick

Camilla Schinner, Jens Waschke

Bei den Geschlechtsorganen lassen sich äußere Geschlechtsorgane und innere Geschlechtsorgane (➤ Kap. 8.5) unterscheiden.
Die **äußeren weiblichen Geschlechtsorgane** werden als **Vulva** zusammengefasst (➤ Abb. 8.48). Dazu zählen:
- Vulvahügel (Mons pubis)
- große Vulvalippen (Labia majora vulvae)
- kleine Vulvalippen (Labia minora vulvae)
- Kitzler und Vorhofschwellkörper (Clitoris und Bulbus vestibuli = Bulboklitoralorgan)
- Scheidenvorhof (Vestibulum vaginae)
- Scheidenvorhofdrüsen (Glandulae vestibulares majores BARTHOLINI und minores)

Der Scheidenvorhof reicht bis an das **Hymen** (früher als Jungfernhäutchen bezeichnet), das den Eingang der Scheide (Ostium vaginae) begrenzt und variabel ausgeprägt sein kann. Die Scheide selbst ist Teil der inneren Geschlechtsorgane (➤ Kap. 8.5.4).
Die **äußeren männlichen Geschlechtsorgane** umfassen (➤ Abb. 8.49):
- Glied (Penis)
- Harnröhre (Urethra masculina)
- Hodensack (Scrotum)

Die Harnröhre wird bei den ableitenden Harnwegen beschrieben (➤ Kap. 8.3).

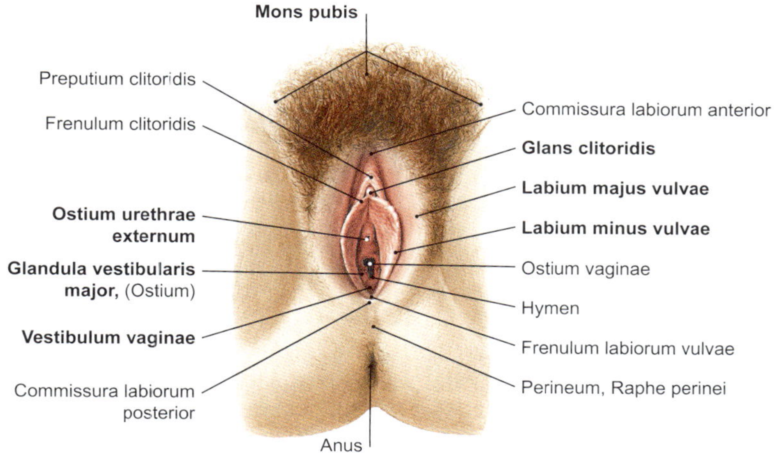

Abb. 8.48 Äußere weibliche Geschlechtsorgane. Ansicht von kaudal. [S700]

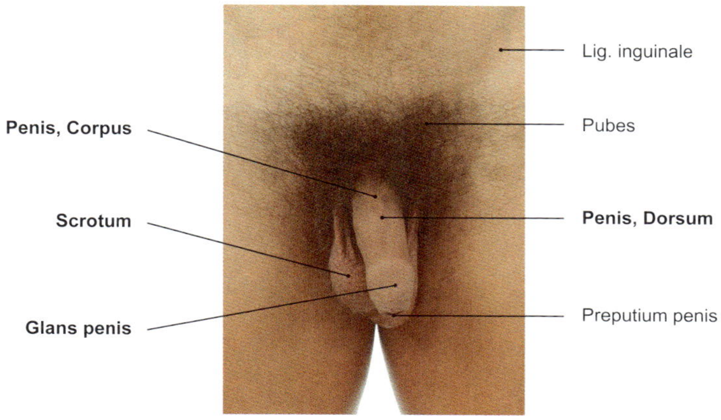

Abb. 8.49 Äußere männliche Geschlechtsorgane. Ansicht von ventral. [S700]

8.6.2 Funktion der äußeren Geschlechtsorgane

Camilla Schinner, Jens Waschke

Die äußeren Geschlechtsorgane sind die **Sexualorgane.**
Bei der Frau dient die Vulva dem Geschlechtsverkehr und ist wichtig für die sexuelle Erregung. Im Scheidenvorhof mündet auch die äußere Öffnung der Harnröhre (Ostium urethrae externum), die ventral des Eingangs in die Scheide gelegen ist.
Beim Mann dient der Penis dem Geschlechtsverkehr und ist für die sexuelle Erregung wichtig. Der Hodensack umhüllt Hoden, Nebenhoden, den ersten Abschnitt des Samenleiters sowie deren Leitungsbahnen und ermöglicht durch die Lagerung des Hodens außerhalb des Körpers die für die Bildung der Spermien (Spermatogenese) notwendige Absenkung der Umgebungstemperatur.

8.6.3 Entwicklung der äußeren Geschlechtsorgane

Beate Brand-Saberi

In beiden Geschlechtern entwickeln sich die äußeren Genitalien zwischen der *4. und 7. Woche* gleich (sexuell indifferentes Stadium, ➤ Kap. 8.5.3). Sie entstehen aus Mesenchymwülsten in der Umgebung des kaudalen Abschnitts des Sinus urogenitalis sowie aus Anteilen desselben. Das Ektoderm in der Umgebung des Sinus urogenitalis und der Genitalwülste ist ebenfalls an der Entwicklung der äußeren Geschlechtsorgane beteiligt. Am weitesten ventral liegt der **Genitalhöcker,** lateral befinden sich die **(Uro-)Genitalfalten** (= **Urethralfalten**) und lateral davon die **Labioskrotalwülste (Genitalwülste).** Das endodermale Epithel des Sinus urogenitalis verdickt sich zur **Urethralplatte** und wächst nach ventral bis zum Hinterrand des Genitalhöckers vor. Im Anschluss senkt sich die Urethralplatte zunächst zur **Urethralrinne** ein, die auf beiden Seiten von den **Urogenitalfalten** begrenzt wird.

Äußere weibliche Geschlechtsorgane

In der *6.–8. Woche* stellen der Genitalhöcker und die Genitalfalten noch ein zusammenhängendes Mesenchym dar. Erst in der *9. Woche* separiert sich das Mesenchym der Glans clitoridis von den Genitalfalten (➤ Abb. 8.50). Für die Entstehung der weiblichen äußeren Genitalien konnte außerdem infolge einer epithelio-mesenchymalen Transition eine Beteiligung des endodermalen Sinusepithels am Mesenchym der Genitalregion nachgewiesen werden.

MERKE

Unter dem Einfluss der vom Ovar gebildeten weiblichen Geschlechtshormone (Östrogene) entwickeln sich beim weiblichen Geschlecht (➤ Abb. 8.50)
- der Genitalhöcker zum **Corpus clitoridis** und den **Crura clitoridis,**
- die Genitalfalten zur **Glans clitoridis,** den **kleinen Vulvalippen** und zum **Bulbus vestibuli,** und
- die Labioskrotalwülste zu den **großen Vulvalippen** und zum **Vulvahügel** (Mons pubis).

Anders als beim Mann schließen sich die Genitalfalten nicht und die Labioskrotalwülste nur vorne und hinten an den Vereinigungsstellen der großen Labien (Commissura labiorum anterior und posterior). Aus dem Epithel des Sinus urogenitalis gehen die **BARTHOLIN-Drüsen** hervor.

Klinik

Die Gemeinsamkeiten mit der Entwicklung der äußeren männlichen Geschlechtsorgane machen verständlich, warum bei Störungen, die mit einer übermäßigen Bildung männlicher Geschlechtshormone einhergehen **(adrenogenitales Syndrom),** penisartige Hyperplasien der Clitoris vorkommen können.

Äußere männliche Geschlechtsorgane

Im Gegensatz zur Entwicklung im weiblichen Geschlecht fusionieren beim männlichen Embryo die Urogenitalfalten miteinander. Aus der Urethralrinne entsteht die **Harnröhre,** aus den miteinander verschmolzenen Urogenitalfalten das Corpus spongiosum. Der distale Teil der Harnröhre entsteht unabhängig im Bereich des Genitalhöckers. Aus dem Genitalhöcker entstehen die paarigen Schwellkörper **(Corpora cavernosa)** und der Penisschaft, während sich die **Eichel (Glans penis)** aus den Genitalfalten ableitet. Die Labioskrotalwülste verbinden sich dorsal der Penisanlage zum **Hodensack (Scrotum)** (➢ Abb. 8.51).

MERKE

Unter dem Einfluss des vom Hoden produzierten Testosterons entwickeln sich beim männlichen Geschlecht (➢ Abb. 8.51)
- der Genitalhöcker zum **Penisschaft** und den Schwellkörpern **(Corpora cavernosa),**
- die Genitalfalten zum **Corpus spongiosum** und zur **Eichel** (Glans penis) und
- die Labioskrotalwülste zum **Hodensack (Scrotum).**

Durch den Schluss der Genitalfalten über der Urethralrinne entsteht zugleich die Pars spongiosa der **Harnröhre.**

Klinik

Wenn der Verschluss der Urethralrinne unvollständig ist, befindet sich die Urethralöffnung nicht auf der Glans penis, sondern liegt weiter proximal (➢ Abb. 8.52). Bei der **Hypospadie** (häufigste Fehlbildung des Penis) mündet die Urethra auf der Unterseite des Penis im Verlauf zwischen Scrotum und Glans.

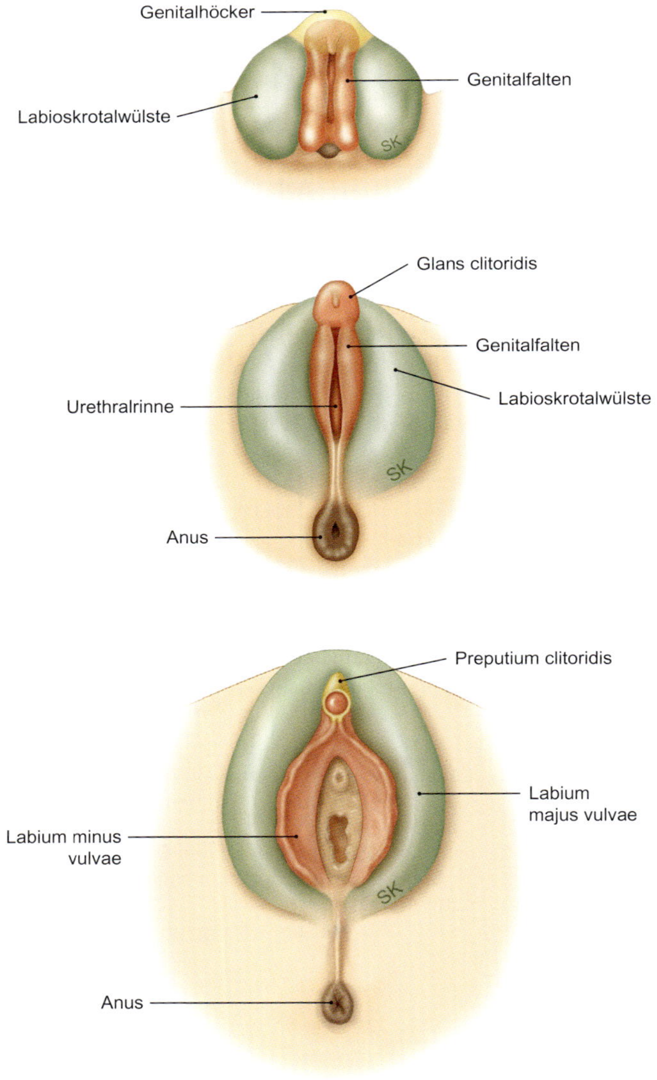

Abb. 8.50 Entwicklung der äußeren weiblichen Geschlechtsorgane, Organa genitalia feminina externa. [S702-L238]

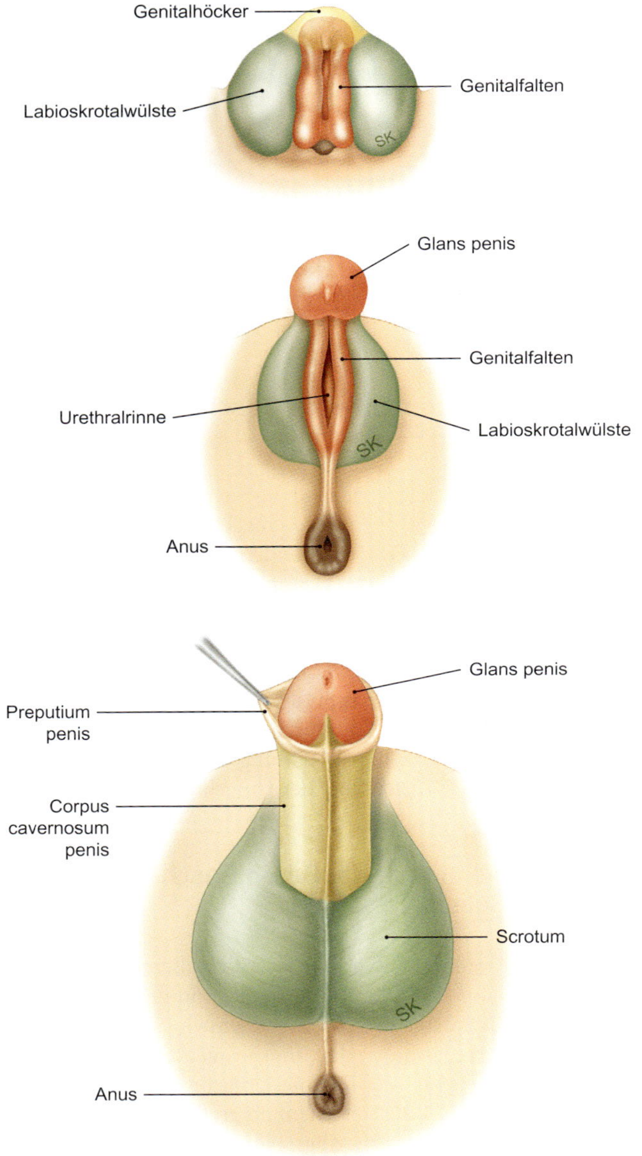

Abb. 8.51 Entwicklung der äußeren männlichen Geschlechtsorgane, Organa genitalia masculina externa. [S702-L238]

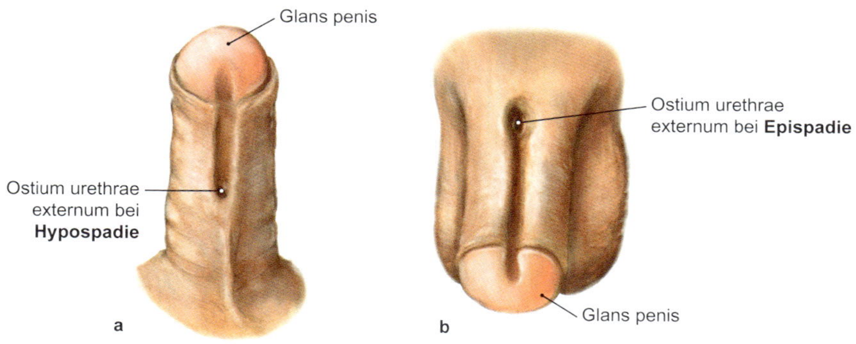

Abb. 8.52 Hypospadie und Epispadie. Die äußere Öffnung der Harnröhre befindet sich nicht am Ende der Glans penis, sondern bei der Hypospadie auf der Penisunterseite (**a**) oder bei der Epispadie (**b**) dorsal am Penisschaft. [S702-L266]

Bei der **Epispadie** (selten) tritt die Urethra in einer Rinne auf der Dorsalseite des Penis aus. Neben Störungen beim Wasserlassen kann es auch zu einer Verkrümmung des Penis kommen, sodass in den ersten Lebensjahren eine operative Korrektur vorgenommen werden muss.

8.6.4 Äußere weibliche Geschlechtsorgane: Vulva

Camilla Schinner

Topografie und Bau der Vulva

Der **Vulvahügel (Mons pubis),** der ab der Pubertät Intimbehaarung trägt, läuft nach unten in die **großen Vulvalippen** (Labia majora vulvae) aus, die sich ventral und dorsal vereinigen (Commissura labiorum anterior und posterior) und die Vulvaspalte (Rima vulvae) umfassen. Dorsal schließt sich der Damm (Perineum) an (➤ Abb. 8.53). Zwischen den großen Vulvalippen liegen die unbehaarten **kleinen Vulvalippen** (Labia minora vulvae), die den **Scheidenvorhof** (Vestibulum vaginae) umfassen. Vorn ziehen die kleinen Vulvalippen mit einem Bändchen (Frenulum clitoridis) zur Eichel der Clitoris sowie zu deren Vorhaut. In den Scheidenvorhof münden:

- die Scheide (dorsal),
- die Harnröhre (ventral), ca. 2,5 cm dorsal der Eichel der Clitoris, und
- die Ausführungsgänge der akzessorischen Geschlechtsdrüsen.

Das **Bulboklitoralorgan** ist das sensorische Organ der sexuellen Erregung. Die direkte oder indirekte Stimulation ist entscheidend für die Entstehung des weiblichen Orgasmus. Es besteht aus dem Kitzler und dem Vorhofschwellkörper (➤ Abb. 8.53, ➤ Abb. 8.54, ➤ Abb. 8.55). Der **Kitzler (Clitoris)** wird größtenteils aus paarigen **Schwellkörpern (Corpora cavernosa clitoridis)** gebildet und von einer **Faszie (Fascia clitoridis)** umhüllt. Die Corpora cavernosa weichen nach lateral zu den **Schenkeln der Clitoris (Crura clitoridis)** auseinander, die an den unteren Schambeinästen verankert und von den **Mm. ischiocavernosi** umhüllt werden. Beide Schenkel vereinigen sich zu einem 3 cm langen **Körper (Corpus clitoridis),** in dem sie durch das Septum corporum cavernosorum getrennt bleiben (➤ Abb. 8.54, ➤ Abb. 8.56b). Über das oberflächliche **Lig. fundiforme clitoridis** und das tiefer gelegene **Lig. suspensorium clitoridis** ist das Organ an der Symphyse befestigt. Kaudal des Körpers schließt sich die dicht sensibel innervierte **Eichel (Glans clitoridis)** an, die sich an der Vereinigung der kleinen Vulvalippen befindet und von einer **Vorhaut (Preputium clitoridis)** bedeckt ist. Der **Vorhofschwellkörper (Bulbus vestibuli** oder **Corpus spongiosum clitoridis)** wird von den großen Vulvalippen bedeckt. Der spongiöse Schwellkörper umgibt von lateral das Ostium vaginae und Ostium urethrae externum und läuft unterhalb der Glans clitoridis V-förmig zusammen. Zwischen Bulbus und Clitoris befindet sich ein venöses Geflecht (KOBELT-Venenplexus), das die beiden Schwellkörper lose verbindet (➤ Abb. 8.56b). Das hintere Ende des Schwellkörpers ist keulenförmig erweitert und dorsal liegen die **großen Scheidenvorhofdrüsen** an. Schwellkörper und Drüsen sind dabei vom **M. bulbospongiosus** bedeckt. Im subkutanen Fettgewebe der Labien ist ein weiteres venöses Gefecht (Plexus venosus labialis) eingebettet.

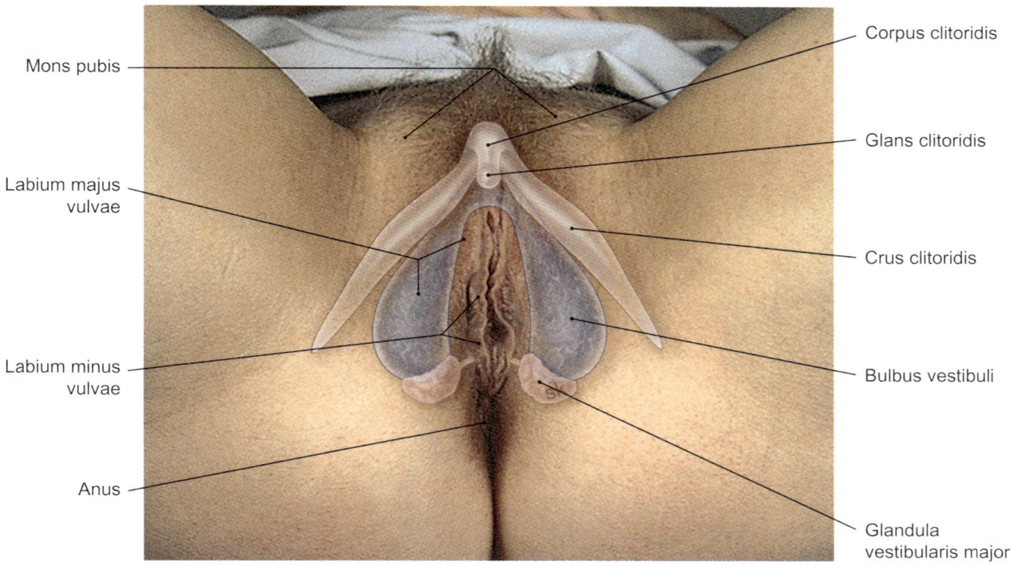

Abb. 8.53 Äußere weibliche Geschlechtsorgane, Bulboklitoralorgan; Ansicht von kaudal. [S702-L238]/[E1269]

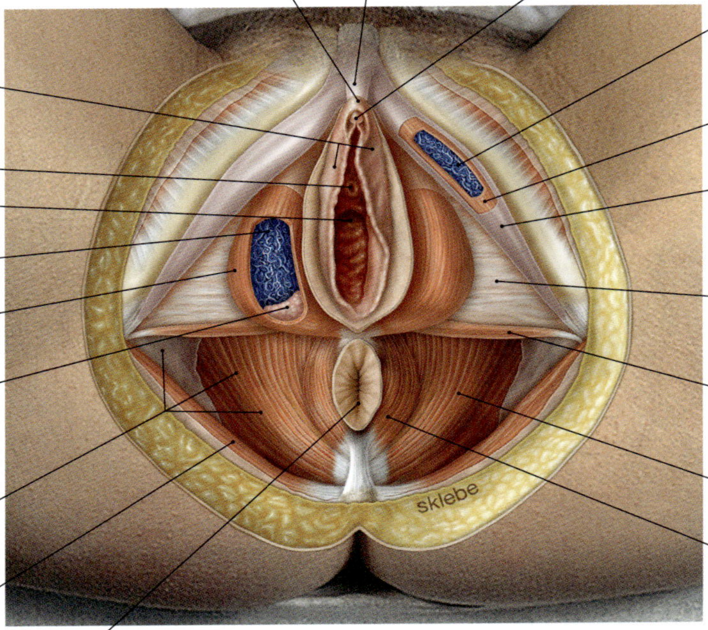

Abb. 8.54 Äußere weibliche Geschlechtsorgane. Ansicht von kaudal. [S702-L238]

In den Scheidenvorhof münden verschiedene akzessorische Geschlechtsdrüsen, die für die Befeuchtung bei sexueller Erregung und für die Infektionsabwehr relevant sind. Hierzu zählen:

- **Große Scheidenvorhofdrüsen** (Glandulae vestibulares majores, klin: **BARTHOLIN-Drüsen**): Sie münden über einen 2 cm langen Ausführungsgang in den Scheidenvorhof und entwickeln sich embryonal aus demselben Gewebe wie die COWPER-Drüsen beim Mann.
- **Kleine Scheidenvorhofdrüsen** (Glandulae vestibulares minores): Sie münden als kleine Drüsenansammlungen direkt in den Vorhof.
- **Paraurethraldrüsen** (Glandulae urethrales, SKENE-Drüsen): Sie sind variabel ausgeprägt und münden über Ausführungsgänge über die Harnröhre oder direkt in den Scheidenvorhof lateral des Ostium urethrae externum (➤ Abb. 8.55). Embryonal entwickeln sie sich aus demselben Gewebe wie die Prostata beim Mann und produzieren ein Sekret ähnlich dem Prostatasekret (Nachweis von PSA).

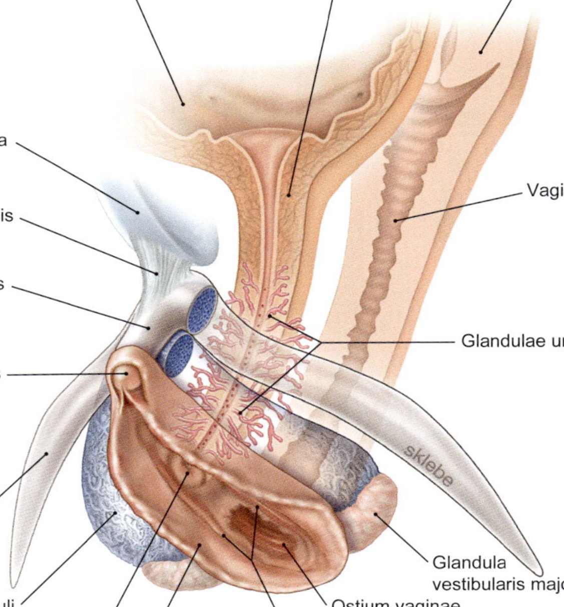

Abb. 8.55 Klito-urethro-vaginaler Komplex mit Bulboklitoralorgan. Ansicht von lateral. [S702-L238]/[E1269]

Tab. 8.7 Gefäße des Bulboklitoralorgans.

Arterien	Venen
Äste der A. pudenda interna: • **A. dorsalis clitoridis:** unterkreuzt die Crura clitoridis, steigt auf dem Corpus ab und versorgt die Glans clitoridis • **A. profunda clitoridis:** dringt in die Crura clitoridis ein und versorgt und füllt die Corpora cavernosa clitoridis • **A. bulbi vestibuli:** versorgt und füllt den Bulbus vestibuli	• **V. dorsalis superficialis clitoridis:** verläuft epifaszial und leitet das Blut aus der Glans zur V. pudenda externa • **V. dorsalis profunda clitoridis:** verläuft subfaszial und drainiert das Blut aus den Corpora cavernosa durch den Dammraum zum Plexus venosus vesicalis und V. pudenda interna • **V. bulbi vestibuli:** paarig, bringt Blut vom Vorhofschwellkörper zur V. pudenda interna

Klinik

Entzündungen der akzessorischen Geschlechtsdrüsen, besonders der BARTHOLIN-Drüsen, können schmerzhafte Schwellungen z. B. der großen Vulvalippen hervorrufen **(BARTHOLIN-Abszess).** Als Ursache kommt eine Verlegung der Ausführungsgänge der Drüsen infrage.
Die Topografie der Öffnungen von Scheide und Harnröhre im Scheidenvorhof ist beim **Legen eines Harnröhrenkatheters** wichtig, um zu vermeiden, dass der Katheter in der Vagina platziert wird (➤ Kap. 8.3.5).

Arterielle Versorgung und venöse Drainage der Vulva
Die äußeren Geschlechtsorgane werden von den Endästen der **A. pudenda interna** und den **Aa. pudendae externae** versorgt (➤ Abb. 8.56a). Die Blutgefäße der Vulva und des Penis mit Scrotum entsprechen sich und die Mechanismen der Schwellkörperfüllung, die für das sexuelle Empfinden wichtig ist, sind vergleichbar (s. a. ➤ Kap. 8.6.5). Die großen Labien werden aus der A. pudenda interna (Rr. labiales posteriores) und der A. pudenda externa (Rr. labiales anteriores) versorgt. Das Bulboklitoralorgan wird durch Äste der A. pudenda interna versorgt (➤ Tab. 8.7). Die Venen entsprechen den Arterien.

Lymphbahnen der Vulva
Im Unterschied zum Mann haben äußere und innere Geschlechtsorgane bei der Frau *nicht* völlig getrennte Lymphabflusswege, da auch die inneren weiblichen Geschlechtsorgane an die Leistenlymphknoten Anschluss haben (➤ Abb. 8.37).
Die Lymphdrainage der äußeren Geschlechtsorgane (Vulva) erfolgt größtenteils über Gefäße im Bereich des Vulvahügels, die als erste Lymphknotenstation in die oberflächlichen Lymphknoten der Leiste **(Nodi lymphoidei inguinales superficiales)** abgeleitet werden. Bulboklitoralorgan und kleine Vulvalippen drainieren in die tiefen Lymphknoten **(Nodi lymphoidei inguinales profundi)** und können auch direkt Anschluss an die Lymphknoten der Beckenhöhle **(Nodi lymphoidei iliaci interni)** haben (➤ Abb. 8.37).

Klinik

Aufgrund der unterschiedlichen Lymphabflusswege befinden sich die ersten **Lymphknotenmetastasen** bei Vulvakarzinomen in der Leiste, bei Endometriumkarzinomen des Uterus und Zervixkarzinomen im kleinen Becken und bei Ovarialtumoren im Retroperitonealraum.

Innervation der Vulva
Die äußeren Geschlechtsorgane sind sowohl vegetativ als auch somatisch innerviert (➤ Abb. 8.56, ➤ Abb. 8.38, ➤ Tab. 8.8).
Die **parasympathische Innervation der Vulva** durch die **Nn. cavernosi clitoridis** aus dem Plexus hypogastricus inferior (➤ Abb. 8.38) steigert die Durchblutung der Schwellkörper und Sekretion der

Tab. 8.8 Innervation der Vulva.

Vegetative Innervation	Somatische Innervation
sympathisch (T10–L2) und parasympathisch (S2–4): Nn. cavernosi clitoridis für die Schwellkörper des Bulboklitoralorgans und die Glandulae vestibulares	• sensorisch: überwiegend N. pudendus zu Clitoris, Labien und Vagina (unterer Abschnitt) • motorisch: N. pudendus zu M. bulbospongiosus, M. ischiocavernosus und Dammmuskulatur

Glandulae vestibulares. Die Nerven durchdringen den Beckenboden und ziehen (teils unter Anlagerung an den N. dorsalis clitoridis) in die Schwellkörper, wo sie die Füllung (Erektion) auslösen und damit die sexuelle Erregung, die durch die somatische Innervation über den **N. pudendus** vermittelt wird, unterstützen.
Die somatische Innervation durch den **N. pudendus** vermittelt die Sensibilität des unteren Teils der Vagina sowie der hinteren zwei Drittel der Vulvalippen über Nn. perineales und daraus abgehende Rr. labiales posteriores. Die Clitoris wird über den N. dorsalis clitoridis innerviert, der als Endast die Crura clitoridis unterkreuzt und dann auf dem Corpus zur Glans absteigt, die durch zahlreiche Nervenendigungen sensorisch dicht innerviert ist (➤ Abb. 8.56). Das vordere Drittel der Labien wird vom N. ilioinguinalis (Rr. labiales anteriores) und die lateralen Abschnitte zusätzlich vom N. cutaneus femoris posterior (Rr. perineales) und vom N. genitofemoralis (R. genitalis) sensorisch innerviert.
Für die **sexuelle Erregung** und den **weiblichen Orgasmus** ist ein Zusammenspiel aus Bulboklitoralorgan, Urethra und Vagina wichtig, die daher auch als **klito-urethro-vaginaler Komplex (CUV-Komplex)** (➤ Abb. 8.55) funktionell zusammengefasst werden.
Die Bedeutung und die Existenz eines strukturellen Korrelats des nach Ernst Gräfenberg benannten G-Punkts in der anterioren Vaginalwand ist hierbei umstritten. Bei der sexuellen Erregung bis hin zum Orgasmus werden verschiedene Phasen durchlaufen, wobei die sexuelle Reaktion natürlicherweise individuell und variabel ist. Durch äußere Reize (psychisch und körperlich) kommt es parasympathisch vermittelt zu verstärkter Durchblutung der Geschlechtsorgane mit Füllung der Schwellkörper (Erektion) und Vergrößerung der kleinen Labien. Die Transsudation der Vaginalschleimhaut und die Sekretion der Scheidenvorhofdrüsen dienen der Befeuchtung (Lubrikation) und erleichtern das Eindringen.
Beim Geschlechtsverkehr wird der CUV-Komplex komprimiert und dadurch stimuliert. Durch fortdauernde Stimulation besonders der dicht innervierten Glans clitoridis wird der Orgasmus ausgelöst, wobei es zur rhythmischen Kontraktion der Muskulatur des CUV-Komplexes, des Uterus und der Beckenbodenmuskulatur kommt. Dies kann mit einem Ausstoß von Flüssigkeit einhergehen, welche aus dem Sekret der Paraurethral- und Vorhofdrüsen, Transsudation und Urin bestehen kann („weibliche Ejakulation").
Zur allgemeinen Organisation des vegetativen Nervensystems im Bauchraum ➤ Kap. 7.8.5 und zu den vegetativen Ganglien im Retroperitoneum ➤ Kap. 8.8.5.

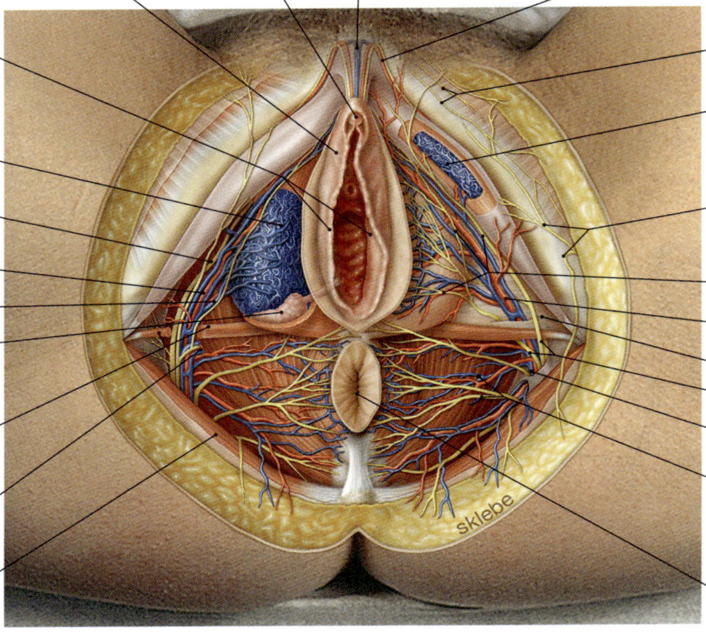

a

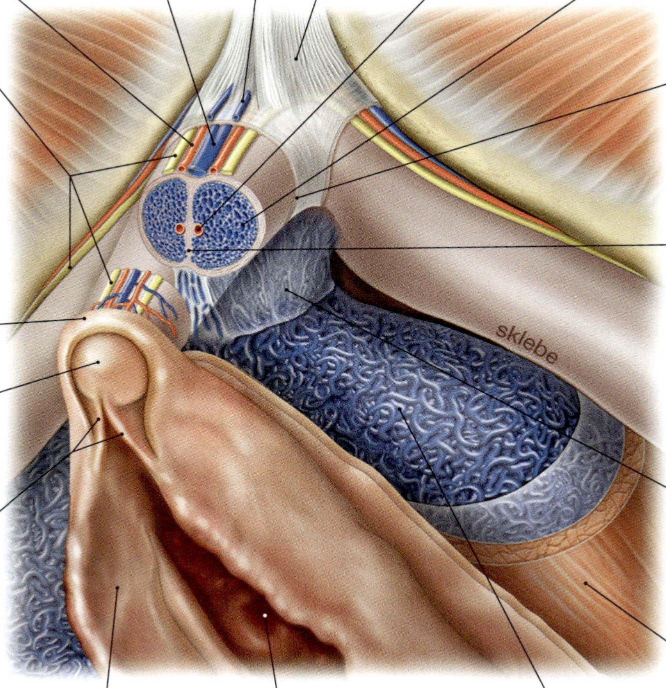

b

Abb. 8.56 Innervation der äußeren weiblichen Geschlechtsorgane. [S702-L238] **a** Ansicht von kaudal. **b** Vergrößerung, Ansicht von lateral.

8.6.5 Äußere männliche Geschlechtsorgane: Penis und Scrotum

Jens Waschke

Topografie und Bau von Penis und Scrotum

Der Penis ist im erschlafften Zustand ca. 10 cm lang und gliedert sich in **Schaft (Corpus penis)** und **Wurzel (Radix penis)** (➤ Abb. 8.57). Die Leitungsbahnen des Penis liegen auf seiner Dorsalseite (Dorsum penis). Die Peniswurzel ist an der vorderen Rumpfwand durch 2 Bänder befestigt:

- Das oberflächliche **Lig. fundiforme penis** geht aus der Linea alba hervor und umfängt den Penis beidseits, indem die Faserbündel eine Schlinge bilden.
- Das darunter liegende **Lig. suspensorium penis** ist an der Symphyse befestigt (➤ Abb. 8.58).

Das distale Ende des Penis ist zur **Eichel (Glans penis)** verdickt, die an der Basis einen Wall (Corona glandis) aufweist. Die Eichel wird im erschlafften Zustand des Penis von der Vorhaut (Preputium penis) bedeckt, die an der Unterseite des Penis durch ein Bändchen (Frenulum preputii) befestigt ist.

Aufgebaut wird der Penis aus den paarigen Penisschwellkörpern **(Corpora cavernosa penis),** die von einer derben Hülle (Tunica albuginea) umgeben und durch ein Septum penis getrennt sind, sowie aus dem Harnröhrenschwellkörper **(Corpus spongiosum penis),** der die Urethra umgibt. Die Corpora cavernosa sind mit den proximalen Enden (Crura penis) an den unteren Schambeinästen fixiert und werden von den Mm. ischiocavernosi stabilisiert. Das Corpus spongiosum ist proximal zum Bulbus penis erweitert, der vom M. bulbospongiosus bedeckt wird, und bildet distal die Glans penis. Außen werden alle Schwellkörper zusammen von der Penisfaszie **(Fascia penis)** umhüllt, die oberflächliche und tiefe Faserzüge aufweist.

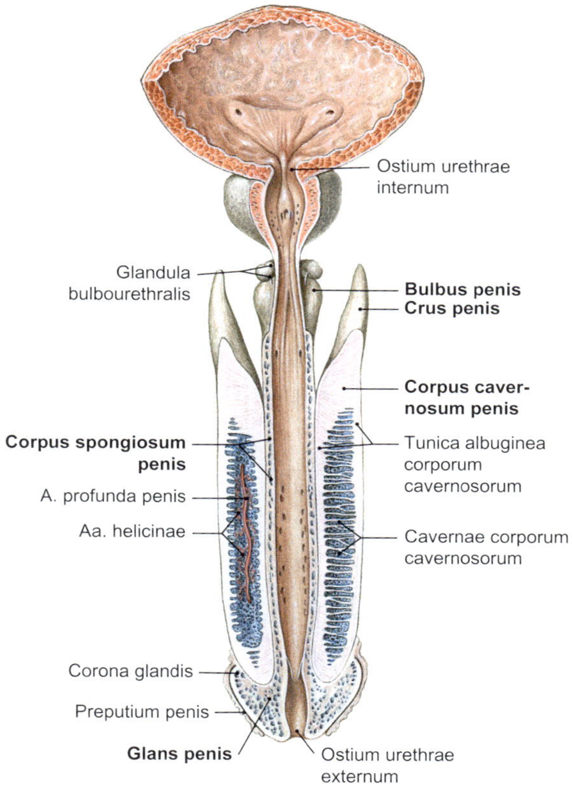

Abb. 8.57 Männliches Glied, Penis, mit freigelegten Schwellkörpern. Ansicht von ventral, Harnblase und Harnröhre eröffnet, Penisfaszie entfernt. [S700]

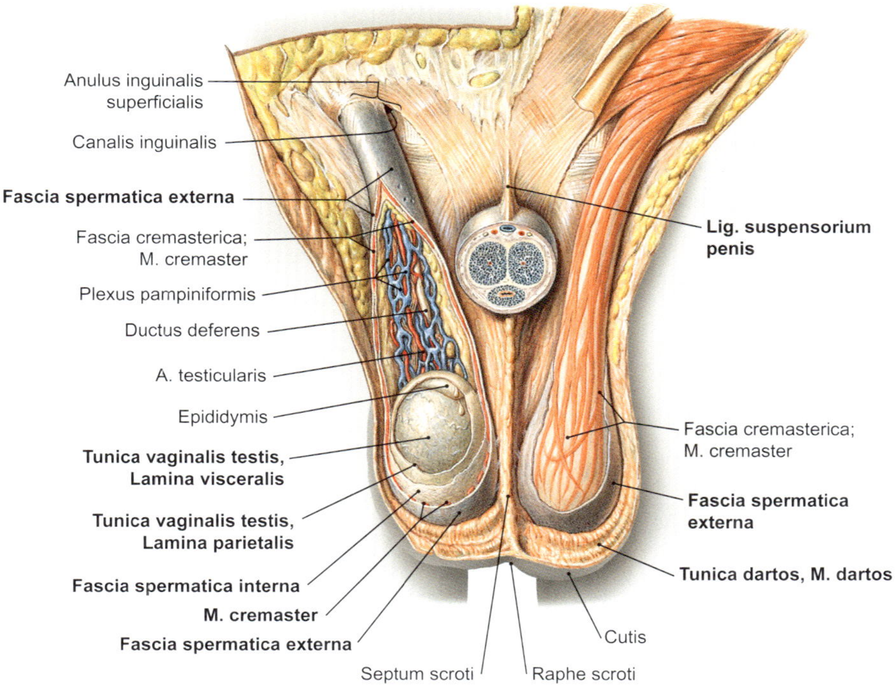

Abb. 8.58 Hodensack, Scrotum und Samenstrang (Funiculus spermaticus). Ansicht von ventral; Hodensack eröffnet und Penis frontal durchtrennt. [S700]

Klinik

Wenn die Vorhaut zu eng ist **(Phimose)** und sich nicht zurückstreifen lässt, kann es zu Störungen beim Wasserlassen und zu Infektionen kommen. Dann muss die Vorhaut durch Umschneidung (Zirkumzision) entfernt werden.
Verletzungen der Haltebänder können zu Verkrümmungen des Penis führen.

Der **Hodensack** (das **Scrotum**) ist in der Medianebene außen durch eine häutige Naht (Raphe scroti) und innen durch eine bindegewebige Trennschicht (Septum scroti) in 2 Hälften geteilt (➤ Abb. 8.58). Die Wand des Scrotums besteht aus relativ stark pigmentierter Haut (Cutis), unter der sich eine fettfreie Subcutis mit viel glatter Muskulatur (Tunica dartos) befindet, die durch ihre unwillkürliche Bewegung zur Temperaturregulation beiträgt. Darunter folgen als weitere Schichten wie beim Samenstrang die Fascia spermatica externa, die Fascia cremasterica und die Fascia spermatica interna.

Arterielle Versorgung und venöse Drainage von Penis und Scrotum

Die Blutgefäße des Penis sind kompliziert. Ihre Lage in Bezug auf die Penisfaszie ist von großer funktioneller Bedeutung für die Erektion des Penis (➤ Abb. 8.59).

Der Penis wird von **3 paarigen Arterien** aus der A. pudenda interna versorgt:

- **A. dorsalis penis:** verläuft *sub*faszial zwischen V. dorsalis profunda penis (medial) und N. dorsalis penis (lateral), versorgt Penishaut und Glans
- **A. profunda penis:** liegt *in* den Corpora cavernosa, für deren Füllung sie über ihre Aa. helicinae zuständig ist
- **A. bulbi penis:** dringt in den Bulbus penis ein, versorgt die Glandula bulbourethralis und als A. urethralis Harnröhre und Corpus spongiosum

Das Blut wird von **3 Venensystemen** aufgenommen (➤ Abb. 8.59, ➤ Abb. 8.61):

- **V. dorsalis superficialis penis:** paarig oder unpaar, liegt *epi*faszial in der Subcutis und leitet das Blut aus der Penishaut zur V. pudenda externa
- **V. dorsalis profunda penis:** unpaar, verläuft *sub*faszial und drainiert die Schwellkörper über Vv. cavernosae zum Plexus venosus prostaticus
- **V. bulbi penis:** paarig, sie bringt Blut vom Bulbus penis zur V. dorsalis profunda penis

Bei der **Erektion des Penis** kommt es – parasympathisch aktiviert – zu einer Dilatation der A. profunda penis und damit zu einer

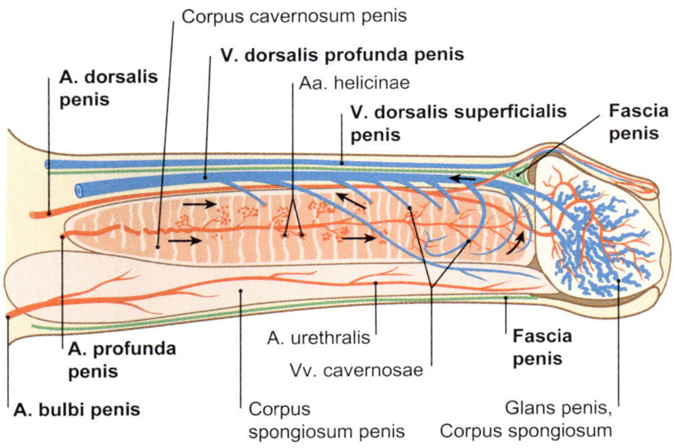

Abb. 8.59 Arterien und Venen des Penis. [S702-L126]/[B500/O1107]

Füllung der Corpora cavernosa. Diese komprimieren die V. dorsalis profunda penis unter der straffen Penisfaszie, sodass das Blut nicht abfließen kann. Unter zusätzlicher Kontraktion der Mm. ischiocavernosi (vom N. pudendus innerviert) kommt es zur Erektion.

Klinik

Die parasympathischen Nervenfasern setzen Stickoxid (NO) frei, das in den glatten Muskelzellen der Blutgefäße zu einer Erhöhung des sekundären Botenstoffs cGMP führt, der die Kontraktion der Zellen hemmt. **Hemmstoffe der Phosphodiesterase** (z. B. Viagra) verzögern den Abbau von cGMP und verbessern damit die Erektion.

Das **Scrotum** wird aus der A. pudenda interna (Rr. scrotales posteriores) und den Aa. pudendae externae (Rr. scrotales anteriores) sowie der A. cremasterica versorgt. Die Venen entsprechen den Arterien.

Klinik

Eine Erweiterung der Venen des Plexus pampiniformis **(Varikozele)** (➤ Abb. 8.60) kann durch Rückstau des Blutes zu Unfruchtbarkeit (Infertilität) führen. Da die V. testicularis links nahezu senkrecht in die V. renalis einmündet, sind 95 % aller Varikozelen linksseitig, auch wenn keine Venenklappe an der

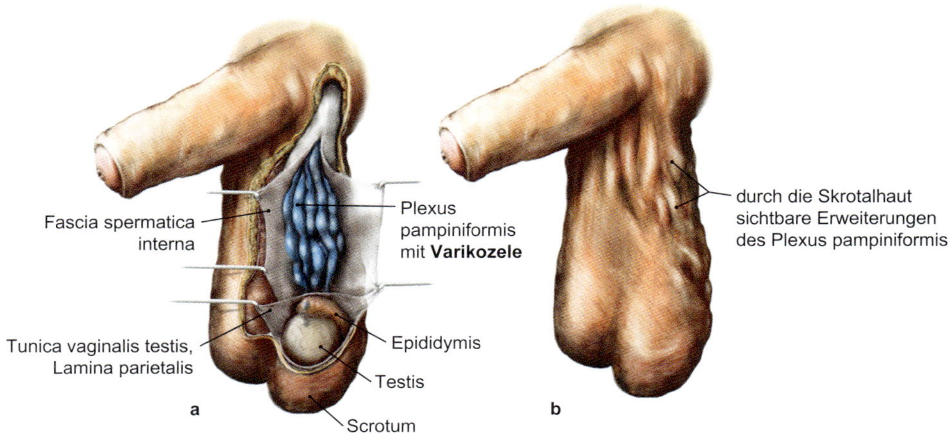

Abb. 8.60 Varikozele. Durch Rückstau des Blutes in der V. renalis sinistra kann es zu einer Dilatation des Plexus pampiniformis (**a**) kommen, die durch die Haut des Scrotums sichtbar ist (**b**). [S702-L266]

Einmündung ausgebildet ist. Durch die Strömungsumkehr des Blutes kann es zu Hodenschmerzen und Infertilität kommen. Therapeutisch wird die betroffene V. testicularis abgebunden, sodass das Blut über Verbindungen zur V. ductus deferentis abfließt.

Lymphbahnen von Penis und Scrotum
Äußere und innere Geschlechtsorgane haben beim Mann völlig getrennte Lymphabflusswege (➤ Abb. 8.46)! Für die äußeren Geschlechtsorgane (Penis und Scrotum) stellen die Lymphknoten der Leiste **(Nodi lymphoidei inguinales superficiales)** die erste Lymphknotenstation dar.

Innervation von Penis und Scrotum
Die äußeren männlichen Geschlechtsorgane sind sowohl **vegetativ als auch somatisch** innerviert (➤ Abb. 8.47, ➤ Tab. 8.9):

- Die überwiegend **parasympathische Innervation** über die **Nn. cavernosi penis** steigert die Durchblutung der Penisschwellkörper und induziert dadurch die Erektion des Penis.
- Die **somatische Innervation** durch den **N. pudendus** ist sensorisch und dient der sexuellen Erregung.

Die **motorische Innervation** der Dammmuskulatur (M. bulbospongiosus und M. ischiocavernosus) durch den **N. pudendus** unterstützt die Ejakulation des Spermas aus der Harnröhre.

Tab. 8.9 Innervation des äußeren männlichen Genitales.

Vegetative Innervation	Somatische Innervation
parasympathisch (S2–4): Nn. cavernosi penis zum Schwellkörper des Penis	• sensorisch: überwiegend N. pudendus zu Penis und Scrotum • motorisch: N. pudendus zur Dammmuskulatur

8.7 Retroperitonealraum und Beckenhöhle

Kompetenzen

Nach Bearbeitung dieses Lehrbuchkapitels sollten Sie in der Lage sein:

- die Gliederung von Retroperitoneum und Beckenhöhle zu verstehen
- die Lageverhältnisse der einzelnen Organe am Präparat zu beschreiben

8.7.1 Überblick

Die **Bauchhöhle** (Cavitas abdominalis) und die **Beckenhöhle** (Cavitas pelvis) sind überwiegend mit Bauchfell (Peritoneum) ausgekleidet und bilden zusammen die **Peritonealhöhle** (Cavitas peritonealis) (➤ Kap. 7.7). Hinter und unter der Peritonealhöhle befindet sich der **Extraperitonealraum** (Spatium extraperitoneale), der dorsal als **Retroperitoneum** (Spatium retroperitoneale, ➤ Kap. 8.7.2) zwischen den Organen und Leitungsbahnen überwiegend mit Fettgewebe ausgekleidet ist und sich kaudal in der Beckenhöhle in den **Subperitonealraum** (Spatium extraperitoneale pelvis, ➤ Kap. 8.7.3) fortsetzt.
Die Organe des **Retroperitonealraums** sind meist nur auf ihrer Vorderseite von Peritoneum parietale bedeckt (➤ Abb. 7.47). Diese Organe sind entweder

- bereits außerhalb der Bauchhöhle angelegt (primär retroperitoneale Organe)
  - Nieren
  - Nebennieren
- oder erst während der Entwicklung an die dorsale Rumpfwand verlagert worden (sekundär retroperitoneale Organe, ➤ Kap. 7):
  - Duodenum (außer Pars superior)
  - Colon ascendens
  - Colon descendens
  - proximales Rectum (bis Flexura sacralis)
  - Pancreas

Die sekundär retroperitoneal gelegenen Organe können bei der Präparation von den primär retroperitoneal gelegenen Organen stumpf abgelöst werden, da sich das ursprüngliche viszerale Peritoneum auf der Rückseite der ursprünglich intraperitonealen Organe mit dem parietalen Peritoneum zur **TOLDT-Fusionsfaszie** vereinigt hat (➤ Abb. 7.12d).
Im **Subperitonealraum** sind manche Organe wie die Harnblase auf einem Teil ihrer Oberseite mit parietalem Peritoneum bedeckt, während andere Organe des Beckens (distales Rectum ab Flexura sacralis, Analkanal, Cervix uteri, Vagina, Prostata, Glandula vesiculosa) keinen Kontakt zum Bauchfell haben (➤ Abb. 8.61, ➤ Abb. 8.62).

Klinik

Retroperitoneal gelegene Organe wie z. B. die Niere sind bei **Operationen** auch von dorsal zugänglich, ohne dass die Peritonealhöhle eröffnet werden muss. Dadurch lässt sich das Risiko einer Infektion der Bauchhöhle (Peritonitis) oder postoperativer Verwachsungen reduzieren.

MERKE

Extraperitoneal:

- außerhalb der Peritonealhöhle im Retroperitonealraum der Bauchhöhle (Spatium retroperitoneale) oder im Subperitonealraum des Beckens (Spatium extraperitoneale pelvis) gelegen
- nicht oder nur teilweise von Peritoneum parietale bedeckt

8.7.2 Retroperitonealraum

Das Retroperitoneum (Spatium retroperitoneale) ist ein mit Fett ausgefüllter spaltförmiger Raum dorsal der Peritonealhöhle, der ventral vom Peritoneum parietale und dorsal von den Muskeln der hinteren Rumpfwand (M. psoas major und M. quadratus lumborum) begrenzt wird. In diesem Raum liegen die Niere, die Nebenniere und der Harnleiter, die zusammen von einem eigenen Hüllsystem umgeben sind (➤ Kap. 8.1, ➤ Kap. 8.2). Zwischen den beiden Nieren liegen die Leitungsbahnen des Retroperitonealraums (➤ Kap. 8.8).

8.7.3 Subperitonealraum

Kaudal des Beckenabschnitts der Peritonealhöhle (Cavitas peritonealis pelvis) ist der Extraperitonealraum zum Subperitonealraum (Spatium extraperitoneale pelvis) erweitert, in dem Bindegewebe die einzelnen Organe mit ihren eigenen Leitungsbahnen umgibt. Das Bindegewebe ist teilweise zu sog. Faszien verdichtet, die die einzelnen Organe umgeben und einzelne Kompartimente untergliedern wie z. B. das „Mesorectum", das einen klinisch sehr relevanten Raum um den Mastdarm darstellt (➤ Kap. 8.4.3). Der

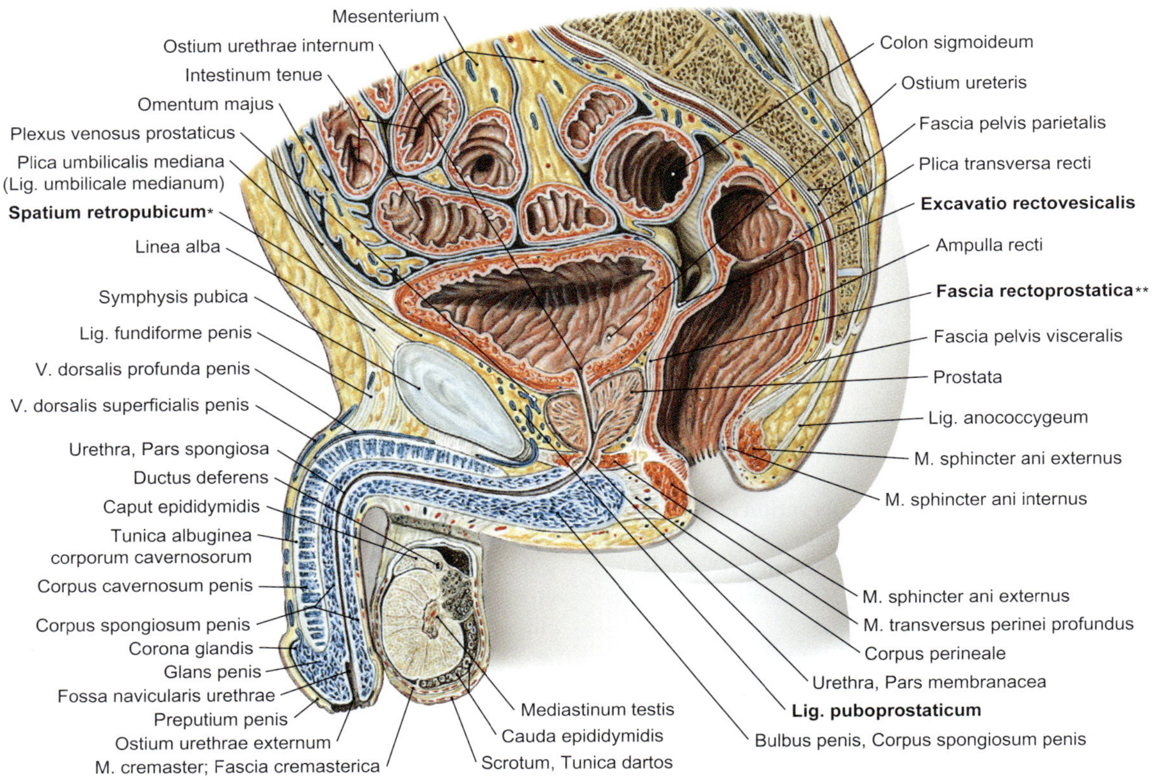

Abb. 8.61 Becken des Mannes. Medianschnitt; Ansicht von links; * RETZIUS-Raum ** klinisch: DENONVILLIER-Faszie. [S700]

Raum hinter der Schambeinfuge wird als **Spatium retropubicum** (klinisch RETZIUS-Raum) bezeichnet (➤ Abb. 8.61, ➤ Abb. 8.62). Die Faszien im Becken gliedern sich in die:

- **Fascia pelvis parietalis:** bedeckt das knöcherne Becken auf der Innenseite; der Abschnitt ventral des Kreuzbeins wird als **Fascia presacralis (WALDEYER-Faszie)** bezeichnet
- **Fascia pelvis visceralis:** umhüllt die einzelnen Organe mit ihren Leitungsbahnen, z. B. die „mesorektale Faszie" um den Mastdarm mit seinem „Mesorectum"; zusätzlich kommen Bindegewebsblätter vor, die einzelne Organe voneinander trennen wie beim Mann die **Fascia rectoprostatica (= Septum rectoprostaticum,** klinisch DENONVILLIER-Faszie) und bei der Frau die **Fascia rectovaginalis (= Septum rectovaginale)**

Weitere Verdichtungen des Bindegewebes werden in Anlehnung an den Bewegungsapparat als Bänder (Ligamenta) bezeichnet und dienen der Fixierung der einzelnen Organe am knöchernen Becken. Auch das übrige lockere Bindegewebe, das kontinuierlich in die bindegewebige Hülle oder Wände der Organe übergeht, wird in der Klinik mit eigenen Begriffen versehen:

- **Parametrium:** Faserzüge von der Cervix zur seitlichen Beckenwand (Lig. cardinale)
- **Paraproctium:** Bindegewebe um das Rectum
- **Paracystium:** Bindegewebe um die Harnblase
- **Paracolpium:** Bindegewebe um die Scheide

Die Beckenhöhle ist damit insgesamt in **3 Etagen** gegliedert. Die Beckenorgane liegen dabei in dem klinisch als **„kleines Becken"** bezeichneten kaudalen Abschnitt unterhalb der Linea terminalis, die sich vorne aus dem Pecten ossis pubis und hinten der Linea arcuata zusammensetzt. Die Etagen der Beckenhöhle (von kranial nach kaudal) sind:

- **Beckenabschnitt der Peritonealhöhle** (Cavitas peritonealis pelvis), kaudal begrenzt durch das Peritoneum parietale
- **Subperitonealraum,** der kaudal bis zum Beckenboden (➤ Kap. 8.9) reicht
- **Dammregion** (Regio perinealis), die unterhalb des Beckenbodens liegt und sich beidseits ventral in die beiden Dammräume und dorsal in die Fossa ischioanalis aufteilt (➤ Kap. 8.9)

Die Peritonealhöhle reicht mit verschiedenen – mit Peritoneum parietale ausgekleideten – Aussackungen (Recessus) in den Subperitonealraum hinein. Beim Mann bildet die **Excavatio rectovesicalis** den tiefsten Raum der Bauchhöhle, bei der Frau die **Excavatio rectouterina (DOUGLAS-Raum),** die noch weiter nach kaudal reicht als die ventral gelegene **Excavatio vesicouterina.**

Klinik

Bei **aufrechter Haltung** kann sich in den tiefsten Aussackungen der Bauchhöhle, der **Excavatio rectovesicalis** beim Mann und der **Excavatio rectouterina** (DOUGLAS-Raum) bei der Frau, bei Entzündungen im Unterbauch entzündliches Exsudat oder Eiter ansammeln, was im Ultraschall als freie Flüssigkeit nachgewiesen werden kann. Der DOUGLAS-Raum reicht bis an das hintere Scheidengewölbe heran und kann von dort aus punktiert werden, um die freie Flüssigkeit zu untersuchen.

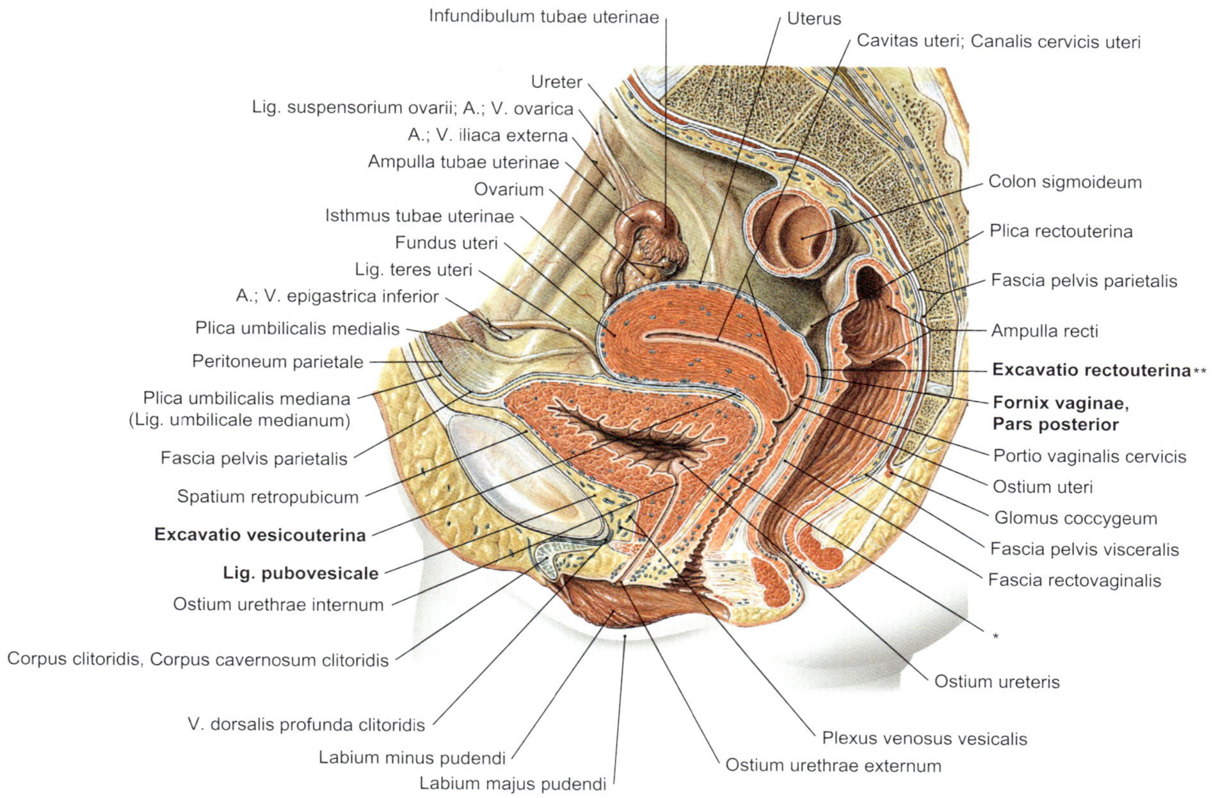

Abb. 8.62 Becken der Frau. Medianschnitt; Ansicht von links; * klinisch: Septum vesicovaginale, ** klinisch: DOUGLAS-Raum. [S700]

8.8 Leitungsbahnen von Extraperitonealraum und Beckenhöhle

Kompetenzen

Nach Bearbeitung dieses Lehrbuchkapitels sollten Sie in der Lage sein:

- die grundsätzliche Gliederung der Leitungsbahnen von Retroperitoneum und Becken zu verstehen, damit Sie bei den einzelnen Organen die Herkunft der Leitungsbahnen nachvollziehen können
- Äste der Bauchaorta und Zuflüsse der V. cava inferior am Präparat zu zeigen
- Äste der Aa. iliacae externa und interna mit Verlauf und Versorgungsgebieten am Präparat zu erläutern
- venöse Geflechte des Beckens mit ihren Verbindungen zu kennen und deren klinische Bedeutung zu verstehen
- Lymphknoten und Systematik der Lymphbahnen mit Bildung des Ductus thoracicus aufzuzeigen
- Organisation des vegetativen Nervensystems mit Plexus und Ganglien in Retroperitoneum und Becken zu erklären

8.8.1 Überblick

Die großen arteriellen, venösen und lymphatischen Gefäßstämme des Körpers im **Retroperitoneum** setzen sich nach kaudal in der Beckenhöhle in den **Subperitonealraum** sowie nach kranial in das **hintere Mediastinum der Brusthöhle** fort (➤ Kap. 6.6). Die Leitungsbahnen versorgen dabei sowohl die dorsale Rumpfwand (parietale Gefäße) als auch die Eingeweide (viszerale Gefäße) von Bauch- und Beckenhöhle und setzen sich als Gefäße der unteren Extremität fort.

Der **Bauchabschnitt der Aorta (Pars abdominalis aortae)** tritt durch das Zwerchfell aus der Brusthöhle in den Retroperitonealraum ein. Ihre Endäste sind die Beckenarterien (Aa. iliacae communes), die sich im Becken in die A. iliaca interna (zur Versorgung von Beckenwand und -organen) und die A. iliaca externa (die unter dem Leistenband in die A. femoralis übergeht) teilen.

Die **untere Hohlvene (V. cava inferior)** entspricht mit ihren Zuflüssen weitgehend der Aorta. Nach ihrem Durchtritt durch das Zwerchfell mündet sie direkt in den rechten Vorhof des Herzens.

Im Retroperitoneum vereinigen sich die Lymphstämme der Bauchhöhle zum **Milchbrustgang (Ductus thoracicus)**, dem großen Lymphstamm des Körpers, der sich auf seinem Weg zum linken Venenwinkel durch das Zwerchfell in das hintere Mediastinum fortsetzt.

Retro- und Subperitonealraum enthalten auch Abschnitte des somatischen und vegetativen Nervensystems. Der **Plexus lumbosacralis** ist ein somatisches Nervengeflecht, das von den vorderen Ästen der Spinalnerven gebildet wird. Es setzt sich aus dem Plexus lumbalis zusammen, der in den M. psoas major eingebettet ist und steht über den Truncus lumbosacralis in Kontakt mit dem Plexus sacralis im kleinen Becken. Die Nerven des Plexus lumbosacralis dienen im Wesentlichen der Innervation der unteren Extremität (➤ Kap. 5.6.1), aber auch der von Analkanal und äußerem Genitale.

Die Nervenfasern des **Sympathikus und Parasympathikus** bilden auf der Aorta ein vegetatives Nervengeflecht (**Plexus aorticus abdominalis**), dessen einzelne Anteile mit den jeweiligen arteriellen Gefäßen die einzelnen Organe erreichen. Über den Plexus hypogastricus superior setzt sich das vegetative Nervengeflecht in die Beckenhöhle fort, wo es als **Plexus hypogastricus inferior** sämtliche Organe innerviert.

8.8.2 Arterien von Retroperitoneum und Beckenhöhle

Der **Bauchabschnitt der Aorta (Pars abdominalis aortae)** tritt auf Höhe des XII. Brustwirbels durch den Hiatus aorticus des Zwerchfells hindurch und steigt danach links ventral der Wirbelsäule ab (➤ Abb. 8.63). Auf diesem Weg entspringen **parietale Äste** für die Rumpfwand und **viszerale Äste** für die Eingeweide von Peritonealhöhle und Retro-/Subperitoneum (➤ Tab. 8.10). Während die paarigen viszeralen Äste Organe in Retroperitoneum und Beckenhöhle versorgen, erhalten die Baucheingeweide ihr Blut von **3 unpaaren Arterienästen:**

- Truncus coeliacus
- A. mesenterica superior
- A. mesenterica inferior

Auf Höhe des IV. Lendenwirbels teilt sich die Aorta in ihre **Endäste.** Die Aa. iliacae communes treten beidseits in die Beckenhöhle über, wo sie sich aufzweigen. Die dünne A. sacralis mediana setzt auf dem Kreuzbein den Verlauf fort (➤ Abb. 8.63).

Vor dem Sakroiliakalgelenk teilt sich die A. iliaca communis in die **A. iliaca externa,** die sich unter dem Leistenband in die A. femoralis fortsetzt (➤ Kap. 5.7.2), und die **A. iliaca interna** zur Versorgung des Beckens mit seinen Eingeweiden (➤ Abb. 8.64). Die A. iliaca interna spaltet sich meist (in 60 % der Fälle) in einen vorderen und einen hinteren Hauptstamm auf. Da die Astabfolge ziemlich variabel ist, bietet es sich an, stattdessen die Äste nach ihrem Versorgungsgebiet in **parietale Äste** für die Beckenwand und die äußeren Geschlechtsorgane und in **viszerale Äste** für die Beckeneingeweide einzuteilen.

Die parietalen Äste sind bei beiden Geschlechtern gleich ausgebildet (➤ Abb. 8.64):

- **A. iliolumbalis:** Sie versorgt die Fossa iliaca und Lumbalregion und gibt auch einen Ast zum Rückenmarkskanal ab.
- **Aa. sacrales laterales:** Diese Arterien treten in den Sakralkanal ein und versorgen die Rückenmarkshäute.
- **A. obturatoria:** Sie zieht mit dem N. obturatorius durch den Canalis obturatorius zum Oberschenkel. Der **R. pubicus** anastomosiert mit einem gleichnamigen Ast aus der A. epigastrica inferior – in bis zu 20 % entspringt die gesamte A. obturatoria aus diesem Gefäß. Im Canalis obturatorius teilt sich die A. obturatoria in einen **R. anterior,** der die Adduktoren des Oberschenkels versorgt und dort mit der A. circumflexa femoris medialis anastomosiert. Der **R. posterior** zieht zur Glutealmuskulatur. Der **R. acetabularis** gelangt über das Lig. capitis femoris zum Kopf des Femurs und ist beim Kind für die Ernährung der proximalen Femurepiphyse essenziell.

Tab. 8.10 Äste der Pars abdominalis aortae.

Parietale Äste zur Rumpfwand	• A. phrenica inferior: auf der Unterseite des Zwerchfells, gibt A. suprarenalis superior zur Nebenniere ab • Aa. lumbales: 4 Paare direkt aus der Aorta, das 5. Paar entspringt aus der A. sacralis mediana
Viszerale Äste für die Eingeweide	• Truncus coeliacus: unpaar, entspringt unmittelbar unter dem Hiatus aorticus und versorgt die Oberbauchorgane (➤ Abb. 7.48) • A. suprarenalis media: versorgt die Nebenniere • A. renalis: zur Niere, gibt außerdem die A. suprarenalis inferior zur Nebenniere ab • A. mesenterica superior: unpaar, versorgt Teile des Pancreas, den gesamten Dünndarm und den Dickdarm bis zur linken Kolonflexur (➤ Abb. 7.49) • A. testicularis/ovarica: versorgt beim Mann Hoden und Nebenhoden, bei der Frau das Ovar • A. mesenterica inferior: unpaar, versorgt Colon descendens und oberes Rectum (➤ Abb. 7.50)
Endäste	• A. iliaca communis: für Becken und Bein • A. sacralis mediana: steigt auf dem Kreuzbein ab

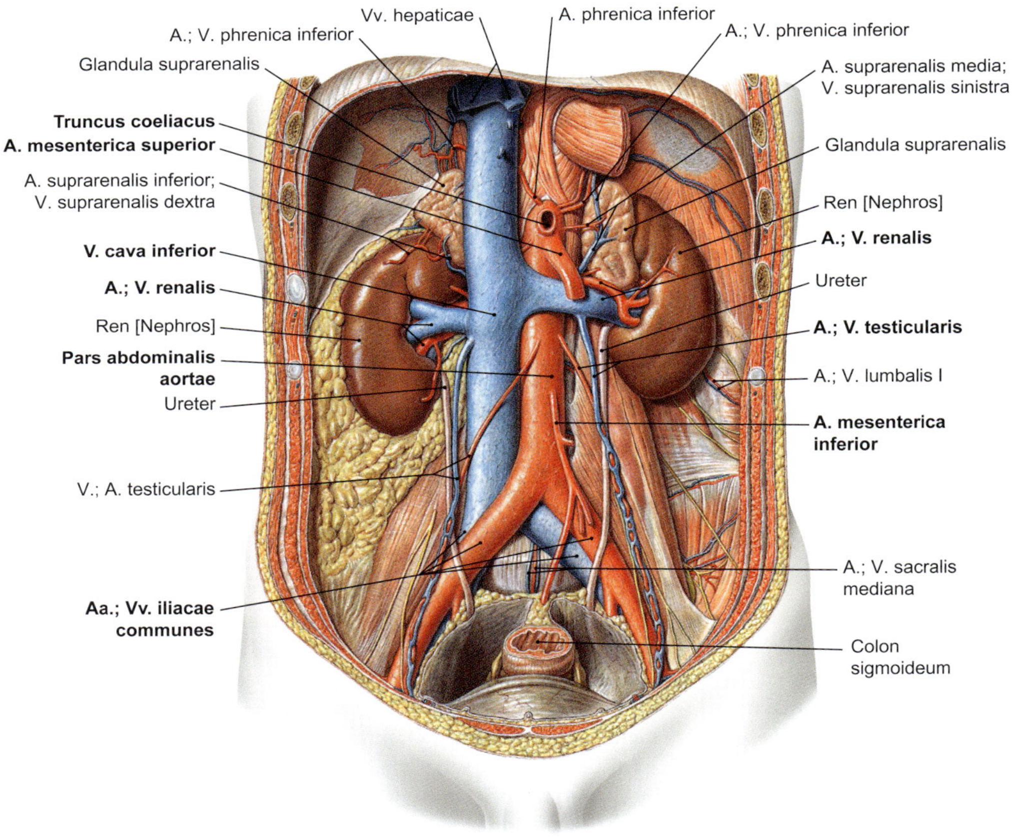

Abb. 8.63 Bauchaorta und untere Hohlvene. Retrositus. [S700]

- **A. glutea superior:** Sie zieht durch das Foramen suprapiriforme in die Glutealregion und versorgt die Glutealmuskulatur.
- **A. glutea inferior:** Sie tritt durch das Foramen infrapiriforme und versorgt ebenfalls die Glutealmuskulatur.

Klinik

Wenn die Anastomose zwischen der A. obturatoria und der A. epigastrica inferior stark ausgebildet ist, nennt man dies traditionell **Corona mortis,** weil früher bei Operationen in der Leistenregion, z. B. wegen Leistenbrüchen, das Risiko lebensgefährlicher Blutungen bestand. Heute spielt dieser klinische Bezug aufgrund verbesserter operativer Techniken und Blutstillungsmöglichkeiten eine untergeordnete Rolle.
Wenn der R. acetabularis beim Kind aufgrund eines Traumas (z. B. Hüftluxation) oder aus unbekannten Gründen wie beim Morbus PERTHES die Blutversorgung des Femurkopfs nicht sicherstellen kann, kommt es zu einer **Knochennekrose,** die die Beweglichkeit und Stabilität des Hüftgelenks gefährden kann.

Dagegen sind die **viszeralen Äste** bei Mann und Frau teilweise verschieden (➤ Abb. 8.65, ➤ Abb. 8.66):

- **A. umbilicalis:** Sie gibt die **A. vesicalis superior** zur Harnblase ab, bevor sie verschlossen ist (= Lig. umbilicale mediale) und die Plica umbilicalis medialis aufwirft. Beim Mann geht die **A. ductus deferentis** meist aus der A. vesicalis superior hervor und versorgt Samenleiter und Bläschendrüse.
- **A. vesicalis inferior:** Sie zieht zur Harnblase und versorgt beim Mann Prostata und Bläschendrüse und gibt hier gelegentlich die A. ductus deferentis ab. Bei der Frau versorgt sie auch die Vagina, kann aber fehlen und wird dann von der A. vaginalis ersetzt.
- **A. uterina** *(nur bei der Frau):* Sie *über*quert vor dem Eintritt in das Lig. latum uteri den Ureter, bevor sie sich aufzweigt und mit jeweils eigenen Ästen Uterus, Tuba uterina, Ovar und Vagina versorgt.
- **A. vaginalis** *(nur bei der Frau):* Sie versorgt den größten Teil der Vagina und ersetzt manchmal die A. vesicalis inferior.
- **A. rectalis media:** Sie verläuft oberhalb des Beckenbodens zum Rectum. Das Gefäß ist selten auf beiden Seiten ausgebildet und kann sogar ganz fehlen. Wenn vorhanden, entspringt die A. rectalis media gelegentlich zusammen mit der A. vesicalis inferior aus einem gemeinsamen Stamm.

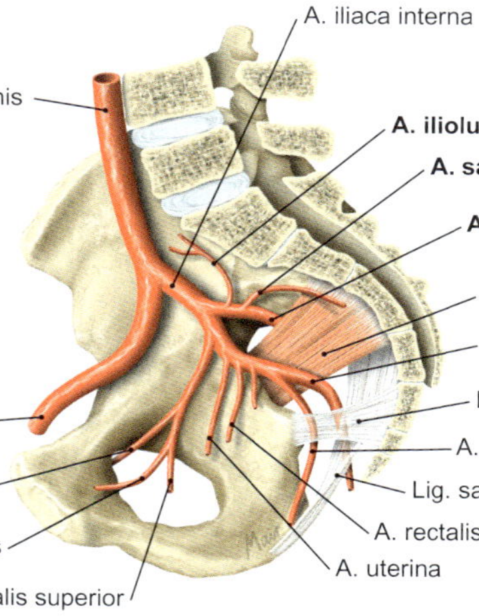

Abb. 8.64 Parietale Äste der A. iliaca interna [S700-L127]

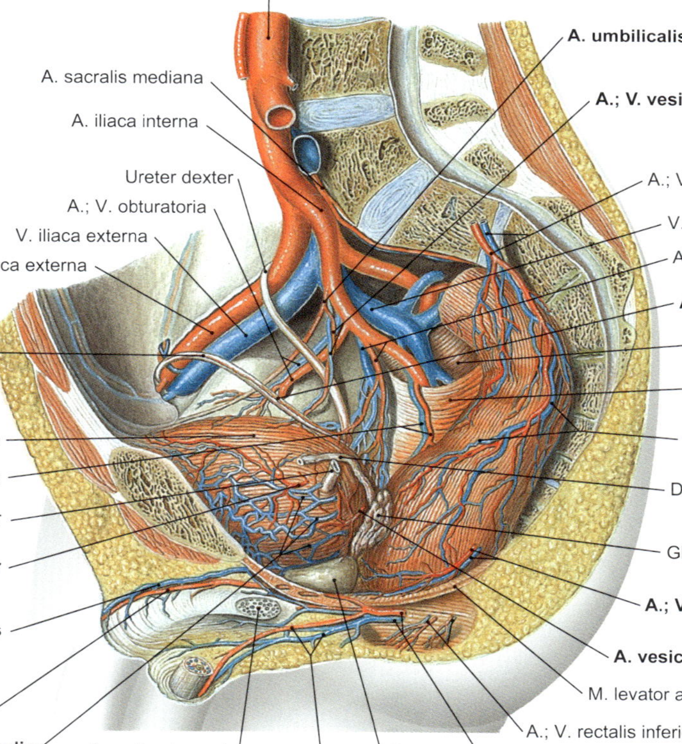

Abb. 8.65 Blutversorgung der Beckeneingeweide beim Mann. Ansicht von links. [S700]

- **A. pudenda interna:** Sie zieht durch das Foramen infrapiriforme und anschließend durch das Foramen ischiadicum minus in die Seitenwand der Fossa ischioanalis (Canalis pudendalis, ALCOCK-Kanal). Hier gibt sie die A. rectalis inferior für den unteren Analkanal ab und teilt sich dann geschlechtsspezifisch in ihre oberflächlichen und tiefen Endäste zur Versorgung des äußeren Genitales:
  - Beim **Mann** versorgt die oberflächliche **A. perinealis** den Damm und gibt die Rr. scrotales posteriores zum Hodensack ab. Die **tiefen Äste** versorgen den Penis mit seinen Schwellkörpern (A. bulbi penis, A. dorsalis penis, A. profunda penis).
  - Bei der **Frau** zieht die oberflächliche **A. perinealis** zum Damm und gibt die Rr. labiales posteriores an die Schamlippen ab. Die **tiefen Äste** versorgen die Clitoris mit Schwellkörpern und den Vorhofschwellkörper in den großen Schamlippen (A. bulbi vestibuli, A. dorsalis clitoridis, A. profunda clitoridis).

8.8.3 Venen von Retroperitoneum und Beckenhöhle

Die **untere Hohlvene (V. cava inferior)** bildet sich rechts der Aorta auf Höhe des V. Lendenwirbels durch Vereinigung der beiden Vv. iliacae communes. Diese führen über die **V. iliaca externa** das Blut aus den unteren Extremitäten und über die **V. iliaca interna** aus den Beckeneingeweiden. Das Besondere in der Beckenhöhle ist, dass die Venen in der Umgebung der einzelnen Organe **Geflechte (Plexus venosi)** bilden, die alle miteinander kommunizieren und außerdem über **kavokavale Anastomosen** Verbindungen zur oberen Hohlvene (V. cava superior) herstellen. Die V. cava inferior steigt rechts vor der Wirbelsäule auf und tritt im Foramen v. cavae durch das Zwerchfell. Die **Venengeflechte des Beckens** sind (➤ Abb. 8.65, ➤ Abb. 8.66):

- **Plexus venosus rectalis:** Dieses Geflecht des Mastdarms befindet sich innerhalb des „Mesorectums" und steht über die V. rectalis superior mit dem Pfortaderkreislauf und über die Vv. rectales media und inferior mit dem Stromgebiet der V. cava inferior in Verbindung (portokavale Anastomose).
- **Plexus venosus vesicalis:** Der venöse Plexus am Blasengrund sammelt das Blut aus der Harnblase und beim Mann aus den akzessorischen Geschlechtsdrüsen, bei der Frau auch das Blut der Schwellkörper (V. dorsalis profunda clitoridis) auf.
- **Plexus venosus prostaticus:** Er nimmt beim Mann neben dem Blut der Prostata auch das Blut der Penisschwellkörper (V. dorsalis profunda penis) auf.
- **Plexus venosus uterinus und vaginalis:** Die Geflechte um Uterus und Vagina sammeln das Blut der beiden Organe.

Von diesen Geflechten aus münden Vv. rectales mediae, Vv. vesicales und Vv. uterinae in die V. iliaca interna. Dazu kommen die Venen, die weitgehend den parietalen Ästen der A. iliaca interna entsprechen (Vv. gluteae superiores und inferiores, Vv. obturatoriae und Vv. sacrales laterales).

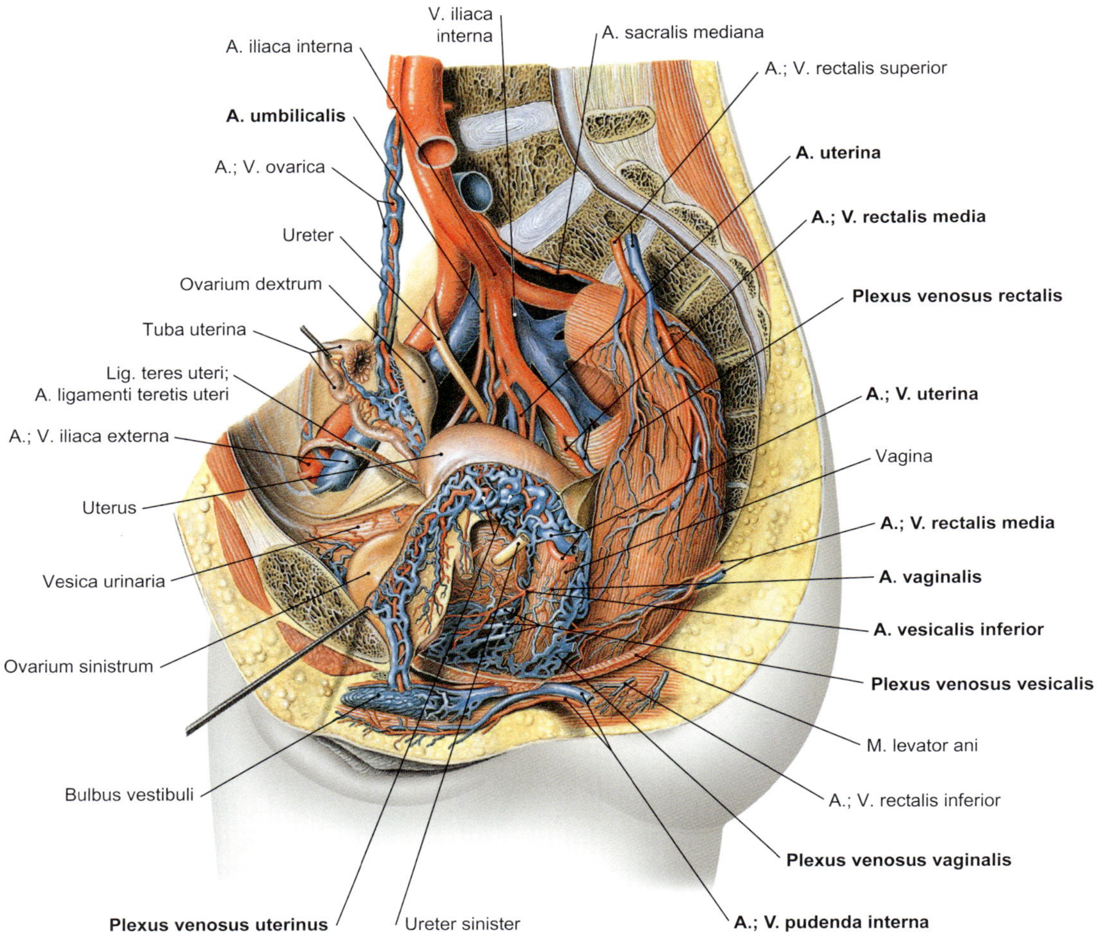

Abb. 8.66 Blutversorgung der Beckeneingeweide bei der Frau. Ansicht von links. [S700]

Tab. 8.11 Zuflüsse von V. renalis sinistra und V. cava inferior.

Zuflüsse der V. renalis sinistra	Zuflüsse der V. cava inferior
• V. phrenica inferior (sinistra) • V. testicularis/ovarica (sinistra) • V. suprarenalis (sinistra)	• Vv. iliacae communes • V. sacralis mediana • Vv. lumbales • V. phrenica inferior dextra, links Einmündung in V. renalis • V. testicularis/ovarica dextra, links Einmündung in V. renalis • V. suprarenalis dextra, links Einmündung in V. renalis • Vv. renales dextra und sinistra • 3 Vv. hepaticae (Vv. hepaticae dextra, intermedia und sinistra)

Die **V. cava inferior** erhält einige Zuflüsse, die den Ästen der Bauchaorta entsprechen (➤ Tab. 8.11). Es fehlen allerdings Venen, die den 3 unpaaren Eingeweidearterien (Truncus coeliacus, A. mesenterica superior, A. mesenterica inferior) entsprechen, da das Blut aus den unpaaren Bauchorganen über die Pfortader (V. portae hepatis) zunächst durch die Leber geschleust wird. Stattdessen münden daher die **3 Vv. hepaticae** in die untere Hohlvene, die das gesamte Blut der intraperitonealen Bauchorgane führen. Die zweite Abweichung besteht in einer Asymmetrie im Mündungsverhalten einzelner Gefäße. Während auf der rechten Seite alle Zuflüsse direkt in die V. cava inferior münden, vereinigen sich links 3 Gefäße mit der V. renalis (➤ Tab. 8.11).
Die obere und die untere Hohlvene münden direkt in den rechten Vorhof des Herzens, sodass sie nicht direkt miteinander kommunizieren. Es bestehen allerdings Umgehungskreisläufe (Kollateralen), die die beiden Gefäße indirekt miteinander verbinden (**kavokavale Anastomosen**) und bei Verschluss oder Kompression einer der beiden Hohlvenen das Blut entsprechend umleiten können (➤ Kap. 6.6.3).

Klinik

Die asymmetrische Einmündung der linken V. testicularis in die linke V. renalis kann bei einem **bösartigen Nierenkarzinom** bei Männern diagnostisch relevant sein. Da Nierenkarzinome dazu neigen, sich von der Niere aus kontinuierlich innerhalb des Venensystems auszubreiten, kann es zu einer Einflussstauung der V. testicularis kommen mit einer Erweiterung des Plexus pampiniformis im Hodensack, die man als **Varikozele** bezeichnet (➤ Abb. 8.60). Daher muss eine linksseitige Varikozele immer zum Anlass genommen werden, ein Nierenkarzinom auszuschließen.
Die Verbindungen des Plexus venosus prostaticus zu den Venengeflechten der Wirbelsäule (kavokavale Anastomosen) erklären z. T. die beim **Prostatakarzinom** häufig auftretenden **Wirbelsäulenmetastasen,** die sich bis in den Halsbereich ausdehnen und durch Wirbelfrakturen zu Verletzungen des Rückenmarks mit Querschnittslähmung führen können.

8.8.4 Lymphgefäße von Retroperitoneum und Beckenhöhle

Die Lymphknoten von Retroperitonealraum und Beckenhöhle stellen zum einen die **regionären Lymphknoten** für die in diesen Räumen gelegenen Organe dar, d.h., sie erhalten als erste Filterstation die Lymphe. Gleichzeitig fassen sie als nachgeschaltete Filterstationen für die untere Extremität mehrere regionäre Lymphknotengruppen zusammen und dienen als **Sammellymphknoten.**
Im Becken liegen die **Nodi lymphoidei iliaci interni und externi** entlang der jeweiligen Blutgefäße und die **Nodi lymphoidei sacrales** auf der Vorderseite des Kreuzbeins (➤ Abb. 8.67). Aufgrund der engen Lagebeziehungen ist eine strenge Unterscheidung von parietalen Lymphknoten für die Rumpfwand und viszeralen Lymphknoten für die Organe nicht möglich. Die Beckeneingeweide (Rectum, Harnblase und innere Geschlechtsorgane) haben daher zu allen Lymphknotengruppen Verbindungen. Damit sind diese Lymphknotengruppen für alle Beckeneingeweide als regionäre Lymphknoten anzusehen.
Über die **Nodi lymphoidei iliaci communes** gelangt die Lymphe aus dem Becken in die parietalen Lymphknoten des Retroperitonealraums, die als **Nodi lymphoidei lumbales** zusammengefasst werden. Diese liegen in 3 Ketten als Nodi lymphoidei lumbales sinistri um die Aorta, als Nodi lymphoidei lumbales dextri um die V. cava inferior und als Nodi lymphoidei lumbales intermedii zwischen den beiden Gefäßen. Die lumbalen Lymphknoten sind die **Sammellymphknoten** für:
- die untere Extremität
- die gesamten Beckeneingeweide
- den linksseitigen Dickdarm (Colon descendens, Colon sigmoideum, Rectum, Analkanal)

und zugleich **regionäre Lymphknoten** für:
- Niere und Nebenniere
- Hoden mit Nebenhoden/Ovar mit Eileiter

Die Lymphbahnen der einzelnen Organe und deren regionäre Lymphknoten werden bei den einzelnen Organen der Bauch- und Beckenhöhle abgehandelt.
Aus den efferenten Lymphbahnen der lumbalen Lymphknoten gehen beidseits die **Trunci lumbales** hervor, die sich rechts der Aorta im Retroperitoneum unterhalb des Zwerchfells mit den **Trunci intestinales** (sammeln die Lymphe der viszeralen Lymphknoten aus der Bauchhöhle) zum **Ductus thoracicus** vereinigen. Die Vereinigungsstelle ist häufig zur Cisterna chyli erweitert (➤ Abb. 8.67), die allerdings sehr variabel ausgebildet ist. Damit führt der Ductus thoracicus als Hauptlymphstamm des Körpers unterhalb des Zwerchfells die gesamte Lymphe der unteren Körperhälfte. Er tritt auf Höhe des XII. Brustwirbels rechts dorsal der Aorta durch den Hiatus aorticus des Zwerchfells, steigt im hinteren Mediastinum auf und mündet schließlich in den linken Venenwinkel, der hinter dem Sternoklavikulargelenk gelegen ist.

Klinik

Die Systematik der großen Lymphstämme erklärt, warum bösartige Tumoren von Bauchorganen (z. B. Magenkarzinom) oder Beckeneingeweiden (z. B. Ovarialkarzinom) auch zu Lymphknotenmetastasen in der Umgebung des linken Venenwinkels führen können. Diese Lymphknotenschwellungen in der *linken* Supraklavikulargrube werden nach ihrem Erstbeschreiber als **VIRCHOW-Drüse** bezeichnet und müssen den Arzt immer zu einer Tumorabklärung in Bauch- und Beckenhöhle veranlassen.

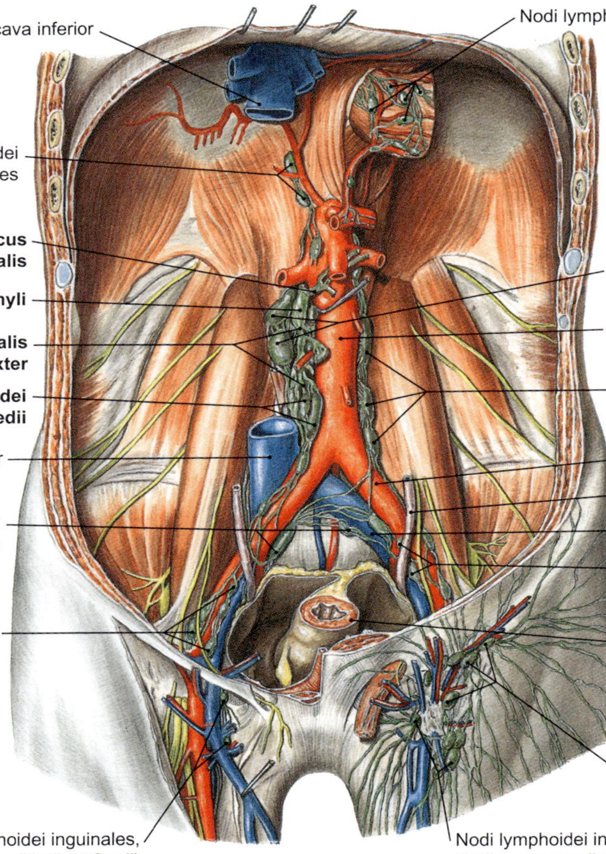

Abb. 8.67 Lymphgefäße und Lymphknoten des Retroperitonealraums. Ansicht von ventral. [S700]

8.8.5 Nerven von Retroperitoneum und Beckenhöhle

Zum grundlegenden Aufbau des vegetativen Nervensystems ➤ Kap. 7.8.5.
Im Retroperitonealraum liegt vorne auf dem Bauchabschnitt der Aorta ein Geflecht des vegetativen Nervensystems **(Plexus aorticus abdominalis),** das die Baucheingeweide innerviert (➤ Abb. 8.68, ➤ Abb. 8.69; umgangssprachlich „Solarplexus"). Der Plexus wird an den Abgängen der viszeralen Gefäßäste der Aorta in gleichnamige Abschnitte weiter untergliedert:

- Plexus coeliacus
- Plexus mesentericus superior
- Plexus mesentericus inferior
- Plexus renalis
- Plexus testicularis/ovaricus

Diese vegetativen Geflechte enthalten sympathische und parasympathische Nervenfasern. Die **sympathischen Nervenfasern** stammen überwiegend aus dem Brustabschnitt des Grenzstrangs (Truncus sympathicus) und treten als Nn. splanchnicus major und minor durch das Zwerchfell (➤ Abb. 8.68, ➤ Abb. 8.69). Zusätzlich strahlen vom Bauchabschnitt des Truncus sympathicus als Nn. splanchnici lumbales Neurone in das Geflecht auf der Aorta ein. Die **parasympathischen Neurone** treten als Trunci vagales zusammen mit dem Oesophagus durch das Zwerchfell und sind die Endäste der Nn. vagi.
Vom Plexus aorticus abdominalis aus erreichen die Nervenfasern in der Bauchhöhle ihre Zielorgane überwiegend als **periarterielle Geflechte,** die an den jeweiligen Organen jeweils organspezifische Plexus bilden. Wie in allen Abschnitten des vegetativen Nervensystems besteht die Viszeroefferenz zum Erfolgsorgan aus 2 Neuronen, wobei das präganglionäre Neuron im ZNS entspringt und in einem Ganglion synaptisch auf das sog. postganglionäre Neuron verschaltet wird. Während die parasympathischen Neurone erst organnah umgeschaltet werden und daher als präganglionäre Neurone die Geflechte des Plexus aorticus abdominalis durchziehen, werden die sympathischen Neurone organfern in den Ganglien umgeschaltet, die an den gleichnamigen Gefäßabgängen der Bauchaorta gelegen sind.
Die Ganglien des Plexus aorticus abdominalis sind (➤ Abb. 8.68, ➤ Abb. 8.69):

- Ganglia coeliaca
- Ganglion mesentericum superius
- Ganglion mesentericum inferius
- Ganglia aorticorenalia

Im Becken setzt sich der Plexus aorticus abdominalis beidseits als **Plexus iliacus** auf der A. iliaca communis und als **Plexus hypogastricus superior** zur Versorgung der Beckenorgane fort (➤ Abb. 8.69). Während die sympathischen Neurone z. T. aus dem Bauchraum und zusätzlich als Nn. splanchnici sacrales vom Beckenabschnitt des Grenzstrangs stammen, entspringen alle parasympathischen Nerven als **Nn. splanchnici pelvici** aus dem sakralen Rückenmark (S2–4).
In den Ganglien des Plexus hypogastricus inferior werden die sympathischen und parasympathischen Neurone umgeschaltet (Ganglia pelvica) und erreichen die Beckenorgane überwiegend eigenständig und damit unabhängig von den Blutgefäßen.

Der Plexus hypogastricus inferior ist beidseits des „Mesorectum" in die Fascia pelvis parietalis auf dem knöchernern Becken eingebettet (➤ Abb. 8.69; auch ➤ Abb. 8.19) und erhält seine sympathischen Nervenfasern beidseits über einen geflechtartigen **N. hypogastricus.** Bei der Frau liegt das Geflecht damit im Lig. rectouterinum zwischen Cervix uteri und Rectum, das eine Peritonealfalte aufwirft, die als **Plica rectouterina** den Eingang in die Excavatio rectouterina (DOUGLAS-Raum) markiert.

MERKE

- Die vegetativen **Plexus auf der Bauchaorta** enthalten sympathische und parasympathische Nervenfasern. Im Unterschied dazu sind in den **Ganglien** nur sympathische Nervenfasern gelegen, die synaptisch von prä- auf postganglionäre Neurone umgeschaltet werden.
- Der **Plexus hypogastricus inferior** im Becken dagegen besitzt sowohl sympathische als auch parasympathische Ganglien, in denen die Nervenfasern organnah verschaltet werden.

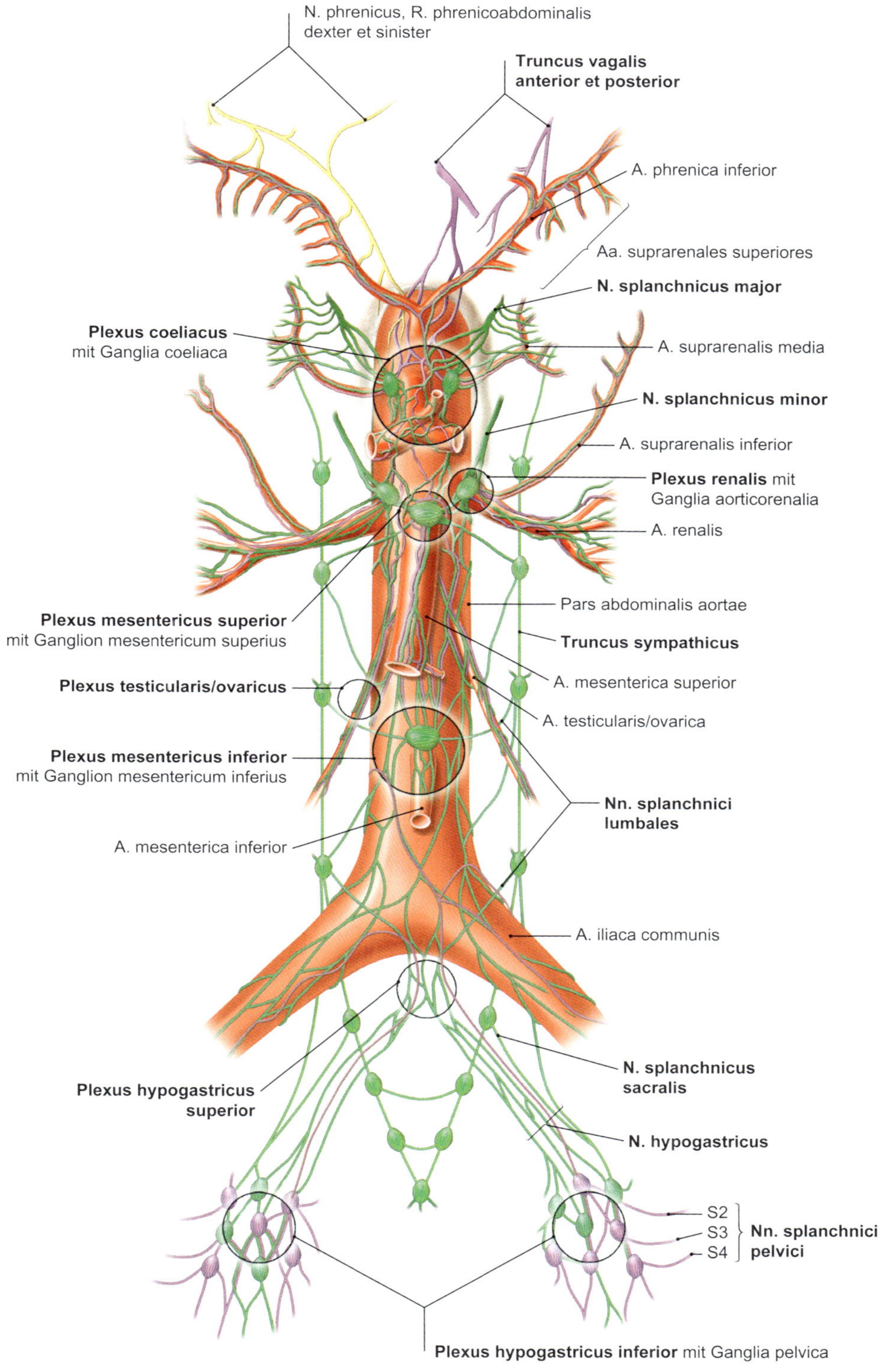

Abb. 8.68 Plexus aorticus abdominalis mit sympathischen Ganglien. [S702-L238]

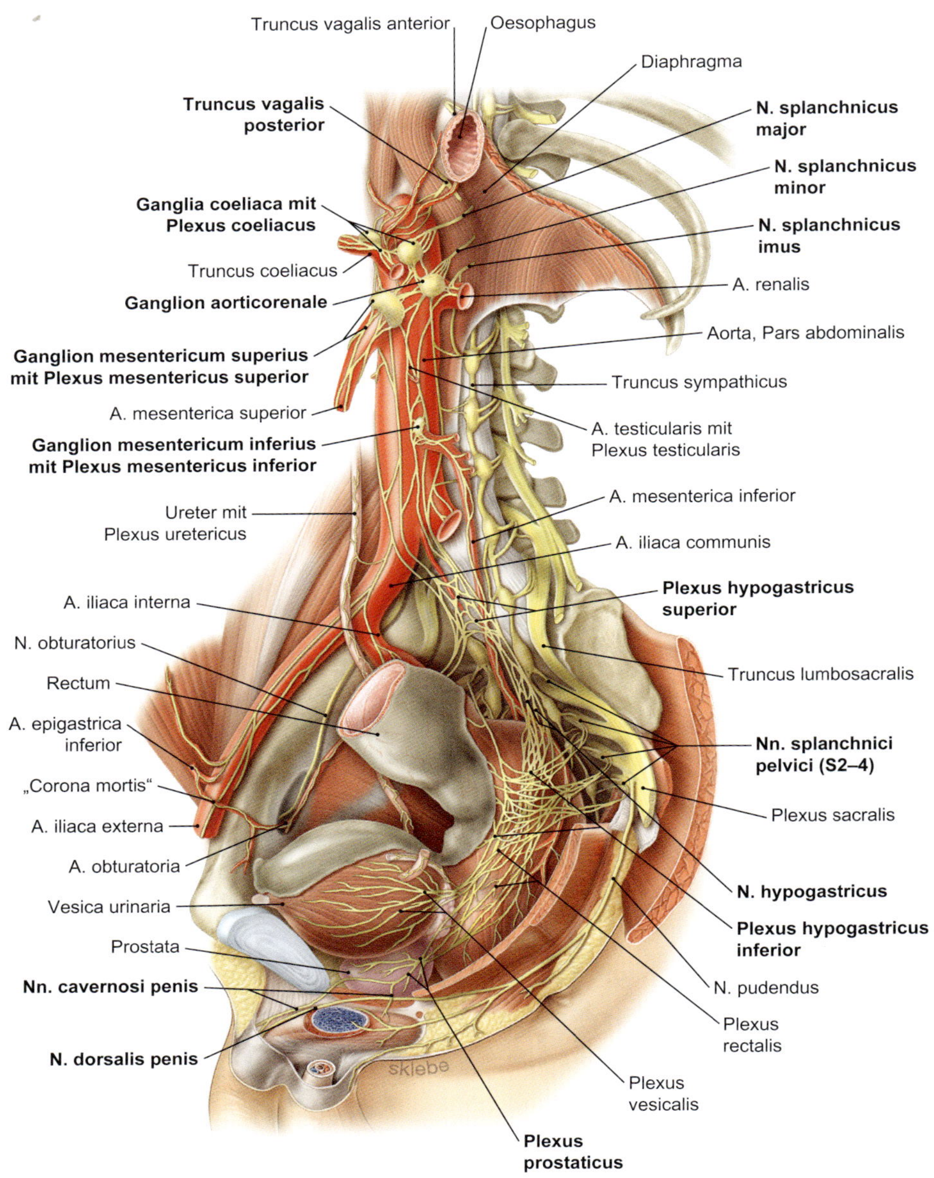

Abb. 8.69 Vegetative Plexus der Aorta und im Becken. Der Plexus hypogastricus superior setzt den Plexus aorticus abdominalis fort, der Plexus hypogastricus inferior enthält sympathische und parasympathische Ganglien, in denen die Nervenfasern organnah verschaltet werden. [S702-L238]

8.9 Beckenboden und Dammregion

Kompetenzen

Nach Bearbeitung dieses Lehrbuchkapitels sollten Sie in der Lage sein:
- Bau, Innervation und Funktion des Beckenbodens zu erläutern und seine Anteile am Präparat zu zeigen
- Damm und Dammregion zu unterscheiden
- die unterschiedliche Ausbildung von Dammmuskulatur und Dammräumen bei beiden Geschlechtern zu erklären
- Begrenzung und Inhalt der Fossa ischioanalis am Präparat darzustellen und ihre klinische Bedeutung zu verstehen

8.9.1 Überblick

Die Beckenhöhle (➤ Kap. 8.7) wird kaudal durch den muskulären **Beckenboden (Diaphragma pelvis)** begrenzt. Darunter schließt sich die **Dammregion (Regio perinealis)** an, in deren hinterem Abschnitt beidseits des Anus die **Fossa ischioanalis** gelegen ist, während der vordere Anteil mit dem **oberflächlichen (Spatium superficiale perinei)** und dem **tiefen Dammraum (Spatium profundum perinei)** in 2 Etagen gegliedert ist, die die Dammmuskulatur zur Unterstützung des Beckenbodens enthalten. Die Anatomie des Beckenbodens ist besonders für die Gynäkologie sehr relevant, da Beckenboden und Muskeln der Dammregion bei Schwangerschaft und Geburt geschädigt werden können. Da diese Muskeln für die Stuhlkontinenz von zentraler Bedeutung sind, sind die Lageverhältnisse auch für den Viszeralchirurgen wichtig.

8.9.2 Beckenboden

Der Beckenboden (Diaphragma pelvis) ist ein Trichter aus quergestreifter Muskulatur, der die Beckenhöhle nach kaudal abschließt. Der Beckenboden ist bei beiden Geschlechtern gleich aufgebaut. **Funktion:** Der Beckenboden stabilisiert die Lage der Beckenorgane und gewährleistet damit indirekt Harn- und Stuhlkontinenz, obwohl er selbst keine Schließmuskeln ausbildet. Durch seine Kontraktion hebt sich der Muskeltrichter.

Die **Muskeln** des Beckenbodens sind (➤ Abb. 8.70, ➤ Tab. 8.12):

- **M. levator ani,** der sich aus M. pubococcygeus und M. iliococcygeus zusammensetzt
- **M. ischiococcygeus**

Der **M. puborectalis** ist auch ein Teil des M. levator ani. Er bildet eine Schlinge um das Rectum und liegt kaudal des M. pubococcygeus, sodass er nicht an der Bildung des Beckenbodens beteiligt ist (➤ Abb. 8.20). Der M. puborectalis führt durch seinen Tonus zur Ausbildung der Flexura perinealis und stellt damit einen Teil des anorektalen Kontinenzorgans (➤ Kap. 8.4.4) dar.
Im Unterschied zu M. pubococcygeus und M. ischiococcygeus entspringt der M. iliococcygeus nicht an den Knochen des Hüftbeins, sondern vom **Arcus tendineus musculi levatoris ani,** der eine Verstärkung der Faszie des M. obturatorius internus auf dessen Oberseite darstellt.
Einzelne Muskelfasern des M. pubococcygeus ziehen zum Analkanal, zur Prostata bzw. zur Vagina und werden daher entsprechend als M. puboanalis, M. prostaticus, M. vaginalis oder zusammenfassend als „M. pubovisceralis" bezeichnet.
Der Beckenboden hat auf seiner Oberseite Kontakt zu Harnblase, Rectum, Prostata bzw. Vagina. Er wird zur Beckenhöhle von der Fascia diaphragmatis pelvis superior und auf seiner Unterseite von der Fascia diaphragmatis pelvis inferior bedeckt.
Die Beckenbodenmuskeln beider Seiten lassen das **Levatortor („Hiatus levatorius")** zwischen sich frei, das durch das Bindegewebe des **Corpus perineale (Centrum perinei)** in einen **Hiatus urogenitalis** (vorne) als Durchtritt für die Urethra und bei der Frau der Vagina sowie einen **„Hiatus analis"** (hinten) für das Rectum unterteilt wird.
Der Beckenboden wird von direkten Ästen aus dem **Plexus sacralis (S3–4)** innerviert. Nur der M. puborectalis wird vom N. pudendus versorgt. Das Blut stammt aus verschiedenen Ästen der **A. iliaca interna** (A. glutea inferior, A. vesicalis inferior und A. pudenda interna).

Klinik

Bei Frauen ist die Schwäche des Beckenbodens **(Beckenbodeninsuffizienz)** viel häufiger als bei Männern, weil der Beckenboden während der Schwangerschaft und bei der Geburt, bei der das Levatortor stark gedehnt wird, strapaziert wird. In der Folge kann es zur **Absenkung** (Deszensus) oder zum **Vorfall** (Prolaps) von Uterus und Vagina kommen. Da der Uterus mit der Hinterwand der Harnblase und die Vagina mit der Vorderseite des Rectums in Verbindung stehen, geht dies oft mit einem Vorfall von Harnblase (Zystozele) und Rectum (Rektozele) und damit mit **Harn-** und **Stuhlinkontinenz** einher (➤ Abb. 8.71).

8.9.3 Dammregion

Unterhalb des Beckenbodens liegt die **Dammregion (Regio perinealis),** die sich von der Schambeinfuge (Symphysis pubica) nach hinten bis zur Spitze des Steißbeins erstreckt (➤ Abb. 8.72, ➤ Abb. 8.73). Im Unterschied dazu beschreibt der Begriff **Damm (Perineum)** nur die schmale Weichteilbrücke zwischen Hinterrand der großen Schamlippen (bei der Frau) bzw. der Peniswurzel (beim Mann) und dem Anus. Das straffe Bindegewebe zwischen Anus und Steißbein wird als Lig. anococcygeum bezeichnet.

MERKE

- **Dammregion (Regio perinealis):** gesamter Bereich zwischen Schambeinfuge und Steißbein
- **Damm (Perineum):** schmaler Abschnitt zwischen Hinterrand der großen Schamlippen/Peniswurzel und Anus

Tab. 8.12 Muskeln des Beckenbodens (Diaphragma pelvis).

Innervation	Ursprung	Ansatz	Funktion
M. levator ani			
Plexus sacralis (S3–4)	• M. pubococcygeus: Innenfläche des Os pubis nahe der Symphyse • M. iliococcygeus: Arcus tendineus musculi levatoris ani	Centrum tendineum perinei, Os coccygis, Os sacrum	stabilisiert Beckenorgane, dadurch Harn- und Stuhlkontinenz
M. ischiococcygeus			
Plexus sacralis (S3–4)	Spina ischiadica, Lig. sacrospinale	Os coccygis, Os sacrum	wie M. levator ani

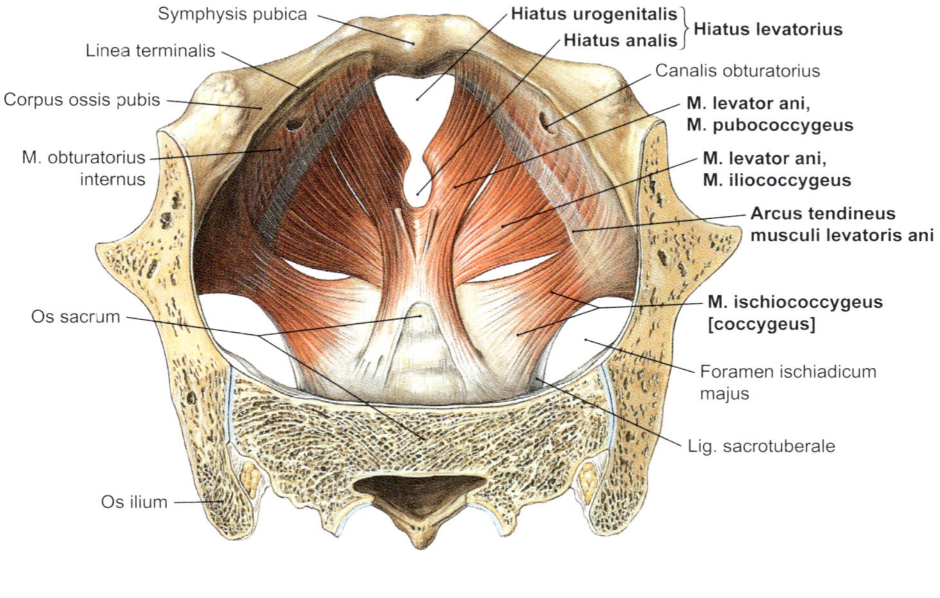

Abb. 8.70 Beckenboden, Diaphragma pelvis, bei der Frau. Ansicht von kranial. [S700]

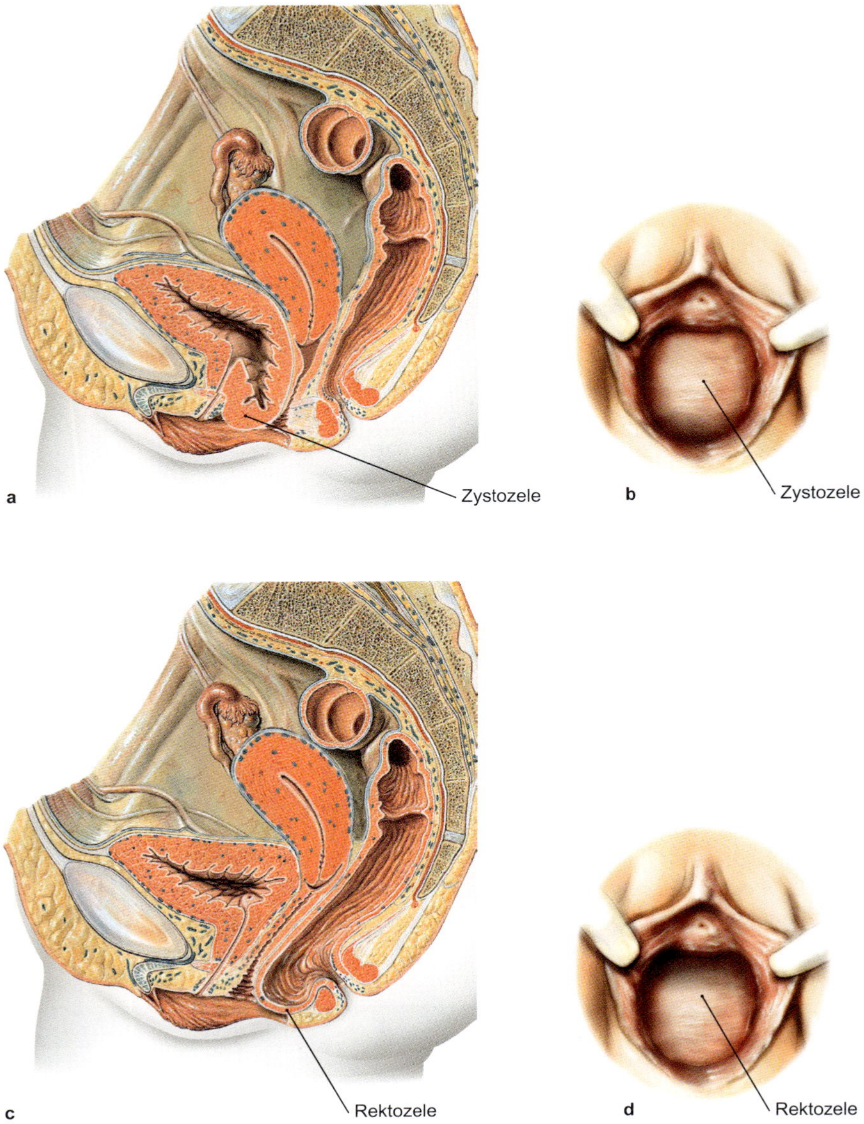

Abb. 8.71 Beckenbodeninsuffizienz. Wenn die stabilisierende Funktion des Beckenbodens ausfällt, können die Rückwand der Harnblase oder die Vorderwand des Rectums prolabieren. [S702-L266] **a, b** Vorfall der Harnblasenrückwand mit Zystozele und Harninkontinenz. Die Zystozele ist vaginal sichtbar, wobei der dorsale Schatten andeuten soll, dass es sich um die Harnblasenrückwand handelt. **c, d** Ausstülpung der Vorderwand des Rectums mit Rektozele und Stuhlinkontinenz. Die Rektozele ist vaginal sichtbar, der Schatten ist hier ventral eingezeichnet.

Klinik

Während der Geburt kann es zu unkontrollierten Einrissen der Haut und der Muskulatur des Damms bis zur Schließmuskulatur des Anus kommen **(Dammrisse),** denen in manchen Fällen durch gezielten Einschnitt nach lateral oder in der Medianebene (Dammschnitt) vorgebeugt werden kann **(Episiotomie).**

Die Dammregion lässt sich in eine **vordere Regio urogenitalis** mit Geschlechtsorganen und Harnröhre und eine **hintere Regio analis** um den Anus einteilen (➤ Abb. 8.72, ➤ Abb. 8.73). Beide Regionen enthalten Räume:

- Regio analis:
  - Fossa ischioanalis
- Regio urogenitalis
  - oberflächlicher Dammraum (Spatium superficiale perinei)
  - tiefer Dammraum (Spatium profundum perinei)

Fossa ischioanalis

Die Fossa ischioanalis ist ein mit Fett ausgefüllter pyramidenförmiger Raum beidseits des Anus, der bei beiden Geschlechtern weitgehend gleich ausgebildet ist (➤ Abb. 8.72, ➤ Abb. 8.73). Seine Grenzen sind in ➤ Tab. 8.13 dargestellt. In der lateralen Wand befindet sich in einer Faszienduplikatur auf der Unterseite des M. obturatorius internus der **Canalis pudendalis (ALCOCK-Kanal).** Die Fossa ischioanalis enthält:

- A. und V. pudenda interna
- N. pudendus

Die Leitungsbahnen ziehen durch das Foramen ischiadicum minus aus der Regio glutealis über den ALCOCK-Kanal in die Fossa ischioanalis und geben hier ihre ersten Äste zum kaudalen Abschnitt des Analkanals und dessen Schließmuskeln ab (A./V./N. rectalis inferior).

Tab. 8.13 Begrenzung der Fossa ischioanalis.

Begrenzung	Strukturen
medial und kranial	M. sphincter ani externus und M. levator ani
lateral	M. obturatorius internus
dorsal	M. gluteus maximus und Lig. sacrotuberale
ventral	Hinterrand der Dammmuskulatur und damit des oberflächlichen und des tiefen Dammraums, Ausläufer reichen kranial der Dammmuskulatur bis zur Symphyse
kaudal	Faszie und Haut des Damms

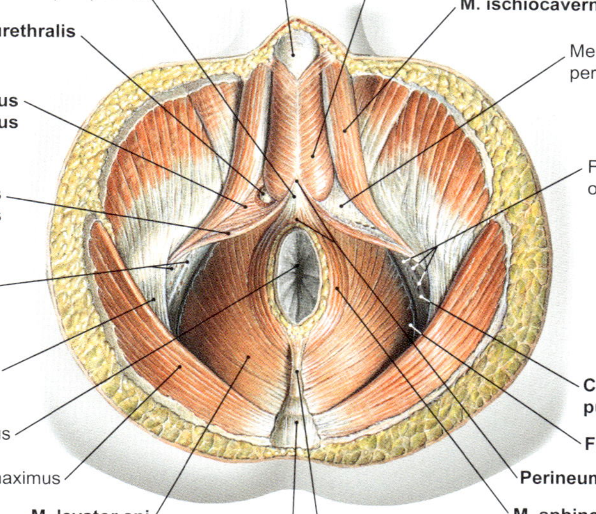

Abb. 8.72 Dammregion, Regio perinealis, beim Mann. Ansicht von kaudal; nach Entfernung sämtlicher Leitungsbahnen. [S700]

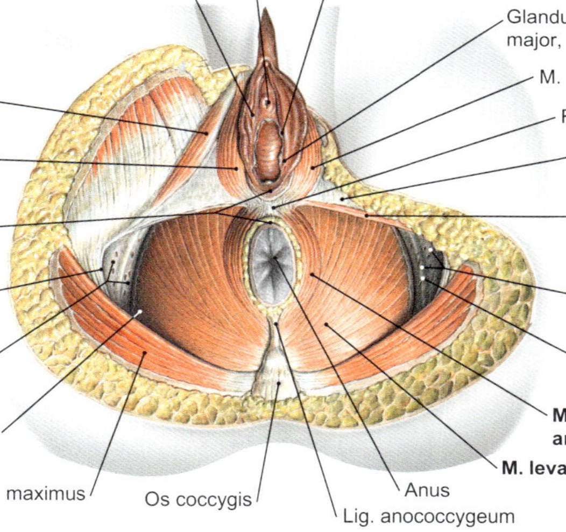

Abb. 8.73 Dammregion, Regio perinealis, bei der Frau. Ansicht von kaudal; nach Entfernung sämtlicher Leitungsbahnen. [S700]

Klinik

Die Fossa ischioanalis hat wegen ihrer Ausdehnung beidseits des Anus große klinische Bedeutung. **Eiteransammlungen** (Abszesse), z. B. bei Fisteln aus dem Analkanal, können sich in der gesamten Fossa ischioanalis bis nach vorne in die Dammräume und bis zur Symphyse ausdehnen. Derartige Abszesse fallen neben unspezifischen Entzündungssymptomen gelegentlich nur durch einen starken Druckschmerz in der Dammregion auf.

Tiefer und oberflächlicher Dammraum

Ventral der Fossa ischioanalis bilden die beiden **Dammräume** 2 Etagen aus, die sich bei beiden Geschlechtern in Bau und Inhalt unterscheiden (➤ Tab. 8.14):

- Der **tiefe Dammraum** (Spatium profundum perinei) wird kaudal von der Membrana perinei (verstärkte Faszie des M. transversus perinei profundus) vom oberflächlichen Dammraum abgegrenzt und enthält den beim Mann deutlich und bei der Frau meist nur schwach ausgebildeten M. transversus perinei profundus. Dieser bildet mit zirkulären Fasern um die Harnröhre den M. sphincter urethrae externus.
- Im **oberflächlichen Dammraum** (Spatium superficiale perinei), der kranial von der Membrana perinei und kaudal von der Körperfaszie (Fascia perinei) begrenzt wird, liegen der M. transversus perinei superficialis, der M. bulbospongiosus und der M. ischiocavernosus, die beim Mann die Schwellkörper der Peniswurzel stabilisieren und die Erektion und Ejakulation unterstützen. Bei der Frau bedecken sie die Schwellkörper von Vorhof und Clitoris.

Bei beiden Geschlechtern bildet der M. transversus perinei profundus mit zirkulären Fasern auch den **M. sphincter urethrae exter-**

Tab. 8.14 Inhalt der Dammräume.

Gemeinsame Inhalte	Inhalt beim Mann	Inhalt bei der Frau
Spatium profundum perinei		
tiefe Endäste von A./V. pudenda interna und N. pudendus	M. transversus perinei profundus und M. sphincter urethrae externus	M. sphincter urethrovaginalis (M. transversus perinei profundus)
	Urethra (Pars membranacea)	• Urethra • Vagina
	Nn. cavernosi penis	Nn. cavernosi clitoridis (parasympathische Fasern zu Schwellkörpern)
	Glandulae bulbourethrales (COWPER)	
Spatium superficiale perinei		
• oberflächliche Endäste von A./V. pudenda interna und N. pudendus • M. transversus perinei superficialis, M. bulbospongiosus, M. ischiocavernosus	Crura penis	Crura clitoridis
	Bulbus penis	Bulbus vestibuli
		• Glandulae vestibulares majores (BARTHOLIN) • Vestibulum vaginae mit Einmündung der Urethra

nus, der den willkürlichen Schließmuskel der Harnblase darstellt (➤ Abb. 8.74, ➤ Abb. 8.75, ➤ Tab. 8.15). Bei der Frau umgreift er als **M. urethrovaginalis** auch die Scheide (➤ Abb. 8.76).
Im Gegensatz zur Beckenbodenmuskulatur wird die Dammmuskulatur vom **N. pudendus (S2–4)** innerviert.

Dammräume beim Mann

Beim Mann wird der durch die Levatorschenkel freigelassene Hiatus urogenitalis durch die darunter liegende Dammmuskulatur weitgehend verschlossen, sodass nur der Durchtritt der Harnröhre frei bleibt.
Die Dammmuskulatur besteht beim Mann aus einem relativ kräftigen **M. transversus perinei profundus,** an dessen Hinterrand der dünne **M. transversus perinei superficialis** gelegen ist (➤ Abb. 8.74, ➤ Tab. 8.15). Da diese Muskeln eine Art Muskelplatte bilden, wurden sie früher mit dem Begriff **„Diaphragma urogenitale"** dem Diaghragma pelvis des Beckenbodens gegenübergestellt. Da eine vergleichbare Muskelplatte bei der Frau meist

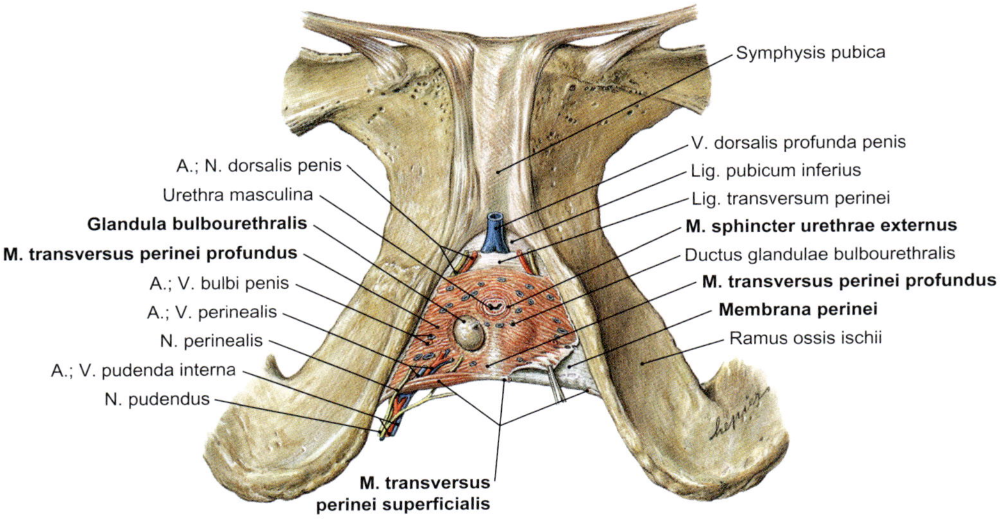

Abb. 8.74 Dammmuskulatur beim Mann. Ansicht von kaudal; nach Entfernung aller übrigen Muskeln. [S700]

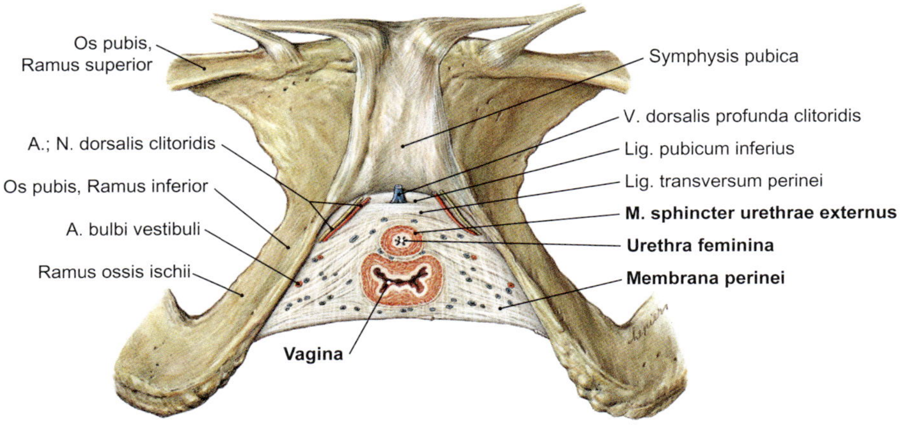

Abb. 8.75 Dammmuskulatur bei der Frau. Ansicht von kaudal; nach Entfernung aller übrigen Muskeln. [S700]

nicht vorhanden ist, wurde der Begriff in der Anatomie fallengelassen, findet allerdings im klinischen Sprachgebrauch weiter Verwendung. Auf Ober- und Unterseite ist der M. transversus perinei profundus von einer Faszie bedeckt (Fascia superior/inferior diaphragmatis pelvis). Sie ist auf der Unterseite verstärkt und wird hier als **Membrana perinei** bezeichnet.
Der Raum zwischen beiden Faszien, der vom M. transversus perinei profundus nahezu komplett ausgefüllt wird, ist der **tiefe Dammraum.** Dieser enthält beim Mann neben der Urethra die COWPER-Drüsen (Glandulae bulbourethrales) und wird von den tiefen Ästen des N. pudendus und der A. und V. pudenda interna auf ihrem Weg zur Peniswurzel durchquert (➤ Tab. 8.14). Die Nn. cavernosi penis durchbohren den tiefen Dammraum und treten in die Schwellkörper des Penis ein. Der **oberflächliche Dammraum** schließt sich kaudal an die Membrana perinei an und enthält die übrigen Dammmuskeln (M. transversus perinei superficialis, M. ischiocavernosus, M. bulbospongiosus) sowie die oberflächlichen Leitungsbahnen aus N. pudendus und A./V. pudenda interna.

Dammräume bei der Frau
Bei der Frau wird der **tiefe Dammraum** vor allem von Bindegewebe und von einzelnen Muskelfasern des M. transversus perinei profundus ausgefüllt (➤ Abb. 8.75, ➤ Tab. 8.15). Obwohl der Muskel meist nicht stark ausgebildet ist, ist die **Membrana perinei** als derbe Bindegewebsschicht vorhanden und erlaubt die Abgrenzung der beiden Dammräume. Der tiefe Dammraum enthält den Durchtritt von Vagina und Urethra. Wie beim Mann wird er vom N. pudendus und von den tiefen Ästen der A. und V. pudenda interna durchzogen (➤ Tab. 8.14). Die Nn. cavernosi clitoridis erreichen die Schwellkörper der Clitoris.

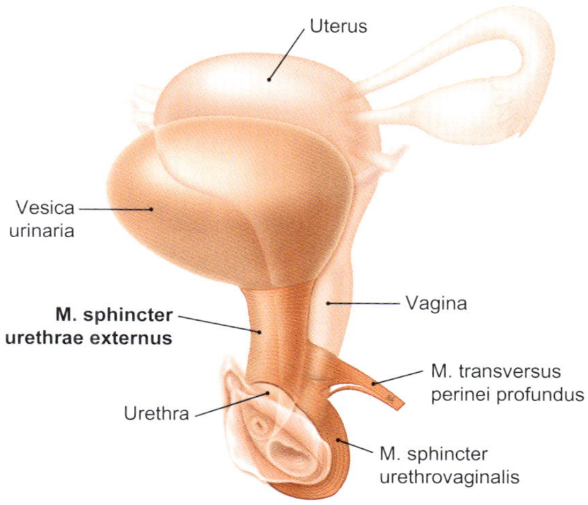

Abb. 8.76 Willkürliche Schließmuskulatur der Harnblase. [S700-L238]

Der **oberflächliche Dammraum** erstreckt sich zwischen der Membrana perinei und der Körperfaszie (Fascia perinei) und wird dorsal vom M. transversus perinei superficialis begrenzt. Er enthält neben dem Scheidenvorhof (Vestibulum vaginae) mit der Einmündung der Urethra auch die Schenkel der Klitorisschwellkörper und den Vorhofschwellkörper (Bulbus vestibuli) mit ihren umhüllenden Muskeln (M. ischiocavernosus bzw. M. bulbospongiosus) sowie die Glandulae vestibulares majores (BARTHOLIN-Drüsen) (➤ Abb. 8.54, ➤ Abb. 8.75).

Tab. 8.15 Dammmuskulatur.

Innervation	Ursprung	Ansatz	Funktion
M. transversus perinei profundus			
N. pudendus (Plexus sacralis)	Ramus inferior ossis pubis	Centrum tendineum perinei	sichert das Levatortor
M. sphincter urethrae externus (Teil des M. transversus perinei profundus)			
N. pudendus (Plexus sacralis)	Ringmuskel, Fasern aus M. transversus perinei profundus	• Bindegewebe um Urethra (Pars membranacea) • Vaginalwand (M. sphincter urethrovaginalis)	Verschluss der Urethra
M. transversus perinei superficialis (inkonstanter Muskel)			
N. pudendus (Plexus sacralis)	Ramus ossis ischii	Centrum tendineum perinei	unterstützt den M. transversus perinei profundus
M. ischiocavernosus			
N. pudendus (Plexus sacralis)	Ramus ossis ischii	Crus penis/clitoridis	Schwellkörperstabilisierung, Ejakulation
M. bulbospongiosus			
N. pudendus (Plexus sacralis)	• Centrum tendineum perinei • beim Mann zusätzlich an der Raphe penis	umfasst Bulbus penis bzw. Bulbus vestibuli	Schwellkörperstabilisierung, Ejakulation

KOPF UND HALS

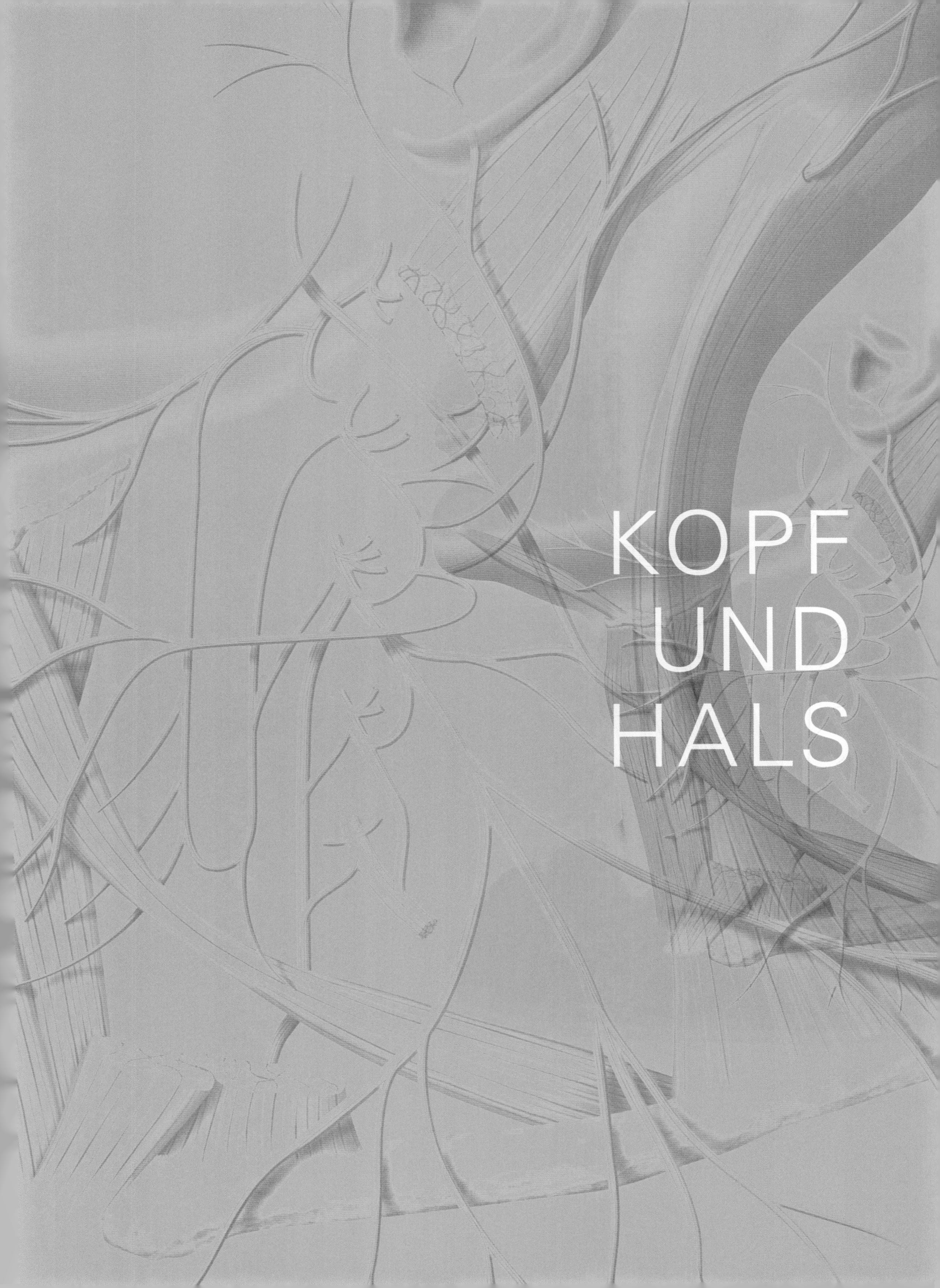

9 Kopf

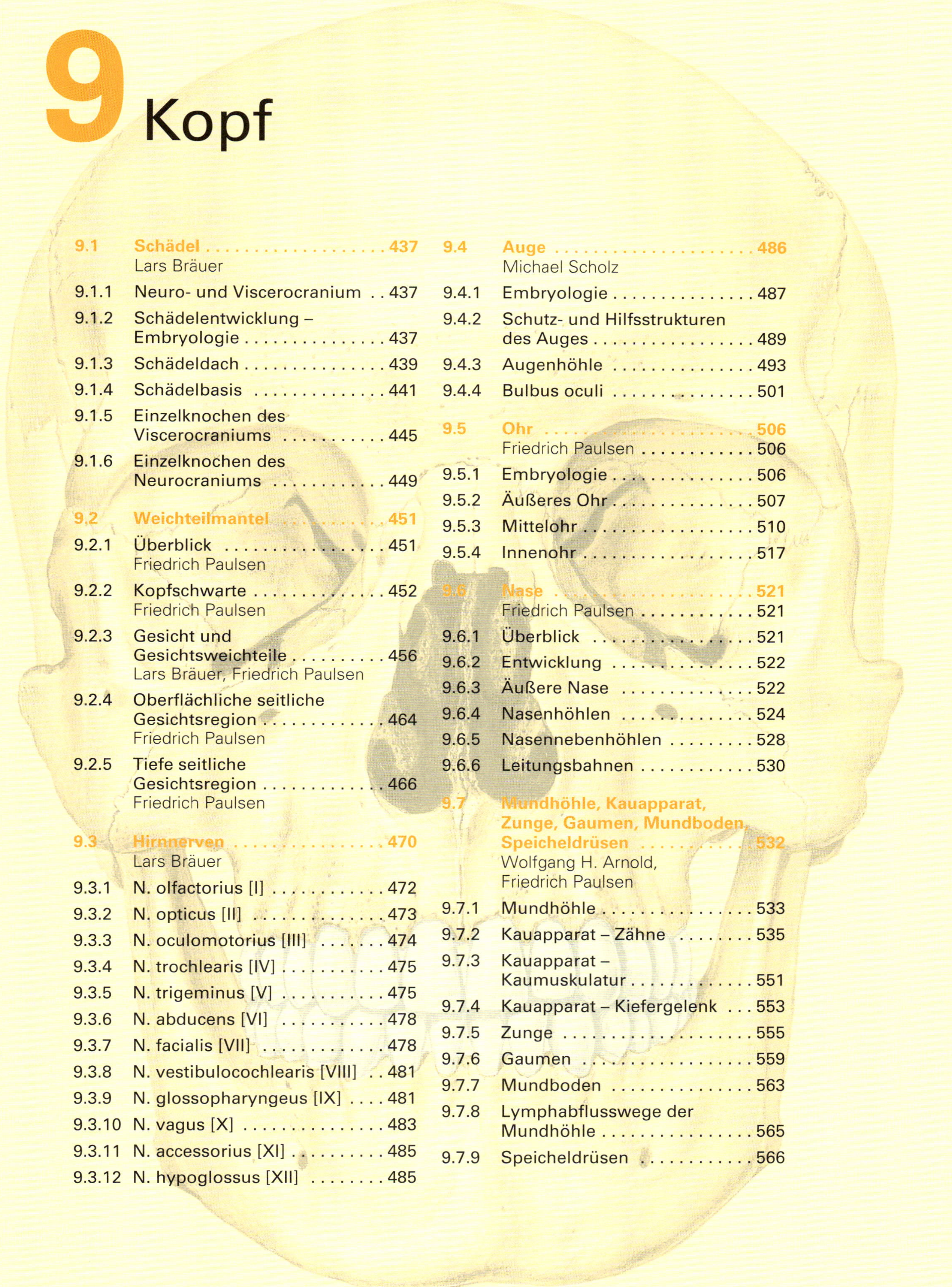

KLINISCHER FALL

Epiduralhämatom

Unfall

Ein 23-jähriger Student ist mit dem Fahrrad auf dem Weg zur Universität, er trägt keinen Fahrradhelm. An einer Kreuzung, kurz vor Erreichen des Hörsaalgebäudes, wird er von einem Auto erfasst. Er schlägt seitlich mit seinem Kopf auf der Frontscheibe des Autos auf. Nach einer kurzen Bewusstlosigkeit von weniger als 20 Sekunden kommt er zu sich, reagiert auf Ansprache und hat außer Schmerzen am Bein und einem Hämatom an der linken Schläfe keine Beeinträchtigungen – er kann aufstehen, verzichtet auf einen Krankenwagen und entscheidet sich für eine kurze Erholungspause auf einer Bank vor dem Hörsaalgebäude. Innerhalb der nächsten halben Stunde wird er allerdings extrem schläfrig und ist schon bald nicht mehr ansprechbar. Andere Studenten rufen einen Rettungswagen, mit dem er auf dem schnellsten Weg in die nahe liegende Notaufnahme des Uniklinikums gebracht wird.

Diagnostik

In der Notaufnahme flacht die Atmung des Studenten plötzlich stark ab, weshalb eine Notfallintubation vorgenommen werden muss. Die Ärzte veranlassen unverzüglich ein Kopf-CT, auf dem der Radiologe ein linsenförmiges (bikonvexes) Areal intrakraniell in der linken Kopfhälfte erkennt. Anhand des Befundes stellt der Radiologe die Diagnose Epiduralhämatom, Breite ca. 3 cm, mit Mittellinienverlagerung.

Pathogenese

Bei dem Patienten ist es durch den Aufprall auf die Frontscheibe des Autos zu einer Fraktur im Bereich des Pterions gekommen, wodurch die innere, harte Knochenschicht der Schädelkalotte (Lamina vitrea) gebrochen ist und scharfkantige Frakturelemente entstanden sind – die äußere Schädelkalotte hingegen ist nicht frakturiert. Durch die scharfkantigen Knochenfragmente wurde die A. meningea media (zwischen Dura mater und Schädelknochen) verletzt, woraus eine arterielle Blutung resultierte. Durch den Druck der Blutung hat sich die Dura mater in einem umschriebenen Bereich langsam vom Schädelknochen gelöst, was wiederum zu einer intrakraniellen Raumforderung geführt hat – das symptomfreie Intervall, das den Patienten veranlasst hat, auf einen Krankenwagen zu verzichten, ist typisch für diese Art der Verletzung.

Therapie

Der Student wird sofort in den OP gebracht und der Schädel eröffnet (Trepanation). Anschließend „räumt" der behandelnde Unfallchirurg (Neurochirurg) das Hämatom aus, verschließt die Blutungsquelle und setzt das entfernte Knochenfragment wieder ein. Der Patient bleibt nach der Operation 2 Tage auf der Intensivstation und danach eine Woche zur Beobachtung im Krankenhaus. Nach 2 Wochen haben sich alle zerebralen Ausfallerscheinungen, die durch die Raumforderung entstanden waren, wieder zurückgebildet. Er kann weiter studieren, hat aber beschlossen, von nun an einen Helm beim Radfahren zu tragen.

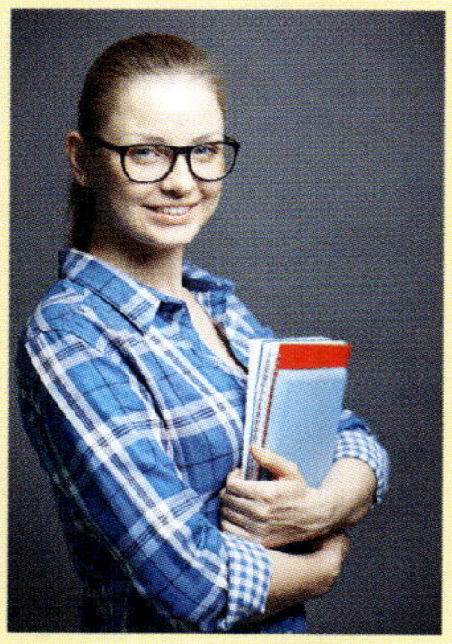

Du bist selbst im 6. Semester und hast als Kommilitonin des Studenten den Unfall miterlebt. Im Nachhinein fragst du dich, ob man die Blutung anhand der Symptome schneller hätte erkennen können. Du hast den Eindruck, dass es gar nicht so leicht ist, die Charakteristika zerebraler Blutungen auseinanderzuhalten, und machst dir deswegen eine Übersichtskarte zum Thema.

Zerebrale Blutungen und wie ich sie erkenne

Epiduralhämatom

Fraktur der Schädelkalotte → Verletzung von Gefäßen der Dura: oft A. meningea media

typisch: (Symptom-)**freies Intervall**

im CT: hyperdense, (bi)konvexe RF

! merke: epidural: arterielle Blutung
subdural: venöse Blutung

Subduralhämatom

akut:	**chronisch:** nach leichtem
meist Einriss v. Brückenvenen	Trauma, oft nicht erinnerlich,
innerhalb 72 h nach Trauma	sogar Wochen zurückliegend
Symptome sehr variabel, rasche	begünstigt d. Antikoagulation
Vigilanzminderung mgl.	Kopfschmerz, Wesensänderung
CT: hyperdense, sichelförmige,	Gedächtnisstörungen, etc.
extrazerebrale RF	CT: sichelförmig, hypodens

Der **Kopf (Caput)** beherbergt Organe mit sehr unterschiedlichen Funktionen. Knöcherne Grundlage ist der Schädel, der das Gehirn und die großen Fernsinnesorgane umschließt:

- Sehorgan
- Hörorgan
- Gleichgewichtsorgan
- Riechorgan
- Geschmackssinn

Im Kopf beginnen der Atem- und der Speiseweg. Die Nase und die Nasennebenhöhlen tragen gemeinsam mit dem Mund und Rachen sowie dem Kauapparat maßgeblich zur Formbildung der Gesichtsregion bei. Die Mundhöhle ist darüber hinaus an der Artikulation für Sprache und Gesang beteiligt. Der Kopf sitzt beweglich auf der Halswirbelsäule. Die Grenzen zwischen Kopf und Hals sind der Unterkiefer, der Ohransatz und die Protuberantia occipitalis externa (s. u.) an der Rückseite des Schädels.

9.1 Schädel

Lars Bräuer

Kompetenzen

Nach Bearbeitung dieses Lehrbuchkapitels sollten Sie in der Lage sein:

- die Entwicklung des Schädels und seiner Knochen wiederzugeben
- die Fontanellen (Verschlusszeiten) und Suturen zu benennen
- den prinzipiellen Aufbau des Schädels und der Schädelknochen sowie deren Verbindungen miteinander zu schildern
- den Aufbau von Viscerocranium, Neurocranium, Schädelbasis, Schädelkalotte und Fossae cranii wiederzugeben
- die Durchtrittsstellen, Foramina, Fissuren, Impressionen der inneren und äußeren Schädelbasis zu benennen

9.1.1 Neuro- und Viscerocranium

Der knöcherne Schädel (Cranium) besteht mit Ausnahme der 3 Gehörknöchelchen und dem Unterkiefer aus 22 Einzelknochen, die über Suturen miteinander verbunden sind. Der Unterkiefer (Mandibula) artikuliert mit dem übrigen Schädel im paarigen Kiefergelenk (Articulatio temporomandibularis) und kann damit gegenüber dem Schädel bewegt werden. Embryologisch und funktionell gliedert sich der Schädel in 2 Anteile:

- Hirnschädel (Neurocranium):
  - **Schläfenbein (Os temporale),** paarig
  - **Hammer (Malleus), Amboss (Incus)** und **Steigbügel (Stapes)** = Gehörknöchelchen
  - **Scheitelbein (Os parietale),** paarig
  - Teile des **Stirnbeins (Os frontale),** unpaar
  - **Keilbein (Os sphenoidale),** unpaar
  - **Siebbein (Os ethmoidale),** unpaar
  - **Hinterhauptsbein (Os occipitale),** unpaar
- Gesichtsschädel (Viscerocranium oder Splanchnocranium):
  - die orbitalen Teile des **Stirnbeins (Os frontale),** unpaar
  - **Jochbein (Os zygomaticum),** paarig
  - **Oberkiefer (Maxilla),** paarig
  - **Tränenbein (Os lacrimale),** paarig
  - **Nasenbein (Os nasale),** paarig
  - **Gaumenbein (Os palatinum),** paarig
  - **Pflugscharbein (Vomer),** unpaar
  - **untere Nasenmuschel (Concha nasalis inferior),** paarig
  - **Unterkiefer (Mandibula),** unpaar

Am **Neurocranium** kann man morphologisch das Schädeldach **(Calvaria)** von der Schädelbasis **(Basis cranii)** abgrenzen. Der Hirnschädel dient der Aufnahme und dem Schutz des Gehirns und beinhaltet außerdem Teile des äußeren Ohrs, das Mittelohr und das Innenohr (➤ Kap. 9.1.6).

Das **Viscerocranium** bildet die Grundlage für das Gesicht (➤ Kap. 9.1.5). Zu den oben aufgeführten Knochen müsste genau genommen noch das Zwischenkieferbein (Os incisivum) aufgeführt werden; der nach seinem Entdecker J. W. von GOETHE benannte Knochen verschmilzt allerdings noch *in utero* mit der Maxilla.

9.1.2 Schädelentwicklung – Embryologie

Desmo- und Chondrocranium

Während der Schädel funktionell in Neuro- und Viscerocranium unterteilt wird, unterscheidet man embryologisch entsprechend dem Verknöcherungsmodus der einzelnen Knochen ein **Desmo-** von einem **Chondrocranium:**

- Bei der desmalen Ossifikation entsteht Knochen direkt aus einer embryonal-bindegewebigen Vorstufe.
- Im Gegensatz dazu entwickelt sich Knochen bei der chondralen Ossifikation zunächst über den Zwischenschritt eines Knorpelgerüsts, das später durch Differenzierungsprozesse zu Knochen umgebaut und mineralisiert wird.

Das Anlagematerial ist bei beiden Ossifikationsformen allerdings gleich, nämlich das **Kopfmesenchym,** das aus dem paraxialen Kopfmesoderm, dem prächordalen Mesoderm, den okzipitalen Somiten und der Neuralleiste kommt. Die Gehörknöchelchen Hammer (Malleus) und Amboss (Incus) entstehen als Fortsetzung des **MECKEL-Knorpels** (1. Kiemenbogen), der Steigbügel (Stapes) aus dem **REICHERT-Knorpel** (2. Kiemenbogen) – damit liegt ein rein chondraler Ossifikationsmodus vor. Ebenfalls rein chondral entstehen die Concha nasalis inferior und das Os ethmoidale (➤ Tab. 9.1). Durch desmale Ossifikation entstehen Maxilla, Os zygomaticum, Os palatinum, Os nasale, Vomer, Os lacrimale, Os

Tab. 9.1 Ossifikationsformen bei den Schädelknochen.

Knochen	Verknöcherungsmodus
Maxilla	desmal
Mandibula	desmal (außer Proc. condylaris)
Os zygomaticum	desmal
Os palatinum	desmal
Os nasale	desmal
Vomer	desmal
Os lacrimale	desmal
Os frontale	desmal
Os parietale	desmal
Os ethmoidale	chondral
Concha nasalis inferior	chondral
Os temporale	chondral (außer Pars squamosa und Proc. styloideus)
Os sphenoidale	chondral (außer Lamina medialis)
Os occipitale	chondral (außer Pars squamosa)
Malleus (Hammer)	chondral aus MECKEL-Knorpel
Incus (Amboss)	chondral aus Palatoquadratum
Stapes (Steigbügel)	chondral aus REICHERT-Knorpel

Tab. 9.2 Mischformen der Ossifikationsmodi.

Knochen	Teile
Os sphenoidale	Lamina medialis: desmal, restliche Anteile: chondral
Os temporale	Partes petrosa und tympanica: chondral, Pars squamosa: desmal, Proc. styloideus: aus 2. Kiemenbogen
Os occipitale	Pars squamosa: desmal, Partes laterales und Pars basilaris: chondral

frontale und Os parietale (➤ Tab. 9.1). Mischformen beider Ossifikationsmodi findet man beim Os sphenoidale, Os temporale und Os occipitale (➤ Tab. 9.2).
Die Mandibula wird zunächst als knorpelige Fortsetzung des 1. Kiemenbogens (MECKEL-Knorpel) angelegt – dieser dient als passagere Leitstruktur für das Wachstum der Mandibula, die bis auf den Proc. condylaris (chondral) durch desmale Ossifikation entsteht (➤ Tab. 9.1).

MERKE
Der Hauptteil der Schädelbasis entwickelt sich durch chondrale, der Hauptteil des Deck- und Gesichtsschädels durch desmale Ossifikation.

Fontanellen
Zur Geburt und auch eine gewisse Zeit danach sind die Deckknochen der Schädelkalotte innerhalb der Suturen durch Bindegewebe voneinander getrennt – diese verknöchern im Lauf des Lebens durch desmale Ossifikation (➤ Kap. 9.1.3). Treffen mehr als 2 Knochenränder aufeinander, sind die Suturen zu Fontanellen (Fonticuli) ausgeweitet und mit Bindegewebe gefüllt (➤ Tab. 9.3, ➤ Abb. 9.1). Man unterscheidet 2 unpaare Hauptfontanellen von 2 paarigen, kleineren Fontanellen, die während des Geburtsvorgangs eine geringfügige Verformbarkeit des Schädels erlauben.

Klinik

Störungen des Knochenwachstums werden unter dem Begriff **Dysostose** zusammengefasst. Kommt es zum vorzeitigen Verschluss von Schädelnähten (Kraniosynostose), führt dies häufig zu einem unproportionalen Wachstum des Schädels. Verknöchert z. B. die Sutura coronalis vorzeitig, bildet sich ein Turmschädel (Turricephalus) oder Spitzschädel (Oxycephalus). Schließt sich die Sutura sagittalis oder die Sutura frontalis vorzeitig, resultiert ein Kahnschädel (Scaphocephalus) bzw. ein Dreiecksschädel (Trigonocephalus). Schließen sich die Suturae lambdoidea und coronalis nur auf einer Seite frühzeitig, kommt es zu einem asymmetrischen Schädelwachstum. Der Schädel wirkt dadurch deformiert (Schiefschädel, Plagiocephalus). Verknöchert der Großteil der Schädelnähte zu früh, kann es zum vorzeitigen Wachstumsstillstand mit Ausbildung eines Mikrozephalus, verbunden mit einer Störung des Hirnwachstums und geistiger Retardierung, kommen.

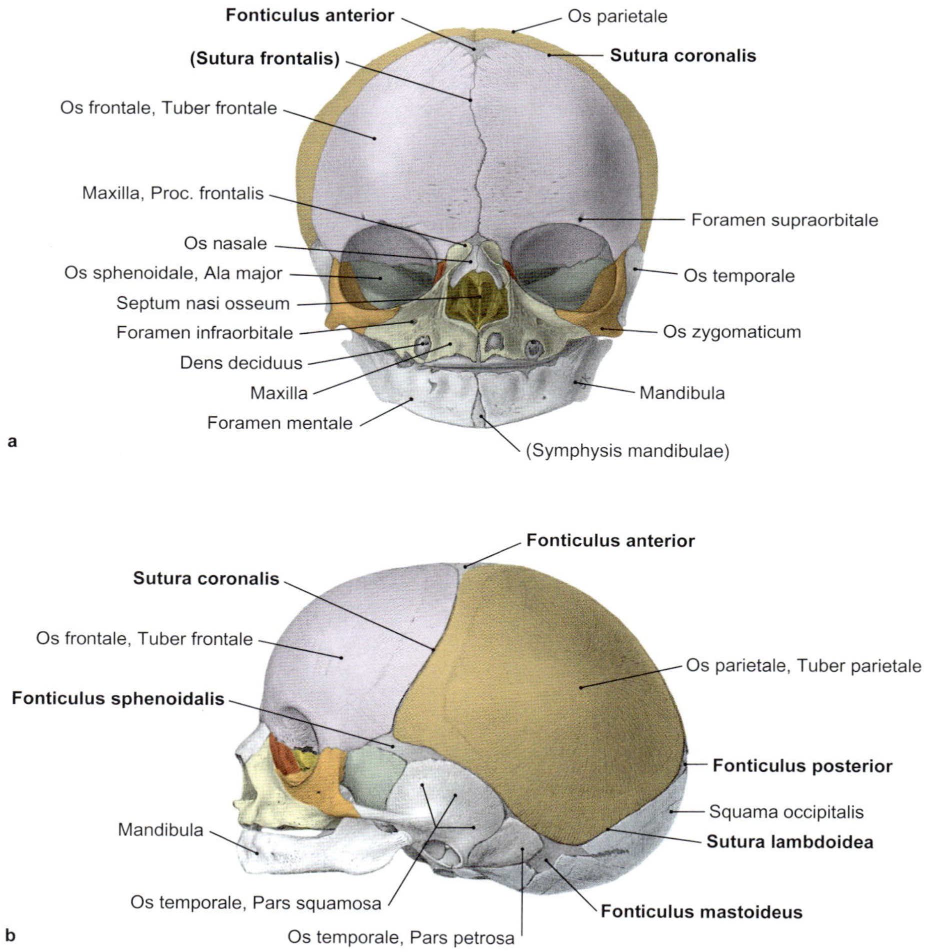

Abb. 9.1 Schädel eines Neugeborenen mit Fontanellen. Das Viscerocranium ist noch deutlich kleiner als das Neurocranium; während der Entwicklung zum adulten Schädel werden sich diese Proportionen aufgrund des schnellen Wachstums des Gesichtsschädels umkehren. [S700-L238] **a** Ansicht von vorne. **b** Ansicht von lateral.

Tab. 9.3 Fontanellen.

Fontanelle	Anzahl	Verschluss	Lage
Fonticulus anterior (vordere, große Fontanelle)	unpaar	24.–36. Monat	zwischen den beiden Stirn- und Scheitelbeinen, an der Schnittstelle zwischen Sutura coronalis und sagittalis (➤ Abb. 9.1a)
Fonticulus posterior (hintere, kleine Fontanelle)	unpaar	2.–3. Monat	zwischen den beiden Scheitelbeinen und dem Hinterhauptsbein, an den Schnittstellen der Suturae sagittalis und lambdoidea (➤ Abb. 9.1b)
Fonticulus sphenoidalis (Keilbeinfontanelle)	paarig	5.–7. Monat	seitlich zwischen Stirn- und Scheitelbein sowie dem großen Keilbeinflügel (➤ Abb. 9.1b)
Fonticulus mastoideus (Warzenfontanelle)	paarig	17.–20. Monat	seitlich zwischen Scheitel-, Schläfen- und Hinterhauptsbein sowie dem Proc. mastoideus (➤ Abb. 9.1b)

9.1.3 Schädeldach

Zum Schädeldach (Kalotte, Calvaria) gehören:

- die beiden **Ossa parietalia**
- **Squama ossis frontalis**
- **Os occipitale**
- **Pars squamosa ossis temporalis**

Schichten

Die Knochen des Deckschädels weisen eine typische Schichtung von außen nach innen auf:

- **Lamina externa** (entspricht der nach außen gerichteten Kompakta)
- **Diploë** (entspricht der Spongiosa)
- **Lamina interna** (syn.: Lamina vitrea, entspricht der nach innen gerichteten Kompakta)

Auf der Außenseite bildet das Periost das **Pericranium;** der Innenseite des Schädels liegt das periostale Blatt **(Stratum periostale)** der **Dura mater** (harte Hirnhaut) direkt an. Letzteres ist mit Ausnahme der Bereiche venöser Sinus mit dem meningealen Blatt **(Stratum meningeale)** der Dura fest verwachsen (SHARPEY-Fasern). Das bedeutet auch, dass unter physiologischen Bedingungen kein Epiduralraum (Raum zwischen Lamina interna und Dura mater) besteht. Im Spinalkanal liegt im Gegensatz dazu zwischen dem Periost der Wirbelkörper und der Dura mater der Epiduralraum, der von Fettgewebe und den vertebralen Venenplexus ausgefüllt ist. Man unterscheidet daher auch zwischen Dura mater encephali und Dura mater spinalis.

Klinik

Bei einem Schädel-Hirn-Trauma kann eine meningeale Arterie (meist die A. meningea media) rupturieren, wodurch eine Blutung zwischen Lamina interna des Schädels und Dura mater entsteht **(Epiduralblutung).** Der Patient hat dabei oft weder äußere Verletzungen am Kopf noch Beschwerden in der ersten halben Stunde nach dem Trauma (symptomfreies Intervall, s. Klinikfall). Die arterielle Blutung löst aber in der Folge die Dura vom Schädelknochen ab und das **epidurale Hämatom** kann Teile des Gehirns, des Hirnstamms sowie Hirnnerven verlagern und damit zur Zunahme des intrakraniellen Drucks führen **(Hirndrucksymptomatik).** Gravierende Ausfallerscheinungen können die Folge sein. Ohne schnelle Therapie (Verschluss der Blutungsquelle und Beseitigen des Hämatoms) stirbt der Patient meistens nach kurzer Zeit an den Folgen.
Bei lokaler Gewalteinwirkung auf kleinem Raum (z. B. Schlag mit einem spitzen Gegenstand) kommt es meist zu einer **Impressionsfraktur** der platten Knochen. Oft splittert sogar nur die Lamina interna. Es kann zu Verletzungen der Hirnhäute (Meningen) und des Gehirns kommen. Trifft die einwirkende Gewalt einen größeren Bereich des Schädels, entstehen meist **Berstungsfrakturen** (z. B. nach Sturz auf den Kopf).

Suturen

Die Knochen des Schädels sind über Suturen (Schädelnähte, bindegewebige Nahtstellen, gehören zu den Syndesmosen, unechte Gelenke) miteinander verwachsen, die am knöchernen (mazerierten) Schädel im Bereich des Schädeldachs besonders gut zu erkennen sind (➤ Abb. 9.2, auch ➤ Abb. 9.12). In der Medianlinie, in der die beiden Scheitelbeinanteile miteinander verbunden sind, verläuft die **Pfeilnaht** (Sutura sagittalis), die frontal senkrecht mit der **Kranznaht** (Sutura coronalis) und okzipital mit der **Lambdanaht** (Sutura lambdoidea) verbunden ist. Die Kontaktpunkte zwischen der Kranznaht und der Pfeilnaht bezeichnet man als Bregma, die zwischen Pfeilnaht und Lambdanaht als Lambda (➤ Abb. 9.2).
Eine anatomische Variante ist das **Inkabein** (Inkaknochen, Os incae, **Os interparietale**). Dabei handelt es sich um einen akzessorischen Knochen (Schaltknochen) im Bereich der Lambdanaht, der klinisch keine Relevanz hat, in der radiologischen Befundung aber als Variante bekannt sein sollte. Bei vielen Wirbeltieren kommt das Os interparietale regelmäßig vor. Die **Schuppennaht** (Sutura squamosa) verbindet bogenförmig die beiden Ossa temporalia mit den Ossa parietalia. Die Suturen des Schädels verknöchern zu unterschiedlichen Zeitpunkten erst weit nach der Geburt (➤ Tab. 9.4).

Klinik

Als **Hydrozephalus** (Wasserkopf) wird eine pathologische Vergrößerung der Hirnventrikel und/oder des Liquorraums bezeichnet. Es gibt verschiedene Formen des Hydrozephalus, die nach Lokalisation und Ursache eingeteilt werden. Diese können sowohl angeboren (z. B. Monosomie 4p, Fehlbildungen des knöchernen Schädels, Mikrozephalus) als auch erworben sein (z. B. Meningitis, Hirntumoren, Traumata). Kommt es zum Hydrozephalus beim Neugeborenen oder Kleinkind, führt dies meist zu einem ballonartigen Auftreiben des Schädels mit unterschiedlichen Symptomen, da sich das Schädelwachstum dem Wachstum des Gehirns anpasst. Ein Hydrozephalus kann sich etwa bis zum *10. Lebensjahr* ausbilden, danach öffnen sich die Suturen nicht mehr und der Betroffene zeigt eine Hirndrucksymptomatik.

Tab. 9.4 Suturen.

Sutur	Verknöcherung	Lokalisation
Sutura lambdoidea (Lambdanaht)	40.–50. Lebensjahr	zwischen Ossa parietalia und Squama occipitalis
Sutura frontalis (Stirnnaht)	1.–2. Lebensjahr	zwischen den Ossa frontalia
Sutura sagittalis (Pfeilnaht)	20.–30. Lebensjahr	zwischen Ossa parietalia
Sutura coronalis (Kranznaht)	30.–40. Lebensjahr	zwischen Os frontale und Os parietale

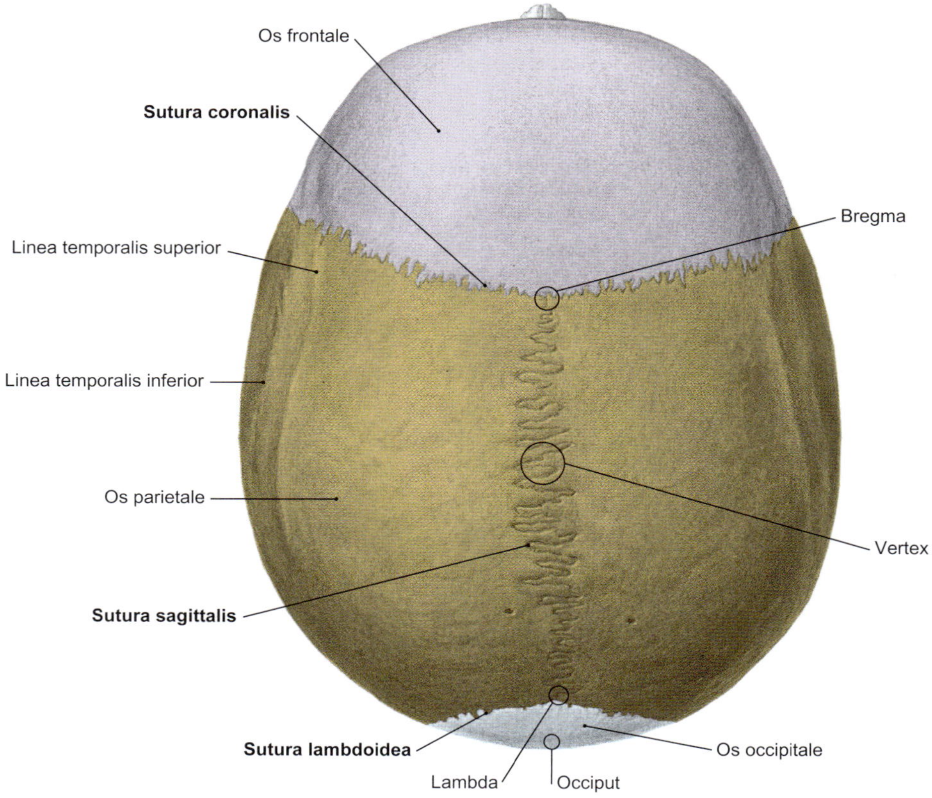

Abb. 9.2 Schädelknochen mit Suturen. Ansicht von oben. Die Sutura sagittalis (Pfeilnaht) verbindet Ossa parietalia (Vertex), die Sutura coronalis (Kranznaht) das Os frontale mit den beiden Ossa parietalia, die Sutura lambdoidea (Lambdanaht) die Ossa parietalia mit dem Os occipitale. [S700]

Sulci, Foveolae

Betrachtet man das Innenrelief der Schädelkalotte (➤ Abb. 9.3), fallen (neben den Suturen) Impressionen der Meningealarterien auf, **Sulci arteriosi,** die durch den Arterienpuls der Aa. meningeae entstehen. Auch der venöse Sinus sagittalis superior hinterlässt median auf der Innenseite der Schädelkalotte eine breite Vertiefung (Sulcus sinus sagittalis superioris). Rostral ist er zu einem Kamm aufgeworfen (Crista frontalis), der als Anheftungsstelle der **Falx cerebri** (eine Duraduplikatur, die beide Hirnhälften trennt) fungiert. Lateral des Sulcus sinus sagittalis superioris befinden sich unregelmäßig, aber über die gesamte Strecke des Sulcus verteilt, kleine Vertiefungen **(Foveolae granulares)** (➤ Abb. 9.3).

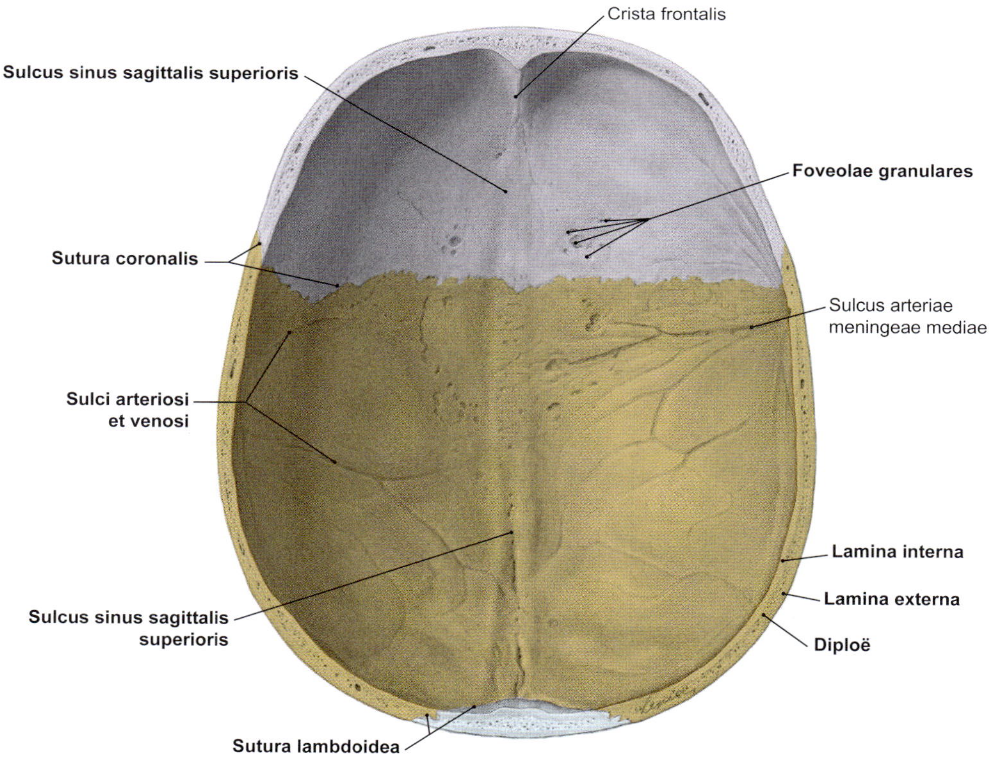

Abb. 9.3 Schädel mit Suturen und Sulci. Ansicht von innen. [S700]

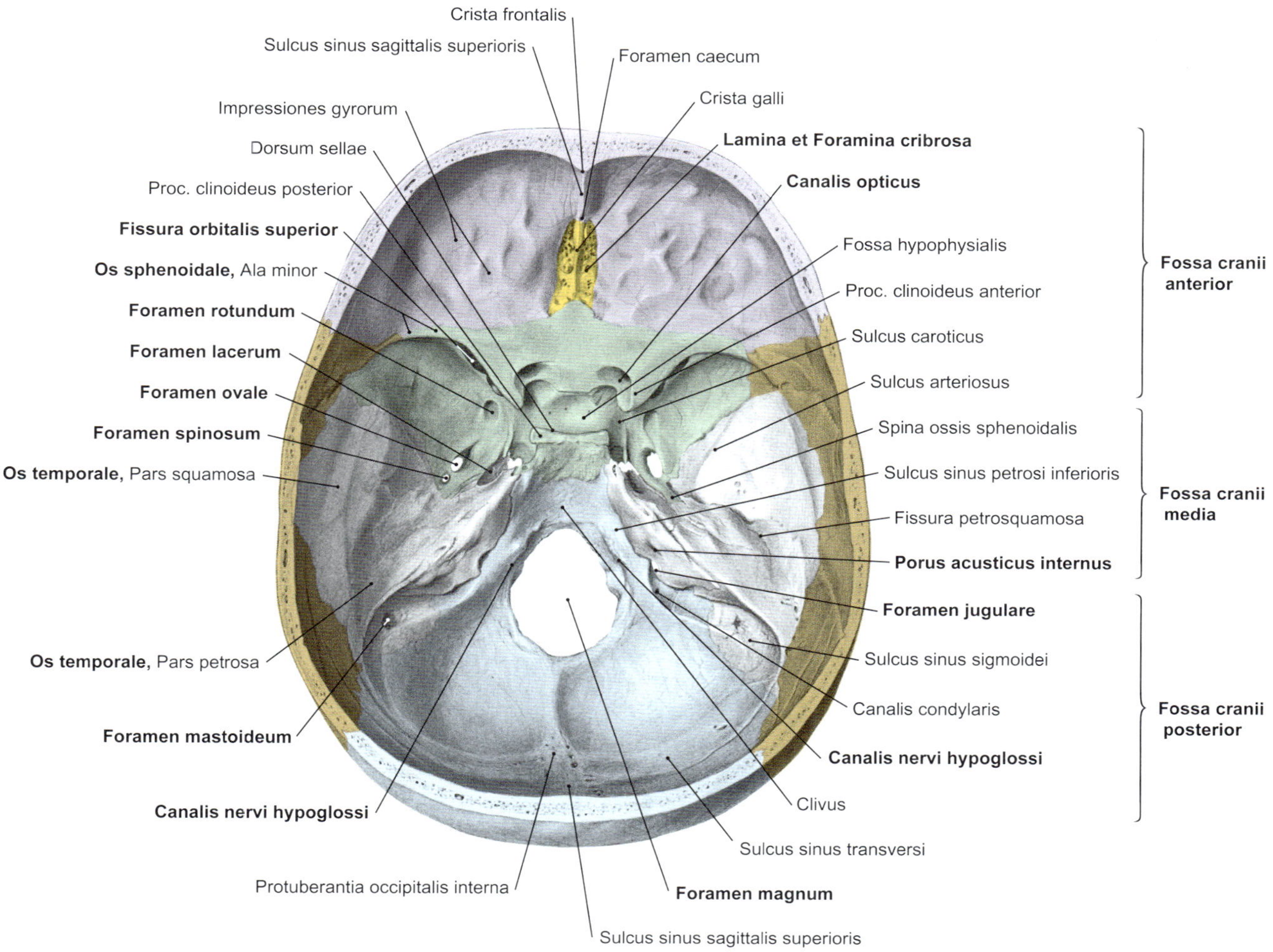

Abb. 9.4 Innere Schädelbasis, Basis cranii interna. Ansicht von oben. Auffällige Strukturen der inneren Schädelbasis sind das Foramen magnum (z. B. Durchtritt der Medulla oblongata) innerhalb des Os occipitale, die Fossa hypophysialis (Sitz der Hypophyse innerhalb einer Duraduplikatur) sowie das Siebbein (Lamina cribrosa des Os ethmoidale), durch das die Nervenfasern des N. olfactorius [I] hindurchziehen. Außerdem erkennt man insbesondere im Bereich der vorderen Schädelgrube die Impressionen der Gyri des Frontallappens (Impressiones gyrorum lobus frontalis). [S700]

In diesen Grübchen befinden sich beim Lebenden die Granulationes arachnoideae (PACCHIONI-Granulationen), über die teilweise das Hirnwasser (Liquor cerebrospinalis) zurückresorbiert wird. An einigen Stellen sieht man Öffnungen, die alle 3 Schichten der Kalotte durchdringen und auf der Oberfläche des Schädels wiedergefunden werden können. Dabei handelt es sich um Durchtrittsstellen für Emissarien (Emissarvenen, **Vv. emissariae**), venöse Kurzschlussverbindungen zwischen den oberflächlichen Schädelvenen, den Diploëvenen und den blutleitenden Sinus des Gehirns.

9.1.4 Schädelbasis

An der Schädelbasis (Basis cranii) kann eine innere **(Basis cranii interna)** von einer äußeren **(Basis cranii externa)** Fläche unterschieden werden. Innere und äußere Schädelbasis sind durch eine Vielzahl von Durchtrittsstellen, Fissuren und Aperturen unterbrochen, durch die Leitungsbahnen hindurchtreten. Ein großer Teil der Knochen der Schädelbasis ist pneumatisiert (mit Luft gefüllt), wodurch das Gewicht des Schädels reduziert wird.

Innere Schädelbasis

Die Innenfläche der Schädelbasis (Basis cranii interna, ➤ Abb. 9.4) unterteilt man in 3 voneinander abgrenzbare Bereiche, die zusammen die Grundlage der Schädelbasis sind und als Auflagefläche für das Gehirn dienen:

- die vordere Schädelgrube (Fossa cranii anterior)
- die mittlere Schädelgrube (Fossa cranii media)
- die hintere Schädelgrube (Fossa cranii posterior)

Fossa cranii anterior

Die vordere Schädelgrube (Fossa cranii anterior) ist aus folgenden Knochen aufgebaut:

- **Os frontale** (Partes orbitales), bildet die vorderen und seitlichen Anteile
- **Os ethmoidale** (Lamina cribrosa), bildet den Boden der vorderen Schädelgrube
- **Os sphenoidale** (Rostrum, Jugum und Alae minores), bildet die Grenze zur mittleren Schädelbasis

Der Oberfläche der vorderen Schädelgrube liegt der Frontallappen des Gehirns auf, der entsprechende Impressiones gyrorum in den dünnen Knochenlamellen hinterlässt. Im vorderen Anteil befindet sich medial die Lamina cribrosa des Os ethmoidale, durch deren Foramina die Fila olfactoria des N. olfactorius [I] hindurchziehen, um mit dem Bulbus des gleichnamigen Hirnnervs in Verbindung zu treten (➤ Abb. 9.5, ➤ Tab. 9.5). Zwischen rechter und linker Lamina cribrosa erhebt sich ein kammförmiger Knochenvorsprung (Crista galli), der als Anheftungsstelle für die Falx cerebri (eine bindegewebige Duraduplikatur, die beide Großhirnhemisphären

Tab. 9.5 Durchtrittsstellen der inneren Schädelbasis und ihre Inhalte.

Durchtrittsstelle	Inhalt
Foramina cribrosa	• Nn. olfactorii [I] • A. ethmoidalis anterior (A. ophthalmica)
Canalis opticus	• N. opticus [II] • A. ophthalmica (A. carotis interna) • Meninges; Vaginae nervi optici
Fissura orbitalis superior	medialer Bereich: • N. nasociliaris (N. ophthalmicus [V/1]) • N. oculomotorius [III] • N. abducens [VI] lateraler Bereich: • N. trochlearis [IV] • gemeinsamer Stamm von: – N. frontalis (N. ophthalmicus [V/1]) – N. lacrimalis (N. ophthalmicus [V/1]) • R. orbitalis (A. meningea media) • V. ophthalmica superior
Foramen rotundum	N. maxillaris [V/2]
Foramen ovale	• N. mandibularis [V/3] • Plexus venosus foraminis ovalis
Foramen spinosum	• R. meningeus (N. mandibularis [V/3]) • A. meningea media (A. maxillaris)
Fissura sphenopetrosa, Foramen lacerum	• N. petrosus minor (N. glossopharyngeus [IX]) • N. petrosus major (N. facialis [VII]) • N. petrosus profundus (Plexus caroticus internus) • A. canalis pterygoidei • R. meningeus (A. pharyngea ascendens)
Apertura interna canalis carotici und Canalis caroticus	• A. carotis interna, Pars petrosa • Plexus venosus caroticus internus • Plexus caroticus internus (Truncus sympathicus, Ganglion cervicale superius)
Porus und Meatus acusticus internus	• N. facialis [VII] • N. vestibulocochlearis [VIII] • A. labyrinthi (A. basilaris) • Vv. labyrinthi
Foramen jugulare	vorderer Bereich: • Sinus petrosus inferior • N. glossopharyngeus [IX] hinterer Bereich: • A. meningea posterior (A. pharyngea ascendens) • Sinus sigmoideus (Bulbus superior venae jugularis) • N. vagus [X] • N. accessorius [XI] • R. meningeus (N. vagus [X])
Canalis nervi hypoglossi	• N. hypoglossus [XII] • Plexus venosus canalis nervi hypoglossi
Canalis condylaris	V. emissaria condylaris
Foramen magnum	• Meninges • Plexus venosus vertebralis internus (Sinus marginalis) • Aa. vertebrales (Aa. subclaviae) • A. spinalis anterior (Aa. vertebrales) • Medulla oblongata/Medulla spinalis • Radices spinales (N. accessorius [XI]) • Aa. spinales posteriores

trennt) dient. Am rostralen Ende der Crista galli, direkt an deren Übergang zur Crista frontalis, liegt das Foramen caecum, das beim Kind eine Emissarvene zur Verbindung mit der Nasenhöhle beherbergt (beim Erwachsenen ist dieses Loch verschlossen).

MERKE
Die vordere Schädelgrube bildet das Dach der Nasen- (Cavitas nasi) und der Augenhöhle (Orbita).

Fossa cranii media
Die mittlere Schädelgrube (Fossa cranii media) wird von folgenden Knochen gebildet:
- **Os sphenoidale** (Alae majores), bildet den vorderen Teil des Bodens
- **Os temporale** (Pars squamosa), bildet zusammen mit den Alae majores den Boden im mittleren Teil
- **Os temporale** (Facies anterior der Pars petrosa), bildet die Grenze zur hinteren Schädelgrube

Das Corpus ossis sphenoidalis mit der **Sella turcica** teilt die Fossa cranii media in 2 Hälften. In diesem Bereich liegen die Fossa hypophysialis, die die Hypophysis cerebri (Hirnanhangsdrüse) beinhaltet, das Dorsum sellae mit den Procc. clinoidei posteriores sowie davor am Tuberculum sellae der Sulcus prechiasmaticus (Chiasma opticum) und die Procc. clinoidei anteriores. Außerdem befinden sich hier mehrere Öffnungen (➤ Abb. 9.4):
- **Canalis opticus** (N. opticus und A. ophthalmica)
- **Fissura orbitalis superior** (Nn. oculomotorius [III], trochlearis [IV], ophthalmicus [V/1], lacrimalis, frontalis, nasociliaris und abducens [VI] sowie V. ophthalmica)
- **Foramen rotundum** (N. maxillaris [V/2])
- **Foramen ovale** (N. mandibularis [V/3])
- **Foramen spinosum** (R. meningeus des N. mandibularis [V/3] und A. meningea media)

Medial vom Foramen ovale liegt das Foramen lacerum, das *in vivo* durch Faserknorpel und Bindegewebe verschlossen ist, das aber von verschiedenen Strukturen durchzogen wird (➤ Abb. 9.5):
- **N. petrosus major**
- **A. canalis pterygoidei**
- **R. meningeus** (aus der A. pharyngea ascendens)

Oberhalb des Foramen lacerum an der Sella turcica befindet sich der **Sulcus caroticus,** in dem die A. carotis interna verläuft. Auf der medialen Facies anterior der Pars petrosa des Os temporale befinden sich die Durchtrittsstellen des N. petrosus major (Hiatus canalis nervi petrosi majoris) sowie des N. petrosus minor (Hiatus canalis nervi petrosi minoris). Mit dem N. petrosus minor zieht die A. tympanica superior (aus A. meningea media) durch den Hiatus canalis nervi petrosi minoris. Der N. petrosus major verlässt die

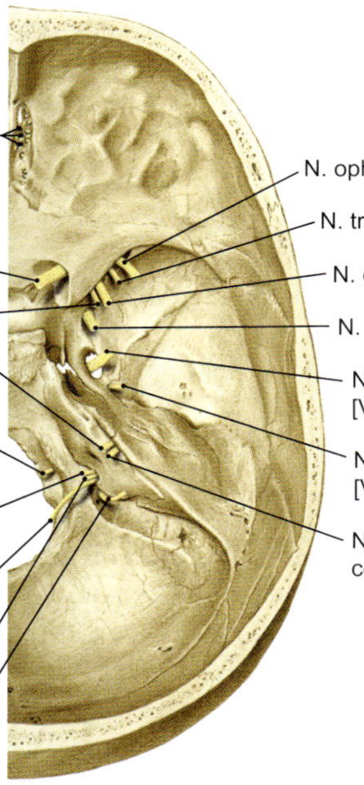

Abb. 9.5 Durchtrittsstellen der inneren Schädelbasis. Ansicht von oben. [S700~L127]

mittlere Schädelgrube über das Foramen lacerum; der N. petrosus minor tritt variabel durch Fissura sphenopetrosa, Foramen lacerum oder gelegentlich Foramen ovale.

MERKE

Die mittlere Schädelgrube bildet die knöcherne Grundlage für die beiden Temporallappen des Gehirns und für die Hypophyse.

Fossa cranii posterior

Die hintere Schädelgrube (Fossa cranii posterior) wird von folgenden Knochen gebildet:

- **Os sphenoidale** (sphenoidaler Anteil des Clivus), bildet den vorderen Teil
- **Os temporale** (Facies posterior der Pars petrosa), bildet die anterolaterale Grenze zur mittleren Schädelgrube
- **Os occipitale** (Partes basilaris und lateralis), bildet den Boden

Das **Foramen magnum** als größte Durchtrittsstelle des Schädels stellt die Verbindung zum Wirbelkanal (Canalis vertebralis) dar. An seinem Rand in unmittelbarer Nähe zu den **Condyli occipitales** befindet sich der Canalis nervi hypoglossi. Rostral erhebt sich der **Clivus** bis zum Dorsum sellae des Os sphenoidale. Okzipital zieht die Crista occipitalis interna zur Protuberantia occipitalis interna. Hinter dem Foramen magnum begrenzen lateral der Sulcus sinus sigmoidei und der Sulcus sinus transversi die Fossa cerebellaris. Die Fossa cranii posterior beinhaltet außer dem Foramen magnum noch weitere Durchtrittsstellen (➤ Abb. 9.4, ➤ Abb. 9.5):

- **Foramen magnum** – Medulla oblongata, Radix spinalis des N. accessorius [XI], Aa. vertebrales, A. spinalis anterior, Aa. spinales posteriores, Hirnhäute und venöse Verbindungen zwischen Plexus basilaris und vertebralis internus
- **Canalis nervi hypoglossi** – N. hypoglossus [XII]
- **Foramen jugulare** – Nn. glossopharyngeus [IX], vagus [X], accessorius [XI], A. meningea posterior, V. jugularis interna
- **Porus acusticus internus** – Nn. facialis, intermedius, vestibulocochlearis, A. und V. labyrinthi

MERKE

Die knöchernen Anteile der hinteren Schädelgrube bilden den Boden für das Kleinhirn (Cerebellum), die Brücke (Pons) und das verlängerte Mark (Medulla oblongata).

Äußere Schädelbasis

Ähnlich wie die innere Schädelbasis wird auch die äußere Schädelbasis (Basis cranii externa, ➤ Abb. 9.6) in einen vorderen, mittleren und hinteren Abschnitt unterteilt.

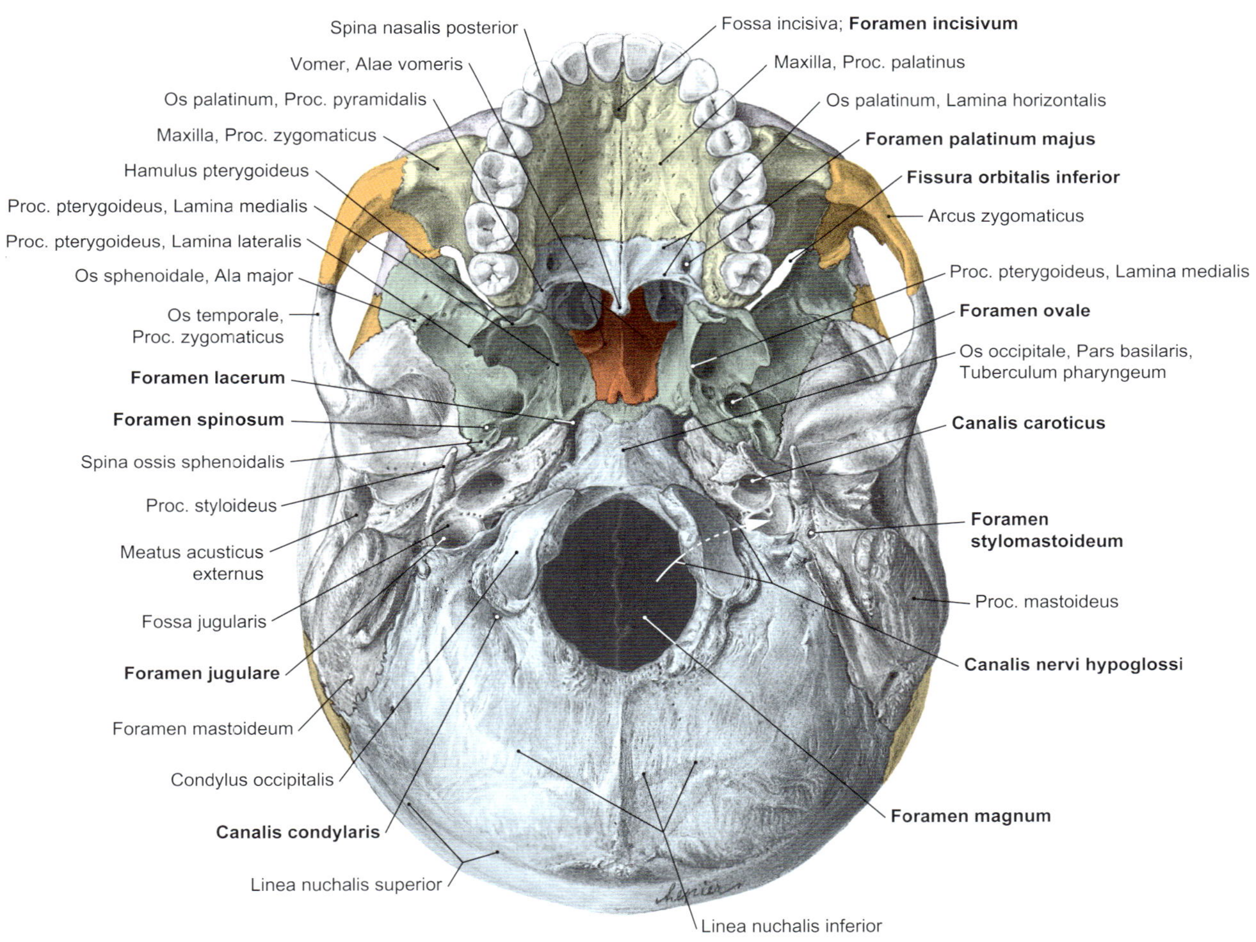

Abb. 9.6 Äußere Schädelbasis, Basis cranii externa. Ansicht von unten. Der vordere Teil beinhaltet den Gaumen mit den Oberkieferzähnen, der mittlere Teil reicht vom Hinterrand des harten Gaumens bis zum Vorderrand des Foramen magnum und der hintere Teil entsprechend vom Vorderrand des Foramen magnum bis zur Linea nuchalis superior. Die äußere Schädelbasis beinhaltet vor allem die Durchtrittsstellen der Hirnnerven und Gefäße, aber auch zahlreiche Ansatzstellen für Muskeln und Bänder (z. B. Proc. styloideus oder Proc. mastoideus). Lateral befinden sich auf beiden Seiten des Foramen magnum die Gelenkflächen (Condyli occipitales) für die beiden oberen Kopfgelenke (Articulationes atlantooccipitales). [S700]

Vorderer Abschnitt
Die Kontaktstelle zwischen Os incisivum und Maxilla entspricht der Fossa incisiva mit dem rostral liegenden Foramen incisivum und dem Canalis incisivus. Durch dieses tritt der N. nasopalatinus (N. maxillaris [V/2]) hindurch (➤ Abb. 9.7, ➤ Tab. 9.6). An der Kontaktstelle zwischen Maxilla und Os palatinum liegen das Foramen palatinum majus sowie die Foramina palatina minora, durch die der N. palatinus major und die A. palatina major bzw. die Nn. palatini minores und Aa. palatinae minores hindurchziehen. Der harte Gaumen (Palatum durum) endet dorsal an den Choanen, die den Eintritt in die Nasenhöhle markieren.

MERKE
Genau genommen zählt der vordere Abschnitt der äußeren Schädelbasis zum Viscerocranium und bildet den Boden der Nasenhöhle sowie den harten Gaumen (Proc. palatinus der Maxilla, Os incisivum und Lamina horizontalis des Os palatinum) und damit das Dach der Mundhöhle.

Mittlerer Abschnitt
Der mittlere Abschnitt wird hauptsächlich vom Os sphenoidale sowie von der Unterfläche des Os temporale gebildet. Prominente Strukturen sind der zum Os sphenoidale gehörende Proc. pterygoideus und die Fossa pterygoidea. Lateral oberhalb des Proc. pterygoideus liegt die Fossa pterygopalatina (Flügelgaumengrube), die eines der parasympathischen Kopfganglien aufnimmt (Ganglion pterygopalatinum). Auch der mittlere Abschnitt bietet Durchtrittsstellen für mehrere Strukturen. Im Folgenden werden nur Strukturen und Durchtrittsstellen genannt, die sich von der Basis cranii interna unterscheiden (➤ Abb. 9.6, ➤ Abb. 9.7):
- **Fissura orbitalis inferior** – Nn. infraorbitalis und zygomaticus [V/2], A. infraorbitalis, V. ophthalmica inferior
- **Canalis pterygoideus** – N. canalis pterygoidei
- **Fissura sphenopetrosa** – Chorda tympani, A. tympanica anterior (von einigen Autoren wird die Ansicht vertreten, dass die Chorda tympani und die A. tympanica anterior durch die Fissura petrotympanica [GLASER-Spalte] verlaufen)
- **Canaliculus mastoideus** – R. auricularis des N. vagus [X]
- **Canaliculus tympanicus** – N. tympanicus [aus IX]
- **Foramen stylomastoideum** – N. facialis [VII], A. stylomastoidea
- **Canalis musculotubarius** – M. tensor tympani, Tuba auditiva

Lateral und zur Unterfläche des Os temporale gehörend befinden sich die Basis der Pars petrosa, der Proc. mastoideus (Warzenfortsatz) sowie der Proc. styloideus (Griffelfortsatz); außerdem liegen seitlich davon die Pars squamosa und die Pars tympanica. Medial vom Proc. styloideus befinden sich das Foramen jugulare und das Foramen stylomastoideum. Rostral und damit vor dem Proc. mastoideus öffnet sich der Porus acusticus externus (Öffnung

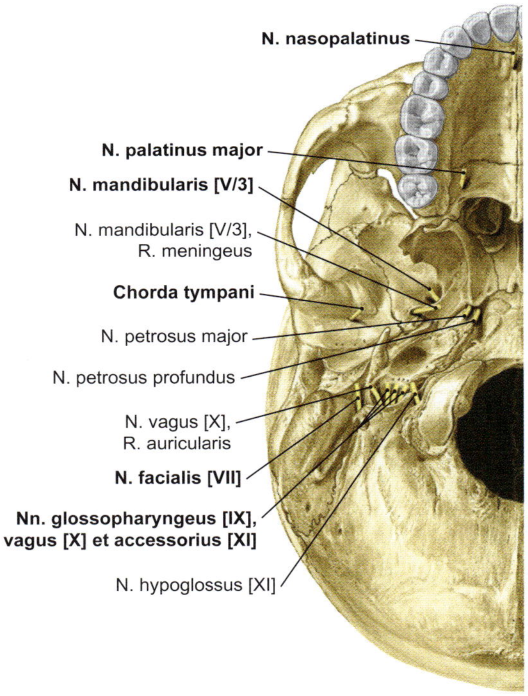

Abb. 9.7 Durchtrittsstellen der äußeren Schädelbasis. Ansicht von unten. [S700~L127]

Tab. 9.6 Durchtrittsstellen der äußeren Schädelbasis und ihre Inhalte.

Durchtrittsstelle	Inhalt
Foramen incisivum	N. nasopalatinus (N. maxillaris [V/2])
Foramen palatinum majus	• N. palatinus major (N. maxillaris [V/2]) • A. palatina major (A. palatina descendens)
Foramina palatina minora	• Nn. palatini minores (N. maxillaris [V/2]) • Aa. palatinae minores (A. palatina descendens)
Fissura orbitalis inferior	• A. infraorbitalis (A. maxillaris) • V. ophthalmica inferior • N. infraorbitalis (N. maxillaris [V/2]) • N. zygomaticus (N. maxillaris [V/2])
Foramen rotundum	N. maxillaris [V/2]
Foramen ovale	• N. mandibularis [V/3] • Plexus venosus foraminis ovalis
Foramen spinosum	• R. meningeus (N. mandibularis [V/3]) • A. meningea media (A. maxillaris)
Fissura sphenopetrosa, Foramen lacerum	• N. petrosus minor (N. glossopharyngeus [IX]) • N. petrosus major (N. facialis [VII]) • N. petrosus profundus (Plexus caroticus internus) • Chorda tympani • A. tympanica anterior
Apertura externa canalis carotici und Canalis caroticus	• A. carotis interna, Pars petrosa • Plexus venosus caroticus internus • Plexus caroticus internus (Truncus sympathicus, Ganglion cervicale superius)
Foramen stylomastoideum	N. facialis [VII]
Foramen jugulare	vorderer Bereich: • Sinus petrosus inferior • N. glossopharyngeus [IX] hinterer Bereich: • A. meningea posterior (A. pharyngea ascendens) • Sinus sigmoideus (Bulbus superior venae jugularis) • N. vagus [X] • R. meningeus (N. vagus [X]) • N. accessorius [XI]
Canaliculus mastoideus	R. auricularis nervi vagi (N. vagus [X])
Canalis nervi hypoglossi	• N. hypoglossus [XII] • Plexus venosus canalis nervi hypoglossi
Canalis condylaris	V. emissaria condylaris
Foramen magnum	• Meninges • Plexus venosus vertebralis internus (Sinus marginalis) • Aa. vertebrales (Aa. subclaviae) • A. spinalis anterior (Aa. vertebrales) • Medulla oblongata/Medulla spinalis • Radices spinales (N. accessorius [XI])
Canalis musculotubarius Canaliculus tympanicus Canalis pterygoideus	• M. tensor tympani, Tuba auditiva • N. tympanicus [aus IX] • N. canalis pterygoidei

des knöchernen Anteils des äußeren Gehörgangs) und davor liegt die Fossa mandibularis, die den Gelenkkopf der Mandibula aufnimmt und nach vorn durch das Tuberculum articulare begrenzt ist.

Hinterer Abschnitt

Den Hauptteil des hinteren Abschnitts bildet das Os occipitale mit der Pars basilaris und den beiden Partes laterales; nach hinten erstreckt er sich über die Squama occipitalis bis hin zur Protuberantia occipitalis externa (Inion). Das Os occipitale ist vom Foramen magnum durchbrochen, das auf beiden Seiten von den Condyli occipitales flankiert wird. Durch diese verläuft jeweils der Canalis condylaris, durch den die **V. emissaria condylaris** zieht. Hinter dem Proc. mastoideus liegt das Foramen mastoideum, durch das ebenfalls eine Emissarvene zieht (V. emissaria mastoidea).

Klinik

Durch Gewalteinwirkung auf den Schädel (vor allem plötzliche, stumpfe Gewalt wie bei einem Verkehrsunfall) können Knochen der Schädelbasis frakturieren. Dabei kann sowohl die vordere, mittlere oder hintere Schädelgrube betroffen sein. Schwächste Punkte sind dabei die zahlreichen Öffnungen im mittleren Bereich der Schädelbasis. Durch sie verlaufen dann die Frakturlinien bei einer **Schädelbasisfraktur.** Nicht selten werden dabei die durchtretenden Strukturen verletzt, wodurch es zur Blutung und/oder zum Austritt von Liquor cerebrospinalis (Liquorrhö) aus der Nase oder dem äußeren Gehörgang und zu Nervenausfällen kommen kann.

9.1.5 Einzelknochen des Viscerocraniums

Mandibula

Die unpaare **Mandibula (Unterkiefer),** der größte Knochen des Gesichtsschädels, besteht aus 1 Corpus und 2 Rami, die am Angulus mandibulae ineinander übergehen. Mit Ausnahme der Gehörknöchelchen ist die Mandibula der einzige bewegliche Knochen am Schädel. Beide Rami mandibulae besitzen einen Proc. coronoideus und an seinem freien Ende einen Proc. condylaris, der über sein Caput mandibulae mit der Fossa mandibularis des Os temporale artikuliert und so das Kiefergelenk (**Articulatio temporomandibularis,** s. u.) bildet. Das Corpus besteht aus einer Basis und einer Pars alveolaris, die zugleich die Zähne des Unterkiefers trägt (➤ Abb. 9.8). Pars alveolaris und Basis sind voneinander durch die Linea obliqua getrennt, die nach rostral vom Proc. coronoideus absteigt. Die Einbuchtung zwischen Proc. condylaris und Proc. coronoideus wird als Incisura mandibulae bezeichnet. Der am weitesten rostral gelegene Punkt der Mandibula ist die **Protuberantia mentalis,** der sich auf beiden Seiten lateral die Tubercula mentalia (Kinnhöcker) anschließen und dem Kinn seine charakteristische Form geben. Zwischen der Pars alveolaris und den Tubercula mentalia liegen die paarigen **Foramina mentalia,** durch die jeweils der N. mentalis [V/3] hindurchtritt und große Teile des Unterkiefers sensibel innerviert.

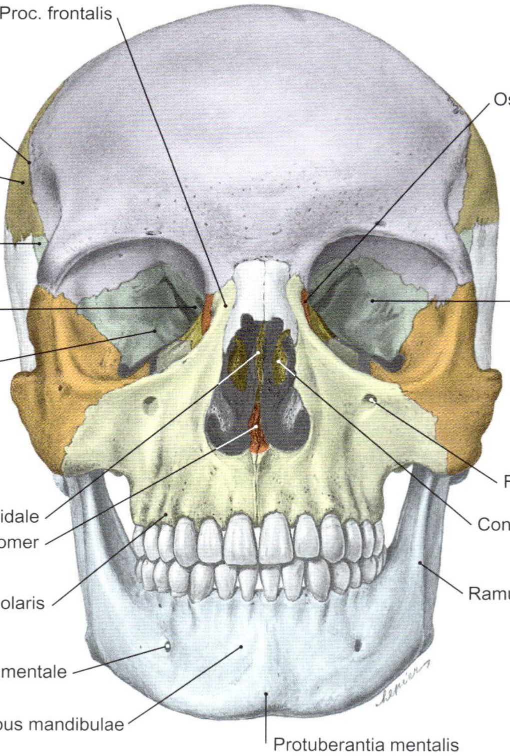

Abb. 9.8 Schädelknochen, Ossa cranii. Ansicht von rostral. Der vordere Anteil des Os frontale, Os nasale, Os zygomaticum, Maxilla und Mandibula haben den größten Anteil an der Bildung des Gesichtsreliefs. Maxilla, Os frontale, Os zygomaticum, Os sphenoidale, Os lacrimale und ein kleiner Teil des Os palatinum bilden die Orbita. Foramen supraorbitale (Os frontale), Foramen infraorbitale (Maxilla) und Foramen mentale (Mandibula) stellen die Durchtrittspforten für die sensiblen Anteile des N. trigeminus [V] dar und dienen bei der körperlichen Untersuchung eines Patienten als Trigeminusdruckpunkte. Der Unterrand der Maxilla wird vom Proc. alveolaris gebildet, in dem die Zähne des Oberkiefers sitzen. Die Mandibula besteht aus einem Corpus und den beiden Rami mandibulae, die am Angulus mandibulae ineinander übergehen. Auch der Unterkiefer besitzt eine Pars alveolaris, in der die Zähne verankert sind. Darunter befindet sich die Basis mandibulae, die sich in der Mittellinie zur Protuberantia mentalis vorwölbt. [S700]

Klinik

Wird bei **Zahnverlust** bleibender Zähne kein Zahnersatz geschaffen, bildet sich die Pars alveolaris mandibulae im Bereich der fehlenden Zähne zurück. Dieser Abbau schreitet unbehandelt so weit voran, dass das Foramen mentale direkt auf dem Oberrand des Unterkiefers zu liegen kommt. Schmerzen, Neuralgien und Sensibilitätsstörungen im Versorgungsgebiet des N. mentalis können die Folge sein und betroffene Personen sehr stark beeinträchtigen und die Nahrungsaufnahme erschweren. Die Anpassung einer Zahnprothese ist in diesen Fällen sehr schwierig und gelingt meist erst nach rekonstruktivem Knochenaufbau.

Auf der Innenseite des Ramus mandibulae befindet sich das paarige Foramen mandibulae, das in den **Canalis mandibulae** führt. Durch den knöchernen Kanal verläuft der N. alveolaris inferior [aus V/3], der sensible Äste zur Innervation der Zähne des Unterkiefers abgibt. Vor dem Foramen mandibulae befindet sich die **Lingula mandibulae,** die dem Lig. sphenomandibulare als Ansatz dient und eine zahnmedizinische Leitstruktur für Leitungsanästhesien darstellt. Am Foramen mandibulae entspringt der nach rostral verlaufende **Sulcus mylohyoideus.** Weiter rostral verläuft stufenförmig die Linea mylohyoidea, die dem M. mylohyoideus als Ansatz dient und der Ebene des Mundbodens entspricht.

Die Mandibula ist sehr variabel. So findet man bei bis zu 20 % aller Mandibulae in der Fossa retromolaris unmittelbar hinter dem letzten Molaren (Dens serotinus, Weisheitszahn) ein **Foramen retromolare** (➤ Abb. 9.9), das über einen eigenen Kanal (Canalis retromolaris) mit dem Canalis mandibulae in Verbindung steht. Durch das Foramen, das überwiegend unilateral auftritt, verlaufen variable Äste des N. alveolaris inferior und der A. alveolaris inferior. Ferner weisen ca. 15% aller Mandibulae einen parallel zum Canalis manidbularis verlaufenden **Canalis paramandibularis** (SERRES, ➤ Abb. 9.10) oder Lagevarianten des Foramen mentale auf. Die Kenntnis dieser Varianten ist bei Zahnoperationen und bei Leitungsanästhesien am Unterkiefer von Bedeutung.

MERKE

Die Articulatio temporomandibularis wird auch als **sekundäres Kiefergelenk** bezeichnet. Evolutionär wird das Gelenk zwischen dem 1. und 2. Gehörknöchelchen (Hammer und Amboss) als **primäres Kiefergelenk** bezeichnet. Dieses geht aus dem 1. Kiemenbogen hervor.

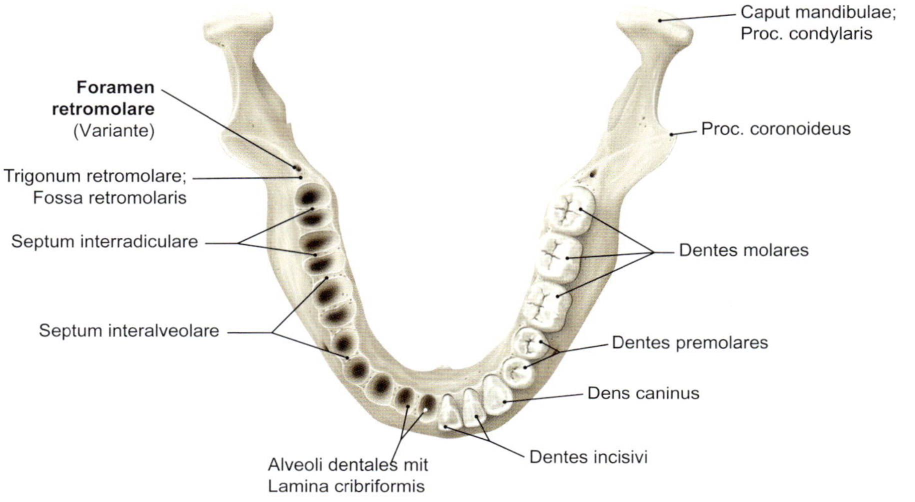

Abb. 9.9 Foramen retromolare. Varietät bei 20 % aller Mandibulae. [S702-L275]

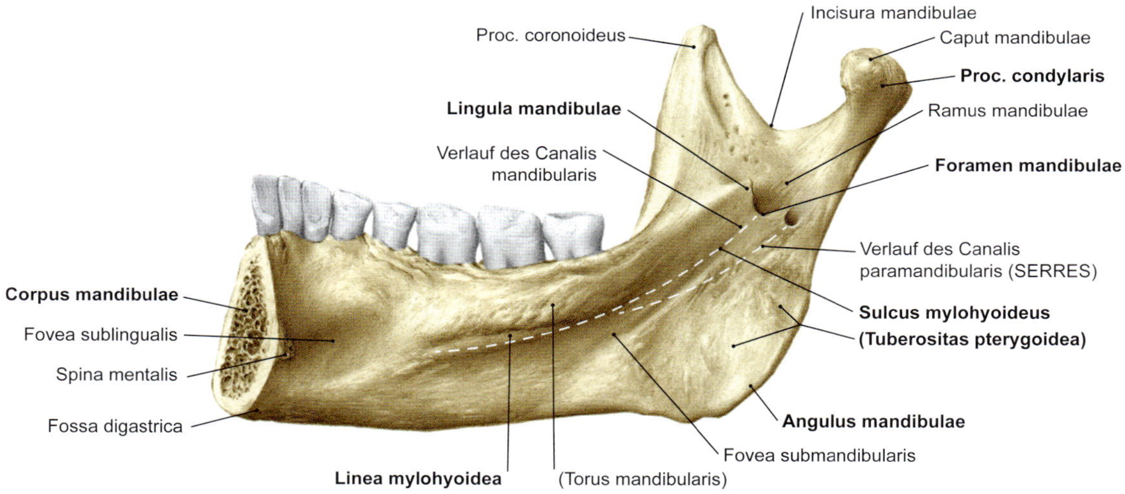

Abb. 9.10 Canalis paramandibularis (SERRES). Varietät bei etwa 15 % aller Mandibulae. [S700-L275]

Klinik

Die zweithäufigste Fraktur des Gesichtsschädels ist die **Mandibulafraktur.** Aufgrund der exponierten Lage und der U-Form ist der Unterkiefer häufig von Frakturen betroffen; insbesondere im Bereich des Mentums (Schneidezähne) und des Corpus (3. Molar). Frakturbedingte Verletzungen von Blutgefäßen (häufig A. alveolaris inferior) führen zu kleinflächigen, fleckförmigen Blutungen im Bereich des Mundbodens (Ekchymosen), die für eine Fraktur charakteristisch sind. Am häufigsten ist das Os nasale von Frakturen betroffen.

Maxilla

Die paarige **Maxilla (Oberkieferknochen)** verbindet sich über die Sutura palatina mediana zum Oberkiefer (➤ Abb. 9.11), der mit jedem anderen Knochen des Viscerocraniums in Verbindung steht (Ausnahme: Mandibula). Der Oberkieferknochen ist wie eine Pyramide geformt, bildet einen Teil des Orbitabodens und beinhaltet als Os pneumaticum den **Sinus maxillaris (Kieferhöhle).** Es lassen sich 4 Flächen (Facies orbitalis, anterior, nasalis und infratemporalis) und 4 Fortsätze (Procc. frontalis, zygomaticus, palatinus und alveolaris) voneinander abgrenzen. Innerhalb der Facies orbitalis verläuft der Sulcus infraorbitalis, der zum Canalis infraorbitalis und schließlich zum Foramen infraorbitale konvergiert, das seine Austrittsöffnung (für N. und A. infraorbitalis) unmittelbar unterhalb des knöchernen Orbitaunterrandes hat. Die Facies nasalis ist formgebend für die seitliche Nasenwand und wird vom Hiatus maxillaris durchbrochen. Der Proc. alveolaris trägt, vergleichbar zur Mandibula, die Zähne des Oberkiefers. Oberhalb des Proc. alveolaris befindet sich die Crista zygomaticoalveolaris, die eine Grenze zum Proc. zygomaticus darstellt. Die vorderen 2 Drittel des harten Gaumens werden vom Proc. palatinus der Maxilla gebildet. Über die Sutura frontomaxillaris ist der Proc. frontalis der Maxilla mit dem Os frontale verbunden, die Sutura zygomaticomaxillaris stellt entsprechend die Verbindung zum Os zygomaticum her. Das **Os incisivum** ist ein eigenständiger Knochen innerhalb der Maxilla, der im Bereich der Schneidezähne mit ihr (bereits *in utero*) verwachsen ist und das Foramen incisivum sowie den Canalis incisivus bildet.

Klinik

Zentrale Mittelgesichtsfrakturen schließen immer die Maxilla mit ein. Sie werden nach dem französischen Chirurgen René LeFORT unterteilt:
- LeFORT I: horizontale Absprengung des Proc. alveolaris maxillae vom Nasenboden
- LeFORT II: pyramidenförmige Absprengung (auch Pyramidalfraktur) der Maxilla entlang der Sutura frontomaxillaris, mit Beteiligung der Ossa nasalia, der infraorbitalen Ränder und der beiden Orbitaböden
- LeFORT III: vollständiger Abriss des Mittelgesichts von der Schädelbasis, die zusätzlich zu LeFORT II noch die Ossa zygomatica einschließt. Bei dieser Form kommt es häufig zum Austritt von Liquor cerebrospinalis (Liquorrhö), zu akuter Atemnot (Dyspnoe) und zum Abriss der Fila olfactoria (Anosmie).

LeFORT-Frakturen treten typischerweise als Folge von Verkehrsunfällen oder starker, stumpfer Gewalteinwirkung (Fußtritte) auf.

Os palatinum

Das paarige L-förmige **Os palatinum (Gaumenbein)** bildet über seine Lamina horizontalis das hintere Drittel des harten Gaumens und ist über die Sutura palatina transversa mit dem Proc. palatinus maxillae (Maxilla) verbunden (➤ Abb. 9.11). Das Gaumenbein besteht ferner aus einer Lamina perpendicularis mit einem Proc. sphenoidalis und einem Proc. orbitalis, über die das Os palatinum mit dem Os sphenoidale in Verbindung steht. Es ist in diesem Bereich durch die Incisura sphenopalatina unterbrochen, die gleich-

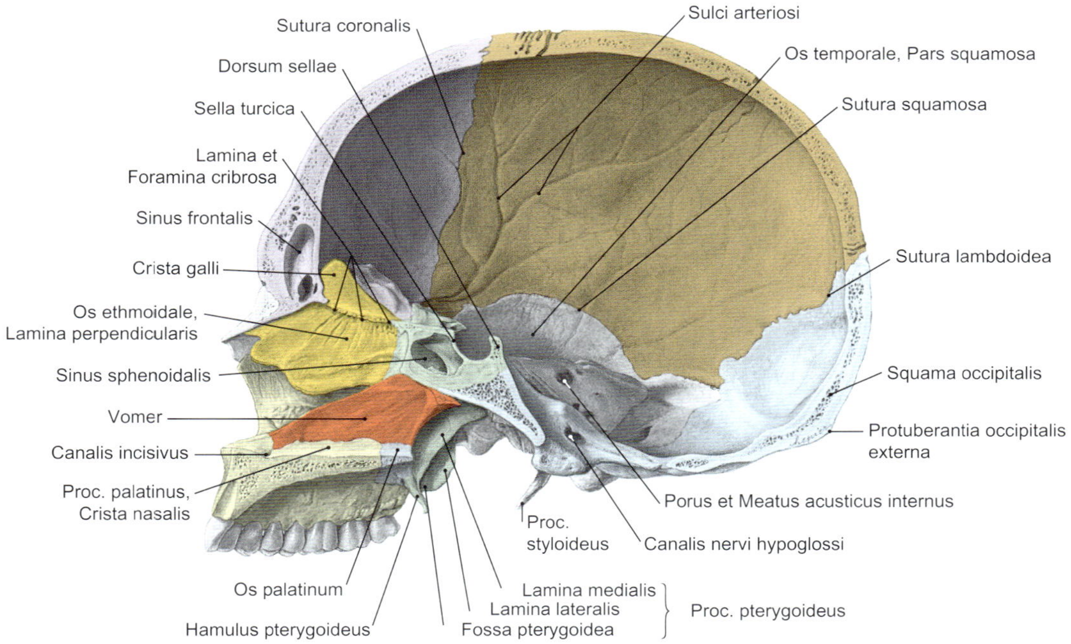

Abb. 9.11 Schädelknochen (rechts), Ossa cranii. Ansicht von medial. In diesem median-sagittalen Schnitt durch den Schädel erkennt man die knöchernen Anteile des Nasenskeletts (Lamina perpendicularis des Os ethmoidale, Vomer und Os nasale) sowie die Anteile des harten Gaumens (Maxilla und Lamina horizontalis des Os palatinum). Außerdem werden durch den Schnitt die pneumatisierten Anteile des Os frontale (Sinus frontalis) und des Os sphenoidale (Sinus sphenoidalis) sichtbar. Auffällig sind die Impressionen der meningealen Gefäße (Sulci arteriosi), die zwischen der harten Hirnhaut (Dura mater) und der Schädelkalotte verlaufen. [S700]

zeitig an der Bildung des Foramen sphenopalatinum beteiligt ist (Durchtritt von N. nasopalatinus, A. sphenopalatina). Auf ihrer kranialen Seite bildet die Lamina horizontalis über die Facies nasalis den Boden der Nasenhöhle sowie mit der Facies palatina das knöcherne Dach der Mundhöhle.

Os zygomaticum

Das aus 3 Fortsätzen und 3 Oberflächen bestehende paarige **Os zygomaticum (Jochbein)** ist maßgeblich für die Kontur der Wange verantwortlich (➤ Abb. 9.12). Es steht über

- den Proc. maxillaris mit der Maxilla (Sutura zygomaticomaxillaris),
- über den Proc. frontalis mit dem Os frontale (Sutura zygomaticofrontalis) und
- über den Proc. temporalis mit dem Os temporale (Sutura zygomaticotemporalis)

in Verbindung. Seine Facies orbitalis bildet einen Teil des Orbitabodens, die Facies temporalis ist vom Foramen zygomaticotemporale (R. zygomaticotemporalis) und die Facies lateralis vom Foramen zygomaticofaciale (R. zygomaticofacialis) durchbrochen. Der Proc. temporalis bildet zusammen mit dem Proc. zygomaticus des Os temporale den Arcus zygomaticus (Jochbogen).

MERKE

Os zygomaticum, Os palatinum, Maxilla und Mandibula bilden gemeinsam mit dem Os hyoideum, das nicht zum Schädel gehört, das Kieferskelett.

Os lacrimale

Das paarige **Os lacrimale (Tränenbein)** ist der kleinste Einzelknochen des Viscerocraniums und zu einem kleinen Anteil am Aufbau der Orbita beteiligt (➤ Abb. 9.8). Sein medialer Teil bildet den **Sulcus lacrimalis** (für den Ductus nasolacrimalis), der sich nach kranial zur **Fossa sacci lacrimalis** (für die Aufnahme des Saccus lacrimalis) fortsetzt. Der Hinterrand der Fossa sacci lacrimalis setzt sich in die Crista lacrimalis posterior und nach unten in den Hamulus lacrimalis fort.

Concha nasalis inferior

Die paarige **Concha nasalis inferior (untere Nasenmuschel)** ist ein eigenständiger Knochen und befindet sich unterhalb der Concha nasalis media des Os ethmoidale. Er ist an der lateralen Nasenwand mit dem Os palatinum und über den Proc. maxillaris mit der Maxilla verbunden. Unterhalb der Concha nasalis inferior befindet sich der untere Nasengang (Meatus nasi inferior), in den sich der Canalis nasolacrimalis öffnet.

Vomer

Das unpaare **Vomer (Pflugscharbein)** hat die Form eines klassischen Pflugs (➤ Abb. 9.11). Es bildet den unteren und zugleich auch größten Teil des knöchernen Nasenseptums und steht oben mit der Lamina perpendicularis des Os ethmoidale sowie hinten mit dem Os sphenoidale in Verbindung. An seiner Außenseite verläuft der Sulcus vomeris, an dem der knorpelige Anteil des Nasenseptums verankert ist. Darüber hinaus bildet es die mediale Wand einer jeden Choane.

Os ethmoidale

Das unpaare **Os ethmoidale (Siebbein)** ist ein unregelmäßiger, gekammerter Knochen, der zu den Ossa pneumatica gehört (➤ Abb. 9.11). Es ist Bestandteil der Nasenhöhle und beinhaltet die vorderen und hinteren Siebbeinzellen **(Cellulae ethmoidales anteriores und posteriores).** Sein kranialer Teil, die **Lamina cri-**

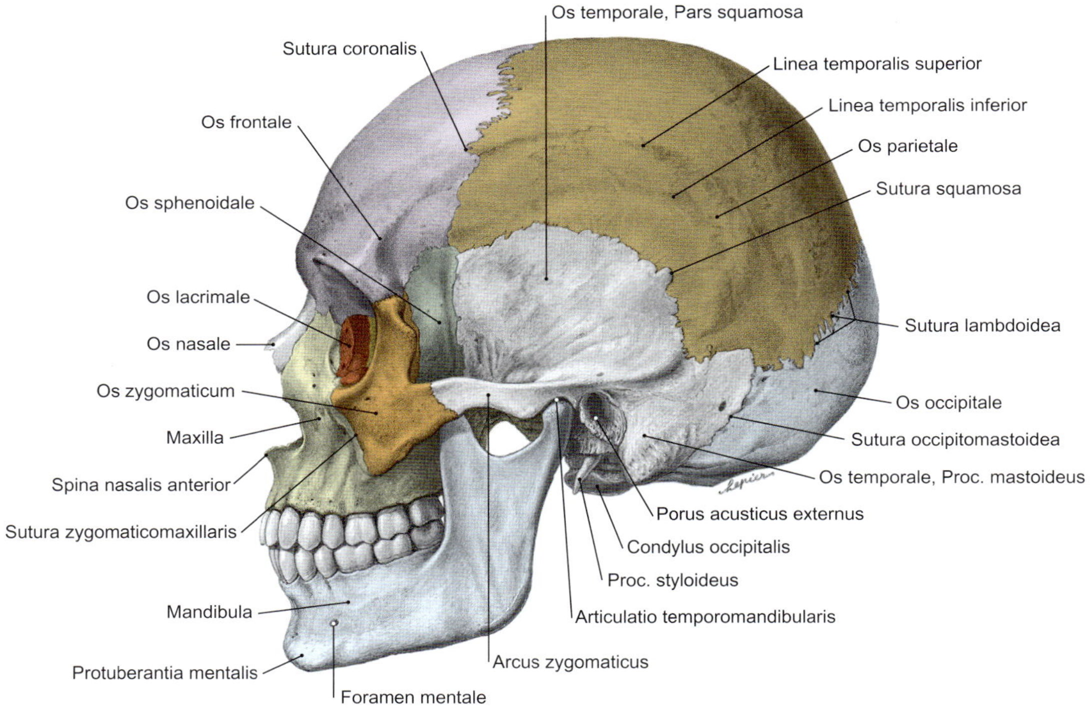

Abb. 9.12 Schädelknochen, Ossa cranii. Ansicht von lateral links. Der Hauptteil des seitlichen Reliefs des Schädels wird von den beiden zum Neurocranium zählenden Ossa parietalia und temporalia (hauptsächlich Pars squamosa) gebildet. Das Os zygomaticum grenzt an den Arcus zygomaticus (Jochbogen) des Os temporale und ist formgebend für die Kontur der Wange. An der vorderen Grenze zum Proc. mastoideus liegt der Porus acusticus externus, der Teil des äußeren Ohrs ist. Innerhalb des Kiefergelenks artikulieren das Caput mandibulae (Mandibula) mit der Fossa mandibularis (Os temporale) in der Articulatio temporomandibularis. [S700~L275]

brosa, ist rechts und links von einer Vielzahl an Löchern (Foramina cribrosa) durchsetzt (wie ein Sieb), die den Durchtritt der Fila olfactoria (N. olfactorius [I]) von der vorderen Schädelgrube zum Dach der Nasenhöhle ermöglichen. In der Mittellinie der Lamina cribrosa ragt die **Crista galli** (wie ein Hahnenkamm) in die Fossa cranii anterior und teilt die Lamina cribrosa in 2 Hälften.

Os nasale

Das paarige **Os nasale (Nasenbein)** steht seitlich mit der Maxilla und über die Sutura frontonasalis mit dem Os frontale in Verbindung (➤ Abb. 9.11). Die beiden Ossa nasalia sind in der Mittellinie über die Sutura internasalis verbunden. Das Os nasale bildet nur einen kleinen Anteil des Nasengerüsts.

> **Klinik**
>
> **Frakturen des Nasenbeins** gehören zu den **Nasengerüstfrakturen.** Sie sind die häufigsten Frakturen des Gesichtsschädels. Typischerweise treten Nasengerüstfrakturen bei Kampfsportarten, Rohheitsdelikten oder Verkehrsunfällen auf.

> **MERKE**
>
> Das Nasenskelett ist die knöcherne Grundlage der Nase und bildet gemeinsam mit den Nasenknorpeln das Nasengerüst. Am Aufbau des Nasenskeletts sind Os nasale, Os ethmoidale, Concha nasalis inferior, Vomer, Os frontale, Os lacrimale und Maxilla beteiligt.

Augenhöhle

Die Augenhöhle (Orbita) ist eine tiefe, pyramidenförmige Grube, deren Spitze nach okzipital gerichtet ist. In der Orbita befinden sich die Durchtrittsstellen für folgende Nerven und Gefäße:

- Orbitadach
  - **Incisura frontalis** oder **Foramen supraorbitale:** N. supraorbitalis (N. ophthalmicus [V/1]), R. medialis
- laterale Wand
  - **Fissura orbitalis superior:** N. oculomotorius [III], N. trochlearis [IV], N. nasociliaris (N. ophthalmicus [V/1]), N. frontalis (N. ophthalmicus [V/1]), N. lacrimalis (N. ophthalmicus [V/1]), N. abducens [VI], R. orbitalis (A. meningea media), V. ophthalmica superior
  - **Fissura orbitalis inferior:** N. zygomaticus (N. maxillaris [V/2]), N. infraorbitalis (N. maxillaris [V/2]), A. infraorbitalis (A. maxillaris), V. ophthalmica inferior
  - **Foramen zygomaticoorbitale:** N. zygomaticus mit Aufteilung in R. zygomaticotemporalis (N. maxillaris [V/2]) (über Foramen zygomaticotemporale) und R. zygomaticofacialis (N. maxillaris [V/2]) (über Foramen zygomaticofacialis)
- mediale Wand
  - **Canalis nasolacrimalis:** Ductus nasolacrimalis
  - **Canalis opticus:** N. opticus [II], A. ophthalmica
  - **Foramen ethmoidale anterius:** A. ethmoidalis anterior, N. ethmoidalis anterior (N. ophthalmicus [V/1])
  - **Foramen ethmoidale posterius:** A. ethmoidalis posterior, N. ethmoidalis posterior (N. ophthalmicus [V/1])
- Orbitaboden
  - **Canalis infraorbitalis** und **Foramen infraorbitale:** N. infraorbitalis (N. maxillaris [V/2]), A. infraorbitalis
- Knochen der Orbita
  - **Os frontale** (Dach, teilweise)
  - **Os zygomaticum** (laterale Wand)
  - **Os sphenoidale, Ala major** (laterale Wand)
  - **Os sphenoidale, Ala minor** (mediale Wand)
  - **Maxilla, Proc. frontalis** (mediale Wand)
  - **Os ethmoidale** (mediale Wand)
  - **Os lacrimale** (mediale Wand)
  - **Os frontale** (mediale Wand)
  - **Maxilla** (Boden)
  - **Os zygomaticum** (Boden)
  - **Os palatinum** (Boden)

> **Klinik**
>
> Frakturen des Orbitabodens werden als **Blow-out-Frakturen** bezeichnet. Sie entstehen durch frontale punktuelle Gewalteinwirkung auf den Bulbus oculi (z. B. Tennisball). Infolge dessen kommt es zur Fraktur des Orbitabodens. Dabei können infraorbitale Strukturen (Mm. rectus inferior und obliquus inferior) im Frakturspalt eingeklemmt oder in ausgeprägten Fällen ganz in den Sinus maxillaris verlagert werden **(Orbitalhernie).** Symptome können Doppelbilder (durch Einschränkung der Bulbusbeweglichkeit), Enophthalmus (Zurückweichen des Bulbus in den Gesichtsschädel) oder eine Blickparese nach oben sein. Ist der im Orbitaboden verlaufende N. infraorbitalis mit betroffen, resultieren **Sensibilitätsstörungen** im Bereich der Gesichtshaut des Oberkiefers. Die punktuelle Gewalteinwirkung kann aber auch zur Fraktur der Lamina papyracea des Os ethmoidale (mediale Orbitawand, mit Beteiligung der Cellulae ethmoidales) führen.

9.1.6 Einzelknochen des Neurocraniums

Os frontale

Der vordere Anteil des Schädels wird von der Squama frontalis des **Os frontale** (Stirnbein) gebildet, das außerdem formgebend für das Dach der Orbita (➤ Abb. 9.8) und den Boden der vorderen Schädelgrube ist (➤ Abb. 9.4). Daher bildet das Os frontale den Übergang zwischen Viscerocranium und Neurocranium. Innerhalb der Squama frontalis liegt oberhalb der Orbita beidseits der paarige Sinus frontalis (Stirnhöhle), der sich wulstartig als Arcus superciliaris (hier sitzen die Augenbrauen) vorwölbt (➤ Abb. 9.11). Der Arcus superciliaris ist bei Männern stärker ausgebildet als bei Frauen. Zwischen den beiden Arcus superciliares liegt die **Glabella** (Bereich zwischen den Augenbrauen). In der Ansicht von unten befinden sich unterhalb der Glabella beidseits die Foveolae ethmoidales, die sowohl den Eingang in die Stirnhöhle markieren als auch gleichzeitig Bestandteil des Daches der Siebbeinzellen sind. Die Vorderkante der beiden Orbitadächer wird von den **Margines supraorbitales** gebildet, die eine Incisura frontalis oder ein Foramen frontale aufweisen (Durchtritt des N. supraorbitalis). Das Os frontale erstreckt sich bis zur **Sutura coronalis** und steht über diese mit dem Os parietale in Verbindung. Kaudal grenzt es an das Os ethmoidale und bildet einen Teil der medialen Orbitawand mit den Foramina ethmoidalia anterius und posterius, die den Durchtritt für die gleichnamigen Gefäße und Nerven ermöglichen. Die Facies orbitalis, die gleichsam das Dach der Orbita bildet, ist temporal zur Fossa glandulae lacrimalis vertieft (Lage der Tränendrüse). Über die Sutura frontosphenoidalis grenzt das Stirnbein an das Keilbein. Innerhalb des Schädels, beginnend am Foramen caecum, verläuft median die Crista frontalis, die sich in den Sulcus sinus sagittalis superioris fortsetzt. Wie bereits beschrieben, erkennt man an der Innenseite der Knochen Sulci arteriosi (Lage der A. meningea anterior) sowie Foveolae granulares (PACCHIONI).

Os temporale

Das paarige **Os temporale** (Schläfenbein) gehört teilweise zum Viscerocranium und teilweise zum Neurocranium (➤ Abb. 9.12). Darüber hinaus ist es an der Bildung des **Kiefergelenks** (Fossa mandibularis), der Außenwand des Schädels (➤ Abb. 9.11) und der Schädelbasis beteiligt (➤ Abb. 9.4). Über die Fossa mandibularis und das vor ihr liegende Tuberculum articulare artikuliert das Schläfenbein mit dem Unterkiefer in der **Articulatio temporomandibularis** (Temporomandibulargelenk, Kiefergelenk, ➤ Abb. 9.12). Dorsal der Fossa mandibularis befindet sich der **Meatus acusticus externus** (äußere Gehörgang)**,** dem sich der **Proc. mastoideus** (Warzenfortsatz) anschließt, der beim Erwachsenen mit Luft gefüllt ist **(Cellulae mastoideae).** Das Os temporale gliedert sich in:

- **Pars petrosa** (Felsenbein, Felsenbeinpyramide): Sie grenzt hinten an die Ossa parietale und occipitale, ihre zentrale Öffnung ist der Meatus acusticus externus. Hinten und unten schließt sich der Proc. mastoideus an. Die Pars petrosa beherbergt das Mittel- und das Innenohr. Öffnungen/Räume sind zum einen der innere Gehörgang (Meatus acusticus internus) mit Durchtritt von N. facialis [VII], N. intermedius [VII], N. vestibulocochlearis [VIII] und A. labyrinthi und zum anderen das Foramen stylomastoideum mit Durchtritt von N. facialis [VII] und Canalis musculotubarius (Durchtritt der Tuba auditiva [EUSTACHII] und Lage des M. tensor tympani). Außerdem bildet sie die Apertura externa canalis carotici für die A. carotis interna und zusammen mit dem Trommelfell die seitliche Wand der Paukenhöhle (Cavitas tympani).
- **Pars tympanica:** Sie begrenzt die knöcherne Wand des äußeren Gehörgangs von vorne, unten und hinten, reicht bis zum Trommelfell und liegt ringförmig an den Partes squamosa und petrosa.
- **Pars squamosa** (squama = Schuppe): Sie nimmt den flächenmäßig größten Teil ein und grenzt über die Margo parietalis an das Os parietale. Sie formt den vorderen und oberen Teil der Schläfe. Vorne und oberhalb des Meatus wölbt sich der Proc. zygomaticus vor und zieht als Teil des Jochbogens nach vorn. Über die Sutura occipitomastoidea steht sie mit dem Os occipitale und über die Sutura sphenosquamosa mit dem Os sphenoidale in Verbindung.

Os sphenoidale

Das schmetterlingsförmige unpaare **Os sphenoidale** (Keilbein) ist wie das Os frontale und das Os temporale Bestandteil des Neurocraniums und des Viscerocraniums (➤ Abb. 9.4). Es liegt in der Mitte der Schädelbasis, enthält Durchtrittsstellen für zahlreiche Gefäße und Nerven und ist die Schnittstelle zu allen anderen Knochen der Schädelbasis. Das Os sphenoidale ist vorne mit dem Os frontale und zu einem kleinen Teil mit dem Os ethmoidale verbunden. Seitlich grenzt es an die beiden Ossa temporalia und hinten steht es mit dem Clivus des Os occipitale in Verbindung. Außerdem ist es am Aufbau der Orbita beteiligt. Zentrum des Keilbeins ist der **Türkensattel** (Sella turcica, ➤ Abb. 9.11), in dessen **Fossa hypophysialis** die gleichnamige Hypophyse (Glandula pituitaria) liegt. Man unterscheidet 2 untere, große Flügel (Alae majores) und 2 obere, kleine Flügel (Alae minores), die vom **Corpus sphenoidale** abgehen. Der Keilbeinkörper ist pneumatisiert und beinhaltet die zu den Nasennebenhöhlen zählenden Sinus sphenoidales (Keilbeinhöhlen). Von seinen lateralen Rändern gelangt man durch die Ala minor über den Canalis opticus in die Orbita. Zwischen beiden **Keilbeinflügeln** führt die Fissura orbitalis superior ebenfalls in die Orbita. Die Alae majores sind auf beiden Seiten von den Foramina rotundum, ovale und spinosum durchbrochen. Kaudal vom Corpus erheben sich auf beiden Seiten die Procc. pterygoidei (Flügelgaumenfortsätze), die man in eine kleinere Lamina medialis und eine größere Lamina lateralis unterteilt. Die kranialen Innenseiten beider Ossa sphenoidalia sind im Bereich der Sutura sagittalis an der Bildung des Sulcus sinus sagittalis superioris beteiligt.

Os parietale

Das paarige **Os parietale** (Scheitelbein) bildet den größten Teil des seitlichen Schädels und des Schädeldachs (➤ Abb. 9.12, ➤ Abb. 9.13). Es ist gewölbt und besitzt 4 Ränder, über die es mit den Nachbarknochen in Verbindung steht:

- vorne über die Sutura coronalis mit dem Os frontale
- lateral über die Sutura squamosa mit dem Os temporale (und zu kleinen Teilen mit dem Os sphenoidale)
- unten über die Sutura lambdoidea mit dem Os occipitale
- medial mit dem jeweils gegenüberliegenden Os parietale

Das Innenrelief des Os parietale wird geprägt von den Abdrücken der Aa. meningeae media und anterior **(Sulci arteriosi,** ➤ Abb. 9.11)

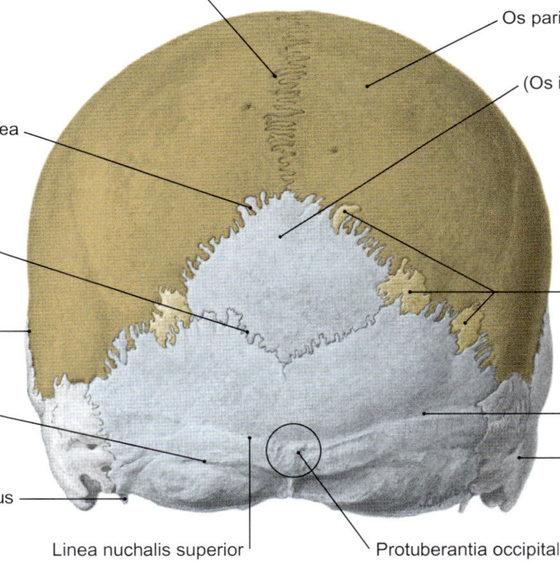

Abb. 9.13 Schädelknochen, Ossa cranii. Ansicht von dorsal. Der Großteil des Hinterhaupts wird vom Os occipitale gebildet, dessen zentrale Struktur die Squama occipitalis ist. Der am weitesten vorspringende Punkt des Hinterhaupts ist die gut tastbare Protuberantia occipitalis externa (Inion), die sich beidseits in die Linea nuchalis superior fortsetzt (Ansatzstelle für Muskeln der autochthonen Rückenmuskulatur). [S700]

sowie von den Sinus durae matris (Sulcus sinus sigmoidei). An der Außenwand erkennt man eine Linea temporalis superior und eine Linea temporalis inferior (➤ Abb. 9.12).

Os occipitale

Das unpaare **Os occipitale** (Hinterhauptsbein) bildet den Hauptteil der Schädelbasis und besteht aus 4 Knochenanteilen (➤ Abb. 9.13), die zusammen das Foramen magnum (Durchtritt der Medulla oblongata) begrenzen:

- **Pars squamosa**
- **Pars basilaris**
- **Partes laterales**
- **Planum occipitale**

Die 4 Knochenteile verschmelzen erst im *4. Lebensjahr,* sodass bei Kleinkindern noch 4 Einzelknochen unterschieden werden können. Ähnlich wie bei den Ossa parietalia, zu denen es über die Sutura lambdoidea in Verbindung steht, erkennt man auf der Innenseite jeweils rechts und links Abdrücke der Sinus durae matris: **Sulcus sinus sigmoidei, Sulcus sinus petrosi inferioris, Sulcus sinus occipitalis** sowie **Sulcus sinus transversi** und **Sulcus sinus sagittalis superioris** (➤ Abb. 9.11). Letztere treffen an der Protuberantia occipitalis interna (Confluens sinuum) aufeinander. Diese steht mit der Crista occipitalis interna in Verbindung. Ferner erkennt man auf der Innenseite innerhalb der jeweiligen Squama occipitalis die Fossa cerebellaris, in der das Kleinhirn liegt. Außen heben sich eine Linea nuchalis inferior und die darüberliegende Linea nuchalis superior ab (an einigen knöchernen Schädeln findet man überdies eine Linea nuchalis suprema). An der Unterfläche der Partes laterales befinden sich die Condyli occipitales, über die der Schädel mit dem ersten Halswirbel (Atlas) artikuliert. Oberhalb der Kondylen, an den lateralen Rändern des Foramen magnum, liegt der **Canalis nervi hypoglossi** (Durchtritt des N. hypoglossus [XII]).

Klinik

Als **Stylohyoid-Syndrom** oder auch **EAGLE-Syndrom** bezeichnet man einen Symptomenkreis, der durch einen zu langen Proc. styloideus ausgelöst wird. Der Proc. styloideus kann nicht nur zu lang sein, sondern in ausgeprägten Fällen gelenkig mit dem Os hyoideum in Kontakt treten. Der zu lange Proc. styloideus berührt mitunter die Pharynxwand und führt zu Fremdkörpergefühl, Schluckbeschwerden (Dysphagie) und unklaren Halsschmerzen.

9.2 Weichteilmantel

Kompetenzen

Nach Bearbeitung dieses Lehrbuchkapitels sollten Sie in der Lage sein:

- die mimische Muskulatur mit Ansatz, Ursprung, Funktion und Innervation wiederzugeben
- sich im Gesicht und in der seitlichen Gesichtsregion zu orientieren und die Regionen systematisch zuzuordnen
- den Aufbau, die Blutversorgung, die Innervation und Lymphdrainage sowie die Funktion der Kopfschwarte zu nennen
- den topografischen Verlauf von Blutgefäßen, Nerven und Lymphgefäßen in den verschiedenen Gesichtsregionen zu beschreiben
- wichtige topografisch-klinische Zusammenhänge der seitlichen Gesichtsregion zu benennen
- sich die tief in der seitlichen Gesichtsregion liegenden, von außen nicht sichtbaren anatomischen Strukturen dreidimensional vorzustellen

9.2.1 Überblick

Friedrich Paulsen

Der Schädel ist außen von Weichteilen bedeckt, die wie am Hals und am Rumpf in verschiedene Regionen unterteilt werden **(Regiones capitis)** (➤ Tab. 9.7, ➤ Abb. 9.14):

- **Regio frontalis**
- **Regio nasalis**
- **Regio orbitalis**
- **Regio infraorbitalis**
- **Regio zygomatica**
- **Regio buccalis**
- **Regio oralis**
- **Regio mentalis**
- **Regio parotideomasseterica**
- **Regio temporalis**
- **Regio parietalis**
- **Regio occipitalis**

Die in ➤ Abb. 9.14 eingefärbten Regionen bilden gemeinsam die Regio facialis.

Die Weichteile umfassen Haut, Unterhautfettgewebe und mimische Muskeln, die hinsichtlich Mimik und Physiognomie eine funktionelle Einheit bilden. Die mimischen Muskeln haben ihren Ursprung am Schädelknochen und strahlen über elastische Sehnen in das Korium der Haut ein.

Tab. 9.7 Gesichtsregionen (Regiones faciales).

Regio facialis anterior	Regio facialis lateralis superficialis	Regio facialis lateralis profunda
• Regio orbitalis • Regio nasalis • Regio infraorbitalis • Regio zygomatica • Regio oralis • Regio mentalis	• Regio buccalis • Regio parotideomasseterica	• Fossa infratemporalis • Fossa pterygopalatina

MERKE

Die Begegnung von Angesicht zu Angesicht ist ein wesentlicher Aspekt der **Kontaktaufnahme** zwischen 2 Individuen. Hierbei spielt die Mimik zum Ausdruck von Emotionen eine große Rolle und der Arzt kann so wertvolle Informationen über den Gemüts- und Gesundheitszustand seines Patienten erhalten. Das Verständnis der Gesichtsstrukturen ist daher für die praktisch-ärztliche Tätigkeit von großer Relevanz.

Mit zunehmendem Alter nimmt die **Elastizität** der in die Haut einstrahlenden elastischen Sehnen der mimischen Muskeln ab. Folge ist die Faltenbildung.

Die mimischen Muskeln dienen neben der Mimik und Physiognomie auch dem Schutz der Sinnesorgane und der Nahrungsaufnahme. Auch die Kaumuskeln haben großen Einfluss auf die Gestalt der Gesichtsregion. Die aus dem Schultergürtel (M. sternocleidomastoideus) und von der Wirbelsäule (Nackenmuskulatur) auf den Kopf übergreifenden Muskeln sind an den Kopfbewegungen gegenüber der Wirbelsäule beteiligt.

Die Weichteile des Kopfes können aufgrund von Strukturmerkmalen und regionaler Zugehörigkeit in 3 Teile gegliedert werden:

- **Kopfschwarte (SCALP)**
- **frontale Gesichtsregion**
- **seitliche Gesichtsregion**
  - oberflächliche seitliche Gesichtsregion
  - tiefe seitliche Gesichtsregion

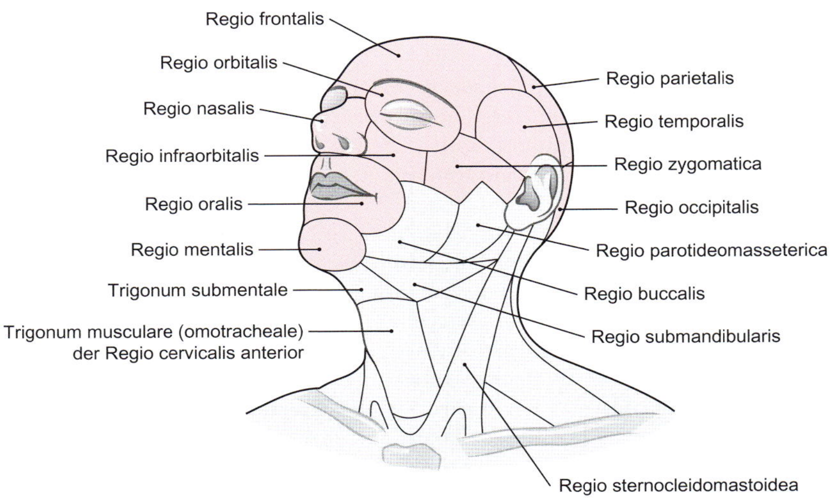

Abb. 9.14 Regionen des Kopfes. [S702-L126]

9.2.2 Kopfschwarte

Friedrich Paulsen

Die Weichteile des Schädeldachs (Kopfschwarte) reichen vom Arcus superciliaris bis zu der Protuberantia occipitalis und der Linea nuchalis superior sowie seitlich bis zum Arcus zygomaticus.

Schichten

Als **Kopfschwarte** bezeichnet man die funktionelle Einheit aus Haut, Subcutis und Sehnenhaube (Galea aponeurotica), die über dem Schädeldach (Calvaria) liegt (Gesamtdicke ca. 5 mm). Sie besteht aus mehreren Schichten, die man sich leicht über den Begriff **SCALP** und die dafür stehenden englischen Begriffe merken kann (➤ Abb. 9.15):

- **S** = „skin" (Haut, Cutis)
- **C** = „connective tissue" (straffes Bindegewebe, Subcutis)
- **A** = „aponeurosis" (Aponeurosis epicranialis, Galea aponeurotica mit M. epicranius)
- **L** = „loose connective tissue" (lockeres Bindegewebe, subgaleale Verschiebeschicht)
- **P** = „pericranium" (Pericranium, Periost der Schädelkapsel)

Das lockere subaponeurotische Bindegewebe verbindet die Galea aponeurotica mit dem Pericranium und ermöglicht so die freie Bewegung der Kopfschwarte auf dem Schädeldach.

Cutis

Die Kopfhaut bildet die äußere Schicht der Kopfschwarte. Sie ist strukturell wie die Haut der Körperoberfläche aufgebaut, ist allerdings an der behaarten Kopfoberfläche derb und enthält besonders viele Haarschäfte, Talgdrüsen und Schweißdrüsen. An der Stirn kommen nur wenige Haare und keine Terminalhaare vor.

Subcutis

In der Subcutis befinden sich im Bereich der behaarten Kopfhaut Haarpapillen, Haarbälge und Haarwurzeln. Die Subcutis besteht zum größten Teil aus **straffem Bindegewebe,** das die Haut an der darunterliegenden Galea aponeurotica verankert (s. u.). Außerdem verlaufen hier Arterien, Venen und Nerven zur Blutversorgung und Innervation der Kopfschwarte. In unbehaarten Arealen ist die Subcutis dünner.

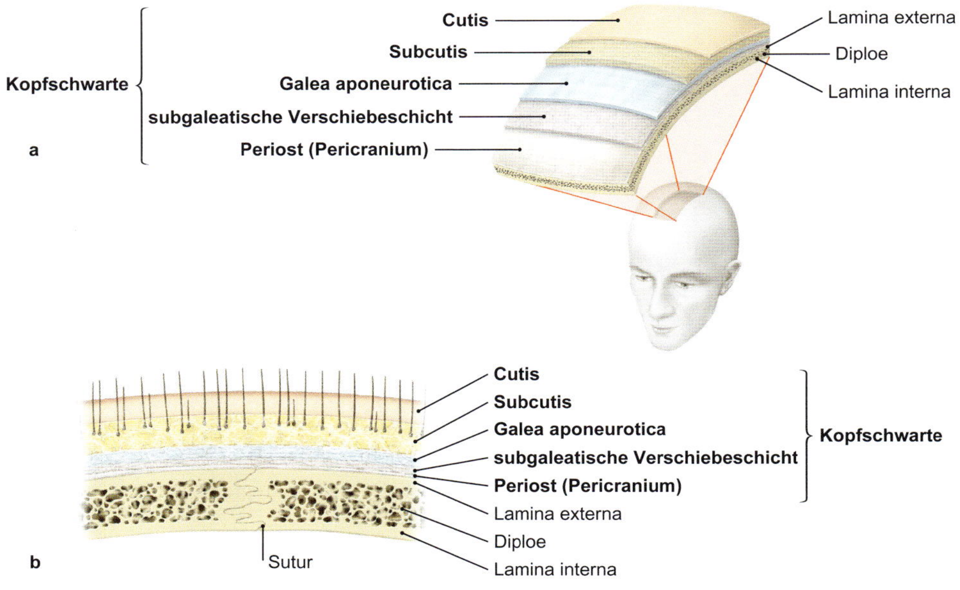

Abb. 9.15 Aufbau der Kopfschwarte. [S702-L127] **a** SCALP. **b** Schichten der Kopfschwarte.

Aponeurose

Grundlage der Kopfschwarte ist die **Galea aponeurotica,** eine flächenhafte Sehne, in die vorne, hinten und seitlich Muskeln einstrahlen:

- An der Vorderseite ist es der Venter frontalis des **M. epicranius** (M. occipitofrontalis), dessen paarige Muskelbäuche zwischen den Arcus superciliares aus dem subkutanen Bindegewebe der Augenbrauen und der Glabella entspringen und V-förmig nach hinten ziehen.
- Hinten ist es der ebenfalls paarige Venter occipitalis des M. epicranius, der an der Linea nuchalis suprema entspringt und in Höhe der Mitte der Ohrmuschel in die Aponeurose einstrahlt.
- Seitlich ist es der variabel vorkommende **M. temporoparietalis.** Sein dem Schädel zugewandter Teil wird auch als M. auricularis superior bezeichnet. Er gehört zu einem rudimentären Sphinktersystem, das das Ohr bewegen und den Gehörgang verschließen konnte.

Die Galea aponeurotica ist durch kräftige Bindegewebstrabekel (Retinacula) fest mit der Subcutis verwachsen. Die Muskeln ermöglichen bei Kontraktion eine geringe Verschiebebewegung der Kopfschwarte auf dem Schädel. Der Venter frontalis des M. epicranius kann die Stirn in Falten ziehen (Stirnrunzeln).

Subgaleale Verschiebeschicht

Die Unterseite der Galea aponeurotica ist über lockeres Bindegewebe am Periost des Schädels (Pericranium) verschieblich befestigt. Es bildet den supraperiostalen Raum und wird aus funktionellen Gründen als **subgaleale (subgaleatische) Verschiebeschicht** bezeichnet.

Pericranium

Das Periost der Schädeldecke ist fest mit der Lamina externa der Schädelknochen und dem Bindegewebe der Schädelnähte verwachsen.

Klinik

Aufgrund des straffen Bindegewebes in der Subcutis werden die Arterien nach Verletzungen der gesamten Kopfschwarte oft offen gehalten. Dadurch können ausgeprägte arterielle **Blutungen** entstehen. Sind nur Cutis und Subcutis verletzt, blutet es wenig. Venöse Blutungen sind im Gegensatz dazu meist ausgeprägt, da sich die Gefäße im straffen Bindegewebe praktisch nicht retrahieren können.
Beim **Skalpieren** – wie man es aus den Indianergeschichten kennt – wird die Kopfschwarte vom Schädel gezogen, wobei sich das Periost relativ leicht vom Knochen lösen lässt. Dies macht man sich bei Eingriffen am Gehirn zunutze, indem man die Kopfschwarte über einen „Bügelschnitt" (von einem Ohr zum anderen) nach vorne und nach hinten vom Periost abzieht, nach der OP rückverlagert und den Hautschnitt vernäht. Auch Verletzungen **(Skalpierungsverletzungen)** sind auf diese Art möglich. Wenn längere Haare in rotierende Maschinen gezogen werden, kann die gesamte Kopfschwarte abgerissen werden. Aus diesem Grund schreibt der Arbeitsschutz heute das Tragen einer Kopfbedeckung bei der Arbeit an solchen Maschinen vor.
Unter der Geburt kann es zu blutig-serösen Ödemen in der Subcutis des Kindes kommen (besonders im Hinterhaupts- und Scheitelbeinbereich), die als **Kopfgeschwulst (Caput succedaneum)** imponieren. Auch subperiostal sind unter der Geburt Blutungen möglich. Da das Periost im Bereich der Schädelnähte besonders fest verwachsen ist, bleiben solche subperiostalen Blutungen daher auf einzelne Knochen der Calvaria beschränkt **(Kephalhämatom).**

Leitungsbahnen

Die Leitungsbahnen erreichen die Kopfschwarte von frontal, temporal und okzipital. Dabei liegen die Gefäße mit Ausnahme der Stirn in der Subcutis. In der Stirn verlaufen die Gefäße in der subgalealen Verschiebeschicht. Leitungsbahnen sind:

- frontal
  - A., V. und N. supraorbitalis (➤ Abb. 9.57; ➤ Kap. 9.4.3)
  - A. und V. supratrochlearis (➤ Abb. 9.57; ➤ Kap. 9.4.3)
- temporal
  - A. und V. temporalis superficialis (➤ Abb. 9.23; ➤ Kap. 9.2.3)
  - N. auriculotemporalis (aus [V/3]) (➤ Abb. 9.38; ➤ Kap. 9.3.5)
  - R. zygomaticotemporalis nervi zygomatici (aus [V/2]) (➤ Abb. 9.38; ➤ Kap. 9.3.5)
- okzipital
  - A. und V. occipitalis(➤ Abb. 9.16, ➤ Abb. 9.17)
  - A. und V. auricularis posterior (➤ Abb. 9.16, ➤ Abb. 9.17)
  - N. occipitalis major (➤ Abb. 10.20; ➤ Kap. 10.4.3)
  - N. occipitalis minor (➤ Abb. 10.20; ➤ Kap. 10.4.3)
  - N. auricularis magnus (➤ Abb. 10.20; ➤ Kap. 10.4.3)

Arterien

Die Kopfschwarte wird aus Ästen der A. ophthalmica oder aus Ästen der A. carotis externa mit Blut versorgt.

Äste der A. ophthalmica

Die vorderen und oberen Abschnitte der Kopfschwarte im Stirnbereich werden versorgt von:

- **A. supratrochlearis**
- **A. supraorbitalis**

Sie zweigen in der Orbita von der A. ophthalmica ab, ziehen durch die Orbita nach rostral und treten mit den gleichnamigen Venen und Nerven durch das Septum orbitale; die A. supratrochlearis durch die Incisura oder das Foramen supratrochleare. Gemeinsam mit den Nerven und Venen verlaufen die Arterien über die Stirn aufwärts und versorgen die Kopfschwarte etwa bis zum Scheitel mit Blut.

Äste der A. carotis externa

Der größte Teil der Kopfschwarte wird von 3 Ästen der A. carotis externa mit Blut versorgt (➤ Abb. 9.16).

- **A. auricularis posterior:** Sie ist der kleinste Ast, geht im Bereich der Fossa retromandibularis nach hinten aus der A. carotis externa ab und gelangt dann unterhalb und hinter der Ohrmuschel an die Oberfläche, um hier das Gebiet der Kopfschwarte zu versorgen.
- **A. temporalis superficialis:** Sie ist ein Endast der A. carotis externa, der direkt vor der Ohrmuschel kranialwärts verläuft und sich auf dem Os temporale in vordere und hintere Äste aufzweigt.
- **A. occipitalis:** Sie geht etwas weiter unten aus der A. carotis externa hervor, zieht weiter nach hinten und steigt, schräg durch die Nackenmuskeln verlaufend, an die Oberfläche, um am Hinterhaupt und Hinterkopf die Kopfschwarte zu durchbluten.

Venen

Die Venen, die das Blut der Kopfschwarte drainieren, verlaufen mit den entsprechenden Arterien (➤ Abb. 9.17):

- **V. supratrochlearis** und **V. supraorbitalis:** Sie sammeln das Blut der vorderen Kopfschwarte ab dem Scheitel bis zum Arcus superciliaris, treten mit den gleichnamigen Arterien in die Orbita ein und drainieren in die V. ophthalmica superior. Anastomosen bestehen vor dem Eintritt in die Orbita zur V. angularis (Ast der V. facialis) im nasalen Lidwinkel.

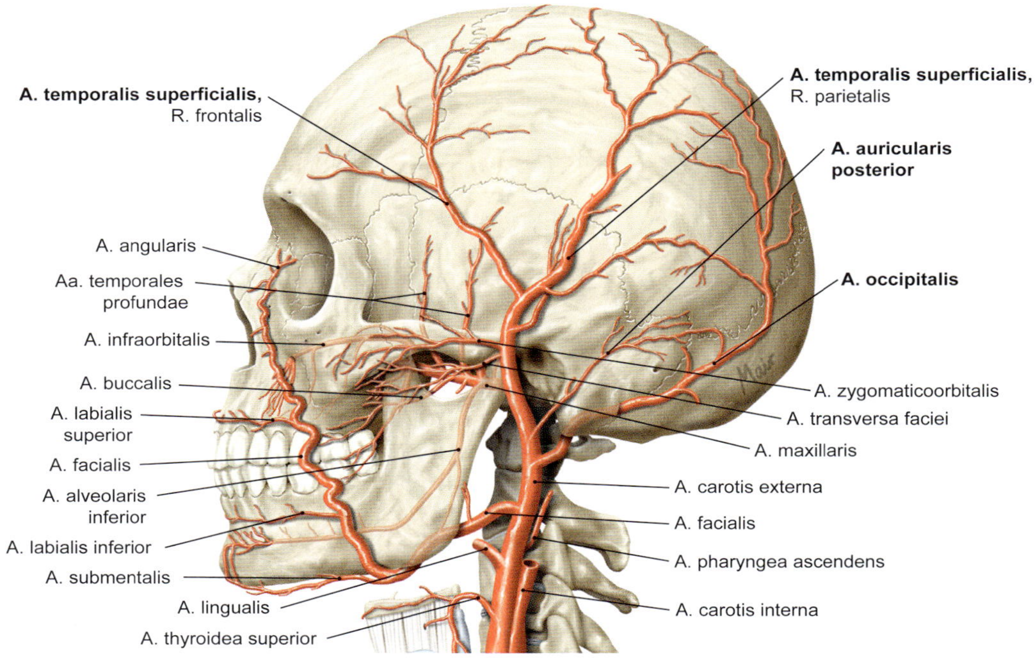

Abb. 9.16 Äste der A. carotis externa. [S703-L127]

- **V. auricularis posterior:** Sie sammelt das Blut hinter und unterhalb der Ohrmuschel und drainiert in die V. retromandibularis.
- **V. temporalis superficialis:** Sie sammelt das Blut der gesamten lateralen Kopfschwarte oberhalb der Ohrmuschel und drainiert ebenfalls in die V. retromandibularis.
- **V. occipitalis:** Sie drainiert den hinteren Abschnitt der Kopfschwarte zwischen Protuberantia occipitalis externa und Linea nuchalis superior bis zum Scheitel. Unterhalb der Linea nuchalis superior verläuft sie durch die Nackenmuskulatur in die Tiefe in den dorsalen Abschnitt des Halses. Hier beteiligt sich die kräftige Vene an der Drainage der Nackenregion und mündet variabel in die V. vertebralis, V. jugularis externa oder V. jugularis interna. Außerdem steht sie mit der V. diploica occipitalis in Verbindung.

Lymphgefäße

Auch der Lymphabfluss aus der Kopfschwarte folgt im Wesentlichen dem Einzugsbereich der Arterien. Es werden 4 Drainagegebiete abgegrenzt (➤ Abb. 9.18), wobei die temporale, die parietale und die okzipitale Region immer Lymphknoten im Kopfbereich besitzen, während die Stirnregion variabel zu Lymphknoten im Kopf oder Hals drainiert:

- frontal – **Nodi lymphoidei preauriculares, Nodi lymphoidei submandibulares** (variabel Nodi lymphoidei faciales)
- temporal – **Nodi lymphoidei parotidei**
- parietal – **Nodi lymphoidei infraauriculares**
- okzipital – **Nodi lymphoidei occipitales, Nodi lymphoidei mastoidei** (Nodi lymphoidei retroauriculares, Nodi lymphoidei auriculares posteriores)

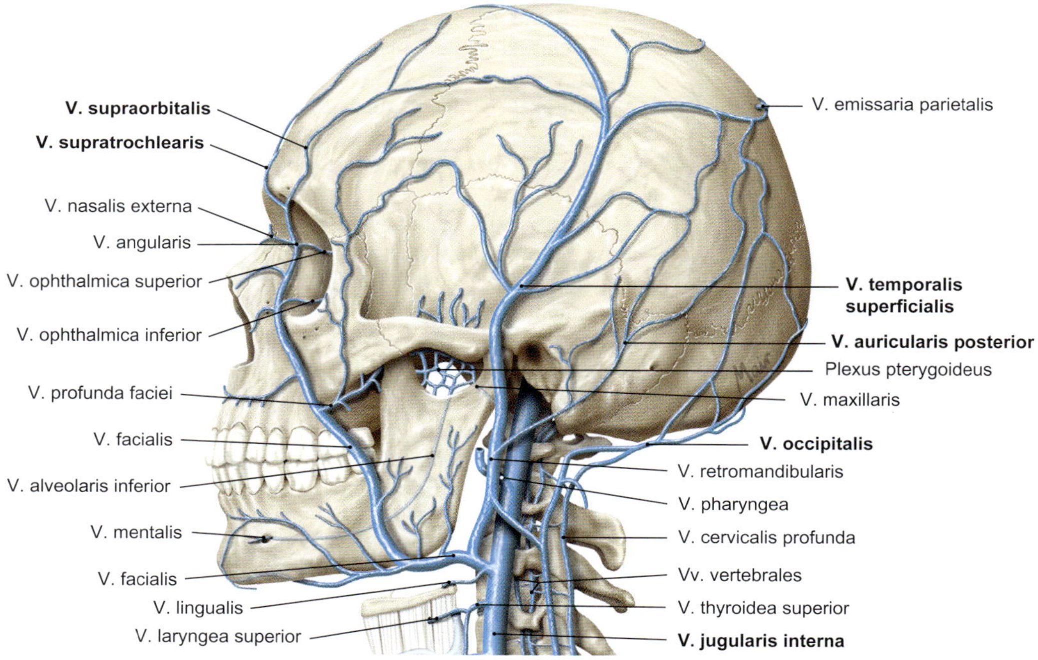

Abb. 9.17 Zuflüsse der V. jugularis interna. [S703-L127]

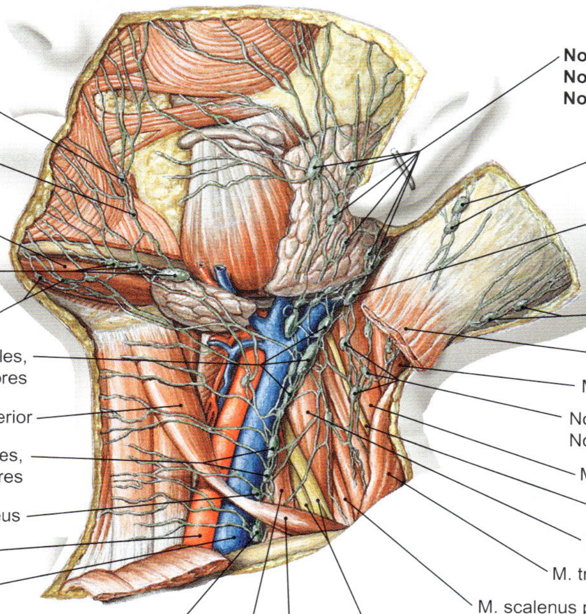

Abb. 9.18 Oberflächliche Lymphknoten des Gesichts. [S700]

Aus diesen primären Lymphknotenstationen gelangt die Lymphe schließlich in die tiefen zervikalen Lymphknoten.

Innervation

Sensibel wird die Kopfschwarte (➤ Abb. 9.19) über die Hirnnerven und den Plexus cervicalis innerviert. Dabei kann der Scheitel als Grenze angesehen werden. Der M. occipitofrontalis und der M. temporoparietalis werden wie alle mimischen Muskeln von Ästen des **N. facialis [VII]** innerviert.

Rostral vom Scheitel

Das Gebiet vor dem Scheitel und vor der Ohrmuschel wird von Ästen des **N. trigeminus [V]** innerviert:

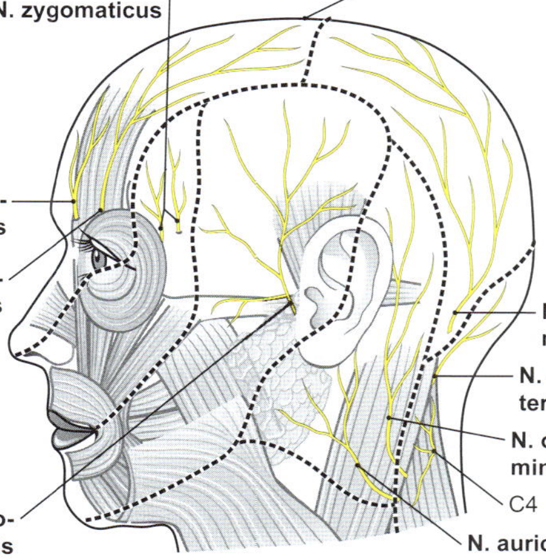

Abb. 9.19 Innervation der Kopfschwarte. [S702-L126]

- **N. supraorbitalis** (Ast des N. frontalis aus [V/1]): Er verlässt mit einem **R. lateralis** (tritt durch das Foramen supraorbitale/Incisura supraorbitalis) und einem **R. medialis** (tritt durch die Incisura frontalis) die Orbita. Beide Äste durchbrechen den Venter frontalis des M. occipitofrontalis und innervieren sensibel die Stirnregion bis zur Scheitelregion.
- **N. supratrochlearis** (Ast des N. frontalis aus [V/1]): Nach Verlassen der Orbita etwas oberhalb des nasalen Lidwinkels innervieren seine Äste die untere mittlere Stirnregion.
- **R. zygomaticotemporalis nervi zygomatici** (Ast aus [V/2]): Seine Äste innervieren ein kleines Areal der temporalen Kopfschwarte.
- **N. auriculotemporalis** (Ast aus [V/3]): Er gelangt mit den Vasa temporalia superficialia vor dem Ohr an die Oberfläche und innerviert den normalerweise behaarten Teil der Schläfenregion und die Kopfschwarte mit seinen **Rr. temporales superficiales.**

Okzipital vom Scheitel

Hinter der Ohrmuschel und dem Scheitel wird die Kopfschwarte sensibel von Ästen des Plexus cervicalis innerviert (➤ Abb. 9.19).

- **N. auricularis magnus** (aus dem Punctum nervosum [ERB-Punkt], Rr. anteriores von C2 und C3): Der kräftige Nerv innerviert mit seinen Ästen die Haut hinter der Ohrmuschel. Außerdem erreichen seine Äste Hautareale am Hals unterhalb der Ohrmuschel.
- **N. occipitalis minor** (aus dem Punctum nervosum [ERB-Punkt], R. anterior von C2): Er verläuft entlang der Hinterkante des M. sternocleidomastoideus aufwärts über den Ansatzbereich des Muskels in die seitliche Okzipitalregion, von wo er sensible Informationen der Kopfschwarte leitet.
- **N. occipitalis major** (R. posterior von C2): Er steigt unterhalb des M. obliquus capitis inferior (➤ Kap. 3.2.2) aus der Tiefe des Trigonum vertebrale nach oben, durchbricht die Mm. semispinalis capitis und trapezius und verläuft anschließend mit seinen Ästen von der Okzipitalregion zum Scheitel, um den größten Teil der Kopfschwarte sensibel zu innervieren.

- **N. occipitalis tertius** (R. posterior von C3): Wie der N. occipitalis major durchbricht er zunächst die Mm. semispinalis und trapezius. Dabei läuft er auf die Mittellinie zu und innerviert dann ein kleines Gebiet im hinteren Bereich der Kopfschwarte nahe der Mittellinie.

9.2.3 Gesicht und Gesichtsweichteile

Lars Bräuer, Friedrich Paulsen

Oberflächenanatomie

Friedrich Paulsen

Das Gesicht reicht von der Nasenwurzel und den Augenbrauen bis zu den Ohren einschließlich der Ohrmuscheln sowie bis zum Hinterrand der Mandibula und umfasst die Regiones orbitalis, nasalis, infraorbitalis, zygomatica, oralis und mentalis (➤ Abb. 9.14).
Aus klinischer Sicht wird das Gesicht eingeteilt in:

- einen mittleren (frontalen) Bereich **(Regio facialis medialis)**
- einen paarigen seitlichen Bereich **(Regio facialis lateralis)**

Der seitliche Bereich wird wiederum unterteilt in:

- oberflächlich **(Regio facialis lateralis superficialis)** und
- tief **(Regio facialis lateralis profunda)**

Anatomisch wird die Stirnregion (**Regio frontalis,** ➤ Abb. 9.14) aufgrund ihrer Beziehung zur Schädelhöhle zum Schädeldach gerechnet. Im allgemeinen Sprachgebrauch reicht das Gesicht aber bis zum Haaransatz und bezieht die Stirn somit ein. Merkmale des Gesichts (Facies) sind Augen, Nase und Mund. Nimmt man Augen und Mund als horizontale Grenzen, kann das Gesicht in einen oberen, einen mittleren und einen unteren Abschnitt eingeteilt werden. Grundlage des Gesichts sind das Schädelskelett und das Knorpelskelett von äußerer Nase und Ohrmuschel. Sie werden von einem vergleichsweise dünnen Weichteilmantel überzogen, der die Haut, das subkutane Binde- und Fettgewebe und die mimische Muskulatur umfasst. Prominente Punkte des Gesichts sind die Augenbrauenwülste (Arcus supraciliares), die äußere Nase, die Jochbögen (Arcus zygomatici), die Ohrmuscheln und das Kinn (Mentum).
An der Ausformung der seitlichen Gesichtsregion sind der Wangenfettkörper (Corpus adiposum buccae, BICHAT-Fettkörper), der M. masseter und die Glandula parotidea beteiligt.

Augenregion, Regio orbitalis

Die Regio orbitalis (➤ Abb. 9.14) wird durch die Augenlider (Palpebrae) und durch die Form, Dichte und Stellung der Augenbrauen **(Supercilii)** bestimmt. Je ein Ober- **(Palpebra superior)** und ein Unterlid **(Palpebra inferior)** begrenzen die Lidspalte **(Rima palpebrarum)** und bedecken bei geschlossenen Augen den vorderen Teil des Bulbus. Seitlich gehen die Augenlider jeweils am nasalen und temporalen Lidwinkel **(Angulus oculi medialis** und **Angulus oculi lateralis)** ineinander über (➤ Abb. 9.14).

Nasenregion, Regio nasalis

Die Regio nasalis (➤ Abb. 9.14) wird durch das äußere Nasengerüst bestimmt. Grundlage sind die Nasenwurzel **(Radix nasi),** der Nasenrücken **(Dorsum nasi),** die paarigen Nasenflügel **(Alae nasi),** die Nasenspitze **(Apex nasi),** die Nasenlöcher **(Nares)** und das dazwischen liegende Nasenseptum **(Septum nasi).** Die Nasenlöcher bilden den Eingang in den Atemtrakt. Von den Nasenflügeln steigt seitlich die Nasolabialfalte **(Sulcus nasolabialis)** zu den Mundwinkeln ab (➤ Abb. 9.14). Sie ist beim jungen Menschen nur schwach ausgebildet und tritt ab dem 4. Lebensjahrzehnt stärker hervor.

Mundregion, Regio oralis

Die Regio oralis (➤ Abb. 9.14) wird von Ober- **(Labium superius)** und Unterlippe **(Labium inferius)** begrenzt, die jeweils am Mundwinkel **(Angulus oris)** ineinander übergehen **(Commissura labiorum).** In der Mittellinie ist an der Oberlippe ein Höckerchen ausgebildet **(Tuberculum labii superioris),** und die Grenze des Lippenrots zur Gesichtshaut beschreibt einen doppelten Bogen (Amorbogen). Von hier verläuft eine 8–10 mm breite und sich nach oben verjüngende Rinne **(Philtrum)** zur Nasenwurzel (in der Antike hielt man das Philtrum für eine der erogensten Zonen des Körpers, daher Amorbogen) (➤ Abb. 9.14).

Kinnregion, Regio mentalis

Die Regio mentalis (➤ Abb. 9.14) ist von der Regio oralis durch die quer verlaufende Kinn-Lippen-Furche **(Sulcus mentolabialis)** abgegrenzt (➤ Abb. 9.14). Die unterschiedliche Vorwölbung des Kinns beruht hauptsächlich auf der Menge des subkutanen Fettgewebes und weniger auf dem knöchernen Kinnvorsprung **(Protuberantia mentalis).** Bei manchen Personen ruft der in die Haut einstrahlende M. mentalis ein intensives Grübchen in der Haut des Kinns hervor.

Gesichtshaut

Beschaffenheit und Eigenschaften der Haut und Subcutis sind regional sehr unterschiedlich. Über den Nasenflügeln, den Wangen und dem Kinn ist die Haut vergleichsweise dick, über den Augenlidern hingegen verhältnismäßig dünn. Auch die Verteilung von Schweiß- und Talgdrüsen variiert regional außerordentlich. An den Augenlidern und an der Ohrmuschel fehlt ein subkutanes Fettgewebe; dafür ist es an den Wangen und am Kinn sehr kräftig ausgebildet. In der Subcutis verlaufen die Gefäße und Nerven.

> **Klinik**
>
> Aufgrund des lockeren subkutanen Bindegewebes auf den Augenlidern kann es zu starken Schwellungen kommen, die eine Lidöffnung unmöglich machen **(Lidödem).** Chirurgische Eingriffe im Gesicht folgen bei der Schnittführung immer den **Spannungslinien der Haut** (RSTL, „relaxed skin tension lines"), um sichtbare Narben weitgehend zu vermeiden.

Mimische Muskulatur (Mm. faciei)

Lars Bräuer

Die Mm. faciei sind Muskeln, die maßgeblich für die Mimik des Gesichts und die Formung eines individuellen Gesichtsausdrucks **(Physiognomie)** verantwortlich sind. Sie sind aber auch für die Nahrungsaufnahme und Sprachbildung wichtig (Muskeln im Bereich des Mundes). Darüber hinaus besitzen sie Schutzfunktionen (Muskeln am Auge, Lidschlussreflexe). Evolutionär haben die mimischen Muskeln, die um Augen, Ohren, Nase und Mund angeordnet sind, eine Schutzfunktion, weil sie die entsprechende Körperöffnung verschließen können. Einige dieser Muskeln sind beim Menschen jedoch nur noch rudimentär angelegt (um das Ohr).
Der paarige M. orbicularis oculi, der unpaare M. orbicularis oris und der unpaare M. occipitofrontalis bilden den flächenmäßig größten Teil der Gesichtsmuskeln (➤ Abb. 9.20). Die kleinen mimischen Muskeln sind außerordentlich individuell ausgeprägt und ermöglichen die filigrane und einzigartige Mimik (z. B. M. risorius, M. corrugator supercilii).
Die mimischen Muskeln sind direkt mit der Dermis über das SMAS („superficial muscular aponeurotic system", s. u.) verbunden, sodass sie die Haut bei entsprechender Kontraktion oder Relaxation

dehnen oder stauchen und dadurch die Mimik ermöglichen. Ausnahme ist der M. buccinator, der eine **Muskelfaszie** besitzt. Die mimischen Muskeln entspringen meistens an knöchernen oder knorpeligen Strukturen des Schädelskeletts und setzen an elastischen Sehnen in der Haut an. Zirkulär verlaufende Muskeln um die Augen- oder Mundhöhle kommen einem Sphincter gleich, der ein Schließen der Mund- oder Augenhöhle erlaubt. Die mimischen Muskeln (einschließlich des Platysmas) entwickeln sich als Anlage des 2. Kiemenbogens zusammen mit dem sie innervierenden Nerv (N. facialis [VII]). Im Folgenden werden die beiden größeren und zirkulär um die Augenhöhle und Mundöffnung verlaufenden Muskeln näher beschrieben. Sämtliche mimischen Muskeln sind in ➤ Tab. 9.8 zusammengefasst.

M. orbicularis oris

Der M. orbicularis oris ist ein ringförmiger Muskel um die Mundöffnung (➤ Abb. 9.20). Er bildet die muskuläre Grundlage für die Lippen und wird von 3 Ästen des N. facialis motorisch innerviert:

- Oberlippe – Rr. zygomatici
- Mundwinkel – Rr. buccales
- Unterlippe – R. marginalis mandibularis

Die bogenförmig verlaufenden Muskelfasern lassen sich entsprechend ihrer Lage und ihrem Verlauf in 2 große Anteile gliedern:

- **Pars marginalis** – um die Mundspalte
- **Pars labialis** – größter Anteil des Muskels, reicht von der Oberlippe bis zum Nasenseptum und von der Unterlippe bis zum Kinn

Ein weiterer, als M. rectus labii bezeichneter Teil wird von einzelnen radiär verlaufenden Muskelfasern gebildet. Kontrahiert man die peripheren Anteile des Muskels (Pars labialis), werden die Lippen gespitzt (Kussmund, Pfeifen).

Klinik

Der **Orbicularis-oris-Reflex** (Schnauzreflex) dient der Überprüfung und dem Ausschluss von Störungen des oberen Motoneurons des N. facialis [VII] oder der Nervenbahnen zwischen Pons und Cortex. Durch Beklopfen des Gesichts oberhalb des Mundwinkels kommt es bei betroffenen Patienten zu einer reflektorischen Kontraktion des M. orbicularis oris und dem Spitzen der Lippen. Gesunde und Patienten mit Schäden des unteren Motoneurons zeigen den Reflex nicht. Afferenter Schenkel des Reflexbogens ist der N. trigeminus [V], efferenter der N. facialis [VII]. Die hochtoxischen Exotoxine der Bakterienspezies *Clostridium botulinum* und *Clostridium butyricum* haben in sehr hohen Verdünnungen in den letzten Jahren mehr und mehr Anwendung in der klinischen und plastischen/kosmetischen Therapie gefunden. So erzielt **Botox** als Medikament und „Faltenkiller“ mittlerweile weltweit Rekordumsätze. Dabei werden, je nach Indikation, sehr geringe Konzentrationen des Botulinumtoxins (nur wenige Nanogramm des Toxins können für den Menschen tödlich sein) subkutan oder auch intramuskulär injiziert.

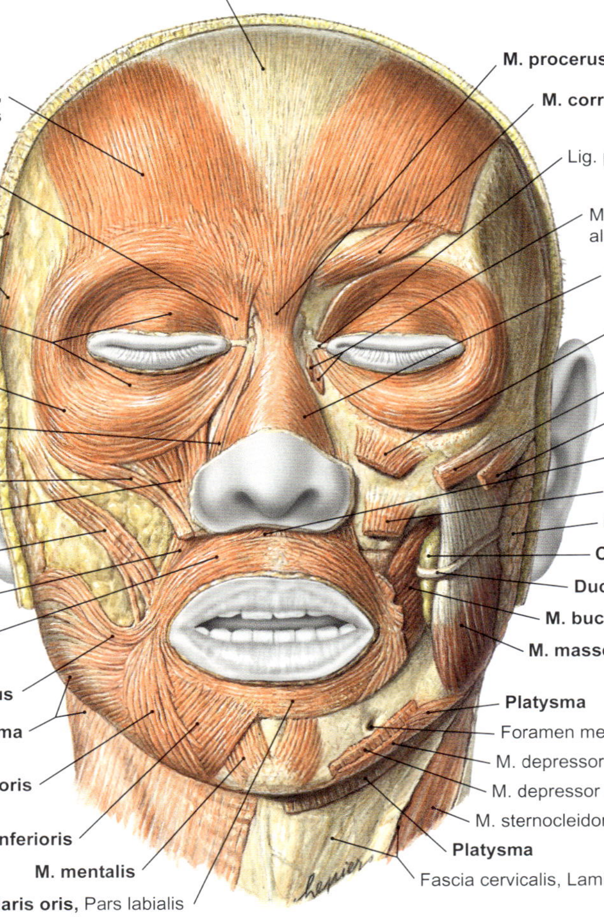

Abb. 9.20 Muskeln des Gesichts (Mm. faciei). Ansicht von rostral. [S700]

Tab. 9.8 Mimische Muskulatur. Für die Innervation ist der N. facialis [VII] zuständig.

Ursprung	Ansatz	Funktion
Stirn, Scheitel, Schläfe		
M. occipitofrontalis		
• Venter frontalis: Haut der Stirn (➢ Abb. 9.20) • Venter occipitalis: Linea nuchalis suprema (➢ Abb. 9.21)	Galea aponeurotica	*Stirn:* • Venter frontalis: Stirnrunzeln (Erstaunen) • Venter occipitalis: glättet Stirnfalten
M. temporoparietalis (➢ Abb. 9.21)		
Haut der Schläfe, Fascia temporalis	Galea aponeurotica	bewegt die Kopfhaut nach unten
M. occipitofrontalis und M. temporoparietalis werden zusammen als M. epicranius bezeichnet		
Ohrmuschel		
M. auricularis anterior (➢ Abb. 9.21)		
Fascia temporalis	vorne an der Ohrmuschel	bewegt die Ohrmuschel nach vorne oben
M. auricularis superior (➢ Abb. 9.21)		
Galea aponeurotica	oben an der Ohrmuschel	bewegt die Ohrmuschel nach hinten oben
M. auricularis posterior (➢ Abb. 9.21)		
Proc. mastoideus	hinten an der Ohrmuschel	bewegt die Ohrmuschel nach hinten
Lidspalte		
M. orbicularis oculi (umgibt sphinkterartig den Aditus orbitalis, ➢ Abb. 9.20)		
• Pars orbitalis: Pars nasalis des Os frontale, Proc. frontalis der Maxilla, Os lacrimale, Lig. palpebrale mediale • Pars palpebralis: Lig. palpebrale mediale, Saccus lacrimalis • Pars lacrimalis: Crista lacrimalis posterior des Os lacrimale, Saccus lacrimalis	• Pars orbitalis: Lig. palpebrale laterale • Pars palpebralis: Lig. palpebrale laterale • Pars lacrimalis: Tränenkanälchen, Lidränder	• schließt die Lider (fester Verschluss) • Lidschluss • erweitert den Tränensack
M. depressor supercilii (Abspaltung der Pars orbitalis des M. orbicularis oculi, ➢ Abb. 9.20)		
Pars nasalis des Os frontale, Nasenrücken	mediales Drittel der Haut der Augenbraue	senkt die Haut der Augenbrauen
M. corrugator supercilii (➢ Abb. 9.20)		
Pars nasalis des Os frontale	mittleres Drittel der Haut der Augenbraue	zieht die Haut der Stirn und der Augenbrauen zur Nasenwurzel, erzeugt eine senkrechte Falte über der Nasenwurzel (Zorn, Nachdenken)
M. procerus (➢ Abb. 9.20)		
Os nasale	Haut der Glabella	Querfalten des Nasenrückens (Nasenrümpfen)
Nase		
M. nasalis (➢ Abb. 9.20)		
• Pars alaris: Maxilla auf Höhe des seitlichen Schneidezahns • Pars transversa: Maxilla auf Höhe des Eckzahns	• Pars alaris: Nasenflügel, Rand des Nasenlochs • Pars transversa: Sehnenplatte des Nasenrückens	bewegt die Nasenflügel und damit die Nase • Pars alaris: erweitert die Nasenöffnung • Pars transversa: verengt die Nasenöffnung
M. depressor septi nasi (➢ Abb. 9.20)		
Maxilla auf Höhe des medialen Schneidezahns	Cartilago septi nasi	bewegt die Nase nach unten
Mund		
M. orbicularis oris (➢ Abb. 9.20)		
Pars marginalis und Pars labialis: lateral des Angulus oris	Haut der Lippe	schließt die Lippen, Spitzen des Mundes
M. buccinator (➢ Abb. 9.20)		
Maxilla, Raphe pterygomandibularis, Mandibula	Angulus oris	spannt die Lippen, bewirkt eine Erhöhung des Innendrucks der Mundhöhle, z. B. beim Pusten oder Kauen
M. levator labii superioris (➢ Abb. 9.20)		
Maxilla über Foramen infraorbitale	Oberlippe	zieht die Oberlippe nach lateral oben
M. depressor labii inferioris (➢ Abb. 9.20)		
Mandibula unterhalb des Foramen mentale	Unterlippe	zieht die Unterlippe nach lateral unten
M. mentalis (➢ Abb. 9.20)		
Mandibula auf Höhe des unteren lateralen Schneidezahns	Haut des Kinns	erzeugt das Kinngrübchen, stülpt die Unterlippe vor (zusammen mit M. orbicularis oris; „Schnute", „Flunsch")

Tab. 9.8 Mimische Muskulatur. Für die Innervation ist der N. facialis [VII] zuständig. *(Forts.)*

Ursprung	Ansatz	Funktion
M. transversus menti		
quere Abspaltung aus dem M. mentalis	Haut des Kinnwulstes	bewegt die Kinnhaut
M. depressor anguli oris (➤ Abb. 9.20)		
Unterrand der Mandibula	Angulus oris	zieht den Mundwinkel nach unten
M. risorius (➤ Abb. 9.20, ➤ Abb. 9.21)		
Fascia parotidea, Fascia masseterica	Angulus oris	verbreitert die Mundspalte (Grinsen), erzeugt das Lachgrübchen
M. levator anguli oris (➤ Abb. 9.20)		
Fossa canina der Maxilla	Angulus oris	zieht den Mundwinkel nach medial oben
M. zygomaticus major (➤ Abb. 9.20)		
Os zygomaticum	Angulus oris	zieht den Mundwinkel nach lateral oben
M. zygomaticus minor (➤ Abb. 9.20)		
Os zygomaticum	Angulus oris	zieht den Mundwinkel nach lateral oben
M. levator labii superioris alaeque nasi (➤ Abb. 9.21)		
Proc. frontalis der Maxilla (mediale Orbitawand)	Nasenflügel, Oberlippe	hebt die Lippen und die Nasenflügel
Hals		
Platysma (➤ Abb. 9.20, ➤ Abb. 9.21)		
Basis mandibulae, Fascia parotidea	Haut unterhalb der Clavicula, Fascia pectoralis	spannt die Haut des Halses, bildet Längsfalten

M. orbicularis oculi

Der M. orbicularis oculi ist der einzige Muskel, der das Auge verschließen kann (➤ Abb. 9.20, ➤ Abb. 9.21). Er hat einen ähnlich bogenförmigen Verlauf wie der M. orbicularis oris. Seine Fasern verlaufen um den knöchernen Rand der Orbita und dienen dem festen Verschluss des Auges durch die Lider. Der ebenfalls vom N. facialis [VII] (Oberlid – Rr. temporales, Unterlid – Rr. zygomatici) innervierte Muskel wird in folgende 3 Anteile gegliedert:

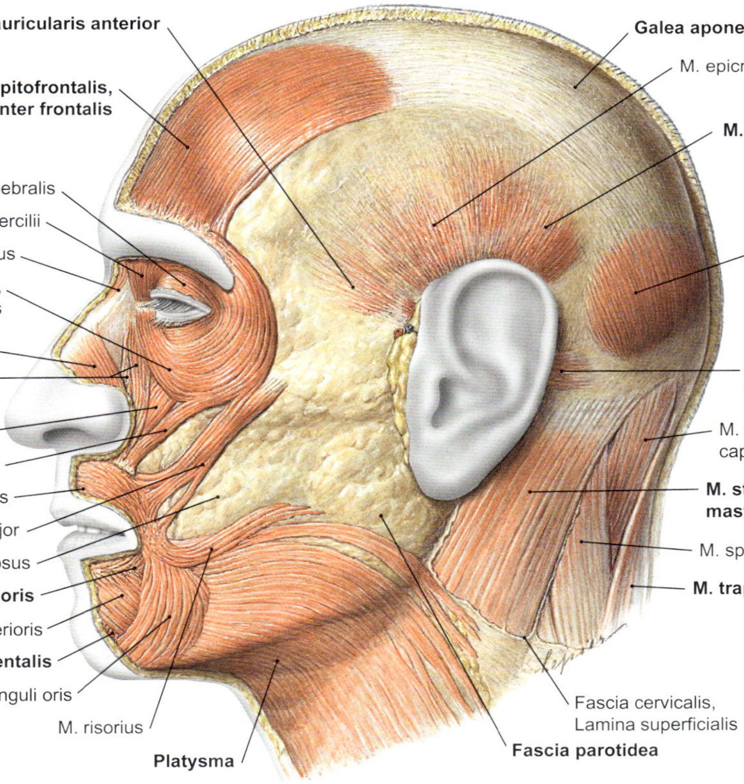

Abb. 9.21 Mimische Muskeln (Mm. faciei) links. Ansicht von lateral. Der M. occipitofrontalis ist durch eine Bindegewebsplatte (Galea aponeurotica) verbunden und wird in einen vorderen (Venter frontalis) und hinteren Anteil (Venter occipitalis) unterteilt. Das Platysma ist in Ausprägung und Größe sehr variabel, ist bei Männern meist stärker entwickelt als bei Frauen und reicht von der Basis der Mandibula bis über die Clavicula (manchmal sogar bis zur Fascia pectoralis). [S700]

- **Pars orbitalis:** Die ganz außen liegende Pars orbitalis verläuft oberhalb und unterhalb des knöchernen Orbitarandes und überlagert nach oben den Venter frontalis des M. occipitofrontalis. Die Pars orbitalis gibt Fasern zu den Augenbrauen ab, die diese senken (M. depressor supercilii). Nach unten grenzt die Pars orbitalis an den M. zygomaticus minor.
- **Pars palpebralis:** Die Pars palpebralis bildet die Grundlage für die Augenlider und liegt zwischen Subcutis und Tarsus bzw. Septum orbitale. Die Muskelfasern entspringen am Lig. palpebrale mediale und verlaufen bei geschlossenem Lid zum Lig. palpebrale laterale. Am Lidrand strahlen Muskelfasern aus der Pars palpebralis in den Tarsus aus und umschlingen die Ausführungsgänge der im Tarsus lokalisierten Glandulae tarsales (MEIBOM-Drüsen). Diese Muskelfasern werden als Fasciculi ciliares oder RIOLAN-Muskel bezeichnet.
- **Pars lacrimalis:** Der auch als HORNER-Muskel bezeichnete Anteil wird von den anderen beiden Muskelanteilen überdeckt. Er zieht vom Saccus lacrimalis zur Pars palpebralis und umschlingt auf seinem Weg die Canaliculi lacrimales superior und inferior. Er ist für den Tränentransport beim Lidschluss essenziell.

Der M. orbicularis oculi ist in Reflexbögen eingebunden, um das Auge bei Bedarf schnell verschließen zu können (z. B. optikofazialer Reflex, kornealer und konjunktivaler Reflex).

Klinik

Eine **Lähmung des M. orbicularis oculi** ist ein häufiges Symptom bei einer Fazialisparese und führt dazu, dass das Auge nicht mehr geschlossen werden kann. Folge ist ein Abreißen des Tränenfilms mit nachfolgender Eintrübung der Hornhaut, da der Tränenfilm die Hornhaut beim Lidschlag nicht mehr benetzt.

Leitungsbahnen

Friedrich Paulsen

In der Regio facialis anterior verlaufen die Arterien, Venen und Nerven zur Versorgung des Weichteilmantels größtenteils unabhängig voneinander.

Arterien

Die arterielle Blutversorgung wird größtenteils von Ästen der A. carotis externa übernommen (➤ Abb. 9.16, ➤ Abb. 9.22, ➤ Abb. 9.23) und zu einem kleineren Anteil von einem Ast der A. carotis interna.

A. carotis externa

Die **A. facialis** ist das wichtigste arterielle Gefäß der mittleren Gesichtsregion. Sie entspringt bereits am Hals in der Fossa retromandibularis aus der A. carotis externa und zieht schräg nach vorne oben. Auf der Innenseite des Angulus mandibulae verläuft sie bis zum Hinterrand der Glandula submandibularis nach vorne und

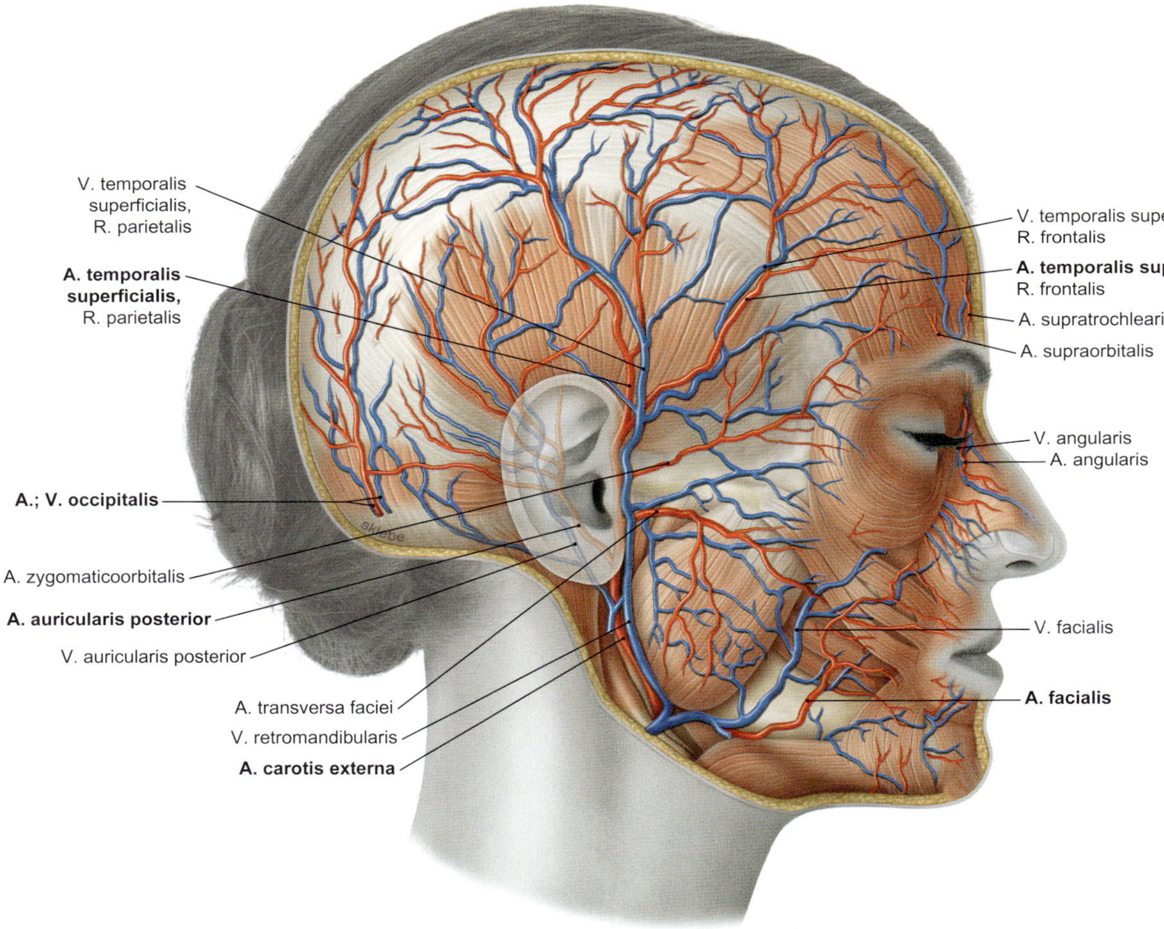

Abb. 9.22 Gefäße und Nerven der seitlichen oberflächlichen Gesichtsregion. [S700-L238]

wendet sich am Corpus mandibulae von außen über den Knochen. Dort zieht sie in schräg aufsteigendem Verlauf weiter über den M. masseter (wo sie stark geschlängelt ist [Reservestreckapparat]), seitlich am Mundwinkel und an der Nase vorbei auf den nasalen Lidwinkel zu. Hier tritt sie als A. angularis in die Orbita ein. In ihrem Verlauf liegt sie

- unterhalb von Platysma, M. risorius, M. zygomaticus major, M. zygomaticus minor
- oberhalb von M. masseter, M. buccinator, M. levator anguli oris
- oberhalb des M. levator labii superioris oder durchbohrt ihn

Äste der A. facialis sind:

- **A. labialis inferior:** versorgt die Unterlippe mit Blut
- **A. labialis superior:** versorgt die Oberlippe und mit einer **A. septi nasi** vordere Teile des Nasenseptums mit Blut
- **A. nasalis lateralis:** dient der Blutversorgung von Nasenflügel und Nasenrücken

Endast der A. facialis ist die **A. angularis.** Sie anastomosiert mit der A. dorsalis nasi (s. u.).

MERKE

Die Aa. labiales inferiores und die Aa. labiales superiores beider Seiten anastomosieren miteinander und bilden einen Gefäßkranz um den Mund.

Die **A. maxillaris** (➤ Abb. 9.23) gibt mehrere Äste zur Versorgung des Gesichts ab:

- **A. infraorbitalis:** tritt durch das Foramen infraorbitale und versorgt die Regio infraorbitalis mit Blut
- **A. alveolaris inferior, R. mentalis:** gelangt durch das Foramen mentale zum Kinn und versorgt einen kleinen Bereich des Kinns mit Blut
- **A. buccalis:** gelangt auf der Außenseite des M. buccinator zum Gesicht und versorgt einen Randbereich der mittleren Gesichtsregion

Die **A. temporalis superficialis** steigt in der lateralen Gesichtsregion vor dem Ohr zur Schläfenregion auf und gibt Äste in Richtung mittlere Gesichtsregion ab:

- **A. transversa faciei:** gelangt am Vorderrand der Glandula parotidea in die seitliche Gesichtsregion und erreicht mit ihren Ästen die Regio infraorbitalis
- **A. zygomaticoorbitalis:** gelangt oberhalb des Arcus zygomaticus zum lateralen Augenwinkel

A. carotis interna

Die **A. ophthalmica** liegt in der Orbita und gibt kleinere Äste zur Blutversorgung des Gesichts ab:

- **A. dorsalis nasi:** Endast der A. ophthalmica, tritt am nasalen Lidwinkel aus und versorgt den Nasenrücken
- **R. nasalis externus der A. ethmoidalis:** gelangt an der Knorpel-Knochen-Grenze des Nasenrückens an die Oberfläche und trägt zur Blutversorgung der äußeren Nase bei
- **A. zygomaticofacialis:** Ast der A. lacrimalis, gelangt durch das Foramen zygomaticofaciale in das Gesicht und versorgt den Bereich oberhalb des Arcus zygomaticus bis oberhalb des lateralen Bereichs des Oberlids
- **Aa. palpebrales laterales:** Äste der A. lacrimalis, die durch das Foramen zygomaticotemporale oder Foramen zygomaticofaciale zur Regio zygomatica und zur Fossa temporalis gelangen; sind an der Bildung der Arcus palpebrales des Ober- und des Unterlids beteiligt
- **Aa. palpebrales mediales:** Äste aus der A. supratrochlearis und sind an der Bildung der Arcus palpebrales des Ober- und des Unterlids beteiligt

Venen

Hauptgefäß der mittleren Gesichtsregion ist die **V. facialis,** die als **V. angularis** im nasalen Augenwinkel beginnt (➤ Abb. 9.17). Die Vene verläuft zunächst hinter der Arterie, zieht dann mehr nach dorsal unter den Mm. zygomatici major und minor hindurch vor dem M. masseter über den M. buccalis. Am Corpus mandibulae liegen V. und A. facialis wieder nebeneinander, die Arterie überquert die Mandibula vor der Vene, bevor beide Gefäße die Glandula submandibularis erreichen. Die V. angularis steht über die Orbita mit der V. ophthalmica superior und über diese mit dem Sinus

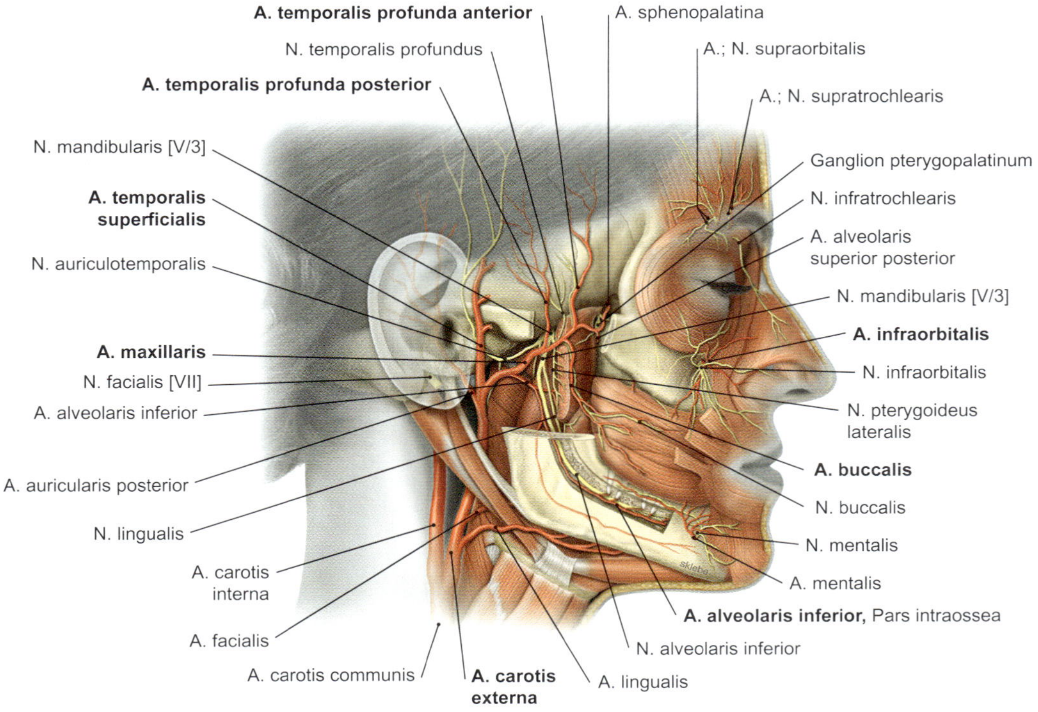

Abb. 9.23 Arterien und Nerven der seitlichen tiefen Gesichtsregion. [S700-L238]

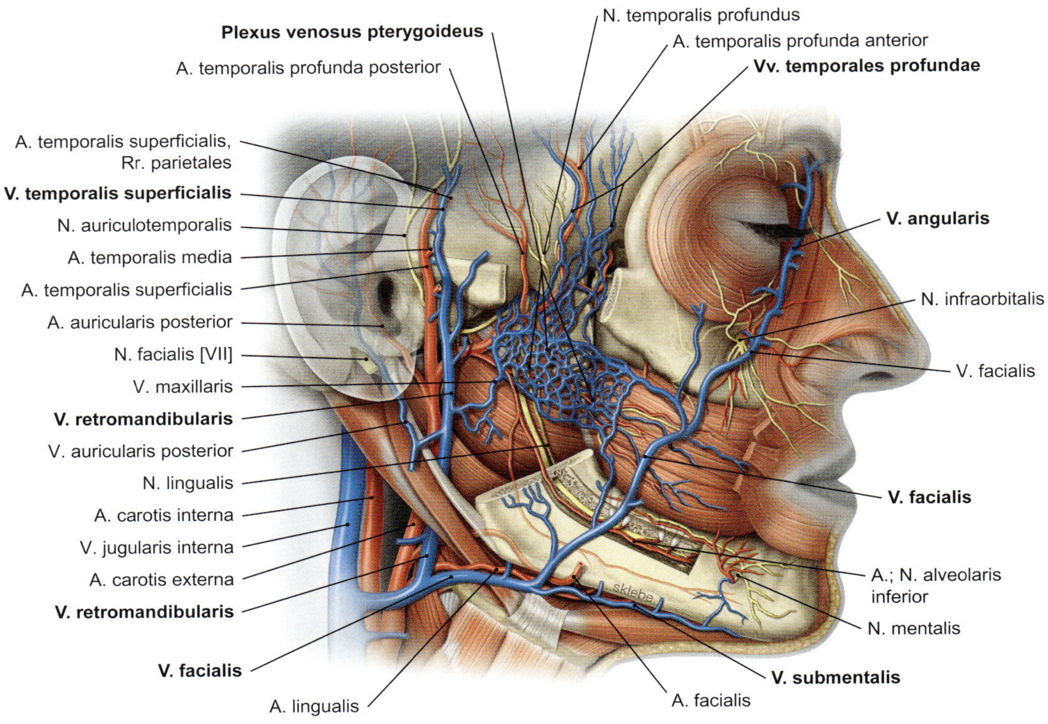

Abb. 9.24 Gefäße und Nerven der seitlichen tiefen Gesichtsregion. [S700-L238]

cavernosus in Verbindung. Verbindungen bestehen von der V. facialis über die **V. transversa faciei** zur V. temporalis superficialis. Die V. facialis vereinigt sich mit der V. retromandibularis und mündet in die V. jugularis interna ein (➤ Abb. 9.24). Darüber hinaus werden alle oben genannten Arterien der mittleren Gesichtsregion von Venen begleitet, die Verbindung zu den größeren Venenstämmen haben. Sie sind wie die Arterien benannt. Der Verlauf der Venen ist im Gesichtsbereich außerordentlich variabel.

Lymphgefäße

Die Lymphe der mittleren Gesichtsregion (➤ Abb. 9.18) wird drainiert zu den:

- **Nodi lymphoidei submentales**
- **Nodi lymphoidei submandibulares**
- Nodi lymphoidei faciales buccales (inkonstant)
- **Nodi lymphoidei parotidei**

Innervation

Sensibel

Sensible Informationen aus der mittleren Gesichtsregion gelangen über die Äste des **N. trigeminus** [V] und einen Ast aus dem **Plexus cervicalis** zum ZNS (➤ Abb. 9.22, ➤ Abb. 9.23, ➤ Abb. 9.24). Dabei innerviert der

- **N. ophthalmicus** [V/1] den oberen Teil des Gesichts einschließlich der Stirn bis zum Scheitel, das Oberlid, den nasalen Lidwinkel und den Nasenrücken
- **N. maxillaris** [V/2] das Mittelgesicht vom Unterlid bis zum Mundwinkel einschließlich der Oberlippe und der Nasenlöcher

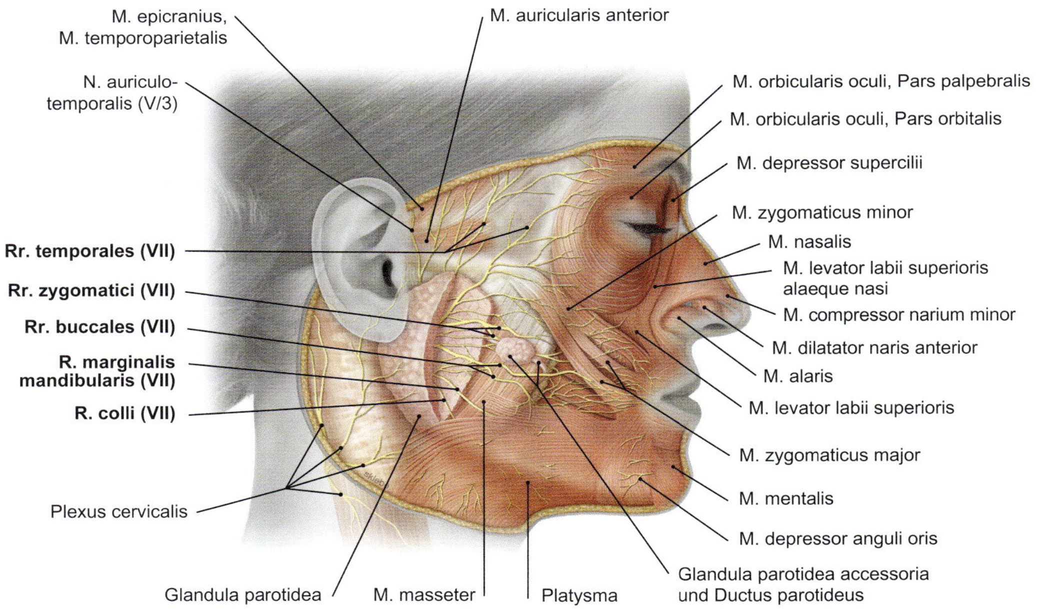

Abb. 9.25 Endäste des N. facialis [VII]. [S700-L238]

- **N. mandibularis** [V/3] den unteren Teil des Gesichts mit Unterlippe und Kinn bis zum Unterrand der Mandibula
- **N. auricularis magnus** (Rr. anteriores von C2 und C3) einen kleinen Bereich vor und unterhalb des Ohrläppchens sowie den Unterkieferwinkel

Detaillierte Angaben zur sensiblen Innervation sind in ➤ Tab. 9.9 zusammengefasst.

Motorisch

Die Gesichtsmuskulatur, die mimischen Muskeln um die Ohrmuschel und die an der Kopfschwarte inserierenden Muskeln gehen aus dem 2. Kiemenbogen hervor. Nerv des 2. Kiemenbogens ist der **N. facialis [VII]**, der damit sämtliche mimischen Muskeln innerviert (➤ Abb. 9.25). Nach seinem Austritt aus dem Foramen stylomastoideum an der äußeren Schädelbasis wendet sich der Nerv nach vorne und tritt in die Glandula parotidea ein, wo er den *Plexus parotideus* bildet. Sein Hauptstamm teilt sich meist in einen oberen *R. temporofacialis* und einen unteren *R. cervicofacialis*. Zwischen beiden Ästen werden im Verlauf innerhalb der Parotis viele Fasern ausgetauscht (daher Plexus parotideus). Am Ober-, Vorder- und Unterrand der Glandula parotidea gehen 5 terminale Astgruppen aus dem Plexus parotideus hervor: **Rr. temporales, Rr. zygomatici, Rr. buccales, R. marginalis mandibularis und R. colli.** Das Verteilungsmuster ist zwar variabel, grundsätzlich können aber die 5 terminalen Astgruppen unterschieden werden, die entsprechend ➤ Tab. 9.10 die mimischen Muskeln innervieren. Kurz nach seinem Austritt aus dem Foramen stylomastoideum geht der **N. auricularis posterior** nach hinten ab, um die mimische Muskulatur hinter und oberhalb des Ohrs sowie den Venter posterior des M. occipitofrontalis zu innervieren (➤ Tab. 9.10).

Vegetativ

Postganglionäre **parasympathische Nervenfasern** zur Innervation von Blutgefäßen und Hautdrüsen der mittleren Gesichtsregion entstammen dem Ganglion pterygopalatinum und dem Ganglion oticum.

Sympathische Nervenfasern leiten sich von postganglionären Neuronen des Ganglion cervicale superius ab, die als periarterielle Geflechte mit den Ästen der A. carotis externa (Plexus caroticus

Tab. 9.9 Sensible Innervation des Gesichts.

Ast	Innervationsgebiet	Durchtrittsstelle
N. ophthalmicus [V/1]		
• N. lacrimalis	lateraler Bereich des Oberlids	
• N. frontalis		
– R. medialis des N. supraorbitalis	mittlere Anteile der Stirn bis zum Scheitel	Incisura frontalis
– R. lateralis des N. supraorbitalis	laterale Anteile der Stirn bis zum Scheitel	Incisura supraorbitalis (Foramen supraorbitale)
– N. supratrochlearis	medialer Bereich des Ober- und des Unterlids	aus der Orbita
• N. nasociliaris		
– N. infratrochlearis	Haut des nasalen Augenwinkels	aus der Orbita
– Rr. nasales externi aus N. ethmoidalis anterior	Haut des Nasenrückens	
N. maxillaris [V/2]		
• N. infraorbitalis		Foramen infraorbitale
– Rr. palpebrales inferiores	Unterlid, besonders lateraler Bereich	
– Rr. nasales externi und interni	äußere Nase und Vestibulum nasi	
– Rr. labiales superiores	Oberlippe	
• N. zygomaticus		
– R. zygomaticofacialis	Haut über dem Os zygomaticum	Foramen zygomaticofaciale
– R. zygomaticotemporalis	vorderer Bereich der Schläfe	Foramen zygomaticotemporale
N. mandibularis [V/3]		
• N. auriculotemporalis		
– Rr. temporales superficiales	Schläfenregion vor und über der Ohrmuschel	
– Nn. auriculares anteriores	vorderer Anteil der Ohrmuscheloberfläche	
• N. buccalis	Haut der Wange	
• N. mentalis aus N. alveolaris inferior	Haut des Kinns und der Unterlippe	Foramen mentale
Plexus cervicalis		
N. auricularis magnus	Kieferwinkel und Ohrläppchen	aus Punctum nervosum (ERB-Punkt)

Tab. 9.10 Motorische Äste des N. facialis [VII] zur Innervation der mimischen Muskulatur.

Muskel	Ast
Venter frontalis des M. occipitofrontalis	Rr. temporales
M. corrugator supercilii	Rr. temporales
M. orbicularis oculi (oberhalb der Lidspalte)	Rr. temporales
M. procerus	Rr. temporales und/oder Rr. zygomatici
M. depressor supercilii	Rr. temporales und/oder Rr. zygomatici
M. orbicularis oculi (unterhalb der Lidspalte)	Rr. zygomatici
M. levator labii superioris alaeque nasi	Rr. zygomatici
M. zygomaticus major	Rr. zygomatici
M. zygomaticus minor	Rr. zygomatici
M. levator labii superioris	Rr. zygomatici
M. nasalis	Rr. zygomatici und/oder Rr. buccales
M. depressor septi nasi	Rr. zygomatici und/oder Rr. buccales
M. buccinator	Rr. zygomatici und/oder Rr. buccales
M. levator anguli oris	Rr. zygomatici und/oder Rr. buccales
M. orbicularis oris	Rr. buccales
M. depressor anguli oris	Rr. buccales
M. transversus menti	Rr. buccales
M. risorius	Rr. buccales
M. depressor labii inferioris	R. marginalis mandibularis
M. mentalis	R. marginalis mandibularis
Platysma	R. colli
Venter occipitalis des M. occipitofrontalis	N. auricularis posterior
M. temporoparietalis	R. auricularis des N. auricularis posterior
M. auricularis inferior	R. auricularis des N. auricularis posterior
M. auricularis anterior	R. auricularis des N. auricularis posterior
M. auricularis superior	R. auricularis des N. auricularis posterior

externus) oder der A. carotis interna (Plexus caroticus internus) verlaufen und z. B. Blutgefäße, Schweißdrüsen und Haare innervieren. Einige Nervenfasern schließen sich im Bereich des Ganglion trigeminale den Ästen des N. trigeminus [V] an und erreichen auf diesem Weg ihre Zielgebiete im Gesicht.

9.2.4 Oberflächliche seitliche Gesichtsregion

Friedrich Paulsen

Grenzen der Regio facialis lateralis superficialis sind der Sulcus nasolabialis, das äußere Ohr bis zum Proc. mastoideus, der Arcus zygomaticus und der Unterrand des Corpus mandibulae. Sie gliedert sich in

- **Regio buccalis** und
- **Regio parotideomasseterica.**

Oberflächenanatomie

Regio buccalis

Zentrales Element der Regio buccalis ist der **M. buccinator** (➤ Abb. 9.22, ➤ Abb. 9.23), der die Grundlage der Wange bildet. Er ist der einzige mimische Muskel mit einer Faszie (Fascia buccopharyngea). Seine vorderen Muskelfasern strahlen in den Mundwinkel ein, wo sie im Muskelknoten (Modiolus anguli oris) enden. Hier durchflechten sich alle zum Mundwinkel ziehenden Muskeln. Die Mundvorhofschleimhaut ist in diesem Bereich unverschieblich mit der muskulären Unterlage verwachsen. In Höhe des 2. Oberkiefermolaren durchbohrt der **Ductus parotideus** (STENSEN-Gang) den Muskel. Hinten geht der M. buccinator in die am Proc. pterygoideus entspringende und zum Ramus mandibulae verlaufende **Raphe pterygomandibularis** über. Sie ist nicht nur Ansatzstelle für den M. buccinator, sondern auch für den M. constrictor pharyngis superior und stellt die Grenze zur Regio parotideomasseterica her. Zwischen der Raphe pterygomandibularis und dem auf der Innenseite des Ramus mandibulae verlaufenden M. pterygoideus medialis liegt ein Spaltraum. Er wird von einem **Fettkörper (Corpus adiposum buccae, BICHAT-Fettkörper)** ausgefüllt (➤ Abb. 9.26), der sich mit seinem Vorderteil in die Regio buccalis etwas über das hintere Ende des M. buccinator vorwölbt. Der Fettkörper besteht aus Baufett.
Am Unterrand des Fettkörpers zieht der Ductus parotideus in die Tiefe und penetriert den M. buccinator. Auf dem M. buccinator liegt nahe der Durchtrittsstelle des Ductus parotideus das juxtaorale Organ (CHIEVITZ-Organ) (➤ Abb. 9.26). In der Regio buccalis verlaufen der M. zygomaticus major, der M. risorius und der obere Anteil des Platysmas.

Klinik

Bei starker Abmagerung (z. B. aufgrund Tumorkachexie [Auszehrung]) kann der aus Baufett bestehende Wangenfettkörper abgebaut werden. Die Wange wirkt dann eingefallen. Vergleichbares gilt für das Baufett in der Orbita, die Augen „fallen in den Bulbus zurück". Der BICHAT-Fettkörper verleiht damit der Wange Kontur.

MERKE

Das **juxtaorale Organ (CHIEVITZ-Organ)** ist ein kleines, etwa 8 × 3 mm messendes epitheliales Organ in der Wange, das in ein nerven- und zellreiches Bindegewebe eingebettet ist und von einer straffen perineuralen Hülle umgeben wird. Ein Ast des N. buccalis erreicht das Organ, die Blutversorgung erfolgt aus der Fossa infratemporalis (s. u.) über die A. buccalis. Die Funktion des juxtaoralen Organs ist nicht abschließend geklärt. Man geht von einer Rezeptorfunktion aus, die dynamische Veränderungen beim Kauen, Schlucken und Sprechen wahrnimmt und unter anderem dazu beiträgt, dass man sich beim Kauen nicht auf die Wange beißt.

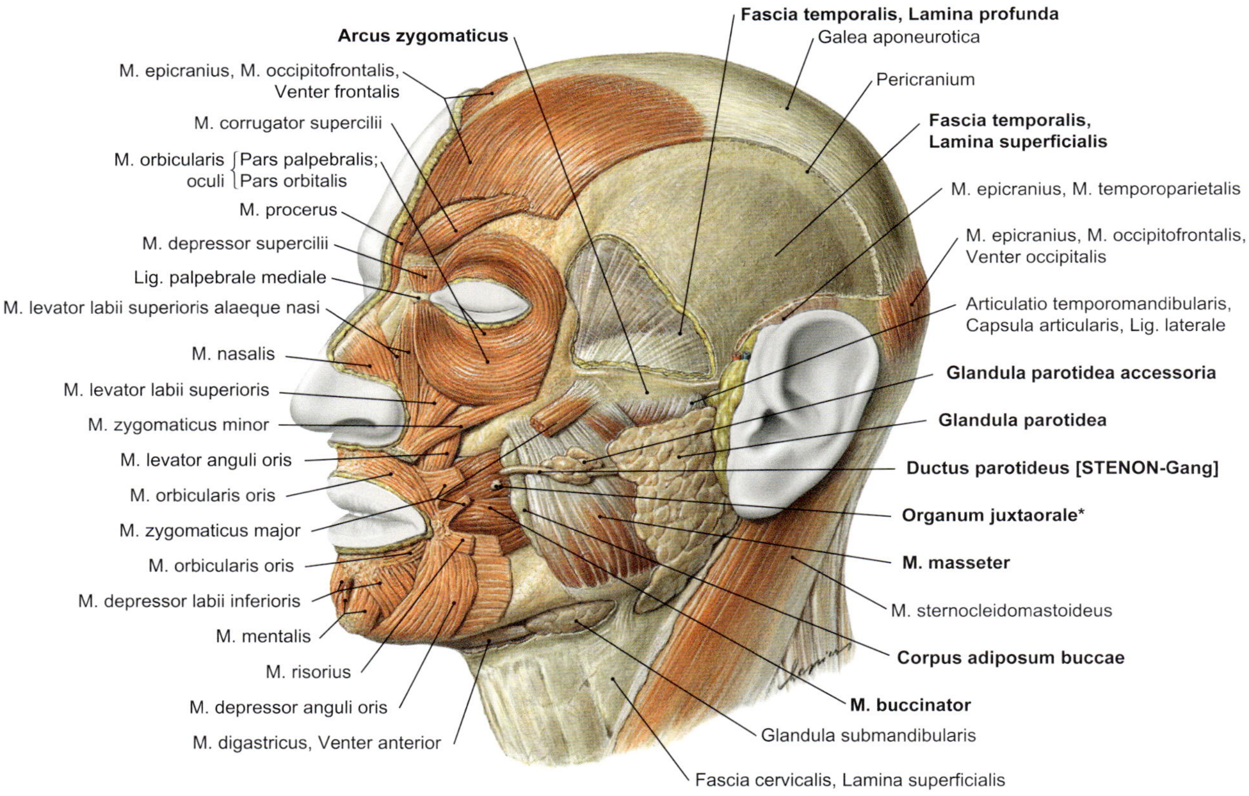

Abb. 9.26 Gesichtsmuskeln, Mm. faciei, Kaumuskeln und juxtaorales Organ. * CHIEVITZ-Organ. [S700]

Klinik

Früher wurde das juxtaorale Organ aus Unkenntnis häufiger mit einem bösartigen **Tumor** verwechselt, was umfangreiche und teilweise entstellende Operationen zur Folge hatte.

Regio parotideomasseterica

Die Regio parotideomasseterica erstreckt sich vom Vorderrand des M. masseter nach oben bis zum Arcus zygomaticus und nach unten bis an den Vorderrand des oberen Anteils des M. sternocleidomastoideus. Zwischen dem Hinterrand des Ramus mandibulae und dem Vorderrand des M. sternocleidomastoideus bzw. Proc. mastoideus liegt der **retromandibuläre Raum (Fossa retromandibularis),** der hauptsächlich vom tiefen Anteil der **Glandula parotidea** (➤ Kap. 9.7.9) ausgefüllt wird. Der oberflächliche Anteil der Drüse überlagert teilweise den M. masseter. Nach oben erstreckt sich das Drüsengewebe variabel bis vor den Tragus und reicht kaudal bis nahe an die Glandula submandibularis heran (➤ Abb. 9.26). Die Parotis ist oberflächlich von einer eigenen Faszie bedeckt (Fascia parotidea, s. u.). Durch die Faszie und die Fossa retromandibularis entsteht dadurch eine Loge **(Parotisloge).** An der Vorderseite des oberflächlichen Anteils der Glandula parotidea verlässt der Ductus parotideus (STENSEN-Gang) die Drüse und zieht in horizontalem Verlauf über die Faszie des M. masseter bis zu dessen Vorderrand. Hier biegt er in die Tiefe um und penetriert den M. buccinator (s. o.). In seinem Verlauf wird er in variabler Form von Speicheldrüsengewebe begleitet (Glandulae parotideae accessoriae).

Faszien der oberflächlichen seitlichen Gesichtsregion

M. masseter und M. temporalis besitzen eigene Faszien. Die **Fascia masseterica** bedeckt den M. masseter und teilt sich in ein oberflächliches und ein tiefes Blatt, das als Faszienloge außer dem M. masseter die Mm. pterygoidei lateralis und medialis einschließt. Das oberflächliche Blatt steht mit dem die Glandula parotidea bedeckenden Faszienblatt **(Fascia parotidea)** in Verbindung. Beide Blätter bilden zusammen die **Fascia parotideomasseterica.** Das tiefe Blatt schließt die Mm. pterygoidei ein.
Auch die **Fascia temporalis** besteht aus einem oberflächlichen und einem tiefen Blatt. Die kräftige Temporalisfaszie entspringt entlang der Linea temporalis superficialis. Sie ist Ursprungsfeld für die oberflächlichen Anteile des M. temporalis. Dadurch bedeckt sie den M. temporalis und spaltet sich ca. 1–1,5 cm oberhalb des Jochbogens in ein oberflächliches und in ein tiefes Blatt auf. Das oberflächliche Blatt inseriert am Außenrand des Jochbogens, das tiefe Blatt zieht zum Innenrand des Jochbogens. Zwischen beiden Blättern entsteht dadurch ein mit Baufett gefüllter osteofibröser Raum. Als einziger mimischer Muskel wird der M. buccinator von einer Faszie eingehüllt **(Fascia buccopharyngea).** Außerdem ist die Glandula parotidea von einer Faszie umschlossen (Fascia parotidea). Fascia masseterica und Fascia parotidea gehören zum oberflächlichen Halsfaszienblatt **(Fascia cervicalis superficialis).**

Klinik

Die Faszien bilden gemeinsam mit dem lockeren Bindegewebe der Subcutis der Gesichtshaut und mit den mimischen Muskeln im Gesicht eine dünne, aber erstaunlich zugfeste Schicht, die in ihrer Gesamtheit als **SMAS („superficial muscular aponeurotic system")** bezeichnet wird. Sie reicht bis an die Kopfschwarte. Das SMAS spielt in der plastischen Chirurgie für das **Facelifting** die entscheidende Rolle: Über einen bogenförmigen Hautschnitt vor dem Ohr kann das SMAS in Richtung auf das Gesicht zu präpariert und von der Unterlage gelöst werden. Ein Teil des präparierten Gewebes wird anschließend entfernt und die Schnittkante mit allen daran hängenden Strukturen in Richtung auf das Ohr zu bewegt und hier festgenäht. Die Gesichtshaut wird dabei quasi straff gezogen (➤ Abb. 9.27).

Leitungsbahnen

Die Leitungsbahnen der oberflächlichen seitlichen Gesichtsregion werden nach ihrem Verlauf eingeteilt:

- Leitungsbahnen in der Parotisloge (entweder zur Innervation der Drüse oder als Transitstrecke)
- Leitungsbahnen außerhalb der Parotisloge

Leitungsbahnen der Parotisloge

Hierzu gehören die A. carotis externa, die V. retromandibularis, der N. facialis [VII] und der N. auriculotemporalis (aus [V/3]).
Die **A. carotis externa** erreicht von medial unten aus dem Hals, wo sie noch in der Carotisscheide verläuft, unterhalb der Glandula parotidea die Fossa retromandibularis und steigt nach kranial auf. Sie teilt sich anschließend meist in Höhe des Collum mandibulae in die A. maxillaris und A. temporalis superficialis auf (➤ Abb. 9.22). Die **A. maxillaris** bleibt in der Tiefe der Fossa retromandibularis und gelangt meistens hinter dem Ramus mandibulae in die seitliche tiefe Gesichtsregion (s. u.). Die **A. temporalis superficialis** steigt nach oben durch das Drüsenparenchym auf und gelangt am Oberrand der Glandula parotidea gemeinsam mit der V. temporalis superficialis an die Oberfläche. Hier verlaufen beide Gefäße vor der Ohrmuschel über den Jochbogen weiter nach kranial in die Regio temporalis und verzweigen sich. Die **A. transversa faciei** ist ein Ast der A. temporalis superficialis und versorgt einen Teil der oberflächlichen seitlichen Gesichtsregion mit Blut. Sie zweigt meist im Drüsenparenchym der Glandula parotidea nahezu rechtwinklig aus der A. temporalis superficialis ab und verläuft anschließend in horizontaler, leicht absteigender Richtung über den oberen Anteil des M. masseter durch die seitliche Gesichtsregion nach vorne bis in die Regio infraorbitalis. Anastomosen mit Ästen der A. facialis sind möglich.
Die **V. retromandibularis** (➤ Abb. 9.22) bildet die Fortsetzung der V. temporalis superficialis nach kaudal und drainiert deren Blut. Ihr größter Anteil verläuft innerhalb der Glandula parotidea. Hier nimmt sie die Vv. maxillares auf und verläuft meist oberflächlich

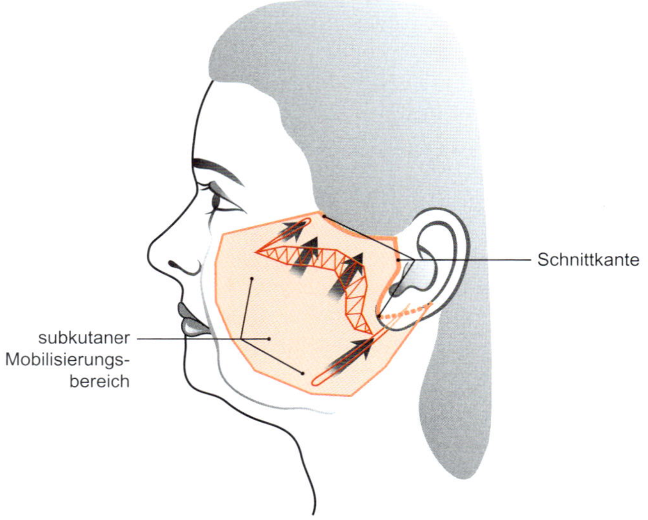

Abb. 9.27 Facelifting. [S702-L126]

zur A. carotis externa. Am unteren Drüsenpol verlässt sie die Drüse und mündet nach kurzem Verlauf in die V. facialis ein.
Der **N. facialis [VII]** gelangt nach seinem Austritt aus dem Foramen stylomastoideum von dorsal in die Glandula parotidea. Hier teilt er sich oberflächlich zu den o. g. Gefäßen üblicherweise innerhalb des Drüsengewebes in einen oberen und einen unteren Ast auf (➤ Abb. 9.25). Beide Äste tauschen zahlreiche Fasern aus *(Plexus intraparotideus)*, verzweigen sich weiter und bilden schließlich 5 terminale Astgruppen (➤ Kap. 9.2.3):

- Rr. temporales
- Rr. zygomatici
- Rr. buccales
- R. marginalis mandibularis
- R. colli

Klinik

Operationen innerhalb der Glandula parotidea (z. B. bei Parotistumoren) sind aufgrund der engen topografischen Beziehung zwischen Drüse und N. facialis [VII] sehr anspruchsvoll, da sämtliche Nervenäste erhalten werden müssen, um keine Teilparesen der Gesichtsmuskulatur auszulösen (periphere Schädigungen des N. facialis [VII]). Da die Fascia parotidea nicht dehnbar ist, sind **entzündlich bedingte Schwellungen** (z. B. bei Parotitis epidemica = Mumps) äußerst schmerzhaft.

Der **N. auriculotemporalis** (aus [V/3]) gelangt hinter dem Collum mandibulae in die Fossa retromandibularis (➤ Abb. 9.23). Dabei umfasst er oft schlingenartig die A. meningea media. Schon kurz nach seinem Eintritt in die Glandula parotidea teilt er sich in mehrere Äste auf:

- Der Hauptstamm verläuft nach kranial vor der Ohrmuschel entlang und schließt sich der A. temporalis superficialis an **(Rr. temporales superficiales).**
- Die anderen Äste innerhalb der Glandula parotidea ziehen
  - zur Kiefergelenkkapsel **(R. capsularis articulationis temporomandibularis)**
  - zur Vorderfläche der Ohrmuschel **(Nn. auriculares anteriores)**
  - zum äußeren Gehörgang **(N. meatus acustici externi)**
  - zum Trommelfell **(Rr. membranae tympani)**
  - direkt zur Glandula parotidea **(Rr. parotidei)**
  - indirekt über die Äste des N. facialis **(Rr. communicantes cum nervo faciali)**

Die **Rr. parotidei** und die **Rr. communicantes cum nervo faciali** führen postganglionäre parasympathische Fasern zur Innervation der Ohrspeicheldrüse. Die Zellkörper der präganglionären Fasern entstammen dem Nucleus salivatorius inferior und sind über den N. glossopharyngeus über den N. tympanicus (JACOBSON-Anastomose), Plexus tympanicus und N. petrosus minor zum Ganglion oticum gelangt, wo die Umschaltung auf postganglionär erfolgt ist. Von hier gelangen die postganglionären Fasern zunächst zum N. mandibularis [V/3] und dann in den N. auriculotemporalis. Neueren Untersuchungen zufolge erreichen die parasympathischen Fasern die Glandula parotidea nur über Rr. parotidei des N. auriculotemporalis und nicht über Rr. communicantes cum nervo faciali, allerdings ist dies noch nicht abschließend geklärt.

Leitungsbahnen außerhalb der Parotisloge
Hierzu gehören (➤ Abb. 9.22, ➤ Abb. 9.23) die A. und V. facialis, die A. transversa faciei, die A. und V. buccalis und der N. buccalis.
Die **A. facialis** und **V. facialis** verlaufen meist getrennt voneinander über den vorderen Anteil des M. buccinator und vor dem M. masseter. Dabei liegt die geschlängelt verlaufende Arterie meist vor der Vene – ihr Puls kann über dem Corpus mandibulae getastet werden. In der Regio buccalis sind Anastomosen mit der **A. transversa faciei** (aus A. temporalis superficialis) und der A. buccalis (einem Ast der A. maxillaris) häufig. Die Vene zieht über den Angulus mandibulae nach kaudal und hinten und schließt sich unterhalb des Angulus mandibulae mit der V. retromandibularis zusammen, um dann in die V. jugularis interna einzumünden.
Die **A. buccalis** und **V. buccalis** erreichen die seitliche Gesichtsregion von hinten (➤ Abb. 9.23). Sie gelangen zwischen M. pterygoideus medialis und M. buccinator an die Oberfläche und verzweigen sich auf dem M. buccinator zur Blutversorgung des Muskels. Anastomosen bestehen oft zur A. und V. facialis.
Der **N. buccalis** erreicht gemeinsam mit den Vasa buccalia über die Fossa infratemporalis (s. u.) die Wange (➤ Abb. 9.23). Er ist für die sensible Innervation der Haut über der Wange sowie der bukkalen und vestibulären Gingiva im Bereich der Molaren verantwortlich. Allerdings kann die Innervation bis zum Eckzahn reichen.

9.2.5 Tiefe seitliche Gesichtsregion

Friedrich Paulsen

Fossa infratemporalis
Die Schläfengrube (Fossa temporalis) setzt sich unterhalb des Arcus zygomaticus nach kaudal in die **Unterschläfengrube (Fossa infratemporalis)** fort. Letztere gehört damit zum tiefen Teil der seitlichen Gesichtsregion (Regio facialis lateralis profunda) und dehnt sich in die Tiefe der äußeren Schädelbasis aus. Ihre Begrenzungen und Beziehungen sind in ➤ Tab. 9.11 zusammengefasst (➤ Abb. 9.6).
Inhalt der Fossa infratemporalis sind Muskeln und Leitungsbahnen. Muskeln sind (➤ Abb. 9.28):

- **M. pterygoideus medialis:** Sein Ansatz an der Mandibula bildet die kaudale Begrenzung der Fossa infratemporalis. Zwischen dem Muskel und der Mandibula liegt der spaltförmige pterygomandibuläre Raum (Spatium pterygomandibulare).
- **M. pterygoideus lateralis**
- **M. buccinator:** Nur ein kleiner hinterer Teil des Muskels mit dem Übergang in den M. constrictor pharyngis superior liegt in

Tab. 9.11 Knöcherne Begrenzungen und Beziehungen der Fossa infratemporalis.

Richtung	Begrenzung	Verbindung/Nachbarschaftsbeziehungen
kranial	Facies infratemporalis der Ala major ossis sphenoidalis, unterer vorderer Teil des Os temporale	Foramen ovale (N. mandibularis [V/3]), Foramen spinosum (A. meningea media, R. meningeus aus [V/3]) mit der mittleren Schädelgrube, unter dem Jochbogen mit der Fossa temporalis
medial	Lamina lateralis des Proc. pterygoideus ossis sphenoidalis	mündet in die Fossa pterygopalatina
rostral	Facies infratemporalis und Proc. alveolaris maxillae, Facies temporalis ossis zygomatici	Fissura orbitalis inferior mit der Augenhöhle, Regio buccalis, Foramina alveolaria zum Tuber maxillae
lateral	Ramus mandibulae mit Proc. coronoideus (und dem Ansatz des M. temporalis), Arcus zygomaticus	Foramen mandibulae mit der Mandibula
okzipital	Arcus zygomaticus ossis temporalis	Fossa retromandibularis (Parotisloge), Peripharyngealraum (Spatium peripharyngeum)

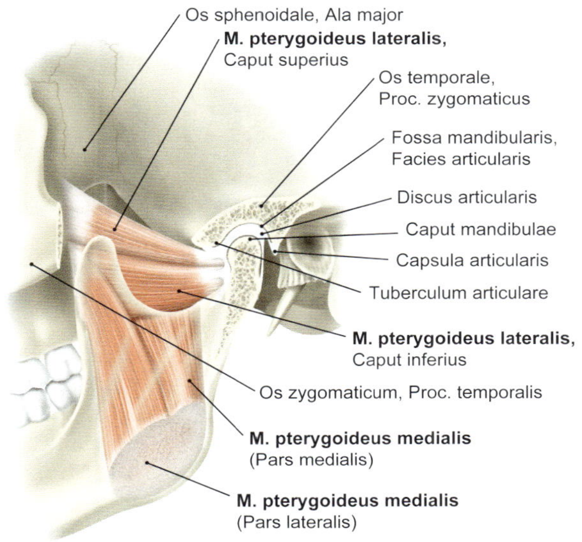

Abb. 9.28 Lage der Mm. pterygoidei in der Fossa infratemporalis. [S702-L275]

der Fossa infratemporalis und wird vom M. pterygoideus medialis bedeckt. Der vordere Anteil gehört zur oberflächlichen seitlichen Gesichtsregion (s. o.).

Leitungsbahnen

Leitungsbahnen der Fossa infratemporalis sind der intermuskuläre Teil der A. maxillaris (Pars pterygoidea), der venöse Plexus pterygoideus, die Aufzweigungen des N. mandibularis [V/3], das Ganglion oticum und die Chorda tympani.

Die **A. maxillaris** ist einer der beiden Endäste der A. carotis externa. Sie zieht rechtwinklig hinter dem Unterkieferast in die Fossa infratemporalis (➤ Abb. 9.23). Dabei verläuft sie vor dem Lig. sphenomandibulare. Sie durchläuft die Fossa infratemporalis meist lateral vom M. pterygoideus lateralis, seltener passiert sie den Muskel medial. Ihr Endabschnitt zieht in die Fossa pterygopalatina. Die Arterie hat zahlreiche Gefäßabgänge und wird in 3 Abschnitte eingeteilt (➤ Tab. 9.12).

Der **Plexus venosus pterygoideus** ist ein ausgeprägtes Venengeflecht zwischen M. temporalis, M. pterygoideus lateralis und M. pterygoideus medialis (➤ Abb. 9.24). Seine Zu- und Abflüsse sind in ➤ Tab. 9.13 zusammengefasst. Neben der Drainage von Blut soll ihm eine Funktion im Rahmen der Temperaturregulation des Gehirns zukommen.

Der **N. mandibularis [V/3]** erreicht die Fossa infratemporalis über das *Foramen ovale.* Hier teilt er sich in seine Äste auf, deren Verlauf innerhalb der Unterschläfengrube in ➤ Tab. 9.14 zusammengefasst sind (➤ Abb. 9.29, ➤ Abb. 9.38).

Tab. 9.12 Abschnitte und Äste der A. maxillaris.

Abschnitt	Ast	Blutversorgung
Pars mandibularis (Fossa retromandibularis)	A. auricularis profunda	Kiefergelenk, Gehörgang, Trommelfell
	A. tympanica anterior	Mittelohr
	A. alveolaris inferior • Rr. dentales • Rr. peridentales • R. mentalis • R. mylohyoideus	Unterkieferzähne, Kinn, Mundboden
	A. meningea media	Meningen
	(A. pterygomeningea [A. meningea accessoria]) (nicht regelmäßig ausgebildet)	M. pterygoideus lateralis, M. pterygoideus medialis, M. tensor veli palatini, Tuba auditiva, Meningen
Pars pterygoidea (Fossa infratemporalis)	A. masseterica	M. masseter
	A. temporalis profunda anterior	M. temporalis
	A. temporalis profunda posterior	M. temporalis
	Rr. pterygoidei	M. pterygoideus lateralis, M. pterygoideus medialis
	A. buccalis	M. buccinator
Pars pterygopalatina (Fossa pterygopalatina)	A. alveolaris superior posterior • Rr. dentales • Rr. peridentales	Maxilla, Oberkieferzähne, Oberkieferzahnfleisch, Sinus maxillaris
	A. infraorbitalis • Aa. alveolares superiores anteriores – Rr. dentales – Rr. peridentales	benachbarte äußere Augenmuskeln, oberer Teil der ableitenden Tränenwege, Oberkieferzähne, Sinus maxillaris, oberer Teil der vorderen Gesichtshälfte unter der Orbita
	A. canalis pterygoidei	Nasopharynx, Tuba auditiva
	A. palatina descendens • A. palatina major • Aa. palatinae minores	Gaumen
	A. sphenopalatina	große Teile der Nase und Nasennebenhöhlen, Locus KIESSELBACHI

Tab. 9.13 Zu- und Abflüsse des Plexus venosus pterygoideus.

Zuflüsse	Abflüsse
• V. sphenopalatina • V. ophthalmica inferior • V. alveolaris inferior • Vv. temporales profundae • Vv. meningeae mediae	• V. maxillaris • V. retromandibularis • V. profunda faciei • V. facialis • Sinus cavernosus

Klinik

Aufgrund der Verbindung der klappenlosen Venen des Plexus venosus pterygoideus zum Sinus cavernosus kann es bei bakteriellen Infektionen im Gesicht zur Keimverschleppung mit nachfolgender Thrombose des Sinus cavernosus **(Sinus-cavernosus-Thrombose)** kommen (➤ Kap. 11.5.8).

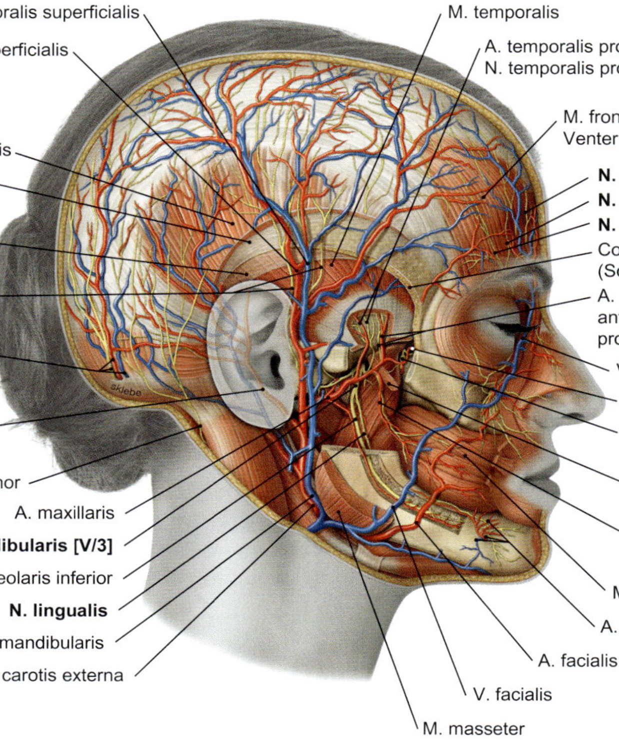

Abb. 9.29 Arterien und Nerven der seitlichen tiefen Gesichtsregion. [S700-L238]

Tab. 9.14 Äste und Verlauf des N. mandibularis [V/3] in der Fossa infratemporalis; Innervationsgebiete.

Ast	Verlauf	Innervationsgebiete
R. meningeus	rückläufig durch das Foramen spinosum in die mittlere Schädelgrube	Teile der Hirnhäute
N. massetericus	von medial durch die Incisura mandibulae zum	M. masseter
Nn. temporales profundi	von medial zum	M. temporalis
N. pterygoideus lateralis	von medial zum	M. pterygoideus lateralis
N. pterygoideus medialis	von medial zum	M. pterygoideus medialis
N. musculi tensoris veli palatini	zum	M. tensor veli palatini
N. musculi tensoris tympani	zum	M. tensor tympani
N. buccalis	zwischen Caput superius und Caput inferius des M. pterygoideus lateralis zur	Haut und Schleimhaut der Wange sowie Gingiva des Unterkiefers
N. auriculotemporalis	umfasst schleifenförmig die A. meningea media und biegt anschließend zwischen Kiefergelenk und äußerem Gehörgang nach kranial zur Schläfenregion	postganglionäre Fasern aus dem Ganglion oticum zur Parotis, äußerer Gehörgang, Trommelfell, Haut vor der Ohrmuschel, Haut des hinteren Anteils der Schläfenregion
N. lingualis	nimmt Chorda tympani auf und zieht zwischen den Mm. pterygoidei lateral vom N. alveoaris inferior nach rostral unten zur Zunge	Haut des weichen Gaumens, Schleimhaut des Mundbodens, sensible Innervation und Geschmacksfasern der vorderen zwei Drittel der Zunge, präganglionäre parasympathische Fasern zum Ganglion submandibulare
N. alveolaris inferior	verläuft hinten und seitlich vom N. lingualis unter dem M. pterygoideus lateralis nach kaudal, tritt über das Foramen mandibulae in die Mandibula ein	Unterkieferzähne und Gingiva des Unterkiefers, M. mylohyoideus und Venter anterior des M. digastricus, Haut des Kinns

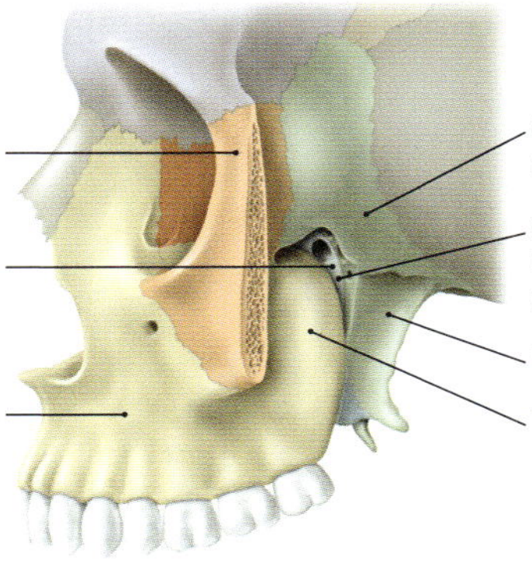

Abb. 9.30 Knöcherne Begrenzungen der Fossa pterygopalatina. [S700-L275]

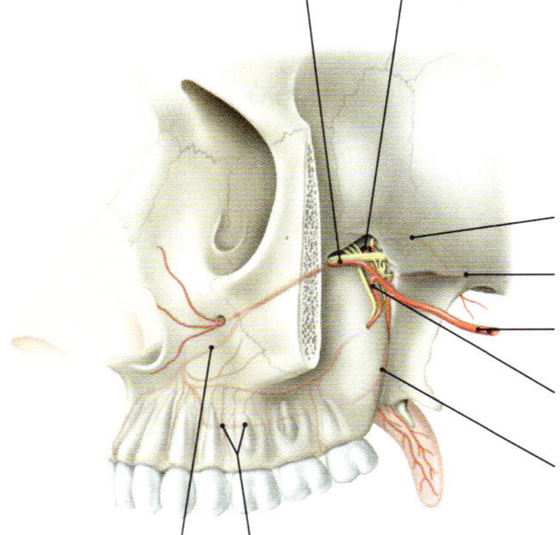

Abb. 9.31 A. maxillaris in der Fossa pterygopalatina. [S700-L275]

Die **Chorda tympani** (➤ Abb. 9.40) legt sich dem N. lingualis medial vom M. pterygoideus medialis an. Sie erreicht die Fossa infratemporalis nach Durchtritt durch die *Fissura sphenopetrosa* (medial und dorsal vom Kiefergelenk) in der Schädelbasis (die Fissura petrotympanica [GLASER-Spalte] liegt in enger Nachbarschaft lateral von der Fissura sphenopetrosa); entgegen weitläufiger Meinung ist sie aber nicht die übliche Durchtrittsstelle der Chorda tympani durch die Schädelbasis.
Das parasympathische **Ganglion oticum** (➤ Abb. 9.42) liegt nahe unterhalb des Foramen ovale auf der medialen Seite des N. mandibularis [V/3]. Es steht mit Rr. ganglionares mit dem N. mandibularis [V/3] in Kontakt.

Fossa pterygopalatina

Die trichterförmige **Flügelgaumengrube (Fossa pterygopalatina),** die sich von kranial nach kaudal verjüngt, bildet die mediale Fortsetzung der Fossa infratemporalis. Wie die Fossa infratemporalis gehört sie zum tiefen Teil der seitlichen Gesichtsregion (Regio facialis lateralis profunda) und dehnt sich noch weiter in die Tiefe der äußeren Schädelbasis aus. An der knöchernen Begrenzung des mehr oder weniger dreieckigen Raums sind die Maxilla, das Os palatinum und das Os sphenoidale beteiligt (➤ Abb. 9.30). Gemeinsam bilden die Knochen die *Fissura pterygomaxillaris* als Grenze zur Fossa infratemporalis. Die Begrenzungen und Beziehungen der Fossa pterygopalatina sind in ➤ Tab. 9.15 zusammengefasst. Funktionell bildet die Fossa pterygopalatina einen zentralen Knoten- oder Verteilerpunkt für Gefäße und Nerven der Regio facialis lateralis profunda.

Leitungsbahnen

Leitungsbahnen der Fossa pterygopalatina sind die Pars pterygopalatina der A. maxillaris (➤ Abb. 9.31), Begleitvenen der arteriellen Äste der Pars pterygopalatina (Vv. infraorbitalis, sphenopalatina, palatina descendens, Vv. canalis pterygoidei), die Aufzweigungen des N. maxillaris [V/2] und das Ganglion pterygopalatinum.
Der Endabschnitt der **A. maxillaris** gelangt in die Fossa pterygopalatina (Pars pterygopalatina). Die Gefäßabgänge sind in ➤ Tab. 9.12 zusammengefasst.
Gleichnamige **Venen** begleiten die arteriellen Äste der Pars pterygopalatina und können ➤ Tab. 9.16 entnommen werden. Sie stehen außerdem mit dem Plexus pterygoideus, der V. facialis und der V. ophthalmica inferior in Verbindung.
Der **N. maxillaris [V/2]** gelangt durch das Foramen rotundum in der Schädelbasis zur Fossa pterygoidea und teilt sich in seine Äste auf, die die Fossa über verschiedene Austrittspunkte wieder verlassen (➤ Tab. 9.16, ➤ Abb. 9.32).
Das parasympathische **Ganglion pterygopalatinum** liegt in Höhe des Foramen sphenopalatinum. Es liegt medial und unterhalb des N. maxillaris [V/2] (➤ Abb. 9.33). Kranial bestehen Faserverbindungen zum N. maxillaris [V/2]. Von hinten erreicht der N. canalis pterygoidei aus dem Canalis pterygoideus das Ganglion. Er führt präganglionäre parasympathische Fasern mit, die im Ganglion auf postganglionär umgeschaltet werden. Die sympathischen Fasern aus dem N. canalis pterygoidei (via N. petrosus profundus) sind bereits postganglionär und passieren das Ganglion ohne Umschaltung. Die aus Orbita, Nase und Rachen kommenden sensiblen Rr. ganglionares ziehen am Ganglion pterygopalatinum vorbei zum N. maxillaris.

Tab. 9.15 Begrenzungen und Beziehungen der Fossa pterygopalatina.

Richtung	Begrenzung	Verbindung/Nachbarschaftsbeziehungen
kranial	Corpus ossis sphenoidalis, Radix alae majoris des Os sphenoidale	
medial	Lamina perpendicularis ossis palatini (sie bildet gleichzeitig die laterale Wand der Nasenhöhle im Bereich der Choane)	Foramen sphenopalatinum mit der Nasenhöhle
rostral	Tuber maxillae, Proc. orbitalis ossis palatini	Fissura orbitalis inferior mit der Orbita, Foramina alveolaria posteriora zum Tuber maxillae
lateral	Fossa infratemporalis	Fissura pterygomaxillaris
okzipital	Facies maxillaris der Ala major ossis sphenoidalis, Vorderrand des Proc. pterygoideus ossis sphenoidalis	Foramen rotundum zur mittleren Schädelgrube, Canalis pterygoideus (VIDIANUS-Kanal) mit der äußeren Schädelbasis
kaudal	Mundhöhle	Canalis palatinus major, Canales palatini minores mit dem Gaumen

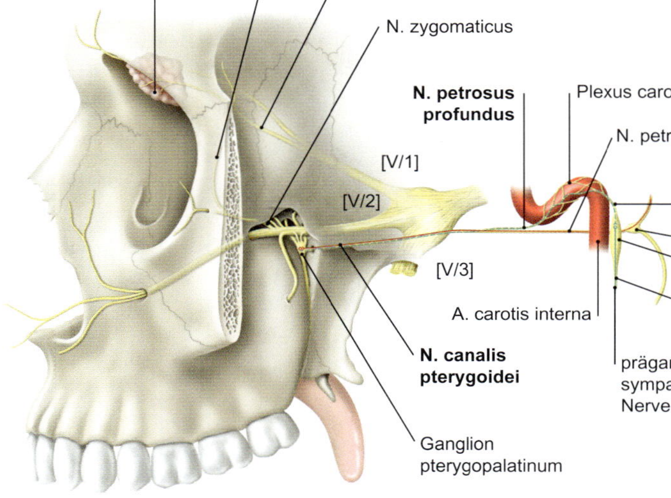

Abb. 9.32 N. maxillaris in der Fossa pterygopalatina. [S700-L275]

Tab. 9.16 Verbindungen und Beziehungen der Fossa pterygopalatina zu den Nachbarregionen sowie hindurchtretende Strukturen.

Verbindung über	Verbindung zu	Leitungsbahn
Fissura orbitalis inferior	Orbita	A. infraorbitalis, V. infraorbitalis, N. infraorbitalis (aus [V/2]), N. zygomaticus (aus [V/2]), Rr. orbitales (aus [V/2])
Foramen rotundum	mittlere Schädelgrube	N. maxillaris [V/2] (mit kleinen Begleitarterien)
Canalis pterygoideus (VIDIANUS-Kanal)	äußere Schädelbasis	A. canalis pterygoidei, Vv. canalis pterygoidei, N. canalis pterygoidei (Fasern aus N. petrosus major – parasympathisch und N. petrosus profundus – sympathisch)
Foramen sphenopalatinum	Nasenhöhle	A. sphenopalatina (Aa. nasales posteriores laterales und Rr. septales posteriores), V. sphenopalatina, Rr. nasales posteriores superiores mediales und laterales (aus [V/2])
Canalis palatinus major, Canales palatini minores	Gaumen	A. palatina descendens, A. palatina major, Aa. palatinae minores, V. palatina descendens, N. palatinus major (aus [V/2]), Nn. palatini minores (aus [V/2])
Fissura pterygomaxillaris	Fossa infratemporalis	A. maxillaris, Plexus pterygoideus
	Foramina alveolaria am Tuber maxillae	Aa. alveolares superiores posteriores (mit Begleitvenen), N. alveolaris superioris posterioris (aus [V/2])

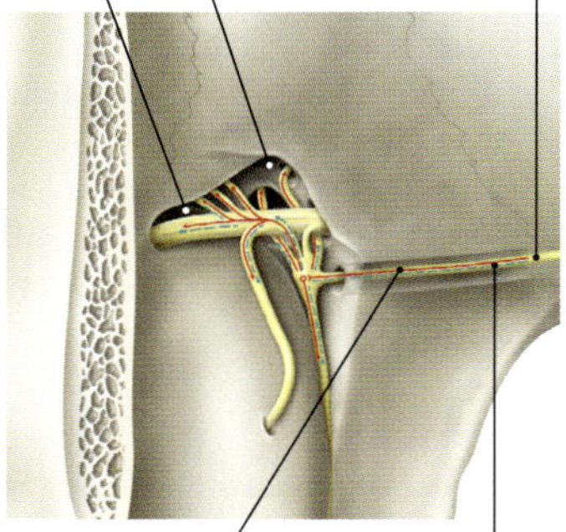

Abb. 9.33 Sympathische und parasympathische Fasern in der Fossa pterygopalatina. [S700-L275]

9.3 Hirnnerven

Lars Bräuer

Kompetenzen

Nach Bearbeitung dieses Lehrbuchkapitels sollten Sie in der Lage sein:

- die grundlegenden anatomischen Aspekte zu Ursprung, Verlauf, Faserqualität und Innervationsgebieten der 12 Hirnnervenpaare wiederzugeben

Klinischer Fall

Prolaktinom

Anamnese

Eine 32-jährige Patientin stellt sich bei ihrem Frauenarzt wegen Ausbleibens der Regelblutung (Amenorrhö) vor. Sie berichtet außerdem über eine Vergrößerung der Mammae mit sporadisch auftretendem Milchfluss (Galaktorrhö).

Diagnostik

Der Frauenarzt vermutet zunächst eine Schwangerschaft, die sich aber nicht bestätigt. Eine anschließende Mammografie (Röntgen der Brust) zeigt keine pathologischen Veränderungen des Drüsengewebes. Ein Mammakarzinom kann ausgeschlossen werden. Beiläufig berichtet die Patientin, dass ihr hin und wieder Ausfälle im temporalen Gesichtsfeld aufgefallen sind (Scheuklappensehen). Der Frauenarzt nimmt der Patientin Blut ab, um ihren Hormonstatus zu bestimmen, und schickt sie zur Abklärung der Augensymptomatik zu einem Augenarzt im gleichen Haus. Dieser erfragt die Ausfälle genauer und beschreibt die Symptomatik als „sporadisch auftretende bitemporale He-

mianopsie". Weil dies auf einen möglichen Prozess am Chiasma opticum (Sehnervenkreuzung) hindeutet, veranlasst der Augenarzt unmittelbar eine Magnetresonanztomografie (MRT) in einer radiologischen Praxis. Die MRT-Aufnahmen zeigen einen großen Tumor (Makroadenom) der Hypophyse (Sella turcica), der bereits von unten auf das Chiasma opticum drückt.
Die Untersuchung der Blutwerte durch den Gynäkologen ergibt einen Prolaktinspiegel von 240 ng/ml (Referenz: < 20 ng/ml), der die gynäkologischen Symptome erklärt. Die Ärzte diagnostizieren ein Prolaktinom (häufigster Tumor der Hypophyse).

Therapie
Eine sofort eingeleitete medikamentöse Therapie mit Bromocriptin (Dopamin-Antagonist) führt dazu, dass der Tumor schrumpft, wodurch die Gesichtsfeldausfälle und auch die gynäkologischen Beschwerden zurückgehen und nach einiger Zeit komplett ausbleiben.

Langzeitverlauf
Nach 3 Jahren treten die Symptome bei der Patientin allerdings erneut auf und es wird festgestellt, dass der Tumor wieder gewachsen ist (Rezidiv). Diesmal rät man der Patientin zur operativen Entfernung, die durch einen Neurochirurgen über einen transnasalen und transsphenoidalen Zugang durchgeführt wird. Danach ist die Patientin beschwerdefrei.

Hinweis: Die Hirnnerven werden auch im ➤ Kap. 12.5 dargestellt, dort mit dem Fokus auf die zentralen Anteile.
Der Mensch besitzt **12 Hirnnervenpaare,** die mit römischen Zahlen durchnummeriert werden und ihre Aus- und Eintrittsstellen an Gehirn und Hirnstamm haben (➤ Abb. 9.34). Alle Nerven mit Ausnahme des N. vagus [X] haben ihr Versorgungsgebiet im Kopf-Hals-Bereich, wo sie sämtliche Strukturen wie Drüsen, aber auch Muskulatur (sowohl quergestreift als auch glatt) innervieren. Per definitionem sind die Hirnnerven mit Ausnahme des N. olfactorius [I] und des N. opticus [II] periphere Nerven. N. olfactorius [I] und N. opticus [II] sind dagegen eine Verlängerung des Telencephalons [I] bzw. des Diencephalons [II] und gehören somit zum Zentralnervensystem. Obwohl die Hirnnerven III bis XII zu den peripheren Nerven gezählt werden, unterscheiden sie sich deutlich von ihnen (oder von Spinalnerven): Sie sind nicht segmental angeordnet, besitzen keine getrennten Wurzeln für afferente oder efferente Fasern und unterscheiden sich auch hinsichtlich ihrer Funktion und Faserqualität erheblich. Die Hirnnerven V, VII, IX, X und XI leiten sich von Anlagen der Kiemenbögen (Branchialbögen) ab und werden daher auch als **Branchialnerven** bezeichnet. Spinalnerven führen 4 unterschiedliche Faserqualitäten, in den Hirnnerven lassen sich dagegen insgesamt 7 Faserqualitäten unterscheiden, wobei nicht jeder Hirnnerv alle 7 Faserqualitäten führt.

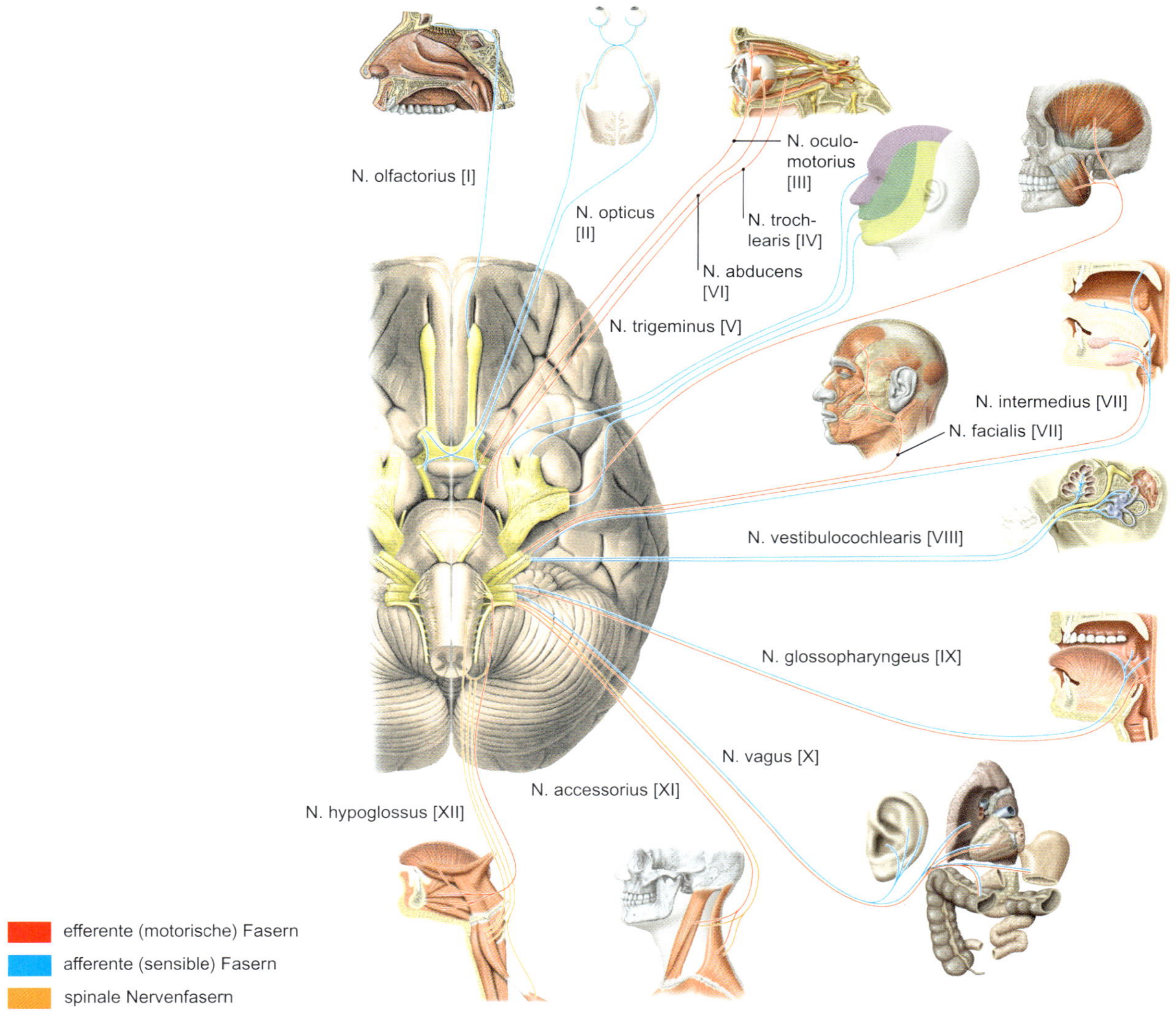

Abb. 9.34 Hirnnerven, Übersicht. An der Hirnbasis treten 12 Hirnnervenpaare aus (ein), die unterschiedliche Faserqualitäten haben und von frontal nach okzipital mit römischen Ziffern von I–XII nummeriert sind. [S702-L127]

Insgesamt differenziert man analog zu den Spinalnerven:

- **allgemein somatoefferente** (ASE, syn.: somatomotorisch) Fasern für die Innervation der Skelettmuskulatur
- **allgemein somatoafferente** (ASA, syn.: somatosensibel) Fasern, die Impulse aus der Haut (Exterozeption) oder in wenigen Fällen auch der Schleimhaut, GOLGI-Sehnenorganen oder Muskelspindeln (Propriozeption) leiten
- **allgemein viszeroefferente** (AVE, syn.: viszeromotorisch) Fasern für die parasympathische Innervation glatter Muskelfasern und Drüsen
- **allgemein viszeroafferente** (AVA, syn.: viszerosensibel) Fasern, die Impulse aus den Schleimhäuten, Eingeweiden und den Blutgefäßen (Enterozeption) zum ZNS leiten

Entsprechend ihrer embryologischen Entwicklung aus den Kiemenbögen werden zusätzlich bei den Hirnnerven als weitere Faserqualitäten „spezielle" Fasern unterschieden. Demnach finden sich in den Hirnnerven auch:

- **speziell viszeroefferente** (SVE) Fasern zur Innervation der quergestreiften Kiemenbogenmuskulatur, z. B. der Kaumuskulatur
- **speziell viszeroafferente** (SVA) Fasern, die Impulse aus den Sinnesepithelien der Riech- und Geschmacksrezeptoren leiten

Die Fasern der Sinnesepithelien des Auges und des Ohrs sind Ausnahmen und werden daher nicht als speziell viszeroafferent, sondern als **speziell somatoafferent** (SSA, syn.: somatosensorisch) bezeichnet.
Im Folgenden wird auf die einzelnen Nerven, deren Versorgungsgebiete und die zugehörigen Ganglien eingegangen.

9.3.1 N. olfactorius [I]

Der N. olfactorius (Riechnerv), der speziell viszeroafferente Fasern (SVA) besitzt, besteht aus den **Fila olfactoria.** Diese dünnen und markarmen Axone entsprechen primären Sinneszellen, die ihren Ursprung in der Regio olfactoria (Riechschleimhaut) am Nasendach haben (➤ Abb. 9.35). Von dort ziehen sie durch die Foramina der Lamina cribrosa des Os ethmoidale (Siebbein) in die vordere Schädelgrube, um innerhalb des **Bulbus olfactorius** auf das 2. Neuron umgeschaltet zu werden. Sie verlaufen dann als **Tractus olfactorius** zu den entsprechenden primären und sekundären olfaktorischen Arealen (z. B. Corpus amygdaloideum) (➤ Kap. 13.6.2). Eine Besonderheit des N. olfactorius [I] ist, dass Fasern ohne vorherige Interpretation (extrathalamisch) direkt zu den primären und sekundären olfaktorischen Arealen ziehen. Gerüche sind daher z. B. im Rahmen des Langzeitgedächtnisses von ganz besonderer Bedeutung. Die Fila olfactoria haben nur eine begrenzte Lebensdauer (etwa 60 Tage) und müssen daher ständig aus entsprechenden Stammzellen erneuert werden.

Klinik

Im Rahmen von **Schädelbasisfrakturen** können die Fila olfactoria an ihrer Durchtrittsstelle an der Lamina cribrosa abreißen. Daraus resultiert eine in aller Regel irreversible Unfähigkeit zu riechen **(Anosmie).** Sind nicht alle Fila olfactoria beschädigt, kommt es zur Riechminderung **(Hyposmie).** Dabei können die Betroffenen vor allem aromatische Substanzen nicht mehr wahrnehmen, „reizende" anorganische Verbindungen hingegen (z. B. Ammoniak) werden über den N. trigeminus [V] perzipiert und als Schmerz (Nozizeption) wahrgenommen. Sehr häufig leiden die Patienten auch an einer gestörten Geschmacksempfindung, da keine Aromen, sondern nur isoliert süß, sauer, salzig, bitter und umami wahrgenommen werden können.

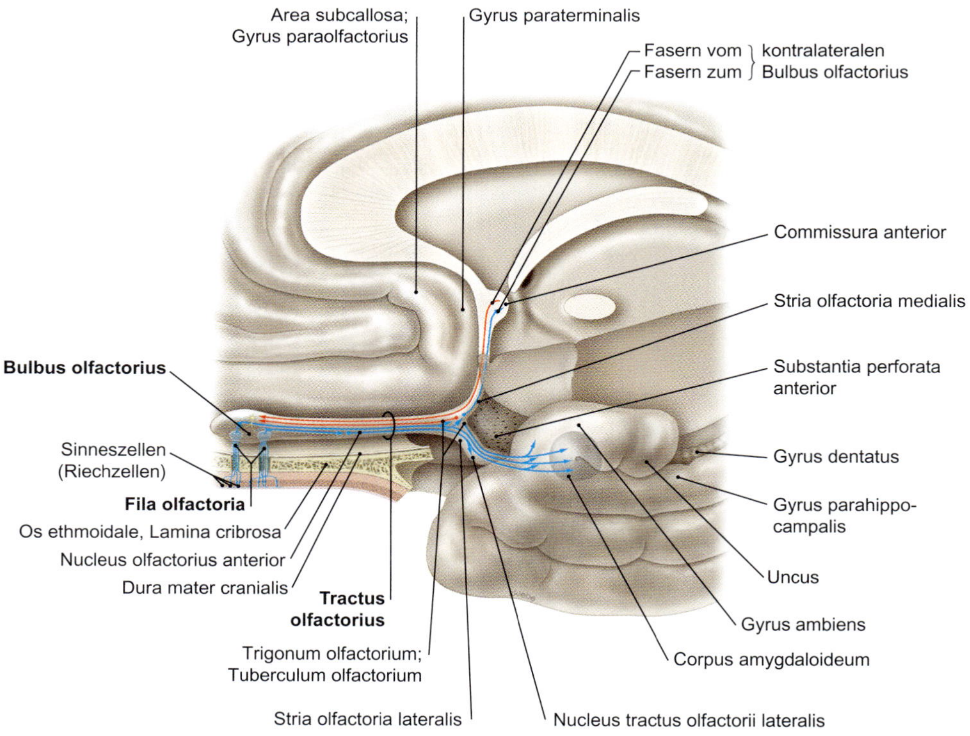

Abb. 9.35 N. olfactorius mit Fila olfactoria. Im Dach der Nasenhöhle liegt die Regio olfactoria mit ihren Riechsinneszellen (primäre, bipolare Sinneszellen = olfaktorische Neurone). [S700-L238]

9.3.2 N. opticus [II]

Der N. opticus [II] (Sehnerv) besitzt speziell somatoafferente (SSA) Faserqualitäten. Während der Augenentwicklung bildet er sich als Ausstülpung des Diencephalons und ist somit Bestandteil des Gehirns. Die Sehbahn (➤ Kap. 13.3.1) beginnt innerhalb der Netzhaut (Retina)

- für das *Farbsehen (photopisch)* mit den ersten 3 Projektionsneuronen (1. Zapfenzellen, 2. Zapfenbipolare, 3. Ganglienzellen) und Interneuronen (Horizontalzellen, amakrine Zellen)
- für das *Hell-dunkel-Sehen (skotopisch)* mit jeweils bis zu 40 Stäbchenzellen (1. Neuron), die ihr Signal an eine Stäbchenbipolare (2. Neuron) übertragen, die das Signal ihrerseits auf indirektem Weg unter Vermittlung von Amakrinen (3. Neuron) an eine Ganglienzelle (4. Neuron) weiterleitet

Die ca. 1 Million Axone verlaufen nichtmyelinisiert bis zur **Papilla nervi optici** (blinder Fleck) und verlassen dort den Augenbulbus. Ab der Lamina cribrosa scleri werden die speziell somatoafferenten Fasern von Oligodendrozyten myelinisiert. Durch physiologische Alterungsprozesse verliert jeder Mensch etwa 5.000 Axone/Jahr.
Der N. opticus [II] ist von Meningen (Pia mater, Arachnoidea, Dura mater) ummantelt. Er verlässt die Orbita durch den **Canalis opticus,** um sich kurz darauf mit seinem kontralateralen Anteil im **Chiasma opticum** zu vereinen. Ab dort wird er nicht mehr als N. opticus, sondern als Tractus opticus bezeichnet. Im Chiasma opticum kreuzen die nasalen retinalen Fasern (Abbildung der temporalen Gesichtsfelder) auf die Gegenseite; die temporalen retinalen Fasern (Abbildung der nasalen Gesichtsfelder) kreuzen nicht. Der größte Teil der Fasern zieht anschließend als Tractus opticus weiter zum **Corpus geniculatum laterale** (Thalamus). Nach Umschaltung geht es weiter zur Area striata innerhalb der okzipitalen Rinde am Sulcus calcarinus. Der Verlauf von N. opticus [II] und Tractus opticus vom Bulbus opticus bis zum Sulcus calcarinus innerhalb des Lobus occipitalis ist in ➤ Abb. 9.36 dargestellt. Etwa 10 % der Fasern verlaufen extragenikulär zu den Colliculi superiores (Lamina quadrigemina) und sind mittels entsprechender Interneurone für **optische Reflexe** verantwortlich (z. B. Lidschlussreflex).

Klinik

Die Sehbahn kann in ihrem Verlauf an mehreren Stellen geschädigt werden. Ist der **N. opticus [II]** vor dem Chiasma opticum betroffen, insbesondere im Canalis opticus, z. B. nach Schädel-Hirn-Trauma, kann dies zur Erblindung des betroffenen Auges führen. Liegt die **Schädigung im Bereich des Chiasma opticum,** z. B. bei Hypophysentumoren (häufigster Tumor: Prolaktinom), kommt es in aller Regel zu einer bitemporalen Hemianopsie: Beide temporalen Gesichtsfelder fallen aus (Scheuklappensehen), während die nasalen Gesichtsfelder noch intakt sind, da die in der temporalen Retina sitzenden Zellen und die projizierenden Neurone im Chiasma opticum am Rand verlaufen und durch den Tumor zunächst nicht betroffen sind. Läsionen des **Tractus opticus** (z. B. Blutungen) führen zum Ausfall des temporalen Gesichtsfeldes des kontralateralen Auges und des nasalen Gesichtsfelds des ipsilateralen Auges (homonyme Hemianopsie). Wird die im Temporallappen vorne verlaufende **Sehstrahlung** (z. B. durch eine Ischämie) geschädigt, resultiert eine obere Quadrantenanopsie. Läsionen der gesamten Sehstrahlung (z. B. durch Massenblutung) führen wie Läsionen des Tractus opticus zu einer homonymen Hemianopsie.

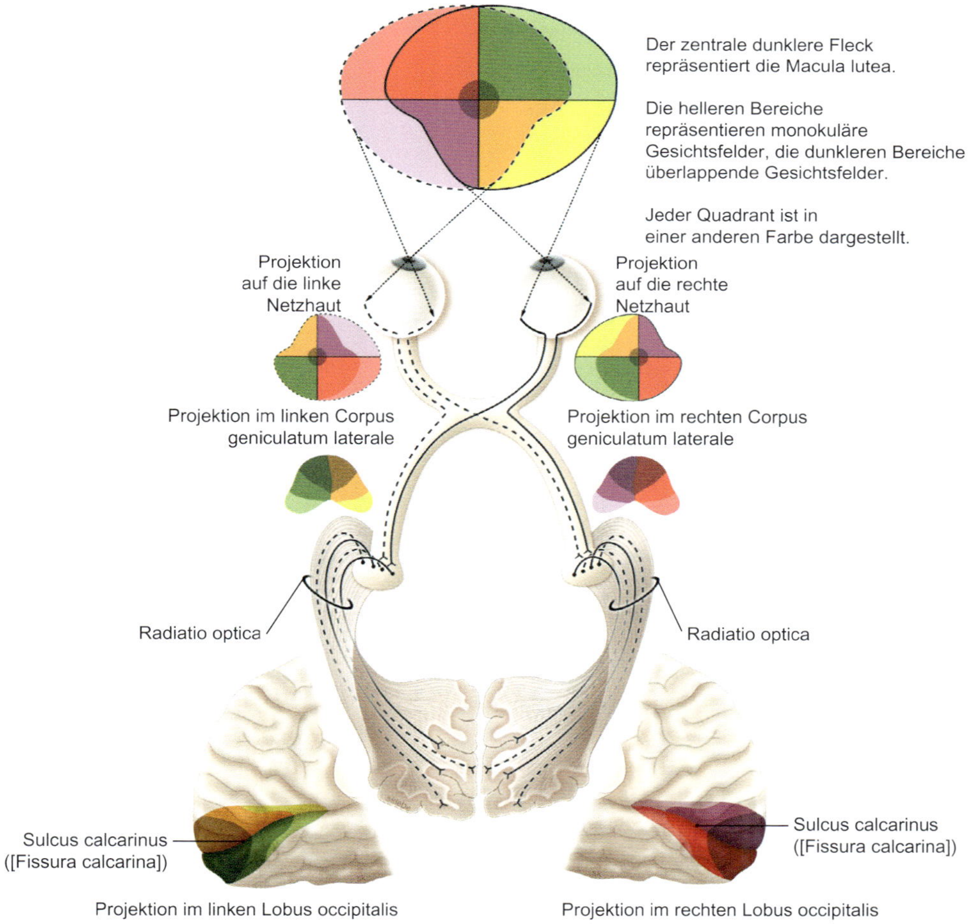

Abb. 9.36 N. opticus und Verschaltung in Retina und Sehbahn (stark vereinfacht). Die ersten 3 Neurone (Farbsehen) bzw. 4 Neurone (Hell-dunkel-Sehen) der Sehbahn liegen innerhalb der Retina. Sie verlassen den Bulbus oculi als N. opticus [II], später nach teilweiser Faserkreuzung im Chiasma opticum als Tractus opticus und ziehen zum großen Teil zum Corpus geniculatum laterale und nach Umschaltung als Radiatio optica zum Sulcus calcarinus im Bereich des Lobus occipitalis. [S700-L238]

9.3.3 N. oculomotorius [III]

Der N. oculomotorius [III] (➤ Abb. 9.37) innerviert die äußeren Augenmuskeln mit Ausnahme des M. obliquus superior (N. trochlearis [IV]) und des M. rectus lateralis (N. abducens [VI]). Er ist ein gemischter Nerv mit allgemein somato- und viszeroefferenten Qualitäten (ASE, AVE), dessen präganglionäre parasympathische Neurone im **Nucleus accessorius nervi oculomotorii EDINGER-WESTPHAL** (Mesencephalon) liegen. Seine somatomotorischen Neurone hingegen liegen im **Nucleus nervi oculomotorii.** Der N. oculomotorius [III] tritt am Vorderrand der Brücke innerhalb der Fossa interpeduncularis aus und zieht zwischen A. cerebri posterior und A. superior cerebelli hindurch, um medial vom Tentorium cerebelli in Richtung Sinus cavernosus zu gelangen. Von dort verläuft er über die Fissura orbitalis superior in die Orbita und teilt sich in einen **R. superior,** einen **R. inferior** und einen **Ast zum Ganglion ciliare** auf (➤ Kap. 12.5.6). Der R. superior innerviert die Mm. levator palpebrae superioris und rectus superior; der R. inferior versorgt den M. rectus medialis, den M. rectus inferior und den M. obliquus inferior. Die vom EDINGER-WESTPHAL-Kern kommenden, parasympathischen Fasern ziehen zum **Ganglion ciliare,** werden dort von prä- auf postganglionär umgeschaltet und verlaufen als **Nn. ciliares breves** zum **M. ciliaris** und zum **M. sphincter pupillae,** die sie innervieren. Durch Innervation der entsprechenden Augenmuskeln ist der N. oculomotorius [III] für die Lidhebung (M. levator palpebrae superioris) und für die Bulbusbewegungen nach oben lateral, oben medial, medial und unten medial zuständig. In die Augenlider eingelagert ist außerdem noch der M. tarsalis, der aus glatter Muskulatur besteht und für die Raffung der Augenlider verantwortlich ist. Er wird vom Sympathikus innerviert, sodass bei Ausfall des N. oculomotorius III] immer noch eine geringfügige Öffnung der Lidspalte möglich ist. Die parasympathischen Fasern vermitteln über den M. ciliaris die Akkommodation der Linse und regulieren über den **M. sphincter pupillae** die Engstellung der Pupille.

Klinik

Eine **Schädigung des N. oculomotorius [III]** führt zu Ptosis (Herabhängen des betroffenen Augenlids), Mydriasis (Weitstellung der Pupille) sowie zur Unfähigkeit der Akkommodation. Außerdem fallen die Patienten durch einen abduzierten und nach unten gerichteten Bulbus auf.

Ganglion ciliare

Das Ganglion ciliare liegt innerhalb der Orbita, lateral des N. opticus und etwa 1,5 cm hinter dem Bulbus oculi (➤ Abb. 9.37). Im Ganglion werden die **parasympathischen Fasern** des N. oculomotorius [III] von prä- auf postganglionär umgeschaltet, um dann die inneren Augenmuskeln zu innervieren. Die ebenfalls durch das Ganglion verlaufenden sympathischen und sensiblen Fasern werden hier nicht verschaltet. Das Ganglion erhält seine Afferenzen aus 3 unterschiedlichen Wurzeln:

- aus einer parasympathischen Wurzel **(Radix parasympathica)** des N. oculomotorius, die für die Innervation der inneren Augenmuskeln (M. sphincter pupillae und M. ciliaris) verantwortlich ist
- aus einer sympathischen Wurzel **(Radix sympathica)** mit Fasern aus dem zervikalen Grenzstrang zur Innervation des M. dilatator pupillae (innerer Augenmuskel, der die Weite der Pupille regelt)
- aus einer sensiblen Wurzel **(Radix sensoria)** mit Fasern aus dem N. nasociliaris zur sensiblen Innervation der Kornea (Hornhaut) und Konjunktiva (Bindehaut)

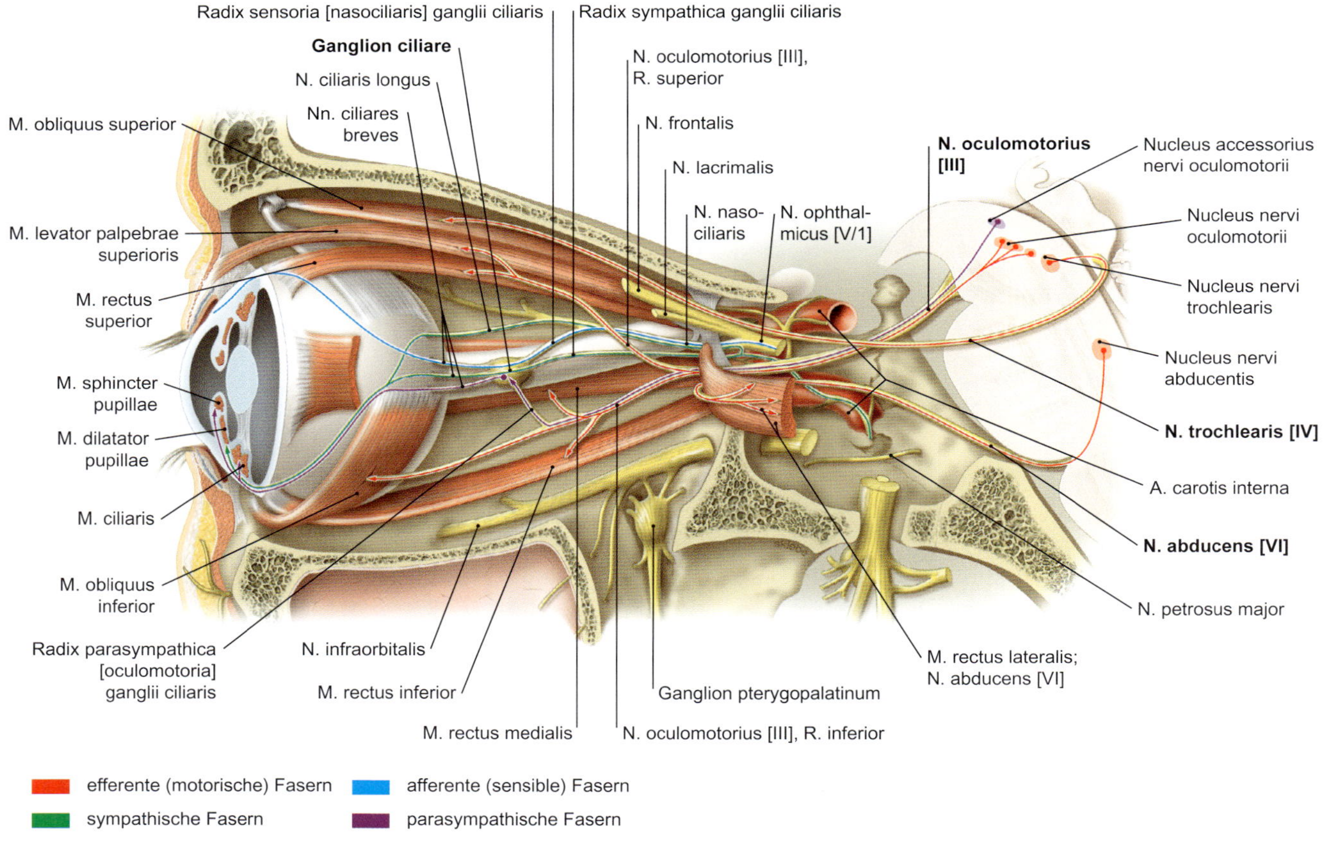

Abb. 9.37 Motorische Augennerven und Kerngebiete, Nn. oculomotorius, trochlearis und abducens. Ansicht von lateral, Orbita eröffnet, retrobulbäres Fettgewebe entfernt, M. rectus lateralis reseziert. [S700-L238]

Sowohl die sensiblen als auch die sympathischen Fasern ziehen ohne Verschaltung durch das Ganglion ciliare. Als postganglionäre Efferenzen verlassen die **Nn. ciliares breves** das Ganglion ciliare, um durch die Sclera (Lederhaut) zu den inneren Augenmuskeln zu gelangen.

9.3.4 N. trochlearis [IV]

Der **N. trochlearis [IV]** ist ein rein motorischer Nerv (allgemein somatoefferent, ASE), der den zu den äußeren Augenmuskeln gehörenden M. obliquus superior innerviert. Seine Ursprungsneurone liegen im **Nucleus nervi trochlearis** des Mesencephalons (➤ Abb. 9.37). Seine Fasern verlassen das Gehirn auf der Rückseite des Hirnstamms am unteren Bereich der **Lamina quadrigemina** (Vierhügelplatte) als dünner Nerv. Von dort aus zieht er lateral der beiden Hirnschenkel zum Tentorium cerebelli, um in die Dura mater einzutreten. Zusammen mit dem N. oculomotorius [III] und dem N. ophthalmicus [V/1] tritt er durch die Fissura orbitalis superior in die Orbita ein und verläuft außerhalb des Anulus tendineus communis (ZINN-Sehnenring) zum **M. obliquus superior,** um diesen motorisch zu innervieren. Die Kontraktion des M. obliquus superior, der über eine als Hypomochlion fungierende Bindegewebsschlaufe (Trochlea, daher der Name des Nerven) umgelenkt wird, führt zur Innenrotation des Bulbus bei gleichzeitiger Bewegung nach lateral unten. Befindet sich der Bulbus bereits in einer adduzierten Stellung, senkt der M. obliquus superior den Bulbus nach lateral unten.

Klinik

Eine **Läsion des N. trochlearis [IV]** geht mit Doppelbildern beim Patienten einher. Dies wird durch einen **Strabismus** (Schielen) nach nasal und nach oben hervorgerufen. Betroffene Patienten versuchen die Fehlstellung des Bulbus durch entsprechende Kopfbewegungen auszugleichen, was sich als Schiefhaltung des Kopfes bemerkbar macht. Außerdem berichten die Patienten von Schwierigkeiten beim Treppengehen, da eine Blickwendung nach unten durch den Bulbus nicht mehr möglich ist.

9.3.5 N. trigeminus [V]

Der N. trigeminus [V] ist der kräftigste der 12 Hirnnerven. Er führt sowohl motorische als auch sensible Fasern (SVE, ASA), die jeweils aus unterschiedlichen Kerngebieten stammen. Drei Kerne

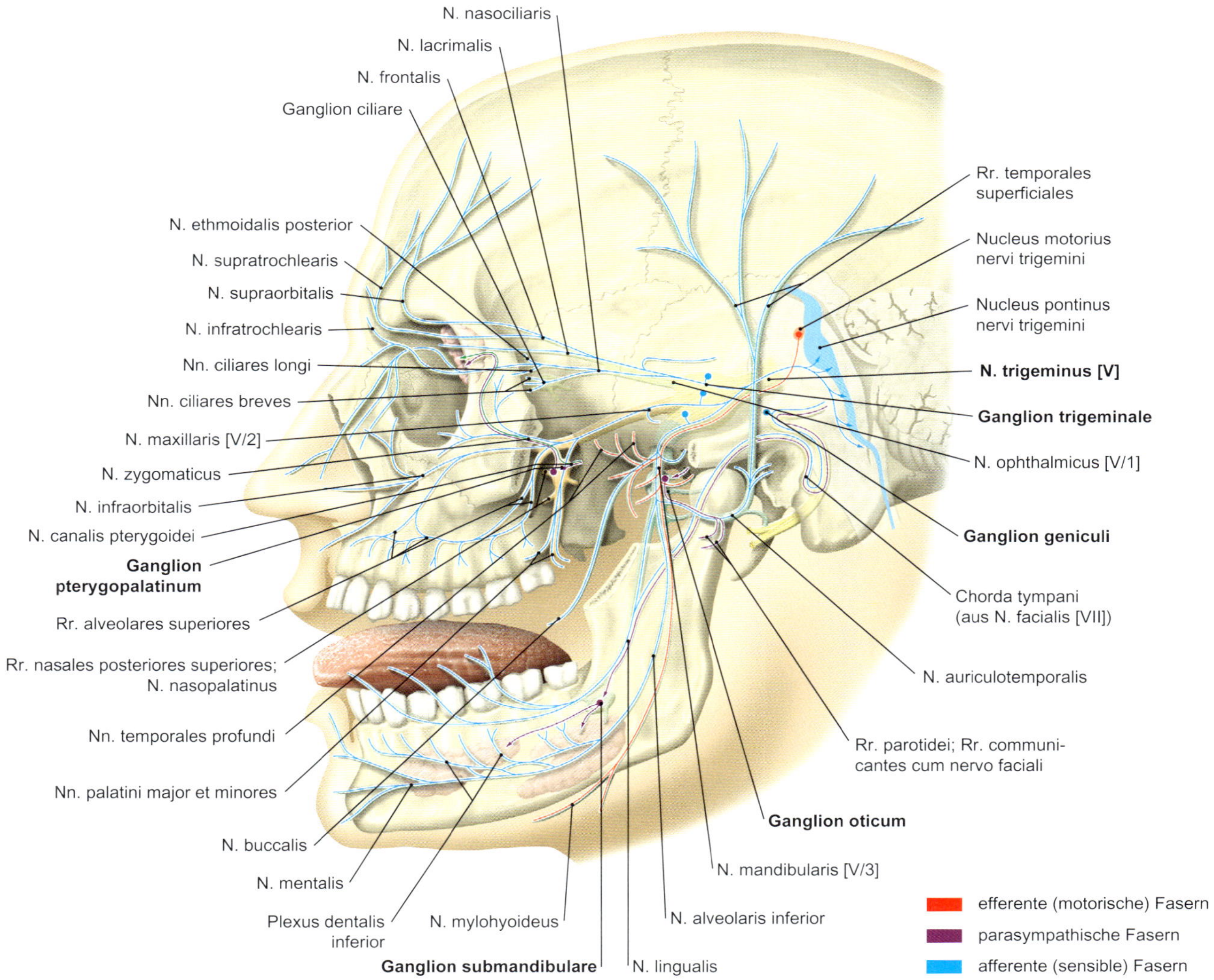

Abb. 9.38 N. trigeminus [V], Kerngebiete und Faserqualitäten. Ansicht von lateral, Arcus zygomaticus und Proc. coronoideus entfernt. Der N. trigeminus [V] teilt sich in 3 Anteile auf und tritt mit jedem Ast durch eine andere Öffnung der Schädelbasis. [S700-L127]

sind allgemein somatosensibel und reichen vom Hirnstamm bis in das obere Zervikalmark (➤ Abb. 9.38):

- **Nucleus mesencephalicus nervi trigemini** (ASA, Propriozeption)
- **Nucleus pontinus nervi trigemini** (ASA, Mechanorezeption)
- **Nucleus spinalis nervi trigemini** (ASA, Nozizeption, Thermorezeption und Mechanorezeption)

Der speziell viszeroefferente (SVE) Kern des N. trigeminus, der **Nucleus motorius nervi trigemini,** liegt innerhalb des Pons. Alle Nervenfasern bündeln sich im Bereich des Pons, um das Gehirn an seinem seitlichen Rand zu verlassen und als gemeinsamer Nerv (Radix sensoria und Radix motoria) nach rostral über die Pars petrosa des Os temporale zu ziehen. Dort tritt der Nerv in Höhe des Foramen lacerum in eine Duraduplikatur (Cavum trigeminale = MECKEL). Die Perikarya der sensiblen Fasern bilden an dieser Stelle das Ganglion trigeminale (Ganglion semilunare, Ganglion GASSERI), das sich in 3 große Hauptäste (daher der Name Drillingsnerv) aufteilt:

- Der **N. ophthalmicus [V/1]** (ASA, rein sensibel, ➤ Tab. 9.17) zieht durch die Fissura orbitalis superior in die Orbita und schließlich in die obere Gesichtsregion. Er innerviert das Auge (insbesondere Kornea und Konjunktiva), die Haut des oberen Augenlids, der Stirn und des Nasenrückens sowie die Schleimhäute der Nasenhöhlen und Nasennebenhöhlen. Außerdem lagern sich ihm innerhalb der Orbita vegetative Fasern zur Innervation der Tränendrüse an.
- Der **N. maxillaris [V/2]** (ASA, rein sensibel, ➤ Tab. 9.19) verlässt den Hirnschädel über das Foramen rotundum. Er innerviert die Haut der vorderen Schläfenregion, des oberen Anteils der Wangen, das Unterlid und die Haut darunter. Darüber hinaus ist er für die sensible Innervation des Gaumens, der Oberkieferzähne, der entsprechenden Gingiva und der Schleimhaut des Sinus maxillaris verantwortlich.
- Der **N. mandibularis [V/3]** (ASA, SVE, sensibel und motorisch, ➤ Tab. 9.20) ist der erste Kiemenbogennerv (Mandibularbogen). Er tritt durch das Foramen ovale und innerviert die Haut der hinteren Schläfenregion, des unteren Anteils der Wangen, des Kinns sowie die Zähne des Unterkiefers und das zugehörige Zahnfleisch sensibel. Motorisch innerviert er die Kaumuskeln, 2 Mundbodenmuskeln (M. mylohyoideus, Venter anterior des M. digastricus) sowie den M. tensor veli palatini und den M. tensor tympani. Ähnlich wie beim N. ophthalmicus [V/1] lagern sich ihm vegetative Fasern für die Innervation einiger Drüsen (Glandulae linguales, sublingualis, submandibularis) sowie zusätzliche Fasern für die Sensorik (Geschmack) der vorderen zwei Drittel der Zunge **(Chorda tympani)** an.

Der Verlauf des N. trigeminus und seiner Aufzweigungen ist in ➤ Tab. 9.17 bis ➤ Tab. 9.20 zusammengefasst.

MERKE

Die Austrittsstellen der sensiblen Gesichtsäste (Foramen supraorbitale, Foramen infraorbitale und Foramen mentale) werden als **Trigeminusdruckpunkte** bezeichnet und sind für den untersuchenden Arzt von praktisch-klinischer Bedeutung (➤ Kap. 12.5.8).

Klinik

Eine Trigeminusneuralgie **(Tic douloureux)** ist eine komplexe sensible Störung der Trigeminuswurzel, die zu heftigsten Schmerzen und mitunter sogar zu Hautirritationen im Gesicht führt. Die Pathogenese ist bislang noch nicht vollständig aufgeklärt. Man vermutet, dass Störungen oder Stenosen der versorgenden Gefäße – besonders im Bereich des **Ganglion trigeminale** und des Kleinhirnbrückenwinkels – zu einer Minderversorgung der Nervenzellen führen. Die Patienten leiden unter akut und plötzlich auftretenden heftigsten Schmerzen, die auf einer subjektiven Schmerzskala (NRS, Numerische Rating-Skala) Höchstwerte erreichen. Bereits kleinste Berührungen oder sogar Wind können die Schmerzen auslösen – hauptsächlich in den Versorgungsgebieten des N. mandibularis [V/3] und des N. maxillaris [V/2]. Schmerzmedikamente oder Anästhetika können symptomatisch Linderung verschaffen. Nicht selten suchen die Patienten einen Ausweg im Suizid. Eine Trigeminusneuralgie kann auch als Folge einer Infektion mit dem Varicella-Zoster-Virus auftreten **(Post-Zoster-Neuralgie).** Da hierbei der N. ophthalmicus [V/I] als Transportstrecke für die Viren dient (axonaler Transport), kommt es zu Beeinträchtigungen in seinem Innervationsgebiet. Besonders gefürchtet ist dabei die Beteiligung der Augenoberfläche, die nicht nur mit sehr starken Schmerzen einhergeht, sondern in ausgeprägten Fällen zu einer Erblindung führen kann **(Zoster ophthalmicus).**

Tab. 9.17 Äste des N. ophthalmicus [V/1] (rein somatoafferent).

Ast	Unteräste	Innervationsgebiet
R. meningeus recurrens (R. tentorius)		Teile der Hirnhäute
N. frontalis	N. supraorbitalis	Haut der Stirn und Schleimhaut der Stirnhöhle
	N. supratrochlearis	Haut und Bindehaut des nasalen Augenwinkels
N. lacrimalis		Tränendrüse (zur sekretorischen Innervation lagern sich postganglionäre parasympathische Fasern aus dem N. zygomaticus an), Haut und Bindehaut des temporalen Augenwinkels
N. nasociliaris	➤ Tab. 9.18	Nasennebenhöhlen, vorderer Teil der Nasenhaupthöhle sowie Iris, Corpus ciliare, Hornhaut des Auges (➤ Tab. 9.18)

Tab. 9.18 Äste des N. nasociliaris [aus V/1].

Ast	Verlauf	Innervationsgebiet
Radix sensoria ganglii ciliaris (R. communicans cum ganglio ciliari)	steuert die sensible Komponente für das Ganglion ciliare bei, aus dem die Nn. ciliares breves kommen	Augapfel und seine Bindehaut (zusammen mit den Nn. ciliares longi)
Nn. ciliares longi	• somatoafferente Fasern, die im Gegensatz zu den Nn. ciliares breves nicht im Ganglion ciliare umgeschaltet werden, sondern ohne Umschaltung durchziehen und von hinten in den Bulbus oculi eintreten • außerdem schließen sich ihnen sympathische Fasern aus dem Plexus caroticus an	• mittlere Augenhaut: Iris, Ziliarkörper, Aderhaut, Hornhaut und Bindehaut • die sympathischen Fasern innervieren den M. dilatator pupillae
N. ethmoidalis posterior	zieht durch das gleichnamige Foramen zu den hinteren Siebbeinzellen und der Keilbeinhöhle	Schleimhaut der hinteren Siebbeinzellen und der Keilbeinhöhle

Tab. 9.18 Äste des N. nasociliaris [aus V/1]. *(Forts.)*

Ast	Verlauf	Innervationsgebiet
N. ethmoidalis anterior	zieht durch das gleichnamige Foramen zurück in die vordere Schädelgrube und von dort aus durch die Lamina cribrosa in die Nasenhöhle; er endet mit den Rr. nasales externi in der Haut des Nasenrückens	Schleimhaut der vorderen Nasenhöhle und der vorderen Siebbeinzellen; Haut des Nasenrückens
N. infratrochlearis	zieht unterhalb der Trochlea zum inneren Augenwinkel	Haut des inneren Augenwinkels

Tab. 9.19 Äste des N. maxillaris [V/2] (rein somatoafferent).

Ast	Unteräste	Innervationsgebiet
R. meningeus		Hirnhäute der mittleren Schädelgrube
N. zygomaticus	R. zygomaticotemporalis	Haut im Bereich der Schläfe
	R. zygomaticofacialis	Haut im Bereich der oberen Wangenregion; zur sekretorischen Innervation der Tränendrüse verlaufen postganglionäre parasympathische Fasern mit dem N. zygomaticus, die er an den N. lacrimalis abgibt (R. communicans cum nervo zygomatico)
Rr. ganglionares ad ganglion pterygopalatinum		steuern sensible Fasern für das Ganglion pterygopalatinum bei, Innervation von Gaumen und Nase, es schließen sich sympathische und parasympathische Fasern für die Glandulae nasales und palatinae (speziell viszeroefferent) sowie Geschmacksfasern an
N. infraorbitalis (Endast des N. maxillaris)	Nn. alveolares superiores mit Rr. alveolares superiores posteriores, medii und anteriores (Plexus dentalis superior)	Schleimhaut der Kieferhöhle, der Oberkieferzähne und der zugehörigen Gingiva
	Rr. palpebrales inferiores, Rr. nasales externi und interni und Rr. labiales superiores	Haut und Bindehaut des Unterlids, Haut lateral der Nasenflügel, Haut der Oberlippe und seitlicher Wangenbereich zwischen Unterlid und Oberlippe
N. palatinus major	zieht über den Canalis palatinus major durch das Foramen palatinum majus	Schleimhaut des harten Gaumens, Glandulae palatinae, Geschmacksknospen im Gaumen
Nn. palatini minores	verlassen den Canalis palatinus major durch die Foramina palatina minora	Schleimhaut des weichen Gaumens, Tonsilla palatina, Glandulae palatinae, Geschmacksknospen im Gaumen
Rr. nasales posteriores superiores laterales und mediales	ziehen durch das Foramen sphenopalatinum in die Nasenhöhle und geben den N. nasopalatinus ab, der durch den Canalis incisivus zum harten Gaumen gelangt	Schleimhaut der Nasenmuscheln, Nasenseptum, vorderer Teil der Schleimhaut des harten Gaumens, obere Schneidezähne mit Zahnfleisch, Glandulae nasales

Tab. 9.20 Äste des N. mandibularis [V/3] (somatoafferent und viszeroafferent).

Ast	Unteräste	Innervationsgebiet
R. meningeus		Teile der Hirnhäute
N. massetericus		M. masseter
Nn. temporales profundi		M. temporalis
N. pterygoideus lateralis		M. pterygoideus lateralis
N. pterygoideus medialis		M. pterygoideus medialis
N. musculi tensoris veli palatini		M. tensor veli palatini
N. musculi tensoris tympani		M. tensor tympani
N. buccalis		Haut und Schleimhaut der Wange sowie Gingiva des Unterkiefers
N. auriculotemporalis	Rr. parotidei	postganglionäre parasympathische Fasern aus dem Ganglion oticum schließen sich an und innervieren die Ohrspeicheldrüse
	Rr. communicantes cum nervo faciali	postganglionäre parasympathische Fasern aus dem Ganglion oticum schließen sich an und innervieren die Ohrspeicheldrüse (umstritten)
	N. meatus acustici externi	äußerer Gehörgang, Trommelfell
	Nn. auriculares anteriores	Haut vor der Ohrmuschel
	Rr. temporales superficiales	Haut des hinteren Anteils der Schläfenregion
N. lingualis	Rr. isthmi faucium	Haut des weichen Gaumens
	N. sublingualis	Schleimhaut des Mundbodens
		sensible Innervation der vorderen zwei Drittel der Zunge, Geschmacksfasern der vorderen zwei Drittel der Zunge unter Mitnahme von präganglionären parasympathischen Fasern aus der Chorda tympani und Abgabe dieser zum Ganglion submandibulare
N. alveolaris inferior	Plexus dentalis inferior	Unterkieferzähne und Gingiva des Unterkiefers
	N. mylohyoideus	M. mylohyoideus und Venter anterior des M. digastricus
	N. mentalis	Haut des Kinns

9.3.6 N. abducens [VI]

Vergleichbar dem N. trochlearis [IV] ist der N. abducens [VI] ein allgemein somatoefferenter Nerv (ASE), der nur einen Muskel, den **M. rectus lateralis** innerviert. Muskelkontraktion dieses äußeren Augenmuskels führt zur Abduktion des Bulbus und somit zum Blick nach temporal (abducens = Abduktion). Die Neurone liegen im **Nucleus nervi abducentis** innerhalb des Pons. Der Abduzenskern wird von den Fasern des noch im Pons verlaufenden N. facialis [VII] dorsal umrundet **(inneres Fazialisknie).** Der N. abducens [VI] tritt innerhalb des **Sulcus bulbopontinus** zwischen Pons und Medulla aus und verläuft parallel zur A. basilaris in Richtung Clivus, um dort in die Dura einzutreten. Innerhalb der Dura verläuft er zusammen mit den Nn. oculomotorius [III] und trochlearis [IV] zum **Sinus cavernosus,** wo er als einziger Hirnnerv nicht in der lateralen Wand verläuft, sondern mitten durch den Sinus zieht. Von hier gelangt er durch die Fissura orbitalis superior in die Orbita, tritt durch den Anulus tendineus communis (ZINN-Sehnenring) und innerviert den M. rectus lateralis.
Der Verlauf und die Faserqualität des N. abducens [VI] ist in ➤ Abb. 9.37 (zusammen mit den Nn. oculomotorius [III] und trochlearis [IV]) dargestellt.

Klinik

Aufgrund seines langen intrakraniellenVerlaufs und seines Durchtritts durch den Sinus cavernosus ist der N. abducens besonders anfällig für Schädigungen **(Abduzensparese).** Wird der Patient aufgefordert, mit dem betroffenen Auge nach temporal zu sehen, bleibt der Bulbus weiter geradeaus gerichtet, da der M. rectus lateralis gelähmt ist. Vergleichbar der Trochlearisparese kommt es bei Patienten häufig zur Entstehung von **Doppelbildern** (Diplopie).

9.3.7 N. facialis [VII]

Der N. facialis [VII] ist der 2. Kiemenbogennerv. Seine Hauptfunktion ist die speziell viszeroefferente (SVE) Innervation der mimischen Muskulatur. Er besteht aus 2 Hauptanteilen (**N. facialis [VII]** und **N. intermedius**) mit unterschiedlichen Faserqualitäten. Entsprechend seiner Leitungsqualitäten haben die Anteile des N. facialis [VII] 3 verschiedene Ursprungskerne:

- Der **speziell viszeromotorische (SVE)** und innerhalb des Pons liegende **Nucleus nervi facialis** besteht aus einer oberen Zellgruppe (Innervation der Stirn- und Lidmuskulatur, angesteuert vom Gyrus precentralis der ipsi- und kontralateralen Seite) und einer unteren Zellgruppe (Innervation der übrigen [unteren] mimischen Gesichtsmuskulatur, angesteuert vom Gyrus precentralis der kontralateralen Seite). Der obere Kernabschnitt hat somit eine Doppelinnervation von beiden Hemisphären. Der untere Kernabschnitt wird nur von kortikonukleären Fasern der kontralateralen Seite erreicht.
- Der **allgemein viszeroefferente (AVE)** (parasympathische) **Nucleus salivatorius superior** liegt ebenfalls innerhalb des Pons und ist für die vegetative Innervation der Speicheldrüsen (Ausnahme: Glandula parotidea), der Tränendrüse und eines Teils der Nasendrüsen verantwortlich.
- Die **speziell viszeroafferenten (SVA)** (Geschmack) **Nuclei tractus solitarii** (Pars superior), die sich vom Pons bis in die Medulla oblongata erstrecken, enthalten die Ursprungsneurone für die sensorische Innervation der vorderen zwei Drittel der Zunge (Geschmack).

Außerdem verlaufen mit dem N. facialis [VII] **allgemein somatoafferente Fasern (ASA)** aus der Gehörgangshinterwand, der Haut hinter dem Ohr, der Ohrmuschel und dem Trommelfell. Die Fasern verlaufen ein kleines Stück mit dem N. vagus [X] (R. communicans nervi vagi) und legen sich in der Pars petrosa dem N. facialis [VII] an. Die Zellkörper der Neurone liegen wie die Perikarya der Geschmacksfasern im Ganglion geniculi und projizieren über den Intermediusanteil des N. facialis [VII] in den **Nucleus spinalis nervi trigemini.**
Beide Hauptteile (Fazialis- und Intermediusanteil) verlassen das Gehirn am **Kleinhirnbrückenwinkel (Angulus pontocerebellaris),** um dann gemeinsam mit dem N. vestibulocochlearis [VIII] in den **Porus und Meatus acusticus internus** einzutreten. Kurz vor Erreichen des Innenohrs knickt der Hauptteil des Nervs nahezu rechtwinklig nach dorsal und unten ab (➤ Abb. 9.39). Diese Abknickungsstelle wird als **äußeres Fazialisknie** bezeichnet (inneres Fazialisknie: Verlauf der intrapontinen Fasern des N. facialis [VII] um den Nucleus nervi abducentis). Das äußere Fazialisknie ist Sitz des **Ganglion geniculi,** das pseudounipolare Perikarya für die sensorischen Fasern (Geschmack) der vorderen zwei Drittel der Zunge sowie der sensiblen Nervenfasern vom äußeren Ohr enthält. Im weiteren Verlauf durch den **Canalis nervi facialis** im Felsenbein gibt der N. facialis [VII] 3 weitere Äste ab:

- Der **N. petrosus major** (parasympathisch) zieht durch den Hiatus canalis nervi petrosi majoris und verläuft anschließend in der mittleren Schädelgrube zwischen Dura und Pars petrosa des Os temporale zum Foramen lacerum (➤ Abb. 9.39). Ihm schließen sich sympathische Fasern an, die den N. petrosus profundus bilden. Nach Durchtritt beider Nerven durch das Foramen lacerum schließen sich die parasympathischen Fasern des N. petrosus major und die sympathischen Fasern des N. petrosus profundus zum N. canalis pterygoidei (VIDIANUS) zusammen, der durch den gleichnamigen Kanal in die Fossa pterygopalatina zum Ganglion pterygopalatinum (s. u.) zieht.
- Der **N. stapedius** (➤ Abb. 9.39) bleibt innerhalb des Felsenbeins und zieht zum im Proc. pyramidalis des Felsenbeins liegenden M. stapedius, um diesen motorisch zu innervieren (Muskelkontraktion führt zur Verkippung der Steigbügelfußplatte im ovalen Fenster mit resultierender Versteifung der Gehörknöchelchenkette und verminderter Schallübertragung).
- Kurz bevor der N. facialis [VII] aus dem knöchernen Canalis nervi facialis durch das Foramen stylomastoideum austritt, zweigt die **Chorda tympani** ab (➤ Abb. 9.39). Nach kurzem Verlauf durch einen eigenständigen Kanal im Felsenbein gelangt sie in die Paukenhöhle. Von Mittelohrschleimhaut umgeben, verläuft sie durch die Paukenhöhle auf die Gehörknöchelchen zu, tritt zwischen Collum mallei (Hammerhals) und oberem Anteil des Crus longum incudis (langer Ambossschenkel) hindurch und biegt dann nach unten zur **Fissura sphenopetrosa** ab, über die sie in den meisten Fällen das Mittelohr verlässt (wesentlich seltener penetriert die Chorda tympani über die **Fissura petrotympanica** [GLASER-Spalte] die Schädelbasis). Über beide Fissuren gelangt die Chorda tympani in den Bereich hinter bzw. medial von der Fossa mandibularis und verläuft medial vom Condylus und Ramus mandibulae abwärts ziehend nach unten. Etwa 1 cm unterhalb der Incisura mandibulae schließt sich die Chorda tympani dem N. lingualis an.
  - Aus dem **N. lingualis** nimmt die Chorda tympani gustatorische sensorische Fasern von den Geschmacksknospen der vorderen zwei Drittel der Zunge auf, die über den N. intermedius des N. facialis [VII] in den Nucleus tractus solitarii, Pars superior (Nucleus olivaris) im Hirnstamm projizieren (➤ Abb.12.56).

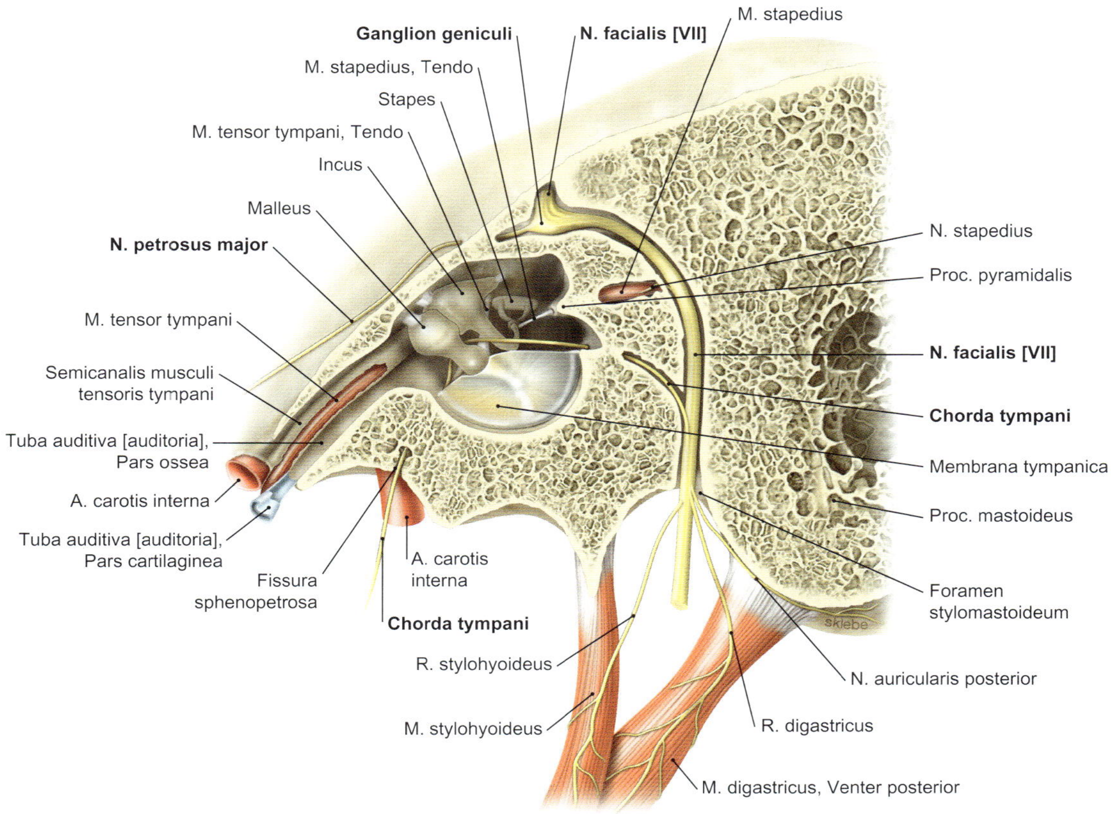

Abb. 9.39 Verlauf des N. facialis [VII]. Vertikaler Schnitt durch den Canalis facialis, Ansicht von links. [S700-L238]

– Mit der Chorda tympani ziehen **parasympathische Fasern,** deren Kerngebiet der **Nucleus salivatorius superior** ist. Sie zweigen vom N. lingualis ab und ziehen zum Ganglion submandibulare (s. u.).

Der Hauptast des N. facialis [VII] verlässt die Schädelbasis durch das **Foramen stylomastoideum** des Os temporale. Kurz nach seinem Austritt gibt er motorische Äste ab:

- **N. auricularis posterior** zur Innervation des M. occipitofrontalis, Venter posterior
- **R. auricularis** (meist als Ast des N. auricularis posterior) zur Innervation der rudimentär angelegten mimischen Mm. auriculares
- einen **direkten Ast** zur Innervation des M. digastricus, Venter posterior
- einen **direkten Ast** zur Innervation des M. stylohyoideus

Der Hauptstamm tritt anschließend in die Glandula parotidea ein, wo er sich zum **Plexus intraparotideus** verzweigt (➤ Abb. 9.40). Meist teilt er sich in einen oberen R. temporofacialis und einen unteren R. cervicofacialis. Daraus hervorgehende Endäste verlassen am Vorder- und Unterrand die Parotis als **Rr. temporales** (klinisch auch als Stirnast bezeichnet), **Rr. zygomatici, Rr. buccales, R. marginalis mandibularis und R. colli** zur Innervation der mimischen Muskulatur (➤ Kap. 9.2.3) im Gesicht.

MERKE

Obwohl mit dem N. facialis [VII] teilweise parasympathische Fasern verlaufen und er durch die Glandula parotidea zieht, innerviert er die Ohrspeicheldrüse nicht. Die parasympathischen Fasern hierfür verlaufen mit dem N. glossopharyngeus [IX] (➤ Kap. 9.3.9).

Klinik

Bei raumfordernden Prozessen im Kleinhirnbrückenwinkel (meist ein gutartiges aber verdrängend wachsendes Akustikusneurinom, s. a. nächsten Klinikkasten) können sowohl der N. vestibulocochlearis [VIII] (Hör- und Gleichgewichtsstörungen) als auch der N. facialis [VII] betroffen sein. Mögliche Folgen einer **infranukleären Läsion** (Läsion unterhalb des Fazialiskerns) sind:

- eingeschränkte Tränendrüsensekretion (Folge: trockenes Auge)
- Ausfall des N. stapedius (Folge: Hyperakusis)
- Ausfall der Chorda tympani (Folge: Störungen des Geschmackssinns, eingeschränkte Speichelproduktion auf einer Seite)
- Ausfall der motorischen Äste (Folge: **periphere Fazialisparese** mit Lagophthalmus [Unfähigkeit, das Auge zu schließen, durch Ausfall des M. orbicularis oculi] und resultierendem Abriss des Tränenfilms bzw. Austrocknungserscheinungen der Augenoberfläche bis hin zur Eintrübung und somit zur Erblindung auf der betroffenen Seite)

Supranukleäre Läsionen beschreiben Schädigungen im Bereich der kortikonukleären Fasern des Nervs. Sie werden auch als **zentrale Fazialisparese** bezeichnet. Diese ist durch motorische Ausfälle der kontralateralen unteren Gesichtsmuskulatur gekennzeichnet (sog. untere Fazialisparese). Da die Augen- und Stirnmuskulatur von beiden Hirnhälften innerviert wird, ist die obere Gesichtshälfte bei einer zentralen Fazialisparese nicht betroffen, die Stirn kann gerunzelt werden.

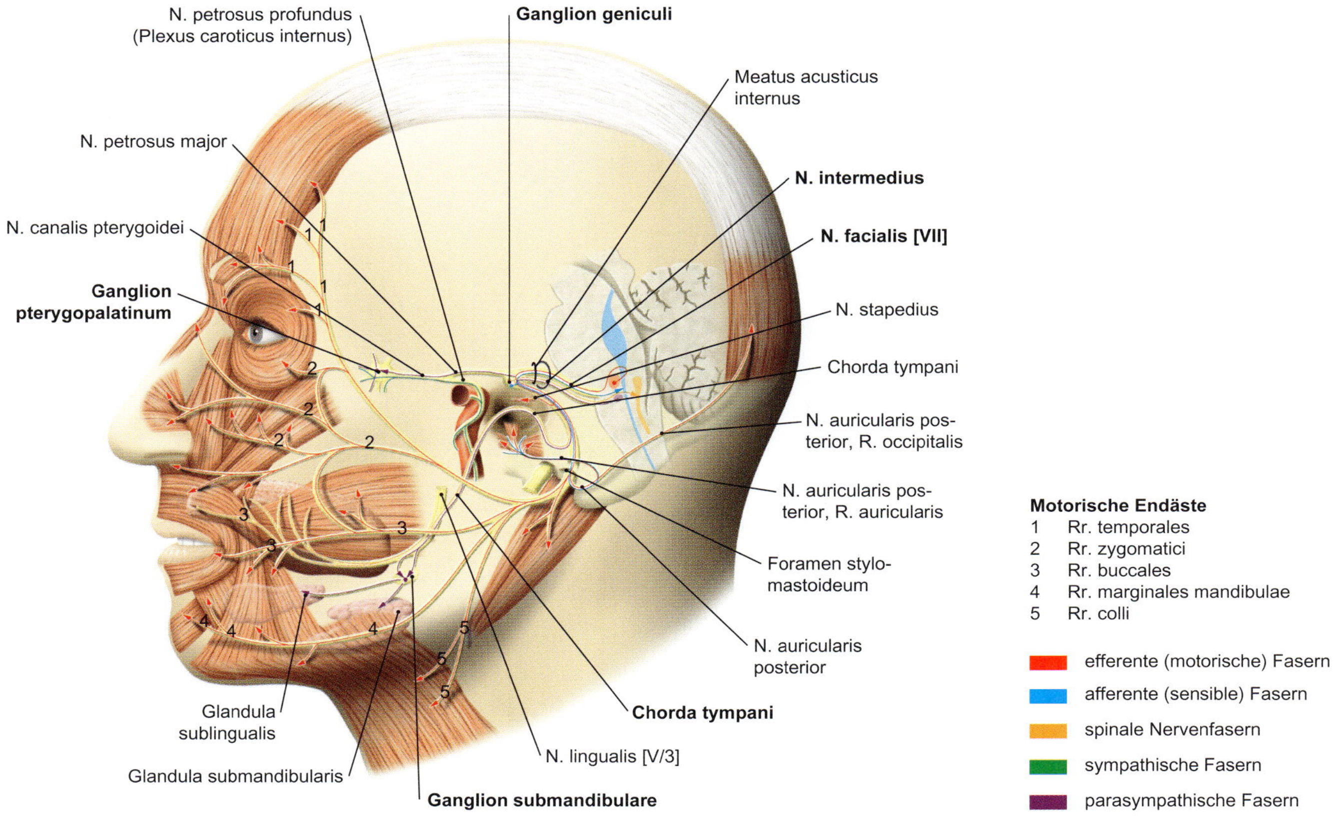

Abb. 9.40 N. facialis [VII], Kerne und Faserqualitäten. Ansicht von links. [S700-L127]

Ganglion pterygopalatinum

Der N. petrosus major (präganglionäre parasympathische Fasern) und der N. petrosus profundus (postganglionäre sympathische Fasern) erreichen als N. canalis pterygoidei das Ganglion pterygopalatinum (➤ Abb. 9.40). Außerdem wird das Ganglion noch von sensiblen Fasern des Gaumens – als Transitstrecke auf dem Weg zum N. maxillaris [V/2] – genutzt:

- Ein Teil der parasympathischen Fasern aus dem N. petrosus major schließt sich nach Umschaltung von prä- auf postganglionär dem **N. zygomaticus** an und zieht mit ihm zusammen durch die Fissura orbitalis inferior in die Orbita. Hier gelangen diese Fasern über die Verbindung zum **R. zygomaticotemporalis** und anschließend dem **R. communicans cum nervo zygomatico** zum **N. lacrimalis,** um schließlich die Glandula lacrimalis (Tränendrüse) zu innervieren.
- Ein zweiter Teil parasympathischer Fasern gelangt aus der Fossa pterygopalatina mit dem **N. nasalis posterior superior** durch das Foramen sphenopalatinum in die Nase. Die Fasern verteilen sich hier in der Nasenschleimhaut und innervieren die Glandulae nasales.
- Ein dritter Teil parasympathischer Fasern gelangt mit dem **N. palatinus major** und den **Nn. palatini minores** nach Durchtritt der gleichnamigen Foramina zum harten und weichen Gaumen und innerviert hier die **Glandulae palatinae.**
- Mit den genannten parasympathischen Fasern verlaufen **postganglionäre sympathische Fasern** aus dem N. petrosus profundus zu den entsprechenden Drüsen, die bereits im Ganglion cervicale superius von prä- auf postganglionär umgeschaltet wurden.
- **Sensible Äste** vom weichen Gaumen verlaufen mit dem N. palatinus major und den Nn. palatini minores zum Ganglion pterygopalatinum, ziehen ohne Verschaltung durch dieses hindurch und schließen sich kurz vor dem Foramen rotundum dem N. maxillaris [V/2] an. Ihre Perikarya liegen im Ganglion trigeminale und projizieren zum Nucleus pontinus nervi trigemini.

Ganglion submandibulare

Das Ganglion submandibulare liegt in unmittelbarer Nachbarschaft (oberhalb) der Glandula submandibularis und ist für deren Innervation und die Innervation der Glandula sublingualis und der Glandulae linguales zuständig (➤ Abb. 9.40). Die parasympathischen Fasern verlaufen mit der **Chorda tympani,** die sich dem N. lingualis anschließt. Die Fasern verlaufen aber nur ein kleines Stück mit dem N. lingualis [aus V/3], zweigen dann ab und erreichen das medial vom Angulus mandibulae gelegene **Ganglion submandibulare.** Hier werden die Fasern von prä- auf postganglionär umgeschaltet, worauf ein Teil der Fasern unmittelbar in die benachbarte **Glandula submandibularis** zieht und diese innerviert, während der andere Teil sich wieder dem N. lingualis anlegt und entweder mit ihm in die Zunge zur Innervation der in der Zungenspitze gelegenen **Glandula lingualis anterior (apicis linguae, BLANDIN-NUHN-Drüse)** gelangt oder den N. lingualis [V/3] nach kurzem Verlauf wieder verlässt, um die **Glandula sublingualis** zu innervieren (diese Darstellung ist stark vereinfacht, s. Hinweis im ➤ Kap. 9.7.9 zu den Leitungsbahnen der Glandula submandibularis und der Glandula sublingualis).
Ähnlich wie beim Ganglion pterygopalatinum stammen die Anteile der Radix sympathica aus dem Plexus caroticus, der dem zervikalen Truncus sympathicus entstammt. Innerhalb des Ganglions werden lediglich die parasympathischen Fasern umgeschaltet; die sympathischen Fasern durchlaufen das Ganglion unverschaltet.

9.3.8 N. vestibulocochlearis [VIII]

Der N. vestibulocochlearis [VIII], der in der Klinik auch als N. statoacusticus bezeichnet wird, ist ein speziell somatoafferenter (SSA) Nerv, der außerdem auch efferente Fasern enthält, die als olivokochleäres Bündel bezeichnet werden (➤ Kap. 12.5.11). Er gliedert sich in 2 Anteile (➤ Abb. 9.41):

- Der **kochleäre Teil** leitet Informationen aus dem Hörorgan (Cochlea, Schnecke) zu den Kerngebieten im Hirnstamm.
- Der **vestibuläre Teil** leitet Informationen des Gleichgewichtsorgans (Vestibularorgan) zu entsprechenden Kerngebieten im Hirnstamm.

Die speziell somatoafferenten Nervenfasern des **N. cochlearis** entspringen im CORTI-Organ der Cochlea. Die Perikarya der bipolaren Neurone liegen innerhalb der Schnecke im **Ganglion spirale cochleae** innerhalb des Modiolus. Die **zentralen Fortsätze** des Ganglion spirale schließen sich zum N. cochlearis zusammen. Dieser zieht (mit dem N. vestibularis und dem N. facialis) durch den inneren Gehörgang und über den Kleinhirnbrückenwinkel in den Hirnstamm, um zu den **Nuclei cochleares anterior und posterior** zu projizieren.

Die zentralen Fortsätze des **1. Neurons der Gleichgewichtsbahn** aus Sacculus (senkrechte Linearbeschleunigung), Utriculus (waagerechte Linearbeschleunigung) und den 3 Bogengängen (Drehbeschleunigung) vereinigen sich zunächst zu 2 Bündeln, **Pars superior** und **Pars inferior,** die sich zum **N. vestibularis** zusammenschließen und gemeinsam mit dem N. cochlearis durch den inneren Gehörgang verlaufen und über den Kleinhirnbrückenwinkel den Hirnstamm betreten. Ihre Perikarya liegen im **Ganglion vestibulare** am Rand des inneren Gehörgangs. Sie projizieren zu den 4 **Nuclei vestibulares superior (BECHTEREW), inferior (ROLLER), medialis (SCHWALBE) und lateralis (DEITERS)** (➤ Abb. 9.41). Einige Fasern ziehen über den Pedunculus cerebellaris inferior zum Kleinhirn.

Klinik

Ein **Akustikusneurinom** ist ein langsam (Jahre bis Jahrzehnte), aber verdrängend wachsender gutartiger Tumor, der von den SCHWANN-Zellen der Nervenzellscheide des N. vestibulocochlearis [VIII] ausgeht (Schwannom). Er entwickelt sich meist im Bereich des Porus acusticus internus. Erste Symptome sind häufig eine Hörminderung (vor allem eine Hochtonschwerhörigkeit) und/oder Tinnitus und als dritthäufigstes Symptom Schwindel (Gleichgewichtsstörungen). Diese 3 Symptome treten schon auf, wenn das Akustikusneurinom noch relativ klein ist und sich vorwiegend oder ausschließlich im knöchernen Gehörgang befindet (intrameatal). Durch das verdrängende Wachstum kann der N. facialis [VII] betroffen sein. Nach Diagnosestellung wird das Neurinom neurochirurgisch entfernt.

9.3.9 N. glossopharyngeus [IX]

Der 3. Kiemenbogennerv, der N. glossopharyngeus [IX], ist ein gemischter Nerv mit allgemein viszeroefferenten (AVE), speziell viszeroefferenten (SVE), allgemein somatoafferenten (ASA) sowie allgemein viszeroafferenten (AVA) und speziell viszeroafferenten (SVA) Anteilen. Damit ist er dem N. vagus [X] (➤ Kap. 9.3.10) sehr ähnlich. Entsprechend seiner unterschiedlichen Faserqualitäten besitzt er ein großes Innervationsgebiet – er innerviert die Glandula parotidea, Muskeln und Epithel des Pharynx sowie sensorisch das hintere Drittel der Zunge. Außerdem leitet er Informationen vom **Glomus caroticum** und vom **Sinus caroticus** und ist damit an der Blutdruckregulation beteiligt. Seine 4 Kerngebiete liegen in der Medulla oblongata:

- **Nucleus salivatorius inferior** (AVE), sekretorischer Kern
- **Nucleus ambiguus** (SVE), motorischer Kern
- **Nucleus spinalis nervi trigemini** (ASA), Kern für die Oberflächensensibilität
- **Nucleus tractus solitarii** [Nucleus solitarius] (SVA, AVA), sensorischer Kern für Geschmacksfasern

Der N. glossopharyngeus [IX] tritt gemeinsam mit (und oberhalb von) dem N. vagus [X] (➤ Kap. 9.3.10) und dem N. accessorius [XI] (➤ Kap. 9.3.11) im **Sulcus retroolivaris** aus der Medulla oblongata aus (➤ Abb. 9.42). Er zieht verdeckt vom Kleinhirn unterhalb des Flocculus cerebelli zum **Foramen jugulare,** durch das er

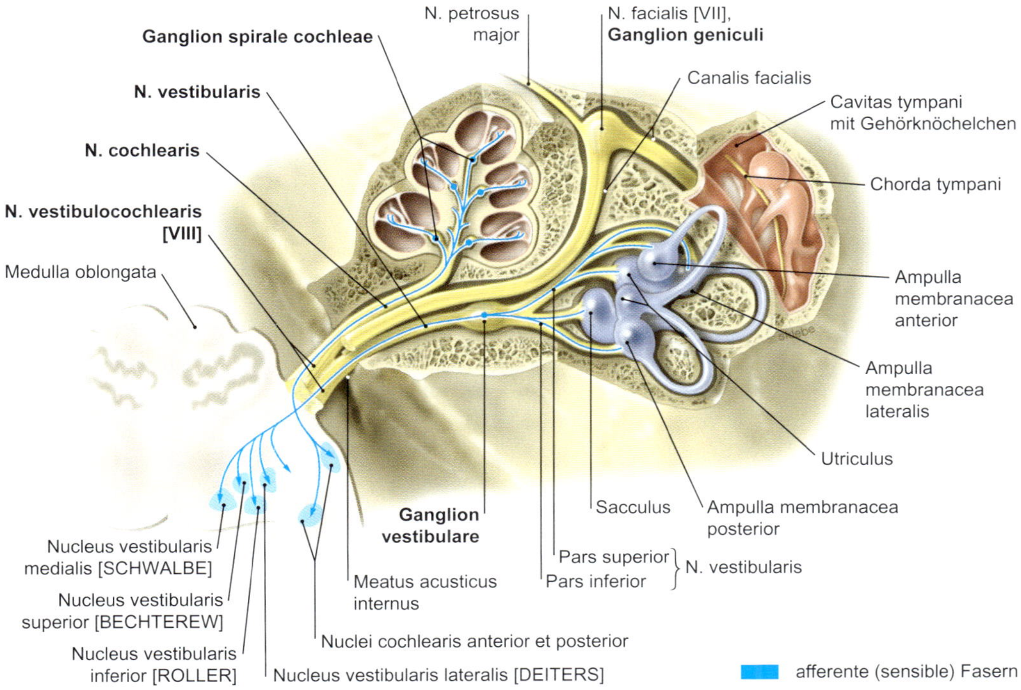

Abb. 9.41 N. vestibulocochlearis [VIII], Kerne und Faserqualitäten. Ansicht von oben, Pars petrosa eröffnet. [S700-L238]

gemeinsam mit N. vagus [X] und N. accessorius [XI] den Schädel verlässt. In Höhe des Foramen jugulare sitzen seine 2 sensiblen Ganglien (**Ganglion superius** [innerhalb des Schädels] und **Ganglion inferius** [außerhalb des Schädels]), die durch pseudounipolare Nervenzellkörper sensibler (Ganglia superius und inferius) und spinaler (nur Ganglion inferius) Nervenfasern aufgeworfen werden. Nach seinem Durchtritt durch die Schädelbasis verläuft er zwischen A. carotis interna und V. jugularis interna nach kaudal zum **M. stylopharyngeus,** der ihm als Leitstruktur dient. Entlang des Muskels gelangt er von hinten an den Rachen und den Parapharyngealraum entlang zur Zunge. Auf seinem Weg gibt er folgende Äste ab:

- **N. tympanicus (JACOBSON)** (AVE und ASA): Er zweigt auf Höhe des Ganglion inferius direkt unterhalb des Foramen jugulare ab und erreicht über einen knöchernen Kanal die Paukenhöhle. Hier verzweigen sich seine Nervenfasern in der Paukenhöhlenschleimhaut und bilden – zusammen mit sympathischen Fasern aus dem Plexus caroticus – den **Plexus tympanicus** (➤ Abb. 9.42). Die sensiblen Nervenfasern innervieren die Mittelohrschleimhaut, ein Teil vereinigt sich wieder zum **R. tubarius** und innerviert die Schleimhaut der Tuba auditiva. Die Nervenzellkörper der sensiblen Fasern liegen im **Ganglion superius** und projizieren in den **Nucleus** und **Tractus spinalis nervi trigemini.** Präganglionäre parasympathische Fasern aus dem **Nucleus salivatorius inferior** verlaufen ohne Umschaltung mit dem N. tympanicus und dem Plexus tympanicus durch das Mittelohr und schließen sich dann mit sympathischen Fasern des Plexus caroticus internus, die ebenfalls in der Mittelohrschleimhaut verlaufen, zum **N. petrosus minor** zusammen. Dieser tritt durch den **Hiatus canalis nervi petrosi minoris** in die mittlere Schädelgrube und verlässt sie über das Foramen lacerum. Von hier ziehen die Fasern zum **Ganglion oticum** am Stamm des N. mandibularis [V/3] und dem Foramen ovale. Im Ganglion erfolgt die Umschaltung der parasympathischen Fasern von prä- auf postganglionär, die sympathischen Fasern sind bereits postganglionär und ziehen unverschaltet weiter. Die postganglionären Fasern lagern sich dem **N. auriculotemporalis** zur **Glandula parotidea** und innerhalb der Parotis teilweise den intraparotidealen Fasern des **N. facialis [VII]** an, mit denen sie in das Parenchym der Drüse gelangen. Die Verbindung vom Nucleus salivatorius inferior bis zur Parotis wird als **JACOBSON-Anastomose** bezeichnet. Einige Fasern ziehen weiter und innervieren die **Glandulae buccales** und **labiales.**
- **R. sinus carotici** (AVA): Innerhalb des R. sinus carotici verlaufen Nervenfasern, die ihren Ursprung im **Sinus caroticus** (Pressorezeptoren – Blutdruckregulation) und im **Glomus caroticum** (Chemorezeptoren – O_2, CO_2-Partialdruck) haben (➤ Abb. 9.42). Ihre Nervenzellkörper befinden sich im Ganglion inferius des N. glossopharyngeus und projizieren in den **Tractus solitarius.**
- **Rr. pharyngei** (AVE, SVE, ASA, SVA): Die Äste führen verschiedene Faserqualitäten (➤ Abb. 9.42):
  - Afferente (sensible) Fasern (ASA) kommen von der Pharynxwand. Die Nervenzellkörper liegen im Ganglion inferius und projizieren zum Tractus spinalis nervi trigemini.
  - Motorische Fasern (SVE) aus dem Nucleus ambiguus innervieren gemeinsam mit motorischen Fasern des N. vagus [X] als Plexus pharyngeus die Rachenmuskulatur und die Muskulatur des weichen Gaumens.

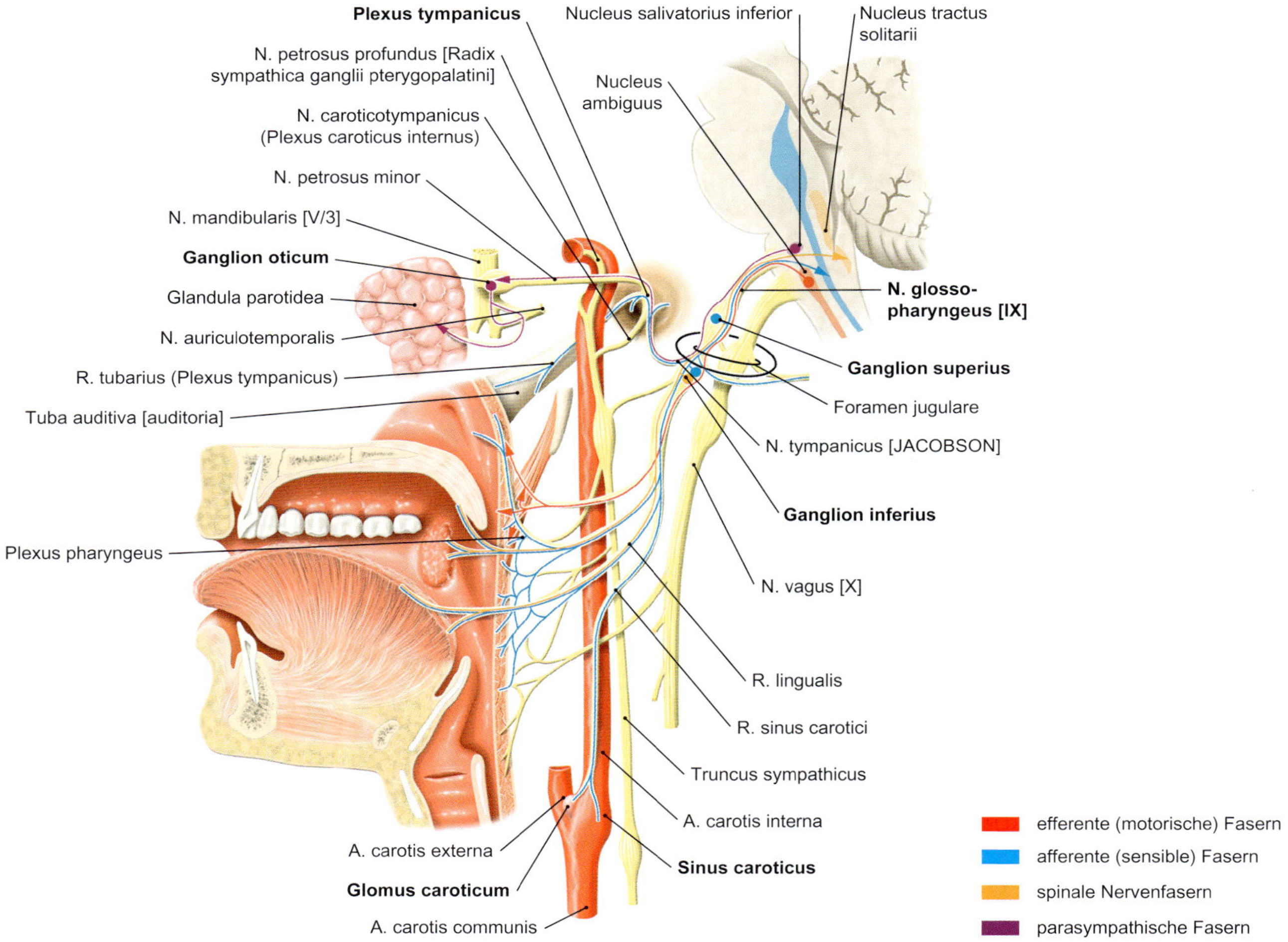

Abb. 9.42 N. glossopharyngeus [IX], Kerne und Faserqualitäten. Schematischer Medianschnitt, Ansicht von links. [S700-L127]

  - Parasympathische Fasern (AVE) vom Nucleus salivatorius inferior erreichen die mukösen Glandulae pharyngeales.
- **Rr. tonsillares und linguales** (ASA, SVA): Sie führen 2 Faserqualitäten (➤ Abb. 9.42):
  - Afferente (sensible) Fasern (ASA) kommen vom Zungengrund und vom Isthmus faucium einschließlich der Tonsillen. Die Nervenzellkörper liegen im Ganglion inferius und projizieren zum Tractus spinalis nervi trigemini.
  - Spinale Nervenfasern (SVA) leiten Geschmacksempfindungen vom hinteren Drittel der Zunge und von der benachbarten Schleimhaut im Bereich des Isthmus faucium zum Nucleus und Tractus solitarius. Ihre Nervenzellkörper liegen im Ganglion inferius.
- **R. musculi stylopharyngei** (SVE): Dieser Ast aus dem Nucleus ambiguus innerviert den M. stylopharyngeus (➤ Abb. 9.42).

Ganglion oticum

Das Ganglion oticum liegt am Stamm des N. mandibularis [V/3] nahe dem Foramen ovale. Im Ganglion werden parasympathische Fasern von prä- auf postganglionär umgeschaltet. Die Nervenzellkörper der Fasern sitzen im Nucleus salivatorius inferior und gelangen zunächst mit dem N. glossopharyngeus [IX] über die oben beschriebene JACOBSON-Anastomose zum Ganglion oticum. Die postganglionären Fasern ziehen via N. auriculotemporalis [V/3] und teilweise mit intraparotidalen Ästen des N. facialis [VII] in die Ohrspeicheldrüse und innervieren sie parasympathisch. Weitere parasympathische Fasern gelangen vom Ganglion oticum zum Zungengrund und innervieren die Glandulae linguales. Außerdem ziehen postganglionäre sympathische Fasern durch das Ganglion oticum ohne Umschaltung durch und erreichen mit den parasympathischen Fasern die beschriebenen Zielgewebe.

Klinik

Läsionen des N. glossopharyngeus [IX] haben in erster Linie Schluckstörungen zur Folge, da die motorische Innervation des M. constrictor pharyngis superior gestört ist. Weitere typische Symptome sind ein Abweichen der Uvula zur gesunden Seite (auch als Kulissenphänomen bezeichnet; Lähmung der Mm. levator veli palatini, palatoglossus, palatopharyngeus und uvulae), Sensibilitätsstörungen im oberen Pharynx (z. B. Ausbleiben des Würgereflexes) sowie Störungen der Geschmacksempfindung des Zungengrunds.

9.3.10 N. vagus [X]

Der N. vagus [X] (➤ Abb. 9.43) hat von allen Hirnnerven das größte Innervationsgebiet. Er innerviert bis in den Bauchraum und ist der Hauptnerv des kranialen Parasympathikus (vegetatives Nervensystem). Er verfügt über die gleichen Faserqualitäten wie der N. glossopharyngeus [IX] (AVE, SVE, ASA, AVA, SVA, ➤ Kap. 9.3.9) und nutzt zum größten Teil die gleichen Kerngebiete:
- **Nucleus ambiguus** (SVE), motorischer Kern
- **Nucleus tractus solitarii** [Nucleus solitarius] (SVA, AVA), sensorischer Kern für Geschmacksfasern
- **Nucleus spinalis nervi trigemini** (ASA), Kern für die Oberflächensensibilität
- **Nucleus dorsalis nervi vagi** (AVE, AVA), parasympathischer Kern

Der Nerv tritt als relativ flaches Bündel zwischen dem N. glossopharyngeus [IX] (➤ Kap. 9.3.9) und dem N. accessorius [XI] (➤ Kap. 9.3.11) im **Sulcus retroolivaris** aus der Medulla oblongata aus und zieht gemeinsam mit den anderen beiden Nerven zum Foramen jugulare. Auch er besitzt 2 Ganglien (Ganglion superius [Ganglion jugulare im Foramen jugulare oder innerhalb des Schädels] und Ganglion inferius [Ganglion nodosum, außerhalb des Schädels]). Noch innerhalb der Schädelhöhle nimmt er 2 Äste auf:
- **R. meningeus** (ASA): sensible Fasern von den Meningen der hinteren Schädelgrube
- **R. auricularis** (ASA): sensible Fasern vom äußeren Gehörgang

Klinik

Manipulationen im äußeren Gehörgang, z. B. durch den Hals-Nasen-Ohren-Arzt zur Entfernung von Ohrenschmalz (Cerumen), lösen über die sensiblen Fasern des N. vagus [X] Hustenreiz aus. Bei Überreizung kann es auch zu Erbrechen kommen. Ebenfalls kann die Reizung des R. meningeus, z. B. bei einer Meningitis im Bereich der hinteren Schädelgrube, zu Erbrechen führen.

Der Hauptstamm des Nervs verläuft zusammen mit der A. carotis interna und der V. jugularis interna innerhalb einer gemeinsamen Scheide **(Vagina carotica)** als Gefäß-Nerven-Strang nach kaudal durch den Hals. Auf seinem Weg gibt er die folgenden Äste ab:
- **R. pharyngeus** (SVE, ASA): Er bildet gemeinsam mit dem N. glossopharyngeus [IX] den **Plexus pharyngeus** und innerviert motorisch die Pharynxmuskulatur. Sensible Informationen werden über Rr. linguales und den Plexus pharyngeus von der Schleimhaut des Schlundes, Isthmus faucium, Zungengrund und Kehlkopfeingang zum Nucleus spinalis nervi trigemini geleitet. Die Nervenzellkörper liegen im Ganglion nodosum (inferius).
- **N. laryngeus superior** (SVE, ASA): Der Ast verlässt den N. vagus [X] meist bereits kurz nach seinem Austritt aus dem Schädel und zieht zwischen A. carotis interna und Pharynxwand nach kaudal bis auf Höhe des Kehlkopfs. Hier teilt er sich auf:
  - Der **R. externus** innerviert den M. cricothyroideus.
  - Der **R. internus** innerviert das Kehlkopfepithel oberhalb der Stimmritze sensibel.
- **Rr. cardiaci cervicales superiores und inferiores, Rr. cardiaci thoracici** (AVE, AVA): Die Äste gehen bereits im Halsbereich und im oberen Brustbereich vom N. vagus ab und ziehen zum Herz. Der N. vagus verläuft weiter durch die obere Thoraxapertur. Die Rr. cardiaci bilden am Herz den **Plexus cardiacus.** Hier werden sie auf das 2. Neuron umgeschaltet und innervieren anschließend den Herzvorhof, den Sinusknoten (rechter Vagusanteil) und den AV-Knoten (linker Vagusanteil) parasympathisch. Die Kammern des Herzens werden nicht vom N. vagus innerviert.
- **N. laryngeus recurrens** (SVE, ASA): Er zieht auf der linken Seite von vorne nach hinten um den Aortenbogen (und schlingt sich um das Lig. arteriosum BOTALLI). Auf der rechten Seite gelangt er von vorne nach hinten um die A. subclavia und zieht wie auf der linken Seite in die Rinne zwischen Luft- und Speiseröhre. Auf beiden Seiten gibt er **Rr. tracheales und oesophageales** (parasympathisch) ab und zieht weiter nach kranial zum Kehlkopf, den er jeweils als **N. laryngeus inferior** erreicht. Seine Fasern teilen sich auf und innervieren mit Ausnahme des bereits durch den N. laryngeus superior innervierten M. cricothyroideus alle anderen Kehlkopfmuskeln sowie die Schleimhaut der Glottis und unterhalb der Glottis (Subglottis).
- Im Brustkorb verlassen zahlreiche Fasern den N. vagus und bilden die **Rr. bronchiales,** den **Plexus pulmonalis** und den **Plexus oesophageus** zur parasympathischen Innervation der entsprechenden Strukturen.

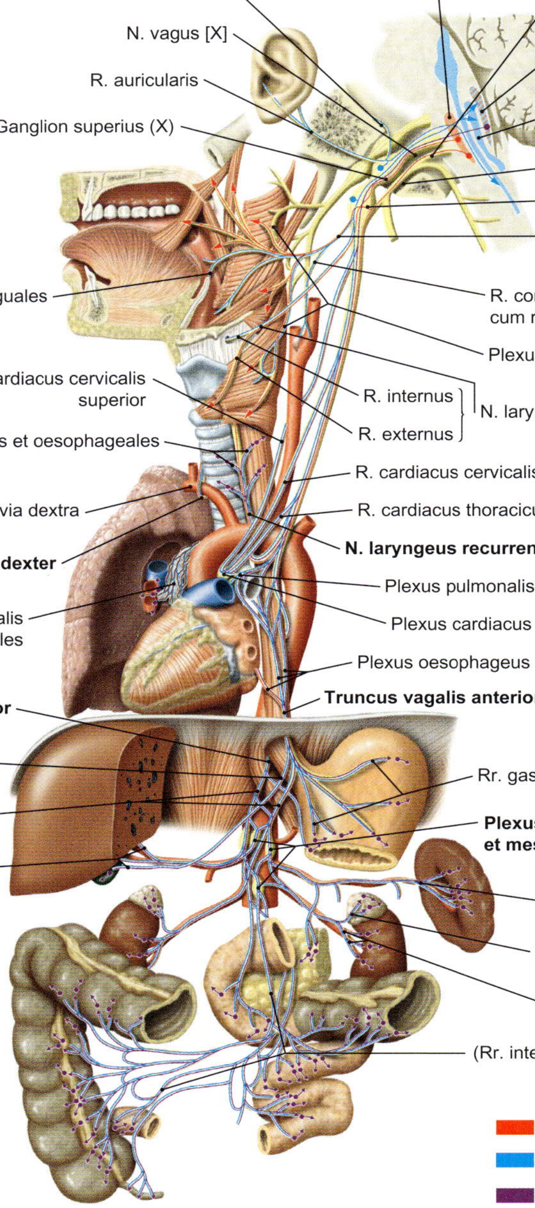

Abb. 9.43 N. vagus [X], Kerne und Faserqualitäten, stark vereinfachtes Schema. [S700-L127]

- Unterhalb der trachealen Bifurkation verlagern sich die ursprünglich zum linken N. vagus [X] gehörenden Fasern nach vorne und bilden den **Truncus vagalis anterior,** die des rechten N. vagus [X] gehörenden Fasern gelangen nach dorsal und bilden den **Truncus vagalis posterior.** Diese Umlagerung beruht auf der Magendrehung während der Embryonalentwicklung. Beide Trunci vagales treten gemeinsam mit dem Oesophagus durch den Hiatus oesophageus des Zwerchfells in die Bauchhöhle über und verzweigen sich anschließend mit den Gefäßen als Teil des enteralen Nervensystems in: R. hepaticus (Omentum minus), Plexus hepaticus, Rr. gastrici anteriores, Plexus coeliacus, Ganglia coeliaca und mesentericum superius, Plexus splenicus, Plexus suprarenalis, Plexus renalis und Rr. intestinales. Sie innervieren somit die Eingeweide des Oberbauchs und des Gastrointestinaltrakts parasympathisch. Die Umschaltung von prä- auf postganglionär erfolgt direkt am jeweiligen Organ.

Das Versorgungsgebiet des N. vagus [X] endet in Höhe der linken Colonflexur (**CANNON-BÖHM-Punkt**). Ab dort ist die parasympathische Innervation für alle weiter distal gelegenen Abschnitte aus dem Sakralmark gewährleistet. Die beiden vegetativen Nervenanteile überschneiden sich in diesem Bereich großflächig, sodass es keinesfalls eine scharfe Grenze zwischen dem kranialen (N. vagus [X]) und dem sakralen Parasympathikus gibt.

MERKE

Der **Verlauf des N. laryngeus recurrens** ist auf beiden Seiten unterschiedlich (links um den Aortenbogen, rechts um die A. subclavia). Dies ist aus der Embryonalentwicklung zu erklären. Eine dickere Myelinscheide sorgt auf der linken Seite dafür, dass trotz des längeren Verlaufs beide Stimmfalten gleichzeitig und synchron schwingen können. In seltenen Fällen entspringt die A. subclavia dextra als letzter Ast aus dem Aortenbogen (sog. **A. lusoria**) und zieht dann hinter oder vor der Speiseröhre bzw. zwischen Speiseröhre und Trachea auf die rechte Körperseite. In einem solchen Fall gibt es auf der rechten Seite keinen N. laryngeus recurrens. Der N. laryngeus inferior entspringt dann entweder gemeinsam oder wenige Millimeter unterhalb des N. laryngeus superior aus dem N. vagus [X].

Klinik

Schädigungen des N. vagus [X] treten häufig im Rahmen von Schädelbasisbrüchen im Bereich des Foramen jugulare auf. Aber auch durch Tumoren am Kleinhirnbrückenwinkel oder iatrogen (durch ärztliche Eingriffe), z. B. Probeexzision von Lymphknoten oder eine Neck-Dissection (Halslymphknotenausräumung), kann der Nerv verletzt werden. Je nach Lokalisation der Schädigung können Schluckbeschwerden, Sensibilitätsstörungen im Pharynx und in der Epiglottis (Fehlen des Würgereflexes, Geschmacksstörungen), Heiserkeit (über Nn. laryngei), Tachykardien, Arrhythmien sowie Atem- und Kreislaufprobleme die Folge sein.

9.3.11 N. accessorius [XI]

Per definitionem ist der N. accessorius [XI] (SVE) eigentlich *kein echter Hirnnerv,* da sein Hauptanteil **(Radix spinalis)** nicht zerebralen Kerngebieten entstammt, sondern dem Vorderhorn **(Nucleus nervi accessorii)** des zervikalen Rückenmarks (bis C5). Daher auch der Name „accessorius" = zusätzlich. Nur ein kleinerer Teil **(Radix cranialis)** verlässt gemeinsam mit dem N. glossopharyngeus [IX] (➤ Kap. 9.3.9) und dem N. vagus [X] (➤ Kap. 9.3.10) im Sulcus retroolivaris den Hirnstamm. Die Neurone liegen im Nucleus ambiguus. Innerhalb des Foramen jugulare schließen sich die beiden Radices zum N. accessorius [XI] zusammen (➤ Abb. 9.44). Es ist nicht abschließend geklärt, ob die Fasern der Radix cranialis unterhalb des Foramen jugulare als **R. internus** zum N. vagus [X] übertreten oder ob es eine Verbindung zum N. vagus gar nicht gibt. Die Radix cranialis beteiligt sich an der Innervation der Pharynx- und Larynxmuskulatur und ist daher, genau genommen, nicht dem N. accessorius [XI] zuzuordnen. Die Fasern der Radix spinalis, deren Neurone sich im Nucleus nervi accessorii befinden, ziehen als **R. externus** über den M. levator scapulae kaudalwärts zum M. sternocleidomastoideus und innervieren diesen. Ein Teil verläuft dann weiter durch das laterale Halsdreieck zum Vorderrand des M. trapezius, den sie ebenfalls innervieren.

Klinik

Da der N. accessorius [XI] im Hals sehr oberflächlich verläuft, ist er verletzungsgefährdet (z. B. bei der Entfernung von Lymphknoten). Meist liegt die **Schädigung** unterhalb des Abgangs für den M. sternocleidomastoideus im lateralen Halsdreieck, sodass die Innervation des M. trapezius ausfällt. Folgen sind ein Schultertiefstand und Schwierigkeiten, den Arm über die Horizontale zu heben (gestörte Elevation). Liegt die Schädigung oberhalb des Abgangs zum M. sternocleidomastoideus, wird dieser ebenfalls nicht mehr innerviert und der Patient kann – außer den Schwierigkeiten bei der Elevation des Arms – auch den Kopf nicht mehr zur gesunden Seite drehen.

9.3.12 N. hypoglossus [XII]

Der N. hypoglossus [XII] ist ein rein motorischer Nerv mit einer Qualität (ASE). Sein Kerngebiet ist der **Nucleus nervi hypoglossi.** Er verlässt das Gehirn als einziger Hirnnerv mit mehreren kleinen Fasern im **Sulcus anterolateralis** zwischen Olive und Pyramide. Nach Zusammenschluss der Fasern zum N. hypoglossus [XII] tritt der Nerv durch den **Canalis nervi hypoglossi** seitlich vom Foramen magnum durch die Schädelbasis (➤ Abb. 9.45). Unterhalb davon lagern sich Fasern der Spinalnerven C1 und C2 (Plexus cervicalis) an, die zu den Mm. geniohyoideus und thyrohyoideus ziehen und sie innervieren. Nach seinem Durchtritt durch die Schädelbasis zieht der N. hypoglossus [XII] zunächst im **Spatium lateropharyngeum**

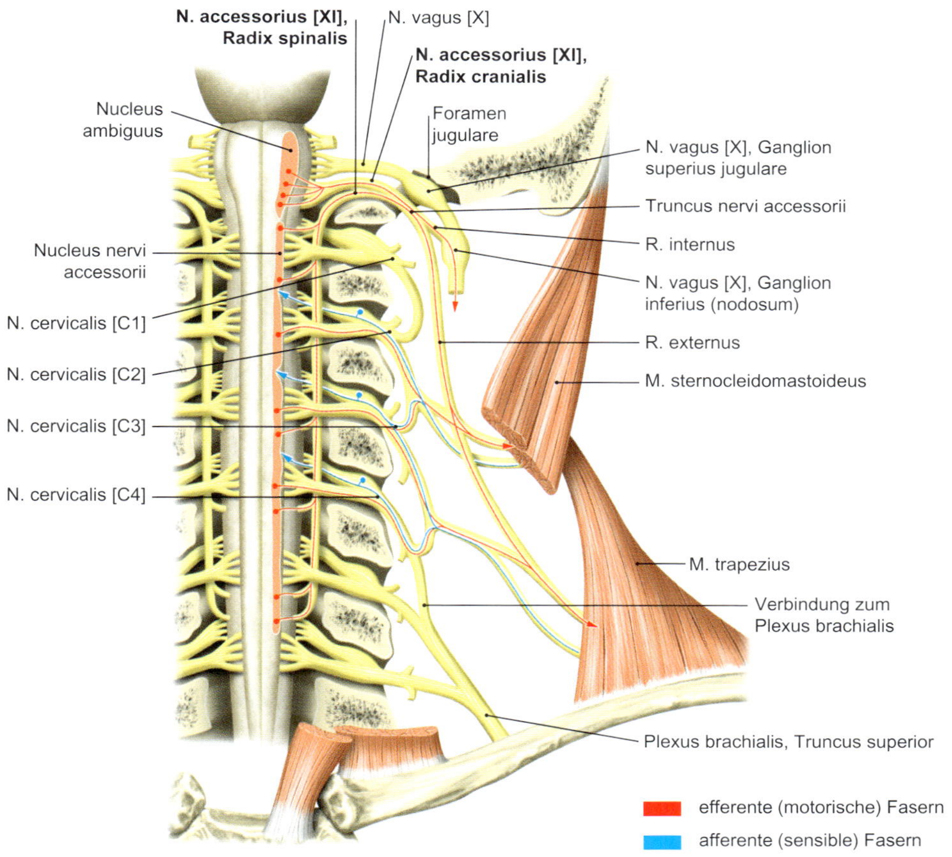

Abb. 9.44 N. accessorius [XI], Kerne und Faserqualitäten. Ansicht von ventral, Wirbelkanal und Schädel sind eröffnet. [S700-L127]

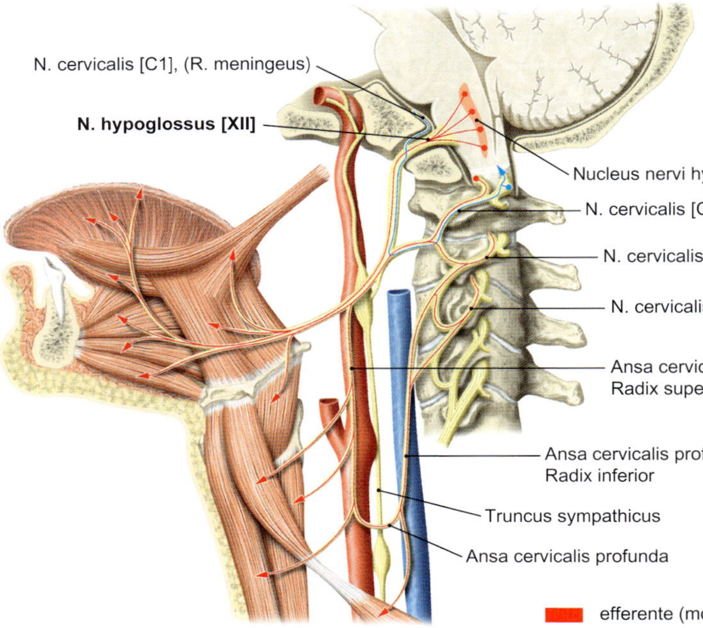

Abb. 9.45 N. hypoglossus [XII], Kerne und Faserqualitäten. Schematischer Medianschnitt, Ansicht von links. [S700-L127]

zwischen A. carotis interna und V. jugularis interna, um dann später im Spatium sublinguale nach vorne in Richtung Mundboden zu ziehen. Dabei laufen die Fasern aus C1 und C2 als **Ansa cervicalis nervi hypoglossi** mit. Der N. hypoglossus [XII] tritt zwischen M. mylohyoideus und M. hyoglossus seitlich in die Zunge ein und innerviert motorisch deren Binnenmuskeln (Mm. longitudinales superior und inferior linguae, M. transversus linguae, M. verticalis linguae sowie die Mm. styloglossus, hyoglossus und genioglossus). Er ist der einzige motorische Nerv für die Zunge und somit unerlässlich für das Essen, Trinken, Schlucken und Sprechen.

Klinik

Schädelbasisbrüche oder Infarkte im Stromgebiet der A. vertebralis können zur **Schädigung des N. hypoglossus [XII]** führen. Meist ist nur eine Seite betroffen. Die Patienten fallen durch Artikulationsstörungen (Dysarthrie) und Schluckstörungen (Dysphagie) auf. Nach der Aufforderung, die Zunge herauszustrecken, weicht diese zur *erkrankten Seite* ab, da die Muskulatur auf der gesunden Seite überwiegt. Besteht die Läsion länger, kommt es zur Atrophie der Zungenmuskulatur auf der betroffenen Seite.

9.4 Auge

Michael Scholz

Kompetenzen

Nach Bearbeitung dieses Lehrbuchkapitels sollten Sie in der Lage sein:
- die embryologische Entwicklung des Auges nachzuvollziehen und die daraus resultierenden Besonderheiten der jeweiligen Strukturen des Auges einzuschätzen
- den Aufbau und die Strukturen der Orbita zu benennen
- die Hilfsstrukturen der Orbita zu unterscheiden und ihre Funktionen zu erklären
- den Aufbau und die Funktion der äußeren Augenmuskulatur sowie die Blutversorgung und die Innervation von Bulbus oculi und Orbita zu beschreiben und zu unterscheiden
- die Bestandteile des Bulbus oculi zu unterscheiden und ihren Funktionen zuzuordnen

Klinischer Fall

Ruptur des N. opticus [II]

Unfall

Ein 32-jähriger Mann kommt mit seinem Rennrad in einer leichten Abfahrt zu Fall und schlägt mit der rechten Schläfe hart auf den Asphaltboden auf. Obwohl der Mann keinen Fahrradhelm trägt, verliert er durch den Sturz nicht das Bewusstsein. Er bemerkt für einige Sekunden ein Blitzen im rechten Auge und stellt durch Zuhalten des linken Auges fest, dass er auf dem rechten Auge nichts mehr sieht. Außer leichten Schürfwunden bildet sich an der rechten Schläfe ein Hämatom.

Diagnostik

Nach Vorstellung in der Klinik wird notfallmäßig eine Computertomografie (CT) zur Abklärung möglicher Frakturen durchgeführt. Eine Fraktur kann nicht nachgewiesen werden, auch der Sehnervenkanal (Canalis opticus) ist intakt. Der außerdem durchgeführte Wechselbelichtungstest zur Feststellung der Pupillenreaktion zeigt eine vollständige afferente Störung der Lichtwahrnehmung im rechten Auge.

Therapie

Die sofortige intravenöse Gabe einer Megadosis des entzündungshemmend wirkenden Glukokortikoids Prednisolon kann den Sehverlust auf der rechten Seite nicht verbessern.

Langzeitdiagnose

Nach etwa 7 Wochen ist eine Optikusatrophie nachweisbar. Durch den seitlichen Aufprall des ungeschützten Kopfes (Helm auf beim Radfahren!) auf die Straße kam es zu einer Ruptur des rechten N. opticus [II] und/oder der zugehörigen Gefäße im Canalis opticus.

Das Auge (Organum visus) als Sehorgan des Menschen besteht funktionell aus dem **Augapfel (Bulbus oculi)** mit dem eigentlichen optischen Apparat, der äußeren **Augenmuskulatur (Mm. bulbi)**, zahlreichen Blutgefäßen und Nerven sowie verschiedenen Hilfsstrukturen wie den **Augenlidern (Palpebrae)**, der **Bindehaut (Tunica conjunctiva)** und dem **Tränenapparat (Apparatus lacrimalis).** Bis auf die Augenlider sind alle Hilfsstrukturen gemeinsam mit dem Augapfel und einem ausfüllenden **Fettkörper (Corpus adiposum orbitae),** der um den Bulbus oculi als **bindegewebige Kapsel (Vagina bulbi; TENON-Kapsel)** ausgebildet ist, in der knöchernen **Augenhöhle (Orbita)** untergebracht (➤ Abb. 9.46).

- Jedes Auge besitzt ein **oberes (Palpebra superior)** und ein **unteres Augenlid (Palpebra inferior).**
- Der **Tränenapparat** setzt sich aus der Tränendrüse (Glandula lacrimalis), den akzessorischen Tränendrüsen (Glandulae lacrimales accessoriae) und den MEIBOM-Drüsen (Glandulae tarsales) in den Augenlidern, dem oberen und unteren Tränenkanälchen (Canaliculi lacrimales superior und inferior), dem Tränensack (Saccus lacrimalis) und dem Tränennasengang (Ductus nasolacrimalis) zusammen.
- In der Augenhöhle liegen **6 Muskeln, die den Augapfel bewegen,** sowie der **(Ober-)Lidheber (M. levator palpebrae superioris).** Von den 6 Muskeln, die den Bulbus bewegen, verlaufen 4 gerade (M. rectus superior, M. rectus inferior, M. rectus medialis und M. rectus lateralis) und 2 haben einen schrägen Verlauf (M. obliquus superior und M. obliquus inferior).
- Der **Augapfel (Bulbus oculi)** gleicht in seiner Schichtgliederung einer Zwiebel. Auf die als Hüllschicht zu sehende äußere Augenhaut (Tunica fibrosa bulbi) mit Sclera und Cornea folgt die mittlere Augenhaut (Tunica vasculosa bulbi), die sich aus der Aderhaut, dem Ziliarkörper und der Iris zusammensetzt. Die innere Augenhaut (Tunica interna bulbi) ist die Netzhaut (Retina). Im Inneren des Augapfels befinden sich Kammerwasser, Linse und Glaskörper.

9.4.1 Embryologie

Ursprungsgewebe

Die Entwicklung des Sehorgans wird prinzipiell durch eine Reihe induktiver Signale gesteuert, die zunächst innerhalb des Neuroektoderms des Zwischenhirns (Diencephalon) und später in gegenseitiger Wechselwirkung zwischen den jeweiligen Anteilen der Augenanlage stattfinden. Grundsätzlich entstehen in der Embryonalentwicklung die späteren Augengewebe aus 3 verschiedenen Ursprungsgebieten (➤ Tab. 9.21):

- dem Neuroektoderm des Zwischenhirns
- dem Oberflächenektoderm des Kopfes
- dem Kopfmesenchym

Tab. 9.21 Ursprungsgewebe der Augenanlage mit den im Verlauf der Organentwicklung daraus hervorgehenden Anteilen des Auges.

Ursprungsgewebe	Daraus hervorgehende Anteile des Auges
Neuroektoderm (Diencephalon)	• Retina • innere Schichten des Ziliarkörpers • hintere Schichten der Iris • N. opticus
Oberflächenektoderm (Kopf)	• Augenlinse • Korneaepithel
Kopfmesenchym	• Sclera • Cornea • Choroidea

Entwicklung der Augenanlage

Die Entwicklung der Augenanlage wird bereits zu Beginn der 4. Woche sichtbar. Zunächst kommt es auf beiden Seiten zu einer rinnenförmigen Einstülpung des Neuroektoderms (Augengrube, Sulcus opticus). Hieraus entstehen durch Verschmelzung der Neuralfalten die Augenbläschen, die im weiteren Entwicklungsverlauf mit dem Oberflächenektoderm in Kontakt kommen. Das Oberflächenektoderm verdickt sich an den Kontaktstellen und bildet jeweils eine Linsenplakode als Anlage der späteren Linse aus. Die Linsenplakoden senken sich anschließend ein und verschmelzen schließlich zu den sphärischen Linsenbläschen, die in der Folge ihre Verbindung zum Oberflächenektoderm verlieren. Die Augenbläschen umwachsen seitlich das Linsenbläschen, sodass um das Linsenbläschen der Augenbecher entstehen kann. Über den Sulcus opticus bleibt der Augenbecher noch mit dem Zwischenhirn (Diencephalon) verbunden. Als längliche Einbuchtung an der ventralen Seite des Augenbechers entsteht entlang des Augenbecherstiels die Augenbecherspalte (Fissura optica), durch die auf der gesamten Länge der Augenanlage mesenchymale Zellen in das Innere des Augenbechers – nicht aber in den Sehventrikel zwischen den beiden Schichten des Augenbechers – einwandern können. Hieraus bilden sich Blutgefäße, die z. T. schon von ersten Nervenfasern des späteren N. opticus [II] umgeben sind. Diese Blutgefäße versorgen

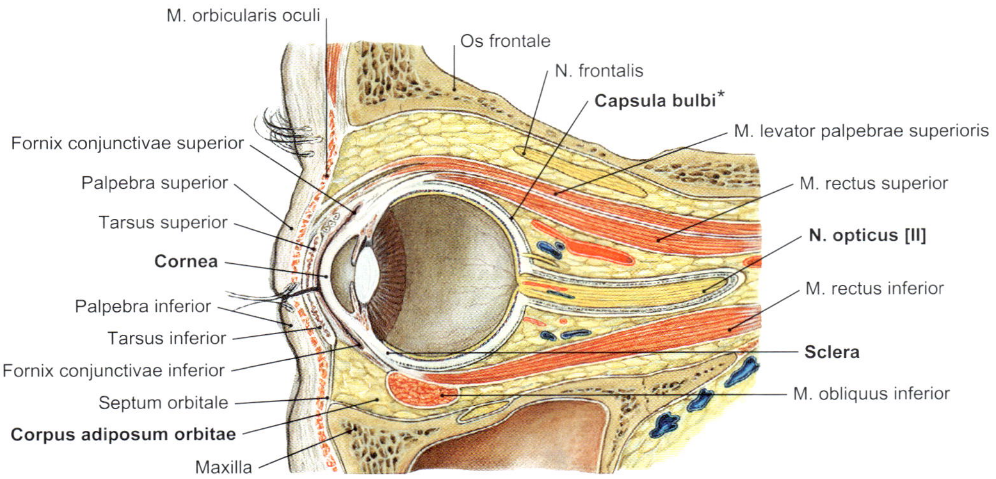

Abb. 9.46 Vertikalschnitt durch den mittleren Bereich der Orbita. Ansicht von medial. Alle Strukturen innerhalb der Orbita sind in einen Fettkörper eingebettet, der ähnlich einer Füll- bzw. Polstermasse die Inhaltsstrukturen umgibt.
* TENON-Kapsel. [S700]

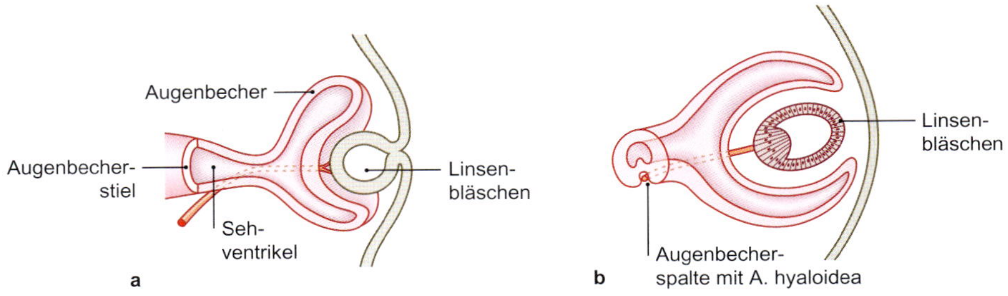

Abb. 9.47 Phasen der Augenentwicklung in der 5. und 6. Woche (schematische Darstellung). [G592] **a** 5. Woche. **b** 6. Woche.

als A. und V. hyaloidea (Glaskörpergefäße) die innere Schicht des Augenbechers, das Linsenbläschen sowie das Augenbechermesenchym. Im weiteren Verlauf der Entwicklung beginnen schließlich die Ränder der Augenbecherspalte distal zu verschmelzen. Durch das nach proximal fortschreitende Verlängern dieser Verschmelzungszone werden die Glaskörpergefäße zunehmend vom im Augenbecherstiel entstehenden N. opticus [II] umschlossen. Die distalen Äste der Glaskörpergefäße degenerieren in der Folge, während die proximalen Äste als A. und V. centralis retinae im N. opticus erhalten bleiben (➤ Abb. 9.47).

Klinik

Weil die Augenentwicklung sehr komplex ist, kann es zu einer ganzen Reihe **angeborener Fehlbildungen des Auges** kommen. Meist resultieren die Fehlbildungen aus Verschlussstörungen der Augenbecherspalte. Grundsätzlich hängen Art und Schwere der jeweiligen Anomalien vom Embryonalstadium der Entwicklungsstörung ab. Außer exogenen Faktoren (z. B. Umweltgifte) können Störungen in der Expression wichtiger molekularer Faktoren einen Einfluss haben, die für die Augenentwicklung eine wichtige Rolle spielen (z. B. der Transkriptionsfaktor Pax6 oder sezernierte Signalmoleküle wie Shh [Sonic hedgehog]).

Entwicklung der Retina

Die Retina entwickelt sich aus den Schichten des Augenbechers. Die äußere, dünne Schicht des Augenbechers wird zum einschichtigen Pigmentepithel, während sich die innere Schicht bereits während der Einstülpung des Augenbechers verdickt und zur eigentlichen Neuroretina entwickelt (➤ Abb. 9.48). Der Sehventrikel, der zwischen beiden Anteilen liegt, verschwindet bis zur Geburt durch das enge Aneinanderlagern beider Retinaschichten vollständig. Allerdings werden zwischen den beiden Schichten in der Folge keine definierten Zellkontakte ausgebildet, was dazu führt, dass die Verbindung mechanisch nicht sonderlich belastbar ist und klinisch eine wesentliche Rolle z. B. bei der Entstehung der altersabhängigen Netzhautablösung (Ablatio retinae) spielt.

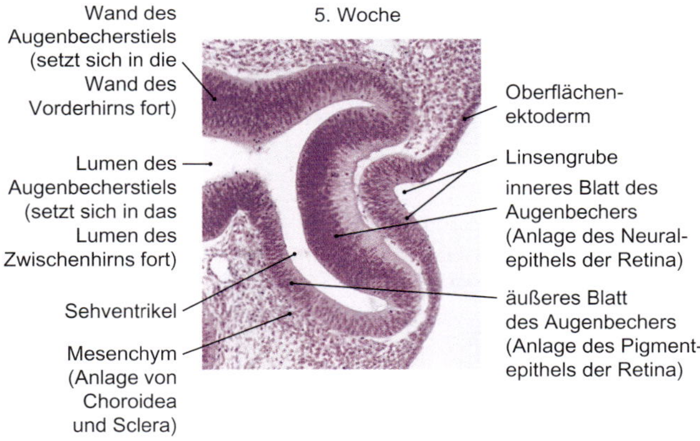

Abb. 9.48 Mikroskopischer Sagittalschnitt; Augenentwicklung; 5. Woche, 200x. Das Augenbläschen ist bereits zum Augenbecher eingestülpt und hat engen Kontakt zur Linsenplakode. Das innere und äußere Blatt des Augenbechers und der noch vorhandene Sehventrikel können deutlich unterschieden werden. [E347-11]

Entwicklung der inneren Augengewebe

Das äußere Corneaepithel entwickelt sich aus dem Oberflächenektoderm, während sich die Stromazellen und das innere Epithel, das als Endothel bezeichnet wird, aus Neuralleistenzellen entwickeln. Die für die normale Sehschärfe entscheidende Hornhautkrümmung bildet sich in direkter Abhängigkeit vom Augeninnendruck aus.
Das den Augenbecher umgebende Mesenchym (aus der Neuralleiste) wird durch den induzierenden Einfluss des Pigmentepithels zur weiteren Differenzierung angeregt und bildet 2 Schichten: eine innere, gefäßreiche und später auch pigmentierte Schicht, die als Aderhaut (Choroidea) bezeichnet wird, und eine äußere, bindegewebige und zunächst gefäßarme Schicht, die Lederhaut (Sclera). In der Anlage der Sclera verdichtet sich das Mesenchym und geht in einer Übergangszone (Limbus corneae) nahtlos in die Cornea über. Die Choroidea verändert sich am Augenbecherrand und bildet dort den Kern der Ziliarkörperfortsätze, die vom zweischichtigen Ziliarepithel bedeckt werden. Die Iris entwickelt sich aus dem vorderen Rand (Pars caeca) des Augenbechers, der sich nach innen wölbt und auf diese Weise die Linse teilweise von außen bedeckt. Analog zu den Schichten des Augenbechers weist die Iris ein zweischichtiges Epithel auf, das proximal kontinuierlich in das Epithel des Ziliarkörpers übergeht. Schon früh in der Entwicklung greift in der Iris die Pigmentierung bis zum Übergang zum Ziliarepithel vom äußeren auch auf das innere Blatt des Augenbechers über, wodurch die Iris vollständig lichtundurchlässig wird und sich ihre spätere Funktion als Blende des Auges gegen das einfallende Licht begründet.

Entwicklung der Augenlider und der Tränendrüsen

Die Augenlider entwickeln sich im Lauf der 6. Woche aus 2 die Cornea sukzessive überwachsenden Hautfalten, die Zellen des Kopfmesenchyms enthalten. Etwa ab dem Beginn der 10. Woche bedecken diese Hautfalten die Cornea vollständig und verbinden sich bis zur 26. Woche miteinander. Solange die Verbindung besteht, bildet die sich vorher differenzierte Bindehaut vor der Cornea eine geschlossene Tasche. Durch die Keratinisierung der Epidermisanlage an den Lidrändern löst sich etwa ab dem 7. Monat die epitheliale Verbindung in diesem Bereich und das Auge kann geöffnet werden.
Die Anlagen der beiden Tränendrüsen entwickeln sich als knospenartige Verdichtungen des Oberflächenektoderms. Die Knospen bilden beim Einwachsen in das Mesenchym Verzweigungen, aus denen sich das Gangsystem und die Drüsenendstücke differenzieren. Die Tränendrüsen sind zum Zeitpunkt der Geburt noch nicht in vollem Umfang funktionsfähig, weshalb Neugeborene beim Weinen zunächst noch keine Tränen bilden können.

9.4.2 Schutz- und Hilfsstrukturen des Auges

Unter den Schutz- und Hilfsstrukturen des Auges fasst man die Augenlider, die Bindehaut, den Tränenapparat sowie die äußeren Augenmuskeln zusammen. Außerdem gehören hierzu ebenfalls der orbitale Fettkörper und die in ihm verlaufenden Leitungsbahnen.

Augenlider und Bindehaut

Die **Augenlider (Palpebrae)** kann man als bewegliche Weichteilfalten des Gesichts bezeichnen, die vor allem die Hornhaut (Cornea) des Augapfels von vorne bedecken und vor mechanischen Schäden schützen. Gleichzeitig sorgt der regelmäßige Lidschlag (10–15-mal pro Minute) für eine gleichmäßige Verteilung der Tränenflüssigkeit auf Cornea und Bindehaut und schützt so das Auge vor Austrocknung. Die Epidermis des Augenlids ist vergleichsweise dünn und fettfrei. Längs der vorderen Lidkante stehen in mehreren dichten Reihen Augenwimpern (Cilia), die am Oberlid aufwärts gekrümmt und in der Regel länger sind als am Unterlid. In die Haartrichter der Wimpern münden die Ausführungsgänge großer Talgdrüsen (ZEIS-Drüsen; Glandulae sebaceae). An den Haarwurzeln befinden sich apokrine Schweißdrüsen (MOLL-Drüsen, Glandulae ciliares). Im Oberlid kommen kleine akzessorische Tränendrüsen in der Nähe der Fornix conjunctivae (KRAUSE-Drüsen, WOLFRING-Drüsen) und am Oberrand der MEIBOM-Drüsen vor. Das Augenlid (Ober- und Unterlid sind grundsätzlich gleich gebaut) wird in ein äußeres und in ein inneres Blatt unterteilt (➤ Abb. 9.49):

- Das **äußere Blatt** des Augenlids beinhaltet den quergestreiften, mimischen **M. orbicularis oculi** mit seiner **Pars palpebralis** als Schließmuskel der Lidspalte. Der lidrandnahe Abschnitt des Muskels wird als RIOLAN-Muskel bezeichnet (s. u.). Das Öffnen der Lidspalte übernimmt vor allem der **M. levator palpebrae superioris,** dessen Sehne in den Oberrand der bindegewebigen Lidplatte des Oberlids (Tarsus) einstrahlt. Sowohl im Ober- als auch im Unterlid setzen am Tarsusrand die glatten Muskelfasern des **M. tarsalis** an, der sympathisch innerviert wird und für die Retraktion der Augenlider sorgt. Verminderte Aktivierung des Muskels z. B. bei Müdigkeit (Parasympathikusaktivierung) führt dazu, dass einem im wahrsten Sinne des Wortes „die Augen zufallen".
- Zum **inneren Blatt** des Augenlids gehört die aus festem kollagenem Bindegewebe bestehende **Lidplatte (Tarsus)** mit den in ihr eingelagerten 25–35 (Oberlid) und 15–25 (Unterlid) lang gestreckten MEIBOM-Drüsen (Glandulae tarsales), die als modifizierte Talgdrüsen an der hinteren Lidkante münden (➤ Abb. 9.50). Im Bereich des Lidrandes befinden sich konzentrisch um die Ausführungsgänge der MEIBOM-Drüsen angeordnete Muskelfasern des M. orbicularis oculi (Pars palpebralis), die in den Tarsus ausstrahlen und als RIOLAN-Muskel oder Fasciculi ciliares bezeichnet werden. Ob der Muskelanteil beim Auspressen des öligen Sekretes der MEIBOM-Drüsen hilft oder dem Verschluss der Drüsen (z. B. während des Schlafes) dient, ist allerdings bis heute nicht geklärt. Die Lidbindehaut (Tunica conjunctiva palpebrarum) ist die Schleimhaut an der Innenseite der Augenlider.

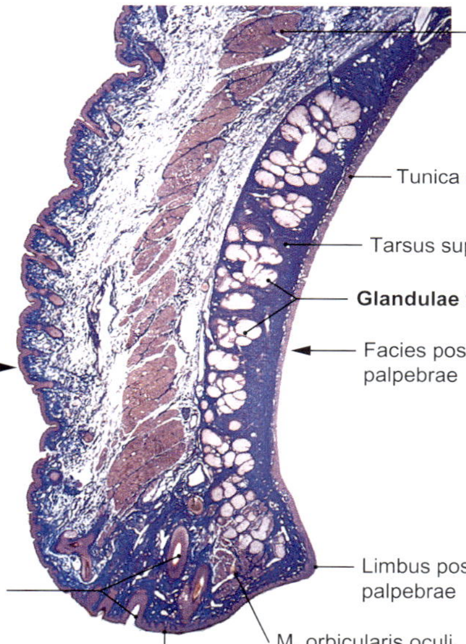

Abb. 9.49 Oberlid, Palpebrae superior. Fotografie eines mikroskopischen Präparats; Azanfärbung; Sagittalschnitt, Lupenvergrößerung. [S700]

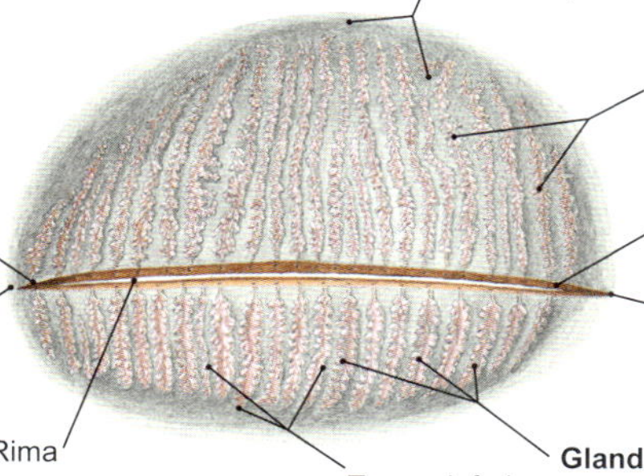

Abb. 9.50 Augenlider, Palpebrae, links. Ansicht von hinten; Drüsenschläuche der Glandulae tarsales in aufgehelltem Präparat. Jedes Augenlid enthält etwa 20–30 Einzeldrüsen, die jeweils über einen eigenen Ausführungsgang am Lidrand münden. [S700]

Die **Bindehaut (Tunica conjunctiva)** bedeckt nicht nur die Innenseite der Augenlider. In ihrem Verlauf in Richtung Augapfel schlägt sie im Bereich des Orbitarandes auf den Augapfel um und bildet so Reservefalten, die für die Augenbewegungen wichtig sind (Fornix conjunctivae superior/inferior). Im weiteren Verlauf bedeckt die Konjunktiva – mit Ausnahme der Hornhaut (Cornea) – als Augenbindehaut (Tunica conjunctiva bulbi) die gesamte Vorderfläche des Bulbus oculi. Beide Anteile bilden gemeinsam den Konjunktival- oder Bindehautsack. Dieser ermöglicht die Bewegungen der Augenlider und stellt gleichzeitig einen Schutz für das Auge dar. Im nasalen Augenwinkel liegt eine dritte, kleine und leicht gebogene Schleimhautfalte (Plica semilunaris conjunctivae), die beim Menschen als Rudiment der bei Tieren teilweise gut entwickelten Nickhaut (Membrana nictitans) angesehen wird. Im mehrschichtigen Epithel der Bindehaut sind Becherzellen eingelagert, deren Sekretionsprodukte Teil des Tränenfilms werden. Außerdem kommen in der Konjunktiva Lymphfollikel vor, die zum mukosaassoziierten lymphatischen Gewebe (CALT = Konjunktiva-assoziiertes lymphatisches Gewebe) gehören.

Klinik

Das **Hagelkorn (Chalazion)** ist eine schmerzfreie Schwellung des Augenlids, die meist durch Verstopfen des Ausführungsgangs einer MEIBOM-Drüse mit anschließender nicht bakterieller Entzündung zustande kommt. Hiervon wird die schmerzhafte Infektion der Lidranddrüsen (ZEIS- oder MOLL-Drüsen) abgegrenzt, die als **Gerstenkorn (Hordeolum externum)** bezeichnet wird und meist durch Bakterien *(Staphylococcus aureus)* verursacht ist. Als **Hordeolum internum** wird die bakterielle Entzündung einer MEIBOM-Drüse bezeichnet. In beiden Fällen zeigt das klinische Bild eine deutliche Rötung des Lidrandes mit ödematöser Schwellung und eventueller Eiterbildung.

Tränenapparat

Tränendrüse (Glandula lacrimalis)

Innerhalb der Orbita liegt die **Tränendrüse (Glandula lacrimalis)** unmittelbar unterhalb der Periorbita in der Fossa glandulae lacrimalis des Os frontale, lateral oberhalb des temporalen Lidwinkels (➤ Abb. 9.51). Ihr Vorderrand reicht bis zum Septum orbitale, das die Orbita nach außen bindegewebig abschließt. Sie wird durch die Sehne des M. levator palpebrae unvollständig in einen größeren oberen Teil (Pars orbitalis) und einen kleineren unteren Teil (Pars palpebralis) getrennt, der wiederum in 2–3 Läppchen untergliedert ist. Im hinteren lateralen Teil der Drüse hängen beide Teile zusammen. Die etwa 10 Ausführungsgänge dieser verzweigten, tubuloalveolären Drüse münden schließlich in den oberen Fornix (Fornix conjunctivae superior) hinter dem Augenlid. Ihre wichtigste Funktion ist die Sekretion des größten Teils der wässrigen Komponente des Tränenfilms (➤ Tab. 9.22).

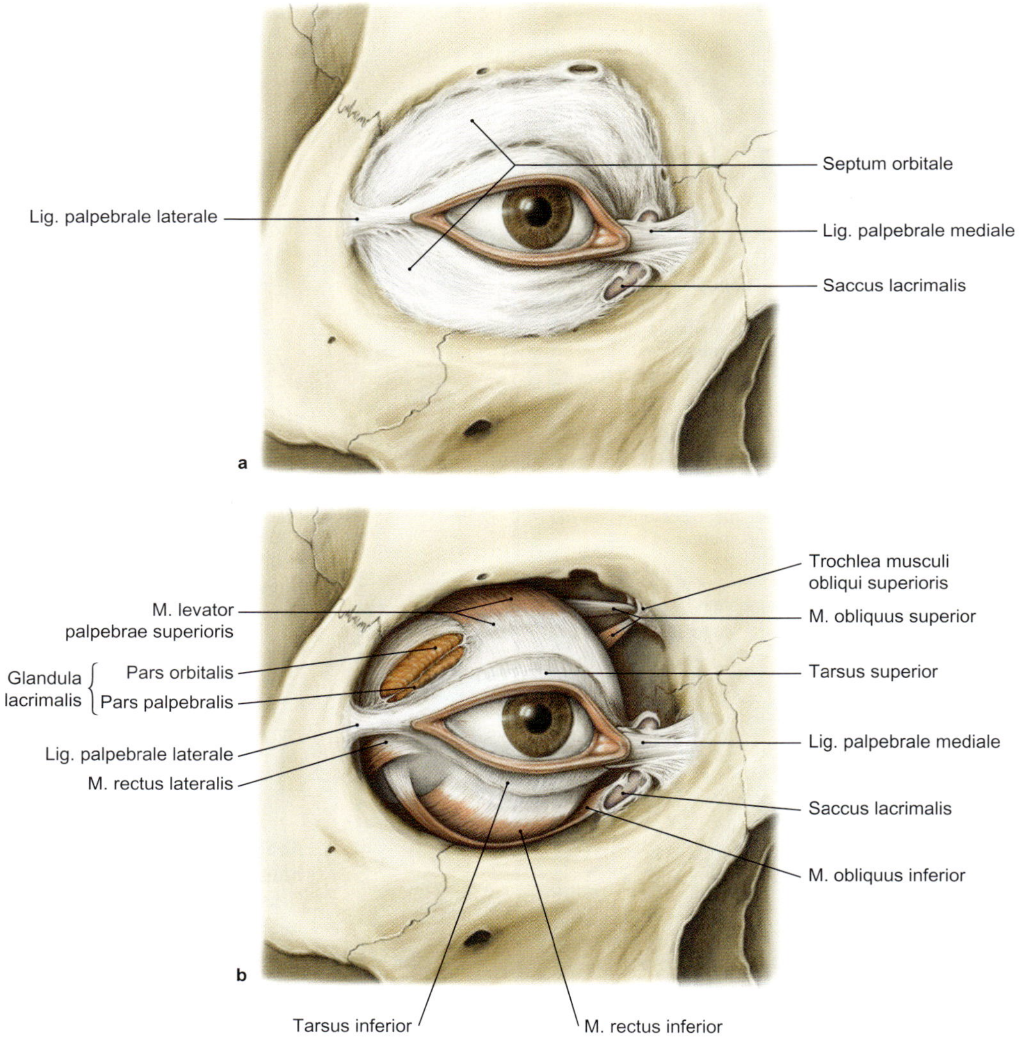

Abb. 9.51 Rechter Augenhöhleneingang (Aditus orbitalis) mit Septum orbitale und der dahinter liegenden Tränendrüse. [S700-L285]/[E1043] **a** Das Septum orbitale ist eine Bindegewebsplatte, die seitlich durch die Lidbändchen, Lig. palpebrale laterale und mediale, verstärkt wird. **b** Septum orbitale und postseptaler Fettkörper sind entfernt und die Bindegewebskapsel, die die Tränendrüse umgibt, ist im vorderen Teil eröffnet.

Klinik

Um die normale physiologische Tränendrüsenfunktion zu untersuchen, wird ein **SCHIRMER-Test** durchgeführt. Hierzu wird ein Filterpapierstreifen genormter Länge in den Bindehautsack eingehängt. Der Papierstreifen nimmt Tränenflüssigkeit auf und verfärbt sich sukzessive. Liegt eine physiologisch normale Tränenflüssigkeitsproduktion vor, sollten sich innerhalb von 5 Minuten mehr als zwei Drittel des Papierstreifens verfärbt haben. Ist ein geringerer Anteil des Filterpapieres gefärbt, deutet dies auf eine verminderte Tränenflüssigkeitsproduktion hin.

Tränenfilm

Hornhaut- und Bindehautepithel werden von einem bis zu 40 µm dicken **Tränenfilm** benetzt. Dessen Hauptanteil ist die der Tränendrüse entstammende wässrige Komponente, eine isotone Elektrolytlösung, die antimikrobielle Proteine und Peptide sowie hochmolekulare gelbildende Muzine (Hauptkomponente von Schleim) aus den Becherzellen der Bindehaut und aus der Tränendrüse enthält. Außerdem bilden die akzessorischen Tränendrüsen der Augenlider einen kleinen Teil der wässrigen Komponente des Tränenfilms. Die Haftung des Tränenfilms wird durch Microplicae auf den oberflächlichen Epithelzellen und membranständige Muzine in der apikalen Zellmembran der Oberflächenzellen von Cornea und Tunica conjunctiva ermöglicht. Die Verdunstung der wässrigen Komponente wird durch eine oberflächliche Lipidschicht verhindert, die der wässrigen Komponente aufliegt und hauptsächlich den MEIBOM-Drüsen der Augenlider entstammt (➤ Tab. 9.22). Der Tränenfilm schützt und ernährt die Augenoberfläche und bildet gleichzeitig die refraktive Vorderfläche des visuellen Systems.

Klinik

Das **trockene Auge (Sicca-Syndrom)** ist eine der am häufigsten auftretenden chronischen Augenerkrankungen. Etwa 50 % der Patienten, die einen niedergelassenen Augenarzt aufsuchen, leiden an einer Form des trockenen Auges. Es ist definiert als eine multifaktorielle Störung des Tränenfilms und der Augenoberfläche, die zu Symptomen wie Augenbeschwerden, Sehstörungen und Tränenfilminstabilität führt und mit möglichen Schäden der Augenoberfläche verbunden ist. Die Erkrankung geht mit einer erhöhten Osmolarität des Tränenfilms und der Entzündung der Augenoberfläche einher. Ursache ist oft eine Veränderung der Tränenflüssigkeit hinsichtlich der produzierten Menge (z. B. verringerte Blinzelfrequenz bei Bildschirmarbeit, SJÖGREN-Syndrom) und der Zusammensetzung. Meist liegt eine Funktionsstörung der MEIBOM-Drüsen vor. Durch eine unzureichend vorhandene Lipidschicht kann die Tränenflüssigkeit schneller verdunsten und es entstehen „trockene Flecken" („dry spots") an der Augenoberfläche. Andere Ursachen können aber auch ein ungenügender Lidschluss (z. B. Fazialisparese) oder systemische Erkrankungen (z. B. Diabetes mellitus) sein.

Klinik

Bei der **operativen Entfernung der Pars palpebralis der Tränendrüse** werden grundsätzlich alle Ausführungsgänge der Tränendrüse entfernt. Dennoch ist die Tränenproduktion damit nicht beendet. Grund hierfür sind die akzessorischen Tränendrüsen (Glandulae lacrimales accessoriae; KRAUSE-Drüsen und WOLFRING-Drüsen) des Oberlids. Sie sollen für die Basissekretion des Tränenfilms (etwa 5 %) zuständig sein.

Tab. 9.22 Stark vereinfachte Aufteilung des Tränenfilms in 3 physikalisch unterschiedlich aufgebaute Anteile, die kontinuierlich ineinander übergehen.

Aufbau des Tränenfilms	Sezernierende Drüsen/Zellen
Lipidschicht Funktion: verhindert ein schnelles Verdunsten des Tränenfilms	hauptsächlich MEIBOM-Drüsen (Glandulae tarsales), zu einem geringen Anteil Zellmembranlipide abgeschilferter Epithelzellen
wässrige Komponente • isotone Elektrolytlösung • gelbildende Muzine sowie Spaltprodukte membrangebundener Muzine • antimikrobielle Stoffe (z. B. Lysozym, Lactoferrin, Lipocalin, Defensine, Surfactant-Proteine A und D) • IgA (durch Transzytose) **Funktion:** Spülflüssigkeit, gleicht Oberflächenunebenheiten aus, antimikrobieller Schutz	• Tränendrüse (Glandula lacrimalis) • Becherzellen der Bindehaut (Tunica conjunctiva) • akzessorische Tränendrüsen (KRAUSE-Drüsen, WOLFRING-Drüsen)
muköse Komponente • membrangebundene Muzine in der Zellmembran von Microplicae der oberflächlichen Epithelzellen von Cornea und Conjunctiva **Funktion:** Teil der Glykokalyx, stellt die Verbindung zwischen Epithel und wässriger Komponente des Tränenfilms her und dient damit der Haftung des Tränenfilms	• Epithelzellen der Hornhaut (Cornea) • Bindehaut (Tunica conjunctiva)

Gefäßversorgung und Innervation

Die Tränendrüse wird über die **A. lacrimalis** (Ast der A. ophthalmica) mit Blut versorgt (➤ Abb. 9.52). Das venöse Blut fließt über die **V. ophthalmica superior** zum Sinus cavernosus. Der Parasympathikus wirkt steigernd auf die Tränenflüssigkeitssekretion, der Sympathikus hemmend. Präganglionäre Fasern des Sympathikus werden im Ganglion cervicale superius des Grenzstrangs auf postganglionäre Fasern umgeschaltet. Diese erreichen die Tränendrüse, indem sie den Aa. carotis interna, ophthalmica und lacrimalis folgen – oder sie verlassen das Geflecht um die A. carotis interna als N. petrosus profundus, dessen Fasern sich den parasympathischen Fasern im Canalis pterygoideus als N. canalis pterygoidei anschließen, um so die Tränendrüse zu erreichen. Die präganglionären Fasern des Parasympathikus (1. Neuron im Nucleus salivatorius superior) gelangen über den Intermediusanteil des N. facialis [VII] als N. petrosus major und anschließend als N. canalis pterygoidei (gemeinsam mit sympathischen Fasern aus dem N. petrosus profundus) zum Ganglion pterygopalatinum. Hier erfolgt die Umschaltung der parasympathischen Fasern auf postganglionär, die im weiteren Verlauf mit dem N. zygomaticus (Ast des N. maxillaris [V/2]) über den R. communicans cum nervo zygomatico den N. lacrimalis und schließlich die Tränendrüse erreichen (➤ Abb. 9.52).

Ableitende Tränenwege

Michael Scholz, Friedrich Paulsen

Der Lidschlag läuft zeitversetzt von temporal nach nasal (Pars palpebralis, M. orbicularis oculi) und wischt damit die Tränenflüssigkeit in Richtung nasaler Augenwinkel. Hier beginnen die ableitenden Tränenwege mit dem oberen und unteren Tränenpunkt **(Punctum lacrimale)**, die sich jeweils am nasalen Lidrand des Ober- oder Unterlids nahe dem Angulus oculi medialis befinden (➤ Abb. 9.53a). Die Tränenpunkte tauchen beim Lidschluss in den Tränensee (**Lacus lacrimalis**) ein. Dabei handelt es sich um die „alte" verbrauchte Tränenflüssigkeit, die sich im nasalen Lidwinkel

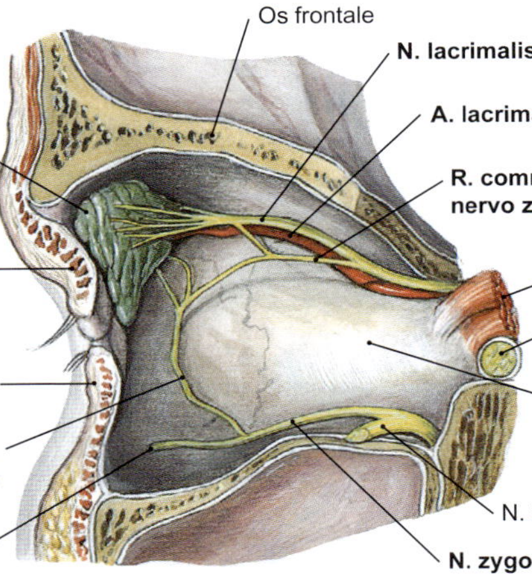

Abb. 9.52 Arterielle Versorgung und nervöse Innervation der Tränendrüse. Ansicht von medial, schematische Darstellung. [S700]

gesammelt hat. Über die Tränenpunkte gelangt die Tränenflüssigkeit in das obere und das untere Tränenkanälchen **(Canaliculi lacrimales superior und inferior),** die entweder einzeln oder zu einer kurzen gemeinsamen Endstrecke vereinigt in den Tränensack **(Saccus lacrimalis)** einmünden (➤ Abb. 9.53). Um die Tränenkanälchen ist die **Pars lacrimalis des M. orbicularis oculi (HORNER-Muskel)** angeordnet, die für den Tränentransport durch die Canaliculi essenziell ist. Die als „Tränenpumpe" bezeichnete Funktion der Pars lacrimalis ist nicht genau verstanden. Die Muskelfasern inserieren über kleine Sehnen am Septum lacrimale der lateralen Tränensackwand.

Der in der Fossa lacrimalis liegende und lateral zur Orbita durch das Septum lacrimale getrennte Tränensack (➤ Abb. 9.54) erweitert sich kranial zur Fornix sacci lacrimalis und geht kaudal in den ca. 25 mm langen **Tränennasengang (Ductus nasolacrimalis)** über. Der Ductus nasolacrimalis liegt in einem von der Maxilla und dem Os lacrimale gebildeten knöchernen Kanal und hat dorsal topografische Beziehung zur Kieferhöhle. Medial kann sich eine vordere Siebbeinzelle (Agger-nasi-Zelle) zwischen die Wand des knöchernen Kanals und die laterale Nasenwand schieben. Nach unten setzt sich der Ductus nasolacrimalis in den unteren Nasengang (Meatus nasi inferior) unterhalb der unteren Nasenmuschel

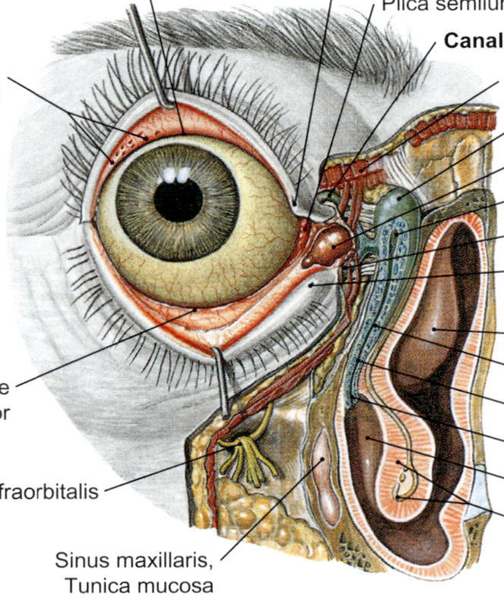

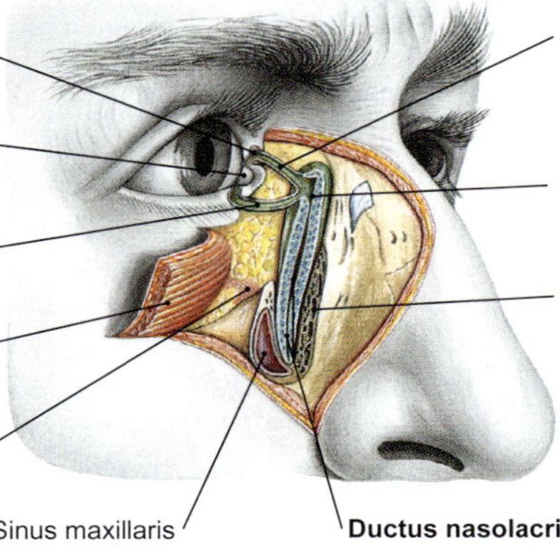

Abb. 9.53 Strukturen des Tränenapparats, Apparatus lacrimalis rechts. Oberer und unterer Canaliculus, Tränensack und Tränennasengang. [S700]
a Ansicht von vorne. Der Tränennasengang ist bis zu seiner Mündung in den Meatus nasi inferior (unterhalb der Concha nasalis inferior) eröffnet.
b Ansicht von vorne seitlich.

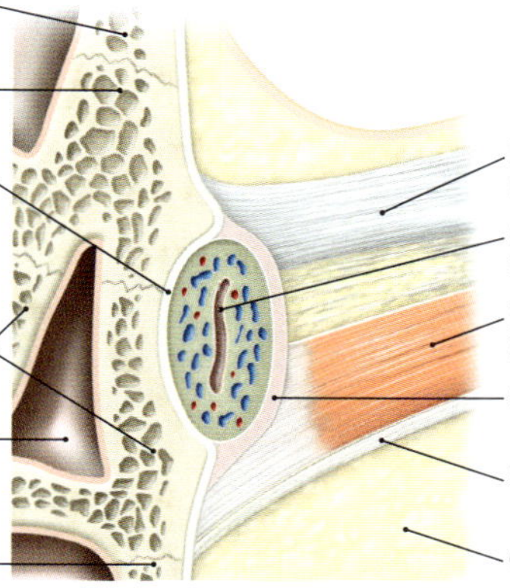

Abb. 9.54 Tränenapparat, Apparatus lacrimalis, rechts. Horizontalschnitt auf Höhe des Tränensacks (Schema). [S700-L275]

(Concha nasalis inferior) fort. Der Mündungsbereich in die Nasenhöhle liegt unterhalb des vorderen Anteils der unteren Nasenmuschel und ist sehr variabel ausgebildet. In vielen Fällen kommt an der Mündungsstelle eine **Schleimhautfalte (Plica lacrimalis, HASNER-Klappe)** vor. Die Lumen von Tränensack und Tränennasengang sind von einem ausgeprägten Gefäßplexus umgeben, der funktionell mit einem Schwellkörper vergleichbar ist. Um und zwischen den Gefäßen des Schwellkörpers verlaufen spiralförmig Bindegewebsfasern vom Tränensack bis zur unteren Nasenmuschel. Aufgrund der Fixierung im Bereich der unteren Nasenmuschel und des spiralförmigen Verlaufs der Bindegewebsfasern werden Tränensack und Tränennasengang bei Kontraktion der Pars lacrimalis des M. orbicularis oculi nach kranial gezogen; dabei wird das Tränensystem wie ein Handtuch ausgewrungen und die enthaltene Tränenflüssigkeit distalwärts drainiert.

Klinik

Zu den häufigsten pathologischen Veränderungen der ableitenden Tränenwege zählen **Entzündungen (Dakryozystitis), Verengungen (Dakryostenosen)** und **Steinbildungen (Dakryolithiasis).** Hierbei kommt es symptomatisch zu **Epiphora** (griechisch: „Tränenträufeln"), einem Überlaufen der Tränenflüssigkeit über die Lidränder. Im Fall der Dakryostenosen kann es sich auch um einen angeborenen Defekt handeln, der z. B. auf ein **Persistieren der HASNER-Membran,** einer dünnen bindegewebigen Membran am Übergang zum unteren Nasengang, zurückzuführen ist und so einen normalen Tränenabfluss verhindert. Sie rupturiert in den meisten Fällen kurz nach der Geburt. Persistiert sie länger als ein Jahr, muss sie therapeutisch durchstoßen werden.

MERKE

Schwillt das Schwellkörpergewebe an, ist der Tränentransport durch die ableitenden Tränenwege vermindert oder gar nicht mehr möglich. Dann fließt die Tränenflüssigkeit über die Wangen ab und man „weint". Außer mechanischen Ursachen (Fremdkörper im Bindehautsack; „reflektorische Tränen") können sich die Blutgefäße des Schwellkörpers auch bei starken Emotionen (z. B. große Freude, Angst oder Trauer) füllen (parallel wird auch die Flüssigkeitsproduktion der Tränendrüsen massiv gesteigert). **Im Lauf des Lebens weint ein Mensch bis zu 80 Liter Tränenflüssigkeit.** Zur Ursache des Entstehens „emotionaler Tränen" gibt es unterschiedliche Theorien und Auffassungen. Zweifellos hat das Weinen aber eine wichtige soziale Funktion zwischen den Menschen. Während das Weinen im Säuglingsalter und bei Kleinkindern bis zu einem gewissen Grad die einzige Kommunikationsform darstellt, ist es beim Erwachsenen meist Ausdruck unterschiedlicher Gefühlsregungen. In der Tierwelt sind die emotionalen Tränen des Menschen wohl einzigartig. Zwar können auch andere Säugetiere und Reptilien mit einem entsprechenden Tränenapparat weinen, aber die sog. **Krokodilstränen** sind tatsächlich reflektorische Tränen und entstehen wohl dadurch, dass die Reptilien beim Fressen ihr Maul weit aufsperren und sich so mechanisch der Druck auf die Tränendrüse erhöht. Dennoch: Schmerz und Trauer empfinden Tiere nachweislich ebenso, auch wenn sie bei diesen Empfindungen keine Tränen vergießen.

9.4.3 Augenhöhle

Die Augenhöhle **(Orbita)** ist ein knöchern begrenzter, kegelförmig aufgebauter Raum. Sie wird von verschiedenen knöchernen Anteilen des Neurocraniums (Hirnschädel) und des Viscerocraniums (Gesichtsschädel) gebildet (➤ Abb. 9.55, auch ➤ Abb. 9.8). Die Anteile des Neurocraniums bestehen aus:

- der Facies orbitalis des Os frontale (Dach der Orbita)
- der Lamina orbitalis des Os ethmoidale (mediale Wand)
- der Ala major und minor des Os sphenoidale (hintere Begrenzung der Orbita)

Die knöchernen Begrenzungen des Viscerocraniums werden gebildet vom

- Proc. orbitalis des Os palatinum
- der Facies orbitalis der Maxilla (Boden der Orbita)
- dem Os lacrimale (mediale Wand)
- der Facies orbitalis des Os zygomaticum (laterale Wand)

Klinik

Der knöcherne Aufbau der Orbita bedingt sehr enge **topografische Beziehungen** zu den sich direkt anschließenden Nachbarregionen, die klinisch von großer Bedeutung sind (➤ Abb. 9.56). Die Behandlung pathologischer Veränderungen innerhalb oder im Bereich der Orbita kann die interdisziplinäre Zusammenarbeit unterschiedlicher Fachrichtungen erfordern. Entzündliche Prozesse oder Tumorgeschehen in der Orbita können beispielsweise sehr schnell auf die benachbarten Regionen übergreifen und machen in aller Regel einen interdisziplinären Therapieansatz notwendig. So sind in solchen Fällen neben dem Ophthalmologen HNO-Ärzte, Radiologen, Mund-Kiefer-Gesichts- und Neurochirurgen oder Neurologen an geeigneten therapeutischen Maßnahmen beteiligt.

Die von einem Knochenrand (Margo orbitalis) eingefasste frontale Öffnung der Augenhöhle wird **Aditus orbitalis** genannt. Die knöcherne Orbita wird von Periost ausgekleidet, das als **Periorbita** bezeichnet wird. Am Canalis opticus und an der Fissura orbitalis superior steht die Periorbita mit der Dura mater des Gehirns in Verbindung und überbrückt als **Membrana orbitalis** die Fissura orbitalis inferior. In dieser Membran verlaufen die Fasern des **M. orbitalis,** eines glatten, über den N. petrosus profundus sympathisch innervierten Muskel, dessen Tonus den Blutabfluss über die V. ophthalmica inferior regulieren soll. Nach außen wird die Orbita entsprechend den beiden Augenlidern durch jeweils eine dünne bindegewebige Platte, das **Septum orbitale,** verschlossen (➤ Abb. 9.57). Das Septum orbitale ist jeweils oben und unten im Bereich der Margo orbitalis befestigt und zieht dicht hinter dem M. orbicularis oculi der Augenlider zum äußeren Rand des Tarsus.

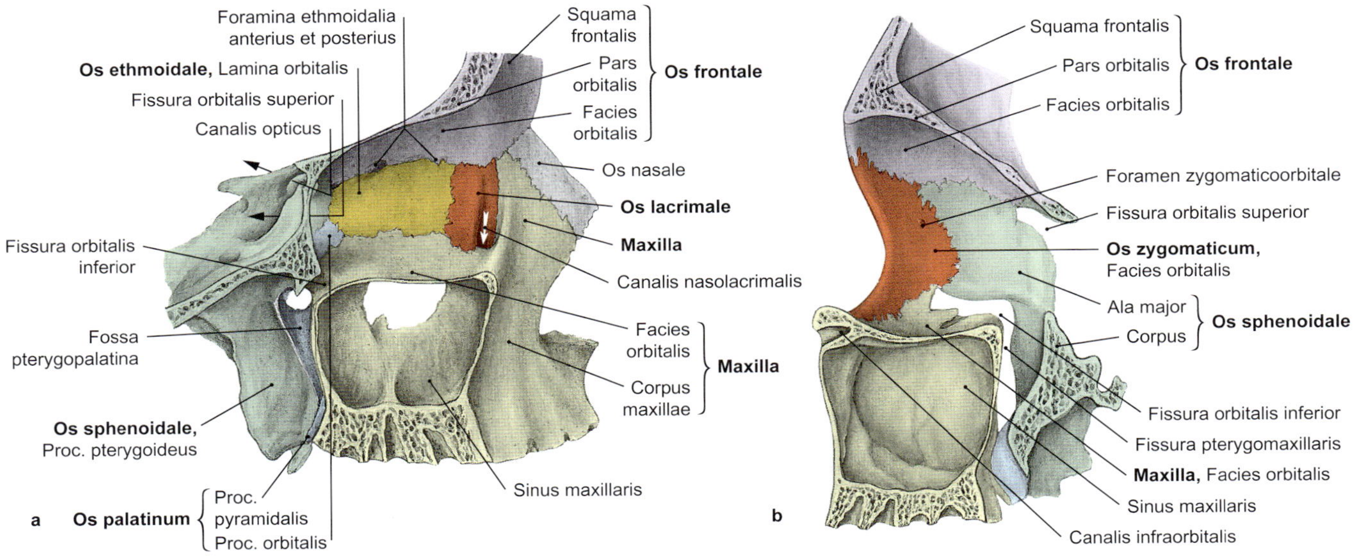

Abb. 9.55 Knöcherner Aufbau der Orbita. Os frontale (violett), Os ethmoidale (dunkelgelb), Os sphenoidale (grün), Os palatinum (blau), Maxilla (hellgelb), Os lacrimale (dunkelrot), Os zygomaticum (hellrot). [S700] **a** Blick auf die mediale Wand der Orbita. **b** Blick auf die laterale Wand der Orbita.

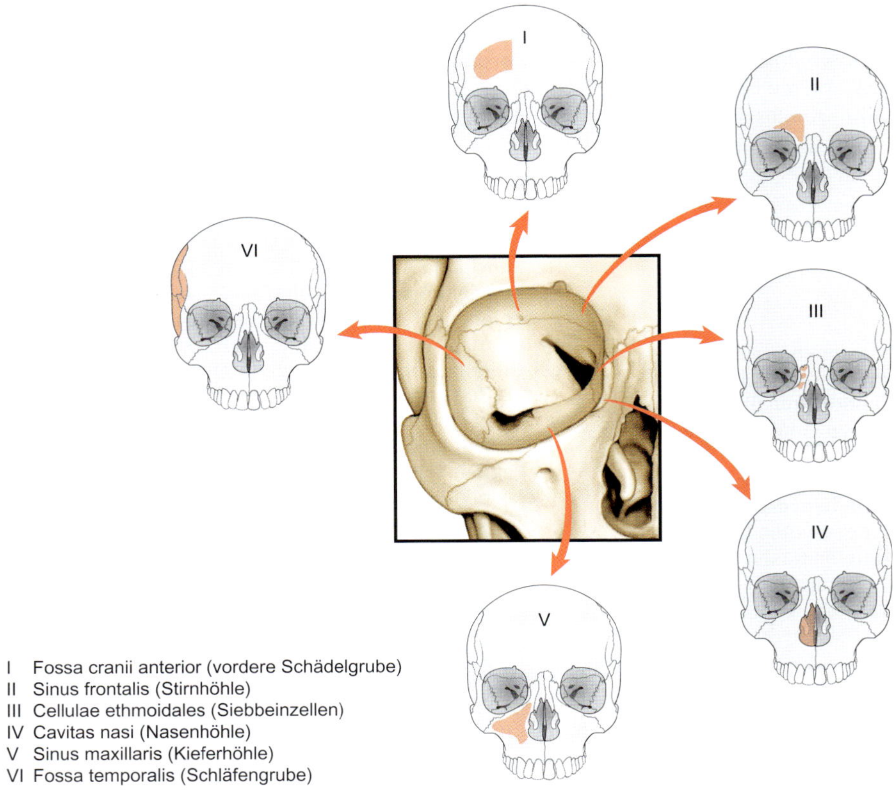

Abb. 9.56 Lokalisation und Darstellung der direkten Nachbarregionen der Orbita. [S700-L126]

Klinik

Die knöchernen Begrenzungen zwischen Orbita und Nasennebenhöhlen (Sinus maxillaris; Cellulae ethmoidales) sind außerordentlich dünn. Daher können sie bei einem Trauma leicht frakturieren. **Entzündliche Prozesse** können sich dann leicht von den physiologisch keimbesiedelten Schleimhäuten der Nasennebenhöhlen in die „sterile" Orbita ausbreiten (z. B. als Orbitaphlegmone).

Gefäße und Innervation der Regio orbitalis

Oberhalb des Septum orbitale ist die Orbita von einem zirkulären arteriellen Gefäßkranz umgeben (➤ Abb. 9.57). In dieser Region überschneiden sich die **Versorgungsgebiete von A. carotis interna** mit ihren Ästen (A. supraorbitalis, Aa. palpebrales laterales [aus A. lacrimalis] und Aa. palpebrales mediales) mit denen der **A. carotis externa** (A. facialis, A. angularis, A. infraorbitalis, A. temporalis superficialis und A. zygomaticoorbitalis). Gleichnamige Venen begleiten die Arterien. Der **N. supraorbitalis** verlässt als Ast

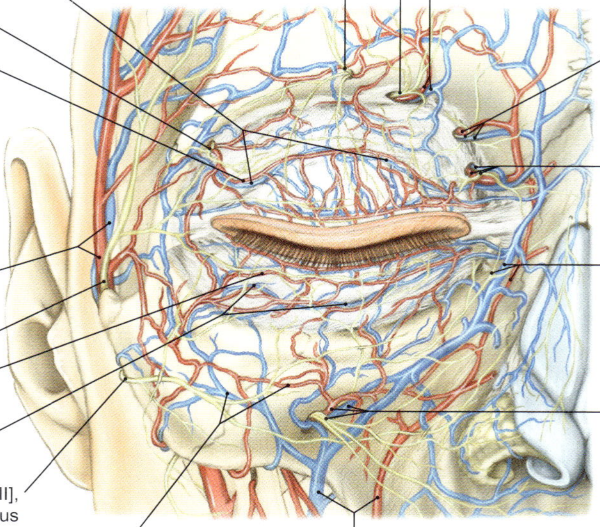

Abb. 9.57 Arterien, Venen und Nerven der Regio orbitalis, rechts. Ansicht von vorne. [S700-L285]/[E1043]

des N. ophthalmicus [V/1] die Orbita variabel durch das gleichnamige Foramen supraorbitale oder die Incisura supraorbitalis. Der **N. infraorbitalis** tritt als Ast des N. maxillaris [V/2] unterhalb der Orbita durch das Foramen infraorbitale in die oberflächliche Gesichtsregion über. Beide Nervenaustrittspunkte (N. supraorbitalis und N. infraorbitalis) dienen als Druckpunkte im Rahmen der körperlichen Untersuchung eines Patienten zur Überprüfung der Funktion der oberen beiden Nervenäste des N. trigeminus [V] (Trigeminusdruckpunkte).

MERKE

Die V. angularis verbindet die oberflächliche Gesichtsregion mit der V. ophthalmica inferior, die ihrerseits zum Sinus cavernosus drainiert. Durch Infektionen im Gesicht (z. B. nach Ausdrücken eines Pickels auf der Wange) können Keime auf diesem Weg in den **Sinus cavernosus** verschleppt werden. Dadurch kann eine **Thrombose** entstehen, die mit intrakraniellen Komplikationen einhergehen kann (z. B. Schädigung der durch oder am Rand des Sinus cavernosus verlaufenden Hirnnerven mit resultierenden Ausfallerscheinungen oder Meningitis).

Inhalt der Augenhöhle

In der Orbita befinden sich, eingebettet in den umgebenden Fettkörper (Corpus adiposum orbitae), der M. levator palpebrae und die 6 äußeren Augenmuskeln. Durch knöcherne Öffnungen treten Gefäße und Nerven in die Orbita ein und aus (➤ Tab. 9.23).

Äußere Augenmuskeln

An der Spitze des Orbitakegels setzt ein aus der Periorbita gebildeter Sehnenring **(Anulus tendineus communis; ZINN-Sehnenring)** an, der den Ursprung der meisten äußeren Augenmuskeln bildet. Durch dessen zentrale Öffnung verlaufen die Hirnnerven II (N. opticus), III (N. oculomotorius) und VI (N. abducens) sowie als Abzweigung des N. ophthalmicus [V/1] der N. nasociliaris und die A. ophthalmica (➤ Abb. 9.58).

Tab. 9.23 Überblick über die Durchtrittsstellen der Orbita mit den jeweils assoziierten Leitungsbahnen.

Durchtrittsstellen der Orbita	Leitungsbahnen
Canalis opticus	• N. opticus [II] • A. ophthalmica • Meninges; Vaginae nervi optici
Fissura orbitalis superior (lateraler Abschnitt)	• N. frontalis (N. ophthalmicus [V/1]) • N. lacrimalis (N. ophthalmicus [V/1]) • N. trochlearis [IV] • R. orbitalis (A. meningea media) • V. ophthalmica superior *unregelmäßig:* Anastomosen zwischen der A. meningea media und der A. lacrimalis
Fissura orbitalis superior (anulärer Abschnitt)	• N. nasociliaris (N. ophthalmicus [V/1]) • N. oculomotorius [III] mit R. superior und R. inferior • N. abducens [VI]
Fissura orbitalis superior (medialer Abschnitt)	Rr. venae ophthalmicae inferioris hin zum Sinus cavernosus
Fissura orbitalis inferior	• V. ophthalmica inferior • N. zygomaticus (N. maxillaris [V/2]) • A., V., N. infraorbitalis (N. maxillaris [V/2]) • M. orbitalis
Foramina ethmoidalia anterius/posterius	A., N. ethmoidalis anterior/posterior (N. ophthalmicus [V/1])
Foramen zygomaticoorbitale	N. zygomaticus (N. maxillaris [V/2]) mit R. zygomaticotemporalis und R. zygomaticofacialis

Klinik

Das **Orbitaspitzensyndrom (TOLOSA-HUNT-Syndrom)** ist eine schmerzhafte Lähmung der äußeren Augenmuskulatur (Ophthalmoplegie). Ursache sind meist chronisch entzündliche Prozesse, selten auch Malignome im Bereich der Orbitaspitze. Zur sicheren Abklärung der Befunde ist in aller Regel eine entsprechende bildgebende Diagnostik erforderlich.

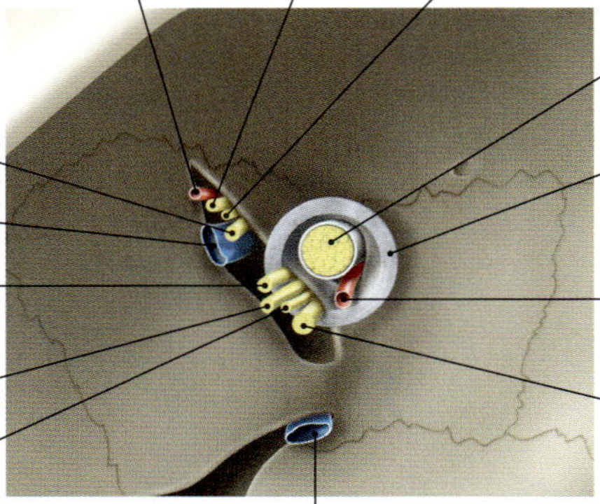

Abb. 9.58 Durchtrittsstellen der Leitungsbahnen in die Orbita durch die Fissurae orbitales superior und inferior sowie innerhalb des Anulus tendineus communis (ZINN-Sehnenring). [S700-L275]

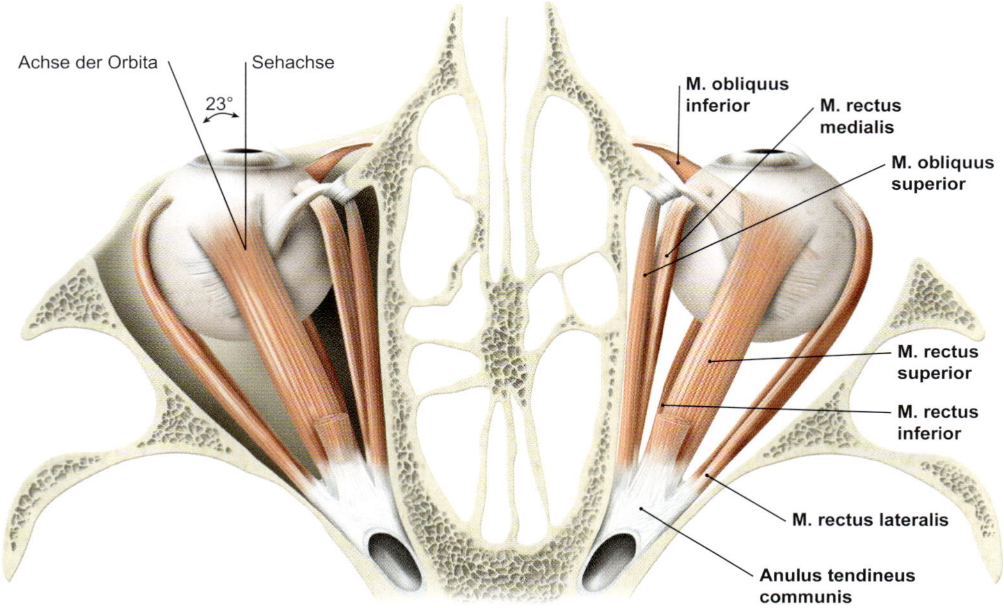

Abb. 9.59 Verlauf der äußeren Augenmuskeln und ihre Lage zum Bulbus oculi (Schema). Die Sehachse und die Achse der Orbita differieren um 23°. [S700-L275]

Der Bulbus oculi kann ähnlich einem Kugelgelenk Drehbewegungen um alle 3 Achsen des Augapfels ausführen. Dafür sind 3 Paare antagonistisch wirkender Muskeln verantwortlich: die 4 geraden Mm. recti und die 2 schrägen Mm. obliqui. Der M. levator palpebrae superioris dient der Anhebung des Augenlids und ist nicht an der Bewegung des Augapfels beteiligt. Die 4 geraden Augenmuskeln (M. rectus superior, M. rectus inferior, M. rectus lateralis, M. rectus medialis) haben ihren Ursprung am Anulus tendineus communis (ZINN-Sehnenring) und setzen vor dem Äquator des Bulbus oculi an der Sclera an. Der Ursprung der beiden schrägen Augenmuskeln liegt im Gegensatz zu dem der geraden Augenmuskeln nicht am Anulus tendineus communis. Ihre Endsehnen strahlen wie die der geraden extraokulären Muskeln in die Sclera des Bulbus ein – allerdings hinter dem Äquator (➤ Abb. 9.59). Besonders erwähnenswert ist hier der Verlauf der Ansatzsehne des M. obliquus superior, die in ihrem nach vorne gerichteten Verlauf durch eine als Hypomochlion fungierende Trochlea (faserknorpelige Bindegewebsschlaufe) zieht und nach lateral hinten umgelenkt wird, bevor sie hinter dem Äquator des Bulbus in die Sclera einstrahlt.

Die Achse jeder Orbita ist von hinten nach vorne betrachtet etwas nach lateral ausgerichtet. Der Bulbus oculi mit der optischen Sehachse ist dagegen genau nach vorn gerichtet (➤ Abb. 9.59). Dadurch führt das Zusammenspiel der 6 äußeren Augenmuskeln zu verschiedenen Bewegungen des Augapfels im dreidimensionalen Raum (➤ Tab. 9.24).

Klinik

Bei einer äußeren **Okulomotoriusparese** kommt es zu einer äußerst komplexen Beeinträchtigung der Augenbeweglichkeit, da der N. oculomotorius [III] mit Ausnahme der Mm. rectus laterales (N. abducens [VI]) und obliquus superior (N. trochlearis [IV]) alle äußeren Augenmuskeln innerviert. Das Überwiegen der beiden nicht betroffenen Muskeln führt dazu, dass das Auge nach unten außen gerichtet ist. Wenn gleichzeitig die Innervation des M. levator palpebrae superioris betroffen ist, kommt es außerdem zu einer Ptosis, dem Herabhängen des Oberlids über die Sehachse, sodass der Patient trotz der Fehlstellung des Bulbus keine Doppelbilder hat. Wird das Augenlid des betroffenen Patienten manuell nach oben gezogen, kommt es zur Diplopie (Doppelbilder). Bei einer inneren Okulomotoriusparese bleibt die parasympathische Innervation des M. sphincter pupillae und des M. ciliaris aus. Dies äußert sich durch eine weite, lichtstarre Pupille und eine eingeschränkte Akkommodationsfähigkeit.

Leitungsbahnen der Orbita

Arterien

Grundsätzlich werden alle Strukturen innerhalb der Orbita einschließlich des Bulbus oculi über die **A. ophthalmica** mit Blut versorgt, den ersten Abgang aus der Pars cerebralis der A. carotis interna unmittelbar nach Durchtritt durch die Dura mater (➤ Abb. 9.60). Die A. ophthalmica tritt gemeinsam mit dem N. opticus [II] in die Orbita. Dort teilt sie sich auf:

- Die **A. lacrimalis** geht lateral des N. opticus von der A. ophthalmica ab und zieht nach temporal, um die Tränendrüse, die äußeren Augenmuskeln in diesem Bereich, den Bulbus (als Aa. ciliares anteriores) und jeweils den lateralen Anteil des Ober- und Unterlids (als A. palpebralis lateralis) mit Blut zu versorgen.
- Die **A. centralis retinae** zieht zentral im N. opticus [II] bis zur Papilla nervi optici und teilt sich dort in mehrere Äste auf. Sie ist

Tab. 9.24 Extraokuläre Muskulatur des Augapfels mit jeweiligem Ursprung und Ansatz sowie Funktion und Innervation des Muskels.

Innervation	Ursprung	Ansatz	Funktion
M. rectus superior			
N. oculomotorius [III], R. superior	oberer Abschnitt des Anulus tendineus communis	oben, ventral des Äquators am Bulbus	Anheben der Sehachse, Adduktion und Innenrotation des Bulbus
M. rectus inferior			
N. oculomotorius [III], R. inferior	unterer Abschnitt des Anulus tendineus communis	unten, ventral des Äquators am Bulbus	Absenken der Sehachse, Adduktion und Außenrotation des Bulbus
M. rectus lateralis			
N. abducens [VI]	lateraler Abschnitt des Anulus tendineus communis	lateral, ventral des Äquators am Bulbus	Abduktion des Bulbus
M. rectus medialis			
N. oculomotorius [III], R. inferior	medialer Abschnitt des Anulus tendineus communis	medial, ventral des Äquators am Bulbus	Adduktion des Bulbus
M. obliquus inferior			
N. oculomotorius [III], R. inferior	medialer Abschnitt des Orbitabodens hinter dem Orbitarand; auf der Maxilla lateral des Sulcus lacrimalis	lateraler hinterer Quadrant des Bulbus oculi	Anheben der Sehachse, Abduktion und Außenrotation des Bulbus
M. obliquus superior			
N. trochlearis [IV]	Corpus ossis sphenoidalis, oberhalb und medial des Canalis opticus	lateraler hinterer Quadrant des Bulbus oculi	Absenken der Sehachse, Abduktion und Innenrotation des Bulbus
M. levator palpebrae superioris			
N. oculomotorius [III], R. superior	Ala minor ossis sphenoidalis, vor dem Canalis opticus	Vorderfläche des Tarsus im Oberlid; Fasern zur Haut und zur Fornix conjunctivae	Anheben des Oberlids

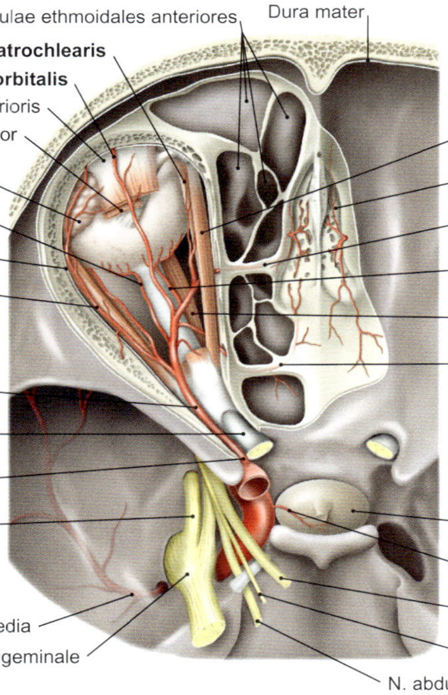

Abb. 9.60 Ansicht von oben auf die eröffnete linke Orbita mit Bulbus oculi und den arteriellen Gefäßabgängen aus der A. carotis interna. [S700-L275]

innerhalb des Bulbus als Endarterie (Erblindungsgefahr bei Verschluss dieses Gefäßes!) für die Versorgung der inneren Netzhautschichten verantwortlich.

- Die **Aa. ciliares posteriores longae und breves** treten von dorsal durch die Sclera in den Bulbus ein und versorgen Strukturen innerhalb des Bulbus.
- Nachdem die A. ophthalmica in ihrem Verlauf den N. opticus [II] überkreuzt hat, gibt sie die **A. supraorbitalis** ab. Diese verläuft gemeinsam mit dem N. supraorbitalis durch das Foramen supraorbitale des Os frontale und führt Blut zu Stirn und Kopfschwarte.
- Die **A. ethmoidalis anterior** zieht durch das Foramen ethmoidale anterius aus der Orbita und weiter zur Nasenhöhle. Hier versorgt sie die Seitenwand der Nasenhöhle, den oberen Abschnitt des Nasenseptums und die vorderen Siebbeinzellen (Cellulae ethmoidales) (➤ Kap. 9.6.5). Schließlich mündet sie in die A. dorsalis nasi ein, die als einer der 2 Endäste der A. ophthalmica die Oberfläche der Nase versorgt.
- Die **A. ethmoidalis posterior** verlässt die Orbita durch das Foramen ethmoidale posterius und versorgt den hinteren oberen Bereich der Nasenhöhle und ebenfalls anteilig die Cellulae ethmoidales mit Blut (➤ Kap. 9.6.5).
- Der zweite Endast der A. ophthalmica ist die **A. supratrochlearis,** die die Orbita zusammen mit dem N. supratrochlearis verlässt und in ihrem Verlauf Teile der Stirn mit arteriellem Blut versorgt (➤ Abb. 9.60).

Venen

Das venöse Blut verlässt die Orbita über 2 große Gefäße, die **Vv. ophthalmicae superior und inferior** (➤ Abb. 9.61). Beide Vv. ophthalmicae erhalten jeweils Zuflüsse von venösen Gefäßen der oberflächlichen und tiefen Gesichtsregion: V. supraorbitalis, den V. nasofrontalis, V. angularis (→ V. ophthalmica superior) und V. facialis (→ V. ophthalmica inferior). Grundsätzlich verläuft die V. ophthalmica superior durch den oberen Teil und die V. ophthalmica inferior durch den unteren Teil der Orbita. Dabei erhalten beide Venen entsprechende Zuflüsse etwa von den Muskeln und den Venen, die im jeweiligen Teil der Orbita mit den Arterien verlaufen. Nach dorsal verlässt die V. ophthalmica superior die Orbita über die Fissura orbitalis superior und mündet anschließend in den Sinus cavernosus. Die V. ophthalmica inferior vereinigt sich in ihrem dorsalen Abschnitt mit der V. ophthalmica superior, kann aber auch als eigenständiges Gefäß durch die Fissura orbitalis superior treten, um dann als eigenständiges Gefäß in den Sinus cavernosus zu münden. Ein weiterer dorsaler Gefäßast vereinigt sich mit der V. infraorbitalis, tritt durch die Fissura orbitalis inferior und drainiert in den Plexus pterygoideus, der in der Fossa infratemporalis liegt.

Innervation

Die Innervation des Augenbulbus sowie der orbitalen Strukturen erfolgt über die Hirnnerven II–VI sowie sympathische Fasern aus dem Thorakalmark. In ➤ Abb. 9.62 ist der Blick von oben auf die eröffnete Orbitahöhle gezeigt, nachdem zunächst die Dura mater, das Dach der Orbita und schließlich die Periorbita mit Teilen des Corpus adiposum orbitae entfernt wurden. Gleichzeitig wurde die Dura mater oberhalb des Ganglion trigeminale (Ganglion semilunare, Ganglion GASSERI) entfernt.

N. opticus [II]

Innerhalb der Retina des Augenbulbus liegen die ersten 3 Projektionsneurone der Sehbahn. Die Fortsätze der Ganglienzellen schließen sich an der Sehnervenpapille (Discus nervi optici) zum N. opticus [II] zusammen, der den Bulbus an dessen Rückseite verlässt. Der Nerv verläuft durch das retrobulbäre Fettgewebe auf den Anulus tendineus communis (ZINN-Sehnenring) zu, tritt durch diesen hindurch und gelangt weiter über den Canalis opticus in die vordere Schädelgrube (➤ Abb. 9.58; in entgegengesetzer Richtung verläuft die A. ophthalmica durch den Canalis opticus und anschließend durch den Anulus tendineus communis, um sich in der Orbita weiter zu verzweigen). Innerhalb der Orbita beschreibt der N. opticus [II] bei der Präparation meist einen leicht nach außen gerichteten konvexen Bogen. Hierbei handelt es sich um die Reservelänge für die verschiedenen Augenbewegungen. Als Ausstülpung des Diencephalons (Zwischenhirn) ist der N. opticus [II] kein echter Hirnnerv, sondern wird vollständig von den 3 Hirnhäuten umgeben. Am Bulbus oculi geht die Dura mater in die Sclera über; Anteile der weichen Hirnhaut (Leptomeninx) werden von der Choroidea fortgesetzt.

Klinik

Aufgrund seines Verlaufs hat der N. opticus [II] enge topografische **Beziehung zur Keilbeinhöhle** (Sinus sphenoidalis). Pathologische Prozesse innerhalb des Sinus sphenoidalis (Entzündungen, Tumorgeschehen) können durch die papierdünne knöcherne Wand der Keilbeinhöhle auf den Sehnerv übergreifen. Bei chirurgischen Eingriffen in der Keilbeinhöhle ist er an dieser Stelle gefährdet.

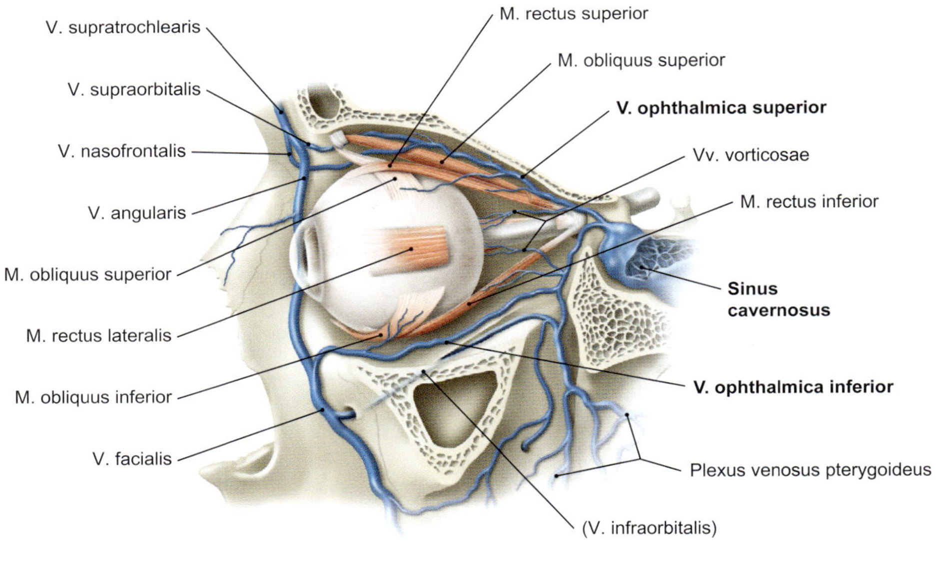

Abb. 9.61 Laterale Ansicht auf die venösen Gefäße der Orbita in ihrem Verlauf von rostral nach okzipital. Die laterale Wand der Orbita wurde entfernt. [S700-L275]

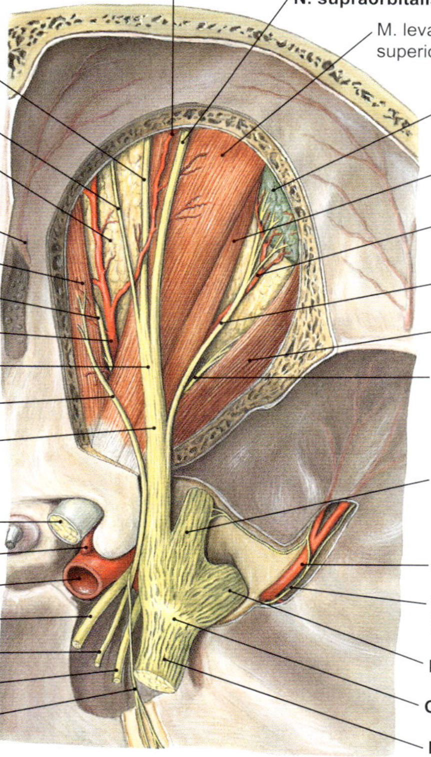

Abb. 9.62 Inhalt der kranial eröffneten Orbita mit Ganglion trigeminale. Durch die eröffnete Fissura orbitalis superior ist der Verlauf des N. ophthalmicus [V/1] und seiner Äste zu erkennen. Außerdem sind die Eintritte in die Orbita von den die äußeren Augenmuskeln innervierenden Hirnnerven III, IV und VI und der Durchtritt des N. opticus [II] durch den Canalis opticus dargestellt. [S700]

N. oculomotorius [III]

Kurz vor oder nach seinem Durchtritt durch die Fissura orbitalis superior in die Orbita spaltet sich der N. oculomotorius [III] in einen oberen und einen unteren Ast auf (➤ Abb. 9.63, ➤ Abb. 9.37), die beim Eintritt in die Orbita durch den Anulus tendineus communis ziehen (➤ Abb. 9.58). In der Orbita verläuft der **R. superior** lateral vom N. opticus [II] nach oben und innerviert die Mm. rectus superior und levator palpebrae superioris (➤ Abb. 9.63). Der größere **R. inferior** teilt sich in seinem Verlauf in 3 weitere Äste auf, die die Mm. rectus medialis, rectus inferior und obliquus inferior motorisch

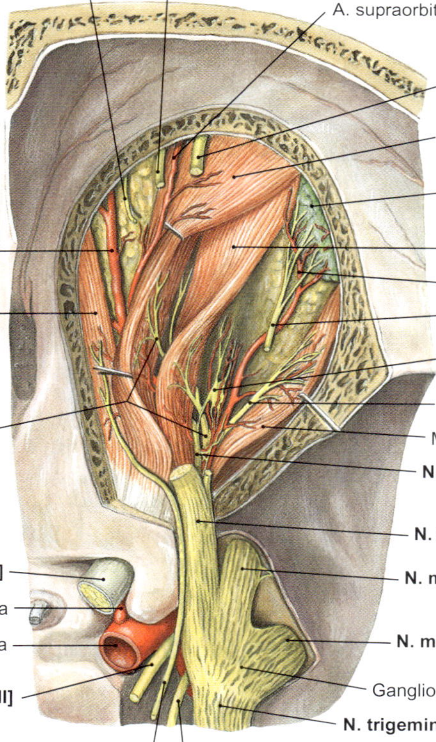

Abb. 9.63 Orbita von oben nach Wegklappen des M. levator palpebrae superioris und des M. rectus superior. Deutlich sind die in die jeweiligen Muskeln eintretenden Nervenäste der Hirnnerven III, IV und VI zu erkennen. Nach Entfernen des orbitalen Fettgewebes ist das nur etwa 2 mm große Ganglion ciliare sichtbar, das sich ca. 2 cm hinter dem Bulbus oculi, lateral des N. opticus [II] befindet. [S700]

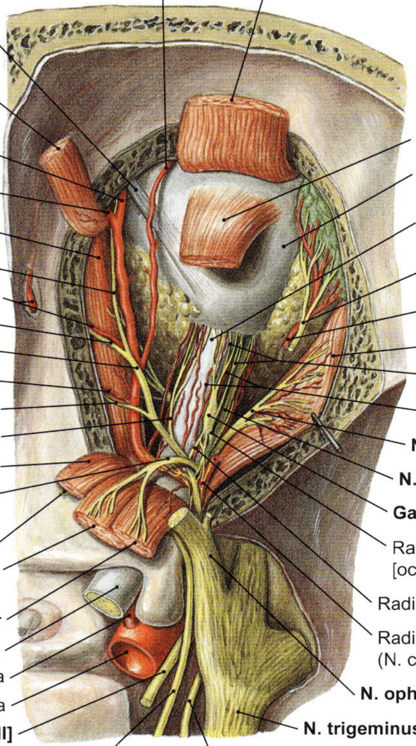

Abb. 9.64 Ansicht auf die Orbita von oben nach Durchtrennung und nach Hochklappen der Mm. levator palpebrae superioris, rectus superior und obliquus superior. Neben dem Ganglion ciliare und Ästen der A. ophthalmica sind der N. opticus [II] und die Äste des N. nasociliaris sichtbar. [S700]

innervieren (➤ Abb. 9.64). Auf dem Weg zum M. obliquus inferior gibt der 3. Ast des R. inferior noch einen Ast zum Ganglion ciliare (s. u.) ab. Diese präganglionären Fasern bilden die parasympathische Wurzel des Ganglion ciliare. Nach Umschaltung auf postganglionär (innerhalb des Ganglion ciliare) gelangen die parasympathischen Fasern über die Nn. ciliares breves in den Bulbus und innervieren den M. sphincter pupillae und den M. ciliaris.

Ganglion ciliare

Das oberste der 4 parasympathischen Kopfganglien liegt lateral vom N. opticus [II] (➤ Abb. 9.63, ➤ Abb. 9.64, ➤ Abb. 9.37). Hier werden die präganglionären parasympathischen Fasern aus dem R. inferior nervi oculomotorii (Radix oculomotoria) umgeschaltet. Wie bei allen Kopfganglien gibt es auch im Ganglion ciliare zusätzlich eine sensorische Wurzel **(Radix sensoria)** des N. trigeminus [V] (N. nasociliaris) und eine sympathische Wurzel **(Radix sympathica)** mit postganglionären Fasern aus dem Plexus caroticus internus. Die Fasern der beiden letztgenannten Radices ziehen unverschaltet durch das Ganglion ciliare. Die sensorischen Fasern stammen zum größten Teil von der Augenoberfläche (Horn- und Bindehaut). Sie verlassen den Bulbus über die Nn. ciliaris breves und longi. Die sympathischen Fasern nehmen den entgegengesetzten Weg und ziehen innerhalb des Bulbus hauptsächlich zum M. dilatator pupillae (➤ Abb. 9.37).

N. trochlearis [IV]

Wie der N. oculomotorius [III] verläuft auch der N. trochlearis [IV] intradural in der lateralen Wand des Sinus cavernosus (➤ Abb. 9.62, ➤ Abb. 9.63). Kurz bevor er die Orbita erreicht, zieht er nach oben, überkreuzt den N. oculomotorius (➤ Abb. 9.63) und tritt oberhalb des Anulus tendineus communis (ZINN-Sehnenring) durch die Fissura orbitalis superior in die Orbita ein. In seinem vergleichsweise kurzen intraorbitalen Verlauf zieht er nach medial über den M. levator palpebrae superioris und innerviert von oben einstrahlend den M. obliquus superior motorisch (➤ Abb. 9.37).

N. trigeminus [V]

N. ophthalmicus [V/1]

Nach ebenfalls intraduralem Verlauf in der lateralen Wand des Sinus cavernosus tritt der N. ophthalmicus [V/1] als am weitesten kranial verlaufender Hauptast des N. trigeminus [V], durch die Fissura orbitalis superior in die Orbita ein (➤ Abb. 9.62). Kurz zuvor teilt sich der rein sensible Nerv in 3 Äste auf:

- N. nasociliaris
- N. frontalis
- N. lacrimalis

N. frontalis und N. lacrimalis verlaufen außen um den Anulus tendineus communis (ZINN-Sehnenring), der N. nasociliaris tritt normalerweise durch den Anulus hindurch.

Der rein sensible **N. nasociliaris** verläuft in der Orbita am weitesten kaudal. Er überkreuzt in seinem Verlauf den N. opticus [II] (➤ Abb. 9.64) und zieht unterhalb des M. rectus superior nach medial. Seine Äste sind in ➤ Tab. 9.18 aufgelistet.

Der **N. frontalis** verläuft nach seinem Durchtritt durch die Fissura orbitalis superior zwischen M. levator palpebrae superioris und Periorbita nach ventral. Etwa in der Mitte der Orbita teilt er sich in seine 2 Endäste auf:

- N. supraorbitalis
- N. supratrochlearis (➤ Abb. 9.63).

Der dickere **N. supraorbitalis** verlässt über das Foramen supraorbitale oder die Incisura supraorbitalis die Orbita. Beide Nerven innervieren die Stirn und einen Teil der Kopfschwarte.

Der **N. lacrimalis** verläuft als kleinster Ast des N. ophthalmicus [V/1] auf dem Oberrand des M. rectus lateralis nach ventral. Er nimmt in seinem Verlauf Fasern vom R. zygomaticotemporalis nervi zygomatici auf, der sowohl parasympathische postganglionäre (Ganglion pterygopalatinum) als auch postganglionäre sympathische Fasern (Ganglion cervicale superius) zur Innervation der Tränendrüse beisteuert. Außerdem innerviert der N. lacrimalis Teile der Bindehaut (Konjunktiva) sowie den lateralen Bereich des oberen Augenlids sensibel.

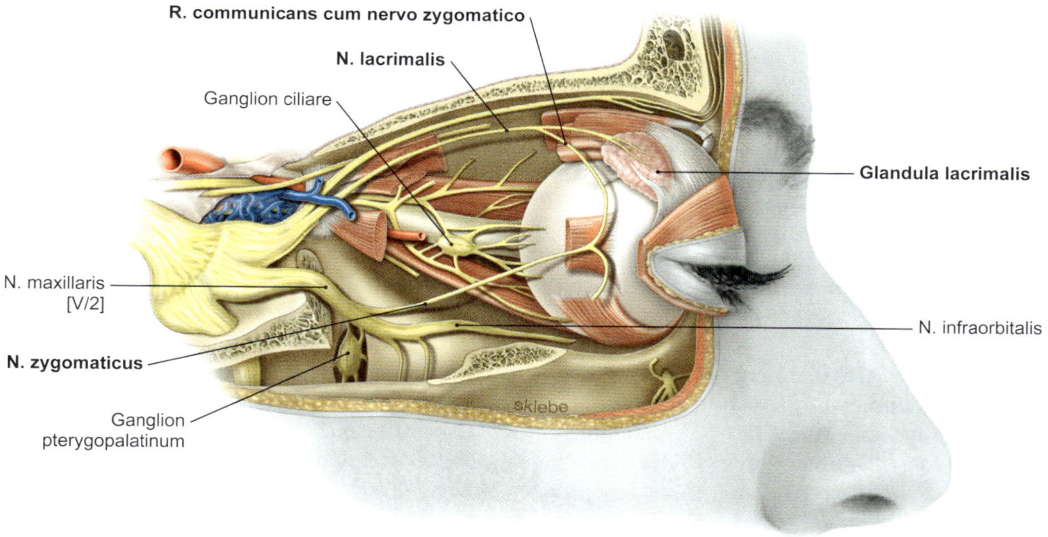

Abb. 9.65 Nervenverläufe in der Orbita. Ansicht von lateral nach Entfernung der temporalen Wand und des orbitalen Fettkörpers. [S700-L238]

N. maxillaris [V/2]

Der **N. zygomaticus** ist ein Ast des N. maxillaris [V/2] und spaltet sich in seinem Verlauf in der Fossa pterygopalatina vom N. maxillaris ab. Nach Aufnahme postganglionärer parasympathischer Fasern aus dem Ganglion pterygopalatinum zieht er durch die Fissura orbitalis inferior in die Orbita und teilt sich dort in 2 sensible, die Haut innervierende Äste auf:

- R. zygomaticofacialis
- R. zygomaticotemporalis

Die parasympathischen (viszeroefferenten) Fasern gelangen über den R. communicans cum nervo zygomatico und den N. lacrimalis zur Tränendrüse und innervieren sie (➤ Abb. 9.65).

N. abducens [VI]

Der N. abducens [VI] läuft nach seinem Austritt aus dem Hirnstamm durch den Sinus cavernosus lateral der A. carotis interna und gelangt anschließend über die Fissura orbitalis superior durch den Anulus tendineus communis (ZINN-Sehnenring) in die Orbita (➤ Abb. 9.58, ➤ Abb. 9.37). Dort zieht er nach lateral zum M. rectus lateralis und innerviert diesen motorisch.

Klinik

Bei einer Schädigung des N. trochlearis [IV] **(Trochlearisparese)** kann der M. obliquus superior nicht mehr bewegt werden. Bei diesen Patienten ist deshalb die Sehachse nach medial oben verlagert. Aufgrund seines zentralen Verlaufs durch den Sinus cavernosus ist der N. abducens [VI] im Rahmen einer Sinus-cavernosus-Thrombose besonders häufig und oft als erster Hirnnerv betroffen **(Abduzensparese).** Der Patient kann das betroffene Auge nicht mehr nach lateral abduzieren.
Um chirurgisch einen geeigneten Zugang zu finden, verwendet man die folgende **Einteilung der Orbita** nach verschiedenen klinischen Gesichtspunkten:

- bulbärer/retrobulbärer Abschnitt
- zentraler oder intrakonaler Teil/peripherer oder extrakonaler Teil
  - der intrakonale Teil ist der Teil der Orbita, der von den kegelförmig (konal) angeordneten geraden äußeren Augenmuskeln begrenzt wird
- obere/mittlere/untere Etage der Orbita
  - die obere Etage reicht vom Orbitadach bis zum M. rectus superior und beinhaltet den M. levator palpebrae superioris, die Nn. frontalis, trochlearis [IV] und lacrimalis sowie die Aa. supraorbitalis, supratrochlearis, die A. und V. lacrimalis und die V. ophthalmica superior (➤ Abb. 9.46; ➤ Abb. 9.62)
  - die mittlere Etage ist gleichzusetzen mit dem oben erwähnten intrakonalen Raum zwischen den geraden äußeren Augenmuskeln und beinhaltet die Nn. opticus [II], oculomotorius [III], nasociliaris, abducens [VI] und zygomaticus, das Ganglion ciliare, die A. ophthalmica, die V. ophthalmica superior sowie die Aa. ciliares posteriores breves und longae (➤ Abb. 9.64)
  - die untere Etage erstreckt sich vom M. rectus inferior bis zum Orbitaboden und beinhaltet den N. infraorbitalis sowie die A. infraorbitalis und die V. ophthalmica inferior (➤ Abb. 9.46; ➤ Abb. 9.61).

9.4.4 Bulbus oculi

Der **Augapfel (Bulbus oculi)** ist nahezu kugelförmig und hat beim Erwachsenen einen Durchmesser von etwa 2,5 cm. Er wiegt zwischen 8 und 10 Gramm und nimmt den vorderen Abschnitt der Orbita ein. Der größte Teil des Augapfels ist von der **Lederhaut (Sclera)** umgeben. Sie besteht aus festem Bindegewebe, das kollagene und elastische Fasern enthält. Die **Vagina bulbi (TENON-Kapsel)** ist eine Bindegewebehülle und bedeckt die gesamte Oberfläche des Bulbus vom Eintrittsort des N. opticus [II] bis hin zum Limbus corneae, an dem die Sclera in die Cornea übergeht. Zwischen Sclera und Vagina bulbi befindet sich ein dünner Spalt **(Spatium episclerale).**
Die Vagina bulbi penetrierend, setzen die Sehnen der äußeren Augenmuskeln an der Sclera an. Vorne wird die rundliche Form des Bulbus durch die Vorwölbung der transparenten **Hornhaut (Cornea)** unterbrochen (➤ Abb. 9.66). Sie geht im Bereich des Limbus corneae in die Sclera und die diese bedeckende durchsichtige Bindehaut (Tunica conjunctiva) über. Die Cornea ist gefäßfrei und bleibt es bis zum Übergang in die vaskularisierte Tunica conjunctiva, sodass die oberflächlichen Epithelschichten der Cornea über die Tränenflüssigkeit mit Nährstoffen und Sauerstoff versorgt werden müssen.

Klinik

Die **endokrine Orbitopathie** ist eine Erkrankung, die zu den organspezifischen Autoimmunerkrankungen zählt und meist im Kontext einer BASEDOW-Erkrankung auftritt. Man geht davon aus, dass das Immunsystem fehlerhaft Antikörper gegen spezifische Gewebe in der Orbita (z. B. Augenmuskeln, Fettgewebe) bildet und es in der Folge zu entzündlichen Reaktionen kommt. Klinisch äußert sich eine solche Erkrankung durch das Hervortreten der Augen (Exophthalmus), eine Vergrößerung der Lidspalte mit Lidretraktion sowie Bewegungsstörungen der Augen.

Im Inneren ist der Augapfel hohl. Hinter der Cornea in Richtung des Sehnervs schließt sich die **vordere Augenkammer** an, die sich zwischen der Cornea und der Vorderseite der Iris aufspannt. Die vordere Augenkammer ist mit der **hinteren Augenkammer** durch die **Pupillenöffnung der Iris** verbunden. Hier zirkuliert das Kammerwasser von der hinteren Augenkammer in die vordere Augenkammer. Das **Kammerwasser (Humor aquosus)** wird vom Ziliarepithel des **Ziliarkörpers (Pars plicata)** in der hinteren Augenkammer sezerniert und strömt zwischen Linse und Irisrückseite durch die Pupille in die vordere Augenkammer. Im **Kammerwinkel (Angulus iridocornealis)**, der von der Iriswurzel, dem Ziliarkörper und der Cornea begrenzt wird, befindet sich das **trabekuläre Maschenwerk (Trabeculum corneosclerale)**, durch dessen bindegewebige Spalträume das Kammerwasser in den ringförmig verlaufenden **Sinus venosus sclerae (SCHLEMM-Kanal)** drainiert und anschließend über die intra- und episkleralen Venen in das venöse System abgeleitet wird (➤ Abb. 9.67). Die kontinuierliche Produktion und Ableitung des Kammerwassers (etwa 6–7 ml pro Tag) ist zur Ernährung der inneren Schichten der Cornea und der Linse wichtig sowie zur Aufrechterhaltung des physiologischen Augeninnendrucks (Normalbereich zwischen 10 und 21 mmHg), der die stabile Kugelform des Bulbus oculi und die stabilen Abstände der optischen Medien im Inneren des Auges zueinander gewährleistet.

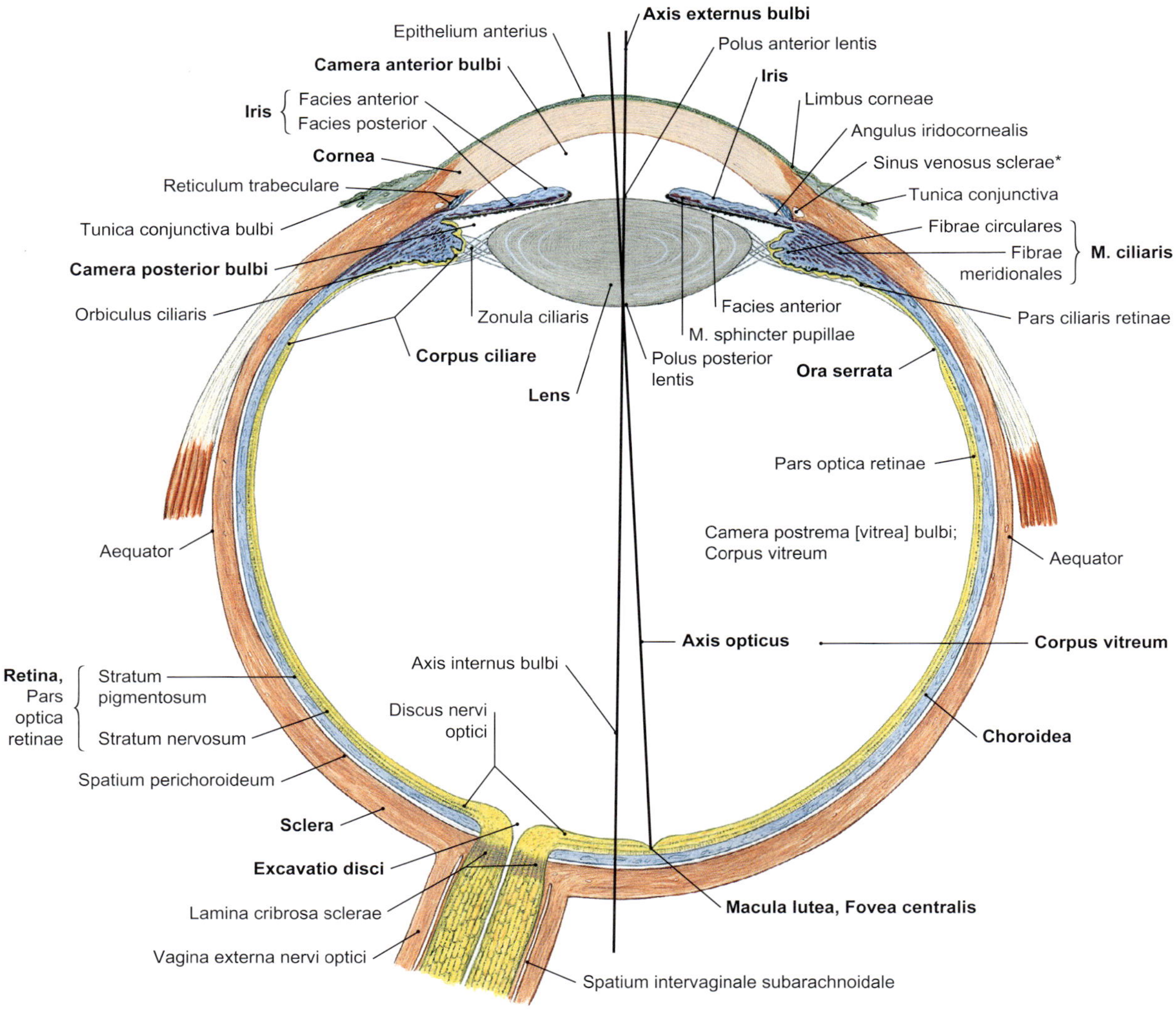

Abb. 9.66 Rechter Bulbus oculi im mittigen Horizontalschnitt mit Anschnitt des N. opticus [II] auf Höhe der Pupillenöffnung. Unterhalb der Sclera liegt die Uvea (Gefäßhaut), die im vorderen Bereich des Auges aus der Regenbogenhaut (Iris) und dem Strahlenkörper (Ziliarkörper; Corpus ciliare) und im hinteren Bereich aus der Aderhaut (Choroidea) besteht. Die Ora serrata markiert den Übergang vom Ziliarkörper in die Aderhaut. Diese ist einerseits für die Ernährung der innen aufliegenden Netzhaut (Retina) wichtig, sorgt aber gleichzeitig auch für die Temperaturregulation des Bulbus oculi. Die Retina mit ihren Sehsinneszellen bildet die innerste Schicht des Augapfels. Zu dieser Schicht gehören im vorderen Augenabschnitt auch das Pigmentepithel des Ziliarkörpers und das Epithel der Iris. [S700-L301]

Klinik

Ist der Kammerwasserabfluss gestört, kann ein **Glaukom (grüner Star)** entstehen. Der dann erhöhte intraokuläre Druck verursacht oft neuronale Schäden im Bereich der Retina und der Sehnervenpapille, da die bindegewebig aufgebaute Sclera nicht sonderlich dehnbar ist. Glaukomerkrankungen zählen zu den häufigsten Erblindungsursachen weltweit. Ursache eines verminderten Kammerwasserabflusses ist beispielsweise die Verlegung des Kammerwinkels durch Verklebungen der Iris mit der Cornea (Synechien), die zu einem Winkelblockglaukom führen können. Bei offenem Kammerwinkel kann aber auch aufgrund anderer Ursachen der Abfluss des Kammerwassers durch das Trabekelwerk des SCHLEMM-Kanals gestört sein (Offenwinkelglaukom). Beim Normaldruckglaukom, das als eine spezielle Form des primären Offenwinkelglaukoms zu sehen ist, kommt es zu einer Schädigung des Sehnervs, obwohl der Augeninnendruck bei diesen Patienten nicht erhöht ist.

Die hintere Augenkammer grenzt nach hinten an die **Augenlinse.** Diese besteht aus einem Linsenkern (Nucleus lentis) und der Linsenrinde (Cortex lentis) und ist von einer dichten Faserkapsel (Capsula lentis) umgeben. In der Äquatorregion werden unterhalb der Linsenkapsel zeitlebens in einer Wachstumszone (Zona germinativa) neue Zellen gebildet. Diese formen sich dann in längliche Fasern um, lagern transparente Kristallinproteine ein und verlieren im Anschluss ihre Zellorganellen. Die dadurch transparente, bikonvex geformte elastische Linse verliert durch den kontinuierlichen Wachstumsprozess mit zunehmendem Alter an Elastizität, was um das 40.–45. Lebensjahr zur Altersweitsichtigkeit (Presbyopie) führt. In die Linsenkapsel inserieren die **Zonulafasern (Zonula ciliaris),** die an den Ziliarfortsätzen des **Ziliarkörpers (Corpus ciliare)** entspringen (➤ Abb. 9.66). Durch die Kontraktion des M. ciliaris bewegt sich der Ziliarkörper auf die Linse zu, was die Spannung der Zonulafasern vermindert. Dadurch rundet sich die Linse ab und das Auge fokussiert auf die Nähe (Nahakkommodation). Im nicht kontrahierten Zustand des Ziliarmuskels überwiegt die Spannung der Zonulafasern und die Linse flacht sich ab. So ist das Auge auf die Weitsicht fokussiert. Hinter der Linse und ihrem Halteapparat ist das Auge bis zur Retina mit dem gallertig aufgebauten durchsichtigen **Glaskörper (Corpus vitreum)** ausgefüllt, der zu fast 98 % aus Wasser besteht. Er nimmt fast vier Fünftel des Gesamtvolumens des Bulbus ein (➤ Abb. 9.66). Hornhaut, Kammerwasser in den Augenkammern, Iris, Linse und Glaskörper bilden den optischen Apparat des Auges.

Gefäßversorgung

Der Bulbus wird über unterschiedliche *arterielle Zuflüsse* mit Blut versorgt, die alle aus der A. ophthalmica kommen (➤ Abb. 9.67):

- **A. centralis retinae:** Sie entspringt aus der A. ophthalmica (➤ Abb. 9.53) und verläuft nach ihrem Eintritt zentral im N. opticus [II], tritt am Discus nervi optici innen in den Bulbus ein und versorgt die inneren Schichten der Retina.
- **Aa. ciliares anteriores:** Sie versorgen alle inneren Augenmuskeln und bilden Anastomosen mit den Aa. ciliares posteriores longae.
- **Aa. ciliares posteriores longae:** Sie durchbrechen die Sclera medial und lateral des N. opticus [II] und verlaufen innerhalb der Aderhaut (Choroidea) nach vorne.
- **Aa. ciliares posteriores breves:** Diese Äste durchdringen die Sclera unmittelbar um den N. opticus [II] und ziehen in die Choroidea ein.

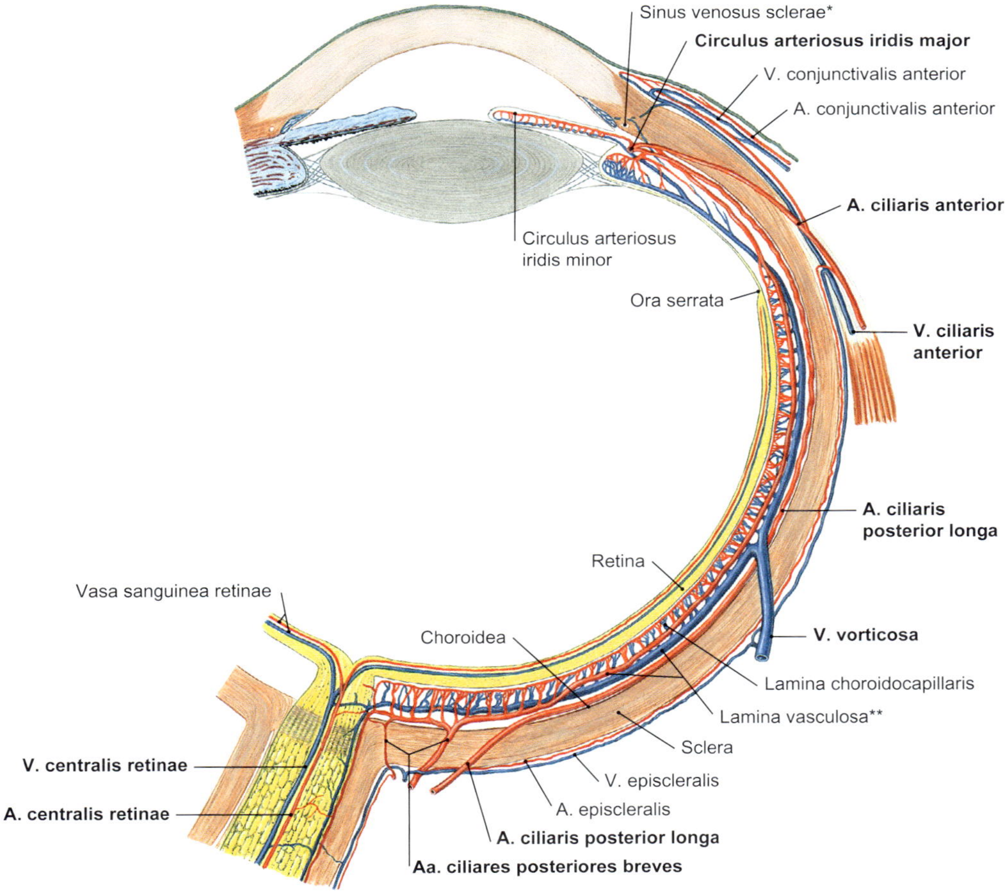

Abb. 9.67 Blutgefäße des rechten Bulbus oculi (Schema).
* klinisch: SCHLEMM-Kanal,
** klinisch: Uvea. [S700-L301]

Der *venöse Blutabfluss* aus dem Bulbus oculi erfolgt in erster Line über die Vortexvenen **(Vv. vorticosae),** 4 Gefäße, die aus der Choroidea kommend in jeweils einem der 4 Quadranten des hinteren Bulbus durch die Sclera ziehen und anschließend in die V. ophthalmica superior oder die V. ophthalmica inferior münden. Das venöse Blut der inneren Retina wird durch die **V. centralis retinae** abgeleitet, die in ihrem weiteren Verlauf in die V. ophthalmica superior oder direkt in den Sinus cavernosus mündet.

Klinik

Eine relativ häufige Gefäßerkrankung der V. centralis retinae ist die **Zentralvenenthrombose.** Patienten nehmen dadurch zunächst eine schmerzlose Verschlechterung der Sehkraft (Visus) wahr. Außer allgemeinen Risikofaktoren für das Entstehen von Thrombosen ist die Ursache einer Zentralvenenthrombose noch nicht ausreichend geklärt.

Wandaufbau des Bulbus

Der Inhalt des Bulbus oculi wird von einer Wand umgeben, die in 3 Schichten gegliedert werden kann (➤ Tab. 9.25).

Tab. 9.25 Wandschichten des Augapfels mit ihren Anteilen.

Tunica fibrosa bulbi	Tunica vasculosa bulbi	Tunica interna bulbi
• Sclera • Cornea	• Choroidea • Corpus ciliare • Iris	• Retina – Pars caeca retinae – Pars optica retinae

Tunica fibrosa bulbi

Die Tunica fibrosa bulbi besteht aus 2 Anteilen, der Sclera und der Cornea:

- Die **Sclera,** das sog. „Augenweiß", bildet den hinteren und seitlichen Anteil des Bulbus und ist von zahlreichen Gefäßen durchzogen.
- Die **Cornea** ist aus 5 Schichten aufgebaut:
  - Epithelschicht,
  - BOWMAN-Membran (eine dicke Basalmembran),
  - Stroma (macht etwa 90 % der Hornhautdicke aus),
  - DESCEMET-Membran (eine dicke Basalmembran) und
  - Endothelschicht (sie ist vor allem an der Stoffwechselregulierung zwischen Kammerwasser und Stroma beteiligt)

Klinik

Nach Verletzungen der Hornhaut ist diese nur eingeschränkt regenerationsfähig. Oft kommt es nach unbehandelten Schädigungen zu Vernarbungen, die zu schwerem Visusverlust führen können. Um die Sehfähigkeit nach einer Vernarbung oder einer Eintrübung der Hornhaut wiederherzustellen, ist meist eine **Hornhauttransplantation (Keratoplastik)** notwendig. Dieser Eingriff ist die in Deutschland am häufigsten durchgeführte Gewebetransplantation. Die Heilungstendenz ist bei diesem Eingriff gut bis sehr gut (klares Einheilen des Transplantates gelingt bei ungefähr 90 % der Operationen), da die Hornhaut ein avaskuläres Gewebe ist (sie gehört zu den immunprivilegierten Organen). Abstoßungsreaktionen des Spendergewebes sind selten (< 5 %). Waren in die Empfängerhornhaut bereits Gefäße eingewandert, steigt das Risiko einer Abstoßungsreaktion allerdings erheblich (Hochrisiko-Keratoplastiken). Um dieses Risiko zu minimieren, wird vor der Operation beim Empfänger eine Gewebetypisierung mittels Blutprobe (HLA-Typisierung) durchgeführt, um geeignete, an den Gewebstyp des Empfängers angepasste Transplantate (über Hornhautbanken) zu finden.

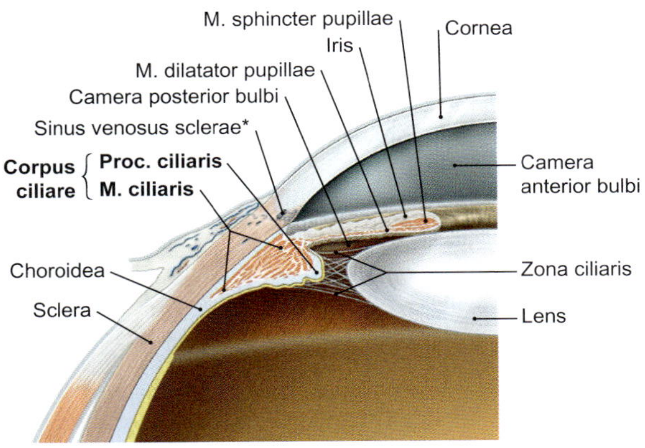

Abb. 9.68 Strukturen des Kammerwinkels (Schema); * klinisch: SCHLEMM-Kanal. [S700-L275]

Tunica vasculosa bulbi

In der Tunica vasculosa bulbi (Tunica media bulbi, Uvea) verlaufen zahlreiche Blut- und Lymphgefäße. Sie umfasst alle inneren Augenmuskeln, die zur Regulation des Lichteinfalls ins Auge und zur Kontrolle der Linsenform notwendig sind, und ist für die Sekretion des Kammerwassers zuständig. Zu ihr gehören die Iris, der Ziliarkörper und die Choroidea (➤ Abb. 9.68).

Choroidea

Die Choroidea bildet den hinteren Abschnitt der Tunica vasculosa bulbi und macht etwa zwei Drittel der gesamten Gefäßschicht aus. Über ihr Kapillarsystem gelangen Sauerstoff und Nährstoffe zu den äußeren Anteilen der Retina. Die Choroidea ist pigmentiert und innen fest mit der äußeren Retina sowie außen locker mit der Sclera verbunden.

Corpus ciliare

Der Ziliarkörper (Corpus ciliare) schließt sich nach vorn an die Choroidea an. Er reicht vorne bis zum Übergang von Cornea und Sclera und hinten bis zur Ora serrata. Er wird hauptsächlich vom **M. ciliaris** gebildet, der aus glatten Muskelfasern besteht, die zirkulär, radiär und longitudinal angeordnet sind. Der Ziliarmuskel ragt somit in das Augeninnere hinein und führt bei Kontraktion zu einer Lockerung der **Zonulafasern** des Halteapparats der Linse und somit zur Nahakkommodation. Die Zonulafasern entspringen an den Procc. ciliares des Ziliarkörpers und sind als längs angeordnete Falten auf seiner Innenfläche sichtbar (➤ Abb. 9.68). Die Gesamtheit der Bindegewebsfasern wird Lig. suspensorium lentis genannt. Man teilt den Ziliarkörper in einen eben verlaufenden Anteil **(Pars plana)** und in einen aufgefalteten Anteil **(Pars plicata)** ein. Von der Pars plicata entspringen etwa 70 **Ziliarfortsätze (Procc. ciliares),** von denen die Zonulafasern des Linsenhalteapparats ausstrahlen. Das **Ziliarepithel** im Bereich der Pars plicata sezerniert außerdem das Kammerwasser.

Iris

Die Tunica vasculosa bulbi wird vorne durch die Iris abgeschlossen. Die Iris stellt die regulierbare Blende des Auges dar und ist durch die Cornea als farbiger Teil des Auges sichtbar. An ihrer Rückseite ist sie von einem Pigmentblatt überzogen (➤ Abb. 9.69). Sie hat eine zentrale Öffnung, die **Pupille (Pupilla).** Die Größenveränderung der Pupillenöffnung (variabel zwischen etwa 1,5 und 8 mm) wird durch glatte Muskelfaserzüge ermöglicht, die in das bindegewebige Irisstroma eingelagert sind. Ringförmig um die Pupillenöffnung herum ziehende Muskelfasern bilden den **M. sphincter pupillae** und führen bei Kontraktion zu einer Verkleinerung des Pupillendurchmessers (Miosis; ➤ Abb. 9.69). Sie werden von postganglionären parasympathischen Nervenfasern aus dem Ganglion ciliare (Nn. ciliares breves) innerviert. Im Verlauf schließen sich fächerförmig und radial nach

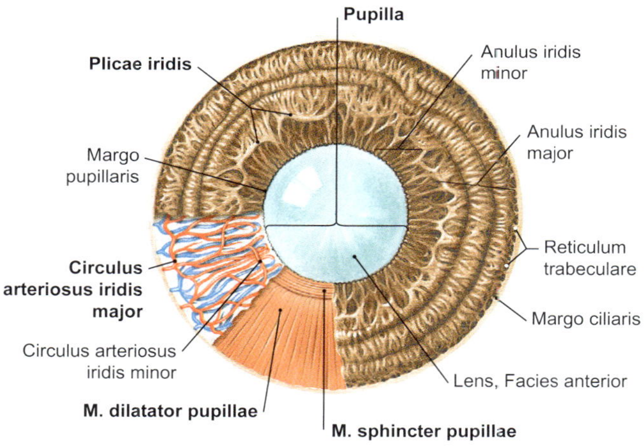

Abb. 9.69 Iris mit Linse von vorne (Schema). [S702-L127]

außen ziehende glatte Muskelfaserzüge an, die den **M. dilatator pupillae** bilden. Er führt bei Kontraktion zu einer Weitung der Pupillenöffnung (Mydriasis). Seine Muskelfasern liegen direkt auf dem Pigmentblatt der Iris auf und werden von postganglionären sympathischen Nervenfasern aus dem Ganglion cervicale superius innerviert, die ebenfalls – aber unverschaltet – über das Ganglion ciliare in den Bulbus gelangen. Die Blutversorgung der Iris erfolgt über 2 Arterienringe, den äußeren **Circulus arteriosus iridis major** und den unvollständigen inneren **Circulus arteriosus iridis minor** (➤ Abb. 9.69). Beide Arterienringe sind durch Anastomosen miteinander verbunden. Die Rückseite der Iris hat eine strahlenartige Struktur, die durch den gezackten Rand der Netzhaut (Pars ciliaris retinae) und durch die Anordnung der Ziliarkörperfortsätze (Plicae iridis) entsteht.

Tunica interna bulbi

Die Tunica interna bulbi (Retina) setzt sich aus 2 Anteilen zusammen:

- Die **Pars caeca retinae** bedeckt mit ihren beiden Anteilen vor der Ora serrata die innere Oberfläche des Corpus ciliare (Pars ciliaris retinae) und der Iris (Pars iridica retinae).
- Hinten und lateral im Auge bis zur Ora serrata befindet sich die **Pars optica,** der eigentliche lichtempfindliche Teil der Retina. Er besteht aus 2 Schichten:
  - dem äußeren **retinalen Pigmentepithel (Stratum pigmentosum),** das fest mit der Choroidea verbunden ist und sich nach vorne als Pigmentschicht im Bereich der Pars caeca retinae fortsetzt,
  - der inneren **neuronalen Retina (Stratum neuroepitheliale),** die nur direkt um den N. opticus [II] und an der Ora serrata mit dem Stratum pigmentosum verbunden ist

Die neuronale Retina ist wiederum in mehrere Schichten gegliedert. Die äußere Schicht, die direkt dem Pigmentepithel aufliegt, enthält die **Fotorezeptoren (Stäbchen und Zapfen),** die sich ungleichmäßig über die Retina verteilen und in denen die Signaltransduktion eines Lichtreizes (Photon) in einen physiologischen Nervenimpuls (Fototransduktion) stattfindet. Die Fotorezeptoren bilden synaptische Verbindungen zu Neuronen der inneren Retina **(Bipolarzellen, Horizontalzellen, Amakrinzellen),** die wiederum synaptisch mit den innersten Neuronen der Retina, den **Ganglienzellen,** in Verbindung stehen. Ein Photon muss also zunächst alle retinalen Schichten durchdringen, bevor es in den Außensegmenten der Fotorezeptoren zu einer Signaltransduktion kommen kann. Die Ganglienzellen sind die einzigen Neurone der Retina, die über den gemeinsamen Verlauf ihrer Axone Sehsinnesreize an das Gehirn senden. Dazu laufen die Axone der retinalen Ganglienzellen in der **Sehnervenpapille (Discus nervi optici)** zusammen und ziehen als N. opticus [II] und nach dem

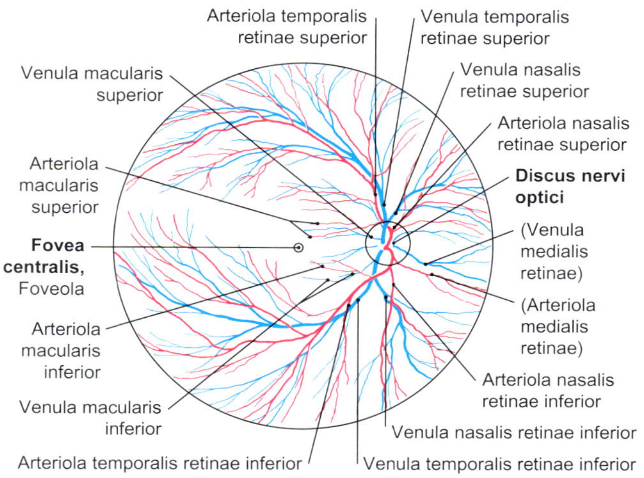

Abb. 9.70 Aufzweigung der Blutgefäße der Netzhaut mit Lokalisation des Discus nervi optici und der Fovea centralis (Schema). [S700]

Chiasma opticum als Tractus opticus in Richtung Thalamus (Corpus geniculatum laterale) des Zwischenhirns (➤ Kap. 9.3.2). Im Bereich der Papille kommen außer den Axonen der Ganglienzellen keine retinalen Strukturen vor. Aus diesem Grund wird dieser Bereich der Retina als **blinder Fleck** bezeichnet. Hier tritt auch die A. centralis retinae in das Augeninnere ein und verzweigt sich in verschiedene Äste zur Blutversorgung der inneren Retina (➤ Abb. 9.70). Die entsprechende Vene (V. centralis retinae) verlässt das Auge über die Sehnervenpapille. Lateral des Discus nervi optici befindet sich der **gelbe Fleck, die Macula lutea.** Er ist durch eine Vertiefung **(Fovea centralis)** gekennzeichnet, die sowohl den dünnsten Bereich der Retina als auch den Bereich des schärfsten Sehens darstellt. Die hier vorhandene höchste visuelle Empfindlichkeit innerhalb der Retina basiert auf der großen Dichte an Zapfenzellen, ohne dass Stäbchenzellen vorkommen. Beim direkten Fokussieren eines Gegenstandes fällt das Bild in diesen Bereich der Retina und kann so scharf gesehen werden.

Klinik

Pathologische Veränderungen der Netzhaut im Bereich der Macula lutea werden als **Makuladegeneration** bezeichnet. Die häufigste Form dieser zu einem allmählich fortschreitenden Visusverlust führenden Erkrankungen ist die **altersbedingte oder senile Makuladegeneration (AMD).** Sie führt in den Industrieländern bei Menschen über 50 Jahren am häufigsten zu einer Erblindung, gefolgt von Glaukomerkrankungen und diabetischer Retinopathie. Als Risikofaktoren für eine AMD gelten außer einer genetischen Prädisposition unter anderem Rauchen und Bluthochdruck.

Klinik

Das retinale Pigmentepithel versorgt die äußeren Anteile der Netzhaut. Bei einer **Netzhautablösung (Ablatio retinae)** löst sich aus unterschiedlichen Gründen die Verbindung zwischen der neuronalen Netzhaut und dem Pigmentepithel. Werden die Fotorezeptoren durch den Kontaktverlust nicht mehr ausreichend ernährt, kann es je nach Dauer und Lokalisation der Ablatio zu einem massiven Funktionsverlust in den betroffenen Netzhautarealen kommen. Eine Netzhautablösung wird abhängig von ihrer Ursache, Lage und Ausdehnung behandelt. Nach Wiederanlage der Netzhaut kann eine funktionelle Regeneration erreicht werden.

9.5 Ohr

Friedrich Paulsen

Kompetenzen

Nach Bearbeitung dieses Lehrbuchkapitels sollten Sie in der Lage sein:

- den anatomischen Aufbau von äußerem Ohr, Mittelohr und Innenohr zu beschreiben und dessen Inhaltsstrukturen zu benennen
- die verschiedenen Regionen des Ohrs korrekt zu beschreiben, ihre Begrenzungen klar zu definieren und in einen topografischen und klinischen Kontext mit den Nachbarstrukturen zu bringen
- den Aufbau der Tuba auditiva, die an der Tubenfunktion beteiligten Muskeln und die Beziehung zum Mittelohr zu erläutern
- den Verlauf der Leitungsbahnen in der Pars petrosa zu beschreiben und deren unterschiedliche Versorgungs- bzw. Innervationsgebiete sortiert nachzuvollziehen
- die embryologische Entwicklung des äußeren Ohrs, des Mittelohrs und des Innenohrs zu erklären und den Aufbau und die Funktion zu erklären

Klinischer Fall

Othämatom

Anamnese
Ein junger Mann stellt sich spätabends beim diensthabenden HNO-Arzt mit einer an der Vorderseite stark geschwollenen Ohrmuschel vor. Er ist Kickboxer und gibt an, beim Training einen Tritt an den Kopf erhalten zu haben. Die Ohrmuschel habe kurzfristig wehgetan, danach habe der Schmerz rasch abgenommen. Allerdings sei die Ohrmuschel relativ schnell angeschwollen und der Trainer habe ihn gleich zur HNO-Klinik geschickt.

Erstuntersuchung
Der Arzt untersucht die Ohrmuschel, den äußeren Gehörgang und das Trommelfell eingehend. Die bläuliche Schwellung der Ohrmuschel ist weich und fluktuierend. Der HNO-Arzt diagnostiziert ein Othämatom, also einen serös-blutigen Erguss zwischen Perichondrium und Ohrmuschelknorpel. Dabei hat der Boxtritt zu einer tangentialen, abscherenden Gewalteinwirkung auf die Ohrmuschel geführt, unter der das Perichondrium vom Knorpel abgeschoben wurde. Es ist ein Spaltraum entstanden, der sich sekundär mit Flüssigkeit gefüllt hat.

Therapie
Der HNO-Arzt inzidiert die Schwellung anschließend unter sterilen Bedingungen, um einer Ohrmuschelperichondritis vorzubeugen. Dabei entleert sich serös-blutiges Sekret. Um das Perichondrium wieder optimal am Knorpel zu fixieren, legt er 2 Matratzennähte. Außerdem verordnet er ein Antibiotikum. Schließlich klärt er den Patienten auf, dass eine solche Verletzung beim Boxen sehr häufig sei, und rät ihm, in Zukunft regelmäßig einen Kopfschutz zu tragen, da es langfristig bei rezidivierenden Othämatomen zu einem „Blumenkohlohr" kommen könne. Dabei entsteht eine bindegewebige Organisation des Blutergusses mit Einschränkungen der Nährstoffversorgung des Ohrknorpels und mit Untergang von Knorpelgewebe, was letztlich zur Deformität der Ohrmuschel führt.

Das Ohr (Auris) umfasst das Hör- und das Gleichgewichtsorgan. Es gliedert sich in **äußeres Ohr, Mittelohr** und **Innenohr** (➤ Abb. 9.71):

- Zum **äußeren Ohr** gehören die Ohrmuschel, der äußere Gehörgang und das Trommelfell.
- Das **Mittelohr** besteht aus der Paukenhöhle, die zentral im Felsenbein (Pars petrosa des Os temporale) liegt. Sie ist vom äußeren Gehörgang durch das Trommelfell getrennt, beherbergt die 3 Gehörknöchelchen und steht über die Ohrtrompete mit dem Nasopharynx sowie über das Antrum mastoideum mit dem Warzenfortsatz in Verbindung.
- Das auch als Labyrinth bezeichnete **Innenohr** liegt ebenfalls im Felsenbein. Es besteht aus verschiedenen Hohlräumen, die lateral an das Mittelohr und medial an den Meatus acusticus internus grenzen.

Das im Innenohr (Organum vestibulocochleare) lokalisierte Hörorgan wandelt die über das äußere Ohr aufgenommenen Töne und Geräusche, die vom Mittelohr als mechanische Informationen weitergeleitet und verstärkt werden, so in elektrische Impulse um, dass die Informationen zum Gehirn weitergeleitet werden können. Außerdem sind im Innenohr spezialisierte Rezeptorzellen zur Bestimmung von Bewegungen und Positionen im Raum (Gleichgewichtsorgan) untergebracht.

9.5.1 Embryologie

Entwicklung des äußeren Ohrs
Das der Schallaufnahme dienende äußere Ohr entwickelt sich aus der 1. Schlundfurche, zwischen dem 1. und 2. Kiemenbogen.

Entwicklung der Ohrmuschel aus den 6 Aurikularhöckern
Am dorsokranialen Ende der 1. Schlundfurche stehen sich am Anfang der 6. Woche 2 Reihen von jeweils 3 **Aurikularhöckern** gegenüber, die unterschiedlich schnell wachsen und rasch zur Ohrmuschel verschmelzen. Mit der Verlängerung des Unterkieferastes im 1. Kiemenbogen werden die Ohrmuscheln indirekt nach kranial verlagert und kommen schließlich auf Höhe der Augen zu liegen.

Klinik

Überschießende oder mangelhafte Verschmelzungen der Aurikularhöcker treten nicht selten und spontan auf **(Ohrmuschelfehlbildungen);** zu tief liegende Ohrmuscheln sind häufig mit chromosomal bedingten Fehlbildungen assoziiert.

Entwicklung des äußeren Gehörgangs aus der ersten Schlundfurche
Der äußere Gehörgang entwickelt sich aus dem Ektoderm in der Tiefe der 1. Schlundfurche, die als trichterförmige Röhre nach innen wächst, bis sie die endodermale Auskleidung der Paukenhöhle (Recessus tubotympanicus, aus der 1. Schlundtasche) erreicht und zu Beginn der 9. Woche am Gehörgangboden eine solide Gehörgangsplatte bildet.

Klinik

Löst sich die Gehörgangsplatte ab dem 7. Monat nicht wieder auf, kommt es zur **angeborenen Taubheit.**

Mittelohrentwicklung
Die endodermale Auskleidung der 1. Schlundtasche wächst ab der 5. Woche als Ausstülpung des Schlunddarms nach lateral und wird zum **Mittelohr.** Sie trifft mit ektodermalem Gewebe am Boden der 1. Schlundfurche zusammen. An der Kontaktstelle bleibt nur noch eine dünne Membran übrig – das **Trommelfell.** Nun erweitert sich

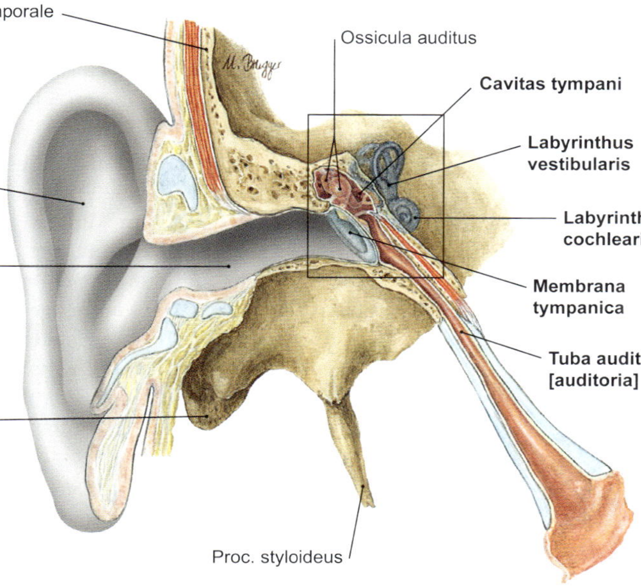

Abb. 9.71 Teile des Ohrs, Auris, rechts. Längsschnitt durch Gehörgang, Mittelohr und Ohrtrompete; Ansicht von vorne. Die Strukturen im schwarzen Rechteck sind im Detail in ➤ Abb. 9.83 wiedergegeben. [S700]

der distale Anteil der 1. Schlundtasche, Recessus tubotympanicus, und wird zur primitiven **Paukenhöhle.** Der proximale Anteil bleibt schmal und wird zur **Ohrtrompete** (Tuba auditiva [auditoria], EUSTACHIUS-Röhre).

Entwicklung der Gehörknöchelchen
Ebenfalls Anfang der 5. Woche beginnen sich im Mesenchym des 1. und 2. Kiemenbogens die Gehörknöchelchen zu differenzieren:

- der Hammer als Derivat des MECKEL-Knorpels und der Amboss als Derivat des Palatoquadratums (aus dem Maxillarwulst) sowie der M. tensor tympani im 1. Kiemenbogen (Innervation daher durch den N. mandibularis [V/3], den 1. Kiemenbogennerv)
- der Steigbügel als Derivat des REICHERT-Knorpels und der M. stapedius im 2. Kiemenbogen (Innervation daher durch den N. facialis [VII], den 2. Kiemenbogennerv)

Entwicklung des Innenohrs
Etwa am 22. Tag bildet sich im **Oberflächenektoderm** beidseits der Rautenhirnanlage die **Ohrplakode** als eine Verdickung des Epithels; sie stülpt sich bald darauf zum **Ohrgrübchen** ein und schnürt das **Ohrbläschen** ab. Jedes Bläschen teilt sich in einen vorderen **(rostralen) Anteil,** aus dem Sacculus sowie Ductus cochlearis hervorgehen, und in einen hinteren **(okzipitalen) Anteil,** aus dem Utriculus, Bogengänge und Ductus endolymphaticus hervorgehen; rostraler und okzipitaler Anteil bleiben über einen schmalen Gang verbunden und bilden in ihrer Gesamtheit das **häutige Labyrinth.**

9.5.2 Äußeres Ohr

Das äußere Ohr gliedert sich in die von außen sichtbare **Ohrmuschel** (Auricula) sowie den nach innen führenden **äußeren Gehörgang** (Meatus acusticus externus) und das Trommelfell (Membrana tympanica). Es dient der Schallleitung und der Verbesserung der Richtungsortung.

Ohrmuschel

Die Ohrmuschel (➤ Abb. 9.72) besteht aus einem Grundgerüst aus elastischem Knorpel. Die Haut über der Außenfläche ist unverschieblich und faltenfrei mit dem Perichondrium verbunden; auf der Rückfläche ist sie verschieblich. Subkutanes Fettgewebe fehlt. Das **Ohrläppchen** (Lobulus auriculae) ist knorpelfrei, variabel ausgebildet und besteht aus subkutanem Fettgewebe mit Hautüberzug. Der äußere Rand der Ohrmuschel, die **Helix,** ist eingerollt, die **Antihelix** ist die innere Ohrmuschelfalte, **Tragus** und **Antitragus** sind prominente Knorpelteile, die die zentrale Vertiefung **(Cavitas conchae)** am Gehörgangseingang begrenzen. Der Tragus setzt sich in den knorpeligen Anteil des äußeren Gehörgangs fort. Weitere Bezeichnungen sind für die Ohrmuschel gebräuchlich, für das Verständnis aber vernachlässigbar.

Muskeln
An der Ohrmuschel findet man häufig noch rudimentäre Muskeln wie z. B. die Mm. auriculares anterior, superior und posterior oder den M. tragicus (einige Menschen können mit den Ohren wackeln, allerdings nur in Zusammenarbeit mit dem M. epicranius). Es handelt sich dabei um mimische Muskulatur (Innervation durch den N. auricularis posterior des N. facialis [VII]), die zu einem rudimentären Sphinktersystem (M. orbicularis conchae) gehört, das bei vielen Tieren noch gut ausgeprägt ist. So dreht das Pferd seine Ohrmuscheln in Richtung auf den Schall zu. Igel und Bär verschließen während des Winterschlafs den äußeren Gehörgang, um durch Außengeräusche nicht gestört zu werden.

Leitungsbahnen
Arterien
Die Ohrmuschel ist aufgrund ihrer exponierten Lage (Kälteschutz, Wärmeabgabe) sehr gut durchblutet. Die Arterien sind Äste der A. carotis externa. Die **A. temporalis superficialis** erreicht mit Rr. auriculares anteriores die Vorderseite der Ohrmuschel; Rr. auriculares der **A. auricularis posterior** versorgen die Rückseite.

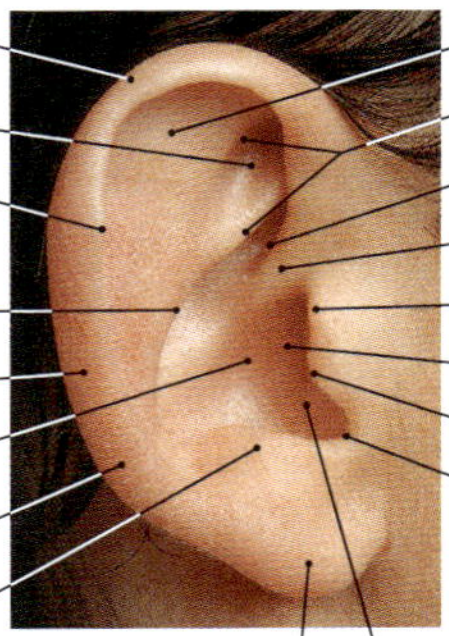

Abb. 9.72 Ohrmuschel, Auricula, rechts. Ansicht von lateral. [S700]

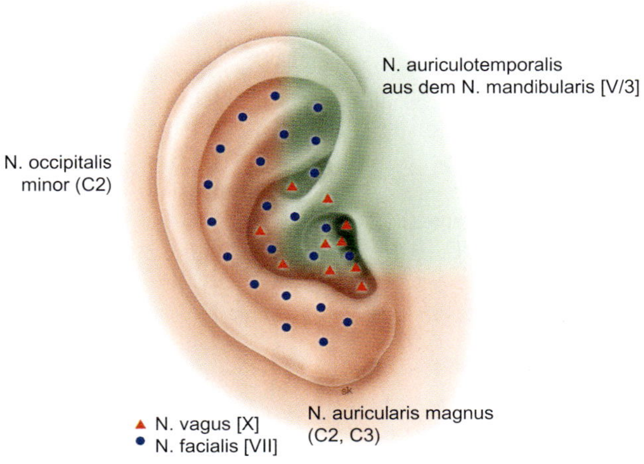

Abb. 9.73 Sensible Innervation der Ohrmuschel, Auricula, rechts. Ansicht von lateral. [S700-L238]/[E402-004]

Venen

Entsprechende **Vv. auriculares anteriores** drainieren in den **Plexus pterygoideus;** die V. auricularis posterior mündet in die V. jugularis externa, die Vv. temporales superficiales in die V. jugularis interna.

Lymphgefäße

Lymphe wird aus der Ohrmuschel nach vorne in **Nodi lymphoidei parotidei** und nach hinten in **Nodi lymphoidei mastoidei,** teilweise auch in die oberen **Nodi lymphoidei cervicales profundi** drainiert.

Innervation

Die Ohrmuschel (➤ Abb. 9.73) wird vor dem Ohr über den **N. auriculotemporalis** (aus dem N. mandibularis [V/3]) versorgt, hinter und unterhalb des Ohrs aus dem Plexus cervicalis **(N. auricularis magnus, N. occipitalis minor),** an der Ohrmuschel selbst über den N. facialis [VII] (welchen Teil der **N. facialis [VII]** genau versorgt, ist nicht abschließend geklärt) und am Eingang in den äußeren Gehörgang über den **N. vagus [X].**

Äußerer Gehörgang

Der äußere Gehörgang ist bei Erwachsenen etwa 25–35 mm lang und in der Regel in der Horizontal- und in der Vertikalebene S-förmig leicht nach vorne gekrümmt (beim Neugeborenen verläuft er noch gerade) (➤ Abb. 9.74). Er erstreckt sich von der Tiefe der Cavitas conchae bis zum Trommelfell und besteht aus 2 Anteilen:

- einer längeren knorpeligen (elastischer Knorpel) außen gelegenen **Pars fibrocartilaginea** (bis 20 mm)
- einer knöchernen **Pars ossea**

Die Pars ossea gehört zur Pars tympanica des Os temporale, die den Meatus acusticus externus von vorne, unten und hinten begrenzt. Oben ist der knöcherne Ring durch die Incisura tympanica unterbrochen (Befestigungsort der Pars flaccida des Trommelfells, s. u.). Das Ende des äußeren Gehörgangs bilden der Sulcus tympanicus und die Incisura tympanica, hier ist das Trommelfell fixiert. Funktionell dient der äußere Gehörgang als Schalltrichter (Durchmesser am Eingang ca. 8 mm, in der Pars ossea nur noch 6–7 mm, engste Stelle am Übergang vom knorpligen in den knöchernen Teil). Der Gehörgangsknorpel steht mit dem Tragus der Ohrmuschel in Verbindung. Der knorpelige Teil ist auf der Innenseite in seinem gesamten Verlauf von Haut bedeckt, die Haare, spezialisierte freie Talgdrüsen und apokrine tubulöse Duftdrüsen (Zeruminaldrüsen, Glandulae ceruminosae) enthält. Das Sekret der Drüsen bildet das Ohrenschmalz (Cerumen), das neben abgeschilferten Epithelzellen, Lipiden und Proteinen Pigmente (braune Farbe) und Bitterstoffe (unangenehm für Insekten aller Art) enthält.

Leitungsbahnen

Arterien

Der äußere Gehörgang wird aus **Rr. auriculares anteriores** der A. temporalis superficialis, der **A. auricularis posterior** aus der A. carotis externa und der **A. auricularis profunda** aus der A. maxillaris gespeist.

Venen

Der venöse Abfluss erfolgt über **Vv. auriculares anteriores** in die Vv. temporales superficiales und von hier in die V. jugularis interna sowie über die **V. auricularis posterior** sowohl in V. jugularis interna als auch in V. jugularis externa.

Lymphgefäße

Regionäre Lymphknotenstationen sind **Nodi lymphoidei parotidei superficiales** und **profundi** sowie **Nodi lymphoidei infraauriculares,** die zu den **Nodi lymphoidei cervicales profundi** drainieren.

Innervation

Die vordere und die obere Wand sowie ein Teil der Außenseite des Trommelfells werden vom **N. meatus acustici externi** aus dem **N. auriculotemporalis** (aus dem N. mandibularis [V/3]) innerviert; die hintere und z. T. die untere Wand sowie ein Teil der Trommelfellaußenfläche erreicht der R. auricularis des **N. vagus [X].**

Topografie

Der äußere Gehörgang ist der Glandula parotidea, dem Proc. mastoideus, der mittleren Schädelgrube und dem Kiefergelenk unmittelbar benachbart. Bei Mundöffnung gleitet das Köpfchen des Kiefergelenks auf den Abhang des Tuberculum articulare ossis temporalis. Dabei erweitert sich der knorplige Anteil des äußeren Gehörgangs leicht.

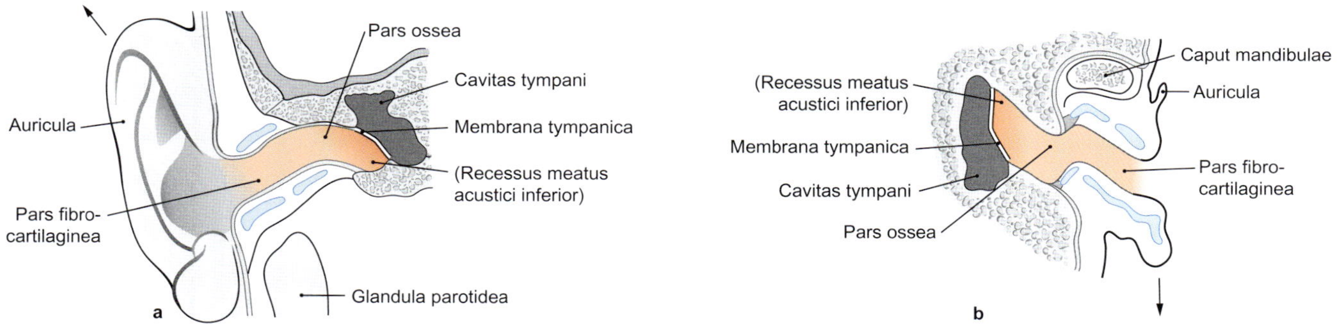

Abb. 9.74 Äußerer Gehörgang, Meatus acusticus externus, rechts (Schema). Die Pfeile geben die Zugrichtung des Untersuchers an der Ohrmuschel an, um den Gehörgang zu strecken und so Einblick auf das Trommelfell zu erhalten. [S700-L126] **a** Frontalschnitt. **b** Horizontalschnitt.

Klinik

In der Folge von Verletzungen oder Insektenstichen in die Ohrmuschel kann es zu einer Entzündung des elastischen Knorpels kommen **(Ohrmuschelperichondritis).** Das Ohrläppchen bleibt ausgespart, weil es keinen Knorpel enthält.
Da das Ohrläppchen gut durchblutet und sehr gut zugänglich ist und keinen elastischen Knorpel besitzt, wird es gerne zur Gewinnung von Blut herangezogen, z. B. bei Menschen mit Diabetes zur Bestimmung des Blutglukosespiegels. Durch die exponierte Lage und die fehlende Fettschicht der Ohrmuschel sind Erfrierungen und Sonnenbrände allerdings keine Seltenheit.
Ohrmuschelveränderungen machen häufig plastisch-rekonstruktive Eingriffe nötig. Mechanische Manipulationen (z. B. Reinigen des Gehörgangs mit einem Wattestäbchen) oder Schädigungen führen nicht selten zur Entzündung im Bereich der Ohrmuschel und des äußeren Gehörgangs **(Otitis externa).**
Übermäßige Bildung von Cerumen (Ohrenschmalz) führt häufig zu einem Zeruminalpfropf, der den äußeren Gehörgang verschließen kann **(Cerumen obturans)** und zur **Schallleitungsschwerhörigkeit** führt.
Aufgrund der sensiblen Innervation des äußeren Gehörgangs durch den N. vagus [X] wird durch Manipulationen im Gehörgang (z. B. bei Entfernung von Ohrenschmalz oder in den Gehörgang eingedrungene Fremdkörper) bei der jeweiligen Person fast immer ein **Hustenreiz** ausgelöst. Im schlimmsten Fall kann es durch die Manipulation zu Erbrechen oder zum Kollaps kommen.
Um das Trommelfell mit einem Ohrspiegel oder einem Mikroskop inspizieren zu können **(Otoskopie),** muss die Ohrmuschel nach hinten oben gezogen werden. Dadurch wird der knorpelige Anteil des Gehörgangs gestreckt und der Blick auf das Trommelfell wird (zumindest teilweise) frei (➤ Abb. 9.74).
Der **Zoster oticus** ist die Zweitmanifestation einer Infektion mit dem Varizella-Zoster-Virus im Bereich des Ohrs. Es kommt zur Bläschenbildung an der Ohrmuschel und/oder am äußeren Gehörgang. Zoster-typisch sind starke Schwerzen. Der Infekt kann auch auf das Innenohr übergreifen und eine Schwerhörigkeit bis Taubheit (N. cochlearis) bzw. Störungen des Gleichgewichtssinns (N. vestibularis) verursachen.

Trommelfell

Jedes Medium hat einen charakteristischen Schallwellenwiderstand, den man als Impedanz bezeichnet. Die Impedanzen von Luft und einer der sich im Innenohr befindlichen Flüssigkeiten (Perilymphe) sind so unterschiedlich, dass 98 % der auftreffenden Schallwellen bei direkter Übertragung von der Luft auf das Innenohr reflektiert werden würden. Die verbleibenden 2 % wären zur ausreichenden kortikalen Wahrnehmung zu wenig. Trommelfell (Membrana tympanica) und Gehörknöchelchen des Mittelohrs dienen jedoch quasi als Impedanzwandler und verringern die Reflexion des Schalls, sodass im Mittel 60 % der Schallenergie am ovalen Fenster des Innenohrs übertragen werden kann.
Das **Trommelfell** (➤ Abb. 9.75a, ➤ Abb. 9.76) bildet die Grenze zwischen äußerem Ohr und Mittelohr und schließt beide Räume gegeneinander luftdicht ab (das Mittelohr wird daher bei intaktem Trommelfell einzig über die Tuba auditiva belüftet). Das Trommelfell ist grau, perlmuttartig glänzend, rundlich elliptisch geformt und hat einen Durchmesser von ca. 9 mm mit einer Fläche von 85 mm^2. Nahe hinter dem Trommelfell im Mittelohr liegende Strukturen schimmern durch. Man unterscheidet 2 Flächen:

- die sehr viel kleinere, dünnere und schlaffere im kranialen Abschnitt gelegene **Pars flaccida** (SHRAPNELL-Membran, ca. 25 mm^2), die bei Beschallung nicht schwingt (➤ Abb. 9.75a)
- die große, dickere (ca. 0,1 mm) und straffe **Pars tensa,** die der Schallübertragung auf den Hammerkopf dient

Das Trommelfell hat einen verdickten Rand **(Limbus membranae tympanicae),** der im Bereich der Pars tensa über einen Bindegewebsring **(Anulus fibrocartilagineus)** im knöchernen Sulcus tympanicus des Felsenbeins und der Incisura tympanica, einer Aussparung des Sulcus vorn oben, befestigt ist. Es sitzt schräg zur Gehörgangsachse. Man kann sich die Stellung beider Trommelfelle vorstellen, wenn man die gestreckten Handflächen schiffbugartig so aneinanderlegt, dass sich nur die Kuppen des 3.–5. Fingers berühren: die Handrücken zeigen zu den Gehörgängen, die Handflächen in Richtung auf die Schädelhöhle. Bei Kleinkindern und Säuglingen ist das Trommelfell noch stärker als beim Erwachsenen geneigt. Das Trommelfell ist trichterförmig nach innen gezogen. Die exzentrisch liegende Spitze entspricht auf der Gehörgangsseite dem tiefsten Punkt oder Nabel des Trommelfells **(Umbo membranae tympanicae);** auf der Mittelohrseite ist an dieser Stelle die Spitze des Hammergriffs (Manubrium mallei) befestigt, der sich schräg nach vorne oben fortsetzt. An der am weitesten kranial gelegenen Befestigungsstelle des Hammers wölbt sich der kurze Hammerfortsatz (Proc. lateralis mallei) als Prominentia mallearis in Richtung Gehörgang vor. Von dieser Erhebung aus verlaufen auf der Innenfläche des Trommelfells die Plicae malleares anterior und posterior und grenzen die Pars flaccida von der Pars tensa des Trommelfells ab.
Legt man eine gedachte Linie durch das Manubrium mallei und eine senkrecht darauf stehende Linie, die genau durch den Umbo führt, kann man das Trommelfell in 4 Quadranten einteilen:

- einen vorderen oberen
- einen hinteren oberen
- einen vorderen unteren
- einen hinteren unteren

Die Einteilung in Quadranten (➤ Abb. 9.75b) hat praktisch-klinische Bedeutung. Hinter den oberen Quadranten liegen die Gehörknöchelchen. Außerdem verlaufen hier die Chorda tympani (Ast

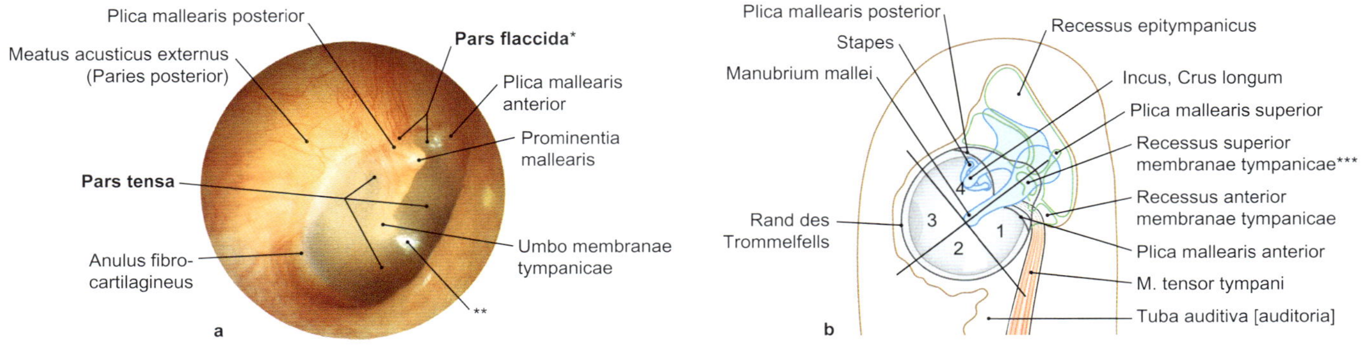

Abb. 9.75 Trommelfell, Membrana tympanica, rechts. Ansicht von lateral. [S700-L126] **a** Ohrspiegelbild. **b** Schematische Darstellung mit Recessus der Paukenhöhle, Cavitas tympani und Einteilung in 4 Quadranten. * klinisch: SHRAPNELL-Membran, ** typisch gelegener Lichtreflex, *** klinisch: PRUSSAK-Raum.

des N. facialis [VII]) und die Ansatzsehne des M. tensor tympani (s. u.). Die Grundlage des Trommelfells ist eine Bindegewebsschicht (Stratum fibrosum), die aus radiären und zirkulären Fasern ein Netz bildet und die Steifigkeit des Trommelfells ausmacht. Auf der Gehörgangsseite ist das Bindegewebe von verhornendem Plattenepithel überzogen, im Mittelohr von einem Stratum mucosum (einschichtiges kubisches Epithel) bedeckt.

Leitungsbahnen

Arterien

Die Trommelfellaußenseite wird arteriell von der **A. auricularis profunda** aus der A. maxillaris gespeist; die Innenseite erhält ihre Blutversorgung aus der **A. tympanica anterior,** einem Ast der A. maxillaris.

Venen

Der venöse Abfluss erfolgt auf der Außen- und der Innenseite über Vv. perforantes in die V. stylomastoidea und von hier in den Plexus pterygoideus.

Lymphgefäße

Regionäre Lymphknoten sind die **Nodi lymphoidei parotidei superficiales** und **profundi** sowie die **Nodi lymphoidei infraauriculares** und von hier die **Nodi lymphoidei cervicales profundi.**

Innervation

Das Trommelfell ist sehr gut sensibel innerviert. Auf der Außenseite über Rr. auriculares des **N. vagus [X]** und den **N. auriculotemporalis** (aus dem N. mandibularis [V/3]); auf der Innenseite über den **Plexus tympanicus aus Fasern des N. glossopharyngeus [IX].**

Klinik

Im vorderen unteren Quadranten sieht man im Rahmen der Trommeluntersuchung durch das Otoskop einen hellen pyramidenförmigen Lichtreflex, der als **Spiegel- oder Trommelfellreflex** bezeichnet wird. Er lässt Rückschlüsse auf die Trommelfellspannung zu. Die Basis der Lichtreflexpyramide ist zum Anulus fibrocartilagineus gerichtet.
Die Pars flaccida des Trommelfels ist dünner als die Pars tensa und deshalb bei **eitriger Mittelohrentzündung** (Otitis media) der bevorzugte Ort einer Spontanperforation.
Durch das Trommelfell hindurch können Paukenhöhlenergüsse gesehen und drainiert werden. Um die Mittelohrstrukturen bei einer **Parazentese** (Schnitt durch das Trommelfell) nicht zu gefährden, wird diese im vorderen unteren oder im hinteren unteren Quadranten durchgeführt. Anschließend kann man durch den Schnitt ein **Paukenröhrchen** zur längerfristigen Belüftung des Mittelohrs einlegen.

9.5.3 Mittelohr

Das Mittelohr (Auris media) umfasst die Paukenhöhle (Cavitas tympani) mit den 3 Gehörknöchelchen. Verbindungen bestehen über das Antrum mastoideum mit den lufthaltigen Zellen des Warzenfortsatzes sowie über die Ohrtrompete (Tuba auditiva [auditoria], „Tube", EUSTACHIUS-Röhre) mit dem Nasopharynx.

Paukenhöhle

Vom äußeren Gehörgang ist die **Paukenhöhle (Cavitas tympani)** durch das Trommelfell luftdicht getrennt und stellt somit einen geschlossenen Raum dar, der belüftet werden muss. Diese Belüftung der Paukenhöhle (und der lufthaltigen Zellen des Warzenfortsatzes) findet nur während des Schluckvorgangs statt, bei dem sich die sonst ebenfalls verschlossene Tube kurzfristig öffnet und den Luftaustausch zwischen Nasen-Rachen-Raum und Mittelohr ermöglicht.

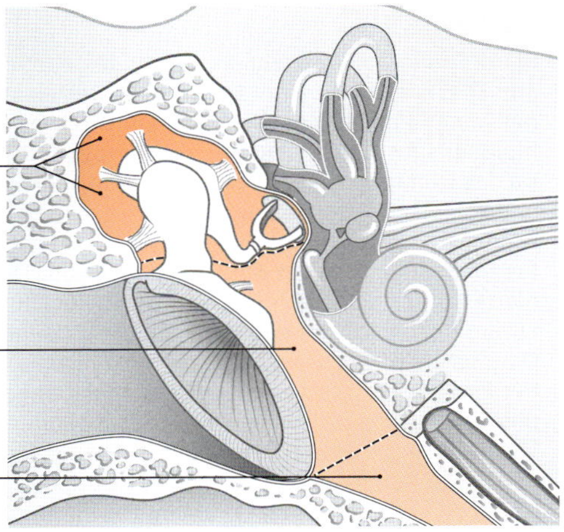

Abb. 9.76 Etagen der Paukenhöhle, Cavitas tympani, rechts. Ansicht von vorne. [S700-L126]

Die Paukenhöhle wird anatomisch und klinisch eingeteilt (➤ Abb. 9.76) in:

- Das **Epitympanon** (Kuppelraum, Paukenkuppel, Attikus) beherbergt den Aufhängeapparat und den größten Anteil der Gehörknöchelchen und steht über das Antrum mastoideum mit den Mastoidzellen (retrotympanale Räume) in Verbindung. Unterhalb des Antrums wölbt sich das Bogengangmassiv, der „Labyrinthknochen". Der Bereich, der zwischen Pars flaccida des Trommelfells (lateral) sowie Hammerkopf und Ambosskörper (medial) liegt, ist der **Recessus epitympanicus.** Ein noch kleinerer Raum zwischen Pars flaccida und Hammerhals ist der Recessus superior membranae tympanicae (PRUSSAK-Raum).
- Das **Mesotympanon** (Paukenraum) umfasst das Manubrium mallei, den Proc. lenticularis des Amboss und die Sehne des M. tensor tympani und liegt direkt hinter dem Trommelfell.
- Das in die Tuba auditiva übergehende **Hypotympanon** (Paukenkeller, Recessus hypotympanicus) ist die tiefste Stelle der Paukenhöhle und befindet sich unterhalb der Trommelfellebene.

Die Ausdehnung zwischen Epitympanon und Hypotympanon beträgt etwa 12–15 mm bei einer Tiefe von 3–7 mm. Das Binnenvolumen der Paukenhöhle beträgt nur etwa 1 cm^3.
Ausgekleidet wird die Paukenhöhle von einem einschichtigen isoprismatischen Epithel; einzelne Becherzellen und auch Flimmerepithel kommen vor. Die Gehörknöchelchen sind von mehrschichtigem Plattenepithel überzogen. In der Lamina propria liegen tubulöse Drüsen (Glandulae tympanicae), die vom Plexus tympanicus innerviert werden.

Begrenzungen

Die Paukenhöhle hat 6 Wände (➤ Abb. 9.77, ➤ Tab. 9.26): eine hintere, eine vordere, ein Dach, einen Boden sowie eine mediale und eine laterale:

- Das Epitympanon ist nach oben durch eine dünne Knochenplatte (Tegmen tympani, **Paries tegmentalis**) von der mittleren Schädelgrube abgegrenzt.
- Die papierdünne Vorderwand des Mesotympanons (**Paries caroticus**) hat Beziehung zur A. carotis interna. In der Vorderwand beginnt die Tuba auditiva [auditoria] mit dem Ostium tympanicum tubae auditivae.

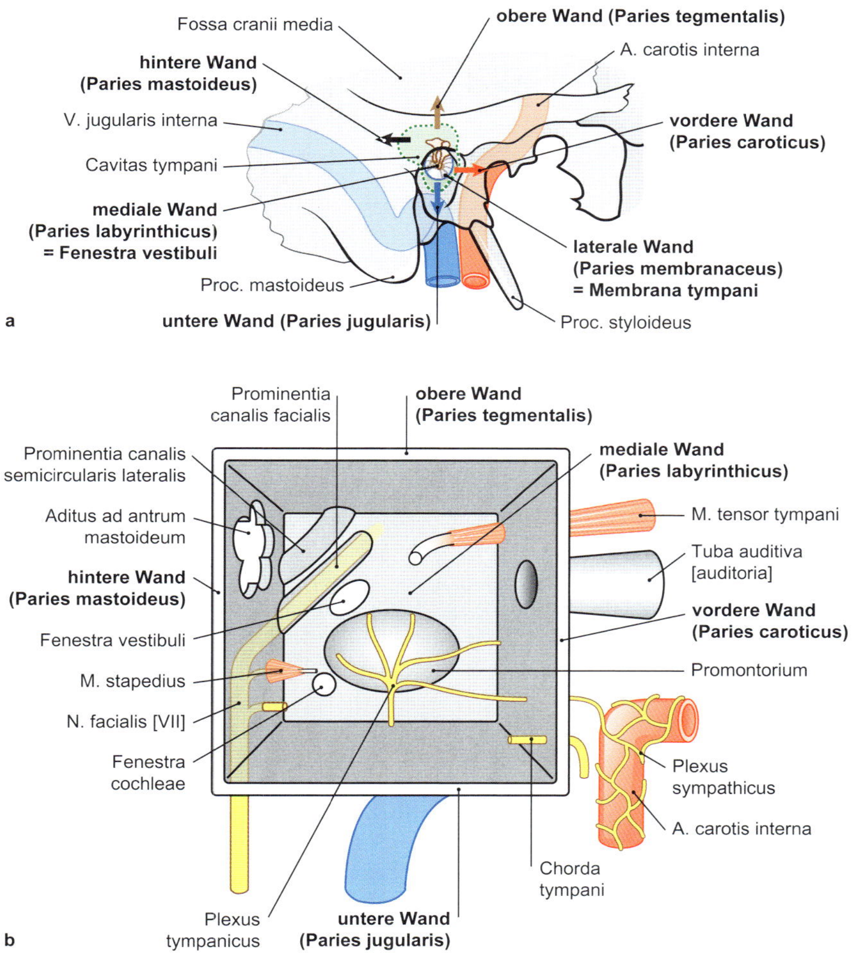

Abb. 9.77 Topografische Beziehungen der Paukenhöhle, Cavitas tympani, zu den Nachbarstrukturen. a Rechts; Ansicht von lateral außen; schematische Darstellung (➤ Tab. 9.26). [S702-L126] **b** Rechts; Blick von lateral in die schematisch als Kasten dargestellte Paukenhöhle. [S702-L126]/[E402-004]

Tab. 9.26 Wände der Paukenhöhle.

Wand	Beziehung	Öffnungen/Verbindungen
posterior, hintere Wand (Proc. mastoideus)	Mastoid (Paries mastoideus)	Aditus ad antrum mastoideum (Übergang zu den Mastoidzellen); Eminentia pyramidalis (Durchtritt der Sehne des M. stapedius); Öffnung des Canaliculus chordae tympani
anterior, vordere Wand (Karotiskanal)	A. carotis interna (Paries caroticus)	Canaliculi caroticotympanici (Durchtritt sympathischer Nervenfasern); Semicanalis tubae auditivae (knöcherne Verbindung in Richtung Nasopharynx)
superior, obere Wand (mittlere Schädelgrube)	mittlere Schädelgrube (Paries tegmentalis)	Öffnung des Semicanalis musculi tensoris tympani und Durchtritt seiner Sehne; Fissura petrosquamosa (Durchtritt der A. tympanica superior); Canaliculus nervi petrosi minoris (enthält präganglionäre parasympathische Fasern des N. glossopharyngeus [IX], die zum Ganglion oticum ziehen)
inferior, untere Wand (Fossa jugularis)	V. jugularis (Paries jugularis)	Canaliculus tympanicus (Durchtritt von N. tympanicus und A. tympanica inferior)
medial, mediale Wand (Labyrinth)	ovales Fenster (Paries labyrinthicus)	Fenestra vestibuli (oberhalb des Promontoriums, enthält Steigbügelfußplatte); Fenestra cochleae (unter und hinter Promontorium; von Membrana tympanica secundaria verschlossen)
lateral, laterale Wand (Trommelfell)	Trommelfell (Paries membranaceus)	Fissura sphenopetrosa (Durchtritt der Chorda tympani)

- Die laterale Wand **(Paries membranaceus)** wird fast ausschließlich vom Trommelfell gebildet. Am oberen Rand liegt die Fissura sphenopetrosa, durch die die Chorda tympani, die A. tympanica anterior und das Lig. mallei anterior ein- und austreten.
- Die Hinterwand **(Paries mastoideus)** grenzt an den Warzenfortsatz (Proc. mastoideus, ➤ Abb. 9.78). Hinten oben besteht eine direkte Verbindung zu den normalerweise pneumatisierten Räumen **(Cellulae mastoideae)** des Mastoids (Aditus ad antrum). Im oberen Teil der Hinterwand bildet die Eminentia pyramidalis eine Erhebung. An dieser Stelle tritt die Sehne des M. stapedius aus. Knapp darunter mündet auch der Canaliculus chordae tympani, durch den die Chorda tympani in die Paukenhöhle eintritt.
- Die untere Wand der Paukenhöhle **(Paries jugularis)** gehört zum Hypotympanon. Sie grenzt die Paukenhöhle von der V. jugularis interna ab. Der Knochen ist an dieser Stelle sehr dünn (ca. 0,5 mm) und teilweise pneumatisiert. Hier tritt der N. tympanicus gemeinsam mit der A. tympanica inferior durch den Canaliculus tympanicus in die Paukenhöhle ein.
- Die mediale Wand **(Paries labyrinthicus)** trennt die Schnecke (Cochlea) von der Paukenhöhle und bildet damit die Grenze zum Innenohr (Labyrinth). Sie besitzt 2 Öffnungen (➤ Abb. 9.78): das **ovale Fenster** (Fenestra vestibuli), in dem die Steigbügelfußplatte sitzt, die über das Lig. anulare stapediale im ovalen Fenster fixiert ist, und das weiter unten lokalisierte **runde Fenster** (Fenestra cochleae), das durch die Membrana tympanica secundaria verschlossen ist. Zwischen ovalem und rundem Fenster wird die mediale Paukenhöhlenwand durch die basale Schneckenwindung zum **Promontorium** vorgewölbt. Oberhalb des ovalen Fensters ist die mediale Wand durch den lateralen

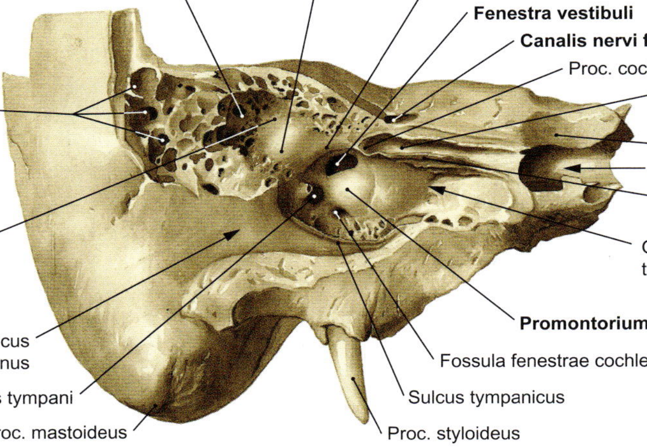

Abb. 9.78 Mediale Wand, Paries labyrinthicus, der Paukenhöhle, Cavitas tympani, rechts. Vertikaler Schnitt in der Längsachse des Felsenbeins; Ansicht von lateral vorne. [S700]

Bogengang zur **Prominentia canalis semicircularis lateralis** vorgewölbt. Durch die mediale Wand verläuft der N. facialis [VII] im **Canalis nervi facialis.** Der Kanal wölbt die mediale Wand zur horizontal verlaufenden **Prominentia canalis facialis** vor.

Die Tuba auditiva [auditoria] beginnt am Ostium tympanicum tubae auditivae und wird nach oben durch das Septum canalis musculotubarii vom Semicanalis musculi tensoris tympani abgegrenzt.

Klinik

Eine akute Mittelohrentzündung **(Otitis media)** ist eine der häufigsten Erkrankungen im Kindesalter. Ursache sind meist Bakterien und Viren, die im Rahmen oder nach einer Infektion des Nasopharynx über die Ohrtrompete (Tuba auditiva [auditoria]) in das Mittelohr gelangen. Die Entzündung ist durch Schleimhautrötung, -ödem, granulozytäre Infiltration und Eiterbildung gekennzeichnet. Da der Eiter durch die entzündungsbedingte Tubenblockade nicht abfließt, kann die Entzündung auf die Umgebung übergreifen und schwerwiegende **Komplikationen** auslösen wie z. B.

- **Trommelfellperforation** (häufigster Fall, via Paries membranaceus)
- **Mastoiditis** (via Paries mastoideus, Antrum mastoideum)
- **Thrombophlebitis** und **Jugularvenenthrombose** (via Paries jugularis)
- **Sepsis** (Keimverstreuung über das Blut via Paries caroticus)
- **Hirnabszess** und/oder **Meningitis** (via Paries tegmentalis)
- **periphere Fazialisparese** (via Paries labyrinthicus)
- **Labyrinthitis** (sog. tympanogene Labyrinthitis mit Schwindel und Hörminderung via Paries labyrinthicus)

Von einer solchen tympanogenen Labyrinthitis ist eine **meningogene Labyrinthitis** abzugrenzen. Letztere entsteht dadurch, dass Bakterien (Pneumokokken oder Meningokokken) im Rahmen einer Hirnhautentzündung (Meningitis) über den Aqueductus cochleae (s. u.) in das Innenohr gelangen und zum Labyrinthausfall führen.

Störungen in der Transformationskette (Trommelfell, Gehörknöchelchen) führen zu einer **Schallleitungsschwerhörigkeit.** Fällt die Schalldrucktransformation vollständig aus, liegt der Hörverlust bei ca. 20 dB. Eine typische Erkrankung, die zu einer solchen Störung führt, ist die **Otosklerose.** Bei dieser lokalisierten Erkrankung des Felsenbeins verknöchert das Lig. anulare stapediale und fixiert damit die Steigbügelfußplatte im ovalen Fenster. Folge ist eine langsam zunehmende Schallleitungsschwerhörigkeit. Erkrankungsherde im Bereich der Schnecke können zusätzlich eine Innenohrschwerhörigkeit verursachen. Frauen im Alter zwischen 20 und 40 sind doppelt so häufig betroffen wie Männer. In 70 % der Fälle tritt die Otosklerose in beiden Ohren auf.

Leitungsbahnen

Arterien

Das Mittelohr einschließlich der Gehörknöchelchen und der Cellulae mastoideae wird von 10 Arterien versorgt (➤ Tab. 9.27). Sie sind der Vollständigkeit halber hier aufgeführt, die genaue Kenntnis ist aber für das Verständnis des Mittelohrs Wissensbalast und nicht notwendig. Bei Bedarf kann man sie nachschlagen. Bis auf die Aa. caroticotympanicae sind alle Gefäße Äste der A. carotis ex-

Tab. 9.27 Arterien der Paukenhöhle.

Arterie (Ursprungsgefäß)	Eintrittsstelle	Versorgungsgebiet
Aa. caroticotympanicae (A. carotis interna)	Canaliculi caroticotympanici	Promontorium
A. tympanica superior (A. meningea media)	Canalis nervi petrosi minoris	M. tensor tympani, Epitympanon, Stapes
R. petrosus (A. meningea media)	Hiatus canalis nervi petrosi minoris	N. facialis [VII], Steigbügel
A. tympanica anterior (A. maxillaris)	Fissura sphenopetrosa	Epitympanon, Hammer, Amboss, Antrum mastoideum, Trommelfell
A. tympanica posterior (A. stylomastoidea)	Canaliculus chordae tympani	Chorda tympani, Hammer, Trommelfell
A. tympanica inferior (A. pharyngea ascendens)	Canaliculus tympanicus	Steigbügel, Promontorium, Hypotympanon, Pars cartilaginea der Tuba auditiva
A. auricularis profunda (A. maxillaris)	Basis partis petrosae ossis temporalis	äußerer Gehörgang, Trommelfell, Hypotympanon
A. stylomastoidea (A. auricularis posterior)	Canalis nervi facialis	Cellulae mastoideae, Antrum mastoideum, Paries mastoideus, Steigbügel, M. stapedius
R. mastoideus (A. occipitalis)	Foramen mastoideum	Cellulae mastoideae
A. subarcuata (A. labyrinthi)	unterhalb des vorderen Bogengangs	Cellulae mastoideae

terna. Die meisten Arterien bilden im Bereich des Promontoriums ein Anastomosensystem.

Venen
Die gleichnamigen Venen drainieren in die Sinus petrosi superior und inferior, den Sinus sigmoideus, den Bulbus superior venae jugularis, die V. meningea media und den Plexus pharyngeus.

Lymphgefäße
Regionäre Lymphknoten sind die **Nodi lymphoidei parotidei profundi** sowie die **Nodi lymphoidei retropharyngeales,** die zu den Nodi lymphoidei cervicales profundi drainieren.

Innervation
Sensibel werden die Paukenhöhle, die Gehörknöchelchen und die Cellulae mastoideae vom **N. tympanicus des N. glossopharyngeus [IX]** innerviert. Präganglionäre parasympathische Fasern des N. facialis [VII] und des N. glossopharyngeus [IX] bilden unterhalb der Paukenhöhlenschleimhaut den Plexus tympanicus. Ein Teil der Fasern wird hier in kleinen Gruppen multipolarer Ganglienzellen auf postganglionäre Neurone umgeschaltet und innerviert die Paukenhöhlenschleimhaut. Der andere Teil verlässt die Paukenhöhle und formiert sich zum **N. petrosus minor** (Innervation der Glandula parotidea, JACOBSON-Anastomose). Außer parasympathischen Fasern kommen auch sympathische Fasern im Plexus tympanicus (manchmal als R. communicans cum plexu tympanico bezeichnet) vor, die ihn als Nn. caroticotympanici (Durchtritt durch die Paries caroticus) vom Plexus nervosus der A. carotis interna kommend erreichen.

Gehörknöchelchen
Die 3 von Schleimhaut überzogenen Gehörknöchelchen (➤ Abb. 9.79) Hammer **(Malleus),** Amboss **(Incus)** und Steigbügel **(Stapes)** sind in der Paukenhöhle aufgehängt und bilden eine bewegliche Kette vom Trommelfell zum ovalen Fenster (Fenestra vestibuli):
- Der **Hammer** besteht aus Kopf (**Caput** mallei), Hals (**Collum** mallei), Hammerstiel (**Manubrium** mallei), einem langen **(Proc. anterior)** und einem kurzen **(Proc. lateralis)** Fortsatz. Manubrium mallei und Proc. lateralis sind mit dem Trommelfell verwachsen. Außerdem setzt am Manubrium mallei die Sehne des M. tensor tympani an.
- Der **Amboss** besteht aus 1 Körper (**Corpus** incudis) und 2 Schenkeln (**Crus longum** und **Crus breve** incudis). An der Vorderseite des Corpus befindet sich die Gelenkfläche zur Artikulation mit dem Hammer. Das Crus longum verläuft parallel zum Manubrium mallei. An seinem Ende befindet sich der **Proc. lenticularis,** der rechtwinklig abbiegt und die Gelenkfläche zur Artikulation mit dem Steigbügel trägt.
- Der **Steigbügel** besteht aus Kopf (**Caput** stapedis), 2 Schenkeln (**Crus anterius** und **Crus posterius** stapedis) sowie der Steigbügelfußplatte **(Basis stapedis).** Die Fußplatte ist über ein bindegewebiges Ringband **(Lig. anulare stapediale)** im ovalen Fenster beweglich fixiert und überträgt die Schallschwingungen auf die Perilymphe des Innenohrs.

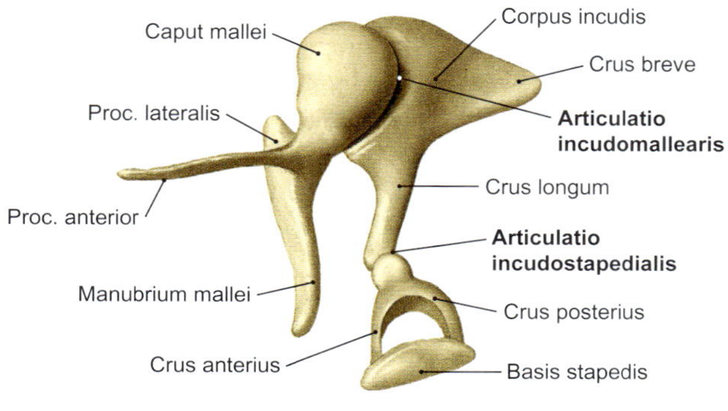

Abb. 9.79 Gehörknöchelchen, Ossicula auditus, rechts. Ansicht von medial oben. [S700]

Die 3 Knochen sind hintereinandergeschaltet und durch echte Gelenke (**Articulatio incudomallearis** – ein Sattelgelenk – und **Articulatio incudostapedialis** – ein Kugelgelenk) miteinander verbunden. In der Paukenhöhle fixieren Bänder die Knochen:
- Ligg. mallei superius, anterius [Überrest des MECKEL-Knorpels] und posterius (Ligg. mallei anterius und posterius bilden gemeinsam das „Achsenband", das als Hebelarm des Hammers wirkt)
- Ligg. incudis superius und posterius

Die Bänder sind nur der Vollständigkeit halber aufgeführt.

MERKE
Die Gehörknöchelchenkette dient der Übertragung der über das Trommelfell übermittelten Schallwellen auf die Perilymphe des Innenohrs. Dabei muss der niedrige Luftwiderstand auf den wesentlich höheren Widerstand der Innenohrflüssigkeit übertragen werden. Hierzu ist eine Verstärkung der Schallwellen nötig (Impedanzanpassung), die durch den Größenunterschied zwischen Trommelfellfläche (55 mm^2) zur Fläche des ovalen Fensters (3,2 mm^2; 17-fach) und Hebelwirkung der Gehörknöchelchenkette (1,3-fach) erfolgt. Der Schalldruck wird dadurch um das 22-Fache verstärkt.

Muskeln
Die Schallübertragung wird von 2 quergestreiften Muskeln (Mm. ossiculorum auditus) (➤ Abb. 9.80), dem M. tensor tympani und dem M. stapedius, beeinflusst. Ihre Kontraktion führt dazu, dass hohe Schallintensitäten reduziert und der Lautstärkebereich dynamisch angepasst wird. Außerdem schwächen sie die Übertragung der eigenen Stimme ab.
Der **M. tensor tympani** entspringt im Semicanalis musculi tensoris tympani des Felsenbeins. Seine Sehne tritt am Proc. cochleariformis durch die Paries tegmentalis in die Paukenhöhle ein und wird dabei nahezu rechtwinklig umgelenkt. Sie inseriert nach kurzem Verlauf am oberen Rand des Hammergriffs. Die **A. tympanica superior** versorgt ihn mit Blut, der **N. musculi tensoris tympani** des N. mandibularis [V/3] innerviert den Muskel. Funktionell spannt der M. tensor tympani das Trommelfell durch Zug am Hammergriff und Versteifung der Gehörknöchelchenkette. Er dient damit einer besseren Übertragung hoher Tonfrequenzen.
Der **M. stapedius** entspringt im Cavum musculi stapedii. Seine Sehne tritt an der Spitze des Proc. pyramidalis in der Paries mastoideus in die Paukenhöhle ein und zieht zum Caput stapedis. Die **A. stylomastoidea** versorgt ihn mit Blut, der **N. facialis [VII]** innerviert den Muskel. Eine Kontraktion verkippt die Steigbügelfußplatte im ovalen Fenster und reduziert die Energieübertragung. Sehr laute Geräusche werden dadurch abgeschwächt, das Innenohr wird geschützt.

Leitungsbahnen
Die Blutversorgung wurde bereits oben für die Paukenhöhle besprochen. Die Innervation erfolgt über den **Plexus tympanicus** und die **Chorda tympani,** die in der Lamina propria der Schleimhaut verlaufen. Sensibel und sympathisch werden die Paukenhöhlenschleimhaut und die Gehörknöchelchen über den Plexus tympanicus innerviert; die parasympathische Innervation erfolgt über die Chorda tympani.

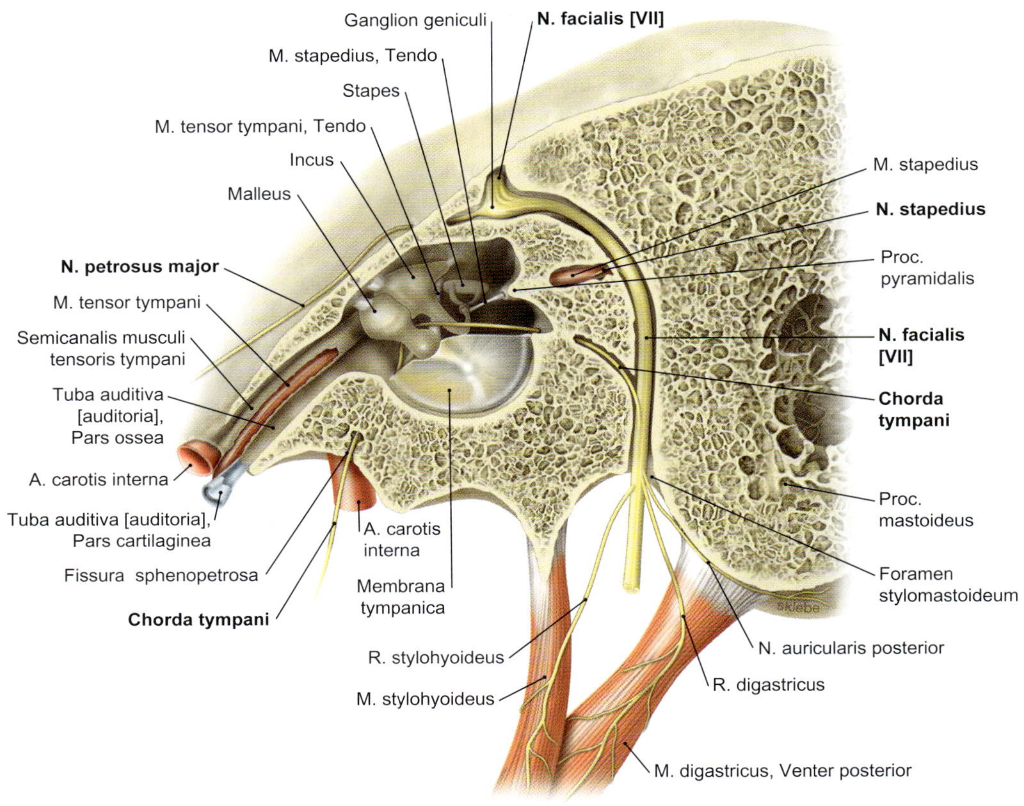

Abb. 9.80 Paukenhöhle mit Gehörknöchelchen, Gehörknöchelchenmuskeln, Verlauf des N. facialis [VII] und einiger seiner Äste. Vertikaler Schnitt durch den Canalis facialis; Ansicht von links. [S700-L238]

Warzenfortsatz

Beim Neugeborenen sind nur die Paukenhöhle und das Antrum mastoideum lufthaltig. Erst im Kleinkindalter (Abschluss etwa im *6. Lebensjahr*) bilden sich, ausgehend vom Antrum, lufthaltige Zellen im Warzenfortsatz (Mastoid). Der Grad der **Pneumatisation** ist individuell sehr unterschiedlich. Jochbogen und Felsenbeinpyramide können nahezu vollständig „pneumatisiert" sein (ausgedehnte Pneumatisation); die Pneumatisation kann aber auch komplett fehlen (kompaktes Mastoid) oder nur gering ausgebildet sein (gehemmt pneumatisiert). Alle pneumatisierten Räume (Cellulae mastoideae) stehen über das Antrum mastoideum mit der Paukenhöhle in Kontakt (➤ Abb. 9.78), sind von Schleimhaut ausgekleidet und müssen belüftet werden. Blutversorgung und Innervation wurden bei der Paukenhöhle bereits besprochen.

Klinik

Eine Entzündung der Cellulae mastoideae **(Mastoiditis)** ist meist eine fortgeleitete Entzündung aus der Paukenhöhle. Sie zählt zu den häufigsten Komplikationen einer Mittelohrentzündung. Vom Mastoid kann sich die Entzündung auf die Weichteile hinter und vor dem Ohr, den M. sternocleidomastoideus, das Innenohr, den Sinus sigmoideus, die Meningen, das Kleinhirn und den N. facialis [VII] fortpflanzen.

Topografie des N. facialis [VII] und seiner Äste

Verlauf

Der **N. facialis** [VII] verläuft in seinem peripheren Abschnitt über eine lange Strecke durch das Os temporale (➤ Abb. 9.80). Er hat 2 Stämme, den eigentlichen N. facialis und den N. intermedius. Beide vereinigen sich in der Tiefe des Fazialiskanals (Canalis nervi facialis) zum N. intermediofacialis (allgemein weiter als N. facialis [VII] bezeichnet) (➤ Abb. 9.84a). Nach seinem Austritt aus dem Kleinhirnbrückenwinkel zieht er gemeinsam mit dem N. vestibulocochlearis [VIII] durch den Meatus acusticus internus der Felsenbeinpyramide **(meatale und labyrinthäre Verlaufsstrecke)** bis zum Ganglion geniculi (äußeres Fazialisknie), biegt hier nach hinten ab und verläuft in der medialen Paukenwand (Paries labyrinthicus) in einem dünnen knöchernen Kanal zwischen Epi- und Mesotympanon **(tympanale Verlaufsstrecke)** weiter. Sein knöcherner Kanal wölbt den Knochen oberhalb des ovalen Fensters vor. Kurz danach biegt der N. facialis [VII] nach kaudal ab und zieht durch den Vorderabschnitt des Mastoids **(mastoidale Verlaufsstrecke).** Zwischen Mastoid und Proc. styloideus verlässt er am Foramen stylomastoideum die Schädelbasis.

Äste

Auf dem Weg durch das Felsenbein gibt der N. facialis [VII] die Nn. petrosi major und stapedius und die Chorda tympani ab (auch ➤ Kap. 9.3.7).

Am Ganglion geniculi geht als erster Ast der **N. petrosus major** ab (➤ Abb. 9.80). Er verläuft im Os temporale nach vorne medial und tritt am Hiatus nervi petrosi majoris auf der Facies anterior der Pars petrosa ossis temporalis unterhalb der Dura aus. Der Nerv führt für die Innervation von Tränen-, Nasen-, Gaumen- und Pharynxdrüsen präganglionäre parasympathische Fasern zum Ganglion pterygopalatinum sowie Geschmacksfasern vom Gaumen.

Da der N. facialis [VII] unmittelbar am Proc. pyramidalis ossis temporalis, in dessen Höhle der M. stapedius liegt, vorbeizieht, ist der **N. stapedius** ein sehr kurzer Nerv, der direkt aus dem N. facialis [VII] entspringt (➤ Abb. 9.80).

Die kurz vor Ende des Canalis nervi facialis abgehende und rückläufig durch einen eigenen Knochenkanal verlaufende **Chorda tympani** gelangt wieder in die Paukenhöhle und verläuft hier, eingebettet in Schleimhaut, zwischen Hammer und Crus longum des Amboss mitten durch die Paukenhöhle, um die Schädelbasis über die Fissura sphenopetrosa (oder Fissura petrotympanica) zu verlassen (➤ Abb. 9.80).

Klinik

Der **N. facialis [VII]** kann im Rahmen von Felsenbeinfrakturen, Mittelohr- oder Warzenfortsatzentzündungen sowie sich häufig daraus ergebenden Operationen geschädigt werden. Zur **Fazialisdiagnostik** (Höhe der Schädigung) und zur Verlaufskontrolle nach Fazialisparese werden verschiedene Testverfahren eingesetzt: SCHIRMER-Test (Tränendrüsenfunktion), Stapediusreflexprüfung, Geschmackstest und manchmal auch eine Sialometrie (Test der Speicheldrüsenfunktion) zur Testung der Chorda tympani sowie Elektromyografie (EMG) und Elektroneuronografie (ENoG) zur Überprüfung der mimischen Muskulatur. Allerdings werden diese Verfahren zunehmend durch moderne hochauflösende Bildgebungsverfahren ersetzt.
Die Chorda tympani ist aufgrund ihres Verlaufs bei Operationen im Mittelohr gefährdet. Bei Mittelohrentzündung kommt es häufig zu einem isolierten **Ausfall der Chorda tympani** mit Mundtrockenheit und Verlust der Geschmacksempfindung auf der betroffenen Seite.
Ist der N. stapedius beteiligt und damit der M. stapedius gelähmt, resultiert daraus auf der betroffenen Seite eine gestörte Hörempfindung. Laute Geräusche werden aufgrund mangelnder Dämpfung (durch die Verkippung der Steigbügelfußplatte im ovalen Fenster) als unangenehm laut empfunden **(Hyperakusis).**
Der N. facialis [VII] kann durch den Proc. mastoideus hindurch operativ freigelegt werden, um beispielsweise eine Entlastung im Rahmen einer entzündlichen Schwellung des Nervs zu schaffen. Dabei wird der knöcherne Kanal von hinten eröffnet bzw. abgetragen.

Ohrtrompete

Die Ohrtrompete (Tuba auditiva [auditoria], EUSTACHIUS-Röhre, Tuba EUSTACHII) ist etwa 3,5 cm lang und verläuft schräg von seitlich hinten oben nach medial vorne unten. Sie verbindet die Paukenhöhle mit dem Nasopharynx (Nasen-Rachen-Raum) und dient funktionell dem Druckausgleich (➤ Abb. 9.81a). Zur optimalen Schallleitung muss in der Paukenhöhle der gleiche Luftdruck wie im äußeren Gehörgang herrschen. Ist dies nicht der Fall, z. B. während des Steig- oder Sinkflugs im Flugzeug oder beim Tauchen, kommt es zu Höreinbußen.
Die Tuba auditiva [auditoria] schließt sich an das Hypotympanon an und beginnt in der Vorderwand der Paukenhöhle (Paries caroticus) mit dem Ostium tympanicum tubae auditivae. Sie mündet am **Ostium pharyngeum tubae auditivae,** das sich seitlich hinten in den Nasopharynx vorwölbt (die Ostien beider Seiten wölben sich als Torus tubarius vor). In seiner Schleimhaut liegt die Tonsilla tubaria als Teil des lymphatischen Rachenrings (WALDEYER-Rachenring). Man unterscheidet einen knöchernen Abschnitt **(Pars ossea)** und einen etwa doppelt so langen knorpeligen Abschnitt **(Pars cartilaginea)** (➤ Abb. 9.71, ➤ Abb. 9.81a). Letzterer besteht aus einer Rinne aus elastischem Knorpel (Cartilago tubae auditivae). Die auf dem Kopf stehende Knorpelrinne wird medial von Bindegewebe (Lamina membranacea) zu einem schlitzförmigen Kanal geschlossen. Die Tuba auditiva [auditoria] wird bei Kontraktion der Mm. tensor und levator veli palatini im Rahmen des Schluckakts geöffnet (➤ Abb. 9.81b, c).
Der knöcherne Abschnitt der Tuba auditiva [auditoria] liegt in einem dreieckigen Knochenkanal (Semicanalis tubae auditivae des Canalis musculotubarius) der Pars petrosa ossis temporalis. Durch eine dünne knöcherne Wand davon getrennt verläuft der M. tensor tympani im **Semicanalis musculi tensoris tympani** des **Canalis musculotubarius** (➤ Abb. 9.80).

Klinik

Die Tuba auditiva [auditoria] ist von respiratorischem Flimmerepithel mit Becherzellen ausgekleidet; subepithelial kommen gemischte Glandulae tubariae vor. Der Flimmerschlag ist in Richtung Nasopharynx gerichtet. Versagen die Schutzmechanismen in der Tube, kann es zu aufsteigenden Entzündungen mit Ausbildung eines **Tubenkatarrhs** bis hin zur Mittelohrentzündung kommen. Durch Lufteinblasung über die Nase können Tubenverklebungen und -verschlüsse gelöst werden (z. B. Schlucken bei Druckproblemen).
Eine der häufigsten Ursachen für eine Schallleitungsschwerhörigkeit im Kindesalter ist eine Verlegung der Tubenöffnung **(Tubenverschluss)** durch einen Tubenkatarrh oder durch eingeschränkte Nasenatmung im Rahmen von vergrößerten Rachenmandeln **(Adenoide).** Besteht die Tubenfunktionsstörung über einen längeren Zeitraum, kommt es zu Umbauprozessen der Mittelohrschleimhaut. Dabei entsteht ein aktiv sezernierendes Epithel mit Ausbildung einer Flüssigkeitsansammlung in der Paukenhöhle **(Seromukotympanon).**

Muskeln

Die Öffnung der Tuba auditiva und damit der Druckausgleich zwischen Paukenhöhle und Nasen-Rachen-Raum erfolgt mithilfe der Mm. tensor und levator veli palatini sowie des M. salpingopharyngeus (➤ Abb. 9.81, ➤ Tab. 9.28).
Im Rahmen des Schluckakts kommt es zur Kontraktion der Mm. tensor und levator veli palatini. Die **Kontraktion des M. tensor veli palatini** führt zum Zug an der Pars membranacea und am Oberrand des Tubenknorpels, wodurch sich das Tubenlumen erweitert (➤ Abb. 9.81b, c). Die **Kontraktion des M. levator veli palatini** führt durch Ausbildung des Muskelbauchs zum Druck von unten gegen den Tubenknorpel. Dabei wird die Rinne aufgebogen und das Tubenlumen erweitert.

Tab. 9.28 Muskulatur der Ohrtrompete.

Innervation	Ursprung	Ansatz	Funktion
M. tensor veli palatini			
N. musculi tensoris veli palatini des N. mandibularis [V/3]	Fossa scaphoidea am Proc. pterygoideus, membranöser Anteil der Tuba auditiva	Aponeurosis palatina	erweitert das Lumen der Ohrtrompete, spannt das Gaumensegel
M. levator veli palatini			
Plexus pharyngeus aus N. glossopharyngeus [IX] und N. vagus [X]	Unterfläche der Pars petrosa ossis temporalis, Cartilago tubae auditivae	Aponeurosis palatina	erweitert das Lumen der Ohrtrompete, hebt das Gaumensegel
M. salpingopharyngeus			
Plexus pharyngeus aus N. glossopharyngeus [IX] und N. vagus [X]	unterer Anteil des Tubenknorpels im Bereich des Nasen-Rachen-Raums	Cartilago thyroidea, Seitenwand des Pharynx	hebt den Schlund, öffnet die Tube

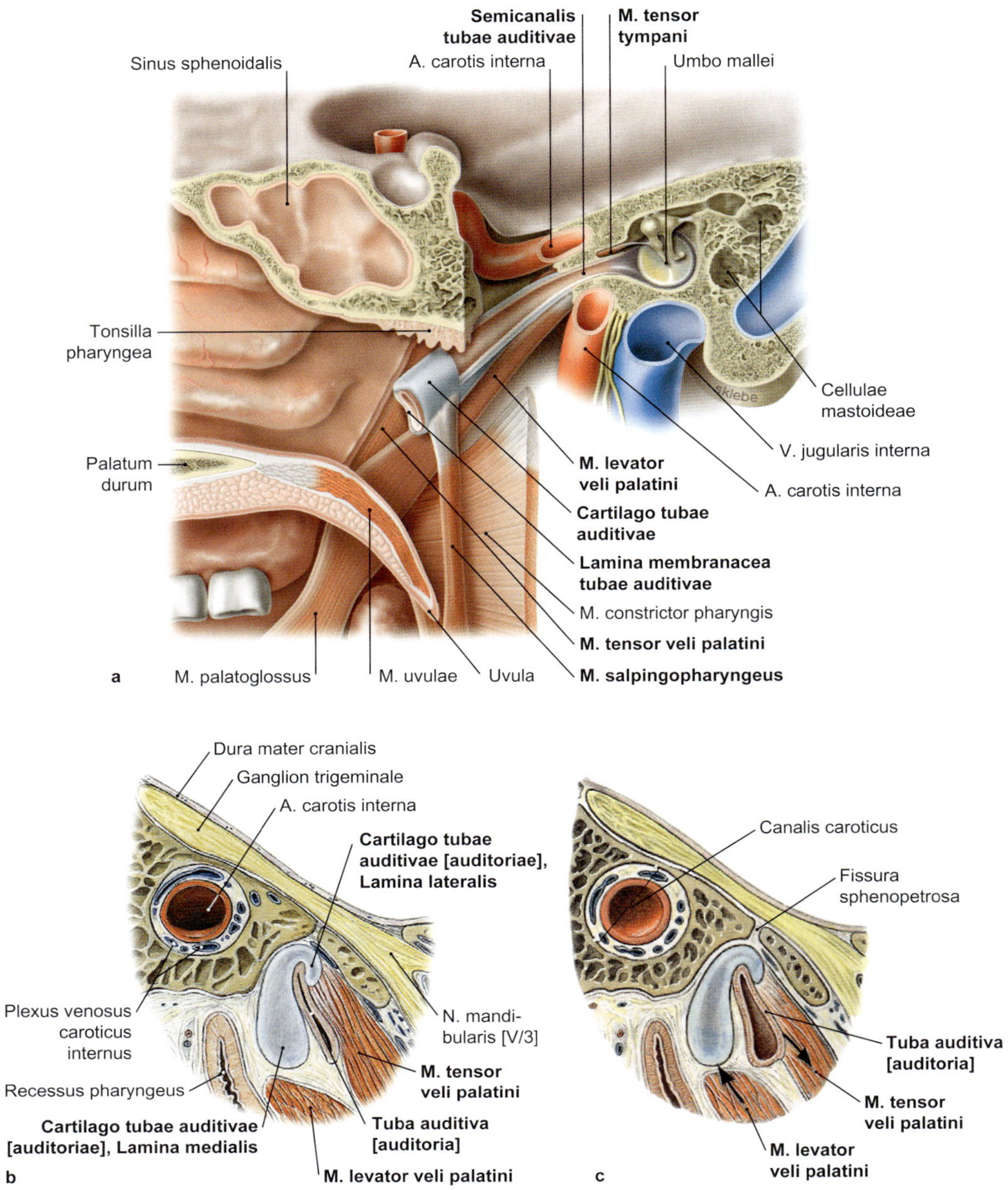

Abb. 9.81 Ohrtrompete, Tuba auditiva [auditoria], rechts.
a Ansicht von medial, Verbindung zwischen Paukenhöhle und Nasopharynx sowie Lage der Muskeln. [S700-L238]
b, c Querschnitte auf Höhe des lateralen Anteils der Pars cartilaginea, geschlossene (b) und offene (c) Tube, die Wirkung der Muskeln auf die Tube ist durch Pfeile verdeutlicht. [S700]

Klinik

Gaumenspalten gehen mit einer Funktionslosigkeit der Mm. tensor und levator veli palatini einher, da das Punctum mobile der Muskeln fehlt und sie ins Leere kontrahieren. Dabei ist die Tubenfunktion aufgehoben. Unbehandelt kommt es im Mittelohr zur Ausbildung eines **Adhäsivprozesses** aufgrund der fehlenden Mittelohrbelüftung. Die Kinder hören sehr schlecht und lernen auch meist nicht zu sprechen.

Leitungsbahnen

Arterien

Die Pars ossea erhält Blut aus den **Aa. caroticotympanicae** (aus A. carotis interna); die Pars cartilaginea wird über die **A. tympanica inferior** aus der A. pharyngea ascendens (➤ Tab. 9.27) ernährt.

Venen

Der venöse Abfluss erfolgt in den **Plexus venosus pterygoideus.**

Lymphgefäße

Regionäre Lymphknoten sind die **Nodi lymphoidei retropharyngeales,** die zu den Nodi lymphoidei cervicales anteriores drainieren, sowie die **Nodi lymphoidei parotidei profundi,** die zu den Nodi lymphoidei cervicales profundi drainieren.

Innervation

Sensibel wird die Ohrtrompete über den **Plexus (nervosus) tympanicus** des R. tubarius aus dem **N. glossopharyngeus [IX]** innerviert. Vegetative parasympathische Fasern gelangen ebenfalls über den Plexus tympanicus zur Pars ossea. Die Pars cartilaginea wird aus dem **Plexus pharyngeus** parasympathisch versorgt. Sympathische Fasern kommen vom Nervengeflecht um die A. carotis interna. Das Ostium pharyngeum tubae auditivae wird mit parasympathischen Fasern des R. tubarius aus dem N. glossopharyngeus [IX] innerviert.

9.5.4 Innenohr

Das Innenohr (Auris interna) ist ein Komplex aus knöchernen Kanälen und Erweiterungen in der Pars petrosa des Os temporale **(knöchernes Labyrinth, Labyrinthus osseus,** ➤ Abb. 9.82). In ihnen befindet sich ein System aus Membranschläuchen und -säcken, das als **häutiges Labyrinth (Labyrinthus membranaceus)** bezeichnet wird (➤ Abb. 9.83). Es beherbergt das Gleichgewichts- und Hörorgan (Organum vestibulocochleare). Die Spitze der Schnecke (Cochlea) ist nach lateral vorne gerichtet. Die Bogengänge (Canales semicirculares) sind in einem Winkel von 45° in Bezug auf die Hauptebenen des Schädels (Frontal-, Sagittal- und Horizontalebene) ausgerichtet (➤ Abb. 9.82).

Knöchernes Labyrinth

Das knöcherne Labyrinth besteht aus (s. auch ➤ Abb. 9.83):
- Vorhof (Vestibulum)
- 3 knöchernen Bogengängen
- der knöchernen Schnecke
- dem inneren Gehörgang (Meatus acusticus internus)

Das **Vestibulum** ist Ausgangspunkt für Schnecke und Bogengänge. Es steht über das ovale Fenster mit der Paukenhöhle in Verbindung. Die **Bogengänge** (Canales semicirculares ossei) gliedern sich in vorderen/oberen **(Ductus semicircularis anterior),** hinteren **(Ductus semicircularis posterior)** und seitlichen **(Ductus semicircularis lateralis)** Bogengang. Sie erstrecken sich vom Vestibulum in posterosuperiorer Richtung. Die Gänge machen etwa jeweils zwei Drittel eines Kreises aus, dessen eines Ende jeweils am Vestibulum beginnt und dessen anderes Ende zu einer Ampulle erweitert ist. Jeder Kanal steht jeweils senkrecht zu den beiden anderen.
Die **Schnecke** (Cochlea) besteht aus einem Kanal **(Canalis spiralis cochleae),** der in 2½ Windungen um die Schneckenspindel **(Modiolus cochleae)** gewunden ist. Sie ist so angeordnet, dass ihre Basis **(Basis cochleae)** nach posteromedial und ihre Spitze **(Apex cochleae)** nach anterolateral gerichtet ist. Damit liegt die Basis des Modiolus nahe dem Meatus acusticus internus. In den Canales spiralis und longitudinalis modioli sitzt das **Ganglion spirale cochleae** mit den Perikarya der bipolaren Nervenzellen des N. cochlearis (➤ Abb. 9.84). Vom Modiolus springt die Lamina spiralis ossea in den Schneckenkanal vor. Um den Modiulus windet sich der

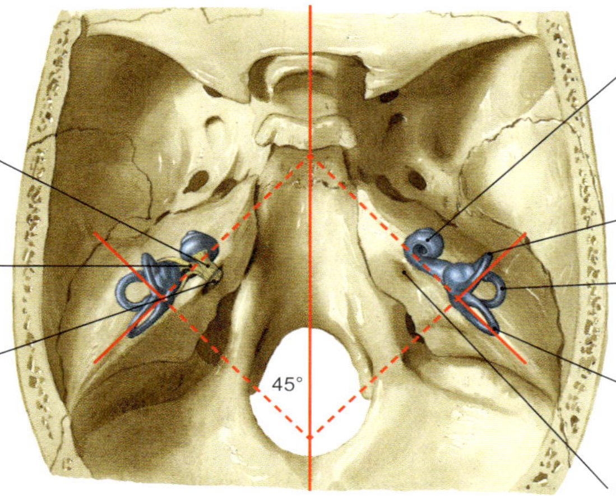

Abb. 9.82 Innenohr, Auris interna, und N. vestibulocochlearis [VIII]. Ansicht von oben; Innenohr in seiner natürlichen Position auf das Felsenbein projiziert. [S700-L301]

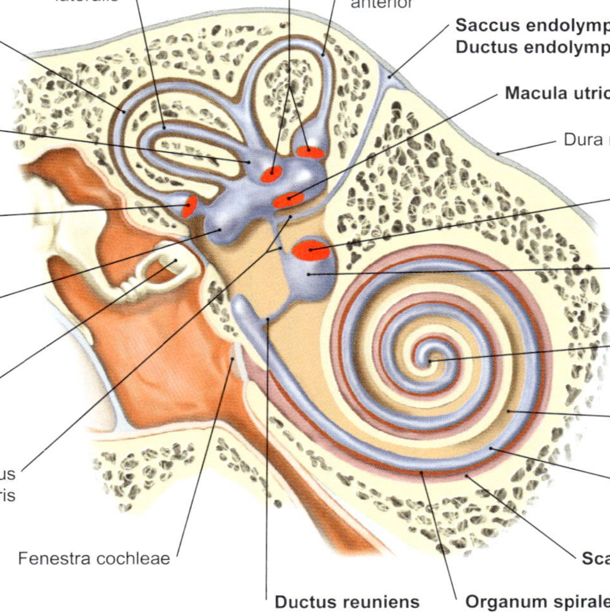

Abb. 9.83 Häutiges Labyrinth, Labyrinthus membranaceus, rechts. Längsschnitt durch das Felsenbein; Ansicht von vorne, schematische Darstellung. [S700-L284]

Ductus cochlearis (Teil des häutigen Labyrinths), der an der Lamina spiralis sowie lateral an der Außenwand der Cochlea befestigt ist. Durch diese Anordnung entstehen 2 Kanäle (einer oberhalb – Scala vestibuli – und einer unterhalb – Scala tympani – des Ductus cochlearis), die sich durch die gesamte Cochlea ziehen und am Apex über das Helicotrema in Verbindung stehen. Die **Scala vestibuli** beginnt am Vestibulum; die **Scala tympani** führt zum runden Fenster (Fenestra cochleae) und ist durch eine Bindegewebsmembran vom Mittelohr getrennt. Nahe dem runden Fenster beginnt ein kleiner Kanal (Canaliculus cochleae), der durch das Os temporale zieht und sich auf der Facies posterior in die hintere Schädelgrube öffnet. Hierüber besteht eine Verbindung zwischen Perilymphraum und Subarachnoidalraum (Spatium subarachnoideum). Der **innere Gehörgang** beginnt am **Porus acusticus internus** und setzt sich etwa 1 cm nach lateral fort. Hier endet er in einer löchrigen Knochenplatte. In dem 1 cm langen Segment verlaufen N. facialis [VII] und N. vestibulocochlearis [VIII] (➤ Abb. 9.82).

Häutiges Labyrinth

Das häutige Labyrinth ist ein zusammenhängendes System aus Gängen und Säcken innerhalb des knöchernen Labyrinths und umfasst (➤ Abb. 9.83, ➤ Abb. 9.84):

- Ductus cochlearis
- Sacculus
- Utriculus
- 3 häutige Bogengänge (Ductus semicirculares)

Die 3 **häutigen Bogengänge** stehen mit dem Utriculus in Verbindung. Jeder Bogengang bildet am Übergang zum Utriculus eine Erweiterung (Ampulla membranacea). Oberer und hinterer Bogengang vereinigen sich zu einem gemeinsamen Schenkel (Crus commune). Jede Ampulle enthält Sinnesepithel (**Crista ampullaris,** ➤ Abb. 9.85).

Das häutige Labyrinth ist mit kaliumreicher und natriumarmer **Endolymphe** gefüllt, (hauptsächlich in der Stria vascularis des Ductus cochlearis gebildet) und durch Perilymphe vom Periost der Wände des knöchernen Labyrinths getrennt. Es liegt dem knöchernen Labyrinth nicht unmittelbar an, sondern ist durch den mit Perilymphe

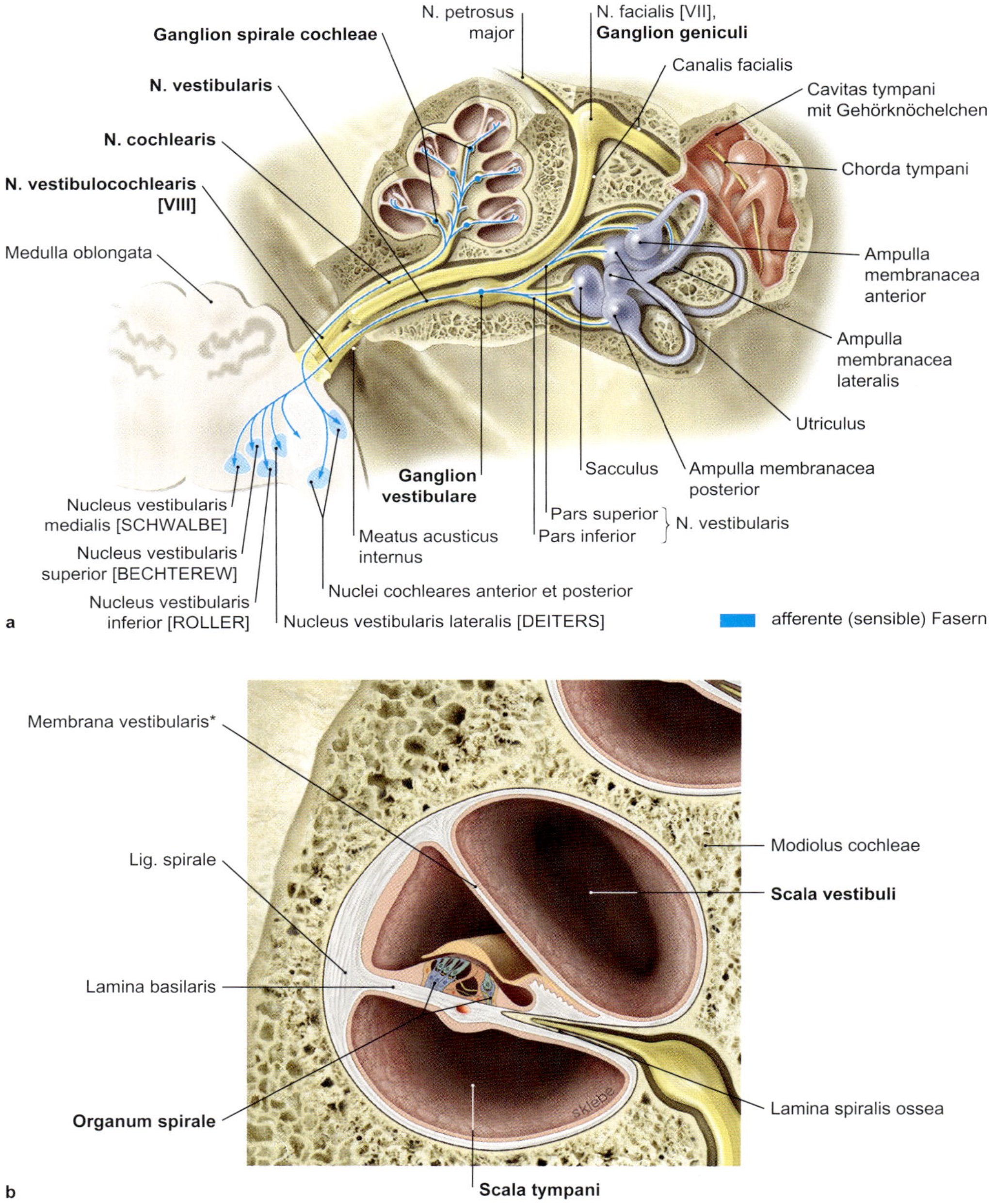

Abb. 9.84 Schnecke, Cochlea. [S700-L238] **a** Schnecke zusammen mit Gleichgewichtsorgan, N. vestibulocochlearis [VIII] und N. facialis [VII], Verlauf in der Pars petrosa des Os temporale; Ansicht von oben; Pars petrosa eröffnet. **b** Querschnitt (Schema); * klinisch: REISSNER-Membran.

gefüllten perilymphatischen Raum (Spatium perilymphaticum) von diesem getrennt. Man geht davon aus, dass der perilymphatische Raum von epithelähnlichen Zellen gebildet wird, die dem Knochen und dem häutigen Labyrinth anliegen. Die **Perilymphe** entsteht als Exsudat perilymphatischer Kapillaren und wird wahrscheinlich im Bereich postkapillärer Venolen des perilymphatischen Raums resorbiert oder gelangt über den Aqueductus cochleae, einen im knöchernen Canaliculus cochleae gelegenen Schlauch, in den Liquor cerebrospinalis. Nach der Funktion unterteilt man das häutige Labyrinth in einen vestibulären und in einen kochleären Anteil.

Gleichgewichtsorgan

Aufbau

Das **vestibuläre Labyrinth** umfasst die im Vestibulum lokalisierten Strukturen Sacculus und Utriculus, den Ductus utriculosaccularis, die 3 Bogengänge und den Ductus endolymphaticus (➤ Abb. 9.83). Der **Utriculus** ist größer als der Sacculus. Er liegt im hinteren oberen Teil des Vestibulums. Alle 3 Bogengänge münden sowohl mit ihrem Anfangs- als auch mit ihrem ampullären Teil in ihn ein. Der **Sacculus** liegt vorne unten im Vestibulum. In ihn mündet der Ductus cochlearis. Der **Ductus utriculosaccularis** verbindet Sacculus und Utriculus. Etwa in der Mitte entspringt aus ihm der **Ductus endolymphaticus,** der nach kurzem Verlauf durch das Vestibulum in den Aqueductus vestibuli (Teil des knöchernen Labyrinths) eintritt, durch das Os temporale zur Facies posterior der Pars petrosa zieht und hier mit dem Saccus endolymphaticus in der hinteren Schädelgrube mündet.

MERKE

Der Saccus endolymphaticus ist eine an der Felsenbeinhinterfläche gelegene epidurale Aussackung, in der die Endolymphe in die Lymphspalten der harten Hirnhaut drainiert wird.

Klinik

Die Trias aus anfallsartigen Schwindelattacken, einseitigem Hörverlust und einseitigem Tinnitus wird als **Morbus MENIÈRE** bezeichnet. Als Ursache wird eine Rückresorptionsstörung der Endolymphe mit Aufblähung des häutigen Labyrinths (Hydrops cochleae) diskutiert. Daraus resultieren pathologische Veränderungen an den Sinneszellen.

Sinneszellen

Die Sinneszellen des mit Endolymphe gefüllten vestibulären Labyrinths sitzen als **Macula sacculi** im Sacculus (Registrierung senkrechter Linearbeschleunigungen), als **Macula utriculi** im Utriculus (Registrierung waagrechter Linearbeschleunigungen) und als Cupulae in den Cristae ampullares der 3 Bogengänge (Registrierung von Drehbeschleunigungen) (➤ Abb. 9.83). Die Sinneszellen der Vestibularorgane besitzen jeweils ein langes Kinozilium sowie Stereozilien, die in eine gallertige Masse (Cupula) hineinragen (➤ Abb. 9.85a). Bewegungen der Cupula führen zum Abknicken der Sinneszellfortsätze. Dieser Reiz führt zur synaptischen Aktivierung afferenter Fasern des N. vestibularis.

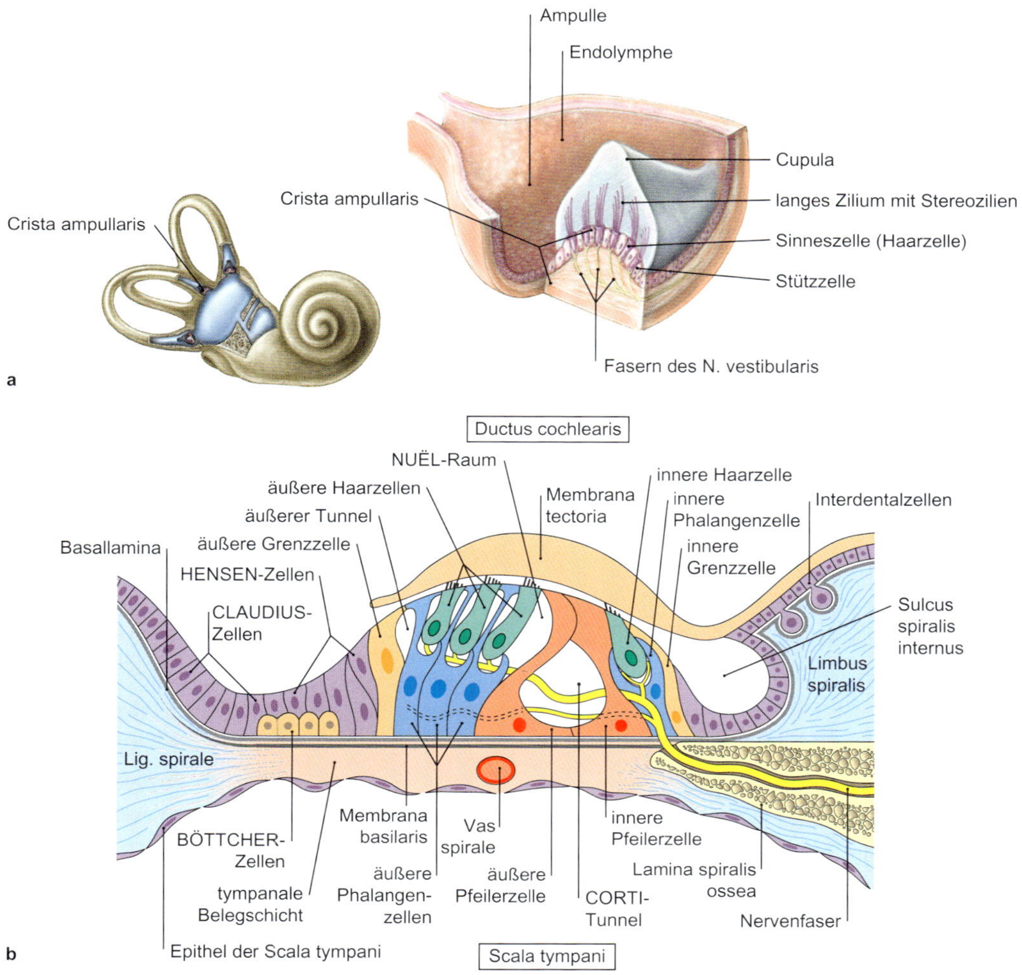

Abb. 9.85 Struktur der Sinneszellen tragenden Organe (Schema). **a** Struktur der Crista ampullaris. [S700-L285] **b** Struktur des Organum spirale (CORTI-Organ). [R170-6/L107]

Hörorgan

Aufbau

Das **kochleäre Labyrinth** wird vom Ductus cochlearis gebildet. Vestibuläres und kochleäres Labyrinth kommunizieren über den **Ductus reuniens** (➤ Abb. 9.83).

Der Ductus cochlearis windet sich um den Modiolus. Er ist an der Lamina spiralis sowie lateral an der Außenwand der Cochlea befestigt und teilt den Canalis spiralis cochleae in 3 Räume (➤ Abb. 9.84b):

- die mit Perilymphe gefüllte **Scala vestibuli** (Vorhoftreppe), die vom Vestibulum bis zum Helicotrema reicht, ganz oben liegt und nach unten durch die Membrana vestibularis (REISSNER-Membran) getrennt ist von
- dem mit Endolymphe gefüllten **Ductus cochlearis,** der durch die Basilarmembran abgegrenzt ist von
- der mit Perilymphe gefüllten **Scala tympani** (Paukentreppe), die vom Helicotrema bis zum runden Fenster in der medialen Paukenhöhlenwand reicht.

Am Helicotrema stehen Scala vestibuli und Scala tympani miteinander in Verbindung.

Sinneszellen

Der Boden des Ductus cochlearis ist die Basilarmembran (Lamina basilaris), die das Hörorgan (Organum spirale, CORTI-Organ) trägt. Das **CORTI-Organ** (➤ Abb. 9.85b) ist das eigentliche Hörorgan. Hier sitzen Hörsinneszellen (innere und äußere Haarzellen) streng geordnet gemeinsam mit Stützzellen auf der Basilarmembran und werden von einer gallertigen Membran (Membrana tectoria) überdeckt. Das CORTI-Organ erstreckt sich über die gesamte Länge des Ductus cochlearis. Die Haarzellen werden afferent und efferent sehr komplex innerviert.

> **Klinik**
>
> Schädigungen der Haarzellen gehen – z. B. wenn man zu laute Musik gehört hat oder nach einer Explosion (Knalltrauma) – sehr häufig mit einem **Tinnitus** einher. Dabei bezeichnet der Begriff Tinnitus aurium („Klingeln der Ohren“) oder kurz Tinnitus ein Symptom, bei dem der Betroffene Geräusche wahrnimmt, die keine äußere, für andere Personen wahrnehmbare Ursache haben. Tinnitus gehört in den Industrieländern nach Adipositas zu den großen Volksleiden mit 22 % Betroffenen in seiner akuten (bis 3 Monate) und mit 4 % Betroffenen in seiner chronischen Form.
> Ein **Hörsturz** ist ein plötzlicher Hörverlust (bis hin zur Taubheit) ohne erkennbare Ursache. Er wird von Hörstörungen mit erkennbarer Ursache abgegrenzt. Diagnostisch wird eine **Schallempfindungsschwerhörigkeit** festgestellt. Der Verlauf des Hörsturzes ist sehr variabel, bekannt ist aber eine hohe Spontanheilungsrate. Für den Hörsturz gibt es eine Vielzahl von Therapien; am verbreitetesten ist eine Infusionstherapie.

Leitungsbahnen

Arterien

Das *knöcherne Labyrinth* wird über die **A. tympanica anterior** aus der A. maxillaris, die **A. stylomastoidea** aus der A. auricularis posterior sowie den **R. petrosus** aus der A. meningea media versorgt. Die gesamte Blutversorgung des *häutigen Labyrinths* erfolgt aus Ästen der **A. labyrinthi,** die sich in einen R. cochlearis und 1 oder 2 Rr. vestibulares aufteilt; der Blutabfluss über Vv. labyrinthi in den Sinus petrosus inferior oder Sinus sigmoideus. A. und V. inferior anterior cerebelli schlingen sich meist wenige Millimeter in den inneren Gehörgang hinein und geben hier die A. und Vv. labyrinthi zur Blutversorgung des Labyrinths ab (*Cave:* Endarterie). Selten kommt die A. labyrinthi direkt aus der A. basilaris.

> **Klinik**
>
> **Thrombotische Verschlüsse der A. labyrinthi** oder ihrer zuführenden Äste gehen mit Gleichgewichtsstörungen und Hörausfall einher, da die A. labyrinthi eine Endarterie ist.

Innervation

Die Innervation erfolgt über den N. vestibulocochlearis [VIII] (in der Klinik häufig auch N. statoacusticus) (➤ Abb. 9.84a). Er führt sensorische Fasern für das Gehör (N. cochlearis) und das Gleichgewicht (N. vestibularis). Der **N. cochlearis** kommt in leicht bogenförmigem Verlauf von der Cochlea. Die Ganglienzellen (Ganglion spirale) und Fasern des N. cochlearis liegen in Hohlräumen des knöchernen Modiolus. Sie schließen sich an der Basis des Modiolus zum N. cochlearis zusammen. Der **N. vestibularis** setzt sich aus einer Pars superior von vorderem und lateralem Bogengang sowie Sacculus und einer Pars inferior von Utriculus und hinterem Bogengang zusammen. Die Perikarya der Neurone beider Anteile werden zum **Ganglion vestibulare** zusammengefasst. N. vestibularis und N. cochlearis schließen sich im Felsenbein zusammen. Vor Austritt aus dem Porus acusticus internus liegen der N. facialis [VII] und sein Intermediusanteil auf ihnen auf. Als N. vestibulocochlearis [VIII] ziehen sie durch die hintere Schädelgrube und treten zwischen Pons und Medulla oblongata in die laterale Fläche des Hirnstamms ein.

> **Klinik**
>
> Das **Akustikusneurinom** (Vestibularis-Schwannom) ist ein gutartiger Tumor der SCHWANN-Zellen (➤ Kap. 9.3.8).

Schallleitung

Schallwellen werden über das äußere Ohr (Ohrmuschel und äußerer Gehörgang) aufgenommen und über das Trommelfell und die Gehörknöchelchenkette via Steigbügelfußplatte auf die Perilymphe übertragen. Dies ruft Wellenbewegungen hervor, die die Wände des Ductus cochlearis (insbesondere die Basilarmembran) entlangwandern **(Wanderwellen).** Hierdurch kommt es zu Scherbewegungen am CORTI-Organ. Die Stereozilien der inneren Haarzellen werden abgeknickt (Deflexion). Diese biomechanischen Ereignisse werden von den Sinneszellen in Rezeptorpotenziale umgewandelt (mechanoelektrische Transduktion).

> **Klinik**
>
> Bei einem **Cholesteatom** (syn.: Perlgeschwulst des Ohrs; eine Einwucherung von mehrschichtig verhornendem Plattenepithel in das Mittelohr mit nachfolgender chronisch eitriger Entzündung des Mittelohrs), bei akuter Otitis media, bei Mastoiditis und nach Schädeltraumata kann es zu einer **Labyrinthitis** mit Schwindel, Reiz- oder Ausfallnystagmus (Augenzittern, unkontrollierte, rhythmische Bewegungen der Augen) kommen. Infektionswege sind rundes und ovales Fenster, Lücken im knöchernen Labyrinth (nach Verletzung und Knochenarrosion von infizierten pneumatischen Räumen) oder fortgeleitete Entzündungen über Nerven und Gefäße, Canaliculus cochleae oder Canaliculus vestibuli zu den Hirnhäuten. Folgen sind **Schallempfindungsschwerhörigkeit** bis Hörverlust und Zerstörung des Gleichgewichtsapparats.

Reizverarbeitung

Die Reizverarbeitung wird in ➤ Kap. 13.4 dargestellt.

9.6 Nase

Friedrich Paulsen

Kompetenzen

Nach Bearbeitung dieses Lehrbuchkapitels sollten Sie in der Lage sein:

- die Strukturen der äußeren Nase sowie den knöchernen und knorpeligen Aufbau des Nasenskeletts, die Begrenzungen der Nasenhaupthöhlen und deren Ausdehnung zu benennen
- Lage, knöcherne Begrenzungen, Mündungen und topografische Beziehungen der Nasennebenhöhlen zu benennen
- im Hinblick auf die klinische Relevanz die Blutversorgung der gesamten Nase sowie die Innervation zu kennen und demonstrieren zu können
- den regionären Lymphabfluss zu beschreiben
- die Entwicklung der Nase und der Nasennebenhöhlen grundsätzlich beschreiben zu können

Klinischer Fall

Anamnese

Ein 22-jähriger Mann wird gegen 3 Uhr morgens von 5 Passanten in die chirurgische Notaufnahme eines großen Krankenhauses gebracht. Die Passanten geben an, gesehen zu haben, wie der junge Mann von 3 anderen Männern verprügelt wurde. Dabei soll er einen Faustschlag an den Kopf abbekommen haben. Auch wurde er angeblich mehrfach getreten, als er schon am Boden lag. Erst die Hilferufe der Passanten und ihr engagiertes Einschreiten sollen dazu geführt haben, dass die 3 Männer von ihm abließen und die Flucht ergriffen. Da die Notfallaufnahme ganz in der Nähe lag, hätten sie den Mann schnell untergehakt und selbst vorbeigebracht.

Erstuntersuchung

Der junge Mann steht unter Schock und wirkt beim ersten Ansprechen leicht desorientiert, ist aber ansprechbar. Sein Nasenrücken wirkt eingefallen und unnatürlich verbreitert. Die Nase steht etwas schief. Außerdem befindet sich getrocknetes Blut unter der Nase und am Kinn. Sein weißes T-Shirt ist mit Blut befleckt. Auf der rechten Seite ist das Auge stark geschwollen und vorgewölbt, die Augenlider können nicht mehr richtig geschlossen werden und stehen unter Spannung. Die Erstuntersuchung ergibt außer einer Nasenbeinfraktur eine ausgeprägte Protrusio bulbi auf der rechten Seite. Der Patient kann auf der betroffenen Seite das Auge nicht mehr richtig schließen und öffnen. Außerdem weist der Mann an der rechten Schläfe Abschürfungen auf und hat am linken Arm und am Rücken mehrere Hämatome.

Weitere Diagnostik

Notfallmäßig wird eine sog. Traumaspirale (ein Ganzkörper-CT) durchgeführt, die ein CT des Kopfes (CCT) einschließt. Mit Ausnahme der Hämatome lassen sich keine Verletzungen innerer Rumpf- oder Halsorgane nachweisen. Die CCT zeigt außer einer Nasengerüstfraktur Lufteinschlüsse im Bereich der Orbitaspitze sowie Knochenfragmente der Lamina orbitalis in den Hohlräumen zweier hinterer Siebbeinzellen. Über diesen Weg ist Luft aus den Siebbeinzellen in die Orbitaspitze gelangt und hat die Protrusio bulbi hervorgerufen. Eine Verletzung der Dura mater ist nicht nachweisbar. Der hinzugerufene diensthabende Augenarzt stellt eine ausgeprägte Visusminderung auf 10 % fest.

Therapie

Nach Diagnosestellung wird der Patient noch in der Nacht in die HNO-Klinik verlegt. Aufgrund der ausgeprägten Protrusio bulbi führt der diensthabende HNO-Arzt eine laterale Kanthotomie am rechten Augenrand unter Lokalanästhesie durch. Dabei werden unter Schutz des Augenbulbus sämtliche Strukturen im lateralen Augenwinkel (Haut, Lig. palpebrale laterale, Septum orbitale) mit der Schere durchtrennt (Kantholyse). Dadurch kommt es zu einer Druckentlastung im posterioren Kompartiment der Orbita, was die enthaltenen Strukturen (besonders den N. opticus) entlastet. In gleicher Sitzung wird die Nasengerüstfraktur wieder aufgerichtet. Der Patient wird i. v. antibiotisch abgedeckt und erhält zudem einen Kortisonstoß verabreicht.

Verlauf

Bereits am nächsten Tag beginnt sich die Protrusio bulbi zurückzubilden, die Lufteinschlüsse in der Orbitaspitze resorbieren sich über kurze Zeit (Stunden bis Tage) selbst, der Visus des Patienten steigt wieder an und erreicht am 3. Tag nach der Operation wieder 100 %.

9.6.1 Überblick

Atmungsorgane

Der Atemtrakt dient dem Gastransport und -austausch zwischen Luft und Blut. Er wird in luftleitende und dem Luftaustausch dienende Atmungsorgane unterteilt. Die luftleitenden Atmungsorgane gliedern sich in obere Atemwege (Nase, Rachen) und untere Atemwege (Kehlkopf, Luftröhre, Bronchialbaum); die Grenze zwischen beiden bildet der Kehlkopfeingang. Der Gasaustausch (äußere Atmung) erfolgt in den Lungen (Pulmones).

- Atemtrakt
- luftleitende Atmungsorgane
  - obere Atemwege
    - Nase (Nasus)
    - Rachen (Pharynx)
  - untere Atemwege
    - Kehlkopf (Larynx)
    - Luftröhre (Trachea)
    - Bronchialbaum (Bronchi)
- gasaustauschende Atmungsorgane
  - Lungen (Pulmones)

Obere Atemwege

Die oberen Atemwege umfassen Nase (Nasus) und Rachen (Pharynx). Der Rachen gehört zum Aerodigestivtrakt, d. h., er dient sowohl dem Gas- als auch dem Nahrungstransport. Sein oberer Abschnitt (Nasopharynx) schließt sich an die Nase an, transportiert Atemgase und ist damit reiner Atemweg, der mittlere Anteil (Oropharynx) hat eine Doppelfunktion aus Gas- und Nahrungstransport. Am Kehlkopfeingang teilen sich Luft- und Speiseweg wieder. Die Luft gelangt in die unteren Atemwege, beginnend mit dem Kehlkopf; Flüssigkeiten und Nahrungsbestandteile werden in den unteren Abschnitt des Pharynx (Laryngopharynx) weitergeleitet.

Nase

Die Nase ist der Eingang in die Atemwege. Sie gliedert sich in die von außen sichtbare **äußere Nase** (Nasus externus) und die **Nasenhöhlen** (innere Nase, Cavitates nasi). Mit den beiden Nasenhöhlen stehen die **Nasennebenhöhlen** (Sinus paranasales) sowie der obere Anteil des Pharynx (Nasopharynx) in offener Verbindung.
Funktion der Nase ist außer der Luftleitung (Aerodynamik) die mechanische Reinigung, Anwärmung und Anfeuchtung (Klimatisierung) der Atemluft sowie die Immunabwehr von Keimen. Am Nasendach befindet sich das Riechfeld, über das die Einatmungsluft kontrolliert wird (Riechvermögen). Nasenspezifische Reflexe (z. B. Niesen) dienen dem Schutz der Atmungsorgane. Außerdem

sind die Nasenhöhlen als Resonanzraum und Bildungsort von Konsonanten an der Phonation beteiligt.

9.6.2 Entwicklung

Nase

Die Nasenentwicklung gehört zur Gesichtsentwicklung und ist eng mit der Gaumen- und Mundhöhlenentwicklung vergesellschaftet. Zwischen *4. und 5. Embryonalwoche* verdichtet sich das Ektoderm auf dem Stirnwulst nahe dem Stomatodeum zu den Riechplakoden. Sie streben in die Tiefe und werden zu **Riechgruben** und **Riechschläuchen,** aus denen sich die späteren Nasenhöhlen bilden. Die Ränder der Gruben werden zu jeweils einem medialen und einem lateralen Nasenwulst aufgeworfen. Die beiden **medialen Nasenwülste,** die durch die Area internasalis getrennt sind, wachsen nach außen und unten, bis sie mit dem Oberkieferwulst in Kontakt kommen. Hier bilden sie den mittleren Teil der Oberlippe, das Philtrum, den membranösen Teil des Nasenseptums und den primären Gaumen. Die beiden **lateralen Nasenwülste** differenzieren sich zu den Nasenflügeln. Rechter und linker Riechschlauch wachsen auf das Dach der primären Mundhöhle zu, bleiben für kurze Zeit durch eine epitheliale Platte (HOCHSTETTER-Epithelmauer, epiheliale Choanalmembran, Membrana bucconasalis) von dieser getrennt und gewinnen dann durch Auflösung der Membran in der *7. Woche* Anschluss an die primäre Mundhöhle. Die beiden Verbindungen werden als **primäre Choanen** bezeichnet; der zwischen äußeren und inneren Öffnungen verbleibende Bereich wird als **primärer Gaumen** bezeichnet. Allerdings ist er nicht mit der Ausdehnung des späteren Zwischenkiefersegments identisch. Die weitere Entwicklung der Nasenhöhlen ist an die Entwicklung des sekundären Gaumens gekoppelt. Am Dach der primären Mundhöhle entsteht hinter dem primären Gaumen die Nasenscheidewand. Sie wächst als sagittale Platte senkrecht nach unten und trifft auf die beiden in der Transversalebene von links und rechts aus der seitlichen Wand der primären Mundhöhle auf die Mittellinie zu wachsenden Gaumenfortsätze, mit denen sie unter Ausbildung einer Naht (Raphe palatini) verschmilzt. Die aufeinandertreffenden Gaumenfortsätze werden zum **sekundären Gaumen.** An der Stelle, wo Gaumenfortsätze und Nasenseptum auf den V-förmig spitz zulaufenden primären Gaumen treffen, bildet sich ein Kanal **(Ductus nasopalatinus).** Aus dem Kanal resultieren später im Oberkiefer die Canales incisivi und das Foramen incisivum.

MERKE

Der **primäre Gaumen** wird zum prämaxillären Abschnitt des definitiven Gaumens. Aus ihm entsteht das Zwischenkieferbein (Os incisivum, „GOETHE-Knochen") mit den Schneidezähnen.

Die Ausbildung des sekundären Gaumens führt zur Trennung von Nasen- und Mundhöhle; die Ausbildung des Nasenseptums trennt die innere Nase in 2 separate Höhlen, die dorsal über je einen Meatus nasopharyngeus (sekundäre oder definitive Choane) in den Nasopharynx einmünden.

Klinik

Spaltbildungen von Gaumen, Oberkiefer und Gesicht gehen auf unzureichende Mesenchymproliferationen und damit auf Nichtverschmelzung von Nasen- und Kieferwülsten zurück und können äußerst unterschiedlich ausgeprägt sein. Bei leichten Formen („Hasenscharte") ist lediglich die Oberlippe ein- oder beidseitig betroffen. Schwere Formen setzen sich als **Lippen-Kiefer-Gaumen-Spalten** nach okzipital fort (Häufigkeit 1:2.500 Geburten). Isolierte Gaumenspalten gehen auf Nichtverschmelzung der Gaumenfortsätze (hintere Gaumenspalten) oder zwischen Gaumenfortsätzen und primärem Gaumen (vordere Gaumenspalten) zurück. Kombinationen sind möglich. Die leichteste Form einer hinteren Gaumenspalte ist eine Uvula bifida (gespaltenes Zäpfchen). Die Ursachen von Gaumen-, Kiefer- und Gesichtsspalten sind vielfältig.

Aus dem Anlagenmaterial der **Nasenschläuche** gehen das Vestibulum nasi, ein Teil der Cavitas nasi und die Regio olfactoria hervor. Der restliche Teil entstammt dem Anlagenmaterial der primären Mundhöhle. Das Mesenchym, das die sekundäre Nasenhöhle umgibt, differenziert sich zur knorpeligen Nasenkapsel. Sie verknöchert teils enchondral, teils desmal. Unverknöchert bleiben die Cartilago septi nasi mit dem Proc. posterior sowie die Knorpel der äußeren Nase. Während das Nasenseptum als glatte Wand bestehen bleibt, vergrößert sich die Oberfläche der jeweiligen lateralen Nasenwand durch Entwicklung der **Nasenmuscheln (Conchae nasi),** die sich als epitheliale Wülste (Turbinalia) in das Nasenhöhlenlumen vorwölben. Üblicherweise differenzieren sich jeweils 3 Nasenmuscheln, die als Maxilloturbinale (Concha nasalis inferior, untere Nasenmuschel), Ethmoturbinale I (Concha nasalis media, mittlere Nasenmuschel) und Ethmoturbinale II (Concha nasalis superior, obere Nasenmuschel) bezeichnet werden. Wie im Tierreich ist aber auch die Ausbildung einer 4. Nasenmuschel (Concha nasalis suprema) möglich. Zunächst ist das Skelett der Nasenmuscheln noch knorpelig und wird im 5. Fetalmonat durch Knochen ersetzt.

MERKE

Im Rahmen der Nasenentwicklung bildet sich eine schlauchartige Verbindung zwischen Nasenseptum und Nasenboden, die manchmal als Blindsäckchen, Ductus incisivus, in Erscheinung tritt. Es handelt sich bei dem Schlauch um das **Vomeronasalorgan** (JACOBSON-Organ, vomeronasales Organ, Organum vomeronasale), das beim Menschen als rudimentäres Sinnesorgan erscheint. Es gehört bei vielen Tieren zum olfaktorischen System und hat hier wichtige Funktionen z. B. bei der Partnerwahl, der Nahrungssuche, der Individualerkennung oder der Erkennung von Territorialmarkierungen. Für die Funktion spielen Pheromone eine entscheidende Rolle. Reste des Vomeronasalorgans sind beim Menschen bis nach der Geburt nachweisbar.

Nasennebenhöhlen

Die Nasennebenhöhlen wachsen bereits in der Fetalzeit als kleine Epithelknospen von den Nasenhöhlen in das Mesenchym der umgebenden Schädelknochen ein. Sie erreichen aber erst nach Abschluss des Größenwachstums ihre volle Ausbildung und können sich im Lauf des Lebens noch weiter vergrößern. Ihre individuell stark variierende Ausbildung ist außerordentlich eng an die Entwicklung des Gebisses gekoppelt und geht mit der Ausformung des Gesichts einher. Eine Ausnahme bildet der Sinus sphenoidalis. Er entwickelt sich als Abgliederung aus der Nasenhöhle durch Anlage einer Concha sphenoidalis. Um das *4. Lebensjahr* wächst der Sinus sphenoidalis in den Keilbeinkörper ein. Seine Ausdehnung ist dabei so variabel wie bei den anderen Nasennebenhöhlen.

9.6.3 Äußere Nase

An der **äußeren Nase** (Nasus externus, ➤ Abb. 9.86) unterscheidet man:

- die oberhalb vom Philtrum (Sulcus nasolabialis) liegende Nasenwurzel (Radix nasi)
- den Nasenrücken (Dorsum nasi)

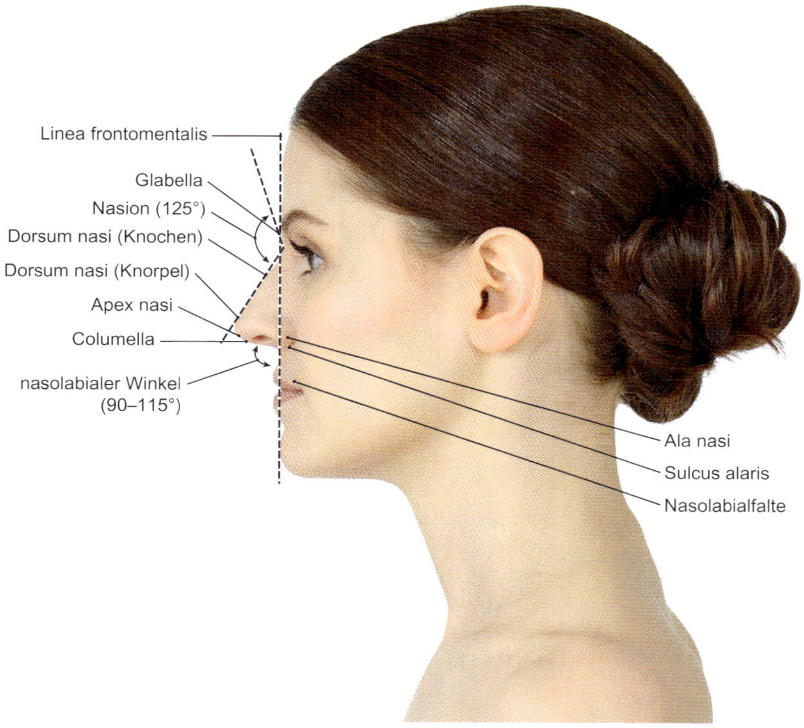

Abb. 9.86 Äußere Nase mit ästhetischen Nasenwinkeln und Orientierungspunkten. [S700-J803]

- die paarigen Nasenflügel (Ala nasi dextra und sinistra)
- die Nasenspitze (Apex nasi)
- den membranösen Anteil des Nasenseptums (Pars membranacea septi nasi, Columella, Pars mobilis septi)
- die Nasenlöcher (Nares)

Die äußere Nase hat wesentlichen Anteil an der Formgebung des Gesichts.

Skelett

Mechanische Belastbarkeit wird durch ein Skelettsystem aus hyalinen Knorpeln und Bindegewebe erreicht, das an der knöchernen Nasenpyramide (Nasengerüst, bestehend aus Os frontale, Os nasale und Proc. frontalis der Maxilla) befestigt ist. Die Ossa nasalia stehen über die Sutura internasalis miteinander in Verbindung und bilden gemeinsam mit der Incisura nasalis und dem Proc. palatinus der Maxilla die äußere knöcherne Nasenöffnung (Apertura piriformis). Der bewegliche knorpelige Anteil (➤ Abb. 9.87) besteht auf jeder Seite aus:

- dem Dreiecksknorpel (Cartilago triangularis, Cartilago nasi lateralis, Seitenknorpel)
- dem Nasenspitzenknorpel (Cartilago alaris major, Flügelknorpel)
- kleinen Knorpelplatten (Cartilagines alares minores und Cartilagines nasi accessoriae)

Der Flügelknorpel bildet mit einem schmalen Crus mediale (Nasensteg) und einem unterschiedlich breiten Crus laterale (Nasenflügel) die Form des Nasenlochs. Zwischen den Flügelknorpeln beginnt das knorpelige Nasenseptum (Cartilago septi nasi, ➤ Abb. 9.88). Die knorpelfreien Bereiche sind von festem Bindegewebe ausgefüllt, das die Knorpel untereinander und mit dem Knochen verbindet.

Klinik

Das Skelett der Nase ist in der plastischen Nasenchirurgie von großer Bedeutung. Hier haben sich besondere Bezeichnungen durchgesetzt (➤ Tab. 9.29).

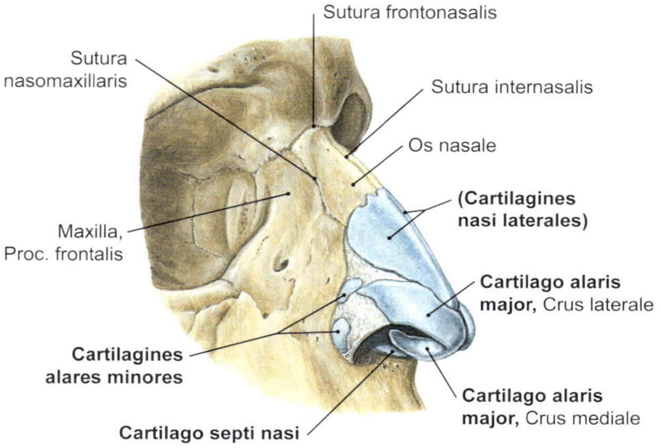

Abb. 9.87 Äußeres Nasenskelett. Ansicht von vorne rechts. [S700]

Muskulatur

Die äußere Nase ist durch mehrere mimische Muskeln beweglich (➤ Tab. 9.30, ➤ Abb. 9.26) und ermöglicht damit eine Kontrolle der Weite des Naseneingangs. Für die Innervation der Muskulatur ➤ Tab. 9.10, für den Ansatz ➤ Tab. 9.8.

Klinik

Nichts prägt die Physiognomie des Gesichts so sehr wie die Nase. **Nasendeformitäten** (z. B. Nasenhöcker, Sattelnase, Nasenschiefstand) sind daher nicht nur auffällig, sondern können auch auf akute oder chronische Erkrankungen und Verletzungen hinweisen. Durch ihre exponierte Lage kann es an der äußeren Nase zu gutartigen (z. B. Rhinophym) und bösartigen **Tumoren** (z. B. Basaliom, spinozelluläres Karzinom) kommen.

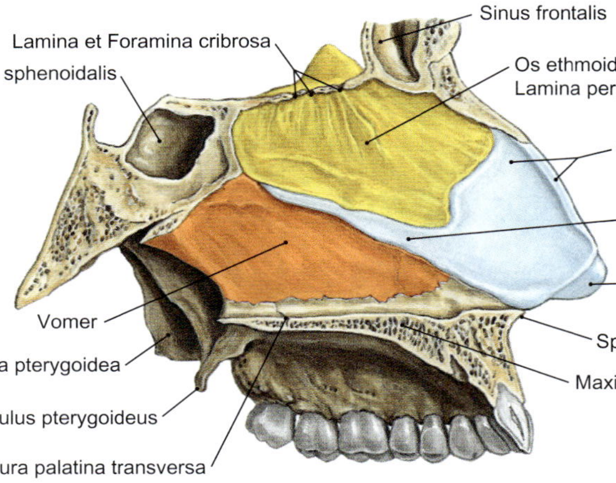

Abb. 9.88 Nasenseptum (Septum nasi). Ansicht von rechts. [S700]

Tab. 9.29 Bezeichnungen in der plastischen Nasenchirurgie.

Begriff	Erläuterung
Supra-Tip Area	Nasenrücken knapp oberhalb der Nasenspitze
schwaches Dreieck	die Region des Nasenrückens knapp oberhalb der Nasenspitze wird nur durch das Nasenseptum geformt
Keystone Area	Überlappung des Seitenknorpels durch das Os nasale
weiches Dreieck	Hautareal am Oberrand des Nasenlochs, in dessen Nähe das Crus mediale in das Crus laterale des Flügelknorpels umbiegt (das knorpelfreie Feld besteht nur aus einer Hautduplikatur)
Columella	vorderer Abschnitt des Nasenseptums zwischen Nasenspitze und Philtrum

Tab. 9.30 Muskulatur der äußeren Nase.

Muskel	Funktion
M. nasalis, Pars alaris (M. dilatator)	erweitert die Nasenöffnung
M. nasalis, Pars transversa (M. compressor)	verengt die Nasenöffnung
M. depressor septi nasi	bewegt die Nase nach unten
M. levator labii superioris alaeque nasi	hebt die Nasenflügel

9.6.4 Nasenhöhlen

Die **paarigen Nasenhöhlen** gehören mit dem Pharynx zum oberen Respirationstrakt und enthalten die Riechfelder. Jede Nasenhöhle (Cavitas nasi) ist ein keilförmiger Raum, dessen Basis der Nasenboden und dessen Spitze das Nasenhöhlendach bildet. Die vorderen und schmaleren Abschnitte jeder Nasenhöhle werden vom Skelett der äußeren Nase umschlossen, die breiteren, hinteren Abschnitte liegen zentral im Schädel. Die Einatmungsluft gelangt über die Nasenlöcher (Nares) in den Nasenvorhof (Vestibulum nasi). Die Grenze zur jeweiligen **Nasenhaupthöhle** bildet das Limen nasi, das durch das Crus laterale des Flügelknorpels aufgeworfen wird. Das Limen nasi formt gemeinsam mit dem Crus mediale des Flügelknorpels und einer Bodenleiste der Maxilla die innere Nasenklappe (engste Stelle der Nase für den Luftstrom). Hier wird die Einatmungsluft verwirbelt und in der jeweiligen Nasenhöhle verteilt – wodurch der Kontakt zwischen Luft und Schleimhaut verbessert wird (Diffusoreffekt). Jede Nasenhöhle besitzt 4 Wände: einen Boden, ein Dach sowie eine mediale und eine laterale Nasenhöhlenwand (➤ Abb. 9.88, ➤ Abb. 9.89, ➤ Abb. 9.90). Die Nasenhöhlen sind getrennt:

- von der Mundhöhle durch den harten Gaumen
- von der Schädelhöhle durch Anteile der Ossa frontalia, ethmoidalia und des Os sphenoidale
- untereinander durch das Nasenseptum (Septum nasi)
- seitlich von den Orbitae und den Nasennebenhöhlen

Hinten setzen sie sich jeweils über eine Choane in den Nasopharynx (Epipharynx) fort.

Nasenhöhlenboden

Der **Nasenhöhlenboden** (➤ Abb. 9.88, ➤ Abb. 9.89, ➤ Abb. 9.90) ist leicht konkav gewölbt, glatt und wesentlich breiter als das Nasenhöhlendach. Er wird gebildet:

- vorne vom knorpeligen Nasenskelett der äußeren Nase
- aus der Oberfläche des Proc. palatinus der Maxilla (einschließlich des Os incisivum [Zwischenkieferknochen])
- der Lamina horizontalis des Os palatinum

Das in der Mittellinie liegende Nasenseptum ist am Nasenboden über die sich aufwölbende Spina nasalis anterior und die Crista nasalis anterior fixiert. Vorne am Boden öffnen sich die Nasenlöcher. Die Öffnungen der Canales incisivi befinden sich nahe am Nasenseptum gleich hinter dem Nasenvorhof am Beginn der Nasenhöhlen. Die Canales incisivi münden gemeinsam in das unpaare Foramen incisivum in der Mundhöhle.

Nasenhöhlendach

Das **Nasenhöhlendach** (➤ Abb. 9.88, ➤ Abb. 9.89, ➤ Abb. 9.90) ist schmal und steht in der Mitte, die von der Lamina cribrosa des Os ethmoidale gebildet wird, am höchsten. Vor der Lamina cribrosa fällt das Dach in Richtung Nasenlöcher ab und wird hier gebildet von:

- der Spina nasalis des Os frontale
- den Ossa nasalia
- den Procc. laterales der Cartilago septi nasi
- den Cartilagines alares der äußeren Nase

Hinten senkt sich das Dach über den Recessus sphenoethmoidalis zur jeweiligen Choane ab und wird von der Vorderfläche des Corpus ossis sphenoidalis gebildet. Die Riechfelder liegen direkt unterhalb der Lamina cribrosa am Nasenhöhlendach.

Mediale Nasenhöhlenwand

Grundlage der **medialen Nasenhöhlenwand** ist das **Nasenseptum** (Septum nasi) (➤ Abb. 9.88, ➤ Abb. 9.90), eine senkrecht in der Mediosagittalebene stehende Lamelle aus Bindegewebe, Knorpel und Knochen, die die beiden Nasenhöhlen voneinander trennt. Das Nasenseptum besteht aus

- **Pars membranacea** – im Nasenvorhof überwiegend aus straffem Bindegewebe (Nasensteg, Kolumella)

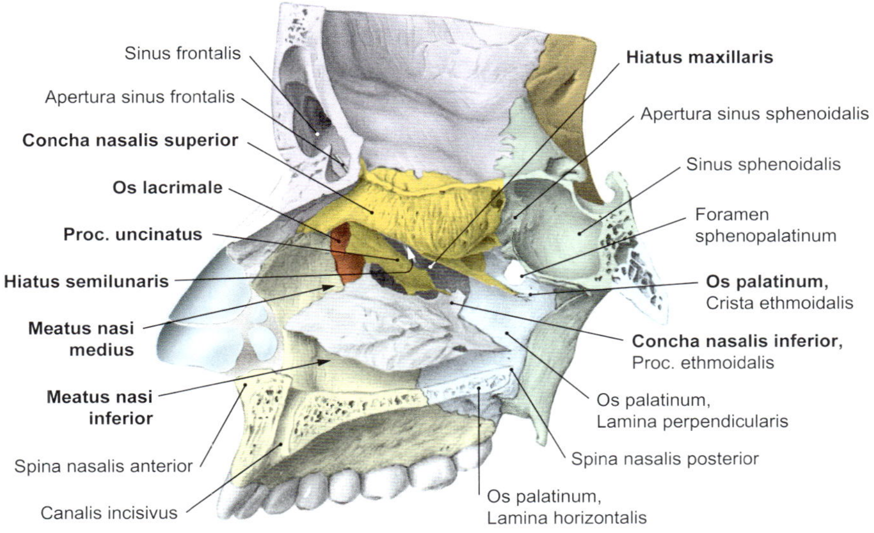

Abb. 9.89 Laterale Nasenwand ohne mittlere Nasenmuschel. [S700]

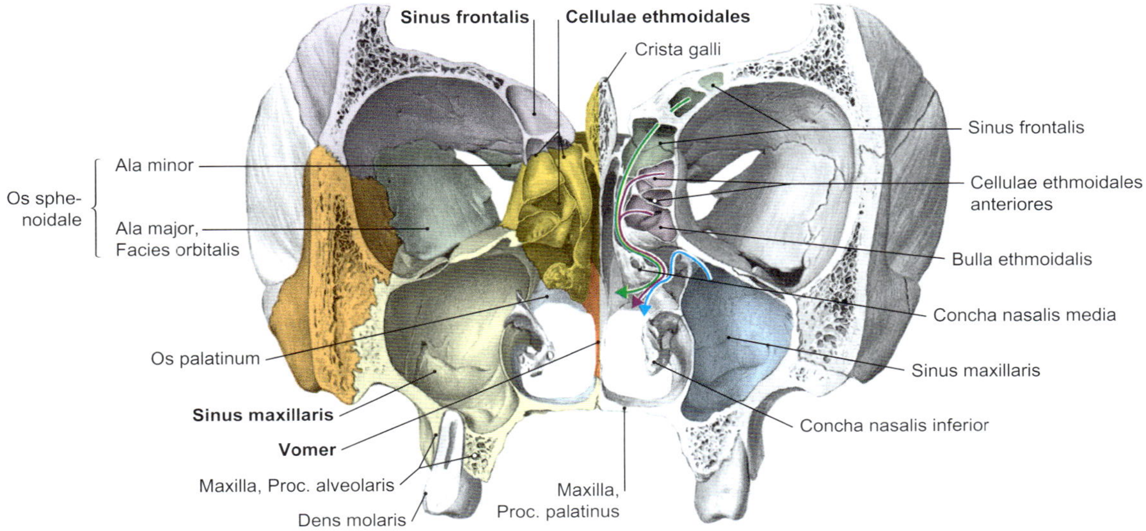

Abb. 9.90 Frontalschnitt durch den Gesichtsschädel. Rechts: Darstellung der knöchernen Topografie, links: Mündung der Nasennebenhöhlen: grün = Stirnhöhle, violett = vordere Siebbeinzellen, blau = Kieferhöhle (Pfeile). [S700]

- **Pars cartilaginea** – aus der Cartilago septi nasi vorn und dem sich vom Septumknorpel nach dorsal zwischen Lamina perpendicularis ossis ethmoidalis und Vomer variabel fortsetzenden Proc. posterior der Cartilago septi nasi, der mit zunehmendem Lebensalter von dorsal nach rostral langsam verknöchert
- **Pars ossea** – aus Vomer und Lamina perpendicularis ossis ethmoidalis sowie zu jeweils einem kleinen Teil aus den Ossa nasalia, der Spina nasalis superior ossis frontalis, der Spina nasalis anterior, der Crista incisiva maxillae, der Crista nasalis maxillae, der Crista nasalis ossis palatini und der Crista sphenoidalis

Klinik

Leichte Abweichungen der Nasenscheidewand aus der Mediane kommen regelmäßig vor und sind ohne funktionelle Bedeutung. Meist kann man durch Tasten des Nasenstegs der äußeren Nase schon erkennen, ob das Nasenseptum etwas schief steht. Eine ausgeprägtere **Septumdeviation** kann jedoch die Nasenatmung behindern und das Riechvermögen beeinträchtigen.

Nach traumatischen Einwirkungen auf die äußere Nase oder bei Gerinnungsstörungen kann es zu einem **Septumhämatom** kommen, das eine sofortige Entlastung durch Punktion sowie ggf. Inzision und Nasentamponade erforderlich macht, da sonst der Septumknorpel untergehen kann.
Als **Rhinitis** (Nasenentzündung, Nasenkatarrh, Schnupfen, Koryza) wird eine akute oder chronische Nasenschleimhautentzündung durch infektiöse, allergische oder vaskuläre Mechanismen bezeichnet. Sie tritt am häufigsten im Rahmen einer Erkältung auf.

Laterale Nasenhöhlenwand

Die **laterale Nasenhöhlenwand** jeder Nasenhöhle ist komplex aufgebaut (➤ Abb. 9.89, ➤ Abb. 9.90, ➤ Abb. 9.91). Sie besteht wie das Nasenseptum aus Knochen, Knorpel und Bindegewebe. Es wird hier nur der generelle Aufbau beschrieben. Abweichungen davon sind häufig. Die am Aufbau beteiligten Knochen sind

- **im vorderen Bereich:**
  - das Os nasale
  - die Facies nasalis maxillae
  - das Os lacrimale

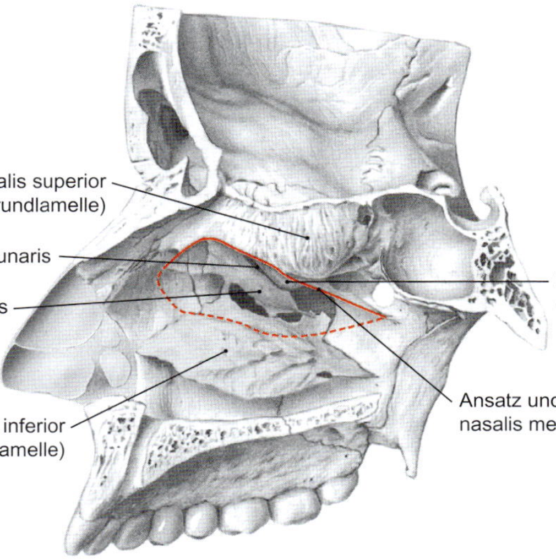

Abb. 9.91 Laterale Nasenwand mit Kontur der mittleren Nasenmuschel (rot). [S700]

- **in der Mitte:**
  - das Corpus maxillae mit seinem Hiatus maxillaris
  - das Os ethmoidale (mit dem dünnen Proc. uncinatus, der Wandung zu den vorderen und hinteren Siebbeinzellen [Cellulae ethmoidales anteriores und posteriores]) sowie der in die Nasenhöhle vorspringenden oberen und der mittleren Nasenmuschel (Conchae nasales superior und media)
  - die untere Nasenmuschel (Concha nasalis inferior), die ein eigenständiger Knochen ist
- **im hinteren Bereich:**
  - die Lamina perpendicularis des Os palatinum
  - die Lamina medialis des Proc. pterygoideus ossis sphenoidalis

Im Bereich der äußeren Nase wird die laterale Wand von Knorpel (Proc. lateralis der Cartilago septi nasi, Crus mediale der Ala major und Cartilagines minores) sowie von Bindegewebe gebildet.

Die **Nasenmuscheln,** pro Nasenhöhle eine Concha nasalis superior, media und inferior, wölben sich von ihrer Fixierung an der lateralen Nasenwand in die jeweilige Nasenhöhle vor. Sie teilen die Nasenhöhle in jeweils 4 Luftkanäle. Der oberste Kanal liegt direkt unterhalb des Riechfeldes, die anderen 3 bilden die **Nasengänge** (Meatus nasi superior, medius und inferior), die jeweils unterhalb der entsprechenden Nasenmuschel verlaufen. Die knöchernen Anteile der Nasenmuscheln sind von einem **Schwellkörpergewebe** überzogen (➢ Abb. 9.92), das bei Anschwellen nur schmale Räume zwischen sich und dem Nasenseptum (gemeinsam als Meatus nasi communis bezeichnet) übrig lässt. Abhängig vom Schwellungszustand bestehen ca. 35 % des nasalen Schleimhautvolumens aus vaskulären Plexus. Das Schwellkörpergewebe ist an der unteren und mittleren Nasenmuschel (sowie auf dem Nasenseptum am Locus KIESSELBACHI, s. u.) am stärksten ausgebildet. Zwischen den Gefäßen des Schwellkörpergewebes kommen in großer Menge seröse Drüsen vor, die das die Muscheln überziehende respiratorische Flimmerepithel befeuchten. Bei ca. 80 % aller Menschen besteht ein **Nasenzyklus,** d. h., es kommt zum wechselseitigen An- und Abschwellen der Nasenschleimhaut beider Nasenseiten für 2–7 Stunden mit alternierendem Verhältnis des Nasenwiderstandes bei der Atmung im Verhältnis 1 : 3 bei gleichbleibendem Gesamtwiderstand. Die **untere Nasenmuschel** ist die größte Nasenmuschel. Ihr Muschelkopf liegt ca. 1 cm hinter der Nasenklappe und ihr Muschelschwanz endet ca. 1 cm vor dem Eingang in die Tuba auditiva in Höhe der entsprechenden Choane. Die **mittlere Nasenmuschel** liegt oberhalb der unteren Nasenmuschel, der Muschelkopf befindet sich ca. 1 cm weiter dorsal, der Muschelschwanz endet aber ebenfalls in Höhe der jeweiligen Choane. Die **obere Nasenmuschel** ist im Verhältnis zur mittleren und unteren deutlich kleiner. Ihr Kopf beginnt etwa in Höhe des mittleren Bereichs der Lamina cribrosa. Ihr Schwanz fällt nach kaudal vor der knöchernen Vorderwand des Sinus sphenoidalis ab und reicht bis zum oberen Abschnitt der jeweiligen Choane. Über die Choanen gelangt die Einatemluft in den Meatus nasopharyngeus.

Die komplexeste Struktur der lateralen Nasenwand (**osteomeataler Komplex,** ➢ Tab. 9.31) ist der unter der mittleren Nasenmuschel liegende Hiatus maxillaris (➢ Abb. 9.89, ➢ Abb. 9.91, auch ➢ Abb. 9.94). Er wird durch 3 Strukturen nur unvollständig verschlossen:

- Zentral ist der **Proc. uncinatus** des Os ethmoidale in die Öffnung des **Hiatus maxillaris** eingelassen. An der Oberkante des Proc. uncinatus bleibt ein sichelförmiger glatter Spalt bestehen (**Hiatus semilunaris,** ➢ Tab. 9.31). Das vordere und das kraniale Ende des Hiatus semilunaris bilden eine Vertiefung, die als Infundibulum ethmoidale bezeichnet wird. Hinter und unter dem Proc. uncinatus bleiben weitere Öffnungen bestehen.
- Vor und unterhalb des Hiatus maxillaris grenzen das Os lacrimale und die untere Nasenmuschel.
- Von hinten oben wölbt sich eine prominente vordere Siebbeinzelle in und vor den Hiatus maxillaris (**Bulla ethmoidalis,** ➢ Tab. 9.31). Sie begrenzt gleichzeitig den Hiatus semilunaris nach dorsal und oben.

Mit Ausnahme des Hiatus semilunaris sind normalerweise alle nicht durch Knochen verschlossenen Öffnungen um den Proc. uncinatus von Schleimhaut bedeckt und damit nicht sichtbar (hintere und vordere Fontanellen, ➢ Tab. 9.31).

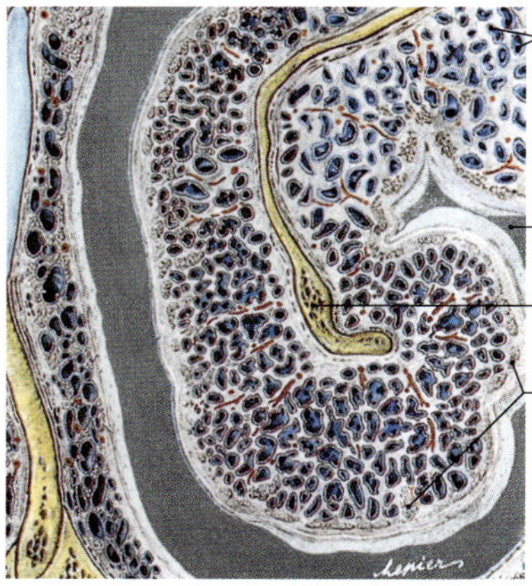

Abb. 9.92 Schwellkörpergewebe am Nasenseptum (links) und auf der unteren Nasenmuschel (Concha nasalis inferior). [S700]

Tab. 9.31 Klinische Terminologie der lateralen Nasenhöhlenwand und der Nasennebenhöhlen.

Begriff	Erläuterung
Agger nasi	eine vordere Siebbeinzelle vor und oberhalb des Ansatzes der mittleren Nasenmuschel mit enger topografischer Beziehung zum Ductus nasolacrimalis
Atrium meatus medii	die Region vor dem mittleren Nasengang oberhalb des Kopfes der unteren Nasenmuschel
Bulla ethmoidalis	vordere Siebbeinzelle oberhalb des Hiatus semilunaris, die sehr regelmäßig ausgebildet ist, aber auch fehlen kann
Fontanelle	akzessorische Öffnung in der medialen Kieferhöhlenwand, die von Schleimhaut bedeckt ist
Grundlamellen (➤ Abb. 9.91 ➤ Abb. 9.94)	Lamellen, die als embryologische Residuen das Siebbein durchziehen. Es werden 4 Grundlamellen (GL) unterschieden: • GL 1: Proc. uncinatus • GL 2: Bulla ethmoidalis • GL 3: Concha nasalis media • GL 4: Concha nasalis superior
HALLER-Zelle	eine Siebbeinzelle, die die untere Orbitawand pneumatisiert (Infraorbitalzelle)
Hiatus maxillaris	eine große Öffnung des Sinus maxillaris zur Nasenhöhle, die partiell durch den Proc. uncinatus des Os ethmoidale sowie durch Schleimhaut verschlossen wird
Hiatus semilunaris	ein sichelförmiger, bis zu 3 mm breiter Spalt zwischen Bulla ethmoidalis und dem oberen, freien Rand des Proc. uncinatus; über den Hiatus semilunaris gelangt man in das Infundibulum ethmoidale
Infundibulum ethmoidale	ist eine Vertiefung hinter dem Hiatus semilunaris; die zwischen Proc. uncinatus und Bulla ethmoidalis liegt
ÓNODI-GRÜNWALD-Zelle	eine hintere Siebbeinzelle, die sich über den Sinus sphenoidalis nach hinten vorwölbt
osteomeataler Komplex	ein Oberbegriff für die komplizierte Anatomie am Hiatus semilunaris und seiner Umgebung
Proc. uncinatus	eine dünne Knochenlamelle des Os ethmoidale, die einen Teil der medialen Wand des Sinus maxillaris bildet, indem sie den Hiatus maxillaris unvollständig verschließt und den Hiatus semilunaris von vorne unten begrenzt
Recessus frontalis	ein Spaltraum, der die Verbindung zwischen Stirnhöhle und Nasenhöhle herstellt (Ductus nasofrontalis, Canalis nasofrontalis)
Sulcus olfactorius	Rinne zwischen der vorderen Anheftung der Concha nasalis media an der Schädelbasis und dem Nasendach

Der Tränennasengang und die meisten Nasennebenhöhlen münden mit ihren Ausführungsgängen an der lateralen Nasenwand (➤ Tab. 9.32, ➤ Abb. 9.93, ➤ Abb. 9.90):

- **unterhalb der unteren Nasenmuschel:**
  - Der Tränennasengang (Ductus nasolacrimalis) mündet an der lateralen Nasenhöhlenwand des Meatus nasi inferior über die Apertura ductus nasolacrimalis (HASNER-Klappe) unter dem Vorderrand der unteren Nasenmuschel. In der Schleimhaut des unteren Nasengangs ist häufig eine von der Apertur nach dorsal gerichtete Schleimhautrinne zu erkennen, die dem Sekretfluss entspricht. Der Ductus nasolacrimalis liegt in einem vom Os lacrimale und von der Maxilla gebildeten knöchernen Kanal in der lateralen Nasenhöhlenwand, der von kranial nach kaudal vor dem Kopf der mittleren Nasenmuschel und unterhalb des Kopfes der unteren Nasenmuschel verläuft. Nach dorsal grenzt der Kanal an die Kieferhöhle.
- **unterhalb der mittleren Nasenmuschel:**
  - Die Stirnhöhle (Sinus frontalis) leitet ihr Sekret über den Ductus nasofrontalis und das Infundibulum ethmoidale zum vorderen, kranialen Bereich des Hiatus semilunaris.

Tab. 9.32 Mündungsstellen des Tränennasengangs und der Nasennebenhöhlen.

	Unterer Nasengang	Mittlerer Nasengang	Oberer Nasengang
Ductus nasolacrimalis	x		
Sinus frontalis		x	
Cellulae ethmoidales anteriores		x	
Cellulae ethmoidales posteriores			x
Sinus maxillaris		x	
Sinus sphenoidalis			x

  - Die vorderen Siebbeinzellen (Cellulae ethmoidales anteriores) drainieren ebenfalls in den Ductus nasofrontalis oder das Infundibulum ethmoidale des Hiatus semilunaris. Zu den vorderen Siebbeinzellen gehört die Bulla ethmoidalis, die den Hiatus semilunaris hinten oben begrenzt und in diesen drainiert. Weitere vordere Siebbeinzellen öffnen sich auf oder direkt über der Bulla ethmoidalis und erreichen so den Hiatus semilunaris.
  - Die Kieferhöhle (Sinus maxillaris) mündet im unteren Abschnitt in den Hiatus semilunaris ein (Infundibulum maxillare), normalerweise direkt unterhalb der Bulla ethmoidalis.
- **hinter der oberen Nasenmuschel:**
  - Die hinteren Siebbeinzellen (Cellulae ethmoidales posteriores) münden normalerweise an der lateralen Nasenhöhlenwand des Meatus nasi superior.
  - Der Sinus sphenoidalis mündet als einzige Nasennebenhöhle nicht an der lateralen Nasennebenhöhlenwand. Seine Apertura sinus sphenoidalis befindet sich an der Hinterwand der Nasenhöhle und mündet in den Recessus sphenoethmoidalis (Raum oberhalb der Concha nasalis superior im Bereich des Nasendaches am Übergang zwischen Lamina cribrosa und Corpus ossis sphenoidalis) hinter der oberen Nasenmuschel in den Meatus nasi superior.

MERKE

Insgesamt ist die laterale Nasenwand individuell stark unterschiedlich aufgebaut. Die Größe der oberen Nasenmuschel kann sehr stark variieren, auch die Mündung der Stirnhöhle über den Hiatus semilunaris weicht oft von der hier dargestellten Weise ab.

Klinik

Die unter dem Begriff **osteomeatale Einheit** zusammengefassten Strukturen unter der mittleren Nasenmuschel sind klinisch nicht nur für die Ventilation, sondern auch für die Drainage der Nasennebenhöhlen außerordentlich bedeutsam. Der Bereich dient als operativer Zugangsweg in der **endonasalen Chirurgie,** z. B. bei der Behandlung chronischer Sinusitiden oder der Polyposis nasi. Beim Neugeborenen kann im Bereich der Mündungsstelle des Ductus nasolacrimalis in den unteren Nasengang eine dünne Bindegewebsmembran (HASNER-Membran) als embryologisches Relikt bestehen bleiben oder der Ductus nasolacrimalis findet keinen Anschluss an den unteren Nasengang. In diesen Fällen ist der Tränenabfluss behindert. Das Kind leidet dabei an einer persistierenden Epiphora (Tränenträufeln) auf der betroffenen Seite. Meistens entzünden sich die ableitenden Tränenwege oberhalb der Membran oder des Verschlusses **(Dacryocystitis neonatorum)** und es kommt zum Eiteraustritt aus den Tränenpünktchen. Bleiben die HASNER-Membran oder der fehlangelegte Kanal bestehen, muss operativ interveniert werden, um den physiologischen Abfluss zur Nase herzustellen.

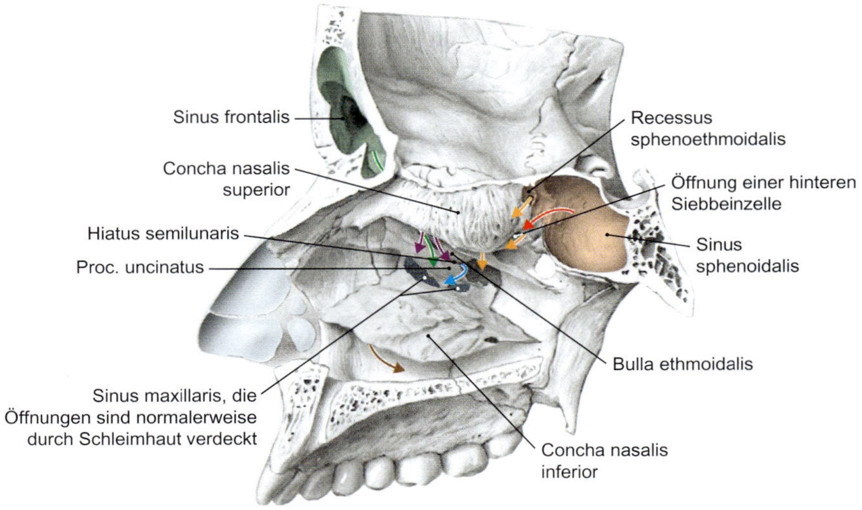

Abb. 9.93 Mündung der Nasennebenhöhlen und des Ductus nasolacrimalis an der lateralen Nasenwand. Braun = Tränennasengang; grün = Stirnhöhle; violett = vordere Siebbeinzellen; blau = Kieferhöhle; orange = hintere Siebbeinzellen; rot = Keilbeinhöhle (Pfeile). [S700]

9.6.5 Nasennebenhöhlen

Ein großer Teil der unmittelbar an die Nasenhöhlen grenzenden Knochen wird in den ersten Lebensjahren bis ins fortgeschrittene Lebensalter pneumatisiert (Ossa pneumatica). Dadurch entstehen die **Nasennebenhöhlen** (Sinus paranasales, ➤ Abb. 9.90, ➤ Abb. 9.93, ➤ Abb. 9.95), die mit den Nasenhöhlen über Ostien verbunden und ebenfalls von Schleimhaut ausgekleidet sind. Sie werden über die Nasenhöhlen belüftet. Man geht davon aus, dass dieser Prozess funktionell der Leichtbauweise des Schädels dient. Eine Bedeutung als Resonanzraum haben sie nicht. Durch ihre topografische Beziehung zu den angrenzenden Strukturen sind die Nasennebenhöhlen von großer klinischer Relevanz.

Kieferhöhle

Die paarige Kieferhöhle **(Sinus maxillaris,** ➤ Abb. 9.90, ➤ Abb. 9.93, ➤ Abb. 9.95) ist meist die größte Nasennebenhöhle. Sie füllt das Corpus maxillae häufig vollständig aus und kann durch knöcherne Membranen gekammert sein (Recessus). Der Kieferhöhlenboden hat Beziehung zum Alveolarfortsatz (Alveolarbucht). Dies betrifft besonders die Wurzelspitzen des 2. Prämolaren und der ersten beiden Molaren (15, 16, 17, 25, 26, 27; ➤ Kap. 9.7.2), die manchmal nur durch dünne Knochenlamellen oder lediglich durch Schleimhaut von der Kieferhöhle getrennt sind. Ist der Recessus alveolaris ausgedehnt, können auch der 1. Prämolar, der Caninus und der Dens serotinus (s. u.) mit in die Kieferhöhle einbezogen sein. Die Vorderwand grenzt mit dem Sulcus lacrimalis an die ableitenden Tränenwege, die Hinterwand mit dem Tuber maxillae an die Fossa pterygopalatina. Im Dach, das gleichzeitig der Boden der Orbita ist, verlaufen der N. infraorbitalis und die Vasa infraorbitalia. Die laterale Wand grenzt an das Os zygomaticum, medial liegt der Hiatus maxillaris mit dem osteomeatalen Komplex (➤ Kap. 9.6.4). Hier mündet nahe dem Dach das natürliche Kieferhöhlenostium über das Infundibulum maxillare in der Mitte des Infundibulum ethmoidale ein. Sekretionsprodukte der Kieferhöhlenschleimhaut und Luft erreichen so den Hiatus semilunaris und die jeweilige Nasenhöhle. Fehlt der Schleimhautüberzug im Bereich der Fontanellen unterhalb des Proc. uncinatus, besitzt die Kieferhöhle in über 10 % der Fälle 1 oder sogar 2 akzessorische Ostien (offene Fontanellen).

Stirnhöhle

Die paarige Stirnhöhle **(Sinus frontalis,** ➤ Abb. 9.90, ➤ Abb. 9.93, ➤ Abb. 9.95) ist durch eine besonders große Variabilität in ihrer Ausdehnung sowie zwischen beiden Höhlen gekennzeichnet. Beide Stirnhöhlen sind üblicherweise durch eine knöcherne Wand (Septum frontalium) getrennt, die aber häufig nicht median steht. Eine Stirnhöhle kann sich über die Mediane auf die andere Seite ausdehnen (und dabei die Ausdehnung der anderen Höhle behindern). Die Ausdehnung der Stirnhöhle erreicht um das *7. Lebensjahr* den Orbitaoberrand. Anschließend kann sie die Squama frontalis, den Arcus superciliaris oder die Pars orbitalis des Os frontale pneumatisieren. Bei ausgeprägter Pneumatisation kann sie bis nahe an den Canalis opticus reichen. Bei starker Pneumatisation ist der Knochen zur vorderen Schädelgrube meist nur sehr dünn. In ca. 5 % kann die Stirnhöhle auch fehlen (Stirnhöhlenaplasie). Meistens bildet die Stirnhöhle an ihrem tiefsten Punkt eine trichterför-

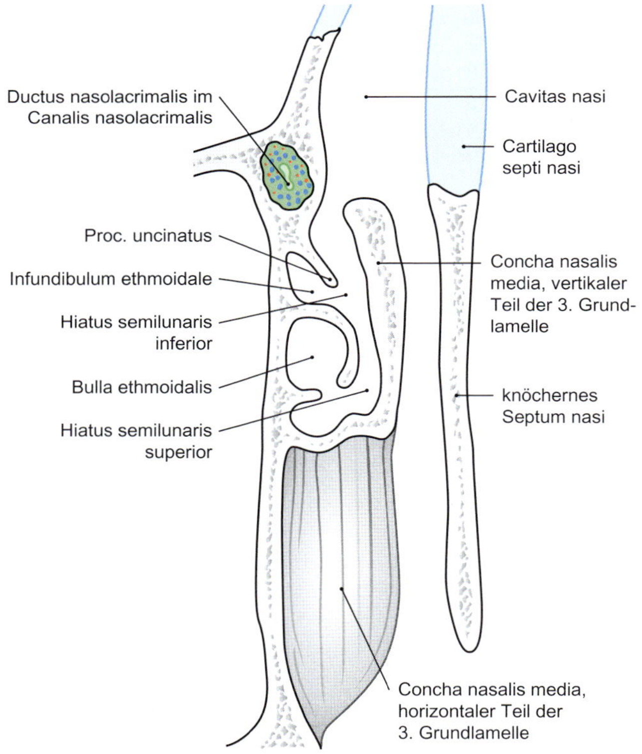

Abb. 9.94 Horizontalschnitt durch Nasenseptum und osteomeatalen Komplex einer linken Nasenseite knapp oberhalb der unteren Nasenmuschel. [S702-L126]

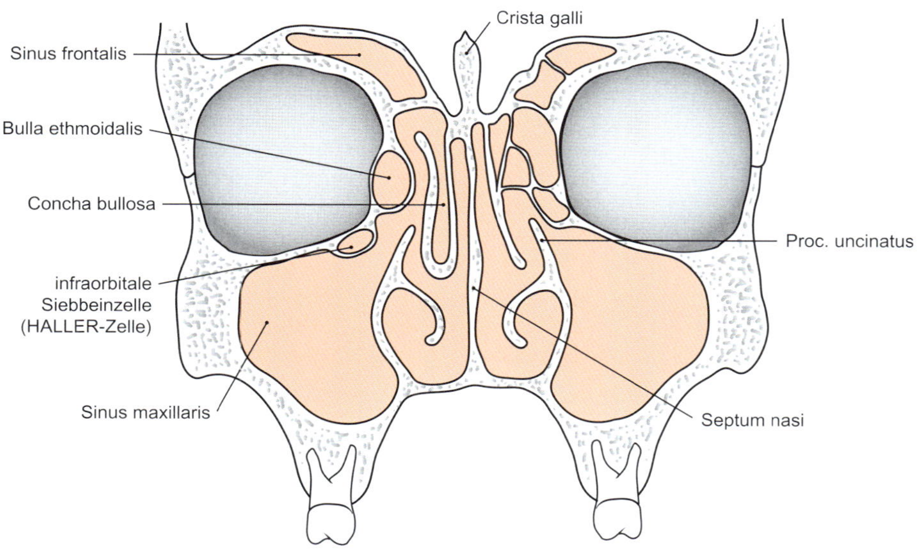

Abb. 9.95 Frontalschnitt durch den Gesichtsschädel. Darstellung anatomischer Varianten des Siebbeins. [S702-L126]

mige Vertiefung, in der das Ostium frontale die Verbindung zur Nasenhöhle herstellt. In der Regel entsteht die typische Mündung der Stirnhöhle in die Nasenhöhle in Form des Ductus nasofrontalis, der durch vordere Siebbeinzellen, die ihn begrenzen, gebildet wird und in das Infundibulum ethmoidale einmündet, dem noch der Hiatus semilunaris nachgeschaltet ist. Es gibt zahlreiche Abweichungen von der hier beschriebenen häufigsten Mündungsform des Sinus frontalis.

Siebbeinzellen

Die Siebbeinzellen **(Cellulae ethmoidales,** ➤ Abb. 9.90, ➤ Abb. 9.93, ➤ Abb. 9.95, ➤ Abb. 9.96) werden auch unter den Begriffen Siebbeinkomplex oder Siebbeinlabyrinth (Labyrinthus ethmoidalis) zusammengefasst. Entsprechend ihrer Lage im Verhältnis zum Ansatz der mittleren Nasenmuschel werden sie unter embryologischen und klinischen Gesichtspunkten in vordere **(Cellulae ethmoidales anteriores)** und hintere **(Cellulae ethmoidales posteriores)** Siebbeinzellen unterteilt. Alle vorderen Siebbeinzellen drainieren letztlich in das Infundibulum ethmoidale und damit wie die Kieferhöhle und die Stirnhöhle in den Hiatus semilunaris. Die hinteren Siebbeinzellen münden dagegen in den oberen Nasengang. Größe und Form der Siebbeinzellen und ihr Verhältnis zueinander sind außerordentlich variabel, allerdings sind die Zellen üblicherweise deutlich kleiner als die Sinus maxillares, frontales und sphenoidales und werden daher auch nur als Zellen bezeichnet. Da die Siebbeinzellen häufig in Knochen außerhalb des Os ethmoidale einwachsen, können ihre Wände komplett aus Os frontale, Os maxillare, Os lacrimale, Os sphenoidale, Os palatinum oder einer Kombination der einzelnen Knochen bestehen. Beispiele hierfür sind die Agger-nasi-Zelle, eine Bulla frontalis, eine Infraorbitalzelle (HALLER-Zelle) oder die Cellula sphenoethmoidalis (ÓNODI-GRÜNWALD-Zelle) (➤ Tab. 9.31, ➤ Abb. 9.95, ➤ Abb. 9.96). Die größte und konstanteste Siebbeinzelle ist die Bulla ethmoidalis, die den Hiatus semilunaris von oben begrenzt. Das Siebbein hat enge topografische Beziehung zur Orbita. Die knöchernen Wände zwischen den Siebbeinzellen und der Orbita sind nur hauchdünn. Man kann am knöchernen Schädel fast durch sie hindurchsehen (Lamina papyracea – papierdünn). Die knöchernen Wände zahlreicher Siebbeinzellen bilden einen Teil des Bodens der vorderen Schädelgrube im Bereich der Crista galli. Sie formen hier die Foveolae ethmoidales ossis frontalis.

Keilbeinhöhle

Die paarige Keilbeinhöhle **(Sinus sphenoidalis,** ➤ Abb. 9.90, ➤ Abb. 9.93, ➤ Abb. 9.95) liegt im Corpus ossis sphenoidalis unmittelbar unter der Sella turcica. Wie bei allen anderen Nasennebenhöhlen ist die Pneumatisation des Keilbeins außerordentlich variabel und seitendifferent ausgebildet. Ein beide Keilbeinhöhlen trennendes Septum sinuum sphenoidale verläuft in den meisten Fällen asymmetrisch und kann partiell oder ganz fehlen. Zusätzliche unvollständige Septen sind möglich. Die Keilbeinhöhle mündet über die Apertura sinus sphenoidalis der Keilbeinhöhlenvorderwand in den Recessus sphenoethmoidalis nahe der Schädelbasis. Enge topografische Beziehungen bestehen seitlich zum Canalis opticus mit dem N. opticus (➤ Abb. 9.96), der A. carotis interna, dem Sinus cavernosus und dem N. trigeminus [V] sowie vorne zu den hinteren Siebbeinzellen und hinten oben zur Hypophyse. Bei Ausbildung einer ÓNODI-GRÜNWALD-Zelle (➤ Tab. 9.31, ➤ Abb. 9.96) liegt die Keilbeinhöhle teilweise unterhalb dieser Siebbeinzelle. Bei ausgeprägter Pneumatisation sind die knöchernen Wände meist nur hauchdünn.

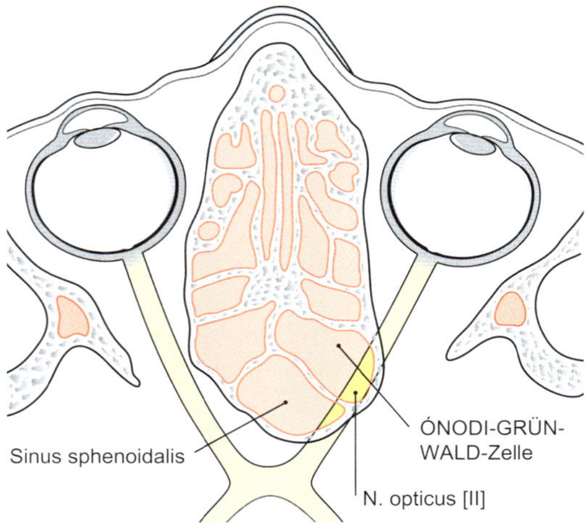

Abb. 9.96 Horizontalschnitt durch das Siebbein in Höhe des Canalis opticus. Beziehungen bei Ausbildung einer ÓNODI-GRÜNWALD-Zelle. [S702-L126]

Klinik

Entzündungen der Nasennebenhöhlen (Sinusitiden) sind ein häufiges Krankheitsbild. Bei Kindern sind besonders die Siebbeinzellen, beim Erwachsenen die Kieferhöhle betroffen, aber auch Stirn- und Keilbeinhöhle können sich entzünden. Einseitige Kieferhöhlenentzündungen sind häufig odontogen bedingt **(odontogene Sinusitis maxillaris).** Dabei geht die Entzündung meist vom 2. Prämolaren oder vom 1. Molaren aus (s. o.). Gefürchtete Komplikationen einer Siebbeinentzündung sind zum einen das Übergreifen auf die Orbita über die dünne Lamina papyracea (Orbitaphlegmone) und zum anderen das Übergreifen des entzündlichen Geschehens über die knöchernen Wände des Canalis opticus auf den N. opticus mit Gefahr der Sehnervenschädigung, wenn die hinteren Siebbeinzellen oder die Keilbeinhöhle betroffen sind. Ist der Sinus frontalis nach okzipital über das Orbitadach weit ausgebildet (Recessus supraorbitalis), spricht der Kliniker von einer **gefährlichen Stirnhöhle.** Eine Stirnhöhlenentzündung kann über die dünnen knöchernen Wände der vorderen Schädelgrube z. B. zu Meningitiden, Epiduralabszessen oder Hirnabszessen führen. **Bösartige Tumoren** der Nase sind aufgrund verbesserter Arbeitsschutzmaßnahmen seltener geworden. Kommen sie aber vor, sind sie aufgrund ihres infiltrativen Wachstums in die benachbarten Regionen wie Orbita, Schädelbasis, Gaumen und Rachen außerordentlich gefährlich und schwer zu behandeln.

MERKE

Zugänge zu den Nasenhöhlen

Im Nasenskelett gibt es verschiedene Zugänge für Nerven und Gefäße:
- Lamina cribrosa
- Foramen sphenopalatinum
- Canalis incisivus
- Nasenlöcher

9.6.6 Leitungsbahnen

Arterien

Die Blutversorgung der Nase und der Nasennebenhöhlen (➤ Abb. 9.97) erfolgt über Äste der A. carotis externa und der A. carotis interna.
Aus der A. carotis interna entspringt die durch den Canalis opticus in die Orbita ziehende A. ophthalmica. Sie gibt an der medialen Orbitawand die **A. ethmoidalis posterior** und weiter vorne die **A. ethmoidalis anterior** ab. Beide Arterien treten durch entsprechende Foramina ethmoidalia anterior und posterior in den Siebbeinkomplex ein und verlaufen durch Canales ethmoidales zwischen den Siebbeinzellen bis in die Nasenhöhle. Hier zweigen sie sich zum Nasenseptum und zur lateralen Nasenwand auf. Die A. ethmoidalis anterior gibt Rr. nasales laterales anteriores und Rr. septales anteriores ab, die mit den anderen die Nasenhöhle versorgenden Gefäßen anastomosieren. Die A. ethmoidalis posterior durchblutet einen kleineren Bereich nahe der Schädelbasis.
Die äußere Nase erhält Blut über die **A. dorsalis nasi,** die via A. supratrochlearis ebenfalls ein Ast der A. ophthalmica ist. Anastomosen bestehen zur A. angularis im Gesicht. Das Vestibulum nasi erhält Blut über den **R. septi nasi** aus der A. labialis superior.
Die Hauptblutversorgung der Nasenhöhle erfolgt über die **A. sphenopalatina,** einen Endast der A. maxillaris aus der A. carotis externa. Sie gelangt über die Fossa pterygopalatina durch das Foramen sphenopalatinum in die Nase und zweigt sich in die Aa. nasales laterales posteriores und Rr. septales posteriores auf. Zwischen den Arterien bestehen ausgedehnte Anastomosen sowie Verbindungen zur A. palatina descendens und zur A. palatina major (via Canalis incisivus). Im vorderen unteren Bereich des Nasenseptums befindet sich eine gefäßreiche Region mit dünner Schleimhaut **(Locus KIESSELBACHI).** Er wird vorwiegend aus dem septalen Anteil der A. ethmoidalis anterior unter Beteiligung des septalen Anteils der A. sphenopalatina mit Blut versorgt.
Die arterielle Blutversorgung der Nasennebenhöhlen erfolgt für:
- die Kieferhöhle über einen Ast der A. sphenopalatina, die A. infraorbitalis und die A. alveolaris superior posterior (alles Äste der A. maxillaris)
- die Siebbeinzellen über die Aa. ethmoidales
- die Stirnhöhle über die A. ethmoidalis anterior
- die Keilbeinhöhle von oben über Äste der Duraarterien.

Venen

Die äußere Nase drainiert ihr Blut über **Vv. nasales externae** in die V. facialis. Die Nasenhöhlen führen ihr Blut in die Plexus cavernosi concharum und andere Venennetze der Nasenschleimhaut. Von hier wird das Blut in **Vv. ethmoidales** (➤ Abb. 9.98) zur V. ophthalmica superior, in **Vv. nasales internae** via Plexus pterygoideus, Vv. maxillares und V. retromandibularis in die V. jugularis interna und in die V. palatina major drainiert.
Die Nasennebenhöhlen drainieren ihr Blut unterschiedlich:
- die Kieferhöhle in Gefäßnetze der Zahnwurzeln zum Plexus pterygoideus
- die Siebbeinzellen in Vv. ethmoidales zu den Orbitavenen und von dort zum Sinus cavernosus, in das Schwellkörpergewebe der ableitenden Tränenwege und von dort zu den Orbitavenen sowie in den Plexus pterygoideus
- die Stirnhöhle in den Sinus sagittalis superior und den Plexus pterygoideus
- die Keilbeinhöhle in den Sinus cavernosus und den Plexus pterygoideus

Der Plexus pterygoideus bildet für alle Nasennebenhöhlen eine zentrale Drainagestation, die aufgrund seiner Verbindungen zur mittleren Schädelgrube und zum Sinus cavernosus von klinischer Bedeutung ist.

Lymphgefäße

Regionäre Lymphknotenstationen der äußeren Nase und des Nasenvorhofs sind die **Nodi lymphoidei submandibulares.** Die Lymphe der Nasenhöhlen und der Nasennebenhöhlen wird zum größeren Teil rachenwärts zu den Nodi lymphoidei retropharyngeales und von hier zu den **Nodi lymphoidei cervicales profundi** und zu einem kleineren Teil nach vorne zu den Nodi lymphoidei submandibulares drainiert.

Innervation

Die Nase und die Nasennebenhöhlen werden sensibel über Äste des N. ophthalmicus [V/1] und des N. maxillaris [V/2] innerviert (➤ Abb. 9.99). Der N. olfactorius [I] vermittelt den Geruchssinn. Die Innervation sekretorisch aktiver Drüsen und der Blutgefäße der Nasen- und Nasennebenhöhlenschleimhaut erfolgt über parasympathische Fasern des N. facialis [VII], die sich hauptsächlich dem N. maxillaris [V/2] in der Fossa pterygopalatina anlegen, sowie über sympathische Fasern, die im Ganglion cervicale superius umgeschaltet werden.

Sensible Innervation:
- Der N. ethmoidalis anterior (Ast des N. nasociliaris aus V/1) teilt sich in einen R. nasalis externus zur Innervation der äußeren Nase sowie in Rr. nasales interni auf, die als Rr. nasales laterales den vorderen Bereich der lateralen Nasenwand und mit Rr. nasales mediales das Nasenseptum innervieren.

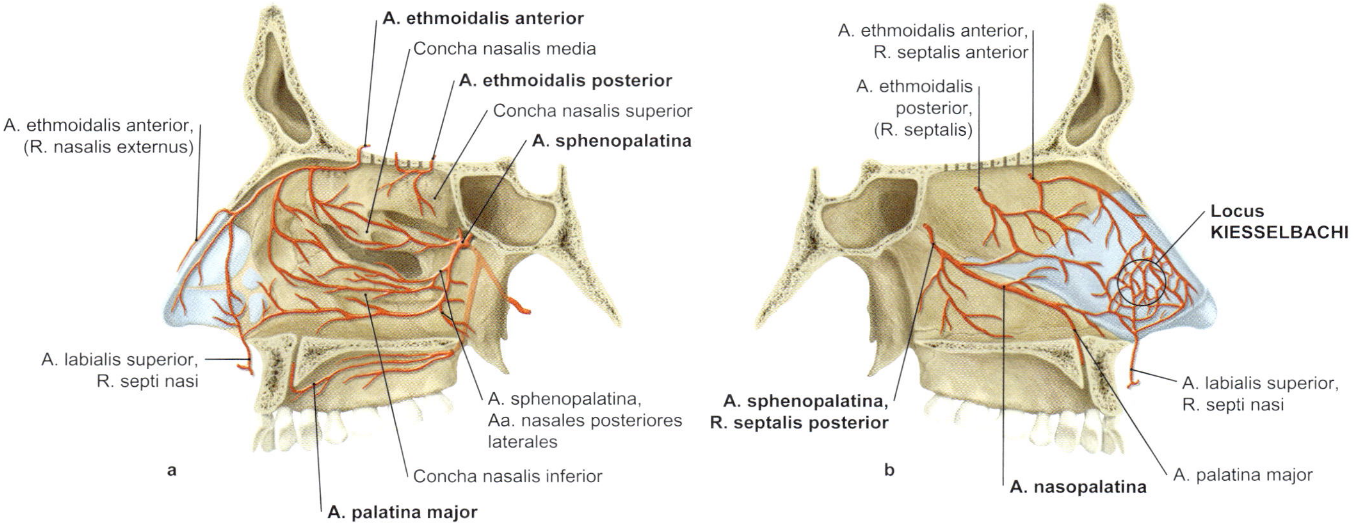

Abb. 9.97 Arterielle Blutversorgung der Nasenhöhle. [S702-L284] **a** Laterale Wand der rechten Nasenhöhle. **b** Nasenseptum der rechten Nasenhöhle.

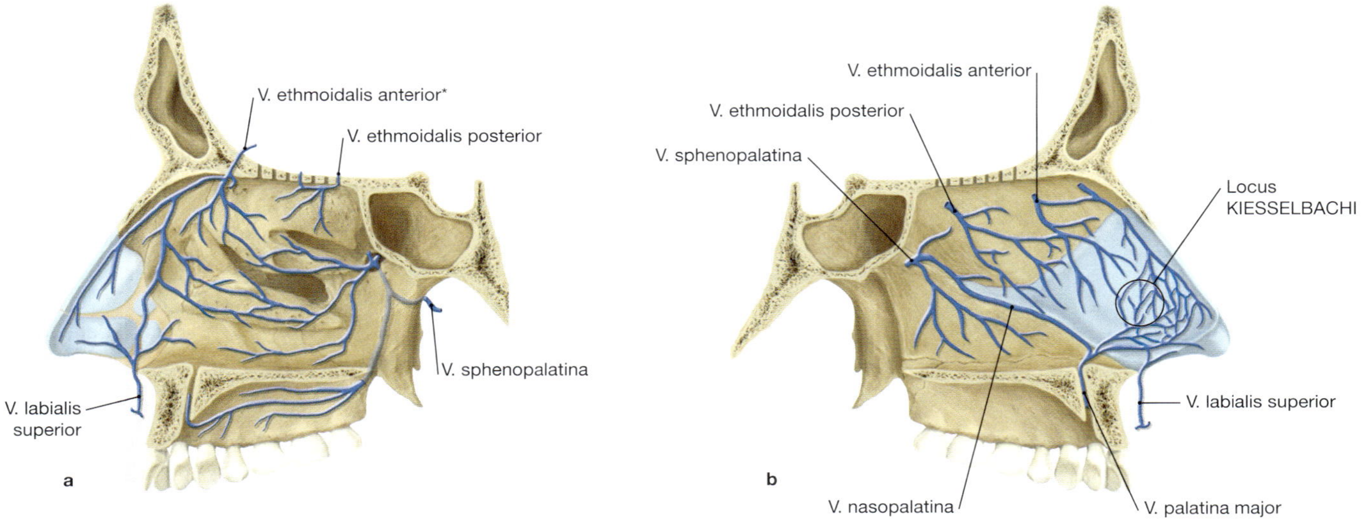

Abb. 9.98 Venöse Blutversorgung der Nasenhöhle. [S702-L284] **a** Laterale Wand der rechten Nasenhöhle; * Verbindungsvene zum Sinus sagittalis superior über das Foramen caecum (nur im Kindesalter ausgeprägt). **b** Nasenseptum der rechten Nasenhöhle.

- Der N. ethmoidalis posterior innerviert die Schleimhaut der hinteren Siebbeinzellen und der Keilbeinhöhle.
- Rr. nasales posteriores superiores laterales und mediales treten als Äste des N. maxillaris [V/2] durch das Foramen sphenopalatinum in die Nasenhöhle ein und innervieren die Nasenschleimhaut im hinteren oberen Bereich der Nasenhöhle (Nasenseptum, laterale und hintere Nasenhöhlenwand im Bereich des Recessus sphenoethmoidalis).
- Rr. nasales posteriores inferiores gehen aus dem N. nasopalatinus hervor und innervieren im Bereich des mittleren und unteren Nasengangs einschließlich der unteren Nasenmuschel und des unteren Anteils des Nasenseptums.
- Niesreflex: Der afferente Schenkel des in der Nasenschleimhaut auslösbaren Schutzreflexes, der gemeinsam mit einem reflektorischen Verschluss der Stimmritze einhergeht, verläuft über den N. maxillaris [V/2] zur Medulla oblongata.

Sensorische Innervation:
- Von den Riechfeldern treten die Fila olfactoria durch die Lamina cribrosa der Schädelbasis. Nach Umschaltung im Bulbus olfactorius gelangen die Fasern weiter über den Tractus olfactorius zu den zentralen Kerngebieten.

Parasympathische Innervation:
- Der Intermediusanteil des N. facialis [VII] gelangt als N. petrosus major und im weiteren Verlauf als N. canalis pterygoidei zum Ganglion pterygopalatinum. Nach Umschaltung verlaufen die postganglionären Fasern gemeinsam mit den sensiblen Fasern des N. maxillaris [V/2] aus der Fossa pterygopalatina zur Nasenschleimhaut. Die Fasern sorgen für eine Aktivierung der Drüsensekretion sowie für Gefäßdilatation.

Sympathische Innervation:
- Postganglionäre Fasern aus dem Ganglion cervicale superius verlaufen als N. petrosus profundus durch den Canalis pterygoideus und erreichen über die Fossa pterygopalatina und das Foramen sphenopalatinum die Nasenhöhle. Sie sind für Hemmung der Drüsensekretion und für Vasokonstriktion zuständig.

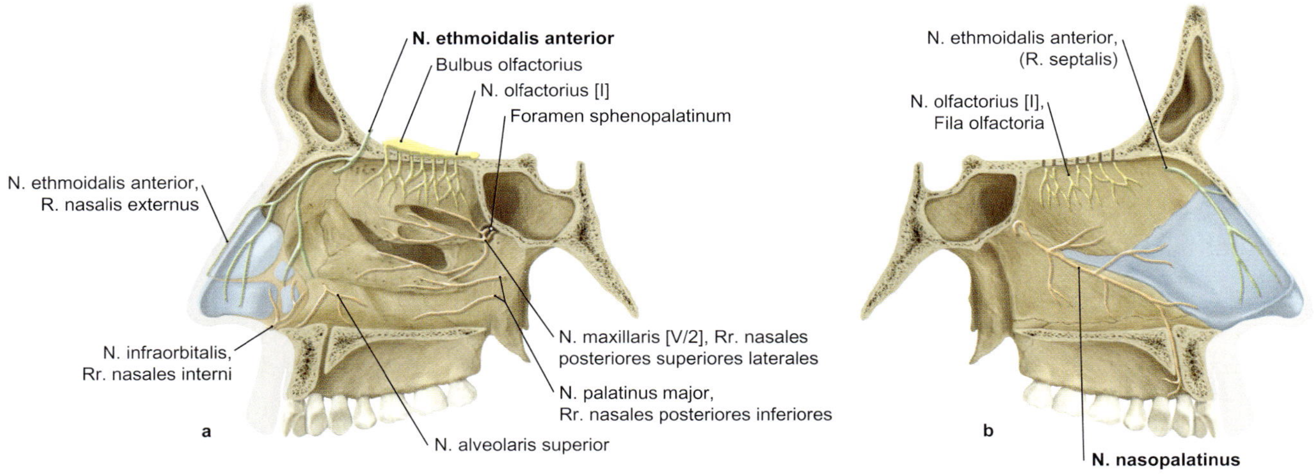

Abb. 9.99 Innervation der Nasenhöhle. [S702-L284] **a** Laterale Wand der rechten Nasenhöhle. **b** Nasenseptum der rechten Nasenhöhle.

Klinik

Eine **Hyposmie** (verminderte Riechempfindung) oder eine **Anosmie** (fehlende Riechempfindung) können als Ursachen von Virusinfektionen, chronischen Sinusitiden, Obstruktionen infolge Verlegung der Luftwege zur Riechschleimhaut, z. B. bei Allergie, Medikamentennebenwirkungen, Hirntumoren oder Schädel-Hirn-Traumen mit Verletzungen der Riechnerven bei Durchtritt durch die Lamina cribrosa auftreten.

9.7 Mundhöhle, Kauapparat, Zunge, Gaumen, Mundboden, Speicheldrüsen

Wolfgang H. Arnold, Friedrich Paulsen

Kompetenzen

Nach Bearbeitung dieses Lehrbuchkapitels sollten Sie in der Lage sein:

- alle oralen Strukturen zu benennen
- den Nervenverlauf in der Mundhöhle zu beschreiben
- die Gefäßversorgung der Mundhöhle zu erklären
- die Entwicklung der Zähne zu erklären
- den detaillieren Aufbau der unterschiedlichen Zähne zu beschreiben
- Bau und Funktion des Kiefergelenks sowie Lage und Funktion der Kaumuskeln zu erläutern
- Aufbau, Lage und Funktionen der Zunge und des Gaumens zu schildern
- Lage, Aufbau und Funktion der Speicheldrüsen wiederzugeben
- den Bau des Mundbodens und seiner Logen zu erklären
- die Blutversorgung, Innervation und Lymphabflüsse der oben genannten Strukturen und Organe zu benennen
- die topografische Lage und die Nachbarschaftsbeziehungen der Strukturen und Organe zueinander und zu den benachbarten Regionen einordnen zu können und ihre Funktion zu beschreiben
- die Entwicklung von Mundhöhle, Kauapparat, Zunge, Gaumen und Speicheldrüsen wiederzugeben

Klinischer Fall

Perimandibulärer Abszess

Anamnese
Ein 50-jähriger Patient, der sich vor einem Jahr wegen einer profunden Karies an Zahn 46 einer Wurzelkanalbehandlung unterziehen musste, stellt sich in deutlich reduziertem Allgemeinzustand mit Temperaturerhöhung auf 38,5 °C vor. Er gibt an, an der rechten Wange und am Hals Schmerzen zu haben, die ins rechte Ohr ausstrahlen, sodass er den Mund nicht mehr gut öffnen könne und auch beim Schlucken Beschwerden habe.

Erstuntersuchung
Die Pulsfrequenz des Patienten ist erhöht, Schluckstörungen und eingeschränkte Mundöffnung sind deutlich. Der Patient hat eine unzureichende Mundhygiene. In der Krankenakte sind in den vorausgegangenen Untersuchungen Gingivarezessionen (entzündungsfreier Zahnfleischrückgang) und parodontale Taschentiefen bis zu 12 mm dokumentiert. Die rechte Wange und der rechte Hals unterhalb des Unterkiefers sind deutlich geschwollen, wobei die Schwellung lokal begrenzt ist und die submandibulären Weichteile mit einbezieht. Der Unterkiefer ist in diesem Bereich nicht tastbar. Submandibuläre Lymphknoten sind palpabel. Klinisch entsteht der Eindruck einer Ausbreitung der Schwellung in den parapharyngealen Bereich. Bei mäßigem Spontanschmerz besteht ein starker Druckschmerz.

Diagnostik
Differenzialdiagnostisch spricht der klinische Befund für einen perimandibulären Abszess auf der rechten Seite, einen Speichelstein in der Glandula submandibularis oder einen Tumor der Glandula submandibularis. Um einen Speichelstein oder Tumor auszuschließen, wird eine Sonografie durchgeführt. Außerdem werden eine Panorama-Schichtaufnahme und eine dentale CT zur Darstellung eines möglichen osteolytischen Prozesses durchgeführt. Die Befundinterpretation ergibt die Diagnose eines perimandibulären Abszesses.

Therapie
Der Zahnarzt entscheidet sich für die intraorale Eröffnung des Abszesses und die Gabe eines Antibiotikums. Penicilline sind bei odontogenen Infektionen die Antibiotika der ersten Wahl. Nach Abszesseröffnung legt der Zahnarzt eine Drainage, damit Eiter und Wundsekrete abfließen können. Die Wunde in der Mundhöhle heilt innerhalb kurzer Zeit vollständig ab. Nach

Abheilung schließt sich in einer zweiten Sitzung die Sanierung der Wurzelfüllung mit Wurzelspitzenresektion an. Der Zahnarzt rät dem Patienten dringend, seine Mundhygienegewohnheiten zu verbessern. Außerdem bestellt er den Patienten vierteljährlich zur Kontrolle des parodontalen Zustandes mit professioneller Zahnreinigung ein.

9.7.1 Mundhöhle

Die Mundhöhle steht am Anfang des Verdauungstrakts und wird in mehrere Abschnitte untergliedert (➤ Abb. 9.100): Das **Vestibulum oris** bildet den Mundvorhof und wird von den Lippen und den Wangen außen bzw. den Alveolarfortsätzen und den Zähnen innen begrenzt. Die **Cavitas oris propria** ist die eigentliche Mundhöhle. Der **Isthmus faucium,** die Schlundenge, begrenzt die Mundhöhle dorsal. Dort geht die Mundhöhle in die Pars oralis des Pharynx (Oropharynx) über. Zwischen der Zahnreihe des Unterkiefers (Mandibula) befindet sich der Zungenkörper (Corpus linguae). In die Mundhöhle münden die Ausführungsgänge der 3 großen Speicheldrüsen (Glandula parotidea, Glandula submandibularis und Glandula sublingualis), deren Sekret den Gesamtspeichel bildet, welcher der Befeuchtung der Mundhöhle dient. Die Mundhöhle wird insgesamt durch eine kutane Schleimhaut ausgekleidet.

Entwicklung

Entwicklungsgeschichtlich entsteht die Mundhöhle aus **2 Keimblättern.** Der hintere Abschnitt entwickelt sich aus dem **endodermalen Vorderdarm,** der vordere Abschnitt aus der **ektodermalen Mundbucht.** Durch die Entwicklung des Vorderhirns wächst der **unpaare Stirnwulst** nach vorne und unten, während die beiden paarig angelegten **Maxillar- und Mandibularwülste** nach vorne wachsen. Schließlich umfassen alle 5 Gesichtswülste die **primäre Mundhöhle (Stomatodeum).** Die primäre Mundhöhle ist ein einheitlicher Mund-Nasen-Raum, der durch die Rachenmembran **(Membrana buccopharyngea)** vom Vorderdarm getrennt wird. Bereits in der 3. Embryonalwoche reißt die Bukkopharyngealmembran ein, sodass das Stomatodeum und das Darmrohr miteinander verbunden werden. Etwa in der 6. Embryonalwoche bildet sich aus dem Stirnwulst der unpaare **primäre Gaumen;** aus den beiden Maxillarwülsten entstehen jeweils von lateral die **Gaumenfortsätze.** Diese wachsen nach medial aufeinander zu, wo sie in der Mittellinie verschmelzen, sodass Mund- und Nasenhöhle vollständig voneinander getrennt werden.

Begrenzung der Mundhöhle

Die **Mundöffnung (Rima oris)** bildet den Eingang in die **Cavitas oris.** Lateral wird die Mundhöhle durch die **Wangen** begrenzt, deren muskuläre Grundlage der M. buccinator ist. Das Dach der Mundhöhle bildet der Gaumen, der in den **harten Gaumen (Palatum durum)** und den **weichen Gaumen (Palatum molle)** untergliedert wird. Der Mundboden wird hauptsächlich vom **Corpus linguae** gebildet. Unter der Zunge befindet sich das Diaphragma oris, dessen muskuläre Grundlage der M. mylohyoideus ist. Nach dorsal öffnet sich die Cavitas oris durch den Isthmus faucium in den Oropharynx.

Orientierung

Grundsätzlich gelten die Richtungsbezeichnungen des Körpers auch für die Mundhöhle. Da allerdings die Zähne in einem ellipsoiden Zahnbogen angeordnet sind, sind zusätzliche Richtungsbezeichnungen notwendig. Zahnflächen, die dem Vestibulum oris zugewandt sind, sind im Frontzahnbereich sowohl im Ober- als auch im Unterkiefer die **labialen Flächen,** im Seitenzahnbereich die **vestibularen und bukkalen Flächen.** Die der Mundhöhle zugewandten Flächen werden im Unterkiefer als **linguale,** im Oberkiefer als **palatinale** Flächen bezeichnet. Gemeinsam benutzt man auch die Bezeichnung: **oral.** Zahnflächen, die in Richtung Schlund weisen, werden als **distale,** Zahnflächen, die in Richtung Rima oris weisen, als **mesiale** Flächen bezeichnet. Gemeinsam werden die Zahnflächen nebeneinanderstehender, sich berührender Zähne als **approximale** Fläche bezeichnet (➤ Abb. 9.101).

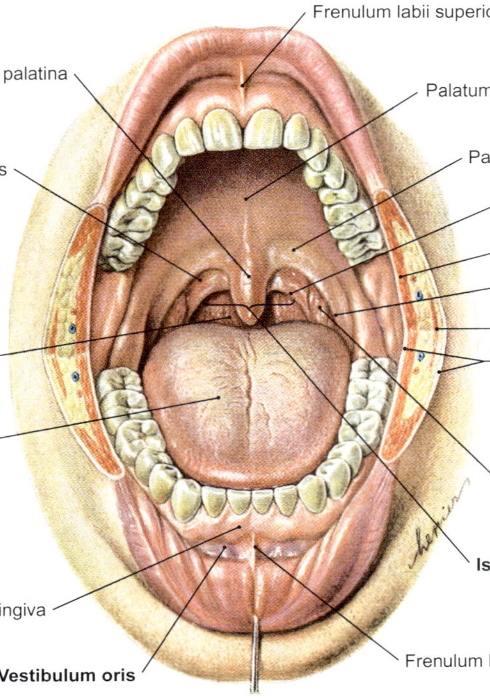

Abb. 9.100 Mundhöhle, Cavitas oris. Ansicht von vorne, Mund geöffnet. [S700]

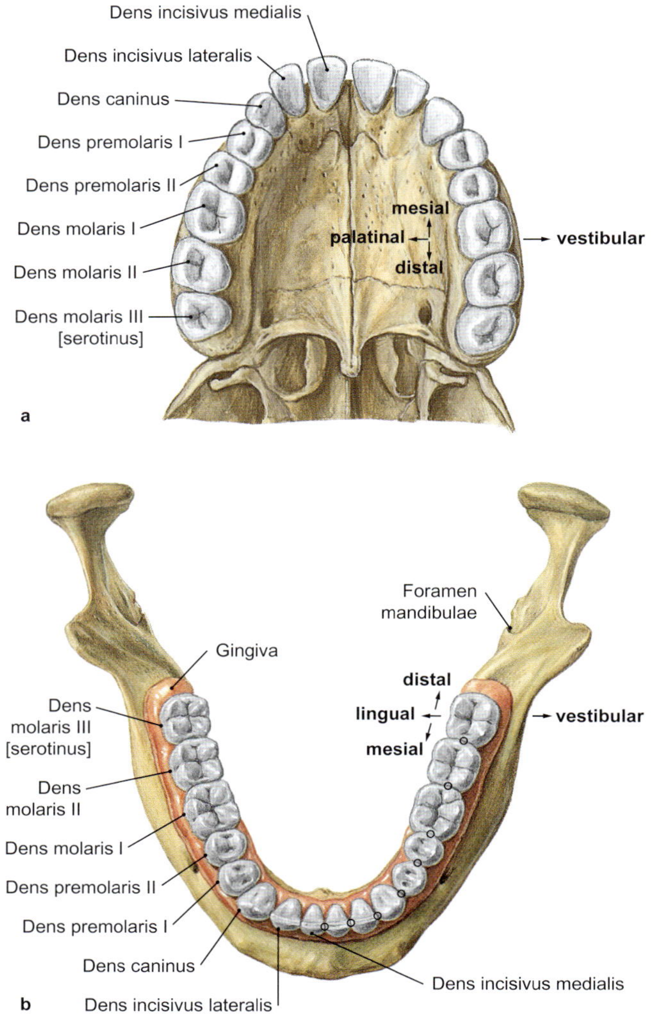

Abb. 9.101 Zahnbögen mit Darstellung der Richtungsbezeichnungen sowie der einzelnen Zahntypen. [S700] **a** Oberkiefer. **b** Unterkiefer.

Mundschleimhaut

Einteilung

Die **Mundschleimhaut (Mucosa oralis)** ist in den unterschiedlichen Regionen der Mundhöhle verschieden ausgebildet. Grundsätzlich handelt es sich um eine kutane Schleimhaut, d. h., es ist ein mehrschichtiges Plattenepithel, das am Gaumen und auf dem Zungenrücken überwiegend mehrschichtig verhornend ist, an den Wangen und am Mundboden aber nicht verhornend ist. Um die Zähne befindet sich das **Zahnfleisch (Gingiva),** das in unterschiedliche Abschnitte unterteilt wird. Direkt am Zahnhals spricht man von der **Gingiva marginalis,** die beweglich ist und zwischen dem Zahnhals und der Gingiva den Sulcus gingivalis bildet. Daran schließt sich die **Gingiva propria** an, die fest mit dem Periost des Proc. alveolaris verwachsen und nicht verschieblich ist. Zwischen den Zähnen befindet sich die **Papilla interdentalis** (➤ Abb. 9.102). Die Unterlippe wird über das **Frenulum labii inferioris,** das sich zwischen den beiden ersten Schneidezähnen befindet, an der Mucosa oralis und der Gingiva fixiert.

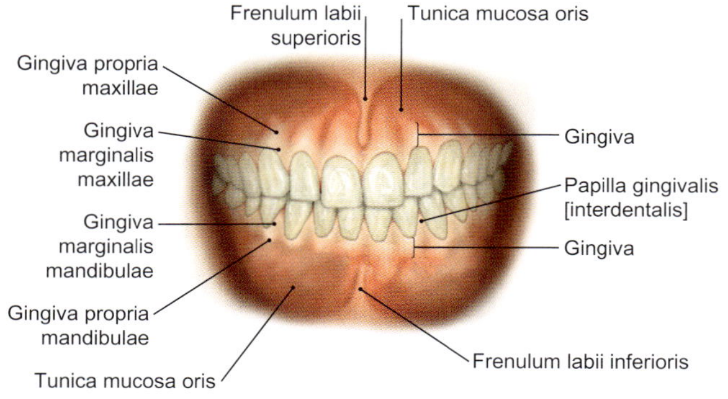

Abb. 9.102 Gliederung der Gingiva und Mucosa oralis. [S702-L266]/[G1089]

> **Klinik**
>
> Normalerweise ist die Mundschleimhaut rosa gefärbt. Keratinisierungsstörungen mit zellulären und epithelialen Atypien sind häufig Ursache von weißlichen Schleimhautveränderungen **(Leukoplakien).** Sind es nicht abwischbare Schleimhautveränderungen, handelt es sich um **Präkanzerosen,** die den prämalignen Erkrankungen der Mundschleimhaut zugerechnet werden. Sie bedürfen immer einer histopathologischen Abklärung, chirurgischen Entfernung und weiteren Beobachtung.
> Bei weißen, abwischbaren Belägen der Mundschleimhaut handelt es sich meistens um **Pilzinfektionen** *(Candida albicans),* die medikamentös behandelt werden können.
> Im Rahmen von Abstammungsgutachten (Vaterschaftstest) oder zur Aufdeckung krimineller Delikte wird ein zytologischer **Mundschleimhautabstrich** zur DNA-Analyse entnommen, mit dessen Hilfe ein genetischer Fingerabdruck erstellt wird. Hierzu werden mit einem sterilen Tupfer auf der Innenseite der Mundhöhle wenige Schleimhautzellen gewonnen, deren DNA dann extrahiert wird.

Leitungsbahnen

Die Gingiva und die orale Mukosa sind sehr gut durchblutet. Die **Blutgefäße** bilden dicht unter dem Epithel ein engmaschiges Kapillarnetz. Im Bereich der Gingiva marginalis sind die Kapillaren als dicht aneinanderliegende Gefäßschlingen ausgebildet (➤ Abb. 9.103). In der Wange und am Mundboden kommt eher ein flaches, unter dem Epithel gelegenes Netzwerk vor.

> **Klinik**
>
> Über das Kapillarnetz des Mundbodens und der Wange können **Medikamente** resorbiert werden. Dies findet notfallmäßig z. B. bei der Behandlung von Angina-pectoris-Anfällen mit Glyzeroltrinitrat (Nitrospray) Anwendung.

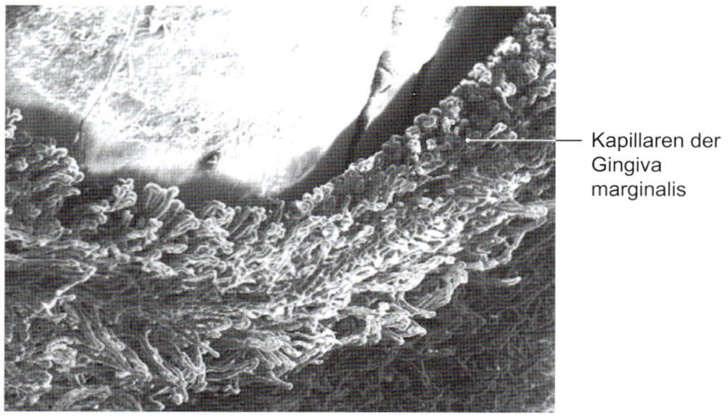

Abb. 9.103 Rasterelektronenmikroskopische Aufnahme eines Korrosionspräparats der Kapillarschlingen der Gingiva marginalis. [S702-T785]

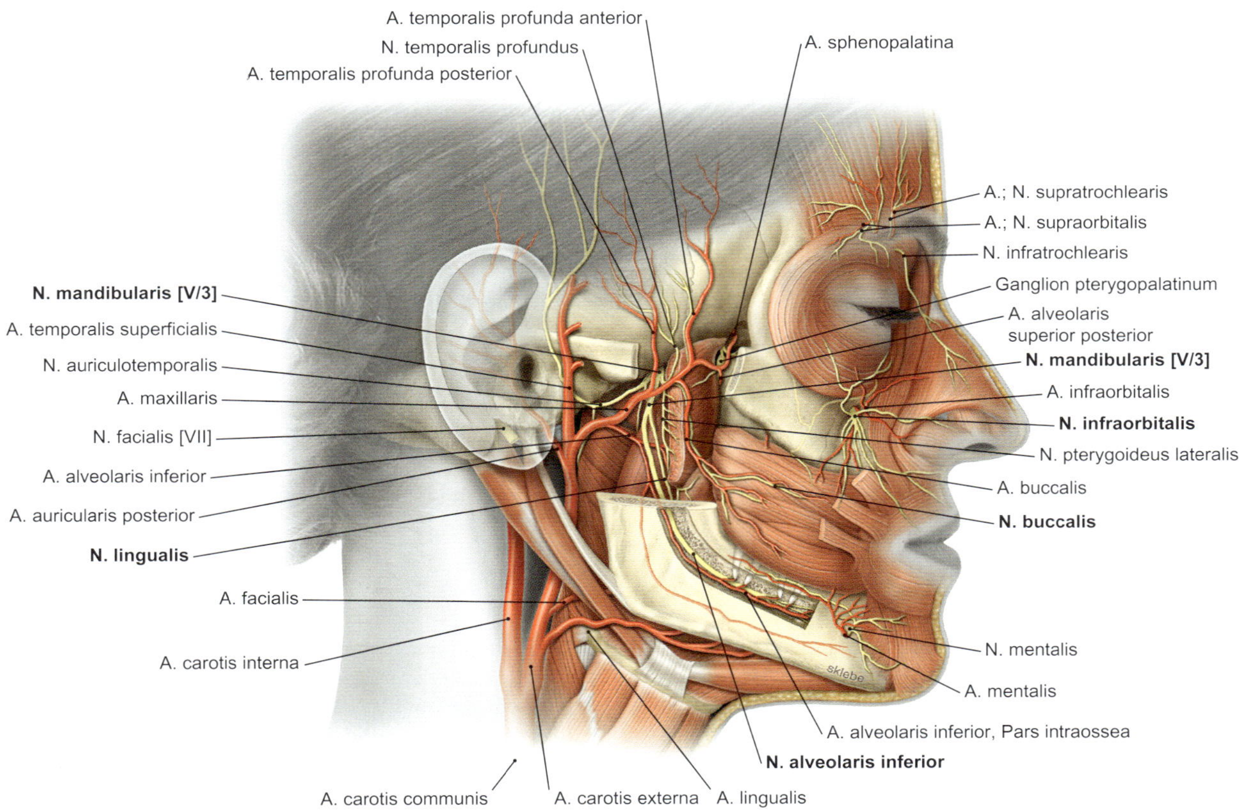

Abb. 9.104 Arterien und Nerven der seitlichen tiefen Gesichtsregion. [S700-L238]

Die Mundschleimhaut wird über Endäste des N. trigeminus [V] **sensibel innerviert.** Im Oberkieferbereich ist es der N. maxillaris [V/2], im Unterkieferbereich der N. mandibularis [V/3] (➤ Abb. 9.104, ➤ Tab. 9.33).

Tab. 9.33 Innervation der Mundschleimhaut.

Nerv	Innervationsgebiet	Verlauf
N. maxillaris [V/2]	Oberkiefer	• Foramen rotundum • Fossa pterygopalatina
• N. infraorbitalis	vestibulare Gingiva der Oberkieferfrontzähne	• Canalis infraorbitalis • Foramen infraorbitale
• N. nasopalatinus	palatinale Gingiva der Oberkieferfrontzähne	• Septum nasi • Foramen incisivum
• N. palatinus major	palatinale Gingiva und Schleimhaut des Palatum durum	• Canalis palatinus major • Foramen palatinum major
• Nn. palatini minores	Schleimhaut des Palatum molle	Canaliculi palatini minores
N. mandibularis [V/3]	Unterkiefer	• Foramen ovale • Fossa infratemporalis
• N. buccalis • N. lingualis	Wangenschleimhaut, vordere ⅔ der Zunge, Mundbodenschleimhaut, linguale Gingiva	unter dem M. pterygoideus medialis auf dem M. buccinator, Innenseite des Ramus mandibulae unter dem M. pterygoideus medialis auf dem M. hyoglossus zur Zunge
• N. alveolaris inferior	Unterkieferzähne, vestibulare Gingiva	• Foramen mandibulare • Canalis mandibulae • Foramen mentale

9.7.2 Kauapparat – Zähne

Entwicklung

Die Zahnentwicklung beginnt um den 40. Tag der Embryonalentwicklung mit der Invagination des Mundhöhlenepithels in das darunter liegende Mesenchym. Dadurch wird jeweils im Oberkiefer und im Unterkiefer eine U-förmige Epithelleiste ausgebildet, die generellen **Zahnleisten.** Die enge Nachbarschaft zwischen den beiden unterschiedlichen embryonalen Geweben löst eine komplexe Kaskade genetischer Interaktionen aus, die schließlich zur Bildung der Zähne führt (➤ Tab. 9.34). Wechselseitig werden in den Epithelzellen (ektodermaler Herkunft) und in den mesenchymalen Bindegewebszellen (Zellen aus der Neuralleiste des Kopfes) Gene aktiviert, die für die Produktion von bestimmten Botenstoffen (Induktoren) verantwortlich sind. Die Induktoren bewirken in benachbarten Zellen eine weitere Differenzierung zu hochspezialisierten Zellen oder die Produktion von weiteren Differenzierungsfaktoren.
Das in die Tiefe proliferierende Epithel der Zahnleiste umwächst das Mesenchym und führt zu einer Verdichtung der mesenchymalen Zellen und damit zur Bildung der *Schmelzknospe.* Die weitere Proliferation des Epithels geht mit der Ausbildung des Schmelzorgans einher, das aus dem **äußeren Schmelzepithel,** der **Schmelz-**

Tab. 9.34 Keimblatt, Derivate der Zähne.

Keimblatt	Embryonales Gewebe	Zahngewebe
Ektoderm	Schmelzorgan	Schmelz
Mesenchym (Neuralleiste)	Zahnpapille	Dentin
		Odontoblasten
		Pulpamesenchym
	Zahnsäckchen	Zahnhalteapparat

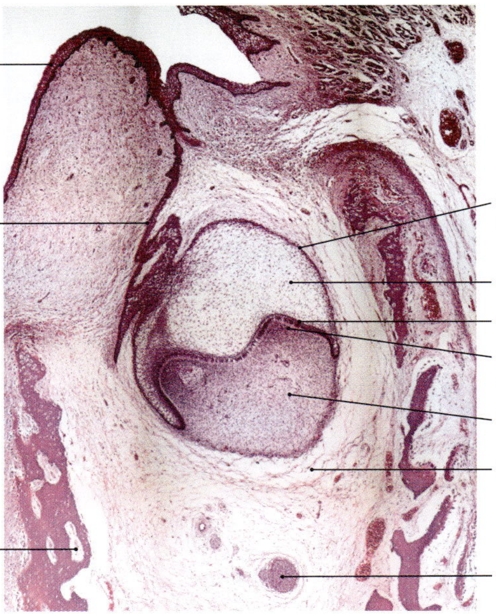

Abb. 9.105 Zahnentwicklung. Kappenstadium der Entwicklung eines Molaren im Unterkiefer mit Schmelzorgan und Pulpaanlage. [S702-T785]

pulpa (Schmelzreticulum) und dem **inneren Schmelzepithel** besteht. Die Zellverdichtung des Mesenchyms wiederum hat zur Folge, dass das innere Schmelzepithel in Richtung des äußeren Schmelzepithels eingedrückt wird und sich damit die *Schmelzkappe* (Kappenstadium, ➤ Abb. 9.105) ausbilden kann. Durch weiteres Wachstum des Schmelzepithels in die Tiefe vergrößert sich die Zahnkappe zur **Schmelzglocke** (Glockenstadium). In diesem Stadium beginnt die Mineralisierung der Zahnhartsubstanzen. Während der Entwicklung des Schmelzorgans verdichtet sich das determinierte Zahnmesenchym in der Glocke zur Zahnpapille, in die Blutgefäße und Nerven einwachsen. Durch **biochemische Wachstumsfaktoren** aus dem inneren Schmelzepithel ordnen sich in unmittelbarer Nachbarschaft Mesenchymzellen zu einem Epithelverband an, die zukünftigen Dentinbildner **(Präodontoblasten).** Um die Glocke und die Papille differenziert sich aus den mesenchymalen Zellen und Fasern das *Zahnsäckchen,* das Grundlage

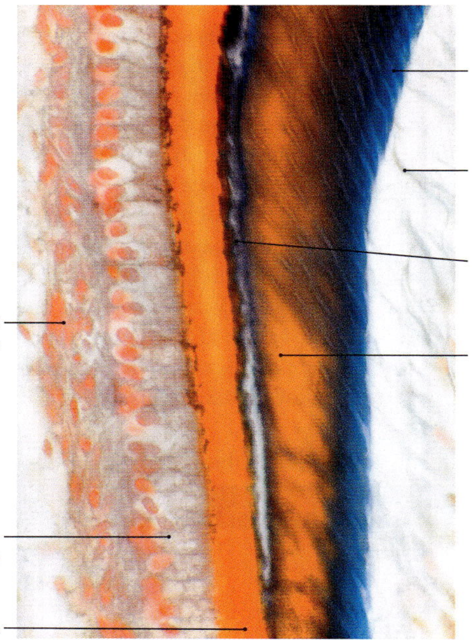

Abb. 9.106 Zahnentwicklung mit beginnender Mineralisierung der Zahnhartsubstanz. [S702-T785]

des späteren Zahnhalteapparats ist. Die Präodontoblasten in der Pulpa bilden lange Fortsätze aus **(Odontoblastenfortsätze, TOMES-Faser),** die mit der Sekretion von organischer Grundsubstanz **(Prädentin)** beginnen und als **Odontoblasten** bezeichnet werden. Nachdem das erste Prädentin gebildet wurde, beginnen sich an der Grenze zwischen Prädentin und innerem Schmelzepithel die Zellen in unmittelbarer Nachbarschaft zum Prädentin zu **Ameloblasten** zu differenzieren, die ihrerseits mit der Bildung von Schmelzmatrix beginnen (➤ Abb. 9.106). Wie auch beim Prädentin mineralisiert die Schmelzmatrix erst extrazellulär. Anders als bei den Odontoblasten sind die Ameloblastenfortsätze sehr kurz und bilden nur pyramidenförmige Protrusionen der Zellen aus. Die produzierte Schmelzmatrix wird nach der Initiierung der Mineralisation von den Ameloblasten wieder resorbiert, sodass der Schmelz weitgehend frei von organischem Material ist. Aus der Anordnung der Ameloblasten ergibt sich die Struktur der Schmelzprismen. Das Ergebnis der Aktivität der Ameloblasten (Sekretion der Schmelzmatrix, Initiierung der Mineralisation, Resorption der Matrixproteine) sind anorganische Schmelzprismen, die fast ausschließlich aus Hydroxylapatit bestehen. Während der Schmelz von innen nach außen gebildet wird (zentrifugal), geschieht dies beim Dentin zentripetal zur Pulpa hin. Das von den Odontoblastenfortsätzen gebildete Prädentin besteht hauptsächlich aus Kollagenfasern, die nachfolgend von Hydroxylapatitkristallen ummantelt werden und so mineralisieren. Dentin besteht daher aus organischen Kollagenfasern und anorganischem Hydroxylapatit. Die Odontoblastenfortsätze bleiben in den Hohlräumen, den Dentinkanälchen, stecken und sind weiterhin in der Lage, Prädentin zu bilden. Die Zellleiber der Odontoblasten bleiben an der Innenwand der Pulpa liegen. Mit zunehmender Dentindicke verlängern sich die Odontoblastenfortsätze stetig. Sie sind die zellulären Elemente des Dentins, die für die Reaktion des Dentins auf äußere Reize verantwortlich sind.

Klinik

Umwelt- und genetische Faktoren können die Zahnentwicklung in Bezug auf Größe, Form und Anzahl der Zähne beeinflussen. Die Zahnentwicklung kann auch durch die Verabreichung von **Tetracyclinen** (Antibiotikafamilie) gestört werden. Schmelzdefekte und Verfärbungen können die Folge sein. Auch zu hohe Fluoridgaben in Form von Fluoridtabletten können

mit Schmelzdefekten und Verfärbungen einhergehen **(Dentalfluorose).** Vitamin-D-Mangel **(Rachitis)** geht ebenfalls mit Schmelzdefekten einher.
Als **SERRE-Körper** werden die Überbleibsel der Zahnleiste bezeichnet. Reste der epithelialen Wurzelscheide bleiben als **MALASSEZ-Epithelreste** erhalten, aus denen sich Zysten bilden können.
Mit den Odontoblastenfortsätzen ziehen Nervenfasern in die Dentinkanälchen, sodass Dentin im Gegensatz zum Schmelz schmerzempfindlich ist. Im Lauf des Lebens wird die Pulpa durch die ständige Dentinneubildung immer kleiner. Daher ist die **Gefahr der Eröffnung der Pulpa während einer Kariesentfernung** bei Kindern größer als bei älteren Menschen.

Klinik

Unter den Volkskrankheiten ist **Karies** (Caries dentinum, Zahnkaries) weltweit eine der häufigsten Erkrankungen, in den deutschsprachigen Ländern steht Karies mit 98 % Prävalenz in der Bevölkerung mit Abstand auf Platz 1. Karies ist multifaktoriell bedingt und zerstört Zahnhartsubstanz, Schmelz und Dentin. Ursache ist eine **Störung der oralen Mikroflora,** die krankheitserregende Mikroorganismen begünstigt, die Säure bilden und so zu einer Entkalkung der Zahnoberfläche führen. Karies entsteht an prädestinierten Stellen des Zahns wie Fissuren, Approximalflächen sowie Zahnhals und Zahnwurzel. Mangelnde Zahnhygiene, Zahnstellung, Zahnstatus, Nahrungszusammensetzung und -konsistenz, Speichelzusammensetzung und -menge, Kaugewohnheiten, Zungen- und Wangenaktivität, Fluoridgehalt des Zahnschmelzes, Medikamenteneinnahme oder fehlende Füllungen sind Faktoren, die zum Teil beeinflussbar, zum Teil aber auch nicht beeinflussbar sind.
Die **WHO-Klassifikation** teilt die Karies ein in:

- D1 – klinisch erkennbare Schmelzläsion mit intakter Oberfläche
- D2 – klinisch erkennbare Schmelzkavitation
- D3 – klinisch erkennbare Dentinkavitation
- D4 – Läsion mit Pulpabeteiligung

Darüber hinaus gibt es diverse **weitere Einteilungen,** z. B.:

- **Entsprechend der kariösen Kavität:** Bei der Kariesbehandlung wird das kariöse Gewebe mechanisch entfernt (sog. Präparation). Dadurch entsteht im Zahn eine Kavität (Hohlraum), die anschließend gefüllt werden muss. Je nach Art der Kavität, entsprechend der vom Defekt betroffenen Zahnflächen, unterscheidet man 5 Klassen von Kavitäten, die mit römischen Buchstaben bezeichnet werden.
- **Entsprechend der befallenen Zahnhartsubstanz** (Schmelzkaries, Dentinkaries, Wurzelkaries)
- **Entsprechend des Verlaufs:** Einteilung in Stadien (Initialkaries, Caries superficialis, Caries media, Caries profunda, Caries profunda complicata, Caries sicca)
- **Entsprechend der Lokalisation** (Approximalkaries, Glattflächenkaries, Fissurenkaries, Wurzelkaries
- **Entsprechend der radiologischen Kariestiefe** (E = enamel [engl. Schmelz], S = Schmelz, D = Dentin (➤ Abb. 9.107)
  - E0/SC – nicht sichtbar
  - E1/S1 – in der äußeren Schmelzhälfte
  - E2/S2 – in der inneren Schmelzhälfte
  - D1 – im äußeren Dentindrittel
  - D2 – im mittleren Dentindrittel
  - D3 – im pulpanahen (inneren) Dentindrittel

Zur **Kariesprophylaxe** werden während der Hartsubstanzbildung der bleibenden Zähne systemisch Fluoridionen verabreicht. Dadurch wird teilweise Fluorapatit anstelle von Hydroxylapatit gebildet. Fluorapatit ist in Säuren schwerer löslich und daher wesentlich kariesresistenter.

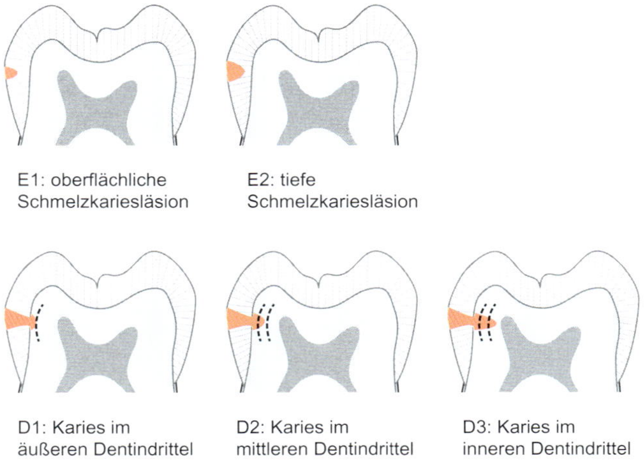

Abb. 9.107 Radiologische Einteilung der Approximalkaries. [S703-L126]

Durch weitere Proliferation des Schmelzepithels verlängert sich dieses schlauchartig in die Tiefe, wobei das Schmelzretikulum immer schmaler wird und sich inneres und äußeres Schmelzepithel schließlich berühren und die **epitheliale Wurzelscheide** (HERTWIG-Epithelscheide) ausbilden. Durch die Berührung des inneren und äußeren Schmelzepithels wird eine weitere Differenzierung von Ameloblasten verhindert. Auf der Innenseite der Wurzelscheide differenzieren sich außerdem Odontoblasten, die das **Wurzeldentin** bilden. Die Zellen des Epithels der HERTWIG-Epithelscheide gehen durch Apoptose zugrunde. Mit dem freiliegenden Wurzeldentin kommen Mesenchymzellen des Zahnsäckchens in Kontakt, die sich zu **Zementoblasten** differenzieren und auf dem Dentin das **Zahnzement** ablagern sowie Wurzelhaut **(Desmodont)** bilden.

Zahnaufbau und -bestandteile

Aufbau

Jeder Zahn besteht aus einer Zahnkrone (Corona dentis), einem Zahnhals (Cervix dentis) und einer Zahnwurzel (Radix dentis):

- Die **Zahnkrone (Corona dentis)** wird kappenartig vom **Zahnschmelz (Enamelum)** bedeckt. Sie ragt aus dem Zahnfleisch (Gingiva) heraus.
- Am **Zahnhals (Cervix dentis)** endet die Bedeckung der Krone mit Schmelz und geht in das Zahnzement über.
- Das Dentin der **Zahnwurzel (Radix dentis)** wird vom **Zahnzement (Cementum)** bedeckt. Der tiefste Punkt der Zahnwurzel ist die **Wurzelspitze (Apex radicis dentis).** Dort befindet sich die **Wurzelpapille (Papilla dentis),** die am Foramen apicis dentis durch den **Wurzelkanal (Canalis radicis dentis)** durchbrochen wird. Durch das Foramen apicis dentis treten Gefäße und Nerven in die **Pulpahöhle (Cavitas dentis)** ein. Die Pulpahöhle wird in die Wurzelpulpa (Cavitas pulparis) und die Kronenpulpa (Cavitas coronae) unterteilt. Die Pulpa enthält Arterien und Venen, Lymphgefäße und Nerven und besteht aus lockerem Bindegewebe (➤ Abb. 9.108).

Die Zahnwurzel ist über den **Zahnhalteapparat (Parodont)** im Ober- oder Unterkiefer befestigt. Dabei ist sie hängend über **SHARPEY-Fasern** (Fibrae dentoalveolares oder Fibrae cementoalveolares, Kollagenfasern) der Wurzelhaut (syn.: Periodontium, periodontales oder parodontales Ligament, Desmodont, Alveolardentalmembran) in der Zahnalveole (Alveolus dentalis des Proc. alveolaris der Maxilla oder der Mandibula) fixiert.

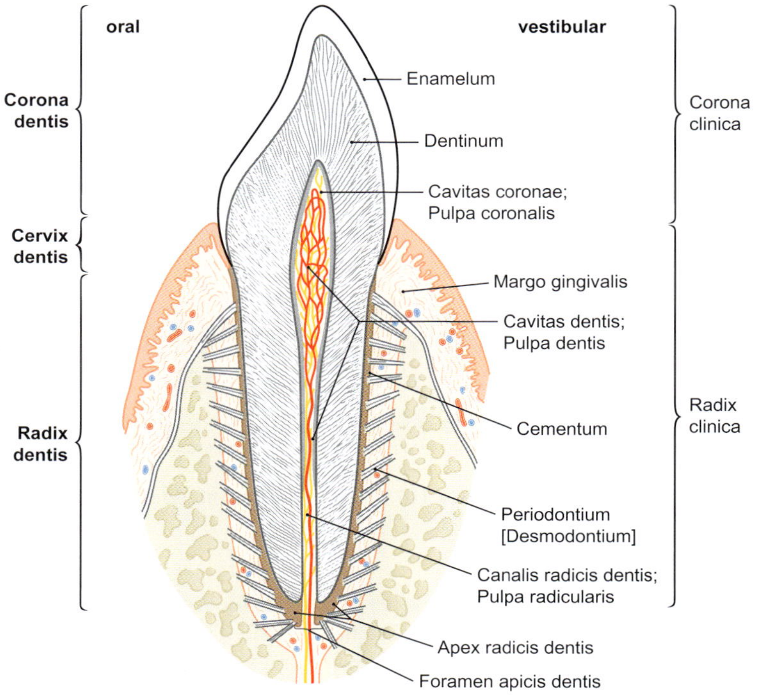

Abb. 9.108 Anatomischer Bau eines Zahns mit Zahnhalteapparat (Schneidezahn, Dens incisivus). [S700-L126]

Zahnhartsubstanzen
Schmelz, Dentin und Zement sind die Zahnhartsubstanzen. Im Gegensatz zu Knochen besitzen sie keine Blutgefäße.

Schmelz
Schmelz (Enamelum, Substantia adamantinea) ist die härteste Substanz des menschlichen Körpers. Reifer Schmelz setzt sich nahezu vollständig aus Hydroxylapatit-Kristallen zusammen, die zu Schmelzprismen zusammengelagert sind. Die Schmelzprismen reichen von der Schmelz-Dentin-Grenze bis nah unter die Schmelzoberfläche. Da der Schmelz zellfrei ist, kann er nach Verlust nicht mehr ersetzt werden.

Dentin
Dentin (Dentinum, Substantia eburnea, Zahnbein) ist im Gegensatz zu Schmelz ein lebendes Gewebe und bildet den größten Teil eines Zahns. Es ist von Dentinkanälchen durchzogen, die radiär von der Pulpahöhle zur Außenseite verlaufen und in denen zeitlebens die Fortsätze der Odontoblasten als TOMES-Fasern gemeinsam mit feinen Nervenfaserendigungen verlaufen. An der Zahnkrone ist das Dentin von Schmelz überzogen (Kronendentin), an der Zahnwurzel von Zement (Wurzeldentin). Die Schmelz-Zement-Grenze über dem Dentin entspricht dem Zahnhals. Dentin ist nach Schmelz die härteste Substanz des Körpers.

Zement
Zement (Cementum) ist Knochen schon relativ ähnlich, enthält fast genauso viel organische Matrix, aber einen höheren Mineralanteil und etwa nur die Hälfte Wasser. Wie die Osteozyten im Knochen liegen die Zementozyten in Lakunen des Zements. In das Zement sind die SHARPEY-Fasern, die den Zahn in der Alveole des Ober- oder Unterkiefers aufhängen (s. o.), eingemauert.

Chemische Zusammensetzung der Zahnhartsubstanzen
Nach Schröder (2000) unterscheiden sich Schmelz (Enamelum, Substantia adamantinea), Dentin (Dentinum, Substantia eburnea) und Zement (Cementum) deutlich voneinander und auch von Knochen (➤ Tab. 9.35).

Tab. 9.35 Chemische Zusammensetzung der Hartsubstanzen des Körpers (alle Angaben in Prozent; nach Schröder 2000).

Bestandteil	Knochen	Schmelz (Enamelum, Substantia adamantinea)	Dentin (Dentinum, Substantia eburnea)	Zement (Cementum)
Wasser	25	4	10	12
organische Matrix	30	1	20	27
Mineralien	45	95	70	61

Zahnformen
Das Gebiss des erwachsenen Menschen besteht sowohl im Oberkiefer als auch im Unterkiefer auf jeder Körperseite aus 8 unterschiedlich geformten Zähnen, die von der Medianlinie aus hintereinander angeordnet sind (➤ Abb. 9.109). Es sind dies:

- I1 – Dens incisivus medialis (I) – mittlerer Schneidezahn
- I2 – Dens incisivus lateralis (II) – seitlicher Schneidezahn
- C – Dens caninus – Eckzahn
- P1 – Dens premolaris I – 1. Prämolar
- P2 – Dens premolaris II – 2. Prämolar
- M1 – Dens molaris I – 1. Molar
- M2 – Dens molaris II – 2. Molar
- M3 – Dens molaris III [serotinus] – 3. Molar, Weisheitszahn

Die Nachbarschaftsverhältnisse der Zähne werden als Oberflächen (Facies) bezeichnet.
Die Form der Zahnwurzeln (Radices) der einzelnen Zähne des Milchgebisses und des bleibenden Gebisses ist variabel und unterschiedlich. Ihre Form, Stärke und Anzahl sind funktionell auf die Zahnkrone abgestimmt. Schneidezähne, Eckzähne und Prämolaren (mit Ausnahme des 1. oberen Prämolaren) sind **einwurzelig.** Der 1. obere Prämolar und alle unteren Molaren sind **zweiwurzelig,** die oberen Molaren sind **dreiwurzelig.** Die 3. Molaren haben eine unterschiedliche Anzahl von Wurzeln.
Die Molaren sind durch **Zahnhöcker** (Cuspides dentis; Tubercula dentis) und **Zahnfächer** (Fossae dentis) gekennzeichnet (➤ Tab. 9.36).

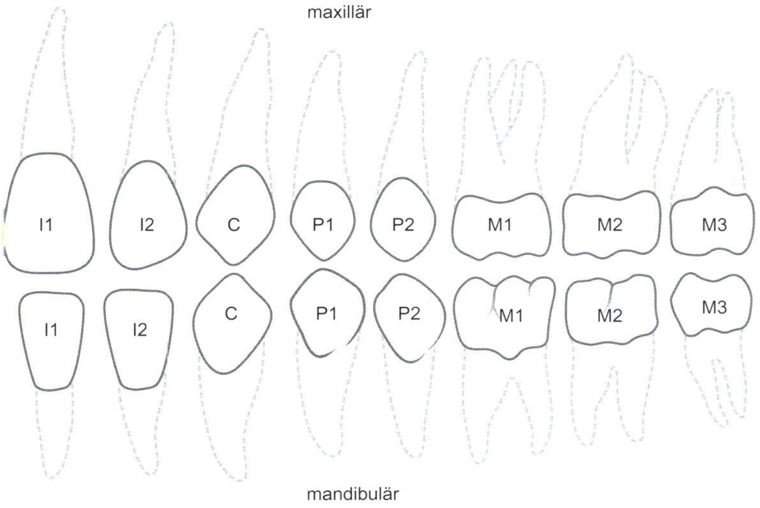

Abb. 9.109 Zahnformen der bleibenden Zähne (Dentes permanentes). [S703-L126]

Tab. 9.36 Anzahl der Höcker, Wurzeln und Wurzelkanäle der Dentes permanentes von Maxilla und Mandibula (nach Wenz und Hellwig 2018 sowie Kern et al. 2022)

Dens	Cuspis dentis (Höcker)	Radix dentis (Wurzel)	Canalis radicis dentis (Wurzelkanal)
Maxilla			
I1 (11/21)	Schneidekante	1	1
I2 (12/22)	Schneidekante	1	1
C (13/23)	1 (Kauspitze)	1	1
P1 (14/24)	2	1 (ca. 40 %); 2 (ca. 60 %); 3 (selten)	1 (ca. 20 %); 2 (ca. 80 %); 3 (selten)
P2 (15/25)	2	1 (ca. 90 %); 2 (ca. 10 %)	1 (ca. 60 %); 2 (ca. 40 %)
M1 (16/26)	4*	3	3 (ca. 45 %); 4 (ca. 55 %)
M2 (17/27)	4	3	3 (ca. 55 %); 4 (ca. 45 %)
M3 (18/28)	meist 3 (variabel)	Wurzeln häufig verschmolzen**	unregelmäßig
Mandibula			
I1 (31/41)	Schneidekante	1	1 (ca. 70 %); 2 (ca. 30 %); 3 (selten)
I2 (32/42)	Schneidekante	1	1 (ca. 70 %); 2 (ca. 30 %)
C (33/43)	Kauspitze	1	1 (ca. 80 %); 2 (ca. 20 %)
P1 (34/44)	2 (75 %); 3 (25 %)	1	1 (ca. 75 %); 2 (ca. 25 %); 3 (selten)
P2 (35/45)	3 (lingualer Höcker meist zweigeteilt)	1	1 (ca. 95 %); 2 (ca. 5 %); 3 (selten)
M1 (36/46)	5	2	2 (ca. 25 %); 3 (ca. 75 %); 4 (selten)
M2 (37/47)	4	2	2 (ca. 30 %); 3 (ca. 70 %); 4 (selten)
M3 (38/48)	meist 4 (sehr variabel)	meist 2 (sehr variabel)	unregelmäßig

* ohne Tuberculum CARABELLI (ein akzessorischer Zusatzhöcker am mesiopalatinen Höcker)
** sog. Pfahlwurzel

Der 1. Molar besitzt häufig einen akzessorischen Höcker (Cuspis dentis accessorium; Tuberculum dentis accessorium), der als Tuberculum CARABELLI bezeichnet wird.

Klinik

Aufgrund der unterschiedlichen Form der Weisheitszähne (M3, Dens serotinus, Dens molaris permanens III) und der unterschiedlichen Ausbildung des Unterkiefers muss bei jedem Patienten individuell entschieden werden, ob die Weisheitszähne eingeordnet werden können oder extrahiert werden müssen.

Richtungsbezeichnungen

Anatomische Richtungsbezeichnungen in der Mundhöhle sind die Begriffe **labial, verstibular, bukkal, palatinal, oral** und **lingual** (➤ Tab. 9.37, ➤ Abb. 9.110). In Bezug auf den Zahnbogen werden die Begriffe **mesial, distal, vestibular/bukkal, vestibular/labial** und **oral/lingual** verwendet. Bei der Benennung der Zahnoberflächen geht man von der Mitte des Zahnbogens aus. Der näher zur Mitte gelegene Teil (im Zahnbogen nach vorne gerichtete Teil)

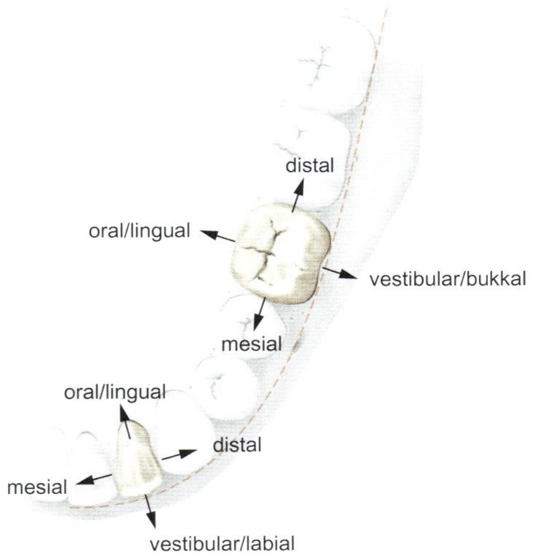

Abb. 9.110 Richtungsbezeichnungen am Zahnbogen. Ansicht von kranial auf einen halbierten Zahnbogen der Mandibula links. [S703-L127]

Tab. 9.37 Anatomische Richtungsbezeichnungen des Zahns.

In Bezug auf die Mundhöhle	In Bezug auf den Zahnbogen	Weitere Bezeichnungen
• **labial:** zur Lippe gerichtet • **vestibular/vestibulär:** zum Mundvorhof gerichtet • **palatinal:** zum Gaumen gerichtet (nur Maxilla) • **bukkal:** zur Wange gerichtet • **oral:** zur Mundhöhle gerichtet • **lingual:** zur Zunge gerichtet (nur Mandibula)	• **mesial:** im Zahnbogen zur Mittellinie bzw. nach vorne gerichtet • **distal:** zum Ende des Zahnbogens bzw. im Zahnbogen nach hinten gerichtet • **vestibular/bukkal:** zum Mundvorhof/zur Wange gerichtet • **vestibular/labial:** zum Mundvorhof/zur Lippe gerichtet • **oral/lingual:** zur Mundhöhle/zur Zunge gerichtet	• **koronal:** zur Zahnkrone gerichtet • **apikal:** zur Zahnwurzelspitze gerichtet • **zervikal:** zum Zahnhals gerichtet • **okklusal:** auf der Kaufläche gelegen • **approximal:** zwischen 2 Zahnkronen gelegen • **inzisal:** zur Schneidekante hin • **pulpal:** zur Zahnpulpa hin • **fazial:** zur Gesichtsseite gerichtet • **krestal:** am Knochenkamm

wird **mesial,** der entfernter gelegene Teil (im Zahnbogen nach hinten gerichtete Teil) wird **distal** genannt (➤ Abb. 9.110). Weitere gängige Begriffe sind koronal, apikal, zervikal, okklusal, approximal, inzisal, pulpal und fazial (➤ Tab. 9.37).

Merkmale der Zähne, Stellung und Okklusion

Gemeinsame Zahnmerkmale

Kennzeichen, die allen Zähnen gemeinsam sind, werden als Zahnmerkmale bezeichnet. Hierzu gehören das Krümmungs-, das Winkel- und das Wurzelmerkmal. Da die Zähne nicht in einem Kreisbogen, sondern in einem parabolen Bogen angeordnet sind, besitzen sie einen unterschiedlichen Krümmungsradius. Außerdem sind sie auf beiden Seiten spiegelbildlich, sodass sie nicht gegeneinander ausgetauscht werden können. Mithilfe der Zahnmerkmale können Zähne der rechten oder der linken Körperhälfte zugeordnet werden:

- **Krümmungsmerkmal/Massenmerkmal:** Die vestibulare Zahnfläche hat mesial einen größeren Krümmungsradius als distal. Dadurch liegt der größte Zahndurchmesser weiter mesial und nicht genau in der Mitte. Der Zahn ist also mesial massiver als distal (vor allem im Unterkiefer).
- **Winkelmerkmal:** Betrachtet man den Zahn von vestibular, so geht die Schneidekante (Kaufläche) mesial in einem spitzeren Winkel in die Approximalfläche über als distal.
- **Wurzelmerkmal:** Die Zahnwurzel weicht leicht von der vertikalen Zahnachse nach distal ab, wenn der Zahn von vestibular betrachtet wird.

Weitere Unterschiede sind die **Kronenflucht** (Winkel zwischen der Achse der Zahnkrone und der Wurzelachse), der **Kronenäquator** (anatomischer Zahnäquator, angenommene Linie auf der Zahnkrone, die den größten Umfang des Zahns mit der größten Ausbuchtung der Seitenflächen markiert), die **Zahnhalslinie** (Schmelz-Zement-Linie) und der **Wurzelquerschnitt** (selten rund, sondern meist oval, daher ist der mesiodistale Durchmesser immer kleiner als der vestibuloorale).

Klinik

Aufgrund ihrer Eigenschaften und insbesondere der Tatsache, dass sie die widerstandsfähigsten Organe des Körpers und daher besonders langlebig sind, spielen Zähne, Zahnstatus und Gebiss in der **forensischen Medizin** eine wichtige Rolle bei der Identifizierung von Personen/Opfern/Leichenfunden.

Kauflächen von Seitenzähnen

Als **Seitenzähne** (Seitenzahngebiet) bezeichnet man in der Zahnmedizin die Zähne distal der Eckzähne, also die Prämolaren (Dentes premolares) und Molaren (Dentes molares).
Individuell geformte **Höcker** (Cuspides dentis; Tubercula dentis) bilden die Kauflächen der Seitenzähne. Die Kauflächen weisen **Höckerabhänge, Höckerspitzen** und **Fissuren** auf (➤ Abb. 9.111).

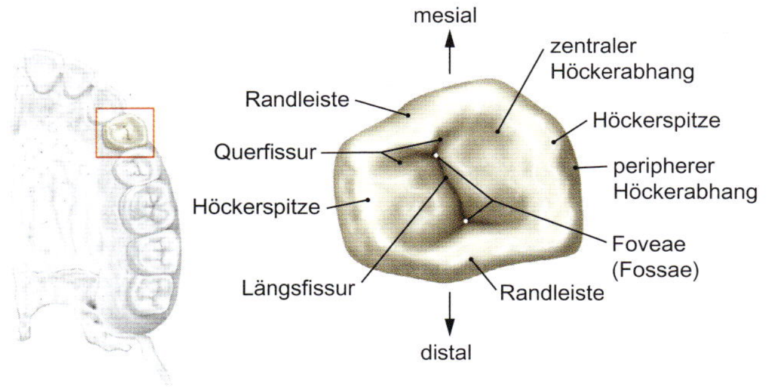

Abb. 9.111 Kauflächenbestandteile eines Oberkieferprämolaren (P1, 14). [S703-L127]

Höckerkämme sind Höckerabhänge, die von der Höckerspitze nach mesial oder distal verlaufen; Randleisten sind Höckerabhänge, die von der Höckerspitze direkt nach zentral verlaufen.
Die **anatomische Kaufläche** ist die mesial und distal begrenzende Randleiste, die nahtlos in die angrenzenden Höckerkämme übergeht. Als **funktionelle Kaufläche** bezeichnet man dagegen die Außenfläche (äußere Höckerabhänge) des tragenden Höckers. Bei der Maxilla sind dies die palatinalen Abhänge der palatinalen Höcker und bei der Mandibula die bukkalen Abhänge der bukkalen Höcker. Haupt- und Nebenfissuren (Parafissuren) grenzen die einzelnen Höcker einer Kaufläche voneinander ab.
Im bleibenden Gebiss haben die Kauflächen bis zu 5 Höcker (Ausnahme: Dentes incisivi). Die Eckzähne weisen eine geteilte Schneidekante in Form einer Kauleiste auf und sind damit einhöckerig. Die Prämolaren und Molaren haben dagegen zwei- oder mehrhöckerige Kauflächen.

Okklusale Bezugslinien des Gebisses

Zur Beurteilung der Lage der Zähne im jeweiligen Kiefer und zur Orientierung am Gesichtsschädel werden **Bezugslinien** herangezogen.

- **Kauebene (Okklusionsebene):** Eine Linie, die durch den **Inzisalpunkt** (Berührungspunkt der mesialen Schneidekanten der mandibulären ersten Schneidezähne) und jeweils den distobukkalen Höcker des 2. Unterkiefermolaren (M2, 37, 47) auf der rechten oder linken Seite verläuft. Sie liegt genau in Höhe der **Lippenschlusslinie** und parallel zur CAMPER-Ebene (s. u.). Nimmt man beide Linien zusammen und blickt man von schräg oben auf die Kauebene entsteht ein Dreieck (➤ Abb. 9.112).
- **CAMPER-Ebene:** Höchster Punkt des Meatus acusticus externus sowie der Spina nasalis anterior (klinisch heute über die beiden okzipitalen [Tragus rechts und links] und den rostralen Weichteilpunkt [Subnasion/Subnasalpunkt).
- **Frankfurter Horizontale:** Oberrand des Porus acusticus externus und tiefster Punkt der knöchernen Orbita.

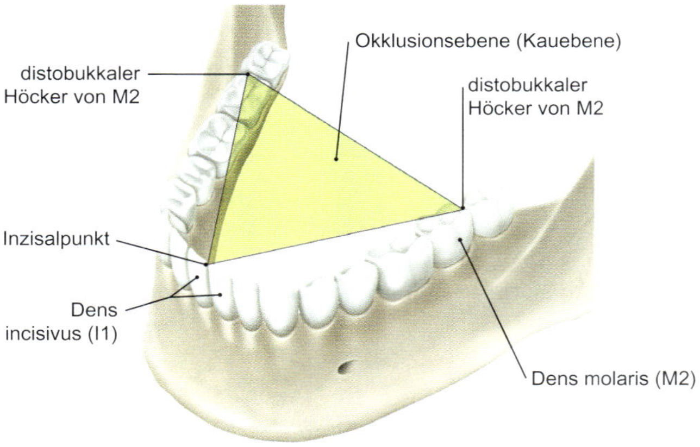

Abb. 9.112 Kauebene (Okklusionsebene). Ansicht von links vorne oben. [S703-L275]

- **Tragus-Augenwinkel-Ebene:** Eine Linie durch den Unterrand des Porus acusticus externus, Tragus und äußeren Augenwinkel. Verläuft durch das Caput mandibulae.

Zahnbögen

Die beiden **Zahnbögen (Arcus dentalis superior** – Maxilla und **Arcus dentalis inferior** – Mandibula) unterscheiden sich in ihrer Form. Der obere Zahnbogen besitzt die Form einer offenen Ellipse, der Arcus dentalis inferior hat die Form einer Parabel. Beide besitzen ihren Scheitelpunkt zwischen den Zähnen der beiden medialen Schneidezähne. Legt man die beiden Zahnbögen übereinander, übergreifen die Oberkieferzähne im Idealfall (Norm) die Zähne im Unterkiefer (➤ Abb. 9.113). Der Arcus dentalis superior ist dadurch etwas größer als der Arcus dentalis inferior. Sie grenzen gemeinsam mit dem Alveolarknochen von Maxilla und Mandibula den Mundvorhof (Vestibulum oris) von der Mundhöhle (Cavitas oris) ab.

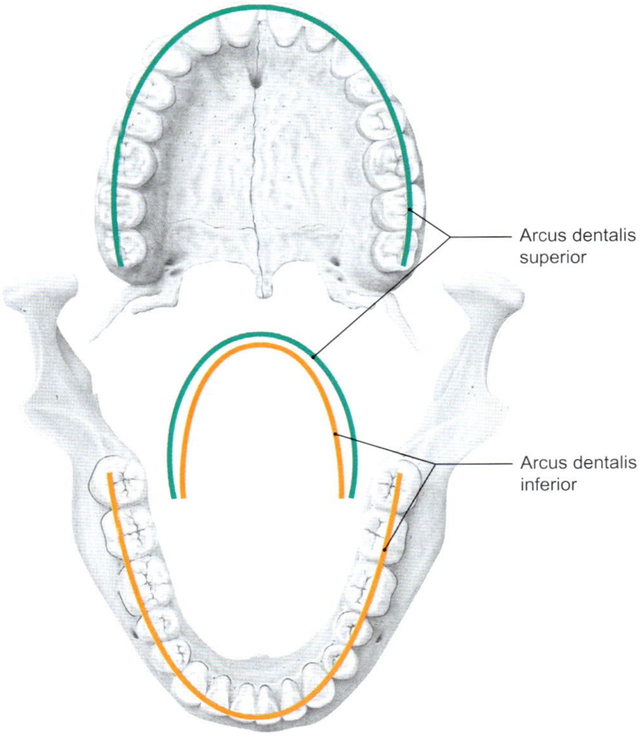

Abb. 9.113 Zahnbögen, Arcus dentalis superior und Arcus dentalis inferior übereinandergelegt. Ansicht von kaudal bzw. kranial. [S703-L127]

Okklusionskurven

Nimmt man sämtliche Höckerspitzen der Unterkieferzähne zusammen und betrachtet sie von vestibular, liegen diese auf einer Verbindungslinie, die eine Kurve beschreibt. Der tiefste Punkt liegt dabei in Höhe des 1. Molaren (M1). Die Kurve ist somit konvex nach kaudal gerichtet und wird **sagittale Okklusionskurve** genannt. Verläuft ihre Verlängerung durch das Kiefergelenk, handelt es sich um eine Sonderform der sagittalen Okklusionskurve, die **SPEE-Kurve** genannt wird.
Eine vergleichbare Kurve mit konvex nach kaudal gerichtetem Bogen ergibt sich, wenn die Höcker entsprechender Zähne im Zahnbogen (z. B. die Höcker des 1. Molaren [M1]) der rechten und der linken Seite in transversaler (Frontalebene) Richtung verbunden werden. Diese Kurve ist die **transversale Okklusionskurve (WILSON-Kurve).** Sie basiert darauf, dass die lingualen Höcker der Unterkieferseitenzähne im Mund niedriger liegen als die bukkalen.

Regelverzahnung/Reguläre Verzahnung des Gebisses

Als **Frontzähne** (Frontzahngebiet) bezeichnet man in der Zahnmedizin die Schneidezähne (Dentes incisivi) und die Eckzähne (Dentes canini).
Bei normaler Verzahnung überlappen die Schneidekanten der oberen Frontzähne die der unteren Frontzähne nach vestibulär um 3–4 mm. Man spricht von einem **Scherenbiss.** Dabei liegen die okklusalen Kontaktflächen der Schneidekanten der unteren Frontzähne an den palatinalen Flächen der entsprechenden oberen Frontzähne genau am Umschlagpunkt der palatinalen Konvexität zur Konkavität an. Legt man eine senkrechte Achse durch den oberen und unteren Schneidezahn, so bilden die beiden Linien einen **Interinzisalwinkel** von 135°.
Mit Ausnahme der beiden Schneidezähne im Unterkiefer und der beiden Weisheitszähne im Oberkiefer hat jeder Zahn Kontakt zu 2 Zähnen im Gegenkiefer, einem **Hauptantagonisten** und einem **Nebenantagonisten** (➤ Abb. 9.114).
Die **ideale Verzahnung im Frontzahnbereich** bedeutet, dass der mittlere untere Schneidezahn mit seiner Schneidekante die mesiale Randleiste und die mittlere Randleiste seines Antagonisten im Gegenkiefer berührt. Der laterale untere Schneidezahn hat Okklusionskontakt mit der distalen Randleiste des mittleren Schneidezahns und mit der mesialen Randleiste des lateralen oberen Schneidezahns. Der untere Caninus hat ebenfalls Kontakt mit der distalen Randleiste des oberen lateralen Inzisivus und mit der mesialen Randleiste des oberen Caninus.

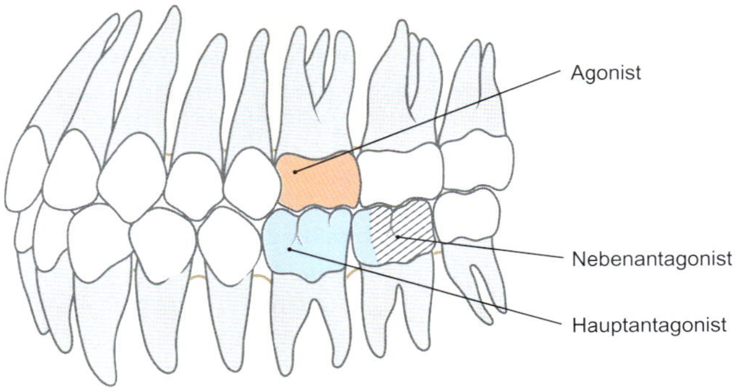

Abb. 9.114 Reguläre Verzahnung des Gebisses, Ansicht Seitenzahnbereich. [S703-L126]

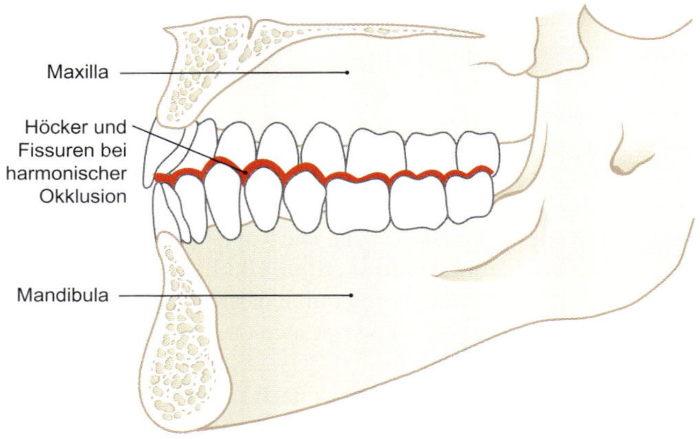

Abb. 9.115 Regelverzahnung, Stellung der Zähne im Ober- und Unterkiefer, Ansicht von oral. [S703-L126]

Bei **idealer Verzahnung im Seitenzahnbereich** (in transversaler Richtung) überlappen sich die bukkalen Höcker der Oberkieferzähne mit denen der Unterkieferzähne (entsprechend der Größenverhältnisse des oberen und unteren Zahnbogens; ➤ Abb. 9.113). Jeder Zahn hat Kontakt zu 2 Zähnen des Gegenkiefers, einem Hauptantagonisten und einem Nebenantagonisten (**Einzahn-zu-Zweizahn-Okklusion** im Seitenzahnbereich).
Bei Regelverzahnung liegt ein Regelbiss (**Neutralbiss, Eugnatie, neutrale Bisslage, Normalbiss**) vor (➤ Abb. 9.115). Es besteht eine normale, kaufunktionelle Lagebeziehung zwischen Schädel, Oberkiefer und Unterkiefer.

Klinik

Die **ANGLE-Klassifikation** wird in der Zahnmedizin und Kieferorthopädie häufig zur Einteilung von Zahnfehlstellungen und Okklusionsanomalien verwendet. Sie beurteilt die Verzahnung von Ober- und Unterkiefer in der Sagittalebene und bezieht sich auf die Verzahnung der Sechsjahrmolaren.
Abweichungen vom normalen sagittalen Frontzahnüberbiss werden als atypische Verzahnungsformen bezeichnet. Beispiele hierfür sind (➤ Abb. 9.116):

- **tiefer Überbiss** – weites Übergreifen der oberen Schneidezähne über die unteren Scheidezähne
- **offener Biss** – beim Zahnreihenschluss fehlt der Berührungskontakt zwischen oberen und unteren Frontzähnen
- **Kopfbiss** – im Schlussbiss stehen die Schneidekanten der Frontzähne aufeinander
- **frontaler Kreuzbiss (umgekehrter Überbiss)** – in Schlussbisslage übergreifen die unteren Schneidezähne die oberen nach vestibular (meist kombiniert mit einer Mesialbisslage der Seitenzähne).

Kieferorthopädinnen und Kieferorthopäden verwenden **Brackets und Bänder,** um die Zähne zu begradigen und auszurichten und so einen korrekten Biss und eine bessere Zahngesundheit zu erreichen (➤ Abb. 9.117).

Permanentes Gebiss (Dentes permanentes)

Das permanente **Erwachsenengebiss** besitzt **32 Zähne** mit je 16 Oberkiefer- und Unterkieferzähnen. Jeder Zahnbogen wird in 2 symmetrische Hälften unterteilt, wodurch sich insgesamt 4 Quadranten ergeben. Die 4 Quadranten werden von rechts oben nach rechts unten der Reihe nach von 1 bis 4 durchnummeriert, woraus sich ein Gebissschema mit jeweils 8 Zähnen ergibt. In jedem Quadranten werden wiederum 4 Zahntypen unterschieden, 2 **Frontzähne (Dentes incisivi, Schneidezähne)**, 1 **Eckzahn (Dens caninus)**, 2 **Prämolaren (Dentes premolares)** und 3 **Backenzähne (Dentes molares)** (➤ Abb. 9.118). Die Fédération Dentaire Internationale (F. D. I.) hat daraus ein derzeit weltweit gültiges Zahnschema entwickelt, wobei jeder Zahn eines Quadranten von 1 bis 8 durchnummeriert wird und vor die Zahnnummer die jeweilige Nummer des Quadranten gesetzt wird. Bei den Zähnen des **Milchgebisses (20 Zähne)** werden die Quadranten von 5 bis 8 entsprechend dem des Erwachsenengebisses gezählt.

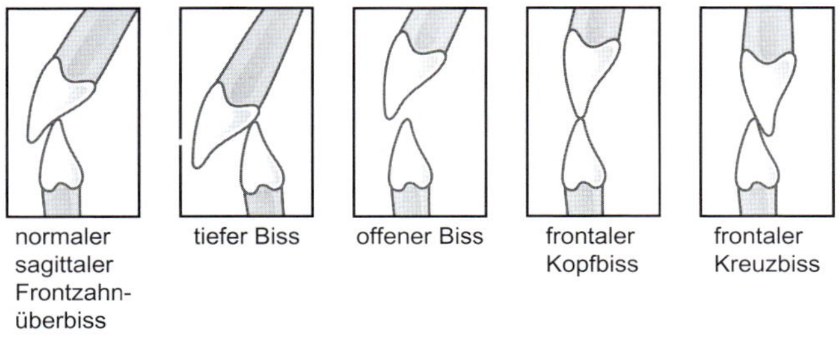

Abb. 9.116 Atypische Verzahnungsformen. [S703-L126]

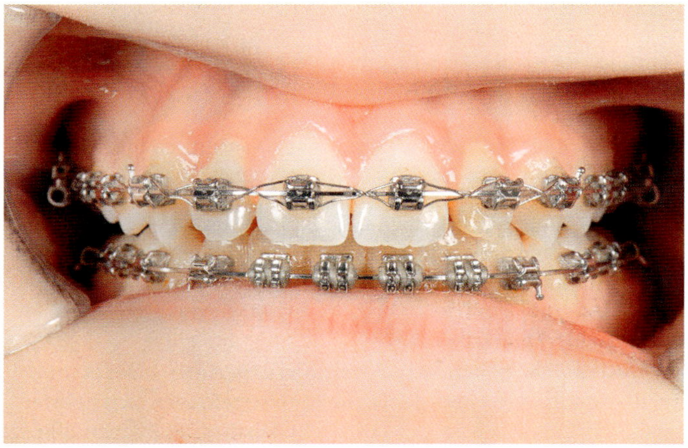

Abb. 9.117 Brackets an den oberen und unteren Zähnen und Bänder an den oberen und unteren 1. Molaren bei einem Erwachsenen. [S700-T1129]

Zahnschema des Dauergebisses

18	17	16	15	14	13	12	11	21	22	23	24	25	26	27	28
48	47	46	45	44	43	42	41	31	32	33	34	35	36	37	38

Zahnschema des Milchgebisses

55	54	53	52	51	61	62	63	64	65
85	84	83	82	81	71	72	73	74	75

MERKE

Die **Schneidezähne (Dentes incisivi)** sind einwurzelige Zähne mit einer Schneidekante. Die **Eckzähne (Dentes canini)** haben ebenfalls nur eine Wurzel, ihre Krone gleicht einem spitzen Meißel. Die **Prämolaren (Dentes premolares)** sind unterschiedlich gestaltet: Der 1. obere Prämolar ist ein zweiwurzeliger Zahn, wobei eine Wurzel nach palatinal weist und die andere nach vestibulär. Der 2. Prämolar ist wie die beiden Unterkieferprämolaren einwurzelig. Die Prämolaren haben keine Schneidekante, sondern eine Kaufläche mit einem Höckerrelief. Die 3 **Oberkiefermahlzähne (Dentes molares)** sind dreiwurzelige Zähne mit 1 palatinalern und 2 vestibulären Wurzeln. Die **Unterkiefermolaren (Dentes molares)** haben jeweils 2 Wurzeln mit einer mesialen und einer distalen Wurzel. Alle Molaren zeichnen sich durch ein sehr differenziertes Höckerrelief in der Okklusalfläche aus, die der Nahrungszerkleinerung dienen.

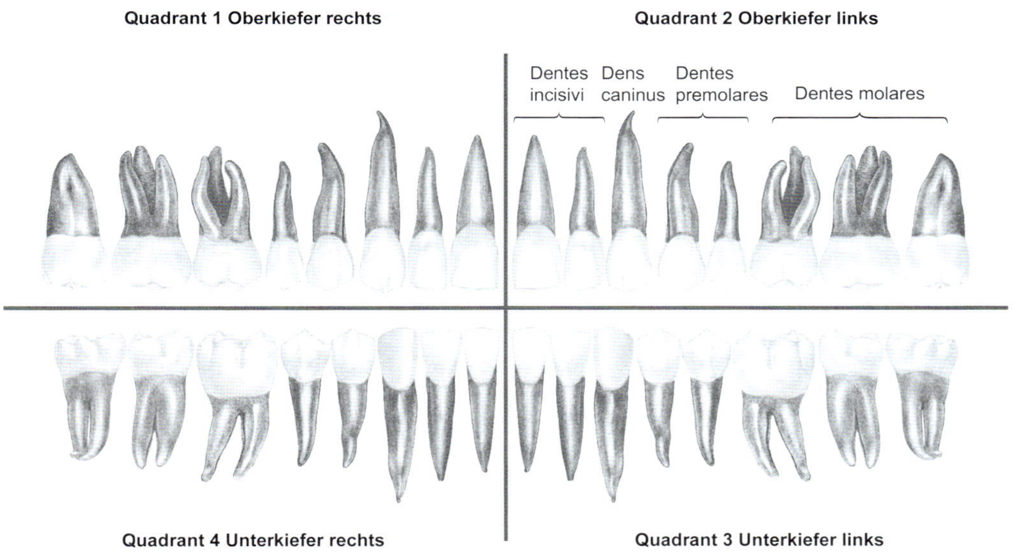

Abb. 9.118 Bleibende Zähne, Dentes permanentes. Ansicht von vestibulär. [S700]

Schneidezähne, Dentes incisivi

Die Schneidezähne haben meißelförmige Kronen und eine Wurzel. Die Oberkieferschneidezähne sind größer als die des Unterkiefers.

Kronen

Bei den Schneidezahnkronen unterscheidet man eine Facies vestibularis und eine Facies lingualis. Auf der Schneidekante jüngerer Zähne befinden sich mehrere kleine Randtuberkel. Die Facies lingualis zeichnet sich durch Randleisten aus (Cristae marginales), die konvex nach gingival zulaufen und im zervikalen Bereich des Zahns das Tuberculum dentis ausbilden. Über dem Tuberculum dentis der oberen Schneidezähne befindet sich das Foramen caecum, eine Schmelzvertiefung, in der sich häufig eine Karies entwickelt.

Wurzeln

Die Incisivi sind einwurzelige Zähne, auf deren mesialen und distalen Flächen häufig Längsfurchen zu finden sind. Die Wurzelspitze ist nach distal abgebogen. Die kräftigste und längste Wurzel besitzt der 1. obere Schneidezahn, die kleinste Wurzel der 1. untere.

Pulpa

Die Cavitas coronae der Schneidezähne entspricht in ihrer Form der Form der Zahnkrone.

Wurzelkanal

Der Wurzelkanal (Canalis radicis dentis) ist in der Regel eng und häufig durch Dentinbrücken unterbrochen. Aufzweigungen des Wurzelkanals sind häufig zu finden.

Eckzähne, Dentes canini

Die Eckzähne sind die größten Zähne im Frontzahnbereich. Sie sind wichtige Eckpfeiler zwischen den Schneidezähnen und den Prämolaren und in der prothetischen Zahnmedizin Ankerzähne für Brücken und Klammern.

Kronen

Die Schneidekante läuft schräg in eine nach mesial leicht versetzte Spitze aus, sodass die Krone eher einem Meißel gleicht. Die mesiale Schneidekante ist kürzer und flacher als die distale. Von der Kronenspitze verläuft ein flacher Mittelgrad nach zervikal, der die vestibulare Fläche in eine mesiale und eine distale Facette unterteilt. Auf der Facies lingualis befinden sich 2 nach zervikal zusammenlaufende Randleisten. Auch die linguale Fläche wird durch einen Mittelrand in eine mesiale und distale Facette untergliedert. Am zervikalen Ende der zusammenlaufenden Randleisten befindet sich das Tuberculum dentis.

Wurzeln

Bei den Eckzähnen handelt es sich um einwurzelige Zähne, deren Wurzeln vestibulär kräftiger als lingual ausgebildet sind. Die Wurzel des Oberkiefereckzahns ist die längste aller Zähne.

Pulpa

Die Cavitas coronae des Eckzahns ist ein schmaler, lang gestreckter Raum, der im Zahnhalsbereich kontinuierlich in den Wurzelkanal übergeht.

Wurzelkanal

Der Canalis radicis dentis des oberen Eckzahns verläuft unverzweigt und ist relativ lang. Im Unterkiefer ist der Wurzelkanal häufig in 2 Unteräste gespalten.

Prämolaren, Dentes premolares

Kronen

Die Prämolaren haben keine Schneidekante, sondern eine **Okklusalfläche** (Facies occlusalis). Die oberen Prämolaren haben jeweils 2 Höcker, einen vestibulären und einen palatinalen. Der vestibuläre Höcker ist größer als der linguale. Zwischen beiden Höckern verläuft auf der mesialen und distalen Seite eine deutlich ausgeprägte Randleiste. Von mesial nach distal zieht eine Längsfissur, an deren Enden sich ein mesiales und ein distales Grübchen befinden. Bei den unteren Prämolaren sind die Höcker kleiner und aus diesem Grund auch die Randleisten schwächer ausgebildet. Der 1. Molar hat überwiegend ein zweihöckeriges Kronenmuster; der 2. untere Prämolar kann auch 3 Höcker besitzen. Die Facies occlusalis ist bei zweihöckerigen Prämolaren des Unterkiefers der der oberen Prämolaren ähnlich. Weil der vestibuläre Höcker größer ist als der linguale, ist die Kaufläche nach innen geneigt, was man als Kronenflucht bezeichnet. Dadurch liegt die Spitze des vestibulären Höckers in der Mitte der Kaufläche und die des lingualen auf dem lingualen Kronenrand. Bei dem dreieckigen Typ der Facies occlusalis findet man 2 linguale und 1 vestibulären Höcker. Die beiden lingualen Höcker sind durch eine Querfissur voneinander getrennt, sodass ein Y-förmiges Fissurenmuster entsteht.

Die **Facies vestibularis** aller Prämolaren ähnelt der der Eckzähne. Der okklusale Kronenabschnitt ist nach lingual verschoben, wodurch die Kronenflucht deutlich wird. Die **Facies lingualis** ist wesentlich schmaler und kleiner als die Facies vestibularis. Die Querwölbung dieser Fläche geht unmittelbar in die Approximalfläche über, die Längswölbung ist relativ flach, was dazu führt, dass die linguale Kronenwand senkrecht steht.

Wurzeln
Der obere 1. Prämolar hat meist 2 Wurzeln, 1 kräftigere vestibuläre und 1 schwächere palatinale. Alle anderen Prämolaren haben nur 1 Wurzel, deren Form der der Eckzähne gleicht.

Pulpa
Die Cavitas coronae der Prämolaren entspricht der Form der Zahnkronen.

Wurzelkanal
Die einwurzeligen Prämolaren haben sehr oft 2 Wurzelkanäle. Besonders häufig haben einwurzelige 1. obere Prämolaren 2 Wurzelkanäle.

Mahlzähne, Dentes molares
Die Molaren des permanenten Gebisses sind die größten Zähne. Sie besitzen mehrhöckerige Kauflächen, die der Zerkleinerung der Nahrung dienen. Aus diesem Grund werden sie Mahlzähne genannt. Die Molaren des Ober- und des Unterkiefers unterscheiden sich sehr stark.

Oberkiefermolaren
Kronen
Die Facies occlusalis besitzt in der Regel 4 Höcker, 2 vestibuläre und 2 linguale. Manchmal kommen nur 3 Höcker, manchmal auch ein 5. Höcker vor (Tuberculum CARABELLI s. u.). Die mesialen Höcker sind höher als die distalen. Der größte ist der mesiolinguale Höcker, der durch eine Schmelzleiste (Crista transversalis) mit dem distovestibulären Höcker verbunden ist. Der kleinste ist der distolinguale Höcker. Das Fissurensystem besteht aus einer mesiovestibulären und einer distolingualen Fissur. Beide Fissuren sind durch eine Querfissur miteinander verbunden. Die mesiovestibuläre Fissur trennt die beiden mesialen Höcker und den mesiovestibulären vom distovestibulären Höcker. Die distolinguale Fissur trennt die beiden distalen und lingualen Höcker voneinander. An den Kreuzungsstellen der Querfissur mit den beiden anderen Fissuren befinden sich jeweils kleine Vertiefungen, die Fovea mesialis und die Fovea distalis. Vor den Randleisten zwischen den mesiovestibulären und mesiolingualen bzw. den distovestibulären und distolingualen Höckern befindet sich die Fovea triangularis. Mesial sind die Facies vestibulares und Facies lingualis höher als distal. Die Krone des oberen Weisheitszahns ist der Krone des 2. Molaren ähnlich. Allerdings variiert die Kronenform des oberen Weisheitszahns sehr stark.

Tuberculum carabelli
Das Tuberculum CARABELLI (CARABELLI-Höcker) ist ein zusätzlicher Höcker im mesialen Abschnitt der lingualen Kronenwand. Am häufigsten findet man es am 1. Molaren.

Wurzeln
Die oberen Molaren sind dreiwurzelige Zähne mit einer Radix lingualis, einer Radix vestibularis mesialis und einer Radix vestibularis distalis. Die Radix lingualis ist die stärkste der 3 Wurzeln. Sie projiziert sich zwischen die beiden vestibulären Wurzelursprünge.

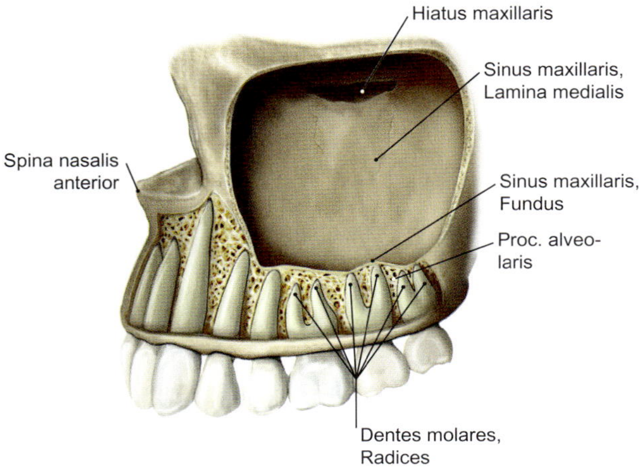

Abb. 9.119 Ausdehnung der Kieferhöhle mit Darstellung der Beziehung der Zahnwurzeln zum Kieferhöhlenboden. [S702-L266]

Die Wurzeln sind breit gespreizt, wobei die Wurzelspitzen aufeinander zugebogen sind. Die Wurzeln der Weisheitszähne zeigen große Formvariabilität. Die Wurzelspitzen der Oberkiefermolaren stehen im engen Kontakt zum Boden der Kieferhöhle. Die Knochenlammelle zwischen den Alveolen und der Kieferhöhle ist oft hauchdünn (➤ Abb. 9.119).

Klinik

Bei der Extraktion von Molaren im Oberkiefer besteht die **Gefahr der Eröffnung der Kieferhöhle.** Eine Verbindung zwischen Mund- und Kieferhöhle führt zur Degeneration des Flimmerepithels in der Kieferhöhle mit einer chronischen Infektion.

Dentogene Infektionen und Abszesse der Wurzelspitze können sowohl an den Frontzähnen als auch an den Seitenzähnen auftreten. Kommen sie an den Prämolaren oder Molaren vor, ist eine Streuung der Infektion in den Sinus maxillaris, die Wangenweichteile, das Weichgewebe des Mundvorhofs und der Mundhöhle submental, submandibulär und sublingual möglich. Von den Frontzähnen (Schneide- und Eckzähne) können sich solche Infektionen insbesondere auf die Kieferhöhle, die äußeren Nasenweichteile, die Weichgewebe des Mundvorhofs und der Mundhöhle submental und sublingual ausbreiten.

Unterkiefermolaren
Kronen
Die Facies occlusalis des 1. Molaren besitzt sehr häufig 5 Höcker, 2 vestibuläre, 2 linguale und 1 distalen Höcker. Im Gegensatz dazu besitzt der 2. untere Molar nur 4 Höcker. Der distale Höcker ist nicht vorhanden. Der größte Höcker ist der mesiovestibuläre Höcker. Der kleinste Höcker ist der distale Höcker.

Fissuren
Bei den ersten Molaren findet man eine mesiodistale Längsfissur sowie 3 Querfissuren. Durch die mesiovestibuläre Querfissur werden die beiden vestibulären Höcker voneinander getrennt, durch die linguale Querfissur die beiden lingualen Höcker und durch die distale Querfissur wird der distovestibuläre vom distalen Höcker getrennt. An den Kreuzungsstellen der Längs- und Querfissuren findet man wieder kleinere Vertiefungen. Das Fissurenmuster des 2. unteren Molaren wird durch eine Kreuzfissur gebildet, welche die Höcker in 2 vestibuläre und 2 linguale Höcker trennt. Die mesialen Höcker sind etwas größer als die distalen.

Der untere Weisheitszahn zeigt eine große Anzahl von Größen- und Formvariationen. Die Kaufläche besitzt häufig 4 oder 5 Höcker, die durch die entsprechenden Fissuren voneinander getrennt werden.

Wurzeln

Bei den Molaren des Unterkiefers handelt es sich um zweiwurzelige Zähne mit einer mesialen und einer distalen Wurzel. Die mesiale Wurzel ist flach und breit, die distale Wurzel rund und relativ spitz. Die Radix mesialis ist nach vorne gekrümmt; die Radix distalis verläuft eher gerade. Die Wurzeln des 2. Molaren sind wesentlich einfacher geformt. Sie sind nicht so weit gespreizt wie die des 1. Molaren. Bei den Weisheitszähnen zeigen die Wurzeln wieder große Formvariabilität.

Pulpa und Wurzelkanäle

Die Form und Größe der Pulpa coronalis spiegelt die Form der Zahnkrone wider. Bei Jugendlichen ist die Kronenpulpa größer als bei älteren Menschen. Die **Pulpa der oberen Molaren** ist relativ groß und besitzt 4 Wände, die sich leicht in die Pulpa vorwölben. Zervikal laufen sie trichterförmig zu, okklusal findet man unter den Höckern Pulpenhörner. Der Wurzelkanal der lingualen Wurzel ist der weiteste; die beiden vestibulären Wurzelkanäle sind enger gestaltet. Die mesiovestibuläre Wurzel weist zahlreiche Variationen auf, oft ist der Wurzelkanal in 2 Kanäle geteilt. Die Weisheitszähne besitzen ein sehr reich variierendes Wurzelkanalsystem. Die **Pulpa der unteren Molaren** entspricht einem Quader mit einer kleineren distalen und einer größeren mesialen Wand. Unter jedem Höcker befindet sich in der Regel ein Pulpenhorn. In der mesialen Wurzel befinden sich, besonders beim 1. Molaren, häufig 2 Wurzelkanäle. Der untere Weisheitszahn zeigt wie der obere starke Variabilität in Anzahl und Form der Wurzelkanäle.

Milchgebiss (Dentes decidui)

Im Gegensatz zum permanenten Gebiss besteht das **Milchgebiss (Dezidualgebiss)** aus nur 20 Zähnen mit jeweils 5 Zähnen in jedem Quadranten (➤ Abb. 9.120).

MERKE

Man unterscheidet Milchschneidezähne (Dentes incisivi deciduales), den Milcheckzahn (Dens caninus decidualis) und die Milchbackenzähne (Dentes molares deciduales). Bei den Milchfront- und -eckzähnen handelt es sich jeweils um einwurzelige Zähne mit meißelförmigen Schneidekanten in der Krone. Im Milchgebiss gibt es keine Prämolaren. Die Milchbackenzähne des Oberkiefers sind dreiwurzelig mit jeweils 1 palatinalen und 2 vestibulären Wurzeln. Die Unterkieferbackenzähne des Milchgebisses haben jeweils 2 Wurzeln, wovon eine mesial und die andere distal orientiert ist.

Milchschneidezähne, Dentes incisivi deciduales

Bei den oberen Incisivi sind die Kronen niedrig und breit mit einem stark hervorspringenden zervikalen Schmelzwulst, dem **Zingulum.** Die Kronen der unteren Incisivi weisen kaum Formunterschiede auf. Manchmal besitzt der erste Incisivus in der Kaukante 3 Randtuberkel.

Milcheckzähne, Dentes canini deciduales

Die oberen Milcheckzähne besitzen eine breitere Krone als die ersten Milchincisivi. Außerdem haben sie ein weites Zingulum. Auf der lingualen Seite ist die Fläche häufig durch einen Grad in der Mitte geteilt, auf dem sich zervikal ein deutliches Tuberculum abzeichnet. Der **untere Eckzahn** ist schmaler als der obere. Das Zingulum ist nicht so deutlich ausgeprägt.

Milchmolaren, Dentes molares deciduales

Die Krone der oberen Milchmolaren ähnelt der Kronenform der permanenten Molaren. Auf der Facies vestibularis befindet sich im mesialen unteren Quadranten das Tuberculum molare. Auf der Facies lingualis findet man häufig ein Tuberculum CARABELLI.
Die Wurzeln der **oberen Milchmolaren** sind weit auseinandergespreizt. Der obere Milchmolar kommt in 2 Varianten vor: Als prämolarer Typ mit 2 Höckern und als molarer Typ mit 4 Höckern. Die 4-höckerige Variante zeigt ein H-förmiges Fissurenmuster, ähnlich wie der 1. permanente obere Molar.
Bei den **unteren Molaren** gibt es 2 Formvarianten, den prämolaren und den molaren Typ. Die Kaufläche des molaren Typs besitzt 4 oder 5 Höcker. Die lingualen Höcker sind lang und spitz. Distal kann sich häufig noch ein 3. Höckerchen befinden. Die Wurzeln sind weit auseinandergespreizt und biegen sich am Ende zusammen. Die mesiale Wurzel ist breiter und länger. Der **untere 1. Milchmolar** besitzt eine deutliche Kronenflucht, die durch ein Vorspringen des Cingulums und ein Tuberculum molare noch verstärkt wird. Der **untere 2. Milchmolar** entspricht in seinem äußeren Erscheinungsbild dem 1. unteren bleibenden Molaren. Er besitzt meist 5 Höcker mit einem unregelmäßigen Fissurenmuster. Ein Tuberculum molare kommt in der Regel nicht vor.

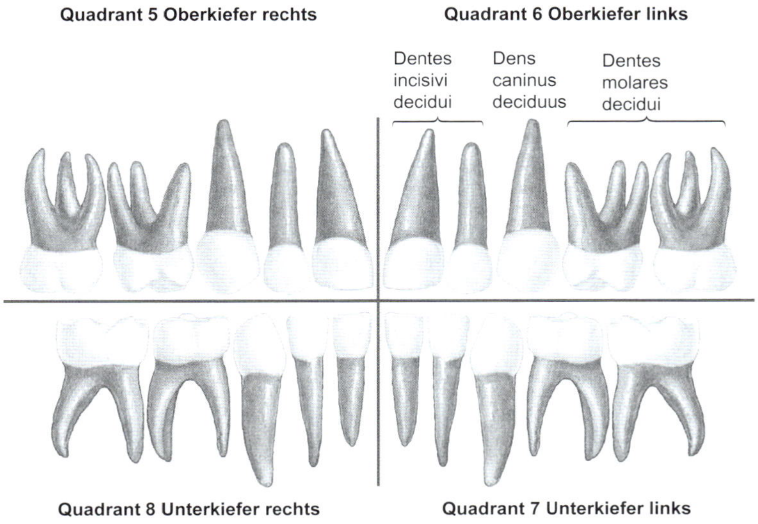

Abb. 9.120 Milchzähne, Dentes decidui, eines ca. 3-jährigen Kindes. Ansicht von vestibulär. [S700]

Tab. 9.38 Durchbruchszeiten der Milchzähne in Monaten.

Zahntyp	Dens incisivus I	Dens incisivus II	Dens caninus	Dens molaris I	Dens molaris II
OK ♂	9,1 ± 1,5	10,4 ± 2,4	18,9 ± 2,7	16,0 ± 2,3	27,6 ± 4,4
OK ♀	9,6 ± 2,0	11,9 ± 2,7	20,1 ± 3,2	15,7 ± 2,3	28,4 ± 4,3
UK ♂	7,3 ± 1,6	13,0 ± 2,8	19,3 ± 2,9	16,2 ± 1,9	25,9 ± 3,8
UK ♀	7,8 ± 2,1	13,8 ± 3,6	20,2 ± 3,4	15,6 ± 2,2	27,1 ± 4,2

Klinik

Traumatische Ereignisse wie Stoß oder Schlag (meist Frontzähne), Aufbisse auf harte Fremdkörper in Speisen (Kerne, ungemahlene harte Körner aus Vollkornprodukten, Schrotkugeln in Wildbret) oder Unfälle können zu **Zahnfrakturen** mit Brüchen, Spalten, Absplitterungen oder auch **Rissen** eines oder mehrerer Zähne führen.

Zahndurchbruch und Zahnwechsel

Etwa ab dem *6. Lebensmonat* brechen die Milchzähne in einer koordinierten Reihenfolge in die Mundhöhle durch, die Spannbreite des Durchbruchs ist allerdings sehr variabel und kann die in ➤ Tab. 9.38 geschilderten Zeiten unter- oder überschreiten. Den Anfang machen die Schneidezähne im Unterkiefer – mit dem Durchbruch des 2. Milchmolaren bis zum Alter von 2½ bis 3 Jahren ist das Milchgebiss vollständig. Die Milchzähne sind etwas kleiner als die bleibenden Zähne.

Etwa ab dem *6. Lebensjahr* beginnt die **Wechselgebissperiode.** Dabei werden die Zahnwurzeln und die knöchernen Alveolarwände resorbiert. Dadurch lockert sich die Milchzahnkrone mehr und mehr und fällt schließlich aus. Die Milchzähne werden von bleibenden Zähnen ersetzt, die als **Ersatzzähne** bezeichnet werden. Die zusätzlichen Zähne des bleibenden Gebisses, die keine Milchzähne ersetzen, sind die **Zuwachszähne.** Während des Zahnwechsels nehmen die Größen von Maxilla und Mandibula zu und erreichen erst nach Durchbruch aller bleibenden Zähne ihre endgültige Größe.

Die Wechselgebissperiode ist zweiphasig:

- Zunächst *(5.–9. Lebensjahr)* brechen die Zuwachszähne und die bleibenden Schneidezähne (Ersatzzähne) durch.
- Danach *(10.–12. Lebensjahr)* werden die Milchmolaren durch die Prämolaren (Ersatzzähne) sowie die Milcheckzähne durch die bleibenden Eckzähne ersetzt.

Als Faustregel gilt:

- der 1. Molar ist der Sechsjahrmolar,
- der 2. Molar der Zwölfjahrmolar und
- der 3. Molar der Weisheitszahn (Dens serotinus, Dens sapientiae, 17–25 Jahre).

Blutversorgung der Zähne

Oberkiefer

Die Oberkieferzähne werden über die **Pars sphenopalatina der A. maxillaris** mit Blut versorgt. Aus der A. alveolaris superior posterior gehen Rr. dentales und peridentales für den Seitenzahnbereich ab. Das Frontzahngebiet wird über Rr. dentales und peridentales versorgt, die Äste der Aa. alveolares superiores anteriores der A. infraorbitalis sind.

Der venöse Blutabfluss erfolgt über die V. infraorbitalis sowie kleine Venen, die ihr Blut in den Plexus venosus pterygoideus drainieren.

Unterkiefer

Die Unterkieferzähne werden über die **Pars retromandibularis der A. maxillaris** mit Blut versorgt, die via A. alveolaris inferior Rr. dentales und Rr. peridentales abgibt. Der Blutabfluss wird über die V. alveolaris inferior in den Plexus venosus pterygoideus gewährleistet.

Innervation der Zähne

Oberkiefer

Die Oberkieferzähne werden allesamt von verschiedenen Einzelästen des **N. infraorbitalis,** einem Ast des N. maxillaris [V/2], sensibel innerviert (➤ Tab. 9.39, ➤ Abb. 9.121). Daraus ergibt sich, dass die Zähne des Oberkiefers individuell innerviert sind. Das gesamte Nervengeflecht, das die Oberkieferzähne innerviert, wird als **Plexus dentalis superior** bezeichnet.

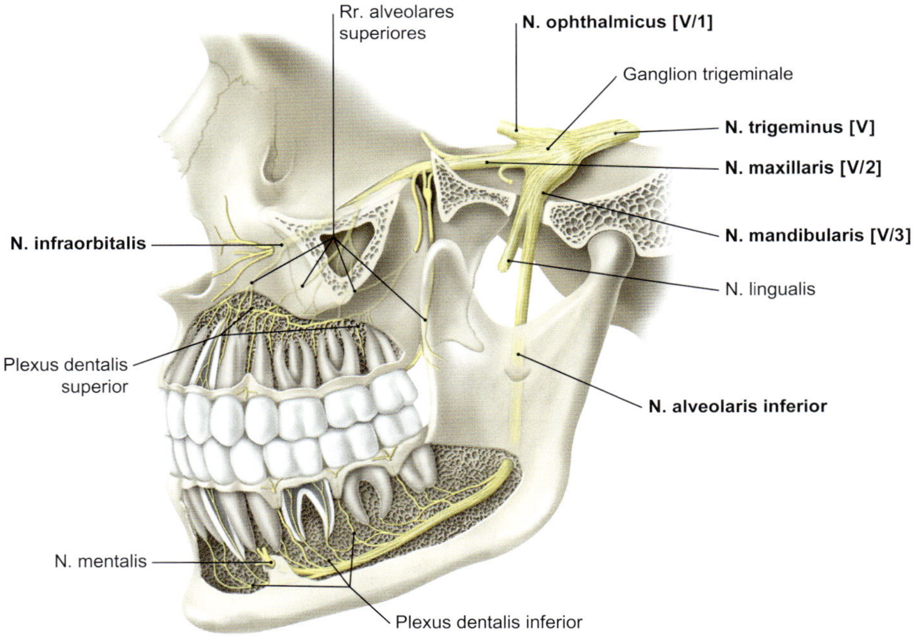

Abb. 9.121 Innervation der Zähne. [S700-L275]

Tab. 9.39 Äste des N. infraorbitalis und ihre Innervationsgebiete.

Nerv	Innervationsgebiet	Verlauf
Rr. alveolares superiores posteriores	Molaren	auf dem Tuber maxillae durch die Foramina alveolaria zur lateralen Kieferhöhlenschleimhaut
R. alveolaris superior medialis	Prämolaren	im Canalis infraorbitalis zur Kieferhöhlenschleimhaut
Rr. alveolares superiores anteriores	Canini und Incisivi	vom Foramen infraorbitale auf dem Corpus maxillae zu den Frontzähnen

Klinik

Aufgrund der individuellen Innervation der Oberkieferzähne ist eine Leitungsanästhesie nicht möglich. Im Oberkiefer wird eine **Infiltrationsanästhesie** einzelner Zähne bevorzugt. Die Oberkieferfrontzähne werden sowohl von der vestibulären als auch von der palatinalen Seite innerviert (s. a. Lokalanästhesie der Zähne).

Unterkiefer

Die Unterkieferzähne werden nur durch einen einzelnen Nerv sensibel versorgt, den **N. alveolaris inferior,** einen Ast des N. mandibularis [V/3]. Er zieht durch das Foramen mandibulae in den Canalis mandibulae, wo er den **Plexus dentalis inferior** bildet. Vor dem Eintritt in den Canalis mandibulae verlässt der N. mylohyoideus als motorischer Ast des N. alveolaris inferior den Nerv.

Klinik

Am Eintritt des N. alveolaris inferior in den Canalis mandibulae können alle Zähne des Unterkiefers in einem Quadranten mittels **Leitungsanästhesie** auf einmal anästhesiert werden. Wegen der räumlichen Nähe werden jedoch auch immer der N. lingualis und der N. mylohyoideus mit anästhesiert, was zu Geschmacks- und Sensibilitätsausfällen der Zunge führt (s. a. Lokalanästhesie der Zähne).

Lymphabfluss der Zähne

Oberkiefer

Im Bereich der Oberkieferzähne und des Parodonts (s. u.) gebildete Lymphe wird zu den Nll. submandibulares drainiert.

Unterkiefer

Im Bereich der Unterkieferzähne und des Parodonts gebildete Lymphe wird zu den Nll. submentales und Nll. submandibulares drainiert.

Parodont

Der **Zahnhalteapparat (Parodont)** besteht aus 4 unterschiedlichen Elementen, die die Zähne in den Zahnalveolen der Kieferknochen befestigen (➤ Abb. 9.122, auch ➤ Abb. 9.108):

- Zahnfleisch (Gingiva)
- Alveolarknochen (Proc. alveolares maxillae und mandibulae)
- Wurzelhaut (Parodontalligament, Desmodontium, Desmodont)
- Wurzelzement (Cementum)

Das Parodont ist eine zahnabhängige Struktur und bildet sich nach Verlust eines Zahns fast vollständig zurück.

Klinik

Die Lehre der Anatomie, Physiologie und Pathophysiologie des Zahnhalteapparats (Parodont) ist die **Parodontologie,** die sich mit der Diagnose, Therapie und Prophylaxe seiner Erkrankungen auseinandersetzt.
Erkrankungen des Zahnhalteapparats werden als **Parodontopathien** bezeichnet. Kommt es in diesem Zusammenhang zu einer chronisch degenerativen Form, bei der sich der Zahnhalteapparat zurückbildet, spricht man von **Parodontose (chronische Parodontitis).** Zahnlockerungen, Zahnverlust und Rückbildung des Alveolarknochens können die Folge sein und Probleme bei der Einbringung von Implantaten für den Zahnersatz machen.
Unter einer **Knochentasche** versteht man in der Parodontologie eine in der Alveole befindliche Zahnwurzel, die aufgrund entzündlicher Prozesse nicht mehr vollständig von Alveolarknochen umgeben ist.
Eine **bakterielle Parodontitis** bildet zuerst eine Zahnfleischtasche und sekundär eine Knochentasche, die oft nur radiologisch sichtbar ist. Entsprechend der Ausbildung werden drei-, zwei- und einwandige sowie schüsselförmige Knochentaschen unterschieden.

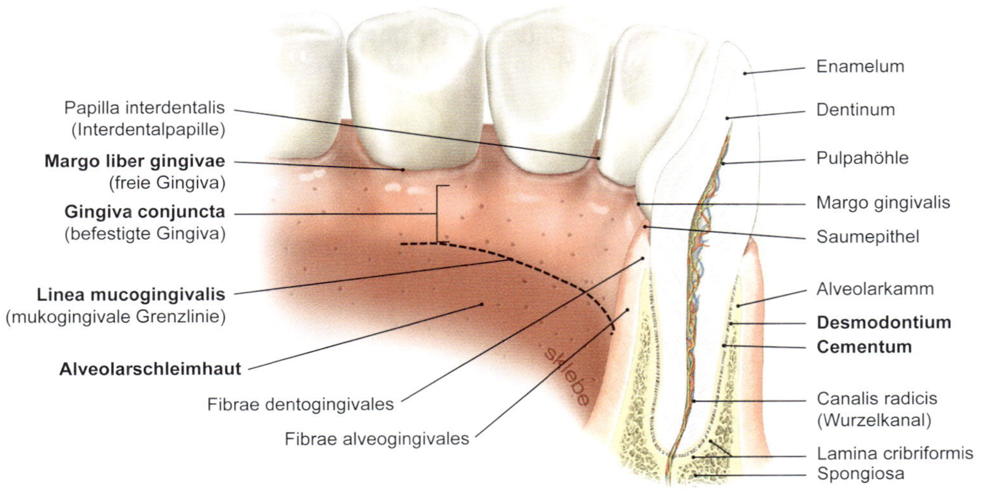

Abb. 9.122 Zahnhalteapparat, Parodontium. Ansicht von mesial auf einen sagittalisierten Schneidezahn mit anschließendem Teilzahnbogen eines Unterkiefers. [S703-L238]

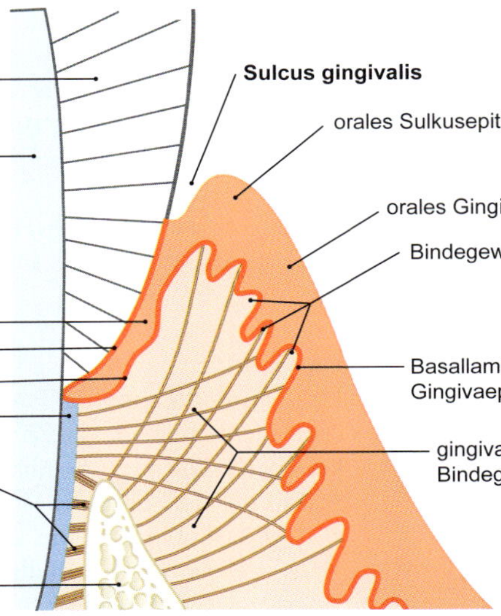

Abb. 9.123 Zahnfleisch, Gingiva, mit Saumepithel (Schema). [S703-L126]

Zahnfleisch (Gingiva)

Der Zahnhals und der koronale Teil des Alveolarfortsatzes sind von **Zahnfleisch (Gingiva, marginales Parodontium)** bedeckt und unverschieblich mit der Unterlage verbunden. Die Gingiva erstreckt sich als **freie Gingiva** (Pars libera, ca. 1–2 mm, Zahnfleischsaum, ➤ Abb. 9.122) über die **befestigte Gingiva** (Pars fixa, Pars conjunctiva, ca. 3–7 mm) bis zur sichtbaren **mukogingivalen Grenzlinie** und wird vom oralen Gingivaepithel bedeckt. Unterhalb der Grenzlinie liegen die verschiebbare **Alveolarschleimhaut** und die Mundbodenmukosa.

Der Übergang zwischen Zahn und Gingiva ist durch den ca. 0,7 mm tiefen **Sulcus gingivalis (Gingiva-Sulkus)** gekennzeichnet, der sich direkt über dem Saumepithel befindet. Das Saumepithel befestigt die freie Gingiva, die den Zahn wie eine Manschette umgibt, am zervikalen (Zahnhals) Zahnschmelz. Dadurch wird das Mundhöhlenepithel an der Zahnoberfläche fixiert und der desmodontale Spalt zur Mundhöhle hin verschlossen. Histologisch sichtbar besitzt das Mundhöhlenepithel 2 Basallaminae, eine innere und eine äußere (➤ Abb. 9.123), die an der Schmelz-Dentin-Grenze des Zahnhalses ineinander übergehen. Die **innere Basallamina** ist über Hemidesmosomen am Schmelz fixiert, reicht bis zur Schmelz-Zement-Grenze und geht dort in die **äußere Basallamina** über. Diese setzt sich in die Basallamina des oralen Sulkusepithels und die wiederum in die Basallamina des oralen Gingivaepithels fort. Die Epithelzellen zwischen der inneren und der äußeren Basallamina bilden das Saumepithel. Die Gesundheit des Saumepithels ist die Grundvoraussetzung für die Gesundheit des gesamten Zahnhalteapparats.

Klinik

Als **gingivale Rezessionen** bezeichnet man den entzündungsfreien Rückgang des Zahnfleisches an den äußeren (fazialen) und seltener an den inneren (oralen) Flächen der Zähne. Dabei wird die Wurzeloberfläche freigelegt und die Gingiva liegt unterhalb der Schmelz-Zement-Grenze. Gingivale Rezessionen nehmen mit dem Alter zu und sind häufig. Mögliche Ursachen sind Verletzungen beim Zähneputzen, Entzündungen, orale Piercings, intrasulkuläre Restaurationsränder, anatomische Varianten oder kieferorthopädische Behandlungen. Kälteempfindlichkeit, Zahnhalskaries oder ästhetische Beeinträchtigungen können die Folge sein. Bei Rezessionen in Form eines Spalts spricht man von **STILLMANN-Spalten** (vor allem im Bereich der Mundvorhöfe), bei fibrösen Verdickungen auf der oralen Seite, die während der gingivalen Rezession am Rezessionsgrund entstehen, von **McCALL-Girlanden.**

Wurzelzement (Cementum)

Das Dentin der Zahnwurzel (Wurzeldentin) ist von Zement bedeckt und gelblich gefärbt. Zement **(Cementum)** – gleichbedeutend Wurzelzement – ist ähnlich zusammengesetzt wie Knochen (➤ Tab. 9.35). Man unterscheidet verschiedene Typen des Zements (➤ Tab. 9.40):

- Die Kollagenfasern (SHARPEY-Fasern), die den Zahn in der Zahnalveole halten, sind im Bereich des Zements in diesen eingemauert **(fibrilläres Zement).** In der zervikalen Wurzelhälfte ist Zement zellfrei **(azellulär-fibrilläres Zement).** Hier liegen die zementbildenden Zellen direkt auf dem Zement auf.
- In der apikalen Wurzelhälfte befinden sich Zementozyten im Zement **(zelluläres Zement).**

Tab. 9.40 Zementtypen.

Zementtyp	Erläuterung	Zellen	Vorkommen
fibrilläres Zement, azelluläres fibrilläres (Fremd-)Faserzement	es inserieren mineralisierte SHARPEY-Fasern (daher „Fremdfasern“)	Fibroblasten	zervikales Drittel der Zahnwurzel
zelluläres Zement, zelluläres Eigenfaserzement	Zementoblasten bilden organische Matrix sowie Hydroxylapatit und mauern Zementozyten ein	Zementoblasten, Zementozyten	apikale Wurzelhälfte
zelluläres Zement, zelluläres Gemischtfaserzement	es inserieren mineralisierte SHARPEY-Fasern, und Zementoblasten bilden organische Matrix sowie Hdroxylapatit und mauern Zementozyten ein (daher „Gemischtfaserzement“)	Fibroblasten, Zementoblasten, Zementozyten	apikales Wurzeldrittel
azelluläres-afibrilläres Zement	Zementzungen oder -inseln aus organischer Matrix und Hydroxylapatit	Zementoblasten	auf dem zervikalen Schmelz

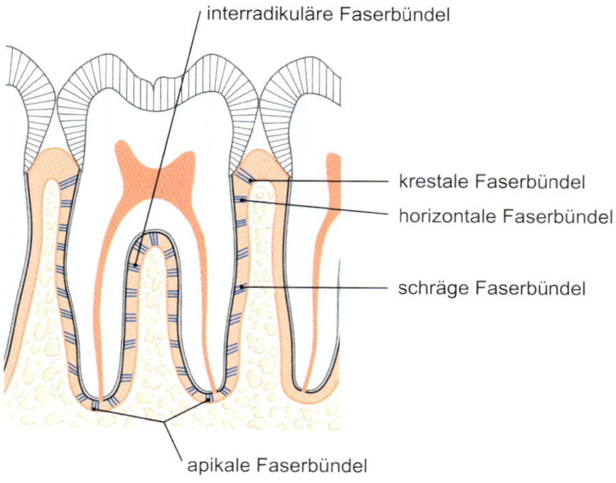

Abb. 9.124 Wurzelhaut, Desmodontium, Desmodont, mit Verlauf der Kollagenfasern an einem unteren Molar im Längsschnitt. [S703-L126]

- Bei der Hälfte aller bleibenden Zähne findet man auf dem zervikalen Schmelz Zementzungen oder -inseln vor, die weder Zellen noch Kollagenfibrillen enthalten **(azellulär-afibrilläres Zement).**

Wurzelhaut (Desmodont)

Die **Wurzelhaut (Desmodont, Desmodontium)** bildet den bindegewebigen Aufhängeapparat, über den die Zähne in der Zahnalveole befestigt sind. Es handelt sich um ein zell- und faserreiches Bindegewebe aus Bündeln von Kollagenfasern (Typ I) **(SHARPEY-Fasern),** die den ca. 200 µm breiten Spaltraum zwischen der Innenwand der Zahnalveole und dem Wurzelzement durchspannen. Sie sind auf der einen Seite im Alverolarknochen und auf der anderen Seite im Zahnzement verankert. Der Zahn wird durch die Orientierung der Fasern federnd in der Zahnalveole aufgehängt. Durch die spezielle Orientierung der SHARPEY-Fasern in krestale, horizontale, schräge und apikale Faserbündel (➤ Abb. 9.124) werden Kaudruckkräfte in Zugkräfte im Alveolarknochen umgewandelt und alle Belastungen des Zahns wie seitliche Kippung, axialer Druck sowie Torsionskräfte aufgefangen. Dies ist für die Kaudruckregulation von großer Bedeutung. Die Konstruktion ist eine Sonderform einer Syndesmose, die als **Gomphose** (Syndesmosis dentoalveolaris) bezeichnet wird.

Das Desmodont ist sehr gut durchblutet und intensiv innerviert, wodurch eine sehr gute Regenerationsfähigkeit und eine hohe Schmerzempfindlichkeit erreicht werden, die für die starken Belastungen schon beim normalen Kauen und umso mehr bei Verletzungen dringend notwendig sind. Entsprechend der Lage der Kollagenfibrillenbündel unterscheidet man (➤ Abb. 9.125):

- **Fibrae dentoalveolares** (Fibrae cementoalveolares, zementoalveoläre Faserbündel), die weiter unterteilt werden in:
  - supraalveoläre Faserbündel (**Fibrae interdentales decussatae** und **Fibrae circulares**)
  - horizontale Gruppe
  - interradikuläre Gruppe
  - Zahnwurzelgruppe
- **Zahnfleischfasern**
  - zirkuläre Gruppe (liegt nur in der Gingiva, erreicht weder den Zahn noch den Alveolarknochen)
  - alveologingivale Gruppe
  - dentoperiostale Gruppe
  - dentogingivale Gruppe
  - Transseptalgruppe (transseptale Fasern, Lig. transseptale, überspannt interproximales Gewebe zwischen benachbarten Zähnen)

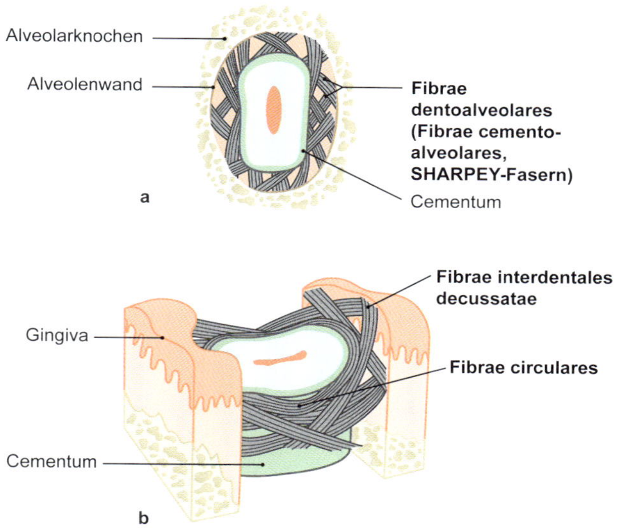

Abb. 9.125 Wurzelhaut, Desmodontium, Desmodont, mit Verlauf der Kollagenfasern an einem unteren Prämolar. [S703-L126] **a** Querschnitt. **b** Seitenansicht bei entfernter Gingiva.

Alveolarknochen

Der Alveolarknochen umgibt die in den Alveolarfortsätzen liegenden Zahnfächer (Alveolen). Jedes **Zahnfach** (jeder Zahnfächer, **Zahnalveole, Alveolus dentalis**) ist wie ein Becher aufgebaut, in dem der Zahn über die Wurzelhaut (Desmodont) federnd aufgehängt ist. Die Alveolenwand besteht aus kortikalem Knochen, der über einen ca. 200 µm breiten Spaltraum, in dem sich die Wurzelhaut (Desmodont) befindet, getrennt ist. Die Wand der Alveolen passt sich der Zahnform an und umscheidet bei mehrwurzeligen Zähnen die einzelnen Wurzeln (➤ Abb. 9.126). Sie besitzt diverse kleine Löcher **(Lamina cribriformis),** durch die kleine Nerven und Gefäße die Wurzelhaut (Desmodont) erreichen. Am Boden der Alveole bzw. der Wurzelalveolen befindet sich jeweils das Foramen apicis dentis für den Durchtritt von Gefäßen und Nerven in die Pulpahöhle des Zahns. Zwischen 2 Zähnen bildet der Alveolarknochen das **Septum interalveolare,** zwischen 2 Wurzeln eines Zahns das **Septum interradiculare.**

Klinik

Für die prothetische Versorgung mit künstlichen Zahnkronen wird die **biologische Breite** verwendet. Sie ist der Abstand zwischen dem krestalen Rand des Alveolarknochens (krestal = am Knochenkamm) und dem kranialen Ende des Saumepithels der Gingiva. Die biologische Breite beträgt ca. 2 mm und ist Teil des dentogingivalen Komplexes, der den koronalen Bereich des Limbus alveolaris (ca. 2,73 mm) umfasst. Zum dentogingivalen Komplex gehören neben der bindegewebigen Anlagerung an den Alveolarknochen auch die epitheliale Anlagerung an das Saumepithel (je ca. 1 mm) und der Sulcus gingivalis (0,7 mm).

Röntgen der Zähne

Röntgenaufnahmetechniken sind aus der modernen Zahnmedizin nicht mehr wegzudenken. Sie helfen Zahnärztinnen und Zahnärzten sowie Oralchirurginnen und Oralchirurgen, diverse Zahnpathologien wie Zahnkaries (auch bei Füllungen und zwischen den Zähnen), Zahninfektionen (einschließlich Abszessen an der Zahnwurzel oder unterhalb der Gingiva), Knochenverlust im Kieferknochen (bei Parodontalerkrankungen oder fehlenden Zähnen), Hy-

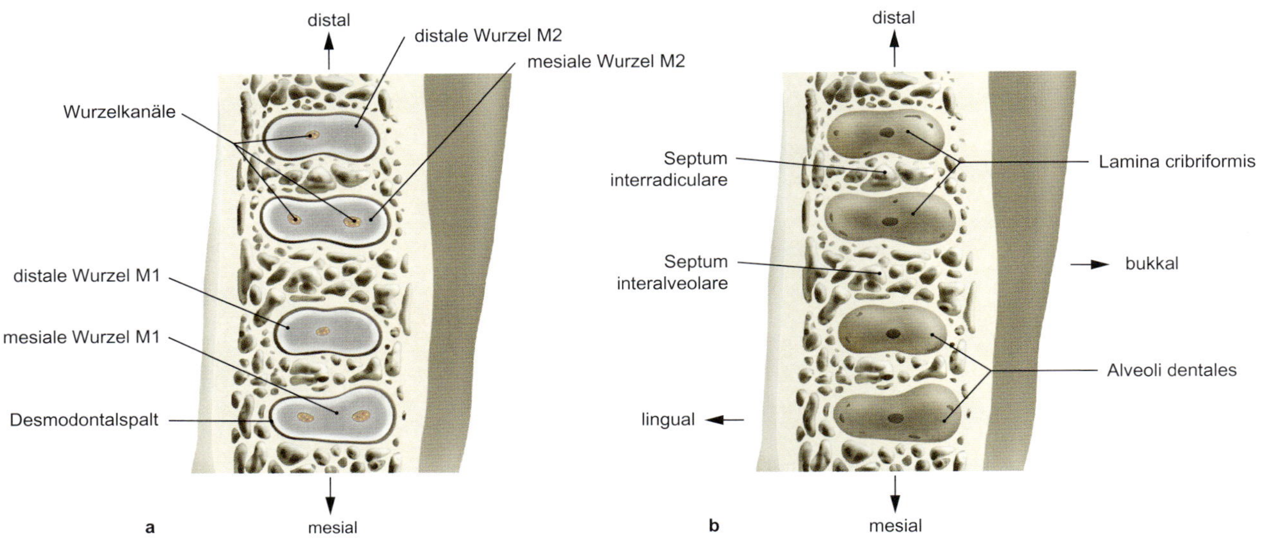

Abb. 9.126 Aufbau des Alveolarknochens. Horizontalschnitt durch den Unterkiefer in Höhe der Alveoli dentales zweier Molarer. [S703-L275]
a Mit Zahnwurzeln. **b** Ohne Zahnwurzeln.

podontien oder Hyperdontien (genetisch bedingt zu wenige oder zu viele Zähne) und Tumoren (gut- und bösartige) zu erkennen. Die Art der Röntgenaufnahme richtet sich dabei nach der Erkrankung und Behandlung des Patienten. Besonders häufig werden eingesetzt:

- **Panoramaschichtaufnahme** – sie gibt einen Überblick auf alle Zähne mit beiden Kieferknochen und den umgebenden Gesichtsstrukturen.
- **Fernröntgenseitbild** (FRS, Profilröntgenbild) – findet besonders in der Kieferorthopädie und der Mund-, Kiefer-, Gesichtschirurgie (MKG) Anwendung. Das Bild entsteht durch eine laterolaterale Aufnahmetechnik mit möglichst parallelem Strahlengang.
- **p. a. Röntgenaufnahme** des Viszerokraniums – hierdurch lassen sich die Zähne von der Krone bis zur Wurzel beurteilen. Außerdem können die Nasennebenhöhlen (besonders die Kieferhöhle – vgl. ➤ Abb. 9.107) und die Kiefergelenke beurteilt werden.
- **Bissflügelaufnahme** (Flügelbissaufnahme) – hierbei werden nicht die gesamten Zähne, sondern nur die Kronenbereiche der Ober- und Unterkieferseitenzähne einer Gesichtshälfte dargestellt. Zudem lässt sich der Verlauf der Knochengrenze des Alveolarknochens beurteilen. Solche Aufnahmen kommen sehr häufig bei der Kariesdiagnostik zur Anwendung (➤ Abb. 9.127).

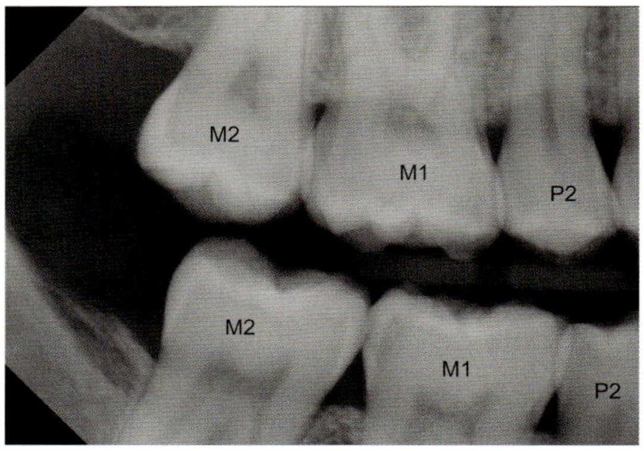

Abb. 9.127 Prämolaren 2 und Molaren 1 und 2 im Oberkiefer und im Unterkiefer. Bissflügelaufnahme. [S703-M1129]

Lokalanästhesie der Zähne

Die **Lokalanästhesie** (örtliche Betäubung) unterscheidet sich von der Allgemeinanästhesie (umgangssprachlich Vollnarkose) dadurch, dass der Patient nicht das Bewusstsein verliert und sich die **Schmerzausschaltung** nur auf einen kleinen Bereich (lokal) bezieht. Im Rahmen der Lokalanästhesie werden unterschieden:

- **Infiltrationsanästhesie** (Terminalanästhesie) – Ausschaltung der Äste sensibler peripherer Nerven in einem umschriebenen Gebiet (z. B. gezielte Ausschaltung eines oberen Schneidezahns)
- **Leitungsanästhesie** (Regionalanästhesie) – vollständige Ausschaltung eines sensiblen peripheren Nervs (z. B. Anästhesie des N. alveolaris inferior)

Zur regelrechten Schmerzausschaltung durch Infiltrations- oder Leitungsanästhesie ist die Kenntnis der Kopfanatomie von entscheidender Bedeutung.

Im **Oberkiefer** müssen zu betäubende Zähne und Gingiva aufgrund der unterschiedlichen Innervation einzeln umspritzt werden. Die lokale Infiltrationsanästhesie zielt hier auf die Äste des N. infraorbitalis und des N. alveolaris inferior ab, um gezielt Teile der Gingiva, der Lippen, des Kinns und der Zunge auszuschalten, da alle terminalen Äste des N. infraorbitalis und des N. alveolaris inferior ebenfalls betäubt werden. Im **Unterkiefer** wird üblicherweise eine Leitungsanästhesie des N. alveolaris inferior im Bereich seines Eintritts in die Mandibula durchgeführt. Dabei werden der N. lingualis und der Endast des N. alveolaris inferior (N. mentalis) mitbetäubt, sodass sensorisch Störungen der jeweiligen Zungenhälfte mit Ausnahme der Zungenspitze sowie der Kinnregion und Teilen der Unterlippe resultieren.

Häufig eingesetzte Infiltrations- und Leitungsanästhesien in der Zahn-, Mund- und Kieferheilkunde sind (➤ Abb. 9.128):

- vorderer oberer Alveolarblock (ASA)
- bukkaler Block (B)
- Palatinalblock (GP)
- unterer Alveolarblock (IA)
- Mentalisblock (M)
- Infraorbitalblock (IO)
- mittlerer oberer Alveolarblock (MSA)
- Nasopalatinusblock (NP)
- hinterer oberer Alveolarblock (PSA)

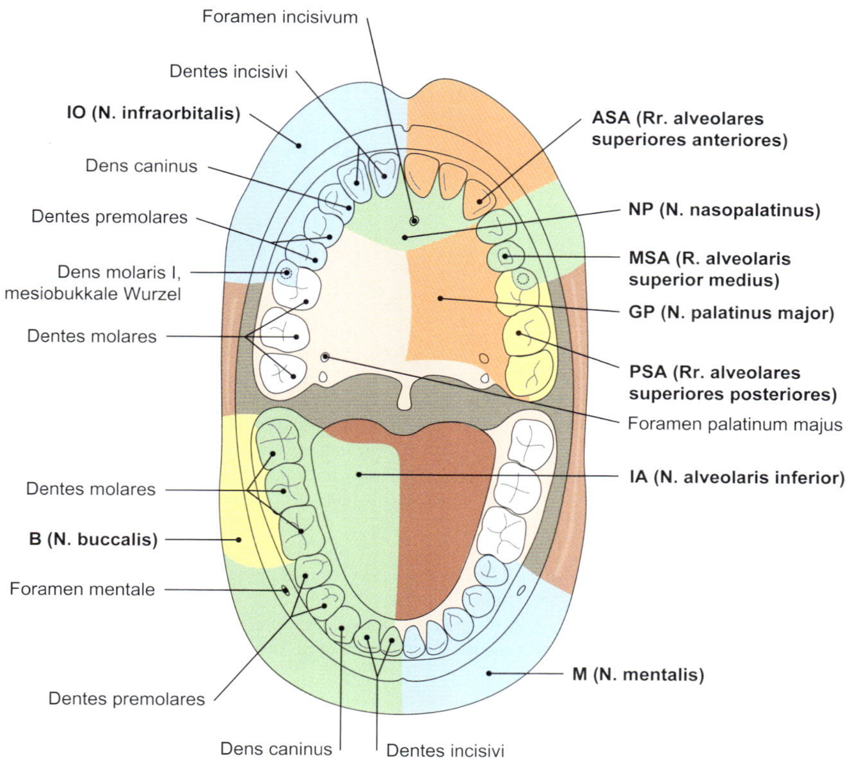

Abb. 9.128 Häufig eingesetzte Infiltrations- und Leitungsanästhesien in der Zahn-, Mund- und Kieferheilkunde. ASA = vorderer oberer Alveolarblock, B = bukkaler Block, GP = Palatinalblock, IA = unterer Alveolarblock, M = Mentalisblock, IO = Infraorbitalblock, MSA = mittlerer oberer Alveolarblock, NP = Nasopalatinusblock, PSA = hinterer oberer Alveolarblock. [S701-L231]

9.7.3 Kauapparat – Kaumuskulatur

Die Kaumuskulatur ist für die Bewegung des Unterkiefers gegen den Oberkiefer verantwortlich. Alle 4 Kaumuskeln (➤ Tab. 9.41) haben ihren Ursprung an der Schädelbasis und ziehen zum Unterkiefer. Sie bewirken, dass Nahrung abgebissen und zerkleinert werden kann. Die Gruppe der Kaumuskeln wird durch weitere Muskeln im Kopf-Hals-Bereich unterstützt. Hierzu gehören die mimische Muskulatur, die supra- und die infrahyale Muskulatur, der M. sternocleidomastoideus und die Nackenmuskulatur.

M. masseter

Der **M. masseter** setzt an der Außenseite des Ramus mandibulae an. Die **Pars superficialis** verläuft von oben schräg nach vorne unten, die **Pars profunda** senkrecht. Neben diesen beiden Teilen setzt möglicherweise ein 3. Anteil des Muskels am Processus coronoideus an. Ob es ihn gibt, muss allerdings noch weiter untersucht werden. Der Hinterrand des M. masseter wird von der Glandula parotidea bedeckt. Am Vorderrand liegt zwischen dem M. masseter und dem M. buccinator der Wangenfettpfropf (BICHAT-Fettkörper). Er prägt die Kontur der hinteren Wangenregion und bildet an der Hinterkante des Ramus mandibulae gemeinsam mit dem auf der Innenseite entspringenden M. pterygoideus medialis eine Raphe.

M. temporalis

Der **M. temporalis** füllt die Fossa infratemporalis aus und wird auf seiner Vorderseite von der Fascia temporalis bedeckt, die von der Linea temporalis superior bis zum Jochbogen zieht. Kurz oberhalb des Jochbogens bildet die Fascia temporalis ein oberflächliches und ein tiefes Blatt aus, die an der Außen- bzw. Innenfläche des Arcus zygomaticus ansetzen. Der dazwischen entstehende osteofibröse Raum ist von Baufett ausgefüllt. Der Ansatzbereich am Proc. coronoideus der Mandibula wird vom Jochbogen und M. masseter verdeckt. Der M. temporalis ist der größte und kräftigste Kaumuskel. Er geht häufig mit den Mm. masseter (s. o.) und pterygoideus lateralis Verbindungen ein. An seinem unteren Vorderrand befindet sich der obere Teil des Wangenfettpfropfs.

M. pterygoideus medialis

Der **M. pterygoideus medialis** (➤ Abb. 9.129) und der M. masseter sind meist über eine bindegewebige Raphe am Unterrand der Mandibula miteinander verbunden, sodass sie das Corpus mandibulae im Bereich des Angulus mandibulae steigbügelartig umgreifen. Auf diese Weise können sie maximale Kraft ausüben und den Mundschluss und die Mahlbewegungen für die Zerkleinerung der Nahrung herbeiführen. Der M. pterygoideus medialis besitzt 2 Ursprünge:

- Die **Pars medialis** ist größer und kommt aus der Fossa pterygoidea.
- Die **Pars lateralis** kommt von der Außenseite der Lamina lateralis des Proc. pterygoideus.

Zwischen beide Teile schiebt sich das Caput inferius des M. pterygoideus lateralis.

M. pterygoideus lateralis

Der **M. pterygoideus lateralis** beteiligt sich ganz wesentlich an der Mundöffnung. Er besitzt einen kleineren oberen Kopf (**Caput superius**) und einen größeren unteren Kopf (**Caput inferius**). Ein Teil der Muskelfasern des Caput superius inseriert am vorderen Band des Discus articularis sowie an der Gelenkkapsel des Kiefergelenks und fixiert bei beidseitiger Aktivität das Caput mandibulae am Tuberkulumabhang während der Adduktion des Unterkiefers. Einseitige Aktivität führt zur Mahlbewegung auf der Arbeitsseite und zur Stabilisierung des Caput mandibulae auf der ruhenden Seite während der Drehbewegung. Das Caput inferius steuert den Bewegungsablauf bei der Mundöffnung. Es leitet die Öffnungsbewegung nicht nur ein, sondern zwingt den weiteren Bewegungsablauf in Form einer Kombination aus Rotation und Translation auf. Beidseitige synchrone Aktivität leitet die Kieferöffnung ein, einseitige Aktivität führt zur Mahlbewegung auf der Balanceseite mit Verlagerung des Caput mandibulae nach vorne.

Tab. 9.41 Kaumuskulatur.

Innervation	Ursprung	Ansatz	Funktion	Blutversorgung
M. masseter				
N. massetericus [aus V/3]	• Pars superficialis: Unterrand des Os zygomaticum, vordere zwei Drittel • Pars profunda: Innenfläche des Os zygomaticum, hinteres Drittel	• Pars superficialis: Tuberositas masseterica • Pars profunda: Außenfläche des Proc. coronoideus	Adduktion, Protrusion, bei einseitiger Kontraktion, Laterotrusion	A. masseterica (A. maxillaris), A. facialis, A. transversa faciei der A. temporalis superficialis, A. buccalis (A. maxillaris)
M. temporalis				
Nn. temporales profundi [aus V/3]	• Pars profunda: Planum temporale des Os zygomaticum • Pars superficialis: Facies temporalis	Proc. coronoideus mandibulae	• Adduktion, vorderer Anteil: Protrusion, hinterer Anteil: Retrusion • einseitig: Arbeitsseite: Stabilisierung des Caput mandibulae (hinterer Teil), Balanceseite: Verlagerung des Caput mandibulae nach vorne, Drehung zur kontralateralen Seite; hinterer Teil des Muskels hält das Caput mandibulae in Ruhelage in der Fossa mandibulae	Aa. temporales profundae anterior und posterior (A. maxillaris), A. temporalis media (A. temporalis superficialis)
M. pterygoideus medialis				
N. pterygoideus medialis [aus V/3]	• Pars medialis: Fossa pterygoidea • Pars lateralis: Lamina lateralis des Proc. pterygoideus	Tuberositas pterygoidea mandibulae	• beidseitig: Adduktion des Unterkiefers, Protrusion des Unterkiefers • einseitig: Mahlbewegung – Balanceseite: verlagert Caput mandibulae nach vorn und dreht zur kontralateralen Seite	A. alveolaris superior, A. alveolaris inferior, A. buccalis (A. maxillaris)
M. pterygoideus lateralis				
N. pterygoideus lateralis [aus V/3]	• Caput superius: Facies und Crista infratemporalis • Caput inferius: Lamina lateralis, Proc. pterygoidei	• Caput superius: Discus und Kapsel der Articulatio temporomandibularis • Caput inferius: Proc. condylaris mandibulae (Fovea pterygoidea)	• Caput superius: beidseitig: Fixierung des Caput mandibulae am Tuberculumabhang während der Adduktion, einseitig: Abduktion (Mahlbewegung) – Arbeitsseite: stabilisiert den ruhenden Condylus während der Drehbewegung • Caput inferius: beidseitig: Einleitung der Kieferöffnung durch Zug des Discus articularis nach vorne, einseitig: Mahlbewegung – Balanceseite: verlagert das Caput mandibulae nach vorne	R. pterygoideus (A. maxillaris)

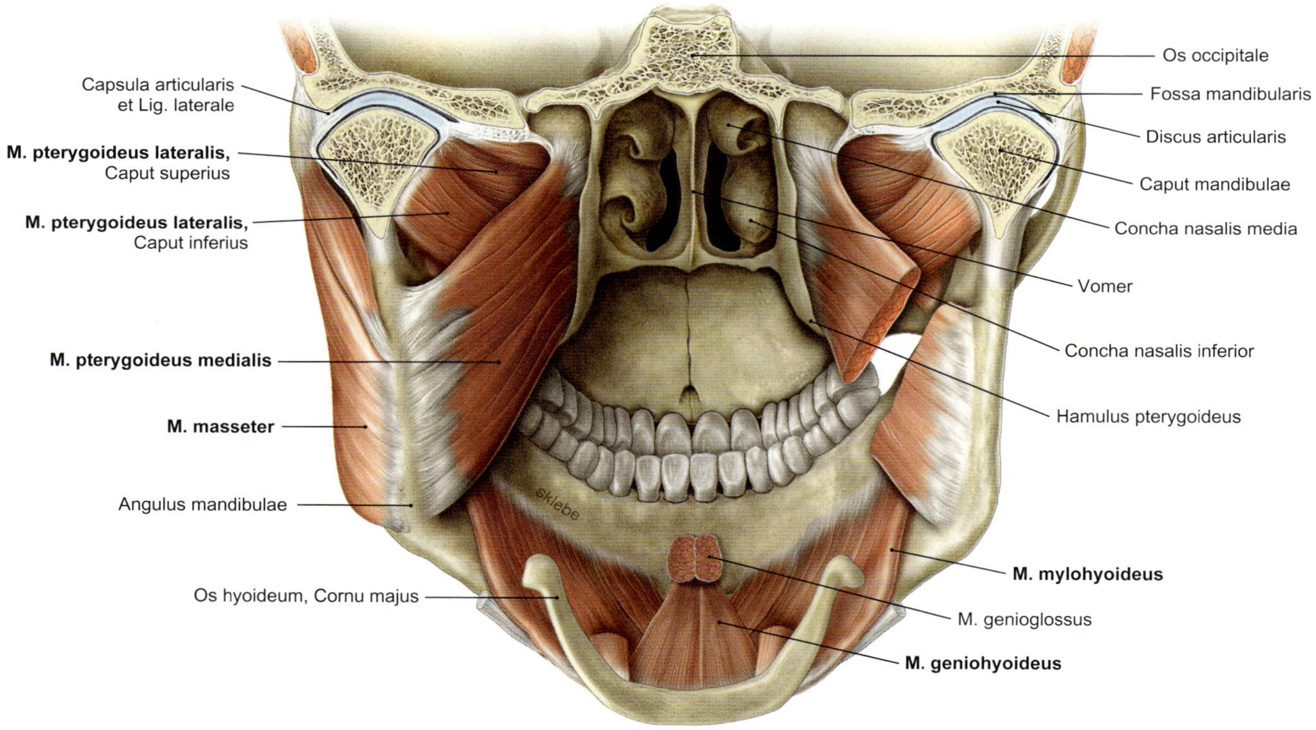

Abb. 9.129 Kaumuskulatur. Ansicht von dorsal. [S700-L238]

MERKE
Der M. pterygoideus lateralis nimmt für die Kinematik des Kiefergelenks eine Schlüsselstellung ein.

9.7.4 Kauapparat – Kiefergelenk

Das paarige Kiefergelenk ist Teil des Kauapparats. Funktionell dienen die Kiefergelenke der Nahrungsaufnahme und -zerkleinerung sowie der Artikulation beim Sprechen und Singen. Beide Kiefergelenke bilden eine funktionelle Einheit und arbeiten dadurch immer gleichzeitig.

Entwicklung

Das Kiefergelenk ist ein **Anlagerungsgelenk.** Es bildet sich zwischen Mandibula und Os temporale aus **Sekundärknorpel** mit einer Wachstumszone. Die Gelenkform ist an die Entwicklung des Gebisses gebunden und damit nicht nur davon abhängig, ob Zähne vorhanden sind oder nicht, sondern auch von der Bissform.

Aufbau

Den Gelenkkopf **(Caput mandibulae)** des Kiefergelenks bildet der bikonvex gekrümmte Gelenkfortsatz des Unterkiefers. Er artikuliert mit dem vorderen Teil der **Fossa mandibularis** und dem Tuberculum articulare des Os temporale. Der hintere Teil der Fossa mandibularis, der zur Pars tympanica des Os temporale gehört, ist nicht Teil des Kiefergelenks und liegt extrakapsulär. Die **Gelenkflächen** sind nicht mit hyalinem Knorpel, sondern von einem Faserknorpel bedeckt, was auf die biomechanischen Besonderheiten des Kiefergelenks hinweist. Zwischen den Gelenkflächen befindet sich ein **Discus articularis,** der die Gelenkhöhle in 2 Kammern teilt (dithalamisches Gelenk). Die Achsen der Gelenkköpfe sind schräg gestellt und schneiden sich vor dem Foramen magnum in einem Winkel zwischen 150° und 165°. Das Kiefergelenk wird von einer derben Gelenkkapsel vollständig umschlossen.

Caput mandibulae

Er bildet das obere Ende des **Proc. articularis (Proc. condylaris, Condylus mandibulae)** und ist walzenartig geformt. Seine Form variiert individuell sehr stark. Meist sind die Gelenkköpfe bilateral nicht spiegelbildlich aufgebaut. Die Gelenkflächen des Caput mandibulae werden von Faserknorpel bedeckt und liegen hauptsächlich auf der Vorderseite des Gelenkkopfes.

Fossa mandibularis

Die Kiefergelenkgrube liegt an der Unterseite des Os temporale und ist zwei- bis dreimal größer als die Gelenkfläche des Caput mandibulae. An der tiefsten Stelle der Fossa mandibularis ist der Knochen hauchdünn und am Schädel durchscheinend. Die Gelenkfläche zieht nach vorne bis zum Scheitel des **Gelenkhöckers (Tuberculum articulare).** Das Tuberculum articulare befindet sich vor der Fossa mandibularis und bildet eine schräge, nach unten verlaufende Gelenkfläche, die man auch als **Tuberkulumabhang** bezeichnet. Auf dem Tuberculum articulare ist der Knorpelüberzug besonders dick, da hier die Kraftübertragung über den Discus articularis stattfindet. Zusammen mit der Fossa mandibularis bildet das Tuberculum articulare eine S-förmige Gelenkbahn.

Discus articularis

Der Discus articularis sitzt kappenartig auf dem Gelenkkopf und teilt das Kiefergelenk in ein oberes etwas größeres Gelenk (Articulatio discotemporalis) und ein unteres Gelenk (Articulatio discomandibularis). Es hat damit 2 Kammern **(dithalamisches Gelenk).** Der Diskus ist vorn medial und lateral fest mit der Gelenkkapsel verwachsen. Im Zentrum ist er sehr dünn und wird zu den Rändern hin dicker. Er besteht aus Bindegewebe und Faserknorpel und zeigt einen regional unterschiedlichen Aufbau (➤ Abb. 9.130), der in 4 Abschnitte unterteilt wird (von vorne nach hinten):

- **vorderes Band** (hier strahlen die Sehnen der Muskelfasern des Caput superius musculi pterygoidei lateralis von vorne in den Discus articularis ein)
- **intermediäre Zone**
- **hinteres Band**
- **bilaminäre Zone** (Bindegewebe, das sich vor dem knorpeligen Anteil des äußeren Gehörgangs in 2 Blätter spaltet, einen nach oben gerichteten und einen nach unten gerichteten Teil)

Das untere Blatt der bilaminären Zone ist zusammen mit der Gelenkkapsel am Collum mandibulae befestigt und bildet damit die hintere Grenze des unteren Gelenkspalts. Es besteht aus straffen kollagenen Fasern und geht weiter hinten in ein stark vaskularisiertes Bindegewebe über, den **Plexus retroarticularis.** Das obere Blatt besteht hauptsächlich aus elastischen Fasern, die an der Fissura tympanosquamosa und der Fissura petrosquamosa befestigt sind. Beim Öffnen des Mundes wird das untere Blatt gespannt, während das obere Blatt aufgelockert wird. Beim Schließen verhält es sich genau umgekehrt. Vorn medial und lateral ist der Discus articularis mit der Gelenkkapsel verbunden.
Da das Caput mandibulae und die Fossa mandibularis (Gelenkpfanne) nicht genau ineinander passen, hat der Discus die **Funktion,** diese Inkongruenz der artikulierenden Skelettelemente auszugleichen. Beim Öffnen und Schließen des Mundes verschiebt sich der Discus articularis (er gleitet auf den Tuberculumabhang) und passt sich den verändernden Größenverhältnissen an.

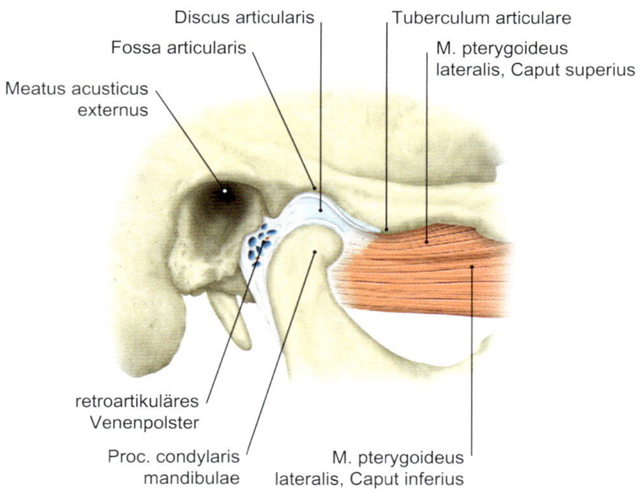

Abb. 9.130 Knöcherne Anteile des Kiefergelenks mit Discus articularis und M. pterygoideus lateralis. [S702-L127]

MERKE
Auch bei maximaler Kaukraftentwicklung auf den Okklusalflächen wird das Kiefergelenk in der Fossa mandibularis kaum belastet, da der Kaudruck von den Zähnen über die Trajektorien des Gesichtsschädels auf die Schädelbasis und das Schädeldach abgeleitet wird.

Klinik

Okklusionsstörungen, Dysgnathie oder Zahnverlust kann zu chronischen Fehlbelastungen des Kiefergelenks führen, die häufig mit degenerativen Veränderungen des Gelenkknorpels und des Discus articularis verbunden sind. **Degenerative Veränderungen (Osteoarthrose)** gehen dabei meist mit Defekten im lateralen Bereich des Discus articularis einher **(Perforation).** Da die Kiefergelenke echte Gelenke (Diarthrosen) sind, können sie von allen Erkrankungen betroffen sein, die auch die großen Extremitätengelenke betreffen (z. B. Erkrankungen des rheumatischen Formenkreises). Stärkere Gewalteinwirkungen auf die Mandibula können eine Fraktur des Collum mandibulae **(Collumfraktur)** mit oder ohne Dislokation nach sich ziehen. Auch ohne Fraktur kommt es dabei häufig zu Blutungen aus dem retroartikulären Venenpolster mit Schwierigkeiten, den Mund zu öffnen. Bei älteren Personen kann es infolge starker Atrophie des Knochens in der Fossa mandibularis bei Stürzen oder Schlägen auf das Kinn zu einer zentralen **Fraktur der Fossa mandibularis** mit Einbruch in die mittlere Schädelgrube kommen. Bei allen Erkrankungen des Kiefergelenks werden die Schmerzen häufig in den äußeren Gehörgang projiziert. Dabei muss immer an das Kiefergelenk gedacht werden.

Gelenkkapsel

Die dünne Gelenkkapsel zieht vom Rand der Fossa mandibularis um das Tuberculum articulare herum und setzt oberhalb der Fovea pterygoidea am Unterkiefer an. Da sie fest mit dem Discus verbunden ist, trennt der Discus articularis die Gelenkhöhle in die Articulatio discotemporalis und discomandibularis. Beide Gelenkhöhlen haben normalerweise keine Verbindung zueinander. Die Gelenkkapsel wird durch Bänder verstärkt (➤ Tab. 9.42).

Bandapparat

Die Bewegungen des Kiefergelenks werden sowohl durch Bänder der Gelenkkapsel als auch durch Bänder beeinflusst, die keine Beziehung zur Gelenkkapsel haben (➤ Tab. 9.42).

Tab. 9.42 Bänder des Kiefergelenks.

Band	Funktion	Beziehung zur Gelenkkapsel	Verbindung
Lig. laterale (Lig. temporomandibulare)	an der Gelenkführung beteiligt, hemmt Randbewegungen und stabilisiert den Condylus auf der Arbeitsseite	verstärkt die Gelenkkapsel auf der Außenseite	Arcus zygomaticus schräg nach hinten zum Collum mandibulae
Lig. mediale	variabel ausgebildet, verstärkt die Gelenkkapsel, hemmt Randbewegungen	verstärkt die Gelenkkapsel auf der Innenseite	innerer Rand der Fossa mandibularis zum Collum mandibulae
Lig. sphenomandibulare	hemmt Mundöffnung nahe der Endstellung	keine Beziehung	Spina ossis sphenoidalis zwischen Mm. pterygoidei zur Lingula mandibulae
Lig. stylomandibulare	meist schwach, unterstützt Lig. sphenomandibulare	keine Beziehung	Unterrand des Proc. styloideus zum Hinterrand des Ramus mandibulae

Biomechanik

Das Kiefergelenk ist ein Kombinationsgelenk, das Bewegungen in allen 3 Raumebenen zulässt. Nach seiner Form wird es als **Bikondylargelenk (Articulatio bicondylaris)** bezeichnet. Da beide Kiefergelenke über die Unterkieferspange miteinander verbunden sind, sind eigenständige Bewegungen eines Gelenks nicht möglich (biomechanische Kopplung).

Klinik

Die Form der Gelenkflächen, die Form und Stellung der Zähne, der Zustand des Gebisses, die Okklusion, die Kaumuskulatur und deren Innervation bilden ein gemeinsames funktionelles System (craniomandibuläres System; CMS), das die Bewegungen im Kiefergelenk beeinflusst. Störungen in diesem System, wie z. B. ein lückenhaftes Gebiss oder Okklusionsstörungen, führen zu **Störungen des Bewegungsablaufs in den Kiefergelenken.**

Hauptbewegungen der Kiefergelenke im Rahmen des Kauens sind:

- **Abduktion und Adduktion** (Öffnen und Schließen, Heben und Senken des Unterkiefers): Hierbei handelt es sich um eine kombinierte Gleit-Scharnier-Bewegung, die bilateral symmetrisch stattfindet. Der Discus articularis gleitet unter dem Zug des M. pterygoideus lateralis auf das Tuberculum articulare nach vorn unten. Dabei bewegt sich der Angulus mandibulae nach hinten. Die Achse dieser Scharnierbewegung geht durch das Foramen mandibulae, weshalb der N. alveolaris inferior bei dieser Bewegung nicht gedehnt wird.
- **Mahlbewegungen:** Diese asymmetrischen Bewegungen setzen sich aus kombinierten Translations- und Rotationsbewegungen zusammen:
  - **Protrusion und Retrusion** (Vor- und Zurückschieben) des Unterkiefers: Diese Bewegung findet in der Articulatio discotemporalis statt und wird durch die Zahnreihen geführt. Aus diesem Grund können Fehlstellungen der Zähne sowie Okklusionsstörungen den Bewegungsablauf in den Kiefergelenken beeinträchtigen.
  - **Mediotrusion und Laterotrusion** (Translation nach medial bzw. nach lateral): Auch diese Bewegung wird durch die Zahnreihen geführt. Auf einer Seite dreht sich der Gelenkkopf um eine senkrechte Achse in der Gelenkpfanne, während der andere auf dem Tuberculum articulare nach vorn geleitet und auf dieser Seite die Zähne auseinanderführt.

Die Mahlbewegung findet auf der Seite der Drehung (Arbeitsseite, Aktivseite, Laterotrusionsseite, Rotationskondylus, ruhender Kondylus) statt. Der Unterkiefer wird dabei gegen den Oberkiefer verschoben. Das Ausmaß der seitlichen Versetzung ist der **BENNETT-Winkel,** er liegt beim Gesunden zwischen 15 und 20°. Die kontralaterale Seite, die sich nur mitbewegt, ist die Balanceseite (Mediotrusionsseite). Auf dieser Seite spricht man vom schwingenden Kondylus oder Translationskondylus.

Leitungsbahnen

Arterien und Venen

Das Kiefergelenk wird über folgende Gefäße mit Blut versorgt:

- A. temporalis superficialis
- A. transversa faciei
- A. auricularis profunda
- Rr. articulares (A. maxillaris)

Der venöse Abfluss erfolgt über entsprechende Venen sowie den Plexus retroarticularis.

Tab. 9.43 Innervation des Kiefergelenks.

Nerv	Innervationsgebiet
• N. auriculotemporalis • Rr. articulares • N. massetericus	Gelenkkapsel lateral, dorsal, medial
• Nn. temporales profundi • N. pterygoideus lateralis, Rr. articulares	Gelenkkapsel anterior
N. facialis [VII]	Lig. laterale
Ganglion oticum, Rr. articulares	Membrana synovialis, parasympathisch, sekretorisch

Innervation

Das Kiefergelenk wird reichlich durch sensible Nervenäste innerviert (➤ Tab. 9.43). Bei jüngeren Menschen ist der Discus articularis vollständig sensibel innerviert. Bei älteren Menschen soll er dagegen nur noch in den Bereichen, in denen er mit der Gelenkkapsel verwachsen ist, innerviert sein. Das Lig. laterale sowie das umgebende Gewebe sind besonders fein innerviert. Dies ist die Grundlage für die Schmerzhaftigkeit des Kiefergelenks bei Funktionsstörungen.

Lagepositionen der Mandibula

In jeder Lage nimmt die Mandibula eine entsprechende Position relativ zur Maxilla ein. Die Kondylen befinden sich dabei in verschiedenen Stellungen in der Gelenkpfanne:

- **Kieferrelation:** Sie beschreibt die Lagebeziehung zwischen Ober- und Unterkiefer und ist Grundlage für funktionelle Analysen des Kausystems. Verschiedene Relationen werden dabei betrachtet:
  - Bisshöhe (sog. vertikale Kieferrelation): beschreibt den Abstand der Kiefer beim vollbezahnten Gebiss in Vertikalrichtung in der Okklusionsstellung
  - Lippenschlusslinie: beschreibt die Höhe der Kauebene
  - Lachlinie: entspricht dem Verlauf der Oberlippe beim Lachen
  - sagittale und horizontale Kieferrelation: beschreiben die Lagebeziehung von Oberkiefer und Unterkiefer in der Sagittalen und Horizontalen
- **Zentrale Relation:** Bei der zentralen Relation befindet sich der Unterkiefer in seiner zentralsten Lage relativ zum Schädel. Die Gelenkköpfe liegen auf beiden Seiten an der tiefsten Stelle der Fossa mandibularis.
- **Ruhelage:** In der Ruhelage werden die Zahnreihen unbewusst ein paar Millimeter voneinander entfernt auf Abstand gehalten. Beide Kondylen und der Discus articularis liegen dabei der hinteren Wand des Tuberculum articulare an. Die Ruhelage wird durch den Tonus der Kaumuskulatur eingestellt. Wenn die Kaumuskulatur erschlafft, z. B. im Schlaf oder bei Bewusstlosigkeit, fällt der Unterkiefer nach unten. Die Kopfhaltung beeinflusst ebenfalls die Ruhelage.
- **Schlussbisslage:** Bei der Schlussbisslage (habituelle Interkuspidation) handelt es sich um die Endlage des Unterkiefers, wobei sich die Zähne in deren maximalen Höcker-Fossa-Verzahnungen befinden. Die Kondylen sind am tiefsten Punkt der Fossa articularis. In der Schlussbisslage wird das Pfannendach jedoch nur wenig belastet, da der Kaudruck über die Zahnreihen auf die Trajektorien des Gesichtsschädels abgeleitet wird.
- **Bänderlage:** In der Bänderlage (Ligamentposition) ist der Mund maximal geöffnet und die Kondylen liegen hinter dem tiefsten Punkt des Tuberculum articulare. Dabei werden die Bänder und die Gelenkkapsel maximal gespannt, wodurch keine weiteren Bewegungen mehr möglich sind.

Klinik

Die **Bisshöhe** (Kieferrelation) ist für die Herstellung von Prothesen bei zahnlosen Kiefern von Bedeutung.
Bei einer Überdehnung der Bänder und der Gelenkkapsel oder bei flachen Tubercula können die Gelenkköpfe vor das Tuberculum articulare rutschen **(Luxation)** und dadurch eine **Kiefersperre** (der Unterkiefer kann nicht mehr adduziert werden) herbeiführen. Unter einer **Kieferklemme** versteht man eine behinderte Kieferöffnung, z. B. im Rahmen eines retroartikulären Hämatoms nach Sturz oder Schlag auf den Unterkiefer oder bei einer Ohrspeicheldrüsenentzündung (Parotitis).

9.7.5 Zunge

Überblick

Funktionen

Die Zunge hat vielfältige Funktionen:

- **Transport, Formung und mechanische Zerkleinerung:** Während der Nahrungszerkleinerung wird der Speisebolus durch die Zunge geformt, indem der Zungenkörper die Nahrung zwischen die Kauflächen der Molaren schiebt und anschließend den Speisebolus Richtung Rachenenge befördert. Außerdem werden weichere Nahrungsbestandteile durch den Druck der Zunge gegen den harten Gaumen zerrieben.
- **Geschmack:** Im Epithel des Zungenrückens, am Zungenrand sowie am Zungengrund befinden sich zahlreiche Geschmacksknospen für die Geschmackswahrnehmung.
- **Tasten:** Zahlreiche sensible Tastkörperchen der Zungenschleimhaut machen die Zunge zu einem äußerst empfindlichen Tastorgan, mit dem Gegenstände in der Mundhöhle mehrfach vergrößert wahrgenommen werden können.
- **Sprache:** Aufgrund ihrer sehr guten Beweglichkeit und Verformbarkeit durch die Zungenmuskulatur trägt die Zunge wesentlich zur Sprachbildung (Phonation) bei.

Aufbau der Zunge

Die Zunge wird untergliedert in **Zungenkörper (Corpus linguae)** und **Zungenwurzel (Radix linguae)** (➤ Abb. 9.131). Corpus linguae und Radix linguae sind durch den V-förmigen Sulcus terminalis voneinander abgegrenzt, wobei die Spitze des V in der Mitte der Zunge zum Isthmus faucium gewandt ist. An der Spitze des V befindet sich das **Foramen caecum** linguae, ein rudimentärer Rest des Ductus thyroglossalis (syn.: Ductus thyroglossus), aus dem sich die Glandula thyroidea entwickelt hat. Den vorderen Teil der Zunge bildet die Zungenspitze **(Apex linguae).** Der Zungenkörper geht nahtlos in die Zungenspitze über.

Entwicklung

Etwa in der 4. Embryonalwoche beginnt die Entwicklung der Zungenanlage im 1. Kiemenbogen. Zunächst entstehen unter dem Ektoderm des Stomatodeums 3 Vorwölbungen, 2 paarig seitliche, die Tubercula lingualia lateralia, und in der Mitte dahinter das Tuberculum impar. Alle 3 Wülste verschmelzen miteinander und bilden später die vorderen zwei Drittel der Zunge. Aus dem 2., 3. und 4. Kiemenbogen entwickelt sich hinter dem Tuberculum impar ein weiterer Wulst, die Copula, aus der die Zungenwurzel hervorgeht. Der Sulcus terminalis markiert die Grenze zwischen Zungenkörper und Zungenwurzel. Zwischen dem Tuberculum impar und der Copula entsteht in der Mitte das Tuberculum thyroideum, dessen Epithel sich als Ductus thyroglossalis abschnürt, im Halsbereich in die Tiefe wächst und die Schilddrüse (Glandula thyroidea) ausbil-

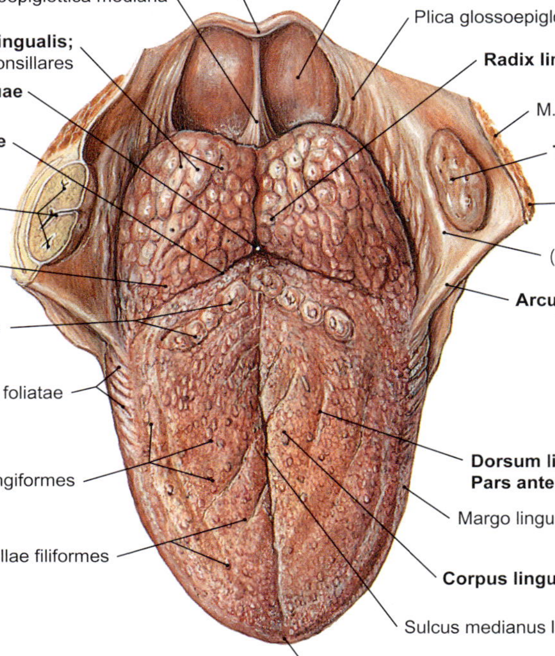

Abb. 9.131 Zunge, Lingua.
Ansicht von oben. [S700]

det. Die Abschnürungsstelle des Ductus thyroglossalis wird beim Erwachsenen durch das Foramen caecum markiert. Die Zungenmuskulatur entwickelt sich im Bereich der okzipitalen Myotome des N. hypoglossus [XII] und wandert von dorsal unter das Zungenepithel ein. Die Entwicklung der Zunge aus mehreren Kiemenbögen und den okzipitalen Myotomen erklärt die komplexe Innervation der Zunge.

Zungenschleimhaut

Die **Zungenoberfläche (Dorsum linguae)** geht am **Zungenrand (Margo linguae)** auf die **Zungenunterseite (Facies inferior linguae)** über. In der Mitte wird der Zungenrücken durch den **Sulcus medianus linguae** in eine rechte und linke Hälfte unterteilt (➤ Abb. 9.131). Der Abschnitt des Zungenrückens vor dem **Sulcus terminalis** wird als Pars presulcalis (Pars anterior), der Abschnitt hinter dem Sulcus terminalis als Pars postsulcalis (Pars posterior) bezeichnet. Die Schleimhaut des Dorsum linguae im Bereich der Pars presulcalis ist mit verschiedenen **Zungenpapillen (Papillae linguales)** bedeckt. Folgende Strukturen werden auf der Zungenoberfläche unterschieden:

- Schleimhaut
- fadenförmige Papillen, Papillae filiformes
- pilzförmige Papillen, Papillae fungiformes
- blattförmige Papillen, Papillae foliatae
- Wallpapillen, Papillae vallatae

Die Papillen sind über die Zunge unterschiedlich verteilt. Papillae filiformes und fungiformes sind überwiegend auf dem Zungenrücken lokalisiert. Papillae foliatae konzentrieren sich auf den Zungenrand, Papillae vallatae (nur ca. 9–14) liegen vor dem Sulcus terminalis (➤ Abb. 9.131).

Schleimhaut

Die Schleimhaut (Tunica mucosa linguae) ist im vorderen Abschnitt des Zungenrückens rau und vor dem Sulcus terminalis ein mehrschichtiges verhornendes Plattenepithel mit unterschiedlichen Verhornungsgraden. Die Rauigkeit kommt durch zahlreiche kleine, teils makroskopisch sichtbare Bindegewebspapillen (Papillae linguae) zustande, die der Tast- und Geschmacksempfindung dienen. Die Papillen bilden meist einen Kern (Primärpapille), aus dem weitere kleine Sekundärpapillen hervorgehen. Die Schleimhaut sitzt fest auf einer derben Bindegewebsplatte **(Aponeurosis linguae),** eine Tela submucosa fehlt.

Zungenpapillen

Papillae filiformes

Die fadenförmigen Papillen (Papillae filiformes) sind über den gesamten Zungenrücken verteilt und werden von einem verhornenden Plattenepithel bedeckt. Die Spitzen sind verhornt und zeigen rachenwärts. An den Papillen liegen freie Nervenenden, Tastkörperchen in Form von Endknäueln, nicht myelinisierte Nervenfasern und MEISSNER-Tastkörperchen, die der Tast-, Tiefen-, Temperatur- und Schmerzempfindung dienen. Sie vergrößern ertastete Gegenstände um den Faktor 1,6 (Stereognosis).

Papillae fungiformes

Pilzpapillen (Papillae fungiformes) kommen seltener auf der Zunge vor und liegen verstreut zwischen den Papillae filiformes. Sie sind als hellrote Punkte zwischen den Papillae filiformes erkennbar. Die Papillae fungiformes haben einen kegelförmigen Bindegewebskern, von dem aus oberflächlich kurze Sekundärpapillen in das Epithel einstrahlen. In der Peripherie des Bindegewebskerns der Papille liegt ein dichter Gefäßplexus, der für die Rotfärbung der Papillen verantwortlich ist. Bedeckt werden die Papillae fungiformes von einem mehrschichtig verhornenden Plattenepithel. In die Epitheloberfläche sind wenige Geschmacksknospen eingelagert. Außerdem befinden sich im Bindegewebe zahlreiche Mechano- und Thermorezeptoren sowie freie Nervenenden. Damit dienen die Pilzpapillen der Geschmackswahrnehmung sowie als Thermo- und Mechanorezeptoren.

Papillae foliatae

Blattpapillen (Papillae foliatae) sind am hinteren seitlichen Rand der Zunge lokalisiert und verlaufen vertikal vom Zungenrücken zum Zungengrund. Sie werden von mehrschichtig verhornendem

Plattenepithel bedeckt; in ihren seitlichen Einfaltungen befinden sich Geschmacksknospen. Am Boden der Einfaltungen münden Ausführungsgänge seröser VON-EBNER-Spüldrüsen. Die Drüsen selbst liegen in der Lamina propria unter dem Epithel.

Papillae vallatae
Am Vorderrand des Sulcus terminalis liegen die ungefähr 9–14 Wallpapillen (Papillae vallatae). Sie bestehen aus einem breiten Papillenkörper, der von einem tiefen Wallgraben ringförmig umgeben ist. Am Boden des Wallgrabens münden die Ausführungsgänge seröser Spüldrüsen (Glandulae gustatoriae, VON-EBNER-Spüldrüsen). Der Papillenkörper wird von einem leicht verhornenden Plattenepithel bedeckt und befindet sich im Niveau der Zungenoberfläche. Im Epithel der Wände des Wallgrabens befinden sich auf beiden Seiten zahlreiche Geschmacksknospen.

MERKE

- Papillae filiformes: Tast-, Tiefen-, Temperatur- und Schmerzempfindung
- Papillae fungiformes: Geschmackswahrnehmung, Thermo- und Mechanorezeption
- Papillae foliatae: Geschmackswahrnehmung
- Papillae vallatae: Geschmackswahrnehmung

Geschmacksknospen
Alle **Geschmacksknospen (Caliculi gustatorii)** bilden zusammen das **Geschmacksorgan (Organum gustus).** Die Geschmacksknospen liegen in den Papillae vallatae, Papillae fungiformes und Papillae foliatae. Geschmacksknospen kommen darüber hinaus auch im Bereich der Gaumenbögen und am Kehlkopfeingang (Epiglottisrückseite) vor. Bei Säuglingen und Kindern sind auch am Kehlkopfeingang und am Oesophaguseingang noch Geschmacksknospen vorhanden, die sich im Lauf des Lebens langsam zurückbilden. Die Geschmacksknospen bestehen aus zwiebelschalenartig angeordneten Sinneszellen und Stützzellen. Der basale Zellpol der Sinneszellen ist auf der Basalmembran befestigt. Der apikale Zellpol endet am Geschmacksporus und besitzt lange Mikrovilli. Der basale Abschnitt der Sinneszellen ist über Synapsen mit den Geschmacksnerven verbunden. Man nimmt an, dass die Stützzellen der Regeneration der Geschmackszellen dienen. Über die Geschmacksknospen werden 5 Geschmacksqualitäten wahrgenommen: **süß, sauer, salzig, bitter** und **umami** (herzhaft). Neuere Erkenntnisse gehen davon aus, dass es noch eine 6. Geschmacksqualität **(fettig)** gibt.

Zungenunterseite
Die Zungenunterseite wird von einem glatten, mehrschichtig unverhornenden, sehr dünnen Plattenepithel bedeckt. Die Schleimhaut liegt direkt der Lamina propria auf, eine Tela submucosa kommt nicht vor. In der Mittellinie ist die Schleimhaut zum Zungenbändchen **(Frenulum linguae)** aufgeworfen. Außerdem verlaufen rechts und links 2 gezackte Schleimhautfalten vom Zungenrand zur Zungenspitze **(Plicae fimbriatae).** Seitlich münden an der Unterseite der Zungenspitze die Ausführungsgänge der Glandulae linguales anteriores (BLANDIN-NUHN-Drüsen). Die beiden seromukösen Speicheldrüsen liegen zwischen der Muskulatur der Zungenspitze. Beidseits der Basis des Frenulums mündet der gemeinsame Ausführungsgang (Ductus submandibularis, WHARTON-Gang) der Glandulae submandibularis und sublingualis auf der **Caruncula sublingualis.**

MERKE

Unter der Zunge befindet sich in der Lamina propria ein subepitheliales Venennetz. Hier werden sublingual applizierte Medikamente schnell resorbiert (z. B. Nitro-Spray bei Angina pectoris).

Zungenwurzel
Hinter dem Sulcus terminalis liegt die **Zungenwurzel (Radix linguae)** mit der **Zungenmandel (Tonsilla lingualis),** die Teil des WALDEYER-Rachenrings ist. Der Zungengrund ist von mehrschichtig verhornendem Plattenepithel überzogen und besitzt im Verhältnis zur Gaumenmandel (Tonsilla palatina) flache, weit auseinanderliegende Krypten. In die Krypten münden die Ausführungsgänge der mukösen **Glandulae linguales** ein. An der Zungenwurzel entspringen die unpaare **Plica glossoepiglottica mediana** und die paarigen **Plicae glossoepiglotticae laterales** zur Epiglottis und begrenzen dazwischen liegende Grübchen **(Valleculae epiglotticae).**

Klinik

Zungenverletzungen sind bei **Verbrühungen oder Verätzungen** häufig. Besonders bei Pfeifenrauchern treten am Zungengrund potenzielle **Präkanzerosen** als Hyperkeratosen oder Leukoplakien auf.
Der Begriff **Glossitis** umfasst akute und chronische Erkrankungen oder Veränderungen der Zungenoberfläche und/oder des Zungenkörpers, die ganz unterschiedliche Usachen haben können, wie z. B. bakterielle und virale Infektionen, Pilzbefall, toxische Einflüsse (Rauchen, Alkohol), Eisenmangel und viele mehr. Beim Verschlucken können **Fremdkörper** in die Valleculae epiglotticae am Zungengrund gelangen und durch Druck auf den Kehldeckel den Atemweg verlegen. Es droht Erstickungsgefahr.

Zungenmuskulatur
Man unterscheidet **Binnen-(Eigen-)Muskulatur** und **Außenmuskeln,** die am Skelett entspringen. Außenmuskeln ändern die Lage, Binnenmuskeln die Form der Zunge. Ein großer Teil der Zungenmuskulatur ist an der Aponeurosis linguae verankert. In der Mittellinie trennt das Septum linguae die Zunge unvollständig in 2 Hälften. Die Ausbildung der Zungenmuskeln ist individuell genauso unterschiedlich wie die Bewegungsmöglichkeiten.

Binnenmuskulatur
Die Binnenmuskeln haben ihren Ursprung und Ansatz in der Zunge (➤ Tab. 9.44). Sie stehen in den 3 Raumebenen senkrecht aufeinander und durchflechten sich dabei. Funktionell ermöglichen sie Kauen, Sprechen, Singen, Saugen oder Pfeifen.

Äußere Zungenmuskulatur
Die äußeren Zungenmuskeln sind alle paarig und strahlen von außen in die Zunge ein (➤ Tab. 9.45).

Klinik

In tiefer Bewusstlosigkeit erschlafft der M. genioglossus und die Zunge sinkt bei Rückenlage in den Pharynx zurück und kann den Atemweg verlegen. Aus diesem Grund müssen bewusstlose Personen immer möglichst schnell in die **stabile Seitenlage** gebracht werden.

Tab. 9.44 Zungenbinnenmuskulatur.

Innervation	Ursprung	Ansatz	Funktion
M. longitudinalis superior			
N. hypoglossus [XII]	Aponeurosis linguae	Aponeurosis linguae	Wölbung der Zunge nach unten
M. transversus linguae			
N. hypoglossus [XII]	Aponeurosis linguae des Zungenrandes	Septum linguae	Zungenstreckung
M. verticalis linguae			
N. hypoglossus [XII]	Aponeurosis linguae der Zungenoberseite	Aponeurosis linguae der Zungenunterseite	Abflachung der Zunge sowie Rinnenbildung im Zungenrücken

Tab. 9.45 Äußere Zungenmuskulatur.

Innervation	Ursprung	Ansatz	Funktion
M. genioglossus			
N. hypoglossus [XII]	Spina mentalis	Corpus linguae	Führung des Zungenrückens und des Zungengrundes nach vorne, Herausstrecken der Zunge
M. styloglossus			
N. hypoglossus [XII]	Proc. styloideus	Margo linguae bis Apex linguae	Zurückziehen des Corpus linguae
M. hyoglossus			
N. hypoglossus [XII]	• Os hyoideum, Cornu majus (M. ceratoglossus) • Os hyoideum, Cornu minus (M. chondroglossus)	Corpus linguae	Rotation der Zunge sowie Abflachung des hinteren Zungenabschnitts
M. palatoglossus			
N. glossopharyngeus [IX] und N. vagus [X]; R. pharyngeus	hinterer Abschnitt des M. transversus linguae	Aponeurosis palatina	Verschluss des Isthmus faucium, Senken des Gaumensegels

Leitungsbahnen

Arterien und Venen

Die Zunge wird über die **A. lingualis** aus der A. carotis externa mit Blut versorgt. Die A. lingualis zieht über den Hinterrand des Diaphragma oris medial des N. hypoglossus und unter dem M. hyoglossus in das Corpus linguae und teilt sich dort in ihre Endäste auf:

- **A. profunda linguae** (Hauptast): zieht bis zur Zungenspitze (➤ Abb. 10.17)
- **Rr. dorsales linguae:** versorgen den Zungengrund und geben kleinere Äste zur Tonsilla palatina ab
- **A. sublingualis:** versorgt die Glandula sublingualis und die Mundbodenschleimhaut

Die Arterien werden von gleichnamigen Venen begleitet. Die **V. lingualis** führt das Blut in die V. facialis zur V. jugularis interna ab.

Lymphgefäße

Die regionalen Lymphknoten der Zunge sind:

- **Nodi lymphoidei submandibulares**
- **Nodi lymphoidei submentales**
- **Nodus jugulodigastricus** (aus der Zungenwurzel)

Von hier wird die Lymphe in die tiefen Halslymphknoten (Nodi lymphoidei cervicales profundi) drainiert (auch ➤ Kap. 9.7.8).

Klinik

Die A. sublingualis verläuft am Rand des Corpus mandibulae relativ oberflächlich. Bei der operativen Entfernung von Molaren oder bei der Vorbereitung des Kieferkamms zur Knochenaugmentation muss darauf geachtet werden, dass es nicht zur **Verletzung der A. sublingualis** beim Freilegen des Kiefers kommt.

Tab. 9.46 Innervation der Zunge.

Nerv	Qualität	Innervationsgebiet
N. lingualis (Ast aus [V/3])	sensibel	vordere ⅔ der Zunge
N. glossopharyngeus [IX]	sensibel sensorisch	hinteres ⅓ der Zunge Papillae foliatae und vallatae
N. vagus [X] N. laryngeus superior (Ast aus [X])	sensibel sensorisch	Übergang zur Epiglottis
Chorda tympani (Ast des Intermediusanteils aus [VII])	sensorisch parasympathisch	• Papillae fungiformes • Glandula submandibularis, Glandula sublingualis, kleine Speicheldrüsen der Mundschleimhaut
N. hypoglossus [XII]	motorisch	alle Zungenmuskeln mit Ausnahme des M. palatoglossus
Plexus pharyngeus (Äste aus [IX und X])	motorisch	M. palatoglossus

Innervation der Zunge

Die Zunge besitzt aufgrund ihrer Entwicklung eine komplexe Innervation (➤ Tab. 9.46).

Sensibel

- Vordere zwei Drittel: Der **N. lingualis** (Ast aus [V/3]) verläuft im Spatium infratemporale und zieht von dorsal auf dem M. constrictor pharyngis superior und dem M. hyoglossus liegend seitlich in die Zunge ein.
- Hinteres Drittel: Der **N. glossopharyngeus [IX]** liegt auf dem M. stylopharyngeus und zieht von dorsal unter dem M. hyoglossus in den Zungengrund. Die Schleimhaut am Übergang zur Epiglottis wird durch den N. laryngeus superior (Ast aus [X]) innerviert.

Sensorisch

Für die sensorische Innervation der vorderen zwei Drittel ist die **Chorda tympani** zuständig (Ast aus [VII]), für das hintere Drittel der **N. glossopharyngeus [IX].** Die Chorda tympani strahlt von dorsal im Spatium infratemporale in den N. lingualis ein und verläuft mit diesem weiter zur Zunge. Über den N. glossopharyngeus [IX] werden die Papillae vallatae und foliatae der Zunge sensorisch innerviert. Die Äste von den Geschmacksknospen im Übergangsgebiet zur Epiglottis schließen sich teilweise auch dem N. vagus an.

Parasympathisch

Die parasympathischen Fasern für die Glandula submandibularis und die Glandula sublingualis verlaufen als präganglionäre Fasern mit der **Chorda tympani** in den N. lingualis und zweigen von hier zum **Ganglion submandibulare** ab. Dort werden sie auf postganglionär umgeschaltet. Die Fasern verlaufen anschließend mit den Endästen des N. lingualis zur Glandula sublingualis oder vom Ganglion direkt in die Glandula submandibularis.

Motorisch

Mit Ausnahme des M. palatoglossus werden alle Zungenmuskeln vom **N. hypoglossus [XII]** innerviert. Der M. palatoglossus erhält seine Fasern aus dem Plexus pharyngeus (Äste aus [IX] und [X]).

Klinik

Verletzungen des N. hypoglossus [XII] führen dazu, dass die Zunge beim Herausstrecken aus dem Mund zur betroffenen Seite abweicht; im Verlauf kommt es auf dieser Seite zur Muskelatrophie.

9.7.6 Gaumen

Entwicklung

Entwicklungsgeschichtlich entsteht der Gaumen aus 3 Gaumenfortsätzen. Im Stirnwulst entsteht der unpaare primäre Gaumen, der sich von vorne horizontal nach dorsal ausbreitet. In den Maxillarwülsten bilden sich auf der linken und rechten Seite die beiden Gaumenwülste, die zunächst von kranial nach kaudal um die seitlichen Zungenränder herumwachsen. Etwa in der *7. Embryonalwoche* senkt sich der Mundboden, wobei die Gaumenfortsätze auf der Zunge zu liegen kommen und sich in eine horizontale Richtung umorientieren. Sie wachsen anschließend so weit nach medial, bis sie sich in der Mittellinie berühren und mit dem von oben nach unten wachsenden Vomer verschmelzen. Der Verschmelzungsprozess beginnt zwischen primärem Gaumen und den Gaumenfortsätzen und setzt sich allmählich nach dorsal zum hinteren Gaumenrand fort (➤ Abb. 9.132). Er ist etwa in der *12. Woche* abgeschlossen. Die zwischen den Gaumenfortsätzen gelegene Epithelmauer (HOCHSTETTER-Epithelmauer) bildet sich zurück, sodass eine bindegewebige Brücke entsteht und der Verschluss des Gaumens vollzogen ist.

Klinik

Verschmelzen die Gaumenfortsätze nicht miteinander, kommt es zu unterschiedlichen Spaltbildungen **(Lippen-Kiefer-Gaumen-Spalten).** Man unterscheidet **Oberlippenspalten,** die immer seitlich entstehen und auf ein Fehlen des Verschlusses zwischen medialem Nasenfortsatz und Maxillarwulst zurückzuführen sind. Ferner kann es zur Ausbildung von **Kieferspalten** kommen, die zwischen dem primären Gaumenfortsatz und den Gaumenwülsten auftreten und auf ein Nichtverwachsen des primären Gaumens mit den sekundären Gaumenwülsten zurückzuführen sind. Sie verlaufen distal der zweiten oberen Schneidezähne zum Foramen incisivum. Schließlich kommen **Gaumenspalten** in der Gaumenmitte vor, bei denen die sekundären Gaumenplatten nicht miteinander verschmelzen und dazu führen, dass eine Verbindung zwischen Mund- und Nasenhöhle entweder beidseitig oder nur einseitig besteht. Zwischen den unterschiedlichen Ausprägungen der Spalten gibt es zahlreiche Kombinationen und Schweregrade. Lippen-, Kiefer- und Gaumenfehlbildungen sind die häufigsten Entwicklungsstörungen beim Menschen. Die im Volksmund als „Hasenscharte" bekannte Form ist eine ein- oder beidseitige Spaltbildung der Oberlippe. Die leichteste Form ist eine gespaltene Uvula **(Uvula bifida).** Nicht alle Spaltbildungen sind genetisch bedingt, sondern können auch auf einen Folsäuremangel der Mutter während der Schwangerschaft zurückgehen.

Harter und weicher Gaumen

Der Gaumen bildet das Dach der Mundhöhle und den Boden der Nasenhöhle. Er wird in den harten Gaumen **(Palatum durum)** und den weichen Gaumen **(Palatum molle)** gegliedert. Funktionell steht der harte Gaumen im Dienst der Lautbildung (Konsonanten) und dient der Zunge als Widerlager beim Zerquetschen von Nahrung. Der weiche Gaumen trennt den Nasopharynx beim Schluckakt (➤ Kap. 10.7.6) vom Oropharynx, indem er sich an die Rachenhinterwand anlegt.

Harter Gaumen

Der harte Gaumen (Palatum durum) ist eine kuppelartig gewölbte Knochenplatte und besteht aus dem Proc. palatinus der Maxilla und der Lamina horizontalis des Os palatinum. Die Knochenplatten treffen sich in der Mitte in der **Sutura palatina mediana.** Hinten ist die Lamina horizontalis über die **Sutura palatina transversa** mit dem Proc. palatinus verbunden. Der harte Gaumen wird vorne vom Foramen incisivum und hinten vom paarigen Foramen palatinum majus und den paarigen Foramina palatina minora durchbrochen.

Weicher Gaumen

Der **weiche Gaumen (Palatum molle)** schließt sich hinten an den harten Gaumen an und ist bei der Inspektion der Mundhöhle durch die sog. A-Linie vom harten Gaumen unterscheidbar. Grundlage des Palatum molle bildet eine horizontal verlaufende Bindegewebsplatte **(Aponeurosis palatina),** in die 5 Muskeln einstrahlen (➤ Tab. 9.47). Die Aponeurose geht hinten in den fibromuskulären Hinterrand des weichen Gaumens über, an dem das

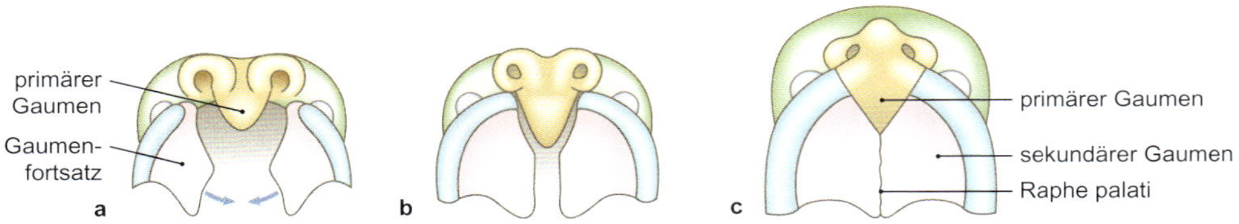

Abb. 9.132 Entwicklung des Gaumens, Trennung von Nasen- und Rachenraum. [E838]
a 7. Woche. **b** 8. Woche. **c** 10. Woche.

Tab. 9.47 Muskulatur des weichen Gaumens.

Innervation	Ursprung	Ansatz	Funktion
M. levator veli palatini			
Plexus pharyngeus (Äste aus [IX] und [X]), manchmal auch N. facialis [VII]	Facies inferior der Pars petrosa des Os temporale und Cartilago tubae auditivae	Aponeurosis palatina	spannt und hebt das Gaumensegel, öffnet die Tuba auditiva und schließt zusammen mit dem M. constrictor pharyngis superior den Nasen-Rachen-Raum, wölbt den Levatorwulst der Rachenwand vor
M. tensor veli palatini			
N. tensor veli palatini (aus [V/3])	Lamina medialis des Proc. pterygoideus, Ala major des Os sphenoidale, Lamina membranacea der Tuba auditiva, er biegt um den Hamulus pterygoideus horizontal herum	Aponeurosis palatina	spannt das Gaumensegel, öffnet die Tuba auditiva und verformt den Gaumen für die Lautbildung
M. palatopharyngeus			
Plexus pharyngeus (Äste aus [IX])	Aponeurosis palatina, Hamulus pterygoideus und Lamina medialis des Proc. pterygoideus	seitliche Pharynxwand und Hinterrand der Cartilago thyroidea	hebt den Pharynx an, Grundlage des Arcus palatopharyngeus
M. palatoglossus			
Plexus pharyngeus (Äste aus [IX] und [X])	dorsale Abspaltung aus dem M. transversus linguae	Aponeurosis palatina	schließt den Isthmus faucium, senkt das Gaumensegel, Grundlage des Arcus palatoglossus
M. uvulae			
Plexus pharyngeus (Äste aus [IX] und [X])	Aponeurosis palatina	Schleimhaut der Uvula	verkürzt das Zäpfchen

Zäpfchen (Uvula palatina) sitzt. Seitlich strahlen je 2 Falten, der vordere und der hintere Gaumenbogen (Arcus palatoglossus und Arcus palatopharyngeus), in die Uvula ein.

Isthmus faucium

Die **Gaumenbögen (Arcus palati)** bilden zusammen mit dem weichen Gaumen und dem Zungengrund die **Rachenenge (Isthmus faucium)** (➤ Abb. 9.133, ➤ Abb. 9.134) und stellen den Übergang zum Oropharynx dar:

- Der **vordere Gaumenbogen (Arcus palatoglossus)** strahlt in den Seitenrand der Zunge ein. Er wird durch den M. palatoglossus aufgeworfen.
- Der **hintere Gaumenbogen (Arcus palatopharyngeus)** strahlt hinten in die Pharynxwand ein. Er wird durch den M. palatopharyngeus aufgeworfen.

Die Gaumenbögen umrahmen jeweils seitlich eine Grube (Fossa tonsillaris), in der die Gaumenmandel (Tonsilla palatina) sitzt. Der freie mediale Rand des vorderen Gaumenbogens kann die Tonsilla palatina leicht überdecken. Über der Tonsilla palatina befindet sich eine kleine dreieckige Vertiefung (Fossa supratonsillaris).

Klinik

Etwa 60 % der Männer und 40 % der Frauen schnarchen ab einem Alter von 40 regelmäßig. Bei Kindern sind es nur 10 %. **Schnarchen** (kompensiertes Schnarchen) ist in geringer Ausprägung normal und hat keinen Krankheitswert. Meist flattert dabei das Gaumensegel wenn es während des Schlafs entspannt ist. Der Kliniker versteht unter Schnarchen **(Rhonchopathie)** ein lautes knatterndes Geräusch, das in den oberen Atemwegen entsteht und zu einer verminderten Sauerstoffversorgung und konsekutiv zu Schlafstörungen führt. Dabei spricht man von obstruktivem Schnarchen.
Berührt man den Zungengrund, die Gaumenbögen oder die Rachenhinterwand, wird normalerweise der **Schluck- oder Würgereflex** ausgelöst. An den Reflexen sind die Muskeln der Zunge, des Schlundes, des Kehlkopfs und der Speiseröhre beteiligt.
Allergische Reaktionen können am weichen Gaumen zu lebensbedrohlichen Schwellungen der Schleimhaut führen.

Entzündungen im Bereich des weichen Gaumens gehen meist mit starken Schluckbeschwerden einher.
Durchblutungsstörungen des Hirnstamms kommen im fortgeschrittenen Alter bei zahlreichen Menschen vor. Betreffen sie das Stromgebiet der A. vertebralis, gehen sie häufig mit Lähmungen der Gaumenmuskulatur auf der betroffenen Seite einher, in deren Folge es zu Schluck- und Tubenventilationsstörungen kommt. So kann es zur Gaumensegelparese (Schädigung der Kerngebiete von N. glossopharyngeus [IX] und N. vagus [X]) kommen. Aufgrund der Lähmung des M. levator veli palatini hängt das Gaumensegel auf der betroffenen Seite herab und die Uvula weicht zur gesunden Seite aus.

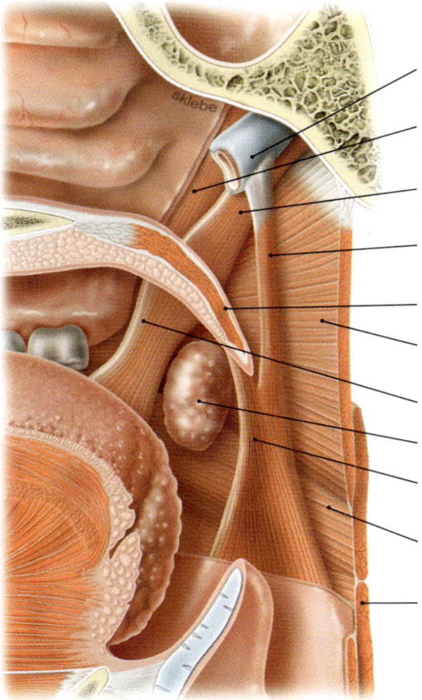

Abb. 9.133 Muskuläre Grundlage des Isthmus faucium und der Muskulatur des weichen Gaumens sowie des Pharynx. [S700-L238]

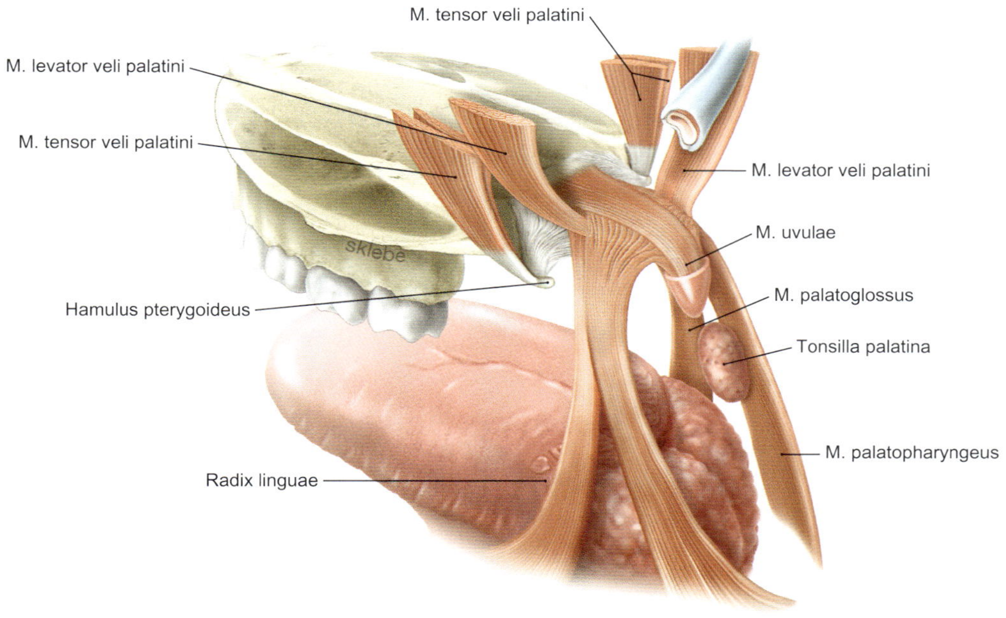

Abb. 9.134 Muskeln des weichen Gaumens (Palatum molle). Ansicht von hinten links. Die beiden oberen paarigen Muskeln (M. tensor veli palatini und M. levator veli palatini) und die beiden unteren paarigen Muskeln (M. palatoglossus und M. palatopharyngeus) strahlen zusammen mit dem unpaaren M. uvulae in die Bindegewebsplatte des weichen Gaumens ein. Die Funktion der Muskeln ist in ➤ Tab. 9.47 erläutert. [S700-L238]

Gaumenschleimhaut

Die Gaumenschleimhaut besteht aus einem mehrschichtig verhornenden Plattenepithel. Sie ist am harten Gaumen unverschieblich, am weichen Gaumen verschieblich. Der harte Gaumen ist gut durchblutet. In der Schleimhaut sitzen hunderte **kleine Speicheldrüsen (Glandulae palatinae,** ➤ Abb. 9.136). Seitlich geht die Schleimhaut vorn und seitlich in die Gingiva über. In der Mittellinie ist die Schleimhaut zur **Raphe palati** aufgeworfen. Im vorderen Teil des harten Gaumens liegen zahlreiche Querleisten (Gaumenstaffeln, Rugae palatinae), die der Fixierung und Zermahlung von Nahrungsbestandteilen dienen. Auf der zur Nase gewandten Seite ist der weiche Gaumen von mehrreihigem Flimmerepithel bedeckt, auf der Mundhöhlenseite von mehrschichtigem Plattenepithel.

Gaumenmuskulatur

Die Aponeurosis palatina bildet den bindegewebigen Anker für 4 paarige Muskeln und den unpaaren M. uvulae (➤ Abb. 9.133, ➤ Abb. 9.134, ➤ Abb. 9.135, ➤ Abb. 9.136, ➤ Tab. 9.47).
Der **M. tensor veli palatini** verläuft von der Lamina medialis des Proc. pterygoideus nach vorne unten und biegt um den Hamulus pterygoideus, um dann horizontal in die Aponeurosis palatina einzustrahlen. Der **M. levator veli palatini** unterkreuzt auf seinem Weg von der Außenseite des Os temporale nach medial unten die Tuba auditiva. Bei Kontraktion hebt und öffnet er das Ostium tubae auditivae.

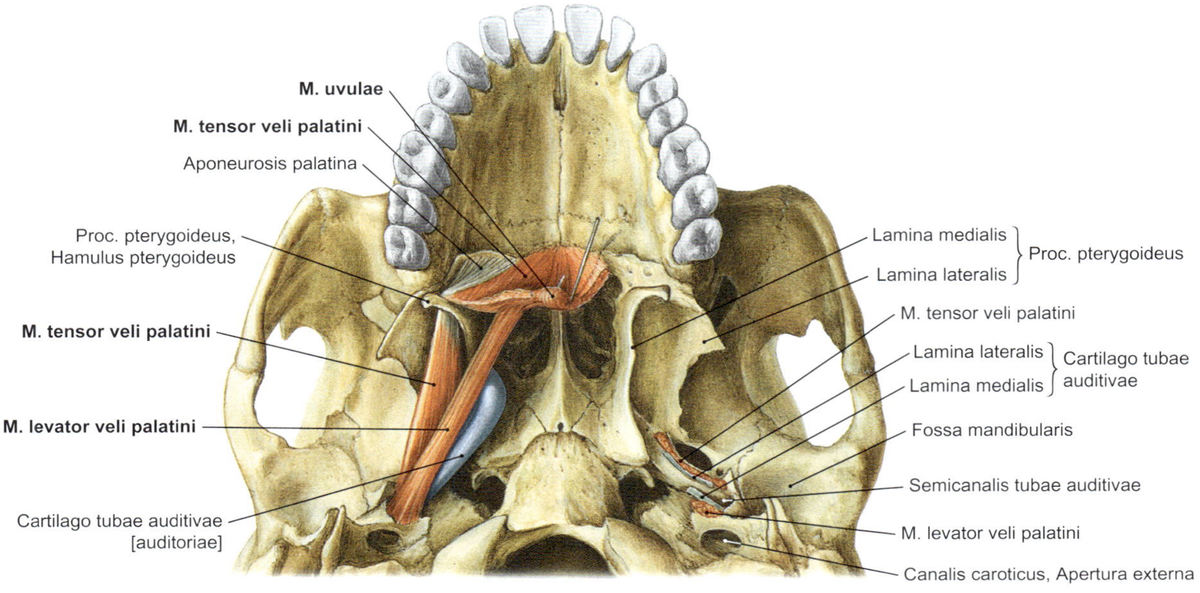

Abb. 9.135 M. levator veli palatini, M. tensor veli palatini und Tubenknorpel, Cartilago tubae auditivae. [S700]

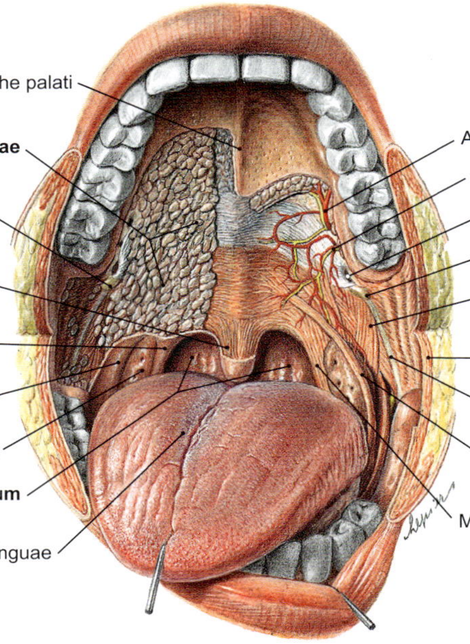

Abb. 9.136 Mundhöhle, Cavitas oris, und Gaumenmuskeln, Mm. palati. Ansicht von vorne. [S700]

Leitungsbahnen

Arterien und Venen

Die arterielle Versorgung (➤ Abb. 9.138) erfolgt über:

- **A. palatina descendens** (Endast der A. maxillaris): Sie kommt aus der Fossa pterygopalatina über den Canalis palatinus major und das Foramen palatinum majus und erreicht am Übergang vom harten zum weichen Gaumen die Schleimhaut.
- **A. palatina major:** Sie entspringt aus der A. palatina descendens und zieht nach Durchtritt durch das Foramen palatinum majus in der Gaumenschleimhaut nach vorne zum Foramen incisivum, wo sie mit der A. nasopalatina der A. sphenopalatina über den Canalis incisivus in Kontakt tritt.
- **Aa. palatinae minores:** Sie entspringen aus der A. palatina descendens und verlaufen nach Durchtritt durch den Canalis palatinus und die Foramina palatina minora nach hinten zum weichen Gaumen und zu den angrenzenden Strukturen.
- **A. palatina ascendens** (aus der A. facialis) für den weichen Gaumen und die Gaumenbögen.
- **A. pharyngea ascendens** (aus der A. carotis externa) für den weichen Gaumen und die Gaumenbögen.

Das venöse Blut wird in den **Plexus pterygoideus** in der Fossa infratemporalis abgeleitet.

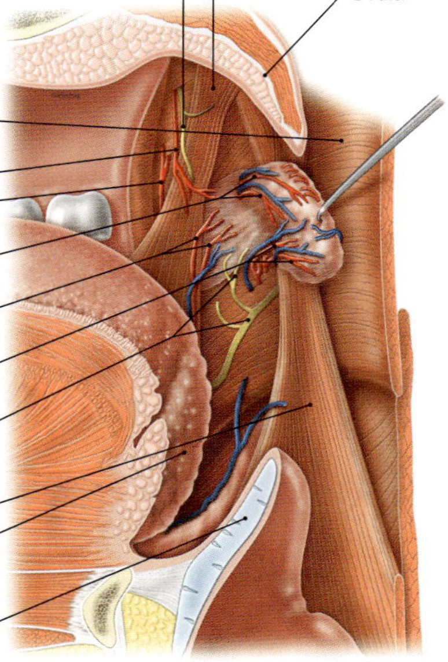

Abb. 9.137 Gefäßversorgung der Tonsilla palatina. [S702-L238]

Blutversorgung der Tonsilla palatina

Zusammen mit der Tonsilla lingualis im Zungengrund gehört die Tonsilla palatina zum WALDEYER-Rachenring (➤ Kap. 10.7.7). Die Tonsilla palatina besitzt eine sehr differenzierte Gefäßversorgung (➤ Abb. 9.137, ➤ Tab. 9.48).

Klinik

Eine **Tonsillitis** (im Volksmund Mandelentzündung) ist eine hochschmerzhafte Entzündung der Tonsillae palatinae. Sie ist ansteckend und kann durch Tröpfcheninfektion übertragen werden. Hauptauslöser einer akuten Tonsillitis sind meist Streptokokken. Die Tonsillitis gehört zu den 20 häufigsten Krankheitsbildern in der Praxis des Allgemeinmediziners.
Bei der operativen Entfernung der Tonsilla palatina **(Tonsillektomie)** ist wegen der zahlreichen Arterien die Gefahr einer postoperativen Nachblutung relativ groß und gefürchtet. Liegt eine sog. **gefährliche Karotisschleife** vor (Verlaufsvariante der Pars cervicalis der A. carotis interna mit Bezug zur hinteren Pharynxwand), kann aufgrund der engen Beziehung der A. carotis interna und des Tonsillenbetts (Lage der Tonsilla palatina am Hinterrand des Isthmus faucium) im Rahmen einer Tonsillektomie oder bei Eröffnung eines Peritonsillarabszesses die A. carotis interna verletzt werden und zu einer tödlichen Blutung führen.

Tab. 9.48 Gefäßversorgung der Tonsilla palatina.

Versorgende Arterie	Endast
A. lingualis	Rr. dorsales linguae
A. palatina ascendens	Rr. tonsillares
A. pharyngea ascendens	Rr. pharyngeales mit Rr. tonsillares
A. palatina descendens	R. pharyngeus mit Rr. tonsillares

Lymphgefäße
Die Lymphe gelangt in regionale **Nodi lymphoidei cervicales profundi** (auch ➤ Kap. 9.7.8).

Innervation
Sie erfolgt über (➤ Abb. 9.138):

- Endäste des N. nasopalatinus: palatinale Schleimhaut und Gingiva im Bereich der Frontzähne (der N. nasopalatinus gelangt durch das Foramen incisivum zum harten Gaumen)
- N. palatinus major: Gingiva und Schleimhaut im Seitenzahnbereich (der N. palatinus major gelangt auf beiden Seiten durch das Foramen palatinum majus zum Gaumen)
- Nn. palatini minores: Schleimhaut des weichen Gaumens (sie treten durch gleichnamige Foramina palatina minora zum weichen Gaumen über)

Klinik

Am Foramen palatinum majus kann der N. palatinus major durch eine **Leitungsanästhesie** blockiert werden. Dadurch kann eine Schmerzfreiheit der palatinalen Gingiva im Seitenzahnbereich erzielt werden. Die Schmerzfreiheit der palatinalen Gingiva der Frontzähne wird durch eine Leitungsanästhesie des N. nasopalatinus am Foramen incisivum erreicht.

Innervation der Tonsilla palatina
Die Innervation des Tonsillenbetts erfolgt über die Rr. tonsillares der Nn. palatini minores und des N. glossopharyngeus [IX].

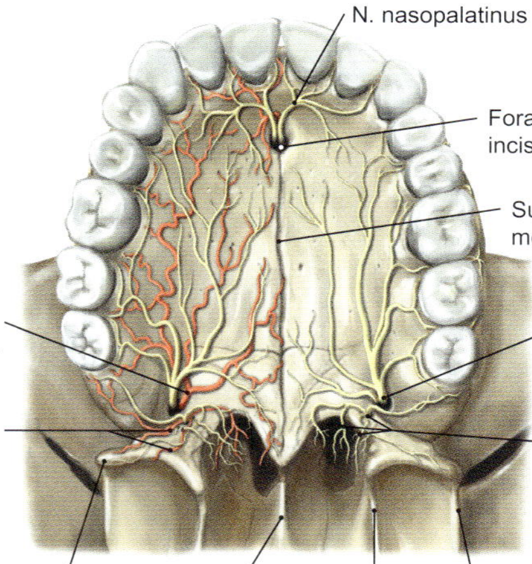

Abb. 9.138 Innervation und Gefäßversorgung des harten und des weichen Gaumens. [S702-L266]

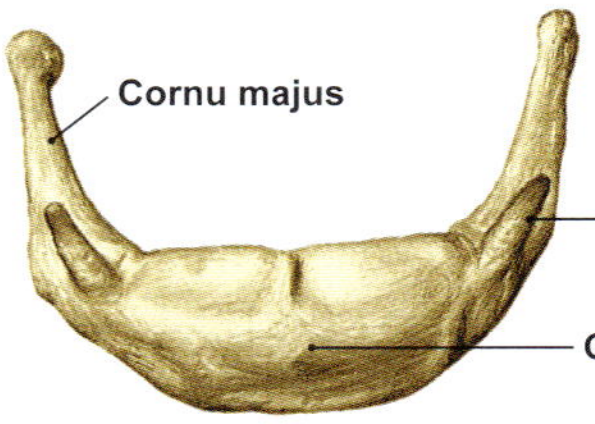

Abb. 9.139 Zungenbein, Os hyoideum. Ansicht von vorne oben. [S700]

9.7.7 Mundboden

Der **Mundboden (Diaphragma oris)** besteht aus mehreren Muskeln, die zwischen dem Corpus mandibulae und dem Os hyoideum (➤ Abb. 9.139) verspannt sind (➤ Abb. 9.139 bis ➤ Abb. 9.141). Zentrales Element des Diaphragma oris sind die beiden **Mm. mylohyoidei,** die in der Mittellinie über die bindegewebige Raphe mylohyoidea verbunden sind (➤ Abb. 9.140, ➤ Abb. 9.141). Ferner beteiligen sich an der Bildung des Mundbodens die **Mm. geniohyoidei, digastrici und stylohyoidei.** Alle Muskeln stehen direkt oder indirekt mit dem Zungenbein (Os hyoideum, s. u., ➤ Kap. 10.2.1) in Verbindung und werden als Mm. suprahyoidei oder suprahyale Muskulatur bezeichnet (➤ Abb. 9.140, ➤ Abb. 9.141, ➤ Tab. 9.49). Funktionell dient der Mundboden der Zunge als Widerlager.

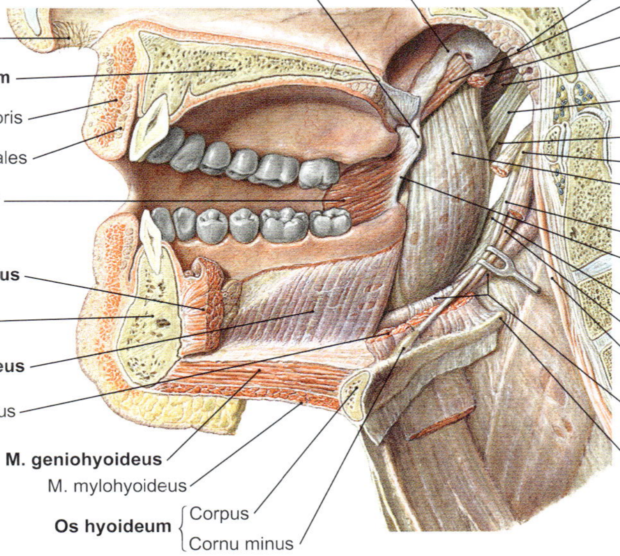

Abb. 9.140 Mundhöhle, Cavitas oris, mit Darstellung des Diaphragma oris. [S700]

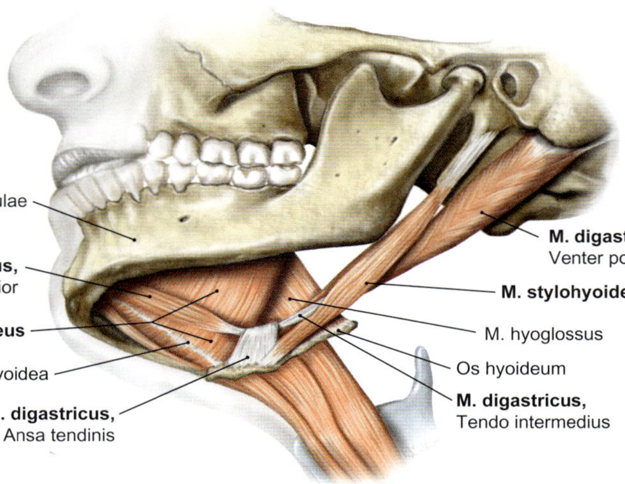

Abb. 9.141 Mundbodenmuskulatur. Ansicht von seitlich unten. [S700-L266]

Tab. 9.49 Suprahyale Muskulatur.

Innervation	Ursprung	Ansatz	Funktion
M. mylohyoideus			
N. mylohyoideus (Ast aus [V/3])	Linea mylohyoidea nach kaudal medial zur Raphe mylohyoidea	Zungenbein und Raphe mylohyoidea	Heben des Mundbodens beim Schluckakt
M. geniohyoideus			
N. hypoglossus [XII], Plexus cervicalis (C1, C2)	Spina mentalis	Os hyoideum	bei Fixation des Os hyoideum durch den Venter posterior des M. digastricus und den M. stylohyoideus, Öffnung des Mundes bei Fixierung des Unterkiefers durch die Kaumuskeln, Heben des Kehlkopfes
M. digastricus, Venter anterior			
N. mylohyoideus (Ast aus [V/3])	Fossa digastrica der Mandibula	Zwischensehne des M. digastricus am Os hyoideum	Heben des Mundbodens beim Schluckakt
M. digastricus, Venter posterior (kein Mundbodenmuskel)			
N. facialis [VII], R. digastricus	Incisura mastoidea medial des Warzenfortsatzes	Zwischensehne am Os hyoideum	Fixierung des Zungenbeins, Anheben des Kehlkopfes
M. stylohyoideus (kein Mundbodenmuskel)			
N. facialis [VII], R. stylohyoideus	Proc. styloideus	Corpus und Cornu majus des Os hyoideum	zieht das Zungenbein beim Schluckakt nach oben hinten

Zungenbein

Das **Zungenbein (Os hyoideum)** ist ein U-förmiger Knochen am Mundboden (➤ Abb. 9.139). Da es nicht mit dem übrigen Skelett verbunden, sondern nur über Muskeln und Bänder aufgehängt ist, fehlt es meist an den in der Lehre verwendeten menschlichen Skeletten. Embryologisch entsteht es aus den Knorpeln des 2. und 3. Kiemenbogens. Am Körper **(Corpus hyoidei)** sitzen seitlich 2 Paar Hörner. Das große Horn **(Cornu majus)** ist über die Membrana thyrohyoidea und ihre Verstärkungen mit dem Kehlkopf verbunden (➤ Kap. 10.2.1) und nach dorsal gerichtet, das kleine Horn **(Cornu minus)** ist über das **Lig. stylohyoideum** mit dem Proc. styloideus des Schläfenbeins verbunden.

Klinik

Nach vollständigem **Zahnverlust** im Unterkiefer bildet sich der Proc. alveolaris zurück. Dadurch gelangt die Linea mylohyoidea an die Oberkante des Corpus mandibulae. Totalprothesen im Unterkiefer können daher nur schwer halten, da sie auf dem Knochenkamm des Corpus mandibulae aufliegen und die Prothese bei Kontraktion des Muskels beim Schlucken nach oben gedrückt wird.

Muskulatur des Mundbodens

Die Muskeln des Mundbodens und der Venter posterior des M. digastricus bzw. der M. stylohyoideus (die nicht zu den Muskeln des Mundbodens gehören) sind in ➤ Tab. 9.49 dargestellt.

Logen des Mundbodens

Zwischen den Muskeln der Mundbodenmuskulatur bilden sich bindegewebige Spalträume, die als Mundbodenlogen bezeichnet werden (➤ Abb. 9.142):

- Zwischen dem M. genioglossus und dem M. hyoglossus setzt sich das **Spatium parapharyngeum** in seinen **anterioren Teil** fort. Es enthält die A. lingualis und die V. lingualis.
- Zwischen dem M. hyoglossus und dem M. mylohyoideus dehnt sich das **Spatium sublinguale** aus. Medial der Glandula sublingualis befindet sich der N. lingualis.
- Unter dem M. mylohyoideus, bedeckt durch das Platysma, befindet sich das **Spatium submandibulare** mit der Glandula submandibularis.

Jede der 3 Mundbodenlogen hat dorsal Anschluss an den Gefäß-Nerven-Strang des Halses.

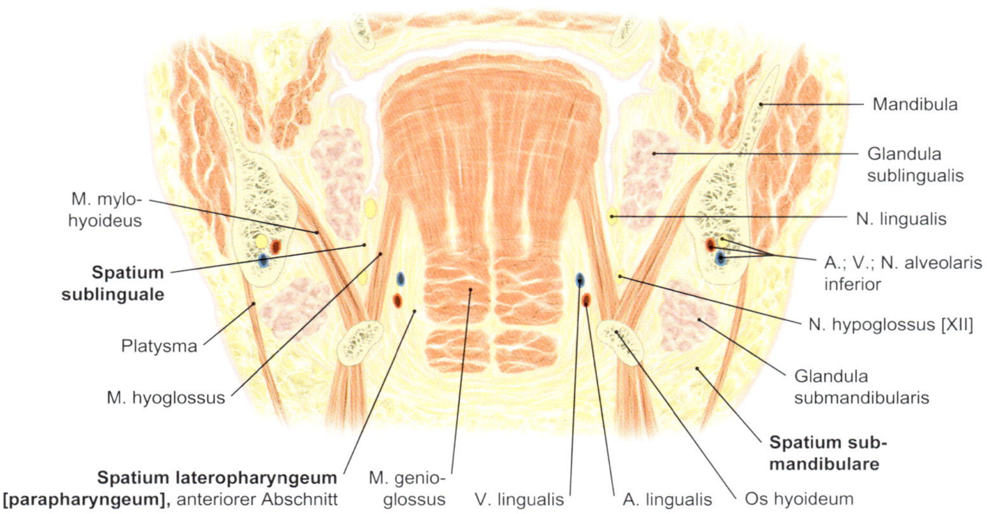

Abb. 9.142 Frontalschnitt durch die Mundbodenmuskulatur im Bereich des Os hyoideum mit Darstellung der Logen des Mundbodens. [S702-L127]

Klinik

Mundbodenabszesse können sich nach dorsal und kaudal über den Gefäß-Nerven-Strang des Halses bis ins Mediastinum ausbreiten und damit zu lebensbedrohlichen Situationen führen.

Klinik

Entzündliche Prozesse im Unterkieferbereich führen häufig zu einer Schwellung der submentalen und submandibulären Lymphknoten. Sie sind dann unter dem Kinn oder im Trigonum submandibulare tastbar. **Mundbodenkarzinome** metastasieren in die submandibulären Lymphknoten, **Zungengrundkarzinome** metastasieren im Gegensatz dazu in die Nodi lymphoidei cervicales profundi.

9.7.8 Lymphabflusswege der Mundhöhle

Die Lymphe aus der Mundhöhle (➤ Abb. 9.143, ➤ Tab. 9.50) sammelt sich beidseits im Truncus jugularis, der zusammen mit der A. carotis communis und der V. jugularis interna zur V. subclavia zieht.

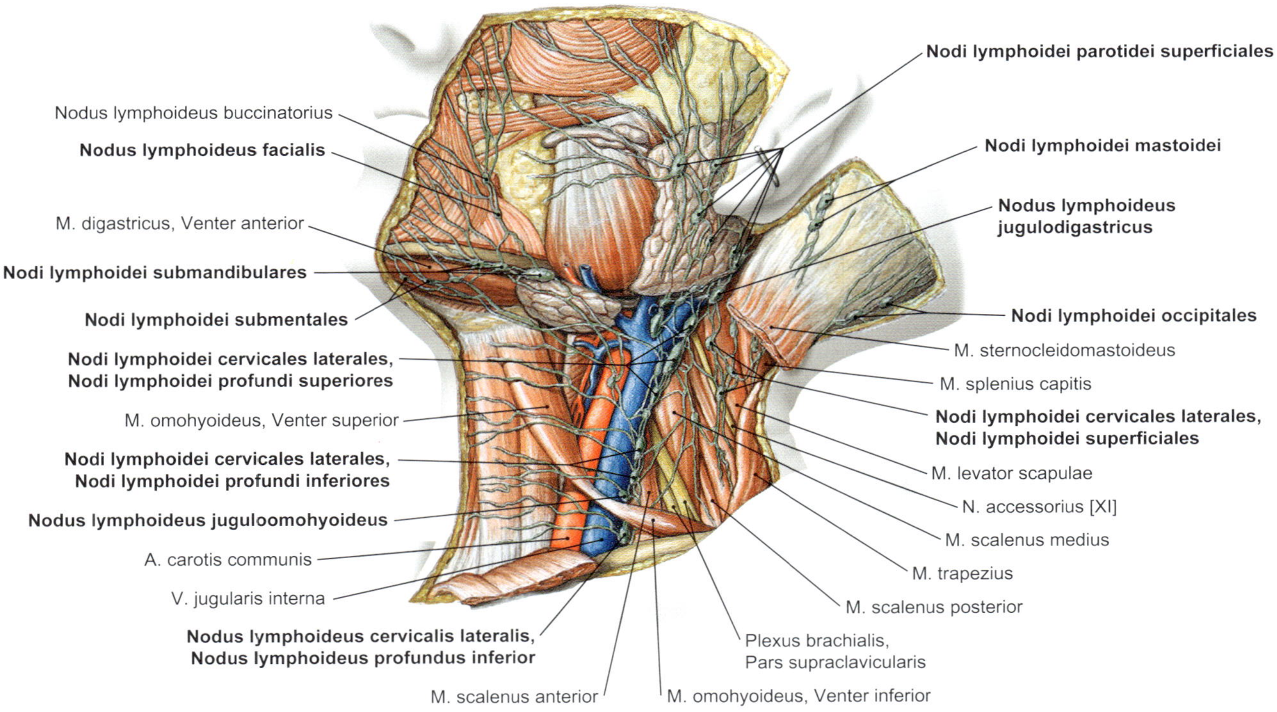

Abb. 9.143 Oberflächliche Lymphgefäße, Vasa lymphatica superficialia und Lymphknoten, Nodi lymphoidei von Kopf und Hals. Ansicht von lateral. [S700]

Tab. 9.50 Regionäre Lymphknoten der Mundhöhle.

Lymphknotengruppe	Zufluss	Abfluss
Nodi lymphoidei occipitales liegen auf dem Ursprung des M. trapezius in Höhe der Linea nuchae	Hinterhaupt bis zum Scheitel, Nacken	Nodi lymphoidei cervicales profundi
Nodi lymphoidei retroauriculares liegen auf dem Ansatz des M. sternocleidomastoideus am Proc. mastoideus	Rückseite des Ohrs, Haut des Hinterkopfs	Nodi lymphoidei cervicales profundi
Nodi lymphoidei parotidei liegen auf der Glandula parotidea vor dem äußeren Gehörgang	Stirn, Schläfe, lateraler Teil der Augenlider, Nasenwurzel, Ohrmuschel, äußerer Gehörgang, Trommelfell, Tuba auditiva, Glandula parotidea, Nasen-Rachen-Raum	Nodi lymphoidei cervicales profundi
Nodi lymphoidei submandibulares liegen im Spatium submandibulare	zweigeteilter Zufluss: • oberflächlich: Mitte der Stirn sowie Augenlider, äußere Nase, Oberlippe und Wange • tief: Zungenspitze, anteriorer Gaumenabschnitt und Mundhöhlenboden, Zähne, Gingiva, Vestibulum nasi, Fossa infratemporalis außerdem erhalten sie Zuflüsse aus den Nodi lymphoidei faciales und submentales	Nodi lymphoidei cervicales superficiales und profundi
Nodi lymphoidei submentales liegen seitlich unter der Mandibula im Trigonum submentale	Kinn und Mitte der Unterlippe, Unterkiefer-Schneidezähne sowie Gingiva, Zungenspitze und Mundboden	• Nodi lymphoidei submandibulares • Nodi lymphoidei cervicales profundi und superficiales
Nodi lymphoidei buccales liegen im Bereich der Wange	hintere Cavitas nasi sowie Mundhöhle und Zungengrund – Fossa pterygoidea und infratemporal Gaumen und Pharynx	Nodi lymphoidei cervicales profundi

9.7.9 Speicheldrüsen

In die Mundhöhle münden die Ausführungsgänge der paarigen 3 großen Speicheldrüsen sowie diverser kleiner Speicheldrüsen, die in ihrer Gesamtheit als Glandulae salivariae oris zusammengefasst werden:

- **große Speicheldrüsen:**
  - Ohrspeicheldrüse (Glandula parotidea, Parotis)
  - Unterkieferspeicheldrüse (Glandula submandibularis, Submandibularis)
  - Unterzungenspeicheldrüse (Glandula sublingualis, Sublingualis)
- **kleine Speicheldrüsen:**
  - Glandulae buccales (Wange)
  - Glandulae labiales (Lippen)
  - Glandulae palatinae (Gaumen)
  - Glandulae linguales (Zunge), hierzu gehört auch die paarige Glandula lingualis anterior (BLANDIN-NUHN-Drüse)
  - Glandulae gingivales (Zahnfleisch)
  - Glandulae molares (Bereich der Molaren)

Die großen Speicheldrüsen münden teilweise über längere Ausführungsgänge in die Mundhöhle ein.

Entwicklung

Die Speicheldrüsen entstehen während der 6.–7. Woche als solide Epithelaussprossungen der ektodermalen Mundbucht.

Speichel

Die Mundhöhle wird kontinuierlich durch den **Speichel** (täglich ca. 1,5 l) befeuchtet, der in den 3 großen und zahlreichen kleinen Speicheldrüsen produziert wird. Dabei dient das Sekret der Glandulae sublinguales und der kleinen Speicheldrüsen der Anfeuchtung der Mundhöhlenschleimhaut, das Sekret der Glandulae parotideae und submandibulares wird hingegen reflektorisch abgegeben. Speichel besteht zu 96 % aus einem flüssigen Anteil und 4 % festen Bestandteilen. Der flüssige Bestandteil besteht aus:

- Wasser
- Elektrolyten
- Schleimbestandteilen (Muzinen)
- Enzymen (α-Amylase)
- antimikrobiellen Substanzen (z. B. IgA, Lysozym, Defensine)

Feste Bestandteile sind abgestoßene Epithelzellen sowie zahlreiche Bakterien, die als physiologische Flora die gesamte Mundhöhle besiedeln. Die Speichelsekretion wird durch mechanische, chemische, olfaktorische und psychische Reize angeregt.

Klinik

Zum Schutz der Zähne sind diese von einem weitgehend bakterienfreien, dünnen Biofilm, der **Pellikel,** überzogen. Die Pellikel besteht aus den organischen Bestandteilen des Speichels und schützt den Schmelz vor Abrieb und Säuren durch Nahrungsbestandteile. Andererseits können sich aber auch verschiedene Bakterien anheften und die Grundlage für den Zahnbelag (Plaque, pathogener bakterieller Bioflim) liefern. Durch Zähneputzen wird die Pellikel entfernt und braucht mehrere Minuten, um sich aus dem Speichel neu zu bilden. Regelmäßiges Essen säurehaltiger Nahrung (z. B. Äpfel) kurz vor dem Zähneputzen kann zu Schäden im Schmelz führen, weil das Zähneputzen zwar die Pellikel von den Zähnen entfernt, nicht aber die gesamte Säure des Speichels in der Mundhöhle, der dann die Zähne angreifen kann. Lagern sich Mineralien (Kalkabscheidungen) in die Plaque mit ein, entsteht **Zahnstein.**

Ohrspeicheldrüse

Die **Glandula parotidea** liegt in der Regio parotideomasseterica und wird von einer derben Faszie **(Fascia parotidea)** umhüllt, die die Parotisloge begrenzt. Am Hinterrand des Ramus mandibulae teilt sich die Fascia masseterica in ein oberflächliches und ein tiefes Blatt. Das tiefe Blatt begrenzt nach medial das Spatium parapharyngeum (➤ Abb. 9.144), das oberflächliche Blatt der Fascia masseterica geht am Hinterrand des M. masseter in die Fascia parotidea über. Vorne liegt die Glandula parotidea auf dem M. masseter, kranial reicht sie bis zum Arcus zygomaticus, hinten grenzt sie an den äußeren Gehörgang, den Tragus und den Proc. mastoideus, kaudal bedeckt sie den oberen Teil des M. sternocleidomastoideus.

Der größte Teil der Drüse liegt hinter dem Ramus mandibulae und reicht nach medial bis zum M. pterygoideus medialis und dem Proc. styloideus (➤ Abb. 9.144). Der Ausführungsgang (**Ductus parotideus,** STENSEN-Gang) zieht über den M. masseter, durchbricht den M. buccinator und mündet an der **Papilla parotidea,** gegenüber dem 2. oberen Molaren. Häufig wird der Ductus parotideus von weiterem versprengtem Drüsengewebe umgeben. Diese Drüsenanteile werden als **Glandulae parotideae accessoriae** bezeichnet.

Der N. facialis [VII] strahlt von dorsal in die Drüse ein und bildet innerhalb der Drüse den Plexus parotideus. Durch den Plexus parotideus wird die Drüse in eine **Pars superficialis** und eine **Pars profunda** unterteilt. Im retromandibulären Abschnitt der Glandula parotidea liegen die A. carotis externa, die V. retromandibularis, der N. auriculotemporalis und der Stamm des N. facialis [VII]. Im vorderen Abschnitt verlaufen die A. transversa faciei sowie der Ductus parotideus, der die Drüse nach vorne hin verlässt.

Klinik

Nach außen ist die Parotisloge durch die eng anliegende Fascia parotidea gut abgegrenzt, sodass sich Entzündungen und Tumoren nur schwer ausbreiten können. **Entzündungsprozesse (Parotitis)** breiten sich nach medial in das Spatium parapharyngeum aus. Andererseits können Infektionen der Tonsillen in das Spatium parapharyngeum durchbrechen. Über die A. carotis externa und die V. retromandibularis besteht eine Verbindung zum Gefäß-Nerven-Strang des Halses bis zum Mediastinum. **Eitrige Prozesse in der Parotisloge** bzw. dem Spatium parapharyngeum können sich daher bis in das Mediastinum ausbreiten.

Parotistumoren erfordern oft eine operative Behandlung. Dabei werden sympathische und parasympathische Nervenfasern innerhalb des Drüsengewebes durchtrennt. Im Rahmen der anschließenden Regeneration können parasympathische Nervenfasern Anschluss an ehemals sympathisch innervierte Schweißdrüsen der Haut oberhalb der Parotis gewinnen und zum **gustatorischen Schwitzen (FREY-Syndrom)** führen. Dies ist möglich, da der Neurotransmitter an den postganglionären Synapsen von Sympathikus und Parasympathikus jeweils Azetylcholin ist. Jedes Mal, wenn der Parasympathikus jetzt aktiviert wird, z. B. wenn die betroffene Person Hunger hat und etwas zu essen sieht, kommt es dabei zur Schweißdrüsenaktivierung mit Schweißbildung auf der Wange.

Bösartige **Parotistumoren** können zur peripheren Fazialisparese führen; gutartige Tumoren tun dies nomalerweise nicht.

Mumps (Ziegenpeter, Parotitis epidemica) ist eine akute systemische Viruserkrankung (meist im Kindesalter), bei der es zu einer starken Schwellung der Drüse innerhalb der Parotisfaszie kommt. Dies ist für die Betroffenen außerordentlich schmerzhaft.

Das **SJÖGREN-Syndrom** ist eine chronische Entzündung der Drüsen des Kopf-Hals-Bereichs, aber besonders der Speicheldrüsen. Man unterscheidet primäre von sekundären SJÖGREN-Syndromen. Im Vordergrund der Erkrankung steht eine Sicca-Symptomatik, worunter man die Trockenheit von Mund **(Xerostomie)** und Augenoberfläche **(Xerophthalmie)** versteht. Die Speicheldrüsen, insbesondere die Glandula parotidea, kann geschwollen sein.

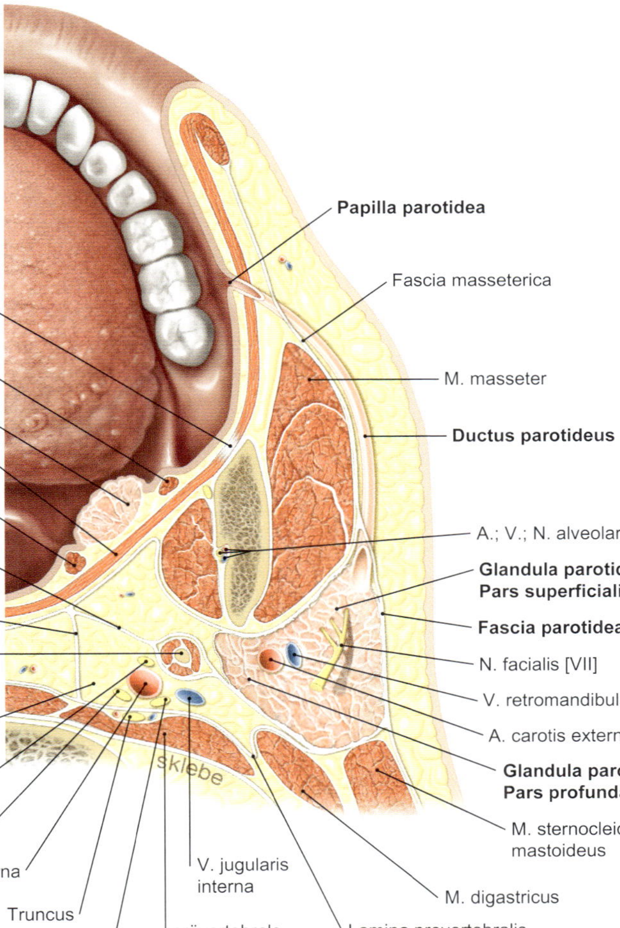

Abb. 9.144 Horizontalschnitt durch die Parotisloge in Höhe des Foramen mandibulae mit Darstellung der Faszien der Parotisloge. [S700-L238]/[G1086]

Unterkieferdrüse

Die **Glandula submandibularis** liegt im **Trigonum submandibulare (Spatium submandibulare),** das vom Corpus mandibulae lateral, dem Venter anterior des M. digastricus medial und dem Venter posterior des M. digastricus nach okzipital hin begrenzt wird. Das Dach des Trigonum submandibulare wird durch den M. mylohyoideus gebildet. Der Drüsenkörper biegt zusammen mit dem Ductus submandibularis hakenförmig um den Hinterrand des M. mylohyoideus um und verbindet so das Trigonum submandibulare mit dem Spatium sublinguale (➤ Abb. 9.145). Das Trigonum submandibulare und das Spatium sublinguale haben hinten Anschluss an den Gefäß-Nerven-Strang des Halses. Der **Ductus submandibularis (WHARTON-Gang)** ist von Drüsengewebe umgeben und liegt auf dem Diaphragma oris, wo er medial neben der Glandula sublingualis zur Caruncula sublingualis zieht. Der Drüsenausführungsgang wird vom N. lingualis sowie von der A. und V. sublingualis begleitet. Die A. lingualis liegt zunächst lateral des Drüsenausführungsgangs, unterkreuzt diesen dann und tritt anschließend medial in die Zunge ein.

Klinik

Im Ausführungsgangsystem der Glandula submandibularis kommt es manchmal zur **Speichelsteinbildung (Sialolith).** Durch Zusammenlagerung von Salzen und einen eingedickten Speichel bilden sich Kristallisationskeime, die zu einem Sialolithen heranwachsen und den Ausführungsgang vollständig verlegen können. Beim Essen schwillt die Drüse dann jedes Mal an (Tumor salivaris) und schmerzt (Speichelsteinkolik). **Fehlbildungen der Hauptausführungsgänge,** besonders des Ductus submandibularis, können zu einer mit Speichel gefüllten Retentionszyste (Ranula) führen.

Unterzungendrüse

Die **Glandula sublingualis** liegt unmittelbar unter der Schleimhaut des Mundbodens im Spatium sublinguale auf dem M. mylohyoideus (➤ Abb. 9.145). Der Drüsenkörper bildet die Plica sublingualis im Mundboden, auf der mehrere kleine Ausführungsgänge **(Ductus sublinguales minores)** der Glandula sublingualis münden. Medial liegt die Drüse den Mm. geniohyoideus, genioglossus und hyoglossus an. Hinten grenzt die Glandula sublingualis an die Glandula submandibularis (➤ Abb. 9.145). Außer den kleinen Ausführungsgängen besitzt die Glandula sublingualis einen großen Ausführungsgang **(Ductus sublingualis),** der sich mit dem Ductus submandibularis zusammenschließt und an der Caruncula sublingualis mündet.

Leitungsbahnen

Glandula parotidea

Die Glandula parotidea wird über die **A. temporalis superficialis,** einen Ast der A. carotis externa, mit Blut versorgt. Das venöse Blut fließt über die **Vv. parotideae,** die den Plexus pterygoideus bilden, in die V. facialis.

Die **Lymphe** wird über Nodi lymphoidei parotidei superficiales und profundi in die Nodi lymphoidei cervicales superficiales abtransportiert.

Die **parasympathische Innervation** erfolgt über die **JACOBSON-Anastomose.** Die Nervenzellkörper liegen im Nucleus salivatorius inferior, die Nervenfasern verlaufen mit dem **N. glossopharyngeus [IX]** über N. tympanicus, Plexus tympanicus und N. petrosus minor zum Ganglion oticum. Die dort umgeschalteten, postganglionären Fasern schließen sich dem N. auriculotemporalis (Ast aus [V/3]) an, erreichen über ihn die Parotisloge und verzweigen sich als Plexus parotideus im Drüsenparenchym. Dabei begleiten sie abschnittsweise die Äste des N. facialis [VII] in der Glandula parotidea (➤ Abb. 9.146). Die **sympathische Innervation** geht vom Ganglion cervicale superius aus. Die postganglionären sympathischen Fasern ziehen mit den Ästen der A. carotis externa in die Drüse.

Glandula submandibularis

Die Glandula submandibularis wird über die **A. facialis** und die **A. lingualis** aus der A. carotis externa mit Blut versorgt. Das venöse Blut fließt über die **V. submentalis,** die in die V. facialis mündet, ab. Von hier wird das Blut in die V. jugularis interna drainiert.

Die **Lymphe** wird in die direkt benachbarten Nodi lymphoidei submandibulares transportiert und von hier zu den Nodi lymphoidei cervicales superficiales und profundi.

Die **parasympathische sekretorische Innervation** der Drüse erfolgt aus dem Nucleus salivatorius superior über den N. intermedius des N. facialis [VII]. Dieser gibt vor dem Foramen stylomastoideum rückläufig die Chorda tympani ab, die durch das Mittelohr zur Schädelbasis zieht, meist die Fissura sphenopetrosa penetriert und hinter dem Kiefergelenk kaudalwärts in den N. lingualis einstrahlt. Vom N. lingualis ziehen die Rr. ganglionares zum Ganglion submandibulare, in dem die Umschaltung auf die postganglionären Fasern erfolgt (➤ Abb. 9.146; s. a. Hinweis unten). Die **sympathische Innervation** erfolgt über das Ganglion cervicale superius. Von hier aus ziehen die postganglionären Fasern zusammen mit der A. submandibularis, einem kurzen Ast aus der A. submentalis in die Drüse.

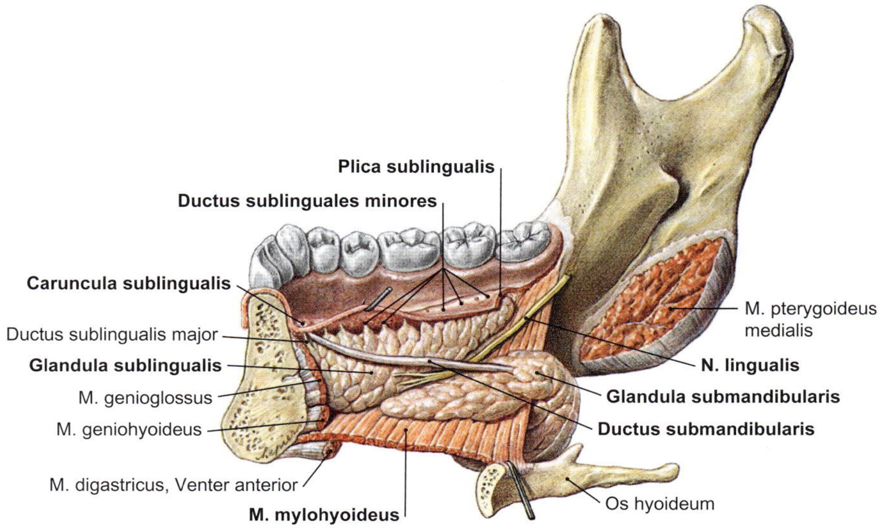

Abb. 9.145 Glandula submandibularis und Glandula sublingualis der rechten Seite. [S700]

Glandula sublingualis

Die Glandula sublingualis wird über die **A. lingualis,** aus der als kleiner Ast die **A. sublingualis** abgeht, mit Blut versorgt. Die A. lingualis entspringt aus der A. carotis externa. Die venöse Entsorgung erfolgt über die **V. sublingualis,** die in die V. lingualis mündet. Von hier wird das Blut in die V. jugularis interna drainiert.

Wie bei der Glandula submandibularis wird die **Lymphe** in die direkt benachbarten Nodi lymphoidei submandibulares transportiert und von hier zu den Nodi lymphoidei cervicales superficiales und profundi.

Die gängige anatomische Literatur lehrt die **parasympathische sekretorische Innervation** der Glandula submandibularis und der Glandula sublingualis über präganglionäre parasympathische Fasern, deren Neurone im Nucleus salivatorius superior über die Chorda tympani und den N. lingualis sowie von diesem abzweigende Fasern das Ganglion submandibulare erreichen, hier auf postganglionäre Fasern umgeschaltet werden, sich wieder dem N. lingualis anschließen und so die beiden Drüsen innervieren (➤ Abb. 9.146). Diese gängige Darstellung wird in diesem Lehrbuch zwar in allen Kapiteln beibehalten, ist aber vereinfacht und nicht ganz korrekt. Der derzeitige Kenntnisstand ist unten im Kommentar dargestellt. Die **sympathische Innervation** der Glandula sublingualis entspricht derjenigen der Glandula submandibularis.

Hinweis: Fast in Vergessenheit geratene ältere Untersuchungen und darauf aufbauende jüngste Forschungen zeigen eine komplexere parasympathische Innervation. Danach liegt am seitlichen Zungengrund ein weiteres parasympathisches paariges Ganglion (somit gibt es nicht nur 4, sondern 5 paarige parasympathische Ganglien im Kopf), das als Ganglion sublinguale bezeichnet wird. Das Ganglion sublinguale wird von präganglionären Nervenfasern angesteuert, deren Neurone im Nucleus salivatorius inferior liegen. Wie die parasympathischen Fasern für die Glandula parotis ziehen sie über den N. petrosus profundus zum Ganglion oticum, in dem sie aber nicht umgeschaltet werden, sondern das sie durchqueren, um sich dem N. mandibularis [V/3] anzuschließen. Über den N. alveolaris inferior gelangen sie zum N. mylohyoideus und über von diesem abgehende Fasern zum Ganglion sublinguale (gepunktete Linie in ➤ Abb. 9.146). Dort werden sie auf postganglionäre Fasern umgeschaltet und erreichen die Glandula submandibularis und die Glandula sublingualis. Beide Drüsen besitzen dadurch eine Doppelinnervation parasympathischer Fasern aus den Nuclei salivatorius superior und inferior, die auf unterschiedlichen Wegen die beiden Drüsen erreichen. Die Bedeutung der Doppelinnervation ist nicht geklärt, die Existenz beider Wege ist aber gesichert.

Klinik

Im Rahmen von Nierenerkrankungen kann es dazu kommen, dass harnpflichtige Stoffe über die Speicheldrüsen ausgeschieden werden.
Strahlentherapie zur Behandlung von Tumoren des Kopf-Hals-Bereichs oder radioaktive Strahlung kann zum **Sicca-Syndrom (trockener Mund)** mit Schluck- und Sprachschwierigkeiten führen.

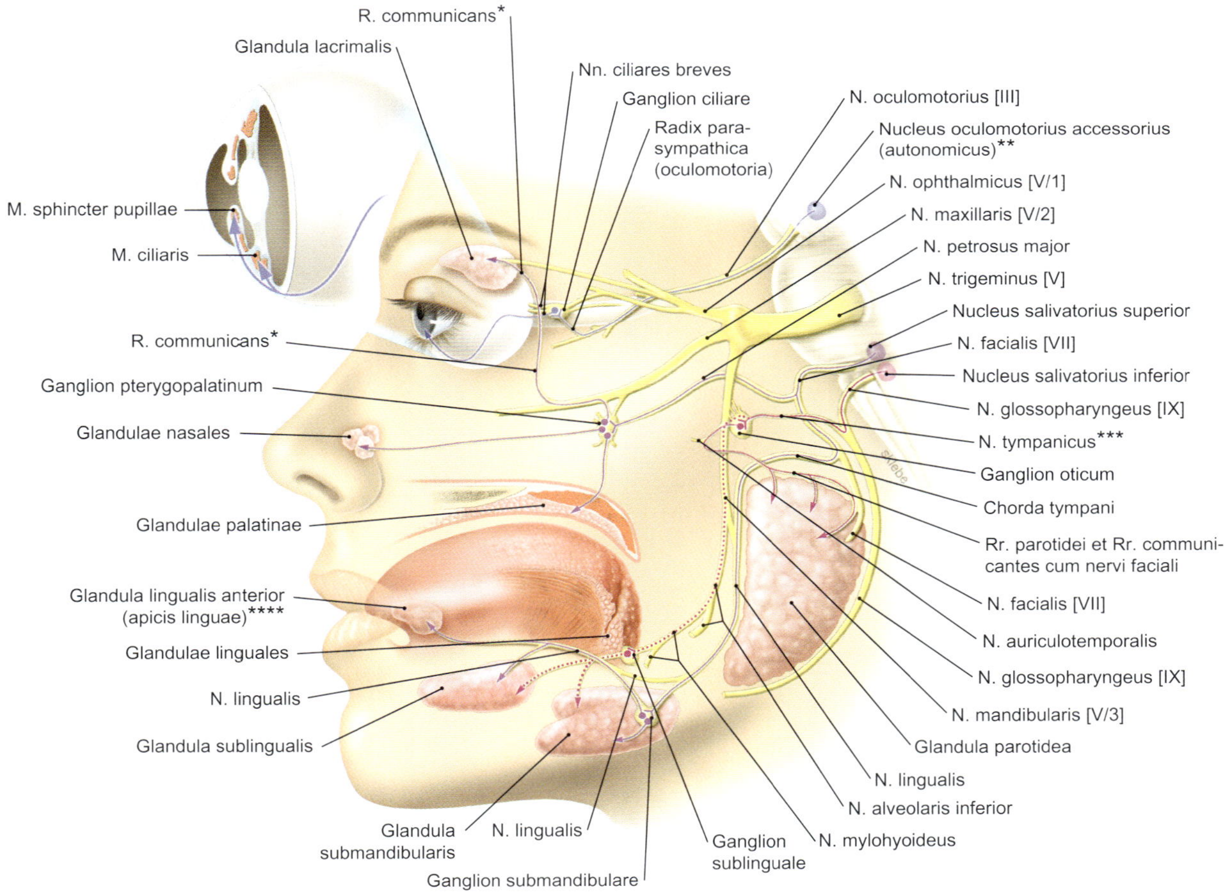

Abb. 9.146 Parasympathische Innervation der Drüsen des Kopfes. Die Grafik ist insofern vereinfacht, als die präganglionären Fasern vom Nucleus salivatorius inferior (gepunktete Linie) nicht nur das Ganglion sublinguale erreichen, sondern auch das Ganglion submandibulare.
* Tränendrüsenanastomose, ** EDINGER-WESTPHAL-Kern, *** JACOBSON-Nerv, **** BLANDIN-NUHN-Drüse. [S700-L238]

10 Hals

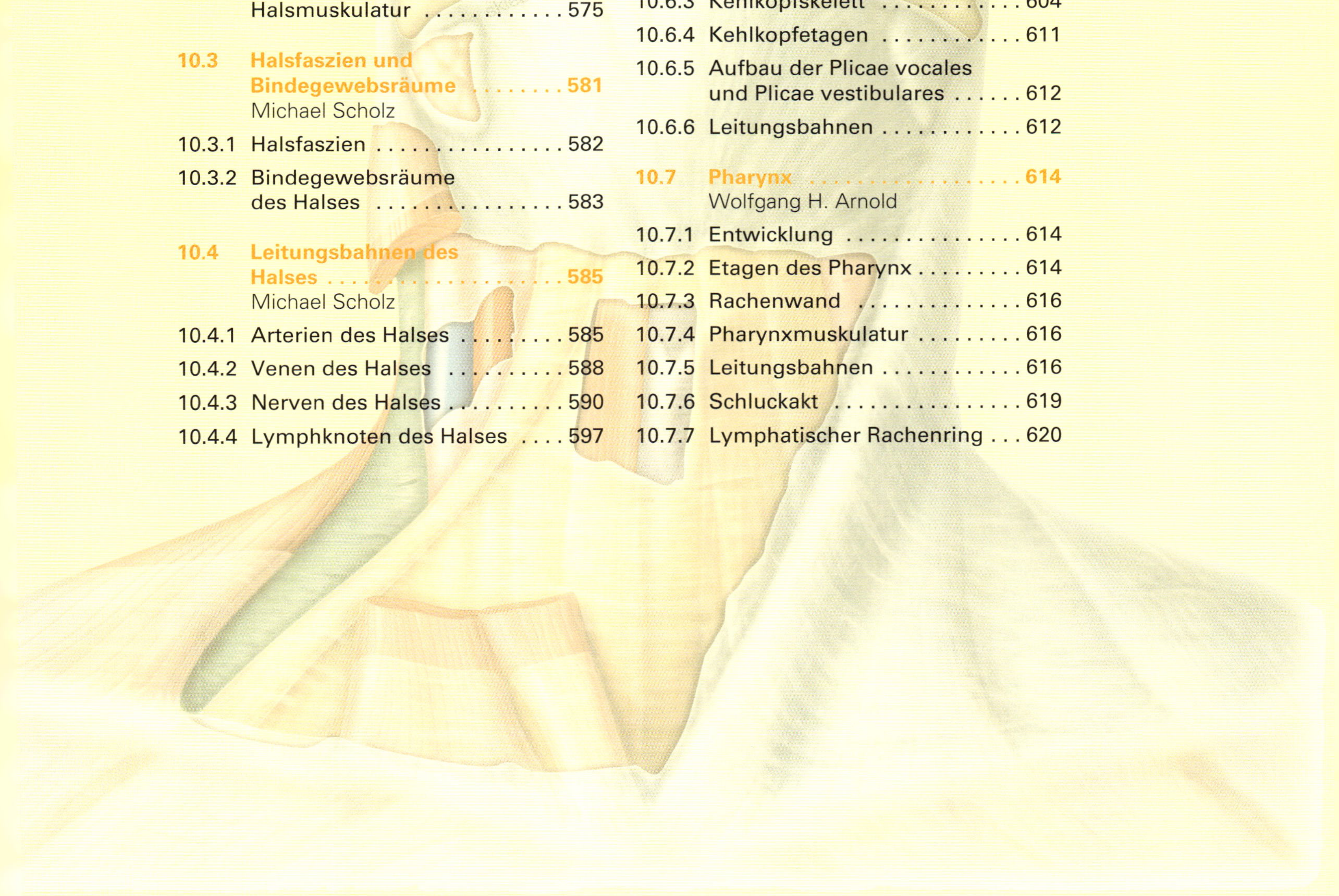

KLINISCHER FALL

Halszyste

Anamnese

Ein Vater stellt sich mit seiner 12-jährigen Tochter beim Kinderarzt vor. Die Tochter klagt schon seit einiger Zeit über eine immer wiederkehrende Schwellung mit Druckgefühl an der linken Halsseite. Bislang war diese Schwellung immer ohne ärztliche Behandlung zurückgegangen. Seit über einer Woche besteht die Schwellung nun aber permanent und geht mit zunehmenden Schmerzen, einer deutlichen Hautrötung an dieser Stelle und erhöhter Temperatur einher.

Weitere Diagnostik und Diagnose

Zur Abklärung der Verdachtsdiagnose laterale Halszyste überweist der Kinderarzt das Mädchen zu einem Hals-Nasen-Ohren-Arzt, der eine Ultraschalluntersuchung durchführt und eine Magnetresonanztomografie (MRT) des Halses veranlasst. Dabei kann eine laterale Halszyste am Vorderrand des linken M. sternocleidomastoideus zweifelsfrei dargestellt und von anderen möglichen Schwellungen abgegrenzt werden. Halszysten (geschlossen) bzw. Halsfisteln (die Haut perforierend) entstehen durch angeborene Fehlentwicklungen der Halseingeweide. Man unterscheidet dabei mittig gelegene (mediane) Halszysten von seitlichen (lateralen) Halszysten. Eine laterale Halszyste ist das Ergebnis einer fehlerhaften Rückbildung der embryonalen Kiemenbogenanlage in diesem Bereich (Sinus cervicalis). In den meisten Fällen liegen laterale Halszysten deshalb am seitlichen Hals oberhalb des M. sternocleidomastoideus.

Therapie

Die akute Entzündung wird zunächst mit einem Antibiotikum sowie schmerz- und fiebersenkenden Medikamenten behandelt. Weil die Infektion aber wahrscheinlich erneut auftreten wird oder sich eine Fistel bilden kann, sollte die Halszyste operativ entfernt werden. Normalerweise handelt es sich bei dieser Operation um einen komplikationsarmen Routineeingriff. Allerdings muss sehr genau darauf geachtet werden, das gesamte Zystengewebe vollständig zu entfernen, damit es keine Rezidive gibt. Nachdem sich die Eltern zur Operation entschlossen hatten, wurde das Mädchen kurze Zeit später operiert. Nach der Operation blieb sie über Nacht zur Beobachtung auf Station und wurde am nächsten Tag nach Hause entlassen. Seitdem ist die Wunde gut verheilt und es sind keine weiteren Beschwerden mehr aufgetreten.

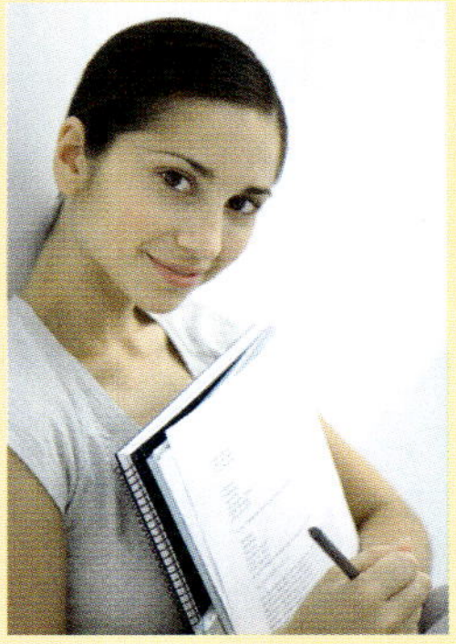

Du absolvierst gerade dein Pädiatrie-Blockpraktikum und bist bei der Untersuchung einer kleinen Patientin mit Verdacht auf eine laterale Halszyste dabei. Da du diesen Fall spannend findest und ihn gerne für die Patientenvorstellung im Pädiatrie-Seminar nutzen würdest, machst du dir Notizen.

Vom Kinderarzt zum HNO

A.: 12-jährige Patientin mit wiederkehrender Schwellung und Druckgefühl im Bereich der linken Halsseite, bisher seien die Schwellungen immer von allein zurückgegangen

Aktuell: permanente Schwellung seit über 1 Woche, zunehmend Schmerzen, deutliche Hautrötung, erhöhte Temperatur.

Verdachtsdiagnose: laterale Halszyste

CAVE! Unterschied mediane und laterale Halszysten?!?

Weiteres Proc.: Überweisung zum HNO-Arzt (Sono?)

Zu Hause nachlesen: Ät., Patho, Klinik, Dx., Therapie!!!

Der **Hals (Collum, Cervix)** ist das röhrenförmige und bewegliche Verbindungsstück zwischen Kopf und Oberkörper. Knöcherne Grundlage ist die Halswirbelsäule, auf welcher der Kopf sitzt. Die Anordnung und Struktur der Kopfgelenke ermöglicht die freie Drehung des Kopfes gegenüber dem Rumpf um nahezu 90° auf jeder Seite. Entwicklungsgeschichtlich ist dies erst seit etwa 370 Millionen Jahren möglich, zu einer Zeit, als die ersten Amphibien den festen Erdboden eroberten. Im Vergleich dazu sind Kopf und Wirbelsäule bei den Fischen auch heute noch gegeneinander unbeweglich. Allerdings ist der Hals mit seinen Strukturen in seiner Phylogenese nicht als grundlegend neue Idee zu verstehen. Tatsächlich drückt das Bild einer quasi in die Länge gezogenen Kopf-Rumpf-Grenze diesen Teil des Körpers am verständlichsten aus. Unter diesem Gesichtspunkt erklärt sich auch, warum beispielsweise Nerven des Kopfes auch an der Innervation von Schultermuskeln beteiligt sind und wie es sein kann, dass die obere Extremität von Nerven versorgt wird, die aus der Halswirbelsäule austreten. Der Hals ist aber nicht nur reines Verbindungsstück, sondern enthält auch Organe wie die Schilddrüse, die Nebenschilddrüsen und den Kehlkopf.

Klinik

Verletzungen im Halsbereich sind grundsätzlich als sehr gefährlich anzusehen, da neben der Halswirbelsäule in den Weichteilen viele wichtige Strukturen verlaufen, wie große Blutgefäße und Nervenbahnen sowie der Luft- und der Speiseweg.

10.1 Überblick

Michael Scholz

Kompetenzen

Nach Bearbeitung dieses Lehrbuchkapitels sollten Sie in der Lage sein:

- den anatomischen Aufbau des Halses zu beschreiben und dessen Inhaltsstrukturen zu benennen
- die verschiedenen Regionen des Halses topografisch korrekt zu beschreiben und ihre Begrenzungen klar zu definieren

10.1.1 Oberflächenanatomie des Halses

Form und Aussehen des Halses werden in erster Linie von der mehr oder weniger stark ausgeprägten Halsmuskulatur, der Größe und Form von Schilddrüse (Glandula thyroidea) und Kehlkopf (Larynx) sowie der Verteilung des subkutanen Fettgewebes bestimmt. Kranial zeigt sich ein längsovaler, kaudal ein eher querovaler Halsquerschnitt. Beim Mann ist der **Schildknorpel (Cartilago thyroidea)** des Kehlkopfes als Adamsapfel **(Prominentia laryngea)** deutlich zu erkennen und tastbar (➤ Tab. 10.1). Bei Frauen und Kindern hebt sich diese Struktur hingegen kaum vom Halsrelief ab. Die Position des Zungenbeins **(Os hyoideum)** kann durch eine quer verlaufende Hautfalte oberhalb des Kehlkopfs bestimmt werden, die auch die äußerlich sichtbare Grenze zwischen Mundboden und Hals darstellt.

Die **knöchernen Begrenzungen** des Halses sind nach kranial der Unterkiefer (Mandibula) und das Hinterhauptsbein (Os occipitale), nach kaudal die Schlüsselbeine (Claviculae) und die Oberkante der Schulterblätter (Scapulae). Durch die obere Thoraxapertur, einen gelenkig miteinander verbundenen knöchernen Ring aus Brustbein (Sternum), erstem Rippenpaar und erstem Brustwirbel, geht der

Tab. 10.1 Leicht tastbare Strukturen und Knochenpunkte in der Halsregion.

Anatomische Struktur	Palpierbarer Anteil
Unterkiefer (Mandibula)	Unterrand
Os temporale	Proc. mastoideus
Os occipitale	Protuberantia occipitalis externa
Brustbein (Sternum)	Oberrand
Schlüsselbein (Clavicula)	Oberrand
Schulterblatt (Scapula)	Acromion
Os hyoideum	• Corpus • Cornu majus ossis hyoidei
Kehlkopf (Larynx)	• Cartilago thyroidea • Cartilago cricoidea
Luftröhre (Trachea)	Ringknorpel
Drosselgrube (Fossa jugularis)	
VII. Halswirbel; Vertebra prominens	Proc. spinosus

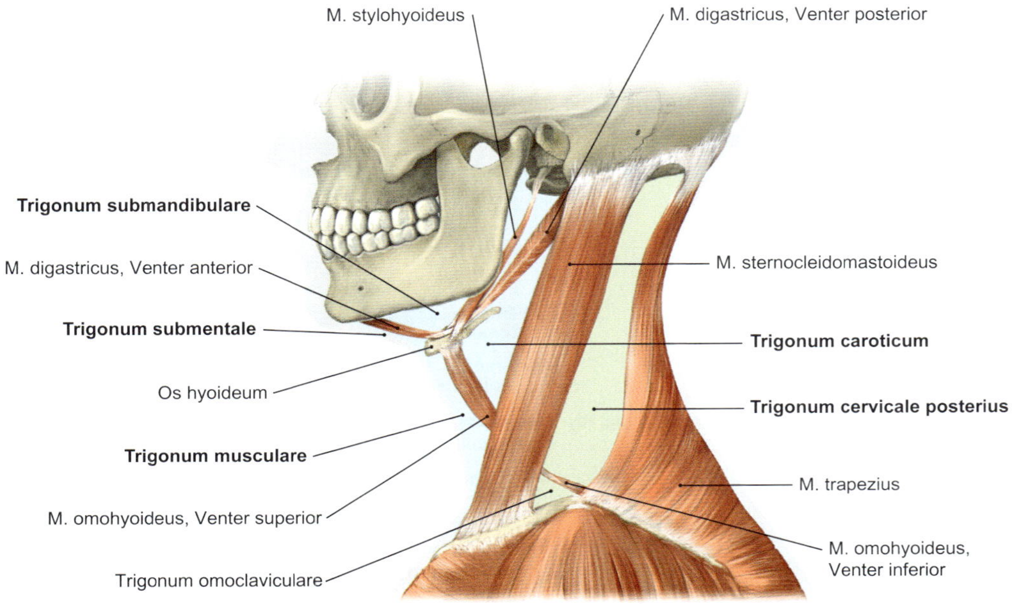

Abb. 10.1 Vordere (blau) und seitliche (grün) Halsregion von links lateral (Schema). Die 4 Abschnitte des vorderen Halsdreiecks sind mit den sie begrenzenden Strukturen ebenfalls dargestellt. [S700-L266]

Hals kaudal per Definition in das Mediastinum des Thorax über. An der Basis der vorderen Halsregion, gleich über dem Brustbein, befindet sich als deutlich erkennbare Vertiefung die **Drosselgrube (Fossa jugularis).** Durch leichten Druck in diesem Bereich kann man direkt unter der Haut gut die oberen Knorpelspangen der Luftröhre (Trachea) tasten. Dorsal der luftleitenden Wege (Larynx, Trachea) liegen im Hals die zervikalen Abschnitte des Verdauungstrakts (Pharynx, Oesophagus) und dahinter die Halswirbelsäule.

10.1.2 Regionen des Halses und Halsdreiecke

Der Hals kann grundsätzlich in 4 große Regionen **(Regiones cervicales)** eingeteilt werden:

- Regio cervicalis anterior
- Regio sternocleidomastoidea
- Regio cervicalis lateralis
- Regio cervicalis posterior

Zusätzlich können mehrere die jeweiligen Regionen einzeln unterteilende Halsdreiecke (Trigona cervicis) definiert werden (➤ Abb. 10.1, ➤ Tab. 10.2). Der **M. sternocleidomastoideus,** der sich im seitlichen Halsbereich als deutlicher Wulst unter der Haut darstellt, ist die prominente Struktur für die Einteilung der Halsregionen. Der Muskel entspringt am Manubrium sterni (Caput sternale) und am sternalen Ende der Clavicula (Caput claviculare) und zieht nach kranial hinten zum Proc. mastoideus des Os temporale und der Linea nuchalis superior. Der seitliche Halsbereich, der von diesem Muskel geprägt wird, wird als **Regio sternocleidomastoidea** bezeichnet. Medial der beiden Mm. sternocleidomastoidei befindet sich das **vordere Halsdreieck (Regio cervicalis anterior; Trigonum cervicale anterius).** Diese Region (➤ Abb. 10.1, blau) lässt sich topografisch aufgrund der tiefer liegenden Strukturen in weitere kleinere Halsdreiecke unterteilen (➤ Tab. 10.2). Lateral des M. sternocleidomastoideus und zusätzlich nach hinten durch den Vorderrand des M. trapezius und nach kaudal durch das mittlere Drittel der Clavicula begrenzt, liegt das **laterale Halsdreieck (Regio cervicalis lateralis; Trigonum cervicale posterius).** Hier (➤ Abb. 10.1, grün) verläuft im unteren Bereich der Venter inferior musculi omohyoidei, wodurch ein weiteres Dreieck, das **Trigonum omoclaviculare (Fossa supraclavicularis major),** entsteht (➤ Abb. 10.1). Die **hintere Halsregion schließlich (Regio cervicalis posterior)** wird vornehmlich durch die kompakte und kräftig ausgebildete Nackenmuskulatur geprägt.

Tab. 10.2 Unterteilung der Regio cervicalis anterior in ihre Trigona mit deren jeweiligen Begrenzungen.

Unterteilung	Begrenzung
Trigonum submandibulare (paarig)	• Unterrand der Mandibula • Venter anterior und Venter posterior des M. digastricus
Trigonum submentale (unpaar)	• Venter anterior des M. digastricus • Os hyoideum
Trigonum caroticum (paarig)	• Venter posterior des M. digastricus • M. stylohyoideus • Venter superior des M. omohyoideus • Vorderrand des M. sternocleidomastoideus
Trigonum musculare (paarig)	• Os hyoideum • Venter superior des M. omohyoideus • Vorderrand des M. sternocleidomastoideus • Mittellinie des Halses

10.2 Bewegungsapparat des Halses

Michael Scholz

Kompetenzen

Nach Bearbeitung dieses Lehrbuchkapitels sollten Sie in der Lage sein:

- den aktiven und passiven Bewegungsapparat des Halses im Einzelnen zu benennen und deren Strukturen sowie Funktionen einander zuzuordnen

Auch am Hals kann man die Anteile des Bewegungsapparats in passive und aktive Elemente einteilen.

10.2.1 Passive Anteile

Zu den passiven Anteilen zählen die Halswirbelsäule mit ihren gelenkigen Verbindungen, den Zwischenwirbelscheiben und Bändern (➤ Kap. 3.3.2) und das **Zungenbein (Os hyoideum)** mit seinen Bandverbindungen. Das Zungenbein ist ein hufeisenförmig gebogener, etwa 3–5 cm großer Knochen, der aus einem Körper (Corpus ossis hyoidei) sowie 2 großen (Cornua majora) und 2 kleineren Höckern (Cornua minora) besteht (➤ Abb. 10.2). Der Zungenbeinkörper und die Cornua majora sind normalerweise leicht von außen tastbar.
An ihnen entspringt der mittlere Schlundschnürer **(M. constrictor pharyngis medius).** Das Zungenbein hat keine Verbindung zu anderen knöchernen Strukturen und ist zwischen der Mundbodenmuskulatur (suprahyale Muskulatur) und der infrahyalen Muskulatur eingespannt. Dadurch ist es innerhalb dieser Muskelschlinge beweglich aufgehängt. Durch das **Lig. stylohyoideum** ist das Zungenbein mit der Schädelbasis (Os temporale) verbunden. Das Band verhindert, dass das Os hyoideum unter die Ebene des IV. Halswirbels gezogen wird, und kann mit zunehmendem Alter ganz oder teilweise verknöchern. Über die **Membrana thyrohyoidea** ist das Zungenbein mit dem Schildknorpel (Cartilago thyroidea) des Kehlkopfs verbunden (➤ Abb. 10.3, auch ➤ Kap. 10.6.3). Die

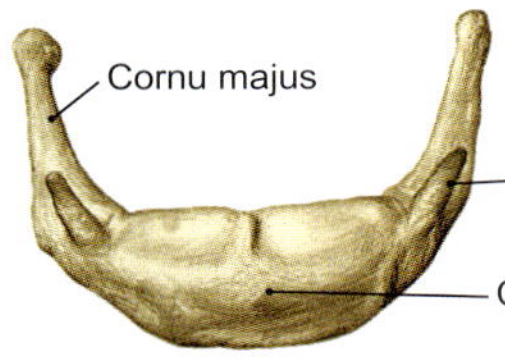

Abb. 10.2 Zungenbein (Os hyoideum). Ansicht von vorne oben. [S700]

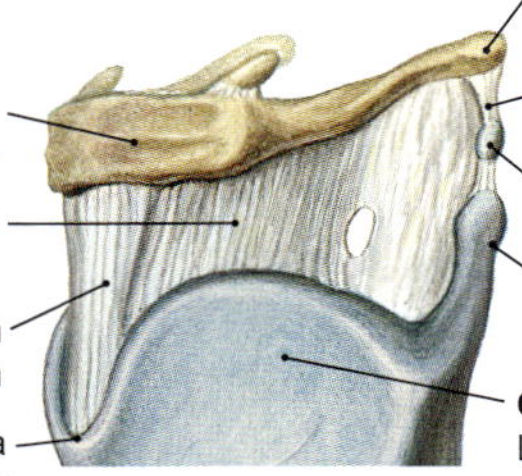

Abb. 10.3 Bandverbindungen zwischen dem Zungenbein (Os hyoideum) und dem Schildknorpel (Cartilago thyroidea) des Kehlkopfes. [S700]

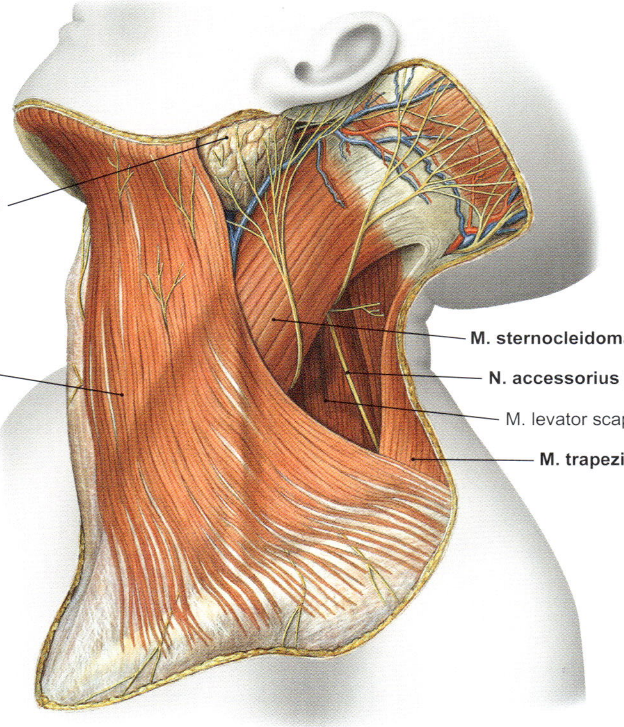

Abb. 10.4 Oberflächliche Muskulatur des Halses in der vorderen und seitlichen Halsregion. Ansicht von links, lateral. [S700]

Membran wird mittig durch das **Lig. thyrohyoideum medianum** verstärkt, das von der Incisura thyroidea superior zum Corpus ossis hyoidei zieht. Der verstärkte Hinterrand der Membrana thyrohyoidea wird als **Lig. thyrohyoideum laterale** bezeichnet und umschließt in seinem Verlauf vom Cornu majus ossis hyoidei zum Cornu superius des Schildknorpels ein kleines, wenige Millimeter großes elastisches Knorpelstück **(Cartilago triticea).**

Klinik

Bei einer **Fraktur des Zungenbeins** durch Gewalteinwirkung (z. B. Würgegriff) können Teile des Zungenbeins auf den Kehlkopf absinken und den Schluckakt behindern (Aspirationsgefahr).

10.2.2 Aktive Anteile – Halsmuskulatur

Der aktive Bewegungsapparat wird durch die Hals- und Nackenmuskulatur gebildet. Topografisch betrachtet gehören die Nackenmuskulatur und auch der M. trapezius zur Halsmuskulatur. Funktionell ist der M. trapezius aber Teil der Schultergürtelmuskulatur und die Nackenmuskulatur ist als Teil der autochthonen Rückenmuskulatur (M. erector spinae) anzusehen.
Die Halsmuskulatur lässt sich in eine oberflächliche, eine mittlere und eine tiefe Muskelschicht gliedern (➤ Tab. 10.3).

Tab. 10.3 Schichtengliederung der Halsmuskulatur.

Oberflächliche Muskelschicht	Mittlere Muskelschicht	Tiefe Muskelschicht
• Platysma • M. sternocleidomastoideus	• suprahyale Muskeln • infrahyale Muskeln	• Mm. scaleni • prävertebrale Muskeln

Oberflächliche Schicht der Halsmuskulatur

Zu den oberflächlichen Halsmuskeln zählen das Platysma und der M. sternocleidomastoideus.

Platysma

Das **Platysma** befindet sich als dünne und breitflächige Muskelplatte direkt unter der Haut. Es gehört zur mimischen Muskulatur und hat keine Faszie. Das Platysma erstreckt sich vom Unterrand der Mandibula über die Clavicula bis auf den oberen Brustbereich des Thorax. In seinem Verlauf bedeckt es die oberflächlichen Halsvenen und einen großen Teil des M. sternocleidomastoideus. Zwischen Platysma und M. sternocleidomastoideus ist der untere Pol der Ohrspeicheldrüse (Glandula parotidea) lokalisiert (➤ Abb. 10.4). Die Ausprägung des Platysmas variiert individuell stark, selten reicht es nur bis zur Halsmitte oder fehlt ganz. Das Platysma wird vom **R. colli des N. facialis [VII]** innerviert. Dieser Nervenast geht in der Regel aus den Aufzweigungen des N. facialis [VII] innerhalb der Ohrspeicheldrüse hervor und bildet eine Nervenschlinge mit dem R. superior des N. transversus colli (aus dem Punctum nervosum cervicis, ERB-Punkt; Plexus cervicalis) (➤ Abb. 10.20). Über diese Verbindung gelangen motorische Nervenfasern über den N. transversus colli zu den weiter entfernt liegenden Abschnitten des Platysmas. Aufgrund seines Verlaufs spannt das Platysma bei Kontraktion die Haut des Halses und hat Einfluss auf die Mimik (Drohgebärde).

MERKE

Der N. transversus colli verläuft direkt transversal über den M. sternocleidomastoideus und unterhalb des Platysmas.

M. sternocleidomastoideus

Der **M. sternocleidomastoideus** (➤ Tab. 10.4, ➤ Abb. 10.20) bildet die Grenze zwischen vorderer (Regio cervicalis anterius) und seitlicher (Regio cervicalis lateralis) Halsregion. Er entspringt mit

jeweils einem Kopf am Oberrand des Manubrium sterni **(Caput sternale)** und am sternalen Ende der Clavicula **(Caput claviculare)**. Zwischen beiden Ursprungsköpfen liegt die **Fossa supraclavicularis minor** (➤ Abb. 10.5). Caput sternale und Caput claviculare vereinigen sich in ihrem Verlauf zu einem breiten Muskelbauch, der schräg vom Brustkorb zum Kopf aufsteigt und mit einer kräftigen Sehne am **Proc. mastoideus** und an der **Linea nuchalis superior** inseriert. Zwischen den beiden sternalen Köpfen des rechten und linken Muskels befindet sich die oberflächlich gut sichtbare **Fossa jugularis** (Jugulum). Der M. sternocleidomastoideus wird gemeinsam mit dem M. trapezius vom **N. accessorius [XI]** motorisch innerviert, weil beide Muskeln embryonal aus einer gemeinsamen Anlage hervorgegangen und Abkömmlinge ehemaliger Kiemenbogenmuskeln sind. Bei einseitiger Kontraktion des Muskels wird eine Seitwärtsneigung des Kopfes zur ipsilateralen und eine Drehbewegung zur kontralateralen Seite bewirkt („Kopfwender-Muskel"). Gleichzeitige Kontraktion beider Mm. sternocleidomastoidei führt zur Dorsalextension des Kopfes.
Bei fixiertem Kopf fungiert der M. sternocleidomastoideus als Atemhilfsmuskel.

Klinik

Eine einseitige Verkürzung des M. sternocleidomastoideus kann zum Bild des **muskulären Schiefhalses (Torticollis muscularis)** führen. Ursache ist meist eine angeborene Fehlentwicklung des Muskels. Allerdings können auch traumatische oder entzündliche Prozesse (Myositis) zu Vernarbungen und Verkürzungen im Muskel führen. Folge der Muskelverkürzung und der damit verbundenen Schiefstellung des Kopfes können Gesichts- und Schädelasymmetrien sein.

Mittlere Schicht der Halsmuskulatur

Die mittlere Schicht der Halsmuskulatur bilden die supra- und infrahyalen Muskeln (➤ Tab. 10.5). Beide Muskelgruppen setzen am Zungenbein an und bestimmen durch ihr Zusammenspiel die Position des Zungenbeins. Sie sind funktionell am Schluckakt und an der Sprachbildung beteiligt.

Tab. 10.4 M. sternocleidomastoideus.

Innervation	Ursprung	Ansatz	Funktion
M. sternocleidomastoideus			
N. accessorius [XI])	• Caput sternale: Oberrand des Manubrium sterni • Caput claviculare: mediales Drittel der Clavicula	Proc. mastoideus; Linea nuchalis superior	• bei einseitiger Aktivität: Seitärtsneigung des Kopfes zur ipsilateralen Seite und Drehbewegung zur kontralateralen Seite • bei beidseitiger Aktivität: Dorsalextension des Kopfes • bei fixiertem Kopf: Atemhilfsmuskel

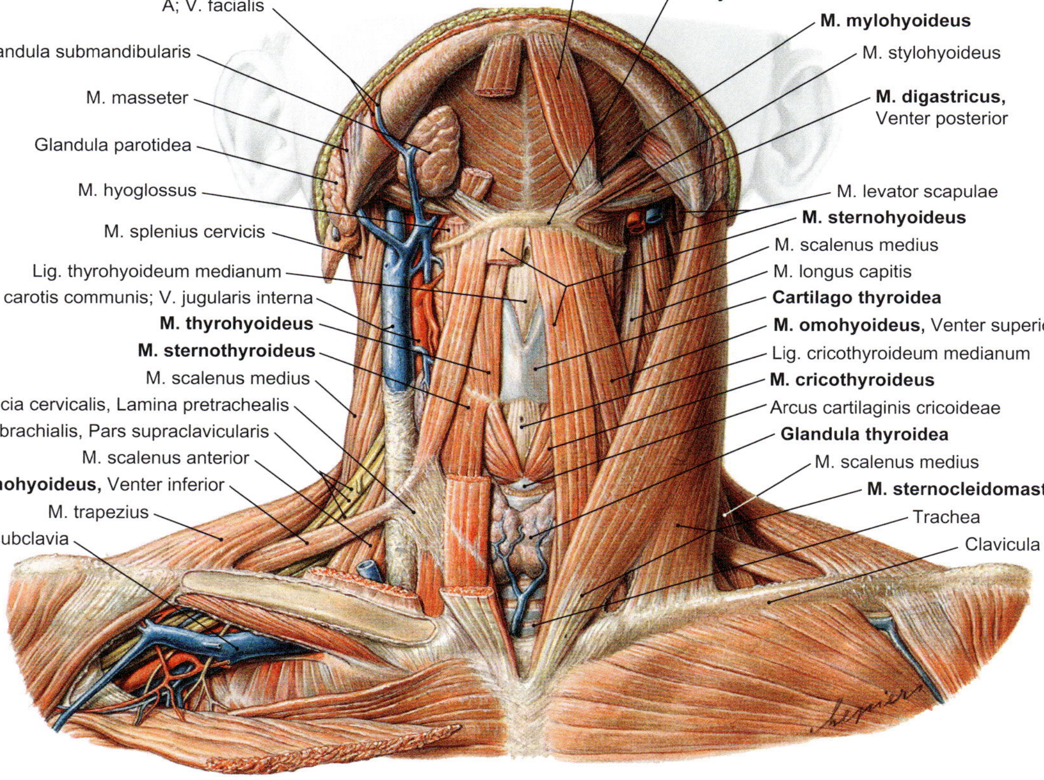

Abb. 10.5 Verschiedene Anteile der Halsmuskulatur und Halseingeweide. Ansicht von ventral. [S700]

Tab. 10.5 Suprahyale und infrahyale Muskeln.

Suprahyale Muskulatur	Infrahyale Muskulatur
• M. stylohyoideus • M. digastricus – Venter anterior – Venter posterior • M. mylohyoideus • M. geniohyoideus	• M. sternohyoideus • M. omohyoideus – Venter superior – Venter inferior • M. thyrohyoideus • M. sternothyroideus

Suprahyale Muskeln

Die unter dem Begriff suprahyale Muskulatur zusammengefassten Muskeln gehen aus verschiedenen embryonalen Strukturen hervor:

- Der **M. mylohyoideus** und der **Venter anterior des M. digastricus** bilden sich aus dem 1. Kiemenbogen.
- Der **Venter posterior des M. digastricus** und der **M. stylohyoideus** entstammen dem 2. Kiemenbogen.
- Der **M. geniohyoideus** ist Teil des Rektussystems des Halses. Er entsteht ursprünglich aus den Halssomiten.

Die unterschiedliche Herkunft der einzelnen oberen Zungenbeinmuskeln erklärt auch, warum sie von verschiedenen Nerven innerviert werden.

M. stylohyoideus

Der M. stylohyoideus (➤ Tab. 10.5) entspringt mit einer dünnen Sehne an der Basis des Proc. stylohyoideus und zieht ventrokaudal an die laterale Wand der Corpus ossis hyoidei. Unmittelbar vor seinem Ansatz am Zungenbein teilt er sich in 2 Sehnenstränge auf und umfasst die Zwischensehne des M. digastricus (Ansa tendinis), die er auf diese Weise fixiert (➤ Abb. 10.6). Während des Schluckakts zieht er das Zungenbein nach hinten oben. Er wird vom N. facialis [VII] innerviert.

M. digastricus

Der M. digastricus (➤ Tab. 10.6) hat 2 Bäuche, einen kürzeren Venter anterior und einen längeren Venter posterior, die durch eine Sehne miteinander verbunden sind. Diese wiederum ist über eine bindegewebige Schlinge (Ansa tendinis) am Corpus ossis

Tab. 10.6 Suprahyale Muskulatur.

Innervation	Ursprung	Ansatz	Funktion
M. stylohyoideus			
R. stylohyoideus des N. facialis [VII]	Proc. styloideus des Os temporale	Corpus und Cornu majus ossis hyoidei	zieht das Zungenbein bei beidseitiger Aktivität nach hinten oben
M. digastricus, Venter anterior und Venter posterior			
• Venter anterior: N. mylohyoideus aus [V/3] • Venter posterior: R. digastricus des N. facialis [VII]	• Venter anterior: Fossa digastrica mandibulae • Venter posterior: Incisura mastoidea	Zwischensehne über Bindegewebsschlinge am Cornu majus des Zungenbeins	• Zungenbein fixiert und beidseitige Aktivität: Senken (Abduktion) der Mandibula = Mundöffnung • Zungenbein fixiert und einseitige Aktivität: Mahlbewegung • Unterkiefer fixiert: Heben des Zungenbeins beim Schluckakt
M. mylohyoideus			
N. mylohyoideus des N. mandibularis [V/3]	Linea mylohyoidea der Mandibula	Raphe mylohyoidea, Corpus ossis hyoidei	• hebt den Mundboden, Mundöffnung (senkt den Unterkiefer bei beidseitiger Aktivität und fixiertem Zungenbein) • bei einseitiger Aktivität und fixiertem Zungenbein: Mahlbewegung • bei beidseitiger Aktivität und fixiertem Unterkiefer: Anheben des Zungenbeins beim Schluckakt
M. geniohyoideus			
Rr. musculares (C1–2), die mit dem N. hypoglossus [XII] verlaufen	Spina mentalis der Mandibula	Corpus ossis hyoidei	• hebt den Mundboden, Mundöffnung (senkt den Unterkiefer bei beidseitiger Aktivität und fixiertem Zungenbein) • bei einseitiger Aktivität und fixiertem Zungenbein: Mahlbewegung • bei beidseitiger Aktivität und fixiertem Unterkiefer: Anheben des Zungenbeins beim Schluckakt

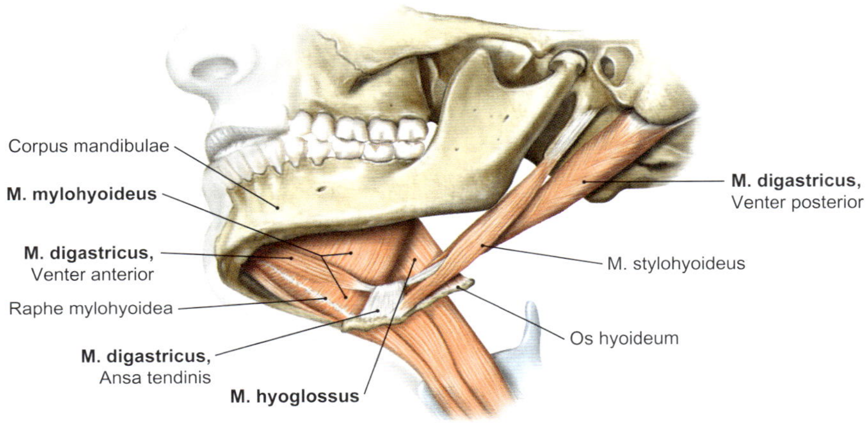

Abb. 10.6 Mundbodenregion mit suprahyaler Muskulatur. Ansicht von seitlich unten. [S700-L266]

hyoidei fixiert (➤ Abb. 10.6). Der **Venter anterior** hat seinen Ursprung in der Fossa digastrica an der Innenseite der Mandibula und wird als oberflächliche Abspaltung des M. mylohyoideus genau wie dieser vom N. mylohyoideus (N. mandibularis [V/3]) innerviert. Der **Venter posterior** entspringt an der Incisura mastoidea der medialen Seite des Proc. mastoideus (Os temporale). Dieser geht aus derselben Anlage wie der M. stylohyoideus hervor und wird demzufolge ebenfalls vom N. facialis [VII] innerviert (R. digastricus). Bei fixierter Mandibula hebt der M. digastricus das Zungenbein an (Schluckakt); bei fixiertem Zungenbein öffnet er den Mund (Senken der Mandibula).

M. mylohyoideus

Der M. mylohyoideus (➤ Tab. 10.6) entspringt an der Linea mylohyoidea der Mandibula und liegt oberhalb des Venter anterior des M. digastricus. Die breiten Muskelplatten beider Seiten vereinigen sich entlang der Mittellinie in der etwa 4–5 cm langen Raphe mylohyoidea. Die hinteren Muskelfasern inserieren am Corpus ossis hyoidei (➤ Abb. 10.5). Der M. mylohyoideus wird vom N. mylohyoideus (N. mandibularis [V/3]) innerviert und unterstützt und hebt den Mundboden.

M. geniohyoideus

Der M. geniohyoideus (➤ Tab. 10.6) liegt dem M. mylohyoideus kranial auf und zieht von der Spina mentalis des Corpus mandibulae zum Corpus ossis hyoidei. Er ist ein schmaler, paarig angelegter Muskel, dessen mediale Seiten sich in ihrem Verlauf fast berühren. Der Muskel entstammt dem Rektussystem des Halses und wird deshalb über Äste des Plexus cervicalis (C1–2) innerviert. Er hebt bei fixierter Mandibula das Zungenbein an und unterstützt bei fixiertem Os hyoideum die Mundöffnung.

Infrahyale Muskeln

Die 4 flachen Muskelpaare der infrahyalen Muskulatur setzen das Rektussystem des Rumpfes nach kranial fort. Alle liegen im Trigonum musculare der Regio cervicalis anterius, spannen sich zwischen Brustbein, Schildknorpel und Zungenbein aus und überdecken in ihrem Verlauf die Trachea, die Schilddrüse und einen großen Teil des Kehlkopfs. Sie sind in 2 Schichten gegliedert, wobei die obere Schicht vom **M. sternohyoideus** und vom **M. omohyoideus** und die untere Schicht vom **M. sternothyroideus** und vom **M. thyrohyoideus** gebildet wird (➤ Abb. 10.5). Alle infrahyalen Muskeln werden von Nervenästen des Plexus cervicalis (C1–4) innerviert, die sich zu einer Nervenschlinge, der Ansa cervicalis (profunda), zusammenlagern. Im Zusammenspiel mit den suprahyalen Muskeln bestimmt die infrahyale Muskulatur die Stellung von Zungenbein und Kehlkopf und spielt somit eine wichtige Rolle beim Schlucken und bei der Stimmbildung (Phonation).

MERKE

Die früheren Begriffe Ansa cervicalis superficialis (Anastomose des N. transversus colli mit dem R. colli des N. facialis [VII]) und Ansa cervicalis profunda (motorische Innervation der infrahyalen Muskulatur) führten häufig zu Verwechslungen. Daher spricht man nur noch von **Ansa cervicalis** und meint damit die Nervenschlinge um die V. jugularis interna, die der Innervation der infrahyalen Muskulatur dient. Da allerdings kein Begriff für die ehemalige Ansa cervicalis superficialis vorgeschlagen wurde und der Begriff nach wie vor geläufig ist, wurden die früheren Bezeichnungen in den Abbildungen beibehalten.

M. sternohyoideus

Der M. sternohyoideus (➤ Tab. 10.7) ist ein langer flacher Muskel, der von der dorsalen Seite des Manubrium sterni und am dorsalen Anteil der Articulatio sternoclavicularis entspringt und zum Unterrand des Corpus ossis hyoidei zieht. In seinem Verlauf nach kranial nähern sich die Muskeln beider Seiten bis zum Zungenbein immer weiter an, wobei die Prominentia laryngea (Adamsapfel) des Schildknorpels unbedeckt bleibt (➤ Abb. 10.5). In seinem Ursprungsbereich kann im M. sternohyoideus individuell eine Zwischensehne vorkommen.

M. omohyoideus

Der M. omohyoideus (➤ Tab. 10.7) entspringt vom Oberrand der Scapula im Bereich des Lig. transversum scapulae und setzt am Zungenbein an (➤ Abb. 10.5). Sein Ursprung ist auch der Grund für seinen Namen, der sich von der alten anatomischen Bezeichnung „Omoplata" für das Schulterblatt ableitet. Durch eine Zwischensehne gliedert sich der Muskel in 2 Muskelbäuche, einen Venter superior und einen Venter inferior. Der **Venter inferior** entspringt medial der Incisura suprascapularis an der Margo superior des Schulterblatts. In seinem Verlauf zieht er als obere Begrenzung des Trigonum omoclaviculare (Fossa supraclavicularis major) durch das laterale Halsdreieck nach vorn und setzt mit seiner Zwischensehne direkt an der Karotisscheide (Vagina carotica) an. Der

Tab. 10.7 Infrahyale Muskulatur.

Innervation	Ursprung	Ansatz	Funktion
M. sternohyoideus			
Plexus cervicalis, Ansa cervicalis (profunda)	Innenfläche des Manubrium sterni	Corpus ossis hyoidei	zieht das Zungenbein nach kaudal, fixiert das Zungenbein für die Kieferöffnung und Mahlbewegung
M. omohyoideus			
Plexus cervicalis, Ansa cervicalis (profunda)	Margo superior der Scapula	Venter superior des Corpus ossis hyoidei	zieht das Zungenbein nach unten, fixiert das Zungenbein; spannt die mittlere Halsfaszie, fördert den venösen Rückfluss aus dem Kopf-Hals-Bereich durch Offenhalten der V. jugularis
M. thyrohyoideus			
Plexus cervicalis, Ansa cervicalis (profunda)	Außenfläche der Lamina der Cartilago thyroidea	Corpus ossis hyoidei	• bei fixiertem Zungenbein: Anheben des Kehlkopfs für den Schluckakt • bei fixiertem Kehlkopf: Senken des Zungenbeins, Einfluss auf die Phonation
M. sternothyroideus			
Plexus cervicalis, Ansa cervicalis (profunda)	Innenfläche des Manubrium sterni sowie Rückseite der Articulatio sternoclavicularis	Linea obliqua der Lamina der Cartilago thyroidea	zieht den Kehlkopf nach kaudal, fixiert den Kehlkopf bei der Phonation

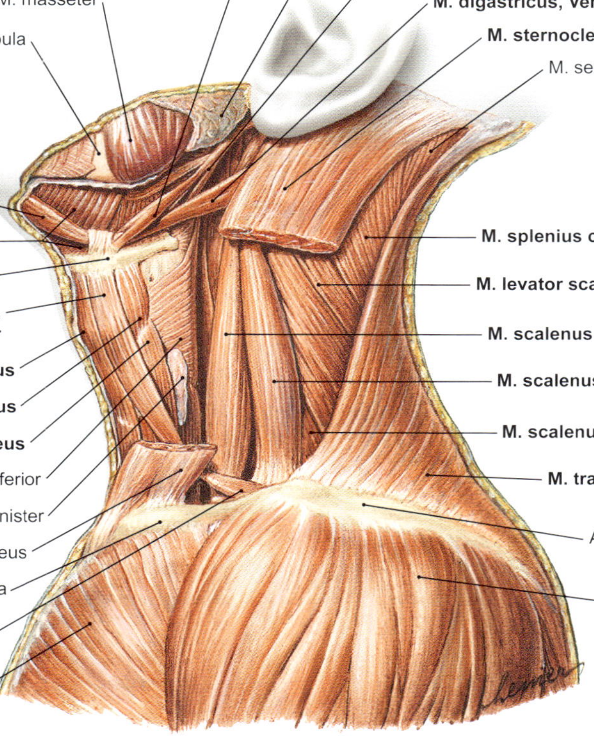

Abb. 10.7 Halsmuskulatur. Ansicht von lateral. Sämtliche Muskelfaszien, das Platysma und der mittlere Anteil des M. sternocleidomastoideus wurden entfernt. [S700]

Venter superior hat seinen Ursprung an der Zwischensehne und zieht nach oben zum Corpus ossis hyoidei. Hier setzt er direkt lateral der Ansatzstelle des M. sternohyoideus an (➤ Abb. 10.5).

MERKE

Die **Zwischensehne des M. omohyoideus** liegt hinter dem M. sternocleidomastoideus und überkreuzt die Karotisscheide. An der Kreuzungsstelle sind Zwischensehne und Vagina carotica miteinander verschmolzen. Durch die Grundspannung des M. omohyoideus wird die Karotisscheide an dieser Stelle dauerhaft gespannt. Daher ist das Lumen der V. jugularis interna erweitert und der venöse Rückstrom zum Herz besser als ohne diese Spannung. Die in Höhe des Ringknorpels liegende Überkreuzungsstelle bietet sich dadurch auch als Punktionsort für einen intravenösen Zugang an.

M. thyrohyoideus

Der M. thyrohyoideus (➤ Tab. 10.7) zieht von der Linea obliqua des Schildknorpels (Cartilago thyroidea) zum Cornu majus des Zungenbeins (➤ Abb. 10.7). Er liegt in seinem Verlauf unterhalb des Venter superior des M. omohyoideus und unterhalb des M. sternohyoideus (➤ Abb. 10.5). Er senkt das Zungenbein und fixiert es. Beim Schluckvorgang hebt er den Kehlkopf an.

M. sternothyroideus

In kaudaler Fortsetzung des M. thyrohyoideus und unterhalb des M. sternohyoideus verläuft der M. sternothyroideus (➤ Tab. 10.7). Er hat seinen Ursprung an der Hinterfläche des Manubrium sterni und zieht nach oben zur Linea obliqua des Schildknorpels. Lateral ist die Trennung des M. sternothyroideus und des M. thyrohyoideus unvollständig, da die lateralen Muskelfasern ineinander übergehen und gemeinsam zum Zungenbein verlaufen. In seinem Verlauf überlagert der Muskel die Seitenlappen der Schilddrüse. Der M. sternothyroideus zieht den Kehlkopf nach kaudal und fixiert den Kehlkopf bei isometrischer Kontraktion während der Phonation.

Tiefe Schicht der Halsmuskulatur

Zur tiefen Schicht der Halsmuskulatur gehören ebenfalls 2 Muskelgruppen:

- die seitlich in der Tiefe verlaufenden **Mm. scaleni**
- die vor der Halswirbelsäule verlaufenden **prävertebralen Muskeln**

Die beiden Muskelgruppen ziehen an die Halswirbelsäule oder von ventral zur Schädelbasis. Sie sind Antagonisten der Nackenmuskeln.

Mm. scaleni

Die Skalenusmuskeln sind die Fortsetzung der Interkostalmuskulatur des Thorax im Halsbereich (➤ Abb. 10.7). Es gibt in aller Regel 3 Skalenusmuskeln (➤ Tab. 10.8), die alle von direkten Ästen der Halsspinalnerven (C3–8) innerviert werden. Der kräftigste dieser Muskeln ist der M. scalenus medius, dessen Ursprung mit einigen Fasern auch an Atlas und Axis liegen kann. Gelegentlich (etwa bei einem Drittel der Bevölkerung) kann auch ein 4. Skalenusmuskel (M. scalenus minimus) vorhanden sein.

MERKE

Der M. scalenus anterior und der M. scalenus medius bilden gemeinsam mit dem Oberrand der I. Rippe ein Dreieck, die **Skalenuslücke,** durch die die A. subclavia und der Plexus brachialis hindurchtreten. Manche Autoren unterscheiden zwischen vorderer und hinterer Skalenuslücke. Die vordere Skalenuslücke ist in diesem Fall aber keine eigentliche Lücke, sondern beschreibt den Verlauf der V. subclavia vor dem M. scalenus anterior über die I. Rippe, während die hintere Skalenuslücke den oben dargestellten topografischen Verlauf beschreibt.

Tab. 10.8 Mm. scaleni.

Innervation	Ursprung	Ansatz	Funktion
M. scalenus anterior			
Plexus cervicalis (Rr. anteriores der Nn. cervicales IV–VII)	Halswirbel III–VI (Tubercula anteriora)	I. Rippe (Tuberculum musculi scaleni)	• beidseitige Aktivität: Vorwärtsneigung der Halswirbelsäule • einseitige Aktivität: Seitwärtsneigen und Drehen der Halswirbelsäule zur ipsilateralen Seite • bei fixierter HWS: Heben der I. Rippe, Unterstützung der Inspiration
M. scalenus medius			
Plexus cervicalis (Rr. anteriores der Nn. cervicales III–VIII)	Halswirbel III–VII (Tubercula anteriora)	I. Rippe dorsolateral des Sulcus arteriae subclaviae	• beidseitige Aktivität: Vorwärtsneigung der Halswirbelsäule • einseitige Aktivität: Seitwärtsneigen und Drehen der Halswirbelsäule zur ipsilateralen Seite • bei fixierter HWS: Heben der I. Rippe, Unterstützung der Inspiration
M. scalenus posterior			
Plexus cervicalis (Rr. anteriores der Nn. cervicales VII–VIII)	Querfortsätze Halswirbel V–VI (Tubercula posteriora)	II. Rippe (Außenfläche), manchmal auch III. Rippe	• einseitige Aktivität: Seitwärtsneigen und Drehen der Halswirbelsäule zur ipsilateralen Seite • bei fixierter HWS: Heben der II. Rippe, Unterstützung der Inspiration
M. scalenus minimus			
Plexus cervicalis (Rr. anteriores des N. cervicalis VIII)	VII. Halswirbel (Tuberculum anterius)	I. Rippe (Hinterrand, dorsal des M. scalenus anterior)	• einseitige Aktivität: Seitwärtsneigen und Drehen der Halswirbelsäule zur ipsilateralen Seite • bei fixierter HWS: Heben der I. Rippe, Unterstützung der Inspiration

Tab. 10.9 Prävertebrale Muskeln.

Innervation	Ursprung	Ansatz	Funktion
M. rectus capitis anterior			
Plexus cervicalis (R. anterior des N. cervicalis I)	Massa lateralis des Atlas	Pars basilaris des Os occipitale	Feineinstellung des Kopfes in den Kopfgelenken, beugen den Kopf nach vorne
M. rectus capitis lateralis			
Plexus cervicalis (R. anterior des N. cervicalis I)	Proc. transversus des Atlas	Proc. jugularis des Os occipitale	Feineinstellung des Kopfes in den Kopfgelenken, beugt den Kopf nach lateral
M. longus capitis			
Plexus cervicalis (Rr. anteriores der Nn. cervicales I–III)	Tubercula anteriora der Procc. transversi des III.–VI. Halswirbels	Pars basilaris des Os occipitale	• beidseitige Aktivität: Vorwärtsneigung des Kopfes und der Halswirbelsäule • einseitige Aktivität: Seitwärtsneigen des Kopfes und der Halswirbelsäule
M. longus colli			
Plexus cervicalis (Rr. anteriores der Nn. cervicales II–IV)	Corpus des V.–VII. Halswirbels sowie des I.–III. Brustwirbels; Tubercula anteriora der Procc. transversi des II.–V. Halswirbels	Procc. transversi des V. bis VI. Halswirbels, Corpus des II. bis IV. Halswirbels, Tuberculum anterius des Atlas	• beidseitige Aktivität: Unterstützung der Vorwärtsneigung der Halswirbelsäule • einseitige Aktivität: Seitwärtsneigen und Drehen der Halswirbelsäule zur ipsilateralen Seite

Klinik

Anatomische Varianten im Bereich der Skalenuslücke (Halsrippe, verengte Skalenuslücke, akzessorischer M. scalenus minimus, aberrierende Muskelfasern) können mit einem **Skalenusengpasssyndrom** einhergehen. Dabei kommt es häufig zu einer Kompression des Plexus brachialis und/oder der A. subclavia mit entsprechenden Ausfallerscheinungen.

Prävertebrale Muskeln

Die **prävertebralen Muskeln** (➤ Abb. 10.8) sind:

- **M. rectus capitis anterior**
- **M. rectus capitis lateralis**
- **M. longus capitis**
- **M. longus colli**

Die Muskeln verlaufen auf beiden Seiten zwischen den Querfortsätzen (Proc. transversi) und den Corpora vertebrae der Halswirbel und der oberen 3 Brustwirbel. Die Muskelfaserzüge des M. longus capitis und des M. longus colli sind meist nicht eindeutig voneinander zu trennen und bilden einen Muskelkomplex, der aus longitudinal und schräg verlaufenden Faserzügen besteht. Die prävertebralen Muskeln werden von Rr. anteriores der zervikalen Spinalnerven innerviert.

M. rectus capitis anterior

Der M. rectus capitis anterior (➤ Tab. 10.9) hat seinen Ursprung an der Massa lateralis des Atlas und zieht zur Pars basilaris des Os occipitale. Er unterstützt durch seine Kontraktion die Neigung des Kopfes nach vorne (Inklination) und stabilisiert die Articulatio atlantooccipitalis.

M. rectus capitis lateralis

Der M. rectus capitis lateralis (➤ Tab. 10.9) ist ein kurzer flacher Muskel, der vom Proc. transversus atlantis zum Proc. jugularis des Os occipitale zieht (➤ Abb. 10.8). Er unterstützt die Seitwärtsneigung des Kopfes.

M. longus capitis

Der M. longus capitis (➤ Tab. 10.9) entspringt von den Tubercula anteriora der Querfortsätze der Halswirbel III–VI und zieht von kaudal lateral nach kranial medial an die Pars basilaris des Os occi-

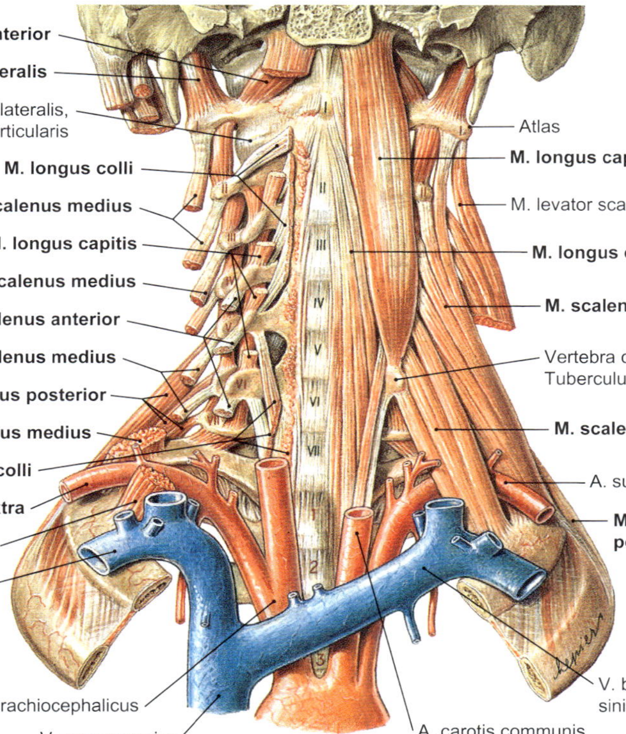

Abb. 10.8 Prävertebrale Muskulatur und M. longus capitis. Ansicht von ventral. [S700]

pitale (➤ Abb. 10.8). Eine bilaterale Kontraktion des M. longus capitis führt zur Beugung der Halswirbelsäule und des Kopfes nach vorne. Eine unilaterale Kontraktion des Muskels bewirkt eine Neigung und Drehung des Kopfes zur ipsilateralen Seite.

M. longus colli
Der M. longus colli besteht aus 3 Anteilen, die dem Muskel als Ganzes seine typische dreieckige Form geben (➤ Abb. 10.8). Eine **Pars obliqua superior,** die von den Querfortsätzen der oberen Halswirbel III–V zum Tuberculum anterius des Atlas ziehen, eine **Pars recta,** die von der Vorderseite der unteren Hals- und oberen Brustwirbelkörper entspringt und an der Vorderseite der Halswirbelkörper II–IV ansetzt, und eine **Pars obliqua inferior** mit ihrem Ursprung an der Vorderseite der Brustwirbelkörper I–III und den Ansätzen an den Tubercula anteriora der Querfortsätze der Halswirbel V–VII. Bei unilateraler Kontraktion führt dies zu einer Neigung und Drehung des Kopfes zur ipsilateralen Seite. Eine beidseitige Kontraktion unterstützt die Beugung der Halswirbelsäule und des Kopfes nach vorne.

10.3 Halsfaszien und Bindegewebsräume

Michael Scholz

Kompetenzen

Nach Bearbeitung dieses Lehrbuchkapitels sollten Sie in der Lage sein:
- die verschiedenen Faszien und Spatien des Halses zu benennen und ihre Grenzen wiederzugeben

Das Bindegewebe der Halsfaszie (Fascia cervicalis) umhüllt und verbindet die Muskeln, Leitungsbahnen und Eingeweide des Halses miteinander. Sie verdichtet sich regional zu 3 unterschiedlich kräftig ausgebildeten Blättern. Die jeweiligen Faszienblätter grenzen in ihrem Verlauf verschiedene Verschieberäume (Spatien) voneinander ab. Diese mit lockerem Bindegewebe ausgefüllten Räume

Tab. 10.10 Halsfaszien.

Faszien	Umhüllte/umscheidete Strukturen
Muskelfaszie (Fascia cervicalis)	
• Lamina superficialis (oberflächliches Blatt)	• umhüllt sämtliche Halsstrukturen von außen mit Ausnahme des Platysmas, das auf der Lamina superficialis liegt • wird im Nacken auch als Fascia nuchae bezeichnet • M. sternocleidomastoideus • M. trapezius
• Lamina pretrachealis (mittleres Blatt)	infrahyale Muskeln
• Lamina prevertebralis (tiefes Blatt)	• Mm. scaleni • prävertebrale Muskeln • M. levator scapulae • geht über in Faszie der autochthonen Rückenmuskulatur • Truncus sympathicus, Pars cervicalis
Leitungsbahnenfaszie	
Vagina carotica (Karotisscheide)	• Aa. carotis communis, carotis interna und carotis externa • V. jugularis interna • N. vagus [X]
Organfaszien	
• allgemeine Organfaszie	alle Halseingeweide zusammen (Pharynx, Larynx, Schilddrüse, Nebenschilddrüsen, oberer Abschnitt der Trachea, Pars cervicalis des Oesophagus)
• spezielle Organfaszie = Organkapsel	jedes einzelne Halseingeweideorgan, z. B. Fascia oesophagea

umgeben die Eingeweide und Leitungsbahnen und sichern so ihre Beweglichkeit gegeneinander. Dies ist notwendig, da die Halseingeweide den natürlichen Bewegungen der Halswirbelsäule und den entsprechenden Lageveränderungen beim Schluckakt reibungsarm folgen müssen. Die Halseingeweide selbst sind ebenso wie die großen Leitungsbahnen von eigenen Bindegewebshüllen umgeben.

MERKE

Die durch die Faszien entstehenden Räume (Spatien) des Halses reichen kranial bis an die Schädelbasis und gehen kaudal kontinuierlich in das Mediastinum über. Entzündliche Prozesse oder Blutungen können sich deshalb nahezu ungehindert bis an die Schädelbasis und in das Mediastinum ausbreiten.

10.3.1 Halsfaszien

Man teilt die Halsfaszien in eine Muskelfaszie (Fascia cervicalis) mit 3 Blättern, eine Leitungsbahnenfaszie und in eine allgemeine Organfaszie sowie spezielle Organfaszien ein (➤ Abb. 10.9, ➤ Tab. 10.10).

Muskelfaszie

Das in seinem Verlauf uneinheitlich strukturierte **oberflächliche Blatt der Halsfaszie (Lamina superficialis)** liegt unter dem subkutanen Fettgewebe und unter dem Platysma. Die Lamina superficialis umgibt den gesamten Umfang des Halses und scheidet die Mm. sternocleidomastoidei und die oberen Anteile der Mm. trapezii (Partes descendentes) ein (➤ Abb. 10.10). Kaudal ist die Lamina superficialis an der Vorderfläche des Manubrium sterni sowie an den Claviculae befestigt und setzt sich in die Fascia pectoralis fort. Kranial ist das Blatt am Unterrand der Mandibula fixiert und steht seitlich mit der Fascia parotidea in Verbindung. Zusätzlich ist die Lamina superficialis am Zungenbein fixiert (➤ Abb. 10.11). Oberhalb des Zungenbeins bedeckt die Lamina superficialis das Trigonum submandibulare und die Glandula submandibularis, die ihrerseits von einer eigenen Organkapsel (speziellen Organfaszie) umgeben ist. Auf der Oberfläche der Lamina superficialis verlaufen die Hautäste des Plexus cervicalis und die oberflächlichen Halsvenen (Vv. jugulares externae und anteriores).
Im Vergleich zur oberflächlichen Halsfaszie ist **das mittlere Blatt der Halsfaszie (Lamina pretrachealis)** von einer deutlich derberen und somit klar definierten Struktur. Sie wird lateral beidseitig

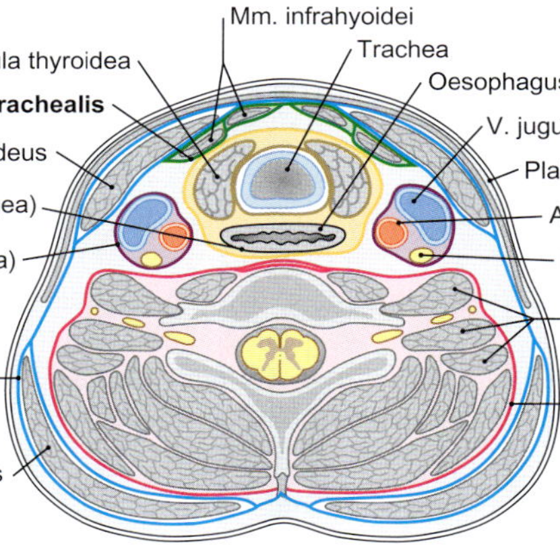

Abb. 10.9 Transversalschnitt durch den Hals auf Höhe der Schilddrüse (Schema). Die jeweiligen Verläufe der Muskelfaszien, der Leitungsbahnenfaszien und der Eingeweidefaszien sind mit ihren jeweiligen Inhaltsstrukturen farbig markiert. Lamina superficialis (blau), Lamina pretrachealis (grün), Lamina prevertebralis (rot), Karotisscheide (violett), allgemeine Organfaszie (gelb), spezielle Organfaszie (braun). [S700-L126]

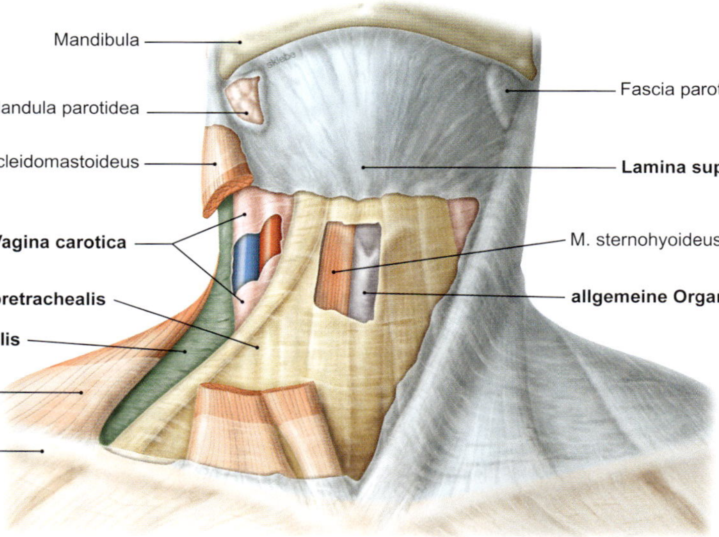

Abb. 10.10 Muskelfaszien des Halses. Ansicht von ventral. Das Platysma ist auf beiden Seiten entfernt. Auf der linken Körperseite ist das oberflächliche Faszienblatt (Lamina superficialis) intakt und umscheidet den M. sternocleidomastoideus. Auf der rechten Körperseite ist der mediale Anteil dieses Muskels und der größte Teil der Lamina superficialis entfernt. Man kann dadurch den Verlauf der mittleren und tiefen Halsfaszie sowie die Karotisscheide erkennen. Der medial fenestrierte Abschnitt in der Lamina pretrachealis erlaubt den Blick auf den sonst von ihr und der allgemeinen Organfaszie bedeckten Schildknorpel des Kehlkopfs und den M. sternohyoideus. Lamina superficialis (grau), Lamina pretrachealis (braun), Lamina prevertebralis (grün), Vagina carotica (rot). [S700-L238]

durch die Mm. omohyoidei verspannt und liegt schützend vor den Halsorganen. Von ihr werden alle infrahyalen Muskeln umhüllt (➤ Abb. 10.9, ➤ Abb. 10.10), ein direkter Bezug zur Trachea besteht allerdings nicht. Das Faszienblatt spannt sich zwischen dem Zungenbein und der Hinterseite des Manubrium sterni sowie der Clavicula auf (➤ Abb. 10.11). An der Überkreuzungsstelle der Zwischensehne des M. omohyoideus mit der Karotisscheide sind Lamina pretrachealis und Vagina carotica verwachsen.
Das **tiefe Blatt der Halsfaszie (Lamina prevertebralis)** ist am Lig. longitudinale anterius entlang der medialen Halswirbelsäule fixiert. Sie umhüllt sowohl die prävertebralen Muskeln als auch die Mm. scaleni und den M. levator scapulae und geht im Nacken in die Faszie der autochthonen Rückenmuskulatur über (➤ Abb. 10.9). Kranial reicht die Lamina prevertebralis bis an die Schädelbasis, kaudal geht sie in die Fascia endothoracica über. Der Truncus sympathicus ist im unteren Halsabschnitt bis auf Höhe von C4 von der Lamina prevertebralis eingeschlossen. Die Lamina prevertebralis bedeckt darüber hinaus die Primärstränge des Plexus brachialis, den N. phrenicus und die A. subclavia.

Leitungsbahnenfaszie

Die bindegewebige Umhüllung der Leitungsbahnen, die den seitlich der Halseingeweide liegenden Gefäß-Nerven-Strang umscheidet, ist die **Vagina carotica (Karotisscheide**; ➤ Abb. 10.10). Sie reicht von der oberen Thoraxapertur bis zur Schädelbasis. In ihr verlaufen von kaudal nach kranial im Bereich der Regio sternocleidomastoidea zunächst die A. carotis communis, die V. jugularis interna mit den ihr anliegenden tiefen seitlichen Halslymphknoten und der N. vagus [X]. Im Trigonum caroticum spaltet sich die A. carotis communis in die A. carotis interna und die A. carotis externa auf, wobei die A. carotis interna den Verlauf der A. carotis communis fortsetzt und gemeinsam mit der V. jugularis interna und dem N. vagus [X] innerhalb der Vagina carotica zur Schädelbasis zieht.

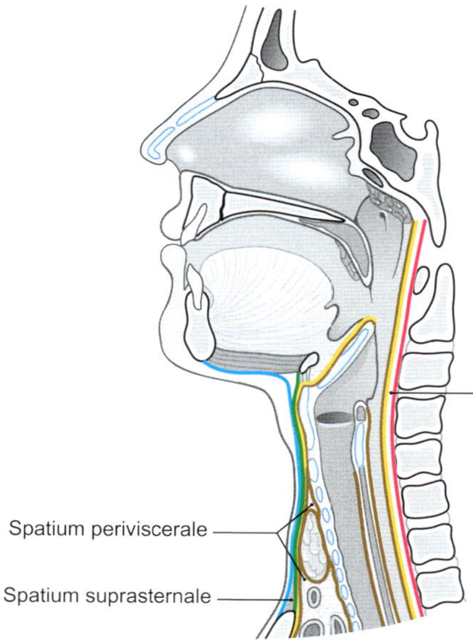

Abb. 10.11 Lage der Halsfaszien und der daraus resultierenden Bindegewebsräume im Sagittalschnitt (Schema). Lamina superficialis (blau), Lamina pretrachealis (grün), Lamina prevertebralis (rot), allgemeine Organfaszie (gelb), spezielle Organfaszie (braun). [S700-L126]

MERKE

Die **Lagebeziehung zwischen Arterie, Vene und Nerv** innerhalb der Karotisscheide ändert sich im Verlauf von kaudal nach kranial. Zunächst befinden sich in der Regio sternocleidomastoidea Vene und Nerv lateral der Arterie, dann wandern beide im Verlauf zur Schädelbasis nach dorsal. Im Trigonum caroticum verläuft die Vene laterodorsal der Arterie; der N. vagus [X] verläuft dorsal zwischen den Gefäßen.
In der Karotisbifurkation liegen das Glomus caroticum und der Sinus caroticus:
- Das **Glomus caroticum** ist ein kleines knötchenförmiges Paraganglion mit einem Durchmesser von ca. 3 mm. Außer Blutgefäßen verlassen afferente Nervenfasern das Paraganglion, die sich dem N. glossopharyngeus [IX] anschließen **(R. sinus carotici nervi glossopharyngei).** Es besitzt Chemorezeptoren, die den Sauerstoff- und den Kohlendioxidpartialdruck sowie den pH-Wert im Blut messen.
- Der **Sinus caroticus** beherbergt in seiner Wand Pressorezeptoren (Barorezeptoren), die den Blutdruck im Blutgefäßsystem messen und Änderungen des arteriellen Blutdrucks registrieren. Über den N. glossopharyngeus [IX] werden die Informationen aus beiden Systemen zum Kreislauf- und Atemzentrum in der Medulla oblongata geleitet. Atemfrequenz und -tiefe sowie Herzfrequenz werden reflektorisch angepasst. Weitere Glomerula und Sinus mit ähnlicher Funktion kommen z. B. in der Aortenwand vor.

Organfaszien

Die Organfaszien werden in eine allgemeine und in spezielle Organfaszien gegliedert (➤ Abb. 10.9). Das Bindegewebe der allgemeinen Organfaszie umscheidet alle Halsorgane wie Pharynx, Larynx, Schilddrüse, Nebenschilddrüsen, den oberen Abschnitt der Trachea und die Pars cervicalis des Oesophagus; die speziellen Organfaszien umhüllen im Sinne einer bindegewebigen Organkapsel jeweils jedes einzelne Halsorgan (z. B. Fascia oesophagea).

10.3.2 Bindegewebsräume des Halses

Durch die räumliche Gliederung der einzelnen Faszienblätter der Fascia cervicalis in ein oberflächliches, mittleres und tiefes Blatt entstehen gegeneinander verschiebliche Bindegewebsräume (Spatien). Außer ihrer anatomisch/physiologischen Funktion, die freie Verschieblichkeit der Halseingeweide beim Schluckakt, bei der Atmung und Bewegungen in der Halswirbelsäule zu gewährleisten, sind diese Spatien auch klinisch relevant, da sich entlang dieser Räume entzündliche Prozesse ausbreiten können.

Spatium suprasternale

Zwischen der Lamina superficialis und der Lamina pretrachealis entsteht, bedingt durch die verschiedenen Ansatzstellen dieser beiden Blätter der Fascia cervicalis am Manubrium sterni und der Clavicula, das Spatium suprasternale (➤ Abb. 10.11). Dieser mit Fettgewebe ausgefüllte Verschiebespalt wird kaudal durch das die beiden Sternoklavikulargelenke verbindende und über das Manubrium sterni ziehende Lig. interclaviculare begrenzt.

MERKE

Innerhalb des Spatium suprasternale verläuft in unterschiedlicher Höhe der Arcus venosus jugularis, die Verbindung der beiden Vv. jugulares anteriores (➤ Abb. 10.18). Hier besteht bei einer unter klinischen Bedingungen vorzunehmenden Tracheotomie eine potenzielle Verletzungsgefahr der Gefäßverbindung.

Spatium perivisccerale

Das Spatium periviscerale (previscerale) kann als Verschieberaum definiert werden, der sich zwischen der Lamina pretrachealis und der allgemeinen Organfaszie aufspannt (➤ Abb. 10.11). Er erstreckt sich vom Os hyoideum bis in das vordere Mediastinum, wo er etwa in Höhe der Herzbasis endet.

Spatium peripharyngeum

Das Spatium peripharyngeum umgibt dorsolateral den Rachen (Pharynx) und wird in 2 Anteile gegliedert:

- das **Spatium retropharyngeum (Spatium retroviscerale)**
- das **Spatium lateropharyngeum (Spatium parapharyngeum)**

Spatium retropharyngeum

Das Spatium retropharyngeum (➤ Abb. 10.11) ist der dünne spaltartige Bindegewebsraum zwischen der dorsalen Pharynxwand bzw. dem zervikalen Abschnitt der Speiseröhre und dem tiefen Blatt der Halsfaszie (Lamina prevertebralis). Das Spatium retropharyngeum beginnt an der Schädelbasis und geht kaudal kontinuierlich in das hintere Mediastinum über. Die Abgrenzung zum benachbarten Spatium lateropharyngeum wird durch eine kräftige, von kranial nach kaudal verlaufende Bindegewebsplatte (Septum sagittale) vollzogen.

Klinik

Durch die Verbindung des Spatium retropharyngeum mit dem hinteren Mediastinum besteht auch hier die Gefahr einer Fortleitung entzündlicher Prozesse innerhalb des Halses in den Brustraum **(Retropharyngealabszess).**

Spatium lateropharyngeum

Das Spatium lateropharyngeum reicht wie das Spatium retropharyngeum von der Schädelbasis bis ins Mediastinum hinein. Es lässt sich durch den Verlauf der Fascia stylopharyngea, die vom Proc. styloideus zur lateralen Pharynxwand zieht, in ein vorderes und ein hinteres Kompartiment (➤ Abb. 10.12) aufteilen. Der vordere Anteil des Bindegewebsraums erstreckt sich vorne bis in die dem M. buccinator aufliegende Subcutis und enthält lediglich die zur

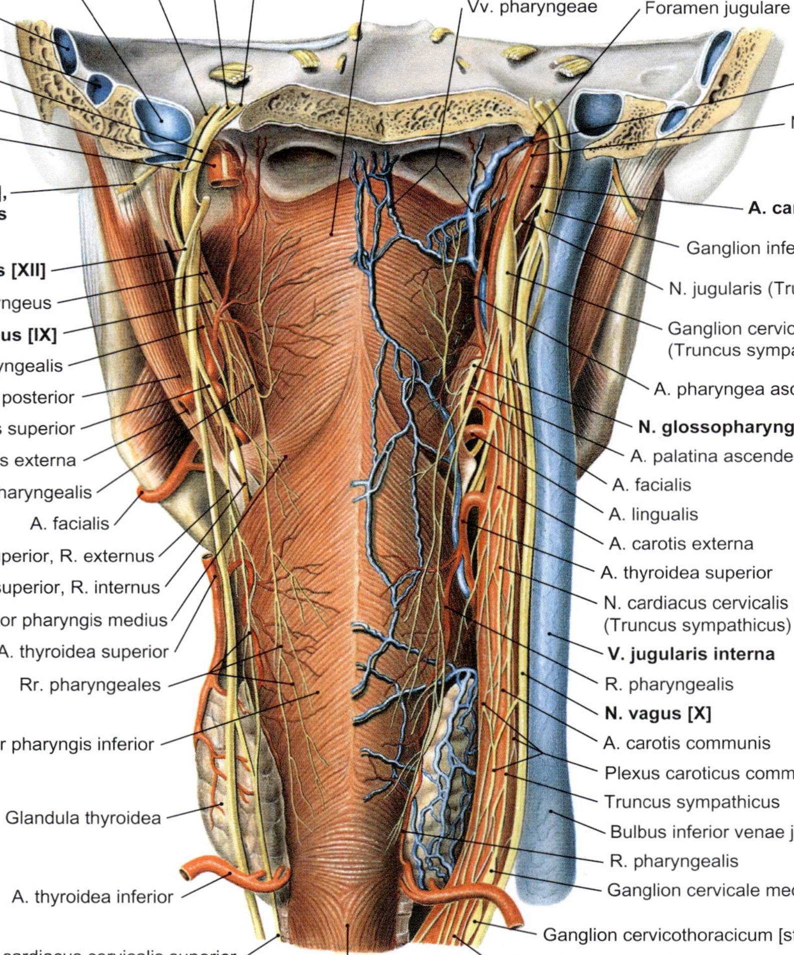

Abb. 10.12 Gefäße und Nervenverläufe im dorsalen Kompartiment des Spatium lateropharyngeum nach Entfernung sämtlicher bindegewebiger Strukturen. Linke Bildhälfte: Verlauf der Nervenstraße nach Entfernung der großen Halsgefäße mit aufliegenden Nervengeflechten; Ansicht von dorsal. [S700]

Tonsilla palatina führenden Gefäße (Rr. tonsillares der A. und V. pharyngea ascendens). Der dorsal der Fascia stylopharyngea gelegene Anteil enthält die großen Leitungsbahnen des Halses, wie die **A. carotis interna**, die **V. jugularis interna** und den **N. vagus [X]**, die weiter kaudal von der Vagina carotica (Karotisscheide) umhüllt werden. Außerdem verlaufen hier der Truncus sympathicus, der **N. glossopharyngeus [IX]**, der **N. accessorius [XI]** und der **N. hypoglossus [XII]** (➤ Abb. 10.12).

10.4 Leitungsbahnen des Halses

Michael Scholz

Kompetenzen

Nach Bearbeitung dieses Lehrbuchkapitels sollten Sie in der Lage sein:
- den Verlauf der Leitungsbahnen im Hals zu klassifizieren und deren unterschiedliche Versorgungs- und Innervationsgebiete strukturiert nachzuvollziehen

Im Hals verlaufen 2 große Gefäß-Nerven-Straßen, die in ihrem weiteren Verlauf zu den oberen Extremitäten und zum Kopf ziehen (➤ Tab. 10.11). Die Halslymphe wird durch oberflächlichen und tiefen Lymphknoten (Nodi lymphoidei cervicales) geleitet und am Ende über die Ductus lymphaticus dexter und Ductus thoracicus in den jeweiligen Venenwinkel drainiert. Die Innervation der Halsmuskulatur und der Muskulatur von Pharynx und Larynx erfolgt über die Halsspinalnerven (Plexus cervicalis und brachialis) sowie über die Hirnnerven [V, VII, IX, X, XI]. Die sensible Innervation des Halses wird durch Äste des Plexus cervicalis und dorsale Äste der Halsspinalnerven gewährleistet. Außerdem ziehen der N. hypoglossus [XII] und der N. phrenicus (C3–5) in ihrem Verlauf zu ihren jeweiligen Innervationsgebieten durch verschiedene Regionen des Halses.

Tab. 10.11 Strukturen innerhalb der beiden großen Gefäß-Nerven-Straßen des Halses.

Gefäße	Nerven	Lymphe
Laterale Halsregion		
• A. subclavia • V. subclavia	Plexus brachialis	Truncus subclavius
Dorsolaterale Halsregion		
• A. carotis communis • A. carotis externa • A. carotis interna • V. jugularis interna	• N. vagus • Truncus sympathicus	Truncus jugularis

10.4.1 Arterien des Halses

Durch den Hals verlaufen 2 große Arterien (A. subclavia und A. carotica communis), die in ihrem weiteren Verlauf mit ihren Ab- und Aufzweigungen der Blutversorgung verschiedener Bereiche des Halses, der Brust- und Bauchwand und des Kopfes dienen.

A. subclavia

Die A. subclavia entspringt auf der rechten Seite aus dem Truncus brachiocephalicus (➤ Abb. 10.13) und auf der linken Seite als letzter Ast aus dem Aortenbogen. Auf beiden Seiten zieht die Arterie im Bo-

Tab. 10.12 Äste und Abzweigungen aus der A. subclavia.

Arterien	Äste
A. vertebralis	
A. thoracica interna	
Truncus thyrocervicalis	• A. thyroidea inferior • A. cervicalis ascendens • A. suprascapularis • A. transversa cervicis (colli)
Truncus costocervicalis	• A. cervicalis profunda • A. intercostalis suprema

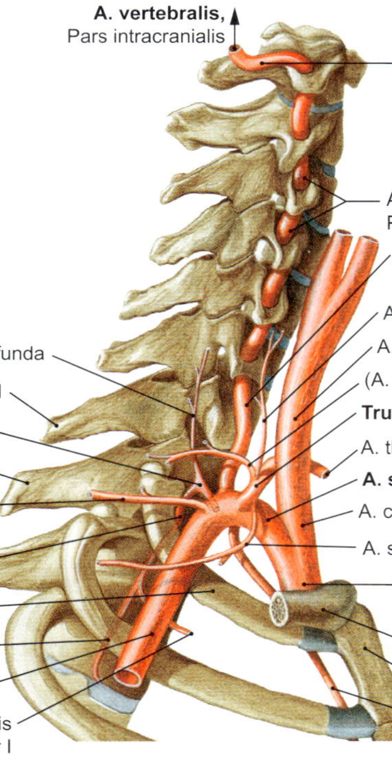

Abb. 10.13 Abzweigungen der A. subclavia mit Truncus thyrocervicalis und Truncus costocervicalis. [S700]

gen über die Pleurakuppel nach lateral und durchdringt zusammen mit den Primärsträngen des Plexus brachialis die Skalenuslücke. In ihrem weiteren Verlauf zieht sie im Sulcus arteriae subclaviae über die I. Rippe und setzt sich anschließend am Unterrand der I. Rippe verlaufend per definitionem als A. axillaris fort (➤ Abb. 10.13). Aus der A. subclavia gehen in ihrem Verlauf zahlreiche Äste ab, die bis auf die A. thoracica interna und die A. intercostalis profunda alle an der Blutversorgung des Halses beteiligt sind (➤ Tab. 10.12).

Klinik

Der atypische Abgang einer A. subclavia dextra, die statt aus dem Truncus brachiocephalicus als letzter Ast aus dem Aortenbogen entspringt, wird als **A. lusoria** bezeichnet. Dabei verläuft die Arterie auf ihrem Weg zum rechten Arm entweder hinter dem Oesophagus oder zwischen Luft- und Speiseröhre. Dadurch kann die Speiseröhrenfunktion in Form von Schluckschwierigkeiten beeinträchtigt werden **(Dysphagia lusoria)** (auch ➤ Kap. 10.6.6). Eine hochgradige Stenose im Abgangsbereich der A. subclavia sinistra (seltener der A. subclavia dextra) kann bei starker körperlicher Betätigung und Belastung des Arms zu einer Strömungsumkehr in der A. vertebralis der betroffenen Seite führen **(Subclavian-steal-Syndrom).** Dadurch kann eine Minderperfusion des Gehirns mit Schwindel und Kopfschmerzen resultieren.

A. vertebralis

Die A. vertebralis entspringt als erster Ast aus dem im ersten Abschnitt bogenförmigen Verlauf der A. subclavia. Sie verläuft nahezu senkrecht nach kranial (**Pars prevertebralis**) und tritt in 90 % aller Fälle (➤ Abb. 10.14) unter dem VI. Halswirbel in das Foramen transversale des VI. Halswirbels über. Von hier verläuft sie durch die Querfortsätze der Halswirbel bis zum Atlas (**Pars transversaria**). Nach Durchtritt durch das Foramen transversarium des Atlas zieht sie bogenförmig nach occipital und dann nach medial (**Pars atlantica**), um sich nach Durchtritt durch das Foramen magnum auf dem Clivus mit der Arterie der Gegenseite zur A. basilaris zu verbinden. Dieser letzte Abschnitt ist die **Pars intracranialis**). Sie versorgt in ihrem weiteren kranialen Verlauf zusammen mit der A. carotis interna das Gehirn und weitere Strukturen des ZNS. Im Halsverlauf gehen aus ihr kleine segmentale Äste zur Versorgung der tiefen Halsmuskulatur, der Wirbelkörper, des Rückenmarks und der Rückenmarksmeningen hervor.

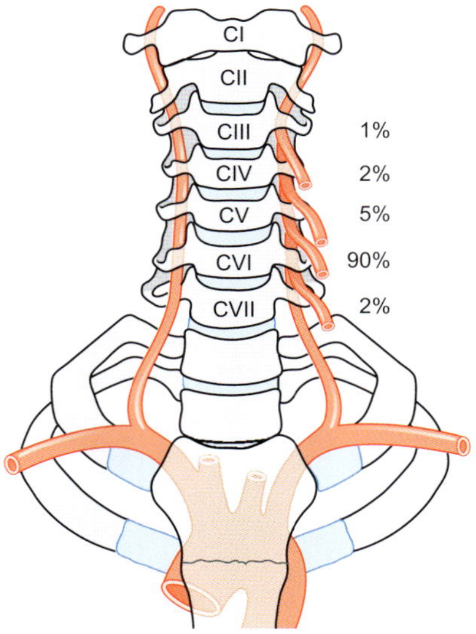

Abb. 10.14 Varianten der Eintrittshöhe der A. vertebralis in die Foramina transversaria der Halswirbelsäule. [S700-L126]

A. thoracica interna

Die A. thoracica interna entspringt kaudal aus der A. subclavia und zieht in ihrem Verlauf seitlich vom Sternum durch die obere Thoraxapertur. Sie verläuft parallel zum Sternum kaudalwärts zum Zwerchfell.

Truncus thyrocervicalis

Der Truncus thyrocervicalis entspringt am medialen Rand des M. scalenus anterior (➤ Abb. 10.15a). Aus dem kurzen Arterienstamm gehen in der Regel 4 Arterien hervor, wobei aufgrund einer hohen individuellen Variabilität alle Arterien auch als eigenständige Gefäße aus der A. subclavia entspringen können (➤ Abb. 10.15b–g). Die 4 Gefäße sind:

- **A. thyroidea inferior:** Sie steigt zur Schilddrüse (Glandula thyroidea) auf und versorgt diese gemeinsam mit der aus der A. carotis externa abgehenden A. thyroidea superior. Zusätzlich versorgt die A. thyroidea inferior in ihrem Verlauf auch die Nebenschilddrüsen (Glandulae parathyroideae), den Larynx, Pharynx, Oesophagus und die Trachea.
- **A. cervicalis ascendens:** Sie verläuft etwas medial vom N. phrenicus auf dem M. scalenus anterior aufliegend nach kranial und versorgt die tiefe Halsmuskulatur (➤ Abb. 10.16).
- **A. suprascapularis:** Sie läuft zur dorsalen Seite der Scapula und bildet dort gemeinsam mit der aus der A. axillaris hervorgehenden A. circumflexa scapulae das Rete scapulare.
- **A. transversa cervicis (colli):** Sie teilt sich in ihrem Verlauf in der lateralen Halsregion in 2 Äste auf, einen **R. superficialis** und einen **R. profundus** (➤ Abb. 10.15a, ➤ Abb. 10.16). Der R. superficialis verläuft gemeinsam mit dem N. accessorius [XI] zum M. trapezius. Der R. profundus zieht tiefer in der seitlichen Halsregion zusammen mit dem N. dorsalis scapulae zu den Mm. rhomboidei und dem M. latissimus dorsi.

A. carotis communis

Die **A. carotis communis dextra** entspringt direkt hinter dem rechten Sternoklavikulargelenk aus dem Truncus brachiocephalicus. Die **A. carotis communis sinistra** geht unmittelbar aus dem Aortenbogen hervor und zieht kranial hinter dem linken Sternoklavikulargelenk in den Hals (➤ Abb. 10.8). Die A. carotis communis verläuft auf jeder Seite gemeinsam mit der V. jugularis interna und dem N. vagus [X] umhüllt von der Karotisscheide (Vagina carotica) und gibt in ihrem Verlauf durch den Hals normalerweise keine weiteren Äste ab. Im Trigonum caroticum, auf Höhe des Oberrandes der Cartilago thyroidea, teilt sich die A. carotis communis jeweils in ihre 2 Endäste, die A. carotis externa und die A. carotis interna (➤ Abb. 10.17).

Die **A. carotis interna** setzt den Verlauf der A. carotis communis direkt und ohne Abgabe von weiteren Ästen vom Trigonum caroticum durch den Parapharyngealraum in Richtung Schädelbasis fort. Über den Canalis caroticus des Felsenbeins (Pars petrosa ossis temporalis) zieht sie ins Schädelinnere, um dort ihre Versorgungsgebiete zu erreichen.

Die **A. carotis externa** gibt direkt nach ihrem Abgang aus der A. carotis communis Äste zur Versorgung der Halsorgane, der Zunge, des Gesichts und der Kopfschwarte ab (➤ Abb. 10.17):

- A. thyroidea superior
- A. pharyngea ascendens
- A. lingualis
- A. facialis
- A. occipitalis
- A. auricularis posterior
- A. temporalis superficialis
- A. maxillaris

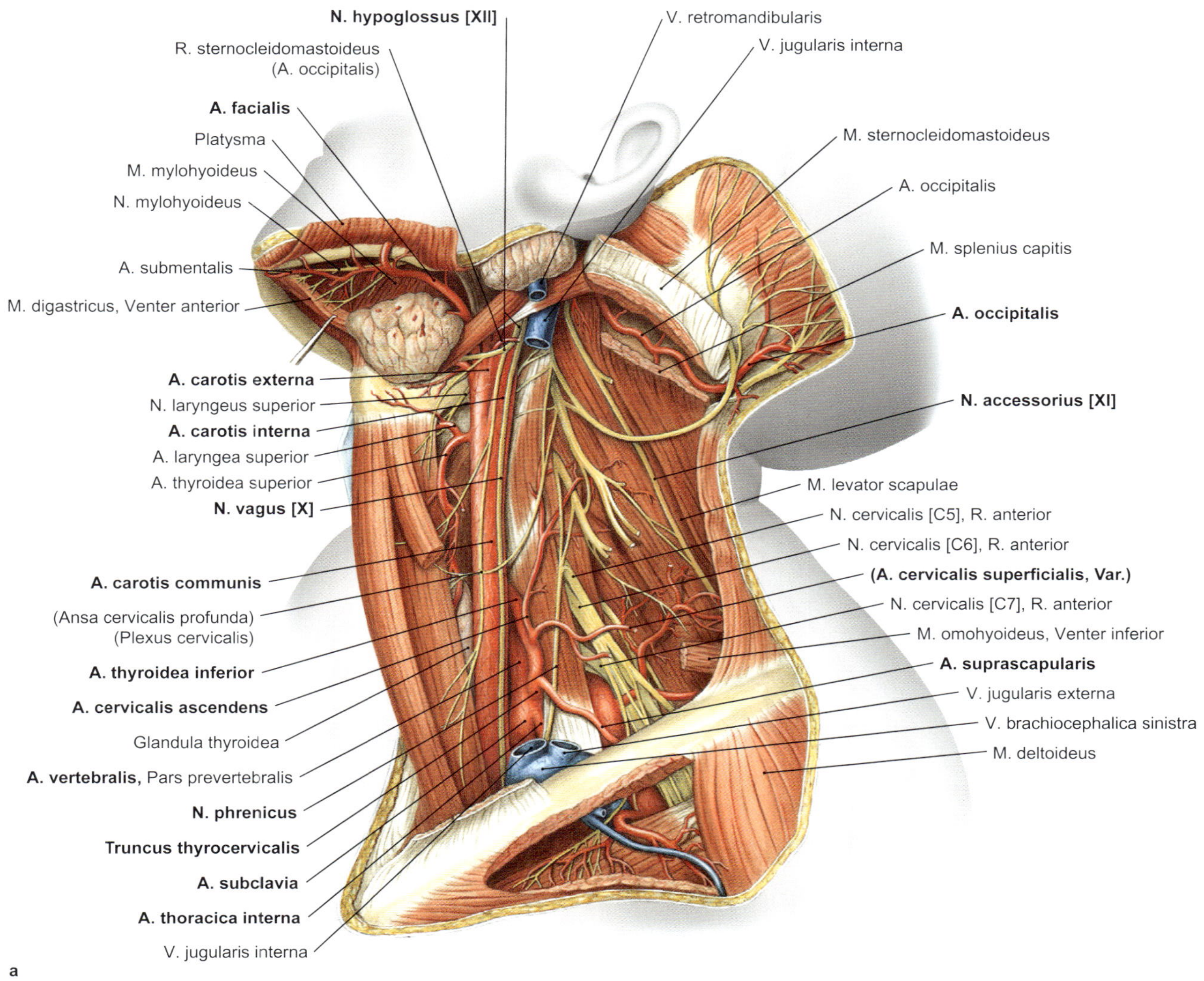

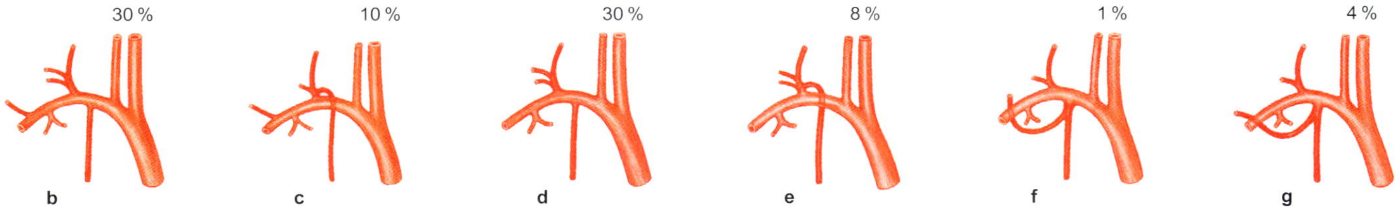

Abb. 10.15 Regio cervicalis lateralis mit Varianten der Gefäßabgänge. a Gefäße und Nerven der Regio cervicalis lateralis, tiefe Schicht. Ansicht von lateral links nach Entfernung der V. jugularis interna. [S700] **b–g** Varianten der Gefäßabgänge aus der A. subclavia und aus dem Truncus thyrocervicalis. [S700-L301]

A. thyroidea superior

Die A. thyroidea superior entspringt als erster Ast der A. carotis externa an deren Vorderseite kurz oberhalb der Karotisbifurkation. Sie zieht nach vorn kaudal und versorgt den jeweils rechten bzw. linken Schilddrüsenlappen. Im Verlauf zur Schilddrüse gibt die A. thyroidea superior die **A. laryngea superior** zum Kehlkopf ab. Die Schilddrüse wird zusätzlich auch von der A. thyroidea inferior versorgt, einem Ast der A. subclavia.

A. pharyngea ascendens

Die A. pharyngea ascendens zieht als zweiter und kleinster Ast der A. carotis externa im hinteren Kompartiment des Lateropharyngealraums zwischen A. carotis interna und Pharynx zur Schädelbasis. Sie versorgt auf ihrem Weg den Pharynx und die Tonsilla palatina und erreicht mit ihrem Endast **(A. meningea posterior)** Teile der Hirnhäute.

A. lingualis

Direkt oberhalb des Abgangs der A. thyroidea superior geht die A. lingualis etwa in Höhe des Zungenbeins an der Vorderseite der A. carotis externa ab (➤ Abb. 10.17). Sie zieht hinter dem M. stylohyoideus und dem Venter posterior des M. digastricus ins Trigonum submandibulare und dann weiter in die Regio sublingualis. Sie gibt Äste zur Blutversorgung der Zunge und anderer Strukturen innerhalb der Regio sublingualis ab.

A. facialis

Die A. facialis verlässt die A. carotis externa in der Regel direkt oberhalb des Abgangs der A. lingualis. Beide Gefäße können als Variante aber auch aus einem gemeinsamen Stamm (Truncus linguofacialis) aus der A. carotis externa abgehen. Die A. facialis zieht unter dem M. stylohyoideus und unter dem Venter posterior des

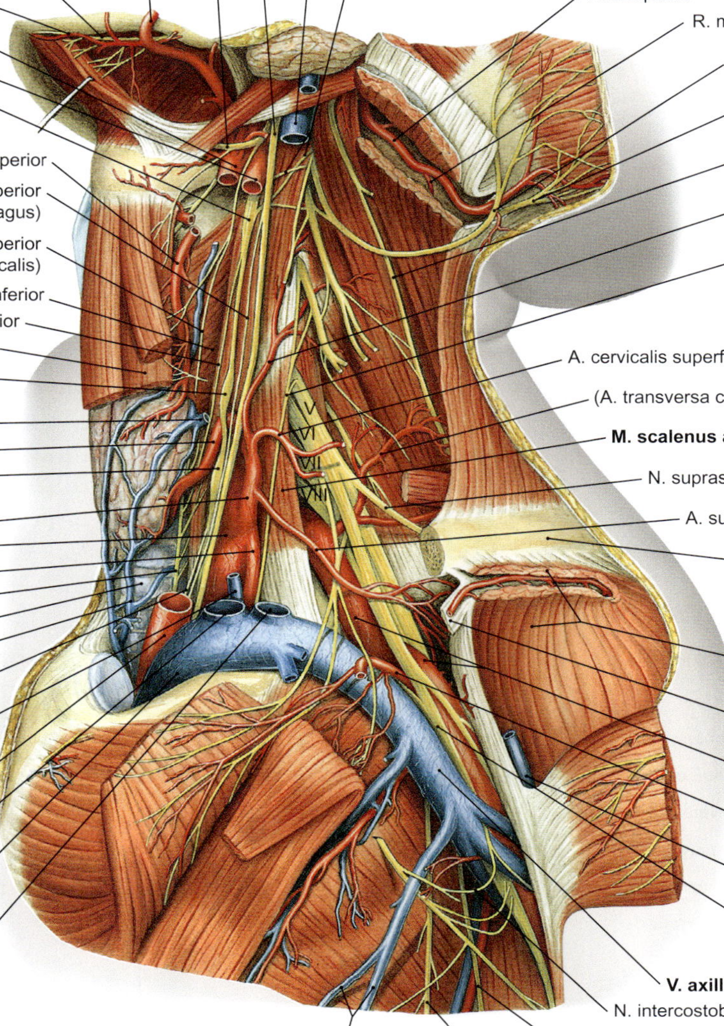

Abb. 10.16 Nerven und Gefäße der tiefen seitlichen Hals- und Achselregion nach Entfernung des M. sternocleidomastoideus, der großen Halsgefäße und der vorderen zwei Drittel der Clavicula. Die römischen Ziffern V–VIII bezeichnen die entsprechenden Zervikalnerven. [S700]

M. digastricus entlang, verläuft weiter zwischen Glandula submandibularis und der Mandibula und überschreitet am Vorderrand des M. masseter den Unterkieferrand, um nach schräg vorne ins Gesicht zu ziehen (➤ Abb. 10.17). In ihrem Verlauf im Trigonum submandibulare gibt sie weitere Äste zur Versorgung der Tonsilla palatina **(R. tonsillaris der A. palatina ascendens),** der Unterkinnregion **(A. submentalis)** und verschiedene kleinere Äste zur Versorgung der Glandula submandibularis **(Rr. glandulares)** ab.

A. occipitalis
Die A. occipitalis entspringt im Trigonum submandibulare oft gegenüber der A. facialis. Sie zieht nach dorsal zum Os occipitale, wo sie mit ihren Verzweigungen ein dichtes Gefäßnetz ausbildet.

A. auricularis posterior
Die A. auricularis posterior ist ein kleiner Ast der A. carotis externa, der ebenfalls an deren Dorsalseite entspringt und in dorsokranialer Richtung zur Ohrmuschel zieht. Diese versorgt sie mit kleineren Ästen **(Rr. auriculares).** Zusätzlich gibt sie Äste zum Mittel- und Innenohr und zur Dura mater ab.

A. temporalis superficialis und A. maxillaris
Die A. temporalis superficialis und die A. maxillaris sind die beiden Endäste der A. carotica externa. Die **A. temporalis superficialis** beginnt dorsal des Collum mandibulae und zieht zwischen Hinterrand der Mandibula und vor dem Porus acusticus externus nach kranial zur Schläfe. Hier teilt sie sich in einen **R. frontalis** und einen **R. parietalis** zur Versorgung dieser Region (➤ Abb. 10.17). Die **A. maxillaris** zieht als größerer der beiden Endäste normalerweise dorsal des Collum mandibulae in die Fossa infratemporalis und verzweigt sich dort in ihre Endäste (➤ Kap. 9.2.5).

10.4.2 Venen des Halses

Überblick
Das venöse Blut aus der Kopf-Hals-Region wird zum größten Teil über das **Jugularissystem** drainiert, das aus folgenden paarigen Venen besteht:
- **V. jugularis interna**
- **V. jugularis externa**
- **V. jugularis anterior**

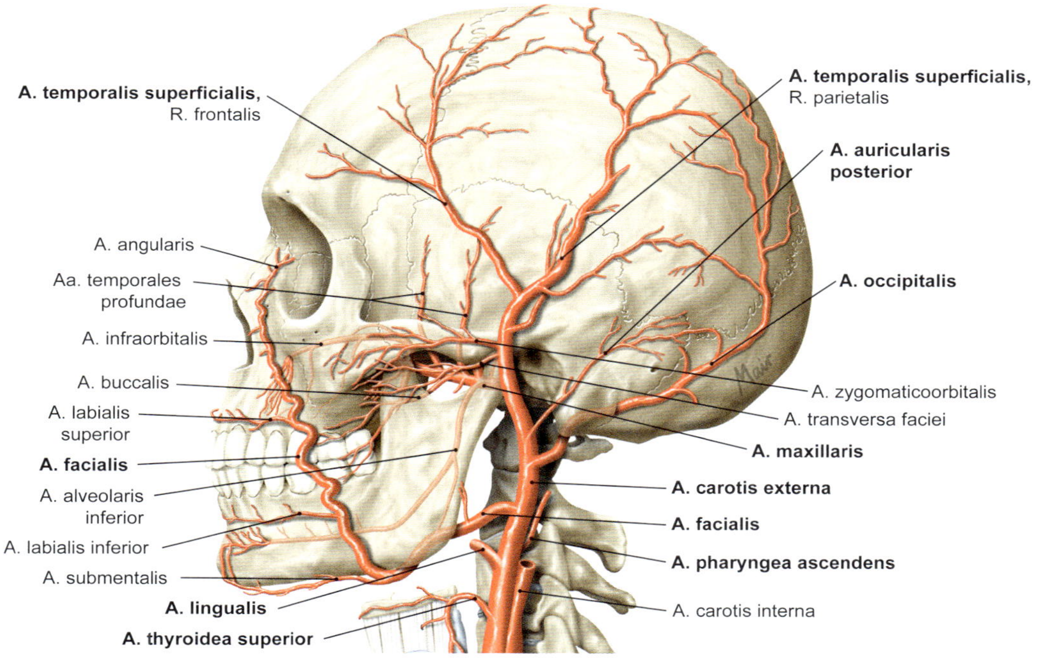

Abb. 10.17 Verlauf der A. carotis externa. Ansicht von lateral. [S703-L127]

Zu einem kleineren Teil wird das Blut auch über die paarige **V. subclavia** abgeleitet. Das Venennetz des Halses ist dabei individuell außerordentlich variabel und die Venen sind über diverse Anastomosen untereinander verbunden.
Die V. jugularis interna und die V. subclavia vereinigen sich jeweils im rechten und im linken Venenwinkel zur **V. brachiocephalica** (➤ Abb. 10.19). In den Venenwinkel münden auf beiden Seiten auch die großen Lymphstämme ein; auf der rechten Seite der **Ductus lymphaticus dexter** und auf der linken Seite der **Ductus thoracicus.** Rechte und linke V. brachiocephalica bilden die V. cava superior (➤ Abb. 10.19), die schließlich in den rechten Vorhof des Herzens mündet.

Klinik

Das Legen eines **intravenösen Zugangs** ist die in der präklinischen Notfallversorgung am häufigsten angewendete Technik. Bei schlechten Venenverhältnissen kann der Zugang auch über die V. jugularis externa eine gute Alternative bieten (Reanimationsrichtlinien). Für einen **zentralen Venenkatheter (ZVK)** wird unter klinischen Bedingungen ein dünner Kunststoffschlauch über eine größere Vene eingeführt und bis zum rechten Vorhof des Herzens über die V. cava superior oder die V. cava inferior vorgeschoben. Auf diese Weise ist es möglich, Medikamente und hochkonzentrierte Nährstofflösungen zu applizieren und den **zentralvenösen Druck (ZVD)** zu bestimmen. Für das Legen eines ZVK wird aufgrund der anatomisch und sonografisch guten Lokalisierbarkeit der Zugang über die V. jugularis interna oder die V. subclavia bevorzugt. Allerdings ist auch der Zugang über andere Venen möglich.

Venenverläufe

V. jugularis interna

Die paarige V. jugularis interna beginnt am Foramen jugulare an der Schädelbasis mit dem **Bulbus superior venae jugularis,** der erweiterten Fortsetzung des Sinus sigmoideus. Sie tritt gemeinsam mit dem N. glossopharyngeus [IX], dem N. vagus [X] und dem N. accessorius [XI] durch das Foramen jugulare und verläuft dann innerhalb der Karotisscheide gemeinsam mit der A. carotis interna und dem N. vagus [X] nach kaudal durch das Spatium lateropharyngeum und das Trigonum caroticum. In der Regio sternocleidomastoidea wird sie von der A. carotis communis und dem N. vagus [X] begleitet. Die V. jugularis interna erweitert sich kurz vor ihrer Einmündung in die V. subclavia zum **Bulbus inferior venae jugularis** (➤ Abb. 10.18, ➤ Abb. 10.19).

MERKE

Die V. jugularis interna sammelt und drainiert das venöse Blut aus Gehirn, Kopfschwarte, Gesichtsregion und Schilddrüse.

V. jugularis externa

Die paarige V. jugularis externa entsteht durch die Vereinigung von **V. occipitalis** und **V. auricularis posterior** und verläuft epifaszial auf dem M. sternocleidomastoideus kaudalwärts zur V. subclavia (➤ Abb. 10.18, ➤ Abb. 10.20). Sie führt Blut aus dem oberflächlichen Kopf- und Ohrbereich.

V. jugularis anterior

Die ebenfalls paarig und epifaszial verlaufende V. jugularis anterior beginnt im Bereich des Zungenbeins und drainiert das venöse Blut der Mundbodenregion und der Vorderwand des Halses. Sie mündet jeweils kurz vor dem Venenwinkel (Angulus venosus) in die V. jugularis externa ein. Im Spatium suprasternale (➤ Abb. 10.11, ➤ Abb. 10.18) sind beide Vv. jugulares anteriores über den **Arcus venosus jugularis** miteinander verbunden.

V. subclavia

Die V. subclavia sammelt das venöse Blut von Halswirbelsäule, Arm und Schultergürtel, einem Teil der Brustwand und der tiefen Halsmuskulatur. Dabei deckt sich das Einzugsgebiet der Vene größtenteils mit dem Versorgungsgebiet der Arterie (A. subclavia). Die Vene verläuft als Fortsetzung der **V. axillaris** zwischen der I. Rippe und dem Schlüsselbein (Clavicula) und zwischen M. scalenus anterior und dem klavikulären Ursprung des M. sternocleidomastoideus. Sie wird in diesem Bereich von der Lamina pretrachealis bedeckt und ist mit den umgebenden Strukturen bindegewebig verbunden. Im Venenwinkel vereinigt sie sich mit der V. jugularis interna zur V. brachiocephalica.

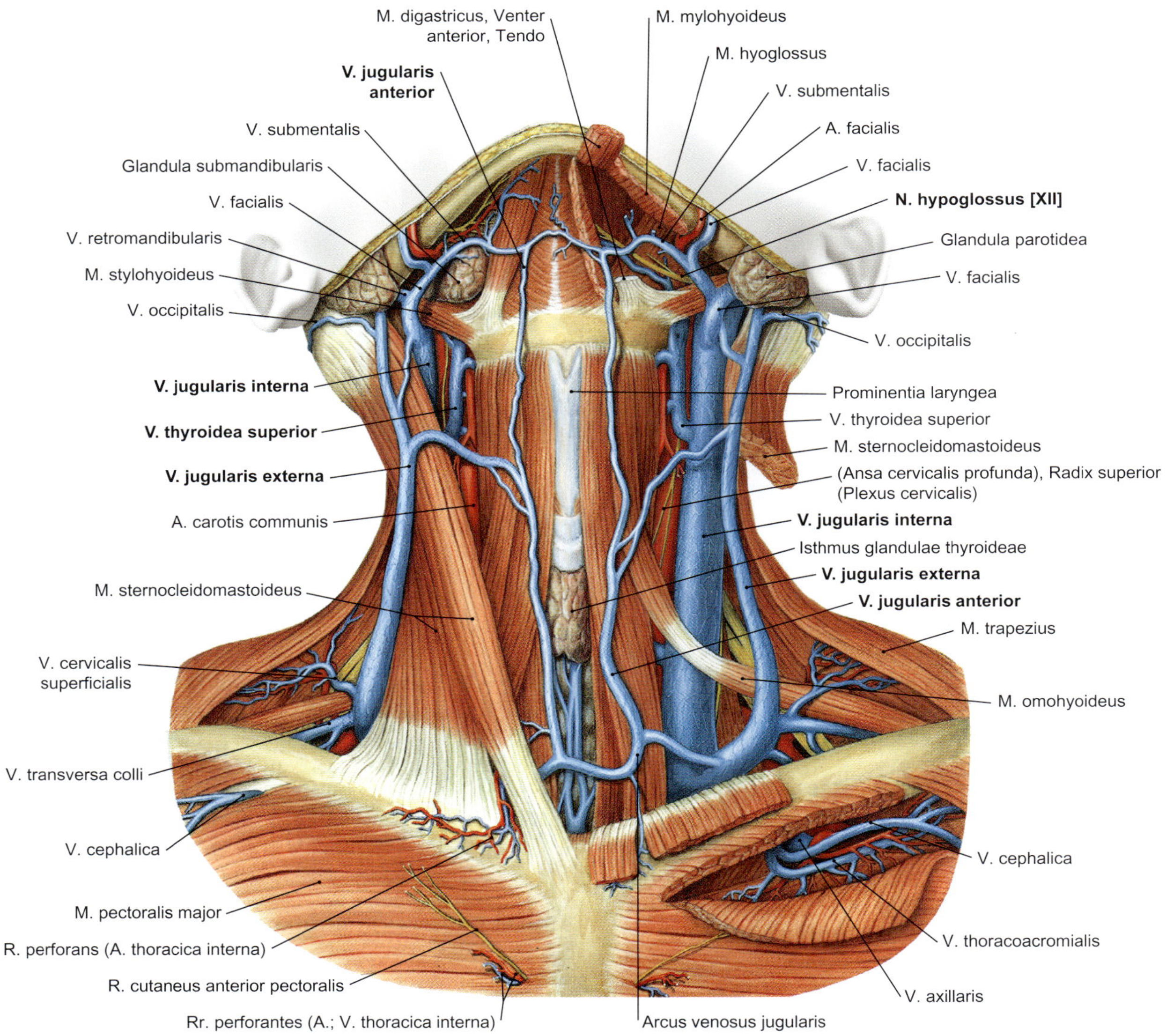

Abb. 10.18 Venen des Halses nach Entfernung sämtlicher Halsfaszien. Auf der linken Seite wurde der M. sternocleidomastoideus größtenteils entfernt. Ansicht von ventral. [S700]

V. brachiocephalica

Die V. brachiocephalica erhält auch direkte Zuflüsse aus der Halsregion (➤ Abb. 10.19). Die **V. thyroidea inferior** mündet als Einzelvene oder als Plexus thyroideus impar in die V. brachiocephalica sinistra. Die **V. vertebralis,** die zuvor meist noch venöses Blut aus der V. cervicalis profunda aufnimmt, mündet ebenfalls in die V. brachiocephalica.

10.4.3 Nerven des Halses

Die Innervation der Haut des Halses erfolgt aus Ästen des Plexus cervicalis (ventrolateraler Hautbereich) und durch Rr. dorsales der Spinalnerven C2–8. An der motorischen Innervation der Halsmuskulatur sind sowohl zervikale Spinalnerven (Plexus cervicalis; Plexus brachialis; Rr. dorsales von C1–8) als auch verschiedene Hirnnerven (N. trigeminus [V], N. facialis [VII], N. glossopharyngeus [IX], N. vagus [X] und N. accessorius [XI]) beteiligt. Vegetative Nervenfasern des Halses kommen aus dem Halsgrenzstrang (Truncus sympathicus, Pars cervicalis) und dem N. vagus [X]. Der N. hypoglossus [XII] verläuft auf seinem Weg zur Zunge, die er motorisch versorgt, ebenfalls durch den Hals.

Halsspinalnerven

Wie alle Spinalnerven besitzen auch die **Spinalnerven des Halses** je einen **R. anterior** und einen **R. posterior** zur Innervation unterschiedlicher Zielgebiete:

- Die Rr. anteriores verbinden sich zu 2 großen Nervengeflechten, dem **Plexus cervicalis** und dem **Plexus brachialis.** In den Plexus verbinden sich Nervenfasern aus mehreren Rückenmarkssegmenten.
- Die im Vergleich zu den Rr. anteriores dünneren Rr. dorsales (C2–8) behalten im Gegensatz dazu ihren segmentalen Verlauf bei. Sie teilen sich kurz nach dem Abgang aus den Halsspinalnerven in jeweils einen lateralen **(R. lateralis)** und einen medialen **(R. medialis)** Ast auf (➤ Tab. 10.13) und innervieren motorisch die Nackenmuskulatur, Teile der autochthonen Rückenmuskulatur sowie die Haut des Nackens und der Hinterhauptsregion, die sie bis zum Übergang des Versorgungsgebiets des N. trigeminus [V] sensibel innervieren (➤ Abb. 10.21).

Plexus cervicalis

Der Plexus cervicalis wird von den **Rr. anteriores der Spinalnerven C1–4** gebildet. Die aus diesem Plexus hervorgehenden Nerven innervieren die Haut im vorderen und seitlichen Halsbereich, die

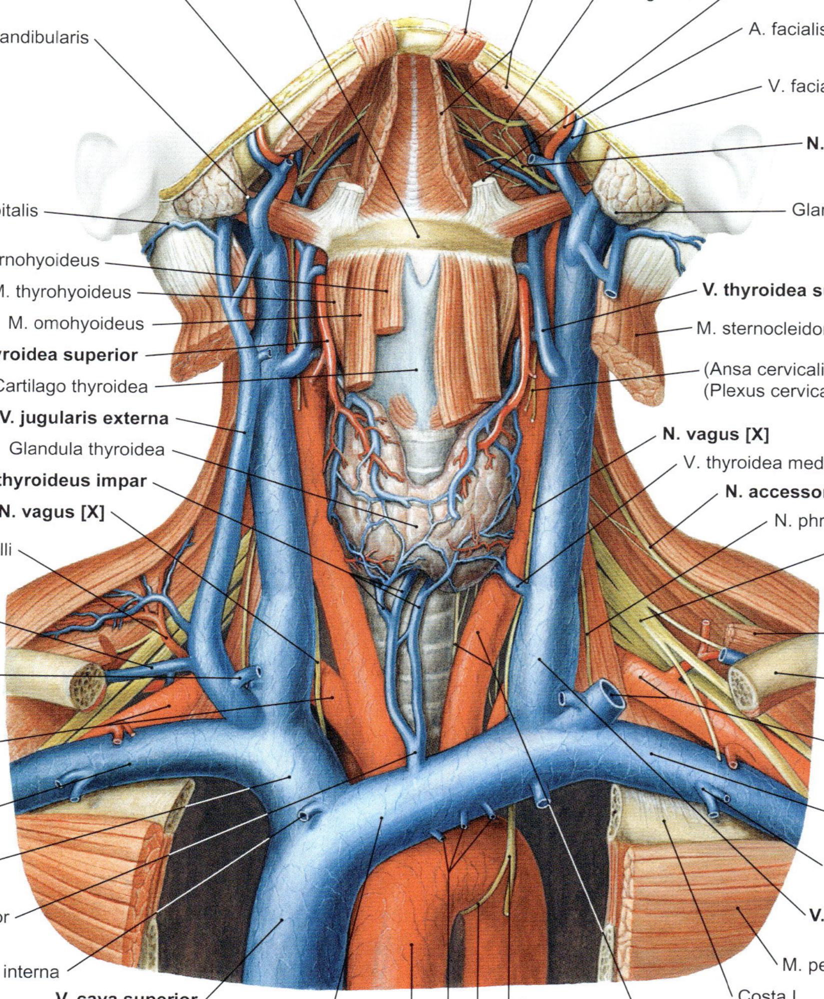

Abb. 10.19 Gefäße und Nerven des Halses und der oberen Thoraxapertur nach Entfernung von Sternum, Teilen der Claviculae und Teilen der Mm. sternocleidomastoidei und infrahyalen Muskulatur. Ansicht von ventral. [S700]

infrahyalen Muskeln sowie das Zwerchfell und Teile der serösen Häute wie die Pleura parietalis und das Perikard im Thorax und das Peritoneum im Abdomen. Umgeben von der Lamina pretrachealis, werden die Äste aus dem Plexus cervicalis in **Haut- (Rr. cutanei)** und **Muskeläste (Rr. musculares)** unterteilt.

Rr. cutanei

Die sensiblen Hautäste des Plexus cervicalis treten alle am Hinterrand des M. sternocleidomastoideus etwa auf halber Höhe des Muskelverlaufs durch die Lamina superficialis an die Oberfläche. Die Stelle wird als **Punctum nervosum (ERB-Punkt)** bezeichnet (➤ Tab. 10.14; ➤ Abb. 10.20).

Der **N. occipitalis minor** verläuft am Hinterrand des M. sternocleidomastoideus nach kranial und überkreuzt dabei den N. accessorius [XI]. Er innerviert sensibel die Haut des Halses und des Kopfes hinter der Ohrmuschel (➤ Abb. 10.22).

Der **N. auricularis magnus** ist in der Regel der kräftigste Ast aus dem Punctum nervosum. Er verläuft vom Hinterrand des M. sternocleidomastoideus schräg über den Muskel aufwärts auf das Ohr-

Tab. 10.13 Rr. posteriores der Halsspinalnerven mit Ursprung, Faserqualität und Innervationsgebiet.

Nerv	Ursprung	Qualität	Versorgungsgebiete
R. posterior (N. suboccipitalis)	C1	rein motorisch	• tiefe Nackenmuskulatur • M. longissimus capitis • M. semispinalis capitis
R. posterior • lateraler Ast • medialer Ast (N. occipitalis major)	C2	gemischt	• M. semispinalis capitis • M. longissimus capitis • M. splenius capitis • Nackenhaut bis zum Scheitel
R. posterior • lateraler Ast • medialer Ast (N. occipitalis tertius)	C3	gemischt	• autochthone Rückenmuskulatur • Innervation der Nackenhaut
Rr. posteriores • lateraler Ast • medialer Ast	C4–8	gemischt	• autochthone Rückenmuskulatur • darüber liegende Hautareale

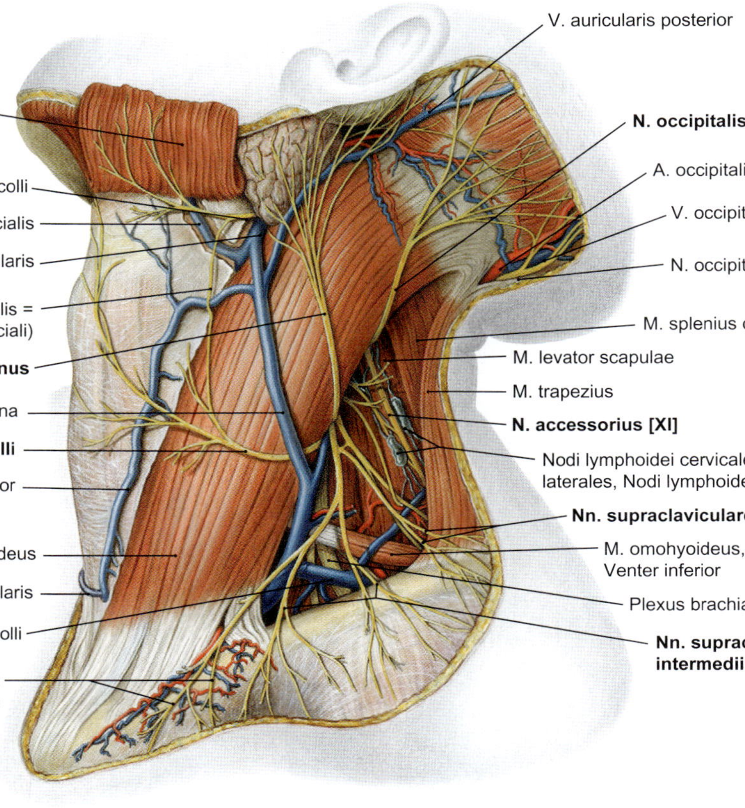

Abb. 10.20 Gefäße und Nerven der seitlichen Halsregion nach Entfernung der Lamina superficialis der Halsfaszie. Das Platysma wurde nach oben geklappt. Ansicht von lateral links. [S700]

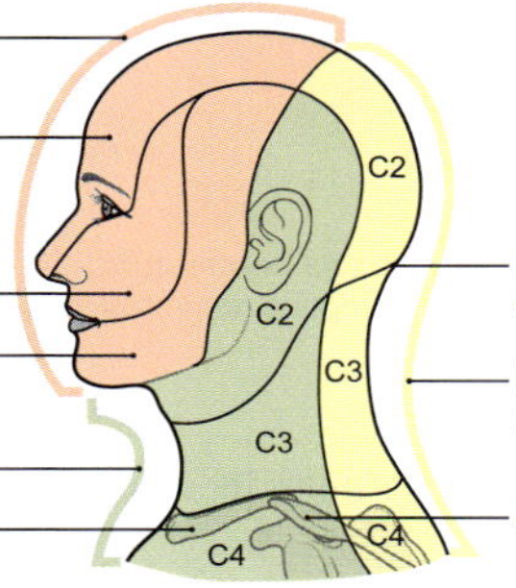

Abb. 10.21 Sensible Innervation der Haut von Kopf und Hals mit segmentaler Zuordnung der Hautareale (Schema). [S700-L126]

läppchen zu. Mit seinem **R. anterior** versorgt er sensibel die Haut auf der Vorderfläche der Ohrmuschel und am Kieferwinkel (➤ Abb. 10.22). Die Haut auf der Rückseite der Ohrmuschel wird vom **R. posterior** innerviert.

Der **N. transversus colli** verläuft etwa in Höhe der Mitte des M. sternocleidomastoideus horizontal über den Muskel nach medial in die vordere Halsregion. Er wird dabei vom Platysma bedeckt und teilt sich in die **Rr. superiores** (sensible Innervation der Haut oberhalb des Os hyoideum) und die **Rr. inferiores** (Haut des Halses unterhalb des Zungenbeins) auf. Einer der Rr. superiores bildet mit dem R. colli des N. facialis [VII] eine Anastomose (früher: Ansa cervicalis superficialis) und führt deshalb in einem kurzen Abschnitt des Faserverlaufs auch motorische Fasern zur Unterseite des Platysmas (➤ Abb. 10.20).

Die **Nn. supraclaviculares** sind eine Gruppe von Hautnerven, die fächerförmig ins laterale Halsdreieck einstrahlen und erst im Be-

Tab. 10.14 Sensible Hautäste des Plexus cervicalis aus dem Punctum nervosum (ERB-Punkt) mit ihren Aufzweigungen.

Nerv	Ursprung
N. occipitalis minor	C2–3
N. auricularis magnus • R. anterior • R. posterior	C2–3
N. transversus colli • Rr. superiores • Rr. inferiores	C2–3
Nn. supraclaviculares • mediales • intermedii • laterales	C3–4

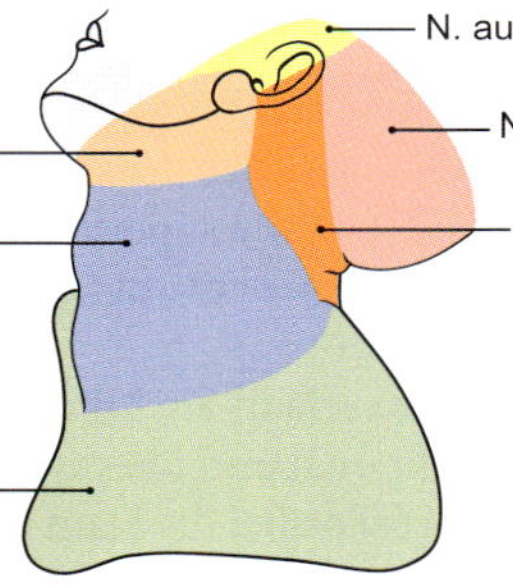

Abb. 10.22 Sensible Innervation der Haut von Hals und Kopf durch die Nerven des Plexus cervicalis und der Nn. occipitalis major und minor. [S700-L126]

reich des Trigonum omoclaviculare die Lamina superficialis und das Platysma durchbrechen. Man unterscheidet (➤ Abb. 10.20, ➤ Abb. 10.22):

- **Nn. supraclaviculares mediales:** sensible Innervation der Haut im vorderen Bereich der Clavicula mit angrenzender Brusthaut
- **Nn. supraclaviculares intermedii:** sensible Innervation der Haut im medialen Abschnitt der Clavicula mit Brusthaut bis zur IV. Rippe
- **Nn. supraclaviculares laterales:** sensible Innervation der Haut über dem Acromion der Scapula und über dem M. deltoideus

Rr. musculares

Die Rr. musculares des Plexus cervicalis innervieren unterschiedliche Muskelgruppen (➤ Abb. 10.23).

Ein motorischer Hauptast ist der **N. phrenicus (C3–5),** der das Zwerchfell (Diaphragma) innerviert, aber auch angrenzende Abschnitte des Perikards sowie des Peritoneums sensibel versorgt. Er verläuft schräg über den M. scalenus anterior nach kaudal und tritt zwischen A. und V. subclavia durch die obere Thoraxapertur in das Mediastinum ein (➤ Abb. 10.16, ➤ Abb. 10.24). In seinem Verlauf auf dem M. scalenus anterior in Richtung Mediastinum wird der N. phrenicus von 2 Arterien, der A. transversa colli und der A. suprascapularis, überkreuzt (➤ Abb. 10.16).

Die **Ansa cervicalis** (früher: Ansa cervicalis profunda) ist eine Nervenschlinge der Zervikalnerven C1–4. Sie besteht aus einer Radix superior (C1–2) und einer Radix inferior (C2–4), die sich um die V. jugularis legt und in der Karotisscheide befindet (➤ Abb. 10.23):

- Die **Radix superior** schließt sich in ihrem Verlauf vorübergehend dem Verlauf des N. hypoglossus [XII] an. Dort, wo der N. hypoglossus [XII] die Aa. carotides internae und externae überquert, verlassen ihn einige der angelagerten Nervenfasern

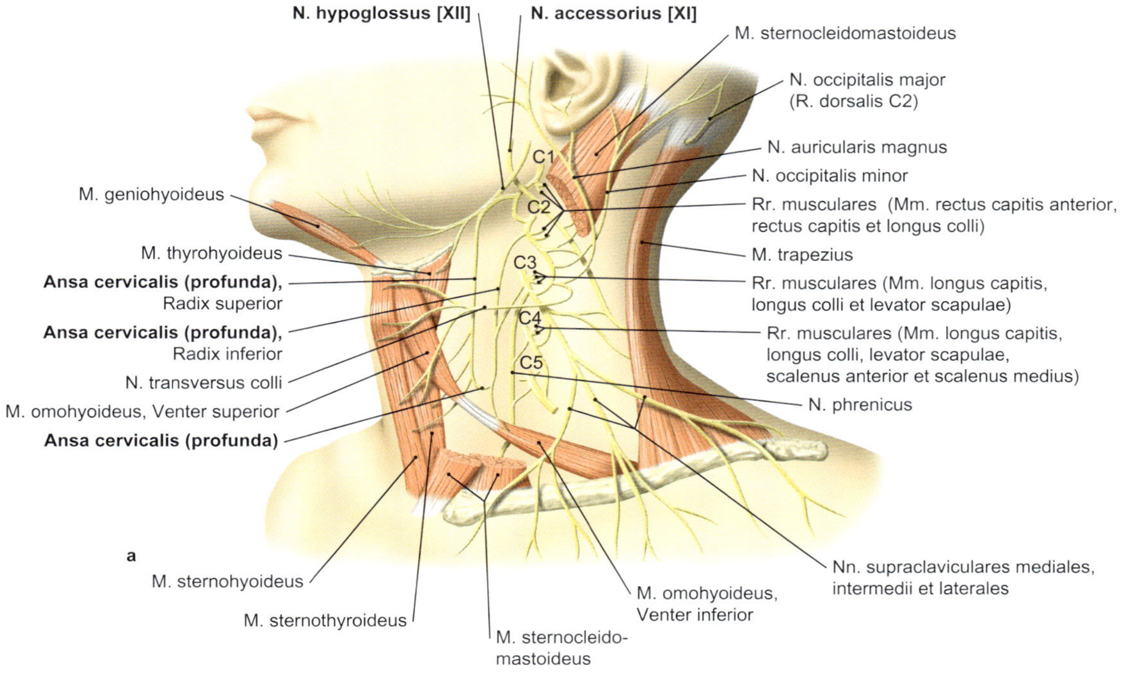

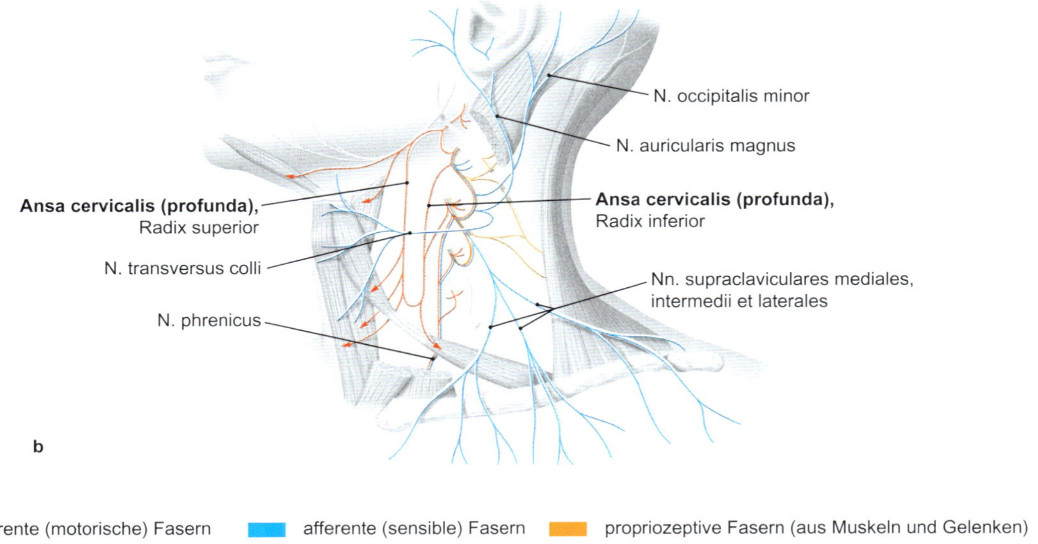

Abb. 10.23 Sensible und motorische Äste des Plexus cervicalis (Schema). [S700-L127] **a** Anatomische Situation. **b** Funktionelle Unterscheidung der Äste.

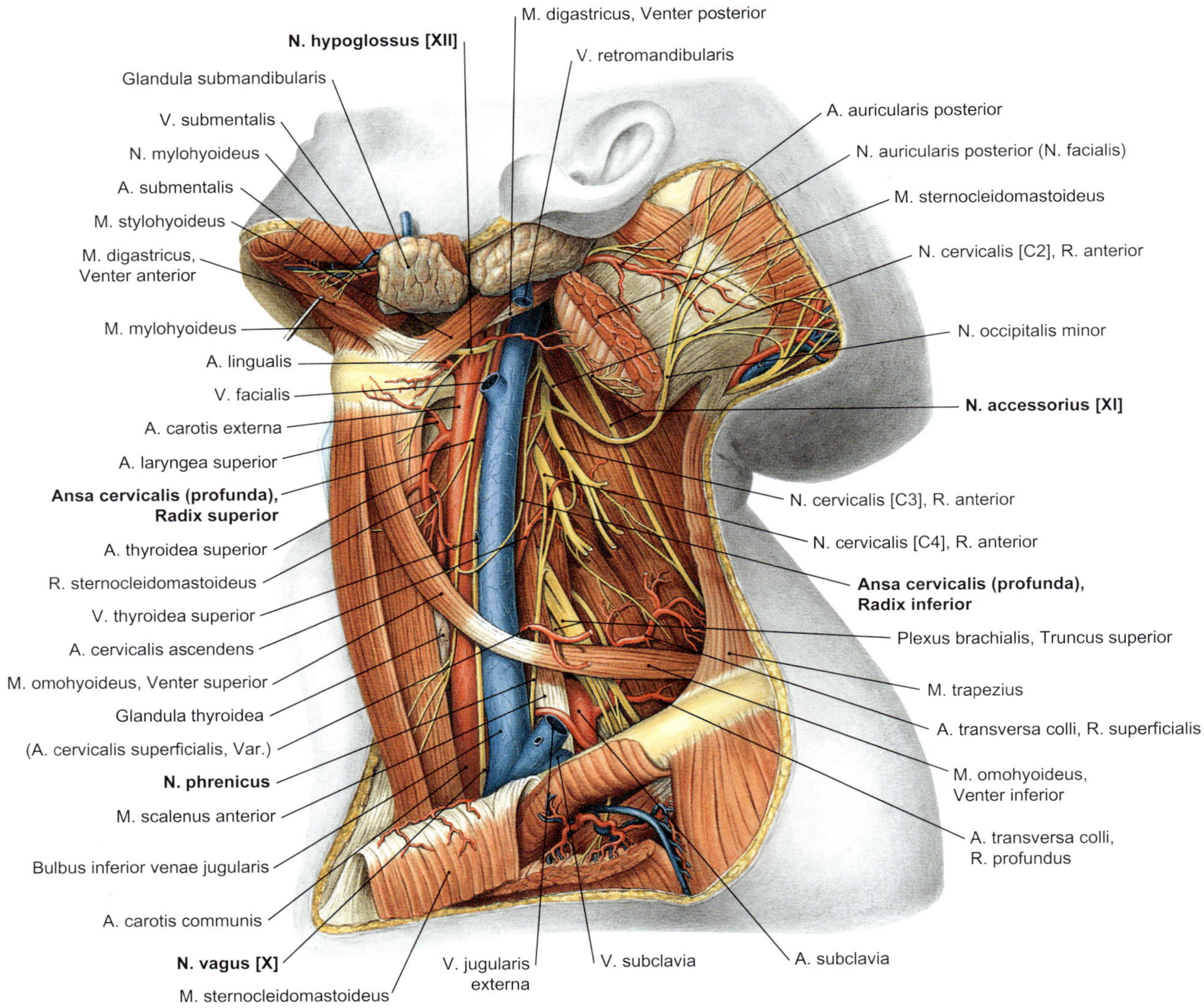

Abb. 10.24 Gefäße und Nerven der seitlichen Halsregion nach Entfernung des M. sternocleidomastoideus. [S700]

und ziehen zwischen den großen Halsgefäßen abwärts. Die Radix superior innerviert den Venter superior des M. omohyoideus und die oberen Anteile des M. sternohyoideus und des M. sternothyroideus.

- Die **Radix inferior** vervollständigt die Nervenschlinge und zieht als direkter Ast aus dem Plexus cervicalis entweder medial oder lateral der V. jugularis interna nach kaudal.

Beide Wurzeln der Ansa cervicalis vereinigen sich in individuell unterschiedlicher Höhe ventral der A. carotis communis und der V. jugularis interna (➢ Abb. 10.24). Von hier ziehen Äste der Ansa cervicalis zum Venter inferior des M. omohyoideus und zu den unteren Anteilen des M. sternohyoideus und des M. sternothyroideus.

Plexus brachialis

Der Plexus brachialis entsteht durch die Vereinigung der **Rr. anteriores der Spinalnerven C5–8** sowie des **1. Thorakalnervs (T1).** Die Rr. anteriores treten zwischen den Ursprüngen von M. scalenus anterior und M. scalenus medius hervor und sind die Wurzeln des Plexus brachialis. Am Ausgang der Skalenuslücke lagern sich die Rr. anteriores zu den 3 Primärsträngen des Plexus brachialis (Trunci) zusammen (➢ Tab. 10.15, ➢ Abb. 10.25).
Vor Eintritt in die Axilla entlang der Aa. subclavia und axillaris teilen sich die 3 Trunci (Trunci superior, medius und inferior) jeweils in einen ventralen und einen dorsalen Ast auf und verflechten sich erneut zu 3 **Sekundärsträngen** (Fasciculi lateralis, medialis und posterior) (auch ➢ Kap. 4.6.2). Aus den Fasciculi gehen die peripheren Nerven zur Innervation der oberen Extremitäten und von Teilen der Brustwand hervor. Sie besitzen durch den Faseraustausch im Plexus brachialis immer Anteile von mindestens 2 Spinalnerven.

Klinik

Zur Lokalanästhesie und Analgesie des Arms kann in der Klinik eine **Blockade des Plexus brachialis** (interskalenäre Blockade, interskalenäre Plexusanästhesie, interskalenäre Plexus-brachilis-Blockade) durchgeführt werden. Es handelt sich um ein einfaches und nebenwirkungsarmes Regionalanästhesieverfahren. Dabei wird meist in Höhe von C6 ein Lokalanästhetikum in das perineurale Bindegewebe zwischen M. scalenus anterior und M. scalenus medius injiziert. Ein Nachteil gegenüber der **infraklavikulären Plexusblockade** ist die teilweise ungenügende Ausschaltung des Innervationsgebietes des N. radialis. Allerdings besteht so nicht die Gefahr, einen Pneumothorax durch Verletzung der unmittelbar topografisch benachbarten Pleurakuppel (➢ Abb. 10.25, rechte Seite) zu setzen.

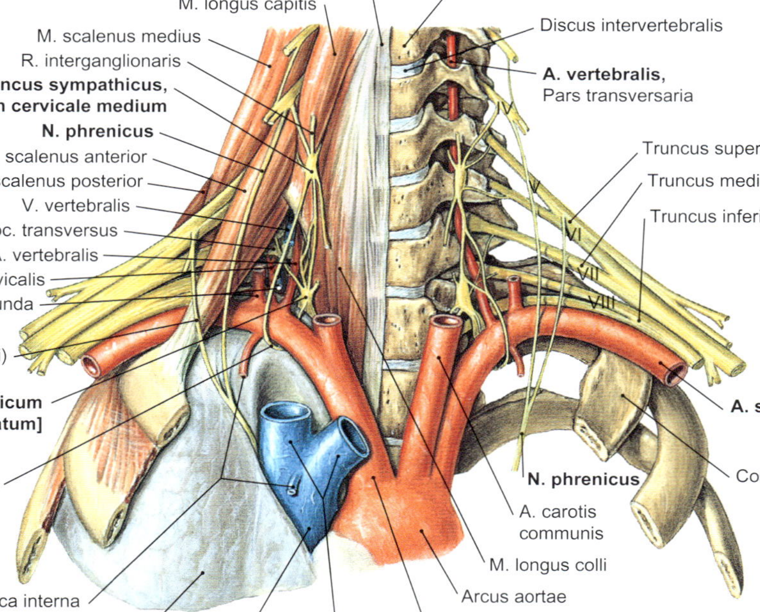

Abb. 10.25 Gefäße und Nerven am Übergang von Hals und Thorax zur oberen Extremität (Schema). [S700]

Die **Pars supraclavicularis** des Plexus brachialis umfasst die direkten motorischen Äste, die aus den 3 Trunci hervorgehen. Sie verlassen den Plexus brachialis alle im lateralen Halsdreieck. Zu ihnen gehören:

- **N. dorsalis scapulae** (C3–5), der den M. scalenus medius durchbohrt und zu seinem Zielgebiet, dem M. levator scapulae und den Mm. rhomboidei zieht
- **N. thoracicus longus** (C5–7), der weiter kaudal den M. scalenus medius durchbohrt und über die I. Rippe zum M. serratus anterior zieht, den er innerviert (➤ Abb. 10.16)
- **N. subclavius** (C5–6), der zum M. subclavius zieht und zusätzlich Fasern an den N. phrenicus abgeben kann (Nn. phrenici accessorii)
- **N. suprascapularis** (C4–6), der zur Scapula zieht und unterhalb des Lig. transversum scapulae superius (im Gegensatz zur A. suprascapularis, die normalerweise oberhalb des Bandes verläuft) durch die Incisura scapulae verläuft, um die Mm. supraspinatus und infraspinatus zu innervieren (➤ Abb. 10.16)

Hirnnerven

Durch die Halsregion verlaufen Äste des N. trigeminus [V], N. facialis [VII], N. glossopharyngeus [IX], N. vagus [X], N. accessorius [XI] und N. hypoglossus [XII] (➤ Tab. 10.16). Die Hirnnerven IX bis XI und der N. hypoglossus [XII] ziehen nach Austritt aus der Schädelbasis durch das Spatium lateropharyngeum in enger Lagebeziehung zur A. carotis interna (➤ Abb. 10.12).
Als einer der Endäste des **N. mandibularis [V/3]** verläuft der **N. mylohyoideus** im Sulcus mylohyoideus der Mandibula nach vorne in das Trigonum submandibulare und innerviert motorisch den M. mylohyoideus und den Venter anterior des M. digastricus (➤ Abb. 10.15a, ➤ Abb. 10.16). Der Venter posterior des M. digastricus und der M. stylohyoideus werden beide von Ästen des **N. facialis [VII]** innerviert. Am Unterrand der Glandula parotidea tritt der R. colli nervi facialis aus dem Drüsengewebe aus und verläuft schräg nach vorne unten, um das Platysma zu innervieren (➤ Abb. 10.20).

Tab. 10.15 Zusammensetzung und Ursprünge der Primärstränge des Plexus brachialis.

Rr. anteriores aus	Primärstrang des Plexus brachialis
C5–6	Truncus superior
C7	Truncus medius
C8–T1	Truncus inferior

Der **N. glossopharyngeus [IX]** zieht in seinem Verlauf kaudalwärts zwischen A. carotis interna und V. jugularis interna durch das Spatium lateropharyngeum. Er liegt von dorsal dem M. stylopharyngeus auf und verläuft weiter zwischen ihm und dem M. styloglossus zur Zungenwurzel und seinen weiteren Innervationsgebieten (➤ Tab. 10.16).

Tab. 10.16 Hirnnerven IX–XII mit Abzweigungen und Innervationsgebieten im Verlauf des Halses.

Hirnnerven	Innervationsgebiete
N. glossopharyngeus [IX] • R. musculi stylopharyngei • Rr. pharyngei • R. sinus carotici	• M. stylopharyngeus • Plexus pharyngeus • M. constrictor pharyngis superior • Wand des Sinus caroticus/Glomus caroticum
N. vagus [X] • R. pharyngeus • N. laryngeus superior – R. externus – R. internus • N. laryngeus recurrens • Rr. cardiaci cervicales superiores/inferiores	• Plexus pharyngeus • M. cricothyroideus • M. constrictor pharyngis inferior • Schleimhaut der oberen Kehlkopfhälfte • innere Kehlkopfmuskulatur • Schleimhaut der unteren Kehlkopfhälfte • Plexus cardiacus
N. accessorius [XI]	• M. sternocleidomastoideus • M. trapezius
N. hypoglossus [XII]	innere und äußere Zungenmuskulatur

Der **N. vagus [X]** ist der Hauptnerv des Parasympathikus und enthält außerdem viszeromotorische und viszerosensible Fasern (➤ Kap. 9.3.10). Im Halsbereich verläuft er innerhalb der Karotisscheide als Bestandteil des Gefäß-Nerven-Strangs durch das Spatium lateropharyngeum (➤ Abb. 10.12) in Richtung Mediastinum. Aus dem Halsabschnitt des N. vagus [X] gehen Nervenfasern zur Innervation von Pharynx (Rr. pharyngei), Larynx (N. laryngeus superior, N. laryngeus recurrens [der Endast des N. laryngeus recurrens wird auch als N. laryngeus inferior bezeichnet]) und des Herzens (Rr. cardiaci cervicales superiores und inferiores) ab (➤ Tab. 10.16).
Der **N. accessorius [XI]** zieht ebenfalls durch das Spatium lateropharyngeum und tritt im oberen Winkel des Trigonum caroticum meist vor der V. jugularis interna unter den M. sternocleidomastoideus, um diesen und im weiteren Verlauf den M. trapezius motorisch zu innervieren (➤ Abb. 10.24).
Der **N. hypoglossus [XII]** verläuft durch das Spatium lateropharyngeum nach vorne ins Trigonum caroticum. Hier überkreuzt er bogenförmig die A. carotis externa und A. carotis interna und zieht in seinem weiteren Verlauf durch das Trigonum submandibulare. Von hier gelangt er zwischen M. hyoglossus und M. mylohyoideus zur Zunge (➤ Abb. 10.26).

Klinik

Eine **Schädigung des N. hypoglossus [XII]** beispielsweise durch Tumorinfiltration einer Halslymphknotenmetastase kann leicht diagnostiziert werden: Die Zunge weicht beim Herausstrecken zur erkrankten Seite ab, da die Zungenmuskulatur auf der gesunden Seite die Bewegung ausführen kann, auf der erkrankten Seite aber nicht.

Truncus sympathicus (Pars cervicalis)

Der Grenzstrang (Truncus sympathicus) besteht aus 2 parallel angeordneten und auf jeder Seite paravertebral verlaufenden Nervensträngen. Sie erstrecken sich von der Halswirbelsäule bis zum Steißbein. Jeder der beiden Grenzstränge ist durch Ansammlungen von Neuronen (Ganglien) charakterisiert, die ihn in segmentaler Abfolge verdickt erscheinen lassen. Man unterscheidet:

- Pars cervicalis
- Pars thoracica
- Pars lumbalis
- Pars sacralis

Die Pars thoracica bildet im oberen Abschnitt ein auf dem Rippenköpfchen gelegenes Ganglion, das jeweils von der Fascia endothoracica bedeckt ist. Dieses erste Brustganglion ist meist mit dem unteren Halsganglion zu einem großen **Ganglion cervicothoracicum [stellatum]** mit einer Länge von bis zu 2 cm verschmolzen. Es liegt über der Pleurakuppel hinter der A. subclavia in Höhe des Abgangs der A. vertebralis. Die **Pars cervicalis trunci sympathici** setzt sich von hier eingebettet in das tiefe Blatt (Lamina profunda) der Fascia cervicalis vor den Mm. longus colli und capitis und hinter der Karotisscheide nach kranial fort (➤ Abb. 10.12, ➤ Abb. 10.16). Etwa in Höhe des IV. Halswirbels durchbricht der Grenzstrang das tiefe Blatt der Halsfaszie und verläuft nun auf ihr liegend hinter der Karotisscheide nach kranial. In Höhe des III. Halswirbels verdickt sich der Grenzstrang erneut auf beiden Seiten zum **Ganglion cervicale superius.** Zwischen Ganglion stellatum und Ganglion cervicale superius ist unregelmäßig ein **Ganglion cervicale medium** (in Höhe des VI. Halswirbels) ausgebildet. Verbindungen zwischen Spinalnerven und dem Grenzstrang laufen in der Regel über die Rr. communicantes albi zum Grenzstrang und über die Rr. communicantes grisei vom Grenzstrang zurück zum jeweiligen Spinalnerv. Rr. communicantes albi kommen allerdings nur in der Pars thoracica und der Pars lumbalis vor. In der Pars cervicalis fehlen sie! In den Ganglien werden aufsteigende präganglionäre sympathische Fasern verschaltet, die dann als postganglionäre Fasern zu verschiedenen Zielgebieten in Thorax, Hals und Kopf weiterziehen.

Ganglion cervicale superius

Das Ganglion cervicale superius liegt vor den Querfortsätzen des II. und III. Halswirbels und ist mit ca. 3 cm das größte sympathische Halsganglion. Es ist gleichzeitig die letzte Umschaltstation auf postganglionäre sympathische Fasern, die von hier aus zu ihren Versorgungsgebieten in den Kopf ziehen. Aus dem Ganglion cervicale superius ziehen Rr. communicantes grisei zu den Spinalnerven C1–4. Außerdem bilden die Fasern um die Aa. carotis interna und externa Plexus und erreichen mit ihren Ästen die parasympathischen Kopfganglien (Ganglia ciliare, pterygopalatinum, submandibulare, oticum), durch die sie ohne Umschaltung zu den Endorganen hindurchziehen. Weitere Fasern ziehen nach unten zum Herz.

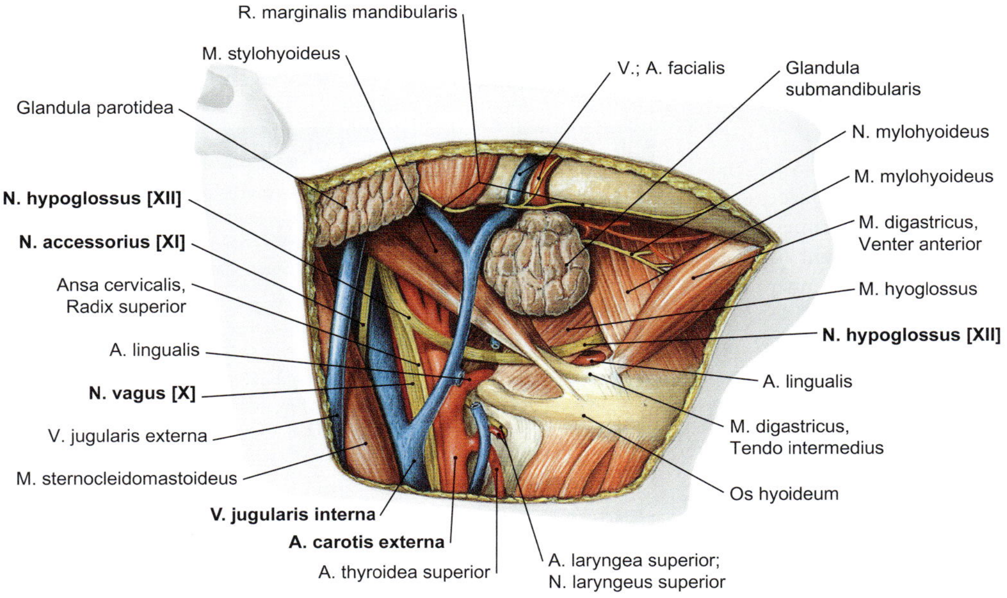

Abb. 10.26 Gefäße und Nerven im oberen Bereich des Trigonum caroticum und des Trigonum submandibulare nach Entfernung aller Faszien. Ansicht von rechts lateral unten. [S700]

Ganglion cervicale medium
Das Ganglion cervicale medium ist häufig nur schwach ausgebildet und kann als individuelle Variabilität entweder ganz fehlen, durch mehrere kleinere Ganglien ersetzt oder mit dem Ganglion cervicale inferius verschmolzen sein. Wenn vorhanden, ist es in Höhe des VI. Halswirbels in enger Lagebeziehung zur A. thyroidea inferior auffindbar. Aus dem Ganglion ziehen Rr. communicantes grisei für die Spinalnerven C5–6 sowie Äste zur Schilddrüse und Nebenschilddrüse und zum Herz.

Ganglion cervicale inferius
Das Ganglion cervicale inferius ist meist mit dem ersten Brustganglion des Truncus sympathicus zum **Ganglion cervicothoracicum [stellatum]** verschmolzen. Das Ganglion liegt beidseits ventral auf dem Köpfchen der I. Rippe und vor dem Proc. transversus des VII. Halswirbels. Aus dem Ganglion ziehen Rr. communicantes grisei zu den Spinalnerven C7–8 und T1. Weitere Äste ziehen als N. vertebralis und in die Ansa subclavia zu den Gefäßen sowie als Nn. cardiaci inferiores zum Herz. So erreichen die Fasern die Speiseröhre, die Bronchien, die Luftröhre, den Kehlkopf, den Pharynx und das Herz.

10.4.4 Lymphknoten des Halses

Im Hals gibt es etwa 200–300 Lymphknoten, die vor allem entlang der V. jugularis interna kettenartig aneinandergereiht sind. Die große Zahl (ungefähr 30 % aller Lymphknoten des Körpers) erklärt sich aus der unmittelbaren Nachbarschaft von Mund- und Nasenhöhle, die potenzielle Eintrittspforten für Erreger und Antigene sind. Man findet entlang einer horizontal verlaufenden Linie vom Kinn über den Unterkieferrand bis zum Hinterhaupt eine Reihe von Lymphknotengruppen, die als regionäre Lymphknotenansammlungen für die Lymphe aus den meisten Regionen des Kopfes dienen. Weitere vertikal im Hals verlaufende Lymphknotenstationen aus kettenartig aufgereihten Nodi lymphoidei liegen entlang der Vv. jugulares und den Halsorganen und sind Hauptabflusswege der Lymphe aus dem Kopf und dem Hals (➤ Abb. 10.27). Grundsätzlich werden sie hinsichtlich ihrer Lage in vordere **(Nodi lymphoidei cervicales anteriores)** und seitliche Halslymphknoten **(Nodi lymphoidei cervicales laterales)** eingeteilt. In der jeweiligen Region kommen sie sowohl oberflächlich **(Nodi lymphoidei superficiales)** als auch tief **(Nodi lymphoidei profundi)** vor (➤ Tab. 10.17). Die vorderen tiefen Halslymphknoten leiten die von ihnen kontrollierte Lymphe von Kehlkopf, Schilddrüse und Luftröhre zu den seitlichen tiefen Halslymphknoten weiter (➤ Abb. 10.28). Analog zu einer Klassifikation des American Joint Committee of Cancer (AJAC) werden die Halslymphknoten regional auf jeder Seite in **6 Kompartimente (I–VI)** (➤ Abb. 10.29) eingeteilt.

Klinik

Der Lymphabfluss des Halses und der Halsorgane ist aus klinischer Sicht kompliziert. Die meisten Lymphknoten des Halses sind allerdings gut tastbar und für eine histologische Gewebediagnose (Biopsie) geeignet. Generell kann eine Vergrößerung mehrerer Halslymphknoten **(zervikale Lymphadenopathie)** sehr unterschiedliche Ursachen haben, die nicht zwangsläufig auf Krankheitsprozesse der Kopf-Hals-Region beschränkt sein müssen (z. B. Lymphome, Virusinfektionen). Bei Verdacht oder bei Vorliegen lymphogener Metastasen maligner Tumoren (z. B. Schilddrüsenkarzinom) wird die Kompartimenteinteilung der AJAC (➤ Abb. 10.29) zur elektiven chirurgischen Ausräumung der Halslymphknoten **(Neck-Dissection)** genutzt.

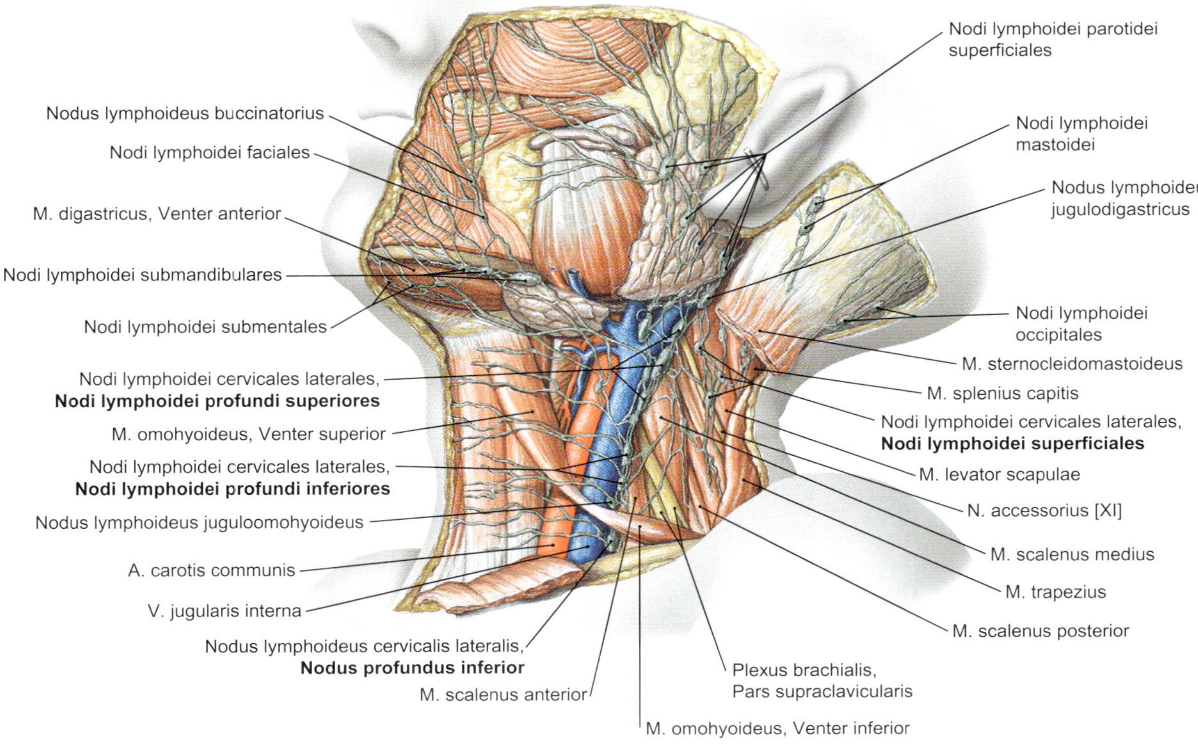

Abb. 10.27 Lymphgefäße mit oberflächlichen und tiefen Nodi lymphoidei der seitlichen Kopf- und Halsregion. Kind, Ansicht von links lateral nach Entfernung von Haut und Faszien. [S700]

Tab. 10.17 Lymphknoten des Halses mit Verlauf und Zuflussgebieten.

Lymphknoten	Verlauf	Lymphzufluss
Nodi lymphoidei cervicales anteriores		
• Nodi lymphoidei cervicales anteriores superficiales – Nodi lymphoidei submentales	entlang der V. jugularis anterior	• Haut der vorderen Halsregion; Drainage weiter zu den tiefen vorderen Lymphknoten • Unterlippe, Mundboden, Zähne, Zunge, Mundschleimhaut
• Nodi lymphoidei cervicales anteriores profundi	entlang der unteren Atemwege; sowohl Sammel- als auch Regionärlymphknoten	
– Nodi lymphoidei infrahyoidei		• obere Kehlkopfhälfte
– Nodi lymphoidei prelaryngei		• untere Kehlkopfhälfte
– Nodi lymphoidei thyroidei		• Schilddrüse
– Nodi lymphoidei pre- und paratracheales		• Luftröhre und Kehlkopf
– Nodi lymphoidei retropharyngeales		• Hypopharynx, Tuba auditiva, hintere Abschnitte der Nasenhöhle
Nodi lymphoidei cervicales laterales		
• Nodi lymphoidei cervicales laterales superficiales	auf dem M. sternocleidomastoideus, entlang der V. jugularis externa	• regionäre Lymphknoten für: Ohrläppchen, Boden des äußeren Gehörgangs, Haut über dem Kieferwinkel und dem unteren Teil der Glandula parotidea • Drainage zu den tiefen seitlichen Lymphknoten
• Nodi lymphoidei cervicales laterales profundi superiores – Nodus lymphoideus jugulodigastricus cervicalis – Nodus lymphoideus lateralis – Nodus lymphoideus anterior	Kreuzung von V. jugularis interna und M. digastricus, Venter posterior	• regionäre Lymphknoten für: – Tonsilla palatina – Zungengrund – Zunge – Nodi lymphoidei submentales – Nodi lymphoidei submandibulares – anterolaterale Halshaut – Thoraxwand (Brustdrüse) – Nacken, Schulter, Haut des lateralen Halses – retroaurikuläre Lymphknoten – okzipitale Lymphknoten
• Nodi lymphoidei cervicales laterales profundi inferiores – Nodi lymphoidei juguloomohyoidei – Nodus lymphoideus lateralis – Nodi lymphoidei anteriores	Kreuzung der Zwischensehne des M. omohyoideus mit der V. jugularis interna	
• Nodi lymphoidei supraclaviculares	entlang der A. transversa cervicis	
• Nodi lymphoidei accessorii	Nackenregion	

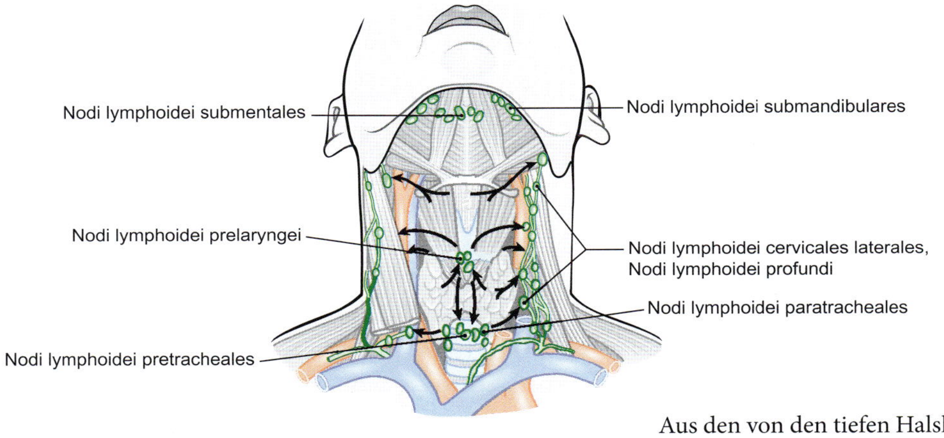

Abb. 10.28 Lymphabfluss der Halsorgane und der oberen luftleitenden Wege zu den tiefen seitlichen Halslymphknoten (Schema). [S700-L126]

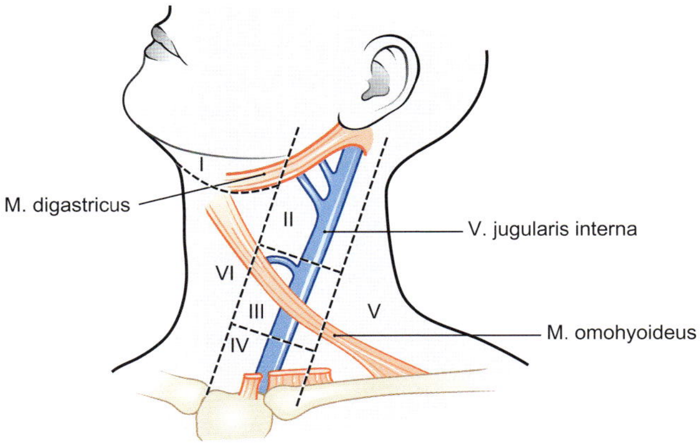

Abb. 10.29 Einteilung der Kopf/Hals Lymphdrainagegebiete in 6 Kompartimente (AJAC). [S700-L126]

Aus den von den tiefen Halslymphknoten ausgehenden Lymphgefäßen (Vasa efferentia) entlang der V. jugularis interna gehen die Trunci jugulares dexter und sinister hervor. Über diese Lymphgefäße wird die Lymphe rechts über den Ductus lymphaticus dexter in den rechten Venenwinkel und links über den Ductus thoracicus in den linken Venenwinkel drainiert.

10.5 Schilddrüse und Nebenschilddrüsen

Michael Scholz

Kompetenzen

Nach Bearbeitung dieses Lehrbuchkapitels sollten Sie in der Lage sein:

- die embryologische Entwicklung von Schilddrüse und Nebenschilddrüsen zu erläutern
- den Aufbau und die Funktion von Schilddrüse und Nebenschilddrüsen zu erklären

10.5.1 Lage und Funktion

Die Schilddrüse (Glandula thyroidea) und die Nebenschilddrüsen (Glandulae parathyroideae, Epithelkörperchen) liegen im vorderen Halsbereich unterhalb des Kehlkopfes (➤ Abb. 10.30).
Die **Schilddrüse (Glandula thyroidea)** ist eine große, H-förmige, unpaare Drüse (Gewicht beim Erwachsenen 20–25 g). Sie besteht aus 2 Seitenlappen (Lobus dexter und Lobus sinister), die über den unpaaren Isthmus miteinander verbunden sind. Dieser grenzt ventral etwa in Höhe des 2.–3. Trachealknorpels an die Trachea. Die Seitenlappen umfassen die Seitenflächen der Trachea und sind über das Bindegewebe der Organkapsel (Capsula fibrosa) fest mit ihr verbunden. Dadurch folgt die Schilddrüse den Bewegungen von Kehlkopf und Trachea beim Schluckakt. Nach dorsomedial reichen die Seitenlappen der Schilddrüse bis an die Rinne zwischen Trachea und Oesophagus heran, worin der N. laryngeus recurrens verläuft. Dorsolateral grenzt die Schilddrüse an die Karotisscheide (Vagina carotica).

Klinik

In seinem Verlauf hat der **N. laryngeus recurrens** enge Lagebeziehungen zur A. thyroidea inferior. Dadurch kann er z. B. bei einer Schilddrüsenresektion verletzt werden. Geschieht dies (oder wird er auch nur mechanisch gereizt), kann eine postoperative Heiserkeit entstehen oder die Stimm- und Sprachbildung verändert sein. Daher wird bei diesen Operationen heute ein intraoperatives Neuromonitoring eingesetzt, um den Nerv aufzufinden und sicher zu identifizieren. Dies ist besonders wichtig bei einer Vergrößerung der Schilddrüse (z. B. Struma), weil dann die normale Topografie des N. laryngeus recurrens aufgehoben ist (er behält zwar seine engen Beziehungen zur Schilddrüse und zur A. thyroidea inferior, ist aber u. U. nicht mehr so leicht zu lokalisieren). Strumaoperationen sind immer noch die häufigsten Ursachen für Lähmungen der Kehlkopfmuskeln.

Die **Nebenschilddrüsen (Epithelkörperchen, Glandulae parathyroideae)** sind in der Regel 4 linsengroße Einzelorgane (2 obere und 2 untere), die an der Rückseite (allerdings mit außerordentlich großer Variabilität) der Schilddrüse liegen. So können sie auch innerhalb der Schilddrüse oder des Thymus vorkommen (ektope Epithelkörperchen). Das Gewicht eines Epithelkörperchens beträgt ca. 40 mg.

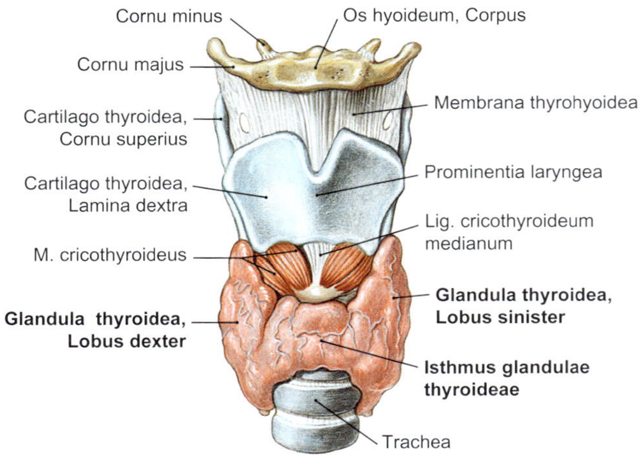

Abb. 10.30 Lage der Schilddrüse unterhalb des Kehlkopfes. Ansicht von ventral. [S700]

Schilddrüse und Nebenschilddrüsen gehören zu den endokrinen, hormonbildenden Organen. Die hier produzierten **Hormone** wirken auf den Gesamtstoffwechsel und greifen regulierend in den Jod- und Kalziumhaushalt des Körpers ein:

- Die Schilddrüsenhormone Trijodthyronin (T_3) und Tetrajodthyronin (Thyroxin, T_4) erhöhen den Grundumsatz und regen den Energiestoffwechsel sowie Wachstums- und Differenzierungsvorgänge an.
- Das von den parafollikulären Zellen (C-Zellen) der Schilddrüse produzierte Hormon Kalzitonin ist der funktionelle Gegenspieler des Parathormons, das in den Nebenschilddrüsen synthetisiert wird. Kalzitonin senkt den Blutkalziumspiegel, der Gegenspieler Parathormon hebt ihn an.

10.5.2 Entwicklung

Schilddrüse

Etwa ab dem *24. Tag* nach der Befruchtung ist die Schilddrüsenanlage als mediale Verdickung des Endoderms in Höhe des 2. Kiemenbogens am Boden der ektodermalen Mundbucht zu erkennen (➤ Abb. 10.31a). Die Epithelverdickung, aus der die Schilddrüsenknospe entsteht, sprosst nach kaudal in die Länge und dehnt sich in der weiteren Entwicklung am Zungenbein vorbei aus, um schließlich knapp unterhalb des Schildknorpels ihre endgültige Position zu erreichen (➤ Abb. 10.31b). Das eingewachsene Gewebe formt so einen länglichen, median gelegenen Gang mit engem Lumen **(Ductus thyroglossalis)**, der mit der Zungenoberfläche in Verbindung steht. Der Gang besteht bis zur *6. Woche*. Die zu diesem Zeitpunkt noch ungeteilte Schilddrüsenknospe beginnt bereits mit der histologischen Differenzierung, noch bevor sich in der Folge jeweils lateral der Organanlage ein rechter und ein linker Lappen ausbilden. Der mittlere zentrale Abschnitt (die eigentliche Schilddrüsenknospe) bleibt anschließend in ihrem Wachstum zurück und bildet so den späteren Schilddrüsenisthmus, während sich die beiden Seitenlappen etwas nach kranial ausdehnen.

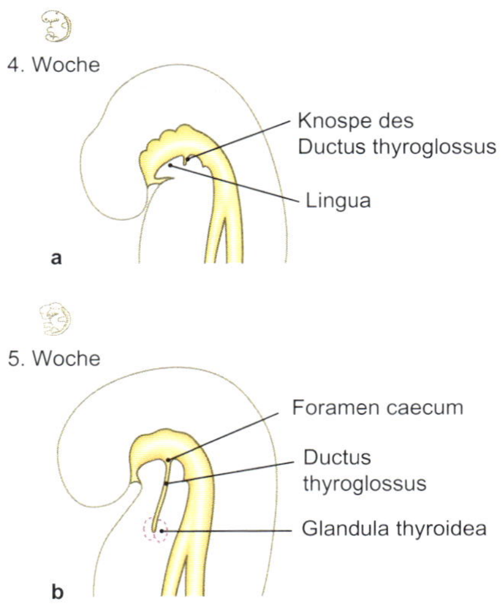

Abb. 10.31 Entwicklung der Schilddrüse. [E838] **a** Ausbildung der Schilddrüsenknospe als Epithelverdickung am Boden der ektodermalen Mundbucht in der 4. Embryonalwoche. **b** Absinken der Schilddrüsenknospe nach kaudal und Ausbildung des Ductus thyroglossalis mit persistierender Verbindung zum Zungengrund. Auswachsen der beiden Seitenlappen der Schilddrüse bis zum Ende der 7. Embryonalwoche.

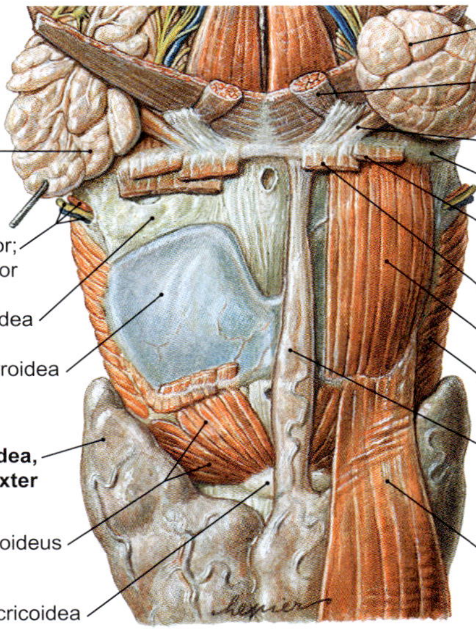

Abb. 10.32 Deutlich ausgebildeter Lobus pyramidalis der Schilddrüse mit Verbindung zum Zungenbein (Os hyoideum). Ansicht von ventral. [S700]

Ungefähr in der *7. Woche* der Embryonalentwicklung hat die Schilddrüse ihre endgültige Form ausgebildet und ihre endgültige Lage im Hals erreicht. Der Isthmus und die Unterränder der beiden Seitenlappen liegen vor der 2. und 3. Knorpelspange der späteren Luftröhre. Der Ductus thyroglossalis hat sich zu diesem Zeitpunkt schon zurückgebildet; seine proximale Öffnung am Zungengrund bleibt allerdings als kleine mediale Grube (**Foramen caecum**) hinter dem Sulcus terminalis der Zunge bestehen (➤ Abb. 10.31b).

MERKE

Bei fast 50 % der Menschen bilden sich die distalen Rudimente des Ductus thyroglossalis nicht vollständig zurück, sondern bleiben als vom Isthmus aus nach kranial verlaufender **Lobus pyramidalis** der Schilddrüse bestehen. Dieser kann sogar über bindegewebige Faserzüge und glatte Muskulatur mit dem Zungenbein verbunden sein (➤ Abb. 10.32).

Klinik

Auf der gesamten Länge des Ductus thyroglossalis, vom Foramen caecum am Zungengrund bis zum Isthmus bzw. zum Lobus pyramidalis, kann das Ganglumen persistieren und zur Ausbildung einer **medianen Halszyste** oder (bei Verbindung an die Halsoberfläche) einer **medianen Halsfistel** führen (➤ Abb. 10.33a). Beide sind ohne klinische Bedeutung, solange sie sich nicht entzünden (können aber kosmetisch stören). Die medianen Halzysten und -fisteln müssen von lateralen Halszysten und -fisteln abgegrenzt werden. Letztere entstehen, wenn die Schlundfurchen oder der Sinus cervicalis (während der Embryogenese auftretender Spaltraum, der die gemeinsame Öffnung der 2.–4. Schlundfurche darstellt) nicht vollständig obliterieren. **Laterale Halszysten** machen sich als flüssigkeitsgefüllte Vorwölbungen seitlich am Hals bemerkbar; **laterale Halsfisteln** münden meist am Vorderrand des M. sternocleidomastoideus (➤ Abb. 10.33b).

Nebenschilddrüsen

Anders als die Anlage der Schilddrüse entwickeln sich die Nebenschilddrüsen als Abkömmlinge der 3. und 4. Schlundtasche. Etwa in der *6. Embryonalwoche* differenzieren sich jeweils die linken und rechten dorsalen Knospen der 3. und 4. Schlundtasche in ein Epithelkörperchen, die dadurch auf der Dorsalseite der Schilddrüse lokalisiert sind.

MERKE

Durch den gemeinsamen Deszensus der oberen Epithelkörperchen (3. Schlundtasche) mit dem Thymus gelangen diese schließlich weiter nach kaudal auf die Rückseite der Schilddrüse als die Epithelkörperchen der 4. Schlundtasche. Die Epithelkörperchen der 4. Schlundtasche sind demzufolge am oberen Schilddrüsenpol, die aus der 3. Schlundtasche am unteren Schilddrüsenpol zu finden. Ihre Lage auf der Schilddrüsenrückseite ist dabei außerordenlich variabel.

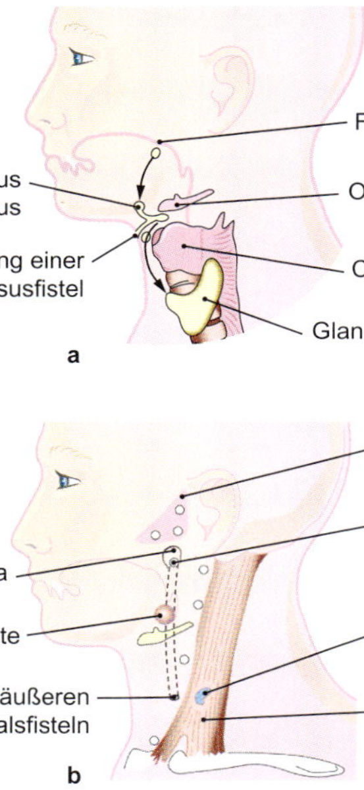

Abb. 10.33 Zysten und Halsfisteln. [E347-11] **a** Mögliche Lokalisationsorte von Zysten des Ductus thyroglossalis. Die Pfeile deuten den Verlauf des Deszensus der Schilddrüsenknospe vom Foramen caecum bis unter den Schildknorpel des Kehlkopfs an. **b** Laterale Halsfisteln perforieren meist am vorderen Rand des M. sternocleidomastoideus durch die Haut.

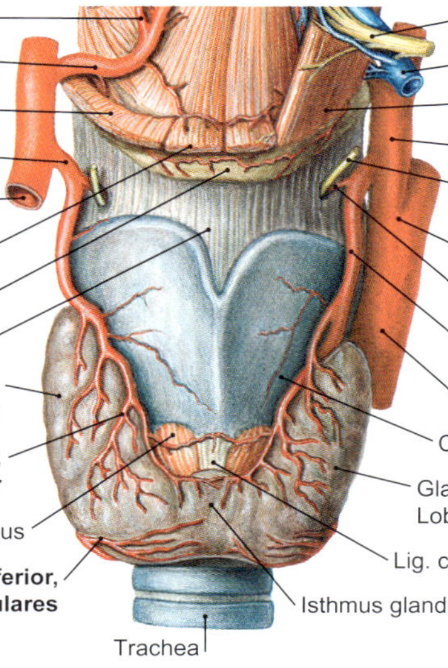

Abb. 10.34 Versorgungsgebiete und Verlauf der Arterien der Schilddrüse. Ansicht von ventral. [S700]

10.5.3 Leitungsbahnen

Arterien

Die Schilddrüse ist als endokrines Organ sehr gut durchblutet (➤ Abb. 10.34, ➤ Abb. 10.35). Sie wird auf beiden Seiten mit jeweils 2 Arterien unterschiedlicher Herkunft versorgt:

- Die **A. thyroidea superior** zieht als erster Ast der A. carotis externa zum oberen Pol des jeweiligen Schilddrüsenlappens und verzweigt sich auf der Vorderfläche der Schilddrüse.
- Die **A. thyroidea inferior** entspringt aus dem Truncus thyrocervicalis (➤ Abb. 10.13) und gibt Äste zum unteren Pol und zur Versorgung der Rückseite der Schilddrüse ab (➤ Abb. 10.34). Sie verläuft bogenförmig um den zum Kopf ziehenden Gefäß-Nerven-Strang (A. carotis communis, N. vagus [X], V. jugularis) nach medial zu ihrem Versorgungsgebiet.

Die 4 Nebenschilddrüsen werden aus Ästen der **Aa. thyroideae inferiores** versorgt.

Klinik

Bei etwa 10 % der Bevölkerung kann eine meist aus dem Truncus brachiocephalicus entspringende und vor der Trachea aufsteigende **A. thyroidea ima** auftreten. Ihre Größe kann individuell stark variieren und kann klinisch im Rahmen einer Tracheostomie oder bei einer Thyroidektomie zu Komplikationen führen.

Venen

Das venöse Blut aus der oberen Schilddrüsenhälfte wird auf beiden Seiten über die **V. thyroidea superior** zur V. jugularis interna drainiert (➤ Abb. 10.36). Diese enthält weitere venöse Zuflüsse aus den ebenfalls paarigen **Vv. thyroideae mediae.** Die Gefäße des **Plexus venosus thyroideus impar** bilden ein Venengeflecht an den unteren Polen der Schilddrüsenlappen und des Isthmus (➤ Abb. 10.36). Sie führen das Blut über die **Vv. thyroideae inferiores** entlang der Vorderseite der Trachea in die V. brachiocephalica sinistra. In ihrem kaudalen Verlauf nehmen diese Venen auch kleinere venöse Gefäße von Trachea und Oesophagus mit auf.

MERKE

Die Schilddrüsenhormone verlassen die Schilddrüse und die Nebenschilddrüsen über die Venen!

Lymphgefäße

Die Lymphe aus Schilddrüse und Nebenschilddrüsen wird über die **Nodi lymphoidei thyroidei** entlang der venösen Gefäße zu den seitlichen tiefen Halslymphknoten drainiert. Aus der oberen Hälfte der Schilddrüse führen Lymphgefäße zu den **Nodi lymphoidei prelaryngei.** Aus der unteren Hälfte führen Lymphbahnen von ventral entweder über die **Nodi lymphoidei pretracheales** oder direkt zu den kaudalen **Nodi lymphoidei cervicales laterales profundi** (➤ Tab. 10.17; ➤ Abb. 10.28).

Nerven

Schilddrüse und Nebenschilddrüsen werden vom **vegetativen (autonomen) Nervensystem** innerviert. Postganglionäre sympathische Fasern kommen aus den 3 oberen Grenzstrangganglien (Ganglia cervicalia superius, medius und inferius bzw. Ganglion cervicothoracicum = Ganglion stellatum → Verschmelzung von Ganglion cervicale inferius mit dem ersten oder den ersten beiden Thorakalganglien) und ziehen mit den Gefäßen zu ihren Zielorganen. Die parasympathischen Fasern kommen aus dem N. vagus [X] und erreichen Schilddrüse und Nebenschilddrüsen mit dem N. laryngeus superior (➤ Abb. 10.34) und dem N. laryngeus recurrens (➤ Abb. 10.35).

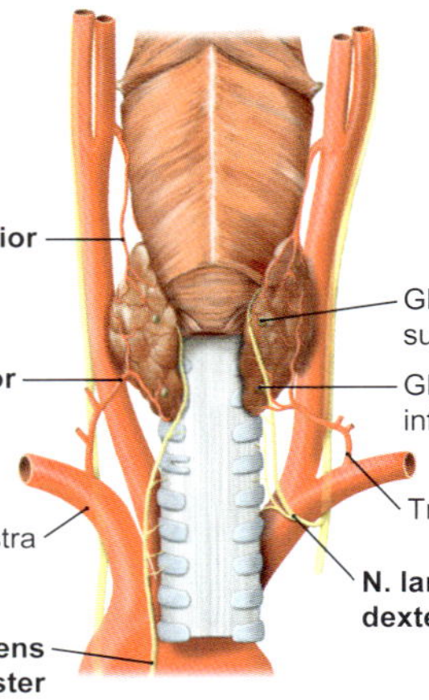

Abb. 10.35 Aa. thyroideae superior und inferior sowie Nn. laryngei recurrentes sinister und dexter. Ansicht von dorsal. [S700-L266]

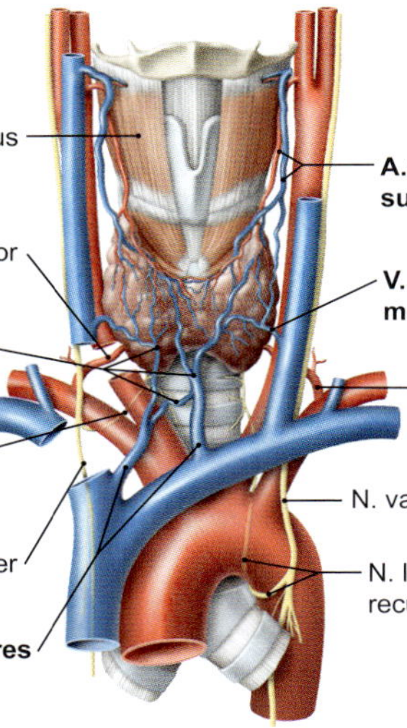

Abb. 10.36 Drainagegebiete und Verlauf der Venen der Schilddrüse. Ansicht von ventral. [S702-L275]

MERKE
Die Schilddrüse hat eine enge Lagebeziehung zu den Nn. laryngei recurrentes (Nn. laryngei inferiores). Nach ihrer Schlinge um die arteriellen Gefäße (links: Verlauf um den Aortenbogen, rechts: Verlauf um die A. subclavia dextra) ziehen die Nerven jeweils in der Rinne zwischen Luft- und Speiseröhre nach kranial bis zum Kehlkopf, um dort die innere Kehlkopfmuskulatur zu innervieren.

10.6 Larynx

Friedrich Paulsen

Kompetenzen

Nach Bearbeitung dieses Lehrbuchkapitels sollten Sie in der Lage sein:
- die wesentlichen Kehlkopffunktionen, die Blutversorgung, die Lymphabflüsse und die Innervation zu beschreiben
- die Skelettelemente und den Bandapparat des Kehlkopfs zu benennen
- die Kehlkopfgelenke und -muskeln sowie deren Funktion und Innervation darzustellen
- Begriffe wie Spann- und Stellapparat, eine Unterteilung des Kehlkopfs und Begrenzungen des Kehlkopfeingangs zu erklären
- den Kehlkopf, seine Blutgefäße und Nerven zu den umgebenden Strukturen in Beziehung zu setzen und wichtige Landmarken zu benennen
- Grundzüge der Kehlkopfentwicklung wiederzugeben

Klinischer Fall

Larynxkarzinom

Anamnese
Ein 53-jähriger Dachdecker wird von einem Allgemeinarzt an einen Hals-Nasen-Ohren-Arzt überwiesen. Bei der Anamnese erklärt der Mann, seit einiger Zeit heiser zu sein. Wie lange kann er nicht genau sagen. Auf Nachfragen gibt er an, mindestens eine Schachtel Zigaretten täglich zu rauchen, und dies seit ca. 30 Jahren. Sein Alkoholverhalten sei „normal", ohne hier konkreter zu werden.

Erstuntersuchung
Bei der Kehlkopfspiegelung sieht der HNO-Arzt einen großen supraglottischen Tumor im Bereich der rechten Taschenfalte, der kontinuierlich in die Epiglottis übergeht und die Sicht auf die vordere Kommissur und einen Teil der Glottis verdeckt. Auf der rechten Seite des Halses ertastet er außerdem einen deutlich vergrößerten, nicht druckschmerzhaften, harten Tumor, den er als vergrößerten Lymphknoten einordnet. Er vereinbart daraufhin unmittelbar einen Vorstellungstermin in der benachbarten Universitäts-HNO-Klinik für den Patienten. Den Patienten informiert er, dass man zur weiteren Diagnostik Gewebeproben entnehmen müsse, um auszuschließen, dass es sich um einen bösartigen Tumor handelt. Allerdings müsse er damit rechnen, dass es möglicherweise Kehlkopfkrebs sei.

Weitere Diagnostik
In der Universitätsklinik werden unter Lokalanästhesie mehrere Gewebebiopsien aus verschiedenen oberflächlichen Anteilen des Tumors entnommen und in die Pathologie eingesandt. Der histopathologische Befund ergibt in mehreren der entnommenen Proben die Diagnose eines nicht verhornten Plattenepithelkarzinoms. Nun schließt sich für den Patienten ein umfassendes Tumorstaging an. Dieses ergibt ein supraglottisches Malignom, das bereits in den vor der Epiglottis gelegenen Fettkörper eingewachsen ist und auf der rechten Seite auf die Stimmlippenebene übergegriffen hat. Auch die vordere Kommissur und der Schildknorpel sind bereits infiltriert. Der Tumor ist weiter nach kaudal vorgewachsen, als die Ärzte erwartet hatten. Ipsilateral bestehen bereits außer dem vergrößert tastbaren Lymphknoten weitere Lymphknotenmetastasen. Fernmetastasen sind nicht nachweisbar.

Krankheitsbild
Bösartige Kehlkopftumoren sind mit etwa 40 % die häufigsten Kopf-Hals-Malignome mit einer Inzidenz von 8 auf 100.000 Einwohner/Jahr. Sie kommen 5–10-mal häufiger beim Mann als bei der Frau vor. Der Altersgipfel liegt bei 55 bis 65 Jahren. In 95 % der Fälle handelt es sich um Plattenepithelkarzinome. 60 % der Larynxkarzinome entwickeln sich im Bereich der Glottis; 40 % sind supraglottische Tumoren. Hauptursache sind exogene Noxen, insbesondere Tabak.

Therapie und Verlauf
Aufgrund des ausgedehnten Befundes kann der Kehlkopf bei diesem Patient nicht erhalten werden. Er wird daher über die ausgedehnten Therapiemaßnahmen aufgeklärt und nach seiner Zustimmung am nächsten Tag operiert. Dabei wird der gesamte Kehlkopf entfernt (Laryngektomie). Der Übergang zum Pharynx wird verschlossen, der Patient erhält ein kontinuierliches Tracheostoma im Bereich der Fossa jugularis. Auf der rechten Seite schließt sich eine Neck Dissection (Halslymphknotenausräumung) der Zonen II, III, V und VI entsprechend der Klassifikation der American Academy of Otolaryngology, Head and Neck Surgery an.
Nach der Operation sind engmaschige Kontrollen und eine aufwendige logopädische Behandlung zum Erlernen der Ruktussprache (Rülpssprache) geplant, da der Patient ja keinen Kehlkopf mehr hat.
Allerdings: 5 Tage nach der OP wird der Patient schon wieder mit einer Zigarette in der Hand vor dem Klinikeingang gesichtet. Dieses Mal raucht er nicht über den Mund, sondern über das Tracheostoma.

10.6.1 Überblick

Der Kehlkopf (Larynx) dient funktionell dem **reflektorischen Schutz der unteren Atemwege** vor eindringenden Fremdkörpern und der **Laut- und Stimmbildung (Phonation).** Außerdem wirkt er bei der Bauchpresse mit. Als Teil des Luftweges liegt der Kehlkopf zwischen Schlund (Pharynx) und Luftröhre (Trachea). Andere Halseingeweide wie Schilddrüse, Speiseröhre (Oesophagus) und Gefäß-Nerven-Strang haben enge topografische Beziehungen. Der Kehlkopf ist über Bänder und Muskeln im Hals so fixiert, dass seine Lage beim Schlucken und bei der Phonation in den Bindegewebsräumen des Halses verändert werden kann. Dies wird durch seine enge Beziehung zum Zungenbein (Os hyoideum) ermöglicht, mit dem er durch Bänder verbunden ist.

MERKE

Die **unteren Atemwege** umfassen Kehlkopf (Larynx), Luftröhre (Trachea) und Bronchialbaum (Arbor bronchialis).

Aufbau

Der Kehlkopf setzt sich aus einem **Knorpelskelett** zusammen, das im Lauf des Lebens teilweise verknöchert. Die Skelettelemente stehen untereinander durch **echte Gelenke** oder durch Bindegewebe in Verbindung und werden durch Muskeln bewegt. Einige Muskeln gehören zum Stellapparat, der die Stimmritze weit stellt, der andere Teil zum Spannapparat, der die Länge und Spannung der Stimmfalten bei der Phonation reguliert (➤ Kap. 10.6.3).

Funktionen

Schutz

Beim Schluckakt sowie beim Husten und Niesen kommt es zur koordinierten Interaktion des Kehlkopfs mit allen ihn umgebenden Strukturen:

- Beim **Schluckakt** wird die Stimmritze verschlossen, die darüber liegenden Strukturen verengt, der Kehldeckel über den Kehlkopfeingang bewegt und der Kehlkopf nach vorne und oben gezogen. Der Luftweg durch den Kehlkopf ist damit abgedichtet und vor dem Eindringen von Flüssigkeiten und Speisen geschützt.
- Beim **Husten** und **Niesen** werden Stimmritze und die darüber liegenden Strukturen kurzfristig verengt, der Kehlkopf nach vorne und oben gezogen und die Stimmritze durch einen explosionsartigen Atemstoß plötzlich aufgedrückt (Hustenreflex, ➤ Kap. 10.6.6).

Phonation

An der **Lautbildung** sind zahlreiche Mechanismen wie Masse, Spannung und Länge der Stimmlippen sowie der Anblasdruck beteiligt. Dabei hängen die Tonhöhe von der Frequenz der Stimmlippenschwingung und die Lautstärke von der Kraft des Luftstroms ab, die ihrerseits durch die Spannung des Zwerchfells und der Atemhilfsmuskulatur (Anblasdruck) bedingt ist.
Fasst man sich mit dem Zeigefinger auf den Adamsapfel und schluckt, merkt man, wie sich der Kehlkopf nach oben bewegt; genauso kann man tasten, wie der Kehlkopf kranialwärts wandert, wenn man einen Ton erzeugt und diesen immer weiter erhöht.

Atmung

Die Lumenweite des Atemrohrs kann im Kehlkopf durch Änderung der Stimmfaltenstellung modifiziert werden.

10.6.2 Entwicklung

Pränatal

Die Kehlkopfentwicklung ist eng an die Entwicklung von Zungengrund und Kiemenbögen gekoppelt und findet in der 4.–10. Woche statt.
Zwischen dem 2. und 4. Kiemenbogen differenziert sich am Ende der *4. Woche* der Hypobranchialwulst (Eminentia hypobranchialis) aus einer bukkopharyngealen Knospe. Sein unteres Ende wächst auf die in der Mitte zwischen den 4. und 5. Kiemenbögen gelegene Laryngotrachealrinne zu und differenziert sich zum **Epiglottiswulst.** Seitlich von der Laryngotrachealrinne entwickeln sich durch schnelles Wachstum die **Arytenoidwülste** aus einer tracheobronchialen Knospe. Sie engen das sich entwickelnde Lumen der sich gerade von der Speiseröhre trennenden Luftröhre T-förmig ein. In diesem Stadium *(6. Woche)* grenzen Epiglottis und Arytenoidwülste noch aneinander und sind nur durch einen schmalen Schlitz (Kehlkopfeingang) voneinander getrennt (oberer Strich des T). Zwischen den Arytenoidwülsten verbleibt ein schlitzförmiger Spalt („primitive Glottis"; unterer vertikaler Strich des T). Durch das sehr schnelle Wachstum der Arytenoidwülste kommt es zum **kurzfristigen Verschluss des Kehlkopflumens.**
In der *10. Woche* hat das übrige Kehlkopfwachstum aufgeholt und das Kehlkopflumen wird wieder rekanalisiert. Dabei entstehen auf beiden Seiten die Schleimhauttaschen des Kehlkopfs (Sinus MORGAGNI), deren obere und untere Begrenzungen sich zu den Taschen- und zu den Stimmfalten differenzieren.

Klinik

Rückbildungsstörungen des normalerweise kurzfristigen Verschlusses des Kehlkopflumens können zu lebensbedrohlichen partiellen oder vollständigen Verschlüssen führen **(kongenitale Stenosen und Diaphragmen).** Außerdem sind Fehlbildungen der Epiglottis möglich **(Epiglottishypo- oder -aplasie, Epiglottisdoppelungen oder -spalten).**

Aus den Arytenoidwülsten differenzieren sich die Stellknorpel; der Epiglottiswulst wird zur Epiglottis. Seine lateralen Anteile entwickeln sich zu den Plicae aryepiglotticae. Schild- und Ringknorpel gehen aus den 4. und 5. Kiemenbögen hervor, die inneren Kehlkopfmuskeln differenzieren sich aus den 6. Kiemenbögen. Der Aufhängungsapparat entwickelt sich aus dem umgebenden Mesenchym, das Epithel geht aus dem Endoderm des Vorderdarms hervor.

MERKE

Durch die unterschiedliche Herkunft des oberen und unteren Kehlkopfanteils aus einer bukkopharyngealen und einer tracheobronchialen Knospe, die in Höhe des Ventriculus laryngis miteinander verschmelzen, ist die Glottis (Bereich zwischen den Stimmfalten) eine Grenze für Gefäßversorgung, Innervation und Lymphabfluss.

Postnatal

Der Säugling ist in der Lage, gleichzeitig zu trinken und zu atmen, weil der Kehlkopf noch vergleichsweise weit oben sitzt und die Epiglottis dadurch bis an den Nasopharynx reicht. Die Muttermilch fließt durch die **Recessus piriformes** (➤ Kap. 10.6.3) des Kehlkopfs in die Speiseröhre, gleichzeitig kann geatmet werden. Im Verlauf gelangt der Kehlkopf durch das Längenwachstum immer weiter nach kaudal **(Kehlkopfdeszensus).** Der Luftweg muss jetzt beim Schlucken verschlossen werden, um einer Aspiration vorzubeugen.
Während der Pubertät kommt es zu einem umfangreichen geschlechtsdivergenten Wachstumsschub des gesamten Kehlkopfs. Dabei nimmt die Kehlkopfgröße in verhältnismäßig kurzer Zeit stark zu – bei Jungen wesentlich ausgeprägter als bei Mädchen –, wobei die Kehlkopfstrukturen in unterschiedlichem Ausmaß betroffen sind. So nimmt die Stimmfaltenlänge bei Jungen um durchschnittlich 1 cm zu, bei Mädchen „nur" um 3–4 mm. Es resultieren Stimmveränderungen, die entsprechend bei Jungen wesentlich stär-

ker ausgeprägt sind als bei Mädchen **(Stimmbruch, Stimmwechsel, Mutation).** Ursache für den Stimmbruch sind im Wesentlichen Koordinationsstörungen zwischen den an der Stimmbildung beteiligten unterschiedlich schnell wachsenden Strukturen.

10.6.3 Kehlkopfskelett

Das Kehlkopfskelett (➤ Abb. 10.37, ➤ Abb. 10.38) setzt sich zusammen aus Kehldeckelknorpel, Schildknorpel, Ringknorpel, Stellknorpel, Spitzenknorpel und Keilknorpel (➤ Tab. 10.18).

Knorpel des Kehlkopfskeletts

Kehldeckel

Grundlage des Kehldeckels (Epiglottis, ➤ Abb. 10.37b) ist eine durchlöcherte Platte aus elastischem Knorpel **(Cartilago epiglottica).** Durch die Löcher ziehen Gefäße, Nerven und die Ausführungsgänge subepithelialer Drüsen. Nach vorne unten geht der Knorpel in den Kehldeckelstiel **(Petiolus epiglottidis)** über.

Schildknorpel

Der Schildknorpel (Cartilago thyroidea, ➤ Abb. 10.37a) besteht aus 2 Platten, Lamina dextra und Lamina sinistra, die wie ein schützender Schild vor dem stimmbildenden Teil des Kehlkopfs sitzen. Ventral stoßen sie in einem rechten Winkel (beim Mann) und einem etwas größeren Winkel (ca. 120° bei der Frau) zusammen. Kranial ist die Verbindungsstelle zur **Incisura thyroidea superior** eingezogen, die bis zum am weitesten ventral liegenden Punkt, der **Prominentia laryngea** (Adamsapfel), reicht. An der Unterkante ist die Verbindungsstelle der beiden Platten zur Incisura thyroidea inferior eingezogen. An der Außenseite wölben sich

Tab. 10.18 Knorpel des Kehlkopfskeletts.

Knorpel	Anzahl	Knorpelhistologie	Vorkommen
Kehldeckelknorpel (Cartilago epiglottica)	unpaar	elastisch	regelmäßig
Schildknorpel (Cartilago thyroidea)	unpaar	hyalin	regelmäßig
Ringknorpel (Cartilago cricoidea)	unpaar	hyalin	regelmäßig
Stellknorpel (Cartilago arytenoidea)	paarig	hyalin (Ausnahme: Spitze des Proc. vocalis – elastisch)	regelmäßig
Spitzenknorpel (Cartilago corniculata, SANTORINI-Knorpel)	paarig	elastisch	variabel
Keilknorpel (Cartilago cuneiformis, WRISBERG-Knorpel)	paarig	elastisch	variabel

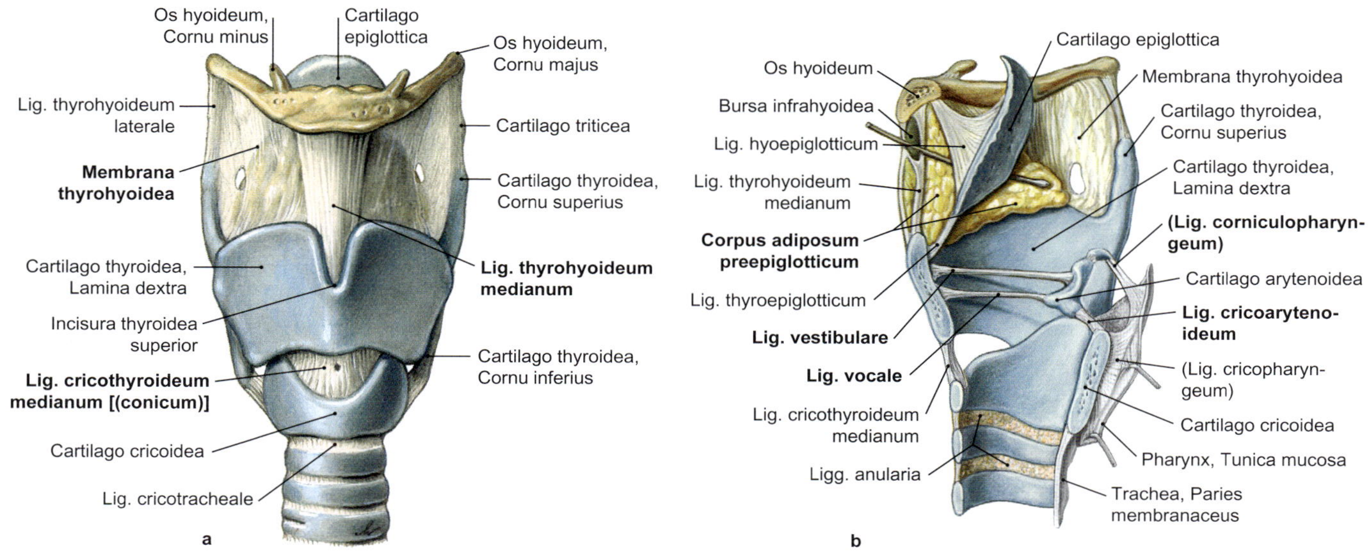

Abb. 10.37 Kehlkopfskelett und Bandapparat. [S700] **a** Ansicht von ventral. **b** Ansicht von medial am sagittalisierten Kehlkopf.

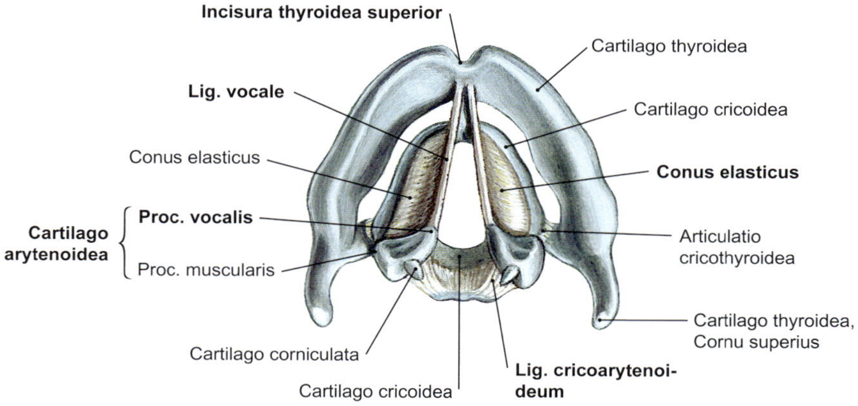

Abb. 10.38 Kehlkopfskelett (ohne Epiglottis) mit Conus elasticus. Ansicht von kranial. [S700]

im hinteren Teil der Schildknorpelplatten jeweils ein **Tuberculum thyroideum superius** und ein **Tuberculum thyroideum inferius** vor, die über die Linea obliqua verbunden sind. Alle Vorsprünge dienen als Sehneninsertionszonen. Die Hinterkanten der Seitenplatten gehen kranial jeweils in das etwas längere Oberhorn, **Cornu superius,** und kaudal in das Unterhorn, **Cornu inferius,** über. An der Innenseite des Cornu inferius befindet sich die Gelenkfläche, **Facies articularis cricoidea,** zur Artikulation mit dem Ringknorpel.

Ringknorpel

Der Ringknorpel (Cartilago cricoidea, ➤ Abb. 10.37) bildet die Basis des Kehlkopfskeletts. Er hat Siegelringform, dabei ist das Siegel als **Lamina cartilaginis cricoideae** nach dorsal gerichtet und trägt rechts und links seitlich und auf der Oberkante Gelenkflächen: oben je eine **Facies articularis arytenoidea** zur Artikulation mit dem jeweiligen Stellknorpel und seitlich je eine Facies articularis thyroidea zur Artikulation mit dem Schildknorpel. Vorne bildet der Ring einen schmalen Bogen, **Arcus cartilaginis cricoideae.**

MERKE

Der Ringknorpel liegt beim Erwachsenen auf Höhe des VI. Halswirbels.

Stellknorpel

Die Stellknorpel (Aryknorpel, Cartilago arytenoidea, früher auch als Gießbeckenknorpel bezeichnet, ➤ Abb. 10.37b) sind mit dreiseitigen Pyramiden vergleichbar. Jeder Knorpel besitzt demnach 4 Flächen:

- eine **Facies anterolateralis** (mit Colliculus, Crista arcuata, Fovea triangularis und Fovea oblonga)
- eine **Facies medialis**
- eine **Facies posterior**
- eine Basis, **Basis cartilaginis arytenoideae** (mit Facies articularis zur Artikulation mit dem Ringknorpel)

Ferner besitzt jeder Stellknorpel 3 Fortsätze:

- vorne einen **Proc. vocalis,** der an seiner Spitze aus elastischem Knorpel besteht
- lateral einen **Proc. muscularis**
- oben eine Spitze, **Apex cartilaginis arytenoideae**

Spitzen- und Keilknorpel

Der Spitzenknorpel (Cartilago corniculata, SANTORINI-Knorpel) hat eine häkchenförmige Gestalt und kann auch fehlen. Er sitzt auf dem Stellknorpel und wölbt sich unter der Schleimhaut als Tuberculum corniculatum vor. Der Keilknorpel (Cartilago cuneiformis, WRISBERG-Knorpel) kommt ebenfalls variabel vor. Er wölbt sich in der Plica aryepiglottica (s. u.) als Tuberculum cuneiforme vor (➤ Abb. 10.43)

Klinik

Ab etwa dem 20. Lebensjahr beginnen die hyalinen Kehlkopfknorpel (Schild-, Ring- und Stellknorpel) sehr langsam und geschlechtsdifferent zu verknöchern. Beim Mann sind die Knorpel bis auf wenige Ausnahmen nach dem 60. Lebensjahr fast vollständig mineralisiert und verknöchert; bei der Frau verknöchern hingegen nur Teile des Kehlkopfskeletts. Beim Mann sollte daher ab dem 50. Lebensjahr bei den hyalinen Knorpeln von Knochen gesprochen werden. Es kann daher zu **Frakturen des Kehlkopfskeletts** kommen (z. B. nach Verkehrsunfall), die mit lebensbedrohlichen Obstruktionen der Atemwege, Phonationsstörungen und Erstickungsgefahr einhergehen. Aufgrund der Verknöcherung lassen sich bei operativen Exzisionen von Knochengewebe (z. B. bei Hemilaryngektomie aufgrund Larynxkarzinom) oder nach Frakturen die Frakturenden bzw. die verbliebenen Teile durch Osteosynthesematerial schienen. Selten sind die Kehlkopfknorpel bei Geburt zu weich **(Laryngomalazie).** Dies kann mit Atemstörungen einhergehen.

Bandapparat des Kehlkopfs

Die Kehlkopfknorpel (-knochen) sind durch Gelenke und ein **bindegewebiges Aufhängesystem** untereinander verbunden. Der aus Bändern und Membranen bestehende Bindegewebsapparat hat gemeinsam mit der Kehlkopfmuskulatur, weiteren Muskeln und den Halsfaszien eine essenzielle Funktion für die Kehlkopfbeweglichkeit bei der Atmung, der Phonation und beim Schluckvorgang. Der Bandapparat kann in **äußere und innere Kehlkopfbänder** gegliedert werden (➤ Tab. 10.19, ➤ Tab. 10.20, ➤ Abb. 10.37, ➤ Abb. 10.38).

Bänder zwischen Kehlkopf und Zungenbein

Oberkante des Schildknorpels und Unterkante des Zungenbeins sind über die **Membrana thyrohyoidea** verbunden, die im Bereich der Incisura thyroidea superior zum **Lig. thyrohyoideum medianum** und im Bereich der Cornua majora des Zungenbeins jeweils zum **Lig. thyrohyoideum laterale** verstärkt sind (➤ Abb. 10.37a). In jedes Lig. thyrohyoideum laterale kann ein aus elastischem Knorpel bestehender Dreiecksknorpel **(Cartilago triticea)** eingelagert sein.

Epiglottisaufhängung

Unterhalb der Incisura thyroidea superior entspringt auf der Innenseite des Schildknorpels das **Lig. thyroepiglotticum,** das den Epiglottisstiel **(Petiolus epiglottidis)** am Schildknorpel fixiert (➤ Abb. 10.37b). Die dem Zungenbein zugerichtete Vorderfläche der Epiglottis ist über das **Lig. hyoepiglotticum** an der Innenfläche des Zungenbeins fixiert. Zwischen Membrana thyrohyoidea und Epiglottis sowie seitlich der Epiglottis liegt das **Corpus adiposum preepiglotticum,** ein Fettkörper, der für die Verformung der Epiglottis beim Schluckakt eine wichtige Rolle zum Schutz der unteren Atemwege ausübt.

Bänder des Ringknorpels

Im ventralen Abschnitt sind Schild- und Ringknorpel durch das **Lig. cricothyroideum** verbunden. Es handelt sich dabei um eine Syndesmose, deren mittlerer Anteil zum **Lig. cricothyroideum**

Tab. 10.19 Äußere Kehlkopfbänder.

Band/Membran	Verbindet	Bemerkungen
Membrana thyrohyoidea	Zungenbein und Schildknorpel	
Lig. thyrohyoideum medianum	Zungenbein und Schildknorpel in der Medianebene	Verstärkung der Membrana thyrohyoidea
Lig. thyrohyoideum laterale	Zungenbein und Schildknorpel am Hinterrand der Membrana thyrohyoidea	Verstärkung der Membrana thyrohyoidea
Lig. cricotracheale	Ringknorpel und Luftröhre	fixiert Ringknorpel an der Luftröhre
Lig. cricopharyngeum	Ringknorpel und unteren Teil der Pharynxvorderwand	fixiert Ringknorpel am Pharynx

Tab. 10.20 Innere Kehlkopfbänder.

Band/Membran	Verbindet	Bemerkungen
Lig. thyroepiglotticum	Schildknorpel und Epiglottisstiel	fixiert die Epiglottis am Schildknorpel
Lig. cricothyroideum	Schildknorpel und Ringknorpel	
Lig. cricothyroideum medianum (Lig. conicum)	Schildknorpel und Ringknorpel	Verstärkung des Lig. cricothyroideum
Lig. ceratocricoideum	Cornu inferius des Schildknorpels und Ringknorpelaußenfläche	verstärkt die Gelenkkapsel der Articulatio cricothyroidea
Lig. cricoarytenoideum (posterius)	Rückseite des Stellknorpels und laterale Rückseite des Ringknorpels	enthält viel elastisches Material und dient der Rückstellung des Stellknorpels in die Ausgangsposition
Membrana fibroelastica	zieht innerhalb der Wand des supra- und subglottischen Raums und umfasst Stimmbänder und Taschenbänder	hierzu gehören Conus elasticus, Ligg. vocalia, Membrana quadrangularis und Ligg. vestibularia
Conus elasticus (➤ Abb. 10.38)	Oberrand der Ringknorpelseiten und Lig. vocale	kräftige elastische Membran in der Wand des subglottischen Raums, der Oberrand des Conus elasticus verdickt sich zu den Ligg. vocalia, seine Weite hängt von der Stimmfaltenstellung ab, er bündelt und fokussiert bei der Phonation den Luftstrahl auf die Stimmfalten
Lig. vocale	Schildknorpel (über Stimmbandsehne und Nodulus elasticus anterior) und Proc. vocalis (über Nodulus elasticus posterior) des Stellknorpels	verdickter Oberrand des Conus elasticus in der Glottis
Membrana quadrangularis	innerhalb der Wand des supraglottischen Raums zieht sie von den Rändern der Epiglottis zu den Taschenbändern	dünnere elastische Membran in der Wand des supraglottischen Raums
Lig. vestibulare	verbindet Schildknorpel mit dem jeweiligen Stellknorpel, kranial der Stimmbänder	verdickter Unterrand der Membrana quadrangularis in den Taschenfalten

medianum (Lig. conicum) verstärkt ist (➤ Abb. 10.37). Kaudal ist der Ringknorpel über das **Lig. cricotracheale** an der ersten Trachealspange befestigt. Dorsal strahlt das **Lig. cricopharyngeum** in die Pharynxwand ein.

MERKE

Oberhalb der Prominentia laryngea (Adamsapfel) sind die Incisura thyroidea superior und die Membrana thyrohyoidea tastbar. Gleitet der tastende Finger des Untersuchers von der Prominentia laryngea entlang des Schildknorpels nach kaudal, gelangt man auf das klinisch beteutsame **Lig. conicum.**

Klinik

Bei Verlegung der oberen Atemwege mit Luftnot dient das Lig. cricothyroideum medianum (Lig. conicum) als Landmarke. Es kann als Notfallmaßnahme gemeinsam mit dem darunter liegenden Conus elasticus (s. u.) durchtrennt werden **(Koniotomie),** um den Kehlkopfbinnenraum knapp unterhalb der Stimmfalten zu erreichen.

Kehlkopfgelenke

Schildknorpel und Ringknorpel stehen über die paarige **Articulatio cricothyroidea** in Verbindung. Jeder Stellknorpel artikuliert mit dem Ringknorpel über die **Articulatio cricoarytenoidea.** Bei den Gelenken handelt es sich um Diarthrosen (echte Gelenke). In einem geringeren Prozentsatz kann die Articulatio cricothyroidea aber auch eine Synchondrose sein.

Articulatio cricothyroidea

Die Articulatio cricothyroidea (➤ Abb. 10.37a) ist ein Kugelgelenk. Dabei artikulieren die konkave Facies articularis thyroidea an der Seitenfläche des Ringknorpels mit der konvexen Facies articularis cricoidea an der unteren Innenseite des Cornu inferius des Schildknorpels miteinander. Die Gelenkkapsel ist straff und wird durch das **Lig. ceratocricoideum** an der Außenseite verstärkt. Das Gelenk ermöglicht Verschiebebewegungen entlang der Sagittalebene und Rotationsbewegungen um eine Transversalachse. Bei der Rotation wird der Ringknorpel dem Schildknorpel angenähert (➤ Abb. 10.39). Die Kippbewegung führt zu einer Anspannung der Stimmbänder (s. u.; Grobspannung der Stimmbänder).

Articulatio cricoarytenoidea

Im Krikoarytenoidgelenk artikuliert die Basis des Stellknorpels mit der hinteren, seitlichen Oberkante des Ringknorpels (➤ Abb. 10.37b). Die Gelenkfläche des Stellknorpels ist mehr rund und konkav gewölbt; die Gelenkflächen auf dem Ringknorpel haben ovale Form und sind konvex gewölbt (zylinderförmig). Parallel zur Zylinderachse können im Krikoarytenoidgelenk Scharnier- und Gleitbewegungen durchgeführt werden, die dem Öffnen und Schließen der Stimmritze und der Stimmfaltenspannung dienen (➤ Abb. 10.37b). Wird der Aryknorpel im Rahmen einer Scharnierbewegung nach außen geführt, kommt es zur Anhebung und Abduktion des Proc. vocalis und damit zur Stimmritzenöffnung. Eine Drehung entlang des Scharniers nach innen in Kombination mit einer Senkung und Adduktion des Proc. vocalis führt zum Stimmritzenschluss. Die Scharnierbewegungen können mit Gleitbewegungen kombiniert werden. Dabei werden die Aryknorpel bei Ab- oder Adduktion nach vorne bzw. nach hinten verschoben. Die Gelenkkapsel (Capsula articularis cricoarytenoideae) ist aufgrund der komplexen Bewegungsmöglichkeiten und des Bewegungsumfangs weit und schlaff und hat keinen Einfluss auf die Gelenkführung. Dorsal wird die Gelenkkapsel allerdings durch das aus sehr viel elastischem Bindegewebe bestehende **Lig. cricoarytenoideum (posterius)** verstärkt (➤ Abb. 10.37b), das funktionell der Führung des Aryknorpels dient und den elastischen Kräften des Lig. vocale entgegenwirkt.

Klinik

Die vollständige Lähmung aller Kehlkopfmuskeln führt durch den Zug der an den Aryknorpeln angreifenden Kräfte der Ligg. cricoarytenoideae posteriora zur sog. **Kadaverstellung** der Stimmfalten.
Nach endotrachealen In- und Extubationen, Laryngoskopien oder Bronchoskopien können die Aryknorpel in dorsolateraler oder medioventraler Richtung verlagert sein, man spricht von **Aryluxation.** Weil die Stimmlippe auf der betroffenen Seite damit unbeweglich ist, ist der Patient heiser. Ursache sind Einblutungen in die Gelenkhöhle oder die Ausbildung eines Reizergusses nach Verletzung von Synovialmembranen. Durch Muskelkontrakturen können die Gelenkflächen in der Folge verkleben und eine Ankylose entstehen. Die Aryluxation muss von einer Nervenläsion abgegrenzt werden.
Die Krikoarytenoidgelenke sind so aufgebaut wie die großen Extremitätengelenke. Daher sind auch hier degenerative Knorpelveränderungen im fortgeschrittenen Lebensalter möglich **(Arthrose),** die den Stimmlippenschluss bei der Phonation – und damit die Stimmqualität – verändern, sowie Gelenkinfektionen **(Arthritis)** oder Rheuma **(rheumatoide Arthritis).**

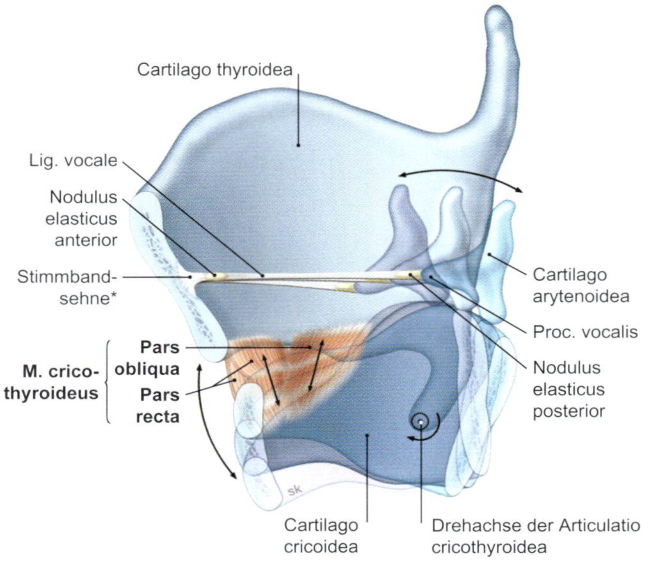

Abb. 10.39 Äußere Kehlkopfmuskeln, M. cricothyroideus. Ansicht von medial auf einen sagittalisierten Kehlkopf. Die Kontraktion des M. cricothyroideus kippt den Ringknorpel durch synchrone Bewegungen in den Krikothyroidgelenken. Das Stimmband verlängert sich und wird grob gespannt, da der auf dem Ringknorpel sitzende Stellknorpel mit nach dorsal gekippt wird. * BROYLES-Sehne [S702-L238]

Kehlkopfmuskeln

Man unterteilt die aus den Kiemenbögen stammenden Kehlkopfmuskeln nach Herkunft, Lage und Innervation in **äußere und innere Kehlkopfmuskeln.** Die quergestreiften Muskeln sind außerordentlich dicht innerviert und sehr gut durchblutet. Funktionell dienen sie dem Öffnen und Verschließen der Stimmritze und der Stimmfaltenspannung (durch Verlängern und Verkürzen). Muskeln, die die Form der Stimmritze verändern, gehören zum Stellapparat; Muskeln, die ihre Spannung beeinflussen, werden als Spannapparat zusammengefasst.

Äußere Kehlkopfmuskeln

Außer dem direkt am Kehlkopf sitzenden **M. cricothyroideus** werden der zu den Muskeln des Rachens gehörende **M. constrictor pharyngis inferior** (Pharynxmuskulatur) sowie der zu den unteren Zungenbeinmuskeln (infrahyale Muskulatur) gehörende **M. thyrohyoideus** den äußeren Kehlkopfmuskeln zugerechnet (➤ Abb. 10.39, ➤ Tab. 10.21).

Innere Kehlkopfmuskeln

Zentrale Schaltstelle der inneren Kehlkopfmuskeln sind die Stellknorpel, an denen alle inneren Kehlkopfmuskeln ansetzen oder entspringen (➤ Abb. 10.40, ➤ Abb. 10.41, ➤ Abb. 10.42, ➤ Abb. 10.43, ➤ Tab. 10.22).

Spannapparat

Der Spannapparat umfasst außer den Skelettelementen des Kehlkopfs die Kehlkopfgelenke und die Kehlkopfmuskulatur. Er nimmt auf das Volumen, die Form und die Länge des schwingenden Anteils der Stimmfalten Einfluss. Der **M. cricothyroideus** reguliert die Länge und Spannung von Lig. vocale und Conus elasticus und führt zur Grobspannung der Stimmfalten (➤ Abb. 10.39). Dabei

Tab. 10.21 Äußere Kehlkopfmuskeln.

Innervation	Ursprung	Ansatz	Funktion
M. cricothyroideus, Pars interna (➤ Abb. 10.39)			
N. laryngeus superior, R. externus	vordere Innenfläche des Ringknorpels	Innenseite des Schildknorpels und Conus elasticus	spannt durch Kippen des Ringknorpels die Stimmfalten (Grobspannung)
M. cricothyroideus, Pars externa mit einer Pars recta und einer Pars obliqua (➤ Abb. 10.39)			
N. laryngeus superior, R. externus	vordere Innenfläche des Ringknorpels	Unterrand der Schildknorpelplatte (Pars recta), Cornu inferius des Schildknorpels (Pars obliqua)	spannt durch Kippen des Ringknorpels die Stimmfalten (Grobspannung)
M. constrictor pharyngis inferior, Pars thyropharyngea			
N. laryngeus superior, R. externus, Plexus pharyngeus	äußerer Schildknorpelrand	Pharynxwand	hebt den Kehlkopf beim Schluckakt, wirkt bei der Stimmfaltenspannung mit
M. constrictor pharyngis inferior, Pars cricopharyngea			
N. laryngeus superior, R. externus, Plexus pharyngeus	hinterer Anteil der Ringknorpelaußenfläche	Pharynxwand	am Kehlkopf unklar
M. thyrohyoideus			
Radix superior der Ansa cervicalis (profunda) des Plexus cervicalis	unterer Schildknorpelrand, Außenfläche des Schildknorpels	Zungenbeinkörper, Cornu majus ossis hyoidei	hebt den Kehlkopf beim Schluckakt, fixiert den Kehlkopf bei der Phonation

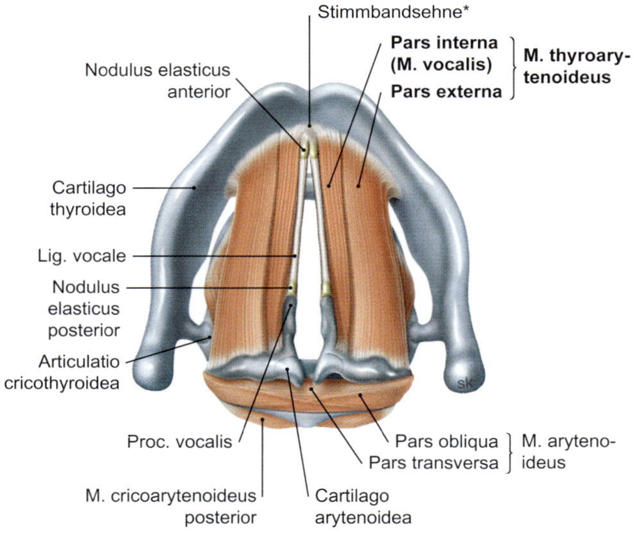

Abb. 10.40 Innere Kehlkopfmuskeln, Mm. laryngis. Ansicht von oben. * BROYLES-Sehne [S702-L238]

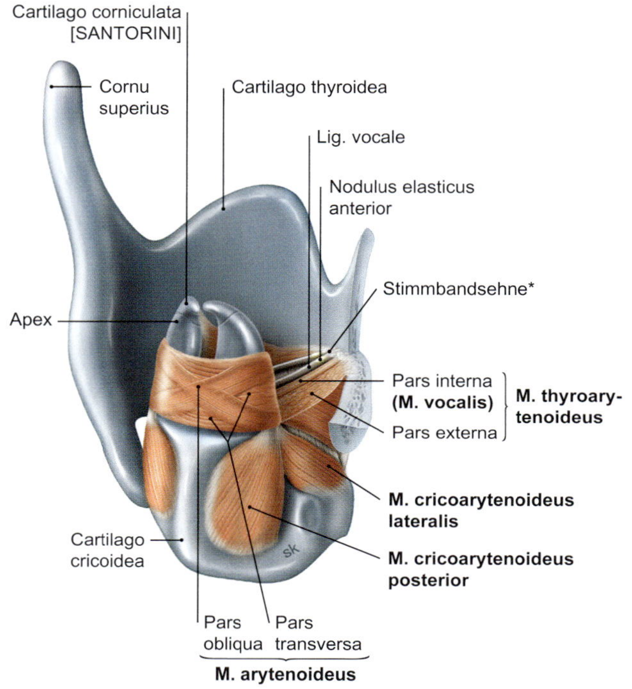

Abb. 10.41 Innere Kehlkopfmuskeln, Mm. laryngis. Ansicht von schräg dorsal. Schildknorpel teilweise reseziert. * BROYLES-Sehne [S700-L238]

wirkt die Pars thyropharyngea des M. constrictor pharyngis inferior mit. **M. cricoarytenoideus posterior** (Postikus) und **Lig. cricoarytenoideum (posterius)** stabilisieren den Aryknorpel, sodass er nicht nach vorne kippen kann. Die Feinspannung wird durch den **M. vocalis** (Pars interna des M. thyroarytenoideus, ➤ Abb. 10.40, ➤ Abb. 10.42) reguliert. Seine Muskelfasern verlaufen parallel zur Stimmfalte und zum Stimmband (Lig. vocale) und sind am Stimmband teilweise fixiert. Die Spannung kann durch isotonische Kontraktion verstärkt und durch isometrische Kontraktion noch weiter modifiziert werden, sodass der Muskel damit entscheidenden Einfluss auf die Qualität eines Tons bei der Stimmbildung nimmt. Die **Pars cricopharyngea des M. constrictor pharyngis inferior** (➤ Tab. 10.23) ist in der Lage, die Stimmfaltenspannung aktiv zu vermindern.

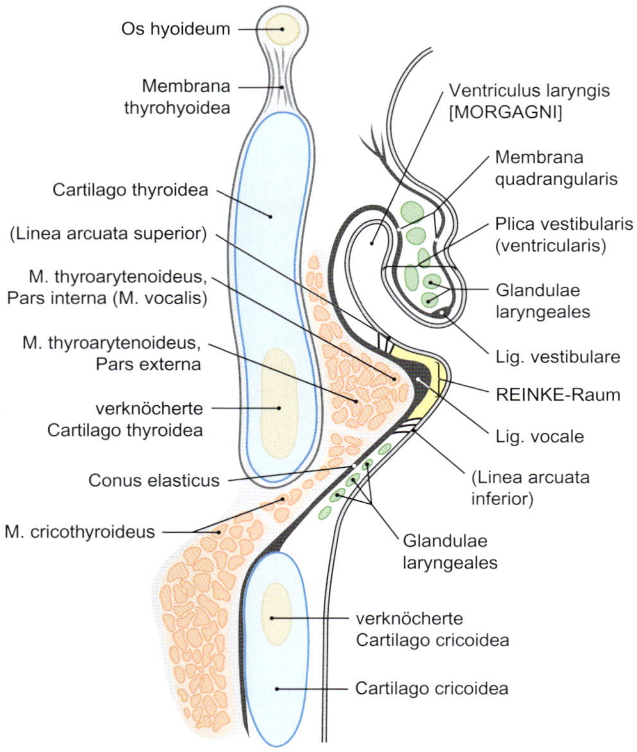

Abb. 10.42 Frontalschnitt durch einen sagittal halbierten Kehlkopf (Schema). [S702-L126]

MERKE
Spannapparat: Strukturen, die Volumen, Form und Länge des schwingenden Anteils der Stimmfalten beeinflussen: Skelettelemente des Kehlkopfs, Kehlkopfgelenke, Kehlkopfmuskulatur

Klinik

Stimmüberlastung führt zu nachlassender Spannung des M. vocalis. Man spricht von einer **Internusschwäche.** Die Stimmritze kann nicht mehr richtig verschlossen werden, die Stimme wird heiser. Hieran ist auch eine aus der Stimmüberlastung resultierende Verminderung der Schleimproduktion der Kehlkopfdrüsen (➤ Kap. 10.6.5) beteiligt.

Stellapparat

Der **M. cricoarytenoideus posterior** (Postikus) ist der Hauptmuskel des Stellapparats (➤ Abb. 10.39, ➤ Abb. 10.40, ➤ Abb. 10.43), da er durch Abduktion und Hebung des Proc. vocalis des Aryknorpels die Öffnung der Stimmritze und damit die Inspiration (➤ Abb. 10.44a) ermöglicht. Allerdings kann auch der **M. cricoarytenoideus lateralis** die Stimmritze begrenzt öffnen: Bei isolierter Kontraktion führt er zur Bildung des Flüsterdreiecks (dreieckiger Spalt im hinteren Stimmritzenbereich). Zur Verbesserung des Gasaustauschs ist die Stimmritze bei ruhiger Exspiration gerade nur so weit geöffnet, dass die Ausatemluft frei entweichen kann. Sie dauert deutlich länger als die kurze Inspirationsphase bei weit geöffneter Glottis. In Ruheatmung verändert sich die Weite der Glottis daher ständig.

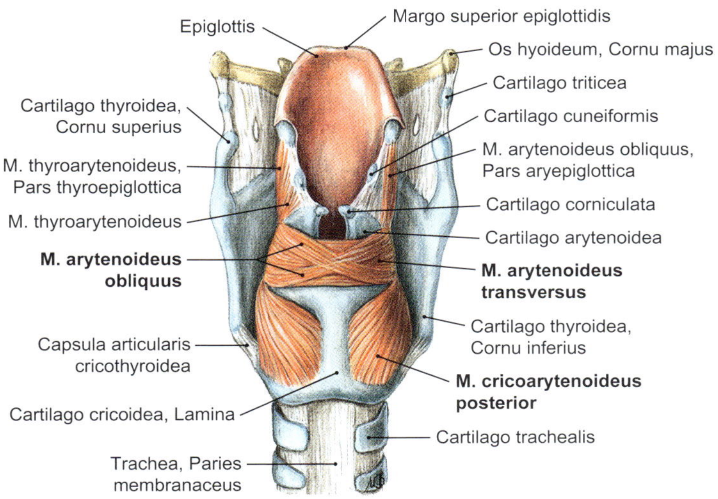

Abb. 10.43 Innere Kehlkopfmuskeln, Mm. laryngis. Ansicht von dorsal. [S700-L301]

Tab. 10.22 Innere Kehlkopfmuskeln.

Innervation	Ursprung	Ansatz	Funktion
M. thyroarytenoideus, Pars interna (M. vocalis) (➤ Abb. 10.40, ➤ Abb. 10.41, ➤ Abb. 10.42)			
N. laryngeus inferior	unteres Drittel des Schildknorpelwinkels (strahlt über Stimmbandsehne in Schildknorpel ein)	Proc. vocalis, seitlich von Lig. vocale und Nodulus elasticus posterior, Fovea oblonga des Aryknorpels	schließt die Pars intermembranacea der Stimmritze (Verkürzen oder Verlängern der Stimmfalten, isotonische Kontraktion), reguliert Stimmfaltenspannung (schwingenden Anteil der Stimmfalte, isometrische Kontraktion)
M. thyroarytenoideus, Pars externa (➤ Abb. 10.40, ➤ Abb. 10.41, ➤ Abb. 10.42)			
N. laryngeus inferior	unteres Drittel des Schildknorpelwinkels, seitlich von der Stimmbandsehne	Crista arcuata des Aryknorpels	schließt die Pars intermembranacea der Stimmritze durch Adduktion und Senkung des Proc. vocalis
M. arytenoideus transversus (➤ Abb. 10.40, ➤ Abb. 10.41, ➤ Abb. 10.43)			
N. laryngeus inferior	laterale Kante und Hinterfläche des Stellknorpels	laterale Kante und Hinterfläche des Stellknorpels der Gegenseite	schließt durch Zusammenführen beider Stellknorpel die Pars intercartilaginea der Stimmritze
M. arytenoideus obliquus (➤ Abb. 10.41)			
N. laryngeus inferior	Basis der Hinterfläche des Stellknorpels	Spitze des Stellknorpels der Gegenseite	schließt die Pars intercartilaginea durch Adduktion der Stellknorpel, geringgradige Außenrotation des Proc. vocalis mit leichter Öffnung der Pars intermembranacea
M. arytenoideus obliquus, Pars aryepiglottica (➤ Abb. 10.43)			
N. laryngeus inferior	Stellknorpelspitze	Seitenrand der Epiglottis	senkt geringgradig die Epiglottis
M. cricoarytenoideus lateralis (➤ Abb. 10.40, ➤ Abb. 10.41)			
N. laryngeus inferior	seitlicher Oberrand zwischen Arcus und Lamina des Ringknorpels	Proc. muscularis des Stellknorpels	schließt durch Adduktion und Hebung des Proc. vocalis des Stellknorpels die Pars intermembranacea der Stimmritze, öffnet die Pars intercartilaginea (Flüsterdreieck)
M. cricoarytenoideus posterior (Postikus) (➤ Abb. 10.40, ➤ Abb. 10.41, ➤ Abb. 10.43)			
N. laryngeus inferior	Hinterfläche der Lamina des Ringknorpels	Proc. muscularis des Stellknorpels	öffnet die Stimmritze zur Abduktion und Hebung des Proc. vocalis (bis maximale Öffnung) zur Inspiration

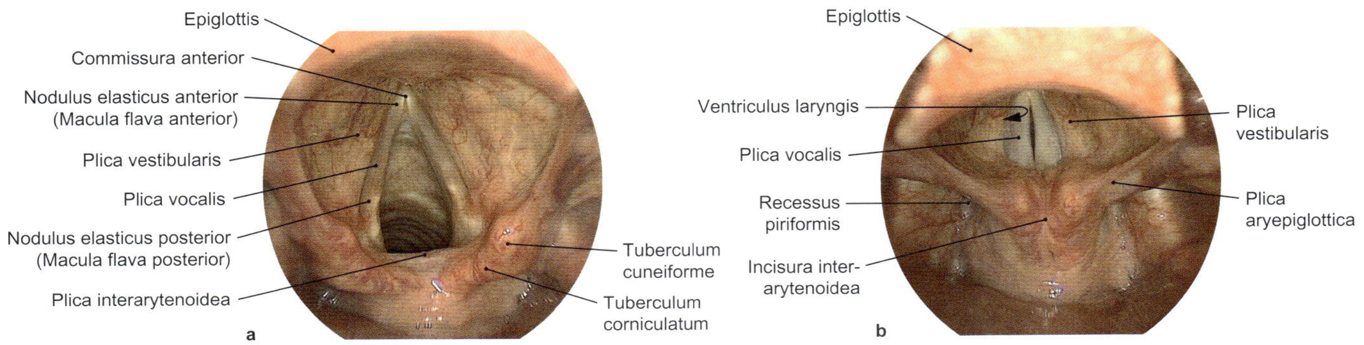

Abb. 10.44 Direkte Kehlkopfspiegelung (Laryngoskopie). [S700-T719] **a** Respirationsstellung. **b** Phonationsstellung.

Zur **Phonation** (➤ Abb. 10.44b) werden die Procc. vocales aneinandergebracht und die Stimmritze wird dadurch locker verschlossen. Hierzu kontrahieren die **Mm. arytenoidei transversus und obliquus.** Ferner sind die **Mm. cricoarytenoideus lateralis und thyroarytenoideus** sowie die Schleimhaut auf den Aryknorpeln beteiligt. Die für die Phonation essenzielle **Feinspannung** der Stimmfalte übernimmt die Pars interna des M. thryroarytenoideus **(M. vocalis),** die somit nicht nur auf den Spann-, sondern auch auf den Stellapparat wirkt. Die Pars externa des M. thyroarytenoideus wirkt funktionell an der Annäherung der Stimmfalten mit. Alle Muskeln können auch so stark kontrahiert werden, dass sie den festen Verschluss der Glottis für die Bauchpresse (z. B. im Rahmen der Defäkation) oder für einen Hustenstoß ermöglichen.
Für die Phonation ist außerdem der Luftstrom von Bedeutung, der nach dem BERNOULLI-Prinzip (s. Lehrbücher der Physiologie) auf die Öffnungsweite der Stimmritze wirkt. Da die Stimmritze einen kleineren Durchmesser als die Luftröhre hat, wird die aus der Lunge kommende Luft in Höhe der Glottis beschleunigt und verwirbelt. Hierdurch wird die Schleimhaut auf den Stimmfalten in Bewegung versetzt. Die Schwingung kann mittels Stroboskopie (mittels Lichtblitzen entsteht ein für das Auge des Betrachters virtuelles Zeitlupenbild) sichtbar gemacht werden. Die Stimmlippenschwingungen laufen regelmäßig harmonisch ab. Durch das lockere Bindegewebe des REINKE-Raums (s. u.)kommt es bei ausreichender Grundspannung der Stimmlippen zu **Randkantenverschiebungen,** die durch das wellenförmige Abrollen der Schleimhaut am freien Stimmlippenrand zustande kommen (➤ Abb. 10.45). Bei der Rückwanderung einer Schleimhautwelle in Richtung Subglottis treffen die Schleimhäute beider Seiten aufeinander und unterbrechen den Luftstrom kurzfristig vollständig. Der Luftstrom presst sie dann wieder auseinander. So kommt es zu einem ständigen Wechsel von Unterbrechung und Freigabe des Luftstroms (Vibration). Die Stimmfalten schwingen dabei im Luftstrom.

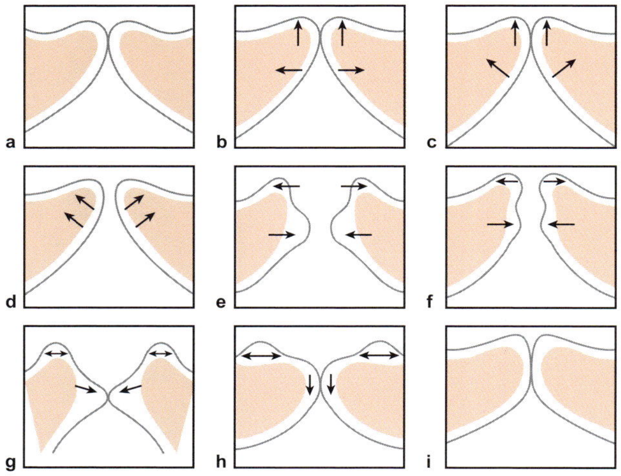

Abb. 10.45 Randkantenverschiebungen der Stimmlippenschleimhaut während der Öffnungs- und Schließungsphase. [S702-L126] **a** Ausgangsposition, die Stimmlippen sind geschlossen. **b–d** Durch den Aufbau eines subglottalen Drucks wird ein Schwellenwert erreicht, der die Stimmlippen auseinander drängt. Dabei trennen sich zunächst die unteren Ränder. Die Trennung setzt sich weiter nach oben fort, bis beide Stimmlippen komplett voneinander getrennt sind. **e–h** Nun kann die Atemluft wie durch eine Düse in die Supraglottis und den Pharynx durchtreten. Der Luftstrom führt seitlich zu einer Sogwirkung (BERNOULLI-Effekt), der die Randkantenverschiebung zur Folge hat. Dabei werden das Epithel und das lockere Bindegewebe im REINKE-Raum der Stimmlippen angesaugt und zusammengezogen. Die unteren Ränder schließen sich und die oberen Ränder folgen, sobald der subglottische Luftstrom abgeschnitten ist. Das sieht insgesamt wie ein Rollen des Epithels auf der Unterlage (Lig. vocale und M. vocalis) von unten nach oben aus. **i** Die Stimmlippen liegen dicht aneinander und sind geschlossen. Als Folge wird erneut ein subglottischer Druck aufgebaut, der den Phonationszyklus erneut beginnen lässt. Wiederholte Zyklen führen zu regelmäßigen Vibrationen.

Klinik

Bei isolierter, **einseitiger Postikus-Lähmung** steht die Stimmfalte auf der betroffenen Seite in Paramedianstellung; eine **doppelseitige Lähmung** führt aufgrund des Überwiegens der Stimmritzenschließer zu einer verengten Stimmritze und geht mit Atemnot einher.
Unter **Dysphonie** versteht man alle erkrankungsbedingten Veränderungen bei der Lautbildung. Hierzu gehört auch die resultierende **Heiserkeit** (Heiserkeit ist eine relativ häufig vorkommende Dysphonie der Stimme, die durch eine raue, unreine, belegte oder tonlose Stimme gekennzeichnet ist) bei einseitiger **„Postikusparese“.** Vollständige Stimmlosigkeit wird als **Aphonie** bezeichnet.
Besonders bei Frauen kann es zur Schwäche des M. arytenoideus transversus **(Transversusschwäche)** mit Flüsterdreieck und resultierender hauchiger Stimme kommen.

MERKE

Stellapparat: Strukturen, die die Form der Stimmritze verändern.

Übergang zwischen Kehlkopf und Zungengrund

Der Oberrand der Epiglottis (Margo superior epiglottidis) und der Zungengrund stehen über die Plica glossoepiglottica mediana und die paarigen Plicae glossoepiglotticae laterales miteinander in Verbindung. Zwischen den Falten liegen die paarigen Valleculae epiglotticae (dieser Bereich gehört zur Pars oralis pharyngis, ➤ Abb. 10.47).

Klinik

Verschluckte **Fremdkörper** können in die Valleculae epiglotticae gelangen und durch Druck auf die Epiglottis den Kehlkopfeingang und damit den Atemweg verlegen oder über einen reflektorischen Herz-Kreislauf-Stillstand durch vagale Reizung des empfindlichen Nervengeflechts von Pharynx und Larynx einen **Bolustod** auslösen, wenn sich beim Schlucken ein großer, schlecht durchgekauter Bissen (Bolus) so im Laryngopharynx verklemmt, dass er auch durch starkes Husten nicht mehr herausgeschleudert werden kann. Gräten und Teile von Geflügelknochen oder andere kleine spitze Fremdkörper bleiben meist in den Tonsillae palatinae stecken.

Kehlkopfeingang

Der Kehlkopfeingang **(Aditus laryngis,** ➤ Abb. 10.43) wird begrenzt von:
- Oberrand der Epiglottis (Margo superior epiglottidis; ➤ Abb. 10.50): Er ragt in den Oropharynx.
- Aryepiglottische Falten (Plicae aryepiglotticae): Sie reichen vom lateralen Epiglottisrand bis zu den Stellknorpelspitzen und enthalten je ein Tuberculum corniculatum und ein Tuberculum cuneiforme, die durch die darunter liegenden gleichnamigen Knorpel aufgeworfen werden.
- Spalt zwischen den beiden Stellknorpeln (Incisura interarytenoidea; ➤ Abb. 10.44b): Seine Weite variiert je nach Stellung der Stellknorpel, die Schleimhautfalte zwischen den Stellknorpeln heißt Plica interarytenoidea; ➤ Abb. 10.44a).

Rechts und links vom Kehlkopfeingang vertieft sich die Kehlkopfschleimhaut zwischen den aryepiglottischen Falten auf der medialen Seite sowie zwischen Zungenbein, Membrana thyrohyoidea und Schildknorpel auf der lateralen Seite zum **Recessus piriformis.** Innerhalb des Recessus erkennt man die durch den N. laryngeus superior hervorgerufene Plica nervi laryngei superioris.

Klinik

Die den Kehlkopf begrenzenden Strukturen dienen bei der Intubation als Orientierung. **Verschluckte Fremdkörper** können im Recessus piriformis hängen bleiben.

10.6.4 Kehlkopfetagen

Anatomisch wird der Kehlkopf eingeteilt in

- **Kehlkopfvorhof (Vestibulum laryngis);** von der Epiglottisoberkante bis zu den Stimmfalten
- **mittlere Kehlkopfetage (Glottis);** umfasst den Bereich zwischen den Stimmfalten (Stimmritze)
- **untere Kehlkopfetage (Cavitas infraglottica);** unterhalb der Stimmfalten bis zur Unterkante des Ringknorpels

Klinisch gliedert man den Kehlkopf in (➤ Abb. 10.46)

- **Supraglottis (supraglottischer Raum);** von der Epiglottisoberkante bis zu den Taschenfalten
- **transglottischen Raum (glottischen Raum);** von den Taschenfalten, die Ventriculi laryngis einschließend, bis unterhalb der Stimmfalten
- **Subglottis (subglottischer Raum);** von unterhalb der Stimmfalten bis zur Unterkante des Ringknorpels

Supraglottis (supraglottischer Raum)
Sie reicht vom Kehlkopfeingang (Aditus laryngis) bis in Höhe der Taschenfalten (Plicae vestibulares) und umfasst den Epilarynx (laryngeale Fläche der Epiglottis, Plicae aryepiglotticae und Stellknorpelhöcker).

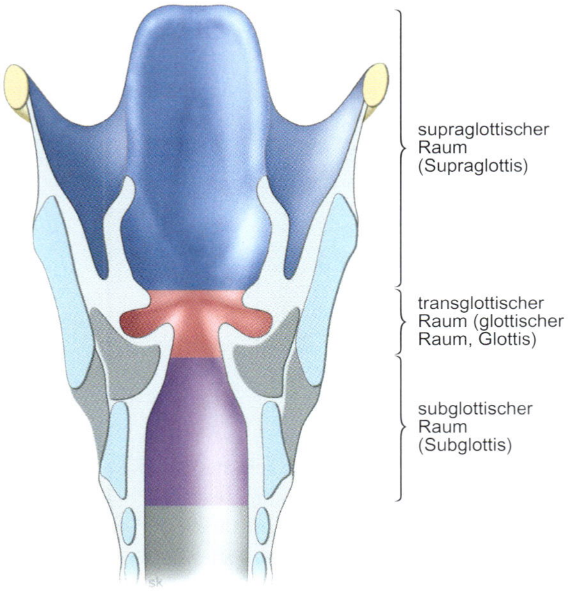

Abb. 10.46 Etagen (Kompartimente) des Kehlkopfs. [S700-L238]

Klinik

Allergische Reaktionen können am Kehlkopfeingang zu akuten Ödemen mit ausgeprägter Atemnot führen, da sie sich im lockeren Bindegewebe stark ausdehnen können. Auch akute bakterielle Infektionen der Epiglottis **(Epiglottitis),** die besonders bei Kindern auftreten, können durch Verlegung der Atemwege sehr schnell lebensbedrohlich werden.

Transglottischer Raum (glottischer Raum)
Zum transglottischen Raum gehören

- die paarigen Taschenfalten (Plicae vestibulares oder Plicae ventriculares)
- das Tuberculum epiglotticum
- die Rima vestibuli (Raum zwischen den Taschenfalten)
- die paarigen MORGAGNI-Ventrikel (Ventriculi laryngis); sie enden jeweils in einem individuell großen Sacculus laryngis (Appendix ventriculi laryngis)
- die paarigen Stimmfalten (Plicae vocales), die auch als Stimmlippen (Labia vocales) bezeichnet werden; sie stellen das zentrale Element der Glottis (Stimmritze, Rima glottidis, stimmbildender Teil des Kehlkopfs) dar

Die Stimmfalten ragen beim Blick von oben weiter in das Kehlkopflumen vor als die darüber liegenden Taschenfalten. Aufgrund ihrer Bedeckung mit Plattenepithel erscheinen sie weißlich im Gegensatz zu den mehr rötlich schimmernden Taschenfalten.
Die **Glottis** umfasst den Bereich des freien Stimmfaltenrandes. Man stellt sie dem transglottischen Raum gegenüber, der den Raum im Bereich der Glottis, des unteren Anteils der Taschenfalten und der Ventriculi laryngis umfasst. Der vordere Bereich der Glottis mit der vorderen Kommissur (Commissura anterior, s. u.) wird als **Pars intermembranacea** bezeichnet (macht etwa zwei Drittel der Länge der Stimmfalten aus); der hintere Anteil der Glottis zwischen den Stellknorpeln ist entsprechend die **Pars intercartilaginea.** Die Stimmfalten enden hinten am Übergang von der Pars intercartilaginea in die Plica interarytenoidea.

Klinik

Eine Erweiterung des Sacculus laryngis wird als **Laryngozele** bezeichnet. Ist die Erweiterung so ausgeprägt, dass die Membrana thyrohyoidea durchbrochen wird, wird die Laryngozele meist von außen tast- und sichtbar **(äußere Laryngozele).** Komplikationen sind Infektionen der Laryngozele und Verdrängungserscheinungen der Halseingeweide.

Subglottis (subglottischer Raum, Cavitas infraglottica)
Die Subglottis reicht von unterhalb der Stimmfalten bis zum Unterrand des Ringknorpels. Es handelt sich um einen konisch geformten Raum zwischen freiem Stimmlippenrand, Stimmlippenabhang und Unterrand des Ringknorpels. Obere Grenze ist die mikroskopisch lokalisierbare Linea arcuata inferior der Plica vocalis (➤ Abb. 10.42, ➤ Kap. 10.6.5). Die kaudale Grenze liegt am Unterrand des Ringknorpels. Oben seitlich sind der Conus elasticus und weiter kaudal der Ringknorpel die Begrenzungen. Unten hat der subglottische Raum die Form eines Zylinders, der sich nach oben der Form des Conus elasticus entsprechend verjüngt. Die vordere Grenze bildet das Lig. cricothyroideum medianum (Lig. conicum); die hintere ist der Ringknorpel.

Klinik

Das Kehlkopflumen ist zum größten Teil mittels verschiedener Techniken **(Kehlkopfspiegeluntersuchung, direkte Laryngoskopie, indirekte Endolaryngoskopie)** einsehbar und einer Untersuchung damit zugänglich.
Die Einteilung des Kehlkopfs in Etagen macht man sich klinisch bei der Bildgebung zur Ermittlung des Ausmaßes (Staging) einer Tumorerkrankung zunutze. Obwohl die Magnetresonanztomografie (MRT) die höchste Sensitivität aller bildgebenden Verfahren beim Tumorstaging hat, ist das Standardverfahren für die bildgebende Diagnostik des Larynx die Spiral-Computertomografie (CT) in dünner Schichtführung, da die MRT beim sehr gut beweglichen Kehlkopf mit erheblichen Bewegungsartefakten assoziiert sein kann.

10.6.5 Aufbau der Plicae vocales und Plicae vestibulares

Bestandteile

Im zentralen Bereich setzt sich die **Plica vocalis** (➤ Abb. 10.42) zusammen aus:

- mehrschichtig unverhorntem Plattenepithel
- Lamina propria aus lockerem Bindegewebe
- Lig. vocale (setzt sich kranialwärts in die Membrana quadrangularis und kaudal in den Conus elasticus fort)
- M. vocalis

Die **Plica vestibularis** setzt sich zusammen aus:

- mehrreihigem respiratorischem Flimmerepithel
- Lamina propria aus lockerem Bindegewebe, das zahlreiche seromuköse Drüsen und viel lymphatisches Gewebe enthält, das zum mukosaassoziierten lymphatischen Gewebe gehört (LALT = larynxassoziiertes lymphatisches Gewebe)
- Lig. vestibulare (kann als Verdickung der Membrana quadrangularis angesehen werden, in die es eingelagert ist)
- quergestreifte Muskelfaserbündel

Epithel und Lamina propria

Mehrschichtig unverhorntes Plattenepithel kommt regelmäßig am freien Rand der Stimmlippen, auf den Plicae aryepiglotticae, auf der Plica interarytenoidea sowie am Oberrand der Epiglottis vor. Alle übrigen Kehlkopfabschnitte sind von **mehrreihigem respiratorischem Flimmerepithel** bedeckt.

Klinik

Im fortgeschrittenen Lebensalter wird immer mehr mehrreihiges respiratorisches Flimmerepithel durch Plattenepithel ersetzt, sodass beim alten Menschen große Teile der Schleimhaut aus Plattenepithel bestehen. Exogene Noxen (besonders Tabakkonsum und Alkohol) tragen dazu bei, dass **Plattenepithelkarzinome** von hier ihren Ausgang nehmen können.

Die physiologischen Übergänge des Plattenepithels der Plica vocalis in das Flimmerepithel des Ventriculus laryngis und der Subglottis werden als **Linea arcuata superior** und **Linea arcuata inferior** bezeichnet (➤ Abb. 10.42). Unterhalb dieser Epithelübergänge ist die Lamina propria durch festes kollagenes Bindegewebe an den Ausläufern des Lig. vocale fixiert, sodass das besonders lockere Bindegewebe unterhalb des Plattenepithels der Plica vocalis einen geschlossenen (virtuellen) Raum bildet (REINKE-Raum) (➤ Abb. 10.42). Jenseits der Linea arcuata superior besteht die Lamina propria wieder aus lockerem Bindegewebe, das viele Abwehrzellen, Lymphfollikel und besonders in der Plica vestibularis zahlreiche seromuköse Drüsen enthält, die ihr Sekret über dünne Ausführungsgänge an die Schleimhautoberfläche leiten. Unterhalb der Linea arcuata inferior liegen in der lockeren Lamina propria ebenfalls zahlreiche kleinere seromuköse Drüsen in der Subglottis.

Ansatzstrukturen der Plica vocalis

Ventral enden die Stimmfalten in der vorderen Kommissur; dorsal geht die Pars intercartilaginea in die Plica interarytenoidea über. Die Ligg. vocalia inserieren im Bereich der vorderen Kommissur über 2 Strukturen (➤ Abb. 10.39, ➤ Abb. 10.40, ➤ Abb. 10.41, auch ➤ Abb. 10.44):

- über die **Noduli elastici anteriores** (sind bei der Kehlkopfuntersuchung als gelbliche Verdickungen sichtbar)
- über die im Schildknorpel inserierende **Stimmbandsehne (BROYLES-Sehne)**

Die Insertion des Lig. vocale am Proc. vocalis des Stellknorpels erfolgt über jeweils einen **Nodulus elasticus posterior** (ebenfalls bei der Kehlkopfinspektion als gelbliche Verdickungen sichtbar, ➤ Abb. 10.39, ➤ Abb. 10.40). Dieser geht kontinuierlich in den elastischen Knorpel des **Proc. vocalis** über, der sich dann seinerseits in den hyalinen Knorpel des Proc. vocalis fortsetzt. Die verschiedenen Strukturen im Bereich des Stimmbandansatzes dienen der Dehnungsdämpfung beim Schwingvorgang der Stimmfalten und ermöglichen zusätzlich eine große Beweglichkeit im Rahmen der Phonation und Respiration.

Klinik

Veränderungen im Bereich der Stimmfalten (gutartig oder bösartig) führen zum unvollständigen Schluss der Stimmritze bei der Phonation und gehen mit Heiserkeit und im fortgeschrittenen Stadium mit Atemnot einher. **Gutartige Veränderungen** können durch Überbelastung (Sprechberufe) oder Fehlbelastung der Stimme verursacht sein und zur Ausbildung von **Schrei- oder Sängerknötchen** führen. Sie können aber auch durch mechanische Reizung im Rahmen von Intubationen als **Intubationsgranulome** in Erscheinung treten. Die häufigsten gutartigen Tumoren der Stimmfalte sind **Polypen;** die häufigsten bösartigen **Plattenepithelkarzinome.**
Flüssigkeitsansammlungen im REINKE-Raum (häufig bei Raucherinnen) gehen mit einer Stimmlippenschwellung und Heiserkeit bis zu Atemnot einher (**REINKE-Ödem**). Flüssigkeitsansammlungen in der Lamina propria der Supraglottis können als **Glottis-Ödem** in Erscheinung treten, z. B. bei allergischen Reaktionen. Auch diese gehen mit Heiserkeit, Atemgeräuschen bis hin zu hochgradiger Atemnot einher.

10.6.6 Leitungsbahnen

Arterien

Hauptblutgefäße des Larynx (➤ Abb. 10.47) sind die:

- Aa. laryngeae superiores
- Aa. laryngeae inferiores
- Rr. cricothyroidei

Die paarige **A. laryngea superior** geht meist nahe dem Schildknorpeloberrand aus der A. thyroidea superior (Ast der A. carotis externa) ab (kann aber auch als eigenständiges Gefäß direkt aus der A. carotis interna, der A. lingualis oder der A. facialis abgehen) und penetriert anschließend mit dem R. internus des N. laryngeus superior (s. u.) die Membrana thyrohyoidea. Selten erreicht sie das Kehlkopfinnere auch durch ein Foramen thyroideum in der Schildknorpelplatte. Im Kehlkopf verläuft sie unterhalb der Schleimhaut

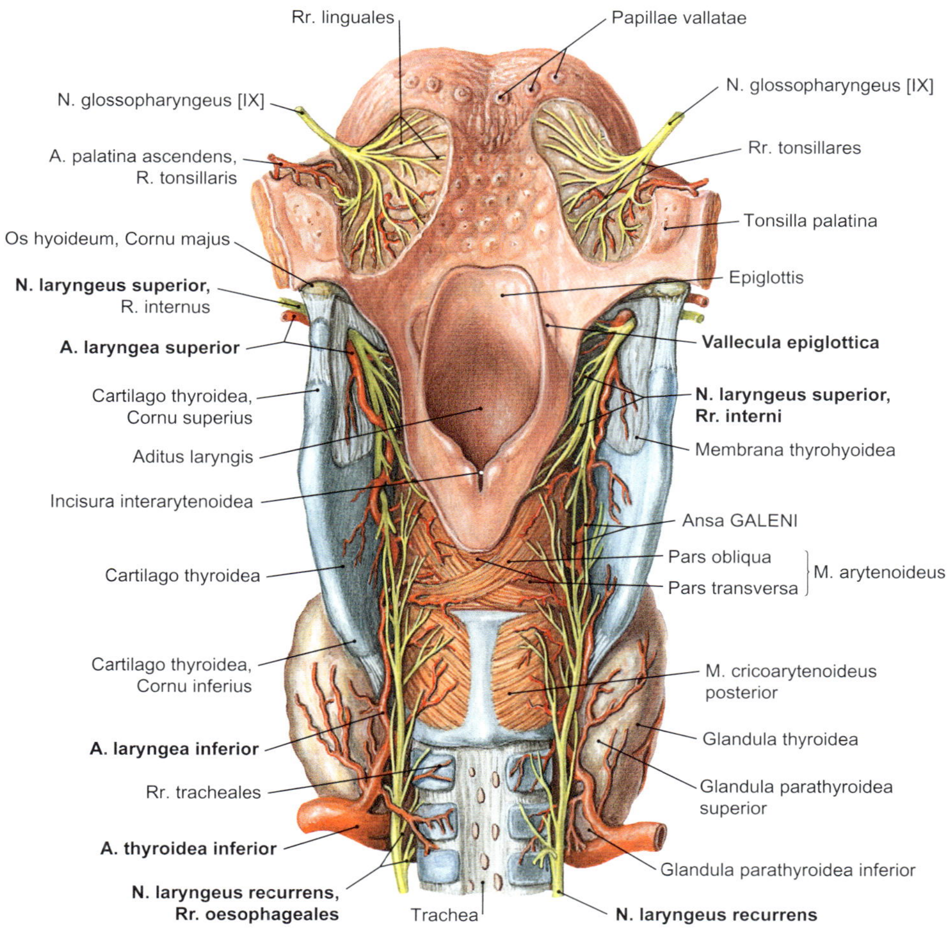

Abb. 10.47 Arterien und Nerven des Kehlkopfs. Ansicht von dorsal. [S700]

des Recessus piriformis. Ihre Äste versorgen den Aditus laryngis und das Vestibulum laryngis.
Die Blutversorgung der Glottis übernimmt der paarige **R. cricothyroideus,** ein Ast der A. laryngea superior. Er bildet mit dem Ast der Gegenseite eine bogenförmige Arkade vor dem Lig. cricothyroideum und kann in seltenen Fällen die A. laryngea superior völlig ersetzen.
Die paarige **A. laryngea inferior** ist ein Ast der A. thyroidea inferior (aus dem Truncus thyreocervicalis) und steigt gemeinsam mit dem N. laryngeus inferior (s. u.) in der Rinne zwischen Speise- und Luftröhre kranialwärts bis zur Articulatio cricothyroidea auf. Hier tritt sie in den Raum zwischen Schild- und Ringknorpel ein und versorgt hauptsächlich die dorsal liegenden Muskeln (M. cricoarytenoideus posterior und M. arytenoideus).
Zwischen allen Kehlkopfarterien bestehen reichlich Anastomosen.

Venen

Die den Kehlkopf drainierenden Venen begleiten die Arterien. Sie bilden ausgedehnte Schleimhautplexus. Das Blut der **V. laryngea superior** gelangt gemeinsam mit dem Blut aus dem venösen R. cricothyroideus in die V. thyroidea superior und von hier in die V. jugularis. Die **V. laryngea inferior** drainiert in die V. thyroidea inferior, die über den Plexus thyroideus impar meist die linke V. brachiocephalica erreicht.

Lymphe

Die Lamina propria der Kehlkopfschleimhaut ist von einem feinmaschigen dichten Netz aus Lymphkapillaren durchsetzt, die sich zu größeren Lymphkollektoren zusammenschließen. Lymphgefäße oberhalb der Stimmlippen verlaufen mit der A. laryngea superior und gelangen zu **Nodi lymphoidei infrahyoidei** (Nodi lymphoidei cervicales profundi). Lymphgefäße unterhalb der Plicae vocales drainieren zu den prälaryngealen (Nodi lymphoidei prelaryngei; DELPHI-Lymphknoten) und zu den **Nodi lymphoidei cervicales profundi superiores und inferiores** in der Nähe der A. thyroidea inferior (➤ Abb. 10.27). In der Stimmfalte ist der Lymphabfluss vornehmlich nach dorsal gerichtet. Eine Trennung zwischen supra- und subglottischem Stromgebiet und zwischen rechts und links gibt es aber nicht.
Die regionären Lymphknoten drainieren über zwischengeschaltete Sammellymphknoten in die Trunci jugularis dexter und sinister.

Innervation

Die sensible und die motorische Innervation des Kehlkopfs (➤ Abb. 10.47) erfolgt über 2 Äste des N. vagus [X], den N. laryngeus superior und den N. laryngeus inferior.

MERKE

Der **Hustenreflex** ist ein unwillkürlich ablaufender polysynaptischer Schutzreflex, der dazu dient, die unteren Atemwege von Fremdkörpern, Sekretüberschüssen und anderen potenziell schädigenden Reizen (Hustenreiz) zu befreien. Die Rezeptoren für die Auslösung des Reflexes kommen unter anderem zahlreich in der Kehlkopfschleimhaut vor. Die Information wird über viszerosensible Nervenfasern des N. vagus [X] zum Hustenzentrum der Medulla oblongata geleitet. Über Umschaltung im Nucleus ambiguus (motorisches Kerngebiet von N. vagus [X] und N. glossopharyngeus [IX]) wird die Reizantwort auf den efferenten Schenkel umgeschaltet und gelangt zu den Kehlkopfmuskeln und Atemmuskeln, die einen kurzfristigen Stimmritzenschluss und eine explosionsartige Ausatmung bewirken. Hierdurch werden die eingedrungenen Fremdkörper im Idealfall nach außen befördert.

N. laryngeus superior (➤ Abb. 10.47)
Der N. laryngeus superior geht auf Höhe des Ganglion inferius des N. vagus [X] aus diesem ab, verläuft medial von der A. carotis interna und zweigt sich in Höhe des Zungenbeins in einen äußeren (R. externus) und einen inneren (R. internus) Ast auf:

- Der **R. externus** des N. laryngeus superior verläuft entlang der Seitenwand des Pharynx nach kaudal bis zum M. constrictor pharyngis inferior. Diesen durchbricht er, innerviert ihn und gelangt weiter nach kaudal und ventral bis zum M. cricothyroideus, den er ebenfalls innerviert.
- Der **R. internus** des N. laryngeus superior gelangt gemeinsam mit der A. laryngea superior durch die Membrana thyrohyoidea (➤ Kap. 10.6.3) in den Kehlkopf. Hier verläuft er unter der Schleimhaut des Sinus piriformis (Plica nervi laryngei). Er innerviert die gesamte Schleimhaut des Aditus laryngis, des Vestibulum laryngis und den dorsalen Anteil der Stimmfalten. In den meisten Fällen bildet er unter der Schleimhaut des Sinus piriformis mit dem N. laryngeus inferior eine Anastomose **(R. communicans cum nervo laryngeo inferiori; GALEN-Anastomose).**

N. laryngeus inferior (➤ Abb. 10.47)
Der N. laryngeus inferior ist der Endast des N. laryngeus recurrens. Letzterer zweigt auf der linken Seite in Höhe der Pars decendens des Aortenbogens aus dem **N. vagus [X]** ab, verläuft unterhalb des Lig. arteriosum (BOTALLI) nach dorsal und steigt in der Rinne zwischen Luft- und Speiseröhre kranialwärts zum Kehlkopf auf (➤ Abb. 9.42). Auf der rechten Seite verlässt er den N. vagus [X] bereits in Höhe der A. subclavia dextra, unterkreuzt diese von vorne nach hinten und gelangt so ebenfalls in die Furche zwischen Luft- und Speiseröhre (➤ Abb. 9.42). In Höhe des Unterhorns der Cartilago thyroidea und des M. cricoarytenoideus posterior teilt er sich in einen vorderen (R. anterior) und einen hinteren (R. posterior) Ast auf:

- Der **R. anterior** innerviert den M. thyroarytenoideus und den M. cricoarytenoideus lateralis.
- Der **R. posterior** innerviert den M. cricoarytenoideus posterior (Postikus) und die Mm. arytenoidei transversus und obliquus. Außerdem innerviert er sensibel den vorderen Teil der Stimmfalten, die Subglottis sowie Teile des Hypopharynx, der Speise- und der Luftröhre.

Klinik

Schädigungen des N. laryngeus superior führen zur Lähmung des M. cricothyroideus. Die Grobspannung der Stimmfalte ist daher ungenügend und hat einen unvollständigen Glottisschluss mit Heiserkeit und Stimmstörung zur Folge. Außerdem treten Sensibilitätsstörungen am Kehlkopfeingang und in der Supraglottis auf, die zu häufigem Verschlucken führen können. Unter einer **Rekurrensparese** versteht man die **Schädigung des N. laryngeus recurrens oder des N. laryngeus inferior.** Ihre Ursachen sind vielfältig (z. B. bösartige Tumoren, Intubationsschäden, Z. n. Schilddrüsenoperation). Durch die Lähmung der inneren Kehlkopfmuskeln steht die Stimmlippe auf der betroffenen Seite in Paramedianstellung **(Kadaverstellung).** Es resultiert Heiserkeit. Eine beidseitige Schädigung kann zu einer lebensbedrohlichen Atemnot führen.
Die mit einer Häufigkeit von 0,4–2,6 % auftretende **A. lusoria** ist eine Gefäßvariante, bei der die A. subclavia dextra als letzter Ast aus dem Aortenbogen entspringt und variabel hinter der Speisröhre, zwischen Speise- und Luftröhre oder vor der Luftröhre auf die rechte Körperseite zieht. Kommt eine A. lusoria vor, fehlt der N. laryngeus recurrens auf der rechten Seite. Stattddessen verlässt der N. laryngeus inferior den N. vagus direkt in Höhe des Kehlkopfs und ist bei operativen Eingriffen dieser Region gefährdet.

10.7 Pharynx

Wolfgang H. Arnold

Der **Rachen (Pharynx)** ist ein muskulärer Schlauch, der über die Membrana pharyngobasilaris an der Außenfläche der Schädelbasis des Os occipitale befestigt ist. Er liegt vor der Halswirbelsäule und reicht bis in Höhe des VI. Halswirbels und des Ringknorpels des Larynx, wo er in den Oesophagus übergeht. Sein Lumen, die **Rachenlichtung (Cavitas pharyngis),** steht mit der Nasenhöhle, dem Mittelohr, der Mundhöhle, dem Kehlkopf und der Speiseröhre in Verbindung. Innerhalb der Rachenlichtung kreuzen der Luft- und Speiseweg. Funktionell dient der Pharynx der Luftleitung, dem Transport von Nahrung, der Geschmackswahrnehmung und der Immunabwehr (WALDEYER-Rachenring, ➤ Kap. 10.7.7).

10.7.1 Entwicklung

Die Muskulatur des Rachens geht aus dem 3.–5.Kiemenbogen hervor und steht mit den aus diesen Kiemenbögen hervorgegangenen Skelettelementen in Kontakt.

10.7.2 Etagen des Pharynx

Der Pharynx wird entsprechend seinen Öffnungen in **3 Etagen** gegliedert:

- **Obere Etage** (Pars nasalis, Naso- oder Epipharynx): Sie steht über die Choanen mit der Nasenhöhle und über die Tuba auditiva mit dem Mittelohr in Verbindung.
- **Mittlere Etage** (Pars oralis, Oro- oder Mesopharynx): Sie ist der Übergang zwischen oberer und unterer Etage und ist über den Isthmus faucium mit der Mundhöhle verbunden.
- **Untere Etage** (Pars laryngea, Laryngo- oder Hypopharynx): Sie steht vorne mit dem Kehlkopf über den Aditus laryngis in Verbindung und geht kaudal in die Speiseröhre (Oesophagus) über.

Epipharynx
Die Choanen (Choanae nasales) öffnen sich von der Nase aus in den Epipharynx. Der Epipharynx bildet nach oben das **Rachengewölbe (Fornix pharyngis).** Die Pharynxwand besteht hier aus straffem Bindegewebe **(Fascia pharyngobasilaris),** die an der Schädelbasis fixiert ist. Sie dient dem M. constrictor pharyngis superior als Anheftungszone. Dorsal ist die Faszie am Tuberculum pharyngeum (➤ Abb. 9.5) angeheftet. Von hier setzt sich das Bindegewebe in einem medianen Bindegewebsstreifen, **Raphe pharyngis,** fort, der den Schlundschnürern als Ansatzzone dient und bis zur Pars cricopharyngea kaudalwärts reicht. Unter der Schleimhaut (respiratorisches Flimmerepithel) des hinteren Bereichs am Dach des Epipharynx unter der Schädelbasis befindet sich lymphatisches Gewebe, das sich besonders bei Kindern als **Tonsilla pharyngea** vorwölbt. Vor der Tonsille kann an der Unterfläche des Keilbeins im Bindegewebe als embryologisches Relikt der RATHKE-Tasche die **Rachendachhypophyse (Hypophysis pharyngealis)** liegen. In der lateralen Wand mündet auf beiden Seiten jeweils die Tuba auditiva, die den Pharynx mit dem Mittelohr verbindet. Das **Ostium pharyngeum tubae auditivae** wird hinten und oben vom **Tubenwulst (Torus tubarius)** begrenzt. Nach unten und hinten wird der Torus tubarius durch die **Plica salpingopharyngea** verlängert (➤ Abb. 10.48). Sie wird durch den M. salpingopharyngeus aufgeworfen (➤ Abb. 10.50, auch ➤ Abb. 9.133). Unterhalb der Mündung der Tuba auditiva befindet sich der **Levatorwulst (Torus levatorius),** in dem der M. levator veli palatini verläuft (➤ Abb. 10.48).

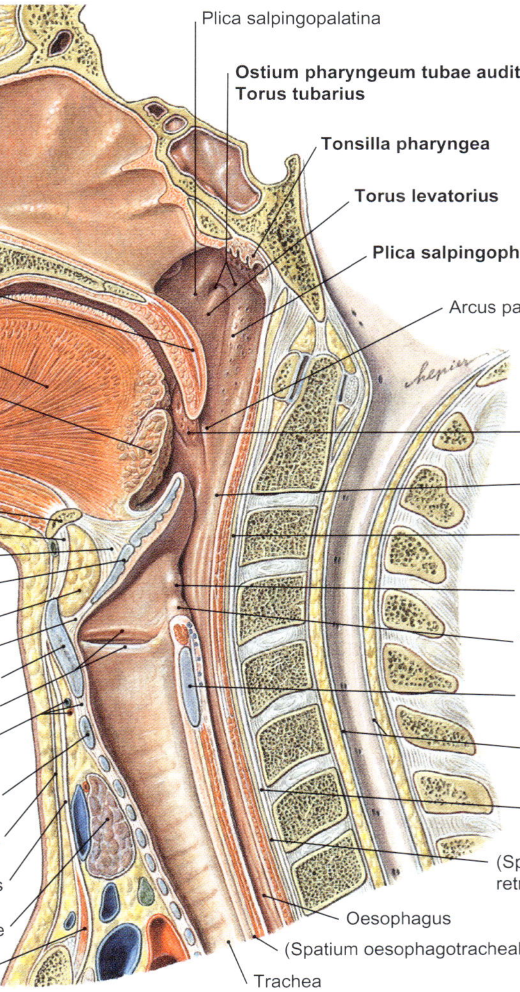

Abb. 10.48 Übersicht über die Gliederung des Pharynx und des Larynx. [S700]

Unter dem Epithel der Tubenöffnung befindet sich lymphatisches Gewebe, das als **Tonsilla tubaria** zusammengefasst wird. Tonsilla pharyngea und Tonsillae tubariae gehören zum lymphatischen Rachenring (WALDEYER-Rachenring, ➤ Kap. 10.7.7).

Klinik

Im Kindesalter kommt es häufig zu einer **Hyperplasie der Rachenmandel (Adenoide, adenoide Vegetation, im Volksmund „Polypen").** Dabei kann das Tubenostium verlegt werden und die Belüftung des Mittelohrs eingeschränkt sein. Folge sind rezidivierende Mittelohrentzündungen, die das Hörvermögen einschränken und Entwicklungsverzögerungen nach sich ziehen. Therapie der Wahl ist in diesen Fällen die Entfernung der Rachenmandel (Adenektomie).
Die manchmal an der Unterfläche des Keilbeins im Bindegewebe vor der Tonsilla pharyngea während der Entwicklung zurückgebliebenen Reste der Rachendachhypophyse (Hypophysis pharyngea) können in der Jugend Ausgangspunkt eines **Kraniopharyngeoms** sein.
Unterhalb der Schleimhaut zwischen Tonsilla tubaria und Tonsilla palatina befindet sich lymphatisches Gewebe, das man als Seitenstränge bezeichnet. Besonders nach Entfernung der Tonsillae palatinae (Tonsillektomie) kann es hier zur bakteriellen Infektion kommen, einer Form der Rachenentzündung, die als **Seitenstrangangina** bezeichnet wird. Betroffene leiden besonders häufig an Ohr- und Kopfschmerzen sowie Schluckbeschwerden.

Mesopharynx

Der Mesopharynx (Pars oralis pharyngis) steht über den Isthmus faucium mit der Mundhöhle in Verbindung. Der Zungengrund mit der Tonsilla lingualis drückt sich in den Mesopharynx (➤ Abb. 10.48). Die Epiglottis ist über die Plica glossoepiglottica mediana und die Plicae glossoepiglotticae laterales verschieblich mit dem Zungengrund verbunden. Zwischen den Falten liegen 2 Gruben (Valleculae epiglotticae). Beim Schluckakt wird die Pars oralis durch Verlagerung des Gaumensegels an die hintere Pharynxwand von der Pars nasalis getrennt.

Hypopharynx

Der Hypopharynx (Pars laryngea pharyngis) ist der längste Abschnitt des Pharynx. Er hat nach vorne Verbindung zum **Kehlkopfeingang (Aditus laryngis)** und endet kaudal hinter dem Ringknorpel des Larynx, wo er in den Oesophagus übergeht. Hier befindet sich die erste Enge der Speiseröhre (Constrictio pharyngea oesophagealis). Der Kehlkopfeingang wird von der Epiglottis und den Plicae aryepiglotticae eingefasst. Im unteren Bereich zeichnen sich die Rückflächen der Stellknorpel und des Ringknorpels mit ihren Muskeln ab. Zwischen den Stellknorpeln befindet sich die Incisura interarytenoidea. Vom seitlichen Rand der Epiglottis zieht die Plica glossoepiglottica lateralis zur Seitenwand des Larynx. Von den Plicae glossoepiglotticae laterales wölben sich kaudalwärts der N. laryngeus superior und die gleichnamigen Gefäße zur Plica nervi laryngei vor. Zwischen dem Schildknorpel und der Plica aryepiglottica befindet sich der **Recessus piriformis,** durch den besonders Flüssigkeiten und flüssige Nahrung vom Zungengrund zum Eingang des Oesophagus gelangen.

Klinik

Verschluckte Fremdkörper können das empfindliche Nervengeflecht von Pharynx und Larynx reizen und zu einer vagalen Reaktion mit reflektorischem Herz-Kreislauf-Stillstand **(Bolustod)** führen, wenn sich beim Schlucken ein großer Bissen (Bolus) im Laryngopharynx so verklemmt, dass er auch durch starkes Husten und Würgen nicht mehr gelöst werden kann.

10.7.3 Rachenwand

Die Rachenwand ist dünn und lässt sich in 4 Schichten unterteilen:

- **Tunica mucosa** (Schleimhaut): Sie besteht im Nasopharynx größtenteils aus respiratorischem Flimmerepithel, im Oro- und im Laryngopharynx aus mehrschichtigem unverhorntem Plattenepithel. Sie enthält kleine Speicheldrüsen, Glandulae pharyngeales, und viel lymphatisches Gewebe, das zum mukosaassoziierten lymphatischen Gewebe gehört.
- **Tela submucosa** (submuköses Bindegewebe): Sie verbindet sich kranial mit der Tunica adventitia zur Fascia pharyngobasilaris.
- **Tunica muscularis** (Muskulatur): Sie umfasst die Schlundschnürer (Mm. constrictores pharyngis) und die Schlundheber (Mm. levatores pharyngis).
- **Tunica adventitia** (Adventitia): Sie stellt die Verbindung zur Umgebung her, dorsal zum Spatium retropharyngeum, einem virtuellen Spaltraum, der den Pharynx an der Halswirbelsäule fixiert, seitlich jeweils zum Spatium parapharyngeum, virtuellen Spalträumen, welche die Verbindung zu den seitlichen Strukturen des Halses herstellen. Virtuell bedeutet, dass Bindegewebsfasern die Verbindung zu den Nachbarstrukturen (Halswirbelsäule, Halsstrukturen) herstellen, die aber im Rahmen pathologischer Prozesse aufgelöst werden können und dann Spalträume entstehen lassen, die kranial bis an die Schädelbasis und kaudal bis ins Mediastinum reichen können.

MERKE

Die Pharynxwand besitzt im Gegensatz zum Magen-Darm-Trakt keine Lamina muscularis. Im kranialen Abschnitt fehlt auch eine Tunica muscularis; hier schließen sich submuköses Bindegewebe und Adventitia zur Fascia pharyngobasilaris zusammen.

10.7.4 Pharynxmuskulatur

Der Pharynx ist ein lang gestreckter Muskelschlauch, der aus 3 Ringmuskeln (Schlundschnürer, Mm. constrictores pharyngei) und 3 Längsmuskeln (Schlundheber, Mm. levatores pharyngei) besteht.

Schlundschnürer

Alle 3 Schlundschnürer **(Mm. constrictores pharyngis)** entspringen im vorderen Bereich an Strukturen der Mundhöhlenwand und des Larynx, umschließen zirkulär das Rachenlumen, überlappen sich dachziegelartig und vereinigen sich dorsal in der Mitte in der bindegewebigen **Raphe pharyngis** (➢ Abb. 10.49, ➢ Tab. 10.23). Die Raphe pharyngis zieht vom Tuberculum pharyngeum des Os occipitale zur Speiseröhre. Der unterste Teil **(Pars cricopharyngea)** des unteren Schlundschnürers (M. constrictor pharyngis inferior) besteht aus 2 Muskelanteilen **(Pars obliqua und Pars transversa = Pars fundiformis = KILLIAN-Schleudermuskel)**, die das muskelschwache KILLIAN-Dreieck bilden (➢ Abb. 10.49). Unterhalb der Pars transversa entsteht durch die schräg einstrahlende Speiseröhrenmuskulatur ein weiteres Muskeldreieck **(LAIMER-Dreieck)**. Es steht im Verhältnis zum KILLIAN-Dreieck auf dem Kopf. Die Pars transversa bildet die Basis beider Dreiecke.

Klinik

Im muskelschwachen KILLIAN-Dreieck entstehen bei Männern im hohen Alter häufig **Pulsionsdivertikel = Hypopharynxdivertikel (ZENKER-Divertikel).** Dabei handelt es sich um Ausstülpungen der Pharynxwand in den Retropharyngealraum. Sammelt sich in dem zunehmend größer werdenden Divertikel Speisebrei, kann es zur Regurgitation unverdauter Nahrung kommen. Außerdem können Schluckbeschwerden auftreten. Eine Ruptur kann mit einer lebensbedrohlichen Infektion im Peripharyngealraum **(Peripharyngealabszess)** einhergehen, die sich bis an die Schädelbasis und in das Mediastinum ausbreiten kann. Entsprechende Ausbreitungswege gelten auch für Entzündungen, die leicht die dünne Pharynxwand penetrieren können.

Schlundheber

Die paarigen Schlundheber **(Mm. levatores pharyngis)** sind der **M. stylopharyngeus** (➢ Abb. 10.49), der **M. salpingopharyngeus** und der **M. palatopharyngeus** (➢ Abb. 10.50, ➢ Tab. 10.24). Sie ziehen zwischen den Schlundschnürern unter die Larynxschleimhaut und haben dort ihren Ansatz.

10.7.5 Leitungsbahnen

Arterien und Venen

Der Pharynx wird über 4 Arterien mit Blut versorgt (➢ Tab. 10.25):

- Die **A. pharyngea ascendens** aus der A. carotis externa liegt der seitlichen Pharynxwand an und zieht bis zur Schädelbasis.
- Die **A. palatina ascendens** aus der A. facialis versorgt den vorderen Abschnitt des Pharynx.
- Die **A. sphenopalatina** aus der A. maxillaris versorgt ebenfalls den vorderen Abschnitt des Pharynx.
- Die **A. thyroidea inferior** versorgt den unteren Teil des Pharynx (➢ Abb. 10.49).

Unter der Schleimhaut und in der Pharynxmuskulatur befindet sich der venöse **Plexus pharyngeus,** dessen Blut in die **Vv. pharyngeae** drainiert wird, die in die V. jugularis interna münden.

Lymphgefäße

Die gesamte Pharynxschleimhaut ist von Lymphfollikeln durchsetzt, die zum mukosaassoziierten lymphatischen Gewebe gehören. Die Lymphe wird von hier über **Nodi lymphoidei retropharyngeales** in die Nodi lymphoidei cervicales profundi abgeführt.

Innervation

Die Innervation des Pharynx erfolgt hauptsächlich sensibel, motorisch und sekretorisch aus Ästen des **N. glossopharyngeus [IX]** und des **N. vagus [X]** (N. laryngeus superior). Die Äste bilden mit postganglionären sympathischen Fasern des Truncus sympathicus den **Plexus pharyngeus.** Außerdem beteiligen sich Fasern aus dem **N. maxillaris [V/2]** (R. pharyngeus der Nn. pterygopalatini, ➢ Abb. 10.51).

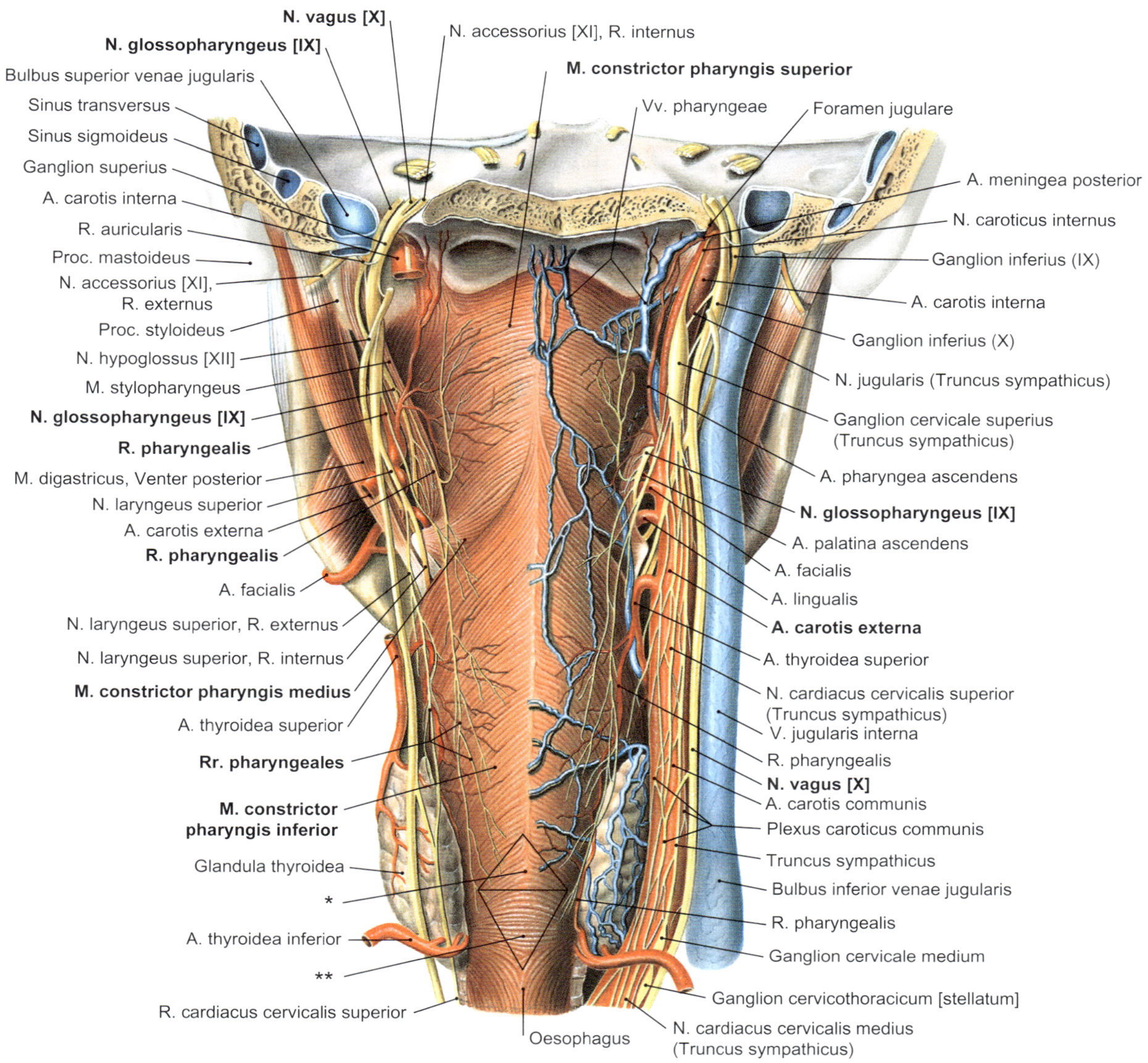

Abb. 10.49 Übersicht der Konstriktoren des Pharynx. * KILLIAN-Dreieck, ** LAIMER-Dreieck. [S700]

Tab. 10.23 Schlundschnürer.

Innervation	Ursprung		Ansatz	Funktion
M. constrictor pharyngis superior				
Rr. pharyngeales des N. glossopharyngeus [IX] (= Plexus pharyngeus)	• Pars pterygopharyngea	Lamina medialis des Proc. pterygoideus und Hamulus pterygoideus	Membrana pharyngobasilaris, Raphe pharyngis	bei seiner Kontraktion (zusammen mit der des M. tensor veli palatini) entsteht ein Wulst, der beim Schluckakt den Nasen-Rachen-Raum verschließt (PASSAVANT-Ringwulst)
	• Pars buccopharyngea	Raphe pterygomandibularis	Membrana pharyngobasilaris, Raphe pharyngis	Einschnürung des Rachens, Transport des Speisebolus
	• Pars mylopharyngea	Linea mylohyoidea der Mandibula		
	• Pars glossopharyngea	Zungenbinnenmuskulatur		
M. constrictor pharyngis medius				
Rr. pharyngeales des N. glossopharyngeus [IX] und des N. vagus [X] (= Plexus pharyngeus)	• Pars chondropharyngea	Cornu minus ossis hyoidei	Raphe pharyngis	Einschnürung des Rachens, Transport des Speisebolus
	• Pars ceratopharyngea	Cornu majus ossis hyoidei		
M. constrictor pharyngis inferior				
Rr. pharyngeales des N. vagus [X] (= Plexus pharyngeus)	• Pars thyropharyngea	Linea obliqua des Schildknorpels	Raphe pharyngis	Einschnürung des Rachens, Transport des Speisebolus
	• Pars cricopharyngea – Pars obliqua – Pars transversa	Cartilago cricoidea		

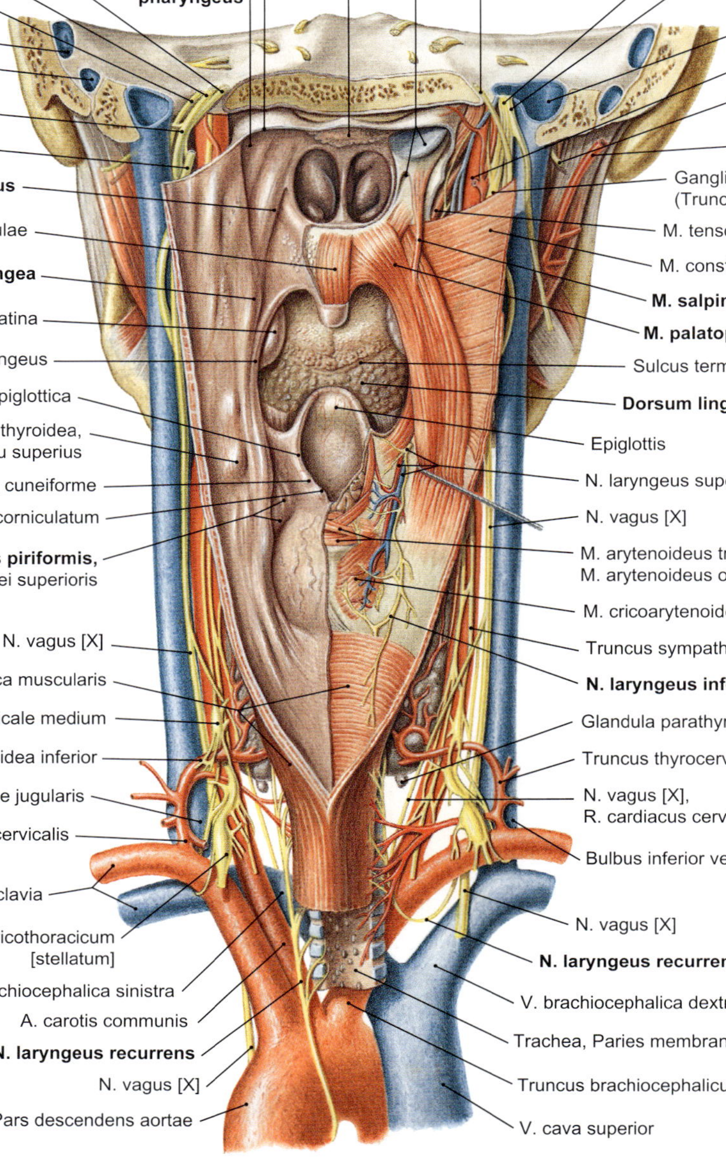

Abb. 10.50 Schlundheber am eröffneten Pharynx sowie Gefäße und Nerven von Rachen, Pharynx, und Parapharyngealraum, Spatium lateropharyngeum. Ansicht von dorsal. [S700]

Tab. 10.24 Schlundheber.

Innervation	Ursprung	Ansatz	Funktion
M. stylopharyngeus			
Rr. pharyngeales des N. glossopharyngeus [IX] (= Plexus pharyngeus)	Proc. styloideus	Cartilago thyroidea, strahlt in die Seitenwand des Pharynx ein	Anheben des Pharynx während des Schluckaktes
M. palatopharyngeus			
R. musculi stylopharyngei des N. glossopharyngeus [IX]	Aponeurosis palatinae, Hamulus pterygoideus	Cartilago thyroidea, strahlt in die Seitenwand des Pharynx ein	Anheben des Pharynx während des Schluckaktes
M. salpingopharyngeus			
Plexus pharyngeus aus N. glossopharyngeus [IX] und N. vagus [X]	Hinterrand des Ostium tubae auditivae	strahlt in die Seitenwand des Pharynx ein	Anheben des Pharynx während des Schluckaktes, öffnet die Tuba auditiva

Tab. 10.25 Übersicht der arteriellen Blutversorgung des Pharynx.

Arterienstamm	Endast	Versorgungsgebiet
A. carotis externa	A. pharyngea ascendens	seitliche und hintere Pharynxwand
A. maxillaris	A. sphenopalatina	oberer vorderer Abschnitt des Pharynx
A. facialis	A. palatina ascendens	mittlerer vorderer Abschnitt des Pharynx
A. subclavia	A. thyroidea inferior	unterer Abschnitt des Pharynx

MERKE

Die afferenten und efferenten Fasern des Plexus pharyngeus sind Teil des **Schluck-, Würg- und Abwehrreflexes,** der auch im Schlaf erhalten bleibt. Das Koordinationszentrum hierfür sitzt in der Medulla oblongata.

Klinik

Durchblutungsstörungen im Stromgebiet der A. vertebralis, die den Hirnstamm mit Blut versorgt, gehen häufig mit Schluckstörungen einschließlich salvenartigen Schluckauf einher. Sie können für Betroffene lebensbedrohlich sein, da der Würg- und Abwehrreflex nicht regelrecht funktioniert.

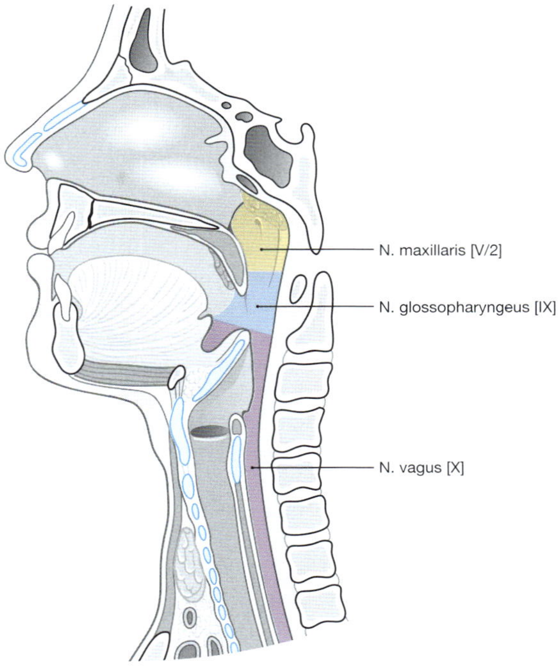

Abb. 10.51 Sensible Innervation des Rachens. [S700-L126]

10.7.6 Schluckakt

Beim **Säugling** reicht die Epiglottis weit nach kranial bis in den Nasopharynx. Die Muttermilch gelangt direkt in den Sinus piriformis. Dadurch muss der Kehlkopf nicht verschlossen und der weiche Gaumen muss nicht an den Pharynx gezogen werden.

Beim **Kind** und bei **Erwachsenen** überkreuzen sich Luft- und Speiseweg, weshalb der Luftweg beim Schlucken kurzfristig vom Speiseweg getrennt werden muss. Hierzu wird der weiche Gaumen an die Pharynxwand gezogen und der Kehlkopf kurzfristig verschlossen.

MERKE

Der Säugling kann gleichzeitig atmen und trinken.

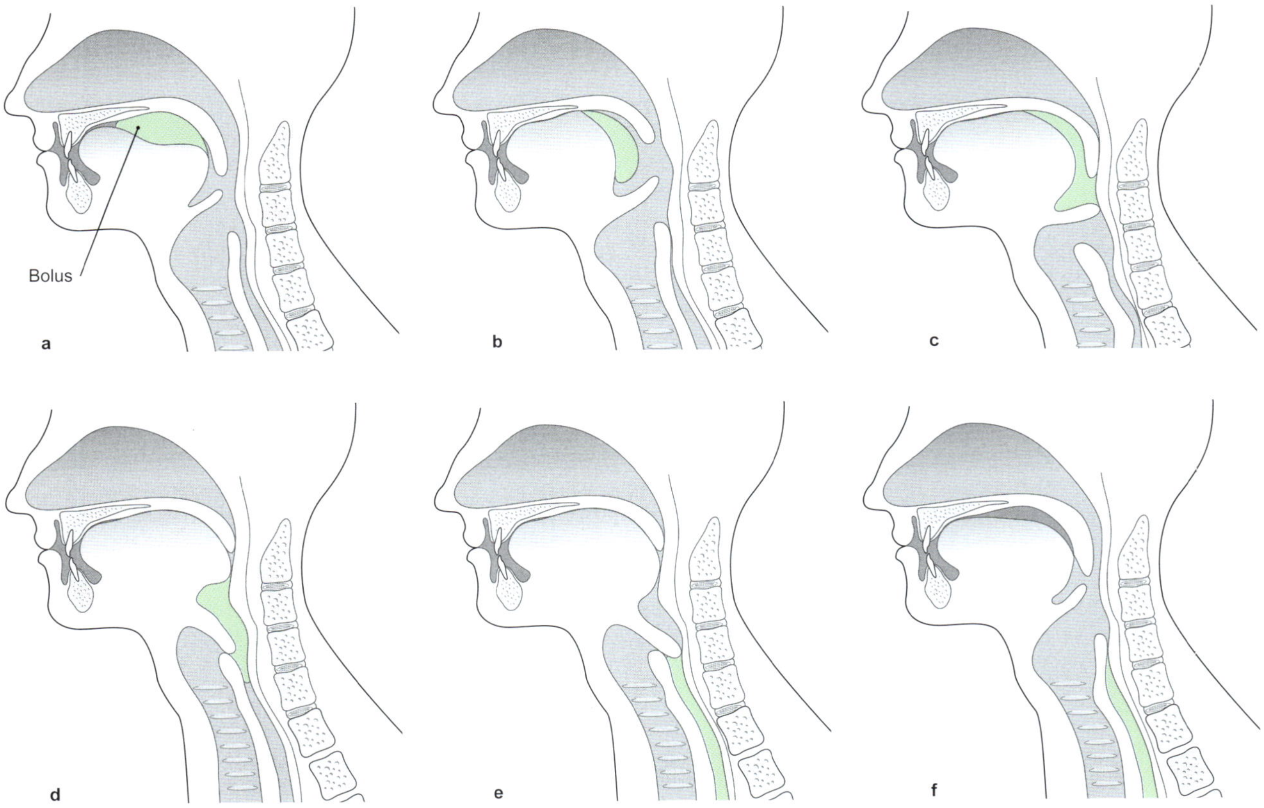

Abb. 10.52 Schluckakt. Mediansagittalschnitt, Erläuterung s. Text. [S702-L126]

Der Schluckakt läuft in **3 Phasen** ab (➤ Abb. 10.52):

- **Orale Phase:** In dieser willkürlichen Phase wird die Nahrung zerkleinert und innerhalb der Mundhöhle eingespeichelt (➤ Abb. 10.52a). Die Zunge wird durch die Kontraktion der Mundbodenmuskulatur gegen den Gaumen gepresst, wobei der Speisebolus in Richtung Isthmus faucium befördert wird (➤ Abb. 10.52b).
- **Pharyngeale Phase:** Sie ist die reflektorische Phase, in der die Sicherung der Atemwege und der Transport des Bissens koordiniert werden. In ihr kontrahieren sich zunächst der M. tensor veli palatini und der M. constrictor pharyngis superior und bilden den PASSAVANT-Ringwulst, der den Zugang zum Nasopharynx verschließt (➤ Abb. 10.52c). Der Rückweg zur Mundhöhle wird durch das Sphinktersystem der Muskulatur des Isthmus faucium und die Zunge versperrt (➤ Abb. 10.52d). Außerdem werden der Aditus laryngis und die Stimmritze verschlossen.
- **Ösophageale Phase:** Sie zeichnet sich durch eine peristaltische Kontraktion der Pharynxmuskulatur von kranial nach kaudal aus (➤ Abb. 10.52e). Gleichzeitig hebt die Kontraktion der Schlundheber den Kehlkopf an, wodurch der Pharynx gewissermaßen über den Speisebolus gezogen wird. Feste Nahrungsbestandteile werden durch peristaltische Kontraktionswellen transportiert (➤ Abb. 10.52f); Flüssigkeiten werden bei aufrechtem Stand durch ruckartige Kontraktion des Mundbodens und des oberen Schlundschnürers als „Spritzschluck" in den Magen befördert.

10.7.7 Lymphatischer Rachenring

Unter dem **lymphatischen Rachenring (WALDEYER-Rachenring)** versteht man eine Gruppe lymphoepithelialer Gewebe, die am Übergang von Mund- und Nasenhöhle zum Rachen lokalisiert sind. Sie bilden in ihrer Gesamtheit einen Ring, der im Dienst der Immunabwehr steht und zum mukosaassoziierten lymphatischen Gewebe (MALT) gehört. Bestandteile des WALDEYER-Rachenrings sind:

- Zungenmandel (Tonsilla lingualis, unpaar)
- Gaumenmandeln (Tonsilla palatina, paarig)
- Seitenstrang (paarig)
- Tubenmandel (Tonsilla tubaria, paarig)
- Rachenmandel (Tonsilla pharyngea, unpaar)

NEUROANATOMIE

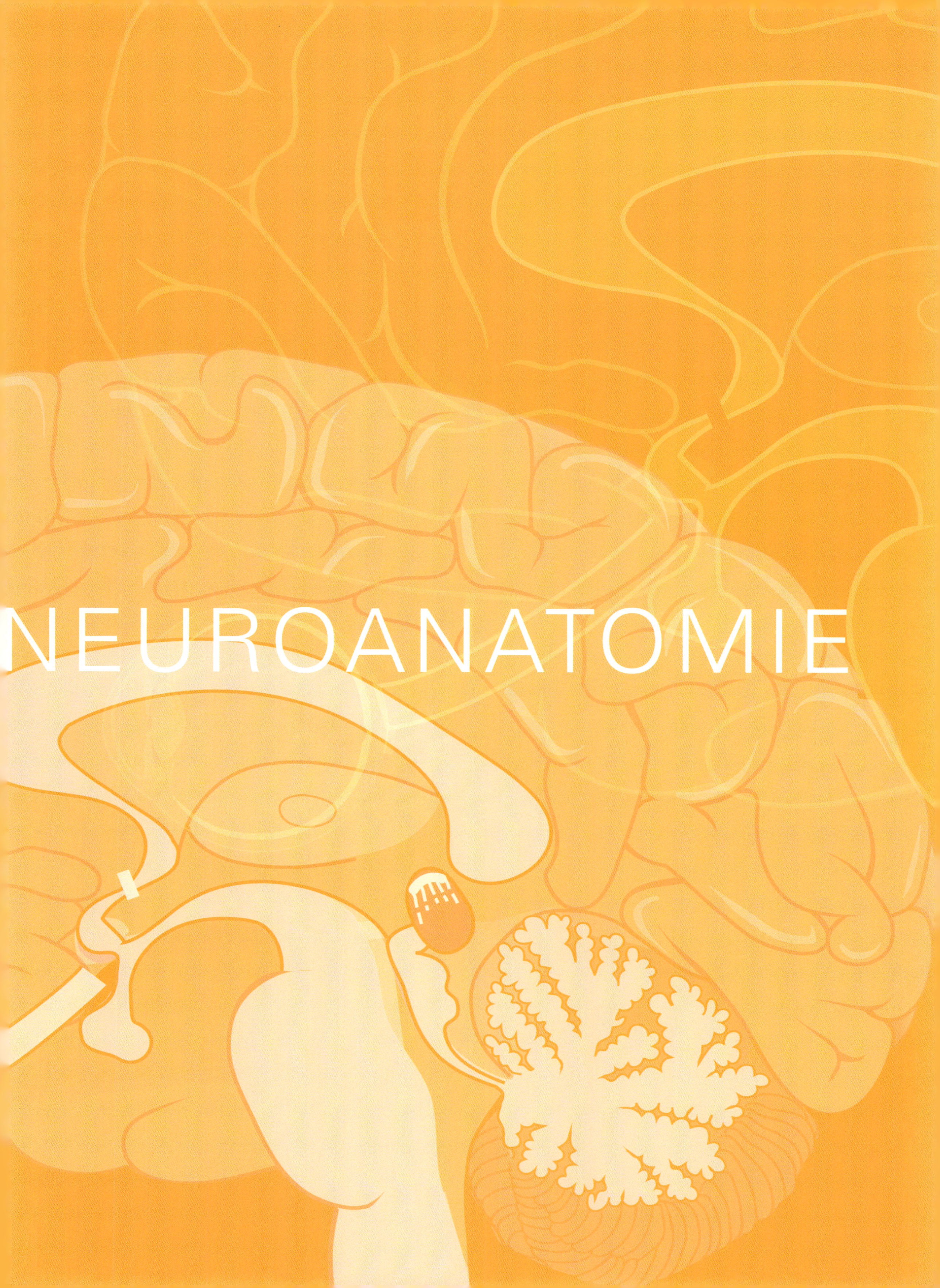

11 Allgemeine Neuroanatomie

KLINISCHER FALL

Subarachnoidalblutung (SAB)

Anamnese

Eine 38-jährige Frau wird in die Notaufnahme der Klinik eingeliefert. Bei der Übergabe berichtet der Rettungssanitäter, dass die Patientin seit einigen Minuten nicht mehr ansprechbar sei und leicht gekrampft hätte. Die Schwester der Patientin, die ebenfalls vor Ort ist, erzählt, dass ihre Schwester sie nach einem ausgiebigen Krafttraining wegen plötzlichen, nicht gekannten schwersten Kopfschmerzen mit Nackensteifigkeit, Übelkeit und Erbrechen kontaktiert hätte. Weiterhin hätte sie Missempfindungen und Lähmungserscheinungen in den Beinen gehabt. Sie habe dann umgehend den Notarzt gerufen.

Erstuntersuchung

Es zeigt sich eine starke Bewusstseinseinschränkung der Patientin, die nur über starke Schmerzreize erweckbar ist. Die direkten und indirekten Lichtreaktionen der Augen sind beidseitig eingeschränkt.

Weitere Diagnostik

Es werden eine Notfall-CT des Schädels und eine Angiografie der Hirngefäße durchgeführt. In der CT finden sich typische Zeichen für eine akute Subarachnoidalblutung mit hyperdensen Blutungssignalen in Sulci und Zisternen. Die SAB ist durch die arterielle Einblutung aus den hirnversorgenden Arterien in den liquorgefüllten Subarachnoidalraum zwischen Arachnoidea mater und Pia mater gekennzeichnet. Dabei unterscheidet man traumatisch bedingte SAB (tSAB) von nichttraumatischen SAB, wobei Letztere häufig (etwa 85 % der Fälle) durch eine Ruptur von Aneurysmen (oft basalseitig an den Gefäßen des Circulus arteriosus Willisii) entstehen. Im vorliegenden Fall bestätigt die zerebrale Angiografie ein rupturiertes Aneurysma an der A. communicans anterior. Weil die Blutung in der Bildgebung nachgewiesen wurde, kann auf eine Liquorpunktion verzichtet werden.

Therapie

Das Aneurysma wird durch endovaskuläre Coils verschlossen. Dabei handelt es sich um kleine weiche Platinspiralen (Coils), die das Aneurysma vollständig ausfüllen und damit embolisieren. Alternativ könnte man im Rahmen eines größeren neurochirurgischen Eingriffs auch die Basis eines Aneurysmas mit einem Clip verschließen („Clipping").

Weiterer Verlauf

Nach diesem Eingriff wird die Patientin auf die Intensivstation verlegt. Aufgrund des schnellen Eingreifens (etwa 50 % der Patienten überleben eine SAB nicht) bessert sich das Krankheitsbild über die nächsten Wochen. Die Patientin erwacht aus ihrem Koma, hat Zeichen eines einmaligen leichten epileptischen Anfalls und zeigt zunächst noch einen leichten Aufstau von Liquor in den Hirnventrikeln (Hydrocephalus internus). Nach einem längeren Aufenthalt in einer Rehabilitationsklinik kann sie mit leichten bleibenden Sensibilitätsstörungen in den Beinen in ihren Beruf zurückkehren.

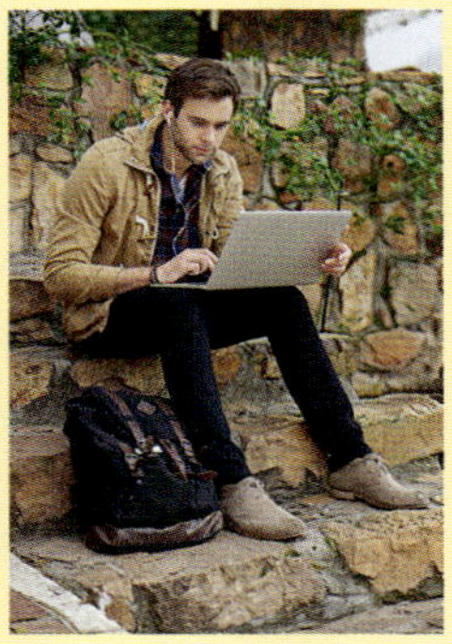

Du erlebst diesen Fall während deines Blockpraktikums in der Neurologie in der Notaufnahme mit. Die Neurologin, die die Patientin betreut hat, fragt dich nach der Glasgow Coma Scale und der Einteilung nach Hunt und Hess im Zusammenhang mit Subarachnoidalblutungen.
Du erstellst dazu eine Karteikarte.

Patientenbeurteilung bei SAB

<u>Glasgow Coma Scale (GCS)</u>

- eigentlich bei SHT, Beurteilg. v. Bewusstsein und Hirnfunktion
- Kat. „Augen öffnen", „beste verbale Antw.", „beste motor. Reaktion"
  1-4 Punkte 1-5 Punkte 1-6 Punkte
- 14-15 P. okay, 12-13 P. leichte Bew.störg., 9-11 P. mittelschw. Bew.störg., 3-8 P. schwere Bew.störg., komatös → Intubation!

<u>Hunt und Hess</u>

Grad 1: Asymptom., leichter Kopfschmerz, leichter Meningismus
Grad 2: Stärkerer Kopfschmerz, Meningismus, evtl. HN-Affektion
Grad 3: Somnolenz, leichte fokal-neurologische Defizite
Grad 4: Sopor, deutl. neurol. Def. (Hemipar. o. Ä.), veget. Störungen
Grad 5: Koma, Zeichen der Hirnstammeinklemmung

11.1 Embryologie

Tobias M. Böckers

Kompetenzen

Nach Bearbeitung dieses Lehrbuchkapitels sollten Sie in der Lage sein:

- die Grundzüge der Entwicklung des Nervensystems auf der Basis der Gliederung des Neuralrohrs in Flügel-, Grund-, Deck- und Bodenplatte darzustellen
- die morphologische Einteilung von Gehirn und Rückenmark gemäß der embryonalen Differenzierungsschritte zu erklären

11.1.1 Überblick

Sowohl das zentrale Nervensystem (ZNS) als auch das periphere Nervensystem (PNS) leiten sich aus dem **Ektoderm** der dreikeimblättrigen Keimscheibe ab. Dieses faltet sich zum primitiven **Neuralrohr,** das sich nachfolgend zu Gehirn und Rückenmark weiterentwickelt. Dabei vergrößert und verdickt sich der kraniale Teil des Neuralrohrs zu den sog. **Hirnbläschen,** die die Ausgangsstrukturen für die sich später weiter differenzierenden Hirnanteile bilden. Aus dem primitiven Neuralrohr wandern Neuroblasten aus **(Neuralleistenzellen),** die dann u. a. das PNS ausbilden.

Frühentwicklung

Nach der Befruchtung verbleibt die Zygote für etwa 30 h in einem Ruhestadium, bevor sich die Zellen innerhalb der sie umgebenden **Zona pellucida** in überwiegend synchroner Weise teilen (Furchungsstadien/Teilung ohne Wachstumsphase, ➤ Kap. 2.3.1). Nach diesen Furchungsteilungen folgen Kompaktion und Morula-Stadium (➤ Kap. 2.3.1). Die Morula erreicht die Uterusschleimhaut und eindringende Flüssigkeit erweitert die Interzellularräume. Diese Interzellularräume konfluieren an einer Seite des Keims und bilden dort die sog. **Blastozystenhöhle.** Es wird eine äußere Schicht an umgebenden **Trophoblastzellen** (diese werden den fetalen Anteil der Placenta bilden) sichtbar, die sich von den innen liegenden **Embryoblastzellen** („inner cell mass", diese wird den Embryo ausbilden) unterscheiden (➤ Kap. 2.3.2). Die Blastozyste verlässt schließlich die umgebende Zona pellucida („hatching") und heftet sich als „freie Blastozyste" zwischen dem 5.–6. Tag der Uterusschleimhaut an.

Implantation (Nidation)

Die Embryonalanlage „wandert" zunächst an die Anheftungsstelle, die Trophoblastenzellen teilen sich sehr dynamisch und fusionieren an der Eindringstelle zu großen Riesenzellen **(Synzytiotrophoblast,** ➤ Abb. 11.1). Zum Embryoblast gelegen, verbleibt der einschichtige **Zytotrophoblast,** der durch rasante Zellteilung immer wieder „Nachschub" zur weiteren Ausbildung des Synzytiotrophoblasten liefert. Die **Blastozyste** dringt so in Richtung der Zona compacta des Endometriums vor, bis sich schließlich das Epithelgewebe des Endometriums über dem implantierten Keim verschließt. An der Stelle der Implantation wird der Oberflächendefekt von einem Schlusskoagulum bedeckt (etwa Tag 7–8). Neben der invasiven Wachstumsdynamik des Trophoblasten beginnt dieser auch mit der Produktion und Sekretion wichtiger Moleküle. So sezerniert er u. a. das „human Choriogonadotropin (hCG)", ein Analogon des luteinisierenden Hormons (LH), das an die LH-Rezeptoren des Gelbkörpers bindet und die Umwandlung in das **Corpus luteum graviditatis** induziert. Dieser produziert nun vermehrt Progesteron und hält damit die Schwangerschaft aufrecht bzw. verhindert das Einsetzen der Menstruationsblutung. Außerdem werden unterschiedliche Signalmoleküle abgegeben, die die Immunantwort des mütterlichen Immunsystems unterdrücken.

Keimscheibenentwicklung

In der *2. Woche* der Entwicklung differenziert sich der Embryoblast weiter. Es entsteht die **zweiblättrige Keimscheibe** (Epiblast und Hypoblast, ➤ Kap. 2.4.1), aus der Blastozystenhöhle wird der **primäre Dottersack,** der mit Hypoblastenzellen ausgekleidet wird. Zwischen dem Trophoblast und dem Epiblast entsteht ein Spaltraum, der zunehmend größer wird **(primäre Amnionhöhle)** und mit einem Epithel aus weiter differenzierten Epiblastenzellen ausgekleidet wird **(definitive Amnionhöhle,** ➤ Abb. 11.2b, ➤ Abb. 2.7). Schließlich entstehen zwischen der Keimanlage und dem schnell wachsenden Trophoblasten neue Interzellularräume, die zunehmend größer werden und miteinander verschmelzen. Dieser neu geschaffene Raum wird extraembryonales Zölom genannt und markiert die Bildung der Chorionhöhle. Unter dem dargestellten Wachstumszug reißt der Dottersack auf und ver-

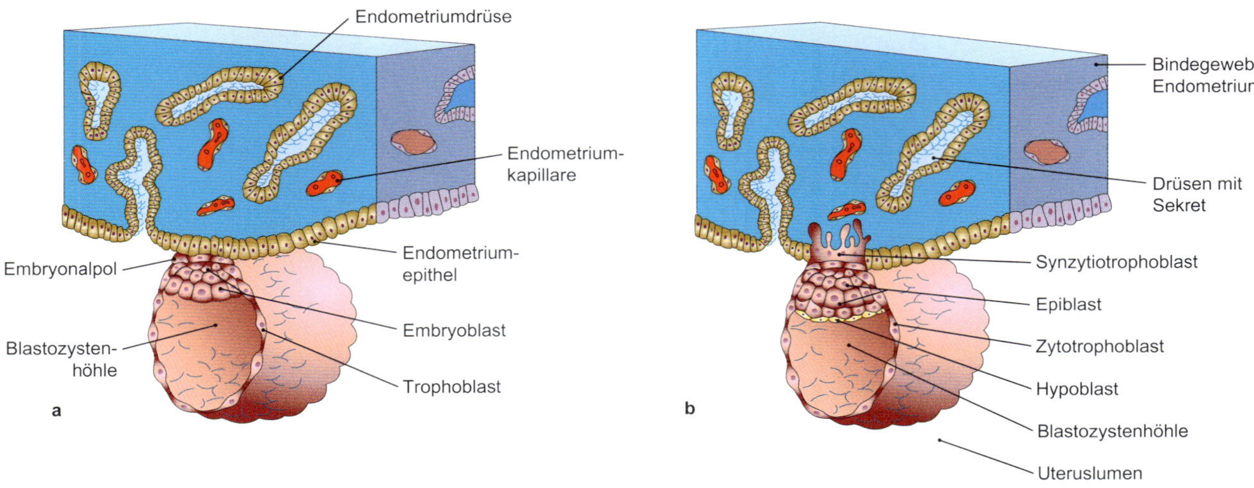

Abb. 11.1 Beginn der Implantation und Differenzierung des Embryoblasten. [E347-11] **a** Anheftung der Blastozyste an das Endometrium. **b** Ausbildung des Synzytiotrophoblasten und Vordringen in das Endometrium.

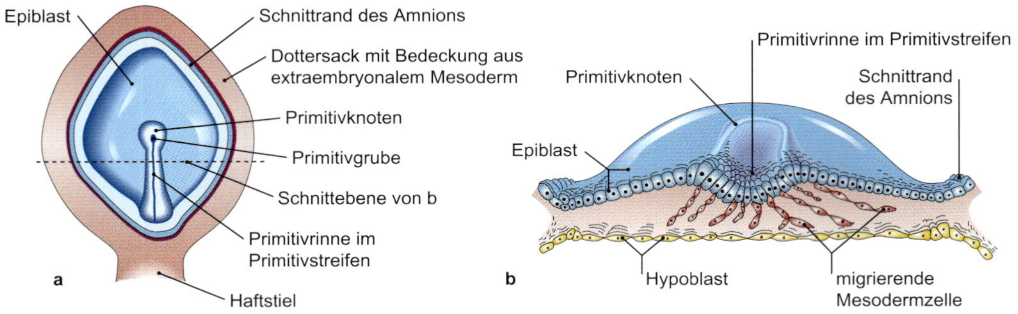

Abb. 11.2 Keimscheibenentwicklung. [E347-11] **a** Bildung des Primitivstreifens (Ansicht nach Entfernung der Amnionhöhle). **b** Keimscheibe im Transversalschnitt, Wachstumsbewegungen im Bereich des Primitivstreifens, Bildung des intraembryonalen Mesoderms.

schließt sich dann wieder zum sekundären Dottersack, eine Exozölzyste (Reste des primären Dottersacks) bleibt oft in der Chorionhöhle zurück.
Mit Beginn der *3. Woche* wird auf dem Epiblast eine streifenförmige Verdickung sichtbar, der **Primitivstreifen** (➤ Kap. 2.4.2). Dieser wächst von kaudal nach kranial und stoppt auf etwa der Hälfte des Weges, dort zeigt er eine rundliche Vergrößerung, den **Primitivknoten.** Primitivstreifen und Primitivknoten bilden Vertiefungen aus, sodass man eine **Primitivrinne** von einer **Primitivgrube** unterscheiden kann. Diese morphologischen Strukturen deuten auf eine dynamische Zellmigration hin, die vom Epiblast in die Tiefe gerichtet ist (Invagination). Epiblastzellen lösen sich hier aus dem Zellverband und schieben sich zwischen Epiblast und Hypoblast. Das somit neu entstandene Keimblatt nennt man **intraembryonales Mesoderm.** Die verbleibenden Epiblastzellen differenzieren sich weiter zum **Ektoderm.** Vom Primitivknoten aus wächst ein Zellverband als axiale Struktur nach kranial und lässt einen primitiven Achsenstab erkennen, die **Chorda dorsalis** (Mesoderm), die für viele nachfolgende Entwicklungsschritte von besonderer Bedeutung ist. Der Hypoblast wird ebenfalls durch Zellen des Epiblasten (insbesondere aus dem Bereich der Primitivgrube) ersetzt; diese Zellschicht nennt man nun **Endoderm.** An 2 Stellen im Embryo liegen Ektoderm und Endoderm direkt aufeinander, da sich hier kein intraembryonales Mesoderm ausbildet. Dies ist kranial die sog. Rachenmembran (Prächordalplatte = spätere Mundöffnung) und kaudal die Kloakenmembran (= späterer Anus).

Abfaltungen

Als Abfaltungen werden dynamische Formveränderungen des frühen Embryos beschrieben, die letztlich den flachen Embryoblast (Keimscheibe) in eine dreidimensionale Struktur überführen.

- **Laterale Abfaltung:** Die lateralen Ränder der Keimscheibe wachsen nach ventral in Richtung Dottersack aus und fusionieren dann „unter" dem Embryo. Damit werden die seitliche und vordere Körperwand ausgebildet (➤ Abb. 11.3, ➤ Kap. 2.8.2). Außerdem werden durch diese Wachstumsbewegung Teile des definitiven Dottersacks (Endoderm) in das Innere des Embryos verlagert. Auch diese Zellschicht fusioniert miteinander. Dadurch entsteht eine Schlauchstruktur **(primitives Darmrohr)** im Inneren des Embryos, die von der Mundbucht bis zur Kloakenmembran reicht.
- **Kraniokaudale Krümmung:** Durch das sehr schnelle Wachstum und die weitere Ausdifferenzierung des Neuralrohrs (➤ Abb. 11.3, ➤ Kap. 2.8.1) „krümmt" sich der Embryo C-förmig und es kann eine Kopffalte von einer Schwanzfalte unterschieden werden.
- **Neuronale Abfaltung (primäre Neurulation):** Unter dem Einfluss von Botenstoffen, die von den Zellen der Chorda dorsalis sezerniert werden, wird in dem darüber liegenden Ektoderm zunächst die Ausbildung einer dickeren ektodermalen Zellschicht **(Neuralplatte)** induziert. Solche Signalmoleküle sind u. a. Wachstumsfaktoren wie TGFβ oder Inhibitoren wie Chordin oder Noggin. Über diese Mediatoren werden spezifische

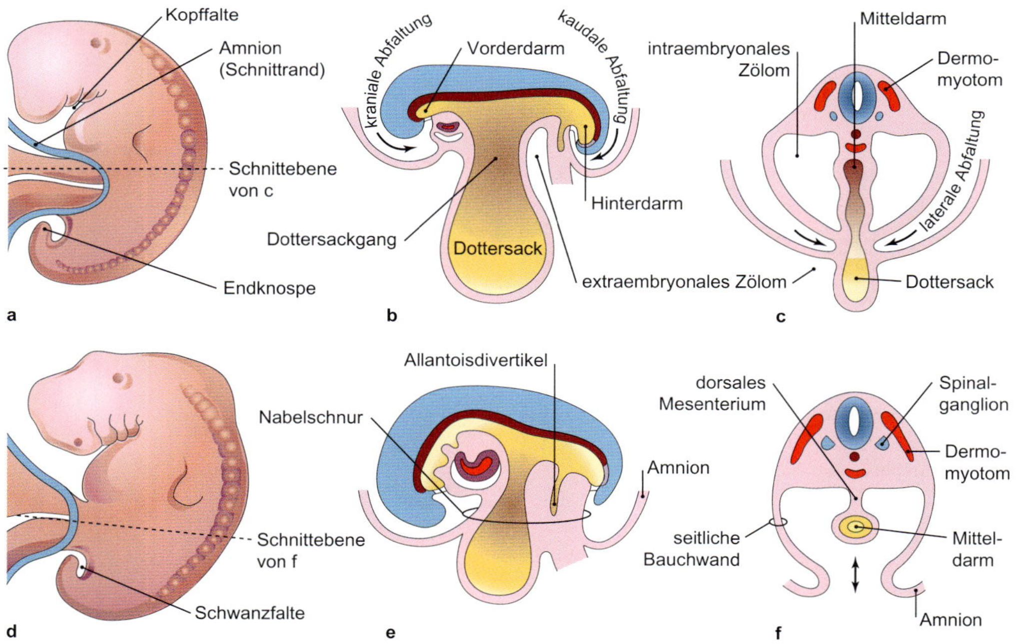

Abb. 11.3 Abfaltung des Embryos in der 4. Woche. Sichtbar werden die kraniokaudale Krümmung (**b, e**) und die laterale Abfaltung (**c, f**). [E347-11]

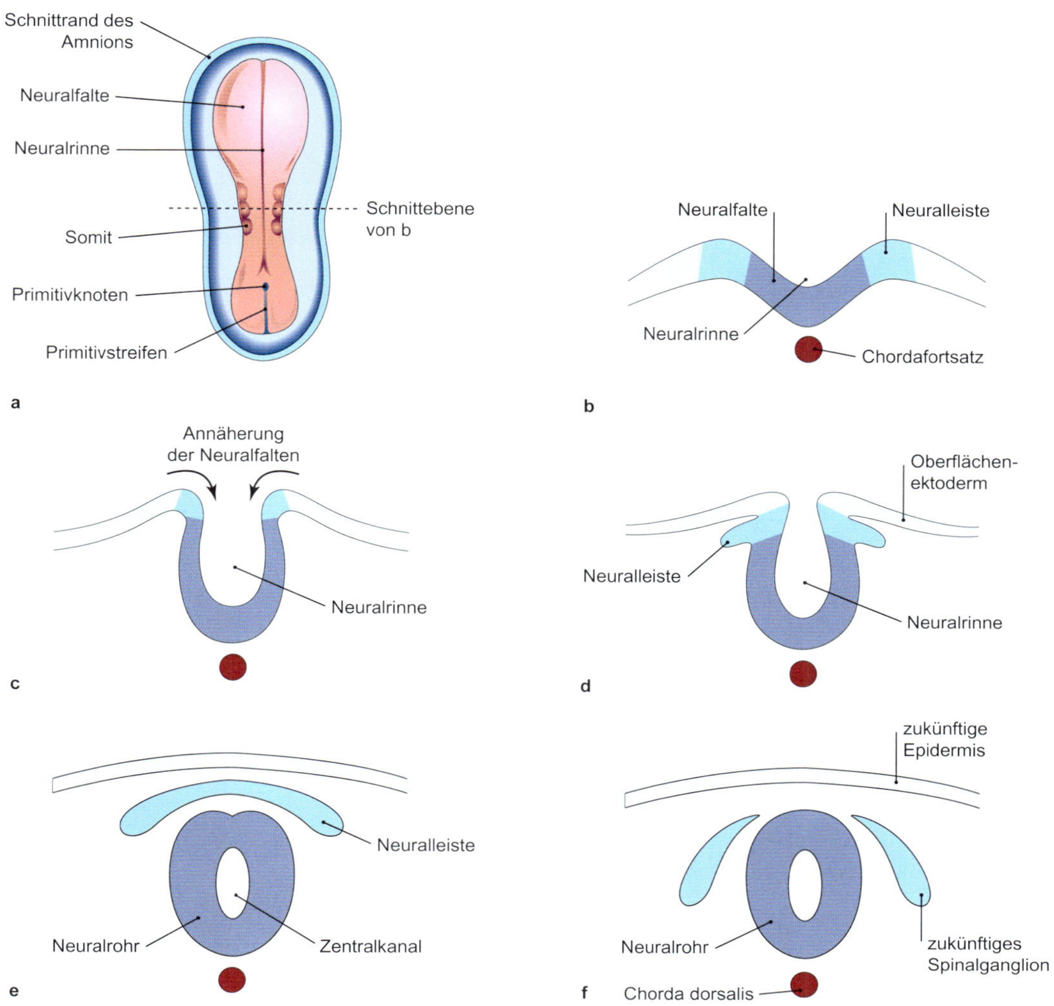

Abb. 11.4 Bildung von Neuralrinne, Neuralfalten, Neuralrohr und Neuralleisten; Schema. [E347-11] **a** Aufsicht nach Entfernung der Amnionhöhle. **b–f** Dargestellt sind Transversalschnitte durch Embryonen in aufeinanderfolgenden Entwicklungsstadien.

Transkriptionsfaktoren wie Neurogenin aktiviert, die dann z. B. die Differenzierung von Ektodermzellen in Neurone oder Gliazellen induzieren. Im weiteren Verlauf der Neurulation bildet sich auf der Neuralplatte eine feine Vertiefung **(Neuralrinne)** mit seitlichen Aufwerfungen, den **Neuralfalten** (➤ Kap. 2.5.2). Bereits zu diesem Zeitpunkt kann man eine kraniokaudale Grenze beobachten: Der Abschnitt oberhalb des 4. Somiten entwickelt sich zum späteren Gehirn, der Abschnitt darunter zum Rückenmark. Die Neuralfalten beginnen nun zunächst auf Höhe des 4.–6. Somiten miteinander zu verschmelzen und bilden durch den nach kranial und kaudal fortgesetzten Verschmelzungsprozess das **Neuralrohr** aus (➤ Abb. 11.4). An den jeweiligen Enden gibt es zunächst noch kleine Öffnungen, die man als **Neuroporus anterior (rostralis) und posterior (caudalis)** bezeichnet. Durch diese Öffnungen ist das Lumen des Neuralrohrs noch mit der Amnionhöhle verbunden, bevor sich dann am *24. Tag* der Neuroporus anterior und am *26. Tag* der Neuroporus posterior verschließen. Der Stelle des Neuroporus anterior entspricht am adulten Gehirn die Lamina terminalis. Der Neuroporus posterior ist im Bereich des Filum terminale bzw. auf Höhe des 31. Somitenpaares lokalisiert, aus dem sich später die Sakralwirbel I und II bilden. Die weiter kaudal als S1 gelegenen Abschnitte des Rückenmarks entstehen durch eine sekundäre Aussprossung des Neuralepithels des bereits gebildeten Neuralrohrs. Dieser Prozess wird auch als **sekundäre Neurulation** bezeichnet. Im Randbereich der Neuralplatte, im Übergang zum Oberflächenektoderm, entsteht die Anlage der **Neuralleiste,** die aus Zellen gebildet wird, die seitlich aus dem Neuralrohr auswandern und sich dann dorsal in einer dünnen Bindegewebsschicht zwischen dem Oberflächenektoderm und dem geschlossenen Neuralrohr befinden. Die Neuralleistenzellen werden u. a. das spätere PNS bilden.

MERKE

ZNS und PNS sind **ektodermalen** Ursprungs. Die Anteile des ZNS entwickeln sich aus dem Neuralrohr, das an beiden Enden zunächst noch zur Amnionhöhle hin geöffnet ist (**Neuroporus anterior** und **Neuroporus posterior**). Der Verschluss dieser Öffnungen findet am 24. Tag (anterior) bzw. am 26. Tag (posterior) statt. Das PNS differenziert sich aus Neuralleistenzellen, die früh aus dem Neuralrohr auswachsen.

11.1.2 Weitere Hirnentwicklung

Die weiteren Entwicklungsschritte von Anteilen des ZNS aus dem Neuralrohr weisen in allen Abschnitten Ähnlichkeiten auf, die auf einer frühen Gliederung des Neuralrohrs in eine dorsale und eine ventrale Hälfte beruhen:

- Die dorsale Hälfte besteht aus den **Flügelplatten,** die über die schmale **Deckplatte** miteinander verbunden sind.

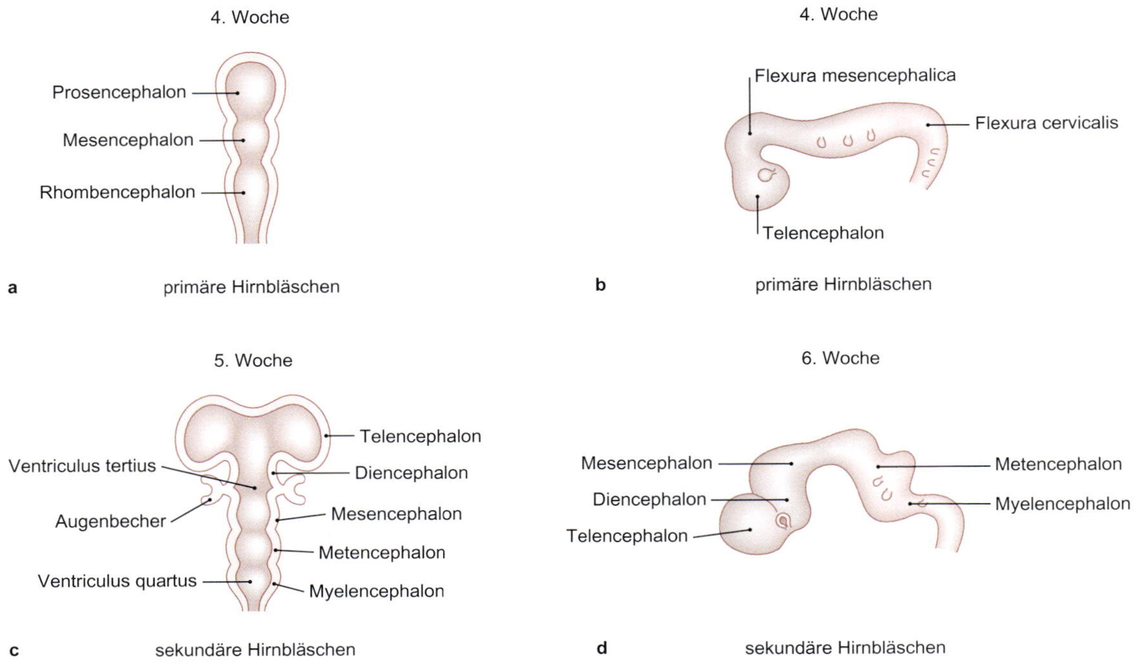

Abb. 11.5 Entwicklung des Gehirns. [G592] **a** Ausbildung der primären Hirnbläschen; 4. Woche; Horizontalschnitt. **b** Die Scheitelbeuge (Flexura mesencephalica) und die Nackenbeuge (Flexura cervicalis) werden sichtbar; 4. Woche, Seitansicht. **c** Entwicklung der sekundären Hirnbläschen; 5. Woche, Horizontalschnitt. **d** Sekundäre Hirnbläschen; 6. Woche, die Brückenbeuge wird sichtbar; Seitansicht.

- Die ventrale Hälfte umfasst die **Grundplatten,** die entsprechend über die ventral gelegenen **Bodenplatten** miteinander verbunden sind.

Flügel- und Grundplatte sind durch den **Sulcus limitans** voneinander getrennt. In weiten Teilen repräsentiert diese morphologische Gliederung auch eine funktionelle Gliederung, indem sich in den Flügelplatten primär afferente (allgemein somato-/viszeroafferente bzw. speziell somato-/viszeroafferente) Nuclei ausbilden, in den Grundplatten bevorzugt efferente (allgemein somato-/viszeroefferente bzw. speziell viszeroefferente) Nuclei.

Diese Grundstruktur ist die Basis für die weitere Entwicklung in allen Hirnabschnitten. Histologisch betrachtet, verändert sich das zunächst homogene Neuroepithel des Neuralrohrs zu einem dreischichtigen Aufbau:

- die äußere **Marginalzone** (reich an Substantia alba)
- die mittlere **Mantelzone** (reich an Substantia grisea)
- die zum Neuralkanal gelegene **ventrikuläre Zone** (bildet bevorzugt Makroglia wie Oligodendrozyten, Astrozyten und Ependymzellen aus)

Allerdings entwickelt sich bereits zu Beginn der *4. Woche* der kraniale Teil des Neuralrohrs deutlich anders als der kaudale Abschnitt. Oberhalb des 4. Somiten lassen sich nach dem Verschluss des Neuroporus anterior zunächst 3 **Hirnbläschen,** sog. primäre Hirnbläschen, erkennen (von kranial nach kaudal, ➤ Abb. 11.5a):

- das **Prosencephalon**-Bläschen
- das **Mesencephalon**-Bläschen
- das **Rhombencephalon**-Bläschen

In der *5. Entwicklungswoche* werden aus den 3 primären Bläschen 5 sekundäre Hirnbläschen. Dabei finden sich am Prosencephalon-Bläschen 2 zusätzliche paarige Ausstülpungen (**Telencephalon**-Bläschen oder Endhirn-/Großhirnbläschen), der unpaare „Bläschenrest“ wird zum späteren Zwischenhirn (**Diencephalon** bzw. Diencephalon-Bläschen). Das Rhombencephalon-Bläschen kann im weiteren Verlauf in ein kraniales **Metencephalon** und einen kaudalen Abschnitt, das **Myelencephalon,** unterteilt werden (➤ Abb. 11.5c, d).

Das Lumen des **Neuralrohrs** erweitert oder verengt sich im weiteren Verlauf zum späteren Ventrikelsystem des ZNS. Das schnelle Hirnwachstum und die kraniokaudale Abfaltung der Frucht verbiegen das Neuralrohr, sodass sich im Bereich des Mittelhirns eine sog. **Scheitelbeuge,** eine im Bereich des Rhombencephalons liegende nach ventral konvexe **Brückenbeuge** (entsteht etwas später) und ein im Übergang zwischen Myelencephalon und Rückenmark gelegene **Nackenbeuge** unterscheiden lassen. Die Nackenbeuge liegt später ungefähr auf Höhe des Foramen magnum bzw. am Austritt des 1. Spinalnervs (➤ Abb. 11.5b).

Entwicklung von Pons und Medulla oblongata

Wechselt man die Perspektive von der äußeren Struktur des Neuralrohrs zu den Entwicklungsprozessen, die im transversalen Schnitt beobachtet werden können, zeigt sich, dass die Entwicklung von Pons und Medulla oblongata (Teile des Hirnstamms) aus dem Rhombencephalon-Bläschen relativ vergleichbar ist: Der **Canalis centralis** erweitert sich in diesem Abschnitt, indem die dorsalen Flügelplatten wie ein Buch aufklappen und nur noch die dünne Deckplatte als Dach des Kanals bzw. des späteren IV. Ventrikels bestehen bleibt (➤ Abb. 11.6b). So kommen Flügel- und Grundplatten getrennt durch den Sulcus limitans nebeneinander zu liegen. Durch diese Dynamik werden die späteren Kerngebiete der Hirnnerven nebeneinander positioniert: Die Nuclei efferenter Nervenfasern liegen paramedian mit insgesamt 3 Gruppen (allgemein somato-/viszeroefferent, speziell viszeroefferent), die afferenten Kerngebiete lateral davon (allgemein und speziell viszeroafferent, allgemein und speziell somatoafferent). Neurone der Flügelplatte wandern aber auch nach ventral ein und bilden dort z. B. die Nuclei olivares, den Olivenkern, oder die Formatio reticularis. Ebenfalls aus den Flügelplatten bilden sich die sog. **Rautenlippen,** aus denen sich in einem weiteren Schritt das Cerebellum entwickeln wird (➤ Abb. 11.6, ➤ Kap. 12.4).

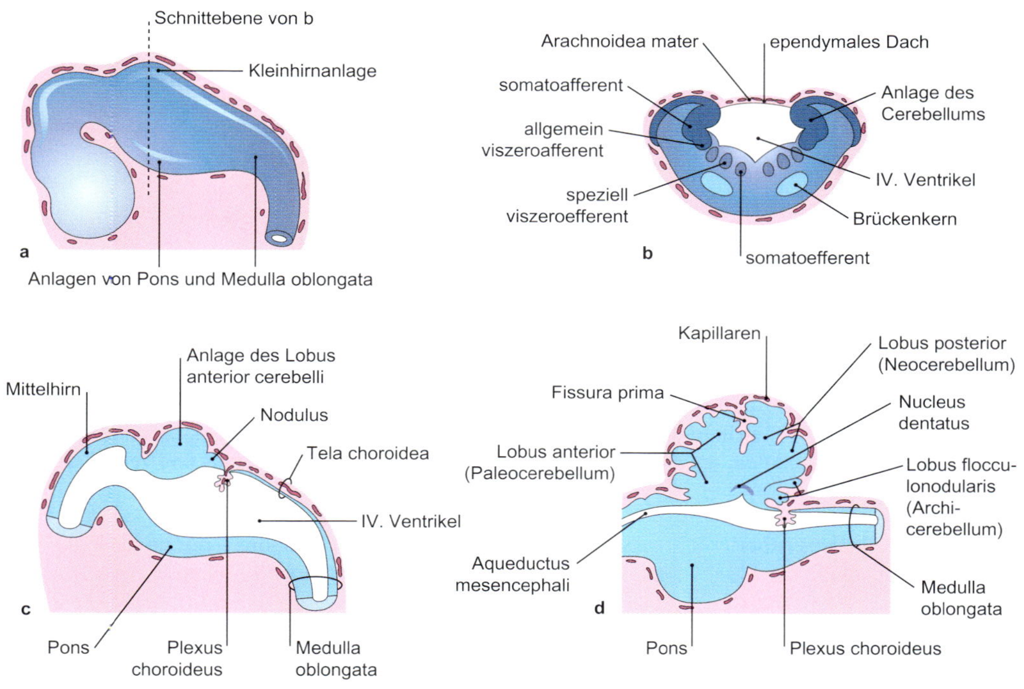

Abb. 11.6 Entwicklung des Gehirns. [E347-11] **a** Schemazeichnung des Gehirns in der 5. Woche. **b** Transversalschnitt durch das Rhombencephalon, auf dem die Derivate von Grund- und Flügelplatte zu sehen sind. **c, d** Sagittalschnitte eines 6 (c) und 17 Wochen (d) alten Rhombencephalons. Die fortschreitende Entwicklung von Pons und Cerebellum ist deutlich zu erkennen.

Entwicklung des Mesencephalons

Das **Mesencephalon-Bläschen** macht während der weiteren Entwicklung die geringsten Veränderungen durch. Das Lumen des Neuralrohrs verengt sich durch ein verstärktes Wachstum der Seitenwände und es bildet sich der feinlumige Aqueductus mesencephali (SYLVII), der III. und IV. Ventrikel miteinander verbindet. Das Mesencephalon gliedert sich in eine Deckplatte **(Tectum)** und in einen die ventralen zwei Drittel umfassenden Abschnitt, das sog. **Tegmentum,** an das sich der vorderste Abschnitt, die **Pars basilaris mesencephali,** anschließt. Neuroblasten wandern aus der Flügelplatte ins Tectum mesencephali ein und bilden die paarigen **Colliculi superiores und inferiores** (➤ Abb. 11.7b–e). Neuroblasten der ehemaligen Grundplatte wiederum bilden motorische Kerngruppen im Tegmentum mesencephali (z. B. den Nucleus ner-

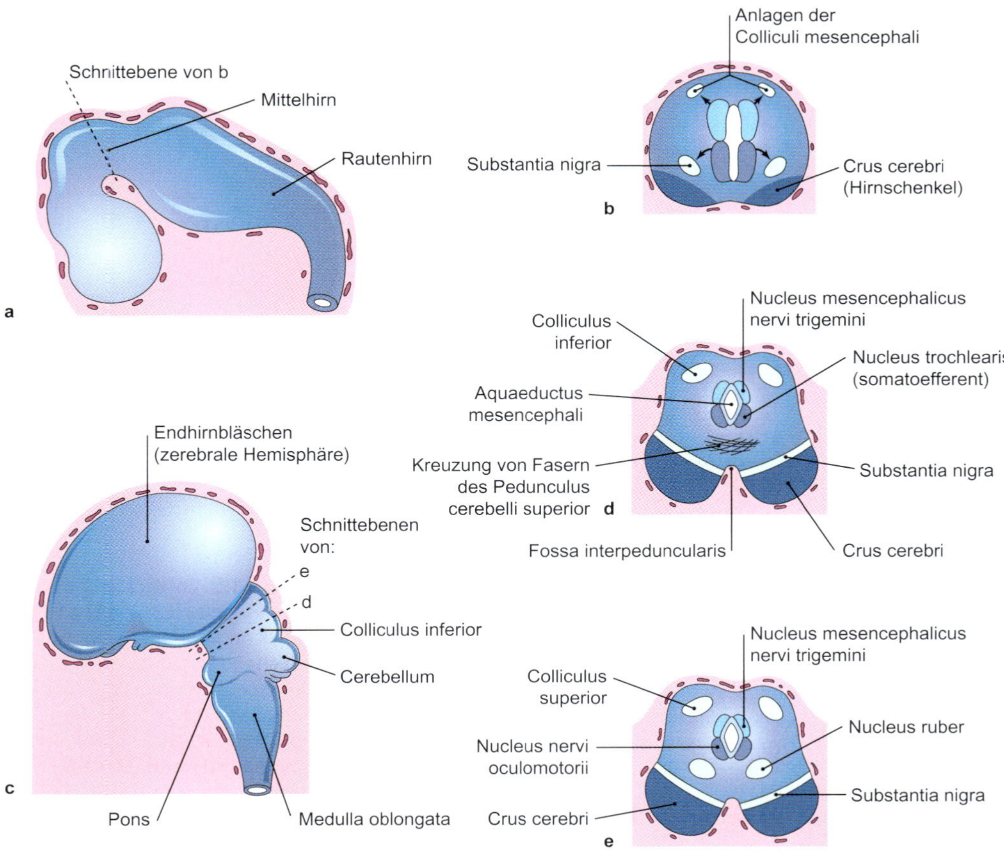

Abb. 11.7 Entwicklung des Mittelhirns. [E347-11] **a, b** 5. Entwicklungswoche. **c–e** 11. Entwicklungswoche.

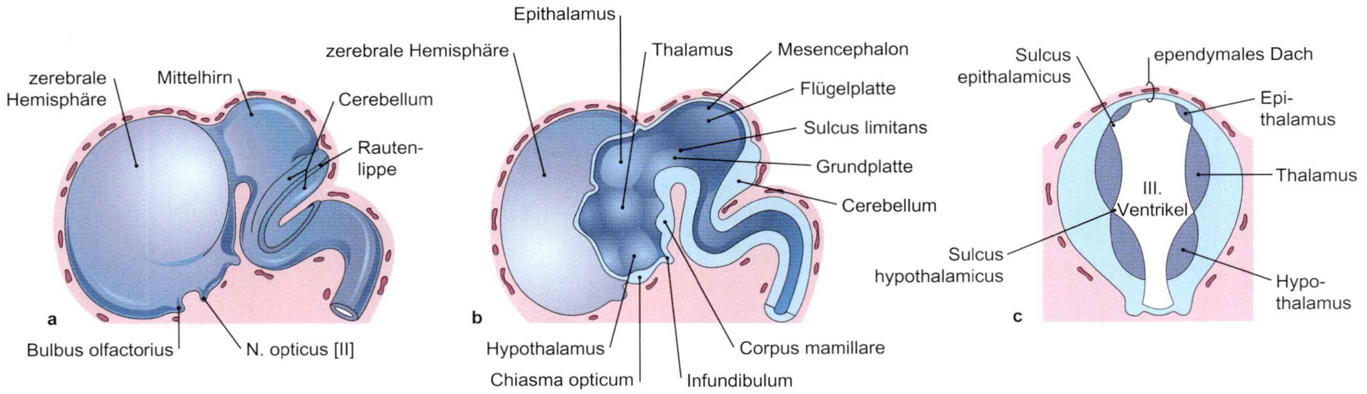

Abb. 11.8 Entwicklung des Gehirns in der 7. Woche. [E347-11] **a** Oberflächenansicht des Gehirns. **b** Entsprechender Mediananschnitt mit Pros- und Mesencephalon. **c** Transversalschnitt durch das Diencephalon, auf dem dorsal der Epithalamus, lateral der Thalamus und ventral der Hypothalamus zu sehen sind.

vi oculomotorii). Umstritten ist die Herkunft des Nucleus ruber bzw. der Substantia nigra, die aus Neuroblasten entweder der Flügelplatte oder der Grundplatte entstehen. Etwa in der *11. Entwicklungswoche* hat die Struktur des Mittelhirns bereits seine endgültige Ausprägung erreicht (➤ Abb. 11.7c–e).

Entwicklung des Diencephalons

Das **Diencephalon-Bläschen** ist der Ursprung des Diencephalons, zu dem der Hypothalamus mit Hypophyse, Thalamus, Epithalamus und der Subthalamus gehören (➤ Abb. 11.8b, c). Auch die Augenanlage wächst aus dem Zwischenhirn aus. Am adulten Gehirn sind aufgrund der weiteren Wachstumsdynamik – insbesondere der massiven Ausdehnung des Telencephalons – nur an der Basalseite des Gehirns Anteile des Diencephalons zu sehen.

Das Innere des Neuralkanals erweitert sich während der Frühentwicklung zum **III. Ventrikel.** Durch massive Zellteilungen in der lateralen Wand des Neuralrohrs bilden sich **Epithalamus, Thalamus** und **Hypothalamus.** Dabei liegt der **Sulcus epithalamicus** zwischen Epithalamus und Thalamus; der **Sulcus hypothalamicus** zwischen Thalamus und Hypothalamus. Die medialen Kerne des Thalamus wölben sich oft in den III. Ventrikel vor, sodass sich bei etwa 70 % der Menschen beide in der **Adhesio interthalamica** berühren. An der Deckplatte bildet sich der **Plexus choroideus** zur Liquorbildung und wächst in den III. Ventrikel vor. An der Boden-

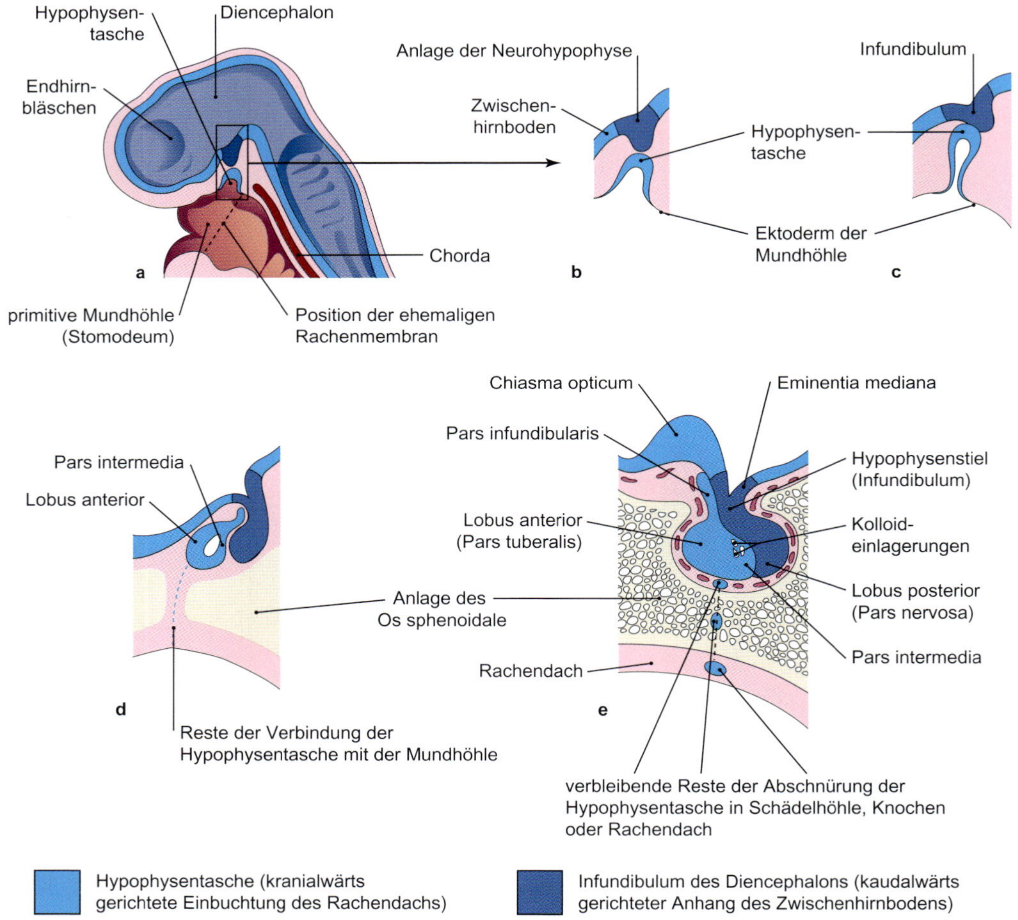

Abb. 11.9 Entwicklung der Hypophyse. [E347-11] **a** Überblick im Medianschnitt mit Rachendach und Boden des Diencephalons. **b–d** Einfaltung des Rachendachepithels (RATHKE-Tasche, spätere Adenohypophyse) und Zusammenwachsen mit dem Infundibulum (spätere Neurohypophyse). **e** Lage der Hypophyse.

platte lagert sich das **Chiasma opticum** unmittelbar dem III. Ventrikel an (➤ Abb. 11.8b).
Alle Bahnen, die vom oder zum Telencephalon verlaufen, müssen letztlich das Diencephalon durchqueren. Ein Teil dieser Bahnen bündelt sich als weiße Substanz zur **Capsula interna,** die den Subthalamus so nach lateral abdrängt. Diese lateralen Anteile des Diencephalons werden dann als **Globus pallidus (Pallidum)** bezeichnet. Der Globus pallidus liegt somit im Telencephalon, entstammt aber den diencephalen Grundplatten und ist in die efferenten, genauer motorischen Funktionen bzw. Steuermechanismen integriert.
Die **Hypophyse** ist ektodermalen Ursprungs, wobei ihre Gewebeanteile jedoch aus 2 unterschiedlichen ektodermalen Quellen entstammen: Die Adenohypophyse entwickelt sich aus dem Ektoderm des Rachendachs, die Neurohypophyse aus dem Ektoderm des Diencephalons. Das Rachendachepithel faltet sich um den *36. Entwicklungstag* zu einer Duplikatur (sog. **RATHKE-Tasche**), die auf die Anlage der Neurohypophyse, das Infundibulum, zuwächst und schließlich mit dieser zur Hypophyse verschmilzt (➤ Abb. 11.9).

Entwicklung des Telencephalons

Das **Telencephalon-Bläschen** besteht aus einem medianen Abschnitt und 2 lateralen Anhängen, die sich zu den späteren Großhirnhemisphären weiterentwickeln werden. Weil die Deckplatte im Vergleich zu den Hemisphären langsamer wächst, senkt sie sich in die Tiefe der Fissura longitudinalis superior ein und liegt dann im Bereich des späteren Balkens, des **Corpus callosum.** Aus Boden- und Flügelplatten bzw. der Intermediärzone des Neuralrohrs entwickelt sich die **Substantia grisea,** d. h. der telenzephale Cortex, auch **Pallium** genannt. Im Bereich der Grundplatte verdickt sich das Parenchym. Die hier vorhandenen Neurone bilden am Boden der Seitenventrikel die **Basalganglien.** Als **Telencephalon impar** bezeichnet man die median gelegenen Endhirnanteile mit der Lamina terminalis und den Kommissurenbahnen im Bereich der früheren Deck- und Bodenplatte. Auch die Bodenplatte des Telencephalons wächst deutlich langsamer als die Wände der Hemisphären, die in ein dorsales, ventrales und laterales Pallium untergliedert werden. Mediales und dorsales Pallium wachsen aus und bilden den Neo-(Iso-)Cortex. Sobald die Hemisphären median aufeinandertreffen, wird das weitere Wachstum gehemmt, wodurch die abgeflachte Gestalt der Hemisphären in der Fissura longitudinalis cerebri entsteht (➤ Abb. 11.10).
Das schnelle Wachstum der jeweiligen Hemisphären erfolgt C-förmig, wobei das Pallium zunächst nach ventral und rostral wächst und so den **Lobus temporalis** bildet. Diese Wachstumsbewegung wird auch als **Hemisphärenrotation** bezeichnet, wobei die Rotationsachse in der späteren Inselregion lokalisiert ist. Die Inselregion wird durch das Wachstum der Hemisphären ebenfalls von der Oberfläche in die Tiefe der Fissura bzw. des Sulcus lateralis verlagert. Am Telencephalon selbst lassen sich jetzt bereits der **Lobus frontalis,** der **Lobus parietalis** und der **Lobus temporalis** unterscheiden. Der **Okzipitallappen** ist erst nach Abschluss der Hemisphärenrotation abgrenzbar. In die beschriebene Rotation sind auch tiefer liegende Hirnstrukturen wie das Ventrikelsystem, der Hippocampus, die Fornix, der Gyrus cinguli, der Nucleus caudatus und das Corpus callosum einbezogen, woraus sich deren makroskopische C-förmige Struktur erklärt.

Gyrifizierung

Zunächst sind die Oberflächenstrukturen des Telencephalons glatt. In späteren Entwicklungsstadien bilden sich dann Gyri und Sulci aus, die die Oberfläche des Cortex deutlich vergrößern. Die **Gyrifizierung** beginnt etwa in der *26. Woche,* wobei sich zunächst die primären, bei allen Menschen fast identisch angelegten Gyri und Sulci bilden (z. B. Sulcus cinguli, Sulcus centralis und lateralis). Am Ende des *8. Entwicklungsmonats* sind alle wichtigen Primärfurchen angelegt. Im *9. Monat* entstehen dann die sekundären und tertiären Gyri und Sulci, die sehr häufig recht große interindividuelle Variationen zeigen (➤ Abb. 11.11).

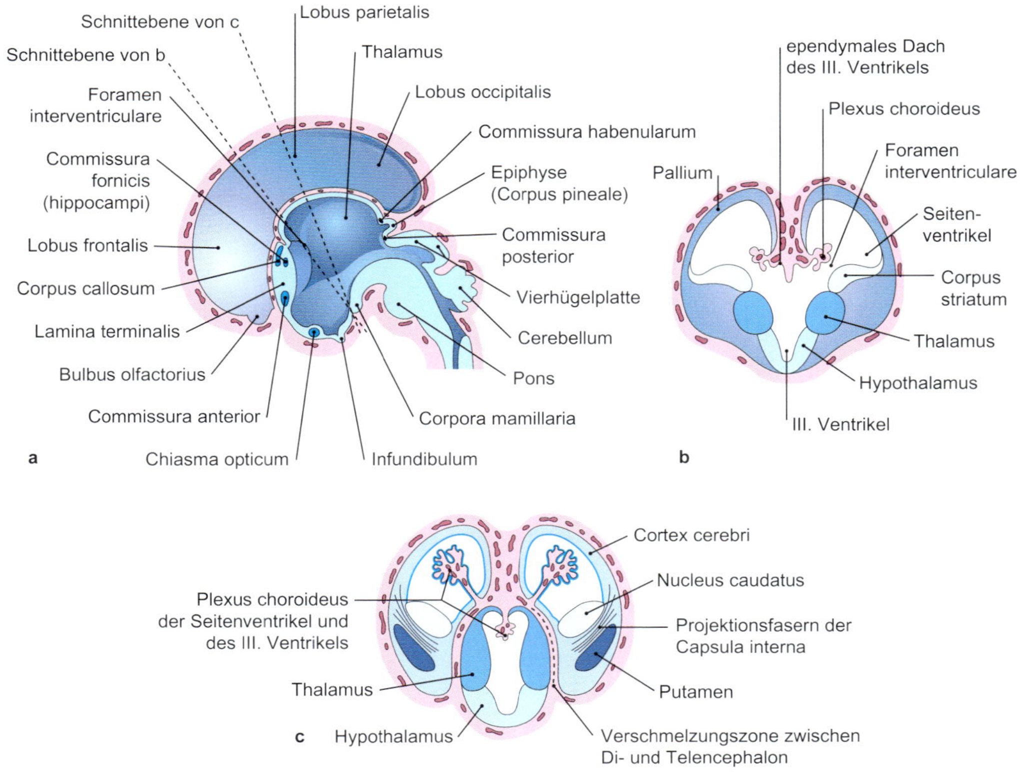

Abb. 11.10 Entwicklung des Vorderhirns. [E347-11] **a** Schemazeichnung der medialen Oberfläche des Vorderhirns in der 10. Woche. **b** Transversalschnitt des Vorderhirns auf der Höhe der Foramina interventricularia, der das Corpus striatum und den Plexus choroideus der Seitenventrikel zeigt. **c** Vergleichbarer Schnitt in der 11. Woche. Durch das Einwachsen der Capsula interna teilt sich das Corpus striatum in Putamen und Nucleus caudatus auf.

Cortextypen
Entsprechend der phylogenetischen Entwicklung lassen sich verschiedene Cortextypen unterscheiden:

- Der **Neocortex** ist stammesgeschichtlich der jüngste Teil der Großhirnrinde. Es gibt ihn nur bei Säugetieren. Beim Menschen bildet der Neocortex den Großteil der Oberfläche des Großhirns (rund 90 %). Ihm stehen die phylogenetisch älteren Rindengebiete gegenüber, die als **Archicortex** oder **„Paleocortex"** bezeichnet werden.
- In einer Einteilung, die die Anzahl an differenzierbaren Schichten berücksichtigt, wird der **Isocortex** (klassisch 6-schichtig) vom **Allocortex** (3-schichtig) und vom **Mesocortex** (Übergangszone) unterschieden.
- Das **Paleopallium** (Pallium = Cortex plus weiße Substanz) beschreibt den ältesten Großhirnabschnitt, insbesondere das Rhinencephalon (Riechhirn). Aus dem **Archipallium,** das einen 3-schichtigen Archicortex aufweist, bilden sich insbesondere Anteile des limbischen Systems, wie der Hippocampus, das Indusium griseum oder die Fornix.

Innere Liquorräume
Die inneren Liquorräume (➤ Kap. 11.4.3) entstammen allesamt dem Lumen des Neuralrohrs. Oberhalb des 4. Somiten erweitert sich das Lumen zu den Hirnbläschen, sodass sich **Seitenventrikel** (I und II) im Bereich des Telencephalons differenzieren lassen, die über Foramina interventricularia mit dem **III. Ventrikel** des Diencephalons verbunden sind. Der III. Ventrikel wiederum verjüngt sich zum **Aqueductus mesencephali.** Dieser verläuft durch das Mittelhirn und weitet sich im Bereich des Met- und Myelencephalons wiederum zum **IV. Ventrikel** auf, der über eine mediane und seitliche Öffnungen mit den äußeren Liquorräumen (Subarachnoidalraum) in Kontakt steht. In den Ventrikeln finden sich die für die Liquorproduktion zuständigen Plexus choroidei, die ebenfalls der Rotationsbewegung der Hemisphären folgen. Im Abschnitt der Medulla spinalis verbleibt der oft auch verschlossene (obliterierte) **Canalis centralis.**

MERKE
Die **inneren Liquorräume** des ZNS bilden sich aus dem Lumen des Neuralrohrs. Aufgrund der unterschiedlichen Wachstumsdynamik der Hirnanteile sind die jeweiligen Durchmesser der Liquorräume sehr unterschiedlich. Die Struktur des I und II. Ventrikels im Telencephalon ergibt sich aus der C-förmigen Wachstumsrichtung der beiden Großhirnhemisphären. Im Rückenmark verkleinert sich das Lumen zum Zentralkanal, der oft komplett verschlossen ist.

Postnatale Reifung
Das Gehirn zählt zu den wenigen Organen, die nach der Geburt noch nicht vollständig ausgereift sind. Es muss postpartal noch „reifen" und geht später in einen Prozess der weiteren Maturierung und Alterung über. Zum Reifungsprozess zählen die zunehmende Myelinisierung der Axone und eine dynamische Veränderung der Struktur und Anzahl synaptischer Verbindungen. Im Alter von 3 Jahren verfügt jede Hirnzelle über etwa 15 000 Kontaktstellen (Synapsen) zu anderen Nervenzellen, während zum Zeitpunkt der Geburt nur 2 500 angelegt waren. Der Reifungsprozess manifestiert sich u. a. aber auch darin, dass bis zum Alter von 18 Jahren die Verbindungen zwischen Nervenzellen, abhängig von Neuronentyp und Hirnregion, auf ungefähr 10 000 Synapsen/Nervenzelle reduziert werden.

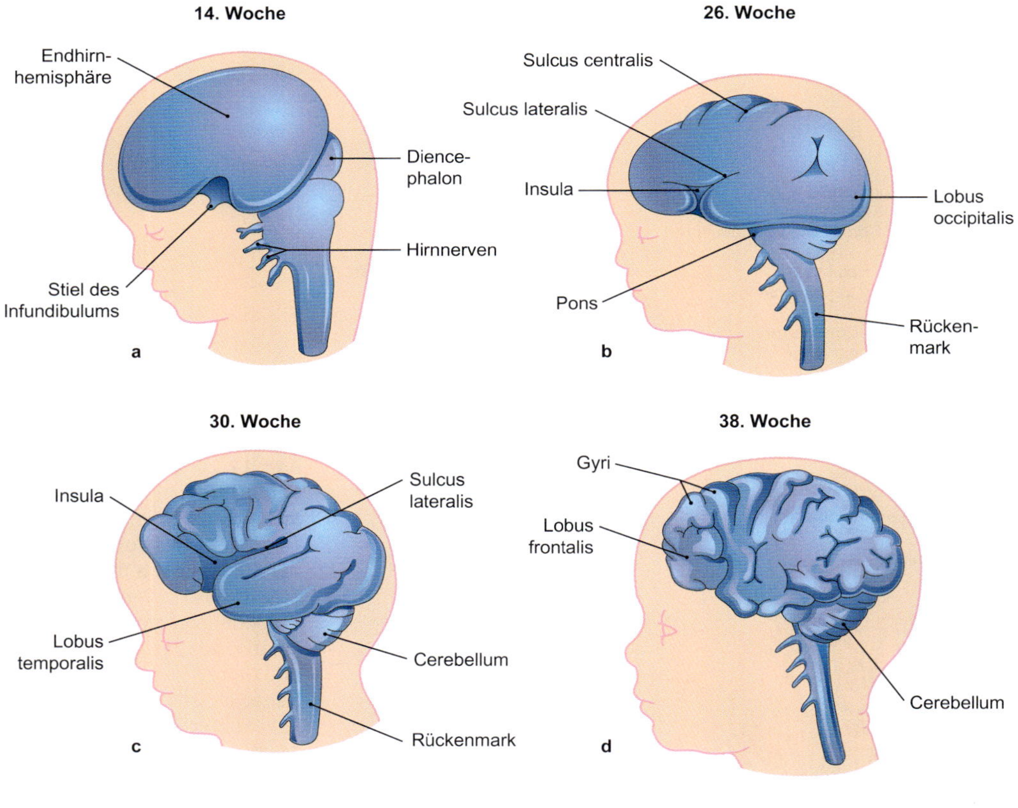

Abb. 11.11 Fortschreiten der Entwicklung von Gyri und Sulci (Gyrifizierung) in der schematischen Seitenansicht. Im Rahmen der Wachstumsprozesse senkt sich die Inselregion ein und die Fissura lateralis verengt sich, die Lobi des Großhirns sind zunehmend abgrenzbar. [E347-11]
a 14. Woche. **b** 26. Woche. **c** 30. Woche. **d** 38. Woche.

11.1.3 Entwicklung des Rückenmarks

In der embryonalen und fetalen Entwicklung des kaudalen Anteils des Neuralrohrs zeigt sich zunächst eine auffällige Verdickung der lateralen Flügel- und Grundplatten. Diese übernehmen später unterschiedliche Funktionen: Aus der Grundplatte (bzw. dem **motorischen Vorderhorn**) nehmen efferente Fasern ihren Ausgang und bilden die **Radix anterior.** Afferente Fasern konvergieren in Richtung der Flügelplatte (dem **sensiblen Hinterhorn**) und bilden die spätere **Radix posterior** (➤ Abb. 11.12). Die Boden- und die Deckplatte bleiben deutlich im Wachstum zurück und werden durch andere Strukturen überlagert bzw. in die Tiefe verschoben. Dadurch werden die **Fissura mediana anterior** bzw. der Sulcus medianus posterior abgrenzbar. Im Bereich von Boden- und Deckplatte kreuzen Fasern von einer Seite des Rückenmarks auf die entgegengesetzte Seite. Durch die dargestellten Proliferationsvorgänge verengt sich der Neuralkanal zusehends und wird ab der *9./10. Entwicklungswoche* zum schmalen Zentralkanal **(Canalis centralis).**

Klinik

Besonders eindrücklich sind **(Verschluss-)Defektfehlbildungen** im Bereich des Neuroporus anterior oder posterior im lumbalen Bereich L5/S1, die unterschiedliche longitudinale Ausdehnung haben können:
Die **Dysrhaphien** zeigen unterschiedliche Schweregrade bzw. Ausprägungen und können neben dem Nervengewebe auch die darüber gelegenen Gewebsschichten betreffen (fehlender Verschluss der Wirbelbögen, von Wirbelbögen und Meningen mit und ohne jeweilige Beteiligung des Nervengewebes). Typischerweise ist der Proc. spinosus der Wirbelbögen gespalten, woraus sich die klinische Bezeichnung der Erkrankung **„Spina bifida"** ableitet. Man unterscheidet:

- **Spina bifida occulta:** 10 % der Bevölkerung, ggf. nur radiologisch oder über auffälligen Haarwuchs nachzuweisen (➤ Abb. 11.13a)
- **Spina bifida cystica:** 0,1 %, häufigster Defekt bei Neugeborenen; Beteiligung der Meningen (Meningozele) oder von Meningen und Nervengewebe (Meningomyelozele, ➤ Abb. 11.13b); als Ursache gilt u. a. ein Folsäuremangel während der Schwangerschaft
- **Spina bifida aperta:** ungedeckter Defekt des Myelons (Myeloschisis)

Verschlussdefekte im Bereich des Neuroporus anterior sind die häufigsten kongenitalen Fehlbildungen des Gehirns. Zu ihnen werden die kranialen **Meningoenzephalozelen** und die **Anenzephalie** gerechnet. Auch hier sind die Deckgewebe, also Meningen und die Schädelkalotte, mitbetroffen:

- Beim **Cranium bifidum** liegen diese Verschlussdefekte in der Medianebene. Je nach beteiligtem Gewebe spricht man von kranialer Meningozele, Meningoenzephalozele oder Meningohydroenzephalozele (mit Anteilen der Ventrikel im Bruchsack).
- Bei einem besonders früh gestörten Verschluss des Neuroporus anterior ist die Entwicklung von Schädelknochen und Vorderhirnanlage gestört. Es kommt zur **Exenzephalie,** dem Freiliegen des Gehirns, das pathologisch verändert ist und schließlich degeneriert. Der Hirnstamm ist allerdings oft funktionell, sodass **„Meroanenzephalie"** die korrektere Bezeichnung wäre. Die Häufigkeit liegt bei 1 : 1 000 mit einer familiären Häufung, sodass auch eine genetische Komponente anzunehmen ist.

11.1.4 Entwicklung des peripheren Nervensystems

Wie bereits beschrieben, verlassen **Neuralleistenzellen** während der Neurulation den Epithelverband und kommen schließlich seitlich des Neuralrohrs unter dem Oberflächenektoderm zu liegen (Ausbildung der Neuralleiste). Sie zeigen ein mesenchymales Wan-

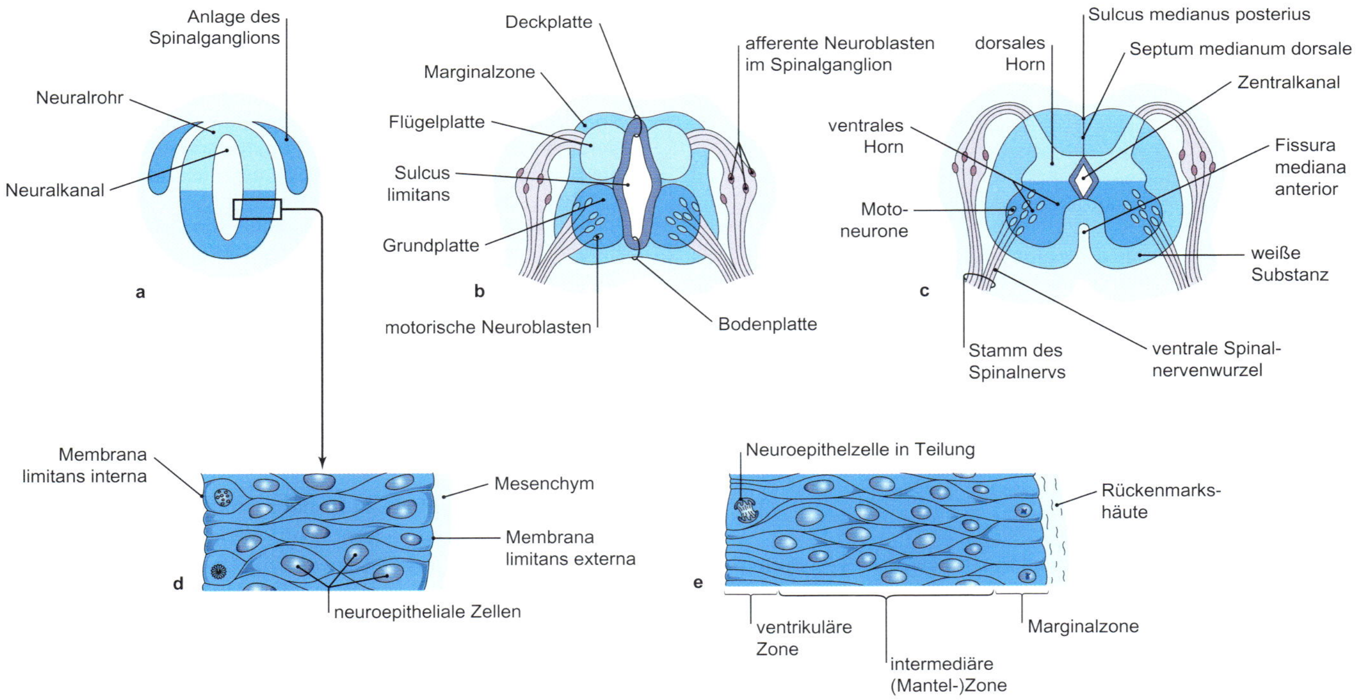

Abb. 11.12 Entwicklung des Rückenmarks aus dem kaudalen Anteil des Neuralrohrs. [E347-11] **a** 23 Tage. **b** 6 Wochen. **c** 9 Wochen. **d, e** Die Wand des Neuralrohrs verdickt sich (d) und lässt sich schließlich in 3 Zonen einteilen (e).

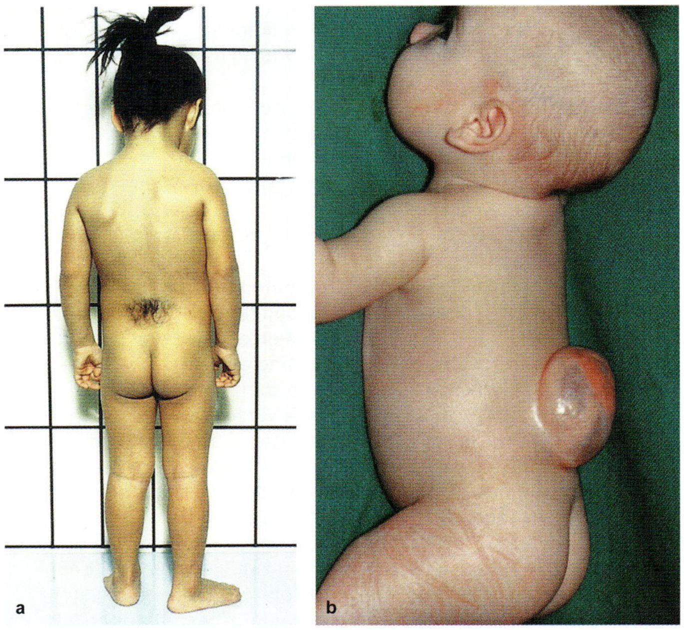

Abb. 11.13 **Spinale Dysrhaphien mit unterschiedlichem Schweregrad.** [E347-11] **a** Spina bifida occulta mit behaartem Hautareal. **b** Meningomyelozele in der Lendenregion.

derungsverhalten, vergleichbar dem von freien Bindegewebszellen. Die Wanderung der Neuralleistenzellen steht in enger Beziehung zum Verschwinden der vom Neuralrohr gebildeten N-CAM („cell adhesion molecules") und der Cadherine sowie zum Auftreten membranärer Integrine. Aus den Neuralleistenzellen gehen verschiedene Zelltypen hervor, die insbesondere im peripheren Nervensystem (Neurone und Glia, Ausbildung der unterschiedlichen Ganglientypen, Nebennierenmark) oder als Melanozyten in der Haut lokalisiert sind. Es entstehen aber auch bindegewebige Strukturen wie z. B. der Gesichtsknorpel oder die Pia mater.

11.2 Gliederung des Nervensystems

Anja Böckers

Kompetenzen

Nach Bearbeitung dieses Lehrbuchkapitels sollten Sie in der Lage sein:

- an einem Hirnmodell die makroskopische Gliederung des ZNS in seine Abschnitte unter Nennung der hier benannten Oberflächenstrukturen zu erklären und zu zeigen
- an einem Horizontalschnitt die innere Struktur des Telencephalons unter Nennung der hier benannten Kerngebiete und Fasersysteme zu erklären und zu zeigen

11.2.1 Überblick

Das Nervensystem wird prinzipiell in ein **peripheres Nervensystem (PNS)** und ein **zentrales Nervensystem (ZNS)** untergliedert. Das ZNS (Encephalon, Medulla spinalis) liegt gut geschützt in der knöchernen Schädelhöhle und dem Canalis vertebralis (➤ Abb. 11.14a). Die Strukturen des PNS, die Spinalnerven, verlassen im Bereich der Foramina intervertebralia die schützende Wirbelsäule. Diese makroskopische Grenze zwischen PNS und ZNS ist auch mikroskopisch nachzuvollziehen, da die Nervenzellausläufer von unterschiedlichen isolierenden Gliazellen umhüllt werden: Im ZNS sind dies die Oligodendrozyten, im PNS bilden die SCHWANN-Zellen die Myelinscheide. Ebenso geht die meningeale Umhüllung des ZNS, die Dura mater, im genannten Grenzbereich in das Epineurium des peripheren Nervs über. Die Rr. ventrales der Spinalnerven bilden in ihrem weiteren peripheren Verlauf Nervengeflechte, die Plexus.

Funktionell kann man das Nervensystem in ein **autonomes** und ein **somatisches Nervensystem** gliedern, die der unbewussten bzw. bewussten Steuerung und Sinneswahrnehmung dienen. Beide Systeme leiten dem ZNS entweder Informationen zu (Afferenzen) oder leiten Informationen aus dem ZNS an die Peripherie weiter (Efferenzen). Diese funktionelle Gliederung des Nervensystems (➤ Abb. 11.14b) ist nicht in allen Abschnitten identisch zur morphologischen Gliederung des ZNS.

Klinik

Die **klinisch-neurologische Untersuchung** setzt sich aus einer Anamneseerhebung und der körperlichen Untersuchung zusammen. Die Anamnese folgt dabei dem allgemein üblichen Vorgehen, sollte aber insbesondere auch Informationen zu möglichen neurologischen Vorerkrankungen, früheren Schädel-Hirn-Traumata, neurologischen Erbkrankheiten in der Familie, Risikofaktoren und zu den vegetativen Körperfunktionen abfragen. Spezielle Untersuchungstechniken zu den funktionellen Systemen und den Hirnnervenfunktionen ergänzen die gezielte symptomorientierte Anamnese und werden in den jeweiligen Kapiteln gesondert angesprochen. Allgemein sollte bei jedem Patienten die Gesamtfunktion des ZNS durch eine orientierende Einschätzung des Bewusstseins, der Orientiertheit zu Zeit, Raum und Person sowie zu ihrer Gedächtnisleistung, Konzentrationsfähigkeit und Grundstimmung beurteilt werden. In der Klinik werden Bewusstseinsstörungen z. B. eingeteilt in:

- **Somnolenz:** abnorme Schläfrigkeit, leicht erweckbar, verzögerte Reaktion auf verbale Ansprache, prompte Reaktion auf Schmerzreize
- **Sopor:** abnorm tiefe Schläfrigkeit, schwer erweckbar, verzögerte, aber gerichtete Abwehr auf Schmerzreize
- **Koma:** durch äußere Reize nicht mehr erweckbar

Darüber hinaus beurteilt man den Schweregrad einer Bewusstseinsstörung aber auch quantitativ, indem man anhand von Spontanverhalten des Patienten, Reaktion auf verbale Aufforderungen bzw. auf Schmerzreize Punkte vergibt **(Glasgow-Koma-Skala).** Diese Quantifizierung erlaubt eine Abschätzung der Bewusstseinsstörung im Verlauf.

Inhaltliche Störungen des Bewusstseins können Desorientiertheit, Verwirrtheit oder Wahrnehmungsstörungen, wie z. B. im alkoholisch oder medikamentös bedingten Delirium, sein.

11.2.2 Gliederung des ZNS

Abschnitte

Das ZNS lässt sich in **Medulla spinalis (Rückenmark)** und **Encephalon (Gehirn)** untergliedern. Das Gehirn setzt sich entsprechend der embryologischen Entwicklung (➤ Kap. 11.1.1) aus 5 Abschnitten zusammen:

- **Medulla oblongata oder Myelencephalon** („verlängertes Mark")
- **Pons** (Brücke)
- **Mesencephalon** (Mittelhirn)
- **Diencephalon** (Zwischenhirn)
- **Telencephalon oder Cerebrum** (End- oder Großhirn)

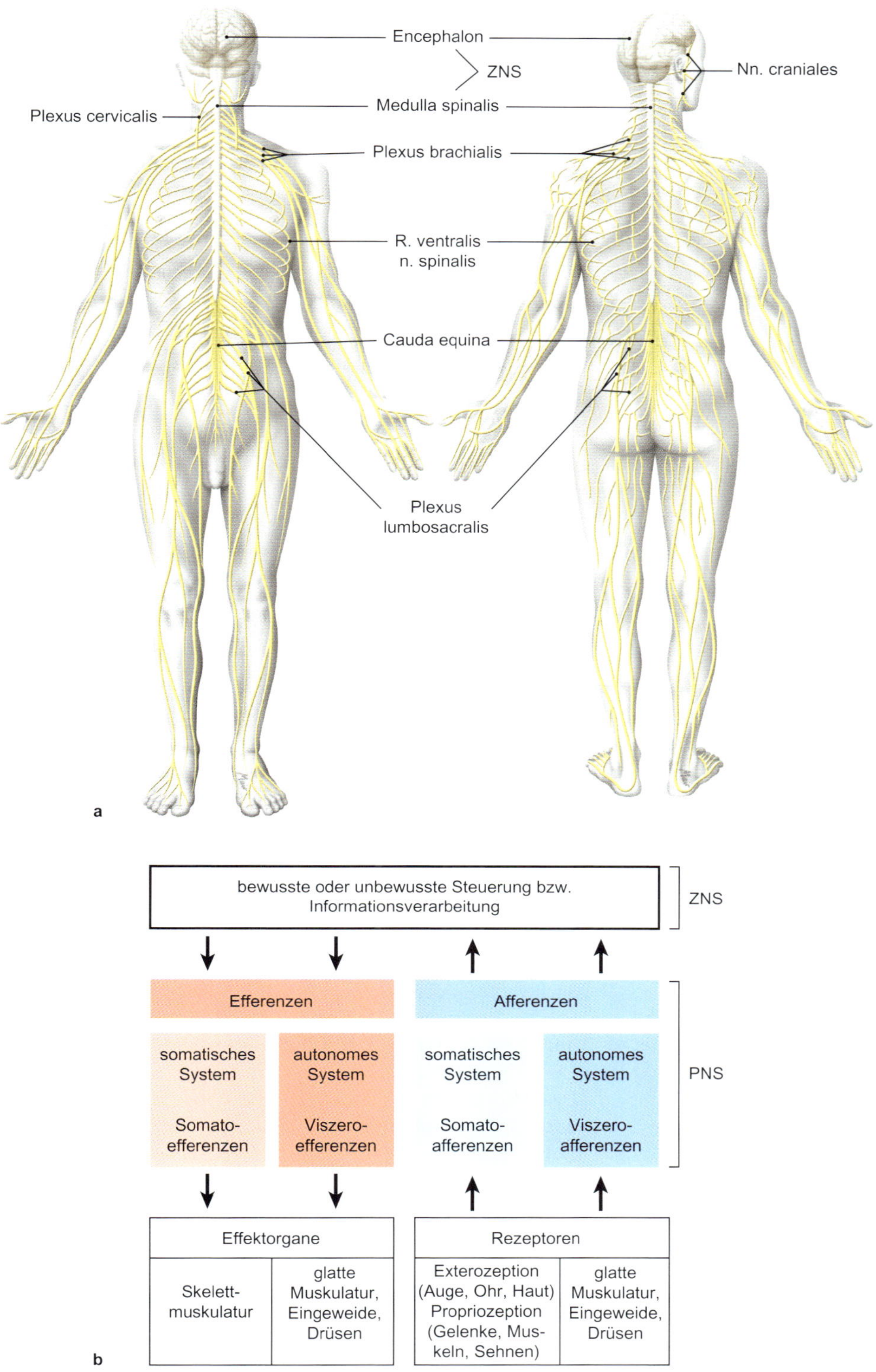

Abb. 11.14 Gliederung des Nervensystems, Systema nervosum. **a** Morphologische Gliederung, Ansicht von ventral und von dorsal. [S702-L127] **b** Funktionelle Gliederung. [S702-L126]

Medulla, Pons und Mesencephalon bilden zusammen den Hirnstamm **(Truncus encephali).** Dem Pons lagert sich von dorsal das **Cerebellum** (Kleinhirn) an.
Weitere wichtige Bezeichnungen, die sich aus der Hirnbläschenentwicklung ableiten, sind die Zusammenfassung des Telencephalons und des Diencephalons zum **Prosencephalon** (Vorderhirn) sowie des Pons und des Cerebellums zum **Metencephalon.** Metencephalon und Myelencephalon wiederum bilden gemeinsam das **Rhombencephalon.**

Lagebeziehungen

Die Beschreibung von Lagebeziehungen im ZNS (➤ Abb. 11.15) unterscheidet sich von der an Rumpf oder Extremitäten:

- Strukturen des Truncus encephali beschreibt man anhand ihrer Position zu einer vertikal durch den Hirnstamm verlaufenden Achse, der **MEYNERT-Achse.**
- Strukturen des Telencephalons bzw. Diencephalons beschreibt man in Bezug auf eine sagittal durch das frühere Vorderhirn verlaufende Achse (**FOREL-Achse).**

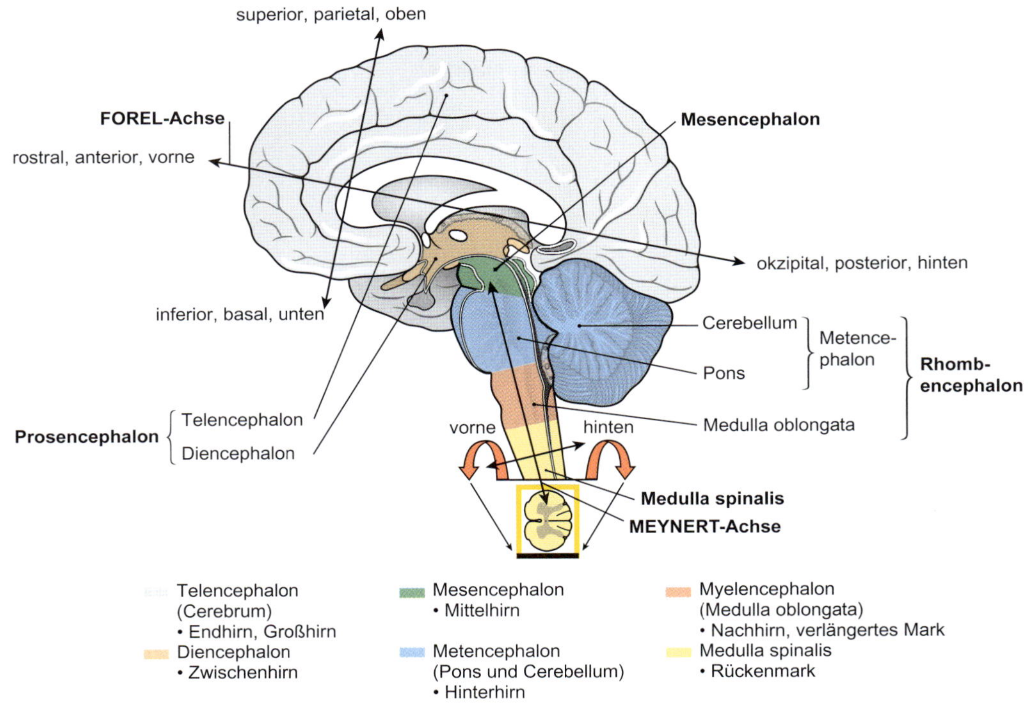

Abb. 11.15 Richtungs- und Lagebezeichnungen an ZNS und Rückenmark; Gliederung des zentralen Nervensystems. [S700-L126]

Die Medulla spinalis verlängert sich nach kranial in den an sie angrenzenden Hirnabschnitt, die Medulla oblongata. Diese gelangt durch das Foramen magnum des Os occipitale in das Schädelinnere. Im Inneren des Schädels lagert sich die Vorderfläche des Pons dem Clivus an, während sich das Cerebellum in die hintere Schädelgrube einpasst und nach superior durch das Tentorium cerebelli, einer Duplikatur der Dura mater, bedeckt wird. Die Lage des Tentorium cerebelli – und damit die Grenze zwischen Groß- und Kleinhirn – wird auf der Schädelaußenseite durch die Protuberantia occipitalis externa markiert. Oberhalb dieser Stelle befindet sich der Hinterhauptslappen des Telencephalons, während sich der Schläfenlappen der mittleren Schädelgrube und der Stirnlappen der vorderen Schädelgrube anlagert und die konvexe Oberfläche des Telencephalons die Kalotte erreicht.

11.2.3 Morphologie des ZNS

Im Folgenden wird die äußere Gestalt des ZNS beschrieben. Medulla spinalis und Kleinhirn werden in ➤ Kap. 12.6 bzw. in ➤ Kap. 12.4 beschrieben.

Oberflächenmorphologie

Das äußere Erscheinungsbild des Gehirns lässt im Normalfall keine Rückschlüsse auf seine allgemeine oder sogar individuelle Funktion zu. Das Gehirn des Erwachsenen wiegt durchschnittlich 1,4 kg mit einem geschlechtsspezifischen Dimorphismus, der sich aus den Unterschieden in Körpergröße und -gewicht von Männern und Frauen erklärt. Im fixierten Zustand wird die Hirnkonsistenz häufig als „tofuartig“ und seine Oberflächenfarbe als gräulich beschrieben. Unfixiert zeigt das Gehirn eine hellere, fast rosige Färbung und eine weiche Konsistenz.

Telencephalon

Das Telencephalon ist der größte Abschnitt des ZNS und bildet die oberste Steuerinstanz und den Ort der bewussten Wahrnehmung von Informationen. Grundsätzlich gliedert es sich in 2 Großhirnhemisphären **(Hemispheria cerebri)**, die über den Balken **(Corpus callosum)** miteinander verbunden sind und in ihrem Inneren ein liquorgefülltes Hohlraumsystem umschließen. Die Hemisphären sind durch die **Fissura longitudinalis cerebri** voneinander getrennt. Eine äußere konvexe Oberfläche, die **Facies superolateralis,** geht kranial an der **Margo superior (Mantelkante)** in die **Facies medialis** bzw. kaudal an der **Margo inferolateralis** in die **Facies inferior** über. Diese Facies inferior wiederum grenzt im frontalen Abschnitt über die **Margo inferomedialis** an die Facies medialis des Gehirns, die schließlich das Corpus callosum erreicht. Die nach ventral oder dorsal reichenden Endpunkte der Konvexität werden als Frontalpol **(Polus frontalis),** Temporalpol **(Polus temporalis)** und Okzipitalpol **(Polus occipitalis)** bezeichnet (➤ Abb. 11.16).

Das reife Gehirn ist durch regelhafte Windungen **(Gyri cerebri)** und Furchen **(Sulci cerebri)** auf seiner Oberfläche gekennzeichnet. Dabei lassen sich Primärfurchen, die bei allen Menschen gleich vorkommen und bereits im 8. Embryonalmonat vollständig angelegt sind, von den Sekundär- und Tertiärfurchen, die eine individuelle Variabilität zeigen, unterscheiden. Zu den lappenbegrenzenden Sulci zählen:

- der **Sulcus centralis** zwischen Frontallappen **(Lobus frontalis)** und Parietallappen **(Lobus parietalis)**
- der **Sulcus lateralis (syn.: Fissura lateralis)** zwischen Lobus frontalis und Temporallappen **(Lobus temporalis)**
- der **Sulcus parietooccipitalis** entsprechend seiner Namensgebung zwischen Lobus parietalis und Okzipitallappen **(Lobus occipitalis),** der allerdings nur auf der medialen Hemisphärenseite klar abgrenzbar ist (➤ Abb. 11.16d)

Die bisher genannten 4 Lappen sind auf der Facies superolateralis gut zu sehen. Zwei weitere Lappen sind auf der Facies medialis abgrenzbar:

- Der Insellappen **(Lobus insularis)** liegt in der Tiefe des Sulcus lateralis in der **Fossa lateralis cerebri** und wird, weil er während der Entwicklung von den Lobi frontalis, parietalis und temporalis überwachsen wurde, erst sichtbar, wenn man Letztere zur Seite drängt (➤ Abb. 11.17).

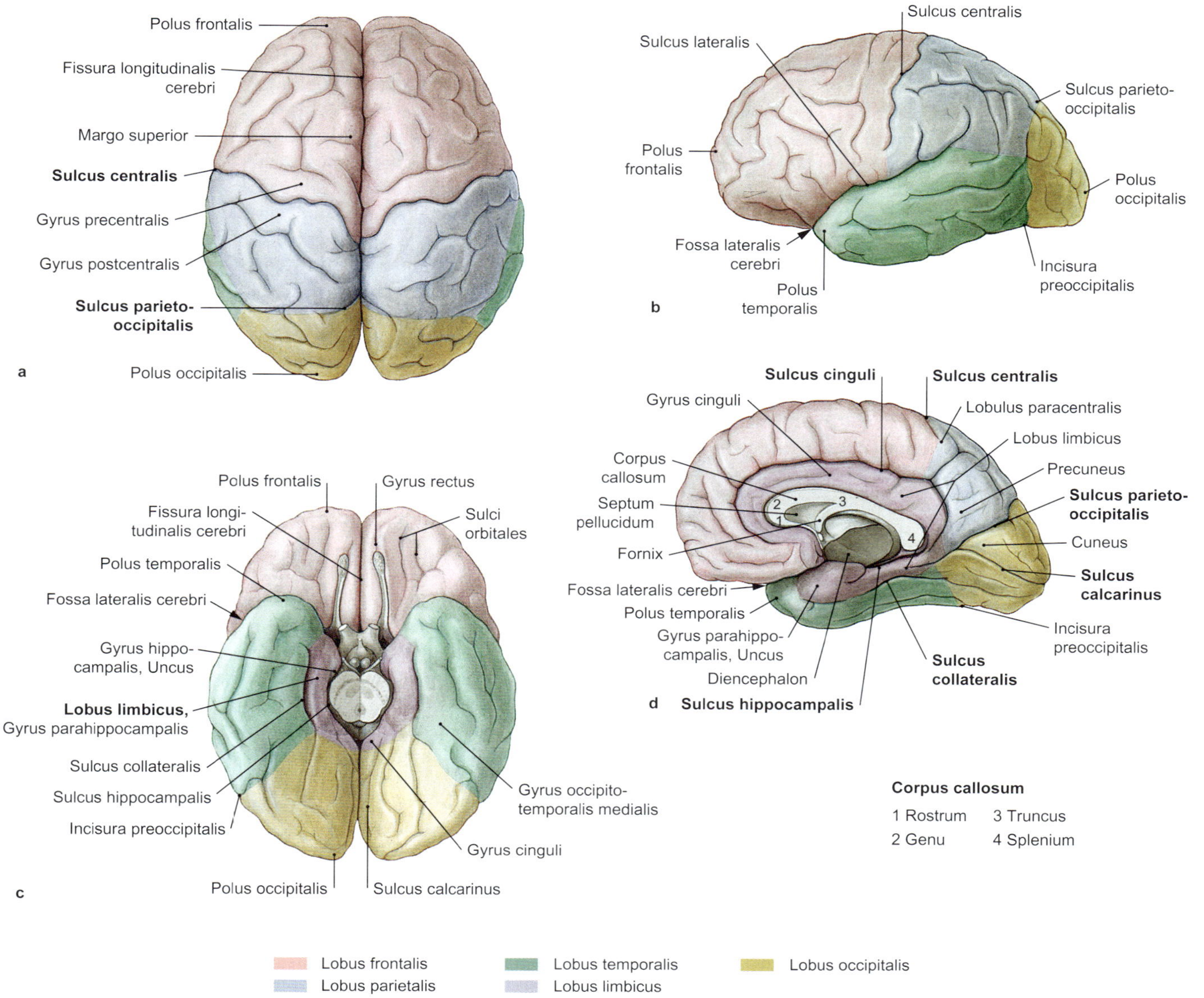

Abb. 11.16 Lappen des Großhirns, Lobi cerebri. [S700] **a** Ansicht von oben. **b** Ansicht von lateral mit Untergliederung der Großhirnhemisphäre in Lobus frontalis, Lobus parietalis, Lobus temporalis und Lobus occipitalis. **c** Ansicht von unten. **d** Ansicht von medial.

- Der **Lobus limbicus** wird erst durch einen Medianschnitt durch das Corpus callosum auf der Facies medialis des Cerebrums sichtbar. Er umfasst den an der Facies medialis liegenden **Gyrus cinguli** sowie seine Fortsetzung auf der Facies inferior, den **Gyrus parahippocampalis**, der durch den **Sulcus collateralis** vom Lobus temporalis getrennt wird (➤ Abb. 11.16c).

MERKE

Das Telencephalon gliedert sich in 6 Lappen: Lobus frontalis, Lobus parietalis, Lobus occipitalis, Lobus temporalis, Lobus insularis, Lobus limbicus.

Lobus frontalis

Im Lobus frontalis kann man auf der Facies superolateralis 3 Hauptwindungen unterscheiden: **Gyri frontales superior, medius und inferior** (➤ Abb. 11.18). An seiner Kontaktstelle zum Sulcus lateralis kann der Gyrus inferior von anterior nach posterior in die **Partes orbitalis, triangularis und opercularis** eingeteilt werden. In den beiden posterioren Partes ist das motorische Sprach-

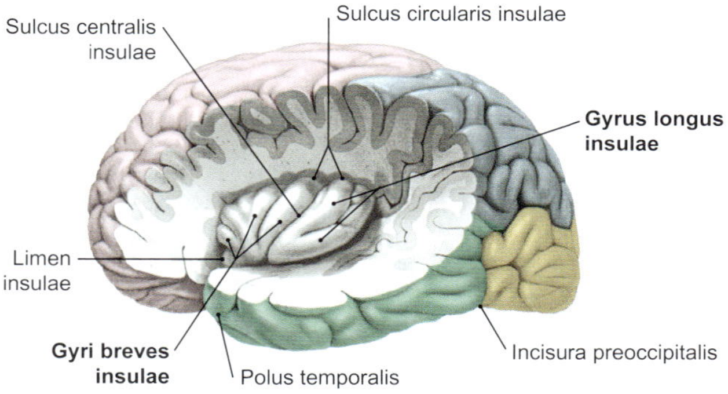

Abb. 11.17 Windungen (Gyri) und Furchen (Sulci) der Großhirnhemisphären. Ansicht von lateral auf den linken Lobus insularis nach Abtragung der Opercula von Stirn-, Parietal- und Temporallappen, die die Inselregion bedecken. Der Lobus insularis dient der Verarbeitung olfaktorischer, gustatorischer und viszeraler Informationen. [S700-L238]

zentrum **(BROCA-Zentrum)** lokalisiert. Unmittelbar vor dem Sulcus centralis, dem einzigen Sulcus, der die Margo superior einschneidet, findet sich der **Gyrus precentralis,** in dem sich das primär-motorische Funktionszentrum befindet. Die Facies inferior des Lobus frontalis ist durch unregelmäßige Gyri und Sulci orbitales geprägt. Regelhaft ist parallel zur Margo inferomedialis der **Gyrus rectus** vorhanden. Er wird durch den **Sulcus olfactorius,** in dem Bulbus und Pedunculus olfactorius verlaufen, nach lateral begrenzt (➤ Abb. 11.16c).

Lobus parietalis
Im Lobus parietalis werden auf der Facies superolateralis neben dem **Gyrus postcentralis,** in dem sich das primär-somatosensorische Funktionszentrum befindet, 2 Lobuli unterschieden: **Lobulus parietalis superior und inferior.** Im Grenzbereich zum Lobus temporalis können 2 kleinere Gyri beschrieben werden: der **Gyrus supramarginalis,** der sich kuppenförmig über das Ende des Sulcus lateralis legt, und der **Gyrus angularis** am Ende des Sulcus temporalis superior. Ein dritter Lobulus, der **Lobulus paracentralis,** verläuft auf der Facies medialis bogenförmig um den Sulcus centralis herum, und wird, da er sowohl dem Lobus parietalis als auch dem Lobus frontalis zugeordnet werden kann, entsprechend in eine Pars frontalis und eine Pars parietalis untergliedert. Das zwischen Lobulus paracentralis und Sulcus parietooccipitalis gelegene nahezu rechteckige Rindenareal auf der Facies medialis wird schließlich als **Precuneus** bezeichnet (➤ Abb. 11.16d, ➤ Abb. 11.18).

Lobus temporalis
Im Lobus temporalis kann man auf der Facies superolateralis wie beim Frontallappen 3 Hauptwindungen unterscheiden: **Gyri temporales superior, medius und inferior.** Der Gyrus inferior bildet die Margo inferolateralis und setzt sich übergangslos auf die Facies inferior fort. Besonders hervorzuheben sind die Charakteristika des Gyrus temporalis superior: In den Sulcus lateralis hineingerichtet finden sich hier quergestellte **Gyri temporales transversi (HESCHL-Querwindungen),** die das primär-akustische Funktionszentrum umfassen. Im hinteren seitlichen Anteil des Gyrus temporalis superior befindet sich in der dominanten Hemisphäre (bei Rechtshändern die linke Hemisphäre) das sensorische Sprachzentrum **(WERNICKE-Zentrum).** Die inferiore Ansicht des Lobus temporalis gestaltet sich relativ unspezifisch, indem vom Gyrus temporalis inferior, getrennt durch den Sulcus occipitotemporalis, die Gyri occipitotemporales lateralis und medialis folgen (➤ Abb. 11.16c, ➤ Abb. 11.18).

Lobus occipitalis
Im Lobus occipitalis zeigt die Facies superolateralis keine spezifischen Besonderheiten, sodass nur allgemein von **Gyri occipitales** gesprochen wird. Auf der Facies medialis hingegen erkennt man ein vom Sulcus parietooccipitalis bis zum Sulcus calcarinus reichendes Areal, das aufgrund seiner dreieckigen Form als **Cuneus** („Keil") bezeichnet wird. Der **Sulcus calcarinus** reicht vom Polus occipitalis bis zum Sulcus parietooccipitalis in der Tiefe des Lappens. In den unmittelbar angrenzenden Rindenarealen des Sulcus calcarinus ist das primär-optische Funktionszentrum lokalisiert. Direkt unterhalb des Sulcus calcarinus schließt sich der **Gyrus lingualis** an. Verfolgt man die Gyri noch weiter nach basal, wird die Facies inferior des Lobus occipitalis durch die Gyri occipitotemporales medialis und lateralis aufgeworfen, die keine scharfe Grenze zum Lobus temporalis erkennen lassen (➤ Abb. 11.16, ➤ Abb. 11.18).

Lobus insularis
Der Lobus insularis ist durch 5–9 fächerförmig angeordnete Windungen geprägt, die in die anterior gelegenen **Gyri breves** und die eher posterior gelegenen **Gyri longi** unterschieden werden können und jeweils am **Sulcus circularis insulae** enden (➤ Abb. 11.17).

Lobus limbicus
Der Lobus limbicus zieht mit seinem Hauptanteil, dem **Gyrus cinguli,** auf der Facies medialis bogenförmig über das Corpus callosum hinweg und wird nach superior durch den **Sulcus cinguli,** nach inferior durch den **Sulcus corporis callosi** begrenzt. In seinem weiteren Verlauf nach occipital verschmälert sich der Gyrus cinguli, um sich nach Vereinigung mit dem Gyrus lingualis als **Gyrus parahippocampalis** auf die Facies inferior fortzusetzen. Am rostralen Ende knickt der Gyrus parahippocampalis leicht nach medial um, sodass sich ein kleiner Haken, der **Uncus gyri hippocampalis,** bildet (➤ Abb. 11.16c).

Diencephalon

MERKE
Das Diencephalon reicht vom Dach des III. Ventrikels bis zum Abgang des Aqueductus mesencephali (SYLVII). Es kann von superior nach inferior in 4 Abschnitte gegliedert werden:
- Epithalamus
- Thalamus mit Metathalamus (Metathalamus = Corpus geniculatum laterale und mediale)
- Hypothalamus mit Hypophyse
- Subthalamus

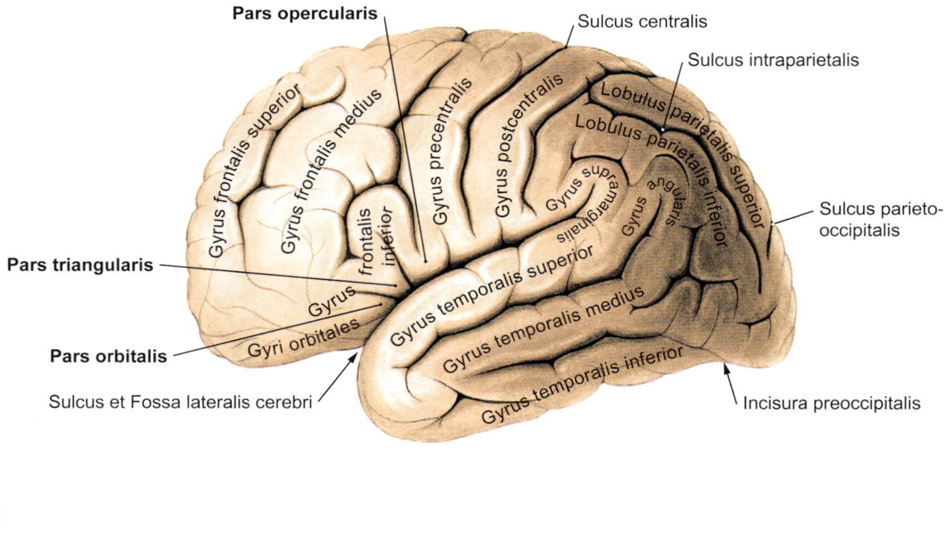

Abb. 11.18 Windungen (Gyri) und Furchen (Sulci) der Großhirnhemisphären. Ansicht auf das Großhirn von links lateral. Der Gyrus frontalis inferior wird in die Partes orbitalis, triangularis und opercularis unterteilt. [S700]

Das Diencephalon ist sowohl Schaltstelle zwischen Hirnstamm und Großhirnhemisphären als auch eine wichtige Koordinationsstelle zwischen neuronalem und endokrinem System. Von außen ist es kaum einsehbar, da es durch das ausgedehnte Hemisphärenwachstum während der embryonalen Entwicklung nahezu komplett vom Telencephalon bedeckt wird. Nur in der Ansicht von basal sind kleine Abschnitte sichtbar (➤ Abb. 11.19): Dazu zählen der N. opticus [II], dessen Faserkreuzung im **Chiasma opticum** und der **Tractus opticus,** die sich zusammen mit der Augenanlage während der Entwicklung aus dem Diencephalon ausstülpen. Von lateral betrachtet markiert der Tractus opticus den Übergang des Diencephalons zum Mesencephalon bzw. zum Hirnstamm. Der Tractus verdickt sich in seinem weiteren Verlauf nach posterior zum lateralen Kniehöcker **(Corpus geniculatum laterale),** der zusammen mit dem medialen Kniehöcker **(Corpus geniculatum mediale)** dem diencephalen Thalamus zugerechnet wird. Beide sind darstellbar, wenn man den Temporallappen vom Hirnstamm etwas nach lateral abdrängt. Vor dem Tractus opticus befindet sich beidseits die **Substantia perforata anterior,** die von einer Vielzahl arterieller Gefäße, die an dieser Stelle in die Tiefe des Gehirns eindringen, durchsiebt wird. Ihr ist das Tuberculum olfactorium unterlagert, welches eine Schaltstelle der olfaktorischen Sinnesverarbeitung darstellt. Direkt hinter dem Chiasma opticum im Winkel zwischen den auseinanderstrebenden Tractus optici lassen sich in einer Anordnung von anterior nach posterior der Hypophysenstiel bzw. das **Infundibulum** der Hypophyse, das **Tuber cinereum** und die **Corpora mamillaria** differenzieren.
Drängt man an einem intakten Gehirn Lobus occipitalis und Cerebellum auseinander, kann man von okzipital in der Tiefe des Subarachnoidalraums die **Zirbeldrüse (Glandula pinealis)** als Bestandteil des diencephalen Epithalamus erkennen. Die hier beschriebene **Etagengliederung** des Diencephalons wird aber erst nach einem Medianschnitt durch das Corpus callosum sichtbar.

Bei dieser Schnittführung wird der III. Ventrikel eröffnet, sodass nun das Dach des III. Ventrikels und der Boden mit dem Abgang des Aquädukts abgrenzbar sind. Die laterale Wand des III. Ventrikels wird vom Diencephalon gebildet (➤ Abb. 11.20). Unter dem Begriff „Subthalamus" werden mehrere Ansammlungen von Nervenzellkörpern zusammengefasst, die ursprünglich dem ventralen Anteil des Thalamus entstammten, aber im weiteren Verlauf der Entwicklung nach lateral abgedrängt wurden. Der **Subthalamus** ist daher auf einem Medianschnitt des Cerebrums nicht abgrenzbar.

Truncus encephali

Im Hirnstamm sind lebenserhaltende Zentren wie das Atemzentrum lokalisiert. Funktionell ist er aber auch an der Steuerung motorischer, visueller oder akustischer Reflexantworten beteiligt. Der Truncus encephali ist ein stielförmiges Gebilde, dem das Telencephalon als „große Baumkrone" oben und das Cerebellum als weitere „kleine Baumkrone" nach dorsal aufsitzt. Die Oberflächenmorphologie des Hirnstamms ist von ventral und lateral gut am Präparat zu studieren, von dorsal ist der Hirnstamm erst einzusehen, wenn das Kleinhirn an seinen Verbindungsästen, den **Kleinhirnstielen (Pedunculi cerebellares),** abgetrennt wurde (➤ Abb. 11.21).

MERKE

Der Truncus encephali hat rostral Kontakt zum Diencephalon und reicht nach kaudal bis zur Decussatio pyramidum, bevor er sich ins Rückenmark fortsetzt. Er setzt sich in kraniokaudaler Anordnung zusammen aus:
- Mesencephalon
- Pons
- Medulla oblongata

Charakteristisch für die 3 Abschnitte sind die Austrittsstellen der 12 Hirnnerven (auch ➤ Kap. 12.5).

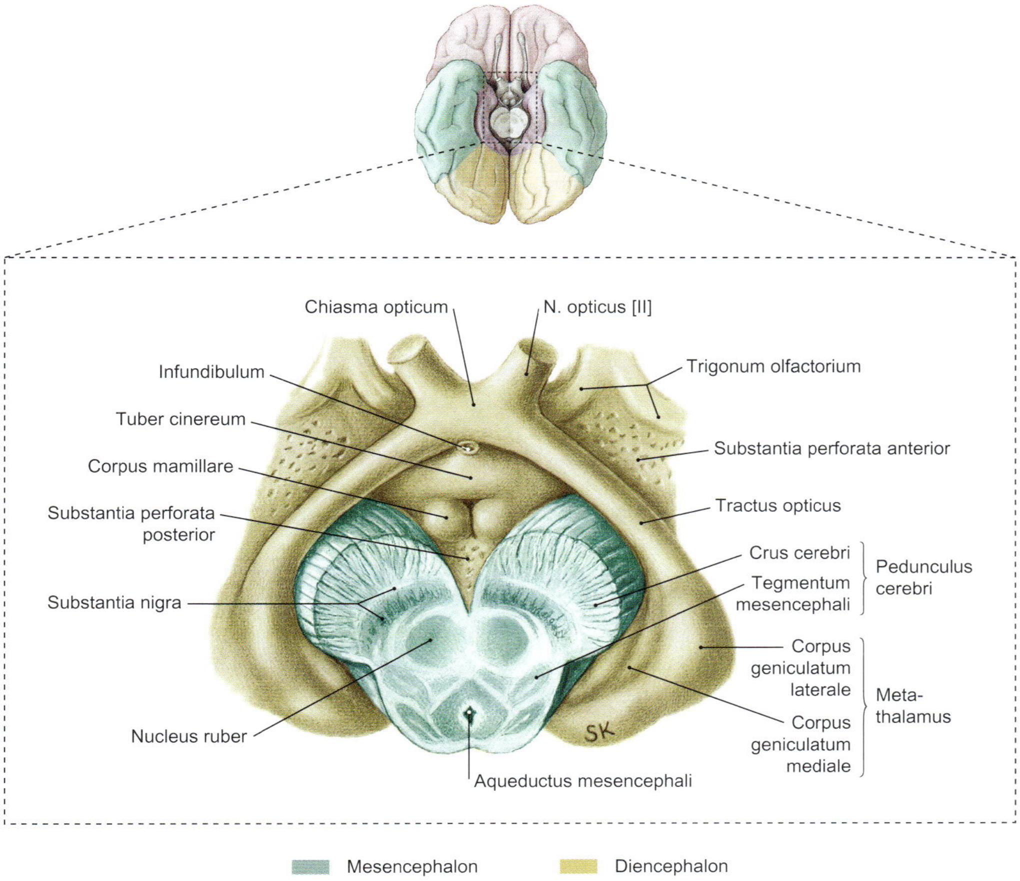

Abb. 11.19 Diencephalon von unten. Der Hirnstamm wurde auf Höhe des Mittelhirns abgetrennt (siehe gestrichelte Schnittführung in ➤ Abb. 11.20). [S702-L238]

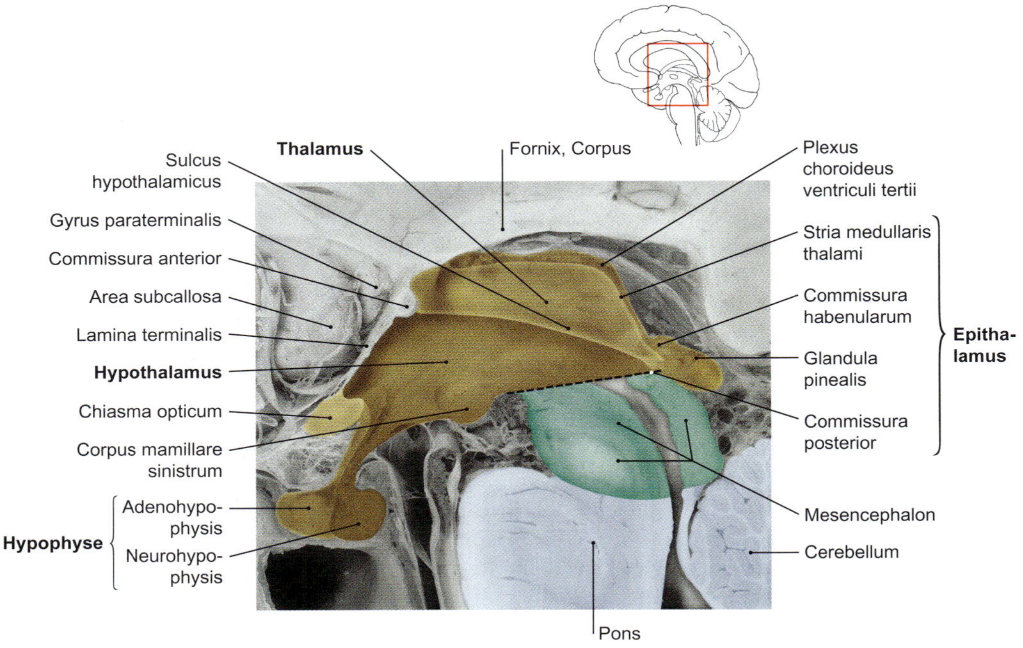

Abb. 11.20 Paramedianschnitt durch den III. Ventrikel (Ventriculus tertius) und Etagengliederung des Zwischenhirns (Diencephalon) in Epithalamus, Thalamus, Hypothalamus und Subthalamus. Anteile des Diencephalons sind braun eingefärbt, die des Mesencephalons grün. [S700]

Auch das Cerebrum ist über starke Verbindungsäste **(Pedunculi cerebri bzw. Crura cerebri),** die auf der Ventralseite des Mesencephalons verlaufen, mit dem Hirnstamm verbunden (➤ Abb. 11.21c). Zwischen ihnen liegt die **Fossa interpeduncularis.** Die Durchtrittsstellen zahlreicher kleinerer Gefäße an dieser Stelle verleihen dieser Grube eine siebähnliche Gestalt und den Namen, **Substantia perforata posterior.** Auf der Dorsalseite reicht das Mesencephalon von der kranial gelegenen Epiphyse (Glandula pinealis) bis nach kaudal zu den oberen Kleinhirnstielen (Pedunculi cerebellaris superior) bzw. bis zum Velum medullare superius. Auffallend ist hier sein typisches Oberflächenrelief, das durch 4 Erhebungen, die **Vierhügelplatte (Lamina tecti bzw. quadrigemina),** geprägt ist. Dabei werden 2 obere und 2 untere Hügel **(Colliculi superiores und inferiores)** unterschieden, die jeweils über ein gleichnamiges **Brachium** mit den Kniehöckern, den Corpora geniculata laterale und mediale des Diencephalons, verbunden sind (➤ Abb. 11.21a). Das dreieckige Areal zwischen den unteren Hügeln und den Pedunculi cerebellares superiores wird auch als **Trigonum lemnisci lateralis** bezeichnet. Auf der Ventralseite markiert die Vorwölbung des Pons bzw. seiner quer verlaufenden Fasern deutlich die Grenze zwischen Mesencephalon und Pons. Ebenso deutlich grenzt sich der Pons im **Sulcus bulbopontinus** (syn.: Fissura pontomedullaris) nach kaudal zur Medulla oblongata ab. Der Pons ist über die mittleren Kleinhirnstiele (Pedunculi cerebellares medii) mit dem Kleinhirn verbunden. Um die Dorsalansicht des Hirnstamms freizulegen, muss daher – wie bereits erwähnt – das Kleinhirn an den Kleinhirnstielen abgesetzt werden. Dabei wird zugleich das zeltförmige Dach des IV. Ventrikels entfernt. Durch dieses Vorgehen wird der Boden dieses liquorgefüllten Hohlraums, die **Rautengrube (Fossa rhomboidea),** einsehbar. Der Verlauf der **Striae medullares** markiert dabei den quer verlaufenden Grenzbereich des Pons nach kaudal zur Medulla oblongata. Die Rautengrube verbreitert sich zunächst nach lateral in die **Recessus laterales** hinein, um dann nach kaudal mit dem rechten und linken unteren Ventrikeldach (Velum medullare inferius) spitz auf den median gelegenen **Obex** zuzulaufen und die Rautengrube nach kaudal zu begrenzen. Die Fossa rhomboidea ist durch 2 Längsrinnen untergliedert: den median verlaufenden **Sulcus medianus** und den jeweils lateral davon liegenden **Sulcus limitans.** Zwischen beiden Sulci befindet sich die Eminentia medialis mit dem **Colliculus facialis.** Der Sulcus medianus setzt sich ins Rückenmark fort und wird von parallel zu ihm verlaufenden Rinnen, dem Sulcus intermedius posterior und Sulcus posterolateralis, begleitet. Auf Höhe des Obex finden sich unscheinbare Erhebungen in den Hintersträngen, die als **Tubercula gracile und cuneatum** bezeichnet werden (➤ Abb. 11.21a). Von ventral zeigt sich die zwiebelartige Aufwölbung der Medulla oblongata, der **Bulbus,** der ebenfalls durch längs verlaufende Furchen, die Fissura mediana anterior und den Sulcus anterolateralis, geprägt ist. Neben der Fissura mediana anterior wölbt sich die **Pyramis,** weiter lateral die **Olive** vor. Im Sulcus anterolateralis, vor der Olive, und im Sulcus retroolivaris, hinter der Olive, verlassen mehrere Hirnnerven den Hirnstamm. Die in der **Decussatio pyramidum** kreuzenden Pyramidenbahnfasern begrenzen die Medulla oblongata schließlich nach kaudal.

11.2.4 Verteilung der grauen Substanz im ZNS

Telencephalon

Ein Frontalschnitt durch das Telencephalon macht deutlich, dass sich entlang der Gyri und Sulci eine ca. 0,5 cm breite Schicht grauer Hirnsubstanz (Substantia grisea) befindet, der **Cortex cerebri.** Neuronale Perikarya und Gliazellen sind hier typischerweise in 6 Schichten angeordnet, man spricht auch vom **Isocortex** – im Gegensatz zum **Allocortex,** der nur 3–4 Schichten aufweist und die entwicklungsgeschichtlich älteren Anteile, den Paleo- (z. B. Riechrinde) und Archicortex (z. B. Hippocampus) umfasst. Der Substantia grisea lagert sich nach innen die weiße Substanz des Telencephalons, die Substantia alba, an. Zusätzlich zum Cortex cerebri findet sich graue Substanz auch eingelagert in der Tiefe der weißen Substanz des Cerebrums. Makroskopisch gut abgrenzbar sind hier die **Kerngebiete** des Nucleus caudatus, des Claustrums, des Putamens, des Globus pallidus, der Amygdala sowie des Thalamus, der bereits dem Diencephalon zugerechnet wird (➤ Abb. 11.22a).

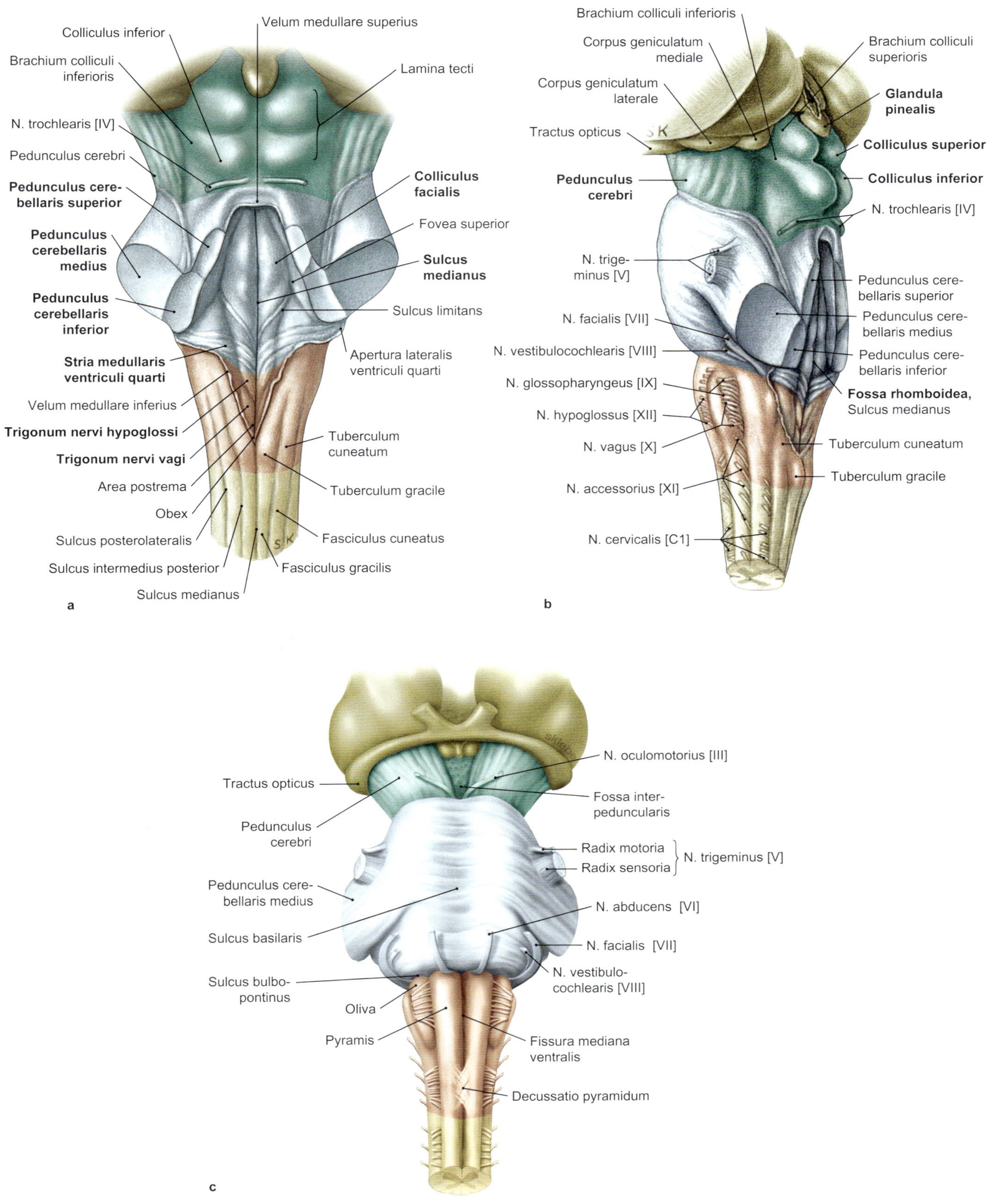

Abb. 11.21 Truncus encephali. [S702-L238] **a** Ansicht von dorsal. **b** Ansicht von lateral. **c** Ansicht von ventral.

Truncus encephali

An Querschnitten durch den Truncus encephali ist keine oberflächliche Cortexschicht zu erkennen. Eingelagert in die weiße Substanz finden sich hier Ansammlungen grauer Substanz – wie die makroskpisch nicht abgrenzbaren Hirnnervenkerne – oder, auch als makroskopisch auffällige und gut abgrenzbare Strukturen:

- im Mesencephalon die Substantia nigra und der Nucleus ruber (➤ Abb. 11.22b)

- im Pons die Nuclei pontis (➤ Abb. 11.22c)
- in der Medulla oblongata der Nucleus olivaris inferior (➤ Abb. 11.22d)

Im Truncus encephali sind graue und weiße Substanz mehr oder weniger durchmischt, dabei lassen sich die Pars basilaris, das Tegmentum und das Tectum unterscheiden: In der Pars basilaris verlaufen meist Faserbahnen (z. B. die Crura cerebri mit Axonen der Pyramidenbahn), ins Tegmentum eingelagert befinden sich u. a. Hirnnervenkerne und der dorsale Abschnitt, das Tectum, ist nur im Mesencephalon abgrenzbar und entspricht der Lamina quadrigeminalis mit übergeordneten Reflexzentren.

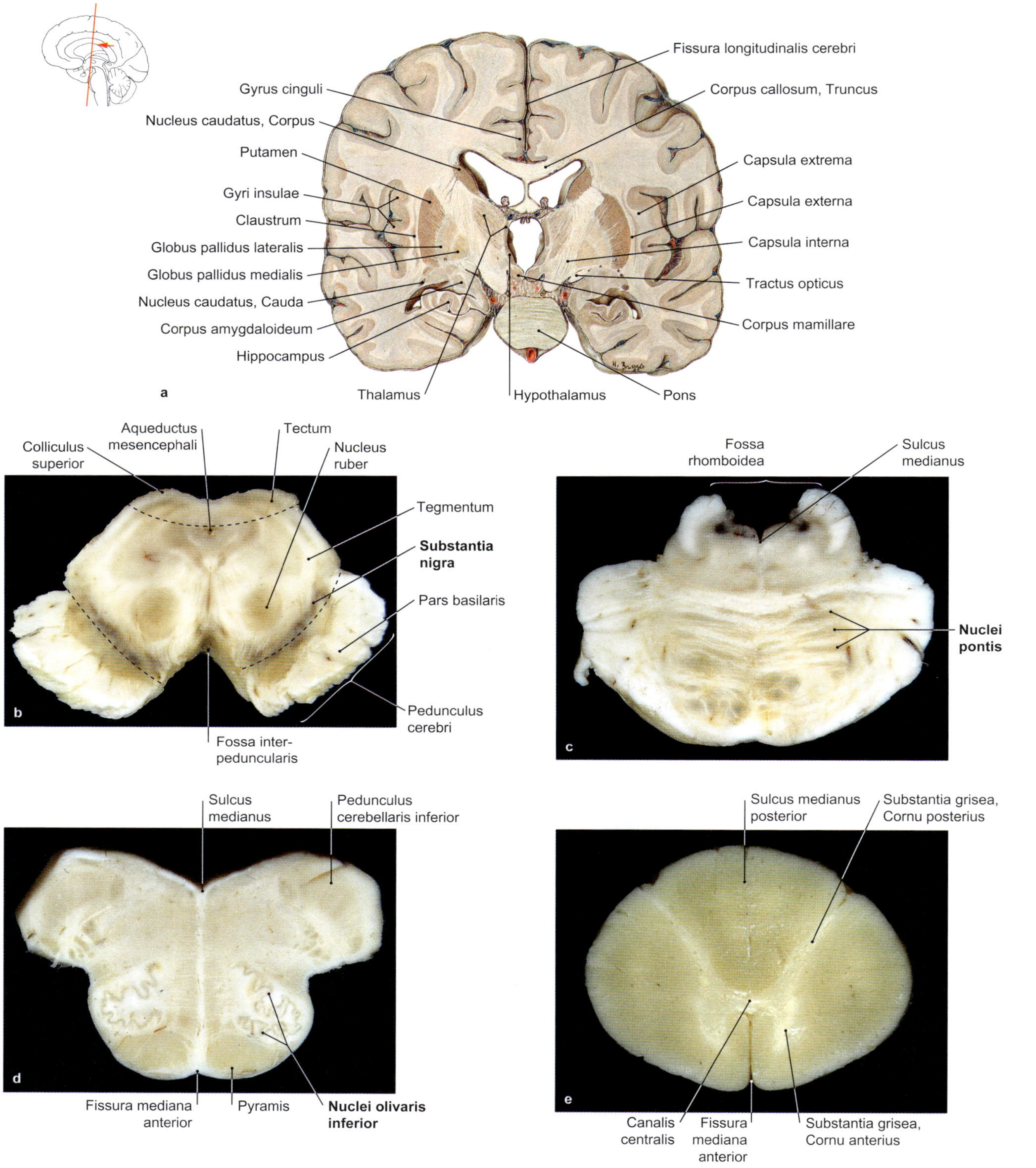

Abb. 11.22 Verteilung der Substantiae grisea und alba im ZNS. a Im Telencephalon, dargestellt an einem Frontalschnitt auf Höhe der Corpora mamillaria. [S700] **b** Im Mesencephalon. [R247-L318] **c** Im Pons. [R247-L318] **d** In der Medulla oblongata. [R247-L318] **e** In der Medulla spinalis. [R247-L318]

Rückenmark
Die Durchmischung grauer und weißer Substanz hebt sich im Rückenmark wieder auf. Im Gegensatz zum Cerebrum ist die Medulla spinalis von einer zentral gelegenen Substantia grisea gekennzeichnet, die von weißer Substanz umhüllt wird. Im Querschnitt stellt sich diese graue Substanz des Rückenmarks schmetterlingsförmig dar (> Abb. 11.22e).

11.2.5 Verteilung der weißen Substanz im ZNS

Während die graue Substanz die Nervenzellkörper umfasst, setzt sich die weiße Substanz (Substantia alba) aus Nervenzellfasern, also myelinisierten oder nichtmyelinisierten Axonen der Neurone zusammen. Die Axone verbinden Nervenzellen des ZNS über unterschiedliche Distanzen hinweg. Fasern zwischen Cortexarealen derselben telencephalen Hemisphäre werden dabei als **Assoziationsfasern (Fibrae associationes)** bezeichnet. Verbinden Fasern Cortexareale benachbarter Gyri, spricht man auch von **Fibrae**

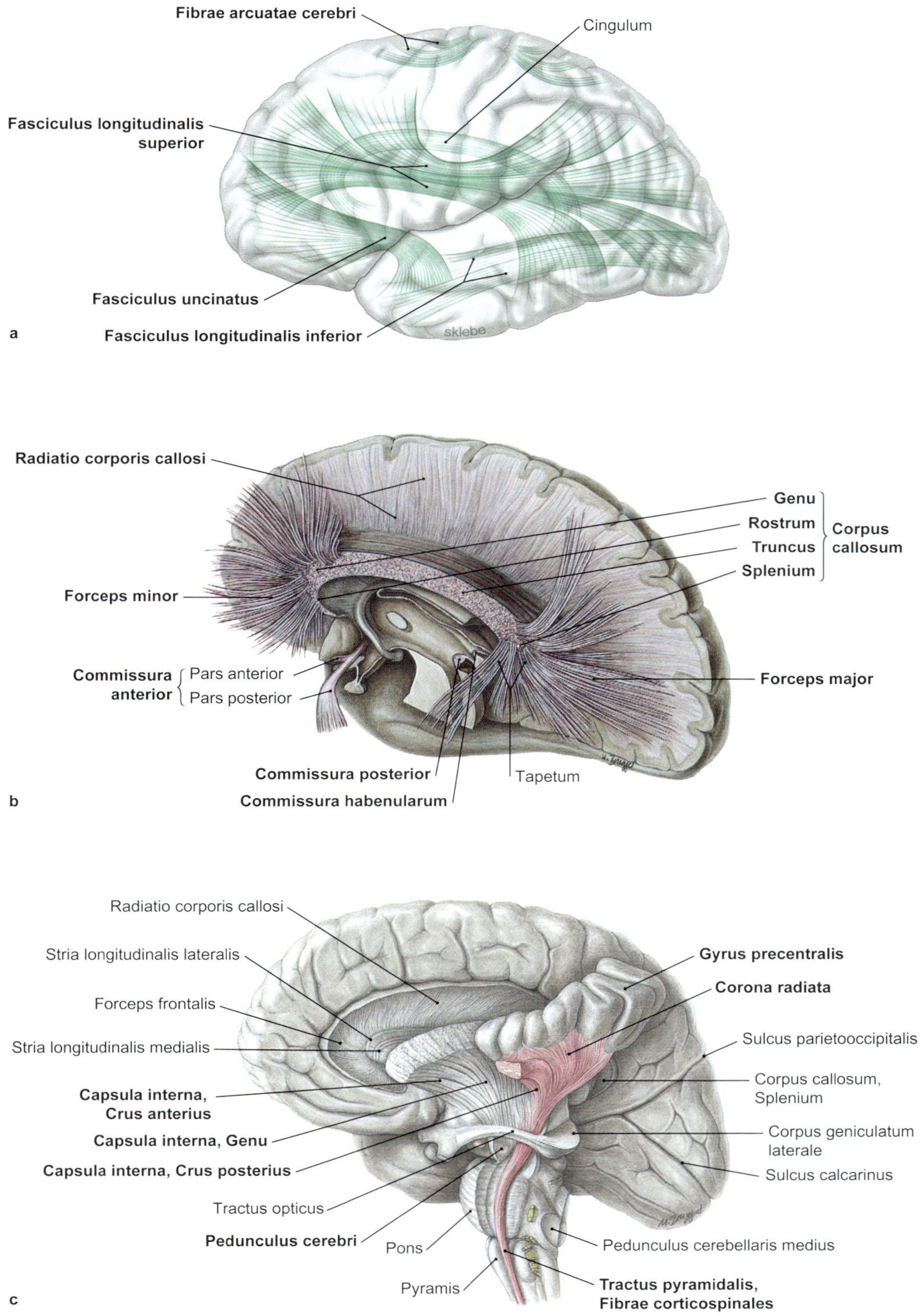

Abb. 11.23 Fasersysteme des Gehirns. a Assoziationsbahnen (Neurofibrae associationes) und kurze Assoziationsfasern (Fibrae arcuatae cerebri), die u-förmig benachbarte Gyri miteinander verbinden; Schema, Ansicht auf das Gehirn von links. [S700-L238] **b** Kommissurenbahnen (Neurofibrae commissurales). Das Corpus callosum wurde neben der Medianebene weitgehend durchtrennt und es werden einzelne Balkenfasern dargestellt. [S700-L301] **c** Projektionsbahnen (Neurofibrae projectiones). Capsula interna und Pyramidenbahn wurden freigelegt. [S700-L301]

arcuatae cerebri. Sogenannte Faszikel verbinden schließlich unterschiedliche Lobi des Telencephalons miteinander. Diese Bahnsysteme sind allerdings auf einfachen Horizontal- oder Frontalschnitten durch das Cerebrum nicht abgrenzbar. Erst spezielle Präparationstechniken, wie die Faserung eines fixierten Gehirns, legen diese Fasern frei (➤ Abb. 11.23a).
Kommissurenfasern (Fibrae commissurales) sind Fasersysteme, die die beiden Hemisphären verbinden. Fasern zwischen korrespondierenden Hirnarealen werden dabei als homotope, solche zwischen nicht korrespondierenden Arealen als heterotope Fasern bezeichnet. Kommissurenbahnen sind auf Medianschnitten makroskopisch häufig gut abgrenzbar. Zu ihnen zählen das kräftig ausgebildete **Corpus callosum** und kleinere Bündelungen von Kommissurenfasern wie die Commissura anterior, die Commissura posterior oder die Commissura fornicis (➤ Abb. 11.23b).
Als dritten Fasertypus der weißen Substanz unterscheidet man Fasern, die Hirnabschnitte unterschiedlicher Höhenlokalisationen verbinden; also z. B. vom Cortex zu kaudaleren Abschnitten, z. B. zur Medulla spinalis, oder in umgekehrter Richtung von kaudalen Abschnitten kommend und aufsteigend verlaufend. Solche Fasersysteme werden als **Projektionsfasern** bezeichnet. Die makroskopisch am besten abgrenzbare Bündelung solcher Projektionsfasern ist die **Capsula interna** im Telencephalon bzw. die Crura cerebri des Mesencephalons (➤ Abb. 11.23c).

MERKE
Die wichtigsten Fasersysteme des ZNS sind in ➤ Tab. 11.1 zusammenfassend aufgeführt.

Tab. 11.1 Fasersysteme der Substantia alba.

Fasersystem	Verbindung
Assoziationsfasern	
Fasciculus longitudinalis superior	Lobus frontalis mit Lobus parietalis und Lobus occipitalis
Fasciculus longitudinalis inferior	Lobus occipitalis mit Lobus temporalis
Fasciculus arcuatus	Lobus frontalis mit Lobus temporalis (BROCA-Zentrum mit dem WERNICKE-Zentrum)
Fasciculus uncinatus	Lobus frontalis mit basalem Lobus temporalis
Cingulum	untere Abschnitte des Lobus frontalis mit unteren Abschnitten des Lobus parietalis und dem Lobus parahippocampalis
Kommissurenfasern	
Corpus callosum	Frontal-, Parietal- und Okzipitallappen beider Hemisphären
Commissura anterior	Tractus olfactorii; vordere Anteile der Lobi temporales (Amygdala; Gyrus parahippocampalis) beider Hemisphären
Commissura posterior	Nuclei commissurae posteriores und Nuclei pretectales beider Hemisphären
Commissura fornicis	Hippocampi beider Hemisphären
Projektionsfasern	
Tractus corticospinalis	Cortex (insbesondere Gyrus precentralis) mit dem Rückenmark
Tractus corticopontini	Cortex mit Kerngebieten des Pons
Tractus corticonuclearis	Cortex mit Kerngebieten der Hirnnerven in Mesencephalon, Pons und Medulla oblongata
Fornix	Hippocampus mit Anteilen des limbischen Systems und des Diencephalons
Fasciculi thalamocorticales	Thalamus mit dem Cortex

Klinik

Das **Fehlen (Agenesie) des Corpus callosum** ist eine der am häufigsten beobachtbaren Fehlbildungen bei Menschen (3–7 Fälle/1 000 Geburten). Verschiedene Ursachen führen zwischen der 5. und 16. Schwangerschaftswoche zu einer Nichtanlage oder unvollständigen Ausbildung des Corpus callosum, sodass die Verbindungen zwischen linker und rechter Großhirnhemisphäre fehlen oder stark unterentwickelt sein können. Die Veränderungen im Gehirn führen nicht zwangsläufig zu einem veränderten Verhalten. Die Symptome hängen dabei bis zu einem gewissen Grad von der zugrunde liegenden Ursache der Störung ab. Häufig zeigen sich aber neben neuropsychiatrischen Defiziten Schwierigkeiten bei der Lösung multimodaler Aufgaben wie der Problemlösung, dem Verständnis von Sprache und Grammatik oder der Beschreibung von Emotionen mit Worten (Alexithymie).
Heute wird nur noch selten eine **Kallosotomie,** die neurochirurgische Durchtrennung des Corpus callosum, zur Behandlung einer therapierefraktären Epilepsie durchgeführt. Patienten mit durchtrenntem Balken, **Split-Brain-Patienten,** fallen dadurch auf, dass Informationen, die in der rechten Hirnhälfte verarbeitet werden, dem in der linken – dominanten – Hemisphäre lokalisierten Sprachzentrum nicht zur Verfügung stehen und in der Folge z. B. zwar gesehen und beschrieben, aber nicht benannt werden können.

11.3 Meningen

Michael J. Schmeißer

Kompetenzen

Nach Bearbeitung dieses Lehrbuchkapitels sollten Sie in der Lage sein:
- die 3 Meningen zu benennen und ihre topografische Lage zu Gehirn bzw. Rückenmark zu beschreiben
- die Blutversorgung der Meningen zu beschreiben und ausgehend davon die Ursachen und Folgen von meningealen Blutungen zu erklären
- die Innervation der Meningen und die beiden klinischen Testverfahren zur Überprüfung eines Meningismus zu beschreiben

11.3.1 Überblick

Gehirn und Rückenmark werden von einem bindegewebigen Hüllsystem umgeben, den **Meningen** (Hirn- bzw. Rückenmarkshäute, ➤ Abb. 11.24). Hierbei unterscheidet man eine harte **(Pachymeninx)** von einer weichen Haut **(Leptomeninx).** Die Pachymeninx bildet die äußere Haut und besteht im Wesentlichen aus der straffen **Dura mater.** Die Leptomeninx befindet sich darunter und besteht aus der spinngewebeartigen **Arachnoidea mater,** die der Dura von innen anliegt, und der dem Nervengewebe direkt aufliegenden **Pia mater.** Zwischen Arachnoidea und Pia mater befindet sich ein physiologischer Spaltraum, der **Subarachnoidalraum** (Spatium subarachnoideum). Er ist der äußere Liquorraum und umgibt Gehirn und Rückenmark vollständig (auch ➤ Kap. 11.4.4). Aktuell wird diskutiert, ob eine weitere, morphologisch zu differenzierende dünne Membran zwischen Pia mater und Arachnoidea mater, **SLYM** („**s**ubarachnoid **ly**mphatic-like **m**embrane"), Teil der Arachnoidea mater ist oder tatsächlich eine eigenständige 4. Hirnhaut beschreibt.

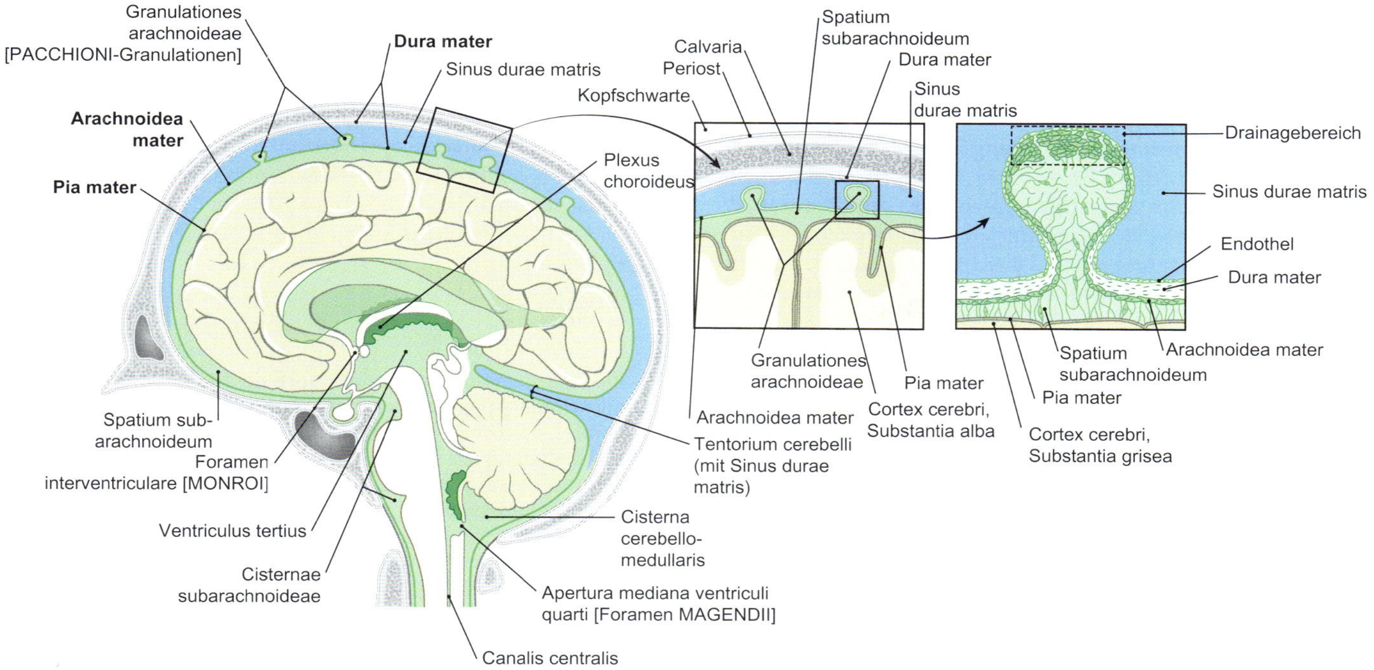

Abb. 11.24 Lagebeziehungen der Meningen innerhalb des knöchernen Schädels im Sagittalschnitt. [S700-L126], rechter Ausschnitt: [S700-L126~F1082-001]

Klinik

Bei einem Schädel-Hirn-Trauma können Dura mater und Arachnoidea mater einreißen. Der äußere Liquorraum ist dann eröffnet und es kann eine Verbindung nach außen entstehen (Liquorfistel), sodass Liquor cerebrospinalis aus Nase **(Rhinoliquorrhö)** oder Ohr **(Otoliquorrhö)** austritt. Um festzustellen, ob es sich bei dem austretenden Sekret tatsächlich um Liquor handelt, bestimmt man heute β_2-Transferrin, ein Glykoprotein, das in der β_2-Isoform nur im Liquor vorkommt.

Klinik

Das Einspritzen eines Lokalanästhetikums in den Epi- bzw. Periduralraum, der den spinalen Durasack umgibt, wird als **Periduralanästhesie** (kurz: PDA) bezeichnet (➤ Abb. 11.34). Man führt dabei die Nadel in median-sagittaler Ausrichtung zwischen 2 Procc. spinosi durch die Bandstrukturen der Wirbelsäule hinweg in den Epiduralraum ein, ohne die Dura mater spinalis zu durchstoßen. Das Lokalanästhetikum entfaltet somit von außerhalb der Dura seine Wirkung auf die Spinalwurzeln und Spinalganglien. Eingesetzt wird die PDA bei diversen Operationen und in der Geburtshilfe zur perioperativen Schmerzausschaltung (Analgesie).

11.3.2 Embryologie

Hirn- und Rückenmarkshäute entwickeln sich aus der **Meninx primitiva.** Dabei handelt es sich um mesenchymales Bindegewebe, das der Neuralleiste und dem paraxialen Mesoderm entstammt und das Neuralrohr umgibt. Mit Ausbildung der Duragrenzlamelle wird die Meninx primitiva in Pachy- und Leptomeninx getrennt.

11.3.3 Pachymeninx – Dura mater

Die Dura mater besteht vorwiegend aus straffem, kollagenfaserigem Bindegewebe und ist daher eine Art „Organkapsel" des ZNS. Die Dura mater des Gehirns **(Dura mater cranialis)** ist dabei direkt mit dem Periost des knöchernen Schädels verwachsen, sodass man intrakraniell keinen physiologischen Spaltraum zwischen Dura und Schädelknochen abgrenzen kann. Die Dura mater des Rückenmarks **(Dura mater spinalis)** hingegen bildet einen schlauchförmigen Sack, der das Rückenmark umgibt und bis auf seine knöchernen Anheftungsstellen an Foramen magnum und Os coccygis nicht mit dem knöchernen Wirbelkanal verwachsen ist. Somit ist spinal größtenteils ein **Epiduralraum** (Spatium epidurale; syn.: Periduralraum oder Spatium peridurale) vorhanden, der den Durasack umschließt und mit Fettgewebe und einem dichten Venenplexus (Plexus venosus vertebralis internus) ausgefüllt ist (➤ Abb. 11.25).

Die Dura mater cranialis besteht aus 2 aufeinanderliegenden Blättern: die am Knochen haftende **Lamina externa** und die dem Ge-

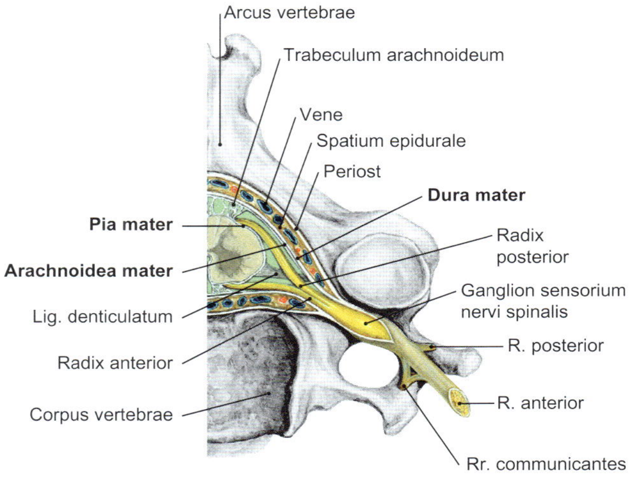

Abb. 11.25 Lagebeziehungen der Meningen innerhalb des Wirbelkanals auf Höhe des IV. Halswirbels im Transversalschnitt. [S700-L126]

hirn zugewandte **Lamina interna.** An manchen Stellen innerhalb des knöchernen Schädels spalten sich diese beiden Blätter auf. Dadurch entstehen längliche, mit Endothel ausgekleidete Hohlräume **(Sinus durae matris),** in denen das venöse Blut von Gehirn und Hirnhäuten gesammelt und in Richtung V. jugularis interna geleitet wird (➤ Kap. 11.3.5, ➤ Kap. 11.5.8). Darüber hinaus bildet die Lamina interna plattenartige **Durasepten bzw. -duplikaturen,** die den Innenraum des Schädels strukturieren, bestimmte Anteile des Gehirns voneinander trennen und gleichsam die Lage des Gehirns bei mechanischen Einwirkungen auf den Schädel stabilisieren. Hierzu zählt man folgende Strukturen (➤ Abb. 11.26, ➤ Abb. 11.24, ➤ Abb. 11.27):

- **Falx cerebri** (Großhirnsichel): Dieses relativ großflächige Duraseptum ist median-sagittal in der Fissura longitudinalis cerebri ausgerichtet und trennt die beiden Großhirnhemisphären oberhalb des Corpus callosum. In ihrem oberen Rand enthält sie den Sinus sagittalis superior, über den sie kranial am Schädeldach fixiert ist. Rostrokaudal ist die Falx an der Crista galli und der Crista frontalis, okzipital an der Protuberantia occipitalis interna befestigt. In ihrem unteren freien Rand ist der Sinus sagittalis inferior lokalisiert, der nach okzipital in den Sinus rectus übergeht, der wiederum von der Wurzel der Falx umschlossen wird. Von hier aus geht die Falx cerebri beidseits in das Tentorium cerebelli über.
- **Tentorium cerebelli** (Kleinhirnzelt): Dieses zeltförmige Duraseptum erstreckt sich in schräg-horizontaler Ausrichtung innerhalb der Fossa cranii posterior zwischen der Unterseite der Lobi occipitales des Großhirns und der Facies superior des Kleinhirns. Fixiert ist seine Wurzel okzipital, gemeinsam mit der Falx cerebri, an der Protuberantia occipitalis interna auf Höhe des Confluens sinuum; lateral an den Rändern des Sinus transversus entlang des Os occipitale und weiter vorne lateral am Rand des Sinus petrosus superior an der Oberkante der Felsenbeinpyramide. Vorne medial läuft die Wurzel des Tentorium cerebelli bis zum Dorsum sellae und ist an den Procc. clinoidei posteriores und anteriores befestigt. Zwischen den Tentoriumsschenkeln beider Seiten bleibt ein schlitzförmiger Spalt (Tentoriumschlitz, **Incisura tentorii**) für den Durchtritt von Hirnstamm (auf Höhe des Mittelhirns), Gefäßen und Hirnnerven.
- **Falx cerebelli** (Kleinhirnsichel): Die Falx cerebelli ist ein kurzes, sichelförmiges Duraseptum, das okzipital an der Crista occipitalis interna befestigt ist und von dorsokaudal in die Incisura cerebelli posterior in median-sagittaler Ausrichtung hineinragt.
- **Diaphragma sellae:** Dieses horizontal ausgerichtete Duraseptum ist an den Procc. clinoidei anteriores und posteriores fixiert und überspannt die Fossa hypophysialis in der Fossa cranii media. Es enthält in seiner Mitte ein Loch zum Durchtritt des Hypophysenstiels.

Klinik

Bei erhöhtem Hirndruck, wie er bei einer Hirnblutung oder einem Hirntumor entstehen kann, können Anteile der Lobi temporales in die Incisura tentorii hineingepresst werden **(obere Einklemmung).** Dadurch können die Nn. oculomotorii bzw. das gesamte Mesencephalon eingeklemmt werden. So entsteht ein **Mittelhirnsyndrom,** das sich mit zunehmender Bewusstseinstrübung, lichtstarren Pupillen und gesteigerten sowie pathologischen Reflexen der Extremitäten äußert.

11.3.4 Leptomeninx

Arachnoidea mater

Die Arachnoidea mater liegt im Schädel und im Wirbelkanal der inneren Schicht der Dura mater, dem sog. Neurothel, flächenhaft an. Ein physiologischer Spaltraum zwischen Dura und Arachnoidea ist daher nicht vorhanden, wohl aber zwischen Arachnoidea und Pia mater. Dieses **Spatium subarachnoideum** ist mit Liquor cerebrospinalis gefüllt (äußerer Liquorraum) und wird vor allem im Bereich des Gehirns von zahlreichen spinngewebsartigen bindegewebigen Trabekeln **(Trabeculae arachnoideae)** durchzogen. An manchen Stellen ist er zu Zisternen erweitert, in denen u. a. größere Hirnarterien und manche Hirnnervenwurzeln verlaufen. Des Weiteren findet man durawärts gerichtete zottenartige Ausstülpungen der Arachnoidea. Diese pilzförmigen Arachnoidalgra-

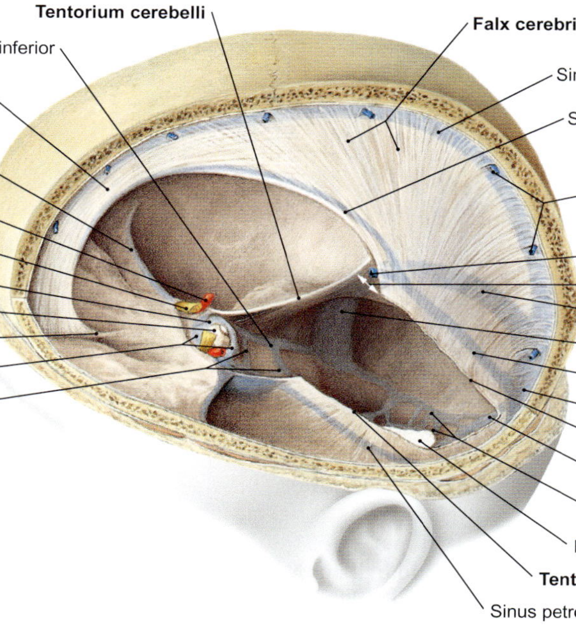

Abb. 11.26 Dura mater cranialis und Durasepten. Ansicht von lateral. [S700]

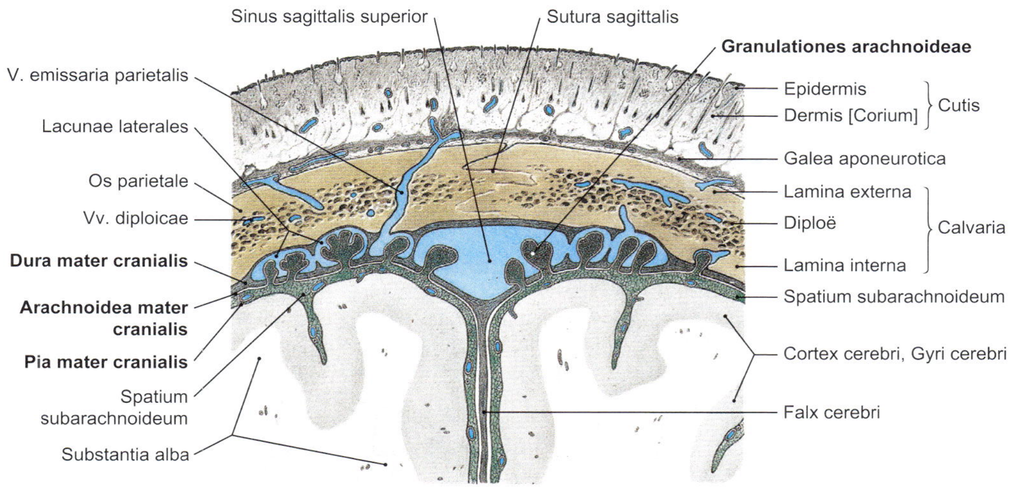

Abb. 11.27 Schädeldach, Meningen und Sinus durae matris. Frontalschnitt. [S700]

nulationen (**Granulationes arachnoideae**) können bis ins Lumen der Sinus durae matris und manche gar bis in den Schädelknochen und die Diploëvenen hinein vordringen. Sie sind wichtige Abflusswege des Liquors in das venöse System und am Sinus sagittalis superior besonders zahlreich und stark ausgeprägt (PACCHIONI-Granulationen, ➤ Abb. 11.27). Im Rückenmark sind Granulationes arachnoideae dorsal im Bereich der Spinalnervenwurzeln vorhanden. Diese treten in Kontakt mit dem epiduralen Venenplexus und stellen darüber den spinalen Liquorabfluss sicher.

Klinik

Meningeome sind langsam wachsende, fast immer gutartige Tumoren, die meist von arachnoidalen Deckzellen ausgehen. Bevorzugt findet man sie im Interhemisphärenspalt, vor allem im Bereich des Sinus sagittalis superior (parasagittales Meningeom). Oft bleiben sie lange unbemerkt, weil sich das umgebende Gewebe an sie anpasst, und können so eine beträchtliche Größe erreichen, bevor sie z. B. durch einen plötzlichen Krampfanfall symptomatisch werden. Wenn sie operiert werden können, haben Meningeome bei möglichst radikaler Entfernung des Tumorgewebes eine gute Prognose.

Pia mater

Pia mater cranialis und Pia mater spinalis liegen dem Gehirn bzw. Rückenmark direkt an. Die **Pia mater cranialis** folgt also – im Gegensatz zu Dura und Arachnoidea mater cranialis – allen Gyri und Sulci bis in die Tiefe und großen Blutgefäßen perivaskulär bis ins Hirngewebe hinein. Diese Abschnitte werden als VIRCHOW-ROBIN-Räume bezeichnet. Eine Besonderheit der **Pia mater spinalis** ist das **Lig. denticulatum.** Diese in der Frontalebene ausgerichtete Platte aus straffem Bindegewebe spannt sich vom Foramen magnum bis oberhalb des ersten Lumbalnervs beidseits zwischen Rückenmark und Dura mater spinalis aus und durchbricht dabei jeweils die Arachnoidea (➤ Abb. 11.25).

MERKE

Innerhalb des knöchernen Schädels ziehen Dura und Arachnoidea mater gemeinsam über die Oberfläche und damit über Gyri und Sulci des Gehirns hinweg. Die Pia mater hingegen liegt dem Hirngewebe direkt auf und folgt daher ausnahmslos den Gyri und Sulci in die Tiefe (➤ Abb. 11.27).

11.3.5 Leitungsbahnen der Meningen

Arterien und Venen

Bei den Gefäßen der Dura mater cranialis unterscheidet man Vasa privata (Meningealgefäße, Aa. bzw. Vv. meningeae) von Vasa publica (Sinus durae matris). Vasa privata sind für die arterielle und venöse Blutversorgung der Dura selbst verantwortlich, Vasa publica führen das venöse Blut des Gehirns zur V. jugularis interna. Interessanterweise besitzt die Arachnoidea mater keine eigenen Blutgefäße, wohl aber die Pia mater, deren Gefäße wiederum mit den Blutgefäßen des Gehirns in direkter Verbindung stehen.
Man unterscheidet die folgenden **Arterien:**

- **R. meningeus anterior** der A. ethmoidalis anterior: versorgt die Dura mater cranialis der Fossa cranii anterior
- **A. meningea media** der A. maxillaris: versorgt den größten Teil der Dura mater cranialis; hauptsächlich Fossa cranii media, z. T. auch Fossa cranii anterior
- **A. meningea centralis** der A. carotis interna: versorgt vor allem das Tentorium cerebelli
- **A. meningea posterior** der A. pharyngea ascendens: versorgt den größten Teil der Dura mater cranialis der Fossa cranii posterior
- **Rr. meningei** der A. vertebralis bzw. A. occipitalis: versorgen auch Teile der Dura mater cranialis der Fossa cranii posterior
- **Aa. radiculares** und **Aa. medullares** aus Rr. spinales: versorgen die Dura mater spinalis

In der Regel begleiten paarige **Vv. meningeae** die oben aufgeführten Arterien bzw. Äste.

MERKE

Als **Brückenvenen** werden die Venenabschnitte definiert, welche die oberflächlichen Hirnvenen mit den Sinus durae matris verbinden. Sie ziehen von der Hirnoberfläche aus durch Subarachnoidalraum, Arachnoidea und Dura mater cranialis hindurch bis in den jeweiligen Sinus hinein.

Klinik

Ein intrakranielles **epidurales Hämatom** beschreibt eine Blutansammlung zwischen Schädelknochen und Dura mater cranialis. Ursache ist oft ein Schädeltrauma, bei dem ein hirnhautversorgendes Gefäß wie die A. meningea media einreißt. In der zerebralen Computertomografie ist ein Epiduralhämatom hyperdens (dichter als die Umgebung) und hat aufgrund definierter Anheftungsstellen der Dura mater an den Suturen

der Schädelknochen eine bikonvexe Form. Prognostisch bedeutsam ist eine möglichst frühzeitige Operation mit Unterbindung des blutenden Gefäßes.
Beim intrakraniellen **subduralen Hämatom** sammelt sich das Blut zwischen Dura mater und Arachnoidea mater. Auch das Subduralhämatom entsteht in der Regel traumatisch – hier reißen jedoch die Brückenvenen und es kann wesentlich länger dauern, bis die ersten Symptome auftreten. Computertomografisch sind subdurale Hämatome hyperdens und unikonvex. Therapie ist die Operation mit Einlage einer Ablaufdrainage.
Ein **subarachnoidales Hämatom** entsteht meist, wenn eine Aussackung **(Aneurysma)** einer im Subarachnoidalraum verlaufenden Arterie rupturiert. Auch eine solche Blutung stellt sich computertomografisch hyperdens dar, wobei die Blutansammlung je nach Ausmaß über weite Teile des Subarachnoidalraums hinweg v. a. in den Zisternen sichtbar sein kann. Auch hier spielt prognostisch eine möglichst frühe Operation mit Verschluss der Blutungsquelle eine entscheidende Rolle.

Innervation

Sensibel werden die Meningen des Gehirns größtenteils durch Äste des **N. trigeminus [V]** versorgt. Jedoch beteiligen sich auch der **N. glossopharyngeus [IX]** und der **N. vagus [X]** sowie **zervikale Spinalnerven** an ihrer sensiblen Innervation.
Topografisch unterscheidet man:

- N. trigeminus [V]
  - **R. meningeus anterior** des N. ethmoidalis posterior (Ast des N. nasociliaris; dieser wiederum Ast des N. ophthalmicus [V/1]) für die Meningen der Fossa cranii anterior
  - **R. meningeus recurrens (R. tentorius)** des N. ophthalmicus [V/1] für das Tentorium cerebelli
  - **Rr. meningei** des N. maxillaris [V/2] bzw. N. mandibularis [V/3] für die Meningen der Fossa cranii media
- N. glossopharyngeus [IX] und N. vagus [X]
  - **Rr. meningei** des N. vagus [X] und N. glossopharyngeus [IX] für die Dura der Fossa cranii posterior mit Ausnahme des Clivus
- zervikale Spinalnerven
  - **sensible Äste aus C1–3** versorgen nach Durchtritt durchs Foramen magnum die Meningen des Clivus

Vegetativ werden die zerebralen Meningen **parasympathisch** durch **Fasern der Kopfganglien, sympathisch** durch **Fasern des Ganglion cervicale superius** innerviert.
Im **Rückenmark** übernehmen die **Rr. meningei** der jeweils segmental austretenden Spinalnerven die sensible und vegetative Innervation der Meningen.

Klinik

Die Meningen sind im Gegensatz zum Gehirn und Rückenmark selbst äußerst schmerzempfindlich. Diese Schmerzempfindlichkeit wird insbesondere bei entzündlichen Prozessen wie einer **Meningitis** deutlich. Die betroffenen Patienten haben starke Kopfschmerzen und eine begleitende schmerzhafte Nackensteifigkeit. Letztere ist durch eine Reizung der Hirnhäute bedingt und wird auch als **Meningismus** bezeichnet. In der klinisch-neurologischen Untersuchung wird ein Meningismus durch die folgenden 2 Testverfahren erfasst:

- **BRUDZINSKI-Zeichen:** Hierbei beugt man beim entspannt auf dem Rücken liegenden Patienten den Kopf passiv nach vorne. Winkelt der Patient dabei die Beine reflektorisch an (um die gereizten Hirnhäute zu entlasten), wird das Zeichen als positiv gewertet.
- **KERNIG-Zeichen:** Hierbei hebt man beim liegenden Patienten das gestreckte Bein passiv an. Kommt es aufgrund gereizter Hirnhäute zu einer aktiven Beugung im Kniegelenk, ist das Zeichen positiv.

11.4 Ventrikelsystem und angrenzende Strukturen

Anja Böckers

Kompetenzen

Nach Bearbeitung dieses Lehrbuchkapitels sollten Sie in der Lage sein:

- den Liquorfluss am Präparat oder an einem Modell des Ventrikelsystems von seinem Bildungsort aus durch die jeweiligen Abschnitte des Ventrikelsystems hindurch bis zu seinen Resorptionsstellen zu beschreiben und zu zeigen
- mindestens 2 wesentliche Funktionen des Liquors zu erklären
- auf Horizontal- und Frontalschnitten des Gehirns Abschnitte des Ventrikelsystems korrekt zu bezeichnen
- die wandbildenden Strukturen des I.–III. Ventrikels aufzuzählen

11.4.1 Überblick und Gliederung

Das Gehirn ist von zerebrospinaler Flüssigkeit, dem Liquor, schützend umgeben. Er befindet sich in den äußeren (➤ Kap. 11.4.4) und den inneren Liquorräumen (➤ Kap. 11.4.3). Die **inneren Liquorräume** sind in der Tiefe der Hirnsubstanz lokalisierte Hirnkammern, die von Ependymzellen ausgekleidet sind und als Ventrikelsystem im engeren Sinn bezeichnet werden. Zu ihnen gehören 4 Ventrikel und der Canalis centralis (➤ Abb. 11.28):

- **Ventriculi laterales primus** (I. Ventrikel, links) et **secundus** (II. Ventrikel, rechts) im Telencephalon
- **Ventriculus tertius** (III. Ventrikel) im Diencephalon
- **Ventriculus quartus** (IV. Ventrikel) im Rhombencephalon
- **Aqueductus mesencephali** als Verbindung zwischen III. und IV. Ventrikel im Mesencephalon
- **Canalis centralis** im Rückenmark

Der **äußere Liquorraum** wird im Wesentlichen vom Subarachnoidalraum gebildet, der Gehirn und Rückenmark umgibt (➤ Kap. 11.4.4). Zu seinen Erweiterungen, den **Zisternen,** zählen die Cisterna interpeduncularis, die Cisterna ambiens und die Cisterna pontocerebellaris.
Das Liquorsystem steht über die äußeren Liquorräume in engem Kontakt zu den durch die Pia mater gebildeten arteriellen perivaskulären VIRCHOW-ROBIN-Räumen. Diese Räume bilden eine funktionelle Einheit, die als **glymphatisches System** bezeichnet wird und ein mutmaßliches, dem lymphatischen System vergleichbares Entsorgungssystem des ZNS darstellt. VIRCHOW-ROBIN-Räume sind von Gliazellen begrenzt. Diese nehmen den Liquor auf und verteilen ihn letztlich im Interstitialraum des gesamten Hirnparenchyms. Abfallstoffe werden dabei aufgenommen, und schließlich diffundiert die Interstitialflüssigkeit zu venösen perivaskulären Räumen. Die Venen verlassen das Gehirn, und außerhalb der Hirnhaut gelangt die Flüssigkeit in ihren perivenösen Räumen ins lymphatische System. Der Flüssigkeitstransport wird durch Wellenbewegungen des Pulsschlags angetrieben und ist insbesondere während des Schlafs verstärkt. Klinisch wird ein Zusammenhang des glymphatischen Systems mit dem Auftreten neurodegenerativer Erkrankungen vermutet.
Der Liquor cerebrospinalis (➤ Kap. 11.4.5) wird in den Plexus choroidei der Ventrikel produziert, gelangt über die **Apertura mediana (Foramen MAGENDII)** und die paarigen **Aperturae laterales (Foraminae LUSCHKAE)** des IV. Ventrikels in den äußeren Liquorraum und wird dort resorbiert. Innere und äußere Liquorräume umfassen insgesamt ein Volumen von ca. 140 ml Liquor.

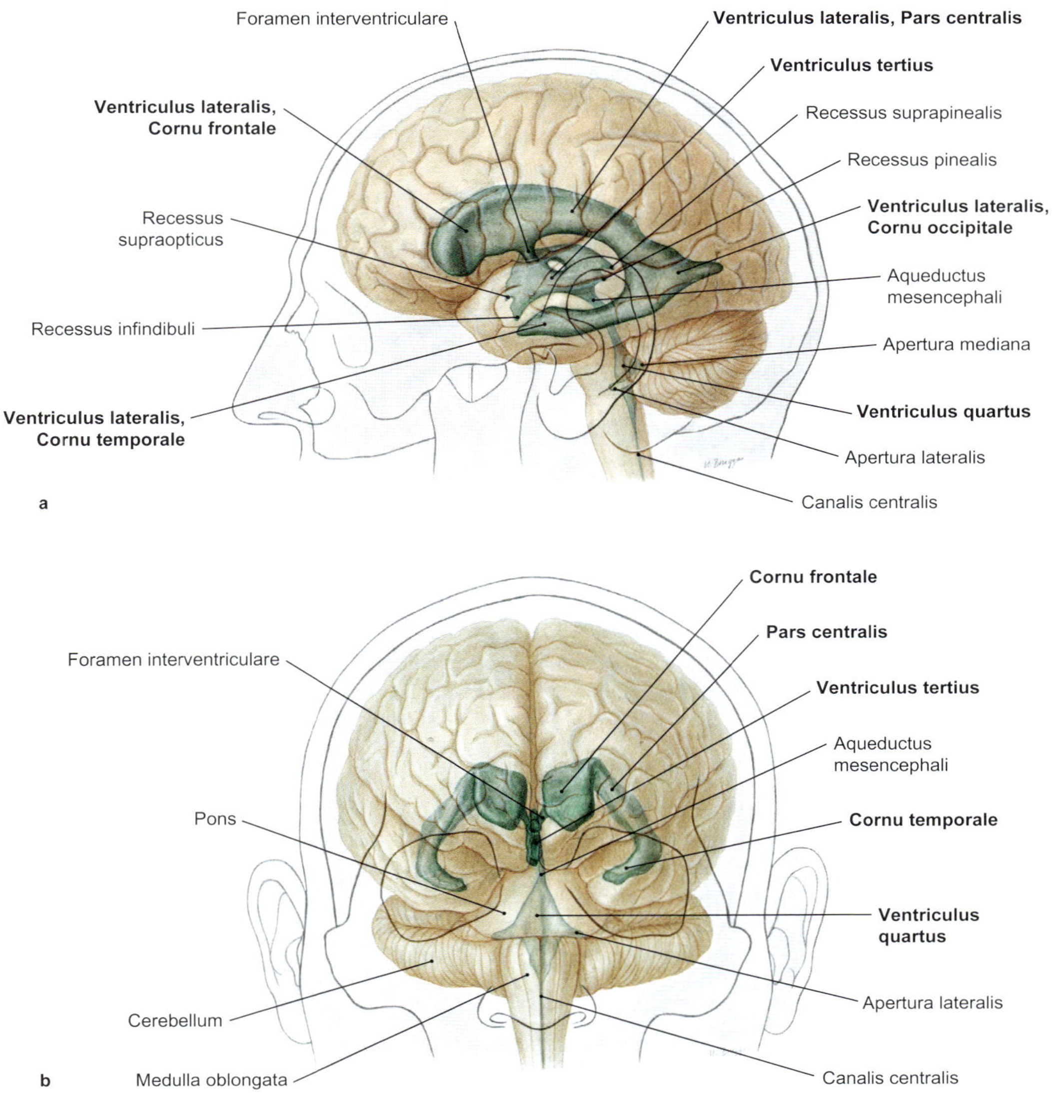

Abb. 11.28 Ventrikel des Gehirns, Ventriculi encephali. [S700-L301] **a** Ansicht von links. **b** Ansicht von vorne.

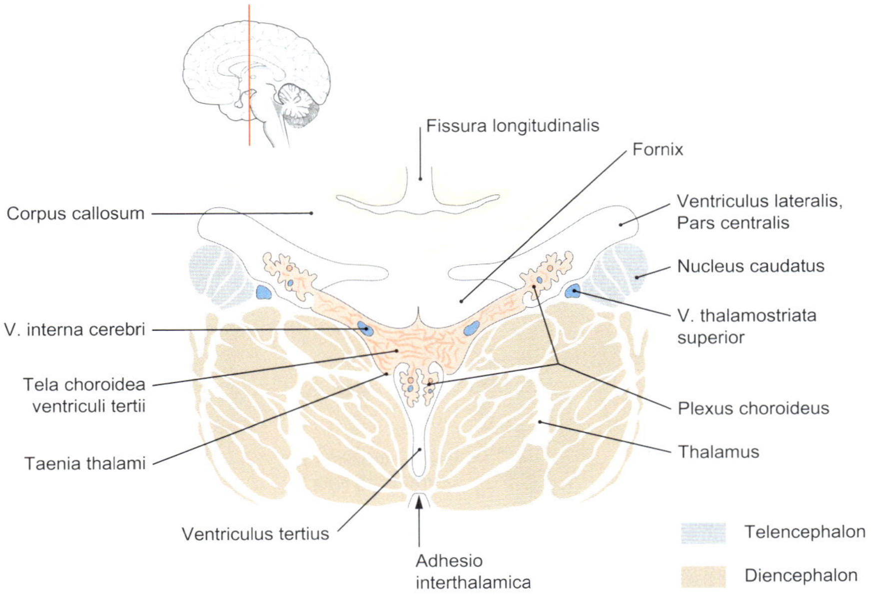

Abb. 11.29 Plexus choroideus in den Seitenventrikeln, Ventriculi laterales, und im III. Ventrikel, Ventriculus tertius; schematisierter Frontalschnitt. [S702-L126]/[B500-M28/L132]

Das Liquorsystem hat eine mechanische Schutzfunktion und transportiert Nähr- und Abbauprodukte. Außerdem wird diskutiert, ob möglicherweise die Liquorzusammensetzung, spezifische Substanzen oder Neurotransmitter auch hormonelle und homöostatische Signalwege beeinflussen.

11.4.2 Embryologie

Ventrikelsystem

Mit der Entwicklung der Hirnbläschen aus dem Neuralrohr geht zugleich auch die Entwicklung des Ventrikelsystems aus den inneren Hohlräumen der Hirnanlage einher (➤ Kap. 11.1.1). Die beiden Endhirnbläschen umschließen die paarigen Seitenventrikel, das zweite sekundäre Hirnbläschen den III. Ventrikel des späteren Diencephalons. Nach der Hemisphärenrotation verbleiben zwischen beiden jeweils nur kleinlumige Öffnungen, die **Foramina interventricularia (Foramina MONROI).** Im Bereich des im mesenzephalen Hirnabschnitts gelegenen sekundären Hirnbläschens verengt sich das Neuralrohrlumen durch starkes Wachstum der Neuralrohrwand, sodass nur ein schmaler Verbindungsgang zwischen III. und IV. Ventrikel, der **Aqueductus mesencephali,** verbleibt. Das Neuralrohrlumen des Rhombencephalons erweitert sich zum IV. Ventrikel und zum Canalis centralis der Medulla oblongata bzw. des Rückenmarks.

Entwicklung des Plexus choroideus

Der Plexus choroideus entsteht aus dem Neuroepithel der Hirnbläschen durch das Einwachsen von Blutgefäßen ins Ependym. An diesen Stellen besteht die Ventrikelwand aus dem **Plexusepithel (Lamina epithelialis)** und der bindegewebigen **Tela choroidea (Lamina propria),** einer Differenzierung der Pia mater. Die Gefäße wachsen im ependymalen Dach des IV. Ventrikels, in der medialen Wand der Seitenventrikel und im Dach des III. Ventrikels ein. Die beiden letztgenannten Anlagen entstehen in der *7. Embryonalwoche* zunächst gemeinsam und werden dann durch das starke Auswachsen des Telencephalons auf die Seitenventrikel und den III. Ventrikel verteilt. Sie bleiben aber zeitlebens über die Foramina interventricularia miteinander verbunden (➤ Abb. 11.29). Der Plexus choroideus wird zunächst nur im zentralen Abschnitt der Seitenventrikel angelegt, dehnt sich aber im Zuge der Hemisphärenrotation in die angrenzenden Abschnitte (➤ Tab. 11.2) aus. Die Grenze zwischen Diencephalon mit seinen thalamischen Kernen und dem telenzephalen Nucleus caudatus wird in den Seitenventrikeln durch den Verlauf der V. thalamostriata superior markiert.

11.4.3 Innere Liquorräume

Ventriculi laterales primus und secundus

Die Ventriculi laterales (➤ Abb. 11.30) bilden von lateral betrachtet jeweils einen C-förmigen Schlauch, wobei die Öffnung des „C" nach rostral weist und nach posterior spornartig ausgesackt ist. Der obere Schenkel des „C" liegt als **Cornu frontale [anterius]** im Frontallappen, setzt sich mit der **Pars centralis** in den Parietallappen fort und erreicht mit dem **Cornu occipitale [posterius]** den Okzipitallappen des Telencephalons. Über eine dreieckige Erweiterung des Schlauchs, das **Trigonum collaterale,** besteht aber auch eine weitlumige Verbindung in den unteren Schenkel des „C", der wiederum bis in den Temporallappen vordringt **(Cornu temporale [inferius]).**

Die Seitenventrikel sind eine wichtige anatomische Landmarke auf Schnittbildern (CT, MRT) durch das Telencephalon. Die Kerngebiete der Basalganglien und klinisch bedeutsame Projektionsfasern, die in ihrer Gesamtheit die Capsula interna bilden, liegen in direkter Umgebung zu den Ventrikeln. Die Kenntnis der Ventrikelbegrenzungen ist daher von hoher klinischer Relevanz. Diese ventrikelnahen Strukturen folgen der Hemisphärenrotation nach, sodass der Nucleus caudatus am Ende dieser Rotation sowohl im Cornu frontale als auch im Cornu temporale der lateralen Wand der Seitenventrikel anliegt. Der Thalamus verbleibt als Bestandteil des nicht rotierenden Diencephalons mediobasal der Seitenventrikel und bildet die laterale Wand des III. Ventrikels.

MERKE

Die den Wänden der Seitenventrikel angelagerten Strukturen sind in ➤ Tab. 11.2 aufgelistet.

Ventriculus tertius

Die Ventriculi laterales (I. und II. Ventrikel) stehen beidseits über die **Foramina interventricularia (MONROI)** mit dem unpaaren III. Ventrikel in Verbindung. Der III. Ventrikel befindet sich zwischen den beiden Thalami, die sich meist in der **Adhesio interthalamica** berühren, und hat charakteristische Ausstülpungen, die Recessus (➤ Abb. 11.28): Vor dem nach rostral gerichteten **Recessus supraopticus** lagert sich das Chiasma opticum dem Ventrikel an, darunter senkt sich der Boden des III. Ventrikels im **Recessus infundibularis** in den Hypophysenstiel ab. Nach okzipital ausgerichtet befinden sich in enger Anordnung zur Glandula pinealis (Zirbeldrüse) der **Recessus suprapinealis** und der **Recessus pinealis.**

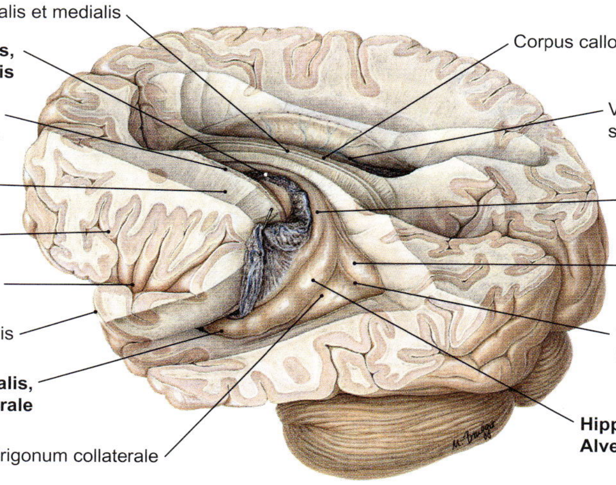

Abb. 11.30 Seitenventrikel, Ventriculi laterales. Ansicht von links hinten oben; nach Abtragung der oberen Teile der Großhirnhemisphären. [S700-L301]

Tab. 11.2 Topografie der Seitenventrikel.

Ventrikel, Abschnitt	Wand	Angrenzende Strukturen	Plexus choroideus
Ventriculi laterales, Cornu frontale	Dach	Corpus callosum (Truncus)	nein
	vordere Wand	Corpus callosum (Genu)	
	mediale Wand	Septum pellucidum	
	laterale Wand	Caput nuclei caudati	
Ventriculi laterales, Pars centralis	Dach	Corpus callosum	ja
	Boden	Thalamus	
	mediale Wand	Septum pellucidum, Fornix	
	laterale Wand	Corpus nuclei caudati	
Ventriculi laterales, Cornu occipitale	Dach	Marklager des Lobus occipitalis	nein
	Boden	Marklager des Lobus occipitalis	
	mediale Wand	Calcar avis	
	laterale Wand	Radiatio optica	
Ventriculi laterales, Cornu temporale	Dach	Cauda nuclei caudati	ja
	Boden	Hippocampus	
	mediale Wand	Fimbria hippocampi	
	laterale Wand	Cauda nuclei caudati	
	Vorderwand	Amygdala	
Ventriculus tertius	Dach	Tela choroidea ventriculi tertii	ja
	Boden	Hypothalamus	
	Vorderwand	Lamina terminalis ventriculi tertii	
	laterale Wand	Thalamus, Epithalamus	
Ventriculus quartus	Dach	Velum medullare superius cerebelli und Velum medullare inferius cerebelli	ja
	Boden	Fossa rhomboidea	
	laterale Wand	Pedunculi cerebelli	

Aqueductus mesencephali

Der III. Ventrikel kommuniziert über den Aqueductus mesencephali (SYLVII) mit dem IV. Ventrikel. Der Aquädukt beginnt im hinteren Abschnitt des Ventrikelbodens im Übergang zu dessen Hinterwand und verläuft zwischen Lamina tecti und Tegmentum mesencephali durch das Mittelhirn zum Dach des IV. Ventrikels. Er bildet die engste Stelle der inneren Liquorräume. Ist er verengt oder sogar verschlossen, können sich die I.–III. Ventrikel durch den Liquorstau erweitern (Hydrocephalus) (➤ Abb. 11.31).

Ventriculus quartus

Der IV. Ventrikel hat Ähnlichkeiten mit einem Zelt, dessen Spitze auf das Cerebellum gerichtet ist, während der Zeltboden nach ventral weist und von der Rautengrube **(Fossa rhomboidea)** gebildet wird. Die Fossa rhomboidea wird dabei von den Kleinhirnstielen (Pedunculi cerebelli), vom Pons und von der Medulla oblongata begrenzt (➤ Abb. 11.21; ➤ Kap. 11.1.2). Der IV. Ventrikel hat beidseits armförmige Ausstülpungen, die **Recessus laterales.** An ihren Enden steht der IV. Ventrikel über die **Aperturae laterales ventriculi quarti (Foraminae LUSCHKAE)** und über die in der Medianebene gelegene **Apertura mediana ventriculi quarti (Foramen MAGENDII)** mit den äußeren Liquorräumen, dem Subarachnoidalraum, in Verbindung. Er setzt sich aber auch nach kaudal in den Canalis centralis der Medulla oblongata bzw. spinalis fort.

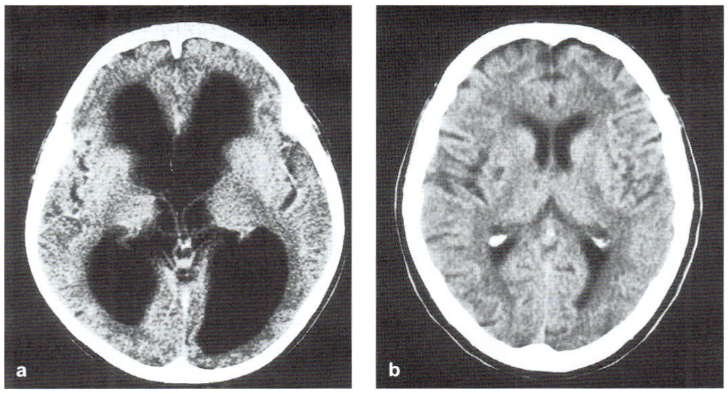

Abb. 11.31 Liquorabflussstörung in der CT. [R317] **a** CT einer Patientin mit Liquorabflussstörung durch Verengung des Aqueductus mesencephali. Die Hirnventrikel sind auf Kosten des Hirnparenchyms stark erweitert (Hydrocephalus). Die Patientin zeigte massive intellektuelle Einbußen und erhebliche Gangstörungen. **b** CT einer gesunden Person zum Vergleich.

11.4.4 Äußere Liquorräume – Spatium subarachnoideum

Der Subarachnoidalraum befindet sich zwischen Arachnoidea und Pia mater und umgibt Gehirn und Rückenmark. Die Arachnoidea überspannt dabei Unregelmäßigkeiten an der Hirnoberfläche oder -basis, sodass Erweiterungen des Subarachnoidalraums entstehen. Die größte dieser sog. Zisternen ist die **Cisterna cerebellomedullaris posterior,** die sich zwischen Kleinhirn und Medulla oblongata aufspannt. Sie kann durch die Membrana atlantooccipitalis hindurch punktiert werden (Subokzipitalpunktion). Oberhalb des Kleinhirns dehnt sich an der Vierhügelplatte die **Cisterna quadrigeminalis** aus, die sich nach lateral um den Pons herum in die **Cisterna ambiens** fortsetzt und nach rostral Verbindung zu der zwischen den Crura cerebri gelegenen **Cisterna interpeduncularis** hat. Als **Cisterna basalis** wird ein vielkammeriges System von kleineren Aufweitungen des Subarachnoidalraums insbesondere an der Basis des Frontallappens zusammengefasst, zu der auch die **Cisterna chiasmatica** gerechnet wird (➤ Abb. 11.32).

11.4.5 Zerebrospinale Flüssigkeit – Liquor

Der **Plexus choroideus** und die Ependymzellen der Ventrikel bilden zusammen täglich ca. 500 ml Liquor, d. h., die beständige Menge an Liquor cerebrospinalis (ca. 140 ml) wird ungefähr dreimal täglich ausgetauscht.

Plexus choroideus

Der Plexus choroideus wölbt sich mit seinen zahlreichen Gefäßauffaltungen in das Ventrikellumen vor, ist aber jeweils über die **Taeniae choroideae** an der Pia mater befestigt. Wie das Ependym ist das Plexusepithel einschichtig kubisch organisiert und zeigt an seiner Oberfläche als zusätzliche Oberflächenvergrößerung einen Mikrovillibesatz. Um das Gehirn vor möglichen schädigenden Einflüssen zu schützen, befindet sich zwischen der Blutzirkulation und dem Liquor eine **Blut-Liquor-Schranke,** bestehend aus einem fenestrierten Kapillarendothel, der Basalmembran des Endothels bzw. des Plexusepithels und Zellen der Lamina epithelialis des Plexus choroideus, die über Tight Junctions miteinander verbunden sind. Die an der Bildung der jeweiligen Gefäßkonvolute der Plexus choroidei entscheidend beteiligten Gefäße sind in ➤ Tab. 11.3 zusammengefasst.

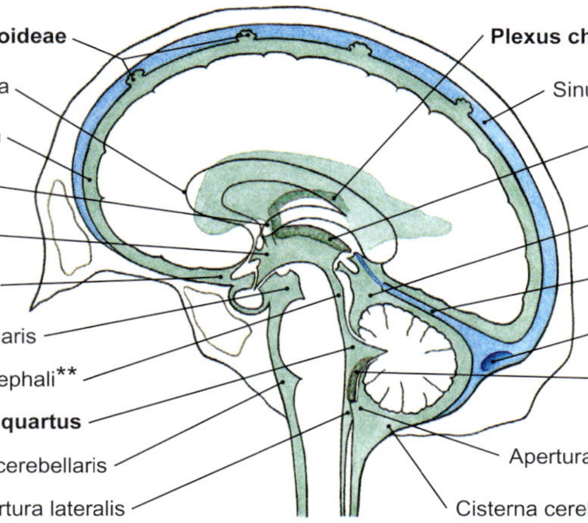

Abb. 11.32 Schema der Liquorzirkulation. * klinisch: Foramen MONROI, ** klinisch: SYLVIUS-Kanal. [S700-L126]/[G1060-003]

Der Plexus choroideus der Seitenventrikel und des III. Ventrikels ist „T-förmig" bzw. „↑-förmig" angelegt. Während sich der lange, senkrechte Schenkel des „T" bzw. der Pfeilschaft im Dach des III. Ventrikels befindet (➤ Abb. 11.33), reichen die seitlichen, nahezu horizontalen Schenkel des „T" bzw. die seitlichen Ausläufer der Pfeilspitze von medial in die Pars centralis und das Cornu temporale der Seitenventrikel hinein. Der Plexus choroideus des IV. Ventrikels ragt z. T. aus den Aperturae laterales in den Subarachnoidalraum hinein und wird klinisch als **BOCHDALEK-Blumenkörbchen** bezeichnet.

MERKE

Die **Blut-Liquor-Schranke** befindet sich zwischen dem Blutstrom in den Choroidalgefäßen (➤ Tab. 11.3) und dem Liquor. Sie wird durch Plexusepithel gebildet.
Die **Blut-Hirn-Schranke** befindet sich zwischen dem Blutstrom der Hirngefäße (➤ Kap. 11.5) und den Nervenzellen. Sie wird u. a. vom Kapillarendothel und von Astrozyten gebildet.

Tab. 11.3 Arterielle Versorgung der Plexus choroidei.

Ventrikel	Arterie
Ventriculi laterales	• A. choroidea anterior (aus der A. carotis interna) • A. choroidea posterior lateralis (aus der A. cerebri posterior)
Ventriculus tertius	A. choroidea posterior medialis (aus der A. cerebri posterior)
Ventriculus quartus	• A. inferior posterior cerebelli (aus der A. vertebralis) • A. inferior anterior cerebelli (aus der A. basilaris)

Liquorbildung und -resorption

Von seinem Bildungsort, den Plexus choroidei (80 %) und der Ependymschicht der Ventrikel (20 %), gelangt der Liquor von den inneren Liquorräumen in die äußeren Liquorräume und wird dann an Arachnoidalzotten, wie den PACCHIONI-Granulationes am Sinus sagittalis superior, resorbiert (➤ Abb. 11.32). Das ist eine stark vereinfachte Darstellung dieses „dritten Kreislaufs". Tatsächlich sind die Gegebenheiten deutlich komplexer und es ist zu hinterfragen, ob es sich um eine echte Zirkulation handelt bzw. in welche Richtungen der Liquor fließt oder welche Faktoren den Liquorfluss bestimmen. Dabei wird das Zusammenwirken unterschiedlicher Transportmechanismen beschrieben: Neben einem gerichteten Zilienschlag der Ependymzellen der Ventrikelwand werden auch atemabhängige Druckschwankungen, der intrakranielle Druck und eine pulsatile Strömung durch systolische Volumenänderungen des Gehirns benannt. Zusätzlich ist ein Liquorfluss über das oben beschriebene glymphatische System mit zu berücksichtigen. Dabei

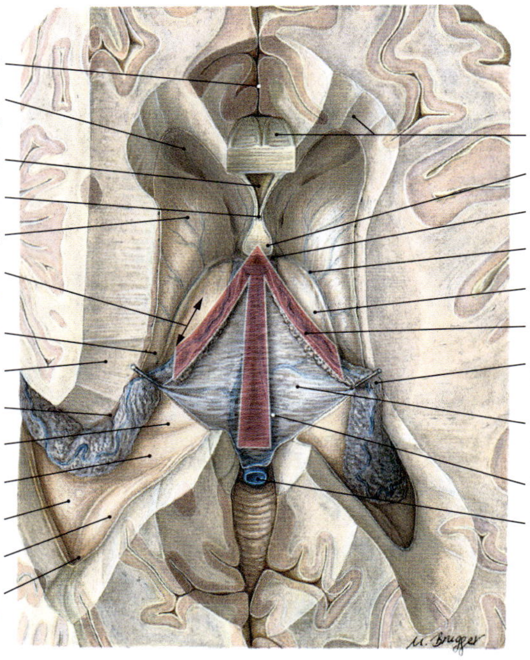

Abb. 11.33 Seitenventrikel, Ventriculi laterales. Ansicht von oben; nach Entfernen des mittleren Balkens und der Schenkel des Fornix. [S702-L301]

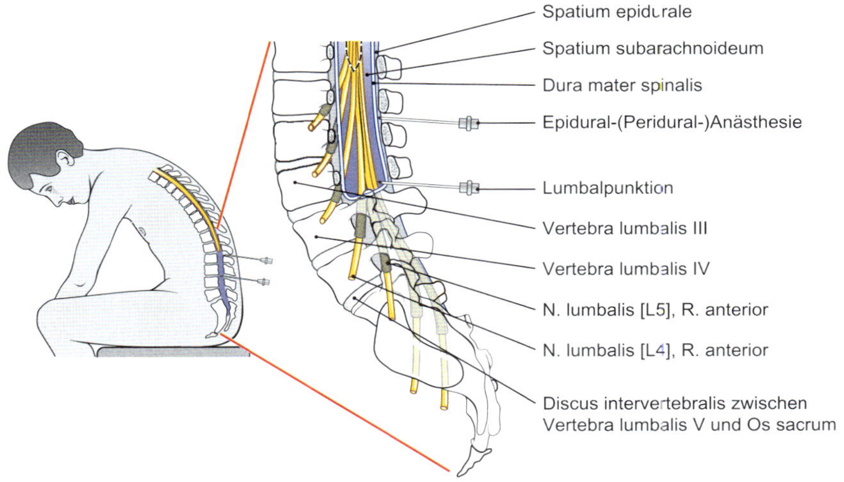

Abb. 11.34 Punktionsorte für die Lumbalpunktion und die Periduralanästhesie. [S700-L126/R363]

tragen u. a. Aquaporin-Transportersysteme zum Liquorfluss im interstitiellen Raum des Hirngewebes bei. Ein Liquorfluss zu den Arachnoidalzotten, damit Liquor dort resorbiert werden kann, ist damit nicht zwingend erforderlich. Weitere Liquorabflusswege finden sich entlang der Blut- und Lymphbahnen von Hirnnerven und spinalen Nervenwurzeln im Rückenmarkskanal (➤ Abb. 11.32).

Liquorzusammensetzung

Die Bildung des klaren Liquors ist ein aktiver Vorgang, bei dem über eine Na^+-K^+-ATPase ein osmotischer Gradient aufgebaut wird, dem Wasser durch Aquaporinkanäle ins Ventrikelsystem folgen kann. Die Liquorbildung kann daher durch Hemmung des Enzyms Karboanhydrase vermindert werden. Normalerweise enthält der Liquor 99 % Wasser bei einer mit dem Blut vergleichbaren Osmolarität, aber deutlich weniger Proteine (0,2 %) und nur vereinzelte Zellen (weniger als 4 Zellen/ml).

> **Klinik**
>
> Die Zusammensetzung des Liquors ist bei verschiedenen Erkrankungen in typischer Weise verändert. Um den Liquor untersuchen zu können, wird der Subarachnoidalraum mit einer Hohlnadel punkiert **(Lumbalpunktion).** Meist liegt der Einstichort zwischen den Dornfortsätzen des III. und IV. oder des IV. und V. Lendenwirbels, also deutlich tiefer als das untere Ende des Rückenmarks (Conus medullaris auf Höhe des I. oder II. Lendenwirbels, ➤ Abb. 11.34).

11.4.6 Zirkumventrikuläre Organe

Lage

Neben den Ependymzellen grenzen auch andere hirneigene Zellen an den Liquorraum. An manchen Stellen des Ventrikelsystems, insbesondere im III. und IV. Ventrikel, sind diese Zelltypen so zahlreich und lokal konzentriert, dass sie als zirkumventrikuläre Organe (ZVO) beschrieben werden (➤ Abb. 11.35). Sie kommen meist unpaar und primär in der Medianebene des Gehirns vor. Besondere Strukturmerkmale dieser Organe sind spezialisierte Ependymzellen **(Tanyzyten)** und fenestrierte Kapillarendothelien, die die Blut-Hirn-Schranke an diesen Stellen aufheben. Tanyzyten haben an ihrer apikalen Zellmembran Kinozilien, die Kontakt zum Liquor aufnehmen können.

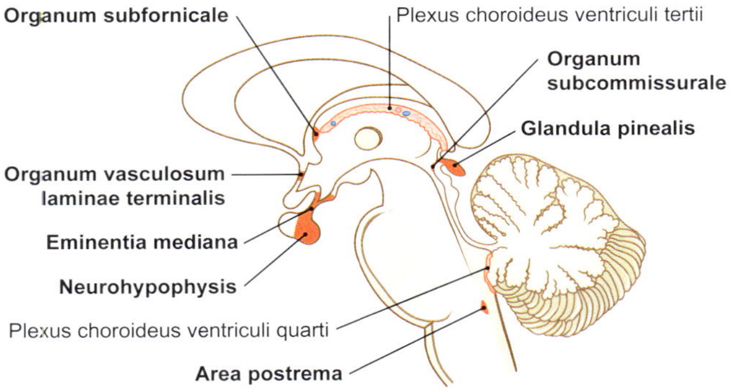

Abb. 11.35 Zirkumventrikuläre Organe. Mediansagittalschnitt. [S700-L126]/[B500~T1189/L316]

Die ZVOs werden eingeteilt in:

- **sensorische ZVOs** im engeren Sinne:
  - **Organum subfornicale** in der Vorderwand des III. Ventrikels
  - **Organum vasculosum laminae terminalis** in der Lamina terminalis unmittelbar dorsal des Chiasma opticum
  - **Area postrema** am Boden der Rautengrube
- **sekretorische ZVOs**
  - **Eminentia mediana** des Hypophyseninfundibulums
  - **Glandula pinealis**
  - **Neurohypophyse**

Das **Organum subcommissurale** ist beim Menschen nur in der Fetal- und Neugeborenenphase ausgebildet.

Funktion

ZVOs sind eine Kommunikationsstelle zwischen dem Blutstrom mit seinen Signalstoffen – wie Neuropeptiden (u. a. Leptin, Ghrelin), Zytokinen, Glukose oder Hormonen – und dem Gehirn bzw. dem Liquor. Über ihre Verbindungen zum Hirnstamm und zum Hypothalamus sind sie an der endokrinen und autonomen Regulation von Nahrungsaufnahme, Energie- und Flüssigkeitshaushalt, Körpertemperatur und Schlaf beteiligt. Entsprechend erreichen das Organum subfornicale **Afferenzen** aus dem Hypothalamus und **efferente Fasern,** die erregend auf vasopressinsezernierende Neurone der Nuclei paraventricularis und supraopticus projizieren, um so Einfluss auf die Regulation des Blutvolumens und des Blutdrucks zu nehmen. Dem **Organum vasculosum laminae terminalis** wird zusätzlich über temperatursensitive Neurone eine besondere Rolle bei der Änderung der Körpertemperatur bzw. der

Entstehung von Fieber zugesprochen. Die **Area postrema** wiederum bildet zusammen mit dem Nucleus tractus solitarii und dem Nucleus dorsalis nervi vagi einen vagalen Komplex, der über Chemorezeptoren Signale im Blut- oder Liquorstrom aufnehmen und über diesen Komplex Erbrechen auslösen kann.

Klinik

Die einzigartige Beschaffenheit der ZVOs eröffnet vielfältige pharmakologische Therapieansätze. Beispiele sind:
- **Azetylsalizylsäure,** die als Zyklooxygenasehemmer über eine verminderte Prostaglandinbildung fiebersenkend wirkt: Im Fieberzustand ist die Empfindlichkeit von temperatursensitiven Neuronen des Organum vasculosum laminae terminalis z. B. durch körpereigene Prostaglandine reduziert. Diese Neurone würden normalerweise physiologische Abkühlmechanismen in Gang setzen, was im Fieberzustand aber nur noch verzögert oder gar nicht mehr geschieht. Azetylsalizylsäure vermindert die Prostaglandinbildung, erhöht damit die Empfindlichkeit der Neurone, passt die fieberbedingte Sollwertverstellung wieder an und wirkt klinisch fiebersenkend.
- **Neuroleptika** zur Behandlung des zentralen Erbrechens (Emesis), z. B. nach Gabe von Opioiden: Neuroleptika binden an Dopaminrezeptoren der Area postrema und wirken darüber antiemetisch.

11.5 Hirngefäße

Thomas Deller

Kompetenzen

Nach Bearbeitung dieses Lehrbuchkapitels sollten Sie in der Lage sein:
- die großen hirnversorgenden Arterien an einem Präparat (Gehirn mit Hirnhäuten) zu identifizieren und zu benennen
- die großen Gefäße in Abschnitte zu gliedern, ihren Verlauf außerhalb und innerhalb des Schädels zu erläutern und ihre Abgänge und Endäste zu identifizieren und zu benennen
- den Circulus arteriosus an der Basis des Gehirns zu erläutern, ihn aus dem Gedächtnis aufzuzeichnen und seine Variationen zu benennen
- die Versorgungsgebiete der hirnversorgenden Gefäße mit den funktionellen Arealen der Hirnrinde (nach Lektüre des Kapitels über den Cortex cerebri) zu nennen und auf einer Darstellung des Gehirns einzuzeichnen (Superposition von Gefäßversorgung und Hirnanatomie)
- auf einem Horizontalschnitt des Gehirns die Gefäße zu benennen, welche die verschiedenen Abschnitte der Capsula interna versorgen (zentrale Gefäßversorgung)
- die großen Sinus durae matris an einem eröffneten Schädel zu erkennen und Brückenvenen und Venenanastomosen zu den Gesichtsvenen darzustellen

11.5.1 Überblick

Klinische Bedeutung der Gefäßanatomie des Gehirns

Jede Ärztin und jeder Arzt wird im Verlauf der beruflichen Tätigkeit mit den Themen „Durchblutungsstörung des Gehirns", „Schlaganfall" und „vaskuläre Demenz" zu tun haben. Um diese Gebiete zu verstehen und richtig handeln zu können, benötigen Ärztinnen und Ärzte grundlegendes Wissen über den anatomischen Verlauf der hirnversorgenden Gefäße und ihre jeweiligen Versorgungsgebiete: Kommt es zum Verschluss einer dieser Arterien und dadurch zu einer Minderdurchblutung (Ischämie) des von ihr versorgten Gehirnareals, kann dieses seine Funktion nicht mehr erfüllen, es „fällt aus" und der Patient leidet an neurologischen Symptomen.
Darüber hinaus hat aber auch der Fortschritt in der Medizin und besonders in den „Neuro-Fächern" Neurologie, Neurochirurgie, Neuroradiologie und Psychiatrie dazu geführt, dass durch neue bildgebende Verfahren (z. B. Angio-MRT), invasivere Therapien (z. B. Lyse bei Schlaganfall) und innovative neurochirurgische Operationstechniken erheblich mehr Kenntnisse der Gefäßanatomie des Gehirns benötigt werden als noch vor einigen Jahren. Die Gefäßanatomie des Gehirns ist daher kein „Spezialwissen" mehr, sondern zählt für viele klinische Disziplinen zum erforderlichen Grundwissen.

Klinik

Bei der neurologischen Diagnostik von Durchblutungsstörungen nutzt man die Tatsache, dass Arterien ein bestimmtes Hirnareal versorgen. Erhält dieses zu wenig Sauerstoff, stellen die Nervenzellen ihre Funktion ein. Dadurch treten beim Patienten neurologische „Ausfall-Symptome" auf, die für dieses Areal charakteristisch sind. Kliniker nutzen daher die Kombination von Symptomen bei einem Patienten, um eine Verdachtsdiagnose zu äußern, welches Gefäß beim Patienten verschlossen sein könnte. Beobachtet man also z. B. eine motorische Schwäche im Gesichts- und Armbereich sowie motorische Sprachstörungen, kann man einen Infarkt der A. cerebri media vermuten, da man weiß, dass die A. cerebri media die entsprechenden Gehirnareale versorgt.

Überblick über die arteriellen und venösen Strukturen

Arterien

Das Gehirn wird über 4 kaliberstarke Arterien mit Blut versorgt: 2 **Aa. carotis internae** (aus der A. carotis communis) und 2 **Aa. vertebrales** (aus der A. subclavia; ➤ Abb. 11.36). Die beiden Aa. vertebrales vereinigen sich auf Höhe des Hirnstamms und bilden die unpaare A. basilaris (A.-vertebralis/basilaris-System; ➤ Abb. 11.37, ➤ Abb. 11.38, ➤ Abb. 11.39). Aus den 2 Aa. carotis internae und der A. basilaris entsteht auf der der basalen Seite des Gehirns schließlich ein polygonaler Gefäßkranz, der **Circulus arteriosus cerebri (WILLISII);** ➤ Abb. 11.37, ➤ Abb. 11.38, ➤ Abb. 11.39). Aus ihm gehen die Hirngefäße für die beiden Hemisphären ab. Die Versorgungsgebiete der Hirnarterien (s. u., Topografie und Versorgungsgebiete der Arterien) orientieren sich dabei nicht an den anatomischen Lappengrenzen. So versorgt z. B. die A. cerebri media Teile des Lobus frontalis, des Lobus parietalis und des Lobus temporalis.

Strömungsgebiete

Die Versorgung des Gehirns hängt vom arteriellen Blutfluss durch die großen hirnversorgenden Arterien ab. Beim Gesunden mit einem typischen Circulus arteriosus (➤ Abb. 11.37, ➤ Abb. 11.38, ➤ Abb. 11.39) lassen sich mit angiografischen Untersuchungen 3 Strömungsbereiche nachweisen: So versorgt die **A. carotis interna** einer Seite in der Regel die gleichseitige Hemisphäre mit Ausnahme des Lobus occipitalis und Teilen des Lobus temporalis (Carotis-interna-Strömungsgebiet). Das **A.-vertebralis/basilaris-System** versorgt hingegen den Hirnstamm, das Kleinhirn und die restlichen Hemisphären-Anteile auf beiden Seiten (Vertebralis/Basilaris-Strömungsgebiet). Die Strömungsgebiete der Gefäße können aber bei einem einzelnen Patienten aufgrund von angeborenen Gefäßvariationen und/oder Gefäßerkrankungen von dieser „Normalsituation" abweichen.

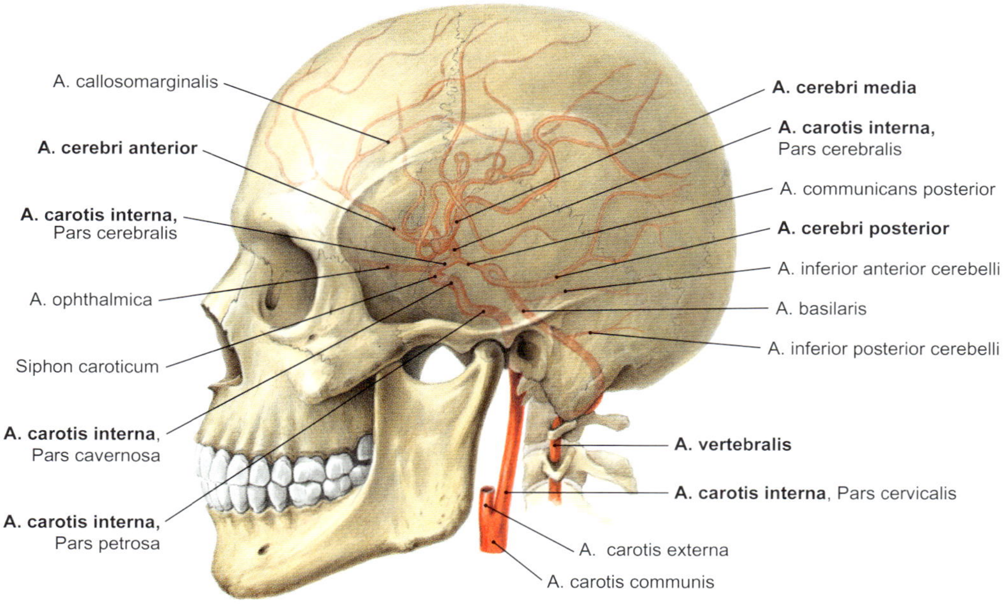

Abb. 11.36 Innere Arterien des Kopfes. Das Gehirn wird über zwei Aa. carotis internae und zwei Aa. vertebrales versorgt. [S700]

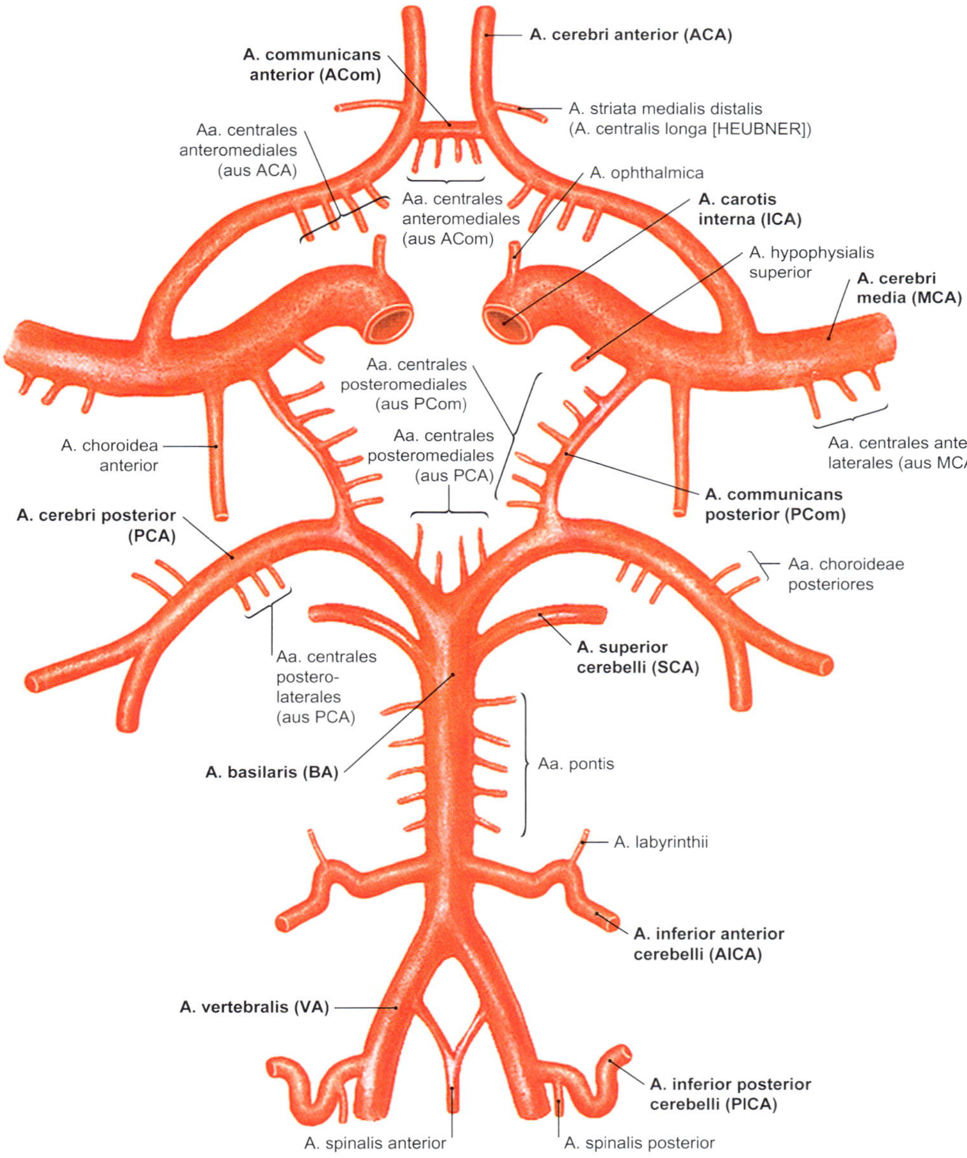

Abb. 11.37 Circulus arteriosus cerebri (WILLISII); Schema. [S700-L301]

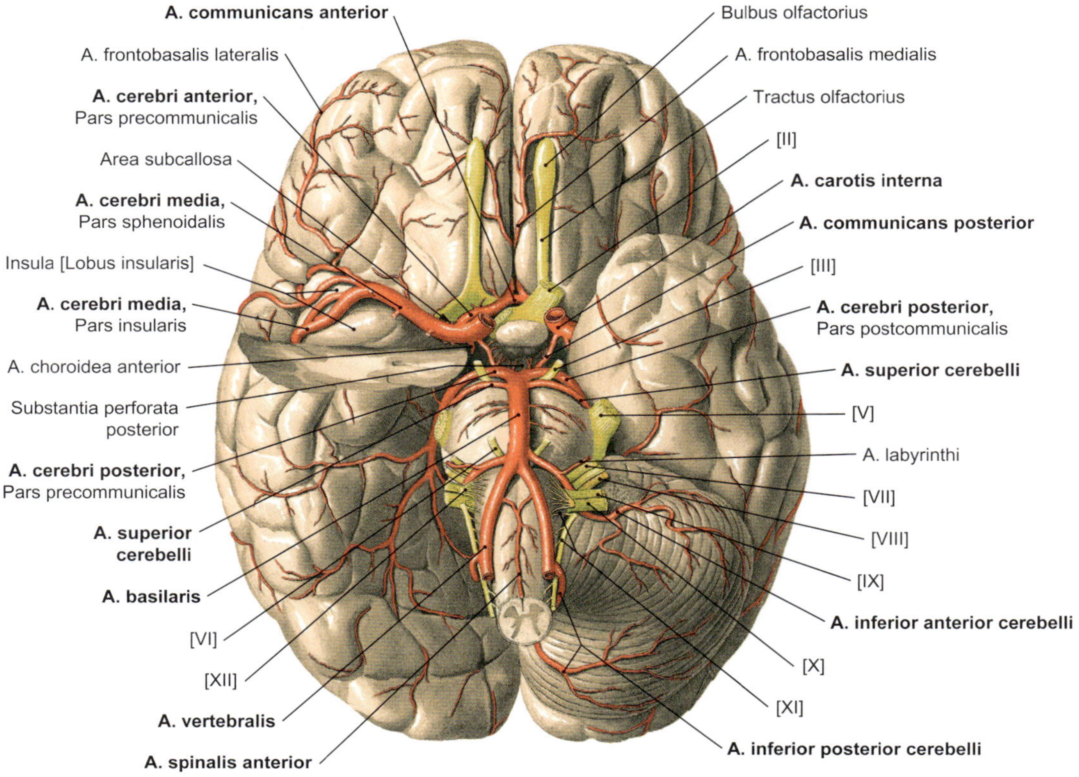

Abb. 11.38 Arterien des Gehirns auf der Facies inferior des Gehirns. Die hirnversorgenden Gefäße sind in ihren typischen topografischen Zusammenhängen dargestellt. Zur besseren Darstellung des Verlaufs der A. cerebri media wurde rechts ein Teil des Temporallappens abgetrennt. Zur besseren Sichtbarkeit der A. cerebri posterior wurde die rechte Kleinhirnhälfte entfernt. [S700]

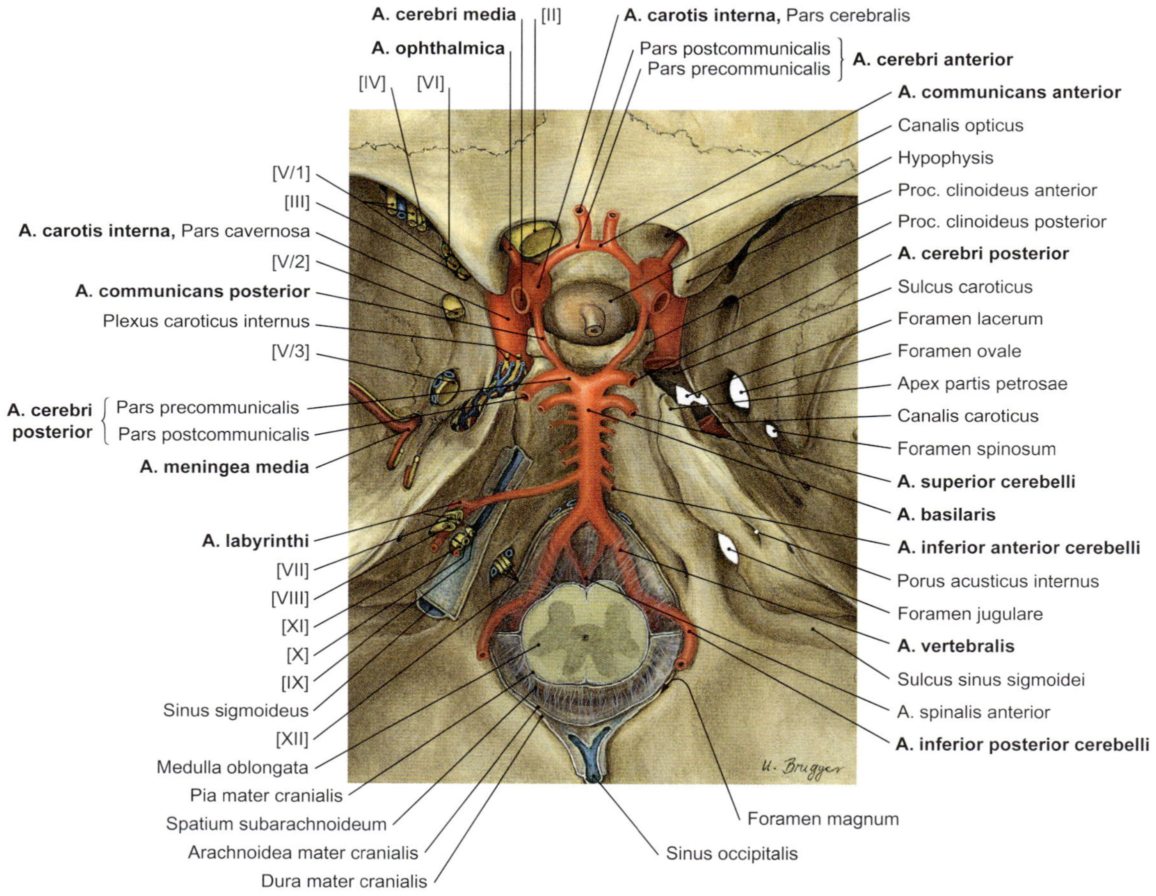

Abb. 11.39 Arterien des Gehirns in topografischem Zusammenhang mit der Schädelbasis. Auf der rechten Seite wurde ein Teil der A. carotis interna entfernt. Beim Lebenden ist das darunter liegende Foramen lacerum durch eine Faserknorpelplatte verschlossen. [S700-L301]

Venen

Der **venöse Abfluss des Blutes** aus dem Gehirn erfolgt unabhängig von den Arterien über venöse Hohlleiter der Dura mater, **Sinus durae matris** (➤ Abb. 11.40, ➤ Abb. 11.57). Diese erhalten ihr Blut über ein oberflächliches und ein tiefes Venensystem: Die Venen an der Hirnoberfläche fließen über **Brückenvenen** direkt, d. h. durch die Hirnhäute hindurch, in einen Sinus, während die Venen aus der Tiefe des Gehirns ihr Blut in der unpaaren **V. magna cerebri (GALENI)** sammeln, die über den Sinus rectus Anschluss an das Netz der Sinus durae matris erhält.

Durchblutung des Gehirns

Das Gehirn wird von ca. 15 % des Herzminutenvolumens durchflossen und erhält dadurch eine kontinuierliche **Zufuhr an Sauerstoff und Glukose.** Ohne diese Blutversorgung fällt die Gehirnfunktion innerhalb weniger Minuten aus, weil das Gehirn nicht über eigene Sauerstoff- oder Glukosereserven verfügt.

Klinik

Die **Ischämietoleranz** des Gehirns beträgt maximal 7–10 min. Dies ist von großer Relevanz für die Reanimation von Patienten mit Herzstillstand.
Auch wenn die Durchblutung des Gehirns nur vorübergehend abnimmt (z. B. beim plötzlichen Aufstehen bzw. Aufrichten des Körpers), kann es zu einer vorübergehenden **Minderdurchblutung des Gehirns** und zu einem Funktionsausfall kommen. Der Patient sackt zu Boden („Synkope" bzw. „Ohnmacht"). Durch die horizontale Lage des Körpers verbessert sich die Hirndurchblutung rasch und der Patient erwacht nach kurzer Zeit.

Der **globale Blutfluss** durch das Gehirn wird innerhalb bestimmter Blutdruckgrenzen (ca. 80–120 mmHg) durch die Dilatation und Kontraktion der Widerstandsgefäße konstant gehalten. Darunter und darüber sinkt/steigt auch der Blutdruck im Gehirn an. Der **regionale Blutfluss** wird – unabhängig vom globalen Blutdruck – durch lokale metabolische Faktoren gesteuert. Diese hängen sehr eng mit der lokalen Aktivität des Nervengewebes zusammen. Sind Nervenzellen sehr aktiv, steigen die K^+-, die CO_2- und die H^+-Konzentration (Azidose) in ihrer Umgebung an. Dies führt zu einer lokalen Gefäßdilatation.

Klinik

Den Zusammenhang zwischen Nervenzellaktivität und Durchblutung nutzt man bei der **funktionellen Bildgebung** (funktionelles MRT; fMRT) aus. Der „BOLD"-Kontrast (BOLD = „blood oxygenation level-dependent") beschreibt dabei die Änderung des Bildsignals in Abhängigkeit vom Sauerstoffgehalt der Erythrozyten: Je stärker die Nervenzellaktivität in einem Areal ansteigt, desto mehr Sauerstoff wird dort verbraucht, desto mehr nimmt der regionale Blutfluss zu (s. o.) und desto mehr oxygeniertes Hämoglobin wird diesem Areal zugeführt. Dies äußert sich in einer messbaren Signalzunahme im Bereich der aktivierten Hirnareale. Durch die fMRT lassen sich somit Hirnregionen identifizieren, die z. B. beim Lernen aktiviert werden.

Nomenklatur

Die **Namengebung der Hirnarterien** ist – wie so häufig in der Anatomie – aus der Tradition des Fachs heraus zu verstehen. Die Namen wurden in der Regel aufgrund topografischer Zusammenhänge gewählt und beschreiben nur ungefähr den Bereich des ZNS, der von der Arterie versorgt wird. So entspringt die A. cerebri anterior z. B. vorne (anterior) aus dem Circulus arteriosus cerebri, verläuft dann aber mit ihren Hauptästen nach dorsal und versorgt große Anteile des frontalen und parietalen Cortex im Bereich

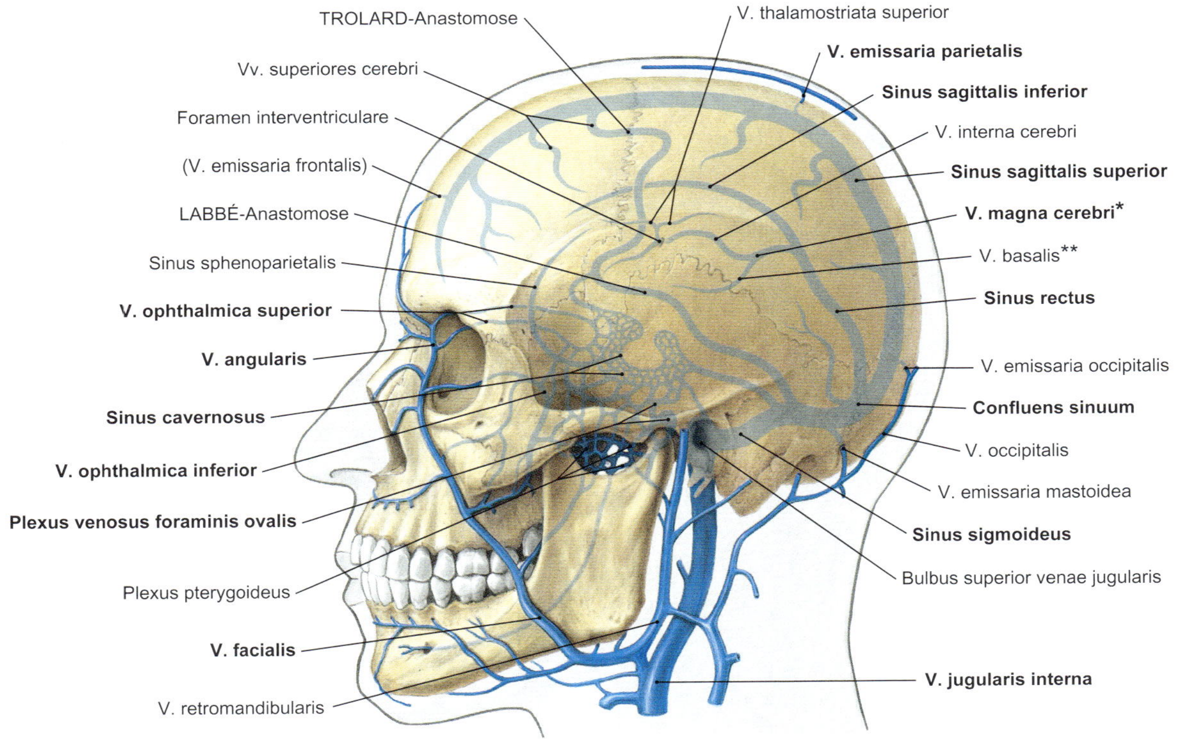

Abb. 11.40 Innere und äußere Venen des Gehirns. Die zerebralen Venen sammeln das Blut in einem oberflächlichen und tiefen Venensystem. Von dort fließt es in die Sinus durae matris und in die V. jugularis interna. * GALEN-Vene, ** ROSENTHAL-Vene. [S702-L127]/[G343]

der Mantelkante. Auch die A. superior cerebelli verläuft zwar oberhalb des Kleinhirns, versorgt mit ihren Ästen aber auch funktionell wichtige Abschnitte des Hirnstamms – weshalb es bei einem Verschluss dieser Arterie zu kombinierten Ausfällen von Kleinhirn und Hirnstamm kommt.
Neben der internationalen anatomischen Nomenklatur werden in der Klinik häufig Abkürzungen verwendet, die sich von den **englischen Bezeichnungen der Gefäße** ableiten (z. B. PICA = „posterior inferior cerebellar artery"; auch ➤ Tab. 11.6).

Individuelle Unterschiede der Gefäßversorgung

Das Gehirn weist – wie viele andere Organe auch – Variationen in seiner Gefäßversorgung auf. Diese können angeboren oder erworben sein. Eine **angeborene Variante** ist z. B. die Duplikatur der A. cerebri anterior dextra (die betroffene Person hätte also 3 Aa. cerebri anteriores). Es kann auch sein, dass Gefäße gar nicht ausgebildet sind. Bei **erworbenen Veränderungen** von Gefäßen ist in der Regel der Durchmesser eines vorhandenen Gefäßes verändert, z. B., wenn die A. communicans posterior bei einem Verschluss der A. carotis interna erweitert ist und die A. cerebri media über das Vertebralis/Basilaris-Strömungsgebiet versorgt.

Klinik

Die Variabilität der hirnversorgenden Gefäße führt auch zu einer Variabilität der Versorgungsgebiete. Entsprechend kann es beim **Verschluss eines atypischen Gefäßes** zu einer klinischen Schlaganfallsymptomatik kommen, die man sich mit der „Lehrbuch-Anatomie" zunächst nicht erklären kann.

Anastomosen und Endarterien

Von großer praktischer Bedeutung ist bei der Minderdurchblutung eines Gefäßes die Frage, wie gut der Blutfluss im Kapillarbett durch Gefäßverbindungen (Kollateralen) zu anderen Gefäßen aufrechterhalten werden kann. Das Gehirn verfügt über eine ganze Reihe von Kollateralverbindungen, deren wichtigste im Folgenden genannt sind.

Circulus arteriosus cerebri (WILLISII)

Der Circulus arteriosus (➤ Abb. 11.37, ➤ Abb. 11.39) ist in seiner idealen Form – mit allseits durchgängigen und kommunizierenden Gefäßen – nur in etwa der Hälfte (ca. 45 %) aller Autopsiestudien nachgewiesen worden. In den anderen Fällen wurden Variationen beobachtet, wobei die häufigsten Veränderungen (ca. 20–30 %) die A. communicans posterior und die A. cerebri posterior betrafen.

Klinik

Ein durchgängiger und vollständiger Circulus arteriosus mindert das Schlaganfallrisiko eines Patienten bei einem drohenden Verschluss der A. carotis interna.

Verbindungen zur A. carotis externa

Die A. ophthalmica ist der erste größere intrakranielle Ast der A. carotis interna (➤ Abb. 11.36, ➤ Abb. 11.39). Ihr Endast, die A. dorsalis nasi, bildet mit der A. angularis, einem Endast der A. facialis (aus der A. carotis externa), eine Anastomose. Damit sind also die Strömungsgebiete von A. carotis interna und A. carotis externa miteinander verbunden, wobei das Blut normalerweise aus der A. dorsalis nasi in die A. angularis fließt.

Klinik

Ist die A. carotis interna auf einer Seite verschlossen, kann sich der **Blutfluss in der A. angularis** umkehren, d. h., das Blut fließt dann aus der A. angularis über die A. dorsalis nasi und die A. ophthalmica in den Circulus arteriosus. Diese Strömungsumkehr lässt sich dopplersonografisch diagnostizieren (➤ Kap. 11.5.9).

Verbindungen der oberflächlichen Arterien der Hemisphären

Die Endäste der oberflächlichen hirnversorgenden Arterien bilden im Bereich der Hemisphären und des Kleinhirns **leptomeningeale Anastomosen** aus – auch über den Balken hinweg (Anastomosen zwischen Endästen der beiden Aa. cerebri anteriores, häufig zwischen den Aa. callosomarginales und Aa. pericallosae beider Seiten). Diese Anastomosen reichen jedoch nicht aus, um bei einer akuten Minderdurchblutung eines hirnversorgenden Gefäßes die Blutversorgung vollständig zu übernehmen. Es kommt zum ischämischen Hirninfarkt. Man bezeichnet diese hirnversorgenden Gefäße daher als „funktionelle Endarterien". Dennoch sind die leptomeningealen Kollateralen nicht unwichtig, denn durch die Kollateralversorgung wird das Infarktareal nicht so groß wie bei einem Hirninfarkt ohne diese Kollateralversorgung. Des Weiteren versorgen die Kollateralen die Umgebung des Infarkts (Penumbra), sodass dieses Gewebe bei einer Wiedereröffnung des verschlossenen Gefäßes (z. B. durch Auflösung eines Blutpfropfes, „Thrombolyse") überleben kann. Dies muss allerdings schnell geschehen: „time is brain".

MERKE

Funktionelle Endarterien und Endarterien

Ein Gefäß ohne Anastomosen mit anderen Gefäßen wird als **Endarterie** (terminale Arterie) bezeichnet. Ihr Verschluss führt zum Infarkt des versorgten Gebietes. Im Fall einer zwar vorhandenen, aber insgesamt unzureichenden Versorgung durch Anastomosen mit anderen Gefäßen spricht man von **funktionellen Endarterien.** Im Gehirn finden sich beide Formen von Endarterien.

Zentrale Gefäßversorgung

Die zentralen Gefäße (z. B. Aa. centrales anteromediales) bilden nach ihrem Abgang aus dem Hauptgefäß keine wesentlichen Kollateralen mehr aus. Sie gelten als Endarterien im klassischen Sinne. Ihr Verschluss führt zu einer Ischämie und zum Gewebsuntergang in ihrem Versorgungsgebiet.

Klinik

Das Wort **„Schlaganfall"** beschreibt anschaulich, dass ein Patient „wie vom Schlag getroffen wird", wenn er z. B. aufgrund einer plötzlich auftretenden motorischen Lähmung stürzt. Die häufigsten Ursachen für den Schlaganfall sind eine akute Durchblutungsstörung (Ischämie, 80–90 % der Fälle), eine akute Blutung im Gehirn (intrazerebrale Hämorrhagie, ca. 10 %) oder eine Subarachnoidalblutung (ca. 3 %).
Erste und wichtigste diagnostische Maßnahme ist eine **CT des Gehirns,** um zu klären, ob eine Blutung oder eine Ischämie für die neurologische Symptomatik verantwortlich ist. Der Vorteil der CT gegenüber der MRT ist ihre kurze Dauer und der damit verbundene Zeitgewinn (s. u.).
Bei einer Ischämie, die durch einen Thrombus entstanden ist, kann man versuchen, den Thrombus innerhalb der ersten Stunden pharmakologisch aufzulösen **(Thrombolyse).** Der Erfolg dieser Behandlung hängt entscheidend von der Dauer der Durchblutungsstörung ab („time is brain"), weshalb in vielen Kliniken

auf Schlaganfall spezialisierte Stationen („stroke units“) eingerichtet wurden. Bei einer Blutung ist eine Thrombolyse jedoch offensichtlich kontraindiziert. Deshalb ist eine schnelle Klärung der Ursache eines Schlaganfalls (Blutung oder Ischämie?) von größter Bedeutung für das weitere Schicksal des Patienten.

11.5.2 A. carotis interna und ihre Äste

Große Teile des vorderen End- und Zwischenhirns werden von der A. carotis interna versorgt. Die Anatomie dieses Gefäßes ist von großer klinischer Bedeutung (Duplexsonografie der Halsgefäße; Angiografie). Anatomisch werden 4 Abschnitte unterschieden (➤ Abb. 11.41):

- **Pars cervicalis** – „Hals“: von der Bifurcatio carotidis bis zum Schädeleintritt
- **Pars petrosa** – „Fels“: im Canalis caroticus des Felsenbeins
- **Pars cavernosa** – „Höhle“: im Sinus cavernosus
- **Pars cerebralis** – „Hirn“: im Subarachnoidalraum bis zur Aufteilung in ihre 2 Endäste A. cerebri anterior und A. cerebri media

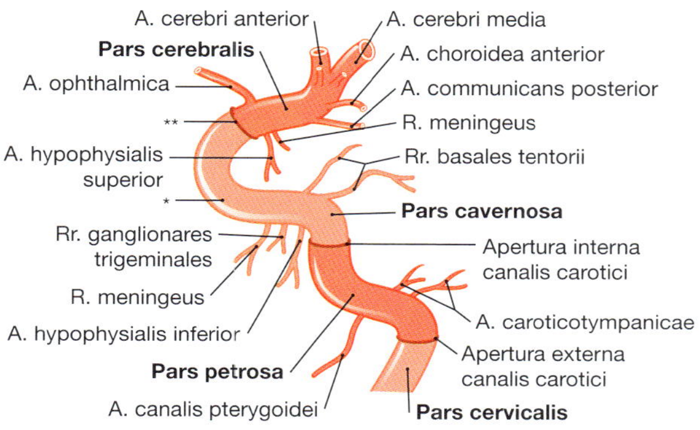

Abb. 11.41 Abschnitte der A. carotis interna. Von der Pars cervicalis gehen keine Äste ab, weshalb die Arterie bei einer Ultraschalluntersuchung der Halsorgane sicher von der A. carotis externa unterschieden werden kann; * Karotissiphon, ** Durchtritt durch die Dura mater cranialis im Bereich des Diaphragma sellae. [S700-L126]/[E633-003]

Topografie

Die **Pars cervicalis** beginnt mit der Karotisgabel, die sich meist auf Höhe des IV. Halswirbelkörpers befindet. Die A. carotis interna liegt in ca. 50 % der Fälle dorsolateral der A. carotis externa. Weil aufgrund dieser Variabilität des Abgangs aber nicht sicher gesagt werden kann, welche der beiden Karotiden „innen“ und welche „außen“ liegt, nutzt man bei Ultraschalluntersuchungen des Halses die anatomische Tatsache aus, dass die A. carotis interna – im Gegensatz zur A. carotis externa – im Halsbereich keine Äste abgibt (➤ Abb. 11.41). Damit kann die A. carotis interna sicher identifiziert werden.
Mit Eintritt in das Felsenbein beginnt die **Pars petrosa.** Die A. carotis interna verläuft im Canalis caroticus und zieht dorsal über das Foramen lacerum hinweg, das mit Faserknorpel verschlossen ist. In ihrem Verlauf gibt sie kleinere Äste zur Paukenhöhle ab **(Aa. caroticotympanicae;** ➤ Abb. 11.41).
Nach Austritt aus dem Felsenbein verläuft die A. carotis interna durch das venöse Kammersystem des Sinus cavernosus (**Pars cavernosa,** ➤ Abb. 11.42). Dabei liegt sie zunächst an der Seitenfläche des Corpus ossis sphenoidale und verläuft im Sulcus caroticus nach oben. Unterhalb des Proc. clinoideus posterior wendet sie sich nach vorne und verläuft horizontal zum Proc. clinoideus anterior. Dort liegt sie unmittelbar unterhalb des N. opticus. In ihrem Verlauf gibt die A. carotis interna kleinere **Äste zu den Meningen,** zum **Ganglion trigeminale** und zur Hypophyse **(A. hypophysialis inferior)** ab (➤ Abb. 11.41).
Die **Pars cerebralis** beginnt, sobald die A. carotis interna die Dura verlassen hat und in eine Erweiterung (Zisterne) des Subarachnoidalraums eintritt, die nach ihr benannt ist (Cisterna carotica). Sie zieht für eine kleine Strecke wieder nach okzipital und lateral und kommt unter der Substantia perforata anterior zu liegen. Dort teilt sie sich in ihre 2 Endäste auf. In ihrem Verlauf gibt sie 4 Gefäße ab (➤ Abb. 11.41):

- **A. ophthalmica** (unterhalb des N. opticus; ➤ Abb. 11.39)
- **A. hypophysialis superior**
- **A. choroidea anterior**
- **A. communicans posterior**

Der schlingenförmige („S-förmige“) Verlauf der Pars cavernosa und Pars cerebralis in der Nähe des Proc. clinoideus anterior ähnelt einem Korkenzieher bzw. einem Siphon. Daher wird dieser Abschnitt als **Karotissiphon** bezeichnet. Etwa auf Höhe des Knies des Siphons bzw. kurz danach verlässt die A. ophthalmica die A. carotis interna (➤ Abb. 11.41).

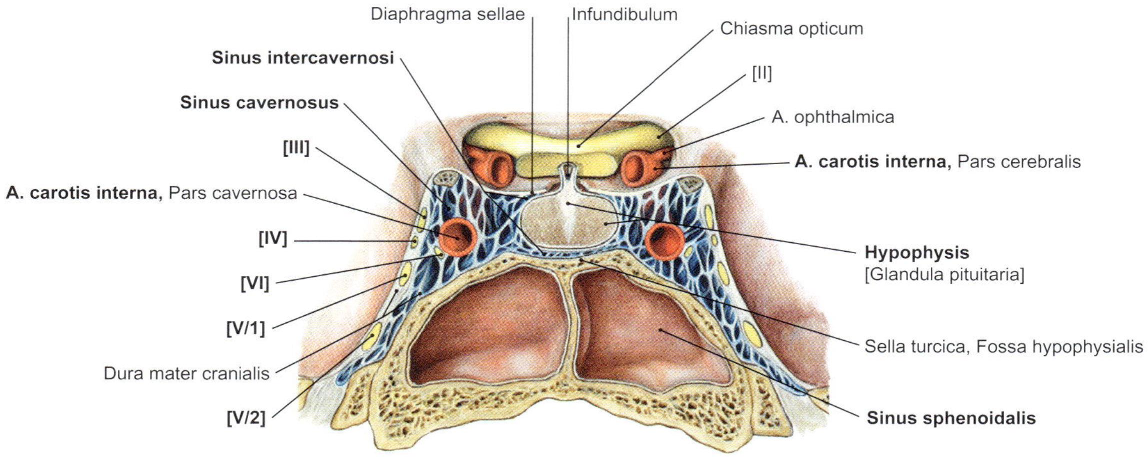

Abb. 11.42 Pars cavernosa der A. carotis interna. Im Kammersystem des Sinus cavernosus liegen A. carotis interna und N. abducens [VI]. In der Wand des Sinus befinden sich N. oculomotorius [III], N. trochlearis [IV], N. ophthalmicus [V/1] und N. maxillaris [V/2]. Topografische Beziehungen gibt es zur Hypophyse und zum Sinus sphenoidalis. [S700-L301]

MERKE

Die **A. carotis interna**
- entsteht auf Höhe des IV. Halswirbelkörpers
- geht in 50 % der Fälle dorsolateral aus der A. carotis communis ab
- hat im Halsbereich keine Gefäßabgänge
- wird in 4 anatomische Abschnitte unterteilt: Pars cervicalis, Pars petrosa, Pars cavernosa, Pars cerebralis
- bildet ein S-förmiges Schleifensystem (Siphon caroticum)
- hat als ersten größeren Gefäßast ihrer Pars cerebralis die A. ophthalmica
- zweigt sich auf in die A. cerebri anterior und die A. cerebri media
- versorgt die Hypophyse, das Ganglion trigeminale, das Auge sowie die vorderen End- und Zwischenhirnabschnitte

Äste der A. carotis interna

Die Äste (direkte Gefäßabgänge) der A. carotis interna sind:
- **Aa. hypophysiales:** Die A. hypophysialis inferior entstammt der Pars cavernosa und versorgt im Wesentlichen die Neurohypophyse. Die Aa. hypophysiales superiores aus der Pars cerebralis (➤ Abb. 11.41) versorgen das Infundibulum. Aus ihrem Kapillarsystem entstehen die Portalvenen der Hypophyse (Vv. portales hypophysiales), die zur Adenohypophyse ziehen (➤ Kap. 11.2.2) und um deren endokrine Zellen ein zweites Kapillarnetz ausbilden (vaskuläres Transportsystem für hypothalamische Steuerhormone zur Adenohypophyse).
- **A. ophthalmica:** Das Auge und Teile des Gesichtsschädels werden über die A. ophthalmica versorgt. Sie ist der erste größere arterielle Ast der A. carotis interna. Zusammen mit dem N. opticus zieht sie durch den Canalis nervi optici (➤ Abb. 11.39). Einer ihrer Endäste dringt als A. centralis retinae in den N. opticus ein und erreicht die Netzhaut des Auges. Über einen anderen Endast (A. dorsalis nasi) bildet sie eine Anastomose mit der A. facialis.
- **A. communicans posterior** (➤ Abb. 11.37, ➤ Abb. 11.38, ➤ Abb. 11.41): Sie entsendet Äste ins Innere des Gehirns und versorgt Teile des Thalamus und des III. Ventrikels (Aa. centrales posteromediales; A. thalamotuberalis). Sie verläuft über den Tractus opticus nach okzipital und erreicht anterior des N. oculomotorius [III] die A. cerebri posterior.
- **A. choroidea anterior** (➤ Abb. 11.37, ➤ Abb. 11.38, ➤ Abb. 11.41): Sie versorgt wichtige Abschnitte des Hirninneren (u. a. das Crus posterius der Capsula interna) sowie Teile des visuellen Systems (Tractus opticus, Corpus geniculatum laterale), des Plexus choroideus, der Amygdala und des Hippocampus. Sie gibt auch Äste zum Mittelhirn ab. Die A. choroidea anterior verläuft am Tractus opticus entlang, windet sich um den Uncus des Temporallappens herum und erreicht den Seitenventrikel.

Klinik

Aus atherosklerotischen Veränderungen der A. carotis interna können kleine Thromben entstehen. Wird ein Thrombus in die A. ophthalmica und von dort in die A. centralis retinae geschwemmt, kann es zu einer zumeist plötzlichen, schmerzlosen einseitigen Erblindung kommen. Wird dieser Thrombus gelöst, dann ist diese Erblindung (Amaurose) nur „flüchtig“ (fugax). Die **Amaurosis fugax** ist ein wichtiges Anzeichen für eine zerebrale Durchblutungsstörung und kann Vorbote eines größeren Schlaganfalls sein.
Während der Fetalperiode werden alle 3 (!) zerebralen Gefäße über die A. carotis interna mit Blut versorgt. Nach Verbindung der **A. cerebri posterior** mit dem Vertebralis/Basilaris-Strömungsgebiet verkümmert jedoch der ursprüngliche Gefäßstamm der A. cerebri posterior und es bleibt als Überrest eine zumeist dünne A. communicans posterior. In 20 % der Fälle ist jedoch die fötale Gefäßsituation auch beim Erwachsenen nachweisbar („fötale Form der A. cerebri posterior“). In diesen Fällen ist die A. cerebri posterior Teil des A.-carotis-interna-Strömungsgebietes. Diese häufige Variation ist von klinischer Bedeutung und führt zu ungewöhnlichen neurologischen Symptomkombinationen bei diesen Patienten.

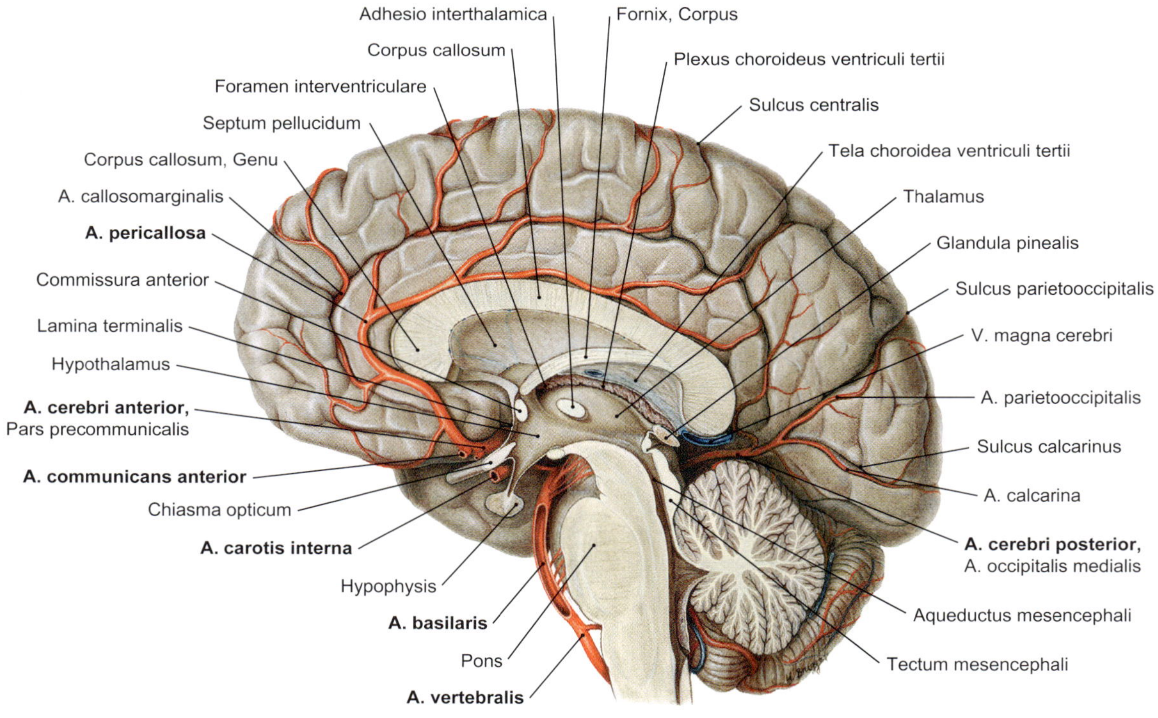

Abb. 11.43 A. cerebri anterior. Die A. cerebri anterior gibt zunächst die A. communicans anterior zur Gegenseite ab und zieht dann um das Corpus callosum nach dorsal. Der Lobus occipitalis wird von der A. cerebri posterior versorgt. [S700-L301]

Aufzweigung der A. carotis interna in ihre Endäste
Die A. carotis interna zieht über die Area perforata anterior und teilt sich am medialen Ende des Sulcus lateralis in ihre 2 Hauptäste auf. Die mittlere Hirnarterie, A. cerebri media, folgt dabei dem ursprünglichen Verlauf der A. carotis interna, während die vordere Hirnarterie, A. cerebri anterior, fast rechtwinklig von der A. carotis interna abzweigt und nach anteromedial zur Fissura longitudinalis cerebri zieht (➤ Abb. 11.38, ➤ Abb. 11.39).

A. cerebri anterior
Die A. cerebri anterior (➤ Abb. 11.38, ➤ Abb. 11.43) versorgt den vorderen Teil der medialen Hemisphärenfläche und einen kortikalen Streifen parallel zur Mantelkante. Sie entsendet Äste in das Innere des Gehirns zur Versorgung der Capsula interna (Teile des Crus anterius) und der Basalganglien. Von ihrer Aufzweigungsstelle verläuft sie anteromedial zur Fissura longitudinalis cerebri (➤ Abb. 11.38). Dort verbindet sie sich mit der A. cerebri anterior der Gegenseite über die **A. communicans anterior.** Im weiteren Verlauf windet sie sich um den Balken und teilt sich schließlich in 2 Hauptäste auf (➤ Abb. 11.43), die **A. pericallosa** (zwischen Corpus callosum und Gyrus cinguli) und die **A. callosomarginalis** (über dem Sulcus cinguli). Äste der A. cerebri anterior sind:
- **Aa. centrales anteromediales:** Sie zweigen bereits im Anfangsabschnitt der A. cerebri anterior ab und ziehen durch die Substantia perforata anterior ins Hirninnere zum Hypothalamus, Fornix und zur Lamina terminalis.
- Rückläufige **A. striata medialis distalis** („rekurrente HEUBNER-Arterie", A. centralis longa): Sie entspringt ebenfalls aus dem Anfangsabschnitt der A. cerebri anterior (➤ Abb. 11.47) – in der Regel tritt sie auf Höhe der A. communicans anterior oder aus dem sich unmittelbar daran anschließenden Gefäßabschnitt der A. cerebri anterior aus. Sie bildet eine Rückwärtsschleife, verläuft antiparallel zur A. cerebri anterior zurück zur Substantia perforata anterior und versorgt das Vorderhorn der Capsula interna sowie Teile der Basalganglien (➤ Abb. 11.47).
- **A. polaris frontalis:** Sie zieht zu den vorderen Hirnabschnitten.

Die **A. communicans anterior** (➤ Abb. 11.37, ➤ Abb. 11.38) verbindet die beiden Aa. cerebri anteriores miteinander. Sie kann doppelt angelegt sein und ist nur circa 5 mm lang. Auch dieses Gefäß versorgt mit oberflächlichen Ästen das Chiasma opticum und entsendet zentrale Äste in die Tiefe des Gehirns, z. B. zum Gyrus cinguli, zum Hypothalamus und zur Septumregion.

MERKE
Die **A. cerebri anterior**
- ist ein Endast der A. carotis interna und Teil des A.-carotis-interna-Strömungsgebietes
- geht am medialen Ende des Sulcus lateralis fast rechtwinklig von der A. carotis interna ab
- zieht in die Fissura longitudinalis cerebri und verläuft auf dem Balken nach dorsal
- ist über die A. communicans anterior mit der A. cerebri anterior der Gegenseite verbunden
- wird in der Klinik in 3 Segmente unterteilt (➤ Tab. 11.11)
- versorgt die mediale Fläche des Lobus frontalis, den Lobus parietalis, den Balken sowie einen 2–3 cm breiten Streifen lateral der Mantelkante (➤ Abb. 11.50, ➤ Abb. 11.51)

Klinik

Gefäßaussackungen (Aneurysmen) sind im Bereich des Circulus arteriosus nicht selten. Am häufigsten sind **Aneurysmen der A. communicans anterior** (bis zu 40 %). Bei der Operation eines Aneurysmas in diesem Bereich ist darauf zu achten, dass die HEUBNER-Arterie nicht verletzt wird. Auch die zentralen Äste der A. communicans anterior müssen bei der Operation geschont werden, da es sonst zu einer – zum Glück meist vorübergehenden – postoperativen Störung des Gedächtnisses kommen kann (A.-communicans-anterior-Syndrom).

A. cerebri media
Die A. cerebri media (➤ Abb. 11.44) versorgt den größten Teil der lateralen Hirnoberfläche, die Insula und – mit zentralen Ästen – die Capsula interna (Teile des Crus anterius, Genu) und die Basalganglien. Sie setzt zunächst den Verlauf der A. carotis interna nach lateral fort und gibt in ihrem Anfangsabschnitt **Aa. centrales anterolaterales** zur Versorgung des Hirninneren ab (➤ Abb. 11.37, ➤ Abb. 11.47). Über das mediale Ende des Sulcus lateralis gelangt sie in die Fossa lateralis und zweigt sich über der Insel, Insula, in mehrere Endäste auf (➤ Abb. 11.38, ➤ Abb. 11.44, ➤ Abb. 11.45). Diese Gefäße werden nach ihrem jeweiligen Versorgungsbereich benannt (z. B. A. sulci centralis; Verlauf im Sulcus centralis).

MERKE
Die **A. cerebri media**
- ist ein Endast der A. carotis interna und Teil des A.-carotis-interna-Strömungsgebietes
- setzt am medialen Ende des Sulcus lateralis die Verlaufsrichtung der A. carotis interna fort
- zieht in die Fossa lateralis und verzweigt sich in ihre Endäste
- wird in der Klinik in 4 Segmente unterteilt (➤ Tab. 11.11)
- versorgt die laterale Oberfläche des Gehirns, einschließlich des Lobus temporalis (➤ Abb. 11.51)

11.5.3 Aa. vertebrales/A. basilaris und ihre Äste

A. vertebralis
Die hinteren Abschnitte des Cortex, des Kleinhirns und des Hirnstamms werden überwiegend durch Gefäße aus dem Vertebralis/Basilaris-Strömungsgebiet versorgt (➤ Abb. 11.37, ➤ Abb. 11.38, ➤ Abb. 11.39, ➤ Abb. 11.46). Ähnlich wie bei der A. carotis interna unterscheidet man auch bei der A. vertebralis 4 Abschnitte:
- **Pars prevertebralis:** aus der A. subclavia (Abgang auf Höhe BWK I) bis Foramen transversarium HWK VI
- **Pars transversaria:** innerhalb der Foramina transversaria der HWK VI–II
- **Pars atlantica:** Übergang zum Atlas, Atlasbogen bis Durchtritt durch das Foramen magnum
- **Pars intracranialis:** intrakraniell bis zur Vereinigung zur A. basilaris

Topografie
Die **Partes prevertebralis und transversaria** werden im ➤ Kap. 3.3.2 beschrieben. Die **Pars atlantica** beginnt mit dem Austritt der A. vertebralis aus dem Foramen transversarium des II. Halswirbelkörpers. Die Arterie bildet zunächst einen Bogen („Vertebralis-Siphon"; Reservelänge für Bewegungen im Atlantoaxialgelenk), tritt danach durch das Foramen transversarium des I. Halswirbelkörpers, wendet sich nach dorsal und über den Sulcus arteriae vertebralis des hinteren Atlasbogens schließlich nach medial. Sie durchbricht die Membrana atlantooccipitalis posterior und erreicht das Foramen magnum (➤ Abb. 11.46). Hier beginnt die **Pars intracranialis.** Die A. vertebralis zieht von dorsal nach anteromedial um die Medulla oblongata herum und vereinigt sich etwa auf Höhe des pontomedullären Übergangs zur unpaaren A. basilaris. In ihrem Verlauf

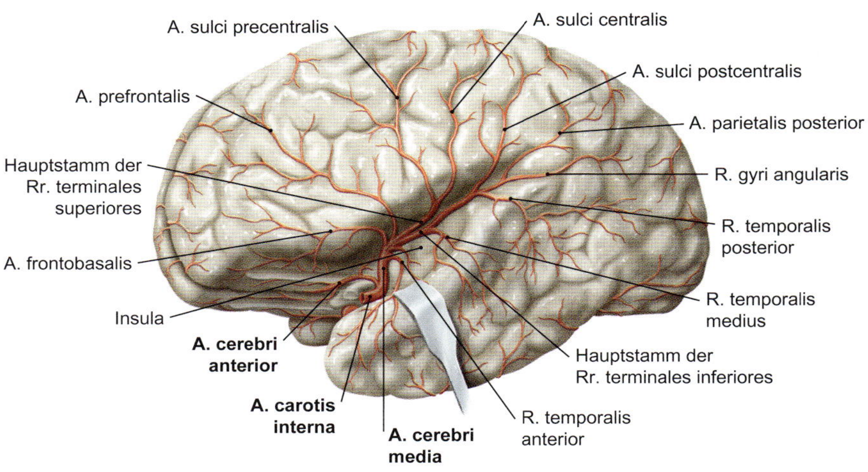

Abb. 11.44 A. cerebri media auf der Facies lateralis cerebri. Der Temporallappen wird mit einem Haken im Sulcus lateralis nach unten gezogen, dadurch erhält man Einblick in die Fossa lateralis mit der A. cerebri media und ihren Ästen. [S702-L127]/[B500]

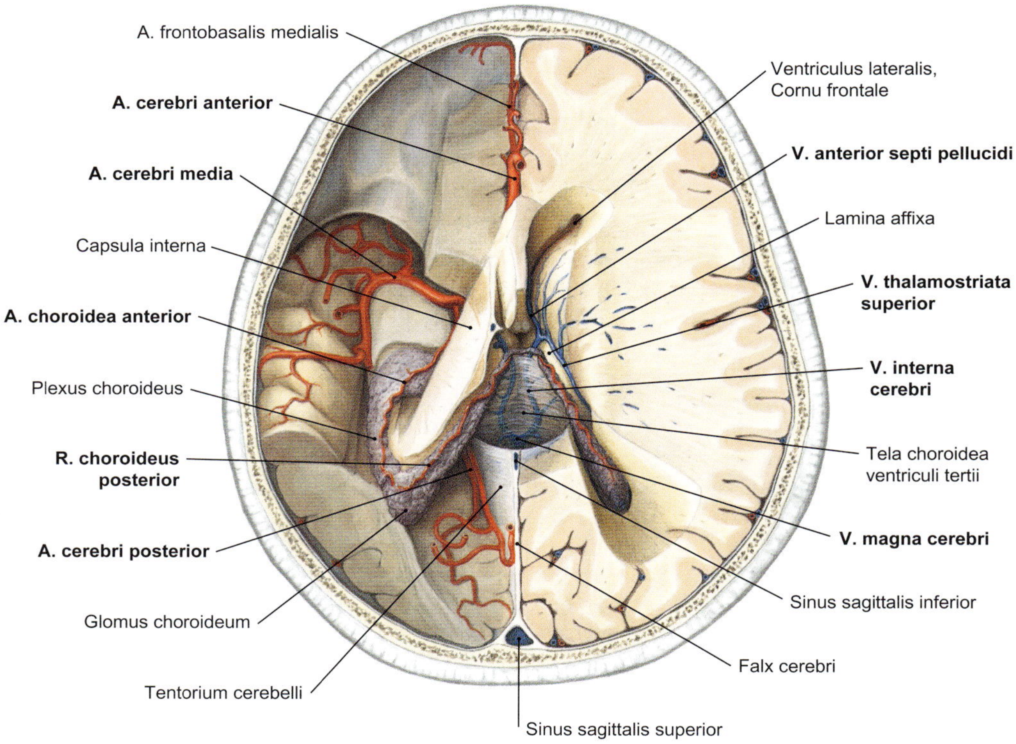

Abb. 11.45 A. cerebri media, Choroidalarterien und innere Venen des Gehirns. Durch Abtragung großer Hirnbereiche wurden die Fossa lateralis (links) und die Seitenventrikel eröffnet. In der Fossa lateralis verzweigt sich die A. cerebri media. In den Seitenventrikeln bilden A. choroidea anterior (von vorne unten kommend; aus der A. cerebri interna) und Aa. choroideae posteriores laterales (von dorsal oben kommend; aus der A. cerebri posterior) einen Gefäßkranz. Auf der rechten Seite ist das innere Venensystem in der Umgebung der Tela choroidea des III. Ventrikels dargestellt. [S700]

gibt sie die **A. spinalis anterior** und die **A. inferior posterior cerebelli** ab (➤ Abb. 11.38, ➤ Abb. 11.39, ➤ Abb. 11.46).

Klinik

Eine **Doppler-Untersuchung der A. vertebralis** ist auf dem Atlas (Pars atlantica) gut möglich. Sie liegt dort in der Tiefe eines Dreiecks, das von 3 kurzen Nackenmuskeln aufgespannt wird (M. rectus capitis posterior major; M. obliquus capitis superior; M. obliquus capitis inferior). Bei vorgebeugtem Kopf lässt sich die Richtung des Blutflusses durch die A. vertebralis gut bestimmen.

MERKE

Die **A. vertebralis**
- entsteht als Ast der A. subclavia auf Höhe des I. Brustwirbelkörpers
- wird in 4 anatomische Abschnitte unterteilt: Pars prevertebralis, Pars transversaria, Pars atlantica, Pars intracranialis
- verschmilzt auf Höhe des pontomedullären Übergangs mit der A. vertebralis der Gegenseite zur unpaaren, mittig verlaufenden A. basilaris
- versorgt den Hirnstamm, das Kleinhirn und die okzipitotemporalen Abschnitte des Gehirns
- kann im Trigonum arteriae vertebralis sonografiert werden

Äste der A. vertebralis

In ihrem Verlauf entlässt die A. vertebralis zahlreiche Äste zu den Halsmuskeln, zu den Meningen und zum Rückenmark (Rr. spinales; ➤ Abb. 11.37). Wichtige Gefäße des intrakraniellen Abschnitts sind:

- **A. inferior posterior cerebelli** (➤ Abb. 11.38, ➤ Abb. 11.46): Diese Arterie gilt als das variabelste zerebrale Gefäß, da Ursprung und Ausdehnung des Versorgungsgebietes individuell sehr verschieden sind. Sie kann sogar fehlen. Im Regelfall tritt sie aus der A. vertebralis auf Höhe der Olive aus, zieht am Hirnstamm entlang und bildet eine radiologisch sehr charakteristische Schleife („caudal loop") in der Nähe der Kleinhirntonsillen aus, bevor sie über das Kleinhirntal (Vallecula cerebelli) Vermis und Hemisphären des unteren Kleinhirns erreicht (➤ Abb. 11.46). Sie versorgt in ihrem Verlauf Teile der Medulla oblongata und des hinteren und unteren Kleinhirns (posteroinferiore Anteile). Häufig gibt sie auch eine **A. spinalis posterior** zur Versorgung des Rückenmarks ab. Diese kann jedoch auch direkt aus der A. vertebralis entspringen (ca. 25 %).

- **A. spinalis anterior:** Sie entsteht kurz vor dem Zusammenfluss der Aa. vertebrales (➤ Abb. 11.37, ➤ Abb. 11.48), zieht nach kaudal und verschmilzt etwa auf Höhe des Foramen magnum mit der A. spinalis anterior der Gegenseite. Sie versorgt die ventralen Anteile des Rückenmarks (s. u., Gefäßversorgung des Rückenmarks).

A. basilaris

Topografie

Die A. basilaris entsteht aus den Aa. vertebrales ungefähr auf Höhe des Übergangs zwischen Pons und Medulla oblongata. Sie verläuft in der Mitte des Pons und versorgt mit ihren Abgängen große Teile des Hirnstamms und des Kleinhirns. Etwa auf Höhe des Mittelhirns (Cisterna interpeduncularis) spaltet sie sich wieder in 2 Gefäße auf, die hinteren Hirnarterien, **Aa. cerebri posteriores** (➤ Abb. 11.38, ➤ Abb. 11.39).

Äste der A. basilaris

Die Äste der A. basilaris sind:

- **A. inferior anterior cerebelli** (➤ Abb. 11.38, ➤ Abb. 11.46): Sie entsteht im unteren Abschnitt der A. basilaris und zieht nach hinten und außen (posterolaterale Verlaufsrichtung). Dabei liegt sie im Regelfall ventral der Hirnnerven VI, VII und VIII und zieht mit dem N. facialis [VII] und dem N. vestibulocochlearis [VIII] zum Meatus acusticus internus. Hier bildet sie häufig eine Schlinge zur Abgabe der **A. labyrinthi** (➤ Abb. 11.39). Sie zieht dann weiter zum Kleinhirn, versorgt dieses an seiner Unterseite und mit Ästen auch laterale Abschnitte des Pons. Der Versorgungsbereich der A. inferior anterior cerebelli hängt von der Größe des Versorgungsgebietes der A. inferior posterior cerebelli ab.
- **Aa. pontis** (➤ Abb. 11.38, ➤ Abb. 11.46): Diese Gefäße entspringen direkt aus der A. basilaris und versorgen als kurze Rr. mediales oder als längere Rr. laterales die ventralen Abschnitte des Pons.
- **A. superior cerebelli** (➤ Abb. 11.38, ➤ Abb. 11.46): Dieses Gefäß ist die am wenigsten variable Kleinhirnarterie. Sie entsteht regelhaft kurz vor der Aufspaltung der A. basilaris in die Aa. cerebri posteriores. Von der A. cerebri posterior ist sie zunächst durch den N. oculomotorius [III] getrennt. Die A. superior cerebelli und die A. cerebri posterior verlaufen zunächst parallel nach lateral und dorsal, wobei die A. superior cerebelli unterhalb des Tentoriums und die A. cerebri posterior oberhalb des Tentoriums entlangzieht. Die A. superior cerebelli versorgt die oberen Abschnitte des Kleinhirns und mit Ästen zum Hirnstamm auch den dorsalen Pons.

MERKE

Die **A. labyrinthi** zieht durch den Meatus acusticus internus und versorgt das Innenohr. Im Regelfall ist sie ein Ast der A. inferior anterior cerebelli, sie kann aber auch aus den anderen Kleinhirnarterien oder der A. basilaris entspringen.

MERKE

Die **A. basilaris**
- entsteht auf Höhe des Übergangs von Medulla oblongata und Pons aus den Aa. vertebrales und ist Teil des Vertebralis/Basilaris-Strömungsgebietes
- zieht als unpaares Gefäß auf der Unterseit des Pons bis zum Mittelhirn und teilt sich dort in ihre Endäste auf
- versorgt den unteren Hirnstamm und große Anteile des Kleinhirns (➤ Abb. 11.52)

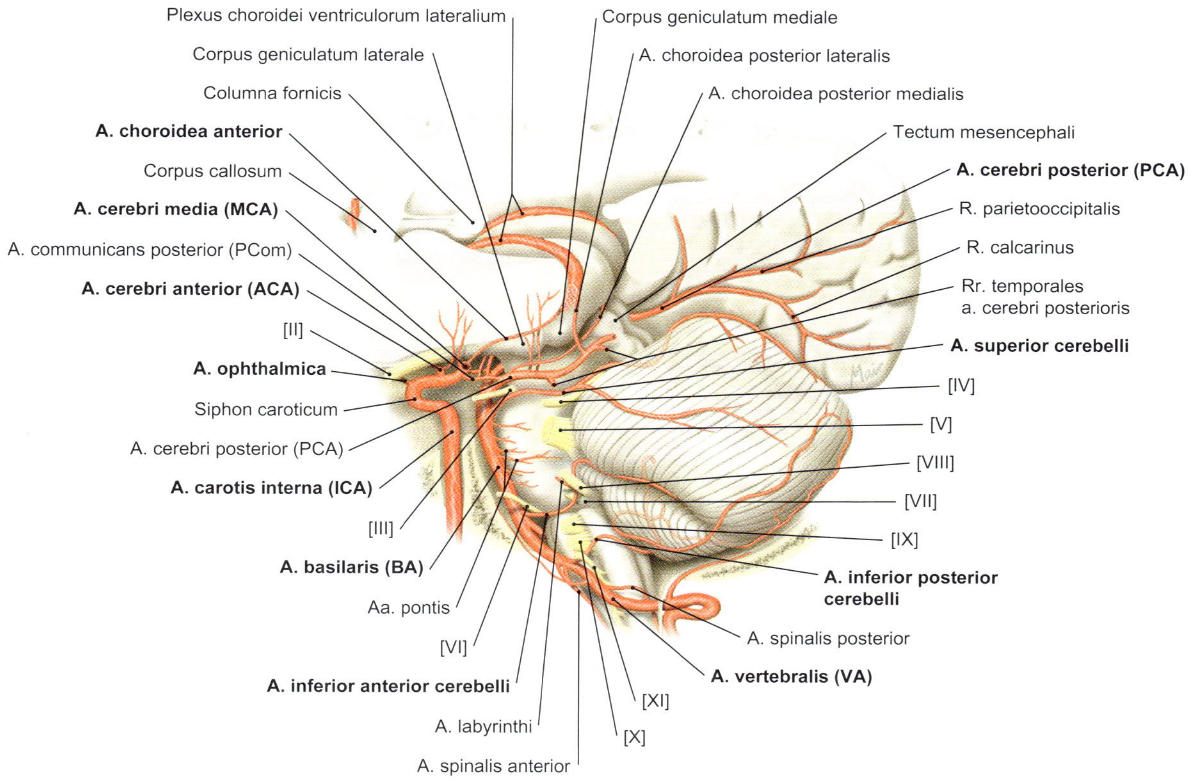

Abb. 11.46 Arterien der hinteren Schädelgrube. A. vertebralis, A. basilaris und ihre Äste versorgen das obere Rückenmark, den Hirnstamm und das Kleinhirn. [S702-L127]/[G343]

Klinik

Durchblutungsstörungen der Aa. pontis können dazu führen, dass es zu einer akuten hohen Querschnittslähmung bei vollem Bewusstsein kommt (**Locked-in-Syndrom**). Die Aa. pontis versorgen die motorischen Faserbahnen im ventralen Pons, wodurch sich die motorischen Ausfälle erklären. Die dorsalen Anteile des Pons werden jedoch von Ästen der A. superior cerebelli versorgt, weshalb diese Abschnitte, in denen sich wichtige Regionen für das Bewusstsein (z. B. Formatio reticularis) und für Augenbewegungen befinden, weiterhin funktionstüchtig bleiben. Locked-in-Patienten können sich daher nur mit Blinzeln oder Augenbewegungen mit ihrer Umgebung verständigen.
Die Vorstellung, bei geistiger Klarheit im eigenen Körper gefangen zu sein, hat zu literarischen Auseinandersetzungen mit diesem Thema geführt. Bekannt ist der Fall des französischen Journalisten Jean-Dominique Bauby, der im Alter von 43 Jahren einen Schlaganfall mit Locked-in-Syndrom erlitt. Er schrieb in gelähmtem Zustand das Buch „Le scaphandre et le papillon" (dt.: Schmetterling und Taucherglocke), indem er durch Blinzeln Buchstaben des Alphabets identifizierte. Er starb kurz nach der Veröffentlichung des Buchs.

A. cerebri posterior

Die Aa. cerebri posteriores sind die Endäste der A. basilaris und entstehen aus ihr in etwa auf Höhe der Cisterna interpeduncularis (➤ Abb. 11.37, ➤ Abb. 11.38, ➤ Abb. 11.39, ➤ Abb. 11.46). Mit ihren Ästen versorgen sie große Teile des Mittelhirns und okzipitotemporale Anteile der Hemisphären. Die Aa. cerebri posteriores verlaufen parallel zu den Aa. superiores cerebelli nach lateral und dorsal. Sie ziehen oberhalb des Tentoriums zum Lobus occipitalis und geben in ihrem Verlauf mehrere Gruppen von Gefäßen ab. Schließlich zweigen sie sich in ihre kortikalen Endäste auf, die den Lobus occipitalis und Teile des Lobus temporalis und des Lobus parietalis versorgen (➤ Abb. 11.43, ➤ Abb. 11.46). Äste der A. cerebri posterior sind:

- **Aa. centrales posteromediales** (➤ Abb. 11.37): Diese Gefäße treten aus dem Anfangsteil der A. cerebri posterior, d. h. vor dem Abgang der A. communicans posterior, aus. Sie dringen – zusammen mit zentralen Gefäßästen der A. communicans posterior – durch die Substantia perforata posterior und versorgen große Anteile des Zwischenhirns (Thalamus, Subthalamus, Globus pallidus und die Wand des III. Ventrikels).
- **Aa. centrales posterolaterales** (➤ Abb. 11.37): Diese Gefäße treten nach dem Abgang der A. communicans posterior aus der A. cerebri posterior aus und versorgen Teile des Zwischen- (Epiphyse, Thalamus, Corpus geniculatum mediale) und Mittelhirns.
- **Aa. choroideae posteriores** (➤ Abb. 11.45, ➤ Abb. 11.46): Die hinteren Choroidalarterien sind in ihrer Anzahl variabel. Sie entstehen nach dem Zufluss der A. communicans posterior und verlaufen etwa auf Höhe des Corpus geniculatum laterale um das Zwischenhirn herum. Durch die Fissura choroidea gelangen sie zum Plexus choroideus des Seitenventrikels. Dort gibt es Verbindungen zur A. choroidea anterior. Äste dieser Gefäße versorgen auch das Corpus geniculatum laterale, weitere Teile des Thalamus und den Plexus choroideus des III. Ventrikels.

MERKE

Die **A. cerebri posterior**
- ist ein Endast der A. basilaris und Teil des Vertebralis/Basilaris-Strömungsgebietes
- zieht oberhalb des Tentoriums zum Lobus occipitalis
- wird in der Klinik in 4 Segmente unterteilt (➤ Tab. 11.11)
- versorgt den Lobus occipitalis, Anteile der Facies medialis und inferior (➤ Abb. 11.50, ➤ Abb. 11.51) sowie den Großteil des Mittelhirns (➤ Abb. 11.52)

11.5.4 Zentrale Gefäßversorgung

Das Innere des Vorderhirns, d. h. die subkortikalen Kerne, das Marklager mit der Capsula interna und das Zwischenhirn, werden durch zentrale Arterien versorgt (➤ Abb. 11.37, ➤ Abb. 11.47). Diese Gefäße bezeichnet man wegen ihres Verlaufs bis in die Tiefe des Gehirns als „penetrierende" Gefäße. Sie treten in Gefäßgruppen an der Hirnbasis ein. Entfernt man die Gefäße an dieser Stelle, verbleiben zahlreiche kleine „Löcher" im Hirngewebe, weshalb man diese Eintrittsstellen als durchbohrten Bereich (Substantia perforata) bezeichnet. Man unterscheidet:

- **Substantia perforata anterior:** Sie liegt auf der Facies inferior des Gehirns, nach vorne und seitlich durch das Trigonum olfactorium und nach hinten durch den Tractus opticus begrenzt (➤ Abb. 11.19).

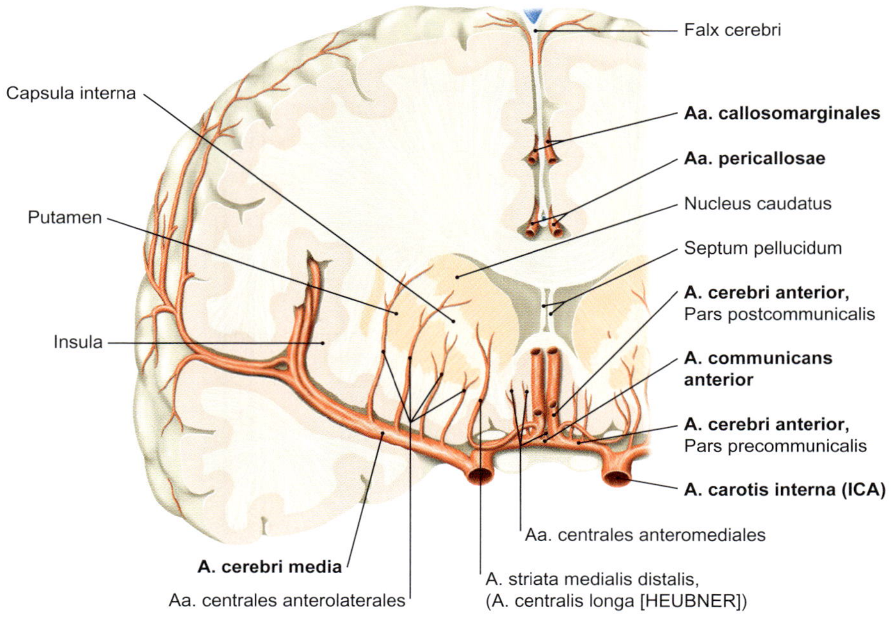

Abb. 11.47 Zentrale Gefäße. Aus den proximalen Abschnitten der Aa. cerebrales sowie den Aa. communicantes ziehen Arterien in das Hirninnere. Diese penetrierenden Gefäße sind Endarterien. Dies erklärt, wieso es beim Verschluss eines dieser Gefäße zu einem Hirninfarkt kommt. [S702-L127]/[G343]

- **Substantia perforata posterior:** Sie liegt in der Tiefe der Fossa interpeduncularis des Mittelhirns (➤ Abb. 11.19).

Darüber hinaus treten penetrierende Gefäße auch im Bereich des basalen Zwischenhirns in die Hirnsubstanz ein. Die penetrierenden Gefäße werden sinnvollerweise in Gruppen zusammengefasst (➤ Tab. 11.4).

MERKE

Die zentralen Gefäße dringen von basal in das Gehirn ein und verlaufen relativ gerade nach dorsal. Entsprechend kann man sich vom Eintrittsort der Gefäße und von der Lage der Kerngebiete zu diesen Eintrittsorten die ungefähren **Versorgungsgebiete dieser zentralen Gefäße** ableiten:
- anteromediale Gefäße – anteromedial gelegene Strukturen wie Nucleus caudatus
- anterolaterale Gefäße – anterolateral gelegene Strukturen wie Globus pallidus, Putamen
- posteriore Gefäße – posteriore Strukturen wie Thalamus und Hypothalamus

Darüber hinaus werden Abschnitte des Hirninneren von Choroidalgefäßen versorgt. Die Choroidalgefäße des Seitenventrikels stehen über den Plexus choroideus miteinander in Verbindung und bilden einen dünnen Gefäßkranz aus, der das Strömungsgebiet der A. carotis interna und das Strömungsgebiet der A. vertebralis/basilaris miteinander verbindet (➤ Abb. 11.45, ➤ Tab. 11.5).

Tab. 11.4 Zentrale Gefäße.

Gefäß/Gefäßgruppe	Durchtritt	Ursprung	Versorgungsgebiet (u. a.)
Aa. centrales anteromediales	Substantia perforata anterior	• A. cerebri anterior • A. communicans anterior	• Caput nuclei caudati • Globus pallidus • Commissura anterior • Capsula interna
Aa. centrales anterolaterales (Aa. lenticulostriatae)	Substantia perforata anterior	A. cerebri media	• Nucleus caudatus • Putamen • Globus pallidus • Capsula interna (mediale Gefäße)
Aa. centrales posteromediales	Substantia perforata posterior	• A. cerebri posterior • A. communicans posterior	• Thalamus • Hypothalamus • Globus pallidus
Aa. centrales posterolaterales	Substantia perforata posterior	A. cerebri posterior (Pars postcommunicalis)	• Thalamus • Corpus geniculatum mediale • Colliculi • Glandula pinealis

Tab. 11.5 Choroidalgefäße.

Gefäß	Ursprung	Strömungsgebiet
A. choroidea anterior	A. carotis interna	• Tractus opticus • Capsula interna (Crus posterius) • anteriorer Hippocampus • Crura cerebri, Tegmentum mesencephali • Plexus choroideus
Aa. choroideae posteriores	A. cerebri posterior	• Corpus geniculatum laterale • Hippocampus und Fornix • Thalamus (posteriore Abschnitte) • dorsales Mittelhirn • Glandula pinealis

Klinik

Durchblutungsstörungen im Bereich der A. choroidea anterior führen zu einer Symptomentrias aus motorischen, sensorischen und visuellen Ausfällen **(Arteria-choroidea-anterior-Syndrom):**
- Hemiplegie (durch Ausfall der motorischen Bahnen in den Crura cerebri)
- hemisensorische Störungen (durch Ausfall des Crus posterius der Capsula interna)
- Hemianopsie (durch Ausfall des Tractus opticus und von Teilen der Radiatio optica)

11.5.5 Gefäßversorgung des Rückenmarks

Das Rückenmark wird durch die folgenden Gefäße versorgt (➤ Abb. 11.48, ➤ Abb. 11.49):
- **A. spinalis anterior** (Längsverlauf in der Fissura mediana anterior)
- **Aa. spinales posteriores** (paarig; Längsverlauf kurz nach dem Eintritt der Radix posterior)
- **Vasocorona** (quer verlaufende Verbindungen zwischen den Spinalarterien an der Oberfläche des Rückenmarks)

Aufgrund der Länge des Rückenmarks speisen Gefäße auf verschiedenen Segmenthöhen Blut in dieses System (➤ Abb. 11.48).
- **Zervikal** sind dies die Aa. vertebrales und ihre Äste. Die Aa. vertebrales geben je einen Ast nach ventral ab, die sich zur **A. spinalis anterior** vereinigen. Diese zieht vor der Fissura spinalis anterior nach kaudal und versorgt die Vorderhörner, die Basis der

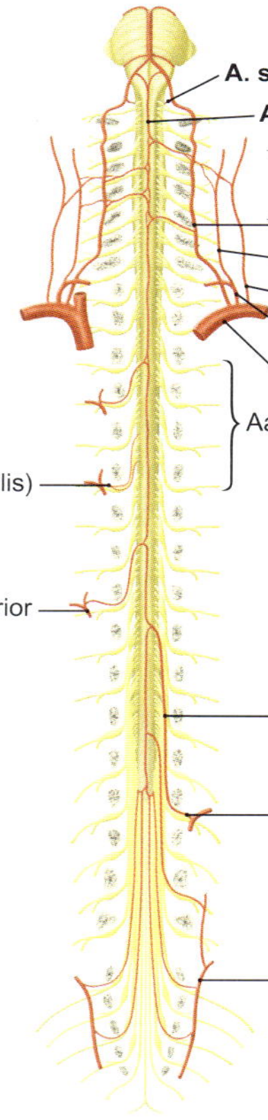

Abb. 11.48 Arterien des Rückenmarks. Das Rückenmark wird in seinen zervikalen Abschnitten von Ästen der Aa. vertebrales versorgt, in seinen thorakolumbalen Abschnitten von Ästen der segmentalen Arterien. [S700-L284]

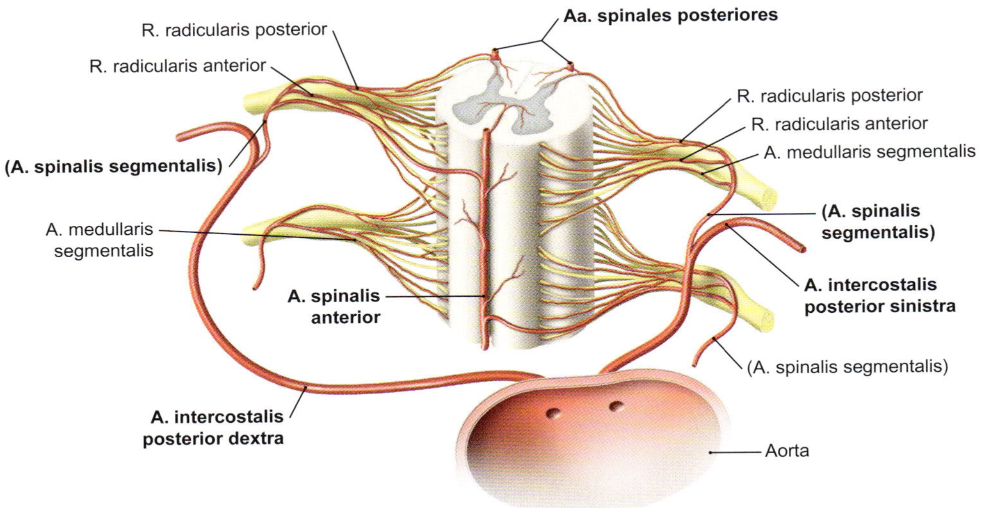

Abb. 11.49 Segmentale Versorgung des Rückenmarks. Das Rückenmark wird von einer A. spinalis anterior (unpaar, Mitte des Rückenmarks), 2 Aa. spinales posteriores (medial der Hinterwurzeln) sowie einem Gefäßkranz (Vasocorona) zwischen diesen Gefäßen versorgt. Auf thorakolumbaler Höhe speisen segmentale Arterien Blut in dieses System. [S700-L275]

Hinterhörner und Teile des Vorderseitenstrangs. Die Aa. vertebrales können auch die paarigen Aa. spinales posteriores abgeben (25 %). Diese Gefäße entspringen jedoch weitaus häufiger aus der **A. inferior posterior cerebelli** (Regelfall). Die A. spinalis posterior versorgt die Hinterstränge und Hinterhörner des Rückenmarks. Die **Vasocorona** bildet sich zwischen diesen aus und versorgt überwiegend die Randzone der Vorderseitenstränge.

- **Thorakolumbal** kann prinzipiell auf Höhe eines jeden Spinalnervs Blut zum Rückenmark geführt werden (➤ Abb. 11.49). Die segmental angelegten Arterien, insbesondere die Aa. intercostales posteriores und die Aa. lumbales, bilden als Äste ihrer Rr. dorsales (➤ Kap. 3.3.2) die **Rr. spinales** aus, die durch die Foramina intervertebralia in den Wirbelkanal eintreten. Dort teilen sie sich in jeweils einen R. anterior und einen R. posterior auf, die zu den Wirbeln und Bändern ziehen. Zu den Strukturen des Rückenmarks zieht ein dritter Ast, die **A. medullaris segmentalis.** Während der Entwicklung und Reifung des Rückenmarks bilden sich ca. 75 % der Aa. medullares segmentales zurück und bilden die dünnen Wurzelarterien, **Aa. radiculares anteriores und posteriores** zur Versorgung des Spinalganglions und der Wurzeln. Die restlichen Arterien verbleiben als Aa. medullares segmentales erhalten, geben ebenfalls Aa. radiculares ab und erreichen mit ihrem Hauptast das Rückenmark, das sie zusammen mit den anderen Markarterien versorgen. Der Durchmesser der Aa. medullares segmentales und ihrer Äste kann schwanken. Häufig findet man aber auf Höhe der Intumescentia lumbosacralis eine relativ große Wurzelarterie, die aufgrund ihres Kalibers als **A. radicularis magna** bezeichnet wird und in der Regel über das 10. oder 11. Foramen interventriculare zum Rückenmark gelangt.

11.5.6 Topografie und Versorgungsgebiete der Arterien

Die hirnversorgenden Gefäßstrukturen sind nicht an die Lappengrenzen oder die anatomischen Strukturen des Gehirns gebunden. Ihre Bezeichnungen geben daher ihre Lage und ihre Versorgungsgebiete nur „näherungsweise" wieder. Darüber hinaus gibt es erhebliche interindividuelle Unterschiede in der Anatomie der Hirngefäße; im Einzelfall weicht die Anatomie vom hier dargestellten „Standardverlauf" der Gefäße und von ihren „Standardversorgungsgebieten" erheblich ab, wodurch sich die Vielfalt der neurologischen Ausfälle bei Durchblutungsstörungen erklärt.

Topografie

Der anatomische Verlauf der einzelnen Gefäße wurde in den vorherigen Abschnitten beschrieben. Die wichtigsten Punkte fasst ➤ Tab. 11.6 zusammen. Zusätzlich zu den Bezeichnungen der Terminologia anatomica werden die Arterien auch mit den international üblichen Abkürzungen bezeichnet, die auf der englischsprachigen anatomischen Terminologie basieren und in der Klinik verwendet werden.

Versorgungsgebiete der Hirnarterien

Die großen Hirngefäße versorgen – mit interindividuellen Variationen! – charakteristische Bereiche des Gehirns. Kommt es dort zu einer Minderdurchblutung (Ischämie), entsteht eine Kombination neurologischer Symptome, die Rückschlüsse auf das betroffene Gefäß erlaubt. Das Wissen um die Versorgungsgebiete der Arterien ist daher Grundlage der klinischen Tätigkeit. Schwerpunkte sind dabei die Gefäße, welche die Oberfläche des Endhirns, die Capsula interna und den Hirnstamm versorgen.

Oberfläche des Endhirns

A. cerebri anterior, A. cerebri media und A. cerebri posterior versorgen die Endhirnrinde. Ihre jeweiligen Versorgungsgebiete erstrecken sich über die Facies superolateralis, Facies medialis und Facies inferior (➤ Abb. 11.50):

- Direkte Äste der **A. carotis interna** versorgen die Hypophyse sowie den mittleren Bereich des Chiasma opticum. Die von ihr abgehende A. choroidea anterior (s. u.) versorgt größere Abschnitte im Inneren des Gehirns.
- Die **A. cerebri anterior** tritt anteromedial in die Fissura longitudinalis cerebri ein und verläuft oberhalb des Balkens bis etwa zum Sulcus parietooccipitalis. Mit ihren Ästen versorgt sie den größten Teil der medialen Fläche des Lobus frontalis und Lobus parietalis sowie den Balken (➤ Abb. 11.50b). An der Facies superolateralis erreicht sie mit ihren Ästen einen 2–3 cm breiten Streifen lateral der Mantelkante (➤ Abb. 11.50a).
- Die **A. cerebri media** tritt durch die Fossa lateralis und erreicht die laterale Hirnoberfläche (➤ Abb. 11.50a). Dort versorgt sie Anteile des Lobus frontalis, Lobus parietalis und Lobus temporalis. Ihr Versorgungsgebiet erfasst auch die Spitze des Lobus temporalis (Polus temporalis).
- Die **A. cerebri posterior** zieht zum Lobus occipitalis und versorgt auf ihrem Weg große Anteile der Facies inferior und Facies medialis des Gehirns (➤ Abb. 11.50b), einschließlich der inferioren Anteile des Lobus temporalis.

Tab. 11.6 Topografie der hirnversorgenden Arterien.

Arterie	Topografie und Besonderheiten
A. carotis interna (ICA, „internal carotid artery“)	• 4 topografisch anatomisch definierte Abschnitte: Pars cervicalis, Pars petrosa, Pars cavernosa, Pars cerebralis • Austritt aus Sinus cavernosus lateral des Chiasma opticum
A. ophthalmica	• erstes größeres Gefäß der A. carotis interna • Entstehung unterhalb des N. opticus • zieht durch Canalis nervi optici in die Augenhöhle • Anastomose (A. dorsalis nasi) mit A. facialis (A. angularis)
A. choroidea anterior	• Gefäßast der A. carotis interna • zieht entlang des Tractus opticus zum Unterhorn des Seitenventrikels
A. cerebri anterior (ACA, „anterior cerebral artery“)	• verläuft lateral des Chiasma opticum nach rostral • zieht in die Fissura longitudinalis cerebri • Verlauf oberhalb des Balkens nach okzipital
A. communicans anterior (ACom, „anterior communicating artery“)	• zwischen Aa. cerebri anteriores • Lage vor dem Chiasma opticum
A. cerebri media (MCA, „middle cerebral artery“)	• zieht um den Polus temporalis zur Fossa lateralis cerebri • Aufzweigung über der Insula, Austritt aus dem Sulcus lateralis und Verlauf der Äste auf der lateralen Oberfläche des Endhirns
A. vertebralis (VA, „vertebral artery“)	• 4 topografisch anatomisch definierte Abschnitte: Pars prevertebralis, Pars transversaria, Pars atlantis, Pars intracranialis • zieht nach ventral und bildet die A. basilaris (etwa Unterrand Pons)
A. inferior posterior cerebelli (PICA, „posterior inferior cerebellar artery“)	• Austritt aus A. vertebralis auf Höhe der Olive (kann aber fehlen) • Schleife in Höhe der Kleinhirntonsillen (radiologisches Merkmal) • Eintritt in das Kleinhirntal (Vallecula cerebelli) über der Vermis
A. basilaris (BA, „basilary artery“)	• Verlauf im Sulcus basilaris des Pons • Aufteilung in die Aa. cerebri posteriores (etwa Höhe Mittelhirn)
A. inferior anterior cerebelli (AICA, „anterior inferior cerebellar artery“)	• Austritt aus dem unteren Abschnitt der A. basilaris, ventral der Hirnnerven VI, VII, VIII • Verlauf zum Meatus acusticus internus mit Abgabe der A. labyrinthi (Regelfall) und von dort zur Unterseite des Kleinhirns
A. superior cerebelli (SCA, „superior cerebellar artery“)	• entsteht kaudal des N. oculomotorius [III] aus A. basilaris • Verlauf unterhalb des Tentorium cerebelli • zieht nach posterior zur Kleinhirnoberfläche
A. cerebri posterior (PCA, „posterior cerebral artery“)	• entsteht kranial des N. oculomotorius [III] • Verlauf oberhalb des Tentorium cerebelli • zieht nach posterior zur okzipitobasalen Oberfläche des Endhirns
A. communicans posterior (PCom, „posterior communicating artery“)	• Verbindung von A. carotis interna und A. cerebri posterior • verläuft lateral von Hypophyse und Corpora mamillaria

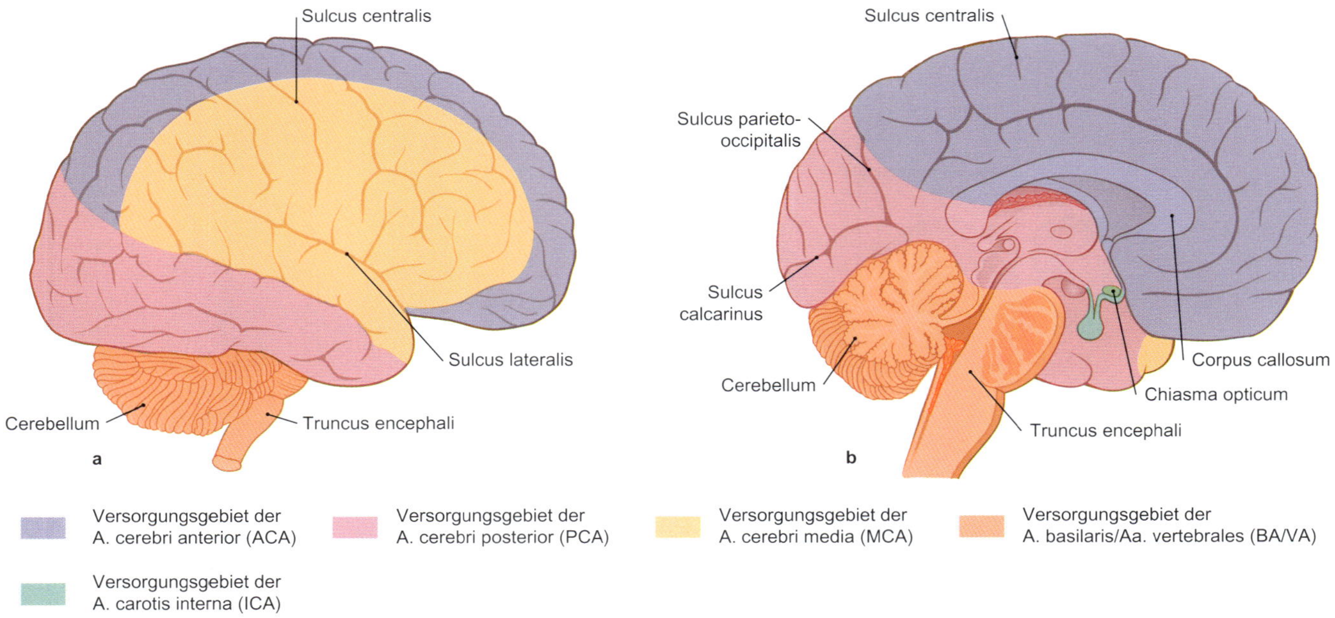

Abb. 11.50 Versorgungsgebiete der Hirnarterien (Endhirn). [S702-L126]/[R247-L318] **a** Ansicht von lateral. **b** Ansicht von medial.

MERKE
Von der **Oberfläche des Endhirns** versorgt die A. cerebri anterior die vorderen zwei Drittel der medialen, die A. cerebri media zwei Drittel der lateralen und die A. cerebri posterior die inferiore und okzipitale Oberfläche des Cortex.

Capsula interna und zentrale Abschnitte des End- und Zwischenhirns

Die Versorgung der zentralen Endhirnbereiche ist von besonderer klinischer Bedeutung. Die Faserbahnen aus dem Cortex werden gebündelt und ziehen zwischen den basalen Kerngebieten (Nucleus caudatus, Thalamus, Globus pallidus, Putamen) durch die Capsula interna hindurch. Es ist ohne Weiteres nachvollziehbar, dass eine Mangeldurchblutung dieses „Nadelöhrs" schwere neurologische Ausfälle nach sich zieht. Aufgrund der erheblichen Ausdehnung der Capsula interna in der Längsrichtung des Gehirns, aber auch in dorsobasaler Richtung tragen mehrere zentrale Gefäßgruppen zu ihrer Versorgung bei. Diese entstammen der A. cerebri anterior, der A. cerebri media und der A. carotis interna (➤ Tab. 11.7; ➤ Abb. 11.51). Der vordere Schenkel (Crus anterius) wird von Ästen der A. cerebri anterior und der A. cerebri media versorgt, das Knie (Genu) und vordere Abschnitte des hinteren Schenkels (Crus posterius) von Ästen der A. cerebri media, weiter okzipital gelegene Abschnitte des hinteren Schenkels erreicht die

Tab. 11.7 Gefäßversorgung der Capsula interna.

Capsula interna	Arterien	Ursprung
Crus anterius	Aa. centrales anteromediales	A. cerebri anterior
	A. striata medialis distalis (A. centralis longa; A. recurrens HEUBNER)	A. cerebri anterior
	Aa. centrales anterolaterales	A. cerebri media
Genu	Aa. centrales anterolaterales	A. cerebri media
Crus posterius	Aa. centrales anterolaterales	A. cerebri media
	A. choroidea anterior	A. carotis interna

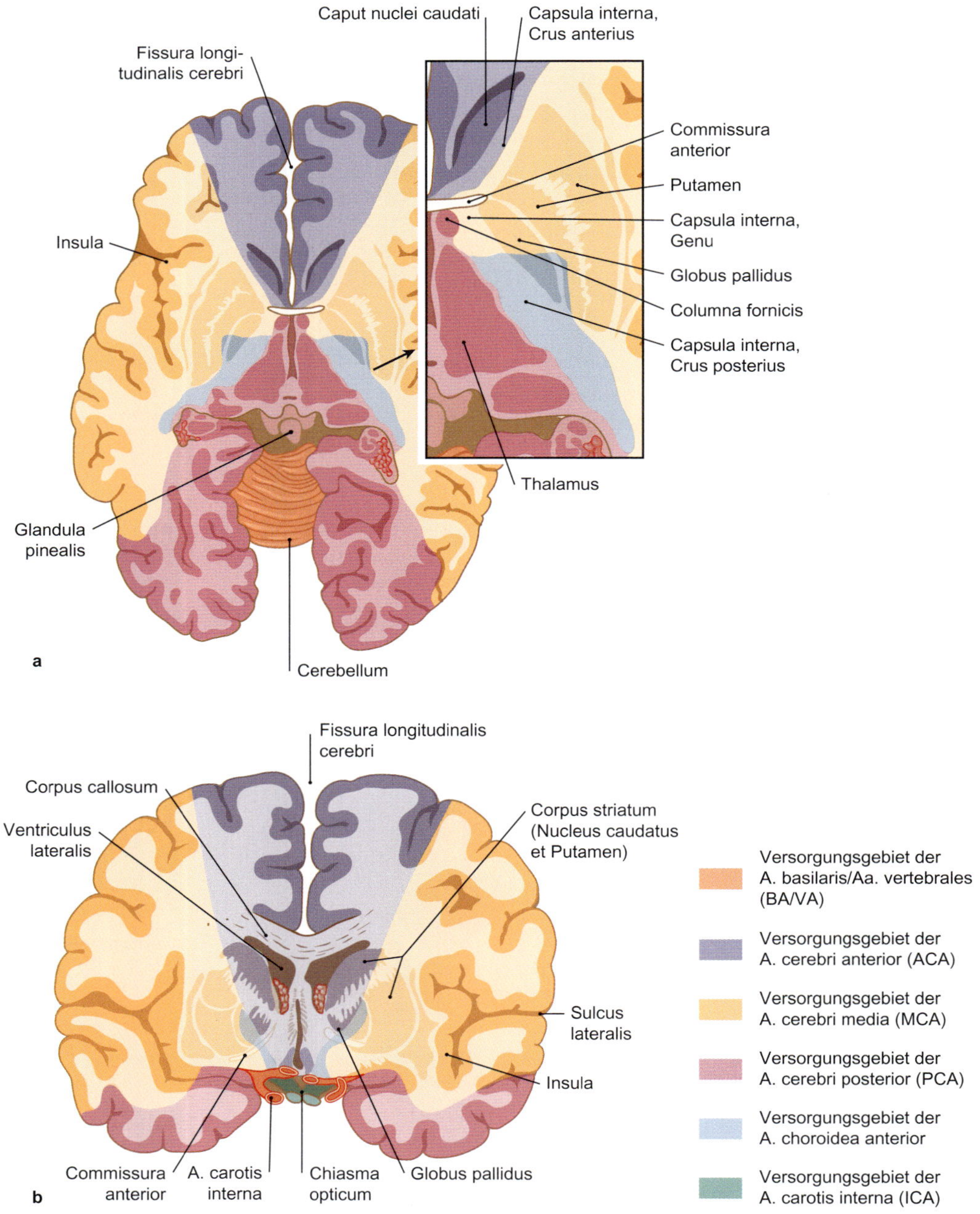

Abb. 11.51 Versorgungsgebiete der Hirnarterien (Endhirn). [S702-L126]/[R247-L318]
a Horizontalschnitt. **b** Frontalschnitt.

A. choroidea anterior, ein wichtiger zentraler Ast der A. carotis interna. Sie zieht in das Hirninnere und versorgt zentrale Bereiche des Gehirns: Crus posterius der Capsula interna, Hippocampus, Amygdala und tiefe Kerne des Tel- und Diencephalons (➤ Abb. 11.51). Ihr Versorgungsgebiet variiert stark.

Klinik

Bei **Schlaganfällen oder Blutungen im Bereich der Capsula interna** sind 2 Gefäße besonders häufig beteiligt:
- Ast der A. cerebri anterior (gehört zu den Aa. centrales anteromediales): A. striata medialis distalis (syn.: A. centralis longa, A. recurrens, HEUBNER-Arterie)
- Ast der A. cerebri media (gehört zu den Aa. centrales anterolaterales): A. lenticulostriata

Hirnstamm und Kleinhirn

Hirnstamm und Kleinhirn werden durch Äste des „Vertebralis/Basilaris"-Systems versorgt. Wichtig für das Verständnis ist, dass die Aa. cerebellares nicht nur für die Versorgung des Kleinhirns wichtig sind, sondern auch einen entscheidenden Anteil an der Versorgung des Hirnstamms haben.

Hirnstamm

Am Hirnstamm kann ein mediales und ein laterales Versorgungsgebiet unterschieden werden. Das mediale Versorgungsgebiet wird von direkten Ästen der A. vertebralis, der A. basilaris oder der A. cerebri posterior erreicht, während das laterale Versorgungsgebiet von Ästen der Kleinhirnarterien gespeist wird (die ihrerseits auch aus dem „Vertebralis/Basilaris"-System entstehen). In der Medulla oblongata kann noch ein posteriores Versorgungsgebiet abgegrenzt werden; hier versorgt die A. spinalis posterior Anteile der dorsalen Medulla. Die den Hirnstamm versorgenden Gefäße sind in ➤ Tab. 11.8 und ➤ Abb. 11.52 zusammengefasst.

Kleinhirn

Das Kleinhirn wird von 3 Arterien versorgt. Die **A. superior cerebelli** ist konstant ausgebildet und versorgt den oberen Teil des Kleinhirns und den Nucleus dentatus. Die 2 anderen Kleinhirnarterien, die **A. inferior anterior cerebelli** und die **A. inferior posterior cerebelli,** versorgen den Rest des Kleinhirns, wobei sie in ihrer Größe voneinander abhängen (d.h., sie „wetteifern" um das restliche Gebiet, weshalb eine Vergrößerung z. B. der A. inferior anterior cerebelli eine Verkleinerung der A. inferior posterior cerebelli nach sich zieht). Anders als im Endhirn gibt es im Kleinhirn Anastomosen zwischen den oberflächlichen und den zentralen Arterien; dadurch ist das Risiko eines isolierten zentralen Infarkts geringer. Die anatomischen Zusammenhänge im Kleinhirn (Regelfall) sind in ➤ Tab. 11.9 und ➤ Abb. 11.52 zusammengefasst.

Rückenmark

Die Versorgung des Rückenmarks kann in die Bereiche A. spinalis anterior, Aa. spinales posteriores und Vasocorona unterteilt werden. Die Versorgungsgebiete sind in ➤ Tab. 11.10 und ➤ Abb. 11.53 zusammengefasst.

Tab. 11.8 Arterielle Versorgung des Hirnstamms.

Hirnstammabschnitt	Mediales Versorgungsgebiet	Laterales Versorgungsgebiet
Mesencephalon	A. cerebri posterior	• A. superior cerebelli • A. cerebri posterior
Pons	A. basilaris (Aa. pontis)	• A. superior cerebelli • A. inferior anterior cerebelli (sehr variabel)
Medulla oblongata	• Aa. vertebrales • A. spinalis anterior • Aa. spinales posteriores	A. inferior posterior cerebelli

Tab. 11.9 Arterielle Versorgung des Kleinhirns.

Arterie	Kortikales Gebiet	Zentrales Gebiet
A. superior cerebelli (SCA; konstant)	oberer Teil des Kleinhirns	Nucleus dentatus
A. inferior anterior cerebelli (AICA; variabel)	hinterer unterer Teil des Kleinhirns	
A. inferior posterior cerebelli (PICA; variabel)	vorderer unterer Teil des Kleinhirns	restliche Kerne

Tab. 11.10 Arterielle Versorgung des Rückenmarks.

Arterie	Kortikales Gebiet
A. spinalis anterior	Vorderhorn, Basis des Hinterhorns, Teile des Vorderseitenstrangs
Aa. spinales posteriores	hinterer unterer Teil des Kleinhirns
Vasocorona	Randbereiche des Vorderseitenstrangs

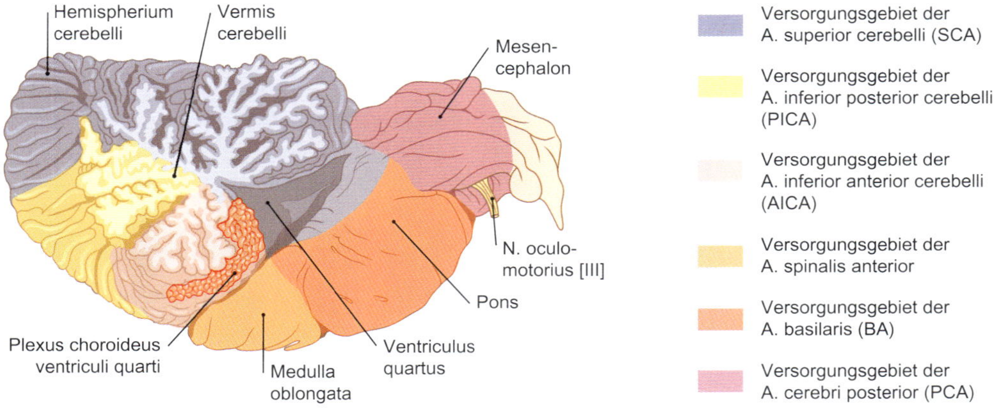

Abb. 11.52 Versorgungsgebiete der Hirnarterien (Hirnstamm und Kleinhirn). Sagittalschnitt. [S702-L126]/[R247-L318]

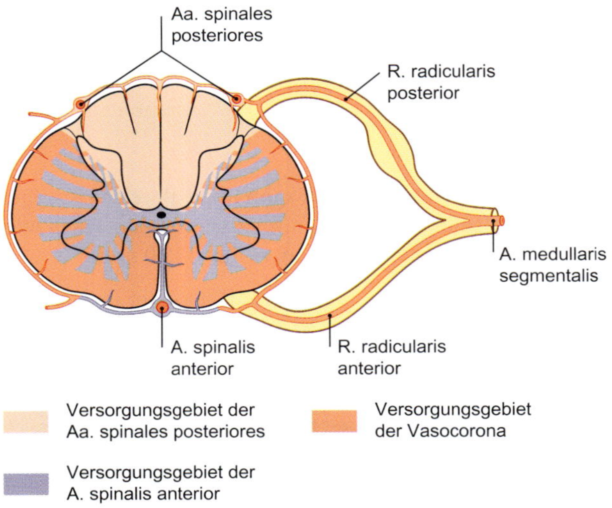

Abb. 11.53 Versorgungsgebiete des Rückenmarks. Querschnitt. [S702-L126]/[R247-L318]

Klinik

Eine Ischämie im Bereich der A. spinalis anterior führt zu einem klassischen neurologischen Ausfallsyndrom **(Arteria-spinalis-anterior-Syndrom)** mit:

- Querschnittsymptomatik unterhalb der Läsion (spinaler Schock in der Frühphase/spastische Lähmung in der Spätphase; Störungen der Blasen- und Mastdarmfunktion) aufgrund des Ausfalls der Vorderhörner und der Vorderseitenstränge
- Störungen der Schmerz und Temperaturwahrnehmung (Seitenstrang) bei erhaltener Berührungs- und Vibrationswahrnehmung (Hinterstrang); sog. dissoziierte Empfindungsstörung. Grund: Ausfall des Vorderseitenstrangs bei intaktem Hinterstrang

11.5.7 Klinische Bezeichnung der Gefäßabschnitte

In der klinischen Medizin (besonders in den „Neuro-Fächern" Neurologie, Psychiatrie, Neurochirurgie und Neuroradiologie) hat sich neben der anatomischen Bezeichnung der Gefäße auch eine alphanumerische Nomenklatur der Gefäßabschnitte der großen hirnversorgenden Gefäße durchgesetzt. Aufgrund ihrer klinischen Bedeutung werden diese Bezeichnungen in ➤ Tab. 11.11 zusammengefasst und den anatomischen Bezeichnungen gegenübergestellt. Bei der Unterteilung der A. carotis interna wird in diesem Lehrbuch die aktualisierte Segmentbezeichnung nach BOUTHILLIER und Mitarbeitern (1996) verwendet, die dem Blutfluss der A. carotis interna folgt und in den vergangenen Jahren Eingang in die klinische Nomenklatur der Neuroradiologie gefunden hat.

Tab. 11.11 Klinische (radiologische) Bezeichnungen der Gefäßabschnitte der großen hirnversorgenden Gefäße.

Arterie	Segment	Topografie/anatomische Strukturen
A. carotis interna, ICA = „internal carotid artery" (➤ Abb. 11.54, ➤ Abb. 11.55, ➤ Abb. 11.56)	C1 – „Cervical"	Pars cervicalis
	C2 – „Petrosus"	Pars petrosa bis zum Ende des Canalis caroticus
	C3 – „Lacerum"	bis zu einem Band zwischen Lingula sphenoidalis und dem Apex des Os petrosum („Lig. petrolingualis")
	C4 – „Cavernosus"	im Sinus cavernosus bis zum Duraaustritt unterhalb des Proc. clinoideus
	C5 – „Clinoidal"	zwischen Proc. clinoideus anterior und der Basis des Os sphenoidale
	C6 – „Ophthalmica"	bis zum Abgang der A. communicans posterior; Abgang der A. ophthalmica
	C7 – „Communicans"	bis zur Bifurkation der ACI in die Aa. cerebri anterior und media
A. cerebri anterior, ACA = „anterior cerebral artery" (➤ Abb. 11.54, ➤ Abb. 11.55, ➤ Abb. 11.56)	A1	Pars precommunicalis; von ihrem Beginn bis zum Abgang der A. communicans anterior
	A2	Pars postcommunicalis; von A. communicans anterior bis zum Abgang der A. callosomarginalis; auch: Pars infracallosa
	A3	Pars postcommunicalis; distal des Abgangs der A. callosomarginalis (A. pericallosa); von einigen Autoren werden noch weitere Segmente (A4 und A5) unterschieden
A. cerebri media, MCA = „middle cerebral artery" (➤ Abb. 11.54, ➤ Abb. 11.55, ➤ Abb. 11.56)	M1	Pars sphenoidalis; von ihrem Abgang bis zur Aufzweigung in 2 bzw. 3 Hauptäste
	M2	Pars insularis; in der Fossa lateralis, über der Insula
	M3	Pars opercularis; in der Fossa lateralis nach lateral verlaufende Äste zur kortikalen Oberfläche
	M4	Pars terminalis; nach dem Austritt der Gefäße aus dem Sulcus lateralis
A. cerebri posterior, PCA = „posterior cerebral artery" (➤ Abb. 11.55, ➤ Abb. 11.56)	P1	Pars precommunicalis; von ihrem Abgang bis zur A. communicans posterior; verläuft durch die Cisterna interpeduncularis
	P2	Pars ambiens; von A. communicans posterior bis zum Abgang der Rr. temporales anteriores (Höhe Cisterna ambiens)
	P3	Pars quadrigeminalis; von Rr. temporales anteriores bis zur Aufspaltung in die Aa. occipitales medialis und lateralis (Höhe Cisterna quadrigeminalis)
	P4	Pars calcarinus; Endäste: A. occipitalis medialis und A. occipitalis lateralis
A. vertebralis, VA = „vertebral artery" (➤ Abb. 11.54, ➤ Abb. 11.55, ➤ Abb. 11.56)	V1	Pars prevertebralis
	V2	Pars transversaria
	V3	Pars atlantis
	V4	Pars intracranialis

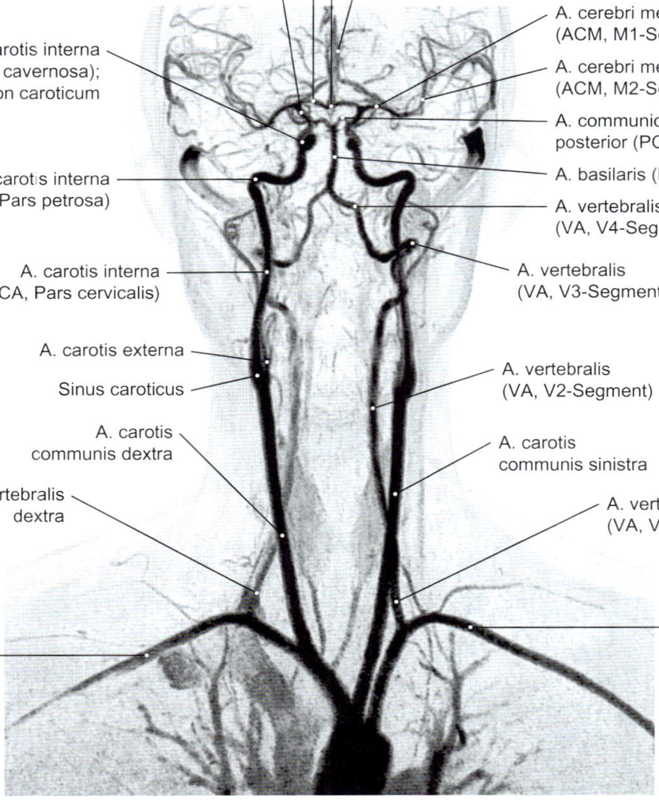

Abb. 11.54 MR-Angiografie der hirnversorgenden Arterien. Übersicht. [S702-T786]

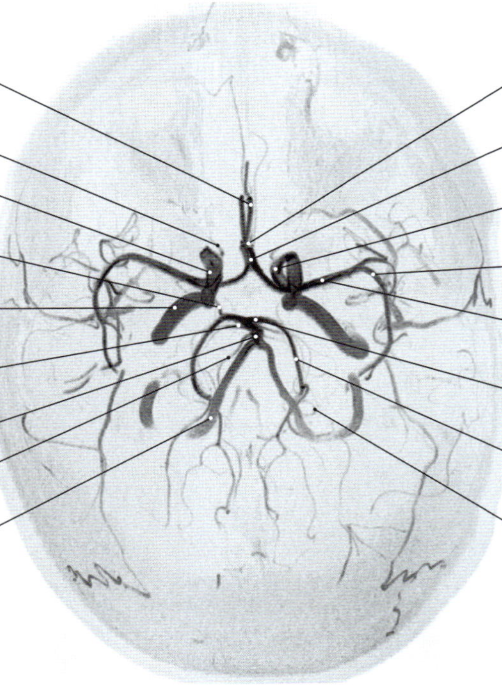

Abb. 11.55 MR-Angiografie der hirnversorgenden Arterien. Ansicht von kaudal. [S702-T786]

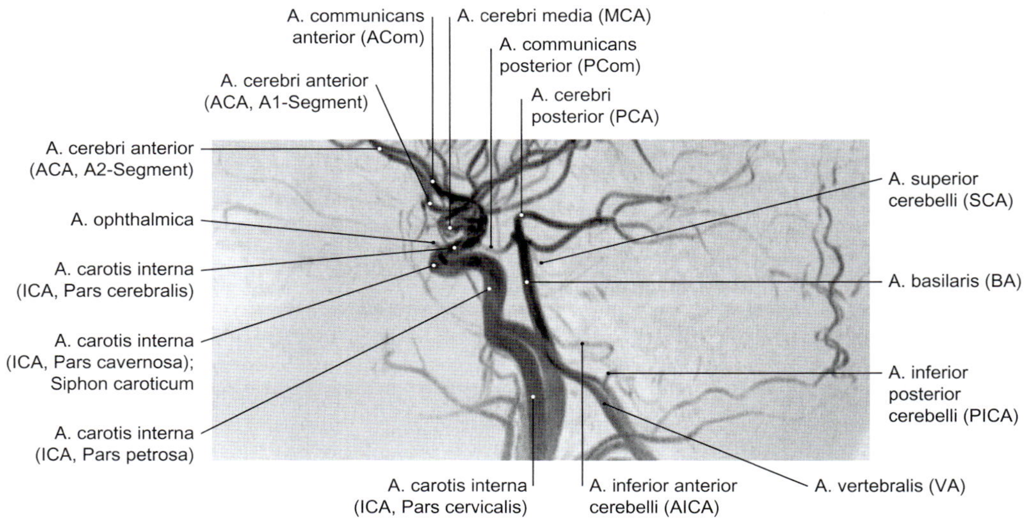

Abb. 11.56 MR-Angiografie der hirnversorgenden Arterien. Ansicht von lateral, Darstellung des Siphon caroticum. [S702-T786]

11.5.8 Venöse Blutleiter des Gehirns

Überblick

Das venöse System des Gehirns (➤ Abb. 11.40, ➤ Abb. 11.57) tritt in seiner klinischen Bedeutung gegenüber den Arterien zurück. Es gibt jedoch einige wichtige Krankheitsbilder, die überwiegend die venösen Blutleiter des Gehirns betreffen. Auch für die Neurochirurgie ist der Verlauf der Venen bedeutsam.

Die venösen Blutleiter können in 2 Gruppen unterteilt werden:

- **Sinus durae matris** (➤ Abb. 11.57)
- **Venen**
  - Oberfläche des Gehirns
  - innere Bereiche des Gehirns

Beide weisen charakteristische Besonderheiten gegenüber den Venen des restlichen Körpers auf:

- keine Venenklappen
- Verlauf häufig unabhängig von den Arterien
- keine typische Tunica media (vereinzelte Muskelzellen), dadurch dünnwandig (Venen)
- starre Wände der Sinus durae matris, dadurch geschützt vor einem Kollaps

Abfluss des Blutes aus dem Gehirn

Austrittsstellen

Die venösen Blutleiter (➤ Abb. 11.40, ➤ Abb. 11.57) stehen miteinander und auch mit extrakraniellen Venen in Verbindung. Vereinfacht dargestellt fließt das Blut aus den Venen an der Oberfläche und im Inneren des Gehirns in die Sinus durae matris. Von dort verlässt es über verschiedene Wege das Schädelinnere. Wichtige Austrittsstellen sind:

- Sinus sigmoideus zur V. jugularis interna (Foramen jugulare) → am wichtigsten!
- Sinus cavernosus über das Foramen ovale zum Plexus pterygoideus
- Vv. emissariae zur V. occipitalis (Foramina emissaria)

Darüber hinaus gibt es kleinere intrakranielle Venen, die über Öffnungen an der Schädelbasis in extrakranielle Venen abfließen (u. a. venöse Abflüsse über das Foramen magnum, das Foramen ovale und den Canalis caroticus).

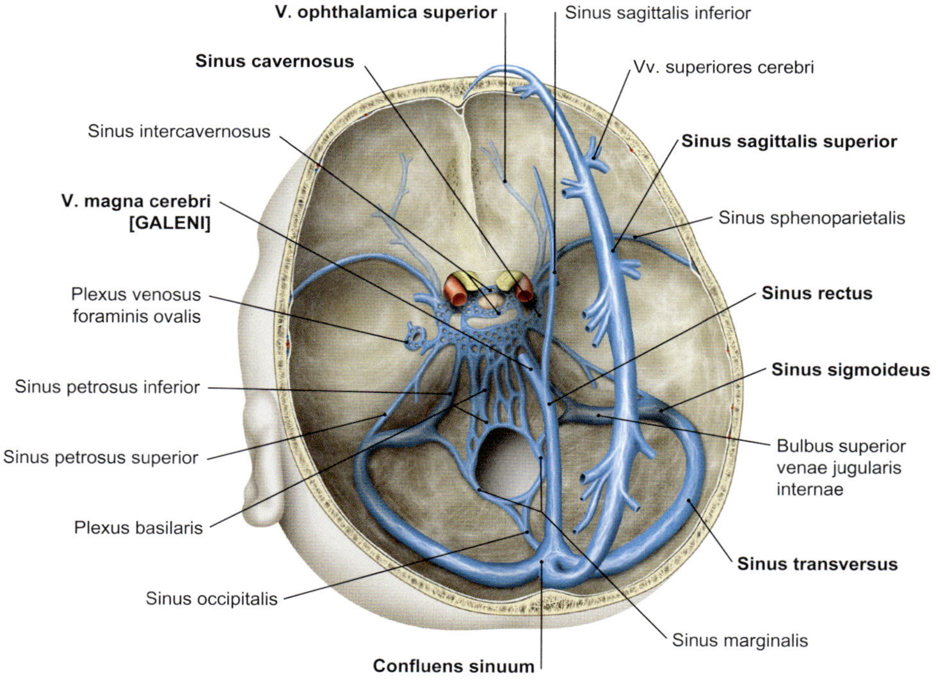

Abb. 11.57 Schema der Sinus durae matris in Projektion auf die Schädelbasis. [S700-L127]/[B500]

Vv. emissariae
Vv. emissariae verbinden die Sinus durae matris mit den Diploëvenen (= größeren venösen Blutleitern innerhalb der Diploë der Schädelknochen) und mit den extrakraniellen Venen. Weil sie keine Venenklappen haben, ermöglichen sie bei Schwankungen des Schädelinnendrucks einen raschen Druckausgleich zwischen innen und außen. Emissarvenen finden sich an mehreren Sinus durae matris (➤ Abb. 11.40).

Venöse Anastomose zur V. facialis
Der Sinus cavernosus erhält Zuflüsse aus den Vv. ophthalmicae. Diese stehen mit der V. angularis der V. facialis über die Fissura orbitalis superior und die Fissura orbitalis inferior in Verbindung. Unter bestimmten Bedingungen kann das venöse Blut aus dem Schädelinneren über diese Venen zur V. facialis und über diese zur V. jugularis interna abfließen (➤ Abb. 11.40).

Klinik

Weil die Venen und Sinus durae matris keine Venenklappen haben, kann das Blut auch ins Gehirn gelangen (Blutumkehr). Dadurch können Infektionen aus den Kopfweichteilen in die Sinus durae matris verschleppt werden, z. B. kann eine Infektion der Oberlippe über die V. angularis zu einer bakteriellen Sinus-cavernosus-Thrombose führen.

Venen

End- und Zwischenhirn
Man unterscheidet oberflächliche Venen, **Vv. superficiales cerebri,** die Blut von der Oberfläche des Gehirns sammeln, von tiefen Venen, **Vv. profundae cerebri,** über die das Blut der zentralen Hirnbereiche abfließt:

Oberflächliche Venen
Vv. superficiales cerebri drainieren das Blut aus der End- und Zwischenhirnoberfläche in die Sinus durae matris (➤ Abb. 11.57, ➤ Abb. 11.58). Man unterscheidet 3 Gruppen, die über kräftige venöse Anastomosen miteinander in Verbindung stehen:

- **Vv. superiores cerebri:** direkte Zuflüsse zum Sinus sagittalis superior (➤ Abb. 11.57, ➤ Abb. 11.58)
- **V. media cerebri:** sammelt Blut von Venen in der Umgebung des Sulcus lateralis; Abfluss in den Sinus sphenoparietalis und von dort in den Sinus cavernosus
- **Vv. inferiores cerebri:** direkte Zuflüsse zum Sinus transversus

Oberflächliche Venen, die direkt in Sinus durae matris münden, müssen von der Oberfläche des Gehirns kommend den Subarachnoidalraum überbrücken und Arachnoidea und Dura durchbohren, um sich mit den Sinus durae matris zu verbinden. Man bezeichnet sie daher auch als **„Brückenvenen"** (➤ Abb. 11.58). Blutungen dieser Venen können zu einem subduralen Hämatom führen (➤ Kap. 11.3.5).

Tiefe Venen
Vv. profundae cerebri sammeln das Blut der zentralen Bereiche und münden schließlich über die unpaare V. magna cerebri in den Sinus rectus (➤ Abb. 11.59). Von jeder Seite erhält die V. magna cerebri jeweils 2 Hauptzuflüsse: Die **V. interna cerebri** führt von dorsal Blut aus dem Marklager und den zentralen Kernen; die **V. basalis** führt von basal kommend Blut aus den Bereichen der Hirnunterseite und den daran angrenzenden zentralen Gebieten:

- **V. interna cerebri:** Sie entsteht auf Höhe des Foramen interventriculare durch den Zusammenfluss mehrerer Venen (➤ Tab. 11.12). Im Dach des III. Ventrikels verläuft sie nach okzipital und vereinigt sich unterhalb des Spleniums des Balkens mit der V. interna cerebri der Gegenseite zur unpaaren V. magna cerebri (➤ Abb. 11.59).

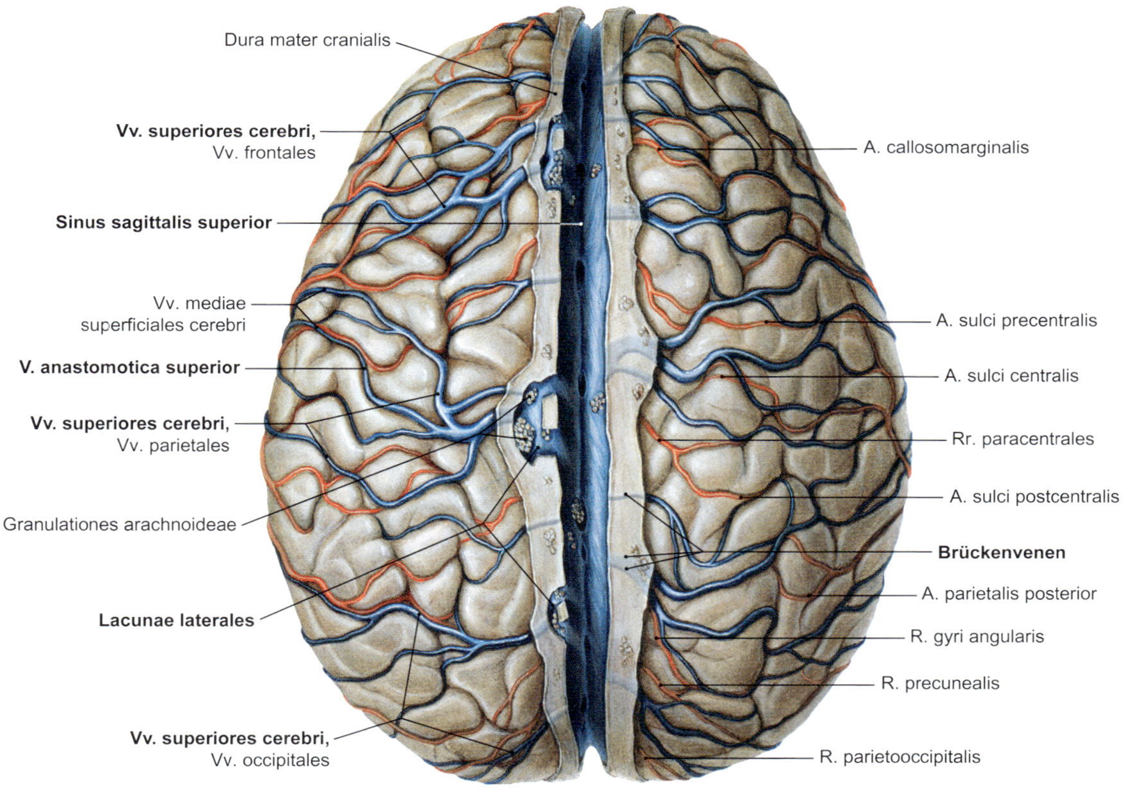

Abb. 11.58 Oberflächliche Venen des Gehirns, Brückenvenen, Granulationes arachnoideae, Sinus sagittalis superior. [S700]

- **V. basalis:** Sie entsteht im Bereich der Substantia perforata anterior aus mehreren venösen Zuflüssen (➤ Tab. 11.12), u. a. aus den basalen kortikalen Bereichen, der Insula und dorsal benachbarten zentralen Regionen. Sie windet sich um das Crus cerebri herum und mündet in die V. magna cerebri oder in die V. interna cerebri (➤ Abb. 11.59).
- **V. magna cerebri (GALENI):** Sie entsteht aus dem Zusammenfluss der Vv. internae cerebri und Vv. basales unterhalb des Spleniums des Balkens (➤ Abb. 11.59). Fließen die Venen an einer Stelle zusammen, spricht man vom Confluens venosus posterior. Die große Hirnvene, V. magna cerebri, ist nur ca. 1 cm lang und führt ihr Blut zum Sinus rectus. An ihrer Einmündungsstelle in den Sinus ist sie an der Dura befestigt.

Tab. 11.12 Venöse Zuflüsse zur V. magna cerebri.

Vene	Wichtigste Zuflüsse	Hirngebiete
V. interna cerebri	V. choroidea superior	Plexus choroideus, Hippocampus
	V. septi pellucidi	Septum pellucidum
	V. thalamostriata	Nucleus caudatus
V. basalis	V. anterior cerebri	Balken und benachbarte Gyri
	V. profunda cerebri	Putamen, Globus pallidus

Klinik

Der Abfluss des Blutes über das venöse System ist für die Entstehung der **„Höhenkrankheit"** wichtig. Diese stellt sich bei bis zu 25 % der Menschen ein, die sich ohne Akklimatisation innerhalb kurzer Zeit auf eine Höhe von 2 500 m begeben. Die Patienten klagen insbesondere über Kopfschmerzen, Schwindel und Übelkeit. Pathophysiologisch vermutet man, dass die arterielle Durchblutung des Gehirns erhöht wird, um die Oxygenierung des Gehirns bei niedrigerem Sauerstoffpartialdruck aufrechtzuerhalten. Die größere Blutmenge muss über die Venen abfließen, die sich dadurch erheblich erweitern, wodurch es zum Kopfschmerz kommt. Je schlechter das Blut aufgrund der individuellen Anatomie des Venensystems abfließen kann, umso mehr stauen sich die zerebralen Venen und umso wahrscheinlicher sind Kopfschmerzen in großer Höhe.

Hirnstamm und Kleinhirn

Die venösen Abflüsse von Hirnstamm und Kleinhirn bilden zahlreiche Anastomosen an der Hirnoberfläche. Im Sinne einer Übersicht kann man sich merken:

- rostrale Anteile (Mesencephalon, oberer Pons, rostrales Kleinhirn): Abfluss nach rostral in V. basalis, V. magna cerebri, Sinus rectus
- mittlere Anteile (Pons, untere Kleinhirnabschnitte): Abfluss nach lateral in die Sinus durae matris
- kaudale Anteile (Medulla oblongata): Abfluss nach lateral und kaudal in die Sinus durae matris sowie zu den spinalen Venengeflechten

Rückenmark

Die Venen des Rückenmarks bilden an seiner Oberfläche zahlreiche Anastomosen aus. Sie stehen über **Vv. radiculares** mit dem venösen Plexus des Epiduralspalts, **Plexus venosus vertebralis internus,** in Verbindung. Dieser Venenplexus drainiert sein Blut über den Plexus venosus vertebralis externus in die Vv. intervertebrales und von dort in die untere Hohlvene, V. cava inferior.
Die Vv. radiculares stehen in den Wurzeltaschen in enger Beziehung zur Arachnoidea. Über Arachnoidalzotten kann dort – ebenso wie in den Granulationes arachnoideae der Sinus durae matris – der Liquor cerebrospinalis resorbiert werden. Somit spielen die Rückenmarksvenen eine wichtige Rolle bei der Liquorzirkulation.

Sinus durae matris

Das venöse Blut aus den Hirnvenen fließt in die Sinus durae matris ab, die miteinander verbunden sind und ein zusammenhängendes Kanalsystem bilden (➤ Abb. 11.57, ➤ Tab. 11.13). Diese venösen Blutleiter liegen zwischen den 2 Schichten der Dura mater (➤ Abb. 11.27). Sie sind dadurch starrwandig und kollabieren nicht. Auf ihrer Innenseite sind sie mit Endothel ausgekleidet. Die

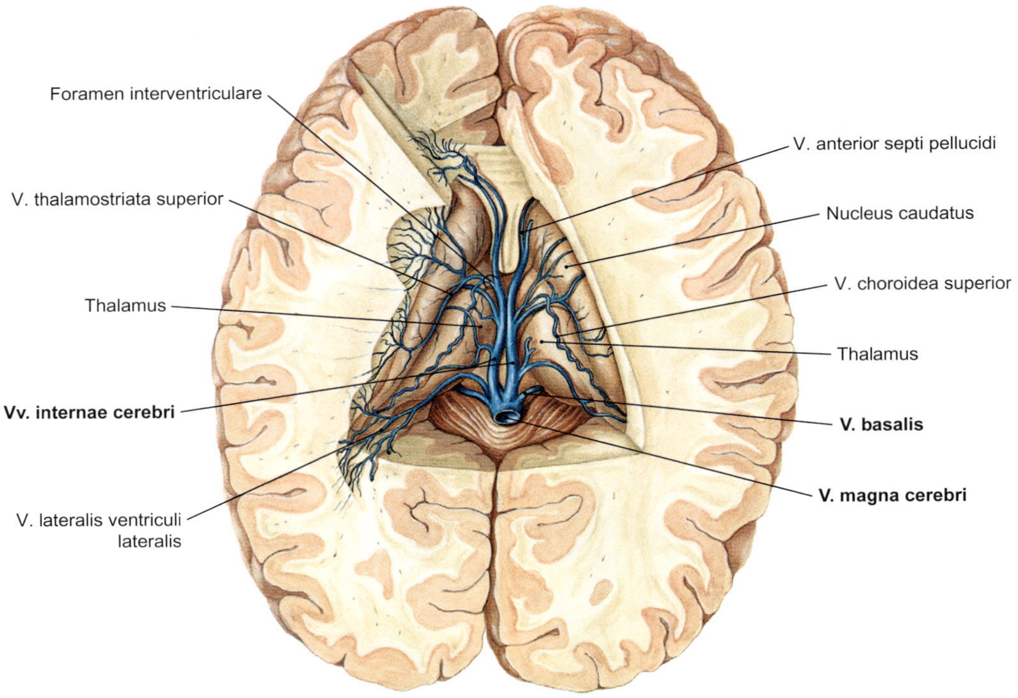

Abb. 11.59 Tiefe Hirnvenen. Das Blut aus dem Inneren des Gehirns fließt über 2 Vv. internae cerebri und Vv. basales in die V. magna cerebri und von dort in den Sinus rectus. [S700]

Sinus durae matris liegen den Schädelknochen unmittelbar an und bilden an deren Oberfläche seichte Vertiefungen.

MERKE

Die Sinus durae matris
- haben keine Venenklappen
- verlaufen unabhängig von den Arterien
- haben starre Wände und sind dadurch vor einem Kollaps geschützt
- liegen zwischen den 2 Schichten der Dura

Der Verlauf der Sinus durae matris lässt sich mithilfe eines Schädelmodells gut erlernen, da die Sinus durae matris an der Oberfläche der Schädelknochen seichte Vertiefungen bilden (vgl. ➤ Abb. 11.57 und ➤ Tab. 11.13).

In idealisierten grafischen Darstellungen werden die Sinus durae matris häufig als große, glatte Rohrsysteme dargestellt (➤ Abb. 11.57). Tatsächlich entstehen sie aus intraduralen venösen Geflechten, die sich verbunden haben. Daher finden sich innerhalb der Rohre Balkenstrukturen sowie größere seitliche Aussackungen (Lacunae) und venöse Geflechte (➤ Abb. 11.58, ➤ Abb. 11.27). Die innere Struktur der Sinus durae matris ist daher uneben und es finden sich erhebliche interindividuelle Unterschiede.
Das venöse Blut nimmt überwiegend 2 Verläufe:
- entweder nach dorsal zum Confluens sinuum und von dort über Sinus rectus und Sinus sigmoideus zur V. jugularis
- oder nach vorne basal zum Sinus cavernosus und über Sinus petrosi superior und inferior zur V. jugularis (und zum Plexus pterygoideus)

Tab. 11.13 Verlauf der Sinus durae matris.

Sinus durae matris	Verlauf und Charakteristika
Sinus sagittalis superior	• Ansatz Falx cerebri bis Protuberantia occipitalis interna • Verlauf von anterior-posterior im Sulcus sinus sagittalis der Schädelknochen • Brückenvenen münden in ihm oder seinen seitlichen Lacunae • fließt ins Confluens sinuum
Sinus sagittalis inferior	Verlauf am Unterrand der Falx zum Sinus rectus
Sinus rectus	Entstehung an Verbindungsstelle von Falx und Tentorium aus Sinus sagittalis inferior und V. magna cerebri
Confluens sinuum	Zusammenfluss von Sinus transversi, Sinus rectus, Sinus sagittalis superior und Sinus occipitalis
Sinus occipitalis	• liegt in der Mittellinie des Os occipitale • fließt zum Confluens sinuum
Sinus marginalis	• umgibt Foramen magnum • ist mit Sinus occipitalis und Plexus venosus vertebralis internus verbunden
Sinus transversus	vom Confluens sinuum aus dem Os occipitale nach lateral zum Sinus sigmoideus
Sinus sigmoideus	S-förmiger Verlauf über Pars mastoidea des Os temporale zum Foramen jugulare und zur V. jugularis
Sinus cavernosus	• gekammerter venöser Raum beidseits der Sella turcica • steht über den Plexus basilaris auf dem Clivus mit dem Sinus cavernosus der Gegenseite in Verbindung • topografisch sehr wichtige Region (s. Merkekasten)
Sinus petrosi superior und inferior	• Verlauf an der oberen bzw. unteren Kante der Pars petrosa ossis temporalis • Verbindung des Sinus cavernosus mit dem Sinus sigmoideus

MERKE

- durch den **Sinus cavernosus** ziehen: A. carotis interna, N. abducens [VI]
- in der lateralen Wand des Sinus verlaufen: N. oculomotorius [III], N. trochlearis [IV] und N. ophthalmicus [I]

Klinik

Eine seltene und schwere Erkrankung des Gehirns ist die **Thrombose eines der Sinus durae matris (Sinusthrombose).** Diese können durch eitrige Infektionen im Gesicht (septische Sinusthrombose), aber auch spontan bei gesteigerter Neigung zur Blutgerinnung auftreten (z. B. Polyzythämie, aber auch negativer Einfluss von Kontrazeptiva). Die Patienten leiden unter Kopfschmerzen, Krampfanfällen, Lähmungen und Bewusstseinseintrübungen. Die Diagnose wird mittels Bildgebung (MRT, CT) gestellt.

11.5.9 Darstellung des Gefäßsystems

Der Verlauf der Hirngefäße und die Ausbildung der Kollateralversorgung im Bereich des Circulus arteriosus sind individuell unterschiedlich. Daher ist es bei operativen Eingriffen für die Nutzen-Risiko-Entscheidung und für die Operationsplanung wichtig, die individuelle Durchblutungssituation eines Patienten vor der Operation zu kennen. Beispiele sind Operationen an den hirnzuführenden Gefäßen (z. B. Operation einer Karotisstenose) oder intrakranielle Gefäßoperationen (z. B. Aneurysma, Angiom).

Angiografie, Angio-CT und Angio-MRT

Zur Darstellung der Gefäße gibt es verschiedene Verfahren. Das klassische Verfahren ist die **Angiografie** (oder die digitale Subtraktionsangiografie). Hierzu wird ein Katheter in die A. carotis interna oder die A. vertebralis eingeführt und jodhaltiges, wasserlösliches Kontrastmittel als Bolus injiziert. Mehrere zeitlich aufeinander folgende Aufnahmen bringen den Blutfluss in den Arterien, Kapillaren und Venen zur Darstellung. Ein zweites Verfahren ist die **Angio-CT,** bei der jodhaltiges Kontrastmittel in die Vene injiziert wird, um die Gefäße deutlicher gegenüber dem Gewebe abgrenzen zu können. In der Neuroradiologie spielt dieses Verfahren zurzeit eine eher nachgeordnete Rolle. Demgegenüber hat sich die **Angio-MRT** in den vergangenen Jahren mehr und mehr durchgesetzt. Bei diesem Verfahren, das mit oder ohne MRT-Kontrastmittel (jodfreies Kontrastmittel) durchgeführt werden kann, kommen die Hirngefäße dreidimensional mit hoher Auflösung zur Darstellung. Auf diese Weise erhält der Arzt zusätzlich noch Einblick in die anatomisch-topografischen Zusammenhänge (➤ Abb. 11.54, ➤ Abb. 11.55, ➤ Abb. 11.56). Es ist absehbar, dass „stärkere" MRT-Geräte (Geräte mit höheren magnetischen Feldstärken) und Fortschritte in den Berechnungsalgorithmen der MRT-Daten die Qualität der Gefäßdarstellung noch weiter verbessern werden.

Sonografische Untersuchung der hirnversorgenden Gefäße

Eine Standardmethode zur Untersuchung der hirnversorgenden Gefäße ist die Doppler-Sonografie. Mit dieser Technik können Blutflussgeschwindigkeiten in Gefäßen bestimmt werden, um Stenosen, Gefäßspasmen oder eine Strömungsumkehr nachzuweisen. Kombiniert man die Doppler-Sonografie mit dem Ultraschall-Bild („B-Bild"; Umwandlung von Echointensität in Grautöne und dadurch Darstellung von anatomischen Strukturen), spricht man von der „Duplexsonografie", da 2 Sonografie-Modi (Doppler und B-Bild) gleichzeitig zum Einsatz kommen. Bei der Duplexsonografie wird zudem die Fließrichtung des Blutes häufig farbcodiert („Farb-Doppler").

Duplexsonografie der extrakraniellen Hirngefäße
Die Duplexsonografie wird sehr häufig bei der Untersuchung der A. carotis und ihrer Äste eingesetzt. Damit lassen sich Stenosen oder Verkalkungen im Sinus caroticus oder in der proximalen A. carotis interna, aber auch ein verminderter Blutfluss nachweisen. Die A. carotis interna wird von der A. carotis externa dadurch unterschieden, dass sie im Halsbereich keine Gefäßabgänge hat. Mittels Doppler-Sonografie lässt sich darüber hinaus auch eine Strömungsumkehr in der A. vertebralis (Trigonum arteriae vertebralis auf dem Atlas) oder in der A. angularis (Augenwinkel) nachweisen. Bei der A. angularis bedeutet eine Strömungsumkehr, dass das Blut, das normalerweise aus der A. angularis in die A. facialis fließt, jetzt in die A. ophthalmica und von dort in die A. carotis interna fließt. Die Strömungsumkehr in der A. angularis weist auf einen Verschluss der A. carotis interna hin.

Doppler-Sonografie der intrakraniellen Hirngefäße
Mit dem Ultraschall kann man – trotz erheblicher Schallverluste – auch Gefäße im Schädel untersuchen, wenn der Schädelknochen dünn genug ist. Wichtige „Schallfenster" in diesem Sinn sind:

- das temporale Schallfenster (durch die Squama ossis temporalis) für die Untersuchung der Anfangsabschnitte der Aa. cerebri und den intrakraniellen Abschnitt der A. carotis interna
- das nuchale Schallfenster (durch das Foramen magnum) für die Untersuchung der intrakraniellen Abschnitte der Aa. vertebrales und der A. basilaris
- das orbitale Schallfenster (durch die Orbita) für die Untersuchung der A. ophthalmica

Die transkranielle Doppler-Untersuchung erlaubt auch den Nachweis von Gefäßspasmen der zerebralen Gefäße, z. B. als Folge einer Subarachnoidalblutung. Bei akut erkrankten Patienten mit einer Subarachnoidalblutung wird daher täglich eine transkranielle Untersuchung als „Gefäßmonitoring" durchgeführt.

Klinik

Wenn zu viel Liquor produziert wird oder der Liquor nicht zirkulieren oder nicht resorbiert werden kann, entsteht ein **Hydrocephalus.** Häufige Ursache ist eine Obstruktion, wodurch sich der Liquor vor der Engstelle staut (➤ Abb. 11.31). Bildet sich eine solche Obstruktion, bevor die Schädelsuturen verschlossen sind, kann die intrakranielle Druckerhöhung zu einer Zunahme des Kopfumfangs führen. Später führt die Druckerhöhung zu Kopfschmerzen, Übelkeit und Erbrechen, Bewusstseins- und Sehstörungen, Letztere aufgrund von gestauten Papillae nervi optici.

12 Spezielle Neuroanatomie

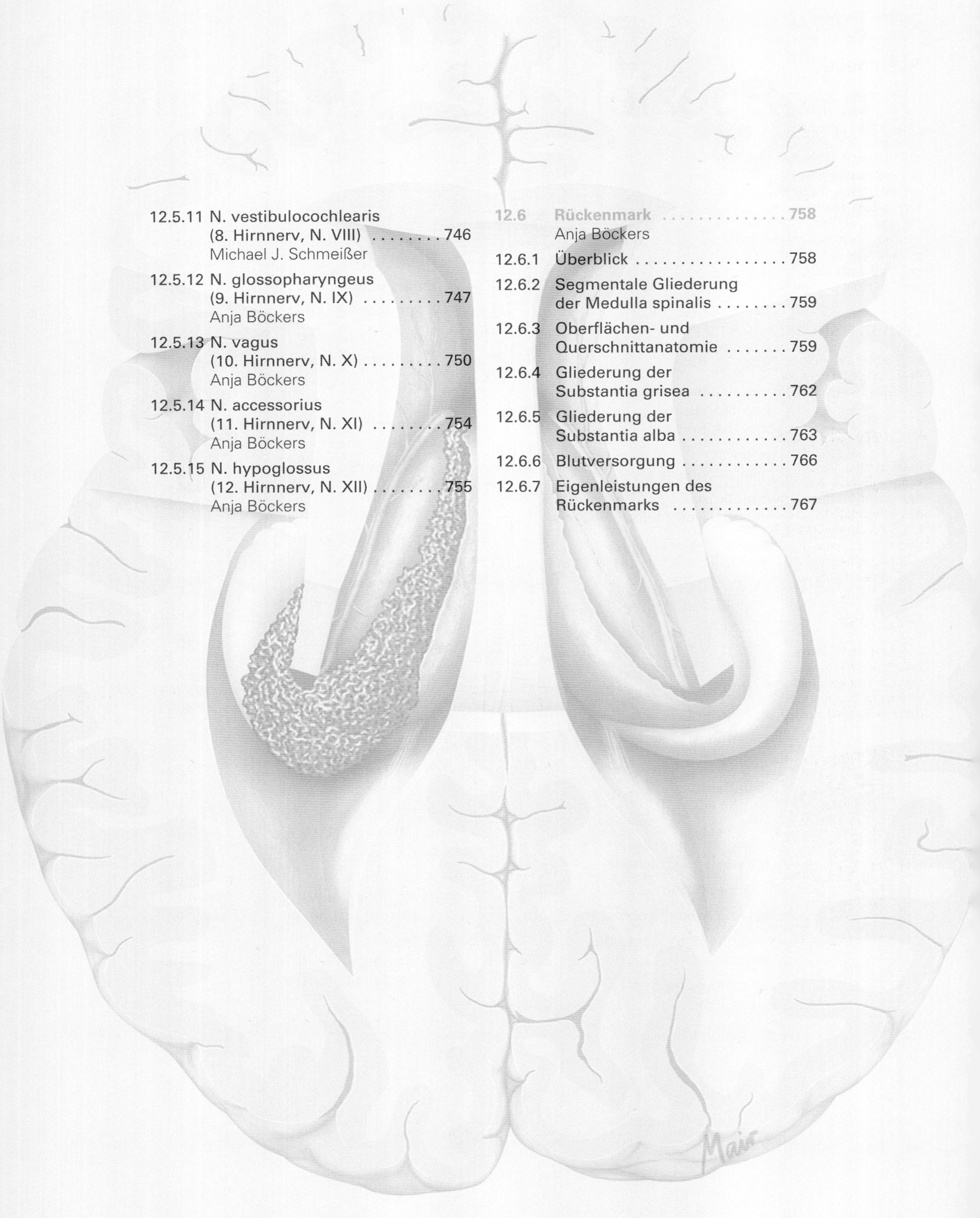

KLINISCHER FALL

Amyotrophe Lateralsklerose (ALS)

Anamnese

Ein 44-jähriger Patient berichtet in der Sprechstunde einer neurologischen Universitätsklinik, dass er seit etwa 3 Jahren bei sich unerklärliche motorische Probleme beobachten würde. Es hätte mit Stolpern und Stürzen ohne klar ersichtlichen Grund (in Summe mittlerweile sicherlich 25–30 Stürze) begonnen, dann hätte er einen deutlichen Kraftverlust im linken Bein und einen beginnenden Kraftverlust in beiden Händen bemerkt. Im letzten Jahr konnte er dann nicht mehr in der Stadtkapelle seines Heimatdorfes die Trompete spielen, da es ihm zunehmend schwerfiel, die Finger schnell zu bewegen. Eine erste MRT, die über den Hausarzt organisiert wurde, hätte einen leichten Bandscheibenvorfall (ohne Schmerzen) gezeigt. Dieser Befund sei später von einem Neurochirurgen bestätigt worden, der allerdings aufgrund der bestehenden Symptomatik eine Vorstellung beim Neurologen empfahl.

Erstuntersuchung

In der körperlichen Untersuchung sind Faszikulationen der linken Beinmuskulatur mit Kraftverlust nachweisbar. Die Handmuskulatur zeigt auf beiden Seiten eine partielle leichte Muskelatrophie mit Kraftverlust.

Weitere Diagnostik

Die Basisdiagnostik für neuromuskuläre bzw. Motoneuronenerkrankungen umfasst eine spinale und kraniale MRT, eine Elektromyografie, eine Elektroneurografie, die Bestimmung der Lungenfunktion und des Gewichts/BMI sowie die regelhafte Anwendung des ALSFRS-R („ALS Functional Rating Scale“) zur Diagnose und Verlaufsbeobachtung der ALS. Im weiteren Verlauf wurden eine erweiterte Blutuntersuchung, eine Lumbalpunktion (mit Bestimmung von Neurofilamenten) und eine Muskelbiopsie durchgeführt.

Diagnose

Aufgrund der typischen Anamnese, des klinischen Untersuchungsbefundes und des weiteren klinischen Verlaufs (wie auch aufgrund einer deutlich erhöhten Neurofilament-Light-Chain-Konzentration im Liquor) konnte die Diagnose „Amyotrophe Lateralsklerose“ (ALS, Lou Gehrig's Disease) gestellt werden.

Krankheitsbild

Bei der ALS handelt es sich um eine Motoneuronenerkrankung, wobei in unterschiedlichem Ausmaß das 1. (gesteigerte Reflexe, Spastik) und/oder das 2. Motoneuron (Muskelschwäche, Atrophie, Faszikulationen) betroffen sein kann. Außerdem wird ein bulbärer Typ unterschieden, der insbesondere mit hirnstammassoziierten Symptomen einhergeht (z. B. Speichelfluss, Schluckstörungen). Die mittlere Krankheitsdauer beträgt etwa 3–5 Jahre. In etwa 12 % der Fälle ist eine klare genetische Komponente als Ursache der Erkrankung (familiäre Form der ALS) zu finden, und über die letzten Jahre wurden Mutationen in sog. ALS-Genen identifiziert (z. B. SOD1, C9ORF72, TDP43, FUS, NEK, KiF5a u. a.), die aufgrund unterschiedlicher Pathomechanismen zum Verlust von Motoneuronen führen.

Therapie

Auch aufgrund der noch nicht abschließend geklärten Pathogenese der Erkrankung gibt es bisher keine heilende Therapie. Neben einer medikamentösen Basistherapie mit Riluzol kommt insbesondere eine symptomatische/palliative Therapie zur Anwendung. Dazu gehört u. a. die psychosoziale Betreuung, Ergotherapie, Krankengymnastik, Unterstützung der Atmung/Atemtherapie, Logopädie und weitere benötigte unterstützende Maßnahmen. Weitere spezifische Therapieoptionen (wie z. B. sog. ASO's, Antisense Oligonukleotide) sind in der klinischen Prüfung.

Weiterer Verlauf

In den weiteren Monaten ist zunächst das Gehen mit Walking-Stöcken noch gut möglich, dann ist ein Rollator zum sicheren Laufen erforderlich. Auch das eigenständige Autofahren ist dann nicht mehr möglich. Der Patient merkt über die weitere Zeit zunehmende Lähmungen in allen Extremitäten, die Speichelbildung ist deutlich gesteigert und die Stimme wird belegt und schwächer. Im weiteren Verlauf ist das Gehen dann nicht mehr möglich, der Patient benötigt einen Rollstuhl, den er zunächst noch per Joystick selbst bedienen kann. Schließlich ist er nicht mehr in der Lage im Büro zu arbeiten, wird nun regelmäßig in seiner Atmung maschinell unterstützt und ist ab diesem Zeitpunkt dauerhaft krankgeschrieben. Nach wenigen weiteren Monaten verstirbt er im Rahmen einer zunehmenden respiratorischen Insuffizienz.

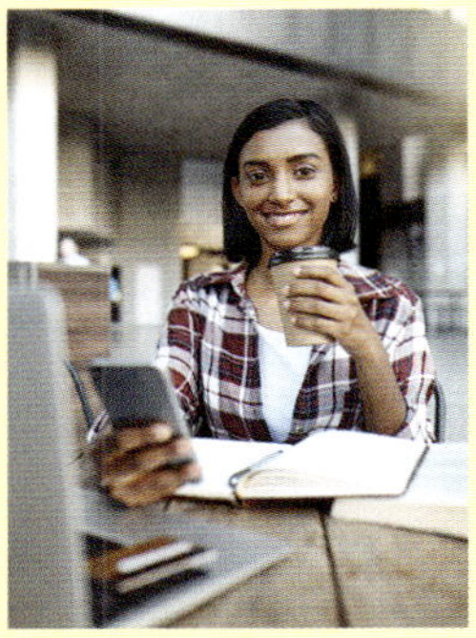

Du lernst diesen Patienten während deines Blockpraktikums in der Neurologie bei einer seiner Nachuntersuchungen kennen, als er bereits im Rollstuhl sitzt. Weil sein bisheriger Krankheitsverlauf typisch ist für eine ALS, bittet dich die Neurologin, ihn kurz zusammenzufassen. Du erstellst dazu eine Karteikarte.

Krankheitsverlauf bei ALS

typ. A.: Kraftverlust (z.B. Stolpern, Stürze, Tasse fällt aus der Hand)
Fehldiagnose Bandscheibenvorfall möglich!
Familienanamnese beachten.

KU.: Faszikulationen, Muskelschwäche, Atrophien
→ 1. Motoneuron
gesteigerte Reflexe, Spastik → 2. Motoneuron betroffen
am Anfang oft 2. MN betroffen u. oft nur eine Extremität

Verlauf: zunehmende Einschränkung beim Gehen (Gehstütze → Rollator → Rollstuhl), zunehmende Ateminsuffizienz (Beatmung erforderl., Gefahr von Lungenentz., Parese Atemmuskulatur)

mittl. Krankheitsdauer 3–5 Jahre!

12.1 Telencephalon

Kompetenzen

Nach Bearbeitung dieses Lehrbuchkapitels sollten Sie in der Lage sein:

- die Gliederung des Telencephalons in seine Anteile vorzunehmen und Kriterien der Einteilung zu benennen
- die wesentlichen Faserverbindungen des Gehirns und deren Funktion zu erklären
- die Anteile des Neocortex zu beschreiben
- die Lage und Funktion der primären und sekundären Rindenfelder der einzelnen Lobi zu erklären
- Hemisphärendominanz zu definieren und Beispiele für die klinischen Auswirkungen (neurologisch/psychiatrisch) darzustellen
- den makroskopischen Hippocampus sowie Fimbria-Fornix auf Frontal- und Horizontalschnitten zu identifizieren und ihre Beziehungen zum Ventrikelsystem zu erläutern
- die Regionen, die zur sog. Hippocampusformation gehören, zu benennen und den Signalfluss durch die Hippocampusformation zu beschreiben
- den cingulären Cortex und seine Anteile an einem Präparat zu zeigen und Grundkenntnisse über seine Funktion zu referieren
- Gebiete des Paleocortex und olfaktorische Rindenareale am Präparat zu zeigen
- die Verbindungen des Paleocortex zu anderen Hirnregionen, speziell zum limbischen System, zu erläutern
- Lage und Funktion der wichtigsten subkortikalen Kerne zu erklären und sie auf Hirnschnitten verschiedenster Orientierung sicher zu identifizieren
- anhand der erworbenen Kenntnisse über neuronale Verschaltungen innerhalb der Basalganglien die Symptomatik bei Morbus PARKINSON und Chorea HUNTINGTON zu erläutern

12.1.1 Überblick

Tobias M. Böckers

Das **Telencephalon (Endhirn, Großhirn)** beschreibt die beiden **Großhirnhemisphären** (Hemispheria cerebri), die sog. **subkortikalen Kerne** (Nuclei basales) und die **Substantia alba** (Großhirnmark) in der jeweiligen Großhirnregion. Das Telencephalon macht etwa 80 % der gesamten Hirnmasse des Menschen aus, wobei die graue Substanz hauptsächlich an der Oberfläche (Hirnrinde, Cortex cerebri) lokalisiert ist. Die graue Substanz der Hirnrinde wird zusammen mit der darunter liegenden weißen Substanz auch als Mantel **(Pallium)** bezeichnet.

Schon bei makroskopischer Betrachtung macht das Telencephalon den weitaus größten Anteil der Hirnoberfläche aus. Bereits auf den ersten Blick kann man die beiden Hemisphären des Gehirns unterscheiden, die durch die **Fissura longitudinalis cerebri** voneinander getrennt sind. Mit ihrer **Mantelkante** ragen die beiden Hemisphären in die Fissura longitudinalis cerebri hinein. In diese Fissura ist die Duplikatur der Dura mater (Falx cerebri) eingelassen, am Boden der Fissura wird das Corpus callosum sichtbar. Durch weitere prominente Sulci getrennt, lassen sich die 6 Lobi des Endhirns abgrenzen (➤ Kap. 11.2.3, ➤ Abb. 11.16, ➤ Abb. 11.17, ➤ Abb. 11.18):

Das Endhirn ist der jüngste Anteil des humanen Gehirns und die Grundlage für die besonderen intellektuellen Fähigkeiten des Menschen. Es steuert Sprache und Kommunikation, ist der zentrale Steuerungsort für willentliche Bewegungen und Sensibilität und kontrolliert bzw. beeinflusst die Emotionen. Es ist außerdem der Hirnanteil, der für die Ausbildung eines Bewusstseins sowie für das Erinnern essenziell ist.

12.1.2 Embryologie

Tobias M. Böckers

Das Telencephalon entwickelt sich aus dem Prosencephalonbläschen, das sich in 2 laterale **telenzephale Bläschen** weiter differenziert. Diese überwachsen in einer nach ventrokaudal gerichteten C-förmigen Wachstumsbewegung die restlichen Hirnanteile komplett und bleiben medial durch die Fissura longitudinalis cerebri getrennt. Dabei werden Anteile des lateralen Cortex in die Tiefe des Sulcus lateralis verlagert. Dieser Hirnanteil wird Insularegion genannt, die überdeckenden Hirnschichten, insbesondere des Frontallappens, heißen auch **Opercula** (Deckelchen). Durch diese Wachstumsbewegung kann der Lobus frontalis in der späteren Fetalentwicklung von den Lobi parietalis, occipitalis und temporalis unterschieden werden. Diese Cortexregionen sind zunächst glatt und werden dann zunehmend gyrifiziert, d. h., es bilden sich die charakteristischen Gyri und Sulci der Hirnoberfläche aus, die die Rindenoberfläche deutlich vergrößern. Im Lauf der Entwicklung wachsen Faserbündel aus den Hemisphären aus, die korrespondierende Regionen der jeweils anderen Hemisphäre erreichen. Diese Bahnen werden auch **Kommissurenbahnen** genannt und verbinden rechte und linke Hemisphäre **(Corpus callosum, Commissura anterior und Commissura fornicis).** Im Rahmen der Wachstumsbewegungen erweitern sich auch die Lumina der telenzephalen Bläschen zu den gewundenen Seitenventrikeln der Hemisphären, die über die Foramina interventricularia Verbindung mit dem III. Ventrikel des Diencephalons haben.

Die **subkortikalen Kerne** entstehen im ventralen Abschnitt der Seitenwand beider Hemisphären aus der Basalplatte. Hier entsteht nach einer massiven regionalen Zellteilung eine Schwellung (Ganglienhügel), die sich dann zum Corpus striatum weiterentwickelt.

12.1.3 Einteilung des Telencephalons

Tobias M. Böckers

Das Telencephalon kann aufgrund morphologischer Kriterien (Feinbau des Cortex/Schichtung) in 3 Anteile eingeteilt werden: **Neocortex** (Isocortex), **Archicortex** und **Paleocortex.** Grundlage dieser Einteilung ist der Vergleich der Gehirne von Tieren auf unterschiedlichen Ebenen der biologischen Systematik (d. h. unterschiedlichen evolutionären Entwicklungsstufen). Dieser vergleichend-anatomische Ansatz lässt auch Rückschlüsse darauf zu, wie sich das Gehirn des Menschen evolutionär entwickelt hat und welche Teile des Gehirns stammesgeschichtlich („phylogenetisch"; von gr. phylon = Stamm und gr. genesis = Ursprung) am „ältesten" und welche am „jüngsten" sind. So ist ein stammesgeschichtlich alter Teil auch im Gehirn einfacher Säugetiere nachweisbar, während stammesgeschichtlich jüngere Teile des Gehirns erst im Gehirn weiter entwickelter Säugetiere und teilweise nur im Gehirn des Menschen zu finden sind (➤ Abb. 12.1).

- Der **Neocortex** (➤ Kap. 12.1.5) wird aufgrund histologischer Kriterien auch als Isocortex bezeichnet. Sein Volumen hat sich während der Entwicklung zum Menschen hin besonders stark vergrößert, sodass der Paleocortex an die Hirnbasis und der Archicortex an die mediobasale Seite des Gehirns verlagert wurde. Die Funktionen des Neocortex sind komplex und schließen motorische, sensorische und assoziative Aufgaben ein. Die Neurone in diesen Cortexanteilen bilden überwiegend 6 Schichten aus.

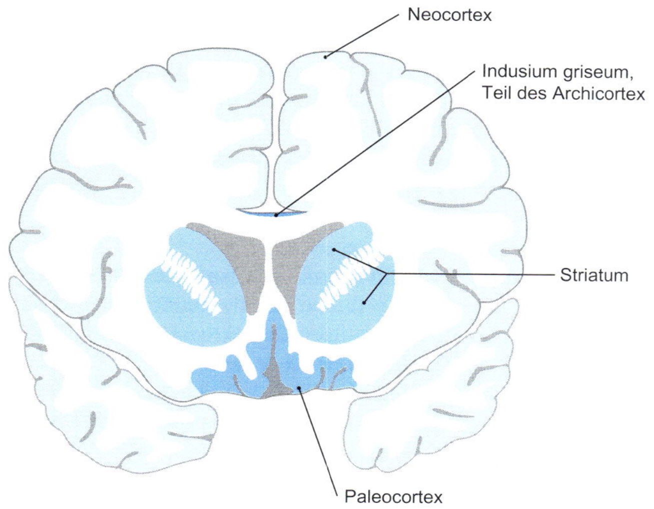

Abb. 12.1 Anteile des Telencephalons. [S702-L126]~[R363]

- Der überwiegend 3-schichtige **Allocortex** lässt sich weiter in die folgenden Anteile unterteilen:
  - Der **Archicortex** (➤ Kap. 12.1.6) beschreibt insbesondere Anteile der Hippocampusformation und zeigt histologisch einen 3-schichtigen Aufbau. Der Archicortex ist ein jüngerer Cortexabschnitt, dessen Aufgaben die Steuerung vegetativer Funktionen sowie Lernen und Gedächtnis sind.
  - Der **Paleocortex** (➤ Kap. 12.1.8) besteht hauptsächlich aus Riechhirnanteilen, die sich insbesondere an der Basis des Gehirns finden. Diese zeigen ebenfalls einen überwiegend 3-schichtigen Aufbau.

Neben diesen Cortexanteilen entwickeln sich aus dem Telencephalon auch die **subkortikalen Kerne** (➤ Kap. 12.1.9). Zu nennen wären hier das Striatum (bestehend aus Nucleus caudatus und Putamen), der Nucleus accumbens, das Claustrum und Teile des Globus pallidus. Im ➤ Kap. 12.1.9 sind zusätzlich auch die Amygdala und der Nucleus basalis MEYNERT beschrieben.

MERKE

Aufgrund histologisch-morphologischer und vergleichend-anatomischer Kriterien werden die **Cortexanteile des Telencephalons** in 3 Anteile unterteilt:
- Der **Neocortex** ist überwiegend 6-schichtig (Isocortex) und macht den weitaus größten Teil des Telencephalons aus.
- Der **Archicortex** umschreibt die meist 3-schichtigen Anteile (Allocortex) z. B. im limbischen System, Hippocampus.
- Der **Paleocortex** ist ebenfalls überwiegend 3-schichtig (Allocortex) und umfasst im Wesentlichen das Riechhirn.

Außerdem sind die subkortikalen Kerne zu nennen, die embryologisch aus dem telenzephalen Bläschen entstehen.

12.1.4 Fasersysteme des Telencephalons

Tobias M. Böckers

Rinden- und Kerngebiete des Telencephalons stehen in engem Kontakt miteinander, sodass die Faserzüge unter der Rinde bzw. zwischen Rinde und weiteren Anteilen des ZNS sehr viel Platz einnehmen **(Substantia alba,** weiße Substanz). Aufgrund der Ausgangs- bzw. Zielstrukturen der Faserzüge werden Assoziationsfasern (Fibrae associationes), Kommissurenfasern (Fibrae commissurales) und Projektionsfasern (Fibrae projectiones) unterschieden (➤ Abb. 11.23, ➤ Kap. 11.2.5).

Die **Assoziationsfasern** können aufgrund ihrer Länge in weitere Subgruppen eingeteilt werden (➤ Abb. 11.23a):
- Kurze, sog. U-Fasern **(Fibrae arcuatae cerebri breves)** verbinden benachbarte Gyri,
- etwas längere Faserbahnen **(Fibrae arcuatae cerebri longae)** verbinden weiter entfernte Gyri und
- lange Assoziationsbahnen können schließlich Lobi der gleichen Hemisphäre verbinden.

Beispielhaft seien hier der auch präparatorisch darstellbare **Fasciculus longitudinalis superior** genannt, der Gyri des Lobus frontalis und des Lobus parietalis mit dem Lobus occipitalis verbindet. Der **Fasciculus longitudinalis inferior** stellt die Verbindung zwischen Lobus temporalis und Lobus occipitalis her, der **Fasciculus uncinatus** findet sich zwischen Lobus frontalis und Lobus temporalis, der **Fasciculus arcuatus** verbindet u. a. das sensorische Sprachzentrum mit dem motorischen BROCA-Zentrum (➤ Abb. 11.23a).

Wichtige **Kommissurenbahnen** sind der Balken (Corpus callosum), die Commissura anterior und die Commissura fornicis (➤ Abb. 11.23b). Die **Commissura posterior** liegt am okzipitalen Ende des Corpus callosum im Bereich der Epiphyse – sie ist damit eine Kommissurenbahn des Diencephalons und wird daher im ➤ Kap. 12.2.2 besprochen:
- Das **Corpus callosum** ist etwa 10 cm lang und verbindet die Lobi frontalis, parietalis und occipitalis der beiden Hemisphären miteinander. Am Balken kann man ein vorderes Knie (Genu) mit einem spitz auslaufenden Rostrum corporis callosi, einen mittleren Truncus und eine hintere verdickte Wulst (Splenium) unterscheiden. Der Truncus ist mit der Fornix und dem Septum pellucidum verbunden (➤ Abb. 11.16d). Die scharf abbiegenden Faserzüge werden im vorderen Teil des Balkens Forceps frontalis minor (ziehen in den Lobus frontalis) und im hinteren Teil Forceps occipitalis major genannt.
- Die **Commissura anterior** steht in enger topografischer Beziehung zum Rostrum des Balkens bzw. zur Vorderwand des III. Ventrikels und enthält u. a. Fasern der Riechbahn.
- Die **Commissura fornicis** ist die kommissurale Verbindung der Schenkelanteile des Fornix. In dieser Verbindung verlaufen Faserbündel der Hippocampi beider Hemisphären.

Die **Projektionsfasersysteme** bilden einen Faserfächer, der auch als **Corona radiata** bezeichnet wird (Faserzüge, die vom bzw. zum Cortex ziehen). Diese Faserverbindungen werden im Bereich der Basalkerne dicht zusammengeführt und an definierten Stellen (somatotope Gliederung) zwischen den subkortikalen Kerngebieten hindurchgeleitet. Die größte Dichte der Projektionsfasern findet sich in der Capsula interna zwischen Globus pallidus, Thalamus und Nucleus caudatus. Die Capsula interna wird in einen vorderen Schenkel (Crus anterius), einen hinteren Schenkel (Crus posterius) und ein Knie (Genu) unterteilt. Die jeweiligen Fasern durchziehen die **Capsula interna** an definierten Stellen und bleiben somatotop angeordnet. Wichtige deszendierende Fasern bilden die Pyramidenbahn (➤ Kap. 13.1), große aufsteigende Bahnsysteme stammen insbesondere aus dem Thalamus als thalamokortikale Projektionen (➤ Kap. 13.2). Zwischen dem Nucleus lentiformis und dem Claustrum liegt die **Capsula externa,** eine dünne Lamelle aus weißer Substanz. Nach lateral folgen aufeinander das Claustrum und – getrennt durch eine weitere feine Faserplatte, die **Capsula extrema,** – die Inselrinde.

12.1.5 Neocortex

Tobias M. Böckers

Allgemeines

Beim **Neocortex (Isocortex)** handelt es sich um die einheitlich gestaltete, überwiegend 6-schichtige Endhirnrinde, die bei der evolutionären Entwicklung in der Reihe der Primaten eine eindrückliche Volumenzunahme im Vergleich zu den anderen Hirnanteilen erfahren hat. Beim Menschen macht er etwa die Hälfte des Hirngewichts aus – etwa 90 % aller Cortexareale des Gehirns sind als Isocortex angelegt. Insgesamt beträgt die Fläche der Hirnrinde beim Menschen etwa 2 200 cm^2.

Funktionell lässt sich der Neocortex in Zentren einteilen, die im Zusammenspiel die Wahrnehmung äußerer Reize in allen Facetten realisieren bzw. zu motivierten Handlungen führen. Die Definition der funktionellen Felder sollte allerdings als sehr vereinfachtes (Erklärungs-)Modell für die überaus komplexen Fähigkeiten des menschlichen Gehirns gesehen werden:

- **Primärfelder** beschreiben Cortexareale, die sensorische Informationen direkt aus dem Thalamus erhalten und zu Bewusstsein bringen (Ausnahme Riechbahn). Damit sind sie der primäre Ort, an dem die entsprechenden Sinnesbahnen enden (z. B. Hörbahn, Sehbahn). Ein motorisches Primärfeld ist der Gyrus precentralis, von dem die direkte Bewegungsausführung über den Tractus corticospinalis (Pyramidenbahn) initiiert wird.
- **Sekundärfelder** liegen oft direkt neben den Primärfeldern. Hier wird die Primärinformation verarbeitet und auf die nächste Integrationsstufe gebracht. Die Information wird also z. B. interpretiert und zugeordnet und es werden erste Konsequenzen aus dem Erlebten initiiert. Im Sinne einer Handlung werden hier z. B. Bewegungen geplant und motiviert.
- Polymodale **Assoziationsfelder** sind nicht eindeutig einem Primärzentrum zuzuordnen, sondern zu mehreren anderen Primär- und Sekundärzentren reziprok verschaltet. Man stellt sich vor, dass hier z. B. die unterschiedlichen Erfahrungskomponenten des Erlebten neu zusammengefügt werden.

Lamination des Isocortex

Die Großhirnrinde ist meist etwa 4 mm dick, in der primären Sehrinde aber z. B. nur 2 mm. In histologischen Präparaten, die senkrecht zur Cortexoberfläche geschnitten sind, kann der laminäre **sechsschichtige Aufbau** am besten dargestellt werden. Als Färbemethoden bieten sich dafür die NISSL-Färbung (Anfärbung der Kerne und der NISSL-Substanz) oder Myelinfärbungen (Anfärbungen der Markscheiden) an, die solche Schichtungen damit entweder zyto- oder myeloarchitektonisch zeigen (➤ Abb. 12.2). Die Schichten werden von außen nach innen nummeriert:

- **Molekularschicht (Lamina molecularis, Lamina I):** In dieser Schicht finden sich nur vereinzelt Neurone (keine Pyramidenzellen), deren Fortsätze parallel zur Oberfläche des Cortex verlaufen und dort auch synaptische Kontakte ausbilden. Über eine Gliadeckschicht (Membrana limitans gliae superficialis) wird die Pia mater an der Lamina molecularis fixiert. Man kann in dieser Schicht kleine sog. CAJAL-RETZIUS-Zellen identifizieren, die eine besondere Bedeutung bei der Ausbildung und Lamination des Cortex spielen (Expression von Reelin).
- **Äußere Körnerschicht (Lamina granularis externa, Lamina II):** Charakterisch sind dicht gepackte, kleine „Nichtpyramidenzellen" (überwiegend GABAerge Körnerzellen) mit kurzen Apikaldendriten. Außerdem finden sich wenige glutamaterge Pyramidenzellen.
- **Äußere Pyramidenschicht (Lamina pyramidalis externa, Lamina III):** Man unterscheidet 3 Sublaminae mit einer zunehmenden Anzahl kleiner Pyramidenzellen (IIIa–c). Apikale Dendriten können sich bis in die Lamina I erstrecken und dort als „apikales Büschel" enden. Die Laminae IIIa und IIIb sind bei bestimmten neurodegenerativen Erkrankungen (z. B. beim Morbus ALZHEIMER) besonders betroffen.
- **Innere Körnerschicht (Lamina granularis interna, Lamina IV):** Wie in der Lamina II kommen kleine, dicht gepackte Nichtpyramidenzellen (Körnerzellen) vor, die ihre Afferenzen u. a. aus den thalamokortikalen Neuronen empfangen.
- **Innere Pyramidenschicht (Lamina pyramidalis interna, Lamina V):** In dieser Schicht finden sich Pyramidenzellen unterschiedlicher Größe, die in einigen Cortexregionen sehr groß sind und auch **BETZ-Riesenzellen** genannt werden. Die Axone dieser glutamatergen Neurone haben kräftige Markscheiden und bilden im Gyrus precentralis den Tractus corticospinalis und den Tractus corticonuclearis.
- **Multiforme Schicht (Lamina multiformis, Lamina VI):** Diese Schicht lässt sich oft in eine zelldichtere Lamina VIa und eine neuronenärmere Lamina VIb unterteilen. Es finden sich hier kleinere Pyramidenzellen unterschiedlicher Morphologie.

Rindenfelder

Die recht einheitliche Schichtengliederung des Isocortex leitet sich aus einer zunächst gleichmäßig angelegten Rindenplatte mit Vorläuferzellen für Neurone und Gliazellen ab. Die nachfolgenden Veränderungen in der Embryonalentwicklung werden einmal von einwachsenden Axonen und dann durch die Wanderungsbewegungen der kortikalen Neurone (Proneurone) bestimmt: Früh entstandene Neurone finden sich später in tiefen Schichten des Isocortex, später entstandene Neurone in höheren Schichten (z. B. in

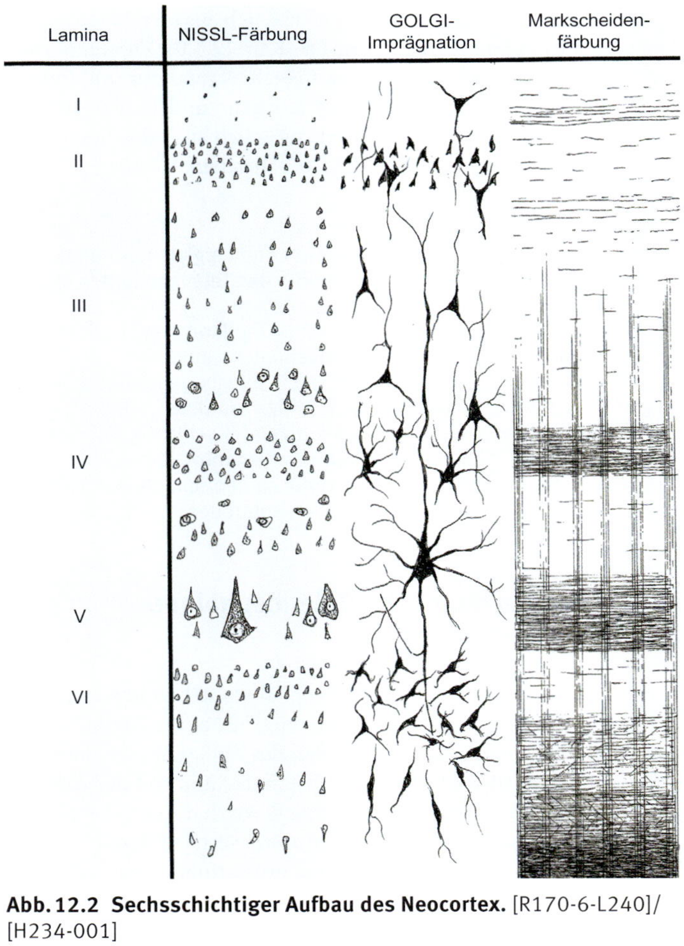

Abb. 12.2 Sechsschichtiger Aufbau des Neocortex. [R170-6-L240]/[H234-001]

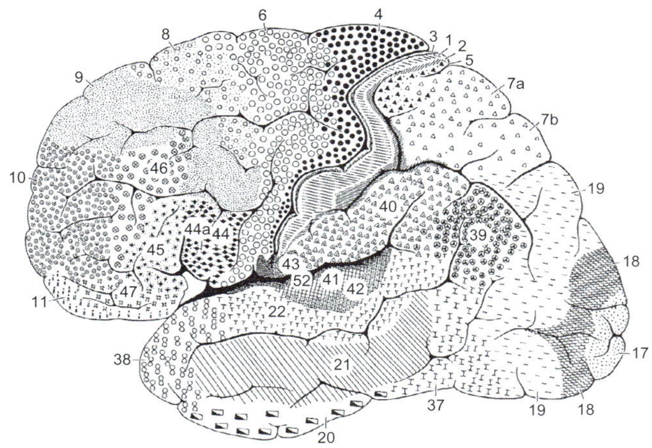

Abb. 12.3 Einteilung des Gehirns nach histologischen Kriterien (sog. BRODMANN-Areae). [G1085]

der späteren Schicht II). Diese Art der Schichtentstehung wird auch als **„inside-out layering"** bezeichnet.
Der sechsschichtige Aufbau des Isocortex kann deutlich variieren: Die einzelnen Schichten können unterschiedlich breit sein, und die in ihnen liegenden Zellen können sich in Dichte und Größe unterscheiden. Man hat den Schichtenaufbau des menschlichen Gehirns aufwendig analysiert, konnte damit Areale gleicher Schichtarchitektonik bestimmen und damit eine Kartierung des Isocortex erstellen, die zu den sog. **BRODMANN-Rindenfeldern** geführt hat (durchnummeriert ausgehend vom Gyrus postcentralis, ➤ Abb. 12.3). Diese Rindenfelder sind nicht nur morphologisch-histologisch ähnlich, sondern übernehmen nach heutigem Wissen auch funktionell vergleichbare Aufgaben. Interessanterweise zeigt sich in den Rindenfeldern, die als Projektionsfelder dienen (z. B. die Hörrinde), deutlich sichtbare Körnerzellschichten, die im motorischen Cortex fast nicht vorhanden sind.
Eine noch kleinere Einheit in der Strukturierung des Isocortex sind feine Zellsäulen, die durch die Schichten des Isocortex hindurchreichen und ein Netzwerk von etwa 100 Neuronen beschreiben. Diese sog. **Primärmodule** können zu größeren Organisationeinheiten zusammengefasst werden, die damit größere funktionelle Einheiten bilden.

Einteilung des Neocortex

Der Neocortex wird durch die ausgebildeten Primärfurchen (➤ Tab. 12.1) in 5 von außen sichtbare Lobi eingeteilt (der 6. Lobus limbicus wird erst durch einen Medianschnitt durch das Corpus callosum auf der Facies medialis des Cerebrums sichtbar; er umfasst den an der Facies medialis liegenden Gyrus cinguli sowie seine Fortsetzung auf der Facies inferior, den Gyrus parahippocampalis, der durch den Sulcus collateralis vom Lobus temporalis getrennt wird):

- Lobus frontalis (Frontallappen)
- Lobus parietalis (Parietallappen)
- Lobus temporalis (Temporallappen)
- Lobus occipitalis (Okzipitallappen)
- Lobus insularis (Insellappen)

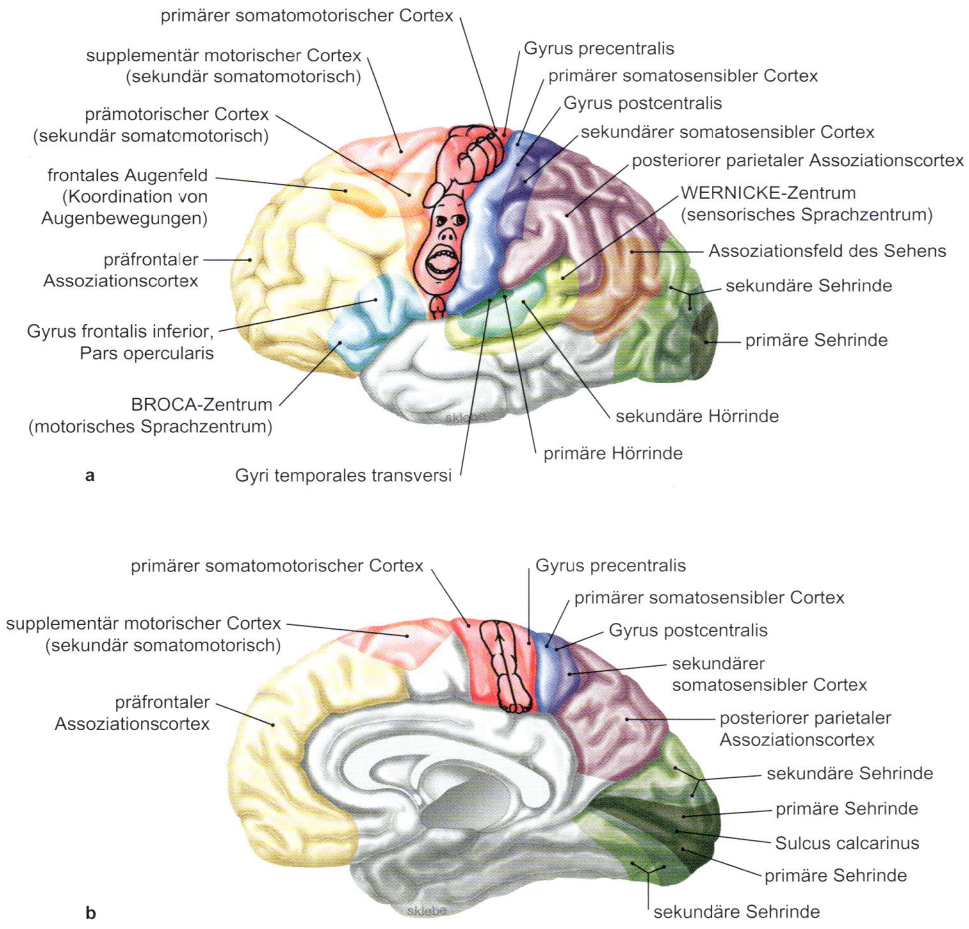

Abb. 12.4 Funktionelle Rindenfelder der Großhirnhemisphären. Höhere kortikale Funktionen wie Sprache sind an das Zusammenwirken zahlreicher verschiedener Cortexanteile geknüpft. Es werden Primärfelder (z. B. Gyrus precentralis, primärer somatomotorischer Cortex) von Sekundär- und Assoziationsfeldern (z. B. prämotorischer Cortex, supplementär motorischer Cortex) unterschieden. Primär- und Sekundärfelder stehen im Dienst jeweils einer bestimmten Sinnesinformation (z. B. der visuelle Cortex im Okzipitallappen für die Wahrnehmung und Interpretation visueller Impulse), Assoziationsfelder (z. B. präfrontaler Assoziationscortex) nehmen den größten Teil des Cortex ein und dienen der Integration unterschiedlicher komplexer Informationen. [S702-L238] **a** Ansicht von links. Die eingezeichnete Figur (Homunkulus) spiegelt die somatotopische Gliederung im primären somatomotorischen Cortex grob wider. Primäre und sekundäre Hörrinde sowie das WERNICKE-Zentrum erstrecken sich über die Oberkante des Temporallappens hinweg auf dessen Innenfläche. **b** Ansicht von medial.

Tab. 12.1 Primärfurchen der Hirnrinde.

Sulcus	Lage/Verlauf
Sulcus centralis	verläuft zwischen Frontal- und Parietallappen; trennt damit den (motorischen) Gyrus precentralis vom (sensiblen) Gyrus postcentralis
Sulcus lateralis	trennt Frontal-, Parietal- und Temporallappen voneinander; in der Tiefe liegen Fossa lateralis und Insula
Sulcus parietooccipitalis	verläuft von der Mantelkante an der medialen Hemisphärenfläche bis zum Sulcus calcarinus; trennt Parietal- und Okzipitallappen
Sulcus calcarinus	verläuft wie der Sulcus parietooccipitalis an der medialen Fläche und begrenzt mit ihm den Cuneus
Sulcus cinguli	trennt den Gyrus cinguli (Lobus limbicus) von Frontal- und Parietallappen

Lobus frontalis
Der **Frontallappen (Lobus frontalis)** erstreckt sich vom Frontalpol des Gehirns bis zum Sulcus centralis. Er kann in 3 Hauptareale unterteilt werden: primärer Motocortex (BRODMANN-Area 4), prämotorischer Cortex (BRODMANN-Area 6) und präfrontale Regionen (u. a. BRODMANN-Areae 9–12, ➤ Abb. 12.3).

Primärer Motocortex
Die primäre motorische Rinde entspricht dem Gyrus precentralis, der direkt an den Sulcus centralis grenzt und über die Mantelkante in die Fissura longitudinalis cerebri reicht. In diesem Gyrus entstehen die Impulse für die Willkürmotorik, die über die Pyramidenbahnen (➤ Kap. 13.1) in die Peripherie zu den motorischen Hirnnervenkernen und den Vorderhornzellen im Rückenmark geleitet werden. Der Gyrus precentralis weist eine klare somatotope Gliederung auf, die auch als Homunkulus bezeichnet wird und z. B. die besonders starke Repräsentanz von Hand- und Gesichtsmuskulatur illustriert (➤ Abb. 12.4). Diese Region erhält u. a. Afferenzen aus dem Thalamus, den prämotorischen Areae sowie den somatosensiblen Rindenfeldern.

Prämotorischer Cortex
Der prämotorische Cortex (Area 6) soll funktionell ein Zentrum für die Selektion und Planung von Bewegungsprogrammen sein, die dann dem Motocortex zur Ausführung übermittelt werden. Außerdem geht man davon aus, dass in dieser Region motorische Programme abgespeichert werden, die z. B. auf dem erlernten Zusammenwirken von Basalganglien, Kleinhirn und den Cortexanteilen basieren.
Innerhalb des prämotorischen Cortex (teilweise auch als separates Cortexareal) wird das **frontale Augenfeld (Area 8)** beschrieben, das für die Initiierung und Planung von konjugierten Augenbewegungen (Augeneinstellbewegungen) entscheidend ist.
Im Gyrus frontalis inferior des linken (bei etwa 95 % aller Menschen) Frontallappens findet sich in der Pars opercularis und partiell in der Pars triangularis das motorische **BROCA-Sprachzentrum.** Dieses Zentrum wird bei der Vorstellung von Sätzen und Wörtern, Begrifflichkeiten aktiviert, führt aber die motorische Kontrolle der Sprache nicht selbst aus (prämotorischer Cortex). Das Wortverständnis findet sich in der sog. **WERNICKE-Region (Area 22)** (lokalisiert am Übergang des Lobus temporalis [s. u.] zum Lobus parietalis).

Klinik

Das frontale Augenfeld führt bei einseitiger Reizung zu einer Augenbewegung zur kontralateralen Seite. **Läsionen des frontalen Augenfeldes** (z. B. durch Blutungen oder Tumoren), die mit einem einseitigen Ausfall der Area 8 einhergehen, führen zu einer Blickdeviation beider Bulbi zur betroffenen Seite **(Déviation conjuguée).** „Der Patient schaut sich die Läsion an". Beim Ausfall des BROCA-Sprachzentrums (z. B. im Rahmen eines Hirninfarkts) ist die Sprachproduktion stark eingeschränkt **(BROCA-Aphasie).** Die Fähigkeit zur Objektbenennung und auch das Sprachverständnis bleiben jedoch oft erhalten. Bei betroffenen Patienten ist der Satzbau oft nicht korrekt und es finden sich fehlerhafte Lautbildungen.

Präfrontale Region
Die präfrontale Region (präfrontale Rinde) fasst die Cortexregionen rostral der prämotorischen Rinde bis zum Polus frontalis zusammen. Sie ist mit höheren geistigen, psychischen und sozialen Hirnleistungen des Menschen eng assoziiert. Dabei scheinen sowohl Werte, Wertvorstellungen und ethisches Verhalten, als auch höchste kognitive Leistungen wie kombinatorisches und planerisches Denken (und auch die Entwicklung von Handlungsmotivationen) in dieser Hirnregion lokalisiert zu sein.

Lobus parietalis
Der **Parietallappen (Lobus parietalis)** erstreckt sich vom Sulcus centralis nach dorsal bis zu einer Linie, die durch den Sulcus parietooccipitalis definiert wird. Dieser Sulcus ist auf der Facies medialis des Gehirns sehr gut zu sehen und kann auf die Lateralseite weitergeführt werden. Im Lobus parietalis finden sich unterschiedliche sensorische Zentren:

- Direkt hinter dem Sulcus centralis erstreckt sich – parallel zum Gyrus precentralis – der **Gyrus postcentralis** (➤ Abb. 12.4), der wie dieser über die Mantelkante hinweg in die Fissura longitudinalis cerebri reicht. Dieser Gyrus (S1, BRODMANN-Areae 3, 1, 2) ist das primäre somatosensible Rindenfeld des Körpers. Hier enden die propriozeptiven und die somatosensiblen Informationen aus der Haut der kontralateralen Körperhälfte, da die zugehörigen Bahnsysteme vor der synaptischen Verschaltung mit den thalamischen Kernen (Nucleus ventralis posterior thalami, ➤ Kap. 12.2.3) an unterschiedlichen Stellen zur Gegenseite kreuzen. Vergleichbar mit dem Gyrus precentralis finden sich eine Somatotopie und unterschiedliche Repräsentanz der Hautareale auf dem Gyrus postcentralis. Die Visualisierung dieser Projektionen wird als (somatosensibler) Homunkulus bezeichnet.
- Hinter dem Gyrus postcentralis schließt sich ein **sekundäres sensibles Rindenfeld** (S2) an, das ebenfalls somatotop gegliedert ist und für die Interpretation der sensiblen Reize eine besondere Bedeutung hat.
- Außerdem schließt sich an den Gyrus postcentralis bzw. an das sekundäre Rindenfeld der **posteriore parietale Assoziationscortex** (Areae 5 und 7) an. Dieser erhält eine Vielzahl von Afferenzen aus anderen primären und sekundären Sinnesarealen und soll insbesondere eine Bedeutung für die Orientierung im dreidimensionalen Raum haben (nichtdominante Seite).
- Die Cortexregion unter dem Sulcus intraparietalis bzw. um den **Gyrus angularis** (Area 39) und den **Gyrus supramarginalis** der dominanten Hemisphäre wird auch als „mathematischer Cortex" bezeichnet, da u. a. hier die Fähigkeit, mit Zahlen umzugehen, besonders repräsentiert ist. Der Gyrus angularis scheint eine wichtige Verknüpfungsstelle zwischen Seh- und Hörinformationen zu sein. Schädigungen in dieser Region gehen entsprechend mit Lese- bzw. Schreibschwäche einher.
- Nahe am Gyrus postcentralis im Bereich des Hand- und Mundareals lässt sich der **primär vestibuläre Cortex** abgrenzen. Hier enden Afferenzen aus den vestibulären Kerngebieten des Hirn-

stamms, die über thalamische Kerngebiete umgeschaltet werden (➤ Kap. 13.5).

Lobus temporalis

Der **Temporallappen (Lobus temporalis)** findet sich unter dem Sulcus lateralis beider Großhirnhemisphären und geht ohne klare Grenze rostral in den Lobus parietalis über.

- Ein wichtiges Areal im Temporallappen findet sich auf der Dorsalfläche der Gyri temporales transversi. Dies sind 2 quer verlaufende Windungen, die auch als **HESCHL-Querwindungen** (Area 41) bezeichnet werden. Diese Region bezeichnet die primäre Hörrinde bzw. stellt den primären auditorischen Cortex dar. Hier endet die Hörbahn (➤ Kap. 13.4), die, bezogen auf die jeweiligen Frequenzen, regelhaft in tonotopischer Weise auf speziellen Cortexarealen repräsentiert ist. Dabei finden sich niedrige Frequenzen rostrolateral, höhere Frequenzen kaudomedial. In der Funktion als primäres Rindenfeld kommt es zur Wahrnehmung der auditorischen Impulse, die jedoch keine Interpretation erfahren (Wörter werden z. B. nicht wahrgenommen), außerdem konnte eine unterschiedliche Aktivierung bei veränderten Schallintensitäten gezeigt werden.
- Lateral der HESCHL-Querwindungen findet sich die **sekundäre Hörrinde,** die ihre Afferenzen aus dem primären auditorischen Cortex erhält. In diesen Bereichen werden den Lauten Bedeutungen zuerkannt: Aus Tönen werden Melodien, Wörter oder Sätze. Bezogen auf die beiden Hemisphären muss beachtet werden, dass sich auf der dominanten Hemisphäre das sog. **WERNICKE-Zentrum** befindet, das auch als sensorisches Sprachzentrum bezeichnet wird. Die Bedeutung liegt damit insbesondere in der Interpretation der Sprache. Auf der nichtdominanten Hemisphäre sollen insbesondere die Empfindungen für Melodien (nichtrationale Höreindrücke) repräsentiert sind.

Klinik

Eine **Schädigung der primären Hörrinde** hat bei einseitigem Ausfall nur relativ geringe Auswirkungen (z. B. Beeinträchtigung des Richtungshörens, Unterscheidung von Frequenz/Intensität).
Ein **Ausfall des WERNICKE-Areals (WERNICKE-Aphasie)** hat deutliche Auswirkungen auf das Sprachverständnis. Die Sprachproduktion und die Sprachmelodie sind erhalten, das Gesprochene ist allerdings oft sinnfrei und eine Satzstruktur nicht erkennbar.

Lobus occipitalis

Als **Okzipitallappen (Lobus occipitalis)** wird das Cortexareal bezeichnet, das sich vom Sulcus parietooccipitalis bis zum hinteren Pol des Gehirns erstreckt. Der Okzipitallappen repräsentiert insbesondere Cortexareale, die zum visuellen System (➤ Kap. 13.3) gehören.

- An der Medialseite des Okzipitallappens liegt ein auffälliger Sulcus (Sulcus calcarinus), dessen begrenzende Gyri das **primäre Sehzentrum** bzw. die primäre Sehrinde (Area 17) enthalten. Diese Gyri erstrecken sich am Okzipitalpol etwas in die Konvexität des Gehirns (➤ Abb. 12.4). Ihre Rinde ist schon makroskopisch relativ dünn ausgeprägt und enthält einen weißen Streifen, der auch **GENNARI-Streifen** (oder Vicq-d'Azyr-Streifen) genannt wird. Er entsteht durch Assoziationsnervenfasern in der 4. Schicht dieser Isocortexregion und hat dem Rindenfeld auch den Namen **„Area striata"** gegeben. Im primären Sehzentrum endet die Sehstrahlung (Afferenzen hauptsächlich aus dem Corpus geniculatum laterale), d. h., visuelle Reize werden hier bewusst wahrgenommen. Auch dieses primäre Rindenfeld erhält die Informationen aus der Retina in einer klaren retinotopen Gliederung, sodass jeder Netzhautregion ein Areal in der primären Sehrinde zugeordnet ist. Die Organisationsstruktur des Cortex in sog. Kolumnen wird in der Sehrinde besonders deutlich, denn die Erregung der Sehrinde betrifft pro Netzhautareal eine gesamte Kolumne, die vertikal durch alle Zellschichten verläuft.
- Um die primäre Sehrinde herum sind die **sekundären visuellen Rindenfelder** (Areae 18 und 19) schalenförmig arrangiert, die ihre Afferenzen hauptsächlich aus dem primären Sehzentrum (Area 17) erhalten. In diesen Regionen werden die visuellen Impulse verarbeitet (z. B. Erkennen, Erinnern) und in andere Cortexareale weitergeleitet. Experimentell konnte gezeigt werden, dass bestimmte Areale insbesondere beim Farbensehen aktiviert werden, während andere z. B. für das Erkennen von Gesichtern genutzt werden.

Klinik

Bei der Schädigung der primären Sehrinde einer Hemisphäre **(Rindenblindheit)** entsteht eine homonyme Hemianopsie. Dies bedeutet, dass das Gesichtsfeld der Gegenseite vollständig ausfällt.
Schädigungen der sekundären Rindenfelder haben zur Folge, dass der Patient die visuellen Reize zwar aufnehmen, aber nicht „erkennen bzw. zuordnen" kann **(visuelle Agnosie).**

Lobus insularis

Der **Insellappen (Lobus insularis)** ist während der embryonalen Entwicklung in die Tiefe verlagert worden. Am Boden der Fissura (Sulcus) lateralis liegend, wird er von telenzephalen Strukturen bedeckt, die auch **Operculum (Deckelchen)** genannt werden und bei denen man das Operculum frontale (mit einer Pars orbitalis, triangularis und opercularis), das Operculum parietale und das Operculum temporale unterscheidet. Die Insel hat eine etwa dreieckige Gestalt und wird von einem Sulcus centralis insulae in einen oralen und einen kaudalen Pol unterteilt (➤ Abb. 11.18). Zur Hirnbasis hin geht die Inselregion in das Riechhirn (Paleocortex) über. In dieser Hirnregion werden vor allem allgemein und speziell **viszeroafferente Informationen** verarbeitet, insbesondere die Geschmacksrezeption (➤ Kap. 13.7), aber auch die Schmerzwahrnehmung und die Wahrnehmung von Lage und Bewegungen. Die Inselregion steht in enger Verbindung zum Corpus amygdaloideum und zum Hypothalamus, sodass auch viszeromotorische Informationen von der Insel den Hirnstamm erreichen.

MERKE

Wichtige funktionelle Zentren in den Lobi des Neocortex

- **Lobus frontalis (Frontallappen)**
  - Gyrus precentralis (primärer Motocortex, Area 4 nach BRODMANN)
  - prämotorischer Cortex (Area 6 nach BRODMANN) mit frontalem Augenfeld (Area 8, Augeneinstellbewegungen) und motorischem BROCA-Sprachzentrum.
  - präfrontale Regionen (u. a. BRODMANN-Areae 9–12, „höhere Hirnleistungen")
- **Lobus parietalis (Parietallappen)**
  - Gyrus postcentralis (primärer sensibler Cortex, S1, BRODMANN-Areae 3, 1, 2)
  - sekundäres sensibles Rindenfeld (erste Informationsverarbeitung)

- posteriorer parietaler Assoziationscortex (Areae 5 und 7, polymodales Assoziationsfeld)
  - Gyrus angularis (Area 39) und Gyrus supramarginalis der dominanten Hemisphäre („mathematischer Cortex“)
  - primär vestibulärer Cortex (Afferenzen aus vestibulären Kerngebieten des Hirnstamms)
- **Lobus temporalis (Temporallappen)**
  - Gyrus temporalis transversi (primärer Hörcortex, HESCHL-Querwindungen Area 41)
  - sekundäre Hörrinde (erste Informationsverarbeitung)
- **Lobus occipitalis (Okzipitallappen)**
  - Sulcus calcarinus (und begrenzende Gyri bilden das primäre Sehzentrum Area 17)
  - sekundäre visuelle Rindenfelder (Areae 18 und 19, erste Informationsverarbeitung)
- **Lobus insularis (Insellappen)**
  - Verarbeitung allgemein viszerosensibler Informationen
  - insbesondere Geschmacksrezeption, aber auch Schmerzwahrnehmung und Wahrnehmung von Lage und Bewegungen

Hemisphärendominanz

Auf den ersten Blick wirken die beiden Großhirnhemisphären identisch, aber bei genauerer Betrachtung kann man morphologische Unterschiede feststellen: Sekundäre Gyri und Sulci in korrespondierenden Großhirnabschnitten sind nicht symmetrisch verteilt und ihre Länge, Tiefe und Form unterscheiden sich. Des Weiteren hat die linke Hemisphäre ein größeres spezifisches Gewicht und in 70 % der Fälle ist die SYLVIUS-Furche, der Sulcus lateralis, ausgedehnter. Zusätzlich hat man auch funktionelle Unterschiede zwischen beiden Hemisphären festgestellt. Man spricht dabei von einer **Hemisphärenasymmetrie,** die nicht nur beim Menschen, sondern auch bei anderen Wirbeltieren zu beobachten ist. Während viele somatosensible und somatomotorische Funktionen symmetrisch in den beiden Hirnhälften verteilt sind, beobachtete BROCA bereits, dass die Hemisphäre, in der sich das motorische Sprachzentrum befindet, der bevorzugten (dominanten) Hand gegenüberliegt – bei einem Rechtshänder also in der linken Hirnhälfte. Man spricht auch von **Hemisphärendominanz.** Sie ist vermutlich nicht angeboren, möglicherweise aber angelegt und entwickelt sich hauptsächlich während der ersten Lebensjahre mit dem Spracherwerb. Dies zeigt sich auch darin, dass der Spracherwerb auch dann noch möglich ist, wenn man eine Großhirnhemisphäre entfernt (Hemisphärektomie). Erst nach etwa dem 15. Lebensjahr kann die nichtdominante Seite sprachliche Funktionen nicht mehr neu erlernen. Die von BROCA verallgemeinernd aufgestellte Regel trifft tatsächlich nur für ca. 95 % der Rechtshänder und 15 % der Linkshänder zu. Bei den meisten Linkshändern befindet sich das motorische Sprachzentrum ebenfalls in der linken Hemisphäre bzw. ist bei 15 % von ihnen bilateral angelegt. Ebenso konnte gezeigt werden, dass das Rindenareal posterior zur primären Hörrinde, das sog. **Planum temporale,** in dem sich das sensorische Sprachzentrum (WERNICKE) befindet, asymmetrisch und in der dominanten Hirnhälfte (überwiegend linksseitig) deutlich großflächiger angelegt ist.

Erkenntnisse zur Hemisphärenasymmetrie und zur Lage wichtiger funktioneller Zentren ergaben sich aus den folgenden Studien:

- mit dem sog. WADA-Verfahren, bei dem man eine transiente pharmakologisch induzierte Hemisphärektomie durchführte. Dieses Verfahren wurde vor einer Hemisphärektomie eingesetzt, um die dominante Hemisphäre festzustellen, indem man eine Hemisphäre durch die seitengetrennte Injektion eines Sedativums in die A. carotis interna betäubte.
- mit „**Split-Brain**“-Patienten, bei denen das Corpus callosum als verbindendes Element zwischen den beiden Hemisphären operativ durchtrennt wurde (z. B. um eine anders nicht mehr beherrschbare Epilepsie zu behandeln). Roger SPERRY untersuchte solche Patienten und fand dabei auch heraus, dass eine Kommunikation zwischen den Hemisphären bezüglich der aufgenommenen Impulse und deren Weiterverarbeitung nach der Operation nicht mehr möglich war und zu für den „Split-Brain“-Patienten typischen Ausfällen führt (s. Kasten).

Zusätzliche Erkenntnisse brachte außerdem die genaue Untersuchung von Patienten mit einer Hirnläsion in nur einer Hemisphäre, was zu spezifischen funktionellen Ausfällen führte. Heute bietet die funktionelle MRT moderne Möglichkeiten für weiterführende Untersuchungen.

Klinik

Die Funktionen der dominanten und der nichtdominanten Hemisphäre werden über ein dichtes neuronales Netzwerk zu anderen Rindenarealen der gleichen oder kontralateralen Hemisphäre, zu den Basalganglien oder zum limbischen System vermittelt. Werden diese Verbindungen geschädigt, spricht man von Diskonnektionssyndromen. Ein Beispiel dafür sind **„Split-Brain“-Patienten,** bei denen die Hemisphären unabhängig voneinander Impulse empfangen und verarbeiten. Im Alltag sind diese Patienten nicht deutlich eingeschränkt, aber in experimentellen Situationen fallen bestimmte „Diskonnektionssymptome“ auf: Fällt das Bild eines Gegenstands des linken Blickfelds auf die rechten Netzhauthälften beider Augen, können Split-Brain-Patienten diesen Gegenstand nicht benennen. Die Informationen werden der primären Sehrinde des rechten Okzipitallappens zugeleitet. Diese Information kann aber nach Durchtrennung des Corpus callosum nicht mehr das in der dominanten (linken) Hemisphäre befindliche Sprachzentrum erreichen. Die Patienten sind jedoch in der Lage einen Gegenstand, der sich in der dominanten (rechten) Hand befindet, zu benennen.

Läsionen der *dominanten* Hirnhälfte führen häufig zu Sprachstörungen und beeinträchtigen sowohl die Planung komplexer Bewegungsabläufe (Apraxie) als auch das analytische Denken. Die *nichtdominante* Hemisphäre beteiligt sich an der Sprache, indem sie affektive Elemente (z. B. Sprachintonation) bildet bzw. wahrnimmt. Zusätzlich kommt es bei Läsionen der nichtdominanten Hemisphäre zu Ausfällen nonverbaler Funktionen, z. B. des visuell-räumlichen Denkens (parietaler Assoziationscortex), des emotionalen Verständnisses von Sprache und Erlebtem sowie der Wahrnehmung von Musik. Es gibt Hinweise, dass die nichtdominante Hirnhälfte eher bei der Verarbeitung neuer, kreativer Situationen beteiligt ist, während die dominante Hirnhälfte eher bei bekannten, analytischen und gut eingeübten Situationen gefordert wird. Während die linke Hirnhälfte primär die Aufmerksamkeit des kontralateralen Umgebungsfeldes (Gesichtsfeldes) steuert und verarbeitet, kann die nichtdominante Hirnhälfte dies auch bilateral. Da das kontralaterale Umgebungsfeld vor allem im frontoparietalen Cortex verarbeitet wird, können Läsionen insbesondere der nichtdominanten Hirnhälfte zu einem **Hemineglektsyndrom** führen, d. h., die Patienten nehmen das kontralaterale Umgebungsfeld und z. T. auch ihre eigene kontralaterale Körperhälfte nicht wahr.

Es ist allgemein anerkannt, dass die Hemisphärenasymmetrie bzw. funktionelle Lateralisation des Großhirns bei Männern stärker ausgeprägt ist als bei Frauen. Dabei soll auch die Konzentration der Sexualhormone (Zyklusabhängigkeit bei Frauen) einen modulierenden Einfluss auf das Ausmaß der Lateralisation bzw. die interhemisphärische Kommunikation nehmen.

12.1.6 Archicortex

Thomas Deller, Andreas Vlachos

Allgemeines

Der Terminus **Archicortex** umfasst einen Teil des Gehirns, der phylogenetisch zwischen dem Paleocortex und dem Neocortex angesiedelt wird. Er lässt sich bei Reptilien, Vögeln und Säugern nachweisen. Bei Reptilien ist der Archicortex die eigentliche Schaltzentrale des Endhirns.

Aufbau

Histologisch zeichnet sich der Archicortex durch einen überwiegend dreischichtigen Aufbau aus. Er gehört somit zum Allocortex. Zum Archicortex zählt man insbesondere die **Hippocampusformation** und den **cingulären Cortex.** Der cinguläre Cortex ist zytoarchitektonisch eine Übergangszone zwischen Archicortex und Neocortex und wird daher auch manchmal als „Periallocortex" bezeichnet.

MERKE

Archicortex und **Allocortex** sind 2 ähnlich klingende Begriffe, die zu trennen sind:

- Archicortex bezeichnet einen phylogenetisch alten Teil des Gehirns, der zeitlich zwischen Paleocortex und Neocortex angesiedelt wird.
- Allocortex werden die Hirnregionen genannt, die histologisch „anders" sind als der sechsschichtige Isocortex. Während der Neocortex histologisch überwiegend aus Isocortex besteht, ist der Archicortex anders aufgebaut, d.h., histologisch ist der Archicortex ein Allocortex.

Funktionen

Funktionell ist der Archicortex von Bedeutung für **Lern- und Gedächtnisprozesse.** Darüber hinaus ist er Teil des **limbischen Systems** und über dieses intensiv mit Hirnarealen verbunden, die für die Steuerung von vegetativen und emotionalen Prozessen wichtig sind. Er wirkt auf diese Areale ein und wird umgekehrt von ihnen ebenfalls beeinflusst.

In klinischer Medizin und Forschung sind Kenntnisse zur Anatomie der Hippocampusformation immer wichtiger geworden. Die Hippocampusformation:

- spielt eine Rolle bei neurodegenerativen Erkrankungen mit Gedächtnisverlust (z. B. Morbus ALZHEIMER)
- ist beteiligt an der klinischen Symptomatik wichtiger neuropsychiatrischer Krankheitsbilder (Schizophrenie, Depressionen, Autismus)
- ist assoziiert mit einer häufigen Form von Epilepsie, der Temporallappenepilepsie (s. Kasten)
- dient als Orientierungsstruktur auf radiologischen Schnittbildern des Gehirns
- ist in der Forschung aufgrund ihrer vergleichsweise einfachen Struktur zu einem Modell für die Erforschung der Hirnrinde geworden. Sie kann dem Gehirn junger Nager entnommen und in Zellkultur gehalten werden (organotypische Gewebekulturen). Diese Hirnkulturen („brain in a dish") reifen weiter und können gezielt untersucht werden.

Klinik

Die **Temporallappenepilepsie** (TLE) ist eine häufige Epilepsie. Sie beginnt meist mit einer „Aura" (d. h. Gefühlsstörungen, die einen Anfall ankündigen, z. B. in Form unangenehmer Gefühle in der Magengegend), gefolgt von motorischen Symptomen („herdförmige" Anfälle, z. B. in Form von schmatzend-kauenden Mundbewegungen bis hin zu Bewegungen des ganzen Körpers) und Bewusstseinsverlust. Im Hippocampus von TLE-Patienten findet sich typischerweise eine „Sklerose", d. h. ein Nervenzelluntergang und eine Vermehrung der Gliazellen. Die hippokampale CA1-Region („SOMMER-Sektor") ist dabei besonders häufig betroffen. Bis heute ist nicht endgültig geklärt, ob die Hippocampussklerose die Ursache oder die Folge der Krampfanfälle ist.

Die TLE spricht nicht immer auf Medikamente an. Daher werden bei manchen medikamentös nicht behandelbaren Fällen Teile der Hippocampusformation auf einer Seite des Gehirns entfernt („Epilepsiechirurgie"). Dies vermindert die Zahl der Anfälle erheblich, manche Patienten sind nach der Operation von ihrem Krampfleiden befreit.

Hippocampusformation

Überblick und Terminologie

Unter dem Begriff Hippocampusformation werden zytoarchitektonisch mehrere kortikale Regionen zusammengefasst. Im Einklang mit wesentlichen neurowissenschaftlichen Autoren umfasst die **Hippocampusformation:**

- Area entorhinalis (auch: „entorhinaler Cortex")
- Fascia dentata (auch: „Gyrus dentatus")
- Cornu ammonis (auch: „Hippocampus proprius")
- Subiculum
- Pre- und Parasubiculum

Diese Hirnareale sind weitgehend unidirektional miteinander verbunden und bilden eine funktionelle Einheit (➤ Abb. 12.11c).

MERKE

Die Form des Hippocampus ähnelt der Flosse des mythologischen Meeresungeheuers Hippokamp (gr.: hippos, Pferd). Da dieses Fabelwesen aus Pferdekopf und Fischflosse besteht, wurde es Namensgeber für das „Seepferd", das Seepferdchen. Auch der Hippocampus wird oft mit einem Seepferdchen verglichen.

Die Regionen der Hippocampusformation werden aufgrund ihrer Zytoarchitektur, d. h. ihres mikroskopisch-anatomischen Aufbaus, unterschieden. Die oberflächlich erkennbaren Gyri und Sulci sind in ihrer Form variabel und nur ungefähre Orientierungspunkte für die Lage der mikroskopisch definierten Rindengebiete (➤ Kap. 12.1.5). Im Fall der Hippocampusformation stimmen Makroskopie (Gyri und Sulci) und Mikroskopie (Rindenareale) relativ gut überein: Die Rindengebiete der Hippocampusformation liegen überwiegend im makroskopischen Hippocampus (= wulstförmige Struktur am Boden des Unterhorns des Seitenventrikels), dem Gyrus dentatus und dem Gyrus parahippocampalis (mit Uncus). Die Hippocampusformation wird nach okzipital hin dünner und setzt sich schließlich in eine dünne Schicht grauer Substanz auf dem Balken fort, die als Indusium griseum bezeichnet wird.

Entwicklung und postnatale Neurogenese

Die räumliche Anordnung der Strukturen der Hippocampusformation ist ohne entwicklungsgeschichtliche Betrachtung nur schwer zu verstehen. Die hippokampale Anlage ist bereits in der *9. Schwangerschaftswoche* (SSW) im medialen Bereich der sich entwickelnden zerebralen Hemisphären zu finden. Im 2. Trimenon *(15.–19. SSW)* lassen sich dann die charakteristischen hippokampalen Subfelder nachweisen, die sich bis auf den Gyrus dentatus am Ende der Schwangerschaft (etwa *34. SSW*) vollständig entwickelt haben. Im Gyrus dentatus nimmt die Zellzahl noch bis zum 6. Lebensmonat zu, d. h., dieses Rindengebiet entwickelt sich zu großen Teilen erst postnatal.

In der Fascia dentata (Gyrus dentatus) können zeitlebens neue Nervenzellen gebildet werden. Diese Hirnregion gilt als eine **„neurogene Nische“** des ZNS. Die Fähigkeit zur Neubildung von Nervenzellen nimmt allerdings mit dem Alter ab. Man schätzt, dass in der erwachsenen Fascia dentata bis zu 700 neue Nervenzellen pro Tag gebildet werden und somit ca. 1,75 % einer sich erneuernden Fraktion von Nervenzellen (ca. 35% aller Nervenzellen dieser Hirnregion) im Lauf eines Jahres ersetzt werden könnten. Die neu gebildeten Nervenzellen sollen eine wichtige Rolle bei Gedächtnisprozessen spielen.

Die Hippocampusformation liegt sehr charakteristisch im unteren medialen Temporallappen. Sie entsteht in ihrer Form durch eine **S-förmige Einfaltung der Rinde** (➤ Abb. 12.5). Bei diesem Faltungsprozess löst sich die Fascia dentata vom Cornu ammonis und sitzt ihm schließlich wie eine Kappe auf. Axone des entorhinalen Cortex gelangen zur Fascia dentata, indem sie die darunter liegende Schicht des Subiculums und die hippokampale Fissur perforieren und dadurch die Oberfläche der Fascia dentata erreichen (➤ Abb. 12.11); diese Fasern werden Tractus perforans („durchbohrende Bahn“) genannt. Diese ungewöhnliche Projektionsbahn ermöglicht einen zirkulären Informationsfluss durch die Hippocampusformation vom entorhinalen Cortex zur Fascia dentata, zum Cornu ammonis und schließlich über das Subiculum zurück zum entorhinalen Cortex (➤ Abb. 12.11).

Die Anlage des Archicortex, das Archipallium, folgt als kortikale Struktur der **Rotation der Hemisphärenblase** (➤ Kap. 11.1). Dabei verlagert sich beim Menschen der Hauptteil der Hippocampusformation in den medialen Temporallappen. Anteile des Hippocampus finden sich jedoch weiterhin oberhalb und unterhalb des Corpus callosum. So setzt sich der Hippocampus vom Temporallappen auf das Corpus callosum fort, bildet dort eine dünne Schicht aus grauer (Indusium griseum) und weißer (Striae longitudinales medialis und lateralis) Substanz und erreicht schließlich die Area subcallosa unterhalb des Genu corporis callosi. Unterhalb des Corpus callosum bildet die Fimbria hippocampi den Fornix (➤ Abb. 12.10).

Klinik

Es gibt Hinweise dafür, dass **neuropsychiatrische Erkrankungen** (z. B. Schizophrenie, Autismus-Spektrum-Störungen) mit Störungen der Entwicklung des Hippocampus (sowie anderer kortikaler Areale, z. B. des präfrontalen Cortex) einhergehen.

Makroskopie

Die Hippocampusformation liegt im medialen Temporallappen und zieht bogenförmig oberhalb des Balkens entlang. Man unterscheidet in Abhängigkeit von der Beziehung zum Corpus callosum 3 makroskopische **Abschnitte:**

- Hippocampus retrocommissuralis: Temporallappenanteile
- Hippocampus supracommissuralis: oberhalb des Corpus callosum
- Hippocampus precommissuralis: anteriore Anteile unterhalb des Genu corporis callosi

MERKE

- Der Hippocampus spaltet sich um das Corpus callosum auf: Oberhalb des Corpus callosum setzt sich die graue Substanz des Hippocampus in das Indusium griseum fort. Unterhalb des Corpus callosum setzt sich die Fimbria hippocampi in den Fornix fort.
- Im klinischen Sprachgebrauch (und auch in diesem Lehrbuch) ist mit „Hippocampus“ der Hippocampus retrocommissuralis gemeint.

Aufgrund ihrer Einfaltung (➤ Abb. 12.5) lässt sich die Lage der Hippocampusformation durch eine Betrachtung der Hirnoberfläche von ventral (➤ Abb. 12.6) und medial (➤ Abb. 12.7) nur teilweise verstehen. Erst die Eröffnung des Unterhorns des Seitenventrikels gibt den Blick auf den makroskopisch erkennbaren Hippocampus frei (➤ Abb. 12.8).

Hippocampusformation von ventral

An der ventralen Seite des Temporallappens findet man den **Sulcus collateralis,** der den Gyrus occipitotemporalis lateralis vom Gyrus parahippocampalis trennt (➤ Abb. 12.7, ➤ Abb. 12.6). Der anteriore Teil des **Gyrus parahippocampalis** ist bereits Teil der Hippocampusformation; dort befindet sich der entorhinale Cortex. Aufgrund von kompakten Zellinseln in der Lamina II dieser Rindenregion wirkt die Hirnoberfläche bei Lupenvergrößerung an dieser Stelle höckrig oder „warzig“ (verrucae).

Hippocampusformation von dorsomedial

Der mediale Temporallappen weist im vorderen Abschnitt mehrere kleinere Gyri und Sulci auf (➤ Abb. 12.7, ➤ Abb. 12.12), wodurch die Anatomie dieser Region relativ komplex wirkt. Diese Gyri und Sulci sind regelmäßig an der Hirnoberfläche nachweisbar und für neurochirurgische Eingriffe im Temporallappenbereich wichtig. Der Gyrus parahippocampalis wird nach vorne medial durch eine kleine Vertiefung, den Sulcus intrarhinalis, vom **Gyrus ambiens**

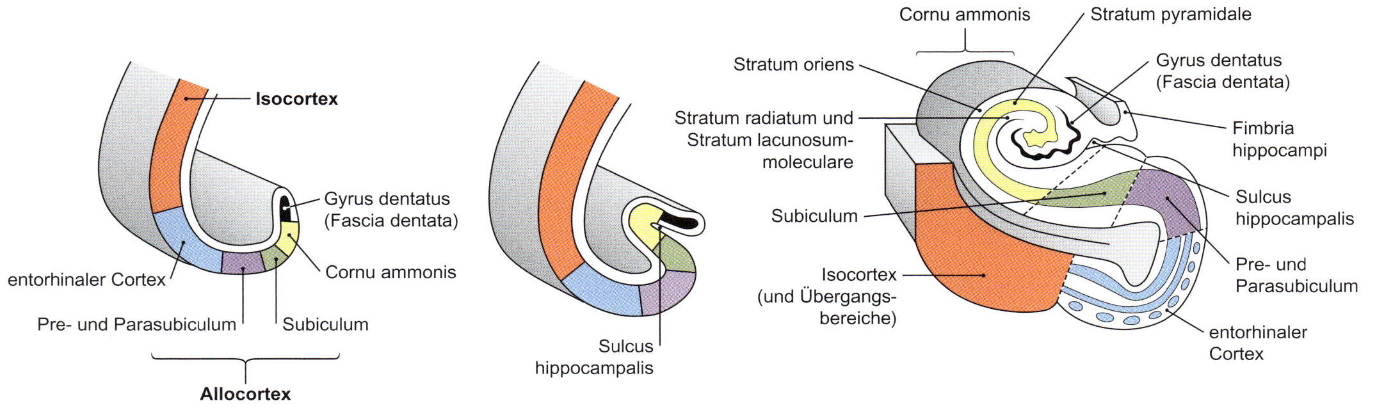

Abb. 12.5 Entwicklung der Hippocampusformation. Die Hippocampusformation entsteht durch eine S-förmige Einfaltung der mediobasalen Rinde. Fascia dentata = schwarz; Cornu ammonis CA1 = gelb; Subiculumkomplex = grün; Pre- und Parasubiculum = violett; entorhinaler Cortex = blau; perirhinaler Cortex = rot. [S702-L126]

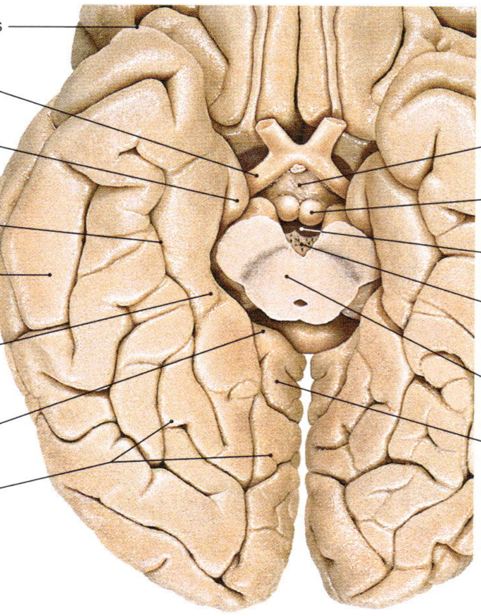

Abb. 12.6 Windungen (Gyri) und Furchen (Sulci) der Großhirnhemisphären. Ansicht von ventral; nach Durchtrennung des Mittelhirns. [S700]

abgegrenzt. Dieser wiederum ist durch den Sulcus semiannularis vom **Gyrus semilunaris** getrennt. Gyrus ambiens und Gyrus semilunaris enthalten olfaktorische Rinde und werden dem Paleocortex zugerechnet (➤ Kap. 12.1.8). Kaudal dieser Gyri liegt der „Haken" **(Uncus)** des Gyrus parahippocampalis. Der Uncus wirft in der Regel 3 Wölbungen auf, die von rostral nach kaudal als

- Gyrus uncinatus (Übergangscortex zwischen Hippocampus und Amygdala),
- Limbus GIACOMINI (Anfang des Gyrus dentatus) und
- Gyrus intralimbicus (CA3-Region des Cornu ammonis)

bezeichnet werden. Kaudal des Uncus und medial des Gyrus parahippocampalis liegen in der Tiefe des **Sulcus hippocampalis**, der den Gyrus dentatus vom Subiculum und der CA1-Region trennt, die Fortsetzung des Gyrus dentatus sowie die Fimbria hippocampi. Folgt man diesen Strukturen nach kaudal, trifft man auf 2 länglich ausgezogene Wölbungen, die Fasciola cinerea (Ende des Gyrus dentatus) und den Gyrus fasciolaris (CA1-Region). Letzterer setzt sich in das Indusium griseum auf dem Balken fort (➤ Abb. 12.10).

Hippocampusformation von dorsal (eröffneter Seitenventrikel)

Durch die Eröffnung des Seitenventrikels von dorsal und lateral blickt man auf die Rindenwölbungen, die dem makroskopischen Hippocampus seinen Namen gegeben haben (➤ Abb. 12.8). Der Hippocampus ist vorne („Kopf") verdickt und bildet das **Pes hippocampi** mit mehreren Einfurchungen, die auch als **Digitationes hippocampi** bezeichnet werden. Dieser Bereich erinnert an die Flosse des mythologischen Tieres „Hippokamp". In der Mitte bildet der Hippocampus einen an der Oberfläche wenig strukturierten Wulst („Körper"), der sich zum Splenium des Corpus callosum hin auszieht und dünner wird („Schwanz"). Er geht in den Gyrus fasciolaris über und setzt sich in das Indusium griseum fort. An der medialen Seite des Hippocampus, zur Fissura hippocampi hin ausgerichtet, befindet sich die Fimbria hippocampi.
Im makroskopischen Hippocampus sind Anschnitte der Fascia dentata, des Cornu ammonis und des Subiculums zu finden. Die charakteristische Anordnung dieser Regionen ist auf Frontalschnitten im mittleren Hippocampusabschnitt am besten zu verstehen (➤ Abb. 12.9, ➤ Abb. 12.11, s. u.). Im vorderen Hippocampus fällt die Orientierung dagegen sehr viel schwerer, weil der Hippocampus hier nach medial hin umbiegt und daher einige Regionen auf Frontalschnitten mehrfach angeschnitten werden (➤ Abb. 12.9).

Fimbria und Fornix (Gewölbe)

Die Axone des Hippocampus bilden an seiner Oberfläche eine Schicht weißer Substanz, den **Alveus.** Sie ziehen von dort in das Faserband der Fimbria hinein, die dem Hippocampus und dem Gyrus dentatus aufliegt und mit ihm nach kaudal zieht (➤ Abb. 12.9, ➤ Abb. 12.10). Unterhalb des Balkens trennt sich die Fimbria vom Hippocampus und bildet die Gewölbesäulen, **Columna fornicis** (➤ Abb. 12.10). Im weiteren Verlauf vereinigen sich die beiden Columnae fornices und bilden zunächst die **Commissura fornicis,** in der u. a. kommissurale Fasern zwischen den beiden Hippocampusformationen ausgetauscht werden, und weiter rostral das **Corpus fornicis.** Dieses teilt sich auf Höhe des Foramen interventriculare jedoch erneut in 2 Columnae (➤ Abb. 12.11a, b), von denen sich je 2 Faserbündel abspalten, die vor und hinter der Commissura anterior verlaufen:

- Fibrae precommissuralis (zu Septumkernen, Regio preoptica, Hypothalamus)
- Fibrae postcommissuralis (zu Corpora mamillaria)

Der hintere Abschnitt der Commissura fornicis mit beiden Columnae fornicis ähnelt von dorsal oben betrachtet einer Harfe des Altertums (Davidsharfe; auch: **„Psalterium",** ➤ Abb. 12.10).

Regionen und Verbindungen der Hippocampusformation

Überblick

Die Hippocampusformation wird als zusammengehörige Struktur („Formation") angesehen, weil die an ihr beteiligten kortikalen Regionen anatomisch eng und sehr charakteristisch miteinander verbunden sind. Erregende Nervenzellen bilden einen Schaltkreis vom entorhinalen Cortex zur Fascia dentata, zum Cornu ammonis und über das Subiculum zurück zum entorhinalen Cortex. Da diese Verbindungen innerhalb der Hippocampusformation liegen, bezeichnet man sie auch als *intrinsische* Verbindungen. Als Sonderfall dieser intrinsischen Verbindungen können die kommissuralen Axone angesehen werden, die Regionen der Hippocampusformationen beider Seiten miteinander verbinden.
Die Verbindungen innerhalb bzw. zwischen den Hippocampusformationen werden den *extrinsischen* Verbindungen gegenübergestellt, welche die Hippocampusformation zum einen mit dem Cortex und zum anderen mit subkortikalen Strukturen verbinden.

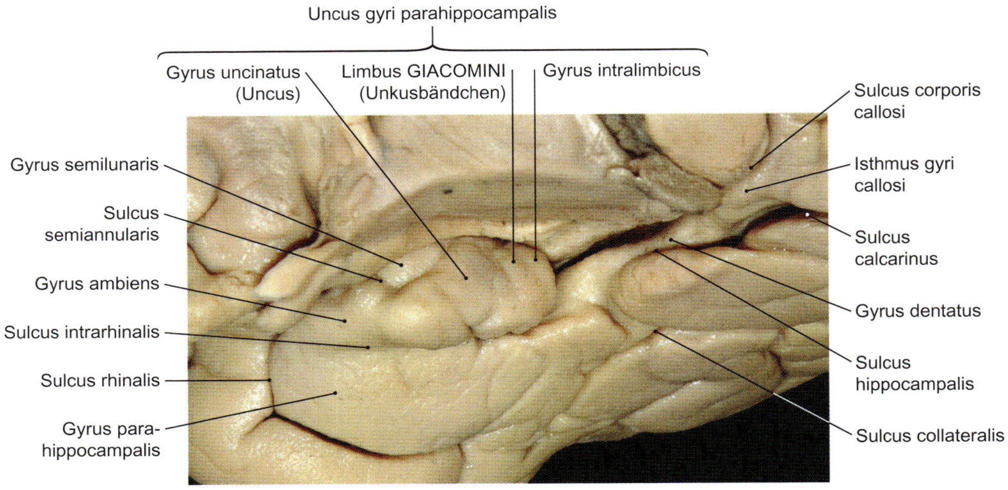

Abb. 12.7 Temporallappen. Ansicht von dorsomedial. [R247-L318]

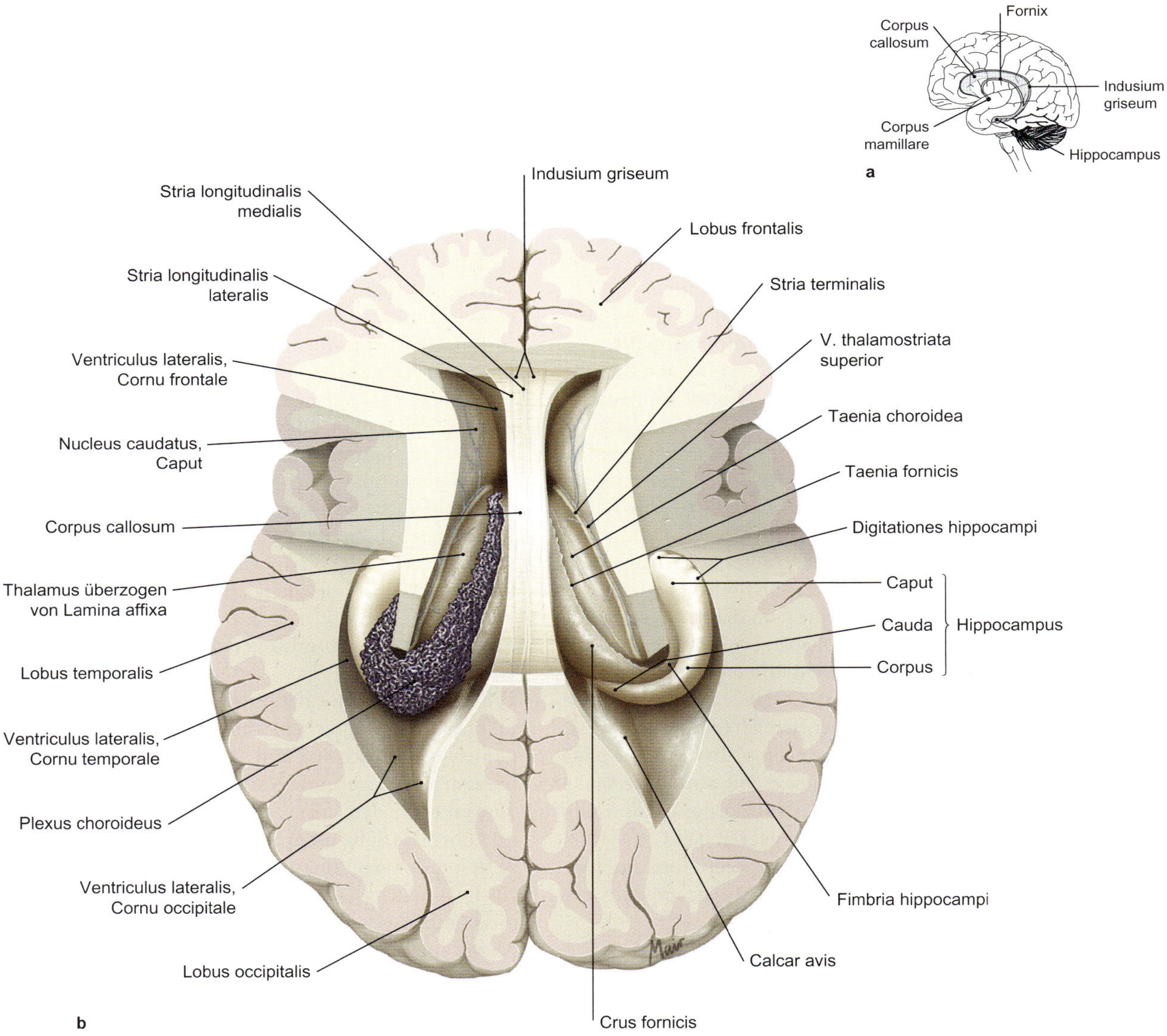

Abb. 12.8 Eröffneter Seitenventrikel, Hippocampus von dorsal. a Durchsichtige Darstellung des Gehirns zur Veranschaulichung des dreidimensionalen Verlaufs des Hippocampus. [S700-L127] **b** Ansicht von oben nach Eröffnung der Seitenventrikel von dorsal und lateral. Der Hippocampus liegt am Boden des Unterhorns des Seitenventrikels, er ist links bedeckt von Plexus choroideus. Dieser wurde auf der rechten Seite des Bildes entfernt. [S702-L127]

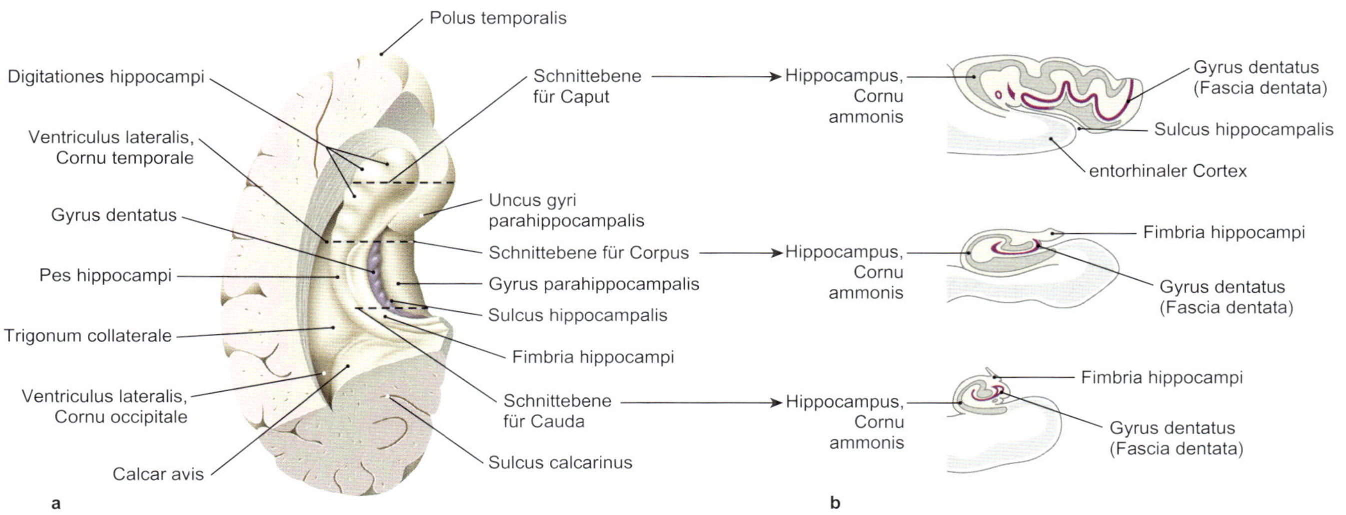

Abb. 12.9 Hippocampus. [S700-L127] **a** Hippocampus im Unterhorn des eröffneten Seitenventrikels. **b** Querschnitte durch den Hippocampus im Bereich des Kopfes, des Körpers und des Schwanzes. Man beachte die Unterschiede in der Anordnung der Prinzipalzellen. Im vorderen Bereich sind auf Frontalschnitten die Regionen des Hippocampus mehrfach getroffen, während im Bereich von Körper und Schwanz die „klassische" Anordnung der Hippocampusregionen zu sehen ist.

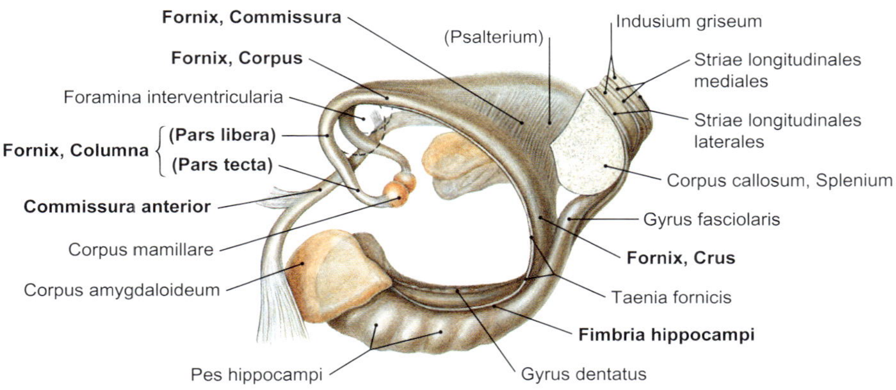

Abb. 12.10 Vordere Kommissur (Commissura anterior), Gewölbe (Fornix) und Hippocampus sowie Indusium griseum. Ansicht von lateral. Die Fibrae postcommissuralis werden in Pars libera und Pars tecta unterteilt. Die Pars libera der Columna fornicis liegt noch im Ventrikel. Die Pars tecta ist derjenige Teil des Fornix, der in die basale Hirnsubstanz eingedrungen ist und durch sie hindurch zum Corpus mamillare zieht. Fibrae precommissuralis sind nicht eingezeichnet. [S700]

Intrinsische Verbindungen der Hippocampusformation

Informationsfluss durch die Hippocampusformation

Im entorhinalen Cortex werden Informationen aus kortikalen Rindenbereichen und aus den Sinnesorganen gesammelt. Von dort gelangen sie über den Tractus perforans zu den Körnerzellen der Fascia dentata (➤ Abb. 12.11c). Deren Axone, die sog. Moosfasern, projizieren überwiegend zur CA3-Region des Cornu ammonis, von wo aus die Information – noch im Cornu ammonis verbleibend – zu den CA1-Neuronen gelangt (über die „SCHAFFER-Kollateralen"), bevor sie von dort zum Subiculum und schließlich zurück zum entorhinalen Cortex geleitet wird.
Die Verbindungen der Hippocampusformation (und der Informationsfluss durch die Hippocampusformation) lassen sich am leichtesten verstehen, wenn man einen histologischen Schnitt betrachtet, der senkrecht zur Längsachse des Hippocampus im mittleren Bereich („Körper") geführt wurde (➤ Abb. 12.8; ➤ Abb. 12.11c). In einem solchen Schnitt finden sich alle Regionen des Hippocampus und ihre typischen Faserverbindungen.

Entorhinaler Cortex

Der entorhinale Cortex ist das „Tor zum Hippocampus". Er erhält zum einen direkte olfaktorische Eingänge (rostraler entorhinaler Cortex), zum anderen Eingänge von vielen multimodalen sensorischen Assoziationsfeldern (d. h. bereits verarbeitete sensorische Informationen). Histologisch gilt er als Allocortex, d. h., er ist anders aufgebaut als der sechsschichtige Isocortex. Bemerkenswert an seiner Struktur ist seine Unterteilung in eine oberflächliche und eine tiefe Schicht, die von einer zellfreien Lamina dissecans unterteilt wird. In der oberflächlichen Schicht finden sich Zellinseln, die an der Oberfläche des Gyrus parahippocampalis als kleine Wärzchen zu erkennen sind (s. o.). Die Axone der oberflächlichen Nervenzellen ziehen als Tractus perforans zur Fascia dentata und zum Cornu ammonis (➤ Abb. 12.11c).

Fascia dentata

Die Fascia dentata sitzt dem Cornu ammonis wie eine Kappe auf. Ihre Nervenzellen, die Körnerzellen, liegen in einem dicht gepackten Zellband. Die Axone des Tractus perforans erreichen die Dendriten der Körnerzellen in der Molekularschicht. Die Axone der Körnerzellen wiederum ziehen als „Moosfasern" ins Ammonshorn. Dort enden sie an den Dendriten der Pyramidenzellen der CA3-Region (➤ Abb. 12.11c).
Der Bereich unmittelbar unterhalb der Körnerzellen wird als **subgranulare Zone** bezeichnet. Hier befindet sich die neurogene Nische, in der auch im erwachsenen Gehirn neue Nervenzellen gebildet werden können.

Cornu ammonis

Das Cornu ammonis besteht aus 1–2 Zellschichten aus Pyramidenzellen, die sich um die Fascia dentata herumwinden (➤ Abb. 12.11c).

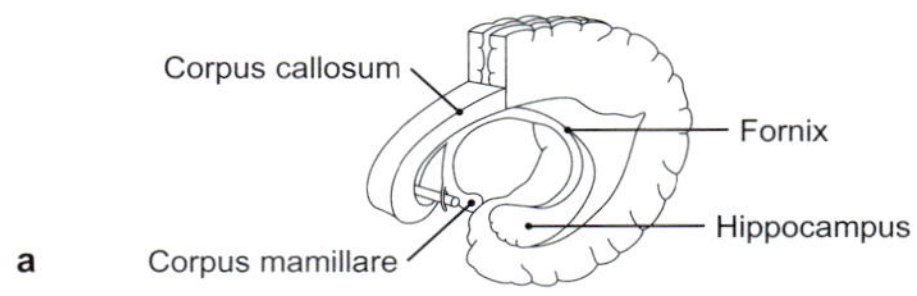

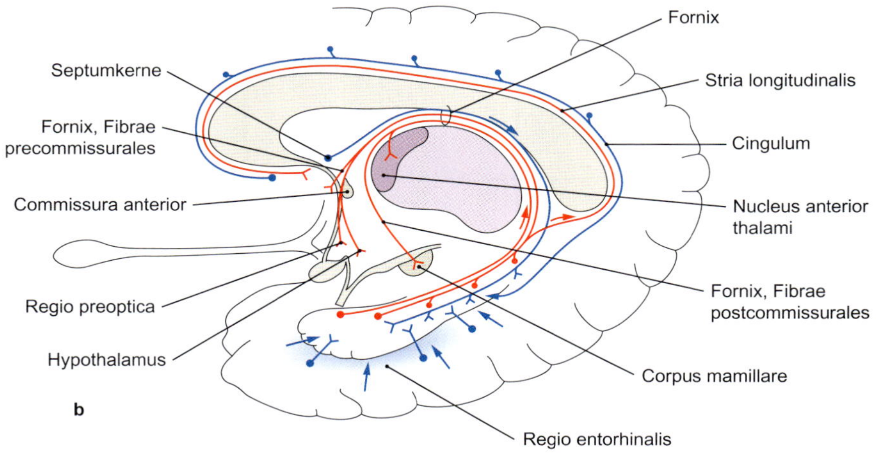

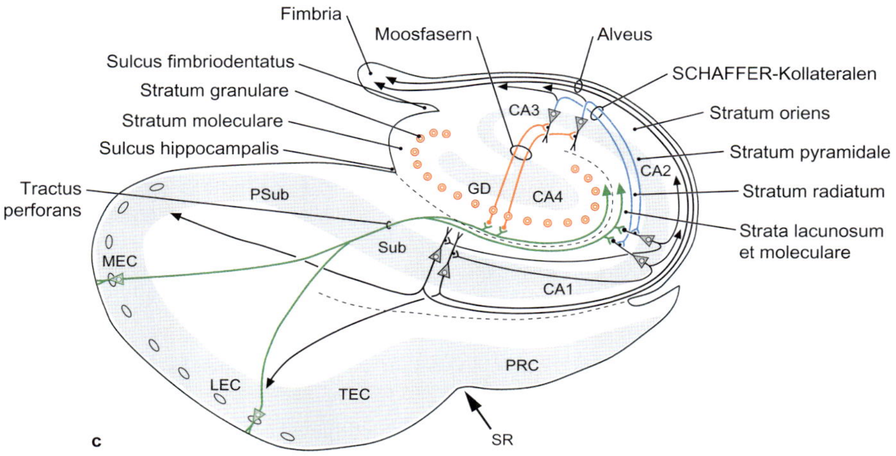

Abb. 12.11 Verbindungen der Hippocampusformation; PAPEZ-Kreis. a Übersicht [S702-L127]. **b** PAPEZ-Kreis. [S702-L127]/[B500-T1190/T1189] **c** Regionen der Hippocampusformation und ihre intrinsischen Verschaltungen. Frontaler Schnitt durch den mittleren Teil („Körper") des Hippocampus; CA = Cornu ammonis, GD = Gyrus dentatus, Sub = Subiculum, PSub = Presubiculum, MEC/LEC = medialer/lateraler entorhinaler Cortex, TEC = transentorhinaler Cortex, PRC = perirhinaler Cortex, SR = Sulcus rhinalis. [S702-L127]/[B500-T1190/T1189]

Aufgrund der Zellmorphologie und der Zellverbindungen unterteilt man das Cornu ammonis in 4 Subregionen, von denen besonders die CA3- und die CA1-Region für das Verständnis des Informationsflusses durch die Hippocampusformation wichtig sind:

- Die CA3-Pyramidenzellen erhalten Informationen über die Moosfasern der Körnerzellen. Sie projizieren mit ihren Axonen aus der Hippocampusformation heraus (via Alveus in die Fimbria), bilden jedoch auch wichtige Kollateralen, die „SCHAFFER-Kollateralen", die innerhalb des Hippocampus zur CA1-Region weiterziehen.
- Die CA1-Pyramidenzellen verhalten sich ähnlich und projizieren ebenfalls aus der Hippocampusformation heraus, mit ihren Kollateralen jedoch auch zum Subiculum-Komplex (➤ Abb. 12.11c).

Subiculumkomplex

Subiculum, Presubiculum und Parasubiculum folgen auf die CA1-Region. Das Subiculum ist histologisch durch ein breiter aufgefächertes Zellband zu erkennen. Die Nervenzellen dieser Region projizieren aus der Hippocampusformation heraus und zum entorhinalen Cortex zurück (➤ Abb. 12.11c). Die Funktion dieser Region ist noch unklar.

Kommissurale Verbindungen der Hippocampusformation

Die beiden Hippocampusformationen sind über die Commissura fornicis eng miteinander verbunden. Beim Menschen finden sich die kommissuralen Verbindungen besonders im Bereich des Subiculumkomplexes und des entorhinalen Cortex. Diese starke Verbindung zwischen den beiden Hippocampusformationen ist vermutlich dafür verantwortlich, dass es erst dann zu schweren Gedächtnisstörungen kommt, wenn beide Hippocampi gleichzeitig ausgefallen sind.

Klinik

Bei schwerer und medikamentös therapieresistenter **Temporallappenepilepsie** können zur Behandlung der Anfälle auf einer Seite die betroffenen Anteile der Hippocampusformation entfernt werden. Der Verlust *eines* Hippocampus führt nicht zu offensichtlichen Gedächtnisstörungen. Die Entfernung *beider* Hippocampi führt hingegen zu einer schweren, überwiegend anterograden Amnesie, d. h. zur Unfähigkeit, neue Gedächtnisinhalte abzuspeichern und sich an diese zu erinnern.

Extrinsische Verbindungen der Hippocampusformation

Kortikale Verbindungen

Die *afferenten* Verbindungen der Hippocampusformation mit dem Cortex laufen über den entorhinalen Cortex (s. o.) und das Subiculum. Der Gyrus dentatus und das Cornu ammonis sind vom Neocortex „abgeschottet". So ist sichergestellt, dass die Information in den Regionen nacheinander (also sequenziell) verarbeitet wird.
Die *efferenten* Verbindungen der Hippocampusformation mit dem Cortex laufen ebenfalls über den entorhinalen Cortex und den Subiculumkomplex. Die Hippocampusformation projiziert zurück zu den multimodalen Regionen des Assoziationscortex und erreicht über diese weite Bereiche des Neocortex. Auf diesem Weg kann Wissen, das über die Hippocampusformation erlernt wurde, dauerhaft ins Langzeitgedächtnis transferiert werden. Langfristig werden die Gedächtnisspuren dann im Neocortex gespeichert.

Subkortikale Verbindungen

Die Hippocampusformation ist eine alte Struktur des Gehirns („Archicortex"). Ihrem „Alter" entsprechend ist sie mit den ebenfalls phylogenetisch alten subkortikalen Kerngebieten des Zwischenhirns und Hirnstamms direkt und häufig auch in beide Richtungen verbunden. Die jüngeren neokortikalen Verbindungen wurden diesem existierenden System quasi „angeflanscht" und über den entorhinalen Cortex als Eingangstor („Interface") zur Hippocampusformation geleitet.
Die enge Verbindung mit den subkortikalen Strukturen, die ihrerseits entweder Teil des „limbischen Systems" sind oder mit diesem in enger Verbindung stehen, erklärt, wieso der Hippocampus Informationen über vegetative und emotionale Zustände unseres Körpers erhält und umgekehrt auf diese Einfluss nehmen kann (s. u., „Funktionen der Hippocampusformation). Viele (aber nicht alle) dieser subkortikalen Verbindungen erreichen bzw. verlassen den Hippocampus über die Fimbria und den Fornix. Die wichtigsten Verbindungen sind im Folgenden aufgeführt.

- **Septumkerne:** Über die Fibrae precommissurales (s. o.) erreichen Fasern aus allen Bereichen des Cornu ammonis das Septum. Umgekehrt ziehen cholinerge (Neurotransmitter: Azetylcholin) und GABAerge (Neurotransmitter: GABA) Axone aus den septalen Kerngebieten zum Hippocampus. Diese Verbindung („septohippokampale Projektion") ist wichtig für Lernen und Gedächtnis.
- **Basales Vorderhirn:** Unter dem „basalen Vorderhirn" versteht man üblicherweise eine Gruppe von Kernen, die basal im vorderen Bereich des Gehirns zu finden sind. Dazu gehören die Septumkerne/diagonales Band von BROCA, der **Nucleus basalis (MEYNERT),** die Substantia innominata sowie der Nucleus accumbens. Diese Kerne enthalten viele cholinerge Fasern, welche die Hippocampusformation und viele Cortexareale verzweigt, d. h. „diffus" mit Azetylcholin innervieren **(„cholinerges System").** Die cholinerge Innervation steuert das Aktivitätsniveau der Nervenzellen und ist für neuronale Plastizität und damit für Lernen und Gedächtnis wichtig.
- **Corpora mamillaria:** Über die Fibrae postcommissurales zieht eine mächtige Faserverbindung aus dem Subiculum zu den Corpora mamillaria. Dort treffen Informationen aus dem Hippocampus und Amygdala zusammen und werden zum Thalamus weitergeleitet (Tractus mamillothalamicus; s. PAPEZ-Kreis). Die genaue Funktion dieser Kerne und dieser Bahnen ist nicht verstanden; sie spielen aber eine Rolle bei der Gedächtnisbildung und dem Abrufen von Gedächtnisinhalten, da die Zerstörung dieser Kerne oder des Tractus mamillothalamicus mit einer schweren **Amnesie** (= Unfähigkeit, neue Gedächtnisinhalte abzuspeichern oder abzurufen) verbunden ist.
- **Amygdala:** Mehrere Regionen der Hippocampusformation, besonders Subiculum und entorhinaler Cortex, stehen mit der Amygdala in Verbindung (➤ Kap. 13.10). Die Amygdala ist ein wichtiges Zentrum für die Steuerung emotionaler und vegetativer Reaktionen und bedeutsam für unser emotionales Gedächtnis (z. B. Angstreaktionen).
- **Modulierende Systeme:** Die spezifische Informationsverarbeitung in der Hippocampusformation wird von Bahnen aus dem Hirnstamm beeinflusst. Diese Hirnstammafferenzen enden mit ihren Axonen diffus über die Hippocampusformation verteilt und beeinflussen den Aktivitätszustand des Gesamtsystems. Hierzu zählen u. a. Dopamin (aus der Area tegmentalis ventralis), Noradrenalin (aus dem Locus caeruleus), Serotonin (aus den Raphekernen) sowie Histamin. Die klinische Bedeutung der modulierenden Systeme ist erheblich, da die Wirkung vieler Psychopharmaka, die zur Behandlung von neuropsychiatrischen Krankheitsbildern eingesetzt werden, auf der Beeinflussung dieser Systeme basiert (z. B. selektive Serotoninwiederaufnahmehemmer [SSRI] zur Behandlung von Depressionen).

MERKE

Verbindungen der Hippocampusformation sind:

- neokortikale Verbindungen (via entorhinalen Cortex, das „Tor zum Hippocampus"; Subiculumkomplex)
- intrinsische Verbindungen (entorhinaler Cortex – Fascia dentata – CA3 – CA1 – Subiculumkomplex – entorhinaler Cortex)
- kommissurale Verbindungen (besonders entorhinaler Cortex und Subiculum)
- subkortikale Verbindungen (Septumkerne, Corpora mamillaria, Amygdala, Hirnstamm u. a.)

Klinik

Ein Mangel an Thiamin (Vitamin B_1), z. B. durch chronischen Alkoholmissbrauch, kann zu einer bilateralen Atrophie der Corpora mamillaria, des Thalamus, des Kleinhirns und des Frontallappens führen. In der Endstufe des so entstehenden **WERNICKE-KORSAKOW-Syndroms** leiden die Patienten u. a. an einer schweren **Amnesie** (= Gedächtnisstörung), kombiniert mit spontanen **Konfabulationen** (= Erzählen von objektiv unwahren Geschichten) und einer **Ataxie** (= Störung der Bewegungskoordination).

Funktionen der Hippocampusformation

Die Hippocampusformation gehört mittlerweile zu den am besten erforschten kortikalen Arealen. Hierzu haben sowohl die vergleichende neurowissenschaftliche Forschung (z. B. Untersuchungen des Hippocampus von Tieren) als auch die funktionelle Bildgebung des menschlichen Hippocampus beigetragen. Im Sinne einer Übersicht können unterschieden werden:

- **Lern- und Gedächtnisfunktionen:** Der Hippocampus ist für einen Teil unserer Lern- und Gedächtnisfunktionen wichtig. Er wird für unser deklaratives Gedächtnis benötigt. Hierzu gehören das semantische Gedächtnis, das „Wissen über die Welt" abspeichert (z. B., dass GOETHE den „Faust" geschrieben hat), und das episodisch-biografische Gedächtnis, das die Ereignisse unseres eigenen Lebens festhält.
- **Räumliche Repräsentation der Umgebung** („Navi im Gehirn"): Teile der Hippocampusformation sind dafür verantwortlich, dass wir über eine „innere Repräsentation" des Raums verfügen, in dem wir uns gerade körperlich befinden.
- **Verbindungen zum limbischen System:** Unser Nervensystem speichert nicht nur Ereignisse ab, sondern auch damit verbunde-

ne Gefühle. Das limbische System übernimmt dabei die Aufgabe, hippokampale Gedächtnisleistungen an neuroendokrine, vegetative und emotionale Funktionen zu koppeln (➤ Kap. 13.10).

Klinik

Neurodegenerative Erkrankungen führen zu einem schleichenden Nervenzellverlust im Gehirn. Sind die Hippocampusformationen betroffen, führt dies zu Störungen des räumlichen Gedächtnisses und der Orientierungsfähigkeit. Auch die Fähigkeit, neue Erlebnisse und neues Wissen abzuspeichern, geht verloren.
Die bekannteste neurodegenerative Krankheit, welche die Hippocampusformationen schädigt, ist der **Morbus ALZHEIMER.** Im Gehirn der Betroffenen finden sich extrazelluläre Proteinablagerungen („Amyloid-Plaques") und intrazelluläre Proteinaggregate aus hyperphosphoryliertem Tau-Protein („Neurofibrillen-Veränderungen"). Letztere führen zum Nervenzelluntergang und zur Atrophie der Hirnrinde. Schon in frühen Stadien der Krankheit ist die Hippocampusformation betroffen. Räumliche Desorientierung (Patienten „verlaufen" bzw. „verirren" sich) und Verlust der Merkfähigkeit sind die Folge. Erfasst die Krankheit in späten Stadien den Neocortex, werden auch vorhandene Erinnerungen von der Krankheit ausgelöscht. Schließlich kann sich der Patient weder an sich noch an Ereignisse aus seinem Leben erinnern.
Beim Morbus ALZHEIMER ist das cholinerge System zu einem frühen Zeitpunkt betroffen. Man geht daher von einem „Azetylcholinmangel" im Gehirn der Patienten aus. Da Azetylcholin eine Rolle für Lernen und Gedächtnis spielt, versucht man im Rahmen der Therapie, die Menge an Azetylcholin an den Synapsen zu erhöhen, indem man die Patienten mit Hemmern der Azetylcholinesterase, dem Azetylcholin abbauenden Enzym, behandelt. Diese Behandlung ist allerdings nur in frühen Stadien der Erkrankung und oft auch nur vorübergehend wirksam.

Gefäßversorgung des Hippocampus

Die Gefäßversorgung der Hippocampusformation ist für die Temporallappenepilepsie-Chirurgie von klinischer Bedeutung. Der makroskopische Hippocampus wird aufgrund seiner Längsausdehnung von mehreren Gefäßen versorgt, die an seiner Oberfläche Anastomosen bilden. Die beiden entscheidenden Gefäße für seine Versorgung sind die **A. cerebri posterior** (Versorgung der okzipitalen zwei Drittel des Hippocampus) und die **A. choroidea anterior** (Versorgung des rostralen Drittels). Der relative Anteil dieser Gefäße an der Versorgung des Hippocampus ist variabel. Diese „Variabilität im Detail" ist typisch für die Gefäßversorgung der Hirnoberfläche (➤ Kap. 11.5).

Klinik

Einseitige Durchblutungsstörungen der A. cerebri posterior können zu vorübergehenden Störungen der Gedächtnisfunktion (Amnesie) führen. Klinisch im Vordergrund stehend („führend") sind jedoch andere Symptome (z. B. visuelle Ausfälle), da eine einseitige Hipocampusschädigung vom anderen Hippocampus ausgeglichen werden kann.
Beidseitige Durchblutungsstörungen der Aa. cerebri posteriores können zu einer gleichzeitigen Schädigung beider Hippocampi führen. Folge sind dann akute und anhaltende, vornehmlich anterograde Gedächtnisstörungen.

Cingulärer Cortex

Die archikortikalen Areale in unmittelbarer Umgebung des Balkens umgeben diesen wie ein längs verlaufender Gürtel (Cingulum, lat.: Gürtel, ➤ Abb. 12.4).
Zytoarchitektonisch wird der cinguläre Cortex in mehrere Regionen unterteilt, die teilweise an den BRODMANN-Areae orientiert sind und denen unterschiedliche Funktionen zugeordnet werden können. Hierzu gehören von anterior nach posterior:

- Regio subgenualis – Abschnitte des Gyrus cinguli unterhalb des Genu des Balkens
- anteriorer cingulärer Cortex – rostraler Abschnitt des Gyrus cinguli
- posteriorer cingulärer Cortex – kaudaler Abschnitt des Gyrus cinguli
- Regio retrosplenialis – Fortsetzung des Gyrus cinguli unterhalb des Spleniums des Balkens

Die Funktionen des cingulären Cortex wurden mithilfe der funktionellen Bildgebung untersucht. Zusammengefasst ergaben sich dabei:

- anteriorer cingulärer Cortex: kognitive (Erkennen von Fehlern, Belohnungslernen) und autonome (u. a. Verbindung von Gefühlen und vegetativen Reaktionen) Funktionen
- posteriorer cingulärer Cortex: biografisches Gedächtnis, Selbstbewusstsein, Selbstreflexion

Klinik

Störungen in cingulären Rindenarealen führen zu kognitiven Veränderungen. Der **cinguläre Cortex** ist daher an der komplexen Symptomatik neuropsychiatrischer Krankheitsbilder beteiligt (Depressionen, Schizophrenie, Angststörungen, Antriebsstörungen).

12.1.7 Paleocortex

Thomas Deller, Andreas Vlachos

Überblick

Der Paleocortex ist der phylogenetisch älteste Teil des Cortex. Bei einfachen Säugetieren, wie z. B. dem Igel, dominiert er das Gehirn. Er besteht überwiegend aus der Riechrinde und ist eng mit dem olfaktorischen System verbunden.
Strukturen des Paleocortex sind:

- Bulbus olfactorius
- Tractus olfactorius
- Nucleus olfactorius anterior
- Tuberculum olfactorium
- Septumkerne
- Regio periamygdalaris
- Regio prepiriformis

Bulbus und Tractus olfactorius entstehen aus dem Telencephalon und sind Hirnbestandteile. Sie sind daher phylogenetisch und anatomisch-systematisch Teile des Paleocortex. Histologisch unterscheiden sie sich deutlich vom sechsschichtigen Isocortex und sind Allocortex. Details zu diesen paleokortikalen Strukturen finden sich in ➤ Kap. 13.6.

MERKE

Aufgrund der funktionellen Bedeutung des Paleocortex für den Riechsinn findet sich neben dem Begriff Paleocortex oft der Terminus **Rhinencephalon.** Unter dieser Bezeichnung wird in der Regel nur die olfaktorische Hirnrinde im engeren Sinne verstanden, d. h. der Paleocortex ohne Bulbus und Tractus olfactorius.

Makroskopische Strukturen

Die parallele Verwendung der Nomenklatur für makroskopische Strukturen (z. B. Gyri) und mikroskopische Areale (z. B. BRODMANN-Areae) erschwert das Erlernen von Strukturen im ZNS. Die makroskopisch erkennbaren Strukturen sind nur näherungsweise identisch mit den histologisch abgrenzbaren Arealen. Sie sind aber von praktischer Bedeutung, da sie mithilfe bildgebender Verfahren sichtbar gemacht werden können und bei Operationen als wichtige Orientierungspunkte dienen können.

MERKE

Die makroskopisch sichtbaren Strukturen des Cortex (z. B. Gyri und Sulci) helfen bei der Orientierung am Gehirn. Diese Strukturen sind in ihrer Ausformung variabel und nur näherungsweise identisch mit den histologisch abgrenzbaren kortikalen Arealen (z. B. BRODMANN-Areae).

Der Paleocortex liegt an der Facies basalis des Gehirns (➤ Abb. 12.12). Er erstreckt sich vom basalen Vorderlappen (Lobus frontalis) zum medialen Temporallappen (Lobus temporalis).

Lobus frontalis

Unterhalb des Lobus frontalis liegt rostral der kleine, kolbenförmig aufgetriebene Bulbus olfactorius. Von diesem zieht der Tractus olfactorius im Sulcus olfactorius nach kaudal. Er verbreitert sich und bildet das Trigonum olfactorium, von dem sich in der Regel 2 Bündel, die Stria olfactoria medialis und die Stria olfactoria lateralis, abspalten. Die Striae können eine kleine polygonale Struktur umgreifen, die dann als Tuberculum olfactorium bezeichnet wird. Zwischen den Striae olfactoriae liegt die Substantia perforata anterior. Hier finden sich zentrale Gefäße der Aa. cerebri anteriores und mediae, die sich in die Tiefe absenken und zu den im Inneren des Gehirns gelegenen Kerngebieten ziehen (➤ Kap. 11.5). Die Substantia perforata anterior wird nach kaudal durch das diagonale Band von BROCA (Kerngebiet des basalen Vorderhirns; ➤ Kap. 13.10) und den Tractus opticus begrenzt.

Lobus temporalis

Teile des Paleocortex wurden während der Phylogenese in den medialen Temporallappen verlagert, insbesondere in den Bereich des Gyrus parahippocampalis sowie in 2 medial davon gelegene kleinere Gyri, die als Gyrus ambiens und Gyrus semilunaris bezeichnet werden (➤ Abb. 12.12, ➤ Abb. 12.7). Kaudal von diesen liegt der Uncus, in dem sich Teile der Hippocampusformation (Archicortex) befinden (➤ Kap. 12.1.6; ➤ Abb. 12.7).

Olfaktorische Rindenareale

Kortikale Areale, die in direkter Verbindung mit den efferenten Nervenzellen (Mitralzellen) des Riechkolbens stehen, werden in ihrer Gesamtheit als olfaktorische Rinde bezeichnet. Zu diesen

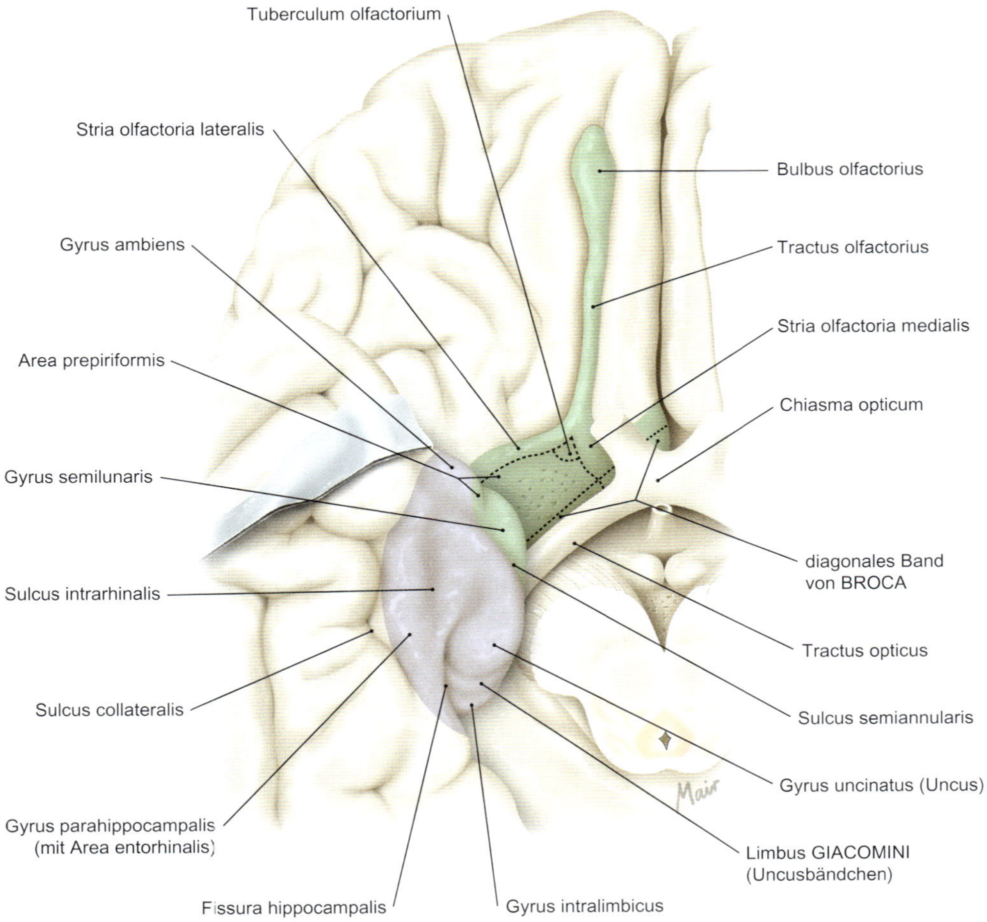

Abb. 12.12 Paleokortikale (grün) und benachbarte archikortikale Strukturen (violett) an der Facies basalis des Gehirns. [S702-L127]/[E633-002]

Arealen gehören überwiegend paleokortikale, aber auch andere Rindenareale. Paleokortikale Anteile sind:

- Tuberculum olfactorium
- Septumkerne und diagonales Band von BROCA
- Area prepiriformis
- Area periamygdaloidea

Weitere Areale sind:

- Regio entorhinalis (lateraler Anteil)
- Nucleus corticalis anterior der Amygdala (Teil der kortikomedialen Kerngruppe)

Das **Tuberculum olfactorium** korrespondiert makroskopisch mit einem kleinen Höcker, der kaudal des Trigonum olfactorium oder aber abgesenkt in der Substantia perforata anterior zu finden ist. Die **Septumkerne** liegen unterhalb des Septum pellucidum, das beim Menschen keine Nervenzellen enthält. Die **Area prepiriformis** findet sich im Gyrus ambiens und in Rindengebieten um die Stria olfactoria lateralis; die **Area periamygdaloidea** liegt im Gyrus semilunaris. Zusätzlich zu diesen paleokortikalen Arealen ziehen Axone aus dem Bulbus olfactorius auch direkt zur **Regio entorhinalis** (Teil des Archicortex), die im Gyrus parahippocampalis und teilweise im Gyrus ambiens liegt, sowie zum **Nucleus corticalis anterior** der Amygdala.

MERKE

Gyrus ambiens und Gyrus semilunaris

Im Gyrus ambiens und Gyrus semilunaris finden sich große Teile der Area prepiriformis und Area periamygdaloidea. Vereinfachend werden sie manchmal als das kortikale „Riechzentrum" des menschlichen Gehirns bezeichnet.

Der Begriff **Area piriformis** ist ein Sammelbegriff, der mehrere kortikale Regionen umfasst, die bei einfacheren Säugetieren den Lobus piriformis bilden. Dort findet sich die olfaktorische Rinde, die besonders beim Makrosmatiker (= Tier mit sehr gut entwickeltem Geruchssinn; z. B. bei Nagern) sehr stark ausgebildet ist. Zur Area piriformis werden die Area prepiriformis, die Area periamygdaloidea und die Area entorhinalis gezählt. Diese Gebiete erhalten auch beim Menschen (Mikrosmatiker) einen direkten Eingang aus dem Bulbus olfactorius (olfaktorische Rinde).

Verbindungen des Paleocortex

Der Paleocortex zeichnet sich als phylogenetisch alte kortikale Struktur durch 2 Besonderheiten seiner anatomischen Verbindungen aus:

- **Direkte Sinnesinformationen aus dem Bulbus olfactorius:** Die olfaktorischen Rindengebiete an der Hirnbasis haben direkte Verbindungen zum Bulbus olfactorius. Die anderen Sinne hingegen erreichen die Hirnrinde erst nach einer Verschaltung im Bereich des Thalamus. Man kann also sagen: „Gerüche gehen direkt in das Gehirn."
- **Enge Verbindung zu verschiedenen Teilen des limbischen Systems** (➤ Kap. 13.10): Die Hirnregionen des limbischen Systems dienen der zentralen Steuerung vegetativer und neuroendokriner Körperfunktionen, grundlegender emotionaler Reaktionen und bestimmter Lern- und Gedächtnisprozesse. Die enge Verbindung zwischen Paleocortex und limbischem System ist phylogenetisch gut zu verstehen, da die Steuerung von vegetativen Vorgängen des Körpers eine sehr grundlegende Voraussetzung für Leben und ebenfalls eine „alte" Hirnfunktion ist. Über die Verbindungen zum limbischen System, aber z. T. auch über Verbindungen zum Thalamus und zur Inselregion wirken olfaktorische Rindenareale auf die anderen Bereiche des Gehirns ein.

Klinik

Wichtige und häufige **neurodegenerative Erkrankungen** (z. B. Morbus ALZHEIMER, Morbus PARKINSON) können zu einem frühen Zeitpunkt mit Störungen des Geruchssinns einhergehen. Die Untersuchung des Geruchssinns mittels standardisierter Riechtests wird daher als diagnostischer Frühmarker für neurodegenerative Erkrankungen diskutiert. Darüber hinaus gibt es Hypothesen zur Krankheitsentstehung neurodegenerativer Krankheiten, die vorschlagen, dass Giftstoffe oder infektiöse Partikel über das Riechsystem in das ZNS eindringen könnten. Diese Hypothesen müssen allerdings noch belegt werden.

12.1.8 Subkortikale Kerne

Michael J. Schmeißer

Überblick

Als subkortikale Kerne bezeichnet man die in der weißen Substanz einer jeden Hemisphäre angelegten Gruppierungen grauer Substanz. Zu diesen gehören primär die **Basalganglien,** eine wichtige Kerngruppe des motorischen Systems. Darüber hinaus gibt es aber noch weitere subkortikale Kerne wie z. B. die **Amygdala** (auch Corpus amygdaloideum) oder der **Nucleus basalis MEYNERT.** Diesen Kernen ist gemeinsam, dass sie höhere Hirnfunktionen wie Lernen und Erinnerung sowie Motivation und Emotion beeinflussen können.

Basalganglien

Im engeren Sinne zählt man die folgenden Kerngebiete zu den Basal- oder Stammganglien (➤ Abb. 12.13, ➤ Abb. 12.14):

- **Striatum** (auch Corpus striatum), bestehend aus **Nucleus caudatus** und **Putamen**
- **Pallidum** (auch Globus pallidus)

Dabei gehört das Pallidum ontogenetisch bereits nicht mehr zum Tel-, sondern zum Diencephalon. Darüber hinaus sind der **Nucleus subthalamicus** des Diencephalons und die **Substantia nigra** des Mesencephalons funktionell an die Basalganglien assoziiert. In der Literatur werden sie daher manchmal auch als direkte Bestandteile der Basalganglien aufgeführt.

Striatum

Der **Nucleus caudatus** („Schweifkern") ist C-Bogen-förmig und kann in 3 Anteile unterteilt werden: Caput, Corpus und Cauda (➤ Abb. 12.13b). Das rostral gelegene Caput ist etwas aufgetrieben, wohingegen Corpus und Cauda in ihrem Verlauf immer schmaler werden. Topografisch liegt der Nucleus caudatus in seiner gesamten Ausdehnung in unmittelbarer Nähe des jeweiligen Seitenventrikels. Das Caput bildet im Frontallappen die Basis und seitliche Begrenzung des Cornu frontale [anterius] (➤ Abb. 12.13c), das Corpus liegt im Parietallappen im Boden der Pars centralis (➤ Abb. 12.13d) und die Cauda im Temporallappen im Dach des Cornu temporale [inferius] (➤ Abb. 12.13c, d).

Das **Putamen** („Schalenkern") liegt etwas lateral und basal des Nucleus caudatus und besitzt die Form einer ovalen Scheibe. Auf Hirnschnitten kann man gut erkennen, dass sich das Putamen im Marklager der Inselrinde befindet und lateral von der Capsula externa sowie medial vom Pallidum flankiert wird (➤ Abb. 12.13c, d). Ontogenetisch entstammen Nucleus caudatus und Putamen der gleichen Anlage und werden im Verlauf der Entwicklung durch die einsprossenden Faserzüge der Capsula interna von rostral nach kaudal zunehmend voneinander getrennt. Die rostral vorhandenen und

vor allem auf frontalen Hirnschnitten klar erkennbaren streifenförmigen Verbindungen zwischen Nucleus caudatus und Putamen waren daher namensgebend (Corpus striatum = Streifenkörper).
Das **Striatum** lässt sich zudem in ein dorsales und ein ventrales Striatum unterteilen, wobei das dorsale Striatum den weitaus größten Anteil ausmacht. Zum ventralen Striatum zählt man lediglich die anteroventralen basalen Abschnitte des Caput nuclei caudati und des Putamens, welche in diesem Bereich über den sog. **Nucleus accumbens** miteinander verbunden sind. Der Nucleus accumbens besitzt zwei vor allem auf frontalen Hirnschnitten erkennbare Anteile, eine Pars lateralis, das Kernstück („core“), das dem ventralen Striatum ähnelt, und eine Pars medialis, die Schale („shell“), die eine Übergangsregion zur benachbarten Amygdala darstellt.

Pallidum

Das auf Hirnschnitten heller erscheinende Pallidum (blasser Kern) befindet sich medial des Putamens und wird von ihm durch eine Lamina medullaris lateralis (oder externa) morphologisch abgegrenzt (➤ Abb. 12.13). Des Weiteren unterscheidet man einen lateralen und einen medialen Anteil (Pars lateralis bzw. medialis), die durch die Lamina medullaris medialis (oder interna) getrennt werden (➤ Abb. 12.13c, d).

Nucleus subthalamicus

Hierbei handelt es sich um ein bikonvexes Kerngebiet des ventralen Diencephalons, medial der Capsula interna und unterhalb des Thalamus gelegen (➤ Abb. 12.13d).

Substantia nigra

Die Substantia nigra ist ein Kerngebiet im Mesencephalon und besteht aus 2 Anteilen: Pars reticularis und Pars compacta. Näheres bzw. Details zur Lage und äußeren Gestalt der Substantia nigra sind dem ➤ Kap. 12.3.1 zu entnehmen.

MERKE

Mit dem Begriff **Nucleus lentiformis** werden in der Literatur häufig Putamen und Pallidum zusammengefasst, da sie gemeinsam betrachtet der Form einer Linse ähneln („Linsenkern“). Aufgrund ontogenetischer und funktioneller Gesichtspunkte ist die Verwendung dieses Begriffs jedoch nicht sehr sinnvoll, denn das Putamen entstammt dem Telencephalon und gehört funktionell zum Striatum, das Pallidum entstammt hingegen dem Diencephalon und ist funktionell eine eigene Entität.

Innerer Aufbau und Faserverbindungen der Basalganglien

Dorsales Striatum

Das Striatum nimmt als Haupteingangsstation in die Basalganglien eine Schlüsselrolle ein. Etwa 75 % seiner Nervenzellen sind inhibitorische, GABAerge Projektionsneurone mittlerer Größe, deren sekundäre Dendriten mit vielen dendritischen Spines besetzt sind – daher der Begriff **„medium spiny neurons“, MSN.** An diesen Spines enden:

- vor allem glutamaterge Axone exzitatorischer Projektionsneurone der Großhirnrinde. Diese **kortikostriatalen Afferenzen** (➤ Abb. 12.14a, b, schwarze Fasern/Pfeile) stammen, je nachdem wo sie innerhalb des dorsalen Striatums liegen, aus ipsilateralen frontalen und parietalen und damit vor allem aus motorischen und sensorischen Cortexarealen und können die MSN erregen.
- auch **nigrostriatale Afferenzen** (➤ Abb. 12.14a, b, dunkelgraue Fasern/Pfeile). Diese dopaminergen Axone von Projektionsneuronen der Substantia nigra, Pars compacta, können die Aktivität der MSN modulieren.

Derzeit postuliert man 2 Gruppen und damit **2 Projektionswege der MSN** innerhalb des dorsalen Striatums, den direkten und den indirekten Weg (➤ Abb. 12.14b). Beide Wege haben gemeinsam, dass sie in der Hauptausgangsstation der Basalganglien, dem **Pallidum-mediale-Komplex,** enden. Dieser setzt sich aus dem eigentlichen Pallidum mediale und der Substantia nigra, Pars reticularis, zusammen und enthält große inhibitorische, GABAerge Projektionsneurone, deren Axone zu Neuronen der motorischen Thalamuskerne ziehen und diese hemmen (➤ Abb. 12.14a, b, blaue Fasern/Pfeile). Unter anderem entsendet der Pallidum-mediale-Komplex auch Efferenzen an den Hirnstamm (➤ Abb. 12.14b, blaue Fasern/Pfeile) und kann darüber motorische Zentren des Hirnstamms bzw. Rückenmarks beeinflussen. Morphologisch wie funktionell gibt es wichtige Unterschiede zwischen direktem und indirektem Weg:

- MSN des **direkten Wegs** (➤ Abb. 12.14a, b, rote Fasern/Pfeile) projizieren mit ihren Axonen direkt auf die inhibitorisch wirkenden Nervenzellen des Pallidum-mediale-Komplexes und können diese hemmen. Nach kortikostriataler Aktivierung von MSN des direkten Wegs kommt es also zu einer „Hemmung der Hemmung“ – und damit zu einer Aktivierung motorischer Thalamuskerne, was eine Erregung bestimmter Cortexbereiche zur Folge hat. Allgemein führt dies zu einer **Steigerung der motorischen Aktivität** und „erwünschte“ Bewegungen werden gefördert.
- MSN des **indirekten Wegs** (➤ Abb. 12.14a, b, grüne Fasern/Pfeile) projizieren mit ihren hemmenden Axonen zunächst auf inhibitorische, GABAerge Projektionsneurone des Pallidum laterale, die efferent mit dem Nucleus subthalamicus verbunden sind, und dessen Neurone wiederum hemmen können. Letztere jedoch sind exzitatorisch und projizieren glutamaterg in den Pallidum-mediale-Komplex. Nach kortikostriataler Aktivierung von MSN des indirekten Wegs kommt es also zunächst zu einer „Hemmung der Hemmung“ – und damit zu einer Aktivierung des Nucleus subthalamicus, was eine Aktivierung des Pallidum-mediale-Komplexes, eine Hemmung motorischer Thalamuskerne und letztlich eine Hemmung bestimmter Cortexbereiche zur Folge hat. Allgemein führt dies zu einer **Hemmung der motorischen Aktivität** und „unerwünschte“ Bewegungen werden unterdrückt.

Nigrostriatale dopaminerge Fasern (➤ Abb. 12.14a, b, dunkelgraue Fasern/Pfeile) können in diesem Zusammenhang über entsprechende Dopaminrezeptoren die Aktivität des direkten Wegs steigern (D1-Rezeptor) und die des indirekten Wegs hemmen (D2-Rezeptor).

Klinik

Beim **Morbus PARKINSON** kommt es u. a. zu einer Degeneration dopaminerger Neurone der Substantia nigra, Pars compacta, und damit auch zu einem Verlust nigrostriataler Fasern. Im weitesten Sinne wird dadurch die Aktivität des indirekten Wegs verstärkt und die des direkten Wegs gehemmt. Dies hat eine *allgemeine Hemmung der motorischen Aktivität* zur Folge und der Bewegungsantrieb geht verloren. Das daraus resultierende Symptom nennt man *Hypo- bzw. Akinese* (Bewegungsarmut bzw. Bewegungslosigkeit), eines der 3 Kardinalsymptome des Morbus PARKINSON. Sie fällt bei betroffenen Patienten vor allem durch kleine, trippelnde Schritte und eine fehlende Mitbewegung der Arme beim Laufen auf. Hinzu kommen ein in der Regel einseitiges, in Ruhe auftretendes Zittern, *Tremor,* sowie eine allgemeine Muskelsteifheit, *Rigor.* Über die genauen Ursachen dieser neurodegenerativen Erkrankung ist trotz

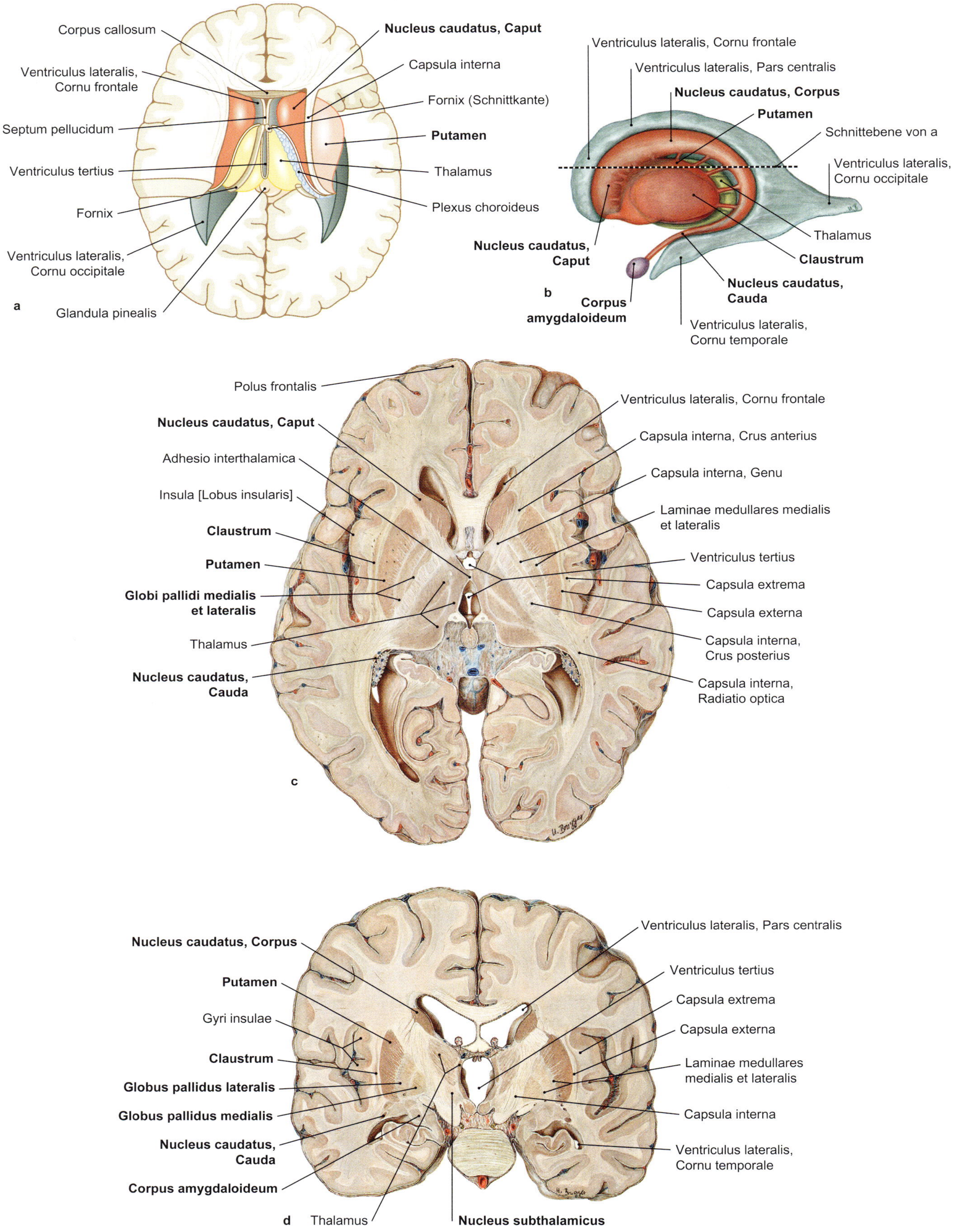

Abb. 12.13 Makroskopische Anatomie und Schnittbildanatomie subkortikaler Kernstrukturen. a, b Basalganglien, Thalamus und Seitenventrikel. a: [S702-L126]/[G1084], b: [S700-L301] **c** Horizontalschnitt durch die Mitte des III. Ventrikels. [S700-L301] **d** Frontalschnitt auf Höhe der Corpora mamillaria. [S700-L301]

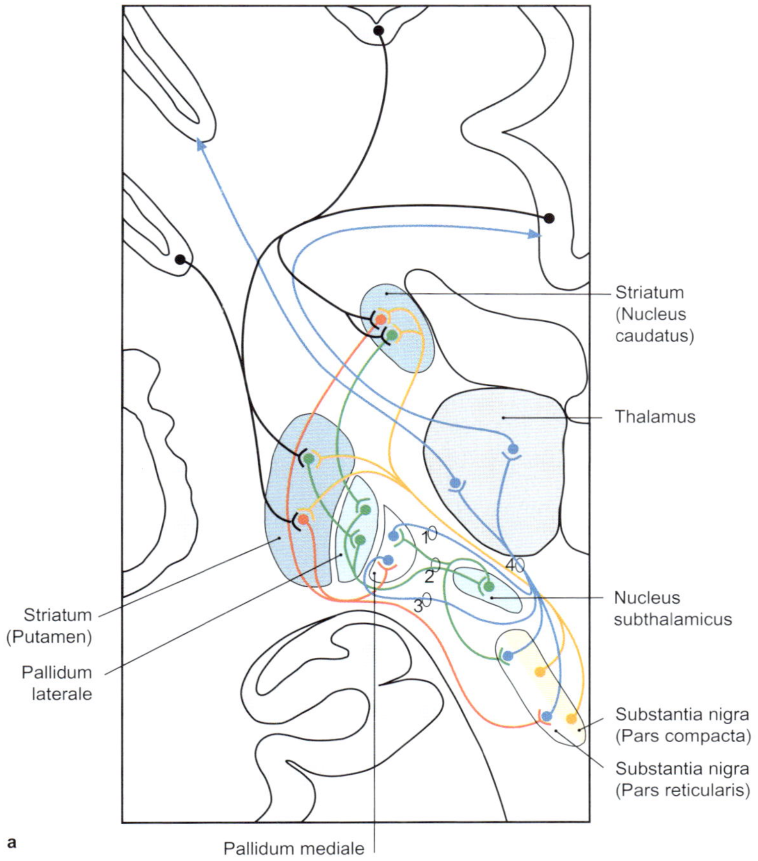

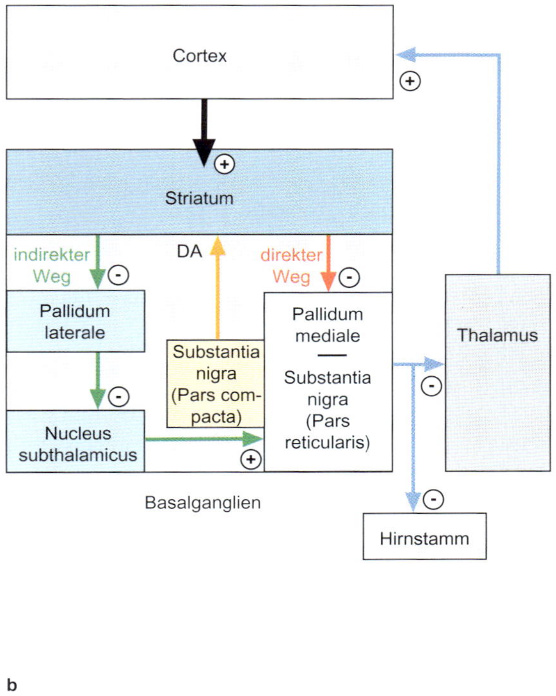

Abb. 12.14 Neuronale Verschaltungen innerhalb der Basalganglien. [B500-T1189-L316] **a** Topografie; 1 = Fasciculus lenticularis, 2 = Fasciculus subthalamicus, 3 = Ansa lenticularis, 4 = Fasciculus thalamicus. **b** Schema. Striatale „medium spiny neurons" (MSN) des direkten Wegs sind D1-Rezeptor-sensitiv, striatale MSN des indirekten Wegs D2-Rezeptor-sensitiv; DA = Dopamin.

intensiver Forschung noch wenig bekannt. Therapeutisch wird seit einigen Jahrzehnten die Substanz *L-Dopa* eingesetzt, welche die Blut-Hirn-Schranke passiert und im ZNS zu Dopamin verstoffwechselt wird. Man versucht somit, den Verlust des endogenen Dopamins pharmakologisch auszugleichen. Eine weitere therapeutische Möglichkeit ist das neurochirurgische, stereotaktische Einbringen von bilateralen Stimulationselektroden, die *Tiefenhirnstimulation.* Diese Methode wird im fortgeschrittenen Stadium der Erkrankung eingesetzt und führt über eine Hemmung der Aktivität des Nucleus subthalamicus zu einer Schwächung des indirekten und Stärkung des direkten Wegs. Beide Therapieoptionen sind jedoch symptomatisch und können das Fortschreiten der Erkrankung nicht aufhalten.
Die **Chorea HUNTINGTON** ist eine autosomal-dominant vererbte neurodegenerative Erkrankung mit Veränderungen im Huntingtin-Gen. Die daraus resultierende pathophysiologische Wirkung auf entsprechende Nervenzellen ist trotz intensiver Forschung bis heute noch nicht verstanden. Interessanterweise findet sich bei der Chorea HUNTINGTON insbesondere eine Degeneration striataler GABAerger MSN, wobei zunächst vor allem die des indirekten Wegs betroffen sind. Damit überwiegt die Aktivität des direkten Wegs, was sich klinisch in unwillkürlich auftretenden überschießenden Bewegungen mit verringertem Muskeltonus, sog. *choreatische Hyperkinesien,* äußert.
Bei einseitigem **Ausfall des Nucleus subthalamicus,** z. B. durch eine Ischämie, wird die Aktivität des indirekten Wegs akut gehemmt. Klinisch äußert sich dies in proximal betonten, blitzartigen, schleudernden Bewegungen. Dieser *Hemiballismus* betrifft die Extremitäten der kontralateralen Körperseite, denn die motorischen Fasern des Tractus corticospinalis, die der „Basalganglienschleife" nachgeschaltet sind und schließlich die Steuerung der Extremitätenmuskulatur übernehmen, kreuzen in der Medulla oblongata von ipsilateral nach kontralateral.

Ventrales Striatum, Nucleus accumbens

Eine gewisse Sonderstellung innerhalb der Basalganglien nimmt das ventrale Striatum und dabei vor allem der Nucleus accumbens ein. Dieser Teil des Striatums enthält auch MSN, die im Gegensatz zu denen des dorsalen Striatums bevorzugt von glutamatergen Afferenzen aus präfrontalen Cortexarealen und limbischen Arealen wie Hippocampus und Amygdala sowie von dopaminergen Afferenzen aus der Area tegmentalis ventralis des Mesencephalons erreicht werden. MSN des ventralen Striatums projizieren in das ventrale Pallidumsegment, das mit Thalamuskernen verbunden ist, die ihre Efferenzen wiederum in präfrontale und limbische Cortexareale entsenden.

MERKE

Aufgrund seiner Einbindung ins limbische System ist das **ventrale Striatum** insbesondere für die Steuerung von emotions- und motivationsbezogenem motorischem Verhalten verantwortlich. Hierbei kommt der mesolimbischen, dopaminergen Projektion aus der Area tegmentalis ventralis eine besondere Bedeutung zu. Die Aktivität dieser Fasern wird nämlich immer dann gesteigert, wenn externe Stimuli präsentiert werden, die eine Belohnung nach Abschluss einer bestimmten motorischen Reaktion vorhersagen.

Weitere subkortikale Kerne des Telencephalons

Amygdala

Der als Amygdala bezeichnete „Mandelkernkomplex" befindet sich vor dem Hippocampus im medialen Teil des vorderen Temporallappens und grenzt lateral an das Cornu temporale [inferius] des Seitenventrikels (➤ Abb. 12.13d). Zytoarchitektonisch unterscheidet man innerhalb der Amygdala morphologisch wie funktionell unterschiedliche Nuclei und Subnuclei. Dabei imponieren v. a. 3 Kerngruppen – oberflächliche, laterobasale und zentromediale Nuclei:

- Die **laterobasalen Nuclei** sind die Haupteingangsstation für Afferenzen aus dem limbischen System, dem Thalamus und aus unterschiedlichen sensorischen Cortexarealen (z. B. auditorisch, visuell, gustatorisch, viszeral).
- Die **oberflächlichen Nuclei** erhalten vorwiegend olfaktorische Afferenzen.
- Die **zentromedialen Nuclei** erhalten Afferenzen aus Hypothalamus und Hirnstamm.

Alle aufgeführten Nuclei projizieren efferent zurück in dieselben Regionen, aus denen sie ihre Afferenzen erhalten; die laterobasalen Nuclei zusätzlich ins dorsale und ventrale Striatum sowie in den Nucleus basalis MEYNERT (s. u.). Darüber hinaus gibt es ausgedehnte Verbindungen zwischen oberflächlichen und laterobasalen Nuclei sowie innerhalb der zentromedialen Nuclei. Interessanterweise finden sich in den oberflächlichen und laterobasalen Nuclei vor allem glutamaterge, in den zentromedialen Nuclei vor allem GABAerge Projektionsneurone.

MERKE

Des Öfteren wird die Funktion der Amygdala in der Literatur auf die Integration von Angst und Furchtgefühlen und die damit verbundenen Reaktionen reduziert. Tatsächlich ist sie jedoch eine entscheidende Schaltstation für jegliche Art von emotionalen Reaktionen, da sie verschiedenste afferente Impulse integrieren und über ihre efferenten Projektionen der jeweiligen Situation angepasste, angemessene Reaktionen somatomotorischer, endokriner und viszeraler Art auslösen kann.

Claustrum

Das Claustrum, die „Vormauer", ist ein schmaler, sagittal gestellter Bereich grauer Substanz, der sich zwischen Capsula externa und Capsula extrema in unmittelbarer Nähe der Inselrinde befindet (➤ Abb. 12.13c, d). Seine eigentliche Funktion konnte bis zum heutigen Tag noch nicht geklärt werden. Gesicherte anatomische Eigenschaften sind jedoch das Vorkommen einer relativ uniformen Neuronenpopulation sowie ausgedehnte reziproke Verbindungen mit verschiedensten Cortexarealen.

Nucleus basalis MEYNERT

Hierbei handelt es sich um eine unterhalb von Putamen und Pallidum und oberhalb der Amygdala gelegene Gruppe cholinerger Neurone, die Efferenzen zum gesamten zerebralen Cortex entsendet. Diese Projektionen sind sehr wichtig für selektive Aufmerksamkeitsprozesse im Zusammenhang mit visuellen Reizen sowie für die Speicherung von Informationen beim Erlernen von Gedächtnisinhalten.

Klinik

Bei neurodegenerativen Erkrankungen, die mit einer dementiellen Entwicklung einhergehen, z. B. dem Morbus ALZHEIMER, der frontotemporalen Demenz oder der LEWY-Body-Demenz, **degenerieren cholinerge Neurone des Nucleus basalis MEYNERT.** Man versucht, diesem Verlust pharmakologisch mit der systemischen Gabe von Azetylcholinesterasehemmern entgegenzuwirken, um die Konzentration von Azetylcholin im synaptischen Spalt zu erhöhen und damit kognitive Fähigkeiten zu fördern. Auch diese Therapieoption ist symptomatisch und kann das Fortschreiten der jeweiligen Erkrankung nicht aufhalten.

12.2 Diencephalon

Tobias M. Böckers

Kompetenzen

Nach Bearbeitung dieses Lehrbuchkapitels sollten Sie in der Lage sein:

- die Bestandteile und funktionelle Bedeutung des Diencephalons zu benennen
- die Organisationsstruktur und Funktion des Thalamus dorsalis zu erklären
- die unterschiedlichen Anteile und Funktionen des Hypothalamus und des Epithalamus zu beschreiben

12.2.1 Überblick

Etagen des Diencephalons

Das **Diencephalon (Zwischenhirn)** lässt sich strukturell und funktionell in 4 „Etagen" einteilen, die ihrerseits Kerngebiete mit spezifischen Aufgaben beinhalten. Von dorsal nach ventral werden unterschieden:

- **Epithalamus** (➤ Kap. 12.2.2): Er ist die oberste Etage des Zwischenhirns und liegt dem Thalamus auf. Hier finden sich u. a. das Pinealorgan, die Habenulae (Nuclei habenulares, Striae medullares thalami) und die Commissura posterior. Im Gegensatz zu den anderen Anteilen des Zwischenhirns gehen vom Epithalamus so gut wie keine kortikalen Projektionen aus.
- **Thalamus dorsalis** (➤ Kap. 12.2.3): Er besteht aus einem relativ großen, dicht gepackten Kernkomplex, der sich bohnenförmig beidseits des III. Ventrikels von ventral nach dorsal erstreckt. Die Corpora geniculata werden auch als **Metathalamus** bezeichnet, gehören jedoch – auch funktionell – zum Thalamus dorsalis.
- **Subthalamus (Thalamus ventralis)** (➤ Kap. 12.2.5): Er bildet eine Übergangszone zwischen Diencephalon und Mesencephalon und wird auch als motorische Zone des Zwischenhirns bezeichnet. Entsprechend befinden sich hier wichtige Kerngebiete für die Steuerung der Motorik (Globus pallidus, Nucleus subthalamicus). Die Kerngebiete des Subthalamus projizieren hauptsächlich in lokale diencephale Kerngebiete, empfangen jedoch Afferenzen aus dem Cortex.
- **Hypothalamus** (➤ Kap. 12.2.4): Die unterste Etage des Zwischenhirns besteht aus Kerngebieten und Faserbahnen, die sich am Boden des III. Ventrikels bzw. im Bereich der unteren Seitenwände des Ventrikels befinden. Die Neurone des Hypothalamus projizieren insbesondere innerhalb des Zwischenhirns, in limbische Areale und zum Hirnstamm. Außerdem kontrolliert der Hypothalamus endokrine und autonome Regelkreise und moduliert Emotionen und Verhaltensweisen.

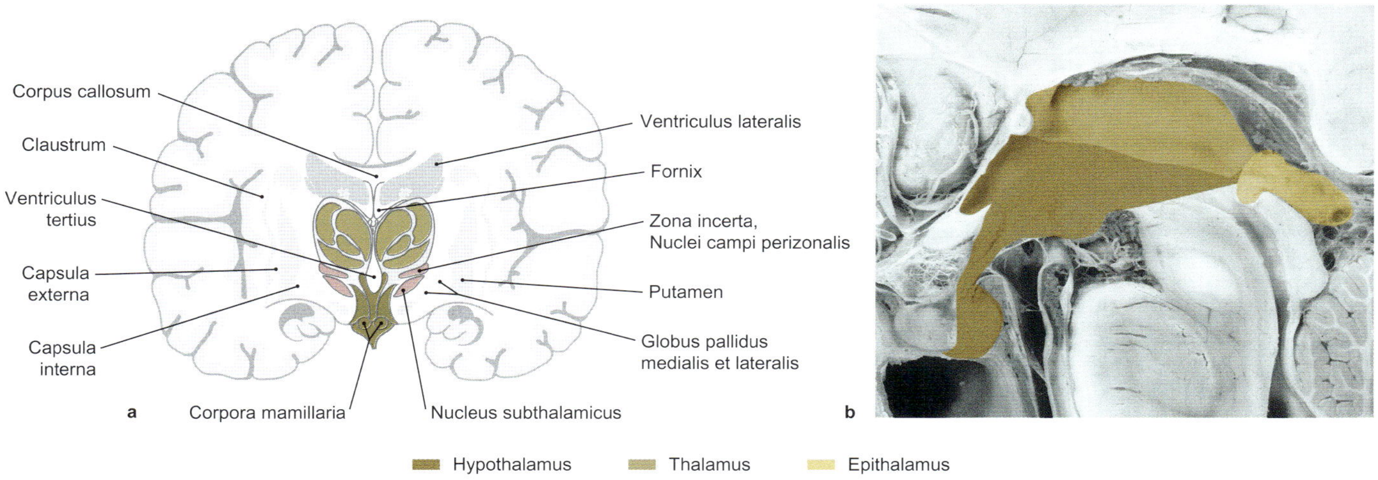

Abb. 12.15 Diencephalon. Die etagenförmige Anordnung und laterale Ausdehnung der einzelnen Zwischenhirnanteile ist farblich markiert. **a** Ausdehnung des Diencephalons im Frontalschnitt (Höhe Corpora mamillaria). [S702-L126]/[B500-T1189/L316]/[G1082] **b** Diencephalon im Mediansagittalschnitt. [S702]

Embryologie

Das **Zwischenhirn** bildet sich während der Embryonalentwicklung aus dem ersten primitiven Hirnbläschen **(Prosencephalon),** das sich im Rahmen der weiteren Differenzierung in das Großhirnbläschen (Telencephalon) und in das Zwischenhirnbläschen (Diencephalon) weiterentwickelt (➤ Kap. 11.1). Aus dem Zwischenhirnbläschen bildet sich dann das eigentliche Diencephalon mit seinen unterschiedlichen Anteilen; außerdem wächst im frühen Entwicklungsstadium das Augenbläschen aus dem Diencephalon aus. Die embryonale Differenzierung beginnt im Bereich des späteren Hypothalamus *(5. Woche),* danach entwickeln sich der Epithalamus *(6. Woche)* und nachfolgend der Subthalamus (Thalamus ventralis) sowie der Thalamus dorsalis.

Lage und äußere Gestalt

Das Zwischenhirn hat gemäß seiner Entwicklung enge topografische und direkte funktionelle Beziehung zum **Telencephalon,** an das es insbesondere kranial und rostral angrenzt bzw. ohne scharfe Grenze übergeht. Durch das immense Wachstum der telenzephalen Bläschen wird das Zwischenhirn beinahe vollständig vom Telencephalon überdeckt. Am Hirnpräparat finden sich Anteile des Diencephalons an der Hirnbasis – nach Entfernung des Balkens kann man in der Tiefe lateral des III. Ventrikels den Thalamus erkennen. Der Globus pallidus gehört entwicklungsgeschichtlich zum Diencephalon (Subthalamus) und wird im Lauf der weiteren Hirnentwicklung in das Telencephalon (➤ Kap. 12.1) verlagert. Nach kaudal schließt sich dem Zwischenhirn ohne deutliche Grenze das **Mesencephalon** (Mittelhirn) an.

Das Zwischenhirn umfasst den **III. Ventrikel** bzw. bildet die laterale Begrenzung dieses inneren Liquorraums. Im Zwischenhirn befinden sich in den Ventrikelwänden häufig kleine, unpaare Organe. Diese besitzen ein spezialisiertes Ependym mit Tanyzyten, die lokalen Gefäßplexus sind fenestriert (sog. **zirkumventrikuläre Organe [ZVOs]**) (➤ Kap. 11.4.6). Damit ist in diesen Organen die Blut-Hirn Schranke nicht vorhanden, sodass Wirkstoffe aus dem Nervensystem direkt mit dem Blut ausgetauscht werden können (neurohämale Region).

Die natürliche Ausdehnung und die Etagengliederung des Zwischenhirns ist in einem Mediansagittalschnitt gut zu erkennen (➤ Abb. 12.15b). Die **Hypophyse** bzw. Neurohypophyse hat über den Hypophysenstiel Verbindung zum Hypothalamus, der den Boden des III. Ventrikels bildet. Im Übergangsbereich weitet sich der Hypophysenstiel zum Infundibulum trichterförmig auf. Ventral des Hypophysenstiels ist das Chiasma opticum zu erkennen. Außerdem begrenzen hypothalamische Kerngebiete seitlich die unteren Anteile des III. Ventrikels bis zum **Sulcus hypothalamicus.** Dieser Sulcus markiert die Grenze zum Thalamus dorsalis, dessen mediale Kerngebiete sich in den Ventrikel vorwölben. Ventral dieser medialen Kerne findet sich beidseitig das **Foramen interventriculare,** die Verbindung des III. Ventrikels zum Seitenventrikel. Über den thalamischen Kernen, dorsal gelegen (➤ Abb. 12.15), sieht man die Glandula pinealis, die Commissura habenularum und die Commissura posterior. Außerdem ist die Tela choroidea des III. Ventrikels zu erkennen, die an der Taenia thalami angeheftet ist.

In der Hirnansicht von **basal** (➤ Abb. 12.16) kann man die äußeren Begrenzungsstrukturen des Hypothalamus erkennen: Er erstreckt sich zwischen dem Chiasma opticum und den Corpora mamillaria. Zwischen diesen Strukturen sieht man den Trichter des Infundibulums mit anhängender Hypophyse (bei der Präparation reißt die Hypophyse oft ab, sodass dann ein geöffneter Recessus infundibuli sichtbar ist).

MERKE

Das **Zwischenhirn** (Diencephalon) entwickelt sich embryologisch aus dem ersten primitiven Hirnbläschen (Prosencephalon). Es wird später vollständig vom Telencephalon überwachsen, sodass nur wenige Anteile an der Basis des unpräparierten Gehirns direkt erkennbar sind. Durch die spezifische Lage und Funktion nehmen die unterschiedlichen Kerngebiete und Faserbahnen des Zwischenhirns eine außerordentlich wichtige Funktion bei der Modulation und Kontrolle der eingehenden und ausgehenden nervalen Impulse zur und von der Großhirnrinde ein (insbesondere **thalamische Kerngebiete**). Außerdem fungiert das Diencephalon als das übergeordnete endokrine und vegetative Regulationszentrum für die zentrale Steuerung unterschiedlicher hormoneller und zirkadianer Regelkreise zur Aufrechterhaltung der Homöostase (insbesondere **Hypothalamus, Epithalamus**).

12.2.2 Epithalamus

Der Epithalamus liegt im dorsokranialen Diencephalon und bildet partiell auch das Dach des III. Ventrikels. Zum Epithalamus gehören:

- die **Glandula pinealis** (Epiphyse oder Zirbeldrüse)
- die **Commissura posterior**

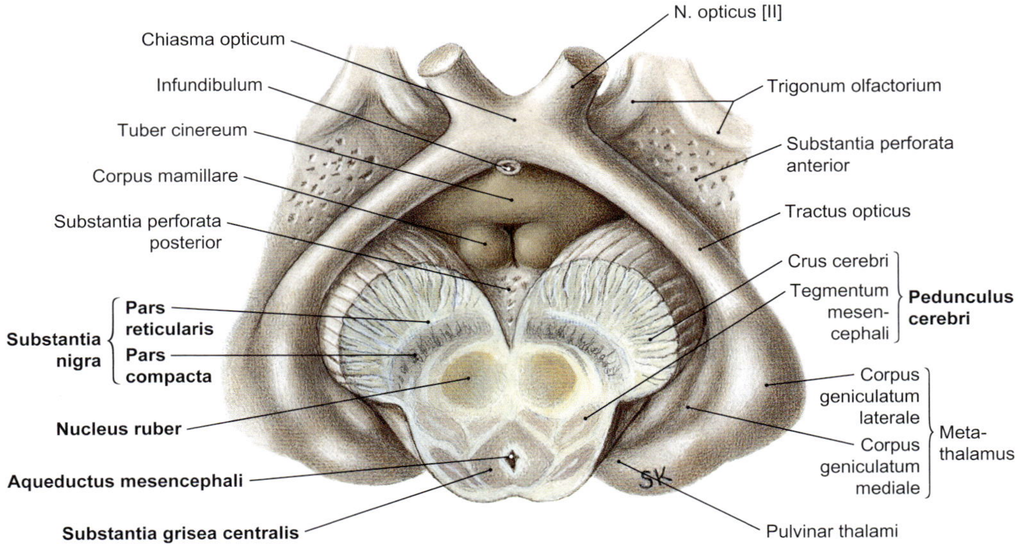

Abb. 12.16 Anteile des Hypothalamus in der Hirnansicht von basal (Infundibulum, Corpora mamillaria). [S700-L238]

- die Kerne der **Habenula** (Nuclei habenulares/Zügelkerne)
- die **Commissura habenularum** (Zügel)

Glandula pinealis

Die Glandula pinealis ist ein zapfenförmiges, neuroendokrines Organ, in dem spezialisierte Neurone das Hormon **Melatonin** produzieren können. Die Pinealdrüse ist etwa 100 mg schwer und legt sich dorsal des III. Ventrikels „über" die Vierhügelplatte (➤ Abb. 12.15b). Die Produktion und Freisetzung des Hormons ist über einen mehrsynaptischen Regelkreis organisiert (➤ Abb. 12.17a). Der fehlende Lichteinfall/Dunkelheit wird dabei über das Auge rezeptiert, anschließend wird das Signal zunächst über den **Tractus retinohypothalamicus** dem **Nucleus suprachiasmaticus** zugeleitet. Von dort setzt sich der neuronale Regelkreis über den **Nucleus paraventricularis** des Hypothalamus, den **Nucleus intermediolateralis** im Rückenmark und das obere Zervikalganglion **(Ganglion cervicale superius).** Sympathische Nervenfasern erreichen schließlich in Begleitung von Blutgefäßen die Glandula pinealis. Dunkelheit führt zur Freisetzung von Melatonin (Hormon der Dunkelheit, ➤ Abb. 12.17b), das den über den Nucleus suprachiasmaticus generierten Tag-Nacht-Rhythmus (zirkadiane Rhythmik) feinreguliert, Tiefschlaf induziert und weitere hormonelle Regelkreise beeinflusst (z. B. im Tierreich die Reproduktionsfähigkeit im Jahresrhythmus).

Commissura posterior

Die Commissura posterior stellt insbesondere eine Verbindung zwischen den rechten und linken **Nuclei pretectales** her. Sie enthält Fasern der dorsalen prätektalen Kerne (Nucleus DARKSCHEWITSCH und Nucleus interstitialis CAJAL, der Nuclei commissurea posteriores, der dorsalen thalamischen Nuclei und der Colliculi superiores. Die besondere Bedeutung der Commissura posterior liegt darin begründet, dass in ihr Nervenfasern für die Koordination des bilateralen Pupillenreflexes und vertikaler Blickbewegungen verlaufen.

Nuclei habenulares und Commissura habenularum

Die **Nuclei habenulares** (medial und lateral) liegen unter dem Ependym des III. Ventrikels und erhalten u. a. afferente Fasern aus dem Riechhirn und dem Hypothalamus über die **Striae medullares thalami.** Außerdem bestehen Verbindungen zum Globus pallidus, Thalamus und zur Substantia nigra. Die Stria medullaris thalami formiert sich nach dorsal zu den Habenulae, die dann als Epiphysenstiel in die Pinealdrüse einmünden. Über die **Commissura habenularum** sind die Nuclei habenulares beider Seiten mit den benannten Afferenzen verbunden.
Die Funktion des habenularen Komplexes liegt insbesondere in der Schmerzverarbeitung, der endokrinen Regulation (u. a. Reproduktion, Schlaf-wach-Rhythmus) und dem Belohnungslernen.

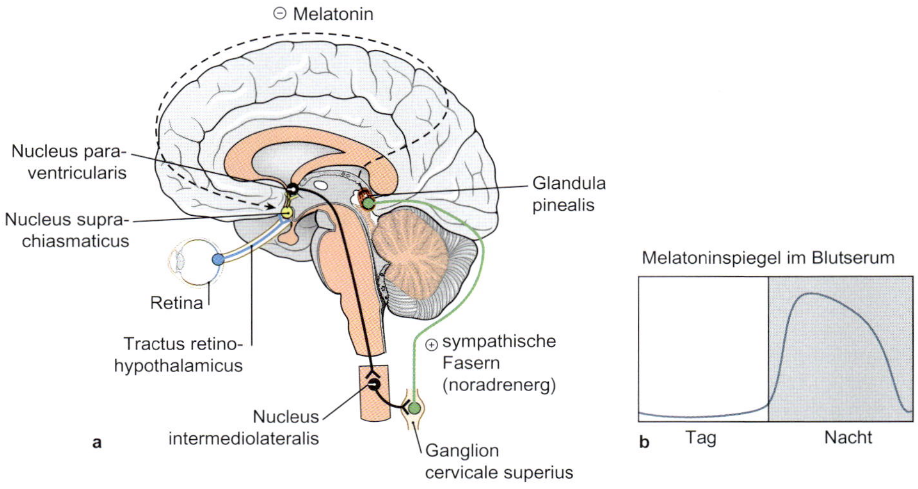

Abb. 12.17 Funktion der Glandula pinealis. [S700-L126]~[B500-T1188]
a Komponenten des Schaltkreises. **b** Melatonin wird vermehrt bei Dunkelheit gebildet.

12.2.3 Thalamus

Überblick

Der Thalamus (Thalamus dorsalis) umschreibt einen Teil des Diencephalons, der aus dicht gepackten, durch feine Lamellen aus weißer Substanz getrennten, spezialisierten Kerngebieten besteht. Er findet sich als länglich ausgestreckte Struktur in paralleler Ausrichtung beidseits des III. Ventrikels. Gleichzeitig bildet er den Boden der Pars centralis der Seitenventrikel. Nach rostral dehnt er sich etwa bis zu den Foramina interventricularia aus, nach lateral wird er durch die Capsula interna bzw. durch Kerngebiete des Telencephalons (Globus pallidus, Putamen) begrenzt (➤ Abb. 12.15). In mehr als 70 % der Fälle wölben sich die medialen Thalamuskerne beider Seiten in den III. Ventrikel hinein und berühren sich **(Adhesio interthalamica).** Dieser Kontakt ist allerdings keine neuronale Verbindung im Sinne einer Kommissurenbahn.

Der Thalamus erfüllt wesentliche Aufgaben im Rahmen der Kommunikation von Cortexarealen mit der Peripherie und von der Peripherie zu zentralen Hirnregionen („Tor zum Bewusstsein"). So werden alle Sinneswahrnehmungen (bis auf das Riechsystem) im Thalamus umgeschaltet, spezialisierte Kerngebiete sind an der Steuerung der Motorik beteiligt und in verschiedene subkortikale Regelkreise eingebunden (z. B. in das limbische System). Darüber hinaus beteiligt sich der Thalamus an vegetativen und motorischen Vorgängen (➤ Abb. 12.18).

Der Thalamus besteht aus zahlreichen Kernen (Nuclei thalami), die anhand von Lamellen **(Lamina medullaris medialis interna)** strukturell in 3 Kerngebiete bzw. Kerngruppen eingeteilt werden (➤ Abb. 12.19):

- ventrolaterale Gruppe **(Nuclei ventrales oder ventrolaterales)**
- mediale Gruppe **(Nuclei mediales)**
- anteriore Gruppe **(Nuclei anteriores),** hier teilt sich die Lamina medullaris medialis interna Y-förmig auf

Zusätzlich kann man morphologisch die innerhalb der Lamina medullaris medialis interna eingelassenen **intralaminären Kerne,** die **Nuclei mediani,** den Nucleus centromedianus und den Nucleus parafascicularis, das okzipital gelegene **Pulvinar** und die **Nuclei reticulares** (von den Nuclei ventrolaterales durch die Lamina medullaris lateralis getrennt) differenzieren. Die jeweiligen Kerngruppen können oft

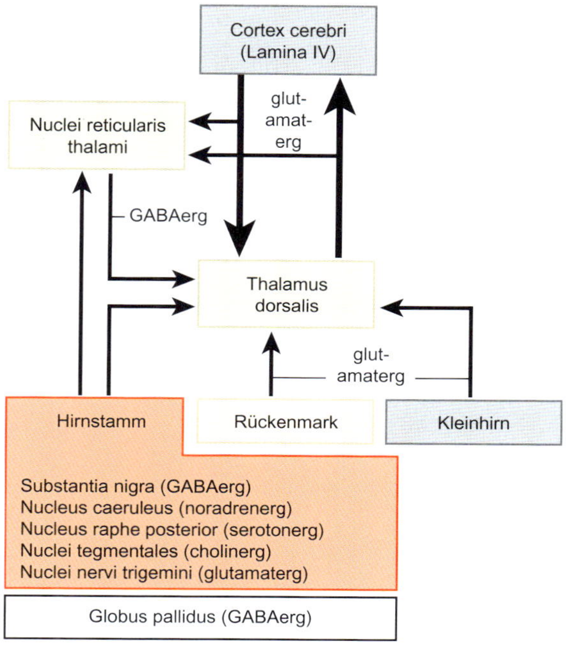

Abb. 12.18 Afferente und efferente Verbindungen des Thalamus dorsalis; Schema. [B500-M492-L316]

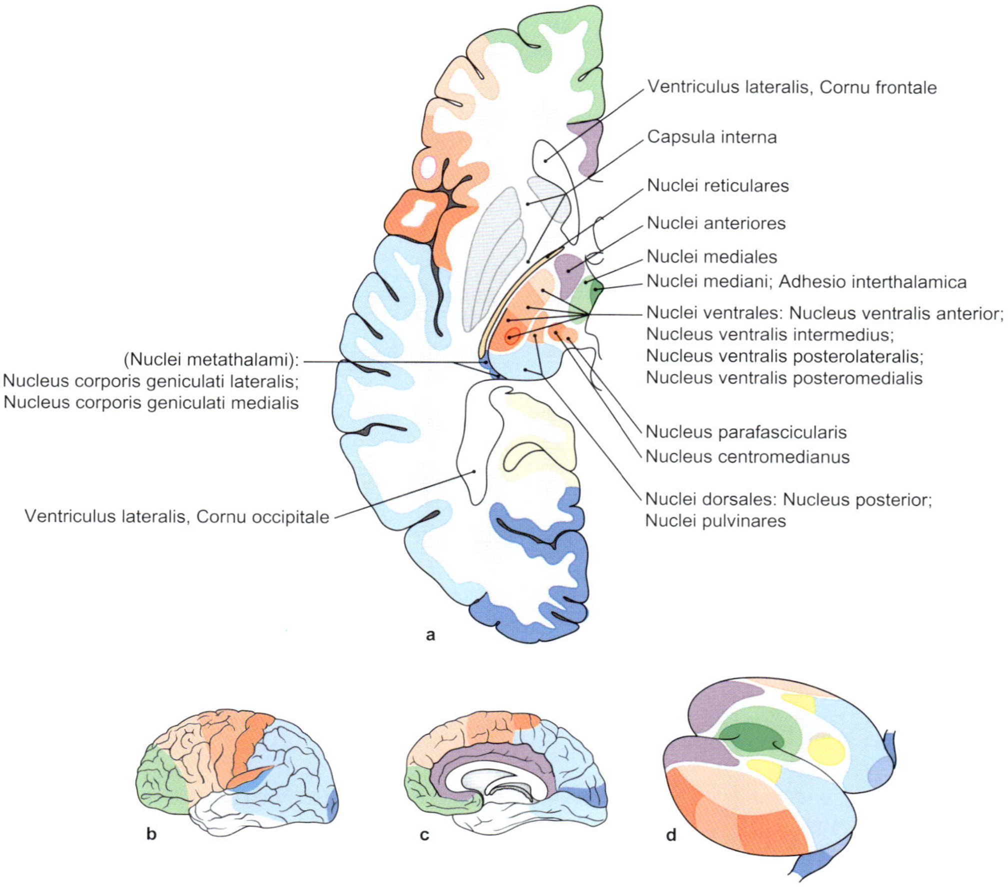

Abb. 12.19 Kerne und Rindenprojektion des Thalamus. Die zusammengehörigen Kern- und Rindengebiete sind jeweils durch dieselben Farben gekennzeichnet. [S700-L126] **a** Horizontalschnitt durch die linke Großhirnhemisphäre. **b** Linke Großhirnhemisphäre von links. **c** Rechte Großhirnhemisphäre von medial. **d** Aufsicht auf die beiden Thalami von schräg oben.

in weitere, kleinere funktionelle Einheiten unterteilt werden (insgesamt ergeben sich danach mehr als 100 einzelne Kerngebiete). Man unterscheidet dabei spezifische Kerne (Palliothalamus), die definierte Cortexareale ansteuern (primäre Projektionsfelder und Assoziationsfelder), und unspezifische Kerne (Truncothalamus), die zum Hirnstamm und einigen eher diffusen Cortexarealen projizieren (s. u.).

Wichtige neuronale Verbindungen

Thalamusstrahlung

Der Thalamus dorsalis steht im Zentrum vieler Verbindungswege zwischen Cortex und subkortikal liegenden Hirnregionen (➤ Abb. 12.18). Man geht davon aus, dass alle Cortexareale Verbindung zum Thalamus haben. Diese auch makroskopisch darstellbaren Faserbahnen, die das Rückenmark, den Hirnstamm und das Kleinhirn über den Thalamus mit dem Cortex cerebri verbinden, werden auch als Thalamusstrahlung **(Radiatio thalami)** bezeichnet (➤ Abb. 12.20). Innerhalb dieser Projektionsbahnen können der **Pedunculus thalami anterior** (zum Frontallappen), der **Pedunculus superior** (zum Parietallappen), der **Pedunculus posterior** (zum Okzipitallappen) und der **Pedunculus inferior** (zum Temporallappen) identifiziert werden. Die kortikothalamischen und thalamokortikalen Verbindungen sind hauptsächlich glutamaterg, münden in der Lamina IV des zerebralen Cortex und sind überwiegend reziprok ausgebildet; aus den tiefer liegenden Hirngebieten (Hirnstamm, Rückenmark, Kleinhirn) erhält der Thalamus dorsalis insbesondere Afferenzen (➤ Abb. 12.18).

Spezifische und unspezifische Kerne

Die funktionelle Einteilung des Thalamus ist nicht einheitlich beschrieben und unterliegt durch jeweils aktuelle Forschungsergebnisse einem ständigen Wandel. Grundsätzlich unterscheidet man den Palliothalamus vom Truncothalamus:

- Der **Palliothalamus** beschreibt dabei die Thalamuskerne, die spezifisch und regelhaft mit spezialisierten Cortexarealen in Kontakt stehen **(spezifische Kerne).**
- Der **Truncothalamus** fasst hingegen Kerngebiete zusammen, die Afferenzen aus dem Hirnstamm und den Basalganglien (z. B. Nucleus centromedianus und intralaminäre Kerne) erhalten und ihre Efferenzen zu einzelnen Cortexarealen bzw. zur Hippocampusformation sowie weiteren Kerngebieten des limbischen Systems aussenden **(unspezifische Kerne).** Sie sollen u. a. eine Rolle bei Lern- und Gedächtnisvorgängen haben.

Wichtige spezifische Kerne sind:

Nuclei anteriores

Sie sind die Schaltstelle zwischen Gyrus cinguli (limbisches System) und dem Tractus mamillothalamicus. Makroskopisch liegen sie zwischen den kurzen Schenkeln der Y-förmig aufgeteilten Lamina medullaris medialis interna. Die Kerne können weiter in die Nuclei anterodorsalis, anteromedialis und anteroventralis unterschieden werden. Der Tractus mamillothalamicus endet in diesen Kerngebieten ipsi- bzw. kontralateral. Weitere Afferenzen stammen aus dem Cortex (Fornix), dem Hirnstamm und dem Globus pallidus. Wichtige Efferenzen ziehen in den Gyrus cinguli und den Gyrus parahippocampalis. Die Bedeutung soll in der Modulation von emotionalem Verhalten und der Aufmerksamkeit liegen.

Nuclei mediodorsales und Nuclei mediani

Diese thalamischen Kerne projizieren auf den präfrontalen Cortex. Sie lassen sich in einen großzelligen und einen kleinzelligen Kernabschnitt unterteilen. Beide Anteile erhalten wichtige Afferenzen aus dem Riechhirn und der Amygdala. Die Efferenzen erreichen insbesondere frontale Cortexregionen und den Gyrus cinguli. Die Funktion soll insbesondere in der Modulation von Emotionen liegen, aber auch die Bedeutung bei Lern- und Gedächtnisvorgängen wurde gezeigt.

Pulvinar

Das Pulvinar ist die Schaltstelle zwischen dem visuellen System und assoziativen visuellen Cortexarealen. Es ist ein relativ großes Kerngebiet, das etwa ein Drittel des Thalamus dorsalis einnimmt. Wichtige Afferenzen stammen aus anderen diencephalen Neuronen (Integrationskern), wichtige reziproke Verbindungen bestehen zum Parietallappen und Temporallappen. Das Pulvinar gilt als besonders wichtig für symbolisches Denken und Sprachverständnis im Rahmen der Integration von optischen und akustischen Impulsen.

Nucleus ventralis lateralis, Nucleus ventralis anterior und Nuclei ventrobasales

Diese Kerngebiete realisieren die spezifische Projektion auf den primär motorischen Cortex mit Informationen aus den Basalgang-

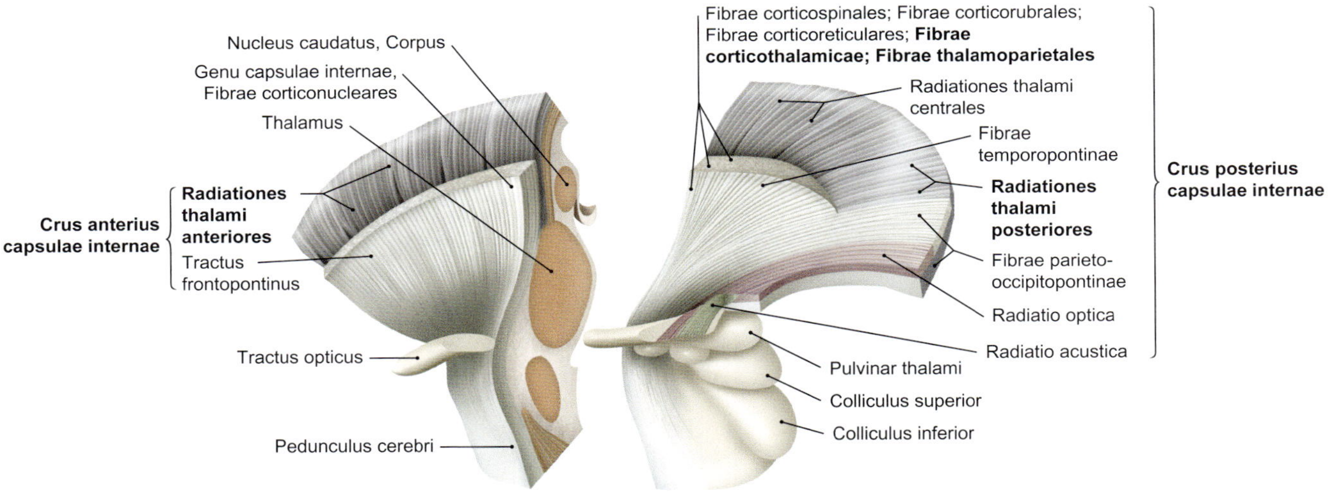

Abb. 12.20 Thalamusstrahlung, Radiationes thalami, und innere Kapsel, Capsula interna. Ansicht von links; durch einen Frontalschnitt in 2 Anteile getrennt. Die Thalamuskerne projizieren größtenteils zum Cortex. Ihre Bahnen bilden Teile des Crus anterius und des Crus posterius der Capsula interna. Zu den Bahnen gehören die Radiationes thalami anteriores und posteriores. Weitere Bahnen sind die Fibrae corticothalamicae und die Fibrae thalamoparietales. [S700-L275]

lien, Substantia nigra und dem Kleinhirn (auch motorischer Thalamus genannt) und sind damit die wichtigste Relaisstation des motorischen Systems im Gehirn. Die ventralen Nuclei enthalten groß- und kleinzellige Neurone, die jeweils Afferenzen aus der Substantia nigra, dem Pallidum oder aus den Nuclei cerebelli erhalten. Die Efferenzen erreichen kernspezifisch den motorischen, prämotorischen oder supplementärmotorischen Cortex.

Nucleus ventralis posterolateralis und Nucleus ventralis posteromedialis

Diese Kerngebiete besitzen eine spezifische Projektion auf den primären somatosensorischen Cortex (über den oberen Thalamusstiel). Der Nucleus ventralis posterolateralis bekommt dabei überwiegend Afferenzen aus dem Lemniscus medialis (sensorische Informationen) bzw. aus dem Lemniscus spinalis (Temperatur, Schmerz). Der Nucleus ventralis posteromedialis erhält Impulse der gleichen Sinnesqualitäten über den N. trigeminus aus dem Kopfbereich zugeleitet. Die Efferenzen erreichen jeweils den primären (Gyrus postcentralis) und den sekundären, somatosensiblen Cortex. Die Somatotopie bleibt in dieser Verschaltungskette erhalten und lässt sich auf jeder Ebene der Weiterleitung nachvollziehen. Diese Kerne sind damit für die kortikale Weiterleitung der genannten Informationen und die Modulierung der Empfindungen (z. B. des Schmerzerlebens) essenziell.

Blutversorgung

Die arterielle Versorgung des Thalamus erfolgt über Äste der A. cerebri posterior und A. communicans posterior. Aus der A. communicans posterior entspringt die **A. thalamoperforans anterior,** die vor allem den rostralen Thalamus versorgt. Die **A. thalamoperforans posterior** versorgt weite Kerngebiete des Thalamus; eine Läsion resultiert in schweren Bewusstseinsstörungen. Aus der A. cerebri posterior entspringt die **A. thalamogeniculata** für den posterolateralen Thalamusabschnitt. Ein Verschluss kann zu Sensibilitätsstörungen und Bewegungsunruhe führen.

Klinik

Läsionen, z. B. durch **Blutungen in den thalamischen spezifischen Kernarealen,** können zu Persönlichkeitsveränderungen, motorischen Ausfällen, aber auch zu krampfartigen Schmerzen und Missempfindungen (Dysästhesien) führen. Die schmerzhaften Attacken werden auch als **Thalamusschmerz** bezeichnet. Sind unspezifische thalamische Kerngebiete betroffen, führt dies oft zur Herabsetzung des Bewusstseins.

12.2.4 Hypothalamus

Überblick und Einteilung

Der **Hypothalamus** befindet sich beidseits des III. Ventrikels unterhalb der in ➤ Kap. 12.2.3 beschriebenen Thalamuskerngruppen, ventral des Subthalamus, und erstreckt sich über das Infundibulum bis in die Neurohypophyse. Er bildet somit auch den Boden des III. Ventrikels. Zum Hypothalamus gehören spezifische **hypothalamische Kerngebiete** und die **Hypophyse** (genauer: die Neurohypophyse). Topografisch steht der Hypothalamus in engem Kontakt zu den Nn. optici bzw. dem Chiasma opticum. An der Hirnbasis liegen die Kerngebiete des Hypothalamus dem Chiasma opticum, dem Tuber cinerium und den Corpora mamillaria unterlagert. Nach lateral reichen sie bis zu den jeweiligen Tractus optici (➤ Abb. 12.15, ➤ Abb. 12.16).

Der Hypothalamus macht nur etwa 0,3 % des menschlichen Gehirns aus, reguliert als Steuerungszentrale allerdings wesentliche Grundfunktionen des menschlichen Körpers wie Temperatur, Flüssigkeits- und Elektrolythaushalt, Nahrungsaufnahme, Schlaf-wach-Rhythmus und den Hormonhaushalt (Homöostase). Außerdem beeinflusst er in großem Maße das Sozialverhalten (u. a. Affekte, Sexualverhalten) und auch das vegetative Nervensystem mit Sympathikus und Parasympathikus. Damit steuert und koordiniert er fast alle neuronalen und humoralen Kommunikationssysteme. Die Besonderheit des Hypothalamus liegt unter anderem auch darin, dass Neurone hypothalamischer Kerngebiete neurosekretorische Funktion übernehmen und damit Reize in humorale Signale umwandeln können.

Regionen und Zonen

Die graue Substanz des Hypothalamus ist z. T. sehr dicht gepackt (**Nuclei** des Hypothalamus, ➤ Abb. 12.21), z. T. auch weniger dicht angelegt (**Areae** des Hypothalamus). Bereiche, die hauptsächlich aus grauer Substanz bestehen, werden auch als markarm bezeichnet, Bereiche mit vorwiegend weißer Substanz (Tractus) entsprechend als markreich.

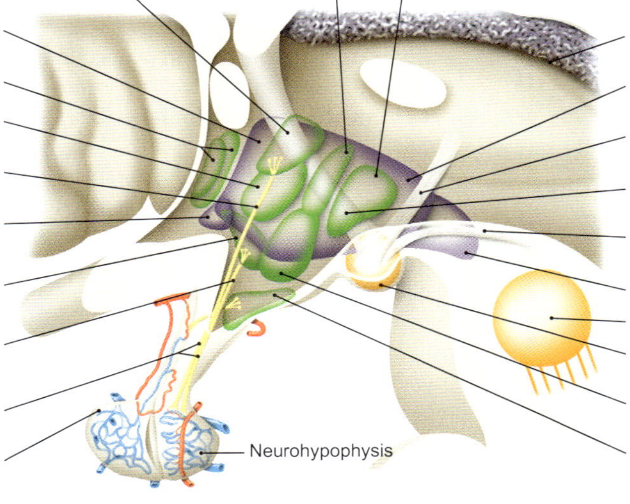

Abb. 12.21 Hypothalamus mit Kerngebieten (durchscheinend gezeichnet). Ansicht von medial. Die Kerngebiete des Hypothalamus werden nach ihrer Lage in chiasmatische, intermediäre (tuberale) und posteriore (mamilläre) Kerngruppen gegliedert. [S700-L127]

Eine Ordnungsstruktur im Hypothalamus wird hergestellt, indem man die graue Substanz zunächst im Sagittalschnitt von rostral nach kaudal in Regionen einteilt. Demgemäß findet sich über dem Chiasma opticum die präoptische oder chiasmatische Region, darauf folgt die intermediäre (tuberale) und dann die posteriore (mamilläre) Zone (➤ Abb. 12.21, ➤ Tab. 12.2):

- Die **chiasmatische Kerngruppe** umfasst u. a. den Nucleus suprachiasmaticus (zentraler Schrittmacher des zirkadianen Rhythmus, Schlaf-wach-Zyklus, Körpertemperatur, Blutdruck), die Nuclei paraventricularis und supraopticus (Produktion von antidiuretischem Hormon [ADH] und Oxytozin, sowie deren axonaler Transport [Tractus hypothalamohypophysialis]) in die Neurohypophyse) und die Nuclei preoptici (Beteiligung an der Regulation von Blutdruck, Körpertemperatur, Sexualverhalten, Menstruationszyklus, Gonadotropin).
- Zur **intermediären Kerngruppe** gehören die Nuclei tuberales, dorsomedialis, ventromedialis und arcuatus [infundibularis = semilunaris] (Produktion und Sekretion von Releasing- und Release-Inhibiting-Hormonen, Beteiligung am Regelkreis von Wasser- und Nahrungsaufnahme).
- Zur **posterioren Kerngruppe** gehören u. a. die Nuclei corporis mamillaris in den Corpora mamillaria, die durch Afferenzen aus dem Fornix und Efferenzen zum Thalamus (Fasciculus mamillothalamicus) in das limbische System integriert sind. Sie beeinflussen Sexualfunktionen und spielen für Gedächtnisleistungen und Emotionen eine wichtige Rolle. Über den Fasciculus mamillotegmentalis stehen sie mit dem Tegmentum mesencephali in Verbindung.

Im Frontalschnitt lassen sich diese Zonen zusätzlich noch in ihrer lateralen Ausdehnung in periventrikuläre, mediale und laterale Anteile gliedern (➤ Tab. 12.2).

Tab. 12.2 Gliederung des Hypothalamus in Regionen, Zonen, wichtige Areae und Nuclei.

Periventrikuläre Zone	Mediale Zone	Laterale Zone
Präoptische/chiasmatische Region		
• Nucleus preopticus medianus • Nuclei periventriculares preopticus und anterior • Nucleus suprachiasmaticus	• Area preoptica medialis (Nucleus preopticus medialis) • Area hypothalamica anterior (Nucleus anterior hypothalami) • Nucleus paraventricularis • Nucleus supraopticus • Nuclei interstitiales hypothalami anteriores	• Area preoptica lateralis • Area hypothalamica lateralis • Nuclei interstitiales hypothalami anteriores
Intermediäre (tuberale) Region		
Nucleus arcuatus	• Nucleus ventromedialis • Nucleus dorsomedialis	• Area hypothalamica lateralis • Nuclei tuberales laterales • Nucleus tuberomamillaris
Posteriore (mamilläre) Region		
• Nucleus periventricularis posterior • Area hypothalamica posterior (Nucleus posterior hypothalami)	Nuclei mamillares medialis und lateralis	• Area hypothalamica lateralis • Nucleus tuberomamillaris

Funktionelle Einteilung

Eine funktionelle Einteilung der Kerngebiete des Hypothalamus ergibt sich aus ihren spezifischen Funktionen in wichtigen hormonellen Regelkreisen. Dabei wird ein magnozelluläres von einem parvozellulären neuroendokrinen System unterschieden.

Magnozelluläres neuroendokrines System

In diesem System werden Kerngebiete neurosekretorischer Neurone zusammengefasst, die Hormone des Hypophysenhinterlappens (Pars neuronalis) synthetisieren und entlang ihrer Axone transportieren. Dazu gehören der **Nucleus paraventricularis** und der **Nucleus supraopticus** , die die Peptidhormone Vasopressin (antidiuretisches Hormon, ADH oder Adiuretin) und Oxytozin produzieren und über den Tractus hypothalamohypophysialis in die Neurohypophyse bringen. In den Axonendigungen werden diese Hormone translational modifiziert, gespeichert und schließlich auf spezifische Signale hin freigesetzt. Im histologischen Präparat fallen die Speicherformen dieser Hormone als sog. **HERRING-Körperchen** auf. **Vasopressin** reguliert insbesondere die Wasserausscheidung in der Niere und ist damit maßgeblich an der Regulation des Wasser- und Elektrolythaushalts beteiligt, **Oxytozin** stimuliert die Kontraktion glatter Muskelzellen (u. a. auch bei der Milchejektion der Brustdrüse und der Kontraktion der Uterusmuskulatur während und nach der Geburt [Uterusrückbildung]).

Klinik

Veränderungen hypothalamischer Hormonkonzentrationen können schwerwiegende Auswirkungen auf die Homöostase des Körpers haben. Beispielsweise kann ein **zentraler Diabetes insipidus** entstehen, wenn der Hypophysenstiel (Tractus hypothalamohypophysialis) bei einem Schädelbasisbruch abreißt. Die Produktion oder Freisetzung des Vasopressins (antidiuretischen Hormons, ADH) aus dem Hypophysenhinterlappen ist somit gestört. ADH ist ein Peptidhormon (9 Aminosäuren), das die Ausscheidung von Wasser im Urin reduziert, indem es den Einbau von Aquaporinen in die Sammelrohre der Niere fördert. Abgegrenzt werden muss der zentrale vom **renalen Diabetes insipidus,** der sich z. B. durch eine – angeborene oder erworbene – ADH-Resistenz der Niere erklären lässt.

Parvozelluläres neuroendokrines System

Dieses System umfasst Kerngebiete, die über die Freisetzung von „Releasing"- oder „Inhibiting"-Hormonen (Liberine und Statine, z. B. „thyreotropin-releasing hormone" [TRH] oder „corticotropin-releasing hormone" [CRH]) die sekretorische Aktivität des Hypophysenvorder- und -mittellappens **(Adenohypophyse)** kontrollieren. Die Adenohypophyse stammt entwicklungsgeschichtlich nicht aus dem Diencephalon, sondern lagert sich als Einfaltung des Rachendachepithels der Neurohypophyse an. Die adenohypophysären Zellen werden daher über ein feines Netz venöser Gefäße reguliert **(Portalgefäßsystem),** die sich am Boden des **Infundibulums** und der **Eminentia mediana** befinden. Dort enden die Axone der parvozellulären neurosekretorischen Neurone, sodass die produzierten Peptidhormone in den feinen Blutstrom der Portalgefäße (aus der A. hypophysialis superior) gelangen (keine Blut-Hirn-Schranke!). Das nachfolgende zweite Stromgebiet der Portalvenen liegt in der Adenohypophyse, deren hormonproduzierende Zellen somit von den jeweiligen Liberinen und Statinen erreicht werden. Damit stehen die Produktion und Sekretion der Hormonzellen der Adenohypophyse unter enger hypothalamischer Kontrolle. Im Sinne hormoneller „Feedback-Mechanismen" reguliert sich das System gemäß der zirkulierenden Hormonkonzentrationen autonom ein.
Zu dem parvozellulären System gehören u. a. der **Nucleus infundibularis** (oder Nucleus arcuatus), der ringförmig den Trichtereingang zur Hypophyse umgibt. Die Neurone des Nucleus infundibu-

laris bilden eine Vorwölbung auf der Basalseite des Hypothalamus („Tuber“ cinereum). Mit ihren dünnen, marklosen Axonen stellen diese Nervenzellen das Hauptkontingent des kleinzelligen hypothalamohypophysären Systems (**Tractus tuberoinfundibularis**). Über diesen Tractus werden die hypothalamischen Hormone zum Portalgefäßsystem an der Eminentia mediana gebracht. Außerdem ist der **Nucleus ventromedialis,** der dorsal und seitlich an den Nucleus infundibularis grenzt, dem System zuzurechnen. Er empfängt vorwiegend Afferenzen aus dem limbischen System und spielt eine Rolle bei der Regulation von Hunger und Sattheit. Schließlich werden auch der **Nucleus periventricularis,** der **Nucleus paraventricularis** (kleinzelliger Anteil), der **Nucleus suprachiasmaticus** und der **Nucleus dorsomedialis** zum parvozellulären System gezählt.

MERKE

Der **Pfortaderkreislauf** der Hypophyse wird aus der A. hypophysialis superior gespeist. Das erste venöse Stromgebiet findet sich an der Eminentia mediana des Hypothalamus, dem Endigungsgebiet der neurosekretorischen Axone parvozellulärer Neurone. Diese geben ihre Statine und Liberine („releasing and inhibiting hormones“) dort in das Blut des Portalgefäßsystems ab. Das zweite Stromgebiet findet sich in der Adenohypophyse. Hier werden die sekretorisch aktiven Hormonzellen in ihrer Gesamtheit erreicht und feinreguliert.

Wichtige hypothalamische Kerngebiete und neuronale Verbindungen

Nucleus suprachiasmaticus

Der Nucleus suprachiasmaticus, der direkt über dem Chiasma opticum zu finden ist (periventrikuläre Zone), steht im Zentrum der Regulation von **zirkadianer Rhythmik** im Organismus. Neurone des Nucleus suprachiasmaticus können verschiedene Peptidhormone (z. B. ADH, TRH) synthetisieren. Sie exprimieren aber auch sog. Uhrengene („Clock-Genes“) und Melatoninrezeptoren. Über die Melatoninkonzentration im Blut integrieren sie die Tag-Nacht-Information, stehen jedoch auch direkt nerval mit retinalen Neuronen in Verbindung. Neurone des Nucleus suprachiasmaticus können einen endogenen, genetisch fixierten Rhythmus der Spontanaktivität generieren („innere Uhr“), der über hormonelle und neuronale Wege auf andere Hirnstrukturen übertragen werden kann (Synchronisierung). **Afferenzen** erhält der Nucleus aus dem Tractus retinohypothalamicus sowie aus dem limbischen Cortex und den Raphekernen. Die **Efferenzen** verbleiben zum Großteil lokal und innervieren Neurone anderer hypothalamischer Kerne oder erreichen nach Umschaltung die Epiphyse (➤ Abb. 12.17).

Nuclei tuberomamillares

Die Nuclei tuberomamillares finden sich im posterioren bzw. mamillären Anteil des Hypothalamus. Es finden sich Histamin und Adenosin produzierende Neurone, die insbesondere in die Regelkreise von Schlaf, Erwachen, Aufmerksamkeit und der zirkadianen Rhythmik eingebunden sind. **Afferenzen** erreichen die Nuclei tuberomamillares aus der Medulla oblongata, dem Hypothalamus und dem Vorderhirn. Ihre **Projektionen** erreichen andere hypothalamische Nuclei, das Kleinhirn sowie auch Cortexareale, die dadurch eine Aktivierung erfahren. Spezifische hypothalamische Neuropeptide, die mit Schlaf in Verbindung gebracht werden (z. B. Orexine), können die Aktivität der Neurone der Nuclei tuberomamillares beeinflussen.

Klinik

Bei der **Narkolepsie** handelt es sich um ein Krankheitsbild, das im Wesentlichen durch eine exzessive Tagesschläfrigkeit, Kataplexien (plötzlicher Verlust des Muskeltonus), Schlaflähmungen und hypnagogene Halluzinationen gekennzeichnet ist. Die Ursache liegt aller Wahrscheinlichkeit nach im selektiven Verlust von Hypocretin/Orexin-Zellen im Hypothalamus. Im Hirn der betroffenen Patienten können nur sehr geringe Konzentrationen an Orexinen (Orexin 1 und 2) gemessen werden. Interessanterweise ist auch bei Hunden Narkolepsie bekannt, die mit einer Mutation des Hypocretin-(Orexin-)2-Rezeptors einhergeht.

Nuclei mamillares

Die Nuclei mamillares (lateralis und medialis) sind Neuronengruppen im posterioren Teil des Hypothalamus, die die äußere Struktur der Corpora mamillaria an der Basalseite des Gehirns aufwerfen. Über die Fornix und den Pedunculus mamillaris erhalten diese Kerngebiete **Afferenzen** aus dem Hippocampus und dem Hirnstamm. Wichtige **Efferenzen** verlassen diese Kerngebiete über die Fasciculi mamillothalamicus und mamillotegmentalis zu den Nuclei anteriores thalami und den Nuclei tegmentales anterior und posterior. Über die genannten Afferenzen und Efferenzen sind diese Kerne Teil des PAPEZ-Kreises bzw. des limbischen Systems. Die Neurone sollen außerdem an der Regulation des subkortikalen motorischen Systems beteiligt sein.

Nucleus infundibularis/Nucleus arcuatus

Neben der Rolle im parvozellulären Regulationssystem (s. o.) kommt dem Kerngebiet auch eine wichtige Funktion bei der Regulation von Appetit und Wachstum zu. So kann man Neurone identifizieren, die die **orexigenen Neuropeptide** NPY (Neuropeptid Y) und AgRP („Agouti-related protein“) synthetisieren. Man nimmt an, dass diese Neurone durch die Expression von Leptinrezeptoren an der Regulation des Hungergefühls bzw. an der Sattheit beteiligt sind. Orexigene Neuropeptide werden nämlich direkt proportional zu den Spiegeln von Ghrelin und Leptin im Blut ausgeschüttet. **Afferenzen** erhalten die Neurone aus anderen hypothalamischen Kerngebieten und aus dem limbischen System.

MERKE

Die **Nahrungsaufnahme (Hungergefühl)** wird über ein komplexes Zusammenspiel von peripher und zentral produzierten und sezernierten Signalmolekülen reguliert. Eines dieser Signalmoleküle ist das **Leptin,** das im Fettgewebe produziert wird. Leptinmangel wird zentral im Hypothalamus über spezifische Bindungsstellen rezeptiert und löst Hungergefühl aus. Damit spielen im Hypothalamus verschiedene Kerngebiete in einem **orexischen Netzwerk** zusammen. Diesem gehören u. a. auch der Nucleus paraventricularis und der Nucleus arcuatus an. Weitere Peptide, die an der Regulation der Nahrungsaufnahme beteiligt sind, sind das Peptid **Galanin,** das die Fettaufnahme verstärkt, und Opioid-Peptide, die die Proteinaufnahme erhöhen. **Neuropeptid Y (NPY)** ist der wohl stärkste bekannte Stimulator für die Nahrungsaufnahme. Das Kortikotropin freisetzende Hormon (CRH) ist einer der bekannten Gegenspieler von NPY für die Regulation des Hungergefühls.

Orexigen (das Hungergefühl stimulierend) wirken: Neuropeptid Y (NPY), „Agouti-related peptide“ (AgRP), Galanin, Orexin A und B, Opioide, „melanin concentrating hormone“ (MCH), Noradrenalin (α_2-Rezeptor), Gamma-Amino-Buttersäure (GABA), Ghrelin, β-Endorphin.

Anorexigen (das Hungergefühl vermindernd) wirken: „melanocyte-stimulating hormone“ (α-MSH), „corticotropin-releasing factor“ (CRF), „glucagon-like peptide 1“ (GLP-1), Glukagon, „cocaine and amphetamine-regulated transcript“ (CART), „thyrotropin-releasing hormone“ (TRH), Interleukin β (IL-β).

Area hypothalamica anterior
Diese Area umfasst die **Nuclei anteriores hypothalami** und die **Area preoptica medialis.** Die Kerngebiete sind ebenfalls zum chiasmatischen Teil des Hypothalamus zu rechnen und u. a. an der Thermoregulation und am Sexualverhalten beteiligt. Interessanterweise konnte gezeigt werden, dass diese Kerngebiete bei Frauen und Männern unterschiedlich groß sind, sodass man vermutet, dass sie u. a. zur Geschlechteridentität beitragen.

Areae hypothalamicae lateralis und posterior
Sie finden sich im posterolateralen Hypothalamus. Als **Area hypothalamica lateralis** wird dabei die Region im Grenzbereich zwischen Hypothalamus und Telencephalon bezeichnet. Hier finden sich Afferenzen und Efferenzen zum Hirnstamm, Kleinhirn und Rückenmark. Die **Area hypothalamica posterior** (AHP) liegt im posterioren Teil des Hypothalamus und hat Faserverbindungen zum Mesencephalon. Diese Kerngebiete sind ebenfalls in die Regulation der Nahrungsaufnahme involviert und reagieren z. B. auf Änderungen der Glukosekonzentration im Blut.

MERKE
Die Kerngebiete des **Hypothalamus** sind über viele afferente/efferente (meist reziproke) Verbindungen mit anderen Hirnregionen (insbesondere Anteilen des limbischen Systems) verbunden. Die wesentlichen Verschaltungen sind in ➤ Tab. 12.3 zusammengefasst.

Hypophyse
Die Hypophyse befindet sich in der Fossa hypophysialis der Sella turcica und wird über eine Duraplatte **(Diaphragma sellae)** vom eigentlichen ZNS abgetrennt. Als Verbindungsstruktur zum Hypothalamus fungiert der Hypophysenstiel (bestehend aus Axonen der magnozellulären Neurone), der durch eine feine Aussparung des Diaphragma sellae verläuft.

MERKE
Die Hypophyse entwickelt sich aus unterschiedlichen Hirnanteilen (auch ➤ Kap. 11.1.2):
- Der Hypophysenhinterlappen **(Neurohypophyse)** wächst dabei aus dem Diencephalon aus und bildet das neurosekretorische Freisetzungsareal für Oxytozin und Vasopressin (antidiuretisches Hormon, ADH) der Axone aus den Nuclei supraoptici und paraventriculares.
- Der Hypophysenvorderlappen **(Adenohypophyse)** lagert sich als Einfaltung des Rachendachepithels der Neurohypophyse an. In ihrem mittleren Anteil werden oft zystische Strukturen gefunden, die Residuen des Lumens der RATHKE-Tasche darstellen.

Tab. 12.3 Afferenzen und Efferenzen des Hypothalamus.

Wichtige Afferenzen des Hypothalamus	Wichtige Efferenzen des Hypothalamus
• limbisches System – Hippocampus – Corpus amygdaloideum – Septumregion – Riechrinde • Formatio reticularis, Hinterhorn des Rückenmarks, sensible Hirnnervenkerne • Retina • innerhalb des Hypothalamus • Inselrinde	• Großhirnrinde, thalamische Kerngebiete • Hirnnervenkerne, Formatio reticularis • Rückenmark • innerhalb des Hypothalamus • im Rahmen des magnozellulären Systems zur Neurohypophyse

Die **Adenohypophyse** ist ebenfalls ein zentrales endokrines Organ und kann in 3 Anteile (Pars distalis, Pars intermedia, Pars tuberalis) unterteilt werden. Die Hormonproduktion (➤ Tab. 12.4) und Sekretion wird aus Neuronen des Hypothalamus kontrolliert (Liberine, Statine), die die Adenohypophyse über den Portalkreislauf erreichen:
- **Pars distalis:** Sie macht den größten Teil der Adenohypophyse aus. In ihr finden sich Zellen, die zur Produktion und Sekretion von Hormonen befähigt sind (➤ Tab. 12.4). ACTH, α-MSH und β-Endorphin werden dabei in einem Zelltyp der Adenohypophyse aus einem gemeinsamen Vorläufermolekül hergestellt (Proopiomelanocortin, POMC, das in die jeweiligen wirksamen Peptide gespalten wird).
- **Pars intermedia:** Die Pars intermedia besteht aus einem unregelmäßigen Zellband und ist beim Menschen oft nur rudimentär ausgebildet.
- **Pars tuberalis:** Die Pars tuberalis schmiegt sich um den Hypophysenstiel (Tuber cinereum) und legt sich dem Hypothalamus an. Die chromophoben spezifischen Zellen exprimieren Melatoninrezeptoren und produzieren Untereinheiten des Thyreotropins.

Tab. 12.4 Hormone der Adenohypophyse.

Hormon	Färbecharakteristik	Funktion	Hypothalamische Regulation über
Pars distalis			
Prolaktin (PRL)	azidophil	Milchsynthese	Dopamin
Wachstumshormon (GH, STH)	azidophil	Wachstum	GHRH (Somatoliberin)
Kortikotropin (ACTH)	basophil	Stimulation der Nebenniere	CRH (Kortikoliberin)
Melanotropin (α-MSH)	basophil	Pigmentierung der Haut	CRH (Kortikoliberin)
β-Endorphin	basophil	Opioidrezeptoren	CRH (Kortikoliberin)
follikelstimulierendes Hormon (FSH)	basophil	Reifung von Eizelle/Spermium	GnRH
luteinisierendes Hormon (LH)	basophil	Eisprung, Gelbkörperbildung	GnRH
Thyreotropin (TSH)	basophil	Stimulation der Schilddrüsenzellen	TRH (Thyroliberin)
Pars intermedia			
Kortikotropin (ACTH)	basophil	Stimulation der Nebenniere	CRH (Kortikoliberin)
Melanotropin (MSH)	basophil	Pigmentierung der Haut	CRH (Kortikoliberin)
β-Endorphin	basophil	bindet an Opioidrezeptoren	CRH (Kortikoliberin)
Pars tuberalis			
Pars-tuberalis-spezifische Zellen	chromophob	zirkadiane/zirkannuale Rhythmik	? (Melatonin)

Klinik

Es gibt verschiedene Formen von gut- oder bösartigen **Tumoren der Adenohypophyse,** die funktionell oder auch histologisch/anatomisch eingeteilt werden können. Die häufigsten sekretorisch aktiven Tumoren sezernieren Prolaktin, gefolgt von Wachstumshormon (GH) und Kortikotropin (CRH). Es entstehen aber auch hormoninaktive Tumoren:

- Prolaktinome (**Prolaktin** produzierende Adenome) führen bei der Frau zur Infertilität mit Zeichen der Vermännlichung (Veränderung der Behaarung, Hirsutismus), Ausbleiben der Regelblutung (Amenorrhö) und Milchbildung in der Brustdrüse (Galaktorrhö).
  Die Hypersekretion von **Wachstumshormon** (GH oder STH) kann in frühen Wachstumsphasen des Körpers zum extremen Körperwachstum führen (Gigantismus). Beim Erwachsenen zeigt sich eine Akromegalie mit vergrößerten Akren (Nase, Hände, Füße) und vergrößerter Zunge (Makroglossie) (➤ Abb. 12.22).
- Die seltenen **ACTH**-produzierenden Tumoren stimulieren die Nebennierenrinde mit Zeichen der überhöhten Steroidhormonproduktion (u. a. Kortisol). Das Krankheitsbild mit Hypertonie, Striae, „Stammfettsucht" und Wangenrötung wird als zentrales „CUSHING-Syndrom" bezeichnet.

Bei großen Tumoren können der Sinus cavernosus oder das Chiasma opticum als topografisch sehr nahe gelegene Regionen komprimiert werden:

- Eine Kompression des **Sinus cavernosus** kann z. B. die Hirnnerven III oder IV beeinträchtigen.
- Bei einer Kompression des **Chiasma opticum** werden die kreuzenden Fasern der Sehbahn selektiv unterbrochen und es entsteht eine bitemporale Hemianopsie („Tunnelsehen").

Operativ kann man die beschriebenen Tumoren durch einen nasalen Zugang, der dann durch die Keilbeinhöhle führt, erreichen und abtragen.

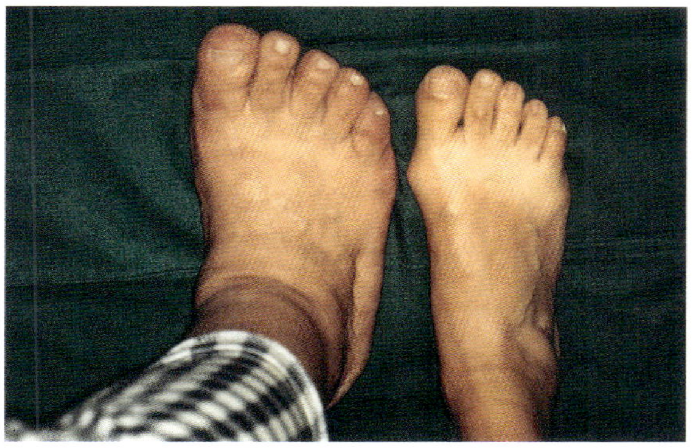

Abb. 12.22 Akromegalie. Fuß einer an einer Akromegalie erkrankten Patientin (links) im Vergleich zum Fuß einer gesunden Patientin der gleichen Körpergröße. [R236]

12.2.5 Subthalamus

Der Subthalamus findet sich unterhalb des Thalamus hinter dem Hypothalamus und kaudal des Epithalamus (➤ Abb. 12.15a). Er grenzt wiederum kaudal an das Mesencephalon. Die Neurone des Subthalamus stehen im engen Kontakt mit dem Thalamus dorsalis. Der **Nucleus subthalamicus** ist wichtig für die Bewegungskoordination und hat enge Faserbeziehungen zum **Pallidum** (entwicklungsgeschichtlich ebenfalls Teil des Diencephalons, ➤ Kap. 12.1.8).

12.3 Hirnstamm

Michael J. Schmeißer, Stephan Schwarzacher

Kompetenzen

Nach Bearbeitung dieses Lehrbuchkapitels sollten Sie in der Lage sein:

- die 3 Anteile des Hirnstamms zu benennen und deren jeweilige embryologische, topografische und morphologische Besonderheiten zu beschreiben
- die funktionellen Systeme des Hirnstamms inkl. der wichtigsten Hirnstammreflexe und Neurotransmittersysteme zu erklären
- die Bedeutung der beiden klinischen Terminii „Mittelhirnsyndrom" und „WALLENBERG-Syndrom" anhand anatomischer Grundlagen zu erläutern

Der Hirnstamm **(Truncus encephali)** besteht aus Mittelhirn **(Mesencephalon),** Brücke **(Pons)** und verlängertem Mark **(Medulla oblongata).** Dieser makroskopischen Einteilung steht die aus der Hirnentwicklung abgeleitete Einteilung gegenüber. Ontogenetisch entsteht das Mesencephalon (➤ Kap. 12.3.1) nämlich aus dem mittleren der 3 primären Hirnbläschen; Pons und Medulla oblongata (➤ Kap. 12.3.2) (und das Kleinhirn, ➤ Kap. 12.4) dagegen aus dem unteren.

Das Innere des Hirnstamms besteht aus Kernen (graue Substanz) und Bahnen (weiße Substanz). Bei den Kernen handelt es sich im Wesentlichen um primäre sensible und motorische **Hirnnervenkerne** (III–XII). Darüber hinaus finden sich Schaltkerne, die Information zu und von Hirnnervenkernen verarbeiten (z. B. die Kerne der Augenbewegungskoordination, der Hörbahn, des Vestibularsystems), aber auch wichtige **vegetative Zentren** wie Atem- und Kreislaufzentrum und die sog. **Formatio reticularis.** Hinzu kommen Schaltkerne für Kleinhirnafferenzen und Kerne **monoaminerger Neurotransmittersysteme** (Serotonin, Noradrenalin, Dopamin).

12.3.1 Mesencephalon

Überblick

Das **Mittelhirn (Mesencephalon,** ➤ Abb. 12.23) grenzt als oberster Abschnitt des Hirnstamms nach kranial an das Zwischenhirn (Diencephalon) und geht nach kaudal in die Brücke (Pons) über. Unterteilt wird es in 3 Abschnitte, die sich im Querschnitt sehr gut voneinander abgrenzen lassen:

- **Basis mesencephali:** Sie ist anterior lokalisiert und enthält die **Crura cerebri,** worin große absteigende Bahnen wie z. B. die Pyramidenbahn verlaufen.
- **Tegmentum mesencephali:** Die Mittelhirnhaube grenzt an die Basis mesencephali an und enthält u. a. die **Substantia nigra** mit dopaminergen Neuronen und den **Nucleus ruber,** beide wichtige Kerne des extrapyramidalmotorischen Systems, und die **Kerne der Hirnnerven III und IV,** die **mesenzephalen Raphekerne,** die **Substantia grisea centralis** und den **Aqueductus mesencephali,** die Verbindung zwischen III. und IV. Ventrikel.
- Vierhügelplatte des **Tectum mesencephali:** Sie ist posterior lokalisiert und enthält in ihren **Colliculi** wichtige Schaltstationen des visuellen und auditiven Systems.

Embryologie

Das Mesencephalon entwickelt sich aus dem mittleren der 3 primären Hirnbläschen, dem **Mesencephalon-Bläschen.** Gemessen an den anderen Hirnabschnitten, wächst das Mesencephalon im Lauf der Hirnentwicklung weniger stark und wird dadurch zur Hirnenge **(Isthmus cerebri).** Die Abgrenzung von Mesencephalon-Bläschen und kaudalem Rhombencephalon-Bläschen ist frühembryologisch die erste Gliederung des rostralen Neuralrohrs und wird durch Morphogene des embryonalen **Isthmus-Organisators** reguliert. Sie ist von grundsätzlicher Bedeutung für die Gliederung des Gehirns und die Lage des Gehirns im Schädel.

MERKE

Morphogene bzw. Transkriptionsfaktoren wie z. B. die Pax-Gene sind auch an der weiteren Differenzierung des ZNS und der Bildung unterschiedlicher Kerngebiete beteiligt. In der Forschung macht man sich die Expressionsmuster dieser Gene zur Bestimmung detaillierter Kerngruppen zunutze.

Die Wand des Neuralrohrs verdickt sich, in der Horizontalebene betrachtet, nach innen, indem Zellen aus Grund- und Flügelplatte auswandern und Kerngebiete bilden. Der Neuralkanal wird zum späteren Aqueductus mesencephali. Neuroblasten der Flügelplatte bilden die Colliculi im Tectum mesencephali, Neuroblasten der Grundplatte die motorischen Kerngruppen im Tegmentum mesencephali (z. B. Nucleus ruber, Substantia nigra, okulomotorische Hirnnervenkerne [III und IV]). Die innerhalb der Basis mesencephali verlaufenden kortikopontinen, kortikonukleären und kortikospinalen Fasern entstammen der Großhirnrinde und damit ontogenetisch dem Telencephalon. Sie folgen damit dem generellen Prinzip, dass Axone stets von den Somata der Nervenzellen aussprossen und die Fasern (Axone) aller Bahnen (Tractus) ontogenetisch von ihren zugehörigen Somata abstammen. Daraus folgt auch, dass Bahnsysteme (weiße Substanz) generell später entstehen

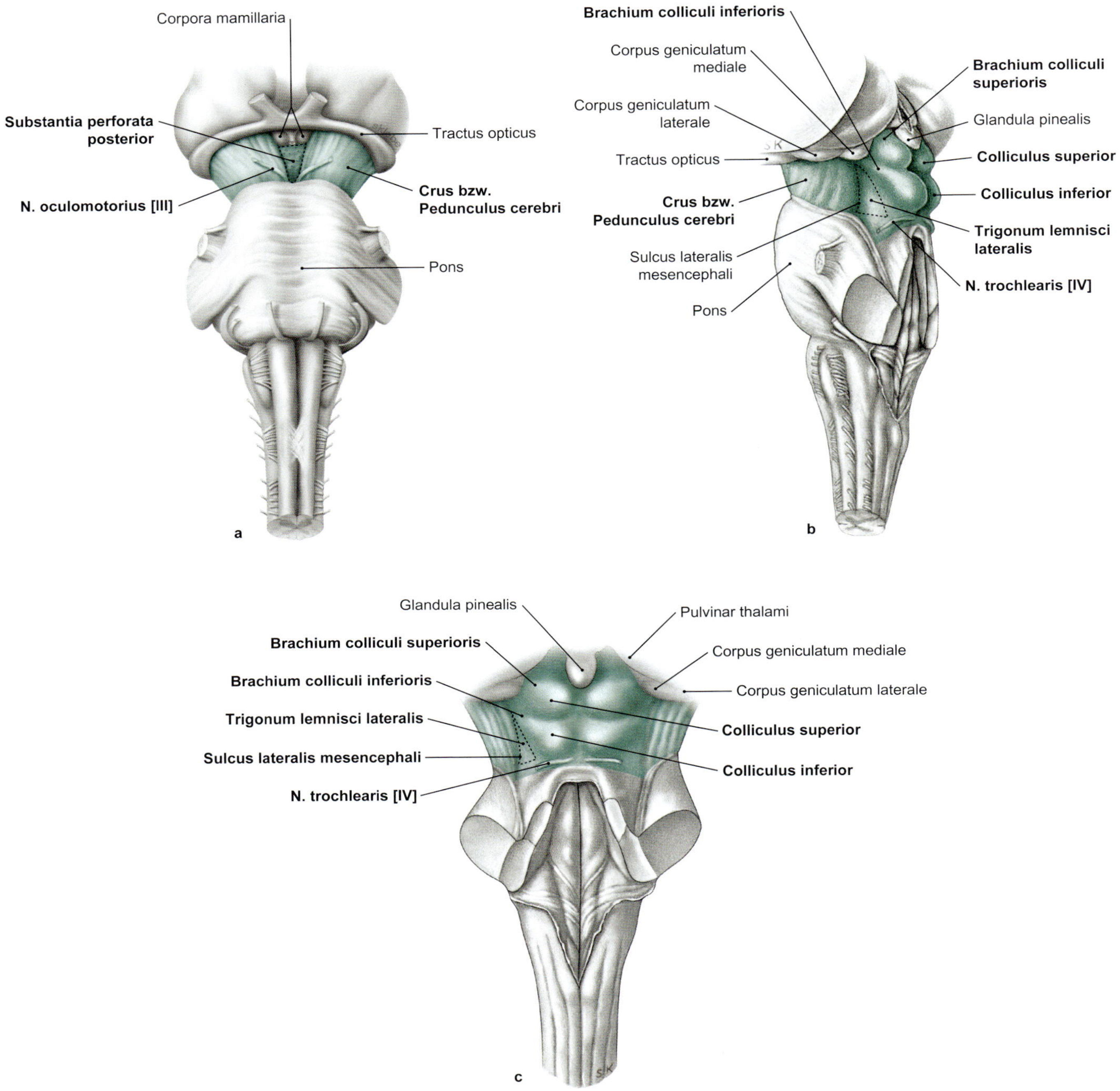

Abb. 12.23 Mesencephalon. [S702-L238] **a** Ansicht von ventral. **b** Ansicht von lateral. **c** Ansicht von dorsal.

als Kerngebiete (graue Substanz). Entsprechend werden Kerngebiete häufig nach ihrer Entstehung von Fasern durchquert (z. B. ziehen die aufsteigenden Fasern des **Lemniscus medialis** aus dem Rhombencephalon durch das Tegmentum mesencephali).

Lage und äußere Gestalt

Von ventral bzw. basal aus betrachtet (➤ Abb. 12.23a) fallen am Mesencephalon die beiden nach kaudal konvergierenden Crura bzw. **Pedunculi cerebri** und die dazwischen liegende **Fossa interpeduncularis** auf. In der Fossa interpeduncularis treten der N. oculomotorius [III] aus und die Aa. centrales posteriores ein. Entfernt man die Hirnhäute bei der Präparation des Hirnstamms, erzeugt man aufgrund dieser Eintrittsstellen ein Areal mit kleinen Löchern, das dann als **Substantia perforata posterior** bezeichnet wird. Rostral davon liegen die medial gelegenen Corpora mamillaria sowie die etwas weiter lateral verlaufenden Tractus optici des Diencephalons; kaudal der Crura cerebri die quer verlaufenden Faserbündel des Pons.

Von lateral aus betrachtet (➤ Abb. 12.23b) ist das jeweilige Crus cerebri durch den Sulcus lateralis mesencephali abgesetzt, der die von außen sichtbare Abgrenzung zum Tegmentum mesencephali bildet. Dorsal davon befindet sich das **Trigonum lemnisci lateralis,** unter dessen Oberfläche Anteile der Hörbahn **(Lemniscus lateralis)** verlaufen.

Von dorsal aus betrachtet (➤ Abb. 12.23c) erkennt man das Tectum mesencephali an seinem unverkennbaren Oberflächenrelief, der sog. Vierhügelplatte **(Lamina quadrigemina** oder **Lamina tecti).** Hierbei unterscheidet man die beiden größeren oberen Hügel **(Colliculi superiores)** von den beiden kleineren unteren Hügeln **(Colliculi inferiores).** Auf jeder Seite ist der Colliculus superior über das **Brachium colliculi superioris** mit dem **Corpus geniculatum laterale** (Sehbahn), der Colliculus inferior über das **Brachium colliculi inferioris** mit dem **Corpus geniculatum mediale** (Hörbahn) des Thalamus verbunden. Direkt kaudal der Colliculi inferiores tritt der N. trochlearis [IV] als einziger Hirnnerv beidseits dorsal aus dem Hirnstamm aus und verläuft um die Lateralfläche des Mesencephalons herum in der Cisterna ambiens nach vorne. Rostral grenzt das Mesencephalon an das diencephale Pulvinar thalami sowie an die Habenulae mit der Glandula pinealis; kaudal bilden die oberen Kleinhirnstiele mit dem dazwischen liegenden oberen Kleinhirnsegel die Abgrenzung zum Pons.

Klinik

Das die Incisura tentorii durchsetzende Mesencephalon wird in diesem Bereich vom freien Rand des Tentorium cerebelli umgeben und vom Liquor der Cisterna ambiens umspült. Aufgrund dieser topografischen Gegebenheiten kann es bei supratentoriellen, raumfordernden Prozessen (z. B. Blutung, Tumor) dazu kommen, dass mediale Anteile der Temporallappen in den jeweiligen Spaltraum zwischen Mesencephalon und Tentorium cerebelli hineingepresst und daher eingeklemmt werden **(„obere Einklemmung").** Dies kann zahlreiche neurologische Symptome zur Folge haben wie z. B.:

- einen Ausfall des ipsilateralen N. oculomotorius [III] mit Weitstellung der Pupille
- eine Kompression der Pyramidenbahn in den Crura cerebri mit begleitenden motorischen Lähmungen, Streckkrämpfen der Extremitäten und übersteigerten Eigenreflexen
- eine Kompression innerer Bahnsysteme und der vegetativen Zentren der Substantia grisea centralis des Mesencephalons, was bis hin zur Kreislaufdysregulation, vegetativer Entgleisung und zum Bewusstseinsverlust führen kann. Man spricht vom sog. **Mittelhirnsyndrom.**

Innere Gliederung

Auf Querschnittsbildern (➤ Abb. 12.24) sind die 3 Abschnitte des Mesencephalons von ventral nach dorsal gut abzugrenzen:

- Basis mesencephali mit den Crura cerebri
- Tegmentum mesencephali
- Tectum mesencephali

Basis mesencephali mit Crura cerebri

Die Crura cerebri bestehen aus Projektionsfasern. Diese können bestimmten Bahnsystemen zugeordnet werden. Grundsätzlich unterscheidet man in jedem Crus:

- Projektionsfasern des Großhirns zu den Brückenkernen **(Fibrae corticopontinae)**
- Projektionsfasern der Pyramidenbahn, die vom Großhirn zu den Hirnnervenkernen bzw. bis ins Rückenmark ziehen **(Fibrae corticonucleares und corticospinales)**

Innerhalb eines Crus cerebri sind diese Fasern somatotop angeordnet. Ganz medial verlaufen Fibrae corticopontinae aus dem Frontalcortex, lateral davon schließen sich zunächst Fibrae corticonucleares, dann Fibrae corticospinales an und ganz lateral verlaufen Fibrae corticopontinae aus Parietal-, Temporal- und Okzipitalcortex. Damit werden die Projektionsfasern der Pyramidenbahn innerhalb der Crura cerebri von jeweils kortikopontinen Fasersystemen flankiert.

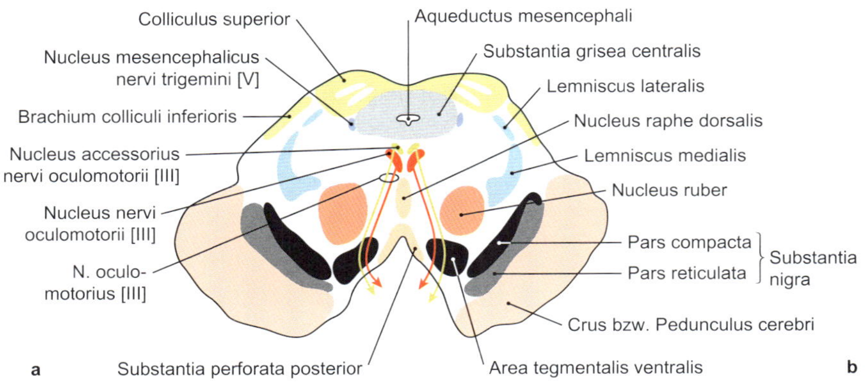

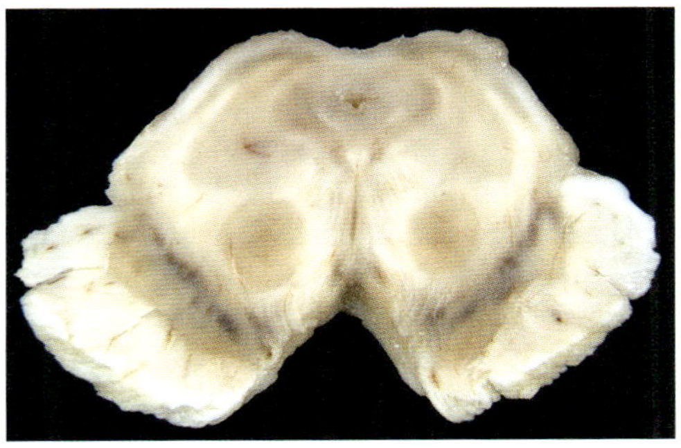

Abb. 12.24 Querschnitt durch das rostrale Mesencephalon auf Höhe des Austritts des N. oculomotorius. **a** Schema. [S702-L126] **b** Anatomisches Präparat. [R247-L318]

Tegmentum mesencephali

Substantia nigra

Direkt dorsal der Crura cerebri befindet sich die Substantia nigra, ein wichtiges Kerngebiet vor allem des dopaminergen Systems. Sie erscheint makroskopisch schwarz aufgrund des hohen Neuromelaningehalts in den Perikarya der ortsansässigen dopaminergen Neurone und kann daher in Mittelhirnschnittpräparaten gut erkannt werden. Mikroskopisch unterscheidet man 2 Anteile:

- Die **Pars compacta** ist der größere und weiter dorsal gelegene Anteil der Substantia nigra. Hier befinden sich die dopaminergen Neurone und liegen dicht gepackt aneinander.
- Die **Pars reticularis** ist der kleinere, weiter ventral gelegene Anteil der Substantia nigra. Die hier befindlichen Neurone sind GABAerg und liegen nicht so dicht gepackt wie in der Pars compacta.

Afferenzen erhält die Substantia nigra sowohl aus den motorischen bzw. prämotorischen Arealen der Großhirnrinde als auch aus dem Striatum. Efferent projizieren die dopaminergen Neurone der Pars compacta ins Striatum **(Fibrae nigrostriatales)** und die GABAergen Neurone der Pars reticularis vor allem in den Thalamus.

Klinik

Im neuropathologischen Sektionspräparat erkennt man beim **Morbus PARKINSON** eine starke Abblassung der Substantia nigra (Pars compacta). Diese wird durch den morphologischen Verlust der ortsansässigen dopaminergen Neuronenpopulation hervorgerufen.

Area tegmentalis ventralis

Medial der Substantia nigra liegt eine weitere vor allem dopaminerge Neuronenpopulation, die sog. Area tegmentalis ventralis. Von hier aus ziehen vor allem efferente Projektionsfasern in kortikale und limbische Areale wie z. B. in den präfrontalen Cortex, den Hippocampus, die Amygdala und den Nucleus accumbens und bilden das mesokortikolimbische dopaminerge System.

Nucleus ruber

Direkt dorsal der Area tegmentalis ventralis fällt ein durch den hohen Eisengehalt der dort befindlichen Neurone am frischen Schnittpräparat rötlich erscheinendes Kerngebiet auf, der Nucleus ruber, der sich rostrokaudal etwa von der Diencephalongrenze bis zum kaudalen Rand der Colliculi superiores erstreckt. Mikroskopisch unterscheidet man 2 Anteile:

- Die **Pars parvocellularis** liegt weiter rostral und enthält kleine Neurone, die v. a. über die Capsula interna von Afferenzen aus der ipsilateralen Großhirnrinde **(Tractus corticorubralis),** zu einem kleinen Teil jedoch auch über den oberen Kleinhirnstiel von Afferenzen aus dem kontralateralen Nucleus dentatus des Kleinhirns erreicht werden. Efferent projizieren die Neurone über die zentrale Haubenbahn **(Tractus tegmentalis centralis)** ipsilateral zur unteren Olive und gehören damit zum extrapyramidalmotorischen kortiko-rubro-olivo-zerebellären System.
- Die **Pars magnocellularis** liegt kaudal und ist beim Menschen eher schwach ausgebildet. Sie wird über den oberen Kleinhirnstiel v. a. von Afferenzen aus den kontralateralen Nuclei globosus und emboliformis des Kleinhirns erreicht. Zu einem kleinen Teil enden auch hier Afferenzen aus der ipsilateralen Großhirnrinde. Die Neurone der Pars magnocellularis projizieren über den beim Menschen ebenfalls eher schwach ausgebildeten **Tractus rubrospinalis** v. a. ins kontralaterale Rückenmark.

Aqueductus mesencephali und Substantia grisea centralis

Im dorsalen Tegmentum befindet sich genau in der Mitte der **Aqueductus mesencephali.** Diese kanalartige Struktur verbindet den im Diencephalon gelegenen III. Ventrikel mit dem im Rhombencephalon gelegenen IV. Ventrikel.

Umgeben wird der Aqueductus mesencephali von einer Ansammlung grauer Substanz, dem sog. zentralen Höhlengrau oder periaquäduktalem Grau **(Substantia grisea centralis).** Dies ist ein komplexes Integrationszentrum für vorwiegend vegetative Funktionen. Morphologisch unterhält es vor allem zahlreiche reziproke Verbindungen mit dem Hypothalamus und Strukturen des limbischen Systems, mit vegetativen Zentren von Pons und Medulla oblongata und mit verschiedenen Hirnnervenkernen. Funktionell ist die Substantia grisea centralis u. a. an der zentralen vegetativen Kontrolle beteiligt und koordiniert Angst- und Fluchtreflexe sowie verschiedene Hirnnervenkerne bei der Stimmbildung. Eine weitere zentrale Rolle hat sie bei der endogenen Schmerzhemmung, denn ihre entsprechenden Neurone projizieren über Raphekerne ins Rückenmark, um dort über die Aktivierung von inhibierenden Interneuronen Schmerzimpulse zu hemmen (auch ➤ Kap. 13.8).

Klinik

Pharmakologisch werden die neuroanatomischen Gegebenheiten der Substantia grisea centralis in der zentralen Schmerztherapie genutzt, da an den ortsansässigen Nervenzellen endorphinogene Afferenzen des endogenen schmerzhemmenden Systems enden. Endorphine entfalten ihre Wirkung über Opiatrezeptoren. Im Rahmen einer **zentralen Schmerztherapie** können nun Opiate wie Morphin oder Derivate des Morphins an diesen Rezeptoren angreifen und über eine Stimulation der Neurone in der Substantia grisea centralis das endogene schmerzhemmende System aktivieren.

Nucleus raphe dorsalis

Ventral der Substantia grisea centralis liegen in der Mittellinie die serotonergen mesenzephalen Raphekerne, die auch als Nucleus raphe dorsalis zusammengefasst werden (➤ Kap. 12.3.3). Sie projizieren lokal ins Mesencephalon sowie vorwiegend aufsteigend ins Diencephalon und Telencephalon.

Hirnnervenkerne und Bahnen

Im rostralen Mesencephalon liegen ventral des Aqueductus mesencephali neben der Mittellinie der **Nucleus nervi oculomotorii [III]** und direkt dorsal der **Nucleus accessorius nervi oculomotorii EDINGER-WESTPHAL.** Der **Nucleus nervi trochlearis [IV]** befindet sich im kaudalen Mesencephalon lateral der mesenzephalen Raphekerne. Direkt lateral der Substantia grisea centralis liegt der **Nucleus mesencephalicus nervi trigemini [V]** mit seinen im histologischen Präparat charakteristischen großen Somata. Hierbei handelt es sich um die Perikarya der propriozeptiven pseudounipolaren Neurone aus der Kaumuskulatur. Folgende **Systeme bzw. Bahnen** ziehen außerdem durch das Tegmentum mesencephali: Formatio reticularis, Lemniscus medialis, Lemniscus lateralis, Tractus spinothalamicus, Tractus tegmentalis centralis, Tractus tectospinalis, Fasciculi longitudinales medialis und posterior, Decussationes pedunculorum cerebellarium superiorum.

Tectum mesencephali

Das Tectum mesencephali besteht aus der Lamina quadrigemina. Diese wiederum ist aus den beiden Colliculi superiores und den beiden Colliculi inferiores aufgebaut.

Colliculi superiores
Die Colliculi superiores bestehen jeweils aus 7 Schichten und sind ein wichtiges optisches Reflexzentrum. Sie erhalten daher jeweils über das Brachium colliculi superioris vor allem Afferenzen aus dem visuellen System, u. a. retinotektal direkt vom N. opticus bzw. Tractus opticus, aus dem okzipital gelegenen visuellen Cortex und vom frontalen Augenfeld, jedoch auch aus Rückenmark und von den Colliculi inferiores. Efferent sind die Colliculi superiores über den **Tractus tectobulbaris** mit den motorischen Kernen des Hirnstamms und über den **Tractus tectospinalis** mit den Motoneuronen des Rückenmarks verbunden.
Aufgrund dieser Verknüpfungen können die Colliculi superiores bei akut eintretenden visuellen Reizen wie z. B. einem Lichtblitz den Lidschluss bzw. die Abwendung des Kopfes vermitteln. Andererseits spielen sie auch für die Zuwendung des Kopfes und der Augen in Richtung eines akustischen Reizes eine entscheidende Rolle. Darüber hinaus sind sie für die Koordination schneller Augeneinstellbewegungen, sog. Sakkaden, von großer Bedeutung. Durch die Integrationsfunktion der Colliculi superiores kann daher der Blick möglichst schnell auf entsprechende Ziele gerichtet werden und verhilft dem Auge dabei, bewegte Objekte zu verfolgen.

Colliculi inferiores
Die Colliculi inferiores sind eine wichtige Schaltstation im auditiven System und bestehen jeweils aus einem großen und 2 kleineren Kernen: Nucleus centralis, Nucleus pericentralis und Nucleus externus. Afferent endet am tonotop gegliederten Nucleus centralis der Lemniscus lateralis der Hörbahn; seine Efferenzen ziehen über das Brachium colliculi inferioris zum Corpus geniculatum mediale des Thalamus, wo sie auf die Neurone der Hörbahn, die den auditorischen Cortex erreichen, verschaltet werden.

12.3.2 Pons und Medulla oblongata

Überblick
Brücke **(Pons)** und verlängertes Mark **(Medulla oblongata)** werden zusammen mit dem Kleinhirn **(Cerebellum)** dem Rautenhirn **(Rhombencephalon)** zugeordnet. Namensgebend für das Rhombencephalon ist die Rautengrube **(Fossa rhomboidea),** die rautenförmig begrenzte dorsale Oberfläche von Pons und Medulla oblongata, die den „Boden" bzw. die Vorderwand des IV. Ventrikels bildet. Nach rostral wird das Rhombencephalon topografisch durch das Tentorium cerebelli vom Mesencephalon abgegrenzt. Nach kaudal geht es am Foramen magnum in das Rückenmark (Medulla spinalis) über. Pons und Medulla oblongata werden von auf- und absteigenden Bahnen, die rostrale Hirnanteile mit Cerebellum und Rückenmark verbinden, erreicht und durchzogen und enthalten die Kerne der subtentoriellen Hirnnerven (V–XII), lebenswichtige vegetative Zentren für Atmung, Kreislauf und Verdauung, die kaudalen Abschnitte von Hör- und Gleichgewichtssystem sowie Kerne der afferenten Kleinhirnbahnen.

Klinik

Klinisch sind **Verletzungen von Pons und Medulla oblongata** häufig dramatisch, da sie zu lebensgefährlichen Störungen von Atmung und Kreislauf sowie zur Unterbrechung der absteigenden motorischen Kontrolle bzw. der aufsteigenden sensiblen Bahnen führen können.

Embryologie
Ontogenetisch entsteht das Rhombencephalon aus dem kaudalen der 3 primären Hirnbläschen, dem **Rhombencephalon-Bläschen.** Die Abgrenzung zum Mesencephalon erfolgt sehr früh. Es handelt sich um die erste rostrokaudale Abgliederung des Neuralrohrs im Bereich der Hirnanlage. Ursprünglich wird das Rhombencephalon in 8 rostrokaudal angeordneten **Rhombomeren** angelegt. Diese Gliederung geht aber im Gegensatz zur somiteninduzierten segmentalen Gliederung des Rückenmarks während der Entwicklung weitgehend verloren. Erst relativ spät bildet sich dorsal das Cerebellum aus. Parallel dazu entstehen im ventralen rostralen Bereich die Nuclei pontis. Diese bilden später die charakteristische ventrale Vorwölbung der Pars basilaris pontis. Seitlich setzen sie sich in die mittleren Kleinhirnstiele **(Pedunculi cerebellares medii)** fort, die das ursprüngliche Rhombencephalon (die dorsalen Ponsanteile) wie eine Brücke umspannen, um dorsal in das Cerebellum zu ziehen. Entsprechend ihrer späteren Ausprägung werden Pons und Cerebellum als Hinterhirn **(Metencephalon)** bezeichnet und vom Markhirn (**Myelencephalon** bzw. Medulla oblongata) abgegrenzt.

Pons
Lage und äußere Gestalt
Der Pons liegt über dem Clivus und grenzt kranial an die Crura cerebri des Mesencephalons sowie kaudal an den Bulbus der Medulla oblongata, von dem er durch die quer verlaufende Fissura pontomedullaris getrennt ist. An der ventralen Oberfläche (➤ Abb. 12.25a) dominieren quer verlaufende Faserbündel, die lateral jeweils in den mittleren Kleinhirnstiel **(Pedunculus cerebellaris medius)** übergehen. Median befindet sich eine Längsfurche, der Sulcus basilaris, in der die A. basilaris verläuft. Rechts und links dieses Sulcus befinden sich 2 Längswülste, die durch die längs verlaufenden Pyramidenbahnfasern hervorgerufen werden. Lateral davon tritt auf jeder Seite am Übergang von Pons zu mittlerem Kleinhirnstiel der N. trigeminus mit Radix motoria und Radix sensoria aus; ventral am Unterrand des Pons im medialen Bereich der Fissura pontomedullaris der N. abducens und am lateralen Unterrand des Pons N. facialis und N. vestibulocochlearis im sog. Kleinhirnbrückenwinkel (➤ Abb. 12.25b). Dieser ist zwischen dem Unterrand des Pons, dem Unterrand des mittleren und unteren Kleinhirnstiels **(Pedunculus cerebellaris inferior)** sowie rostral und dorsal der unteren Olive der Medulla oblongata lokalisiert.
Die Dorsalfläche des Pons (➤ Abb. 12.25c) ist die rostrale Hälfte der Rautengrube und wird nur nach Entfernung des Cerebellums sichtbar. Hier fällt u. a. der **Colliculus facialis** auf, eine Vorwölbung, die durch das innere Fazialisknie (Genu nervi facialis) hervorgerufen wird.

Innere Gliederung
Pons und Medulla oblongata sind ontogenetisch einheitlich entstanden; entsprechend zeigen die inneren Strukturen Kontinuität und die Fissura pontomedullaris ist keine klare innere Grenze. Der Pons wird in einen vorderen Abschnitt, **Pars basilaris pontis,** und einen hinteren Abschnitt, **Pars dorsalis pontis,** unterteilt. Dies ist besonders gut im Querschnitt zu sehen (➤ Abb. 12.26). Die Pars basilaris, welche die mächtige ventrale Vorwölbung des Pons bedingt, nimmt dabei in etwa die ventralen zwei Drittel der Fläche ein. Dorsal schließt sich mit der Pars dorsalis der ursprüngliche pontine Anteil des Rhombencephalons an, der die rostrale Fortsetzung der Medulla oblongata bildet.

Pars basilaris pontis
In der weißen Substanz dieses Ponsabschnitts befinden sich sowohl längs als auch quer verlaufende Fasern **(Fibrae pontis longitudi-**

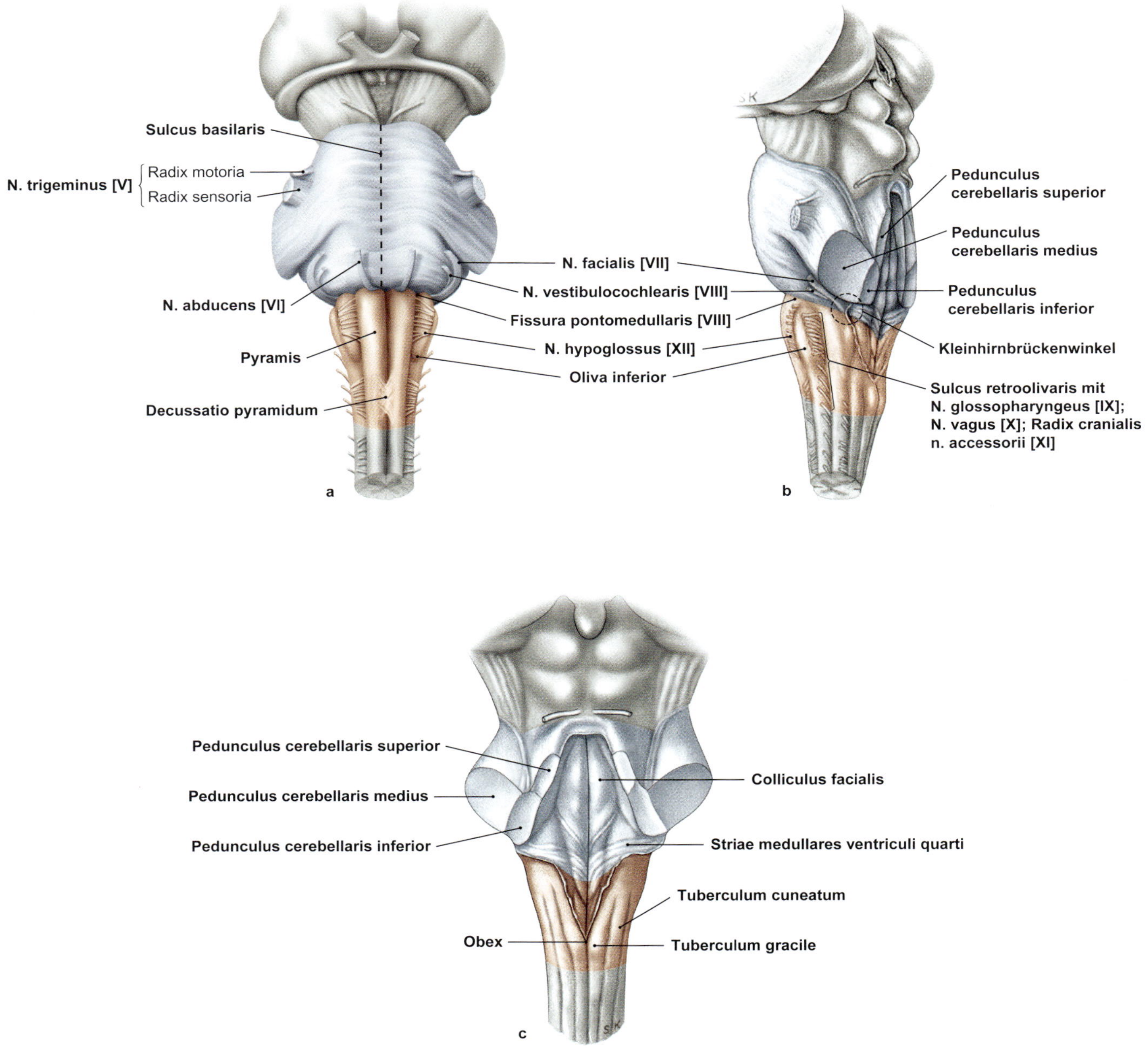

Abb. 12.25 Pons und Medulla oblongata. [S702-L238] **a** Ansicht von ventral. **b** Ansicht von lateral. **c** Ansicht von dorsal.

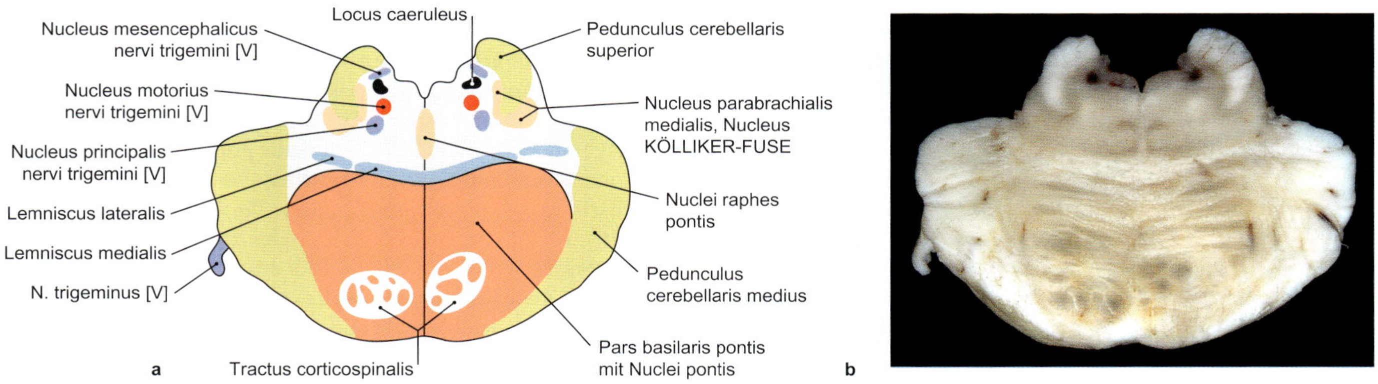

Abb. 12.26 Querschnitt durch den rostralen Pons auf Höhe des Austritts des N. trigeminus. **a** Schema. [S702-L126] **b** Anatomisches Präparat. [R247-L318]

nales und transversae), in der dazwischen eingelagerten grauen Substanz zahlreiche **Nuclei pontis.** Die Fibrae pontis longitudinales setzen die Faserzüge der Crura cerebri fort und enthalten daher die durch den Pons hindurch verlaufende Pyramidenbahn sowie kortikopontine Projektionen, die an den Neuronen der Nuclei pontis enden. Deren Axone verlaufen wiederum als Fibrae pontis transversae zur jeweiligen Gegenseite und erreichen über den Pedunculus cerebellaris medius die Kleinhirnrinde. Die Pyramidenbahn teilt sich bei Eintritt in die Pars basilaris pontis in zahlreiche Faszikel auf, welche die graue Substanz durchsetzen und sich nach Durchtritt durch den Pons wieder zu einer gemeinsamen Struktur, der Pyramide, vereinigen.

Pars dorsalis pontis

Der dorsale Ponsanteil ist wie die kaudal anschließende Medulla oblongata in eine mediane Raphe und seitliche Anteile gegliedert, die zahlreiche Kerngebiete der Hirnstammsysteme, die Formatio reticularis und die pontinen Hirnnervenkerne (V–VIII) enthalten. Lateral wird das Gebiet von den Kleinhirnstielen umfasst. Im Gegensatz zur Pars basilaris, die in allen Querschnittsebenen ähnlich aufgebaut ist, findet man in der Pars dorsalis pontis deutliche Unterschiede in Abhängigkeit von der jeweiligen Querschnittshöhe:

- In der **rostralen Hälfte** sind trigeminale Kernkomplexe lokalisiert. Dazu gehören der dorsolateral gelegene Nucleus motorius nervi trigemini und der weiter lateral gelegene Nucleus principalis nervi trigemini. Dorsal davon liegen der Tractus mesencephalicus nervi trigemini und die kaudalen Anteile des Nucleus mesencephalicus nervi trigemini. Im Bereich der Mittellinie befinden sich die **Nuclei raphes pontis** sowie kaudal und ventral des oberen Kleinhirnstiels **(Pedunculus cerebellaris superior)** der pigmentierte **Nucleus bzw. Locus caeruleus,** ein wesentlicher Teil des zentralen katecholaminergen Systems. Darüber hinaus findet man direkt lateral und ebenfalls ventral des oberen Kleinhirnstiels die **Nuclei parabrachiales medialis und lateralis** sowie den **Nucleus KÖLLIKER-FUSE.** Diese Kerngebiete bilden die pontine respiratorische Gruppe zur zentralen Atemregulation.
- In der **kaudalen Hälfte** befinden sich direkt dorsal der Nuclei pontis der Pars basilaris das **Corpus trapezoideum** und lateral davon die obere Olive **(Nucleus olivaris superior),** beides Kerngebiete der Hörbahn (➤ Tab. 12.5, auch ➤ Kap. 13.4). Ventral davon entlang der Mittellinie liegt die **Raphe pontis** mit den kaudalen pontinen serotonergen Raphekernen. Ventrolateral befindet sich der **Nucleus nervi facialis [VII].** Die Axone der darin lokalisierten Motoneurone ziehen innerhalb des Pons zunächst nach dorsal und umschlingen den an der dorsalen Oberfläche sitzenden **Nucleus nervi abducentis [VI]** von kaudal und medial, um anschließend lateral zur ventralen Oberfläche des Pons zu ziehen und im Kleinhirnbrückenwinkel gemeinsam mit dem N. vestibulocochlearis aus dem Hirnstamm auszutreten. Die **vestibulären Kerne** liegen dorsal im Boden der Rautengrube im pontomedullären Übergangsbereich. Man unterscheidet 4 Unterkerne – Nuclei vestibulares medialis, lateralis, superior, inferior –, die alle Fasern vom Vestibularisanteil des N. vestibulocochlearis erhalten und Axone zum Kleinhirn entsenden (➤ Tab. 12.5, auch ➤ Kap. 13.5). Ventral der Nuclei vestibulares liegen die Nuclei cochleares dorsalis und ventralis (auch ➤ Kap. 13.4)

Folgende **Systeme bzw. Bahnen** ziehen durch die Pars dorsalis: Lemniscus medialis, Lemniscus lateralis, Tractus tegmentalis centralis, Fasciculi longitudinales medialis und posterior, Tractus mesencephalicus und spinalis nervi trigemini. Die in der Decussatio lemniscorum der Medulla oblongata gekreuzten Fasern des **Lemniscus medialis** ziehen im kaudalen Pons zunächst direkt neben der Mittellinie dorsal des Corpus trapezoideum entlang und gelangen im Verlauf nach rostral immer mehr nach lateral, um im kaudalen Mesencephalon die dorsolaterale Oberfläche zu erreichen. Sie nehmen im rostralen Pons die Fasern des Nucleus principalis nervi trigemini auf. Lateral schließt sich der Lemniscus lateralis an. Ventral zieht neben der Mittellinie am Boden der Rautengrube der **Fasciculus longitudinalis medialis.**

Medulla oblongata

Lage und äußere Gestalt

Die Medulla oblongata ist der kaudale Teil des Rhombencephalons. Ventral liegt sie dem Clivus auf und reicht nach kaudal bis zum Foramen magnum. Die ventrale Oberfläche (➤ Abb. 12.25a) des Bulbus ist medial durch die Längswulst der Pyramide, **Pyramis,** charakterisiert. Nach kaudal verjüngen sich die beiden Pyramiden und ein Großteil der absteigenden Fasern des Tractus corticospinalis kreuzen in der **Decussatio pyramidum,** die die Grenze zum Rückenmark markiert. Direkt seitlich der Pyramide schließt sich die **untere Olive (Oliva inferior)** an, die am Außenrelief gut als ovales Kerngebiet abgegrenzt werden kann. Sie dient als gute ventrale Landmarke: Ihre Ausdehnung entspricht exakt der „offenen" rostralen Medulla oblongata, d. h., sie beginnt an der Fissura pontomedullaris und reicht kaudal bis zum Obex. Zwischen Pyramide und unterer Olive treten die Wurzeln des N. hypoglossus [XII] aus; dorsal der unteren Olive im **Sulcus retroolivaris** die Wurzeln von N. glossopharyngeus [IX] und N. vagus [X] sowie die Radix cranialis des N. accessorius [XI] (➤ Abb. 12.25a, b). Dorsal liegt der Medulla oblongata das Cerebellum auf, mit dem es über die beiden unteren Kleinhirnstiele (Pedunculi cerebellares inferiores) verbunden ist. Im Bereich der Medulla oblongata verengt sich der IV. Ventrikel nach kaudal zum Zentralkanal – so kann ein rostraler Anteil (offener Teil der Medulla oblongata = kaudale Hälfte der Fossa rhomboidea) vom kaudalen Anteil (geschlossener Teil der Medulla oblongata) unterschieden werden (➤ Abb. 12.25c). Der Punkt des Eingangs zum Zentralkanal wird als **Obex** bezeichnet. Er dient als wichtige Landmarke zur Bestimmung der rostrokaudalen Höhe von Querschnitten durch das Rhombencephalon. Seitlich und kaudal wird die Fossa rhomboidea von den Vorwölbungen der Nuclei gracilis und cuneatus **(Tubercula gracile und cuneatum)** begrenzt, die zum Rückenmark in die entsprechenden Längswülste der Funiculi gracilis und cuneatus der Hinterstrangbahn übergehen.

Innere Gliederung der Medulla oblongata

Die Medulla oblongata (➤ Abb. 12.27) ist wie der Pons in eine mediane Raphe **(Nuclei raphes medullae)** und seitliche Anteile gegliedert, die zahlreiche Kerngebiete der Hirnstammsysteme und die Formatio reticularis sowie die medullären Hirnnervenkerne (IX–XII) enthalten. Lateral wird das Gebiet von den unteren Kleinhirnstielen umfasst.

Rostrale Hälfte

In der rostralen Hälfte (offener Teil der Medulla oblongata = kaudale Hälfte der Fossa rhomboidea) imponieren ventral die Pyramide und die untere Olive. Dorsal liegen die Kerne der Hinterstrangbahn, Nuclei gracilis und cuneatus, lateral ziehen die Pedunculi cerebellares inferiores zum Cerebellum.
Auf dem Querschnitt ist die **untere Olive** als größtes Kerngebiet der Medulla oblongata makroskopisch sehr gut sichtbar. Man erkennt charakteristische schlangenartig gewundene Bänder, die aus zahlreichen kleinen und dicht gedrängten Somata gebildet werden, wobei eine Reihe von Unterkernen unterschieden werden können. Insgesamt ist die untere Olive ein dem Kleinhirn vorgelagerter Schaltkern, der vornehmlich spinale und vestibuläre Information verarbeitet.

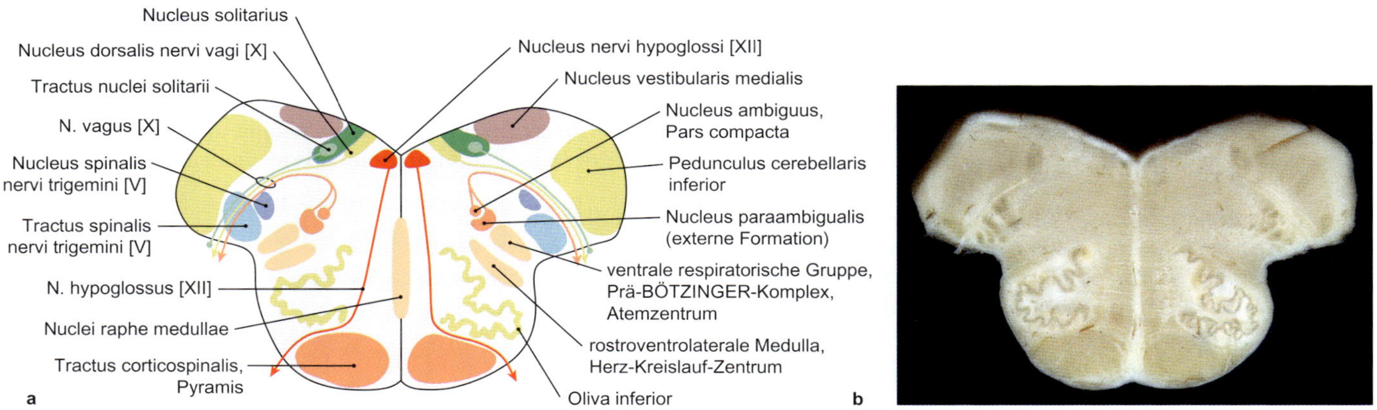

Abb. 12.27 Querschnitt durch die rostrale Medulla oblongata auf Höhe des Austritts des N. vagus. **a** Schema. [S702-L126] **b** Anatomisches Präparat. [R247-L318]

Direkt um den Zentralkanal bzw. am Boden des IV. Ventrikels liegt der **Nucleus nervi hypoglossi [XII].** Er besteht aus ventralen und dorsalen Unterkernen, die unterschiedliche Zungenmuskeln repräsentieren. Dorsal des Nucleus nervi hypoglossi liegt der **Nucleus dorsalis nervi vagi** [X] und dorsal davon der **Nucleus tractus solitarii (IX, X),** der im rostralen Abschnitt auch Kerne der Geschmacksnerven enthält.
Direkt am Obex befindet sich median dorsal des Zentralkanals die kleine **Area postrema** mit einem rechten und einem linken seitlichen Ausläufer, der mit dem Nucleus tractus solitarii in direkter Verbindung steht. Die Area postrema enthält vagale Viszeroafferenzen und ist das zentrale Brechzentrum. In der Area postrema ist die Hirn-Liquor-Schranke aufgehoben.
Dorsolateral befinden sich die sensiblen **Nuclei principalis und spinalis nervi trigemini** [V]. Dorsal des Nucleus spinalis nervi trigemini findet man in der rostralen Medulla oblongata die kaudalen Anteile der **Nuclei vestibulares** sowie den **Nucleus salivatorius inferior** [IX]. In der ventrolateralen Medulla liegt der **Nucleus ambiguus,** der sich aus den Motoneuronen der branchiogenen Muskulatur des 3.–6. Kiemenbogens (IX, X, medullärer Anteil von XI), also der Muskeln von Larynx und Pharynx, zusammensetzt. Er bildet eine longitudinale rostrokaudale Pars compacta, die als eigentlicher Nucleus ambiguus die gesamte Medulla oblongata durchzieht, sowie einzelne paraambiguale Kerngruppen ventral dieser Pars compacta, darunter die externe Formation, die parasympathische Neurone zur Herzinnervation enthält (➤ Tab. 12.5, auch ➤ Kap. 13.9). In direkter Nachbarschaft liegen ventral des Nucleus ambiguus die Gruppen der medullären Atemregulation mit dem **Prä-BÖTZINGER-Komplex** als medullärem Atemzentrum. Medial des Atemzentrums sind in der rostralen ventrolateralen Medulla oblongata die Kerne des medullären Herz-Kreislauf-Zentrums lokalisiert, die u. a. adrenerge Neurone zu den Sympathikusneuronen des Rückenmarks senden.

Kaudale Hälfte
In der kaudalen Hälfte (geschlossener Teil der Medulla oblongata = Übergang zum Rückenmark) ist die untere Olive nicht mehr sichtbar, der Querschnitt ist deutlich verkleinert. Angeschnitten sind die verjüngten kaudalen Ausläufer der **Kerngebiete** der rostralen Medulla oblongata (Nucleus ambiguus, Nucleus dorsalis nervi vagi, Nucleus tractus solitarii, Nucleus nervi hypoglossi), die z. T. bis ins Rückenmark reichen oder sich in Bahnen (Tractus) zum/vom Rückenmark fortsetzen. Der Übergang von der kaudalen Medulla oblongata zum Rückenmark ist fließend, man spricht von einer Übergangszone. Vorder- und Hinterhorn des Rückenmarks werden aber durch die ein- bzw. austretenden Spinalwurzeln von C1 nach rostral hin klar abgegrenzt.
Folgende **Bahnsysteme** ziehen zur bzw. durch die Medulla oblongata: Lemniscus medialis, Tractus tegmentalis centralis, Fasciculi longitudinales medialis und posterior, Tractus spinalis nervi trigemini, Tractus corticonuclearis und corticospinalis,Tractus spinothalamicus, Tractus spinocerebellaris. Axone aus den Hinterstrangkernen ziehen nach ventral und medial und kreuzen in der Mittellinie ventral des Nucleus nervi hypoglossi in der Decussatio lemniscorum, um anschließend aufzusteigen.

Klinik

Eine beidseitige **Schädigung der motorischen Hirnnervenkerne** in der Medulla oblongata verursacht eine **Bulbärparalyse.** Zungen- und Schlundmuskulatur sind atrophisch gelähmt, sodass die Betroffenen klinisch durch eine verwaschene Sprache und Schluckstörungen auffallen. Eine mögliche Ursache ist eine neurodegenerative Motoneuronerkrankung, z. B. die amyotrophe Lateralsklerose (ALS).

MERKE

Zur Betrachtung der **Fossa rhomboidea** trennt man das Kleinhirn an den 3 Kleinhirnstielen ab und blickt auf die Rückseite von Pons und Medulla oblongata (➤ Abb. 12.25c). Man erkennt den rautenförmigen, namensgebenden „Boden" bzw. die Vorderwand des IV. Ventrikels. Die rostralen Schenkel der Fossa rhomboidea werden von den Kleinhirnstielen begrenzt; die kaudalen Schenkel von der Anheftungsstelle der Tela choroidea des IV. Ventrikels an der Medulla oblongata. Dazwischen liegen dort, wo der IV. Ventrikel seine größte seitliche Ausdehnung hat, links und rechts die Recessus laterales mit den Aperturae laterales. Diese seitliche Ausdehnung markiert die dorsale Grenze zwischen Pons und Medulla oblongata. Zusätzlich wird diese Grenze durch die am Boden der Rautengrube quer verlaufenden und zur Hörbahn gehörenden Striae medullares ventriculi quarti angezeigt. Rostral davon gibt das Oberflächenrelief der Fossa rhomboidea Orientierungspunkte für die Lage pontiner Hirnnervenkerne (V–VIII), kaudal davon für die Lage medullärer Hirnnervenkerne (IX, X, XII).

12.3.3 Funktionelle Systeme des Hirnstamms

Die anatomische Verschaltung funktioneller Systeme des Hirnstamms ist so komplex wie die Vielfalt ihrer Funktionen. Der Hirnstamm enthält Schaltkerne, die Information zu und von den Kernen der Hirnnerven III–XII verarbeiten (z. B. die Kerne der Augenbewegungskoordination, der Hörbahn, des Vestibularsystems, aber auch wichtige vegetative Zentren wie Atem- und Kreislaufzentrum, die u. a. vegetative Afferenzen und Efferenzen des N. vagus verschalten). Hinzu kommen Schaltkerne für Kleinhirnafferenzen und Kerne monoaminerger Neurotransmittersysteme (Serotonin, Noradrenalin, Dopamin). Die funktionellen Zusammenhänge werden in den jeweiligen Kapiteln (Sinnessysteme, Hirnnerven, Kleinhirn, vegetatives Nervensystem) dargestellt.

Hirnstammreflexe

Beim Erlernen von Hirnstammfunktionen und insbesondere der zugrunde liegenden Verschaltungen hilft die Orientierung an Hirnstammreflexen und an deren afferenten bzw. efferenten Reflexschenkeln in den dazu gehörigen Hirnnerven (➤ Tab. 12.5). Darüber hinaus ist die Überprüfung von Hirnstammreflexen bzw. Hirnnervenreflexen von zentraler, lebenswichtiger Bedeutung bei jeder Anamnese (z. B. Erste Hilfe bei Bewusstlosen). Wie für das gesamte ZNS gilt auch für den Hirnstamm die Unterscheidung zwischen

- einem somatischen Nervensystem der Reaktion auf Umweltreize über die afferenten Sinne und der efferenten Skelettmuskelbewegungen
- einem vegetativen Nervensystem der Kontrolle und Erhaltung der Körperfunktionen durch vegetative Afferenzen und Efferenzen

Für beide Systeme gelten grundsätzliche Regeln der Organisation: Dem Prinzip der rostrokaudalen Hierarchie bzw. des übergeordneten Einflusses höherer Zentren steht das Prinzip der lokalen Kontrolle bzw. der möglichst kurzen, oligosynaptischen Verschaltung zwischen Afferenzen und Efferenzen, also der schnellen Reflexbögen, entgegen. Daraus ergibt sich das Modell des „Strickleitersystems", d. h. das Nebeneinander aufsteigender und absteigender Systeme, die auf allen rostrokaudalen Ebenen (vom Rückenmark bis zum Cortex cerebri) miteinander verschaltet sind, aber gleichzeitig einer rostrokaudalen hierarchischen Kontrolle unterliegen. Ebenfalls leitet sich daraus das Prinzip ab, dass die erste zentralnervöse Verschaltung immer auf Ebene des Eingangs der Afferenzen stattfindet, wie z. B. bei der Kontrolle der Atembewegungen auf Höhe der Medulla oblongata (Atemreflex).

Einen Überblick über die Hirnstammfunktionen bzw. Hirnstammreflexe und ihre Verschaltung gibt ➤ Tab. 12.5.

Formatio reticularis

Als Formatio reticularis werden die Anteile des Hirnstamms bezeichnet, die histologisch keine klar abgrenzbaren Faserbahnen oder Kerngebiete aufweisen. Das Gebiet der Formatio reticularis liegt in den inneren Bereichen des Hirnstamms (Tegmentum mesencephali, Pars dorsalis pontis, Medulla oblongata) zwischen der medianen Raphe und den außen anliegenden Kerngebieten und Bahnen. Charakteristisch sind mehr oder weniger lose Gruppen von Nervenzellen in unterschiedlichen Größen sowie Faserbündel, die in alle Richtungen das Gebiet der Formatio reticularis durchziehen. Man hat daraus geschlossen, dass die Formatio reticularis ein diffuses Netz vielfach miteinander verschalteter Neurone ist, das den gesamten Hirnstamm, bei einigen Autoren auch das Diencephalon und das zervikale Rückenmark durchzieht.

Diesem quasi intrinsischen Netz des Hirnstamms wurden auch bestimmte Funktionen zugeordnet, z. B. das aufsteigende retikuläre aktivierende System **(ARAS)**. Dieses bewirkt unter dem Einfluss

Tab. 12.5 Überblick zur funktionellen Anatomie des Hirnstamms.

Zentrum/System	Funktion/Reflex	Kerngebiet bzw. Hirnregion	Beteiligte afferente Hirnnerven	Beteiligte efferente Hirnnervenkerne bzw. Rückenmark
Auge/Sehen	Pupillenreflex	Area pretectalis	N. opticus [II]	Nucleus accessorius nervi oculomotorii
	Okulomotorik	präokulomotorische Zentren, Colliculi superiores	N. opticus [II]	Nucleus nervi oculomotorii [III], Nucleus nervi trochlearis [IV], Nucleus nervi abducentis [VI]
	Kornealreflex, Lidschluss		Nucleus principalis nervi trigemini [V]	Nucleus nervi facialis [VII]
Ohr/Hören	Richtungshören, Kopfbewegung zur Schallquelle	Nucleus olivaris superior, Corpus trapezoideum, Colliculi inferiores	Nuclei cochleares [VIII]	Rückenmark (zervikales Vorderhorn)
Gleichgewicht	Körperhaltung, Raumorientierung	Nucleus olivaris inferior, Cerebellum	Nuclei vestibulares [VIII]	Rückenmark
Nase	Niesreflex	Atemzentrum, ventrolaterale Medulla oblongata	Nucleus principalis nervi trigemini [V/2]	Nucleus ambiguus (IX, X), Rückenmark (Vorderhorn)
Gastrointestinaltrakt	Geschmack, Speichel		rostraler Anteil des Nucleus tractus solitarii (VII, IX, X)	Nucleus salivatorius superior [VII] und inferior [IX]
	Schlucken	Schluckzentrum, ventrolaterale Medulla oblongata	Nucleus principalis nervi trigemini (V/2, V/3), medialer Nucleus tractus solitarii (IX, X)	Nucleus motorius nervi trigemini [V/3], Nucleus nervi facialis [VII], Nucleus ambiguus (IX, X), Nucleus nervi hypoglossi [XII]
	Erbrechen	Area postrema	medialer Nucleus tractus solitarii [X]	Nucleus dorsalis nervi vagi [X]
	Verdauung (u. a. Ausschüttung von Magensaft, Galle, Pankreassaft und Peristaltik)		medialer Nucleus tractus solitarii [X]	Nucleus dorsalis nervi vagi [X]
Atmung	Atemreflexe (u. a. Lungendehnungsreflex, Hustenreflex)	Atemzentrum, ventrolaterale Medulla oblongata	lateraler Nucleus tractus solitarii [X]	Nucleus ambiguus (IX, X) Nucleus nervi hypoglossi [XII] Rückenmark (Vorderhorn)
Herz/Kreislauf	Kreislaufreflexe (u. a. Baro- und Chemorezeptorreflex)	Kreislaufzentrum, rostrale ventrolaterale Medulla oblongata (RVLM)	dorsolateraler Nucleus tractus solitarii (IX, X)	Nucleus ambiguus, externe Formation [X], Sympathikus, Rückenmark: Seitenhorn

serotonerger Raphekerne eine vom Rückenmark aufsteigende Aktivierung motorischer Systeme sowie der zentralen vegetativen Kerngebiete bis hin zum Hypothalamus und limbischen System. Dadurch wird der Körper in den Zustand erhöhter Wachheit und Aufmerksamkeit versetzt.

Naturgemäß widersetzt sich eine derart diffuse Definition der Formatio reticularis einer klaren Abgrenzung. Je mehr man über die einzelnen Kerngruppen und ihre Funktionen weiß (z. B. durch Nachweis spezifischer Transmitter und Rezeptoren), desto mehr wird diese Sichtweise von einer detaillierten Beschreibung einzelner Gebiete und Systeme abgelöst. Dennoch ist die scheinbar ungeordnete Vielfalt der Systeme im Hirnstamm Ausdruck der phylogenetisch alten, „gereiften" und komplexen Regulation der lebenswichtigen vegetativen Körperfunktionen.

Raphe und Raphekerne, Serotoninsystem

In allen Abschnitten des Hirnstamms kreuzen zahlreiche **kommissurale Fasern** die Mittellinie, wobei diese nicht nur zu den langen auf- und absteigenden Bahnen gehören, sondern zum größeren Teil Axone lokaler Kerngruppen sind, die sich bilateral koordinieren. Die Gesamtheit der in alle Richtungen kreuzenden Fasern über der Mittellinie wird als **Raphe** bezeichnet. Je nach Abschnitt des Hirnstamms unterscheidet man eine mesenzephale, pontine und medulläre Raphe. In allen Abschnitten der Raphe sind serotonerge Neurone in verschiedenen Kerngruppen eingelagert, die als mesenzephale, pontine und medulläre **Raphekerne** bezeichnet werden. Typisch für das **serotonerge System** (aber auch für andere monoaminerge Systeme, etwa das dopaminerge, histaminerge oder noradrenerge System, ➤ Tab. 12.6) ist die Konzentration serotonerger Somata auf wenige, relativ kleine Kerngebiete im Hirnstamm, von wo aus durch weitverzweigte axonale Fasern große Anteile des Gehirns und Rückenmarks erreicht werden. Im Fall des serotonergen Systems werden sogar ausnahmslos alle Bereiche des ZNS und mikroskopisch fast sämtliche Neurone direkt mit einem dichten Netz von axonalen Endigungen erreicht. Diese Endigungen sind häufig vergrößerte präsynaptische Boutons und werden deshalb als variköse Endigungen bezeichnet. Sie setzen Serotonin in den Extrazellularraum frei, von wo aus es an postsynaptischen Serotoninrezeptoren der Zielneurone wirken kann. Man hat deshalb das Bild des Gießkannensystems entworfen, also die scheinbar wahllose Ausschüttung von Serotonin an alle Nervenzellen des ZNS. Die Wirkung wird jedoch durchaus differenziert:

- Die postsynaptische Erregung wird durch zahlreiche, sehr unterschiedliche und z. T. auch gegensätzlich wirkende Serotoninrezeptoren sehr spezifisch an einzelnen Zielzellen erreicht.
- Die Raphekernneurone haben unterschiedliche Zielgebiete: Die dorsalen und medialen mesenzephalen Raphekerne senden in 2 konkurrierenden Systemen Axone an Mesencephalon, Diencephalon und Telencephalon, die pontinen und medullären Raphekerne versorgen das Rhombencephalon und das Rückenmark.
- Außerdem auffallend ist eine besonders starke Innervation der primären somatisch afferenten Kerne in Hirnstamm und Rückenmark, vor allem der Schmerzbahn, sowie der primären somatisch efferenten Kerne, also der Motoneurone. Damit kann die Aufmerksamkeit für hereinkommende (afferente) Umweltreize erhöht und die somatische Reaktion, also die Aktivierung der Skelettmuskulatur, verstärkt werden.

Tab. 12.6 Monoaminerge Neurotransmittersysteme des Hirnstamms.

Name des Kerngebiets	Lokalisation im Hirnstamm	Verwendeter Neurotransmitter	Projektionsziele
Substantia nigra, Pars compacta	Grenze zwischen Basis und Tegmentum mesencephali	Dopamin	Striatum
Area tegmentalis ventralis (VTA)	Tegmentum mesencephali	Dopamin	zerebraler Cortex, limbisches System, Nucleus accumbens
Nucleus bzw. Locus caeruleus	Teil der Formatio reticularis im Tegmentum pontis	Noradrenalin	zerebraler Cortex, limbisches System, Thalamus, Hypothalamus, Cerebellum
Raphekerne	Kerngruppen im Bereich der Raphe von Mesencephalon bis Medulla oblongata	Serotonin	gesamtes ZNS

Klinik

Nach derzeitigem Kenntnisstand besitzen sowohl die noradrenergen Projektionen des Nucleus bzw. Locus caeruleus als auch die serotonergen Projektionen der Raphekerne eine wichtige klinische Bedeutung im Rahmen der Pathogenese von **affektiven Störungen** wie z. B. der Depression. Bei dieser in unserer Gesellschaft sehr häufigen psychiatrischen Erkrankung geht man von einem Mangel an Noradrenalin und/oder Serotonin im synaptischen Spalt aus. Dieser Mangel kann durch die kontinuierliche Gabe von selektiven Noradrenalin- und/oder selektiven Serotoninwiederaufnahmehemmern antagonisiert werden, was bei vielen Patienten zu einer deutlichen Besserung der Symptomatik führt.

12.3.4 Blutversorgung des Hirnstamms

Alle Teile des Hirnstamms erhalten ihr arterielles Blut aus dem hinteren, **vertebrobasilären Stromgebiet.** Die einzelnen arteriellen Gefäße entspringen dabei entweder direkt aus den Aa. vertebrales oder der A. basilaris (z. B. Rr. ad pontem) bzw. aus deren jeweiligen Ästen wie z. B. den Kleinhirnarterien (➤ Kap. 12.4.6). Obwohl das arterielle Gefäßnetz des Hirnstamms oberflächlich sehr variabel sein kann, unterscheidet man im Horizontalschnitt 3 relativ konstant ausgeprägte Versorgungsgebiete: ein anteriores, ein laterales und ein posteriores Gefäßterritorium. Folgende Anteile des Hirnstamms werden aus dem jeweiligen Gefäßterritorium versorgt:

- anterior: paramedian gelegene Bahnsysteme wie Pyramidenbahn sowie medialer Teil des Lemniscus medialis, Hirnnervenkerne III, IV, VI, XII
- lateral: seitlich gelegene Bahnsysteme sowie Hirnnervenkerne V, VII, IX, X, XI
- posterior: Hinterstrangkerne, Nuclei vestibulares, Pedunculi cerebellares, Tectum mesencephali

Klinik

Arterielle Durchblutungsstörungen des Hirnstamms führen wegen der engen räumlichen Nähe unterschiedlichster lebenswichtiger Kerngebiete und Bahnen häufig zu vielseitigen Ausfallerscheinungen und sind oft lebensbedrohlich. Ein Beispiel ist das **WALLENBERG-Syndrom.** Hierbei handelt es sich um einen einseitigen Infarkt der dorsolateralen Medulla oblongata aufgrund einer Durchblutungsstörung der A. inferior posterior cerebelli (PICA = „posterior inferior cerebellar artery"). Die Symptome sind vielseitig und sehr variabel: Drehschwindel und Fallneigung zur Seite der Schädigung (Nuclei vestibulares, untere Olive), ipsilaterale Hemiataxie (Pedunculus cerebellaris inferior, Kleinhirn), kontralaterale dissoziierte Empfindungsstörung (Nuclei gracilis und cuneatus, Tractus spinothalamicus), Schluckstörung und heisere Stimme (Nucleus ambiguus), HORNER-Syndrom und schneller Puls (zentraler Sympathikus und Herz-Kreislauf-Zentrum der rostroventrolateralen Medulla oblongata) sowie Atemstörungen (Atemzentrum der ventrolateralen Medulla oblongata mit Prä-BÖTZINGER-Komplex).

12.4 Cerebellum

Michael J. Schmeißer

Kompetenzen

Nach Bearbeitung dieses Lehrbuchkapitels sollten Sie in der Lage sein:

- anhand eines makroskopischen Präparats bzw. eines anatomischen Modells die Oberflächenanatomie des Cerebellums zu beschreiben und seine funktionelle Gliederung zu erläutern
- auf entsprechenden anatomischen Schnitten durch das Cerebellum Kleinhirnkerne und Kleinhirnstiele zu benennen und deren jeweilige Einbindung in Schaltkreise bzw. Fasersysteme zu erläutern
- zu erklären, mit welchen klinisch-neurologischen Testverfahren man welche funktionell-anatomisch bedeutsamen Anteile des Cerebellums überprüfen kann

12.4.1 Überblick

Das Kleinhirn (Cerebellum) ist ähnlich wie der Pons Teil des Rhombencephalons und bildet mit ihm zusammen das Hinterhirn **(Metencephalon).** Es befindet sich in der hinteren Schädelgrube **(Fossa cranii posterior),** sitzt dem Hirnstamm von dorsal auf und ist mit ihm auf jeder Seite über 3 Stiele (**Pedunculi cerebellares**) verbunden. Die Pedunculi enthalten die afferenten und efferenten Bahnen, über die das Kleinhirn direkt bzw. indirekt mit anderen Hirnregionen in Verbindung steht. Makroskopisch unterteilt man das auffällig gefurchte Kleinhirn in **3 Abschnitte:**

- den Kleinhirnwurm (**Vermis cerebelli**) in der Mitte,
- der rechts und links von jeweils einer Kleinhirnhemisphäre (**Hemispherium cerebelli**) flankiert wird.

Graue Substanz findet sich vorwiegend in der dreischichtigen Kleinhirnrinde **(Cortex cerebelli)** sowie in den Kleinhirnkernen **(Nuclei cerebelli); weiße Substanz** füllt die **Pedunculi cerebellares** aus, umgibt die Kleinhirnkerne **(Corpus medullare cerebelli)** und dringt bis in die Windungen der Rinde ein.

Funktionell ist das Kleinhirn hauptsächlich für die unbewusste Feinabstimmung und Koordination von Bewegungsabläufen und für die Aufrechterhaltung von Muskeltonus und Gleichgewicht verantwortlich.

Der Mediansagittalschnitt durch den Vermis (➤ Abb. 12.28) zeigt das Bild des „Lebensbaums" **(Arbor vitae).** Diese Bezeichnung beruht auf der in dieser Schnittebene sichtbaren charakteristischen Anordnung von grauer und weißer Substanz. Ausgehend vom „stammförmigen" Corpus medullare „verästeln" sich immer feiner werdende Marklamellen bis in die ausgeprägten „blattförmigen" Windungen der Kleinhirnrinde hinein **(Folia cerebelli).**

12.4.2 Embryologie

Die Entwicklung des Cerebellums startet in der 2. Hälfte der Embryonalperiode zwischen der *5. und 6. Woche.* Es entsteht hauptsächlich aus dem metenzephalen Abschnitt des **Rhombencephalons** und z. T. auch aus kaudalen Anteilen des Mesencephalons. Entscheidend sind in diesem Zusammenhang die dorsolateralen Anteile beider Flügelplatten, aus denen sich die sog. **Rautenlippen** bilden. Deren superiore Abschnitte liefern den Großteil des neuroepithelialen Ursprungsgewebes der beiden Kleinhirnanlagen **(Primordia cerebellares),** die im Verlauf ihres Wachstums in der Medianebene miteinander verschmelzen und schließlich einen quer stehenden, nach dorsal gewölbten Wulst bilden, die **Kleinhirnplatte.** Deren laterale Anteile vergrößern sich am stärksten und entwickeln sich später zu den Hemispheria cerebelli; der mittlere Abschnitt wird zum Vermis cerebelli. Durch Ausbildung der ersten horizontalen Furche des Cerebellums, der **Fissura posterolateralis,** werden in der *12. Woche* die kaudalen Anteile der Kleinhirnplatte als **Lobus flocculonodularis** (phylogenetisch: **Archicerebellum**) abgegrenzt. In der *14. Woche* entstehen im kranialen Anteil durch Ausbildung einer weiteren horizontalen Furche, der **Fissura prima, Lobus anterior** (phylogenetisch: **Paleocerebellum;** wobei hierzu noch der Vermis cerebelli gerechnet wird) und **Lobus posterior** (phylogenetisch: **Neocerebellum**). Nach der *16. Woche* kommt es durch die Entstehung weiterer horizontal ausgerichteter Fissuren zur Gliederung in Läppchen, Lobuli, und in blattförmige Windungen, Folia.

12.4.3 Lage und äußere Gestalt

Lagebeziehungen

Das Cerebellum liegt in der Fossa cranii posterior und grenzt nach ventral an Pons, Medulla oblongata und IV. Ventrikel. Nach kranial grenzt es – getrennt durch das aus Dura mater bestehende Kleinhirnzelt **(Tentorium cerebelli)** – an den Lobus occipitalis und an hintere Anteile des Lobus temporalis des Großhirns; nach dorsokaudal an das Os occipitale bzw. in die Cisterna cerebellomedullaris. Es umgreift von dorsal und lateral die Medulla oblongata und reicht von lateral zudem an den Pons heran, sodass der IV. Ventrikel von ihm vollständig bedeckt wird.

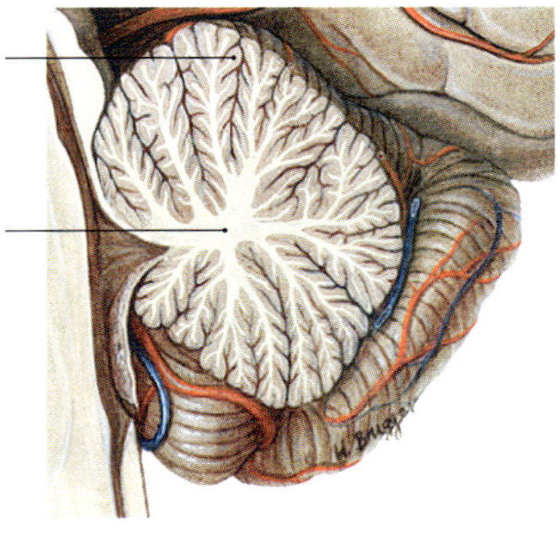

Abb. 12.28 Mediansagittalschnitt durch das Cerebellum. [S700-L301]

Klinik

Anatomische Kenntnisse über die Lagebeziehungen des Cerebellums spielen bei der operativen Behandlung von Tumoren der hinteren Schädelgrube eine entscheidende Rolle. Der **operative Zugang** zu **infratentoriellen Tumoren** (z. B. zu einem Schwannom des N. vestibularis = „Akustikusneurinom" im Kleinhirnbrückenwinkel) wird in der Regel durch Eröffnung der Fossa cranii posterior nach passagerer Entfernung von Teilen des Os occipitale sichergestellt. Je nach Entität und Lage des Tumors (zerebellär vs. extrazerebellär) werden nicht befallene bzw. das OP-Feld behindernde Teile des Kleinhirns mithilfe eines Spatels vorsichtig zur Seite gezogen und damit geschont.

Oberflächenanatomie

Die schmalen, blattförmigen Windungen des Cerebellums **(Folia cerebelli)** werden durch unterschiedlich tief einschneidende, annähernd parallel verlaufende Furchen **(Fissurae cerebelli)** voneinander getrennt. Die **Fissura posterolateralis** unterteilt das Kleinhirn in 2 Hauptanteile: **Lobus flocculonodularis** und **Corpus cerebelli.** Letzterer wird durch die Fissura prima weiter untergliedert in **Lobus anterior** und **Lobus posterior.** Zusätzliche Furchen unterteilen diese Lappen wiederum in Läppchen **(Lobuli).** Bei der Kleinhirnoberfläche unterscheidet man 3 Abschnitte (➤ Abb. 12.29, ➤ Abb. 12.30, ➤ Abb. 12.31).

Superiore Oberfläche

Diese Fläche (➤ Abb. 12.29) ist zum Tentorium cerebelli bzw. zum Großhirn hin gerichtet. Die Grenzen zwischen Vermis und Kleinhirnhemisphären sind auf dieser Fläche kaum zu erkennen. Deutlich sichtbar sind jedoch die **Fissura prima** und die **Fissura horizontalis.** Letztere Furche ist zwar keine funktionelle Grenze, bildet aber eine Trennlinie zwischen superiorer und inferiorer Oberfläche.

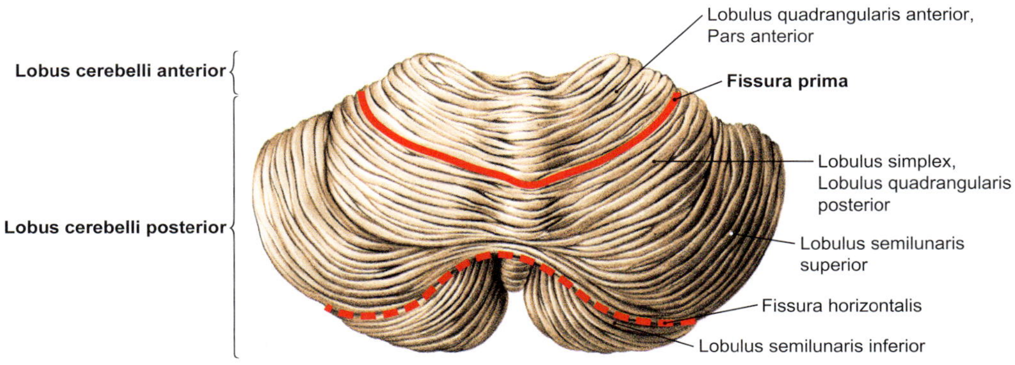

Abb. 12.29 Superiore Oberfläche des Cerebellums. [S702]

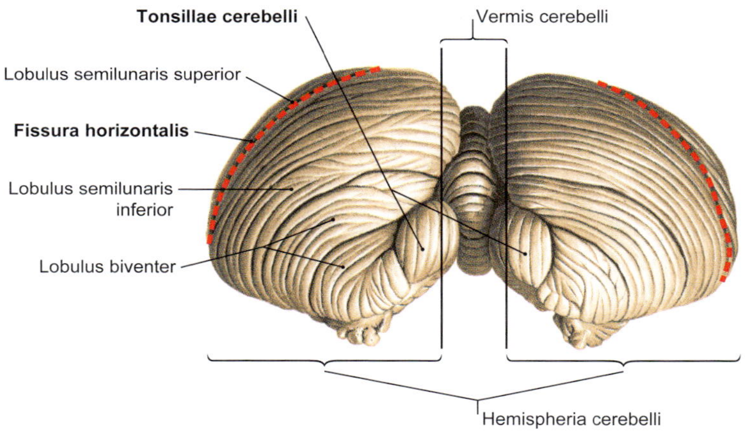

Abb. 12.30 Inferiore Oberfläche des Cerebellums. [S702]

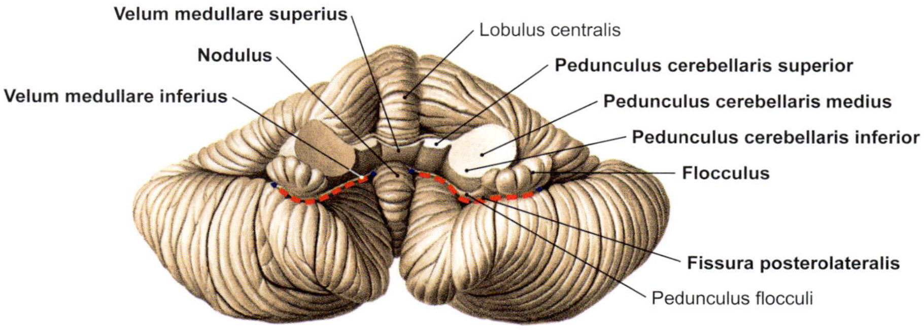

Abb. 12.31 Anteriore Oberfläche des Cerebellums. [S702]

Inferiore Oberfläche
Die inferiore Oberfläche (➤ Abb. 12.30) ist zum Os occipitale bzw. zur Cisterna cerebellomedullaris hin gerichtet. Auf ihr erkennt man neben dem klar abgrenzbaren Vermis und den beiden Kleinhirnhemisphären vor allem die beiden Kleinhirntonsillen **(Tonsillae cerebelli).** Als kaudalste Bestandteile der Hemisphären umfassen sie den dorsolateralen Abschnitt der Medulla oblongata und liegen somit unmittelbar am Rand des Foramen magnum.

Klinik

Bei gesteigertem intrakraniellem Druck (z. B. durch Hirnödem, Blutung oder Tumor) kann das Cerebellum nach kaudal verschoben werden. Seine kaudalen Strukturen wie die Kleinhirntonsillen werden dann ins Foramen magnum hineingepresst und zwischen Medulla oblongata und knöchernen Strukturen eingeklemmt **(Tonsillareinklemmung** bzw. **untere Einklemmung).** Mögliche Folge ist die Kompression der Medulla oblongata mit Entstehung eines **Bulbärhirnsyndroms** (Ausfall der Hirnstammreflexe, ➤ Kap. 12.3.3). Ohne Hirndruckentlastung kann eine daraus resultierende Schädigung von Atem- und Kreislaufzentrum im Hirnstamm zum Tod führen.

Anteriore Oberfläche
Die anteriore Oberfläche des Cerebellums (➤ Abb. 12.31) ist zum IV. Ventrikel und zum Hirnstamm hin gerichtet. Auf dieser Oberfläche sind vor allem die Kleinhirnstiele **(Pedunculi cerebellares superior, medius und inferior)** zu erkennen, an denen das Kleinhirn vom Hirnstamm abgetrennt wurde. Die Pedunculi cerebellares superiores grenzen beidseits nach medial an das unpaare obere Marksegel **(Velum medullare superius),** eine dünne Faserplatte aus weißer Substanz, die eine Verbindung zwischen Cerebellum und Vierhügelplatte darstellt und das obere Dach des IV. Ventrikels bildet. Eine zweite, paarige Marklamelle, das untere Marksegel **(Velum medullare inferius),** verbindet das Cerebellum mit der Medulla oblongata und ist somit das untere Dach des IV. Ventrikels. Darüber hinaus erkennt man den **Flocculus** („Flöckchen", unterhalb des Pedunculus cerebellaris medius gelegen) und den **Nodulus** („Knötchen", Anteil des Vermis unterhalb des Velum medullare superius), die gemeinsam als Lobus flocculonodularis vom restlichen Cerebellum über die Fissura posterolateralis abgegrenzt werden. Flocculus und Nodulus sind über Nervenfasern im **Pedunculus flocculi** verbunden.

Funktionelle Gliederung
Funktionell unterteilt man das Cerebellum in 3 Anteile (➤ Abb. 12.32).

Vestibulocerebellum
Dieser Anteil besteht aus dem Lobus flocculonodularis und ist sowohl afferent als auch efferent eng mit dem Vestibularapparat des Innenohrs verbunden. Darüber hinaus bestehen efferente Verbindungen zu den okulomotorischen Zentren der Formatio reticularis und zu den Augenmuskelkernen. Das Vestibulocerebellum dient hauptsächlich der **Steuerung von Stützmotorik** (Stabilisierung von Stand und Gang), der **Feinabstimmung von Augenbewegungen** sowie der Koordination beider Funktionen mit dem Gleichgewichtsorgan **(Aufrechterhaltung des Gleichgewichts).**

Spinocerebellum
Dieser Anteil besteht aus dem Vermis (ohne Nodulus), der paravermalen Zone beider Hemisphären (Partes intermediae) sowie dem größten Teil des Lobus cerebelli anterior. Das Spinocerebellum erhält direkte Afferenzen aus dem Rückenmark und ist efferent über Nucleus ruber und Formatio reticularis indirekt mit dem Rückenmark verbunden. Es ist maßgeblich für die **Regulation des Muskeltonus** verantwortlich und steuert gemeinsam mit dem Vestibulocerebellum die **Stützmotorik.**

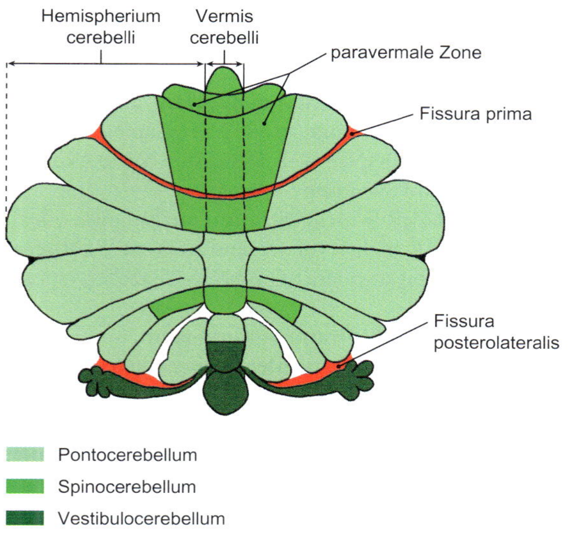

Abb. 12.32 Funktionell-anatomische Einteilung der ausgebreiteten Kleinhirnrinde. [R247-L318]

Pontocerebellum
Dieser Anteil umfasst den größten Bereich des Kleinhirns, die lateral der paravermalen Zone gelegenen Teile der Kleinhirnhemisphären. Er ist afferent hauptsächlich mit dem Pons (und damit indirekt mit dem Großhirn) und z. T. mit der Olive sowie efferent mit Nucleus ruber und Thalamus verbunden. Das Pontocerebellum dient vorwiegend zur **Koordination von präziser Zielmotorik und Sprechmuskulatur.**

Klinik

Chronischer Alkoholabusus kann zu einer dauerhaften Schädigung des Kleinhirns, insbesondere zu einer **Atrophie des Vermis cerebelli,** führen. Dabei gehen Teile des Vestibulocerebellums (Nodulus) und des Spinocerebellums (Vermis und paravermale Zone) zugrunde. Betroffene Patienten können Augenbewegungen nicht mehr aufeinander abstimmen und das Gleichgewicht nicht mehr aufrechterhalten (durch Ausfall von Vestibulo- und Spinocerebellum). Dadurch kann sich eine mangelhafte Blickstabilisierung (z. B. ruckartige Blickfolgebewegungen bzw. mehrfache Korrektur der Augenstellung beim Versuch, einen neu ins Blickfeld gerückten Gegenstand zu fixieren) oder eine zerebelläre Ataxie (unsicheres Stand- und Gangbild durch Schwanken und Fallneigung) entwickeln.

12.4.4 Innere Gliederung

Der grundsätzliche feingewebliche Aufbau der Kleinhirnrinde ist wichtig zum Verständnis der Verschaltungen und Bahnen des Kleinhirns. Die graue Substanz – also Ansammlungen von Nervenzellkörpern – ist innerhalb des Kleinhirns vorwiegend in der Kleinhirnrinde (Cortex cerebelli) und in den Kleinhirnkernen (Nuclei cerebellares) zu finden.

Kleinhirnrinde

Der Cortex cerebelli zeigt im Gegensatz zum Cortex cerebri einen dreischichtigen Aufbau. Von außen nach innen sind dies:

- die Molekularschicht (**Stratum moleculare,** äußerste Schicht): geringe Dichte an Neuronen, große Menge an Nervenzellfortsätzen (vor allem PURKINJE-Zell-Dendriten sowie Axone der Körnerzellen) und Synapsen
- die PURKINJE-Zell-Schicht (**Stratum purkinjense** oder ganglionäre, mittlere Schicht): vorwiegend Nervenzellkörper der PURKINJE-Zellen sowie BERGMANN-Gliazellen (spezialisierte Astrozyten)
- die Körnerzellschicht (**Stratum granulosum,** innerste Schicht): vorwiegend Nervenzellkörper der Körnerzellen

MERKE

Das Kleinhirn besitzt mehr als 50 % aller **Neurone des Gehirns** und damit mehr Neurone als das Großhirn. Prozentual machen davon die Körnerzellen im Stratum granulosum der Kleinhirnrinde den größten Anteil aus (ca. 99 % aller Neurone des Cortex cerebelli).

Das Cerebellum erhält **afferenten Input** entweder über die sog. **Moosfasern** (axonale Fortsätze von Neuronen aus den Brückenkernen, dem Rückenmark, der Formatio reticularis oder den Vestibulariskernen) bzw. über **Kletterfasern** (axonale Fortsätze aus dem unteren Olivenkernkomplex der Medulla oblongata). Dieser Input ist in beiden Fällen **exzitatorisch/glutamaterg:**

- Moosfaseraxone enden im Stratum granulosum und erregen hauptsächlich Körnerzellen. Letztere entsenden wiederum ihre axonalen Fortsätze, die sog. Parallelfasern, ins Stratum moleculare und bilden u. a. am distalen Dendritenbaum der PURKINJE-Zellen exzitatorische/glutamaterge Synapsen.
- Kletterfaseraxone ziehen direkt ins Stratum moleculare und bilden ähnlich wie die Parallelfasern exzitatorische/glutamaterge Synapsen an PURKINJE-Zell-Dendriten.

Entscheidend ist nun die Funktion der **PURKINJE-Zellen.** Sie sind die einzigen Neurone der Kleinhirnrinde, die ein Axon entsenden, das den Cortex cerebelli wieder verlässt. Damit sind PURKINJE-Zellen ein **zentrales Integrationselement** aller neuronalen Schaltkreise, welche die Kleinhirnrinde als „Schaltstation" einschließen. Interessanterweise sind PURKINJE-Zellen **inhibitorisch** und enden mit ihren Axonen an den Neuronen der Kleinhirnkerne, wo sie hemmende, **GABAerge Synapsen** ausbilden.

Klinik

Entgegen der bisherigen Annahme scheinen Fehlfunktionen des Cerebellums und seiner Schaltkreise auch mit Einbußen höherer Hirnleistungen wie z. B. sozialer Interaktion und Kommunikation einherzugehen. In diesem Zusammenhang spielt wohl die Integrität der PURKINJE-Zellen eine entscheidende Rolle. So findet man z. B. im Sektionsmaterial von Patienten mit **Autismus** öfter eine verminderte Anzahl an PURKINJE-Zellen in bestimmten Rindenabschnitten des Cerebellums.

Kleinhirnkerne

Eingelagert ins Corpus medullare cerebelli des Pontocerebellums finden sich auf jeder Seite insgesamt 4 Kleinhirnkerne **(Nuclei cerebelli),** die vor allem im Schräg- bzw. Flachschnitt durch die oberen Kleinhirnstiele anhand ihrer jeweiligen makroskopisch charakteristischen Form zu erkennen sind. Im Folgenden sind sie von lateral nach medial aufgeführt (➤ Abb. 12.33):

- **Nucleus dentatus** (Zahnkern): am weitesten lateral gelegen, erscheint als U-förmiges, gezacktes Faltenband; seine anteromediale Öffnung wird als Hilum nuclei dentati bezeichnet
- **Nucleus emboliformis** (Pfropfkern): länglicher, medial des Hilum nuclei dentati gelegener Kern
- **Nucleus globosus** (Kugelkern): rundlicher, medial des Nucleus emboliformis gelegener Kern; oft zweigeteilt
- **Nucleus fastigii** (Dach-/First-/Giebelkern): eiförmiger, am weitesten medial gelegener Kern

Afferenten Input erhalten die Kleinhirnkerne hauptsächlich von den PURKINJE-Zellen der Kleinhirnrinde. Aufgrund der Tatsache, dass jeder Kleinhirnkern Afferenzen aus einem topografisch jeweils unterschiedlichen Areal der Kleinhirnrinde erhält, können funktionelle Zuordnungen getroffen werden:

- Nucleus dentatus – Pontocerebellum
- Nucleus emboliformis – Spinocerebellum
- Nucleus globosus – Spinocerebellum
- Nucleus fastigii – Vestibulocerebellum, Spinocerebellum

MERKE

Nucleus emboliformis und Nucleus globosus des Cerebellums sind funktionell sehr ähnlich, da beide ihre Afferenzen aus dem Spinocerebellum erhalten. Sie können daher zu einem Kern, dem sog. **Nucleus interpositus cerebelli,** zusammengefasst werden.

In den Kleinhirnkernen befinden sich vor allem multipolare Nervenzellen, die efferent in andere Hirnregionen projizieren. Diese Projektionsfasern bilden an ihrem Zielort vor allem exzitatorische/glutamaterge Synapsen.

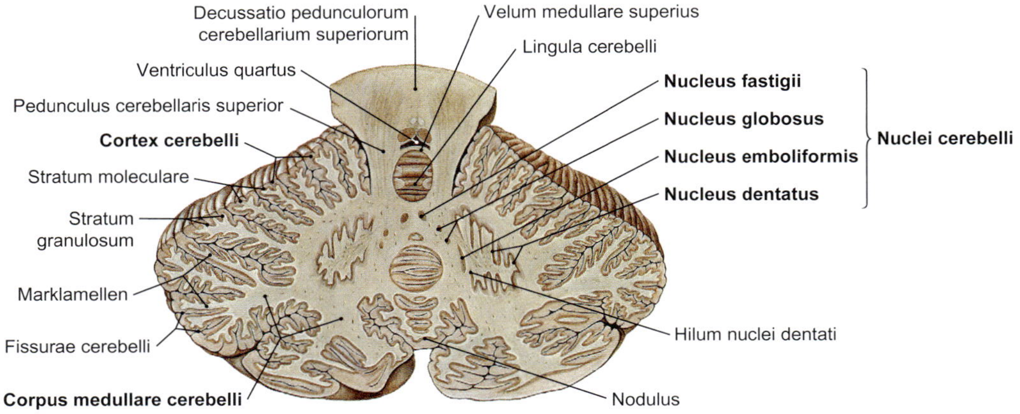

Abb. 12.33 Kleinhirnkerne. [S700]

Kleinhirnstiele

Das Kleinhirn ist mit dem Hirnstamm auf jeder Seite über 3 Kleinhirnstiele **(Pedunculi cerebellares)** verbunden, wodurch alle afferenten und efferenten Bahnen des Kleinhirns ziehen. Das Volumen der einzelnen Kleinhirnstiele und damit auch ihr jeweiliger Fasergehalt wird vor allem im Schnittpräparat mit Aufsicht auf die Facies anterior von vorne sichtbar (➤ Abb. 12.31).

- **Pedunculus cerebellaris superior:** Der obere Kleinhirnstiel enthält vorwiegend efferente Fasern aus allen 4 Kleinhirnkernen, die v. a. zum Nucleus posterior ventrolateralis des Thalamus (Tractus cerebellothalamicus) und zum Nucleus ruber ins Mesencephalon (Tractus cerebellorubralis) ziehen. Darüber hinaus verlaufen in ihm afferente Fasern aus dem Rückenmark (Tractus spinocerebellaris anterior, superior, cervicospinocerebellaris).
- **Pedunculus cerebellaris medius:** Der mittlere Kleinhirnstiel, der am stärksten ausgeprägt ist und am weitesten lateral liegt, enthält nur afferente Fasern (Fibrae pontocerebellares), die den Brückenkernen (Nuclei pontis) entstammen.
- **Pedunculus cerebellaris inferior:** Der untere Kleinhirnstiel liegt wiederum medial des mittleren und wird in 2 Abschnitte untergliedert: eine äußere Faserbahn, das sog. **Corpus restiforme,** das nur afferente Fasern enthält (Tractus spinocerebellaris posterior, Fibrae cuneocerebellares, Tractus trigeminocerebellaris, Tractus olivocerebellaris, Tractus reticulocerebellaris), und ein sich medial anschließender Abschnitt, das sog. **Corpus juxtarestiforme,** mit efferenten (Tractus cerebellovestibularis) und afferenten Fasern (Tractus vestibulocerebellaris).

MERKE

Innerhalb der Kleinhirnstiele beträgt das Verhältnis zwischen afferenten und efferenten Fasern ca. 40 : 1. Dies unterstreicht die zentrale Rolle des Kleinhirns innerhalb der komplexen Integration afferenter Signale.

12.4.5 Leitungsbahnen

Afferente Leitungsbahnen

Bei den afferenten Leitungsbahnen des Kleinhirns (➤ Abb. 12.34) unterscheidet man das Kletterfaser- vom Moosfasersystem.

Kletterfasern entstammen dem unteren Olivenkernkomplex **(Complexus olivaris inferior),** verlaufen als **Tractus olivocerebellaris** durch den unteren Kleinhirnstiel und kreuzen auf die kontralaterale Seite, z. T. zu den Kleinhirnkernen, vor allem aber zu sämtlichen PURKINJE-Zell-Populationen der Kleinhirnrinde.

Moosfasern haben mehrere Ursprungsgebiete. Allen Moosfasern gemein ist die Eigenschaft, an Körnerzellen der Kleinhirnrinde zu enden:

- **Spinozerebelläre Moosfasern** entstammen dem Rückenmark und enden alle ipsilateral im Spinocerebellum. Zunächst sei der **Tractus spinocerebellaris anterior** genannt, durch den oberen Kleinhirnstiel zieht. Der **Tractus spinocerebellaris posterior** und der **Tractus cuneocerebellaris** verlaufen hingegen im unteren Kleinhirnstiel.
- **Trigeminozerebelläre Moosfasern** entstammen den 3 somatoafferenten Kernen des N. trigeminus [V] und gelangen ähnlich wie die spinozerebellären Moosfasern über den unteren Kleinhirnstiel in ipsilaterale Bereiche des Spinocerebellums.
- **Pontozerebelläre Moosfasern** entstammen den Brückenkernen **(Nuclei pontis),** kreuzen als **Tractus pontocerebellaris** im mittleren Kleinhirnstiel auf die gegenüberliegende Seite und enden somit im kontralateralen Pontocerebellum.
- **Retikulozerebelläre Moosfasern** entstammen der Formatio reticularis, verlaufen als **Tractus reticulocerebellaris** durch den unteren Kleinhirnstiel und enden bilateral im Spinocerebellum.
- **Vestibulozerebelläre Moosfasern** gelangen teils direkt aus den Nuclei vestibulares, teils als **Tractus vestibulocerebellaris** über das Corpus juxtarestiforme des unteren Kleinhirnstiels bilateral ins Vestibulocerebellum.

Efferente Leitungsbahnen

Mit Ausnahme einiger Fasern zum Gleichgewichtsorgan werden alle anderen efferenten Fasern der Kleinhirnrinde (➤ Abb. 12.34) **in den Kleinhirnkernen umgeschaltet.** Hierbei sind folgende Prinzipien von Bedeutung:

- Efferenzen aus dem **Pontocerebellum** bzw. den **Kleinhirnhemisphären** projizieren insbesondere auf den Nucleus dentatus, Efferenzen aus der **paravermalen Zone** des **Spinocerebellums** auf den Nucleus interpositus und werden dort jeweils auf Projektionsneurone umgeschaltet, die hauptsächlich über den **Tractus cerebellothalamicus** den kontralateralen Thalamus bzw. über

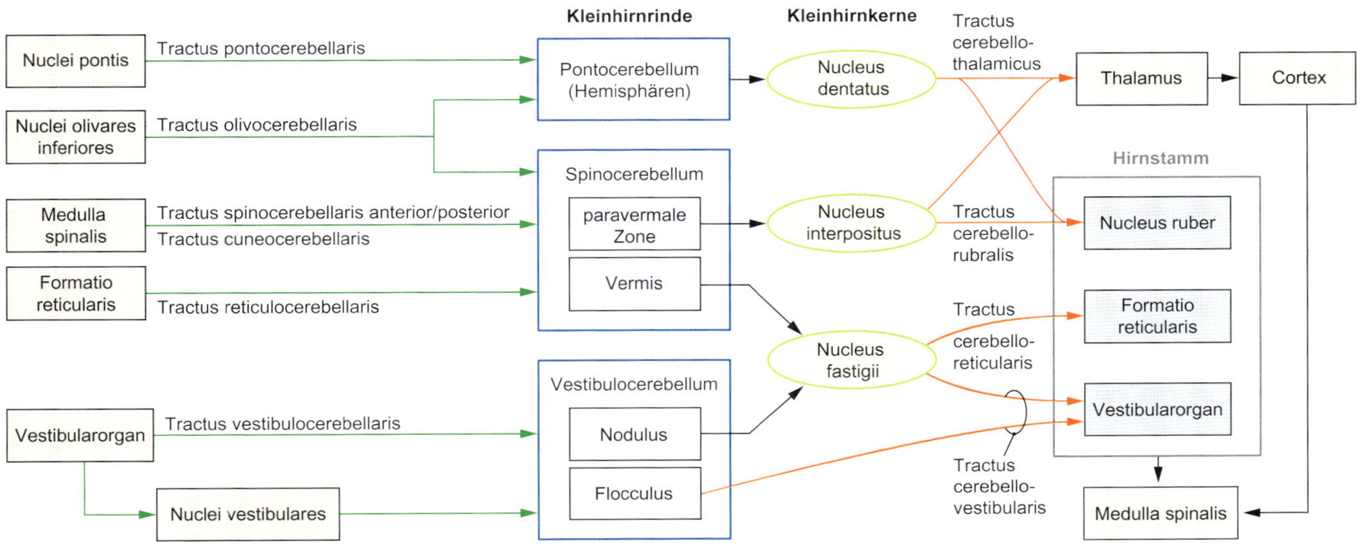

Abb. 12.34 Afferente und efferente Verbindungen des Kleinhirns. [R254-L141]

den **Tractus cerebellorubralis** den kontralateralen Nucleus ruber erreichen.
- Efferenzen aus dem **Spinocerebellum** bzw. dem **Vermis** sowie aus dem **Vestibulocerebellum** bzw. dem **Nodulus** projizieren auf den Nucleus fastigii, wo vornehmlich eine Umschaltung zu den Vestibulariskernen und zur Formatio reticularis beider Seiten stattfindet. Diese Faserverbindungen werden als **Tractus cerebellovestibularis** und als **Tractus cerebelloreticularis** bezeichnet.
- Die meisten Efferenzen aus dem **Vestibulocerebellum** bzw. dem **Lobus flocculonodularis** gelangen jedoch ohne Umschaltung in den Kleinhirnkernen direkt zu den Nuclei vestibulares.
- Von allen Kleinhirnkernen ziehen nukleooliväre Fasern zum unteren Olivenkernkomplex.

12.4.6 Blutversorgung

Das Cerebellum erreichen 3 Arterien, die alle dem hinteren, vertebrobasilären Stromgebiet entstammen:
- **A. superior cerebelli** aus der A. basilaris: versorgt die oberen Anteile der Hemispheria und des Vermis cerebelli sowie den Nucleus dentatus
- **A. inferior anterior cerebelli** aus der A. basilaris: versorgt den Flocculus und Randbereiche der Hemisphärenunterfläche
- **A. inferior posterior cerebelli** aus der Pars intracranialis der A. vertebralis: versorgt die unteren Anteile der Hemispheria und des Vermis cerebelli sowie die Nuclei emboliformis, globosus und fastigii

Die Venen des Cerebellums verlaufen unabhängig von den Arterien und können den folgenden Abflussgebieten zugeordnet werden:
- Blut der antero- und superomedialen Oberfläche – Abflussgebiet V. magna cerebri: **V. precentralis cerebelli, V. superior vermis, Vv. superiores cerebelli mediales**
- Blut der superolateralen Oberfläche – Abflussgebiet Sinus rectus: **Vv. superiores cerebelli laterales**
- Blut der inferolateralen Oberfläche – Abflussgebiet Sinus petrosus superior: **V. petrosa**
- Blut der inferomedialen Oberfläche – Abflussgebiet Sinus transversus: **V. inferior vermis, Vv. inferiores cerebelli**

Die Ausdehnung der Versorgungs- bzw. Abflussgebiete ist abhängig vom Kaliber der jeweiligen Gefäße und zeigt starke interindividuelle Differenzen. Darüber hinaus gibt es zahlreiche Anastomosen, sowohl zwischen den Arterien als auch zwischen den Venen.

Klinik

In der klinisch-neurologischen Untersuchung kann sich eine **Schädigung des Kleinhirns** durch Störungen der Gleichgewichtsregulation, der Koordination von Bewegungen, der Blickstabilisierung und des Muskeltonus äußern. Wichtig ist hierbei die grob orientierende Erfassung aller 3 funktionell-anatomischen Entitäten des Kleinhirns in einem Untersuchungsgang.
Zunächst überprüft man das **Spino- und Vestibulocerebellum** über den sog. **ROMBERG-Versuch.** Man bittet den Patienten, mit parallel nach vorne ausgerichteten, zusammenstehenden Füßen aufrecht zu stehen, und achtet sowohl bei offenen als auch bei geschlossenen Augen des Patienten auf eine Schwank- bzw. Fallneigung. Beginnt der Patient zu schwanken und wird dies durch Schließen der Augen nicht verstärkt, spricht man von einer **zerebellären Ataxie.** Meist liegt aufgrund der anatomischen Nähe zueinander eine kombinierte Läsion des Spino- und Vestibulocerebellums zugrunde (Störung der Gleichgewichtsregulation und Störung der Regulation des Muskeltonus).
In einem weiteren Schritt wird das **Pontocerebellum** über den sog. **Finger-Nase-Versuch** überprüft. Man fordert den Patienten auf, zunächst bei offenen, dann bei geschlossenen Augen die Spitze des Zeigefingers in weit ausholender Bewegung ohne Aufstützen des Ellenbogens zur Nasenspitze heranzuführen. Ist das Pontocerebellum geschädigt, zeigt sich eine sog. **Dys- bzw. Hypermetrie,** gepaart mit einem **Intentionstremor.** Der Zeigefinger wird dann nicht mehr flüssig an die Nasenspitze herangeführt, sondern schießt mit einem unregelmäßigen Zittern über das Ziel hinaus (Störung der Zielmotorik).
Weitere mögliche „Kleinhirnsymptome" sind z. B. eine **skandierende Sprache** (undeutliche, monotone, stockende Aussprache durch Störung der Sprechmotorik), eine **sakkadierte Blickfolge** mit **grobschlägigem Nystagmus** (Störung der Blickmotorik) und die sog. **Dysdiadochokinese,** eine Beeinträchtigung des schnellen Zusammenwirkens von antagonistischen Muskeln wie z. B. beim Schraubendrehen (Störung der Koordination von Bewegungsabläufen).

12.5 Hirnnerven

Anja Böckers, Michael J. Schmeißer

Kompetenzen

Nach Bearbeitung dieses Lehrbuchkapitels sollten Sie in der Lage sein:
- die 12 Hirnnerven korrekt zu benennen
- die Austrittsstellen der 12 Hirnnerven am Präparat oder an einem Hirnmodell zu zeigen
- die 2-D-Anordnung der Hirnnervenkerne im Hirnstamm (➤ Abb. 12.38a) selbstständig zu skizzieren und dabei die Namen und die Qualität bzw. Funktion der Hirnnervenkerne zu beschreiben
- die arterielle Versorgung der Hirnnervenkerne im Überblick darzustellen

Hinweis: Die Hirnnerven werden auch im ➤ Kap. 9.3 dargestellt.

12.5.1 Überblick

Hirnnerven **(Nn. craniales)** sind 12 paarig angelegte Nerven, die an der Hirnbasis bzw. am Hirnstamm das ZNS verlassen. Für ein vereinfachtes Verständnis könnte man sich die Hirnnerven zunächst als Spinalnerven vorstellen, die nicht das Rückenmark, sondern den Hirnstamm paarig zur Versorgung ihrer Zielorgane im Kopf/Halsbereich verlassen. Der N. olfactorius [I] und der N. opticus [II] sind aufgrund der Ontogenese als eigenständige Bestandteile des Gehirns anzusehen. Als weiterer Unterschied zwischen Spinal- und Hirnnerven (➤ Tab. 12.7) verlaufen die Hirnnerven nicht segmental wie die Spinalnerven, sondern z. T. sehr komplex zwischen den Hirnhäuten oder durch bestimmte Schädelhöhlen und -öffnungen hindurch zu ihren Zielorganen. Um ihren Verlauf nachvollziehen zu können, ist ein gutes topografisches Verständnis erforderlich. Auch wenn die Themen nicht strikt voneinander getrennt werden können, liegt der Fokus in diesem Kapitel eher auf den zentralen Anteilen, deren Verschaltungen und Funktion – und weniger auf dem peripheren Verlauf der Hirnnerven. Dieser wird im ➤ Kap. 9.3 ausführlich beschrieben.

Tab. 12.7 Kennzeichen der Hirnnerven im Vergleich zu Spinalnerven.

Spinalnerv	Hirnnerv
segmentale Anordnung	nicht segmentale Anordnung
(meist) 31 paarige Spinalnerven	12 paarige Hirnnerven
Austritt aus der Medulla spinalis	Austritt aus dem Truncus encephali
Durchtritt durch segmental angeordnete Foramina intervertebralia	Durchtritt durch nicht segmental angeordnete Öffnungen der Schädelbasis
4 funktionelle Faserqualitäten	7 funktionelle Faserqualitäten
Zielorgane primär unterhalb der oberen Thoraxapertur	Zielorgane primär oberhalb der oberen Thoraxapertur

Spinalnerven führen 4 unterschiedliche Faserqualitäten, in den Hirnnerven lassen sich dagegen insgesamt 7 Faserqualitäten unterscheiden, wobei nicht jeder Hirnnerv alle 7 Faserqualitäten führt. Insgesamt differenziert man analog zu den Spinalnerven:

- **allgemein somatoefferente** (ASE, syn.: somatomotorisch) Fasern für die Innervation der Skelettmuskulatur
- **allgemein somatoafferente** (ASA, syn.: somatosensibel) Fasern, die Impulse aus der Haut (Exterozeption) oder in wenigen Fällen auch der Schleimhaut, GOLGI-Sehnenorganen oder Muskelspindeln (Propriozeption) leiten
- **allgemein viszeroefferente** (AVE, syn.: viszeromotorisch) Fasern für die parasympathische Innervation glatter Muskelfasern und Drüsen
- **allgemein viszeroafferente** (AVA, syn.: viszerosensibel) Fasern, die Impulse aus den Schleimhäuten, Eingeweiden und den Blutgefäßen (Enterozeption) zum ZNS leiten

Entsprechend ihrer embryologischen Entwicklung aus den Kiemenbögen werden zusätzlich bei den Hirnnerven als weitere Faserqualitäten „spezielle" Fasern unterschieden. Demnach finden sich in den Hirnnerven auch:

- **speziell viszeroefferente** (SVE) Fasern zur Innervation der quergestreiften Kiemenbogenmuskulatur, z. B. der Kaumuskulatur
- **speziell viszeroafferente** (SVA) Fasern, die Impulse aus den Sinnesepithelien der Riech- und Geschmacksrezeptoren leiten

Die Fasern der Sinnesepithelien des Auges und des Ohrs sind Ausnahmen und werden daher nicht als speziell viszeroafferent, sondern als **speziell somatoafferent** (SSA, syn.: somatosensorisch) bezeichnet. Allerdings werden die Faserqualitäten in der Literatur oft uneinheitlich zugeordnet. Dementsprechend werden die Fasern des N. olfactorius z. T. auch als speziell somatoafferent bezeichnet.

Wie bei den Spinalnerven lagern sich den Hirnnerven ebenfalls vegetative Fasern an. Nervenfasern von vegetativen Neuronen des Rückenmarks verlassen dieses über die Vorderwurzel und werden im sympathischen System in ihrem weiteren Verlauf in den para- oder prävertebralen Ganglien auf ein 2. postganglionäres Neuron verschaltet. Im parasympathischen System erfolgt diese Umschaltung auf das 2. Neuron meist in organnahen Ganglien, z. B. in der Darmwand. Dieses Verschaltungsprinzip trifft auch für die **vegetativen Faseranteile** der Hirnnerven zu. Die Umschaltung in den sympathischen Ganglien erfolgt topografisch betrachtet organfern im Ganglion cervicale superius, wobei die postganglionären Fasern feine Nervenplexus bilden und mit den arteriellen Gefäßen zu ihren Zielorganen im Kopf-Hals-Bereich gelangen.

MERKE

In den Hirnnerven lassen sich 7 verschiedene Faserqualitäten unterscheiden (➤ Tab. 12.8), wobei nicht jeder Hirnnerv alle Faserqualitäten führt.

Tab. 12.8 Vereinfachte Aufstellung der Faserqualitäten der Hirnnerven, unterschieden nach Efferenzen und Afferenzen.

Faserqualität	Innervation
Efferenzen	
allgemein somatoefferent	motorisch: Skelettmuskulatur
allgemein viszeroefferent	parasympathisch: Drüsen, glatte Muskulatur
speziell viszeroefferent	branchiomotorisch: Kiemenbogenmuskulatur
Afferenzen	
allgemein somatoafferent	propriozeptiv (Gelenke, Muskeln) und exterozeptiv (Sensibilität Haut)
allgemein viszeroafferent	enterozeptiv (Sensibilität Schleimhaut; Blutgefäße)
speziell viszeroafferent	Geruchs- und Geschmacksorgan
speziell somatoafferent	sensorisch: Seh-, Gehör- und Gleichgewichtsorgan

Insgesamt lassen sich 12 paarige **Nn. craniales** unterscheiden, welche die Gliederung des folgenden Kapitels vorgeben (➤ Abb. 9.31). Die Hirnnerven werden von rostral nach kaudal mit römischen Ziffern durchnummeriert. Dabei haben die ersten *4* Hirnnerven (I–IV) ihre Austrittsstelle im Mesencephalon oder weiter rostral davon, die mittleren *4* Hirnnerven (V–VIII) im Pons und die kaudalen *4* Hirnnerven (IX–XII) in der Medulla oblongata **(4er-Regel).**

Die **Austrittsstellen der Hirnnerven** sind dabei auf der Ventralseite in einer medialen und in einer lateralen Reihe des Hirnstamms angeordnet:

- Die mediale Reihe setzt die Austrittsstellen der Vorderwurzeln der Spinalnerven nach kranial fort. In dieser Linie verlassen der N. oculomotorius [III], der N. abducens [VI] und der N. hypoglossus [XII] das ZNS.
- Die laterale Reihe bildet die Fortsetzung des Sulcus posterolateralis, der Vertiefung, in der die Radix posterior das Rückenmark verlässt. In der Medulla oblongata befinden sich daher die Austrittsstellen des N. glossopharyngeus [IX], des N. vagus [X] und des N. accessorius [XI] im Sulcus retroolivaris. Weiter kranial schließen sich die Austrittsstellen des N. trigeminus [V] und des N. facialis [VII] an.

Der N. trochlearis [IV] ist diesbezüglich eine Ausnahme, da er als einziger Hirnnerv auf der Dorsalseite des Mittelhirns das ZNS verlässt und den längsten intraduralen Verlauf hat (➤ Abb. 12.35).

Die **Namen der 12 Hirnnerven** in der richtigen Reihenfolge lassen sich leicht anhand eines Merkspruchs wie „*O*nkel *O*tto *o*periert *t*ag-*t*äglich, *a*ber *f*eiertags *v*ertritt er *g*erne *v*iele *a*lte *H*ebammen" erinnern bzw. wiederholen, wobei ihre Austrittsstellen am Hirnstamm gemäß der oben beschriebenen 4er-Regel angegeben werden können. Die 4er-Regel umfasst des Weiteren, dass:

- *4* Hirnnerven allgemein viszeroefferente Fasern führen (III, VII, IX und X)
- *4* Hirnnerven, deren Zahlen Teiler von 12 sind, allgemein somatoefferente Kerngebiete besitzen (III, IV, VI und XII)

Die 12 Hirnnerven sind in den ➤ Kap. 12.5.4 bis ➤ Kap. 12.5.16 in einer einheitlichen Vorgehensweise dargestellt:

- Der 1. Abschnitt beschreibt den jeweiligen Hirnnervenaustritt an der Basalseite des Gehirns bzw. des Hirnstamms.
- Der 2. Abschnitt zeigt eine zusammenfassende Grafik des jeweiligen Hirnnervs mit seinen Kerngebieten und Erfolgsorganen (➤ Abb. 12.36) – der periphere Nervenverlauf wird im ➤ Kap. 9.3 beschrieben.

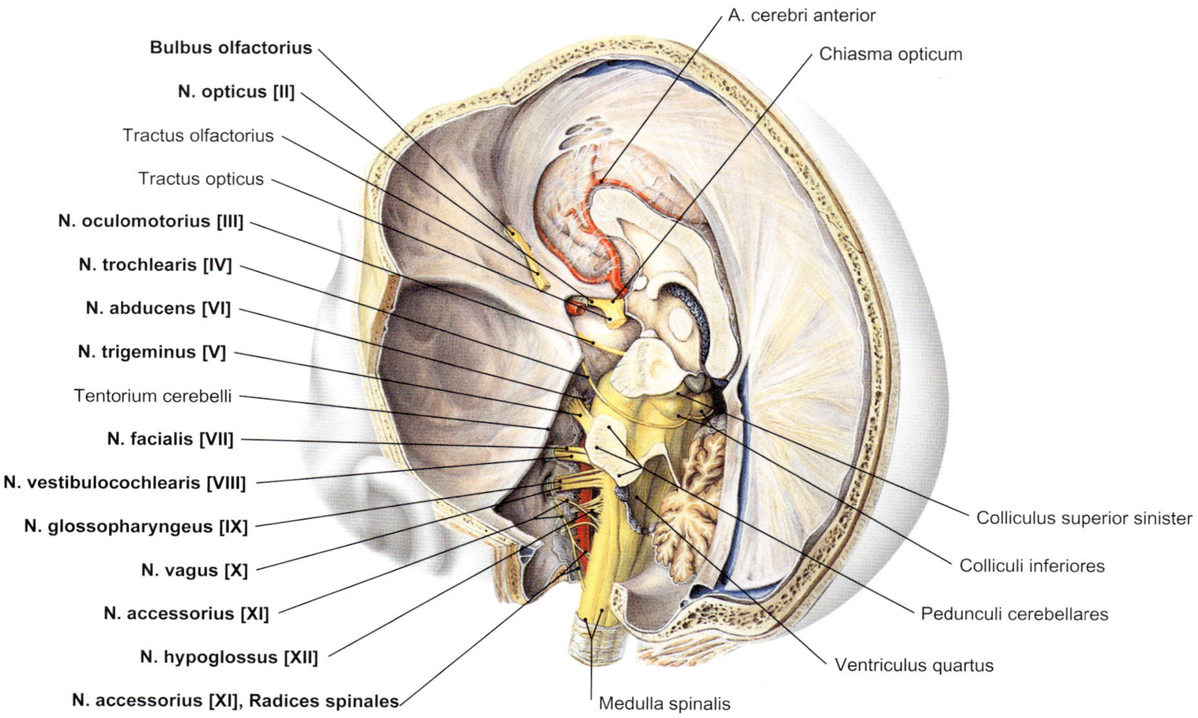

Abb. 12.35 Austrittsstellen der Nn. craniales am Hirnstamm und ihr Verlauf im Subarachnoidalraum. Ansicht von links oben nach Abtragung der linken Hälfte von Groß- und Kleinhirn sowie des Tentoriums cerebelli. Der N. abducens hat bis zu seiner Durchtrittsstelle durch die Schädelbasis den längsten intrakraniellen extraduralen Verlauf. [S700]

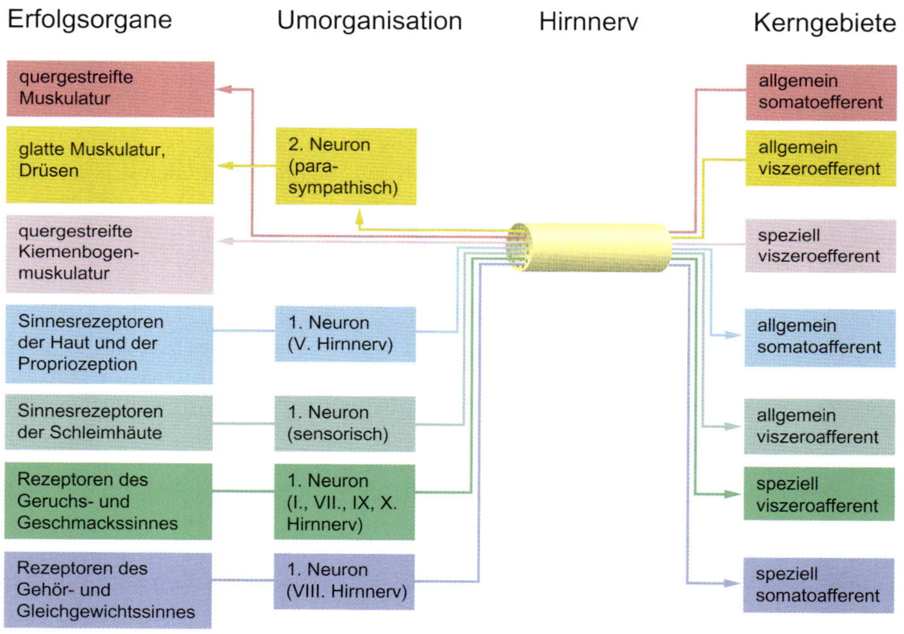

Abb. 12.36 Faserqualitäten der Hirnnerven(kerne) mit möglichen Verschaltungen bzw. Umorganisationsstellen und den jeweiligen Erfolgsorganen. [S702-L127]

- Im 3. Schritt werden die jeweiligen Hirnnervenkerne, ihre Lage, Qualitäten und Funktionen beschrieben, um so auch ihre afferenten und efferenten Verknüpfungen zu anderen zentralen Hirnabschnitten bzw. -systemen darzustellen.
- Abschließend wird zu jedem der 12 Hirnnerven beschrieben, wie ihre Funktion im Rahmen einer klinisch-neurologischen Untersuchung überprüft werden kann.

12.5.2 Embryologie

Für ein topografisches Lageverständnis der Hirnnervenkerne im Hirnstamm ist es entscheidend, ihre longitudinale Anordnung wiedergeben zu können. Dabei ist zu berücksichtigen, dass die Hirnnervenkerne nicht als rundliche oder kugelförmige Neuronenansammlungen zu verstehen sind, sondern diskontinuierliche Kernsäulen bilden, die sich auch über lange Strecken, z. B. vom Pons bis in die Medulla oblongata, ausdehnen können. Für ein

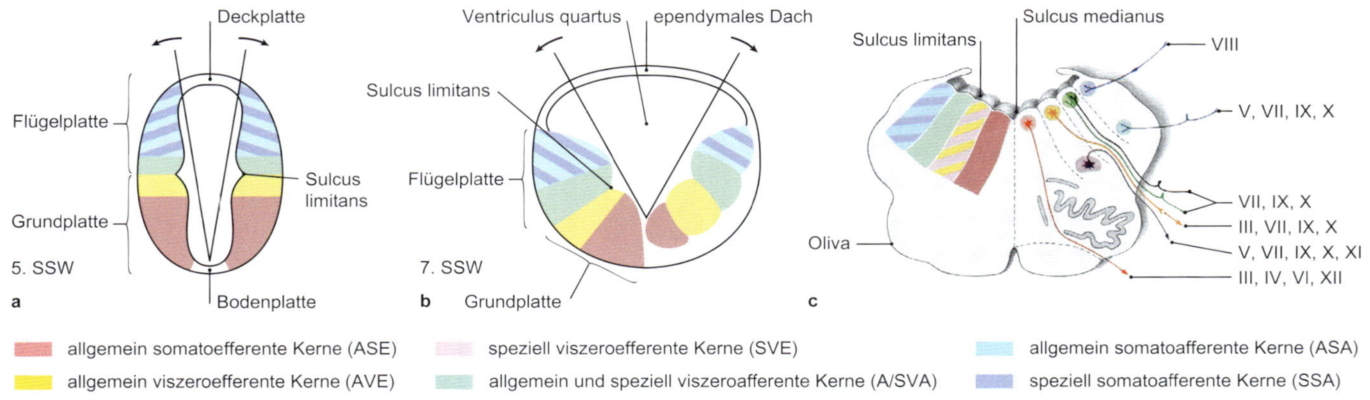

Abb. 12.37 Entwicklung des Rhombencephalons und der mediolateralen Anordnung der Hirnnervenkerne entsprechend ihrer Funktion. **a** Ursprünglich besteht eine dorsoventrale Anordnung im Neuralrohr (5. Entwicklungswoche). [S702-L126]/[R247-L318] **b** Diese Anordnung verändert sich mit der Erweiterung des Canalis centralis zum IV. Ventrikel (7. Entwicklungswoche) in eine mediolaterale Anordnung. [S702-L126]/[R247-L318] **c** Den einzelnen Faserqualitäten sind die jeweiligen Hirnnervenkerne zuzuordnen. [S700]

dreidimensionales Verständnis ihrer Lage muss dieses Bild dann um die mediolaterale Anordnung der einzelnen Hirnnervenkerne erweitert werden. Diese mediolaterale Anordnung leitet sich aus der embryologischen Entwicklung des Rhombencephalons ab. Bereits in der frühen Entwicklung lassen sich im Neuralrohr eine nach ventromedian zur Chorda dorsalis weisende **Bodenplatte** und eine nach dorsomedian gerichtete **Deckplatte** des Neuralrohrs unterscheiden. Zwischen diesen beiden Platten liegen in der dorsalen Neuralrohrhälfte die **Flügelplatten,** die durch den **Sulcus limitans** von der ventralen Neuralrohrhälfte, den sog. **Grundplatten,** getrennt werden (➤ Abb. 12.37a, ➤ Abb. 11.12). Die weitere Differenzierung der Neurone in Flügel- und Grundplatte wird vom Chordafortsatz gesteuert, der mit spezifischen Substanzen dorsalisierende Gene unterdrückt. In der Folge bilden sich aus chordanahen Neuroblasten des Neuralrohrs (in den Grundplatten) Motoneurone, während sich mit zunehmendem Konzentrationsgefälle dieser Substanzen von ventral nach dorsal viszeroefferente, viszeroafferente und somatoafferente Neurone differenzieren. Mit der Entstehung der Brückenbeuge erweitert sich schließlich der Zentralkanal zum IV. Ventrikel, sodass sich die Deckplatte zum ependymalen Ventrikeldach ausdünnt und Flügel- und Grundplatten wie die Seiten eines Buchs, dessen Buchrücken von der ehemaligen Bodenplatte gebildet wird, aufgeklappt werden (➤ Abb. 12.37b). So gelangen dorsale Anteile der Neuralrohrwand nach lateral.

Die jeweiligen Kernsäulen liegen dabei in unmittelbarer Nachbarschaft zum Boden des IV. Ventrikels. Im Einzelnen bedeutet dies, dass die speziell somatoafferente Kernsäule des VIII. Hirnnervs **(Nuclei vestibulares und cochleares)** am weitesten lateral liegt, nach medioventral gefolgt von den allgemeinen und speziellen viszeroafferenten Kernen **(Nucleus tractus solitarii)** des VII., IX. und X. Hirnnervs (➤ Abb. 12.37c). Medial des Sulcus limitans schließt sich die allgemein viszeroefferente Kernsäule des III., VII., IX. und X. Hirnnervs, die **Nuclei accessorii nervi oculomotorii, Nuclei salivatorii superior und inferior** und der **Nucleus dorsalis nervi vagi,** an (s. o., 4er-Regel). Allerdings hat der allgemein viszeroefferente Kern des III. Hirnnervs keinen unmittelbaren Kontakt zum IV. Ventrikel, sondern liegt weiter kranial im Mittelhirn. Zwischen dieser Kernsäule und dem Sulcus medianus befindet sich schließlich die allgemein somatoefferente Kernsäule, die von den Kernen des III., IV., VI. und XII. Hirnnervs gebildet wird, dem **Nucleus nervi oculomotorii, Nucleus nervi trochlearis, Nucleus nervi abducentis** und **Nucleus nervi hypoglossi** (s. o., 4er-Regel).

Die allgemein somatoafferente Kernsäule liegt ebenfalls lateral, erreicht aber nicht den Boden des IV. Ventrikels, sondern verläuft eher im Inneren des Hirnstamms. Zu ihr zählen Neurone des V., VII., IX. und X. Hirnnervs, die sich in den **Nuclei mesencephalicus, pontinus und spinalis nervi trigemini** longitudinal anordnen. Gleiches gilt für die speziell viszeroefferente Kernsäule des V., VII., IX., X. und XI. Hirnnervs, deren Neurone branchiogene Muskulatur im Kopf-Hals-Bereich innervieren und zu denen der **Nucleus motorius nervi trigemini, Nucleus nervi facialis, Nucleus ambiguus** und **Nucleus nervi accessorii** gezählt werden (➤ Abb. 12.38).

Die zuletzt genannte Kerngruppe (V, VII, IX, X und XI) ist in ihrer Entwicklung eng mit der Entwicklung der Kiemenbögen verknüpft. Dabei wird die gesamte Muskulatur eines Kiemenbogens von jeweils einem dieser Hirnnerven, „Kiemenbogennerven", innerviert. Entsprechend kann jedem der oben genannten Hirnnerven ein Kiemenbogen zugeordnet werden (➤ Tab. 2.1). Die Radix spinalis mit ihrem nach kranial gerichteten Verlauf des N. accessorius wird uneinheitlich z. T. als speziell viszeroefferente Fasern oder als somatoefferente Fasern enthaltend beschrieben.

12.5.3 Arterielle Versorgung

Eine Störung der arteriellen Perfusion kann zu Hirnstamminfarkten, dem konsekutiven Gewebeuntergang im Perfusionsgebiet lokalisierter neuronaler Strukturen und damit zu einem entsprechenden Funktionsverlust führen. Die beobachtete Symptomatik ermöglicht somit Rückschlüsse auf die Lokalisation des betroffenen Hirnstammareals und das betroffene Gefäß.

Vereinfacht gehört der **Hirnstamm** mit den darin befindlichen Hirnnervenkernen zum Versorgungsgebiet der Aa. vertebrales, die sich auf Höhe des Übergangs von Medulla oblongata zum Pons zur A. basilaris vereinigen. Entsprechend werden Kerngebiete der **Medulla oblongata** eher aus der A. vertebralis bzw. ihren Ästen versorgt, solche des **Pons** eher aus der A. basilaris und ihren Ästen. Dem **Mesencephalon** lässt sich u. a. die A. cerebri posterior zuordnen, und auch hier findet sich eine konstante arterielle Versorgung des Hirnstammquerschnitts durch ein anteriores, posteriores und laterales Zustromgebiet (➤ Abb. 11.8):

- Das anteriore Versorgungsgebiet zieht mit seinen Ästen paramedian in den Hirnstamm hinein und erreicht so die allgemein somatoefferenten Kerngebiete des III., IV., VI. und XII. Hirnnervs (➤ Kap. 12.5.1, 4er-Regel). Entsprechend ihrer Höhenlokalisation erfolgt der Zufluss aus der A. spinalis anterior bzw. den Rr. paramediani der A. vertebralis, den Rr. mediales der

a

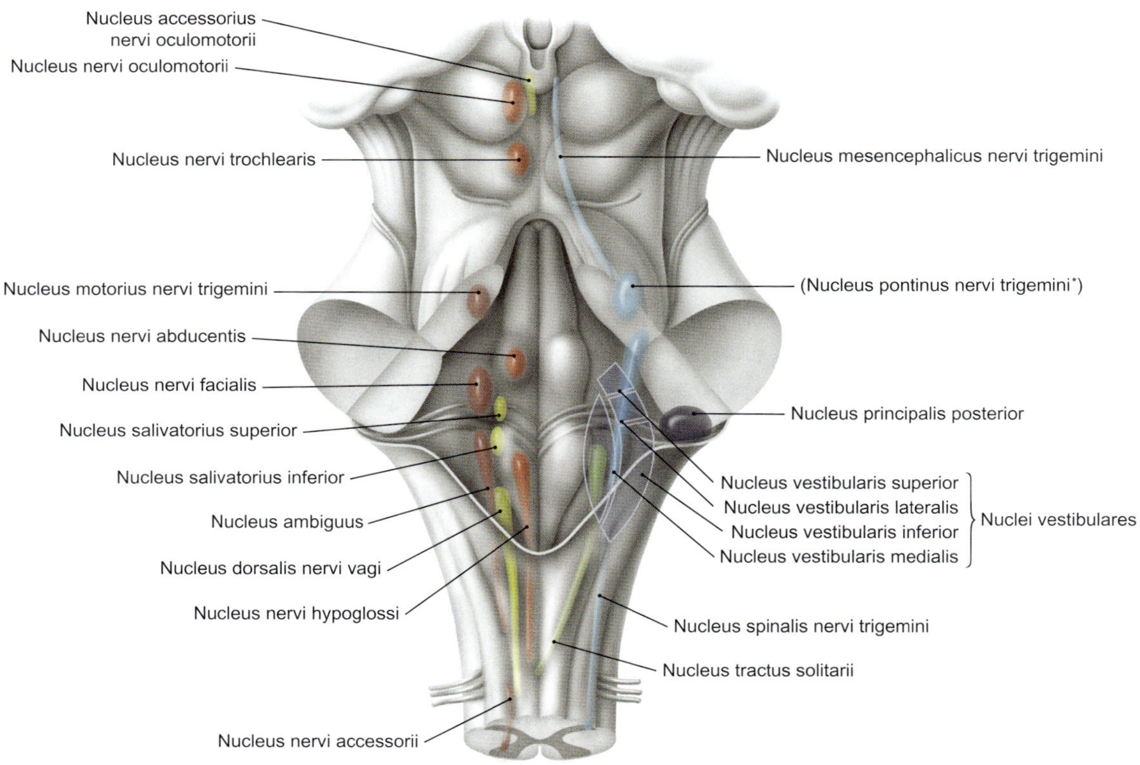

b

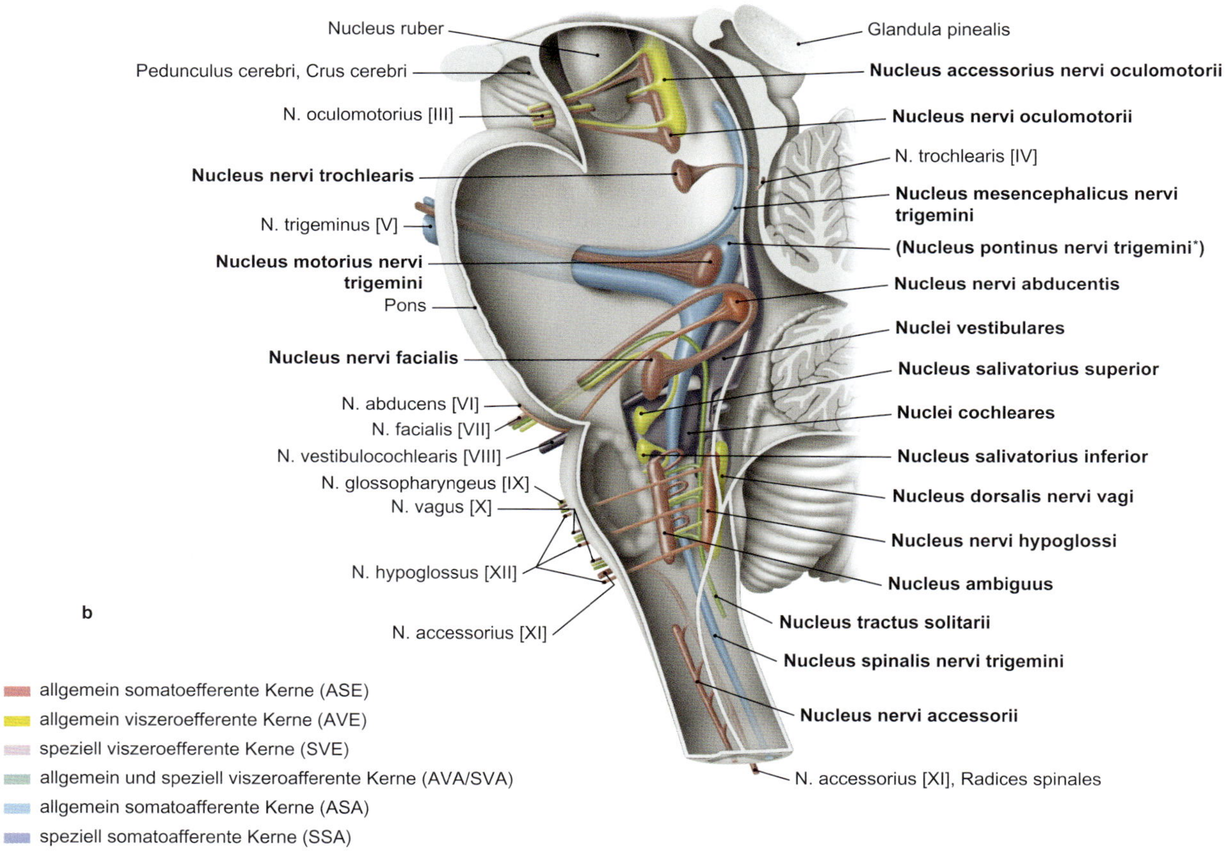

Abb. 12.38 Longitudinale Anordnung der Hirnnervenkerngebiete III–XII; * klinisch: Nucleus sensorius principalis nervi trigemini. [S700-L275]/[S700-L238] **a** Kerngebiete der Hirnnerven III–XII in der Ansicht von dorsal auf den Hirnstamm bzw. die Rautengrube. Die rechte Bildseite zeigt die Nuclei terminationes (Endkerne) der afferenten Bahnen, die linke Bildhälfte die Nuclei originis (Ursprungskerne) der efferenten Bahnen. **b** Räumliche Übersicht efferenter und afferenter Kerngebiete der Hirnnerven III–XII und deren Verlauf im Hirnstamm von der Medianebene aus betrachtet.

Aa. pontes der A. basilaris und der A. superior cerebelli und aus den Rr. interpedunculares der A. cerebri posterior im Bereich des Mesencephalons.

- Das laterale Versorgungsgebiet erreicht die Kerne des V., VII., IX., X. und XI. Hirnnervs über Äste der A. inferior anterior und posterior cerebelli und über Rr. laterales (unterschieden in Rr. circumferentes breves und longi) der Aa. pontes aus der A. basilaris.
- Das posteriore Versorgungsgebiet wird schließlich aus der A. spinalis posterior der A. vertebralis bzw. aus Ästen der A. inferior posterior cerebelli gespeist und erreicht u. a. die Nuclei vestibulares.

Die enge topografische Nähe der Hirnnerven zu den basalen Hirnarterien während ihres intrakraniellen Verlaufs bis zu ihrer knöchernen Durchtrittsstelle ist häufig Ursache für klinische Symptome oder Ausfälle der Hirnnerven. So kann ein Gefäß aufgrund einer aneurysmatischen Erweiterung den unmittelbar benachbarten Hirnnerv komprimieren.

MERKE

- Der N. oculomotorius [III] zieht durch die Fossa interpeduncularis und liegt hier in unmittelbarer Nähe zur A. cerebri posterior bzw. im weiteren Verlauf zur A. communicans posterior (➤ Abb. 11.46).
- Am Meatus acusticus internus entlässt die A. inferior anterior cerebelli die A. labyrinthi und befindet sich hier am Kleinhirnbrückenwinkel in unmittelbarer Nähe zum N. facialis [VII] und zum N. vestibulocochlearis [VIII] (➤ Abb. 11.46).
- Der stärkste Ast der A. vertebralis, die A. inferior posterior cerebelli, verläuft in seinem Anfangsteil nahe der Olive in unmittelbarer Nähe zum N. hypoglossus bzw. zu den Hirnnervenwurzeln am Foramen jugulare (➤ Abb. 11.46).

Klinik

Bei **Funktionsausfall eines Hirnnervs** muss für eine weiterführende Diagnostik zunächst unterschieden werden, ob es sich um eine zentrale (supranukleäre) Läsion, um eine Läsion des Hirnnervenkerns oder um eine Schädigung des Hirnnervs in seinem peripheren Verlauf handelt. Dazu ist die Kenntnis der genauen Lage der Hirnnervenkerne, seiner Austrittsstelle und der jeweils benachbarten Strukturen entscheidend, um die Läsionsstelle exakt lokalisieren zu können. Durch die engen topografischen Beziehungen der Hirnnerven zueinander finden sich daher klinisch häufig Krankheitsbilder kombinierter Hirnnervenläsionen – beispielsweise, wenn kaudale Hirnnerven beim Durchtritt durch die Öffnungen der Schädelbasis (z. B. durch das Foramen jugulare) eng benachbart verlaufen. Isolierte Hirnnervenläsionen – insbesondere des III. bis VIII. Hirnnervs – sind ursächlich häufig durch Blutungen oder Infarkte der Hirnstammarterien bedingt.
Beim sog. **WALLENBERG-Syndrom** liegt eine Minderversorgung der Kerngebiete in der dorsolateralen Medulla oblongata vor, häufig bedingt durch einen Verschluss der A. cerebelli posterior inferior. Die Patienten berichten dabei u. a. oft von Drehschwindel und einem verringerten Hörempfinden (N. VIII).

12.5.4 N. olfactorius (1. Hirnnerv, N. I)

Michael J. Schmeißer

Kompetenzen

Nach Bearbeitung dieses Lehrbuchkapitels sollten Sie in der Lage sein:

- die besondere Stellung des N. olfactorius im Vergleich zu den Hirnnerven III–XII zu beschreiben und dabei den Unterschied zwischen einer primären und einer sekundären Sinneszelle zu erklären
- eine Läsion des N. olfactorius klinisch von einer Läsion des N. trigeminus abzugrenzen

N. olfactorius [I] (s. a. ➤ Kap. 9.3.1) ist eine Bezeichnung für ca. 20 feine, von Meningen umgebene Nervenfasern **(Fila olfactoria).** Diese enthalten die marklosen Axone der bipolaren olfaktorischen Neurone und ziehen, von der Riechschleimhaut in der oberen Nasenhöhle ausgehend, durch die Lamina cribrosa des Os ethmoidale (Siebbein) bis in die vordere Schädelgrube und zum **Bulbus olfactorius** (➤ Abb. 9.34). Der N. olfactorius [I] ist damit kein klassischer Hirnnerv mit peripherem Faserverlauf und zentral gelegenem Kerngebiet, sondern er entspricht dem ersten Teil der Riechbahn des ZNS (➤ Kap. 13.6.2) und wird daher dem Telencephalon zugeordnet. Nach wie vor ist man sich nicht einig über die Qualität seiner Fasern: Grundsätzlich werden Fasern, die Impulse aus den Sinnesepithelien der Riechrezeptoren leiten, als speziell viszeroafferente Fasern bezeichnet. Jedoch ist für die Fasern des N. olfactorius in der Literatur z. T. auch die Faserqualität speziell somatoafferent angegeben (➤ Kap. 12.5.1). Olfaktorische Neurone sind **primäre Sinneszellen,** die Geruchssinneseindrücke über ihre Dendriten aufnehmen und sie über ihre Axone selbst ins ZNS weiterleiten. Sekundäre Sinneszellen nehmen zwar ebenfalls Impulse auf, können diese jedoch nicht direkt an das ZNS weitergeben.

Klinik

Untersuchung

Im Rahmen der ausführlichen Anamnese fragt man zunächst nach **Geruchs- und Geschmacksstörungen.** Eine Riechsinnesstörung ist anamnestisch schon deshalb schwer zu diagnostizieren, weil sie sich oft als Geschmacksstörung äußert. Zur objektiven **Funktionsüberprüfung** des Geruchssinns schließt der Patient die Augen und es werden isoliert auf jeder Nasenseite verschiedene aromatische Stoffe zur Geruchsprobe angeboten. Sehr wichtig ist in diesem Zusammenhang die darauf folgende „Geruchsprobe" mit reizenden Stoffen wie z. B. Ammoniak, da diese nicht über den N. olfactorius [I], sondern über die Nasenschleimhaut versorgende Äste des N. trigeminus [V] wahrgenommen werden. Nimmt der Betroffene weder die aromatischen noch die reizenden Stoffe wahr, ist u. U. die Nasenschleimhaut betroffen. Reagiert der Betroffene auf die reizenden, aber nicht auf die aromatischen Stoffe, ist eine neurogene Störung, z. B. des N. olfactorius [I], sehr wahrscheinlich.

Schädigung des Nervs

Bei einer Schädelbasisfraktur kann der N. olfactorius im Bereich seines knöchernen Durchtritts von der Nasenhöhle in die vordere Schädelgrube abreißen. Dies kann zu einer Riechminderung **(Hyposmie)** bzw. zu einem kompletten Ausfall des Riechvermögens **(Anosmie)** führen.

12.5.5 N. opticus (2. Hirnnerv, N. II)

Michael J. Schmeißer

Kompetenzen

Nach Bearbeitung dieses Lehrbuchkapitels sollten Sie in der Lage sein:

- die besondere Stellung des N. opticus im Vergleich zu den Hirnnerven III–XII zu beschreiben
- zu erklären, was eine Stauungspapille ist und welche Ursachen dafür infrage kommen

Ähnlich wie beim N. olfactorius handelt es sich beim **N. opticus [II]** (s. a. ➤ Kap. 9.3.2 und ➤ Kap. 9.4.3) ebenfalls nicht um einen klassischen Hirnnerv, sondern um eine von Meningen und Oligodendrozyten umgebene zentralnervöse Struktur der Sehbahn, die dem Diencephalon zugeordnet wird. Seine ausschließlich speziell somatoafferenten Fasern sind die gebündelten, zu Beginn marklosen und im weiteren Verlauf myelinisierten Axone der multipolaren Ganglienzellen der Retina (➤ Kap. 9.3.2), welche die visuelle Information weiterleiten und vorwiegend im Corpus geniculatum laterale (CGL) des Thalamus enden. Die bei einer Augenhintergrundspiegelung als gelbliche Scheibe imponierende Sehnervenpapille **(Discus nervi optici)** markiert den Beginn des N. opticus am dorsalen Pol des Bulbus oculi. In seinem weiteren, leicht S-förmigen Verlauf liegt der N. opticus zunächst eingebettet im retrobulbären Fettkörper der Orbita, zieht durch den Anulus tendineus communis (ZINN-Sehnenring) hindurch und gelangt schließlich als einziger Nerv über den Canalis opticus in die mittlere Schädelgrube, wo er sich mit dem N. opticus der Gegenseite im Chiasma opticum oberhalb der Hypophyse vereinigt (zur Sehbahn ➤ Kap. 13.3.1). Direkt hinter dem Bulbus oculi verlaufen innerhalb des N. opticus [II] die A. und V. centralis retinae und gelangen auf diesem Wege zur Netzhaut.

Klinik

Untersuchung

Der Patient wird zunächst nach seinem allgemeinen **Sehvermögen** befragt, da eine Schädigung des N. opticus nur mit einem partiellen Visusverlust („Schleiersehen", „dunkle Flecken") einhergehen kann, manchmal aber auch zur Erblindungführt. Orientierend sollte man daher – getrennt für jedes Auge – den Visus (mittels Sehtafel) und das Gesichtsfeld (mittels Fingerperimetrie) untersuchen. Darüber hinaus ist die Prüfung des **Pupillenreflexes** unerlässlich, da der afferente Reflexschenkel größtenteils über den N. opticus verläuft. Bei einer Schädigung ist daher weder ipsilateral noch kontralateral eine Lichtreaktion (Engstellung der Pupille = Miosis) auslösbar, wenn man das betroffene Auge beleuchtet, während die Reflexantwort in beiden Augen normal ist, wenn man das gesunde Auge beleuchtet.

Schädigung des Nervs

Eine akute Entzündung des Sehnervs (**Neuritis nervi optici** oder retrobulbäre Neuritis) ist vor allem durch einen potenziell reversiblen einseitigen Visusverlust gekennzeichnet. Betroffene Patienten berichten über ein „Schleiersehen", wobei die Spiegelung des Augenhintergrundes samt Evaluation der Sehnervenpapille oft keinen pathologischen Befund ergibt („der Patient sieht nichts und der [Augen-]Arzt sieht auch nichts"). In etwa einem Drittel der Fälle ist die Neuritis nervi optici bei jungen Menschen Erstsymptom der multiplen Sklerose (MS), einer relativ häufigen Autoimmunerkrankung des ZNS.

Durch erhöhten intrakraniellen Druck (z. B. bei einem Hirntumor oder einer Hirnblutung) können die Sehnerven beider Seiten komprimiert werden. Damit geht ein venöser Rückstau einher, der ein ophthalmoskopisch sichtbares Ödem der nun in die Bulbi vortretenden Sehnervenpapillen nach sich zieht. Dies wird als **Stauungspapille** bezeichnet.

12.5.6 N. oculomotorius (3. Hirnnerv, N. III)

Michael J. Schmeißer

Kompetenzen

Nach Bearbeitung dieses Lehrbuchkapitels sollten Sie in der Lage sein:

- die Erfolgsorgane des N. oculomotorius zu benennen
- die Hirnnervenkerne des N. oculomotorius aufzuzählen, ihre topografische Lage zu erläutern und ihre jeweilige Funktion korrekt zu erklären
- den klinischen Befund bei einer Okulomotoriusparese zu beschreiben und mögliche Ursachen zu benennen

Der **N. oculomotorius [III]** (s. a. ➤ Kap. 9.3.3 und ➤ Kap. 9.4.3) ist ein klassischer Hirnnerv und gehört neben dem N. trochlearis [IV] und dem N. abducens [VI] zu den 3 Hirnnerven, die die Bewegungen des Augapfels steuern („Augenmuskelnerven"). Durch seine allgemein somatoefferente Innervation fast aller quergestreiften äußeren Augenmuskeln kann er den Bulbus oculi nach unten medial, medial, oben medial und oben lateral bewegen. Darüber hinaus sind seine allgemein somatoefferenten Fasern für die Lidhebung hauptverantwortlich. Allgemein viszeroefferent innerviert er glatte innere Augenmuskeln. Er bewirkt die Engstellung der Pupille (Miosis) und verstärkt die Linsenkrümmung (➤ Abb. 12.40).

Verlauf und Äste

Der N. oculomotorius tritt aus dem Hirnstamm medial am Crus cerebri in der Fossa interpeduncularis des Mesencephalons aus (➤ Abb. 12.39). Er verläuft zunächst zwischen A. superior cerebelli und A. cerebri posterior und durchbricht lateral von A. communicans posterior und Proc. clinoideus posterior die Dura mater. Danach tritt er in den Sinus cavernosus ein und zieht durch dessen seitliche Wand als oberster Nerv hindurch (➤ Abb. 12.45). Im Anschluss gelangt er durch den mediokaudalen Teil der Fissura orbitalis superior in die Orbita und durchzieht den Anulus tendineus communis (ZINN-Sehnenring). Hier teilt er sich in seine weiteren Äste auf:

- **R. superior:** Dieser kleinere Ast versorgt den M. rectus superior (Elevation des Bulbus oculi, kombiniert mit leichter Adduktion und Innenrotation) und den M. levator palpebrae superioris (Hebung des Oberlids) allgemein somatoefferent.
- **R. inferior:** Dieser größere Ast versorgt den M. rectus medialis (Adduktion des Bulbus oculi), den M. rectus inferior (Depression des Bulbus oculi, kombiniert mit leichter Adduktion und Außenrotation) und den M. obliquus inferior (Elevation des Bulbus oculi, kombiniert mit leichter Abduktion) allgemein somatoefferent.
- **R. ad ganglion ciliare:** Dieser allgemein viszeroefferente Ast zieht zum Ganglion ciliare (➤ Kap. 9.3.3). Seine parasympathischen Fasern werden dort von prä- auf postganglionär umgeschaltet und ziehen weiter zum M. sphincter pupillae (Engstellung der Pupille = Miosis) und zum M. ciliaris (Entspannung der Zonulafasern und daraus resultierende Verstärkung der Linsenkrümmung bei Nahakkommodation).

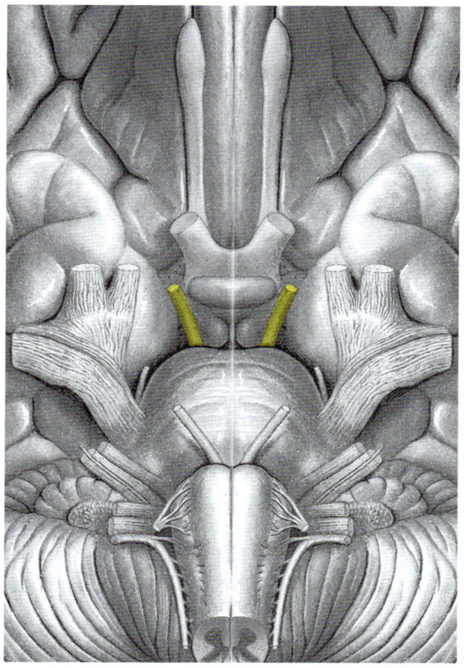

Abb. 12.39 Austrittsstelle des N. oculomotorius. Der III. Hirnnerv tritt direkt oberhalb des Pons aus; Ansicht von ventral. [S700]

Hirnnervenkerne und zentrale Verknüpfungen

Entsprechend seinen 2 Faserqualitäten besitzt der N. oculomotorius 2 spezifische Hirnnervenkerne: den allgemein somatoefferenten **Nucleus nervi oculomotorii** und den allgemein viszeroefferenten **Nucleus accessorius nervi oculomotorii** (Nucleus EDINGER-WESTPHAL). Beide Kerne liegen benachbart im Mesencephalon auf Höhe der Colliculi superiores (➤ Abb. 12.40). Der Nucleus nervi oculomotorii befindet sich ventral des Aquädukts und dorsal des Nucleus ruber nahe der Mittellinie. Er besteht aus mehreren Anteilen; hervorzuheben ist der unpaare Nucleus caudalis centralis, der die Somata der Motoneurone für den M. levator palpebrae superioris beider Seiten enthält. Der Nucleus accessorius nervi oculomotorii liegt mediodorsal des Nucleus nervi oculomotorii noch näher an der Mittellinie.

Die **Verschaltungen der „Augenmuskelkerne"** untereinander und ihre Verknüpfungen mit supranukleären, präokulomotorischen Zentren sind äußerst komplex (➤ Kap. 13.3.3). Wichtig sind dabei u. a. die **internukleären Neurone,** die sich neben den klassischen allgemein somatoefferenten motorischen Projektionsneuronen in den „Augenmuskelkernen" befinden. Über sie sind die einzelnen „Augenmuskelkerne" im Hirnstamm verschaltet. Die am besten untersuchte internukleäre Projektion verläuft im **Fasciculus longitudinalis medialis (FLM)** und verbindet internukleäre Neurone des Nucleus nervi abducentis mit internukleären Neuronen eines kontralateralen Subnucleus des Nucleus nervi oculomotorii. Darüber hinaus spielt der Nucleus accessorius nervi oculomotorii eine entscheidende Rolle beim Pupillen- und Akkommodationsreflex sowie bei der Konvergenzreaktion (➤ Kap. 13.3.2).

Klinik

Untersuchung

Bei der **allgemeinen Inspektion** achtet man zunächst auf die Stellung der Augenlider, bei näherer Betrachtung auf die Stellung der Bulbi und der Pupille – immer im Seitenvergleich. Darüber hinaus fragt man den Patienten nach Doppelbildern. Bei Ausfall des N. oculomotorius würden diese zwar beim Blick zur Seite der Schädigung nach außen unten etwas weniger werden, jedoch nie ganz verschwinden. Zur allgemeinen und kombinierten **Untersuchung der Okulomotorik** und damit der „Augenmuskelnerven" N. oculomotorius [III], N. trochlearis [IV] und N. abducens [VI] bittet man nun den Patienten, den ihm auf Augenhöhe in ca. 20–30 cm Abstand vorgehaltenen Zeigefinger mit den Augen zu fixieren und ihm im weiteren Verlauf zu folgen. Man überprüft nun durch gezielte Führung des Zeigefingers die Augenfolgebewegungen in alle Blickrichtungen (kranial-kaudal, medial-lateral und Kombinationen daraus). Ist der N. oculomotorius geschädigt, weicht der Bulbus oculi der betroffenen Seite bereits zu Beginn der Untersuchung nach außen unten ab und kann dem Zeigefinger meist nicht folgen. Die **Konvergenzreaktion** überprüft man, indem man den Zeigefinger auf Augenhöhe zur Nase des Patienten führt.

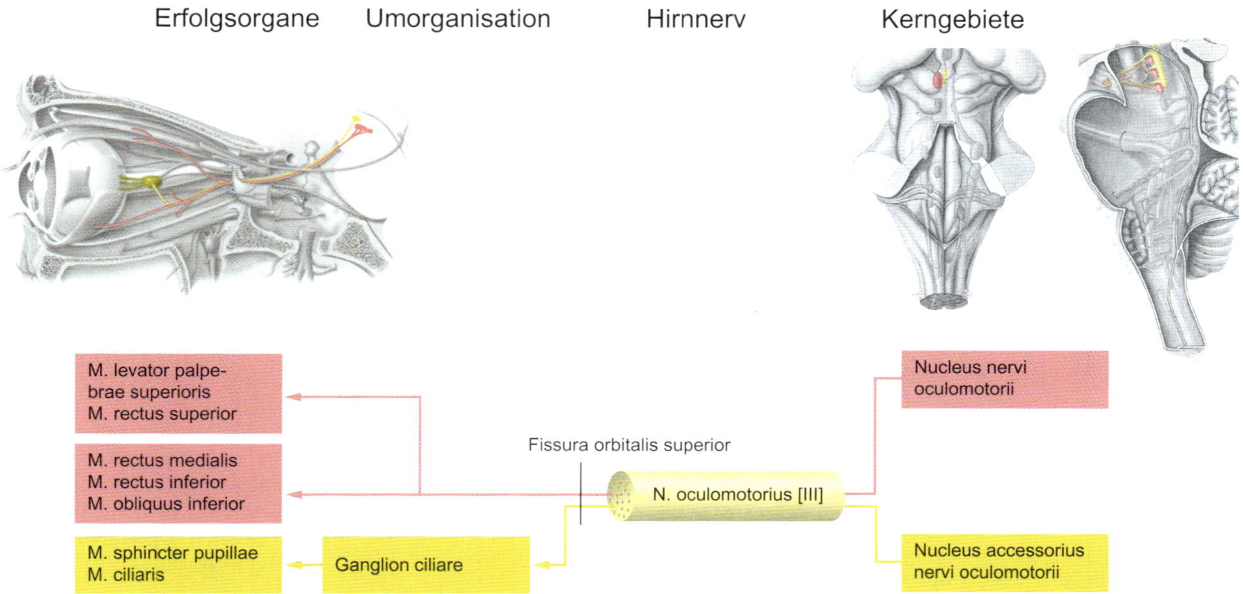

Abb. 12.40 Verlauf, Äste und Faserqualitäten des N. oculomotorius, links. [S702-L238/L127]

Dabei ist darauf zu achten, ob sich beide Bulbi zur Mitte hin bewegen und gleichzeitig in beiden Augen eine reflektorische Miosis auftritt. Zuletzt überprüft man den **Pupillenreflex.** Bei einem Ausfall des N. oculomotorius fällt der efferente Reflexschenkel aus, sodass im betroffenen Auge weder eine direkte noch eine indirekte Lichtreaktion auszulösen ist.

Schädigung des Nervs

Das Vollbild einer **Okulomotoriusparese** ist durch die folgenden 3 Leitsymptome gekennzeichnet:

- Ptosis (Herabhängen des Oberlids) durch Ausfall des M. levator palpebrae superioris
- Fehlstellung des Bulbus oculi nach außen unten durch Ausfall der Mm. rectus superior, rectus medialis, rectus inferior und obliquus inferior
- Mydriasis (Weitstellung der Pupille) durch Ausfall des M. sphincter pupillae

Bei genauerer Untersuchung fällt zudem auf, dass die Nahakkommodation (durch Ausfall des M. ciliaris) und die Konvergenzreaktion (durch Ausfall eines der beiden Mm. recti mediales) nicht mehr möglich sind. Außerdem berichten betroffene Patienten über Doppelbilder. Folgendes sollte bei einer Okulomotoriusparese beachtet bzw. mit bildgebenden Verfahren ausgeschlossen werden:

- Aussackungen bzw. Aneurysmen intrakranieller Gefäße, die in der Nähe des Nervs verlaufen wie z. B. die Aa. cerebri posterior oder communicans posterior
- eine Thrombose des Sinus cavernosus
- Tumoren der Schädelbasis bzw. der Orbita
- Schädelbasisfrakturen
- Entzündungen der Hirnhäute im Bereich der Hirnbasis

Darüber hinaus kann es bei intrakranieller Drucksteigerung und nachfolgender Verschiebung von Hirnmasse in den Tentoriumschlitz („obere Einklemmung") zum sog. **Klivuskantensyndrom** kommen. Hierbei wird der N. oculomotorius aufgrund der Hirnmassenverschiebung gegen die knöcherne Kante des Clivus gedrückt, gerät in einen Reizzustand (zunächst enge Pupille ipsilateral) und fällt schließlich aus (weite, lichtstarre Pupille ipsilateral).

12.5.7 N. trochlearis (4. Hirnnerv, N. IV)

Michael J. Schmeißer

Kompetenzen

Nach Bearbeitung dieses Lehrbuchkapitels sollten Sie in der Lage sein:

- Erfolgsorgan und Hirnnervenkern des N. trochlearis zu benennen
- den topografischen Verlauf des N. trochlearis genau zu erläutern
- den klinischen Befund einer Trochlearisparese zu beschreiben und mögliche Ursachen zu benennen

Der **N. trochlearis** [IV] (s. a. ➤ Kap. 9.3.4 und ➤ Kap. 9.4.3) ist ein rein allgemein somatoefferenter Hirnnerv. Er ist von allen Hirnnerven am dünnsten und verantwortlich für die motorische Innervation des M. obliquus superior (➤ Abb. 12.42). In Primärstellung (Geradeausblick) kann dieser Muskel den Bulbus oculi einwärts rollen und nach unten lateral bewegen. Befindet sich das Auge jedoch in Adduktionsstellung, ist der M. obliquus superior hauptverantwortlich für die Senkung des Augapfels nach lateral unten.

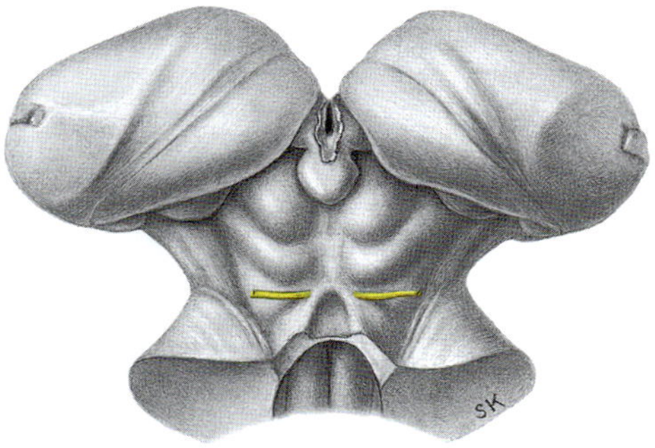

Abb. 12.41 Austrittsstelle des N. trochlearis. Der IV. Hirnnerv tritt unterhalb der Colliculi inferiores aus; Ansicht von dorsal. [S702-L238]

Verlauf

Der N. trochlearis tritt als einziger Hirnnerv dorsal unmittelbar unterhalb der Colliculi inferiores aus dem Hirnstamm aus (➤ Abb. 12.41). Er verläuft innerhalb der Cisterna ambiens zwischen A. superior cerebelli und A. cerebri posterior um die Hirnschenkel herum nach vorne basal und durchbricht schließlich die Dura mater, um in die seitliche Wand des Sinus cavernosus einzutreten. Hier verläuft er direkt unterhalb des N. oculomotorius (➤ Abb. 12.45). Schließlich durchzieht er den laterokranialen Teil der Fissura orbitalis superior am weitesten lateral und gelangt außerhalb des Anulus tendineus communis (ZINN-Sehnenring) unter dem Orbitadach zum M. obliquus superior.

Hirnnervenkern und zentrale Verknüpfungen

Da der N. trochlearis nur eine Faserqualität führt, gibt es auch nur ein Kerngebiet, den allgemein somatoefferenten **Nucleus nervi trochlearis.** Dieser befindet sich im Mesencephalon auf Höhe der Colliculi inferiores ventral des Aquädukts (➤ Abb. 12.42). Seine efferenten Fasern kreuzen auf die gegenüberliegende Seite, bevor sie dorsal aus dem Hirnstamm austreten.
Ähnlich wie bereits beim N. oculomotorius erwähnt, sind die **Verschaltungen der „Augenmuskelkerne"** untereinander und ihre Verknüpfung mit supranukleären, präokulomotorischen Zentren äußerst komplex (➤ Kap. 13.3). Eine nur oder hauptsächlich dem N. trochlearis zugeordnete Bahn ist darüber hinaus nicht beschrieben.

Klinik

Untersuchung

Möglicherweise zeigt der Patient bereits bei Inspektion eine Kopfschiefhaltung. Im Anschluss betrachtet man ähnlich wie bei der Untersuchung der anderen beiden „Augenmuskelnerven" die Stellung der Bulbi, führt die bereits beim N. oculomotorius beschriebene klinische Untersuchung der Augenfolgebewegungen durch und fragt nach Doppelbildern. Bei isolierter Schädigung des N. trochlearis kann das betroffene Auge aber noch in alle Hauptblickrichtungen bewegt werden, sodass die klinische Diagnose einer isolierten Trochlearisläsion bei Ausbleiben einer Kopfschiefhaltung nicht einfach zu stellen ist. Helfen kann in diesem Zusammenhang der BIELSCHOWSKY-Kopfneigetest: Bei Neigung des Kopfes zur geschädigten Seite fällt ein Höherstand des betroffenen Auges auf (vertikale Blickdeviation) und der Patient gibt verstärkt Doppelbilder an (vertikale Diplopie); bei Neigung zur gesunden Seite ist dieses Phänomen stark reduziert bis gar nicht vorhanden.

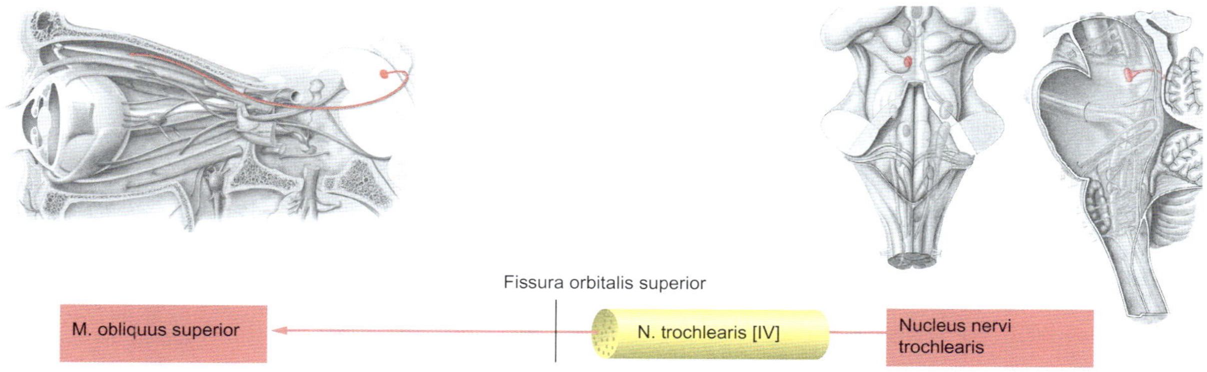

Abb. 12.42 Verlauf, Äste und Faserqualitäten des N. trochlearis, links. [S700-L238/L127]

Schädigung des Nervs

Bei einer **Trochlearisparese** ist der betroffene Bulbus nach medial oben gedreht und leicht auswärts gerollt. Auffällig werden eine bestimmte Anzahl an Patienten über eine permanente Kopfschiefhaltung zur gesunden Seite. Diese wird von ihnen eingenommen, um das fehlende Einwärtsrollen des Bulbus oculi auszugleichen und das Auftreten von Doppelbildern zu reduzieren. Die Ursachen einer Trochlearisparese gleichen denen der Okulomotoriusparese, weil beiden Nerven benachbart verlaufen. Durchaus findet man daher je nach Ursache eine kombinierte Schädigung beider Nerven.

12.5.8 N. trigeminus (5. Hirnnerv, N. V)

Anja Böckers

Kompetenzen

Nach Bearbeitung dieses Lehrbuchkapitels sollten Sie in der Lage sein:

- die Erfolgsorgane der 3 Trigeminusäste zu benennen
- die neuronalen Stationen des trigeminoafferenten Systems korrekt zu beschreiben
- klinisch zwischen peripheren und zentralen Trigeminusläsionen zu differenzieren

Der Name des **N. trigeminus** [V] (Drillingsnerv; s. a. ➤ Kap. 9.3.5, ➤ Kap. 9.4.3 und ➤ Kap. 9.25) ergibt sich aus seiner Aufspaltung in 3 Hauptäste zur Innervation des Kopfes: den **N. ophthalmicus** **[V/1]**, den **N. maxillaris** [**V/2**] und den **N. mandibularis** [**V/3**]. Der N. trigeminus ist der erste Kiemenbogennerv. Er führt allgemein somatoafferente (ASA) und speziell viszeroefferente (SVE) Fasern zur Muskulatur des Mandibularbogens. Dazu zählen die Kaumuskulatur, Anteile der Mundbodenmuskulatur (M. mylohyoideus, Venter anterior musculi digastrici) und kleinere Muskeln an der Tuba auditiva bzw. in der Cavitas tympani (M. tensor veli palatini, M. tensor tympani). Die allgemein somatoafferenten Fasern leiten insbesondere die Sensibilität sowie das Temperatur- und Schmerzempfinden der Gesichtshaut. Die in die Gesichtshaut ausstrahlende mimische Muskulatur wird jedoch nicht vom N. trigeminus [V], sondern vom N. facialis [VII] innerviert.

Verlauf und Äste

Die Aufteilung des N. trigeminus in seine beiden Faserqualitäten ist bereits bei seinem Austritt aus dem Hirnstamm im Bereich des lateralen Pons (➤ Abb. 12.43) makroskopisch sichtbar. Hier lassen sich eine größere **Radix sensoria nervi trigemini (syn.: Portio major)** und eine **Radix motoria nervi trigemini (syn.: Portio minor)** unterscheiden. Beide Radices ziehen über die Margo superior des Felsenbeins, um in einer taschenförmigen Duraduplikatur, dem **Cavum trigeminale,** das **Ganglion trigeminale (GASSERI),** zu bilden. Das Ganglion trigeminale liegt auf der Facies anterior an der Spitze der Pars petrosa ossis temporalis in der Impressio trigeminalis. Dieses Ganglion enthält zum Großteil die Perikarya der pseudounipolaren sensiblen Neurone, die entsprechend ihrer Versorgungsgebiete somatotop in dorsoventraler Ausrichtung angeordnet sind. Direkt nach dem Ganglion teilt sich der N. trigeminus in seine 3 Hauptäste, die durch jeweils unterschiedliche Öffnungen in der Schädelbasis die mittlere Schädelgrube verlassen (➤ Abb. 12.44).

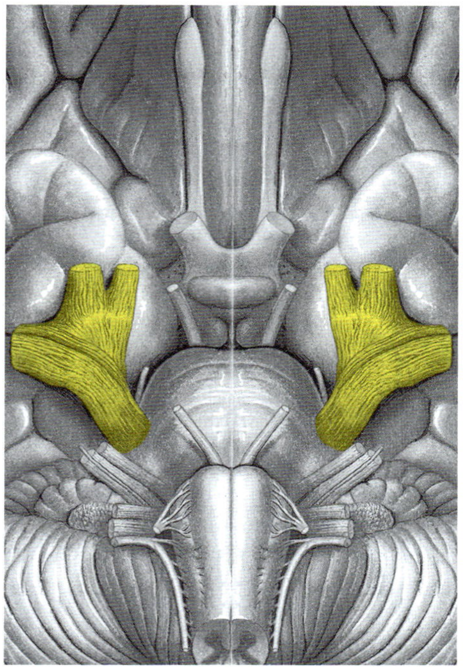

Abb. 12.43 Austrittsstelle des N. trigeminus. Der V. Hirnnerv tritt an der Lateralseite des Pons aus; Ansicht von ventral. [S700]

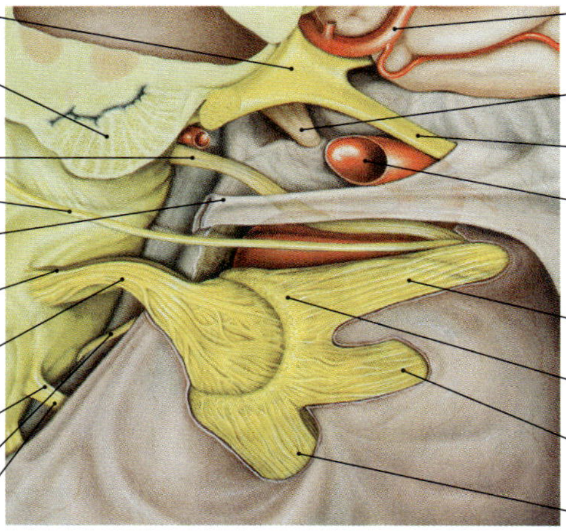

Abb. 12.44 Einblick in die rechte Fossa cranii media. Das Cavum trigeminale (MECKEL-Höhle) ist nach Entfernung von Dura mater und Arachnoidea eröffnet. Man sieht das Ganglion trigeminale mit seiner halbmondförmigen Kontur und der Aufspaltung in die 3 Trigeminusäste: den N. ophthalmicus mit seinem Durchtritt durch die Fissura orbitalis superior in die Orbita, den N. maxillaris und seinen Durchtritt durch das Foramen rotundum in die Fossa pterygopalatina sowie den N. mandibularis mit seinem Durchtritt durch das Foramen ovale in die Fossa infratemporalis. [S700-L301]

MERKE

Für ein vereinfachtes funktionelles Verständnis sollte man sich folgende grobe Einteilung der Versorgungsgebiete des Kopfes für die 3 Trigeminusäste merken:

- **N. ophthalmicus [V/1]:** Bereich oberhalb des Unterlids inkl. der Stirn bis zur Scheitellinie, d.h. Hautareal inkl. der Kopfhöhlen, also auch Orbita und Auge
- **N. maxillaris [V/2]:** Bereich zwischen Unterlid und Oberlippe, d.h. Hautareal inkl. der Körperöffnung, also auch Nasenhöhle und angrenzender Oberkieferbereich
- **N. mandibularis [V/3]:** Bereich zwischen Unterlippe und Kinnlinie, d.h. Hautareal inklusive der angrenzenden Körperöffnung, also auch Mundhöhle und angrenzender Unterkieferbereich; der N. mandibularis führt als einziger Trigeminusast speziell viszeroefferente Fasern zur Muskulatur des 1. Kiemenbogens.

Jedem der 3 Trigeminusäste lagert sich ein Ganglion an. Hier werden aber *nicht* die sensiblen Fasern umgeschaltet, sondern jeweils die allgemein viszeroefferenten Fasern anderer Hirnnerven:

- **N. ophthalmicus [V/1]:** Anlagerung des Ganglion ciliare in der Orbita mit Umschaltung allgemein viszeroefferenter Fasern des N. oculomotorius [III].
- **N. maxillaris [V/2]:** Anlagerung des Ganglion pterygopalatinum in der Fossa pterygopalatina mit Umschaltung allgemein viszeroefferenter Fasern des N. facialis [VII]
- **N. mandibularis [V/3]:** Anlagerung des Ganglion oticum am Foramen ovale mit Umschaltung allgemein viszeroefferenter Fasern des N. glossopharyngeus [IX] sowie Anlagerung des Ganglion submandibulare an den N. lingualis mit Umschaltung allgemein viszeroefferenter, also parasympathischer Fasern des N. facialis [VII]

Jeder der 3 Trigeminusäste versorgt einen Abschnitt der Dura mater sensibel. Vereinfachend kann die Innervation der Dura mater wie folgt beschrieben werden:

- **N. ophthalmicus [V/1]:** Dura mater der vorderen Schädelhöhle und des Tentoriums cerebelli.
- **N. maxillaris [V/2]** und **N. mandibularis [V/3]:** Dura mater der mittleren Schädelhöhle; die Dura mater der hinteren Schädelhöhle wird nicht vom N. trigeminus [V], sondern durch die Rr. meningei des N. vagus [X] und des N. glossopharyngeus [IX] innerviert.

Die speziell viszeroefferenten Fasern entstammen dem im Pons gelegenen Nucleus motorius nervi trigemini (➤ Abb. 12.49), die allgemein somatoafferenten Fasern enden in einer lang gestreckten Kernsäule, die als Nucleus mesencephalicus nervi trigemini im Mittelhirn beginnt, bis zum Nucleus principalis (syn.: Nucleus pontinus) im Pons reicht und sich über die gesamte Medulla oblongata in den Nucleus spinalis nervi trigemini fortsetzt.

Klinik

Attackenartig auftretende extrem starke, stechende Schmerzen, die sich meist auf eine Gesichtshälfte beschränken, werden als **Trigeminusneuralgie** bezeichnet. Die Attacken halten typischerweise nur für wenige Sekunden, selten länger als 2 Minuten an. Zwischen den Attacken ist der Patient meist beschwerdefrei, allerdings ist der Gesamtverlauf progredient. Die Ursache ist häufig ein pathologischer Gefäß-Nerven-Kontakt zwischen der A. superior cerebelli und dem N. trigeminus (an seinem Austritt aus dem Hirnstamm). Primär wird die Trigeminusneuralgie medikamentös behandelt, sollte dies erfolglos bleiben, können invasive Verfahren erwogen werden. Dazu zählt die perkutane Punktion durch die Wange bzw. das Foramen ovale zur Thermokoagulation des Ganglion trigeminale. Dieses Verfahren ist destruktiv und vermindert daher auch das Berührungsempfinden im Gebiet eines oder mehrerer Trigeminusäste (Hypästhesie). Ein weiteres therapeutisches Verfahren ist die mikrovaskuläre Dekompression. Hierbei wird der oben beschriebene pathologische Gefäß-Nerven-Kontakt durch ein Interponat, z.B. ein kleines Teflonschwämmchen, beseitigt.

N. ophthalmicus

Der N. ophthalmicus [V/1] ist ein rein afferenter Nerv (ASA), der Impulse aus dem Bereich der Orbita, des Bulbus oculi inkl. der Cornea, der Haut der Stirn bis zur Scheitellinie und des Nasenrückens (➤ Abb. 12.48), aber auch der Schleimhaut der Siebbeinzellen, der Keilbeinhöhle, des Nasenseptums und der Dura der vorderen Schädelhöhle leitet. Er bildet die Grundlage für den afferenten Schenkel des Kornealreflexes.

Klinik

Der **Kornealreflex** ist ein reflektorischer Schutzmechanismus des Auges: Mechanische Einwirkungen auf die Hornhaut führen zum Verschluss der Lidspalte. Der Kornealreflex ist ein Fremdreflex, den man prüft, wenn man den neurologischen Status bei einem bewusstlosen Patienten erhebt (s.u.). Er kann bei peripheren Nervenläsionen fehlen, aber auch bei einer schweren Hirnstammläsion. Man löst den Reflex in der Regel aus, indem man die Cornea mit einem Wattestäbchen berührt, die Reflexauslösung ist aber auch durch grelle Lichteinwirkung oder akustische Reize möglich. Die erregenden Impulse werden über Fasern des N. ophthalmicus geleitet. Nach zentraler Verschaltung im Trigeminuskernkomplex läuft der Reflexbogen polysynaptisch über die Colliculi superiores,

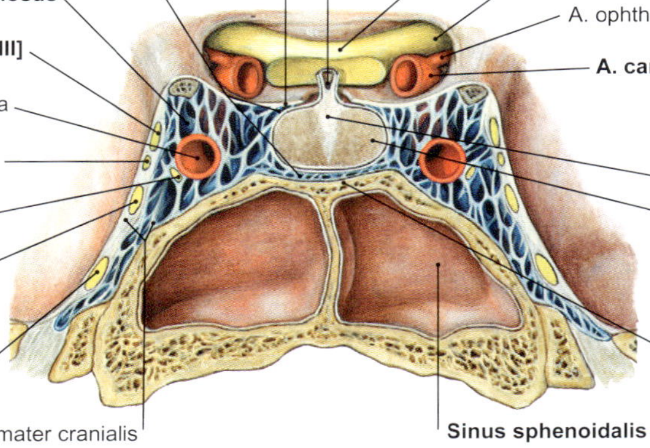

Abb. 12.45 Frontalschnitt durch den Sinus cavernosus auf Höhe der Glandula pituitaria (Hypophyse). Ansicht von hinten. Die Sinus cavernosi umgeben beidseits das Corpus ossis sphenoidalis mit der Sella turcica und der Fossa hypophysialis. In der lateralen Wandung des Sinus cavernosus verlaufen von kranial nach kaudal der N. oculomotorius [III], der N. trochlearis [IV], der N. ophthalmicus [V/1] und der N. maxillaris [V/2]. N. abducens [VI] und A. carotis interna liegen zentral im Sinus cavernosus. [S700-L301]

die Formatio reticularis und schließlich zum Kernkomplex des N. facialis weiter. Von hier gelangen die efferenten Impulse über den N. facialis zur mimischen Muskulatur (M. orbicularis oculi), die den Lidschluss erzeugt.

Der N. ophthalmicus [V/1] verläuft nach dem Ganglion trigeminale auf seinem Weg zur Fissura orbitalis superior durch den **Sinus cavernosus** bzw. in seiner lateralen Wand. Der Sinus cavernosus schmiegt sich beidseits von lateral dem Corpus ossis sphenoidalis mit der in seinem Inneren befindlichen Keilbeinhöhle (Sinus sphenoidalis) (➤ Abb. 12.45) an. Noch im Sinus cavernosus gibt der N. ophthalmicus einen **R. meningeus recurrens** (syn.: **R. tentorius**) für die Dura der vorderen Schädelhöhle und das Tentorium cerebelli ab. Vor dem Durchtritt durch die Fissura orbitalis superior spaltet sich der N. ophthalmicus in seine 3 Hauptäste auf (➤ Abb. 12.46, hellgrün eingefärbte Nervenäste):

- **N. nasociliaris** (1. Hauptast): Er zieht durch den Anulus tendineus zur medialen Orbitawand. Hier teilt er sich in die beiden **Nn. ethmoidales anterior und posterior** auf: Der **N. ethmoidalis anterior** tritt durch das gleichnamige Foramen der Orbita, durchquert die vorderen Siebbeinzellen und erreicht durch das Orbitadach mit seinem **R. meningeus** die vordere Schädelhöhle. Diese verlässt er aber erneut durch eine schlitzförmige Öffnung der Lamina cribrosa im Bereich der Crista galli, um in die Nasenhöhle zu gelangen. Seine **Rr. nasales anteriores laterales und septi** innervieren den vorderen Abschnitt der Nasenhöhle und des Nasenseptums sowie die vorderen Siebbeinzellen. Seine Endäste verlassen die Nasenhöhle erneut als **Rr. nasales externi** für das Hautareal des Nasenrückens bis zur Nasenspitze. Der **N. ethmoidalis posterior** erreicht ebenfalls durch das gleichnamige Foramen der Orbita die hinteren Siebbeinzellen. Der Verlauf des N. nasociliaris wird schließlich vom **N. infratrochlearis** fortgesetzt, dessen Äste den medialen Augenwinkel versorgen. Sensible Äste zum Ganglion ciliare ziehen mit den **Nn. ciliares breves und longi** zum Bulbus oculi und versorgen Cornea und Conjunctiva.
- **N. frontalis** (2. Hauptast): Er verläuft entlang des Orbitadachs, um mit seinen beiden Endästen, dem **N. supraorbitalis** und dem **N. supratrochlearis,** Stirn, Stirnhöhle und Oberlid sensibel zu versorgen.
- **N. lacrimalis** (3. Hauptast): Er verläuft entlang der lateralen Orbita über dem M. rectus lateralis zur Tränendrüse. Über den **R. communicans cum nervo zygomatico** lagern sich ihm postganglionäre allgemein viszeroefferente Fasern des N. facialis [VII] aus dem Ganglion pterygopalatinum zur Innervation der Tränendrüse an. Sensible Fasern gelangen auch zum lateralen Augenwinkel, zum Oberlid und zur Konjunktiva.

Die Äste des N. ophthalmicus [V/1] sind zusammenfassend in ➤ Tab. 9.17 und in ➤ Tab. 9.18 dargestellt.

Klinik

Schätzungen zufolge sind ca. 90 % der Bevölkerung nach einer abgelaufenen Windpockeninfektion Träger des Varizella-Zoster-Virus. Die Viren verbleiben in den Spinalnerven des Rückenmarks und können, ausgelöst durch Stress, UV-Licht oder als Folge eines geschwächten Immunsystems (z. B. bei einer HIV-Erkrankung oder unter Chemotherapie), reaktiviert werden. Im Dermatom des betroffenen Spinalganglions treten die typischen Hauteffloreszenzen mit nässender Bläschenbildung auf. Da meist die thorakalen, gürtelförmigen Dermatome der Interkostalnerven betroffen sind, spricht man auch von der **Gürtelrose (Herpes zoster).** Allerdings können die Viren auch in den Kopfganglien der Hirnnerven, häufig des N. trigeminus, verbleiben, sodass sich die Bläschen typischerweise in den kutanen Innervationsgebieten des N. ophthalmicus, N. maxillaris oder N. mandibularis ausbreiten. Klinisch sind dann oft schmerzhafte Bläschen an der Lippe (Lippenherpes) zu beobachten. Ist der 1. Trigeminusast betroffen (➤ Abb. 12.47), spricht man auch vom **Zoster ophthalmicus,** der durch den Mitbefall der Augenoberflächenepithelien, der Cornea und der Konjunktiven sehr schmerzhaft ist und bei nicht narbenfreier Abheilung zur Erblindung des betroffenen Auges führen kann.

N. maxillaris

Der N. maxillaris [V/2] ist ein rein afferenter Nerv (ASA), der Impulse aus dem Bereich des Unterlids, der Wangenhaut und der Oberlippe leitet. Sein kutanes Innervationsareal umfasst dabei auch die Haut über dem Jochbein und der Schläfenregion (➤ Abb. 12.48). Zusätzlich führt er aber auch Afferenzen aus den Schleimhäuten der hinteren und unteren Nasenhöhle, der Kieferhöhle, des Gaumens und des Oberkiefers einschließlich der zuge-

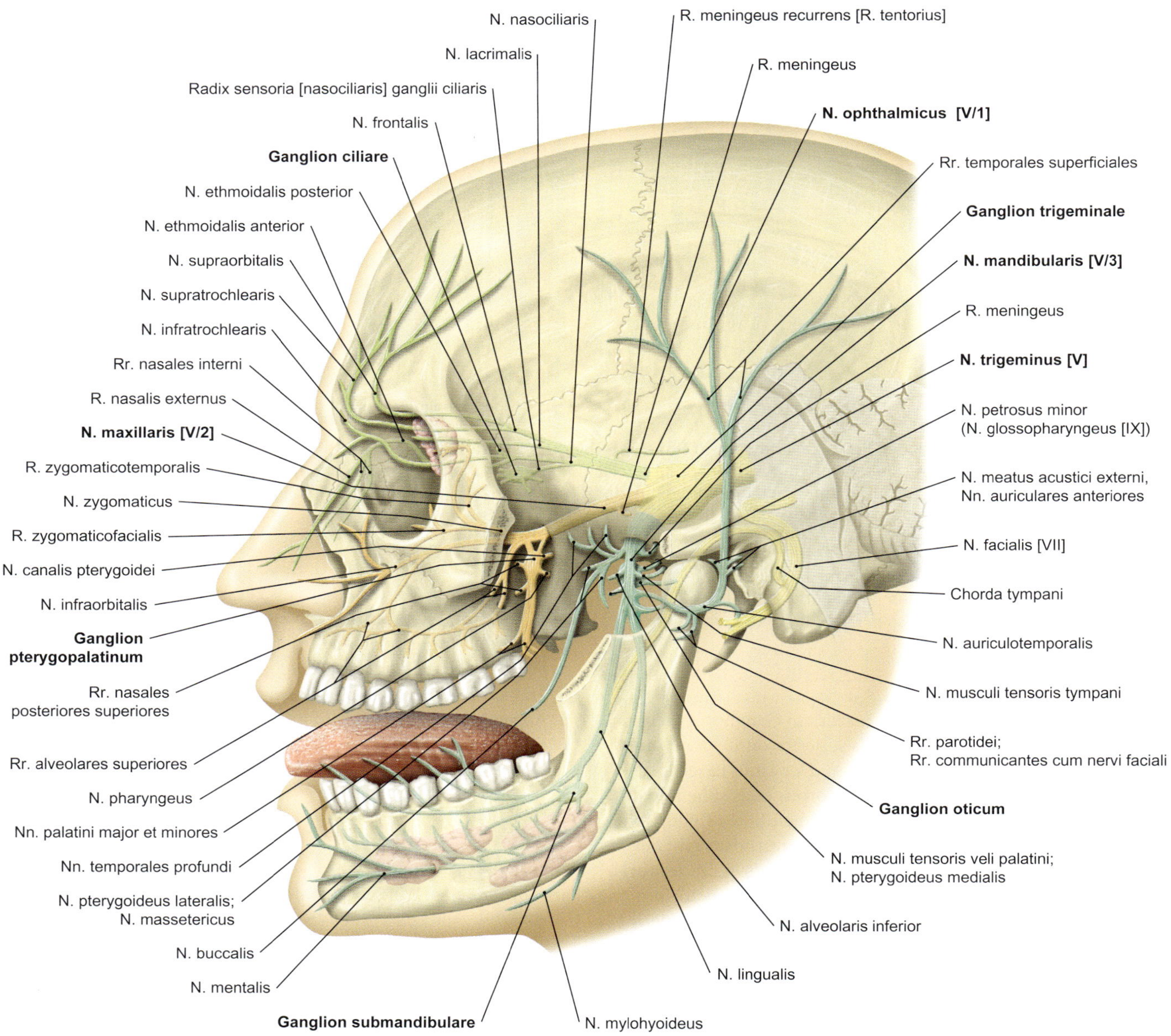

Abb. 12.46 N. trigeminus links mit Aufspaltung in die Hauptäste N. ophthalmicus [V/1] (hellgrün), N. maxillaris [V/2] (orange) und N. mandibularis [V/3] (dunkelgrün). Ansicht von lateral. [S700-L127]

hörigen Oberkieferzähne sowie der Hirnhäute der mittleren Schädelgrube. Nach dem Ganglion trigeminale verläuft er zusammen mit dem N. ophthalmicus durch den Sinus cavernosus, befindet sich allerdings weiter basolateral in der seitlichen Begrenzung des Sinus (➤ Abb. 12.45), bevor er durch das Foramen rotundum in die Fossa pterygopalatina gelangt. Die Aufzweigungen des N. maxillaris [V/2] sind in der ➤ Abb. 12.46 orangefarben dargestellt:

- Noch intrakraniell verlässt ein **R. meningeus** den N. maxillaris zur Dura der mittleren Schädelgrube. In der Fossa pterygopalatina zweigen vom N. maxillaris ab:
- Der **N. zygomaticus** nimmt postganglionäre allgemein viszeroefferente Fasern des N. facialis [VII] auf, gelangt durch die Fissura orbitalis inferior in die Orbita und gibt diese Fasern dort über den **R. communicans cum nervo zygomatico** zur Glandula lacrimalis ab. Die trigeminalen allgemein somatoafferenten Fasern verlaufen entlang der lateralen Orbitawand und treten mit den **Rr. zygomaticotemporalis und zygomaticofacialis** durch gleichnamige Kanäle durch das Jochbein hindurch an die Ge-

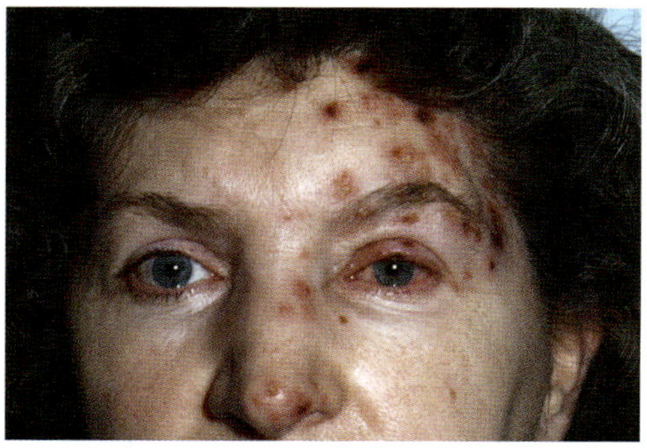

Abb. 12.47 Zoster ophthalmicus. Die Haut im Versorgungsgebiet des 1. Trigeminusastes zeigt bläschenförmige Hauteffloreszenzen, aber auch die Augenoberflächenepithelien wie Cornea und Konjunktiven sind betroffen. Die Bindehaut ist deutlich gerötet und die Lidspalte verengt. [E943]

sichtsoberfläche, um die Haut an der Schläfe, über dem Jochbein und am lateralen Augenwinkel zu innervieren.

- Der **N. infraorbitalis** ist der Endast des N. maxillaris [V/2]. Anders als die bisherigen Äste gelangt er zunächst über die Fissura orbitalis inferior in die Orbita, verlässt diese aber umgehend wieder über den Canalis infraorbitalis, um im Dach des Sinus maxillaris nach vorn zu gelangen und unterhalb des Auges am Foramen infraorbitale auszutreten (Trigeminusdruckpunkt V/2, ➤ Abb. 12.48, linke Bildhälfte). Seine **Rr. alveolares superiores posteriores** versorgen die Oberkiefermolaren mit angrenzenden Bereichen des Sinus maxillaris und der Gingiva. Seine **Rr. alveolares superiores medii und anteriores** versorgen entsprechend die Prämolaren, Eck- und Schneidezähne. Die Gesamtheit aller Rr. alveolares superiores wird als **Plexus dentalis superior** bezeichnet.
- Die **Rr. nasales posteriores superiores laterales und mediales** gelangen durch das Foramen sphenopalatinum nach medial in die Nasenhöhle zur Schleimhaut der lateralen Nasenwandung, des Nasopharynx und der Tuba auditiva. Ein am Septum absteigender Ast, der **N. nasopalatinus,** erreicht schließlich über den Canalis incisivus die Mundhöhle bzw. die Schleimhaut über dem Os incisivum des harten Gaumens und einen kleinen Abschnitt des Nasenseptums. Die genannten Äste werden zusammenfassend auch als **Rr. ganglionares ad ganglion pterygopalatinum** bezeichnet.
- Nach kaudal verlassen der **N. palatinus major** und die **Nn. palatini minores** in jeweils gleichnamigen Kanälen die Fossa pterygopalatina und gelangen über entsprechende Foramina palatina major und minores zur Schleimhaut des harten und weichen Gaumens.

Die Äste des N. maxillaris [V/2] sind zusammenfassend in ➤ Tab. 9.19 dargestellt.

N. mandibularis

Der N. mandibularis [V/3] ist im Gegensatz zu den anderen beiden Ästen des N. trigeminus ein gemischter Nerv (ASA, SVE). Er bildet den kräftigsten vom Ganglion trigeminale abgehenden Anteil, dem sich die Radix motoria anschließt, bevor beide durch das Foramen ovale der mittleren Schädelgrube hindurch in die Fossa infratemporalis gelangen. Zusammenfassend ist der N. mandibularis für die allgemein somatoafferente Innervation der gesamten Unterkieferregion verantwortlich. Er innerviert sensibel Kinn und Vorderohrregion (➤ Abb. 12.48), den angrenzenden Unterkieferbereich mit den Unterkieferzähnen, aber auch die Schleimhaut der Wange und des Zungenrückens (vordere zwei Drittel der Zunge) sowie die Hirnhäute der mittleren Schädelgrube. Die speziell viszeroefferenten Fasern innervieren die Muskulatur, die sich aus dem 1. Kiemenbogenmyotom ableitet. Dazu zählen die Kaumuskulatur, aber auch Teile der Mundbodenmuskulatur sowie die „Tensoren" an der Tuba auditiva und dem Trommelfell (M. tensor veli palatini und M. tensor tympani).

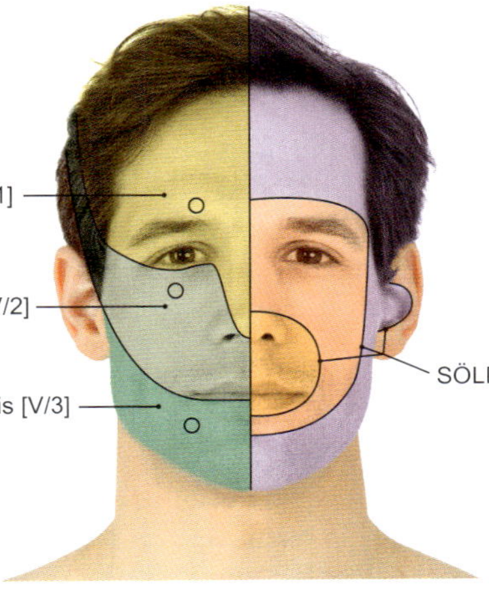

Abb. 12.48 Innervationsgebiete der Gesichtshaut durch den N. trigeminus, Nervenaustrittspunkte und protopathische Sensibilität. Auf der linken Gesichtshälfte (rechte Bildhälfte) ist die somatotope Gliederung der protopathischen Sensibilität dargestellt, auf der rechten Gesichtshälfte die Innervationsgebiete und Nervenaustrittspunkte der 3 peripheren Trigeminusäste. [S700-J803]

Der N. mandibularis [V/3] gibt erst nach Verlassen der Schädelhöhle einen

- rückläufigen **R. meningeus** ab, der zusammen mit der A. meningea media durch das Foramen spinosum wieder ins Schädelinnere zur Dura gelangt. Direkt unterhalb des Foramen ovale lagert sich dem N. mandibularis von medial das Ganglion oticum an (➤ Abb. 12.46, türkise Nervenfasern), bevor er sich in einen vorderen und einen hinteren Abschnitt teilt.
- Der vordere Nervenstamm wird auch als **N. masticatorius (Kaunerv)** bezeichnet, da sich aus ihm die meisten speziell viszeroefferenten Fasern für die Kaumuskulatur ableiten:
  - Die **Nn. pterygoidei lateralis und medialis** sind feine Äste, die direkt zur Kaumuskulatur ziehen. Der N. pterygoideus medialis gibt meistens die speziell viszeroefferenten Fasern für den M. tensor veli palatini und den M. tensor tympani ab.
  - Die **Nn. temporales profundi** für den M. temporalis und der **N. massetericus** für den M. masseter sind die speziell viszeroefferente Versorgung der Kieferschließer.
  - Einziger afferenter Nerv des N. masticatorius ist der **N. buccalis:** Er durchbohrt den M. buccinator und innerviert die Wangenschleimhaut mit den angrenzenden bukkalen Abschnitten der Gingiva.
- Der hintere Hauptstamm des N. mandibularis enthält gemischte Faserqualitäten:
  - **N. auriculotemporalis:** Er bildet in seinem Verlauf nach lateral eine charakteristische Schlinge um die A. meningea media. Seine allgemein somatoafferenten Fasern gelangen schließlich zur Haut vor dem Ohr und mit einem kleinen Ast, dem **N. meatus acustici externi,** zum äußeren Gehörgang und zum Trommelfell. Zusammen mit Ästen der A. temporalis superficialis reichen seine Äste bis nach kranial an die Schläfe. Dem N. auriculotemporalis lagern sich darüber hinaus postganglionäre allgemein viszeroefferente Fasern des N. glossopharyngeus [IX] vom Ganglion oticum für die Innervation der Glandula parotidea an.
  - **N. alveolaris inferior:** Er verläuft unterhalb des M. pterygoideus lateralis nach kaudal. Am Foramen mandibulae tritt er in den knöchernen Canalis alveolaris inferior der Mandibula ein und versorgt mit seinen feinen Ästen des **Plexus dentalis inferior** die Zähne des Unterkiefers und der angrenzenden Gingiva. Am Foramen mentale tritt der N. alveolaris inferior als **N. mentalis** an die Oberfläche (Trigeminusdruckpunkt V/3, ➤ Abb. 12.48, linke Bildhälfte) und versorgt hier die Haut des Kinns und der Unterlippe. Kurz vor seinem Eintritt in das Foramen mandibulae zweigt der **N. mylohyoideus** zur speziell viszeroefferenten Innervation des gleichnamigen Muskels und des Venter anterior musculi digastrici ab.
  - **N. lingualis:** Er verläuft medial des N. alveolaris inferior und nahezu parallel zu ihm nach kaudal, tritt aber nicht ins Foramen mandibulae ein, sondern erreicht die Zungenwurzel. Er innerviert mit allgemein somatoafferenten Fasern die vorderen zwei Drittel der Zungenschleimhaut und die Glandula

sublingualis. Bereits in seinem kranialen Abschnitt lagern sich dem N. lingualis präganglionäre allgemein viszeroefferente Fasern (AVE) und speziell viszeroafferente (SVA) Geschmacksfasern aus der Chorda tympani des N. facialis [VII] an. Die allgemein viszeroefferenten Fasern werden im weiteren Verlauf im Ganglion submandibulare umgeschaltet und steuern die Drüsensekretion der Glandulae sublingualis und submandibularis. Die Geschmacksfasern der Chorda tympani kommen von Geschmacksknospen des Zungenrückens und der Zungenspitze, lagern sich dem N. lingualis an und gelangen über die Fissura petrosquamosa letztlich zum N. facialis [VII].

Die Äste des N. mandibularis [V/3] sind zusammenfassend in ➤ Tab. 9.20 dargestellt.

Hirnnervenkerne des N. trigeminus

Der N. trigeminus führt selbst nur 2 Faserqualitäten: speziell viszeroefferente Fasern (SVE) und allgemein somatoafferente Fasern (ASA). Allgemein viszeroefferente Fasern anderer Hirnnerven lagern sich dem N. trigeminus peripher nur an. Der allgemein somatoafferente Kernkomplex bildet die rostrale Fortsetzung von Neuronen des spinalen Hinterhorns, sodass sich hier Analogien zwischen dem spinoafferenten und dem trigeminoafferenten System ergeben. In beiden Systemen finden sich je nach Sinnesmodalität unterschiedliche neuronale Wege der Verschaltung: Hier sind die epikritische, propriozeptive und protopathische (Leitung von Mechano-/Thermo- und Nozizeptoren) Impulsleitung der Haut und die der Schleimhäute separat zu betrachten. Der Trigeminuskomplex kann daher entsprechend der unterschiedlichen Sinnesmodalitäten in mehrere Unterkerne differenziert werden (➤ Abb. 12.49).

Kern der speziell viszeroefferenten Fasern (SVE)

Der **Nucleus motorius nervi trigemini** liegt in der Pars dorsalis pontis und erreicht die laterale Region der periaquäduktalen Zone sowie den lateralen Winkel des IV. Ventrikels. In ihm befinden sich die Perikarya der speziell viszeroefferenten Fasern, die als Radix motoria mit dem N. mandibularis zur Kaumuskulatur ziehen.

Kerne der allgemein somatoafferenten Fasern (ASA)

Nucleus mesencephalicus nervi trigemini

Der Radix motoria lagern sich afferente Fasern aus den Muskelspindeln der Kaumuskulatur an **(Propriozeption),** die im Hirnstamm den **Tractus mesencephalicus nervi trigemini** bilden und den im Mittelhirn liegenden **Nucleus mesencephalicus nervi trigemini** erreichen. Die Perikarya dieser propriozeptiven Afferenzen liegen nicht im Ganglion trigeminale, sondern direkt im Nucleus mesencephalicus. Der Nucleus mesencephalicus nervi trigemini wird daher auch als das einzige **zentrale Ganglion** bezeichnet.

Nucleus principalis [pontinus] nervi trigemini

Die pseudounipolaren Perikarya der anderen Afferenzen liegen im Ganglion trigeminale. Impulse der **Mechanorezeption** werden von hier über das zentrale Axon auf das 2. Neuron im **Nucleus principalis [pontinus] nervi trigemini** im kranialen Pons ungefähr auf Höhe der Austrittsstelle des N. trigeminus geleitet.

Nucleus spinalis nervi trigemini

Impulse der Nozi- und Thermorezeption sowie der gering diskriminierenden Mechanorezeption werden über das Ganglion trigeminale und von dort weiter auf das 2. Neuron im **Nucleus spinalis nervi trigemini** geleitet. In ihm enden aber auch somatosensible Fasern der N. facialis [VII], N. glossopharyngeus [IX] und N. vagus [X]. In der Pars caudalis des Nucleus spinalis nervi trigemini enden bevorzugt die Fasern der trigeminalen Thermo- und Nozizeptoren. Der lang gestreckte Nucleus spinalis nervi trigemini durchzieht relativ weit lateral die gesamte Medulla oblongata und setzt sich nach kaudal bis in das Hinterhorn des Rückenmarks (C6) fort. Dabei ist er in ventrodorsaler Richtung somatotop gegliedert, in dem die afferenten Fasern bzw. Neurone des N. mandibularis [V/3] am weitesten dorsal, die des N. ophthalmicus [V/1] am weitesten ventral mit einem dazwischen liegenden Abschnitt für den N. maxillaris [V/2] positioniert sind. Ebenso findet man eine somatotope Gliederung dieses Hirnnervenkerns in rostrokaudaler Ausrichtung. Dieser Somatotopie der Trigeminusfasern entsprechen konzentrische Begrenzungslinien, die **SÖLDER-Linien,** der zentralsensiblen, protopathischen Versorgungsgebiete der Gesichtshaut (➤ Abb. 12.48, rechte Bildhälfte): Afferenzen aus der perioralen Zone liegen im Kern am weitesten rostral, während mit zunehmender Entfernung von der Lippenspalte die Afferenzen weiter kaudal im Kern enden.

Klinik

Bei einer nukleären **zentralen Läsion des N. trigeminus** ist daher eine zwiebelschalenförmige Sensibilitätsstörung zu beobachten, während bei einer peripheren Läsion des N. trigeminus typischerweise die Versorgungsareale des N. ophthalmicus [V/1], des N. maxillaris [V/2] und des N. mandibularis [V/3] isoliert oder kombiniert betroffen sind.

Zentrale Verknüpfungen des N. trigeminus

Die zentralen neuronalen Verschaltungen der Hirnnervenkerne des N. trigeminus umfassen einerseits die Regulation der mastikatorischen Funktion, z. B. des Kaudrucks, die Steuerung von Reflexen, aber auch die bewusste Wahrnehmung von Empfindungen an Haut und Schleimhäuten im Kopfbereich.

Nucleus mesencephalicus nervi trigemini

Für die o.g. Steuermechanismen bilden die Neurone des Nucleus mesencephalicus direkte Synapsen mit den Neuronen des Nucleus motorius nervi trigemini. Propriozeptive Impulse aus der Kaumuskulatur projizieren dadurch direkt auf Motoneurone. Eine solche monosynaptische Verschaltung im motorischen System ist letztlich einem Muskeleigenreflex (➤ Kap. 12.6.7) wie dem Patellarsehnenreflex vergleichbar. Entsprechend wird hier von einem **Masseter-Muskeleigenreflex** gesprochen.

Nucleus motorius nervi trigemini

Die wichtigsten Afferenzen erhält der Kern über Fibrae corticonucleares für die willkürliche motorische Steuerung des Kauapparats. Die Fasern gehen vom motorischen Cortex aus und erreichen bilateral über die Capsula interna den Kernkomplex. Einseitige Läsionen dieser Fasern, z. B. im Rahmen eines Schlaganfalls, bleiben aufgrund der bilateralen Innervation des Kerns oft symptomfrei, während eine direkte Schädigung des Kernkomplexes zu einer ipsilateralen Muskelatrophie führt. Der Nucleus motorius nervi trigemini erhält auch afferente Impulse aus dem Gesichtsbereich und der Mundhöhle, die ihn sekundär über Neurone des sensiblen Trigeminuskerns und über Interneurone der Formatio reticularis erreichen. Über die Formatio reticularis beeinflussen das limbische System bzw. unsere Emotionen die Aktivität des Nucleus motorius.

Nucleus principalis [pontinus] nervi trigemini

Impulse der Feinpunktdiskrimination, Vibration und das Empfinden des Kaudrucks auf den Zahnhalteapparat werden vom Körper

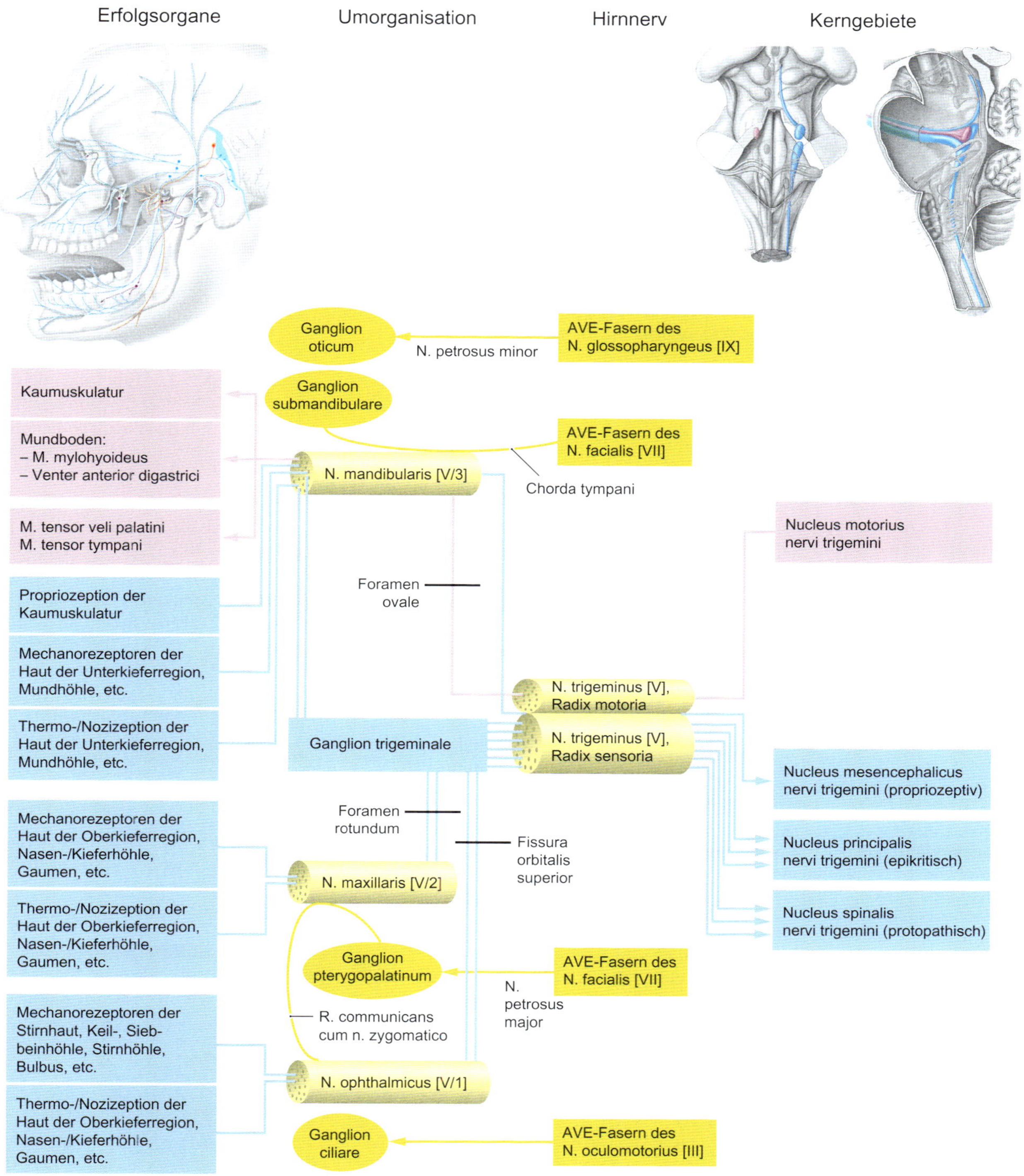

Abb. 12.49 N. trigeminus mit Faserqualitäten, Hirnnervenkernen und Zielorganen (Schema). [S700-L238/L127]

bewusst wahrgenommen, indem sie vom 2. Neuron im Nucleus principalis nervi trigemini über den Thalamus in den somatosensorischen Cortex weitergeleitet werden. Diese efferenten Axone des Hauptkerns kreuzen meist auf die Gegenseite und bilden den **Tractus trigeminothalamicus anterior,** der sich dem Lemniscus medialis anschließt und im Thalamus das 3. Neuron im **Nucleus ventralis posteromedialis** erreichen (spinoafferente Fasern erreichen dagegen den Nucleus ventralis posterolateralis im Thalamus). Ungekreuzte Fasern erreichen über den **Tractus trigeminothalamicus posterior** den ipsilateralen Thalamus, bevor sie zum Cortex weitergeleitet werden. Dieser posteriore Tractus leitet zusätzlich Berührungs- und Druckempfinden aus der Mundhöhle einschließlich der Zähne.

Nucleus spinalis nervi trigemini

Die Verschaltung von Impulsen des Schmerz- und Temperaturempfindens im Kopfbereich (protopathische Sensibilität) ist analog zum spinothalamischen System des Rückenmarks organisiert. Das Perikaryon des ersten Neurons befindet sich allerdings im **Ganglion trigeminale** und nicht im Spinalganglion wie im Rückenmark und leitet die Impulse dem 2. Neuron im **Nucleus spinalis nervi trigemini** zu.

Die zentralen Efferenzen dieses Kerns kreuzen zur Gegenseite und verlaufen zusammen mit den Efferenzen des Nucleus principalis nervi trigemini im **Tractus trigeminothalamicus anterior** zum **Nucleus ventralis posteromedialis** des Thalamus (3. Neuron), aber auch zu intralaminären Thalamuskernen. Die Impulse dieser Sinnesmodalität werden ebenfalls über thalamokortikale Projektionen zu Bewusstsein gebracht. Weitere neuronale Verknüpfungen des Nucleus spinalis nervi trigemini finden sich zur **Formatio reticularis.** Funktionell resultiert aus dieser Verschaltung eine allgemeine Aktivitätssteigerung im ZNS. Gut veranschaulichen lässt sich dies z. B. daran, dass die Reizung der nasalen Trigeminusfasern mit Riechsalz (Ammoniak) im 18. Jahrhundert als übliches Therapeutikum bei Schwindel- und Ohnmachtsanfällen eingesetzt wurde. Starke trigeminale Reizungen durch Geruchsstoffe in der Nasenhöhle [V/2], durch „scharfe" Geschmacksstoffe in der Mundhöhle [V/3] oder der Augen [V/1], z. B. beim Zwiebelschneiden, führen häufig zu einer reflektorischen Vermehrung des Speichel- oder Tränenflusses, sodass man hier von neuronalen Verknüpfungen zu den allgemein viszeroefferenten Kerngebieten (Nucleus salivatorii superior und inferior) ausgeht.

MERKE

Bei **Läsionen des Hirnstamms,** z. B. bei einem Hirnstamminfarkt, kommt es häufig zu kombinierten Läsionen des Nucleus und Tractus spinalis nervi trigemini und des Tractus spinothalamicus, da beide in enger topografischer Nähe zueinander im lateralen Hirnstamm liegen. Dabei ist meist die Temperatur- und Schmerzempfindung der **ipsilateralen Gesichtshälfte** aufgehoben und zugleich sind Temperatur- und Schmerzempfinden auf der **kontralateralen Körperseite** gestört, da diese spinalen Fasern bereits auf Segmenthöhe kreuzen.

Klinik

Die Untersuchung des N. trigeminus wird immer **im Seitenvergleich durchgeführt** und soll Hinweise liefern, um zwischen einer peripheren Nervenläsion und einer nukleären, zentralen Läsion zu differenzieren. Dabei überprüft man

- das Schmerzempfinden an den Austrittsstellen der 3 peripheren Trigeminusäste durch beidseitigen Druck des Daumens (eine Druckempfindlichkeit der normalerweise nicht schmerzhaften Austrittsstellen ist Zeichen einer Nervenreizung)
- die Sensibilität in den Innervationsarealen der 3 Trigeminusäste und entsprechend den nukleären Begrenzungslinien mit einem Wattestäbchen
- die Funktionsfähigkeit der Kaumuskulatur durch Betasten und Beurteilen des M. masseter und des M. temporalis in Kieferschlussstellung (bei einer Läsion der Mm. pterygoidei weicht der Unterkiefer bei Kieferöffnung typischerweise zur betroffenen Seite hin ab)
- den Kornealreflex durch zarte Berührung der Cornea mit einem Wattebausch
- den Masseter-Eigenreflex durch Beklopfen des M. masseter mit einem Reflexhammer (führt zum reflektorischen Kieferschluss)

12.5.9 N. abducens (6. Hirnnerv, N. VI)

Michael J. Schmeißer

Kompetenzen

Nach Bearbeitung dieses Lehrbuchkapitels sollten Sie in der Lage sein:

- Erfolgsorgan und Hirnnervenkern des N. abducens zu benennen
- den topografischen Verlauf des N. abducens so genau wie möglich zu erläutern
- den klinischen Befund einer Abduzensparese zu beschreiben und mögliche Ursachen zu benennen

Der **N. abducens [VI]** (s. a. ➤ Kap. 9.3.6) führt allgemein somatoefferente Fasern und ist verantwortlich für die motorische Innervation des M. rectus lateralis, der den Bulbus oculi abduzieren kann (➤ Abb. 12.51).

Verlauf und Äste

Der N. abducens tritt direkt unterhalb des Pons nahe der Mittellinie aus dem Hirnstamm aus (➤ Abb. 12.50). Er verläuft anschließend durch die Cisterna pontis nach vorne, gelangt am Clivus unter die Dura, überquert in seinem weiteren Verlauf die Spitze des Felsenbeins und tritt in den Sinus cavernosus ein, in dem er als einziger Hirnnerv nicht an seinem Rand verläuft, sondern durch den er mitten hindurchzieht. (➤ Abb. 12.45). In die Orbita gelangt er mediokaudal durch die Fissura orbitalis superior zwischen R. superior des N. oculomotorius und N. nasociliaris des N. ophthalmicus. Schließlich zieht er durch den Anulus tendineus communis (ZINN-Sehnenring) zum M. rectus lateralis (➤ Abb. 12.51). Zwei Aspekte sind bei der topografischen Anatomie des N. abducens hervorzuheben:

- Von allen Hirnnerven hat er den längsten intrakraniellen, intraduralen Verlauf (unter Einbeziehung des Sinus cavernosus/Duraduplikatur).
- Er zieht als einziger Hirnnerv mitten durch den Sinus cavernosus.

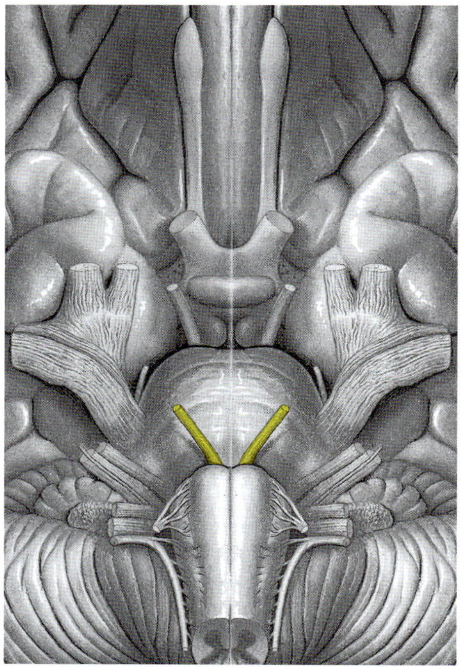

Abb. 12.50 Austrittsstelle des N. abducens. Der VI. Hirnnerv tritt unterhalb des Pons aus; Ansicht von ventral. [S700]

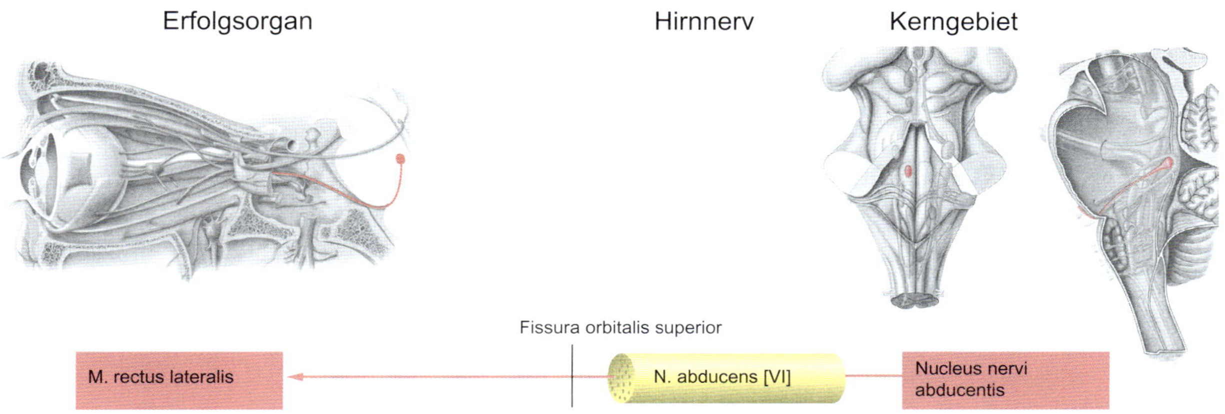

Abb. 12.51 Verlauf, Äste und Faserqualitäten des N. abducens, links. [S700-L238/L127]

Hirnnervenkern und zentrale Verknüpfungen

Aufgrund seiner Faserzusammensetzung besitzt der N. abducens einen allgemein somatoefferenten Hirnnervenkern, den **Nucleus nervi abducentis.** Dieser befindet sich in der Pars dorsalis pontis unter dem Boden der Rautengrube. Topografisch bedeutsam ist die in horizontalen Schnittbildern gut erkennbare dorsale Umrundung des Nucleus nervi abducentis durch Fasern des N. facialis [VII]. Dies wird als **inneres Fazialisknie** bezeichnet (s. u.).

Die **Verschaltungen der „Augenmuskelkerne"** untereinander und ihre Verknüpfung mit supranukleären, präokulomotorischen Zentren sind äußerst komplex (➤ Kap. 13.3). Insbesondere für konjugierte horizontale Augenbewegungen ist der **Fasciculus longitudinalis medialis (FLM)** von Bedeutung, der den Nucleus nervi abducentis mit einem kontralateralen Subnucleus des Nucleus nervi oculomotorii verbindet (➤ Kap. 12.5.6).

Klinik

Untersuchung

Zur Untersuchung des N. abducens betrachtet man wie bei der Untersuchung der anderen „Augenmuskelnerven" zunächst die Stellung der Bulbi, führt die beim N. oculomotorius beschriebene klinische Untersuchung der Augenfolgebewegungen durch und fragt nach Doppelbildern.

Schädigung des Nervs

Bei einer Abduzensparese kann das Auge der betroffenen Seite durch Ausfall des M. rectus lateralis nicht mehr abduziert werden und steht leicht nach medial innen gerichtet. Daraus resultieren Doppelbilder, die vor allem beim Blick nach lateral zunehmen. Durch seinen langen intrakraniellen, extraduralen Verlauf entlang des Clivus ist der N. abducens bei Schädelbasisfrakturen besonders gefährdet. Darüber hinaus kann eine Thrombose des Sinus cavernosus zu einer Abduzensparese (meist kombiniert mit anderen Augenmuskelparesen) führen.

12.5.10 N. facialis (7. Hirnnerv, N. VII)

Michael J. Schmeißer

Kompetenzen

Nach Bearbeitung dieses Lehrbuchkapitels sollten Sie in der Lage sein:

- die Erfolgsorgane des N. facialis zu benennen
- die Hirnnervenkerne des N. facialis aufzuzählen, ihre topografische Lage zu erläutern und ihre jeweilige Funktion korrekt zu erklären
- den klinischen Befund einer Fazialisparese zu beschreiben, zwischen einer peripheren und zentralen Fazialisparese zu unterscheiden und jeweils mögliche Ursachen zu erläutern

Eine der Hauptaufgaben des **N. facialis [VII]** (s. a. ➤ Kap. 9.3.7 und ➤ Kap. 9.5.3) ist die motorische Innervation der mimischen Muskulatur. Darüber erklärt sich auch sein Name „Gesichtsnerv". Da sowohl der N. facialis als auch die mimische Muskulatur dem 2. Kiemenbogen entstammen, sind die entsprechenden motorischen Nervenfasern speziell viszeroefferent. Daneben enthält der N. facialis Fasern weiterer Qualitäten, die zum sog. **Nervus-intermedius-Anteil** des N. facialis zusammengefasst werden können:

- allgemein viszeroefferente Fasern (AVE) zur parasympathischen Innervation von Tränendrüse und Speicheldrüsen (bis auf die Glandula parotidea)
- speziell viszeroafferente Geschmacksfasern (SVE) der vorderen zwei Drittel der Zunge
- allgemein somatoafferente Fasern (ASA) vom äußeren Ohr (➤ Abb. 12.55).

Verlauf und Äste

Intermedius- und eigentlicher Fazialisanteil des N. facialis verlassen den Hirnstamm rostral der Olive im sog. Kleinhirnbrückenwinkel (➤ Abb. 12.52). Sie treten über den Porus bzw. Meatus acusticus internus mit dem N. vestibulocochlearis [VIII] in die Felsenbeinpyramide ein und verlaufen anschließend als gemeinsamer Nervenstamm in einem knöchernen Kanal, dem sog. **Canalis nervi facialis.** Etwa 1 cm nach Eintritt in diesen Kanal wendet sich der Nervenstamm im sog. äußeren Fazialisknie **(Ganglion geniculi)** nach dorsolateral und verläuft in der Hinterwand der Paukenhöhle bogenförmig nach kaudal bis zum **Foramen stylomastoideum,** durch das er die Schädelbasis verlässt. Schließlich teilt er sich innerhalb der Glandula parotidea, die jedoch weder efferent noch afferent von ihm innerviert wird, in seine Endäste auf. In seinem Verlauf durch den Canalis nervi facialis gibt der N. facialis von proximal nach distal folgende Äste ab (➤ Abb. 12.53):

- **N. petrosus major:** Dieser allgemein viszeroefferente Ast verlässt den Stamm des N. facialis am Ganglion geniculi, zieht durch den Hiatus canalis nervi petrosi majoris zur Vorderfläche des Felsenbeins und gelangt in einer eigenen Rinne verlaufend, von Dura mater bedeckt, durch das Foramen lacerum in den Canalis pterygoideus des Os sphenoidale. Hier vereinigt er sich mit dem sympathischen N. petrosus profundus. Beide Nerven

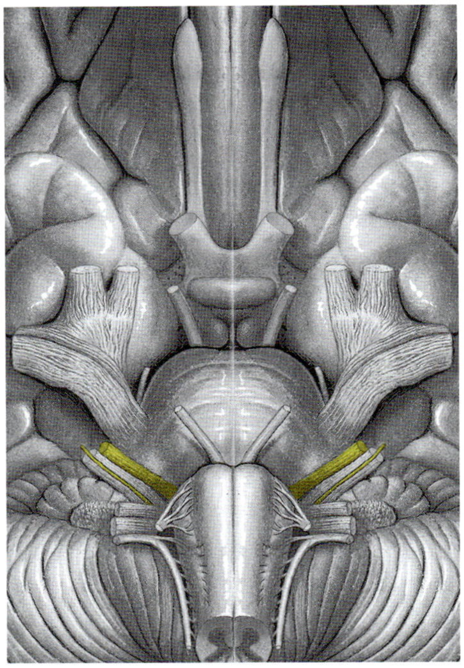

Abb. 12.52 Austrittsstelle des N. facialis. Der VII. Hirnnerv tritt im Kleinhirnbrückenwinkel aus. Ansicht von ventral. [S700]

ziehen gemeinsam als **N. canalis pterygoidei** in die Fossa pterygopalatina. Im Ganglion pterygopalatinum werden die allgemein viszeroefferenten Fasern des N. petrosus major von prä- auf postganglionär umgeschaltet. Die postganglionären, sekretorischen Fasern lagern sich im weiteren Verlauf teilweise dem N. zygomaticus des N. maxillaris [V/2] an und gelangen mit ihm in die Orbita und über den N. lacrimalis des N. ophthalmicus [V/1] zur Glandula lacrimalis oder sie verlaufen als Nn. palatini und Nn. nasales posteriores zu den oberen Gaumen- bzw. hinteren Nasendrüsen.

- **N. stapedius:** Hierbei handelt es sich um einen speziell viszeroefferenten Ast, der den M. stapedius des Mittelohrs motorisch innerviert.
- **Chorda tympani** bzw. Paukensaite: Dieser Fazialisast enthält vor allem allgemein viszeroefferente sowie speziell viszeroafferente gustatorische Fasern. Die Chorda tympani zieht vom Canalis nervi facialis aus durch einen eigenen knöchernen Kanal retrograd zum Mittelohr zurück. Darin verläuft sie medial des Trommelfells zwischen Hammergriff und Amboss. Anschließend zieht sie über die Fissura sphenopetrosa bzw. Fissura petrotympanica (unterschiedliche Angaben in der Literatur) in die Fossa infratemporalis und lagert sich von dorsal dem N. lingualis [V/3] an, mit dem ihre Fasern zum Ganglion submandibulare bzw. zu den vorderen zwei Dritteln der Zunge gelangen. Im Ganglion submandibulare werden die allgemein viszeroefferenten Fasern von prä- auf postganglionär umgeschaltet. Letztere stellen die sekretorische Versorgung der Glandulae sublingualis und submandibularis sicher.

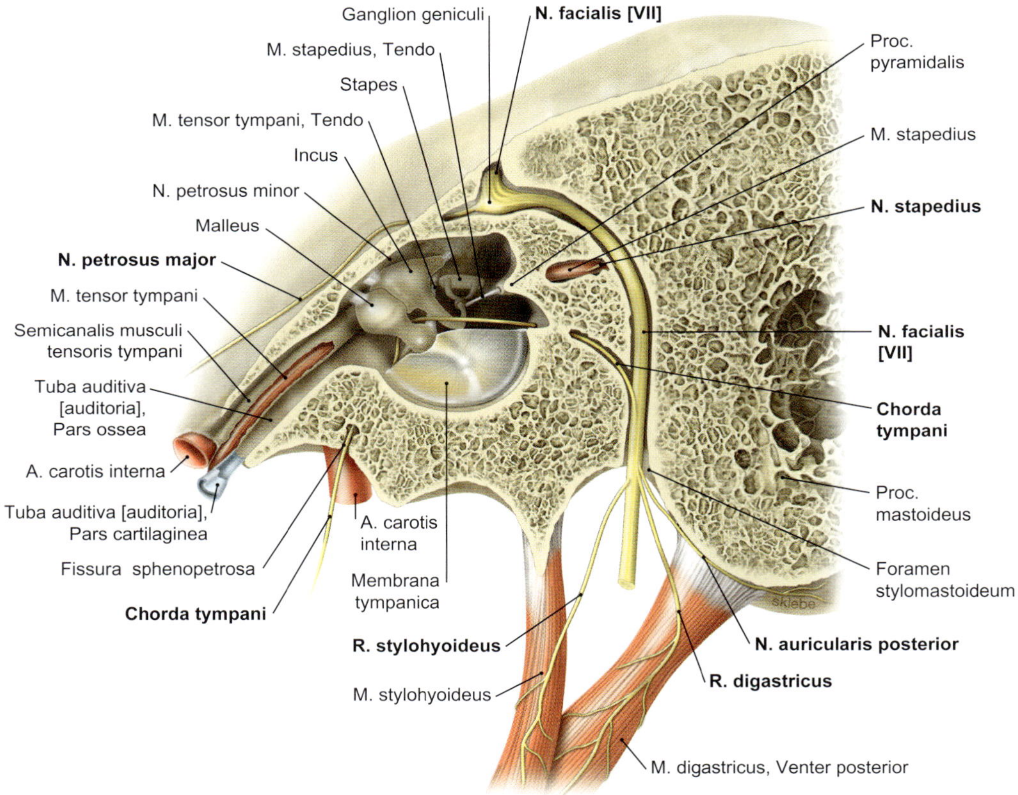

Abb. 12.53 Verlauf des N. facialis im Felsenbein. Vertikaler Schnitt durch den Canalis facialis, Ansicht von links. Etwa 1 cm nach Eintritt in das Felsenbein durch den Porus acusticus internus bildet der N. facialis mit dem Ganglion geniculi das äußere Fazialisknie. Der Hauptstamm des Nervs verläuft dann im knöchernen Canalis facialis bis zum Foramen stylomastoideum. Auf dem Weg durch das Os temporale gibt er folgende Äste ab: N. petrosus major, N. stapedius, Chorda tympani. Am Foramen stylomastoideum zweigen der N. auricularis posterior und die Rr. digastricus und stylohyoideus ab. [S700-L238]

Am Foramen stylomastoideum zweigen der **N. auricularis posterior,** der **R. digastricus** und der **R. stylohyoideus** vom N. facialis ab. Der N. auricularis posterior versorgt mit seinen speziell viszeroefferenten Fasern die mimischen Ohrmuskeln, den M. occipitofrontalis (R. occipitalis) und mit seinen allgemein somatoafferenten Fasern (R. auricularis) die Haut über der Ohrmuschel. Die Rr. digastricus und stylohyoideus innervieren den Venter posterior des M. digastricus und den M. stylohyoideus speziell viszeroefferent (➤ Abb. 12.54).

Nachdem der N. facialis [VII] den Canalis nervi facialis durch das Foramen stylomastoideum verlassen hat, bildet er innerhalb der Glandula parotidea in der Fossa retromandibularis ein Geflecht aus speziell viszeroefferenten Fasern **(Plexus intraparotideus).** Daraus formieren sich 2 Hauptnervenstämme, von denen der weiter kranial gelegene (R. temporofacialis, klinisch: „Stirnast") mit den **Rr. temporales** die Muskulatur der Stirn und der Augenlider innerviert und der weiter kaudal gelegene (R. cervicofacialis) mit den **Rr. zygomatici und buccales,** dem **R. marginalis mandibulae** und dem **R. colli** die Muskulatur von Wange, Lippen und Kinn (➤ Abb. 12.54). Die aufgeführten Äste treten aus dem Vorderrand der Parotis fächerförmig aus und gelangen subkutan zur mimischen Muskulatur.

Hirnnervenkerne und zentrale Verknüpfungen

Entsprechend seinen 4 Faserqualitäten besitzt der N. facialis 4 Hirnnervenkerne (➤ Abb. 12.55):

- Die speziell viszeroefferenten Fasern zur Versorgung der mimischen Muskulatur und der Mm. stapedius, digastricus und stylohyoideus haben ihren Ursprung im **Nucleus nervi facialis.** Dieser motorische Kernkomplex, der eine obere und eine untere Zellgruppe besitzt, befindet sich im kaudalen Teil der Pars dorsalis pontis. Seine efferenten Fasern verlaufen zunächst nach dorsal und schlingen sich von kaudal aus dorsal um den Abduzenskern nach ventrolateral, wodurch sie das sog. **innere Fazialisknie** (Genu nervi facialis) bilden. Das Fazialisknie bildet eine Vorwölbung, den in der Dorsalansicht des Hirnstamms bzw. der Rautengrube erkennbaren Colliculus nervi facialis.
- Die Ursprungsneurone der allgemein viszeroefferenten Fasern befinden sich im parasympathischen **Nucleus salivatorius superior,** der in der direkten Umgebung des Nucleus nervi facialis im Pons liegt.
- Die speziell viszeroafferenten Geschmacksfasern des N. facialis enden im oberen Abschnitt des Solitariuskernkomplexes, der auch als **Nucleus ovalis** der **Nuclei tractus solitarii** bezeichnet wird und in der Medulla oblongata zu finden ist.
- Im **Nucleus spinalis nervi trigemini** enden wenige allgemein somatoafferente Fasern von der Haut der Ohrmuschel.

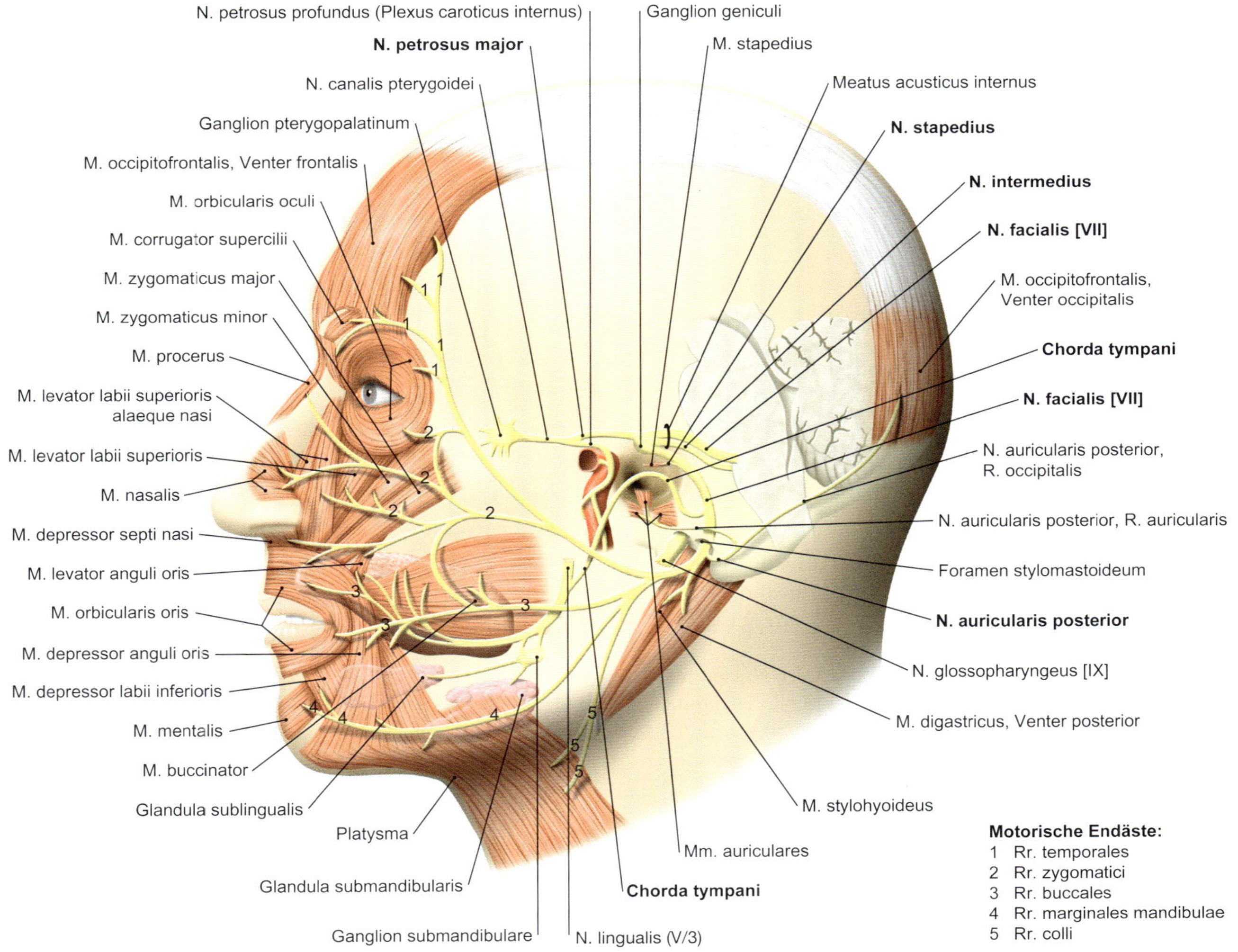

Abb. 12.54 N. facialis. Überblick über den Verlauf des N. facialis nach Austritt aus dem Kleinhirnbrückenwinkel bis zur Verzweigung in seine Äste in der Glandula parotidea (Schema). [S700-L127]

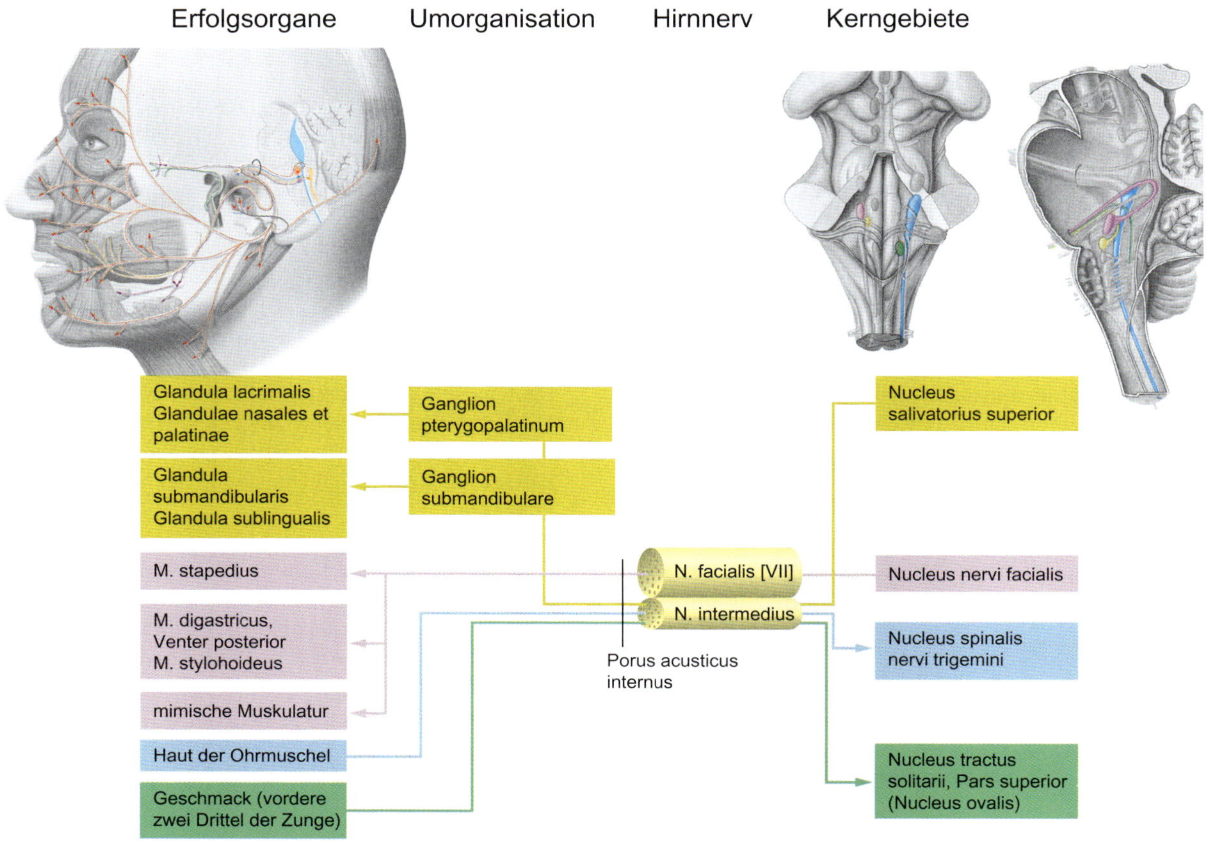

Abb. 12.55 Verlauf, Äste und Faserqualitäten des N. facialis, links. [S700-L238/L127]

Der speziell viszeroefferente Nucleus nervi facialis erhält direkte und indirekte Afferenzen aus wichtigen Arealen des **motorischen Systems,** u. a. aus dem motorischen Cortex, aus motorischen Hirnstammzentren und aus dem Rückenmark. Die **willkürliche Mimik** wird z. B. durch direkte Projektionen gesteuert, die aus dem motorischen Cortex stammen und über den Tractus corticonuclearis in den Nucleus nervi facialis ziehen. Die **emotionelle Mimik** hingegen scheint durch indirekte Projektionen in den Nucleus nervi facialis aus dem limbischen System kontrolliert zu werden. Als Zwischenschaltstation dient hierbei die laterale Zone der Formatio reticularis im Hirnstamm.

Darüber hinaus erhält der Nucleus nervi facialis u. a. afferenten Input aus **akustischen Relaiskernen,** z. B. aus dem oberen Olivenkernkomplex. Dies dient dazu, bei zu großem Lärm durch Kontraktion des vom N. stapedius innervierten M. stapedius die Stapesbewegungen zu zügeln und damit die Schallübertragung aufs Innenohr abzuschwächen.

Eine weitere wichtige Verknüpfung besteht zwischen Nucleus ovalis des Solitariuskernkomplexes, der Formatio reticularis und den Nuclei nervi facialis, motorius nervi trigemini und salivatorii. Diese ist von großer Bedeutung bei der Nahrungsauswahl (**gustatorische Reizweiterleitung** über die Chorda tympani des N. facialis) und Nahrungsaufnahme (z. B. Induktion der Speichelsekretion über die Chorda tympani des N. facialis).

Klinik

Untersuchung

Durch Inspektion im Seitenvergleich überprüft man die Symmetrie des Gesichts und die Funktion der speziell viszeroefferenten Fazialisäste, die die mimische Muskulatur versorgen. Ein hängender Mundwinkel gibt erste Hinweise auf die Seite der Fazialisschädigung. Man bittet den Patienten nun, die Stirn zu runzeln und die Augen zu schließen (Überprüfung der Funktion des kranial gelegenen R. temporofacialis des Plexus intraparotideus mit Rr. temporales – klinisch: „Stirnast"), die Wangen aufzublasen, den Mund zu spitzen, zu pfeifen und die Zähne zu zeigen (Überprüfung der Funktion des kaudal gelegenen R. cervicofacialis des Plexus intraparotideus mit Rr. zygomatici, buccales, marginalis mandibulae und colli). Hier muss besonders darauf geachtet werden, ob der Patient noch beidseits mit der Stirn runzeln und beide Augen schließen kann oder nicht:

- Liegt nämlich eine **zentrale Fazialisparese** vor, bleiben das Stirnrunzeln sowie oft auch der Augenschluss im Gegensatz zur restlichen mimischen Muskulatur auf der betroffenen Seite beidseits intakt.
- Liegt dagegen eine **periphere Fazialisparese** vor, ist die gesamte mimische Muskulatur der betroffenen Seite gelähmt. Beim Versuch, die Stirn zu runzeln, bleibt diese glatt, und beim Versuch, das Auge zu schließen, ist aufgrund des inkompletten Lidschlusses (Lagophthalmus) die physiologische Drehung des Bulbus nach oben sichtbar (BELL-Phänomen).

Ist eine zentrale Fazialisparese klinisch ausgeschlossen, können charakteristische Begleitsymptome auf den Ort der Schädigung im peripheren Verlauf des N. facialis hinweisen. Hierzu gehören:

- trockene Augen durch Verminderung der Tränensekretion (Schädigung vor Abgang des N. petrosus major)
- eine erhöhte Empfindlichkeit gegenüber akustischen Reizen (Schädigung vor Abgang des N. stapedius)
- Geschmacks- und Speichelsekretionsstörungen (Schädigung vor Abgang der Chorda tympani).

Schädigung des Nervs

Grundsätzlich unterscheidet man eine periphere von einer zentralen Fazialisparese. Der letztere Begriff ist eigentlich nicht ganz korrekt, da bei der zentralen Form nicht der N. facialis direkt geschädigt wird, sondern eine supranukleäre Schädigung der kontralateralen kortikonukleären Fasern vorliegt. Daher spricht man in der Neurologie von einer fazialen Parese anstatt von einer zentralen Fazialisparese. Klinisches Leitsym Muskulatur, wobei eine zentrale, supranukleäre Parese die ptom beider Formen ist die schlaffe Lähmung der mimischen kontralaterale Seite betrifft und die Augen- und Stirnmuskulatur ausspart (s. o.). Dies erklärt sich dadurch, dass die obere Kerngruppe des jeweiligen Nucleus nervi facialis, welche die Augen- und Stirnmuskulatur über den „Stirnast“ steuern, von kortikonukleären Fasern beider Gehirnhälften innerviert werden. Daher ist deren zentrale Innervation im Fall der Schädigung der kontralateralen Seite durch die Fasern der ipsilateralen Seite sichergestellt (➤ Abb. 12.56). Zudem liegen bei der zentralen Form keine Ausfallerscheinungen des Intermediusanteils vor wie z. B. eine gestörte Tränen- oder Speichelsekretion sowie Geschmacks- oder Sensibilitätsstörungen.

Klinisch ist es äußerst wichtig, zwischen zentraler und peripherer Parese differenzieren zu können, weil die zentrale im Gegensatz zur peripheren Parese fast immer durch einen Schlaganfall (Ischämie oder Blutung oft im Bereich der Capsula interna) bedingt ist, der die supranukleären Fasern betrifft. Dabei müssen die diagnostischen und therapeutischen Maßnahmen schnell eingeleitet werden, um das Ausmaß der Hirnschädigung zu begrenzen. Eine periphere Fazialisparese entsteht dagegen z. B. durch Schädel-Hirn-Traumata mit Felsenbeinfrakturen oder durch Infektionen im Mittel- bzw. Innenohr und Felsenbein. Häufig ist jedoch keine klare Ursache eruierbar. Man spricht dann von einer idiopathischen Fazialisparese.

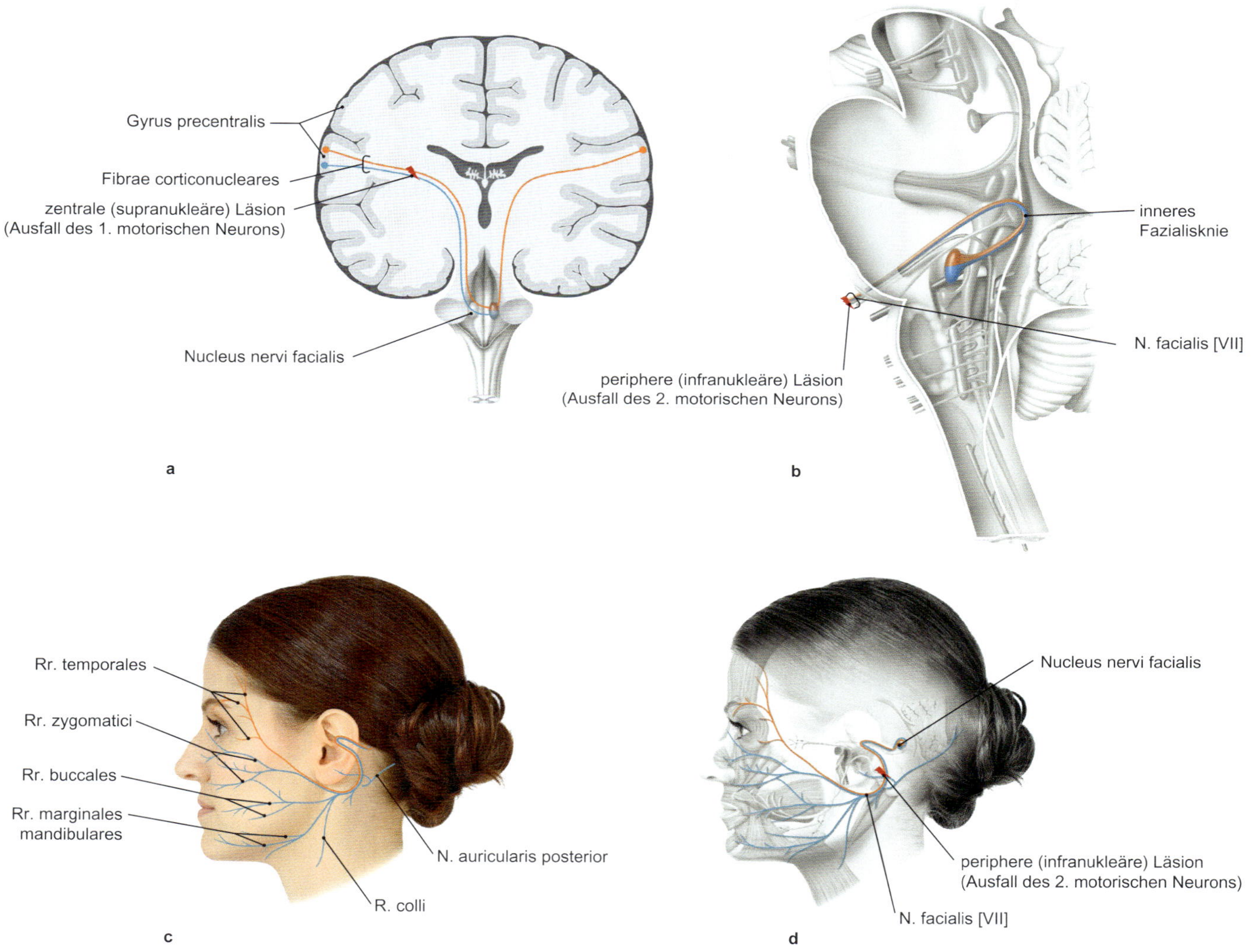

Abb. 12.56 Kortikonukleäre Verbindungen und peripherer Verlauf des N. facialis. [S702-L127/L275/J803~L275] **a** Zentrale Verbindungen zum Nucleus nervi facialis. Die kortikonukleären Bahnen zum oberen Kernabschnitt (für Rr. temporales) kommen aus beiden Hemisphären (orange). Der untere Kernabschnitt (für Rr. zygomatici, buccales, marginales mandibulares und R. colli) wird nur von der kontralateralen Hemisphäre erreicht (blau). **b** Intrapontiner Verlauf der beiden Bahnen im Hirnstamm mit Bildung des inneren Fazialisknies und Austritt am Kleinhirnbrückenwinkel. **c, d** Darstellung der vom oberen und unteren Kernabschnitt abgehenden Fasern (SVE) mit ihrem Verlauf bis in die Peripherie.

12.5.11 N. vestibulocochlearis (8. Hirnnerv, N. VIII)

Michael J. Schmeißer

Kompetenzen

Nach Bearbeitung dieses Lehrbuchkapitels sollten Sie in der Lage sein:

- die Faserqualitäten des N. vestibulocochlearis genau zu erläutern
- klinische Symptome zu beschreiben, die bei einem Akustikusneurinom auftreten können

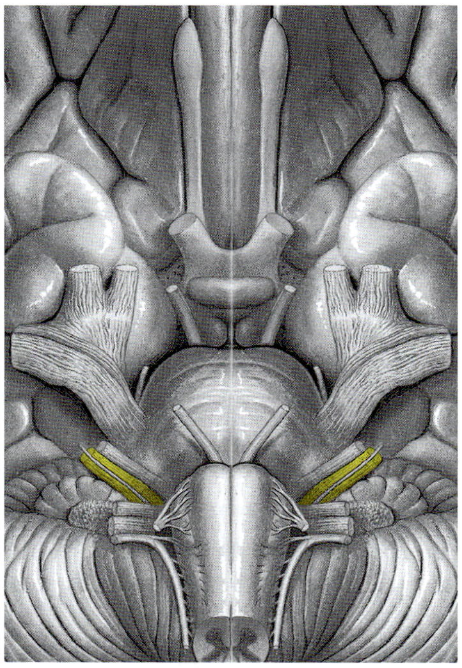

Abb. 12.57 Austrittsstelle des N. vestibulocochlearis. Der VIII. Hirnnerv tritt im Kleinhirnbrückenwinkel aus. Ansicht von ventral. [S700]

Der **N. vestibulocochlearis** [VIII] (syn.: N. statoacusticus; s. a. ➤ Kap. 9.3.8 und ➤ Kap. 9.5.4) setzt sich aus dem N. vestibularis (Gleichgewichtsnerv) und dem N. cochlearis (Hörnerv) zusammen und enthält sowohl speziell somatoafferente als auch efferente Fasern. Die speziell somatoafferenten Fasern:

- des **N. vestibularis** sind zentrale afferente Fortsätze des 1. Neurons der Gleichgewichtsbahn (bipolar, Perikaryon im Ganglion vestibulare im Meatus acusticus internus, ➤ Kap. 13.5)
- des **N. cochlearis** sind zentrale afferente Fortsätze des 1. Neurons der Hörbahn (bipolar, Perikaryon im Ganglion spirale in der Cochlea, ➤ Kap. 13.4)

Eine Besonderheit sind die efferenten Fasern des N. vestibulocochlearis. Diese efferenten axonalen Fortsätze von Neuronen aus dem oberen Olivenkomplex sind für die efferente Innervation der Haarzellen des Innenohrs verantwortlich. Man bezeichnet sie als **olivokochleäres Bündel.** Die Fasern verlaufen zunächst im N. vestibularis und wechseln innerhalb des Meatus acusticus internus auf den N. cochlearis, mit dem sie zu den Haarzellen gelangen (➤ Abb. 12.58).

Verlauf und Äste

Der N. vestibulocochlearis tritt etwas kaudolateral des N. facialis [VII] aus dem Hirnstamm rostral der Olive im sog. Kleinhirnbrückenwinkel aus (➤ Abb. 12.57) und verläuft nach seiner Aufteilung in N. vestibularis und N. cochlearis gemeinsam mit dem N. facialis durch Porus und Meatus acusticus internus des Felsenbeins (➤ Abb. 12.58).

Hirnnervenkerne und zentrale Verknüpfungen

Dem N. vestibulocochlearis sind 6 Kerne zugeordnet:

- Zwei **Cochleariskerne** liegen im Pons (Nuclei cochleares posterior und anterior, ➤ Kap. 13.4). Ihre wichtigsten zentralen Efferenzen verlaufen im **Lemniscus lateralis** – dem Teil der Hörbahn, der die Cochleariskerne mit den Colliculi inferiores des Mesencephalons verbindet.
- Vier **Vestibulariskerne** liegen im Pons und in der Medulla oblongata (Nuclei vestibularis superior [BECHTEREW], vestibularis inferior [ROLLER], vestibularis lateralis [DEITERS] und vestibularis medialis [SCHWALBE], ➤ Kap. 13.5). Sie sind zentral weitaus komplexer verschaltet als die Cochleariskerne. Sie

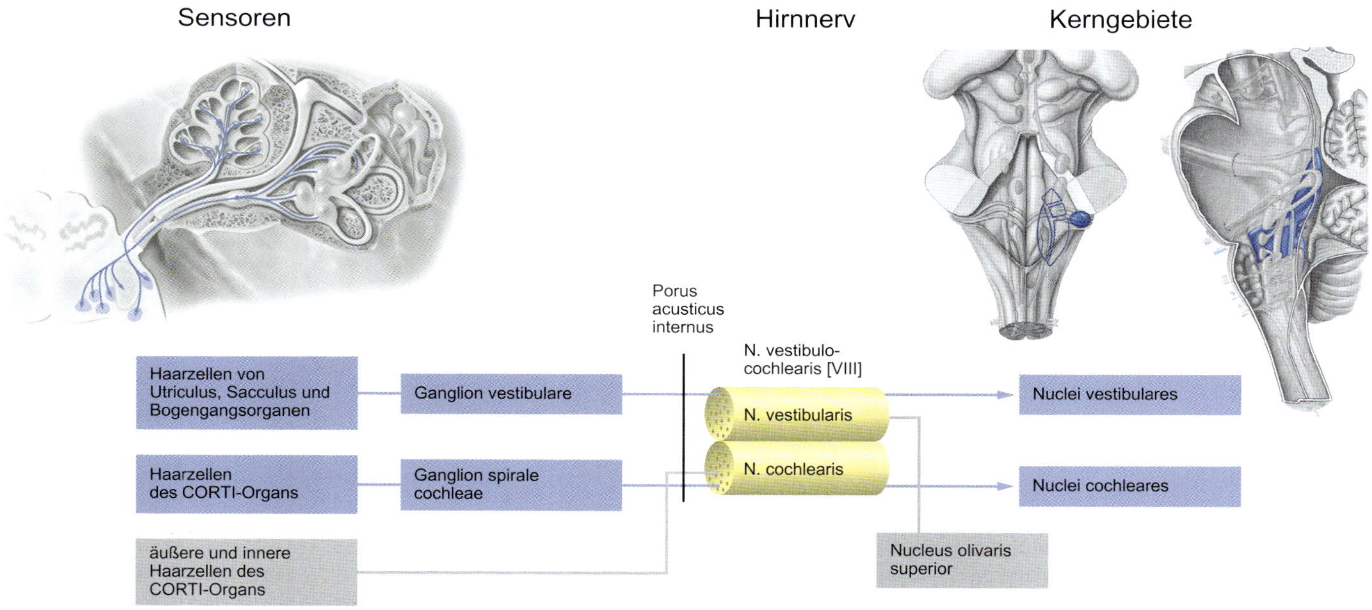

Abb. 12.58 Verlauf, Äste und Faserqualitäten des N. vestibulocochlearis. [S700-L238/L127]

erhalten Afferenzen aus dem Vestibularorgan, dem Rückenmark und dem Kleinhirn und projizieren efferent über den Thalamus zum Cortex, zu präokulomotorischen Zentren und den Augenmuskelkernen sowie zurück ins Kleinhirn und ins Rückenmark. Diese zahlreichen Faserverbindungen dienen schließlich dazu, den Körper im Gleichgewicht zu halten und mit den Augen auch bei Veränderung der Körperlage Objekte weiterverfolgen zu können.

Klinik

Untersuchung

Das Gehör kann man orientierend durch einseitiges oder beidseitiges simultanes Fingerschnippen auf Höhe der Ohrmuschel(n) überprüfen. Um den erhobenen Befund zu objektivieren, kann man mit einer Stimmgabel zwischen einer Schallleitungs- und einer Schallempfindungsstörung differenzieren. Bei einer Schädigung des Cochlearisanteils ist eine Schallempfindungsstörung wahrscheinlich.
Den Vestibularisanteil überprüft man mit einem Gleichgewichtstest (z. B. ROMBERG-Versuch, ➤ Kap. 12.4.6) und der genauen Betrachtung der Augenfolgebewegungen. Bei Läsion bzw. Ausfall des Vestibularisanteils können Fallneigung und Nystagmus auftreten.

Akustikusneurinom

Unter einem Akustikusneurinom versteht man einen gutartigen Tumor, der von den SCHWANN-Zellen der Nervenscheide des N. vestibulocochlearis ausgeht und langsam progredient wächst. Durch die daraus entstehende Kompression des Nervs können nach und nach Hörminderung, Schwindel, Übelkeit, Fallneigung zur erkrankten Seite und pathologischer Nystagmus auftreten. Oft wirkt sich die Kompression nicht nur auf den N. vestibulocochlearis, sondern auch auf den topografisch in unmittelbarer Nähe verlaufenden N. facialis aus, wodurch zusätzlich eine periphere Fazialisparese entstehen kann.

12.5.12 N. glossopharyngeus (9. Hirnnerv, N. IX)

Anja Böckers

Kompetenzen

Nach Bearbeitung dieses Lehrbuchkapitels sollten Sie in der Lage sein:
- die Erfolgsorgane des N. glossopharyngeus zu benennen
- die Hirnnervenkerne des N. glossopharyngeus aufzuzählen und ihre Funktion korrekt zu erklären
- eine einseitige Lähmung des N. glossopharyngeus bei einer Mundinspektion und gleichzeitigem Phonieren zu erkennen

Der **N. glossopharyngeus [IX]** (s. a. ➤ Kap. 9.3.9) ist ein branchiogener Hirnnerv des 3. Kiemenbogens mit 5 Faserqualitäten, der insbesondere für die Innervation des hinteren Zungendrittels („glosso") und den sich daran anschließenden Bereich des Pharynx („pharyngeus") einschließlich des weichen Gaumens verantwortlich ist. Er übernimmt entscheidende Funktionen bei der Koordination des Schluckvorgangs, insbesondere für die dabei erforderliche Trennung von Atem- und Speisewegen am weichen Gaumen, bei der Sprachbildung, bei der Wahrnehmung bitteren Geschmacks im hinteren Zungendrittel sowie in der Atem- und Kreislaufregulation.

Verlauf und Äste

Der Nerv tritt zusammen mit dem N. vagus [X] und dem N. accessorius [XI] im Sulcus retroolivaris zwischen der Olive und dem unteren Kleinhirnstiel aus dem Hirnstamm aus (➤ Abb. 12.59). Gemeinsam mit diesen Nerven verlässt er im Foramen jugulare die Schädelhöhle.
Die 5 Faserqualitäten des N. glossopharyngeus sind 5 Hirnnervenkernen zuzuordnen (➤ Abb. 12.60). Am Foramen jugulare bildet der N. glossopharyngeus ähnlich wie der N. vagus 2 Ganglien:
- Das **Ganglion superius** ist das kleinere von beiden, liegt innerhalb der Schädelhöhle und enthält die Perikarya pseudounipolarer, allgemein somatoafferenter Nervenzellen.
- Das **Ganglion inferius** (syn.: petrosum) ist etwas größer, liegt außerhalb der Schädelhöhle und enthält Perikarya von allgemein und speziell viszeroafferenten pseudounipolaren Nervenzellen.

Der Hauptstamm des Nervs verläuft dann zwischen dem M. stylopharyngeus, seinem Leitmuskel, und dem medial dazu liegenden M. styloglossus nach kaudal, um bogenförmig die Zungenwurzel zu erreichen (➤ Abb. 12.61). Auf seinem Weg entlässt er Äste zum Mittelohr, zur Parotis und zum Glomus und Sinus caroticus:
- **N. tympanicus** (JACOBSON-Nerv, AVE, ASA): Der N. tympanicus verlässt den N. glossopharyngeus am Ganglion inferius mit allgemein viszeroefferenten und allgemein somatoafferenten Fasern. Durch den **Canaliculus tympanicus** gelangt er ins Mittelohr, um dort auf dem Promontorium zusammen mit sympathischen Fasern, den Nn. caroticotympanici, den **Plexus tympanicus** zu bilden:
  - Von hier aus erreicht der **R. tubarius** die Tuba auditiva, um diese sensibel zu innervieren.
  - Aus dem Plexus tympanicus geht der **N. petrosus minor** hervor, der die Cavitas tympani wieder verlässt, indem er durch den **Hiatus** bzw. **Canalis nervi petrosi minoris** das Tegmen tympani durchbricht und ins Schädelinnere gelangt. Er verläuft auf der Vorderseite der Pars petrosa, dem Felsenbein des Os temporale, zum **Foramen lacerum**, um schließlich in die Fossa infratemporalis zu gelangen. Dort erfolgt im **Ganglion**

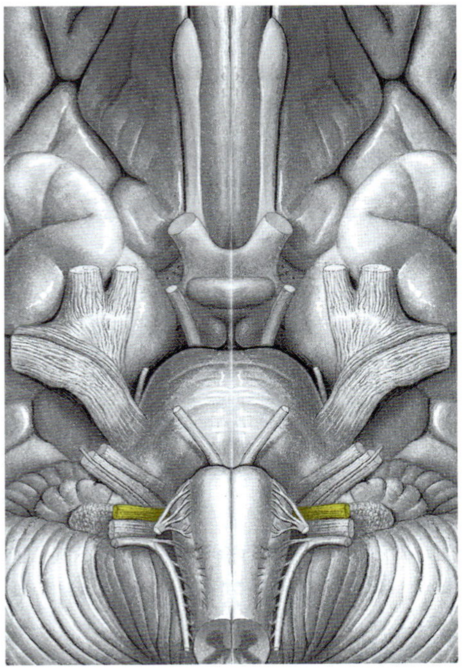

Abb. 12.59 Austrittsstelle des N. glossopharyngeus. Der IX. Hirnnerv tritt im Sulcus retroolivaris zwischen Olive und dem unteren Kleinhirnstiel in der Medulla oblongata aus. [S700]

oticum die Umschaltung auf postganglionäre allgemein viszeroefferente Fasern (AVE). Die Verbindung durch AVE-Fasern, die im N. tympanicus des N. glossopharyngeus [IX] verlaufen und Äste des N. facialis [VII] erreichen, um darüber die Ohrspeicheldrüse zu innervieren, wird als JACOBSON-Anastomose bezeichnet. Neben dieser funktionellen Beschreibung ist die morphologische Definition der Anastomose in der Literatur uneinheitlich: Oft wird darunter die Gesamtstrecke der AVE-Fasern vom Nucleus salivatorius inferior bis zur Glandula parotis verstanden (➤ Kap. 9.3.9). Andererseits wird aber auch nur die Verbindung zwischen N. tympanicus und Ganglion oticum als JACOBSON-Anastomose bezeichnet. Nach Umschaltung der AVE-Fasern im Ganglion oticum lagern sich die postganglionären Fasern dem N. auriculotemporalis aus dem N. mandibularis [V/3] an, um über diesen und über den N. facialis [VII] zur Parotis zu gelangen. Kleinere Äste erreichen auch die kleinen Speicheldrüsen der Mundhöhle, der Wange und der Lippen, die Glandulae buccales und labiales.

- **R. sinus carotici** (AVA): Er zieht zu den Chemo- und Barorezeptoren im Glomus caroticum und Sinus caroticus.
- **R. musculi stylopharyngei** (SVE): Er innerviert den Leitmuskel des N. glossopharyngeus, den M. stylopharyngeus.
- **Rr. pharyngei** (SVE, AVE, ASA): Sie bilden zusammen mit Nervenästen des N. vagus [X] den **Plexus pharyngeus** zur motorischen und sensiblen Innervation des Pharynx und seiner Glandulae pharyngei. Weitere motorische Fasern erreichen die Mm. palatoglossus und palatopharyngeus, den M. salpingopharyngeus sowie Muskeln und Schleimhaut des weichen Gaumens.
- **Rr. tonsillares** (ASA, SVA): Sie übernehmen die sensible Innervation der Tonsille, der Tonsillarbucht und des Isthmus faucium.
- **Rr. linguales** (ASA, SVA): Sie erreichen mit sensiblen Fasern das hintere Zungendrittel mit den Papillae vallatae am Sulcus terminalis.

Der periphere Verlauf des N. glossopharyngeus [IX] ist auch im ➤ Kap. 9.3.9 beschrieben.

Klinik

Der N. glossopharyngeus verläuft an seiner Austrittsstelle am Hirnstamm in topografischer Nähe zur A. inferior anterior cerebelli. Ein **aberrierender Verlauf der A. inferior anterior cerebelli,** z. B. zwischen den Austrittsstellen des N. glossopharyngeus und N. vagus hindurch, kann zu einer pathologischen Impulsleitung führen. In der Folge können attackenartig einsetzende einseitige Schmerzen der Zunge, des weichen Gaumens oder

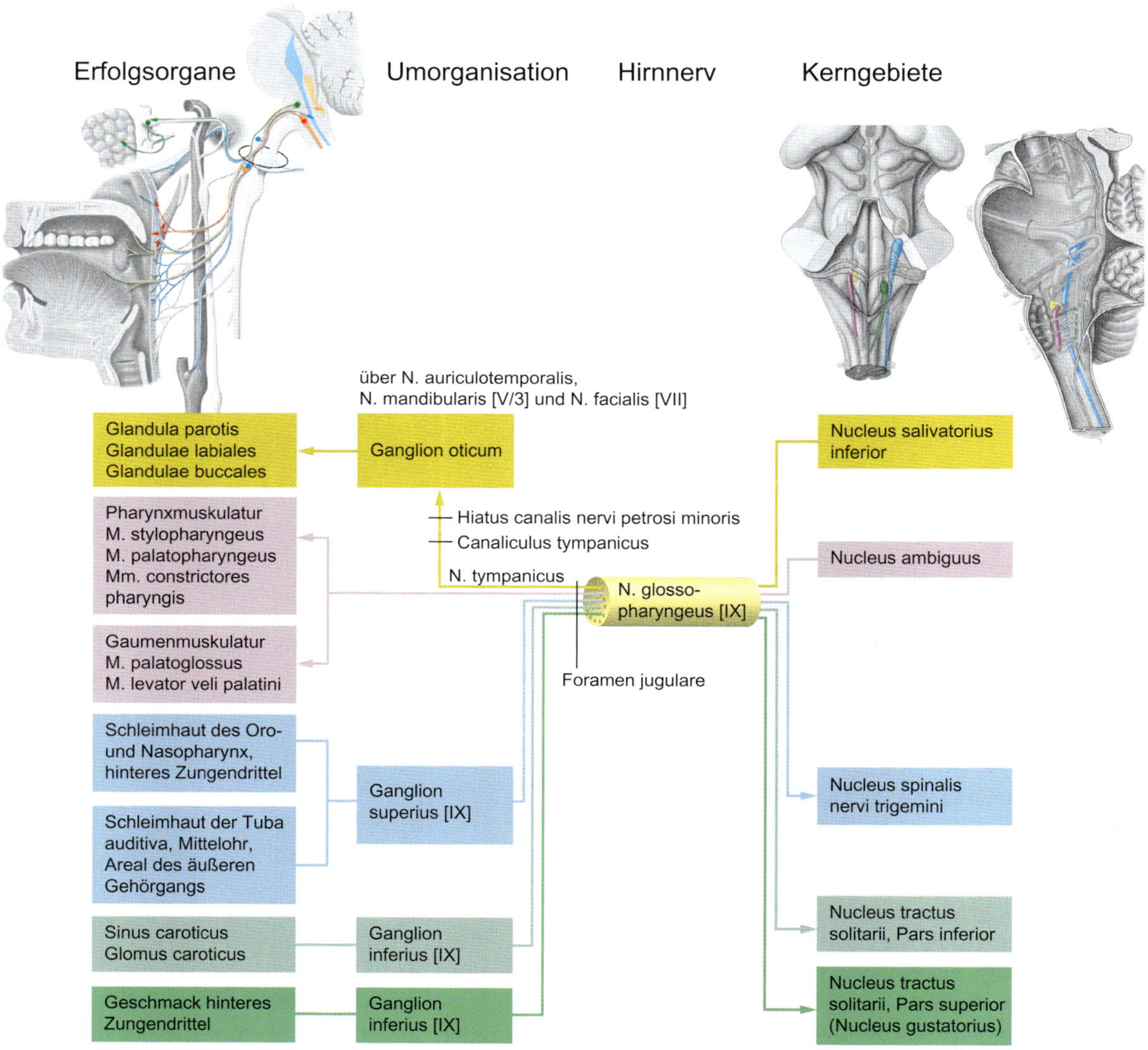

Abb. 12.60 N. glossopharyngeus mit seinen Faserqualitäten, Hirnnervenkernen und Zielorganen. [S700-L238/L127]

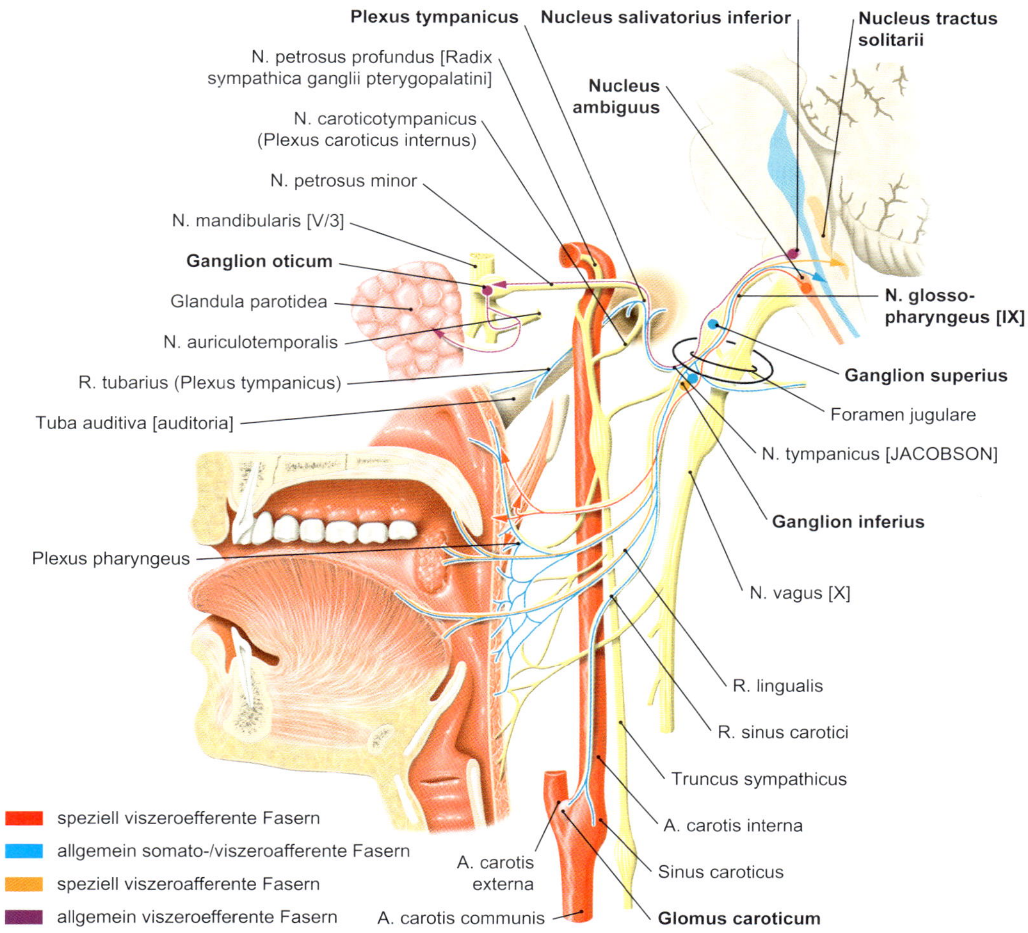

Abb. 12.61 Verlauf des N. glossopharyngeus. Schematische Darstellung im Medianschnitt in der Ansicht von links unter Kennzeichnung der Hirnnervenkerne und Faserqualitäten. [S700-L127]

des Rachens mit Trink- und Schluckbeschwerden auftreten **(Glossopharyngeusneuralgie).** Die pathologischen Impulse können ebenso über den Nucleus tractus solitarius zum N. dorsalis nervi vagi auf den N. vagus übertragen werden und in seltenen Fällen zu Reflexbradykardie bzw. -asystolie (Herzstillstand) führen. Therapeutisch können Gefäße und Nerven mikrochirurgisch voneinander gelöst werden.

Hirnnervenkerne und zentrale Verknüpfungen

Es lassen sich 4 unterschiedliche Hirnnervenkerne unterscheiden:

- Die Motoneurone der speziell viszeroefferenten Fasern (SVE) des N. glossopharyngeus befinden sich (zusammen mit denjenigen des N. vagus [X] und des N. accessorius [XI]) im **Nucleus ambiguus.** Dieses Kerngebiet liegt in der ventrolateralen Formatio reticularis der Medulla oblongata (➤ Abb. 12.61, ➤ Abb. 12.62).
- Das Kerngebiet der allgemein viszeroefferenten Fasern (AVE), der **Nucleus salivatorius inferior,** ist für die Innervation insbesondere der Parotis verantwortlich. Dieses Kerngebiet liegt an der Grenze zwischen Pons und Medulla oblongata.
- Geschmacksfasern des N. glossopharyngeus, aber auch des N. facialis [VII] und des N. vagus [X] enden im **Nucleus tractus solitarii.** Der Tractus solitarius reicht vom Fazialiskern bis nach kaudal zur Pyramidenbahnkreuzung. Er zeigt eine somatotopische und funktionelle Gliederung. Während sich in seinem rostralen Abschnitt die Zielneurone der Chorda tympani und des N. petrosus major aus dem N. facialis [VII] befinden, ordnen sich die Zielneurone des N. glossopharyngeus kaudal davon an, gefolgt von jenen des N. vagus [X]. Dieser obere Teil, die **Pars superior** bzw. der **Nucleus gustatorius** für die Verarbeitung von Geschmacksimpulsen, lässt sich damit von der **Pars inferior** des Nucleus tractus solitarii unterscheiden, die für die allgemein viszeroafferenten Fasern u. a. von Baro- und Chemorezeptoren des Sinus und Glomus caroticus zuständig ist.
- Die Perikarya allgemein somatoafferenter Fasern liegen im Ganglion superius des N. glossopharyngeus und enden im **Nucleus spinalis nervi trigemini.** Dieses Kerngebiet reicht rostral vom Grenzbereich zwischen Pons und Medulla und dem Nucleus principalis nervi trigemini weit nach kaudal, um fließend in die Laminae I–V des Rückenmarks überzugehen. Hier enden auch allgemein somatoafferente Fasern, die zwar vom N. facialis [VII] und vom N. vagus [X] entstammen, aber dem Kerngebiet über den N. trigeminus als „Dienstleister" zugeleitet werden.

Die Hirnnervenkerne des N. glossopharyngeus erhalten Afferenzen aus dem Cortex, aber auch aus der Formatio reticularis. Efferente Impulse, insbesondere der Geschmacksleitung, werden, ausgehend von der Pars superior des Nucleus tractus solitarii, weitergeleitet, erreichen den Nucleus ambiguus und über die zentrale Haubenbahn schließlich den ipsilateralen Nucleus basalis ventralis medialis thalami. Nach einer weiteren Umschaltung in diesem Kerngebiet erreichen die Geschmacksfasern das parietale Operculum bzw. die Inselrinde (➤ Kap. 13.7).

Die Pars inferior des Nucleus tractus solitarius ist durch ihre neuronalen Verknüpfungen eine entscheidende Schaltstelle in der Kreislaufregulation bzw. Grundlage des **Baroreflexes:** Ein erhöhter Blutdruck aktiviert die Barorezeptoren im Sinus caroticus. Afferente Fasern projizieren über die Schaltstelle des Nucleus tractus solitarii auf kardioinhibitorische Neurone im ventralen Abschnitt des Nucleus ambiguus. Von dort erreichen absteigende Bahnen den Nucleus intermediolateralis im Thorakalmark und aufsteigende

Bahnen den Hypothalamus, was eine Hemmung des Sympathikus zur Folge hat. Dadurch nehmen Herzfrequenz und peripher vaskulärer Widerstand ab und der Blutdruck sinkt.
Eng verknüpft mit den Kerngebieten zur Kreislaufregulation befindet sich im ventrolateralen Abschnitt des Nucleus tractus solitarii bzw. der kaudalen Formatio reticularis in der Medulla oblongata das sog. **Atemzentrum,** der Rhythmusgenerator für In- und Exspiration. Diese rhythmogenen respiratorischen Neurone, die als Prä-BÖTZINGER-Komplex bezeichnet werden, leiten Impulse an Motoneurone des N. phrenicus und der Nn. intercostales weiter. Der Atemantrieb und damit die Impulse der zuleitenden Afferenzen zu diesen Neuronen kommen von zentralen und peripheren Chemorezeptoren, die den Liquor- und Blut-pH messen, oder von Neuronen, die durch Reizung von Dehnungsrezeptoren in der Lunge aktiviert werden. Die Atmung wird außerdem über die Nuclei parabranchiales im Pons reguliert, die, ausgehend von Impulsen des limbischen Systems, z. B. bei Angstzuständen, eine Erhöhung der Atemfrequenz an das Atemzentrum signalisieren.

Klinik

Schädigungen des Atemzentrums z. B. bei erhöhtem Hirndruck können zu einem zentral veränderten Atemmuster führen. Dabei wird z. B. ein Atemmuster, bei dem ausreichend und gleichmäßig tiefe Atemzüge immer wieder durch Atempausen unterbrochen werden, als **BIOT-Atmung** bezeichnet.

Der N. glossopharynygeus ist auch ein wichtiger Bestandteil des **Schluckreflexes** (s. u.). Der Schluckakt selbst erfordert das koordinierte Zusammenwirken von Zunge (N. XII), Schleimhautsensibilität im Mund- und Rachenraum (N. trigeminus [V] und N. glossopharyngeus [IX]), Pharynx (N. glossopharyngeus [IX]), Larynx (N. vagus [X]) und Oesophagus. Die Neurone der beteiligten Hirnnervenkerne werden über Verschaltungen in der medialen und intermediären Formatio reticularis der Medulla oblongata koordiniert aktiviert oder gehemmt. Afferente Impulse (Berührung der Rachenhinterwand) werden dabei u. a. über den Nucleus spinalis nervi trigemini und den Tractus trigeminothalamicus zum Nucleus ambiguus geleitet, dessen speziell viszeroefferente Fasern die Kontraktion der Rachenmuskulatur bewirken.
Außerdem spielt der N. glossopharyngeus bzw. der Nucleus tractus solitarii beim Ablauf des **Brechreflexes** eine wichtige Rolle. Der Brechreflex ist ein Schutzreflex, der den Körper vor der Aufnahme schädigender Substanzen bewahren soll. Verschiedenste Reize können ihn auslösen: eine mechanische Reizung der Rachenhinterwand über den N. glossopharyngeus, Intoxikationen, hormonelle Umstellungen oder optische, vestibuläre oder olfaktorische Reize. Diese afferenten Impulse erregen letztlich den Nucleus tractus solitarius und die Area postrema („Brechzentrum"), um über die Formatio reticularis die für den Brechvorgang erforderlichen Zielorgane zu aktivieren. Die vegetativen Regelkreise sind mit ihrer zentralen Regulation im ➤ Kap. 13.9.4 und im ➤ Kap. 13.9.5 ausführlich beschrieben.

Klinik

Die Funktion des N. glossopharyngeus kann überprüft werden, indem man den Würgereflex auslöst. Der Würgereflex ist ein Fremdreflex, dessen afferente Impulse nach Berührung der Rachenhinterwand eine über den N. vagus vermittelte Reflexantwort auslösen. Dabei wird das Fehlen oder die Abschwächung des Würgereflexes im Seitenvergleich beurteilt. Da der N. glossopharyngeus ebenso wie der N. vagus an der Innervation der weichen Gaumenmuskulatur beteiligt ist, sollte bei der Untersuchung beider Hirnnerven auf die Kontur der Gaumensegel und die Position der Uvula geachtet werden (➤ Kap. 12.5.13). Beim Phonieren („A"-Sagen) ist eine asymmetrische Kontraktion der Gaumensegel mit einer Verziehung zur gesunden Seite zu beobachten. Dieses Symptom wird auch als **Kulissenphänomen** beschrieben.
Die Geschmacksfunktion des Nervs kann geprüft werden, indem man bittere Testsubstanzen appliziert (z. B. Chinin) und damit den Geschmackssinn im hinteren Zungendrittel untersucht.

12.5.13 N. vagus (10. Hirnnerv, N. X)

Anja Böckers

Kompetenzen

Nach Bearbeitung dieses Lehrbuchkapitels sollten Sie in der Lage sein:
- die Erfolgsorgane des N. vagus zu benennen
- die Hirnnervenkerne des N. vagus aufzuzählen und ihre Funktion korrekt zu erklären
- den Verlauf des N. vagus am Präparat bzw. an der ➤ Abb. 12.64 zu zeigen und mit eigenen Worten zu erklären

Der **N. vagus [X]** (lat. vagari = umherschweifen, sich verbreiten; s. a. ➤ Kap. 9.3.10) breitet sich von allen Hirnnerven am weitesten nach kaudal aus und erreicht dabei auch die Brust- und Bauchhöhle. Er ist der größte parasympathische Nerv des Körpers und umfasst den kranialen Anteil des parasympathischen autonomen Nervensystems. Er ist der wichtigste viszeroafferente Nerv für die zentrale Organregulation (➤ Kap. 13.9.3). Außerdem ist er ein branchiogener Hirnnerv, der sich aus der Verschmelzung des 4., (5.) und 6. Kiemenbogennervs bildet. Der N. vagus teilt sich seine Hirnnervenkerne zum Großteil mit dem N. glossopharyngeus [IX], sodass sich neuroanatomische und funktionelle Überlappungen ergeben.
Der N. vagus übernimmt die speziell viszeroefferente Innervation (SVE) des Kehlkopfes, anteilig auch die des Pharynx (M. constrictor pharyngis inferior) und des weichen Gaumens (M. levator veli palatini). Ohne ihn ist eine intakte Atem- und Sprechfunktion nicht möglich. Seine allgemein viszeroefferenten Fasern (AVE) versorgen die glatte Muskulatur und die Drüsen vom Hals abwärts bis zur Flexura coli sinistra, dem CANNON-BÖHM-Punkt, womit er die Drüsensekretion und Peristaltik im Magen-Darm-Trakt steuert. Außerdem übernimmt er – wie der N. glossopharyngeus [IX] auch – über die Impulsleitung von Dehnungsrezeptoren in der Lunge wichtige Funktionen bei der Atemregulation bzw. über Rezeptoren im rechten Vorhof und in der Aortenwand bei der Kreislaufregulation (AVA). Zusammen mit dem N. facialis [VII] und dem N. glossopharyngeus [IX] führt er auch speziell viszeroafferente Fasern (SVA), Geschmacksfasern, von Rezeptoren des kaudalen Pharynx und der Epiglottis. Zusammenfassend ist der N. vagus ein gemischter Hirnnerv mit 5 unterschiedlichen Faserqualitäten, die im Hirnstamm, wenn man wiederum die Unterteilung des Nucleus tractus solitarii in eine Pars superior und eine Pars inferior außer Acht lässt, ihre Entsprechung in 4 unterschiedlichen Hirnnervenkernen finden (➤ Abb. 12.63).

Verlauf und Äste

Ähnlich dem N. glossopharyngeus [IX] verlässt der N. vagus [X] die Medulla oblongata im Sulcus retroolivaris (➤ Abb. 12.62), durchzieht den Subarachnoidalraum und verlässt das Schädelinnere zusammen mit dem N. glossopharyngeus und dem N. accessorius [XI] durch das Foramen jugulare. Hier verdickt sich der N. vagus zu einem **Ganglion superius** (syn.: **Ganglion jugulare**) und einem **Ganglion inferius** (syn.: **Ganglion nodosum**). Im oberen Ganglion befinden sich analog zum N. glossopharyngeus [IX] Perikarya allgemein somatoafferenter, im unteren Perikarya allgemein und speziell viszeroafferenter pseudounipolarer Neurone. Direkt auf Höhe des Foramen jugulare am Ganglion superius gibt der N. vagus 2 allgemein somatoafferente Äste ab (➤ Abb. 12.64):

- **R. meningeus** (ASA): Er innerviert die Dura mater im Bereich der hinteren Schädelgrube.
- **R. auricularis** (ASA): Er zieht durch den Canaliculus mastoideus und die Fissura tympanomastoidea zum Canalis acusticus externus, den er sensibel innerviert.

Des Weiteren lassen sich eine Pars cervicalis, eine Pars thoracica und eine Pars abdominalis des N. vagus [X] unterscheiden: Am Ganglion inferius gibt die Pars cervicalis des N. vagus die folgenden beiden Äste ab:

- **R. pharyngeus** (ASA, AVE, SVE): Dieser bildet sich im Wesentlichen aus Fasern der Radix cranialis des N. accessorius [XI], die sich dem N. vagus zunächst anlagern, im weiteren Verlauf aber in den **Plexus pharyngeus** einstrahlen. Zusammen mit dem N. glossopharyngeus [IX] erreichen die allgemein viszeroefferenten Fasern die Glandulae pharyngeales, die speziell viszeroefferenten Fasern die Pharynxmuskulatur und die allgemein viszeroafferenten Fasern dieses Asts die Pharynxschleimhaut. Afferente Impulse aus der Schleimhaut des Zungengrundes und des Kehlkopfeingangs (ASA) werden über diese Nervenäste nach zentral geleitet.
- **N. laryngeus superior** (ASA, SVE, AVE, SVA): Dieser spaltet sich in einen R. externus und einen R. internus auf. Der **R. externus** innerviert den einzigen äußeren Kehlkopfmuskel, den M. cricothyroideus (SVE). Der **R. internus** tritt durch die Membrana thyrohyoidea und innerviert die Schleimhaut oberhalb der Rima glottis sensibel (ASA) sowie die Glandulae laryngeales parasympathisch (AVE). Allgemein somatoafferente Fasern leiten Impulse der Berührung, des Schmerz- und Temperaturempfindens der kranialen Larynx- und Ösophagusabschnitte nach zentral. Axone unipolarer Nervenzellen im Ganglion nodosum leiten Impulse von Geschmacksknospen auf der Epiglottis (SVA) nach zentral (➤ Kap. 13.7).

In seinem weiteren Verlauf nach kaudal zwischen der V. jugularis interna und der A. carotis interna gibt der N. vagus weitere Äste ab:

- **Rr. cardiaci cervicales superiores und inferiores** (AVA, AVE): Sie ziehen zum **Plexus cardiacus,** der sich dem Aortenbogen von hinten anlagert. Über diese Fasern erreichen kardioinhibitorische Impulse die Vorhofmuskulatur. Dabei wirken Fasern des rechten N. vagus bevorzugt auf den Sinusknoten und Fasern des linken N. vagus auf den AV-Knoten des Reizleitungssystems. Der N. vagus wirkt insgesamt negativ chronotrop und negativ inotrop auf das Herz. Afferente Fasern dieser Nervenäste leiten Impulse von Druckrezeptoren der aortalen Gefäßwand oder des rechten Vorhofs und bilden damit den afferenten Schenkel blutdrucksenkender Reflexe des N. vagus.
- **N. laryngeus recurrens** (SVE, AVE, AVA): Er ist entwicklungsgeschichtlich betrachtet der Nerv des 6. Kiemenbogens. Er verlässt den N. vagus im Bereich der oberen Thoraxapertur. Dabei schlingt sich der N. laryngeus recurrens sinister von ventral nach dorsal um den Aortenbogen, der N. laryngeus recurrens dexter analog um die A. subclavia dextra. Beide Nervenäste steigen dann zwischen Trachea und Oesophagus wieder nach kranial auf und geben gleichnamige Äste an die benachbarten Halsorgane ab. Schließlich erreicht der N. laryngeus recurrens als N. laryngeus inferior zwischen der Cartilago cricoidea und der Cartilago thyroidea des Kehlkopfskeletts das Innere des Larynx und innerviert dort sensibel die Schleimhaut, die Drüsen parasympathisch und alle verbleibenden Kehlkopfmuskeln unterhalb der Rima glottis.

Im weiteren Verlauf durch die Brusthöhle verlassen **Rr. cardiaci thoracici** den N. vagus direkt. Sie erreichen ebenfalls den **Plexus cardiacus.** Die Innervation der Lunge erfolgt bilateral aus beiden Nn. vagi über **Rr. bronchiales,** die sich von dorsal den Hauptbronchien anlagern und dort den **Plexus pulmonalis** bilden.

Um die Speiseröhre herum bildet der N. vagus ein weiteres Nervengeflecht, den **Plexus oesophageus,** der sich nach kaudal zu den Trunci vagales bündelt. Entsprechend der embryologischen Drehung des Magens um 90° nach rechts bildet der linke N. vagus so den auf der Ventralseite des Oesophagus verlaufenden **Truncus vagalis anterior** und entsprechend der N. vagus dexter den **Truncus vagalis posterior** auf der Dorsalseite. Beide verlassen den Brustraum durch den Hiatus oesophageus und gelangen auf die Vorder- und Rückseite des Magens. Während der vordere Truncus nur den Magen (bis zum Pylorus) und die Leber versorgt, erreicht der Truncus vagalis posterior auch das Ganglion coeliacum und mit den sympathischen Nervenfasern zusammen die Bauchorgane bis zum CANNON-BÖHM-Punkt. Die präganglionären parasympathischen Fasern werden – anders als beim N. glossopharyngeus oder N. facialis im Kopfbereich – meist erst organnah in intramuralen Ganglien auf postganglionäre Fasern umgeschaltet. Aboral vom CANNON-BÖHM-Punkt erfolgt die parasympathische Innervation über Neurone im Seitenhorn des sakralen Rückenmarks. Die Aufzweigungen des N. vagus [X] und sein Verlauf sind auch im ➤ Kap. 9.3.10 beschrieben.

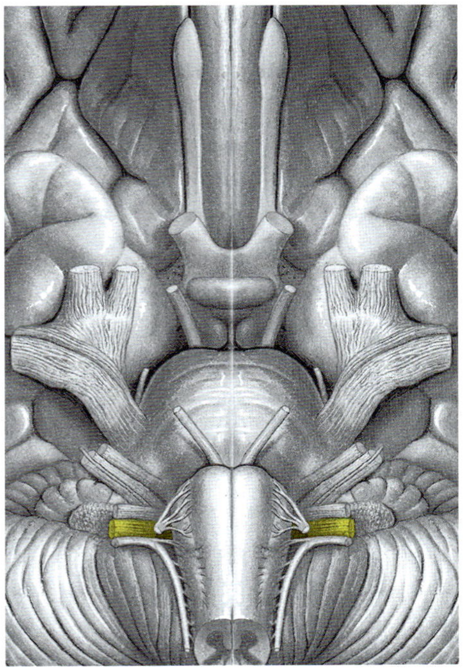

Abb. 12.62 Austrittsstelle des N. vagus. Der X. Hirnnerv tritt im Sulcus retroolivaris zwischen der Austrittsstelle des N. glossopharyngeus (kranial) und N. accessorius (kaudal) aus. [S700]

Klinik

Ein 13-jähriges Mädchen wurde in der neurologischen Ambulanz über mehrere Monate wegen kurzzeitiger Bewusstseinsstörungen, sog. Absencen, behandelt. Die bildgebende Diagnostik war unauffällig und die bisher durchgeführte medikamentöse Therapie brachte keine Besserung. Erst eine erneute vertiefende Anamnese machte deutlich, dass den Bewusstseinsstörungen jeweils Stimulationen – z. B. bei der mechanischen Reinigung des äußeren Gehörgangs – vorausgingen. Funktionstests bestätigten schließlich, dass es bei der Patientin durch Reizung der Hinterwand des Canalis acusticus externus zu einer Überreaktivität des N. vagus **(R. auricularis)** mit konsekutiver Bradykardie kam. Die Patientin war nach Unterlassung der Manipulationen wieder komplett beschwerdefrei.

Der **N. laryngeus recurrens** ist in seinem Verlauf auf der Rückseite der Schilddrüse bei Schilddrüsenoperationen, wie z. B. einer Schilddrüsenentfernung (Thyroidektomie) besonders gefährdet. Ist er auf einer Seite verletzt, kann dies zu Heiserkeit führen, bei einer beidseitigen Schädigung kann der Patient ersticken, denn der N. laryngeus recurrens innerviert den für die inspiratorische Öffnung der Stimmritze unverzichtbaren M. cricoarytenoideus posterior.

Hirnnervenkerne und zentrale Verknüpfungen

Der N. vagus [X] ist ähnlich wie der N. glossopharyngeus [IX] ein gemischter Nerv, dessen Faserqualitäten ebenfalls 4 Hirnnervenkernen zuzuordnen sind (➤ Abb. 12.63):

- Für die speziell viszeroefferente Innervation der Kiemenbogenmuskulatur von Pharynx, Larynx, kranialem Ösophagus und weichem Gaumen sind Neurone im **Nucleus ambiguus** zuständig. Dieser Kern liegt in der Medulla oblongata und lässt sich in eine dorsale und eine ventrale Kernsäule unterteilen:
  - Die **dorsale Kernsäule** umfasst die speziell viszeroefferenten Neurone im eigentlichen Sinne, die sich der N. vagus mit dem N. glossopharyngeus [IX] und dem N. accessorius [XI] teilt und dadurch eine grobe somatotope Gliederung aufweist.
  - Die **ventrale Kernsäule** (syn.: externe Formation [➤ Tab. 13.8]) enthält keine branchiomotorischen Neurone, sondern allgemein viszeroefferente Nervenzellen, die Halseingeweide, Herz und Lungen innervieren.
- Die meisten allgemein viszeroafferenten Fasern des N. vagus entstammen allerdings dem **Nucleus dorsalis nervi vagi** und erreichen alle Thorax- und Abdominalorgane. Dieser Hirnnervenkern reicht von der rostralen Medulla bis kaudal zur Pyramidenbahnkreuzung. Dieses Kerngebiet bildet nahe dem Obex und lateral zum Trigonum nervi hypoglossi am Boden der Rautengrube das **Trigonum nervi vagi.**
- Die Perikarya speziell viszeroafferenter Neurone befinden sich im Ganglion inferius des N. vagus und entsenden ihr zentral gerichtetes Axon zum **Nucleus tractus solitarii** [Nucleus solitarius]. Ähnlich dem N. facialis [VII] und dem N. glossopharyngeus [IX] enden diese Geschmacksfasern im rostralen Abschnitt des Kernkomplexes, dem **Nucleus gustatorius.** Der Nucleus gustatorius entsendet efferente Nervenfasern ungekreuzt zum Nucleus ventralis posteromedialis des Thalamus, der die Geschmacksinformationen an den gustatorischen Cortex u. a. im Gyrus postcentralis weiterleitet. Im kaudalen Abschnitt dieses Hirnnervenkerns werden zentral gerichtete Axone allgemein viszeroafferenter Neurone des N. vagus und des N. glossopharyngeus, deren Perikarya jeweils im Ganglion inferius liegen, synaptisch verschaltet.
  Hier werden Impulse aus den Eingeweiden (z. B. Eingeweideschmerz durch Aktivierung von Schmerzrezeptoren, „Völlegefühl" durch Aktivierung von Dehnungsrezeptoren), Pharynx und Larynx weitergeleitet. Ebenso werden hier auch unbewusst bleibende Informationen vermittelt, die für die Atemregulation („HERING-BREUER-Reflex") oder für die Kreislaufregulation (Barorezeptoren im rechten Vorhof, in der Aortenwand oder im Sinus caroticus) unverzichtbar sind. Der N. vagus besteht zu 80 % aus afferenten Nervenfasern, was den hohen Stellenwert dieser afferenten Informationen aus dem Körperinneren verdeutlicht. Zusammenfassend bildet die Pars inferior des Nucleus tractus solitarii die Eingangsstation des medullären Atem- und Kreislaufzentrums. Der Nucleus tractus solitarii entsendet efferente Fasern u. a. über den Fasciculus longitudinalis dorsalis zu anderen allgemein viszeroefferenten Kerngebieten und zu höheren Verarbeitungszentren, wie dem Nucleus parabrachialis, der Substantia grisea centralis oder dem Hypothalamus. Diese Verschaltungen sowie weitere Projektionen in den Cortex sind die Basis für die Vermittlung vegetativer Reaktionen (➤ Kap. 13.9.5, ➤ Kap. 13.9.6).
- Wie oben beschrieben leitet der N. vagus in geringem Maße auch allgemein somatoafferente Impulse des Berührungs-, Schmerz- und Temperaturempfindens. Die zentralen Axone des 1. Neurons bilden im **Nucleus spinalis nervi trigemini** Synapsen mit dem entsprechenden 2. Neuron. In somatotoper Anordnung teilen sich der N. trigeminus [V], der N. facialis [VII], der N. glossopharyngeus [IX] und der N. vagus [X] diesen V. Hirnnervenkern, der die rostrale Fortsetzung der Laminae I–V des Hinterhorns des Rückenmarks bildet und rostral am Nucleus principalis nervi trigemini endet (➤ Kap. 12.5.8). Der Nucleus spinalis nervi trigemini ist Teil des somatosensorischen Systems bzw. genauer des trigeminoafferenten Systems. Von hier werden u. a. Impulse des Schmerz- und Temperaturempfindens gekreuzt in den Thalamus zum Nucleus ventralis posteromedialis (3. Neuron) projiziert (trigeminothalamische Fasern), um von dort zum somatosensorischen Cortex zu gelangen.

Der **Nucleus ambiguus** steht – analog zum N. glossopharyngeus [IX] – in einer engen neuronalen Verbindung zum **Nucleus tractus solitarii,** den anderen Hirnnervenkernen des N. vagus, der Area postrema und dem laryngealen Motorcortex und ist so an der Kontrolle einiger Schutzreflexe (Husten, Schlucken, Erbrechen) beteiligt (➤ Kap. 12.5.12). Zusätzlich erhält er afferente Impulse aus der Formatio reticularis und über kortikonukleäre Bahnen aus dem Cortex. Der Nucleus tractus solitarii ist sowohl für den N. glossopharyngeus als auch für den N. vagus eine zentrale Schaltstelle zur Steuerung von Atem- und Kreislauffunktion. Der **Nucleus dorsalis nervi vagi** erhält neben einer engen neuronalen Verknüpfung mit den anderen Kerngebieten des N. vagus auch Afferenzen aus den Nuclei salivatorii und erhält Informationen aus hypothalamischen Zentren (Nucleus paraventricularis thalami), dem limbischen System (Nucleus centralis amygdalae), der Area postrema, dem olfaktorischen System, der Formatio reticularis und den Nuclei raphes. Diese neuronalen Verbindungen sind Grundlage der Regulation von Nahrungsaufnahme, Verdauung und vagovagaler Reflexe: Bereits vor der Nahrungsaufnahme, in der sog. zephalen Phase, wirken Impulse aus der Formatio reticularis erregend auf den Nucleus dorsalis nervi vagi. Bei der Nahrungsaufnahme werden Chemo- und Mechanorezeptoren in Magen und Dünndarm erregt und leiten Impulse über vagale Afferenzen an den Nucleus tractus solitarii. Neurotransmitter (Glutamat), aber auch enteroendokrine Hormone, wie z. B. das Cholezystokinin, wirken dabei auf den Nucleus tractus solitarii, der hemmend auf den Nucleus dorsalis nervi vagi wirkt. Mehr als 80 % der Neurone im Nucleus dorsalis nervi vagi projizieren auf die Organe des Gastrointestinaltrakts. Es werden aber auch Projektionen ins Cerebellum und zu den Nuclei parabranchiales beschrieben. Zusammenfassend werden diese neuronalen Verschaltungen als **vagovagale Reflexe** bezeichnet (➤ Kap. 13.9.4, ➤ Kap. 13.9.5).

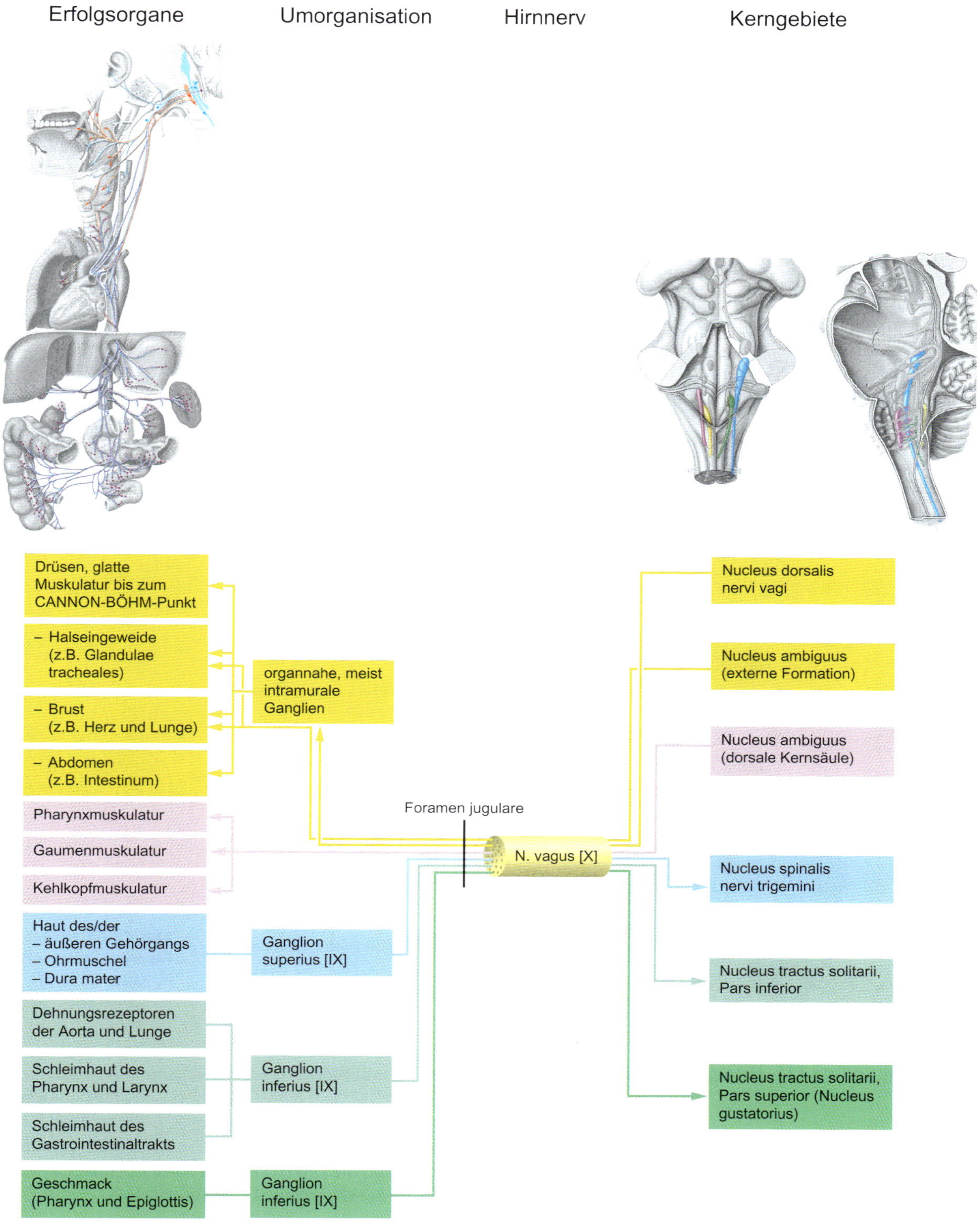

Abb. 12.63 N. vagus mit seinen Faserqualitäten, Hirnnervenkernen und Zielorganen. [S700-L238/L127]

Klinik

Zur Funktionsüberprüfung des N. vagus gehören die Überprüfung des Würgereflexes und die Beurteilung des Gaumensegels bei der Phonation (➤ Kap. 12.5.12). Darüber hinaus sollte man aber auch die Stimme beurteilen: Aphonie und Heiserkeit können Zeichen einer nicht intakten Kehlkopfinnervation sein. Anamnestisch sollte auch nach Schluckstörungen, Stuhlverhalten und Schweißsekretion gefragt werden. Für eine grob orientierende Untersuchung der vegetativen Nervenfunktionen sollten Herzfrequenz und -rhythmus erhoben und beurteilt werden.

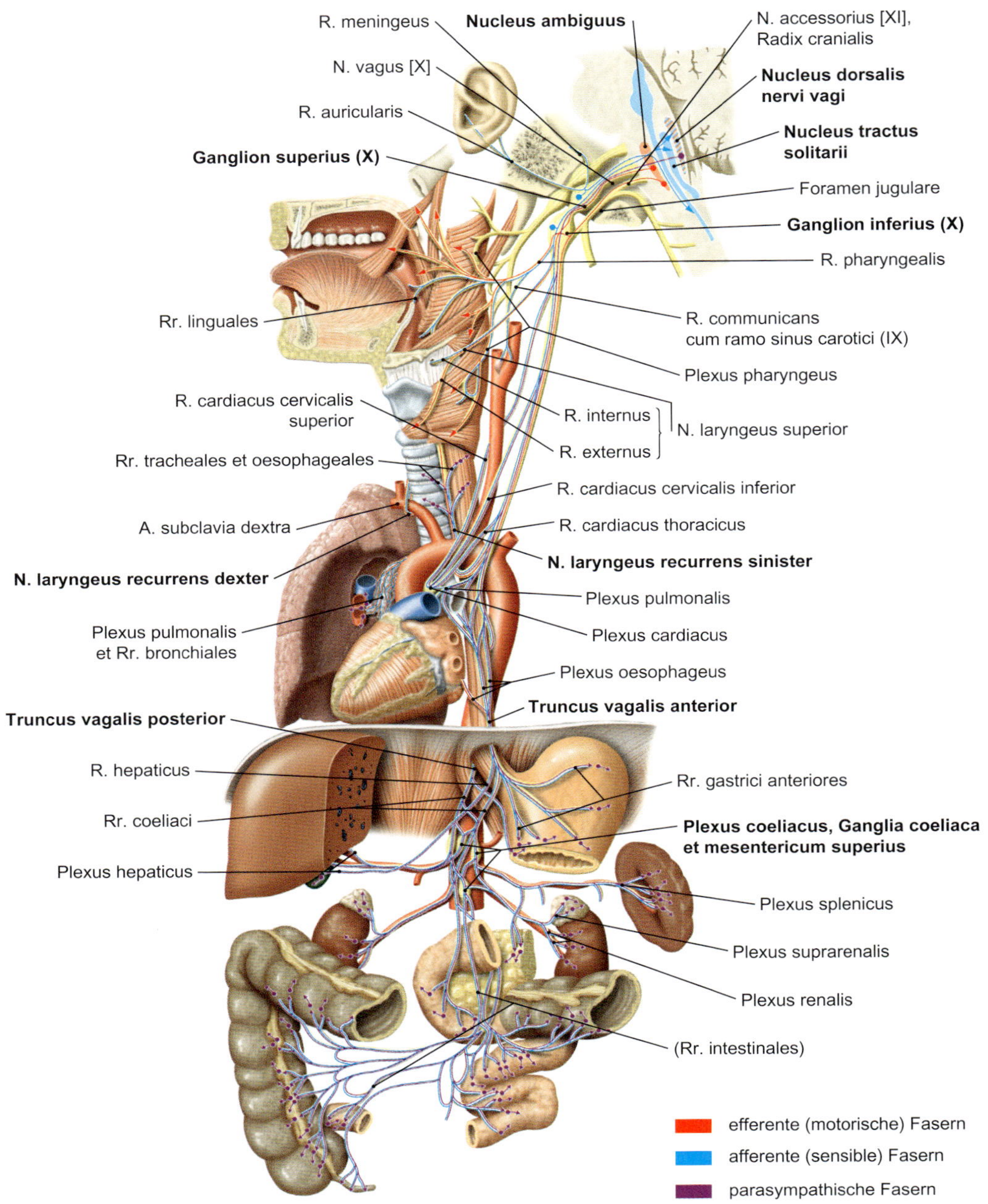

Abb. 12.64 Hirnnervenkerne, Faserqualitäten und Verlauf des N. vagus im Kopf-, Brust- und Bauchbereich. [S700-L127]

12.5.14 N. accessorius (11. Hirnnerv, N. XI)

Anja Böckers

Kompetenzen

Nach Bearbeitung dieses Lehrbuchkapitels sollten Sie in der Lage sein:

- die Erfolgsorgane des N. accessorius zu benennen
- die Hirnnervenkerne des N. accessorius aufzuzählen und ihre Funktion korrekt zu erklären
- anhand von Textbeschreibungen oder Bildern den typischen Funktionsausfall des N. accessorius zu erkennen

Der **N. accessorius** [XI] (s. a. ➤ Kap. 9.3.11) ist ein branchiogener Hirnnerv, der speziell viszeroefferent den M. trapezius und den M. sternocleidomastoideus innerviert. Allerdings wird diskutiert, ob es sich um einen echten Hirnnerv handelt, denn sein spinales Kerngebiet, der **Nucleus nervi accessorii,** liegt im Bereich der zervikalen Vorderhornzellen des Rückenmarks, während sein kraniales Kerngebiet dem basalen Abschnitt des **Nucleus ambiguus** und damit dem N. vagus zuzuordnen ist. Entsprechend lassen sich die von C1–7 stammenden Fasern zu einer **Radix spinalis nervi accessorii** und die Fasern aus dem Nucleus ambiguus zu einer **Radix cranialis nervi accessorii** zusammenfassen.

Verlauf und Äste

Die Radix spinalis nervi accessorii steigt hinter der Olive zwischen der Vorder- und Hinterwurzel des Rückenmarks nach kranial auf und gelangt durch das Foramen magnum ins Schädelinnere. Nach Vereinigung mit der Radix cranialis in der Pars nervosa des Foramen jugulare tritt der N. accessorius durch die Schädelbasis wieder nach außen (➤ Abb. 12.65).
Direkt nach seinem Durchtritt – meist zwischen den Ganglia superius und inferius nervi vagi – verlassen die Fasern der Radix cranialis als **R. internus** den N. accessorius wieder und lagern sich möglicherweise dem N. vagus an, um mit diesem Schlund- und Kehlkopfmuskulatur zu innervieren (➤ Abb. 12.66, ➤ Abb. 12.67).

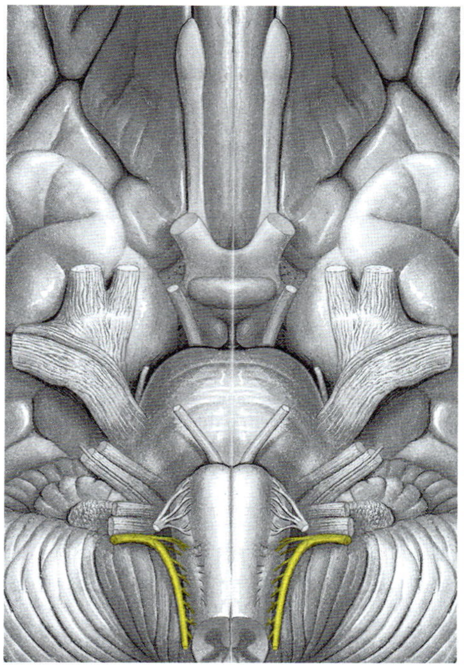

Abb. 12.65 Austrittsstelle der Radix spinalis des N. accessorius. Der XI. Hirnnerv tritt an der Ventralseite des Hirnstamms dorsal der Olive aus. [S700]

Letzteres ist nicht abschließend geklärt (➤ Kap. 9.3.11). Der Hauptstamm, der **R. externus,** erreicht schließlich die Regio cervicalis lateralis und gibt dort speziell viszeroefferente Äste an den M. sternocleidomastoideus ab. Entlang dem M. levator scapulae verläuft der Nerv weiter nach dorsal zum M. trapezius. Beide Muskeln erhalten aber auch direkte Fasern aus den Zervikalsegmenten (C1–4), über die dem Nucleus nervi accessorii auch propriozeptive Impulse dieser Muskeln zugeleitet werden.

Hirnnervenkerne und zentrale Verknüpfungen

Neben den Primärafferenzen aus der Muskulatur selbst erhält der Nucleus nervi accessorii retikospinale Fasern des extrapyramidal-motorischen Systems sowie pyramidale Afferenzen über kortikospinale bzw. -nukleäre Fasern aus der Präzentralregion des Cortex.

Zentrale Verknüpfungen des Nucleus ambiguus wurden bereits beim N. glossopharyngeus [IX] (➤ Kap. 12.5.12) und N. vagus [X] (➤ Kap. 12.5.13) aufgeführt.

Klinik

Untersuchung

Die einseitige Kontraktion des M. sternocleidomastoideus führt zu einer Drehung des Kopfes zur Gegenseite und einer Kopfneigung zur gleichen Seite. Die Funktionsfähigkeit des M. sternocleidomastoideus überprüft der untersuchende Arzt durch Kopfdrehung gegen den Druck der untersuchenden Hand im Seitenvergleich. Entsprechend kann die Funktionsfähigkeit der Pars descendens des M. trapezius durch Anheben des Schultergürtels („Achselzucken") oder durch Abduktion des Arms über 90° erfasst werden. Nach länger bestehender Läsion des N. accessorius ist auf Muskelatrophien, die im Extremfall zu einem Schiefhals bzw. zu einer Scapula alata führen können, zu achten.

12.5.15 N. hypoglossus (12. Hirnnerv, N. XII)

Anja Böckers

Kompetenzen

Nach Bearbeitung dieses Lehrbuchkapitels sollten Sie in der Lage sein:

- die Erfolgsorgane des N. hypoglossus zu benennen
- die Lage des Trigonum nervi hypoglossi an einem Modell oder Präparat in der Fossa rhomboidea zu zeigen
- anhand eines Bildes oder einer Beschreibung eines klinischen Untersuchungsbefundes auf eine unilaterale Läsion des N. hypoglossus zu schließen

Der 12. Hirnnerv, der **N. hypoglossus [XII]** (s. a. ➤ Kap. 9.3.12) ist ein kranialisierter Spinalnerv, der sich aus den Rr. anteriores der obersten Zervikalsegmente entwickelt und allgemein somatoefferente Fasern (ASE) führt.

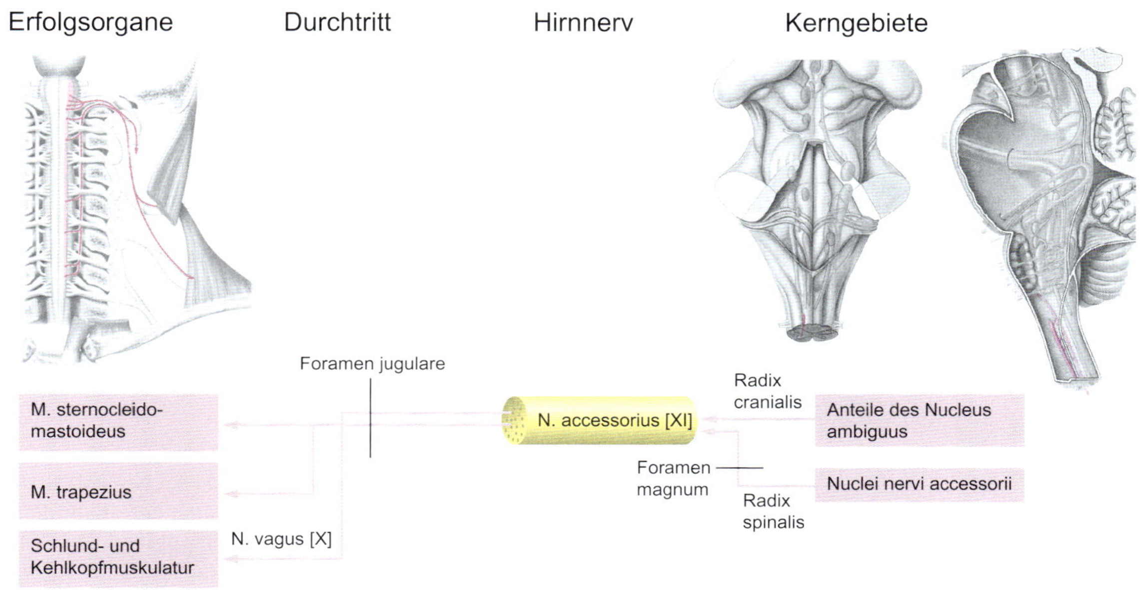

Abb. 12.66 N. accessorius mit seinen Faserqualitäten, Hirnnervenkernen und Zielorganen. [S700-L238/L127]

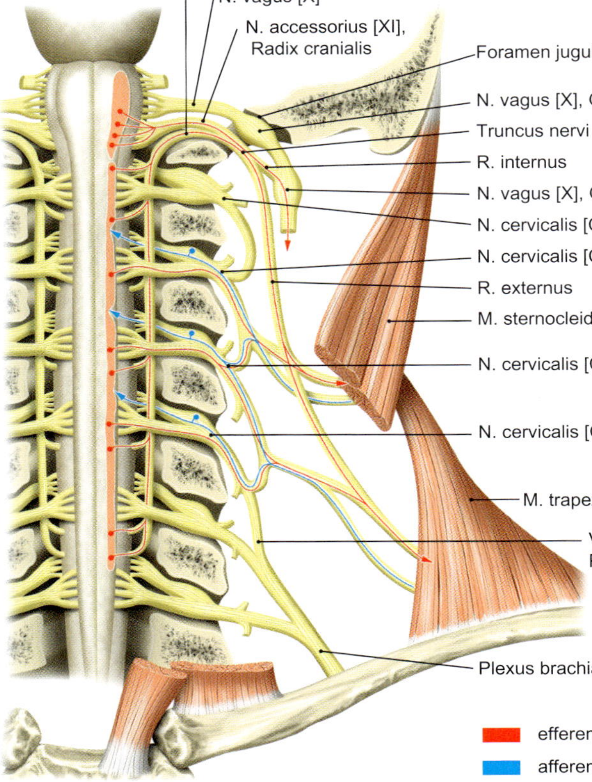

Abb. 12.67 N. accessorius. Ansicht von vorn, Wirbelkanal und Schädel eröffnet. [S700-L127]

Verlauf und Äste

Er verlässt den Hirnstamm auf der Ventralseite der Medulla oblongata zwischen der Pyramide und Olive als einziger Hirnnerv im Sulcus anterolateralis (➤ Abb. 12.68). Er verläuft im **Canalis nervi hypoglossi** durch die Schädelbasis, um als allgemein somatoefferenter Nerv (ASE) sowohl die innere als auch die äußere Zungenmuskulatur mit Ausnahme des M. palatoglossus zu innervieren (➤ Kap. 9.7.5).

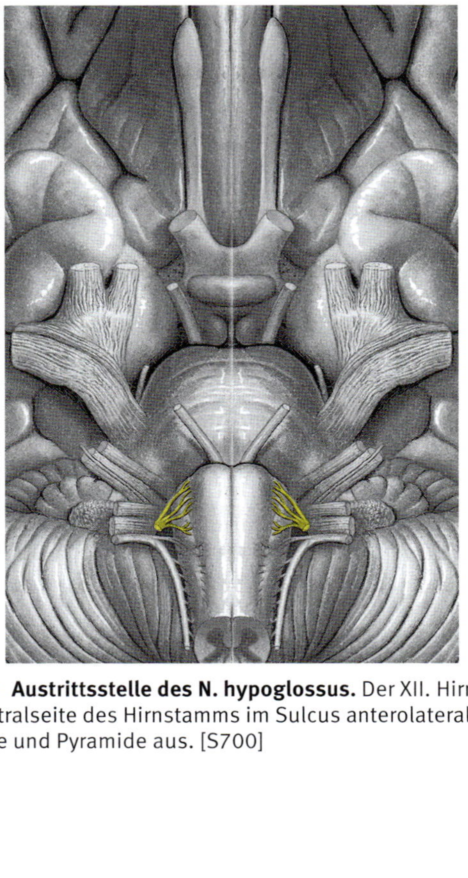

Abb. 12.68 Austrittsstelle des N. hypoglossus. Der XII. Hirnnerv tritt an der Ventralseite des Hirnstamms im Sulcus anterolateralis zwischen Olive und Pyramide aus. [S700]

Nach Verlassen des knöchernen Schädels zieht der N. hypoglossus zwischen der V. jugularis interna und der A. carotis interna weiter nach kaudal ins **Spatium lateropharyngeum.** Er nimmt dann oberhalb der Carotisbifurkation einen bogenförmigen Verlauf nach ventral und kreuzt dabei den N. vagus und die A. carotis interna und externa. In der Regel liegt er medial des Venter posterior des M. digastricus und ist im kranialen Abschnitt des Trigonum caroticum zu finden, bevor er schließlich die Zunge zwischen den Mm. hyoglossus und mylohoideus erreicht. In seinem peripheren Verlauf lagern sich ihm nach 3–4 cm die ventralen Äste der oberen 2 Zervikalnerven (C1–2) an, die ihn wieder als sog. **Radix superior** der **Ansa cervicalis nervi hypoglossi** verlassen. Ein Teil dieser Fasern verläuft aber auch im N. hypoglossus weiter, um den M. thyrohyoideus und den M. geniohyoideus zu innervieren. Zusammen mit Fasern aus den Segmenten C2–3, der **Radix inferior,** bildet die Radix superior auf Höhe des Übergangs vom Venter superior zum Venter inferior des M. omohyoideus die **Ansa cervicalis nervi hypoglossi.** Diese ist bedeutsam für die Innervation der infrahyalen Muskulatur. Von diesem vereinfachten Verlauf werden aber eine Vielzahl von Abweichungen, wie eine in ungefähr 15 % der Fälle auftretende zusätzliche vom N. vagus ausgehende Wurzel, beschrieben (➤ Abb. 12.69).

Hirnnervenkern und zentrale Verknüpfungen

Das Kerngebiet des N. hypoglossus, der **Nucleus nervi hypoglossi,** liegt in der Medulla oblongata paramedian am Boden der Fossa rhomboidea im **Trigonum nervi hypoglossi**. Der Nucleus nervi hypoglossi ist von kleineren Neuronengruppen umlagert, die in ihrer Gesamtheit als perihypoglossäre Kerngruppen bezeichnet werden. Im Hauptkern selbst lassen sich mehrere Subgruppen un-

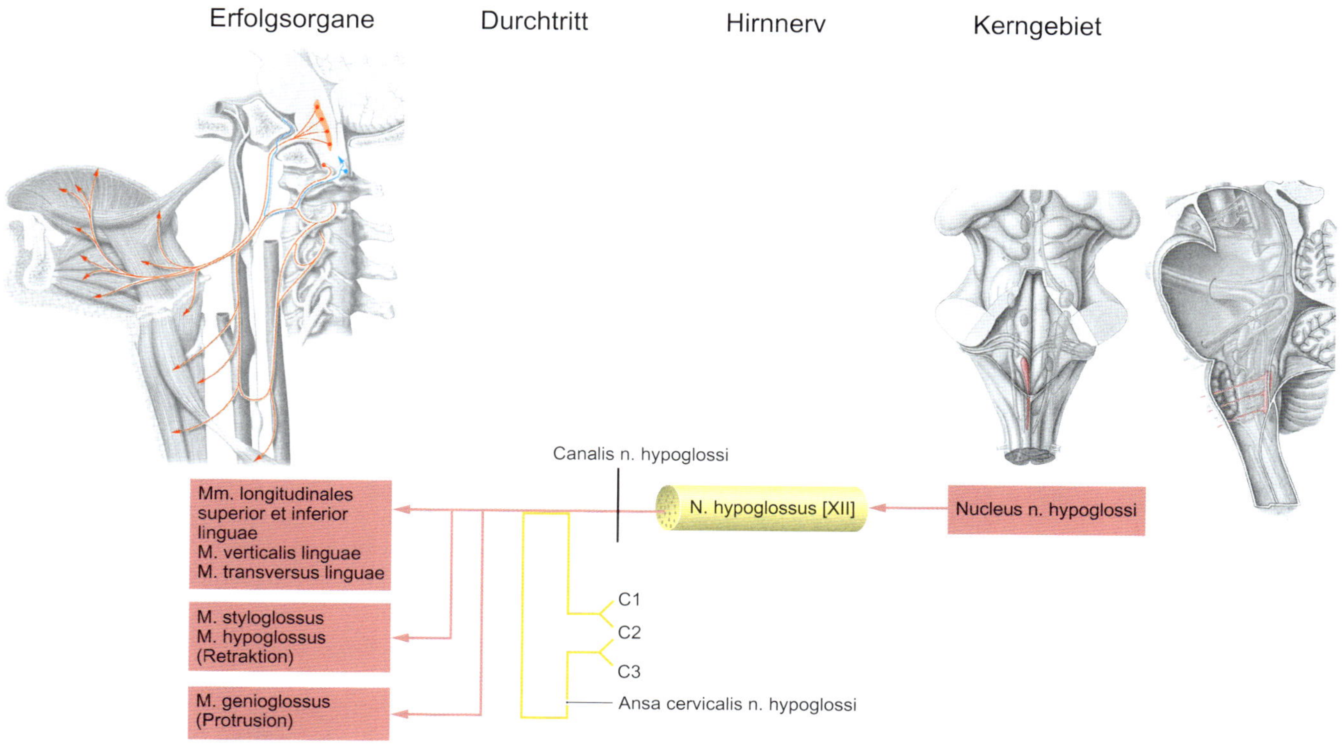

Abb. 12.69 N. hypoglossus mit seinen Faserqualitäten, Hirnnervenkernen und Zielorganen. [S700-L238/L127]

terscheiden, die in ihrer Anordnung den jeweiligen Ästen und Zielmuskeln des N. hypoglossus zugeordnet werden können. Anders als bei den Spinalnerven erhält der Nucleus nervi hypoglossi keine direkten Somatoafferenzen aus seiner Zielmuskulatur. Somit finden sich hier auch keine monosynaptischen Reflexbögen, allerdings di- oder polysynaptische Reflexbögen, die für den koordinierten Ablauf des Kauvorgangs wichtig sind. Deren Afferenzen werden dem Nucleus nervi hypoglossi über den Trigeminuskernkomplex bzw. über den Nucleus tractus solitarii zugeleitet. Weitere Afferenzen entstammen der Formatio reticularis und dem motorischen Cortex, dessen Impulse den Hirnnervenkern primär gekreuzt über in der Capsula interna verlaufende kortikonukleäre Fasern erreichen. Läsionen dieser zentralen Afferenzen führen daher zu einer kontralateralen Zungenschwäche, während Läsionen des Nucleus nervi hypoglossi selbst zu einer ipsilateralen Zungenschwäche führen.

Klinik

Untersuchung

Man überprüft die Funktionsfähigkeit des N. hypoglossus, indem man den Patienten bittet, die Zunge herauszustrecken (das gleichzeitige „A"-Sagen ist Teil der klinischen Untersuchung des N. vagus). Dabei wird beurteilt, ob eine Atrophie oder Faszikulationen (Muskelzucken/-zittern) der Zungenmuskulatur vorliegen bzw. ob die Zunge gerade herausgestreckt werden kann oder dabei zu einer Körperseite hin abweicht. Zusätzlich sind Sprachbildung („verwaschene Sprache"), Trink- und Schluckverhalten zu beurteilen.

Schädigung des Nervs

Bei einer Schädigung des *peripheren* Nervenabschnitts bzw. des *Hirnnervenkerns* weicht die Zungenspitze durch den jetzt überwiegenden Zug des M. genioglossus der gesunden Seite zur gelähmten Seite hin ab. Bei einer supranukleären Läsion ist die kontralaterale Zungenmuskulatur geschädigt, sodass der *zentrale Defekt* in der von der Zungenspitze wegweisenden Hirnhälfte liegt. Aufgrund der engen paramedianen Lage ist eine beidseitige Läsion der Nuclei nervi hypoglossi häufig. Neben einer isolierten Läsion des N. hypoglossus, z. B. nach Operationen an der A. carotis externa, können auch systemische Erkrankungen entzündlicher, vaskulärer oder neoplastischer Genese der Symptomatik zugrunde liegen. Weil der N. accessorius zusammen mit dem N. vagus [X], dem N. glossopharyngeus [IX] und der V. jugularis die Schädelbasis durch das Foramen jugulare verlässt, sind alle 3 Nerven bei Läsionen am Foramen jugulare oft gleichzeitig betroffen. Daraus ergibt sich eine kombinierte Symptomatik, die neben Schluckbeschwerden oder einer Lähmung des M. trapezius bei der klinischen Untersuchung auch ein positives „Kulissenphänomen" (➤ Kap. 12.5.12) oder den Ausfall des Würgereflexes zeigen kann. Da auch der meningeale Ast der A. pharyngea ascendens durch das Foramen jugulare ins Schädelinnere gelangt, kann die Symptomatik der Patienten von Kopfschmerzen begleitet sein, die möglicherweise durch eine Minderdurchblutung der Meningen bedingt sind. Insgesamt spricht man vom **Foramen-jugulare-Syndrom.** Ist zugleich auch der N. hypoglossus betroffen, wird diese kombinierte Schädigung der kaudalen Hirnnerven auch als **COLLET-SICARD-Syndrom** bezeichnet.

12.6 Rückenmark

Anja Böckers

Kompetenzen

Nach Bearbeitung dieses Lehrbuchkapitels sollten Sie in der Lage sein:

- die > Abb. 12.73 und, noch wichtiger, die > Abb. 12.74 im freien Vortrag zu präsentieren
- für aufsteigende und absteigende Bahnsysteme die Neuronenkette (Lage der Perikarya, Axonverlauf und jeweilige Faserbahnkreuzungen) zu beschreiben
- die Blutversorgung des Rückenmarks mit eigenen Worten zu beschreiben und die damit in Zusammenhang stehenden klinischen Konsequenzen – insbesondere die Funktionsausfälle – abzuleiten

12.6.1 Überblick

Das Rückenmark, **Medulla spinalis,** liegt, umhüllt von den Hirnhäuten, geschützt im Canalis vertebralis. Es ist beim Erwachsenen ca. 40–45 cm lang und bleistiftdick, weist aber zervikal und sakral Verdickungen auf, die **Intumescentiae cervicalis und lumbosacralis.** Nach kranial grenzt es im Bereich der Decussatio pyramidum an die Medulla oblongata und reicht mit seinem kaudalen Ende, dem **Conus medullaris,** bis zum I. oder II. Lendenwirbelkörper. Wie bei allen Hirnabschnitten des ZNS befindet sich auch im Inneren des Rückenmarks ein Hohlraum, der aber nur eine enge, blind endende Röhre, der **Canalis centralis,** darstellt. Charakteristisch für das Rückenmark ist die Gliederung in Substantia grisea und Substantia alba, in ein somatisches und autonomes Nervensystem sowie in efferente und afferente Fasersysteme. Als efferente Fasern bezeichnet man von übergeordneten Steuerinstanzen, z. B. des motorischen Systems, ausgehende Bahnen, die Neurone im Rückenmark erreichen. Afferente Fasern kommen aus der Peripherie, erreichen Neurone im Rückenmark und steigen zum Gehirn auf, z. B. Impulse von Rezeptoren der Körperoberfläche.

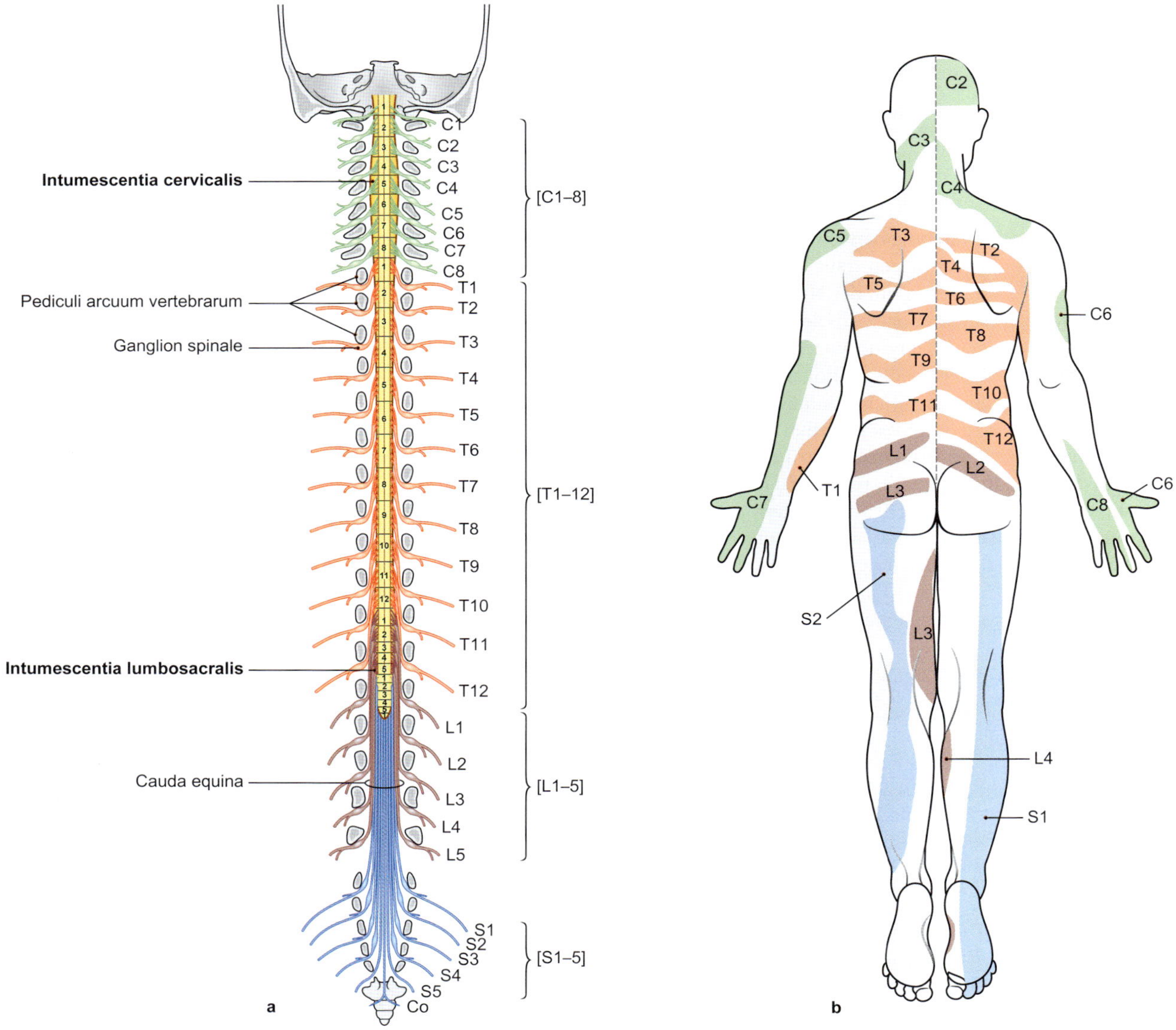

Abb. 12.70 Rückenmarkssegmente, Segmenta medullae spinalis, und ihre zugeordneten Dermatome. a Schematischer Frontalschnitt; Ansicht von ventral. [S700-L126]/[E402-004] **b** Schematische Darstellung der aus den entsprechenden Rückenmarkssegmenten innervierten Dermatome. [S700-L126]/[F1067-001]

12.6.2 Segmentale Gliederung der Medulla spinalis

Rückenmarkssegmente

Bereits in der 4. Schwangerschaftswoche beginnt die Entwicklung des Rückenmarks aus dem Neuralrohr (➤ Kap. 12.5.2). Unter dem Einfluss des Mesoderms, das sich dem Neuralrohr anlagert und eine metamere Gliederung in Somiten aufweist, wird auch eine segmentale Gliederung des Rückenmarks induziert. Diese segmentale Gliederung des Rückenmarks ist von außen nicht sichtbar, man kann sie allerdings anhand der segmental austretenden Spinalnervenwurzeln nachvollziehen. Die Spinalwurzeln sind den mesodermalen Strukturen eines jeweiligen Segments, den sog. Dermatomyotomen, zuzuordnen. So lassen sich entwicklungsgeschichtlich Afferenzen aus segmentspezifischen Hautarealen (Dermatome) und segmentspezifischen Muskeln, sog. Kennmuskeln, ableiten (➤ Abb. 12.70, ➤ Tab. 12.9).
Insgesamt lassen sich 31–33 Rückenmarkssegmente unterscheiden, die sich auf

- 8 zervikale **(Pars cervicalis),**
- 12 thorakale **(Pars thoracica),**
- 5 lumbale **(Pars lumbalis)** und
- 5 sakrale **(Pars sacralis)**

Rückenmarkssegmente und eine unregelmäßige Anzahl an kokzygealen Segmenten **(Pars coccygea)** verteilen.

Fila radicularia

Jedes Segment verlassen mehrere Wurzelfäden, die **Fila radicularia,** die sich als Vorder- und Hinterwurzel, **Radices anterior und posterior,** bündeln und einen Spinalnerv bilden. Die zervikalen Radices anteriores und posteriores zeigen einen nahezu horizontalen Verlauf zu ihrer Austrittsstelle aus dem Wirbelkanal, dem Foramen intervertebrale. Dabei verlässt der erste Spinalnerv (C1) den Rückenmarkskanal zwischen Okziput und Atlas, ab dem 8. Spinalnerv treten die Spinalnerven jeweils unterhalb des zugeordneten Wirbels aus. Die Wurzelfäden der weiter kaudal gelegenen Rückenmarkssegmente verlaufen zunehmend vertikal, weil sie nach dem relativen Aszensus des Rückenmarks einen längeren Weg innerhalb des Wirbelkanals haben, um das ihrem Segment zugeordnete Foramen intervertebrale zu erreichen. Die lumbalen Rückenmarkssegmente liegen somit in der Regel auf Höhe der thorakalen Wirbelkörper X–XI. Zu beachten ist, dass am Lebenden der Wirbelkörper selbst nicht zu tasten ist, sondern nur sein Proc. spinosus, dessen Spitze aber meist 1,5 Wirbelkörperhöhen weiter nach kaudal reicht. Die kaudalsten Rückenmarkssegmente Co1–3 liegen entsprechend auf Höhe des Conus medullaris (Wirbelkörperhöhe LI/LII), die zugehörigen Spinalnervenwurzeln verlaufen aber noch bis zum Ende des Durasacks (Wirbelkörperhöhe SI/SII), um erst dort den Wirbelkanal bzw. den Hiatus sacralis zu verlassen. Die Gesamtheit dieser lumbalen und sakralen Fila radicularia bilden die **Cauda equina.** Ihre Fila flottieren in der liquorgefüllten **Cisterna terminalis bzw. lumbalis** und sind – anders als das Rückenmark selbst – bei Lumbalpunktionen nicht verletzungsgefährdet. Der Conus medullaris ist über eine bindegewebige, gliahaltige Bandstruktur, das **Filum terminale,** am Durasack (Wirbelkörperhöhe SI/SII) bzw. über dessen Pars duralis am Wirbelkanal (Wirbelkörperhöhe CoI/CoII) befestigt (➤ Abb. 12.71a).

Tab. 12.9 Die am häufigsten klinisch untersuchten Rückenmarkssegmente, Segmenta medullae spinalis, und ihre zugeordneten Kennmuskeln.

Rückenmarkssegment	Kennmuskel	Dermatom
C5	M. deltoideus	lateraler Oberarm; Schulterregion
C6	M. biceps brachii; M. brachioradialis	Daumen; Thenarregion
C7	M. triceps brachii	Mittelfinger
C8	Mm. interossei der Hand	Digitus minimus; Hypothenarregion
L3	M. quadriceps femoris; M. iliopsoas	Knieinnenseite
L4	M. tibialis anterior	mediale Unterschenkelseite
L5	M. extensor hallucis longus	Großzehenregion
S1	M. triceps surae	laterale Fuß- und Unterschenkelregion

12.6.3 Oberflächen- und Querschnittanatomie

Oberflächenanatomie

Die Oberfläche der Medulla spinalis ist durch längs verlaufende Furchen geprägt. Die tiefste Furche, die **Fissura mediana anterior,** findet sich in der Medianebene der anterioren Fläche. Auf der Dorsalseite bildet sich diese Längsfurche nur oberflächlich aus, sodass von einem **Sulcus medianus posterior** gesprochen wird. Noch flacher und durch den Austritt der jeweiligen Fila radicularia markiert, finden sich nach lateral neben der Fissura mediana anterior der **Sulcus anterolateralis** mit dem Austritt der Radix anterior bzw. motoria und entsprechend lateral des Sulcus medianus posterior der **Sulcus posterolateralis** mit der austretenden Radix posterior bzw. Radix sensoria. Im zervikalen Abschnitt lässt sich zwischen dem Sulcus medianus posterior und dem Sulcus posterolateralis noch ein **Sulcus intermedius** abgrenzen, der die **Fasciculi gracilis und cuneatus** voneinander trennt (➤ Abb. 12.71b).

Querschnittanatomie

Querschnitte durch die Medulla spinalis verdeutlichen die typische Verteilung von grauer und weißer Substanz (➤ Abb. 12.71b): Anders als im Encephalon liegt die Substantia grisea hier schmetterlingsförmig im Inneren des Rückenmarks und wird von der Substantia alba umhüllt.

Substantia grisea

In der grauen Substanz, insbesondere im thorakolumbalen Abschnitt, lassen sich ein **Hinterhorn (Cornu posterius),** ein **Seitenhorn (Cornu laterale)** und ein **Vorderhorn (Cornu anterius)** unterscheiden. Da sich die Zellsäulen über die gesamte Länge des Rückenmarks ausdehnen, kann man im Sinne einer dreidimensionalen Betrachtung auch von einer **Columna posterior** (Hintersäule), einer **Columna intermedia** (Seitensäule) und einer **Columna anterior** (Vordersäule) sprechen. Das Cornu posterius gliedert sich von ventral nach dorsal ohne scharfe Übergänge in **Basis, Cervix, Caput** und **Apex** und erreicht schließlich über die sog. **Substantia gelatinosa** nach dorsal den Sulcus posterolateralis (➤ Abb. 12.73). Die beiden Cornua lateralia sind durch eine jeweils vor und hinter dem Canalis centralis angeordnete Brücke grauer Substanz, die **Commissurae griseae anterior und posterior,** miteinander verbunden.

Substantia alba

Die Substantia alba untergliedert sich in:

- einen **Vorderstrang (Funiculus anterior)** zwischen Fissura mediana anterior und Sulcus anterolateralis
- einen **Seitenstrang (Funiculus lateralis)** zwischen Sulcus anterolateralis und Sulcus posterolateralis

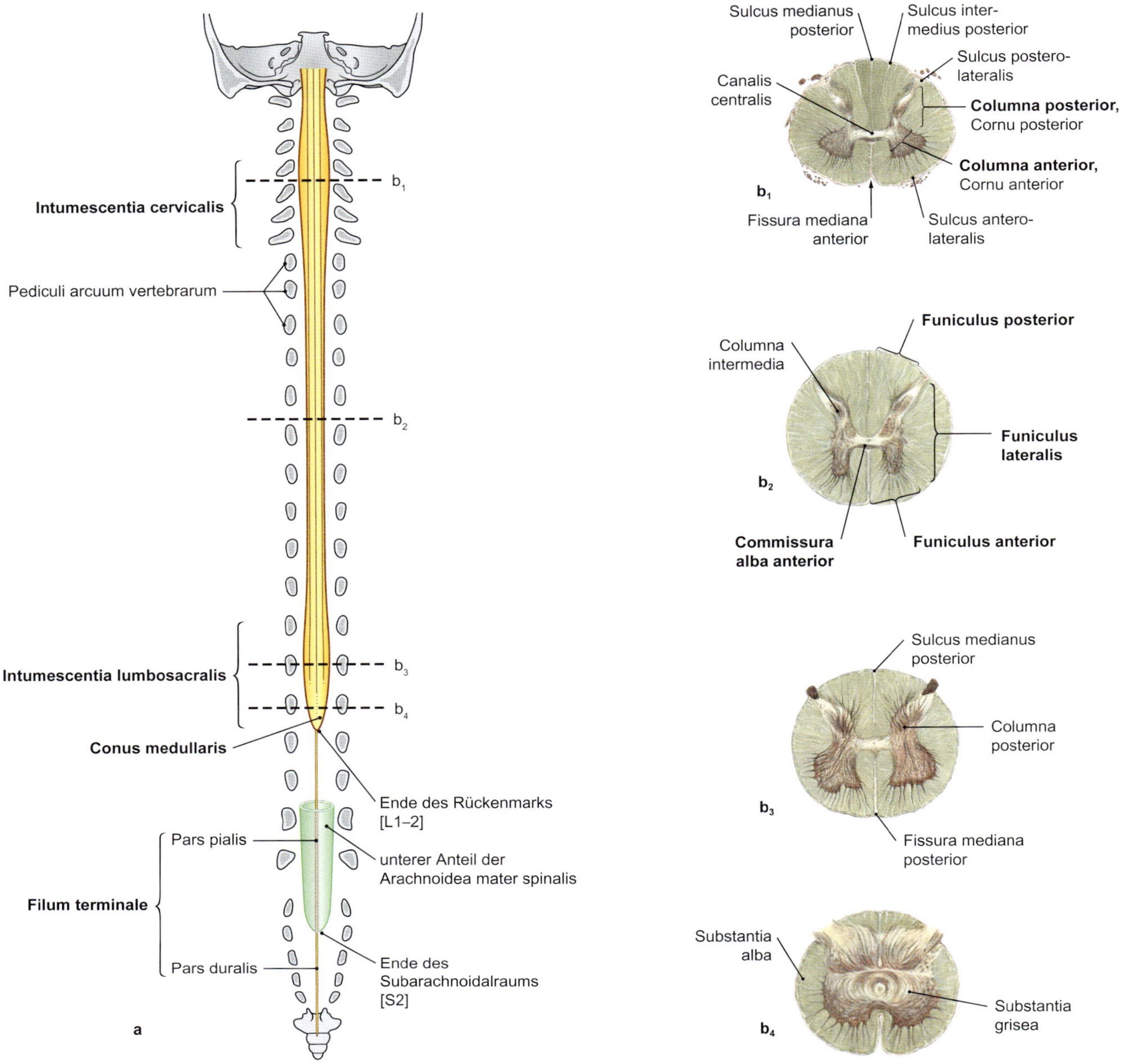

Abb. 12.71 Rückenmark, Medulla spinalis und Querschnitte. a Ansicht von ventral. [S700-L126] **b** Querschnitte auf Höhe der gestrichelten Linien in der Pars cervicalis, Pars thoracica, Pars lumbalis und Pars sacralis. [S700]

- einen **Hinterstrang (Funiculus posterior)** zwischen Sulcus posterolateralis und Sulcus medianus posterior

Die beiden Vorderstränge sind – ähnlich der Struktur in der grauen Substanz – durch Fasern, die die Mittellinie überkreuzen, die **Commissura alba anterior,** miteinander verbunden.

Ein Vergleich der Querschnitte des Rückenmarks auf unterschiedlichen Höhen lässt neben unterschiedlichen Durchmessern des Rückenmarks auch erkennen, dass die Menge an Substantia alba von kranial nach kaudal abnimmt. Sie ist im Zervikalmark also am kräftigsten ausgebildet, da die Menge an sensorischen Bahnen, die sich dem Rückenmark von kaudal nach kranial anlagern, besonders hoch ist und zugleich hier noch eine maximale Anzahl an motorischen Bahnen verlaufen, die das Rückenmark erst weiter kaudal verlassen werden. Im Bereich der Intumescentiae cervicalis und lumbosacralis ist das Cornu anterius durch eine hohe Anzahl von α-Motoneuronen für die Innervation der Extremitätenmuskulatur auffallend groß und plump angelegt. Im thorakalen Querschnitt ist das Cornu laterale mit den darin befindlichen sympathischen Nervenzellen besonders gut abgrenzbar (➤ Abb. 12.71b).

Spinalwurzeln, Spinalnerven und Nervenplexus

In der **Radix anterior** sind Axone von Nervenzellen des Vorder- und Seitenhorns enthalten, die das Rückenmark am Sulcus anterolateralis verlassen und daher als efferent bezeichnet werden. Da diese Axone u. a. den im Cornu anterius liegenden Motoneuronen entstammen, wird die Radix anterior auch als **Radix motoria** bezeichnet. Die **Radix posterior** hingegen enthält afferente Axone pseudounipolarer Nervenzellen des Spinalganglions **(Ganglion sensorium nervi spinalis),** das im Foramen intervertebrale liegt (➤ Abb. 12.72a). Man spricht hier auch von einer **Radix sensoria.** Unmittelbar nach dem Spinalganglion vereinigen sich die Fasern der Radices motoria und sensoria zum Stamm des Spinalnervs, der somit gemischte Faserqualitäten (somatomotorisch, somatosensorisch und autonom) enthält. Dieser Spinalnervenstamm spaltet

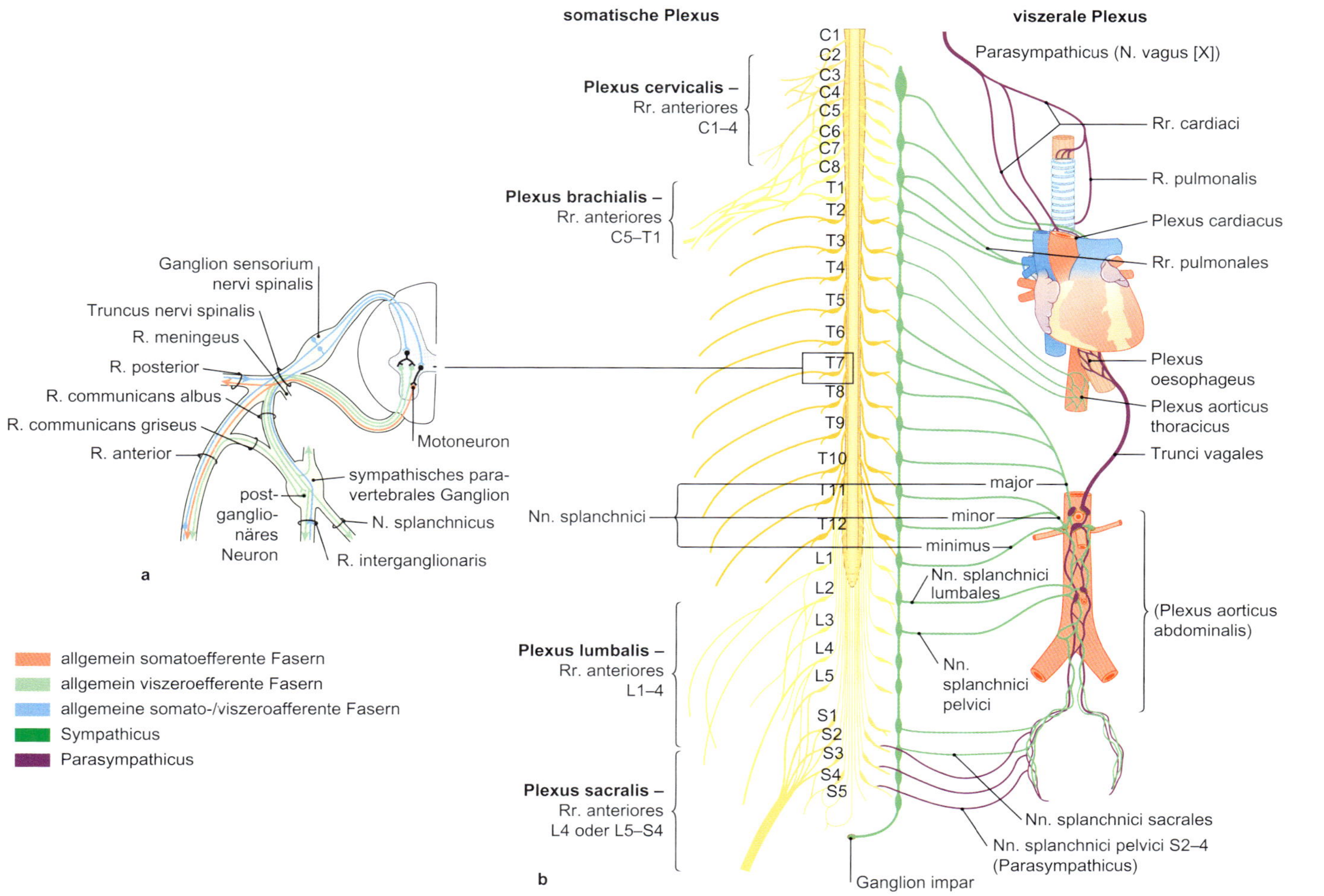

Abb. 12.72 Spinalnerv und Nervenplexus. a Zusammensetzung und Verzweigung eines thorakalen Spinalnervs [S702-L126]/[B500-M492/L316]. **b** Somatische (linke Bildhälfte) und autonome Nervenplexus (rechte Bildhälfte). [S700-L126]/[E402-004]

sich schnell in seine Endäste auf: **R. meningeus, R. posterior, R. anterior** sowie im thorakolumbalen Bereich einen **R. communicans albus,** der dem sympathischen Grenzstrang (**Truncus sympathicus)** präganglionäre Fasern zuleitet. Umgekehrt werden über einen weniger stark myelinisierten **R. communicans griseus** sympathische Impulse wieder zum Spinalnerv zurückgeleitet (➤ Abb. 12.72a).

Während der R. posterior des Spinalnervs die motorische Innervation der autochthonen Rückenmuskulatur und die sensible Innervation des darüber liegenden Hautareals übernimmt, innerviert der R. anterior die ventrale Rumpfwand oder bildet im zervikalen und lumbosakralen Abschnitt Nervengeflechte zur Innervation der Extremitäten, sog. **somatische Nervenplexus.** Dabei kann man die folgenden Plexus unterscheiden (➤ Abb. 12.72b, linke Hälfte):

- Plexus cervicalis (C1–4)
- Plexus brachialis (C5–T1)
- Plexus lumbalis (L1–4)
- Plexus sacralis (L4–S4)

Die ursprünglich unisegmentale Zuordnung eines Rückenmarkssegments zu einem Dermatomyotom löst sich in diesen Bereichen auf, da sich die Nervenfasern verschiedener Segmente durchmischen. In der Folge kann ein Rückenmarkssegment mehrere Muskeln bzw. Dermatome innervieren und umgekehrt ein Muskel bzw. Dermatom mehreren Rückenmarkssegmenten zugeordnet werden (plurisegmental).

Klinik

Eine Reizung oder Schädigung der Nervenwurzeln wird als Wurzelsyndrom oder **Radikulopathie** bezeichnet. Eine der häufigsten Ursachen dafür sind Bandscheibenvorfälle, bei denen meist der Nucleus pulposus eines Discus intervertebralis auf die in unmittelbarer Nähe verlaufenden Nervenwurzeln drückt. Am häufigsten betroffen sind dabei die Zwischenwirbelscheiben der unteren Halswirbelsäule (C4–7) und des lumbosakralen Übergangs (z. B. L4/5 und L5/S1). Typische Symptome sind Sensibilitätsausfälle, Muskelschwäche oder -lähmung und der Verlust von Muskeleigenreflexen. In der klinischen Praxis ist die differenzialdiagnostische Unterscheidung zwischen einer radikulären und einer peripheren Lokalisation einer Nervenläsion entscheidend. Radikuläre Symptome folgen der segmentalen Gliederung des Rückenmarks, d. h., eine Läsion der Nervenwurzel L4 zeigt demnach Sensibilitätsausfälle im Dermatom L4 und/oder eine Schwäche des Kennmuskels für das Segment L4, des M. tibialis anterior. Werden periphere Nerven, die distal der Plexusbildung liegen und daher bereits Fasern aus mehreren Segmenten mit sich führen, geschädigt, folgt die Symptomatik nicht mehr der segmentalen Gliederung, sondern dem Innervationsmuster des jeweiligen peripheren Nervs.

Neben den somatischen werden auch **autonome Nervenplexus** gebildet (➤ Abb. 12.72b, rechte Hälfte). Die Nervenzellkörper der sympathischen Fasern liegen im Cornu laterale des Rückenmarks (C8–L3), verlassen die Medulla spinalis über die Radix anterior und erreichen über die Rr. communicantes albi den Truncus sympathicus (➤ Abb. 12.72a). Dieser setzt sich aus 21–25 paravertebral angeordneten Ganglien zusammen, die über **Rr. interganglionares** miteinander verbunden sind. Über diese Verbindungen und die rückführenden Rr. communicantes grisei werden die sympathischen Impulse auch über die Segmente C8–L3 hinaus weiter nach kranial und kaudal verteilt (Divergenzschaltung). So werden letztlich den Spinalnerven aller Segmente sympathische Fasern zugeführt, die somit auch Drüsen und Gefäße der Extremitäten, z. B. zur Schweißbildung oder Vasokonstriktion, vegetativ versorgen. Weitere unverschaltete efferente Faserbahnen der Grenzstrangganglien sind die **Nn. splanchnici,** die insbesondere in Thorax und Abdomen viszerale, prävertebrale Nervenplexus bilden. Diese Nervenplexus enthalten neben den sympathischen auch parasympathische Fasern, die entweder aus dem kranialen Anteil des Parasympathikus, dem N. vagus [X], kommen oder Nervenzellkörpern des Cornu laterale der sakralen Rückenmarkssegmente S2–4 entstammen.

12.6.4 Gliederung der Substantia grisea

Die Substantia grisea des Rückenmarks setzt sich aus Nervenzellkörpern, aber auch aus einer Verflechtung von Gliazellfortsätzen, Dendriten und myelinisierten und nichtmyelinisierten Axonen zusammen. Dieses Geflecht wird in seiner Gesamtheit als **Neuropil** bezeichnet.

Gliederung nach Zielstrukturen

Die verschiedenen Nervenzellen lassen sich jeweils nach der Zielstruktur ihrer Axone in 3 Gruppen differenzieren: Wurzelzellen, Binnenzellen und Strangzellen:

- Die **Wurzelzellen** liegen in der Columna anterior oder intermedia, ihre Fasern sind somato- oder viszeroefferent und bilden die Radix anterior.
- Die Nervenzellfortsätze der **Binnenzellen** verlassen die Substantia grisea nicht. Binnenzellen fungieren häufig als glyzinerge inhibitorische Interneurone des Rückenmarks.
- Die Nervenfasern von **Strangzellen** bündeln sich zu Faserbahnen bzw. -strängen, die dann innerhalb des Rückenmarks bleiben, also einen Teil des sog. **Eigenapparats** des Rückenmarks bilden, oder eine aufsteigende Verbindung zu übergeordneten Strukturen des ZNS herstellen und damit einen Teil des sog. **Verbindungsapparats** bilden. Diese dritte Nervenzellart der grauen Substanz, die Strangzellen, befinden sich vor allem in der Columna posterior.

Gliederung nach Zytoarchitektur

Die Substantia grisea des Rückenmarks wird auch auf Basis ihrer spezifischen Zytoarchitektur (Einteilung nach REXED) eingeteilt. Es werden demnach insgesamt 10 Schichten, **Laminae,** die von dorsal nach ventral durchnummeriert werden, unterschieden. Vereinfacht werden dabei der Columna posterior die Laminae I–VI, der Columna intermedia die Lamina VII und der Region um den Canalis centralis die Lamina X zugeordnet, während die Columna anterior die Laminae VIII und IX umfasst (➤ Abb. 12.73).
Im Folgenden werden die im Hinblick auf ihre anatomische oder klinische Relevanz bedeutsamen Laminae dargestellt. Den Neuronen in der Columna posterior werden Somato- und Viszeroafferenzen zugeleitet. Die Nervenzellkörper der pseudounipolaren Neurone, die diese Sinnesqualitäten (wie z. B. Schmerz- und Temperaturempfinden) vermitteln, liegen im Spinalganglion. Dieses 1. Neuron wird durch z. B. Schmerzrezeptoren der Haut (exterozeptiv), der Eingeweide (interozeptiv) oder durch Sinnesrezeptoren in der Skelettmuskulatur, in Gelenken und Sehnen (propriozeptiv) aktiviert (vgl. ➤ Abb. 12.75). Das zentral gerichtete Axon der Spinalganglienzellen erreicht über die Hinterwurzel im Cornu posterius die Laminae I–III. Hier liegen Strangzellen, wie der **Nucleus marginalis** (in der **Lamina I, Substantia spongiosa,** oder in den Laminae II–III, **Substantia gelatinosa).** Diese Strangzellen sind somit das 2. Neuron der Schmerzleitung (Nozizeption) und entsenden ihre zentral gerichteten Axone zu kranialen Rückenmarkssegmenten oder zu Kerngebieten des Gehirns (z. B. zum Thalamus). In den Laminae I und II findet aber nicht nur Schmerzleitung statt, sondern auch eine Verarbeitung der Schmerzempfindung, z. B. im Sinne einer Hemmung der Schmerzweiterleitung auf das 2. Neuron (➤ Kap. 13.8).
Propriozeptive Impulse der Tiefensensibilität erreichen ebenfalls über die Hinterwurzel das Cornu posterius. Allerdings liegen die Strangzellen bzw. das 2. Neuron dabei im **Nucleus proprius** in den Laminae III und IV – im Thorakolumbalmark auch in der Kernsäule des **Nucleus thoracicus posterior (Nucleus dorsalis,** Nucleus STILLING-CLARKE) der Laminae V–VI, einem Ursprungsgebiet spinozerebellarer Bahnen. Die Lamina VII umfasst den Großteil der Columna intermedia. Hier liegen 2 wichtige Kerngruppen: Im Thorakalmark einerseits die Perikarya des 1. sympathischen Neurons im **Nucleus intermediolateralis,** im Sakralmark das 1. parasympathische Neuron in den **Nuclei parasympathici sacrales.**
In den Laminae VIII und IX des Vorderhorns befinden sich neben Binnenzellen und Interneuronen die Wurzelzellen, α- und γ-Motoneurone. Die in diesen Laminae gelegenen Zellgruppen bzw. -säulen zeigen eine somatotope Anordung, was für die Lokalisationsdiagnostik bei Schädigungen im Rückenmark von entscheidender Bedeutung ist. Die Motoneurone der axialen, also rumpfnahen Muskulatur liegen dabei am weitesten medial, nahe der Fissura mediana anterior, während Motoneurone der distalen Körperpartien wie Hand und Fuß am weitesten lateral lokalisiert sind. Die Neurone der Extremitätenmuskulatur sind zusätzlich auch in sagittaler Richtung somatotop angeordnet, sodass Neurone der Streckmuskulatur eher im ventralen Abschnitt des Vorderhorns liegen und die Neurone der Beugemuskulatur sich diesen dorsal anlagern.

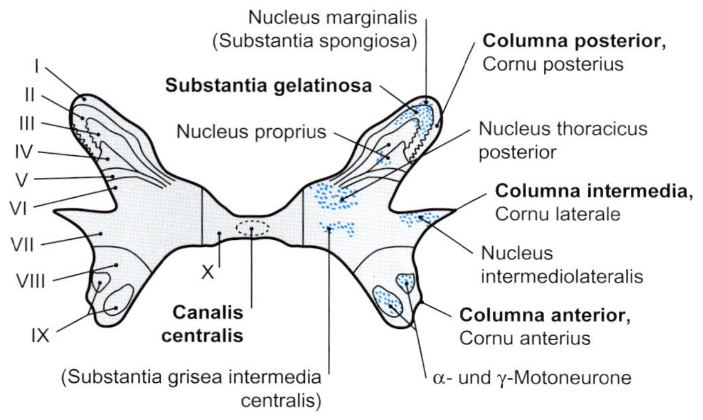

Abb. 12.73 Laminäre Gliederung der Substantia grisea. Querschnitt auf Höhe des Rückenmarkssegments T10. [B500-L238]

Klinik

Von besonderer klinischer Relevanz sind isolierte Schädigungen spezifischer Nervenzellgruppen des Rückenmarks. Häufig sind dabei Nervenzellgruppen der Laminae VIII und IX betroffen, die α-Motoneurone. Der isolierte Untergang dieses 2. Neurons des motorischen Bahnsystems hat eine schlaffe Muskellähmung und den Ausfall der Muskeleigenreflexe bei erhaltener Sensibilität zur Folge. Während das 1. Motoneuron im Gyrus precentralis intakt bleibt, sind die Motoneurone des Rückenmarks und auch die motorischen Hirnnervenkerne betroffen. Eine Ursache für einen solchen Zelluntergang war früher relativ häufig die endemisch auftretende Infektion durch das Poliovirus. In 95 % der Fälle verläuft diese Infektion asymptomatisch, kann aber bei Beteiligung des ZNS zum Vollbild der sog. **Kinderlähmung (Poliomyelitis)** führen. Durch ein konsequentes Impfprogramm zunächst mit Lebendimpfstoff, seit 1998 aber auch mit einem Totimpfstoff, gilt die Erkrankung in Deutschland inzwischen als weitgehend ausgestorben.
Eine weitere Ursache des Untergangs von α-Motoneuronen wird unter dem Sammelbegriff **spinale Muskelatrophie** zusammengefasst und umfasst ein ganzes Spektrum an genetisch bedingten neuromuskulären Erkrankungen. Die spinale Muskelatrophie ist insbesondere eine Erkrankung des Kindesalters, die Symptome einer symmetrischen, meist rumpfnahen Muskelschwäche und -atrophie zeigt. Die Erkrankung manifestiert sich häufig in den ersten Lebensmonaten. Die schwerste Form der spinalen Muskelatrophien ist die akute, infantile WERDNIG-HOFFMANN-Krankheit. Sie kann bei den betroffenen Kindern zu einer lebensbedrohlichen Ateminsuffizienz und Trinkschwäche führen. Derzeit gibt es keine Heilung für die spinale Muskelatrophie, sodass therapeutisch die pränatale Beratung betroffener Familien und eine symptomatische Therapie bzw. Prävention möglicher Komplikationen im Vordergrund stehen.

12.6.5 Gliederung der Substantia alba

Die in der Substantia alba verlaufenden Fasern lassen sich untergliedern in solche, die im Rückenmark bleiben **(Eigenapparat)**, und solche, die zu anderen Abschnitten des ZNS eine Verbindung herstellen **(Verbindungs- oder Leitungsapparat)**. Letztere nehmen die Hauptmasse der Substantia alba ein, während die Fasern des Eigenapparats die Substantia grisea mit einer dünnen Schicht, den Grundbündeln **(Fasciculi proprii)**, ummanteln und intersegmentale Verbindungen herstellen (➤ Abb. 12.74).

Eigenapparat

Der Eigenapparat steuert Eigenleistungen des Rückenmarks, die unwillkürlich und primär unabhängig von supraspinalen Zentren ablaufen. Supraspinale Zentren können allerdings über absteigende Bahnen modulierend – im Sinne einer Verstärkung oder Hemmung – Einfluss auf die Eigenleistung des Rückenmarks nehmen. Zu den Eigenleistungen des Rückenmarks im engeren Sinne zählen spinale Reflexe wie Muskeleigenreflexe, Fremdreflexe und viszerale Reflexe. Morphologisch lässt sich neben den Fasciculi proprii, die entsprechend ihrer Lage in eine anteriore, laterale und posteriore Gruppe unterschieden werden, der Tractus posterolateralis an der Spitze des Cornu posterius mit intersegmentalen Fasern abgrenzen. Dem Eigenapparat werden auch absteigende Kollateralen der Hinterstrangbahnen zugerechnet, die im Zervikalmark als **Fasciculus interfascicularis (SCHULTZE-Komma)** ungefähr zwischen den Fasciculi cuneatus und gracilis verlaufen bzw. im Thorakalmark als **Fasciculus septomarginalis (FLECHSIG-Feld)** in der Medianebene des Hinterstrangs lokalisiert sind (➤ Abb. 12.75).

Leitungs- oder Verbindungsapparat

Der Leitungsapparat beinhaltet die Faserbahnen, die funktionell betrachtet entweder vom Rückenmark zum Gehirn aufsteigen (Afferenzen) oder umgekehrt vom Gehirn zum Rückenmark absteigen (Efferenzen). Beide Bahnsysteme sind auf die oben beschriebenen Funiculi medullae spinalis verteilt. Sowohl auf- als auch absteigende Bahnsysteme zeigen eine somatotope Gliederung, die im Zervikalmark besonders deutlich ausgeprägt und darstellbar ist.

MERKE

Faserbahnen mit längerem Verlauf lagern sich von außen bzw. medial den Hinterwurzeln an, d. h.:
- längere sakrale Faserbahnen liegen im Rückenmark eher oberflächlich bzw. lateral
- zervikale Fasern liegen eher zentral bzw. medial der sakralen Fasern nahe der grauen Substanz

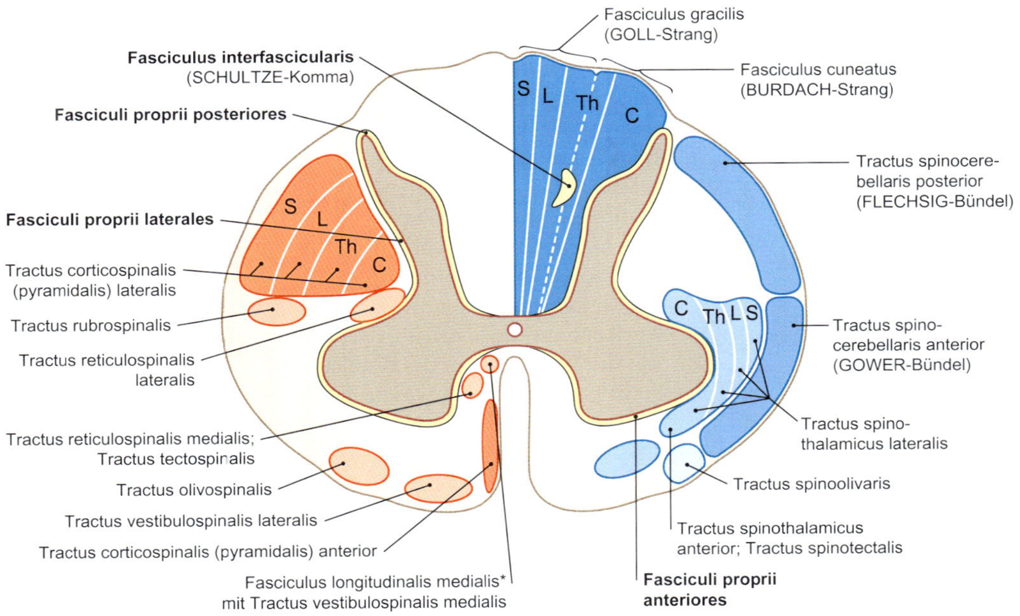

Abb. 12.74 Gliederung der Substantia alba. Querschnitt durch ein zervikales Rückenmarkssegment; blau = aufsteigende Bahnen, rosa = absteigende Bahnen, gelb = Eigenapparat.
* Projektionsbahn des Hirnstamms, die nach kaudal bis ins Thorakalmark reichen kann. [R170-6/L141]

Im Funiculus posterior liegen die zervikalen Fasern auch nahe der grauen Substanz, damit auch lateral im Vergleich zu den medial gelegenen sakralen Fasern. Die folgende Beschreibung des Leitungsapparats folgt einer funktionellen Gliederung in ab- bzw. aufsteigende Faserbahnen.

Absteigende Bahnen
Prinzipiell können motorische und autonome absteigende Bahnsysteme unterschieden werden (➤ Tab. 12.10). Die Funktionsweise des peripheren autonomen Nervensystems wird über zahlreiche Kerngebiete im Hirnstamm und Hypothalamus gesteuert, indem über absteigende Bahnsysteme Einfluss auf die präganglionären Nervenzellen im Seitenhorn des Rückenmarks genommen wird (➤ Kap. 13.9). Die motorischen Fasern wiederum lassen sich in **pyramidale** und **extrapyramidale Fasern** unterteilen (➤ Kap. 13.1). Beide nehmen direkt oder meist indirekt über Interneurone Einfluss auf die Wurzelzellen, die α- und γ-Motoneurone. Die Hauptmasse dieser motorischen Bahnen liegt in den Funiculi anterior und lateralis, die auch zum **Funiculus anterolateralis** zusammengefasst werden (➤ Abb. 12.74).

Pyramidenbahn
Der Begriff **Pyramidenbahn (Tractus pyramidalis)** bezeichnet im erweiterten Sinne einerseits **Fibrae corticonucleares,** also Fasern, die an den motorischen Hirnnervenkernen des Hirnstamms enden, und andererseits **Fibrae corticospinales**, die bis ins Rückenmark reichen. In einer kurzen Übersicht sei zusammengefasst, wo im ZNS die Fasern der Pyramidenbahn ihren Ursprung nehmen und wie sie verlaufen, bevor sie das Rückenmark erreichen (detaillierte Beschreibung ➤ Kap. 13.1). Die Pyramidenbahn nimmt ihren Ursprung im somatotop gegliederten primär motorischen Cortex (Gyrus precentralis), aber auch in sekundär prämotorischen Rindenarealen des Frontallappens und zu einem geringen Anteil (20 %) auch im sensiblen Cortex des Parietallappens. Die aus dem Motocortex stammenden Axonfasern der Pyramidenbahn sind während ihres Verlaufs durch die Capsula interna des Telencephalons und durch die Crura cerebri des Mesencephalons durchgängig somatotop angeordnet. Nachdem die Fibrae corticonucleares im Hirnstamm die Pyramidenbahn verlassen haben, erreichen die verbleibenden Fasern die Pyramis in der Medulla oblongata, wobei 70 bis 90 % ihrer Fasern in der etwas kaudal davon gelegenen **Decussatio pyramidum** zur Gegenseite kreuzen und sich im Rückenmark als **Tractus corticospinalis lateralis** (➤ Abb. 12.74) fortsetzen. Die ungekreuzten Fasern erreichen als **Tractus corticospinalis anterior** (➤ Abb. 12.74) im Funiculus anterior neben der Fissura longitudinalis anterior die Rückenmarkssegmente, um erst dort über die Commissura anterior der Substantia alba zur Gegenseite zu kreuzen (➤ Kap. 13.1). Während der Tractus corticospinalis anterior bereits im Zervikalmark endet, reichen die Fasern des lateralen Trakts bis ins Sakralmark (S4). Funktionell steuert die Pyramidenbahn insbesondere die Feinmotorik der distalen Extremitätenmuskulatur. Zusätzlich hat der Tractus corticospinalis eine Kontrollfunktion über den Eigenapparat und kann so Eigenreflexe schwächen oder primitive Reflexe, wie z. B. den BABINSKI-Reflex, der aufgrund der unreifen Myelinisierung der Pyramidenbahn beim Neugeborenen noch auslösbar ist, unterdrücken.

Tab. 12.10 Efferente und afferente Bahnsysteme des Leitungsapparats der Substantia alba des Rückenmarks.

Typ	Bahnen/Systeme	Tractus/Fasciculi
Absteigende (efferente) Bahnsysteme		
vegetative Fasern	➤ Kap. 13.9	
motorische Nervenfasern	pyramidale Bahnen	• Tractus corticospinalis lateralis • Tractus corticospinalis anterior
	extrapyramidale Bahnen	• laterale Bahn: Tractus rubrospinalis • mediale Bahnen – Tractus tectospinalis – Tractus reticulospinalis – Tractus vestibulospinales medialis und lateralis
Aufsteigende (afferente) Bahnsysteme		
propriozeptive Fasern	Hinterstrangsystem	• Fasciculus gracilis • Fasciculus cuneatus
schmerzleitende Fasern	spinothalamisches System	• Tractus spinothalamicus lateralis • Tractus spinothalamicus anterior • Tractus spinoreticularis • Tractus spinotectalis
	spinozerebelläres System	• Tractus spinocerebellaris posterior • Tractus spinocerebellaris anterior • Tractus spinocerebellaris superior • Tractus spinoolivaris

Extrapyramidales System
Unter dem Begriff **extrapyramidales System (EPS)** werden alle motorischen Projektionsfasern zusammengefasst, die nicht in der Pyramidenbahn verlaufen. Beide Systeme sind aber eng miteinander vernetzt und sollten nicht unabhängig voneinander betrachtet werden (➤ Kap. 13.1.2).

MERKE
Das EPS ist im Gegensatz zu den monosynaptischen pyramidalen Fasern eher polysynaptisch angelegt, hat unterschiedliche Ursprungsareale, kreuzt nicht einheitlich zur anderen Körperseite und endet bevorzugt an den γ-Motoneuronen.

Die Ursprungsareale des EPS liegen in subkortikalen Kerngebieten, die aber enge Verbindungen zum Cortex und zum Kleinhirn aufweisen. Den Ursprungsarealen in den Nuclei vestibulares medialis und lateralis, dem Nucleus ruber, dem Nucleus olivaris inferior, der Lamina tecti des Mittelhirns und der Formatio reticularis lassen sich die Tractus vestibulospinales medialis und lateralis, der Tractus rubrospinalis, der Tractus olivospinalis und die Tractus tectospinalis und reticulospinalis (➤ Abb. 12.74) unterscheiden. Anhand ihrer Hauptfunktionen können sie auch zu einer medialen bzw. lateralen Gruppe zusammengefasst werden (➤ Tab. 12.10).
Als **laterale Bahn** nimmt der **Tractus rubrospinalis MONAKOW** seinen Ursprung vom Nucleus ruber im Mesencephalon. Er ist somatotop gegliedert. Seine Fasern kreuzen in der **vorderen Haubenkreuzung (Decussatio tegmentalis anterior)** zur Gegenseite, bevor er im Funiculus lateralis unmittelbar anterior zum Tractus corticospinalis lateralis im Rückenmark nach kaudal zieht. Vergleichbar zu Pyramidenbahnfasern aktivieren Impulse des Tractus rubrospinalis eine Kontraktion der Flexoren und inhibieren eine Kontraktion der Extensoren. Ebenso nimmt er Einfluss auf den Muskeltonus der distalen Extremitätenmuskulatur und kontrolliert die Skelettmuskulatur der distalen Extremitätenabschnitte – besonders die der Arme, was nach einem Ausfall der Pyramidenbahn an Bedeutung gewinnen kann.
Die **medialen Bahnen** vermitteln bevorzugt die Kontrolle über Muskeltonus und grobe Bewegungen des Rumpfes sowie der proximalen Extremitätenmuskulatur. Hauptfunktion dieser Bahnen ist damit die Stabilisierung von Körperposition und Gleichgewicht. Dazu nehmen diese Bahnen Einfluss auf die Grundspannung der Muskulatur, auf die in der jeweiligen Körperlage erforderliche Hal-

te- und Stützmotorik und auf die Koordination von Bewegungsabläufen. Eine geänderte Kopf- oder Körperhaltung und die Wahrnehmung akustischer oder visueller Signale erfordern meist eine schnelle motorische Adaptation des Körpers. Gesteuert wird die Halte- und Stützmotorik durch eine gesteigerte Kontraktion der Extensoren und entsprechende Hemmung der gegensinnig wirkenden Flexoren.
Die rezeptiven Impulse des Vestibularorgans (Gleichgewichtsorgan) im Innenohr nehmen über die Verschaltung in den Vestibulariskernen Einfluss auf die Steuerung der Stützmotorik. Die **Tractus vestibulospinales medialis und lateralis** nehmen ihren Ursprung jeweils in den Nuclei vestibulares medialis und lateralis und reichen bis ins mittlere Thorakalmark nach kaudal, wobei der mediale Trakt deutlich schwächer ausgebildet ist und in der Nähe der Commissura alba anterior lokalisiert ist. Der Tractus vestibulospinalis lateralis verläuft im Funiculus anterior des Rückenmarks rein ipsilateral und somatotop gegliedert (➤ Kap. 13.5).
Der **Tractus reticulospinalis** entstammt sowohl den oberen (pontinen) als auch den unteren (bulbären) Kernen der Formatio reticularis. Seine Fasern verlaufen sowohl ipsi- als auch kontralateral im Vorderstrang und enden an α- und γ-Motoneuronen insbesondere der axialen Rumpf- und proximalen Extremitätenmuskulatur.
Die Fasern des **Tractus tectospinalis** nehmen ihren Ursprung in der Lamina tecti des Mesencephalons. Die Lamina tecti erhält über die Colliculi superiores optische und über die Colliculi inferiores akustische Impulse, die im Sinne eines Schutzmechanismus, z. B. bei einem lauten Knall, reflektorische Kopf- und Halsbewegungen zur Folge haben. Die Fasern des Tractus tectospinalis kreuzen in der **hinteren Haubenkreuzung (Decussatio tegmentalis posterior),** verlaufen im Funiculus anterior des Rückenmarks und erreichen dort indirekt die Motoneurone der Nackenmuskulatur.
Der **Tractus olivospinalis** wird als ein extrapyramidales Bahnsystem beschrieben, das vom Nucleus olivaris inferior ausgeht, im Vorderseitenstrang nach kaudal zieht und Vorderhornzellen des zervikalen Rückenmarks erreicht. Allerdings ist dieses Bahnsystem nicht eindeutig abgrenzbar, sodass seine Existenz auch infrage gestellt wird.

Aufsteigende Bahnen
Die aufsteigenden Bahnsysteme leiten afferente Impulse aus der Körperperipherie oder aus dem Körperinneren zum Gehirn. Das Perikaryon des 1. Neurons des afferenten Funktionssystems befindet sich in den Spinalganglien, die Faserbahnsysteme selbst – also die Axone dieses 1. Neurons oder bei synaptischer Verschaltung im Hinterhorn des 2. Neurons – verlaufen im Funiculus anterolateralis bzw. Funiculus posterior nach zentral. Insgesamt lassen sich ein **Hinterstrangsystem,** ein **spinothalamisches (anterolaterales) System** und ein **spinozerebelläres System** unterscheiden (➤ Abb. 12.74, ➤ Kap. 13.2.3):

Hinterstrangsystem
Das Hinterstrangsystem befindet sich, wie der Name sagt, im Funiculus posterior. Die hier weitergeleiteten Sinnesqualitäten umfassen:
- Sinneswahrnehmungen wie Druck und Vibrationen
- das feine Berührungsempfinden der Haut
- Tiefenwahrnehmung aus dem Körperinneren mit Informationen zur Körperstellung (aus Muskel-, Sehnen- und Gelenkrezeptoren)

Das Hinterstrangsystem setzt sich aus 2 Fasciculi zusammen:
- Der **Fasciculus gracilis (GOLL)** liegt medial. Er beginnt im Sakralmark und übernimmt die Impulsleitung für die untere Extremität.
- Der **Fasciculus cuneatus (BURDACH)** schließt sich lateral an und reicht keilförmig bis zum Cornu posterius. Er beginnt dabei erst im Thorakalmark (T3) und leitet die oben beschriebenen Sinnesqualitäten für die obere Extremität.

Die Hinterstrangbahnen kreuzen nicht im Rückenmark, sondern erst nach ihrer ipsilateralen Umschaltung in den **Nuclei gracilis und cuneatus** der Medulla oblongata (➤ Kap. 13.2.3). In ihrem Verlauf sind die Hinterstrangbahnen somatotop angeordnet.

Klinik

Eine der häufigsten Vitaminmangelerkrankungen in Westeuropa ist der **Vitamin-B_{12}-Mangel.** Betroffen sind besonders Frauen in der Schwangerschaft, die einen erhöhten Vitaminverbrauch haben, Patienten nach Lachgasabusus oder chronische Alkoholiker, deren Belegzellen im Magen aufgrund einer chronischen Entzündung nicht mehr ausreichend Intrinsic Factor zur Aufnahme von Vitamin B_{12} bilden können. In der Folge kommt es zu einer systemischen Erkrankung mit Blutarmut (Anämie) und einer spinalen Entmarkung der Myelinscheiden bevorzugt der Hinterstrang- und Pyramidenbahn im Zervikal- und Thorakalmark. Bei 90 % der Patienten stehen zu Krankheitsbeginn Störungen der Propriozeption im Vordergrund: symmetrische Parästhesien, Gangunsicherheit und später immer mit den sensiblen Symptomen kombinierte motorische Symptome wie Lähmungen oder gesteigerte Muskeleigenreflexe. Unter einer Substitution mit Vitamin B_{12} ist bei 50 % der Patienten eine vollständige Rückbildung der Symptomatik zu beobachten.

Spinothalamisches System
Das spinothalamische System ist ein Teil des **anterolateralen Systems,** dem zusätzlich auch kleinere Bahnsysteme wie die **Tractus spinoreticularis und spinotectalis** zugeordnet werden. Das spinothalamische System im engeren Sinne setzt sich aus den **Tractus spinothalamici lateralis und anterior** zusammen. Über dieses Bahnsystem werden grobe Druck- und Tastempfindungen (Mechanosensorik) sowie die Schmerz- (Nozizeption) und Temperaturwahrnehmung geleitet (➤ Kap. 13.2.3, ➤ Kap. 13.8):
- Der **Tractus spinothalamicus lateralis** ist somatotop gegliedert, sodass zervikale Fasern zentral in der Nähe des Cornu anterius liegen. Er leitet bevorzugt Primärafferenzen des schnellen Schmerzes.
- Der **Tractus spinothalamicus anterior** lagert sich medial dem lateralen Trakt an, wobei sich seine Fasern mit denen des Tractus spinotectalis und spinoreticularis durchmischen. Alle 3 Bahnsysteme sind an der Weiterleitung von Primärafferenzen des langsamen, dumpfen Schmerzes beteiligt.

Spinozerebellares System
Dieses System leitet propriozeptive Informationen aus Muskelspindeln und GOLGI-Sehnenorganen dem ipsilateralen Kleinhirn zu. So erhält das Kleinhirn Informationen über die Position von Gelenk- und Gliedmaßen. Wesentliche Anteile des Systems sind der **Tractus spinocerebellaris posterior (FLECHSIG)** und der **Tractus spinocerebellaris anterior (GOWER)** (➤ Abb. 12.74, ➤ Abb. 12.75, ➤ Kap. 13.2.3). Die Abbildungen verdeutlichen, dass die Fasern des Tractus spinocerebellaris anterior bereits auf der jeweiligen Segmentebene des Rückenmarks durch die Commissura alba anterior zur Gegenseite kreuzen, während die Fasern im Tractus spinocerebellaris posterior ungekreuzt die ipsilaterale Kleinhirnhemisphäre erreichen. Beide Tractus erhalten also Informationen aus der unteren Extremität, während Informationen der

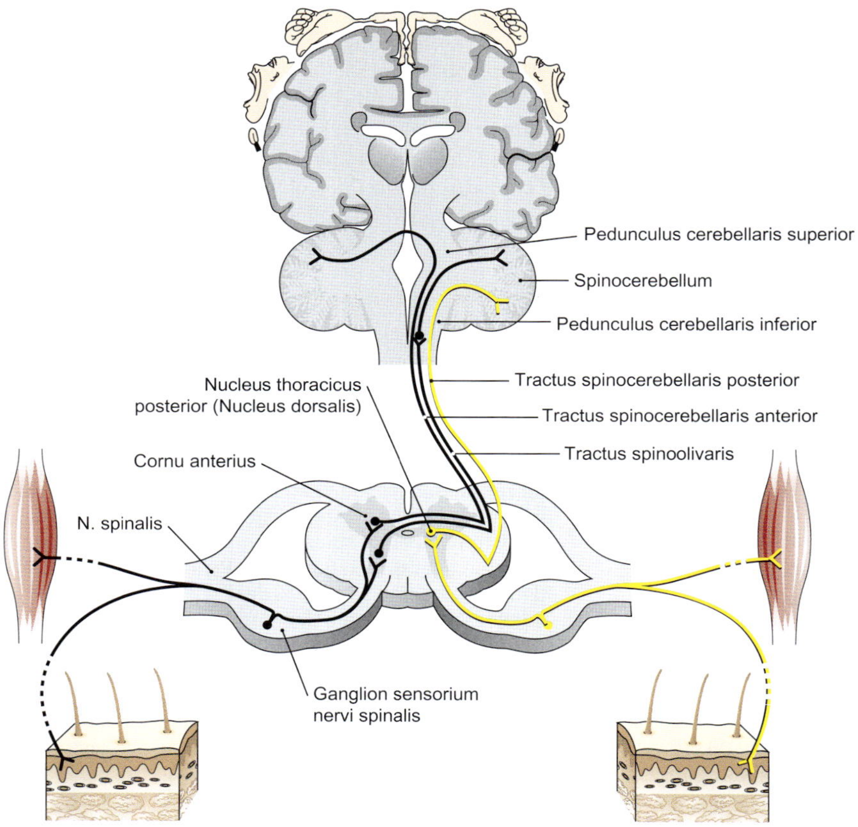

Abb. 12.75 Leitung der unbewussten Tiefensensibilität (afferente Leitungsbahnen); spinozerebelläres System; gelb = Tractus spinocerebellaris posterior; schwarz = Tractus spinocerebellaris anterior. [S700-L301]

o. g. Sinnesqualität aus der oberen Körperhälfte über kleinere Faserbahnen, die **Fibrae cuneocerebellares** und den **Tractus spinocerebellaris superior,** dem Kleinhirn zugeführt werden (➤ Kap. 13.2.3). Indirekte Faserverbindungen zwischen Rückenmark und Kleinhirn gelangen als **Tractus spinoolivaris** im kontralateralen Funiculus anterior zur Olive und kreuzen als **Tractus olivocerebellaris** wieder zurück in die ipsilaterale Kleinhirnhemisphäre. Die weitere Verschaltung dieser Fasern innerhalb des Cerebellums ist in ➤ Kap. 12.4 beschrieben.

MERKE
- Die langen aufsteigenden Bahnsysteme erreichen das Rückenmark über die Radix posterior. Die Perikarya des 1. Neurons der somato- und viszeroafferenten Bahnen liegen in den Spinalganglien.
- Das 2. Neuron der somatoafferenten Bahnen befindet sich in der Regel im Cornu posterius – mit der Ausnahme der Neurone des Hinterstrangsystems, in dem die Umschaltung auf das 2. Neuron erst in der Medulla oblongata stattfindet. Die weitere Verschaltung viszeroafferenter Fasern im ZNS ist im ➤ Kap. 13.9.3 beschrieben.

Klinik

Der Neurologe BROWN-SÉQUARD beschrieb 1851 erstmals den Symptomenkomplex einer halbseitigen kompletten Schädigung des Rückenmarks **(BROWN-SÉQUARD-Syndrom).** Anders als bei einer kompletten Querschnittsläsion ist das Bild bei der einseitigen Schädigung des Rückenmarks uneinheitlich, was sich durch die unterschiedlichen Lokalisationen der Faserbahnkreuzungen erklärt: Auf der Seite der Schädigung wird die Pyramidenbahn durchtrennt, was zu einer gleichseitigen, homolateralen, zunächst schlaffen, nach Abklingen des sog. spinalen Schocks spastischen Lähmung an dieser Stelle und kaudal der Läsion führt. Ebenso verlassen die Hinterstrangbahnen und die meisten spinozerebellären Bahnen das Rückenmark ungekreuzt, sodass auch hier eine homolaterale Symptomatik mit Ausfall der feinen Tastempfindung und der Tiefensensibilität zu beobachten ist. Der Tractus spinothalamicus – und damit die Wahrnehmung von Temperatur und Schmerz – kreuzt hingegen bereits auf Segmenthöhe des Rückenmarks, sodass es auf der kontralateralen Seite und abwärts davon zu einer entsprechenden Empfindungsstörung kommt. Auf Höhe der Schädigung kann es durch Untergang von Vorderhornzellen auch zu schlaffen Paresen oder durch Irritation der posterioren Nervenwurzel zu radikulären Schmerzen kommen. Autonome absteigende Bahnen zu den sympathischen und parasympathischen Reflexzentren verlaufen bilateral, sodass die Blasen- und Mastdarmfunktionen nach einer einseitigen Läsion in der Regel erhalten bleiben.

12.6.6 Blutversorgung

Arterielle Blutversorgung

Rückenmarkarterien

Das Rückenmark wird durch ein feines Gefäßnetzwerk, das aus 3 längs verlaufenden Arterien gespeist wird, versorgt. Man unterscheidet die auf der Vorderseite in der Fissura mediana anterior verlaufende A. spinalis anterior und die medial der Hinterwurzeln lokalisierten, aber schwächer ausgebildeten paarigen Aa. spinales posteriores:

- Die **A. spinalis anterior** bildet sich auf Höhe des Rückenmarkssegments C1–2 aus Ästen beider Aa. vertebrales. Sie versorgt über **Rr. medullares mediales (Aa. sulci),** die in der Tiefe der Fissura mediana anterior verlaufen, die vorderen zwei Drittel des Rückenmarks mit Vorderhorn, Commissura alba, Commis-

sura grisea anterior, Vorderseitenstrang und Basis des Hinterhorns mit Nucleus dorsalis.
- Die **Aa. spinales posteriores** entstammen meist der gleichseitigen A. inferior posterior cerebelli, die aus der A. vertebralis entspringt. Sie versorgen das verbleibende dorsale Drittel.

Alle 3 Arterien stehen über die Vasocorona, quer verlaufende feine Gefäße auf der Oberfläche des Rückenmarks, miteinander in Verbindung. Die Vasocorona versorgt überwiegend die Randzone der Vorderseitenstränge (➤ Kap. 11.5.5). Die in das Rückenmark eindringenden Gefäßäste gelten als funktionelle Endarterien.

Segmentale Zuflüsse

Die spinalen Arterien erhalten segmentale Zuflüsse, die sich aus den Versorgungsbereichen der A. subclavia (A. vertebralis, A. cervicalis ascendens, A. cervicalis profunda), der Aorta thoracica (Aa. intercostales posteriores) und der Aorta abdominalis (Aa. lumbales) ableiten. Für den Conus medullaris und die Cauda equina seien zusätzlich die A. sacralis lateralis sowie die A. ileolumbalis aus der A. iliaca interna benannt (➤ Abb. 11.48, ➤ Abb. 11.49). Zwischen den o. g. Versorgungsbereichen sind die Gefäße häufig sehr dünn und erhalten nur inkonstant angelegte segmentale Zuflüsse. Durchblutungsstörungen kommen daher insbesondere in den Rückenmarkssegmenten T4 und L1 vor. Auf Höhe der Intumeszenzien ist die arterielle Versorgung hingegen durch viele segmentale Zuflüsse eher gut gesichert. Klinisch bedeutsam und daher nennenswert ist die arterielle Versorgung der Intumescentia lumbosacralis durch die meist auf Höhe T9–L5 aus der linken A. intercostalis posterior entspringenden **A. radicularis magna (ADAMKIEWICZ).** Ihr Durchmesser liegt zwischen 0,7 und 1,3 mm, sodass man sie tatsächlich im Vergleich zu der nur 0,3–0,5 mm großen A. spinalis anterior als „magna" bezeichnen kann.

Die segmentale arterielle Versorgung des Rückenmarks erfolgt jeweils über **Rr. spinales,** die ihr Blut aus dem R. dorsalis der A. intercostalis posterior erhalten. Der R. spinalis tritt jeweils durch das Foramen intervertebrale hindurch und teilt sich auf Höhe der Hinterwurzel in jeweils kurze **Aa. radiculares anterior und posterior** auf, die beide der Blutversorgung des Spinalganglions und der Hinterwurzel dienen, während die **A. medullaris segmentalis** die eigentliche Versorgung der Rückenmarkssubstanz übernimmt und den Aa. spinales anterior und posteriores Blut zuführt (➤ Abb. 11.49, ➤ Kap. 11.5).

Klinik

Durchblutungsstörungen oder ein Verschluss der A. spinalis anterior verursachen eine Schädigung der grauen Substanz der Vorder- und Seitenhörner sowie des Vorderseitenstrangs unter Ausschluss der Hinterhörner und -stränge. Mögliche Ursachen sind Prozesse in der Aorta abdominalis, eine schwere Arteriosklerose oder eine Thrombose. Die Symptomatik wird als **Arteria-spinalis-anterior-Syndrom** bezeichnet und entwickelt sich rasch progredient mit *radikulären Schmerzen* und schließlich einer *dissoziierten Sensibilitätsstörung.* Dies bedeutet, dass bei beidseits erhaltener Hinterstrangsensibilität (Berührung, Vibration) das Schmerz- und Temperaturempfinden auf beiden Seiten durch die Läsion des Tractus spinothalamicus gestört ist. Das Krankheitsbild wird durch beidseitige Lähmungen (Paresen) nach Schädigung der Pyramidenbahn sowie Blasen- und Mastdarmstörungen komplettiert.

Die akute Therapie zielt darauf ab, die Rückenmarksdurchblutung z. B. durch Thrombozytenaggregationshemmer zu verbessern, einen ausreichenden Perfusionsdruck zu erhalten und das vasogene Ödem zu behandeln. Dennoch versterben in der Akutphase 20 % der Patienten.

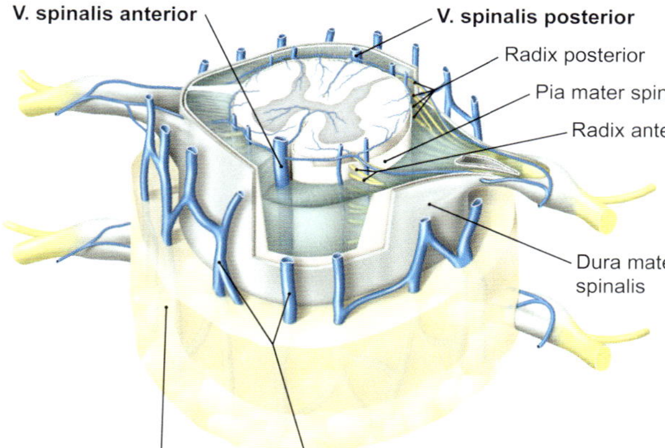

Abb. 12.76 Venen des Wirbelkanals. [S700-L275]

Venöser Blutabfluss

Analog zur arteriellen Versorgung fließt das venöse Blut der radiär verlaufenden Binnenvenen des Rückenmarks in die **V. spinalis anterior** bzw. die kräftigere **V. spinalis posterior,** die im Sulcus medianus posterior liegt (➤ Abb. 12.76). Der weitere Abfluss folgt dann den **Wurzelvenen (Vv. radiculares)** entlang der Hinterwurzel zum Venenplexus des Epiduralraums, dem **Plexus venosus vertebralis internus.** Durch die Foramina intervertebralia verlassen **Vv. intervertebrales** den Wirbelkanal. Sie führen Blut aus dem Rückenmark, der Dura und dem Plexus venosus vertebralis internus und stellen eine Verbindung zum **Plexus venosus vertebralis externus** an Vorder- und Rückseite der Wirbelsäule her. Sie stehen aber auch in Verbindung mit den Vv. intercostales, Vv. lumbales und Venen, die den zuvor aufgeführten Arterien zugeordnet sind. Vv. intervertebrales bilden ein klappenloses Anastomosengeflecht zwischen innerem und äußerem Plexus venosus der Wirbelsäule. In der Gesamtheit ist dieses venöse System eine wichtige interkavale Anastomose.

12.6.7 Eigenleistungen des Rückenmarks

Eigen- und Fremdreflexe

Ein Reflex ist die unbewusste immer gleiche Antwort bestimmter Effektororgane auf die Aktivierung von Rezeptoren. Die zum ZNS führenden afferenten Fasern und die zum Effektororgan reichenden efferenten Fasern bilden dabei einen **Reflexbogen.**

Reflexe kommen sowohl im somatischen als auch im autonomen Nervensystem vor, wobei die **viszeralen Reflexe** des autonomen Nervensystems im Gegensatz zu den **somatischen Reflexen** meist polysynaptisch verschaltet und daher den Fremdreflexen (s. u.) zuzuordnen sind (➤ Kap. 13.9.4).

Eigenreflexe

Ein Eigenreflex ist dadurch gekennzeichnet, dass der reizaufnehmende Rezeptor und die Reizantwort im gleichen Organ liegen, es damit nur eine einzige Umschaltung von afferenten auf efferente Bahnen gibt (monosynaptisch) und die Reflexvermittlung nur über ein Rückenmarkssegment stattfindet (➤ Abb. 12.77, linke Bildhälfte). Die Überprüfung der somatischen, segmentspezifischen Muskeleigenreflexe ist für die Lokalisationsdiagnostik von Rückenmarksläsionen klinisch von hoher Bedeutung (➤ Tab. 12.11). Auslösender Reiz bei einem Muskeleigenreflex ist die Dehnung von Muskelspindeln, z. B. durch einen Schlag mit einem Reflexhammer auf die Muskelsehne. Ia-Afferenzen der Muskelspindeln erreichen direkt die α-Motoneurone (monosynaptisch) und lösen eine Kon-

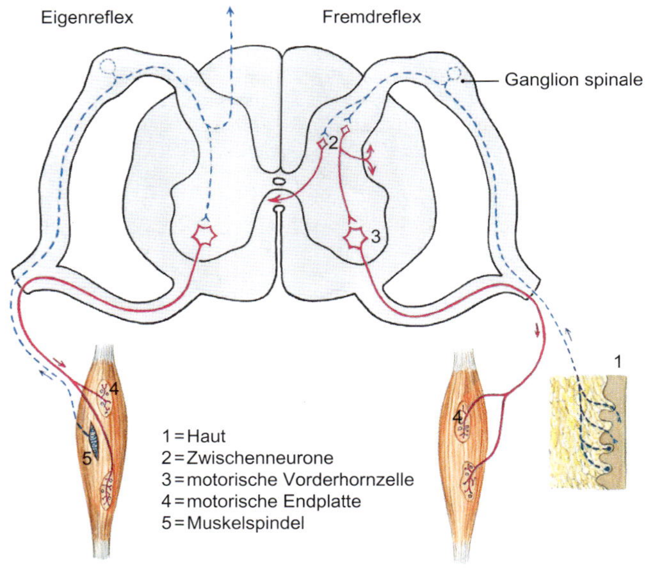

Abb. 12.77 Reflexe der Medulla spinalis. Monosynaptischer Eigenreflex (linke Bildhälfte) und polysynaptischer Fremdreflex (rechte Bildhälfte). [S700-L301]

traktion des Muskels aus. Gleichzeitig erreichen Kollateralen der Ia-Afferenzen aber auch hemmende Interneurone, die eine Hemmung des antagonistisch wirkenden Muskels bewirken (polysynaptisch). Ein solcher Reflex läuft zwar komplett als Eigenleistung des Rückenmarks ab, allerdings stehen die Reflexbögen auch unter einer supraspinalen Kontrolle und können so z. B. gebahnt werden. Dies wird deutlich, wenn durch eine muskuläre Anspannung der Arme die Beinreflexe leichter auslösbar werden. Diese Bahnung kommt durch die Konvergenz mehrerer unterschwelliger Reize zustande, die dann gemeinsam eine Depolarisation der Motoneurone bewirken. Das Phänomen der Bahnung macht man sich in Form des **JENDRASSIK-Handgriffs** (Verschränken der Hände vor dem Oberkörper und gleichzeitiges kräftiges Auseinanderziehen), benannt nach einem ungarischen Neurologen, bei der klinisch-neurologischen Untersuchung zunutze.

Fremdreflexe

Ein Fremdreflex ist dadurch gekennzeichnet, dass Reiz und Reizantwort nicht im gleichen Organ liegen, es immer mehrere Umschaltungen von afferenten auf efferente Bahnen gibt (polysynaptisch) und die Reflexvermittlung in mehreren Rückenmarkssegmenten stattfindet (➤ Abb. 12.77, rechte Bildhälfte, ➤ Tab. 12.11). Man kann rein somatische, rein viszerale und gemischte Reflexe unterscheiden:

- Bei den **somatischen Reflexen** handelt es sich meist um sensomotorische Reize, d. h., eine Aktivierung von Rezeptoren der Haut (z. B. Temperatur, Schmerz) führt zu einer motorischen Antwort. In diese Kategorie fallen **Flucht- oder Schutzreflexe** wie der **Flexorenreflex:** Ein Schmerzreiz z. B. am Fuß führt zu einer reflektorischen Aktivierung der ipsilateralen Flexoren und damit zum Zurückziehen des Fußes. Zugleich wird die Körperhaltung aber auch durch eine Aktivierung kontralateraler Extensoren am Standbein stabilisiert.
- Analog zu den rein somatischen Reflexen gibt es auch rein **viszerale Reflexe** des autonomen Nervensystems. Man spricht von **viszeroviszeralen Reflexen (Eingeweidereflexen),** wenn afferente und efferente Bahnen im autonomen Nervensystem liegen. Diese unbewusst ablaufenden Reflexe werden auf Rückenmarks-, aber auch auf Hirnstammebene verschaltet, da die parasympathische Eingeweideinnervation bis zum CANNON-BÖHM-Punkt über Kerngebiete des N. vagus, die im Hirnstamm lokalisiert sind, erfolgt. Dabei nehmen unter anderem Impulse von Dehnungsrezeptoren in der Wand von Hohlorganen Einfluss auf die Funktion der Organmuskulatur. Beispielsweise führt die Dehnung der Magenwand nach Nahrungsaufnahme zu einer vermehrten Magenperistaltik.
- Die **gemischten Reflexe** können entweder **viszerosomatisch** oder **somatoviszeral** sein. Ein klinisch bedeutsames Beispiel für einen segmental organisierten viszerosomatischen Reflex ist die Entstehung einer **Abwehrspannung,** einer „brettharten" Anspannung der ventralen Bauchwandmuskulatur, wenn die Eingeweide z. B. bei einer Entzündung gereizt werden. Umgekehrt kommt es bei **Wärmeanwendungen,** also einer Reizung der Haut, über einen somatoviszeralen (kutiviszeralen) Reflex über viszeroefferente Bahnen zu einer Entspannung der Eingeweidemuskulatur (➤ Kap. 13.9.4).

Spinale Funktionszentren

Im Rückenmark befinden sich einige wichtige **spinoviszerale Reflexzentren** des autonomen Nervensystems, über die viszeroviszerale Reflexe gesteuert werden. Beispiele sind:

- im zervikalen Rückenmark das **Centrum ciliospinale (C8–T1),** das über seine sympathischen Efferenzen zum M. dilatator pupillae eine Pupillenerweiterung aktiviert

Tab. 12.11 Somatische Eigen- und Fremdreflexe mit entsprechender Zuordnung der Rückenmarkssegmente für die klinisch-neurologische Diagnostik.

Reflex	Auslösender Reiz	Reflexantwort	Rückenmarkssegmente
Eigenreflexe			
Bizepssehnenreflex	Schlag auf die Bizepssehne	Kontraktion des M. biceps brachii (Flexion im Ellenbogengelenk, Supination)	C6 (C5–6)
Trizepssehnenreflex	Schlag auf die Trizepssehne	Kontraktion des M. triceps brachii (Extension im Ellenbogengelenk)	C7 (C6–8)
Patellarsehnenreflex	Schlag auf das Lig. patellae	Kontraktion des M. quadriceps femoris (Extension im Kniegelenk)	L3 (L2–4)
ACHILLES-Sehnenreflex	Schlag auf die ACHILLES-Sehne	Kontraktion des M. triceps surae (Plantarflexion des Fußes)	S1 (L5–S2)
Fremdreflexe			
Kremasterreflex	Bestreichen der Haut an der Oberschenkelinnenseite	Kontraktion des M. cremaster (Hochziehen des Hodens an den Rumpf)	L1–2
Bauchhautreflex	Bestreichen der lateralen Bauchhaut	Kontraktion der ipsilateralen Bauchwandmuskulatur (z. B. M. obliquus externus abdominis)	T6–12
Analreflex	Bestreichen der Analhaut	Kontraktion des M. sphincter ani externus	S3–5

- in den thorakolumbalen Rückenmarkssegmenten (T11–L1) ein **sympathisches Reflexzentrum,** das mit seinen Efferenzen die männlichen bzw. weiblichen Beckenorgane innerviert und für Funktionen wie den Ejakulationsvorgang und die dauerhafte kontinenzerhaltende Funktion des Anal- und Blasensphinkters entscheidend ist
- im Seitenhorn des Sakralmarks das **parasympathische Zentrum für die Beckenorgane (S2–4),** das Körperfunktionen der Erektion sowie Stuhl- und Harnentleerung steuert – als Gegenspieler des o. g. sympathischen Zentrums für die Beckenorgane.

Unter physiologischen Bedingungen ist der spinalen Reflexebene zur Steuerung von Miktion und Defäkation ein supraspinales Kontrollzentrum übergeordnet.

Klinik

Bei **Querschnittslähmungen** entfällt durch Schädigung dieser Verbindungsbahnen zunächst der Miktionsreflex und wird nach einiger Zeit durch spinale Reflexe ersetzt. Je nach Höhe der Läsion im Rückenmark und der damit verbundenen Schädigung der autonomen Reflexzentren entsteht eine spinale *Reflexblase* (Schädigung oberhalb des sakralen Reflexzentrums) oder eine spinale *Überlaufblase* (Schädigung des sakralen Reflexzentrums).

Das **Kaudasyndrom** bezeichnet eine Läsion unterhalb des II. Lendenwirbelkörpers im Bereich der Cauda equina mit einer Schädigung einer oder mehrerer Nervenwurzeln. Die häufigste Ursache sind Tumoren, Bandscheibenvorfälle oder Traumata. Typischerweise klagen die Patienten über schlaffe Lähmungen der Beine, wobei die Hüftmuskulatur meist nicht betroffen ist. Neben Blasen- oder Mastdarmstörungen mit Überlaufblase (da auch die efferenten Fasern des parasympathischen Reflexzentrums betroffen sein können) kommt es zu einer sog. *Reithosenanästhesie,* d. h. einer Sensibilitätsstörung der Oberschenkelinnenseite und der Analregion. Therapeutisch ist eine umgehende neurochirurgische Dekompression durch Entfernung des raumfordernden Prozesses erforderlich.

13 Funktionelle Systeme

KLINISCHER FALL

Schlaganfall

Anamnese

Ein 63-jähriger Mann kommt am frühen Morgen in die Notfallaufnahme, da er zunächst beim Rasieren bemerkt hat, dass der rechte Mundwinkel etwas herunterhängt. Beim Kaffeetrinken sei ihm der Kaffee unmerklich wieder aus dem Mund gelaufen und mittlerweile falle es ihm schwer, den rechten Arm zu heben. Den Weg vom Taxi in das Krankenhaus konnte er nicht mehr selbstständig laufen. Die Ehefrau berichtet, dass ihr schon häufiger das Hängen des Mundwinkels aufgefallen sei, dass dies jedoch innerhalb weniger Stunden immer rückläufig gewesen sei und sie deshalb auch nicht den Arzt aufgesucht hätten. Die Medikamentenanamnese ergibt, dass der Patient schon viele Jahre mit Antihypertensiva (Blutdrucksenker), Diuretika und mit gering dosierter Azetylsalizylsäure behandelt wird. Bis vor etwa 10 Jahren hatte der Patient etwa 40 Zigaretten am Tag geraucht.

Erstuntersuchung

Dem diensthabenden Arzt fällt auf, dass die Sprache des Mannes „verwaschen" klingt. Bei der weiteren körperlichen Untersuchung wird u. a. deutlich, dass es ihm nicht möglich ist, den Mund komplett zu schließen, es gelingt ihm allerdings, die Stirn beidseitig in Falten zu legen („runzeln"). Die Armmuskulatur (rechts) ist schlaff gelähmt und die maximale Kraftentwicklung im rechten Bein beträgt nur noch etwa 10 % derjenigen des linken Beins. Bei kräftigem Streichen der lateralen Fußsohle rechts wird insbesondere die Großzehe abgespreizt (positives „BABINSKI-Zeichen").

Wahrscheinliche Diagnose

Der Patient zeigt viele Symptome eines Schlaganfalls (Apoplex). Aus der Vorgeschichte ist bekannt, dass es bereits häufig Episoden von leichten Funktionsausfällen gab, die allesamt rückläufig waren. Solche Episoden werden als transitorische ischämische Attacken (TIA) bezeichnet.

Krankheitsbild

Mögliche Ursachen von Schlaganfällen sind entweder arterielle Minderversorgungen (Ischämien) oder Blutungen, die häufig im Bereich der Capsula interna auftreten. Sie gehen oft auf pathologische Veränderungen der Gefäßwand von Hirnarterien zurück, die besonders häufig sind, wenn Risikofaktoren wie ein langjähriger Bluthochdruck und/oder Nikotinabusus vorliegen. Sind – wie in diesem Fall – kortikonukleäre Bahnen und der N. facialis betroffen, zeigt sich dies in einer Schwäche der mimischen Muskulatur auf der kontralateralen Seite („hängender Mundwinkel"). Aufgrund der doppelten zentralen Innervation der zentralen motorischen Kerngebiete für die Versorgung der Stirnmuskulatur sind die mimischen Muskeln oberhalb des Auges nicht betroffen. Die zusätzliche schlaffe Lähmung von rechtem Arm und rechtem Bein dokumentiert, dass auch der linke Tractus corticospinalis betroffen ist (nach Wochen bis Monaten geht diese Lähmung in eine spastische Lähmung über). Die Auslösbarkeit pathologischer Reflexe (hier BABINSKI-Reflex) weist ebenfalls auf eine zentrale Schädigung hin.

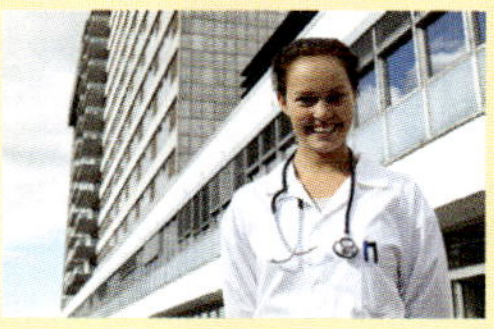

Oben genannter Fall wird dir bei der Patientenvorstellung während deines Blockpraktikums in der Neurologie geschildert. Eure Lernziele sind „Risikofaktoren und Einteilung von zerebralen Ischämien". Hierzu erstellst du dir eine Karteikarte.

zerebrale Ischämie

Risikofaktoren (DIE klassischen vaskulären RF – auch hier!)

arterielle Hypertonie, Rauchen, Übergewicht, Diabetes mellitus, starker Alkoholkonsum, körperliche Inaktivität, Hypercholesterinämie, pos. Familienanamnese f. Schlaganfall, Alter, männliches Geschlecht

außerdem: Vorhofflimmern, Stenose der A. carotis int.

Einteilung zerebraler Durchblutungsstörungen

- **asymptomatische Stenose:** Stenose, aber Ø Symptome
- **TIA** (transitorische ischämische Attacke): Symptome < 24 h
- **Progressive Stroke:** Symptomatik im Verlauf zunehmend, nur teilweise reversibel
- **Complete Stroke:** irreversible Schädigung von Hirngewebe

13.1 Somatomotorisches System
Tobias M. Böckers

Kompetenzen

Nach Bearbeitung dieses Lehrbuchkapitels sollten Sie in der Lage sein:
- das pyramidale und das extrapyramidale System zu definieren und die dazugehörenden Tractus in ihrem Verlauf und ihrer Funktion genau zu beschreiben
- die beteiligten Strukturen bei der Ausführung von willentlichen Bewegungen zu benennen
- die Symptome eines Schlaganfalls zu erklären

13.1.1 Überblick

Das somatomotorische (somatoefferente) System dient der Erzeugung und Weiterleitung von Signalen zur Steuerung von Bewegungen bzw. Bewegungsabläufen und Körperhaltungen über die Innervation quergestreifter Skelettmuskulatur. Zu diesem System zählen spezifische Cortexareale zur Planung, Koordination und Ausführung der Bewegung, weiterleitende deszendierende Bahnsysteme in Gehirn und Rückenmark (z. B. Pyramidenbahn) sowie die neuronalen Umschaltstationen im Hirnstamm oder Rückenmark (Motoneurone) mit nachfolgenden Hirnnerven oder Spinalnerven (periphere Nerven). Diese Verschaltungskaskade wird als **pyramidales System** zusammengefasst.

Man muss jedoch beachten, dass für gerichtete Bewegungen weitere Hirnareale bzw. Kerngebiete essenziell sind. Die Axone aus diesen Regionen enden ebenfalls im Rückenmark und bilden definierte Tractus. Diese regulieren die Signale und Bewegungsentwürfe des pyramidalen Systems, können aber auch Bewegungen selbst initiieren oder verändern. Beispiele sind insbesondere das Kleinhirn (Cerebellum), die Basalganglien, der Nucleus ruber, die Substantia nigra und die Formatio reticularis. Diese Hirngebiete und Bahnsysteme werden als **extrapyramidalmotorisches System** (EPMS) zusammengefasst. Aufgrund der engen funktionellen Verschränkung von pyramidalem und extrapyramidalem System (beide Systeme sind z. B. für das Gleichgewicht sowie physiologische Körperhaltungs- und Bewegungsvorgänge wichtig), aber auch aufgrund der Innervation von Teilen des EPMS durch die Pyramidenbahn erscheint eine klare Trennung dieser Systeme nicht mehr zeitgemäß. Dennoch stellt dieses Kapitel die Anatomie der Anteile des somatomotorischen Systems – auch aufgrund der Verwendung in der klinischen Medizin – in klassischer Einteilung dar.

13.1.2 Zentraler Abschnitt

Pyramidales System

Das motorische System unterteilt man in ein pyramidales und ein extrapyramidales System, wobei beide funktionell so eng zusammenarbeiten und gemeinsam aktiviert werden, dass eine klare Trennung der Aufgaben nicht möglich ist.
Ein etwas genauerer Blick auf das pyramidale motorische System zeigt, dass weitere Cortexareale beteiligt sind. Neben dem **primär motorischen Cortex,** dem **prämotorischen Areal** und dem **parieta-**

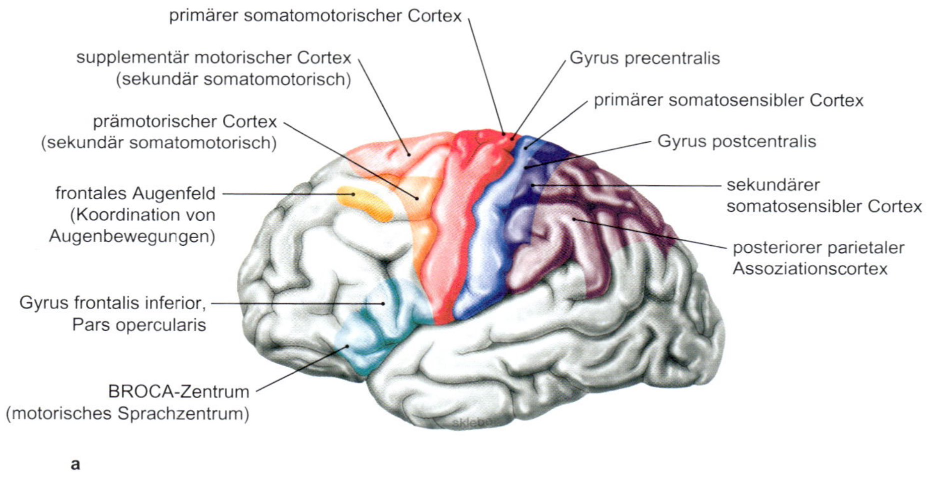

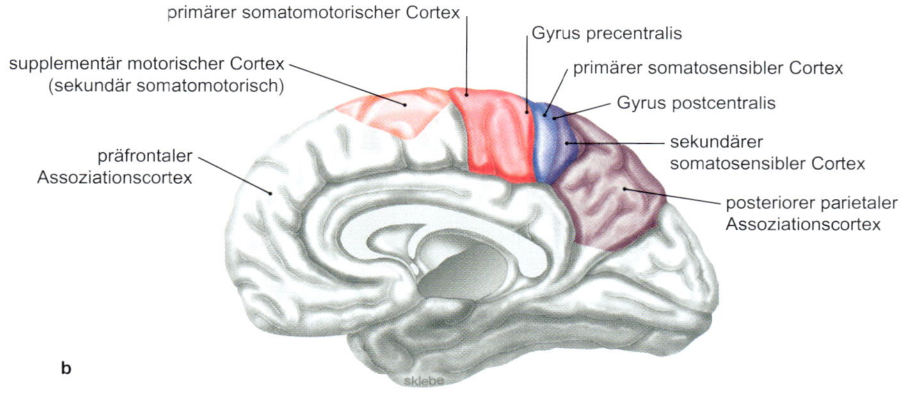

Abb. 13.1 Cortexareale, die an der Koordination der Motorik beteiligt sind. [S702-L238]
a Ansicht von lateral. **b** Ansicht von medial.

Tab. 13.1 Pyramidales System.

Neuronenkette	Neuronengruppen
1. Neuron	Neurone des primären motorischen Cortex, M1 (Gyrus precentralis, BRODMANN-Area 4), teilweise aber auch Neurone aus dem prämotorischen Areal (BRODMANN-Area 6 auf der Konvexität) oder dem parietalen Assoziationscortex (BRODMANN-Area 5; ➤ Abb. 13.1, ➤ Abb. 13.2).
2. bzw. 3. Neuron	spinale α-Motoneurone (aber auch γ-Motoneurone), meist werden diese allerdings über die Innervation von spinalen Interneuronen im Rückenmarkssegment erreicht (die spinalen α-Motoneurone innervieren dann die periphere Skelettmuskulatur)

len Assoziationscortex, die deszendierende Fasern in die Pyramidenbahn einspeisen, sind dies das **frontale Augenfeld** (BRODMANN-Area 8), die **BROCA-Region** (BRODMANN-Areae 44 und 45) sowie der **supplementär motorische Cortex** (BRODMANN-Area 6, mediale Mantelkante; ➤ Tab. 13.1, ➤ Abb. 13.1). Außerdem beeinflussen im Rahmen einer „Feedback-Schleife" sensorische Areale (primäre und sekundäre Rindenfelder) die Ausführung von Bewegungen. Diese ebenfalls ins pyramidale System integrierten Cortexregionen sind u. a. für die Vermittlung der konjugierten Augenbewegungen **(Tractus corticomesencephalicus),** für die Sprache und die Feinabstimmung von komplexen Bewegungsabläufen wichtig.

Pyramidenbahn

Die Pyramidenbahn (Tractus pyramidalis) besteht aus dem **Tractus corticospinalis** (zu den jeweiligen Motoneuronen im Rückenmark) und dem **Tractus corticonuclearis** (zu den motorischen Hirnnervenkernen). Die Efferenzen entstammen hauptsächlich dem Gyrus precentralis der rechten und linken Hirnhälfte, die dann beidseitig nach medial in Richtung der Basalganglien konvergieren (➤ Abb. 13.2, ➤ Abb. 13.3).

Die Bahnsysteme zeigen eine klare **somatotope Gliederung,** die sich in entsprechender Anordnung bis ins Rückenmark verfolgen lässt (➤ Kap. 12.6.5). Auf dem Gyrus precentralis befindet sich in lateraler Ansicht die große Repräsentanz von Hand-, Gesichts- und Zungenmuskulatur. Nach kranial am Übergang zur Fissura longitudinalis cerebri schließt sich der Rumpf an, die Beine „hängen" über die Mantelkante in die Fissura longitudinalis cerebri (➤ Abb. 13.3). Die gewählte Darstellung spiegelt nicht nur die somatotope Repräsentanz wider, sondern auch die Größe des jeweiligen Rindenfeldes für den einzelnen Skelettmuskel bzw. für die jeweiligen Muskelgruppen. Damit werden die Regionen besonders ausgeprägter Innervationsdichte deutlich und es zeigt sich die Bedeutung der Hand- und Gesichtsmuskulatur in der evolutionären Entwicklung des Menschen. Die so dargestellte Repräsentanz auf dem Gyrus precentralis wird als **„Homunkulus"** bezeichnet (➤ Abb. 13.3).

Die beiden Pyramidenbahnanteile ziehen dann nach kaudal zwischen die Basalganglien durch die Capsula interna (Tractus corticospinalis: Crus posterior; Tractus corticonuclearis: Genu; ➤ Abb. 13.4, ➤ Tab. 13.2) und verlaufen im Mittelhirn in den Crura cerebri in Richtung auf den Pons. Auf diesem Verlaufsweg endet der **Tractus corticonuclearis** dann teilweise ungekreuzt sowie nach Kreuzung in den kontralateralen motorischen Kerngebieten der Hirnnerven (V, VII, IX–XII).

Eine Besonderheit ergibt sich für den **Nucleus nervi facialis [VII].** Die mimische Stirnmuskulatur wird beidseitig von Fasern des rechten und linken Tractus corticonuclearis innerviert, die restliche mimische Muskulatur nur durch gekreuzte Fasern. Bei einem einseitigen Ausfall der kortikonukleären Bahnen wird die Stirnmuskulatur daher noch innerviert (**„zentrale Fazialisparese"**, ➤ Kap. 12.5.10).

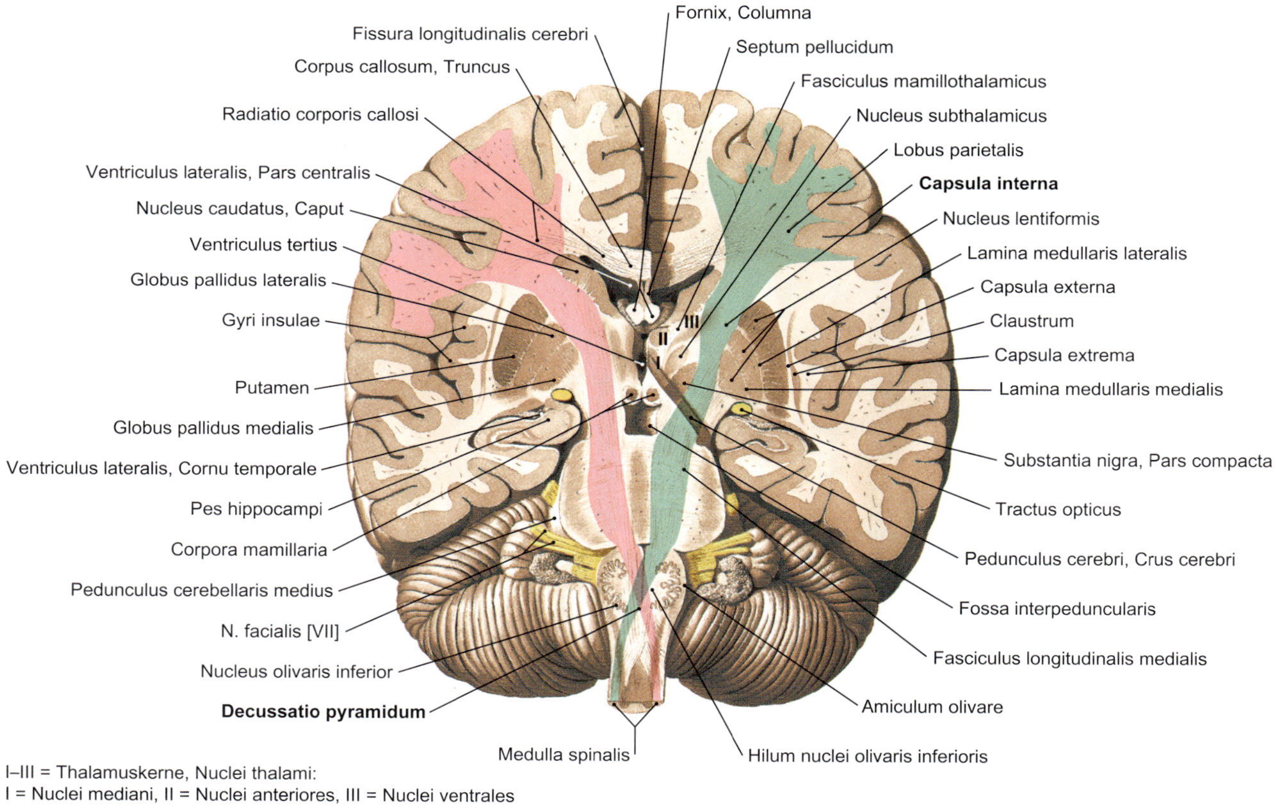

Abb. 13.2 Pyramidenbahn, Tractus pyramidalis, und Basalganglien, Nuclei basales. Schräger Stufenschnitt durch den hinteren Schenkel der inneren Kapsel, die Großhirnstiele und das verlängerte Mark. Ansicht von vorne; Pyramidenbahn farblich hervorgehoben, rechts: rosa, links: grün. [S700]

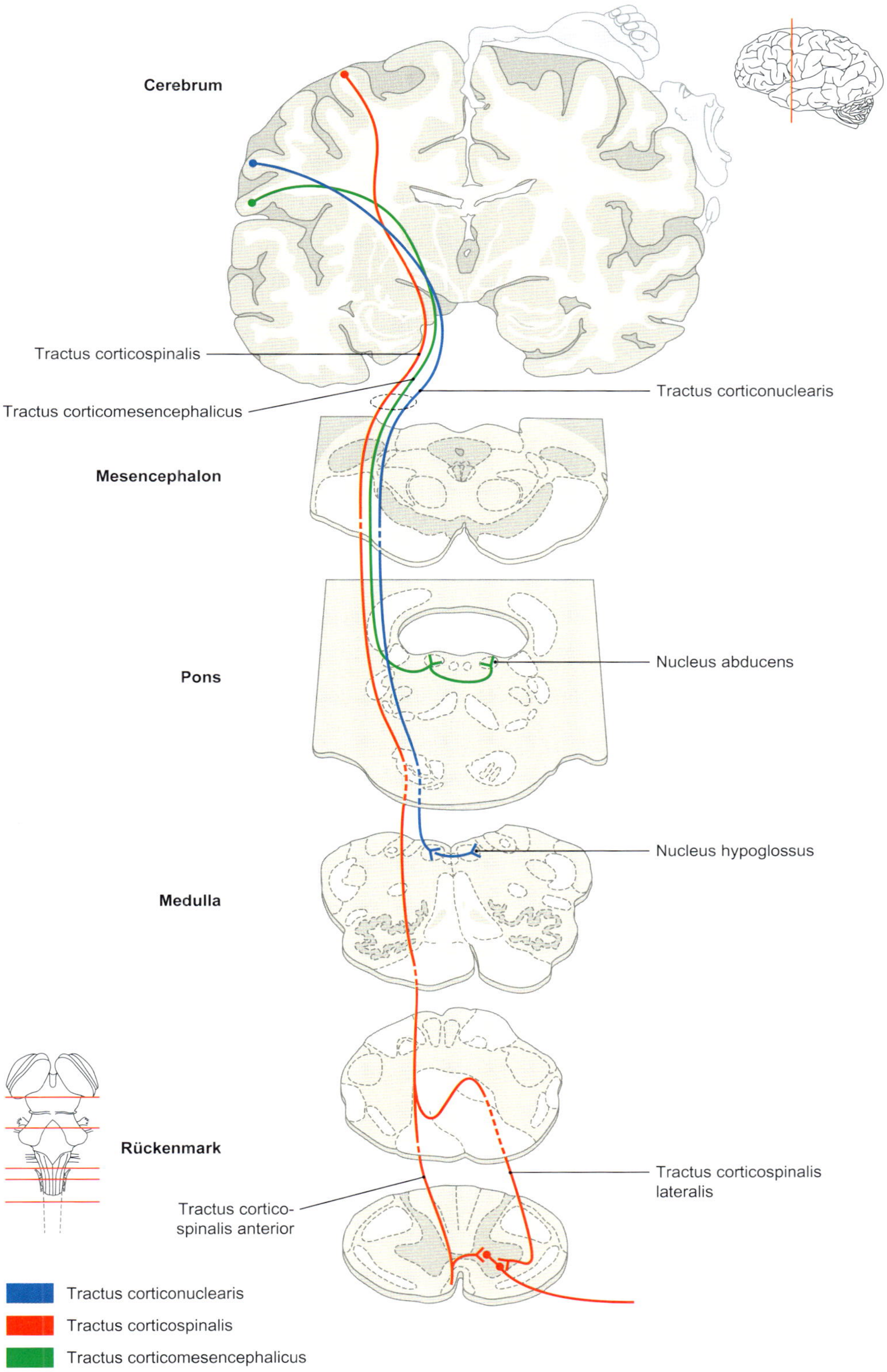

Abb. 13.3 Anteile und Verlauf der Pyramidenbahn. Der Tractus corticospinalis (rot) verläuft durch die Capsula interna und bildet in der Höhe der Pyramiden die Tractus corticospinales anterior und lateralis. Der Tractus corticonuclearis (blau) endet gekreuzt und ungekreuzt an den motorischen Hirnnervenkernen. Zum Tractus corticomesencephalicus (grün) gehören die Fasern aus dem zentralen Augenfeld, die an den motorischen Kernen der Hirnnerven III, IV und VI enden (beispielhaft hier: Nucleus abducens). [S702-L127]/[G1081]

Ein besonderer Anteil des Tractus cortinuclearis ist der **Tractus corticomesencephalicus,** dessen Fasern aus der Area 8 (zentrales Augenfeld) des Cortex stammen. Diese Fasern ziehen hauptsächlich gekreuzt zu den Kernen der motorischen Augennerven (Hirnnerven III, IV, VI), die dort nach Stimulation synergistisch agieren (konjugierte Augenbewegung).

Im Pons sind die **Fibrae corticospinales** weniger dicht gepackt, schließen sich dann aber unterhalb des Pons an der ventralen Seite der Medulla oblongata wiederum zu einem Faserbündel zusammen, das von außen als dreieckige **Pyramide** sichtbar wird. Etwa in Höhe des Übergangs von der Medulla oblongata zum Rückenmark teilt sich nun der Tractus und bildet nach Kreuzung von etwa 80 % der Fasern auf die kontralaterale Seite den **Tractus corticospinalis lateralis.** Die ungekreuzten Fasern ziehen als **Tractus corticospinalis anterior** durch das Rückenmark und kreuzen schließlich auf der Höhe des jeweiligen Rückenmarkssegments. Schließlich werden darüber die jeweiligen α-Motoneurone (meist über Interneurone) im Vorderhorn des Rückenmarks innerviert (auch ➤ Kap. 12.6.5).

Tab. 13.2 Bahnen und arterielle Gefäßversorgung der Capsula interna.

Lokalisation	Bahnen	Blutversorgung
vorderer Schenkel (Crus anterius)	• Tractus frontopontinus • Radiatio anterior thalami	Aa. centrales anteromediales (aus A. cerebri anterior)
Knie (Genu)	Tractus corticonucleares	Aa. centrales anterolaterales (aus A. cerebri media) = Aa. lenticulostriatae
hinterer Schenkel (Crus posterius)	• Tractus corticospinalis • Tractus corticorubralis und Tractus corticoreticularis • Radiatio centralis thalami (von rostralen Thalamuskernen zum Motocortex) • Radiatio posterior thalami (vom Corpus geniculatum laterale und von weiteren Thalamuskernen zum Parietal- und Okzipitallappen) • Tractus parietotemporopontinus und Tractus occipitopontinus • Radiatio optica (Sehstrahlung; vom Corpus geniculatum laterale zum Okzipitallappen) • Radiatio acustica (Hörstrahlung; vom Corpus geniculatum mediale zum Temporallappen)	Rr. capsulae internae (aus A. choroidea anterior)

Tractus corticopontini

Die Tractus corticopontini können weder dem klassischen pyramidalen noch dem extrapyramidalen System zugeordnet werden, gehören aber aufgrund ihrer Funktion zum motorischen System. Sie entstammen definierten Cortexarealen und enden hauptsächlich im Pons. Es handelt sich dabei um Faserzüge, die aus den Lobi parietalis und temporalis stammen **(Tractus parietotemporopontinus)** sowie aus dem Lobus occipitalis **(Tractus occipitopontinus)** und dem Lobus frontalis **(Tractus frontopontinus).** Auch diese Faserzüge ziehen durch die Capsula interna und enden in den Nuclei pontis des Pons. Nach synaptischer Verschaltung auf die Neurone der Nuclei pontis ziehen deren Axone über den mittleren Kleinhirnstiel in das kontralaterale Cerebellum (Tractus pontocerebellaris). Die quer verlaufenden Fasern im Bereich des Pons werden **Fibrae pontis transversae** genannt und sind auch makroskopisch an der Ventralseite des Pons zu identifizieren. Über diese Bahnen werden dem Cerebellum Efferenzen zugeleitet, die als Moosfasern insbesondere die Körnerzellen des Kleinhirns erreichen.

Extrapyramidales System

Das im Vergleich zum Pyramidenbahnsystem phylogenetisch ältere extrapyramidalmotorische System (EPMS) besteht aus deszendierenden Fasersystemen, die ihren Ursprung in unterschiedlichen Kerngebieten des Hirnstamms haben und gekreuzt bzw. ungekreuzt im Vorderseitenstrang des Rückenmarks verlaufen (➤ Abb. 13.5). Dabei handelt es sich um die **Formatio reticularis** (Tractus reticulospinalis), den **Nucleus ruber** (Tractus rubrospinalis), das **Tectum** (Colliculi superiores, Tractus tectospinalis) und die **Nuclei vestibulares lateralis und medialis** (Tractus vestibulospinalis). Diese Kerngebiete stehen ihrerseits unter direkter oder indirekter Beeinflussung durch kortikale Faserzüge. Sie koordinieren Bewegungsabläufe, steuern meist unwillkürliche Bewegungen und sichern den Muskeltonus und das Gleichgewicht. Dabei empfangen sie ihrerseits Afferenzen aus dem Kleinhirn und dem Cortex und es bestehen enge Verbindungen zu den Basalganglien, hier insbesondere zum Striatum (zusammengefasst als EPMS im weiteren Sinne). Das EPMS ist als Neuronenkette organisiert und integriert entsprechend verschiedene Kerngebiete multisynaptisch.

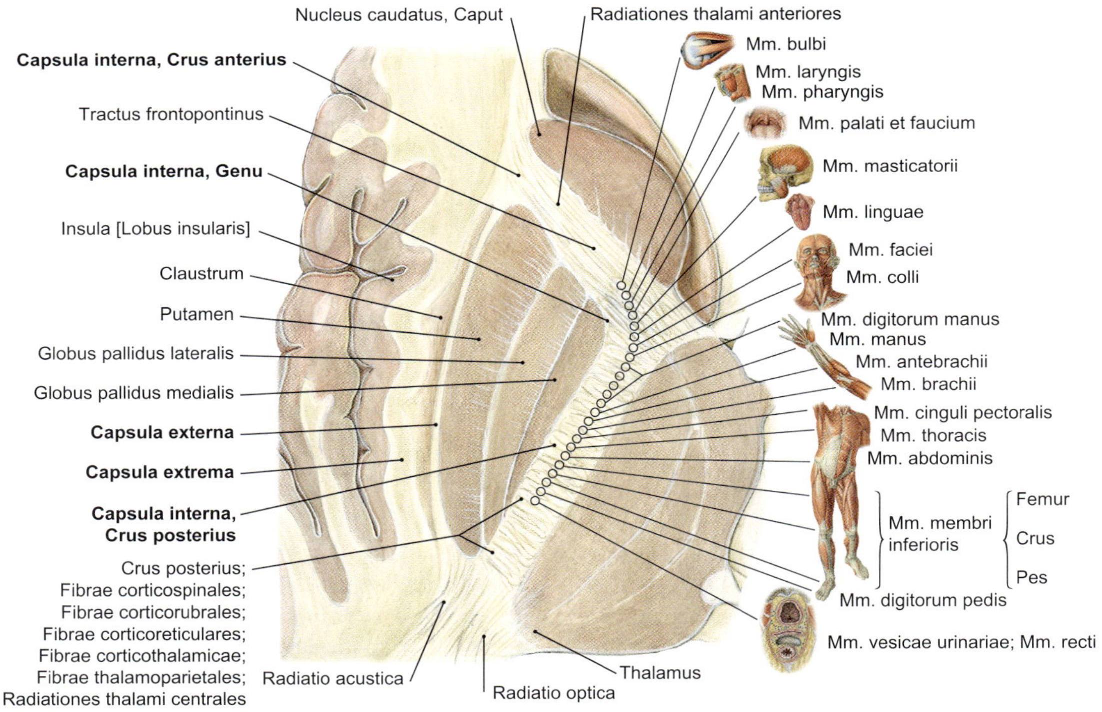

Abb. 13.4 Capsula interna, innere Kapsel; funktionelle Gliederung. Innerhalb der Capsula interna sind die absteigenden Bahnen somatotopisch gegliedert. Die kortikonukleären Fasern verlaufen im Knie der Kapsel, die kortikospinalen Fasern für obere Extremität, Rumpf und untere Extremität sind somatotop von vorne nach hinten im hinteren Schenkel angeordnet. [S700]

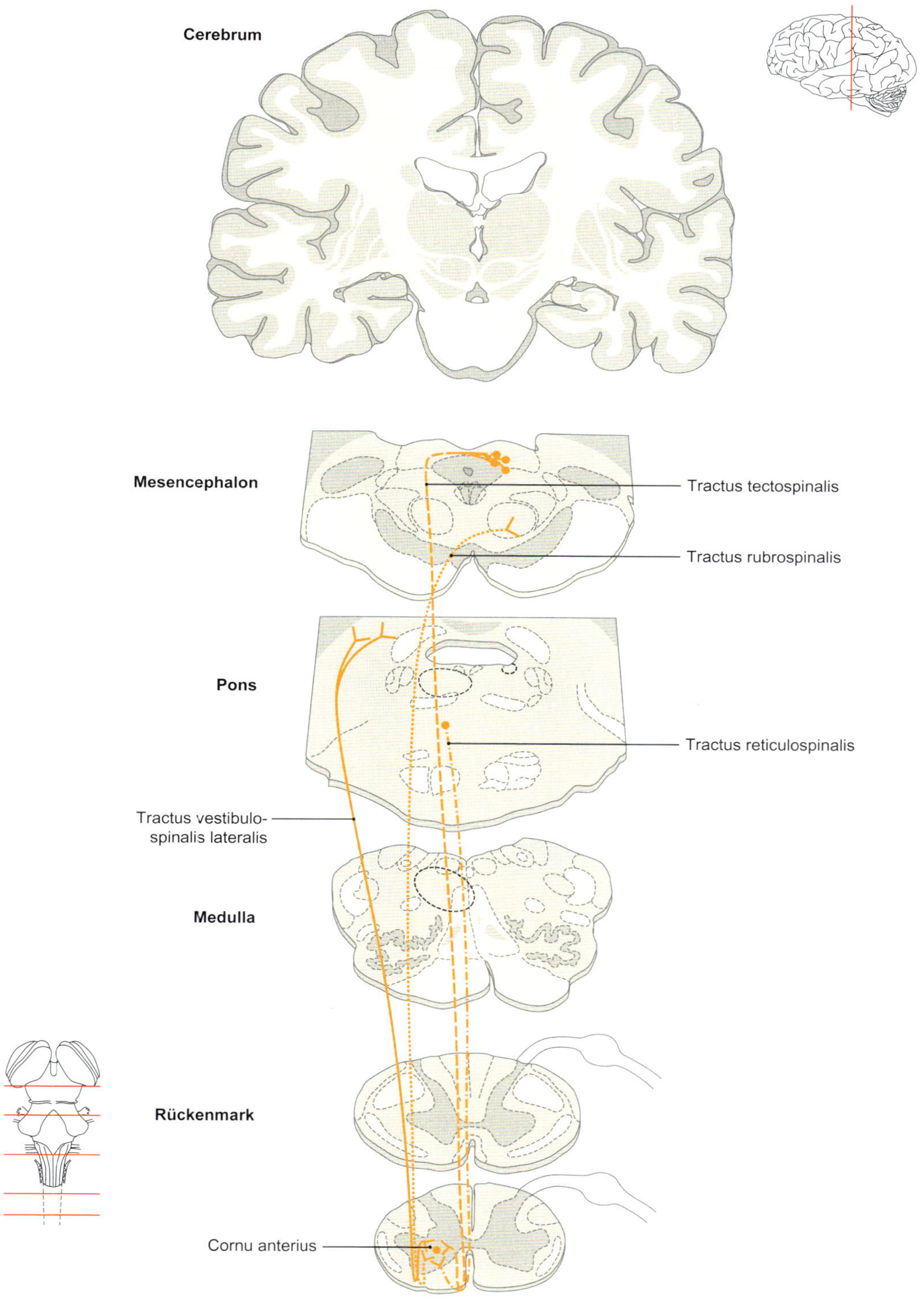

Abb. 13.5 Extrapyramidal-motorisches System (EPMS). [S702-L127]

Die Tractus reticulospinalis, vestibulospinalis und tectospinalis bilden anatomisch funktionell ein **mediales System,** das insbesondere die medial im Cornu anterius gelegenen Motoneurone für die Rumpf- und Beinmuskulatur innerviert (u. a. Standmotorik). Wie auch die kortikospinalen Bahnen gehört der Rubrospinaltrakt zum **lateralen System** und innerviert über im Cornu anterius lateral gelegene Motoneurone überwiegend die distale Muskulatur insbesondere der oberen Extremität und unterstützt Bewegungsmuster der Arme und Hände.

Cortex

Motorische Cortexareale beeinflussen das EPMS direkt oder indirekt über die Innervation der Basalganglien (**Tractus corticostriatalis,** Striatum und Pallidum), die dann über das Kleinhirn oder die Substantia nigra die Aktivität der Neurone der Formatio reticularis, des Tectums (Colliculi superiores) oder des Nucleus ruber regulieren. Der Tractus corticospinalis besitzt außerdem Kollateralen, die die Substantia nigra und die jeweiligen extrapyramidalen Kerngebiete im Hirnstamm direkt innervieren.

Tractus reticulospinalis, Fibrae reticulospinales
Der Tractus reticulospinalis hat seinen Ausgangspunkt in der Formatio reticularis des Pons bzw. der Medulla oblongata. Daher unterscheidet man den **Tractus pontoreticulospinalis** (Ursprung im Pons) vom **Tractus bulboreticulospinalis** (Ursprung in der Formatio reticularis der Medulla oblongata). Ersterer verläuft ungekreuzt im Vorderstrang des Rückenmarks, Letzterer findet sich gekreuzt und ungekreuzt im Seitenstrang. Diese Fasersysteme innervieren direkt oder indirekt α- und γ-Motoneurone im Vorderhorn des Rückenmarks und koordinieren Haltung und Bewegung durch die Integration kortikaler und sensorischer Signale.

Tractus tectospinalis
Die Fasern des Tractus tectospinalis nehmen ihren Ursprung in den tiefen Schichten des **Colliculus superior** der Vierhügelplatte (Lamina tecti), ziehen auf die kontralaterale Seite im Vorderstrang des Rückenmarks und innervieren über Interneurone die Motoneurone im Halsbereich. So vermitteln sie eine Exzitation der kontralateralen und eine Hemmung der ipsilateralen Nackenmuskulatur – und kontrollieren die Bewegungsreflexe von Kopf und Nacken (z. B. bei Blickwendungen).

Tractus vestibulospinalis
Den Tractus vestibulospinalis kann man weiter in einen Tractus vestibulospinalis lateralis und einen Tractus vestibulospinalis medialis unterteilen:

- Der **Tractus vestibulospinalis lateralis** stammt aus Neuronen des Nucleus vestibularis lateralis. Seine Fasern ziehen ungekreuzt bis in das lumbosakrale Rückenmark. Die hier weitergeleiteten Erregungen sind für die Vermittlung von Lage- und Gleichgewichtsinformationen von besonderer Bedeutung. Über zerebelläre Afferenzen, die den Nucleus vestibularis lateralis erreichen, besteht eine sehr enge Verbindung zum Kleinhirn. Anders als bei der Pyramidenbahn oder dem Tractus rubrospinalis werden α- und γ-Motoneurone so erregt bzw. gehemmt, dass die Extensoren angespannt werden und die Flexoren erschlaffen.
- Der Fasern des **Tractus vestibularis medialis** entspringen aus dem Nucleus vestibularis medialis und verlaufen ipsi- und kontralateral bis in das thorakale Rückenmark.

Tractus rubrospinalis
Ausgehend vom Nucleus ruber im Mesencephalon verläuft der Tractus rubrospinalis somatotop gegliedert ins Rückenmark. Er kreuzt auf die Gegenseite (**Decussatio tegmentalis ventralis,** ventrale Haubenbahn), ist über weiter versprengte Bahnsysteme mit anderen Hirnregionen verbunden (z. B. Cerebellum, Hirnnervenkerne) und verläuft dann im Rückenmark im Funiculus lateralis. Die Bahnen enden ebenfalls direkt oder indirekt an α- und γ-Motoneuronen. Sie haben eine erregende Wirkung auf Flexoren und hemmen Extensoren.

MERKE
Das **extrapyramidalmotorische System (EPMS)** beschreibt Faserverbindungen aus Kerngebieten im Hirnstamm, die bei der Kontrolle bewusster und unbewusster Bewegungen eine wesentliche Bedeutung haben. Dabei werden Zusatzinformationen, die z. B. für das Gleichgewicht, die Haltung, die Muskelspannung, die Muskelkraft und -richtung sowie für reflektorische Bewegungen essenziell sind, in Form von stetigen „Feedback-Schleifen" in die Bewegungsdynamik eingebaut. Deshalb sind das pyramidale und das extrapyramidale System funktionell nur schwer zu trennen. Alternativ wird eine Einteilung in ein laterales und ein mediales motorisches System vorgeschlagen, die pyramidale und extrapyramidale Faserzüge integriert. Auch das EPMS steht direkt oder indirekt unter der Kontrolle kortikaler Zentren.

13.1.3 Peripherer Abschnitt

Die o. g. deszendierenden motorischen Systeme innervieren hauptsächlich indirekt (über Interneurone), aber auch direkt die α- und γ-Motoneurone in Hirnstamm und Rückenmark. Diese synaptische Anbindung an die Motoneurone und deren Efferenzen werden als **motorische Endstrecke** zusammengefasst. Die Axone der jeweiligen Motoneurone, die im Cornu anterius des Rückenmarks funktionell in Säulen organisiert sind, innervieren die quergestreifte Skelettmuskulatur (➤ Abb. 13.6). Die Vorderhornzelle, das entsprechende Axon und die davon innervierten Muskelfasern bilden die **motorische Einheit.**

MERKE
- **Schlaffe Lähmungen** entstehen hauptsächlich durch Läsionen der motorischen Einheit. Das Syndrom der schlaffen Lähmung umfasst: Herabsetzung der groben Kraft, Hypo- bzw. Atonie der Muskulatur, Hypo- oder Areflexie und Muskelatrophie.

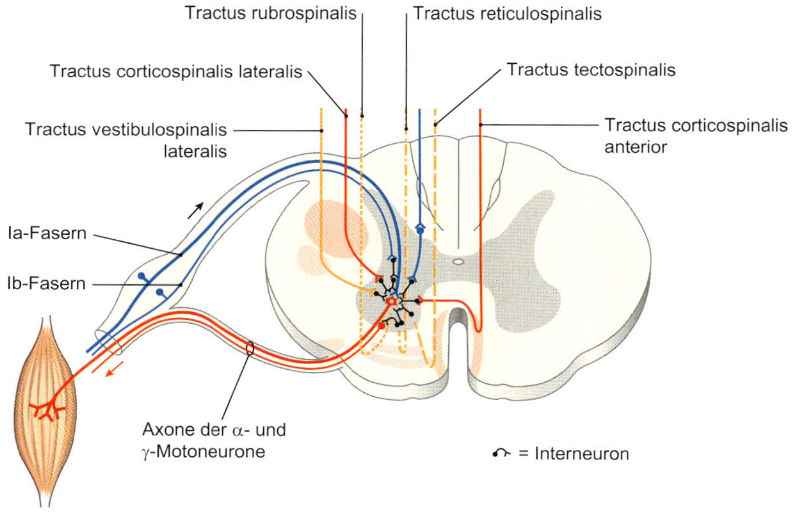

Abb. 13.6 Motorische Endstrecke und motorische Einheit. α- und γ-Motoneurone im Rückenmark werden – meist über Interneurone – von unterschiedlichen Faserbahnen des pyramidalen und extrapyramidalen Systems innerviert. Einzelne Motoneurone, deren Axone und die davon innervierten Muskelfasern bezeichnet man als motorische Einheit. Über afferente Fasern erhalten die Motoneurone ebenfalls Informationen von den entsprechenden Muskelfasern (z. B. über Dehnungsrezeptoren). [S702-L127]

- **Spastische Lähmungen** gehen auf die Schädigung zentraler motorischer Bahnen zurück (in der Akutphase einer Schädigung zentraler Bahnen sieht man zunächst eine schlaffe Lähmung, weil die Dehnungsreflexe unterdrückt werden). Das Syndrom der spastischen Lähmung umfasst: Herabsetzung der Kraft und Feinmotorik, spastische Tonuserhöhung, gesteigerte Dehnungsreflexe, Abschwächung der Fremdreflexe, Auftreten **pathologischer Reflexe** (z. B. BABINSKI-Reflex, OPPENHEIM-Reflex) bei initial erhaltener Muskulatur.
- Der **BABINSKI-Reflex** ist positiv, wenn nach lateralem Bestreichen der Fußsohle die Großzehe nach dorsal und die anderen Zehen nach plantar bewegt werden. Dieser Reflex ist bei Babys noch positiv und physiologisch, verliert sich dann allerdings im Lauf der frühen neuronalen Reifung.
- Der **OPPENHEIM-Reflex** ist ein identisches Bewegen der Zehen nach Bestreichen der Tibia-Vorderkante.

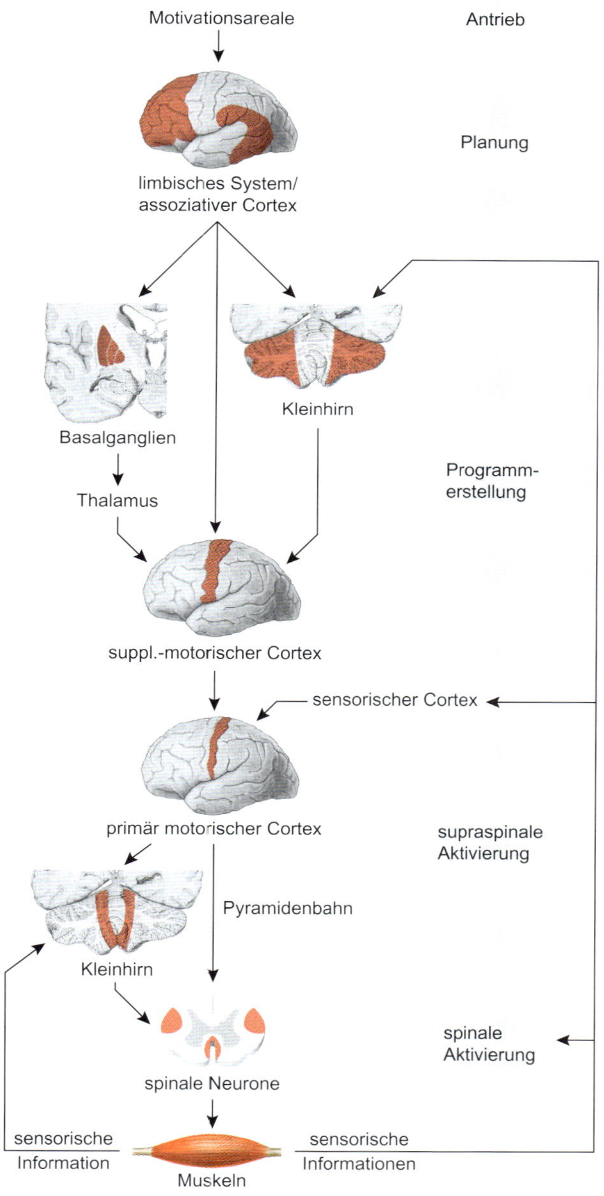

Abb. 13.7 Planung und Ausführung von Willkürbewegungen. [S702-L127]

Klinik

Untersuchung

Im Rahmen einer neurologischen Untersuchung wird die Funktionsfähigkeit des motorischen Systems insbesondere über die Untersuchung von Muskeltonus, Muskelkraft und Reflexstatus untersucht. Außerdem achtet man auf einen Verlust von Muskelmasse sowie auf unwillkürliche Muskelzuckungen (Faszikulationen, evtl. Tics) oder Muskelkontraktionen (Myoklonien).

- Der **Muskeltonus** wird beim entspannten Patienten über das passive Bewegen der Extremitäten untersucht. Dabei ergeben sich mögliche pathologische Veränderungen wie z. B. eine *Spastik* (krampfartig erhöhter Muskeltonus), ein *Rigor* (Erhöhung des Muskeltonus mit ruckartigen, abgehackten Bewegungen, Zahnradphänomen) oder aber bei kompletten oder inkompletten *Paresen* (Lähmungen) ein *Hypotonus* oder eine *Atonie* (herabgesetzter oder nicht vorhandener Muskeltonus).
- Die **Muskelkraft** wird über die Anspannung eines Muskels oder einer ganzen Muskelgruppe gegen den Widerstand des Untersuchers bestimmt und kann in ein Bewertungsraster von 1 bis 5 eingeteilt werden. Latente Lähmungen an den Extremitäten sind auch durch das Vorhalten der Arme bzw. Beine für etwa 20 s zu identifizieren, da es dann zu einem Absinken der betroffenen Extremität kommt.
- Die **Eigen- oder Fremdreflexe,** die zu unbeeinflussbaren Muskelkontraktionen auf einen Reiz führen, geben zusätzliche Informationen zur möglichen Beeinträchtigung motorischer Regelkreise. Beispielsweise sind bei einer Schädigung der Bahnen vor dem Motoneuron des Rückenmarks (z. B. Pyramidenbahnsystem) die Eigenreflexe durch die Aktivität des EPMS gesteigert, die Fremdreflexe, die über mehrere Segmente verschaltet werden, hingegen oft abgeschwächt oder erloschen.

Wichtige Erkrankungen des somatomotorischen Systems

Neurodegenerative Erkrankungen werden – so sie Motoneurone betreffen – im englischen Sprachgebrauch in **„upper motoneuron disease“** und **„lower motoneuron disease“** unterschieden:

- Ist das 1. Motoneuron im motorischen Cortex bzw. das Axon dieses Neurons betroffen, besteht klinisch überwiegend das Bild einer spastischen Lähmung (z. B. Apoplex, multiple Sklerose, Schädel-Hirn-Trauma). Zu beachten ist, dass es bei isolierten Schädigungen des 1. Motoneurons (z. B. durch einen lokalen Rindeninfarkt im Lobus precentralis) zu einer schlaffen Lähmung kommt.
- Ist das 2. Motoneuron betroffen, ergibt sich eine schlaffe Lähmung (z. B. bei **Polio, GUILLAIN-BARRÉ-Syndrom,** Schädigung eines Plexus oder eines peripheren Nervs).

Es gibt allerdings auch Motoneuronerkrankungen, bei denen beide Motoneurone betroffen sind (z. B. **amyotrophe Lateralsklerose,** die sich als Mischbild spastischer und schlaffer Lähmungen präsentieren kann). Zusätzlich können Erkrankungen in Hirnregionen, die an der Motorik beteiligt sind, zu motorisch auffälligen Erkrankungen führen. Hierzu zählen insbesondere das Kleinhirn (➤ Kap. 12.4) und die Basalganglien (➤ Kap. 12.1.8), die zentral an der Symptomatik von **Morbus PARKINSON,** der **Chorea HUNTINGTON** und dem **Hemiballismus** beteiligt sind.

13.1.4 Ausführung von Willkürbewegungen

Die dargestellten anatomischen Strukturen wirken bei der Ausführung von Willkürbewegungen eng zusammen. Dabei lässt sich die Bewegungsausführung theoretisch in Abfolgen von Prozessen abbilden, die in unterschiedlichen Hirnregionen lokalisiert sind. Die

Motivation zur Bewegung entsteht im limbischen System, die **Planung** findet dann im präfrontalen Cortex und im Assoziationscortex statt. Diese Erregung wird nachfolgend auf den prämotorischen und supplementärmotorischen Cortex übertragen. Hier werden nun die ersten Bewegungsentwürfe **programmiert.** Schließlich erreicht die Erregung den primär motorischen Cortex, der die Bewegung **ausführt.** Parallel zu diesen Stationen werden insbesondere die Kleinhirnhemisphären und Basalganglien in einer „Feedback-Schlaufe" mit in die Prozesse eingebunden, um die Bewegung z. B. in Intensität und Ausrichtung stetig zu **kontrollieren.** Mit der Aktivierung der Pyramidenbahnen wird jeweils auch das extrapyramidale System eingebunden und somit unter gleichzeitiger Aktivierung verschiedener Faserzüge eine Bewegung über die Motoneurone im Rückenmark ausgeführt. Die auszuführende Bewegung wird aufgrund der ständigen somatosensorischen Informationen (z. B. Muskeltonus, Gelenkstellung), die verschiedenen funktionellen Hirnzentren zugeleitet werden, im Ablauf weiter kontrolliert, verfeinert und nachkorrigiert (➤ Abb. 13.7).

13.2 Somatosensibles System

Anja Böckers

Kompetenzen

Nach Bearbeitung dieses Lehrbuchkapitels sollten Sie in der Lage sein:

- im freien Vortrag das spinoafferente Funktionssystem mit den in ➤ Abb. 13.8 und ➤ Abb. 13.9 dargestellten Neuronenketten zu beschreiben
- die Neuronenkette für das spino- und trigeminoafferente Funktionssystem in seinen unterschiedlichen Qualitäten zu erklären
- die kortikalen Projektionsareale des somatosensiblen Funktionssystems am Hirnmodell bzw. -präparat zu zeigen
- die klinische Symptomatik des BROWN-SÉQUARD-Syndroms anatomisch zu erklären

Klinischer Fall

Kortikaler Infarkt

Anamnese

Ein 45-jähriger Mann (Rechtshänder) präsentiert sich in der ärztlichen Praxis, weil sein rechter Arm „verloren gegangen sei". Auf Nachfrage beschreibt er, dass er morgens aufgewacht sei und gedacht habe, dass der Arm seiner Frau über seiner Brust liege. Das sei aber eigentlich unwahrscheinlich gewesen, da seine Frau mit dem Gesicht von ihm weg gelegen habe. Er habe den Arm dennoch einfach runtergeschoben und habe wieder einschlafen können. Ungefähr eine Stunde später sei er erneut aufgewacht und habe im Halbdunkeln seinen Weg zum Badezimmer gesucht. Aber er habe die Türklinke zum Bad allein durch Tasten nicht finden können. Er habe bemerkt, dass sich sein Arm angefühlt habe, als ob er nicht zu ihm gehöre, und dass er kein Tastempfinden mehr habe. Daraufhin habe er seine Frau in Panik gerufen und festgestellt, dass er auch nur noch verwaschen habe sprechen können. Innerhalb der vergangenen Stunde seien die Symptome aber alle wieder verschwunden.

Erstuntersuchung

Die klinisch-neurologische Untersuchung ist komplett unauffällig.

Weitere Diagnostik

Sonografie und MRT der Halsgefäße ergeben eine Dissektion (Einriss) der linken A. carotis communis mit einem thrombotischen Verschluss der Bifurkation, der in die linke A. carotis interna hineinreicht. In der Folge ist ein akuter Infarkt im kortikalen Rindengebiet des Sulcus temporalis superior (dorsaler Abschnitt) nachweisbar. EKG und Echokardiografie sind unauffällig.

Therapie und Verlauf

Der Patient erhält eine thrombolytische Medikation (Heparin). Auch noch mehrere Monate nach der Akutsymptomatik erlebt er häufiger für kurze Momente das Gefühl, dass sein Arm nicht mehr zu ihm gehöre.

Krankheitsbild

Die beschriebene Symptomatik wird als **Asomatognosie** bezeichnet. Typischerweise tritt sie auf bei Störungen in den somatosensiblen Assoziationsarealen, insbesondere im Parietallappen.

13.2.1 Überblick

Das somatosensible System dient der Aufnahme, Weiterleitung und Verarbeitung von Sinnesempfindungen von der Körperoberfläche (Haut) und aus dem Körperinneren (Tiefensensibilität). Exterozeptoren der Haut nehmen mechanische, thermische und Schmerzreize (Nozizeption) wahr. Daneben gibt es spezielle Rezeptoren und Bahnsysteme für die **Propriozeption** (lat. „proprius" = eigen), die Eigenwahrnehmung des Körpers. Man spricht auch von **exterozeptiver** Wahrnehmung der Körperoberfläche bzw. von **interozeptiver** Wahrnehmung aus dem Körperinneren. Je nach Art der Sinnesqualität unterscheidet man innerhalb des spinoafferenten Systems:

- **Hinterstrangsystem** (früher **epikritisches System**) für die mechanische Wahrnehmung von Tast-, Druck- und Vibrationsempfinden, aber auch für einen kleinen Teil der Propriozeption
- **spinothalamischen System** für die Wahrnehmung von Schmerz und Temperatur (früher auch **protopathisches** System)
- **spinozerebellären System** für einen Hauptteil der propriozeptiven Impulsleitung

Diese Sinneswahrnehmungen werden dem Cortex entweder über das **spinoafferente System** (➤ Kap. 12.6.5) oder aus der Kopfregion über das **trigeminoafferente System** zugeleitet.

13.2.2 Peripherer Abschnitt

Eine somatosensible Reizung der Haut führt zur Erregung unterschiedlicher **kutaner Mechanorezeptoren,** bei denen man nach ihrer Morphologie freie und korpuskuläre Nervenendigungen unterscheidet:

- **Freie Nervenendigungen** vermitteln über Aδ- oder C-Fasern unterschiedliche Sinnesqualitäten wie Druck, Schmerz, Temperatur oder Juckreiz. Das *Temperaturempfinden* findet über 2 Arten von Thermosensoren statt, die unterschiedlich dicht in der Haut verteilt sind und in der Regel entweder bei kalten (25 °C) oder warmen (34–45 °C) Temperaturen ein Aktivitätsmaximum zeigen. Der *Nozizeption* dienen andere freie Nervenendigungen, die auf mechanische Reize, aber auch auf polymodale Reize reagieren (mechanisch, chemisch, thermisch). *Juckreiz* wird wieder über eine eigene Gruppe von „Juckreiz"-Rezeptoren der Haut wahrgenommen.
- **Korpuskuläre Nervenendigungen** leiten über schnelle Aβ-Fasern Tastempfindungen im engeren Sinn (epikritische Sensibilität). Diese Mechanosensoren befinden sich einerseits in den

oberflächlichen Schichten der unbehaarten Haut (MERKEL-Tastscheiben und MEISSNER-Körperchen) oder in tieferen Schichten der Dermis (VATER-PACINI- und RUFFINI-Körperchen) und können nach Reizung ein Aktionspotenzial auslösen. Je nach Art des Mechanosensors und in Abhängigkeit von der Lokalisation eines Hautareals sind diese Sensoren unterschiedlich dicht verteilt, sodass sich unterschiedlich große rezeptive Felder ergeben. Diese haben z. B. an der Fingerbeere eine mittlere Größe von 1–2 mm, am Oberschenkel dagegen von 40 mm.
Zu den Sensoren der Propriozeption zählen auch Muskelspindeln, GOLGI-Sehnenorgane und Afferenzen aus den Gelenken, die Impulse der Tiefensensibilität und des Lagesinns vermitteln.

13.2.3 Zentraler Abschnitt

Überblick

Vom jeweiligen sinnesspezifischen Rezeptor gelangen die Fasern über ein pseudounipolares 1. Neuron, dessen Perikaryon im Spinalganglion oder im Ganglion trigeminale liegt, nach zentripetal (➤ Tab. 13.3). Die zentrale Weiterleitung erreicht über unterschiedliche Funiculi des Rückenmarks den Thalamus und schließlich den primär somatosensiblen Cortex im Lobus parietalis (➤ Tab. 13.3). Hier werden Sinnesempfindungen bewusst wahrgenommen. Der primären Funktionsrinde werden die BRODMANN-Areae 1, 2 sowie 3a und b zugerechnet. Typischerweise ist der primär somatosensible Cortex somatotop gegliedert, sodass basierend auf der Größe der rezeptiven Felder das Abbild eines umgekehrten sensiblen Homunkulus entsteht (➤ Abb. 13.8). Da vom primär somatosensiblen Cortex wiederum Efferenzen in andere kortikale Regionen ausstrahlen, sollten diese Areale (z. B. Gyrus postcentralis) letztlich nicht als Endpunkte des somatosensiblen Systems verstanden werden, sondern als eine Station in einem neuronalen Schaltkreis, die z. B. über Projektionen auf Ausgangsneurone der Pyramidenbahn wieder rückwirkend Einfluss auf die motorische Funktion nehmen kann. Zusätzlich projiziert ein Teil der Efferenzen in den sekundär somatosensiblen Cortex im Bereich des Operculum parietale bzw. in den somatosensiblen Assoziationscortex (BRODMANN-Areae 5 und 7) für eine interpretative Zuordnung der wahrgenommenen Sinnesempfindungen (wie z. B. im Fallbeispiel oben dargestellt). Hier konvergieren u. a. auch vestibuläre Impulse, die das Körpergefühl mitbestimmen.

Spinoafferentes System

Dem spinoafferenten System werden das **Hinterstrangsystem,** das **spinothalamische (anterolaterale) System** und das **spinozerebellare System** zugerechnet (➤ Abb. 13.8, ➤ Abb. 13.9), die die Sinnesempfindungen aus der oberen und unteren Extremität bzw. aus dem Rumpf leiten. Empfindungen aus der Kopfregion werden nicht über Spinalnerven oder das spinoafferente System vermittelt, sondern über Hirnnerven, insbesondere über das trigeminoafferente System (s. u.).

Tab. 13.3 Somatosensibles System.

Neuronenkette	Lokalisation
1. Neuron	Perikarya pseudounipolarer Ganglienzellen im Ganglion spinale oder Ganglion trigeminale
2. Neuron	im Cornu posterius
	im Nucleus cuneatus oder Nucleus gracilis der Medulla oblongata
	im Nucleus dorsalis
	oder im Nucleus spinalis nervi trigemini
3. Neuron	Perikarya im kontralateralen Nucleus ventralis posterolateralis des Thalamus
4. Neuron	primär somatosensibler Cortex: Gyrus postcentralis und Lobulus paracentralis
5. Neuron	sekundär somatosensibler Cortex: Operculum parietale

Hinterstrangsystem

Das Hinterstrangsystem (früher: epikritisches System) befindet sich im **Funiculus posterior** des Rückenmarks. Zu den hier weitergeleiteten Sinnesqualitäten zählen Empfindungen wie Druck, Vibrationen und das feine Berührungsempfinden der Haut. Ein Ausfall der Hinterstrangbahnen hat aber überraschend wenig Folgen für den Patienten, weil vermutlich ein Teil der Mechanosensibilität zusätzlich über das anterolaterale System vermittelt wird. Typischerweise haben die Patienten Schwierigkeiten, Zahlen oder Buchstaben, die man auf die Haut zeichnet, taktil zu erkennen.

> **Klinik**
>
> Im Rahmen einer **neurologischen Untersuchung** kann man die Funktionsfähigkeit des Hinterstrangsystems prüfen, indem man das Tastempfinden eines Hautareals im Seitenvergleich untersucht. Ebenso sollte das Tastempfinden zwischen proximaler und distaler Extremität verglichen werden. Möglich ist dies grob orientierend durch Berührung mit einem Wattebausch bei geschlossenen Augen. Eine zweite, präzisere Methode, die auch einen Vergleich mit Standardwerten ermöglicht, ist die **2-Punkt-Diskrimination.** Dabei ermittelt man den minimalen Abstand zwischen 2 Reizpunkten, bei dem der Patient gerade noch 2 getrennte Sinnesreize wahrnimmt (Normwert an der Fingerkuppe 3–5 mm).
> Ebenso kann man das **Vibrationsempfinden (Pallästhesie)** überprüfen, indem man eine Stimmgabel (128 Hz) in Schwingung versetzt, den Stimmgabelfuß dann auf Knochenvorsprünge (z. B. Proc. styloideus oder Malleolus medialis) aufsetzt und der Patient den Zeitpunkt angibt, ab dem er keine Schwingungen mehr verspürt. In diesem Moment liest man auf der Stimmgabel auf einer Skala von 0 bis 8 den aktuellen Wert ab.
> Zur Überprüfung des **Lagesinns (Propriozeption)** fasst man die Zehen- oder Fußgelenke des Patienten seitlich an und beugt oder streckt sie leicht. Der Patient soll dabei mit geschlossenen Augen die Bewegungsrichtung des Fingers oder Zehs angeben.

Auch die Propriozeption aus dem Körperinneren – aus Muskel-, Sehnen- und Gelenkrezeptoren – wird in den Hintersträngen weitergeleitet, um im Sinne einer Tiefenwahrnehmung Informationen zur Körperstellung zu liefern. Die Impulse der Mechanosensoren werden dem Rückenmark über schnell leitende Aβ-Fasern zugeleitet. Über intersegmentale Kollateralen werden im Eigenapparat des Rückenmarks Eigen- und Fremdreflexe verschaltet (➤ Kap. 12.6.7), der Hauptteil der Fasern verläuft aber ohne Umschaltung im ipsilateralen Hinterstrang (➤ Kap. 12.6.5). Die Nervenfasern kreuzen nicht im Rückenmark, sondern erst nach ihrer ipsilateralen Umschaltung in den **Nuclei gracilis und cuneatus** der Medulla oblongata als **Fibrae arcuatae internae** (➤ Abb. 13.10). An dieser Kreuzungsstelle (**Decussatio lemnisci medialis**), im **Lemniscus medialis (mediale Schleifenbahn)**, in den Thalamuskernen und im primär somatosensiblen Rindenareal (Gyrus postcentralis des Parietallappens) bleibt die somatotope Faseranordnung stets erhalten. In der Decussatio liegen die Faserbündel der unteren Extremität ventral zu jenen der oberen Extremität. Im Pons rotieren die Fasern des Lemniscus medialis um 90°, sodass die Fasern der unteren Extremität lateral und diejenigen der oberen medial zu liegen

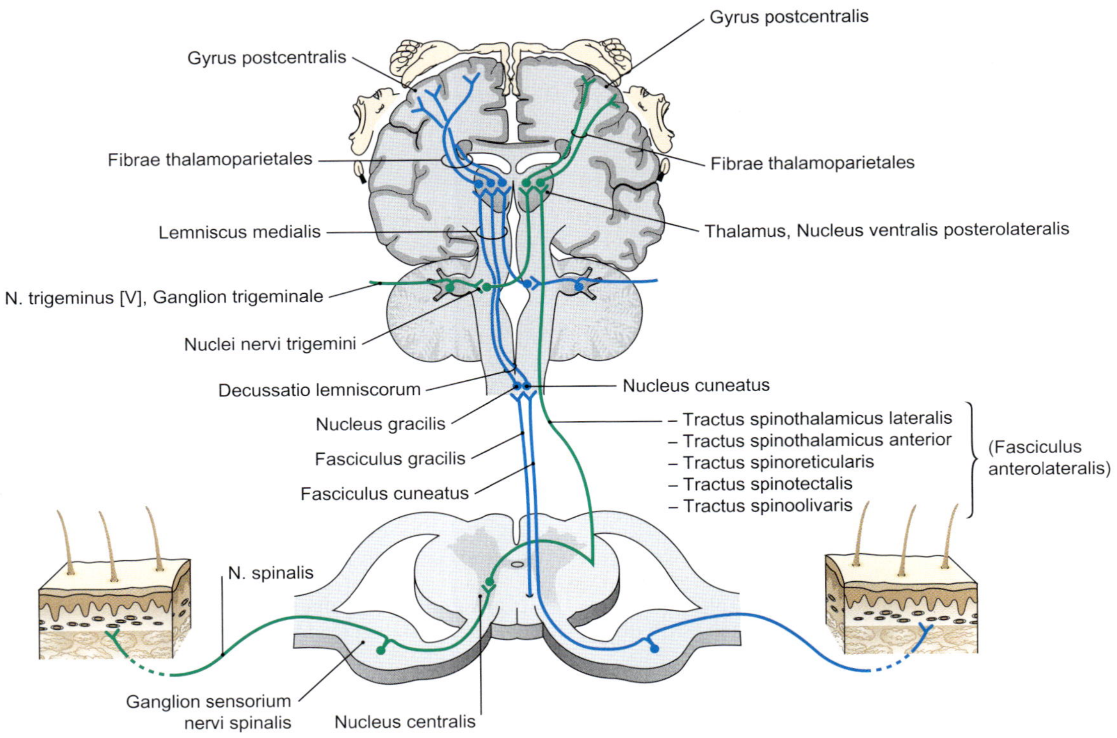

Abb. 13.8 Leitung der epikritischen Sensibilität und Verlauf des Hinterstrangsystems (blau), des spinoafferenten und trigeminoafferenten Systems; Leitung von Schmerz/Temperatur und Verlauf des neospinothalamischen Systems (grün) sowie des spino- und trigeminoafferenten Systems. [S700-L301]

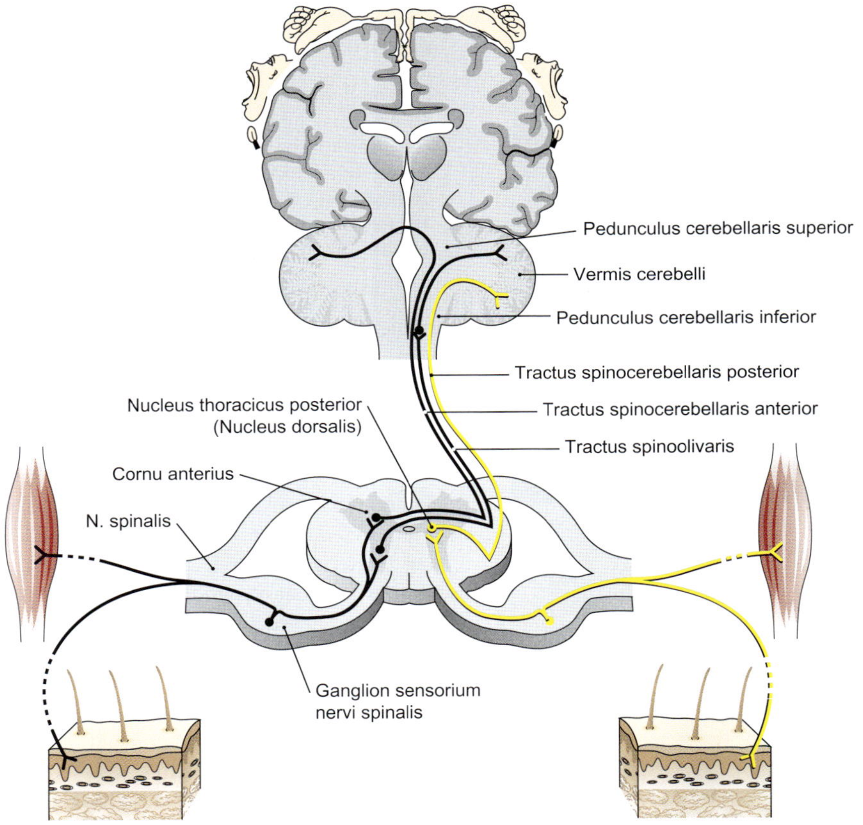

Abb. 13.9 Leitung der unbewussten Tiefensensibilität (afferente Leitungsbahnen). Vordere Kleinhirnstrangbahn (Tractus spinocerebellaris anterior, schwarz) und hintere Kleinhirnstrangbahn (Tractus spinocerebellaris posterior, gelb). [S700-L301]

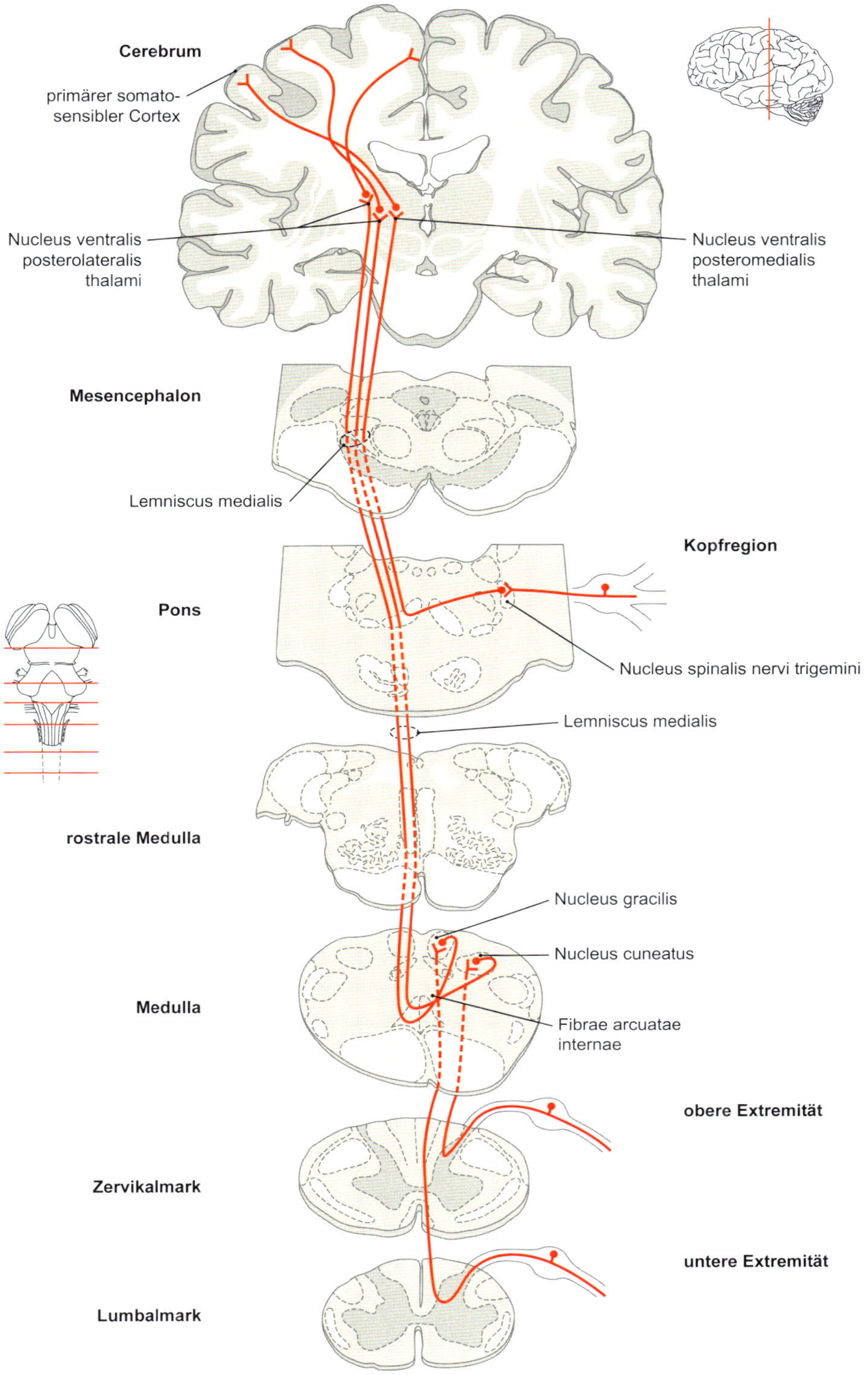

Abb. 13.10 Epikritische Sensibilität des spinoafferenten Hinterstrangsystems bzw. für die Kopfregion des trigeminoafferenten Systems. [S702-L127]/[G1081]

kommen. Die Axone des 2. Neurons erreichen als **Tractus bulbothalamicus** das 3. Neuron der Hinterstrangbahn, den **Nucleus ventralis posterolateralis** im Thalamus. Die Axone dieses Neurons verlaufen als thalamokortikale Fasern (Fibrae thalamoparietales) (➤ Abb. 13.8) durch das Crus posterior der Capsula interna und stellen die Verbindung zum Cortex her. Während der primär somatosensible Cortex nur Impulse der kontralateralen Körperhälfte erhält, nimmt der sekundäre somatosensible Cortex (BRODMANN-Areae 5 und 7) auch bilaterale Impulse auf.

Spinothalamisches System

Das spinothalamische System (früher: protopathisches System, ➤ Kap. 12.6.5) kann in ein paleospinothalamisches und ein **neospinothalamisches System** untergliedert werden. Beide Systeme sind für die Schmerzwahrnehmung grundlegend. An dieser Stelle wird aber zunächst nur das neospinothalamische System betrachtet, während die Gesamtheit der für die Schmerzwahrnehmung und -verarbeitung relevanten Fasern im ➤ Kap. 13.8 dargestellt werden. Über schwach myelinisierte Aδ- und C-Fasern werden diesem Bahnsystem grobe Druck- und Tastempfindungen (Mechanosensorik) sowie Schmerzwahrnehmung (Nozizeption) und Temperatur zugeleitet. Das Perikaryon des **1. Neurons** dieses Bahnsystems liegt wie beim

Hinterstrangsystem im Spinalganglion (➤ Abb. 13.8) oder im Ganglion trigeminale. Das zentral gerichtete Axon erreicht auch über die Radix posterior das Rückenmark, wo es im Cornu posterius – insbesondere in den Laminae I und II – direkt oder über Interneurone auf Strangzellen **(2. Neuron)** umgeschaltet wird. Bereits an dieser ersten Umschaltstelle kann die Schmerzwahrnehmung verstärkt oder gehemmt werden (➤ Kap. 13.8). Im **LISSAUER-Trakt (Tractus posterolateralis)** geben diese Axone Kollateralen an die jeweils kranial und kaudal gelegenen Segmente ab. Die Axonfasern des 2. Neurons kreuzen schließlich auf gleicher Segmenthöhe in der **Commissura alba anterior** zur Gegenseite, um im Funiculus lateralis als Tractus spinothalamicus ohne weitere Umschaltung und nach Anlagerung an den **Lemniscus medialis** das **3. Neuron** im Thalamus **(Nucleus ventralis posterolateralis)** zu erreichen (➤ Abb. 13.8, ➤ Kap. 13.8).

Der **Tractus spinothalamicus** besteht aus einem lateralen und einem anterioren Trakt (➤ Kap. 12.6.5). Sie unterscheiden sich nicht nur in ihrer Lage und Größe, sondern auch in ihrer allgemeinen Funktion:

- Der **laterale Trakt** beinhaltet vor allem Axone der Projektionsneurone der Lamina I und leitet die Impulse für den als schnell und scharf empfundenen Schmerz sowie für die Temperaturwahrnehmung weiter.
- Der **anteriore Trakt** hingegen führt bevorzugt die Axone der Projektionsneurone aus der Lamina V, die Impulse des als langsam und dumpf empfundenen Schmerzes sowie der groben Mechanosensorik weiterleiten. Seine Fasern können sowohl gekreuzt als auch ungekreuzt verlaufen. Aufgrund dieser polymodalen Rezeptorimpulse im Tractus spinothalamicus anterior leitet er auch Impulse der gering diskriminierenden Mechanosensorik (die üblicherweise über die Hinterstränge geleitet werden).

Ein Hauptteil der Fasern des spinothalamischen Systems erreicht nach Umschaltung im Thalamus über die Capsula interna den **primär somatosensorischen Cortex** (4. Neuron). Viele Fasern enden aber auch an **subkortikalen Kerngebieten,** die eine wesentliche Aufgabe bei der Schmerzverarbeitung übernehmen (➤ Kap. 13.8). Dies trifft insbesondere für Fasern des anterioren Trakts und der kleineren Bahnsysteme, den Tractus spinoreticularis und spinotectalis, zu, die an der Formatio reticularis oder dem Tectum mesencephali des Hirnstamms enden. Meist handelt es sich hierbei um Axone der Projektionsneurone der Laminae VII und VIII, die ungekreuzt verlaufen und an medialen und intralaminären Thalamuskernen enden.

Klinik

Untersuchung

Bei der Erhebung des neurologischen Status eines Patienten überprüft man auch das Temperatur- und Schmerzempfinden eines Patienten. Dazu wird das zu untersuchende Hautareal im Seitenvergleich in zufälliger Weise entweder mit dem spitzen oder dem stumpfen Ende einer Sicherheitsnadel gereizt, während der Patient ohne Möglichkeit einer optischen Kontrolle die Art der Reizung benennen soll. Sollten sich Auffälligkeiten bei der Schmerzwahrnehmung gezeigt haben, prüft man den Temperatursinn, indem man einen warmen oder kalten Metallstab auf die Haut auflegt.

Übertragener Schmerz

Afferente Schmerzbahnen aus dem Körperinneren projizieren zusammen mit somatischen Afferenzen der Haut auf dieselbe Strangzelle eines Rückenmarkssegments (Konvergenz). Die supraspinalen Zentren können deshalb den ursprünglichen Entstehungsort nicht mehr differenzieren bzw. ordnen diesen eher der Haut zu. Beispielsweise empfindet ein Patient mit einer Gallenblasenentzündung daher im segmental zugeordneten Hautareal an der Schulter, der sog. **HEAD-Zone,** einen **übertragenen Schmerz** (s. a. ➤ Kap. 7.1.11). Häufig zeigen sich eine Übersensibilität (Hyperästhesie) oder eine verstärkte Schmerzempfindlichkeit (Hyperalgesie).

Dissoziierte Empfindungsstörung

Eine dissoziierte Empfindungsstörung ist ein Ausfall des Schmerz- und Temperaturempfindens bei gleichzeitigem Erhalt des feinen Tast-, Lage- und Vibrationsempfindens. Anatomisch liegt eine Störung der Funktion des anterolateralen Systems bei erhaltener Hinterstrangfunktion vor. Diese Symptomatik wird bei Halbseitenläsionen des Rückenmarks (Hemisektion) beobachtet (➤ Abb. 13.11, s. a. ➤ Kap. 12.6.5). Der Symptomenkomplex bei Hemisektion des Rückenmarks wird als **BROWN-SÉQUARD-Syndrom** bezeichnet und umfasst eine zur Schädigung seitengleiche spastische Paralyse (Lähmung) mit positivem BABINSKI-Reflex, einen seitengleichen Verlust der Hinterstrangfunktion, aber einen kontralateralen Verlust der spinothalamischen Funktion. Die Analgesie (Schmerzlosigkeit) und Thermanästhesie (Unfähigkeit Temperatur wahrzunehmen) beginnen dabei typischerweise 1–2 Segmente unterhalb der Läsionhöhe. Außerdem kann durch direkte Schädigung der Motoneurone auf Höhe der Läsion in diesem Rückenmarkssegment eine schlaffe Lähmung festgestellt werden.

Die dissoziierte Empfindungsstörung wird auch bei Verletzungen der spinothalamischen Fasern im Bereich ihrer Kreuzungsstelle in der Commissura alba beobachtet. Aufgrund der Somatotopie des Faserverlaufs an dieser Stelle beobachtet man bei extramedullären Ursachen (z. B. einem Tumor) eher eine an der unteren Extremität beginnende aufsteigende Ausbreitungstendenz der Symptomatik. Bei intramedullären Prozessen (z. B. einer **Syringomyelie,** Höhlenbildung im Rückenmarkszentrum) fällt eher eine von der oberen Extremität absteigende Ausbreitung der Symptome auf.

Spinozerebelläres System

Die Propriozeption (Tiefensensibilität) umfasst den Stellungs-, Bewegungs- und Kraftsinn des Körpers. Während die bewusst wahr-

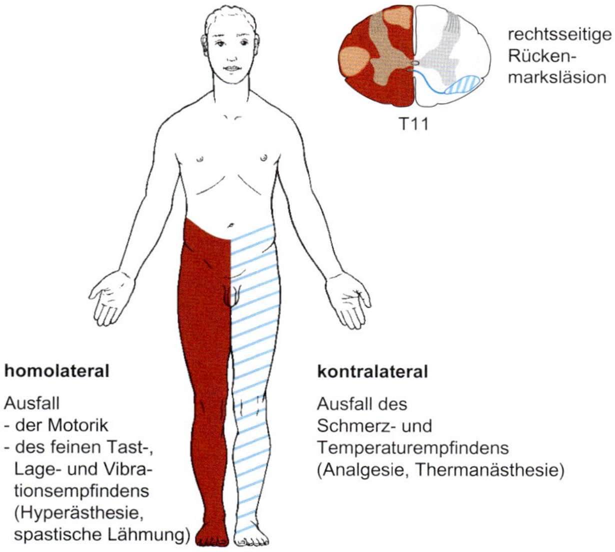

Abb. 13.11 BROWN-SÉQUARD-Syndrom bei Hemisektion des Rückenmarks auf Höhe von T11 mit konsekutiver Halbseitenlähmung, Verlust des Temperatur- und Schmerzempfindens auf der kontralateralen Seite und ipsilateraler Schädigung des feinen Tastempfindens, Vibrationsempfindens und des Lagesinns. [S702-L126]

genommene Propriozeption über die Hinterstrangbahnen geleitet wird (s. o.), verläuft die für Bewegungsabläufe unverzichtbare unbewusste Propriozeption über spinozerebelläre Systeme. Die Impulse der Propriozeptoren der unteren Extremität werden über die vordere und hintere Kleinhirnstrangbahn (**Tractus spinocerebellares anterior [GOWER] und posterior [FLECHSIG]**) geleitet, während die der oberen Extremität das Spinocerebellum über die **Fibrae cuneocerebellares** und die obere Kleinhirnstrangbahn (**Tractus spinocerebellaris superior**) erreichen.
Auch im spinozerebellären System befinden sich die pseudounipolaren Perikarya des **1. Neurons** in den Spinalganglien. Ihre zentral gerichteten Axone gelangen über die Radix posterior ins Hinterhorn und Axonkollateralen erreichen im Hinterstrang angrenzende Rückenmarkssegmente. Die Hauptmasse der Fasern bildet jedoch in der Lamina VII (nach REXED) Synapsen mit Strangzellen, die in ihrer säulenförmigen Gesamtheit den **Nucleus dorsalis STILLING-CLARKE** (syn.: Nucleus thoracicus posterior) bilden. Diese Kernsäule dehnt sich zwischen den Segmenten T1 und L2 aus. Seine Axone bündeln sich zum **Tractus spinocerebellaris posterior (FLECHSIG),** der ipsilateral im Seitenstrang über den Pedunculus cerebellaris inferior in die gleichseitige Kleinhirnhemisphäre gelangt.
Ein anderer Teil der Fasern wird in den Laminae V–VII umgeschaltet, kreuzt aber bereits auf Segmentebene über die Commissura alba anterior zur Gegenseite, um im kontralateralen Seitenstrang als **Tractus spinocerebellaris anterior (GOWER)** nach kranial zu ziehen. Diese Fasern kreuzen vor dem Eintritt über den oberen Kleinhirnstiel ins Kleinhirn nochmals („double crosser"), sodass sie letztlich auch in der ipsilateralen Kleinhirnhemisphäre enden. Beide Tractus sind somatotop gegliedert, unterscheiden sich aber in der Qualität der zugeleiteten Rezeptorimpulse und ihrer Funktion: Über den posterioren Strang erhält das Kleinhirn Impulse zur Steuerung des Zusammenspiels individueller Muskelgruppen einer Extremität, während der anteriore Trakt (mit größeren rezeptiven Feldern und daher eher gröberen Informationen) eher Einfluss auf die Motorik einer kompletten Extremität nimmt.
Analog zum Tractus spinocerebellaris anterior für die untere Extremität kann für die obere Extremität ein **Tractus spinocerebellaris superior** beschrieben werden, dessen 2. Neurone in den Rückenmarkssegmenten C5–8 liegen und dessen Axone über den oberen Kleinhirnstiel ins Kleinhirn gelangen. Das Äquivalent zum posterioren Kleinhirnseitenstrang für die obere Extremität sind die **Fibrae cuneocerebellares.** Ihre Afferenzen verlaufen ebenfalls ipsilateral im Hinterstrang und erreichen in der Medulla oblongata den **Nucleus cuneatus accessorius (MONAKOW),** von dem sie nach Umschaltung auf das 2. Neuron als **Fibrae arcuatae externae posteriores** über den oberen Kleinhirnstiel ipsilaterale vermale und paravermale Kleinhirnregionen erreichen.
Neben diesen direkten spinalen Projektionsfasern ins Kleinhirn gibt es auch noch **indirekte propriozeptive Bahnsysteme,** die z. B. über den unteren Olivenkomplex ins Kleinhirn gelangen (➤ Abb. 13.9).

MERKE

- Die Fasern des Hinterstrangsystems verlaufen ohne Umschaltung und ohne Kreuzung im ipsilateralen Funiculus posterior nach kranial zu den Nuclei cuneatus und gracilis.
- Bahnen zum Kleinhirn enden primär in der ipsilateralen Kleinhirnhemisphäre, die Bahnen zum Cortex in der kontralateralen Großhirnhemisphäre.
- Die aufsteigenden Bahnen sind somatotop gegliedert. Durch die Kreuzung des Tractus spinothalamicus bereits auf Segmentebene ist seine Somatotopie genau umgekehrt zu der des Hinterstrangsystems angelegt (zervikale Segmente medial, sakrale Segmente lateral).
- In der Commissura alba anterior kreuzen Fasern des Tractus spinothalamicus lateralis (z. T. auch des Tractus spinothalamicus anterior), des Tractus spinocerebellaris anterior und des Tractus spinoolivaris.

Trigeminoafferentes System

Die sensiblen Informationen aus der Kopfregion werden nicht über das Rückenmark, sondern über afferente Fasern von 4 Hirnnerven geleitet. Die exterozeptive Somatosensibilität der Haut wird hauptsächlich über den N. trigeminus [V] geleitet, während der N. facialis [VII], der N. glossopharyngeus [IX] und der N. vagus [X] bevorzugt die Viszerosensibilität vermitteln.

Tastempfinden

Die Perikarya des 1. Neurons liegen entsprechend nicht in Spinalganglien, sondern im **Ganglion trigeminale (GASSERI)** (➤ Abb. 13.10). Das zentripetal gerichtete Axon erreicht den pontinen Kern des N. trigeminus, den **Nucleus principalis nervi trigemini.** Die Axone des 2. Neurons verlaufen dann überwiegend gekreuzt im **Tractus trigeminothalamicus (anterior)** oder z. T. auch ungekreuzt im **Tractus trigeminothalamicus posterior** zum Thalamus. Die Axone bilden den **Lemniscus trigeminalis,** der sich dem Lemniscus medialis anlagert und schließlich den **Nucleus ventralis posteromedialis** erreicht. Dort wird auf das 3. Neuron umgeschaltet, dessen Fasern über die Capsula interna ebenfalls den Gyrus postcentralis (4. Neuron) erreichen.

Tiefensensibilität

Eine Ausnahme bildet die Leitung propriozeptiver Afferenzen aus der Kaumuskulatur: Die Perikarya dieser pseudounipolaren Neurone liegen typischerweise *nicht* im Ganglion trigeminale. Vielmehr erreichen die Fasern über die Radix motoria direkt den **Nucleus mesencephalicus nervi trigemini** im ZNS, sodass auch vom einzigen zentral gelegenen Ganglion des Körpers gesprochen wird (s. a. ➤ Kap. 12.5.8). Durch Efferenzen, die vom Nucleus mesencephalicus zum Nucleus motorius nervi trigemini ziehen, wird die Kaumuskulatur reflektorisch gesteuert. Das Zusammenspiel dieser Hirnnervenkerne wird beispielsweise deutlich, wenn man beim Kirschenessen plötzlich auf einen Kern beißt. Sofort setzt ein Schutzmechanismus ein, der zu einer reflektorischen Hemmung der Kaumuskulatur führt. Auch der Masseterreflex basiert auf der Verschaltung zwischen diesen beiden Kerngebieten.

Schmerz- und Temperaturempfinden

Diese afferenten Fasern erreichen ebenfalls das Ganglion trigeminale (1. Neuron), um dann allerdings die Pars caudalis des **Nucleus spinalis nervi trigemini** (2. Neuron), der im Prinzip die Hinterhornstruktur des Rückenmarks nach kranial fortsetzt, zu erreichen. Dieses Kerngebiet reicht als lang gestreckte Kernsäule vom oberen Zervikalmark bis in die kaudalen Abschnitte des Pons und ist somatotop gegliedert. Nach Umschaltung verlaufen die Fasern gekreuzt – unter Anlagerung an den Tractus spinothalamicus – und erreichen analog zur epikritischen Sensibilität das 3. Neuron im **Nucleus ventralis posteromedialis** des Thalamus, um schließlich im Gyrus postcentralis (4. Neuron) zu enden.
Es werden auch trigeminozerebelläre Fasern beschrieben, die allen 3 somatoafferenten Trigeminuskernen entstammen und als Moosfasern über den oberen und den unteren Kleinhirnstiel das ipsilaterale Spinocerebellum erreichen.

MERKE

Das Perikaryon des 1. Neurons für propriozeptive Impulse aus der Kaumuskulatur liegt nicht im Ganglion trigeminale, sondern im Nucleus mesencephalicus nervi trigemini.

Somatosensibler Cortex

In der Peripherie werden verschiedene Sinnesmodalitäten von unterschiedlichen Rezeptoren wahrgenommen und im ZNS zunächst über getrennte Bahnsysteme weitergeleitet. Der Cortex übernimmt funktionell die Integration dieser Sinnesempfindungen, um eine zusammenhängende Wahrnehmung abzubilden. Der **primär somatosensible Cortex** umfasst die BRODMANN-Areae 1, 2 und 3a und b im Gyrus postcentralis des Parietallappens. Auch hier ist eine Unterscheidung in modalitätsspezifische Projektionen aus dem ventrobasalen Thalamus nachvollziehbar. Mechanoafferenzen des Tastempfindens projizieren primär in die Lamina IV der BRODMANN-Areae 1 und 3b, propriozeptive Afferenzen dagegen eher in die BRODMANN-Areae 2 und 3a sowie Temperatur- und Schmerzempfindungen eher in die BRODMANN-Area 3. Insbesondere in der BRODMANN-Area 2 konvergieren verschiedene Sinnesmodalitäten auf eine Nervenzellsäule. Der Größe der peripheren rezeptiven Felder entsprechend ergibt sich im primär somatosensiblen Cortex das Abbild eines sensiblen Homunkulus, wobei die kortikalen rezeptiven Felder aufgrund von Divergenz- und Konvergenzverschaltungen größer sind als die des peripheren Rezeptors (➤ Abb. 13.8). Außerdem können sich die kortikalen rezeptiven Felder durch Lernvorgänge und häufig wiederholte Bewegungsabläufe vergrößern oder umorganisieren. Im Extremfall kann dabei die Propriozeption beeinträchtigt werden und eine Fehlsteuerung der Motorik in der betroffenen Körperregion zur Folge haben. Beispielsweise kommt bei 14–16 % der Profimusiker (z. B. Geiger) eine fokale Dystonie (Bewegungsstörung) der Finger vor. Die Aktivität der Fingermuskulatur beim intensiven Musizieren führt zu einer Vergrößerung der kortikalen rezeptiven Felder, deren Überlappung zu unwillkürlichen anhaltenden Kontraktionen oder im Extremfall zu Fehlstellungen führen kann.

Über bisher noch nicht eindeutig nachgewiesene Mechanismen findet im primär somatosensiblen Cortex neben der primären Wahrnehmung der Sinnesreize auch eine subjektive Sinneswahrnehmung statt. In der Regel erfolgt die hauptsächliche Interpretation der somatosensiblen Informationen jedoch erst im **sekundären somatosensiblen Cortex,** einem kleinen Areal am Sulcus lateralis (Fissura SYLVII), dem Operculum parietale. Hier laufen – verbunden über das Corpus callosum – auch Reizimpulse aus beiden Körperhälften zusammen. Eine Läsion dieser Region kann dazu führen, dass getastete Gegenstände nicht mehr erkannt werden (taktile Agnosie). Efferente Projektionen verlaufen vom sekundär somatosensiblen Cortex einerseits in die **somatosensiblen Assoziationsfelder** (postparietaler Cortex, BRODMANN-Areae 5 und 7, ➤ Abb. 13.12), andererseits auch zur Inselregion und zum limbischen System. In den Assoziationsfeldern werden visuelle Reize mit den somatosensiblen Reizen verknüpft oder nehmen über efferente Fasern zur Präzentralregion Einfluss auf die motorische Steuerung.

Die Intaktheit von Tastsinn und Propriozeption ist während der frühkindlichen Entwicklung grundlegend für eine korrekte Entwicklung motorischer Fertigkeiten wie Gehen oder Greifen. Darüber hinaus hat sich aber auch gezeigt, dass taktile Reize maßgeblich für eine gesunde Entwicklung kommunikativer und sozialer Kompetenzen sind.

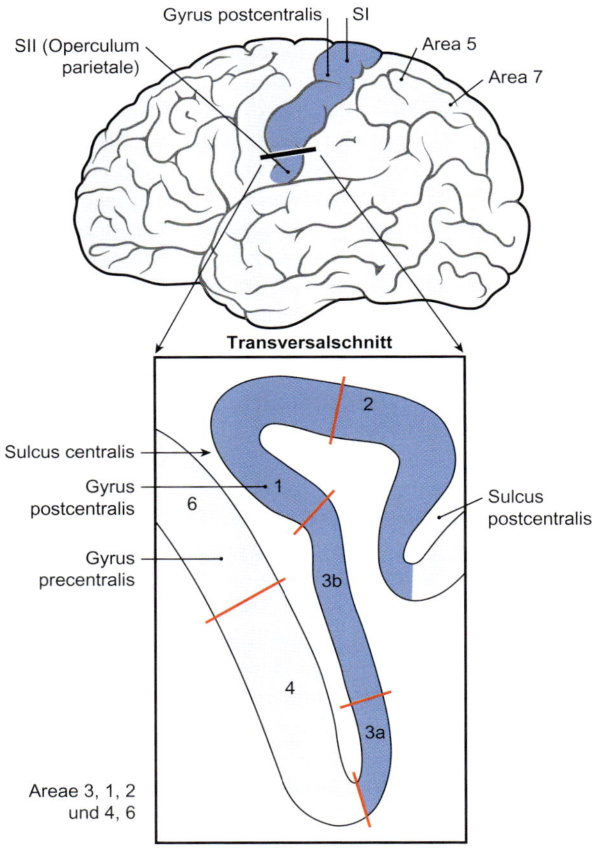

Abb. 13.12 Primär somatosensibles Rindenfeld (SI: BRODMANN-Areae 3, 1, 2), sekundär somatosensibles Rindenareal im Operculum parietale (SII) und somatosensibler Assoziationscortex (BRODMANN-Areae 5 und 7) des Lobus parietalis. [S702-L126]/[B500~M492/L316]/[G1077]

13.3 Visuelles System

Michael J. Schmeißer

Kompetenzen

Nach Bearbeitung dieses Lehrbuchkapitels sollten Sie in der Lage sein:

- die anatomischen Strukturen der Sehbahn samt der neuronalen Verschaltung in der richtigen Reihenfolge aufzuzählen und je nach Lokalisation einer Sehbahnschädigung deren klinische Folgen zu beschreiben
- die anatomischen Strukturen des Pupillen- und Akkommodationsreflexes jeweils samt der neuronalen Verschaltung in der richtigen Reihenfolge aufzuzählen und je nach Lokalisation einer Schädigung deren klinische Folgen zu beschreiben
- supranukleäre Zentren für die Steuerung der Okulomotorik zu benennen sowie mögliche Ursachen und klinische Folgen von horizontalen und vertikalen Blickparesen zu erläutern

Klinischer Fall

Neuritis nervi optici

Anamnese

Eine 25-jährige Studentin stellt sich in der Ambulanz der Universitätsaugenklinik vor. Sie lernt gerade für eine Prüfung und hat seit ein paar Tagen den Eindruck, bei der Lektüre ihrer Lehrbücher mit dem linken, nicht jedoch mit dem rechten Auge verschwommen zu sehen. Ähnliche Symptome seien bereits – wenn auch etwas weniger stark – vor einem Jahr aufgetreten und wieder von alleine abgeklungen. Auf Nachfrage verneint sie Kopfschmerzen oder Doppelbilder.

Erstuntersuchung

Die augenärztliche Untersuchung ist bis auf einen leichten Bulbusbewegungsschmerz links unauffällig.

Weitere Diagnostik
Nach EEG-Ableitung der visuell evozierten Potenziale (VEP) zur Erfassung der sensorischen Erregungsleitung innerhalb der Sehbahn fällt eine deutliche Verzögerung der Nervenleitgeschwindigkeit nach Stimulation des linken Auges auf.

Diagnose
Aufgrund des linksseitigen Schleiersehens und des pathologischen VEP-Befundes mit Verzögerung der Nervenleitgeschwindigkeit innerhalb der Sehbahn wird die Diagnose einer – wahrscheinlich wiederholt aufgetretenen – Neuritis nervi optici gestellt.

Therapie und weiteres Vorgehen
Die Patientin erhält über 3 Tage 1 g Methylprednisolon pro Tag intravenös appliziert. Da eine Neuritis nervi optici – vor allem bei wiederholtem Auftreten und bei jungen Patienten – auf eine multiple Sklerose hinweisen kann, werden bei der Patientin eine MRT-Untersuchung des gesamten ZNS und eine Lumbalpunktion durchgeführt, um MS-typische Befunde auszuschließen.

13.3.1 Sehbahn

Die Sehbahn ist ein afferentes System des ZNS, das dazu dient, dem Bewusstsein Seheindrücke zu vermitteln. Sie besitzt keinen peripheren Abschnitt, sondern beginnt in der Netzhaut **(Retina)** und endet in der Sehrinde **(visueller Cortex)** im Okzipitallappen des Großhirns.

MERKE
Abhängig davon, ob das erste Neuron ein Zapfen oder ein Stäbchen ist, besteht die Neuronenkette der Sehbahn aus 4 (Zapfen) oder 5 (Stäbchen) Zellen. Die ersten 3 bzw. 4 Neurone befinden sich dabei innerhalb der Retina; das 4. bzw. 5. Neuron liegt im Corpus geniculatum laterale (CGL) des Diencephalons.

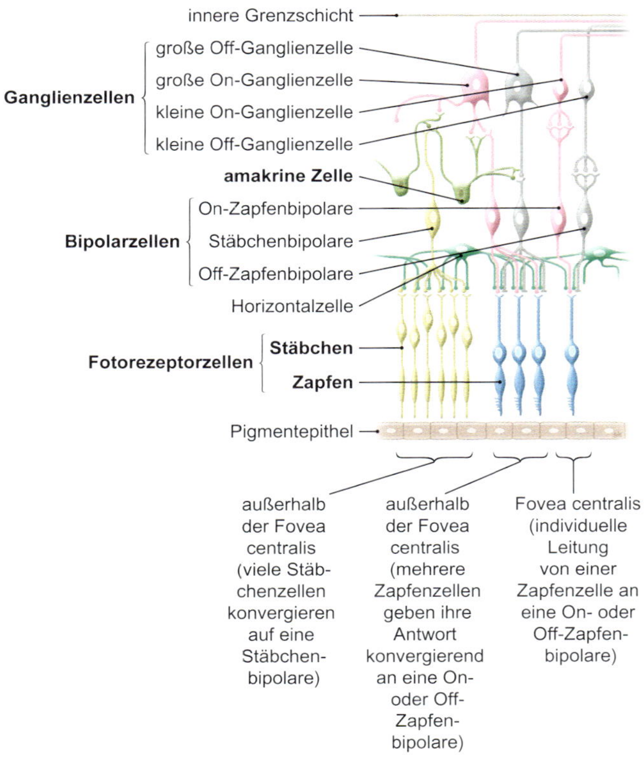

Abb. 13.13 Neuronale Verschaltung der Netzhaut (Retina).
[S702-L238]

Retina

Auf der Retina (Tunica interna bulbi, ➤ Kap. 9.4.4) wird der mit den unbewegten Augen wahrnehmbare Teil der Umwelt, das Gesichtsfeld, abgebildet. Der größte Teil des Gesichtsfelds ist für beide Augen deckungsgleich, nur ein kleiner, äußerer Teil des Gesichtsfelds ist jeweils nur mit einem Auge wahrnehmbar. Die Abbildung des Gesichtsfelds auf der Retina ist spiegelverkehrt und auf dem Kopf stehend.
Die Retina enthält die ersten 3 bzw. 4 Neurone der Sehbahn (➤ Abb. 13.13):

- 1. Neuron: **Fotorezeptorzelle** (Zapfen oder Stäbchen)
- 2. Neuron: **Bipolarzelle** (folgt sowohl auf Zapfen als auch auf Stäbchen)
- 3. Neuron der Zapfenbipolaren: **Ganglienzelle**
- 3./4. Neuron der Stäbchenbipolaren: **amakrine Zelle/Ganglienzelle**

Bei den Ganglienzellen unterscheidet man entsprechend ihrer Größe **magnozelluläre** und **parvozelluläre** Neurone, die das **M-** bzw. das **P-System** bilden. Das M-System ist für die Erkennung von Bewegungen, das P-System für die Erkennung von Farben und Formen verantwortlich.

Verlauf der Sehbahn

N. opticus
Das 3. und das 4. Neuron der Sehbahn haben einen relativ langen Fortsatz, der zunächst im N. opticus [II] verläuft. Dieser Hirnnerv bildet sich aus dem Zusammenschluss aller Axone der retinalen Ganglienzellen, verläuft durch die Orbita und vereinigt sich nach Eintritt in die mittlere Schädelgrube mit dem N. opticus der Gegenseite zum Chiasma opticum (➤ Kap. 9.3.2, ➤ Kap. 12.5.5).

Chiasma opticum
Im Chiasma opticum kreuzt etwa die Hälfte aller im N. opticus verlaufenden Fasern auf die Gegenseite. Dabei handelt es sich um die Fasern aus den nasalen Retinahälften (die die temporalen Gesichtsfelder abbilden) – die Fasern aus den temporalen Retinahälften kreuzen hingegen nicht. Klinisch wichtig sind die engen topografischen Beziehungen des Chiasma opticum zur Hypophyse, die unterhalb des Chiasmas liegt, sowie zur A. carotis interna, die sich jeweils lateral vom Chiasma befindet.

Tractus opticus
Im Tractus opticus, der anterolateral an den Crura cerebri des Mesencephalons vorbeizieht, verlaufen die vom ipsilateralen Auge stammenden Fasern der temporalen Retinahälfte sowie die vom kontralateralen Auge stammenden Fasern der nasalen Retinahälfte. Damit enthält jeder Tractus opticus die Fasern korrespondierender Retinahälften – der rechte die Fasern der rechten Retinahälften beider Augen und damit die Information aus dem linken Gesichtsfeld; der linke die Fasern der linken Retinahälften beider Augen und damit die Information aus dem rechten Gesichtsfeld. Der größte Teil der Fasern endet jeweils als Radix lateralis im CGL des Thalamus; kleine Teile, **extragenikuläre Projektionen,** zweigen jedoch bereits vorher ab. Hierzu gehört z. B. die retinohypothalamische Projektion, die zum Nucleus suprachiasmaticus des Hypothalamus zieht und damit zur Regulation des Tag-Nacht-Rhythmus beiträgt; oder die Radix medialis, die über das Brachium colliculi superioris zum Colliculus superior und zur Area pretectalis des Mesencephalons zieht und damit in visuelle Reflexe und in die Okulomotorik eingebunden ist.

Corpus geniculatum laterale

Im CGL endet der Fortsatz des 3./4. Neurons und es findet die Umschaltung auf das 4./5. Neuron der Sehbahn statt. Hierbei handelt es sich um ein **genikulokortikales Projektionsneuron.** Das CGL ist 6-schichtig aufgebaut, wobei die Neurone der ersten beiden Schichten besonders groß sind und zum M-System gehören. Die Neurone der Schichten 3–6 sind eher klein und gehören funktionell zum P-System. Das CGL erhält aufgrund des Faserverlaufs der retinalen Axone im Tractus opticus die visuelle Information aus dem jeweils kontralateralen Gesichtsfeld.

Radiatio optica

Das Axon des 4./5. Neurons der Sehbahn verläuft in der Radiatio optica oder GRATIOLET-Sehstrahlung, die zunächst im Temporallappen und im weiteren Verlauf durch den hinteren Teil des Crus posterius (Pars retrolenticularis) der Capsula interna bis in den Okzipitallappen zieht.

Visueller Cortex

Die genikulokortikalen Fasern enden schließlich im primären visuellen Cortex (BRODMANN-Area 17). Dieser befindet sich am Okzipitalpol beidseits des **Sulcus calcarinus.** Der visuelle Cortex einer jeden Seite erhält ähnlich wie das CGL die visuelle Information des jeweils kontralateralen Gesichtsfelds. Dabei ist der obere Teil des Gesichtsfelds kortikal unterhalb des Sulcus calcarinus, der untere Teil des Gesichtsfelds oberhalb des Sulcus calcarinus repräsentiert. Schalenartig wird die BRODMANN-Area 17 von den Areae 18 und 19 umgeben, die zum sekundären visuellen Cortex gezählt werden und die Sehimpulse weiterverarbeiten.

MERKE

Die gesamte Sehbahn ist **retinotop** gegliedert. Dies bedeutet, dass benachbarte Felder der Retina auf benachbarte Neurone innerhalb der Sehbahn abgebildet werden. Außerdem sind für den Seheindruck wichtige Retinaanteile durch besonders große Areale innerhalb der Sehbahn repräsentiert: So nimmt die Projektion, die der Fovea centralis retinae – dem Ort des schärfsten Sehens – entstammt, sowohl innerhalb des CGL als auch innerhalb des visuellen Cortex unmittelbar am Okzipitalpol das größte Gebiet ein.

Klinik

Wird die Sehbahn an definierten Stellen geschädigt, kommt es zu Gesichtsfeldausfällen (**Skotome;** ➤ Abb. 13.14). Ein Gefäßverschluss der A. centralis retinae oder ein schweres Schädel-Hirn-Trauma mit Orbitabeteiligung kann z. B. zu einer kompletten Schädigung der Retina oder des N. opticus vor Erreichen des Chiasma opticum führen und damit eine Erblindung des betroffenen Auges zur Folge haben **(Amaurose).** Bei weiteren Läsionen der Sehbahn lässt die Art des Skotoms bereits klinisch auf den Ort der Schädigung schließen. Nimmt der Patient z. B. nur noch die jeweils nasalen Anteile der Gesichtsfelder beider Augen wahr (Scheuklappenblick), liegt eine mediane Schädigung der im Chiasma opticum kreuzenden nasalen Fasern vor, welche die temporalen Gesichtsfeldanteile reprä-

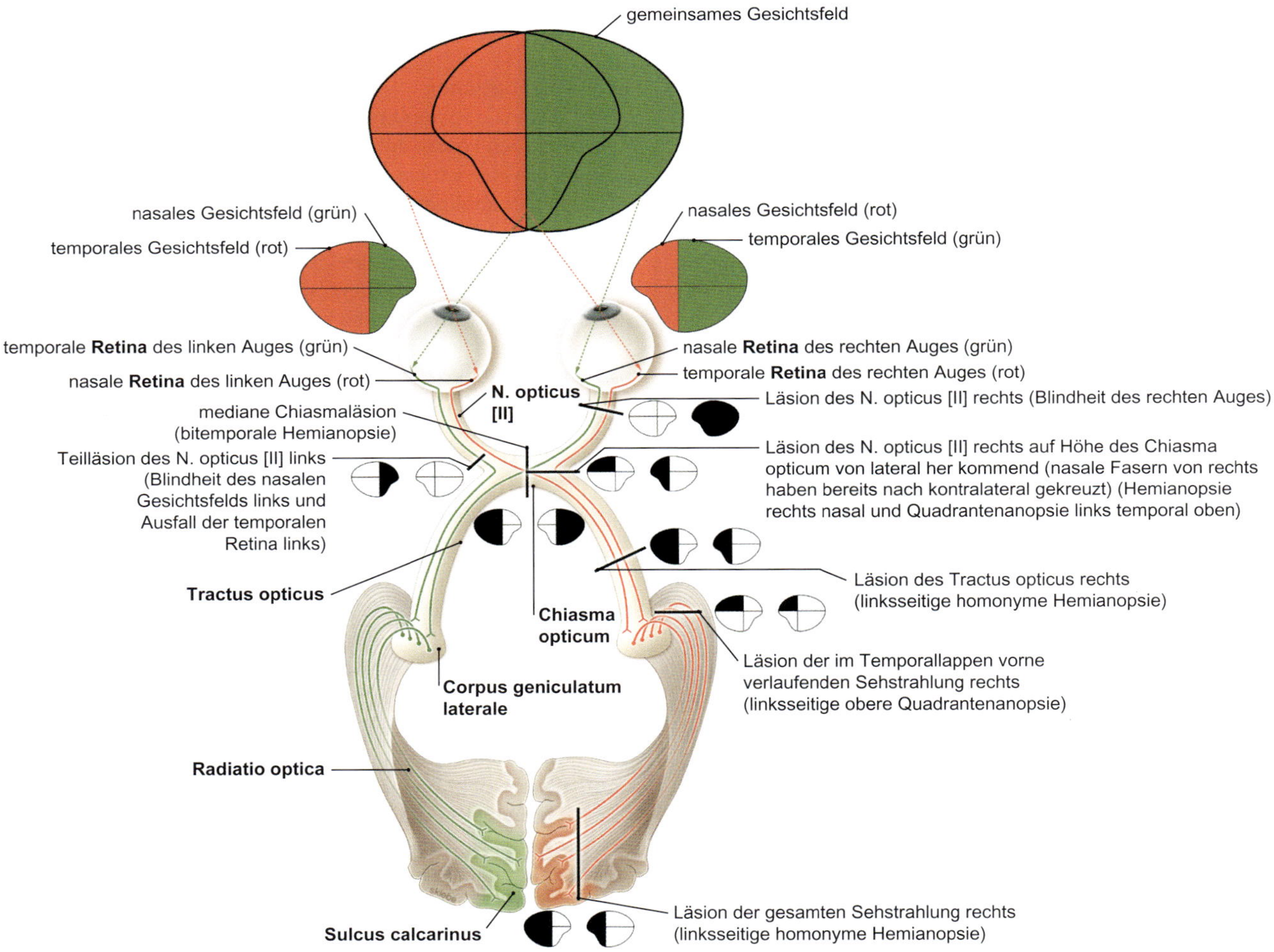

Abb. 13.14 Sehbahn und mögliche Gesichtsfeldausfälle. [S700-L238/R363]

sentieren **(bitemporale Hemianopsie).** Wird hingegen nur noch ein Gesichtsfeld wahrgenommen, handelt es sich eine Schädigung entweder des Chiasma opticum von lateral, des kontralateralen Tractus opticus oder der kompletten kontralateralen Radiatio optica bzw. des kontralateralen visuellen Cortex **(homonyme Hemianopsie).**
Es gibt in der Praxis auch Teilausfälle, z. B. Quadrantenanopsien oder sehr seltene Befunde wie z. B. die binasale Hemianopsie durch eine beidseitige Schädigung des Chiasma opticum von lateral. Das Ausmaß eines Skotoms kann vom Augenarzt durch eine systematische Vermessung des Gesichtsfelds erfasst werden **(Perimetrie).** Die Ursachen können vielfältig sein, z. B. kann das Chiasma opticum durch einen Hypophysentumor oder durch ein Aneurysma der A. carotis interna geschädigt werden. Der Tractus opticus, die Radiatio optica oder der visuelle Cortex können aufgrund von Durchblutungsstörungen, entzündlichen Veränderungen (z. B. bei multipler Sklerose) oder durch hirneigene Tumoren funktionell beeinträchtigt sein. Daher ist zur diagnostischen Abklärung eines Skotoms in der Regel eine zerebrale Bildgebung (CT oder MRT) unumgänglich.

13.3.2 Visuelle Reflexe

Neben der Vermittlung von Seheindrücken ans Bewusstsein sind für einen intakten Sehvorgang die Hell-dunkel-Einstellung, die Nah-fern-Einstellung sowie die Einstellung der Blicklinien von großer Bedeutung. Diese Funktionen werden über den **Pupillenreflex** sowie über den **Akkommodations-** und **Konvergenzschaltapparat** reguliert.

Pupillenreflex

Der Pupillen- oder Lichtreflex führt zu einer Verengung der Pupille **(Miosis)** in beiden Augen bei Lichteinfall in ein Auge (➤ Abb. 13.15):

- Der afferente Reflexschenkel besteht aus Axonen retinaler Ganglienzellen, die vor Erreichen des CGL vom Tractus opticus abzweigen und über dessen Radix medialis in die Area pretectalis des Mesencephalons gelangen. Dort werden sie auf prätektale Neurone umgeschaltet, die sowohl zum ipsilateralen als auch – über die Commissura posterior – zum kontralateralen, allgemein viszeroefferenten Nucleus accessorius nervi oculomotorii ziehen (daher die Verengung der Pupillen beider Augen bei Lichteinfall in nur ein Auge: **konsensuelle Lichtreaktion**).
- Die dortigen präganglionären Neurone entsenden über den efferenten, parasympathischen Reflexschenkel ihre Axone, die im jeweiligen N. oculomotorius [III] verlaufen, zum Ganglion ciliare innerhalb der Orbita, wo die letzte Umschaltung erfolgt. Die postganglionären Fasern verlaufen schließlich in den Nn. ciliares breves zum M. sphincter pupillae.

Bei Dunkelheit kommt es zu einer Pupillenerweiterung **(Mydriasis).** Dies ist im Gegensatz zur Miosis sympathisch vermittelt:

- Auch hierbei besteht der afferente Reflexschenkel aus retinoprätektalen Axonen. Von der Area pretectalis aus verläuft jedoch eine Weiterverschaltung der entsprechenden Neurone über die Substantia grisea centralis bis ins Centrum ciliospinale im Nucleus intermediolateralis der Zona intermedia im Seitenhorn des Rückenmarks auf Höhe C8–T3.
- Hier beginnt der efferente, sympathische Reflexschenkel. Präganglionäre Fasern gelangen vom Centrum ciliospinale über

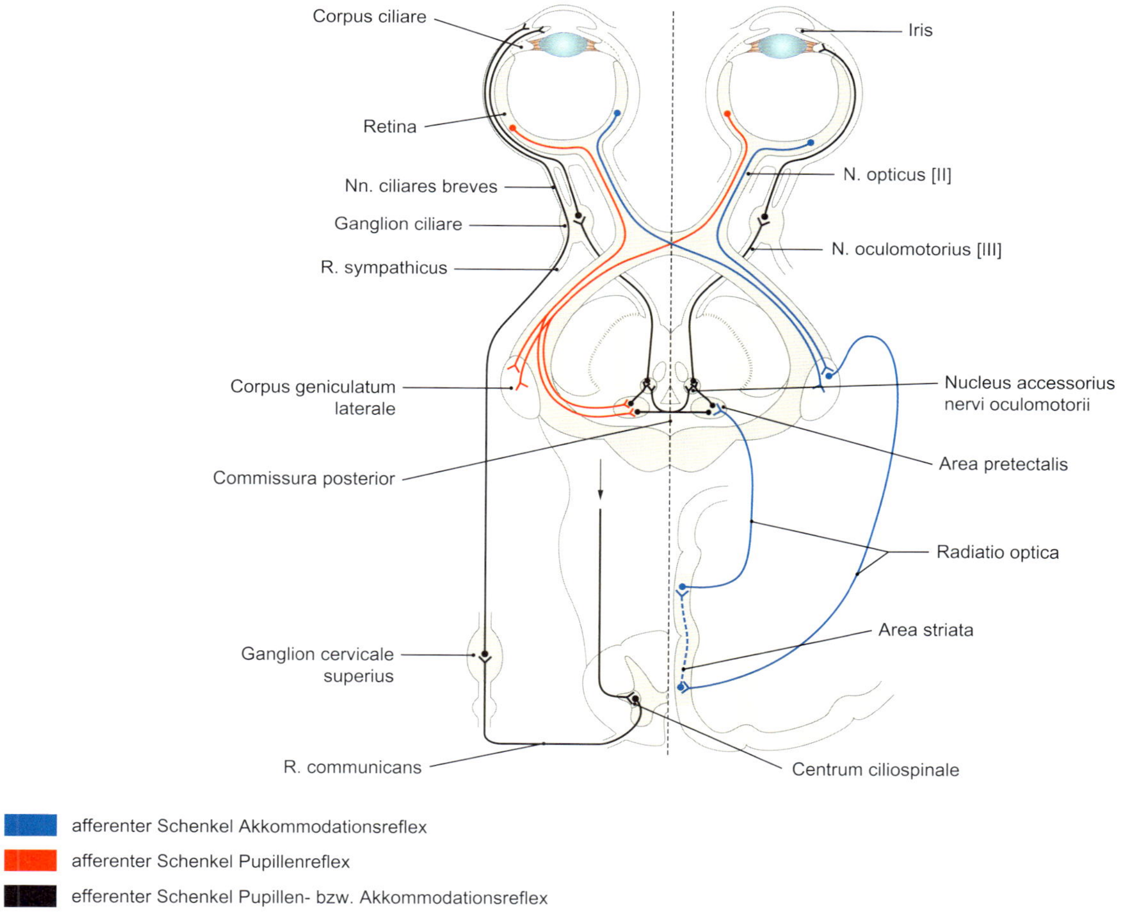

Abb. 13.15 Pupillen- (links) und Akkommodationsreflex (rechts). [S702-L126]/[B500~T1191]/[G1088]

Rr. communicantes zum Ganglion cervicale superius. Nach der Umschaltung verlaufen die postganglionären Fasern dann entlang den arteriellen Leitungsbahnen und schließlich über den Plexus caroticus internus bis nach intrakraniell. Der größte Teil der Fasern zieht zunächst gemeinsam mit dem N. ophthalmicus durch die Fissura orbitalis superior in die Orbita, verläuft dann ohne Umschaltung durchs Ganglion ciliare hindurch und erreicht schließlich über die Nn. ciliares breves den M. dilatator pupillae.

Klinik

Bei einer Läsion der Retina oder des N. opticus ist der afferente Schenkel des Pupillenreflexes unterbrochen. Es kommt also nicht nur zu einer Erblindung, sondern auch zur **amaurotischen Pupillenstarre.** Dies bedeutet, dass die direkte Lichtreaktion des betroffenen Auges erloschen ist. Bei Beleuchtung des gesunden Auges ist jedoch die indirekte, konsensuelle Lichtreaktion im betroffenen Auge auslösbar, da der efferente Reflexschenkel intakt ist.
Bei Läsion des efferenten Reflexschenkels, z. B. im Rahmen der Schädigung des N. oculomotorius [III], sind im betroffenen Auge sowohl direkte als auch indirekte Lichtreaktion erloschen. Man spricht von einer **absoluten Pupillenstarre.**
Bei Schädigung des Mesencephalons kann es durch beidseitige Unterbrechung der Verbindungen zwischen Area pretectalis und Nucleus nervi oculmotorii zu einem Verlust jeglicher Lichtreaktion auf beiden Augen kommen. Dies wird als **reflektorische Pupillenstarre** bezeichnet.

Akkommodationsreflex und Konvergenzreaktion

Um die Augen auf einen nahen Gegenstand einzustellen, müssen durch **Akkommodation** die Brechkraft der Linsen erhöht, durch die **Konvergenzreaktion** die Blicklinien zur Mitte hin gerichtet und durch eine Verengung der Blenden mittels **Miosis** die Tiefenschärfe erhöht werden (➤ Abb. 13.15):

- Der afferente Reflexschenkel jeder Seite entspricht der gesamten Sehbahn bis hin zum visuellen Cortex und enthält daher die Information beider Augen.
- Neurone des visuellen Cortex projizieren im efferenten Reflexschenkel über das Brachium colliculi superioris in die Area pretectalis und werden wie beim Lichtreflex verschaltet (gekreuzt und ungekreuzt). Eine Erhöhung der Linsenbrechkraft wird dabei über eine Kontraktion des von allgemein viszeroefferenten Fasern des N. oculomotorius [III] innervierten M. ciliaris erreicht, eine Miosis über die Kontraktion des von denselben Fasern innervierten M. sphincter pupillae.

Auch die Konvergenzreaktion wird über den N. oculomotorius [III] vermittelt, jedoch über dessen allgemein somatoefferente Fasern zu den Augenmuskeln. Dazu müssen von der Area pretectalis aus Neuronen des Nucleus nervi oculomotorii erregt werden, deren Axone über den N. oculomotorius den M. rectus medialis erreichen, um den jeweiligen Bulbus oculi zur Mitte hin zu bewegen. Gleichzeitig wird von der Area pretectalis aus über den Fasciculus longitudinalis medialis und dessen Verbindungen zum Nucleus nervi abducentis eine Erschlaffung des M. rectus lateralis erreicht.

13.3.3 Steuerung der Okulomotorik

Für die korrekte Ausführung rascher Blickbewegungen (Sakkaden) und langsamer Augenfolgebewegungen sowie bei der Fixierung von Objekten, während Kopf und Körper bewegt werden, ist die koordinierte Abstimmung der einzelnen Augenmuskelkerne im Hirnstamm essenziell. Entsprechende Impulse aus verschiedenen nervösen und muskulären Strukturen wie der Retina, den Propriozeptoren der äußeren Augenmuskeln, dem Vestibularapparat, dem zerebralen Cortex und dem Cerebellum gelangen zunächst zu **supranukleären Zentren,** in denen eine Vorintegration dieser Impulse stattfindet. Diese Zentren entsenden im Anschluss gezielt Signale an die entsprechenden Augenmuskelkerne. Zu den supranukleären Zentren zählt man:

- **Colliculi superiores:** Hierbei handelt es sich um ein optisches Reflexzentrum im Mesencephalon, das dem Auge dabei hilft, bewegte Objekte zu entdecken und zu verfolgen. Es besitzt ein oberflächliches sensorisches Areal, das von Fasern aus Retina, visuellem Cortex und frontalem Augenfeld erreicht wird. Darüber hinaus besitzt es ein tiefes Areal, das verschiedenste afferente Impulse aus zahlreichen Hirnregionen (somatoafferent, auditiv, motorisch) erhält und daher als multimodales Integrationszentrum dient. Neurone des oberflächlichen Areals projizieren efferent zum Corpus geniculatum laterale und über den Pulvinar thalami zum sekundären visuellen Cortex. Neurone des tiefen Areals projizieren efferent zum Hirnstamm und ins Rückenmark.
- **Area pretectalis:** Funktionell ist die Area pretectalis wichtig für den Pupillenreflex, den Akkommodationsreflex und für Konvergenzbewegungen (➤ Kap. 13.3.2). Diese Region des Mesencephalons liegt rostral der Colliculi superiores und erhält Afferenzen aus Retina, CGL und Colliculi superiores. Efferente Projektionen verlaufen entweder reziprok zu den Afferenzen oder erreichen andere supranukleäre Zentren sowie Augenmuskelkerne wie z. B. den Nucleus accessorius nervi oculomotorii.
- **Nucleus interstitialis CAJAL:** Dieses mesencephale Kerngebiet liegt lateral des rostralen Pols des Nucleus nervi oculomotorii und ist vor allem an der Auslösung vertikaler Blick- und Kopfbewegungen beteiligt. Afferent ist er mit der Area pretectalis, jedoch auch mit anderen supranukleären Zentren verbunden. Seine Efferenzen gelangen über die Commissura posterior hauptsächlich in den kontralateralen Nucleus nervi oculomotorii sowie in den Nucleus nervi trochlearis.
- **Nucleus interstitialis rostralis des Fasciculus longitudinalis medialis (RiFLM):** Auch dieser Kern liegt im Mesencephalon und koordiniert vertikale Blickbewegungen vor allem nach unten. Er befindet sich rostral des Nucleus interstitialis CAJAL und dorsomedial des Nucleus ruber. Afferenzen erhält er von der PPRF (s. u.) und von den Colliculi superiores. Efferente Projektionen werden zu den ipsilateralen Nuclei oculomotorius und trochlearis entsendet.
- **Paramediane pontine Formatio reticularis (PPRF):** Dieser Teil der Formatio reticularis gehört zu den Zellgruppen der medialen Zone im Pons, erhält kortikale Afferenzen von kontralateral und projiziert efferent auf den ipsilateralen Abduzenskern. Funktionell ist die PPRF daher für horizontale Augenbewegungen von Bedeutung.
- **Vestibulariskernkomplex** und **Fasciculus longitudinalis medialis (FLM):** Durch die Verbindung dieser Strukturen wird der vestibulookuläre Reflex ermöglicht (➤ Kap. 13.5). Entscheidend dafür sind efferente Projektionen der Vestibulariskerne zu den Augenmuskelkernen über den FLM.
- **Nucleus prepositus hypoglossi:** Dieser Kern liegt in der Medulla oblongata rostral des Nucleus nervi hypoglossi und ist für die Planung und Durchführung von Augenbewegungen von großer Bedeutung. Darüber hinaus wird angenommen, dass er Bewegungssignale intergriert, um die Augenposition zu halten. Afferenzen erhält der Nucleus prepositus von den frontalen Blickzentren beider Seiten, aus dem ipsilateralen Nucleus interstitialis

CAJAL, dem RiMLF und der Area pretectalis. Efferente Projektionen ziehen zu allen Augenmuskelkernen, ipsi- wie kontralateral.

Klinik

Klinisch unterscheidet man horizontale von vertikalen Blicklähmungen. Beide Arten sind in der Regel durch eine Schädigung der entsprechenden zentralen okulomotorischen Koordinations- und Integrationszentren bedingt.
Eine **horizontale Blicklähmung** entsteht bei einer supranukleären oder nukleären Läsion der PPRF. Die supranukleäre Läsion kann kortikale Areale wie das frontale Augenfeld oder subkortikale Strukturen wie die Capsula interna betreffen. Da die zugehörigen absteigenden Bahnen auf dem Weg zum Pons kreuzen, wird durch eine supranukleäre Läsion die kontralaterale PPRF weniger und die ipsilaterale PPRF verstärkt aktiviert. Dadurch „blickt der Kranke seinen Herd an". Bei einseitiger Schädigung der PPRF auf Höhe des Pons überwiegt hingegen die Aktivität der kontralateralen PPRF und „der Kranke blickt von seinem Herd weg".
Eine **vertikale Blickparese** entsteht bei einer Läsion des Tegmentum mesencephali, und zwar entweder des Nucleus interstitialis CAJAL, der Commissura posterior oder des Nucleus interstitialis rostralis des FLM (RiFLM). Bei einer Läsion der beiden ersteren Strukturen kommt es zu einer Blicklähmung nach oben auf der kontralateralen Seite, da die Fasern zu den entsprechenden Augenmuskelkernen kreuzen. Eine Läsion des RiFLM hingegen führt zu einer ipsilateralen Blicklähmung nach unten, denn die Fasern zu den entsprechenden Augenmuskelkernen kreuzen nicht.

Auch die „Augenmuskelkerne" im Hirnstamm müssen dicht untereinander vernetzt sein, sodass die Bewegungen der einzelnen Augenmuskeln aufeinander abgestimmt werden können. Hierzu dienen die bereits in ➤ Kap. 12.6 erwähnten internukleären Neurone, die innerhalb bestimmter „Augenmuskelkerne" gehäuft zu finden sind, z. B. im Nucleus nervi oculomotorii und Nucleus nervi abducentis. Diese beiden Kerne sind über eine reziproke Faserverbindung, die im **Fasciculus longitudinalis medialis** (FLM) verläuft, miteinander verbunden. Diese internukleäre Bahn dient der Koordination von M. rectus lateralis (innerviert vom N. abducens) und M. rectus medialis (innerviert vom N. oculomotorius) bei konjugierten horizontalen Augenbewegungen (Kontraktion des ipsilateralen M. rectus lateralis und des kontralateralen M. rectus medialis beim Blick nach ipsilateral). Bei Ausführung der Konvergenzreaktion wird diese Verbindung im FLM jedoch gehemmt, damit beide Bulbi durch eine gleichzeitige Kontraktion beider Mm. recti mediales nach innen geführt werden können.

Klinik

Ein entzündlicher Herd im Hirnstamm bei einer multiplen Sklerose kann je nach Ausmaß eine ein- oder beidseitige Schädigung des Fasciculus longitudinalis medialis zur Folge haben. Dies äußert sich als **internukleäre Ophthalmoplegie** (INO). Hierbei kann beim Blick zur kontralateralen Seite der Schädigung das Auge der geschädigten Seite nicht adduziert werden und es entstehen Doppelbilder. Klinisch wichtig ist, dass die Konvergenzreaktion erhalten bleibt und beim Geradeausblick keine Bulbusfehlstellung zu finden ist. Die periphere Innervation des M. rectus medialis durch den N. oculomotorius [III] ist nämlich völlig intakt, nur die Koordination der gleichzeitigen Kontraktion dieses Muskels bei Kontraktion des kontralateralen M. rectus lateralis fällt aus.

13.4 Auditives System

Anja Böckers

Kompetenzen

Nach Bearbeitung dieses Lehrbuchkapitels sollten Sie in der Lage sein:
- das auditive Funktionssystem (direkte/indirekte Hörbahn) anhand der in der ➤ Abb. 13.17 dargestellten Neuronenkette zu beschreiben
- mindestens 3 wichtige Funktionen der Hörbahn zu benennen (z. B. bewusstes Wahrnehmen akustischer Reize, Richtungshören, akustische Reflexverschaltung)
- die Funktionen der sekundären Hörrinde für Sprachbildung und -verständnis anhand spezifischer Läsionen zu erklären

Klinischer Fall

Anamnese
Eine 45-jährige Patientin berichtet ihrem HNO-Arzt, sie habe Schwierigkeiten, Gespräche in Räumen mit vielen Menschen zu verfolgen, außerdem sei ihr aufgefallen, dass sie oft nicht unterscheiden könne, welcher ihrer Telefonapparate in ihrem Büro tatsächlich klingele. Sie habe außerdem Probleme, die Richtung bewegter Objekte allein über das Geräusch auszumachen: So könne sie, an einem Gleis stehend, ohne hinzusehen, nicht sagen, aus welcher Richtung der Zug in den Bahnhof einfahre. Auf Befragen gibt sie an, seit 10 Jahren an rechtsseitigen Kopfschmerzen und einem rechtsseitigen Tinnitus zu leiden.

Erstuntersuchung
Die neurologische Untersuchung ist unauffällig.

Weitere Diagnostik
Die von der Patientin beschriebenen Defizite im Richtungshören werden mit einem speziellen Test objektiviert, bei dem die Differenz der Signallaufzeit von beiden Ohren gemessen wird. Außerdem zeigt sich ein leichtgradiger asymmetrischer Hörverlust im Niederfrequenzbereich (500 Hz). Die bildgebende Diagnostik (MRT) zeigt schließlich eine pontine Läsion zwischen dem Tegmentum und der Pars basilaris pontis, die am ehesten durch eine kapilläre Gefäßfehlbildung erklärt werden kann und anatomisch mit dem Areal des Corpus trapezoideum übereinstimmt.

Krankheitsbild
Im Corpus trapezoideum kreuzen Fasern der Hörbahn zur Gegenseite. Die Schädigung des Corpus trapezoideum hat damit auch Einfluss auf die Afferenzen zum oberen Olivenkomplex der Gegenseite und damit auf den binauralen Impulsaustausch, der für das Richtungshören maßgeblich ist.

13.4.1 Überblick

Das auditive System gliedert sich in einen den Schall aufnehmenden, einen den Schall weiterleitenden und einen ihn verarbeitenden Abschnitt. Der Schall wird zunächst über die Luft von der Ohrmuschel aufgenommen, dann auf das Trommelfell geleitet, durch die Gehörknöchelchenkette verstärkt und schließlich auf das Innenohr übertragen (➤ Kap. 9.5.2, ➤ Kap. 9.5.3). Der zentrale Abschnitt des auditiven Systems beginnt an den reizaufnehmenden Sinneszellen des **Organum spirale (CORTI-Organ)** der Hörschnecke, Cochlea, des Innenohrs und erreicht über eine mindestens fünfgliedrige Neuronenkette die primäre Hörrinde im Lobus temporalis des Telencephalons. Eine weitere Verarbeitung und Interpretation der hier

bewusst wahrgenommenen Töne, z. B. als Sprache oder Melodie, findet in den angrenzenden sekundären Rindenarealen statt.
Die Wahrnehmung akustischer Reize aus der Umwelt ist eine wichtige Sinnesfunktion, die das Überleben im Sinne einer Schutzfunktion sichert. Darüber hinaus ist das auditive System für die Vermittlung von Informationen und Emotionen wichtig. Die enge Verknüpfung zwischen Hören und Sprache wird besonders in der frühkindlichen Entwicklung deutlich, wenn durch eine Schädigung des auditiven Systems die Sprachentwicklung verzögert oder sogar unmöglich wird.
Als akustischer Reiz fungieren Schallwellen, die durch ihre Frequenz (gemessen in Hertz [Hz]) und ihre Amplitude (gemessen in Dezibel [dB]) charakterisiert sind. Das gesunde Ohr kann Frequenzen zwischen 18 Hz und 18 kHz wahrnehmen, wobei der Hauptsprachbereich zwischen 250 und 4 000 Hz bei einer Intensität von 40–80 dB liegt. „Lärmintensitäten" oberhalb von 140 dB können zu bleibenden Innenohrschädigungen und sogar zu Taubheit führen.

13.4.2 Peripherer Abschnitt

Im CORTI-Organ befinden sich die kochleären Sinneszellen, die in einer Reihe innerer Haarzellen und in 3 Reihen äußerer Haarzellen angeordnet sind. Diese Haarzellen sind spezialisierte Epithelzellen und keine Nervenzellen, man spricht daher auch von sekundären Sinneszellen. Die Haarzellen tragen auf der apikalen Zellmembran ca. 50–120 nach Größe angeordnete Stereozilien, die durch Proteinfäden („tip links") miteinander verbunden sind und daher immer gemeinsam reagieren. Adäquater Reiz für eine Depolarisation und Transmitterausschüttung der Sinneszellen ist das Abknicken der Stereozilien in Richtung auf die längste Stereozilie durch Kontakt mit der über dem CORTI-Organ liegenden Tektorialmembran. Die inneren Haarzellen sind als die eigentlichen Sensoren des auditiven Systems anzusehen. Sie leiten ihre Impulse an bipolare Typ-I-Ganglienzellen im **Ganglion spirale** weiter, das im Modiolus der knöchernen Schnecke liegt und an dessen Basis sich der N. cochlearis bzw. die **Pars cochlearis des N. vestibulocochlearis [VIII]** bildet (➤ Abb. 13.16).
Bei geringer Lautstärke reichen die Schwingungen der Basilarmembran jedoch nicht aus, um eine Depolarisation der inneren Haarzellen zu erzeugen, sodass diese erst durch einen kochlearen Mechanismus der äußeren Haarzellen mikromechanisch verstärkt werden müssen, um eine Erregung der inneren Haarzellen zu erzeugen. Sie werden afferent zum einen über pseudounipolare Typ-II-Ganglienzellen innerviert. Diese machen insgesamt allerdings nur 5 % aller Ganglienzellen des Ganglion spirale aus und ihre zentral gerichteten Axone treten zum Großteil nicht in den N. cochlearis ein, sondern übernehmen intrinsische kochleäre Koordinationsfunktionen (➤ Abb. 13.16).
Es ist wichtig, sich zu vergegenwärtigen, dass die Pars cochlearis entgegen dem allgemeinen Grundverständnis eines reizaufnehmenden Organs nicht nur afferente Fasern enthält, sondern auch efferente Fasern, die mit den afferenten Fasern der inneren Haarzellen und mit den Zellbasen der äußeren Haarzellen Synapsen bilden (vgl. ➤ Kap. 12.5.11, N. vestibulocochlearis [VIII]). Diese Efferenzen entstammen überwiegend dem oberen Olivenkomplex und werden als **olivokochleäres Bündel** bezeichnet. Nach Verlassen des Hirnstamms verlaufen diese Fasern zunächst im N. vestibularis, um dann im inneren Gehörgang auf den N. cochlearis zu wechseln **(OORT-Anastomose).** Dabei kommen die an den inneren Haarzellen endenden Fasern aus dem ipsilateralen Anteil des lateralen oberen Olivenkomplexes, während die Fasern der äußeren Haarzellen ihren Ursprung eher im kontralateral gelegenen medialen oberen Olivenkomplex haben.
Jeder Ton erzeugt einen Schalldruck, der erst die Perilymphflüssigkeit in eine Wellenbewegung und schließlich auch das Sinneszellen tragende CORTI-Organ auf der Basilarmembran in Schwingungen versetzt. Typischerweise ist die Basilarmembran an der Schneckenbasis schmaler (0,1 mm), fester und elastischer als an der Schneckenspitze (0,5 mm), sodass in Abhängigkeit von der Schallfrequenz unterschiedliche Abschnitte der Basilarmembran in Schwingung geraten: basisnahe Abschnitte (nahe am ovalen Fenster) bei hohen Frequenzen (16 000 Hz) und eher spitzennahe Abschnitte (nahe am Helicotrema) bei tiefen Frequenzen (20 Hz). Das CORTI-Organ befindet sich im mit Endolymphe gefüllten Ductus cochlearis auf der Basilarmembran (➤ Abb. 9.82).

Klinik

In der HNO-ärztlichen Praxis werden verschiedene Arten von Schwerhörigkeit unterschieden. Bei einer **Schallleitungsstörung** ist die Schallübertragung im äußeren Ohr oder im Mittelohr gestört. Dabei ist die Luftleitung des Schalls betroffen, während die Knochenleitung intakt bleibt. Die Luft- oder Knochenleitung überprüft man diagnostisch mit der von RINNE und WEBER beschriebenen Stimmgabeltestung.
Liegt dagegen eine Schädigung des Innenohrs selbst vor, spricht man von einer **Schallempfindungsstörung.** Streng genommen kann diese Schwerhörigkeit aber sensorisch (Innenohr im engeren Sinne) oder neuronal, also retrokochleär, bedingt sein. Zur Funktionsüberprüfung des Innenohrs und der zentralen Impulsverarbeitung kann man schon vor der Sprachentwicklung noch im Säuglingsalter eine **„brainstem evoked response audiometry"** (BERA) durchführen. Dazu werden nach standardisierter akustischer Reizung des Innenohrs über Oberflächenelektroden auf der Kopfhaut **akustisch evozierte Potenziale** (AEP) abgeleitet und u. a. deren Latenz und Amplitude beurteilt. Eine Schallempfindungsstörung im Kindes- oder Erwachsenenalter wird in der Praxisroutine durch eine **Schwellenaudiometrie** erfasst. Typische Erkrankungen sind die Altersschwerhörigkeit **(Presbyakusis)** oder das **Knalltrauma.**

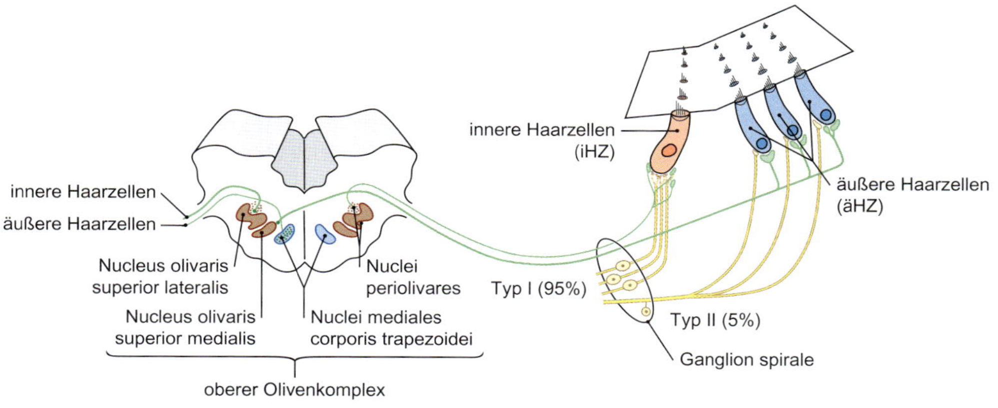

Abb. 13.16 Ursprünge und Terminationsgebiete der bipolaren Typ-I- und der pseudounipolaren Typ-II-Ganglienzellen sowie der olivokochleären efferenten Fasern (gelb = afferente Fasern; grün = efferente Fasern). [S702-L126]/[B500~M282/L132]/[G1087]

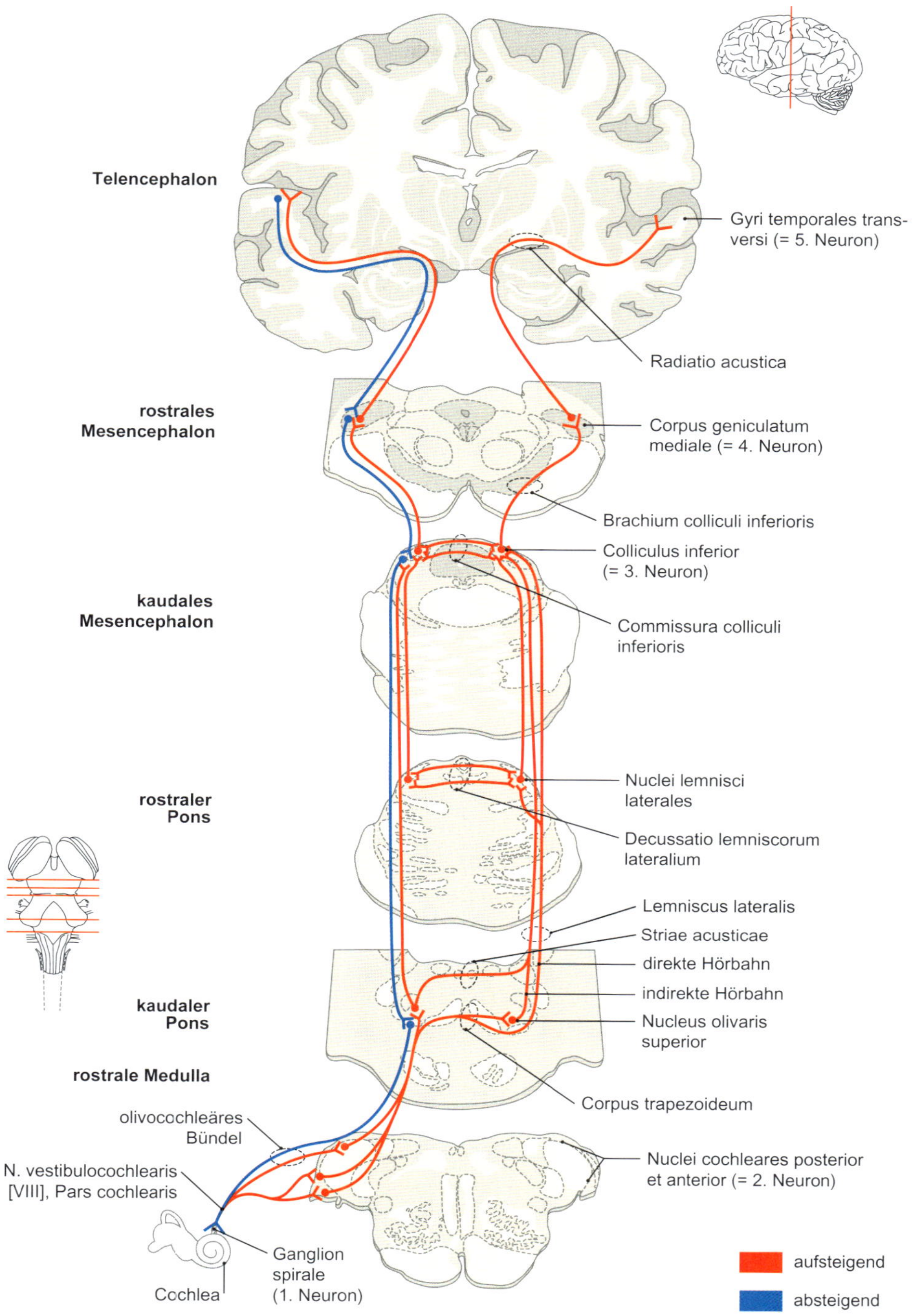

Abb. 13.17 Wichtigste neuronale Stationen und Kreuzungen der zentralen Hörbahn (Schema). [S702-L127]/[G1081]

13.4.3 Zentraler Abschnitt

Die Perikarya des ersten Neurons der zentralen Hörbahn liegen im **Ganglion spirale** im Modiolus der Cochlea (➤ Abb. 13.17, ➤ Tab. 13.4). Das zentral gerichtete Axon verläuft im **N. vestibulocochlearis** durch den inneren Gehörgang und erreicht im Kleinhirnbrückenwinkel zusammen mit dem N. facialis [VII] den Hirnstamm und die dorsolaterale Medulla oblongata. Hier liegen – dem Recessus lateralis des IV. Ventrikels unterlagert – die speziell somatoafferenten Cochleariskerne, die in eine vordere und in eine hintere Gruppe untergliedert werden und das 2. Neuron der Hörbahn bilden. Jeder Cochleariskern zeigt eine Tonotopie mit einer aufsteigenden Frequenzanordnung von tief nach hoch in anterior-posteriorer Ausrichtung.

Tab. 13.4 Auditives System.

Neuronenkette	Neuronengruppen
1. Neuron	Typ-I-Ganglienzellen im Ganglion spirale
2. Neuron	Nuclei cochleares anterior und posterior im Übergang zwischen dorsolateralem Pons und Medulla oblongata
(indirekte Hörbahn)	(Nuclei olivares superiores, ggf. über Nuclei corporis trapezoidei)
3. Neuron	Nucleus centralis colliculi inferioris im Tectum mesencephali
4. Neuron	Corpus geniculatum mediale des Metathalamus
5. Neuron	Gyri temporales transversi (HESCHL), BRODMANN-Area 41 im Lobus temporalis

MERKE

Die **Hörbahn** ist durchgehend tonotop gegliedert:
- Im reizaufnehmenden Organ, der Cochlea, wird der basisnahe Bereich von hohen Frequenzen, der spitzennahe Bereich von tiefen Frequenzen erregt.
- Im primären Rindenareal, den Gyri temporales transversi (HESCHL), sind hohe Frequenzen eher medial und tiefe Frequenzen eher lateral repräsentiert.

Der **Nucleus cochlearis anterior** gibt die von ihm empfangenen Impulse nahezu unverändert an den ipsi- und den kontralateralen oberen Olivenkomplex weiter. Die kreuzenden Fasern bilden dabei ein starkes Faserbündel, den **Trapezkörper (Corpus trapezoideum),** in dem in einzelnen Kernen, den **Nuclei corporis trapezoidei,** eine weitere Umschaltung erfolgen kann. Auch die Axone des **Nucleus cochlearis posterior** kreuzen zur Gegenseite. Die meisten Fasern kreuzen im Corpus trapezoideum, aber einige Fasern verlaufen vom Nucleus cochlearis posterior in den Striae acusticae (syn.: **Striae medullaris ventriculi quarti**) zum Sulcus medianus, um sich dort dem Lemniscus lateralis der Gegenseite anzuschließen.
Erreichen die Fasern vom oberen Olivenkomplex über den **Lemniscus lateralis** ohne weitere Umschaltung das nächste Neuron im Colliculus inferior, spricht man von **direkter Hörbahn.** Findet eine weitere Umschaltung im Verlauf des Lemniscus lateralis statt, wird dies als **indirekte Hörbahn** bezeichnet. Das 3. Neuron der direkten Hörbahn ist demnach der Nucleus centralis im Tectum mesencephali. Bevor der Lemniscus lateralis die Colliculi inferiores erreicht, verläuft er im kranialen Pons dorsolateral und oberflächlich. Er ist unmittelbar im Trigonum lemnisci laterale des Hirnstamms zu finden (➤ Kap. 11.2.3). Bereits auf Höhe des Hirnstamms bzw. im **oberen Olivenkomplex** konvergieren Informationen aus beiden Innenohren, was die anatomische Grundlage für das Richtungshören bildet. Der obere Olivenkomplex ist die entscheidende Schaltstelle der indirekten Hörbahn und setzt sich aus den **Nuclei olivares superiores** und den **Nuclei periolivares** zusammen. Der Kernkomplex liegt anterior zum Nucleus nervi abducentis [VI] im inneren Fazialisknie und besteht aus einem lateralen und einem medialen Anteil: Der laterale Anteil entsendet folgende Efferenzen:
- zu den Colliculi inferiores
- für akustische Reflexe auch zu den Mittelohrmuskeln, zum M. stapedius und zum M. tensor tympani
- das oben beschriebene olivokochleäre Bündel zurück zu den Haarzellen der Cochlea

Das Richtungshören basiert u. a. auf der Bestimmung der binauralen Laufzeitdifferenz im medialen bzw. der binauralen Pegeldifferenz im lateralen Komplexanteil.
Die gekreuzten Fasern steigen im Lemniscus lateralis im Hirnstamm auf, wo in den Nuclei lemnisci laterales eine weitere Umschaltung und erneute Faserkreuzung über die **Decussatio lemniscorum lateralium (PROBST)** erfolgen kann, bevor die Faserbahn den Nucleus centralis des unteren Hügels erreicht.
Die **Colliculi inferiores** sind von lateral nach medial entsprechend der aufsteigenden Frequenzanordnung tonotop gegliedert. Über die **Commissura colliculi inferiores** sind sie verbunden, sodass die binaural wahrgenommenen Impulsreize ausgetauscht werden können. Die unteren Hügel werden auch als auditives Reflexzentrum bezeichnet, in denen Körperreaktionen verschaltet werden, die durch Geräusche ausgelöst werden, z. B. das Zusammenzucken bei einem Knall. Über das **Brachium colliculi inferiores** verlaufen die Efferenzen dieses Neurons weiter zum **Corpus geniculatum mediale** (CGM) des Metathalamus im Zwischenhirn (➤ Abb. 13.17). Das 4. (5./6.) Neuron befindet sich im **Nucleus dorsalis** des CGM und zeigt wieder eine Tonotopie mit aufsteigender Frequenzanordnung von lateral nach medial analog zum Colliculus inferior. Die Axone dieser Kerngruppe erreichen schließlich über die **Hörstrahlung (Radiatio acustica)** im posterioren Abschnitt der Capsula interna die primäre Hörrinde, die **Gyri temporales transversi (HESCHL)** (➤ Abb. 13.17). Dieses Rindenareal (BRODMANN-Area 41) beinhaltet in den Cortexschichten III und IV das 5. (6./7.) Neuron der Hörbahn und nimmt die vorangegangene tonotope Gliederung von lateral nach medial wieder auf. Hier findet die Bewusstwerdung von Tönen, Klängen und einfachen akustischen Mustern statt. Die komplexe Verarbeitung der Impulse berücksichtigt dabei die Aktivierungsschwelle, Impulse der kontralateralen Seite oder das Frequenzspektrum. Eine Verarbeitung und Interpretation im Sinne von Wörtern, Sprache oder Melodien erfolgt erst in der angrenzenden sekundären Hörrinde. Zur sekundären Hörrinde zählen die BRODMANN-Areae 42 und 22 und das **sensorische Sprachzentrum (WERNICKE).** Dieses liegt in der dominanten Hemisphäre, während die analoge Region in der nichtdominanten Hemisphäre eher der nichtrationalen Verarbeitung und Interpretation von Sprache dient. Hören und Sprechen sind dabei eng miteinander verknüpft: Über die **Fibrae arcuatae** (syn.: Fasciculus arcuatus) ziehen Efferenzen vom WERNICKE-Zentrum zum **motorischen Sprachzentrum (BROCA).** Weitere enge Verknüpfungen zu telenzephalen Funktionszentren, z. B. zur Sehrinde, verlaufen über den **Gyrus angularis** – am parietalen Endpunkt des Sulcus temporalis superior – und bilden die neuronale Grundlage des Lesens.
Neben der beschriebenen Hörbahn im engeren Sinne sei aber auch darauf hingewiesen, dass **deszendierende kortikale Bahnen** alle Stationen der Hörbahn miteinander verbinden. So gibt es Fasern, die insbesondere von der Lamina V der primären Hörrinde bevorzugt zum ipsilateralen Colliculus inferior verlaufen. Man vermutet, dass diese kortikofugalen Fasern – ausgelöst durch akustische Lernprozesse – eine Umorganisation subkortikaler Strukturen induzieren, die zu einer selektiven Verarbeitung der für das Verhalten bedeutsamen akustischen Reize beitragen. So können nicht relevante Geräusche „ausgeblendet“ oder aber wichtige Geräusche deutlicher wahrgenommen werden.

Klinik

Ein Ausfall des WERNICKE-Zentrums der dominanten Hemisphäre wird als **sensorische Aphasie** bezeichnet und geht mit einer Schädigung des Sprachverständnisses einher, was eine nicht zu verstehende Sprache zur Folge hat. Die Sprachproduktion ist dabei flüssig und die Aussprache unauffällig. Wörter und Sätze sind aber häufig sinnlos verändert (Paraphasien) oder sogar erfunden (Neologismen), während die Satzmelodie und Betonung erhalten bleiben. Die Patienten können sich inhaltlich häufig kaum verständlich machen, sind sich ihrer Sprachstörung häufig nicht bewusst und hinterlassen daher beim Beobachter fälschlicherweise den Eindruck von allgemeiner Verwirrtheit.
Bei der **motorischen Aphasie** durch einen Ausfall des BROCA-Zentrums sind die Sprachbildung und die Artikulation bei erhaltenem Sprachverständnis gestört.
Ein Ausfall des Gyrus angularis der dominanten Hemisphäre bedeutet für den Betroffenen, dass er optisch wahrgenommene Strukturen nicht mit Wörtern benennen kann. Das trifft auf gesehene Gegenstände zu, aber in abstrakter Form natürlich auch auf das gesehene Schriftwort, das nicht mehr korrekt gelesen werden kann. Letzteres beschreibt eine Störung des Lesens **(Alexie)** und in der Folge auch des Schreibens **(Agrafie).**

13.5 Vestibuläres System

Anja Böckers

Kompetenzen

Nach Bearbeitung dieses Lehrbuchkapitels sollten Sie in der Lage sein:

- mit eigenen Worten zu beschreiben, welche afferenten und efferenten Faserverbindungen die Nuclei vestibulares aufweisen
- zu erklären, wie die zentrale Verschaltung des vestibulären Systems Funktionen der Gleichgewichtssteuerung und Blickstabilisierung erfüllt

Klinischer Fall

Periphere Läsion des Vestibularapparats

Ein 45-jähriger Patient präsentiert sich in der Klinik mit Drehschwindel und vertikalen Doppelbildern. Er gibt an, auf der linken Seite nichts mehr hören zu können. Auf Nachfrage verneint er Vorerkrankungen an Augen, Ohren oder Gehirn.

Erstuntersuchung

Bei der Untersuchung fallen neben einem spontan einsetzenden horizontalen Nystagmus (typischerweise eine zweiphasige, unwillkürliche Augenbewegung) nach rechts ein nach unten gerichtetes Schielen des linken Auges sowie eine Linksneigung des Kopfes auf. Diese Symptomatik wird klinisch als „ocular tilt reaction" zusammengefasst.

Weitere Diagnostik

Eine kalorische Testung des linken Vestibularapparats zeigt keine Reizantwort. In der MRT kann keine zentrale Läsion identifiziert werden.

Diagnose

Die Befunde (Nystagmus zur gesunden Seite sowie Schielen und Kopfneigung zur Seite der Läsion) deuten auf eine akute periphere Läsion des Vestibularapparats hin, wie sie bei einer Schädigung im peripheren Verlauf des N. vestibularis oder einer Otolithendysfunktion des Vestibularapparats vorkommen kann.

Therapie und Verlauf

Der Patient wird mit einer intravenösen Steroidgabe behandelt. Die Symptomatik der „ocular tilt reaction" ist innerhalb von 6 Monaten durch zentrale Kompensationsmechanismen nahezu vollständig reversibel.

13.5.1 Überblick

Das vestibuläre System dient insbesondere der Aufrechterhaltung des Körpergleichgewichts bei Änderungen der Körperlage oder bei Bewegungen des Körpers. Lage- und Bewegungsänderungen nimmt der Vestibularapparat im Innenohr wahr, die weitergeleiteten Impulse werden funktionell eng mit propriozeptiven Impulsen, die von GOLGI-Sehnenorganen und Muskelspindeln über das Rückenmark zugeleitet werden, aber auch mit dem optischen System verknüpft, um eine Blickstabilisierung zu garantieren. Die vestibulären Kerne in der Medulla oblongata bilden ein entscheidendes Integrationszentrum, das die schnelle Anpassung an eine geänderte Körperlage oder -bewegung ermöglicht. Diese Anpassung geschieht unbewusst, also ohne direkte kortikale Verschaltung. Für die Bewusstwerdung der Sinneseindrücke ist, wie bei anderen Sinnessystemen auch, eine weitere Verschaltung über den Thalamus zum Cortex notwendig. Allerdings lässt sich für das vestibuläre System kein ganz eindeutiges primäres Rindenareal benennen. Vielmehr werden bis zu 10 unterschiedliche Areale diskutiert, die an der Impulsverarbeitung beteiligt sind – darunter Cortexareale im Bereich des Sulcus intraparietalis, der parietoinsuläre Cortex, der somatosensorische Cortex oder der Hippocampus.

13.5.2 Peripherer Abschnitt

Der Aufbau des Innenohrs und des Vestibularapparats ist ausführlich im ➢ Kap. 9.5.4 beschrieben. Die Sinneszellen des Vestibularapparats befinden sich im häutigen Labyrinth des Innenohrs in der **Macula sacculi,** der **Macula utriculi** und den **Cristae ampullares** der Canales semicirculares. Dabei nehmen die makulären Sinneszellen Linearbeschleunigungen und die ampullären Sinneszellen Drehbeschleunigungen wahr, die über die Strömung der Endolymphflüssigkeit im Vestibularapparat ausgelöst werden. Bei den Sinneszellen handelt es sich um Haarsinneszellen, die im Aufbau den Haarzellen des CORTI-Organs in der Cochlea ähneln. Sie entsprechen modifizierten Epithelzellen und werden als **sekundäre Sinneszellen** bezeichnet. Eine Auslenkung apikaler Stereozilien durch die Flüssigkeitsbewegungen der Endolymphe in Richtung auf das randständige Kinozilium der Sinneszelle führt zu einer Hyperpolarisation, eine Auslenkung weg vom Kinozilium zu einer Depolarisation. Die vestibulären Haarzellen werden von bipolaren Ganglienzellen des **Ganglion vestibulare** innerviert, deren zentral gerichtetes Axon im **N. vestibularis** des N. vestibulocochlearis [VIII] zum Kleinhirnbrückenwinkel des ZNS verläuft.

13.5.3 Zentraler Abschnitt

Überblick

Der N. vestibularis führt seine afferenten Fasern den Nuclei vestibulares zu (➢ Abb. 13.18, ➢ Tab. 13.5). Ein kleiner Teil der Fasern aus dem Vestibularapparat erreicht aber auch direkt über den unteren Kleinhirnstiel (Corpus juxtarestiforme) das Vestibulocerebellum bzw. den Lobus flocculonodularis (direkte sensorische Kleinhirnbahn). Der N. vestibularis führt in seinem Anfangsteil zusätzlich auch efferente Fasern des auditiven Systems (olivokochleäres Bündel). Diese Fasern haben aber – soweit bisher bekannt – keine funktionelle Bedeutung für das vestibuläre System. Die Nuclei vestibulares schließlich sind wichtige Integrationskerne propriozeptiver, optischer und vestibulärer Impulse.
Man unterscheidet 4 vestibuläre Hauptkerne, die **Nuclei vestibulares superior (BECHTEREW), lateralis (DEITERS), inferior (ROLLER)** und **medialis (SCHWALBE).** Ihre Lage projiziert sich in die Medulla oblongata bzw. den kaudalen Abschnitt des Pons ventral zum Pedunculus cerebellaris inferior. Alle 4 Kerne erhalten Afferenzen aus dem Vestibularapparat. In den Vestibulariskernen konvergieren aber auch andere Afferenzen, insbesondere von den

Tab. 13.5 Vestibuläres System.

Neuronenkette	Neuronengruppen
1. Neuron	Ganglienzellen im Ganglion vestibulare
2. Neuron	Nuclei vestibulares superior, lateralis, inferior und medialis im Übergang zwischen Pons und Medulla oblongata
3. Neuron	Thalamus (Nucleus posterior ventrolateralis)
4. Neuron	Cortex: Sulcus intraparietalis, parietoinsuläres Areal, Gyrus postcentralis, BRODMANN-Area 7 und Hippocampus

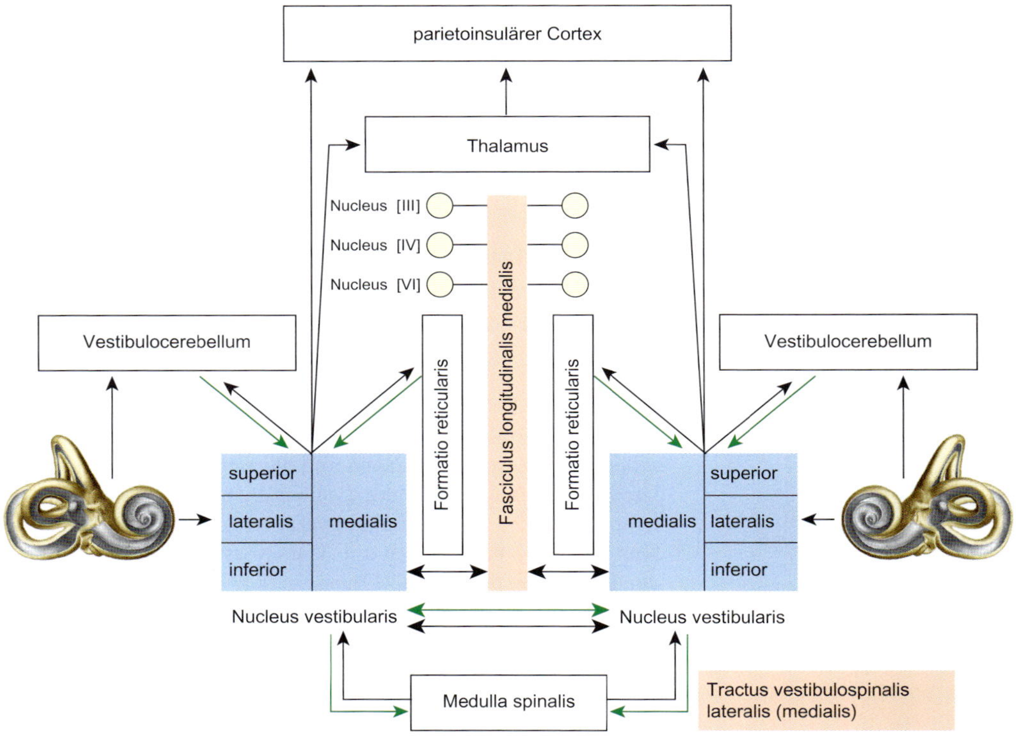

Abb. 13.18 Wichtige Afferenzen (grün) und Efferenzen (schwarz) der als Integrationskerne fungierenden Nuclei vestibulares (Schema). [S702-L127]/[G1081]

Nuclei fastigii aus dem Vestibulocerebellum, bilaterale Projektionen aus dem Rückenmark, die u. a. in den Hinterstrangbahnen verlaufen, und Afferenzen aus dem Nucleus spinalis nervi trigemini. Ebenso werden aus verschiedensten Anteilen des ZNS z. B. optische Impulse über die Formatio reticularis indirekt an die Vestibulariskerne weitergeleitet. Die eingehenden Informationen werden in den Vestibulariskernen verarbeitet, um letztlich Einfluss auf die Halte- und Stützmotorik zu nehmen. Dies manifestiert sich morphologisch in den efferenten Bahnsystemen zum Rückenmark:

- **Tractus vestibulospinalis lateralis:** Er wird dem extrapyramidalmotorischen System (EPMS) zugerechnet und nimmt seinen Ursprung bevorzugt im Nucleus vestibularis lateralis. Ungekreuzt und somatotop gegliedert reicht er bis ins Sakralmark und endet direkt oder indirekt an den α- oder γ-Motoneuronen im Vorderhorn. Seine Fasern dienen der Sicherung des Gleichgewichts, indem sie den Extensorentonus erhöhen und zeitgleich die antagonistischen Flexoren hemmen.
- **Tractus vestibulospinalis medialis:** Diese Bahn beginnt im Nucleus vestibularis medialis, verläuft zunächst im Fasciculus longitudinalis medialis und erreicht schließlich sowohl ipsi- als auch kontralateral die motorischen Neurone im Zervikal- und Thorakalmark. Auch dieses Bahnsystem wird dem EPMS zugeordnet und ermöglicht es, auf Lageänderungen des Körpers mit ausgleichenden Kopfbewegungen zu reagieren.

Neben direkten Fasern aus dem Vestibularorgan gelangen über die Nuclei vestibulares auch Fasern als indirekte sensorische Kleinhirnbahn (Moosfasern) über den unteren Kleinhirnstiel zum Vestibulocerebellum. Entscheidend für die Koordination der Augenbewegungen bzw. für die Blickstabilisierung ist die schnelle Verschaltung der Impulse aus den Vestibulariskernen auf die im Hirnstamm liegenden Augenmuskelkerne (Hirnnervenkerne III, IV, VI) und auf den **Nucleus interstitialis** (CAJAL; s. u.). Diese Efferenzen stammen aus allen 4 Vestibulariskernen und verlaufen im ventral des Aquädukts verlaufenden medialen Längsbündel (**Fasciculus longitudinalis medialis**) nach kranial. Ebenfalls wichtig für die Blickstabilisierung, insbesondere für die Kontrolle horizontaler Blickbewegungen, sind die reziproken Verbindungen der Vestibulariskerne mit der paramedianen pontinen Formatio reticularis. Über den ventralen Abschnitt der medialen Schleifenbahn (Lemniscus medialis) erreichen efferente Faserzüge der medialen und oberen Vestibulariskerne als **Tractus vestibulothalamicus** schließlich beidseits den posterolateralen und posteromedialen Thalamus (**Nucleus posterior ventrolateralis**), um von dort für eine bewusste Wahrnehmung von Körperlage, Raumempfinden und eigenem Körperbewusstsein z. B. an den **parietoinsulären vestibulären Cortex** weitergeleitet zu werden. Projektionen in den Hypothalamus werden u. a. für das Auftreten von Übelkeit und Erbrechen bei Schwindel oder z. B. bei der Seekrankheit verantwortlich gemacht.

Klinik

Bei einer Erkrankung des Vestibularapparats kann man neben Gleichgewichtsstörungen typischerweise auch Schwindel und zuckende Augenbewegungen **(Nystagmus)** beobachten. Nystagmus bezeichnet unkontrollierbare, meist horizontale Augenbewegungen, die durch eine langsame Folgebewegung und eine schnelle Rückstellbewegung charakterisiert sind – etwa vergleichbar mit den Augenbewegungen beim Blick aus dem fahrenden Zug. Dieser vestibuläre Nystagmus kann zur Überprüfung des Vestibularorgans auch rotatorisch oder kalorisch (Spülen des äußeren Gehörgangs mit warmem Wasser) ausgelöst werden.

Vestibulookulärer Reflex

Eine wesentliche Funktion des Vestibularorgans ist es, bei Bewegungen des Kopfes die Augenstellung so anzupassen, dass das entstehende Bild in beiden Augen zugleich an der Stelle des schärfsten Sehens (Fovea centralis) abgebildet wird. Dieser Anpassungsvorgang läuft reflektorisch über die oben beschriebenen Faserverbindungen und Kerngebiete, insbesondere über den **Fasciculus longitudinalis medialis** ab.

Eine Reizung der Sinneszellen der Cristae ampullares des lateralen Bogengangs bei Drehung des Kopfs (nach links) führt zu einer er-

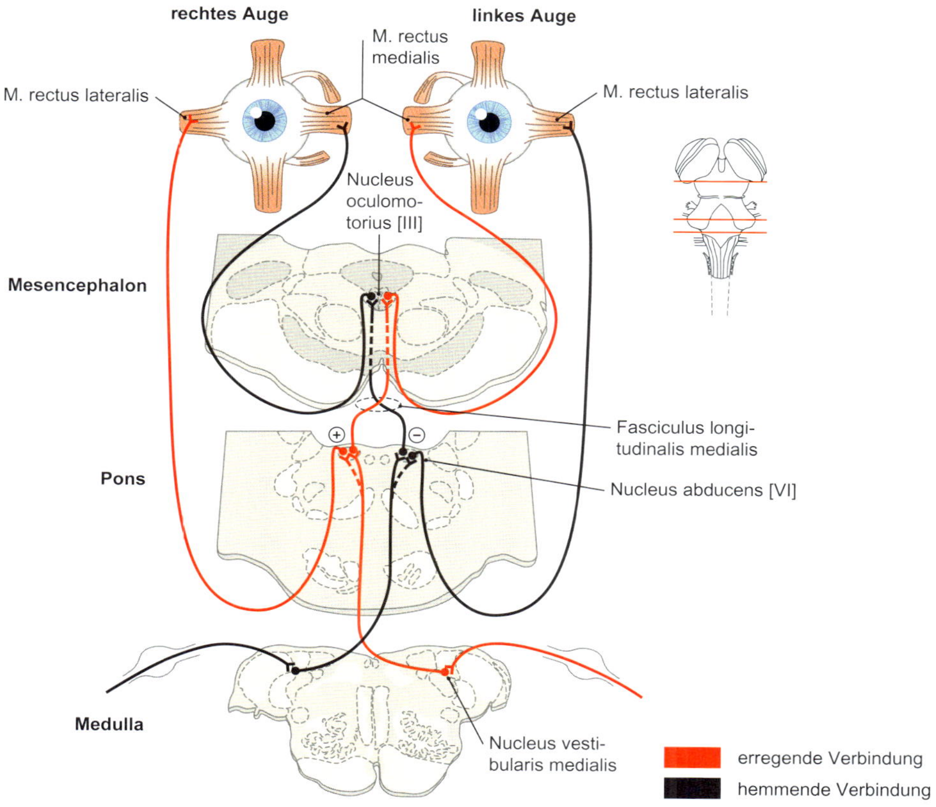

Abb. 13.19 Verschaltung des vestibulookulären Reflexes bei Reizung des linken lateralen Bogengangs, z. B. bei einer Kopfdrehung nach links. [S702-L127]/[G1081]

höhten Impulsfrequenz im linken N. vestibularis (➤ Abb. 13.19). Über die Nuclei vestibulares werden Motoneurone im kontralateralen Nucleus nervi abducentis und damit der rechte M. rectus lateralis aktiviert. Interneurone zum ipsilateralen Okulomotoriuskern aktivieren wiederum den linken M. rectus medialis. Ebenso werden die antagonistisch wirkenden Augenmuskeln über das gegenseitige Bogengangssystem und den Nucleus vestibularis medialis gehemmt. Bewegungen des Kopfs führen so zu einer Augenbewegung in die Gegenrichtung. Über die Formatio reticularis ergibt sich zusätzlich ein indirekter Weg zur Koordination von Blickbewegungen.
Der **Nucleus interstitialis (CAJAL)** liegt am kranialen Ende des Fasciculus longitudinalis medialis und lateral zu diesem in unmittelbarer Nähe des Nucleus nervi oculomotorii. Er erhält neben den Afferenzen aus dem Nucleus vestibularis auch Afferenzen aus der Retina, die u. a. für die Verschaltung des Lichtreflexes der Pupille von Bedeutung sind (➤ Kap. 13.3.2). Er ist eine wichtige Verbindungsstelle zwischen optischem und vestibulärem System, u. a. zur Koordination von vertikalen Blick- und Kopfbewegungen.

13.6 Olfaktorisches System

Michael J. Schmeißer

Kompetenzen

Nach Bearbeitung dieses Lehrbuchkapitels sollten Sie in der Lage sein:

- die anatomischen Strukturen der Riechbahn samt ihrer neuronalen Verschaltung in der richtigen Reihenfolge zu beschreiben
- Areale der zentralen Verarbeitung von Geruchssinneseindrücken zu benennen
- klinische Folgen einer Riechbahnschädigung zu beschreiben

Klinischer Fall

Posttraumatische Hyposmie

Vorgeschichte
Ein 19-jähriger Patient prallt beim Skifahren gegen einen Liftmast und erleidet trotz Helm ein Schädel-Hirn-Trauma mit mehrfachen Schädelbasisfrakturen. Nach erfolgreicher Akuttherapie klagt er bei der ersten oralen Nahrungsaufnahme nach dem Unfall über eine „Geschmacksstörung".

Diagnostik
In der CCT, die nach dem Unfall durchgeführt worden war, ist u. a. eine deutliche Fraktur der Lamina cribrosa beschrieben. Durch diese knöcherne Struktur verlaufen die Fila olfactoria der Riechbahn. Daher wird der Verdacht auf eine Unterbrechung der Riechbahn durch Abriss der Fila olfactoria gestellt. Es wird ein Riechtest mit Geruchsproben durchgeführt, die getrennt für jede Seite bei Verschluss der jeweils gegenseitigen Nasenöffnung angeboten werden. Dieser Test erhärtet die gestellte Verdachtsdiagnose und es wird bei stark verminderter Geruchsempfindung eine posttraumatische Hyposmie diagnostiziert.

Verlauf
Die Prognose ist relativ schlecht. Auf Basis klinischer Beobachtungen erholen sich im weiteren Verlauf nur ca. 10 % der betroffenen Patienten.

Die **Riechbahn** ist ein afferentes neuronales System, das dem Gehirn den Geruchssinneseindruck vermittelt. Sie beginnt in der Nasenschleimhaut **(Regio olfactoria)** und endet in der primären Riechrinde **(olfaktorischer Cortex)**, die sich fronto- bzw. temporobasal im Großhirn befindet. Interessanterweise ist die Riechbahn die einzige sensorische Bahn, die auf ihrem Weg zum Cortex nicht im Thalamus umgeschaltet wird und zum größten Teil ungekreuzt verläuft.

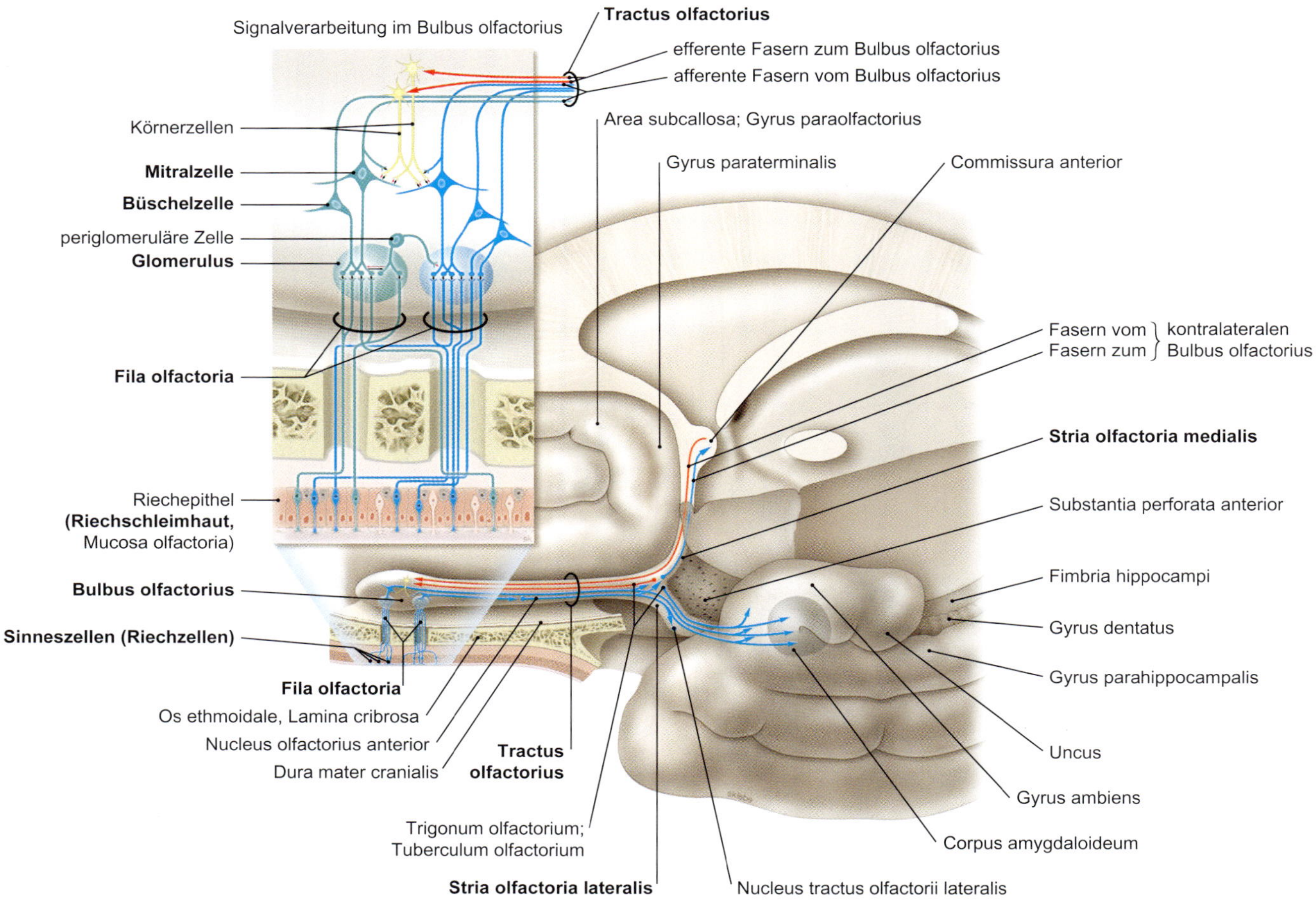

Abb. 13.20 Stationen der Riechbahn. [S700-L238]

MERKE

Die Neuronenkette der Riechbahn besteht aus 2 Zellen. Das 1. Neuron befindet sich in der Riechschleimhaut der Nasenhöhle, das 2. Neuron im Bulbus olfactorius.

Im Folgenden sind die einzelnen Stationen der Riechbahn und die zugehörige **Neuronenkette** beschrieben. Zur Veranschaulichung dient ➤ Abb. 13.20.

13.6.1 Regio olfactoria

Die **Riechschleimhaut** erstreckt sich beim Menschen über einen nur wenige Quadratzentimeter großen Teil der Nasenschleimhaut. Sie befindet sich oberhalb der oberen Nasenmuschel an der lateralen Nasenwand und auf dem gegenüberliegenden Abschnitt des Septum nasi. Das zur Nasenhöhle gewandte **Riechepithel** der Riechschleimhaut beinhaltet die **Riechsinneszellen** oder **olfaktorische Neurone.** Hierbei handelt es sich um das 1. Neuron der Riechbahn. Olfaktorische Neurone sind bipolare **primäre Sinneszellen.** Sie nehmen den Reiz – einen Geruchsstoff – mit ihren Dendriten über Chemorezeptoren auf und geben dieses Erregungsmuster selbst direkt an das ZNS weiter.

13.6.2 Verlauf der Riechbahn

Fila olfactoria

Die gebündelten Axone der olfaktorischen Neurone, die in Form von ca. 20 feinen, marklosen Nervenfasern durch die Lamina cribrosa des Os ethmoidale hindurchziehen, werden als Fila olfactoria bzw. N. olfactorius [I] bezeichnet (➤ Kap. 9.3.1, ➤ Kap. 12.5.4) und enden auf jeder Seite im direkt darüber liegenden Riechkolben **(Bulbus olfactorius).**

Bulbus olfactorius

Der Bulbus olfactorius ist sechsschichtig aufgebaut. Die Axone der olfaktorischen Neurone enden in spezialisierten Strukturen, den **Glomeruli.** Dort bilden sie vor allem **exzitatorische glutamaterge Synapsen** mit Hauptdendriten von **Büschel-** und **Mitralzellen,** den 2. Neuronen der Riechbahn. Deren Axone verlassen den Bulbus als afferente Fasern über den Tractus olfactorius.
Neben den Büschel- und Mitralzellen finden sich im Bulbus olfactorius noch **GABAerge Interneurone** wie z. B. **periglomeruläre Neurone** und **Körnerzellen.** Diese Interneurone haben hemmende synaptische Kontakte mit den Büschel- bzw. Mitralzellen und können die Signalübertragung in der Riechbahn somit beeinflussen. Sie werden ihrerseits von efferenten Fasern erreicht, die aus Kerngebieten im Telencephalon und im Hirnstamm zum Bulbus olfactorius ziehen. Darüber kann die Aktivität der bulbären Interneurone beeinflusst werden.

Tractus olfactorius

Der Tractus olfactorius befindet sich im **Pedunculus olfactorius** und enthält u. a. die Axone der Büschel- und Mitralzellen des Bulbus olfactorius. Im Trigonum olfactorium teilt sich der Tractus olfactorius in die Striae olfactoriae medialis und lateralis:

- Die **Stria olfactoria lateralis** verläuft lateral der **Substantia perforata anterior** und erreicht den olfaktorischen Cortex.
- Die **Stria olfactoria medialis** hingegen endet im Tuberculum olfactorium und in der Septumregion.

Innerhalb des Tractus olfactorius befindet sich proximal des Trigonum olfactorium ein weiteres Kerngebiet, der **Nucleus olfactorius anterior.** Die genaue Funktion dieser Struktur für die Signalverarbeitung innerhalb der Riechbahn ist noch nicht ausreichend geklärt. Er ist jedoch intensiv mit ipsi- und kontralateralen Strukturen des olfaktorischen Systems verknüpft. So werden hier Axone aus dem ipsilateralen Bulbus olfactorius auf Neurone verschaltet, deren Projektionen über die Commissura anterior zum kontralateralen Bulbus olfactorius und teils auch zum kontralateralen Cortex gelangen.

13.6.3 Olfaktorischer Cortex

Zu den **primär olfaktorischen Cortexarealen** zählt man mehrere fronto- bzw. temporobasale Bereiche des Großhirns. Dazu gehört in erster Linie der **Cortex piriformis** (auch Cortex prepiriformis), der sich basal im Übergangsbereich zwischen Frontal- und Temporallappen befindet; darüber hinaus die sich dorsal anschließende, im Gyrus parahippocampalis gelegene **Area entorhinalis,** der **Cortex periamygdaloideus** (Gyrus semilunaris und Gyrus ambiens) sowie vordere Bereiche der **Inselrinde.** Der Cortex periamygdaloideus ist eine besonders wichtige Schnittstelle zum limbischen sowie über amygdalohypothalamische Verbindungen zum vegetativen System. Geruchssinneseindrücke werden in **sekundär olfaktorischen Cortexarealen** bewusst wahrgenommen und weiterverarbeitet (Analyse, Erkennung, Interpretation, Bewertung), u. a. im limbischen (z. B. Hippocampus) und **posterioren orbitofrontalen Cortex.** Vor allem Letzterem wird eine entscheidende Rolle bei der Wahrnehmung und Unterscheidung von Gerüchen zugeschrieben.

MERKE

Zentrale Strukturen der Riechbahn wie Bulbus und Tractus olfactorius sowie Tuberculum olfactorium, Septum, Area entorhinalis und Cortex piriformis werden dem **Paleocortex** zugeordnet, dem phylogenetisch ältesten Teil des Großhirns. Sekundär olfaktorische Cortexareale gehören hingegen zum Neo- (posteriorer orbitofrontaler Cortex) bzw. Archicortex (Hippocampus).

13.7 Gustatorisches System

Anja Böckers

Kompetenzen

Nach Bearbeitung dieses Lehrbuchkapitels sollten Sie in der Lage sein:

- das gustatorische Funktionssystem mit der in ➤ Abb. 13.21 dargestellten Neuronenkette im freien Vortrag zu beschreiben

Klinischer Fall

Geschmacksstörung bei vertebrobasilärer Embolie

Vorgeschichte

Ein 32-jähriger Mann ohne maßgebliche Vorerkrankungen wird mit plötzlicher linksseitiger Hemiparese und vertikalen Doppelbildern in die Notaufnahme gebracht. Unter dem Verdacht eines Schlaganfalls wird der Patient umgehend leitliniengerecht behandelt. Unter einer thrombolytischen (Blutkoagel auflösenden) Therapie verbessert sich die neurologische Symptomatik deutlich, allerdings berichtet der Patient spontan, dass er nicht mehr wahrnehmen könne, ob Nahrung oder Getränke süß oder sauer schmeckten.

Diagnostik

Der CT-Befund zeigt ein Infarktareal im rechten (nichtdominante Hemisphäre) Thalamus und Mittelhirn. Dieser Infarkt betrifft auch den ipsilateralen Tractus tegmentalis centralis und somit das 2. Neuron der Geschmacksbahn und das 3. Neuron im Nucleus ventralis posteromedialis des Thalamus.

Diagnose

Der Befund erklärt eine unilaterale Störung des Geschmackssinns, macht aber auch deutlich, dass beim Menschen evtl. doch auch einige Fasern auf die Gegenseite kreuzen. Als Ursache kann in diesem Fall ein embolischer Gefäßverschluss im vertebrobasilären Stromgebiet diagnostiziert werden. Bei einer transösophagealen Echokardiografie wird ein 4 mm großes, bisher nicht diagnostiziertes offenes Foramen ovale identifiziert, sodass ein Embolus aus der venösen Strombahn über den rechten Vorhof direkt in den linken Vorhof und damit in die arterielle Ausflussstrombahn zur A. vertebralis gelangen konnte.

13.7.1 Peripherer Abschnitt

Der Sinneswahrnehmung in der Peripherie dienen ca. 2 000 **Geschmacksknospen (Caliculi gustatorii),** die sich insbesondere auf der Zunge, aber auch am weichen Gaumen und an der Epiglottis befinden. Die lingualen Geschmacksknospen liegen in den Papillen, wobei man 3 Papillenformen unterscheiden kann: **Papillae vallatae, Papillae fungiformes** und **Papillae foliatae.** Jede Geschmacksknospe setzt sich aus verschiedenen Zelltypen zusammen. Als eigentliche Rezeptorzelle fungieren epitheliale Sinneszellen, die 5 primäre Geschmackskategorien – süß, sauer, salzig, bitter und „umami" (u. a. Glutamat) – wahrnehmen können (neuere Erkenntnisse gehen davon aus, dass es noch eine 6. Geschmacksqualität [fettig] gibt). Alle Geschmacksknospen enthalten Sinneszellen für alle Geschmacksqualitäten. Dabei können manche Sinneszellen nur eine, andere mehrere Geschmacksqualitäten wahrnehmen. Sinnesempfindungen wie Schärfe werden durch Erregung von Schmerzrezeptoren durch z. B. Capsaicin vermittelt, während das durch Menthol hervorgerufene Kälteempfinden durch eine Reizung von Thermorezeptoren der Zunge entsteht. Die jeweiligen Impulse werden über den N. trigeminus [V] weitergeleitet. Die eigentlichen Geschmackssinneszellen bilden mit ihren nichtmyelinisierten Fasern Synapsen mit den an der Basalseite der Geschmacksknospen liegenden Axonplexus. Man spricht daher auch von **sekundären Sinneszellen,** weil die Sinneszellen kein Aktionspotenzial erzeugen, sondern dieses erst an der Synapse mit dem ersten afferenten Neuron entsteht.

Die Geschmacksknospen im Mund-Rachen-Raum werden von 3 unterschiedlichen Hirnnerven innerviert, die das entstandene Aktionspotenzial dem zentral in der Medulla oblongata liegenden **Nucleus tractus solitarii** zuleiten:

- Geschmacksknospen der vorderen zwei Drittel der Zunge leiten Nervenimpulse über den N. facialis, Pars intermedius [VII] (➤ Kap. 9.3.7, ➤ Kap. 12.5.10).
- Geschmacksknospen des hinteren Zungendrittels leiten Nervenimpulse über den N. glossopharyngeus [IX] (➤ Kap. 9.3.9, ➤ Kap. 12.5.12).
- Geschmacksknospen der Epiglottis leiten Nervenimpulse über den N. vagus [X] (➤ Kap. 9.3.10, ➤ Kap. 12.5.13).

Die Perikarya des 1. Neurons liegen als pseudounipolare Ganglienzellen im **Ganglion geniculi** [VII], im **Ganglion inferius** [IX] (syn.: Ganglion petrosum) des N. glossopharyngeus oder im **Ganglion inferius** (syn.: Ganglion nodosum) des N. vagus [X] (➤ Abb. 13.21).

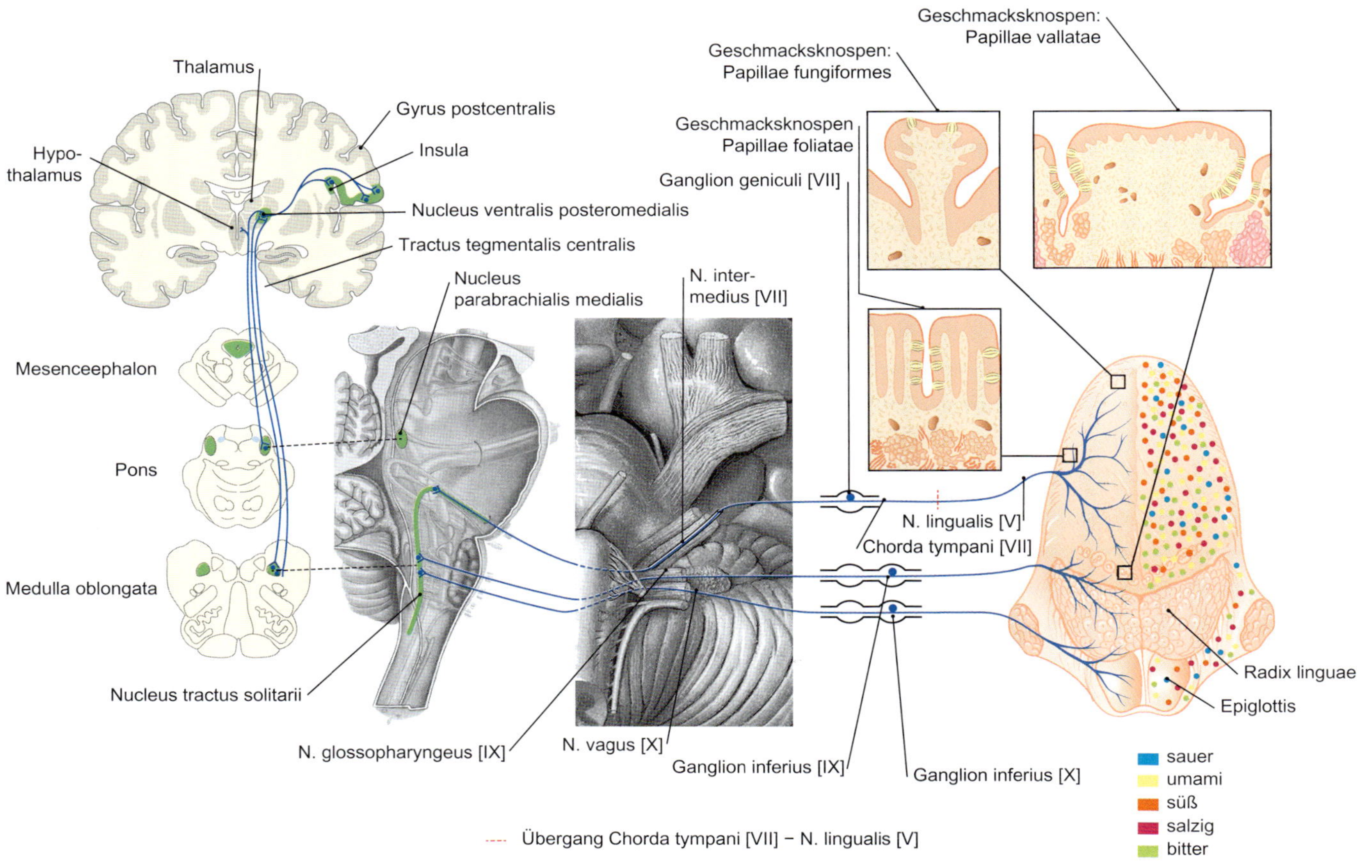

Abb. 13.21 Zunge des Menschen mit Epiglottis und Geschmacksbahn. [S700-L126]/[B500]

13.7.2 Zentraler Abschnitt

Das jeweils zentral gerichtete Axon der Ganglienzellen gelangt über den Meatus acusticus internus (für den N. facialis [VII]) oder das Foramen jugulare (für die Nn. glossopharyngeus [IX] und vagus [X]) ins Schädelinnere und erreicht schließlich den Nucleus tractus solitarii – insbesondere seinen kranialen Abschnitt, die **Pars gustatoria (Nucleus gustatorius)** –, in der auf das 2. Neuron umgeschaltet wird. Die Pars gustatoria ist somatotop gegliedert, sodass die Afferenzen der Pars intermedius des N. facialis rostral, die des N. glossopharyngeus darunter und die des N. vagus am weitesten kaudal enden. Interneurone innerhalb des Kerngebiets stellen Verbindungen zu subdiaphragmalen Ästen des N. vagus her, die unter anderem auch die Magenmotilität steuern. Der Nucleus tractus solitarii verarbeitet aber nicht nur Impulse aus den Geschmackssinneszellen, sondern ist eher als ein Kerngebiet zu verstehen, in dem thermische und taktile Informationen aus der Mundhöhle integriert werden.

Die Fasern des 2. Neurons verlaufen ipsilateral im **Tractus tegmentalis centralis** bzw. angelagert an den **Lemniscus medialis** zum 3. Neuron im **Thalamus (Nucleus ventralis posteromedialis).** Die bewusste Geschmackswahrnehmung ergibt sich aus thalamokortikalen Projektionen in den – entsprechend der Lage des Homunkulus – unteren Abschnitt des Gyrus postcentralis, aber auch in die **anteriore Inselrindenregion** des Temporallappens und das Operculum des Frontallappens. Auch diese primär gustatorischen Cortexareale sind somatotop gegliedert. Ein kleinerer Teil der Fasern gelangt direkt vom Thalamus oder indirekt vom Nucleus tractus solitarii über den **Nucleus parabrachialis medialis** auch zum Hypothalamus und zur Amygdala und nimmt dort Einfluss auf autonome Körperfunktionen wie Appetit, Sättigungsgefühl oder die Verknüpfung der Geschmackswahrnehmung mit Emotionen (➤ Abb. 13.21).

Zusammenfassend ist der Geschmackssinn mehr als eine rein chemische Sinnesfunktion. In komplexer Weise werden über die beschriebenen Verschaltungen zwischen limbischen, sensiblen und viszeralen Zentren Geschmacksimpulse mit multiplen anderen Sinnesmodalitäten, wie z. B. der Nahrungskonsistenz oder ihrem Geruch, integriert, interpretiert und in den Kontext der Psyche eines Individuums gestellt.

Klinik

Die Geschmackswahrnehmung ist altersabhängig, weil die Erregungsschwelle zur Entstehung eines Aktionspotenzials an den Geschmacksrezeptoren in höherem Alter ansteigt. Der vollständige Verlust des Geschmackssinns wird als **Ageusie** bezeichnet, die Verminderung der Geschmacksempfindung als **Hypogeusie.** Der Geschmackseindruck wird auch über die olfaktorische Wahrnehmung der Nahrung vermittelt. Gustatorisches und olfaktorisches System sind daher funktionell eng miteinander verknüpft, was auch durch ein gemeinsames sekundäres Rindenfeld im orbitofrontalen Cortex repräsentiert wird.

13.8 Nozizeptives System

Anja Böckers

Kompetenzen

Nach der Bearbeitung dieses Lehrbuchkapitels sollten Sie in der Lage sein:
- den Begriff „Schmerz“ zu definieren
- verschiedene Formen des Schmerzes zu benennen und deren anatomische Leitungswege zu beschreiben
- mit eigenen Worten unter Verwendung der Fachtermini zu erklären, warum Schmerzen häufig mit vegetativen und emotionalen Reaktionen einhergehen
- zu erklären, an welchen Stellen im ZNS bzw. durch welche Schaltkreise eine Modulation des Schmerzempfindens endogen bzw. exogen durch die Gabe von Opiaten möglich ist

Klinischer Fall

CIPA-Syndrom

Anamnese
Bei einer Auslandsfamulatur im Iran wird Ihnen in der Ambulanzsprechstunde ein 12 Monate alter Säugling mit wiederkehrenden Fieberepisoden, Durchfall und trockener Haut vorgestellt. Das Mädchen ist das zweite Kind kosanguiner (blutsverwandter) Eltern. Schwangerschaft und Geburt verliefen unauffällig, die körperliche und geistige Entwicklung waren normal. Den Eltern ist jedoch seit einigen Monaten aufgefallen, dass das Kind wenig weint und nicht adäquat auf schmerzhafte Reize reagiert.

Erstuntersuchung
Das Mädchen zeigt tiefe Ulzera an den Fingerspitzen, Lippen und Zunge. Die klinisch-neurologische Untersuchung ergibt leicht abgeschwächte Muskeleigenreflexe und eine eher unauffällige taktile Sensibilität bei erhaltenem Temperaturempfinden, aber offensichtlich keinerlei Reaktion auf Schmerzreize.

Diagnose
Die Leitsymptome der Unempfindlichkeit für oberflächliche und tiefe Schmerzreize und der autonomen Dysfunktion mit Anhidrose (fehlender Schweißsekretion), Durchfall und trockener Haut lassen sich durch eine sehr seltene erbliche Erkrankung erklären, die als CIPA-Syndrom („congenital insensitivity to pain with anhidrosis“) bezeichnet wird.

Krankheitsbild
Ursache ist eine autosomal-rezessive Mutation des neurotrophen Tyrosinkinase-Rezeptor-Typ-I-Gens und eine damit verbundene Störung der Bildung von NGF („nerve growth factor“) in der Embryonalphase. Die Schmerzunempfindlichkeit hat häufig ein Selbstverletzungsverhalten zur Folge, das mit der ersten Dentition durch Bissverletzungen an Lippen, Wange, Zunge und Fingern beginnt. Häufig erleiden die Patienten während ihres Lebens Traumata mit Knochenfrakturen und komplizierenden Osteomyelitiden (Knochenmarkentzündungen). Therapeutisch ist neben einer humangenetischen Familienberatung eine symptomatische Therapie erforderlich, die auf die Vermeidung des selbstverletzenden Verhaltens und der daraus resultierenden, häufig verstümmelnden Komplikationen abzielt. Bei Operationen ist aufgrund des erhaltenen taktilen Empfindens dennoch eine Anästhesie notwendig.

13.8.1 Überblick

Schmerz ist definiert als *„ein unangenehmes Sinnes- oder Gefühlserlebnis, das mit tatsächlicher oder potenzieller Gewebeschädigung einhergeht oder von der betroffenen Person so beschrieben wird, als wäre eine solche Schädigung die Ursache“* (International Association for the Study of Pain). Schmerz ist demnach eine subjektive Wahrnehmung, die nicht allein durch die Perzeption von Schmerzimpulsen bestimmt wird, sondern sich aus komplexen neuronalen Vorgängen im Sinne einer Schmerzverarbeitung oder -modulation ergibt. Prinzipiell kann man den **akuten Schmerz** vom **chronischen Schmerz** unterscheiden. Der akute „physiologische“ Schmerz übernimmt dabei eine wichtige Schutzfunktion, da er dem Körper signalisiert, sich möglichst umgehend aus der den Körper gefährdenden Situation zu entfernen. Diese Schutzfunktion entfällt beim chronischen Schmerz, sodass der Schmerz eher zu einem pathophysiologischen Symptom wird.
Im folgenden Abschnitt werden insbesondere die neuronalen Verschaltungen des akuten physiologischen Schmerzes unter Berücksichtigung der Schmerzverarbeitung betrachtet. In Abhängigkeit vom Entstehungsort kann man verschiedene Formen des Schmerzes definieren:
- peripher ausgelöste Schmerzen
  - **oberflächlicher somatischer Schmerz,** der durch Nozizeption in Haut und Muskeln verursacht wird
  - **tiefer somatischer Schmerz,** der Impulse aus Gelenken und Sehnen leitet
  - **viszeraler Schmerz,** der durch chemische Reize, durch Dehnung viszeraler Hohlorgane oder durch Spasmen der glatten Eingeweidemuskulatur ausgelöst wird
- zentral vermittelte Schmerzen wie der **thalamische Schmerz,** der **psychosomatische Schmerz** oder auf spinaler Ebene der **übertragene Schmerz**

13.8.2 Schmerzleitung

Schmerz ist für das Überleben und den Erhalt der Körperintegrität ein unverzichtbares Signal. Schmerzwahrnehmung und -impulsleitung sind daher bereits frühzeitig in der phylogenetischen Entwicklung angelegt worden. Es lassen sich 3 unterschiedliche aufsteigende Schmerzbahnen unterscheiden.

Archispinothalamischer Trakt
Dieser Trakt bildet das älteste Bahnsystem und verläuft hauptsächlich im Eigenapparat des Rückenmarks. Die Perikarya des 1. Neurons befinden sich im Spinalganglion (pseudounipolare Neurone; ➤ Tab. 13.6). Die Schmerzimpulse gelangen dann im Hinterhorn in die Lamina II (Substantia gelatinosa), um nach Verschaltung auf

Tab. 13.6 Stationen des nozizeptiven Systems.

Neuronenkette	Neuronengruppen
1. Neuron	Perikarya pseudounipolarer Ganglienzellen im Ganglion spinale oder Ganglion trigeminale
2. Neuron	im Cornu posterius (Laminae II, IV–VIII) oder Nucleus spinalis nervi trigemini
3. Neuron	Perikarya des Thalamus: • ipsilateraler Nucleus ventralis posterolateralis (für den Tractus spinothalamicus) • kontralateraler Nucleus ventralis posteromedialis (für den Tractus trigeminothalamicus) • Perikarya intralaminärer Kerne
4. Neuron	• primär somatosensibler Cortex: Gyrus postcentralis • Hypothalamus, limbisches System • Hirnstamm (Substantia grisea centralis, Tectum, Formatio reticularis)

das dortige 2. Neuron multisynaptisch auf- und absteigend mehrere der angrenzenden Segmente zu erreichen. Nach kranial verlaufen die Fasern dieses eher diffus angelegten Bahnsystems sowohl gekreuzt als auch ungekreuzt bis ins **periaquäduktale Grau** (PAG) des Hirnstamms **(Substantia grisea periaqueductalis,** syn.: **Substantia grisea centralis)** und zu den intralaminären Kernen des Thalamus (Nucleus centromedianus und Nucleus parafascicularis). Kollaterale Faserbahnen dieses Systems vermitteln über Projektionen zum Hypothalamus und zum limbischen System viszerale, emotionale und vegetative Schmerzreaktionen.

Paleospinothalamischer Trakt

Zusammen mit dem archispinothalamischen Trakt vermitteln diese Fasern bevorzugt den dumpf wahrgenommenen langsamen somatischen und tiefen Schmerz, der häufig mit vegetativen Reaktionen verbunden ist. Außerdem bildet dieser Trakt ein neuronales Netzwerk bzw. eine Matrixstruktur, die auf unterschiedlichen – insbesondere subkortikalen – Ebenen entscheidend an der Schmerzverarbeitung beteiligt ist. Diese Matrixstruktur verdeutlicht insbesondere die affektive und motivationale Komponente des Schmerzempfindens (➤ Abb. 13.22).

Auch hier erreichen die Axone des 1. Neurons das Hinterhorn des Rückenmarks, sind ebenfalls multimodal und leiten auch mechano- und thermosensible Impulse. Die Fasern des 2. Neurons verlaufen gekreuzt, aber auch ungekreuzt im **Tractus spinothalamicus anterior** im anterolateralen System und erreichen aufsteigend unterschiedliche subkortikale Gebiete; darunter vor allem die intralaminären und medialen Kerne des Thalamus, aber auch das periaquäduktale Grau, syn.: Substantia grisea centralis **(Tractus spinomesencephalicus).** Weitere subkortikale Zielgebiete sind die mesenzephale Formatio reticularis **(Tractus spinoreticularis),** das Tectum **(Tractus spinotectalis)** und die Nuclei parabrachiales im

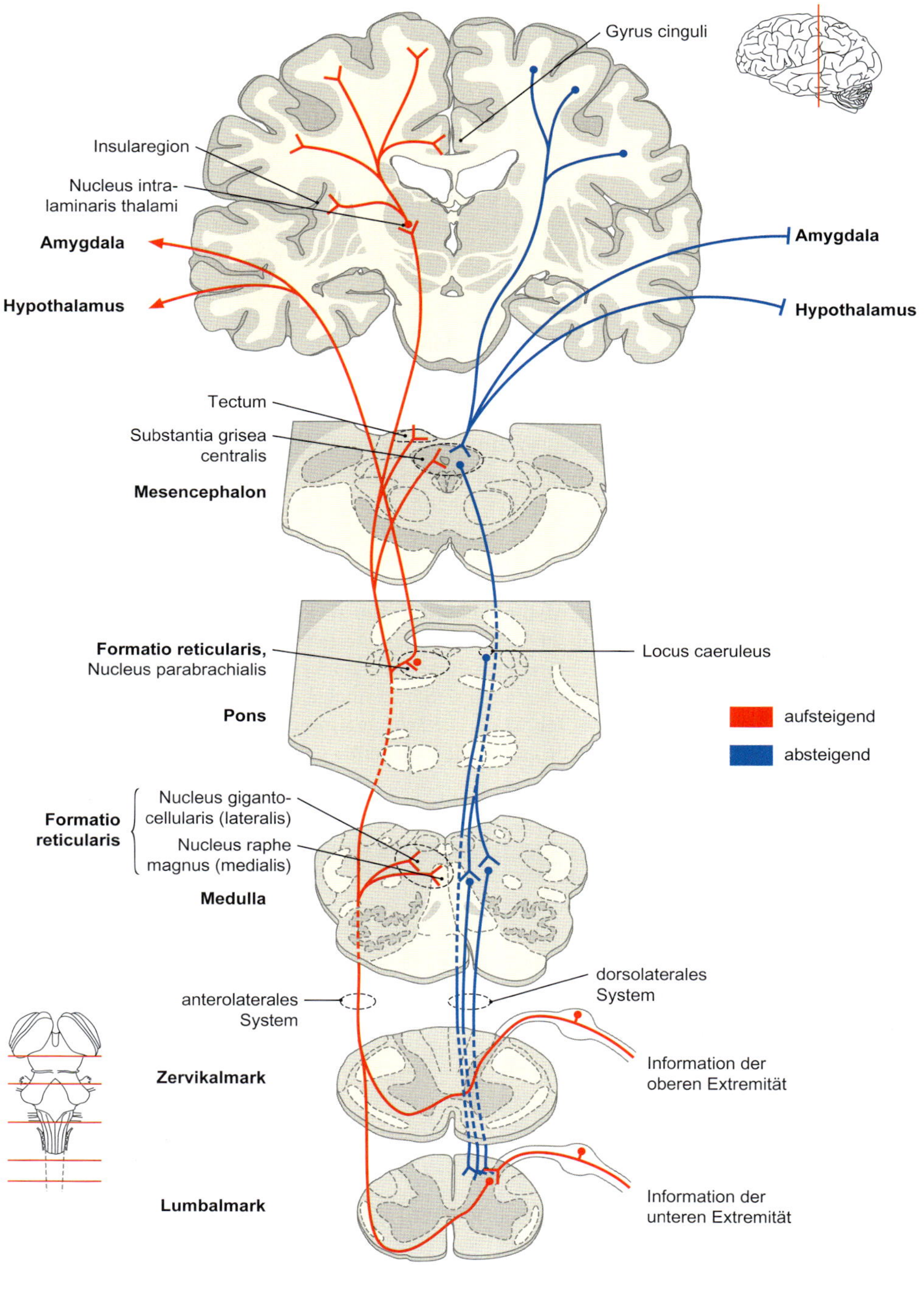

Abb. 13.22 Aufsteigende Bahnen des paleospinothalamischen Trakts der Schmerzleitung (linke Bildhälfte) und absteigende schmerzmodulierende Faserbahnen (rechte Bildhälfte) im vereinfachten Schema. [S702-L127]

Pons. Letztere projizieren direkt in den Hypothalamus und die Amygdala und stehen damit in Zusammenhang mit der vegetativen und affektiven Schmerzverarbeitung.
Die genannten Tractus werden zusammen mit dem Tractus spinothalamicus lateralis (s. u.) als **anterolaterales System** zusammengefasst. Sie erreichen nach Umschaltung im Thalamus verschiedene Rindenareale, u. a. die BRODMANN-Area 3 und den frontalen Cortex. Dabei verlaufen die vom Rückenmark aufsteigenden Bahnen sowohl gekreuzt als auch ungekreuzt, erreichen also die thalamischen Kerne beider Hemisphären.
Neben diesem „Hauptweg" gibt es aber auch „Nebenwege", die ausgehend von der Formatio reticularis über die intralaminären Thalamuskerne den Gyrus cinguli (Teil des limbischen Systems) und die Inselrinde erreichen. Dabei werden wiederum Projektionen des limbischen Systems in den Hypothalamus für vegetative Reaktionen auf einen Schmerzreiz (Schweißsekretion, Übelkeit) verantwortlich gemacht. Rückläufige Projektionen des frontalen Cortex ins limbische System werden funktionell mit der emotionalen Reaktion auf Schmerzreize in Zusammenhang gebracht.

Neospinothalamischer Trakt

Dieser Trakt leitet den „klassischen" – als scharf und schnell wahrgenommenen – somatischen Schmerz aus Haut und Muskeln der oberen und unteren Extremität. Er ermöglicht es, Schmerzen nach Lokalisation, Intensität und Qualität zu unterscheiden. Die zentralen Axone des 1. Neurons enden im Cornu posterius (Lamina I) und werden nach Umschaltung und Faserkreuzung in der Commissura anterior im anterolateralen Bündel als **Tractus spinothalamicus lateralis** dem Thalamus zugeleitet, insbesondere dem **Nucleus ventralis posterolateralis** und dem **Nucleus ventralis posterior inferior.** Exakt und bewusst lokalisiert wird der Schmerzreiz über kortikale Projektionen in den somatotop gegliederten primär sensorischen Cortex (Gyrus postcentralis). Die Schmerzleitung aus Kopf und Hals verläuft über das 1. Neuron, dessen Perikaryon im **Ganglion trigeminale** liegt. Die zentral gerichteten Axone erreichen den Nucleus spinalis nervi trigemini in der Medulla oblongata, werden dort auf das 2. Neuron umgeschaltet und erreichen über den kontralateralen **Tractus trigeminothalamicus** im Lemniscus medialis den **Nucleus ventralis posteromedialis** des Thalamus. Hier enden vor allem schnelle Aδ-Fasern, während langsamere C-Fasern mit den intralaminären Kernen des Thalamus synaptisch verschaltet werden.

Leitung des viszeralen Schmerzes

Viszeroafferente Impulse aus dem Körperinneren sind an der Steuerung homöostatischer Regelvorgänge beteiligt. Die Afferenzen erreichen das ZNS u. a. über den N. vagus und zusammen mit sympathischen Fasern. Allerdings sind diese Fasern nicht den beiden Anteilen des vegetativen Nervensystems zugeordnet. Als zentrales Kerngebiet der Steuerung ist der Nucleus tractus solitarii zu nennen (➤ Kap. 13.9.5). Während das Parenchym der meisten Bauchorgane nicht schmerzempfindlich ist, befinden sich in den Organkapseln meist viele freie Nervenendigungen. Impulse des viszeralen Schmerzempfindens, z. B. der Abdominalorgane, erreichen das ZNS aber auch über Nervenfasern pseudounipolarer Neurone in den Spinalganglien und ziehen nach Umschaltung im **anterolateralen System** zu supraspinalen Zentren. Zum Teil bilden diese Afferenzen auch synaptische Kontakte mit Neuronen, die an der Basis des Cornu posterius in der Nähe des Canalis centralis liegen. Die Axone dieser Neurone verlaufen nicht im anterolateralen System, sondern in den medialen Anteilen der Hinterstränge. Die Verschaltung auf das 3. Neuron findet dann in den **Nuclei gracilis und cuneatus** in der Medulla oblongata statt. Von dort projizieren die Axone über den Lemniscus medialis in ventroposteriore Kerne des Thalamus.

> **Klinik**
>
> Diese Projektionen in der Hinterstrangsäule werden als wichtiger Weg zur Vermittlung des viszeralen Schmerzes angesehen. Ihre Durchtrennung **(„midline myelotomy")** kann daher neben anderen neurochirurgischen Verfahren zur Behandlung bei therapierefraktären Schmerzen eingesetzt werden, z. B. bei einer Tumorerkrankung im Abdominal- und Beckenraum.

13.8.3 Schmerzverarbeitung

Die Kenntnisse zur Schmerzverarbeitung und der daran beteiligten Strukturen eröffnen therapeutische Ansätze zur Behandlung von Schmerzen. Schmerzen können peripher ausgelöst werden, indem der Nozizeptor unmittelbar oder indirekt gereizt wird. Beispiel einer indirekten Reizung ist eine entzündliche Gewebereaktion auf eine Verletzung: Substanzen im verletzten Gewebe wie Protonen, Arachidonsäuren, Histamine oder Prostaglandine führen zu einer erhöhten Schmerzempfindlichkeit. Eine schmerzstillende (analgetische) Therapie setzt entweder am Ort der Schmerzentstehung (peripher) oder bei der weiteren Schmerzleitung (zentral) an.

> **Klinik**
>
> Peripher führen Prostaglandine zu einer erhöhten Schmerzsensibilität, indem sie an G-Protein-gekoppelte Rezeptoren binden und die intrazellulären cAMP-Spiegel in den Nozizeptoren erhöhen. Über einen weiteren Angriffspunkt an Natriumkanälen senken sie gleichzeitig die Depolarisationsschwelle der Nozizeptoren. **Nichtsteroidale Antiphlogistika** (NSAID) wie ASS oder Ibuprofen hemmen die Zyklooxygenase – das entscheidende Enzym in der Biosynthese der Prostaglandine – und entwickeln darüber ihre peripher wirkende analgetische (und antientzündliche) Potenz.
> Zur zentralen analgetischen Therapie werden hochwirksame **Opioide** eingesetzt (Derivate des Opiums, das aus dem getrockneten Milchsaft der Schlafmohnkapseln gewonnen wird). Sie wirken vor allem zentral durch Bindung an unterschiedliche Klassen von Opiatrezeptoren (μ-Rezeptor, δ-Rezeptor und κ-Rezeptor). Eine besonders hohe Dichte dieser Rezeptoren findet man u. a. im Rückenmark (Lamina I), in der Substantia grisea centralis, im Thalamus, in den Nuclei raphes und im Hippocampus. Allerdings nehmen Opioide auch Einfluss auf andere wichtige zentrale Funktionen wie Atemantrieb, Herz-Kreislauf-Funktionen, Pupillenweite, Appetit, Darmperistaltik und Stimmung und entwickeln ein hohes Suchtpotenzial.

Im folgenden Abschnitt liegt der Schwerpunkt auf der zentralen Schmerzverarbeitung und den allgemeinen Möglichkeiten einer analgetischen Therapie.

Spinale Modulation der eingehenden Schmerzimpulse

Bereits in den 1960er Jahren stellten MELZACK und WALL einen als **„gate control theory"** bezeichneten Mechanismus der spinalen Schmerzverarbeitung vor: Inhibitorisch wirkende Interneurone regulieren dabei die Intensität der eintretenden Schmerzimpulse auf Segmentebene. Sie werden von Kollateralen sensorischer Fasern aus der Haut aktiviert und projizieren auf das 2. Neuron der Schmerzleitung in der Lamina I des Cornu posterius oder des Nucleus spinalis nervi trigemini. Typischerweise benutzen sie Glyzin, GABA oder Opioide als inhibierende Transmitter und bewirken eine präsynaptische Hemmung der Schmerzweiterleitung. Eine nicht schmerzhafte Wahrnehmung an der Haut unterdrückt die Weiterleitung von Schmerzreizen („schließt das Gate").

Klinik

Die „gate theory“ bildet die physiologische Grundlage der zur Schmerzbehandlung eingesetzten **transkutanen elektrischen Nervenstimulation (TENS)** oder der Akupunktur. Da die Lamina I reich an Opioidrezeptoren ist, hat die lokale oder systemische **Applikation von Opiaten** hier auch einen analgetischen Effekt.

Zentrale Modulation durch absteigende Bahnen

Absteigende Bahnen nehmen über spinale Interneurone Einfluss auf die Schmerzverarbeitung. Primär werden die Schmerzen dabei unterdrückt (s. o.), können aber in einigen Situationen auch verstärkt werden. Diese supraspinalen Projektionen stammen aus der Formatio reticularis (Nucleus raphes magnus) und dem **periaquäduktalen Grau** (PAG) im Mittelhirn. Sie verlaufen im **dorsolateralen Seitenstrang** nach kaudal und enden erregend an inhibierenden Interneuronen oder an spinalen Neuronen, die monosynaptisch den Thalamus erreichen (➤ Abb. 13.22).
Das PAG erhält afferente und entsendet efferente Fasern zum **Nucleus raphes magnus.** Dieses Kerngebiet sowie der **Nucleus gigantocellularis** stellen nachfolgend über serotoninerge Projektionen eine Verbindung zum Cornu posterius des Rückenmarks her und hemmen hier die Schmerzweiterleitung. Ebenso kommunizieren beide Zentren mit dem **Locus caeruleus,** der noradrenerge Fasern in das Hinterhorn entsendet. Die hier aufgeführten zentralen Schaltstellen der Schmerzverarbeitung sind typischerweise reich an Opiatrezeptoren. Diese Opiatrezeptoren sind die eigentliche Zielstruktur für Neurotransmitter, endogene Opiate (β-Endorphine, Enkephaline oder Dynorphine), die in akuten Stresssituationen ausgeschüttet werden, oder für exogen zugeführte Opiate – z. B. durch eine systemische oder intrathekale (in den Raum zwischen Pia mater und Arachnoidea) Applikation – um eine Schmerzlinderung zu bewirken.
Das beschriebene absteigende Bahnsystem bzw. das PAG wird u. a. über vom Rückenmark aufsteigende oder vom Cortex absteigende Fasern aktiviert. Neben diesen hemmenden Einflüssen auf die Schmerzwahrnehmung wird aber auch eine zentrale Sensibilisierung im Sinne einer Hyperalgesie beschrieben. Starke, chronische Schmerzen können durch synaptische Plastizität zu einem überstarken Schmerzempfinden führen.

Zentrale Modulation durch übergeordnete Zentren

Das absteigende Bahnsystem des PAG wird vom präfrontalen Cortex aktiviert. Verknüpfungen zum Hypothalamus und der Amygdala werden als maßgeblich für die emotionale und motivationale Verarbeitung von Schmerzen angesehen. Sie leisten einen wichtigen Beitrag zur emotionalen Integration von Schmerzen und rufen Reaktionen wie Furcht und Angst auf Schmerzreize hervor. Der Einfluss zentraler Verarbeitungsmechanismen wird auch am Beispiel des Placeboeffekts deutlich: Der Effekt, dass eine Placebomedikation zu einer subjektiven Schmerzlinderung führt, ist bei etwa einem Drittel aller Menschen nachweisbar und kann mit einer Aktivitätssteigerung der μ-Opioidrezeptoren u. a. im Gyrus cinguli in Zusammenhang gebracht werden. Eine Schädigung in der zentralen Schmerzverarbeitung, z. B. nach einem Infarkt im Thalamusgebiet, kann aber auch ein zentrales Schmerzsyndrom auslösen, ohne dass ein tatsächliches körperliches Korrelat für den Schmerz vorliegt.

13.9 Vegetatives Nervensystem

Thomas Deller

Kompetenzen

Nach Bearbeitung dieses Lehrbuchkapitels sollten Sie in der Lage sein:

- das Nervensystem in verschiedene Teile zu untergliedern (somatisch, vegetativ; zentral, peripher)
- die Verschaltung der Viszeromotorik schematisch aufzuzeichnen
- die Neurotransmitter von Sympathikus und Parasympathikus zu benennen
- den Aufbau des Sympathikus (thorakolumbales System) zu beschreiben und dabei Verschaltungen in paravertebralen und prävertebralen Ganglien zu unterscheiden
- ein Schaltschema sympathischer Fasern vom Rückenmark über den Spinalnerv bis zum Zielorgan aufzuzeichnen
- den Aufbau des Parasympathikus (kraniosakrales System) zu beschreiben
- die Verschaltung parasympathischer Fasern im Kopfbereich zu beschreiben und die kranialen Ganglien, in denen sie verschaltet werden sowie ihre Zielorgane zu benennen
- die Eigenständigkeit des enteralen Nervensystems zu erläutern
- die Viszerosensorik und ihre Bedeutung für vegetative Reflexbögen und vegetative Regelsysteme zu erklären
- zentrale Anteile des vegetativen Nervensystems zu benennen und die Lage von wichtigen „Zentren“ (z. B. Atemzentrum, Herz-Kreislauf-Zentrum) an einem Hirnpräparat grob zu lokalisieren
- den Hypothalamus am Gehirn zu identifizieren und seine Rolle als oberstes Steuerungszentrum des vegetativen Nervensystems einzuordnen

13.9.1 Überblick

Homöostase

Menschliches Leben ist an die Aufrechterhaltung eines konstanten inneren Milieus des Körpers gebunden. Der Körper verfügt über einen physiologischen „Sollwert“ des körperlichen Gleichgewichtszustands (Homöostase). „Fühler“ (z. B. Chemorezeptoren) messen den aktuellen Wert eines Körperparameters („Istwert“) und geben diese Information an einen „Regler“ weiter (z. B. Atemzentrum im Hirnstamm). Dieser vergleicht Soll- und Istwert miteinander und wirkt über geeignete „Stellgrößen“ (z. B. Atemantrieb) einer Ablenkung vom Gleichgewicht entgegen (➤ Abb. 13.23).

Regelsysteme des Körpers

Eine Störung der Homöostase kann durch Reize aus der Umwelt (z. B. Außentemperatur), aus dem Körperinneren (z. B. Anstieg des pCO_2) oder dem ZNS (z. B. emotionale Reaktionen) auftreten. An vielen der Regelkreise, die das System wieder zum Gleichgewichtszustand zurückführen, ist das vegetative Nervensystem beteiligt. Es reagiert schnell (innerhalb von Sekunden) auf Veränderungen des Sollwerts und passt die Körperfunktionen an die neuen Erfordernisse an. Darüber hinaus ist es über den Hypothalamus eng mit dem endokrinen System und dem Immunsystem verbunden, die zentrale Rollen bei der langfristigen Aufrechterhaltung der Homöostase und einer eventuell längerfristig erforderlichen Anpassung des „Sollwerts“ spielen. Die Aktivität des vegetativen Nervensystems wird dabei in der Regel nicht bewusst gesteuert. Es regelt das innere Milieu des Körpers eigenständig, weshalb es auch als „autonomes Nervensystem“ bezeichnet wird.

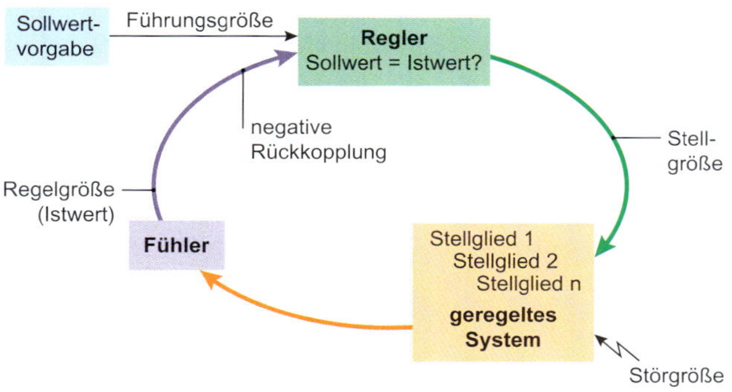

Abb. 13.23 Homöostatischer Regelkreis. Über einen Sensor oder „Fühler“ wird der Istwert einer Regelgröße gemessen. Der Regler vergleicht den gemessenen Wert mit dem physiologischen Sollwert und verändert im Fall einer Abweichung Stellgrößen, die der Ablenkung vom Sollwert entgegenwirken. Diese Form der Regelung nennt man negative Rückkopplung. [S701-L127]/[E984]

Anatomie

Anteile des vegetativen Nervensystems befinden sich im ZNS (z. B. Hypothalamus, Hirnstamm- und Rückenmarksneurone) und im PNS (z. B. vegetative Ganglien). Es besitzt einen afferenten Anteil, der Informationen aus dem Körperinneren zum ZNS leitet („viszerosensorische Afferenzen“), und efferente Anteile, welche die Funktion von Körperzellen steuern („viszeromotorische Efferenzen“). Die Zielzellen der viszeromotorischen Axone sind – den vielfältigen Funktionen entsprechend – ausgesprochen vielfältig (glatte Muskelzellen, Drüsenzellen, Fettzellen, Immunzellen u. v. m.). Im Vergleich dazu steuern die somatomotorischen Axone des somatischen Nervensystems „nur“ die Skelettmuskulatur.

MERKE

- Das **vegetative Nervensystem** erreicht mit seinen viszeromotorischen Axonen eine Vielzahl von Körperzellen (glatte Muskelzellen, Drüsenzellen, Fettzellen, Immunzellen u. v. m.).
- Das **somatische Nervensystem** erreicht mit seinen somatomotorischen Axonen „nur“ die Skelettmuskulatur.

Vegetative Reflexbögen

Die Aufrechterhaltung der Homöostase erfordert einfache Regelkreisläufe (z. B. negative Rückkopplungsschleifen), die überwiegend auf den Ebenen der Ganglien, des Rückenmarks und des Hirnstamms ablaufen (➤ Abb. 13.23, ➤ Abb. 13.25). Hierzu werden – wie auch im somatischen Nervensystem – viszeroafferente Informationen verarbeitet und auf viszeromotorische Neurone umgeschaltet: **Viszeroafferente Axone** werden in der Regel von pseudounipolaren Ganglienzellen gebildet, die in den spinalen und kranialen sensorischen Ganglien liegen. Diese entsenden ihren peripheren Fortsatz zu den Organen und ihren zentralen Fortsatz in das Rückenmark oder in den Hirnstamm. Über weitere zentrale Verschaltungen erreichen die Informationen aus dem Körperinneren schließlich die **viszeroefferenten Neurone,** die ihrerseits die Organfunktion anpassen können (polysynaptischer vegetativer Reflexbogen).

Zentrale Steuerung

Die auf den Ebenen des Rückenmarks und des Hirnstamms weitgehend autonom ablaufenden vegetativen Regelkreisläufe werden von absteigenden Bahnen aus dem Gehirn beeinflusst (➤ Abb. 13.29). Vereinfacht können 2 zentrale Hierarchieebenen unterschieden werden:

- **Vegetative Steuerungszentren im Hirnstamm:** Hierzu zählen z. B. das Herz-Kreislauf-Zentrum und das Atemzentrum in der Medulla oblongata. Neurone in diesen Regionen erhalten viszeroafferente Informationen aus der Peripherie und steuern auf komplexe Art und Weise das Herz-Kreislauf-System und die Atmung.
- **Vegetative Steuerungszentren im End- und Zwischenhirn:** Hierzu zählen z. B. Hypothalamus und Amygdala, die Informationen aus dem Körperinneren verarbeiten und Verhaltensänderungen auslösen können, z. B. Trinken oder Nahrungsaufnahme. Darüber hinaus haben diese Hirnareale Schnittstellen zu anderen Regelsystemen wie dem endokrinen System. Über eine Kette vegetativer Nervenzellen in verschiedenen Kerngebieten des Hirnstamms (➤ Abb. 13.29) können die höheren vegetativen Steuerungszentren schließlich auf die Funktion der viszeroefferenten Neurone im Hirnstamm und Rückenmark einwirken.

13.9.2 Viszeromotorik

Überblick

Der **viszeromotorische Teil** des vegetativen Nervensystems wird auf den Ebenen des Hirnstamms und des Rückenmarks sowie des PNS in 2 funktionell und strukturell unterschiedliche Teile untergliedert (➤ Abb. 13.24). Man bezeichnet sie als **„Sympathikus“** – bzw. „sympathisches“ Nervensystem – und „**Parasympathikus**“ bzw. „parasympathisches Nervensystem“. Von diesen beiden wird seit einigen Jahren das enterale (häufig auch „enterische“) Nervensystem, das Nervensystem des Gastrointestinaltrakts, abgegrenzt. Sympathikus und Parasympathikus wirken in vielen Situationen gegensätzlich. Man kann sie als 2 Zügel eines einzigen Systems verstehen, die das System entweder in die eine oder in die andere Richtung lenken können. Das enterale Nervensystem wird von diesen beiden Systemen zwar beeinflusst, es steuert die Darmfunktionen aber weitgehend autonom. Man unterscheidet somit auf Basis ihrer Hauptfunktionen 3 Systeme.

- **Sympathisches Nervensystem:** Es wird aktiviert, um die Leistungsfähigkeit zu erhöhen (z. B. bei körperlicher Anstrengung oder in Notfallsituationen; „fight/flight“). Man spricht daher von einem ergotropen (Energie freisetzenden) System. Es steuert u. a. die Temperaturregulation (Schweißdrüsen der Haut), den Gefäßtonus und die Erweiterung der Pupille, es stimuliert die Herzaktivität, erweitert die Bronchien und steigert die Aktivität zahlreicher Schließmuskeln (Sphinktere) innerer Organe (➤ Abb. 13.26). Der Sympathikus erreicht alle Körperregionen inkl. der Rumpfwand und der Extremitäten (z. B. zur Gefäß- und Hautinnervation). Bei einer Sympathikusaktivierung kann das Gesamtsystem verstellt bzw. auf einen Fight-/Flight-Zustand vorbereitet werden. Der Körper wird vorübergehend in einen besonders leistungsfähigen „Alarmzustand“ versetzt. Gleichzeitig und „gleichsinnig“ steigen Herzaktivität, Blutdruck und Schweißproduktion, die Pupille weitet und die Bronchien erweitern sich. Der Körper kann also schnellstmöglich auf äußere Gefahren reagieren.
- **Parasympathisches Nervensystem:** Es wird aktiviert, um die Energiespeicher des Körpers wieder aufzufüllen (z. B. in einer Ruhephase). Man spricht daher von einem trophotropen (auf die Ernährung gerichteten; Energie aufbauenden) System. Es steuert die Kopfdrüsen, im Auge die Pupillenverengung und die Linsenakkommodation, stimuliert die Darmdrüsenaktivität, verlangsamt das Herz, verengt die Bronchien und reguliert Miktion und Genitalienerektion. Im Unterschied zum Sympathikus versorgt der Parasympathikus weder die Extremitäten noch die Rumpfwand (➤ Abb. 13.26). Vielmehr vermittelt er organspezifische Reflexe und verstellt nicht das „Gesamtsystem“.
- **Enterales Nervensystem:** Es steuert die Motilität (Peristaltik) und Verdauungstätigkeit (z. B. Drüsenfunktion) des Darms. Es funktioniert überwiegend autonom (intramurale vegetative Ple-

xus, Plexus submucosus und myentericus), wird aber von Sympathikus und Parasympathikus beeinflusst. Der Parasympathikus übt eine fördernde Wirkung auf die Darmmotilität und die Darmdrüsensekretion aus, während der Sympathikus den Tonus der Schließmuskeln (z. B. Pylorus) erhöht.

Klinik

Negativer Stress (Disstress) und vegetatives Nervensystem

Negativer Stress kann als Folge psychischer oder physischer Reize (Stressoren) entstehen, die als negativ, bedrohlich oder belastend empfunden werden. Auf solche Reize reagiert der Körper u. a. mit einer erhöhten Anspannung, also einer verstärkten Aktivierung des sympathischen Nervensystems. Dauert die negative Stress-Situation länger an, kann das sympathische Nervensystem dauerhaft verstärkt aktiviert werden, begleitet von einer erhöhten Ausschüttung von sog. Stresshormonen (z. B. Glukokortikoide, Katecholamine). Dies erzeugt wiederum funktionelle vegetative Symptome (z. B. Herzfrequenzerhöhung, Herzrhythmusstörungen, Blutdruckerhöhung, Nervosität), die vom Menschen wahrgenommen und als zusätzliche Belastung empfunden werden („Circulus vitiosus“). Eine sehr lang anhaltende Aktivierung des Sympathikus und eine lang anhaltende erhöhte Ausschüttung von Stresshormonen kann bis zur körperlichen und seelischen Erschöpfung führen.

MERKE

Sympathikus und Parasympathikus bilden die viszeromotorischen Schenkel des vegetativen Nervensystems. Sie wirken in vielen Situationen wie gegensätzliche „Zügel“ zur Einstellung der Körperaktivität in Richtung „fight/flight“ oder „Ruhe/Verdauung“. Die beiden Systeme lassen sich auf Rückenmarkebene und im peripheren Nervensystem gut unterscheiden. Sie sind jedoch nur ein Teil des gesamten vegetativen Systems, zu dem noch das enterale Nervensystem, der viszeroafferente Schenkel sowie höhere vegetative Zentren gehören.

Verschaltungsprinzipien und Neurotransmitter

Allgemeines Prinzip

Vergleicht man die somatomotorische Innervation der Skelettmuskulatur mit der viszeromotorischen Innervation der verschiedenen vegetativen Zielzellen, wird ein wesentlicher Unterschied in der peripheren Verschaltung der beiden Systeme deutlich (➤ Abb. 13.24): Während die somatomotorische Innervation einer Skelettmuskelfaser unmittelbar, also ohne weitere Verschaltung, über die Axone der α-Motoneurone des Rückenmarks verläuft, werden viszeromotorische Axone zumindest einmal in einem vegetativen Ganglion umgeschaltet (Ausnahme: Nebennierenmark). Sowohl beim Sympathikus als auch beim Parasympathikus liegt das 1. Neuron im ZNS (Rückenmark oder Hirnstamm) und wird als **präganglionäres Neuron** bezeichnet. Sein Axon (präganglionäres Axon) erreicht ein vegetatives Ganglion und wird dort auf ein 2. Neuron **(postganglionäres Neuron)** umgeschaltet. Dessen Axon (postganglionäres Axon) erreicht schließlich das Zielorgan.

MERKE

- In **vegetativen Ganglien** werden präganglionäre Axone auf postganglionäre Neurone umgeschaltet (multipolare Ganglienzellen).
- In **sensorischen Ganglien** (kraniospinale Ganglien) findet hingegen keine Umschaltung statt (pseudounipolare Ganglienzellen).

Sympathikus und Parasympathikus

Sympathikus und Parasympathikus lassen sich in Rückenmark und Hirnstamm sowie im PNS anhand der Lage des 1. und 2. Neurons unterscheiden (➤ Abb. 13.26):

- Beim Sympathikus findet sich das 1. Neuron im Seitenhorn des Rückenmarks auf Höhe der Segmente C8–L3, weshalb man den Sympathikus auch als „thorakolumbales System“ bezeichnet (➤ Abb. 13.25, ➤ Abb. 13.26, ➤ Abb. 13.27).
- Beim Parasympathikus befindet sich das 1. Neuron im Hirnstamm sowie im sakralen Bereich des Rückenmarks in den Segmenten S2–4, weshalb man den Parasympathikus auch „kraniosakrales System“ nennt (➤ Abb. 13.26, ➤ Abb. 13.28).

Auch die Lage der 2. Neurone der beiden Systeme unterscheidet sich:

- Beim Sympathikus liegen sie organfern (Grenzstrang oder prävertebrale Ganglien).
- Beim Parasympathikus liegen sie in einzelnen Ganglien (Kopf) oder in der Nähe eines Zielorgans (restlicher Körper), in vielen Fällen liegen sie sogar innerhalb des Organs. Man spricht daher auch von „intramuralen“ Ganglien („innerhalb der Mauern“ eines Organs; ➤ Abb. 13.24).

Enterales Nervensystem

Das enterale Nervensystem liegt in der Darmwand. Dort finden sich vegetative Ganglienzellen im Plexus myentericus und im Plexus submucosus. Diese bilden einen weitgehend autonomen Schaltkreis, der allerdings über Parasympathikus und Sympathikus beeinflusst werden kann. Die sympathischen und parasympathi-

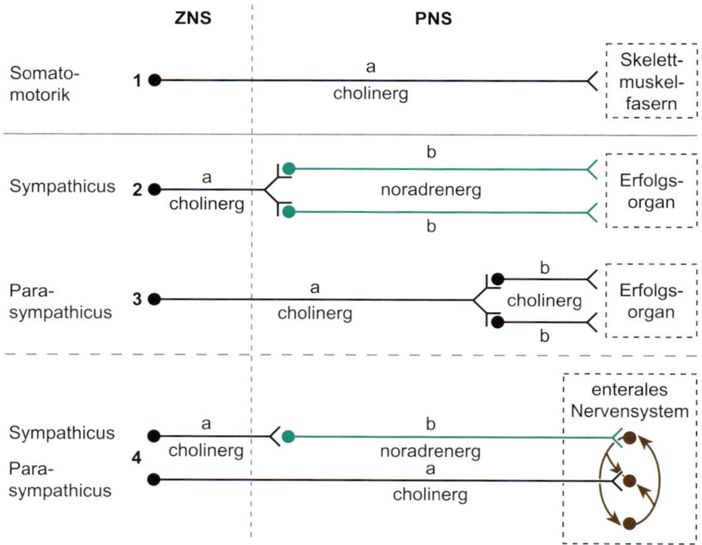

Abb. 13.24 Schaltschema der peripheren motorischen Innervation im somatischen und vegetativen Nervensystem; 1 = somatomotorisches Neuron, 2 = viszeromotorisches Neuron des Sympathikus, 3 = viszeromotorisches Neuron des Parasympathikus, 4 = viszeromotorische Neurone und ihr Einfluss auf das enterale Nervensystem; a = 1. Neuron, b = 2. Neuron. [S701-L141]

schen Nervenverbindungen zum Darm folgen wiederum dem oben dargestellten Schaltprinzip (➤ Abb. 13.24).

Neurotransmitter

Sympathikus und Parasympathikus unterscheiden sich teilweise in Bezug auf ihren chemischen Botenstoff. Beide Systeme nutzen zwischen dem 1. und 2. Neuron Azetylcholin. An der Synapse zwischen postganglionärem Axon und Zielzelle verwenden die Axone des Sympathikus jedoch überwiegend Noradrenalin, die des Parasympathikus dagegen Azetylcholin. Eine Ausnahme von dieser Regel sind die sympathisch innervierten Schweißdrüsen und einige wenige spezialisierte Blutgefäße; hier greift auch der Sympathikus auf Azetylcholin zurück.

MERKE

Die Schweißdrüsen der Haut werden vom Sympathikus innerviert. Der Neurotransmitter dieser postganglionären sympathischen Axone ist Azetylcholin (Ausnahme!).

Rezeptoren

Die Zielzellen der viszeromotorischen Axone sind mit unterschiedlichen Rezeptoren und Rezeptorsubtypen für die jeweiligen Neurotransmitter besetzt. Durch diese Unterschiede im Rezeptorbesatz der Zielzellen kann ein Neurotransmitter an unterschiedlichen Zielzellen unterschiedliche Wirkungen haben. Für die (Pharmako-)Therapie ist dies von besonderer Bedeutung, da Medikamente entwickelt wurden, die über die unterschiedlichen Rezeptoren selektiv die Funktion bestimmter innerer Organe beeinflussen können (z. B. „kardioselektive“ Medikamente, die besonders auf das Herz wirken).

Nebennierenmark

Eine Sonderrolle im Schaltschema des vegetativen Nervensystems nimmt das Nebennierenmark ein. Es enthält Zellen, die modifizierten sympathischen Neuronen entsprechen und bei Fight-/Flight-Situationen Katecholamine ins Blut abgeben können („Adrenalinstoß“). Entwicklungsgeschichtlich leitet es sich von der Neuralleiste und den Paraganglien ab. Es wird daher auch als „größtes Paraganglion des Körpers“ angesehen.
Im Rahmen der Logik des Sympathikus-Schaltschemas (➤ Abb. 13.24) entspricht das Nebennierenmark einem sympathischen Ganglion, dessen Ganglienzellen keine Axone ausbilden, sondern ihren Neurotransmitter direkt ins Blut abgeben. Dementsprechend wird das Nebennierenmark auch direkt von präganglionären Axonen des Sympathikus innerviert.

Sympathikus

Präganglionäres Neuron

Das **1. Neuron** liegt im Seitenhorn der grauen Substanz des Rückenmarks in den Rückenmarkssegmenten C8–L3. Dabei liegen die präganglionären Neurone, die zu den Extremitäten und zur Rumpfwand ziehen, weiter lateral und die Neurone, die zu den inneren Organen ziehen, weiter medial.
Das **myelinisierte Axon** verläuft mit den ventralen Wurzelfasern des Segments und bildet schließlich mit diesen den Spinalnerv (➤ Abb. 13.25). Als **R. communicans albus** verlässt es dann den Spinalnerv wieder und zieht in den sympathischen Grenzstrang (Truncus sympathicus).

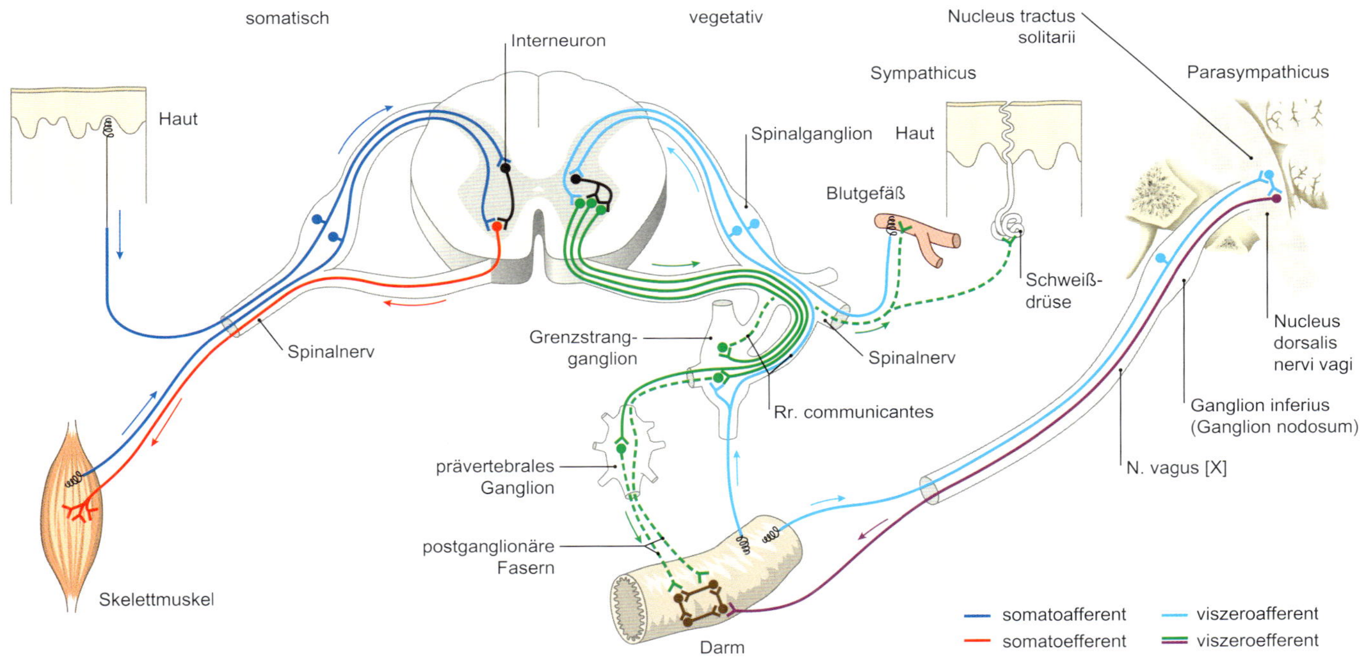

Abb. 13.25 Organisation von somatischem und vegetativem Nervensystem im Vergleich (Rückenmark und PNS). Im somatischen Nervensystem (links) erreichen afferente Informationen über die Fortsätze der Spinalganglienzellen entweder direkt (monosynaptischer Reflexbogen) oder indirekt die α-Motoneurone des Vorderhorns. Im Fall des Sympathikus erreichen viszeroafferente Informationen über Spinalganglienzellen zunächst Interneurone des Rückenmarks. Über eine oder mehrere Schaltstationen erreichen sie schließlich die viszeroefferenten Neurone des Seitenhorns. Von dort ziehen die präganglionären viszeroefferenten Axone (grün, durchgezogene Linie) entweder zu paravertebralen Ganglien des Grenzstrangs oder zu prävertebralen Ganglien im Bereich der Aorta. Nach ihrer Umschaltung in den Ganglien ziehen die postganglionären Axone (grün, gestrichelte Linie) zu ihren Zielorganen. Im Fall des Parasympathikus (hier: N. vagus) erreichen viszeroafferente Informationen über das Ganglion inferius des N. vagus zunächst den Nucleus tractus solitarii im Hirnstamm. Dort werden sie auf den Nucleus dorsalis nervi vagi umgeschaltet. Über den N. vagus gelangen die viszeromotorischen Fasern wieder zurück in die Körperperipherie (vasovagaler Reflexbogen). [S702-L127]/[G1076]

Postganglionäres Neuron

Das **2. Neuron** ist an unterschiedlichen Stellen zu finden (➤ Abb. 13.25, ➤ Abb. 13.26, ➤ Abb. 13.27):

- in Grenzstrangganglien
- in prävertebralen Ganglien außerhalb des Grenzstrangs
- in Beckenganglien (Sonderfall)

Darüber hinaus kann man kleinere sympathische Ganglien auch in manchen vegetativen Plexus oder Nerven nachweisen. Auf diese wird hier nicht näher eingegangen.

Die **postganglionären Axone** verlassen die sympathischen Ganglien und ziehen als nicht myelinisierte Axone zu den Zielorganen. Die genauen Verläufe werden weiter unten besprochen. Prinzipiell gilt:

- Eine Gruppe von Axonen aus Grenzstrangganglien zieht über **Rr. communicantes grisei** zu allen Spinalnerven und über diese zur Körperwand und den Extremitäten.
- Eine zweite Gruppe von Axonen aus Grenzstrangganglien zieht über Gefäßplexus zu Zielorganen im Kopfbereich und über vegetative Nerven (z. B. Nn. cardiaci) zu den Brusteingeweiden.
- Axone aus prävertebralen Ganglien ziehen zu den Bauch- und Beckeneingeweiden.
- Axone aus Beckenganglien ziehen zu den Geschlechtsorganen.

Anatomische Lage der Ganglien

Grenzstrangganglien

Die Ganglien des Grenzstrangs (Truncus sympathicus) liegen beidseits neben der Wirbelsäule (➤ Abb. 13.26, ➤ Abb. 13.27). Aufgrund ihrer Lage nennt man sie auch „paravertebrale Ganglien“. Sie sind in Wirbelsäulenlängsrichtung über **Rr. interganglionares** miteinander verbunden. Über diese Verbindungsbrücken erreichen präganglionäre vegetative Nervenfasern Ganglien oberhalb bzw. unterhalb ihres Eintrittssegments.

- **Brust und Lendenbereich (C8–L3):** Hier liegt vor jedem Rippenköpfchen ein Ganglion. Die Ganglien erhalten über Rr. communicantes albi präganglionäre Fasern aus dem Rückenmark (➤ Abb. 13.25).
- **Halsgrenzstrang:** Oberhalb von C8 erhält der Grenzstrang keine direkten Zugänge von den Spinalnerven (d. h. keine Rr. communicantes albi). Er setzt sich dennoch über Rr. interganglionares in jeweils 3 Halsganglien fort (➤ Abb. 13.26, ➤ Abb. 13.27). Diese zervikalen Ganglien erhalten ihre präganglionären Fasern aus C8 und den oberen Brustsegmenten, die auf dieser Höhe in den Grenzstrang eintreten und über die Rr. interganglionares bis in den Halsbereich aufsteigen.

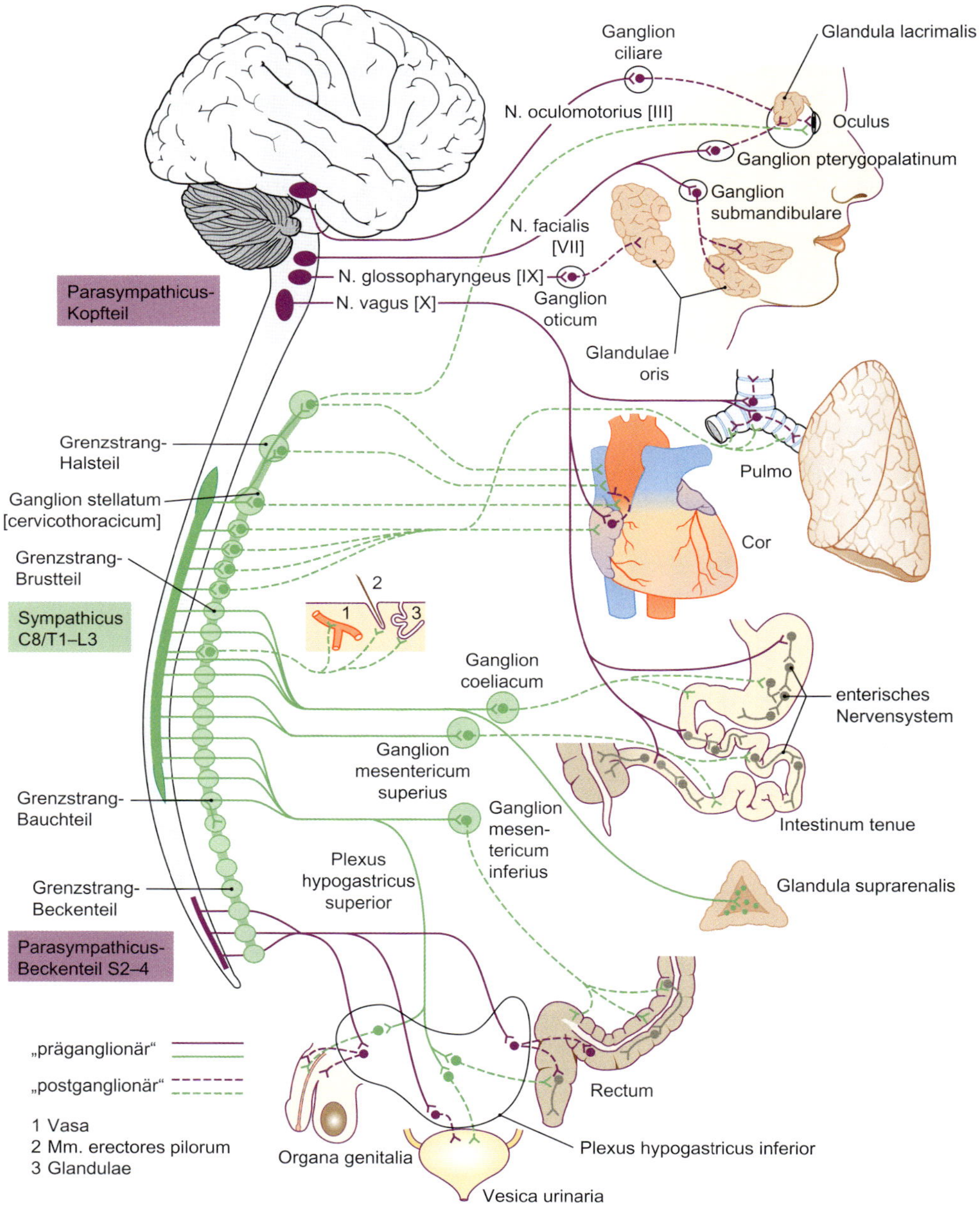

Abb. 13.26 Sympathikus und Parasympathikus. Dargestellt sind die beiden viszeromotorischen Anteile des vegetativen Nervensystems vom Rückenmark bis zu ihren peripheren Erfolgsorganen. Neurone des Sympathikus finden sich im Rückenmark auf Höhe der Segmente C8/T1–L3 (thorakolumbales System) und erreichen mit ihren Axonen paravertebrale (Grenzstrang) oder prävertebrale sympathische Ganglien. Nach Umschaltung ziehen die sympathischen Axone entweder mit Nerven oder Gefäßen zu ihren Zielorganen. Neurone des Parasympathikus finden sich im Hirnstamm und im sakralen Rückenmark (kraniosakrales System). Ihre Axone ziehen zu parasympathischen Ganglien im Kopfbereich oder zu organnahen Ganglien im Körper. Nach Umschaltung auf ein 2. Neuron innervieren sie ebenfalls ihre Zielorgane. [S700-L126]~[S130-6-L106]

- **Beckengrenzstrang:** Unterhalb von L3 erhalten die Grenzstränge ebenfalls keine direkten Zugänge mehr von den Spinalnerven (d. h. keine Rr. communicantes albi). Die Grenzstränge setzen sich mit einigen lumbalen und sakralen Ganglien bis in das Becken fort und vereinigen sich schließlich an ihrem kaudalen Ende im **Ganglion impar** (➤ Abb. 13.26, ➤ Abb. 13.27). Die Beckengrenzstränge erhalten ihre präganglionären Fasern aus Neuronen des oberen Lendenmarks, die auf Höhe ihrer jeweiligen Spinalnerven in den Grenzstrang ziehen und von dort aus über Rr. interganglionares ins Becken absteigen.

MERKE

Häufig verschmilzt das Ganglion cervicale inferius mit dem Ganglion thoracicum I und wird dann als Ganglion cervicothoracicum **(Ganglion stellatum)** bezeichnet. Es liegt vor dem ersten Rippenköpfchen.

Prävertebrale Ganglien

Diese Ganglien befinden sich etwa in der Mittellinie des Körpers vor der Aorta und ihren Abgängen zu den Bauchorganen und Nieren. Aufgrund ihrer Lage vor der Wirbelsäule bezeichnet man sie auch als „prävertebrale Ganglien". Sie liegen inmitten eines dichten vegetativen Nervengeflechts auf der ventralen Oberfläche der Bauchaorta (manchmal wird dieses Geflecht auch als Solarplexus bzw. Plexus solaris bezeichnet). Die Lage, Größe und genaue Zahl der einzelnen Ganglien ist variabel. Sie werden oft als Gruppen benannt, die um einen aortalen Gefäßabgang liegen:

- Ganglia coeliaca
- Ganglion mesentericum superius
- Ganglia aorticorenalia
- Ganglion mesentericum inferius

Die Ganglien erhalten präganglionäre Fasern aus dem Rückenmark. Diese ziehen mit den Rr. communicantes albi zum Grenzstrang, werden dort aber nicht umgeschaltet, sondern gelangen als **Nn. splanchnici** zu den prävertebralen Ganglien (➤ Abb. 13.26). Nach ihrer Lage (Segmenthöhe) unterscheidet man:

- Nn. splanchnici thoracici (Brustraum)
- Nn. splanchnici major und minor (Bauchraum und oberes Retroperitoneum)
- Nn. splanchnici lumbales (unteres Retroperitoneum und Becken)

Beckenganglien

Die Ganglia pelvica sind gemischte Ganglien, die parasympathische und sympathische Nervenzellen enthalten. Sie stellen daher einen Sonderfall dar. Sie liegen in vegetativen Nervengeflechten beidseits der Beckenorgane und versorgen überwiegend die Geschlechtsorgane. Das Ganglion neben der Cervix uteri wird Ganglion paracervicale uteri genannt (FRANKENHÄUSER-Ganglion). Auch wenn Nervenzellen und Axone von Parasympathikus und Sympathikus in diesen Ganglien unmittelbar nebeneinanderliegen, lassen sie sich auf zellulärer Ebene mit modernen Nachweismethoden (z. B. Immunhistochemie) voneinander trennen. Dies bedeutet, dass Parasympathikus und Sympathikus nicht zu einem System verschmelzen, sondern auch in diesen „gemischten Strukturen" voneinander getrennte Systeme bleiben.

Arterien – Leitschienen des Sympathikus

Die Ganglien des Sympathikus liegen nicht direkt am Organ. Zur Überbrückung der Distanz zwischen den Ganglien und den Zielorganen nutzen die postganglionären sympathischen Fasern die benachbarten Arterien. Diese Gefäße werden einerseits von den sympathischen Fasern innerviert (Nervenplexus um die Gefäße), andererseits aber auch als Leitstruktur genutzt, um die eigentlichen Zielorgane zu erreichen. Die enge Beziehung des Sympathikus zu den Gefäßen wird an einigen Stellen des Körpers besonders deutlich, an denen Nervenschlingen (Ansae) um Gefäße gebildet werden (z. B. Ansa subclavia). Dort tauschen Nerven und Gefäße vegetative Fasern aus. Die sympathischen Nervenplexus um die Gefäße werden systematisch mit dem Namen des Gefäßes benannt, z. B. Plexus vertebralis oder Plexus hepaticus.

Parasympathikus

Der Aufbau des Parasympathikus (➤ Abb. 13.28) entspricht vom Prinzip her dem des Sympathikus. Auch bei diesem System finden sich 2 nacheinander verschaltete Neurone. Für die Praxis ist es sinnvoll, den Parasympathikus in 3 Teile zu untergliedern:

- kranialer Parasympathikus – Hirnnerven III, VII, IX: Versorgung der Kopfdrüsen
- kranialer Parasympathikus – Hirnnerv X: Versorgung von Hals-, Brust- und Baucheingeweiden (bis CANNON-BÖHM-Punkt)
- sakraler Parasympathikus: Versorgung der Bauch- (ab CANNON-BÖHM-Punkt) und der Beckeneingeweide

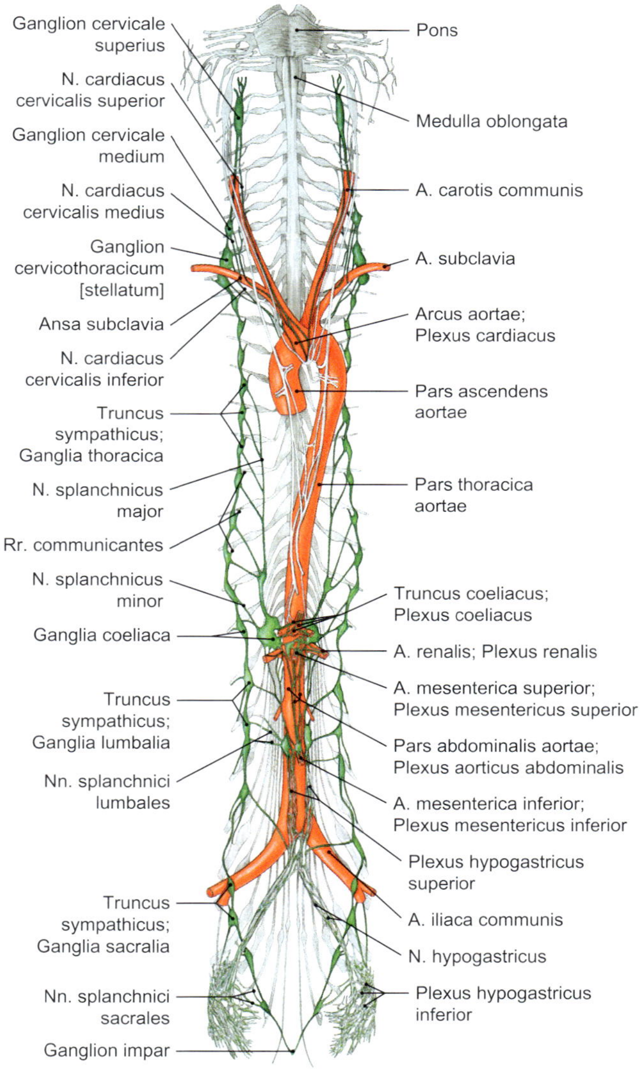

Abb. 13.27 Sympathikus. Halbschematische Darstellung des Sympathikus in einem topografisch-anatomischen Zusammenhang. Präganglionäre Axone des Sympathikus treten mit den Nn. spinales aus dem Rückenmark aus und erreichen Grenzstrangganglien oder prävertebrale Ganglien. In diesen werden sie auf postganglionäre Neurone umgeschaltet. Postganglionäre sympathische Axone ziehen schließlich mit Gefäßen oder Nerven zu den Zielorganen. [S700]

Während in Kopf und Becken einzelne Ganglien des Parasympathikus nachzuweisen sind, liegen die parasympathischen Ganglienzellen im restlichen Körper meist organnah bzw. intramural.

Kranialer Parasympathikus – Hirnnerven III, VII, IX
Das präganglionäre Neuron (1. Neuron) des kranialen Parasympathikus liegt in Kerngebieten des Hirnstamms (➤ Tab. 13.7). Die präganglionären Fasern lagern sich den jeweiligen Hirnnerven an und erreichen die parasympathischen Ganglien. Von dort ziehen sie über postganglionäre Fasern zu ihren Zielorganen.

Kranialer Parasympathikus – N. vagus [X]
Der N. vagus unterscheidet sich von den anderen Hirnnerven mit parasympathischen Nervenfasern, da er seine Wirkung nicht im Kopf entfaltet, sondern im Hals und im Brust- und Bauchraum. Er zieht als „vagabundierender" Nerv durch den Körper (➤ Kap. 12.5.13) und erreicht mit dem Darmrohr das Querkolon (CANNON-BÖHM-Punkt). Präganglionäre Neurone liegen in 2 Kerngebieten:

- Die Neurone, die dem **Nucleus dorsalis nervi vagi** entstammen, erreichen die Baucheingeweide (➤ Tab. 13.8).
- Die Neurone, die einem anatomisch abgrenzbaren Teil des **Nucleus ambiguus** (auch „externe Formation" oder „ventrale Säule" genannt) entstammen, erreichen die Organe in Hals und Brust und steuern die Dämpfung der Herzaktivität sowie die Verengung der Bronchien.

In ihren Zielorganen werden die präganglionären Fasern schließlich umgeschaltet. Die postganglionären Fasern bilden zusammen mit Fasern des Sympathikus die vegetativen Plexus innerhalb der Organe (vegetative Endstrecke, s. u.).

Sakraler Parasympathikus
Die präganglionären Neurone liegen in den Segmenten S2–4. Sie ziehen mit den Nn. splanchnici pelvici (veraltete Bezeichnung: Nn. erigentes) zu den Ganglia pelvica (enthalten sowohl sympathische als auch parasympathische Ganglienzellen) oder zu intramuralen Ganglien im Bereich der Organe (z. B. Harnblase, Rectum). Sie steuern die Darm-, Genital- und Blasenfunktion (➤ Tab. 13.9).

Tab. 13.7 Kranialer Parasympathikus (Hirnnerven III, VII, IX).

Hirnnerv	1. Neuron	2. Neuron	Zielorgane
N. oculomotorius [III]	Nucleus accessorius nervi oculomotorii (EDINGER-WESTPHAL)	Ganglion ciliare	• M. ciliaris • M. sphincter pupillae
N. facialis [VII]	Nucleus salivatorius superior	Ganglion pterygopalatinum	• Glandula lacrimalis • Schleimhäute
		Ganglion submandibulare	• Glandula submandibularis • Glandula sublingualis • Schleimhäute
N. glossopharyngeus [IX]	Nucleus salivatorius inferior	Ganglion oticum	• Glandula parotidea • Schleimhäute

Tab. 13.8 Kranialer Parasympathikus (N. vagus [X]).

Hirnnerv	1. Neuron	2. Neuron	Zielorgane
N. vagus [X]	Nucleus ambiguus (externe Formation)	intramurale Ganglien	Halseingeweide, Herz und Lunge
	Nucleus dorsalis nervi vagi	intramurale Ganglien	Bauchdrüsen
		Ganglien des enteralen Nervensystems	Darm

Terminale Endstrecke

Vegetative Organplexus
Sympathikus und Parasympathikus erreichen über die vegetativen Plexus der Arterien (Sympathikus) oder über Nerven bzw. Nerven-

Tab. 13.9 Sakraler Parasympathikus.

Anteil	1. Neuron	2. Neuron	Zielorgane
sakraler Parasympathikus	S2–4	Ganglia pelvica	Geschlechtsorgane
		intramurale Ganglien	• distales Colon • Rectum, Blase • Teile des Ureters

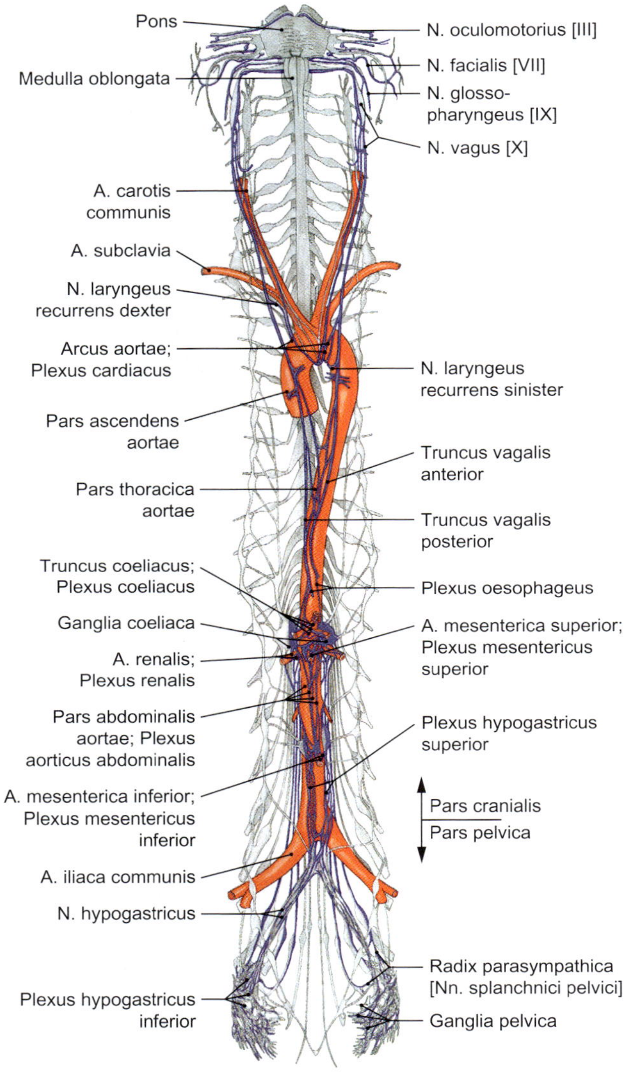

Abb. 13.28 Parasympathikus. Halbschematische Darstellung des Parasympathikus in einem topografisch-anatomischen Zusammenhang. Parasympathische Axone im Kopfbereich ziehen mit Hirnnerven zu parasympathischen Ganglien und von dort weiter zu ihren Zielorganen im Kopf. Die Brust- und Bauchorgane werden überwiegend vom N. vagus [X] innerviert. Der letzte Darmabschnitt und die Beckenorgane erhalten ihre parasympathische Innervation aus dem Sakralmark. [S700]

geflechte (Sympathikus und Parasympathikus) ihre Zielorgane. In den Organen durchmischen sich die postganglionären vegetativen Fasern beider Systeme und bilden gemeinsame vegetative Nervengeflechte. In diesen vegetativen Nervenplexus sind Sympathikus und Parasympathikus makroskopisch nicht mehr voneinander trennbar. Dies gelingt jedoch mit geeigneten Nachweismethoden auf mikroskopischem Niveau (z. B. histochemische Techniken, Immunfärbungen).

Vegetative Synapsen

Die postganglionären Fasern bilden an oder in der Nähe ihrer Zielzellen (z. B. glatte Muskelzellen oder Drüsenzellen) kleine Auftreibungen (Varikositäten). Diese können direkt an der Zielzelle enden oder sich in einigem Abstand befinden. Im letzteren Fall wird von einer **„En-passant-Synapse"** gesprochen, die über eine Transmission „en distance" eine größere Zahl von Zellen in einem Gewebevolumen erreichen kann (s. u.).

Neurotransmitter, Neuromodulatoren, Rezeptoren

Die spezifischen Effekte der vegetativen Synapsen an ihren Zielzellen sind mit den unterschiedlichen neurochemischen Bedingungen an den vegetativen Synapsen zu erklären. Unterschiede gibt es bezüglich:

- Neurotransmitter (z. B. Azetylcholin vs. Noradrenalin)
- Zusammensetzung der Neurotransmitter-Rezeptoren (z. B. muskarinische und nikotinische Azetylcholin-Rezeptoren, α- und β-Adrenozeptoren)
- Neuromodulatoren

Neuromodulatoren sind Substanzen, die von einer Synapse ausgeschüttet werden, in der Regel durch das Gewebe diffundieren und dadurch mehrere Synapsen erreichen können. Besonders „En-passant-Synapsen" des vegetativen Nervensystems nutzen diese Form der Übertragung von Informationen. Im Unterschied zu den Neurotransmittern, die schnelle Antworten vermitteln, wirken Neuromodulatoren langsamer und modulieren die Erregbarkeit der Zielzellen über einen längeren Zeitraum. Wichtige Neuromodulatoren des vegetativen Nervensystems sind:

- Sympathikus: Neuropeptid Y (NPY), ATP
- Parasympathikus: vasoaktives intestinales Peptid (VIP), Substanz P

Enterales Nervensystem

Das enterale Nervensystem bildet einen weitgehend autonomen Neuronenschaltkreis in der Wand („intramural") des Magen-Darm-Trakts. Es steuert die Peristaltik (Durchmischung des Darminhalts und aborale Beförderung des Speisebreis), Drüsentätigkeit (z. B. Magensaftsekretion) und Resorption. Dort findet man 2 Gruppen von Ganglienzellen:

- Plexus myentericus (AUERBACH) in der Tunica muscularis zur Steuerung der Tunica muscularis und der Darmmotorik
- Plexus submucosus (MEISSNER) in der Tela submucosa zur Steuerung der Schleimhautfunktionen (Lamina muscularis mucosae; Drüsensekretion; Durchblutung der Schleimhaut)

Das enterale Nervensystem arbeitet autonom, erhält aber modulierende Einflüsse von postganglionären Neuronen des Sympathikus und des Parasympathikus (➤ Abb. 13.24).

Lokale Steuerung der Darmperistaltik

Zur Steuerung der Darmperistaltik ist nur ein einfacher, lokaler Regelkreis erforderlich, der sich vollständig innerhalb der Darmwand befindet. So nimmt ein sensorisches Neuron die Dehnung eines Wandabschnitts durch Speisebrei wahr. Um diesen weiter aboral zu transportieren, erreicht es über Interneurone darmaufwärts (oralwärts) erregende motorische Neurone und darmabwärts (aboralwärts) hemmende motorische Neurone. Auf diese Weise entstehen oralseitig eine Kontraktion des Darms und aboralseitig eine Erschlaffung der Muskulatur. Der Speisebrei fließt dadurch gerichtet weiter. Interessanterweise ist das Darmnervensystem in dieser funktionellen Hinsicht „gerichtet". Entnimmt man z. B. ein Darmsegment, dreht dieses um und setzt es in „falscher Richtung" wieder ein, wirkt es wie ein Verzögerungselement. Dies kann man sich bei bestimmten Krankheiten des Verdauungstrakts zunutze machen.

Reflexbögen über sympathische Ganglien

Der oben beschriebene Mechanismus zur Steuerung der Darmperistaltik ist ein lokaler Mechanismus. Dehnungsvorgänge in einem Darmabschnitt können jedoch auch die Darmperistaltik weiter entfernt gelegener Abschnitte des Darms beeinflussen. Hierzu nutzt das Darmnervensystem vegetative Reflexe, die über die sympathischen Ganglien verschaltet werden. Viszeroafferente Fasern kommen in diesem Fall (Ausnahme!) aus Ganglienzellen der Darmwand und ziehen zu den prävertebralen sympathischen Ganglienzellen. Diese hemmen ihrerseits mit viszeromotorischen Fasern die Peristaltik in oralwärts gelegenen Darmabschnitten und verhindern eine Überfüllung bereits gedehnter distaler Darmabschnitte.

MERKE

Viszeroafferente Ganglienzellen finden sich in Spinalganglien, Hirnnervenganglien und Darmwand.

Zentrale Einflüsse von Sympathikus und Parasympathikus

Die Darmperistaltik wird mit zentralen Viszeroafferenzen auf die Bedürfnisse des Gesamtorganismus angepasst. Auch psychische Einflüsse auf die Darmfunktion werden auf diese Weise vermittelt. Somit haben die zentralen viszeromotorischen Systeme eine etwas andere Funktion als die lokal regulatorisch wirksamen Elemente des enteralen Nervensystems. Der Sympathikus hemmt die Darmaktivität und erhöht den Tonus der Schließmuskeln, während der Parasympathikus die Darmaktivität stimuliert und die Schließmuskeln erschlaffen lässt.
Bezüglich der Verschaltung weist der Parasympathikus eine Besonderheit auf: Während der Sympathikus über die Nn. splanchnici die prävertebralen Ganglien erreicht und postganglionäre Fasern des Sympathikus die Darmganglien innervieren (typische Situation), innervieren beim Parasympathikus präganglionäre Fasern direkt die Darmganglienzellen.

13.9.3 Viszerosensorik

Überblick

Die Viszerosensorik ist ebenso wichtig für die Funktionsweise des vegetativen Nervensystems wie die Viszeromotorik. Die Viszerosensorik nimmt Reize aus der Peripherie wahr, die entweder auf Organ-, Ganglien-, Rückenmark- oder Gehirnebene verarbeitet werden und den afferenten Schenkel der überwiegend reflektorischen Steuerung der Eingeweide darstellen. Ähnlich wie im somatischen Nervensystem bildet die Sensorik mit der Motorik eine Einheit und man könnte auch von **Viszerosensomotorik** sprechen (analog zur Sensomotorik im somatischen Nervensystem).

MERKE

Anders als der viszeromotorische Teil des vegetativen Nervensystems lässt sich der viszerosensorische Teil *nicht* in Sympathikus und Parasympathikus unterteilen.

Viszerosensorische Nervenzellen

Viszerosensorische Neurone liegen:

- in spinalen Ganglien
- in kranialen Ganglien (besonders IX, X)
- teilweise intramural in den Organen (besonders Darm, Herz)

Viszerosensorische Neurone in Spinalganglien

In den spinalen sensorischen Ganglien liegen pseudounipolare Ganglienzellen, die dem vegetativen Nervensystem zugerechnet werden. Sie ziehen mit ihrem peripheren Fortsatz zu den Eingeweiden und erreichen mit ihrem zentralen Fortsatz das Hinterhorn des Rückenmarks (➤ Abb. 13.25).
Die Funktionen und Verschaltungen der peripheren Fortsätze der viszerosensorischen Neurone sind komplexer als die der somatosensorischen Neurone. Somatosensorische Neurone leiten im Wesentlichen sensorische Informationen zum ZNS, wohingegen die peripheren Fortsätze der viszerosensorischen Neurone am Ort der Reizung selbst Botenstoffe freisetzen (lokale Regulation) und/oder Kollateralen zu den vegetativen Ganglienzellen des Sympathikus und Parasympathikus ausbilden können. Über diese Direktverbindungen zu den Ganglien entstehen bereits unterhalb der Rückenmarkebene kurze Reflexbögen, über die Eingeweidefunktionen geregelt werden.

Viszerosensorische Neurone in kranialen Ganglien

Die viszerosensorischen Informationen aus dem Körperinneren erreichen die höheren Steuerungszentren des Hirnstamms über viszeroafferente Fasern des N. glossopharyngeus [IX] und des N. vagus [X]. Aufsteigende Bahnen aus dem Rückenmark spielen im Vergleich eine viel geringere Rolle (wichtiger Unterschied zum somatosensorischen System). Die viszerosensorischen Neurone dieser beiden Hirnnerven liegen in eigenen viszerosensorischen Ganglien (➤ Tab. 13.10).

- **N. glossopharyngeus [IX]:** Er führt Afferenzen aus dem Sinus caroticus und dem Glomus caroticus sowie weiteren Glomera im Kopfbereich. Im Sinus caroticus befinden sich Barorezeptoren, die für die Blutdruckkontrolle von Bedeutung sind (Barorezeptorreflex). Im Glomus caroticus befinden sich Chemorezeptoren, die den Sauerstoff- und Kohlendioxidgehalt im Blut messen.
- **N. vagus [X]:** Neben Afferenzen aus kleineren Glomera im Hals- und Brustbereich (Chemorezeptoren) enthält der N. vagus die meisten viszerosensorischen Afferenzen der inneren Organe. So führt er Informationen aus den Brusteingeweiden (Herz, Lunge) und dem Magen-Darm-Trakt zum Gehirn.

Die zentralen Fortsätze beider Hirnnerven erreichen in der Medulla oblongata den **Nucleus tractus solitarii.** Dieser ist eine Art „Tor" für die viszeralen Afferenzen der inneren Organe zum ZNS (s. u.).

MERKE

Für die zentrale Organregulation ist der N. vagus [X] der wichtigste viszeroafferente Nerv des Körpers.

Tab. 13.10 Viszerosensorische Afferenzen zum Hirnstamm.

Nerv	Ganglion	Zentraler Kern	Ursprungsorgane
N. glossopharyngeus [IX]	Ganglion inferius	Nucleus tractus solitarii	• Glomus caroticum • Sinus caroticus
N. vagus [X]	Ganglion inferius (Ganglion nodosum)	Nucleus tractus solitarii	• Glomera im Hals- und Brustbereich • Brusteingeweide • Magen-Darm-Trakt

Viszerosensorische Ganglien in den Organen

Anders als im somatischen Nervensystem finden sich viszerosensorische Nervenzellen im vegetativen Nervensystem auch in manchen Organen. Besonders im Darm gibt es zahlreiche viszerosensorische Nervenzellen, die mit ihren zentralen Fortsätzen zu prävertebralen Ganglien ziehen und über diese die Motilität des Darms über größere Abschnitte hinweg steuern. Auch im Herz sind viszerosensorische Neurone beschrieben.

13.9.4 Vegetative Reflexbögen und Regelkreise

Die Eingeweidefunktion wird auf verschiedenen Ebenen geregelt. Allen Ebenen ist gemeinsam, dass Reize wahrgenommen werden und daraufhin eine Regelantwort folgt (➤ Abb. 13.23). Die Ebenen sind:

- Organebene (lokale Reaktionen peripherer Fasern und lokale Reflexe innerhalb des Organs)
- Reflexe auf der Ebene der vegetativen Ganglien
- Reflexe auf Rückenmarkebene
- Regelkreise unter Einbeziehung höherer Zentren

Lokale Reaktionen und Reflexe auf Organebene werden ermöglicht durch:

- viszeroafferente Axone, die unmittelbar nach einem Reiz Botenstoffe abgeben können und damit die einfachste und unmittelbarste Reizantwort sind
- viszeroafferente Neurone (besonders im enteralen Nervensystem), die mit nahe gelegenen viszeromotorischen Neuronen verschaltet sind und die Peristaltik regeln

Von **Reflexen auf Ganglienebene** spricht man, wenn afferente Fasern direkt Kontakt mit Ganglien aufnehmen und unter Umgehung des Rückenmarks die Eingeweidefunktionen steuern. Diese Reflexe kommen sowohl im Sympathikus als auch im Parasympathikus vor, z. B. bei der o. g. Steuerung der Darmperistaltik über viszeroafferente Axone aus Darmganglienzellen. Diese erreichen mit ihren Fortsätzen die prävertebralen Ganglien und steuern die Motilität des Darms über größere Abschnitte hinweg.
Reflexe auf Rückenmarkebene sind häufig. Viszeroafferente Neurone in den Spinalganglien ziehen mit ihren Axonen ins Hinterhorn des Rückenmarks. Dort werden sie über Interneurone auf viszeroefferente Neurone verschaltet, die in verschiedenen Segmenten (Höhen) des Rückenmarks liegen können. Diese vegetativen Reflexbögen des Rückenmarks ähneln in ihrer Verschaltung (über Interneurone; polysynaptisch; mehrere Rückenmarkssegmente werden miteinander verbunden) den polysynaptischen Reflexbögen des somatischen Nervensystems. Eine besondere Stellung nimmt das Rückenmark für die Reflexe der Beckenorgane ein. Da neben den Sympathikusneuronen im lumbalen Rückenmark auch Parasympathikusneurone im sakralen Rückenmark beteiligt sind, kommt es zu einer weitgehenden Autonomie des Lumbosakralmarks etwa für die Regelung der Harnblasenentleerung (Miktion) oder der Stuhlentleerung (Defäkation).

Klinik

Die weitgehend auf Rückenmarkebene ablaufende Steuerung der Entleerung der Harnblase ist bei Querschnittslähmungen oberhalb des Lumbosakralmarks teilweise erhalten. Zwar ist eine willkürlich kontrollierte Blasenentleerung dann nicht mehr möglich, doch eine reflektorische Entleerung der Blase durch äußere Reize (z. B. durch Beklopfen der Bauchwand) kann trainiert werden. Man spricht dann von einer **„Reflexblase".**

Regelkreise unter Einbeziehung höherer Zentren gehen oft von den inneren Organen aus. Ihre viszeroafferenten Informationen gelangen überwiegend mit dem N. vagus zum Nucleus tractus solitarii und erreichen – von diesem viszeroafferenten Kern ausgehend – andere vegetative Kerngebiete und Zentren im Gehirn (s. u.). In diesen werden die Informationen verarbeitet, also mit dem Sollwert und den Informationen höherer Steuerungszentren abgeglichen. Schließlich beeinflussen sie über Sympathikus und Parasympathikus wieder die Eingeweidefunktionen. Über den Hypothalamus gewinnen sie auch Anschluss an das endokrine System, wodurch auch langfristige Sollwertverstellungen möglich werden (s. u.).
Vagovagale Reflexe sind ein einfaches Beispiel für Reflexe auf Hirnstammebene. Sie sind u. a. für die Steuerung der Magen-Darm-Funktionen wichtig (Drüsensekretion, Darmmotilität). Über den N. vagus gelangen Afferenzen zunächst zum Nucleus tractus solitarii. Von dort werden sie auf die viszeromotorischen Kerne des N. vagus (Nucleus dorsalis nervi vagi oder Nucleus ambiguus) umgeschaltet. Über diese gelangen die vagalen Efferenzen wieder zurück zu den Zielorganen.

Klinik

Bei einer „Ohnmacht“ **(vasovagale Synkope)** kommt es zu einer plötzlichen Absenkung der Herzfrequenz und damit des Herzzeitvolumens. Gleichzeitig wird der Gefäßtonus reduziert und der Blutdruck sinkt weiter ab. Das Gehirn wird nicht mehr ausreichend durchblutet und der Patient verliert das Bewusstsein. Dieses Phänomen, das von verschiedenen physischen und psychischen Faktoren ausgelöst werden kann (z. B. zu wenig getrunken, Magen-Darm-Infekt, Schmerzen, Stress), wird über den N. vagus vermittelt. Afferenzen des N. vagus erreichen den Hirnstamm. Von dort erreichen sie die viszeromotorischen Vaguskerne und die Depressorbereiche des Herz-Kreislauf-Zentrums (➤ Kap. 13.9.5). Dadurch kommt es zum einen – vagal vermittelt – zur Bradykardie und zum anderen – durch eine Senkung des Sympathikotonus vermittelt – zur Vasodilatation. Beides zusammen führt schließlich zur Synkope.

13.9.5 Zentrale Regulation des vegetativen Nervensystems

Die zentrale Kontrolle des vegetativen Nervensystems erfolgt auf verschiedenen Ebenen des ZNS, die jeweils eng miteinander verschaltet sind (➤ Abb. 13.29):

- **Rückenmark:** Hier befinden sich die Neurone von Sympathikus und Parasympathikus im thorakolumbalen bzw. im sakralen Seitenhorn.
- **Unterer Hirnstamm** (Kerne und Gebiete in Medulla oblongata und Pons): Hier befinden sich die höheren Steuerungszentren für die reflektorische Steuerung des Herz-Kreislauf-Systems, der Atmung, der Magen-Darm-Funktion und der Blasensteuerung.
- **Oberer Hirnstamm** (besonders Mesencephalon): Hier werden Schmerzwahrnehmung und vegetative Steuerung koordiniert.
- **Vorderhirn** (Kerngebiete und Areale in Diencephalon und Telencephalon): Über diese Kerne werden vegetative Steuerung und endokrines System koordiniert. Vegetative Bedürfnisse führen zu Verhaltensänderungen (Hypothalamus). Umgekehrt finden psychische und emotionale Vorgänge über das limbische System Anschluss an das zentrale vegetative Nervensystem (➤ Kap. 13.10).

Rückenmarkebene und Hirnstamm

Neben vegetativen Kerngebieten des Rückenmarks und den parasympathischen Kerngebieten des Hirnstamms (➤ Kap. 12.2.4) gibt es auf der Ebene des Hirnstamms noch Regionen, die als Steuerungszentren für bestimmte Organsysteme angesehen werden.

Nucleus tractus solitarii

Dieser Kern ist die wichtigste Sammelstelle für Viszeroafferenzen zu den Hirnstammgebieten und zu den höheren Zentren. Hier werden die viszerosensorischen Afferenzen aus den Hirnnerven IX (Informationen aus Baro- und Chemorezeptoren) und X (Informationen von Hals, Brust und Baucheingeweiden) zusammengeführt. Der Kern ist viszerotop gegliedert und wird in 3 Abschnitte unterteilt:

- kranialer Abschnitt (gustatorische Afferenzen)
- intermediärer Abschnitt (Afferenzen aus dem Magen-Darm-Trakt)
- kaudaler Abschnitt (Afferenzen aus den Gefäßen und von Herz, Lunge und Chemorezeptoren)

Der Nucleus tractus solitarii leitet seine vegetativen Informationen den benachbarten kardiovaskulären und respiratorischen Steuerungszentren sowie weiter zentral gelegenen Kernen zu. Gastrointestinale Afferenzen werden in ihm oder in seiner unmittelbaren Nähe verarbeitet, weshalb er auch als medulläres Zentrum der gastrointestinalen Kontrolle gelten kann.

Brechzentrum

Unmittelbar benachbart zum Nucleus tractus solitarii liegt im Bereich des Obex das Brechzentrum. Es wird durch vagale Afferenzen direkt innerviert. Darüber hinaus ist in diesem Bereich auch die Blut-Hirn-Schranke funktionell aufgehoben. Direkte Reizungen des N. vagus („peripheres Erbrechen“), Giftstoffe („zentrales Erbrechen“), aber auch ein erhöhter intrakranieller Druck, Vestibularisreizungen oder Ekel können über dieses Hirnstammareal eine starke antiperistaltische Kontraktion des Magen-Darm-Trakts auslösen.

Atemzentrum

Das Atemzentrum liegt in der **Formatio reticularis** der ventrolateralen Medulla oblongata sowie in Teilen des Pons. Es steuert die Atmung weitgehend autonom. Suprapontine Zentren üben einen modulierenden Einfluss aus, z. B. beim Singen und Sprechen.

Lage der Neurone

Die respiratorischen Nervenzellen bilden in der Formatio reticularis eine longitudinal angeordnete Kette von Nervenzellen, die von der ventrolateralen Medulla oblongata bis zum Pons reicht. Die respiratorischen Nervenzellen können innerhalb der Formatio reticularis nur mit Spezialfärbungen und aufgrund ihrer funktionellen Eigenschaften (beim Tier) identifiziert werden. Innerhalb dieser Nervenzellkette kann man wiederum mehrere funktionelle Gruppen unterscheiden, die verschiedene Aufgaben bei der Atmung haben.

Funktionelle Anatomie

Die an der Atmung beteiligten Muskeln werden durch inspiratorische und exspiratorische Neurone direkt gesteuert. Diese Effektorneurone stehen wiederum unter der Kontrolle von Nervenzellen, die den eigentlichen Atemrhythmus erzeugen (Rhythmusgeber). Dieser Rhythmus, eine regelmäßige Abfolge von Inspiration und Exspiration, entsteht bereits intrauterin vor der Geburt und stellt von der Geburt bis zum Tod die Sauerstoffversorgung sicher. Wichtigster Rhythmusgenerator ist der **Prä-BÖTZINGER-Kern,** eine Gruppe von Neuronen im Medulla-oblongata-Abschnitt der Formatio reticularis.

Respiratorische Reflexe

Diese Reflexe sind für die Lungenfunktion von zentraler Bedeutung. Ihre strukturelle Grundlage ist die anatomische Verschaltung der respiratorischen Zellen im Hirnstamm. Vereinfacht dargestellt bestehen sie aus einem afferenten Schenkel, einer zentralen Verarbeitung und einem efferenten Schenkel. Vegetative Afferenzen erreichen den **Nucleus tractus solitarii** des Hirnstamms („Tor für vegetative Afferenzen") über den N. vagus [X] und N. glossopharyngeus [IX]. Der **N. vagus** enthält u. a. Informationen zur Lungendehnung, die Grundlage des HERING-BREUER-Reflexes sind. Der **N. glossopharyngeus** führt u. a. Informationen der Chemorezeptoren, die wichtig für den Atemantrieb sind. Über die Nervenzellen des Nucleus tractus solitarii werden diese Informationen auf verschiedene respiratorische Gruppen verteilt. Diese verarbeiten die Informationen und konvergieren mit ihren Axonen wiederum auf inspiratorische und exspiratorische Effektorneurone, die schließlich die Atemmuskelkontraktion und damit Atemfrequenz und Atemtiefe steuern.

Herz-Kreislauf-Zentrum

Das Herz-Kreislauf-Zentrum liegt überwiegend in der Formatio reticularis der rostralen ventralen Medulla oblongata. Es steuert den Blutdruck und die Herzfunktionen und koordiniert alle nervösen Einflüsse auf das Herz-Kreislauf-System. Diese kommen aus der Körperperipherie, aber auch von vegetativen Zentren im Hypothalamus, im Mittelhirn (Substantia grisea centralis) und im Pons (Nucleus parabrachialis). Die Neurone des Herz-Kreislauf-Zentrums haben Schrittmachereigenschaften und erhalten eine Grundinnervation der Gefäße aufrecht („medullärer Blutdruck").

Anatomische Lage

Die Nervenzellen des Herz-Kreislauf-Zentrums liegen etwas medial der mehr ventrolateral gelegenen respiratorischen Areale. Wie auch beim Atemzentrum sind Spezialfärbungen nötig, um die dazugehörigen Nervenzellgruppen im Hirnstamm zu identifizieren. Vereinfacht kann man sich merken, dass Neurone, die den Blutdruck steigern (Pressorneurone) überwiegend rostral und lateral liegen, während die Neurone, die den Blutdruck senken (Depressorneurone), überwiegend kaudal und medial zu finden sind.

Funktionelle Anatomie und Reflexe

Über das Herz-Kreislauf-Zentrum werden wichtige kardiovaskuläre Reflexe vermittelt (z. B. Baroreflex, kardiale Reflexe, kardiopulmonale Reflexe, chemische Reflexe). Wie beim Atemzentrum werden auch beim Herz-Kreislauf-Zentrum ein afferenter Schenkel, die zentrale Verarbeitung und ein efferenter Schenkel unterschieden. Die Afferenzen erreichen das Herz-Kreislauf-Zentrum über den **Nucleus tractus solitarii** („Tor für vegetative Afferenzen"). Der **N. vagus** führt Informationen von Herz, Barorezeptoren und Chemorezeptoren aus dem Aortenbogen und seinen Ästen, der **N. glossopharyngeus** von Chemorezeptoren im Glomus caroticum. Vom Nucleus tractus solitarii aus werden die vegetativen Informationen aus der Peripherie

- zum Hypothalamus,
- in das Mesencephalon (Substantia grisea centralis),
- zum dorsolateralen Pons (Locus caeruleus, Nucleus parabrachialis) und
- zur ventralen Medulla oblongata

verteilt. Diese Hirnregionen verarbeiten die Informationen und wirken auf das Herz-Kreislauf-Zentrum ein, das seinerseits Parasympathikus und Sympathikus steuert. Die Wirkungen des **Parasympathikus** werden durch Verbindungen zum N. vagus vermittelt, die des **Sympathikus** (Gefäßtonus und Herzfunktion) über Verbindungen zu den präganglionären sympathischen Nervenzellen im Seitenhorn des Rückenmarks.

Zusammengefasst bedeutet dies, dass Herz-Kreislauf-Funktionen über periphere Sensoren gemessen, im Herz-Kreislauf-Zentrum des unteren Hirnstamms mit Sollwerten abgeglichen und über den Sympathikus und Parasympathikus angepasst werden. Dieser prinzipielle Regelkreis wird von höheren Zentren im Gehirn beeinflusst (z. B. Tachykardie bei emotionaler Aufregung).

Pontines Miktionszentrum

Die Blasenfunktion wird spinal und über ein Kerngebiet im rostralen Pons gesteuert („BARRINGTON-Nucleus"):

- Auf **spinaler Ebene** nimmt die Sphinkterkontraktion reflektorisch zu, wenn die Blase sich füllt **(Kontinenzreflex).**
- Überschreitet die Blasenfüllung ein bestimmtes Volumen, werden die Zellen des **pontinen Miktionszentrums** über aufsteigende spinale Bahnen aktiviert und der **„spinobulbospinale Miktionsreflex"** ausgelöst, indem 3 Gruppen von spinalen Zellen beeinflusst werden:
  - Präganglionäre sympathische Zellen im Lumbalmark werden gehemmt, wodurch der Tonus des M. sphincter urethrae internus sinkt.
  - Präganglionäre parasympathische Zellen im Sakralmark werden aktiviert, wodurch es zur Kontraktion des M. detrusor vesicae kommt.
  - Nervenzellen, die den quergestreiften (willkürlichen) M. sphincter urethrae externus innervieren, werden gehemmt und dadurch der Urinfluss freigegeben. Diese Nervenzellen liegen im Sakralmark und werden als ONUF-Nucleus bezeichnet. Sie ziehen mit ihren Axonen in den N. pudendus.

Das pontine Miktionszentrum steht unter der Kontrolle höherer Zentren, die den Ablauf des Miktionsreflexes steuern und unterbinden können. Dadurch kann der Mensch den Zeitpunkt der Miktion selbst bestimmen.

Nucleus parabrachialis

Der Nucleus parabrachialis liegt im rostralen Pons in der Nähe des Pedunculus cerebellaris superior (früher: Brachium conjunctivum; daher der Name des Kerns). Er erhält zum einen Afferenzen aus dem vegetativen Anteil des Nucleus tractus solitarii und leitet diese zentralwärts weiter („Relaisstation" bzw. „Interface"), zum anderen werden ihm zentrale Afferenzen aus der Amygdala zugeleitet. Über Efferenzen zur Medulla oblongata und zum Rückenmark vermittelt er vegetative Reaktionen, die im Zusammenhang mit starken emotionalen Zuständen (z. B. Angst) stehen. Vereinfacht kann man sagen, dass er Fight-/Flight-Reaktionen des Körpers vorbereitet.

Mittelhirn – Substantia grisea centralis

Bei der Substantia grisea centralis handelt es sich um eine Ansammlung von Nervenzellen, die sich in unmittelbarer Umgebung des Aqueductus mesencephali befinden (daher auch: „periaquäduktales Grau"). Sie ist eine Schaltstelle zwischen den vegetativen Hirnstammzentren und dem Hypothalamus. Ihre Hauptfunktion ist die Integration von vegetativen und somatischen Reaktionen auf Schmerz und Stress – entscheidend ist sie bei der Wahrnehmung und Modulation von Schmerzen auf Rückenmarkebene beteiligt. Darüber hinaus löst ihre Stimulation ein Verteidigungsverhalten und die damit verbundenen vegetativen und somatischen Reaktionen aus (z. B. Blutdruckanstieg, Tachykardie, Anstieg des Muskeltonus). Die Substantia grisea centralis bereitet somit den

Körper mit seinen vegetativen und somatischen Organfunktionen auf eine Gefahrensituation vor.

Klinik

Nach Stimulation der **Substantia grisea centralis** kommt es auf der Ebene des Rückenmarks zu einer starken **Analgesie.** Verantwortlich dafür ist eine Neuronenkette, die im periaquäduktalen Grau beginnt, über die serotonergen Raphekerne des Hirnstamms verläuft und in der Substantia gelatinosa des Rückenmarks endet. Dort werden afferente Schmerzfasern über präsynaptische Rezeptoren gehemmt, wodurch die Schmerzweiterleitung auf das 2. sensorische Neuron unterbunden wird. Dieses Phänomen, bei dem nicht schmerzhafte Afferenzen die „Türen" für schmerzhafte Afferenzen schließen, wird auch **„gate control theory of pain"** genannt.
Bei der zentralen Analgesie mit Opiaten werden die Neurone des periaquäduktalen Graus (aber auch andere Neurone), die zahlreiche Opioidrezeptoren enthalten, aktiviert. Dadurch lässt sich medikamentös das körpereigene „Anti-Schmerz-System" stimulieren und eine Analgesie erzielen.

Vorderhirn

Im Vorderhirn befinden sich Kerne und kortikale Areale, die einerseits einen wesentlichen Einfluss auf die Funktion des vegetativen Nervensystems haben, andererseits aber auch Funktionen erfüllen, die dem vegetativen Nervensystem nicht mehr unmittelbar zugeordnet werden (z. B. Amygdala – emotionales Gedächtnis). Diese Kerne sind in der Regel in mehrere zentrale Schaltkreise integriert (z. B. innerhalb des limbischen Systems) und erfüllen auch mehrere Funktionen. Dies macht deutlich, dass die aus didaktischen und systematischen Gründen eingeführte Trennung des Nervensystems in ein „vegetatives" und ein „somatisches" Nervensystem ab einem bestimmten Komplexitätsgrad der Hirnregionen keinen Nutzen mehr hat.
Der Sinn der engen Vernetzung von Kernen, die einen Einfluss auf das vegetative Nervensystem haben, mit anderen Teilen des Nervensystems liegt darin, dass zur Aufrechterhaltung der Körperhomöostase auch komplexe Verhaltensänderungen erforderlich sind. Beispielsweise beginnt der Organismus bei starkem Durst nach Wasser zu suchen und stellt so lange alle anderen Aktivitäten ein, bis Wasser gefunden und der Durst gestillt wurde.
Um das Problem der funktionellen Kategorisierung der „zentralen vegetativen Hirnstrukturen" wissend, kann man den Hypothalamus ganz pragmatisch zur „höchsten Schaltzentrale" des vegetativen Nervensystems erklären. Neben seiner Aufgabe als höchster vegetativer Regler ist er zugleich der höchste Regler des endokrinen Systems und kann dadurch beide Systeme, die der Aufrechterhaltung der Körperhomöostase dienen, aufeinander abstimmen. Seine Verbindungen zu höheren kognitiven Ebenen (z. B. dem emotionalen und psychischen Erleben) ermöglichen ihm auch die Auslösung komplexerer Verhaltensweisen des Gesamtorganismus, die ebenfalls der Homöostase dienen (s. u.).

Hypothalamus

Der Hypothalamus steuert Anpassungsvorgänge, die den Organismus in Homöostase halten und sein physisches Überleben und seine Vermehrung sichern. Er wird als hierarchisch höchstes Zentrum des vegetativen Nervensystems angesehen. Über den **Fasciculus longitudinalis dorsalis** ist er anatomisch mit allen hierarchisch „unteren" vegetativen Zentren in Hirnstamm und Rückenmark reziprok verbunden. Zu den wesentlichen Funktionen des Hypothalamus gehören:

- Temperaturregulation
- Regulation des Flüssigkeitshaushalts
- Regulation der Nahrungsaufnahme und des Stoffwechsels
- Schlaf- und zirkadiane Rhythmik
- Beeinflussung von Sexual- und sozialem Bindungsverhalten

Um diese Aufgaben zu erfüllen, sind koordinierte Änderungen auf mehreren Steuerungsebenen erforderlich, d. h. Änderungen der Organfunktionen, hormonelle Änderungen und Verhaltensänderungen. Der Hypothalamus kann diese übergeordnete Koordinationsfunktion erfüllen, weil er über Verbindungen zum restlichen vegetativen Nervensystem, zum endokrinen, zum neuroendokrinen und zum limbischen System verfügt und in Form neuronaler Schaltkreise auch über „Programme" zu deren koordinierter Aktivität.

MERKE
Der Hypothalamus ist die wichtigste zentrale Koordinationszentrale der Körperhomöostase.

Ein Beispiel für die Aktivität des Hypothalamus ist die Regulation des Flüssigkeitshaushalts: Mit Osmorezeptoren registriert der Hypothalamus den inneren Zustand des Körpers (z. B. Hypovolämie). Er passt daraufhin die peripheren Organfunktionen über das vegetative Nervensystem an die aktuelle Situation an (z. B. Herzfrequenzsteigerung, Gefäßverengung). Über das endokrine System steigert er die ADH-Sekretion und induziert auf der Verhaltensebene eine Flüssigkeitsaufnahme (Wahrnehmung von „Durst", Flüssigkeitsaufnahme oder Suche nach einer Flüssigkeitsquelle). Mit der Flüssigkeitsaufnahme und der Wiederherstellung der Homöostase kann dieses „Aktivitätsmuster" beendet werden.

Kerngebiete

Die Kerne des Hypothalamus sind an anderer Stelle beschrieben (➤ Kap. 12.2.4). An dieser Stelle werden – mit Ausnahme des Nucleus paraventricularis, der eine besondere Rolle bei der vegetativen Steuerung spielt – nur die wichtigsten Areale und Kerne für die Steuerung der Homöostase zusammengefasst (➤ Tab. 13.11).

Tab. 13.11 Kerngebiete des Hypothalamus und ihre homöostatischen Funktionen.

Areal	Kerngebiet	Funktion
Area hypothalamica anterior	Nucleus suprachiasmaticus	zirkadiane Rhythmik
	Nuclei preoptici	Steuerung der Gonadotropinfreisetzung in der Adenohypophyse
	Nucleus supraopticus	ADH, Oxytozin-Sekretion
	Nucleus paraventricularis	ADH, Oxytozin-Sekretion, Nahrungsaufnahme; Regulation der Stresshormonsekretion via CRH
Area hypothalamica intermedia	• Nucleus infundibularis (arcuatus) • periventrikuläre Nervenzellen	Steuerung der Adenohypophyse; Nahrungsaufnahmeverhalten
	• Nucleus ventromedialis • Nucleus dorsomedialis	Regulation des Nahrungs- und Flüssigkeitsaufnahmeverhaltens
Area hypothalamica posterior	Nucleus posterior hypothalami, Corpora mamillaria	Thermoregulation, vegetative Steuerung
Area hypothalamica lateralis		Nahrungsaufnahmeverhalten

Nucleus paraventricularis
Dieser Kern ist ein besonders gutes Beispiel für die enge Verzahnung der Steuerungssysteme. Obwohl er als „ein" Kern gilt, enthält er verschiedene Zellgruppen, die endokrine und vegetative Steuerungsaufgaben haben:

- magnozelluläre Anteile – Projektion zur Neurohypophyse: Oxytozin- und ADH-Sekretion
- parvozelluläre Anteile – Releasing-Hormone für die Adenohypophyse: CRH, Dopamin
- parvozelluläre Anteile – Projektion zu vegetativen Zentren und präganglionären vegetativen Neuronen im Hirnstamm und Rückenmark

Somit steuert der Kern Effektoren des endokrinen und des vegetativen Systems. Die Nähe der verschiedenen Zellen in einem Kern unterstreicht die biologische Notwendigkeit, das vegetative Nervensystem und das endokrine System des Körpers aufeinander abzustimmen.

Verbindungen
Afferenzen erreichen zunächst den lateralen Hypothalamus. Von dort gibt es Verbindungen zu den anderen hypothalamischen Kerngebieten, die ihrerseits eng miteinander verschaltet sind. Dies versetzt den Hypothalamus in die Lage, die Funktionen seiner verschiedenen Kerne aufeinander abzustimmen und zu koordinieren. Die efferenten Verbindungen bestehen funktionell aus 3 Gruppen:

- Verbindungen zum limbischen System (z. B. über die Corpora mamillaria)
- Verbindungen zu kortikalen Regionen (Anbindung an das Bewusstsein, Wahrnehmung von „Bedürfnissen", z. B. Durst, Hunger, Sättigung)
- Verbindungen zu den vegetativen Hirnstamm- und Rückenmarkbereichen

Fasciculus longitudinalis dorsalis
Über dieses Bahnsystem ist der Hypothalamus mit den darunter gelegenen vegetativen Zentren verbunden. Der Fasciculus longitudinalis dorsalis (SCHÜTZ-Bündel) zieht durch den Hirnstamm bis ins Rückenmark und gibt in seinem Verlauf Fasern an alle vegetativen Kerne ab.

Amygdala
Die Amygdala (➤ Kap. 12.1.8) ist ein zentraler Kern des limbischen Systems (➤ Kap. 13.10) und entscheidend für die emotionale Bewertung von Sinneswahrnehmungen. Sie spielt eine wichtige Rolle bei der Stressreaktion und vermittelt Angst und Angstverhalten. Die vegetativen Symptome, die mit dem Gefühl der Angst einhergehen (Tachykardie, Blutdruckanstieg, Schweißausbruch, Magen-Darm-Symptome, Mundtrockenheit), werden über die efferenten Verbindungen der Amygdala zum Hypothalamus (lateraler Kern), zum periaquäduktalen Grau und zu den vegetativen Hirnstammgebieten vermittelt.

Kortikale Areale
Mit dem Hypothalamus eng verbunden sind 2 kortikale Areale, denen eine besondere Bedeutung bei der Anbindung des Hypothalamus an das Bewusstsein zugeschrieben wird. Beide sind wiederum eng miteinander und mit anderen kortikalen Arealen vernetzt.

Anteriorer cingulärer Cortex
Der anteriore cinguläre Cortex (➤ Kap. 12.1.6) ist eine wichtige Schaltstelle im limbischen System (➤ Kap. 13.10) und bindet dieses zum einen an den Neocortex und die Insula und zum anderen über den Hypothalamus und den Hirnstamm an das vegetative Nervensystem an. Über diese Verbindungen können Emotionen Einfluss auf die Funktion innerer Organe nehmen.

Insula
Die Insula wird von manchen Autoren als „primärer interozeptiver Cortex" angesehen und damit dem somatosensorischen Cortex im Gyrus postcentralis funktionell gegenübergestellt. Sie hat – analog zu diesem – eine viszerotopische Organisation und erhält u. a. über den Thalamus Afferenzen aus den inneren Organen, der Haut und der Muskulatur. Sie integriert diese Informationen mit Emotionen und kognitiven Informationen und ist wichtig für eine bewusste Wahrnehmung des eigenen Körpers und die Reize, die aus diesem hervorgehen. Sie ist somit das kortikale Bindeglied zwischen „unbewusstem" vegetativem Nervensystem und „bewusstem" somatischem Nervensystem.

Verbindungen der zentralen vegetativen Hirnregionen und Kerngebiete

Die oben beschriebenen vegetativen Kerngebiete sind auf vielfache Art und Weise und häufig über mehrere Schaltstellen hinweg miteinander verbunden. Dies macht die zentrale Steuerung des vegetativen Nervensystems komplex. Diese Komplexität ist Folge der vielfältigen Aufgaben des vegetativen Nervensystems und die dadurch erforderliche Anbindung an eine Vielzahl von Hirnregionen, die wiederum andere Aufgaben erfüllen. Die stark vereinfachten zentralen Verbindungsschemata (➤ Abb. 13.29) sollen die Übersicht erleichtern.

Viszeroefferente Bahnen
Die zentrale Sammelstelle für absteigende viszeroefferente Informationen aus dem Cortex und dem limbischen System ist der **Hypothalamus,** der über den Fasciculus longitudinalis dorsalis mit den viszeromotorischen Kernen und Zentren im Hirnstamm und Rückenmark verbunden ist (➤ Abb. 13.29). Unterhalb der Steuerungsebene des Hypothalamus erreichen noch Efferenzen aus der Substantia grisea centralis und dem Nucleus parabrachialis den Hirnstamm. Auf der Ebene des Hirnstamms trennen sich die beiden viszeromotorischen Systeme: Parasympathische Efferenzen ziehen aus den viszeromotorischen Hirnnervenkernen zu den Zielorganen und werden in organnahen Ganglien umgeschaltet. Sympathische Efferenzen ziehen aus den vegetativen Zentren des Hirnstamms zum Seitenhorn des Rückenmarks und von dort nach Umschaltung in den sympathischen Ganglien (Grenzstrang oder prävertebral) zu den Organen.

Viszeroafferente Bahnen
Die zentrale Sammelstelle für afferente Informationen aus der Körperperipherie ist der **Nucleus tractus solitarii** (➤ Abb. 13.29). Dieser erhält viszeroafferente Informationen aus dem N. glossopharyngeus [IX] und dem N. vagus [X]. Er leitet die Informationen weiter und erreicht auf der Ebene der Medulla oblongata die medullären Steuerungszentren für Herz, Kreislauf und Atmung sowie die viszeromotorischen Ursprungskerne des N. vagus (Nucleus dorsalis nervi vagi; Nucleus ambiguus, externe Formation). Der Nucleus tractus solitarii führt die afferenten Informationen über den Fasciculus longitudinalis dorsalis auch weiter zentral gelegenen Kernen zu, z. B. dem Nucleus parabrachialis, der Substantia grisea centralis und dem Hypothalamus. Diese Gebiete erreichen wiederum mit ihren Projektionen das limbische System (Amygdala, Septumkerne) und kortikale Areale (anteriorer cingulärer Cortex, Insula).

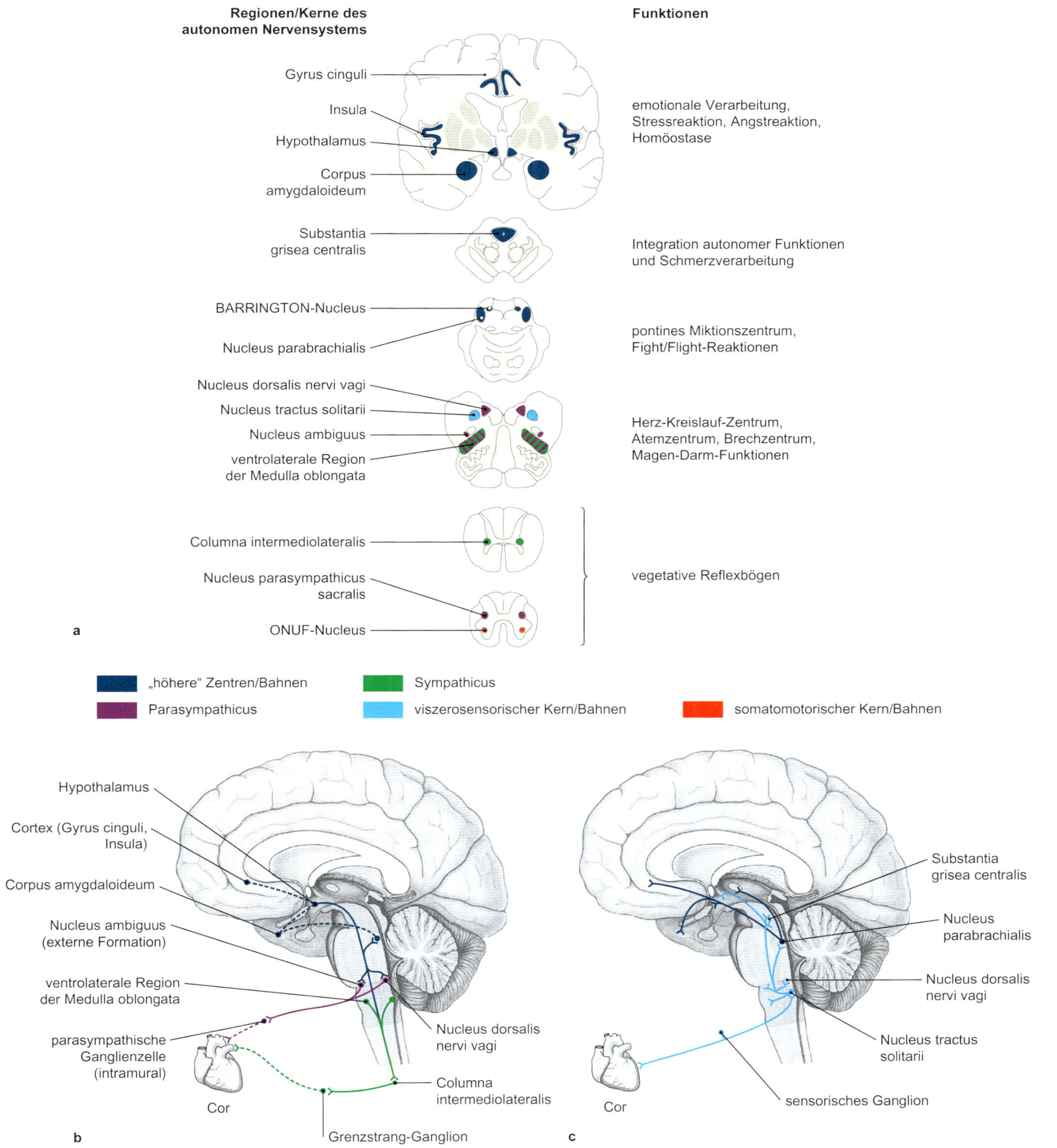

Abb. 13.29 Zentrale vegetative Hirnregionen und Kerngebiete. Auf verschiedenen Ebenen des ZNS liegen Kerne und Nervenzellgruppen, die an der zentralen Kontrolle des vegetativen Nervensystems beteiligt sind. Diese sind eng miteinander verschaltet. [S702-L127]/[G1091] **a** Vegetative Nervenzellen befinden sich auf der Ebene von Rückenmark, Hirnstamm, Zwischenhirn und Vorderhirn. Die Unterteilung in „parasympathische" und „sympathische" Neurone besteht bis zur Ebene des unteren Hirnstamms. In darüber liegenden Ebenen sind die beiden Zügel des vegetativen Nervensystems nicht mehr sinnvoll unterscheidbar. **b** Bsp. für das Zusammenspiel viszeromotorischer Neurone bei der Steuerung innerer Organe. Neurone im Hypothalamus, der wichtigsten zentralnervösen vegetativen Schaltstelle, sowie Neurone in Hirnstammkernen erreichen mit ihren Axonen direkt oder über eine Neuronenkette die vegetativen Zentren in der Medulla oblongata oder im Rückenmark. Von dort ziehen präganglionäre parasympathische Axone über die Hirnnerven – hier über den N. vagus [X] – zu ihren Zielorganen. Dieselben Zentren können mit absteigenden Fasern auch sympathische Neurone im Seitenhorn des Rückenmarks beeinflussen. Auf diese Weise kann das vegetative Nervensystem in 2 Richtungen gesteuert werden. **c** Bsp. für viszerosensorische Afferenzen zu den zentralen Kernen. Viszerosensorische Informationen erreichen das ZNS über den Nucleus tractus solitarii, werden dort umgeschaltet und erreichen dann entweder direkt die Zentren im unteren Hirnstamm (vegetative Reflexbögen auf Hirnstammebene) oder über aufsteigende Neuronenketten die weiter zentral gelegenen Hirnregionen.

MERKE

Die **kortikale Steuerung des vegetativen Nervensystems** ist – anders als die kortikale Steuerung im somatischen Nervensystem – ein modulierender Faktor, da die überlebensnotwendigen Grundfunktionen des vegetativen Nervensystems bereits auf den unteren Reflexebenen gesichert werden. Treten äußere Stressoren auf („Gefahr"), können kortikale Informationen über den Hypothalamus und vegetative Areale im Hirnstamm auf die Viszeromotorik einwirken und die Funktion der Organe verändern. Diese Einflussnahme der neokortikalen Gebiete wird nicht bewusst gesteuert, sondern geschieht durch die Aktivierung von phylogenetisch alten Neuronenschaltungen. Der Effekt dieser Einflussnahme wird vom Körper schließlich über afferente Informationen zurückgemeldet und erreicht dadurch die Wahrnehmung („Ich verspüre Herzklopfen, wenn ich Angst habe").

13.9.6 Zusammenfassung und Ausblick

Das vegetative Nervensystem ist für die **Steuerung der lebensnotwendigen Organfunktionen** von zentraler Bedeutung. Es erhält die Homöostase des Körpers und passt die Körperfunktionen an sich verändernde Bedingungen an. Es handelt nicht allein, sondern zusammen mit dem endokrinen System, dem Immunsystem und dem somatischen Nervensystem.
Das vegetative Nervensystem spielt eine besondere Bedeutung für die **Diagnose und Therapie von Krankheiten.** Zahlreiche Medikamente greifen entweder direkt oder indirekt in vegetative Reflexbögen oder Steuerungsmechanismen ein, an denen auch das vegetative Nervensystem beteiligt ist. Dabei sind die genauen anatomischen Strukturen, über die das vegetative Nervensystem seine Wirkungen entfaltet, teilweise noch unbekannt. Hintergrund ist, dass die Axone und Ganglienzellen komplexer und diffuser verteilt sind und auch die Wirkung häufig nicht von einer Zelle auf eine zweite Zelle vermittelt wird, sondern über die Volumentransmission auf ganze Zellverbände gerichtet ist. Neuromodulatoren spielen für die Spezifität der Wirkung des vegetativen Nervensystems eine entscheidende Rolle. Die aktuelle Forschung versucht die Rolle dieser Neuromodulatoren zu entschlüsseln und einen „vegetativen Code" zu finden, der letztlich zu einem tieferen Verständnis der Steuerung von Organfunktionen führen könnte.

13.10 Limbisches System

Thomas Deller

Kompetenzen

Nach Bearbeitung dieses Lehrbuchkapitels sollten Sie in der Lage sein:
- diejenigen Hirngebiete, die üblicherweise als „limbisches System" zusammengefasst werden, an einem Präparat aufzusuchen und ihre wichtigsten Verbindungen (z. B. PAPEZ-Kreis) zu benennen
- den Begriff „limbisches System" kritisch zu diskutieren
- die wichtigsten Funktionen des limbischen Systems (Gedächtnis, Emotionen, Belohnungslernen, vegetative Regulation) zu erläutern

13.10.1 Überblick

Der Begriff „limbisches System" impliziert ein funktionelles System – ähnlich dem motorischen System oder dem somatosensorischen System. Während der „System"-Begriff beim motorischen oder somatosensorischen System aufgrund von nachvollziehbaren anatomischen und funktionellen Zusammenhängen entstand, ist der Begriff „limbisches System" historisch gewachsen (s. u.). Er bezeichnet eine Gruppe von anatomisch eng miteinander verbundenen Strukturen, ohne zunächst deren Funktion zu berücksichtigen. Damit ist auch verständlich, warum sowohl der Begriff „limbisches System" als auch die Komponenten dieses Systems bis heute sehr kontrovers diskutiert werden.

Funktionen

Wichtige und medizinisch relevante Funktionen des limbischen Systems sind:
- **Gedächtnisfunktion:** Es enthält wichtige Kerngebiete (v. a. Hippocampusformation) für deklaratives Lernen (Weltwissen, biografisches und episodisches Gedächtnis).
- **Emotionale Reaktionen:** Kerne im limbischen System (v. a. Amygdala) „werten" Sinneseindrücke und Erinnerungen und verbinden sie mit Gefühlen; dies ist eine wichtige biologische Grundlage für Angst- und Panikstörungen.
- **Belohnungslernen:** Das limbische System gehört zum motivationalen Netzwerk des Gehirns und ist dadurch beteiligt an psychiatrischen Krankheiten mit Störungen des emotionalen Erlebens und Antriebs („affektive Störungen", dazu zählen z. B. Depressionen) oder Störungen des Belohnungssystems („Suchterkrankungen").
- **Vegetative Regulation:** Verbindungen zwischen limbischem System und vegetativem Nervensystem (v. a. Hypothalamus) bilden die biologische Grundlage für den Einfluss kognitiver Vorgänge auf den Körper. Dies ist die biologische Grundlage psychosomatischer Krankheiten und vegetativer Symptome bei psychiatrischen Krankheitsbildern.

Historischer Hintergrund

Pierre Paul BROCA (frz. Arzt, 1824–1880) beschrieb als Erster wesentliche limbische Strukturen und fasste diese zusammen. Er bemerkte, dass um den Balken herum längs verlaufende kortikale Strukturen liegen, die diesen wie einen Saum (lat.: limbus) umgeben (➤ Abb. 12.7). Diese Strukturen, die in einen äußeren (u. a. Gyrus cinguli, Gyrus parahippocampalis) und in einen inneren Ring (u. a. Hippocampus, Fornix) unterteilt werden, nannte er **„Lobus limbicus".**
James W. PAPEZ (amerik. Anatom, 1883–1958) untersuchte Faserverbindungen im Gehirn und beschrieb 1937 aufgrund der Stärke der anatomischen Verbindungen zwischen bestimmten Gebieten, die teilweise im Lobus limbicus liegen, einen Neuronenkreis, der bis heute „PAPEZ-Kreis" genannt wird (➤ Kap. 13.10.3). Er schlug vor, dass dieser Kreis die Emotionen des Gehirns steuere. Auch wenn diese Hypothese inzwischen überholt ist und wichtige Strukturen des PAPEZ-Kreises mit Lernen und Gedächtnis in Verbindung gebracht werden, war sein Vorschlag von großer wissenschaftstheoretischer Bedeutung.
Erste experimentelle Hinweise auf eine Bedeutung der Strukturen im Temporallappen für Emotionen erbrachten 1939 Experimente von Heinrich KLÜVER (dt.-amerik. Psychologe, 1897–1979) und Paul BUCY (amerik. Neurochirurg, 1904–1992), die nachwiesen, dass sich das emotionale und soziale Verhalten bei Versuchstieren nach Entfernung beider Temporallappen stark verändert.
Paul D. MCLEAN (amerik. Arzt und Physiologe, 1913–2007) führte schließlich den Begriff „limbisches System" in die Literatur ein und erweiterte die limbischen Regionen insbesondere um die Amygdala.

MERKE

Heute wird der Begriff „limbisches System" verwendet, um Hirngebiete zusammenzufassen, die vegetative und neuroendokrine Reaktionen sowie Emotionen (Angst, Wut, Euphorie, Abscheu) beeinflussen können. Die Verwendung des Begriffs hat also im Wesentlichen einen didaktischen Nutzen, um die komplexe biologische Grundlage von Emotionen und psychischen Vorgängen möglichst vereinfacht und teilweise nachvollziehbar darzustellen.

13.10.2 Bestandteile des limbischen Systems

Man kann das limbische System in kortikale Anteile und Kerngebiete unterteilen. Darüber hinaus gibt es einige weitere Kerngebiete, die besonders eng mit dem limbischen System verbunden sind:

- **kortikale Anteile** des limbischen Systems:
  - cingulärer Cortex (einschließlich Area retrosplenialis)
  - Hippocampusformation (einschließlich des entorhinalen Cortex, Subiculums)
- **Kerngebiete** des limbischen Systems:
  - Septumkerne/diagonales Band von BROCA
  - Amygdala
- eng mit dem limbischen System verbundene Kerngebiete (je nach Autor auch Bestandteile des limbischen Systems):
  - Nucleus anterior thalami
  - Nucleus accumbens
  - Corpora mamillaria
  - Nuclei ventromediales hypothalami
  - Habenulakerne
  - Kerngebiete des Mittelhirns (u. a. Area tegmentalis ventralis)

13.10.3 Neuronale Schaltkreise des limbischen Systems

Die verschiedenen Kerngebiete können unterschiedlichen neuronalen Schaltkreisen zugeordnet werden. Aufgrund der engen anatomischen Verbindungen untereinander können dieselben Strukturen auch an mehreren Schaltkreisen beteiligt sein. Es besteht letztlich keine Einigkeit in der Literatur über *die* limbischen Schaltkreise. An dieser Stelle werden die klinisch relevantesten und für das Verständnis des limbischen Systems wichtigsten Verbindungen vorgestellt.

Klinik

„Kann Reden denn medizinische Therapie sein?" Der Stellenwert der **Psychotherapie** in der Behandlung von Krankheiten wird immer wieder diskutiert. Tatsache ist, dass neuronale Vorgänge im Gehirn zu Verhalten führen und umgekehrt Verhalten und kognitive Vorgänge auf die neuronalen Netzwerke zurückwirken. Die neuronalen Netzwerke des Gehirns sind plastische Strukturen, die sich – in Abhängigkeit von Erfahrungen mit der Umwelt – ständig verändern. Dies bedeutet, dass das Erlernen neuer Verhaltensweisen (Verhaltenstherapie, Sport und Bewegungstherapie) und die Auseinandersetzung mit der eigenen Biografie (tiefenpsychologische Ansätze, Erinnerung an frühere Erlebnisse) prinzipiell zu biologischen Veränderungen führen können, z. B. zu neuralen Änderungen der Genexpression, der Proteinzusammensetzung, der Zahl der neugebildeten Nervenzellen (Neurogenese), der Struktur von Nervenzellen (z. B. Zahl und Form der Synapsen) und der Funktion von neuronalen Netzwerken. An vielen dieser Vorgänge (biografische Erinnerungen, Emotionen, Lernen neuer Verhaltensweisen) ist das limbische System unmittelbar beteiligt. Psychotherapie kann somit als eine Form therapeutischer Intervention angesehen werden, die das Gehirn in seiner Funktion und Struktur verändern kann.

PAPEZ-Kreis – „deklaratives Gedächtnis"

Dieser Schaltkreis wurde sehr früh aufgrund der starken Faserverbindungen zwischen den beteiligten Regionen beschrieben (➤ Kap. 13.10.1). Seine **Schaltstationen** sind:

- die Hippocampusformation, von dort über
- die Fimbria/Fornix zu den
- Corpora mamillaria und weiter über den
- Tractus mamillothalamicus zu den
- Nuclei anteriores thalami,
- zum Gyrus cinguli

und schließlich zurück zur Hippocampusformation (➤ Abb. 12.11). Die **Bedeutung des Kreislaufs** der Informationen innerhalb des „PAPEZ-Kreises" ist umstritten. Tatsache ist, dass wichtige Komponenten des PAPEZ-Kreises an Gedächtnisvorgängen beteiligt sind und ihr Ausfall zu Störungen des episodischen und biografischen Gedächtnisses führt (Hippocampus, Corpora mamillaria, Gyrus cinguli). Ein wesentlicher Informationsfluss ist dabei der Transfer von Informationen aus der Hippocampusformation zum Gyrus cinguli (➤ Kap. 12.1.6). Dieser ist wiederum mit neokortikalen Regionen verbunden und an der Bildung von Gedächtnisspuren und am Abrufen von Erinnerungen beteiligt. Insofern kann der PAPEZ-Kreis als ein wichtiges Element des deklarativen Gedächtnissystems angesehen werden (➤ Kap. 12.1.6).

Amygdala-Schaltkreis – „emotionale Reaktionen"

Die Amygdala („Mandelkern", ➤ Kap. 12.1.8) ist – ebenso wie die Hippocampusformation – ein zentrales Element des limbischen Systems. Zytoarchitektonisch werden 3 größere **Kerngruppen** unterschieden (kortikomediale, basolaterale, zentromediale Kerngruppen), deren Afferenzen und Efferenzen sich im Detail unterscheiden. Für ein allgemeines Verständnis des Amygdala-Schaltkreises wird an dieser Stelle nur eine Übersicht über die Verbindungen der Amygdala und ihre funktionelle Relevanz gegeben. **Funktionell** ist die Amygdala wichtig für die Steuerung **vegetativer** (z. B. Herzfrequenz, Blutdruck, Atemfrequenz) und **emotionaler Reaktionen** (z. B. Angst, Aggression, Sexualtrieb, Nahrungsaufnahmeverhalten). Darüber hinaus sind bestimmte Formen von Lernen (Konditionierung, Angst-Lernen) von der Amygdala abhängig.

Diese Funktionen sind teilweise aufgrund der **anatomischen Verbindungen** der Amygdala nachvollziehbar:

- So ist die Amygdala eng mit dem **Hypothalamus** verbunden (ventrale amygdalofugale Fasern; Stria terminalis), wodurch sich ihr Einfluss auf das vegetative Nervensystem erklärt.
- Wichtige Eingänge erhält die Amygdala aus der **Hippocampusformation** und dem **cingulären Cortex.** Über diese Verbindung werden z. B. biografische Ereignisse bewertet und mit Emotionen verbunden. Durch Verbindungen von der Amygdala zur Hippocampusformation wird das Ergebnis dieser emotionalen Bewertung an die Hippocampusformation zurückgemeldet. Diese entscheidet dann über den Transfer einer Erinnerung ins Langzeitgedächtnis.
- Schließlich ist die Amygdala noch mit zahlreichen **Hirnstammkerngebieten** verbunden (z. B. Area tegmentalis ventralis), die ihre Aktivität modulieren können. Über diese Verbindungen kann z. B. das Belohnungssystem (s. u.) Einfluss auf die emotionale Bewertung von Ereignissen nehmen.

MERKE
Die **Amygdala** spielt eine zentrale Rolle für Emotionen und emotional gesteuertes Verhalten. Über Verbindungen mit dem Hippocampus sind Emotionen mit Lernen und Gedächtnis gekoppelt. Über Verbindungen zum Hypothalamus sind Emotionen und vegetative Reaktionen verbunden.

Mesolimbischer Schaltkreis – „Belohnungslernen"

Dopaminerge Zellen im Mittelhirn (Area tegmentalis ventralis) projizieren zum **Nucleus accumbens.** Diese Bahn wird auch als **„mesolimbisches System"** (= mesenzephal-limbischer Trakt) bezeichnet und bildet die anatomische Grundlage für erfolgsabhängiges Lernverhalten („Belohnungslernen"). Der Nucleus accumbens liegt neben dem anterioren ventralen Striatum (manche Autoren bezeichnen ihn daher auch als „ventrales Striatum") und erhält Afferenzen von der Amygdala, dem Hippocampus und dem präfrontalen Cortex. Er projiziert zum Pallidum.
Von Stimulationsexperimenten ist bekannt, dass eine Stimulation des Nucleus accumbens zu Euphorie- und Glücksgefühlen führt. Er kann aber auch physiologisch über das mesolimbische System aktiviert werden, z. B. wenn eine schwierige Aufgabe richtig gelöst wurde. Auf diese Weise wird das „richtige" Verhalten bewertet und führt zu **positiven Emotionen** („Aha"- bzw. „Heureka"-Effekt, „Euphorie", „Glücksgefühl"). Diese verstärken das Verhalten („Belohnungslernen"). Über Verbindungen zum basalen motorischen System (Projektion zum Pallidum) kann der Nucleus accumbens dem Gefühl „Taten folgen lassen", d. h., das Euphoriegefühl kann zu Verhaltensänderungen führen.

Hypothalamus-Schaltkreis – „vegetative Regulation"

Dieses System verbindet das **limbische System** mit dem Hypothalamus und über diesen mit dem **vegetativen Nervensystem.** Auf diese Weise können Ereignisse, Erinnerungen und Emotionen vegetative Reaktionen wie einen Herzfrequenzanstieg auslösen. Wesentliche Bestandteile dieses Schaltkreises sind:

- die Hippocampusformation (via Fimbria/Fornix),
- die Amygdala (via Stria terminalis; ventrale amygdalofugale Fasern),
- die Septumkerne und
- das diagonale Band von BROCA (via Stria medullaris thalami) sowie
- verschiedene Kerngebiete im Hirnstamm via Tractus mamillotegmentalis; mediales Vorderhirnbündel (s. u.),

die allesamt zum Hypothalamus projizieren.

Mediales Vorderhirnbündel – „Faserbündel des limbischen Systems"

In der Literatur findet man im Zusammenhang mit dem limbischen System häufig den Begriff „mediales Vorderhirnbündel" **(Fasciculus telencephalicus medialis).** Darunter versteht man ein Faserbündel an der Hirnbasis, in dem überwiegend Axone verschiedener Kerngebiete des limbischen Systems gemeinsam verlaufen:

- Von rostral sind es **absteigende Axone** aus dem basalen Vorderhirn, der Amygdala und der olfaktorischen Rinde, die zum lateralen Hypothalamus und zur Haube (Tegmentum) des Hirnstamms ziehen. Sie verbinden limbische Strukturen mit dem Hypothalamus.
- Von kaudal **aufsteigende Axone** stammen aus Hirnstammstrukturen, die mit dem limbischen System verbunden sind. Dazu gehören u. a. die dopaminergen Fasern aus der Area tegmentalis ventralis zum Nucleus accumbens („mesolimbisches System"). Eine elektrische Reizung des medialen Vorderhirnbündels kann daher zu Euphorie- und Glücksgefühlen führen, da das Belohnungssystem des Gehirns aktiviert wird.

Klinik

Syndrome des limbischen Systems sind:

- **Hippocampus** – beidseitige Schädigung: Störung der Bildung neuer Gedächtnisinhalte (überwiegend anterograde Amnesie); früh betroffen bei Morbus ALZHEIMER
- **Amygdala** – beidseitige Schädigung: KLÜVER-BUCY-Syndrom: ungehemmter Sexualtrieb (Hypersexualität), Verlust von Angstempfinden, Untersuchung aller Objekte mit dem Mund (orale Tendenz), ungehemmtes Explorationsverhalten
- **mesolimbisches System** und **Nucleus accumbens** – Suchtverhalten: „Belohnungslernen" ist ein wichtiger Mechanismus bei der Entstehung von Suchtkrankheiten
- **Gyrus cinguli** – beidseitige Schädigung: akinetischer Mutismus
- **Corpora mamillaria** – beidseitige Schädigung: WERNICKE-KORSAKOW-Syndrom

ANHANG

Literaturverzeichnis

Bücher

Aumüller G, Aust G, Doll A. Duale Reihe – Anatomie. 2. A. Stuttgart: Thieme, 2010.

Benninghoff A, Drenckhahn D. Anatomie. Makroskopische Anatomie, Embryologie und Histologie des Menschen, Bd. 1. 17. A. München – Jena: Elsevier, 2008.

Benninghoff A, Drenckhahn D. Anatomie. Makroskopische Anatomie, Embryologie und Histologie des Menschen, Bd. 2. 16. A. München – Jena: Elsevier, 2004.

Blumenfeld H. Neuroanatomy Through Clinical Cases. Sunderland: Sinauer Ass., Inc., Publishers, 2002.

Büttner-Ennever JA, Horn AKE. Olszewski and Baxter's Cytoarchitecture of the Human Brainstem. 3rd ed. Basel: Karger, 2014.

Deller T, Sebesteny T. Fotoatlas Neuroanatomie, 1. A. korr. Nachdruck. München – Jena: Elsevier, 2007.

Drake RL, Vogl W, Mitchell AWM. Gray's Anatomie für Studenten. München – Jena: Elsevier, 2007.

Drenckhahn D, Waschke J. Benninghoff/Drenckhahn – Taschenbuch Anatomie. 2. A. München: Elsevier, 2008.

Duvernoy HM, Cattin F, Risold P-Y. The Human Hippocampus: Functional Anatomy, Vascularization and Serial Sections. 4th ed. Heidelberg: Springer, 2013.

Feneis H. Anatomisches Bildwörterbuch der internationalen Nomenklatur. 10. A. Stuttgart: Thieme, 2008.

Förderreuther S. Kapitel Kopfschmerzen und andere Schmerzen, Trigeminusneuralgie. In: Diener H-C, Weimar C (Hrsg.). Leitlinien für Diagnostik und Therapie in der Neurologie. Herausgegeben von der Kommission „Leitlinien" der Deutschen Gesellschaft für Neurologie (AWMF-Leitlinie 030/016). Stuttgart: Thieme, 2012.

Grifka J, Kuster M. Orthopädie und Unfallchirurgie. Heidelberg: Springer, 2011.

Hudspith MJ, Siddall PJ, Munglani R. Physiology of Pain in Foundations of Anesthesia by Hemmings and Hopkins. 2nd ed. St. Louis: Elsevier – Mosby, 2006.

Kahle W, Frotscher M. Taschenatlas Anatomie: Bd. 3, Nervensystem und Sinnesorgane. 9. A. Stuttgart: Thieme, 2005.

Kandel ER et al. Principles of Neural Science. 5th ed. New York: McGraw-Hill Professional, 2012.

Klinke R et al. Physiologie. 6. A. Stuttgart: Thieme, 2009.

Kretschmann H-J, Weinrich W. Klinische Neuroanatomie und kranielle Bilddiagnostik. 3. A. Stuttgart: Thieme, 2002.

Krstić RV. Human Microscopic Anatomy. Heidelberg: Springer, 1991.

Kummer B. Biomechanik. Köln: Deutscher Ärzte-Verlag, 2005.

Lang J, Wachsmuth W. Lanz-Wachsmuth – Praktische Anatomie – Bein und Statik. 2. A. Heidelberg: Springer, 2004.

Lang J. Klinische Anatomie der Nase, Nasenhöhle und Nebenhöhlen. Stuttgart: Thieme, 1988.

Lang KG. Augenheilkunde. Stuttgart: Thieme, 2008.

Leonhardt H, Tillmann B. Rauber/Kopsch – Innere Organe, Bd. 2, Stuttgart: Thieme, 1987.

Lippert H, Pabst R. Arterial Variations in Man. München: J.F. Bergmann, 1985.

Lippert H. Lehrbuch Anatomie. 8. A. München: Elsevier, 2011.

Loeweneck H, Feifel G, Wachsmuth W. Lanz-Wachsmuth – Praktische Anatomie – Bauch, 2. A. Heidelberg: Springer, 2004.

Lüllmann-Rauch R. Taschenlehrbuch Histologie. 4. A. Stuttgart: Thieme, 2012.

Mai JK, Paxinos G. The Human Nervous System. 3rd ed. San Diego, London: Academic Press, 2012.

Moore KL, Dalley AF, Agur AMR. Clinically Oriented Anatomy. 6th ed. Wolters Kluwer Health, 2010.

Moore KL, Persaud TVN, Torchia MG, Viebahn C. Embryologie. 6. A. München: Elsevier, 2013.

Müller-Vahl H, Mumenthaler M, Stöhr M, Tegenhoff M. Läsionen peripherer Nerven und radikuläre Syndrome. Stuttgart: Thieme, 2014.

Netter FH. Atlas der Anatomie, 4. A. München: Elsevier, 2008.

Nieuwenhuys R, Voogd J, van Huijzen Chr. Das Zentralnervensystem des Menschen. 2. A. Springer, Heidelberg, 1991.

Paulsen F, Waschke J. Sobotta Atlas der Anatomie – Innere Organe. 23. A. München: Elsevier, 2010.

Paulsen F. Anatomy and physiology of the nasolacrimal ducts. In: Weber R, Keerl R, Schaefer SD, Della Rocca RC (eds). Atlas of Lacrimal Surgery. Berlin, Heidelberg, New York: Springer, 2007:1-13.

Paulsen K. Einführung in die Hals-, Nasen-, Ohrenheilkunde. Stuttgart: Schattauer, 1978.

Poeck K, Hacke W. Neurologie, 10. A. Heidelberg: Springer, 1998.

Purves D et al. Neuroscience, 3rd ed. Sunderland: Sinauer Ass., Inc., Publishers, 2004.

Robertson D et al. Primer on the Autonomic Nervous System. 3rd ed. San Diego, London: Academic Press, 2012.

Rohen J, Lütjen-Drecoll E. Funktionelle Anatomie des Menschen. Stuttgart: Schattauer, 2006.

Rohen J, Lütjen-Drecoll E. Funktionelle Embryologie. 4. A. Stuttgart: Schattauer, 2011.

Schiebler TH, Korf H-W. Anatomie. 10. A. Heidelberg: Steinkopff, 2007.

Schünke M, Schulte E, Schumacher U. Prometheus Lernatlas der Anatomie – Allgemeine Anatomie und Bewegungssystem. 2. A. Stuttgart: Thieme, 2007.

Schünke M. Funktionelle Anatomie – Topografie und Funktion des Bewegungssystems. 2. A. Stuttgart: Thieme 2014.

Speckmann E-J, Hescheler J, Köhling R. Physiologie. 5. A. München: Elsevier, 2008.

Squire LR et al. (eds.). Fundamental Neuroscience. 4th ed. San Diego, London: Academic Press, 2012.

Standring S. Gray's Anatomy. 39th ed. Edinburgh: Churchill Livingstone – Elsevier, 2005.

Standring S. Gray's Anatomy. 40th ed. Edinburgh: Churchill Livingstone – Elsevier, 2008.

Steward O. Functional Neuroscience. New York: Springer, 2000.

Strutz J, Mann W. Praxis der HNO-Heilkunde. Kopf- und Halschirurgie. 2. A. Stuttgart: Thieme, 2010.

Szabo K, Hennerici MG (Hrsg.). The Hippocampus in Clinical Neuroscience. Front Neurol Neurosci. Basel: Karger, 2014.

Tillmann B, Schünke M. Taschenatlas zum Präparierkurs. Eine klinisch orientierte Anleitung. Stuttgart: Thieme, 1993.

Tillmann B, Töndury G, Zilles K. Rauber/Kopsch – Bewegungsapparat, Bd. 1. 3. A. Stuttgart: Thieme 2003.

Tillmann B, Töndury G, Zilles K. Rauber/Kopsch – Topographie der Organsysteme, Systematik der peripheren Leitungsbahnen, Bd. 4. Stuttgart: Thieme, 1988.

Tillmann B, Wustrow F. Kehlkopf. In: Berendes J, Link R, Zöllner F. (Hrsg.) Hals-Nasen-Ohren-Heilkunde in Praxis und Klinik. Bd. IV/1. Stuttgart, New York: Thieme, 1982:1-101.

Tillmann B. Farbatlas der Anatomie Zahnmedizin – Humanmedizin. Stuttgart: Thieme, 1997.

Von Lanz T, Wachsmuth W. Lanz-Wachsmuth – Praktische Anatomie – Arm. 2. A. Heidelberg: Springer, 2004.

Welsch U, Kummer W. (Hrsg.). Lehrbuch Histologie, 4. A. München: Elsevier, 2014.

Zilles K, Tillmann B. Anatomie. 1. A. Heidelberg: Springer, 2010.

Originalarbeiten und Übersichtsartikel

Abdul-Khaliq H, Berger F. Die Diagnose wird häufig zu spät gestellt. Dtsch Arztebl Int 2011;108(31-32):1433 ff.

Antoniadis G et al. Iatrogene Nervenläsionen. Dtsch Arztebl Int 2014;111 (16):273 ff.

Assmus H, Antoniadis G, Bischoff C. Karpaltunnel-, Kubitaltunnel- und seltene Nervenkompressionssyndrome. Dtsch Arztebl Int 2015;112 (1-2):14 ff.

Bajo VM, King AJ. Cortical modulation of auditory processing in the midbrain. Frontiers in Neural Circuits 2013;6:114.

Benarroch EE. Circumventricular organs, receptive and homeostatic functions and clinical implications. Neurology 2011;77(12):1198–204.

Bigioli P et al. Upper and lower spinal cord blood supply: The continuity of the anterior spinal artery and the relevance of the lumbar arteries. J Thorac Cardiovasc Surg 2004;127:1188–92.

Bosco G, Poppele RE. Proprioception from a spinocerebellar perspective. Physiological Reviews 2001;81:539–68.

Bouthillier A, van Loveren HR, Keller JT. Segments of the internal carotid artery: a new classification. Neurosurgery 1996;38:425–32.

Cascio CJ. Somatosensory processing in neurodevelopmental disorders. J Neurodevelop Disorder 2010;2:62–9.

Chiappedi M, Bejor M. Corpus callosum agenesis and rehabilitative treatment. Italian Journal of Pediatrics 2010;36:64–70.

Claes S et al. Anatomy of the anterolateral ligament of the knee. Journal of Anatomy 2013;223:321–8.

Deluca J, Diamond BJ. Aneurysm of the anterior communicating artery: A review of neuroanatomical and neuropsychological sequelae. J Clin Exp Neuropsych 1995;17:100–21.

Eftekhar B et al. Are the distributions of variations of circle of Willis different in different populations? Results of an anatomical study and review of literature. BMC Neurology 2006;6:22

Elbert T et al. Alteration of digital representations in somatosensory cortex in focal hand dystonia. Neuro Report 1998;9(16):3571–5.

Eliot L. The trouble with sex differences. Neuron 2011;72(6):895–8.

Esaki T et al. Surgical management for glossopharyngeal neuralgia associated with cardiac syncope: two case reports. Br J Neurosurg 2007;21(6):599–602.

Etkin A, Egner T, Kalisch R. Emotional processing in anterior cingulate and medial prefrontal cortex. Trends Cognitive Sci 2011;15:85–93.

Fowler CJ, Griffiths D, de Groat WC. The neural control of micturition. Nat Rev Neurosci 2008;9:453–66.

Gates P. Work out where the problem is in the brainstem using "the rule of 4". Pract Neurol 2011;11:167–72.

Goost H et al. Frakturen des oberen Sprunggelenks. Dtsch Arztebl Int 2014;111 (21):377 ff.

Goto F, Ban Y, Tsutumi T. Bilateral acute audiovestibular deficit with complete ocular tilt reaction and absent VEMPs. Eur Arch Otorhinolaryngol 2011;268:1093–6.

Griffiths TD et al. Sound movement detection deficit due to a brainstem lesion. J Neurol Neurosurg Psychiatry 1997;62:522–6.

Günther P, Rübben I. Akutes Skrotum im Kinder- und Jugendalter. Dtsch Arztebl Int 2012;109(25):449 ff.

Hamon M et al. Consensus document on the radial approach in percutaneous cardiovascular interventions: position paper by the European Association of Percutaneous Cardiovascular Interventions and Working Groups on Acute Cardiac Care and Thrombosis of the European Society of Cardiology. EuroIntervention 2013;8:1242–51.

Handley TPB et al. Collet-Sicard syndrome from thrombosis of the sigmoid-jugular complex: A case report and review of the literature. Int J Otolaryngol. 2010;2010:1–5.

Hendrikse J et al. Distribution of cerebral blood flow in the circle of Willis. Radiology 2005;235:184–9.

Hoksbergen AW et al. Absent collateral function of the circle of Willis as risk factor for ischemic stroke. Cerebrovasc Dis 2003;16:191–8.

Janni W et al. Sentinel-Node-Biopsie und Axilladissektion beim Mammakarzinom. Dtsch Arztebl Int 2014;111 (14):244 ff.

Jelev L. Some unusual types of formation of the Ansa cervicalis in humans and proposal of a new morphological classification. Clin Anat 2013;26(8):961–5.

Johanson CE et al. Multiplicity of cerebrospinal fluid functions: New challenges in health and disease. Cerebrospinal Fluid Res 2008;5:10.

Kapoor K, Singh B, Dewan LI. Variations in the configuration of the circle of Willis. Anat Sci Int 2008;83:96–106.

Kawashima T, Sasaki H. Gross anatomy of the human cardiac conduction system with comparative morphological and developmental implications for human application. Ann Anat 2011;193:1–12.

Kutta H, Knipping S, Claassen H, Paulsen F. Update Larynx: funktionelle Anatomie unter klinischen Gesichtspunkten. Teil 1: Entwicklung, Kehlkopfskelett, Gelenke, Stimmlippenansatz, Muskulatur. HNO 2007;55:583–98.

Kutta H, Knipping S, Claassen H, Paulsen F. Update Larynx: Funktionelle Anatomie unter klinischen Gesichtspunkten. Teil 2: Kehlkopfschleimhaut, Blutgefäßversorgung, Innervation, Lymphabfluss, Altersveränderungen. HNO 2007;55:661–75.

Kutta H, Steven P, Paulsen F. Anatomical definition of the subglottic region. Cells Tissues Organs 2006;184:205–14.

Labenz J et al. 2015. Epidemiologie, Diagnostik und Therapie des Barrett-Karzinoms. Dtsch Arztebl Int 2015;112 (13):224 ff.

Labib S et al. Congenital insensitivity to pain with anhydrosis: a report of a family case. Pan Afr Med J 2011;9:33–8.

Lanz U, Engelhardt TO, Giunta R. Neues aus der Handchirurgie. Bayerisches Ärzteblatt 2012;9:432 ff.

Lavezzi AM, Matturri L. Functional neuroanatomy of the human pre-Bötzinger complex with particular reference to sudden unexplained perinatal and infant death. Neuropathology 2008;28:10–6.

Lloyd S. Accessory nerve: anatomy and surgical identification. J Laryngol Otol 2007;121(12):1118–25.

Lopez C, Blanke O. The thalamocortical vestibular system in animals and humans. Brain Research Reviews 2011;67:119-46.

Mai H-X, Cheng L, Chen Q-C. Neural interactions in unilateral colliculus and between bilateral colliculi modulate auditory signal processing. Frontiers in Neural Circuits 2013;7:68.

Marinkovic S, Milisavljevic M, Puskas L. Microvascular anatomy of the hippocampal formation. Surg Neurol 1992;37:339–49.

Melzack R, Wall PD. Pain mechanism: A new theory. Science 1965;150(3699):971–9.

Meyer K. Primary sensory cortices, top-down projections and conscious experience. Prog Neurobiol 2011;94(4):408–17.

Møllgård K, Beinlich FRM, Kusk P et al. A mesothelium divides the subarachnoid space into functional compartments. Science 2023;379:84–88.

Ossipov MH, Dussor GO, Porecca F. Central modulation of pain. J Clin Invest 2010;120(11):3779–87.

Palacek J. The role of dorsal columns pathway in visceral pain. Physiol Res 2004;53:125–30.

Paulsen F et al. Arching and looping of the internal carotid artery with relation to the pharynx – frequency, embryology, and clinical implications. J Anat 2000;197:373–81.

Paulsen F, Tillmann B. Functional anatomy of the posterior insertion of the human vocal ligament. Eur Arch Otorhinolaryngol 1997;254:442–8.

Paulsen F, Tillmann B. Struktur und Funktion des ventralen Stimmbandansatzes. Laryngo-Rhino-Otol 1996;75:590–6.

Paulsen F. Anatomie und Physiologie der ableitenden Tränenwege. Ophthalmologe 2008;105:339–45.

Paulsen F. The human nasolacrimal ducts. Adv Anat Embryol Cell Biol 2003;170:1–106.

Plá V, Bitsika S, Giannetto MJ et al. Structural characterization of SLYM – a 4th meningeal membrane. Fluids Barriers CNS 2023;20:93.

Plá V, Bitsika S, Giannetto MJ et al. Response to Commentary on "Structural characterization of SLYM – a 4th meningeal membrane" by Julie Siegenthaler and Christer Betsholtz. Fluids Barriers CNS 2024;21:70.

Raptis D et al. Differentialdiagnose und interdisziplinäre Therapie des Analkarzinoms. Dtsch Arztebl Int 2015;112(14):243 ff.

Rogers RC, McTigue DM, Hermann GE. Vagovagal reflex control of digestion: afferent modulation by neural and "endoendocrine" factors. Am J Physiol 1995;268(1 Pt 1):G1–10.

Rüb U et al. Anatomically based guidelines for systematic investigation of the central somatosensory system and their application to a spinocerebellar ataxia type 2 (SCA2) patient. Neuropathol Appl Neurobiol 2003;29:418–33.

Safari A, Khaledi AA, Vojdani M. Congenital insensitivity to pain with anhidrosis (CI-PA): A case report. Iran Red Crescent Med J 2011;13(2): 134–8.
Schaller B, Lyrer Ph. A. spinalis-anterior-Syndrom: Eine wichtige Differentialdiagnose zu den akuten nicht-traumatischen Rückenmarksquerschnittssyndromen. Praxis 2001;90:1420–7.
Schild HH. Therapieoptionen beim Chylothorax. Dtsch Arztebl Int 2013;110(48);819 ff.
Schinner C et al. Adrenergic signaling strengthens cardiac myocyte cohesion. Circ Res 2017; 120(8):1305–17.
Siegenthaler J, Betsholtz C. Commentary on "Structural characterization of SLYM – a 4th meningeal membrane". Fluids Barriers CNS 2024;21:69.
Szabo K et al. Hippocampal lesion patterns in acute posterior cerebral artery stroke. Stroke 2009;40:2042–5.
Tascioglu AO, Tascioglu AB. Ventricular anatomy: illustrations and concepts from antiquity to renaissance. Neuroanatomy 2005;4:57–83.
Thakar A, Deepak KK, Kumar SS. Auricular syncope. J Laryngol Otol 2008;122(10):1115–7.
Thömke F et al. Cerebrovascular brainstem diseases with isolated cranial nerve palsy. Cerebrovasc Dis 2001;13:147–55.
Thompson D. Hydrocephalus. Neurosurgery 2009;27:130–4.
Tsivgoulis G et al. Bilateral ageusia caused by a unilateral midbrain and thalamic infarction. J Neuroimaging 2011;21:263–5.
Tubbs RS et al. Cranial roots of the accessory nerve exist in the majority of adult humans. Clin Anat 2014;27(1):102–7.
Wengen DF et al. Diagnostik der Liquorrhoe bei Schädelbasisläsionen. Schweiz Med Wochensch 2000;130:1715–25.
Wiesmann M et al. Identification and anatomic description of the anterior choroidal artery by use of 3D-TOF source and 3D-CISS MR imaging. AJNR 2001;22:305–10.
Wilson MH et al. Cerebral venous system and anatomical predisposition to high-altitude headache. Ann Neurol 2013;73:381–9.
Wise E, Malik O, Husain M. Lesson of the month. Is that your arm or mine? Clin Med 2010;10:633–4.
Wittkowski W, Bockmann J, Kreutz MR, Böckers TM. Cell and molecular biology of the pars tuberalis of the pituitary. Int Rev Cytol 1999;185: 157–94.
Wright BL, Lai JT, Sinclair AJ. Cerebrospinal fluid and lumbar puncture: a practical review. J Neurol 2012;258 (8):1530–45.
Wülker N, Mittag F. Therapie des Hallux valgus. Dtsch Arztebl Int 2012;109(49):857 ff.
Zylka-Menhorn V. A. radialis ist Zugang erster Wahl. Dtsch Arztebl Int 2013:110(10):398 ff.

Register

Hauptfundstellen sind durch **halbfette** Seitenzahlen gekennzeichnet.

A

B

C

D

E

F

G

H

I

J

K

L

M

N

P

Q

R

U

W

X

Z

Die Bände der Reihe „Vorklinik Finale“

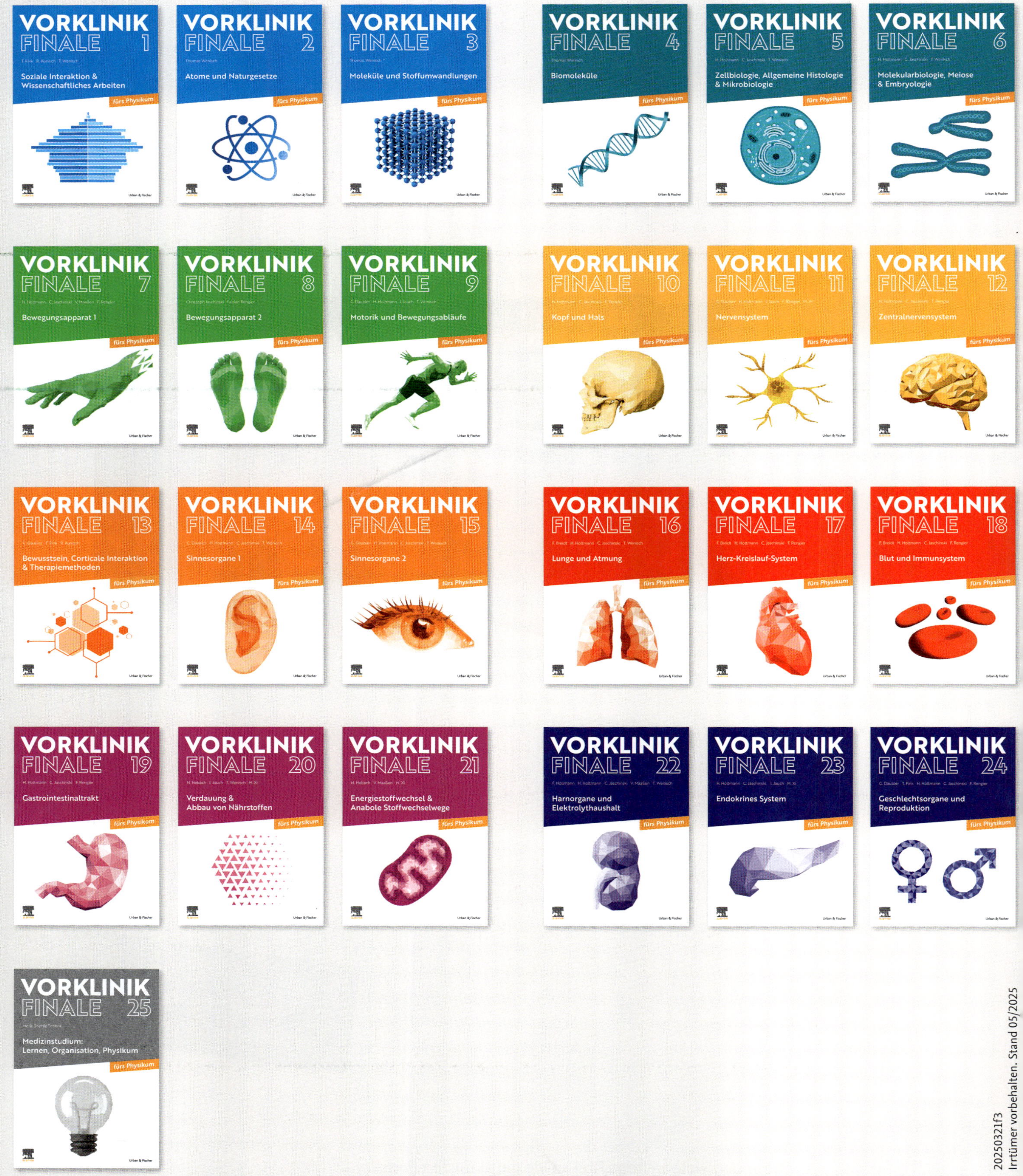